实用中西医结合
外科学

主审　吴咸中
主编　李乃卿

科学技术文献出版社
Scientific and Technical Documents Publishing House
北　京

(京)新登字 130 号

内 容 简 介

该书全面系统地介绍了半个世纪以来我国中西医结合外科工作的新理论、新技术和临床新疗法。全书包括外科总论和各论两部分,总论内容有中医外科证治概要、无菌术、麻醉、体液代谢、外科营养代谢、围手术期处理、重症救治与监护、微创外科技术、外科感染、急腹症总论、肿瘤总论等 15 个章节;各论内容有损伤、颅内肿瘤与椎管内肿瘤、甲状腺疾病、乳腺疾病、肺部疾病、食管疾病、肝胆疾病、胃部疾病、大小肠疾病、胰腺疾病、泌尿生殖系疾病、周围血管疾病和皮肤病等 25 个章节。

为适应我国中西医学系统并存的历史现状,该书在介绍每种疾病的诊疗时,都提及中、西医两种理论依据和两种治疗优选方法,供读者在临床实践中选择并灵活应用。该书特别注重中西医结合理论的创新点和临床治疗的新思路及新方法。鉴于临床营养支持和微创外科的快速发展,故单列章节作为重点介绍。

该书在内容序列编排上采用以疾病为中心的序贯方法,避免了西医外科专著以解剖部位编排的零乱、重复的弊病。全书内容翔实、主次分明、表述清楚、概念明确、图文并茂,是一部中西医结合外科工作者难得的宝贵参考书。

科学技术文献出版社是国家科学技术部系统惟一一家中央级综合性科技出版机构,我们所有的努力都是为了使您增长知识和才干。

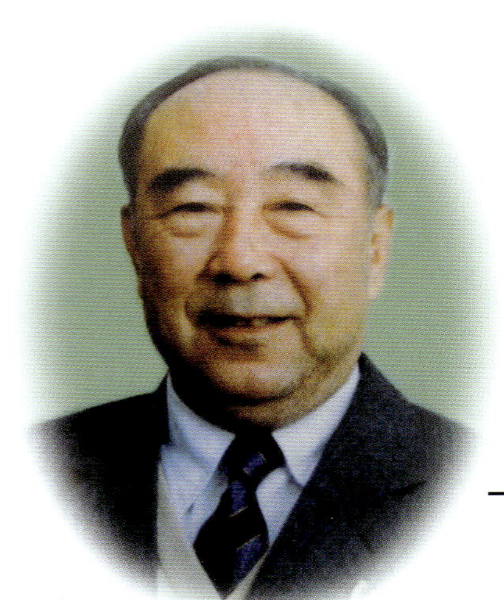

主审简介

吴咸中　医学专家，中国工程院院士。生于1925年8月，辽宁省新民县人。天津医科大学外科学教授。1948年沈阳医学院本科毕业（六年制）。历任天津市立总医院外科住院医师，天津医学院附属医院外科主治医师、外科学副教授，天津市南开医院院长兼外科主任，天津医学院院长。现任国家重点学科——中西医结合临床（外科）学科带头人，人事部博士后流动站——中西医结合临床（外科）负责人，天津市中西医结合急腹症研究所所长，中国中西医结合学会名誉会长，中华医学会副会长，天津医学会会长，天津市科协名誉主席，天津市教委及卫生局咨询委员会委员，天津市学位委员会委员，国家中医药管理局中医药工作专家咨询委员会委员，世界卫生组织(WHO)专家咨询团（传统医学）成员，曾任第一届、第二届、第三届国务院学位委员会学科评议组成员，美国克里夫兰医学中心客座教授及国内5所大学的客座教授、顾问或名誉教授。

长期从事普通外科及中西医结合的科研、教学及临床实践工作，是中西医结合治疗急性腹部外科疾病（急腹症）的主要开拓者与学术带头人，创造性地总结出中西医结合治疗急腹症的指导思想、辨证论治原则和基本方法。提出“以法为突破口，抓法求理”的研究思路，使通里攻下、清热解毒、活血化瘀及理气开郁等治则的研究不断深入，进行了中药的剂型改革，取得一批科研成果。对危重急腹症的中西医结合治疗取得重大进展，如对重症胆管炎、重症胰腺炎等的中西医结合治疗在疗效上有较大提高。首倡在高层次上发展中西医结合，组织各学科协作攻关，取得大批科研成果。曾受到全国科学大会、全国卫生科技大会表彰，国家中医药管理局表彰，三次被评为天津市特等劳模，两次被评为市级劳模，荣获天津市卫生系统“伯乐奖”、中西医结合“创业奖”、天津市“十佳医务工作者”，香港柏宁顿孺子牛金球奖优秀奖，省部级奖16项。主编专著12部，参编专著9部，发表论文100余篇。培养了大批本科生和硕士生，毕业的博士生有22名。

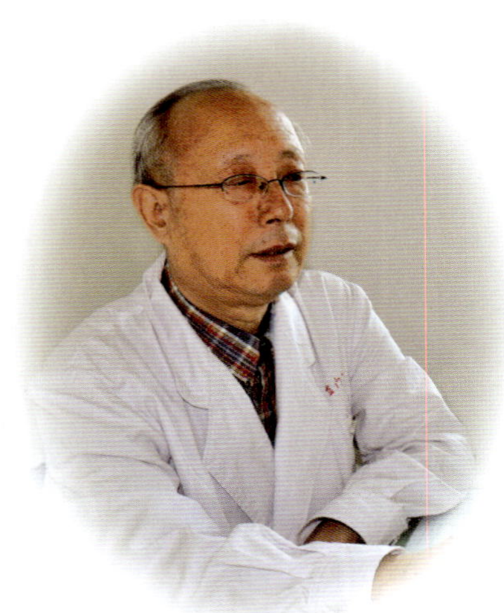

主编简介

李乃卿 教授，博士生导师。享受国务院特殊津贴。国内著名中西医结合外科专家，北京市重点学科——中西医结合外科学术带头人。生于1940年7月，山东省威海市人。1964年毕业于山东医科大学医疗系，脱产学习中医2年，日本东京国立癌中心研修1年。现任北京中医药大学第一附院大外科主任，外科首席教授，北京中医药大学学位委员会及学术委员会委员。从事中西医结合外科及肿瘤外科专业工作。

社会兼职：全国中西医结合外科专业委员会副主任委员，中国老年肿瘤专业委员会指导委员会委员，北京中西医结合学会外科专业委员会主任委员，肿瘤专业委员会副主任委员，北京抗癌协会理事，《中华中西医临床杂志》主编，《中国中西医结合杂志》编委，全国高等中医药院校临床教育研究会外科分会理事长。

发表论文150余篇，主编著作23部。主编新世纪全国高等中医药院校“十一五”规划教材《西医外科学》和《中西医结合外科学》2部；主编精品教材《外科学》1部；主编全国高等教育自学考试指定教材《西医外科学》1部；先后主编《实用中西医结合外科学》2部；肿瘤学黑白、彩色手术图谱各1部等。所领导的教研室为中西医结合临床博士生培养点。培养博士后1名，博士生9名，硕士研究生22名。

主持研制的“参芪扶正注射液”为国家级二类纯中药大输液，填补了我国纯中药大输液的空白，是科技部中药现代化的示范产品。荣获省部级科技进步奖5项：2006年度荣获中国中西医学会科技进步一等奖；2009年度荣获广东省科技进步一等奖；2002年度荣获北京市科技进步二等奖；2000年度荣获广东省优秀产品二等奖：1996年度荣获国家中医药管理局科技进步三等奖。1993年度、2009年度荣获中医药大学科技进步二等奖各2项。荣获北京市2006年度“产学研”先进个人奖，2009年度全国优秀教材奖。

副主编简介

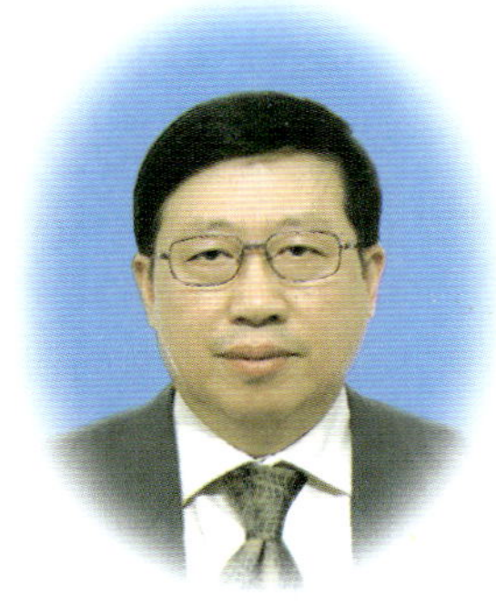

崔乃强　教授，博士生导师。享受国务院特殊津贴。天津市授衔专家，中国中西医结合学会普通外科专业委员会主任委员，国家中医药管理局中药研究专家委员会委员，中华医学会感染与危重症学组成员，天津市中西医结合急腹症研究所第一副所长、外科首席主任，中华医学会天津分会副主任委员，《中国中西医结合外科杂志》副主编，《中华腹部疾病杂志》常务编辑，《中医急症》常务编辑，《中药方剂学杂志》编委。

行医40余年，师从吴咸中院士，先后留学日本、德国。长期从事腹部外科学的临床与基础研究，擅长肝胆胰疾病的复杂手术与急腹症的中西医结合治疗。其壶腹周围癌的胰十二指肠切除术及重型急性胰腺炎、急性梗阻性化脓性胆管炎的中西医结合治疗水平在国内有较大的影响。

国家中医药管理局“十一五”重点专科——中西医结合胆胰疾病治疗中心学术带头人，天津医科大学“211”重点学科中西医结合临床外科学术带头人。作为主要成员先后参加了“七五”、“八五”、“九五”、“十五”“十一五”国家攻关课题，现主持国家科技部支持计划1项——重症急性胰腺炎的中西医结合疗效评价；国家973分课题2项——“肺与大肠相表里”脏腑相关理论的应用基础研究，中药量效关系的研究；国家自然科学基金课题1项——肠源性内毒素血症与阳明病热病实症转化规律的相关研究；参与（指导）国家自然科学基金课题1项——SCP2基因在胆囊胆固醇结石形成的作用；主持天津市“重中之重”课题1项——肠源性MODS发病与演变及中西医结合防治。作为第二完成人，“通里攻下法在腹部外科疾病中的应用与基础研究”荣获国家科技进步二等奖（2003）。先后发表学术论文200余篇，曾两次评为天津市“九五”立功奖。已先后培养博士生10名，硕士生12名。

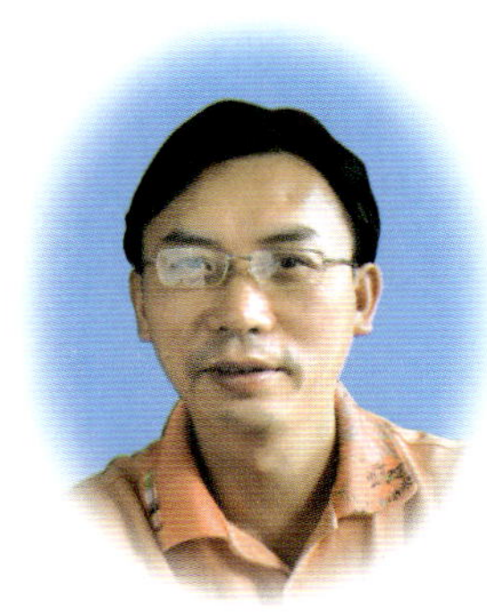

何清湖　教授，博士研究生导师。享受国务院政府特殊津贴专家。湖南中医药大学副校长，兼任湖南省政协常委、湖南省青年联合会副主席、中国中西医结合学会青年委员会副主任委员、中国中西医结合学会教育专业委员副主任委员。主要从事中西医结合外科、男性病及中西医结合教育领域的临床、科研、教学研究工作。荣获湖南省教育科学成果奖二等奖2项、三等奖1项，中华中医药学会科学技术奖二等奖1项，中国中西医结合学会科学技术奖三等奖1项，湖南省中医药科技进步二等奖1项。

代表性著作有《中西医结合男科学》《中西医结合思路与方法》《中西医结合外科学》《中医外科学》《现代中医临床诊断学》《中西医结合外科学》（规划教材）《中医外科学》（规划教材，七年制）等。

副主编简介

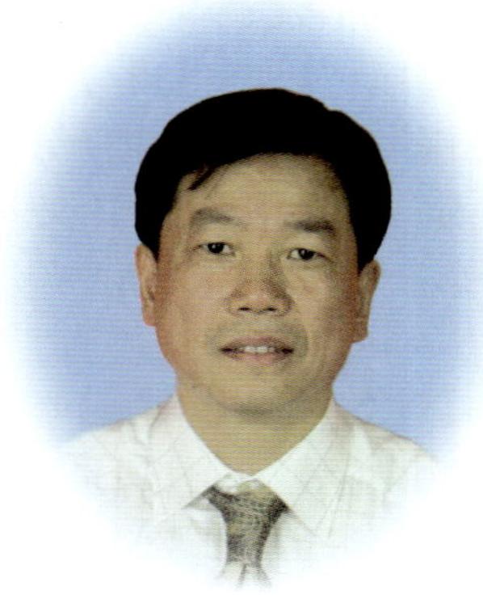

陈志强 教授，主任医师，博士研究生导师。生于1957年。1983年毕业于广州中医药大学，一直从事中西医结合外科的临床医疗、教学和科研工作。曾赴美国纽约大学医疗中心专修泌尿外科。现任广州中医药大学第二临床医学院（广东省中医院）副院长，中国中西医结合学会围手术期专业委员会主任委员，中国中医药学会外科专业委员会副主委，广东省中医药学会外科专业委员会主任委员，广东省医师协会副会长，第一届、第二届中国医师协会理事，第一届中国医师协会中西医结合学会分会常务理事，中国性学会中医专业委员会常务理事。

作为中医外科学科带头人，在开展和成就外科重点学科建设过程中，倡导要在继承传统中医的基础上，引进与吸收现代文明成果，开展围手术期中西医结合研究，大力发展现代中医外科，拓展中医外科诊治范围，培养了一批中医基础扎实、掌握现代先进技术的中医外科人才。曾是国家中西医结合执业医师考试命题专家之一。善于用中西医结合的方法诊疗外科疑难重症，特别对泌尿男科和前列腺相关疾病有较深入的研究，积累了丰富的临床与研究经验。

近5年主持或参与包括国家“863”、“十一五”科技攻关等各级科研课题16项，获得各级科技进步奖16项，先后在《中国中西医结合杂志》《中医药学报》《中华泌尿外科杂志》《新中医》等专业杂志上发表学术论文30多篇，主编出版《中西医结合外科学》（七年制教材）《干祖望中医外科》《The Clinical Practice of Chinese Medicine: Male & Female Infertility》等专著。并主持国家级继续教育项目。招收博（硕）士研究生13名。

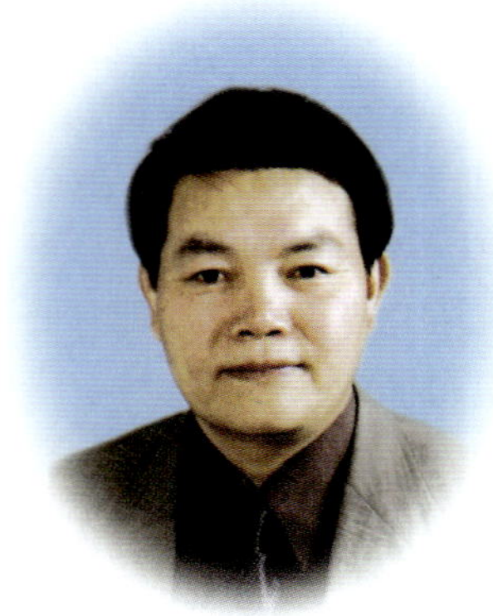

倪孝儒 教授，硕士生导师。现任北京中医药大学东直门医院普外科主任医师。1999年赴法国、德国进行学术交流和访问。兼任北京中西医结合学会第五届肿瘤专业委员会委员，北京市医学会医疗事故技术鉴定专家库成员。

发表论文30余篇，专著6部。1997年副主编《实用中西医结合外科学》。荣获国家中医药管理局科技进步三等奖1项，北京市科技进步二等奖1项。

《实用中西医结合外科学》
编委会

主　审　吴咸中　　天津市南开医院
主　编　李乃卿　　北京中医药大学
副主编　崔乃强　　天津市南开医院
　　　　何清湖　　湖南中医药大学
　　　　陈志强　　广东省中医院
　　　　倪孝儒　　北京中医药大学
编写秘书　辛　明　　北京中医药大学
编　委　（按姓氏笔画排序）
　　　　丁治国　　北京中医药大学
　　　　马必生　　北京积水潭医院
　　　　尹遐龄　　广西中医学院
　　　　王　广　　北京中医药大学
　　　　王伊光　　北京中医药大学
　　　　王秀荣　　北京协和医院
　　　　王绍明　　成都中医药大学
　　　　史晓光　　北京中医药大学
　　　　叶圣雅　　浙江省中医院
　　　　田玉芝　　河北医科大学
　　　　石建华　　天津中医学院
　　　　石承先　　贵州省人民医院
　　　　刘清泉　　北京中医药大学
　　　　朱永康　　南京中医药大学
　　　　朱明芳　　湖南中医药大学
　　　　许　斌　　辽宁中医学院
　　　　邢光明　　大连医科大学
　　　　何军明　　广东省中医院
　　　　何清湖　　湖南中医药大学
　　　　吴咸中　　天津市南开医院
　　　　张书信　　北京中医药大学
　　　　张静喆　　上海中医药大学

张银俊　　中华中西医临床杂志
李　钢　　杭州市中医院
李乃卿　　北京中医药大学
李月廷　　北京市中西医结合医院
杨博华　　北京中医药大学
沈　春　　北京中医药大学
肖建斌　　广东省中医院
谷俊朝　　北京友谊医院
辛　明　　北京中医药大学
陈　伟　　北京协和医院
陈　铭　　广州中医药大学
陈以安　　北京华信医院
陈志强　　广东省中医院
陈海龙　　大连医科大学
周春宇　　北京中医药大学
周柯鑫　　北京中医药大学
尚　东　　大连医科大学
招伟贤　　广东省中医院
林　伟　　成都中医药大学
姜汝明　　山东中医药大学
赵二鹏　　天津市南开医院
赵宝明　　北京中医药大学
赵树森　　北京中医药大学
钟小生　　广东省中医院
倪孝儒　　北京中医药大学
秦国政　　云南中医学院
秦鸣放　　天津市南开医院
贾立群　　卫生部中日友好医院
郭伟光　　黑龙江中医药大学
高　巨　　广东省中医院
崔乃强　　天津市南开医院
曹　羽　　北京中医药大学
曹建春　　北京中医药大学
黄　新　　广西中医学院
焦　强　　中国中医科学院
谢建兴　　广州中医药大学
裴晓华　　北京中医药大学
谭志坚　　广东省中医院
薛志祥　　上海中医药大学

参加编写人员（按姓氏笔画排序）

毛武塬	湖南中医药大学
王　松	广东省中医院
邓　燕	湖南中医药大学
田　明	北京中医药大学
刘朝圣	湖南中医药大学
匡　琳	湖南中医药大学
安松林	北京中医药大学
朱　伟	湖南中医药大学
何军明	广东省中医院
李永乾	河北医科大学
李雪蕾	北京中医药大学
汪唐顺	北京中医药大学
陈振宙	北京中医药大学
陈晓珩	北京中医药大学
张建松	北京中医药大学
张　莹	贵州省人民医院
苟　欣	贵州省人民医院
范　伟	贵州省人民医院
周　兴	湖南中医药大学
孟　磊	广州中医药大学
郑京玉	北京中医药大学
俞　巍	北京友谊医院
赵建业	湖南中医药大学
钟小生	广东省中医院
夏想厚	北京友谊医院
席建元	湖南中医药大学
袁振铎	北京友谊医院
崔云峰	天津市南开医院
曾　顺	湖南中医药大学
曾绩娟	北京中医药大学
滕占庆	北京中医药大学

前言

早在20世纪40年代，毛泽东同志就指出“中西医一定要结合起来”；1956年又进一步提出“把中医中药的知识和西医西药的知识结合起来，创造我国统一的新医学和新药学”。这是毛泽东同志关于交叉知识结构的科学思维，也是推动我国中西医结合事业的理论基础。

任何事物都不可能脱离时代和社会环境而超然存在。中医外科学源于东方中国文化，西医外科学源于西方欧洲文化。尽管研究对象具有一致性，但由于地域和历史文化背景不同，其认识问题和思维方法也截然不同，两个学科各有自己的优势和不足。

西医外科学优势在于：以解剖学、病理学、麻醉学为理论基础；实验医学是重要依据；理论严谨，概念明确；诊断规范，疗效确切；手术方法先进，重复性强；体系开放，理论与技术与时俱进；学科理论与操作技术易为传授。

中医外科学优势在于：理论基础具有先进的整体恒动观；辨证论治思维与方法符合现代生物—心理—社会医学模式；内服外用中药方剂，平和低毒，简便廉验，易被接受；所用方药具有摄生、防病、保健功效，符合现代保健思维模式。

西医外科学的不足是：偏重局部研究，过分依赖定量检测，整体认识复杂的机体生命现象不足；总体上仍偏重于生物医学模式，尚未向现代医学模式转化；治疗过分依赖手术，偏重头痛医头、脚痛医脚；医源性、药源性疾病日益增多；医疗费用逐日增加。

中医外科学的不足是：受传统文化影响较大，学科基础薄弱；超越形态解剖结构，手术操作古朴滞后，缺乏无菌技术；理论概念较抽象，哲理强而精度差；缺少先进的技术标准和评价系统；经验主导，方法可复性较低，不易推广。

我们可以这样说，中医外科学和西医外科学都不是完美的现代医学。由于认识基础和说理方法的差异，各有独立发展弘扬自己的优势，同时也显示出各自的不足和缺陷，其不足之处恰是对方的优势，所以完全可以优势互补，取彼之长补己之短。

历史鉴证，中医外科学早在两千年前就有辉煌的成就和很高的技术，如《内经》就有大量的外科病名和手术方法的记载；三国时代的华佗既发明了“麻沸散”，又实施了内脏大手术疗法；唐、宋后期出现了兔唇修补术和肠吻合术等先进技术。以上事实说明，中医学有过手术，并且在当时处于世界领先地位。但这些成绩后来没有发扬和光大，而是逐渐萎缩到“失传”的局面，目前中医外科学保留下来的更多是内治方法。究其根本原因在于超越解剖形态结构的中医外科学，虽然表现了独特的民族特色，但没有茁壮成长的基础，反而丢掉了华佗时代的辉煌成就。为了改变中医外科学目前的局面，实施中西医结合，融汇中西医之长，将是惟一的必由之路。在这方面，我们的先辈做出了光辉的榜样，上溯到隋唐时代，印度医药学随佛教传入中国；明清时期西医东进形成了两大医学体系在中华沃土上并存的局面。由于中西医学都具有各自的特点和优势，遂能两医鼎足发展，并以不同的学术思想彼此靠近，逐步兼容结合。

中医外科学和西医外科学，无论在学术思想、思维方法和治病手段上如何不同，但两者都可以在临床实践中得到统一。目前，西医外科学迫切寻求“替代医学”，而中医外科学迫切需要“中医现代化”，这是中西医能够结合的大前提。

半个世纪以来，医学实践充分显示中西医结合已成为我国乃至世界临床医学中不可取代的重要力量，人们也越来越认识到中西医结合治疗的优势。随着中西医结合队伍的不断壮大，不少高等医药院校为适应社会的需求，及时开设了中西医结合临床专业、中西医结合系、中西医结合医院，使中西医结合高等教育在全国迅速展开。但是中西医结合教材和大型教学参考书，以及临床参考专著却明显滞后于中西医结合专业教育的发展。

在外科领域中，目前各院校深感编写一部《实用中西医结合外科学》的重要性和迫切性，其目的是对半个世纪以来我国中西医结合外科工作的经验和成果进行一次阶段性总结，对既往学科发展的轨迹、脉络做一次认真的回顾和梳理，为今后中西医结合外科工作的开展提供借鉴和拓宽思路。为此，由中国中西医结合学会外科专业委员会规划和负责编写、科学技术文献出版社出版的《实用中西医结合外科学》，即可满足广大医务工作者的需求。

《实用中西医结合外科学》是大型的外科专业知识载体，是专供中、低年资中西医结合外科医师、临床实习医师教学及临床诊疗的参考用书，是全面推进外科医师素质教育的专著。本书注重实用性和创新性，能够反映与时俱进的现代科技信息，有较多的“创新”和“前沿”内容，能够突出“新、深、精”三个要求，力求体现外科专著直观性、形象性的特点，符合学术专著医理正确、文理通顺的规范性要求。

本专著采取分工编写、集体审定、主编把关的原则。这套专著的编纂工作，是由全国遴选出的从事中西医结合外科工作的教授和专家，是各省市中西医结合的领军人物和中坚力量，可以讲本书是一流专家群体智慧的结晶。为了确保本专著的质量，特别邀请了中西医结合外科的奠基人吴咸中院士担任主审。吴院士不仅提出了很多指导性意见，而且对每一章节都进行了认真的修改，在此深表谢意。

我们的意愿是力争本专著有较高的起点，达到精编著作的标准，以适应临床工作的需求。尽管我们竭尽全力，但书中一定还有不少缺点和错误，殷切希望各位临床工作者在应用过程中提出宝贵的修改意见。

李乃卿

目 录

第一章 绪 论

一、中西医结合概念的内涵和外延

(一)中西医结合概念的内涵

早在20世纪40年代,毛泽东同志就提出“中西医一定要结合起来”;1956年又进一步提出“要把中医中药的知识和西医西药的知识结合起来,创造我国统一的新医学新药学”。这是毛泽东同志关于交叉医学知识结构的科学思维,为我国医药学的发展指明了方向。

“概念”是反映事物本质属性的思维形式。中国中西医结合学会“章程”中对“中西医结合概念”的界定是,“应用现代科学理论知识和方法,加强中西医结合的研究,继承和发掘祖国医学遗产,取中西医之长,融会贯通,促进医学科学的繁荣与进步”。

“结合”就是融合、合并、合一、统一之意,是在承认不同事物之间有矛盾和差异的前提下,把彼此不同的事物统一于一个相互依存的和合体中,并在和合过程中取各个事物的特长,克服其短处,把不同而又相关的事物有机地合为一体,从而达到最佳组合,促使新事物产生,推动事物不断发展。

(二)中西医结合概念的外延

中西医结合的概念是明确的,其概念的外延内容也应该清楚明白,只有清楚概念的内涵和外延,方能顺利地促使中西医结合事业的发展。概念的外延即概念的适用范围,中西医结合的外延首先是指“中西医结合学科”。学科的演变过程是经过了近半个世纪的基础和临床研究,中、西两种医学互相交叉、渗透,不断融合而成的。

作为“中西医结合学科”的标志有:

(1)建立了人才培养基地。全国有20余所高等中医药院校建立了“中西医结合系”和“中西医结合专业”。

(2)建立了临床研究基地。迄止20世纪以来,全国已有中西医结合医院56家,其中三甲医院14家,成为法定的医疗机构。

(3)建立了科研基地。经各级政府批准成立的“中西医结合研究所”约30余所。

(4)成立了独立的学术团体。经卫生部批准设立的“中国中西医结合会”,会员约近6万人,每年平均召开20～30个大型的国内和国际学术会议。

(5)创立了中西医各类专业杂志约15种以上;出版发行中西医规划教材和专业著作百余部之多。

(6)设立了中西医结合执业医师考试制度和准入制度,产生了一批中西医结合大师和名家,如科学院院士陈可冀、沈自尹,工程院院士吴咸中、李连达、张伯礼等,这些都标志着“中西医结合学科”已形成了牢固的知识体系,是一门名副其实的新型医学。

二、中西医医学模式及演变

医学科学不同于其他自然科学,有其独特的属性。首先,具有自然科学的属性。医学科学是研究生命活动过程及防治疾病、维护健康的一门科学,研究对象的主体是依赖自然环境的“人”,而人的生、长、壮、老始终受着生命物质运动规律和生物遗传变异规律的支配,这决定了医学科学首先应具有自然科学属性。

其次,医学科学还具有社会科学属性。自然人在其成长过程中,不可避免地具有自己特定的社会地位和社会关系,即人是社会的存在物,“自然人”也就成为“社会人”。如果单纯立足于生物医学的研究,容易将人们的视野引入微观的还原状态,而忽略了医学科学兼有很大的社会科学成分。

认识医学的属性很重要,它决定了医学模式的演变。

(一)"西医学"医学模式的演变

西医学在漫长的历史长河中,随着医学自然观和社会文化的变化,其医学模式也经历了若干变迁。

1. 神灵主义医学模式　在自然科学知识极端贫乏的远古时代,人们将健康与疾病完全归于神灵的作用,基本上是通过求神符咒、祈福消灾的方法来治病,其他治疗均不得超越"神灵的主宰"。

2. 自然哲学模式　公元前7世纪至公元1世纪,古希腊医学家借助西方古代经典自然哲学的概念、原则和方法,用臆想的联系来补充知识的缺乏,如希波克拉底提出的人体内存在四元素对应黏液、血液、黄胆汁和黑胆汁4种液质,并以这4种液质的数量构成比例来解释人的性格、气质、体质和疾病。强调疾病的发生变化是体液的腐败变质,治疗的方法也是着手排除这些不好的体液。

古罗马医学家盖伦被称为"西方医学之父",其"肝脏和静脉输送植物性灵气,心脏和动脉输送动物性灵气,大脑和神经输送理性灵气"等医学理论,统治了西方医学1000余年。希波克拉底和盖伦的学说常常根据自然哲学观点引申,并根据哲学信仰来理解人体和疾病现象。在长达10个世纪的过程中,自然哲学模式处在僧侣的神学禁锢之下。重视解剖生理的盖伦医学被宗教哲学所歪曲和利用,蒙上神学的色彩,教会禁止进行尸体解剖和施行外科手术,科学研究被视为异教活动。外科医师大多由传教士和理发员来兼职的,被称为"长袍外科医师"和"理发员医生",其社会地位远远低于内科医师。

3. 机械论模式　公元15～16世纪,欧洲处于文艺复兴时期,西方医学摆脱神权统治,开始接受"用实验的方法"研究自然的观点。此时由于机械运动和力学研究取得巨大成就,美国哲学家霍布斯创立了"机械唯物主义体系",在此哲学思想的影响下,把人体生命活动也归属于"机械运动",认为"生命不过是由内部关键部件发动起来的肢体运动","心脏是发条,神经是游线,关节是齿轮",至于思维则是计算,完全以机械力学原理来解释人体结构、生理功能和思维活动。人体就是一部"机械人",疾病也是机件发生了故障。

4. 生物医学模式　是近代医学步入实验科学轨道以后建立的。近代医学以人体解剖、科学实验、临床观察三大手段作为主要研究方法,使生物医学领域取得了长足的发展。

近代西方医学建立在生物科学的基础上,十分强调生物科学对医学的重要意义。认为人的疾病状态都必然在生物的器官、组织、细胞或分子水平上反映出来,可以用检测和量化的方法,找到人体形态结构和功能的变化。生物医学模式在治疗方面,强调单纯通过纠正体内某些不正常的改变来实施,这偏离了整体辨证观念。

但是我们必须正视,生物医学模式的建立,有力地推动了医学科学的进步,尤其是在致病因素、灭菌技术方面的实践和应用,促使了西医外科学飞速发展,为人类的健康事业做出了巨大的贡献。

5. 现代医学模式　人类疾病谱的变化给医学带来了医学模式的反思。20世纪中期以来,威胁人类健康的重要疾病由病原微生物致病的传染病转变为非生物源性疾病,如心脑血管、恶性肿瘤和代谢性疾病的发病率及死亡率逐年升高,多种因素影响引起的慢性疾病呈逐渐增加趋势,这些疾病的预防观念已不能用生物医学模式来指导,而心理、社会和生活方式逐渐受到人们的重视。人们对健康的概念亦有了更深的理解,更加关注自己的生活质量和亚健康状态。现今中医的"天人相应"理论,自然人和社会人的和谐关系,整体辨证施治的方法,充分反映了心理因素、社会因素和生物医学的辩证关系。于是,现代医学模式便提出了"生物—心理—社会医学模式"的新概念。

现代医学模式的确立对医学科学的发展起着巨大的促进作用,是微观的生物医学模式向宏观的整体医学的跨越。现代医学模式对医学科学的促进作用客观地体现在以下几个方面:

(1)肯定了医学科学必须向微观和宏观两个方面发展,一方面必须继续进行有关人体结构和功能的研究,直达分子、基因水平上更精细、更完善的生物科学研究;另一方面又要研究心理因素对疾病的发生、发展和防治的相互作用规律。

(2)在医疗卫生服务方面,为临床医学诊疗实践提供方法总则和思维模式,评估并制定出包括心理治疗和社会治疗在内的综合治疗方案。

(3)重视慢性病的预防,开展健康咨询和医学科普教育，改变人们不良行为和不良生活方式等。

（二）中医药学模式的演变

中医学是我国人民在长期与疾病斗争的实践中，逐步建立和发展的原创医药科学，有其独特的理论体系和临床实践经验。中医学把“人”作为研究对象的主体，并且把人的各个生命活动过程都处于“天人相应”的主客观环境中，将人与大自然紧密联系在一起。“天人相应”逐步形成中医学的传统模式。

中医学传统模式的内涵是：以“天人相应”为纲领；以天人、藏象、心神为三大系统；以阴阳、五行、气血为基本思维方法；以辨证论治为防治体系核心，形成一个“整体辨证模式”。该中医科学模式深刻反映了自然界和人、健康和疾病的客观规律，具有丰富的科学内涵。

1.“天人相应”模式

（1）天人系统：中医学研究的根本问题是人和自然界的关系。把自然界（宇宙）看成一个大系统，人体是个小系统，天地和人处于一个相应的系统之中。其一，天人系统的主体是人，而人的生命过程必须适应生生化化的大自然；其二，在天人系统中存在着天人交感、渗透关系，四时气候、昼夜晨昏、风雨寒热等自然界的状态可以对人体交感产生影响；其三，天人系统模式贯穿于中医基本理论和临床实践中，构成中医理论、治则和治法等思维要素，领先于西医医学模式数千年。

（2）藏象系统：藏象经络系统是中医整体辨证模式的重要基础。在这个系统中，五脏六腑、气血津液、经络系统各有其生理功能和病理变化，同时又紧密联系、互相渗透，使人体系统稳定协调，又与外界大系统息息相通，成为具有高度适应性的生命活动的有机整体。必须指出，中医脏腑并不是严格的解剖结构单位，而是某一小系统的功能单位。

（3）心神系统：人体不仅仅有一个物质的生物学藏象系统，而且同时存在一个属于精神情志、心理活动的心神系统。人之所以能成为“天人关系”的主体，就是人具有独特的心神系统。心神系统与藏象系统是不可分割的，脏为神之舍，神为脏之藏。两大系统必须有机统一，形神合一，方能发挥正常的生理功能。

2. 辨证论治体系　中医学的理论体系是在整体恒动观的指导下来完善的。中医认为，天地万物、四时六气都是处于不间断的运动变化之中，并且应用这种观点来观察、分析人体的健康与疾病的状态。“证”是在疾病状态下反映疾病某阶段病理、症候的综合，是对疾病过程某一阶段病因、病性、病位、病势所做的概括。中医的“证”并非固定不变的，而随着病性的演变而不断变化着，这就需要在整体恒动观指导下应用辨证论治体系，指出实时的动态治疗方案。

中医学的传统理论体系及其医学模式本质上是科学的。其科学性表现在中医学模式的科学基础的高度牢固性、科学内涵的高度可容性、系统理论的高度适应性，这也决定了中医可以经久不衰的可能性。

对照分析，中医学“整体辨证医学模式”与现代医学“生物—心理—社会”医学模式，在观念和价值上都具有同一性，两个医学模式的内涵也是一致的，中医的医学模式将为现代医学科学的发展提供有益的借鉴。

三、中西医结合外科的进展和成就

西医外科学的发展是建立在解剖学、病理学、麻醉学和微生物学的基础上快速发展起来的，而中医外科学是以中医理论为指导，超越解剖形态结构的一门学科，中医的思辨观决定了中医外科的发展前景。

上溯历史，中医外科学早在2000年前就有辉煌的成就和很高的技术。甲骨文《五十二病方》和《内经》就有大量的外科病名和手术方法的记载。三国时代出现了名医华佗，华佗对中医外科的贡献主要有两方面，一是发明了“麻沸汤”；二是实施了内脏大手术疗法。晋、唐、宋、元后世也出现了一些外科技术发明，如晋代的兔唇修补术，隋代的肠吻合术和血管结扎止血法，元代发明了手术缝合曲针，明代陈实功的鼻息肉摘除术等。以上事实说明，中医学有过手术，并且在当时处于世界领先地位，尤其在华佗时代更为突出，但这些成绩后来没有发扬光大；相反，逐渐萎缩到“失传”的局面，目前中医外科学保留下来的更多是内治方法。究其根本原因在于超越解剖形态结构的中医外科学，虽然表现了独特的民族特色，但却没有茁壮成长的基础，丢掉了华佗时代的辉煌成就。为了改变中医外科学目前的局面，实施中西医结合，融会中西之长，将是惟一的必由之路。

(一)中西医结合学科的进展

中、西两种医学在历史的长河中，在不同的地域、社会环境和文化背景下，各自经历了发展、壮大的漫长过程。在此期间，两种医学体系也有过接触和交流。上溯到隋唐时代，印度医药学随佛教传入中国；明清时期西医东进形成了两大医学体系在中华沃土上并存的局面。由于中西医学都具有各自的特点和优势，遂能两医鼎足发展，并以不同的学术思想彼此靠近，逐步兼容结合。中西医的汇通结合大体经过了 5 个阶段，直至目前为止，尚处于结合的初级阶段。

1. 萌芽阶段(16～19 世纪中叶)　早期西方医学随传教士东进传入中国。明朝万历十年(1582)意大利耶稣会传教士利玛窦(Matteo Ricei)来中国传教并介绍西方文化，其中他所著的《西国记法》中有关“解剖学”的内容对外科的发展有重大作用；明朝天启元年(1621)瑞士传教士邓玉涵在澳门首先实施外科解剖手术，并在国内行医和讲学，著有《人身说概》、《奇器图解》等西方人体解剖学专著，并认真学习中华医术。这一阶段涉及的生理学、病理学、药物学、治疗学等医学书籍陆续进入中国，但由于西方医学尚处于实验医学之前的启蒙阶段，所传入的大多是欧洲古时期的医学知识，其实用性远不如当时已发展较成熟的中医知识，此时西医无法与中医抗衡，中西医的交流处于萌芽阶段。

2. 汇通互参阶段(1840—1949)　这一时间由于鸦片战争和辛亥革命，大变动时期西方医学大量涌入中国，而中医学处于停滞状态，面对医学竞争的现实，中西医进入汇通互参阶段。

1840 年鸦片战争中国失败后，清政府的闭关自守政策被摧毁，西方列强大肆侵入，西医知识和技术蜂拥而至，此时实验医学和科学技术使西医的成就处于全盛时期。在 19 世纪中叶到 20 世纪初期，短短的半个世纪，全国就建立了 166 所教会医院和 200 多所西医诊所，其中最具影响力的有广州博济医院、北京协和医院、湖南的湘雅医院和山东的齐鲁医院等。这些教会医院不仅带来了医学理论和医学教育，而且所采用的医疗技术对中医学的震动很大，一些中小手术相继在较大医院里深入开展，使西医外科队伍随之形成，在我国形成了中医、西医两大医疗体系的格局。此时传统的中医队伍也开始发生分化，国粹派坚持中医门户，拒绝异医异说；汇通学派接受西医，取长补短、择善而从。中西医汇通派学术思想较为活跃，并涌现了一批代表性人物，如唐宗海，著有《中西汇通，医经释义》，主张“保存中说，西说为证”；张锡纯，著有《医学衷中参西录》，主张“衷中参西”、“西药治标，中药治本”；恽铁樵，著有《群经见智录》，主张“中医为主，兼采西医之长，但求改良中医”；陆渊雷，著有《陆氏论医集》等，主张“中医科学化，以西释中”；还有王宏翰、朱沛文、丁福保、张若霞、周雪樵等。囿于当时的历史条件，缺乏科学、先进的研究方法，故有很大的局限性，结果是汇而不通。

3. 存废论争阶段(辛亥革命到建国初期)　此时的标志是以“中医学存废”为中心的大论争。论争的大背景是由于西医在国内广泛的传播，在国民心目中的地位不断提高，西医队伍的迅速壮大，动摇了数千年来中医学在医疗界的主体地位，中西医形成彼此对峙的局面。此时，民国政府限制甚至否定中医的错误政策，加速了这种矛盾的对立。争论的结果使很多有志之士意识到，中医要生存就必须改革、创新、发展，各地纷纷成立了中西医汇通的学术团体，主张“医学研究不分古今中西，提倡中西合作，治新、归医于一炉，促进中医科学化”。这一“中医学存废”大论争对目前中西医结合工作具有重要的先导意义。

4. 促进发展阶段(1949—1970)　新中国成立后，由于社会安定和党的中医政策的保护，使中医获得了新生。毛泽东同志早在 20 世纪 40 年代就鲜明地提出“中西医一定要结合起来”，1956 年又进一步指示“把中医中药知识和西医西药知识结合起来，创造我国统一的新医学新药学”。1958 年 10 月 11 日，毛主席又批示“中国医药学是一个伟大的宝库，应当努力发掘，加以提高”，并指出西医离职学习中医的重要性，“这是一件大事，不可等闲视之”。由此全国掀起“西医学习中医”的高潮，为中西医结合临床和实验研究奠定了基础。

在这一段时间里，中西医结合学科临床研究和基础实验比较活跃，产生了一些令人瞩目的成果，如以吴咸中院士为首的中西医结合治疗急腹症，陈中伟院士为首的断指再植，尚天裕教授为首的动静结合治疗骨折，还有中西医结合治疗烧伤和针刺麻醉研究，这5项中西医结合科研成果处于国际领先地位，受到WHO高度重视。此外，菌毒并治抢救多脏衰，中西医结合治疗肿瘤等学科研究，在当时的国家发明奖和卫生部科技成果奖中占有很高的比例。

在此期间，中西医结合队伍不断壮大，截止1995年，全国共培养58 000多名中西医结合人员，其中具有高级技术职称8393名，中西医结合博士培养点28个，硕士培养点87个，博士后流动站3个，博士和硕士研究生1200多名。

此外，在30多年中，中西医结合工作者还开展了藏象实质研究、四诊客观化研究、经络实质研究和中药现代化研究，各项研究都取得了较大的进展。

5. 定位发展阶段 随着"文化大革命"的结束，医药卫生工作的恢复、整顿和复建，中医和中西医结合事业又得到了新的发展良机。在我国卫生工作的整体布局中，中西医结合工作得到重新定位和规划。1980年3月，卫生部召开全国中医、中西医结合工作会议，明确提出"中医、西医、中西医结合三支力量都要大力发展，长期并存"的方针，大力发展的提出，标志着我国医药卫生工作出现新的格局，拓宽了中西医结合医学的发展空间。

21世纪的中西医结合将更加普及和深入，结合形式在交叉兼容、中西互补、结合创新的基础上也将更加多样化。

当前中西医结合的目的和任务是：继承发扬中医药学，兼通中西医学，采用中西医的精华，以中西医结合的思维和方法，提高临床疗效，改进药物剂型，形成新的理论概念，并逐步深入开展中西医结合基础理论研究，为实现中西医理论上的融会贯通，最终创立我国中西医结合新医药学奠定基础。

（二）中西医结合外科的成就

由于我国中西医结合外科工作者，一贯重视多学科、多途径、多层次的探讨和研究中西医课题，并且善于客观比较两种医学的优势和不足，取长补短，半个世纪以来取得了辉煌的成绩。

在1982年由WHO介绍的中国医药在世界上处于领先地位的5项成果中，全部为中西医结合项目，即中西医结合治疗急腹症、动静结合治疗骨折、针刺麻醉研究、中西医结合治疗烧伤及断指再植。另外，中西医结合治疗多器官功能衰竭，其疗效也得到了世界的公认。全国获省部级以上的中西医结合科研成果达1100余项。

在中西医结合理论研究方面不断提出一些新观点、新概念，如"动静结合，筋骨并治"、"毒热期阑尾炎"、"菌毒并治"、"总攻疗法"、"增效减毒"、"微观辨证"、"病证结合"、"急瘀症"等。这些名不见经传的新概念，活跃在中西医结合的术语中，预示着中西医结合理论体系在逐渐形成之中。

1. 中西医结合治疗急腹症的成就 天津市急腹症研究所和遵义医学院，率先对中西医结合治疗急腹症进行了大胆的临床疗效观察及基础理论研究，通过临床实践探索中西医结合治疗急腹症的方式、方法及其规律，这一探索获得了极大的成功。大多数急腹症病种可以引进中医药治疗，扩大了非手术的范围，丰富了非手术的内容，减少了术后并发症，巩固了术后的疗效，为进一步开展中西医结合研究工作打下了基础。20世纪60年代丰富的文献资料，反映了这一阶段的进展情况。

20世纪70年代是中西医结合治疗急腹症逐步深入的阶段，由于"文化大革命"原因，工作受到严重干扰，1971年在周恩来总理亲切过问下，中西医结合治疗急腹症恢复了生机。以天津南开医院和遵义医学院为基地，连续举办了十几期急腹症诊疗学习班，培养了一大批技术骨干，为普及工作打下了基础。这一阶段的主要进展是：辨病与辨症的研究不断深入，对手术和非手术的选择渐趋合理，实验研究初步开展，剂型改革取得了一定成绩，同国外的学术交流开始起步，学术交流十分活跃。

自20世纪80年代以来，中西医结合治疗急腹症进入了高层次的发展阶段。随着新技术的引用（如内镜、B超、CT等），提高了诊断水平，增添了治疗手段，如内镜下Oddi括约肌切开取石术、B超引导下腹腔脓肿穿刺引流术等。在实验研究方面，由于研究管理体制的改变，研究方法的改进，研究生新生力量的参与，研究工作的深度和广度进入到一个新水平。

2. 针刺麻醉的成就　针刺麻醉也是外科领域里中西医结合的奇艳花朵。针麻源于 1958 年，上海市第一人民医院最先用针麻成功地实施了扁桃体摘除术，同时西安市第四医院用针麻完成了拔牙和白内障手术，还有山西运城地区人民医院、长沙市人民医院等单位也在针麻下进行了疝修补术、阑尾切除等手术，取得了可喜的成果。1960 年，柳州结核病院介绍了 12 例针麻下肺切除手术的体会，在全国引起了极大轰动和震惊，随后裘德懋医师和党步平老大夫共同合作对针麻下肺切除手术的穴位优选、针刺方法、适应证等方面也进行了认真的研究，并在全国性学术会议上做了汇报。北京市结核病院在此基础上进行了穴位优选，仅用几根针或一针一穴，即完成了肺切除手术。为了推广针刺麻醉这一成果，在北京举办了 20 余次针麻学习班，对针麻的普及工作起到了巨大推动作用。1966 年初召开了全国针麻工作会议，有 6 家单位报告了针麻研究的新进展，从此将针麻镇痛课题列入国家重大科研项目，为深入开展针麻研究打下了基础。

1972 年，《人民日报》发表了针刺麻醉在各种外科手术上的应用，在国内外产生了强烈的反响，有 30 余个国家来人参观学习针麻，这一成果得到了周恩来总理、叶剑英委员长等国家领导人的重视，多次提出指导意见。

1973 年在西安召开了全国针麻研究会议，总结了以往的经验，制定了研究方针，组成了协作课题。成立了颅脑、颅面口腔、甲状腺、肺切除、胃切除、输卵管结扎、剖腹产、子宫切除、阑尾切除、疝修补等手术的针麻协作组。会议上还制定了针麻疗效的评定标准，为全国范围内针麻工作的开展铺平了道路。

自 20 世纪 80 年代以来，进入了基础理论高层次的研究，针刺镇痛原理的研究深入到介质水平的深度，这样对经络实质的研究起到了极大的推动作用。

3. 中西医结合治疗骨伤病的成就　中西医结合骨伤病的治疗也是外科领域中早期获得显著成绩的学科。早在 20 世纪 50 年代，以天津尚天裕教授为代表的"动静结合"派，就提出了新的骨折整复理论和方法。他们认为"对立统一规律是宇宙的基本规律"，在骨折的治疗中，固定与运动同样重要，骨折愈合和功能恢复应相辅相成，局部与整体需要兼顾，外力只有通过患者机体的内在固定力才能发挥作用。在这 4 对矛盾中，固定与运动是诸矛盾中的主要矛盾；在各对矛盾中，后者又是矛盾的主要方面。按照对立统一的辩证关系，提出"动静结合"、"筋骨并重"、"内外兼治"、"医患配合"的新理论、新方法，从而打破了"西医广泛固定，完全休息"的传统观念。

1963 年，在罗马召开的第十二届国际外科年会上，小夹板固定治疗前臂骨折的论文，获得国外学者的高度评价，于 1964 年被评为国家级重大科研成果。从此，骨折"动静结合"疗法在全国范围内得到迅速的普及和推广，成为中西医结合成就的典范，并获得周恩来总理的高度赞誉，其影响力广泛地辐射到其他学科的中西医结合科研中。

20 世纪 70 年代，专家们对骨折的固定方法又进行了深入的探讨，认为固定必须以肢体活动为目标，而活动又要以不影响骨折的固定为限度。在这一理论指导下，伦敦大学生物医学工程人员，对中国柳木夹板进行了改进。同时"北京-伦敦夹板"应用于临床。此后"孟氏固定架"也相继生产使用，骨折的固定术被彻底地变革。

4. 中西医结合治疗周围血管病　脱疽（血栓闭塞性脉管炎，TAO）的治疗，中医疗效显著，这是人们的共识，所以在我国几乎成为中医诊治的专利，但只限于临床疗效的观察。中西医结合工作开展以来，对 TAO 病因进行了探讨，长期以来人们认为 TAO 的发病与吸烟、受湿、营养不良、性激素异常有关，后来经过免疫功能的检测，认为免疫复合物增加而沉积在动脉壁上，造成其损伤与该病的发病有密切关系。广大中西医结合医务工作者，通过对 TAO 诊治经验的总结，由一个病逐渐扩大到几个病，经过疗效观察，机制探讨，新药研制，经验总结，从而使周围血管病的传统疗法旧貌换新颜。总结近 40 年的历程，周围血管病的诊治进展有如下方面。

（1）在异病同治的基础上进行疗法更新。周围血管病包括血栓闭塞性脉管炎（TAO）、动脉硬化性闭塞症（ASO）、糖尿病性坏疽（DG）、多发性大动脉炎(PA)、雷诺病(RD)、原发性红斑性肢痛病(ATE)、外伤性动脉闭塞症(TAO)、结缔组织性动脉闭塞症(CTAO)、深静脉血栓形成(DVT)、浅表血栓性静脉炎(STP)等病种,上述血管性疾病多分散在各科的血管病中,所以诊断零乱,疗效不一。这些疾病的共性是多有血管弛张功能失调,血流性状改变,以及血栓形成,即中医的脉络痹阻、气血瘀滞证,所以共同的治则是活血化瘀、温通经脉,这是异病同治的典范,是疗法的更新。在辨证分型的基础上,筛选方药,改革剂型,如通塞脉片、脉络宁针、清脉791、端香素、通脉丸,以及当归注射液、血栓通注射液等针剂静脉用药,提高了临床疗效水平。

(2)诊断方法更为先进。近10余年来,PAP的诊断逐渐现代化,多采用无创伤性检查方法,如阻抗血流仪、光电容积描记、超声多普勒、经波氧分压、红外热象仪、微机X线断层扫描(CT)、磁共振显像(MRI)等先进方法,提高了诊断准确率,并可进行反复无损伤性检测。

5. 中西医结合治疗烧伤的成就　中医学早在战国时期就有治疗烧伤的记载,发展至今,治疗以清热解毒、镇静止痛、祛腐生肌为主要治则。现代医学在50年前对烧伤的认识与创伤相同,认为烧伤是一种创伤,对烧伤导致微循环的特殊变化并无充分认识。20世纪50年代应用中西医结合的治疗方法,对上海工人邱财康大面积Ⅲ度烧伤的救治获得成功,使我国对烧伤的治疗跃居世界前列。当年上海瑞金医院的医务人员应用祖国医学祛腐生肌理论及方法,结合西医外科的创面植皮技术,大大地减低了烧伤感染率。后来全国各地大面积烧伤的治疗均获成功,Ⅱ度烧伤面积达95%的患者也被治愈。

20世纪70年代的后期,人们对烧伤创面的处理发生了争执,主张创面干燥疗法的派别,强调"收敛止痛理论",利用枣树皮粉、榆树皮酊中的鞣质成分,收敛干燥创面,结果容易引起痂下感染,影响了后期的治疗。另一派别主张湿润创面,强调"清热解毒理论",采用湿润药物覆盖烧伤创面,使创面处于低菌状态,提高了局部免疫能力,该学术观点符合祖国医学"煨脓长肉"的理论。在此理论指导下,明显地提高了临床疗效。从此,我国对烧伤的治疗发生了根本性变革。

6. 中西医结合治疗恶性肿瘤的成就　经过近40年的临床观察及基础实验研究,中西医结合治疗癌症已取得了很大的进展。从单纯方药筛选深入到治疗法则的探讨;从单一中药治疗进入到配合化疗的综合治疗;由点到面,发展到全国性公关作战,目前已形成了一支从事中西医结合防治肿瘤的科研队伍,在研究的深度和广度上已处于国际先进水平。

1985年1月,中国中西医结合研究会肿瘤专业委员会正式成立,20多年来召开了7次全国性肿瘤防治学术会议,并举办了数十次肿瘤专题研讨会,对肿瘤的科研工作起到了极大推动作用。

中西医结合防治肿瘤的成就可归纳为以下几方面:

(1)中西医结合治疗癌症,改善临床症状,延长生存期的疗效观察。在有效药方的筛选中,多年来做了大量工作,优选了一些疗效较好的方药,如健脾益气冲剂、平消片、贞芪扶正片、参芪扶正注射液、康莱特注射液、艾迪注射液、岩舒注射液、鸦蛋子乳注射液等。上述药物在改善临床症状、延长生存期方面,都做了大量的临床观察和基础研究,并按照国家"新药研究方法"的要求,成功地开发出抗肿瘤新药。

(2)癌症患者的证型研究。尤其对气虚证、脾虚证、阴虚证和血瘀证进行了系统研究。对临床常见的胃癌、食管癌、大肠癌、肝癌、肺癌、鼻咽癌、宫颈癌、白血病等恶性肿瘤,都制定了证型、治则和方药的规范化标准,为今后的临床、科研工作打下了基础。

(3)肿瘤"治疗法则"的研究。肿瘤的治疗法则有多种,如扶正培本法、活血化瘀法、软坚散结法、化痰祛湿法、清热解毒法、疏肝理气法、通经活络法、以毒攻毒法等。其中对扶正固本法、活血化瘀法有较深入的研究,证实这两大治疗法则都具有多方面的治疗调节作用。

(4)中药对化疗、放疗的增效减毒作用。大量的科研资料证实,中药对化疗药物或放射线有增加缩瘤、抑瘤的效果;由于同时具有保护机体造血系统及免疫系统的功能,所以能明显减少化疗、放疗的毒副反应,如参芪扶正注射液、健脾益气冲剂等都有这方面的增效、减毒作用。

(5)实验研究进入了一个高层次的阶段。大量的实验资料证明，中药抗癌的作用机制主要是通过直接杀伤癌细胞，增强机体的免疫能力，调整机体各系统的功能而取得疗效的。研究的重点是病因发病学、治则、方药的作用机制，以及药效学和毒理学几个方面。研究的深度在细胞学的基础上，已经达到了分子生物学水平。

7. 中西医结合救治危重病的成就　随着中西医结合工作的深入开展，中西医结合危重病急救医学亦取得了突破性进展。中西医结合危重病急救医学是世界上一门新兴的学科，它的特点是：要掌握跨学科、跨专业、有关危重病急救的知识和技能，要收治跨专业危及生命的各种急性危重患者。这个学科于 1980 年才被美国医学专业委员会正式承认，可见它的创建历史很短，我国在此医学领域内始步于 1974 年。因为研究的对象病势凶险、病情多变、死亡率极高，所以从事该专业的研究人员要担负极大的风险，付出更艰辛的劳动。在党和国家的关怀支持下，经过广大医务工作者的努力，取得了满意的成绩。大量的临床资料证实，中西医结合对危重病的救治，其疗效既优于西方现代医学，也优于传统的中医学，在国际上处于先进地位。

(1)基础理论上的突破。通过动物模型和病理、生化等方面的深入研究，利用一系列的现代先进技术和设备，这一领域的基础理论研究进入细胞、分子、亚分子水平。提出菌毒并治新观点：众所周知，西药中的抗生素除多粘菌素 B 之外，只有杀菌和抑菌作用，而无拮抗内毒素的作用，但为数众多的中药却具有拮抗内毒素的作用，所以既用抗生素杀菌抑菌，又用清热解毒中药抗毒解毒，这就形成了“菌毒并治”的新理论，也就是中西医理论上的结合，这一理论的指导意义已被大量临床疗效所证实。

(2)在治疗学上提出了“三证三法”的治疗原则。根据危重病的证型分析，以及辨证施治的原则，在治疗学上归纳为“三证三法”的治疗原则，即毒热证和清热解毒法、血瘀证和活血化瘀法、气虚证和扶正培本法。上述治疗原则虽然不能概括治疗学上的全部，但各种危重病在治疗学上都与此有关。

(3)急救中药的剂型改革。根据危重病的用药特点，研制出了一些速效、高效的静脉型方药，如根据升脉散研制成的参麦针、口服大黄研制成的大黄注射液、参芪片研制成的参芪扶正注射液等；在满足临床用药的同时，也有力地促进了古方、验方、复方的剂型改革。

此外，根据“酸可收敛，涩可固脱”的理论，采用五倍子、明矾等制成“消痔灵”注射液，治疗内痔及直肠脱垂，获得满意效果；抗疟新药青蒿素的发明，中药大输液参芪扶正注射液的生产，直肠用药的深入研究，都是中西医结合研究工作的成绩，还有针拨白内障、气功、太极拳、食疗等非药物性疗法已走向国际间的交流，诸多方面充分显示了中西医结合强大的生命力。

8. 中药现代化的成就　中药现代化是中西医结合的最佳领域，并取得了突破性进展。

(1)中药注射液的开发研制：开发出 100 余种中药注射液，如青黛研制成靛玉红，治疗慢粒白血病；砒霜研制成癌灵 1 号，治疗早幼白血病；青蒿研制成青蒿素，治疗疟疾；参芪片研制成参芪扶正注射液，具有抗癌扶正的作用；丹参研制成丹参注射液，治疗心脑血管病等。

(2)中药有效活性成分的提取：提取中药有效活性成分约 60 多个单体成分，如人参多糖、枸杞多糖、灵芝多糖等，明确了其化学组成、分子结构、分子量和相关活性。

(3)中药的人工合成：如人工牛黄、人工枳实。与天然药物比较，其疗效相近，性能稳定，副作用减少。

(4)剂型改革成绩显著：目前约 500 多种中药的炮制技术得到全面的改革，其工艺向机械化、自动化和产业化的方面进展。在继承发扬传统剂型的基础上，已有多种新剂型，如气雾剂、涂膜剂、透皮剂、粉针剂、乳针剂等不同的剂型得到广泛的应用。

(5)中药现代化取得了突破性进展：近 20 年来，中药现代化借助西方先进技术和经验，取得突破性进展。一些较大的企业和制药厂，在政府强国政策的大力支持下，开发出一批工艺先进、质量稳定、安全性较高、独立知识产权的新药，如参芪扶正注射液、康莱特注射液、岩舒注射液等。中药现代化使我国的制药技术大大缩短了与西方的差距。事实证明，中药现代化是中西医药结合的最大成绩。具体表现在：①完善了新药生产规范如 GAP、

GMP、GEP、GSP、GLP 等管理规范；②质量控制技术科学先进如多级膜滤技术、吸附技术、分子筛技术、超临界萃取技术等，使微粒、杂质、重金属、残余农药符合应用标准；③质量检测技术如指纹图谱、定量检测、理化性质检测、药敏试验(动物、人体受试)等质量检测技术；④分子生物学如基因组学、蛋白质组学、免疫学、化学成分分析(分子式、分子量及单体提取)等作用机制研究。

四、中西医结合外科的前景展望

(一)中医外科学和西医外科学结合的可能性

任何事物都不可能脱离时代和社会环境而超然存在。中医外科学源于东方中国文化，西医外科学源于西方欧洲文化。尽管研究对象具有一致性，但由于地域和历史文化背景不同，其认识问题和思维方法也截然不同，两个学科各有自己的优势和不足(表 1-1)。

表 1-1　中医外科学和西医外科学的优势与不足比较

	西医外科学	中医外科学
特点优势	以解剖学、病理学、麻醉学为理论基础；实验医学是重要依据；理论严谨，概念明确；诊断规范，疗效确切，手术方法先进，重复性强；体系开放，理论与技术与时俱进，学科理论与操作技术易被接受	理论基础具有先进的整体恒动观；辨证论治思维与方法符合现代生物—心理—社会医学模式；内服外用中药方剂，平和低毒，简便廉验，易被接受；所用方药具有摄生、防病、保健功效，符合现代保健思维模式
缺点与不足	偏重局部研究，过分依赖定量检测；整体认识复杂的机体生命现象不足。总体上仍偏重于生物医学模式，尚未向现代医学模式转化；治疗过分依赖手术，偏重头痛医头、脚痛医脚；医源性、药源性疾病日益增多；医疗费用逐日增加	受传统文化影响较大，学科基础薄弱；超越形态解剖结构，手术操作古朴滞后，缺乏无菌技术；理论概念较抽象，哲理强而精度差；缺少先进的技术标准和评价系统；经验主导，方法可复性较低，不易推广
现实要求	人们迫切寻求“替代医学”	迫切寻求“中医现代化”

我们可以这样说，中医外科学和西医外科学都不是完美的现代医学。由于认识基础和说理方法的差异，各有独立发展弘扬自己的优势，同时也显示出各自的不足和缺陷，其不足之处恰是对方的优势，所以彼此完全可以优势互补，取彼之长补已之短。在这方面，我们的先人做出了光辉的榜样，如华佗创制的“麻沸汤”中的“洋金花”就是从国外输入的；王清任开宗明义地提出了《医林改错》，张锡纯的《医学衷中参西录》，看似“离德叛道”或“标新立异”，实为在不同层次上发展了中医外科学。

中医外科学和西医外科学，虽然在学术思想、思维方法和治病手段上不同，但两者都可以在临床实践中得到统一，这是中西医能够结合的大前提。

(二)勇于创新，敢于突破

实现中医外科学和西医外科学的真正结合，解放思想最为关键。解放思想之首就是要克服“民族虚无”、“崇外媚洋”及“尊古崇经”、“厚古薄今”等思想。今昔异势，先人所言不足以完全解决今天的所有问题，我们要与时俱进应用科学发展观，研究新情况，解决新问题，要学习先人勇于创新、敢于突破的忘我牺牲精神。

诺贝尔物理奖获得者、著名物理学家丁肇中教授曾说，“科学的进步是理论和实验互相促进的结果，只有通过实验推翻原有的理论，才能获得新东西。只为证实理论而进行的实验是没有多大意义的”。正是一系列的创新、突破，才使科学产生了一个个飞跃。举例如下：

1. 哥白尼对托勒密的突破　哥白尼(1473—1543)的“日心说”，即天体运动的“太阳中心说”，突破了托勒密(约公元 90—168)建立统治科学界千余年的“地心说”，曾被恩格斯称为自然科学的“独立宣言”。

2. 爱因斯坦对牛顿的突破　爱因斯坦(1879—1955)的“狭义和广义相对论”，对以“牛顿力学”为基础的经典物理学的突破，推动了物理学的全面发展。爱因斯坦被称为“最伟大的科学革命家”。

3. 哈维对盖伦的突破　哈维(1578—1657)的“心血运动论”(1628)突破了盖伦(公元129—200)的医学理论。盖伦被称为“西方医学之父”，其“肝脏和静脉输送植物性灵气，心脏和动脉输送动物性灵气，大脑和神经输送理性灵气”等医学理论，统治了西方医学1000余年。哈维通过大量的动物解剖和实验，并在继承前人研究成果的基础上，首先提出了“心脏的中心地位”。他认为，“在动物体内，血液被推动不停地循环运动，正是心脏运动和收缩的惟一结果”。哈维还论述了大循环和小循环，建立了人类历史上第一个科学的“心脏血液循环理论”。

综上可以看出，勇于创新，敢于突破，解放思想最为重要，须知没有任何一个时代的科研成果会是完美无缺的；没有任何一个时代的知识理论体系能够保持永恒不变；任何学说只要不发展或不能发展，就必然凝固、僵死；只有突破前人的研究结论，才能推动科学的发展。

目前西医外科学在现代科技的支持下发展很快，尤其在重症监护、麻醉、临床营养支持和移植外科方面获得了突破性进展；而中医外科学由于种种原因其医学地位却不断弱化，全国真正从事中医外科工作的人员越来越少，先人的手术方法也逐渐失传；中医外治法的用药特色由于受到种种原因的制约，临床用药越来越少，所以要实现中、西医外科真正的结合，中医外科学就必须突破僵固状态，吸取西医外科学的技术特长，发扬外治法的优势，方能获得突破性进展。

(三)中西医结合外科的前景展望

世界史学家李约瑟博士在研究世界科学发展史之后，提出了一条科学发展的基本规律，即“一门科学的研究对象其有机程度越高，它所涉及的对象综合性越强，那么它的超越点与融合点的时间就越长”，并认为“越具有生物学特点的科学，其形成世界自然科学统一体这一过程所需的时间就越长”；依据这一规律，要完成中西医结合外科的有机结合，需要一段较长的时间。目前，中医外科学与西医外科学之间超越距离已经很长，结合的客观条件基本成熟，但融会、渗透、互促、结合的过程将是一个漫长的历程，需要几代人的努力。任何急功逐利、拔苗助长的思想和行动都是徒劳无益的，而那些“取代论”、“渺茫论”和“否定论”更是违背科学发展的客观规律。

中医外科学与西医外科学需要结合，也必定能够结合。它需要遵循科学规律，由低级结合到高级结合，最终形成结合医学体系，这个过程绝不会因人们主观意志而转移。1997年，世界中西医结合大会提出，“中西医结合是在既有中医药又有西医药这样特殊历史条件下产生的，所以是相邻科学彼此渗透、互相促进、补充融合的必然结果，中西医结合将随着中医学和西医学的发展而前进；同时，中西医结合的发展也必将促进中医与西医的发展与提高。现在，中西医结合已成为继承发展中医药的重要途径，已经成为我国卫生工作的一大优势”。

近20年来，西医外科学取得了突破性进展，主要表现在如下几方面：

其一，外科的基本概念逐渐发生了“质”的变化。由早期单纯的病灶切除、功能性破坏走向功能重建的修复阶段，使外科学借助移植技术的高速发展，承担着更完美、更高尚的历史使命。

其二，利用交叉学科技术，逐渐淡化手术刀的主导地位。应用组织工程学理论，概括细胞生物学和工程学的原理及技术，使正常具有特定生物学活性的组织细胞与生物材料相结合，在体外或体内构建组织和器官，以维持、修复、再生或改善损伤组织和器官的功能，这是在实验室内完成的不开刀的手术。又如，利用微型机器人，在栓塞的血管内进行清道夫式的除栓工作，这些面貌全非的外科替代工作，使手术刀失去了本质的作用。

其三，借助显微、内镜和腔镜等现代科学技术，使外科学向着微观化、微创化和信息化的方面发展。由于现代科学技术高速发展，使现代外科学向着非侵入性、微观化、微创化和信息化的快速发展，并派生出内镜外科、腔镜外科、显微外科和介入外科等诸多交叉学科。

综上所述，近代外科并非是早期外科学的内涵，集多种交叉学科于一身，向着非手术化治疗方向突破，并逐渐接近现代医学模式的目标。

中医外科学也应中医现代化，利用整体恒动观的优势，开展多层次的中西医结合，如器官移植后的中药抗排斥研究，组织工程实施过程的活血化瘀研究等。外治法是中医外科的优势和特色，有很大的发掘潜力，应成为中西医结合的突破点。目前中医外科和西医外科发展的差异较大，存在着结合的愿望和动力，二者结合是必由之路。

通过广大中西医结合外科工作者50年来的共同努力，中西医结合队伍、学术研究和事业管理等各方面都具备了一定的基础，并在临床工作中取得显著成绩，我们完全有理由对中西医结合外科学的前景充满信心和希望。一些资深的中西医结合外科专家和学者普遍认为，展望21世纪，中西医结合外科可能出现一些重大突破，如临床营养支持、围手术期的处理、肿瘤的中西医结合治疗、周围血管病的防治、肛肠病的综合治疗、疑难危重病的救治、外科肠源感染性疾病等方面都将取得较大成果，预期中西医结合外科将是最先完成结合、优化程度最高的学科。

（李乃卿）

第二章　中医外科证治概要

第一节　中医外科专业术语与命名

一、专业术语

中医外科专业术语有很多，以下介绍临证中常用的基本术语。

1. 疡　又名外疡，是一切外科疾病的总称。疡科即外科。

2. 疮疡　有广义和狭义之分，广义者是指一切体表外科疾患；狭义者是指发于体表的化脓性疾病。

3. 肿疡　指体表外科疾病尚未溃破的肿块。

4. 溃疡　指一切外科疾病溃破的疮面。

5. 胬肉　指疮疡溃破后过度生长、高突于疮面或暴翻于疮口之外的肉芽组织。

6. 痈　指气血被邪毒壅聚而发生的化脓性疾病。一般分为外痈和内痈两大类，外痈是指生于体表皮肉之间的化脓性疾患；内痈是生于脏腑的化脓性疾患。

7. 疽　指气血被毒邪阻滞而发于皮肉筋骨的疾病。常见的有有头疽和无头疽两类，有头疽是发生在肌肤间的急性化脓性疾病，相当于西医的痈；无头疽是指多发于骨骼或关节间等深部组织的化脓性疾病，相当于西医的骨髓炎、骨结核、化脓性关节炎等。

8. 根盘　指肿疡基底部周围之坚硬区，边缘清楚。

9. 根脚　指肿疡之基底根部。一般多用于有头疽或疔的基底部的描述。

10. 应指　患处已化脓(或有其他液体)后，用手按压时感觉内有波动感。

11. 护场　指在疮疡的正邪交争中，正气能够约束邪气，使之不至于深陷或扩散所形成的局部肿胀范围。有护场提示正气充足，疾病易愈；无护场提示正气不足，预后较差。

12. 袋脓　溃疡溃后疮口缩小或切口不当，致空腔较大如袋，脓液不易排出而蓄积于内，即为袋脓。

13. 痔　痔有峙突之意，古代将生于肛门、耳道、鼻孔等人之九窍中的突起小肉称为痔，如鼻痔(鼻息肉)、耳痔(耳道息肉)等。由于痔的发病以肛门部最多见，故归属于肛门疾病类。

14. 漏　指溃疡疮口处脓水淋漓不止，尤如滴漏，包括瘘管和窦道两种不同性质的病理改变。瘘管是指体表与脏腔之间有内、外口的病理性管道，或指溃口与溃口相通的病理性管道；窦道是指深部组织通向体表的病理性盲管，一般只具有外口而无内口。

15. 痰　是指发于皮里膜外、筋肉骨节之间的或软或硬、按之有囊性感的包块，属有形之征，多为阴证。以痰取名的疾病大致有疮痨性病变(如流痰、子痰等)和囊肿性病变(如痰包、痰核等)两类。

16. 结核　是症状，又是病名。泛指一切皮里膜外浅表部位的病理性肿块，非指西医之结核病。

17. 岩　指病变部肿块坚硬如石，高低不平，固定不移，形似岩石，破溃后疮面中间凹陷较深，状如岩穴。岩与癌相同。

18. 五善　“善”，好的征象。在病程中出现善的症状，表示预后较好。“五善”包括心善、肝善、脾善、肺善、肾善。心善为精神爽快，言语清亮，舌润不渴，寝寐安宁；肝善为身体轻便，不怒不惊，指甲红润，二便通利；脾善为唇色滋润，饮食知味，脓黄而稠，大便和润；肺善为声音响亮，不咳不喘，呼吸均匀，皮肤润泽；肾善为身无潮热，口和齿润，小便清长，夜卧安静。

19. 七恶 “恶”，坏的征象。在病程中出现恶的症状，表示预后较差。“七恶”包括心恶、肝恶、脾恶、肺恶、肾恶、脏腑败坏、气血衰竭（脱证）。心恶为神志昏惚，心烦舌燥，疮色紫黑，言语呢喃；肝恶为身体强直，目难正视，疮流血水，惊悸时作；脾恶为形容消瘦，疮陷脓臭，不思饮食，纳药呕吐；肺恶为皮肤枯槁，痰多音喑，呼吸喘急，鼻翼煽动；肾恶为时渴引饮，面容暗黑，咽喉干燥，阴囊内缩；脏腑败坏为身体浮肿，呕吐呃逆，肠鸣泄泻，口糜满布；气血衰竭（阳脱）为疮陷色暗，时流污水，汗出肢冷，嗜卧语低。

20. 顺证 外科疾病在其发展过程中，按顺序出现应有的症状者，称为“顺证”。如阳证疮疡表现为初起疮顶高突，红肿疼痛，根脚不散；脓成顶高根收，皮薄光亮，易脓易腐；溃后脓稠色鲜，腐肉易脱，肿消痛减；收口期疮面红活，新肉易生，疮口易敛。

21. 逆证 外科疾病在其发展过程中，不以顺序出现不良的症状者，称为“逆证”。如阳证疮疡表现为初起疮顶平塌，根脚散漫，不痛不热；脓成疮顶软陷，肿硬紫黯，不脓不腐；溃后皮烂肉坚无脓，时流血水，肿痛不减；收口期脓稀淋漓，新肉不生，色败臭秽，疮口难敛。

善证与恶证多指全身表现，顺证与逆证多指局部表现。善证与恶证、顺证与逆证之间可以相互转化，要密切观察病情变化，及时调整治疗和护理措施，尽可能转恶为善，转逆为顺。

二、疾病的命名原则

中医外科著作总是抓住疾病的某一特征对外科疾病加以命名。一般是依据其发病部位、穴位、脏腑、病因、形态、颜色、特征、范围、病程、传染性等来进行，如以部位命名者，有乳痈、子痈、对口疽等；以穴位命名者，有人中疔、委中毒、膻中疽等；以脏腑命名者，有肠痈、肝痈、肺痈等；以病因命名者，有破伤风、冻疮、漆疮等；以形态命名者，有蛇头疔、鹅掌风等；以颜色命名者，有白驳风、丹毒等；以疾病特征命名者，有烂疔、流注、湿疮等；以范围大小命名者，如小者为疖，大者为痈等；以病程长短命名者，有千日疮等；以传染性命名者，有疫疔等。另外，两种命名方法同时应用者也经常存在，如乳岩、肾岩翻花等，既含有部位，又具有疾病的特征。

第二节 病因病机

一、致病因素

外科疾病的发生，大致有外感六淫、情志内伤、饮食不节、外来伤害、劳伤虚损、感受特殊之毒、痰饮瘀血等方面的因素。

（一）六淫邪气

六淫邪气能直接或间接地侵害人体，导致各类外科疾病的发生。《外科启玄》云：“天地有六淫之气，乃风寒暑湿燥火，人感受之则营气不从，变生痈肿疔疖。”六淫致病因素只有在人体抗病能力低下时才能成为发病的条件，但也可因六淫邪毒的毒力强盛超过了人体正常的抗病能力，而造成外科疾病的发生和发展。六淫邪毒致病大多具有一定的季节性。

1. 风 风为阳邪，善行而速变，故发病迅速，多为阳证；风性燥烈，风性上行，多侵犯人体上部，如颈痈、头面丹毒等病。风邪致病特点，其肿宣浮，患部皮色或红或不变，痛无定处，走注甚速，伴恶风、头痛等全身症状。

2. 寒 “寒主收引”、“寒胜则痛”，寒袭人体易致局部气血凝滞，血脉流行失常，故易生冻疮、脱疽、流痰等；寒为阴邪，其病一般多为阴证，常侵袭人体的筋骨关节。患部特点多为色紫青黯，不红不热，肿势散漫，痛有定处，得暖则减，化脓迟缓，常伴恶寒、四肢不温、小便清长等全身症状。

3. 暑 暑热外受，蕴蒸肌肤，汗出过多，或汗出不畅，致暑湿逗留，易发生暑疖，甚至形成暑湿流注。皮肤常处潮湿环境，既影响阳气通达于肌表，又降低局部抵抗力，更易为外邪所侵。暑为阳邪，具有热微则痒、热甚则痛、热盛肉腐等特征。故其致病特点是：多为阳证。患部焮红、肿胀、灼热、糜烂流脓或伴滋水，或痒或痛，其痛遇冷则减，常伴口渴、胸闷、神疲乏力等全身症状。

4. 湿　湿性趋下，重浊黏腻。冒雨涉水或居地潮湿等均可感受湿邪。在外科疾病中，湿热相兼尤为多见。外科疾病发于身体下部者多与湿邪有关。如湿热流注于下肢，可发臁疮、脱疽以急、慢性下肢丹毒等。湿热下注于膀胱，则有尿频、尿急、尿痛、尿血等症，如血淋、石淋等；湿侵肌肤，郁结不散，与气血相搏，可发生湿疮、水疱、脓疱、渗液等损害。

5. 燥　燥有凉燥与温燥之分。在外科的发病过程中以温燥者居多。燥邪易致皮肤干燥皲裂，外邪乘机侵袭，易致生痈或引起手足部疔疮等病；燥邪易伤人体阴液，侵犯皮肤，致患部干燥、枯槁、皲裂、脱屑等，常伴口干唇燥、咽喉干燥或疼痛等全身症状。

6. 火　火性属热，热为火之轻，火为热之重，两者仅在程度上有差别，其患病大多由于直接感受温热之邪所引起，如疔疮、有头疽、痈、药毒、丹毒等。火为阳邪，其病一般多为阳证，患部特点多为发病迅速，来势猛急，焮红，灼热，肿处皮薄光亮，疼痛剧烈，容易化脓腐烂，或有皮下瘀斑，常伴口渴喜饮、小便短赤、大便干结等全身症状。

外科疾病的发生，以“热毒”、“火毒”最为常见。正如《外科心法要诀》所说，“痈疽原是火毒生”。

（二）特殊邪毒

特殊邪毒包括虫毒、蛇毒、疯犬毒、药毒、食物、疫毒。外科疾病中，可因虫兽咬伤，感受特殊之毒而发病，如毒蛇咬伤、狂犬病；接触疫畜如牛、马、羊而感染疫毒的疫疔；因虫螯咬伤后引起的虫咬皮炎；因禀性不耐，接触生漆后而发漆疮；或服用某种食物后中毒等。此外，凡未能找到明确致病的病邪者也称为毒，如无名肿毒。由毒而致病的特点是：一般发病迅速，有的具有传染性，常伴有疼痛、瘙痒、麻木、发热、口渴、便秘等全身症状。

（三）外来伤害

凡跌仆损伤、沸水、火焰、寒冷及金刃竹木创伤等理化因素都可直接伤害人体，引起局部气血凝滞，郁久化热，热盛肉腐等，导致瘀血流注、水火烫伤、冻伤、外伤染毒等外伤性疾病。同时也可因外伤而再感受毒邪，发生破伤风或手足疔疮等。或因损伤致脉络瘀阻，气血运行失常，筋脉失养而发生脱疽等。

（四）情志内伤

喜、怒、忧、思、悲、恐、惊等情志活动超过人体生理活动所能调节的范围，可使体内的气血、经络、脏腑功能失调而发生外科疾病。如郁怒伤肝，肝气郁结，郁久化火，肝郁伤脾，脾失健运，痰湿内生，以致气郁、火郁、痰湿阻于经络，气血凝滞，结聚成块，形成痰核或引起疼痛等。由情志内伤所致的外科疾病常发生在肝胆经循行部位，有夹郁夹痰的临床表现。

（五）饮食不节

恣食膏粱厚味、醇酒炙煿或辛辣刺激之品可使脾胃功能失调，湿热火毒内生，同时感受外邪则易发生痈、有头疽、疔疮等疾病，故《素问·生气通天论》说“膏粱之变，足生大丁”；而且由于饮食不节，脾胃火毒所致的痈、有头疽、疔疮等疾病，较之单由外邪所引起的更为严重，如消渴病合并有头疽。至于内痔的发生，也与饮食不节、过食生冷有关，故《素问·生气通天论》说“因而饱食，筋脉横解，肠澼为痔”。皮肤病中的粉刺、酒渣鼻的发生多与过食醇酒炙煿、辛辣刺激之品有关。

（六）劳伤虚损

劳伤虚损主要是指过度劳力、劳神、房事过度等因素导致脏腑气血受损，阴阳失和，使正气亏损而发生疾病。如肾主骨，肾虚则骨骼空虚，风寒痰浊乘隙入侵而生流痰；肾阴不足，虚火上炎，灼津为痰，痰火凝结而生瘰疬，且瘰疬治愈之后，可因体虚而复发，尤以产妇更为多见；肝肾不足，寒湿外侵，凝聚经络，痹塞不通，气血运行不畅而成脱疽；劳力过度，久立久行使肌肉劳损，可引起下肢筋瘤等。

（七）痰饮、瘀血

痰饮、瘀血都是脏腑功能失调的病理产物，在一定条件下，又能作用于某些器官导致新的病理变化，产生继发病症。临床上痰与瘀常相兼致病，互为因果。外科之痰主要指凝聚于肌肉、经络、骨节之间，有征可凭的有形之痰，致病具有起病缓慢、病程较长、早期症状多不明显等特点。至于具体表现，因痰凝部位和所致病证的不同而各异。痰阻阳明、少阳之经而致瘰疬；痰凝乳络而生乳核、乳癖；痰凝肌肤则肢体结节肿块；痰留骨节而发为流痰等。总之，由于某些疾病因痰引起，故直接以痰命名，如子痰、流痰、阴茎痰核等；还有一些疾病虽非以痰命名。但其发病与痰有关，如气瘿、肉瘿、石瘿、气瘤、肉瘤、骨瘤等；西医所称的一些囊肿性病变，如甲状腺囊肿、腱鞘囊肿等，其发病亦与痰有关。

瘀血致病范围广，病种多，症状复杂，涉及人体内外上下、脏腑经络、皮肉筋脉。除具有疼痛、结块、出血紫黯或夹有血块、面唇青紫、舌质紫黯或瘀斑、瘀点、脉涩或迟、沉、弦、结代等一般特点外，还因瘀血所在部位不同而各具特点。瘀阻皮肤可发生白疕、油风、瓜藤缠、中药毒等；血阻肌肤，营气不从，逆于肉里，乃生痈肿、疮疡等症；瘀阻趾端，血行闭塞，可发生脱疽；脉络滞塞不通，则发恶脉、胸痹；瘀血滞留肛门不散，脉络曲张，则发为痔；下焦蓄血，瘀阻膀胱，则致癃闭；瘀血阻于肠胃，血热相结，则发肠痈、肠结。

以上各种致病因素可以单独致病，也可以几种因素同时致病，并且内伤和外感常常相合而成。所以对每种外科疾病的致病因素，应该具体分析，分别对待。

二、发病机制

局部的气血凝滞，营气不从，经络阻塞，以致脏腑功能失和等，是外科疾病总的发病机制。

(一)气血凝滞

气血凝滞是指气血生化不及或运行障碍而致其功能失常的病理变化。当致病因素造成了局部气血凝滞之后，可出现疼痛、肿胀、结节、肿块、出血、皮肤增厚、瘀斑等。气血阻滞于人体，因部位不同而各具临床特征。如阻于膀胱则淋浊、癃闭、血尿；阻于肌肤则刺痛、肿胀、瘀斑、血肿；阻于筋骨则酸胀疼痛；阻于经脉则肢体拘急活动不利，甚则麻木冷痛。气血凝滞，郁而化热，热盛肉腐，血肉腐败，则酝酿液化为脓。

(二)经络阻塞

局部经络阻塞是外科疾病总的发病机制之一，同时身体经络的局部虚弱，也能成为外科疾病发病的条件。如外伤瘀阻后形成瘀血流注，头皮外伤血肿后，常可导致斑秃的发生等。

(三)脏腑失和

人体是一个完整统一的有机体，外科疾病虽然绝大多数发于体表的皮、肉、脉、筋、骨的某一部位，但与脏腑有着一定的联系，如脏腑功能失调可以导致疮疡的发生。《素问·至真要大论》说："诸痛痒疮，皆属于心。"《外科启玄》亦云："凡疮疡，皆由五脏不和，六腑壅滞，则令经脉不通而生焉。"故有"诸内必形诸外"、"诸外必本诸内"之说。因此，外科疾病的发生与脏腑功能失调有关。

脏腑内在的病变可以反映于体表，而体表的毒邪通过经络的传导也可以影响脏腑而发生病变。如有头疽、颜面疔疱、疫疔、毒蛇咬伤等，可因热毒、疫毒、蛇毒的毒邪炽盛，或因体虚正不胜邪而使毒邪走散，内攻脏腑。如毒邪攻心，蒙闭心包，扰乱神明，则出现神昏谵语；毒邪犯肺，可见咳嗽、胸痛、血痰等，重者形成走黄、内陷等危证。

第三节 诊法与辨证

一、诊法

外科疾病的诊法同其他各科疾病的诊法一样，通过运用望、闻、问、切四诊的方法，取得临床第一手资料，对这些资料综合分析，进行辨病和辨证。收集临床资料时，要完整、全面、准确，否则会直接影响辨病、辨证的准确性,导致误诊、漏诊。

中医外科自古以来强调既辨病又辨证。高锦庭在《疡科心得集·疡证总论》中说,“凡治痈肿,先辨虚实阴阳(辨证)。经曰:诸痛为实,诸痒为虚;诸痈为阳,诸疽为阴。又当辨其是疖、是痈、是疽、是发、是疔等证(辨病)”。早在《灵枢·痈疽篇》就列举了人体不同部位的18种痈疽疾病,对其各自的临床特点做了扼要的阐述,并对痈疽进行了鉴别。外科临床中要准确地进行辨病、辨证,必须详询病史、全面体检、注重局部症状与体征、合理选用新技术和辅助检查,抓住疾病的特殊表现。

二、辨证

(一)阴阳辨证

阴阳辨证既是八纲辨证的总纲,又是外科疾病辨证的总纲。在八纲辨证中,当辨明疾病的表、里、寒、热、虚、实之后,即可判定其证候是阴证或阳证,或半阴半阳证。但在外科辨证中,在辨别阴阳属性上有自己的特点,即根据疾病的发生、发展、局部特征和转归等各方面的相对性,可直接辨认其为阳证或阴证。《外科正宗》、《外科大成》、《医宗金鉴》等外科著作在论述外科疾病辨证时,重点论述阴证阳证,略于表里、寒热、虚实辨证。《外科证治全生集》则仅以阴阳为辨证论治法则,从而说明外科疾病的阴证、阳证确有一定的独立性。所以,后世医家将阴证阳证放在外科八纲辨证的第一位,如《外科正宗》中的“痈疽阳证歌”、“痈疽阴证歌”等,就明确系统地把阴阳学说作为外科疾病的辨证原则。《疡医大全》则更加强调,“凡诊视痈疽,施治,必须先审阴阳,乃医道之纲领,阴阳无谬,治焉有差。医道虽繁,而可以一言蔽之者,曰阴阳而已”,进一步指出了阴阳在外科疾病辨证方面的重要性。所以,阴阳不仅是八纲辨证的总纲,也是其他一切外科疾病辨证的总纲。

1. 阴阳辨证要点　中医外科疾病的阴阳辨证重点在于局部症状。兹将辨证要点列表如下(表2-1)。

表2-1　外科局部阴阳辨证要点

	阳证	阴证
发病缓急	急性发作	慢性发作
皮肤颜色	红赤	苍白或紫黯或皮色不变
皮肤温度	焮热	凉或不热
肿胀形势	高肿突起	平塌下陷
肿胀范围	根盘收束	根盘散漫
肿块硬度	软硬适度	坚硬如石或柔软如棉
疼痛感觉	疼痛剧烈、拒按	疼痛和缓、隐痛、不痛或酸麻
病位深浅	皮肤、肌肉	血脉、筋骨
脓液质量	脓质稠厚	脓质稀薄
溃疡形色	肉芽红活润泽	肉芽苍白或紫黯
病程长短	病程比较短	病程比较长
全身症状	初期常伴形寒发热、口渴、纳呆、大便秘结、小便短赤,溃后渐消	初期无明显症状,或伴虚寒症状,酿脓时有虚热症状,溃后虚象更甚
舌苔脉象	舌红、苔黄、脉有余	舌淡、苔少、脉不足
预后顺逆	易消、易溃、易敛、多顺	难消、难溃、难敛、多逆

临证中凡不属于典型阴证或阳证的,即介于两者之间表现者,称之为半阴半阳证。

2. 阴阳辨证注意事项

(1)局部和全身相结合:虽然阴阳辨证以局部症状为主,但还要从整体出发,全面地了解、分析、判断。以乳痈为例,由于病位深在,初期时表现多似阴证,但有发热、舌红、脉数等全身表现,实属阳证。

(2)辨别真假:不能只从局部着眼,要深入分析,抓住病的实质,才不会被假象所迷惑。如流注,初期多为局部色白、漫肿、隐痛,到了化脓时才微红微热,容易误作阴证。其实流注病灶深在肌肉,红热虽不显露,但化脓很快,脓质稠厚,溃后也易收口,同时伴有急性热病的全身症状。

(3)消长与转化:疾病在发展变化过程中阴证和阳证之间常互相转化。病位之深浅,邪正之盛衰,寒热之转化是正气、邪气及治疗之间相互作用而产生的变化。总之,阳证由于失治或误治而转化为阴证或半阴半阳证是应极力避免发生的。

（二）部位辨证

外科的部位辨证，又称为“外科三焦辨证”，是指按外科疾病发生部位的上、中、下不同而进行辨证的方法。外科疾病的发生部位可概分为上部（头面、颈项、上肢）、中部（胸腹、腰背）、下部（臀腿、胫足）。部位辨证的思想，源于《素问·太阴阳明论》“伤于风者，上先受之；伤于湿者，下先受之”，《素问·阴阳应象大论》“地之湿气，感则害人皮肉筋脉”，以及《灵枢·百病始生篇》“风雨则伤上，清湿则伤下”，“清湿袭虚，则病起于下；风雨袭虚，则病起于上”等之说。而清代外科学家高锦庭在《疡科心得集》例言中云，“盖疡科之证，在上部者，俱属风温风热，风性上行故也；在下部者，俱属湿火湿热，水性下趋故也；在中部者，多属气郁火郁，以气火之俱发于中也。其中间有互变，十证中不过一二”。首先归纳上、中、下3部的发病特点，进而提出外科病位辨证的思想，以上、中、下3个部位作为探讨其共同规律的出发点，与其他辨证方法相互补充、相互联系，对临床应用具有简洁而有效的指导作用。既与内科三焦辨证相联系，又具有鲜明的外科特点，从而进一步完善了外科辨证方法。其具体辨证内容要点列表如下（表2-2）。

表2-2　外科上、中、下部位辨证要点

	上部	中部	下部
发病部位	头面、颈项、上肢	胸、腹、胁、肋、腰、背	臀、前后阴、腿、胫、足
病因特点	多风温、风热	多气郁、火郁	多寒湿、湿热
发病特点	常突然发病，来势迅猛	发病前多有情志不畅，或素有性格郁闷。发病后情志变化可影响病情	起病缓慢，缠绵难愈，反复发作
常见症状	发热恶风，头痛头晕，面红目赤，口干耳鸣，鼻燥咽痛，舌尖红，苔薄黄，脉浮数。局部红肿宣浮，忽起忽消，根脚收束，肿势高突，疼痛剧烈，溃疡脓稠黄	症状比较复杂，常见恶心上逆，胸胁胀痛，腹胀痞满，纳食不化，大便秘结或硬而不爽，腹痛肠鸣，小便短赤，舌红，脉弦数	患部沉重不爽，二便不利，或肿胀如棉，或红肿流滋，或疮面紫黯、腐肉不脱、新肉不生
常见疾病	头面部疖、痈、疔诸疮；皮肤病如油风、黄水疮等；颈项多见痈、有头疽等；上肢多见外伤染毒，如疖、疔等	乳房肿物、腋疽、胁疽、背疽、急腹症、缠腰火丹，以及癥瘕积聚等	臁疮、脱疽、股肿、子痈、子痰、水疝等
证型特点	常见气郁、火郁证，属实，溃则虚实夹杂，后期多正虚。多涉及肝胆脾胃等脏	初起多阴证，后期多虚证，且多兼夹余邪。病变涉及脾、肾等脏	常见风热证、风温证，实证、阳证居多。病变可涉及心肺等脏器

（三）经络辨证

经络辨证的目的在于更好地指导诊断与治疗。在进行经络辨证时应从以下3方面着手：

1. 探求局部病变与脏腑器官之间的内在联系，以了解疾病传变规律　体表病变在多数情况下是脏腑病变的反映，可谓“有诸内，必行诸于外”，如肝病见少腹痛，胃火见牙痛等。据此，通过经络辨证，可从体表局部症状测知脏腑功能盛衰。

2. 依据所患疾病部位和经络在人体的循行分布　根据局部症状循经了解脏腑的病变，在经络循行的部位或经气聚集的某些穴位处存有明显压痛或局部形态的变化，反映了不同脏腑的病变，亦有助于诊断，如胆囊炎在右肩胛处压痛，肠痈在阑尾穴压痛。人体各部与经络的联系是：头顶正中属督脉经，两旁属足太阳膀胱经；面部、乳部属足阳明胃经(乳房属胃经，乳外属足少阳胆经，乳头属足厥阴肝经)；耳部前后属足少阳胆经和手少阳三焦经；手心属手厥阴心包经；足心属足少阴肾经；背部总属阳经(背为阳，中行为督脉之所主，两旁为足太阳膀胱经)；臂部外侧属足三阳经，内侧属足三阴经；腿部外侧属足三阳经，内侧属足三阴经；腹部总属阴经(腹为阴，中行为任脉之所主)；目部为肝经所主；耳内为肾经所主；鼻内为肺经所主；舌部为心经所主；口唇为脾经所主，等等。

3. 了解经络气血的多少与疾病性质的关系 气血盛衰关系疾病的发生与转归，依据疾病所属经络，结合疾病发展特点、性质等情况，可以明确地指导用药原则。如《灵枢·官能》谓："察其所痛，左右上下，知其寒温，何经所在"。手足十二经脉气血多少之情况是：手阳明大肠经、足阳明胃经为多气多血之经；手太阳小肠经、足太阳膀胱经、手厥阴心包经、足厥阴肝经为多血少气之经；手少阳三焦经、足少阳胆经、手少阴心经、足少阴肾经、手太阴肺经、足太阴脾经为多气少血之经。凡外疡发于多血少气之经，血多则凝滞必甚，气少则外发较缓；发于多气少血之经，气多则结必甚，血少则收敛较难；发于多气多血之经，病多易溃易敛，实证居多。

明确经络与外科疾病的关系，可以指导立法与用药。凡外疡发于多血少气之经，治疗时当注重破血、补托；发于多气少血之经，治疗时当注重行气、滋养；发于多气多血之经，治疗时当注重行气、活血。如乳痈所患部位属足阳明胃经，治宜行气通乳；瘰疬属足少阳胆经，治宜行滞、滋养；有头疽发于颈部属足太阳膀胱经，治宜重破血、补托，等等。根据经络之所主不同，循经用药可使药力直达病所，从而收到显著的治疗效果。如手太阳经用黄柏、藁本；足太阳经用羌活；手阳明经用升麻、石膏、葛根；足阳明经用白芷、升麻、石膏；手少阳经用柴胡、连翘、地骨皮(上)、青皮(中)、附子(下)；足少阳经用柴胡、青皮；手太阴经用桂枝、升麻、白芷、葱白；足太阴经用升麻、苍术、白芍；手厥阴经用柴胡、丹皮；足厥阴经用柴胡、青皮、川芎、吴茱萸；手少阴经用黄连、细辛；足少阴经用独活、知母、细辛。

(四)局部辨证

局部辨证主要是对外科疾患的局部病灶如红肿、发热、疼痛、成脓、麻木、溃疡、结节、肿块、瘙痒、功能障碍及皮肤部位的各种损害进行辨证，为施治提供可靠依据。

1. 辨肿 肿是由于各种致病因素导致经络阻隔、气血凝滞而形成的体表症状，而肿势的缓急、集散程度，常为判断病情虚实、轻重的依据。由于患者体质的强弱与致病原因的不同，发生肿的症状也有所差异。

(1)肿的性质

热肿：肿而色红，皮薄光泽，焮热疼痛，肿势急剧。常见于阳证疮疡，如疖疔初期、丹毒等。

寒肿：肿而不硬，皮色不泽，苍白或紫黯，皮肤清冷，常伴有酸痛，得暖则舒。常见于冻疮、脱疽等。

风肿：发病急骤，漫肿宣浮，或游走无定，不红微热，或轻微疼痛。常见于痄腮、大头瘟等。

湿肿：皮肉重垂胀急，深按凹陷，如烂棉不起，浅则光亮如水疱，破流黄水，浸淫皮肤。常见于股肿、湿疮。

痰肿：肿势软如棉，或硬如馒，大小不一，形态各异，无处不生，不红不热，皮色不变。常见于瘰疬、脂瘤等。

气肿：皮紧内软，按之凹陷，复手即起，似皮下藏气，富有弹性，不红不热，或随喜怒消长。常见于气瘿、乳癖等。

瘀血肿：肿而胀急，病程较快，色初暗褐，后转青紫，逐渐变黄至消退，也有血肿染毒、化脓而肿。常见于皮下血肿等。

郁结：肿势坚硬，表面不平或有棱角，状如岩突，不红不热。

实肿：肿势高突，根盘收束。常见于正盛邪实之疮疡。

虚肿：肿势平坦，根盘散漫。常见于正虚不能托毒之疮疡。

(2)肿的病位与形色：由于发病部位的局部组织有疏松和致密的不同，肿的情况也有差异。发生在表浅部位，如皮肤、肌肉之间者，赤色为多，肿势高突，根盘收束，肌肤焮红，发病较快，并易脓、易溃、易敛；手指部因组织致密，故局部肿势不甚，但其疼痛剧烈；病发手掌、足底等处，因病处组织较疏松，肿势易于蔓延；在筋骨、关节之间，发病较缓，并有难脓、难溃、难敛的特点；病发皮肉深部，肿势平坦，皮色不变者居多，至脓熟仅透红一点；大腿部由于肌肉丰厚，肿势更甚，但外观不明显；颜面疔疮、有头疽等显而易见，若脓未溃时，由红肿色鲜转向暗红而无光泽，由高肿转为平塌下陷，可能是危重之候。

2. 辨肿块、结节　肿块是指体内比较大的或体表显而易见的肿物，如腹腔内肿物或体表较大的肿瘤等。而较小触之可及的称之为结节，主要见于皮肤或皮下组织。

(1)辨肿块

大小：以厘米(cm)为单位测量肿块大小，观察肿势变化及治疗效果。若肿物较深或哑铃状及不规则形状的肿块，体表虽小体内却很大。有些囊性变或出血性肿块随时间变化而增减，要随时观察其大小。B超、CT检查可提供较准确的测量值。

形态：常见的肿块形态特征有扁平、扁圆、圆球、卵圆、索条状、分叶状及不规则形态等。表面是否光滑可帮助判断其性质，良性肿瘤因其有完整包膜，触诊时多表面光滑；而恶性肿瘤多无包膜，所以表面多粗糙，高低不平，且形状不一。

质地：从肿块质地的软硬可判断其不同性质，如骨瘤或恶性肿瘤质地坚硬如石；脂肪瘤则柔软如馒；囊性肿块按之柔软。但若囊性病变囊内张力增大到一定程度时，触诊也很坚硬，临证时注意这些辨证要点，则不难鉴别。

活动度：根据肿块活动度一般可确定肿块的位置，如皮内肿块可随皮肤提起，推移肿块可见皮肤受牵扯；皮下肿块用手推之能在皮下移动，无牵拉感等。一般情况下，良性肿块多活动度好，恶性肿块活动度较差。但是，有的肿块不活动或活动度极小，却不一定是恶性。如皮样囊肿，早年镶嵌在颅骨上，致颅骨成凹，推之难移。

位置：有些肿块特别需要确定其生长的位置，以决定其性质和选择不同的治疗方法。如蔓状血管瘤看似位于体表，却多呈哑铃状，很可能外小内大，深层部分可以延伸到人体的骨间隙或内脏间隙，术前诊断不清，术中往往措手不及。肌肉层或肌腱处肿块，可随肌肉收缩掩没或显露，如腱鞘囊肿。再有平卧位触摸不清或比较深在的腹部不易判断的肿块，检查时应选择不同体位，让患者平卧位抬头，这时腹肌紧张，可清楚触及到肿块，说明肿块位在腹壁；若肿块消失，说明肿块位于腹肌之下或腹腔内。对某些肿块则需要借助仪器检查。

界限：指肿块与周围组织间的关系。一般认为非炎症性、良性肿块常有明显界限；而恶性肿块呈浸润性生长，与周围组织融合，无明显界限。炎性肿块或良性肿块合并感染，或良性肿块发生恶性变时，均可由边界清楚演变到边界不清楚。

疼痛：一般肿块多无疼痛，恶性肿块初期也很少疼痛。只有当肿块合并感染，或良性肿瘤出现挤压症状，或恶性肿瘤中、后期出现破溃或压迫周围组织时，可有不同程度的疼痛。

内容物：由于肿块来源及形成或组织结构的区别，肿块内有着不同的内容物。如某些肉瘿(甲状腺囊肿)含淡黄色或咖啡色液体；水瘤(淋巴管瘤)为无色透明液体；胶瘤(腱鞘囊肿)为淡黄色黏冻状液体；结核性脓肿内为稀薄暗淡夹有败絮样物质；脂瘤(皮脂腺囊肿)内含灰白色豆腐渣样物质。为了明确内容物的性质，有时需针吸穿刺或手术病理证实。

(2)辨结节：结节是相对肿块而言，大者为肿块，小者为结节。其大小不一，多呈圆形、卵圆形、扁圆形等局限性隆起，亦可相互融合成片或相连成串。亦有发于皮下，不易察觉，用手才能触及。结节疼痛多伴有感染；生长缓慢，不红无肿的结节，多考虑良性结节；对不明原因增长较快的结节，应尽快手术治疗，必要时应做病理检查。由于发生部位及形态不同，成因及转归各异，特别需要仔细辨认。

3. 辨痛　痛是气血凝滞、阻塞不通的反映。通则不痛，不通则痛。痛为疾病的信号，也是疮疡最常见的自觉症状，而疼痛增剧和减轻又常为病势进展与消退的标志。由于患者邪正盛衰与痛的原因不一，以及发病部位的深浅不同，而疼痛的发作情况也有所不同。因此，欲了解和掌握疼痛的情况，还应从引起疼痛的原因、发作情况、疼痛性质等方面进行辨证，必要时痛肿合辨。

(1)疼痛原因

热痛：皮色焮红，灼热疼痛，遇冷则痛减。见于阳证疮疡。

寒痛：皮色不红，不热，酸痛，得温则痛缓。见于脱疽、寒痹等。

风痛：痛无定处，忽彼忽此，走注甚速，遇风则剧。见于行痹等。

气痛：攻痛无常，时感抽掣，喜缓怒甚。见于乳癖等。

湿痛：痛而酸胀，肢体沉重，按之出现可凹水肿或见糜烂流滋。见于臁疮、股肿等。

痰痛：疼痛轻微，或隐隐作痛，皮色不变，压之酸痛。见于脂瘤、肉瘤。

化脓痛：痛势急胀，痛无止时，如同鸡啄，按之中软应指。多见于疮疡成脓期。

瘀血痛：初起隐痛，胀痛，皮色不变或皮色暗褐，或见皮色青紫瘀斑。见于创伤或创伤性皮下出血。

(2)疼痛类别

卒痛：突然发作，病势急剧。多见于急性疾患。

阵发痛：时重时轻，发作无常，忽痛忽止。多见于胃肠道寄生虫、石淋等疾患。

持续痛：痛无休止，持续不减，连续不断。常见于疮疡初起与成脓时或脱疽等。

(3)疼痛性质

刺痛：痛如针刺，病变多在皮肤，如蛇串疮。

灼痛：痛而烧灼，病变多在肌肤，如疖、颜面疔、烧伤等。

裂痛：痛如撕裂，病变多在皮肉，如肛裂、手足皲裂较深者。

钝痛：疼痛滞缓，病变多在骨与关节间，如流痰等。

酸痛：痛而酸楚，病变多在关节间，如鹤膝痰等。

胀痛：痛而紧张，胀满不适，如血肿、癃闭等。

绞痛：痛如刀割，发病急骤，病变多在脏腑，如胆石症、石淋等。

啄痛：痛如鸡啄，并伴有节律性痛，病变多在肌肉，常见于阳证疮疡化脓阶段。

抽掣痛：痛时扩散，除抽掣外，并伴有放射痛，如乳岩、石瘿之晚期。

(4)辨痛与肿关系：先肿而后痛者，其病浅在肌肤，如颈痈；先痛而后肿者，其病深在筋骨，如附骨疽；痛发数处，同时肿胀并起，或先后相继者，如流注；肿势蔓延而痛在一处者，是毒已渐聚；肿势散漫而无处不痛者，是毒邪四散，其势鸱张。

4. 辨痒　痒是皮肤病主要的自觉症状，且多有不同程度的局部表现，如皮肤脱屑、潮红、丘疹、水疱、风团块等；在疮疡的肿疡、溃疡阶段也时有发生。中医认为“热微则痒”，即痒是因风、湿、热、虫之邪客于皮肤肌表，引起皮肉间气血不和，郁而生微热所致；或由于血虚风燥阻于皮肤，肤失濡养，内生虚热而发。由于发生痒的原因不一，以及病变的发展过程不同，故痒的临床表现也各异。

(1)痒的原因

风盛：走窜无定，遍体作痒，抓破血溢，随破随收，不致化腐，多为干性，如牛皮癣、白疕、瘾疹等。

湿盛：浸淫四窜，黄水淋漓，最易沿表皮蚀烂，越腐越痒，多为湿性，如急性湿疮；或有传染性，如脓疱疮。

热盛：皮肤隐疹，焮红灼热作痒，或只发于裸露部位，或遍布全身。甚则糜烂滋水淋漓，结痂成片，常不传染，如接触性皮炎。

虫淫：浸淫蔓延，黄水频流，状如虫行皮中，其痒尤甚，最易传染，如手足癣、疥疮等。

血虚：皮肤变厚、干燥、脱屑，很少糜烂流滋水，如牛皮癣、慢性湿疮。

(2)痒的类别

肿疡作痒：一般较为少见，如有头疽、疔疮初起，局部肿势平坦，根脚散漫，脓犹未化之时，可有作痒的感觉，这是毒势炽盛，病变有发展的趋势。特别是疫疔，只痒不痛，则病情更为严重。又如乳痈等经治疗后局部根脚收束，肿痛已减，余块未消之时，也有痒的感觉，这是毒势已衰，气血通畅，病变有消散趋势。

溃疡作痒：如痈疽溃后，肿痛渐消，忽然患部感觉发热奇痒，常由于脓区不洁，脓液浸渍皮肤，护理不善所致；或因应用汞剂、砒剂、敷贴膏药等引起皮肤过敏而发。如溃疡经治疗后，脓流已畅，余肿未消之时；或于腐肉已脱，新肌渐生之际，而皮肉间感觉微微作痒，这是毒邪渐化，气血渐充，助养新肉，将要收口的佳象。

5. 辨麻木　麻木是由于气血失调或毒邪炽盛，以致经脉阻塞，气血不达而成。由于麻木的致病原因不同，其临床表现也有差别。如疔疮、有头疽坚肿色褐，麻木不知痛痒，伴有较重的全身症状，为毒邪炽盛，壅塞脉道，气血不运，常易导致走黄和内陷；如麻风病患部皮肤增厚，麻木不仁，不知痛痒，为气血失和；脱疽早期患肢麻木而冷痛，为气血不畅，脉络阻塞，四末失养所致。

6. 辨脓　脓是外科疾病中常见的病理产物，因皮肉之间热盛肉腐蒸酿而成。疮疡早期不能消散，中期必化腐成脓。疮疡的出脓是正气载毒外出的现象，所以在局部诊断时辨脓的有无是关键所在。及时正确辨别脓的有无、脓肿部位深浅，然后才能进行适当的处理；依据脓液性质、色泽、气味等变化，有助于判断体质的盛衰、病情的顺逆。

(1)成脓的特点

疼痛：阳证脓疡因正邪交争剧烈，脓液积聚，脓腔张力不断增高，压迫周围组织而疼痛剧烈。局部按之灼热痛甚，拒按明显；老年、体弱者反映迟钝，痛势缓和。阴证脓疡则痛热不甚，而肿胀明显。

肿胀：皮肤肿胀，皮薄光亮为有脓。深部脓肿皮肤变化不明显，但胀感较甚。

温度：用手仔细触摸患部，与周围正常皮肤相比，若为阳证脓疡，则局部温度增高。

硬度：《外科理例》云，“按之牢硬未有脓，按之半软半硬已成脓，大软方是脓成”。《疡医大全》又谓，“凡肿疡按之软隐者，随手而起者，为有脓；按之坚硬，虽按之有凹，不既随手起者，为脓尚未成”。肿块已软，为脓已成。

(2)确认成脓的方法

按触法：用两手食指的指腹轻放于脓肿患部，相隔适当的距离，然后以一手指稍用力按一下，则另一手指端即有一种波动的感觉，这种感觉称为应指。经反复多次及左右相互交替试验，若应指明显者为有脓。在检查时注意两手指腹应放于相对应的位置，并且在上、下、左、右四处互相垂直的方向检查。若脓肿范围较小，则用左手拇、食两指固定于脓肿的两侧，以右手的食指按触脓肿中央，如有应指为有脓。

透光法：即以患指(趾)遮挡住手电筒的光线，然后注意观察患指(趾)部表面，若见其局部有深黑色的阴影即为有脓。不同部位的脓液积聚，其阴影可在其相应部位显现。此法适用于指、趾部皮甲下的辨脓，因其局部组织纤薄且能透光。

点压法：在手指(趾)部，当病灶处脓液很少的情况下，可用点压法检查，简单易行。用大头针尾或火柴头等小的圆钝物在患部轻轻点压，如测得有局限性的剧痛点即为可疑脓肿。

穿刺法：若脓液不多且位于组织深部时，用按触法辨脓有困难，可直接采用注射器穿刺抽脓方法，不仅可以用来辨别脓的有无，确定脓肿深度，而且还可以采集脓液标本，进行细菌培养和药物敏感实验。操作时必须严格消毒，选择粗细适当的针头，注意进针角度、深度等。选定痛点明显处为穿刺点，局麻后负压进针，边进边吸，若见脓液吸出，即确定脓肿部位。若一次穿刺无脓，可重复穿刺。

B超：操作简单、无损伤，可比较准确地确定脓肿部位和大小。

(3)辨脓的部位深浅：确认脓疡深浅，有助于确定切开引流进刀的深度。

浅部脓疡：如阳证脓疡，其临床表现为高突坚硬，中有软陷，皮薄焮红灼热，轻按即痛且应指。

深部脓疡：肿块散漫坚硬，按之隐隐软陷，皮厚不热或微热，不红或微红，重按方痛。

(4)辨脓的形质、色泽和气味

脓的形质：如脓稠厚者为元气充盛；淡薄者为元气较弱。如先出黄白稠厚脓液，次出黄稠滋水，是将敛佳象；若脓由稠厚转为稀薄，体质渐衰，为一时难敛。如脓成日久不泄，一旦溃破，脓质如水直流，其色不晦，其气不臭，未为败象；若脓稀似粉浆污水，或夹有败絮状物质，且色晦腥臭者，为气血衰竭，此属败象。

脓的色泽：如黄白质稠，色泽鲜明，为气血充足，最是佳象；如黄浊质稠，色泽不净，为气火有余，尚属顺证；如黄白质稀，色泽洁净，气血虽虚，未为败象；如脓色绿黑稀薄，为蓄毒日久，有损筋伤骨之可能；如脓中夹有成块瘀血者，为血络损伤；如脓色如姜汁，则每多兼患黄疸，乃病势较重。

脓的气味：一般略带腥味，其质必稠，大多是顺证现象；脓液腥秽恶臭者，其质必薄，大多是逆证现象，常为穿膜损骨之征。其他有如蟹沫者，也为内膜已透，每多难治。

7. 辨溃疡

(1)色泽：阳证溃疡色泽红活鲜润，疮面脓液稠厚黄白，腐肉易脱，新肉易生，疮口易敛，知觉正常；阴证溃疡疮面色泽灰暗，脓液清稀，或时流血水，腐肉不脱，或新肉不生，疮口经久难敛，疮面不知痛痒。如疮顶突然陷黑无脓，四周皮肤暗红，肿势扩散，多为疔疮走黄之象。如疮面腐肉已尽，而脓水灰薄，新肉不生，状如镜面，光白板亮，为虚陷之证。

(2)溃疡形态：化脓性溃疡疮面边沿整齐，周围皮肤微有红肿，一般口大底小，内有少量脓性分泌物；压迫性溃疡(缺血性溃疡)初期皮肤暗紫，很快变黑并坏死，滋水、液化、腐烂，脓液有臭味，可深及筋膜、肌肉、骨膜。多见于压疮；疮痨性溃疡疮口多呈凹陷形或有潜行空洞漏管，疮面肉色不鲜，脓水清稀，并夹有败絮状物，疮口愈合缓慢或反复溃破，经久难愈；岩性溃疡疮面多呈翻花如岩穴，有的在溃疡底部见有珍珠样结节，内有紫黑坏死组织，渗流血水，伴腥臭味；梅毒性溃疡多呈半月形，边缘整齐，坚硬削直如凿，略微内凹，基底面高低不平，存有稀薄臭秽分泌物。

(3)辨出血：出血是临床中常见而重要的症状之一，中医外科疾病以便血、尿血最为常见，准确辨认出血性状、部位、原因，对及时诊断、合理治疗具有重要意义。

便血：亦称“血泄”，即指血从肛门下泄，包括粪便带血，或单纯下血。便血有“远血”、“近血”之说。上消化道出血一般呈柏油样黑便，为远血；直肠、肛门的便血血色鲜红，为近血。便血的颜色与出血部位、出血量及血液在肠道内停留时间长短有关。一般柏油样黑便的形成可由自口腔至盲肠任何部位的出血所造成，但若肠道蠕动极快时，则血色鲜红或血、便混杂。乙状结肠、直肠出血血液多附着粪便表面，血、便不相混杂；内痔以便血为主，多发生在排便时，呈喷射状或便后滴沥鲜血；肛裂排便时血色鲜红而量少，并伴剧烈疼痛；结肠癌多以腹部包块就诊，血、便混杂，常伴有黏液；直肠癌往往以便血求治，肛门下坠，粪便表面附着鲜红色或暗红色血液，晚期可混有腥臭黏液，常误诊为痔，指诊可以帮助确诊。另外，各种原因导致的脓毒症肠道出血、进食动物血液食物等也可有黑便。应根据临床表现及病史，加以辨别。

尿血：亦称“溲血”、“溺血”，是指排尿时尿液中有血液或血块而言。一般以无痛为“尿血”，有痛称“血淋”。泌尿生殖系的感染、结石、肿瘤、损伤等是导致尿血的主要原因。如肾、输尿管结石，在疼痛发作期间或疼痛后出现不同程度的血尿，一般为全程血尿；膀胱、尿道结石多为“终末血尿”；肾肿瘤常为全程无痛血尿，一般呈间歇性；膀胱肿瘤呈持续性或间歇性无痛肉眼血尿，出血较多者可以排出血块；外伤损及泌尿系统、器械检查或手术等均可造成出血，引起尿血。临床上可根据病史、体征及其他检查，明确出血部位。另外，尚有一些疾病，如结缔组织疾病、免疫系统、内分泌、代谢障碍性疾病，也可以引起尿血。

第四节　治法与方药

一、内治法

外科内治之法基本与内科相同，但有其特点，除了从整体观念进行辨证施治外，还要依据外科疾病的发生发展过程，按照疮疡初起、成脓、溃后 3 个不同发展阶段确立不同的治法，消、托、补三法即为最显著的特点。

(一)内治法总则

1. 消法　是运用不同的治疗方法和方药，使初起的肿疡邪毒不致结聚成脓而得到消散的治法，是一切肿疡初起的治法总则。此法适用于尚未成脓的初期肿疡和非化脓性肿块性疾病及各种皮肤性疾病。该法可使患者免受溃脓、手术之苦，又能缩短病程，故古人有“以消为贵”的说法。但由于外科疾病的致病原因不同，病机转化有别，症状表现各异，因而在具体应用时，必须针对病种病位、病因病机，分别运用不同的方法，如有表邪者解表，里实者通里，热毒蕴结者清热解毒，寒邪凝结者温通，痰凝者祛痰，湿阻者理湿，气滞者行气，血瘀者和营化瘀等。此外，还应结合患者的体质强弱、肿疡所属经络部位等，选加不同药物。按此施治，则未成脓者可以内消，即使不能消散，也可移深居浅，转重为轻。若疮形已成，则不可用内消之法，以免毒散不收，气血受损；或脓毒内蓄，侵蚀好肉，甚至腐烂筋骨，反使溃后难敛，不易速愈。故《外科启玄》云“如形症已成，不可此法也”。

2．托法　是用补益气血和透脓的药物，扶助正气，托毒外出，以免毒邪扩散和内陷的治疗法则。托法适用于外疡中期即成脓期，此时热盛肉腐成脓，由于疮口一时不能溃破，或机体正气虚弱无力托毒外出，均会导致脓毒滞留。治疗上应根据患者体质强弱和邪毒盛衰状况，分为补托和透托两种方法。补托法用于正虚毒盛，正气不能托毒外达，疮形平塌、根脚散漫不收、难溃难腐的虚证；透托法用于毒气虽盛而正气未衰者，可用透脓的药物，促其早日脓出毒泄，肿消痛减，以免脓毒旁窜深溃。如毒邪炽盛，还需加用清热解毒药物。

3．补法　是用补养的药物恢复其正气，助养其新生，使疮口早日愈合的治疗法则。此法则适用于溃疡后期，此时毒势已去，精神衰疲，血气虚弱，脓水清稀，肉芽灰白不实，疮口难敛。补法是治疗虚证的法则，所以外科疾病只要有虚的证候存在，特别是疮疡的生肌收口期，均可应用。凡气血虚弱者，宜补养气血；脾胃虚弱者，宜健脾益胃；肝肾不足者，宜补益肝肾等。但毒邪未尽之时，切勿遽用补法，以免留邪为患，助邪鸱张而犯“实实之戒”。

（二）内治法的具体应用

上述消、托、补三法是治疗外科疾病的3个总则，临床具体运用时应根据疾病的病种、病因、病机、病位、病性、病程等之不同，采用不同的方法。

1．解表法　用解表发汗的药物达邪外出，使外证得以消散的治法。正如《内经》所说“汗之则疮已”之意。即通过发汗开泄腠理，使壅阻于皮肤血脉之间的毒邪随汗而解。因邪有风热、风寒之分，故法有辛凉、辛温之别。辛凉解表用于外感风热证，疮疡局部焮红肿痛，或皮肤出现急性泛发性皮损，皮疹色红、瘙痒，伴有咽喉疼痛、恶寒轻、发热重、汗少、口渴、小便黄、舌苔薄黄、脉浮数者，如头面部丹毒、瘾疹（风热证）、药疹、颈痈、乳痈初起等，方如银翘散或牛蒡解肌汤，药如薄荷、桑叶、蝉衣、牛蒡子、连翘、浮萍、菊花等；辛温解表用于外感风寒证，疮疡局部肿痛酸楚，皮色不变，或皮肤间出现急性泛发性皮损，皮疹色白，或皮肤麻木，伴有恶寒重、发热轻、无汗、头痛、身痛、口不渴、舌苔白、脉浮紧者，如瘾疹（风寒证），方如荆防败毒散、万灵丹，药如荆芥、防风、麻黄、桂枝、羌活、生姜、葱白等。

凡疮疡溃后，日久不敛，体质虚弱者，即使有表证存在，亦不宜发汗太过，否则汗出过多，体质更虚，易引起痉厥之变，所以《伤寒论》说“疮家，身虽疼痛，不可发汗，汗出则痉”。

2．清热法　用寒凉的药物使内蕴之热毒得以清解，即《内经》所说“热者寒之”的治法。由于外科疮疡多因火毒所生，所以，清热法是外科的主要治疗法则。具体运用时，首先必须分清热之盛衰，火之虚实。实火宜清热解毒，热在气分者当清气分之热，邪在营血分者当清营血分之热，阴虚火旺者当养阴清热。清热解毒法用于热毒之证，症见局部红、肿、热、痛，伴发热烦躁、口咽干燥、舌红苔黄、脉数等，如疔疮、疖、痈诸疮疡，方如五味消毒饮，药如蒲公英、紫花地丁、金银花、连翘、蚤休、野菊花等；清气分热适用于局部色红或皮色不变、灼热肿痛的阳证，或皮肤病之皮损焮红灼热，脓疱、糜烂并伴壮热烦躁，口干喜冷饮，溲赤便干，舌质红、苔黄腻或黄糙、脉洪数者，如颈痈、流注、接触性皮炎、脓疱疮等，方如黄连解毒汤，药如黄连、黄芩、黄柏、石膏等。清热解毒与清气分热有时不能截然分清，常相互合并应用。清血分热适用于邪热侵入营血，症见局部焮红灼热的外科疾病，如烂疔、大面积烧伤；皮肤病出现红斑、瘀点、灼热，如丹毒、白疕（血热型）、红蝴蝶疮等，可伴有高热，口渴不欲饮，心烦不寐，舌质红绛，苔黄，脉数等，方如犀角地黄汤、清营汤，药如水牛角、鲜生地、赤芍、丹皮、紫草、大青叶等。以上三法在热毒炽盛时可相互同用。若热毒内传、邪陷心包，而见烦躁不安，神昏谵语，身热，舌质红绛，苔黑褐而干，脉洪数或细数，是为疔疮走黄、疽毒内陷，又当加清心开窍法，可应用安宫牛黄丸、紫雪丹、至宝丹等。养阴清热用于阴虚火旺的慢性病证，如红蝴蝶疮、有头疽溃后、蛇串疮恢复期，或走黄、内陷后阴伤有热者，方如知柏八味丸，药如生地、玄参、麦冬、龟板、知母等；清骨蒸潮热一般用于瘰疬、流痰后期虚热不退的病症，方如清骨散，药如地骨皮、青蒿、鳖甲、银柴胡等。

应用清热药切勿太过，必须兼顾胃气，如过用苦寒，势必损伤胃气，而致纳呆、呕恶、泛酸、便溏等症状。尤其在疮疡溃后体质虚弱者更宜注意，过投寒凉能影响疮口愈合。

3. 和营法　用调和营血的药物使经络疏通，血脉调和流畅，从而达到疮疡肿消痛止的目的。外科病中疮疡的形成，多因“营气不从，逆于肉理”而成，所以和营法在内治法中应用还是比较广泛的，大致可分为活血化瘀和活血逐瘀两种治法。活血化瘀法适用于经络阻隔、气血凝滞引起的外科疾病，如肿疡或溃后肿硬疼痛不减、结块、色红较淡，或不红或青紫者，方如桃红四物汤，药如桃仁、红花、当归、赤芍、红藤等；活血逐瘀法适用于瘀血凝聚、闭阻经络所引起的外科疾病，如乳岩、筋瘤等，方如大黄䗪虫丸，药如䗪虫、水蛭、虻虫、三棱、莪术等。和营法在临床上有时需与其他治法合并应用，若有寒邪者，宜与祛寒药合用；血虚者，宜与养血药合用；痰、气、瘀互结为患，宜与理气化痰药合用等。和营活血的药品，一般性多温热，所以火毒炽盛的疾病不应使用，以防助火；对气血亏损者，破血逐瘀药也不宜过用，以免伤血。

4. 内托法　用补益和透脓的药物扶助正气，托毒外出，使疮疡毒邪移深居浅，早日液化成脓，或使病灶趋于局限化，使邪盛者不致脓毒旁窜深溃，正虚者不致毒邪内陷，从而达到脓出毒泄，肿痛消退的目的，寓有“扶正达邪”之意。临床上根据病情虚实情况，托法可分为透托法和补托法两类。其中补托法又可分为益气托毒法和温阳托毒法。透托法用于肿疡已成，毒盛正气不虚，肿疡尚未溃破或溃破后脓出不畅，多用于实证，方如透脓散；益气托毒法用于肿疡毒势方盛，正气已虚，不能托毒外出，见疮形平塌，根盘散漫，难溃难腐，或溃后脓水稀少，坚肿不消，并出现精神不振，面色无华，脉数无力等，方如托里消毒散；温阳托毒法用于肿疡毒势方盛，正气已虚，不能托毒外出，见疮形漫肿无头，疮色灰暗不泽，化脓迟缓，或局部肿势已退，腐肉已尽，而脓水灰薄，或偶带绿色，新肉不生、不知疼痛，伴自汗肢冷，腹痛便泄，精神委靡，舌质淡胖、脉沉细等，方如神功内托散。常用药物如黄芪、党参、白术、当归、白芍、附子、干姜、穿山甲、皂角刺等。

透脓法不宜用之过早，肿疡初起未成脓时勿用。补托法在正实毒盛的情况下不可施用，否则不但无益，反能滋长毒邪，使病势加剧，而犯“实实之戒”，故神功内托散方中的当归、川芎，凡湿热火毒炽盛之时，皆去而不用。此外，内托法常与清热法同用，因热盛则肉腐，肉腐则为脓，故透脓同时要酌加清热药物，火热熄则脓腐尽。

5. 通里法　用泻下的药物使蓄积在脏腑内部的毒邪得以疏通排出，从而达到除积导滞，逐瘀散结，泻热定痛，邪祛毒消的目的。外科通里法常用攻下(寒下)和润下两法。攻下法适用于表证已罢，热毒入腑，内结不散的实证、热证，如外科疾病局部焮红肿胀、疼痛剧烈或皮肤病之皮损焮红灼热，并伴口干饮冷，壮热烦躁，呕恶便秘，舌苔黄腻或黄糙、脉沉数有力者，方如大承气汤、内疏黄连汤、凉隔散，药如大黄、芒硝、枳实、番泻叶；润下法适用于阴虚肠燥便秘。如疮疡、肛肠疾病、皮肤病等阴虚火旺，胃肠津液不足，口干食少，大便秘结，脘腹痞胀，舌干质红、苔黄腻或薄黄、脉象细数者，方如润肠汤，药如瓜蒌仁、火麻仁、郁李仁、蜂蜜等。

运用通里攻下法，必须严格掌握适应证，尤以年老体衰、妇女妊娠或月经期更宜慎用。使用时应中病即止，不宜过剂，否则会损耗正气。尤其在化脓阶段，过下之后，正气一虚，则脓腐难透，疮势不能起发，反使毒邪内陷，病情恶化。若用之不当，能损伤脾胃，耗伤正气，致疾病缠绵难愈。泻下药物虽然可以直接泻下壅结之热毒，但在使用时可适当加清热解毒之品，以增强清泻热毒之效果。

6. 温通法　用温经通络、散寒化痰的药物以驱散阴寒凝滞之邪，为治疗寒证的主要法则，即《内经》所说“寒者热之”之意。本法在外科临床运用时，主要有温经通阳、散寒化痰和温经散寒、祛风化湿两法。温经通阳、散寒化痰法适用于体虚寒痰阻于筋骨，患处隐隐作痛，漫肿不显，不红不热，面色苍白，形体恶寒，小便清利，舌淡苔白，脉迟或沉等内寒证，如流痰、脱疽等病，方如阳和汤，药如附子、肉桂、干姜、桂枝、麻黄、白芥子等；温经散寒、祛风化湿法适用于体虚风寒湿邪侵袭筋骨，患处痠痛麻木，漫肿，皮色不变，恶寒重发热轻，苔白腻，脉迟紧等外寒证者，方如独活寄生汤，药如细辛、桂枝、羌活、独活、秦艽、防风、桑寄生等。

上述两法之中阳和汤以温阳补虚为主，一般多用于体质较虚者，为治疗虚寒阴证之代表方；独活寄生汤祛邪补虚并重，如体质较强者，只要去其补虚之品，仍可应用。证见阴虚有热者，不可施用本法，因温燥之药能助火劫阴，若用之不当，能造成其他变证。临床上应用温通法多配以补气养血、活血通络之品，能提高疗效。因为元气充足，血运无阻，经脉流通，阳气自然畅达。

7. 祛痰法　用咸寒软坚化痰的药物使因痰凝聚之肿块得以消散的法则。一般来讲，痰不是疮疡的主要发病原因，因为外感六淫或内伤七情，以及体质虚弱等，多能使气机阻滞液聚成痰。因此，祛痰法在临床运用时，大多数是针对不同的病因，配合其他治法使用，才能达到化痰、消肿、软坚的目的。故分为疏风化痰、清热化痰、解郁化痰、养营化痰等法。

疏风化痰法适用于风热夹痰之病证，如颈痈结块肿痛，伴有咽喉肿痛，恶风发热，方如牛蒡解肌汤合二陈汤，药如牛蒡子、薄荷、蝉衣、夏枯草、陈皮、杏仁、半夏等；清热化痰法适用于痰火凝聚之证，如锁喉痈红肿坚硬、灼热疼痛，伴气喘痰壅，壮热口渴，便秘溲赤，舌质红绛，苔黄腻，脉弦滑数，方如清咽利膈汤合二母散，药如板蓝根、连翘、黄芩、金银花、贝母、桔梗、瓜蒌、天竺黄、竹茹等。解郁化痰法适用于气郁夹痰之病证，如瘰疬、肉瘿等，结块坚实，色白不痛或位微痛，胸闷憋气，性情急躁等，方如逍遥散合二陈汤，药如柴胡、川楝子、郁金、香附、海藻、昆布、白芥子等；养营化痰法适用于体虚夹痰之症，如瘰疬、流痰后期，形体消瘦、神疲肢软者，方如香贝养营汤，药如当归、白芍、首乌、茯苓、贝母等。

因痰而致的外科病，每与气滞、火热相合，应注意辨证。临床应用可根据病变部位经络脏腑之所属而随经用药，如病在颈项腮颐加疏肝清火之品，又如病在乳房加清泄胃热之品。

8. 理湿法　用燥湿或淡渗利湿的药物祛除湿邪的治法。湿邪停滞能阻塞气机，病难速愈。一般来说，在上焦宜化，在中焦宜燥，在下焦宜利。且湿邪致病常与其他邪气结合为患，最多为夹热，其次为夹风。因此，理湿之法在外科中一般不单独使用，多结合清热、祛风等法，才能达到治疗目的，常用的有燥湿健脾法、清热利湿法和祛风除湿法。燥湿健脾法适用于湿邪兼有脾虚不运之证，如外科疾患伴有胸闷呕恶、脘腹胀满、纳食不佳、舌苔厚腻等，方如平胃散，药如苍术、佩兰、藿香、厚朴、半夏、陈皮等。清热利湿法适用于湿热交并之证，如湿疮、漆疮、臁疮等见肌肤焮红作痒、滋水淋漓或肝胆湿热引发的子痈、囊痈等，方如二妙丸、萆薢渗湿汤、五神汤、龙胆泻肝汤等，淡渗利湿药如萆薢、泽泻、苡仁、猪苓、茯苓、车前草、茵陈等；祛风除湿法适用于风湿袭于肌表之证，如白驳风，方如豨莶丸，药如地肤子、豨莶草、威灵仙、防己、木瓜、晚蚕砂等。

湿为黏滞之邪，易聚难化，常与热、风、暑等邪相合而发病，故治疗时必须结合清热、祛风、清暑等法合并应用。理湿之药，过用每能伤阴，故阴虚、津液亏损者，宜慎用或一般不用。

9. 行气法　用行气的药物调畅气机，流通气血，以达到解郁散结、消肿止痛的一种治法。气血凝滞是外科病理变化中的一个重要环节，局部肿胀、结块、疼痛都与气机不畅、血脉瘀阻有关。因气为血帅，气行则血行，气滞则血凝，故行气之时，多与活血药配合使用；又气郁则水湿不行聚而成痰，故行气药中又多与化痰药合用。疏肝解郁、行气活血法适用于肝郁气滞血凝而致肿块坚硬或结块肿痛，不红不热，或痈疽后期，寒热已除毒热已退肿硬不散者，伴胸闷不舒、口苦、脉弦等，如乳癖、乳岩等，方如逍遥散、清肝解郁汤，药如柴胡、香附、枳壳、陈皮、木香、元胡、当归、白芍、金铃子、丹参等；理气解郁、化痰软坚法适用于肿势皮紧内软，随喜怒而消长，伴性情急躁、痰多而黏等，如肉瘿、气瘿等病，方如海藻玉壶汤、开郁散，药如海藻、昆布、贝母、青皮、半夏、川芎等。

凡行气药物多有香燥辛温特性，容易耗气伤阴，若气虚、阴伤或火盛患者须慎用或禁用。此外，行气法在临床上单独使用者较少，常与祛痰、和营等方法配合使用。

10. 补益法　用补虚扶正的药物使体内气血充足，以消除虚弱，恢复正气，助养新肉生长，使疮口早日愈合的治法，也即《内经》所说“虚者补之”、“损者益之”之意。补益法主要有益气、养血、滋阴、助阳等4个方面。凡具有气虚、血虚、阴虚、阳虚证者均可应用补法，一般适用于疮疡中后期、皮肤病等凡有气血不足及阴虚阳微者。在具体运用时，症见肿疡疮形平塌散漫，顶不高突，成脓迟缓，溃疡日久不敛，脓水清稀者，可用调补气血法；症见呼吸短气，语声低微，疲倦乏力，自汗，饮食不振，舌淡苔少，脉虚无力者，宜以补气为主；如面色苍白或萎黄，唇色淡白，头晕眼花，心悸失眠，手足发麻，脉细无力者，宜以补血为主；症见皮肤病皮损表现干燥、脱屑、肥厚、粗糙、皲裂、苔藓样变，毛发干枯脱落，伴有头晕、眼花、面色苍白等全身症状，宜以养血润燥；如一切疮疡不论已溃未溃、皮肤病、肛门病，症见口干咽燥，耳鸣目眩，手足心热，午后低热，形体消瘦，舌红少苔，脉象细数者，均以滋阴法治之；如一切疮疡肿形软漫，不易酿脓腐溃，溃后肉色灰暗，新肉难生，伴大便溏薄，小便频数，肢冷自汗，少气懒言，倦怠嗜卧，苔薄舌质淡，脉象微细，宜温补助阳。此外，乳房病或皮肤病兼冲任不调者，宜补肾、调冲任。益气方如四君子汤，药如党参、黄芪、白术；养血方如四物汤，药如当归、熟地、鸡血藤、白芍；气血双补方如八珍汤；滋阴方如六味地黄丸，药如生地、玄参、麦冬、女贞子、旱莲草；助阳方如桂附八味丸或右归丸，药如附子、肉桂、仙茅、仙灵脾、巴戟天、鹿角片等。

疾病有单纯气虚或血虚、阴虚或阳虚，也有气血两虚、阴阳互伤，所以应用补法也当灵活，但以见不足者补之为原则。例如，肛门病中小儿、老年人的脱肛，属气虚下陷，可给予补中益气汤以补气升提；又如失血过多者，每能伤气，气虚更无以摄血，故必须气血双补；又孤阳不生，独阴不长，阴阳互根，故助阳法中每佐一二味滋阴之品，滋阴法中常用一二味助阳药，除互相配合外，且能更增药效。此外，补法在一般阳证溃后多不应用，如需应用，也多以清热养阴醒胃之法，当确显虚象之时，方加补益品。补益法若用于毒邪炽盛、正气未衰之时，不仅无益，反有助邪之害。若火毒未清而见虚象者，当以清理为主，佐以补益之品，切忌大补。若元气虽虚、胃纳不振者，应先以健脾醒胃为主，而后才能进补。

11. 调胃法　用调理胃气的药物使纳谷旺盛，从而促进气血生化的治法。凡疮疡后期溃后脓血大泄，必须靠水谷之营养，以助气血恢复，加速疮口愈合。若胃纳不振，则生化乏源，气血不充，溃后难敛。凡在外科疾病的发展过程中出现脾胃虚弱、运化失司，应及时调理脾胃，不必拘泥于疮疡的后期，故治疗外科疾病，自始至终都要注意到胃气。调胃法在具体运用时，分为理脾和胃、和胃化浊及清养胃阴等法。理脾和胃法用于脾胃虚弱、运化失职，如溃疡兼纳呆食少、大便溏薄、舌淡、苔红、脉濡等症，方如异功散，药如党参、白术、茯苓、陈皮、砂仁等；和胃化浊法适用于湿浊中阻、胃失和降，如疔疮或有头疽溃后，症见胸闷泛恶，食欲不振，苔薄黄腻，脉濡滑者，方如二陈汤，药如陈皮、茯苓、半夏、厚朴、竹茹、谷芽、麦芽等；清养胃阴法适用于胃阴不足，如疔疮走黄、有头疽内陷，症见口干少津而不喜饮，胃纳不香，或伴口糜，舌光红，脉细数者，方如益胃汤，药如沙参、麦冬、玉竹、生地、天花粉等。理脾和胃、和胃化浊两法之运用，适应证中均有胃纳不佳之症，但前者适用于脾虚而运化失常，后者适用于湿浊中阻而运化失常，区分之要点在于苔腻之厚薄、舌质淡与不淡，以及有无便溏、胸闷欲恶。而清养胃阴之法，重点在于抓住舌光质红之症。假如三法用之不当，则更增胃浊或重伤其阴。

二、外治法

外治法是运用药物、手术、物理方法或配合一定的器械等，直接作用于患者体表某部或病变部位而达到治疗目的的一种治疗方法。外治法是与内治法相对而言的治疗法则，是中医辨证施治的另一种体现。《理瀹骈文》中“外治之理，即内治之理，外治之药，即内治之药，所异者法耳”，指出了外治法与内治法治疗机制相同，但给药途径不同。外治法是将药物直接作用于皮肤或黏膜，使之吸收，从而发挥治疗作用，也是外科所独具的治疗方法。外治法的运用同内治法一样，除了要进行辨证施治外，还要根据疾病不同的发展过程，选择不同的治疗方法。常用的方法有药物疗法、手术疗法和其他疗法。

（一）药物疗法

药物疗法是根据疾病所在的部位不同，以及病程进展变化所需，把药物制成不同的剂型施用于患处，使药力直达病所，从而达到治疗目的的一种方法。常用的有膏药、油膏、箍围药、草药、掺药等。

1. 膏药　古代称薄贴，现称硬膏，俗称药肉，是按配方用若干药物浸于植物油中煎熬，去渣存油，加入黄丹再煎，利用黄丹在高热下发生物理变化，凝结而成的制剂；也有不用煎熬，经捣烂而成的膏药制剂，再用竹签将药肉摊在纸或布上。通过剂型改革，有些已制成胶布型膏药。膏药总的作用是因其富有黏性，敷贴患处能固定患部，使患部减少活动；保护溃疡疮面，可以避免外来刺激和毒邪感染。膏药使用前加温软化，趁热敷贴患部，使患部得到较长时间的热疗，改善局部血液循环，增加抗病能力。至于具体的功用，则依据所选药物的功用不同，对肿疡起到消肿定痛作用，对溃疡起到提脓祛腐、生肌收口作用。

【适应证】一切外科疾病初起、成脓、溃后各个阶段。

【用法】由于膏药方剂的组成不同，运用的药物有温、凉之异，应用时各有不同。如太乙膏、千捶膏均可用于红肿热痛明显之阳证疮疡，为肿疡、溃疡的通用方。初起贴之能消、已成贴之能溃、溃后贴之能祛腐。太乙膏性偏清凉，功能消肿、清火、解毒、生肌；千捶膏性偏寒凉，功能消肿、解毒、提脓、祛腐、止痛。阳和解凝膏用于疮形不红不热，漫肿无头之阴证疮疡未溃者，功能温经和阳，祛风散寒，调气活血、化痰通络。咬头膏具有腐蚀性，功能蚀破疮头，适用于肿疡脓成，不能自破，以及患者不愿接受手术切开排脓者。此外，膏药摊制的形式有厚薄之分，在具体运用上也各有所宜。如薄型的膏药多适用于溃疡，宜于勤换；厚型的膏药多适用于肿疡，宜于少换，一般 5～7 天调换一次。

【注意事项】疮疡使用膏药有时可能引起皮肤焮红，或起丘疹，或发生水疱，瘙痒异常，甚则溃烂等现象，这是因为皮肤过敏，形成膏药风(接触性皮炎)；或因溃疡脓水过多，膏药不能吸收脓水，淹及疮口，浸淫皮肤而引起湿疮。凡见此等情况，可以改用油膏或其他药物。此外，膏药不可去之过早，否则疮面不慎受伤，再次感染，复致溃腐；或使疮面形成红色瘢痕，不易消退，有损美观。

2. 油膏　是将药物与油类煎熬或捣匀成膏的制剂，现称软膏。目前，油膏的基质有猪脂、羊脂、松脂、麻油、黄蜡、白蜡及凡士林等。在应用上，其优点有柔软、滑润、无板硬黏着不舒的感觉，尤其对病灶的凹陷折缝之处或大面积的溃疡，使用油膏更为适宜，故近代常用油膏来代替膏药。

【适应证】适用于肿疡、溃疡、皮肤病糜烂结痂、渗液不多者，以及肛门病等。

【用法】应根据油膏方剂的组成、疾病的性质和发病阶段辨证选药。如肿疡期用金黄膏、玉露膏清热解毒、消肿止痛、散瘀化痰，适用于疮疡阳证。金黄膏长于除湿化痰，对肿而有结块，尤其是急性炎症控制后形成的慢性迁延性炎症更为适宜；玉露膏性偏寒凉，对焮红灼热明显、肿势散漫者效果较佳；冲和膏有活血止痛、疏风祛寒、消肿软坚的作用，适用于半阴半阳证。回阳玉龙膏有温经散寒、活血化瘀的作用，适用于阴证。溃疡期可选用生肌玉红膏、红油膏、生肌白玉膏。生肌玉红膏功能活血祛腐、解毒止痛、润肤生肌收口，适用于一切溃疡腐肉未脱、新肉未生之时，或日久不能收口者；红油膏功能防腐生肌，适用于一切溃疡；生肌白玉膏功能润肤生肌收敛，适用于溃疡腐肉已净、疮口不敛者，以及乳头皲裂、肛裂等病；风油膏功能润燥杀虫止痒，适用于牛皮癣、慢性湿疮、皲裂等；青黛散油膏功能收湿止痒、清热解毒，适用于蛇串疮、急慢性湿疮等皮肤焮红痒痛、渗液不多之症，亦可用于痄腮及对各种油膏过敏者；消痔膏、黄连膏功能消痔退肿止痛，适用于内痔脱出、赘皮外痔、血栓外痔等出血、水肿、疼痛之症。

【注意事项】凡皮肤湿烂，疮口腐肉已尽，摊贴油膏应薄而勤换，以免脓水浸淫皮肤，不易干燥。目前调制油膏大多应用凡士林，凡士林系矿物油也可刺激皮肤引起皮炎，如见此等现象应改用植物油或动物油；若对药物过敏者则改用其他药。油膏用于溃疡腐肉已脱、新肉生长之时，摊贴宜薄，若过于厚涂则使肉芽生长过剩而影响疮口愈合。

3. 箍围药　古称敷贴，是药粉和液体调制成的糊剂，具有箍集围聚、收束疮毒的作用，用于肿疡初期，促其消散；若毒已结聚，也能促使疮形缩小，趋于局限，早日成脓和破溃；即使肿疡破溃，余肿未消，也可用它来消肿，截其余毒。

【适应证】凡外疡不论初起、成脓及溃后，肿势散漫不聚而无集中之硬块者。

【用法】金黄散、玉露散可用于红肿热痛明显的阳证疮疡;疮形肿而不高,痛而不甚,微红微热,属半阴半阳证者,可用冲和膏;疮形不红不热、漫肿无头,属阴证者,可用回阳玉龙膏。箍围药使用时,是将药粉与各种不同的液体调制成糊状。调制液体有多种多样,临床应根据疾病的性质与阶段不同,正确选择使用。以醋调者,取其散瘀解毒;以酒调者,取其助行药力;以葱、姜、韭、蒜捣汁调者,取其辛香散邪;以菊花汁、丝瓜叶汁、银花露调者,取其清凉解毒,而其中用丝瓜叶汁调制的玉露散治疗暑天疖肿效果较好;以鸡子清调者,取其缓和刺激;以油类调者,取其润泽肌肤。如上述液体取用有困难时,则可用冷茶汁加白糖少许调制。总之,阳证多用菊花汁、银花露或冷茶汁调制,半阴半阳证多用葱、姜、韭捣汁或用蜂蜜调制,阴证多用醋、酒调敷。用于外疡初起时,箍围药宜敷满整个病变部位。若毒已结聚,或溃后余肿未消,宜敷于患处四周,不要完全涂布。敷贴应超过肿势范围。

【注意事项】凡外疡初起,肿块局限者,一般宜用消散药。阳证不能用热性药敷贴,以免助长火毒,阴证不能用寒性药敷贴,以免寒湿凝滞不化。箍围药敷后干燥之时,宜时时用液体湿润,以免药物剥落及干板不舒。

4. 草药　又称生药,是指采集的新鲜植物药,多为野生。其药源丰富,使用方便,价格低廉,疗效较好,民间使用草药治疗外科疾病积累了很多经验。

【适应证】一切外科疾病之阳证,具有红肿热痛者;创伤浅表出血;皮肤病的止痒;毒蛇咬伤等均可应用。

【用法】蒲公英、紫花地丁、马齿苋、芙蓉花叶、七叶一枝花、丝瓜叶等,有清热解毒消肿之功,适用于阳证肿疡,将鲜草药洗净,加食盐少许,捣烂敷患处,每日调换1～2次;旱莲草、白茅花、丝瓜叶等,有止血之功,适用于浅表创伤之止血,洗净,捣烂后敷出血处,并加压包扎,白茅花不用捣烂可直接敷用;徐长卿、蛇床子、地肤子、泽漆、羊蹄根等有止痒作用,适用于急、慢性皮肤病,用时洗净,凡无渗液者可煎汤熏洗,有渗液者捣汁或煎汤冷却后作湿敷;泽漆捣烂后加食盐少许用纱布包后,涂擦白疕皮损处;羊蹄根用醋浸后取汁外搽治牛皮癣;半边莲捣汁内服,药渣外敷伤口周围,治毒蛇咬伤等。

【注意事项】用鲜草药外敷时,必须先洗净,再用1：5000高锰酸钾溶液浸泡后捣烂外敷,敷后应注意干湿度,干后可用冷开水时时湿润,以免患部干绷不舒。

5. 掺药　将各种不同的药物研成粉末,根据制方规律,并按其不同的作用配伍成方,用时掺布于膏药或油膏上,或直接掺布于病变部位,谓之掺药,古称散剂,现称粉剂。掺药的种类很多,治疗外科疾患,应用范围很广,不论肿疡和溃疡等均可应用。其他如皮肤病、肛门病等也同样可以施用。由于疾病的性质和发展阶段不同,应用时要根据具体情况选择用药,可掺布于膏药上、油膏上,或直接掺布于疮面上,或黏附在纸捻上插入疮口内,或将药粉时时扑于病变部位,以达到消肿散毒、提脓祛腐、腐蚀平胬、生肌收口、定痛止血、收涩止痒、清热解毒等目的。

掺药配制时,应研极细,研至无声为度。其植物类药品,宜另研过筛;矿物类药品,宜水飞;麝香、樟脑、冰片、朱砂粉、牛黄等香料贵重药品,宜另研后再与其他药物和匀,制成散剂方可应用,否则用于肿疡药性不易渗透,用于溃疡容易引起疼痛。有香料的药粉最好以瓷瓶贮藏,塞紧瓶盖,以免香气走散。近年来,经过剂型的改革,将药粉与水溶液相混合制成洗剂,将药物浸泡于乙醇溶液中制成酊剂,便于患者应用。

(1)消散药:将具有渗透和消散作用的药粉,掺布于膏药或油膏上,贴于患处,可以直接发挥药力,使疮疡蕴结之毒移深居浅,肿消毒散。适用于肿疡初起,而肿势局限尚未成脓者。阳证用阳毒内消散、红灵丹活血止痛、消肿化痰,阴证用阴毒内消散、桂麝散、黑退消有温经活血、破坚化痰、散风逐寒。若病变部肿势不局限者,选用箍围药较宜。

(2)提脓祛腐药:具有提脓祛腐的作用,能使疮疡内蓄之脓毒早日排出,腐肉迅速脱落。一切外疡在溃破之初,应选用提脓祛腐药。若脓水不能外出,则攻蚀越深,腐肉不去则新肉难生,不仅增加患者的痛苦,而且影响疮口的愈合,甚至造成病情恶化而危及生命。因此,提脓祛腐是处理溃疡早期的一种基本方法。适用于溃疡初期,脓栓未溶,腐肉未脱,或脓水不净,新肉未生的阶段。

提脓祛腐的主药是升丹,升丹以其配制原料种类多少的不同，而有小升丹和大升丹之分。小升丹又称三仙丹，其配制的处方中只有水银、火硝和明矾3种原料。大升丹的配制处方除上述3种药品外，尚有皂矾、朱砂、雄黄及铅等。升药又可依其炼制所得成品的颜色而分为红升和黄升两种。两者的物理性质、化学成分、药理作用和临床用法等大同小异。升丹是中医外科中常用的一种药品，现代科学证明，升丹化学成分主要为汞化合物如氧化汞、硝酸汞等，红升丹中还含有氧化铅，其中汞化合物有毒，有杀菌消毒作用。药理研究证实，汞离子能和病菌呼吸酶中的硫氢基结合，使之固定而失去原有活动力，终致病原菌不能呼吸趋于死亡；硝酸汞是可溶性盐类，加水分解而成酸性溶液，对人体组织有缓和的腐蚀作用，可使与药物接触的病变组织蛋白质凝固坏死，逐渐与健康组织分离而脱落，具有祛腐作用。目前采用的是一种小升丹，临床使用时，若疮口大者，可掺于疮口上；疮口小者，可黏附在药线上插入；亦可掺于膏药、油膏上盖贴。注意升丹因药性太猛，须加赋形药使用，常用的有九一丹、八二丹、七三丹、五五丹、九黄丹等。在腐肉已脱、脓水已少的情况下，更宜减少升丹含量。此外，尚有不含升丹的提脓祛腐药，如黑虎丹，可用于升丹的过敏者；回阳玉龙散温经活血、祛腐化痰，可用于溃疡属阴证者。

升丹属有毒刺激药品，凡对升丹过敏者应禁用；对大面积疮面，应慎用，以防过多的吸收而发生汞中毒。凡见不明原因的高热、乏力、口有金属味等汞中毒症状时，应立即停用。若病变在眼部、唇部附近者，宜慎用，以免强烈地腐蚀有损容貌。此外，升丹放置陈久使用，可使药性缓和而减轻疼痛。升丹为汞制剂，宜用黑瓶贮藏，以免氧化变质。

(3)腐蚀药与平胬药：腐蚀药又称追蚀药，具有腐蚀组织的作用，掺布患处，能使疮疡不正常的组织得以腐蚀枯落。平胬药具有平复胬肉的作用，能使疮口增生的胬肉回缩。适用于肿疡脓未溃时、痔疮、瘰疬、赘疣、息肉等病，或溃疡破溃以后、疮口太小、引流不畅，或疮口僵硬、胬肉突出、腐肉不脱等妨碍收口者。

由于腐蚀平胬成方的药物组成不同，药性作用有强弱，因此在临床上需根据其适应证而分别使用。如白降丹，适用于溃疡疮口太小，脓腐难去，用桑皮纸或丝棉纸做成裹药，插于疮口，使疮口开大，脓腐易出；如肿疡脓成不能穿溃，同时素体虚弱，而不愿接受手术治疗者，也可用白降丹少许，水调和，点放疮顶，代刀破头；其他如赘疣，点之可以腐蚀枯落；另有以米糊作条，用于瘰疬，则能起攻溃拔核的作用；枯痔散一般用于痔疮，将此药涂敷于痔核表面，能使其焦枯脱落；三品一条枪插入患处，能腐蚀漏管，也可以蚀祛内痔，攻溃瘰疬；平胬丹适用于疮面胬肉突出，掺药其上，能使胬肉平复。

腐蚀药一般含有汞、砒成分，因汞、砒的腐蚀力较其他药物大，在应用时必须谨慎。尤其在头面、指、趾等肉薄近骨之处，不宜使用过烈的腐蚀药物。即使需要应用，必须加赋形药减低其药力，以免伤及周围正常组织，待腐蚀目的达到，即应改用其他提脓祛腐或生肌收口药。不要长期、过量的使用以免引起汞中毒。对汞、砒过敏者，则应禁用。

(4)祛腐生肌药：具有提脓祛腐，解毒活血，生肌收敛的作用，掺敷在创面上，能改善溃疡局部血液循环，促使脓腐液化脱落，促进新肉生长。适用于溃疡日久，腐肉难脱，新肉不生；或腐肉已脱，新肉不长，久不收口者。

取药粉适量，直接掺布在创面上；或制成药捻，插入创口内。回阳玉龙散用于溃疡属阴证，腐肉难脱，肉芽暗红或腐肉已脱，肉芽灰白，新肉不长者，具有温阳活血祛腐生肌之功；月白珍珠散、拔毒生肌散用于溃疡阳证。月白珍珠散用于腐肉脱而未尽，新肉不生，久不收口者，有清热解毒，祛腐生肌之功。拔毒生肌散用于腐肉未脱，常流毒水，疮口下陷，久不生肌者，有拔毒生肌之功；黄芪六一散、回阳生肌散用于溃疡虚证，脓水清稀，久不收口。前者补气和营生肌，擅治偏气虚；后者回阳生肌，擅治偏阳虚。

祛腐生肌药用于慢性溃疡比较适宜，使用时，应根据溃疡阴阳属性辨证选药。若全身情况较差，气血虚衰者，还应配合内治法内外同治，以促进溃疡愈合。

(5)生肌收口药：具有解毒、收敛、促进新肉生长的作用，掺敷疮面能使疮口加速愈合。疮疡溃后，当脓水将尽，或腐脱新生时，若仅靠机体的修复能力来长肉收口则较为缓慢，因此，生肌收口也是处理溃疡的一种基本方法。适用于溃疡腐肉已脱、脓水将尽者。常用的生肌收口药有生肌散、八宝丹等,不论阴证、阳证,均可掺布于疮面上应用。

脓毒未清、腐肉未净时,若早用生肌收口药,则不仅无益,反增溃烂,延缓治愈,甚至引起迫毒内攻之变;若已成漏管之证,即使用之,勉强收口,仍可复溃,此时需配以手术治疗,方能达到治愈目的;若溃疡肉色灰淡而少红活,新肉生长缓慢,则宜配合内服药补养和食物营养,内外兼施,以助新生;若臁疮日久难敛,则宜配以绑腿缠缚,改善局部的血液循环。

(6)止血药:具有收涩凝血的作用,掺敷于出血之处,外用纱布包扎固定,可以促使创口血液凝固,达到止血的目的。适用于溃疡或创伤小络损伤而出血者。溃疡出血用桃花散,创伤性出血用圣金刀散。云南白药既可用于溃疡出血,也可用于创伤性出血。三七粉调成糊状涂敷患部,也有止血作用。若大出血时,必须配合手术与内治等方法急救,以免因出血不止而引起晕厥之变。

(7)清热收涩药:具有清热收涩止痒的作用,掺扑于皮肤病糜烂渗液不多的皮损处,达到消肿、干燥、止痒的目的。适用于一切皮肤病急性或亚急性皮炎而渗液不多者。常用的有青黛散,以其清热止痒的作用较强,故用于皮肤病大片潮红丘疹而无渗液者;三石散收涩生肌作用较好,故用于皮肤糜烂,稍有渗液而无红热之时,可直接干扑于皮损处,或先涂上一层油剂后再扑三石散,外加包扎。

一般不用于表皮糜烂、渗液较多的皮损处,用后反使渗液不能流出,容易导致自身过敏性皮炎;亦不宜用于毛发生长的部位,因药粉不能直接掺扑于皮损处,同时粉末与毛发易粘结。

6. 酊剂　将各种不同的药物浸泡于乙醇溶液内,最后倾取其药液,即为酊剂。适用于疮疡未溃及皮肤病等。红灵酒有活血、消肿、止痛之功,用于冻疮、脱疽未溃之时;10%土槿皮酊、复方土槿皮酊有杀虫、止痒之功,适用于鹅掌风、灰指甲、脚湿气等;白屑风酊有祛风、杀虫、止痒之功,适用于面游风。

一般酊剂有刺激性,所以凡疮疡破溃后,或皮肤病有糜烂者,均应禁用。酊剂应盛于遮光密闭容器中,充装宜满,并在阴凉处保存。

7. 洗剂　按照组方原则,将各种不同的药物先研成细末,然后与水溶液混合在一起而成。因加入的粉剂多系不溶性,故呈混悬状,用时须加以振荡,故也称混合振荡剂或振荡洗剂。适用于急性、过敏性皮肤病,如酒渣鼻和粉刺等。三黄洗剂有清热止痒之功,用于一切急性皮肤病,如湿疮、接触性皮炎,皮损为潮红、肿胀、丘疹等;颠倒散洗剂有清热散瘀之功,用于酒渣鼻、粉刺。上述方剂中常可加入1%～2%薄荷脑或樟脑,增强止痒之功。在应用洗剂时应充分振荡,使药液和匀,以毛笔或棉签蘸之涂于皮损处,每日3～5次。

【注意事项】凡皮损处糜烂渗液较多,或脓液结痂,或深在性皮肤病,均应禁用。在配制洗剂时,其中药物应先研细,以免刺激皮肤。

(二)手术疗法

手术疗法是应用各种器械进行手法操作的一种治疗方法,在外科治疗中占有十分重要的位置。常用的方法有切开法、火针烙法、砭镰法、挑治疗法、挂线法、结扎法等,可针对疾病的不同情况选择应用。手术器械必须严格消毒,正确使用麻醉方法,保证无菌操作,并注意防止出血和刀晕等情况的发生。

1. 切开法　用手术刀把脓肿切开,以使脓液排出,从而达到疮疡毒随脓泄、肿消痛止、逐渐向愈的目的。这里所讲的切开法仅指脓疡的切开。适用于一切外疡,不论阴证、阳证,确已成脓者。运用切开法之前,应当辨清脓成熟的程度、脓肿的深浅、患部的血脉经络位置等情况,然后决定切开与否。切开的有利时机是脓已成熟时(脓肿中央出现透脓点),若肿疡脓未成熟,过早切开,则徒伤气血,脓反难成,并可致脓毒走窜。为便于引流,切口应选择脓腔最低点或最薄弱处进刀,一般疮疡宜循经直切,免伤血络;乳房部应以乳头为中心,放射状切开,免伤乳络;面部脓肿应尽量沿皮肤的自然纹理切开;手指脓肿,应从侧方切开;关节区附近的脓肿,切口尽量避免越过关节;若为关节区脓肿,一般施行横切口、弧形切口或"S"形切口,因为纵切口在瘢痕形成后易影响关节功能;肛旁低位脓肿,应以肛管为中心作放射状切开。

不同的病变部位,进刀深浅必须适度,如脓腔浅者,或生在皮肉较薄的头、颈、胁肋、腹、手指等部位，必须浅切；如脓腔深者，或生在皮肉较厚的臀、臂等部位，宜适当深切，以得脓为度。切口大小应根据脓肿范围大小，以及病变部位的肌肉厚薄而定，以脓流通畅为原则。凡是脓肿范围大，肌肉丰厚而脓腔较深的，切口宜大；脓肿范围小，肉薄而脓肿较浅的，切口宜小。一般切口不能超越脓腔以外，以免损伤好肉筋络，愈合后瘢痕较大；但切口也不能过小，以免引流不畅脓水难出，延长治愈时间。

切开时以右手握刀，刀锋向外，拇、食两指夹住刀口要进刀的尺寸，其余三指把住刀柄，并把刀柄的末端顶在鱼际上 1/3 处，这样能使进刀有力准确，同时左手拇、食两指按在所要进刀部位的两侧，进刀时刀刃宜向上，在脓点部位向内直刺，深入脓腔即止，如欲把刀口开大，则可将刀口向上或向下轻轻延伸，然后将刀直出即可。如采用西医手术刀，可应用小号尖角刀以反挑式之执刀法进行直刺，如欲把刀口开大，则可将刀口向上或向下轻轻延伸。

在关节和筋脉的部位宜谨慎开刀，以免损伤筋脉，致使关节不利，或大出血；如患者过于体弱，切开时应注意体位并做好充分准备，以防晕厥；凡颜面疔疮，尤其在鼻唇部位，忌早期切开，以免疔毒走散，并发走黄危证。切开后，由脓自流，切忌用力挤压，以免感染扩散，毒邪内攻。

2. 火针烙法　古称燔针淬刺，是指将针具烧红后烫烙病变部位，以达到消散、排脓、止血、去除赘生物等目的的一种治疗方法。常用的有平头、尖头、带刃等粗细不同的多种铁针。用于消散的多选用尖头铁针，用于引流可选用平头或带刃铁针。适用于甲下瘀血、四肢深部脓疡、疖、痈、赘疣、息肉及创伤出血等。外伤引起的指甲下瘀血，可施“开窗术”治疗，选用平头粗细适当的铁针，烧红后点穿指甲，迅速放出瘀血，患指疼痛即刻缓解，一般不会引起指甲与甲床分离；四肢深部脓疡，可用平头或带刃粗针，灼红后刺入脓疡中心部位，出针时，针具向下斜拖，使疮口开大，一烙不透，可以多烙，烙后应放入药线引流；疖、痈脓疡表浅者，平头粗针烙后，针具直出或斜出，脓汁自流，亦可轻轻挤出脓汁，不必放入药线；赘疣、息肉患者，切除病灶后，用烙法可烫治病根；创伤出血患者平头粗细适中的铁针，烧红后灼之，即刻止血。

治疗时应避开患者的视线，以免引起患者精神紧张而发生晕厥；烙时，火针应避开大血管及神经，不能盲目刺入，伤及正常组织；手、足筋骨关节处，用之恐灼伤筋骨，造成残废；胸肋、腰、腹等部位不可深烙，否则易伤及内膜；头为诸阳之会，皮肉较薄，亦当禁用；血瘤、岩肿等病禁用烙法；年老体弱、大病之后、孕妇等不宜用火针。

3. 砭镰法　俗称飞针，是用三棱针或刀锋在疮疡患处、皮肤或黏膜上浅刺，放出少量血液，使内蕴热毒随血外泄的一种治疗方法。具有疏通经络，活血化瘀，排毒泄热，扶正祛邪的作用。适用于急性阳证疮疡，如下肢丹毒、红丝疔、疖疮痈肿初起、外伤瘀血肿痛、痔疮肿痛等。治疗时局部常规消毒，用三棱针或刀锋直刺患处或特选部位的皮肤、黏膜，令微微出血，刺毕，用消毒棉球按压针孔。红丝疔患者用挑刺手法，于红丝尽头刺之，令微出血，继而沿红丝走向寸寸挑断；下肢丹毒，疖、痈初起，可用围刺手法，用三棱针围绕病灶周围点刺出血；外伤瘀血肿痛，用三棱针围刺后，可配合火罐，拔出瘀血，注意观察罐内出血量，不超过 10ml，不需提前起罐；痔疮肿痛患者，用刺络手法，循经取穴，多在龈交处有米粒大小结节，用三棱针刺之出血，可减轻肿痛。

注意无菌操作，以防感染。击刺时，宜轻、准、浅、快，出血量不宜过多，应避开神经和大血管，刺后可再敷药包扎。头、面、颈部不宜施用砭镰法，阴证、虚证及有出血倾向者禁用。

4. 挑治疗法　是在人体的腧穴、敏感点或一定区域内，用三棱针挑破皮肤、皮下组织，挑断部分皮内纤维，通过刺激皮肤经络，使脏腑得到调理的一种治疗方法。有调理气血，疏通经络，解除瘀滞的作用。适用于内痔出血、肛裂、脱肛、肛门瘙痒、颈部多发性疖肿等。常用的方法有选点挑治、区域挑治和截根疗法 3 种。

选点挑治：在背部上起第 7 颈椎、下至第 5 腰椎、旁及两侧腋后线范围内，寻找疾病反应点。反应点多为棕色、灰白色、暗灰色等按之不褪色、小米粒大小的丘疹。此法适用于颈部多发性疖肿。

区域挑治：在腰椎两侧旁开 1～1.5 寸的纵线上任选一点挑治，尤其在第 2 腰椎到第 3 腰椎之间旁开 1～1.5 寸的纵线上，挑治效果更好。适用于内痔出血、肛裂、脱肛、肛门瘙痒等。

截根疗法：取大椎下四横指处，在此处上下左右 1cm 范围内寻找反应点或敏感点。治疗时，让患者反坐在靠椅上，两手扶于靠背架，暴露背部。体弱患者可采用俯卧位，防止虚脱。挑治前局部常规消毒，用小号三棱针刺入皮下至浅筋膜层，挑断黄白色纤维数根，挑毕，以消毒纱布敷盖。一次不愈，可于 2～3 周后再行挑治，部位可以另选。

注意无菌操作，挑治后一般 3～5 天内禁止洗澡，防止感染，挑治后当日应注意休息，不吃刺激食物。对孕妇，有严重心脏病，出血性疾病及身体过度虚弱者禁用本法。

5. 挂线法　用普通丝线或药制丝线或纸裹药线或橡皮筋线等来挂断瘘管或窦道的治疗方法。其机制是利用挂线的紧箍作用，促使气血阻绝，肌肉坏死，最终达到切开的目的。挂线又能起到引流作用，分泌物和坏死组织液随挂线引流排出，从而保证引流通畅，防止发生感染。适用于疮疡溃后，脓水不净，虽经内服、外敷等治疗无效而形成瘘管或窦道者；或疮口过深，或生于血络丛处，而不宜采用切开手术者。

【操作方法】先用球头银丝自甲孔探入管道，使银丝从乙孔穿出（如没有乙孔的，可在局麻下用硬性探针顶穿，引出银丝），然后用丝线做成双套结，将橡皮筋线一根结扎在自乙孔穿出的银丝球头部，再由乙孔退回管道，从甲孔抽出。这样，橡皮筋线与丝线贯穿瘘管管道两口。此时将扎在球头上的丝线与橡皮筋线剪开（丝线暂时保留在管道内，以备橡皮筋线在结扎断开时，用以另引橡皮筋线作更换之用），再在橡皮筋线下先垫两根丝线，然后收紧橡皮筋线，打一个单结，再将所垫的两根丝线，各自分别在橡皮筋线打结处予以结缚固定，最后抽出管道内保留的丝线。如采用普通丝线或纸裹药线挂线法，则在挂线以后，须每隔 2～3 天解开线结，收紧一次。橡皮筋线因有弹性，一般一次扎紧后即可自动收紧切开，所以目前多采用橡皮筋线挂线法。

如果瘘管管道较长，发现挂线松弛时，必须将线收紧；在探查管道时，要轻巧、细致，避免形成假道。

6. 结扎法　又名缠扎法，是将线缠扎于病变部位与正常皮肉分界处，通过结扎，促使病变部位经络阻塞、气血不通，结扎远端的病变组织失去营养而致逐渐坏死脱落，从而达到治疗目的的一种方法。对较大脉络断裂而引起活动性出血，亦可利用本法结扎血管，制止出血。适用于瘤、赘疣、痔、脱疽等病，以及脉络断裂引起的出血症。凡头大蒂小的赘疣、痔核等，可在根部以双套结扣住扎紧；凡头小蒂大的痔核，可以缝针贯穿它的根部，再用“8”字式结扎法，或“回”字式结扎法两线交叉扎紧；如截除脱疽坏死的趾、指，可在其上端预先用丝线缠绕 10 余圈，渐渐紧扎；如脉络断裂，可先找到断裂的络头，再用缝针引线贯穿出血底部，然后系紧打结。结扎所使用线的种类有普通丝线、药制丝线、纸裹药线等，目前多采用较粗的普通丝线或医用缝合线。

如内痔用缝针穿线，不可穿过患处的肌层，以免化脓；扎线应扎紧，否则不能达到完全脱落的目的；扎线未脱，应俟其自然脱落，不要硬拉，以防出血。

（三）其他疗法

外治法尚有引流法、垫棉法、药筒拔法、熏法、熨法、热烘疗法、溻渍法、冷冻疗法和激光疗法等。

1. 引流法　是在脓肿切开或自行溃破后，运用药线、导管或扩创等使脓液畅流，腐脱新生，防止毒邪扩散，促使溃疡早日愈合的一种治法，包括药线引流、导管引流和扩创引流等。

(1)药线引流：是指用药线进行引流。药线俗称纸捻或药捻，大多采用桑皮纸制成，也可应用丝棉纸或拷贝纸等制成。根据临床实际需要，将纸裁成宽窄长短适度，搓成大小长短不同线形药线备用。它是借着药物及物理作用，插入溃疡疮孔中，使脓水外流，同时利用药线之线形，能使坏死组织附着于药线而使之外出。此外，尚能探查脓肿的深浅，以及有否死骨的存在。探查有否死骨也是利用药线绞形之螺纹，如触及粗糙骨质者，则说明疮疡已损骨无疑。采用药线引流和探查，具有方便、痛苦少、患者能自行更换等优点。目前将捻制成的药线，经过高压蒸气灭菌后应用，使之无菌而更臻完善。适用于溃疡疮口过小、脓水不易排出者，或已成瘘管、窦道者。药线的类别有外粘药物及内裹药物两类，目前临床上大多应用外粘药物的药线。

外粘药物法又分有两种，一种是将搓成的纸线，临用时放在油中或水中润湿，蘸药插入疮口；另一种是预先用白及汁与药和匀，黏附在纸线上，候干存贮，随时取用。目前大多采用前法。外粘药物多用含有升丹成分的方剂或黑虎丹等，因有提脓祛腐的作用，故适用于溃疡疮口过深过小，脓水不易排出者。

内裹药物法是将药物预先放在纸内，裹好搓成线状备用。内裹药物多用白降丹、枯痔散等，因其具有腐蚀化管的作用，故适用于溃疡已成瘘管或窦道者。

药线插入疮口中，应留出一小部分在疮口之外，并应将留出的药线末端向疮口侧方或下方折放，再以膏药或油膏盖贴固定。如脓水已尽，流出淡黄色黏稠液体时，即使脓腔尚深，也不可再插药线，否则影响收口的时间。

(2)导管引流：是指用导管进行引流。古代导管用铜制成，长约 10cm，粗约 0.3cm，中空，一端平面光滑，一端呈斜尖式，在斜尖下方之两侧，各有一孔(以备脓腐阻塞导管腔头部后，仍能起引流的作用)，即为导管的形状，消毒备用。这种导管引流较之药线引流，更易使脓液流出，从而达到脓毒外泄的目的。适用于附骨疽及流痰、流注等脓腔较深、脓液不易畅流者。操作时将消毒的导管轻轻插入疮口，达到底部后，再稍退出一些即可。当管腔中已有脓液排出时，即用橡皮膏固定导管，外盖厚层纱布，放置数日(纱布可每日更换)，当脓液减少后，改用药线引流。导管的另一种用法：当脓腔位于肌肉深部，切开后脓液不易畅流，将导管插入，引流脓液外出，待脓稍少后，即拔去导管，再用药线引流。

导管引流目前在体表脓肿已很少采用，大多应用于腹腔手术后，且导管均改用塑胶管或橡皮管(导尿管)以替代铜制导管。导管应放在疮口较低的一端，以使脓液畅流。导管必须固定，以防滑脱或落入疮口内。管腔如被腐肉阻塞，可松动引流管或轻轻冲洗，以保持引流通畅。

(3)扩创引流：是应用手术的方法来进行引流。大多用于脓肿溃破后有袋脓现象，经其他引流、垫棉法等无效的情况。适用于痈、有头疽溃后有袋脓、瘰疬溃后形成空腔或脂瘤染毒化脓等。

在消毒局麻下，对脓腔范围较小者，只需用手术刀将疮口上下延伸即可；如脓腔范围较大者，则用剪刀作“十”字形扩创。瘰疬之溃疡，除扩创外，并须将空腔之皮修剪，剪后使疮面全部暴露；有头疽溃疡的袋脓，除作“十”字形扩创外，切忌将空腔之皮剪去，以免愈合后形成较大的瘢痕，影响活动功能；脂瘤染毒化脓的扩创，作“十”字形切开后，将疮面两侧皮肤稍作修剪，便于棉花嵌塞，并用刮匙将渣样物质及囊壁一并刮清。扩创后，须用消毒棉花按疮口大小，蘸八二丹或七三丹嵌塞疮口以祛腐，并加压固定，以防止出血，以后可按溃疡处理。

2. 垫棉法　是用棉花或纱布折叠成块状以衬垫疮部的一种辅助疗法。它是借着加压的力量，使溃疡的脓液不致下坠而潴留，或使过大的溃疡空腔皮肤与新肉得以粘合而达到愈合的目的。适用于溃疡脓出不畅有袋脓者，或疮孔窦道形成脓水不易排尽者，或溃疡脓腐已尽、新肉已生、但皮肉一时不能粘合者。

袋脓者，使用时将棉花或纱布垫衬在疮口下方空隙处，并用宽绷带加压固定；对窦道深而脓水不易排尽者，用棉垫压迫整个窦道空腔，并用绷带扎紧；溃疡空腔的皮肤与新肉一时不能粘合者，使用时可将棉垫按空腔的范围稍为放大，满垫在疮口之上，再用阔带绷紧。至于腋部、腘窝部的疮疡，最易形成袋脓或形成空腔，影响疮口愈合或虽愈合而易复溃，故应早日使用垫棉法。具体应用时，需根据不同部位，在垫棉后采用不同的绷带予以加压固定，如项部用四头带，腹壁多用多头带，会阴部用丁字带，腋部、腘窝部用三角巾包扎，小范围的用宽橡皮膏加压固定。

在急性炎症红肿热痛尚未消退时不可应用，否则有促使炎症扩散之弊。所用棉垫必须比脓腔或窦道稍大。用于粘合皮肉，一般 5～7 天更换 1 次；用于袋脓，可 2～3 天更换 1 次。

应用本法未能获得预期效果时，则宜采取扩创引流手术。应用本法期间，若出现发热、局部疼痛加重者，则应立即终止使用，采取相应的措施。

3. 药筒拔法　是采用一定的药物与竹筒若干个同煎，趁热迅速扣于疮上，借助药筒吸取脓液毒水的一种治法，具有宣通气血、拔毒泄热的作用，能达到脓毒自出、毒尽疮愈的目的。适用于有头疽坚硬散漫不收、脓毒不得外出，或脓疡已溃、疮口狭小、脓稠难出、有袋脓者,或毒蛇咬伤,肿势迅速蔓延,毒水不出者;或反复发作的流火等。

先用鲜菖蒲、羌活、紫苏、蕲艾、白芷、甘草各15g,连须葱60g,以清水10碗煎数十滚备用;次用鲜嫩竹数段,每段长约10cm,径口约4cm,一头留节,刮去青皮留白,厚约0.3cm,靠节钻一小孔,以杉木条塞紧,放前药水内煮数十滚(药筒浮起用物压住),如疮口小可用拔火罐筒。将药水锅放在病床前,取筒倒去药水,趁热急对疮口合上,按紧,自然吸住,待片刻药筒已凉(5～10分钟),拔去杉木塞,其筒自落。视其需要和病体强弱,每日可拔1～2筒或3～5筒。如其坚肿不消,或肿势继续扩散,脓毒依然不能外出者,翌日可以再次吸拔,如此连用数天。如应用于丹毒,患部消毒后,先用砭镰法放血,再用药筒拔吸,待拔吸处血液自然凝固后,用纱布包扎,常应用于复发性丹毒已形成橡皮腿者。目前因操作不便,多以拔火罐方法代替。

必须验其筒内拔出的脓血,若红黄稠厚者预后较好;纯是败浆稀水,气秽黑绿者预后较差。此外,操作时须避开大血管,以免出血不止。

4. 熏法　把药物燃烧后,取其烟气上熏,借着药力与热力的作用,使腠理疏通、气血流畅而达到治疗目的的一种治法。包括神灯照法、桑柴火烘法、烟熏法等。适用于肿疡、溃疡。神灯照法功能活血消肿、解毒止痛,适用于痈疽轻证,未成脓者自消,已成脓者自溃,不腐者即腐;桑柴火烘法功能助阳通络、消肿散坚、化腐生肌、止痛,适用于疮疡坚而不溃、溃而不腐、新肉不生、疼痛不止之症;烟熏法功能杀虫止痒,适用于干燥而无渗液的各种顽固性皮肤病。

随时听取患者对治疗部位热感程度的反映,不得引起皮肤灼伤。室内烟雾弥漫时,要适当流通空气。

5. 熨法　是把药物加酒、醋炒热,布包熨摩患处,使腠理疏通而达到治疗目的的一种方法。目前常因药物的炒煮不便,而较少应用,但临床上单纯热敷还在普遍使用。适用于风寒湿痰凝滞筋骨肌肉等证,以及乳痈的初起或回乳。

用熨风散药末,取赤皮葱连须240g,捣烂后与药末和匀,醋拌炒热,布包熨患处,稍冷即换,有温经祛寒、散风止痛之功,适用于附骨疽、流痰皮色不变、筋骨酸痛;青盐适量,炒热布包熨患处,每日1次,每次20分钟,治腰肌劳损;又如取皮硝80g,置布袋中,覆于乳房部,再把热水袋置于布袋上待其溶化吸收,有消肿回乳之功,适用于乳痈初起或哺乳期的回乳。

使用熨法,注意不要灼伤皮肤。阳证肿疡慎用。

6. 热烘疗法　是在病变部位涂药后,再加热烘,通过热力的作用,使局部气血流畅,腠理开疏,药物渗入,从而达到活血祛风以减轻或消除痒感、活血化瘀以消除皮肤肥厚的方法。适用于鹅掌风、慢性湿疮、牛皮癣等皮肤干燥、瘙痒之症。应依据病情不同,选择相应的药膏,如鹅掌风、牛皮癣用风油膏,慢性湿疮用青黛膏等。操作时先将药膏涂于患部,均匀极薄,然后用电吹风烘(或火烘)患部,每日1次,每次20分钟,烘后即可将所涂药膏擦去。

使用热烘疗法,注意不要灼伤皮肤。一切急性皮肤病禁用。

7. 溻渍法　溻是将饱含药液的纱布或棉絮湿敷患处,渍是将患处浸泡在药液中。溻渍法是通过湿敷、淋洗、浸泡对患处的物理作用,以及不同药物对患部的药效作用,而达到治疗目的的一种方法。适用于阳证疮疡初起和溃后、半阴半阳证及阴证疮疡。近年来,溻渍法除了治疗疾病外,在用途上有了新的发展,如药浴美容、浸足保健防病等。常用方法有溻法和浸渍法。

溻法:用6～8层纱布浸透药液,轻拧至不滴水,湿敷患处,有冷溻、热溻和罨敷之分。冷溻是待药液凉后湿敷患处,30分钟更换一次,适用于阳证疮疡初起,溃后脓水较多者;热溻是趁热湿敷患处,稍凉即换,适用于脓液较少的阳证溃疡、半阴半阳证和阴证疮疡;罨敷是在冷溻或热溻的同时,外用油纸或塑料薄膜包扎,可减缓药液挥发,延长药效。

浸渍法:包括淋洗、冲洗、浸泡等。淋洗多用于溃疡脓水较多,发生在躯干部者;冲洗适用于腔隙间感染,如窦道、瘘管等;浸泡适用于疮疡生于手、足部及会阴部患者,亦可用于皮肤病全身性沐浴。

用2%～10%黄柏溶液或二黄煎冷溻,有清热解毒的作用,适用于疮疡热毒炽盛,皮肤焮红或糜烂,或溃疡脓水较多,疮口难敛者;葱归溻肿汤热溻，有疏导腠理，调通血脉的作用，适用于痈疽初肿之时；苦参汤祛风除湿，杀虫止痒，可洗涤尖锐湿疣、白疕等；五倍子汤有消肿止痛，收敛止血的作用，煎汤坐浴，适用于内、外痔肿痛及脱肛等；鹅掌风浸泡方有疏通气血，杀虫止痒的作用，加醋同煎，待温，每日浸泡1～2小时，连续7天，适用于鹅掌风；香樟木有调和营卫，祛风止痒之功，煎汤沐浴，适用于瘾疹；桑皮柏叶汤沐头，能润泽头发，增添光泽，治发鬓枯黄；鲜芦荟汁、鲜柠檬汁敷面，可润肌白面，美容除皱；热水浸浴全身或浸足可发汗排毒，疏通经络，行气活血，保健防病。若配合按摩穴位，效果更佳。

用溻法时，药液应新鲜，溻敷范围应稍大于疮面。热溻、罨敷的温度宜在45～60℃。淋洗、冲洗时，用过的药液不可再用。局部浸泡一般每日1～2次，每次15～30分钟。全身药浴可每日1次，每次30～60分钟，冬季应保暖，夏季宜避风凉。

8. 冷冻疗法　是利用各种不同等级的低温作用于患病部位，使之冰寒凝集、气血阻滞，病变组织失去气血濡养而发生坏死脱落的一种治疗方法。适用于瘤、赘疣、痔核、痣、早期皮肤癌等。目前最常用的致冷剂为液氮。液氮致冷温度低，可达－196℃。应用时，根据病变组织的不同情况，可选择不同的操作方法。

棉签法：将液氮从杜瓦瓶中导出，盛于小保温杯中，用棉签蘸液氮直接涂点患部，使患部皮肤变白为止。此法仅适用于小的浅表病变。

喷射冷冻法：此法是借助液氮在治疗器中蒸发所产生的压力，迫使液氮从喷嘴直接喷射于患部进行冷冻。可用于浅表而面积稍大、表面不平的病变。

冷冻头接触法：亦称封式治疗。液氮经导管由内喷于冷冻头上，使之冷冻，然后将冷冻头放置于患部进行冷冻。此种方法，可持续较长时间，并可在治疗中施加压力，适用于部位较深的病变。

冷冻刀接触法：此法是将冷冻刀浸入盛有液氮的广口保温瓶中预冷，1～3分钟后取出，即可治疗。冷冻刀接触法使组织降温速度比封式治疗要快，且一般在室温7～8分钟后，其低温仍保持在－60℃左右。本法适合于多种病变的治疗。

冷冻疗法使用后，有疼痛、水肿、水疱、出血或瘾疹发生，应做好相应的预防和处理。亦有患者可能出现色素脱失或色素沉着，一般需经数月可自行消退。

9. 激光疗法　用各种不同的激光治疗不同疾病的方法称为激光疗法。目前已有多种激光应用于治疗，如二氧化碳激光、氩离子激光、氦氖激光、掺钕钇铝石榴石激光等。常用的有二氧化碳激光和氦氖激光，分弱激光治疗和中、强功率激光治疗。

二氧化碳激光辐射的波长为10 600nm，输出功率由数瓦到数十瓦。组织对二氧化碳激光的吸收无选择性，二氧化碳激光在组织中的传播距离很短，仅约0.2mm，其能量几乎全部为靶组织吸收，对靶区以外相邻组织损伤亦很少，常用于病变组织的烧灼，聚焦后用于切割。二氧化碳激光适用于瘤、赘疣、痔核、痣及部分皮肤良、恶性疾病等。

氦氖激光波长为632.8nm的红光，其输出功率很小，最大达50mW，故在医疗上只用于低功率照射。此种激光对组织有较强的穿透性，能引起深部组织的扩张，血流加快。它虽然没有直接杀死细菌的作用，但可加强机体细胞免疫功能，因而对人体组织有消炎、止痛、收敛、止痒、消肿的作用，并能促进肉芽组织生长，加速溃疡愈合。适用于疮疡初起及僵块、溃疡久不愈合、皮肤瘙痒症、蛇串疮后遗症、油风等。

弱激光治疗：二氧化碳激光原光束经散焦后照射到病灶部位，患者有热感，照射时间视激光功率而定，一般控制在十几分钟之间。氦氖激光穴位照射，一般每穴5分钟，病变局部照射一般每次10分钟。

中、强功率激光治疗：常规消毒，以2%利多卡因做浸润麻醉，麻药应尽量注入病变基底部，若直接注入病灶，使病灶内水分增加，影响烧灼及汽化效果。再根据病情采用清扫法、切割法或凝固照射法等。清扫法一般用于没有突出皮肤表面的病变，如痣等。从表层开始，逐层向深部扫描照射，将病变烧灼干净，见到健康组织为止；切割法用于突出皮肤表层的病变，如赘疣、痔核、瘤等，切割时，将镊子夹住并提起病变部位切割之，然后适当调低功率清除残余病变组织；凝固照射法以中功率激光照射病变组织，可使其变白、凝固、变性，从而破坏病变组织。创面浅而小的患者，治疗后没有明显渗出及红肿反应，可以不需处理，但要保持创面干净。创面较大，超过 $1cm^2$，或创面有渗液者，应使用无菌敷料包扎，并酌情用散焦二氧化碳激光或氦氖激光照射，可预防感染，加速创面愈合。

三、常用中草药

在中西医结合外科的治疗中，中草药的应用十分广泛。它可以作为某些疾病的主要疗法，如治疗急腹症、晚期恶性肿瘤、周围血管性疾病、骨伤科疾病等；也可以与其他治疗方法配合使用，如围手术期的术前准备与术后处理、化疗中对西药的减毒增效作用等。总之，中草药疗效可靠、安全无毒，其应用前景越来越广泛。

（一）应用原则

1. 辨病辨证，相互结合　西医辨病，中医辨证，在辨明病因与明确辨证的基础上施治，是应用中草药的基本原则。西医诊断方法对具体病变的认识比较准确，如胆结石的大小、胆管的宽度，对于能否排石可做出准确的预测；肿瘤的大小、与周围的关系、有无远处转移也可做出预后的评估，等等。同样，中医辨证，因人而异，因情而异，察色按脉，先别阴阳，辨证施治，这是中医的特色。如同样是腹腔严重感染的患者，对于体征是脘腹胀满，紧张拒按，大便燥结者，按阳明腑实证治之，通里攻下为治则，方用大承气汤加减；对于高热大汗，口渴欲饮，脉洪大的阳明经证，清热凉血为治则，方用白虎汤加减。从中可以看出中医辨证的整体观。辨病辨证相结合方能更合理地应用中药。

2. 抓住主证，照顾兼证　在临床证候表现比较错综复杂的情况下，要运用八纲辨证、脏腑辨证，分清主证和兼证，施治用药过程中，抓住主证，照顾兼证。例如肠梗阻的患者，既有脘腹胀满，大便燥结的阳明腑实证，又有阴虚血瘀证，临床遣药要以通里攻下针对腑实证为主，兼用养阴活血的方药，方能药到病除。

3. 急则治标，缓则治本　一般说来，病因为本，病状为标，治疗病因与解除病状有着一致的关系，即病因消除，病状缓解。但在一些特殊情况下，由于病情危急多变，不得不先对症治疗，待症状缓解后，方能进行病因治疗。如各种原因引起的肠梗阻，都要首先通里攻下，待“痛”、“吐”、“胀”、“闭”症状缓解后，再考虑病因治疗。

4. 扶正祛邪，相互结合　正与邪是两个对立的矛盾，临床用药时，祛邪要防止伤正，而在扶正用药中，又要避免留邪。对于正盛邪实的急病，用药以祛邪为主；对于正衰邪盛的久病，则应以扶正为主；对于虚实相兼的患者可攻补兼施。

5. 病轻药轻，病重药重　根据疾病不同的程度、患者体质的差异，在药味的选择及用药的剂量上要有所区别。病轻者药轻，病重者药重，方能达到祛邪不伤正的目的。

（二）常用药物

1. 降逆通下药物　此类中草药主要用于调理胃肠道功能，主要有以下几类。

（1）行气消胀药物：行气消胀药物用于气滞引起的腹痛、腹胀、大便不畅等证候。临床用药时要根据证候、病性及病变部位来选用。常用行气消胀药物见表 2-3。常用的行气消胀方剂有金铃子散、瓜蒌薤白汤、良附丸、芍药甘草汤、小柴胡汤、大柴胡汤、四逆散、逍遥散、痛泻要方等。

表 2-3　常用行气消胀的药物

药名	性味	归经	功效	剂量(g)
柴胡	苦、平、微寒、无毒	肝、胆、心包、三焦	疏肝开郁，和解退热	5～10
香附	辛、微苦、平	肝、三焦	疏肝止痛，解郁调经	4～10
川楝子	苦、寒	肝、心包、小肠、膀胱	理气止痛	10～15
青皮	苦、辛、温	肝、胆	疏肝理气，散结止痛，消积化滞	3～10
白芍	苦、酸、微寒	肝	缓肝敛阳，解痉止痛	3～30
延胡索	辛、苦、温	脾、肝	行气止痛，通经活血	10～15
木香	辛、苦、温	脾、大肠	疏肝解郁，行气止痛	1～10，最大 30

续表

药名	性味	归经	功效	剂量(g)
乌药	辛、温	脾、肺、肾、膀胱	行气止痛，散寒	3～10
厚朴	苦、辛、温	脾、胃、肺、大肠	行气消胀，燥湿散满	3～6
枳实	苦、微寒	脾、胃	破气消积，化痰除痞，枳壳理气宽胸	5～10
莱菔子	辛、甘、平	脾、胃、肺	消食下气，化痰除胀	10～15
大腹皮	辛、微温	脾、胃	理气宽中，行水消胀	3～10
砂仁	辛、温	脾、胃、肝	行气调中，和胃醒脾	2～5
白豆蔻	辛、温	脾、胃、肺	行气开胃，化湿宽中	3～6
沉香	辛、温	脾、胃、肾	降气定喘，调中温胃	1～3
薤白	辛、苦、温	肺、大肠、胃	温中通阳，散结止痛	3～10

气滞病热证者，要选用偏寒性的行气消胀药物，如川楝子、枳实、柴胡等；气滞病寒证者，要选用偏温性的行气消胀药物，如木香、乌药、沉香、厚朴等。

根据病变部位，气滞所致胸背彻痛者，用瓜蒌、薤白、枳实；胁肋胀痛者，用川楝子、枳壳、青皮、延胡索；胃脘胀痛者，用香附、木香；小腹脐下胀痛者，用沉香、乌药、川楝子。

(2)降逆止吐药物：降逆止呕是针对恶心、呕吐、呃逆的证候所采用的治疗方法。降逆止呕药又分为两大类：①用于实热证，治疗因胃热、痰浊引起的恶心、呕吐；②用于虚寒证，治疗因胃气虚弱或脾胃虚寒引起的恶心、呕吐。在临床上还可见到虚实相兼、寒热错杂的情况，需要认真辨证用药。常用降逆止呕药物见表2-4。常用的降逆止呕方剂有旋覆代赭汤、丁香柿蒂汤、橘皮竹茹汤、小半夏汤、半夏厚朴汤等。

表 2-4　常用降逆止呕的药物

药名	性味	归经	功效	剂量(g)
半夏	辛、温、有毒	脾、胃	降逆止呕，燥湿化痰	3～10
旋覆花	苦、咸、微温	脾、肺、胃、大肠	降逆下气，消痰饮	3～10
生姜	辛、温	心、肺、脾	温肺散寒，开胃止呕	3～6
吴茱萸	辛、苦、热	肝、脾、胃、肾	温中止痛，降逆止呕	3～10
代赭石	苦、寒	肝、心包	镇肝降逆，止血	10～30
竹茹	甘、微寒	胃、肺	清热止呕，凉血化痰	2～3

(3)消积导滞药物：消积导滞法主要用于脾胃功能不和或有食滞化热等情况，是腹部外科不可缺少的一种治疗方法。常用消积导滞药物见表2-5。常用的健脾和胃方剂有保和丸、枳术丸、木香槟榔丸、人参健脾丸等。

表 2-5　常用消积导滞的药物

药名	性味	归经	功效	剂量(g)
山楂	酸、甘、温	脾、胃、肝	消食化滞	6～15，大剂量 30
麦芽	甘、咸	脾、胃	和中健胃	10～12，大剂量 60
谷芽	甘、温	脾、胃	健脾消食	10～30
神曲	甘、辛、温	脾、胃	健脾和胃，消食化积	10～15
鸡内金	甘、平	脾、胃、小肠、膀胱	健脾消食，破瘀化石	3～12，大剂量 20

(4)通里攻下药物:是作用于肠道引起腹泻或润滑肠道促使排便的药物。通里攻下之剂主要应用于里实证。临床应用中,可将此类药物分为:

寒下药:使用性味苦寒的泻下药治疗热性病,常用于腹腔内炎性急腹症,如肠梗阻、有里热表现的消化道出血等。

温下药:使用温性的泻下药治疗寒实证,在腹部外科中,常用于年老体弱的慢性病患者,如有内寒见证的老年性粪便性肠梗阻、胆道系统功能紊乱性疾病。

峻下药:使用峻猛逐水药物,可引起强烈腹泻,使内聚肠腔水分由大便排出。常用于肠梗阻、术前肠道准备、大量腹水等情况。

润下药:具有润滑肠道促使排便功效的药物,其泻下作用较缓和,多用于年老体弱、产后血枯、病后伤津的患者。

常用通里攻下的药物见表2-6。常用通里攻下的方剂有大承气汤、甘遂通结汤、大黄附子汤、麻子仁丸等。

表2-6 常用通里攻下的药物

药名	性味	归经	功效	剂量(g)
大黄	苦、寒	脾、胃、大肠、心包、肝	攻积导滞,泻火凉血,活血祛瘀,利胆退黄	3～12,最大30～60
芒硝	苦、咸、大寒	胃、大肠	润燥软坚,泻热通便	3～10(冲服)
番泻叶	甘、苦、大寒	大肠	泻热导滞	3～6(代茶饮)
芦荟	苦、寒	肝、胃、大肠	清热,泻下,凉肝杀虫	1.5～3(不入煎剂)
巴豆	辛、热	胃、大肠、肺	温下逐水	巴豆0.15～0.43,或生巴豆1粒(不入煎剂)
甘遂	苦、寒	肺、肾、大肠	攻水逐饮,消肿散结	1～3水煎服,0.5～1冲服
火麻仁	甘、平	脾、胃、大肠	润燥,滑肠,滋养补虚	10～30
郁李仁	甘、苦、平	大肠、小肠	润肠通便,利尿,消肿	6～15

2. 清热解毒药物　热邪毒蕴是炎性肿块或肿瘤的成因之一,所以不管是炎症还是肿瘤,清热解毒是治疗中的大法。在外科领域中,腹腔炎性病变最为常见,一是腹腔脏器炎性疾病,如急性阑尾炎、胆道感染、急性胰腺炎等;二是腹腔非炎性疾病,但在中医辨证上有"热证"表现者,如术后低钾红舌、晚期肿瘤的阴虚内热、慢性消化道功能紊乱等。清热解毒药物一般都具有广谱抗生素的作用,性味寒凉,能抑制病毒,提高机体非特异性免疫功能,对肿瘤细胞有一定的抑制作用。常用清热解毒药物见表2-7。

表2-7 常用清热解毒的药物

药名	性味	归经	功效	剂量(g)
金银花	甘、寒	肺、胃、心、脾	清热解毒	10～60,最大100～120
连翘	苦、微寒	心、肺、三焦	清热解毒,消痈散结	10～30
蒲公英	苦、甘、寒	肝、胃	清热解毒,消痈散结	10～60
紫花地丁	苦、辛、寒	心、肝	清热解毒,凉血消肿	10～60
红藤	苦、甘	胃、大肠	清热解毒,活血散瘀	15～30,大量60
败酱草	辛、苦、微寒	胃、大肠、肝	清热解毒,消痈排脓,活血止痛	10～30
白花舌蛇草	苦、甘、寒	胃、大肠、小肠	清热解毒,活血消肿	15～60
蚤休	苦、微寒、有小毒	肝	清热解毒,消肿止痛	3～10

续表

药名	性味	归经	功效	剂量(g)
虎杖	苦、寒	肝、肺、胆	清热解毒，利湿退黄，活血行瘀	15～30
石膏	辛、甘、大寒	肝、胃	清热泻火，除烦止渴	25～30
知母	苦、甘、寒	肺、胃、肾	清热泻火，滋阴润燥	6～12
栀子	苦、寒	心、肺、肝、胃、三焦	清热利湿，凉血解毒	3～10
芦根	甘、寒	肺、胃	清肺胃热，生津止渴	15～30
犀角	苦、咸、寒	心、肝、胃	凉血止血，清心解毒	0.6～6
生地黄	甘、苦、寒	心、肝、肾	清热凉血，养阴生津	10～30
元参	苦、咸、寒	肺、胃、肾	清热养阴，解毒散结	10～30
牡丹皮	苦、辛、微寒	心、肝、肾	清热凉血，活血散瘀	3～30
大青叶(板蓝根)	苦、大寒	心、肺、胃	清热解毒，凉血消肿，板蓝根利咽	10～15，大剂量 30
茅根	甘、寒	肺、胃、膀胱	清热利尿，凉血止血	15～30，鲜用 30～60
地骨皮	甘、淡、寒	肺、肾	凉血退热，清泄肺热	10～15
银柴胡	甘、微寒	肝、胃	退虚热，清疳热	3～10
青蒿	苦、寒	肝、胆	退虚热，凉血截疟	10～15
白薇	苦、咸、寒	胃、肝	清热凉血，利尿通淋	3～10

临床实践中，应根据腹腔感染者的具体证候应用不同的治法。口干咽痛、高热烦躁、尿赤便结、舌红苔腻、脉弦滑数者，属里热实证，用清热解毒法治疗。大热烦渴、大汗淋漓、舌红少津、脉洪数者，属热在气分，用清热泻火法治疗。午后发热、头重如裹、胸闷心烦、口渴不欲饮、尿赤便结、舌红苔腻、脉弦滑者，属湿热证，用清热利湿法治疗。鼻衄吐血、尿赤便血者，属热在营分、血热妄行，用清热凉血法治疗。五心烦热、自汗、午后潮热、舌红少津、脉沉细数者，属阴虚内热证，用养阴清热法治疗。

3. 活血化瘀药物　活血化瘀法是中医治疗血瘀证的大法，临床应用极为广泛，医疗实践中总结了许多“瘀方”。在清代王清任的《医林改错》中就记载了 50 多种血瘀证、22 条活血化瘀方剂，并指出“肚腹结块者，必有形之血”。《瘀证论》中也提出“瘀血在经络脏腑之间，结为癥瘕”。上述理论说明肿瘤的成因与血瘀相关，肿瘤的治疗也应遵循活血化瘀原则。急腹症是以急性腹痛为特点的腹部病变，中医认为“不通则痛”，“痛”是血瘀的见证。治疗疼痛首先要解决血瘀的问题，所以活血化瘀也是治疗急腹症的大法。活血化瘀药分为以下 3 类。

和血类药物：指有养血、活血作用者，如当归、丹皮、丹参、芍药、鸡血藤等 5 种。

活血类药物：指有活血、行血、通瘀作用者，如川芎、蒲黄、红花、刘寄奴、五灵脂、郁金、三七、穿山甲、姜黄、益母草、泽兰、莪术、牛膝、一枝蒿、延胡索、鬼箭羽、茜草、紫薇、酒等 19 种。

破血类药物：指破血消瘀作用峻猛者，如大黄、水蛭、虻虫、蛴螬、自然铜、三棱、莪术、乳香、没药、血竭、桃仁等 11 种。

腹腔感染、肠腔机械性梗阻等疾病都伴有局部血运障碍或典型的全身血瘀证候；吐血及便血由于血不循经也可导致瘀血见证；消化系统功能障碍，如胆道功能紊乱也多表现为局部血运障碍。从中医四诊来看，凡具有下列症状与体征者，都应考虑血瘀证的存在：腹痛固定拒按，局部刺痛或钝痛，腹部按之有肿块，唇舌紫斑或发暗，脉涩或结代。结合腹部外科的特点瘀血证可分为以下两种：

实热瘀血：多由脘腹急性炎症所引起，证见口渴、尿赤、便结、舌红、苔黄、脉数等。治疗中除活血化瘀外，还应合用清热解毒或清热凉血药物，如有热结腑实证候，也需加用通里攻下药物。

虚寒瘀血：慢性炎症、梗阻、腹腔恶性肿瘤常表现为虚寒瘀血，除有瘀血见证外，还有面青、肢冷、畏寒、腹痛喜按、舌有瘀斑、苔白、脉沉迟。治疗用活血化瘀加温经散寒药物。

急腹症常用活血化瘀药物见表 2-8。急腹症常用活血化瘀方剂有桃红承气汤、失笑散、膈下逐瘀汤、血府逐瘀汤、少腹逐瘀汤、通幽汤、复元活血汤、大黄蟅虫丸等。

表 2-8　常用活血化瘀的药物

药名	性味	归经	功效	剂量(g)
桃仁	苦、甘、平	心、肝、大肠	活血化瘀，润肠通便	3～10
红花	辛、温	心、肝	活血通经，祛瘀止痛	3～10
川芎	辛、温	肝、胆、心包	活血行气，祛风止痛	3～10
牛膝	苦、酸、平	肝、肾	生用散瘀消肿，熟用补肝肾，强筋骨	3～10
蒲黄	甘、平	肝、心包	生用消瘀止痛，炒用止血	3～10
五灵脂	甘、温	肝、脾	生用散瘀止痛，炒炭止血	3～10
乳香	辛、苦、温	心、肝、脾	活血止痛，外用消肿生肌	3～10
没药	苦、平	肝	活血止痛，生肌	3～10
丹参	苦、微寒	心、心包	凉血祛瘀，养血安神	6～15
赤芍	苦、微寒	肝	活血，凉血，祛瘀止痛	3～15，最大 30
郁金	辛、苦、凉	心、肺、肝	行气解郁，祛瘀止痛，利胆退黄	3～5，最大 30～60
泽兰	苦、辛、微温	脾、肝	活血祛瘀，通经	3～10
穿山甲	咸，微寒	肝、胃	活血通经，消肿排脓	3～10
皂角刺	辛、温	肝、胃	消肿排脓	3～10
三棱	苦、平	肝、脾	破血祛瘀，消积止痛	3～10
莪术	辛、苦、温	肝、脾	破血散瘀，消积止痛	3～10
水蛭	咸、苦、平、有毒	肝、膀胱	破血祛瘀，通经消癥	3～6
虻虫	苦、微寒、有毒	肝	破血祛瘀，散结消癥	0.6～1.5
土鳖虫	咸、寒、有毒	心、肝、脾	逐瘀破积，通络	3～10

4. 扶正培本药物　中医认为，脏腑协调、气血畅通、精神安和、形体固强为正常生理状态；相反，脏腑失调、气滞血瘀、痰凝毒聚、精神不安、形体虚弱为异常病理状态。扶持机体的抗病能力，调节机体正常的内环境是保持机体强壮的根源。扶正培本药物具有较强的补脾益肾作用。该类药物实验证明有提高机体免疫能力、增强网状内皮细胞吞噬能力、提高癌症患者体内 cAMP 水平、调节 cAMP 和 cGMP 的比值等多方面的作用。

临床中根据气虚、血虚、阴虚、阳虚等不同证候分门别类进行治疗，常用的“补法”有如下几种：

滋阴生津法：要注意调配，不可过量进补，以免滋阴伤胃。常用药有生地、麦冬、沙参、枸杞子、龟板、鳖甲、石斛等。

温肾壮阳法：要防止补肾助热，加重病情。常用药有肉桂、补骨脂、菟丝子、仙茅、仙灵脾、肉苁蓉等。

益气健脾法：要防止益气化火、助纣为虐。常用药有党参、黄芪、黄精、茯苓、甘草等。

补血增液法：要防止援补留邪，耗伤正气。常用药有当归、芍药、熟地、首乌、鸡血藤、女贞子、旱莲草等。

常用的扶正固本药物见表2-9。常用的扶正培本方剂有四君子汤、参苓白术散、八珍汤、补中益气汤、生脉散、四物汤、六味地黄丸、一贯煎、金匮肾气丸、扶正冲剂、参芪注射液等。

表 2-9 常用扶正固本的药物

药名	性味	归经	功效	剂量(g)
人参	甘、微苦、微温	脾、肺、心	大补元气,补脾生津	3～10,大剂量用至30
党参	甘、平	脾、肺	补中益气	10～15,大剂量30～60
山药	甘、平	肺、脾	补脾胃,益肺肾	10～30
白术	苦、甘、温	脾、胃	补脾益气,燥湿利水,安胎	3～12
黄精	甘、平	脾、胃、肺	补脾润肺	10～18
甘草	甘、平	入十二经	补脾益气,清热解毒,缓急止痛,调和诸药	3～12
肉苁蓉	甘、咸、温	肾、大肠	补肾益精,润肠通便	10～18
补骨脂	辛、苦、大温	肾、脾	补肾助阳,止泻	3～10
益智仁	辛、温	脾、心、肾	补脾暖肾,缩尿	3～10
熟地黄	甘、微温	心、肝、肾	补血滋阴	10～30,大剂量60
何首乌	苦、甘、涩、温	肝、心、肾	补肝肾,益精血	10～15
当归	甘、辛、温	肝、心、脾	补血活血,润肠通便	3～15
枸杞子	甘、平	肝、肾	补肝肾,生津血	10～18
沙参	甘、苦、微寒	肺、胃	养胃生津	6～15,大剂量30
麦门冬	甘、微寒、微苦	心、肺、胃	养阴清热	10～18,大剂量30
石斛	甘、微寒、	肺、胃、肾	滋阴清热,养胃生津	10～18
龟板	甘、微咸、平而偏凉	肾、心、肝	滋阴潜阳,退虚热	10～30(打碎先煎)
鳖甲	咸、寒	肝、脾	益阴除热,破血软坚	10～30(打碎先煎)

5. 抗恶性肿瘤药物　中西医结合防治肿瘤有其独特的优势。首先重视人与肿瘤的整体观念,它是全身疾病的局部反应,治疗时从整体观念出发,扶持人体正气而达到"养正邪自消"的目的。通过调整机体内在抗病能力而保持脏腑协调,气血通畅,精神安和;其次临证时采用辨证施治,根据患者具体情况,不同病期的临床见证,按八纲辨证施用方药,这种理法方药更符合患者的需要;还有中医中药重视对抗癌药物毒性反应的防治,很多中药与化疗药物配合应用,可达到增效减毒的目的。扶正固本治则之所以在国内外受到高度重视,就是由于它能增强化疗药物的作用,同时还具有减少化疗药物毒副作用的功效。

运用中医中药治疗肿瘤,可以与手术、放射、化疗药物配合应用,这种协同用药可明显提高疗效,如围手术期的中医药术前准备和术后处理,放、化疗时运用扶正固本方药,目前已取得了丰富的经验。临床工作中应用中草药治疗肿瘤一定要以中医理论为指导,总的原则是"坚者削之,结者散之,留者攻之,损者益之",其常用中草药见表2-10。

活血化瘀药物经药理实验证实,大都具有一定程度的抑癌、缩瘤作用,并能扩张血管,改善血循环,增强机体抗癌能力,临床中可以选用。常用的抗肿瘤活血化瘀药物见表2-11。常用的抗肿瘤活血化瘀方剂有止血化瘀方、十灰散、化斑丹,破瘀散结方有仙方活命饮、犀黄丸,祛瘀生新方有圣愈汤,祛瘀止痛方有定痛活血汤,活血祛风方有活络丹,活血散瘀方有大黄䗪虫丸、通窍活血汤,活血消积方有化癌四生丹、鳖甲煎丸、化积丸等。

表 2-10　恶性肿瘤常用中草药

功效	常用中草药
扶正补益	人参、黄芪、当归、白术、茯苓、天冬、薏苡仁、淫羊藿、桑寄生、刺五加、灵芝、猴头菇
活血破瘀	莪术、三棱、丹参、斑蝥、穿山甲、水蛭、䗪虫、麝香、土鳖虫、大黄、紫草
清热解毒	半枝莲、白花蛇舌草、山豆根、龙葵、山慈菇、七叶一枝花、土茯苓、虎杖、黄连、芦荟、苦参、地龙、夏枯草、龙胆草、喜树皮、穿心莲、天花粉
化痰软坚	半夏、天南星、瓜蒌、猪苓、汉防己、蝮蛇、蜈蚣、僵蚕、全蝎、蛇皮、瓜蒂、大蒜

表 2-11　抗肿瘤常用活血化瘀药物

药名	性味	归经	功效	实验研究
川芎	辛、温	肝、胆、心包	活血化瘀，行气止痛	阿魏酸钠有抗癌作用，可调节机制
当归	辛、温	肝、心、脾	补血和血，调经止痛	有抑制肝癌细胞作用，可激活 RES 作用
丹参	苦、微温	心、心包、肝	活血祛瘀，安神止痛	抑制 V14 肿瘤细胞，可增强化疗
莪术	辛、苦、温	肝、脾	破血祛瘀，行气止痛	莪术油对艾氏腹水癌、白血病有抑制作用
三七	甘、微苦、温	心、肝、脾	止血散瘀，消肿止痛	对肺癌、胃癌细胞有杀伤作用
斑蝥	辛、苦、有毒	肝、胃	破血散结，攻毒消肿	斑蝥素对肝癌细胞有抑制作用
桃仁	苦、甘、平	心、肝、肺、大肠	破血行瘀，润燥滑肠	苦杏仁苷对癌细胞有抑制作用
茜草	苦、寒	心、肝	凉血止血，活血化瘀	对 S180 白血病 P388 有抑制作用
䗪虫	咸、寒	肝	破血逐瘀，续筋接骨	可抑制白血病细胞
赤芍	酸、苦、凉	肝	行瘀止血，止痛	赤芍的正丁醇对 S180 有抑制作用
大黄	苦、寒	脾、胃、大肠、肝	泻热破积，行瘀活血	大黄粉、大黄素对 S180 艾氏腹水癌、乳癌有抑制作用

肿瘤患者常有发热、口渴、便秘、尿赤、苔黄、脉数等证候，常需清热解毒药物与其他活血化瘀、软坚散结药物配合使用。晚期肿瘤合并细菌感染者使用清热解毒剂更为广泛。

常用的抗肿瘤清热解毒药见表 2-12。抗肿瘤的清热解毒方剂有：胃肠癌发热用一贯煎加减，肺癌发热用百合固金汤加减，肝癌发热用大黄䗪虫丸加减，乳癌发热用乳癌内消饮加减，膀胱癌发热用龙蛇羊泉汤加减，白血病发热用犀角地黄汤加减，淋巴肉瘤发热用内消肿瘤丸加减，甲状腺癌用四海舒郁汤加减，咽喉鼻咽癌用清咽双合饮或通窍活血汤加减。

表 2-12　抗肿瘤常用清热解毒药物

药名	性味	归经	功效	实验研究
白英	苦、寒	肺、胃、肝	清热解毒，祛风利湿	对艾氏腹水瘤及 S180 均有抑制作用
半枝莲	辛、平	肺、肝、大肠	清热解毒，化瘀消肿	对 S180、EAC、脑癌有抑制作用
野百合	苦、平、有毒	肺、心	清热解毒，软坚消肿	对 S180、S37、EAC 均有抑制作用
喜树	苦、寒、有毒	肝、胃、膀胱	清热解毒，散结消肿	喜树碱对 L1210、Walker 癌肉瘤有抑制作用
龙葵	苦、寒	胃、肝、膀胱	清热解毒，活血消肿	对肝癌腹水型癌细胞有抑制作用
山豆根	苦、寒	肺、胃	清热解毒，消肿止痛	苦参碱对艾氏腹水癌、S180 有抑制作用
鸦胆子	苦、寒、小毒	大肠、肝	清热解毒，杀虫燥湿	对 S180、Walker258 有抑制作用
石上柏	甘、平	肺、胃、大肠	清热解毒，抗癌止血	对 S180、V14 有抑制作用

续表

药名	性味	归经	功效	实验研究
三尖杉	苦、涩、微寒		清热解毒，抗癌消积	对脑瘤、ZZ、Walker256、S180、EAC有抑制作用
穿心莲	苦、寒	心、肺、小肠	清热解毒，凉血消肿	可溶解肿瘤细胞的胞核、胞浆
长春花	苦、凉、有毒	肝、胆、小肠	清热解毒，抗癌凉血	对白血病、EAC乳癌有抑制作用
肿节风	苦、辛、微寒	肺、胃、肝、大肠	清热解毒，活血化瘀	挥发油对白血病615(L615)有效
七叶一枝花	苦、辛、寒	肝	清热解毒，消肿止痛	对S180有效
白花蛇舌草	甘、凉	胃、大、小肠	清热解毒，活血消肿	对白血病、艾氏腹水癌、专用肉瘤有效
紫草	苦、寒	心、肝	清热透疹，凉血活血	紫草Ⅱ抑制 He1992期
青黛	咸、寒	肝、肺、胃	清热解毒，凉血散肿	靛玉红抑制 Walker256
金银花	甘、寒	肺、心、胃	清热解毒	抑制S180

第五节　针刺疗法

经络学说是中医的基础理论，经络与阴阳、五行、脏象、营卫、气血等共同组成了完整的中医理论体系。针刺疗法就是在经络学说的指导下进行临床实践的。针灸疗法历史悠久，历经数千年的长期实践和不断创新，积累了丰富宝贵的经验。针灸疗法方法简便，收效神速，费用经济，副作用少，易于推广。自建国以来，广大医务工作者在针灸学原有的基础上又有了发展。特别是在针刺治病、针刺镇痛、经络实质的研究等方面都有所发现，有所创新。与此同时，耳针、水针、电针、光针等新方法也相继应用于临床。在腹部外科疾病的治疗中，针灸与中西药物联合应用，取得了较为满意的疗效。因此，了解有关针刺的基本理论，掌握常见的针刺穴位及手法，对于外科医生来说，是十分必要的。

一、概述

（一）经络的概念

经络是人体内经脉与络脉的总称。“经”有路径的意思，指的是经络系统的主干，多循行于机体的深部。“络”有网络的意思，是经的分支，犹如网络一样联络全身，其分布较浅。

经络将人体的内脏器官、孔窍、骨骼、筋肉和皮毛等紧密地联系起来，构成一个完整的统一体。

（二）经络系统

经络的组成包括：十二经脉（十二正经）、奇经八脉、十二经别、十五别络、十二经筋和皮部。

十二经脉：行于肌肉间及深层，深而不见，是气血运行的于路。

奇经八脉：别道奇行，调节蓄溢十二经气血之运行加强组合之。

十二经别：乃正脉别行部分而又辅助之，以补充正经气血运行之不足。

十五别络：十二经脉和任督二脉各别出一络，加脾之大络而成，沟通六组表里关系的阴阳经，加强十二经脉在四肢之循环传递。

络脉：经脉细小分支（360节各一）联系经脉腧穴，贯穿上下，通达表里，维系经脉循行。

孙络：经脉之分支，满布周身联系经脉腧穴，贯穿上下，通达表里，维系经脉循行。

血络：在皮肤上暴露的细小血管联系经脉腧穴，贯穿上下，通达表里，维系经脉循行。

十二皮部：十二经脉机能反映于体表的部分，分布规律，以经脉为纪。

二、穴位的选择

外科常用穴位见表2-13。腹部外科疾病常见症状及取穴见表2-14。

表 2-13　外科常用穴位

穴位	位置	所属经络	主治	针法
中脘	前正中线脐上 4 寸	任脉	溃疡病，胃炎，肠梗阻，胃痛，呕吐，腹胀，腹泻，便秘，消化不良	直刺 1～2 寸
下脘	前正中线脐上 2 寸	任脉	胃痛，腹痛，呕吐，腹胀，溃疡病	直刺 1～2
梁门	脐上 4 寸，中脘穴旁开 2 寸	足阳明胃经	胃痛，溃疡病，胃炎，胃肠神经官能症	直刺 1～2 寸
期门	仰卧位，在乳中线上，乳头下 2 肋，于第 6 肋间隙	足厥阴肝经	胆囊炎，胃肠神经官能症，肝肿大	斜刺 0.5 寸
章门	腋中线，当第 11 浮肋前端	足厥阴肝经	胸胁痛，呕吐，腹胀，肝脾肿大	直刺或斜刺 0.8～1 寸
神阙	脐窝正中	任脉	肠粘连，休克，急慢性肠炎	隔盐、隔姜灸 7～14 壮
天枢	脐旁开 2 寸	足阳明胃经	腹膜炎，胃炎，肠炎，肠道蛔虫病，便秘	直刺 1.5～2.5 寸
大横	脐旁开 3.5 寸	足太阴脾经	腹胀，腹泻，便秘，肠麻痹，肠寄生虫病	直刺 1～1.5 寸，治蛔虫时向脐中方向横刺 2～2.5 寸
气海	前正中线脐下 5 寸	任脉	腹痛，腹胀，肠麻痹，尿频，尿潴留	斜刺向下 2～3 寸
关元	前正中线脐下 3 寸	任脉	腹痛，腹泻，尿路感染，肠道蛔虫病	向下斜刺 1.5～2 寸
水道	脐下 3 寸，关元旁开 2 寸	足阳明胃经	膀胱炎，尿潴留，肾炎	直刺 1～1.5 寸
足三里	外膝眼下 3 寸，胫骨外侧缘约一横指处	足阳明胃经	急性胰腺炎，小便不利，急慢性胃炎，急慢性肠炎，肠梗阻	偏向胫骨直刺 1～2 寸
合谷	拇、食指伸张，1～2 掌骨之中点	手阳明大肠经	各种疼痛	直刺 0.5～1 寸
曲池	屈肘成直角，肘窝桡侧横纹头至肱骨外上髁之中点	手阳明大肠经	高热，贫血，过敏性疾患	直刺 1～2 寸
手三里	曲池穴下 2 寸	手阳明大肠经	溃疡病，胃痛，腹痛，腹泻	直刺 1～2 寸
阳陵泉	屈膝，腓骨小头前下方凹陷处	足少阳胆经	婵寒类，胆道蛔虫症，胆石症，习惯性便秘	直刺，向胫骨后缘斜下深 1～3 寸
内关	仰掌，腕横纹正中直上 2 寸，两筋之间	手厥阴心包经	呕吐，胃痛，腹痛，膈肌痉挛，各种手术痛	斜直刺 1～2 寸，可透外关
上巨虚	足三里穴下 3 寸	足阳明胃经	腹泻，阑尾炎，肠炎，胃炎，胰腺炎	偏胫骨方向直刺 1～2 寸
至阳	胸椎 7～8 棘突之间	督脉	胆囊炎，胆道蛔虫症，胃痛	斜刺 0.7～1 寸
膈俞	胸椎 7 棘突旁开 1.5 寸	足太阳膀胱经	膈肌痉挛，神经性呕吐	微斜刺向椎体 0.5～1 寸
肝俞	胸椎 9 棘突旁开 1,5 寸	足太阳膀胱经	胆囊炎，胃病	微斜刺向脊柱 0.5～1 寸
胆俞	胸椎 10 棘突旁开 1.5 寸	足太阳膀胱经	胆囊炎，胆道蛔虫病，腹胀	微斜刺向脊柱 0.5～1 寸
脾俞	胸椎 11 棘突旁开 1.5 寸	足太阳膀胱经	神经性呕吐，肝脾肿大，胃下垂，肢体乏力	微斜刺椎体 1～1.5 寸

续表

穴位	位置	所属经络	主治	针法
胃俞	胸椎12棘突旁开1.5寸	足太阳膀胱经	胃炎，胃扩张，胃下垂，溃疡病，胰腺炎，肠炎，食欲不佳	微斜刺椎体1～1.5寸
大肠俞	腰椎4棘突旁开1.5寸	足太阳膀胱经	肠炎，痢疾，便秘，腹胀	直刺1～1.5寸

注："寸"指针灸学的同身寸。

表 2-14　腹部外科疾病常见症状及取穴

症状	穴位
呕吐	足三里、内关、中脘、胃俞
呃逆	足三里、内关、天突、巨阙、膈俞
吐血	
胃火	合谷、内庭、大陵、不容
脾虚	足三里、隐白、脾俞、膈俞
肝逆	太冲、期门、肝俞
胁痛	章门、期门、支沟、阳陵泉、丘墟
胃痛	足三里、内关、中脘、胃俞
腹胀	膻中、中脘、气海、足三里、天枢
腹痛	
脐上痛	下脘、滑肉门、足三里、三阴交
当脐痛	神阙、足三里、三阴交
脐旁痛	天枢、大横、足三里、三阴交
脐下痛	气海、大巨、足三里、三阴交
少腹痛	中极、府舍、足三里、三阴交
腰痛	肾俞、委中、腰阳关
肾绞痛	肾俞、三阴交、志室、太溪
便秘	大肠俞、天枢、支沟
尿闭	膀胱俞、中极、阳陵泉
尿血	
实证	小肠俞、中极、太冲
虚证	肾俞、膀胱俞、气海、三阴交
尿潴留	①三阴交、肾俞、中髎；②次髎、委阳、中极；③三阴交、阳陵泉
尿路感染	肾俞、膀胱俞、中极、三阴交
黄疸	
阳黄	阳陵泉、胆俞、至阳、阳纲、中封、腕骨
阴黄	肝俞、脾俞、中脘、足三里、商丘
高热	曲池、合谷、大椎
低血压	素髎、内关、人中、中冲、涌泉、足三里、百会、神厥
肠寄生虫病	大横、四缝、足三里

三、针刺手法

(一)针刺方法

针刺前医生应先用肥皂水把手洗净，然后用75%酒精擦手。受针部位的皮肤用75%酒精消毒后，轻捻转直插入穴。肌肉丰厚和四肢穴位多采用直刺手法；胸背部穴位宜斜刺；透穴或颜面部穴位要横刺或沿皮刺。

针刺要以有针感效果为好，“针感”患者自我体会是酸、麻、胀、重感。腹部外科患者系里实热证者，多用强刺激；恢复期、重症患者、体质虚弱者，可采用弱刺激，即提插、捻转的幅度较小、较慢。留针时间约20分钟。功能性疾病留针时间较短，炎症性疾病留针时间宜长。留针过程中，每隔5～10分钟捻针一次。每日可针刺一次或数次，7～10天为1疗程。施针时，肺气肿、严重腹胀、身体消瘦者进针不宜过深，以免损伤内脏。

(二)意外情况的处理

1. 晕针　由于劳累、体弱、精神过度紧张、刺激过强而发生。晕针表现为头晕、眼花、心慌、憋气、面色苍白、心跳加快，重者可引起血压下降。此类情况发生时，应立即出针，扶持患者平卧，饮葡萄糖或热茶水，很快可以恢复。严重者可针刺人中、合谷、足三里和涌泉穴，静脉推注高渗葡萄糖。精神过度紧张者，可肌注安定等镇静剂。

2. 弯针　多因针刺后体位改变造成。处理时应顺弯针方向缓慢拔取，弯曲较大者，须轻摇针体，分次逐渐顺弯曲方向退出。

3. 滞针　因局部肌肉过度紧张或弯针引起的出针困难，可在针刺周围轻捏肌肉转移兴奋灶，使针刺部位肌肉松弛，便于退针。

4. 折针　由于针的质量不佳或患者体位移动造成的。针端外露者可用钳夹出，否则需手术取出。

(三)耳针疗法

耳廓部位与人体各部位存在着内在的联系。按照针灸的理论，除手阳明大肠经外，其他5条阳经均循行于耳部。由于阳经与阴经相通，故十二经脉都与耳部有相应的联系。

当人体患病时，在耳廓相应的部位上可出现敏感点，针刺这些特定的敏感点，就可以达到治病的目的。耳针疗法具有适应证广、疗效好、副作用少、操作简便、经济适用等优点。在腹部疾病及神经疾病中，多用于解痉、镇静、消炎、升压、排石、安神等作用。

耳穴的分布有一定的规律性，耳廓好比一个在子宫内倒置的胎儿，头在下，脚在上。腹部疾病常用的穴位见表2-15。

表2-15　腹部疾病常用耳穴

耳穴名	部位	主治
膈	耳轮角	膈肌痉挛，止血
尿道	耳轮部，与膀胱穴同水平	尿路感染，尿频，尿急
耳尖	将耳轮向耳屏对折时，耳轮上面的尖端处	放血3～5滴，有退热、消炎、降压、降血氨、镇静、止痛作用
阑尾	趾与指穴连线中点	阑尾炎
阑尾	在肩与肘穴之间	阑尾炎
阑尾	锁骨穴内下方	阑尾炎
下腹	膝穴外下方	小腹痛
腹外	肩穴上方，对耳轮与耳舟交界处	腹痛，季胁疼痛，肾绞痛
胸外	肩关节穴上方	胆石病，胸肋痛
腹	与对耳轮下脚下缘同水平的对耳轮部	中、下腹部疼痛
腹	腰椎穴与胸椎穴之间	上腹部痛

续表

耳穴名	部位	主治
屏尖	耳屏上面一个隆起处	放血有消炎、退热、降压、止痛作用
肾上腺	耳屏下面一个隆起处	有类似肾上腺素和肾上腺皮质激素的作用：抗炎，抗过敏，抗休克，高血压，低血压，渗血，退热
枕	对耳屏的后上方	消炎，镇静，止痛，抗休克
脑点	平喘与脑干穴之间	调节大脑皮层的兴奋与抑制，对神经、内分泌、消化、泌尿、生殖等系统有治疗作用，还有止血功能
内分泌	屏间切迹底部的稍前方	调节各种内分泌紊乱所引起的疾病，也有促进吸收、排泄、代谢作用
神门	盆腔穴的内上方	有调节大脑皮层兴奋与抑制作用，还有镇痛、镇静、抗过敏作用
便秘	附件穴下方	大便秘结
直肠下段	三角窝的内下角	肠炎，便秘
(新)尿道	子宫穴内侧近耳轮内侧缘	尿频，尿急，尿痛，尿淋，尿潴留
(新)直肠上段	新外生殖器穴上方	结肠功能紊乱
胃	在耳轮角消失处	消化不良，急、慢性胃炎，溃疡病，胃扩张，嗳气，吞酸，失眠
十二指肠	下垂点与小肠穴之间	十二指肠溃疡，幽门痉挛，胃酸缺乏症
小肠	在耳轮脚上方偏外侧 1/2 处的耳甲艇部	消化不良，肠炎，肠胀气及心脏病
大肠	在耳轮脚上方偏内侧 1/2 处的耳甲艇部	肠炎，腹泻，便秘，肠麻痹及呼吸系统疾病
阑尾	在大肠穴与小肠穴之间	急、慢性阑尾炎
膀胱	大肠穴的上方	膀胱炎，尿频，尿急，尿淋沥，尿潴留，尿崩症
肾	小肠穴的上方	为强壮穴，对大脑、肾、造血系统都有补益作用
输尿管	膀胱与肾穴之间	肾石病，肾绞痛
腹水点	小肠穴上方	电解质平衡紊乱，腹水，肠粘连
胰腺点	十二指肠穴上方	急慢性胰腺炎，消化不良，胰源性腹泻
胆胰	肾与左肝肿大区划为二等分的 1/2 段(左为胰、右为胆)	消化不良，胰腺炎，胆囊炎，胆石病，胆道蛔虫症，胸胁痛
肿瘤特异区	轮 4 至轮 6 间的一条弧形线	治肿瘤时有一定的止痛作用

(秦国政)

第三章　无菌术

第一节　概　述

人体皮肤和周围环境普遍存在着各种微生物，这些微生物可通过表面接触、植入、飞沫和空气沾染伤口，造成外源性沾染。存在于人体内部的微生物也可以通过病理状态如穿孔或医疗操作如手术、穿刺、插管等造成内源性沾染，以肠道来源最为常见。被沾染的伤口是否发生感染，一是取决于致病菌的数量和毒性；二是取决于机体抗感染能力、免疫系统功能、原有的疾病、创伤性质等因素。

无菌术即是针对这些感染来源所采取的一种预防措施，由灭菌法、抗菌法和一定的操作规则及管理制度组成。

灭菌是杀灭或清除传播媒介上一切微生物的处理；消毒是杀灭或清除传播媒介上病原微生物，使其达到无害化的处理，并不要求清除或杀灭所有微生物（如芽孢等）。灭菌法一般是指预先用物理方法，彻底消灭掉与手术区或伤口接触的物品上所附带的微生物。有的化学品如甲醛、戊二醛、环氧乙烷等，可以杀灭一切微生物，故也可以在灭菌法中应用。消毒法又称抗菌法，多采用化学方法来消灭微生物，例如器械的消毒、手术室空气的消毒、手术人员手臂的消毒及患者的皮肤消毒等，也可以用物理方法如紫外线照射等进行。有关的操作规则和管理制度则是防止已经灭菌和消毒的物品、已行无菌准备的手术人员或手术区不再被污染，以免引起伤口感染的办法。

外科的无菌术，是以预防手术伤口感染为主，是各种手术、穿刺、注射、插管、换药等过程中所必须遵守的原则与应用方法。无菌术应贯穿于术前、术中和术后的各项有关处理中，对无感染的外科患者起到预防感染作用，对已有感染者则是为了防止感染扩散或发生交叉感染。故无菌技术的重要性是显而易见的。

一、常用消毒、灭菌方法

消毒、灭菌方法可分为机械的、物理的、化学的和生物的方法。

1. 机械的方法　是通过机械性手段减少或阻隔微生物对伤口的沾染。常用的方法有清洁刷洗，如用肥皂、清水、其他洗涤剂清除物品、皮肤或伤口上的油脂、污垢和细菌等；隔离如穿戴手术衣、口罩、手套等；超滤如空气过滤净化等。机械的方法虽然达不到灭菌的目的，但可以减少人体和物品表面的细菌数量，为随后采用的具体措施提供必备的条件，是不可缺少的先行步骤。

2. 物理的方法　如热力、紫外线、放射线、超声波、红外线、高频电场及微波等。医院常用热力及紫外线。

3. 化学的方法　采用具有消灭微生物能力的化学药物抑制或消灭微生物。常用的有乙醇、碘剂、汞剂、酚剂、环氧乙烷、戊二醛、甲醛、过氧乙酸、季铵盐类和洗必泰等。医院里常用粉剂直接喷洒、气体熏蒸及溶液浸泡、喷洒或擦拭等方式，但常不及热力灭菌可靠。对不能用热力或不具备热力灭菌条件的，可以采用化学消毒。

4. 生物的方法　是利用抗生素或抗菌血清等来消除病原微生物的方法。但其消毒效果欠可靠，因此不包括在外科无菌技术的范围。

二、消毒方法作用水平

卫生部于 2002 年颁布的消毒技术规范，对医疗卫生机构提出了消毒、灭菌的基本要求，根据消毒因子的适当剂量（浓度）或强度和作用时间对微生物的杀灭能力，将消毒方法分为4个作用水平。

1. 灭菌　可杀灭一切微生物（包括细菌芽孢）达到灭菌保证水平的方法。属于此类的方法有热力灭菌、电离辐射灭菌、微波灭菌、等离子体灭菌等物理灭菌方法，以及用甲醛、戊二醛、环氧乙烷、过氧乙酸、过氧化氢等消毒剂进行灭菌的方法。

2. 高水平消毒法　可以杀灭各种微生物，对细菌芽孢杀灭达到消毒效果的方法。这类消毒方法应能杀灭一切细菌繁殖体（包括结核分枝杆菌）、病毒、真菌及其孢子和绝大多数细菌芽孢。属于此类的方法有热力、电力辐射、微波和紫外线等，以及用含氯、二氧化氯、过氧乙酸、过氧化氢、含溴消毒剂、臭氧、二溴海因等甲基乙内酰脲类化合物和一些复配的消毒剂等消毒因子进行消毒的方法。

3. 中水平消毒法　是可以杀灭和去除细菌芽孢以外的各种病原微生物的消毒方法，包括超声波、碘类消毒剂（碘伏、碘酊等）、醇类、醇类和氯已定的复方、醇类和季铵盐（包括双链季铵盐）类化合物的复方、酚类等消毒剂进行消毒的方法。

4. 低水平消毒法　只能杀灭细菌繁殖体（分枝杆菌除外）和亲脂病毒的化学消毒剂及通风换气、冲洗等机械除菌法。例如，单链季铵盐类消毒剂（苯扎溴铵等）、双胍类消毒剂如氯已定、植物类消毒剂和汞、银、铜等金属离子消毒剂等进行消毒的方法。

第二节　手术器械、物品、敷料的消毒和灭菌

应根据消毒物品的性质和用途选择消毒灭菌方法。既要注意保护消毒物品不受损坏，亦要使消毒方法易于发挥作用。因此，在操作中应遵循以下基本原则：

1. 耐高温、耐湿度的物品和器材，应首选压力蒸汽灭菌；耐高温的玻璃器材、油剂类和干粉类等可选用干热灭菌。

2. 不耐热、不耐湿，以及贵重物品，可选择环氧乙烷或低温蒸汽甲醛气体消毒、灭菌。

3. 器械的浸泡灭菌，应选择对金属基本无腐蚀性的消毒剂。

4. 选择表面消毒方法，应考虑表面性质，光滑表面可选择紫外线消毒器近距离照射，或液体消毒剂擦拭；多孔材料表面可采用喷雾消毒法。

一、物理消毒灭菌法

（一）压力蒸汽灭菌法

目前应用最普遍且效果可靠的灭菌方法。主要用于耐湿、耐高温的医疗器械和物品的灭菌，如金属器械、玻璃、搪瓷器皿、敷料、橡胶、药液等，但不能用于凡士林等油类和粉剂的灭菌。

灭菌装置为压力蒸汽灭菌器。根据其排放冷空气方式和程度的不同，分为下排气式压力蒸汽灭菌器和预真空压力蒸汽灭菌器两大类。

1. 下排气式压力蒸汽灭菌器　是利用重力置换原理，使热蒸汽在灭菌器中从上而下，将冷空气由下排气孔排出，排出的冷空气由饱和蒸汽取代，利用蒸汽释放的潜热使物品达到灭菌。有手提式、卧式和立式压力蒸汽灭菌器（图3-1）。

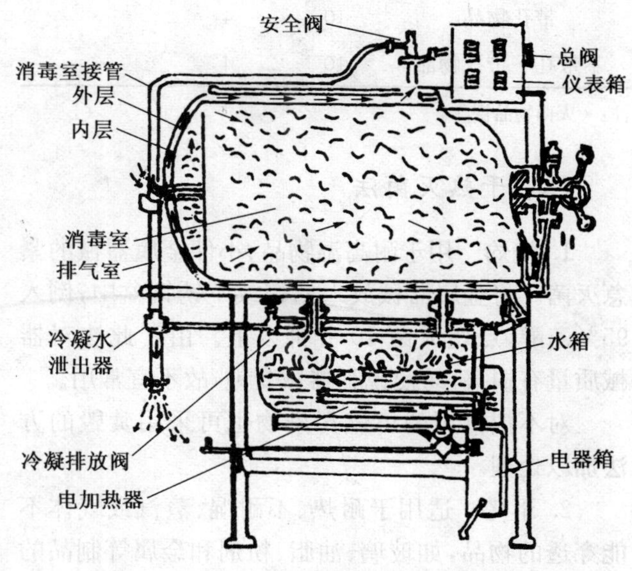

图3-1　卧式压力蒸汽灭菌器

一般当蒸气压力达到102.97～137.2kPa（1.05～1.40kg/cm²）时，温度能提高到121～126℃，持续30分钟，即可杀死包括细菌芽孢在内

的一切细菌，达到灭菌目的。

2. 预真空压力蒸汽灭菌器　是利用机械抽真空的方法，使灭菌柜室内形成负压，蒸汽得以迅速穿透到物品内部进行灭菌。蒸汽压力达 205.8kPa (2.1kg/cm²)，温度达 132℃或以上，开始灭菌，到达灭菌时间后，进行抽真空，使灭菌物品迅速干燥。

根据一次或多次抽真空的不同，又分为预真空和脉动真空两种。预真空压力蒸汽灭菌整个过程约需 25 分钟，脉动预真空压力蒸汽灭菌需 29～36 分钟。后者因是多次抽真空，空气排除得更彻底，效果更可靠。

各类物品灭菌所需的压力、温度和时间见表 3-1。

3. 快速压力蒸汽灭菌器　适用于裸露物品的灭菌，一般用于手术等对器械物品的临时性灭菌需求，不宜作为常规方法使用。在灭菌时应将裸露物品用卡式盒或专用灭菌容器盛放。

快速压力蒸汽灭菌器可分为下排气、预真空和正压排气法 3 种。灭菌时间见表 3-2。为了加快灭菌速度，快速灭菌法的灭菌周期一般不包括干燥阶段，因此灭菌完毕时灭菌物品往往是湿的。为了避免污染，不管是否包裹，取出的物品应尽快使用(4 小时内)，不能储存，亦无有效期。

表 3-1　压力蒸汽灭菌器灭菌参数

设备类别	物品类别	温度(℃)	所需最短时间(分钟)	压力(kPa)
下排式	敷料	121	30	102.9
	器械	121	20	102.9
预真空压力	器械、敷料	132～134	4	205.8

表 3-2　快速压力蒸汽灭菌(132℃)所需最短时间*

物品种类	灭菌时间(分钟)		
	下排气	预真空	正压排气法
不带孔物品	3	3	3
带孔物品	10	4	3
不带孔＋带孔物品	10	4	3

注：* 灭菌物品裸露。

(二)干热灭菌法

1. 烧灼　用于耐高温物品、小件金属器械的紧急灭菌。将金属器械放入搪瓷或不锈钢盆中，倒入 95%乙醇，点燃灭菌 10 分钟以上。由于此法对器械质量有损害，易使锐利器械变钝，故不宜常用。

对不拟再用的可燃污染物也可采用焚毁的方法加以处理。

2. 干烤　适用于耐热、不耐湿、蒸汽或气体不能穿透的物品，如玻璃、油脂、粉剂和金属等制品的灭菌。用干热灭菌箱进行灭菌，多采用机械对流型烤箱。灭菌所需最短时间其条件为：160℃，2 小时；或 170℃，1 小时；或 180℃，30 分钟。对有机物进行灭菌时，为防止炭化，其温度应低于 170℃。

为防止造成灭菌失败或污物炭化，在进行干热灭菌前应将待灭菌的物品清洗干净，玻璃器皿需洗净并干燥，油剂、粉剂的厚度不得超过 0.635cm，凡士林纱布条厚度<1.3cm。

待灭菌的物品包装不能过大，一般不超过 10cm×10cm×20cm；装载物品应置于架上，高度不能超过烤箱内腔 2/3，物品间应留有充分的空间(可放入一只手)，勿与烤箱底部及四壁接触；灭菌后要待温度降到 40℃以下再开箱。

(三)湿热消毒法

利用湿热使菌体蛋白质变性或凝固酶失去活性，代谢发生障碍，致使细胞死亡的消毒方法。包括煮沸消毒法、巴斯德消毒法和低温蒸汽消毒法。

煮沸消毒法是较为传统的方法，目前多作为一般性诊疗物品的消毒或灭菌前准备。在没有条件进行高压蒸汽灭菌法的时候也不失为一种较简便、可靠的灭菌方法。

可采用煮沸灭菌器，或将带盖容器洗净去脂污后作煮沸灭菌用，适用于金属器械、玻璃、橡胶类物品。正常压力下，在水中煮沸至 100℃，持续 15～20 分钟能杀灭一般细菌；持续煮沸 1～2 小时，连续 3 天，可杀灭带芽孢细菌。若在水中加入碳酸氢钠，配成2%碱性溶液，可使沸点提高至105℃，灭菌时间缩短至10分钟，尚可防止金属制品生锈。应用普通压力锅代替，锅内蒸汽压力一般为1.3kg/cm^2，温度可高达124℃，灭菌时间10分钟即可。高原地区的大气压及沸点均降低，所以若海拔高度每增高300m，则应延长煮沸灭菌时间2分钟。

【注意事项】(1)需预先将物品洗净，去除油渍，完全浸没在水面以下。

(2)玻璃类器皿应放入冷水或温水中，以免骤热破裂，注射器要抽出内芯，用纱布分别包好。

(3)橡胶、丝线类应于水沸后放入，持续15分钟，即可取出，以免煮沸过久影响物品性能。

(4)锐利器械如刀、剪不宜用此法，以免变钝。

(5)灭菌时间应从水沸后算起，如中途加入其他物品，应重新计时，锅盖应严密关闭，以保持沸点。

(四)过氧化氢等离子低温灭菌

适用于不耐高温、湿热如电子仪器、光学仪器等诊疗器械的灭菌。灭菌时过氧化氢作用浓度应>6mg/L，温度在45～65℃，灭菌时间28～75分钟。

待灭菌的物品应充分干燥，并使用专用包装材料和容器。此法不适于含植物性纤维材质的如纸、海绵、棉布、木质类、油类和粉剂类等物品。

(五)紫外线消毒

紫外线可以杀灭各种微生物，包括细菌繁殖体、芽孢、分枝杆菌、病毒、真菌、立克次体和支原体等，在医院多用于室内空气、物体表面的消毒。消毒使用的紫外线是C波紫外线，其波长范围是200～275nm，杀菌作用最强的波段是250～270nm。

常用的紫外线装置包括紫外线消毒灯和紫外线消毒器。目前我国常用的紫外线消毒灯有普通直管热阴极低压汞紫外线消毒灯、高强度紫外线消毒灯、低臭氧紫外线消毒灯、高臭氧紫外线消毒灯。紫外线消毒器有紫外线空气消毒器、紫外线表面消毒器、紫外线消毒箱。

1. 对物品表面的消毒

(1)照射方式：最好使用便携式紫外线消毒器近距离移动照射，也可采取紫外灯悬吊式照射，小件物品可放入紫外线消毒箱内照射。

(2)照射剂量和时间：不同种类的微生物对紫外线的敏感性不同，消毒时应达到杀灭目标微生物所需的照射剂量。

杀灭一般细菌繁殖体时应达到10 000μW/(cm^2·s)；杀灭细菌芽孢时应达到100 000μW/(cm^2·s)；病毒对紫外线的抵抗力介于细菌繁殖体和芽孢之间；真菌孢子的抵抗力比细菌芽孢更强，有时需要达到600 000μW/(cm^2·s)，但一般致病性真菌对紫外线的抵抗力比细菌芽孢弱。在消毒的目标微生物不详时，照射剂量不应低于100 000μW/(cm^2·s)。

辐照剂量是所用紫外线灯在照射物品表面处的辐照强度和照射时间的乘积。在使用时，可根据所用紫外线光源的辐照强度计算出需要照射的时间。

2. 对室内空气的消毒

(1)间接照射法：首选高强度紫外线空气消毒器，其可在室内有人活动时使用。一般开机消毒30分钟即可达到消毒合格。

(2)直接照射法：在室内无人条件下可采取紫外线灯悬吊式或移动式直接照射。采用室内悬吊式紫外线消毒时，室内安装紫外线消毒灯(30W紫外灯，在1.0m处的强度>70μW/cm^2的数量为平均每立方米不少于1.5W，照射30分钟以上。

3. 注意事项

(1)紫外线辐照能量低，穿透力弱，消毒时应直接照射物品表面，且要达到足够的照射剂量。

(2)消毒室内空气时，房间内应保持清洁干燥，减少尘埃和水雾。当温度低于20℃或高于40℃、相对湿度>60%时，应适当延长照射时间。

(3)注意保持紫外线灯表面的清洁。一般每2周用酒精棉球擦拭一次，如发现灯管表面有灰尘、油污时则应随时擦拭。

(4)不得使紫外线光源照射到人，以免引起损伤。

(5)应定期使用紫外线强度计或紫外线强度监测指示卡测定紫外灯的紫外线强度，一旦降到要求的强度以下时，应及时更换。紫外线强度计至少1年标定1次。

此外，物理方法还有 γ 射线灭菌法，如^{60}Co照射，可用于不耐热的某些药物，如抗生素、激素、维生素等，以及塑料制品如导管、注射器及缝线等物品的灭菌。超声波可通过介质破坏菌体，如手术人员洗手消毒前用带有超声波装置的洗必泰或新洁尔灭浸泡，可提高效率；超声波清洗器可用于器械和物品消毒前的洗涤。

二、化学消毒灭菌法

（一）药物浸泡消毒法

可用于刀、剪、缝针等锐利器械及内镜、塑胶制品等不宜用热力灭菌的物品。常用化学消毒剂见表 3-3。

表 3-3　常用化学消毒剂使用方法

药品	常用浓度(%)	浸泡时间(分钟)	消毒物品
乙醇	70(重量比)	30	锐利器械、羊肠线、橡皮片
新洁尔灭	0.1	30	锐利器械、内镜、塑胶制品
40%甲醛(福尔马林)	10	30	导尿管、塑胶制品、内镜
洗必泰	0.1	30	锐利器械、塑胶制品
来苏儿(煤酚皂)	2.0	30	锐利器械
过氧乙酸	0.2～0.5	10	玻璃、塑胶制品
器械消毒液*		20	锐利器械、塑胶制品
氧氰化高汞	0.1	30	膀胱镜、导尿管
消毒净	0.1	30	锐利器械、塑胶制品
碱性戊二醛	2	20	锐利器械、内镜、橡胶和塑胶导管
消毒宁	0.5～1	30	同新洁尔灭

注：* 上海配方：石炭酸 20g，甘油 266ml，95%乙醇 20ml，碳酸氢钠 10g，加蒸馏水至 1000ml。
北京配方：石炭酸 200ml，甲醛 200ml，碳酸氢钠 200g，加蒸馏水至 20 000ml。

使用时应根据物品的性能及不同的细菌选用有效的消毒剂，并严格掌握药剂的浓度、消毒时间及使用方法。应按产品要求配制消毒液，定期核定药液的浓度，并按要求定时更换。如器械消毒液应每周更换 1 次，0.1%新洁尔灭或洗必泰每 1000ml 中，应加入亚硝酸钠 5g，以防止金属生锈。

在浸泡前应先将物品洗净脂垢并擦干；消毒时器械物品必须全部浸入药液内，有轴节的器械应将其张开，空腔物品应将气体排除；消毒后的物品在使用前需用无菌等渗盐水将药液冲洗干净。

（二）气体熏蒸法

利用化学气体对医疗器械、用品和空气进行消毒的方法。常用的有甲醛、环氧乙烷、过氧化氢等。

1. 低温甲醛蒸汽灭菌　甲醛是一种灭菌剂，对所有的微生物都有杀灭作用，包括细菌繁殖体、芽孢、真菌和病毒。甲醛气体灭菌效果可靠，使用方便，对消毒、灭菌物品无损害。可用于对湿、热敏感、易腐蚀的医疗用品的灭菌，如丝线、纤维内镜、精密仪器、手术野照明灯、电线等。由于甲醛有致癌作用，不宜用于室内空气消毒。

医院中常用的甲醛消毒剂有福尔马林和多聚甲醛两种。甲醛气体可通过加热福尔马林或多聚甲醛获得，也可采用甲醛消毒液雾化法得到。

应使用甲醛灭菌器进行灭菌，不宜采用自然挥发的灭菌方法。灭菌箱须有良好的甲醛定量加入、气化装置及可靠的密闭性能。

被消毒物品应摊开放置，中间应留有一定空隙，污染表面应尽量暴露，以便甲醛气体有效地与之接触。消毒后，要去除残留的甲醛气体。

在无条件时，可将需要灭菌的物品放在密闭的玻璃、搪瓷等容器内，此容器分为两层，上层放置要消毒的物品，下层为盛放 40%甲醛的器皿(量杯)，两层间有蒸格孔道相通。甲醛用量按容器体积计算，一般40～80ml/m³，加高锰酸钾晶粉20～40g/m³，40%甲醛与高锰酸钾之比为2∶1(常用玻璃容器，需用40%甲醛5ml，高锰酸钾2.5g)，使其自燃产生气体，熏蒸1小时以上才可达消毒的目的，灭菌时间为3～4小时。

2. 环氧乙烷熏蒸法　环氧乙烷又名氧化乙烯。低温下为无色液体，具有芳香醚味，超过沸点(10.8℃)蒸发为气体。其杀菌力强、杀菌谱广，可杀灭各种微生物包括细菌芽孢，属于灭菌剂。

环氧乙烷穿透力强，低温时不损坏物品，适用于不耐高温、湿热的如电子仪器、光学仪器、一次性使用的诊疗用品等的灭菌。此法是目前最主要的低温灭菌方法之一。

由于环氧乙烷易燃、易爆，其最低燃烧浓度为3%，且对人有毒，所以必须在密闭的环氧乙烷灭菌器内进行。环氧乙烷灭菌器种类很多，工厂多采用大、中型灭菌器，小型环氧乙烷灭菌器多用于医疗卫生部门处理少量医疗器械和用品。这类灭菌器自动化程度较高，采用100%纯环氧乙烷或环氧乙烷和二氧化碳混合气体灭菌，可自动抽真空、加药、调节温度和相对湿度、可自动控制灭菌时间。灭菌参数见表3-4。

表3-4　小型环氧乙烷灭菌器灭菌参数

环氧乙烷作用浓度(mg/L)	灭菌温度(℃)	相对湿度(%)	灭菌时间(小时)
50～1200	37～63	40～80	1～6

3. 注意事项

(1)不能用生理盐水清洗需灭菌的物品，物品上不能有水滴或水分太多。

(2)不适于食品、液体、油脂类、滑石粉等的灭菌。

(3)灭菌物品的装载不应超过柜内容量的80%，不能接触柜壁，物品四周均应留有空隙。

(4)灭菌后物品环氧乙烷残留应低于15.2mg/m³，金属和玻璃物品灭菌后可立即使用。

(5)灭菌器须安放在通风良好处，远离火源和静电，并做好防火、防爆措施。

(三)常用的液体化学消毒剂

1. 戊二醛　属于灭菌剂，具有广谱、高效杀菌作用及对金属腐蚀性小、受有机物影响小等特点。常用灭菌浓度为2%。

(1)适用范围：不耐热的医疗器械和精密仪器等。不可以用于皮肤、黏膜、空气和一般物体表面的消毒。

(2)使用方法：常用浸泡法。将清洗、晾干待灭菌处理的医疗器械及物品浸没于装有戊二醛的容器中，加盖，消毒时间一般需20～45分钟，灭菌则要达到10小时。然后采用无菌操作取出物品，用无菌水冲洗干净，并无菌擦干后使用。

(3)注意事项

1)戊二醛对手术刀片等碳钢制品有腐蚀性，使用前应先加入0.5%亚硝酸钠防锈。

2)使用过程中应加强戊二醛浓度检测，低于1.8%时不可使用。

3)戊二醛对皮肤黏膜有刺激性，接触戊二醛溶液时应戴橡胶手套，防止溅入眼内或吸入体内。

4)盛装戊二醛消毒液的容器应加盖，放于通风良好处。

2. 过氧乙酸　属于灭菌剂，具有广谱、高效、低毒、对金属及织物有腐蚀性、受有机物影响大、稳定性差等特点。其浓度为16%～20%(W/V)。

(1)适用范围：耐腐蚀物品、环境等的消毒与灭菌。

(2)使用方法：浸泡、擦拭、喷洒等。

浸泡法：将待消毒的物品放入装有过氧乙酸的容器中，加盖。对一般污染物品的消毒，用0.05%(500mg/L)过氧乙酸溶液浸泡；对细菌芽孢污染物品的消毒用1%(10 000mg/L)过氧乙酸浸泡5分钟，灭菌时浸泡30分钟。用无菌蒸馏水冲洗干净并擦干后使用。

擦拭法：适用于大件物品或其他不能用浸泡法消毒的物品。药物浓度和作用时间参见浸泡法。

喷洒法：对一般污染表面的消毒用0.2%～0.4%过氧乙酸喷洒，作用30～60分钟。

(3)注意事项

1)使用前按产品使用说明书进行消毒液配制。配制溶液时，忌与碱或有机物相混合。

2)过氧乙酸不稳定，应贮存于通风阴凉处，用前应测定有效含量，原液浓度低于12%时禁止使用。

3)过氧乙酸对金属有腐蚀性,对织物有漂白作用。金属制品与织物经浸泡消毒后,及时用清水冲洗干净。

4)使用浓溶液时,谨防溅入眼内或皮肤黏膜上,一旦溅上,立刻以清水冲洗。

5)消毒被血液、脓液等污染的物品时,需适当延长作用时间。

3. 乙醇　属于中效消毒剂,具有中效、速效、无毒、对皮肤黏膜有刺激性、对金属无腐蚀性、易挥发、不稳定等特点。其含量为95%(V/V)。

(1)适用范围:皮肤、环境表面及医疗器械的消毒等。

(2)使用方法:浸泡法和擦拭法。

浸泡法:将待消毒的物品放入装有乙醇溶液的容器中,加盖。对细菌繁殖体污染医疗器械等物品的消毒,用75%乙醇溶液浸泡10分钟以上;个别对其他消毒剂过敏者,可用75%乙醇溶液浸泡5分钟。

擦拭法:用于对皮肤的消毒,可用75%乙醇棉球擦拭。

(3)注意事项:乙醇易燃,忌明火;必须使用医用乙醇,严禁使用工业乙醇消毒和作为原材料配制消毒剂。

4. 碘伏　属于中效消毒剂,具有中效、速效、低毒、对皮肤黏膜无刺激并无黄染、稳定性好等特点。

(1)适用范围:皮肤、黏膜等的消毒。

(2)使用方法:常用消毒方法有浸泡、擦拭、冲洗等。

浸泡法:将清洗、晾干的待消毒物品浸没于装有碘伏溶液的容器中,加盖。对细菌繁殖体污染物品的消毒,用含有效碘500mg/L的消毒液浸泡30分钟。

擦拭法:对皮肤、黏膜用擦拭法消毒。消毒时,用浸有碘伏消毒液的无菌棉球或其他替代物品擦拭被消毒部位。对外科洗手用含有效碘2500～5000mg/L的消毒液擦拭作用3分钟。对于手术部位及注射部位的皮肤消毒,用含有效碘2500～5000mg/L的消毒液局部擦拭2遍,共作用2分钟;对口腔黏膜及创口黏膜创面消毒,用含有效碘500～1000mg/L的消毒液擦拭,作用3～5分钟。注射部位消毒也可用市售碘伏棉签(含有效碘2000mg/L)擦拭,作用2～3分钟。

冲洗法:对阴道黏膜及伤口黏膜创面的消毒,用含有效碘250mg/L的消毒液冲洗3～5分钟。

(3)注意事项

1)碘伏应于阴凉处避光、防潮、密封保存。

2)碘伏对二价金属制品有腐蚀性,不应做相应金属制品的消毒。

3)受有机物影响大,消毒时,若存在有机物,应提高药物浓度或延长消毒时间。

4)避免与拮抗药物同用。

5. 胍类消毒剂　包括醋酸氯已定、葡萄糖酸氯已定、聚六亚甲基胍等,均属于低效消毒剂,具有速效杀菌作用、对皮肤黏膜无刺激性、对金属和织物无腐蚀性、受有机物影响轻微、稳定性好等特点。

(1)适用范围:外科洗手消毒、手术部位皮肤消毒、黏膜消毒等。

(2)使用方法:常用消毒方法有擦拭和冲洗等。

擦拭法:手术部位及注射部位皮肤的消毒。用5000mg/L醋酸氯已定和乙醇(70%)溶液局部擦拭2遍,作用2分钟;对伤口创面消毒,用5000mg/L醋酸氯已定水溶液擦拭创面2～3遍,作用2分钟。外科洗手可用相同浓度和作用时间。

冲洗法:对阴道、膀胱或伤口黏膜创面的消毒,用500～1000mg/L醋酸氯已定水溶液冲洗,至冲洗液变清为止。

(3)注意事项

1)勿与肥皂、洗衣粉等阴性离子表面活性剂混合使用或前后使用。

2)冲洗消毒时,若创面脓液过多,应延长冲洗时间。

6. 季铵盐类消毒剂　包括单链季铵盐和双长链季铵盐两类,前者只能杀灭某些细菌繁殖体和亲脂病毒,属于低效消毒剂,如新洁尔灭;后者可杀灭多种微生物,包括细菌繁殖体,某些真菌和病毒。季铵盐类可与乙醇或异丙醇配成复方制剂,其杀菌效果明显增加。具有对皮肤黏膜无刺激、毒性小、稳定性好、对消毒物品无损害等特点。

(1)适用范围:皮肤黏膜消毒,环境物品消毒。

(2)使用方法

皮肤消毒:单链季铵盐消毒剂500～1000mg/L,皮肤擦拭或浸泡消毒,作用3～5分钟,或用双链季铵盐 500mg/L，擦拭或浸泡消毒，作用 2～5 分钟。

黏膜消毒：用 500mg/L 单链季铵盐作用 3～5 分钟，或用双链季铵盐 100～500mg/L，作用 1～3 分钟。

环境表面消毒：根据污染微生物的种类选择用双链还是用单链季铵盐消毒剂，一般用 1000～2000mg/L，浸泡、擦拭或喷洒消毒，作用 30 分钟。

(3)注意事项

1)不宜与阴离子表面活性剂合用，如肥皂，洗衣粉等。

2)有机物对其消毒效果有影响，严重污染时应加大使用剂量或延长作用时间。

3)有研究发现，有些微生物对季铵盐类化合物有抗药作用，对有抗性微生物消毒时，应加大剂量。

常用化学消毒剂的作用见表 3-5。

表 3-5　常用化学消毒剂的作用

消毒剂	灭菌效能					对组织刺激	侵蚀金属	有机物使其降效
	G^+	G^-	结核菌	芽孢	病毒			
乙醇	+++	+++	++	−	+++	−	−	++
碘剂	+++	+++	++	++	+++	+	−	++
苯扎溴铵	+++	+	−	−	−	−	+	+
氯己定	+++	+++	−	(+)	−	−	−	+
甲醛	+++	+++	+++	++	+++	+++	+	+
环氧乙烷	+++	+++	+++	+++	+++	++	−	+
次氯酸钠	+++	+++	++	+++	+++	++	++	+
甲酚	+++	+++	++	+	−	++	++	+

(四)手术器械和用品的灭菌

1. 手术器械的灭菌

(1)灭菌前的准备：在灭菌前应对手术器械进行消除污染、清洗和包装。

1)非感染症患者使用后的手术器械应选用加酶洗涤剂浸泡擦洗，或选用洗净消毒装置、超声清洗装置清洗去污。

2)感染症患者使用过的手术器械应分别采用物理或化学消毒方法处理。可用洗净消毒装置或超声清洗装置煮沸 80～93℃ 40 分钟消毒；或500～1000mg/L 有效氯、有效溴的含氯或含溴消毒剂泡 30 分钟(金属器械须加防锈剂)。

3)气性坏疽、破伤风感染等应选用洗净灭菌装置或用 2000mg/L 含氯或含溴消毒剂浸泡作用 30 分钟后进行常规清洗。

清洗时，先用洗涤剂溶液浸泡擦洗，去除器械上的血垢等污染，有关节、缝隙、齿槽的器械，应尽量张开或拆卸，进行彻底刷洗，然后用流水冲净，擦干或晾干，并尽快打包，以免再污染。

清除污染前后的器械盛器和运送工具，必须严格区分，并有明显标志，不得混用。盛器和运送工具应每日清洗消毒，遇污染应立即清洗消毒。

(2)灭菌方法：采用压力蒸汽灭菌，包括预真空压力蒸汽灭菌、脉动真空压力蒸汽灭菌、下排气式压力蒸汽灭菌法；快速压力蒸汽灭菌或正压排气快速灭菌器特别适用于应急锐利器材的灭菌。不耐热手术包可采用环氧乙烷灭菌。

2. 手术缝线的灭菌　手术缝线根据不同用途分为吸收型肠线、非吸收型丝线、尼龙线、金属线等。可采用环氧乙烷灭菌。1 号丝线等张力较高的非吸收型手术缝线可采用快速压力蒸汽灭菌。

3. 锐利手术器械的灭菌　锐利手术器械是手术器械中一类最具有代表性的器械，包括普通手术刀、剪、锯及眼科、耳鼻喉科的精密锐利手术器械。可采用快速压力蒸汽灭菌或正压排气快速灭菌器。

4. 不耐热手术用品的灭菌　高分子材料如心脏起搏器、人工心肺机、人工瓣膜、整复手术材料、外科手术刀具、各种导管、内镜、节育器材等。不能采用热力灭菌，只能用冷灭菌方法或化学灭菌处理。可用环氧乙烷气体灭菌；对于不耐热手术器械如麻醉机附件等灭菌可采用2%戊二醛浸泡10小时可达到灭菌。

5. 手术用敷料的灭菌　传统手术敷料分为纱布类、棉布类和布类3种，包括手术用纱布、纱条、棉球、手术巾、孔巾等。近年来，医用纺织新材料得到广泛应用，如聚丙烯伤口敷布、无纺布等。

(1)除极少数不宜用湿热灭菌的敷料外，手术敷料首选压力蒸汽灭菌。灭菌前应将方纱、孔布和敷料用贮槽或包布包裹。

(2)凡士林油纱布、纱条宜干热灭菌。将准备好的纱布、纱条放入盒内，倒入融化的凡士林，置于热灭菌器内，温度160℃，2小时。注意：凡士林纱布、纱条装放不宜太多、太厚。厚度不超过1.3cm。

手术器械用品的常用消毒法见表3-6。

表3-6　手术器械用品的常用消毒法

物品	高压蒸汽	浸泡法	熏蒸法
敷料	20～60分钟	—	—
一般金属器械	15分钟	聚维酮碘稀释20倍30分钟或2%戊二醛20分钟	—
金属锐器	—	同上	40%甲醛80ml/m² 或环氧乙烷1000～1500ml/L 6～12小时
缝线	丝线30分钟	肠线0.1%氯己定30分钟	特制缝线同上
橡胶、玻璃、搪瓷制品	15分钟	0.1%氯己定、2%戊二醛30分钟	同上
塑料制品、内镜、特制导管	—	同上	同上

第三节　手术人员和患者手术区域的准备

一、手术人员的准备

(一)一般准备

进手术室前，先在更衣室更换手术室专用的清洁鞋、衣、裤，戴好口罩、帽子。帽子要遮住全部头发，口罩遮盖口、鼻，剪短指甲，脱去袜子，穿无袖内衣或衣袖卷至上臂上1/3以上。手臂皮肤有破损或化脓性感染者，不能参加手术。

(二)手臂消毒法

手术前，参加手术人员需先进行手臂的消毒，以清除或者杀灭手部暂居菌和减少常居菌。传统的消毒方法一般采用肥皂洗手、肥皂液刷手和消毒剂(酒精)浸泡。随着手消毒剂种类的增加和消毒效能的提高，手臂消毒方法也有了变化。卫生部于2009年颁布的《医务人员手卫生规范》中，对外科手的消毒操作进行了严格规范，即用肥皂(皂液)和流动水洗手，再用手消毒剂消毒。使用的手消毒剂可具有持续抗菌活性。目前，常用的有胍类如氯己定、醇类如异丙醇、乙醇及碘伏等；亦有免冲洗的手消毒剂，包括水剂、凝胶和泡沫型。

1. 洗手(图3-2)　取适量的清洁剂清洗双手、前臂和上臂的下1/3，并认真进行揉搓。应注意清洁指甲下污垢和手部皮肤的皱褶处；流动水冲洗双手、前臂和上臂下1/3；使用干手物品擦干双手、前臂和上臂下1/3。

2. 手臂消毒　取适量的手消毒剂涂抹至双手的每一个部位、前臂和上臂下1/3，并认真进行揉搓2～6分钟，用流动水冲净双手、前臂和上臂下1/3，无菌巾彻底擦干。流动水应达到国家标准(在我国为生活饮用水标准GB597)的规定，特殊情况水质达不到要求时，手术医师在戴手套前，应用醇类手消毒剂再消毒双手后戴手套。

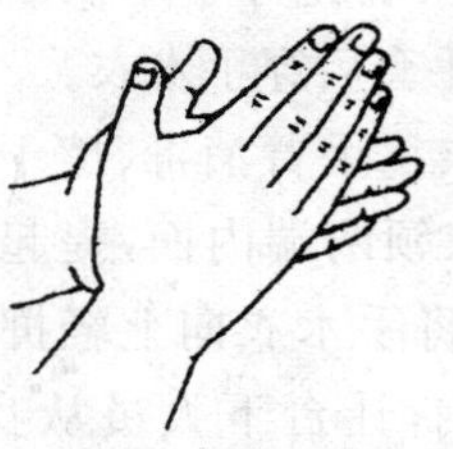
A. 掌心相对揉搓

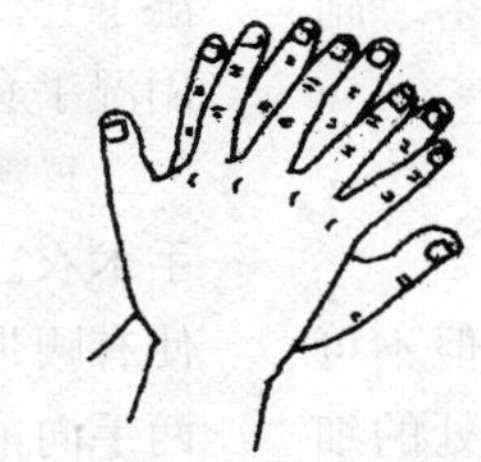
B. 手指交叉，掌心对手背揉搓

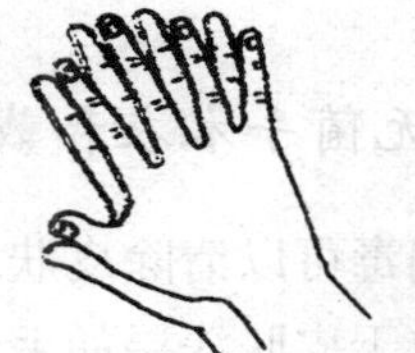
C. 手指交叉，掌心相对揉搓

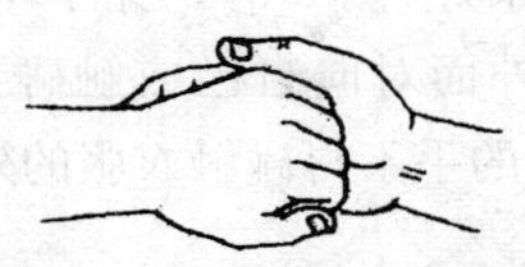
D. 弯曲手指关节在掌心揉搓

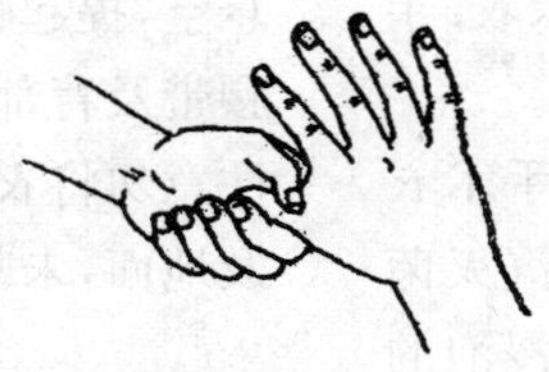
E. 拇指在掌中揉搓

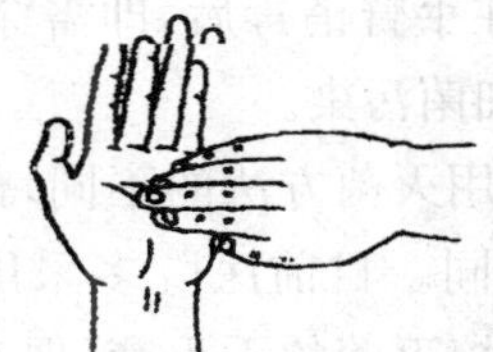
F. 手指尖在掌心中揉搓

图 3-2　正确洗手方法

免冲洗手消毒方法：取适量的免冲洗手消毒剂涂抹至双手的每一个部位、前臂和上臂下 1/3，并认真揉搓至消毒剂干燥。

3. 注意事项

(1)洗手之前应先摘除手部饰物，并修剪指甲，长度不得超过指尖，不得带假指甲。

(2)手消毒剂的取液量、揉搓时间及使用方法应遵循产品的说明使用。

(3)在整个手消毒过程中应保持双手位于胸前并高于肘部，使水由手部流向肘部。

(4)洗手和消毒可使用海绵、其他揉搓用品(如毛刷)或双手相互揉搓，在不同患者手术之间、手套破损或手被污染时，应重新进行外科手消毒。

4. 几种手臂消毒法的操作

(1)肥皂刷手法：是较为传统的方法。刷手时先用肥皂及清水将手臂按普通洗手方法清洗一遍，再用无菌刷蘸肥皂液，按以下顺序无遗漏地交替刷洗双手及手臂，先刷指尖，然后刷手、腕、前臂、肘部、上臂下 1/2 段，特别注重甲缘、甲沟、指间、手掌、腕部等部位。一次洗刷 3 分钟，如此反复刷洗 3 遍，共约 10 分钟。每遍刷完用流水冲净。冲洗时，水由手、上臂至肘部淋下，手不能放在最低位，以免臂部的水反流到手。用无菌毛巾从手向肘部顺序擦干，然后双手、前臂至肘上 6cm 处浸泡于 70%乙醇中，浸泡时用泡手桶内的小毛巾反复轻轻擦拭手及前臂，最后屈肘将手举于胸前(以双手勿低于肘、高于肩为度)，晾干。手、臂不可触碰他物，如误触他物，必须重新刷洗。

(2)聚烯吡酮碘手臂消毒法：聚烯吡酮碘是聚烯吡酮与碘的复合物，简称 PVP-I，为一种碘和表面活性剂的复合体，聚烯吡酮表面活性剂作为碘的载体和助溶剂，使碘易溶于水，逐渐释放出游离碘，能较长时间保持有效杀菌作用。先用含碘肥皂液擦洗手及前臂 15～30 秒，清水冲洗后拭干，再用 10%PVP-I(有效碘 1%)溶液擦双手及手臂 1～2 分钟，戴无菌手套。

(3)洗必泰手臂消毒法：先用普通肥皂洗手臂，清水冲净一遍。取无菌毛刷蘸 4%洗必泰溶液，从指甲到肘部顺序刷洗 3 分钟，温水冲洗，用无菌小毛巾拭干。用手取 0.5%洗必泰乙醇(90%)溶液 10ml，从手指涂到腕部，直至搓干为止，约需 2 分钟，然后再取 5ml 擦手指、揉进甲沟使其自然干燥，即可穿无菌手术衣、戴手套。洗必泰化学成分为双氯苯双胍乙烷，其 1.8%(W/V)俗称灭菌王。手臂皮肤消毒时，先用清水洗手及前臂，取 3～5ml 灭菌王搓揉 3 分钟，无菌毛刷刷洗指甲，清水冲洗污沫，无菌巾拭干后，再用少许灭菌王在手及前臂涂抹薄层，可持续灭菌 4～6 小时。

(4)紧急手术简易洗手法：当情况紧急，手术人员来不及作常规洗手消毒或消毒条件受限时，宜先用普通肥皂洗去手和前臂的污垢，继用 2.5%～3%碘酊涂擦双手及前臂，再用 70%乙醇拭净脱碘。戴无菌手套、穿手术衣后，再戴第二副无菌手套。

(三)穿无菌手术衣和戴手套的方法

外科手消毒可以清除皮肤表面的细菌，但不可能完全消灭位于皮肤深层如毛囊、皮脂腺等处的细菌。在手术过程中，这些细菌会自然逐渐移行到皮肤表面，故在手臂消毒后，即需穿戴无菌手术衣、手套，以防止细菌污染。

根据所用灭菌方法的不同，戴手套与穿手术衣的顺序也不同。目前医院多采用经高压蒸汽灭菌或经环氧乙烷灭菌的干手套，偶有用消毒液浸泡的湿手套。如用干手套，应先穿手术衣后戴手套；如用湿手套，则应先戴手套后穿手术衣。

1. 穿无菌手术衣　手臂消毒、擦干手臂后，取手术衣。双手抓住衣领两端内面，提起轻轻抖开，使有腰带的面朝外，将手术衣向上轻掷起，顺势将两手向前伸入衣袖内，让台下人员从身后协助拉好，使双手露出袖口，然后双臂交叉，稍弯腰使腰带悬空，提起腰带直身向后递带，仍由他人在身后将腰带及背部衣带系好(图 3-3)。穿手术衣过程中，注意勿将衣服的外面对向自己或触碰到其他物品及地面，未戴手套的手不得碰触衣服的外面。

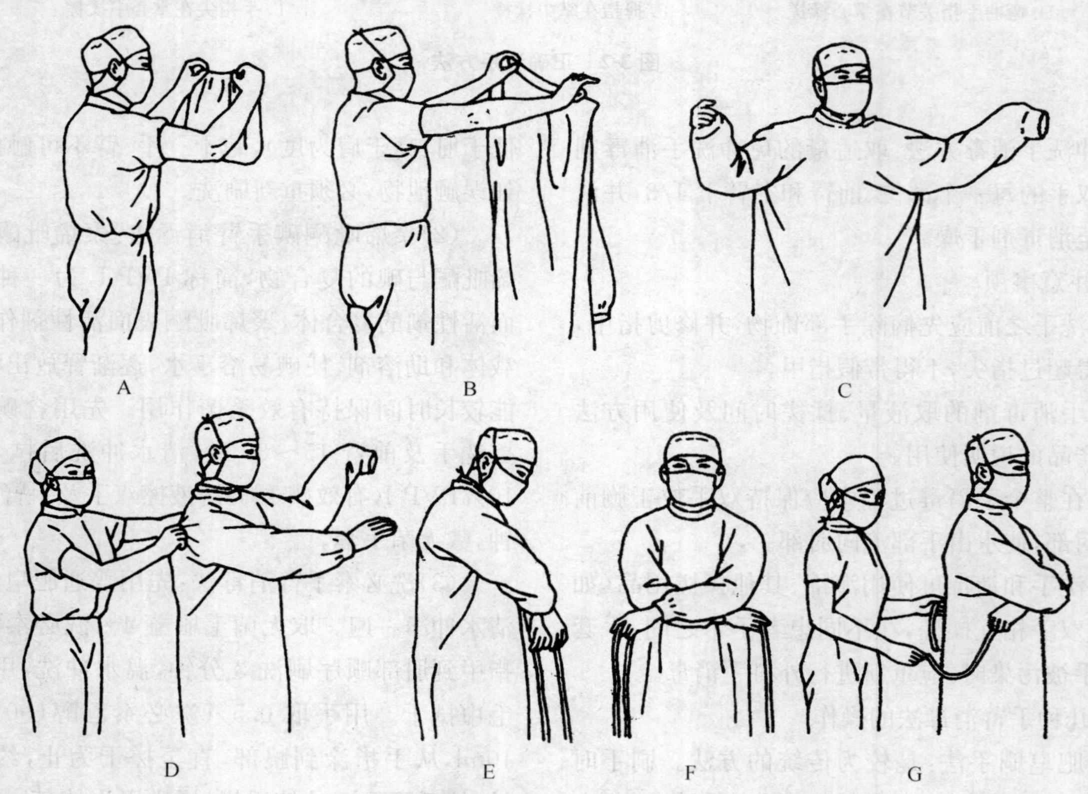

图 3-3　穿无菌手术衣步骤

A. 手提衣领两端　B. 抖开全衣　C. 两手伸入衣袖　D. 他人帮助穿好手术衣
E. 两手交叉提起衣带　F. 将衣带向外后送出　G. 由他人后方系带

2. 戴无菌手套　尚未戴无菌手套的手，只允许接触手套套口向外翻折的部分，不可碰到手套的外面；已戴一只手套的手，不可接触另一手套的内面和未戴手套的手。无菌手套有干、湿两种，以干手套最为常用。

(1)戴干手套法：先穿无菌手术衣，可用手套袋内无菌滑石粉包，轻轻敷擦双手，使之滑润，用左手自手套袋内捏住两只手套的翻折部，提出手套，使两只手套拇指相对向。先用右手插入右手手套内，再将戴好手套的右手 2～5 指插入左手套的翻折部内，让左手插入左手手套中，然后将手套翻折部翻回套压住手术衣袖口(图 3-4)，用无菌盐水冲净手套外面的滑石粉。在手术开始前，应将双手举于胸前，切勿任意下垂或高举。

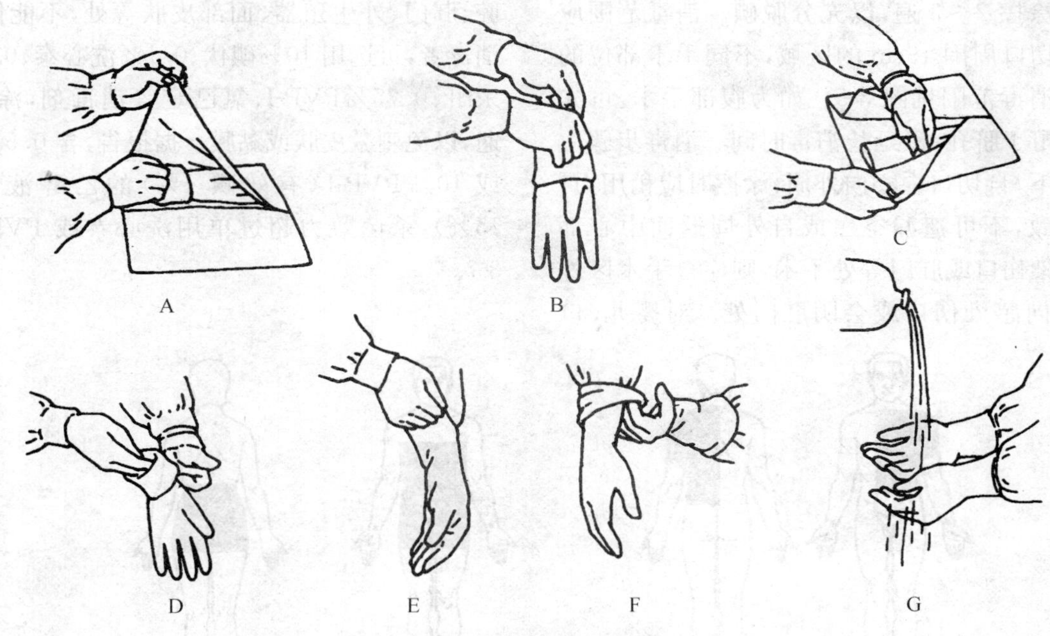

图 3-4　戴干无菌手套步骤

A. 拿住手套翻折部，提取手套　B. 先将左手插入手套内　C. 将已戴好手套的左手插入右手手套翻折部　D. 将右手插入手套内　E. 将左手手套翻折部翻回盖住袖口　F. 将右手手套翻折部翻回盖住袖口　G. 冲洗手套外滑石粉

(2)戴湿手套法：在灭菌手套内先盛放适量的无菌清水，使手套撑开，手易伸入。选取适合自己手大小的手套，解开灌有清水手套套口的绳结。以左手拇、食指及中指提住撑开套口，迅速将右手伸入右手套内，使各指尖直达手套指部之顶端，然后将右手腕向上背伸，使手套中积水向腕下方流出。再用右手指插入左手套的翻折部，并提起，将左手同上法插入手套中，使水依右手方法从腕下部排出。戴好湿手套后，再穿无菌手术衣。

手术人员做完一台手术，需继续做另一台手术时，可按下列步骤更换手套和手术衣：

1)洗净手套上的血渍、污物，先脱手术衣，后脱手套，注意双手皮肤不得接触手套外部及其他物品，以免受污染。

2)在流动水下冲洗双手，用无菌毛巾拭干。

3)重新进行外科手的消毒，或在 70％乙醇或 0.1％新洁尔灭等消毒溶液中浸泡双手、前臂 5 分钟，待干。

4)再按上述方法重新穿无菌手术衣及戴手套。

5)若刚完成的是感染手术或手套有破损，则须重新洗手进行手臂消毒。

二、患者手术区的准备

1. 手术前皮肤准备　目的是尽可能消灭或减少切口处及其周围皮肤上的细菌。应重视一般的清洁卫生，如择期手术前一日洗澡或床上擦澡，更换清洁的衣裤。手术区皮肤应用温肥皂水擦洗干净，注意清除脐、腋、会阴等处的污垢。皮肤上若有较多油脂或胶布粘贴的残迹，可先用汽油或乙醚拭去。手术区皮肤可用洗必泰乙醇擦洗，不主张剃除毛发，对影响手术操作的毛发可以剪短但不要刮净，注意勿损伤皮肤，且不宜在手术室内操作。如为无菌手术，须用 2.5％碘酊和 70％乙醇涂擦，或用 0.1％新洁尔灭溶液消毒，再用无菌毛巾等包裹。对外伤需施行清创术者，则应在手术室内于麻醉下进行。

值得注意的是，目前认为传统的备皮方法对减少切口感染非但没有预防作用，反而因其会对皮肤造成损伤从而增加感染几率，已不主张施行。

2. 手术区皮肤消毒　患者手术区皮肤消毒与手术人员的手臂消毒基本相同，区别是一般用涂擦法，仅在某些植入性手术用浸泡法。一般由第一助手洗手后执行，先用 2.5％碘酊棉球或小纱布团以切口为中心向周围皮肤顺序涂擦 2 遍，待干后再用

70％乙醇涂擦 2～3 遍，以充分脱碘。消毒范围应包括手术切口周围 15cm 的区域，不同手术部位的皮肤重点消毒范围见图 3-5。如为腹部手术，可先滴少许碘酊于脐孔，以延长消毒时间。消毒步骤应该自上而下，自切口中心向外周，涂擦时应稍用力，方向应一致，不可遗漏空白或自外周返回中心部位。对感染伤口或肛门等处手术，则应自手术区外周逐渐涂向感染伤口或会阴肛门处。对婴儿、口腔、肛门、外生殖器、面部皮肤等处，不能使用碘酊消毒者，可选用 10％碘伏、0.1％洗心泰、0.1％硫柳汞酊、0.75％PVP-I、氯己定等消毒剂，涂擦 2～3 遍，以免刺激皮肤或黏膜。据报告，含 0.5％洗必泰或 10％ PVP-I（有效碘 1％）的乙醇液（70％～75％），杀菌效力超过单用洗必泰或 PVP-I，见表 3-7。

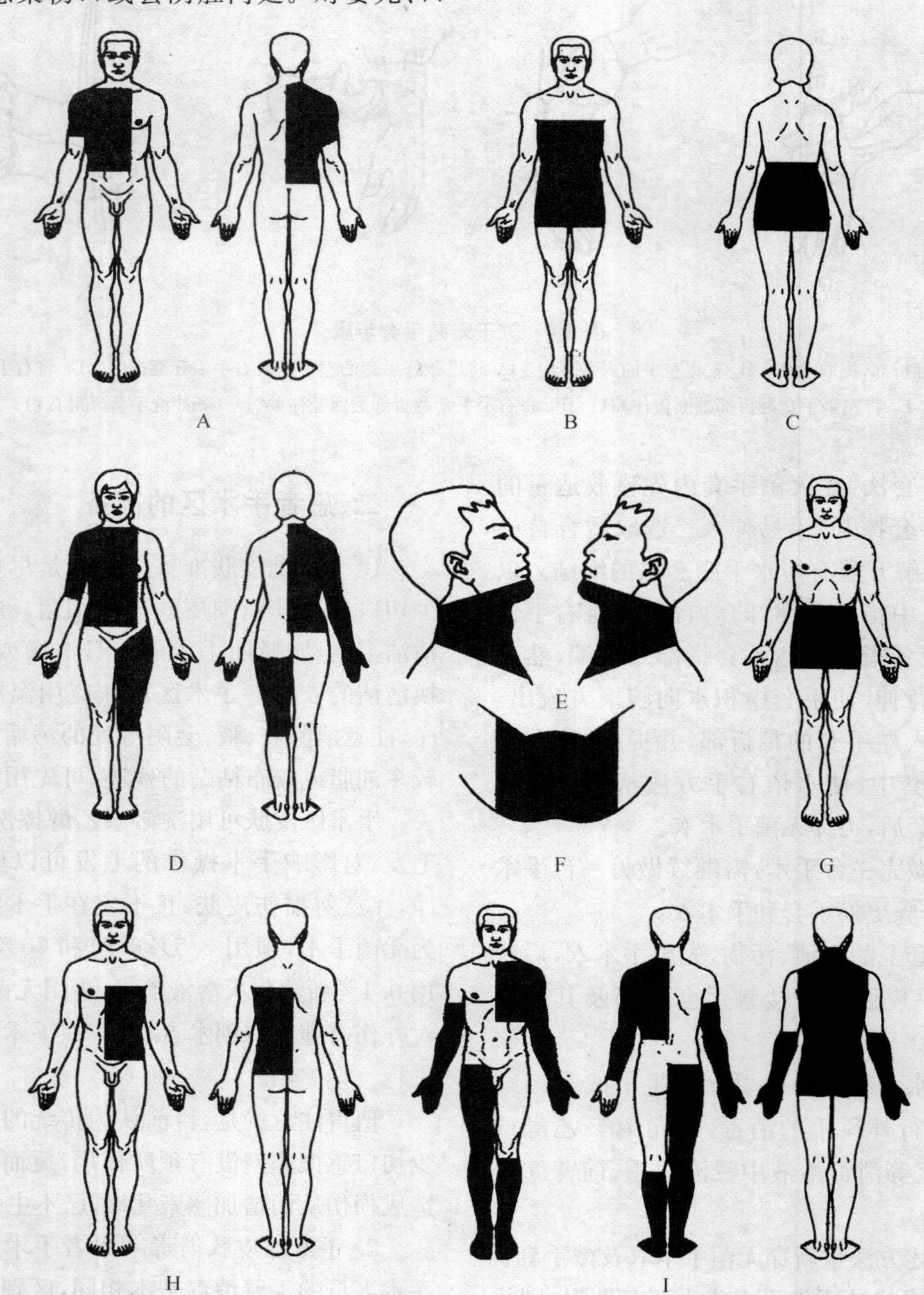

图 3-5　手术区皮肤消毒范围

A. 胸部手术　B. 腹部手术　C. 臂部手术　D. 乳腺癌根治术及大腿取皮术
E. 颈部手术　F. 会阴部手术　G. 下腹部手术　H. 肾手术　I. 四肢及脊椎手术

表 3-7　手术区皮肤黏膜清洗后的消毒剂应用

正常皮肤	10%原液碘伏涂擦	新鲜创面	0.25%苯扎溴铵涂擦或喷洒
	0.5%氯己定涂擦，70%乙醇涂擦		5%～10%原液碘伏喷洒（对烧伤）
	0.5%氯己定浸泡		2.5%～3.5%过氧化氢（对厌氧菌沾染）
	2.5%碘酊涂擦，70%乙醇涂擦		冲洗或湿敷
	70%乙醇浸泡或涂擦	正常黏膜	10%原液碘伏涂擦
损伤皮肤	0.05%氯己定涂擦或喷洒		0.5%氯己定涂擦
		损伤黏膜	0.05%苯扎溴铵冲洗（阴道）
			0.025%苯扎溴铵冲洗（结膜囊）

三、手术区铺无菌巾

皮肤消毒后，为隔离其他部位，仅显露手术切口所必需的皮肤区，减少切口污染机会，应铺置无菌巾单。小手术只覆盖一块中央部为两层的洞巾即可。对较大的手术，应根据手术部位及性质而异。原则上是除手术野外，至少要有两层无菌布单遮盖。如腹部手术，用 4 块无菌巾，每块在长方形巾的长边双折 1/4～1/3 宽，铺时靠切口侧。通常应先铺操作者对侧，或先铺相对不洁区，如靠近会阴部的下侧，此 2 块铺巾顺序有时允许颠倒，然后铺切口上侧，最后铺靠近操作者的一侧。因操作者此时尚未穿无菌手术衣，应避免自身触碰所铺的无菌巾，再用布巾钳夹住无菌巾的各交角处，以防止移动。无菌巾铺置时，操作者的手切勿触碰患者皮肤，且不得任意移动无菌巾，如位置不准确，只允许由手术区向外移，而不能向内移动。然后根据手术需要，再铺中单、大孔单等。大孔单的头端应盖过麻醉架，两侧和足端部位下垂过手术床边缘 30cm 以上，见图 3-6。第一助手消毒、铺单后，需重新消毒手臂，然后穿无菌手术衣，戴无菌手套参加手术。

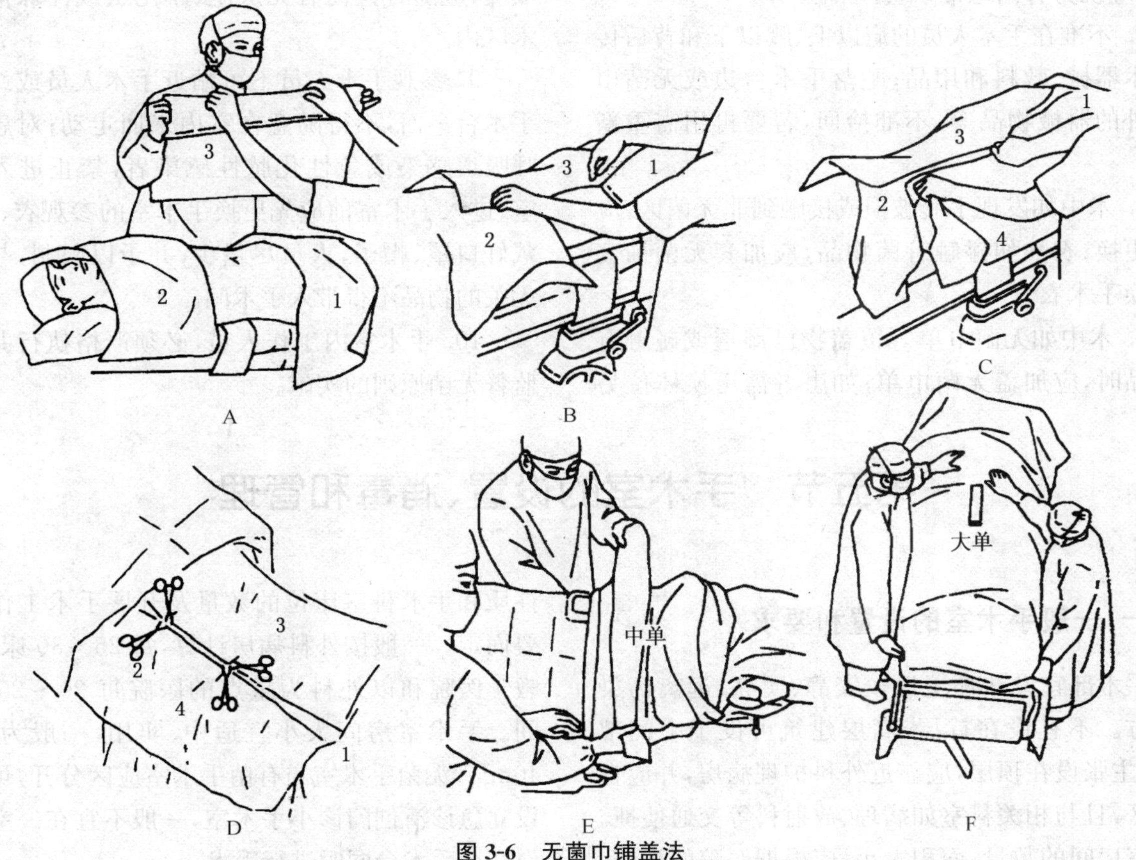

图 3-6　无菌巾铺盖法

A～D. 铺手术巾　E. 铺中单　F. 铺大单

传统的铺巾法对已消毒手术区域内的切口与患者其他部位起一定的隔离作用。但目前常使用的布类、巾单存在透水性较强，一遇盐水或血液遂被浸透，细菌较易通过，且伤口并不能与周围皮肤严密隔离等不足之处。近年来，有采用无孔性防水粘布巾，或特制医用塑料粘胶薄膜保护，或用含碘伏（如PVP-I）的无菌巾单，后者可延长杀菌作用时间2～4小时。此类巾单制品为一次性使用。

第四节　手术进行中的无菌原则

手术前的各项准备工作为手术提供了一个无菌操作环境，如果在手术进行过程中未能继续保持这种无菌环境，则已经灭菌和消毒的物品或手术区域仍会受到污染，有引起切口感染的可能，此种感染属于医源性，严重时可致手术失败，甚至危及患者生命。所以，全体参加手术的人员，包括进入手术室的工作人员及参观人员，都必须严格执行、认真遵守无菌操作规则，共同维护手术过程中的无菌环境，如发现有人违反时，应立即纠正。

1. 手术人员洗手后，手臂部不准再接触未经消毒的物品。穿无菌手术衣和戴无菌手套后，手术人员肩以上、腰以下、背部及手术台平面以下的无菌单，均应视为有菌地带，不可触碰。

2. 不准在手术人员的肩以上、腰以下和背后传递手术器械、敷料和用品；坠落手术台边或无菌巾单以外的器械物品等，不准拾回，若要再用需重新消毒。

3. 术中如发现手套破损或接触到非无菌区，应及时更换；衣袖如碰触有菌物品，应加套无菌袖套或更换手术衣。

4. 术中如无菌巾单等覆盖物已湿透或碰触有菌物品时，应加盖无菌巾单；如患者需更换体位另选切口做手术时，需重新消毒、铺单。

5. 同侧手术人员如需调换位置时，应先退一步，侧过身，背对背地转身到另一位置，以防止污染。

6. 作皮肤切口前及缝合皮肤前后，均需用70%乙醇或0.1%新洁尔灭溶液，再次消毒皮肤。

7. 皮肤切口边缘应以大纱布垫或无菌巾遮盖，并用巾钳或缝线固定；切开空腔脏器前，先用盐水纱布垫保护好周围组织，以防止或减少内容物溢出造成污染。

8. 手术进行过程中，手术人员除有关手术配合的必须联系外，禁止谈笑；避免向手术区咳嗽或打喷嚏；应随时警惕有无灰尘、小昆虫或汗珠落入手术区内。

9. 参观手术人员不可贴近手术人员或站高于手术台平面，不得随意在室内来回走动；对患有上呼吸道感染或急性化脓性感染者，禁止进入手术室；进入手术室前应先更换手术室的参观衣、鞋，并戴好口罩、帽子，人员尽量少，并予以限制，与手术无关的物品不得带入手术间。

10. 手术室内工作人员，必须严格执行并认真监督无菌原则的实施。

第五节　手术室的设置、消毒和管理

一、一般手术室的设置和要求

手术部宜设在环境比较安静、明亮、远离污染的地方。不宜设在首层，高层建筑可设于中间部位，不主张设在顶层，应靠近外科护理病房，并应自成一区，且与相关科室如病理、放射科等交通便捷。手术室房间的数量、面积大小，应根据医院的规模、性质和手术科室床位的数量及开展手术工作的需要而定。一般按外科病房计算，每25～30床一间，教学医院和以外科为重点的医院每20～25床一间。手术室房间大小宜适中、实用，一般为24～40m^2。无菌手术室与有菌手术室应区分开，可单独设立急诊清创门诊小手术室，一般不宜在一室内分设几个手术台同时进行手术。

手术间应尽量避免阳光直接照射，以朝北为易，窗户应为双层密闭，可采用天然光源或人工照明。采用天然光源时，要采取有效的遮光措施。室内结构要牢固、易清洁、隔音好。房顶、墙壁要平坦、光滑，墙角最好成弧形，以免积灰尘，且便于清洁。地面应采用耐磨、防滑、耐腐蚀、易清洗、不易起尘和开裂的材料建造。手术室内不宜设地漏，否则应有防污染措施。手术间的门应采用弹簧门或自动起闭门。

室内温度宜保持在22～26℃，湿度在48%左右。即应用保暖防湿设备，以采用空气调节为宜。对无菌手术室，为确保空气的净化，达到相对无菌的程度，可借超滤平层气流式滤过器等来实现，以保持必要的空气洁净度。洁净手术室可分为4级，见表3-8。

表3-8　洁净手术室标准

等级	沉降（浮游）细菌最大平均浓度	空气洁净度级别
Ⅰ	手术区0.2个/30分钟φ90皿（5个/m³）	100
	周边区0.4个/30分钟φ90皿（10个/m³）	1000
Ⅱ	手术区0.75个/30分钟φ90皿（25个/m³）	1000
	周边区1.5个/30分钟φ90皿（50个/m³）	10 000
Ⅲ	手术区0.2个/30分钟φ90皿（5个/m³）	10 000
	周边区0.4个/30分钟φ90皿（5个/m³）	100 000
Ⅳ	5个/30分钟φ90皿（5个/m³）	300 000

Ⅰ级特别洁净手术室：适用于关节置换手术、器官移植手术及脑外科、心脏外科、眼科等手术中的无菌手术。

Ⅱ级标准洁净手术室：适用于胸外科、整形外科、泌尿外科、肝胆外科、骨外科及取卵移植手术和普通外科中的一类无菌手术。

Ⅲ级一般洁净手术室：适用于普通外科（除去一类手术）、妇产科等手术。

Ⅳ级洁净手术室：适用于肛肠外科及污染类等手术。

洁净手术室必须设氧气、压缩空气和负压吸引3种气源及装置。

手术间内设备宜简单、实用，只放置与手术相关且必要的物品、用具和仪器。手术台应位于室内中央，其上方屋顶悬挂无影灯，有条件时可配备摄影监护仪器，并配备立式可移动的照明灯。室内药品柜、器械柜、麻醉柜、观片灯、记录板应尽量设为嵌入式；应有麻醉机、供氧和负压吸引装置，以及心肺等监护仪器。计时器应设在患者看不到的位置。应安置温湿度计、对讲机及有关预警信号装置。

手术室的附属房间应分别设置，并与手术室构成一个完整单位。一般应设有换鞋处、更衣室、洗手室、器械室、敷料室、清洗室、消毒灭菌室、污物室、复苏监护室、办公室、洗澡间等。

二、洗手消毒设施

1. 采用流动水设置，应配备洗手池。洗手池设置在手术间附近，水池大小、高矮适宜，能防止水溅出，池面应光滑、无死角，易于清洁。洗手液应每日清洁与消毒。

2. 洗手池及水龙头的数量应根据手术间的数量设置，水龙头的数量不应少于手术间的数量，水龙头开关应为非手触式。

3. 配备清洁剂。肥皂应保持清洁与干燥。盛放皂液的容器宜为一次性使用，重复使用则每周清洁与消毒。

4. 应配备清洁指甲用品，可配备手卫生的揉搓用品，如配备手刷，刷毛应柔软，并定期检查，及时剔除不合格手刷。

5. 使用合格的、在有效期内的手消毒剂。手消毒剂出液器应采用非手触摸式，消毒剂宜采用一次性包装，重复使用的消毒剂容器应每周清洁与消毒。

6. 配备干手物品。干手毛巾应每人一用，用后清洁、灭菌；盛装消毒巾的容器应每次清洗、灭菌。

7. 配备计时装置、洗手流程及说明图。

三、手术室的消毒法

(一)紫外线照射灭菌

紫外线主要适用于空气的消毒,此外亦用于空调导管等物体表面的消毒。常用低压型汞灯,发射波长 253.7nm 的紫外线。消毒房间照射剂量(所需灯数及功率),应根据室内容积和距灯管的远近计算,平均照射剂量为 $1W/m^3$,照射时间为 30~60 分钟,每日 2~3 次,如 $30m^3$ 的房间,可用一支 30W 的紫外线灯,距离光源 60~100cm 内灭菌效果较好。应定期对消毒装置进行检测,常用方法有:

(1)$ZnSiO_3$荧光法:距紫外线 20cm 处放置荧光粉($ZnSiO_3$),若呈亮苹果绿色为良好,不变色为无效。

(2)紫外线辐射仪测定:如不低于标准灯的60%可继续使用。

(3)平皿培养对比法:照射 5 分钟,培养 24 小时(37℃),若杀菌率在 90%以上可以使用。照射环境,要求室温以 10~25℃为宜,湿度在 40%~50%杀菌力最强。空气的洁净度及灯管表面的尘埃均可影响消毒效果。此外,紫外线照射可引起眼结膜炎、皮炎,照射时工作人员或患者应离开室内或采取防护措施。

(二)乳酸熏蒸消毒

消毒前地面喷洒少量清水,紧闭门窗。按每 $100m^3$空间用 80%乳酸 12ml,加等量水,倒入容器内,下置酒精灯加温,待药液蒸发完后将火熄灭,封闭 30~60 分钟,再打开通风。适用于普通手术后的消毒。

(三)甲醛、高锰酸钾熏蒸消毒

按室内容积计算用量,40%甲醛(福尔马林)$12ml/m^3$、高锰酸钾 1g。房间相对湿度应在 60%以上,室温在 18℃以上。先将高锰酸钾置于容器内,再倒入甲醛溶液,待沸腾产生甲醛蒸汽,封闭 6~12 小时,再开窗通风。适用于破伤风、气性坏疽等特殊感染手术后的消毒。由于甲醛对人体有危害,使用时应加以注意。

(四)过氧乙酸熏蒸法

20%过氧乙酸 $3.75ml/m^3$,置于耐热容器中,加热蒸发,室温应超过 18℃,密闭 1~2 小时。用于手术室空气消毒。

手术室墙壁、门窗、地面、手术台的消毒常用化学消毒剂,如用 2%~3%来苏儿(煤酚皂)溶液喷洒、擦洗,5%过氧乙酸 $2.5ml/m^3$ 喷雾,0.05%~0.1%新洁尔灭或洗必泰溶液喷雾、擦拭等。

四、手术室的管理

手术室需要一定的管理制度。在同一天内,一个手术室需做数个手术时,应先做无菌手术,后做感染手术,最后再做特异性感染手术。每次手术完毕后和每日工作结束后,都应彻底洗刷地面,清除污液、敷料和杂物等。每周应彻底大扫除 1 次。手术室内应定期进行空气消毒,通常采用乳酸消毒法。在绿脓杆菌感染手术后,则先用乳酸进行空气消毒,1~2 小时后进行扫除,用 1∶1000 新洁尔灭溶液擦洗室内物品后,开窗通风 1 小时;在破伤风、气性坏疽手术后,可用甲醛、高锰酸钾熏蒸消毒手术室;在 HbsAg 阳性,尤其是 HbeAg 阳性的患者手术后,地面和手术台等可撒布 0.1%次氯酸钠水溶液,30 分钟后清扫和清拭。也有采用紫外线消毒手术室空气的方法。通常按每 $1m^2$ 地面面积使用紫外线功率 1~2W 计算,照射 2 小时,照射距离不超过 2m。

第六节 医院感染及管理现状

一、概念

(一)感染

感染是病原体与机体相互作用发生的一系列病理过程,即病原微生物侵入人体,引起机体免疫系统反应,抵御其入侵。细菌或其他病原微生物在适宜条件下繁殖并产生有害的毒素损害人体,这些由微生物引起的疾病即为感染性疾病。

(二)医院感染

医院感染又称为医院获得性感染。广义而言，任何人员在医院活动期间遭受病原体的侵袭而引起诊断明确的感染或疾病都属于医院感染，医院感染的对象包括住院患者、医院职工、就诊患者、探视者和陪护人员等；狭义来讲，由于门诊患者及其他人员院外流动较多，接触广泛，感染来源难以确定，因此医院感染的统计对象通常限于住院患者和在医院工作的人员。

所以，医院感染是指住院患者在医院内获得的感染，包括住院期间发生的感染和在医院内获得出院后发生的感染，但不包括入院前已开始或者入院时已处于潜伏期的感染。医院工作人员在医院内获得的感染也属于医院感染。

医院感染可分为地方性和流行性。地方性感染是最常见的医院感染，流行性感染则在医院感染暴发时出现。

(三)医源性感染

医源性感染是指在医学服务中，因病原体传播而引起的感染。一般说来，医院感染更强调在医院这个地点发生的感染；而医源性感染则更强调在医疗服务过程中导致的感染，后者在区域上更为广泛，不仅仅是住院部，亦可以是门诊部、社区卫生机构、急救站、防疫站等所有进行医学诊疗活动的部门和机构。医院感染管理包括医院感染和医源性感染两个方面。

(四)传染病

传染病是一类由病原微生物(病毒、立克次体、细菌、衣原体、支原体、螺旋体、真菌、原虫、蠕虫等)引起的，可由人传人或由动物传人，以及相继传播的感染性疾病。相对于感染性疾病来说，传染病是狭义的，是可以在人群中引起流行的感染性疾病，其病原体具有较强的致病能力和传播性，一般与医源性无关。

(五)医院感染的识别

在实际工作中，除了对感染性疾病进行治疗外，还需要对所发生的感染进行识别，以便采取不同的预防、控制措施。

1. 下列情况属于医院感染

(1)对于无明确潜伏期的感染，规定入院48小时后发生的属于医院感染；若有明确潜伏期的感染，则自入院时期超过平均潜伏期后发生者为医院感染。

(2)本次感染直接与上次住院有关。

(3)在原有感染基础上出现其他部位新的感染(不包括脓毒症的迁徙灶)，或在原感染已知病原体基础上又分离出新的病原体(排除污染和原来的混合感染)的感染。

(4)新生儿在分娩过程中和产后获得的感染。

(5)由于诊疗措施激活的潜在性感染，如疱疹病毒、结核杆菌等的感染。

(6)医务人员在医院工作期间获得的感染。

2. 下列情况则不属于医院感染

(1)皮肤黏膜开放性伤口只有细菌定植而无炎症表现。

(2)由于创伤或非生物性因子刺激而产生的炎症表现。

(3)新生儿经胎盘获得(出生后48小时内发病)的感染，如单纯疱疹、水痘等。

(4)患者原有的慢性感染在医院内急性发作。

二、医院感染的因素

影响医院感染发生的因素有很多，除了病原微生物的存在与传播以外，免疫力低下的易感人群相对密集的医院环境，不断开展的有创治疗、抗生素应用导致的耐药菌株的不断涌现，都使得医院感染的发生因素变得复杂。

(一)病原微生物集中

细菌、病毒、支原体、衣原体、真菌及寄生虫等多种病原微生物均可引起医院感染，医院感染的病原体约90%为条件致病菌，导致感染的发生与微生物的耐药性、内在毒力和数量等相关。患者在住院期间感染致病微生物的途径一般有3个方面：

(1)来源于其他患者或医院的工作人员，为外源性交叉感染，病原微生物通过病患之间、医患之间和医院工作人员之间直接进行传播。

(2)来源于患者的自身菌丛，为内源性感染，可由于自身抵抗力低下、不正确的操作、不合理的抗生素治疗造成。

(3)来源于医院环境中的菌丛(地方性或流行性的外源性感染),比如有利于微生物生长的潮湿环境,或被病原微生物污染的物品、空气、水源、食物等。

(二)患者的易感性

住院患者是否发生医院感染与患者自身的状况相关,比如患者的年龄、免疫力、潜在性疾病、接受的诊断与治疗措施等。通常老人和婴幼儿抵抗力最低,易发生感染;一些免疫力低下的患者比如患有恶性肿瘤、糖尿病、接受免疫抑制治疗的患者,容易受条件致病菌的侵袭而发生感染。烧伤、手术后和重症患者更容易被致病微生物侵袭;一些侵袭性的医疗检查和治疗操作也可增加发生感染的几率,比如内镜检查、导管插入、穿刺、手术等。

(三)环境因素

相对于一般的生活环境而言,医院是感染人群和易感人群的聚集地,感染患者和病菌携带者相对密集,人员的接触、医疗废物的产生和被病原微生物污染的物品、空气、水源都可造成病原微生物在医院环境内的传播,这都成为造成其他住院患者和医院的工作人员感染的潜在因素。

(四)细菌的耐药性

抗生素的发明是人类医学史上重大的突破,挽救了无数生命,也成为治疗感染性疾病的重要手段。但随着抗生素的广泛应用,特别是抗生素的不正确使用和滥用,细菌的耐药性也在不断增加,耐药菌株增多,耐药菌在医院中高度易感患者中的传播也变得更为严重,成为造成治疗困难和死亡率增加的因素之一。

三、医院感染管理

医院感染管理是各级卫生行政部门、医疗机构及医务人员针对诊疗活动中存在的医院感染、医源性感染及相关危险因素进行的预防、诊断和控制活动。

2006 年,我国卫生部就医院感染的管理制定了《医院感染管理办法》,主要从以下几个方面进行医院感染管理。

(一)严格的组织管理规范

1. 建立组织管理机构　应根据医院规模设立医院感染管理委员会和医院感染管理工作的部门。

由于医院规模大小和住院人数的不同,相应的管理部门组成和规模亦有不同。一般要求住院床位总数在 100 张以上的医疗机构应当设立医院感染管理委员会和独立的医院感染管理部门。管理委员会由医院感染管理部门、医务部门、护理部门、临床科室、消毒供应室、手术室、临床检验部门、药事管理部门、设备管理部门、后勤管理部门及其他有关部门的主要负责人组成。主任委员应由院长或主管医疗工作的副院长担任。床位在 100 张以下规模的医院则应指定分管医院感染管理工作的部门。

2. 制定规章制度　应制定本医院预防和控制医院感染的规章制度、医院感染诊断标准、医院感染管理工作计划,以及当发生医院感染暴发和出现不明原因传染性疾病或者特殊病原体感染病例等事件时的控制预案。

3. 实施重点监测　应确定医院感染重点部门、重点环节、重点流程、危险因素及采取的干预措施,明确各有关部门、人员在预防和控制医院感染工作中的责任。

4. 有效的监督和落实　应建立会议制度,定期研究、协调和解决有关医院感染管理方面的问题;由专人负责检查和指导规章制度的落实情况、医务人员的培训工作,并提出改进指导意见。

5. 正确的评估和改进　要求积极开展医院感染预防与控制方面的科研工作,定期对医院感染发生状况进行调查、统计分析,不断地修正、改进规章制度和控制措施。

(二)医院感染的预防措施

为医院感染管理的重要内容,通过控制感染源、切断传播途径、加强对易感人群的保护等对医院感染进行预防与控制。对于外源性感染可以采用消毒、灭菌、隔离等方法,切断感染传播途径;对于患者的内源性感染,除了注意提高患者免疫力、尽量减少易感人群的侵袭性治疗等，还应该强调抗生素的合理应用，减少耐药菌群的产生。世界卫生组织于1986年就向全球推荐了五类措施：消毒、隔离、无菌操作、合理使用抗生素、监测并通过监测进行感染控制的效果评价。我国卫生部制定的《医院感染管理办法》也对此做了较为详细的规定。

1. 控制医源性传播　应加强对医疗器械、器具的消毒管理，避免因医疗操作造成医院感染。特别强调对进入人体和无菌器官的医疗器械、器具、物品应达到灭菌水平；对接触皮肤、黏膜的器具应达到消毒水平；各种用于注射、穿刺等有创操作的器具必须一用一灭菌，在操作中应严格执行无菌操作技术规范；加强对一次性医疗器械的管理，采用合格产品，且一次性使用的医疗器械不得重复使用。

2. 减少交叉感染　在诊疗过程中，医务人员经常与不同的患者有直接接触，成为造成患者之间和医患之间感染的潜在因素，也存在医生自身感染的危险。因此要制定明确的规章制度，对所有患者采用标准预防措施，对某些患者如具有消化道、飞沫传染性疾病需执行额外的预防措施。所谓标准预防是基于患者的血液、体液、分泌物（不包括汗液）、非完整皮肤或黏膜均可能含有感染性因子的原则，针对所有医院患者及医务人员采用的一组预防感染的措施，包括手卫生。医务人员应根据不同工作环境和预期可能的暴露穿戴相应的工作服、鞋、帽、口罩、手套、隔离衣、护目镜和防护面屏等，尽可能应用不接触技术，处理所有尖锐物品时应特别小心。由于手在医院感染的传播中的影响已经非常明确，所以在医院感染的管控措施上更加强调采用正确洗手方式和手的卫生措施以减少感染的传播。为此，卫生部专门制定了《医务人员手卫生规范》。

3. 预防环境传播　应采用正确的清洁、消毒和灭菌的方法消除来自环境中的感染因素。如常规进行医院环境的清洁，减少灰尘的传播；保持空气流通，定期进行空气消毒；采用正确的消毒剂和消毒方法清洁墙壁、地面、病床及患者使用的被服、器具等；针对病原体易于生存的地点如卫生间、浴室做重点的清洁。

应根据感染控制要求进行区域划分并采用不同水平的清洁消毒措施。一般分为4个区域：

（1）不接触患者的区域，如行政管理区、教学区、生活服务区（低危险区域）。

（2）非感染患者、非高度易感病的护理区域，如普通病房（为中等危险区域）。

（3）感染患者的区域，如感染疾病科门诊、隔离病房（高度危险区域）。

（4）高度易感患者的区域（保护性隔离）或监护区域（如手术室、ICU、烧伤病房、血液透析病房、新生儿病房等）。

对医疗废物应按照规定进行严格管理，在处理患者环境中污染的物品及医疗器械时，应根据要求穿戴合适的防护用品。

4. 有效的隔离技术　隔离是采用各种方法、技术，防止病原体从患者和携带者传播给他人的措施。隔离的实施应遵循“标准预防”和“基于疾病传播途径的预防”原则，根据病原体传播途径，采取相应的隔离措施。可根据污染程度划分为低危险区（清洁区）、中等危险区（半污染区）、高危险区（污染区）、极高危险区（重点保护区）。在功能上应该做到洁、污分开，防止人流、物流导致的污染。对感染患者应根据感染的危险程度及病原体的种类进行病区隔离和病室隔离。医务人员应熟练掌握、正确使用防护用品。对易感宿主实施保护措施，如分组护理、保护性隔离或预防性免疫注射。

5. 合理使用抗生素　通过对抗生素使用的有效控制与监管，加强耐药菌监测管理。

6. 有效的监测和处理　医院感染监测是医院感染管理的一个重要组成部分。要制订有效的监测计划，除对发生的医院感染做出及时准确的诊断外，还要进行调查、统计和分析，实施有针对性的预防与控制措施。特别强调感染暴发的预防、识别和控制，并建立感染暴发的上报制度。

（三）加强相关人员的培训

1. 重视医院感染管理的学科建设，建立专业人才培养制度　有条件的医院应建立感染性疾病科，建立医院感染专业人员岗位规范化培训和考核制度，加强继续教育，提高医院感染专业人员的业务技术水平。

2. 全员培训和管理　医院感染是涉及医院各个部门，不仅仅是从事医疗工作的医生护士，也包括后勤部门、工勤人员等。因此，应对全体工作人员进行医院感染相关法律法规、相关工作规范和标准、专业技术知识的培训。医务人员应当掌握与本职工作相关的医院感染预防及控制方面的知识，落实医院感染管理规章制度、工作规范和要求。工勤人员则应当掌握有关预防和控制医院感染的基础卫生学及消毒隔离知识，并在工作中正确运用。

（四）行政部门的监督管理

严格有效的监督管理是医院感染管理的重要组成部分，监督检查是卫生行政部门的一项重要职责。通过对法律法规和管理制度落实情况的检查、危险因素的控制、医院感染病例和医院感染暴发的检测、违规行为的处罚等多方面的监督管理，规范医疗机构的执业行为，从而达到有效地预防和控制医院感染，提高医疗质量，保证医疗安全。

四、医院感染的现状

全世界都存在着医院感染的问题，无论是发达国家还是资源贫乏的发展中国家，在卫生保健机构受到感染是住院患者死亡和病死率增加的主要原因。根据世界卫生组织开展的一项调查结果表明，平均8.7%的住院患者存在医院感染。医院感染已经成为影响患者安全、医疗质量和增加医疗费用的重要原因，也成为世界各国卫生机构关注和亟待解决的问题。

美国疾病控制预防中心（CDC），于20世纪70年代成立了世界上第一个由80家医院组成的全美医院感染监测系统，开展了卓有成效的医院感染监控工作，基本揭示了医院感染的规律和特征，使医院感染率明显下降，一直维持在5%的水平以下。1976年，CDC对监控系统的经济效益进行了评估，即有名的医院感染监测效果评价研究（SENIC研究），此研究发现用于医院监控的费用仅仅相当于把感染率从5%降到4.7%的费用，其经济效益十分可观。1986年，我国疾病控制预防中心根据全国医院感染的状况修订了医院感染诊断标准，在全国综合性监测的基础上又制定了目标性监测，即成人和小儿ICU的监测、新生儿的监测和外科患者的监测，以满足不同水平的医院对监控工作的需要。1988年颁布了《关于建立健全医院感染管理组织的暂行办法》。卫生部成立了医院感染管理委员会，各省市也相继成立了自己的医院感染管理委员会，制定了相应的政策和法规，对所辖区域内的医院感染进行监督、检查和指导工作。1994年试行并于2006年正式实施《医院感染管理办法》。此后又相应制定了一系列法律法规和规范指南，包括：《消毒管理办法》（2002）、《消毒技术规范》（2002）、《内镜清洗消毒技术规范》（2004）、《抗菌药物临床应用指导原则》（2004）、《医院消毒供应中心规范》（2009）、《医院感染监测规范》（2009）等，对全国的医院感染管理工作进行了规范和指导，使我国的医院管理工作逐步进入了制度化、专业化、普及化。

尽管世界卫生组织和我国卫生部门为控制医院感染做了大量的工作，但近年来由于抗生素滥用、细菌变异、耐药菌株的增加，以及大量老年人群和慢性患者的存在，加之医疗技术的迅速进展，如介入、植入等有创治疗方法的广泛应用，还有化疗、放疗等手段对机体免疫功能的严重损伤，这一切都成为造成医院感染日益剧增的因素。如美国、日本等报道，肾透析的患者和医护人员乙型肝炎表面抗原（HbsAg）阳性率都很高，患者为13.3%～88.9%，工作人员阳性率则为1.8%～100%。外科的感染率通常高于其他医疗科室，而手术外伤是导致感染率上升的重要因素。报告显示美国15 658例手术患者调查术后感染率为7.5%～8.2%，加拿大3276例术后感染率为4.8%～9.4%。

在我国随着人口的不断增加，人员老龄化日益严重，医院负担日益加重，一些原已得到控制的传染病又呈现死灰复燃的趋势，新的传染病也在陆续出现，如艾滋病、莱姆病、非典型性肺炎、传染性甲型流感等；肺炎多重耐药菌株不断增加。这些都是值得关注和亟待解决的问题。

（辛　明）

第四章 麻 醉

第一节 概 述

麻醉(anesthesia)是用药物或其他方法,使患者全身或某一局部暂时失去痛觉和感觉,为手术操作提供良好条件的一类技术。粗浅地理解麻醉主要是止痛。

根据此概念,我国早在2000多年前已有麻醉的传说或记载。例如,在公元200年的《后汉书·华佗传》中记载一代名医华佗用酒和"麻沸散"实施全身麻醉,"以酒服麻沸散,既醉无所觉"。公元652年孙思邈著的《备急千金要方》和公元752年王焘著的《外台秘要》中记载了用大麻、蟾酥及白僵蚕作镇痛或麻醉。公元1220年《履岩本草》中记有曼陀罗花外用镇痛的用法。由此可见,当时医家对曼陀罗花的镇痛、镇静、麻醉等作用已有相当认识,并应用于临床。元代危亦林在《世医得效方》中介绍用"草乌散"麻醉后开展手术,"颠扑损伤,骨肉疼痛,整顿不得,先用麻药服,待其不识痛处,方可下手。或服后麻不倒,可加曼陀罗花及草乌五钱,用好酒调些少与服,若其人如酒醉,即不可加药"及"被伤有老有幼,有无力,有出血甚者,此药逐时相度入用,不可过多。亦有重者,若见麻不倒者,又旋添些;更未倒,又添酒调服少许。已倒便住药,切不可过多"。显然,除"麻药"外,他还应用了有麻醉和镇痛作用的曼陀罗花及草乌,并根据患者的年龄和体质状况及麻醉用药反应调整用药,与现代麻醉给药方式很相似。明清时期的医学文献《证治准绳》记有治疗"诸痛"的麻药,《医宗金鉴》列有外敷麻药,《伤科方书》记有"杨花散",《外科方外奇方》有"动刀针外敷麻药"等。20世纪50年代,我国医务人员在针灸疗法基础上创造出针刺麻醉,并于六七十年代广泛应用于外科手术麻醉,目前仍有针刺辅助麻醉方式应用于临床。

现代麻醉学的开端以1844年笑气(氧化亚氮)止痛的发现和1846年乙醚吸入麻醉的成功为标志。之后,麻醉药物与麻醉技术层出不穷,使麻醉学的发展突飞猛进。例如局麻药,1860年发现可卡因,1905年合成了普鲁卡因,之后又发现了利多卡因、丁卡因、布比卡因;21世纪初又向临床推出罗哌卡因和左旋布比卡因等。吸入麻醉方面继笑气和乙醚后,合成了三氯乙烯、甲氧氟烷、氟烷、安氟醚和异氟醚。20世纪90年代推出了七氟醚和地氟醚,目前在临床广泛使用。静脉麻醉药方面,继20世纪初发现硫喷妥钠后,相继发现了数以百种静脉应用的麻醉、止痛、肌肉松弛等相关药物,如氯胺酮、依托咪酯、咪唑安定、异丙酚、吗啡、芬太尼、箭毒、潘库溴铵、维库溴铵、阿曲库铵等。随着麻醉药物的发现,麻醉技术也得到迅速发展。继黏膜表面麻醉和局部浸润麻醉后,发展起神经干、神经丛麻醉,20世纪五六十年代开创了蛛网膜下腔和硬膜外腔阻滞麻醉,90年代又发展了蛛网膜下腔和硬膜外腔联合麻醉,使椎管内麻醉更加安全完善。21世纪初神经刺激和超声定位技术的引入,使区域麻醉更加准确,避免了以往靠解剖标志定位穿刺带来的组织损伤。全身麻醉技术方面继吸入全身麻醉和静脉全身麻醉后,发展了静吸复合全身麻醉,同时创立了气管插管、机械通气、控制性低温和控制性低血压等麻醉技术。新药物与新技术的应用使麻醉更方便、舒适与安全。例如利用七氟醚吸入麻醉舒适和快速的特点,使小儿在半分钟内不知不觉入睡,避免了以往麻醉前静脉穿刺或肌肉注射引起患儿恐惧与反抗。异丙酚麻醉在人工流产、宫腔镜和胃肠镜检查的应用，使患者在毫无痛苦下完成了手术或检查，然后快速苏醒出院。21 世纪初发展的现在临床广泛应用的靶控输注，又称为目标浓度控制输注（target controlled infusion，TCI）麻醉，是将异丙酚、雷米芬太尼等药物的群体药代动力学模型与微电脑控制给药技术相结合，通过模拟全身麻醉过程血浆或脑组织麻醉药物的浓度变化实施给药，不仅操作方便，而且麻醉控制平稳，还可预测停药后的苏醒时间。

20 世纪 80 年代以来，麻醉学向着生理功能监测与调控及信息化方向发展。如今无创血压、心电图和脉搏血氧饱和度成为麻醉常规监测，全身麻醉还需监测呼吸功能，包括呼吸动力学、气体交换功能及呼吸气体成分，如吸入和呼出气体中氧、二氧化碳、氧化亚氮、吸入麻醉药浓度等，还可监测反映麻醉深度的脑电双频指数或听觉诱发电位、反映肌肉松弛程度的神经-肌肉传递功能等。危重患者或重大手术还可监测连续的有创血压、肺动脉压、中心静脉压及心排血量等，后者可通过无创的阻抗法、微创的动脉脉搏波分析或食管超声及肺动脉插入漂浮导管有创方法进行监测。新型麻醉系统的出现不仅具有更精确的麻醉给药和人工通气功能，而且能够自动记录麻醉过程中各种参数信息。有些麻醉系统甚至还具备对呼吸、循环功能及其他异常情况进行智能诊断，并提出处理建议。随着麻醉药物、设备和技术的研发与应用，临床麻醉已不仅仅满足无痛，而且要实现安全、舒适及生理的“理想麻醉”。今天的麻醉学已发展成为集临床麻醉、急慢性疼痛治疗、重症监测治疗和心肺脑复苏为一体、集医教研于一身的临床二级学科。

临床麻醉是麻醉学的主要任务，就是合理运用各种麻醉技术，保障患者在围术期安全、无痛和舒适。常用麻醉方法主要有：①全身麻醉，包括吸入全麻和静脉全麻；②椎管内麻醉，如蛛网膜下腔麻醉和硬膜外腔麻醉；③局部麻醉，包括表面麻醉、局部浸润麻醉、神经丛麻醉；④复合麻醉，联合多种麻醉药物或方法的麻醉；⑤针刺（辅助）麻醉。

（招伟贤）

第二节　麻醉前准备和麻醉前用药

一、麻醉前评估

掌握病情是安全实施麻醉的基础，麻醉医生术前都要常规访视患者，通过复习病史和体格检查了解患者的全身状况及评估其对麻醉和手术的耐受能力，借此制定个性化麻醉实施方案。患者体格状况常运用美国麻醉医师协会（ASA）制定的分级标准进行评估，见表 4-1。

一般认为，病情为Ⅰ、Ⅱ级者，能较好耐受麻醉，麻醉经过平稳。Ⅲ级者对接受麻醉有一定危险，麻醉前需充分估计麻醉中和麻醉后可能发生的并发症，并制定防治措施。只要准备充分和处理得当，仍可顺利完成手术麻醉。病情Ⅳ级和Ⅴ级患者的麻醉危险性极大，一般不宜实施择期手术。

表 4-1　ASA 体格分级

分级	标准*
Ⅰ	正常健康
Ⅱ	有轻度系统性疾病，但器官功能代偿良好
Ⅲ	有严重系统性疾病，日常活动受限，但尚未丧失工作能力
Ⅳ	有严重系统性疾病，已丧失工作能力，且经常面临生命威胁
Ⅴ	无论手术与否，生命难以维持 24 小时的濒死患者

注：* 如为急诊，应在每级数字前标注“急”或“E”字。

二、麻醉前准备

为了使麻醉手术安全顺利进行，麻醉前必须做好以下准备工作：

1. 全身状况准备　低蛋白血症、贫血、血容量不足、电解质紊乱、心肺异常改变等，均可降低患者对麻醉、手术的耐受力。术前应尽量予以纠正。

2. 精神状态准备　患者面对麻醉和手术难免会紧张、焦虑甚至恐惧。麻醉医生在术前访视应体现人文关怀，耐心听取和解答患者提出的问题，适当解释麻醉有关问题和注意事项，以消除患者顾虑，取得患者的信任和合作。

3. 胃肠道准备　择期手术患者需常规禁食，防止麻醉后发生呕吐并造成误吸窒息。麻醉前一般禁食12小时，禁饮4小时；小儿禁食(奶)4～8小时，禁饮2～3小时。急症患者也应充分考虑胃排空问题，饱胃又急需行手术者选用全麻时，可考虑行清醒气管内插管，以避免反流和误吸。

4. 器材药品准备　为了使麻醉顺利实施，麻醉前必须准备好麻醉机、监护仪、各类麻醉器材和药品，相关急救器材和药品如吸痰装置、升压药等，以方便及时处理意外事件。

三、麻醉前用药

(一)目的

1. 消除患者的紧张、焦虑及恐惧。

2. 提高患者的痛阈，缓和或解除原发疾病或麻醉前有创操作引起的疼痛，同时也可减少全麻药用量。

3. 抑制呼吸道腺体分泌，保持呼吸通畅，降低误吸发生率。

4. 消除手术刺激或麻醉操作引起的不良反射。

(二)麻醉前常用药物

一般来说，全麻患者以镇静药和抗胆碱药为主，有疼痛或大手术者应加用麻醉性镇痛药。椎管内麻醉患者以镇静药为主。麻醉前常用药及剂量见表4-2。

表4-2　麻醉前常用药物

药物类型	药名	作用	用法用量(mg，成人)
镇静药	地西泮	镇静，催眠，抗焦虑，抗惊厥	肌注，5～10
	咪哒唑仑		肌注，3～5
催眠药	苯巴比妥	镇静，催眠，抗惊厥	肌注，100～200
镇痛药	吗啡	镇痛，镇静	肌注，5～10
	哌替啶		肌注，50～75
抗胆碱药	阿托品	抑制腺体分泌，解除平滑肌痉挛和迷走神经兴奋	肌注，0.5～1.0
	东莨菪碱		肌注，0.3～0.6

(招伟贤)

第三节　针刺麻醉与中药麻醉

一、针刺麻醉

针刺可通过调动机体内在的抗痛机制及其他生理调节产生镇痛、镇静作用。针刺与其他麻醉方法复合，既可增强麻醉作用又可减少麻醉药的使用，即针刺复合麻醉或针刺辅助麻醉。

(一)复合方式

1. 针刺复合局部麻醉　针刺麻醉基础上配合局部麻醉。

2. 针刺复合椎管内麻醉　在针刺麻醉基础上实施硬膜外或蛛网膜下腔麻醉。

3. 针刺复合全身麻醉　在针刺麻醉基础上行全身麻醉。

（二）选穴原则

1. 循经取穴　根据"经脉所过，主治所及"，在手术部位相应经脉选用针感较好的穴位，如头面部手术取合谷，肠胃手术取足三里等。

2. 邻近取穴　根据"以痛为腧"理论，可在手术部位附近取穴，如拔牙取下关。

3. 辨证取穴　如肝阳上亢颅脑手术患者，可选太冲以平肝降逆。

4. 神经节段取穴　按神经解剖取穴，如甲状腺或胸部手术选合谷、内关等穴。

（三）实施方法

1. 麻醉前准备　除一般准备外，需告知患者针刺部位、方法及针刺的感觉，并了解患者的针感和对针刺的耐受力。麻醉前 30 分钟可肌肉注射鲁米那 0.1g、阿托品 0.5mg 或东莨菪碱 0.3mg。

2. 穴位处方　①腹部胃肠道手术：双侧足三里、三阴交；②颈部甲状腺、胸部乳腺手术：患侧合谷、内关；③前颅窝手术：双侧颧髎，或金门加太冲；④肺叶切除术：三阳络、下翳风、任脉、督脉。

3. 操作方法　入室后常规监测心电、血压及血氧饱和度，在所选穴位作标记，皮肤消毒后进针，产生较强"得气"感后接针麻仪，用 2/100Hz 交替疏密波刺激，其强度以患者能耐受为度。针刺诱导 20～30 分钟后复合其他麻醉。术中根据手术要求及麻醉深度调整麻醉给药，或同时调整针刺刺激量，以维持合适的麻醉。针刺麻醉持续应用至手术结束。

（四）临床应用

1. 麻醉前镇静　针刺耳部的松弛穴、前额的印堂穴及足三里、合谷、三阴交和阴陵泉等穴，可减轻患者焦虑，尤其对麻醉前用药有顾虑的患者。

2. 术中辅助麻醉　针刺神门、角窝上、内分泌及垂前等耳穴，可减少抑制伤害刺激所需地氟醚浓度 11%。妇科腹腔镜手术患者麻醉前 20～30 分钟或麻醉后电针刺激双侧合谷和太冲，可减少术中七氟醚需要量 21%～33%。麻醉前 30 分钟针刺手术侧合谷和内关，可减少乳腺局部切除手术切皮时瑞芬太尼血浆浓度 ED50 14.3%。术中电针刺激合谷、劳宫、内关和外关，可有效防治异丙酚-瑞芬太尼麻醉腰椎骨折行椎板减压及内固定手术患者在麻醉苏醒期的疼痛反应。

3. 术后疼痛　治疗妇科经腹全子宫切除术后头 3 天每日针刺足三里 8 小时，芬太尼或吗啡用量可减少 1/3，并使术后恶心、呕吐发生率减少 20%～30%。

二、中药麻醉

中药麻醉在 20 世纪中后期曾有发展，但其后在临床麻醉中几乎销声匿迹。中药麻醉剂主要有表面局部麻醉作用的散剂、酊剂与全身麻醉作用的汤剂和静脉注射制剂。

（一）局部麻醉中药

川乌、草乌、蟾酥、细辛、花椒等都有局部麻醉作用。川乌和草乌的主要有效成分乌头碱能刺激皮肤产生瘙痒与灼热感，继之麻醉失去知觉。蟾酥的酒精提取物有很强的表面麻醉作用，比普鲁卡因强 300～600 倍，比可卡因强 30～60 倍。花椒的稀醇液及细辛煎剂都对神经传导有阻滞作用。此类局部麻醉中药制剂主要用于牙科止痛、伤科整骨、口腔咽喉及体表手术表面麻醉，可实施脓肿切开、囊肿切除、湿疣剔除等手术。

（二）全身麻醉中药

中药洋金花、草乌、白芷、细辛、天南星、当归及川芎等，均具有一定麻醉、镇静和止痛作用。据考证，"麻沸散"主要组方为洋金花、草乌、白芷、细辛及天南星。虽然中药麻醉汤剂可通过口服或灌肠给药，但其药代及药效动力学显然不适宜于现代麻醉。可静脉应用的中药麻醉针剂有洋金花生物总碱（中麻Ⅰ号）、由洋金花提纯的东莨菪碱（中麻Ⅱ号）和樟柳碱（化学结构与东莨菪碱相似，但副作用较少）。

20 世纪 70 年代应用的中药麻醉方法主要为：静脉注射一定剂量洋金花总碱、东莨菪碱或樟柳碱，再给予哌替啶，待患者进入麻醉状态后开始手术。中药麻醉存在问题较多,如麻醉深度不足、肌肉紧张、创面渗血较多、心率增快、体温升高、苏醒延迟、苏醒期躁动和视力障碍等。

(招伟贤)

第四节 局部麻醉

局部麻醉(regional anesthesia),是指用药物暂时性阻断身体某一区域神经传导的麻醉方法,包括表面麻醉、局部浸润麻醉、区域阻滞麻醉、神经阻滞麻醉和局部静脉麻醉等。

局部麻醉的优点在于简便易行,痛觉阻断较完善,对患者生理功能影响小,也能较完善阻断各种不良神经反射,有助于预防创伤疼痛引起的应激反应。

一、常用局麻药

目前常用局麻药根据其分子结构分为酯类和酰胺类局麻药两种,酯类主要有普鲁卡因和丁卡因;酰胺类主要有利多卡因、布比卡因、罗哌卡因等。依据局麻药的作用时间又分为短效、中效局麻药和长效局麻药。例如普鲁卡因为短效局麻药,利多卡因为中效局麻药,丁卡因、罗哌卡因和布比卡因等为长效局麻药。常用局麻药的特性见表4-3。

局部浸润麻醉时局麻药中加入1∶(20万~40万)浓度的肾上腺素,可延缓局麻药吸收并收缩血管,减少创面渗血。但布比卡因和罗哌卡因等长效局麻药用于神经阻滞时,因顾虑缺血性神经损害,现已不主张局麻药中加入肾上腺素。手指、足趾、阴茎等部位及老年、高血压、甲状腺功能亢进、糖尿病、周围血管性疾病等实施局部麻醉时,局麻药中也不加肾上腺素。

表4-3 临床常用局部麻醉药物及药理特性

	普鲁卡因	丁卡因	利多卡因	布比卡因	罗哌卡因
属类	酯类	酯类	酰胺类	酰胺类	酰胺类
麻醉效能	+	+++	++	+++	+++
弥散性能	+	+	+++	++	++
毒性	+	+++	++	++	++
起效时间					
表面麻醉	—	慢	中		
局部浸润	快	—	快	快	快
神经阻滞	慢	慢	快	中	中
作用时间(小时)	0.75~1	2~3	1~2	5~6	4~6
一次极量(mg)	1000	40(表麻)	100(表麻)	150	150
(成人)		80(N阻滞)	400(N阻滞)		

二、局部麻醉方法和应用

(一)表面麻醉

将渗透性强的局麻药喷洒于黏膜表面,使其透过黏膜阻滞黏膜下的神经末梢而产生麻醉,称为表面麻醉。表面麻醉是眼、鼻、咽喉、气管、尿道等部位常用的麻醉方法。常用的表面局麻药有0.5%～2%丁卡因或2%～4%利多卡因。剂型有水溶液、软膏、栓剂或喷雾剂等。给药方法可根据手术部位选择,如眼科手术用滴入法;鼻内手术用棉片填敷法;咽喉或气管内手术用喷雾法;尿道手术用灌入法;直肠手术用栓剂塞入法。较大面积黏膜表面麻醉时为防止吸收性局麻药中毒,宜用低浓度局麻药,如气管内喷雾用0.5%丁卡因;尿道表面麻醉用0.1%～0.5%丁卡因。

(二)局部浸润麻醉

将局麻药注射到组织内阻滞神经末梢而产生局部麻醉,称为局部浸润麻醉。基本方法是:先在手术拟行切口一端进针,沿切口方向皮内注药成橘皮样隆起,称为条形皮丘。然后在皮丘顶端向前进针并注射局麻药,使手术切口线形成局麻皮丘,再向皮下组织注射局麻药,即可切开皮肤和皮下组织。当手术达到深层组织时,再追加深层浸润,如此浸润一层切开一层,达到完善局部麻醉。浸润麻醉常用局麻药为0.5%普鲁卡因或0.25%～0.5%利多卡因,前者一次最大剂量为1g,利多卡因一次总量不超过0.4g。

(三)区域阻滞麻醉

在手术区域四周和底部注射局麻药,阻滞进入手术区的神经纤维,称为区域阻滞麻醉。区域阻滞麻醉适用于乳房、头皮及疝修补等体表手术(图4-1)。

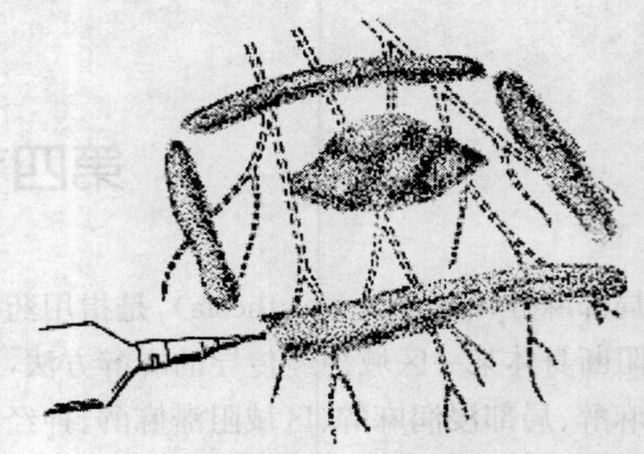

图4-1　小肿物的区域神经阻滞示意图

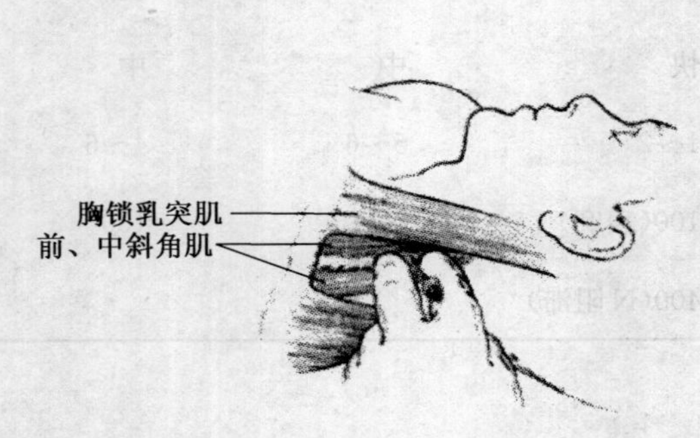

图4-2　臂丛神经位置

(四)神经阻滞麻醉

在神经干、神经丛或神经节等局部注射局麻药而产生的神经支配区域麻醉,称为神经阻滞麻醉。如臂丛神经阻滞、颈丛神经阻滞、肋间神经阻滞、坐骨神经及指(趾)神经干阻滞等。神经阻滞成功的关键在于熟悉局部解剖,正确运用体表、骨质和血管等标志确定进针方向及深度。

1. 臂丛神经阻滞　臂丛神经主要由C_5～T_1脊神经的前支组成。脊神经自椎间孔穿出后,经前、中斜角肌之间相互合并组成臂丛(图4-2),然后在锁骨上方和第1肋骨上缘进入腋窝,并分出正中神经、桡神经、尺神经和肌皮神经。臂丛神经在肌间沟被椎前筋膜和斜角肌筋膜包裹形成鞘膜,并经锁骨上延伸到腋窝形成腋鞘,因此臂丛神经阻滞可在肌间沟、锁骨上和腋窝进行,分别称为肌间沟径路、锁骨上径路和腋路(图4-3)。阻滞时应将局麻药注入鞘内,才会有好的效果。

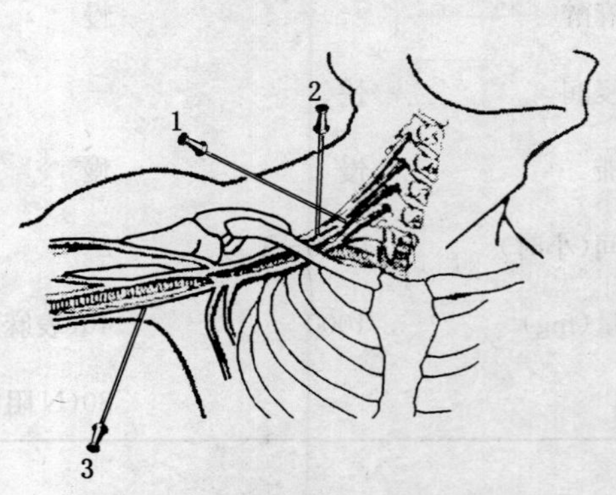

1. 肌间沟径路 2. 锁骨上径路 3. 腋路

图4-3　臂丛神经阻滞入路

(1)肌间沟径路:患者平卧位,头偏向对侧,手臂贴身旁使肩下垂。嘱患者略抬头以显露胸锁乳突肌,在锁骨上2～3cm处胸锁乳突肌后缘向外滑动,可触及一纵行小肌肉即前斜角肌。继续向外滑过前斜角肌为前、中斜角肌肌间沟,呈上窄下宽三角形,为麻醉穿刺点。也可自环状软骨作一水平线与肌间沟的交点即为穿刺点。用7号针头与皮肤垂直进针,刺破椎前筋膜时可有突破感,然后向内向对侧肩胛下角方向进针。当针触及臂神经丛时,患者常诉"异感",此时回抽无血或脑脊液,即可注射局麻药。常用1%利多卡因和0.25%布比卡因混合液20～25ml。

(2)锁骨上径路:患者平卧位,患侧肩下垫一薄枕,在锁骨上窝深处探触锁骨下动脉,臂丛神经即在其外侧。在锁骨中点上1cm向后、内、下方向进针,当接近或碰及神经时会有放射到上肢的异感,回抽无血或空气即可注入局麻药液。此法有刺伤锁骨下血管和肺尖导致出血和气胸之虑,故较为少用。

(3)腋路:患者仰卧位,患肢外展90°,前臂再向上屈曲90°。在上臂内侧摸腋动脉搏动,顺搏动触摸腋窝顶最高点处搏动。持7号针头在动脉搏动的一侧垂直刺入,刺破腋鞘时有突破感,针头会随动脉搏动摆动,回抽无血注入配好的局麻药液。

【适应证与并发症】肌间沟和锁骨上臂丛神经阻滞可用于肩部和上肢手术,腋径路适用于前臂和手部手术。主要并发症是局麻药毒性反应,常由于误注血管内或吸收过快所致。肌间沟和锁骨上法还可发生膈神经麻痹、喉返神经麻痹和霍纳综合征。如穿刺不当,锁骨上法可发生气胸,肌间沟径路可引起高位硬膜外阻滞,或药液误注入蛛网膜下腔引起全脊髓麻醉。

2. 颈丛神经阻滞 $C_1 \sim C_4$ 脊神经出椎间孔后,发出分支组合成颈丛,支配颈部肌肉和皮肤。颈丛又分为颈深丛和颈浅丛。颈深丛在斜角肌间与臂丛神经处于同一水平,并同为椎前筋膜覆盖。颈浅丛在胸锁乳突肌后缘从筋膜下穿出至表面。

(1)颈深丛阻滞:常采用 C_4 横突处一针法阻滞。患者仰卧位,头转向对侧,C_4 横突位于胸锁乳突肌和颈外静脉交叉点处,用手指按压常可摸到横突。用7号针头在此水平刺入2～3cm可触及横突骨质,回抽无血或脑脊液,注入局麻药液10ml(图4-4)。

(2)颈浅丛阻滞:在胸锁乳突肌后缘中点垂直进针至皮下,注入1%利多卡因6～8ml;或在此点注射3～4ml,再沿胸锁乳突肌头、尾两方向各注射2～3ml(图4-5)。

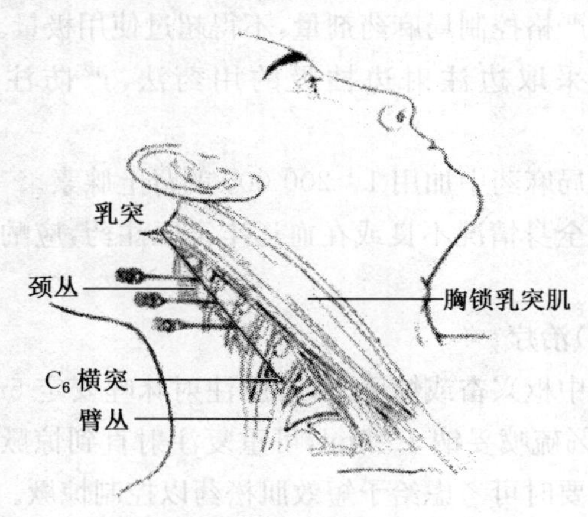

图 4-4 颈深丛阻滞示意图

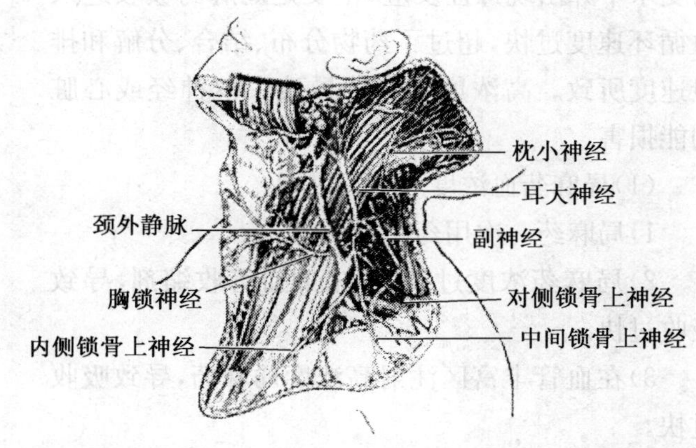

图 4-5 颈浅丛阻滞示意图

【适应证与并发症】可用于颈部手术,如甲状腺手术、气管切开术等。颈深丛阻滞时,因颈部血管丰富,吸收较快或误入颈内静脉或椎动脉,可发生局麻药毒性反应。如误注入硬膜外腔或蛛网膜下腔,可引起高位硬膜外阻滞或全脊髓麻醉。此外,还可引起膈神经麻痹、喉返神经麻痹和霍纳综合征,故不能同时作双侧颈深丛阻滞。

3. 肋间神经阻滞 $T_1 \sim T_{12}$ 脊神经的前支在肋骨角处沿肋骨下缘贴着肋间动脉下面向前延伸,支配相应的肋间肌、腹壁肌及皮肤。肋间神经阻滞在肋骨角或腋后线处进行。患者侧卧或俯卧位，上肢外展上举。左手示指探触肋骨后轻轻上推皮肤，用7号针头注射器在肋骨接近下缘处垂直刺入，刺到骨质后松开左手，针头随皮肤下移滑过肋骨下缘，再缓慢刺入0.2～0.3cm，此时令患者屏气，回抽无血或空气后注入局麻药液3～5ml。并发症主要有气胸和局麻药毒性反应（图4-6）。

4. 指（趾）神经阻滞　指神经位于指骨两侧，其阻滞可在手指根部或掌骨间进行。方法是在指根背侧进针，向前滑过指骨至掌侧皮下，注射1%利多卡因1ml。再退针至进针点皮下注药1ml。手指另一侧如法注射。掌骨间阻滞在手背部掌骨间进针，直达掌面皮下。随着针头推进和拔出时，注射1%利多卡因4～5ml。趾神经阻滞可参照指神经阻滞法。指（趾）神经阻滞主要用于手指或脚趾手术。注意：局麻药内不可加入肾上腺素，注药量也不能太多，以免血管收缩或受压引起组织缺血坏死（图4-7）。

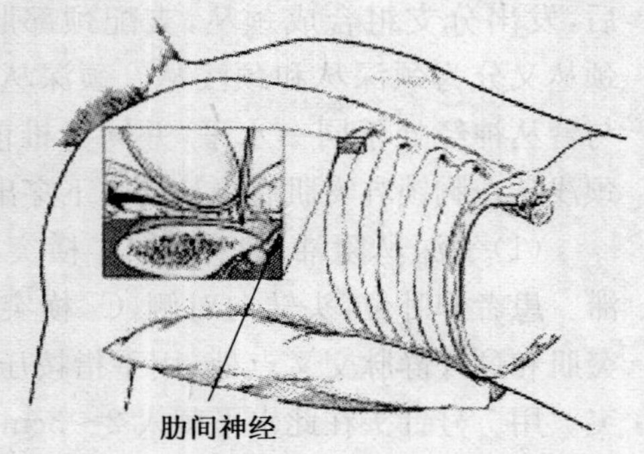

图4-6　肋间神经阻滞

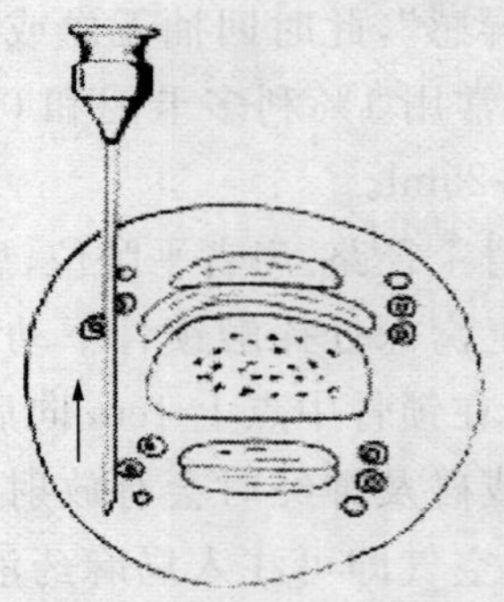

图4-7　指（趾）神经阻滞

三、局部麻醉并发症及防治

（一）局麻药不良反应

1. 中毒反应　指血液中局麻药浓度超过机体耐受水平并出现毒性反应，主要是局麻药吸收进入血循环速度过快，超过了药物分布、结合、分解和排泄速度所致。高浓度局麻药导致中枢神经或心脏功能损害。

（1）局麻药血浓度过高的因素

1）局麻药一次用药超过极量。

2）局麻药浓度过高，或未加血管收缩剂，导致吸收过快。

3）在血管丰富区注射高浓度局麻药，导致吸收过快。

4）局麻药被误注入血管内。

5）患者因体质衰弱、严重贫血、低蛋白血症、肝功能障碍等病情，导致对局麻药耐受力显著下降。

局麻药中毒主要表现为对中枢神经和心脏毒性作用。局麻药首先抑制中枢神经下行抑制系统，出现头晕目眩、视力模糊、话多胡语、恶心呕吐、恐惧不安、肌肉颤抖，甚至狂躁及惊厥，而后迅速进入抑制，出现昏迷甚至呼吸停止。对心脏表现轻者为心肌抑制、血压下降，重者房室传导阻滞，甚至心室颤动、心搏停止，此方面布比卡因尤为突出。由于发作突然、危害极大，故需紧急处理。

（2）预防

1）严格控制局麻药剂量，不得超过使用极量。

2）采取边注射边抽吸的用药法，严防注入血管。

3）局麻药中加用1∶200 000的肾上腺素。

4）全身情况不良或在血运丰富区注药，应酌情减量。

（3）治疗

1）中枢兴奋或惊厥时，静脉注射咪唑安定5mg或2.5%硫喷妥钠3～5ml，可重复注射直到惊厥解除。必要时可考虑给予短效肌松药以控制惊厥。

2）呼吸抑制者，用面罩吸氧及辅助呼吸。

3）心血管抑制者，应用心血管药物和静脉补液维持循环功能，心搏骤停，立即实施心肺复苏抢救。

2. 过敏反应　局麻药的代谢产物可能与蛋白结合而形成特殊抗原。当再次应用该局麻药，就可能产生抗原抗体反应而表现过敏。过敏反应的发生率很低，只占不良反应的1%以下。一般认为，酯类局麻药多见。表现为皮肤荨麻疹、结膜充血、脸面浮肿,喉头或支气管黏膜水肿可出现支气管哮喘和呼吸困难;严重时可出现过敏性休克。

(1)预防

1)术前明确患者有无局麻药应用史和过敏史。

2)采用酯类局麻药者,术前应常规做普鲁卡因皮试。

(2)治疗

1)应用肾上腺皮质激素,以改善血管通透性;发作较轻者,可用苯海拉明 10～50mg 肌注。

2)病情急剧者,先用肾上腺素 0.5～1mg 皮下或肌注。

3)喉头水肿时应立即吸氧,出现呼吸困难时应及时做气管切开。

4)出现过敏性休克时应紧急综合治疗。

(二)穿刺引起的并发症

1. 神经损伤　在进行穿刺时可直接损伤神经,尤其伴异感时,使用短斜面穿刺针及神经刺激仪定位可减少神经损伤发生率。穿刺时还应避免神经内注射。

2. 血肿形成　周围神经阻滞时偶可见血肿形成,血肿对局麻药扩散及穿刺定位均有影响,因而在穿刺操作前应询问出血史,采用尽可能细穿刺针,同时在靠近血管丰富部位操作时应细心。

3. 感染　操作时无菌原则不严格或穿刺经过感染组织可将感染进一步扩散,因此有局部感染应视为局部麻醉禁忌证。

(高　巨)

第五节　椎管内麻醉

椎管内麻醉(intravertebral anesthesia),是将局麻药注射到脊椎管内,阻滞相应节段的脊神经,产生感觉、运动和交感神经阻滞。椎管内麻醉又分为蛛网膜下腔和硬膜外腔阻滞麻醉,前者是将局麻药注入蛛网膜下腔,又称为脊麻(spinal anesthesia)或腰麻;后者则是将局麻药注入硬膜外间隙而产生神经阻滞,又称为硬膜外麻醉(epidural anesthesia)。骶管阻滞属于低位硬膜外阻滞。

一、椎管内麻醉的解剖与生理基础

(一)椎管的解剖

脊椎由 7 节颈椎、12 节胸椎、5 节腰椎、融合成一块的 5 节骶椎及 4 节尾椎组成。成人脊椎呈现 4 个弯曲:颈曲和腰曲向前,胸曲和骶曲向后。典型椎骨包括椎体及椎弓两个主要部分。椎体的功能是承重,两侧椎弓(椎弓根及椎板)从外侧向后围成椎孔,起保护脊髓的作用。每一椎板有 7 个突起,椎弓根上下有切迹,相邻的切迹围成椎间孔,供脊神经通过(图 4-8)。相邻两个棘突之间的间隙是椎管内麻醉的必经之路。棘突的排列方向在不同节段有所不同,$C_2 \sim T_4$ 及腰段脊椎的棘突方向与椎体保持平直,故麻醉穿刺时可垂直进针;而 $T_{4\sim12}$ 的棘突呈叠瓦状排列,与椎体形成一定角度,故穿刺时要向尾侧倾斜 45°～60°方能成功。

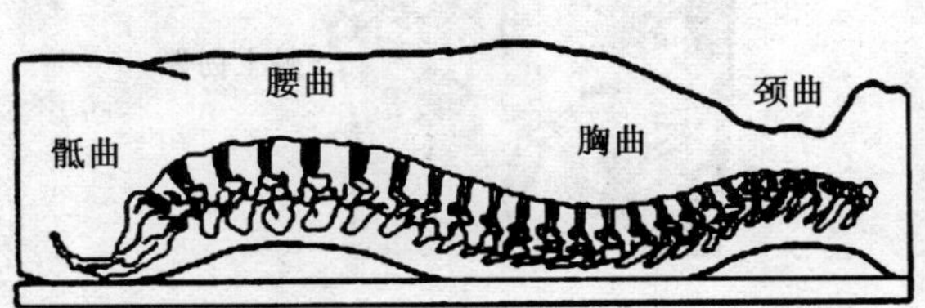

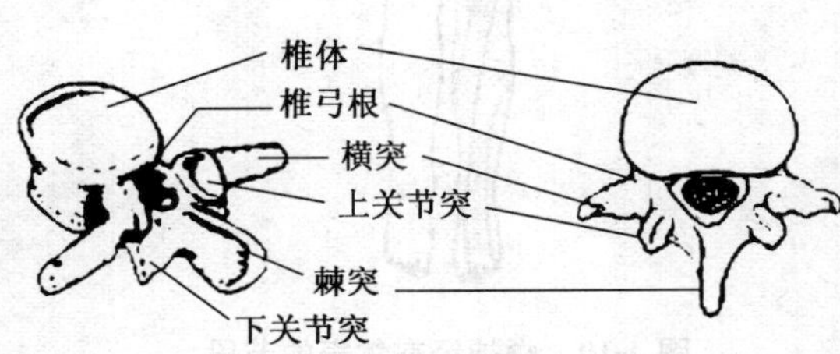

图 4-8　脊柱解剖

（二）椎管外软组织

棘突之间有棘上韧带、棘间韧带及黄韧带 3 条韧带相连（图 4-9），其中黄韧带坚韧厚实、富有弹性，穿刺针刺入时有韧实感，穿过黄韧带时会有突破感和阻力消失感，此时针尖已进入硬膜外间隙。棘上韧带和棘间韧带比较薄弱、坚实而缺乏弹性，在老年人还常常发生钙化而坚硬如骨，以致无法经正中线穿刺，而改由侧入路避开钙化的棘上韧带进行穿刺。

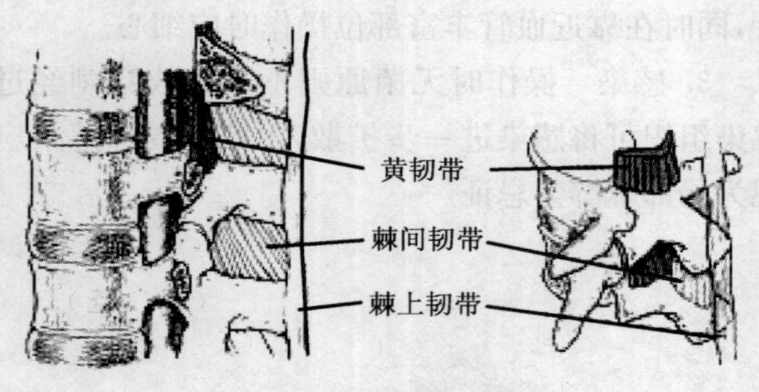

图 4-9　脊柱的韧带连接

（三）脊髓及脊神经

胚胎期脊髓充满整个椎管腔，新生儿时脊髓末端位于第 3 腰椎或第 4 腰椎水平，成年后位于 L_1 椎体下缘至 L_2 椎体上缘。因此，成年人 L_2 椎体以下的蛛网膜下腔只有脊神经根，即马尾神经。所以，脊麻时多选择 L_3 以下椎间隙穿刺，以免损伤脊髓。

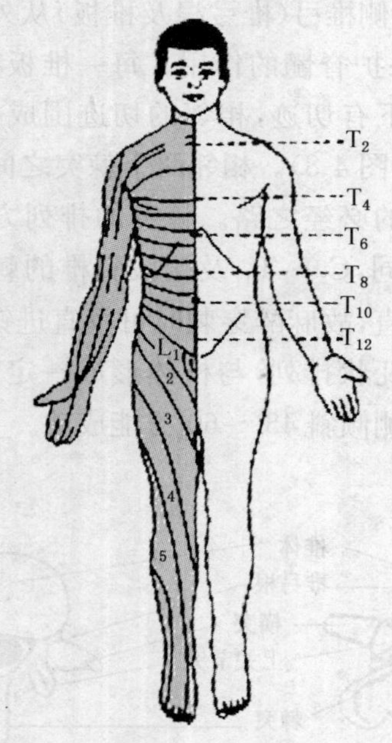

图 4-10　脊神经在体表的节段

脊神经有 31 对，包括 8 对颈神经、12 对胸神经、5 对腰神经、5 对骶神经和 1 对尾神经。每条脊神经由前、后根合并而成，后根为感觉纤维，前根为运动纤维。不同节段脊髓发出的神经称为神经节段，其分布的主要体表标志为：甲状软骨部皮肤为 C_2 神经；胸骨柄上缘 T_2 神经；两乳头连线为 T_4；剑突下为 T_6；季肋部肋缘为 T_8；平脐为 T_{10}；耻骨联合上缘为 T_{12}；大腿前面为 $L_{1\sim3}$；小腿前面和足背为 $L_{4\sim5}$；足底、小腿和大腿后面及会阴部由骶神经支配；上肢则由 $C_4\sim T_1$ 神经支配（图 4-10）。

（四）椎管内腔和间隙

椎管内包裹脊髓的脊膜分为软膜、蛛网膜和硬脊膜 3 层。其中软膜覆盖脊髓表面与蛛网膜之间形成蛛网膜下腔，硬脊膜与蛛网膜几乎贴在一起，两层之间的潜在腔隙即硬膜下间隙，而硬脊膜与黄韧带之间的间隙为硬脊膜外间隙即硬脊膜外腔（图 4-11）。

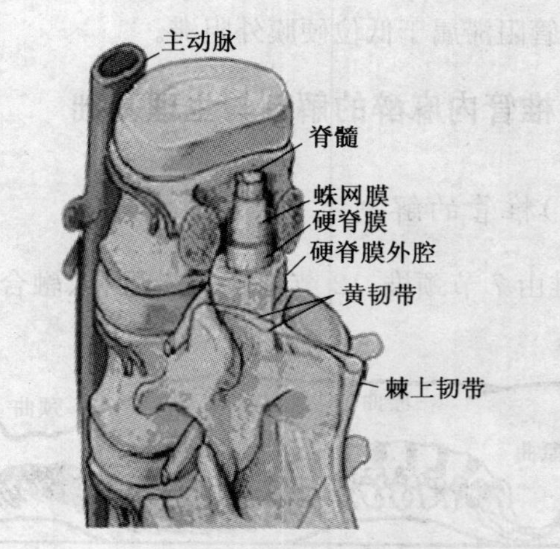

图 4-11　椎管内结构

蛛网膜下腔内含脑脊液，在 L_2 以下，内无脊髓，且蛛网膜下腔前后径较宽，穿刺安全。硬膜下间隙为一潜在的结缔组织间隙，内含少量浆性组织液。硬膜外腔是一环绕硬脊膜囊的潜在腔隙，内有疏松的结缔组织和脂肪组织，并有极为丰富的静脉丛，穿刺或置入硬膜外导管时，有可能损伤静脉丛引起出血，注入药物也易被迅速吸收，可导致局麻药中毒。

二、椎管内麻醉的生理

(一)蛛网膜下腔麻醉的生理

脊髓的蛛网膜下腔与脑室相通，内含脑脊液。成人的脑脊液量为 100～150ml，其中 60～70ml 分布在脑室，35～40ml 在颅蛛网膜下腔，25～30ml 在脊蛛网膜下腔。从第 2 骶椎算起，每增高 1 个椎体，脑脊液量约增加 1ml，此对估计不同平面蛛网膜下腔的脑脊液容积及确定麻醉药容积有参考意义。

脑脊液主要由脉络丛血管渗漏的血浆生成。正常人脑脊液压力在侧卧位时为 6.9～16.7mmHg，坐位时为 19.6～26.11mmHg。此压可因静脉压升高而增高；老年和脱水患者则偏低；血液渗透压改变、$PaCO_2$ 增高、脑脊膜感染或受化学物质刺激时，则随之变化。

脑脊液为无色透明液体，pH 为 7.4，比重为 1.003～1.009。每 100ml 脑脊液中含葡萄糖 45～80mg，蛋白 20～30mg，氯化物 720～750mg。将局麻药注射到蛛网膜下腔，可直接作用于脊神经根及脊髓，从而产生传导阻滞作用。鉴于神经纤维的直径粗细各不相同，可出现不同的阻滞程序和阻滞平面。交感纤维的直径最细，首先被阻滞，次为感觉纤维阻滞，最后为较粗的运动纤维阻滞。交感阻滞的平面最高，可高出痛觉阻滞平面 2～4 个脊神经节段；运动阻滞平面常比痛觉消失平面低 1～4 个节段。临床所指的麻醉阻滞平面，均以痛觉减退或消失平面为准。

根据脊神经阻滞平面的高低，可将脊麻分为：超过 T_4 脊神经水平者称为高平面脊麻；T_6 脊神经水平者称为中平面脊麻；低于 T_{10} 脊神经水平者称为低平面脊麻。仅阻滞骶尾神经者称为鞍区麻醉。如全部脊神经被阻滞称为全脊髓麻醉，属于严重并发症，可迅速危及生命。

(二)硬膜外麻醉的生理

硬膜外麻醉与蛛网膜下腔麻醉的作用机制有所不同，前者的局麻药不能直接作用于裸露的脊神经根，必须通过脊神经鞘膜才能抵达脊神经组织，其中的机制尚不十分清楚。多数认为注入硬膜外腔的局麻药需通过多种途径才产生阻滞作用。

因注入硬膜外腔的局麻药不与脑脊液混合，故可用较蛛网膜下腔麻醉浓度高的局麻药，并且其阻滞范围主要取决于药液容积的大小。因其阻滞范围较易主动控制，故对呼吸和循环的干扰亦较轻。

根据节段性脊神经阻滞平面的高低，可将硬膜外麻醉分为：①高位硬膜外麻醉，指颈段或上胸段脊神经阻滞；②中位硬膜外麻醉，指中胸段脊神经阻滞；③低位硬膜外麻醉，指下胸段和腰段脊神经阻滞；④骶管麻醉，指骶神经阻滞。

三、椎管内麻醉对机体生理的影响

(一)对循环系统的影响

局麻药阻滞胸腰段(T_1～L_2)的交感神经，可引起血管张力下降，表现为外周血管扩张，心排血量及血压均有一定程度的下降。当高平面阻滞时，更由于心脏加速神经纤维($T_{1\sim4}$)被抑制而引起心动过缓。如果阻滞平面在 T_5 以下，循环功能可借上半身未阻滞区域血管收缩来代偿，可减轻血压降低幅度，维持血压不低于基础值的 20%。

(二)对呼吸系统的影响

对呼吸系统的影响亦取决于阻滞平面的高低，尤以运动神经被阻滞的范围更为重要。高平面蛛网膜下腔阻滞或上胸段硬膜外腔阻滞麻醉时，可使肋间肌麻痹，影响呼吸肌收缩，呼吸受到抑制，但只要膈神经($C_{3\sim5}$)未被麻痹，则仍能保持基本的肺通气量。如膈肌被麻痹，则深呼吸受到影响，呼吸储备能力减弱。

(三)对胃肠道的影响

由于交感神经被阻滞，迷走神经兴奋性增强，可引起胃肠蠕动亢进，容易诱发恶心、呕吐。此外，硬膜外阻滞时可使胃黏膜内 pH 值升高，因此，硬膜外麻醉期间及术后镇痛对胃黏膜可有一定的保护作用。

(四)对泌尿的影响

肾功能有较好的生理储备，椎管内麻醉时虽然肾血流减少，但通常没有临床意义。椎管内麻醉使膀胱内括约肌收缩及膀胱逼尿肌松弛，使膀胱排尿功能受抑制导致尿潴留，患者常常需要使用导尿管。

四、蛛网膜下腔阻滞麻醉

蛛网膜下腔阻滞麻醉（subarachnoid anesthesia），系把局麻药注入蛛网膜下腔，使脊神经根、背根神经节及脊髓表面部分产生不同程度的暂时性阻滞，常简称为脊麻或腰麻。

(一)适应证

1. 下腹部手术，如阑尾切除术、疝修补术等。

2. 肛门及会阴部手术，如痔切除术、肛瘘切除术、阴茎及睾丸切除术等。

3. 盆腔手术，包括一些妇产科及泌尿外科手术，如子宫及附件切除术、膀胱手术、下尿道手术及开放性前列腺切除术等。

4. 下肢手术，包括下肢骨、血管、截肢及皮肤移植手术，止痛效果可比硬膜外阻滞更完全，且可避免止血带不适。

(二)禁忌证

1. 精神病、严重神经官能症及小儿等不能合作的患者。

2. 严重低血容量的患者。

3. 凝血功能异常的患者。

4. 穿刺部位有炎症或感染的患者。

5. 中枢神经系统疾病，特别是脊髓或脊神经根病变者及颅内高压患者。

6. 脊椎外伤或有严重腰背痛病史者。

7. 败血症患者。

(三)穿刺技术

1. 穿刺体位　一般可取侧卧位或坐位(图 4-12)，以前者最常用。

(1)侧卧位：取左侧或右侧卧位，两手抱膝，大腿贴近腹壁，头尽量向胸部屈曲，使腰背部向后弓成弧形，棘突间隙张开，便于穿刺。采用重比重局麻药液时，手术侧置于下方；采用轻比重局麻药液时，手术侧应置于上方。

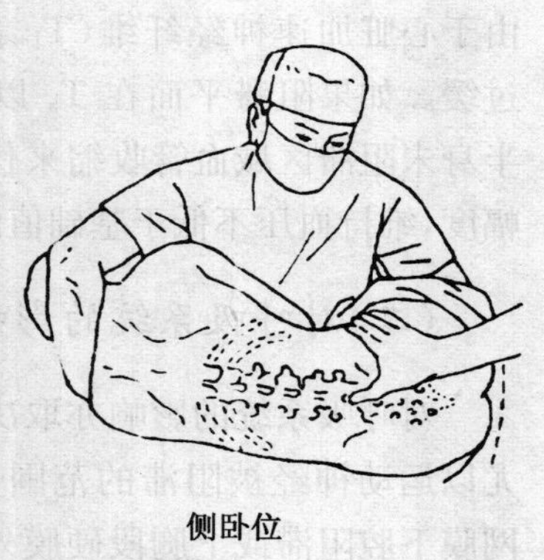

侧卧位

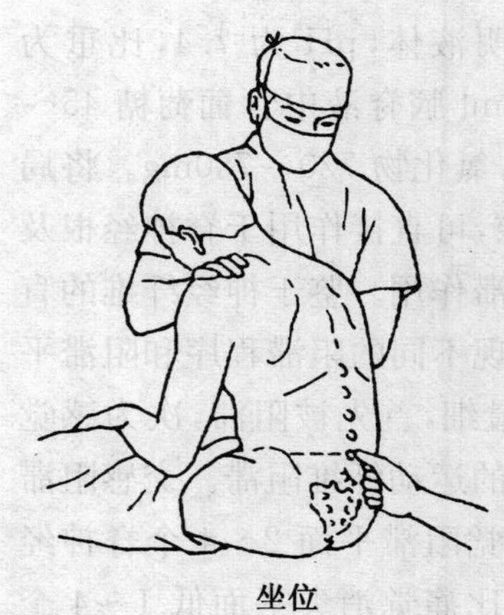

坐位

图 4-12　腰麻的穿刺点和体位

(2)坐位：臀部与手术台边沿相齐，两足踏于凳上，两手置膝，头前曲，使腰背部向后弓出。这种体位需有助手协助。如果患者于坐位时出现头晕或血压变化等症状，应立即平卧，经处理后改用侧卧位穿刺。鞍区麻醉一般需要取坐位。

2. 穿刺部位　常选用 $L_{3\sim4}$ 棘突间隙，此处的蛛网膜下腔最宽，脊髓于此也已形成终丝，故无伤及脊髓之虞。确定穿刺点的方法是：取两侧髂嵴的最高点作联线，与脊柱相交处，即为第 4 腰椎或 $L_{3\sim4}$ 棘突间隙。穿刺前须严格皮肤消毒及铺巾。

3. 穿刺方法 穿刺点先用1%利多卡因浸润皮内、皮下和棘间韧带。穿刺进针方法有以下两种：

(1)直入法：用手指固定穿刺点皮肤，穿刺针于棘突间隙中点与皮肤垂直刺入，当穿过棘上韧带和棘间韧带到达黄韧带时会有坚韧感，稍微进针穿过黄韧带会出现阻力突然消失的“突破感”，再继续进针穿过硬脊膜会有第二个“落空感”，拔出针芯见脑脊液流出，提示针尖已抵达蛛网膜下腔。

(2)旁入法：于棘突间隙中点旁开1cm局麻浸润皮肤和皮下组织，然后在局麻点垂直刺入皮肤后，穿刺针与后正中矢状面成10°～15°角刺入，穿过黄韧带、硬脊膜及蛛网膜而达蛛网膜下腔。该法可避开棘上和棘间韧带，适用于有韧带钙化的患者。

针尖进入蛛网膜下腔后，拔出针芯即可见脑脊液流出，如无脑脊液流出则可用注射器缓慢抽吸。经上述处理仍无脑脊液流出者，应重新穿刺。经3～4次穿刺而仍未能成功者，应改换间隙另行穿刺。

(四)局麻药物

目前，脊麻常用局麻药主要是布比卡因、罗哌卡因和左旋布比卡因，偶有用利多卡因，而普鲁卡因和丁卡因几乎已不用。局麻药剂量依手术所需阻滞平面高低不同而有所不同。以布比卡因为例，髋关节及下肢手术麻醉一般7.5～12.5mg，而下腹部手术为12.5～15mg。麻醉时间可维持2～2.5小时。为使局麻药在蛛网膜下腔按照一定方向扩散分布，常在局麻药中加入1～1.5ml注射用水或5%～10%葡萄糖液，使其比重相对于脑脊液为轻比重或重比重，前者易上浮向上扩散，而重比重则易下沉向下扩散。目前临床上亦常用脑脊液与局麻药按1∶1容量混合，作为接近等比重的轻比重液给药，则无需用体位来调节麻醉平面。

近年来，对局麻药的神经组织毒性作用问题颇为关注，神经毒性较大的丁卡因和利多卡因现已很少用于腰麻，故目前除布比卡因外，罗哌卡因和左旋布比卡因已越来越多用于腰麻。局麻药中也不主张加入葡萄糖或血管收缩药。

(五)影响阻滞平面的因素

阻滞平面是指皮肤感觉消失的界限，麻醉药注入蛛网膜下腔后，须在短时间内主动调节和控制麻醉平面达到手术所需的范围，避免麻醉平面过高。这不仅关系到麻醉成败，且与患者安危有密切关系。以下是影响腰麻平面的几个主要因素：

(1)药液的比重：轻比重与重比重扩散方向不同。

(2)局麻药剂量：剂量愈大，阻滞更完全且扩散范围宽。

(3)药液的容积：容积大扩散宽，反之则窄。

(4)穿刺间隙：穿刺位置高(L_3以上)，容易往上扩散；反之，平面容易偏低。

(5)患者体位：注意药液比重与体位的配合来调节麻醉平面，坐位可作鞍区麻醉。

(6)注药速度：速度愈快，麻醉范围愈广。常用注药速度为1ml/5秒。

以上因素中，最重要的是局麻药的容积和比重，体位的影响主要在5～10分钟内起作用，超过此时限，体位调节的作用基本消失。

(六)并发症及其处理

1. 血压下降和心动过缓 脊麻平面超过T_4后，常发生明显的血压下降和心动过缓。血压下降主要是由于交感神经节前神经纤维被阻滞，周围血管扩张所造成。心率缓慢是由于交感神经部分被阻滞，迷走神经呈相对亢进或麻醉平面超过T_4，心率加速神经被阻滞所致。血压下降的处理应首先考虑补充血容量，如无效可给予适量升压药物。对心率缓慢者可考虑静注阿托品以降低迷走神经张力。

2. 呼吸抑制 因胸段脊神经阻滞引起肋间肌麻痹，可出现胸式呼吸减弱，腹式呼吸增强，严重时患者潮气量减少，咳嗽无力，甚至发绀。应迅速给予吸氧，必要时面罩辅助呼吸。如果发生全脊麻而引起呼吸停止，血压骤降或心搏骤停，应立即施行气管内插管人工控制呼吸、维持循环等措施进行抢救。

3. 恶心、呕吐 主要原因有：

(1)血压骤降，脑供血减少，兴奋呕吐中枢。

(2)迷走神经功能亢进,胃肠蠕动增加。

(3)内脏手术操作。

一旦出现恶心、呕吐,应检查是否有麻醉平面过高及血压下降,并采取相应措施;或暂停手术以减少牵拉刺激,或施行内脏神经阻滞。若仍不能制止呕吐,可考虑使用恩丹西酮或氟哌啶等镇吐药物。

4. 腰麻后头痛　主要是由于硬脊膜和蛛网膜的血供较差,穿刺孔不易愈合,因脑脊液漏出导致颅内压降低和颅内血管扩张而引起的血管性头痛。头痛的发生与穿刺针粗细和穿刺技术有明显关系,22G针(较粗)穿刺的发生率约为9%,26G穿刺针(较细)为1%。多发生于麻醉后1～3天,年轻女性患者较多见。其特点是:头高时加重,平卧后减轻或消失。处理:嘱患者去枕平卧休息,服止痛片或安定可减轻症状。

5. 腰背痛　原因不甚明确,且不是脊麻后的特有并发症,患者长时间仰卧于较硬的手术床或手术采取腰脊肌肉紧张的体位,如截石位等,都可能引起腰背痛。穿刺时针尖擦伤骨膜,割断韧带或肌肉纤维,可引起局部无菌性炎症而出现腰背痛。偶尔因穿刺时损伤椎间盘,可引起原有腰背痛的患者加重疼痛,宜尽可能避免用脊麻。术中安置患者体位,应尽量以腰肌放松为原则。一旦出现腰背痛,可行红外线照射物理治疗,再配以推拿和药物治疗。

6. 尿潴留　为支配膀胱的骶神经恢复较晚所致。另外,切口疼痛和患者不习惯床上排尿亦可加重尿潴留的发生。治疗可针刺足三里等,热敷下腹部膀胱区,或用副交感神经兴奋药卡巴胆碱肌注,必要时予以留置导尿。

7. 马尾神经综合征　特点为感觉和运动障碍局限于会阴区和下肢远端,是马尾丛神经受损的结果。穿刺损伤马尾纤维,数周或数月多可自愈;如为化学性损害(如用错药物),则恢复困难。并发症轻则较长时间尿潴留,需保留导尿,重则大小便失禁。主要以预防为主,穿刺操作轻柔,注药前认真核对药物。

五、硬膜外腔阻滞麻醉

将局麻药注入硬脊膜外间隙,阻滞脊神经根,使脊神经根、背根神经节产生不同程度的暂时性阻滞,称为硬膜外腔阻滞麻醉,简称硬膜外麻醉。因在硬膜外腔放置了硬膜外导管,可根据病情、手术范围和时间,分次给药,可使麻醉时间延长,并发症也明显减少。

(一)硬膜外腔阻滞麻醉

1. 适应证　理论上硬膜外阻滞可用于除头面部及颅脑以外的任何手术。但从安全角度考虑,硬膜外麻醉主要用于腹部及腹部以下的手术。颈部、上肢及胸部虽可应用,但管理较复杂,采用时要慎重。

2. 禁忌证

(1)精神病、严重神经官能症及小儿等不能合作的患者。

(2)低血容量休克:因其交感阻滞作用使血管扩张,可导致严重的低血压。

(3)穿刺部位或附近皮肤感染者,可能使感染播散。

(4)低凝状态可引起硬膜外腔出血、硬膜外腔血肿形成,重者甚至可致截瘫。

(5)脊柱有严重外伤、结核或恶性肿瘤患者。

(6)败血症:可能导致硬膜外脓肿。

(7)急性心衰等。

3. 穿刺技术

(1)穿刺体位及穿刺部位定点:穿刺体位有侧卧位及坐位两种,临床上多采用侧卧位。穿刺点应根据手术部位选定,一般选取支配手术范围中央的相应棘突间下降1～2个间隙。穿刺体位和穿刺间隙的定位方法与脊麻相同。

(2)穿刺方法:有直入法和侧入法两种(图4-13)。颈椎、胸椎上段及腰椎的棘突相互平行,多用直入法;胸椎中、下段胸椎棘突呈叠瓦状,间隙狭窄,穿刺困难及老年人棘上韧带钙化者可选用侧入法。两种穿刺方法同脊麻的穿刺方法。当穿破黄韧带时可感觉到阻力消失的“落空感”,回吸无脑脊液流出,即可判断穿刺针已进入硬膜外腔。向硬膜外腔置入硬膜外导管约5cm后推出穿刺针,调整导管在硬膜外腔的长度(一般留腔内3～4cm),接注射器,回吸无血或脑脊液,注入少许生理盐水,如无阻力,即可固定导管。

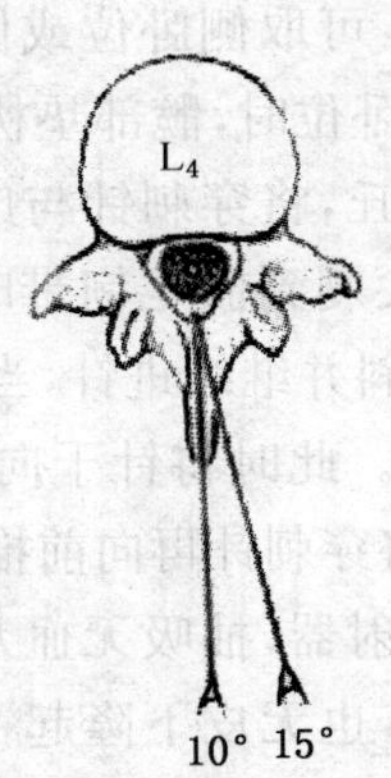

图 4-13　硬膜外腔穿刺两种穿刺方法

除上述指标外，临床上还有负压试验、气泡外溢试验及试验剂量等方法来判断导管是否在硬膜外间隙(图 4-14)。

穿刺置管成功后，即应注入试验剂量 2%利多卡因 3～5ml，目的在于排除误入蛛网膜下腔的可能。如无蛛网膜下腔阻滞征象，可每隔 5 分钟注入 3～5ml 麻药，直至阻滞范围满足手术要求为止；也可根据临床经验一次性注入预定量，达到手术要求阻滞平面所用局麻药总和即首次用量，一般需 15～20ml，之后每 40～60 分钟给予 5～10ml 或追加首次用量的 1/3～1/2，直至手术结束。

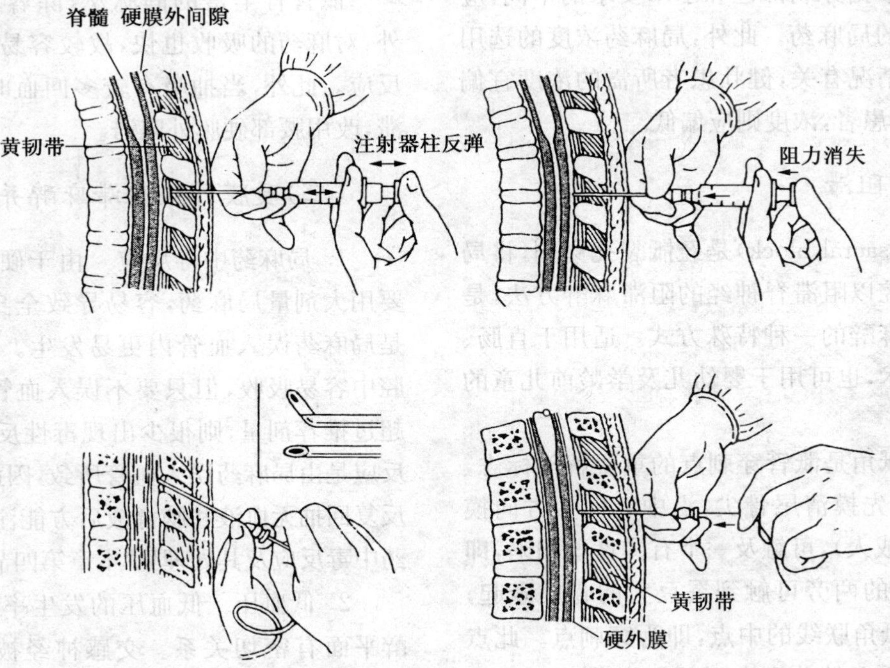

图 4-14　硬膜外负压试验及置管

4. 常用药物　用于硬膜外阻滞的局麻药应该具备弥散性强，穿透性强，毒性小，且起效较快，维持时间长等特点。目前常用的局麻药有利多卡因、丁卡因、布比卡因及罗哌卡因。利多卡因作用快，5～10 分钟即可发挥作用，阻滞完善，效果好。丁卡因 10～15 分钟起效，维持时间达 3～4 小时。布比卡因 4～10 分钟起效，可维持 4～6 小时，但肌肉松弛效果稍差。临床上也常将 2%利多卡因与 0.5%布比卡因按 1∶1 容积比例配制成混合液使用，可发挥利多卡因作用快、阻滞完善和布比卡因长效作用的各自优点，临床证实效果满意。

罗哌卡因是长效酰胺类局麻药，其特点是对运动神经的阻滞起效慢，而且强度稍弱，一般在 10～20 分钟起效，持续时间为 4～6 小时。鉴于罗哌卡因此种明显的感觉-运动阻滞分离特点，临床上常用罗哌卡因硬膜外阻滞作术后镇痛及无痛分娩。

5. 影响麻醉平面的因素

(1)药物容量：是影响麻醉平面的重要因素。容量愈大，阻滞范围愈广；反之，则阻滞范围窄。

(2)局麻药浓度：是影响阻滞麻醉程度和平面的重要因素。

(3)导管的位置和方向：导管向头端时，药物易向上扩散；向尾端时，则易向下扩散 1～2 节段，但仍以向头侧扩散为主。

(4)注药速度：注药速度愈快，阻滞范围愈广；反之，则阻滞范围窄。但临床实践证明，快速注药对扩大阻滞范围的作用有限。

(5)患者的情况：婴幼儿、老年人硬膜外间隙相对较小，用药量须减少。妊娠后期，由于下腔静脉受压，间隙相对变小，药物容易扩散，用药量也须减少。某些病理因素，如脱水、血容量不足等，可加速药物扩散，用药应格外慎重。

决定硬膜外阻滞范围的最主要因素是药物的容量，而决定阻滞完善程度及作用持续时间主要是药物的浓度。根据穿刺部位和手术要求的不同，应选择不同浓度的局麻药。此外，局麻药浓度的选用还与患者全身情况有关，健壮患者所需的浓度宜偏高，虚弱或年老患者，浓度则应偏低。

(二)骶管阻滞

骶管阻滞(sacral block)是经骶裂孔穿刺，将局麻药注入骶管腔以阻滞脊神经的阻滞麻醉方法，是硬膜外腔阻滞麻醉的一种特殊方式。适用于直肠、肛门会阴部手术，也可用于婴幼儿及学龄前儿童的腹部手术。

骶裂孔和骶角是骶管穿刺点的重要解剖标志，其定位方法是：先摸清尾骨尖，沿中线向头方向摸至 3～4cm 处(成人)，可触及一个有弹性的凹陷，即为骶裂孔，在孔的两旁可触到蚕豆大的骨质隆起，是为骶角。两骶角联线的中点，即为穿刺点。此点也位于两侧髂后上棘分别向对侧骶角作一连线的交点处(图 4-15)。

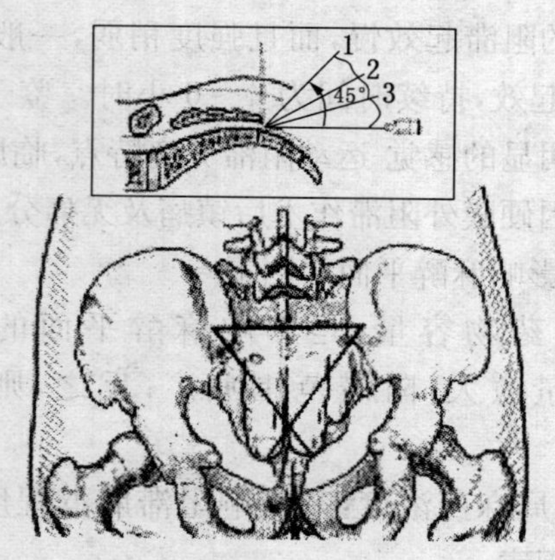

图 4-15 骶管阻滞穿刺点定位和穿刺方法

骶管穿刺术：可取侧卧位或俯卧位，侧卧位时体位同脊麻。俯卧位时，髋部垫枕以抬高骶部。于骶裂孔中心作皮丘，将穿刺针与床平面约成 45°角刺入皮肤，当针尖刺到骶尾韧带时有韧感，稍将针干向尾侧方向倾斜并继续进针，当穿破骶尾韧带时有阻力消失感觉。此时将针干向尾侧方向继续调整至水平位，并将穿刺针再向前推进 1～2cm，即达骶管腔。接上注射器，抽吸无血及无脑脊液，注射少量空气无阻力，也无皮下隆起，证实针尖在骶管腔内，即可注入试验剂量，观察无蛛网膜下腔阻滞现象后，再注入局麻药液。

骶管有丰富的静脉丛，除容易穿刺损伤出血外，对麻药的吸收也快，故较容易引起局麻药毒性反应。此外，当抽吸有较多回血时，应放弃骶管阻滞，改用腰部硬膜外阻滞。

(三)硬膜外腔阻滞麻醉并发症及其处理

1. 局麻药中毒反应　由于硬膜外阻滞通常需要用大剂量局麻药，容易导致全身中毒反应，尤其是局麻药误入血管内更易发生。局麻药在硬膜外腔中容易吸收，但只要不误入血管内，给药剂量不超过推荐剂量，则很少出现毒性反应。常见的毒性反应是由局麻药误入血管所致，因此，导管置好后应反复回抽无血液和脑脊液后方能注入局麻药。局麻药中毒反应及其处理见“本章第四节　局部麻醉”。

2. 低血压　低血压的发生率和严重程度与麻醉平面有密切关系。交感神经被阻滞，使血管扩张，回心血量减少所致。如原有高血压或血容量不足，代偿能力差，更易发生。处理：快速静脉输液扩容，如无效，可静注升压药。

3. 呼吸抑制　与麻醉平面和局麻药浓度有关。感觉阻滞平面在 T_8 以下时，基本不受影响。达到 T_2 时，通气储备下降。平面愈高，则影响愈大。但硬膜外腔阻滞能控制局麻药浓度，从而可控制运动神经阻滞程度。如颈段给 1%～1.3%利多卡因，上胸段用 1.3%～1.5%利多卡因，平面虽高，尚不致严重影响呼吸功能。一旦发生呼吸抑制，应给予吸氧，必要时行气管插管和人工呼吸。

4. 全脊髓麻醉(简称全脊麻)　硬膜外阻滞的局麻药用量远高于脊麻的用药量，如果大剂量局麻药误入蛛网膜下腔，可能导致阻滞平面异常升高或全脊麻。由于硬膜外穿刺针内径较大，误入蛛网膜下腔时多有脑脊液快速流出。但如果穿刺针斜面部分进入蛛网膜下腔，脑脊液有可能不易流出，此时如注入硬膜外麻醉剂量的局麻药，很可能出现全脊麻。全脊麻的主要特征是注药后迅速发展为广泛的感觉和运动神经阻滞。临床表现最常见有血压急剧下降，出现膈神经阻滞和肋间肌麻痹，导致呼吸抑制甚至呼吸停止，继而可出现意识消失甚至昏迷。

对全脊麻应紧急处理，主要是有效地维持循环和呼吸功能，如立即行气管内插管人工控制通气，加速输液及应用升压药物维持血压。全脊麻持续时间与使用的局麻药有关，利多卡因可持续 1～1.5 小时，而布比卡因持续 1.5～3.0 小时。尽管全脊麻来势凶险，影响患者的生命安全，但只要诊断和处理及时，大多数患者依然能够转危为安。

5. 神经损伤　穿刺时操作粗暴或导管质地过硬，均可损伤脊神经根。表现为术后该神经根分布区疼痛，感觉障碍。处理上可采取对症治疗，多数患者数周或数月后自愈，一般预后较好。

6. 脊髓前动脉栓塞　脊髓前动脉栓塞可迅速引起永久性的无痛性截瘫，因脊髓前侧角受累（缺血性坏死），故表现以运动功能障碍为主的神经症状。脊髓前动脉实际上是一根终末动脉，易遭缺血性损害。诱发脊髓前动脉栓塞的因素有：严重的低血压、钳夹主动脉、局麻药中肾上腺素浓度过高，引起血管持久痉挛及原有血管病变者（如糖尿病）。

7. 硬膜外血肿　硬膜外腔静脉丛损伤出血，一般能很快自行止血。但有凝血机制障碍或正在抗凝治疗，则可形成血肿，压迫脊髓，严重时可致截瘫。表现为“麻醉”作用持久不退，腰背部剧痛。一旦发生应及时诊断，必要时尽早行椎板切开减压，清除血肿。预防硬膜外血肿的措施主要有：有凝血障碍及正在使用抗凝治疗的患者应避免椎管内麻醉；穿刺及置管时应轻柔，切忌反复穿刺；万一发生硬膜外腔出血，可用生理盐水多次冲洗，待回抽液体血色变淡后，改用其他方式麻醉。

8. 硬膜外脓肿　因硬膜外间隙感染所致。其临床表现为：经过 1～3 天或更长的潜伏期后出现头痛、畏寒及白细胞增多等全身征象。局部重要症状是背痛，其部位常与脓肿发生的部位一致，疼痛剧烈。在 4～7 天出现神经症状，开始为神经根受刺激出现的放射状疼痛，继而肌无力，最终截瘫。硬膜外脓肿的治疗效果较差，应强调预防为主，麻醉用具及药品应严格无菌，遵守无菌操作规程。凡局部有感染或有全身性感染疾病者（败血症），应禁行硬膜外阻滞。

9. 恶心、呕吐和尿潴留　与腰麻相同。

六、蛛网膜下腔-硬脊膜外腔联合麻醉

腰硬联合麻醉（combined spinal-epidural anesthesia）即同时联合应用脊麻和硬膜外麻醉两种方法进行手术麻醉。

1. 麻醉方法　患者准备同硬膜外腔阻滞，当硬膜外穿刺针进入硬膜外间隙后，用一根特制的 25G 长脊麻针经硬膜外针腔插入，刺过硬膜时会有落空感，拔出脊麻针针芯见有脑脊液流出，即证实已达蛛网膜下腔。将脊麻量的局麻药液缓慢注入，然后拔除脊麻针，再按硬膜外麻醉方法置入硬膜外导管，进行连续硬膜麻醉。

2. 腰硬联合麻醉的优缺点　脊麻的阻滞效果完善，除镇痛效果确切外，还能获得较好的肌肉松弛，且起效快。但脊麻较易导致阻滞平面过高，对循环系统的影响程度较硬膜外麻醉明显。硬膜外则可通过调节局麻药的浓度和容量，根据病情和手术对麻醉平面的需要进行给药。硬膜外腔麻醉还可根据手术需要，任意延长麻醉时间，满足手术需要。但单纯硬膜外腔阻滞往往是一种不够完善的麻醉。鉴于脊麻及硬膜外腔麻醉各有其优缺点，采用腰硬膜外联合麻醉技术，既有脊麻的起效时间快、阻滞效果好的优点，也可通过硬膜外置管提供长时间手术麻醉及术后镇痛。是目前临床上常用的麻醉方法之一。

3. 麻醉管理与并发症及其处理　基本同脊麻和硬膜外腔麻醉。

（高　巨）

第六节　全身麻醉

麻醉药经呼吸道吸入或经静脉、肌肉注射进入人体内，产生中枢神经系统的抑制，表现为神志消失，全身的痛觉丧失、反射抑制和一定程度的肌肉松弛麻醉方法，称为全身麻醉。对中枢神经系统抑制应易于调控，且这种抑制是完全可逆的。

一、全身麻醉常用药物

（一）吸入麻醉药物

吸入麻醉药物是指经呼吸道吸入人体内并产生全身麻醉作用的药物。吸入麻醉药的强度是以最低肺泡有效浓度（MAC）来衡量的。MAC 是指某种吸入麻醉药在一个大气压下与纯氧同时吸入，而使 50％的患者在切皮刺激下不发生体动反应时的最低肺泡浓度。MAC 反映该麻醉药的效能，MAC 越小，麻醉效能越强。常用吸入麻醉药及其理化性质见表 4-4。

表 4-4　常用吸入麻醉药

药物	分子量	油/气	血/气	代谢率(％)	MAC
笑气	44	1.4	0.47	0.004	105.00
乙醚	74	65	12	2.1～3.6	1.92
氟烷	197	224	2.4	15～20	0.75
恩氟烷	184	97	1.9	2～5	1.68
异氟烷	184	91	1.4	0.2	1.16
七氟烷	200	55	0.6	2～3	1.71
地氟烷	168	18.7	0.42	0.02	6.00

1. 氧化亚氮（N_2O）　为麻醉性能较弱的气体麻醉药，推算其 MAC 为 105％。吸入浓度＞60％时，可产生遗忘作用。对心排出量、心率和血压都无明显影响。N_2O 几乎全部以原形由呼吸道排出，对肝肾功能无明显影响。

临床应用：常与其他全麻药复合应用于麻醉维持，但必须维持吸入氧浓度高于 20％，以免发生低氧血症。此外，N_2O 可使体内封闭腔内压升高，如中耳、张力性气胸、气腹、肠梗阻者不宜应用。

2. 恩氟烷（Enflurane）　麻醉性能较强，对心肌有抑制作用，可轻度舒张外周血管。对呼吸的抑制作用较强。吸入浓度＞3％时，脑电图可出现癫痫样棘波和暴发性抑制，有癫痫病史者应慎用。

临床应用：可用于麻醉诱导和维持。诱导速度较快，麻醉维持常用吸入浓度为 0.5％～2％。

3. 异氟烷（Isoflurane）　麻醉性能强，对心肌抑制作用较轻，但可明显降低外周血管阻力而降低动脉压。对呼吸有轻度抑制作用，可舒张支气管平滑肌。对肝肾功能无明显影响。

临床应用：可用于麻醉诱导和维持。因有刺激气味，易引起患者呛咳和屏气，因此，常在静脉诱导后才吸入异氟烷维持麻醉。停药后苏醒较快。因其明显的降压作用可用于控制性降压。

4. 七氟烷（Sevoflurane）　麻醉性能较强，对心肌有轻度抑制，可降低外周血管阻力。对呼吸道平滑肌有舒张作用。

临床应用：用于麻醉诱导和维持。维持麻醉浓度为 1.5％～2.5％时，循环稳定。麻醉后清醒迅速，苏醒过程平稳，恶心和呕吐的发生率低。但在钠石灰中和温度升高时可发生分解。

5. 地氟烷（Desflurane）　麻醉性能较弱，对心肌力有轻度抑制作用，对心率、血压影响较轻；对呼吸有轻度抑制。几乎全部由肺排出，其体内代谢率极低，因而其肝、肾毒性很小。

临床应用：用于麻醉诱导和维持，麻醉诱导和苏醒都非常迅速。可单独以面罩诱导，不用其他肌松药即可行气管内插管。其麻醉深度可控性强。因对循环功能的影响较小，对心脏手术或心脏患者行非心脏手术的麻醉或可更为有利。其诱导和苏醒均迅速，但价格较为昂贵。

6. 氟烷（Halothane）　麻醉性能强，对心肌有较强的抑制作用，舒张外周血管，易引发心律失常。对呼吸有抑制，有舒张支气管平滑肌作用。有一定的肝毒性。临床应用于麻醉的诱导和维持。因其肝毒性，国内已较少应用。

(二)静脉麻醉药

经静脉注射进入体内,通过血液循环作用于中枢神经系统而产生全身麻醉作用的药物,称为静脉麻醉药。

1. 硫喷妥钠(Thiopental Sodium) 为超短效巴比妥类静脉全麻药。小剂量有镇静、催眠作用,可降低脑代谢率及氧耗量,降低脑血流量和颅内压,有直接抑制心肌及扩张血管作用而使血压下降,有较强的中枢性呼吸抑制作用,较易引起喉痉挛及支气管痉挛。主要在肝代谢降解。

临床应用:

(1)用于全麻诱导,辅以肌松药即可完成气管内插管。

(2)用于短小手术的麻醉。

(3)控制惊厥。

(4)小儿基础麻醉。

2. 丙泊酚(Propofol) 具有镇静、催眠作用,有轻微镇痛作用。起效快,维持时间仅为3～10分钟,停药后苏醒快而完全。对心血管系统有抑制作用,可导致血压下降、心率减慢、外周血管阻力降低。对呼吸有一过性抑制作用。经肝代谢,对肝肾功能无明显影响。

临床应用:用于全麻诱导和维持,可静脉持续输注与其他药物复合应用于麻醉维持。用于门诊手术的麻醉和无痛诊疗具有较大优越性,停药后5～6分钟患者可清醒。亦可作为阻滞麻醉时的辅助用药。但注射时对静脉有一定刺激作用。

3. 依托咪酯(Etomidate) 为短效催眠药,无镇痛作用。起效快,静脉注射后约30秒患者意识消失。对心率、血压及心排出量的影响均很小。对呼吸的影响较轻。主要在肝内代谢,对肝肾功能无明显影响。

临床应用:主要用于全麻诱导,适用于年老体弱和危重患者的麻醉。主要副作用有肌阵挛,对静脉有刺激性。

4. 氯胺酮(Ketamine) 其特点是镇痛作用显著,静脉注射后30～60秒患者意识消失,作用时间为15～20分钟。肌肉注射约5分钟起效,15分钟作用最强。可增加脑血流,有兴奋交感神经作用,使心率增快、血压升高。对呼吸的影响较轻,可使呼吸道分泌物增加,对支气管平滑肌有舒张作用。主要在肝内代谢。

临床应用:可用于全麻诱导,亦可用于麻醉维持,常用于小儿麻醉。副作用有一过性呼吸抑制,幻觉、恶梦及精神症状,可使眼压和颅内压升高。

5. 羟丁酸钠(γ-OH) 具有镇静和催眠作用,镇痛作用弱。对循环有轻度兴奋作用,血压轻度升高,脉搏变慢,对心排出量无明显影响。一般用量时可使呼吸频率减慢,潮气量增加。大剂量可有呼吸抑制。

临床应用:可用于全麻诱导和维持,因其毒性低,副作用较少,常用于小儿、老年人及体弱者。但可引起锥体外系症状。

(三)镇痛性麻醉药及麻醉辅助用药

1. 吗啡(Morphine) 为麻醉性镇痛药,有镇静和镇痛作用,可消除紧张和焦虑,并可引起欣快感,具有成瘾性。其镇痛作用强,对呼吸抑制较明显。可降低外周血管阻力,使回心血量减少而引起血压下降,但对心肌无明显抑制作用。临床主要用于创伤镇痛和手术麻醉镇痛。亦可作为麻醉前用药和术后镇痛。

2. 哌替啶(Pethidine) 即度冷丁,具有镇痛、安眠、解除平滑肌痉挛的作用。对心肌有一定抑制,可引起血压下降和心排出量降低。对呼吸有轻度抑制,亦有成瘾性。临床上常与异丙嗪或氟哌利多合用作为辅助麻醉镇痛。也用于麻醉前用药和术后镇痛。

3. 芬太尼(Fentanyl) 为强效麻醉性镇痛药,其镇痛效能为吗啡的100倍。有呼吸抑制作用,对心肌抑制作用较小。临床上应用于麻醉诱导插管和术中静脉复合全麻的镇痛,常用于心血管手术的麻醉。

4. 地西泮(Diazepam) 又名安定,具有镇静、催眠、抗焦虑、抗惊厥等作用。可作为麻醉前用药及麻醉辅助用药。其抗惊厥作用可用于预防和治疗轻度局麻药毒性反应。

5. 咪哒唑仑(Midazolam) 即咪唑安定,具有较强的镇静、催眠、抗焦虑、抗惊厥、降低肌张力及顺行性遗忘等作用。起效较快,对呼吸的抑制作用与剂量及注射速度有关。可作为麻醉前用药、麻醉辅助用药,也常用于全麻诱导给药。

6. 氟哌利多(Droperidol) 为中枢性镇静药,具有较好的神经安定及镇吐作用,可使外周血管阻力降低引起血压下降。临床应用以氟哌利多与芬太尼按 50∶1 配成合剂,用于神经安定镇痛麻醉,也可作为麻醉辅助用药或与哌替啶合用。

7. 异丙嗪(Promethazine) 具有较好的镇静和抗组胺作用。临床上常与哌替啶合用,作为麻醉辅助用药及麻醉前用药。

(四)肌肉松弛药

见“六、肌肉松弛药的选用”。

二、麻醉机的基本结构

麻醉机是进行临床麻醉及急救时不可缺少的设备。可供给患者氧气、吸入麻醉药和进行人工控制呼吸,是保障麻醉手术期间患者安全的重要设备。主要有以下几部分组成。

1. 气源 主要指供给氧气和 N_2O 的储气设备,有瓶装压缩气或中心供气气源。

2. 蒸发罐 可使挥发性麻醉药蒸发为气体,并能调节麻醉药蒸汽输出浓度的装置。蒸发罐具有药物专用性,不可混用。

3. 呼吸环路 通过呼吸环路将新鲜气体和吸入麻醉气体输送到患者的呼吸道内,并将患者呼出的气体排出到体外的环路系统。有开放式、循环紧闭式和半开放半紧闭式等几种类型。

4. 麻醉呼吸器(囊) 在麻醉期间可用机械性呼吸器或手捏式呼吸囊来控制患者的呼吸。机械性呼吸器可分为定容型和定压型两种,可设置或调节潮气量、每分钟通气量、气道压力、呼吸频率及吸呼时间比(I∶E)等呼吸参数等。

5. CO_2 吸收罐 内装 CO_2 吸收剂(如钠石灰),起到吸收呼吸环路中的 CO_2 的作用。

三、全身麻醉的实施

(一)全麻诱导

全麻诱导是指患者接受全麻药后,由清醒状态到神志消失,并进行气管内插管,这一阶段称为全麻诱导期。全麻诱导方法主要有以下几种:

1. 吸入诱导法 即应用挥发性麻醉药经呼吸道吸入给药使患者由清醒状态到神志消失,并进行气管内插管的诱导方法。有开放点滴法和面罩吸入诱导法,开放点滴法以往主要用于乙醚麻醉,因其副作用较大,麻醉深度可控性差,污染环境,此方法现已被淘汰。面罩吸入诱导法是将面罩扣于患者口鼻部,开启麻醉药蒸发器并逐渐增加吸入浓度,待患者意识消失并进入麻醉状态时,静注肌松药后行气管内插管。

2. 静脉诱导法 即经静脉注射麻醉药物使患者意识消失并进入麻醉状态,且进行气管内插管的诱导方法。诱导较为迅速,患者也较舒适,无环境污染。但对循环的干扰较大,应根据病情选择合适的静脉麻醉药,并缓慢注入,待患者神志消失后再注入肌松药,肌松后进行气管内插管。

(二)全身麻醉维持

此期主要任务是维持适当的麻醉深度以满足手术的要求,同时,要保障患者循环和呼吸等生命体征的稳定。

1. 吸入麻醉维持 经呼吸道吸入一定浓度的吸入麻醉药,以维持适当的麻醉深度。目前吸入的气体麻醉药主要为 N_2O 和氟化类挥发性麻醉药。由于 N_2O 的麻醉性能弱,高浓度吸入时有发生缺氧的危险,因而难以单独用于麻醉维持。挥发性麻醉药的麻醉性能强,高浓度吸入可使患者意识、痛觉消失,能单独维持麻醉。但吸入麻醉药的肌松作用并不满意,常应加用肌松药。

2. 静脉麻醉维持 全麻诱导后经静脉给药维持适当麻醉深度的方法。有单次、分次和连续注入法,应根据手术需要和不同静脉全麻药的药理特点来选择给药方法。

3. 复合全麻维持 是指用两种或两种以上的全麻药物或方法复合应用,彼此取长补短,以达到最佳麻醉效果。随着静脉和吸入全麻药品种的日益增多,麻醉技术的不断完善,复合麻醉在临床上得到越来越广泛的应用。现临床上多采用全凭静脉复合麻醉和静吸复合麻醉。

全凭静脉复合麻醉:是指采用多种静脉麻醉药进行全麻诱导后,再以间断或连续静脉注射静脉麻醉药物维持麻醉。目前临床上多应用镇静催眠类药复合强效麻醉性镇痛药，以加强麻醉效果。同时术中常须给予肌松药，便于手术操作和施行机械通气。

静吸复合麻醉：是目前临床上常用的麻醉方法，一般在静脉麻醉的基础上，于术中持续或间断吸入挥发性麻醉药维持麻醉。术中亦常给予肌松药维持肌松。静吸复合麻醉适应范围广，麻醉操作和管理都较容易掌握，极少发生麻醉突然减浅的被动局面。但如果掌握不好，也容易发生术后清醒延迟。

（三）醉麻深度判断

20 世纪 30 年代，Guedel 总结了乙醚麻醉分期的各种体征和表现。由于乙醚本身的特性，其麻醉深度变化较慢，麻醉深浅程度明确且层次分明，临床上也容易理解和掌握。尽管有新麻醉药的开发和复合麻醉技术的临床应用，乙醚麻醉时判断麻醉深度的各种标志并未因此而完全改变。乙醚麻醉分期的基本点，仍可作为当今临床麻醉中判断和掌握麻醉深度的参考。

临床上通常将麻醉深度分为浅麻醉期、手术麻醉期和深麻醉期（表 4-5）。

表 4-5 临床麻醉深度判断

麻醉分期	呼吸	循环	眼征	其他
浅麻醉期	不规则	血压↑	睫毛反射(－)	吞咽反射(＋)
	呛咳	心率↑	眼球运动(＋)	出汗
	气道阻力↑		眼睑反射(＋)	分泌物↑
	喉痉挛		流泪	刺激时体动
手术麻醉期	规律	血压稍低且稳定	眼睑反射(－)	刺激时无体动
	气道阻力↓	手术刺激无改变	眼球固定中央	黏膜分泌物消失
深麻醉期	膈肌呼吸	血压↓	对光反射(－)	
	呼吸↑		瞳孔散大	

四、全身麻醉并发症及其处理

（一）反流与误吸

全麻时容易发生反流和误吸。全麻诱导时因患者的意识消失，咽喉部反射消失，一旦有反流物即可发生误吸。多种疾病或创伤可引起胃排空时间延长，容易引起反流。全麻后患者吞咽呛咳反射受抑制或消失，也易发主胃内容物的反流及误吸。因此，麻醉前应严格禁饮、禁食，减少胃内容物。肠梗阻或肠功能未恢复者，应插胃管减压。急诊饱胃患者需要全麻时，应尽量选择清醒气管插管，可减少胃内容物的反流和误吸。

（二）呼吸道梗阻

以声门为界，呼吸道梗阻可分为上呼吸道梗阻和下呼吸道梗阻。上呼吸道梗阻常见原因为机械性梗阻，如舌后坠、口咽部分泌物阻塞等。舌后坠时可将头后仰、托下颌、置口咽或鼻咽通气道，后者可清除分泌物，可减轻或解除梗阻。喉头水肿多发生于婴幼儿，轻者可静注皮质激素或雾化吸入肾上腺素，重者应行紧急气管切开。梗阻的另一常见原因是喉痉挛，常在浅麻醉下或缺氧时刺激喉头而诱发。轻度喉痉挛者经加压给氧即可解除，严重者可经环甲膜穿刺置管行加压给氧，多数可缓解。对上述处理无效或严重喉痉挛者，可静注琥珀胆碱后行气管内插管。下呼吸道梗阻常见原因为气管导管扭折、分泌物或误吸堵塞气管及支气管。因此，麻醉前应仔细挑选气管导管，术中应经常检查导管的位置和听诊肺部，避免导管扭折。下呼吸道梗阻也可因支气管痉挛引起，多发生在有哮喘史或慢性支气管炎患者，对此类患者可静注氨茶碱或/和氢化可的松处理。

（三）通气量不足

麻醉期间和全麻后均可发生通气不足，主要表现为CO_2潴留和低氧血症。颅脑手术的损伤、麻醉药物的残余作用，是引起中枢性呼吸抑制的主要原因，应以机械通气维持呼吸直到呼吸功能完全恢复，必要时以拮抗药逆转。

（四）低血压

麻醉过深可导致血压下降，若麻醉前已有血容量不足者，表现更为明显。麻醉期间收缩压下降超过基础值的30%或绝对值低于80mmHg者应及时处理。

低血压的处理：以低血压为主的可用麻黄碱，合并心动过缓时宜加用阿托品。有心功能不全时应积极进行强心治疗。似有肾上腺皮质功能不全时，可加用氢化可的松100mg静注，常可收到良好效果。血压骤降时，若系心脏大血管机械压迫所致，则应立即解除；如果是术中急性大出血引起低血容量性休克或其他原因引起，可静注麻黄碱30～50mg，提高血压维持重要脏器的血液灌流，为采取加速输血等其他措施赢得时间，同时应监测尿量、血红蛋白及血细胞比容〔HCT），必要时监测CVP或PCWP以指导输血输液。

若血压测不出，则应想到有心搏骤停的可能，应迅速作出诊断并进行复苏抢救。

（五）高血压

麻醉期间可能发生严重高血压危象，常并发脑血管意外或心血管意外，导致致命后果，应引起重视。麻醉期间收缩压高于基础值的30%或舒张压高于100mmHg，都应进行适当处理。

常见的原因有：

1. 麻醉偏浅、镇痛不全、气管内插管和手术操作刺激常引起心率增快和血压明显升高。

2. 轻度或中度的缺氧和二氧化碳蓄积。

3. 麻醉药或术中用药的作用如氯胺酮静注或肌注均可引起明显的心率增快和血压升高。大量注射含肾上腺素的局麻药液或生理盐水（如头皮切口浸润）后，吸收入血循环的肾上腺素可致一过性心率增快和血压升高。剖宫产术中用麦角新碱常有明显升压作用，合并应用血管收缩药如麻黄碱时高血压更为严重。

4. 颅内手术时的中枢刺激，牵拉额叶、脑干或刺激第Ⅴ、第Ⅸ及第Ⅹ对颅神经可引起血压升高，扭转时也可出现血压升高和心率减慢的危险征象。

5. 内分泌疾病如嗜铬细胞瘤切除术中，探查挤压肿瘤可有多量儿茶酚胺进入血循环而使血压骤升。甲状腺功能亢进的患者，尤其是术前准备不充分的，术中也常有血压升高。

所以近年来已不主张浅麻醉，全麻应达到适当深度，保证镇痛完全及阻滞手术创伤导致的剧烈应激反应，才有利于防止高血压危象。如改进通气后仍出现严重高血压，可应用硝酸甘油滴鼻降压。气管插管前静注芬太尼（0.3mg）常可防止插管引起的升压反应。个别病例如嗜铬细胞瘤手术则应准备α阻滞药酚妥拉明控制血压。

原则上应根据引发的原因予以相应处理。对于顽固性高血压者，可行控制性降压。

（六）心律失常

窦性心动过速与高血压同时出现时，常为浅麻醉的表现，应适当加深麻醉。低血容量、贫血及缺氧时，心率均可增快，应针对病因进行治疗。手术牵拉内脏（如胆囊）或心眼反射时，可致心动过缓，严重者可致心跳骤停，应嘱外科医师立即暂停操作，必要时静注阿托品。麻醉下发生的偶发室性早搏无需特殊治疗，如频发室早，可静注利多卡因予以纠正。

（七）术中知晓及术中剧痛

近年来，在应用大剂量静脉芬太尼麻醉中可能出现患者知晓，即患者在无痛情况下听到及意识到术中的讲话及手术操作，并能在术后回忆术中情况，有时可造成患者精神创伤。所以麻醉中应注意并用镇静安定类药或吸入麻醉药以使意识丧失。

术中剧痛多发生在麻醉不当，错误地应用肌松药而未用足够的麻醉药及镇痛药，造成患者术中剧痛而不能说话及躁动。无疑使患者遭受“极刑”痛苦，是非常严重的麻醉事故。如麻醉维持中单纯依靠静脉普鲁卡因-琥珀胆碱达到制动目的，以致镇痛不全;同时可造成过度应激反应以致出现严重致命后果,必须加以防止。

(八)恶性高热

原因尚未完全明了,多见于小儿麻醉,由于婴幼儿的体温调节中枢尚未发育完善,故体温极易受环境温度的影响。如对高热处理不及时,可引起抽搐甚至惊厥。因此,小儿麻醉时应重视体温的监测。一旦发现体温升高,应积极进行物理降温。恶性高热表现有体温急剧上升,可超过42℃,$PaCO_2$迅速升高,抽搐或惊厥,死亡率很高,应高度警惕。较容易诱发恶性高热的麻醉用药物是琥珀胆碱和氟烷。

五、气管内插管及拔管术

(一)气管内插管术

1. 气管内插管术适应证　气管内插管是将特制的气管导管,经口腔或鼻腔插入患者的气管内的操作技术,是麻醉医师必须熟练掌握的基本操作技能。其适用于如下情况:

(1)保持麻醉期间患者的呼吸道通畅。

(2)建立人工气道,进行有效的人工或机械通气。

(3)便于气管内给药,如挥发性全麻药的应用。

(4)方便清除呼吸道分泌物,便于呼吸道管理。

凡是在全身麻醉时难以保证患者呼吸道通畅者,均应考虑行气管内插管术。以下手术必须行气管内插管术:

1)全麻颅内手术。

2)胸腔和心血管手术。

3)俯卧位或坐位等特殊体位的全麻手术。

4)湿肺全麻手术。

5)呼吸道难以保持通畅的患者(如颌、面、颈、五官等全麻大手术,颈部肿瘤压迫气管患者,极度肥胖患者等)。

6)腹内压增高频繁呕吐(如肠梗阻)或饱胃患者。

7)某些特殊麻醉,如并用降温术、降压术及静脉普鲁卡因复合麻醉等。

8)需并用肌松药的全麻手术。

气管内插管在危重患者的抢救和治疗中也发挥了重要作用。

2. 气管内插管术禁忌证

(1)绝对禁忌证:喉水肿、急性喉炎、喉头黏膜下血肿、插管创伤可引起严重出血。除非急救,禁忌气管内插管。

(2)相对禁忌证:呼吸道不全梗阻者有插管适应证,但禁忌快速诱导插管。并存出血性血液病(如血友病、血小板减少性紫癜症等)者,插管创伤易诱发喉头声门或气管黏膜下出血或血肿,继发呼吸道急性梗阻,因此宜列为相对禁忌证。主动脉瘤压迫气管者,插管可能导致动脉瘤破裂,均宜列为相对禁忌证。如果需要施行气管插管,动作需熟练、轻巧,避免意外创伤。鼻道不通畅鼻咽部纤维血管瘤、鼻息肉或有反复鼻出血史者,禁忌经鼻气管内插管。麻醉者对插管基本知识未掌握、插管技术不熟练或插管设备不完善者,应列为相对禁忌证。

3. 气道各部位长度和内径　见表4-6。

表4-6　气道各部位长度和内径(参考值)

	成人(cm)	小儿(1岁以上)(cm)
长度		
门齿→会厌	11～12.5	
门齿→声门(口咽腔)	13～15	8～10
环状软骨→隆突(气管)	10～12	4～6
门齿→隆突	22～30	12～19
鼻孔→隆突	28.4～33	17～21
右总支气管	2	1～1.5
左总支气管	5	2.5～3.0
内径		
气管	1.6～2.0	0.6～1.0

4. 上呼吸道三轴线

(1)自口腔或鼻腔至气管之间存在3条解剖轴线,彼此相交成角。

1)口轴线(oral axis,OA):自口腔至咽后壁的连线。

2)咽轴线(pharyngeal axis,PA):从咽后壁至喉头的连线。

3)喉轴线(laryngeal axis,LA):从喉头至气管上段的连线。

(2)口腔、鼻腔、气管之间3条解剖轴线间的关系:正常情况下,OA与LA互成直角,PA与LA成锐角(图4-16A)。为气管内插管达到显露声门的目的,必须先使这3条轴线重叠成一条线,一般在采取头后仰位,并借助喉镜的力量可做到3条轴线接近重叠的要求。头后仰位时,可使经咽、经喉二轴线(PA、LA)重叠,有利于经鼻腔插管;如果将患者的头部尽量后仰,可使三轴线完全重叠,便于经口腔插管(图4-16B)。

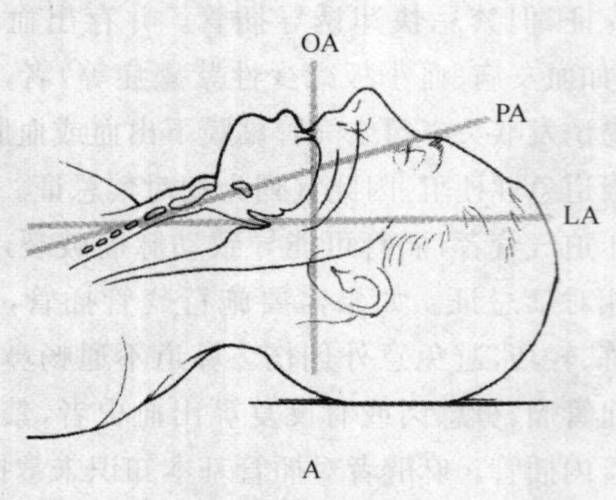

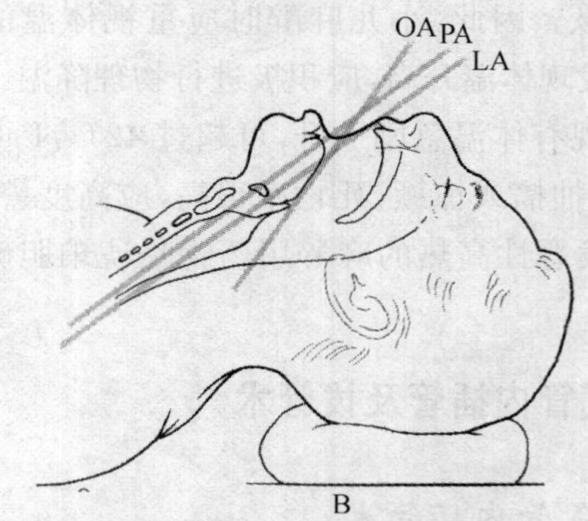

图4-16 口腔、鼻腔、气管之间3条解剖轴线间的关系

5. 气管导管选择

(1)气管导管的标号类型

1)按导管的内径(ID)标号,各号之间相差0.5mm,均印在导管的外壁上。

2)按导管的法制(F)标号,F为导管的外周径值,F=导管外径(mm)×3.14。F在导管外壁上均用双号数字10、12、14、16……42编号标记。

3)以Magill专利号编号,按00~10标记。

(2)气管导管选择原则:对气管导管的长度和口径,应根据插管途径、患者的年龄、性别和身材等因素进行选择。

【成人】1)导管内径(ID)的选择:经口腔气管导管在男性成人一般需用内径7.5~8.5mm的导管;女性成人需用内径7.0~8.0mm的导管。经鼻腔气管导管的内径则需分别各减少1mm。

2)导管插入长度:自牙槽嵴计算起,在女性导管插入长度为20~22cm;在男性导管插入长度为22~24cm;如系经鼻腔插管,需分别增加2~3cm。

【儿童】气管导管内径需根据年龄和发育大小来选择,见表4-7。其中列出较适中的导管内径,据此尚需常规准备比其大一号和小一号的导管各一根,在喉镜下直视声门大小,最后选定内径最适合的导管用于插管。

表4-7 小儿气管导管选择的最适中尺寸推荐

小儿年龄	导管的内径(mm)
新生儿	3
6个月	3.5
18个月	4
3岁	4.5
5岁	5
6岁	5.5
8岁	6
12岁	6.5
16岁	7

【6岁以内小儿】气管导管内径的选择已如前述,也可利用公式做出初步估计:

公式1 导管内径(mm ID)=4.0+(岁÷4)

公式2 导管内径(mm ID)=(16~18+岁)÷4

一根ID满意的导管允许在20~25cmH_2O气道压力下不出现漏气现象;如果在气道压力<10cmH_2O时即出现漏气,提示需要更换为较大的下一号导管(如ID从4.0mm增至4.5mm)。

6. 插管前检查与估计 插管前应常规施行有

关检查,并对下列问题作出决定:①选用何种插管途径(经口或经鼻)和麻醉方法(全麻或清醒);②是否存在插管困难问题,需采取何种插管方法解决。

插管前常规检查项目包括:

(1)鼻腔:拟经鼻插管者,需测试每侧鼻道在捏住对侧鼻孔后的通气状况,有无阻塞或不通畅,有无鼻中隔偏歪、鼻息肉或鼻甲肥大等病理改变,过去是否有鼻外伤史、鼻出血史、鼻病变史、鼻呼吸困难史及鼻咽部手术史。

(2)牙齿:有无松动牙齿,或新近长出的乳齿或恒齿,其齿根均浅,缺乏周围组织的有力支持,易被碰落。有无活动性牙桥或假牙,术前应摘下留在病房。

(3)张口度:正常最大张口时,上下门齿间距界于3.5～5.6cm,平均4.5cm(相当于3指宽);如果仅为2.5～3.0cm(2指宽),为Ⅰ度张口困难,但一般尚能置入喉镜接受慢诱导或快速诱导插管;如果为1.2～2.0cm(1指宽)者,为Ⅱ度张口困难;＜1cm者,为Ⅲ度张口困难。Ⅱ度以上张口困难者,见于颞颌关节病变(炎症、强直);颌面部瘢痕挛缩(炎症、外伤或烧伤后遗症);颌面、舌或口内肿瘤及先天性疾病(如巨舌小颌症小颌伴小口畸形)等。此类患者无法置入喉镜,明视经口插管均属不可能,多数需采用经鼻盲探或其他插管方法。

(4)颈部活动度:正常人颈部能随意前屈后仰左右旋转或侧弯。从上门齿到枕骨粗隆之间划连线,取其与身体纵轴线相交的夹角,正常前屈为165°,后仰＞90°。如果后仰不足80°,提示颈部活动受限,插管可能遇到困难,见于颈椎病变(类风湿性关节炎、颈椎半脱位或骨折、颈椎椎板固定术后等);颈部病变(颈部巨大肿瘤、瘢痕挛缩、颈动脉瘤等);过度肥胖(颈粗短、颈背脂肪过厚)或先天性疾病(斜颈、颈椎骨性融合等)。此类患者可有正常的张口度,但不能充分显露声门,多采用盲探或其他插管方法,以经口手指探触引导插管较为实用。

(5)咽喉部情况:咽腔炎性肿物(扁桃体肥大、扁桃体周围脓肿、咽后壁脓肿);喉病变(喉癌、喉狭窄、喉结核、声带息肉、会厌囊肿、喉外伤、喉水肿)及先天性畸形(喉结过高、喉蹼、喉头狭窄、漏斗喉)等患者,可有正常的张口度和颈部活动度,但因插管径路的显露有阻挡,无法经声门作气管插管,需考虑先作气管造口后插管。

插管前对上述问题进行常规检查的目的主要在于掌握插管的难易程度。气管插管困难是指声门不能完全显露或无法完成常规插管的情况。如果因估计不足而遇到困难,不仅会因插管失败而使某些手术无法进行,更有威胁患者生命甚至死亡的潜在危险。有时尽管检查都基本正常的患者,也可能出现意想不到的插管困难。因此,插管前应仔细检查,客观估计插管难易程度具有重要意义。

有人介绍一种简单易行的估计分类法:让患者端坐,嘱张口伸舌在手电筒照射下观察咽部,根据能看到的咽部结构,判断插管的难易程度。其分类标准详见表4-8。对Ⅰ、Ⅱ类患者一般不存在插管困难;对Ⅲ、Ⅳ类患者需警惕发生插管困难。首先应禁忌采用快速诱导插管,以清醒插管为安全;其次需考虑插管对策,可酌情选用经鼻盲探插管、经口手指探触引导插管、导引管引导插管、纤维光束喉镜引导插管或逆行引导插管等方法。

表4-8 插管难易程度的简易分类法

	可见到的部位	声门显露的程度
Ⅰ类	软腭、咽峡弓、悬雍垂、扁桃腺窝、咽后壁	声门可完全显露
Ⅱ类	软腭、咽峡弓、悬雍垂	仅能见到声门后联合
Ⅲ类	软腭、悬雍垂根部	仅能见到会厌顶结构
Ⅳ类	软腭	看不到喉头任何结构,仅能见到咽部结构

7. 气管插管方法和步骤

(1)经口气管插管

1)将患者头后仰,双手将下颌向前、向上托起以使口张开,或以右手拇指向下掰下颌使口腔张开。

2)将喉镜由右侧口角放入口腔,将舌推向左侧并缓慢推进,可见到悬雍垂。将镜片稍向上提并继续前进,直到看见会厌。

3)挑起会厌以显露声门,如使用弯喉镜片,则将镜片置于会厌与舌根交界处,用力向前上方提起,则可使会厌上翘紧贴喉镜片,即可显露声门。如用直镜片插管,应直接挑起会厌,显露声门(图4-17)。

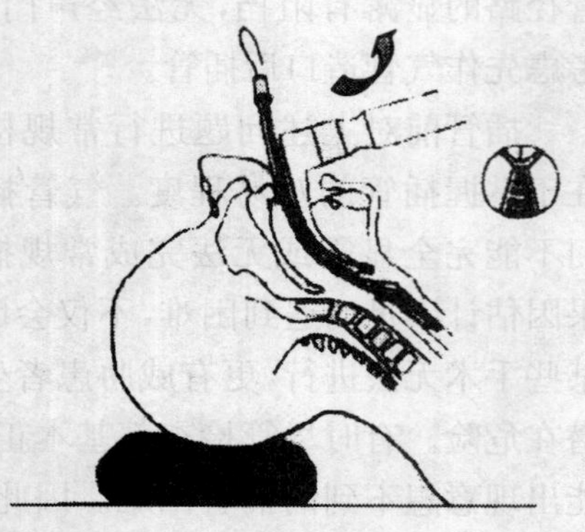
A. 弯喉镜片插管

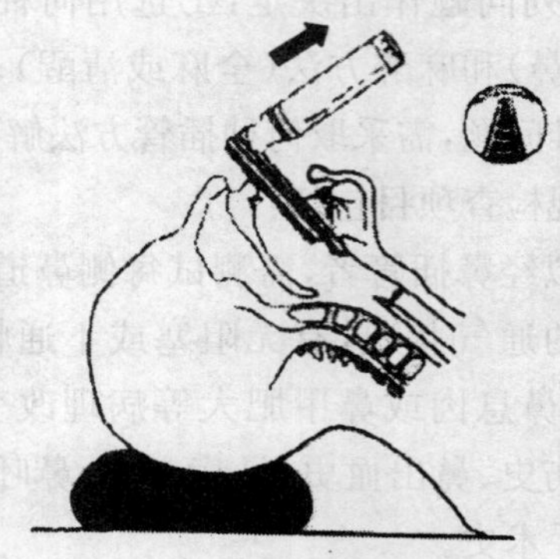
B. 直喉镜片插管

图 4-17　经口腔明视插管示意图

4)右手持气管导管在明视下经口置入，将导管前端插入声门，置入气管内。导管插入气管内的深度，成人为 4～5cm，导管尖端至中切牙(门齿)的距离为 18～22cm。

5)确认导管已进入气管内并置于合适深度，然后固定。

6)确认方法有：①轻压胸廓，同时耳听导管口有气流；②人工通气时，可见双侧胸廓对称起伏；③听诊双肺可听到呼吸音；④如用透明导管，吸气时管壁清透，呼气时可见管壁明显"雾化"；⑤如为保留自主呼吸插管，接麻醉机后可见呼吸囊随呼吸而膨缩；⑥如能监测呼气末 CO_2 分压，可见到 Pet-CO_2 波形，则可确认无误。

(2)经鼻腔盲探插管

1)插管时多应保留自主呼吸，可根据呼出气流的强弱来判断导管前进的方向。为减轻患者不适，插管前可酌情给予适量镇静药物。

2)行鼻腔内表面麻醉，并滴入麻黄素使鼻腔黏膜的血管收缩，可减少出血。

3)选择合适管径的气管导管，经鼻孔将导管插入鼻腔，边前进边侧耳听呼出气流的强弱变化，同时可调整患者头部位置，以寻找呼出气流为最强的位置。

4)当吸气时(此时声门张开)，迅速将导管推进，如进入声门则感到推进阻力减小，管内呼出气流亦很明显，患者此时多有咳嗽反射，表明导管插入气管内(图 4-18)，应立即静注麻醉药和/或肌松药加深麻醉。如导管推进后呼出气流消失，为插入食管的表现，应将导管退至鼻咽部重插。

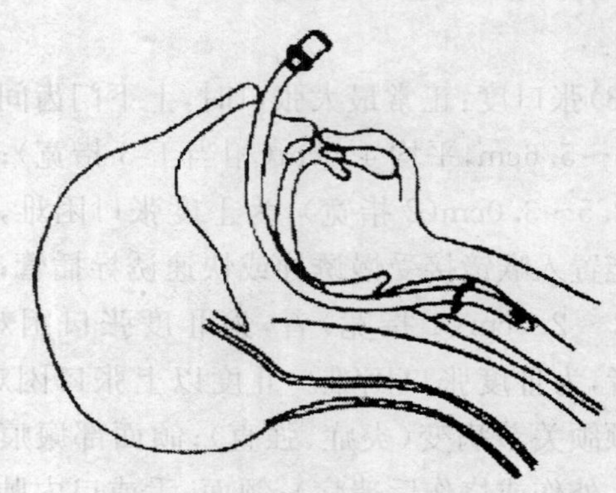
图 4-18　经鼻腔盲探插管

8. 导管插入深度的估计　可根据年龄用公式估计从牙槽或鼻孔至导管尖端的插管长度，导管尖端的位置相当于气管的中段位。

公式 1　经口插管的深度(cm)＝12＋(岁÷2)

公式 2　经鼻插管的深度(cm)＝15＋(岁÷2)

9. 套囊充气　选择恰当的导管内径与插入长度具有重要性，特别对小儿更为重要。导管过粗可引起喉、气管损伤，或致插管失败；术后声嘶、喉损伤和气管狭窄等并发症的发生率增高。导管过细，插入操作虽较为容易，但在选用无套囊导管时可出现严重漏气；在选用有套囊导管时，为保证不漏气，套囊需充入大量气体，这样就形成高压套囊，压迫气管壁对毛细血管血流灌注不利。此外，气管导管阻力将显著增加。呼吸作功和气道阻力与导管的内径成反比。气管导管内径每减小 1mm，呼吸作功将由 34%增加至 154%；气道阻力将由 25%增加至 100%，提示不应选择过细的气管导管。

10. 气管导管前端的位置　一般成人导管长度

以稍长于唇至环状软骨水平或稍下处(相当于气管中段)的长度为佳。

(1)成人:安置气管导管前端的正确位置应在气管隆突之上约5cm处。但导管的位置容易受头位的活动而影响。颈过伸位时,气管导管前端可向咽喉方向移动平均1.9cm;颈过屈位时气管导管前端可向隆突方向移动;颈向侧方旋转时导管前端可向咽喉方向移动0.7cm。

(2)小儿:其气管长度随年龄而变化。新生儿从声带至隆突的距离仅约4cm。因此,导管随头位活动而影响的问题具有突出的重要性。判断导管插入深度是否合适的最好方法是:插入气管导管后,随即用听诊法对头处于过伸位或过屈位时的呼吸音进行鉴别,以确定导管的位置是否适宜,或太深(有支气管内插管可能)或不够深(有脱管可能)。

(二)拔管术

没有单一的指征能确保安全地拔管。下列指征有助于评估患者不需要辅助通气:

(1)睁眼,意识恢复,清醒合作。

(2)自主呼吸恢复,呼吸频率＜30次/分钟,潮气量＞300ml,呼吸方式正常。

(3)吞咽和呛咳反射恢复。

(4)脱机自主呼吸10分钟,脉搏血氧饱和度维持在正常范围。

(5)肌力恢复,可将头部抬离床面,伸舌有力。

拔管前应吸除气管内、口腔和咽部分泌物。拔管时监测心率、血压和SpO_2,密切观察患者呼吸情况。如存在通气不足时,可面罩人工辅助通气,必要时行重新气管插管。

(三)气管内插管并发症

1. 可致嘴唇、口腔、咽喉和鼻腔黏膜损伤出血,以及牙齿损伤或脱落、颞下颌关节脱位等。

2. 浅麻醉下插管可引起剧烈呛咳、喉头及支气管痉挛,心率增快及血压剧烈波动,严重的迷走神经反射可导致心律失常甚至心跳骤停。

3. 气管导管内径过小,可使呼吸阻力增加;导管内径过大或质地过硬都容易损伤呼吸道黏膜甚至引起急性喉头水肿;导管过软容易受压变形、扭折而引起呼吸道梗阻。

4. 导管插入过深可误入一侧支气管,引起通气不足、缺氧或术后肺不张;插入太浅时,可因患者体位变动而意外脱出,导致严重意外发生。

六、肌肉松弛药的选用

肌肉松弛药,简称为肌松药。此类药选择性地作用于神经肌肉接头,暂时阻断正常神经肌肉兴奋传递,从而使肌肉松弛。这类药物最早应用于临床始于1942年,当时应用的筒箭毒碱是由植物中提取的天然生物碱,其后有许多应用于临床的均是半合成的或完全合成的肌松药。

(一)肌松药的作用机制与分类

1. 作用机制　神经肌接头(运动神经终板)是运动神经末梢与骨骼肌细胞的交接部位,由3部分组成:

(1)运动神经元轴索的终端及覆于其终端的接头前膜,神经轴索的终端分支内含有丰富的乙酰胆碱包裹。

(2)肌细胞膜相应增厚的部分为接头膜,上有乙酰胆碱受体。

(3)介于这两层膜之间的裂隙称为接头间隙,宽度一般为300A,间隙内充满乙酰胆碱酯酶。

活细胞的细胞膜内外有明显的电位差,称为膜电位。相对静止状态时的细胞膜呈极化状态,此时称为静止膜电位,膜外为正,膜内为负(−90mV)。神经冲动抵达神经肌接头后乙酰胆碱包裹释出大量乙酰胆碱,与接头后膜上的乙酰胆碱受体结合,使接头后膜的通透性增加,钠离子进入膜内,钾离子渗出膜外,使膜电位差从−90mV变为−45mV,达到终板电位的临界水平,因此又引起动作电位。钠、钾离子继续交换,膜内电位可达＋20mV,这个膜电位的逆转,生理上称为去极化。随后乙酰胆碱为乙酰胆碱酯酶所分解,钠泵重新恢复膜内外的离子分布,膜电位恢复到极化状态,此过程生理上称为复极化。在复极化完成时,即开始肌肉收缩。

2. 分类

(1)非去极化类肌松药:常用者有管箭毒、三碘季铵酚、泮库溴铵(本可松)、维库溴铵(去甲本可松)、阿屈可林等。这类肌松药与接头后膜上的受体结合,但不起激活作用,即干扰乙酰胆碱的正常去极化，继续保持接头后膜的极化状态，不能产生肌肉收缩。因与乙酰胆碱竞争受体，故又称为竞争型肌松药。抗胆碱酯酶药物如新斯的明等有拮抗效果。

(2)去极化类肌松药：常用者为琥珀碱。这类肌松药作用几乎与乙酰胆碱相同，只是去极化时间较长。既能与接头后膜上的受体结合，使后膜呈现持续性去极化，从而没有动作电位向终板两端扩散，肌肉亦即处于静止（松弛）状态。另外，肌松前常有10余秒肌纤维成束收缩，这是由于终板电位开始去极化，但未延及到整个肌纤维的结果。使用抗胆碱酯酶药不能拮抗，反而增强肌松作用。

(3)双相类肌松药：这类药有氨酰胆碱，大量或长期使用琥珀胆碱后亦能出现。先呈现去极化阻滞（Ⅰ相阻滞），后移行为非去极化阻滞（Ⅱ相阻滞或脱敏感阻滞）。其机制不明，可能是因接头后膜敏感性降低所致。Ⅱ相阻滞可用抗胆碱酯酶药对抗。

（二）常用肌松药

目前常用的肌松药分为去极化和非去极化两类。临床常用肌松药的药代动力学参数和体内消除情况见表4-9。

表4-9　正常人肌松药的药代动力学参数和体内消除

药名	清除率［ml/(kg·min)］	消除半衰期(min)	排泄(%)		代谢
			肾	肝	
琥珀胆碱	200～500	2～8	1～2	—	胆碱酯酶分解(90%)
氯筒箭毒碱	2～4	120～200	40～60	10～40	—
阿曲库铵	5.5～10.8	17～20	10～40	—	霍夫曼消除和酯酶水解(60%～90%)
顺式阿曲库铵	4～7	18～27	10～15	—	霍夫曼消除(80%)
潘库溴铵	1.0～1.9	100～132	70	30	肝(10%～20%)
哌库溴铵	1.6～3.4	100～215	70	20	肝(10%)
维库溴铵	3.6～5.3	50～53	20～30	70～80	肝(40%)
罗库溴铵	3.4	70～80	30	70	肝(10%)

1. 琥珀胆碱(Scoline)　为去极化肌松药，起效快，肌松完全但维持时间短。静注后可出现肌纤维收缩（肌颤）。对血液动力学的影响不明显。主要用于全麻诱导时的气管内插管。其副作用为可使血钾升高，有引起心动过缓及心律失常的可能。另外，可引起眼压、颅内压及胃内压升高，部分患者术后主诉肌肉酸痛。

2. 筒箭毒碱(Tubocurarine)　是最早应用于临床的非去极化肌松药，起效较慢，作用时效较长。临床上主要用于维持术中肌肉松弛，也可用于全麻诱导插管，可引起低血压和心动过速，并可导致支气管痉挛。对哮喘和重症肌无力患者应慎用。由于此药的心血管不良反应，临床上现已少用。

3. 潘库溴铵(Pancuronium)　为非去极化肌松药，肌松作用强，为长效肌松药。主要在肝内经代谢，40%以原形经肾排出。临床用于诱导插管和术中肌松维持，术中可间断静注维持肌松。麻醉结束后可用胆碱酯酶抑制剂拮抗其残留肌松作用。肝肾功能差者和重症肌无力患者应慎用或禁用。

4. 哌库溴铵(Pipecuronium)　为长时效非去极化肌松药，与潘库溴铵相比，其强度较强时效长。临床应用剂量无心血管不良反应，无组胺释放，其消除主要经肾以原形由尿排出，少量随胆汁排出，部分在肝内代谢。起效时间5～6分钟。气管插管量0.1mg/kg，3～3.5分钟完全阻滞，临床时效70～110分钟。此药尤其适用于心肌缺血性疾病和长时间手术及术后不需早期气管导管拔除的患者。单次静注哌库溴铵对成人和婴儿的作用较儿童强，老年人起效时间较慢，如无肾功能不全则不影响时效。

5. 维库溴铵(Vecuronium)　非去极化肌松药，肌松作用强，但作用时间较短。临床可用于全麻诱导插管和术中肌松维持，术中可间断静注或持续输注维持肌松。主要经肝内代谢，30%以原形经肾排出，严重肝肾功能障碍者，作用时效可延长，并可发生蓄积。其作用容易被胆碱酯酶抑制剂拮抗。

6. 阿曲库铵(Atracurium) 非去极化肌松药，为中时效肌松药。其特点是主要通过霍夫曼(Hofmann)降解代谢，由肾和胆道排泄，无明显蓄积作用。可用于全麻诱导插管和术中肌松维持。术中可间断静注或持续泵注维持肌松。其组胺释放低于氯筒箭毒碱，临床用量发生低血压少。但快速静注大剂量时(1mg/kg)，因组胺释放而引起低血压和心动过速，还可能引起支气管痉挛，因此过敏体质及哮喘患者慎用。

7. 顺式阿曲库铵(Cis-atracurium) 其强度是阿曲库铵的4倍，亦为中时效肌松药。完全阻滞的起效时间为7.5分钟，时效45分钟。用量增至0.2mg/kg，起效时间为2.7分钟。其消除半衰期约为24分钟，顺式阿曲库铵的药效与药代动力学与阿曲库铵相似，不受肝肾功能及年龄影响，也通过Hofman消除，代谢产物主要经肾排泄。其与阿曲库铵不同的是，不释放组胺。健康患者作选择性手术时迅速给8倍ED95量的顺式阿曲库铵，也未有组胺释放的征象。冠状动脉搭桥手术患者用4倍ED95量也未有血流动力学改变。

8. 罗库溴铵(Rocuronium) 是至今临床上非去极化肌松药中起效最快的中时效非去极化肌松药。其作用强度为维库溴铵的1/7，时效为维库溴铵的2/3。罗库溴铵不释放组胺，其药代动力学与维库溴铵相似，消除主要依靠肝脏，其次是肾脏。老年人用药量应略减。起效时间3～4分钟，时效10～15分钟。气管插管量0.60mg/kg，注药90秒后可作气管插管。临床肌松维持45分钟。如作快速气管插管用量增至1.0mg/kg，60～90秒即可插管，临床肌松时效延长达75分钟。此药尤其适用于琥珀胆碱禁用时作气管插管。

(三)肌松药的应用

1. 应用范围

(1)配合静脉麻醉药快速诱导，便于气管内插管操作，常选用短效肌松药。

(2)要求肌松及人工通气的全麻手术。

(3)用于复合麻醉以减少麻醉药物用量，帮助维持浅全麻状态和制动作用。

(4)作为辅助治疗应用，如控制寒战、惊厥，消除机械呼吸时的呼吸对抗现象等。

2. 注意事项

(1)肌松药对自发呼吸肌都有不同程度的抑制或呼吸消失，必须同时施行扶助或控制呼吸以维持有效的通气，为了呼吸管理方便，应作气管插管。

(2)注意药物相互作用

1)不同类型肌松药不宜混用，只有待先用者作用完全消失后才可用另一类型肌松药。

2)多数吸入麻醉药有增强非去极化类肌松药的作用。

3)普鲁卡因静脉滴注可增强琥珀胆碱的作用，因二者都是由假性胆碱酯酶水解。

4)神经节阻滞药、抗生素(如新霉素、链霉素、多粘菌素、庆大霉素、卡那霉素)、抗心律失常药(如奎尼丁、普萘洛尔、普鲁卡因酰胺)均能增强非去极化类肌松药作用。

(3)注意疾病的影响

1)营养不良、水电解质及酸碱失衡、休克、低温、肝肾功能不全、肌无力等疾患的患者对肌松药都很敏感，应慎重选择不同类型肌松药和严格控制剂量。

2)管箭毒能引起组胺释放，有支气管哮喘和过敏体质的患者应禁用。三碘季铵酚和氨酰胆碱大部经肾排泄，肾功能不良者应禁用。

3)琥珀胆碱可引起短暂的血钾增高，用于大面积烧伤、严重创伤、尿毒症、破伤风、截瘫及神经肌肉疾患的患者，可能引起心律失常，甚至导致心搏骤停，应禁用。此外，因升高眼压于青光眼患者亦应禁用琥珀胆碱。

(4)残留肌松作用的处理：术后因残留肌松作用而引起呼吸抑制时，应坚持有效的人工通气，对非去极化类可使用抗胆碱酯酶药拮抗，同时要消除其他因素的影响。

(肖建斌)

第七节　麻醉恢复期的处理

手术结束后，麻醉医生虽然停止了麻醉药物的输注，但麻醉对患者生理的影响仍然存在。曾有专家将麻醉过程形象地比喻为开飞机：麻醉诱导相当于飞机起飞阶段，麻醉维持相当于飞机空中飞行阶段，而麻醉恢复期则相当于飞机降落阶段。麻醉恢复过程犹如飞机降落过程，稍有不慎，可能导致严重的意外发生。在此期间，患者的呼吸及循环功能仍然处于不稳定状态，麻醉和手术对机体的打击持续存在，各种保护性反射仍未完全恢复，其潜在的危险仍然较高。因此，麻醉医生必须熟练掌握患者麻醉恢复期的生理特点，加强此阶段的监测和管理，及时处理可能的并发症，才能使患者顺利地从麻醉状态中恢复。

一、麻醉恢复期的监测

在患者从麻醉状态完全恢复之前，均应常规监测心电图、血压、脉搏氧饱和度（SpO_2）和呼吸频率，并每 5～15 分钟记录一次，直到患者生理稳定为止。对于术中行有创连续监测动脉血压的患者，术后是否保留动脉穿刺直接测压，应根据患者病情而定。如果患者术中循环功能和容量状态相对稳定，术后出现循环剧烈波动的可能性较小，则可以在术毕拔除动脉测压，仅监测无创动脉血压；否则，应持续有创动脉血压监测，直至患者病情稳定。无论患者是否清醒，术后都有发生低氧血症可能。因此，应持续监测脉搏氧饱和度，直至患者完全恢复。不管是全麻或阻滞麻醉后患者，都应常规吸氧。如果患者并存肺部疾病，或行开胸和上腹部手术者，更应重视其呼吸功能的变化和管理。至少应测定并记录一次体温，如有异常应继续监测。全麻后患者要注意其神志恢复的情况和速度，而椎管内麻醉者应密切观察其阻滞部位感觉和运动的恢复情况。

近年来，肌肉松弛药广泛应用于全身麻醉。手术结束后，肌松药的残余作用常影响患者的呼吸恢复。因此，必须密切观察呼吸运动。出现异常呼吸或呼吸运动停止时，应立即判断是气道梗阻、呼吸肌无力还是中枢性呼吸抑制。上呼吸道梗阻时可出现通气中断，但胸廓及膈肌剧烈收缩，面罩加压给氧困难，口唇发绀等情况，通常可通过托起下颌、放置口咽通气管等措施解决。如不及时解除梗阻，可导致呼吸衰竭，血压下降。肌松药残余作用导致的呼吸肌无力常表现为浅快呼吸，呼吸频率快，甚至相当于脉率，潮气量小，不能满足正常通气需要。神经肌肉兴奋传递功能监测有助于判断患者肌力恢复情况，并区别术后呼吸抑制原因是中枢性抑制还是肌松药作用。在术后肌张力逐渐恢复过程中，判断肌张力恢复状况和是否使用拮抗药逆转残余肌松，可选用 4 个成串刺激（TOF）、强直刺激和双短强直刺激，其中以 TOF 最为常用。4 个成串刺激是由一串有 4 个频率为 2Hz，波宽为 0.2～0.3 毫秒的矩形波组成的成串刺激，连续刺激时其串间距为 10～12 秒，4 个成串刺激引起 4 个肌颤搐，分别为 T_1、T_2、T_3和 T_4。用 TOF 刺激可以观察肌颤搐的收缩强度和各次肌颤搐之间是否依次出现衰减，观察衰减可以确定肌松药阻滞特性及评定肌松作用。衰减的大小以第 4 个肌颤搐与第 1 个肌颤搐的比值（TOFR）来表示，即 $TOFR=T_4/T_1$。神经肌肉兴奋传递功能正常时，4 个肌颤搐的幅度应相等。即 T_4/T_1接近 1.0，但当不完全的非去极化阻滞时，肌颤搐出现衰减，这时 $T_4/T_1<1.0$。对 TOF 的肌颤搐 4 个均出现，提示肌张力即将恢复，此时应用拮抗药可加速肌张力恢复。而在肌松程度深及肌张力恢复不充分的时候不应使用拮抗药，即使 TOF 刺激出现 1 个肌颤搐，此时要迅速逆转肌松作用和临床肌张力充分恢复也是困难的，因此至少要待 TOF 刺激出现 2 个肌颤搐反应才使用拮抗药。

呼气末二氧化碳分压（$P_{ET}CO_2$）监测可反映二氧化碳产量和通气量是否充分，并可通过二氧化碳波形判断患者呼吸节律是否正常，呼吸肌张力恢复状况。麻醉气体监测可间接判断麻醉深度，为麻醉恢复处理提供依据。

血气分析可准确地测定血氧和二氧化碳分压、血氧饱和度和酸、碱代谢的变化，以及电解质水平，有利于呼吸及循环调控，适用于较大手术或危重患者，并可用于术后循环功能不稳定、苏醒延迟时查找原因。

任何手术结束后，麻醉医生均应对患者手术期间出入量进行判断。输液量和种类通常容易计算，但出量的统计有时受手术时间长短、手术种类不同等因素影响而显得并不容易。尿量可反映患者容量状况和肾功能，必须特别重视。

随着麻醉监测仪器的迅速发展，近年来麻醉深度监测已越来越广泛地应用于临床，其中以脑电双频指数(BIS)和听觉诱发电位(AEP)最为常用。研究表明，在外科手术中常规使用BIS监测可减少麻醉药用量，提早拔管时间和转出恢复室时间，从而提高麻醉质量，减少费用。

二、麻醉恢复期呼吸的管理

呼吸功能是麻醉时最容易和最先受到影响的重要功能之一，也是麻醉恢复期必须重点关注的重要功能之一。全身麻醉可引起各种不同程度的呼吸抑制甚至呼吸肌麻痹，阻滞麻醉时如果麻醉平面控制不当，对呼吸肌的影响也可引起严重的呼吸抑制。麻醉辅助用药、手术体位及并存的呼吸疾病，都是麻醉期间影响呼吸功能的重要因素。因此，麻醉恢复期间促进患者自主呼吸恢复，保持呼吸功能正常是一项十分重要的任务。呼吸功能正常是指能维持动脉血氧分压(PaO_2)、二氧化碳分压($PaCO_2$)和血液pH在正常范围内。这3项指标也是衡量呼吸管理是否合理的参数。术中保持自主呼吸的患者，术毕应观察患者的呼吸运动类型(胸式或腹式呼吸)，呼吸的幅度、频率和节律，同时观察口唇黏膜、皮肤及手术野出血的颜色，以判断是否有呼吸的梗阻、缺氧或二氧化碳蓄积。必要时应监测动脉血气分析。全麻患者还应监测潮气量、每分钟通气量，有条件者可监测$P_{ET}CO_2$，同时观察患者对停止吸氧的耐受情况，以保证患者的通气功能正常。当呼气末麻醉气体浓度<0.2%，同时观察呼出末二氧化碳浓度波形，有无自主呼吸引起的切迹或不规则波形，如有则表明自主呼吸恢复。此时停止机械通气，观察自主呼吸次数、幅度、潮气量、吸气后SpO_2变化，$P_{ET}CO_2$波形。如呼吸<20次/分钟，V_T>6ml/kg，吸空气下SpO_2>95%，$P_{ET}CO_2$波形规则，有正常的肺泡平台，即可拔管。拔管后如有舌下坠，可放置口咽通气道或喉罩。

必须保持患者呼吸道通畅和洁净，及时清除气道分泌物和血液。对于术中使用肌肉松弛药的患者，术毕是否常规拮抗，尚存争议。如能借助肌松监测仪，将更有利于判断患者肌张力恢复情况。肌松恢复时4个成串刺激的TOFR与临床体征恢复之间有良好的相关性，但TOFR和残余肌松的症状与体征之间在不同患者间也有较大变化。通常来说，TOFR在0.40以下，潮气量虽然可能已恢复正常，但肺活量及吸气力仍低于正常，且一般不能抬头和举臂。当TOFR升至0.60时，肺活量及吸气力仍低于正常，而多数患者能睁大眼睛、伸舌及抬头已能维持3秒，直至TOFR升至0.70～0.75，患者才能抬头保持5秒，而握力可能仍低于用药前对照值。但肺活量和吸气力恢复到正常水平，TOFR至少要超过0.80，且此时患者仍可能有复视和表情肌无力。所以，临床上不论是长时效还是短时效肌松药，一般以TOFR达0.70～0.75为神经肌肉传递功能充分恢复的标准，但近年来研究证明要使术后无残余肌松TOFR应达0.9。评定肌张力充分恢复最好结合临床表现，如清醒患者能保持睁眼、伸舌、有效的咳嗽、握力有劲且能持续不减、保持抬头并能维持5秒，以及测定呼吸功能如肺活量达15～20ml/kg，吸气最大负压达20～25cmH_2O等。应用肌松药后神经肌肉兴奋传递功能恢复是一个过程，应用拮抗药逆转肌松药作用，其恢复能力取决于用拮抗药前神经肌肉兴奋传递功能的自然恢复程度，因此在单刺激和TOF刺激无反应时，不要使用拮抗药，此时不仅拮抗难以成功，相反，可能延长恢复时间。当TOF刺激出现1个肌颤搐，用拮抗药后充分恢复时间可能要30分钟；在TOF刺激出现2个肌颤搐用拮抗药逆转其恢复时间，长时效肌松药可能要10～12分钟，中时效要4～5分钟；当TOF刺激出现4个肌颤搐后用拮抗药，用新斯的明拮抗其恢复不超过5分钟。

麻醉恢复期间常发生呼吸道梗阻，十分危险，应及时处理。缺氧时，因血红蛋白未能充分氧合，皮肤和黏膜有发绀表现。但在缺氧早期或严重贫血时(Hb<50g/L)，难以观察到发绀现象。二氧化碳蓄积时常伴有缺氧，患者的神志消失，呼吸不规律，脉搏慢而弱，进而有心律失常和血压下降，最后

发生呼吸、循环骤停。因此，麻醉期间必须保持呼吸道通畅，避免缺氧和二氧化碳蓄积。一旦出现二氧化碳蓄积过久的情况，应避免二氧化碳排出过快，否则可出现呼吸暂停、血压下降等二氧化碳排出综合征。

三、麻醉恢复期循环的管理

麻醉恢复期间维持循环功能的稳定在麻醉管理中占有重要地位，循环系统的变化将直接影响患者的安全和术后的恢复。麻醉恢复期间仍应每隔5～10分钟测定和记录一次血压、脉搏等参数，并对出血量、输液量、输血量及用药等情况进行小结和评估。麻醉恢复期间引起循环障碍的原因可能包括：患者心血管基础疾病的影响；外科手术对患者循环功能的影响；麻醉方法和麻醉药物的影响及其相互作用；手术和伤口的疼痛刺激对循环的影响等。应针对原因采取适当的预防措施，以免循环系统的剧烈波动。当发生循环障碍时，应对血容量、心脏代偿功能和外周血管的舒缩状态作出正确判断，并进行有针对性的处理。

维持有效循环血容量是非常重要的，血压降低往往与绝对或相对的血容量不足有关。应根据术前心、肾功能和脱水情况，术中失血及体液丢失量进行补充。建立必要的循环监测措施有助于临床判断。如果出现血压降低、脉压小、心率增快、尿量减少等症状，是血容量不足的表现。危重患者或复杂手术应监测中心静脉压（CVP）、肺毛细血管楔压（PCWP），可指导围手术期输血补液。另外，麻醉恢复期患者逐渐从麻醉状态苏醒，舒张的外周血管逐渐收缩，呛咳反射逐渐恢复，对疼痛刺激的反应逐渐增强，这些均可引起机体的应激反应，使血压升高，心率增快。因此，根据病情和患者反应及时调节麻醉深度和拔除气管导管，及时追加镇痛药物，对于维持循环稳定是非常重要的，必要时可应用血管活性药物来支持循环功能。为保证苏醒过程平稳，有学者推荐在“深麻醉下拔管”，主要目的是减少拔管、吸痰等刺激引起的循环波动，减少患者痛苦，以保证稳定的循环。所谓“深麻醉下拔管”，指的是在呼吸已完全恢复但意识尚未恢复或未完全恢复时即予拔管。其具体做法是，在手术临结束前，根据不同吸入麻醉药的药代学特征，提前10～15分钟停止吸入麻醉药，改用异丙酚维持BIS于麻醉水平，即无意识状态。如应用术后镇痛，此时可开始背景输注。与此同时，还应注意麻醉中扩张的血管开始回缩，循环血量相对增加，因此，手术结束前应适当给予利尿药，排出多余的容量，以适应术后循环状态，减少肺水肿等并发症的发生。同时应注重患者术后的镇痛，不能因为手术、麻醉结束而不顾及患者因术后疼痛可能引起的烦躁和循环不稳定。如患者完全清醒后诉疼痛，可追加镇痛给药。

四、麻醉恢复期常见并发症及其处理

随着对麻醉恢复期患者生理特点认识的深入，麻醉恢复室的设置，麻醉医生专业素质的提高，患者麻醉恢复期的安全性得到大大提高。但由于外科疾病或并存疾病的影响，麻醉方法和药物的影响，手术创伤及失血，以及体位的改变等因素，都可对生理功能产生不同程度的影响，严重者可危及患者的生命。麻醉恢复期并发症较多，包括苏醒延迟、术后恶心呕吐、苏醒期躁动、急性肺水肿等，因此，麻醉恢复期间应主动采取措施预防严重生理变化的发生，密切观察患者各种生理功能的变化，力求及早发现和及时纠正，以避免发生严重并发症。

（一）苏醒延迟

全身麻醉在停止给药后，患者一般在60～90分钟可获得清醒，对指令动作、定向能力和术前的记忆得以恢复。若超过此时限神志仍不十分清晰，可认为全麻后苏醒延迟。麻醉后苏醒延迟并不少见，正确判断麻醉后苏醒延迟及其原因，有助于采取针对性的措施治疗。患者肺泡通气不足影响吸入麻醉药排出是苏醒延迟最常见的原因。此外，麻醉前用药，诱导和维持麻醉的药物，复合用药如阿片类、肌松药、神经安定药的剂量和持续时间等也是影响因素。但对苏醒延迟还应该考虑其他影响因素，应排除电解质平衡失调、伴发疾病或并发症引起神志昏迷之可能，及时予以生命支持和纠正。总的来说，麻醉后苏醒延迟的原因可分为3类，即麻醉药物作用时间的延长、代谢性疾病和中枢神经系统损害。具体包括：

1. 麻醉药物作用时间的延长　包括用药量过

大，高龄患者对麻醉药物敏感，肝肾疾病患者对药物代谢能力下降，低蛋白血症可能通过减少巴比妥类运输入肝脏而延长其麻醉时间等。用药过量，仍是全麻后苏醒延迟的最常见原因。有时若按体重计算的药物剂量未必过大，但由于患者伴有低蛋白血症，使血内游离的药物水平增高而出现抑制的深化。对于一些肥胖患者，停止药物输注后，蓄积在脂肪组织的麻醉药物再分布可导致作用时间的延长，也是苏醒延迟的重要原因。高龄、营养不良、低温或多种药物的并用都将影响肝代谢功能，降低药物在肝内代谢的速率。又如氯胺酮在肝内生物转化影响着对中枢神经系统的效应，因此，肝功能异常患者也使其苏醒延迟。同样，肾功能障碍患者使非极化肌松药作用延长。

2. 代谢性疾病　全身代谢性紊乱会引起麻醉后期中枢神经系统抑制，故应与麻醉药的残留效应相鉴别。另外，代谢性脑病也将提高对抑制性药物的敏感性。

肝、肾功能障碍都会影响到全麻后的苏醒时间，将延长巴比妥类的作用时间；对严重肝功损害患者即使用正常剂量的吗啡，也会诱发昏迷之可能。还有甲状腺功能低下或肾上腺功能严重障碍患者，也将延迟患者的苏醒时间。严重肝脏疾病及有肝昏迷史的患者应用小剂量吗啡后可出现脑电图缓慢和中枢神经系统抑制。肾衰竭和氮质血症患者巴比妥类药物作用时间延长，该作用可能是由于中枢神经系统对巴比妥类敏感性增高、蛋白结合下降、电解质紊乱和酸碱失衡等因素有关。尿毒症患者对催眠药敏感性增高系血脑屏障变化所致。

低氧症、高碳酸血症和酸中毒常见于手术麻醉的后期，此时患者可能已恢复自主呼吸，但通气量却显得不足，而麻醉人员失于严密的观察。某些慢性肺部疾病患者可因吸入高浓度氧而出现氧含量正常的高碳酸血症，发生 CO_2 麻醉而不伴有低氧症。

还应该注意糖尿病患者发生低血糖性昏迷。尽管在手术和麻醉的应激下易发生高糖血症，但由于应用胰岛素和口服抗血糖药物作用时间的重叠，或由于禁食和术中过度限制含糖溶液的输入而造成低血糖，造成神志昏迷和代谢性酸中毒。所以在手术过程中，监测患者的尿糖和血糖是很重要的。严重肝脏功能不全亦可通过葡萄糖生成减少而诱发低血糖。另一重要的代谢性脑病是高糖高渗性非酮症昏迷，此综合征在临床上并不多见，若不及时地诊断和治疗，其死亡率仍在50%左右。患者并无糖尿病史，但多伴有严重疾病如脓毒症、胰腺炎或肺炎等，或进行过腹膜透析或血液透析，加之静脉输入大量高渗性葡萄糖液或静脉高营养，有时因输入高渗性甘露醇加速其利尿脱水。除了患者临床表现和用药史外，实验室检查也是诊断的重要依据。血糖水平＞33mmol/L，血浆克分子浓度明显升高，但无酮体出现；常存在氮血症和低钾血症。一般发病缓慢，在手术麻醉后期发生昏迷。一般认为高渗透综合征伴发的昏迷是由于脑细胞内脱水。确诊后，可用常规胰岛素 50U 静脉注射，初步降低血糖水平，若血糖水平下降过快，则有可能发生急性脑水肿。纠正脱水则输入大量 0.45%生理盐水，补充钾以利于细胞利用葡萄糖。细胞外葡萄糖下降、细胞内溶质浓度相对增高使水分依该浓度梯度向细胞内弥散。因此，血糖浓度下降过快，则可能发生低容量性休克和脑水肿，必须加以注意。

电解质紊乱也是苏醒延迟的重要原因。经尿道前列腺手术可能因水分吸收而发生稀释性低钠血症。手术应激触发抗利尿激素的异常释放而引起水中毒或低钠血症，可伴有昏迷、轻偏瘫和其他神经学异常表现。持续性低钠血症的危险在于持续抽搐及可能的脑损害。高钙血症和高镁血症可引起中枢抑制，导致昏迷。甲状旁腺功能低下引起的低钙血症往往伴有精神变化、弥散性脑电图异常和颅内高压。

低温通过降低抑制性药物的生物转化、增加吸入麻醉药溶解度或直接影响脑代谢而使术后苏醒延迟。

3. 中枢神经系统损伤　全麻后苏醒的延迟或神志昏迷，可能由于大脑缺血缺氧，脑出血或脑栓塞引起的损害。

脑缺血多与原来患者的疾病有关，如糖尿病、高血压和脑血管疾病，尤其是老年病。所以进行控制性低血压过程，其降压幅度不宜过大，降压速率和低血压持续时间也不宜太快、太长。此外，其他不当的体位如颈极度屈曲或后仰及旋转，甚至手术器械的牵拉等都会影响到椎血管或颈部血流的供应，而导致脑的缺血缺氧。

幕上颅内出血通过压迫脑干和疝形成而使患者意识丧失。麻醉中喉镜和气管插管诱发的高血压可导致脑出血。脑出血亦是溶栓疗法或较长时间抗凝（如长时间体外循环）患者可能发生的并发症。脑出血、脑栓塞（包括气栓）的发生，或有抗凝血治疗、高血压和脑心脏手术的病史；待麻醉药作用消除后，可出现神经系统损伤定位体征。当然，进行颅脑X射线摄片，CT或磁共振扫描是确诊的重要依据。

引起术后苏醒延迟的原因繁多而复杂，所以必须结合患者具体情况，进行全身体格检查和相应实验室检查，以确定苏醒延迟的原因。无论何种原因导致的苏醒延迟，处理原则包括：

(1)支持疗法：无论何种原因引起的苏醒延迟，首先是保持充分的通气（包括机械性通气），补充血容量的不足，保持电解质的平衡。

(2)实验室检查：包括血清 K^+、Na^+、Cl^- 水平，血糖、酮体，动脉血气分析及尿常规（尿糖、酮体）。若有异常，则可采用相应治疗予以纠正。

(3)若是吸入性药物麻醉过深，在停止给药并保持充分通气后，当可逐渐苏醒，不必盲目应用呼吸兴奋药。若疑为麻醉性镇痛药和肌松药联合用药的残留作用，除了进行肌松的监测外，一般可先拮抗麻醉性镇痛药（如纳洛酮）的效应，随后再拮抗肌松药的残留效应。

(4)可请内分泌或神经科有关专业医师进行会诊与治疗。

应用特异性拮抗剂可逆转麻醉性镇痛药和抗胆碱能药物引起的中枢神经抑制。通过分次静注纳洛酮（20～40μg）可鉴别诊断麻醉性镇痛药引起的嗜睡。毒扁豆碱亦可排除东莨菪碱抗胆碱能作用引起的长时间意识丧失。氟马泽尼可特异性拮抗苯二氮䓬类药物引起的嗜睡，每次累加剂量为0.1～0.2mg。苯二氮䓬类药物的个体差异颇大，因此，应用苯二氮䓬类药物患者表现为其他原因不能解释的CNS抑制时，宜考虑给予氟马泽尼。评价和治疗术后CNS抑制时，特异性药物拮抗剂如纳洛酮、毒扁豆碱和氟马泽尼具有肯定的价值。

（二）苏醒期躁动

苏醒期躁动（emergence agitation），为麻醉苏醒期的一种不恰当行为，表现为兴奋、躁动和定向障碍并存，出现不适当行为，如肢体的无意识动作、语无伦次、无理性言语、哭喊或呻吟、妄想思维等。多发生于拔管后15分钟左右。其发生率在成人约为5.3%，儿童为12%～13%。

1. 原因　躁动的出现除了与术前、术中用药有关外，术后疼痛和胃管、尿管等引流管道的不良刺激可能是引起躁动的重要因素。对强烈躁动的患者必要时应予以适当的防护措施，以防止患者本身或医护人员造成伤害。引起术后患者躁动的因素是多方面的，主要原因包括：

(1)术前药物，如东莨菪碱可增加术后兴奋和躁动的发生率。

(2)年龄和性别：躁动多见于儿童和年轻人，男性多于女性。

(3)麻醉用药：氯胺酮、异丙酚等引起躁动的报道亦不少见。因氯胺酮引起噩梦和幻觉等精神反应多伴有兴奋、精神混乱、欣快和恐惧感，在成人中有10%～30%的发生率。尤其单用氯胺酮时则更趋增加。采用苯二氮䓬类药如咪唑安定治疗，则可减轻或消除此急性精神反应。静吸复合麻醉可减轻苏醒期躁动的发生。术后催醒药物如多沙普仑也会增加躁动的发生。

(4)术后不良刺激：这是引起苏醒期躁动的最常见原因，包括伤口疼痛、引流管的不良刺激、胃胀气及尿潴留膀胱膨胀等。故临床上应细心观察，排除这些可能潜在的因素。

(5)有脑疾患、精神病病史者是术后发生谵妄、躁动的危险因素。

(6)术后并发症：脑水肿、低氧、酸中毒、低温等也会导致躁动的发生。

根据镇静躁动分级法，可将苏醒期患者分为7级。

1级（不能唤醒）：对刺激没有或稍微有点反应，不能交流或服从指令。

2级（非常安静）：可以本能地移动身体，刺激可唤醒，但不能交流和服从指令。

3级（安静）：难于唤醒，呼唤或摇动可以叫醒，但停止后又入睡，可以服从简单的指令。

4级（平静并且合作）：平静，很容易醒，可以服从指令。

5 级(躁动):适度的躁动,尝试着坐起来,听从口头指令。

6 级(非常躁动):虽然经常提醒限制的条件,但是不能平静,需要身体制动,经常咬气管导管。

7 级(危险躁动):患者试图拔出气管导管或导尿管,翻过床栏,击打工作人员,在床上翻来覆去。

4 级是理想的苏醒状态,患者安静且合作,但 6 级或 7 级患者,则需药物干预。

2. 预防　主要的预防和处理方法包括:

(1)维持合适的麻醉深度、充分的术后镇痛,保持充分通气供氧和血流动力学的稳定,避免不良的刺激,外环境的安静对患者平稳的恢复也很重要。避免不必要的术后催醒药物的使用。

(2)消除引起躁动的因素,包括减少或即时拔除有创性各种导管和引流管刺激,定时地变动患者体位不仅有利于呼吸功能改善,且避免长时间固定体位的不适。必要时适当地应用镇痛药和镇静药。

(3)防止因躁动引起的患者自身的伤害,定时进行动脉血气分析,以免发生低氧血症或二氧化碳潴留。

(三)术后恶心呕吐

术后恶心呕吐(PONV)是麻醉和手术后常见并发症之一,其发生率为 25%～30%。PONV 可导致伤口张力增加、静脉压增高、水电解质紊乱、酸碱平衡失调及误吸、窒息等并发症。PONV 发生的机制较为复杂,可能涉及脑干催吐中枢接受以下 4 个区域的信息而激发:化学受体催吐区;前庭迷路系统;皮层中枢;胃肠迷走神经系统。

临床易发生 PONV 的影响因素较多,主要包括如下几个方面:

1. 患者因素　成年女性的发病率高于男性,为后者的 2～4 倍,提示 PONV 的发生与女性激素水平有关。术前焦虑、紧张常使交感神经兴奋导致内源性儿茶酚胺释放增加,抑制胃肠排空,易导致 PONV 的发生。胃容量增加如肥胖、过度焦虑等易增加 PONV 的发生。

2. 麻醉方法　椎管内麻醉后 PONV 的发生率为 13%～42%,而全麻术后恶心呕吐的发生率为 26%～40%,神经阻滞麻醉的 PONV 发生率相对较低。术中低血压及缺氧与 PONV 相关,呕吐中枢缺氧能导致呕吐。阿片类药物是引起 PONV 的主要麻醉药,在芬太尼家族中瑞芬太尼引起的 PONV 比其他药物明显增多。依托咪酯较硫喷妥钠易引起 PONV。氯胺酮也可引起 PONV。咪唑安定作为术前用药和全麻诱导药,能降低应激性,减轻患者的焦虑紧张心理,对 PONV 有一定的预防作用。异丙酚能降低 PONV 的发生率,其机制可能与异丙酚能降低应激性,相对兴奋迷走神经有关。吸入麻醉药中笑气可使 PONV 的发生率明显增加。术前用药抗胆碱类药物阿托品和长托宁能抑制消化液的分泌,从而对 PONV 有一定的预防作用。

3. 手术部位与方式　不同部位的手术和不同的手术方法的 PONV 发生率有较大区别,小儿斜视矫形术、扁桃体切除术 PONV 发生率为 40%～88%;腹腔镜胆囊切除患者的 PONV 发生率在 53%～72%。牵拉卵巢和宫颈扩张等手术也较为多见。

4. 手术后的因素　如疼痛,应用阿片类药、运动、低血压和大量饮水等。胃肠减压导管刺激也常引起呕吐。对术前有明显发生 PONV 倾向的患者,才考虑采用药物预防,一般不需预防性用药。防治措施包括:

(1)术前与患者做好充分沟通,尽量解除其紧张焦虑心理。手术前夜给予咪唑安定口服,保证患者睡眠。术前用抗胆碱类药物(如阿托品或长托宁),抑制消化液分泌,降低迷神经张力。

(2)药物治疗:氟哌利多是强效神经安定药。通过对中枢多巴胺受体的拮抗,既发挥镇吐效应,又不影响非住院患者的出院时间。甲氧氯普胺和多潘立酮(Domperidone)均为胃动力性药,以促进胃和小肠运动及提高食管下括约肌的张力。甲氧氯普胺(20mg 静注或 0.2mg/kg 静注)可以预防 PONV,由于半衰期短应在即将结束手术前给药,以保证术后早期的药效。

5-HT_3拮抗剂如恩丹西酮等对 5-HT_3受体有高度选择性,能有效预防和治疗 PONV,且无多巴胺受体拮抗剂、毒覃碱或组胺拮抗剂的副效应,目前已在临床广泛使用。但偶可出现镇静、焦虑、肌张力失常、视力紊乱和尿潴留等副效应,对呼吸和血流动力学无明显影响。预防性用量为 0.05～0.20mg/kg,继续增大剂量并不能增强止吐效果。

地塞米松抑制恶心呕吐的机制目前尚未明确。其作为非传统型的止吐药在化疗后恶心呕吐的防治中取得成功。有研究显示，地塞米松可预防儿科斜视矫正、扁桃体切除术、增殖体切除术和较大妇科手术的术后PONV。地塞米松在PONV的防治中可在麻醉后单次给药，但目前多数研究表明地塞米松与其他止吐药联合应用效果较好。

(3)合理选用麻醉方法：椎管内麻醉过程中应尽量保持循环稳定，尽量避免低血压和低氧血症，可减少中枢缺氧所致的PONV；在静吸复合全麻中，异丙酚可减少全麻吸入药的用量，降低PONV的发生率。在术后患者自控镇痛药中加适量止吐药或减少阿片类镇痛剂的用量也可减少PONV的发生。对PONV的高危人群避免使用具有高致吐性的药物如依托咪酯、瑞芬太尼、笑气等。

(4)非药物性疗法：针刺疗法在防止和治疗PONV时取得良好的疗效，已得到国内外同行的广泛认可，不失为临床一种较好的选择。

(四)支气管痉挛

在麻醉过程和手术后均可发生急性支气管痉挛，表现为支气管平滑肌痉挛性收缩，气道变窄，气道阻力骤然增加，呼气性呼吸困难，引起严重缺氧和CO_2蓄积。麻醉恢复期发生的支气管痉挛大多与浅麻醉状态下局部刺激有关。若不及时予以解除，患者因不能进行有效通气，不仅发生血流动力学的变化，而且发生心律失常和心跳骤停。

气道高反应性是支气管痉挛发生的生理基础。患有呼吸道疾病的患者如支气管哮喘或慢性炎症，使气道对各种刺激反应较正常人更为敏感。此与兴奋性神经和受体活性增强，而抑制性神经和受体活性的减弱有关。浅麻醉下气管导管或吸痰操作刺激是麻醉恢复期发生反射性支气管痉挛最常见的原因。一般认为，其反射途径除了经迷走神经中枢反射外，还有轴反射和释放的神经介质如P物质、神经激肽A和降钙素基因相关肽受体(CGRPR)、色胺受体的参与。

对既往有呼吸道慢性炎症或支气管哮喘史的患者应仔细了解其过去发病的情况，分析可能存在的诱发因素。术前应禁吸烟2周以上。若近期有炎症急性发作，则应延缓择期手术2～3周。术前患者应行呼吸功能的检查，可请呼吸专科医师会诊，必要时应用激素、支气管扩张药、抗生素等作为手术前准备。

麻醉过程中尽量避免应用可诱发支气管痉挛的药物如吗啡等。吸入性麻醉药则可选用氟烷、恩氟烷、异氟烷等。氯胺酮可明显减低支气管痉挛的气道阻力，这与拟交感效应，促进内源性儿茶酚胺释放有关。此外，还能抑制肥大细胞释放组胺，故对气道高反应患者，可选用氯胺酮行麻醉诱导。

麻醉恢复期出现支气管痉挛时，立即面罩吸氧，必要时施行辅助或控制呼吸，同时寻找诱因，消除不良刺激。必要时可加深麻醉。若痉挛严重，面罩加压给氧不能满足正常通气时，可给予肌松药并行机械辅助呼吸。静脉输注皮质类固醇类药(如氢化可的松和地塞米松)、氨茶碱等，两药同时应用可能收效更好。若无心血管方面的禁忌，可用β受体激动药如异丙肾上腺素稀释后静脉点滴或雾化吸入。目前，还可采用选择性β_2受体激动药如吸入间羟叔丁肾上腺素，尤其适用于心脏患者。

五、麻醉恢复室的建立和管理

麻醉恢复室(recovery room)，又称为麻醉后监测治疗室(post anesthesia care unit，PACU)，是对手术麻醉后患者进行严密监测治疗，直至患者意识恢复、生命体征恢复稳定的场所。据统计，术后24小时内出现死亡的病例，若通过严密监测，有50%可以避免。可见，必要的术后监测和积极的治疗甚为重要。因此，PACU在麻醉患者的恢复、麻醉并发症的防治等方面，日益发挥着重要作用，是现代化麻醉科室的重要组成部分，它的建立和完善与否，是衡量现代化医院先进性的重要标志之一。

麻醉恢复室的主要任务是收治当日全麻患者术后未苏醒者和非全麻患者术后情况尚未稳定者或神经功能未恢复者，保障患者在麻醉恢复室期间的安全，监护和治疗患者在此阶段内出现的生理功能紊乱。当患者苏醒或恢复到一定程度后，如无异常情况即可送回病房，门诊患者可在陪伴人护送下回家。如患者病情危重，需进一步加强监测和治疗，则转入或由手术室直接进入重症监测治疗病室(ICU)。

1. 麻醉恢复室的收治指征

(1)凡麻醉后患者未清醒，自主呼吸未完全恢复或肌肉张力差或因某些原因气管导管未拔除者，均应送恢复室。

(2)凡各种神经阻滞发生意外情况，手术后需要继续监测治疗者。

患者由麻醉医师护送至麻醉恢复室，必要时与手术医师共同护送。搬运与护送过程中应密切观察病情，防止患者躁动，防止各种导管脱出，注意呼吸道梗阻，患者保暖等。患者安置稳定后，立即建立常规监测及治疗：心电图、血压、脉搏、氧饱和度；保持呼吸道通畅、吸氧和输液。保留气管插管及呼吸功能未恢复者，应控制呼吸。麻醉医师应向麻醉恢复室医师详细交班，包括：①患者姓名、年龄、术前情况、麻醉方式和麻醉中情况、手术方法及手术中的意外情况；②所用麻醉药物、肌肉松弛药、镇痛药的种类、剂量和应用方法；③手术中生命体征（血压、脉搏、呼吸、尿量和体温等）情况，有无险情或重大病情变化；④经过何种治疗性药物处理，效果如何；⑤手术中失血量、输血及输液情况、尿量；⑥各种导管，如胸腔、腹腔引流管，胃肠道减压管，动静脉穿刺导管，导尿；⑦估计术后可能发生的并发症。

PACU医师应全面检查患者并对麻醉后生命体征范围，转出计划，主要集中在神志、呼吸道及肌力的恢复。至少每15分钟测定并记录一次血压、心率、SpO_2、呼吸频率及神志恢复情况，以判断恢复程度和速度。对于恢复缓慢者应进行治疗，如残余肌松药或麻醉性镇痛药的拮抗等。

2. 患者离室指征

(1)神志清楚，定向能力恢复，平卧时抬头＞5分钟。能辨认时间、地点，能完成指令性动作。肌肉张力恢复正常，无急性麻醉或手术并发症，如呼吸道水肿、神经损伤、恶心呕吐等。

(2)血压、心率改变不超过术前静息值20％，且维持稳定30分钟以上。心电图正常，无明显的心律失常和ST-T改变。

(3)呼吸道通畅，保护性吞咽、咳嗽反射恢复，不需要口咽或鼻咽通气道，通气功能正常，呼吸频率在12～30次/分钟，能自行咳嗽，排除呼吸道分泌物，$PaCO_2$能保持在手术前正常范围内。面罩吸氧PaO_2不低于70mmHg，SpO_2不低于95％。

(4)胸、肺X线片无特殊异常，尿量＞25ml/小时，电解质及血细胞比容在正常范围内。

(5)凡术后在恢复室用过镇静、镇痛药的患者，用药后至少观察30分钟以上，方可转出恢复室。Steward曾提出在患者转出恢复室以前，应由麻醉医师对患者苏醒程度作一总的评价。苏醒程度可根据清醒程度、呼吸道通畅程度、肢体活动程度等方面进行评价，凡达到4分以上者，才能离开恢复室。

患者转运途中，应由值班护士护送患者返回原病房。危重患者转运至ICU途中，应由麻醉医师和手术医师共同护送，并向病房值班护士或ICU医师与护士详细交代病情，并移交病历，包括监护与治疗记录。

在转运途中经常发生患者躁动、恶心呕吐、呼吸抑制、患者坠床等，还有可能出现电梯停电或出现故障、转运车损坏等意外情况。护送人员均应考虑到并及时处理，安慰患者，令患者保持安静十分重要，保证患者在运送途中的安全是护送人员的重中之重。总之，恢复室将患者处理到最佳状态后，在转运过程中发生意外的情况将最小；反之，意外情况的发生将不可避免。

（高　巨）

第五章　体液代谢

人体内的液体称为体液，由水和溶解在水中的电解质及有机物组成。在人的整个生命活动过程中，每时都有水、电解质的排出和摄入，因而体液不断地在变动，通过神经-内分泌的调节保持动态平衡，以保证人体细胞维持正常的新陈代谢。临床上许多疾病可导致水、电解质代谢紊乱，从而使体液的容量、分布、电解质浓度、渗透压、酸碱度等发生变化，引起水、电解质和酸碱平衡的失调。如得不到及时的纠正，水、电解质代谢紊乱本身又可使全身各器官系统，特别是心血管系统、神经系统的生理功能和机体的物质代谢发生相应的障碍，严重时常可危及生命。因此在临床工作中，维持体液平衡是很重要的医疗措施。

中医学对于体液代谢和平衡的问题有自己的认识。中医的津液与近代体液的概念相似，认为津液是人体一切正常水液的总称，包括各脏腑组织器官内的液体及其正常的分泌物，如肺津、胃液、肠液及涕、泪等。津液也是构成人体和维持人体生命活动的基本物质。津和液同属于水液。一般来说，性质清稀，流动性大，主要布散于体表皮肤、肌肉和孔窍，并能渗注于血脉，起滋润作用的称为津；性质较稠厚，流动性小，灌注于骨节、脏腑、脑、髓等组织，起濡养作用的称为液。津和液可以互相转化，可分而不可离，所以常津液并称。津液主要是为了滋润，其功能有 4 个方面：①布散全身，滋润内脏、皮肤、黏膜、肌肉等，并滑利关节；②分泌唾液、泪水等，以滋润各个孔窍；③变化为血液；④变化为汗液和尿液及肠液，与废物一起排出。在津液的生成、输布和排泄过程中，肺、脾、肾三脏起着重要的作用。“肺”为水之上源，主行水而通调水道。肺又通过宣发输津液于皮毛，化生汗液；通过肃降将多余的及含浊的水液下输肾与膀胱。“脾”主运化，一方面将饮食水谷中水液的清者运化为津液，灌溉四旁，为胃行其津液，散精于肺而布散全身；另一方面将多余及含浊的水液转输到肺。“肾”主水，主津液，对津液的生成、输布和排泄起着极为重要的主宰作用。肺气肃降下输到肾的水液，经肾的蒸腾气化，清者化为津液蒸腾上升，向全身布散；浊者化为尿液，下降入膀胱。而尿液的排泄对全身津液的代谢平衡，起着重要的调节作用。同时，胃的游溢精气、肺的通调水道、脾的运化、小肠的分别清浊、膀胱的气化和开阖，都依赖于肾的蒸腾气化。因此，肺、脾、肾任何一个脏器的功能失调，均可影响津液代谢的平衡，从而形成伤津、脱液等津液不足，或水湿、痰饮等津液环流障碍，发生水肿、腹水等水液停聚病变。在疾病的辨证施治过程中尤其重视保持津液，有“保一分津液，存一分生机”的说法；并且在实践中发明了汤液疗法，又创立了滋阴生津、生津增液、生津救阴等方法，为液体疗法提供了不少宝贵经验，值得深入研究。

第一节　正常的体液代谢

一、体液含量、分布和组成

人体总体液量因年龄、性别和胖瘦而有差异。肌肉组织含水量为 75%～80%；脂肪组织含水量为 10%～30%。成年男性因体脂量较女性少，体液总量约占体重的 60%；成年女性约为 55%。年龄越小含水量越多，新生儿的体液总量占体重的 80%；婴儿约占 70%；12 岁时约占 65%；至 14 岁以后所占比例与成人相仿。

正常成人体液的 2/3 分布在细胞内，称为细胞内液，约占体重的40%；体液的1/3分布在细胞外，称为细胞外液，约占体重的20%。细胞外液主要分为细胞间液和血浆两部分，前者约占体重的15%，后者约占5%。细胞间液又称为组织间液，可分为组织液，包括淋巴液，约占体重的13%；穿细胞液即第三间隙液，包括脑脊液，胸膜腔、腹膜腔和滑膜腔的液体，眼内液体，胃肠道的分泌液等，约占体重的2%。细胞内液、细胞间液和血浆这3部分体液借生物膜（细胞膜、毛细血管壁）彼此隔开，各自的容量依靠渗透压维持，但相互之间联系密切，交换迅速。细胞内液和细胞外液之间水的流动，主要取决于细胞膜两侧的渗透压；而细胞间液和血浆之间水的流动，主要取决于毛细血管内的静水压和血浆蛋白形成的胶体渗透压。正常情况下毛细血管动脉侧，血浆胶体渗透压约为3.33kPa(25mmHg)，而静水压为6kPa(45mmHg)，水通过毛细血管壁流向细胞间隙，当毛细血管内静水压逐渐降低，毛细血管静脉侧的静水压为2kPa(15mmHg)时，因血浆胶体渗透压的作用，水即开始从细胞间隙进入毛细血管内。细胞间液是血浆的3倍，能根据需要出入毛细血管或细胞，具有很强的代偿能力。在正常状态下，穿细胞液的形成与吸收保持动态平衡；但在大量胸水、腹水形成或呕吐、腹泻时，也可使体液特别是细胞外液的容量和分布发生显著改变。细胞内液是大部分生物化学反应进行的场所，细胞外液则是细胞摄取所需物质和排除代谢产物所必经的运输通道，因而细胞外液被视为细胞赖以生存的内环境。

体液是一种溶液，由溶剂（水）和溶于其中的溶质组成。体液里的溶质主要包括无机盐、葡萄糖和蛋白质。无机盐和低分子有机化合物葡萄糖，均为晶体物质；高分子有机化合物蛋白质为胶体物质。其中无机盐和蛋白质，因能在水中离解成带正电的阳离子和带负电的阴离子两部分，又称为电解质；葡萄糖溶于水后仍以分子状态存在，称为非电解质。体液中主要的阳离子有Na^+、K^+、Ca^{2+}、Mg^{2+}等，主要的阴离子有Cl^-、HCO_3^-、HPO_4^{2-}、蛋白质等。细胞内液和细胞外液在组成上有很大差别，细胞外液中主要的阳离子是Na^+，主要的阴离子是Cl^-、HCO_3^-和蛋白质。血浆和细胞间液的组成基本相似，仅血浆内蛋白质浓度大于细胞间液蛋白质浓度。细胞内液中主要阳离子是K^+，主要的阴离子是HPO_4^{2-}和蛋白质。体液中电解质的含量，见表5-1。

表5-1 正常血浆或血清的电解质浓度

电解质	mg/dl	mmol/L	mEq/L
阳离子			
Na^+	326.0	142	142
K^+	19.6	5.0	5.0
Ca^{2+}	10.0	2.5	5.0
Mg^{2+}	3.6	1.5	3.0
总量	359.2	151	155
阴离子			
Cl^-	365.7	103	103
HCO_3^-	165.0△	27	27
HPO_4^{2-}	3.4	1	2
SO_4^{2-}	1.6	0.5	1
有机酸根	20.0	6	6
蛋白质	7000.0	0.8*	16
总量	7555.7	138.3	155

注：△血浆中的HCO_3^-一般以CO_2的形式测出，后者数值是60Vol%，亦即27mmol/L。1mmol的HCO_3^-等于61mg，故27mmol/L，即1647mg/L(27×61)，约相当于165mg/dl。

*蛋白质由g/dl换算成mEq/L时，将g/dl的数字×10×0.243即得。由于体液中某些蛋白质的分子量尚未准确测得，故目前仍继续使用质量浓度单位。

无论是细胞内液还是细胞外液，阳离子所带正电荷的总数，与阴离子所带负电荷的总数正好相等，因而体液都呈电中性。在正常或病理情况下，虽然体液的电解质浓度经常变化，但阳离子的浓度必定始终等于阴离子的浓度，既无过剩阳离子，也无过剩阴离子。细胞内液的电解质总量较细胞外液大，但是，细胞内液中蛋白质阴离子和2价离子的含量较多，而这些离子所产生的渗透压较1价离子所产生的渗透压要小，因而在正常情况下，细胞内、外液总的渗透压正好相等。

二、体液平衡

（一）水的平衡

水是机体中含量最多的组成成分，是维持人体正常生理活动的重要营养物质之一，人若无水供应只能生存数天。体内水一部分以自由状态存在，大部分与胶体物质结合成胶体状态，称为结合水。水的重要生理功能是多面的，如促进体内的化学反应、运输营养物质和代谢产物、调节体温和润滑作用等；结合水有保证各种肌肉具有独特的机械功能的作用。正常情况下，每日摄入和排出的水量是平衡的，见表5-2。

表5-2 正常成人每日水的出入量

	入量(ml)		出量(ml)
饮水	1000～1500	尿	1000～1500
食物含水	700	粪	150
代谢水	300	皮肤蒸发	500
		呼吸	350
共计	2000～2500		2000～2500

如果水的摄入量少于排出量，称为负平衡；而摄入量超过排出量，则称为正平衡。水的平衡规律一般是，“多进多排，少进少排，不进也排”。如停止进水，机体仍继续从肺、皮肤和肾排出水；若禁食数日又未补液，将会导致严重缺水。

(二)电解质平衡

机体的电解质分为有机电解质(如蛋白质)和无机电解质两部分。无机电解质即无机盐。形成无机盐的主要阳离子为K^+、Na^+、Ca^{2+}和Mg^{2+}，主要阴离子则为Cl^-、HCO_3^-、HPO_4^{2-}等。这些电解质都具有很重要的生理功能，主要是维持体液的渗透平衡和酸碱平衡；维持神经、肌肉、心肌细胞的静息电位，并参与其动作电位的形成，其中K^+、Na^+、Ca^{2+}都分别起着重要作用；参与新陈代谢和生理功能活动，如K^+、Mg^{2+}参加多种新陈代谢过程，并且是一系列酶的激活剂或辅助因子，Ca^{2+}与肌钙蛋白相结合能激发心肌和骨骼肌的收缩，还参与凝血过程等；构成组织的成分，如Ca^{2+}、Mg^{2+}是骨骼和牙齿的组成部分。

1. 钠离子(Na^+)　由于“钠泵”不断地将进入细胞内的Na^+排出，同时使K^+进入细胞内，结果Na^+成为细胞外液的主要阳离子，占细胞外液阳离子总量的90%。Na^+和它相对应的阴离子一起产生的渗透压，约占细胞外液总渗透压的92%。渗透压影响细胞内、外液的分布，所以Na^+是维持细胞外液容量和晶体渗透压的重要因素。Na^+丢失，细胞外液容量将缩小，Na^+潴留，细胞外液容量则扩大。此外，Na^+又是细胞外液中缓冲系统的重要组成成分，血浆中的主要缓冲碱是碳酸氢钠($NaHCO_3$)，它的含量常受钠量增减的影响而消长，因此，Na^+在酸碱平衡中也具有重要作用。正常成人体内含钠总量为40～50mmol/kg(40～50mEq/kg)，其中60%～70%是可交换的，约有40%是不可交换的，主要结合于骨骼的基质。总钠量的50%左右存在于细胞外液，10%左右存在于细胞内液。血清钠浓度约为142mmol/L(142mEq/L)。一般成人每日随饮食摄入钠为100～200mmol(100～200mEq)，主要来自食盐。摄入的钠几乎全部经小肠吸收。Na^+主要经肾随尿排出，随尿排出的钠量与摄入钠量几乎相等，成人每日需要NaCl为4.5～6.0g(相当Na^+76.5～102mmol)，从尿排出NaCl为4.5～5.5g，汗和粪排出约0.5g。因人体的各种分泌物和排泄物都含有Na^+，故大量体液丧失时，常会造成Na^+的缺乏，钠的排出通常也伴有氯(Cl^-)的排出。钠的平衡规律一般是，“多进多排，少进少排，不进几乎不排”。

2. 钾离子(K^+)　约98%的K^+存在于细胞内，是细胞内液中最主要的阳离子，对维持细胞内液渗透压起重要作用。K^+能激活多种酶，参与细胞内氧化、ATP生成及许多代谢过程。当细胞合成糖原和蛋白质时，K^+由细胞外进入细胞内，而糖原和蛋白质分解时，K^+则出细胞进入细胞外液。神经、肌肉的应激性也需要K^+的参与，血K^+过低可使神经、肌肉的兴奋性降低，出现肌肉无力，重者发生弛缓性麻痹；对心脏则使心肌兴奋性增高而发生心律失常；反之，血K^+过高可使肌肉的兴奋性增高，出现肢体感觉异常、刺痛、肌肉震颤等；对心肌则抑制其兴奋，甚至使心脏停搏于舒张状态。正常成人体内含K^+总量为31～57mmol/kg(31～57mEq/kg)。总K^+量的98%左右存在于细胞内，仅2%左右在细胞外液中。血清钾浓度为3.5～5.5mmol，约5mmol/L(5mEq/L)。一般天然食物含钾都比较丰富，成人每日随饮食摄入钾70～100mmol(70～100mEq)，约有90%在肠道被吸收，10%随粪便排出；随汗液排出的钾量甚微，一般无重要意义。肾是排钾的主要器官，正常时，80%以上的钾随尿排出。成人每日需要钾盐 3～4g(相当于 K^+ 40～54mmol)。各种消化液中都含有不同浓度的 K^+,大量消化液丧失时必然会引起缺钾。各种细胞内都含有 K^+,故在组织损伤破坏时,大量细胞内钾释放到细胞外。排尿功能减低(急性肾衰竭、休克等)时,血清 K^+ 都会很高都会增高。肾脏保留 K^+ 的能力很差,即使在禁食情况下,只要有尿排出,就会有钾的排出。钾的平衡规律一般是,"多进多排,少进少排,不进也排"。

3. 钙离子(Ca^{2+})　99%结合于骨骼和牙齿内,细胞外液中仅含 1%。Ca^{2+} 是细胞功能的重要调节物质,参与造骨和凝血,维持心肌收缩与节律,维持神经肌肉的稳定性。血清 Ca^{2+} 浓度为 2.25～2.75mmol,约 2.5mmol/L(5mEq/L)。游离钙和蛋白结合钙各占 1/2。大部分钙由粪排出,少量经尿排出。在碱中毒情况下,钙的离子化速度减慢,因而血清钙浓度降低,使神经肌肉应激性升高,引起手足搐搦症。另外,当血液 pH 值降低时,钙离子化增强,所以当酸中毒纠正后往往又出现低钙血症。钙离子与磷酸氢根离子在血清中浓度的乘积为一常数,即 40,因此,血清钙与磷的改变方向经常是相反的,磷低则钙高,磷升高则钙降低。

4. 镁离子(Mg^{2+})　人体内镁的总含量约为 15mmol/kg(30mEq/kg)。其中约有一半在骨骼中,其余的大部分在骨骼肌和其他器官的组织中,绝大部分在细胞内,只有 1%左右的 Mg^{2+} 在细胞外液中。Mg^{2+} 能激活细胞内酶或作为辅酶促进代谢,维持神经肌肉的应激性,协调心肌活动。血清镁含量为 0.75～1.25mmol/L(1.5～2.5mEq/L)。食物中含镁丰富,成人每日从饮食中摄入 Mg^{2+} 约 10mm(20mEq),其中约有 1/3 在小肠中被吸收,其余部分随粪便排出,体液中的镁主要经肾排出,镁摄入不足时,肾可显示出明显的保镁作用,尿 Mg^{2+} 排泄量可低于每日 0.5mmol(1mEq)。

5. 氯离子(Cl^-)　为细胞外液的主要阴离子,协同 Na^+ 等一起维持细胞外液的渗透压和容量,故与 Na^+ 同时经肠道吸收,同时由肾排出,而肾小管有保 Na^+ 作用,故 Cl^- 往往比 Na^+ 排出多。Cl^- 丧失导致血清 Cl^- 降低时,血内的 HCO_3^- 增加以维持细胞外液阴离子的浓度;由于 HCO_3^- 的浓度增加,便产生"低氯性碱中毒"。血清 Cl^- 浓度为 103mmol/L(103mEq/L)。

6. 碳酸氢根离子(HCO_3^-)　是细胞外液中主要的阴离子,系代谢废物 CO_2 在血液里的一种运输形式,又是血液中含量最多的碱。HCO_3^- 不能单独存在,在细胞外液中,主要与 Na^+ 结合;在细胞内液中主要与 K^+ 结合,对维持酸碱平衡起很重要的作用。血浆 HCO_3^- 浓度是以二氧化碳结合力(CO_2CP)来表示的。CO_2CP 是指血浆 HCO_3^- 中的 CO_2 含量,一般所谓的碱储备就是以 CO_2CP 来表示的。正常血浆 CO_2CP 的范围为 23～31mmol/L,平均为 27mmol/L。由于每 1mmol 的 CO_2 相当于 2.2%容积(Vol),故用容积表示时,正常值为 50%～70%Vol。

三、渗透压平衡

体液渗透压是体液中电解质离解后的阴阳离子颗粒和非电解质的溶质微粒对水的吸引力,亦即张力。渗透压的高低与溶质(颗粒或微粒)的数目多少成正比,而与离子的电荷或颗粒的大小无关,即体液中溶质颗粒或微粒浓度越高,渗透压越大,聚水能力越强。当重量相同时,无机盐因分子小,在水中又以离子形式存在,故颗粒多,产生的渗透压最大;葡萄糖分子虽中等大,但不能离解,产生的渗透压次之;蛋白质尽管能离解,不过分子太大,颗粒数少,产生的渗透压最小。渗透压是任何溶液的物理特性,渗透现象只有在半透膜两侧有渗透压差异时才能发生,这时水分子较快较多地从渗透压低的一侧,透过半透膜(细胞膜、毛细血管壁)进入到渗透压高的一侧。正常血浆渗透压为 280～320mOsm/L,在此范围内称为等渗或等张。低于 280mOsm/L 为低渗,高于 320mOsm/L 为高渗。如果以血清钠的浓度来判断,则血清 Na^+ 正常值在 135～150mmol/L(或 135～150mOsm/L)范围,在此范围内为等渗,低于 135mmol/L 为低渗,高于 150mmol/L 为高渗。因血清 Na^+ 与其相对的阴离子(Cl^-)共产生渗透压达 270～300mOsm/L,占血浆总渗透压的 92%,故血清钠浓度可代表血浆渗透压。渗透压的生理意义在于,影响水的交换和维持体液容量。因此,补液时主要是维持 Na^+ 在正常范围。

四、酸碱平衡

凡是在溶液中能产生 H^+ 的物质称为酸，能与 H^+ 结合的物质称为碱。机体内组织细胞必须处于适宜的酸碱度环境中，才能进行正常的生命活动。血浆的酸碱度取决于 H^+ 浓度。由于 H^+ 浓度很低，因此酸一般以 H^+ 浓度的负对数即 pH 值来表示，正常人动脉血的 pH 值为 7.35～7.45，平均 7.4，静脉血 pH 值约低 0.02～0.10。如果 pH＜7.35，表示 H^+ 浓度大于正常，称为酸中毒；如果 pH＞7.45，则表示 H^+ 浓度小于正常，称为碱中毒。在生命活动过程中，机体不断生成酸性或碱性代谢产物，同时亦有相当量的酸性或碱性物质随食物进入体内，但血液的 pH 值总是相对稳定的，这是依靠体内各种缓冲系统及肺和肾脏的调节功能来实现的。机体这种处理酸碱物质含量和比例，以维持 pH 值在恒定范围内的过程称为酸碱平衡，这对保证生命活动的正常进行至关重要。

尽管机体不断生成和摄取酸、碱物质，但血液的 pH 值并不发生显著变化，这主要是体液中的缓冲系统及肺和肾脏对酸碱平衡的调节。

(一)血浆中缓冲系统的调节作用

所谓缓冲系统是指一种由弱酸和弱酸盐所组成的具有缓冲酸碱能力的混合溶液。血浆中的 $NaHCO_3/H_2CO_3$ 这一对缓冲系统最为重要，浓度最大，缓冲能力最强，其浓度比值决定着血浆的 pH 值。关于 H_2CO_3 与 $NaHCO_3$ 的比例和细胞外液 pH 值之间的关系式为：

$$pH=pKa+\log\frac{HCO_3^-}{H_2CO_3}$$

其中 pKa 为 H_2CO_3 的电离常数的负对数值，在 38 ℃ 条件下其值为 6.1。正常血浆 HCO_3^- 为 27mmol/L，H_2CO_3 为 1.35mmol/L，HCO_3^-/H_2CO_3＝27/1.35＝20/1，故血浆 pH＝6.1＋log20＝6.1＋1.3＝7.4。正常人血浆的 pH 值波动在 7.35～7.45，由于肺和肾脏对于这对缓冲系统中两种成分的浓度不断地起调节作用，使两者的比值维持在 20∶1 左右。当多量的酸性物质入血时，$NaHCO_3$ 迅速与之中和使之成弱酸，即 $HCl+NaHCO_3=NaCl+H_2CO_3$，而 H_2CO_3 分解为 $H_2O+CO_2\uparrow$，CO_2 由肺呼出；反之，当体内碱增加时，则 H_2CO_3 予以中和，即 $NaOH+H_2CO_3\rightarrow NaHCO_3+H_2O$。这种相应的代偿性调节，对防止机体疾病时酸中毒或碱中毒有重要的生理意义。

(二)肺在酸碱平衡中的调节作用

机体在代谢过程中产生的大量 CO_2，必须由肺排出以维持体内的酸碱平衡。肺是通过呼吸运动的频率和幅度来调节血浆 H_2CO_3 浓度的。呼吸运动受到中枢和外周化学感受器的调节，当碳酸浓度升高或 pH 值降低时，主要是通过延髓呼吸中枢兴奋，使呼吸加深变快而致 CO_2 由肺排出增多；反之，碳酸浓度降低或 pH 值升高时，呼吸就变浅变慢，从而减少 CO_2 的排出，增加血中 H_2CO_3 的含量。通过呼吸中枢对呼吸运动的控制，以调整血中 H_2CO_3 的浓度，维持血浆 $NaHCO_3/H_2CO_3$ 的比值 20∶1，使血液 pH 值相对恒定。

(三)肾脏在酸碱平衡中的调节作用

肾脏主要通过排出过多的酸或碱来调节血浆中的 $NaHCO_3$ 含量，维持血中正常的 pH 值。肾远曲小管是肾脏调节酸碱平衡的主要部位，根据机体当时的需要对 Na^+ 与 Cl^- 和 H_2O 等作调节性重吸收。Na^+ 在此处除较大部分以 Na^+ 与 Cl^- 结合的形式直接重吸收外，还有一部分与分泌到肾远曲小管管腔内的 K^+、H^+ 等进行交换。在肾小管细胞内，H_2O 和 CO_2 在碳酸酐酶的作用下生成 H_2CO_3，并进一步解离成 H^+ 和 HCO_3^-。因此每排泌一个 H^+，同时形成新的 HCO_3^-，后者多与来自管腔的 Na^+ 结合被重吸收入血，而将 H^+ 排出体外。即为：

$CO_2+H_2O\rightarrow H_2CO_3\rightarrow H^+$（排出）$+HCO_3^-\rightarrow Na^+\rightarrow NaHCO_3$（被重吸收）

肾通过排酸保碱来调节 $NaHCO_3$ 的浓度，以维持 $NaHCO_3/H_2CO_3$ 的 20∶1 比值，而使血液 pH 值相对恒定。

(四)组织细胞对酸碱平衡的调节作用

机体大量组织细胞也是酸碱平衡的缓冲池，承担了部分酸或碱的调节作用。细胞的缓冲作用主要是通过离子交换进行的。红细胞、肌细胞和骨组织均能发挥这种作用。酸中毒时，由于细胞外液

H^+浓度增加，故 H^+ 弥散入细胞内，而细胞内的 K^+ 和 Na^+ 则移出细胞外，从而维持电中性。在碱中毒时恰好相反，H^+ 移出细胞外而 K^+ 和 Na^+ 则移入细胞内。这种离子交换的结果能缓冲细胞外液 H^+ 浓度的变动，但同时也可影响血 K^+ 的浓度。在酸中毒时，血 K^+ 浓度往往升高，而碱中毒时则降低。

上述四方面的调节因素共同维持体内的酸碱平衡，但在作用时间和强度上是有差别的。血液缓冲系统反应迅速，但缓冲作用不能持久；肺的调节作用效能最大，缓冲作用于 30 分钟时达最高峰，但仅对 CO_2 有调节作用；细胞的缓冲能力虽强，于 3～4 小时后发挥作用，但常可致血钾的异常；肾脏的调节作用比较缓慢，常在数小时之后起作用，但维持时间较长，特别是对于保留 $NaHCO_3$ 和排出非挥发性酸具有重要的作用(图 5-1)。

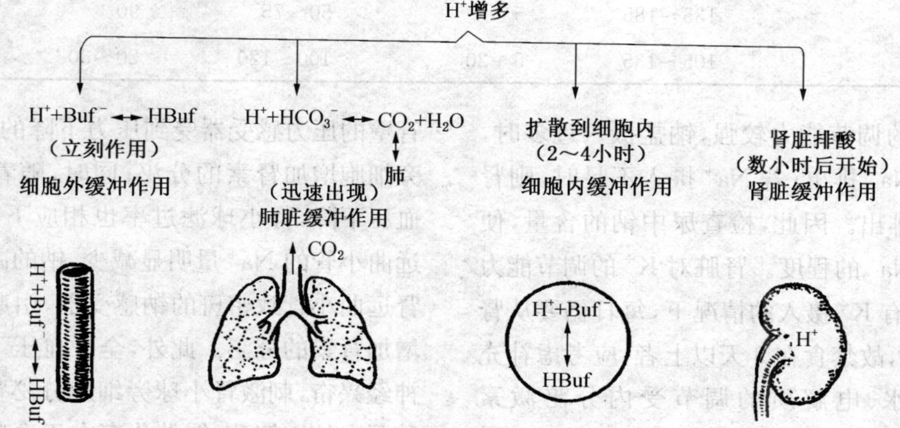

图 5-1　机体调节酸中毒或 H^+ 增多时的方式

(Buf^- 为缓冲碱)

五、体液的调节机制

水、电解质的平衡是相互联系的，两者平衡的维持依赖于胃肠道、肾、肺、皮肤等器官和组织的完整及其调节功能。

(一)消化道的分泌与重吸收

正常情况下，成人每日从消化道分泌的消化液约 8200ml，但绝大部分被重吸收，最后仅有约 150ml 的水随粪便排出。正常成人每日消化道分泌量及排出量见表 5-3。

表 5-3　成人每日消化道分泌及排出量

消化液	容量(ml)	排出物	容量(ml)
唾液	1000～1500	粪便	150～200
胃液	1500～2500		
胆汁	500～700		
胰液	700		
小肠液	3000～4000		
总量	8200 左右		

呕吐、胃肠减压、肠瘘、胆瘘、胰瘘、腹泻均会丧失消化液。呕吐失 Cl^- 多于失 Na^+，可产生低氯性碱中毒；而腹泻失 Na^+ 多于失 Cl^-，可产生代谢性酸中毒。大量消化液的丧失，常导致水、电解质及酸碱平衡失调，因此，消化道的正常分泌、吸收功能是维持体液平衡的重要因素。

胃肠道各段消化液所含电解质成分不完全相同，主要消化液中电解质含量见表 5-4。

(二)肾脏的调节

在神经系统和内分泌系统的支配下，肾脏对水、电解质平衡的调节和维持起着十分重要的作用。

肾功能正常时，水分摄入多，尿量就多；水分摄入不足，或有额外的体液丧失而液体补充不足时，尿量减少而尿比重增高。成人每日需经肾脏排泄的固体代谢物为 35～50g，而每克废物至少需要 12ml 的水才能由肾脏排出体外，故成人每日尿量至少应有 500～600ml，但这时尿比重可高达 1.029～1.035，肾脏的负担很重；每日有尿液 1500ml，则尿比重在1.012左右，肾脏的负担较轻。肾功能正常时，尿比重随尿量的增减而升降，因此，可根据尿的比重粗略估计缺水程度，亦可借尿量与比重的关系来了解肾脏功能。

表5-4 主要消化液中电解质含量(mmol/L)

电解质	H^+	Na^+	K^+	Cl^-	HCO_3^-	Na^+ : Cl^-
唾液		9	25	10	12～18	1∶1
胃液	60(0～90)	40～100	10～45	50～140	—	1∶3
胆汁		135～145	5	80～110	90	3∶2
胰液		135～185	5	50～75	90	3∶1
小肠液		105～135	5～20	100～120	20～30	(1～2)∶1

肾对 Na^+ 的调节能力较强，钠盐摄入过多时，肾可将多余的 Na^+ 排出；若 Na^+ 摄入不足时，则肾脏限制 Na^+ 的排出。因此，检查尿中钠的含量，便可知道机体缺 Na^+ 的程度。肾脏对 K^+ 的调节能力较差，即使在没有 K^+ 摄入的情况下，每日仍要从肾脏排出钾2～3g，故禁食在3天以上者，应考虑补充钾盐。肾脏对水、电解质的调节受内分泌激素控制。

1. 抗利尿激素(ADH) 主要是下丘脑视上核神经细胞所分泌，并在神经垂体贮存。ADH能提高肾远曲小管和集合管对水的通透性，从而使水的重吸收增加，尿的形成和排出减少，而对电解质的影响很少，即所谓保水作用。血液中ADH的量取决于细胞外液的渗透压和血容量。当机体失去大量水分而使血浆晶体渗透压增高时，便可刺激下丘脑视上核或其周围区的渗透压感受器而使ADH释放增多，血浆渗透压可因肾重吸收水分增多而有所下降。反之，渗透压降低时，由于ADH释放减少，肾排水增多，血浆渗透压得以回升。当血容量减少时，ADH可因容量感受器所受刺激减弱而释放增加，尿量因而减少而有助于血容量的恢复。

2. 醛固酮 是肾上腺皮质球状带分泌的盐皮质激素。醛固酮的主要作用是促进肾远曲小管和集合管对 Na^+ 的主动重吸收，同时通过 Na^+-K^+ 和 Na^+-H^+ 交换而促进 K^+ 和 H^+ 的排出，所以说醛固酮有排钾、排氢、保钠的作用。随着 Na^+ 主动重吸收的增加，Cl^- 和水的重吸收也增多，可见醛固酮也有保水的作用。醛固酮的分泌主要受血容量影响。当细胞外液减少，特别是血容量减少时，血管内压力下降，肾脏入球小动脉的血压也相应下降，位于管壁的压力感受器受到压力下降的刺激，使肾小球旁细胞增加肾素的分泌；同时，随着血容量减少和血压下降，肾小球滤过率也相应下降，以致流经肾远曲小管的 Na^+ 量明显减少，钠的减少能刺激位于肾远曲小管致密斑的钠感受器，引起肾小球旁细胞增加肾素的分泌。此外，全身血压下降也可使交感神经兴奋，刺激肾小球旁细胞分泌肾素。肾素是一种蛋白的水解酶，能催化存在于血浆中的血管紧张素原，使其转变为活性较小的血管紧张素Ⅰ。血管紧张素Ⅰ在转换酶的作用下转变为活性较强的血管紧张素Ⅱ，引起小动脉收缩和刺激肾上腺皮质球状带，增加醛固酮的分泌，促进肾远曲小管对 Na^+ 的重吸收和促使 K^+、H^+ 的排出，导致尿钠排出减少，细胞外液因钠潴留而容量增加；反之，当血容量过多时，肾素-血管紧张素-醛固酮系统受抑制，尿钠排出增多，细胞外液容量因而减少。

3. 心房利钠多肽(ANP) 主要存在于哺乳动物，其中也包括人的心房肌细胞的细胞浆中，具有强大的利钠和利尿作用。ANP的释放与血容量的增加有关。当血容量增加时，右心房压力增高，牵张心房肌而使ANP释放入血，抑制肾髓质集合管对 Na^+ 的重吸收，或通过改变肾内血流分布，增加肾小球滤过率而发挥利钠、利尿作用，使血容量减少而恢复正常；反之，限制钠、水摄入或减少静脉回心血量则能减少ANP的释放。ANP有拮抗肾素-醛固酮系统的作用，能抑制肾上腺皮质球状带细胞合成和分泌醛固酮，又能使血浆肾素活性下降及直接抑制近球细胞分泌肾素。ANP也能显著减轻失水或失血后血浆中ADH水平增高的程度，具有舒张血管、降低血压的作用，ANP与肾素-醛固酮系统及ADH之间的相互作用，对于调节水、电解质及酸碱平衡起着重要作用。

（三）皮肤的调节

皮肤在调节体温过程中，必须同时带出一定量的水分，这是无形的水分蒸发，称为“隐性排汗”，每天排出量为300～600ml，此量不受体内水分多少的限制。一般情况下，“隐性排汗”的汗液不是通过汗腺活动产生的，因而仅含有少量的电解质。当气温达到28℃时，汗腺开始排汗，称为“显性出汗”，其含NaCl为0.25%，也含有少量的K^+，故“显性出汗”所丧失的水分往往比失去电解质为多，因而可产生高渗性脱水。

（四）肺的调节

呼吸时，必然要丧失一定量的水分，丧失的量取决于呼吸的速度和深度。正常成人每日由呼吸丧失的水分为200～400ml，此量不受体内水分多少的限制。呼吸加深加快及气管切开后的患者，排出的水分较多。由呼吸排出的体液通常当做纯水看待。在临床上，极少见到因呼吸变化所致的缺水。通过呼吸运动的频率和幅度来调节血浆H_2CO_3浓度。

总之，水、电解质的平衡受神经系统和某些激素的调节，而这种调节又主要是通过神经特别是一些激素（ADH、醛固酮、ANP）对肾处理水和电解质的影响而得以实现的。

第二节 体液平衡失调

体内水、电解质因疾病、创伤等因素的影响而发生改变，并超过机体的调节能力时，便可发生水、电解质平衡失调，即体液平衡失调。体液平衡失调可以表现为容量失调、浓度失调和成分失调。容量失调是指等渗性液体的减少或增加，无渗透压的变化，只引起细胞外液量的改变。浓度失调是指细胞外液内水分的增加或减少，导致渗透微粒的浓度即渗透压发生改变。由于Na^+占细胞外液渗透微粒的90%，故浓度失调就表现为低钠血症或高钠血症。细胞外液内其他离子浓度的改变因其渗透微粒的数量少，不会对细胞外液的渗透压造成明显影响，但能产生各自不同的病理生理影响，即造成成分失调。

一、水和钠的代谢紊乱

水和钠的关系非常密切，故缺水和失钠常同时存在，但引起水和钠异常的原因不同，缺水和失钠的程度也有不同。根据缺水后细胞外液中水和钠比例的不同，临床上将缺水分为高渗性缺水、低渗性缺水和等渗性缺水3种类型。

（一）高渗性缺水

高渗性缺水又称为原发性缺水，缺水多于缺钠，血清钠浓度＞150mmol/L，细胞外液渗透压增高。

1. 病因

（1）水摄入不足，如食管癌的吞咽困难、重危患者的给水不足。

（2）水丧失过多，如高热、大量出汗，烧伤暴露疗法等。

（3）摄入大量高渗液体，如鼻饲高浓度的要素饮食或静脉高能营养。

2. 病理生理 因缺水多于缺钠，细胞外液渗透压增高，一方面刺激口渴中枢，引起口渴而饮水，以增加体内水分，降低渗透压；另一方面可引起ADH分泌增多，从而使肾重吸收水增多，尿量减少而比重增高。细胞外液渗透压增高可使渗透压相对较低的细胞内液中的水向细胞外转移。细胞外液以上述3个方面得到水分补充，而使渗透压降低和容量恢复，故细胞外液和血容量的减少不如低渗性缺水时明显，发生休克者也较少。如继续缺水，则可因血容量减少而引起醛固酮分泌增加，增强肾对钠和水的重吸收，以维持血容量。严重缺水时，因细胞外液渗透压增高，使细胞内液移向细胞外间隙，结果是细胞内、外液量都有减少，最后，细胞内液缺水的程度超过细胞外液缺水的程度。脑细胞脱水时可引起一系列中枢神经系统功能障碍的症状，如嗜睡、肌肉抽搐、昏迷，甚至导致死亡。脑体积因脱水而显著缩小,颅骨与脑皮质之间的血管张力增大,因而可导致静脉破裂而出现局部脑内腔出血和蛛网膜下腔出血。

3. 临床表现 随缺水程度不同,临床表现轻重不一,一般将高渗性缺水分为轻、中、重3度。

(1)轻度缺水:缺水量为体重的2%~4%。主要表现为口渴、尿少、尿比重增高等。

(2)中度缺水:缺水量为体重的4%~6%。除上述症状明显加重外,还可出现皮肤弹性差、眼窝明显凹陷、唇舌干燥、软弱无力、烦躁等。

(3)重度缺水:缺水量超过体重的6%。除上述表现外,出现躁狂、幻觉、谵妄,甚至昏迷等脑功能障碍症状。

4. 诊断 根据病史和临床表现,一般可做出高渗性缺水的诊断。实验室检查发现:①尿液比重高;②红细胞计数、血红蛋白量、红细胞压积轻度增加;③血清钠>150mmol/L。

5. 治疗

(1)尽早去除病因,使患者不再失液,以利于机体发挥自身调节功能。

(2)不能口服的患者,应静脉滴注5%葡萄糖溶液或0.45%NaCl溶液,以补充已丧失的液体。必须注意,血清 Na^+ 测定虽有升高,但因同时有缺水,血液浓缩,体内总钠量实际上仍有减少,故在补水的同时适当补钠,以纠正缺钠。估计需要补充已丧失的液体量有两种方法:

A. 根据临床表现的严重程度,按体重百分比的丧失来估计。例如,轻度缺水的缺水量为体重的2%~4%;中度缺水为4%~6%。如果患者体重为50kg,则轻度缺水的缺水量为1000~2000ml;中度缺水为2000~3000ml。

B. 根据血 Na^+ 浓度计算:补水量(ml)=[血 Na^+ 测得值(mmol/L)—血钠正常值(mmol/L)]×体重(kg)×4(女性×3,婴儿×5)。

例如,体重50kg的男性患者血 Na^+ 浓度为160mmol/L,则补水量=(160−140)×50×4=4000ml。

必须注意,上述两种方法计算所得的补液量不宜在当天一次补完,一般分2天补给,当天先补半量,余下的次日酌情补给。另外,还应补给日需要量2000ml。

(3)如伴有其他电解质(K^+、Ca^{2+}、M^{2+})缺乏及酸碱平衡失调,也应给予纠正。

(二)低渗性缺水

低渗性缺水又称为慢性缺水或继发性缺水。缺 Na^+ 多于缺水,血清钠浓度<135mmol/L,细胞外液呈低渗状态。

1. 病因

(1)消化液长期丧失,如反复呕吐、腹泻、胃肠道长期吸引或慢性肠梗阻、胃肠道瘘等,以致钠随着大量消化液而丧失。

(2)大创面慢性渗液或大面积烧伤。

(3)长期使用利尿剂,如利尿酸、氯噻酮等,使肾脏排出水分和钠过多。

(4)水和钠同时缺乏而单纯补水,未补钠或补钠不足。

2. 病理生理 因缺钠多于缺水,细胞外液呈低渗状态。如果细胞外液的低渗状态得不到及时纠正,则水分可从细胞外液移向渗透压相对较高的细胞内液,从而使细胞外液减少。细胞外液渗透压减低,抑制ADH分泌,肾对水的重吸收减少,故早期尿量排出增多。如病情继续发展,组织间液进入血液循环,虽能部分地补偿血容量,但使组织间液的减少比血浆的减少更为明显,最终导致循环血量的明显减少,机体将不再顾及到渗透压而尽量保持血容量。肾素-醛固酮系统兴奋,使肾脏减少排钠,Cl^- 和水的重吸收增加,故尿中NaCl含量明显降低。血容量下降又会使ADH分泌增多,水重吸收增加,导致少尿。如血容量继续减少,机体不能代偿时,即出现休克,这种因大量失钠而致的休克,又称为低钠性休克。

3. 临床表现 根据缺钠程度的不同,将低渗性缺水分为轻、中、重3度。

(1)轻度缺钠:患者感觉疲乏无力、头晕、手足麻木、口渴不明显。尿中 Na^+ 减少,血清钠浓度为130~135mmol/L,每千克体重缺NaCl 0.5g。

(2)中度缺钠:除上述症状外,尚有恶心、呕吐、脉搏细速、血压不稳或下降、脉压变小、浅静脉萎陷、视力模糊、站立性晕倒。尿量减少,尿中几乎不含钠和氯。血清钠浓度为120~130mmol/L,每千克体重缺NaCl 0.5~0.75g。

(3)重度缺钠：患者神志不清、肌肉痉挛性抽痛、肌腱反射减弱或消失，出现木僵甚至昏迷，常发生休克。血清钠浓度在 120mmol/L 以下。每千克体重缺 NaCl 0.75～1.25g。

4. 诊断　根据病史和临床表现，可初步作出低渗性缺水的诊断。进一步可作：

(1)尿 Na^+、Cl^- 测定：常有明显减少。轻度缺钠时，血清钠虽可无明显变化，但尿内 NaCl 的含量常已减少。

(2)血清 Na^+ 测定：根据测定结果可判定缺钠的程度。血清 $Na^+ < 135mmol/L$，表明有低钠血症。

(3)红细胞计数、血红蛋白量、红细胞压积、血清非蛋白氮和尿素氮均有增高，而尿比重常在 1.010 以下。

5. 治疗

(1)积极处理致病原因。针对细胞外液低渗和血容量不足的情况，静脉输入含盐溶液或高渗盐水，以纠正体液低渗状态和补充血容量。

(2)补钠量的估计，有两种方法：

A. 按临床缺钠程度来估计，轻度缺钠每千克体重丧失 NaCl 0.5g，中度为 0.5～0.75g，重度为 0.75～1.25g。例如体重 60kg 的患者，轻度缺钠丧失 NaCl 30g，中度缺钠丧失 NaCl 30～45g，重度缺钠丧失 NaCl 45～75g。

B. 根据患者血 Na^+ 浓度计算，一般可按下列公式计算需要补充的钠盐量：

需补充的钠盐量(mmol)＝[血钠的正常值(mmol/L)－血钠测得值(mmol/L)]×体重(kg)×0.60(女性为 0.50)。

按 17mmol Na^+ ＝ 1g 钠盐计算补给氯化钠的量。当天补给一半和日需量 4.5g，其中 2/3 的量以 5%氯化钠溶液输给，其余量以等渗盐水补给。以后可测定血清 Na^+、K^+、Cl^- 和作血气分析，作为进一步治疗时的参考。

(3)对出现休克者，应先补足血容量，以改善微循环和组织器官的灌流。晶体液如乳酸复方氯化钠溶液，等渗盐水；胶体溶液如羟乙基淀粉、右旋糖酐和血浆蛋白溶液等都可应用。但晶体液的用量一般要比胶体液用量大 2～3 倍。必要时可用 5% NaCl 200～300ml，尽快纠正血钠过低，以进一步恢复细胞外液量和渗透压，使水从水肿的细胞内外移。

(4)如伴有酸碱平衡失调及其他电解质(K^+、Ca^{2+}、Mg^{2+})缺乏，也应给予纠正。

(三)等渗性缺水

等渗性缺水又称为急性缺水或混合性缺水，外科患者最易发生这种缺水，水和钠成比例地丧失，血清钠仍在正常范围。

1. 病因

(1)消化液的急性丧失，如大量呕吐、腹泻、肠瘘等。

(2)体液丧失在感染区或软组织内，如胸腹腔内或腹膜后感染、肠梗阻、烧伤等，这些丧失的体液与细胞外液成分基本相同。

2. 病理生理　因水和钠成比例丧失，细胞外液的渗透压仍维持在正常范围，故细胞内、外液之间维持了水的平衡，细胞内液容量无明显变化。只是造成细胞外液容量(包括循环血量)的迅速减少。血容量减少又可通过醛固酮和 ADH 的增多而使肾对钠、水的重吸收增加，因而细胞外液得到一定的补充，同时尿钠含量减少，尿量减少而尿比重增高。如血容量减少迅速而严重，也可发生休克。缺水持续时间较久，细胞内液也将逐渐外移，随同细胞外液一起丧失。如不给予及时处理，则可通过皮肤和呼吸道的蒸发继续丧失水分而转变为高渗性缺水；如只补充水分而不补钠盐，又可转变为低渗性缺水。

3. 临床表现　患者既有缺水的表现，又有缺钠的表现，如口渴、尿少、厌食、恶心、软弱无力、唇舌干燥、眼窝下陷、皮肤干燥松弛等。如短期内体液的丧失达到体重的 5%，即丧失细胞外液的 20% 时，患者出现脉搏细速、肢端湿冷、血压不稳定或下降等血容量不足的表现，体液丢失量与休克程度的关系，见表 5-5。体液继续丧失达体重的 6%～7%(相当于丧失细胞外液的 24%～28%)时，休克的表现更严重，常伴发代谢性酸中毒。如患者丧失的体液主要为胃液，因有 Cl^- 的大量丧失，则可伴发代谢性碱中毒，出现碱中毒的一些临床表现。

表 5-5 液体丢失量与休克程度的关系

丢失细胞外液量(占体重)	休克程度	脉搏(次/min)	收缩压(kPa)	脉压差	丢失血容量(占总血容量)
<4%	轻度	<100	正常或稍高	轻微缩小	<20%
4%～6%	中度	100～120	9.3～12.0	中等缩小	20%～40%
>6%	重度	>120	0～9.3	明显缩小	>40%

4. 诊断　主要依靠病史和临床表现。应详细询问有无消化液或其他体液的大量丧失,失液或不能进食持续的时间,每日的失液量及其性状等。实验室检查可发现红细胞、血红蛋白量和红细胞压积明显增高,表示有血液浓缩。血清 Na^+ 和 Cl^- 一般无明显降低,尿比重增高,必要时作血气分析或 CO_2CP 测定,以确定有无酸碱平衡紊乱。

5. 治疗

(1)尽可能同时处理引起等渗性缺水的原因,以减少水和钠的丧失。针对细胞外液量的减少,用平衡盐液或等渗盐水尽快补充血容量。

(2)补液量:有两种计算方法。

A. 根据缺水程度估计:患者脉博细速和血压下降等症状常表示细胞外液的丧失量已达体重的5%,实际上相当于中度缺水。例如,体重 60kg 的男性患者,其丧失量为 60kg×5%=3000ml。如无血容量不足的表现时,则可给患者上述用量的1/2～2/3,即 1500～2000ml。

B. 按红细胞压积计算:

$$补等渗盐水量(L)=\frac{红细胞压积上升值}{红细胞压积正常值}\times体重(kg)\times 0.25$$

例如,体重 60kg 的男性患者,测定的红细胞压积为 56%,则需补给等渗盐水量=(56－48)/48×60×0.25=2.5L=2500ml。

必须注意,上述补液量当天先补给一半量,余量在次日酌情补给。此外,应补给日需量,一般为水 2000ml 和钠 4.5g。在等渗盐水中 Cl^- 含量比血清中多 1/3,故大量输给等渗盐水时,要注意血 Cl^- 过高的危险,临床上常用平衡液(1/6M 乳酸钠溶液 1/3 和复方氯化钠溶液 2/3 或 1.25% $NaHCO_3$ 1/3 和等渗盐水 2/3)来代替等渗盐水,因其电解质含量接近于血浆内外含量,使补液更符合生理要求。

(3)如伴有酸碱平衡失调及其他电解质(K^+、Ca^{2+}、Cl^-)缺乏,也应同时给予纠正。

二、钾的异常

血清钾的正常值为 3.5～5.5mmol/L。钾的异常有低钾血症和高钾血症,前者外科常见。

(一)低钾血症

血清 K^+ 浓度低于 3.5mmol/L,称为低钾血症。

1. 病因

(1)钾摄入不足,如术后禁食或少食。

(2)钾丧失过多,如频繁呕吐、胃肠瘘、持续胃肠减压等。

(3)钾从肾排出过多,如用速尿、利尿酸等利尿剂过多,长期使用肾上腺皮质激素等。

(4)钾转入细胞内,如大量输入葡萄糖,尤其与胰岛素合用或碱中毒时。

2. 临床表现　症状取决于失钾的速度、程度及电解质成分的改变。伴有严重的细胞外液减少时,低钾血症的一些临床表现有时可不明显。

(1)神经、肌肉系统表现:血 K^+ 低可引起应激性减退。肌肉无力为最早表现,一般先出现四肢肌肉软弱无力,以后延及躯干肌和呼吸肌。血清 K^+<3mmol/L 时,即出现软弱无力;血清 K^+<2.5mmol/L 时,则有软瘫、肌腱反射迟钝或消失。影响呼吸肌时可引起呼吸困难。

(2)胃肠系统:口苦、恶心、呕吐,重者可引起腹胀、肠鸣音减弱、肠麻痹等。

(3)中枢神经系统:神志淡漠、目光呆滞或烦躁不安、疲乏。当血情 K^+<2mmol/L 时,则有嗜睡、神志不清及定向障碍。

(4)心血管系统:低钾血症时,由于心肌兴奋性增高,主要表现为传导和节律异常。典型的心电图改变为早期出现 T 波降低、变宽、双向线或倒置,随后出现 ST 段降低,Q-T 间期延长和 U 波。但低钾血症患者不一定出现心电图改变,故不能单纯依赖心电图改变来判定有无低钾血症的存在。

此外，严重低钾的患者有时会发生多尿，因缺K^+能阻碍ADH的作用，使肾脏失去浓缩的功能。血清K^+过低时，细胞内K^+移出，与Na^+、H^+交换增加，细胞外液的H^+浓度降低，而肾远曲小管排K^+减少，排H^+增多，结果发生碱中毒，患者可出现碱中毒的一些症状，但尿呈酸性。

3. 诊断　一般可根据病史和临床表现做出低钾血症的诊断。如血清K^+＜3.5mmol/L，心电图出现U波时，可确诊(图5-2)。

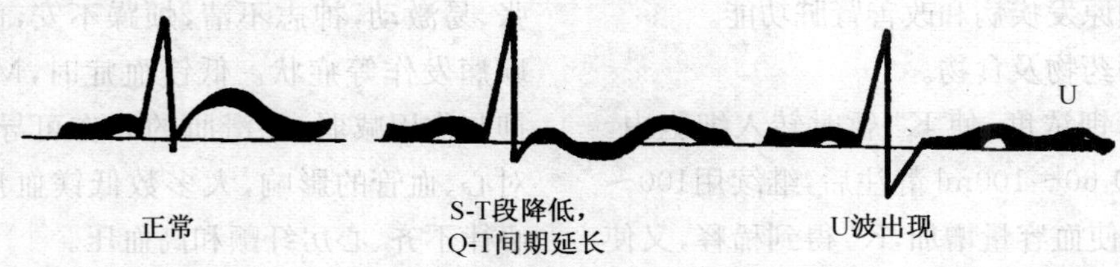

图 5-2　低钾血症的心电图变化

4. 治疗

(1)积极治疗造成低血钾症的原发疾病，减少或中止钾的继续丧失。

(2)补充钾盐：能口服者尽量口服，常用KCl 1～2g，每日3次。不能口服者常用10% KCl溶液静脉滴注，10ml含氯化钾1g，内含K^+13.4mmol。临床上较难判定缺钾的程度，因而不易准确地确定补钾量。

补钾量可按下列公式计算：

补K^+量(mmol)＝血清K^+的下降值(mmol/L)×体重(kg)×0.6(女性为0.5)

(3)如患者有休克，应尽快恢复血容量，如伴有酸碱平衡失调及其他电解质缺乏，也应同时给予纠正。

5. 静脉补K^+时注意事项

(1)尿多补K^+，待尿量超过40ml/h后才能补K^+。

(2)忌静脉直接推注，以免血清K^+突然增高，引起心跳骤停。

(3)补K^+度一般不宜超过20mmol/h，或每分钟不超过80滴。

(4)补K^+浓度不宜超过0.3%。

(5)每日补K^+量不宜超过100～200mmol(相当于钾盐8g)，一般每日补充钾盐5～6g。

(二)高钾血症

血清K^+浓度＞5.5mmol/L时，称为高钾血症。

1. 病因

(1)K^+排出困难，如急性肾衰竭少尿或无尿期、肾上腺皮质功能减退等，K^+潴留在血液内所致。

(2)细胞内K^+大量移出，如缺氧、酸中毒、组织损伤等，使细胞、组织大量破坏而导致。

(3)输入K^+过多，如静脉输入KCl，以及大量输入库存血等。

2. 临床表现　早期无特异性症状，钾轻度增加时可有四肢软弱、感觉异常、轻度神志模糊或淡漠等。严重高钾血症有微循环障碍的表现，如皮肤苍白、发冷、青紫，低血压等，心肌应激性下降，心跳缓慢或心律不齐，甚至发生心搏停于舒张期。当血K^+＞7mmol/L时，几乎都有心电图的改变。典型的心电图改变为早期T波高而尖，Q-T间期延长，随后出现QRS增宽，P-R间期延长(图5-3)。

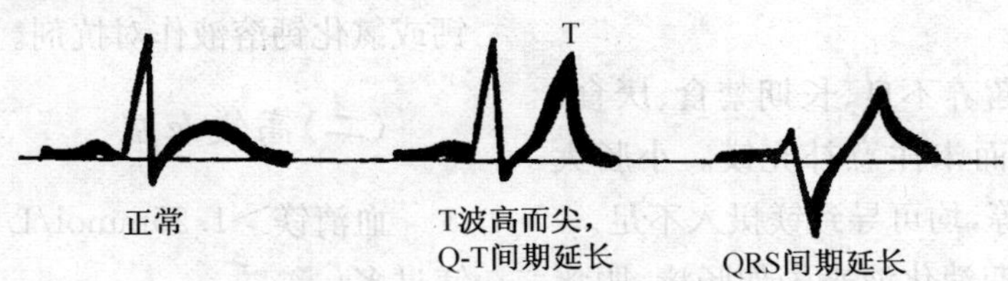

图 5-3　高钾血症的心电图变化

3. 诊断　有引起高钾血症的病因及上述临床表现时即考虑有高钾血症的可能，如血清 K^+ 浓度>5.5mmol/L 及典型的心电图改变(图 5-3)，即可确定诊断。

4. 治疗

(1)尽快处理原发疾病和改善肾脏功能。

(2)停用含钾药物及食物。

(3)降低血清钾浓度，使 K^+ 暂时转入细胞内。可用 5% $NaHCO_3$ 60～100ml 静注后，继续用100～200ml 静脉滴注，使血容量增加，K^+ 得到稀释，又使 K^+ 移入细胞内或由尿排出，也有助于酸中毒的治疗，注入的 Na^+ 也起到对抗 K^+ 的作用。或用 25% 葡萄糖溶液 100～200ml，每 3～4g 糖加入 1U 胰岛素静滴，必要时每 3～4 小时重复给药一次，使 K^+ 转入细胞内。对肾功能不全，不能输液过多者，可用 10% 葡萄糖酸钙 100ml、11.2% 乳酸钠 50ml、25% 葡萄糖液 400ml，加入胰岛素 30U，作静脉持续滴注 24 小时，每分钟 6 滴；也可应用阳离子交换树脂，每次服 15g，每日 4 次或加 10% 葡萄糖液 200ml 作保留灌肠，从消化道带走钾离子。如上述治疗不能降低血 K^+ 浓度时，应采用透析疗法。

(4)防治心律失常应用钙剂对抗 K^+ 和缓解 K^+ 对心肌的毒性作用。常用 10% 葡萄糖酸钙 20ml 静脉注射，每 4 小时可重复使用一次，或用 30～40ml 静脉滴注。

三、镁的异常

在许多疾病中，可出现镁代谢异常，镁的异常主要是指细胞外液中镁浓度的变化，包括低镁血症和高镁血症。血清镁浓度的正常值为 0.75～1.25mmol/L。

(一)低镁血症

血清镁<0.75mmol/L 时，称为低镁血症(亦称镁缺乏)。常伴有低钙血症和低钾血症。

1. 病因

(1)镁摄入不足：如营养不良、长期禁食、厌食、长期静脉补液或高营养而未注意补充镁。小肠大部分切除术后“短肠症”等，均可导致镁摄入不足。

(2)镁丧失过多：长期消化液丧失如肠瘘、胆瘘或慢性腹泻等，是造成低镁血症的主要原因。

2. 临床表现　低镁血症时，神经、肌肉应激性增高，临床上表现小束肌纤维收缩、震颤、Chvostek 征阳性和 Trousseau 手足搐搦。低镁血症时，Mg^{2+} 对中枢神经系统的抑制作用减弱，可出现反射亢进，对声、光反应过强，焦虑，记忆力减退，精神紧张、易激动，神志不清，烦躁不安，面色苍白、萎黄，癫痫发作等症状。低镁血症时，Mg^{2+} 对平滑肌的抑制作用减弱，平滑肌的兴奋可导致呕吐或腹泻。对心、血管的影响，大多数低镁血症患者常表现出心律不齐、心房纤颤和高血压。

3. 诊断　在某些低钾、低钙患者中，已补充钾剂和钙剂后，症状仍无改善者，即应怀疑本症。有时镁缺乏不一定出现血清镁过低，而血清镁过低也不一定表示有镁缺乏，必要时，可作镁负荷试验，有助于镁缺乏的诊断。正常人在静脉输注氯化镁或硫酸镁 0.25mmol/kg 后，注入量的 90% 即很快地从尿内排出；而在镁缺乏的患者，注入相同量的溶液后，输入镁的 40%～80% 可保留在体内，甚至每日从尿中仅排出镁 0.5mmol。镁负荷试验的做法如下：在试验前的 24 小时内收集患者的全部尿液，然后从静脉缓慢滴注硫酸镁或氯化镁溶液 0.25mmol/kg，再收集滴注后 24 小时内患者的全部尿液，测定前后两份尿液的含镁量，并与静脉输给量进行比较。如血清镁<0.75mmol/L，可诊断低镁血症。

4. 治疗

(1)去除引起镁缺乏的病因。

(2)补充镁盐常用氯化镁或硫酸镁，一般可按 0.25mmol/(kg·d)的剂量补充，患者肾功能正常，而镁缺乏又严重时，可按 1mmol/(kg·d)补充镁盐。要完全纠正镁缺乏需时较长，在症状控制后，仍应继续补镁 1～3 周。一般用 50% 硫酸镁溶液 2.5～5ml 肌肉注射或稀释后静脉缓慢注射。静脉给镁时应避免过多过速，以免引起急性镁中毒和心搏骤停。如遇镁中毒时，应立即静脉注射葡萄糖酸钙或氯化钙溶液作对抗剂。

(二)高镁血症

血清镁>1.25mmol/L 时，称为高镁血症，亦称镁过多。

1. 病因　主要发生在肾衰竭伴有少尿或无尿

时，偶见于镁治疗过程中。大面积损伤或外科应激反应、严重细胞外液不足和严重酸中毒时，也可引起血清镁增高。

2. 临床表现　镁离子对心血管系统和神经系统具有抑制作用，镁过多最大的危险是抑制呼吸。临床表现有疲倦、乏力、腱反射消失和血压下降等。晚期可出现呼吸抑制、嗜睡和昏迷，甚至心搏骤停。心电图改变与高钾血症相似，显示 P-R 间期延长，QRS 增宽和 T 波升高。当血清镁达到 3mmol/L 时，可出现肌肉软弱无力；增至 3.5mmol/L 时，腱反射减退，进而可发展为肌肉弛缓性麻痹；达 5mmol/L 时，可发生呼吸肌麻痹及嗜睡或昏迷。高浓度的镁能抑制心室和心室内传导，并降低心肌兴奋性，故可引起传导阻滞和心动过缓。当血清镁达 7.5mol/L 时，可发生心搏停止，由于镁对血管平滑肌和血管运动中枢的抑制，可使小动脉扩张，外周阻力降低和动脉血压下降。因镁对内脏平滑肌功能的抑制，可引起嗳气、呕吐、便秘和尿潴留。

3. 治疗　应积极改善肾功能，纠正酸中毒和缺水，同时停止给镁。静脉缓注葡萄糖酸钙或氯化钙溶液 2.5～5mmol，以对抗镁对心脏和肌肉的抑制。如血清镁浓度仍无下降或症状仍不减轻时，应及早采用透析疗法。

四、钙的异常

正常血清钙的浓度为 2.18～2.63mmol/L，其中 45%为离子化钙，起着维持神经肌肉稳定性的作用；约 50%与血清蛋白相结合，5%与血浆和组织间液中其他物质相结合为非离子化钙。离子化钙与非离子化钙的比率受到 pH 值的影响，pH 值降低可使离子化钙增加，pH 值上升可使离子化钙减少。钙的异常有低钙血症和高钙血症。外科患者一般很少发生钙的异常。

（一）低钙血症

血清钙<2.18mmol/L 时，为低钙血症。

1. 病因　可发生在坏死性胰腺炎、肾衰竭、胰瘘及小肠瘘、甲状旁腺受损害的患者。

2. 临床表现　主要由神经肌肉的兴奋性所引起，如容易激动、口周和指（趾）尖麻木及针刺感、手足抽搐、肌肉和腹部绞痛、腱反射亢进等，以及耳前叩击试验（Chvostek 征）和束臂试验（Trousseau 征）阳性。

3. 诊断　根据病史及临床表现一般可做出低钙血症的诊断。如血清钙<2.18mmol/L 时可确诊。

4. 治疗　在治疗原发疾病的同时补充钙剂。常用 10%葡萄糖酸钙 20ml 或 5%氯化钙 10ml 静脉注射，以缓解症状，必要时可多次给药（葡萄糖酸钙 1g 含 Ca^{2+} 2.5mmol，氯化钙 1g 含 Ca^{2+} 10mmol）。如有碱中毒，需同时纠正，以提高血内离子化钙的浓度。对长期治疗的患者可服乳酸钙，或同时补充维生素 D。

（二）高钙血症

血清钙>2.63mmol/L 时，为高钙血症。

1. 病因　主要发生于甲状旁腺功能亢进症，其次是骨转移性癌，特别是在接受雌激素治疗的骨转移性乳癌。

2. 临床表现　主要是神经肌肉应激性减退，早期症状有疲倦乏力、食欲减退、恶心、呕吐和体重下降等。血清钙浓度进一步增高时，可出现严重头痛、背部和四肢疼痛、口渴、多尿等。可发生尿路结石和高血钙性肾脏病。血清钙增高达 4～5mmol/L 时，即有生命危险。

3. 诊断　一般根据病史及临床表现即可做出高钙血症的诊断。如血清钙测定高于 2.63mmol/L 时，即可确定诊断。

4. 治疗　主要治疗引起高钙血症的原因。对症处理可采用补液、乙二胺四乙酸（EDTA）、类固醇和硫酸钠等治疗，以暂时降低血清钙浓度。

第三节　酸碱平衡失调

体内酸性或碱性物质过多，超过机体的调节能力，或肺、肾脏的调节酸碱平衡功能发生障碍时，即可引起机体酸碱平衡失调。此外，电解质代谢紊乱也可以同时伴有酸碱平衡失调。根据酸碱平衡失调的原因来分，由 $NaHCO_3$ 含量的减少或增加而引起的酸碱平衡失调，称为代谢性酸或碱中毒。如果是由肺部呼吸功能异常导致 H_2CO_3 含量的增加或减少而致的酸碱平衡失调，称为呼吸性酸或碱中毒。如两种或两种以上的酸碱平衡失调同时存在，称为混合型酸碱平衡失调。发生之后，机体都会通过自身代偿机制以减轻酸碱紊乱，尽量使体液 pH 值恢复至正常范围。根据机体代偿的纠正程度不同可分为部分代偿、代偿和过度代偿，实际上机体是很难做到完全代偿的。

一、代谢性酸中毒

代谢性酸中毒是临床上酸碱平衡失调中最常见的一种类型，是由于体内非挥发性酸积聚或生成过多，或因失碱过多，使血浆 HCO_3^- 原发性减少所引起。根据阴离子间隙(AG)是否增大，可将代谢性酸中毒分为 AG 正常型和 AG 增大型两类。AG 是指血浆中未被检出的阴离子的量，其简单的测量方法是将血浆 Na^+ 浓度减去 HCO_3^- 与 Cl^- 之和，正常值为 10～15mmol/L。其主要组成是磷酸、乳酸及其他有机酸。如果是由于 HCO_3^- 或盐酸增加引起的酸中毒，其 AG 为正常；反之，如果是有机酸产生增加或硫酸、磷酸等潴留而引起的酸中毒，其 AG 增大。

(一)病因

代谢性酸中毒是由体内 $NaHCO_3$ 减少所致，根据阴离子间隙的改变，可将造成 $NaHCO_3$ 减少的原因分为两类。

1. AG 正常型代谢性酸中毒　当血浆 HCO_3^- 浓度降低而同时伴有 Cl^- 浓度代偿性升高时，则呈现 AG 正常型高氯性酸中毒。常见原因有：

(1)丧失 HCO_3^-。见于腹泻、肠瘘、胆瘘和胰瘘等，均可引起 HCO_3^- 大量丢失和血氯的代偿性升高。也见于输尿管乙状结肠吻合术后，偶见于回肠代膀胱术后，尿液潴留在肠内时间较长后，发生 Cl^- 和 HCO_3^- 的交换，Cl^- 被吸收而 HCO_3^- 被排出。应用碳酸酐酶抑制剂，如乙酰唑胺，可抑制肾小管上皮细胞内的碳酸酐酶活性，使 H_2CO_3 生成减少，结果是 H^+ 排泌和 HCO_3^- 重吸收减少。

(2)肾小管泌 H^+ 功能障碍和 HCO_3^- 的再吸收障碍。见于肾小管酸中毒。肾小管酸中毒(renal tubular acidosis, RTA)，是一种以肾小管排酸障碍为主的疾病，而肾小球的功能一般正常，此时产生严重酸中毒而尿液却呈碱性或中性。远端肾小管酸中毒(RTA-Ⅰ型)的发病环节是集合管泌 H^+ 功能降低，H^+ 在体内蓄积，导致血浆 HCO_3^- 浓度进行性下降。近端肾小管酸中毒(RTA-Ⅱ型)的发病环节是近曲小管上皮细胞重吸收 HCO_3^- 阈值低。血浆 HCO_3^- 浓度在 17mmol/L 以下时可全部被重吸收；如超过 17mmol/L 时，则不能被重吸收而随尿排出，故血浆 HCO_3^- 浓度降低而尿呈碱性。RTA-Ⅲ型为Ⅰ型与Ⅱ型的混合型。RTA-Ⅳ型是醛固酮分泌不足或肾小管上皮细胞对其反应性降低而引起的。醛固酮的作用是促进远端肾小管泌 H^+ 和 K^+，同时重吸收 Na^+。因此，醛固酮分泌不足或对其反应性降低会导致泌 H^+ 障碍而出现酸中毒，Na^+ 不能回收使尿呈碱性。

(3)含氯的酸性药物摄入过多。大多是由于使用过多的含氯盐类药物引起的，如因治疗需要，应用氯化铵、盐酸精氨酸或盐酸赖氨酸、盐酸等过多，以致血内 Cl^- 增多，HCO_3^- 减少，引起 AG 正常型高氯性酸中毒。

2. AG 增大型代谢性酸中毒　任何固定酸(如乳酸或酮体、硫酸和磷酸等)的血浆浓度增加时，AG 就增大，此时 HCO_3^- 浓度降低，Cl^- 浓度无明显变化，呈现 AG 增大型正常血氯性酸中毒。其常见的原因有：

(1)体内的有机酸形成过多。如组织缺血缺氧、碳水化合物氧化不全等，产生大量乳酸和丙酮酸，发生乳酸性酸中毒。在糖尿病或长期不能进食时，体内脂肪分解过多，可形成大量酮体积聚，引起酮体酸中毒。休克、抽搐、心搏骤停等也能同样引起体内有机酸的形成过多。有机酸形成过多，使 HCO_3^- 消耗过多而导致酸中毒。

(2)肾功能不全。肾小管功能不全时，不能将内生性 H^+ 排出和重吸收 HCO_3^- 受阻，引起血浆中 H^+ 积聚和 HCO_3^- 减少而导致酸中毒。

(3)水杨酸中毒。因治疗或意外事故等情况下摄入大量阿司匹林可引起酸中毒。大量的水杨酸除可直接引起酸中毒外，还可引起胃炎而使进食减少，导致体内酮体产生增多。

(二)病理生理

由于上述原因导致血浆中 HCO_3^- 减少，H_2CO_3 相应增多，使 $NaHCO_3/H_2CO_3$＜20∶1，机体将进行代偿调节。代谢性酸中毒时，血液中 H^+ 增多可被 HCO_3^- 缓冲，使 HCO_3^- 不断被消耗，形成 CO_2 由肺排出，即 $H^+ + HCO_3^- \rightarrow H_2CO_3 \rightarrow H_2O + CO_2\uparrow$；血液中 H^+ 浓度升高通过对颈动脉体化学感受器的刺激反射性地兴奋延髓呼吸中枢，使呼吸加深加快，结果是通气量增加，CO_2 排出增多，H_2CO_3 降低；肾小管上皮细胞中的碳酸酐酶和谷氨酰酶活性增高，促使肾小管泌 H^+ 增加和重吸收 $NaHCO_3$ 增多，从而使血中 $NaHCO_3$ 回升，尿液 pH 值降低；组织细胞的缓冲，细胞外液中过多的 H^+ 进入细胞内，骨骼中的磷酸盐和碳酸盐释放入细胞外液，缓冲 H^+。机体通过一系列的代偿调节机制，使血液中 H^+ 降低，HCO_3^- 升高，以维持 $NaHCO_2/H_2CO_3$＝20∶1。如机体通过代偿性调节，特别是肺和肾的调节，能使 $NaHCO_3/H_2CO_3$＝20∶1，则血浆 pH 值在正常范围内，称为代偿性代谢性酸中毒；如果 $NaHCO_3$ 丢失过多或体内固定酸量不断增加，通过机体的代偿调节仍不能维持血浆 $NaHCO_3/H_2CO_3$ 的正常比值时，则 pH 值降低，称为失代偿性代谢性酸中毒。

(三)临床表现

轻度代谢性酸中毒的症状常被原发病的症状所掩盖。较重的代谢性酸中毒主要有下述表现：

1. 呼吸的改变　代谢性酸中毒时最突出的表现是呼吸深而快，呼吸辅助肌有力地收缩，呼吸频率有时可达每分钟 50 次，呼出气体带有酮味。

2. 神志的变化　常表现为疲乏无力、眩晕、感觉迟钝或烦躁，重者嗜睡、神志不清或昏迷、死亡。

3. 肠胃系统症状　可以出现轻微腹痛、腹泻、恶心、呕吐、胃纳下降等，其原因甚为复杂。

4. 循环系统的变化　出现面部潮红、口唇樱红、心率加快，血压常偏低，严重时可发生休克。另外，还可伴有心律失常，这与血钾浓度有密切关系。患者有对称性肌张力减退，腱反射减弱或消失，常伴有严重缺水、缺钠的一些症状。

(四)诊断

根据患者有导致代谢性酸中毒的病因，又有深而快的呼吸，即应考虑本症的存在。作血气分析可以明确诊断，并可了解代偿情况和酸中毒的严重程度。失代偿时，血液 pH 值和 HCO_3^- 明显下降，$PaCO_2$ 正常；部分代偿时，血液 pH 值、HCO_3^- 和 $PaCO_2$ 均有一定程度的降低。尿呈强酸性，尿酮阳性。CO_2CP 明显下降，15mmol/L 以上为轻度，15～8mmol/L 为中度，8mmol/L 以下为重度酸中毒。血清 Na^+、K^+、Cl^- 等的测定，也有助于判定病情。如果代谢性酸中毒持续时间过久，因 HCO_3^- 减少，肾脏重吸收 HCO_3^- 也减少，使 HCO_3^- 下降更明显。

(五)治疗

1. 病因治疗　治疗原发疾病，可消除代谢性酸中毒的原因。同时注意补充血容量，恢复肾功能，使机体能更大限度地发挥代偿功能。轻度代谢性酸中毒常经输液纠正缺水后，就可自行纠正，一般不需应用碱剂治疗。

2. 补充碱性溶液　常用的碱性液为 5％碳酸氢钠（$NaHCO_3$），$NaHCO_3$ 进入体液后，即离解为 Na^+ 和 HCO_3^-，HCO_3^- 与体液中的 H^+ 结合成 H_2CO_3，再离解为 H_2O 和 CO_2，CO_2 自肺排出，体内 H^+ 减少，可改善酸中毒。Na^+ 留于体内，可提高细胞外液渗透压和增加血容量。5％$NaHCO_3$ 20ml 含有 Na^+ 和 HCO_3^- 各 12mmol（1.25％$NaHCO_3$ 为等渗溶液）。必须注意，补 5％$NaHCO_3$ 时，因是含钠液，其钠量应从当日补钠总量中减去。

其补充量可按下列公式计算：

$5\%NaHCO_3$(ml)=[正常值－血 HCO_3^- 测定值(mmol/L)]×体重(kg)×0.4/0.6

纠正代谢性酸中毒时应注意人体的代偿能力，故上述公式计算量，只能作为粗略的估计。通常在补给碱性液时，先按计算量的1/2～2/3输入体内，以后依据临床表现和血气分析结果，再决定继续补给量。

若无条件或来不及测 CO_2CP 或 HCO_3^- 时，也可按估计方法：

(1)急需时，可先一次静滴 $5\%NaHCO_3$ 2～4ml/kg。

(2)当天补钠液的1/3量用等渗碱液补充。

酸中毒纠正后，体液中某些电解质(K^+、Ca^{2+})会出现重新分布，需予以纠治。例如，代谢性酸中毒时，因 K^+ 与 H^+ 交换而逸出细胞使血钾升高，待酸中毒纠正后，细胞内 H^+ 转移至细胞外，同时 K^+ 回到细胞内，部分由尿中排出(肾小管中 H^+-K^+ 交换)，从而可出现低血钾，故需补钾。又如，在代谢性酸中毒时，血钙多呈游离状态，结合钙相对较少，当酸中毒纠正后，血液内 H^+ 下降，结合钙含量升高，而游离钙减少，患者会出现明显低血钙症状，应给予重视。如患者伴有水、电解质紊乱，应先纠正缺水并补充电解质，一般能同时纠正酸中毒。

二、代谢性碱中毒

主要是由于体内 HCO_3^- 增多引起的。病理生理基础是血浆 HCO_3^- 浓度原发性升高，致使血浆中SB、AB、BB均增高，BE正值增大，$PaCO_2$ 可呈代偿性增加，失代偿时pH值升高。

(一)病因

1. 酸性胃液丧失过多　是外科患者中发生代谢性碱中毒的最常见原因。如幽门梗阻伴持续性呕吐，或长期胃肠减压等，大量丧失酸性胃液。实际上是 H^+、Cl^- 的大量丧失，同时也丧失了 Na^+ 和细胞外液。由于胃酸丧失，肠液中的 HCO_3^- 不能被中和而吸收入血，使血液中 HCO_3^- 增高。Na^+、Cl^- 和细胞外液的丧失，引起肾脏对 HCO_3^- 的重吸收增加，K^+ 和 Na^+ 的交换及 H^+ 和 Na^+ 的交换增加，引起 H^+ 和 K^+ 丧失过多，造成碱中毒和低钾血症。Cl^- 大量丧失后，细胞外液的 Cl^- 减少，血浆中 HCO_3^- 相应增多，导致低氯性碱中毒。

2. 碱性物质摄入过多　可见于长期服用碱性药物的患者。胃酸被中和而减少，进入肠内后，不能充分中和肠液中的 HCO_3^-，以致 HCO_3^- 重吸收入血。

3. 低钾血症　K^+ 浓度低时，每3个 K^+ 从细胞内释出，即有2个 Na^+ 和1个 H^+ 进入细胞内，造成细胞外液 H^+ 浓度降低，pH值增高，引起细胞内酸中毒和细胞外碱中毒。同时肾小管上皮细胞因 K^+ 缺乏而导致 H^+ 排泌增多，H^+ 和 Na^+ 交换增加，HCO_3^- 重吸收增加，细胞外液发生碱中毒，但尿液呈酸性。

4. 某些利尿药作用　如速尿和利尿酸能抑制肾近曲小管对 Na^+ 和 Cl^- 再吸收，而并不影响远曲肾小管内 Na^+ 与 H^+ 的交换。因此，随尿排出的 Cl^- 比 Na^+ 多，重吸收入血的 HCO_3^- 和 Na^+ 多，可发生低氯性碱中毒。

5. 某些疾病　如甲状腺功能减退，常可使肾小管重吸收 HCO_3^- 过多，原发性醛固酮增多症、肾素瘤等亦是造成代谢性碱中毒的病因。

(二)病理生理

由于上述原因引起血浆 HCO_3^- 增高，H_2CO_3 相对降低，使 $HCO_3^-/H_2CO_3>20:1$，血pH值升高。机体进行代偿调节，当细胞外液的 HCO_3^- 浓度和pH值增高，H^+ 浓度降低时，对呼吸中枢有抑制作用，呼吸运动变浅变慢，肺泡通气量减少，CO_2 排出减少，从而使 $PaCO_2$ 和血浆 H_2CO_3 浓度上升，HCO_3^-/H_2CO_3 的比值接近于20:1，而保持pH值在正常范围内，称为代偿性代谢性碱中毒；如通过代偿调节后，HCO_3^-/H_2CO_3 的比值仍>20:1，则血浆pH值升高，称为失代偿性代谢性碱中毒。碱中毒时，氧合血红蛋白的解离曲线左移，氧合血红蛋白不易释出氧，因此，患者的血氧含量和饱和度虽仍正常，但组织仍可发生缺氧。

(三)临床表现

轻度代谢性碱中毒的症状常被原发病的症状所掩盖，较重的患者可表现呼吸变浅变慢、烦躁不安、精神错乱和谵妄等中枢神经系统兴奋症状，严重时可因脑或其他器官的代谢障碍而发生昏迷。

因 pH 值升高，血浆的游离钙浓度降低，神经肌肉的应激性升高，可表现为面部和肢体肌肉的抽动、手足搐搦和惊厥等症状。若患者伴有明显的低钾血症以致引起肌肉无力或麻痹时，可暂不出现抽搐，一旦低钾症状纠正后，抽搐症状即可发生。碱中毒时常伴有低钾血症，除可导致神经肌肉症状外，严重时还可引起心律失常等症状。

（四）诊断

根据病史及临床表现可作出初步诊断。血气分析可确定诊断及其严重程度。失代偿时，血液 pH 值和 HCO_3^- 明显增高，$PaCO_2$ 正常；部分代偿时，血液 pH 值、HCO_3^- 和 $PaCO_2$ 均有一定程度的增高。

（五）治疗

1. 积极治疗原发病，消除产生碱中毒的原因。

2. 因丧失胃液所致的代谢性碱中毒患者，应补充等渗盐水或葡萄糖盐水，恢复细胞外液量和补充 Cl^-，纠正低氯性碱中毒。

3. 伴发有低钾血症者，应同时补给 KCl 以纠正细胞内外离子的异常交换和终止从尿中继续排酸。

4. 严重的代谢性碱中毒（血浆 HCO_3^- 45～50mmol/L，pH＞7.65），应补充盐酸稀释溶液，迅速排除过多的 HCO_3^-。补酸量可按下列公式计算。

(1)根据 HCO_3^- 来计算：

补酸量(mmol/L)＝[测得的 HCO_3^-(mmol/L)－希望达到的 HCO_3^-(mmol/L)]×体重(kg)×0.4

(2)根据 Cl^- 来计算：

补酸量（0.1N 盐酸 ml）＝血 Cl^- 下降值(mmol/L)×总体液量(体重的 60%)×0.2

计算出的补酸量，一般当天只补给一半量。在补酸过程中，应控制速度，不宜过于迅速地纠正碱中毒，一般也不要求完全纠正。应经常测定尿氯的含量，以决定是否停止补氯。近年来，盐酸精氯酸用于重症碱中毒患者有明显效果，尤其适用于肝功能不全者。

三、呼吸性酸中毒

呼吸性酸中毒系指肺泡通气功能减弱，不能充分排出体内生成的 CO_2，以致血液的 $PaCO_2$ 增高，引起高碳酸（H_2CO_3）血症。病理生理基础是血浆 H_2CO_3 浓度原发性增高，致使 $PaCO_2$ 升高。失代偿时，pH 值下降。

（一）病因

常见原因有全身麻醉过深、镇静剂过量、心搏骤停、气胸、急性肺水肿、支气管痉挛、喉痉挛和呼吸机使用不当等，显著地影响呼吸，使通气不足，引起急性、暂时性的高 H_2CO_3 血症。另外，肺组织广泛纤维化、重度肺气肿等慢性阻塞性肺部疾患，引起 $PaCO_2$ 持久性增高，CO_2 在体内潴留，导致高 H_2CO_3 血症。

（二）病理生理

呼吸性酸中毒发生后，通过血液的缓冲系统，H_2CO_3 与 Na_2HPO_4 结合，形成 $NaHCO_3$ 和 NaH_2PO_4，后者从尿排出，使 H_2CO_3 减少，HCO_3^- 增多。同时，肾小管上皮细胞中的碳酸酐酶和谷氨酰酶活性增高，H^+ 和 NH_3 的生成增加，H^+ 与 Na^+ 交换和 H^+ 与 NH_3 形成 NH_4^+，使 H^+ 排出增加和 HCO_3^- 的重吸收增加。此外，细胞外液 H_2CO_3 增多，可使 K^+ 由细胞内移出，Na^+ 和 H^+ 转入细胞内，使酸中毒减轻。机体通过代偿机制使 HCO_3^-/H_2CO_3 的比值维持于 20∶1，则 pH 值在正常范围内，称为代偿性呼吸性酸中毒；如经代偿后仍不能维持血浆 HCO_3^-/H_2CO_3 的正常比值时，则 pH 值降低，称为失代偿性呼吸性酸中毒。应当指出，急性呼吸性酸中毒往往是失代偿性的，因 $PaCO_2$ 和血浆 H_2CO_3 浓度骤然升高时，肾脏尚不及发挥其代偿作用。

（三）临床表现

患者可有呼吸因难，换气不足和全身乏力，有时气促、发绀、头痛、胸闷等。随着酸中毒的加重，可有血压下降、谵妄、昏迷等。

（四）诊断

患者有呼吸功能受影响的病史，又出现上述症状，即应考虑有本症的可能。

急性呼吸性酸中毒时，pH 值明显下降，$PaCO_2$ 增高，HCO_3^- 正常。慢性呼吸性酸中毒时，血液 pH

值下降不明显，$PaCO_2$ 增高，血浆 HCO_3^- 增加。实验室检查显示，血 pH 值下降，而 $PaCO_2$、CO_2CP、SB、BB 及 BE 均升高。pH 值与后者各参数呈反向改变。呼吸性酸中毒时，患者血清 K^+ 可升高。

根据 $PaCO_2$ 对病情严重程度的估计，PaO_2 的高低对病情严重程度的判断很有意义。一般说来，$PaO_2>60mmHg$ 为安全界限，低于 40mmHg 为危险界限，低于 20mmHg 为死亡界限。

(五)治疗

尽快治疗原发病和改善患者的通气功能。必要时，做气管插管或气管切开术，应用呼吸机，改善换气。呼吸中枢抑制者，应行人工呼吸，必要时给予中枢兴奋剂。适当给予吸氧，吸氧浓度不宜太高，以免抑制呼吸。引起慢性呼吸性酸中毒的疾病大多难以治愈，故其治疗比较困难。一般可采取控制感染、扩张小支气管、促进咳痰等措施，以改善换气功能和减轻酸中毒的程度。患者耐受手术的能力较差，手术中和手术后容易发生呼吸衰竭，加重酸中毒，故应做好呼吸方面的管理。

四、呼吸性碱中毒

呼吸性碱中毒系指肺泡通气过度，体内生成的 CO_2 排出过多，以致血 $PaCO_2$ 降低，引起的低 H_2CO_3 血症。病理生理基础是血浆 H_2CO_3 浓度原发性减少，$PaCO_2$ 降低。

(一)病因

引起通气过度的原因较多，有癔病、精神过度紧张、发热、创伤、昏迷、感染、中枢神经系统疾病及使用呼吸机不当等。

(二)病理生理

肺泡通气过度，CO_2 排出过多，血中的 $PaCO_2$ 降低。起初虽可抑制呼吸中枢，使呼吸减慢变浅，CO_2 排出减少，血中 H_2CO_3 代偿性增高，但这种代偿很难持久。肾脏逐渐发挥代偿作用，肾小管上皮细胞生成 H^+ 和 NH_3 减少，H^+ 与 Na^+ 交换，H^+ 与 NH_3 形成 NH_4^+，以及 HCO_3^- 的重吸收都减少。机体通过代偿调节，如能维持 HCO_3^-/H_2CO_3 的比值为 20∶1，则血浆 pH 值在正常范围，称为代偿性呼吸性碱中毒；如 $HCO_3^-/H_2CO_3>20:1$，血浆 pH 值上升，则为失代偿性呼吸性碱中毒。

(三)临床表现

患者感头晕、胸闷，呼吸由深快转为浅快短促，间以叹息样呼吸。继而出现手足和面部麻木，伴有针刺样异常感觉，进而出现肌肉震颤、手足搐搦，常有心跳加速。严重时出现眩晕、昏厥、意识障碍，甚至肌肉强直。危重患者发生急性碱中毒，常提示预后不良或将发生急性呼吸窘迫综合征。

(四)诊断

一般根据病史和临床表现，可做出呼吸性碱中毒的诊断。血气分析显示，血 pH 值上升，而血 $PaCO_2$ 和 HCO_3^-、CO_2CP、SB、BE、BB 下降，pH 值与后者各参数呈反向改变。

呼吸性酸碱紊乱的判定：临床上分析酸碱状态，主要观察 pH、$PaCO_2$ 和 BE 3 项指标。pH 反映总体的酸碱平衡状态，$PaCO_2$ 反映酸碱状态的呼吸性成分，BE 反映酸碱状态的代谢性成分。如其中任何一项或多项不正常，均为酸碱平衡失调。由于 pH 正常时，$HCO_3^-/H_2CO_3=20:1$，亦即 $HCO_3^-/PaCO_2\times0.03=20:1$，故 $HCO_3^-=PaCO_2\times0.03\times20=PaCO_2\times0.6$。

据此，结合以上各指标可以对呼吸性酸碱紊乱做出较准确的判定。必须强调的是，在判定酸碱状态时，必须密切结合临床进行全面分析；否则，如单纯依靠“血气分析”数据，有时会出现误差。

(五)治疗

应积极处理原发疾病。用纸袋罩住口鼻，增加呼吸道死腔，减少 CO_2 的呼出和丧失，以提高血液 $PaCO_2$。也可给患者吸入含 5%CO_2 的氧气。有手足抽搐者，应静脉注射葡萄糖酸钙以消除症状，如系呼吸机使用不当所造成的通气过度，应调整呼吸机。

五、混合性酸碱平衡失调

(一)概念

混合型酸碱平衡紊乱是指同一患者有两种或

两种以上的单纯型酸碱平衡紊乱同时存在。因代偿原发性酸碱平衡失调，而引起继发性改变，未超过其正常范围时，不能称为混合性酸碱平衡失调。混合性酸碱平衡紊乱不论有多么复杂，最后结果只有两种可能，酸血症（acidemia）及碱血症（alkalemia）。其判断的办法就是根据血中 pH 值，pH 值低于正常就是酸血症，高于正常即为碱血症；但 pH 值正常，并不能说明没有酸碱平衡失调，这点值得注意。混合性酸碱平衡失调在临床上并不少见。

（二）分类及病因

1. 相加性混合型酸碱平衡紊乱　如果代谢性和呼吸性异常皆为酸中毒或碱中毒，则称之为相加性混合型酸碱平衡紊乱。

（1）呼酸合并代酸：见于心搏及呼吸骤停，慢性阻塞性肺疾患严重缺氧，进食量很少或并发心力衰竭、休克等，以上情况均可因蓄积引起呼吸性酸中毒，同时伴有有机酸产生增多而发生代谢性酸中毒。

（2）呼碱合并代碱：见于慢性肝功能衰竭，败血症和严重创伤的患者可以分别因血氨增高、细菌毒素和疼痛等刺激呼吸中枢而发生通气过度，加上利尿剂应用不当或呕吐而发生代谢性碱中毒；慢性呼吸性酸中毒患者体内有代偿性 HCO_3^- 增多，如果人工呼吸机使用不当则 CO_2 排出过多，故发生代谢性碱中毒合并呼吸性碱中毒。

2. 相消性混合型酸碱平衡紊乱　如果代谢性和呼吸性异常呈相反方向变化，则称之为相消性混合型酸碱平衡紊乱。

（1）呼酸合并代碱：见于慢性肺源性心脏病患者，因长时间限制 Na^+ 的摄入和使用髓袢或噻嗪类利尿剂而在呼吸性酸中毒的基础上又发生代谢性碱中毒；慢性肺源性心脏病患者发生严重呕吐，则因失 H^+、K^+ 和 Cl^- 及失液而致呼吸性酸中毒与代谢性碱中毒并存。

（2）代酸合并呼碱：糖尿病、肾衰竭和感染性休克等患者伴有发热，则在原有代谢性酸中毒的基础上因通气过度而并发呼吸性碱中毒；慢性肝衰竭并发肾衰竭时，可在呼吸性碱中毒的基础上又发生代谢性酸中毒。

（3）代酸合并代碱：见于肾衰竭或糖尿病患者因剧烈呕吐使胃液大量丢失，剧烈呕吐伴有严重腹泻。

3. 三重性混合型酸碱平衡紊乱

（1）呼酸加代碱及代酸：见于呼吸衰竭及肾衰竭，同时应用大剂量利尿剂后，因有肾衰竭，酸性物质不能充分排出，而血中 AG 增大。因有呼衰而 CO_2 不能充分排出，故血中 $PaCO_2$ 升高。AG 增大可诊断为代酸，$PaCO_2$ 升高可诊断为呼酸。同时用利尿药后，发生低血钾及低血氯，导致 HCO_3^- 增加而发生代碱。

（2）呼碱加代碱及代酸：见于肾衰竭、过度换气及因纠正代酸而应用大量 $NaHCO_3$ 后，因肾衰而发生代酸，AG 增大。因代酸发生过度换气而 CO_2 排出增加，$PaCO_2$ 降低发生呼碱。若同时应用过量 $NaHCO_3$，使 HCO_3^- 增加，出现代碱。

但是，因为在同一患者不可能同时发生 CO_2 又过多又过少，因此呼吸性酸中毒和呼吸性碱中毒不会同时存在。

（三）诊断

根据病史、体征、病程经过，可初步找到引起酸碱平衡失调的原发性疾病。如肾衰竭可发生代酸，呼吸功能衰竭可发生呼酸，严重的呕吐可发生代碱。再结合实验室检查结果可进一步明确酸碱平衡紊乱的类型，实验室检查包括血清 K^+、Na^+、Cl^-、HCO_3^- 及血 pH、$PaCO_2$、PaO_2，并计算出 AG 的高低。

当机体发生单纯性（原发性）酸碱平衡失调后，必然会出现机体的代偿作用。代偿除慢性呼碱外，不会使 pH 值恢复正常，也不可能超过其代偿预期范围。$PaCO_2$ 为诊断呼吸性酸碱平衡失调的重要指标。当血中 $PaCO_2$ 升高时有呼酸的可能，当降低时有呼碱的可能。HCO_3^- 为诊断代谢性酸碱平衡失调的重要指标之一，在血中 HCO_3^- 增加有代碱的可能，降低有代酸的可能。AG 为诊断代酸的另一指标，当 AG 增加时，则为代酸。因此就会出现 AG 增加性代酸加 HCO_3^- 增加性代碱。根据机体代偿的预计值及实测值之间的差异，再结合临床进行综合分析，可进一步了解机体在代偿过程中酸碱平衡的复杂情况。

诊断混合性酸碱平衡失调需要两个条件：①确定原发性酸碱平衡失调的诊断；②确定代偿预计值及实测值之间的关系。

第四节　体液疗法

体液代谢和酸碱平衡的失调，常继发于许多其他疾病的过程中。但体液平衡的失调会影响甚至严重影响疾病的治愈，因此，应当采取积极的预防措施。外科补液就是补充体液的不足，防止或纠正体液平衡的失调，以维持内环境的相对稳定，使人体的生理活动正常进行。外科补液的途径，常用静脉滴注。补液的目的：纠正体液平衡的失调，以维持内环境的相对稳定；补充营养及提供给药途径；用于危重患者（如休克、大出血等）的抢救；对严重感染中毒的患者，补液可稀释毒素并加速其排出。

临床上水、电解质和酸碱平衡失调的表现比较复杂，常同时或先后兼有几个类型，如肠梗阻，就可有缺水、缺钠、缺钾和代谢性酸中毒，因此，除针对原发疾病的治疗外，常须通过补液来矫正。外科补液的量往往较大，种类较多，牵涉面广，要结合患者的具体情况，从增强机体调节代偿能力入手，掌握好“缺什么，补什么，需多少，补多少”和“边治疗，边观察，边调整”的总原则。在制定一个患者的补液计划时，应考虑补什么、补多少、如何补 3 个基本问题。

一、补液量的计算及液体的选择

根据“需多少，补多少，缺什么，补什么”的原则，当天的补液量可用下列公式来表示：

当天的补液量＝生理需要量＋1/2 累积损失量＋继续丧失量

(一)生理需要量

生理需要量为正常人每日所需要的量，简称口需量。不能进食的患者，每日仍有体液的排出、热量的消耗，可导致缺水、缺钠、缺钾和饥饿性酮症酸中毒。为防止体液代谢的失调，每日应补充当天的需要量，其量是根据正常人每日水的出入量及钠、钾的需要量确定的。成人每日的生理需要为 2000～2500ml，其中包括 NaCl 4.5g，KCl 3g。小儿是按千克体重计算的，第一个 10kg，每千克体重 100ml；第二个 10kg，每千克体重 50ml；第三个 10kg，每千克体重 20ml。例如体重 25kg 的男孩，每日需要量为 10×100＋10×50＋5×20＝1600ml。但如果禁食时间较长（5～7 天以上），则上述补液仍不能满足机体代谢的需要，必须由周围或中心静脉营养支持。

(二)1/2 累积损失量

累积损失量是指患者入院或就诊前累积丧失的水及电解质量，又称为已经丧失量或失衡量或丢失量。一般当天只补充一半量，剩余一半量在第二天酌情补充。其量的计算方法有两种：根据临床表现来估计或根据实验室检查结果按公式来计算（参见前面相关内容）。

有酸中毒存在需补充碱性溶液时，常用 5% $NaHCO_3$，因是含钠液，其钠量应从当日补钠总量中减去。

(三)继续丧失量

继续丧失量是指患者入院以后，仍有体液的丧失，又称为额外丧失量。一般当天补充昨天的额外丧失量。补充量为：失多少，补多少，失什么，补什么。

1. 胃肠道的额外丧失液　如呕吐、腹泻、胃肠减压、肠瘘、胆瘘、胰瘘等所致的胃肠液丧失。这些可按前 24 小时丢失量用等渗盐水补充。最好是根据不同部位的消化液、不同的电解质含量，选用不同的液体来补充，见表 5-6。

表 5-6　消化液丧失时等量补液配制比例

丧失的消化液	5%葡萄糖盐水(%)	5%葡萄糖溶液(%)	1.25% $NaHCO_3$(%)
胃液			
一般患者	67	33	
十二指肠溃疡患者	100		
低胃酸患者	50	50	
小肠液	70	20	10
胆汁(包括胰液)	67		33
胰液	50		50

2. 发热、出汗失液　发热时水分丢失增加，如高热 38℃以上或室温 32℃以上时，每增高 1℃要增加日需水量 10%～12%；或按体温每升高 1℃，从皮肤丧失的低渗性体液为 3～5ml/kg 进行补充，其中等渗盐水可占 1/4。对显性出汗的患者，如中度出汗时，丧失体液为 500～1000ml，其中含 NaCl 1.25～2.5g；大量出汗湿透一套衬衣裤时，丧失体液为 1000～1500ml，含 NaCl 2.5～3.75g，即等渗盐水量可占 1/3。

3. 气管切开　气管切开的患者，每日随呼吸蒸发的水分比正常多 2～3 倍，相当于 800～1200ml，可用 5%葡萄糖溶液补充。

4. 体腔引流液　可按实际丢失量计算，以等渗盐水补充。

5. 内在性失液　即第三间隙异常。丧失量较难估计，因不引起体重减轻，只能根据病情作粗略估计。但应注意，一旦原发病纠正，它们会被重吸收，引起血容量增加，如果此时心肾功能受损，尤其是输液又过多、过快时易导致体液超载。

(四)丧失的血容量

患者如有休克时，还应补充丧失的血容量。正常血容量占体重的 7%。丧失的血容量是根据休克的程度来计算的，轻度休克估计丧失血容量约为正常的 20%；中度休克约为 30%；重度休克约为 40%。补充丧失的血容量常用平衡液及胶体液(血、血浆、血浆代用品)。例如，体重 50kg 的男性患者，中度休克，其丧失的血容量为 50kg×7%×30%×1000ml/kg=1050ml。

二、如何补液

(一)补液的程序

一般是先扩容，恢复和维持血浆的渗透压，继而适当纠酸，再酌情调整 K^+、Ca^{2+}、Mg^{2+} 等紊乱及热量的补充，即"先盐后糖，先晶后胶，见尿补钾"的原则进行补液。但应根据患者的具体情况灵活掌握。

1. 补充血容量　如血容量不足，不仅组织缺氧无法纠正，肾因缺血不能恢复功能，代谢产物无法排出，酸中毒无法纠正，体液代谢失调也无从调节。因此，补充血容量是突破这一互相影响、互为因果的关键。补充血容量应根据不同病情区别对待，常选用全血、血浆、血浆代用品或平衡液来补充。平衡液是一种等渗的电解质溶液，其主要作用和优点有：①电解质浓度与血浆相似，既符合生理要求，又能迅速增加容量；②能稀释血液，减低黏稠度，改善微循环灌流，保护肾功能，防止发生肾衰竭；③既能纠正低血钠，又能纠正酸中毒；④可代替部分输血。

2. 恢复和维持血浆的渗透压　主要是恢复和维持 Na^+ 的正常，适当补充胶体液，以恢复和维持正常的血浆渗透压，维持体液容量的正常，保持内环境的相对稳定。

3. 纠正酸碱平衡失调　当循环改善后，如仍有酸碱平衡失调，应给予纠正。常见的是代谢性酸中毒，应适当使用碱性药物给予纠正。

4. 纠正重要离子缺失　如有 K^+、Ca^{2+}、Mg^{2+} 缺乏时，应适当补充。有低钾血症时，须待尿量正常(40ml/h)后，才可补钾。如有手足抽搐出现，多是缺钙，应补充钙剂。若补钙后症状未能改善，则应适当补充 Mg^{2+}。

5. 补充能量　正常成人一般每日约需能量

1800kcal，由食物供给。禁食时，机体的代谢虽有降低，但仍有能量消耗；疾病时，能量消耗增加。此时，机体只能动用自身的营养储备。但体内碳水化合物的储存有限，肝糖原约200g，肌糖原约300g。禁食24小时后，肝糖原即被耗尽，而肌糖原仅能被肌肉本身所利用。于是，体内的能量来源靠蛋白质的糖异生和脂肪代谢氧化酮体所供给，体内蛋白质的消耗将对机体的功能结构带来影响，出现体重下降、抵抗力减弱和肌肉无力等。在禁食早期，如果每日以静脉给予葡萄糖100g，虽然供给的热量有限(375kcal)，但能明显地减少蛋白质的糖异生，也能防止脂肪代谢所产生的酮症。因此，为减少蛋白质的消耗，必须每日补充足够的能量，即应补充葡萄糖以供给热量，葡萄糖的供量每日应在100～150g以上。葡萄糖氧化利用能力：成人为6g/(kg·d)，小儿为8～15g/(kg·d)；机体利用葡萄糖的能力为5mg/(kg·min)。脂肪：成人＜2g/(kg·d)，婴幼儿3～4g/(kg·d)。蛋白质：成人1～1.5g/(kg·d)，应激＞2g/(kg·d)；正常机体需要量为0.8～1.0g/(kg·d)，相当于氮量0.15g/(kg·d)；应激、创伤可达1.2～1.5g/(kg·d)，氮为0.2～0.25g/(kg·d)。机体的能量贮备包括糖原、蛋白质及脂肪。糖原的含量有限，供能仅约3765.6kJ(900kcal)，只占一天正常需要量的1/2左右。体内无贮备的蛋白质，均是各器官、组织的组成成分，若蛋白质作为能源而被消耗(饥饿或应激状态下)，必然会使器官功能受损。显然，蛋白质不能作为能源来考虑。脂肪则是体内最大的能源仓库，贮量约15kg。饥饿时消耗脂肪以供能，对组织器官的功能影响不大。但在消耗脂肪的同时，也有一定量的蛋白质被氧化供能(1kcal＝4.18kJ)。机体的能量需要，可按Harris-Benedict公式计算出基础能量消耗(basal energy expenditure，BEE)：男性BEE(kcal)＝66.5＋13.7×W＋5.0×H－6.8×A，女性BEE(kcal)＝655.1＋9.56×W＋1.85×H－4.68×A[W，体重(kg)；H，身高(cm)；A，年龄(年)]。应用近代的代谢仪可测得患者的实际静息能量消耗(resting energy expenditure，REE)。REE值应是BEE的110%。代谢仪检测的结果提示，REE值比H-B公式的BEE值低10%左右。为此，在应用H-B公式时应作相应校正，即计算所得的BEE值扣去10%，就是患者实际的REE值。另外，简易的估计热量需要的方法是：以千克体重计，每日基本需要量(成人REE)为104.6kJ(25kcal)；创伤、感染可增加20%～40%，大面积烧伤才会增加50%～100%，通常的择期手术约增10%。

(二)补液原则

不同类型和不同程度的水电失衡，补液方法有所差异，但基本原则大同小异。一般应遵循以下原则：定性选液，先快后慢，先盐后糖，盐糖交替，先晶后胶，先浓后淡，(见酸补碱)及时纠酸，休克扩容，见尿补钾，见惊钙镁，量出为入，随时调整，宁缺勿过。病情危急、体液失调严重者，可先输给5%葡萄糖盐水或平衡液；如存在严重酸中毒或休克，亦可先快速输给碳酸氢钠溶液。葡萄糖溶液一般应在补充盐溶液以后补给，且两者宜交替输入。除晶体溶液以外，为维持有效循环血容量和胶体渗透压，还必须补充胶体溶液(如血清白蛋白、血浆或全血等)，但一般应在补充晶体溶液以后进行，尤其是在有休克和微循环障碍的情况下。凡有失血或渗液者，均需补充胶体溶液，通常每输入晶体液3000ml，也需同时输入胶体溶液(全血、血浆或右旋糖酐)500ml，以恢复体液渗透压的平衡，否则输入的液体将迅速流失到组织间液中去，不能很快提高有效的循环量。休克患者应先快速扩充血容量，同时注意维护心脏功能，然后考虑各种失衡的调整。补液后如酸中毒仍较重，宜尽早补充碱剂予以纠正。水、电解质和酸碱平衡紊乱多数都存在缺钾，但补钾应在充分补液和纠酸，使每小时尿量达40ml以上时进行。在整个补液治疗过程中，补液量始终应以患者的体液丧失量(出量)、尿量及治疗后的反应等为依据，绝不能单纯拘泥于生化检测和公式计算。并且，在患者病情发生变化以后，对原定补液方案应灵活、机动、随时地进行相应调整。此外，在补液的同时，应及时诊断和积极治疗原发疾病，病因解除后，才能有效地控制体液丧失。

总之，在处理水、电解质和酸碱失衡时，一定要具体问题具体分析，切不可生搬硬套各种补液公式，无论是补液量、补液成分，还是补液速度或先后次序，均必须根据患者的具体情况而定，并应随病情的变化而做出灵活机动的调整。

(三)补液速度

应根据病情和液体种类等具体情况而定。贯彻“先快后慢”原则,即在前 8 小时内输入总补液量的 1/2,余下 1/2 补液量在后 16 小时缓慢输入,且严密观察。如存在周围循环衰竭,或进行大面积烧伤补液,则开始时速度宜快,甚至加压输入;随后如病情改善,则可逐渐将速度减慢。输注甘露醇或山梨醇等溶液时宜较快,而补充钾溶液时速度宜缓慢。心、肺或肾功能障碍的患者,补液宜缓慢,否则有引起肺水肿和心力衰竭的危险。

三、补液的注意事项及监护

水、电解质与酸碱平衡失调的纠正,要果断及时,但又切忌操之过急。一般有效循环血量的调整,应在 3～6 小时内完成;酸碱平衡失调,可在 12～36 小时内逐步纠正;细胞内缺水和缺钾,则在 3～4 天内予以解决。必须警惕的是,防止输液并发症的发生。因此,在补液过程中,尤其是大量、快速输液时,应严密观察、监护,以确保患者安全。

(一)观察事项

1. 观察患者生命体征及神志变化　经补液后,患者生命体征平稳、口渴减轻、精神状态好转,表示体液代谢紊乱已逐渐纠正;反之,如生命体征不稳定、烦躁不安、烦渴等则表示体液严重缺乏或心肺负担过重,应立即调整补液速度及补液量。

2. 观察颈静脉的充盈程度　平卧时颈静脉瘪陷,说明血容量不足,可安全输液;反之,如其膨胀或怒张,提示输液过多或心功能不全,应减慢或停止输入。

3. 尿量及尿比重　尿量达 30～40ml/h,尿比重在 1.020～1.010,说明输液量及速度均较恰当。

4. 心肺情况　有无心音改变及双肺有无湿啰音。如输液后肺部出现湿啰音,下肢发生凹陷性水肿,则提示细胞外液明显超量,应暂停输液,并以西地兰强心,速尿等利尿。

5. 肾功能测定　除尿量、尿比重测定外,还可测定 BUN 水平,以了解肾功能情况。

6. 血 K^+、Na^+、Cl^- 的测定　以了解电解质代谢情况,及时调整或补充。

7. 血气分析及 CO_2CP　以了解酸碱平衡情况,确定酸碱失调的类型,及时给予纠正。

8. 测定中心静脉压(CVP)　水平取决于右心室收缩力及血容量等因素,正常值为 0.49～0.89kPa。若动脉压较低,CVP＜0.49kPa,说明血容量不足,应加快输液;当 CVP＞1.47kPa,则表示补液过量或心功能不全,应控制输液。

9. 准确记录出入量。

(二)手术中补液

手术前是否补液,应根据患者的具体情况而定。如患者全身情况差,存在水、电解质或酸碱平衡失调,施行的又是急诊手术,就应在手术前充分补液,尽可能予以纠正,术中再作进一步调整。如遇大出血患者,非急诊手术不能挽救生命,就应毫不犹豫地一边进行急诊手术,一边纠正水、电解质和酸碱失衡。手术中依常规补液外,还要加补手术野蒸发、体温升高、人工呼吸等额外丧失量。凡是时间长、操作复杂、出血较多的大型手术,术中最好依据血压、脉搏、中心静脉压和尿量等来调节补液、输血的量和速度。手术后因肾上腺皮质活跃,醛固酮、ADH 分泌增加,有水钠潴留现象,1～3 天内不补 K^+,如术后 3 天以上不能进食者应补 K^+,每日应补钾盐 3～4g。故在实际应用时,手术后第一、第二天的补钠量宜偏少。

(三)避免输液并发症的发生

输液时应防止补液过多、过快,补液内容或电解质先后次序安排不当,成分不当而发生心衰、肺水肿、水中毒、细胞外液高渗、高钾血症和急性肾衰竭等并发症使病情更趋恶化。

(四)注意药物之间的配伍禁忌

输液时,有时需加入一些药物治疗原发疾病或预防并发症,应注意输入液体与药物配伍之间有无禁忌,以免影响药效及发生毒性或不良反应。

外科补液是外科临床中最常用和重要的治疗手段,只有进一步掌握体液平衡的有关知识和技能,才能将其正确应用于临床治疗,提高防治疾病的水平。

(王绍明　林　伟)

第六章　外科营养代谢

第一节　概　述

一、临床营养进展

近代概念的临床营养包括肠外营养(parenteral nutrition,PN)和肠内营养(enteral nutrition,EN),是指患者所需要的合理配比的营养素由肠外或肠内供给。

营养的重要性早为人们所熟知,无论在传统医学与现代医学中都很强调营养的作用,但住院患者中仍有30%～50%属于营养不良。在20世纪70年代以前,当胃肠功能出现障碍时,常因无有效的方法提供必需的营养,而出现许多患者在富裕中饥饿。近30年来,临床营养支持的方法(包括肠内与肠外途径)有了迅速的发展,有关机体正常或疾病状态时代谢的研究也逐渐增多,研究更为深入,有的已达分子生物学水平。营养支持的概念也不再停留在"维持机体的氮平衡,保持患者的瘦体物质(lean body mass),而是要维持细胞的代谢,保持组织器官的结构与功能,进而调控免疫、内分泌等功能与修复组织,促使患者康复"。临床营养支持已参与或成为一种主要治疗方法,有些还具药理学的作用,有学者称之为药理学营养。临床的应用已显示了它的效果,不但是肠瘘、短肠综合征、肠道炎性疾病等的重要治疗措施,也是重症胰腺炎、器官移植、肿瘤及危重患者不可缺少的主要治疗措施,改变了许多疾病的预后,许多患者因而得益。营养不良患者术后易有感染、胃肠吻合口易破裂成瘘、伤口愈合不良等并发症,营养支持可改善这些情况,直接或间接地降低了术后并发症的发生率与病死率,提高了手术成功率。营养支持、抗生素的发展、麻醉学的进步、重症监护与器官移植等为20世纪外科领域中的重大进展。

既然营养的重要性在以往的医学中已被认识,为何在近30年又有一认识上的飞跃,简单地说是由于营养支持从缺少有效的方法进入到临床可以满意实施的阶段。1967年,Dudrick等开创用全肠外营养,经腔静脉置管输入水解蛋白液、高渗葡萄糖、维生素等高渗溶液,解决了经周围静脉不能耐受高渗、低pH液的问题,从而达到肠外可供给患者所需的营养物质。同期Randell将宇航员用的太空饮食即化学组成饮食,现称为要素膳(elemental diet,ED),应用于临床,系在体外处理后,使其易于消化吸收。某些患者胃肠功能虽有部分障碍,但仍能从胃肠道获得所需要的营养,形成了现时营养支持的肠外与肠内两大途径。从此,不论患者的胃肠道有无障碍,消化、吸收功能是否存在,营养支持都可实施。1959年,Frandis Moore提出为保证输入的氮能被用以合成蛋白质,每输入1g氮,需要同时提供628kJ的热量成为现时标准营养混合制剂中的热氮比。其后,又认识到各种营养物质同时进入体内,能得到最佳的利用、最优的同化,有如人平时进餐一般。膳食含有各种营养物质,配方肠内营养与全营养混合(TNA)肠外营养含有各种营养物质且配比合适,能提供机体需要的推荐量。40年来的临床实践使营养支持的理论与方法更趋完善。

20世纪80年代以后,从免疫学、分子生物学水平认识到机体对外来侵害产生的急性炎症反应综合征(SIRS)再到神经、内分泌系统以及多器官的功能障碍,也发现肠道黏膜屏障在应激条件下将出现功能障碍,细菌及内毒素可透过黏膜屏障而进入体内,再次导致机体发生SIRS等一系列改变,造成机体的功能更为紊乱。如何维持与改善肠黏膜功能也就成为治疗措施的一个重点。实验研究证实肠内营养可改善肠黏膜屏障功能，提供谷氨酰胺等肠黏膜细胞所需要的组织特需营养。除此之外，肠内营养尚有促进肠蠕动功能的恢复，加速门静脉系统的血液循环，促进胃肠道激素的分泌，营养物质中的营养因子直接进入肝脏等较肠外营养更具有优势。因此，肠内营养不但有提供营养的作用，而且能改善肠黏膜的屏障功能，这是单纯肠外营养所不具备的作用。相反，长期应用肠外营养后，肠黏膜将萎缩。于是，肠外营养与肠内营养的应用比例从20世纪70年代肠外营养多于肠内营养逐渐转向肠内营养多于肠外营养。当然，肠外营养也有其优点，肠功能严重障碍时，它仍然是有效的途径，是不可废除的途径。

肠内营养与肠外营养相比，曾有学者从“价廉、简便、有效、合乎生理”的角度评价。在临床应用时，“价廉”与“有效”、“合乎生理”的观点易被人们所认同，“简便”却不易为所有医护人员轻易接受。初用时，因选用的制剂、输灌的速度、浓度、温度不能为患者所适应而产生腹泻、腹胀等症状，放置喂养管也不似静脉穿刺简单。由于这些不足之处，常掩盖了“有效”这一优点，影响它的推广使用。实际上，经过一段时间的应用，其优点是显而易见的。上述一些不足之处也常能很快地解决。从一种方法更换到另一种方法，从不熟悉到熟悉，从接触到掌握都需要有一个过程，相信外科医护人员为了患者的早日康复，坚信它的优点，坚持应用它，不断地观察改进，定能按照“当肠道有功能，且能安全使用时，就应用它”的原则，记住肠内营养是胃肠道有功能者的首选途径。

二、正常营养需要

为了维持生命和身体各个器官的正常活动，每个人都必须从外界摄取食物。食物中能产生能量的营养素有蛋白质、脂肪、碳水化合物，经过氧化转变为能量。有了能量和营养素的补充，才能保证人体正常的生长发育和新陈代谢，以适应各类生理状况及环境条件下的功能需要。

(一)能量的单位

一般以千卡(kcal)表示，国际法定单位是用焦耳(J)表示。1kcal是指1L水从14.5℃升高到15.5℃时所需的热量；1J是指1牛顿的力将1kg重的物体移动1m所耗的能量。二者可互相换算，即1kcal＝4.18kJ[千焦耳(kJ)代表1J的1000倍]，而1kJ＝0.239kcal。若将食物直接燃烧，则1g蛋白质可产生热量为23.6kJ(5.65kcal)，1g脂肪可产生热量为39.54kJ(9.45kcal)，1g碳水化合物可产生热量为17.15kJ(4.1kcal)。但在体内蛋白质不能完全燃烧，其代谢产物尿素、肌酐等不再分解而直接排出体外，将这些含氮的有机物在测热器中氧化可产热5.44kJ(1.3kcal)，故在计算蛋白质的产热时应将一部分蛋白质除去，脂肪及碳水化合物则可完全氧化。此外，食物中的三大营养素在消化吸收过程中有不同程度的损失，蛋白质的损失率为8%。脂肪为5%，碳水化合物为2%，因而它们实际产热量(能量系数)分别是：

蛋白质：16.7kJ/g(4kcal/g)。计算公式为：(5.65－1.3)×(100－8)%＝4kcal

脂肪：37.68kJ/g(9kcal/g)。计算公式为：(9.45×(100－5)%)＝9kcal

碳水化合物：16.7kJ/g(4kcal/g)。计算公式为：(4.1×(100－2)%)＝4kcal

(二)基础代谢和基础代谢率

在空腹、清醒、安静的非应激状态下，适宜的气温(18～25℃)环境中人体维持基本的生命活动，进行新陈代谢消耗的热能称为基础能量消耗(basal energy expenditure，BEE)。单位时间内，人体每$1m^2$体表面积所消耗的维持基础代谢的热能称为基础代谢率。通常成年男性每千克体重每小时约消耗4.2kJ(1kcal)，即日需能量1500～1800kcal；成年女性的基础代谢率比男性低2%～12%；老人比中年人低10%～15%；儿童比成人高10%～12%。

BEE值的测定可采用Harris-Benedict公式计算，此公式较临床上间接热仪所测值约高出10%。

男性BEE＝66.5＋13.7×体重(kg)＋5.0×身高(cm)－6.8×年龄(岁)

女性BEE＝65.1＋9.6×体重(kg)＋1.8×身高(cm)－4.7×年龄(岁)

(三)机体活动消耗的热能

不同的劳动强度，不同年龄，不同的环境气候条件，不同的生理状态如妊娠、哺乳，人体能量的消耗均不相同。影响人体能量消耗的因素主要有：

1. 年龄　反映了生理活动状态。如以 20～39 岁为基数，40～49 岁能量消耗减少 5%，50～59 岁减少 10%，60～69 岁减少 20%。

2. 气温　以 10℃作为基数，每升高 10℃，能量供给就减少 5%；相反，每下降 10℃则约增加 3%。

3. 活动强度　除上述生理或环境情况外，劳动（或活动）强度是影响热能需要量的最主要因素。强度和持续时间作为计算的指标，劳动（或活动）强度不同，其消耗能量的数值显著不同：重体力劳动每小时消耗的能量可达 0.628～1.255MJ（150～300kcal），而轻体力劳动每小时则为 0.313MJ（75kcal）。年龄、性别相当的成年人，重体力劳动者在单位时间内热能消耗较轻体力劳动者多 1～4 倍。

（四）应激时能量需要

为基础能量消耗（BEE）×校正系数

校正系数：择期大、中手术约为 1.2；多发性骨折为 1.3；严重感染为 1.5；大面积烧伤为 2.0。严重感染体温每升高 1℃，对热量需要相对增加5%～8%。一般每千克体重不超过 146.3kJ（35kcal）。

三、营养基质代谢及创伤、感染后的代谢改变

（一）营养基质的代谢

机体所需的营养基质有 3 类：①供应能量的物质主要是碳水化合物和脂肪；②蛋白质是构成身体的主要成分，是生命的物质基础；③机体内的各种元素如维生素、电解质（含微量元素）和水。从食物摄取的营养素转变为能量，以化学能的形式发挥作用，ATP 是其主要中间贮能物质。

1. 碳水化合物的代谢　碳水化合物是人体最主要的供能物质，是碳、氢、氧元素的化合物，又称为糖。它是我国膳食的主要成分，热量的主要来源。碳水化合物经口进入肠道后，在小肠上段受水解酶的作用，以单糖的形式被吸收，一半以上是葡萄糖，其余是果糖和乳糖。其后代谢有 3 条途径：①直接用于能源，葡萄糖被吸收后很快被氧化以血糖形式随血液循环分布全身，体内的一些组织如中枢神经系统、红细胞、骨髓、肾上腺髓质等，只能利用葡萄糖供能；②以糖原形式贮存，小部分葡萄糖经胰岛素的调节转化为糖原贮存；③转化为脂肪。糖原贮存十分有限，总量约 500g，其中 200g 是肝糖原，可以转化成葡萄糖为身体利用，其余 300g 是肌糖原，仅能被肌肉本身利用，饥饿状态持续 24 小时即可把肝糖原耗尽。如无外源性碳水化合物后续补充，则体内蛋白质将经糖原异生途径转化成葡萄糖供应能量。体内储备的蛋白质，均是各器官、组织的组成成分，若蛋白质作为能源而被消耗，必然会损害器官功能。在禁食早期，如能每天经静脉补给葡萄糖 100g，虽然提供的热量有限，却能明显地减少蛋白质的糖原异生。

2. 蛋白质代谢　蛋白质是最重要的营养物质，是生命存在的方式，是所有器官功能活动的物质基础，以其多种多样的结构具有各种生物学功能，是器官的效应因子，如酶促反应、激素调节、肌肉收缩和免疫应答等，在生命活动中起着极其重要的作用。蛋白质占人体体重的 15%左右，成人平均每天需蛋白质 1g/kg，用于身体的生长、组织的修复更新、维持血液循环中蛋白质的含量和制造酶等。摄入的蛋白质经肠道中的蛋白酶水解，最终产物为氨基酸，吸收后经由门静脉进入肝脏。

氨基酸是蛋白质的基本单位，氨基酸的核心结构是 α 碳原子上都有 1 个氨基（$-NH_{3+}$）、1 个羧基（$-COO^-$）和不同长度的侧链，分为必需氨基酸（essential amino acids，EAA）和非必需氨基酸（nonessential amino acids，NEAA）两类。EAA 不能在体内合成，只能由食物提供。NEAA 可在体内合成，但其合成速度不足以维持机体的正常需要，尚需从体外获得，称为半必需氨基酸；有些则在机体生长或疾病等需要量增加时，也需要补充，属于条件必需氨基酸。在疾病状态下，加之摄入量不足，EAA 来源不足，NEAA 的合成会受到影响。所以，从营养支持的角度来看，两者的外源性补充是不可忽视的。

氨基酸的代谢去路有 3 条：①合成蛋白质；②自身分解，氮转变为尿素，氮链氧化供能生成二氧化碳和（或）以糖或脂肪贮存起来；③合成非必需氨基酸和其他小分子物质，如嘌呤和嘧啶。

当人体处于创伤、饥饿状态、感染等分解代谢占优势时，能量摄入不足，肌肉蛋白质就会首先分解为氨基酸，经转氨和脱氨作用进行代谢。脱氨后经乙酰辅酶A转化为酮体。肌蛋白分解产生的氨基酸，是惟一能在肝外代谢的支链氨基酸(branched-chain amino acids，BCAA)，属于EAA范围。其中缬氨酸可生成糖原，亮氨酸可生成酮体，异亮氨酸两者兼有之。在创伤、饥饿、感染、缺氧状态下，摄入能源匮乏，其他氨基酸利用障碍，则肌蛋白大量分解产生的支链氨基酸成为主要供能氨基酸而被大量消耗，如输入BCAA，可使肌蛋白分解减少，从而起到节省体内蛋白质的作用。同时也能纠正支链氨基酸及其他氨基酸的比例失调，有利于蛋白质的合成代谢。此外，体内蛋白质的分解减少，其终末产物之一的氨也随之减少，这是一种可以通过血脑屏障的有害物质，所以输注BCAA对肝性脑病有防治作用。

3. 脂肪代谢　脂肪是人体能量的主要贮存形式，一定量脂肪释放的能量比等量的糖和蛋白质大1倍多。皮下脂肪和其他部位贮存的脂肪，在饥饿时可动用作为主要的供能来源。脂类还是机体重要的构成成分，它以多种形式存在于人体的各种组织中。食物中的脂肪摄入后，在小肠内受胆汁及脂肪酸的作用被水解为甘油和脂肪酸。其中长链脂肪酸被乳化为乳糜小球的脂蛋白复合物，由小肠吸收，经淋巴系统、胸导管入血；游离的中长链脂肪酸以非酯化的形式直接吸收入门静脉。脂蛋白可在肝内或直接在脂肪中水解，释放脂肪酸，重新酯化成甘油三酯贮存起来。

脂肪组织中90%是贮存的甘油三酯，脂肪的主要生理功能是氧化供能，每克脂肪氧化可供能37.68kJ(9kcal)。空腹时，体内脂肪氧化可提供50%以上的能量需要，禁食1～3天后，85%的能量来自脂肪。当碳水化合物摄入不足时，甘油三酯被动员，分解成甘油和脂肪酸，部分甘油经糖生成作用转化为葡萄糖，游离脂肪酸则氧化生成乙酰辅酶A，经三羧酸循环释出能量。如果乙酰辅酶A多于三羧酸循环可能氧化的能力时可转化为酮体。酮体也是能量来源，能被心、肝、肺肾、肌肉及睾丸组织利用，但大量酮体可消耗体内碱储备导致酸中毒。体脂是体内最大的能源仓库，饥饿时消耗脂肪以供能，对组织器官的功能影响不大，但在消耗脂肪的同时，也有一定量的蛋白质被氧化供能。

有些不饱和脂肪酸如亚油酸、亚麻酸和二十碳四烯酸不能由体内合成，必须经饮食摄入，称为必需脂肪酸，正常饮食情况下不易缺乏。但长期胃肠外营养没有补入这种成分，可出现脂类转运异常和皮肤容易感染等。

(二)创伤、感染后的代谢改变

创伤和感染时表现为高代谢和分解，且与创伤的严重程度相关。

1. 能量代谢增高及蛋白质分解代谢加强　创伤或感染机体代谢特点是蛋白质持续分解、丢失增加。负氮平衡是创伤及手术后患者重要的代谢改变，患者均有肌肉组织分解并有糖原异生，部分氨基酸分解后转变为糖，尿中氮排出增加，血糖升高，血浆组氨酸、精氨酸减少，BCAA增高。蛋白质的丧失可能是蛋白质的合成受到抑制或分解增加或两者共同的结果，即使摄入蛋白质较多，仍可出现负氮平衡。此种反应的程度及时间随创伤的类型和程度而异，一般持续2～3天，复杂的大手术后可持续数周。对外科患者采取积极措施改善氮平衡已得到普遍公认，为不使患者处于长期负氮平衡状态，手术创伤后的营养支持能有效地改善负氮平衡。

2. 糖代谢紊乱　创伤、感染后糖代谢紊乱与内分泌变化有明显关系，主要是垂体-肾上腺轴对创伤的应激反应，表现为肾上腺皮质分泌增多和胰岛素功能受到抑制，处理葡萄糖能力下降而出现高血糖。采用PN支持时，要充分考虑该类患者对糖的利用比非创伤、感染患者差得多。

3. 体重下降　创伤、手术后体重下降明显，是由于肌肉组织和脂肪的消耗增加(脂肪消耗每天可达200g以上)所致，如中等创伤的胃大部切除术，术后1周体重下降3kg左右。如果创伤、感染后病情趋于平稳，营养基质得到适当补充，体重下降可以逆转。其表现为尿排氮量减少，血糖趋向正常，蛋白质合成大于分解，体重增加，氮代谢趋向平衡或正平衡。为贮存脂肪的需要，必须供给足够的热量。此期可持续数周至数月，如调理得当，体重会超过外伤或手术前水平，体力明显增强。

（三）饥饿时的代谢变化

单纯饥饿时机体的代谢率降低，机体对整个代谢活动进行调整，一些不太重要的代谢逐步减缓或停止，仅维持与生命有密切关联的代谢，这是机体自我保护的适应性反应。身体将消耗其本身的组成部分，以提供生命过程所必需的能量。禁食之初，作为能源储备的糖原在24小时内即被耗尽，脂肪组织的甘油三酯提供了机体所需的绝大部分热能；蛋白质虽也是可动用能源，但其是维持身体组织结构与功能的重要成分，蛋白质过度消耗常是长时期饥饿致死的原因。机体对饥饿的代谢反应是降低基础代谢率，以调节机体减少对能量的需要。其代谢改变虽与严重创伤和感染有所不同，但也存在不少相似之处。

在饥饿期间，糖原代谢主要为循环中激素水平所控制：胰岛素分泌减少以解除对糖原分解的抑制，胰高血糖素、生长激素、儿茶酚胺分泌增加，以使血糖下降，维持糖代谢恒定。此期间出现如下代谢反应：①加速糖原分解，使葡萄糖生成增加；②蛋白质分解，糖原异生随饥饿的时间延长而增加；③脂肪逐步成为主要能源，以尽量减少蛋白质的分解；④尿氮排出量开始时增高（约8.5g/d），以后逐渐降低（2～4g/d）；⑤血浆中脂肪酸、酮酸、酮体逐渐升高，导致代谢性酸中毒及酮尿症；⑥血糖水平轻度下降；⑦尿钠及尿钾排出增加。

饥饿状态下，由于水分丢失，大量脂肪及部分蛋白质分解，导致体重减轻，器官功能下降。这些变化可涉及所有器官而出现多器官功能不全（MODS），最终可导致多器官功能衰竭（MSOF）而死亡。

第二节　营养状况的评定与监测

目前，国内外学者对住院患者营养不良发生率的调查因营养不良的定义及营养不良标准的不同而差别较大，为10%～70%。近10年来，国内外文献报道外科住院患者入院时有30%～40%处于营养不良状态，并且在其住院期间营养不良可能因原发疾病而加重。对于已有营养不良或有营养风险的患者进行临床营养支持可以改善其临床预后，缩短住院时间。国际上已有多个随机对照研究和系统评价发现，对于大多数没有营养不良（风险）的患者，围手术期接受单纯的糖、电解质输液比较合适。对于这类患者使用肠外营养还可能导致感染和代谢并发症的增加，并且增加不必要的医疗费用。显然，决定患者是否使用营养支持的一个决定性因素就是该患者是否已有营养不良或者具有营养风险，这就直接面临营养评价方法的问题。

事实上，在临床研究中对营养不良定义的界定却存在极大困难，至今还没有某一项敏感指标能够直接判定营养不良的发生，这种情况直接限制着临床营养的应用与发展。而临床诊断所提及的营养不良，应为蛋白质-能量营养不良（protein-energy malnutrition，PEM），多侧重于严重营养不良，分为单纯饥饿型营养不良（marasmus）和恶性营养不良（kwashiorkor）两种。而临床上常见能量摄入不足的患者，尽管虚弱或人体测量指标低于正常，但往往仍可较好地耐受小手术甚至中等的手术，这与PEM的定义相差距离较大。为了明确营养状态的定义，欧美学者近5年来逐渐提出营养风险（nutritional risk）的概念，动态地评估患者有无营养风险，以及有无进一步发生营养不良的可能，此概念在临床诊疗中更为实用。

有研究表明是否发生营养不良或具有营养风险直接与正确估算其蛋白质、能量需求及随之的营养支持的合理应用相关。因此，科学的营养评定已成为合理应用临床营养支持的科学基础。营养评定方法自20世纪70年代以来在国际上得到了充分的发展，在发达国家中得到应用的营养评定工具有10余种之多。其中体质指数（body mass index，BMI）是评价营养状况的众多单一指标中被公认为较有价值的一种，尤其是在评价肥胖症方面，它是一个比较可靠的指标。2002年，中国肥胖问题工作组根据1990年以来中国13项流行病学调查数据得出中国人BMI正常值（18.5≤BMI＜23.9）。除体质指数(BMI)、体脂含量、白蛋白、前白蛋白、血红蛋白等单一指标外,近20年来还发展出数种复合营养评定工具,如"主观全面评定(subjective globe assessment,SGA)"、"微型营养评估(mininutritional assessment,MNA)"等,均在营养评定中发挥一定的作用。但是由于营养不良在人体各系统均有表现,时至今日仍无一种方法或指标被认定是所谓"金标准"。一些复杂的化验检查,耗时、耗费,难以在临床广泛大规模应用。直到2002年,对于在住院患者中应该使用何种评价工具,一直缺乏共识。原因在于,过去没有一种工具能够在筛查出营养风险的同时,对营养不良、住院患者疾病结局、临床营养支持的关系作出提示,也没有显示患者是否可从营养支持中获益的证据,当然也缺乏基于循证医学原则的系统评价的依据。

一、营养筛查

2003年,欧洲肠外肠内学会(ESPEN)推荐住院患者的营养评定指南即 Nutritional Risk Screening(NRS 2002)方法。它包括4个问题来评定住院患者是否处于营养风险,程度如何,是否需要进行营养支持及预后如何。这4个问题包括:①原发疾病对营养状态影响的严重程度;②近期内(1～3个月)体重的变化;③近1周饮食摄入量的变化;④体质指数(身高、体重)。以上通过床旁问诊和简便人体测量即可评定。同时将年龄作为营养风险因素之一,大于70岁者认为具有营养不良危险。

NRS 2002由丹麦 Kondrup J. 等采用评分的方法来对营养风险加以量度,核心来源于128个临床随机对照研究(randomized controlled trial,RCT),研究有关临床营养支持对某些疾病结局的影响。通过对这些RCT进行系统评价发现,采用这些指标作营养评定后,发现有营养风险的患者,在使用营养支持后的良性临床结局比例高于没有营养风险的患者,见表6-1。

表6-1 选择NRS≥3为有营养风险的统计学基础

NRS评分	合并所有RCT($n=128$)		肠内营养或经口喂养RCT($n=56$)		肠外营养($n=71$)	
	LR	95%可信区间	LR	95%可信区间	LR	95%可信区间
2	1.1	1.3～1.0	—	—	—	
≥2.5	1.4	1.7～1.2	1.6	2.2～1.1	1.3	1.6～1.0
3	1.7	2.3～1.2	2.9	5.9～1.4	1.4	1.9～1.0
≥3.5	2.4	4.4～1.3	7.7	55.3～1.1	2.1	4.4～1.1
≥4	5.0	16.8～1.5	∞*	—	4.2	15.2～1.1

注:*对128个随机对照研究的受试者按NRS评定后,以不同分值作为临界点用作营养风险诊断的阳性似然比(LR),以患者接受营养干预后是否获得良性结局为诊断金标准。

NRS 2002方法用评分法度量有无营养风险时,为什么以评分达到或≥3分作为营养风险的标准?其理由如下:按照所引用的RCT报告,将患者是否有营养风险分成两类。回归分析发现,NRS2002评分≥3分的患者,应用临床营养支持后,患者有良性临床结局的比例较高(图6-1)。

2002年以后发表的一个多中心临床研究(有212个中心参加)表明,NRS 2002在预测营养不良风险和患者对营养治疗的反应方面,具有其他工具所不可比拟的优势。NRS 2002被欧洲推荐为住院患者营养不良风险评定的首选工具,见表6-2。但在不能确切测量身高体重的一小部分患者(如严重水肿等患者),无法得到可靠的BMI数据。国外暂时应用前臂中点周径(MAC)(国内无公认的正常值,国外的正常值也不稳定),国内暂时应用白蛋白水平(国内有正常值)来评估这一小部分患者。国外对于不同科室、不同病症的住院患者的营养不良和(或)营养风险发生率调查发现,不同科室的差别较大(15%～60%)。

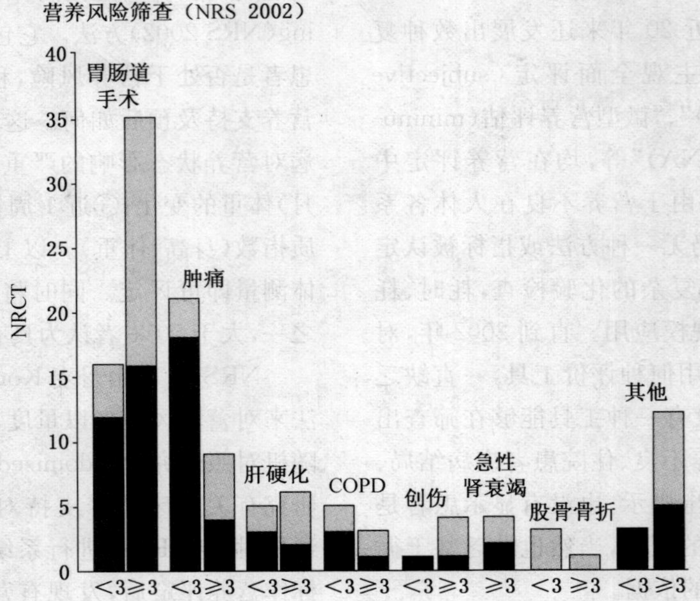

图 6-1 营养风险评分与临床结局

以不同疾病为亚组时，≥3 为有营养不良风险的循证基础

灰色柱：营养支持有效；黑色柱：营养支持无效

表 6-2 住院患者营养风险的评价方法

（营养风险评定，NRS 2002）

		营养状态受损评分①	疾病的严重程度评分（=需要量的增加）②
没有	0 分	正常营养状态	正常营养需要量
轻度	1 分	3 个月内体重丢失＞5%或食物摄入比正常需要量低 25%～50%	需要量轻度提高：髋关节骨折，慢性疾病有并发症者，肝硬化*，COPD*，血液透析，糖尿病，一般肿瘤患者
中度	2 分	BMI[18.5－20.5]且一般情况差或 2 个月内体重丢失＞5%或者食物摄入比正常需要量低 50%～75%	需要量中度增加：腹部大手术*，卒中*，重度肺炎，血液恶性肿瘤
重度	3 分	BMI＜18.5 且一般情况差或 1 个月内体重丢失＞5%或者前 1 周食物摄入比正常需要量低 75%～100%	需要量明显增加：颅脑损伤*，骨髓移植，大于 APACHE 10 分的 ICU 患者

注：总分值＝①＋②

年龄超过 70 岁者总分加 1，即年龄调整后总分值。

总分值≥3：患者处于营养不良的可能，并且开始制定营养治疗计划。

分值＜3 分：每周复查营养评定。如果患者计划进行大手术，应考虑预防性营养治疗计划，以避免合并营养不良的可能。

* 表示经过循证医学验证过的疾病。

NRS 2002 采用评分的方法将所有问题的评分进行累加，根据总评分确定是否需要营养支持（或具有营养风险）。NRS 2002 最大的优点在于简便易行，医患有沟通，通过问诊和简便测量即可在 3 分钟内迅速完成评定，且因为无创、无医疗耗费，患者的接受程度非常好。此外，该方法较其他营养评定方法的优势还在于能够前瞻性地动态判断患者营养状态变化，这与 sALB 半衰期较长只能反映营养状态变化的后期指标相比，具有预测性，便于及时反馈患者的营养状况并为相应调整营养支持方案提供证据。在临床上，医生、营养师、护士都可以进行操作，便于未来临床营养支持标准化操作的实施。

NRS 2002 总评分计算方法：

3 项评分相加。疾病严重程度评分＋营养状态受损评分＋年龄评分

疾病严重程度评分：

1 分：慢性疾病患者因出现并发症而住院治疗，患者虚弱但不需卧床。蛋白质需要量略有增加，但可以通过口服和补充来弥补。

2 分：患者需要卧床，如腹部大手术后，蛋白质需要量相应增加，但大多数人仍可以通过人工营养得到恢复。

3 分：患者在加强病房中靠机械通气支持，蛋白质需要量增加而且不能被人工营养支持所弥补，但是通过人工营养可以使蛋白质分解和氮丢失明显减少。

除了通用的营养风险筛查外，临床上对外科患者的详细但复杂的营养评定也十分重要，既可判别其营养不良的程度，又是营养支持治疗的客观指标。所谓营养不良主要是指能量-蛋白质缺乏所致的营养状态不佳。在外科住院患者中营养不良的发生率较高，统计表明在普通外科其发生率可高达 25％～65％。营养不良常致患者感染发病率高，切口愈合延迟，甚至出现吻合口瘘等严重并发症。蛋白质缺乏的患者，肝解毒功能明显降低，对肺功能及通气量也有严重不良影响。营养不良会大大影响患者的康复过程和临床治疗效果。

二、营养评定

评定患者的营养状态是营养支持的第一步，它有助于了解患者应激时的代谢变化，掌握营养不良的程度和类型，为制订营养支持方案及监测营养治疗效果提供依据。营养状态的评定应包括临床评价、直接身体测量和必要的生化或免疫测定等。

（一）临床评价

1. 既往情况　病史中尤其要注意 5 个方面的因素：食物摄入不足、营养吸收不足、营养利用减少、营养丢失增加和营养需要增加。

2. 现在状况　如体重丢失、肌肉消耗、功能性水肿、皮疹和神经系统疾患等。

（二）身体测量指数

1. 体重　直接反映营养状态，但要排除脱水或水肿等影响因素。体重低于标准体重 10％～20％为轻度营养不良；低于 20％～40％为中度营养不良；低于 40％以上为重度营养不良。

2. 上臂肌周（AMC）　取尺骨鹰嘴至肩峰连线中点处测定其周径，反映全身肌肉及脂肪储备状况。

3. 肱三头肌皮褶厚度（TSF）　测试点同 AMC，以两手指紧捏该点后侧的皮肤与皮下脂肪往外拉，使脂肪与肌肉分开，用一种特制的夹子测定其厚度。代表机体脂肪储备情况。

（三）三甲基组氨酸测定

三甲基组氨酸是肌纤维蛋白和肌球蛋白的最终分解产物，不再被合成利用。测定尿中三甲基组氨酸排出量可反映机体蛋白质分解量。其值越大，反映体内蛋白质分解越多，负氮平衡越明显。

（四）内脏蛋白测定

内脏蛋白测定包括血清白蛋白和转铁蛋白浓度测定，是营养评定的重要指标。

1. 白蛋白　半衰期较长，约为 20 天，可代表体内较恒定的蛋白质情况。饥饿可使肝脏白蛋白合成迅速降低，在严重创伤、感染等应激情况下，分解代谢增强，白蛋白合成缓慢或继续丢失而减少。

2. 转铁蛋白　半衰期较短，约为 8 天，能较迅速反映营养状况，是一个比较敏感的指标。但是影响转铁蛋白代谢的因素较多，缺铁、肝功能受损也会影响其测定结果。

（五）免疫功能测定

1. 总淋巴细胞计数　正常值为 2×10^9/L（2000/mm^3），低于 1.5×10^9/L（1500/mm^3）提示营养不良。

2. 延迟型超敏皮肤试验　将结核菌素（PPD）、

白色念珠菌、双球菌、腮腺炎病毒、植物血凝素等各0.1ml分别行皮内注射，24～48小时后观察，局部红肿区＞5mm为阳性。有两项阳性反应者，表示细胞免疫有反应性。

（六）氮平衡测定

氮平衡测定是蛋白质代谢变化的动态观察指标，反映了机体分解代谢情况。正平衡表示蛋白质合成占优势，负平衡表示蛋白质消耗多于摄入，也可用于估算营养支持的效果。

氮平衡＝24小时摄入氮量（g）－24小时总氮丧失量

＊24小时摄入氮量（g）＝蛋白质摄入量（g）÷6.25，结果为负数表示氮负平衡

食物中的蛋白质每6.25g含氮1g，在TPN治疗时，氨基酸制品均标明含氮量，根据输入氨基酸液量计算即可。

24小时总氮丧失量（g）＝24小时尿内尿素氮量（g）＋3g

＊常数3g表示非尿素氮形式排出的含氮物质和经粪便、皮肤等排出的氮。在大面积烧伤或消化道瘘等有额外的蛋白质丢失的情况下，氮平衡测定将不够准确，在分析测定结果时要考虑到这一点。

营养状态评定见表6-3。

表6-3　简易营养状况评定法（含正常值）

检查项目	正常值	轻度营养不良	中度营养不良	重度营养不良
体重		下降10%～20%	下降20%～39%	下降超过40%
上臂肌围（AMC）	男20.2cm；女18.6cm	下降＜30%	下降30%～39%	下降40%～50%
肱三头肌皮褶厚度（TSF）	男＞10mm；女＞13mm	下降＜30%	下降30%～39%	下降40%～50%
血清白蛋白	35g/L	28～34g/L	21～27g/L	＜21g/L
转铁蛋白	2.0～4.0g/L	1.8～2.0g/L	1.6～1.8g/L	＜1.6g/L
总淋巴细胞计数	＞2000	1200～2000	900～1200	＜900
皮肤过敏试验	对抗原反应＞2种	对抗原反应仅1种	对抗原反应仅1种	对抗原无反应
氮平衡（g/24h）	0±1	－5～－10	－10～－15	＜－15

三、营养不良的分类

根据全面营养评定的结果，可以了解患者是否存在营养不良，并判定营养不良的类型。营养不良主要有3类：蛋白质营养不良；蛋白质-能量营养不良；混合型营养不良。

（一）蛋白质营养不良

营养良好的患者患严重疾病时，因应激状态下的分解代谢和营养素的摄入不足，导致血清白蛋白、转铁蛋白降低，细胞免疫与总淋巴细胞计数也降低，但人体测量的数值（体重/身高、肱三头肌皮褶厚度、上臂肌围）正常，临床上易忽视，只有通过内脏蛋白与免疫功能的测定才能诊断。

（二）蛋白质-能量营养不良

由于蛋白质-能量摄入不足而逐渐消耗肌肉组织与皮下脂肪，是临床上易诊断的一种营养不良。表现为体重下降，人体测量数值及肌酐身高指数均较低，但血清蛋白可维持在正常范围。

（三）混合型营养不良

患者由于长期营养不良而表现有上述两种营养不良的某些特征，是一种非常严重、危及生命的营养不良。骨骼肌与内脏蛋白质均有下降，内源脂肪与蛋白质储备空虚，多种器官功能受损，感染与并发症的发生率均高。

四、营养支持的适应证

在外科患者中，尽管由于一些疾病本身的原因，加之麻醉、手术创伤及禁食等，会使有的患者存在不同程度的营养问题，但是，这一情况并不意味所有患者都需要进行营养支持。一般说来，对非消化道手术而营养情况较好的患者，通过病因治疗和

补充液体与电解质等，以及在较短时间内恢复进食，即可使患者顺利恢复，营养状况也能逐渐改善，并不需要特殊的营养支持。只有严重营养不良的患者和一些严重创伤、感染或术后发生严重并发症，估计在较长一段时间内不能很好进食的患者，才需要采取营养支持治疗。

（一）胃肠道梗阻

如贲门癌、幽门梗阻、高位肠梗阻等营养物质不能进入肠道，难以建立充足的肠内营养者，采用PN支持可降低手术并发症及死亡率。妊娠剧吐或神经性拒食虽无胃肠道梗阻，也应采用PN支持。

（二）胃肠道外瘘及短肠综合征

肠外瘘者，食物仅经过一段肠道即从瘘口溢出，肠道实际吸收面积不足，且有大量消化液丢失。严重影响营养的消化吸收，常伴的腹内感染又会引起高分解代谢，因而营养不良的状况迅速发生，日趋严重。采取禁食和营养支持治疗，不仅使患者获得充分的能量和氮源，以利于代谢正常进行，还可以使消化道完全处于安静状态，极大限度地减少消化液的分泌，有利于瘘口的愈合，或为再次手术创造条件。因某种疾病而切除大量小肠所致的短肠综合征，也因肠道实际吸收面积减少，在代偿期以前需PN支持；有的残留小肠过短不足以维持肠内营养者，甚至需终身PN支持以维持生命。

（三）消化道广泛炎症性疾病

炎性粘连性肠梗阻、坏死性胰腺炎、克罗恩病、溃疡性结肠炎等，在急性发作或术前准备时，适当的PN支持可使肠道休息，减少胰液分泌，有利于减轻炎症病理损害和控制症状。

（四）高代谢状态

严重创伤、大面积烧伤、严重感染和复杂大手术后，机体处于高分解代谢状态，患者进食不足，长期负氮平衡，采取营养支持，对度过危险期、促使正常愈合及抵抗感染等有积极作用。

（五）肿瘤患者接受化疗和大面积放疗

癌肿患者在手术前后接受化疗或大面积放疗，尤其是化疗期间，由于药物的毒性和胃肠道黏膜上皮细胞对化学药物的易感性或不耐受性，患者常出现恶心、厌食、腹泻等过重反应，此时如无营养支持，常因体质下降而不能完成全程化疗，又由于抵抗力降低而致肿瘤发展。PN可改善患者营养状态，提高免疫力，既有利于支持患者完成化疗，也可减少并发症。

（六）肝、肾功能衰竭

晚期肾病患者因肠黏膜水肿而吸收不良，并常有恶心、厌食等症状；因肝功能衰竭时蛋白质合成功能低下，均需TPN治疗，只是不能采用一般PN支持，常需调整特殊营养溶液的成分组成进行治疗。

（七）大手术围手术期营养

一些已造成营养状况极差的疾病需手术治疗，如食管切除、全胃切除等手术在术前、术后用PN支持，可提高患者对手术打击的承受能力，减少并发症和死亡率。

第三节　肠外营养和肠内营养

目前营养支持早已不再局限于外科，而逐渐成为一门为临床各科服务，并涉及多个学科的交叉学科。营养支持在临床工作中正发挥越来越明显的作用，但泛用营养支持或象征性给一点营养，只能造成浪费和增加并发症，却达不到治疗目的。外科营养支持的基本原则是：只要肠道有功能，尽量采用肠内营养。应根据患者的具体情况而定，要求是：①EN与PN两者之间首先选用EN；②需较长时间营养支持应设法应用EN；③EN不能满足患者营养需要时可用PN补充；④经中心静脉肠外营养支持(CPN)与经外周静脉营养支持(PPN)之间应优先选用PPN;⑤营养需要较高或希望短期内改善营养状况时可选用CPN。

营养支持(nutrition support),是指经口、肠道或肠外途径为患者提供较全面的营养素。目前临床上包括肠内营养(enteral nutrition,EN)和肠外营养(parenteral nutrition,PN)。肠内营养是指经消化道给以营养素,根据组成不同分为整蛋白型EN和氨基酸型EN;根据给予EN途径的不同,分为口服(oral nutrition supplement,ONS)和管饲。

肠外营养是经静脉为无法或经胃肠道摄取和利用营养物不足的患者提供包括氨基酸、脂肪、碳水化合物、维生素及矿物质在内的营养素,以抑制催化代谢,促进合成代谢,并维持结构蛋白的功能。

历史上,营养支持最先是基于解决外科患者的营养需求而发展起来的,故最初阶段有人称之为外科营养。由于医疗上的扩展,经口服普通食物途径不能达到营养需要时,都在用肠外营养及肠内营养支持来提供维持生命所需要的营养基质。

临床上有肠外营养及肠内营养的补充、支持和治疗3个层面,大多数情况是属于营养支持,故目前国际上大多仍用营养支持组(科/中心)的名称。

一、肠外营养

肠外营养(PN),也称人工胃肠,指通过静脉途径供给患者所需的全部营养要素的营养支持方式,包括热量(碳水化合物)、必需氨基酸和非必需氨基酸(蛋白质)、脂肪、电解质、维生素和微量元素,使患者在不进食的情况下维持良好营养状态的一种治疗方法。它可提供足够的各种必需的营养物质和维护正氮平衡,防止或减少体内蛋白质消耗,重建和恢复机体的无脂细胞群,促进康复,还可使机体得到正常的生长发育,促进伤口愈合和体重增加。与一般静脉输液的根本区别在于,后者仅能供给患者所需的部分热量及电解质。

(一)PN的适应证

1. 无法从胃肠道正常摄食如高位肠瘘、食管瘘、食管胃肠道先天畸形、过短小肠等。癌症患者手术前后、放疗或化疗期间胃肠道反应过重时也可应用。

2. 代谢旺盛如烧伤、创伤和严重感染等。

3. 胃肠道需休息或吸收不良如溃疡性结肠炎、克罗恩病、长期腹泻等。

4. 特殊病例如坏死性胰腺炎、急性肾衰竭、早期肝硬化(后二者应使用专为肝、肾功能不良患者设计的氨基酸配方)等。

如手术后或其他原因使患者处于消耗状态(指能量及蛋白质营养不良)已超过10天,而短期内尚无恢复口服营养的可能,原则上也属于适应证。

要注意3个月以上的肠外营养患者的肠黏膜屏障功能的保护,如坏死性胰腺炎患者易引起肠黏膜屏障功能损害,可能有肠道细菌移位入血。在临床实践中,若在患者的血液中检出肠道常驻菌,可能与肠通透性发生变化有关。

(二)肠外营养基质的需要量

1. 氨基酸 蛋白质是生命的基础,蛋白质营养是机体营养的关键,虽然其可以作为热能源被消耗掉,但其主要功能并非提供并不经济的能量,而是维持机体的结构和生理功能。机体的外源性能量来源主要是脂肪和碳水化合物。

蛋白质不仅是构成组织的结构成分,如组成细胞膜、细胞器、细胞核、细胞质,也是构成许多生理活性物质的主要成分,如酶、激素、血红蛋白、核蛋白。蛋白质的基本组成部分是多种氨基酸,人体能合成的氨基酸为非必需氨基酸,不能合成且必须由食物蛋白质提供的氨基酸称为必需氨基酸,后者共8种,即亮氨酸、异亮氨酸、赖氨酸、蛋氨酸、苯丙氨酸、苏氨酸、色氨酸和缬氨酸,婴儿尚需组氨酸。胱氨酸与酪氨酸可分别节约必需氨基酸中的蛋氨酸及苯丙氨酸。人体所需的各种必需氨基酸相互间比例需恰当,并需同时提供,才能达到最高利用率。外源性氨基酸/蛋白质的供给,必须同时提供脂肪或碳水化合物等其他能源,否则在输入过程中就会被当做能源消耗掉。

不同的疾病情况下,人体对氨基酸的需要量有所差别。氨基酸输液在能量供给充足的情况下,可进入组织细胞,参与蛋白质的合成代谢,获得正氮平衡,并生成酶类、激素、抗体、结构蛋白,促进组织愈合,恢复正常生理功能。

肠外营养支持中早已不使用水解蛋白作为氨

基酸的来源。国内现在广泛使用复合氨基酸注射液，此种氨基酸注射液需含有8种必需氨基酸及6～12种非必需氨基酸。一般用量1～1.4g/(kg·d)。

2. 能量　来源包括糖类和脂肪。Dudrick 及 Wimore 在早期开展肠外营养时，主要以葡萄糖为能量来源。20世纪80年代以后，人们主张50%的能量可由脂肪乳剂提供。Wretlind 认为长期肠外营养支持中使用脂肪乳剂可预防必需脂肪酸缺乏。Jeebhoy 研究了肠外营养治疗中补充糖与补充脂肪的不同。如单用葡萄糖作为能量的来源，主要的代谢产物是丙酮酸和乳酸，而且血清胰岛素的水平4倍于正常人饭后的水平，非酯化脂肪酸和酮体则减少。如用脂肪作为能量的主要来源，则丙酮酸和乳酸减少，胰岛素水平下降到接近正常，而与脂肪代谢有关的非酯化脂肪酸及酮体则增加。近年来有较多报告说明，如单独使用葡萄糖作为非蛋白的能量来源时，可发生脂肪肝(多余的葡萄糖在肝脏转化为脂肪)，但在使用葡萄糖及脂肪乳剂时不会发生脂肪肝。

脂肪乳剂除了提供热卡外，尚能预防必需脂肪酸缺乏症。亚油酸含有18个碳原子和2个不饱和键的脂肪酸。这些脂肪酸只能从食物中得到，所以称为必需脂肪酸。亚油酸是细胞膜的重要成分，亚油酸可以延长到20个碳原子和4个双键，为花生四烯酸，即前列腺素的前体。有人认为每周给予500ml 脂肪乳剂一次，可以预防必需脂肪酸缺乏。

葡萄糖是人体主要的热量来源之一，是全静脉内营养的必需底物，每1g 葡萄糖可产生16.7kJ (4kcal)热能，故被用来补充热量，治疗低血糖症。当葡萄糖和胰岛素一起静脉滴注，糖原的合成需钾离子参与，钾离子进入细胞内，血钾浓度下降，故被用来治疗高钾血症。高渗葡萄糖注射液快速静脉推注有组织脱水作用，可用作组织脱水剂。另外，葡萄糖是维持和调节腹膜透析液渗透压的主要物质。静脉注射葡萄糖直接进入血液循环。葡萄糖在体内完全氧化生成 CO_2 和水，经肺和肾排出体外，同时产生能量，也可转化成糖原和脂肪贮存。一般正常人体每分钟利用葡萄糖的能力为6mg/kg。

全静脉营养疗法：葡萄糖是此疗法中重要的能量供给物质。在非蛋白质热能中，葡萄糖与脂肪供给热量之比可为2∶1，具体用量依据临床热量需要而定。根据补液量的需要，葡萄糖可配制为25%～50%的不同浓度，必要时配合胰岛素输注，每5～10g 葡萄糖加入正规胰岛素1U。由于正常应用高渗葡萄糖溶液，对静脉刺激性较大，并需输注脂肪乳剂，故一般选用大静脉滴注。

3. 水和电解质　水的入量每日以2000ml 为基础，尿量过多时应想到渗透性利尿的可能。尿量以每日1000～1500ml 为基础，亦有按每日每4.18kJ (1kcal)能量给水1～1.5ml 计算者。成人主要电解质的每日需要量如下：钠100～126mmol，钾60～80mmol，镁7.5～12.5mmol，钙5～10mmol，磷酸盐10mmol。

4. 微量元素　对于长时间肠外营养支持的患者，维持微量元素的平衡也是个重要的问题。微量元素的每日需要量如下：铜0.3mg，碘0.12mg，锌2.9mg，锰0.7mg，铬0.02mg，硒0.118mg，铁10mg。临床上已研究了肠外营养患者锌的需要量，此种元素是若干酶的必要成分，如果缺乏，可发生皮炎。如有体液丢失时，需要增加锌的供给量。近年的研究观察到肠外营养支持中缺铬时，可引起糖尿病及神经病变，补充后可纠正。

5. 维生素　是一类维持机体正常代谢和身体健康必不可少的低分子有机化合物，它们在人体内含量甚微，既不能提供能量，也不作为机体构成成分。大部分维生素在人体内不能合成，或合成量不足，因此不能满足机体需要。

维生素通常按其溶解性能分为水溶性和脂溶性两大类，常用的水溶性维生素有维生素 B_1、维生素 B_2、维生素 B_6、维生素 B_{12}、烟酸、烟酰胺、维生素C、叶酸等，为复合制剂，肠外营养的一部分，用以补充每日各种水溶性维生素的生理需要(成人和体重10kg 以上儿童，每日1瓶)。无菌条件下加入输液中，配制的混合液必须加入脂肪乳注射液后再经静脉输注，并在24小时内用完。

脂溶性维生素有维生素A、维生素D、维生素E、维生素K等，常用的脂溶性维生素注射液为复合制剂，可提供人体每日生理需要的脂溶性维生素，包括维生素A、维生素 D_2、维生素E、维生素 K_1。将本品加入脂肪乳注射液内，轻轻摇匀后即可输注，并在24小时内用完。

本品可用于溶解注射用水溶性维生素。使用前在无菌条件下，将本品 10ml 加入一瓶注射用水溶性维生素内，溶解后再加入脂肪乳注射液中。

(三)肠外营养临床应用

正常脏器功能时基本营养液的入量计算：人体每日总水入量为 30～50ml/kg(减去其他治疗需要的水量，剩余的为肠外营养液。热卡：一般中心静脉可按 20～35kcal/(kg·d)，外周静脉由于药物渗透压的原因只能给到 15～20kcal/(kg·d)；每日脂肪的热卡可占非蛋白蛋热卡的 30%～50%，葡萄糖的热卡可占非蛋白蛋热卡的 50%～70%；每日蛋白质入量 35～70g，换算成氮为 0.1～0.2g/kg。其他电解质、微量元素、维生素、钙、磷等根据病情需要随时调整。

对于脏器疾病营养需求的配方设计，原则为根据生化指标结果及耐受需要制定配方，如心衰患者应注意限量，由于药物浓度高，应考虑解决输液途径问题，并要注意输液速度不易过快，避免发生心力衰竭；肺衰患者除糖/脂比率有变化，其他同心衰患者的管理办法；肝衰患者由于代谢有问题，因此氨基酸的比例与正常脏器功能不同，必需氨基酸多于非必需氨基酸；肾衰患者必须使用肾用氨基酸；肿瘤患者的脂肪热量可多于葡萄糖的用量。另外，可添加一些特殊营养物质如 ω-3 脂肪乳剂、丙氨酰谷氨酰胺注射液等。

(四)肠外营养液的输注控制

肠外营养治疗中，已经有了可以与氨基酸等混合后输入的脂肪乳剂。但有脂肪代谢紊乱的患者，不宜使用脂肪乳剂。故有些患者需作"廓清"检查，以了解对脂肪的利用情况。各种营养要素都必须在无菌条件下混合。脂肪乳剂产品可在 25～30℃室温保存。如果患者特别衰弱，或免疫功能高度抑制，也可应用"终端过滤器"以减少败血症或菌血症的发生率。

为了防止因患者咳嗽等动作导致中心静脉插管回血堵塞，也便于患者下地活动，主张使用输液泵。有微电脑控制的泵均有气泡或走空报警器，对泵的流速要定期进行校正，若加用滤器更增加防止气栓作用。常用的 IMED、IVAC 及 Life Care 等泵均有许多安全功能，对肠外营养治疗有较大帮助。

二、肠内营养

肠内营养指经鼻胃、鼻肠管或胃肠造瘘管滴入要素饮食，也有患者愿经口摄入。胃肠内营养可以提供各种必需的营养素以满足患者的代谢需要，导管应放在空肠内。胃肠内营养在消化道尚有部分功能时可取得与肠外营养相同的效果，且较符合生理状态。此法节省费用，使用较安全，较易监护，并由于膳食的机械刺激与刺激消化道激素的分泌而加速胃肠道功能与形态的恢复。所以基本原则是"只要胃肠功能允许，应尽量采用经胃肠营养"。

当患者因原发性疾病或因治疗与诊断的需要而无法或不愿经口摄食或摄入食物不足以满足生理需要，胃肠消化功能不足而小肠吸收功能尚可且可以耐受时均可以采用经肠营养。其可行性主要取决于小肠是否具有能吸收各类营养素的功能。临床上有多种情况适用于经肠营养。

(一)肠内营养适应证

经肠营养用于多数原发性胃肠道疾病，不但可以得到营养支持，对疾病也有一定的治疗作用。因为多数经肠营养制剂营养素搭配齐全合理，易于消化，较短的或黏膜面较小的肠道即可吸收，应用要素膳不需消化或稍经消化(低聚糖与低聚肽)即可被直接吸收。此外，经肠营养制剂还有改变肠道菌群、无渣、无乳糖及对肠道和胰腺外分泌刺激较轻等许多优点。肠内营养适用的疾病有以下几种：

1. 胃肠道瘘　经肠营养适用于所提供营养素不致从瘘孔中流出的患者，否则建议先采用 TPN 治疗，病情好转后再过渡至经肠营养。既往慢性胃肠道瘘的死亡率较高为 30%～50%，多由于瘘孔不闭合，电解质大量丢失，脓毒症性感染及长期摄食不足或漏出等导致的严重营养不良等，经过营养支持(肠内或肠外营养)后死亡率大大降低至 5%～10%。经肠营养少渣，营养素齐全，易于吸收且对胃肠道分泌的刺激较小，能有效降低瘘孔的排出液，显著降低死亡率。同时，氮、钾与镁的平衡得到改善，体重得到维持，半数以上的瘘孔可自动闭合(表 6-4)。

表 6-4　要素膳对胃肠道瘘的疗效统计

瘘	例数	自动闭合	手术闭合	慢性瘘	死亡
食管	6	6			
胃十二指肠	21	20		1	2
胰胆管	8	5	1	2	1
高位胃肠道	12	7	3	2	2
小肠	30	23	3	13	9
结肠	35	28	4	3	1
合计	121	89 (74%)	11 (9%)	21 (17%)	15 (12%)

结肠营养对于低位小肠瘘、结肠瘘及由远端(空肠)喂养的胃十二指肠瘘最有效。高位的胃十二指肠瘘应由空肠造口,直接由空肠给予要素膳使瘘孔肠道完全休息,有利于瘘口愈合。对于近端有100cm以上功能良好的小肠的小肠瘘,可由胃内喂养。总之,必要时肠内营养与肠外营养结合应用,瘘孔加以适当的护理,可显著降低胃肠道瘘的发病率和死亡率。Randall(1984)建议采用TPN治疗高位胃肠道瘘,而以结肠营养用于远端空肠、回肠与结肠瘘。

2. 炎性肠道疾病　溃疡性结肠炎与克罗恩病在病情严重时应采用PN让肠道充分休息,待病情逐渐缓解,小肠功能适当恢复且可以耐受要素膳时,可通过缓慢等渗的连续管饲提供所需热量与蛋白质。北京协和医院调查42例炎性肠道疾病患者表明经肠营养与PN疗效相似,并有利于防止肠道黏膜萎缩,改善肠黏膜屏障功能以防止细菌移位。

3. 短肠综合征　由于肠扭转、肠系膜血管栓塞、克罗恩病等需要小肠部分或广泛切除的患者,术后应及时给予PN作营养支持,有时甚至需要长期PN,但在术后适当阶段采用或兼用经肠营养,更有利于肠道的代偿性增生与适应。由PN过渡到经肠营养须根据胃肠道功能恢复的程度,采用逐渐增量的方式给予经肠营养,直到可满足营养素的需要量时,才停止PN营养。

4. 胰腺疾病　对于急性胰腺炎的患者应首选PN,而不使用经肠营养,但多数人主张在处理胰腺炎的并发症而需开腹时,或病情不严重的胰腺炎患者在麻痹性肠梗阻消退后,以及急性胰腺炎恢复期采用适当的空肠喂养可以有效减退胰腺外分泌并补充营养素。

5. 结肠手术与诊断准备　在进行结肠手术前肠道准备或进行结肠镜检查与放射性照相时,应用无渣经肠营养制剂可使肠道干净,菌丛改变及降低感染率,从而使手术危险性降低、检查结果更准确、术后护理更方便。

6. 患有吸收不良综合征　小肠憩室炎、胆盐性腹泻及各种疾病导致的顽固性腹泻如AIDS等应用适当的经肠营养,有助于疾病的恢复和营养状况的改善。

7. 神经性厌食或胃轻瘫的患者　匀浆化的经肠营养制剂有利于短期内营养状况的恢复及胃轻瘫的改善。

8. 肿瘤化疗/放疗的辅助　所有肿瘤的化疗/放疗都能产生多种不良反应(包括厌食、黏膜溃疡、恶心、呕吐、腹泻、味觉改变或肝脏毒害等),导致营养素摄入或利用不足而发生营养不良。如不配合积极的营养支持,势必因严重的毒性反应而中断疗程。适当的经肠营养有助于改善症状与增加免疫力,而使治疗成功。其机制可能由于其中含有氨基酸混合物或蛋白质水解物,代替了正常膳食的蛋白质,可降低胰液与胰酶的分泌,对小肠黏膜有保护作用,同时受照射的小肠黏膜对氨基酸及低聚肽的吸收仍不减少。

9. 术前/术后营养支持　外科患者因原发疾病而长期摄食不足、高分解代谢状态、胃肠功能衰竭或有额外的营养素丢失而处于中度或重度PEM者约占住院患者40%,所以需择期手术的患者在术前2周经肠营养支持,其代谢状况得到改善,可以恢复适当的体重与肌肉组织,达到接近正常的血清白蛋白水平及补充体内的能量储备,以便降低术后的发病率与死亡率。在腹部大手术完毕后,放置一个空肠造口的喂养管,术后24小时,小肠蠕动及吸收功能逐渐恢复,可以行经肠营养,有助于患者早日恢复。其他手术后需要补充营养时,如胃肠道允许,均可采用经肠营养。

10. 烧伤/创伤　在烧伤/创伤的急性期内,由于体内激素环境的改变(分解代谢激素如儿茶酚胺、糖皮质激素及胰高血糖素升高,均有抑制合成代谢激素的作用),在组织未修复或烧伤皮肤未完全覆盖以前,有一段持续的高分解代谢期,导致体细胞群的消耗，通过糖原异生以提供能量基质。在复苏措施及必要的手术后，为弥补高分解代谢引起的体细胞群损失、提供足够的热量与蛋白质以满足代谢需要，以及预防其他并发症的发生而采取适当的营养支持非常重要，其中以经肠营养最为适合，也可将 PN 与经肠营养结合使用。

11. 心血管疾病　当心脏病恶病质时，如经口摄入热量不足 1000kcal/d，应经肠营养补充，以维持代谢需要。

12. 肝功能衰竭　采用特殊的肝功能衰竭用膳。除能纠正血浆氨基酸谱的紊乱及补充蛋白质营养外，尚具有以下优点：在有足够热量供应时，BCAA 可促进肌肉蛋白的合成，推动 AAA 进入肌肉用于合成蛋白质；在热量供应不足时，BCAA 在周围组织较正常情况提供更多的能量；在血脑屏障处，血浆 BCAA 升高可抑制 AAA 进入脑组织，BCAA 可降低内源氨的形成，增加肝蛋白的合成，有助于肝细胞的修复与再生。

13. 肾衰竭　采用特殊的肾衰竭用膳。氮源为 8 种必需氨基酸和组氨酸，既可减轻氮质血症，又有助于合成体蛋白。

14. 肠外营养的补充或过渡　周围静脉营养时，由于营养液体积与浓度的限制，营养素的供应常感不足，应采用经肠营养作为补充。长期 TPN，由于胃肠道结构与功能衰减，可采用逐渐增量的经肠营养再过渡到经口进食。

15. 先天性氨基酸代谢缺陷病　根据某种氨基酸代谢中缺乏某一种酶而引起的遗传性疾病，可给予缺乏这种氨基酸的经肠营养膳食，而减少疾病对机体的损害，如苯丙酮尿症。

总之，临床上多种情况可采用经肠营养作为营养支持，但由于患者的病情、器官功能与营养素的缺乏状态不一，应根据具体病情调整经肠营养的量和内容。

(二)肠内营养禁忌证

1. 小肠广泛切除后应先采用 PN 4～6 周后，再逐步增量经肠营养制剂，以加速小肠的适应。

2. 空肠瘘的患者不论在瘘的上端或下端喂养均有困难，由于缺乏足够的小肠吸收面积，不能贸然管饲，以免加重病情。

3. 处于严重应激状态、麻痹性肠梗阻、上消化道出血、顽固性呕吐或严重腹泻急性期均不宜给予经肠营养。

4. 严重吸收不良综合征及长期少食衰弱的患者，在经肠营养以前应先给予一段时间的 PN，以改善其小肠酶的活动力及黏膜细胞状态。

5. 急性胰腺炎患者在急性期不宜行经肠营养。

6. 休克、昏迷的患者不宜应用经肠营养。

7. 急性完全性肠梗阻或胃肠蠕动重度减慢的患者不宜应用经肠营养。

8. 症状明显的糖尿病、接受高剂量类固醇药物治疗及糖耐量异常的患者，都不能耐受经肠营养的高糖负荷。

9. 年龄＜3 个月的婴儿不能耐受高张液体膳的喂养，应采用等张力的婴儿膳或应注意可能产生的电解质紊乱并补充足够的水分。

(三)肠内营养投予途径

1. 经鼻—咽—食管—胃或至十二指肠、空肠多见于脑部疾病患者、内科患者及外科部分患者。

2. 胃造瘘　多见于喉癌术后的患者。

3. 空肠造瘘　多见于外科较大型腹部手术，影响胃肠功能的患者。

(四)肠内营养制剂配制操作规范

1. 操作原则　注意器具灭菌，操作人员清洗双手，避免营养液污染，减少与污染有关的并发症。

2. 器材　玻璃量筒、漏斗、搅拌器、剪刀、无菌纱布等。器具应使用不锈钢(如容器、剪刀等)，便于清洗和灭菌消毒，150℃左右干燥箱。

3. 配制肠内营养制剂操作步骤

(1)操作者先将配制肠内营养制剂的台面用清水擦洗一遍，再用酒精擦拭一遍，然后擦干。

(2)配制前操作者应用肥皂水清洗双手，用纱布擦干双手。

(3)用酒精擦拭营养制剂外包装，并检查药品出厂日期和有效日期。

(4)仔细核对营养制剂品名称。

(5)用热水冲洗水龙头、器具和装营养剂的容器。

(6)配制时要带口罩和帽子。

(7)将一天所需要的营养剂量倒入灭菌不锈钢容器内，先用量筒量 300ml 左右少许温开水(30～40℃)，将营养制剂搅拌成糊状，再用量筒量好加入所需要的水量，称重，精确到 1g。将营养剂搅拌成混悬液，然后用一层纱布过滤均匀分装到容器内，并取 10ml 留定氮标本。

(8)操作者将患者的姓名、床号、配制日期分别写在不粘胶标签上，贴在容器外面。

(9)将配制的营养液存放入 4℃冰箱内保存，限 24 小时内使用。

(10)配制完毕后，将配制台用温水清洗干净，仔细清洗器具，然后在烤箱内灭菌。

(11)操作者将患者的姓名、住院号登记在记录本上，每 2 周将所有物品进行细菌培养，并登记在记录本内。

(五)肠外营养和肠内营养应用的方式

长期 PN 可造成胃肠道功能衰退，所以，从 PN 过渡到肠内营养必须逐渐进行，否则势必加重肠道的负担而不利于恢复。其大致可分为 3 个阶段：①肠外营养与管饲结合；②单纯管饲；③管饲与经口摄食结合。

正常肠内营养应根据患者的临床情况、程序与肠内营养选择亦应分别制定。至于必须遵守上述步骤的患者(如短肠综合征)，PN 不能骤然停止，宜逐渐经过肠内营养以使残余肠道细胞得到再生及适应。这种患者于 PN 后，当开始能耐受肠内喂养时，先采用低浓度、缓速输注要素肠内营养或非要素肠内营养，监测水、电解质平衡及营养素摄入量(包括肠外与肠内的)，以后逐渐增加肠内量而降低肠外量，直至肠内营养能满足代谢需要时，才完全撤消 PN，进而将管饲与经口摄食结合，最后至正常肠内营养。Moore(1986)称由于 PN 能产生饱感综合征而使胃蠕动抑制，主张先使之轻度饥饿数日，静脉仅输注保持水、电解质平衡的液体，以便刺激胃肠活动，同时利用条件反射，借助菜肴的色、香、味以引起食欲，或与家人共餐以得到愉快感，都是重要的措施。通过管饲与经口摄食的适当配合，有助于从肠外营养过渡到肠内营养。从长期管饲过渡到经口摄食正常肠内营养，亦应遵循这个原则。

总之，通过几十年的实验研究与临床应用，肠内营养的效果已得到科学的证实。近 40 年来，国外肠内营养发展很快，在肠内营养制剂的研制、器材的改进与应用技术等方面都有日新月异的变化。它使不能或不愿摄食及摄食不足的患者有得到满足代谢需要的基质的可能，从而有助于治疗与康复。目前，我国在该领域差距还较大，仅有一两种要素肠内营养与非要素肠内营养制剂，喂养管与输注泵更为落后。今后应发展各种便于应用、价廉、有效、对疾病特异的肠内营养制剂及能配制适应个别患者需要的组件肠内营养，生产全部必要的优质器材。医院应成立临床营养支持小组，或有关人员互相配合以执行 PN 或肠内营养。营养师有责任评定患者的营养状况，计算营养素需要量，建议支持方案，观察支持后的效果与提出出院后的肠内营养注意事项或进行家庭肠内营养的随访。并经常与医师联系，交换意见，提供数据以便及时调整方案。此外，还需食品、制药、化学与机械等工业或工程的配合以完善肠内营养的实施与发展。

第四节　营养制剂种类与临床应用

氨基酸、脂肪乳、碳水化合物注射液是肠外营养支持的三大类主要制剂。泵入或靠重力滴入体内的途径包括：经中心静脉导管直接输入、经周围静脉放置的中心静脉导管(PICC)输入、经周围静脉输入。应注意静脉营养液的配制、保管、使用和插管操作，防止发生细菌或霉菌污染所引起的并发症。

一、氨基酸类制剂

氨基酸静脉注射液已在临床各科普遍使用。对于不能经口从食物中摄取蛋白质或蛋白质摄取不足的患者，提供蛋白质合成所需的氮源，维持生命所需的各种生理及病理生理活动。

复方氨基酸注射液中，含有的必需氨基酸

(EAA)——亮氨酸、异亮氨酸、赖氨酸、蛋氨酸、苯丙氨酸、苏氨酸、色氨酸及缬氨酸，是氨基酸制剂组成的主体，在人体合成蛋白质过程中起主导作用，发挥着各自不同的功能。在氨基酸制剂中可选用的非必需氨基酸(NEAA)也有10多种，如组氨酸、半胱氨酸、酪氨酸、精氨酸、丙氨酸、谷氨酸、天门冬氨酸、脯氨酸、丝氨酸、甘氨酸。研究表明，它们的营养生理效应也很重要，对于不同疾病而言，它们的存在能提高氨基酸制剂的效力。适合的必需氨基酸与非必需氨基酸的比例(E/N)关系能保证氨基酸制剂中氨基酸有效的利用，达到既能满足营养需要又无明显临床副作用的目标，在疗效上表现出正氮平衡、肌力增加、体重增加和促进伤口愈合的作用。本类制剂按含氨基酸种类来分有3种、6种、9种、14种、15种、17种、18种、20种等；按含总氨基酸的浓度可分为3%～12%。高浓度产品小体积输注可达到低浓度大容积输入同等的营养效果，部分制品加入葡萄糖、山梨醇、木糖醇作为能源，可确保提高氨基酸在蛋白质合成中的利用率。一般情况下推荐的非蛋白热卡和氮之比为(120～150)：1。静脉用氨基酸注射液的组成目前尚未完善，过去市售复方氨基酸注射液中一般不含有谷氨酰胺，半胱氨酸及酪氨酸含量也很少，因其不够稳定，水溶性也不好，但它们除了能作为氮源外，还有一定的营养性药理功能。

(一)平衡型氨基酸制剂

成人型氨基酸制剂有18AA、18AA-Ⅰ、18AA-Ⅱ、18AA-Ⅲ、18AA-Ⅳ、18AA-Ⅴ等配方。

1. 复方氨基酸注射液

【适应证】(1)有营养不良或即将发生营养不良的患者，如消化道狭窄、梗阻、瘘，短肠综合征，各种原因所致长时间频繁剧烈呕吐或难治性腹泻、吞咽困难，以及围手术禁食期营养支持、欲维持营养状态及肌力等。

(2)分解代谢旺盛疾病的营养支持，如大面积烧伤、严重创伤、危重感染等。

(3)蛋白质消耗/丢失过多或合成障碍引起的低蛋白血症，如长时间高热、坏死性胰腺炎等。

(4)经口虽能进食，但又必须限制食物通过消化道，如炎性肠病、消化道大出血等。

【药理作用】氨基酸参与人体新陈代谢和各种生理机能，在代谢过程中连续不断地合成和分解，保持动态平衡，各种氨基酸都有共同的α-氨基与羧基基团，有相似的代谢过程，脱去氨基生成氨和α-酮酸，氨生成尿素经肾排出，α-酮酸提供能量生成水及二氧化碳，也可转为糖或脂肪。当各种疾病状态导致机体外源性氨基酸摄入不足、内源性氨基酸产生不够，难以满足体内对氨基酸需求增加的情况下，若外源能量供给充足，则此时输入的氨基酸可迅速进入组织细胞，参与蛋白质合成代谢，有利于获得正氮平衡，并生成酶类、激素、抗体、结构蛋白，促进组织愈合，促进器官生理功能恢复和机体康复。山梨醇与氨基酸一起输入后可改善氨基酸的代谢，提供蛋白质合成的能量，抑制氨基酸糖原异生的浪费，促使氨基酸充分利用。因此，18种氨基酸山梨醇注射液比单独氨基酸注射液更为合理，对糖尿病患者(尤其是2型)和胰岛素抵抗所致应激性高血糖患者更适宜。

【不良反应】本品输注过快可引起恶心、呕吐、胸闷、心悸、发冷、发热、头痛、面部潮红、多汗、给药部位疼痛。同所有高渗溶液一样，从周围静脉输注时有可能导致血栓性静脉炎，肝肾功能不全患者可能出现高氨血症和血浆尿素氮的升高。长期大量输注可能导致胆汁淤积、黄疸，大量快速给药可能引起酸中毒。由于含有抗氧化剂焦亚硫酸钠，因此偶有可能会诱发疹样过敏反应(尤其是哮喘患者)及肝功能损害等，此时应中止给药。

【禁忌证】(1)严重氮质血症、肝性脑病、严重肝功能不全患者禁用。

(2)严重肾衰竭或尿毒症患者禁用。

(3)对氨基酸有代谢障碍的患者禁用(本品可能促使氨基酸不平衡)。

(4)对产品过敏者禁用。

【注意事项】(1)用前必须详细检查药液，如发现瓶身有破裂、漏气、变色、混浊、发霉、沉淀、变质等异常现象时绝对不应使用。开瓶药液一次用完，剩余药液切勿贮存再用。

(2)遇冷可能出现结晶，可将药液置于50～60℃水浴中缓慢摇动，使结晶完全溶解并冷至37℃后再用。

(3)本品输液时必须缓慢，尤其当加入葡萄糖注射液而呈高渗状态并由外周静脉输注时，必须严格控制滴注速度。

(4)本品含盐酸盐，大量输入可能导致酸碱失衡。大量应用或并用电解质输液时，应注意电解质与酸碱平衡。严重酸中毒患者慎用。

(5)将氨基酸溶液与其他液体或药物混合，会增加理化性不相容和微生物污染的危险，混合过程应在无菌条件下进行，并且混合物之间应是相容的。

(6)本品对孕妇怀孕期安全性的评估尚不明确，故仅在治疗益处明显大于危险性时才能给药。哺乳期妇女患者用药的安全性尚不明确，故哺乳期的妇女如果给药不可避免，则最好避免哺乳。

(7)对儿童安全性评价尚未确立。

(8)由于高龄患者的生理功能通常减退，有必要对这些患者予以特殊关照，如减小剂量或减慢给药速度。

(9)密闭置暗处不超过25℃贮藏，有效期2年。

【给药说明】

(1)为使氨基酸注射液在体内被充分利用并合成蛋白质，而非当做能源消耗掉，宜同时给予足量葡萄糖注射液或脂肪乳注射液作能源。补充适量电解质、维生素和微量元素等，对于完全依赖静脉营养的危重患者之长期营养尤为必要。

(2)中心静脉滴注适用于需要补充大量高浓度高渗氨基酸注射液、高浓度葡萄糖注射液的重症患者或长期营养支持患者。

(3)氨基酸溶液大多是高渗的，经周围静脉滴注时，可与中等浓度葡萄糖注射液同时串输以降低进入静脉后的渗透压，减少静脉炎的发生。

(4)最可靠的每日输入剂量计算基于患者的氮平衡、血中尿素氮(BUN)和体重变化等客观指标的测定数据，加强动态监测。

【用法用量】根据年龄、病情、症状、体重等情况，决定适当用量。一般情况下，每日输入0.1～0.2g/kg氮较为适宜，非蛋白热卡和氮之比为(120～150)：1；浓度为5%者，每日500～2000ml，按每分钟40～50滴静脉滴注；浓度为12%者，每日250～750ml，静脉缓慢滴注，因为渗透压高，最好经中心静脉或与其他渗透压较低的溶液混合后滴注，每分钟20～30滴。一般本品直接输入静脉时，5% 1000ml的适宜输注时间为5～8小时，12% 1000ml的适宜输注时间为至少8小时以上。本品和脂肪乳注射液可通过"Y"形管混合后输入体内，两种输液通过同一输液管输入静脉时，可降低本品的渗透压，从而减少经周围静脉输注而可能发生的血栓性静脉炎，同时应根据需要调整各溶液的滴速。与其他营养素按照适当的比例混合均匀成"全合一"营养液后经中心或周围静脉连续输注为佳。对儿童、老人或体弱病重的患者，由医生根据患者的个体需求决定用法及用量。

【制剂规格】复方氨基酸注射液有以下制剂和规格：①250ml：12.5g(总氨基酸)；②500ml：25g(氨基酸)；③250ml：30g(总氨基酸)。小儿型氨基酸制剂目前有18AA-Ⅰ、18AA-Ⅱ等配方。

2. 小儿复方氨基酸注射液

【适应证】适用于小儿、早产儿、低体重儿的肠外营养。

【药理作用】氨基酸在婴幼儿与成人体内有不同的代谢作用。使用普通的氨基酸输液，婴幼儿肝酶系统不健全，体内苯丙氨酸羟化酶的活性低，难以有效代谢成酪氨酸，易发生高苯丙氨酸血症及酪氨酸不足。蛋氨酸是半胱氨酸和牛磺酸的前体，牛磺酸能生成胱氨酸，对小儿神经系统发育有重要作用，但婴幼儿肝酶系统不健全使胱硫醚酶的活性低，蛋氨酸代谢不全，易发生高蛋氨酸血症、半胱氨酸和牛磺酸不足。组氨酸合成速度慢，易发生低组氨酸血症；甘氨酸含量高，会出现血氨过高。小儿未成熟的氨基酸代谢特点使酪氨酸和半胱氨酸成为不可缺少的氨基酸，因此小儿使用氨基酸输液应降低苯丙氨酸、蛋氨酸、甘氨酸的用量，增加半胱氨酸、酪氨酸、组氨酸用量，这样才能使血浆氨基酸谱保持正常。本品适应婴幼儿代谢的特点，降低了苯丙氨酸、蛋氨酸、甘氨酸的用量，增加了半胱氨酸、酪氨酸、组氨酸用量，满足了小儿营养需要。

牛磺酸在人乳中含量丰富，有保护细胞膜、促进脑发育、维持视网膜正常功能和防止胆汁淤积及增强心肌细胞功能等作用。但婴幼儿肝酶系统不健全，胱硫醚酶的活性低，蛋氨酸代谢不全，易致牛磺酸不足。此外，人乳中谷氨酸和天门冬氨酸含量较高，因此，本品为适应婴幼儿代谢的特点，含有适量的谷氨酸和天门冬氨酸，满足了小儿营养需要。

【用法用量】正常人血浆氨基酸浓度不高，总浓度约为 2mmol/L，小儿更低，可能与儿童生长快、氨基酸摄入组织较多有关。因此，小儿按体重对氨基酸的摄取量应高于成人。静注：输注量应以小儿的年龄、体重、病情等不同而定。一般用量，开始时每日 15ml/kg（相当氨基酸 1g/kg），以后递增至每日 30ml/kg（相当氨基酸 2g/kg），疗程将结束时应注意逐渐减量，防止产生低血糖症。输注速度：完全依赖静脉营养支持时，若外周静脉输注，可将药液稀释后用，全日用量不少于 16 小时均匀滴注；需部分静脉营养支持时，外周及中心静脉输注速度遵医嘱。

【制剂规格】爱咪特。①100ml：6.47g（总氨基酸）；②250ml：16.85g（总氨基酸）；③50ml：3.0g（总氨基酸）；④100ml：6.0g（总氨基酸）；⑤250ml：15.0g（总氨基酸）。

（二）疾病适用型氨基酸制剂

1. 肝病适用型氨基酸制剂　肝脏是机体分解及转变各种氨基酸最重要的器官。氨基酸代谢主要通过 3 种途径：转氨基或脱氨基作用、氨基酸碳链的氧化分解、脱羧基作用。除支链氨基酸外，几乎所有其他氨基酸均主要在肝内进行氧化分解。肝功能不良患者的营养支持较特殊，氨基酸制剂选择不当会加重肝昏迷。肝功能衰竭时，血中芳香氨基酸浓度升高，进入脑组织增多，是导致肝昏迷的重要原因。针对这些特点，出现了一些肝病适用型氨基酸制剂，如精氨酸、3AA、20AA 等，但用量偏大时仍可能加重肝昏迷。

【适应证】用于肝昏迷忌钠患者，也适用于其他原因引起血氨过高所致的精神病症或病毒性肝炎谷丙转氨酶异常者，也是婴幼儿生长必需的氨基酸。3AA 预防和治疗各种原因引起的肝性脑病、重症肝炎及肝硬化、慢性迁延性肝炎、慢性活动性肝炎、亚急性及慢性重症肝炎引起的氨基酸代谢紊乱，亦可用于肝胆外科手术前后。

【药理作用】精氨酸为体内一种重要的氨基酸，参与鸟氨酸循环，促进体内尿素生成而降低血氨，故能降低血氨水平，也是婴幼儿生长必需的氨基酸。肝功能不良患者即使选用其他肝病适用型氨基酸，也有出现肝昏迷的可能。因此，该类患者在营养支持过程中若出现血氨升高或由于其他原因引起血氨升高，除了限制其他氨基酸制剂的输入外，也可应用精氨酸起到一定的降低血氨的作用。

3AA 肝功能衰竭是以氨基酸失调，尤其是支链氨基酸与芳香氨基酸之间的不平衡为特征。缬氨酸、亮氨酸及异亮氨酸为支链氨基酸，进入体内后能纠正血浆中支链氨基酸和芳香氨基酸失衡，防止因脑内芳香氨基酸浓度过高引起的肝昏迷，能促进蛋白质合成和减少蛋白质分解，有利于肝细胞的再生和修复，并可改善低蛋白血症，直接在肌肉、脂肪、心、脑等组织代谢，产生能量供机体利用。本品氨基酸的配方可满足肝功能衰竭状态下的特殊代谢需要。

【不良反应】滴注太快可引起流涎、潮红、呕吐等。

【禁忌证】肾功能不全患者禁用；非肝源性的氨基酸代谢紊乱；酸中毒；水潴留；休克。

【注意事项】（1）重度食管静脉曲张患者使用本品时，应控制输注速度和用量，以防止静脉压过高而致破裂出血。

（2）患者有大量腹水、胸水时，应避免输入量过多。

（3）本品不加稀释或输注速度过快时，可引起患者胸闷、恶心、呕吐，甚至引起呼吸、循环衰竭，表现比较严重，故输注速度宜慢。

（4）非肝病使用氨基酸时要注意肝功能和精神症状的出现。

（5）孕妇及哺乳期妇女用药尚不明确。

（6）儿童患者可减量使用。

（7）老年患者易发生过敏反应，使用时应慎重。

【用法用量】成人静脉滴注，每日 15～20g，以 5%葡萄糖注射液 500～1000ml 稀释，缓慢滴注（4 小时以上滴完）。

（1）复方氨基酸注射液（3AA）：静脉滴注，紧急或危重患者每日 2 次，每次 250ml，同时与等量葡萄糖注射液稀释后缓慢静脉滴注。其他肝病引起的氨基酸代谢紊乱者每日 1 次，每次 250ml，加等量 10%葡萄糖注射液缓慢静脉滴注。

（2）复方氨基酸注射液（20AA，安平 10%）：为使输入氨基酸参与合成代谢、达到最好地利用，能量物质(葡萄糖和脂肪)应同时输入。一般情况下,患严重肝病的成人非蛋白热卡的供应可最高达每日128～149kJ(30～35kcal)/kg。

用法:中心静脉输注。成人:除特别情况时每日15ml/kg外,推荐平均剂量为每日7～9ml/kg。滴速:每小时1ml/kg。如外周静脉输注,应将其混入3L袋内降低渗透压后滴注。

(3)复方氨基酸注射液(9AA)

【适应证】用于急性和慢性肾功能不全患者的肠道外支持;大手术、外伤或脓毒血症引起的严重肾衰竭,以及急性肾衰竭和慢性肾衰竭。

【药理作用】慢性肾功能不全时,体内大多数必需氨基酸血浆浓度下降,而非必需氨基酸血浆浓度正常或升高。本品补充必需氨基酸,使必需氨基酸与血中的非必需氨基酸结合,减少尿素氮的生成。

【不良反应】静滴速度过快能引起恶心、呕吐、心悸、寒战等反应,应及时减慢给药速度(静滴以每分钟15滴为宜),老年人和危重患者尤要注意。余参见复方氨基酸注射液(18AA)。

【禁忌证】氨基酸代谢紊乱、严重肝功能损害。余参见复方氨基酸注射液(18AA)。

【注意事项】凡用本品的患者,均应低蛋白、高热量饮食。热量摄入应为每日2000kcal以上,如饮食摄入量达不到此值,应给予葡萄糖等补充,否则本品进入体内转变为热量,而不能合成蛋白;应严格控制给药速度,每分钟不超过15滴。

使用过程中,应监测血糖、血清蛋白、肾功能、肝功能、电解质、二氧化碳结合力、血钙、血磷等,必要时检查血镁和血氨。如出现异常,应注意纠正;注意水平衡,防止血容量不足或过多。尿毒症患者宜在补充葡萄糖同时给予少量胰岛素,糖尿病患者应给以适量胰岛素,以防止出现高血糖。尿毒症性心包炎、尿毒症脑病、无尿、高钾血症等应首先采用透析治疗。

【临床用法】静脉滴注。成人每日250～500ml,缓慢滴注,小儿用量遵医嘱。进行透析的急、慢性肾衰竭患者每日1000ml,最大剂量不超过1500ml,滴速每分钟不超过15滴。

2. 颅脑损伤适用型氨基酸注射液(赖氨酸注射液)

【适应证】适用于颅脑损伤综合征、脑血管病、记忆力减退等。

【药理作用】本品为人体必需氨基酸之一,具有促进脑组织新陈代谢的作用。

【临床用法】静脉滴注,每日1次,每次10ml,稀释于250ml静脉滴注液中缓慢滴注。

【制剂规格】10ml:3g(赖氨酸)。

(1)复方氨基酸注射液(15AA,18-B等)

【适应证】15AA用于大面积烧伤、创伤、大手术后及严重感染等应激状态下肌肉分解代谢亢进、消化系统功能障碍、营养恶化及免疫功能下降患者的营养支持。18-B同"复方氨基酸注射液(3AA)"。

【药理作用】支链氨基酸含量较高可能更适合应激状态下的代谢需求。其他参见"复方氨基酸注射液(18AA)"。

【注意事项】严重酸中毒患者、充血性心功能不全患者、低钠血症患者慎用;本品含有80mEq/L醋酸根离子,大量给药或与电解质液并用时应注意电解质平衡;小儿用药的安全性尚未确立,故不推荐儿童使用;老年患者用药应减慢输液速度,减少用量;孕妇及哺乳期妇女用药安全性没有确立,故不推荐使用。余参见"复方氨基酸注射液(18AA)"。

【临床用法】15AA可与等量5%～10%葡萄糖注射液混合或与葡萄糖、脂肪乳、维生素、电解质、微量元素等注射液混合后联合应用,经中心静脉或外周静脉输注。外周静脉输注时,将药液稀释后,一般以每分钟30～40滴为宜;中心静脉输液时遵医嘱。输注量应以患者的年龄、体重、营养状态、病情不同而定,一般成人每日250～1000ml(按氨基酸含量计算为0.5～1.5g/kg)。

18-B最好与糖类同时输注以提高人体对氨基酸的利用率。用量可根据年龄、症状、体重适当增减。小儿、老人、危重患者滴速应减慢。周围静脉给药时:通常为成人每次200～400ml,缓慢静脉滴注,每瓶输注时间不应少于4小时(每分钟25滴)。中心静脉给药时:通常为成人每日400～800ml。余同"复方氨基酸注射液(18AA)"。

(2)肠黏膜营养型丙氨酰谷氨酰胺

【适应证】由于目前市售的其他复方氨基酸注射液不含谷氨酰胺,故本品主要用来补充其他氨基酸注射液的不足,为接受肠外营养的患者提供谷氨酰胺。余同"复方氨基酸注射液(18AA)";用于弱化肠黏膜通透性增高(尚需更多临床验证)。

【药理作用】药效学:谷氨酰胺是黏膜细胞和机体免疫细胞等快速生长细胞的主要能源,但其不能耐受高温高压的灭菌过程。而N(2)-L-丙氨酰-L-谷氨酰胺双肽可在体内分解为谷氨酰胺和丙氨酸的特性使经由肠外营养输液补充谷氨酰胺成为可能。双肽分解释放出的氨基酸作为营养物质各自贮存在身体的相应部位并随机体的需要进行代谢。许多病症可出现体内谷氨酰胺的耗减,应用肠外营养支持时输注本品可阻遏这一情况的出现。国内外大量研究表明,谷氨酰胺能保护黏膜屏障以减少细菌移位、调节免疫功能、改善临床结局、降低总医疗费用。

药动学:N(2)-L-丙氨酰-L-谷氨酰胺输注后在体内迅速分解为谷氨酰胺和丙氨酸,经检测它在人体内半衰期为2.4～3.8分钟(晚期肾功能不全患者为4.2分钟),血浆清除率为每分钟1.6～2.7L。此双肽的消失伴随等克分子数的游离氨基酸的增加。它的水解过程可能仅在细胞外发生,当输液量恒定不变时,通过尿液排泄的N(2)-L-丙氨酰-L-谷氨酰胺低于5%,与其他输注的氨基酸相同。

【不良反应】正确使用时,没有不良反应的报告。

【禁忌证】严重肾功能不全(肌酐清除率<25ml/分钟)或严重肝功能不全的患者。

【注意事项】对于代偿性肝功能不全的患者,建议定期监控肝功能;孕妇、哺乳期妇女和儿童使用本品的临床资料不足,故此类患者不推荐使用;定期监测碱性磷酸酶、丙氨酸氨基酸转移酶和酸碱平衡;将本品加入载体溶液中时,应保证在洁净的环境中进行,还应保证溶液完全混匀并具有相容性;不要将其他药物加入混合后的溶液中。其他参见"复方氨基酸注射液(18AA)"。

【临床用法】本品须加入到其他与之可配伍的载体溶液中后一起输注。剂量根据分解代谢的程度和氨基酸的需要量而定,胃肠外营养每日供给氨基酸的剂量一般为1～1.5g/kg,通过本品供给的丙氨酸和谷氨酰胺的量应计算在内,通过本品供给的氨基酸量不应超过全部氨基酸供给量的20%。每日剂量2.0 ml/kg,如70kg患者每日需140ml。本品是一种高浓度溶液,不可直接输入,在输入前必须与可配伍的氨基酸溶液或含有氨基酸的输注液相混合。混合液中本品的最大浓度不应超过3.5%。1995年前的临床研究建议连续使用时间不超过3周,近年使用时间已经延长,但有待临床进一步研究。

二、脂肪乳类

脂肪乳剂按其中三酰甘油所结合的脂肪酸链的长短分为长链三酰甘油脂肪乳剂(简称长链脂肪乳剂,LCT)和中链三酰甘油脂肪乳剂(简称中链脂肪乳剂,MCT)。

将一定比例的中链和长链脂肪乳剂进行物理混合形成的脂肪乳剂为物理混合型中/长链脂肪乳剂(目前多简称中/长链脂肪乳剂,LCT/MCT,国内现有的主要为此类)。通过化学反应将中链及长链脂肪酸按各种随机结合类型和不同含量结合到三酰甘油的结构中形成的结构化中、长链三酰甘油脂肪乳剂(简称结构型中/长链脂肪乳剂),今后将在国内上市;其三酰甘油中中链及长链脂肪酸结合类型的随机多样化及不同三酰甘油分布的均匀性使其代谢效果优于物理混合型中/长链脂肪乳剂。

长链三酰甘油的输入可预防因必需脂肪酸缺乏所致的生化紊乱,纠正必需脂肪酸缺乏出现的问题;但长链三酰甘油依赖肉毒碱转运酶,肝功能不良时肉毒碱的缺乏使长链三酰甘油不能正常代谢。中链三酰甘油不依赖肉毒碱转运酶,比长链三酰甘油更快地从血中消除和更快地氧化供能,且在肝功能不良致肉毒碱的缺乏时亦能正常代谢,不易产生脂肪积蓄。基于这一原因,它更适合为机体提供能量,尤其适用于因病理状态引起肉毒碱转运酶缺乏或活性降低而不能利用长链三酰甘油的患者;但输入纯中链三酰甘油会引起较严重的不良反应。因此,中/长链脂肪乳剂的应用既利用了两者的优点又尽量减少了两者的不良反应。

脂肪乳剂调节到等渗,周围静脉输入不易产生静脉炎,与氨基酸、葡萄糖、电解质混合后还可降低后者的渗透压,因此使患者可从周围静脉获取既安全又高能的营养和热能。

肠外营养中联合应用脂肪乳剂和葡萄糖,可明显减少单独应用葡萄糖供能所伴随的高血糖风险,为常伴胰岛素抵抗的危重患者提供了方便、高效的营养支持手段。脂肪乳代谢产生的CO_2比葡萄糖氧化后产生的CO_2少，因此可减轻肺功能不良患者肺的负担。

虽然各种静脉脂肪乳剂的适应证、用法用量、不良反应、禁忌证、注意事项等方面基本相似，但是由于成分和制造工艺的差别，也带来临床反应的差别，在选用时注意参看各种产品的说明书。

(一)长链脂肪乳注射液($C_{14\sim24}$)

【适应证】(1)必需脂肪酸缺乏症。

(2)禁食7天以上的患者，肠内营养不能、不够或禁忌时，可用于胃肠外营养补充能量及补充必需脂肪酸。

(3)消化道瘘。

(4)急性坏死性胰腺炎恢复期、胰腺瘘。

(5)消化道功能衰竭。

(6)营养不良者。

【药理作用】脂肪酸是人体热效能最高的主要能源物质，脂肪酸氧化是体内能量的重要来源。在氧供给充足的情况下，脂肪酸可在体内分解成CO_2及H_2O并释出大量能量，以ATP形式供机体利用，且比糖的呼吸熵小(即产生较少CO_2，对肺的影响较糖小)。除脑组织外，大多数组织均能氧化脂肪酸，尤以肝及肌肉最活跃。某些不饱和脂肪酸，机体自身不能合成，需要从植物油中摄取，是机体不可缺少的营养素，故称必需脂肪酸，又是前列腺素、血栓烷及白三烯等生理活性物质的前体。

【不良反应】可引起体温升高、面部潮红、浮肿、嗅觉异常，偶见发冷畏寒及恶心、呕吐、腹泻、口渴、嗜睡和胸骨痛，偶可发生静脉炎、血管痛。

比较罕见的即刻和早期不良反应：高过敏反应(变态反应、皮疹、荨麻疹)，呼吸影响(如呼吸急促、困难、发绀)及循环影响(如高血压/低血压、心动过速)，溶血、出血倾向、网状红细胞增多、静脉栓塞、腹痛、头痛、疲倦、阴茎异常勃起等。

迟发型不良反应：脂肪浸润、肝脏肿大、脾肿大、贫血、白细胞及血小板减少等。

比较罕见的不良反应还出现在患者脂肪廓清能力减退时，尽管输注速度正常仍可能导致脂肪超载综合征，三酰甘油浓度常高于3mmol/L。脂肪超载综合征偶尔也可发生于肾功能障碍和感染患者。脂肪超载综合征表现为高脂血症、发热、头痛、胃痛、疲倦，一般只要停止输注，上述症状即可消退。待检查血中三酰甘油水平恢复正常后方可再使用或减低剂量后再输入。严重过量并且没有同时给予碳水化合物可能会发生代谢性酸中毒，也可能会出现反应性血糖升高(此时应停止输入脂肪乳)。

【禁忌证】胃肠外营养的一般禁忌证，如低钾血症、水过多、低渗性脱水、不稳定代谢、酸中毒；严重脂质代谢紊乱引起的严重高脂血症(血清三酰甘油浓度超过3mmol/L)等；失代偿性糖尿病、急性心肌梗死、中风、栓塞、不明原因的昏迷；重度肝功能障碍(总胆红素＞10mg/dl)和凝血功能障碍；伴有酮症的糖尿病；卵磷脂过敏反应。

【注意事项】本品慎用于脂肪代谢功能减退的患者，如肝肾功能不全、重症急性胰腺炎早期、甲状腺功能低下(伴有高脂血症)、贫血或凝血功能障碍、网状内皮系统疾病、有脂肪栓塞倾向及败血症患者。这些患者输注本品时，适当减少用量，并应密切观察血清三酰甘油浓度、脏器功能生化指标变化及脂肪廓清能力。

(1)对大豆蛋白、鸡蛋蛋白和蛋黄或处方中任一成分过敏者慎用。

(2)新生儿和未成熟儿伴有高胆红素血症或可疑肺动脉高压者应谨慎使用本品。

(3)新生儿，特别是未成熟儿，长期使用必须监测血小板数目、肝功能、凝血状况和血清三酰甘油浓度。

(4)连续使用1周以上者，应做脂肪廓清试验，以检查患者的脂肪廓清能力。

(5)输注速率要慢。

(6)单瓶脂肪乳剂内不宜加入电解质制剂。

(7)孕妇及哺乳期妇女用药：妊娠头3个月可能不宜用药，除非用药带来受益大于危害。

(8)儿童用药：30%脂肪乳注射液($C_{14\sim24}$)暂不推荐给婴儿和儿童使用。

(9)开瓶后一次未使用完的药液应予丢弃，不得再次使用。如瓶内液体出现油、水分离，则不能应用。本品在加入其他成分后不能继续贮存。

(10)25℃以下室温贮藏、避免冻结、避光保存，腔室间的可分离封条未拉开时有效期24个月，过了标签上的有效期则不能再用。如偶然冻结，弃掉不用。

【给药说明】(1)本品为肠外营养应用时不应该单独输注。用于配制含葡萄糖、脂肪、氨基酸、电解质、维生素和微量元素等的“全合一”营养混合液。

(2)本品也可与葡萄糖注射液或氨基酸注射液通过“Y”形管道混合后输入体内,该法既适用于中心静脉也适用于外周静脉。这3种营养液在进入血管前迅速混合,每种液体的流量可分别控制,如有输液泵会更方便。

(3)配制程序必须按操作规范。

【临床用法】患者在使用肠外营养期间均可使用本品,应按患者廓清脂肪的能力来调整剂量。

(1)成人静脉滴注:推荐剂量为按体重每日1~1.5g/kg。提供占总能量50%的热卡。10%制剂开始10分钟内输注速度应为每分钟20滴,然后逐渐增加,可以在4小时以上输注500ml。20%者开始30分钟内输注速度同10%者,可以在8小时以上输注500ml。

(2)新生儿和婴儿静脉滴注:10%、20%脂肪乳注射液($C_{14\sim24}$)使用剂量为按体重每日0.5~3g/kg,可监测血清脂肪廓清、肝功能、氧饱和度等指标,最好24小时连续输注。

【制剂规格】100ml:10g(大豆油):1.2g(卵磷脂);250ml:25g(大豆油):3g(卵磷脂);500ml:50g(大豆油):6g(卵磷脂);100ml:20g(大豆油):1.2g(卵磷脂);250ml:50g(大豆油):3g(卵磷脂);500ml:100g(大豆油):6g(卵磷脂);100ml:30g(大豆油):1.2g(卵磷脂);250ml:75g(大豆油):3g(卵磷脂)。

(二)中/长链脂肪乳注射液($C_{6\sim24}$),($C_{8\sim24}$Ve)

【适应证】肝功能出现轻度异常者;乳糜胸,乳糜腹水。余参见“脂肪乳注射液($C_{14\sim24}$)”。

【药理作用】长链三酰甘油(LCT)和可快速转换的中链三酰甘油(MCT)输入体内既能满足机体能量的需求,LCT又能保证必需脂肪酸的供给。正常人输入本品后的三酰甘油半衰期是16分钟,短于单纯输注长链脂肪乳后的三酰甘油半衰期(约33分钟),表明使用本品后机体能够更快地利用三酰甘油。余参见“脂肪乳注射液($C_{14\sim24}$)”。

【不良反应】同“脂肪乳注射液($C_{14\sim24}$)”。

【禁忌证】同“脂肪乳注射液($C_{14\sim24}$)”。

【注意事项】本品不能用于妊娠妇女。目前尚无将本品用于新生儿、婴幼儿或儿童的经验。有资料显示,在光照疗法中,同时输入脂肪乳,由光所引起的脂质过氧化物不能被完全消除。因此作为预防措施,建议对新生儿进行光照疗法期间,输入脂肪乳应避光。

【药物相互作用】加入多价阳离子(如钙)可能发生不相容,特别当与肝素混合时更是如此。余参见“脂肪乳注射液($C_{14\sim24}$)”。

【给药说明】同“脂肪乳注射液($C_{14\sim24}$)”。

【临床用法】同“长链脂肪乳注射液(LCT)”。不能使用孔径为0.2μm的滤过器,因为脂肪乳不能通过这些滤过器。参见“脂肪乳注射液($C_{14\sim24}$)”。

【制剂规格】

(1)中/长链脂肪乳注射液($C_{6\sim24}$) 10%:100ml;10%:250ml;10%:500ml;20%:100ml;20%:250ml;20%:500ml。

(2)中/长链脂肪乳注射液($C_{8\sim24}$Ve),力保肪宁(lipofundin) 10%:500ml;20%:100ml;20%:250ml。

(三)ω-3鱼油脂肪乳注射液

【适应证】全身炎症反应综合征较严重但又需要较高能量的危重患者。余参见“脂肪乳注射液($C_{14\sim24}$)”。

【药理作用】ω-3脂肪酸有一定的调节免疫和炎症介质释放的功能。余参见“脂肪乳注射液($C_{14\sim24}$)”。

【不良反应】少数患者对鱼油味道不能适应;阴茎异常勃起(极为罕见)。余参见“脂肪乳注射液($C_{14\sim24}$)”。

【禁忌证】(1)由于缺乏长期临床使用经验,故暂不能输注于严重肝、肾功能异常患者。

(2)早产儿、新生儿、婴幼儿、儿童。

(3)妊娠和哺乳期也不能使用。余参见“脂肪乳注射液($C_{14\sim24}$)”。

【注意事项】应定期监测血清三酰甘油水平,定期检查血糖、酸碱平衡情况、血清电解质。余参见“脂肪乳注射液($C_{14\sim24}$)”。

【临床用法】按体重每日1~2ml/kg,即按体重每日鱼油 0.1～0.2g/kg,70kg 患者每日用量不超过 140ml。最大输注速率按体重不得超过每小时 0.5ml/kg。必须与其他类型脂肪乳剂同时输注时,推荐的鱼油量应占其中的 10%～20%。使用前振摇,与其他输注液混合时,应注意配伍性。余参见"脂肪乳注射液($C_{14\sim24}$)"。

【制剂规格】ω-3 鱼油脂肪乳注射液(Omegaven):50ml;100ml。

三、碳水化合物类

碳水化合物是临床营养支持的另一重要热能源,以葡萄糖最常用,可提供经济的热能、补充体液;常与胰岛素合用以改善应激状态下葡萄糖的生物利用度。山梨醇可与氨基酸混合形成有利于氨基酸利用的复合制剂。木糖醇在体内代谢不依赖胰岛素的参与,直接透过细胞膜,在细胞内参与糖代谢而不增加血糖浓度,其甜味及产热量与葡萄糖相当。近年来研究发现其能促进胰岛素的分泌,故可作为糖尿病患者的糖代用品,补充能量。

目前临床营养支持中用的最多的碳水化合物是葡萄糖注射液(GS)、葡萄糖氯化钠注射液(GNS)、复方乳酸钠葡萄糖注射液(有高氯酸中毒时可考虑用此制剂)、复方乳酸钠山梨醇注射液(糖尿病患者更适合)、木糖醇注射液。其他也可应用复方电解质葡萄糖注射液(MG_3)、复方电解质葡萄糖注射液(R_4A)等。上述制剂请参阅相关章节。葡萄糖的输注速度若超过每分钟 4mg/kg(如 10% GS 500 ml,3 小时内输完)的患者发生高血糖的可能性明显增高,故应控制输注速度或同时应用胰岛素。

多腔袋类肠外营养制剂

1. 双腔袋类　肠外营养注射液(25)

【适应证】同"复方氨基酸注射液(18AA)"。

【药理作用】同"复方氨基酸注射液(18AA)"。

【不良反应】使用本品后,葡萄糖超负荷综合征偶有报道,肝功异常有少量报道。可能发生严重的酸中毒、高钙血症。大量快速给药可能引起脑水肿、肺水肿、外周水肿或水中毒。由于本品是高浓度葡萄糖制剂,输注时有时可能出现高血糖症、高渗尿糖症和口渴,一旦出现这种情况,需采取相应措施如使用胰岛素。余参见"复方氨基酸注射液(18AA)"。

【禁忌证】(1)高钠血症患者。

(2)高氯血症患者。

(3)高钾血症患者、少尿症患者、艾迪生病患者和高氯血症患者。

(4)高磷酸血症患者或者甲状旁腺功能衰退患者(本品电解质成分可能加重高磷酸血症患者的症状)。

(5)高镁血症患者或甲状腺功能减退的患者。

(6)高钙血症患者。

(7)余同"复方氨基酸注射液(18AA)"。

【注意事项】(1)菌血症患者,高渗性脱水患者,由肾脏疾病导致肾衰患者,严重烧伤的患者,肾衰不伴有高钾高症患者,心衰患者慎用。

(2)由于梗阻性泌尿系疾病造成的尿量减少的患者,糖尿病患者,尿崩症患者,有胰腺功能障碍的患者如胰腺炎、胰腺硬化症和胰腺脓肿等患者慎用。

(3)本品提供中心静脉营养使用,与脂肪乳剂用"Y"形管混合输入后,可用于周围静脉,是通过多种成分组合发挥有效作用,不能作为患者需要某种特定输注组分治疗来使用。

(4)逐渐增加葡萄糖浓度,如以较低葡萄糖浓度溶液开始,以避免引起高血糖症和尿糖的发生。

(5)停药时,要逐步降低葡萄糖浓度,如使用低浓度葡萄糖溶液以避免出现因突然停药可能引起的低血糖症;给药期间,患者的排尿量最好达到每日不少于 500ml,或每小时不少于 20ml。

(6)肠外营养治疗时,务必同时应用维生素 B_1,因为肠外营养治疗时未同时应用维生素 B_1 可能导致严重的酸中毒。如果怀疑严重酸中毒是由于缺乏维生素 B_1 而引起的,应停止肠外营养治疗。

(7)不要毁坏外包装,即用即开(包装),以避免溶液变色(包装内附有氧气吸收剂以维持制剂的稳定性)。

(8)如制剂变色、泄漏或在外包装上发现水滴,请不要使用。

(9)在橡胶塞上的密封膜被撕掉的情形下,制剂不能使用。

(10)如果两个腔袋之间的膈膜部分已经被打

开，制剂不能使用。

(11)余同"复方氨基酸注射液(18AA)"。

【药物相互作用】钙是本品的成分之一，可诱发强心苷类中毒，通过加强心肌作用而导致心律失常。

【临床用法】本品用作中心静脉营养开始时且糖耐量未知或已降低时的初始液，与脂肪混输适用于术后患者的低氮低热卡肠外营养。

【制剂规格】肠外营养注射液(25)合-鞍(PN-Twin) 1000ml：20.72g(总氨基酸)。

2. 三腔袋类复方营养制剂 脂肪乳氨基酸(17)葡萄糖(11%)注射液。

三腔袋复方营养制剂的包装袋分为内袋与外袋，在内袋与外袋之间放置氧吸收剂。内袋由2条可剥离封条分隔成3个独立的腔室，分别装有葡萄糖和电解质注射液、氨基酸注射液及脂肪乳注射液。其优点是既能使氨基酸、葡萄糖、脂肪乳、电解质长期稳定不需冷藏地保存在一个容器内，又可使其瞬间完全混合，并在补充一定的微量元素和维生素后，迅速配制成比较理想的"全合一"营养液，避免了临床上临时配制可能带来的颗粒和微生物的污染；而且3个独立腔室液体的混合不需要特殊环境和设备，所需的人力和时间几乎可以忽略不计。不但使医院中的营养支持更安全、更及时、更经济、更广泛、更不受节假日限制，也为家庭肠外营养、急救、野战等特殊情况下的患者提供了极大的方便。

【适应证】同"复方氨基酸注射液(18AA)"及"脂肪乳注射液($C_{14\sim24}$)"。

【药理作用】为了降低高血糖的危险，减轻对液体负荷过重的担心，保证必需脂肪酸的供给，非蛋白能源葡萄糖和脂肪乳的双能源同时输入方式是比较理想的。此外，要使机体能有效利用输入的能量底物、蛋白质合成的原料维持正常生理功能，重要电解质的输入是不可或缺的。余参见"复方氨基酸注射液(18AA)"及"脂肪乳注射液($C_{14\sim24}$)"。

【不良反应】参见"复方氨基酸注射液(18AA)"及"脂肪乳注射液($C_{14\sim24}$)"。

【禁忌证】(1)血电解质(指本品处方中所含有的)水平出现异常升高。

(2)其他一般禁忌(如急性肺水肿，水潴留，失代偿性心功能不全，低渗性脱水)。

(3)吞噬血细胞综合征。

(4)余参见"复方氨基酸注射液(18AA)"及"脂肪乳注射液($C_{14\sim24}$)"。

【注意事项】(1)当三腔内液体混合均匀后，在25℃下其物理与化学性质能稳定24小时。

(2)只有在氨基酸溶液与葡萄糖溶液澄清且无色/微黄、脂肪乳溶液呈白色均质状态方可使用本品，使用前需将本品充分混匀。

(3)鉴于假性凝集作用，禁止本品与输血/血制品同用一根(套)输液管(器)。

(4)须经常检测脂肪廓清能力，推荐检测方法在输注结束5～6小时后进行，输注期间血清三酰甘油不宜超过3mmol/L。

(5)对脂质代谢受损，如肾功能不全、失代偿性糖尿病、高糖血症(胰岛素治疗超过6U/h)、胰腺炎、肝功能损害、甲状腺功能低下(伴有高脂血症)及败血症患者，应谨慎使用本品。如需使用则应密切观察血清三酰甘油浓度。

(6)应监测血糖、血电解质、血浆渗透压、水电解质平衡与酸碱平衡及肝功能酶(如碱性磷酸酶、ALT、AST)的情况。

(7)长期输注脂肪，还应检测血细胞计数与凝血状况。

(8)当患者伴有肾功能不全则应密切监测磷与钾的摄入，以防止产生高磷血症与高钾血症。

(9)对代谢性酸中毒、乳酸酸中毒、细胞供氧不足、血浆渗透压增高的患者应谨慎给予肠外营养。

(10)对有电解质潴留的患者，应谨慎使用本品。本品不适宜新生儿与2岁以下婴幼儿使用。

(11)余参见"复方氨基酸注射液(18AA)"及"脂肪乳注射液($C_{14\sim24}$)"。

【药物相互作用】参见"复方氨基酸注射液(18AA)及脂肪乳注射液($C_{14\sim24}$)"。

【给药说明】维持机体氮平衡所需的氮量应根据患者实际情况(如营养状况与代谢应激等)决定。营养状况一般或轻度应激的患者，其氮的需要量为按体重每日0.10～0.15g/kg；有中度或重度代谢应激(无论有无营养不良)的患者，其氮需要量为按体重每日0.15～0.30g/kg(相当于氨基酸量每日1.0～2.0g/kg)。葡萄糖与脂肪一般推荐需要量分别为按体重每日2.0～6.0g/kg与1.0～2.0g/kg。

按患者体重计葡萄糖的最大输注速率为按体重每小时0.25g/kg，氨基酸的输注速率按体重不宜超过每小时0.1g/kg，脂肪按体重则不超过每小时0.15g/kg。

从中心静脉输注时，由于中心静脉输注可能会增加感染的机会，因此应注意在无菌条件下进行静脉插管，并且一旦输注过程出现任何异常现象，应立即停止输注。如采用周围静脉输注高渗溶液有可能发生静脉炎。影响静脉炎的因素很多，包括输液管类型、直径与长度，输注时间长短，溶液pH值与渗透压，感染及静脉本身操作次数多少。建议已进行营养支持的静脉不再用于其他输液或添加剂注射使用。

根据患者电解质实际水平，可另补充电解质，但应密切监测血电解质变化情况。静脉输注氨基酸时可能伴有微量元素尿中排出的增加，尤其是锌。对需要进行长期静脉营养的患者，应注意微量元素的补充。

对营养不良患者开始进行营养支持时由于体液的变化，可能会诱发肺水肿、充血性心力衰竭，还可能在24～48小时内出现血钾、血磷、血镁及血中水溶性维生素浓度的降低，因此在给予静脉营养初期应小心，密切观察并调整液体、电解质矿物质与维生素的用量。如患者出现高糖血症需另外补充胰岛素。余参见“复方氨基酸注射液(18AA)”及“脂肪乳注射液($C_{14\sim24}$)”。

【临床用法】因渗透压不是很高，故本品既可经周围静脉又可经中心静脉进行输注。使用前拉开腔室间的可分离封条，使3个腔室内的不同液体混合均匀，混合液在25℃下可放置24小时。患者总的能量需要量由其实际临床状况决定。通常情况下，普通成人按体重每日20～30kcal/kg，肥胖患者则根据其理想体重决定。3个规格的卡文(Kabiven PI)是根据患者代谢中度增加、轻度增加及基础值设计的，可按需分别给予2400ml、1920ml、1440ml。

本品用于老年患者时，其蛋白质与能量的单位体重需要量可能会小于普通成人的需要量。本品是为普通成人患者设计的，儿童蛋白质与能量的单位体重需要量可能会大于普通成人的需要量。

本品输注速率按患者体重不宜超过每小时3.7ml/kg(相当于葡萄糖0.25g/kg、氨基酸0.09g/kg、脂肪0.13g/kg)推荐输注时间为12～24小时。为避免可能发生的静脉炎，建议每日更换输液针刺入的位置。本品使用时间长短由患者营养状况而定。

【制剂规格】脂肪乳氨基酸(17)葡萄糖(11%)注射液，卡文(Kabiven PI)：2400ml；1920ml；1440ml。

四、肠内营养用药

肠内营养(EN)制剂的临床应用在中国已有近40年的历史，其目的是对有正常或部分胃肠道功能而不能正常进食的患者进行基本营养补充及营养治疗。

在2002年版的《国家基本药物目录》中已将EN制剂按氮源分为三大类：氨基酸型、短肽型(此两类也称为成分型，elemental type)、整蛋白型(也称为非成分型，non-elemental type)。上述三类又可各分为平衡型和疾病适用型。

此外，尚有模块型(module)制剂，如氨基酸/短肽/整蛋白模块、糖类制剂模块、长链(LCT)/中长链脂肪(MCT)制剂模块、维生素制剂模块等。

氨基酸型又分为：①平衡型(balanced)，即一般营养型；②疾病适用型(disease orientated)，如苯丙氨酸代谢障碍型等。

【适应证】(1)消化道通畅的患者，不能正常进食，合并中-重度营养不良。

(2)消化道术前准备。

(3)消化道手术后吻合口瘘如咽部瘘、食管瘘、胃瘘、结肠瘘等。

(4)胰腺炎的恢复期。

(5)短肠综合征患者(小肠的长度短于60cm)。

(6)炎性肠道疾患如克罗恩病、溃疡性结肠炎。

【药理作用】本品有多种营养成分，能提供全面的营养物质。特点：含100%的游离氨基酸，增加了支链氨基酸浓度，并辅以适宜的碳水化合物浓度；氮来源于氨基酸，低脂肪，无渣，粪便排出量少，因此不需消化液或极少消化液便可吸收。能源来自糊精及食物淀粉，热量与氮的比值为128∶1；脂肪来自大豆油，其含量控制在需要量的最低限，以减少对胰腺外分泌系统和肠管分泌的刺激。

【不良反应】少数患者有腹胀、腹痛和腹泻。

【禁忌证】肠梗阻及肠功能紊乱的患者禁忌静

脉内输入。

【注意事项】(1)非供静脉使用,请依医师或营养师指示使用。

(2)不宜用于10岁以下儿童。

(3)不得用50℃以上的热水配制营养剂。

(4)糖尿病患者慎用。

(5)肝肾功能异常者慎用。

(6)本品可室温保存,配制好的配方可在室温下贮藏8小时,配制后冰箱中4℃下冷藏,贮藏48小时。

【药物相互作用】本品不宜与其他药物混合使用。

【给药说明】(1)在容器中注入50ml温开水,加入本品1袋,充分混合,待粉剂完全溶解后,再加温开水至300ml,轻轻搅拌混匀即可。

(2)将250ml温水倒入半升或更大的容器内,加入80.4g/袋,盖瓶盖振荡20秒。注意大量配制溶液时,溶液应不超过容器的3/4,需要长时间振荡溶液,如需要可搅拌。

【临床用法】(1)成人常用量:管饲连续滴入注,第一天先用80.4g/袋化水400ml,每小时20ml,根据患者的消化道情况逐日增量至维持每日5～6包。

(2)口服,80.4g/袋化水400ml再加入1袋调味剂。静置5～10分钟未溶的颗粒可溶解,每小时50ml。一般口服只能到达2袋,很难达到全量。

【制剂规格】粉剂:维沃 80.4g/袋。

(一)短肽型肠内营养混悬液和粉剂

【适应证】适用于有胃肠道功能或部分胃肠道功能的患者。

(1)代谢性胃肠道功能障碍:胰腺炎、肠道炎性疾病、放射性肠炎和化疗、肠瘘、短肠综合征、艾滋病病毒感染/艾滋病。

(2)危重疾病:大面积烧伤、外科创伤、脓毒血症、大手术后的恢复期。

(3)营养不良患者的手术前后喂养及肠道准备。

(4)本品可用于糖尿病患者。

【药理作用】本品的蛋白质为乳清蛋白水解物,小肠有运输氨基酸体系也有运输低聚肽体系,低聚肽受小肠黏膜刷状缘的肽酶水解后进入血液,容易被体内利用。可几近完全吸收,低渣,排粪便量少。

【不良反应】个别患者偶有腹胀、腹痛、腹泻等。

【禁忌证】(1)肠道功能衰竭。

(2)完全性肠道梗阻及严重腹腔内感染。

(3)禁忌静脉内输入。

【注意事项】仅供胃肠内使用。孕妇及哺乳期妇女用药具体由医生处方决定。不能用于5岁以内的婴幼儿。

【药物相互作用】不宜与其他药品混合使用。

【给药说明】(1)短肽型肠内营养混悬液:如瓶盖为皇冠盖,则先卸去皇冠盖,插上专用胶塞及输注导管,连接1根喂养管到胃、十二指肠或空肠上端部分。剂量根据患者需要,由医生处方而定。

(2)短肽型肠内营养粉剂:在容器中注入50ml温开水,加入1袋,充分混合。待粉剂完全溶解后,再加温开水至500ml,轻轻搅拌混匀即可。管饲喂养时,先置1根喂养管到胃、十二指肠或空肠上端部分。正常滴速为100(125ml/h(开始时滴速宜慢),剂量根据患者需要,由医生处方而定。本品亦可口服。

【临床用法】(1)短肽型肠内营养混悬液:一般患者,每日给予2000kcal(4瓶),即可满足机体对营养成分的需求。①代谢患者(烧伤、多发性创伤),每日可用到2500kcal(6瓶)以适应机体对能量需求的增加;②对初次胃肠道喂养的患者,剂量最好从每日1000kcal(2瓶)开始,在2～3天内逐渐增加至需要量;③打开前先摇匀,全浓度输注无需稀释。操作中注意洗手,避免交叉感染。

(2)短肽型肠内营养粉剂:①一般患者,每日给予2000kcal(4袋)即可满足机体对营养成分的需求;②高代谢患者(烧伤、多发性创伤),每日可用到2500kcal(5袋)以适应机体对能量需求的增加;③对初次胃肠道喂养的患者,剂量最好从每日1000kcal(4袋)开始,在2～3天内逐渐增加至需要量。

【制剂规格】百普力(Peptison),混悬液:500ml。百普素(Pepti2000 Variant),粉剂:126g/袋(500kcal)。

(二)整蛋白型

1. 平衡型整蛋白肠内营养乳剂、混悬液和粉剂

【适应证】(1)平衡型整蛋白肠内营养乳剂(瑞素):①面部或颈部创伤,或颅颈部手术后;②咀嚼和吞咽功能性或神经性损害,或咽下困难;③意识丧失的患者和(或)接受机械通气的患者;④高分解代谢状态,如癌症、烧伤和颅脑创伤患者;⑤神经性畏食;⑥结肠功能紊乱,如憩室炎、结肠炎、直肠炎;⑦肠道检查准备期间及手术前后的支持。

(2)平衡型整蛋白肠内营养混悬液(能全力):本品用于糖尿病患者。

【药理作用】本品是整蛋白的肠内营养制剂,进入胃肠道后可刺激消化腺体分泌消化液,帮助消化、吸收,在体内消化、吸收过程同正常食物。其中含有的中链三酰甘油,有利于脂肪的代谢吸收。可提供人体必需的营养物质和能量需要。

【不良反应】给药速度太快或过量时,可能发生恶心、呕吐或腹泻等胃肠道副反应。

【禁忌证】(1)肠梗阻。

(2)严重的短肠综合征或高排泄量的瘘。

(3)半乳糖血症患者禁止使用。

(4)1岁以下婴儿。

(5)严重腹腔内感染者。

(6)禁忌静脉内输入。

【注意事项】(1)肾功能不全、肝昏迷、特殊代谢紊乱,如不耐受果糖等患者慎用。

(2)定期监测生化指标。

(3)本品含维生素K,对使用香豆素类抗凝剂的患者应注意药物相互作用。

(4)妊娠期给予高剂量维生素A(每日超过10 000U)可能增加产生畸形的危险。每日维生素A剂量不应超过10 000U。

(5)使用前摇匀,有效期内使用。

(6)25℃以下密闭保存,开启后冰箱内(2~10℃)保存24小时。

【药物相互作用】尚无相关报告。

【给药说明】(1)平衡型整蛋白肠内营养乳剂(瑞素):本品适用于有营养摄入障碍、但无严重消化或吸收功能障碍的患者。

(2)平衡型整蛋白肠内营养混悬液(能全力):口服或管饲喂养。管饲喂养时,先置1根喂养管到胃、十二指肠或空肠上端部分。正常滴速为每小时100~125ml(开始时滴速宜慢),剂量根据患者需要,由医生处方而定。

(3)平衡型整蛋白肠内营养粉剂(安素):当作为惟一营养来源或营养补充时,建议每次250ml,每日3次。打开容器后注意防腐及避免污染。在室温下或冷却后服用。口服或管饲,剂量应根据个体需要而定。

【临床用法】(1)平衡型整蛋白肠内营养乳剂(瑞素):本品通过管饲或口服使用,应按照患者体重和营养状况计算每日用量。

1)全量补充患者:推荐剂量为按体重每日30ml(30kcal)/kg,平均剂量为每日2000ml(2000kcal)。管饲给药时,应逐渐增加给药速度,第一天的速度约为20ml/h,以后逐日增量至125ml/h。通过重力或泵调整输注速度。

2)部分补充患者,推荐剂量每日使用500~1000ml。

(2)平衡型整蛋白肠内营养混悬液(能全力)

1)一般患者,每日给予2000kcal即可满足机体对营养成分的需求。初始剂量最好从每日1000kcal开始,在2~3天内逐渐增加至需要量。若患者的耐受能力较差,也可从使用0.75kcal/ml的低浓度开始,以使机体逐步适应,低能量密度能全力更便于医护人员控制能量输入速率,较适于糖尿病等对能量摄入敏感的患者。

2)高代谢患者(烧伤、多发性创伤),每日可用到2500kcal以适应机体对能量需求的增加,或使用能量密度为1.5kcal/ml的产品。

3)心、肾功能不全者,可使用能量密度为1.5kcal/ml的产品,以达到限制入量的目的。

(3)平衡型整蛋白肠内营养粉剂(安素)

1)口服:在杯中加入本品55.8g,用温开水200ml,缓慢地搅拌直到溶解。400g粉剂分7份。

2)管饲:遵照医嘱使用。根据患者的病情和耐受性调整滴速、用量和浓度。额外需要的液体应通过每餐和两餐之间给予温水来补足。连续管饲时,给药速度应从25ml/h,增加至正常速度。每日输注前检查胃内残留物,如胃液>100ml,应注意调整速度。间歇管饲时,如果患者仍不能忍受可将配方稀释。同时也要定期检查胃内残留物,根据情况调整灌注。

(4)平衡型整蛋白肠内营养粉剂(能全素)

1)在容器中注入500ml温开水,加入本品1听,充分混合。待粉剂完全溶解后,再加温开水至1500ml,轻轻搅拌混匀。

2)用所附的小匙,取9平匙,溶于50ml温开水中充分混合,待完全溶解后,加温开水至200ml以满足少量使用的要求。

3)管饲喂养时,先置1根喂养管到胃、十二指肠或空肠上端部分。正常滴速为每小时100～125ml(开始时滴速宜慢),剂量根据患者需要,由医生处方而定。

4)口服每次50ml/h。

5)一般患者,每日给予2000kcal即可满足机体对营养成分的需求。

6)高代谢患者(烧伤、多发性创伤),每日可用到2500kcal以适应机体对能量需求的增加。

7)对初次胃肠道喂养的患者,初始剂量最好从每日1000kcal开始,在2～3天内逐渐增加至需要量。

【制剂规格】(1)瑞素(Fresubin),乳剂:500ml/瓶。

(2)能全力(Nutrison Muti-fiber),悬浮液:①瓶装,500ml(375kcal、500kcal、750kcal);②袋装,1000ml(1000kcal)。

(3)安素(Ensure),粉剂:400g。

(4)能全素(Nutrison Powder),粉剂:320g。

(三)疾病适用型

1. 糖尿病型肠内营养乳剂

【适应证】适用于多学科患有糖尿病的患者,或一过性血糖升高者合并有营养不良,有肠道功能而又不能正常进食的患者。

【药理作用】本品的配方符合国际糖尿病协会的推荐和要求,提供的营养物质符合糖尿病患者的代谢特点,处方中的特点主要是碳水化合物来源于木薯淀粉和谷物淀粉,可改善糖耐量异常患者的血糖曲线下面积及胰岛素曲线下面积,因此能减少糖尿病患者与糖耐受不良患者的葡萄糖负荷。本品所含膳食纤维有助于维持胃肠道功能。在体内消化吸收过程同正常食物。

【不良反应】同"平衡型整蛋白肠内营养乳剂"。

【禁忌证】同"平衡型整蛋白肠内营养乳剂,禁忌静脉内输入"。

【注意事项】同"平衡型整蛋白肠内营养乳剂"。

【药物相互作用】同"平衡型整蛋白肠内营养乳剂"。

【给药说明】同"平衡型整蛋白肠内营养乳剂"。

【临床用法】通过管饲或口服使用,应按照患者体重和消耗状况计算每日用量。

(1)需要安全量补充者:推荐剂量为按体重每日30ml/kg,平均剂量为每日2000ml(1800kcal)。

(2)部分营养补充者:推荐剂量为每日500ml(500kcal),管饲给药时,应逐渐增加给药速度,第一天的速度约为20ml/h,以后逐日增至125ml/h。通过重力或泵调整输注速度。

【制剂规格】瑞代(Fresubin Diabetes),乳剂:500ml。

2. 肿瘤型肠内营养乳剂

【适应证】用于癌症患者的肠内营养,如恶病质;畏食;咀嚼和吞咽障碍;食管梗阻;用于对脂肪或ω-3脂肪酸需要量增加的患者。

【药理作用】本品是一种高脂肪、高能量、低碳水化合物含量的肠内全营养制剂,特别适用于癌症患者的代谢需要。其中所含ω-3脂肪酸及维生素A、维生素C和维生素E能够改善免疫功能,增强机体抵抗力。此外,内含膳食纤维有助于维持胃肠道功能。在体内消化吸收过程同正常食物。

【不良反应】同"平衡型整蛋白肠内营养乳剂"。

【禁忌证】同"平衡型整蛋白肠内营养乳剂"。禁忌静脉内输入。

【注意事项】同"平衡型整蛋白肠内营养乳剂"。

【药物相互作用】同"平衡型整蛋白肠内营养乳剂"。

【给药说明】同"平衡型整蛋白肠内营养乳剂"。

【临床用法】本品通过管饲或口服使用,应按照患者的体重和营养状况计算每日用量。①为惟一营养来源的患者:推荐剂量为按体重每日20～30ml/kg,每日总剂量为1500～200ml;②补充营养的患者:根据患者需要,推荐剂量为每日400～1200ml(520～1460kcal);③管饲给药时,应逐渐增加给药速度,第一天的速度约为20ml/h,以后每日逐渐增至最大滴速150ml/h。通过重力或泵调整输注速度。

【制剂规格】瑞能(Supportan)乳剂:500ml;200ml。

3. 高蛋白、高能量肠内营养乳剂

【适应证】适用于需要高蛋白、高能量、易于消化的脂肪，以及液体入量受限的患者，包括：①代谢应激患者，特别是烧伤患者；②心功能不全的患者；③持续性腹膜透析患者；④胰纤维性囊肿病。

【药理作用】本品是一种高分子量、易于代谢的肠内营养制剂。用于高分解代谢而液体入量受限患者的均衡营养治疗，能够满足患者的能量需求和增加的蛋白质需要量，减少氮丢失，促进蛋白质合成。本品含有小肠容易吸收的中链三酰甘油，为创伤后的代谢提供大量优质的能量底物。

【不良反应】同"平衡型整蛋白肠内营养乳剂"。

【禁忌证】同"平衡型整蛋白肠内营养乳剂"。禁忌静脉内输入。

【注意事项】同"平衡型整蛋白肠内营养乳剂"。

【药物相互作用】同"平衡型整蛋白肠内营养乳剂"。

【给药说明】本品适用于有营养摄入障碍但无严重消化或吸收功能障碍的患者。

【临床用法】本品通过管饲或口服使用，应按照患者体重和营养状况计算每日用量。

(1)以本品为惟一营养来源的患者：推荐的平均剂量为按体重每日 20～30 ml(30～45 kcal)/kg。

(2)以本品补充营养的患者：每日使用 500ml (750kcal)，管饲给药时，应逐渐增加给药速度，第一天的速度约为 20ml/h，以后每日逐渐增量至最大滴速 125ml/h 或根据患者的耐受程度增加用量。通过重力或泵调整输注速度。

【制剂规格】瑞高(Fresubin MCT)，乳剂：500ml。

4. 免疫增强型肠内营养液(Ⅰ)

【适应证】用于肿瘤患者的营养不良。其他适应证同"平衡型整蛋白肠内营养乳剂"。

【药理作用】液体剂型的免疫增强型肠内营养合剂，富含精氨酸、ω-3 多不饱和脂肪酸和核糖核酸的高蛋白，不含乳糖和蔗糖。用于满足危重患者应激状态的特殊营养和代谢需要。其在体内消化吸收过程同正常食物。

【不良反应】同"平衡型整蛋白肠内营养乳剂"。

【禁忌证】同"平衡型整蛋白肠内营养乳剂"，禁忌静脉内输入。

【注意事项】除不建议用于需要免疫抑制的患者。其他同"平衡型整蛋白肠内营养乳剂"。

【药物相互作用】同"平衡型整蛋白肠内营养乳剂"。

【给药说明】使用前需摇匀，在制备和使用时须慎防污染，并避免冷冻。

【临床用法】(1)管饲：对重症患者，刚开始可以全浓度给药，并根据患者的状况和耐受程度调整流速及给药量。此外，可额外补充水分以满足患者的液体需求量。

(2)每日使用 6 罐(250 ml/罐)的包装能够提供 1500kcal 的能量(1.0kcal/ml)，除氯外提供 100%或更多 RDI 所建议的维生素和矿物质需求量。

【制剂规格】茚沛(Impact)，混悬液：250ml。

5. 免疫增强型肠内营养液(Ⅱ)

【适应证】同免疫增强型肠内营养液(Ⅰ)。

【药理作用】本品主要针对重症患者，尤其是 ICU 重症监护患者的肠内营养配方制剂，能促进蛋白质合成，减轻负氮平衡，增强机体细胞和体液免疫功能，减少并发症，加快伤口愈合，改善危重患者的预后。在体内吸收的过程同其他肠内营养制剂。

【不良反应】同"平衡型整蛋白肠内营养乳剂"。

【禁忌证】同"平衡型整蛋白肠内营养乳剂，禁忌静脉内输入"。

【注意事项】同"平衡型整蛋白肠内营养乳剂"。

【药物相互作用】同"平衡型整蛋白肠内营养乳剂"。

【给药说明】剂量根据患者的需要，由医师处方而定。

【临床用法】本品取来即可用于管饲喂养。事前置入 1 根喂养管到胃、十二指肠或空肠上段部分。正常滴速是每小时 100～125ml(开始时滴速宜慢)，能量密度是 1.25kcal/ml，非蛋白能量与氮的比值为 79∶1。一般患者，每日给予 1500ml～2000kcal)即可满足机体对营养的需求。对数日未进食的患者，初始剂量最好从每日 500～1000ml 开始，在 2～3 天内逐渐增加至需要量，最好使用肠内输注泵以便控制输注速率。本品在室温下使用，打开前先摇匀，操作过程须注意卫生，以保证产品不受污染。

【制剂规格】士强(Stresson Multifibre)：

500 ml。

6. 肺病型肠内营养混悬液Ⅱ

【适应证】慢性阻塞性肺部疾病；呼吸衰竭；呼吸机依赖；囊性纤维化的肺部表现。

【药理作用】本品为浓缩热量的配方（>1.0kcal/ml），比标准 1.0 kcal/ml 配方的渗透压要高。本品是专门用于肺部疾病患者的营养制剂，是高脂、低碳水化合物的肠内营养配方，可减少二氧化碳的生成，从而减少慢性阻塞性肺部疾病（COPD）或急性呼吸衰竭引起的二氧化碳潴留。

本品含 14.1g/L 的大豆多糖纤维素，符合膳食纤维素的推荐量。大豆多糖显示在维持肠正常功能方面有效，并且在其含量的限度内不影响矿物质的吸收。高油红花油（富含单不饱和脂肪酸）提供 85%的脂肪，菜籽油提供 10%，卵磷脂提供 5%。菜籽油是 α-亚麻酸的来源。可提高 2 型糖尿病患者血浆中三酰甘油和 HDL 胆固醇的水平，但不升高 LDL 胆固醇的水平。

【不良反应】同"平衡型整蛋白肠内营养乳剂"。

【禁忌证】同"平衡型整蛋白肠内营养乳剂"。禁忌静脉内输入。

【注意事项】同"平衡型整蛋白肠内营养乳剂"。

【药物相互作用】同"平衡型整蛋白肠内营养乳剂"。

【给药说明】本品打开包装后，须遵循无菌贮藏的规程，以防止细菌污染。

【临床用法】（1）一般用法：使用前须仔细振摇，以使在运输和贮藏过程中沉淀的成分混合均匀。

（2）管饲：开始管饲时，速率和管饲量取决于患者的条件和耐受性，而后可逐渐增加直至摄入所需能量。

（3）口服：本品可作为全营养单独使用（或）和食物同时使用或在两餐间作为营养补充给予。可常温使用，也可冷藏后使用。

【制剂规格】益菲佳（Pulmocare），混悬液：237ml；1000ml。

7. 肾病用复方 α-酮酸

【适应证】（1）轻、中度慢性肾衰竭者。

（2）对重度慢性肾衰竭者，可改善营养不良。

【药理作用】（1）补充 α-酮酸和必需氨基酸，改善体内氨基酸和蛋白代谢紊乱，促进蛋白合成。

（2）由于补充了必需氨基酸，使体内可以充分利用比例失衡和多余的非必需氨基酸来合成蛋白，纠正体蛋白的不足。

（3）配合低蛋白饮食，减轻肾小球的高滤过，保护肾单位，从而达到减缓慢性肾衰竭恶化的目的。

（4）降低血磷和甲状旁腺素水平，改善继发性甲旁亢引起的一系列症状。

体内代谢过程，α-酮酸为氨基酸的前体，与 L-氨基酸可相互转换，在体内经转氨基作用转化为对应的 L-氨基酸，为蛋白合成提供原料。羟基-蛋氨酸有类似的代谢过程。

【不良反应】个别患者服用后，有时出现上中腹饱满。明显不良反应尚未见报道。

【禁忌证】无肾衰患者。

【注意事项】（1）要保证同时供应足够的热量，确保本品可以在体内充分利用，必须供应患者 35～40kcal/(kg·d)的热量。

（2）当患者应用大量本品，或同时应用其他含钙的药物时，可能发生高钙血症，应注意监测血钙水平，并且注意调整用量。

（3）低于 25℃保存，注意防潮。

【药物相互作用】不宜与四环素类药物同时服用。

【用法用量】口服，如按体重 70kg 计算，每日 3 次，每次 4～8 片，或遵医嘱。

【制剂规格】片剂：630mg。

第五节　外科营养支持的并发症及防治

一、肠外置管技术

肠外肠内营养支持时最易发生的并发症是导管相关并发症和代谢性并发症，因此，在营养支持时如何选择输注途径和置管技术已成为本领域的必要手段之一。随着医疗技术的不断发展，医疗器材的导管性能和材质也不断改进，临床上可根据患者的病情需要选择不同型号的导管和不同途径及方式为患者置管。无论哪种操作，在治疗前都需常规与患者或家属谈话获得知情同意，签字后再进行操作。

长期的静脉治疗和抢救重症患者都离不开建立静脉通道的技术，因此，人们通常将静脉通路称为"生命线"。

在20世纪70年代前，由于国内没有材质性能好的导管，对长期静脉治疗途径选择的观念是先考虑经外周静脉给药物治疗，当外周静脉出现困难时才考虑中心静脉。当时，只有静脉切开的技术，一般自双下肢内踝深静脉开始至股静脉，每次切开的静脉只能使用10天左右，易发生深静脉栓塞和重度静脉炎等并发症。70年代中期，开始使用可反复穿刺针，进行深静脉置管术。此时的导管相关并发症较多，如气胸、血胸、血肿和感染等。为避免感染，有经验的医生使用导管2周左右即便不出现发热，也常规更换导管。80年代初，开始引进国外一次性浅静脉穿刺套管针和深静脉穿刺套管针及一次性导管，明显降低了中心静脉置管的并发症，特别是降低了感染率。

20世纪80年代中期，国际上开始对输液部位的选择更新了观念。只要输液大于6～10天或输高渗透压液体及血管刺激性强的药物时，应首选经外周静脉中心静脉置管(PICC)。重症患者需监测中心静脉压者，则首选上腔中心静脉置管。

静脉置管技术通常可根据患者治疗时间的长短来选择部位，一般可分为周围静脉置管(PVC)和中心静脉置管(CVC)。中心静脉置管又可分为：经外周穿刺置入中心静脉导管(PICC)；颈内静脉置管、锁骨上静脉置管、锁骨下静脉置管(上腔静脉)、股静脉置管(下腔静脉)统称为中心静脉置管(CVC)；直接经皮穿刺隧道式中心静脉导管(CVTC)、埋藏输液港(Port)等。当医生决定给患者行静脉治疗时，应对每例患者的治疗需求有一个基本的预案，应考虑以下因素：①患者有无静脉置管史；②评估静脉条件；③患者有无病理体位，决定选择上腔静脉或下腔静脉置管；④检查出凝血功能；⑤预计肠外营养治疗的持续时间；⑥护理人员的导管维护技能；⑦穿刺部位要避开有心脏起搏器的区域。中心静脉置管(CVC)是长期静脉输液治疗和危重患者抢救的基本技术，在临床应用越来越普遍。应用CVC可显著减少周围静脉穿刺的次数，降低静脉炎的发生率，提高患者的生存质量，但也不可避免地容易发生导管相关并发症。因此，必须由经过培训的医护人员置管和维护，操作时必须严格遵循无菌操作原则。

(一)肠外营养输液途径选择原则及方法

1. 外周静脉　短期肠外营养(1周以内)可作为首选。美国静脉输液护理学会(INS)组织编写并发表的《输注治疗护理实践标准》中提出超过10%葡萄糖和(或)5%氨基酸注射液，pH值＜5或＞9的液体/药物，以及渗透压＞500mOsm/L的液体或药物，最好不经周围静脉输注。如若使用"全合一"营养液，因内含有脂肪乳剂，不仅能够降低溶液渗透压，还具有一定保护血管内皮的作用。此外，长时间均匀慢速输注也能够减少对血管的刺激。有学者报道，不超过900mOsm/L渗透压的"全合一"静脉营养液可短期经周围静脉输注。20世纪90年代，有关经周围静脉输注肠外营养液的前瞻性研究得出较为一致的结论，70%以上患者周围静脉能够耐受短期常规能量与氨基酸密度的肠外营养配方"全合一"溶液，但输注肠外营养超过10天后，一般患者周围静脉就较难耐受了。

近几年，周围静脉途径一般选用一次性头皮钢针、套管针或头皮套管针，一般选用20～24号。用21号"头皮"针头亦能做慢速输血用，其优点是便于适当活动，减少了患者长时间不能翻身活动的痛苦。在个别患者中，如输注渗透压＜500mOsm/L的药物，头皮套管针可保留3～5天。如要作为短期输注营养液，最好每天更换穿刺点，避免发生静脉损伤。

2. 中心静脉　适应证：使用外周静脉输液困难、难以维持输液的患者；危重患者抢救时；输液需要超过1周以上者；输液时使用一些对外周静脉刺激性较大的药物，如化疗药，大剂量补钾、氨基酸等。中心静脉包括锁骨上下静脉、颈内静脉、颈外静脉、股静脉，经外周静脉置入中心静脉导管(PICC)。上肢静脉及腔静脉不同的直径和长度见表6-5。

表 6-5　上肢静脉及腔静脉系统血管直径和长度状况

静脉名称	近似直径(mm)	长度(cm)
头静脉	6	38
贵要静脉	8	24
腋静脉	16	13
锁骨下静脉	19	6
右无名静脉	19	2.5
左无名静脉	19	6
上腔静脉	20	7

(1)锁骨下静脉:患者平卧位或头低(25°～30°)脚高位有助于锁骨下静脉的较好充盈,但对重症患者不宜勉强。在锁骨1/2或中外1/3处,锁骨下1.5～2cm处做一标志。按严格无菌要求操作,应用的导针长度为5～7cm,外径为15～16号注入局部麻醉,然后做试探性穿刺。穿刺方向指向锁骨内侧头上缘的方向。因患者的体型个体差异关系,位置与解剖特点可有所不同。一般在进针4cm左右常可抽到回血,根据针头的方向与深度,作为用导针穿刺时的重要参考。注意穿刺时针与胸廓一般成30°左右的角度(不超过45°为宜),为减少导管异位,操作者将穿刺针的刻度标记与针尖的斜面平行,指向心尖部,以便将导丝及导管引向上腔静脉。同时,进针时一定沿着锁骨下缘行走,为了避免穿破胸膜而引起气胸及肺损伤等并发症,一旦进入锁骨下静脉后抽到大量回血,即将导丝缓慢推入静脉内20cm,沿导丝取出钢针,再将扩张器经过导丝进入皮下至静脉入口处扩张,退出扩张器。再缓慢将导管经过导丝送入静脉内,左侧送入导管16～17cm,右侧送入导管13～14cm。取出导丝,用10ml注射器将导管或导管的侧孔均抽出回血,确定导管在血管内后,再用10ml氯化钠注射液冲洗导管。然后用肝素帽连接。再用丝线将导管翼固定在胸部皮肤上,以防止导管滑动或接头松脱。随后常规做X线检查核实导管位置是否在上腔静脉。置管位置见图6-2。

(2)锁骨上静脉:患者的体位及无菌要求等与前述相同。做穿刺者站在患者的同侧肩上方,先扪及前斜角肌与前斜角肌节结,并在后者的位置上作标记。然后在指尖所指的前方做局部麻醉,并用细针作试探性穿刺,穿刺时针尖上抬15°,一般进针2～3cm(依体型不同而有所差别)即可进入锁骨下静脉,要比经锁骨下途径的距离短。然后再用导针做穿刺,进皮时导针的斜面朝上,进入锁骨下静脉后导针由原来的方向转为水平方向,并旋转180°,使导针的斜面朝下,这有助于防止导管插入颈静脉。然后将注射器向锁骨头方向轻轻推进一些,并复查回血是否通畅、色泽是否正常,正常则可按前述锁骨下静脉插管的注意事项,进行操作。进皮点位置也有学者主张在胸锁乳突肌的锁骨头起点,方向为与水平面成45°角。

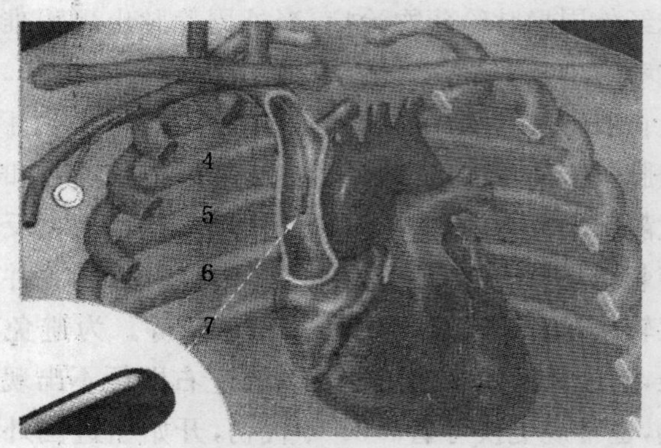

图 6-2　中心静脉导管置入后在上腔静脉的位置

无论用哪种方法作锁骨上静脉穿刺插管术,都需要很好地了解该区的局部解剖关系,这是减少并发症的一项重要措施。穿刺成功后送入导管操作同"锁骨下静脉"。

(3)颈内静脉:患者的体位及无菌操作的要求等与锁骨下静脉穿刺要求相同。选择的理由:①患者及家属对锁骨下静脉穿刺有顾虑;②操作者没有锁骨静脉穿刺的经验;③短期高渗液治疗的患者。本途径也是近年来受到重视的一种方法,特点是安全性高,无血胸、气胸并发症,但有一定的失败率。近年来,采用在超声引导下穿刺,可直接了解导管的位置,不需进行X线检查,明显提高了置管成功率。在一侧插入失败时可改选对侧,万一损伤颈动脉时,便于压迫止血,也不会造成严重并发症。穿刺成功后送入导管,操作同"锁骨下静脉"。

(4)颈外静脉:患者的体位及无菌操作的要求等与其他深静脉穿刺要求相同,选择理由同颈内静脉。此方法穿刺技术比较简单,患者头低位,使静脉充盈,可在直视下穿刺进入静脉。几乎没有发生过严重并发症,缺点是有大约1/4的患者导管不能放入上腔静脉。采用颈外静脉插管法其并发症的发生率低，但失败率高。失败是由于静脉的变异造成的，在与锁骨下静脉连接处的走向有近 90°的改变，因而导管插入时，常容易造成穿刺失败。因此，尽管此法危险性低，但成功率也低，仍只有少数患者适用。穿刺成功后送入导管，操作同“锁骨下静脉”。

(5)经周围静脉进入中心静脉：导管是通过最直接的肘部静脉途径，经腋静脉、锁骨下静脉、无名静脉到达上腔静脉。与锁骨下静脉比，PICC 更容易放置，并且并发症发生更少，导管放置后保留时间更长。对患者输液大于 1 周以上的、需要长期肠外营养治疗、静脉化疗者可作为输液治疗的首选途径，特别当患者及家属对其他深静脉穿刺有顾虑时。

PICC 技术早在 20 世纪 70 年代前，就有学者使用此方法，但由于当时的导管材料不好，与血管的相容性较差。因此，并发症较多而很难推广。Niederhuber 等在 20 世纪 80 年代中期开始研究 PICC，直至近 10 年才得到广泛应用，并使这些导管的适应证越来越广泛。国内外已有大量文献证明，由 PICC 专业医护人员操作，可以大大减少并发症，加强维护，改善预后，让患者有更佳的满意度等。

PICC 有两种规格，一种是免肝素盐水封管三向瓣膜式输出液体的 PICC；另一种是需用肝素盐水封管末端开口式输出液体的 PICC，其导管的型号有 3Fr、4Fr、5Fr，临床上可根据患者的治疗需要及血管的条件选择导管型号。目前大多数患者使用 4Fr 型号较常见。当然，在使用中两种规格的导管仅在维护上有一定区别，而置管操作都是一致的。

操作程序：一般患者取平卧位(临床经验证明，重症患者可不受体位的限制)，手臂外展与躯干成 90°，在预期穿刺部位以上扎止血带，评估患者的血管状况，首选贵要静脉为最佳穿刺血管。测量导管尖端所在的体表位置，测量时手臂外展 90°从预穿刺点沿静脉走向量至右胸锁关节再向下至第 2、第 3 肋间隙至上腔静脉。然后，按严格的无菌技术进行规范操作。操作中当导管进入血管内 30～35cm 时，让患者头颈部歪向穿刺的同侧，可避免导管易位至颈内静脉的并发症出现。最后固定导管翼，对重症患者必要时缝针固定，避免导管脱出。局部覆盖无菌敷料，而后常规 X 线摄片确定导管尖端位置。

(6)股静脉：适用于患者及家属对上腔静脉穿刺有顾虑，操作者没有操作上腔静脉穿刺的技术经验；短期高渗液治疗的患者；有严重呼吸困难；患者病情严重不能下地活动；不能平卧的患者在治疗期间暂时作为选择途径。股静脉穿刺方法：触摸到股动脉波动最高点，距股动脉内侧 0.5～1.0cm，即可按照操作规范进行。此操作部位易出现感染及下肢静脉血栓的形成。同时因腹股沟部位容易污染，应加强皮肤护理。

20 世纪 80 年代前可用切开大隐静脉方法，将塑料管放入下腔静脉，也可经皮肤作股静脉穿刺，经导针放入细塑料管至下腔静脉。然后，退出导针保留细塑料管于下腔静脉。由于是静脉切开，所以导管保留时间很短。由于导管材质的进展，目前股静脉穿刺也使用一次性的套管针及一次性导管，从而降低了感染并发症。

(二)各种置管方法的优、缺点比较

1. 锁骨下静脉

优点：穿刺成功率高，便于固定，导管保留时间长，患者舒适，便于活动。

缺点：穿刺失败、气胸、血胸、纵隔积水、心包填塞、臂丛神经损伤、动脉损伤、血肿、静脉支气管瘘、空气栓塞、心脏穿孔、胸导管损伤、血栓、肺梗死。

2. 颈内静脉

优点：穿刺安全。

缺点：穿刺失败率高，血肿、导管感染发生率高，患者活动不方便。

3. 颈外静脉

优点：发生穿刺的其他并发症少。

缺点：导管感染发生率高，不易到上腔静脉，静脉炎发生率高，患者活动不方便。

4. 股静脉

优点：穿刺成功率高且安全。

缺点：易发生局部血肿、导管感染、下肢静脉血栓，患者活动不方便。

5. PICC

优点：穿刺成功率高且安全，导管保留时间长，

患者活动方便。

缺点：个别患者有机械性静脉炎发生。

6. 外周静脉

优点：安全，无严重导管并发症。

缺点：容易出现药物性静脉炎，营养成分不易补充完善，不宜纠正严重的电解质紊乱。

（三）肠外营养时与导管相关的并发症处理

1. 发热　感染并发症分为外源性和内源性造成的感染，菌血症，败血症。外源性感染一般与周围环境有关，因此，在置管中和配液、更换液体中都应注意严格的无菌操作。内源性感染主要是禁食时间太久，造成肠道细菌移位，经过门静脉系统入血，也称为自体感染。

通过对发热与导管相关性的 Mata 分析表明，在施行肠外营养时，多腔导管较单腔导管发生中心静脉导管相关性感染（catheter related blood infection，CRBI）和导管细菌定植的发生率明显升高。因此，当病情稳定时，需要长期输液治疗的患者首选单腔导管。

当发现患者发热时，立即找原因。

（1）做血培养、痰培养、尿培养，摄胸部 X 线片。

（2）随后马上给予有效的抗生素治疗。

（3）注意有伤口的患者有无感染，及时处理，充分引流。

（4）更换输液管道。

（5）必要时拔除中心静脉导管，更换新的置管部位。

（6）导管连接部位和穿刺部位局部细菌定植是 CRBI 最大的感染源，因此中心静脉插管需要比外周静脉穿刺更高无菌要求。敷料出现潮湿、松动或者沾污时应予以更换。穿刺局部有渗血时，建议使用普通纱布。

2. 导管堵塞　首先查明原因，除外导管有无打折。一般导管堵塞常见的有药物因素和血液回流因素。

（1）血液因素产生的阻塞：应选用尿激酶冲管，首先要了解患者的出凝血时间是否正常，再了解导管堵塞时间的长短和是否有完全堵塞的现象。部分堵塞可使尿激酶在导管内保留 5 分钟然后回吸可见回血。如果不成功，可于 30 分钟内，每 5 分钟回吸一次。第二个 30 分钟内按同样的方法操作一次。完全堵塞可用三通连接导管末端，三通的两个连接口分别用两个 5 ml 注射器连接，侧端连接的注射器将其导管内抽成负压（看到导管外壁被吸附），直向导管端的注射器抽好尿激酶（5000U 尿激酶＋2ml 氯化钠注射液），再将两个注射器固定，观察2～5 小时。如经过处理导管仍不同，应考虑更换导管位置。

（2）脂肪乳剂引起的阻塞：选择 70％乙醇有显著效果。脂肪乳剂发生阻塞的几率比其他液体高。处理方式同尿激酶冲管。

（3）药物沉积：应根据药物的 pH 值选择弱盐酸或碳酸氢钠。建议按以下方法进行，可保证给药的安全性和有效性。勿使用小规格注射器（10ml 以下）直接推注，以免导致导管破裂或栓塞。使用盐酸或碳酸氢钠的目的是为了通过改变 pH 值来溶解沉淀物，有可能溶解和清理阻塞的导管。处理后一定要保持先回抽，切勿先推入盐水导致溶解的物质进入血管内造成肺栓塞。处理方式同尿激酶冲管。

3. 机械性静脉炎　个别患者使用 PICC 时发生，头静脉进入导管时发生的较多见。另外，与导管型号的粗细也有一定的关系，因此，在选择使用导管时一定要根据患者的血管条件来决定导管型号。机械性静脉炎一般常发生在置管后 3～6 天，在处理时，应注意休息抬高患肢；避免剧烈活动；局部可涂擦喜疗妥，热湿敷：每次 20 分钟，每日 3～4 次；轻微活动（握拳/松拳）；若 3 天后未见好转或更严重，应拔管。

4. 化学性静脉炎　多发生在外周静脉，因药物刺激引起。其他因素有 pH/渗透压超出正常范围、不合理的稀释、快速输注、微粒、留置时间与导管尖端位置。应及时更换穿刺部位，必要时改用中心静脉置管。局部处理同机械性静脉炎，如出现较严重皮损，可局部封闭治疗，避免组织坏死及感染。

5. 导管断裂（通常指 PICC）　置管前未预冲导管导致撤导丝时划伤导管；高压注射所致导管连接端断裂；换药不当、固定不妥所致。一旦发现应更换导管。

6. 导管异位　这是锁骨下静脉穿刺和 PICC 常见的并发症。当使用的锁骨下静脉导管异位时应考虑拔除导管，或到放射科在X线下按照严格无菌条件，更换新导管或重新选择别的途径。如果是置入PICC造成的异位，可将导管拔到锁骨下静脉或腋静脉处，大部分患者导管可继续使用，如使用时患者有不适症状，则应停止使用，重新置管。

7. 导管移位　偶见于PICC。由于PICC导管软、轻，个别患者在平卧位时剧烈咳嗽造成的导管飘入颈内静脉。此时如果发现原则上应将导管拔至锁骨下静脉。

（四）肠外营养时与导管相关并发症的预防及注意事项

1. 有肠道功能后尽早过渡到肠内营养，保护肠道黏膜的完整性，也可避免肠道细菌移位，造成肠源性感染。

2. 必须在无菌配液条件下，将全部营养成分混入3L静脉输液袋内，可避免感染并发症的发生。

3. 当使用PICC置管技术时，预防机械性静脉炎，置管后抬高上臂，避免受压，预防性局部涂擦喜疗妥。有静脉炎史，应选择其他中心静脉置管途径。

4. 使用输液终端滤器及输液泵，可减少一些感染和导管堵塞的发生，也可避免一些杂质入血造成的感染等。当输液无脂肪乳剂时可选用0.2μm的终端滤器，如有脂肪乳剂时可选用1.2μm的终端滤器，因为脂肪乳剂的颗粒最大直径可达到1.0μm（图6-3）。

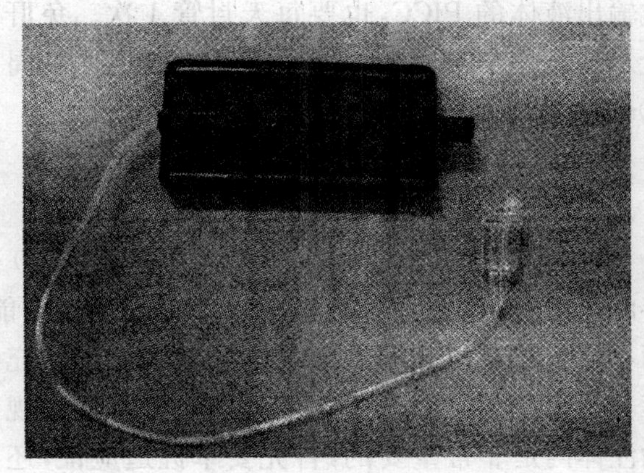

图6-3　输液终端过滤器

（此滤器孔径为1.2μm）

5. 体外导管连接处应使用正压接头（可来福接头），可避免硅胶异物堵塞导管（图6-4）。

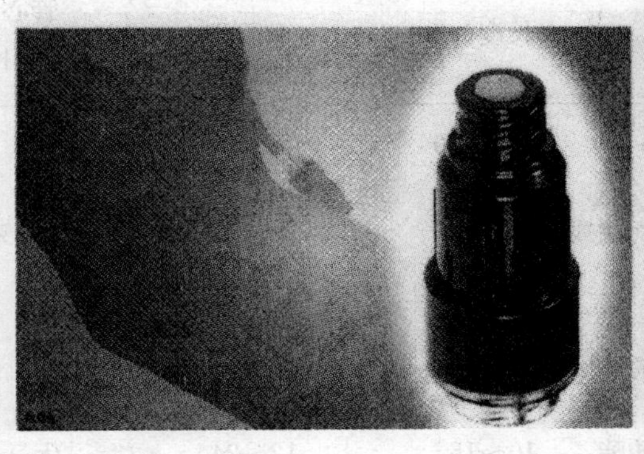

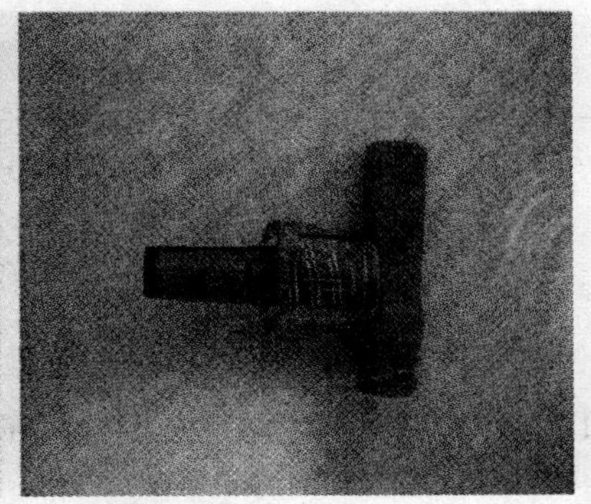

图6-4　无针正压接头类型

6. 监测生命体征，及早发现导管相关性发热。

7. 注意严格无菌操作，每次输液完毕后冲洗导管及封管（详见导管护理）。

（五）中心静脉置管后的护理

1. 护士要定时巡诊，观察滴速，观察穿刺点有无红肿，以便及时处理。

2. 导管液体有无泄漏。

3. 穿刺点的护理，更换透明敷料贴前用络合碘灭菌消毒3遍穿次点，每周换药1～2次。

4. 穿刺时千万不要抽回血，每次输液时先用10ml氯化钠注射液冲管，避免导管堵塞。

5. 此管如若输血及血浆和白蛋白时，最好用泵，使用前后应用10ml氯化钠注射液冲管后使用。

6. 所有导管每次输液完毕后用无菌氯化钠注射液20ml脉冲式冲洗导管，再用配制好的肝素盐水1～2ml封管。只有三向瓣膜式输出液体的PICC免肝素盐水封管。

7. 肝素盐水配制方法:(肝素每支12 500U/2ml)取0.2ml加入10ml氯化钠注射液,稀释后取2ml封管。

8. 如不输液时对需用肝素盐水封管末端开口式输出液体的PICC,也要每天封管1次。免肝素盐水封管三向瓣膜式输出液体的PICC,每周用20ml氯化钠注射液封管1次。

二、肠内营养置管技术

肠内营养(EN)的临床应用在中国已有30余年的历史,其目的是对有正常或部分胃肠道功能,而不能正常经口进食的患者进行基本营养补充及营养治疗。在肠内营养支持时如何将营养液规范输注体内是非常重要的,首先要掌握适应证,还要考虑患者的胃肠道耐受情况。另外,在不能经口饮入肠内营养制剂的患者需要根据病情采用不同部位的管饲喂养。如何选择导管的材料及置管部位,是肠内营养支持中非常重要的环节。这里仅介绍与患者管饲肠内营养相关的几种常见置管技术。

(一)肠内营养饲养管的特点

经肠道通道器械在构造所用材质、长度和直径、管心针或导引线存在、导管负荷、Y-口存在及一个以上孔径方面存在较大差异。

1. 导管的材质　目前市场上常用肠内营养饲养管采用聚氯乙烯、聚氨基甲酸酯、聚硅氧烷或聚氨基甲酸酯-聚硅氧烷混合材质制成。聚氨基甲酸酯、聚硅氧烷及混合材质导管柔软,并多采用钝化材质制成的。聚硅氧烷导管最软,抽吸时可能萎陷。聚氯乙烯是价格便宜的材质,但有酸存在时可能随时间延长而硬化,由于远端顶部变硬而导致鼻黏膜刺激、导管开裂或折断,可能增加胃穿孔风险。为床旁、外科、内镜或荧光镜放置而设计的导管,通常是X线完全不能透过或是具有X线不能透过的金属线,以方便采用X线片确认其位置,见表6-6和表6-7。

表6-6　常见肠内营养饲养管的特点

导管类型	材质	长度(cm)	管径(Fr)	管心针或导引线	Y-口
鼻-胃导管	聚氯乙烯或聚硅氧烷	90～120	12～20	无	无
鼻-胃-肠导管	聚氨基甲酸酯、聚硅氧烷或两者混合	90～150	8～14	有/无	有/无
经皮内镜胃造口术(PEG)	聚硅氧烷或聚氨基甲酸酯	切至吻合	14～24	无	有
胃造口术	聚硅氧烷或聚氨基甲酸酯	10～15	12～24	无	有
空肠造口术	聚硅氧烷或聚氨基甲酸酯	15～25	8～14	无	有/无
通过PEG空肠造口术(微创)	聚硅氧烷或聚氨基甲酸酯	90～110	8～10	有	有/无
针头空肠造口术(有创)	聚硅氧烷或聚氨基甲酸酯	15～25	8～10	有	无
胃-空肠造口术(有创)	聚硅氧烷或聚氨基甲酸酯	空肠长度 90～110	G-口:22～24 J-口:8～10	有	有

表 6-7　不同内径鼻饲管的比较

特点	6～12F 型的鼻饲管	14～22F 型的鼻饲管
用途	肠内营养	胃肠减压
患者感受	导管柔软，易耐受	咽部不适感，很硬
对咽喉部的影响	很小	有异物感，常引起溃疡
材料	PVC、聚氨酯、硅胶	PVC
放置时间	PVC：约 10 天 聚氨酯/硅胶：30 天	7 天以内
确认位置	回抽、听诊或 X 线检查	回抽、听诊或 X 线检查(透光，故不易看清)
口服影响	患者进食时不受影响	患者进固体食物时受影响

2. 导丝的作用　目前临床上使用的大部分聚氨基甲酸酯或聚硅氧烷制成的导管中均配导丝以方便插入。大多数导丝呈钝端以降低刺穿导管的风险。此外，导丝并不完全延长至导管末端。多数导丝有通过液体的功能，以便于导管置入后能将导丝顺利拔出体外。

3. 尾部"Y"形导管的作用　多数鼻-胃-肠喂养管在尾部具有"Y"形配制以方便在管饲或给药同时进行输注。某些导管仅有惟一的开口，可在导管尾部加装"Y"形延伸装置，有助于管饲与冲洗同时进行，而降低营养液的污染(图 6-5)。

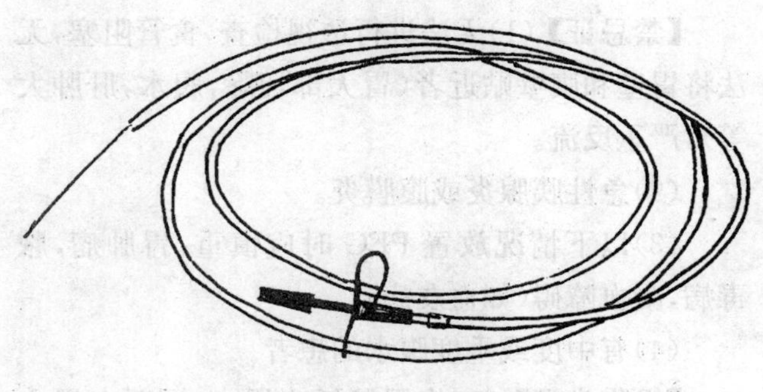

图 6-5　肠内营养管(聚氨酯材质)

(二)各种管饲置管技术

致饲管的技术方法有 3 种，分别为无创操作、微创操作和有创操作。具体选择途径和采用方法的原则，医生将根据患者的病情需要做出决定。详见图 6-6。

1. 鼻-胃(肠)管(无创操作)

【适应证】(1)烧伤患者，某些胃肠道疾病、短肠及接受化、放疗的患者也可使用。

(2)由全肠外营养过渡至肠外加肠内营养及由肠内营养过渡至自主口服进食时。

(3)因神经或精神障碍所致的进食不足及因口咽、食管疾病而不能进食者。

(4)需要通过鼻饲且直接进入十二指肠或空肠的患者需选用鼻-胃-空肠管。

(5)肠道功能基本正常但胃功能受损及吸入风险增高的患者，如手术后早期阶段的患者需选用鼻-胃-空肠管。

【禁忌证】(1)严重肠功能障碍。

(2)完全性肠梗阻。

(3)代谢性昏迷。

(4)消化道出血。

(5)急腹症。

(6)重度恶心、呕吐患者。

【操作方法】(1)先用棉棍清洗待插鼻腔。

(2)测量鼻尖至耳垂再至胃剑突下 3cm 的距离。

(3)将导管涂擦润滑剂。

(4)将鼻饲管光滑的头端自患者最宽大的一侧鼻孔插入鼻咽部，如果患者能吞咽，让其吞咽后，将导管通过鼻腔缓慢送入患者的胃腔内，抽出胃内液体证实导管已到位。也可以通过用注射器推入 10ml 空气，用听诊器听到胃内有水泡音，即说明饲管已到位。

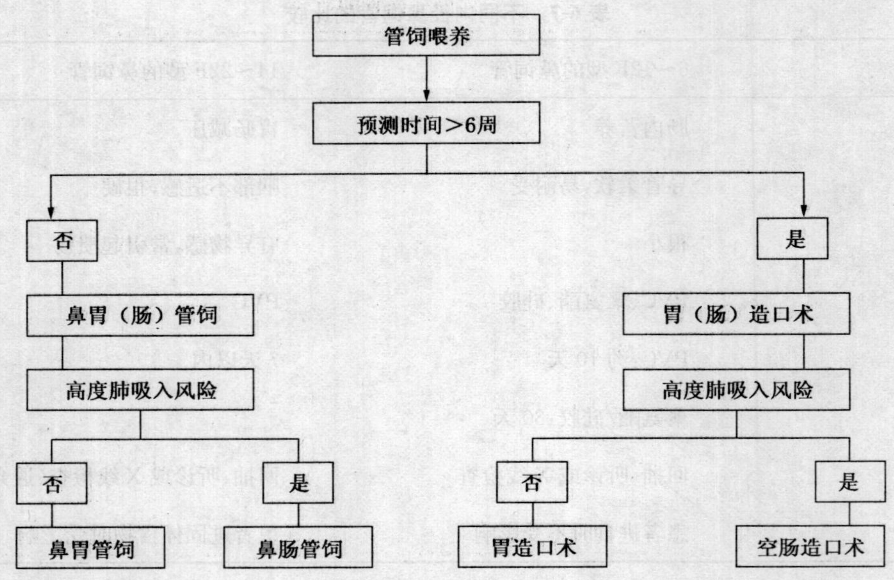

图 6-6 管饲肠内营养选择的方式

(5)放置鼻-胃-空肠管者，让患者向右翻身，借助胃蠕动将管的头端推过幽门进入十二指肠，或借助 X 线和内镜帮助，将鼻饲管直接放入十二指肠或空肠。

【注意事项】(1)接受外科手术的患者往往在术后数日出现胃麻痹，没有胃动力，建议可在术前一天放置。

(2)为避免发生堵管并确保管道长期正常使用，每次暂停输液时，用 10～20ml 无菌氯化钠注射液或温水冲洗管道，或每隔 8 小时冲洗管道 1 次。

(3)最好只用于肠内营养液输注，如需通过鼻-胃-空肠管给患者喂药，在给药前后务必对管道进行冲洗（至少用 20ml 无菌氯化钠注射液或温水），以免堵管。

(4)每次更换肠内营养液或对管道是否处于正常位置有疑问时，可通过抽取内容物测定 pH 值法检查导管的位置，每天应至少进行 1 次。

(5)需要拔出导管前，先用无菌氯化钠注射液或温水冲洗管道。为避免在撤出管道的过程中有残余液体进入气管，导致误吸造成肺部感染，应关闭鼻-胃-空肠管连接头处的防护帽或夹住管道外段，随后小心平稳地撤出饲管。

(6)建议最长使用时间为 6 周。

2. 经皮内镜引导下胃造口术（PEG）（微创操作）

【适应证】(1)胃肠道功能正常，但存在吞咽障碍或不愿进食的患者，病程 1 个月以上。

(2)咽反射损伤（多发性硬化，肌萎缩性脊髓侧索硬化，脑血管意外）；中枢性麻痹；意识障碍（重症监护的患者）。

(3)痴呆并有吞咽障碍。

(4)头面部肿瘤影响进食者。

(5)对鼻饲管耐受差但需长期管饲的患者。

(6)喉癌术后，顽固呛咳的患者。

【禁忌证】(1)无法进行透视检查，食管阻塞，无法将胃壁和腹壁贴近者（胃大部切除，腹水，肝肿大等），严重反流。

(2)急性胰腺炎或腹膜炎。

(3)以下情况放置 PEG 时应慎重：胃肿瘤，脓毒病，凝血障碍（如血友病）。

(4)有中度或重度腹水的患者。

【操作步骤】(1)将胃镜插入胃中，同时向胃内注气。

(2)在腹壁注射局麻药后，做 1cm 长的切口，胃镜至胃腔内的左上 1/4 处，于体表看到皮下最亮点可穿刺。

(3)用套管针从切口处刺入腹壁进入胃腔，抽出针芯，套管留在原处，将 12cm 的金属导线经套管插入胃内，用胃镜钳将胃内的导线头夹住。

(4)将夹有导线的胃镜退出，导线从嘴里拉出，将导线的袢穿过管道的袢，再套过管道的胃内固定片，拉紧管道和导线的袢，使其紧密连接。

(5)将留在腹壁的导线的另一端向外拉，使造口管由口腔进入胃内，并从腹壁的穿刺点将管子顶端拉出胃腔，管子的胃内固定片留在胃内，紧贴胃壁。

(6)用硅胶固定盘片将管子固定在腹壁上，3～5天后，放松盘片以防止皮肤或胃黏膜糜烂，不需缝合(图6-7)。

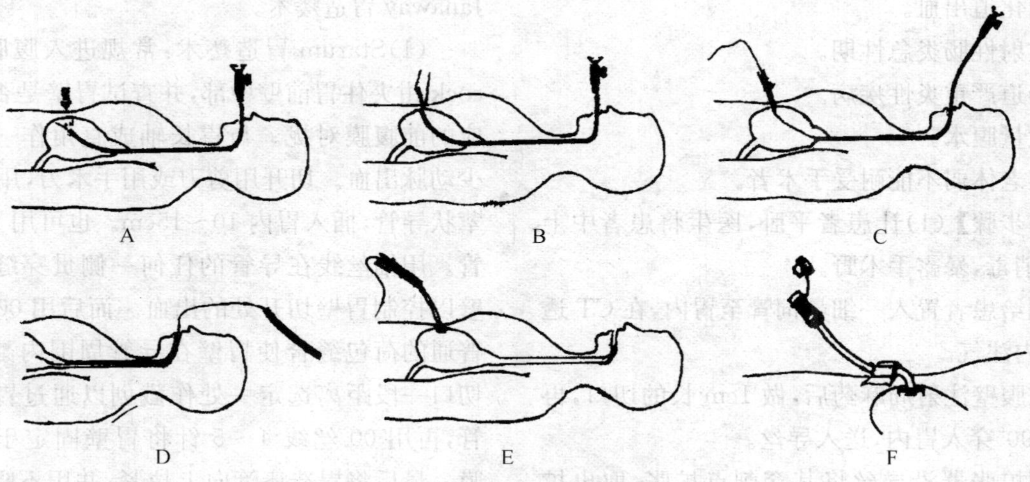

图6-7　PEG操作示意图

【注意事项】(1)护理医疗记录中必须记录置入体内的胃造口管的品牌、管径和长度。

(2)在放置经皮内镜引导下胃造口管6～8小时后，最好是24小时后再开始进行营养液输注。

(3)每次更换新的肠内营养液，或对管道是否位于正确位置有任何怀疑时，应用pH试纸来确定管道的位置，且每天至少检查3次。

(4)在管饲喂养及给药前后都应用20ml无菌氯化钠注射液或灭菌水冲洗管道，且至少每小时冲洗1次以防止管道阻塞。

(5)每天检查造口部位皮肤有无发红或肿胀，每天消毒局部皮肤，造口完全愈合后，造瘘口周围皮肤即可清洗、冲净及干燥。每天将胃造口管旋转180°，防止发生“包埋”综合征。

(6)8～10个月后用内镜核查胃造口管的状况及位置。

3. 经皮内镜引导下空肠造口管(PEJ)(微创操作)

【适应证】(1)需要通过鼻饲且直接进入十二指肠或空肠的患者。

(2)肠道功能基本正常而胃功能受损及吸入风险增高的患者，如手术后早期阶段的患者。

(3)可用肠内营养，也可用于对阻塞的胃肠道进行引流减压。

(4)放置PEJ可以解决误吸问题，对于进展期肿瘤非手术患者，放置PEJ不仅可以建立梗阻部位远端行肠内营养的途径，也可以从胃造口管进行引流减压。

【禁忌证】肠道吸收障碍，麻痹性肠梗阻，急腹症，有中度腹水的患者。

【操作步骤】严格按生产商提供的操作说明进行操作。

【注意事项】(1)每次更换营养液时均应检查管道是否正确，如果有怀疑时应进行检查。另外，每天至少检查不少于3次。

(2)每次更换营养液及给药前、后，每隔8小时均用10～20ml无菌氯化钠注射液或灭菌水冲洗管道以免堵塞。

(3)PEJ在体内可放置6周。

(4)最好采用肠内营养输注泵控制营养液输送。

4. 经放射线CT下引导经皮行胃造瘘术(微创操作)

【适应证】(1)鼻咽癌、硬腭癌、扁桃体癌、口咽癌等。

(2)食管狭窄患者。

(3)气管食管瘘患者。

(4)需长期管饲治疗,鼻饲管又不能耐受者。

(5)球麻痹吞咽困难患者。

【禁忌证】(1)机械性或麻痹性肠梗阻。

(2)广泛性肠粘连。

(3)消化道出血。

(4)放射性肠炎急性期。

(5)肠道严重炎性疾病。

(6)大量腹水。

(7)年老体弱不能耐受手术者。

【操作步骤】(1)让患者平卧,医生将患者中上腹部常规消毒,暴露手术野。

(2)先给患者置入一细鼻饲管至胃内,在CT透视下向胃内注气。

(3)在腹壁注射局麻药后,做1cm长的切口,再用细长针90°穿入胃内,送入导丝。

(4)用扩张器沿导丝将其穿刺点扩张,取出扩张器再将导管沿导丝送入胃内。

(5)撤除导丝,将导管用2/0丝线缝合固定在腹壁皮肤上。

【注意事项】(1)置管成功后应先开放减压1天。

(2)滴灌营养时应从少量逐渐增加。

5. 放射线CT引导下经皮行胃至空肠造瘘(微创操作)

【适应证】(1)鼻咽癌、硬腭癌、扁桃体癌、口咽癌等。

(2)食管狭窄患者。

(3)气管食管瘘患者。

(4)需长期管饲治疗,鼻饲管又不能耐受者。

(5)球麻痹吞咽困难患者。

【禁忌证】(1)年老体弱不能耐受手术者。

(2)中度腹水者。

【操作步骤】基本同放射线CT引导下经皮行胃造瘘。

【注意事项】(1)置管成功后应先开放减压1天。

(2)滴灌营养时应从少量逐渐增加。

6. 手术放置胃造口管(有创操作)

【适应证】(1)胃肠道功能完好,需长期使用肠内营养输注管道的患者。

(2)胃减压。

【禁忌证】胃部感染;腹膜癌。

【操作步骤】患者平卧位,头高于脚。常规消毒,暴露手术野,取中上腹切口。

腹部手术行胃造瘘术常见Starum胃造瘘术和Janaway胃造瘘术。

(1)Starum胃造瘘术:常规进入腹腔,用Babcock钳夹住胃前壁中部,并查试胃壁是否容易与对应的前腹膜对拢。与胃长轴成直角作一切口以减少动脉出血。切开用剪刀或用手术刀,用16～18Fr茔状导管,插入胃内10～15cm。也可用Foley型导管。用细丝线在导管的任何一侧贯穿缝合全层胃壁以控制胃壁切开处的出血。而后用00丝线作一普通的荷包缝合使胃壁在导管周围内翻。在离开切口一段距离选定一处作戳创以通过胃前壁的导管,再用00丝线4～5针将胃壁固定于管周的腹膜。最后将胃造瘘管向上拉紧,并用不吸收缝线固定于腹壁皮肤。

(2)Janaway胃造瘘术:此手术是永久性胃造瘘多种类型之一,可以不放置内部导管并能防止有刺激性的胃内容反流。这种有黏膜衬层的管道固定于皮肤后能保持通畅,黏膜开口闭合的可能性极小。

手术者看清胃与前腹壁的关系后,用Allis钳定出一长方形瓣,其底部接近胃大弯以保证有充分的血供。因组织瓣切割后要收缩,故宜做得比应该需要的稍大些,使组织瓣在导管周围缝合后不致影响血供。胃壁在Allis钳间靠近小弯处切开,切口沿大弯侧的Allis钳方向向两侧延伸成一长方形瓣。为防止胃内容的污染和控制出血,可在胃手术处上、下各置一直肠钳,胃壁瓣向下翻,沿其内面放置一导管。黏膜用4/0线连续或间断缝合。其外层,包括浆膜及黏膜下层,也用连续可吸收缝线缝合,若用一排丝线间断缝合则更好。当此围绕导管的锥形胃入口完成后,胃前壁加用2/0丝线将缝合处固定在腹膜上。胃壁管道可用自动缝合的吻合器制成。最后将其导管固定于皮肤。

【注意事项】(1)胃造口管的放置和撤除依据产品的寿命,需在医生指导下进行。

(2)每天检查造口处是否有红肿现象,消毒皮肤,当造口愈合后可冲洗并干燥皮肤。

(3)每天将管道旋转180°。

(4)每次更换输注器,对管道位置有疑问时均应用pH试纸检查管道位置是否正确,并每天检查至少3次。

(5)每次喂养前及喂养后均用10～20ml无菌氯化钠注射液或灭菌水冲洗管道,并每隔8小时至少冲洗1次,以防止堵塞。

(6)当对管道的位置有任何怀疑时,应用对照X线检查或内镜检查以确定管道是否在正常位置。

(7)置管后可立即进行营养液输注。

(8)临时性胃造瘘管至少10天时方能拔管。

7. 空肠造瘘术(有创操作术)

【适应证】(1)对有营养不良的患者,需开腹手术的患者需早期肠内营养支持者。

(2)麻痹性肠梗阻。

(3)不能耐受鼻饲管的长期喂养者。

【禁忌证】(1)出血性休克者。

(2)放射性肠炎急性期。

(3)肠道严重炎性疾病。

(4)无肠道梗阻合并有大量腹水者。

(5)年老体弱不能耐受手术者。

【操作步骤】取舒适的平卧位,皮肤按常规准备,通常作靠近脐孔的正中旁切口。

(1)Stamm肠造瘘术:若用于饲食目的,不论是大手术的准备、补充或附加手术,Stamm肠造瘘应在空肠靠近屈氏韧带处。若用于解除无力性梗阻的扩张,可在扩张肠袢的起始部位。

将靠近屈氏韧带的一段肠袢置于创内,辨认其近端和远端。挤除肠内容,放置肠钳。在对系膜缘用2/0丝线作两个同心荷包缝合,缝合至黏膜下层。外面的缝线缝住在离顶端15cm处一柔软橡皮导管(16Fr)。里面的荷包缝合中央肠壁上作一小戳创,通过它将导管插入远端肠腔。取除肠钳。里面的荷包缝合与导管扎紧,外面的荷包缝合将肠管紧贴导管固定,并使一小圈导管周围的肠壁内翻。

导管的近端从腹壁戳创引出,导管周围的肠壁用4针细丝线固定于附近的腹膜上,导管用丝线固定于皮肤。

(2)Witzel肠造瘘术:对选作造瘘用的小肠袢挤除其内容,并放置非压榨性钳子。在对系膜缘用2/0丝线作一荷包缝合。将一不太粗的、有多开口的软橡皮管放在肠壁。该缝线结扎后,导管便埋入肠壁6～8cm,然后在荷包缝合中央作一切口。结扎荷包缝线,剩余导管的一段与荷包缝合处再用2/0丝线3～4针包埋。腹壁作一戳创,插入钳子作引导,在小肠与邻近腹膜间缝合。导管从戳创内拉出,使缝合的前层置于腹膜与小肠之间,将导管区完全闭合。最后将5～8cm的小肠固定于腹壁,将肠管顺蠕动方向固定于腹壁。

【注意事项】(1)每天用20ml无菌水或氯化钠注射液2～4小时冲洗管道。

(2)导管如不需要常在10～14天内拔除。

(3)经肠造瘘管饲从每小时50ml逐渐增量至200ml,用毕用温水冲洗导管。

(三)放置确认及短期进食通道的监测

置管成功后最佳方法是饲喂前进行置管位置X线确认。但是更常用的是,放置导管期间确定导管的位置。比如听诊法、胃和小肠吸出物分析等。

1. 听诊法 听诊胃和小肠上面的空气是监测进食导管放置的最常用方法。在胃中线或左上1/4区域中,进入到胃部的空气声音听诊效果最佳。在小肠中,近端十二指肠的右侧区域1/4及远端十二指肠的左侧区域,上述声音的听诊效果最佳。但是,胸腔内空气进入也可能在腹部听诊到而且误提示为导管正确放置到胃内。更加灵敏的听诊方法可确定导管前进中声音的位置是否发生变化。此类发现使导管不太可能误放置到气管支气管中。

2. 抽吸胃及小肠内容物进行颜色和pH检测 胃液pH值(3～4)通常低于呼吸道液(6～8)和小肠液(>6)。然而,由于许多危重患者服用H_2阻滞剂或质子泵抑制剂以防止应激溃疡出血,因此患者的胃液pH值较高(5～7)。因此,在决定位置时抽吸物的颜色和外观可能比pH值更重要。小肠抽吸物通常是透明、金黄色、黏状液体。如果胃和小肠抽吸物在外观及pH值不同,则通常是导管的顶部已进入小肠。

在放置鼻-胃管进行肠内营养输注时,应经常检查导管位置,避免放置胃内的导管迁移到小肠中,导致滴注过快发生腹泻。因此应在每次推注或间歇性喂食前复查胃液 pH。必要时需进行腹部 X 线检查以考察导管顶部位于何处。

在放置鼻-胃-肠导管的患者中，亦建议对持续滴注的患者每天至少 1 次检查小肠抽吸物的颜色和 pH 值。

(四)肠内营养置管相关并发症

肠内营养置管可能相关的并发症应引起操作者的注意，并积极预防(表 6-8)。

表 6-8　肠内营养投给途径的并发症

途径	并发症
鼻-胃管	鼻、咽及食管损伤
	反流、吸入性肺炎
鼻-胃-肠管	鼻、咽及食管损伤
	倾倒综合征
	腹胀、腹痛、腹泻或肠痉挛
	导管移位
胃造瘘术	反流、吸入性肺炎
	造口出血、造口旁皮肤感染
	导管堵塞、脱出
	胃内容物漏出
空肠造瘘术	导管堵塞或脱出，导管拔除困难
	造口出血、造口旁皮肤感染
	肠液外漏
	倾倒综合征
	肠痉挛或腹胀、腹痛、腹泻

三、外科营养支持的并发症及防治

(一)技术性并发症

1. 肺与胸膜的损伤　在采用深静脉插管的过程中，气胸是常见插管的并发症之一，偶可发生张力性气胸或血胸。插管后常规胸部 X 线检查，可及时发现处理。

2. 动脉与静脉损伤　锁骨下动脉损伤及锁骨下静脉撕裂伤，可致穿刺局部出血，应立即拔出导针或导管，局部加压 5～15 分钟。如导管质地较硬可穿破静脉及胸膜导致水胸，如发现导管头端进入胸腔并输进了液体，应立即终止，拔出导管，并视胸腔积液量采取必要的胸腔引流术。

3. 神经损伤、胸导管损伤、纵隔损伤　均应立即退出导针或导管。

4. 栓塞　导管栓子一般需在透视定位下由带金属圈的专用器械取出。

5. 导管位置异常　应在透视下重新调整，如不能纠正，应予拔出。

6. 心脏并发症　应避免导管插入过深。

7. 导管留置期并发症　静脉血栓形成和空气栓塞，一旦出现即拔出导管并行溶栓治疗。

(二)感染性并发症

在长时间的 PN 中，可发生感染(细菌或真菌性败血症)，应特别注意防止和及时处理。感染的原因主要是插管时无菌操作不严格，插管后局部伤口处理欠妥和高价营养液在配制过程中受到污染。导管性败血症的发病率一般为 4%～7%，但可高达 20%，如不及时处理，可导致患者死亡。因此，遇到患者突然发热而又无明确原因者，应首先考虑到插管感染的可能，可立即更换输液器和营养液，并分别抽血或取营养液做细菌培养。数小时后仍有发热，则应拔去导管，改用经周围静脉输注营养液或经胃肠道补给营养。剪下原在静脉内的导管一小段做细菌和真菌培养，以便在选用抗菌药物时参考。留置在深静脉内的导管所引起的感染，在拔除导管后常能很快得到控制。如仍保留导管，而依靠抗菌药物的应用，则很难控制此种感染。体弱患者过多地应用抗生素或激素治疗，TPN 时易招致霉菌感染，应予以警惕。

(三)与代谢有关的并发症

1. 糖代谢紊乱

(1)高血糖与低血糖：葡萄糖溶液输注过快，机体尚不适应；严重创伤、感染者或糖尿病患者，机体胰岛素分泌不足、糖利用率下降，均可致体内血糖过高而出现高渗性利尿、脱水乃至程度严重。预防在于调节好输注速度，进行临床及实验室检查，如血糖、尿糖的监测等。对原有胰岛功能低下或处于应激状态者，输注液应加入胰岛素。若要停止 PN，要逐渐撤除或从外周静脉输入等渗葡萄糖液，以防止低血糖发生。

(2)高渗性非酮性昏迷:当血糖浓度超过40mmol/L时,可发生高渗性非酮性昏迷,是输入大量高浓度的葡萄糖,而内生胰岛素一时不能相应增加,不能调节血糖水平所致。高渗导致细胞内脱水,进行性细胞内脱水可使细胞严重受损,中枢神经系统首先受累而功能失常,患者出现昏迷甚至死亡。但尿内无酮体,与糖尿病昏迷不同,一旦发生,立即停用葡萄糖液,用0.45%低渗盐水以250ml/h的速度输入,降低血渗透压,并输入胰岛素10~12U/h,降低血糖水平。伴有低钾血症者,应同时纠正。为了预防高渗性非酮性昏迷的发生,一般可先应用浓度较低的葡萄糖溶液(15%~20%),在数天内逐渐增加浓度,使人体有一个适应的过程,以分泌足够的胰岛素。也可按每8~10g葡萄糖加胰岛素1U,以后改为12~15g葡萄糖加胰岛素1U,来防止血糖过度升高和促进机体对葡萄糖的利用。在5~7天内可逐渐减量,直至完全不用胰岛素。

2. 肝脂肪变性 易发生于长期输入葡萄糖而又缺乏脂肪酸时。要减少这种并发症,宜用双能源,以脂肪乳剂替代部分能源,减少葡萄糖用量。

3. 氨基酸性并发症

(1)高血氨、高氯性代谢性酸中毒:蛋白质(氨基酸)代谢异常所致。目前采用氨基酸的醋酸盐和含游离氨低的氨基酸溶液后,这种并发症已较少发生。精氨酸在氨转换为尿素的过程中起到重要作用,能预防及纠正高血氨症。

(2)肝酶谱升高:有的患者在PN治疗后不久(2周左右)出现转氨酶、碱性磷酸酶和血清胆红素升高。引起这些改变有多方面原因,如长期应用高糖,患者对氨基酸耐受性不良;体内大量谷氨酰胺被消耗;色氨酸的分解产物、溶液中的抗氧化剂重硫酸钠对肝都有毒性作用等。也因PN时肠屏障功能减退,肠内细菌和内毒素移位使肝功能受损。这些异常改变通常是可逆的,PN减量或停用可使肝功能恢复。

肝功能异常的患者,若输入色氨酸含量高的溶液,会改变血浆氨基酸谱而引起脑病,对这种患者应输入含支链氨基酸高的溶液。

4. 营养物质缺乏

(1)血清电解质紊乱:在PN时,低钾血症和低磷血症比较常见,治疗中未规范补给是其主要原因。严重低磷表现为昏睡、肌肉软弱、口周或四肢刺痛感、呼吸困难,甚至发生昏迷、抽搐。每日补足需要量是可以预防的。

(2)微量元素缺乏:锌缺乏较多见,常发生于高分解状态并伴有明显腹泻者。锌是许多重要酶的必需元素,锌缺乏可发生口周或肛周红疹、出血性皮疹、皮肤色素沉着、神经炎、脱发、腹泻、腹痛或伤口愈合不良等,测得血清值下降可确诊。铬缺乏可致难以控制的高血糖;铜缺乏可产生小细胞性贫血。在肠外营养液中常规加入微量元素,可预防由于PN为时较长所产生的这些缺乏症。

(3)必需脂肪酸缺乏:长期PN时如未补充脂肪乳剂,可发生必需脂肪酸缺乏症。表现为皮肤干燥、鳞状脱屑、脱发或伤口愈合延迟等。要预防该症发生,每周必须补充脂肪乳剂1次。

5. 其他并发症

(1)胆汁淤积:由于长期不经口进食,十二指肠黏膜缺乏刺激而处于休眠状态,缩胆囊素(CCK)分泌减少,导致胆囊弛张胀大,胆汁淤积,胆泥生成,乃至形成胆石。胆汁滞留也损害肝功能。

(2)肠屏障功能受损:PN长期禁食,肠道缺少食物刺激和体内谷氨酰胺缺乏,使肠道屏障结构受损,引发的严重后果是肠内细菌、内毒素移位,损害肝和其他脏器功能,引起肠源性感染,甚至导致多器官功能衰竭。力争尽可能早地改用EN,在PN期间补充肠黏膜细胞的主要能量物质谷氨酰胺,均为保护肠屏障功能的有效措施。

(四)EN的并发症

EN很少产生严重的并发症,如应用得当,它远比PN安全。可能产生的反应为胃肠道症状,如恶心、呕吐、腹痛、腹胀、腹泻,大多因滴注过速或短期内浓度增加过速所致,故强调缓慢输入。为了排除腹腔压力的影响,可使用输液泵以保持恒速输入。从冰箱内取出的营养液,使用时适当加温。昏迷、年老体弱或有胃潴留的患者,经鼻胃管输入营养液时会因呃逆而误吸,导致吸入性肺炎。预防方法是患者取30°半卧位,不在夜间灌注,输入营养液后30分钟若回抽液量>150ml,则提示存在胃潴留,应暂停鼻胃管输入,改用鼻空肠管灌注。

(五)外科营养支持的监测

多学科的密切配合,良好的组织管理和认真细致的临床监测,是确保外科营养支持取得良好疗效,避免诸多并发症发生的重要条件。

营养支持应由营养主治医师全面负责,决定患者使用营养支持的时机和方式,负责中心静脉导管和肠内营养管的放置,每天查房,开医嘱,监督指导各项工作的完成。护士则承担从观察患者生命体征到输液运转系统等多方面的工作,定时进行各项营养状态评定指标的测定和记录,了解并消除患者及亲属对营养支持的心理疑虑等。药剂师要为各位医师提供有关药物配伍禁忌、溶解度及各种营养物质之间相容性的知识等,以确保 PN 支持安全有效。

要有负责配制营养液的专门人员。营养液应在洁净的环境里和严格的无菌操作下配制,如有层流罩装置则更为理想。取样作热原和细菌学检查后,储存于4℃冰箱内(防止细菌滋生)备用。

(六)PN 支持的监测

1. 中心静脉插管监测　中心静脉插管可通过上、下腔静脉分支的多种径路插入,要求导管尖端应达到上、下腔静脉的根部。

2. 对导管有关感染的监测　穿刺插管的进皮处每天必须用碘伏灭菌 2 次,严格避免微生物进入导管。应用 1.2μm 的过滤器,定期对滤膜进行微生物培养检查。营养液在应用前、后也需定期作微生物培养检查。

3. 输液系统的监护　包括进空气的除尘滤器、泵的选择滤器使用及各联系点的可靠性检查,以免发生各种事故。深静脉插管只用来输给营养液,专管专用。给药、输血、输血浆或抽血化验,应另选周围静脉进行。

4. 代谢平衡监测　严密监测临床水、电解质和氮平衡。最初数日,每 6 小时检查血糖和尿糖。糖和胰岛素供量趋于稳定后突然出现对糖的不耐受,常表示有新的应激情况出现,如败血症等,要及时处理。每日记录出入量,测定尿比重、尿糖、尿酮体、尿电解质、血清电解质、血糖和体重等,专用的“代谢平衡监测记录”应逐日填写。要经常对患者营养状况进行评估,以便衡量所作的营养支持能否提供给患者足够的热量和营养素,随时调整。

(王秀荣　陈　伟)

第七章 输 血

第一节 概 述

血液是人体的一种重要营养物质。半个多世纪以来，输血已是治疗外伤、失血、感染等多种疾病引起的血液成分丢失、破坏、血容量降低和危重患者抢救的重要措施之一。

1901 年，侨居美国的奥地利生物学家 Karl Landsteiner 发现了人的红细胞与血清可以发生凝集现象，以后又发现了人的 ABO 血型，才正式揭开了由于输血而引起的死亡之谜，从而使输血在临床上的开展和应用向前迈进了一大步。开始用输血来补偿手术时的失血，其初期输血采用直接输血法，但操作复杂，输血量不易控制。1915 年，德国 Lewisohm 提出了混加枸橼酸钠溶液，使血不凝固的间接输血法。后来美国 20 世纪 30 年代首次建立了专门血库以进行血液的保存，从此才使输血简便易行。血型的发现被公认为 20 世纪 20 项重大科学成果之一。

输血是医疗和急救的重要处理措施之一，从本质上讲输血亦属于细胞移植的范畴。输血治疗刚开始应用于临床时，几乎都是采用全血输注，随后又发展了血浆及血细胞输注。随着科学技术的进步和发展，特别是血液免疫学发展和血液分离技术的完善与提高，不仅使输血更安全有效，而且可以做到临床需要什么就补什么的所谓成分输血。成分输血是输血现代化的重要标志，它不仅可以提高疗效，充分利用宝贵的血液资源，同时可以减少不良反应的发生。血液成分单采机的应用进一步提高了血液成分制品的质量和治疗效果。血浆蛋白制品不但可以满足各类临床患者的需要，同时血浆蛋白制品经特殊的病毒灭活工艺处理，可以基本杜绝患者输注血浆蛋白制品感染病毒性传染病情况的发生。随着新的生物技术的开发和应用，许多新生物技术，包括单克隆、干细胞培养和扩增，细胞因子的研究和应用，基因工程技术等已广泛应用于新血液成分制品的开发和应用。同时自体输血也有新的发展。目前认为输血包括输入全血、成分血和血浆增量剂。输血作为一种替代性治疗，不但可直接挽救患者的生命，输入的多种血液成分还能改善机体的循环、增加红细胞携氧能力、提高血浆蛋白、增强免疫力和凝血功能，并可刺激网状内皮系统和骨髓造血机能等。根据患者的实际需要采用的成分输血，不但因输入的血液成分纯度大、浓度高，而且效果更好，还避免了同时输入不需要成分引起的副作用，因此比输全血更节省血源、科学合理和安全有效。输血虽有治疗作用，必须同时确保输血安全，即不能因输血而威胁到患者的安全，对患者造成不可接受的损伤。如引起输血相关的传染病、免疫性输血反应等其他输血反应。外科医生应当严格掌握输血的适应证和正确选用各种血液制品。

第二节　血型、血源及血液的保存

一、血型

血型是指红细胞血型。它是人体的一种遗传性状，实质上是指红细胞表面各种抗原的差异。血型抗原是由多种氨基酸和糖类组成的糖蛋白，它不仅存在于红细胞表面，也存在于白细胞和血小板表面，而且也能以溶解于水的形式存在于人体大多数组织和分泌液中，如唾液、血清、汗液、泪液、尿液、精液、胆汁、胃液、腹水、乳汁、卵巢囊肿液和羊水中，统称为血型物质。自从发现红细胞的ABO血型以后，迄今已陆续发现了26个血型系统和200多个抗原，如MN血型、P血型、Rh血型、Kell血型等；而且随着技术的发展，目前还在不断增加。与输血关系密切的血型是，ABO血型系统和Rh血型系统。

（一）ABO血型系统

1. ABO血型的遗传基础　所有的症状与特征都是由活性细胞中细胞核的基因所控制，这些基因在染色体上，每人有23对染色体总共46条。人类遗传的是两个血型基因，一个是从母亲哪儿来的A、B基因或O基因，另一个来自父亲的A、B基因或O基因。

A、B基因对于O基因来说是显性基因。因此，表型为A的个体基因型可能是AA或AO。同样，表型为B的个体基因可能是BB或BO(表7-1)。

表7-1　ABO基因组合与表型

基因型	血型(表型)
AA	A
AO	A
BB	B
BO	B
AB	AB
OO	O

2. ABO血型鉴定　红细胞含有不同的凝集原(抗原)，血清中有不同的凝集素(抗体)。通常按红细胞所含凝集原和血清中所含凝集素的不同确定血型，即A、B、AB、O型。A型血红细胞含A凝集原而血清中含抗B凝集素，B型血红细胞含B凝集原而血清中含抗A凝集素，AB型血红细胞含A和B凝集原而血清中不含凝集素，O型血红细胞不含A和B凝集原而血清中含抗A和抗B凝集素(表7-2)。

表7-2　各类血型凝集原与凝集素的关系

血型	凝集原(红细胞)	凝集素(血清)
A	A	抗B
B	B	抗A
AB	A和B	无
O	无	抗A和抗B

临床上鉴定血型通常依据A型血标准血清(抗B血清)和B型血标准血清(抗A血清)来测定(表7-3)。

表7-3　血型鉴定

A型血标准血清(抗B)	B型血标准血清(抗A)	血型鉴定结果
－	＋	A
＋	－	B
＋	＋	AB
－	－	O

注："＋"表示凝集，"－"表示无凝集。

我国人口中的ABO血型分布大致如下：O型占32.1%，B型占29.6%，A型占29.3%，AB型占9%。以O型血最多，AB型血最少，但血型分布可因地区和民族不同而有很大的差异。

在ABO血型中，A型和B型还可有亚型存在。所谓亚型是指虽然属于同一种血型抗原，但在结构上还有一定的差异，性能也不尽相同。其中A亚型比B亚型更为常见。亚型的凝集原很弱，在输血时一般没有太大意义，故一般不作常规检测。但在作血型鉴定和交叉配血时往往可能出现凝集，特别是当所用血清试剂不够强时，可能把 A_2 型或 A_2B 型错误地判定为 O 型或 B 型。

3. 交叉配血试验　输血时应以输同型血为原则，因此在输全血或输红细胞之前，虽然已证明供血者与受血者的 ABO 血型相同，还必须常规作交叉配血试验。

配血原则分为主侧(直接)试验和次侧(间接)试验，两组须同时进行。主侧(直接)试验是指把供血者的红细胞混悬液与受血者的血清相混合，次侧(间接)试验是指把供血者的血清与受血者的红细胞混悬液相混合，两者必须都没有凝集现象或溶血现象时，才能输血。任何一侧出现凝集现象或溶血现象时，都表示血型鉴定错误或有不规则抗体存在，为不配合血，输血便不可施行(表 7-4)。

表 7-4　交叉配血试验

	直接(主侧)试验	间接(次侧)试验
红细胞混悬液	供血者	受血者
血清	受血者	供血者

但 ABO 血型同型红细胞输血，如浓缩红细胞、少白细胞的红细胞、洗涤红细胞、冰冻红细胞等，可只作直接配血试验，若出现凝集或溶血，即表示不配合，输血亦不可施行。

必须指出，交叉配合试验有一定局限性，对弱性抗原、半抗原均不能检出。遇有血液污染，即连 ABO 血型的判定亦受干扰。

聚凝胺介质交叉配血试验可检测半抗原，原理就是聚凝胺是带有高价阳离子的多聚季铵盐，溶解后能产生很多正电荷，可以大量中和红细胞表面的负电荷，减弱红细胞之间的排斥力，使红细胞彼此之间的距离缩小，出现正常红细胞可逆性的非特异性凝集；低离子强度溶液降低了红细胞的 Zeta 电位，进一步增强抗原抗体间的引力，增强了血型抗体凝集红细胞的能力。当血清中存在 IgM 或 IgG 类血型抗体时，在上述条件下，与红细胞紧密结合，出现特异性的凝集，此时加入枸橼酸盐解聚液以消除聚凝胺的正电荷，有 IgM 或 IgG 类血型抗体与红细胞产生的凝集不会散开，如血清中不存在 IgM 或 IgG 类血型抗体加入解聚液可使非特异凝集解散。

此外，还可以用抗球蛋白介质交叉配血试验检测半抗原，原理就是 IgG 类抗体相邻两个结合抗原的 Fab 片段最大距离是 14nm，而在盐水介质中的红细胞间的距离约为 25nm，所以 IgG 抗体不能在盐水介质里与相应的红细胞发生凝集，仅使红细胞处于致敏状态。由于抗人球蛋白试剂是马或兔抗人球蛋白抗体，可与致敏在红细胞膜上的 IgG 型血型抗体结合反应，经抗球蛋白抗体的“搭桥”作用，使二者结合，出现红细胞凝集现象。因此，为了检出 IgG 类性质的不完全抗体，需要使用抗球蛋白交叉配血试验。

交叉配血试验最好用试管离心法，并应放在 37℃条件下孵育，以便检出临床上重要的凝集性抗体或溶血性抗体。现代交叉配血试验还应该包括抗球蛋白试验在内。

(二)Rh 血型(即 Rh 因子)

1940 年，Karl Landsteiner 和另一美国生物学家 Narbert Wiener 共同发现了一种血型抗原，此抗原与恒河猴(Hacaca Rhesurs)红细胞上的抗原是相同的，故取 Rhesurs 的字头将其称为 Rh 血型抗原。Rh 血型系统是最复杂的遗传多态性血型系统之一。该血型系统在血清学上的复杂表现及在表型频率上的严重不平衡，导致该系统有 3 种不同遗传方式的理论和 3 种命名方法。而关于 Rh 蛋白、Rh 基因的资料近几年来逐渐增多。

Rh 系统内有 45 种不同的抗原，D 抗原最为重要。根据红细胞上 D 抗原的有无，红细胞可分类为 Rh 阳性或 Rh 阴性。大约 85％白种人为 Rh 阳性(中国人约为 99.6％)，其余 15％为 Rh 阴性(中国人约为 0.4％)。

目前认为 Rh 血型抗原是由 3 对(6 种类型)遗传因子构成的，即 C、c、D、d、E、e。其中绝大多数 Rh 阳性红细胞均含有 D 抗原(或称 Rho)，故临床上通常只以 D 抗原的存在与否来表示 Rh 阳性或阴性。即红细胞表面含 D 抗原者称为 Rh 阳性，红细胞表面缺少 D 抗原者称为 Rh 阴性。Rh 也有亚型，但极少见。Rh 血型在临床上的重要性包括两个方面：

1. Rh 阴性患者如输入 Rh 阳性的血液，第一次输血不发生反应，但输血后 2～3 周可产生 Rh 抗体，下次再输入 Rh 阳性的血液，即可产生溶血性反应。故 Rh 阴性患者应输 Rh 阴性的血液。

2. 如母亲为Rh阴性，父亲是Rh阳性，则胎儿可能是Rh阳性。Rh阳性胎儿的红细胞进入母体循环后，可刺激母亲产生Rh抗体，这种Rh抗体进入胎儿血循环后，将大量破坏胎儿的红细胞，使胎儿发生先天性溶血性黄疸，造成死胎或流产。如娩出后新生儿仍存活，可用换血疗法挽救。

目前为了慎重，一般医院均常规鉴定Rh血型。

二、血源及血液的保存

(一)血源

外科输血的血液来源有两个方面。首先是库存血，这是外科输血的主要来源。库存血有新鲜库存血和一般库存血的区别，新鲜库存血是指采血6～24小时以内的全血，主要优点是血小板含量较高。其他成分和一般库存血相差无几，因此，在大量快速输入一般库存血时，应考虑血小板减少的问题。其次是患者自身的血液。自身血有两种情况，一种情况是预计手术时可能会有较大量的失血，而在术前一段时间内预先采集若干自身血液，存储于血库，待手术时再回输自身；另一种情况是将符合条件的术中失血回收，经处理后回输给本人。

目前还没有一种能够代替全血所有生理功能的液体。现有的血浆代用品虽有良好的扩充血容量的作用，但无法满足携氧和止血的需要，如右旋糖酐、羟乙基淀粉等。全氟碳化物之类血液代用品可适当地满足扩充血容量和携氧的需要，但不能解决止血问题。

(二)血液的保存

血液到体外必须与抗凝剂混合才能使血液不凝固，并且能够保存。由于血液由细胞成分及血浆组成，且细胞的结构和功能各不相同，用同一种保存液来保存血液，显然不合适。目前所用保存液大多数是针对红细胞设计的，并没有考虑血小板、白细胞和凝血因子等成分。常用的抗凝剂(或保存液)有以下几种：

1. ACD液(枸橼酸-枸橼酸钠-葡萄糖保存液) 从1943年开始用于保存血液。所含葡萄糖是正常红细胞糖酵解过程中的必需底物，它的主要生理功能是氧化供能，可防止红细胞的溶解和延长红细胞的保存期限。加入枸橼酸可防止葡萄糖在高压消毒时焦化，并可延缓保存中红细胞脆性增加。目前国内各血站大多采用ACD保存血液。此保存液每25ml可保存血液100ml，放置于血库4℃冰箱中，用ACD保存液保存血液最长不超过21天。

2. CPD(枸橼酸-磷酸二氢钠-葡萄糖保存液) 在2～8℃下可存储21天。CPD保存1周的血液相当于ACD保存1～2天的血液，输后24小时的存活率为98%。国外大多已放弃ACD而推广使用CPD。

3. ACD-A(ACD-腺嘌呤)或CPD-A(CPD-腺嘌呤) ACD-A或CPD-A能使红细胞活力显著延长，有效期为35天。

4. ADSOL液 含腺嘌呤、葡萄糖、甘露醇、钠盐等，全血可保存49天。

5. 单纯枸橼酸钠 由于不含葡萄糖，保存期只有5天。

6. 肝素 是一种酸性粘多糖，具有较强抗凝作用，因其不涉及钙离子，故血中钙离子浓度正常。用于体外循环，可避免钙离子降低。又因其抗凝能力有一定的时间限制，故不能长期保存，必须在48小时内输注。

随着红细胞保养液广泛深入的研究，呈现出保养液配方多样化的情况(表7-5)，有力地推动输血工作的开展，提高了保存血液的质量，方便临床使用。

表7-5 几种保存液的组成成分

	ACD-A (g/L)	CPD (g/L)	CP2D (g/L)	CPDA-1 (g/L)
枸橼酸三钠	22.00	26.30	26.30	26.30
枸橼酸	8.00	3.27	3.27	3.27
葡萄糖	24.50	25.50	51.10	31.90
磷酸二氢钠		2.22	2,22	2.22
腺嘌呤				0.275

第三节　外科输血的适应证、禁忌证及输血方法

一、外科输血的适应证

外科输血的目的有两个方面：一是纠正低血容量；二是纠正血液成分的缺乏。正确输血可以治疗疾病，挽救生命。滥用输血反而产生不良作用或并发症。因此，我们必须严格掌握输血的适应证。

（一）急性出血

各种原因引起的急性出血，包括创伤和病理性出血是外科输血的主要适应证，其目的是补充血容量，用于治疗低血容性休克。补充的血量、血制品的种类应根据失血的多少、速度和患者的临床表现确定。凡一次失血量低于总血容量的10%(500ml)者，机体可通过自身组织间液向血液循环转移而得到代偿，临床上常无血容量不足的表现，故不需输血。当失血量达总血容量的10%～20%(500～1000ml)时，应根据有无血容量不足的临床症状及其严重程度，同时参照血红蛋白和血细胞比容(HCT)的变化选择治疗方案。患者可出现活动时心率增快、体位性低血压，但HCT常无改变。此时可输入晶体液、胶体液或少量血浆代用品。失血量超过总血容量的20%(>1000ml)时，有较明显的血容量不足的临床表现，血压不稳定，还可出现HCT下降。通常以HCT30%～35%作为出现缺氧的临界值。此时，除输入晶体液或胶体液外，还应输入浓缩红细胞(CRBC)以提高携氧能力。原则上，失血量在30%以下时，不输全血；超过30%时，可输全血与CRBC各半，再输入晶体液、胶体液及血浆以补充血容量。当失血超过50%时，如果大量输注全血，特别是保存时间较长的库存全血，可能导致血小板、不稳定的凝血因子稀释性减少，发生凝血机制障碍。外科手术中，急性失血的患者在大量输注全血后可能发生创面渗血不止，甚至死亡。正确的输血方案是根据病情合理搭配成分输血。

（二）贫血或低蛋白血症

常因慢性失血、红细胞破坏增加或白蛋白合成不足所致。贫血使患者常难以经受创伤及疾病的侵害，低蛋白血症使患者对麻醉及手术创伤的耐受力降低，术后容易出现组织愈合不良及感染等并发症。因此必须在术前给予纠正。贫血患者应输CRBC，使血红蛋白提高至90～100g/L(9～10g%)；低蛋白血症患者可输血浆或白蛋白液，使血浆总蛋白升至60g/L(6g%)，至少不低于50g/L(5g%)，白蛋白不低于30g/L(3g%)，以提高患者对手术的耐受力。

（三）凝血机制异常和出血性疾病

血友病、血小板减少性紫癜、放射病等常有出血倾向，此类病变者若行手术，则术中往往失血较多，应根据引起患者凝血功能紊乱的原发病，选用相关的血液成分加以矫治。

（四）重症感染

严重感染的患者，若白细胞明显低于正常，感染不能控制，可考虑输注浓缩白细胞以帮助控制感染。由于输白细胞有可能引起巨细胞病毒感染及肺部合并症等副作用，使其应用受到限制。

二、输血的禁忌证

严格地讲，输血并无绝对禁忌证，患者需要输血时则可输血。但如有以下情况出现，则输血应慎重：脑溢血、恶性高血压、充血性心力衰竭、急性肾衰伴明显氮质血症者、急性肺水肿、肺栓塞、肝功能衰竭及各种黄疸。

三、输血的方法

（一）输血的途径

输血的主要途径有两条，即静脉输血和动脉输血。

1. 静脉输血　是最常使用的输血途径。较大的表浅静脉均可用作输血，小儿则可选用头皮静脉。尽量采用粗针头穿刺(18号针头)，以保证输血

通畅。如患者处于休克状态或过于肥胖而静脉不易穿刺者,可作中心静脉置管或静脉切开输血。静脉输血有间接输血法和直接输血法两种。

(1)间接输血法:即通过密闭式输血器输血,是最常用的输血方法,通常采用重力点滴输入。

(2)直接输血法:很少使用,以 50~100ml 注射器,先抽好一定量的枸橼酸钠溶液(每 100ml 血液内需加 2.5%~3.8%枸橼酸钠溶液 10ml),从供血者的肘前静脉抽取所需要的血量,轻轻转动注射器,使血液与抗凝剂混合均匀,即直接输注患者的静脉内。此法多用于小孩或无专门的输血器材时。

2. 动脉输血　临床应用不多,当大量快速的静脉输血仍然无效,心脏因缺血而出现功能不全时,可考虑经动脉输血。动脉输血常选用肱动脉、桡动脉、股动脉穿刺或桡动脉切开。操作方法以动脉输血器最为便捷,必要时也可用普通注射器直接推注,血液需先经输血滤网滤过。桡动脉输血,有时可引起手部坏死的并发症。这可能是尺、桡动脉吻合支有畸形或输入微血栓,导致动脉痉挛所致。

动脉输血的作用:①严重失血性休克的患者动脉压力下降,将血液直接注入动脉可以直接补充动脉血容量,使血压迅速上升;②可以直接兴奋动脉血管壁的压力感受器,反射性地调节中枢神经和血管舒缩中枢,增加冠状动脉的血流量,改善心脏排血功能;③对于心脏收缩无力或停跳的患者,无法将静脉系统内的血液通过肺循环送至动脉内以灌注组织时,及时地采用动脉输血,可直接增加冠状动脉和其他动脉的灌注量,当冠状动脉内压力上升至 4~5.33kPa(30~40mmHg)时,可使停跳的心脏恢复跳动,保证心脏和脑血流的灌注。

总之,动脉输血对休克濒死的患者是一种很有效的复苏措施。在进行动脉加压输血时,要随时观察病情变化,当收缩压上升超过 10.67kPa(80mmHg)时,可停止动脉输血,继续由静脉输血。

(二)血液过滤

所有的血液制品均应经过带过滤器的输血器输入,便于滤出细胞聚集物和纤维蛋白块。常用的标准过滤器孔径为 170μm。大量输血时过滤器网孔的孔径最好<150μm。

(三)输血的速度

输血的速度应根据患者的具体情况决定。大量出血、失血性休克抢救或动脉输血时速度要快,动脉输血的输入速度一般为 2~7 分钟内 100~200ml,总量以 400ml 左右为宜,其余的失血量由静脉输血补足。静脉输血在一般情况下开始应慢(每分钟 10~20 滴),并密切观察 30 分钟,如无不良反应,可根据病情加快或保持原来的速度。如果应用的输血器是塑料袋,只需加压即可达到快速输血的目的,也可用特制的加压输血器加速输血。正常的输血速度成人一般每分钟 40~50 滴,小儿每分钟5~10 滴,老年人、贫血或心功能不全者每分钟 15~20 滴,以防止循环负荷过重而引起心力衰竭、肺水肿。

(四)输血的温度

输血时的温度不宜过冷,特别是动脉输血时血温过冷可使心脏骤然降温而引起心律失常或心脏骤停。一般情况下,动脉输血应加温至 35~37℃。一般速度下输入 1~2L 冷藏血可不需要预热。但当快速大量输血、新生儿输血或输入物含有很强的冷凝集素时,应在血袋外加保护袋预热(<32℃)后输入。

(五)输血不加药物

输血前后可用生理盐水冲洗输血管道,但除生理盐水外,不应向血液中加入任何药物,以免发生凝血或溶血。

四、输血注意事项

(一)严密查对

输血前详细核对受血者和供血者的姓名、血型、血瓶号、交叉配血试验结果及受血者的住院号、床号等,完全符合无误后方能输血。

(二)认真检查

应检查血袋有无破损,标签是否完整清晰,袋口密封是否严密,血浆是否透明,如有混浊、絮状物、变色、气泡者,表示已有污染,不能使用。正常库存血的血浆与红细胞之间应有明显界限,如血浆呈淡红色,表明已有溶血现象,则不能使用。输注前应轻柔地转动血瓶或血包，使血浆与红细胞充分混匀，切忌用力猛摇、猛晃，以防止血细胞破坏，发生溶血。

（三）保存时间

用CPD、ACD保存的库存血超过3周者，不应使用。

（四）放置时间

从血库取出的血液，应在短时间内输完，不宜在室温下放置过久，一般不得超过4小时，以免溶血或污染。用开放法采集的血液，应在3～4小时内输完。

（五）无菌操作

在输血的整个过程中，均应严格执行无菌操作技术。

（六）加强观察

在输血过程中应认真、密切观察患者有无输血反应，尤其应注意体温、脉率、血压及尿色。有严重反应时，则应立即停止输血（但要保持液路通畅）并及时进行以下处理：①取血样重新鉴定血型和交叉配血；②取血袋内血做细菌学检查；③采集患者尿液，检查有无游离血红蛋白；④保留剩余血液以备核查。

（七）保留血袋

输血完毕后，血袋应保留24小时，以备核查。

第四节 输血不良反应及并发症

输血是在临床上作为治疗和辅助治疗的重要手段，是救死扶伤的重要措施，但任何血液成分的输注在一定条件下都可能对受血者有一定的危险性。不适当的输血或血液制品将造成不良后果，轻者导致各种输血不良反应，重者可危及生命。受血者不良反应发生率可多达1%～10%，与输血有关的死亡率为1/15万～1/3万。特别是随着免疫血液学的发展，逐渐对红细胞、白细胞、血小板、血清型等血型，以及血型不相容性导致的免疫性输血反应有了充分的认识。因此，认识输血反应的类型、机制、开展输血反应的预防、诊断和治疗等方面的工作是十分重要的，有助于避免输血不良反应的发生，保证输血安全，提高输血治疗水平。现将输血引起的不良反应及其常见原因与并发症的分类见表7-6。

表7-6 输血不良反应及其常见原因

不良反应	常见原因
即发型输血反应	
免疫性反应	
溶血反应（有明显症状）	红细胞血型不和（主要为ABO血型）
发热性非溶血反应	白细胞抗体
过敏休克反应	IgA抗体
荨麻疹	血浆蛋白抗体
输血相关急性肺损伤	白细胞抗体或血小板抗体
非免疫性反应	
高热（有休克）	细菌污染
充血性心力衰竭	循环超载
溶血反应（有症状）	血液物理破坏（过冷过热）；非等渗溶液与红细胞混合
空气栓塞	加压输血、输血操作不严
枸橼酸钠中毒（钾中毒、血液酸化、高血氨）	输大量ACD保存血
迟发型输血反应	
免疫性反应	
溶血	对红细胞抗原的回忆性抗体（IgG类）
移植物抗宿主疾病	植入有功能的淋巴细胞
输血后紫癜	产生血小板抗体

续表

不良反应	常见原因
对红细胞、白细胞、血小板或血浆蛋白质(异体免疫)	抗原-抗体反应(对异体血型抗原的识别并应答)
非免疫性反应	
含铁血黄素沉着症	多次输血(100 次以上)
AIDS/HIV、肝炎、梅毒、CMV 感染、疟疾等	相应的微生物传播

一、发热反应

发热是最常见的早期输血并发症之一。多发生于输血开始后 15 分钟至 2 小时内。其发生率为 2%～10%。

1. 原因　主要有两方面:一为致热原,致热原是高分子的多糖体,多为细菌的代谢产物,致热原主要存在于不洁的制剂如抗凝剂、保存液或采血及输血的用品中,目前此类反应已少见;另一个是免疫反应,多发生在反复输血的患者或经产妇中,因多次输血后可在患者血清中逐渐产生白细胞抗体或血小板抗体,再输血时对输入的白细胞或血小板(抗原)即可发生抗原抗体反应而引起发热。此外,早期或轻症的细菌污染和溶血可仅表现为发热。

2. 症状　一般表现为畏寒或寒战,高热,体温可达 39～41℃,出汗。可伴有恶心、呕吐、皮肤潮红、心悸、心动过速、头痛。反应持续 30 分钟至2 小时后逐渐缓解。

3. 处理　应首先分析可能的病因,对于症状较轻的发热反应可先减慢输血速度,病情严重者应停止输血,要保持静脉通路畅通。再对症处理,保暖、给予退热剂、镇静剂,如热可平、扑热息痛、鲁米那、地西泮等。伴有寒战者可肌注异丙嗪 25mg 或哌替啶 25～50mg。高热者可配以物理降温,或针刺曲池、内关、合谷、安眠、足三里等穴。抗组胺药对退热无作用,但可用于抑制伴发的荨麻疹或过敏反应。

4. 预防　应强调输血器具严格消毒,控制致热原。对于多次输血或经产妇患者应输注不含白细胞和血小板的成分血,如去白悬液红细胞、洗涤红细胞等。

二、过敏反应

过敏也是比较常见的输血反应,其发生率为 2%～3%。过敏反应的原因尚未弄清。目前认为与下列因素有关:①患者系过敏体质,对血中蛋白类物质过敏,或过敏体质的供血者随血将其体内的某种抗体转移给患者,当患者再次接触该过敏原时,即可触发过敏反应。此类反应的抗体常为 IgE 型;②多次受血者体内产生多种抗血清免疫球蛋白抗体,以 IgA 抗体为主。此外,某些患者免疫功能低下,体内 IgA 低下或缺乏,当输血时便对其中的 IgA 发生过敏反应。

1. 症状　多发生在输血数分钟后,也可在输血中或输血后发生。症状轻者仅有皮肤局限性或全身性瘙痒、皮肤红斑、荨麻疹。严重者,只输入几毫升血制品即可出现支气管痉挛、血管神经性水肿、会厌水肿。表现为:咳嗽、喘鸣、呼吸困难及腹痛、腹泻、喉头水肿甚至窒息、过敏性休克甚至昏迷、死亡。

2. 处理　轻症者一般可不停止输血,但要放慢输血速度,严密观察,可用抗组胺药或糖皮质激素,如苯海拉明 20mg 肌注、异丙嗪 25mg 肌注或地塞米松 5mg 肌注。重者应立即停止输血,保持输液通路的通畅,立即皮下或肌注 1∶1000 肾上腺素 0.5～1ml 和/或氢化可的松 100mg 加入 500ml 葡萄糖盐水中静脉滴注,还可根据情况使用镇静剂及升压药等。如喉头水肿严重,应尽早行气管插管或气管切开,以防止窒息。

3. 预防　对既往有过敏史的患者,输血前半小时口服或肌注异丙嗪或少量地塞米松。对 IgA 水平低下或检出 IgA 抗体的患者,应输不含 IgA 的血液、血浆及血制品。如果必须输红细胞时,选用洗涤红细胞。有过敏史者不应献血,献血者献血前 4 小时应禁食。

三、溶血反应

输入的红细胞(少数情况下为受血者的红细胞)在受血者体内发生异常破坏,所引起的不良反应称为溶血性输血反应,是最严重输血并发症,临床上很少发生,一旦发生,后果严重,死亡率高。

1. 原因　绝大多数是因误输 ABO 血型不合的

血液引起，是由补体介导，以红细胞破坏为主的免疫反应。其次，A亚型不合或Rh系统血型不合时也可发生。少数是非免疫性的，在输入有缺陷的红细胞后可引起溶血，如输入低渗液体、冰冻或过热破坏红细胞等。

2. 症状与体征　溶血反应可分为急性溶血反应和迟发性溶血反应，患者的临床表现差异很大，症状的轻重取决于所输入的异型血的多少、速度及所发生溶血的程度。

急性溶血反应的症状常在输血10余毫升后即可发生。患者突然感到头痛、腰痛背痛、心前区紧迫感、呼吸急促、小便颜色酱油样（血红蛋白尿），严重时伴寒战、高热、黄疸、黏膜及皮下出血、少尿或无尿、休克等。检查可见面色潮红、皮肤湿冷、沿输血静脉红肿痛、脉搏细弱、血压下降等。麻醉中的患者早期征象是不明原因的低血压或心动过速、手术区渗血突然增加等。

迟发性溶血反应发生在输血后7～14天，主要是由于输入未被发现的抗体所引起。症状是不明原因的发热和贫血，也可见黄疸、血红蛋白尿等。一般并不严重，经处理后可治愈。

3. 处理　在输血过程中发现可疑症状时，应立即停止输血并抽静脉血化验，若离心后血浆为粉红色即可确诊为溶血，尿潜血阳性及血红蛋白尿也有诊断意义。收集供血者血袋内血和受血者输血前后血样本，重新作血型鉴定、交叉配合实验及做细菌涂片和培养，以查明溶血原因。

对患者的治疗包括：

(1)抗休克：应用晶体液、胶体液及血浆扩容，纠正低血容量性休克。

(2)保护肾功能：溶血反应严重者可因免疫复合物在肾小球沉积，或因发生DIC及低血压引起肾血流减少而继发急性肾衰竭。可给予5%碳酸氢钠250ml静脉滴注，碱化尿液。当血容量已基本补足，尿量基本正常时，应使用甘露醇等药物利尿以加速游离血红蛋白排出。若有尿少、无尿或肌酐、尿素氮明显升高及高血钾症，则行腹膜透析、血液透析。

(3)若DIC明显，则使用肝素。因肝素本身可能引起出血，故不适用于手术患者。

(4)必要时行血浆交换治疗，以彻底清除患者体内的异型红细胞及有害的抗原抗体复合物。

(5)若血压低，则使用多巴胺、间羟胺升压，不要使用去甲肾上腺素、血管升压素等明显减少肾脏血流量的药物。

4. 预防　为了防止溶血反应的发生，应严格按照输血操作规程进行，加强配血、输血过程中的核查，每次输血前试验所用血样本只能在输血前48小时内抽取，不输保存时间过长、保存不当的血液，严格控制血液预热的温度，尽量输同型血。

四、循环超负荷

如输血速度过快或输血量过多，则可引起循环超负荷。此种情况多发生在老人、小儿或心功能不全的患者。可因急性充血性心力衰竭和肺水肿而致患者死亡。

1. 症状与体征　最初症状为突然剧烈头胀痛、胸紧、呼吸困难、发绀、咳嗽、吐血性泡沫痰，继而全身水肿、颈静脉怒张、肺部可闻及大量湿啰音，胸片有肺水肿表现，可出现在输血过程中和输血后。

2. 处理　立即停止输液、输血，取半卧位，吸氧，使用速效毛地黄制剂及利尿剂改善心功能，改善肺水肿，四肢轮流上止血带，以减少回心血量。

3. 预防　对于老年人或心功能不全者，严格控制输血速度及输血量，一般情况下以每小时每公斤体重1ml为宜。严重贫血患者以输浓缩红细胞为宜。

五、细菌污染反应

此种反应在临床上并不多见，一旦发生，后果严重。其原因可能与采血、贮血及输血等环节的无菌技术出现漏洞有关。以革兰染色阴性杆菌为常见。

1. 症状与体征　依细菌污染的种类、毒力大小和输入的数量而异。轻者可仅有发热，重者可出现败血症和中毒性休克。症见寒战、高热、面红、结膜充血、呼吸困难、发绀、呕吐、腹泻、血压下降甚至休克。血液化验见白细胞计数明显升高，也可以出现血红蛋白尿及肾衰竭、肺水肿，致患者死亡。最简捷的诊断方法是立刻取容器内剩血的血浆直接或作涂片染色检查，如见细菌便是污染的证明。同时须取容器内剩血、患者血和所用静脉液作细菌培养。

2. 处理 立即终止输血，将血袋内的血液离心，取血浆底层及细胞层分别行涂片染色细菌检查及细菌培养检查。采取有效的抗休克、抗感染治疗，包括使用广谱抗生素、补液、利尿、降温、纠酸等。若未检出细菌，但又不能排除细菌污染的可能时，处理按有污染情况处理。

3. 预防 为了防止细菌污染反应的发生，应加强无菌观念，严格执行无菌操作规章。库存血取出后不宜在室温下保存，天热时输血在 4 小时内输完为宜。输血前按不同血液或制品的外观标准检查，如有可疑则不予使用。

六、枸橼酸盐中毒

以 ACD 或 CPD 采集的血液每袋(450ml)中含有 1.4～1.6g 枸橼酸盐。当大量输血或换血时，在血浆中枸橼酸盐很容易达到中毒水平(约 1g/L)。其原因为过量的枸橼酸盐与血钙结合，引起低钙血症所致。

1. 症状与体征 成人输血速率若为每 10 分钟 1L 或 1L 以上时，或输血量在 6L 以上并在 2 小时内输完时，受血者可发生不自主的肌震颤。首先手足抽搐，继之可出血、血压下降，重者心律失常和心室纤维颤动、直至心跳停止、患者死亡。心电图可见 S-T 段延长，T 波或 P 波低平。

2. 处理 如发现肌肉震颤，或输血速率超过 500ml/10 分钟，或成人输血 5L 以上(儿童换血1 个容量)时，由另一静脉给予 10%葡萄糖酸钙 10ml。重要的是观察血浆钙离子水平和心电图。

七、输血相关传染病

通过输血传播的疾病已知有十几种，其中最严重的是艾滋病、乙型肝炎和丙型肝炎等。输血相关传染病的病原体及其引起的相关疾病如下(表 7-7)。

表 7-7 输血相关疾病与病原体

病原体	简称	引起的输血相关疾病或感染
乙型肝炎病毒	HBV	乙型肝炎，HBV 感染
丙型肝炎病毒	HCV	丙型肝炎，HCV 感染
丁型肝炎病毒	HDV	丁型肝炎，HDV 感染
庚型肝炎病毒	HGV(GBV-C)	庚型肝炎，HGV/GBV-C(致病性未定)
巨细胞病毒	CMV	巨细胞病毒感染(CMV 感染)
Epstein-Barr	EBV	传染性单核细胞增多症，EBV 感染
人类微小病毒 B19	HPVB19	再障贫血危象，传染性红斑，胎儿肝病
梅毒螺旋体	TP	梅毒
人类免疫缺陷病毒 1 型和 2 型	HIV-1/2	艾滋病，HIV 感染
人类嗜 T 淋巴细胞病毒Ⅰ型和Ⅱ型	HTLV-Ⅰ/Ⅱ	成人 T 淋巴瘤/T 细胞白血病(ATL)，热带痉挛性下肢瘫(TSP)，HTLV 相关脊髓病(HAM)
疟原虫	MP	疟疾

1. 艾滋病 传播途径有 3 种：性接触传播、血液传播和母婴传播。性接触传播包括异性间和同性恋间性接触传播；母婴传播包括母亲在围生期和母乳喂养对婴儿的传播。血液传播途径包括输注各种血液成分和血液制品、预防注射、静脉注射毒品、器官移植、创伤、采血、拔牙和各种手术等，使 HIV 有可能进入人体血液。与输血相关的艾滋病的发病率占艾滋病病例的 2%～3%。

(1)症状与体征：HIV 感染可分为 3 个临床期，即潜伏期、相关综合征期和活动期。在感染后 2 个月左右，血清 HIV 抗体检测阳性，这一期可持续数年，一般为 1～3 年，但也有短至 6 个月、长至十几年者。到相关综合征期时，患者有持续淋巴结病、发热、疲乏、盗汗、持续腹泻、体重减轻、淋巴结肿大、皮肤黏膜疾病及过敏性反应迟缓等。HIV抗体检测阳性，T_4细胞数下降。活动期则表现为条件性感染和少见的肿瘤，其中卡氏肺囊虫肺炎与卡波济肉瘤最常见。患者发热，肺部、神经系统、胃肠道和皮肤黏膜均可受到侵害并出现相关症状。患者多在数月至2年内死亡。

(2)处理：艾滋病至今尚无特效治疗药物。鉴于输注全血及成分制品均可能被传染。只有严格地对献血者和血液制品进行抗HIV抗体检测，才可能避免艾滋病病毒通过输血传播。

2. 病毒性肝炎　由多种不同类型的肝炎病毒引起的以肝脏炎症为主的传染性疾病。病毒性肝炎在世界范围内广泛传播，严重威胁着人类健康。目前已知有甲、乙、丙、丁、戊型(即A、B、C、D、E型)5型肝炎。乙型、丙型、丁型肝炎主要经输血或输注血液成分及血浆蛋白制品传播。

(1)症状：输血后肝炎的症状与其他途径传染的病毒性肝炎症状相同，但大多数症状较轻，表现为乏力、倦怠、纳差、恶心、皮肤瘙痒、腹胀、腹泻、上腹部不适或肝区痛等。有部分患者可出现黄疸和发热，肝脏大多肿大，有轻度压痛，血清谷丙转氨酶升高。

(2)治疗：与传染性肝炎相同。

(3)预防：①严格掌握输血的适应证，非必要时应避免输血或血液制品；②对献血员要做有关肝炎的全面检查，包括乙肝5项及抗HBcIgM凡有1项阳性或转氨酶异常者，均不能献血；③尽量采用成分输血，如输入洗涤红细胞患传染性肝炎的可能性小得多，尽量采用血浆代用品以代替血浆；④输血后可给患者内服溶菌酶，每日60～170mg，连服4～24周，对预防输血后肝炎有明显效果。

3. 梅毒　可由输入二期梅毒患者的血液而直接传播，极少发生。

4. 疟疾　疟疾流行目前已得到控制。在疟疾高发区，输血后出现寒战、高热或输血后数周至数月后出现原因不明的发热时，应想到感染疟疾的可能，尤其是在疫区或输了疫区献血员的血。

5. 巨细胞病毒　输血引起巨细胞病毒(CMV)感染在国外已经引起临床医生的广泛注意，在人群中抗CMV阳性率美国、西欧、澳大利亚的献血者中已达40%～79%，而不少第三世界国家则高达81%～100%。CMV抗体流行率直接与社会生活条件及年龄有关，随着年龄的增长，CMV抗体流行率也逐渐增加，有6%～12%抗-CMV阳性献血者的白细胞中携带有CMV。输血的患者感染CMV后多是无症状的，对免疫机能完整的患者不必进行预防，但对免疫系统不成熟或由于疾病治疗引起严重免疫抑制的患者，包括血清学阴性且体重低于1200～1500g的早产儿、血清学阴性患者接受血清学阳性的器官或组织移植者，如发生CMV感染，严重者可以引起发病和死亡。

6. 通过输血传播的其他疾病和感染　还有一些可能通过输血传播的疾病和感染，如人疱疹病毒6型和8型、微小病毒B19、弓形虫病、绦虫病、科罗拉蜱热、锥虫病、克-雅病、莱姆病等，这些微生物引起的感染或疾病在我国的发生率较低或尚未流行，但应注意其进展。

八、其他

大量输血后(24小时内用库存血细胞置换患者全部血容量或数小时内输入血量2500ml以上)，容易引起凝血机制紊乱、高血钾症、高血氨、体温下降及酸碱平衡失调。如输血操作不当，可能引发空气栓塞、微聚物和肺微栓塞，输血后可能出现紫癜、非心源性肺水肿。

第五节　血浆及血浆增量剂

一、血浆

血浆是血液的液体部分，主要成分是血浆蛋白，不含红细胞，无携氧能力，可用于抗休克、免疫、止血和解毒等。临床使用血浆有60多年的历史，用量仅次于全血。

现代输血浆的主要目的是补充不稳定和(或)稳定的凝血因子,或同时补充凝血因子和血容量,与以前对全血浆的使用概念发生了根本性变化。多年来,人们习惯于用血浆来补充血容量和补充营养,但这是不合理的,因为血浆不能灭活病毒,现用的筛检法不能完全防止输血浆后乙肝、丙肝及艾滋病的传染。血浆内含有易致荨麻疹及过敏反应的多种物质,或使患者产生相应的抗体。对老年体弱及幼儿或心功能不全的患者有引起循环超负荷的危险。就补充血容量而言,可用安全有效的晶体液、胶体液和白蛋白,补充营养可用胃肠外营养疗法。

对年老体弱、慢性严重贫血、心功能不全而血容量正常的患者,最好不用血浆。对输血浆发生过一次以上原因不明的过敏者及已产生抗-IgA 的患者,禁止输血浆。

(一)普通血浆

普通血浆分新鲜血浆和保存血浆两种。新鲜血浆是全血采集后 6 小时内分离出来的血浆,当天使用,否则影响效能,该制品含全部凝血因子。保存血浆是保存期内的全血分离而来,在 4℃条件下可保存 4 周,除血浆蛋白外,其他成分都已逐渐被破坏。当烧伤、外伤休克等引起的血液浓缩与循环血容量急剧减少时,可考虑使用。

(二)冰冻血浆

将普通血浆置于－30～－20℃的低温下保存,称为冰冻血浆。冰冻血浆可分为新鲜冰冻血浆、普通冰冻血浆和冷沉淀等。

1. 新鲜冰冻血浆(FFP)　采血后立即分出并在 3 小时内迅速使之冰冻者为新鲜冰冻血浆。该新鲜冰冻血浆应用效果最好,外科最常使用,其内含血浆蛋白、各种凝血因子特别是不稳定的Ⅴ因子和Ⅷ因子、白蛋白和球蛋白、纤维蛋白原(每毫升含纤维蛋白原 1.6g)。适用于各种凝血因子缺乏、免疫球蛋白缺乏、肝肾疾病引起的蛋白缺乏、DIC、输入多量库血后引起的出血倾向、创伤引起的休克、感染性疾病、血浆置换等。一般不直接作为扩容使用,其主要凝血因子可保存 6 个月以上至 1 年左右,以后可转化为普通冰冻血浆并可继续保存至 5 年,使用时在 37～39℃的温水中溶化即可。

2. 普通冰冻血浆(FP)　采血后 3 小时以上冰冻者为普通冰冻血浆,两种冰冻血浆的主要区别是 FP 中Ⅷ因子(FⅧ)和Ⅴ因子(FⅤ)及部分纤维蛋白原的含量较 FFP 低,其他全部凝血因子和各种血浆蛋白成分含量则与 FFP 相同。因此,FP 和 FFP 二者的适应证是相同的,而 FP 多适用于补充血容量和血浆蛋白,主要用于除凝血因子Ⅷ和Ⅴ以外的凝血因子缺乏的患者的治疗。如在休克、烧伤和手术等情况中应用。一次输入量不宜超过 1000ml,否则需加用新鲜冰冻血液。

3. 冷沉淀(Cryo)　是 FFP 置于 1～5℃条件下融化后,再在 4℃无菌条件下经每分钟 2000 转离心沉淀,18 分钟后分出上层血浆,取出留下的部分(15ml 血浆及沉淀物质)即为冷沉淀。每袋 20～30ml 内含纤维蛋白原(至少 150mg)和 FⅧ(80～120U 以上)及血管性假血友病因子(vW 因子)。冷沉淀可以立即输用,也可在－80～－30℃的低温下保存 1 年,使用时用 37℃水浴融化后立即输液。适用于特定凝血因子缺乏所引起的疾病,如甲种血友病(先天性第Ⅷ因子缺乏)患者出血期、先天性或获得性纤维蛋白缺乏症、von Willebrand 病、出血患者及手术患者出血的预防和治疗等。

4. 冻干血浆　已被淘汰。

二、血浆蛋白

血浆蛋白成分包括人血清蛋白、免疫性球蛋白及浓缩凝血因子等,是通过物理、化学方法从血浆中制备而来。

人血清蛋白亦称白蛋白,是临床上常用的血浆容量扩充剂之一。常用有两种制剂:一种是血浆蛋白液,含蛋白 5%,其中 85%是白蛋白,其余是球蛋白,但丙种球蛋白少,用于出血性休克、烧伤所致低血容量休克;另一种是白蛋白,国内临床上常用的主要是这种制剂,其白蛋白纯度在 95%以上。1g 白蛋白可保留循环内水分 18ml,25g 白蛋白的膨胀压相当于 500ml 血浆的膨胀压。因而除能补充白蛋白之外,还有扩充血容量及维持胶体渗透压的作用,并间接促进利尿,消散水肿和渗出液,起脱水作用。可用于低血容量性休克、营养不良、低蛋白血症、成人呼吸窘迫综合征、脑水肿、烧伤、肝功能衰竭及作为体外循环的填充灌注液和器官保存液。白蛋白制品不宜与氨基酸混合输注，也不宜与红细胞混合使用。偶有荨麻疹、发冷、发热等，但比血浆少。

免疫球蛋白是人血浆丙种球蛋白水溶液，分为正常人免疫球蛋白和特异性免疫球蛋白。正常人免疫球蛋白主要用于预防甲型肝炎、麻疹、脊髓灰白质炎、流感、水痘及低免疫球蛋白血症者。正常人 IgG 只能作肌肉注射，副作用有注射局部刺激和偶见过敏反应。特异性免疫球蛋白有抗牛痘、抗乙型肝炎、抗破伤风、抗 Rho(D)免疫球蛋白等。主要用于乙型肝炎、流脑、狂犬病、天花、风疹、破伤风、水痘、百日咳、腮腺炎等病的防治。肌注免疫球蛋白最常见的反应是注射部位的疼痛和硬结，也可有荨麻疹、发红、头痛和发热等。

浓缩凝血因子有多种制剂，如抗血友病因子、凝血酶原复合物（Ⅸ因子复合物）、浓缩Ⅷ因子、Ⅺ因子及Ⅷ因子复合物、抗凝血酶Ⅲ、纤维蛋白原、蛋白C、纤维蛋白胶等。用于治疗血友病及各种凝血因子缺乏症。

三、血浆增量剂

血浆增量剂简称代血浆，是具有类似血浆胶体特性的人工胶体液，其分子量和胶体渗透压近似血浆蛋白，无毒性，无热源和无抗原性，能较长时间在循环中保持适当浓度，暂时起到血浆容量替代和扩血管的作用，在治疗失血性休克时可节约部分全血。临床常用者为右旋糖酐、羟乙基淀粉及明胶制剂。

（一）右旋糖酐

右旋糖酐是一种由葡萄糖基聚合成的多糖高分子物。临床应用的右旋糖酐制剂有 3 种：中分子右旋糖酐、低分子右旋糖酐和小分子右旋糖酐。有扩充血容量、利尿消肿、血液稀释及改善微循环等作用。故适用于临床各科。

中分子右旋糖酐的平均分子量为 7.5 万，常用溶液浓度为 6％或 10％。其胶体渗透压高，能从组织中吸收水分保持于循环内，因而有增加血容量的作用。注射中分子右旋糖酐 1g，大约增加血浆容量约 15ml。中分子右旋糖酐能在体内维持 6～12 小时，一般不超过 24 小时。因为血小板和血管壁可能被右旋糖酐所覆盖而引起出血倾向，本身又不含凝血因子，故 24 小时内用量不宜超过 1500ml。又因其有促进红细胞凝集的作用、干扰血型交配，因此输注前应检查血型。临床常用于低血容量性休克，输血准备阶段以代替血浆。使用时偶有过敏反应。

低分子右旋糖酐平均分子量为 4 万左右。常用溶液浓度为 6％和 10％。具有降低血黏滞度和凝固功能，因而有降低末梢循环阻力，改善循环和防止血栓形成的作用。此外，尚有渗透性利尿作用。输注后 3 小时从肾脏排出可达 50％。临床用于某些血管性疾病，如心肌梗死、脉管炎、中毒性休克、DIC、脂肪栓塞、输血或休克后的少尿、肝肾综合征、开颅手术等。对血小板减少或有出血倾向的患者，最好避免应用。10％低分子右旋糖酐 24 小时内用量以 500～1000ml 为宜。

小分子右旋糖酐平均分子量为 2 万，常用浓度为 5％，为 3 种制剂中体内存留期最短者。有改善微循环的作用，多作为微循环灌注之辅助治疗。

（二）羟乙基淀粉

我国生产的羟乙基淀粉亦称 706 代血浆。1970 年 6 月，由我国医科院血液研究所试制成功，故亦名 706，由玉米淀粉制备而来，为 6％羟乙基淀粉等渗氯化钠溶液。其主要优点为原料丰富易取材，价廉，生产工艺简便，制剂较稳定，副作用少，用途广。其理化性质与生理效应基本与右旋糖酐相似，但维持时间比较长。6％羟乙基淀粉输入人体后，在血中存留率 4 小时为 80％，24 小时为 60％，以后逐渐降低，并很快从尿中排出。羟乙基淀粉无毒性，无抗原性和无过敏反应，对凝血无影响。目前应用较多的是 6％羟乙基淀粉的电解质平衡代血浆（6％贺斯，HES）。该制品电解质含量与血浆相近，含有钠、钾、氯离子和镁离子，并含有碳酸氢根，能提供碱储备。它不仅具有补充血容量，维持胶体渗透压的作用，还能补充功能性细胞外液的电解质成分，预防及纠正大量失血和血液稀释后可能产生的酸中毒。此外，由于其 pH 值接近中性，相对黏度低于血浆，因此，有利于血液稀释和疏通微循环。临床多用于急性失血后各种手术的血液稀释疗法和微循环障碍性疾病，如低血容量性休克、心肌梗死、肠系膜血管硬化症、动静脉血栓等。本品应避免与氨基酸、抗生素合并输注，也应避免与油性混悬液混合注射。

（三）明胶代血浆

明胶代血浆是由各种明胶与电解质配成的血浆代用品。明胶分子量约3.5万。相对黏度与血浆近似，血液内半衰期约2.5小时。有增加血浆容量、防止组织水肿、稀释血液、改善微循环、加快血流流速的功效。适用于手术、创伤引起的失血性血容量降低和血液稀释。在体外循环时，可用作胶体性血浆增量剂。因明胶代血浆含有钙离子，可能加重钾离子逸出细胞外，因而高血钾患者及肾功能障碍者慎用。目前有两种明胶代血浆供临床使用，即尿联明胶（血代，聚明胶肽，海脉素，Haemaccel）和琥珀明胶（血定安，佳乐施，Gelofusine），其平均分子量在3万～5万。

除上述几种代血浆外，临床上应用的还有缩合葡萄糖代血浆、聚乙烯吡咯酮代血浆等。主要作用为扩充血容量，用于手术或创伤等引起的血容量降低。

第六节　成分输血

所谓成分输血，就是将血液中的各种有效成分，用物理或化学方法加以分离提纯，分别精制成高浓度的血液成分，然后再根据临床需要输给患者。

自从20世纪70年代初开始成分输血以来，世界各国的输血工作者和临床医师在临床实践中认识到输注全血的缺点及成分输血的优越性，成分输血已广泛开展。目前，成分输血已成为衡量一个国家或地区输血技术是否先进的重要标志，也是衡量临床医师水平的标志之一。

一、成分输血优点

这是替代性输血的一项重大进展。

1. 提高疗效　成分输血是患者缺什么血液成分就补充什么血液成分。特别是可以将血液成分提纯，得到高浓度、高效价、制剂容量小、使用方便、便于保存与运输的血液制品，把多个献血者的同一血液成分混合在一起，成为一个有效的治疗剂量，输注后显著提高疗效。

2. 减少反应　采用成分输血，可避免不必要的血液成分所致的输血反应及疾病的传播，使用安全。

3. 合理使用　成分输血是将一个单位的全血或血浆制成不同成分，输给不同患者，供不同用途。针对性强，使用合理。

4. 经济　成分输血可一血多用，既节省血源，又减轻社会、个人的经济负担，也对供血者的健康有利。目前，发达国家成分输血的比例早已超过90%，而我国虽然某些大中城市成分输血的比例已达70%以上，但大部分城市还不到30%，个别地区还停留在输全血的阶段。为此，应大力提倡成分输血。

二、成分输血的种类

目前临床上能应用的血液成分制品已有30多种，血液成分制品主要可以分为血细胞成分、血浆成分和血浆蛋白成分三大类。血细胞成分包括浓缩红细胞、添加剂红细胞、洗涤红细胞、少白细胞红细胞、浓缩白（粒）细胞及浓缩血小板等。本节介绍血细胞成分。血浆成分和血浆蛋白成分的有关情况见本章第五节相关内容。

（一）去白全血

将人一定量的血液采集到含有一定量保养液的采血袋内所制成的血液制品为全血，再将全血经白细胞过滤器滤除血中的白细胞称为去白全血。具有扩充血容量、运输氧、补充稳定的凝血因子和蛋白质功能。

1. 适应证　①大出血（如大手术或严重创伤、产后出血等）；②体外循环；③换血，特别是新生儿溶血病；④无成分血供应或来不及制备成分血且病情不允许等待的情况。

2. 禁忌证 ①血容量正常的慢性贫血患者；②低血容量已被纠正的急性贫血患者；③心功能不全或心力衰竭的贫血患者；④年老体弱及婴幼儿的慢性贫血患者；⑤因血浆蛋白致敏引起荨麻疹，甚至重度过敏反应的患者；⑥单是凝血因子严重缺乏的患者。

(二)红细胞成分

1. 浓缩红细胞(CRBC) 由全血经离心或沉淀后去除血浆而成。红细胞比容可达60%～80%，是使用最普遍的一种红细胞。该制品具有和全血同样的携氧能力，但容量几乎只有全血的一半，使循环超负荷危险少，抗凝剂、乳酸、钾、氨等比全血少，使之用于心、肝、肾功能不全的患者及老年患者更为安全。由于去除了血浆及其内蛋白，可减少由抗原或抗体所引起的非溶血性发热反应、变态反应或过敏反应，且输血前可以只做直接配合试验。此外，由于红细胞浓度高，疗效快而好(1U浓缩红细胞可以提高血红蛋白10g/L)。其缺点主要由于比全血黏稠，输注时流速慢(流畅性约为全血的60%)，和全血一样有白膜(白细胞、血小板和纤维蛋白凝聚物)，加盐水后需尽快输注，不能保存。

适应证为：①各种血容量正常的贫血患者；②急性出血或手术失血低于1500ml者；③心、肝、肾功能不全及小儿和老人需要输血者；④妊娠后期伴贫血需要输血者；⑤一氧化碳中毒者。

2. 添加剂(液)红细胞 也称红细胞悬液或混悬红细胞。这是一种从全血中尽量移除血浆后的高浓缩红细胞，其红细胞压积可高达90%。由于原抗凝保存液大部分被移除，所含葡萄糖量很少，故不能保存，加之红细胞稠密，输注速度慢，所以必须加入适量添加剂才能克服这些缺点。添加液的配方有多种，都是特别设计的红细胞保存液。

这是应用最多的一种红细胞成分。与浓缩红细胞相比，它还有如下优点：可以最大量地分出血浆，既显著减少了输血的不良反应，又可更充分地利用血浆。红细胞被添加剂稀释，输注更流畅。贮存质量可与CPDA全血媲美。其主要缺点是仍然含有白细胞。

添加剂红细胞的使用指征与浓缩红细胞类似。

3. 少白细胞的红细胞 由浓缩红细胞去除粒细胞、单核细胞和大部分血小板后制成。因移除白细胞的方法有多种，其中以用特殊滤器过滤法为简便且效果好，但价格昂贵。

由于去除白细胞和血小板，使HLA的抗原性降低，适用于准备作器官移植者，需要反复输血者，以及由于多次妊娠或反复输血已产生白细胞或血小板抗体引起输血反应的患者。

(过去)这种制品不能保存，制备后于24小时内输注。现在应用四联袋全封闭技术过滤去除白细胞，制备后的红细胞可在4～6℃储血冰箱中保存4周以上。

4. 洗涤红细胞 由浓缩红细胞加生理盐水洗涤3～6次而成。经洗涤后能除去大部分血浆、白细胞及血小板，同时去除了细胞碎屑、代谢产物及抗凝剂等。

其适应证为：①输入全血或血浆后发生荨麻疹反应或过敏反应或发热者；②自身免疫性溶血性贫血要输血者(供血者血浆中的某些物质可能激活补体而加重溶血)；③高钾血症及肝肾功能障碍但需要输血者；④IgA缺乏者，并已因输血或妊娠而体内有IgA抗体者；⑤有粒细胞或血小板抗体的患者。

洗涤红细胞不能防止乙型肝炎、丙型肝炎、艾滋病的传播，也不能防止输血相关的移植物抗宿主病。过去洗涤红细胞应于24小时内输注。现在应用红细胞保存添加剂并采用全封闭系统进行洗涤，制备后的红细胞可在4～6℃储血冰箱中保存4周以上。

5. 冰冻红细胞 亦即低温保存红细胞液。红细胞液内加入冰冻保护剂(甘油)，在低温(－80℃或～－196℃)可以保存多年(3～10年)。应用时将低温的红细胞在37～40℃水浴中复温后洗净甘油再输注。这种红细胞液含有的白细胞、血小板及血浆减少，因此可以减少免疫反应。国内只有少数几个血液中心能供应这种红细胞。此种制品是开放法制备，故须于24小时内使用(现在国内几乎所有血站可提供冰冻红细胞)。

冰冻红细胞的适应证是：①自身输血者的血液保存；②稀有血型的血液保存；③器官移植患者的输血，可降低HLA的免疫反应。

6. 浓缩白(粒)细胞 过去利用离心、过滤、沉降等法将血液中白细胞提取并浓缩而成。随着血液细胞分离机单采粒细胞的应用,能够从一个献血者采集达到足够治疗剂量血液成分制品,既可减少献血者,又可达到治疗效果且减少多人成分输血造成的同种免疫反应。但由于输注后并发症多,现已少用。

白细胞输血是对临床白细胞缺乏并发严重感染的患者,在联合抗感染无效的情况下,采用白细胞输注进行替代治疗。白细胞输注的适应证要从严掌握。一般认为,使用时要同时具备以下3个条件,且充分权衡利弊后才考虑输注:①中性粒细胞绝对值低于 $0.5\times10^9/L$;②有明显的细菌感染;③强有力的抗生素治疗48小时无效。此外,还可以用于骨髓移植病例。

7. 浓缩血小板　有手工和机制两种制剂。一般认为,机制的优于手工制备的。一份制备得好的血小板浓集悬液,可浓集全血中60%的血小板。血小板具有抗原性,受血者与供血者ABO血型必须相同,其中所含红细胞越少越好。由于血小板系统HLA抗原的关系,输血或血小板输注的次数愈多,抗血小板抗体产生的可能性愈大。因此,有时需选择HLA相容的血小板输注。一次血小板输注所输入的血小板数要在每千克体重 $(70\sim80)\times10^9/L$ 才能奏效。

浓缩血小板适用于有严重血小板减少或功能异常,并有严重出血的病例。如由疾病、化疗或放疗引起的骨髓抑制或衰竭患者、血小板数低于 $20\times10^9/L$ 伴自发性出血者;血小板无力症、尿毒症、严重肝病、某些药物引起的血小板功能异常伴有出血者;大量输血所致稀释性血小板减少、血小板数低于 $50\times10^9/L$ 者;心肺旁路手术、血小板数低于 $50\times10^9/L$ 且有伤口渗血不止者;特发性血小板减少性紫癜、血小板数在 $20\times10^9/L$ 以下,伴有无法控制的出血,或用脾切除治疗本病的术前或术中有严重出血者;再生障碍性贫血;骨髓移植病例等。

血液成分制剂、特性及临床适应证见表7-8。

表7-8　血液成分制剂、特性及临床适应证

成分制剂	内容物及特性	适应证
浓缩红细胞	含全血中全部红细胞及部分白细胞、血小板和血浆,血比积为70%~80%具有携氧能力	各种贫血,特别适用于心、肝、肾疾患又需输血的患者,手术输血
少白细胞的红细胞	除去了全血中70%以上的白细胞,保留了全血中70%以上的红细胞,稍有血浆,有携氧能力	反复多次出血,体内产生白细胞抗体的患者又需输血的贫血患者
洗涤红细胞	用生理盐水洗涤3次,去除大部分白细胞血小板,移除了99%的血浆,具携氧能力	阵发性睡眠性血红蛋白尿,自身免疫性溶血性贫血,多次反复输血有不良反应者
冰冻红细胞	加−196~−80℃甘油冷冻保存,输用前解冻洗涤,基本上无白细胞、血小板、血浆,有携氧能力	适应证同洗涤红细胞,多用于稀有血型输血,自身输血
浓缩白细胞	主含白细胞和少量红细胞、血小板和血浆,400ml全血可分得白细胞 $(1\sim1.2)\times10^9$,具抗感染能力	粒细胞减少症导致的感染、放疗、化疗所引起的粒细胞减少症
浓缩血小板	主含血小板,少量白细胞和血浆,400ml全血可分出血小板 0.48×10^{11},有止血作用	血小板减少症及血小板功能异常引起的出血
新鲜冰冻血浆	内含血浆蛋白成分及各种凝血因子,无活性血小板,具扩充血容量补充凝血因子作用	创伤、烧伤等引起的休克,肝肾疾患引起的蛋白缺乏,血浆置换术
新鲜液体血浆	同上	同上
普通冰冻血浆	内含血浆蛋白及稳定凝血因子,缺乏不稳定凝血因子,具扩充血容量功能	创伤、烧伤等引起的休克,血浆置换术,肝肾疾患引起的蛋白缺乏
冰冻干燥血浆	同上	同上

续表

成分制剂	内容物及特性	适应证
冷沉淀	含 FⅧ、FⅩⅢ因子和 Willebrand 因子及纤维蛋白原,有止血作用	甲型血友病、von Willebrand 病、FⅧ因子缺乏和纤维蛋白原缺乏引起的出血
白蛋白注射液	主含白蛋白,少盐,纯度在 95%以上,具提高血浆胶体渗透压维持有效循环血容量作用	创伤、烧伤等引起的休克,肝肾疾患引起的腹水,新生儿溶血病的黄疸
免疫球蛋白	主含免疫球蛋白,纯度在 90%以上,只供肌肉注射,具增强机体免疫机能	预防麻疹和甲型肝炎,免疫球蛋白缺乏症
静脉免疫球蛋白	成分同上,可供静脉注射用,具增强机体免疫功能	除同免疫球蛋白外,还可治疗原发性血小板减少性紫癜,可与抗生素配合治疗严重感染
纤维蛋白原注射液	主含纤维蛋白原,有止血作用	胎盘早剥,羊水栓塞等引起的大出血,DIC,纤维蛋白缺乏症
凝血酶原复合物	主含凝血因子Ⅱ、Ⅶ、Ⅸ、Ⅹ,有止血功效	治疗Ⅱ、Ⅶ、Ⅸ、Ⅹ因子缺乏症,甲型血友病用Ⅷ因子制剂已产生抗体的患者

第七节　自体输血

自体输血是指在一定条件下采集患者自身的血液或术中失血,在适当的时候回输给患者本人的方法,已有 100 多年的历史。早在 1818 年 James Bludell 开始做了动物自体试验,1874 年 Highmore 首次在患者身上实施,以后虽经不断改进和发展,但始终未能普及。自从 1981 年 AIDS 病流行以来,才逐渐受到外科医生和患者的重视,并开始推广和应用。

自体输血有许多优点,由于是采集自身的血液回输给自己,输血时无需检测血型及交叉配合试验,可以不感染其他输血相关疾病,避免同种异体输血产生的同种免疫反应及差错事故。反复放血可刺激红细胞再生,使患者术后造血速度比术前加快。血的再利用可大大减少血库血的利用,缓解血源紧张的矛盾,在无供血条件的边远地区,自身血采集可为外科手术提供血源。但其有严格的标准和适应证,不是所有患者都能采用。

一、自体输血的适应证与禁忌证

(一)适应证

1. 有大出血的手术和创伤,如胸部创伤、脾破裂、异位妊娠破裂、神经外科、骨科、心血管外科、胸腹部手术等。

2. 估计出血量在 1000ml 以上的择期手术,如主动脉瘤切除、肝叶切除等。

3. 血型特殊者(无相应供血者,输血困难)。

4. 体外循环或低温下的心内直视手术及其他较大的择期手术与急症手术,可考虑采用血液稀释法。

(二)禁忌证

1. 血液受胃肠道内容物或尿液等的污染,如消化道破损者。

2. 血液可能有癌细胞的污染,如恶性肿瘤患者。

3. 心、肺、肝、肾功能不全者。

4. 贫血或凝血因子缺乏者。

5. 血液内可能有感染者。

6. 胸腹开放性损伤,超过 4 小时以上者。

二、自体输血的方式

(一)预存式自体输血

预存式自体输血多提前数天或数十天开始分

阶段采集患者的血液或血液成分进行保存。当患者实施择期手术、术后或将来需要输血时，再回输这些已保存的自身血液或血液成分。通常由输血科医生与临床医生共同制定方案，由医院输血科组织采集和保存血液或血液成分，由临床医生决定回输时机。适用于一般情况较好、外周血象及造血机能正常、符合血液采集条件和将来可能需要输血的患者。常用于符合采血条件的择期手术患者，根据术中预计失血量和可能需要的输血量，进行自体备血。多提前数天、数周或数月适量采集一定量的全血(或分离成红细胞和血浆)，根据血液成分的保存条件和需要保存的时间，进行低温保存或冰冻保存，在患者需要输注时进行回输。进行自体输血的患者，一般要求采血前 Hb 浓度：男性≥120g/L，女性≥110g/L，血细胞比容≥0.34；特殊情况下可适当调整以上参考指标。

目前临床上常用的预存式自体输血技术方法有直接式和“蛙跳”式两种。直接法是直接采血贮存少量自身血液，适用于预计出血量和需要备血量较小的患者。由于 4℃红细胞保存期可达到 35 天或 42 天，对符合采血条件的患者可在术前 4～5 天开始，每间隔 1～2 周采血一次直接低温贮存备用，手术过程中或术后需要时进行回输。如患者需要备血 1000ml，可以在术前 35 天内分 3 次采血贮存，最后 1 次采血安排在实施手术 3 天以前。“蛙跳”式采血法适合采血贮存较大量的自身血液，适用于预计术中出血量较大的患者。备血量可根据具体病情和采用的红细胞保存时间进行调整。如在患者术前 30 天开始采血，每间歇 1 周再进行采血、回输、采血，到第 5 周贮存自身全血最大量可达到 2000ml。

预存式自体输血适用于下列情况：①身体状况好，无心血管、肝肺和肾功能不全，准备择期手术，而预期术中出血多(1000～2000ml)而需要输血者；②有严重输血反应者；③稀有血型或曾经配血发生困难者。此外，也可用于孕妇或计划怀孕者，避免生孩子或剖腹产时输异体血，家庭成员血型相符，备血以供家人使用；边远地区供血困难而可能需要输血者，健康人也可以预存血以备遇紧急情况时使用。

预存血禁用于充血性心力衰竭、严重高血压、主动脉瓣狭窄、窦性心律不齐及服用抑制代偿性心血管反应的药物者，如β阻滞剂等；贫血、出血及血压偏低者，以及可能患有菌血症或正在使用抗生素者(细菌可在血袋中生长，输后可发生败血症)。

(二)稀释式自体输血

稀释式自体输血是自身输血的主要形式。在麻醉前从自身一静脉采血，将血置于加有抗凝剂的血瓶中，抽血速度为 200ml/5 分钟，取血总量不超过全身血量的 20%～30%，一般以血细胞比容不低于 25%、白蛋白 30g/L 以上、血红蛋白 100g/L 左右为限。同时，从另一静脉补充晶体液和血浆增量剂，以置换被采集的血量。抽出血量∶代血浆∶晶体液＝1∶1∶0.5。抽出的血液可在室温下保存 4 小时。当术中或术后需要输血时，后采的血先输，由于先采的血红细胞和凝血因子多，宜在最后输。回输时应及时给予利尿剂。

稀释式自体输血适用范围广，特别是对需要深低温麻醉、体外循环条件下实施心内手术的患者更有参考价值。患者在深低温麻醉条件下，组织和重要器官的耗氧需求减少，较低的 Hb 浓度可保证组织供氧。体外循环还可能造成一定量的红细胞破坏，通过血液稀释不仅可以贮存一定量的自身红细胞术后补充，也可以通过降低血液黏度对体外循环有利。血液稀释后，对进行心内手术时保持手术视野清晰也有一定的帮助。目前许多医院开展心内手术，可以做“无血手术”，即不输异体供者的血液，也就是应用了稀释式自体输血。对有急性大出血、贫血、心功能不全或心衰、脑血管疾病及肺、肝、肾功能不全、脓毒血症、凝血因子缺乏，以及一般情况差的患者患者，决定实施稀释式自体输血时应十分慎重。

(三)回收式自体输血

回收式自体输血是将患者在手术过程中或其他情况下出血的血液收集、过滤和处理，回输给患者自体。按回收时间的不同，可分为外伤回收式自体输血、术中回收式自体输血和术后回收式自体输血。

外伤回收式自体输血，是在患者外伤导致肝脾破裂、宫外孕破裂或大血管破裂的情况下，会有大量血液溢入腹腔。若血液流入腹腔不超过16小时，又无明显污染及溶血现象，可将流入腹腔的血液收集起来，添加适量的抗凝剂(也可不加)，经过滤、洗涤或浓缩后，重新回输给患者。

术中回收式自体输血，主要适用于整形外科、心外科、妇产科等无菌术中较大量的出血，如脾肿大患者在行脾切除时，切下的脾脏内有大量的血液，弃之可惜，可进行脾血的收集与回输。收集时应让脾内的血液自然流出至加有抗凝剂的容器内，过滤后回输给患者。回收时切忌用力挤压，防止脾内破碎组织或微小血栓进入回收血内。

术后回收式自体输血，主要是收集术后引流血，经处理后回输。

回收式自体输血适用于整形科、心外科或妇产科等手术中失血较多的患者、突然大量出血者。

回收式自体输血不宜用于恶性肿瘤、空腔脏器破裂、肝功能障碍者，胸、腹开放性损伤，血液已受污染(脓、菌、尿、胆汁、羊水等)或可能混有癌细胞。

自体失血回输总量应限制在3500ml内，最好在3～4小时内输完。此外，应补充适量新鲜冷冻血浆以提供凝血因子。

近年来，广泛开展择期手术的术前自身供血，已在国际上广泛应用。据国外医学报道，澳大利亚的术前储血率达60%，德国达89%，日本达90%。无1例输血反应发生，患者术后恢复快、效果颇佳。因其无血型不合之困扰、无异体抗体引起免疫反应的担忧、亦无传播疾病的问题存在，因此国内大部分医院频频选用术前自体血储备、术中或术后回输的方法。

三、输血治疗的发展趋向

现代输血已进入成分输血的时代。成分输血既能提高疗效，减少输血的不良反应，又能一血多用，节约血源，使一人献血，多人受益。因此，成分输血是将来发展的方向，也是输血现代化的重要标志之一。

成分血中，红细胞制品的种类较多，各有其用途及优点和缺点。浓缩红细胞是当今世界使用最多的一种成分血，但不久有被洗涤红细胞取代的趋势。

鉴于输血有不良反应和传播传染病的危险，人们一直在寻找血液替代品方面进行研究，且在这方面有重要进展。例如，人造血氟溶液在临床上的成功运用。又如美国学者J. Goldstelin率先成功地做到血型改造，使B型血红细胞抗原活性消失，使之成为通用型(O型)血细胞的结构和功能。之后，科学家们采用酶解法和色衰法，在体外将B型(酶解法)或AB型(色衰法)红细胞表面抗原加以改造、修理，将它们改造成O型血。这对安全输血，特殊情况下大量用血(战伤、地震、重大工伤或交通事故等)，无疑具有重大意义。

(田玉芝　李永乾)

第八章　休　克

第一节　概　述

休克是临床上极为常见，是机体受到致病因素强烈刺激后所引起的一种危重综合征，涉及临床各个学科，治疗困难，死亡率高。如感染性休克死亡率可达 65％～70％，而心源性休克死亡率可高达 80％以上。

休克(shock)一词来源于希腊文，原意为打击或震荡。1743 年，法国医师 Henri Francois Le Dran 在其所著的《来自枪伤经验的思考》一书中第一次将“休克”一词应用于医学领域，描述了患者因创伤引起的危重临床状态，其主要表现为面色苍白、皮肤冷湿、心率加快、尿量减少、反应淡漠。其表述与今天的认识已极为相似。对休克的认识和研究已有 200 多年历史，提出了各种不同的学说。主要有创伤学说、脱水学说、血管麻痹学说、毒素学说、肾上腺素学说、微循环学说、细胞能量衰竭学说等。

第一次世界大战以后，才确认休克是个循环问题，并将血压作为判断休克程度的主要指标。20 世纪 60 年代引入“微循环”概念以后，除了血压以外，甲皱、肤色、肤温等反映微循环变化的体征更被关注。70 年代随着血流动力学的开展，区分出了“高动力型”和“低动力型”休克，不但能够对此前提出的所谓“冷休克”和“暖休克”做出更好的解释，并且能够借助血流动力学指标有效地指导休克的治疗。

早期对休克发病机制的认识主要是循环血量不足、静脉回心血量减少、心搏出量减少及外周动脉紧张度不足。以后不少学者发现，休克的循环血量减少，除了由于失血外，还可由于体液丢失在组织间隙内引起。有人还发现休克时有酸中毒、弥漫性血管内凝血，并提出微循环障碍是休克发病的主要环节。近 20 年来，随着对休克的病理生理学研究的不断深入，从血液动力学、微循环、内分泌、代谢、细胞超微结构及分子生物化学等角度，不断获得新的认识。目前对休克的认识是，休克是机体由于各种致病因素造成有效血容量不足、微循环障碍、组织血液灌注不足，因而供氧不足所引起的以代谢紊乱、细胞受损、脏器功能障碍为特征的临床综合病症。

目前认为，休克在临床上主要表现为面色苍白、四肢湿冷、脉搏加快、血压下降、呼吸浅速、尿量减少、烦躁不安、反应迟钝、神志模糊、昏迷甚或死亡。休克发生后，严重威胁着患者的生命，必须早期诊断，积极抢救。休克在中医学中属“厥证”、“脱证”、“亡阴”、“亡阳”的辨证范畴，是由于人体脏腑气血津液损伤所致阴阳气血逆乱的表现。

一、休克的定义

休克是指因各种原因(如大出血、创伤、烧伤感染、过敏、心泵衰竭等)引起的急性血液循环障碍，微循环动脉血灌流量急剧减少，从而导致各重要器官机能代谢紊乱和结构损害的复杂的全身性病理过程。

20 世纪 80 年代以来，有人提出所谓的休克的细胞能量衰竭学说，或称细胞能量代谢紊乱学说，指出休克实际上是体内各脏器细胞的急性能量危机。

二、休克的分类

休克有多种分类方法，根据常见的病因，可将休克分为：

1. 创伤性休克(traumatic shock) 多因严重烧伤、骨折、内脏损伤、软组织挤压伤、大手术、创伤后剧烈疼痛、组织破坏后毒素吸收所引起。

2. 失血性休克(hemorrhagic shock) 多因上消化道大出血、宫外孕破裂出血、动脉瘤破裂出血及肝、脾和大动脉破裂出血所引起。一次急性失血量超过全身血容量的20%时,即可引起休克;超过50%时,可因休克而死亡。

3. 脱水性休克(dehydration shock) 也称为失水失盐性休克,包括高位肠梗阻、频繁腹泻、高位肠漏、大面积烧伤等造成的体液大量丢失所引起的休克。此外,水和电解质严重紊乱也可引起休克。

4. 感染性休克(septic shock) 也称为败血症性休克或中毒性休克。是由病原微生物及其毒素在人体引起的一种微循环障碍状态,导致组织缺氧、代谢紊乱、细胞损害甚至多器官功能衰竭。老年人、婴幼儿、慢性疾病、长期营养不良、免疫功能缺陷及恶性肿瘤患者或较大手术后患者尤易发生。

5. 过敏性休克(anaphylaxis, anaphylactic shock) 是严重的过敏或过敏样反应的心血管症状,机体的肥大细胞释放大量的组胺类炎性介质,致使毛细血管渗漏,体循环血管扩张,血容量锐减,静脉回心血量不足,心腔空虚而出现心血管系统的虚脱。在临床工作中常习惯用过敏性休克来替代严重的过敏或过敏样反应。

6. 神经源性休克(neurogenic shock) 是动脉阻力调节功能严重障碍,血管张力丧失,引起血管扩张,导致周围血管阻力降低,有效血容量减少的休克。多见于严重创伤、剧烈疼痛(胸腔、腹腔或心包穿刺等)刺激、高位脊髓麻醉或损伤,起病急,及时诊断,治疗预后良好。疗效欠佳或病死者多数是未及时接受治疗者、病情危重或伴有合并症、并发症(如气胸、心包填塞等)者。

7. 放射性休克(radioactive shock) 是指由于接触过量的放射性物质如X射线、同位素等造成的休克。

8. 心源性休克(cardiogenic shock) 是指心搏出量减少而致的周围循环衰竭。心搏出量减少,或是由于心脏排血能力急剧下降,或是心室充盈突然受阻。因此,称之为“动力衰竭”(power failure)或者“泵衰竭”(pump failure)。临床上最多见的病因是急性心肌梗死(因心肌坏死,收缩能力降低而致泵血障碍),其他原因有急性心肌炎、重症的急性瓣膜病、严重心律失常、心包填塞、心脏创伤、室间隔穿孔、乳头肌腱索断裂、张力性气胸、肺栓塞、巨大心房黏液瘤及心脏手术等。

其中,创伤性休克、失血性休克、脱水性休克会发生血容量和体液的大量丢失,故称为低血容量性休克(hypovolemic shock);感染性休克、过敏性休克、神经性休克、放射性休克是由于体液或血容量在体内分布异常而造成的,故称为分布性休克(distributivity shock);心源性休克是心脏功能障碍,循环动力不足而造成的,故称为动力性休克(dynamic shock)。临床上最常见的休克是低血容量性休克、感染性休克、心源性休克。而外科常见的休克是低血容量性休克和感染中毒性休克,故也称为外科休克。

三、中医病因病机

(一)病因

本病原因以热毒炽盛和阴阳虚极两者为多见。

1. 外感火热毒邪,失治内陷,或脏腑蕴热,火毒结聚,伤津耗气或气血两燔,上扰神明。

2. 或因久病真阴耗损,阳气衰微。

3. 或外伤失血,大吐大泻,禁食日久致阴阳俱虚,发为此病。

(二)病机

休克一般属于中医的“厥证”、“脱证”范畴。中医有关两者的记载,不仅论述甚多,而且涉及范围广泛。早在《内经》当中的《素问·厥论篇》就指出,“厥……或令人暴不知人,或至半日,远至一日乃知人者……”。《素问·大奇论篇》说“暴厥者,不知与人害”。《伤寒论·辨厥阴病脉证并治》说“厥者,手足逆冷是也”。《灵枢·通天》指出,“阴阳皆脱者,暴死不知人也”。后世医家对“厥证”、“脱证”又多有论述,特别是对于厥证,目前认为与休克之中医的病因病机及辨证论治更为密切,故在以下内容中,将进一步探讨。综上所述,可以归纳为:

1. 阴厥 久病阳气衰微或暴病伤阳耗气致成阳气大衰,气化失司,阴血化生无权,五脏六腑失之濡养;气机逆乱,升降失调,气血瘀滞,阳虚不温,故有四肢厥逆,终由阳气衰微,阴不附阳而危及生命。如《素问·厥论》曰:"阳气衰于下,则为寒厥。"《灵枢·厥病篇》曰:"真心痛,手足青至节,心痛甚,旦发夕死,夕发旦死。"类似现代心源性休克证候。

2. 阳厥　久病真阴亏耗或因失血、大吐大泻所致阴血大伤,脏腑失之濡养,阴不制阳,阳无以附而虚阳升越,阳无阴而不生,故阴损及阳,致成阴竭阳脱,发为"阳厥",亦属于古籍医书中所说"血厥"、"脱阴厥"等。如《景岳全书·厥逆》曰:"血厥之证有二,似血脱血逆皆能厥也……"

3. 热厥　外感六淫之邪入里化热,热毒炽盛,伤津耗气,致成阴亏阳损,脏腑失养,阳气不能温煦而致热深厥深。

厥证除以上分型之外,还可有气厥、血厥、痰厥、暑厥之分。详见后述。

4. 脱证　由于久病耗损或暴病大伤,阴血及阳气有亡失之险,此为中医之脱证。阳脱一般由于邪气旺盛,正不胜邪,阳气突然脱失,或久病阳气严重耗散,真阳耗损,虚阳外越致使脱失。阴脱由于吐泻不止或大汗淋漓或失血过多或大病禁食水谷,阴液耗竭,真阴欲脱。阴阳互根互存,阴脱最终导致阳随阴脱;阳脱也因固摄失权,津液随之大泄,终致阴阳离绝。

(三)中医厥证的诊断

休克在中医学中从"厥证"论治者最多。厥证是由多种原因引起的,以气机逆乱,升降失调,气血阴阳不相接续为基本病机,以突然昏倒,不省人事,或伴有四肢厥冷为主要临床表现的一种急性病症。病情轻者,一般在短时内苏醒,醒后无偏瘫、失语及口眼㖞斜等后遗症;但病情重者,则昏厥时间较长,甚至厥而不复而导致死亡。

1. 厥证病因、病机

(1)体质因素:为厥证的病因之一。体质指人的素质而言,是个体在其生长发育过程中形成的机能与结构上的特殊性,这种特殊性往往决定机体对某些致病因素的易感性。平素气血运行不畅,或素体阳旺阴亏,或脾虚有痰等,突遇巨大精神刺激,遂致气血逆乱,发为厥证。

(2)情志因素:主要是指恼怒惊骇恐吓的情志变动,精神刺激是厥证的主要病因。在通常情况下,情志是人体生理活动的一部分,然而突遇剧烈的情志变动,超过了生理活动所能调节的范围,就会引起脏腑的功能失调而发病。"怒则气上"、"惊则气乱"、"恐则气下"等即可致气逆上冲或清阳不升、清窍失灵而发生昏仆致厥。

(3)暴感外邪:主要是暑邪,其性炎热属阳,内侵入体,传变迅速,传入心包,扰乱心神,以致昏不知人而成暑厥。

厥证的病机主要是气机突然逆乱,升降乖戾,气血阴阳不相顺接。正如《景岳全书·厥逆》所说,"厥者尽也,逆者乱也,即气血败乱之谓也"。所谓气机逆乱是指气上逆而不顺。

厥证由于体质和病机转化的不同,又有虚实的区别。大凡气盛有余者,情志突变,气逆上冲,血随气逆,或挟痰挟食壅滞于上,以致清窍闭塞,不知人事,成为厥之实证;气虚不足,或大量出血者,清阳不升,气陷于下,血不上达,气随血脱,气血一时不相顺接,以致神明失养,不知人事,四肢不温,发为厥之虚证。

2. 厥证临床表现　厥证为临床急症,临床上以突然发生一时性的神志异常为证候特征。厥之轻者在昏倒不知人事后可于短时间内苏醒,醒后感到头昏乏力,倦怠口干,并无其他明显后遗症。厥之重者可一厥不醒,"半日远至一日",乃致死亡。

本病的特点有急骤性、突发性和一时性。急骤发病,突然昏倒,移时苏醒。往往在发病前有明显的诱发因素,如情绪紧张、恐惧、惊吓、疼痛等,发作前有头晕、恶心、面色苍白、出汗等先期症状。发作时昏仆,不知人事,或伴有四肢逆冷。由于气、血、痰、食、暑等厥的不同,又各有相应的不同病史及临床证候表现。

3. 厥证诊断

(1)患者在发病之前,常有先兆症状,如头晕、视物模糊、面色苍白、出汗等,而后突然发生昏仆,不知人事,呈一时性,"移时苏醒",发病时常伴有恶心、汗出,或伴有四肢逆冷,醒后感头晕、疲乏、口干,但无失语、瘫痪等后遗症。

(2)应了解既往有无类似病证发生。发病前有明显的情志变动、精神刺激因素,或有大失血病史,或有暴饮暴食史,或有素体痰盛宿疾。注意询问发作时的体位、持续时间及发厥前后之表现。

(3)脑电图、脑干诱发电位、心电图、颅脑CT、MRI等检查有助于诊断。

4. 厥证鉴别诊断

厥证有时易与眩晕、中风、痫证、昏迷等病相混淆，在临床上应注意鉴别。厥证可发生于各种年龄，有明显的诱发因素，其昏倒时间较短，病发时或伴有四肢厥冷，醒后无后遗症。

(1)眩晕：头晕目眩，视物旋转不定，甚则不能站立，耳鸣，但无神志异常的表现。

(2)中风：以中老年人为多见，素体常有肝阳亢盛。其中脏腑者，突然昏仆，并伴有口眼㖞斜、偏瘫及失语等后遗症。

(3)痫证：常有先天因素，以青少年为多见。痫证之病情重者，亦为突然昏仆，不省人事，但发作时间短暂，且发作时常伴有抽搐、口吐涎沫、两目上视、小便失禁等。常反复发作，每次症状均相类似，苏醒缓解后可如常人。此外还可作脑电图检查，以资鉴别。

(4)昏迷：为多种疾病发展到一定阶段时出现的危重证候。一般来说，发生较为缓慢，有一个昏迷前的临床过程，先轻后重，由烦躁、嗜睡、谵语渐次发展，一旦昏迷后，持续时间一般较长，恢复较难，苏醒后原发病仍然存在。

目前临床一般认为，休克虽属于中医"亡阴"、"亡阳"、"厥证"、"脱证"之范畴，但并不是单纯之脱证或厥证，而是指邪毒内陷或内伤脏器或亡津失血所致的气血逆乱、正气耗脱的一类病证。有学者认为，厥证相对较轻而脱证较重，预后更差，有待临床进一步探讨。

四、西医病因、病理

引起休克的原因虽各不相同，但基本的病理生理变化是相同的。目前对休克病理生理的研究趋向于宏观与微观相结合，不仅对休克的血液动力学、微循环、内分泌、代谢等方面的变化有了认识，而且也开始重视休克时细胞的细胞膜、线粒体、溶酶体等细胞超微结构所发生的变化。

(一)有效循环血量不足

有效循环血量的急剧减少而导致重要器官的微循环灌流不足是各种不同原因休克发生的共同点。所谓有效循环血量，是指单位时间内通过心血管系统进行循环的血量，而不包括贮存于肝、脾和淋巴窦或停滞于毛细血管中的血量。正常情况下，有效循环血量的维持有赖于心脏排血功能、血容量和血管床容积3个因素间的协调，任何1个或2个因素发生障碍，都可导致有效循环血量的不足而引起休克。外科常见的低血容量性休克和感染性休克具有下述血液动力学变化的特点。

1. 血容量减少　各种损伤和疾病发生出血、血浆渗出等，当血容量减少超过机体代偿限度时，静脉回心血量明显减少，心输出量随之降低而导致有效循环血量不足。血容量的减少引起儿茶酚胺继续大量释出，组织细胞缺氧后乳酸等代谢产物堆积，毛细血管前微动脉扩张而毛细血管后微静脉仍收缩，从而造成静脉回流减少。由于毛细血管被动性扩张和血液淤滞，毛细血管内静水压增高，液体由血管进入组织间隙，使血容量进一步减少。液体从毛细血管漏出后，血管内血液黏稠度升高，使微循环血流淤滞，再加上微循环动静脉分流增加，细胞的代谢因缺氧严重失常。细胞膜功能出现障碍后，钠与水分进入细胞内，使细胞外液减少。由于周围血管阻力的持续升高，心脏后负荷加大，耗氧增多，使心肌细胞缺氧加剧，同时由于心率过快，可发生心律失常。因此，严重的低血容量性休克可发生心功能衰竭。

2. 心脏排血功能障碍　心肌梗死等导致心源性休克的各种病变，都可使心排血量减少而导致有效循环血量减少。其他类型的休克也可引起心肌缺血、缺氧或有心肌抑制因子(MDF)释出，使心肌收缩力减弱，心排血量降低。同时由于周围血管收缩使血液在毛细血管内淤滞，引起细胞缺氧和代谢紊乱，乳酸产生增多。高乳酸血症可影响微动脉和微静脉，出现上述低血容量性休克进展后期的微循环障碍。

3. 血管床容积增加　由于感染毒素或过敏反应所产生的生物活性物质的作用，使小血管平滑肌麻痹，也可因神经反射作用使血管运动中枢功能受到抑制，引起小血管扩张。毛细血管和小静脉扩张后，血管床容积扩大，有效循环血量相对不足。心排血量降低，毛细血管得不到充分的血液灌注，组织细胞正常代谢发生紊乱，脏器功能失调，可出现一系列病理变化。

（二）微循环障碍

微循环是指小动脉和小静脉之间的微血管网状结构，是血液与组织也进行物质交换的血管床，其内径在 30～300μm，其中包括微动脉（30～300μm）、后微动脉（10～25μm）、毛细血管前括约肌、毛细血管（3～7μm）、直捷通路、动静脉短路、微静脉（8～300μm）。

休克尽管病因不同，发展过程不一，但典型的病理改变是微循环障碍。微循环障碍的表现和分期如下：

1. 微循环障碍的表现

（1）微循环容积的改变：低血容量性休克进展时，一般出现微血管收缩—扩张—麻痹的过程。开始毛细血管前微动脉收缩，动静脉短路开放，毛细血管容积缩小；然后微动脉舒张，微静脉仍收缩，毛细血管容积增大；至后期微血管扩张更甚，其容积增大。

（2）微循环流态失常：微循环血流减慢，越至后期越趋淤滞。即使在微血管收缩期，一部分微血管仍可扩张，甚至呈微血管瘤样改变，使血液滞留其中。红细胞表面电荷减少而趋向聚集。当红细胞未受损坏时，聚集尚可解散，但若出现促凝因子如血小板崩解后释出的第 3 因子（PF_3）等，则微血管内可形成微血栓，甚至阻塞微血管。

（3）毛细血管壁的损害：毛细血管内皮细胞在休克早期尚可保持完整，以后可发生细胞浓缩与细胞核变形，或出现细胞浆肿胀。细胞可脱离基膜，呈现断续状排列，管壁因此失去光滑性，管腔狭窄不均，容易被微血栓堵塞。

2. 微循环障碍的分期　根据血流动力学和微循环变化规律，休克的发展过程一般可分为 3 期。

（1）休克早期（微循环痉挛期）：又称缺血缺氧期。此期实际上是机体的代偿期。微循环受休克动因的刺激使儿茶酚胺、血管紧张素、加压素、血栓素 A_2（TXA_2）等体液因子大量释放，导致末梢细小动脉、微动脉、毛细血管前括约肌、微静脉持续痉挛，使毛细血管前阻力增加，大量真毛细血管关闭，故循环中灌流量急剧减少。上述变化使血液重新分布，以保证心脑等重要脏器的血供。此外，肾素-血管紧张素-醛固酮系统兴奋，抗利尿激素分泌增多，有助于血压和循环维持具有代偿意义。随着病情的发展，某些器官中的微循环动静脉吻合被开放，使部分微动脉血液直接进入微静脉（直接通路）以增加回心血量。此期患者血压表现正常或增高，如立即采取有效措施，容易恢复，若被忽视，甚至误用降压药，则病情很快恶化。

（2）休克期（微循环淤滞期）：又称瘀血缺氧期或失代偿期。此期系小血管持续收缩，组织明显缺氧，经无氧代谢后大量乳酸堆积，引起代谢性酸中毒，微动脉和毛细血管前括约肌对酸性代谢产物刺激较敏感呈舒张反应，而微静脉和毛细血管后括约肌对酸性环境耐受性强，仍呈持续收缩状态，大量血液进入毛细血管网，造成微循环瘀血，微血管周围肥大细胞释放组胺，致毛细血管通透性增加，大量血浆外渗，造成循环血量锐减。此外，白细胞在微血管上黏附，微血栓形成，使回心血量明显减少，故血压下降，组织细胞缺氧及器官受损加重。除儿茶酚胺、血管加压素等体液因子外，肿瘤坏死因子（TNFα）、白三烯（LTs）、纤维连接素（Fn）、白介素（IL）、氧自由基等体液因子均可造成细胞损害，也是各种原因休克的共同规律，称为“最后共同通路”（final common pathway）。

（3）休克晚期（DIC 期）：此期指在毛细血管瘀血的基础上细胞缺氧更重，体液外渗加剧，血液浓缩和黏滞度增高；血管内皮损伤后使内皮下胶原暴露，血小板聚集，促发内凝及外凝系统，在微血管形成广泛的微血栓，细胞因持久缺氧后胞膜损伤，溶酶体释放，细胞坏死自溶，并因凝血因子的消耗而出现播散性出血。同时因胰腺、肝、肠缺血后分别产生心肌抑制因子（MDF）、血管抑制物质（VDM）及肠因子等有害物质，最终导致重要脏器发生严重损害、功能衰竭，此为休克的不可逆阶段，使治疗更加困难。

以上指休克的一般规律，按临床所见，可因病因不同而各具特性。低血容性休克等可有上述典型的微循环各期变化，而流脑、败血症、流行性出血热、病理产科时在早期即可发生 DIC，由脊髓损伤或麻醉引起交感神经发放冲动突然发生血流分布性休克或大出血引起的低血容量休克，一开始即可因回心血量突然减少而使血压骤降。部分感染性休克由于儿茶酚胺等作用于微循环吻合支上的β受体而使微血管开放，早期可表现为高排低阻型（暖休克），以后则因α受体兴奋为主，表现为低排高阻型（冷休克）。心源性休克一开始即可因泵衰竭而出现血压明显降低，虽然心源性休克也可有类似低血容量休克的代偿期，但时间极短，故病情发展很快。此外，已受损的心肌通过交感神经兴奋、心率增快、收缩力增强，心肌代谢及氧耗也相应增高，而冠状动脉血流无明显增加，易使心肌损害的范围进一步扩大。除心律失常易于纠正外，心肌损害往往是不可逆的，特别是心肌梗死范围超过40%者，很多死于心源性休克。

（三）细胞损害和代谢变化

休克时体内代谢的变化，主要取决于应激的内分泌变化和细胞缺氧程度，并与肝、肾、肺等器官的功能状态相关。

1. 能源锐减　休克时机体代谢处于“低潮”状态，但维持生命活动仍需要能量。此时能量的来源大部分是糖原和蛋白质，脂肪仅占一部分。儿茶酚胺、胰高糖素、肾上腺皮质激素等释出增多，促使糖原和蛋白质分解。因而，碳水化合物储备的迅速减少和氨基酸去氨基作用的增加成为休克状态下代谢的特征。

2. 酸碱平衡失调

（1）酸中毒：休克时组织细胞缺氧，肌糖原分解出的乳酸不能迅速利用，积存后造成高乳酸血症，成为代谢性酸中毒的重要原因之一。若伴有肾功能不全，则酸中毒更为严重。如患者有呼吸障碍或换气功能降低，则发生高碳酸血症（呼吸性酸中毒）。严重的酸中毒（血pH<7.2）可影响心血管功能，不利于休克的纠正。

（2）碱中毒：休克患者如有过度换气，可引起低碳酸血症（呼吸性碱中毒）。如输血带入大量枸橼酸葡萄糖保存液（ACD液），枸橼酸盐代谢后形成碳酸氢盐；使用利尿药、肾上腺皮质激素，或醛固酮释出过多，从尿中排钾过多，可引起低钾血症；胃肠减压吸出胃酸后出现低氯血症。这些情况均可引起代谢性碱中毒。严重的碱中毒（血pH>7.6）可促使脑血管发生痉挛，引起血清钙离子与钾离子的紊乱，血红蛋白氧离曲线左移，对患者甚为不利。

3. 细胞代谢的改变　在休克的实验研究中，发现随着细胞产能的减少，细胞自身的结构和功能也受到损害。主要改变有以下几方面：

（1）细胞能量产生的减少使细胞膜不能维持正常的功能和膜内外的压力阶差，使钠-钾泵失效，钠离子进入细胞内，而钾离子从细胞内逸出进入细胞外间隙，氢离子在细胞内可增多。这就导致弥漫性的细胞水肿和肿胀，使细胞产生能量的能力进一步降低，最终导致细胞死亡。

（2）休克状态下，亚细胞膜也发生与细胞膜相似的过程。细胞内的溶酶体含有强力的水解酶，当溶酶体膜的功能障碍时，溶酶体发生肿胀，最终破裂，释出其内含物，导致细胞自溶，可使邻近细胞受损，并可进入血液损害其他成分和影响凝血机制。当线粒体膜发生肿胀和变形时，其能量产生的效率也下降，使细胞内代谢的变化进一步复杂。高尔基体和内胞浆网状结构膜也同样受损害，影响蛋白质的生物合成，产生传递核糖核酸，使核膜受损。

（3）线粒体破坏：线粒体是细胞内产生能量的器官，由于细胞肿胀破碎，使线粒体破坏，能量产生障碍。

4. 细胞内钙离子超负荷　休克使细胞内ATP的储备迅速下降，不足以维持细胞内适当的ATP水平，细胞维持跨膜离子梯度能力很快下降，钠离子、钙离子进入细胞。高钙离子水平的损害作用有：

（1）激活线粒体外膜上磷脂酶A_2引起膜脂降解，使游离脂肪酸，特别是花生四烯酸AA释入细胞，由此产生血栓（TXA_2）、白三烯LTs（leukotrienes）和内过氧化物（endoperoxides）。血栓素有收缩血管和促进血小板聚集的作用，内过氧化物有类似氧自由基的作用。

（2）抑制丙酮酸脱氢酶和α-酮戊二酸脱氢酶等。

（3）钙离子尚可以激活溶酶体，释放出酸性水解酶，引起组织结构的破坏。

（4）细胞内钙离子超负荷可过度激活对钙离子敏感的ATP酶而消耗能量，影响腺苷环酶而减少生成cAMP生成，激活磷脂酶和蛋白酶而使组织破坏，最终使氧化-磷酸化发生障碍，线粒体功能破坏和膜损害，腺核苷自细胞内丢失，影响了ATP的生成。临床上已用钙通道阻断剂治疗，对钙离子的损伤起保护作用，用ATP治疗可以降低线粒体内钙离子的水平。

在受损的线粒体内，钙离子的外流和摄入可能构成一个无效的循环而浪费呼吸能量。因此，线粒体内钙离子代谢紊乱可能由于线粒体能量代谢障碍所引起，而钙离子代谢紊乱又反过来损害线粒体的能量代谢，以致形成一种恶性循环。

（四）体液因子作用的变化

微循环衰竭仍为各种休克的重要原因，但有些研究发现，在微循环衰竭之前已有细胞、亚细胞的改变，如膜通透性增加、溶酶体破裂、蛋白质及腺嘌呤核苷三磷酸（ATP）合成减少、离子转运障碍等，故微循环学说尚不能解释休克全过程，特别是不可逆休克和多器官功能障碍综合征（multiple organ dysfunction syndrome，MODS）的全部原因。除已知的儿茶酚胺、血管紧张素、乙酰胆碱、组胺、激肽、心肌抑制因子（MDF）、血管抑制物质（VDM）等体液介质外，近年发现很多体液因子与休克的发展有关，其中较密切的有下列数种。

1. 脂类介质

(1)血清磷脂酶 A_2（PLA_2）：PLA_2 被休克动因激活后，血清内可持续升高及引起血流动力学障碍，并可进一步代谢为花生四烯酸（AA），产生有害介质。

(2)前列环素与血栓素 A_2（PGI_2 与 TXA_2）：PGI_2 及 TXA_2 由AA在环氧化酶的作用下所产生，正常时两者处于动态平衡状态，TXA_2 是体内最主要的血小板凝集促进剂和血管收缩物质，而 PGI_2 作用与之相反。在休克时 TXA_2 明显增高，除可导致DIC外，对循环及呼吸系统均存在有害影响，可引起肺动脉压增高、肺分流量增多、肺生理死腔扩大、肺毛细血管通透性增加等。

(3)白细胞三烯（LTs）：LTs也由花生四烯代谢产生，可明显增加微血管通透性，其作用较组胺强1000倍，并可促进中性粒细胞的趋化聚集及溶酶体的释放。

2. 肿瘤坏死因子（TNF）　产生于巨噬细胞系统，在正常情况下是机体的重要炎性介质，适当分泌可调节机体的免疫和代谢功能，提高机体对入侵病原体的抵抗力，过多地产生则为病理现象。在内毒素等作用下可大量产生，尤其TNFα可通过与细胞相应受体结合而发挥毒性作用。在重症革兰阴性菌感染败血症时TNF检出率达30%～70%。TNF在体内细胞因子的顺序处于最起始位置。给动物注入TNF可致休克及多脏器出血，给予抗TNF抗体对实验动物休克有保护作用。

3. 白细胞介素（IL）　属炎性细胞因子（Ics），根据其生理作用分为促炎有IL-6、IL-8、可溶性白介素2受体（sIL-2R）等，抗炎有IL-2、IL-10，在严重感染性休克前者升高，后者降低。

4. 粘连蛋白（Fn）　属存在于血浆中的 α_2 球蛋白，以不缓解形式存在于细胞表面。Fn在休克时明显减少，可导致巨噬细胞系统吞噬功能的抑制及免疫功能低下。

5. β-内啡肽　广泛存在于脑交感神经节、肾上腺髓质等部位，在内毒素、创伤等应激状态时大量释放，可较休克前高出5～6倍，对心血管有抑制作用。

6. 氧自由基　机体在生物氧化中产生氧自由基，但因同时存在氧化自由基清除酶系，如超氧化物歧化酶（SOD）、过氧化氢酶（Catalase）等，故不会造成危害。但在过敏、毒素、组织低灌注及再灌注、细胞缺血时，氧自由基生成增加及清除能力降低，氧自由基对不饱和脂肪酸的细胞膜起破坏作用，并可直接损伤血管内皮细胞的完整性，促进血小板聚集和微血管栓塞。

7. 促甲状腺素释放激素（TRH）　由下丘脑分泌可刺激促甲状腺素（TSH）分泌。Mizobe等在实验性出血性休克时，发现在出血时延髓及中脑的TRH含量明显增加，在出血停止60分钟后及不可逆休克时明显降低，且与血乳酸呈负相关，投予外源性TRH后对各种休克均可改善心血管功能直接增加周围血管加压效应。Holady等发现使用TRH可提高实验性动物的存活率。关于TRH的抗休克机制可能是通过中枢性胆碱能机制或刺激血管加压素的释出所致，并提出TRH的发现可能对休克发病机制的研究和判断预后、提高抢救成功率提供依据。

8. 内毒素　即革兰阴性菌内壁的脂多糖，由细胞损伤、缺血和营养血供减少等引发。内毒素本身并无活性,与补体、抗体或血中某些成分结合后才产生活性,可直接刺激交感神经,导致血管强烈痉挛并损伤血管内皮细胞,可直接损伤线粒体、影响细胞代谢及其功能。在内毒素作用下,释出其他一些血管活性物质如溶酶体酶、激肽、组胺、5-羟色胺、前列腺素和内啡肽等,影响休克的进展。内毒素对机体是一种抗原,除了能通过传统的通路激活补体系统外,还能通过 C_3 旁路激活补体系统,分别产生过敏毒素和其他体液因子。过敏毒素能促使肥大细胞释放组胺,溶解血小板而释出血管活性物质,增加血液凝固倾向。现证实注射大量内毒素后立即应用糖皮质激素,发挥显著的保护作用如扩张血管、降低外周血管阻力和稳定溶酶体膜的功能等。

内毒素被认为是感染性休克的致病因子,但是随着对脓毒症的进一步认识,发现内毒素仅使炎症因子增加。因此,内毒素不是感染性休克的惟一原因,抗内毒素抗体注射后并没有持久的疗效。

(五)重要器官的功能变化

休克时由于小动脉痉挛、微循环障碍和弥散性血管内凝血造成的微小梗死,使器官的部分组织因严重的缺血、缺氧而发生组织细胞的变性、坏死和出血,从而导致心、脑、肺、肾、肝等许多内脏器官的功能障碍。休克时产生的多脏器功能障碍称为多脏器功能衰竭(multiple organ failure,MOF),临床于 1973 年首次报道,1991 年以来也有学者将 MOF 称为多脏器功能损害综合征(multiple organ dysfunction syndrome,MODS)。MOF 一般出现在休克发生 10 小时以后。

第二节　休克对主要脏器功能的影响

在休克的演变过程中,因组织血液灌注锐减,机体内主要脏器均可呈现不同程度的病理变化。一部分是代偿性效应,有利于机体自身稳定;另一部分是组织细胞受损的结果,即临床所称的“衰竭”。代偿效应在致病因素持续损害下,可转变为失代偿而形成衰竭。机体各脏器互相关联,当一个重要脏器发生衰竭时,可影响到其他脏器。因此,休克后期常可出现多器官功能衰竭,使死亡率明显增高。

一、休克对心脏的影响

心脏耗氧量很大,冠状动脉每分钟要有 250ml 的血液灌注,其血红蛋白浓度要在 10mg/dl 以上,冠脉灌注 70%～90%发生在舒张期,所以舒张压在决定冠脉血流量中具有重要作用。休克早期,由于机体的代偿机制,血液重新分布,心肌缺血不明显,心搏快而有力。但因静脉血回流减少和血管阻力的增高,心输出量常降低。当休克不断进展恶化时,则可因心动过速(>150 次/分钟),血浆中心肌抑制因子(MDF)的大量积聚,严重酸中毒及平均动脉压过低,使冠状血管灌流不足,心肌血液供应不足,又由于缺氧代谢紊乱等原因导致线粒体肿胀和破裂,ATP 生产不足,心脏能量供应不足,乳酸量增加,后者降低心肌内去甲肾上腺素贮存量,引起心室功能紊乱。缺氧严重时发生心肌混浊、内膜下出血和变性坏死。如果患者原有冠心病或其他心脏疾病,或有高血钾、低血钾、低血钙等,或输液输血过多过快,则更容易发生心力衰竭。

二、休克对肺脏的影响

(一)休克过程中影响肺脏的主要因素

1. 创伤、失血及感染等直接影响。

2. 输血过程中的小凝块输入,脂肪和蛋白质颗粒等造成肺循环发生栓塞。

3. 严重肺部感染。

4. 液体输入过多。

(二)休克状态下肺脏发生的病理生理变化

1. 休克缺氧首先刺激呼吸频率,使之加快,若换气功能尚保持,能使动脉血氧分压有所增高,可以部分补偿休克时低灌流、氧输送量和酸中毒的缺陷。若过度换气则可引起呼吸性碱中毒。

2. 若患者有呼吸道阻塞、胸部损伤、腹部损伤或腹膜炎等，其功能性肺活量降低，则可引起呼吸性酸中毒。

3.“休克肺”又称急性呼吸窘迫综合征或成人型呼吸窘迫综合征（ARDS），是休克引起的急性呼吸功能障碍，较多见于脓毒性休克，也可见于创伤性休克。其病理生理变化是肺的微循环内出现微血栓和内皮细胞受损，动静脉分流增大；肺泡表面活性物质减少，肺透明膜形成；间质发生水肿。这些改变导致肺通气与灌流的比例失调，造成血气改变而严重影响全身。

临床上因休克引起的急性呼吸功能障碍可呈现 4 期不同的表现。

早期：可无呼吸窘迫。血气分析结果基本正常。临床上对此期极易忽视。

中期：一般在原发休克后 24～48 小时内出现呼吸急促困难，鼻翼煽动。吸气时肋间隙、锁骨上凹和胸骨上凹下陷，发绀显著，或可听到肺部细啰音。

晚期：呼吸十分困难、急速，严重窘迫感，难以平卧，肺部啰音增多，可出现血性泡沫痰。胸片上可见双侧小片状阴影。

末期：呼吸衰竭，心力衰竭，周围循环衰竭，低氧血症严重，二氧化碳蓄积和混合型酸碱失衡。胸片上显示大片状阴影。

三、休克对肾脏的影响

（一）休克过程中影响肾脏的主要因素

1. 全身动脉压过低，肾血流量不足。

2. 入球动脉收缩，肾皮质缺血，滤过率进一步减少。

3. 持续缺血使肾小管严重缺血而坏死。

（二）休克状态下肾脏发生的病理生理变化

1. 休克初期，血压降低，引起肾血管反应和肾功能变化，出现少尿，能保留细胞外液，起一定的代偿作用。

2.“休克肾”是休克造成的急性肾衰竭。休克进一步发展，肾内合成的前列腺素 E_2 下降，使肾血管持久痉挛，肾小球毛细血管通透性降低；肾小管发生坏死；管腔填塞，肾小管内压升高，尿液漏至间质；肾小球毛细血管内纤维素沉着，发生弥漫性血管内凝血。

临床上因休克引起的急性肾衰竭可分 3 期：

（1）开始期：即功能性少尿期。成人表现原发疾病的症状和早期休克症状，尿量减少。

（2）少尿期：即器质性少尿期。每日尿量少于 400ml。如果尿量虽然每日多于 800ml，但氮质血症严重，此为非少尿性急性肾衰竭。少尿期临床特点为出现尿毒症症状（恶心、呕吐、嗜睡、谵妄和昏迷等）；血中非蛋白氮、尿素氮、肌酐增高；尿量减少；尿比重增高；尿渗量/血渗量由正常的 1/2 下降到 1；尿钠浓度达 40～70mmol/L，出现管型尿；水、电解质和酸碱失衡，导致水中毒、肺水肿、脑水肿和高钾血症；有感染和出血倾向。

（3）多尿期：在休克后数天或 1～2 周后出现。表现尿量逐日增加，甚至可达数千或上万毫升。

四、休克对脑的影响

大脑的生理活动需要较高的能量供应，主要利用葡萄糖，还能利用一部分酮体，但均需有充分供氧的条件。在休克状态下，脑内的微循环亦发生障碍。脑血流量的降低、氧分压和氧饱和度的下降、二氧化碳分压升高、脑水肿和颅内高压及药物对脑功能的抑制、发生脑疝等，均可导致脑功能的损害。因此，临床上休克患者常出现意识障碍，甚至可能为最初始的临床症状之一。此外还可表现为异常呼吸、瞳孔大小形态变化、对光反射变化及其他神经反射变化、肌张力改变等。

脑对缺氧、缺糖十分敏感，脑缺氧时，星形细胞首先发生肿胀而压迫血管，同时内皮细胞也出现肿胀，阻塞微血管内腔，造成脑微循环障碍和微血流流态异常，加重脑缺氧。脑缺氧 10 分钟后，其 ATP 贮存量耗尽，钠泵作用消失而引起脑水肿。同时二氧化碳聚集，形成高碳酸血症，破坏血脑屏障，加重脑水肿。如在短期内不能使脑循环重新建立，脑水肿将继续发展，恢复比较困难。

五、休克对肝脏和腹腔其他内脏的影响

休克时腹腔内脏器血流量降低，对保持心脑的

血液灌流起一定的代偿作用。但低灌流时间过长，则腹腔内脏器功能因此可受到损害。肝脏有双重血液供应，1/3 来自肝动脉，2/3 来自门静脉。门静脉系统平滑肌对儿茶酚胺非常敏感。此外，门静脉系统血流压差梯度小，血流速度相对缓慢。在休克时，这些特点多成为易发生缺血、血流淤滞和弥散性血管内凝血的条件。在休克早期，交感神经兴奋的作用是使内脏血管收缩，门静脉血流因之减少，但肝动脉阻力的降低使其血流增加而起代偿作用。如果休克继续发展，肝动脉供血不足，肝细胞缺血缺氧，无氧糖酵解使乳酸增加，肝功能受到损害，灌注量进一步减少，最终会使肝小叶中心坏死。肝为重要的代谢器官，其功能降低涉及蛋白质与糖的代谢、解毒、凝血因子生成和胆汁代谢等，对机体影响较大。临床上可出现一系列肝功能损害的表现。

六、休克对胃肠道的影响

休克时胃肠道功能会受到抑制。胃和十二指肠可因缺血等出现黏膜上皮受损，进而发生应激性溃疡。血压下降引起内脏血管收缩，其中尤以小肠血流减少为甚，其黏膜细胞内 ATP 的生物合成和氧化磷酸化发生障碍，影响了依赖能量的保护机制，导致肠黏膜的绒毛减少乃至消失；黏液细胞中的蛋白质合成停止，使黏膜上皮细胞易被肠腔中的蛋白酶溶解，或受肠腔内细菌、毒素损害，可引起肠黏膜出血性坏死。当弥漫性血管内凝血发生后，可产生栓塞性溃疡与大量出血。

根据休克时胃肠道较早便处于缺血、缺氧状态，因而易引起细菌移位、诱发脓毒症和 MODS；而全身血液动力学检测常不能反映缺血严重器官组织的实际情况。测量胃肠黏膜内 pHi(intramucosal Ph，pHi)值，不但能反映该组织局部灌注和供氧的情况，也可能发现隐匿性休克。pHi 测定是用间接方法：首先经鼻向胃内插入带半透膜囊腔的胃管，向囊腔注入 4ml 生理盐水，30～90 分钟后测定该盐水的 PCO_2；同时取动脉血，用血气机测出 HCO_3^- 和 PCO_2；然后将胃管内的盐水 PCO_2 与动脉血 HCO_3^- 代入下列公式算出 pHi 值：

pHi＝6.1＋log(动脉 HCO_3^-/0.33×胃囊生理盐水 PCO_2)

pHi 的正常范围为 7.35～7.45。

休克还可造成胰腺的胰液分泌减少，葡萄糖耐量曲线近似糖尿病患者。

七、休克对单核吞噬细胞系统的影响

单核吞噬细胞系统具有多种免疫功能。正常情况下，单核吞噬细胞系统负责清除血液中的纤维蛋白。由肠道侵入血液的细菌和毒素，也基本由肝内的单核吞噬细胞所清除。休克状态下，由于血液供应减少，组织缺氧，单核吞噬细胞的功能渐趋减弱，甚至呈现严重的抑制状态而不能发挥其解毒作用。另外，正常人血中有一种调理素，能增强白细胞的吞噬功能，它可与细菌及异物等结合形成复合体，易于被吞噬清除。单核吞噬细胞系统清除细菌的能力与调理素的浓度相关。由于休克状态下调理素被消耗，也使单核吞噬细胞系统功能降低。

总之，休克除了造成上述重要器官的变化外，其根本的病理环节为微循环障碍，尤其在细菌毒素作用下，导致弥漫性血管内凝血，可促成或加重器官功能衰竭。

第三节　休克的临床表现和监测

休克的典型表现在临床上较为常见，关键是早期发现，早期诊断，及时采取有效的治疗措施。

一、休克的临床表现

临床表现是诊断休克的主要依据。通常将休克的病程分为 3 期。现将各期临床特点分述如下：

1. 休克代偿期　亦称休克前期，相当于病理生理学变化中微循环障碍的缺血缺氧期，机体尚处于代偿的阶段。患者表现为烦躁不安、面色苍白、皮肤湿冷、心跳加快、脉搏细速、血压正常或稍升高，但脉压差缩小、尿量减少。

2. 休克抑制期　亦称休克期，相当于病理生理

学变化中微循环障碍的瘀血缺氧期，机体已进入失代偿阶段。患者表现为表情淡漠、反应迟钝、意识模糊，甚至昏迷，口唇及肢端发绀，四肢湿冷，心跳快而弱，脉搏细速或摸不清，血压明显下降，脉压差变得更小，出现少尿或无尿。

3. 休克失代偿期　亦称休克晚期，相当于病理生理学变化中微循环障碍的弥漫性血管内凝血期。机体已进入 DIC 阶段。患者有多发性出血倾向。皮肤或皮下微血管可出现栓塞或坏死。多数患者发生严重的多器官功能衰竭。

二、休克的监测

休克的早期诊断极为重要，休克早期如能及时治疗，则休克往往很快得到纠正，否则将进入失代偿期，预后恶劣。诊断休克的主要依据是临床表现及有创伤、出血和感染病史，还需结合血液动力学和实验室检查结果，进行综合分析，才能做出正确的诊断，并可对休克的严重程度做出估计和判断。

(一)临床观察

1. 意识和表情　往往反映脑血液灌流情况。早期脑灌流尚好，轻度脑缺氧时，患者表现为烦躁不安。休克加重时，脑组织缺氧也加重，患者出现表情淡漠或意识模糊，甚至昏迷。

2. 皮肤的颜色、温度和湿度　可反映周围组织血液灌流情况。正常人的皮肤红润而不湿，四肢温暖，轻压指甲或口唇时局部缺血呈苍白，放松后应在 1 秒内转为红润。休克时则恢复较慢或出现发绀，四肢湿冷。肢端温度降低，甚至手足厥冷，这是外周血管收缩或严重休克时血管痉挛所致。若皮肤由苍白、发绀转为红润，肢端由厥冷转为温暖，出汗停止，说明周围组织灌流改善，休克好转。

3. 脉搏和血压　脉快、收缩压<10.67kPa，脉压差<2.67kPa，结合尿少，出现意识障碍，即可诊断为休克。休克早期脉搏即增快，休克中期脉搏细速甚至摸不清。血压下降为休克的重要指标，但不是诊断和判断休克程度的惟一指标。因为平均动脉压为心排血量与外周血管总阻力的乘积。休克早期，外周血管总阻力增加，血压可保持正常。高血压患者的血压较原水平下降 30%以上或脉压差缩小 2.67kPa 时，也要考虑休克。休克发生时，微循环的变化比血压下降为早；休克好转时，微循环的恢复较血压回升为晚。

4. 呼吸变化　呼吸深而快说明已有代谢性酸中毒，发生休克肺或心力衰竭时，呼吸更困难。

5. 尿量变化　尿量可反映肾的血液灌流情况。若每小时尿量少于 20ml，说明肾血管痉挛或血容量不足；若每小时尿量多于 30ml，则表示肾灌流改善，是休克好转的一个重要指标。

6. 中心静脉压(CVP)　系指近右心房的胸腔段上下腔静脉内的压力，正常值为 0.6～1.2kPa。它虽然并不直接反映血容量，但能反映静脉血回流到中心静脉和右心房的情况。在低血压情况下，CVP 低于 0.6kPa 表示血容量不足；高于 1.5kPa 时提示心功能不全、静脉血管床过度收缩或肺循环阻力增加；高达 2.0kPa 以上时，则有充血性心力衰竭，应控制输液量。需注意，正压换气可使 CVP 升高；血管收缩(如用血管活性药物)而引起外周阻力升高也可使 CVP 增高。此外，做中心静脉压测定的导管前端需接近或进入右心房，这样才能反映右心功能或间接反映肺血管的阻力。

7. 肺动脉血压和心搏出量　采用 Swan-Ganz 导管热稀释法(间歇或持续)或非创伤性阻抗法监测血流动力学改变。

(1)动脉血压与脉压：在感染性休克情况下，上臂袖带式听诊法常出现听不清、无法了解血压真实数值，故主张桡动脉或股动脉插管直接测压法，当收缩压下降到 10.67kPa(80mmHg)以下，或原有高血压者下降 30%，即患者的基础血压值降低超过 8.0kPa(60mmHg)脉压<2.67kPa(20mmHg)者，组织微循环血液出现灌流减少，临床上可诊断休克。脉压大小与组织血流灌注紧密相关，加大脉压有利于改善组织供血供氧。一般要求收缩压维持在 10.67kPa(80mmHg)，脉压>4kPa(30mmHg)以上。

(2)中心静脉压(CVP)：主要反映回心血量与右心室搏血能力，有助于鉴别是心功能不全还是血容量不足引起的休克，对决定输液的量和质及选用强心、利尿或血管扩张剂有较大指导意义。正常 CVP 为 0.58～1.18kPa(6～12cmH_2O)，它与右心室充盈压成正比，在无肺循环或有室病变情况下，也能间接反映右心室舒张末压和心脏对输液的负荷能力。

(3)肺动脉楔压(PAWP):与左心房平均压、左心室舒张末压密切相关。在无肺血管和二尖瓣病变时测定 PAWP,能反映左心室功能,对估计血容量、掌握输液速度和防止肺水肿等是一个很好的指标,其正常值 0.7～2.1kPa(5～16mmHg)。

(4)心排血量(CO):反映心脏泵功能的一项综合指标,受心率、前负荷、后负荷及心肌协调性和收缩力等因素的影响,其正常值为 66.68～B3.36ml/秒(4～8L/分钟)。

(5)脉搏和静脉充盈情况:感染性休克早期脉中细速(120～140 次/分钟)在休克好转过程中脉搏强度的恢复较血压早。休克时需观察静脉充盈程度,当静脉萎陷,且补液穿刺有困难,常提示血容量不足;而静脉充盈过度则反映心功能不全或输液过多。

8. 微循环　通过微循环观测仪,检查甲皱或球结膜的微循环情况,包括微血管形态和血液流态;在球结膜还可以观察微血管周围组织改变。

(二)实验室检查

1. 血常规检查　测定红细胞计数、血红蛋白和红细胞比容,可了解血容量和血液、血浆丧失情况。白细胞计数增高且有明显核左移现象,提示感染性休克。

2. 血气分析　能反映体内缺氧及血 pH 值改变等情况。动脉血氧分压(PaO_2)和二氧化碳分压($PaCO_2$)为重要指标。PaO_2 的正常值为 11.33～13.33kPa。休克时如合并有呼吸功能障碍,PaO_2 可降低。如 PaO_2 低于 7.99kPa 时,提示严重供氧不足,必须尽快供氧,即增加吸气氧的比分(FiO_2)。PaO_2 与 FiO_2 之比与肺功能密切相关,肺功能正常时,提高 FiO_2 到 0.6,PaO_2 可达 46.6kPa,若 PaO_2 不足 40kPa,提示换气功能不全。$PaCO_2$ 正常值为 5.33kPa。当 $PaCO_2$>5.985kPa 提示换气有障碍,致 CO_2 潴留而引起呼吸性酸中毒,可能与代谢性碱中毒并存;当 $PaCO_2$<3.99kPa 时,则提示换气过度,CO_2 排出过多,见于呼吸性碱中毒,但为一过性,且常与代谢性酸中毒同时出现。过度换气使 $PaCO_2$ 降低,血 pH 值上升,使氧离曲线左移,不利于组织摄氧。血 pH 值为血液中 H^+ 浓度的指标,呼吸与代谢性因素都可影响血 pH 值。动脉血 pH 值正常值为 7.35～7.45,平均为 7.4。动脉血 pH 值降低,提示组织灌注不良。休克患者出现呼吸加快(>25次/分钟),如有呼吸困难,皮肤黏膜发绀等症状,或测得 PaO_2 降低,$PaCO_2$ 增高时,应监测呼吸功能。

3. 动脉血乳酸的测定　正常人动脉血乳酸盐浓度为 2mmol/L 以下,此值反映体内能源利用和酸中毒原因。乳酸过高,表示组织灌注不足,严重缺氧(体内糖代谢为乏氧代谢,乳酸生成增多),提示病情加重。

4. 弥漫性血管内凝血的化验指标

(1)反映血小板的凝血因子消耗程度的指标:包括血小板计数下降(低于 7 万),凝血酶原时间和部分凝血激酶时间延长,纤维蛋白原减少,凝血时间超过 10 分钟。

(2)反映纤维蛋白溶解活性的指标:包括优球蛋白溶解时间低于 70 分钟,血浆鱼精蛋白副凝集试验阳性。

其他的实验室检查还应包括:①测定胆红素与转氨酶,用于判断肝损害的程度;②测定血清钾、钠、氯等电解质,用于了解有无电解质代谢紊乱;③进行免疫和细菌学检查有助于对休克患者的免疫状态、感染性休克等做出判断分析;④在诊断休克时,必须注意与晕厥相鉴别,晕厥是由于某种原因引起一时性的脑缺血所致,其特点是:突然头晕、眼花、神志不清或晕倒、出冷汗、面色苍白等,但微循环功能与组织血液灌流无明显改变,血压、脉搏和呼吸也基本正常。发作较快,持续时间短,经平卧休息和一般治疗即可迅速恢复。

三、休克的诊断标准

1. 有诱发休克的病因。

2. 意识异常。

3. 脉搏细数,每分钟大于 100 次或不能触知。

4. 四肢冷湿,皮肤黏膜苍白、发绀;皮肤指压试验>1 秒。尿量<30ml/h 或无尿。

5. 收缩压<10.67kPa(80mmHg)。

6. 脉压<2.67kPa(20mmHg)。

7. 原有高血压者,收缩压较原有水平下降 30%以上。

凡具有上述第 1 项及第 2、第 3、第 4 项中的两项和第 5、第 6、第 7 项中的一项者,即可诊断为休克。

第四节 休克的预防和治疗

一、休克的预防

外科患者遇有以下情况，应采取积极措施，以防止休克的发生。

1. 严重外伤致剧烈疼痛，要及时止痛(但对严重颅脑外伤、胸部外伤伴呼吸困难者应慎用镇痛药物)，骨折要固定。

2. 较重损伤或进行大手术的患者有可能发生休克者，则针对各种因素采取相应对策，如及时补充血容量，术前准备足够的血液，选择适当的麻醉方法等。

3. 对患有严重心血管、肺、肝和肾脏病变的患者，如施行大手术(尤其对幼儿和年老的患者)，术前术后均应做适当处理，术中保持呼吸道通畅，充分给氧。

4. 胃肠道梗阻和其他严重水、电解质、酸碱平衡失调的患者及慢性消耗和低血容量的患者，应尽快纠正。

5. 对有严重感染、中毒症状明显者，应积极找出感染病灶，并积极采取相应措施加以控制。

6. 对出血患者应及早采取有效的止血措施，包括局部压迫、肢体上止血带等。对胸以下部位的创伤性失血，可临时采用抗休克裤止血；对内脏出血应采取紧急手术止血，以减少血容量的继续丢失。需注意正确使用止血带和抗休克裤，防止肢体缺血和坏死。

7. 大手术前应建立1～2条足够通畅的静脉输血输液的通道。必要时做大隐静脉穿刺或大隐静脉切开，安置好中心静脉插管。

8. 对暂无输血条件者，可先输入平衡盐液(乳酸林格液)每出血1ml，输入平衡盐3ml。

9. 重症患者需转院治疗时，力求平稳轻快，避免沿途颠簸，冬天注意防寒保暖，夏天注意防暑散热。

二、休克的治疗

休克是一种危重急症，必须积极进行抢救。在抗休克时，应着重补足血容量、增进微循环灌流、改善心功能、处理代谢障碍等4个方面，同时应尽早消除病因，并针对各类休克的特点采取相应的措施。近年来应用监护装置，对各系统器官进行严密地动态监测，使抢救休克患者的疗效有了进一步提高。

(一)休克的治疗原则

休克的治疗基本目标是在发生细胞损伤前恢复重要脏器的有效灌注。组织灌注受到灌注压及血流量的影响，因此，治疗休克时也应当维持适当的心输出量和平均动脉压。与短暂的严重低血压相比，机体对于短时间低灌注的耐受性更好。因此，休克复苏治疗的首要目标是维持适宜的血压，其次才是维持足够的心脏输出量。

1. 维持适当的血容量　各种原因和各类型的休克均伴有绝对的或者相对的循环容量不足。因此，在应用血管活性药物之前，需要进行积极的输液治疗，以纠正可能存在的低血容量。如果没有PAC(肺动脉导管)或其他有创监测手段，临床医生对于快速补液往往心存疑虑。但是除非临床表现强烈提示心室充盈压明显升高(通常包括心源性休克和明显的肺水肿)，否则在休克治疗初期均可以进行快速补液。事实上，如果对于输液过程可能出现的脑水肿能够进行有效的治疗，即便此时也仍然可以进行快速输液。

快速输液的容量取决于原发病因。失血性或者感染性休克常常使用较大的液体容量(1～2L)；心源性休克时也可快速输液100～100ml。

有关休克患者液体复苏的液体选择并无定论。但是，现有资料显示，白蛋白与晶体溶液可能并无差异，而使用人造胶体可能增加导致肾毒性增加。另外，不同适应证时选择不同种类的液体可能影响患者的预后。

2. 保证足够的灌注压力　前已述及，休克治疗的首要目标是维持适宜的血压，而组织的血流灌注比单纯的血压维持更为重要。但是，灌注压力与血流量其实密切相关。由于健康人存在自身调节机制，血压在相当大的范围内波动时，其组织血流量不受影响。但是，危重的患者缺乏自身调节能力，其组织血流灌注在很大程度上依赖于血压水平，即血压降低时血流量明显减少，而血压升高时血流量显著增加。因此，在对组织灌注指标进行评估之前，首先要维持充分的灌注压力。

所谓适宜的血压目标，根据休克的病因及患者既往血压水平有所不同。对于创伤导致的活动性出血，强调将动脉收缩压维持在适宜水平。此时，动脉收缩压过高可能加重出血；反之，动脉血压过低可能影响其他组织灌注。通常以动脉收缩压不超过 12kPa(90mmHg)为宜。当然，如果出血已经得到控制，血压的维持水平应当以保证器官功能为目标。

通过积极调整循环容量若无法维持适宜的血压，则需要使用血管活性药物，包括升压药或强心药。根据休克的不同类型，选择的血管活性药物有所区别。心源性休克时应选择具有β肾上腺能受体兴奋作用的药物(如多巴酚丁胺)，而分布性休克和梗阻性休克则应选择具有α受体兴奋作用的药物(如多巴胺、肾上腺素或去甲肾上腺素)或其他种类升压药物(如血管加压素)。

3. 评价组织灌注的充分性　虽然所有的血流动力学指标均有"正常值"供临床参考，但在对于休克患者的临床监测与治疗过程中应特别注重患者的个体差异。如中心静脉压(CVP)的正常与异常并不能准确判断患者的容量状态，也不能预测对输液治疗的反应。另外，单纯根据中心静脉压(CVP)＜1.067 kPa(8mmHg)并不能得出需要扩容治疗的结论；同时，平均动脉压(MAP)＜8.645 kPa(65mmHg)也不等于有了足够的灌注压力。

实际上，循环干预的决策源于对组织灌注的评估。通常根据体格检查和实验室检查综合判断组织灌注状况。如果患者存在组织灌注不足的表现时，如意识模糊、皮肤出现花斑、尿量减少、乳酸蓄积和(或)代谢性中毒，则需要进行治疗加以纠正。但如果上述灌注指标均无明显异常，即使中心静脉压(CVP)或心输出量低于正常范围，也没有必要进行干预。

一旦确定患者存在组织低灌注，应当进行积极的处理，尽快纠正。首先，需要对循环容量进行判断，纠正可能存在的低血容量；其次，应当维持足够的血压。如果循环容量充足，但患者仍处于低血压状态(扩容治疗无法纠正低血压)，通常需要应用血管活性药物如α受体兴奋剂以保证组织的灌注压；第三，在确保满意的前负荷及平均动脉压的前提下，如果患者仍有组织灌注不足的表现，则需要应用强心药物如β受体兴奋剂，以期改善组织血流。

(二)一般紧急处理

1. 有重点地询问病史和进行体检，尽早明确休克的原因，严密观察病情变化，判断休克的程度并进行适当的处理。

2. 采取头部和胸部抬高 10°、下肢抬高 20°的卧位(可增加下肢静脉回心血量)。

3. 给氧和保持呼吸道通畅，休克患者应尽早给氧。有昏迷者，应及时清除呼吸道血块异物和分泌物，防止舌根后坠，必要时进行气管插管。

4. 尽早进行静脉输液和给药，如周围静脉萎陷，穿刺有困难时，可经锁骨下或颈内静脉穿刺做中心静脉插管，也可做周围静脉切开插管输液。在紧急情况下，如急性大出血时，可直接经动脉输血输液。

5. 解除疼痛，避免过多的搬动，有剧痛者可肌注吗啡 10mg 或哌替啶 50mg(但闭合性体腔内脏器损伤如颅脑损伤、胸部损伤、腹部损伤诊断不明者禁用)。

6. 针刺疗法　常用体针，取穴人中、涌泉、足三里等，可配内关、太冲、百会等穴；如用耳针，则可取升压点，内分泌、皮质下、肾上腺等穴。体针使用粗针，应用大幅度捻转的强刺激手法。

7. 对于骨盆骨折、腹腔内出血和股骨骨折及收缩压低于 13.3kPa 的患者，可应用军用抗休克裤(MAST)。MAST 用于上述患者，可压迫腹部、骨盆部和双下肢，减少这些部位组织的血流量，使低血容量性休克患者的血液能灌注生命重要器官，流向心、脑、肺循环，约相当于紧急输入人体总血量 30%以上的血液以抗休克。MAST 对下肢的创伤性出血还可起到直接加压止血、固定下肢和骨盆的作用。需注意，MAST 不能用于肺水肿、颅脑外伤出血和高血压及胸内出血的患者。

（三）病因治疗

消除导致休克的原因，是治疗休克的关键。首先找出发生休克的原因，予以积极处理，往往能使休克向好的方向转化；否则，引起休克的原因不消除，休克就难以得到纠正。

外科休克患者往往需手术处理原发病灶，如急性大出血的手术止血、坏死肠段的切除、消化道穿孔的修补和脓液的引流等。只有在一方面补充血容量，一方面去除病因的情况下，才能使休克得到纠正。手术时机应根据不同患者分别对待，原则上应在休克初步纠正后进行手术，因为手术本身会加重休克，但如估计不去除病因无法纠正休克时，如肝、脾破裂所致大出血等，则应在积极采取抗休克措施的同时，进行紧急手术处理。手术方式的选择应在保证患者安全的前提下，选择简单而有效的术式，切勿不顾患者全身条件，在手术方式上贪大求全。此外，对于休克患者的手术，应根据具体情况选择对呼吸、循环功能抑制轻或有助于改善呼吸、循环功能的麻醉方法。休克患者手术过程中要密切观察病情，注意血压、脉搏、呼吸等的变化，及早发现异常变化并予以处理。对污染的体腔做好清洗、引流，防止感染扩散。对伤情的判断和观察要有全局观点和长期观点，密切注意休克的并发症。

（四）补充血容量

补充血容量又称为扩容治疗。有效循环血量减少是休克的基本病理生理改变，所以需要补充血容量，尤其对出血性休克和失液性休克，及时补充血容量更是处理休克的关健。应正确选择输液成分、掌握剂量和输液速度。一般常用等渗盐水或平衡液，也可选用胶体液，如白蛋白、血浆、全血、右旋糖酐、代血浆等。

1. 补液的品种

(1)晶体溶液：最常用的是乳酸钠林格液即平衡液（含钠130mmol/L，乳酸28mmol/L），钠和碳酸氢根的浓度与细胞外液几乎相同。

补充血容量需考虑3个量，即失血量、扩张血管内和容积、丢失的功能性细胞外液。后者必须靠晶体纠正。休克发生后细胞外液不仅向血管内转移以补充容量的丢失，而且由于细胞膜通透性增加或膜电位降低钠泵功能降低，细胞外液大量向细胞内转移。由于细胞外液是毛细血管和细胞间运送氧和营养的媒介，所以补充功能性细胞外液是保持细胞功能的重要措施。胶体只保留在血管内达不到组织间；相反，晶体输入2小时内80%可漏滤到血管外，因而达到补充组织间液的作用，从而增加存活率和减少并发症。生理盐水能补充功能钠，但含氯过多可引起酸中毒。创伤休克患者血糖常升高，不宜过多补糖，注意血糖监测。

(2)胶体溶液：常用的有羟乙基淀粉（706代血浆）、6%中分子葡聚糖（右旋糖酐）、全血、血浆等，可使组织间液回收血管内，使循环量增加1～2倍。但胶体制剂在血管内只能维持数小时，同时用量过大可使组织液过量丢失，且可发生出血倾向，常因血管通透性增加而引起组织水肿，故胶体输入量一般不应超过1500～2000ml。中度和重度休克应输一部分全血。10%低分子葡聚糖更易引起出血倾向，宜慎用。

(3)高渗溶液：目前认为它能迅速扩容改善循环。最佳效果为7.5%盐水，输入4ml/kg，10分钟后即可使血压回升，并能维持30分钟。实验证明它不影响肺功能，不快速推入不致增高颅内压。仅用1/10量即可扩容，因此有利于现场抢救，更适于大量补液有矛盾的患者。缺点是该药刺激组织造成坏死，并可导致血栓形成，用量过大可使细胞脱水而发生神志障碍，偶可出现支气管痉挛，因此只适用于大静脉输液，速度不宜过快。安全量为4ml/kg，对继续出血患者可因血压迅速回升而加重出血，应予以警惕。

2. 补液的容量　常为失血量的2～4倍，不能失多少补多少。晶体与胶体的比例应为3∶1。中度休克宜输全血600～800ml。当红细胞比容（HCT）低于0.25或血红蛋白<60g/L时应补充全血。一般红细胞比容为0.3时尚能完成红细胞的携氧功能。输血量还应根据当时血源的条件，有条件时，也可用全血而不用或少用胶体制剂。

3. 补液速度　原则是先快后慢。第一个半小时输入平衡液1500ml，葡聚糖500ml，如休克缓解可减慢输液速度，如血压不回升可再快速输注平衡液1000ml，如仍无反应，可输全血600～800ml，或用7.5%盐水250ml，其余液体可在6～8小时内输入。输液的速度和量必须依临床监测结果及时调整。

4. 监测方法　临床判断补液量主要靠监测血压、脉搏、尿量、中心静脉压、红细胞比容。有条件插 Swan-Ganz 导管行血流动力学监测。循环恢复灌注良好指标为尿量要＞30ml/h；收缩压＞13.3kPa(100mmHg)；脉压＞4kPa(30mmHg)；中心静脉压为 0.5～1kPa(5.1～10.2cmH$_2$O)。

如达到上述指标，并肢体渐变温暖，说明补液量已接近丢失液体量。如成人在 5～10 分钟内输液 200ml 后血压无改变，可继续补液。血压稳定说明补液已足。如补液量已足且无出血征象而血压仍低，则说明心肌收缩力差，应给正性肌力药物如多巴胺、多巴酚丁胺等，并联合应用血管扩张剂，以减轻心脏前负荷；如血压过高，可减慢补液，并考虑用镇静药，而降压药应慎用。

必须根据病史估计失血或失液的情况，并根据血压降低程度和休克的其他表现(每小时尿量、肢端皮肤温度、甲床毛细血管充盈时间等)，正确掌握输液的剂量与输注速度。为了补液比较准确，还需监测中心静脉压，结合动脉血压以确定输液和所用药物(表 8-1，表 8-2)。

表 8-1　休克期血容量补足与否的临床鉴别

CVP	血压	原因	处理原则
低	低	血容量严重不足	充分补液
低	正常	血容量不足	适当补液
高	低	心功能不全或血容量相对过多	给强心药、纠正酸中毒、舒张血管
高	正常	容量血管过度收缩	舒张血管
正常	低	心功能不全或血容量不足	补液试验后给药*

注：* 补液试验：用等渗盐水 250ml，于 5～10 分钟内静脉注入。如血压升高 CVP 不变，提示血容量不足；如血压不变而 CVP 升高 0.29～0.49kPa(3～5cmH$_2$O)则提示心功能不全。

表 8-2　中心静脉压(CVP)与补液的关系

观察指标	血容量已补足	血容量尚未补足
神志	清醒、安静	烦躁、淡漠或昏迷
皮肤黏膜色泽	红润	苍白、花纹、发绀、瘀斑
颈静脉充盈情况	充盈良好	不良
压唇或指甲试验	苍白迅速转红	转红慢或发绀
四肢温度	温暖	厥凉
呼吸	正常	浅速、潮式或叹息式
脉搏	有力＜100 次/分钟	细速＞100 次/分钟
心尖搏动	清楚、广泛、有力	不能触及、局限、微弱
血压		
收缩压(kPa)	＞11.97	＜10.64
脉压差(kPa)	＞3.99	＜2.66
舒张压(kPa)	＞5.32	＜5.32
中心静脉压(kPa)	0.59～1.18	＜0.59
尿量(每小时)	＞30ml	＜30ml
实验室检查(包括血气分析及生化测定等)	接近正常	不正常

（五）酸碱度的调节

休克时酸碱失衡可能是代谢性、呼吸性或混合性的。因此，必须先了解血 pH 值及其改变原因，才能正确处理。代谢性酸中毒的基本原因为组织低灌流和缺氧，先是细胞内乳酸或 H^+ 的积存，从而使细胞外液 pH 值降低。酸中毒可加重微循环障碍，促进 DIC 的形成，抑制心肌收缩和能量代谢，破坏生物膜，并能降低药物效应，故纠正酸中毒是改善心肌代谢、防止细胞损害和提高药物疗效的重要措施。输液补充血容量和供氧可减轻代谢性酸中毒。然而，较重的代谢性酸中毒本身可影响心血管功能，使补充血容量与应用血管活性药物的效应降低。因此，对于休克合并严重酸中毒者，需在输液开始时给予一定量的5%碳酸氢钠溶液，然后，再根据血 pH 值、二氧化碳结合力或血气分析适当继续补充。碱性药物的需要量可按公式计算。常用的碱性药物有 3 种：

（1）5%碳酸氢钠：为临床最常用的碱性药物。5%碳酸氢钠需要量（ml）=（二氧化碳结合力下降值/2.24）×体重（kg）×0.5。

（2）11.2%乳酸钠：经肝脏代谢，肝功能不全者慎用，否则可出现乳酸堆积，加重酸中毒。11.2%乳酸钠需要量（ml）=（二氧化碳结合力下降值/2.24）×体重（kg）×0.3 实际输注时先给计算量的1/2。

（3）3.6%三羟甲基胺基甲烷（THAM）：为不含 Na^+ 的碱性药物，不易出现水钠潴留，适用于有水肿的患者，如肺水肿、脑水肿者；作用较强，易透过细胞壁，有利于细胞内酸中毒的纠正；但有抑制呼吸的作用。常用剂量为 2～3ml/kg。

组织灌流如能较快改善，尚未完全纠正的酸中毒就能靠机体自身的调节来解决；组织低灌流如持续时，则需继续使用碱性药物。呼吸因素引起的酸中毒或碱中毒，需采用调整吸入氧比分（FiO），改善换气功能等方法调整。代谢性碱中毒涉及低血钾、低血氯等，应补充相应的电解质。

此外，由于交感-肾上腺髓质系统的兴奋使胰岛素效应被抑制，组织低灌流又引起细胞的缺氧，因而使细胞处于高度“饥饿”状态，故适当补充葡萄糖、胰岛素和能量合剂，对改善细胞营养和代谢，防止细胞损害都有一定的良好作用。

（六）血管活性药物的应用

当初次测量 CVP 达 1.2kPa 或在补充血容量过程中有明显升高而患者仍处于休克状态时，即应考虑选用血管活性药物。临床常用的血管活性药物有升压胺类与血管扩张剂。

1. 升压药物

（1）间羟胺（阿拉明）：阿拉明能使神经末梢贮存型去甲肾上腺素释放，血管收缩能增加心脏收缩。该药有较强而持久的血管收缩作用，无局部刺激性，可供皮下、肌肉及静脉注射。常用 10～20mg，加入5%葡萄糖溶液 100ml 内静脉滴注。

（2）去甲肾上腺素：去甲肾上腺素虽升压效果显著但微循环障碍可进一步加剧，所以目前提出血管收缩药与血管扩张剂联合使用。常用 2～8mg 加入5%葡萄糖溶液 500ml 内静脉滴注。该药收缩血管的作用很强，如漏出血管外，可引起组织坏死，应予以注意。

（3）多巴胺（3-羟酪胺）：多巴胺是体内合成肾上腺素的前体，具有β受体兴奋作用，也有一定α受体激动作用，能增强心肌收缩力，增加心排量，对外周血管有轻度收缩，对内脏血管（肾、肠系膜、冠状动脉）有扩张作用，增加血流量。临床上常用，其效应与血药浓度有密切关系，如 2～10μg/（kg·min）能使心肌收缩增加，并可使内脏血管轻度扩张（使肾、肠等器官灌流减少）；而＞15μg/（kg·min）时主要起血管收缩作用。

（4）多巴酚丁胺：能较强增加心肌收缩力，增加心排量，在感染性休克心功能不全上使用有较大效应。为多巴胺的衍生物，对心脏的正性肌力作用较多巴胺强，能增加心排出量和收缩压，但对外周血管仅有轻度缩血管效应。较大剂量时可引起心律失常。静脉给药常用剂量为 5 分钟 2.5～10μg/kg。其他常用的升压药物还有甲氧胺、新福林（去氧肾上腺素）等。

2. 血管扩张剂

（1）硝普钠：直接作用于动脉和静脉平滑肌，降低动脉血压和周围总阻力。对心脏无直接作用，但通过对静脉的作用也降低前负荷。以 5～10mg 加入5%葡萄糖溶液 100ml 中静脉点滴，点滴速度为

20～100μg/分钟。点滴时要警惕突然发生严重低血压，停滴1～10分钟作用即消失。点滴瓶要包以黑纸避光，防止其所含高铁离子转变成亚铁离子；连续使用72小时以上时应每日检查血硫氰酸盐浓度，超过12mg/dl即停药，以免引起神经系统的副作用。血压降低时可去甲肾上腺素合用。

(2)苄胺唑啉（甲基磺酸酚妥拉明）：能扩张血管，改善微循环，解除因去甲肾上腺素及阿拉明所致的肺水肿和肾血管痉挛，但作用暂短。剂量为5～10mg加入5%葡萄糖溶液250～500ml内静滴。

(3)阿托品：为常用的抗胆碱药物，可使血管扩张，增加局部血流量，对四肢厥冷、面色苍白、心率在每分钟140次以下的患者可以使用。

(4)山莨菪碱(654-2)：其作用与阿托品相似，毒性比阿托品低。常用剂量：成人每次5～20mg，小儿0.3～1.0mg/kg，静脉注射，每15～20分钟一次，直至血压回升后，逐渐减量至停药。

使用血管扩张剂应注意：①在扩容基础上，其有效血容量得到充分补充前提下方可加用血管扩张剂；②剂量应逐步升与降，防止机体不适应和反跳现象；③注意首剂综合征发生，有的患者对某种血管扩张剂（如哌唑嗪等）特别敏感，首次应用后可发生严重低血压反应，故药物种类与剂量需因人而异；④血管扩张剂单一长期应用可产生“受体脱敏”现象，血管对药物产生不敏感性，故应予以更换；⑤联合用药法，一般应用多巴胺和多巴酚丁胺加酚妥拉明或硝普钠，老年冠心病者加用硝酸甘油或硝酸异山梨酯，其剂量差异大，应按临床实际情况而定，如果血压上升不理想，加用阿拉明。莨菪类药物在感染性休克救治上常有较好效果。20世纪80年代提出纳洛酮治疗感染性休克获得成功，该药可阻断β内啡肽等物质的降压作用而使血压回升，同时有稳定溶酶体膜、降低心肌抑制因子的作用，使心排量增加。纳洛酮剂量首次0.4～2.0mg静脉推注，1～4小时再静注0.4～1.2mg，继以1.2～2.0mg加入250ml输液中按每分钟0.4～1.2mg速度静滴维持。中药丹参、川芎等具有使微血管淤滞或缓慢流动的血细胞加快流速，降低血液黏度，开放毛细血管网，扩张微血管，疏通微循环作用。此外，尚有抗凝、调整纤溶和清除氧自由基等作用，达到活血化瘀改善微循环功效，在感染性休克中应用颇有益处。人参、附子等具有强心、升血压、抗休克作用。

临床上应用血管活性药物作抗休克治疗，常采用两种类型的“舒”、“缩”药物联合用药的方法，以取长补短。如先用中等剂量的多巴胺，增加心搏出量与组织灌流，如血压仍较低可加用间羟胺。血管活性药物开始的剂量（浓度）应较小，观察实际效应后再逐步加大剂量，停药时也应逐步减量。血管活性药物的使用应与补充血容量及纠正酸碱失衡相结合，否则效果不佳。

（七）肾上腺糖皮质激素的应用

此类药物能辅助儿茶酚胺等的作用，其本身能抑制溶酶体酶、组织蛋白酶等释出，抑制炎症介质产生，故可减轻组织细胞受损程度。对脓毒性休克或其他类型的休克，经上述方法治疗效果不佳时，可使用糖皮质激素。一般每日应用氢化可的松100～300mg或地塞米松10～30mg，加入5%葡萄糖溶液由静脉滴注，必要时可加大剂量。必须注意皮质激素同时会降低抗感染能力，影响切口愈合或加重应激性溃疡，抗休克治疗中一般使用不超过48小时。

（八）防治急性肾衰竭

及时补足血容量，合理地应用血管活性药物是预防急性肾衰竭的重要措施。当血容量补足以后，尿量仍少于每小时平均20ml，且比重较低时，应警惕发生急性肾衰竭之可能。此时应立即快速静脉滴注20%甘露醇或25%山梨醇250ml。4小时内尿量不增加，可重复一次。如无效可从静脉注射速尿20～40mg或利尿酸25～50mg。如仍无效，则按急性肾衰竭处理。

（九）防治呼吸衰竭

呼吸衰竭占休克死亡病例的30%～50%。其原因除了呼吸道阻塞、原有胸部伤或呼吸中枢功能障碍等，还可能是由于休克时肺循环障碍，产生肺水肿、肺萎陷，使肺泡的气体交换发生严重障碍。后者在临床称为“休克肺”或成人型呼吸窘迫综合征(ARDS)。缺氧为造成不可逆性休克的重要原因，所以除了应积极治疗病因与采取抗休克综合措施外，对于严重休克患者应密切观察呼吸状态，监测血气改变，及时给氧（增高 FiO_2），并选用呼吸机，以纠正低氧血症。

（十）防治心力衰竭

监测心电图，了解心率、心律、心肌变化，有条件时通过导管和仪器监测血液动力学变化。选用多巴酚丁胺、西地兰、利多卡因、普萘洛尔（心得安）、异搏定等，并配合利尿药物、血管扩张药物等治疗。此外，还可用 ATP-氯化镁、葡萄糖-胰岛素-氯化钾（GIK）液等。

（十一）改善细胞代谢

1. 纠正低氧血症　感染性休克必然产生低氧血症，随着组织细胞缺氧，继而引起一系列细胞代谢障碍。在一般给氧未能取得明显效果时，应尽早行机械辅助呼吸，调整呼吸机各项参数，及时纠正低氧血症。为了保证供氧，目前提出“允许性高碳酸血症”概念，临床很实用，一般使 $PaCO_2$ 保持在 70mmHg 以下较安全，可相对提高 PaO_2。

2. 补充能量，注意营养支持　临床救治上常重视抗感染、抗休克而忽视营养和能量补充，故要求每日热卡不低于 8372J（2000cal），这是临床一难题。为此，一方面行静脉补充 ATP、1，6 二磷酸果糖（FDP）、氨基酸和葡萄糖等，同时在病情许可下尽早行胃肠营养。长链脂肪乳剂对无 ARDS、肝功尚好者可以应用，中、长键脂肪乳剂对肺、肝等影响小，在高浓度糖补充时应适当加入胰岛素，可按（3～4）∶1 比例配制，能防止高血糖症。感染性休克后发生 MODS 时，更要重视补充各类维生素（如水乐维他等）和各种微量元素（如安达美等）。

3. 自由基清除剂　超氧化合物歧化酶（SOD）、过氧化氢酶（CAT）和谷胱甘肽过氧化物酶（GHS-PX），在理论上对休克起一定作用。由于药品剂型存在问题，未能在临床广泛使用。

（十二）处理脑水肿

脑细胞缺血缺氧必然引起不同程度的脑水肿，应迅速提高血容量、氧分压和氧饱和度，以保证脑血流和氧的供应。输液总量不宜过多，这一点极为重要。如肾功能尚佳，可使用 20％甘露醇 250ml 于 30 分钟内静滴，或用呋塞米（速尿）20～40mg 一次静注。脱水疗法或许可以减轻脑水肿和防止脑疝。此外，还可采用冬眠疗法来提高中枢神经对缺氧的耐受力，可选用氯丙嗪；加用苯巴比妥钠、水合氯醛、阿米妥钠或副醛中的任何一种。应避免使用呼吸中枢抑制剂。

（十三）弥漫性血管内凝血的治疗

在补充血容量时，使用血管扩张剂，解除微血管痉挛，改善微循环血流，积极纠正酸中毒和低氧血症。应用 10％低分子葡聚糖以降低血黏稠度，抑制血小板黏附和聚集，并激活纤维蛋白溶酶原，还可扩充血容量，但在继发性纤溶期不宜使用右旋糖酐，以免加重出血倾向。抗凝药物要尽早足量使用，肝素可抑制血浆中凝血活酶的活性，阻止凝血酶原变成凝血酶，降低凝血酶活性，抑制纤维蛋白原变为纤维蛋白，并可抑制血小板的聚集与解体，从而可以阻止弥漫性血管内凝血的继续发展，但在继发性纤溶期也应避免使用。肝素用量为 1mg/kg，成人以 50mg 加入 5％葡萄糖溶液 100ml 中静脉滴注，每 4～6 小时一次，每日量可达 100～200mg，可连用 3～7 天。使用肝素期间应复查凝血时间、血小板计数、凝血酶原时间和纤维蛋白等，以观察疗效。如应用肝素后凝血时间过分延长或有明显出血，应停药或减量。还可用等量鱼精蛋白静脉注射。对出血与凝血现象均明显者，可输入新鲜血液，试用小剂量肝素和抗纤溶药物如 6-氨基己酸等。

（十四）营养支持

在休克状态下，机体营养代谢紊乱，应根据监测的代谢指标，按外科营养支持的原则，做积极的支持治疗，包括合理应用白蛋白、高渗葡萄糖、支链氨基酸液、ATP、能量合剂、维生素 C 等，以及做静脉营养治疗。

（十五）防治感染

对各类休克患者，最好使用广谱抗生素，以对付潜在的感染。对感染性休克，则更应积极选用有效的抗菌药物控制感染。应对患者的血、尿、分泌物和脓液做细菌培养和药物敏感度测定，以合理正确选择有效抗菌物质。但不能等到细菌培养报告后才使用药物，以免耽误治疗时机。在选用抗菌物质时，必须尽量首选对肾脏无损害作用的药物。此外，抗感染药物的抗菌谱应能覆盖厌氧菌感染，临床一般采用联合用药的方法。

(十六)低温治疗

在组织血流灌注不足的情况下，氧的供应不能满足细胞的能量要求，降低体温可以减少组织的耗氧量。体温降低10℃可减少代谢50%。因此从理论上讲，用低温治疗来降低代谢以保护重要器官不受缺氧的损害是可行的。然因全身降温治疗可增加心肌的应激性和心律不齐甚至导致室颤，并使血黏度增加，反而有可能加重组织灌注不足；而且患者可因寒冷而发生寒战，会增加耗氧量，故低温治疗不能应用于全身。但局部采取低温治疗，如头部使用冰帽，能起到保护中枢神经系统对抗缺氧的作用，减轻脑部并发症。临床上局部降温的同时，可适量应用氯丙嗪等药物以防止发生寒战和皮肤血管收缩反应。

(十七)外科处理

对于外科休克，彻底治疗原发疾病是很重要的措施。对于某些出血性、创伤性或感染性休克的患者，只有通过采取积极有效的手术处理，才能消除休克不可逆的原因。因此，在综合治疗外科常见的休克患者时，必须正确掌握手术时机，酌情选择适宜的手术方法，以提高抗休克治疗的效果。

(十八)动态监测

在采取以上各项综合抗休克措施的同时，必须始终动态监测有关指标。其目的是：①及时监测重要脏器的功能，正确估价休克时各脏器的损害程度；②鉴别是低血容量性休克还是心力衰竭；③指导治疗，制定进一步的治疗方案；④监测治疗效果；⑤了解并发症的发生率和患者的预后。

目前认为，经积极抗休克综合治疗后，患者具有以下体征并持续12小时，抗休克治疗才能告一段落：①神志完全清醒；②四肢温暖，唇甲转红；③尿量＞30ml/h；④中心静脉压0.588～1.18kPa或颈外静脉饱满；⑤血压、脉搏恢复正常，脉压差≥4kPa。

(十九)中医治疗

前已述及，休克属中医厥证、脱证或亡阴亡阳的范畴，由于阴阳气血逆乱所致。在中医典籍中，热厥的代表方剂为犀角地黄汤(《千金要方》)；寒厥的代表方剂为四逆汤(《伤寒论》)；气脱的代表方为独参汤(《景岳全书》)；血脱的代表方为独参汤加当归补血汤(《兰室密藏》)；亡阴者首选生脉散(《景岳全书》)加增液汤(《温病调辩》)；亡阳者首选参附汤《世医得效方》或参附龙牡汤《妇人良方》。可供临床参考应用。

1. 厥证的治疗

(1)毒热炽盛热伤气阴型

【主证】患者神志淡漠，反应迟钝，身热汗出，口干喜饮，四肢逆冷，唇甲发绀，小便短赤，大便秘结，舌质红，苔黄少津，脉细数。

【治则】益气固脱，清热解毒养阴。

【方药】生脉饮加清热解毒养阴之品。

(2)毒热内陷热伤营血型

【主证】精神恍惚，语言低微，唇甲发绀，四肢厥冷，发斑出血，舌质暗紫有瘀点，脉数。

【治则】气血两清，益气生阴。

【方药】清营汤加减。

(3)阴血亏损导致阴厥型

【主证】烦躁不安，汗出，唇舌干燥，口渴欲饮，唇甲灰白或紫黯，皮肤皱瘪，软弱无力，尿少或无尿，舌红少津，脉细无力。

【治则】益气固脱，养血滋阴。

【方药】人参养营汤加减。

(4)阳气衰微导致寒厥型

【主证】精神委靡，反应迟钝，大汗淋漓，身冷畏寒，口淡不渴，心悸胸闷，四肢厥冷，尿少或无，舌淡苔白，脉微欲绝。

【治则】回阳救逆。

【方药】四味回阳汤加减。

(5)阴阳俱虚而厥逆型

【主证】面色灰白，精神恍惚或神昏，汗出身冷，口燥咽干，肌肤干皱，四肢厥冷，尿少或无尿，舌淡或光红无苔，脉微欲绝。

【治则】益气固脱，阴阳双补。

【方药】保元汤合固阴煎加减。

2. 脱证的治疗

(1)阴脱型

【主证】大汗淋漓，烦躁不安，口燥咽干，皮肤干瘪，静脉塌陷，尿少或无尿，舌质红而干，脉微细数。

【治则】益气固脱，养血育阴。

【方药】独参汤或四逆汤加减。

(2)阳脱型

【主证】精神模糊，语言低微，冷汗大出，身凉畏冷，四肢不温，尿少或无尿，舌质淡白或淡暗，脉微欲绝。

【治则】回阳固脱。

【方药】独参汤或四逆汤频服。

第五节 外科常见休克

一、低血容量休克

(一)病因

低血容量休克包括失血性休克、失液性休克和创伤性休克。在外科临床常见的原因有肝脾破裂、胃十二指肠溃疡并大出血、门静脉高压症食管胃底曲张静脉出血等大量失血；急性肠梗阻等急腹症所出现的大量失液；挤压伤、大面积撕裂伤等造成大量失血与大量血浆丢失。

(二)病理生理

失血、失液可引起有效循环血量减少，静脉回流与心搏出量降低，全身平均血压降低，当失血、失液程度超过了机体代偿的限度即可导致休克。创伤性休克的形成除了血浆或全血丧失至体外，还有损伤部位的出血、水肿和渗出至组织间隙的液体不能参与循环，使循环血量大为减少所致。此外，创伤时剧烈的疼痛及创伤造成的组织破坏和分解产物(如组胺、蛋白酶等)的释放等，也可通过扩张微血管、增加血管壁通透性等，使有效循环血量进一步降低，组织缺血更为严重而导致休克。

(三)失血、失液量的估计

估计失血量应尽量接近实际缺少量。根据口渴、面色苍白、手足皮温降低、浅静脉不充盈等，可以大致估计出血量的多少。脉率、血压、红细胞压积与中心静脉压4项，一般可以作为估计失血的指标。表8-3列出平素健康者发生急性出血时的4项指标，这些指标的变化除了失血外还可能受其他因素影响，如原有血压水平、是否有贫血等。

表8-3 估计急性失血量的几项指标

失血量(ml)	脉率(次/分钟)	收缩压(kPa)	红细胞压积(%)
<500	90～100	10.64～11.97	30～40
500～1000	100～120	7.98～10.64	<30
>1000	>120	7.98	CVP <5cmH$_2$O/<0.49kPa

(四)休克程度的估计

休克程度一般可根据意识、脉率、动脉压、中心静脉压、呼吸率、尿量等多项变化，分为轻、中、重3度(表8-4)。

重度休克实际常有重要器官衰竭，或还有凝血机制障碍。故需实验室检查，如尿/血肌酐、尿/血钠、血清胆红质、转氨酶、血小板、纤维蛋白原等，以及心电图、胸部X线平片等。

表8-4 休克程度的判断

指标	轻度	中度	重度
神志及表情	清醒稍激动	烦躁、呼吸急促、口渴	淡漠、迟钝，甚至昏迷
面颊，唇，肤色	苍白	苍白	苍白到发绀(紫斑)
浅表静脉	细	显著萎陷	萎陷如条索

续表

指标	轻度	中度	重度
毛细血管充盈时间	稍延长	明显延长	显著延长
肢端温度	稍凉	肢端厥冷	冷湿
脉搏(次/分钟)	稍快	±120	>120 或扪不清
收缩压(kPa)	稍高、正常或稍低	±10.6	±6.7 或测不到
脉压差(kPa)	小,2.7～4	明显小,1.33～2.7	<1.33 或测不到
中心静脉压	降低	明显降低	0
血红细胞比容(%)	38	34	<30
尿量(ml/h)	少尿	5～10	0
估计血容量减少(%)	15～25	25～35	35～45
估计血容量减少(ml)	1250	1750	2250

(五)治疗

1. 补液疗法　扩容选择晶体或胶体液,或两者联合的比例,以及血液成分的应用,均应根据失血、失血浆或丢失水分和电解质的具体情况,可参考前述估计方法。轻度休克时,细胞代谢障碍较轻,心血管和其他器官尚无明显损害,如平素无贫血和低蛋白血症,无论失血、失液,均可用等渗盐水或平衡电解质液补充血容量。中度和重度时,毛细血管内皮细胞受损,血管通透性明显增高,血管容积扩张,自身的调整能力明显降低,缺少的体液成分就需要相应的外液补充。如输入红细胞提高红细胞压积,输入白蛋白以保持血液胶体渗透压等。创伤性休克比单纯的失血、失液性休克更易有血液黏度增高和毛细血管的红细胞聚集,休克较重时大多缺乏组织间液返回血管的机制。此时,扩容常先用电解质液,继以全血或浓缩红细胞。若失血>1000ml,应从两条静脉通路分别输入电解质液和全血等,输液速度应加快。如血压测不到,心率需用心电图才能准确监测。中心静脉压在 0.5kPa(5cmH_2O)以下,宜在 30 分钟内输入液体和全血共 3～4L。然后根据病情调节输注速度,或用血管活性药物等。扩容总量大多需超过估计量 1 倍,因为从血管渗漏液体量往往很多,尤其在多处伤、挤压伤、大面积开放性创伤等情况下更需如此。

2. 药物的应用　血管活性药物和利尿药在单纯的失血、失液性休克时应慎重选用,因为这种休克的内源性血管活性物质释出不如脓毒性休克复杂,扩容后休克易于纠正。如血容量不足,使用血管活性药物反而进一步加重周围血液分布紊乱;而使用利尿药能使血容量更为减少,所以仅在必要时使用血管活性药与利尿药物,应尽可能减少剂量。创伤性休克时如输入的晶体液和胶体液已达估计丢失量的 1.5 倍,而血压仍不回升,则需用多巴胺、间羟胺等血管活性药物,以提升血压和避免输液过多。用药前后应监测中心静脉压、肺动脉楔压、心脏指数、周围血管阻力指数等,可有助于药物选择。输入大量晶体液后,如血压已回升,但尿量未增加,可用利尿药以减轻组织水肿。根据血 pH 值和二氧化碳结合量或血气分析,纠正酸碱失衡。对顽固性的低血容量性休克,已经扩容,纠正酸中毒,使用血管活性药物而效果不明显者,可以试用高渗盐水治疗。用 5%～7.5%氯化钠溶液,加温至 37℃,静脉推注每次 50ml(3～5 分钟注入),间隔 15～20 分钟后重复,总量 400ml。高渗盐水可能使血渗透压上升,毛细血管前微动脉扩张,左心功能增强而使搏出量增加。因此能增强其他抗休克药物的作用,促使重度休克好转。

3. 病因治疗　对失血、失液的病因应尽可能及早处理。如食管胃底静脉曲张出血,可用三腔气囊导管压迫止血,或加垂体后叶素静脉滴注。不能制止出血时,应施行门静脉断流术或门静脉分流术,还可行选择性血管栓塞术止血。

二、感染性休克

(一)病因

外科感染性休克多见于腹腔内感染、烧伤脓毒症、泌尿系感染等并发的菌血症或败血症;也可由于污染的手术、导管置入或输液等引起。其病原菌2/3为革兰阴性菌,1/3左右为革兰阳性菌。

(二)病理生理

感染性休克中细菌毒素在发病机制中占重要地位。感染时,革兰阴性菌及少数革兰阳性菌可产生内毒素,除了毒素本身外,相应的抗原体复合物也可引起休克。早期即可有较广泛的细胞损害,周围血液分布显著失常,血液常呈高凝状态。一般认为,感染性休克的病理生理变化与低血容量性休克基本相同,但由于感染和细菌毒素等作用,机体细胞的损害发生较早,组织细胞不能利用氧,以致动-静脉氧差缩小。此外,在感染性休克过程中,微循环变化的不同阶段常同时存在。感染性休克不像低血容量性休克那样,微循环变化具有收缩期、扩张期、弥漫性血管内凝血和内脏器官功能衰竭的典型经过,而是发生休克后很快就进入弥漫性血管内凝血阶段。并且在微循环变化方面,感染性休克常有毛细血管前的动-静脉短路大量开放。因此,感染性休克患者的微循环变化和内脏继发性损害较为严重。病情严重者可出现全身性炎症反应综合征(systemic inflammatory response syndrome,SIRS)。

(三)临床类型

感染性休克在临床上有"暖休克"与"冷休克"的区别,两者表现见表8-5。

表8-5 暖休克与冷休克的比较

	暖休克	冷休克
意识	清醒	躁动,淡漠,嗜睡
皮肤	潮红,粉红,不湿,不凉	苍白,发绀,花斑,湿凉,出冷汗
脉搏	可触知,无力	过速,细弱或触不清
脉压	>3.99kPa (30mmHg)	<3.99kPa (30mmHg)
毛细血管充盈试验	<2秒	时间延长
每小时尿量	>30ml	0~30ml

休克的表现与病程长短、致病菌种类、感染部位、体液丢失程度等相关。临床上以冷休克更为常见。冷休克多由革兰阴性菌感染引起。弥漫性腹膜炎、绞窄性肠梗阻及其他有明显失液的外科感染所引起者,多为冷休克。冷休克又称低动力型休克,其心脏指数降低而周围血管阻力增高(低排高阻)。感染性休克后期,表现近似冷休克,但心脏指数和周围血管阻力均降低(低排低阻),反映心功能不全、微动脉平滑肌失去张力和大量动静脉分流。此时常出现多系统器官衰竭,死亡率极高。暖休克多见于革兰阳性菌或真菌感染并发休克的早期。患者往往没有明显的失液。暖休克又称高动力型休克,有心脏指数增高和周围血管阻力降低(高排低阻)的改变。临床上区别冷休克和暖休克对选用血管活性药物等有一定的指导意义。

(四)治疗

1. 抗休克措施

(1)扩容和调节酸碱平衡:冷休克患者大多有体液额外丢失与摄入不足,血容量明显不足,所以扩容剂量应较大,输液速度应较快。暖休克的有效循环血量不足,但血容量常未明显减少,故应控制扩容剂量。脓毒性休克时,心功能常受心肌抑制因子(MDF)影响,因防止输液过量而引起肺水肿和心力衰竭。一般应监测中心静脉压、肺动脉楔压作为扩容参考。酸中毒为休克的常见改变,可影响心血管功能,故需及时纠正。休克早期,尤其暖休克早期,可因过度换气出现呼吸性碱中毒,有的可有低血氯、低血钾和代谢性碱中毒。

(2)血管活性药物:原则上冷休克需用扩张血管药物。但临床上为了稳妥起见,血压很低时,即使表现冷休克仍不宜使用作用较强的血管扩张药。可联合使用多巴胺3~10μg/(kg·min)、间羟胺2~6μg/(kg·min),使血压上升到12kPa(90mmHg)。如无明显效果,可改用去甲肾上腺素10~30μg/

(kg·min),该药的升压作用较强,但有降低肾血流量的特点,可用小剂量多巴胺配合。如用上述药物后血压仍不回升,应考虑心功能不全、血容量不足、酸中毒或肾上腺皮质功能低下,必须进行相应治疗。

(3)维护心功能:一方面要保持冠状血管灌流;另一方面应注意心肌的负荷和氧耗。宜选用多巴酚丁胺、多巴胺或间羟胺等心肌氧耗稍低的药物。前负荷过大时,可用呋塞米(速尿)等利尿药。后负荷过大时,可用酚妥拉明(0.5～1.0mg/min 静脉滴注)或苯苄胺[10～15μg/(kg·min)]等。前后负荷均大时,可用硝普钠[0.5～5μg/(kg·min)]及利尿药。用血管扩张药可使血压降低,但控制血压下降度8%～10%,仍能改善心搏出量和微循环。增强心肌收缩力,可试用葡萄糖-胰岛素-钾盐静脉缓慢滴注。近来发现,阿片受体竞争性抑制剂纳洛酮可增加感染性休克患者的心搏出量,有升压效果。其作用可能是对抗休克时体内增多的β内啡呔,而内啡呔有抑制循环呼吸中枢与抑制心肌的作用。剂量为0.06mg/kg,分3～4次静脉或皮下注射。

(4)减轻细胞损害

1)糖皮质激素的应用:常选用氢化可的松100～300mg,地塞米松10～30mg或甲基强的松龙20～30mg,缓慢静脉推注,需要时隔4～6小时重复上述剂量的一半。

2)ATP-氯化钾:可改善细胞代谢,减少乳酸积存,改善细胞膜功能。ATP50～200μg/kg(用肉类提取,勿用酶母提取),临用前配制成pH7.4的溶液,并与葡萄糖、胰岛素合用,缓慢静脉滴注。滴速过快可引起心率过快,血压降低甚至心跳骤停,故滴注时须监测。

2. 抗感染药物及感染灶处理

(1)抗感染药物的应用:选择抗感染药物的可靠依据是细菌培养和药物敏感试验的结果。但需一定的时间,而结果又不一定全呈阳性。为了临床急诊用药的需要,可供参考的其他依据为:①脓液或伤口的性状,如绿脓杆菌感染分泌物质呈青绿色,伤口肉芽组织坏死,厌氧菌感染的分泌物有臭味、稀薄、色暗肉芽污秽不鲜;②脓液涂片,可大致区分各种类型的致病菌;③感染的原发部位和过程,如腹腔感染一般以肠道菌属为主,医院内感染的病原菌带有耐药性;④鲎血试验,结果阳性提示存在内毒素血症,大多为革兰阴性菌感染,阴性不能除外血中存在内毒素。

抗生素应采取联合应用的原则。这是因为脓毒性休克时,患者免疫力降低而细菌毒力较强,同时两种药物联合可避免单一药物剂量增大而毒性也增大之缺点,而许多脓毒症为多种菌种所引起,如肠源性感染宜用针对需氧菌的庆大霉素或丁胺卡那霉素,以及针对厌氧菌的甲硝唑联合使用。

抗生素使用时应注意休克机体药物动力学特点,口服与肌肉注射的药物吸收均受限,故最佳的给药途径是静脉用药。还需考虑休克时肾功能减退而易出现药物毒性作用,药物过敏反应及对肾、肝、骨髓、神经系统等的损害。

中医清热解毒方药也能治疗多种感染性疾病,其机制除抗病原体作用之外,更重要的是能调动机体本身的抗病能力,如具有解毒、解热、抗炎、调节免疫功能、改善微循环、保护实质器官功能等多方面的作用。

(2)感染病灶的处理:原发感染病灶(如脓胸、腹膜炎、重症胆管炎、坏死肠管等)的存在是发生休克的主要原因。对于感染性休克,必须在抗休克综合治疗的同时,积极处理原发病灶,才能纠正休克和巩固疗效。因此,经过短期积极的抗休克治疗后,即使休克未见好转,也应通过外科手术方法处理原发感染灶。当然,休克状态下外科手术宜尽可能采取简单、有效的手术方式(如脓肿引流等)。

(3)凝血失常的治疗:感染性休克常有凝血-纤维蛋白原溶解方面的紊乱,进而可发展成弥漫性血管内凝血(DIC)并伴发多器官功能衰竭。DIC是一种动态的病理改变。早期可无明显症状。在进展过程中,可出现皮肤出血斑点、消化道出血等出血表现。器官衰竭起自微循环障碍,有呼吸加快、呼吸窘迫或困难、意识障碍等临床表现。检查包括血小板、纤维蛋白原、凝血酶原时间;需要时检测凝血酶原时间、优球蛋白溶解时间、血浆鱼精蛋白副凝集试验。如能检测纤维蛋白原降解产物(FDP),则有助于较早发现凝血-纤溶的异常。治疗最好在未出现明显症状时开始。血小板<80 000/mm²时,即应警惕凝血系统改变。及早恢复有效循环血量,应用10%低分子葡聚糖。如血小板<50 000/mm²,

出现某些意识和呼吸方面症状，但未发生纤维蛋白原溶解加速和出血现象，应考虑使用肝素，首次剂量为1mg/kg，6小时后可重复，同时需监测凝血酶原时间，优球蛋白溶解时间等。抗凝血酶Ⅲ(antithrombin Ⅲ)可提高血中抗凝血酶的活性，比肝素安全，剂量为0.2～0.7μg/kg。DIC继发纤维蛋白原溶解亢进时，血中纤维蛋白原明显减少，而FDP明显增多或血浆蛋白副凝集试验阳性。发生出血症状时，应使用6-氨基己酸、止血环酸或抗纤溶芳酸等，并少量多次输入新鲜血液与纤维蛋白原。此时如合并有脑、肺、胃肠等器官衰竭，也应进行相应的治疗。

(4)保护肠道屏障，阻断内源性感染：消化道是机体与外界联系的器官。在健康人群中至少有400～500种微生物长期定殖在消化道内，一旦离开肠道环境会产生一定的致病性。20世纪60年代已有学者指出创伤后的顽固性休克可能与肠道内细菌及其毒素透过肠壁进入循环有关。1979年，Berg和Garlington提出“细菌移位”(bacterial translocation)的概念。1986年，Meakins等在临床观察中发现有1/3的多器官功能衰竭的患者无临床可确认的外源性感染灶，同时提出胃肠启动的观点，认为：①禁食使胃肠道功能改变，肠道内细菌增殖、紊乱；②缺血缺氧使肠道黏膜受损，屏障功能破坏；③自身免疫功能降低。因此，对于重危患者肠源性感染的发生机制及其防治有了更进一步的认识。提出肠道灭菌、及早胃肠道进食可保护肠道黏膜，恢复其屏障功能，避免细菌移位，可阻断对炎症反应的刺激。

鉴于消化道的特殊微生态学环境及肠源性感染的存在，1984年有学者首次提出用肠道去污染(SDD)方法预防肠源性感染，据病情常选用多粘菌素E、妥布霉素和两性霉素B 3种药品联合应用。方法：将3种药物各5g用凝胶制成2%糊剂，分别涂于口咽部；另将该3种药按100mg、8mg、500mg制成生理盐水悬浊液，每次10ml由胃管注入，每日4次。目的是用不被吸收的抗生素，杀灭和抑制肠道潜在致病菌，此药不影响黏膜层的厌氧菌，从而可减少肠源性感染的发生率，但在临床应用中有不良反应，所以一直未能广泛使用，有待今后进一步完善。

另外，还有人提出胰岛素生长因子可以增加肠道黏膜DNA含量与蛋白质含量，减轻黏膜损伤和肠道萎缩。表皮生长因子可以增加肠绒毛高度，改善黏膜病变。经肠系膜淋巴结培养，提示肠道菌移位明显减少。

(5)调节免疫功能：感染中毒后急剧的免疫反应改变不可能由机体自行调整，需要治疗干预。除使用抗生素、扩创、引流和支持治疗之外，还应调节免疫功能。长期以来机体产生炎症反应的同时伴有抗炎症反应，这种相反却又相互补偿的反应一直被忽视。若抗炎症反应达到相当程度，临床上常会出现“无免疫反应性”或“对感染易感性”，或称为“代偿性抗炎症反应综合征(compensatory anti-inflammatory response syndrome，CARS)，这与临床上习惯沿用的免疫功能低下或免疫功能抑制等名词在概念上是一致的。为了预防全身性感染转向多脏器功能损害综合征(MODS)，首先应防止过度SIRS或CARS二者同时出现。

关于调节免疫功能的治疗，应注意以下几点：①中和循环血流中的内毒素和外毒素，保护巨噬细胞免受过度激活；②短时间内(≤72小时)对单核细胞及多形核粒细胞生成炎症介质能力进行下调，或使淋巴细胞免疫功能应答能力上调；③重建细胞免疫功能，以对抗免疫功能低下，但目前临床上尚无十分有效的具体措施。近年使用的头孢地嗪(Cefodizime)具有抗菌兼生物反应调节作用，目前认为在感染中毒性休克免疫功能低下的患者者中应用比较理想。但仍应根据病情、感染菌株与药敏试验合理选用。

在感染性休克的治疗中，除了传统的抗生素治疗、强心治疗、监测心脏前负荷、后负荷等之外，由于感染性休克中血流动力学和代谢异常主要是激活的炎症介质所致，而不是感染本身。这些介质包括内毒素(酯多糖)、肿瘤坏死因子(TNF)、白介素、血小板激活因子、血栓素A_2、内源性阿片类物质、补体激活、O_2自由基、激肽、心肌抑制物及NO等，由于它们个别或集体参与引发多脏器功能损害综合征(MODS)，因而明确这些介质，防止或纠正它们的影响有望在今后10～20年里改变感染性休克的治疗。治疗包括受体拮抗剂、酶抑制剂、氧自由基清除剂、抗炎性细胞因子及免疫治疗等，这些方法目前正在进行广泛评价，但在影响最后存活率方面尚未取得一致成功。

3. 感染性休克的集束化治疗 《感染性休克治疗指南》提出了严重全身性感染性及感染性休克的集束化治疗。所谓集束化治疗指综合采取多种治疗措施，希望取得优于单一治疗措施的疗效。感染性休克的集束化治疗包括两部分，即全身性感染复苏的集束化治疗(sepsis resuscitation bundle)及全身性感染治疗的集束化治疗(sepsis management bundle)。

多项临床研究表明，感染性休克患者如在规定时间内达到上述治疗目标，病死率将显著降低。但是，这些试验多为回顾性分析，或为前后对照研究，因此难以除外混杂因素的影响。有关感染性休克治疗的前瞻性研究临床实验尚未结束。

(1)全身性感染复苏的集束化治疗(6 小时内完成)

1)测定血清乳酸水平。

2)应用抗生素前留取血培养。

3)急诊患者于发病前小时内，ICU 患者于发病前 1 小时内应用广谱抗生素。

4)发生低血压和(或)血乳酸＞4mmol/L 时，最初数珠至少 20ml/kg 的晶体溶液(或等量胶体液)，如经过最初扩容治疗仍无反应，使用升压药物维持平均动脉压(MAP)＜65mmHg。

5)液体复苏治疗后仍持续低血压和(或)血乳酸＞4mmol/L，中心静脉压(CVP)＞8mmHg，中心静脉血氧饱和浓度($ScvO_2$)＞70%。

(2)全身性感染治疗的集束化治疗(24 小时内完成)

1)感染性休克患者使用小剂量皮质激素。

2)使用活化蛋白 C。

3)控制血糖水平在正常低限以上，但＜150mg/dl。

4)机械通气患者吸气平台压力＜30cmH_2O。

4. 中医厥证的辨证论治

(1)辨证要点

1)辨虚实：厥证见症虽多，但概括而言，不外虚实二证，这是厥证辨证之关键所在。实证者表现为突然昏仆，面红气粗，声高息促，口噤握拳，或夹痰涎壅盛，或身热谵妄，舌红苔黄腻，脉洪大有力。虚证者表现眩晕昏厥，面色苍白，声低息微，口开手撒，或汗出肢冷，舌胖或淡，脉细弱无力。

2)分气血：厥证以气厥、血厥为多见，其中尤以气厥、血厥之实证在临床上时有发生，应当注意鉴别。气厥实者，乃肝气升发太过所致，体质壮实之人，肝气上逆，由惊恐而发，表现为突然昏仆，呼吸气粗，口噤握拳，头晕头痛，舌红苔黄，脉沉而弦；血厥实者，乃肝阳上亢，阳气暴张，血随气升，气血并走于上，表现为突然昏仆，牙关紧闭，四肢厥冷，面赤唇紫，或鼻出血，舌质暗红，脉弦有力。

(2)治疗原则：厥证乃危急之候，当及时救治为要，醒神回厥是主要的治疗原则，但具体治疗其虚、实证时又有所不同。

1)实证：开窍、化痰、辟秽而醒神。开窍法是救治急症的独特疗法之一，适用于邪实窍闭之神昏证，以辛香走窜的药物为主，具有通关开窍的作用。主要是通过开泄痰浊闭阻，温通，辟秽化浊，宣窍通利气机而达到苏醒神志的目的。在剂型上应选择丸、散、气雾、含化及注射之类药物，宜吞服、鼻饲、注射。本法系急救治标之法，苏醒后应按病情辨证治疗。

2)虚证：益气、回阳、救逆而醒神。适用于元气亏虚、气随血脱、精竭气脱之神昏证。主要是通过补益元气、回阳救逆而提高气的统摄能力。对于失血过急过多者，还应配合止血、输血，以挽其危。由于气血亏虚，故不可妄用辛香开窍之晶。

(3)分证论治

1)气厥

①实证

【症状】由情志异常、精神刺激而发作，突然昏倒，不知人事，或四肢厥冷，呼吸气粗，口噤拳握，舌苔薄白，脉伏或沉弦。

【治法】开窍，顺气，解郁。

【方药】通关散(《医方易简新编》)、五磨饮子(《医方集解》)。

本证因肝气不舒，气机逆乱而厥。“急则治其标”，应先以搐鼻取嚏，通关开窍，急救催醒。通关散以皂角辛温开窍，细辛走窜宣散，合用以通诸窍。五磨饮子以沉香、乌药降气调肝，槟榔、枳实、木香行气破滞。可再加檀香、丁香、藿香等以理气宽胸。

若肝阳偏亢，头晕而痛，面赤燥热者，可加钩藤、石决明、磁石等平肝潜阳；若兼有痰热，症见喉中痰鸣，痰涌气塞者，可加胆南星、贝母、橘红、竹沥等涤痰清热；若醒后哭笑无常，睡眠不宁者，可加茯神、远志、酸枣仁等安神宁志。

由于导致本证发作者有明显的情志精神因素，且部分患者有类似既往病史，因此平时可服用柴胡疏肝散、逍遥散之类，理气解郁，调和肝脾。

②虚证

【症状】发病前有明显的情绪紧张、恐惧、疼痛或站立过久等诱发因素，发作时眩晕昏仆，面色苍白，呼吸微弱，汗出肢冷，舌淡，脉沉细微。

【治法】补气，回阳，醒神。

【方药】生脉注射液、参附青注射液、四味回阳饮(《景岳全书》)。

本证临床较为多见，尤以体弱的年青女性易于发生。首先急用生脉注射液或参附青注射液静脉推注或滴注，以补气摄津醒神。亦可用四味回阳饮加味，方中用人参大补元气，附子、炮姜温里回阳，甘草调中缓急，共奏补气温阳之效。若汗出多者，加黄芪、白术、煅龙牡，加强益气功效，更能固涩止汗；若心悸不宁者，加远志、柏子仁、酸枣仁等养心安神；若纳谷不香，食欲不振者，加白术、茯苓、陈皮健脾和胃。

本证亦有反复发作的倾向，平时可服用香砂六君子丸、归脾丸等药物，健脾和中，益气养血。另可加用甘麦大枣汤养心宁神，甘润缓急。

2)血厥

①实证

【症状】多因急躁恼怒而发，突然昏倒，不知人事，牙关紧闭，面赤唇紫，舌暗红，脉弦有力。

【治法】开窍，活血，顺气，降逆。

【方药】清开灵注射液、通瘀煎(《景岳全书》)。

本证气血并逆于上，清窍壅塞，先用清开灵注射液静脉推注或滴注，以开其闭；然后用通瘀煎，方中以当归尾、红花、山楂活血散瘀，乌药、青皮、木香、香附等顺气开郁，泽泻性下行而泻，引气血而下。另外，可加用石决明、钩藤、牛膝平肝潜阳。若急躁易怒，肝热者加菊花、丹皮、龙胆草；若兼见阴虚不足，眩晕头痛者，加生地、枸杞、珍珠母。

②虚证

【症状】因失血过多而发，突然昏厥，面色苍白，口唇无华，四肢震颤，自汗肢冷，目陷口张，呼吸微弱，舌质淡，脉芤或细数无力。

【治法】补养气血。

【方药】急用独参汤(《景岳全书》)灌服，继服人参养营汤(《瘟疫论》)。

独参汤即重用一味人参，大补元气，所谓“有形之血不能速生，无形之气所当急固”。亦可用人参注射液、生脉注射液静脉推注或滴注。同时对急性失血过多者，应及时止血并采取输血措施。缓解后继用人参养营汤补养气血，方中以人参、黄芪为主益气，佐当归、熟地养血，白芍、五味子敛阴，白术、茯苓、远志、甘草健脾安神，肉桂温养气血，生姜、大枣和中补益，陈皮行气。若自汗肤冷，呼吸微弱者，加附子、干姜温阳；若口干少津者，加麦冬、玉竹、沙参养阴；心悸少寐者，加龙眼肉、酸枣仁养心安神。

3)痰厥

【症状】素有咳喘宿痰，多湿多痰，恼怒或剧烈咳嗽后突然昏厥，喉有痰声，或呕吐涎沫，呼吸气粗，舌苔白腻，脉沉滑。

【治法】行气豁痰。

【方药】导痰汤(《妇人良方》)。

本方以二陈汤加枳实、胆南星而成。方中用陈皮、枳实理气降逆，半夏、胆南星、茯苓燥湿祛痰。可加苏子、白芥子化痰降气。若痰湿化热，口干便秘，舌苔黄腻，脉滑数者，加黄芩、栀子、竹茹、瓜蒌仁清热降火。

4)暑厥

【症状】发于暑热夏季，面红身热，突然昏仆，甚至谵妄，眩晕头痛，舌红干，脉洪数。

【治法】清暑益气，开窍醒神。

【方药】清开灵注射液、万氏牛黄清心丸或紫雪丹(《太平惠民和剂局方》)、白虎加人参汤(《伤寒论》)。

首先将患者迅速移至阴凉通风之处，吸氧，输液，采取有效措施降温。用清开灵注射液静脉推注或滴注，灌服万氏牛黄清心丸或紫雪丹以开窍醒神。继而服用白虎加人参汤或清暑益气汤。前者用人参益气保津，白虎汤清热解暑；后者用西洋参生津益气，麦冬、知母滋阴清热，黄连、竹叶、荷梗、西瓜翠衣清解暑热。

此外，还有食厥，由暴饮多食，复遇恼怒而发，不过临床上比较少见。食后突然昏厥，气息窒塞，脘腹胀满，舌苔厚腻，脉滑实，治当和中消导。食后不久而发厥，先用盐汤探吐祛邪，再用神术散、保和丸加减治之。食后腹胀，大便不通者，可用小承气汤导下。

5. 其他治疗

（1）针灸：针刺人中、素髎有升血压、兴奋呼吸作用；刺内关有强心升压作用；灸神阙、关元、百会、足三里、涌泉穴可回阳救逆。

（2）单方、验方

1）生脉注射液：每支10ml，先以10～20ml加入25％葡萄糖20ml内静脉注射。

2）肉桂末舌下含服：用于阳微厥逆。

3）参芪扶正注射液：500ml/d，静点，用于气虚阳脱证。

（曹 羽）

第九章　围手术期处理

第一节　概　述

一、围手术期的概念

围手术期(perioperative period),是指“从决定手术治疗时起,到与此次手术有关的治疗结束时止”的整个过程。

手术历来是扶正祛邪的重要手段之一。汉唐时代,中医外科走在世界前列。汉代华佗创制“麻沸散”用于麻醉,施行死骨剔除术和剖腹术。隋朝巢元方的《诸病源候论》“金疮肠断候”中介绍腹部外科手术的经验,并首次记载了人工流产和肠吻合,以及血管结扎、拔牙等手术疗法。而在唐朝,孙思邈的《千金方》用葱管导尿,则比1860年法国发明橡皮管导尿早1200多年。

围手术期处理的概念是从20世纪70年代开始逐渐形成的,现在越来越成为医学界的共识。它不同于以往的手术前准备与手术后处理的含义,而是将术前准备、术中与术后处理及一定的操作规则和管理制度有机地结合起来,形成一个整体的概念。其目的使患者能获得最佳的手术治疗效果,因为手术和麻醉都具有创伤性,会加重患者的生理负担和不同程度的心理压力。所以,一个成功的手术,除了熟练的手术操作外,围手术期处理具有同样的重要意义。

在外科实践中,常遇到以下一些情况,其围手术期的概念则各有不同的含义。

1. 对于诊断已明确,入院接受选择性手术,而无需入院后再作特殊准备的患者,其围手术期为从住院日至出院日。如甲状腺腺瘤摘除术、乳腺肿块切除术、单纯胆囊切除术等。

2. 对于诊断虽明确,但须先行非手术治疗的,则围手术期应从非手术治疗结束、决定外科治疗时开始。如慢性胃溃疡患者,先在内科治疗,后因治疗效果不佳,决定改行手术治疗,其围手术期从患者入住外科开始。

3. 诊断已明确,也决定外科手术,但术前需进行一些特殊准备,其围手术期则从药物准备开始之日起算。如甲状腺机能亢进患者,术前先服复方碘溶液或普萘洛尔药物。

4. 诊断明确,且已进行了外科手术,伤口已拆线,愈合良好,但仍有一些问题需继续住院治疗,如门脉高压、食管静脉曲张破裂或入院行脾切除加断流术等,需对原有的肝硬化继续治疗,围手术期则以切口愈合、患者离床时为止。

5. 对于入院时诊断不明确,需住院作进一步检查的,围手术期从明确诊断并决定手术开始。

二、围手术期处理的重要性

围手术期的概念包括两个内涵:一个是时间性“规范”,即围手术期起、止时间的界定;另一个是理论性“观念”,即围手术期“由手术前准备、手术中操作、手术后处理和针对上述三方面的操作规则及管理制度所组成”,此概念远远超越了围手术期处理的工作内容,而融入了诸多医学法规的约束。

手术是治疗外科疾病的一种重要手段。手术要获得满意的成功,既要有完善的围手术期处理,也要有满意的麻醉与优良的手术操作,三者缺一不可。围手术期处理考虑的是手术患者的整体因素,并将其贯穿于治疗的全过程,它包括:患者的体质与精神状态的准备;手术方案的选择;术中发生困难与意外等特殊情况的对策;麻醉方法的选择;手术后并发症的预防与处理，等等。因此，对大多数外科患者来说，完善的围手术期处理，其重要性并不亚于单纯的手术技巧的重要性。有了这些措施做保障，才能确保手术成功，否则很可能造成手术成功而治疗失败的不良后果。作为一名优秀的外科医师，不但要具备熟练而精湛的手术操作技能，还应具备系统的围手术期处理知识与技能。

三、围手术期处理的目的与内容

(一)手术前处理

目的是使患者和手术人员以最佳状态投入手术。手术前处理主要包括以下8个方面：

1. 尽快明确诊断，确定手术治疗前的必要诊疗措施。

2. 讨论与制订手术方案，以及制订围手术期处理预案。

3. 患者及手术有关人员的心理准备，包括相应的治疗和解释工作、术前谈话与签字。

4. 患者机体包括并存疾病的检查与处理。

5. 加强临床营养支持，维持较好的营养状态和体液内环境。

6. 手术所需器械、材料、药物和输血的准备。

7. 预防或治疗感染所需药物的准备与其他治疗措施。

8. 麻醉的选择与麻醉前用药的准备等。

(二)手术中处理

目的是使患者能安全地耐受手术打击过程，并确保手术获得最佳效果。手术中处理主要包括以下5个方面：

1. 麻醉的安全实施与管理。

2. 手术的顺利实施。

3. 术中的监测、治疗与护理。

4. 术中意外情况的预防、发现与处理对策。

5. 术中抗感染药物、化疗药物及其他特殊药物的应用。

(三)手术后处理

目的在于使患者尽早顺利康复。手术后处理包括以下8个方面：

1. 生命体征与重要脏器功能的监测及异常情况的处理。

2. 维持体液内环境的平衡与良好的临床营养支持。

3. 并发症的防治。

4. 术后抗感染药物的应用和不良反应的监测与应对措施。

5. 患者体腔内引流物及其他安置物的管理与手术创口、瘘口的处理。

6. 术后所需的特殊治疗与护理。

7. 并存疾病的必要处理。

8. 患者的心理护理。

由于个体性差异，每个患者的围手术期处理不尽相同。因此，各种手术、各个患者都应有自己的围手术期处理的具体内容。

四、围手术期研究进展

(一)快速康复外科

快速康复外科是指为了加快择期手术患者术后恢复、减少术后并发症的发生、降低患者病死率及缩短住院时间而采取的一系列围手术期多学科技术综合运用措施，主要包括术前患者教育、优化麻醉方法、微创技术、最佳镇痛技术及强有力的术后护理等。快速康复外科是一种新的外科理念，其实质是利用现有手段将围手术期各种常规治疗措施加以改良并重新进行优化、组合。快速康复外科是利用多学科技术，采取多形式的干预方式，将外科医生、麻醉师、护士和理疗师重组为一个“康复团队”，相互密切协作，预期能够完成一个使患者无痛、无风险及尽快康复出院的围手术期处理过程。快速康复外科的内容涉及多学科领域，并非外科学的独立分支，而是对传统外科学的重要补充与完善。快速康复外科的宗旨是为患者提供最优质的服务、最大的益处和最少的损伤。快速康复外科现已扩展到各类手术，在普通外科范畴内，文献中报道较多的是结直肠外科。

快速康复外科的内容主要包括：①术前与患者交谈，告知手术计划以取得患者的合作；②适当的术前营养支持，但应避免过长时间的应用；③选用合理麻醉方法（胸段硬膜外）；④积极采用微创技术;⑤非常规应用鼻胃管和引流;⑥术前应用镇静止痛剂(非鸦片类);⑦应用持续胸段硬膜外置管止痛;⑧术后早用缓泻剂、促肠蠕动剂;⑨术后早期经肠进食;⑩术后早期患者下床活动。

(二)损伤控制外科

损伤控制外科理念是过去20余年创伤外科领域的重大进展之一。损伤控制由于与传统理论相悖,所以经历了一个漫长的过程后方被人们所接受。一般认为,对严重创伤的手术处理应争取在首次手术治疗时即行确定性修复或重建以求一次性解决,但结果却似乎不尽如人意。严重创伤后脏器切除、重建和清创等"彻底性手术"策略未能收到理想的治疗效果。严重创伤患者的高并发症率和高死亡率逐渐使人们认识到并非手术失败才是导致患者死亡的全部原因。更多严重创伤患者最终未能抢救成功是由于患者的条件不能耐受,临床上称作"死亡三联征"。低体温、凝血功能障碍和酸中毒就是其典型代表。损伤控制性手术包括3个步骤:

(1)一期简化手术:采用快速临时的措施控制出血与污染,随后快速结束手术。

(2)复苏:包括恢复血容量、维持血流动力学稳定、呼吸支持、复温、纠正凝血机制紊乱及纠正代谢性酸中毒。

(3)二期确定性手术:通常在首次手术后48小时或更迟以后进行。确定性手术内容包括:去除填塞;探查与重建;关闭胸、腹腔。患者经过围手术期的支持治疗后,血流动力学稳定、体温恢复、无凝血功能障碍是确定性手术的合适时机。

(三)围手术期处理的现代研究进展

近年来随着临床外科医疗技术水平的提高、诊疗设备的进步和各种基础实验研究的广泛开展,国内外在术前准备和术后处理方面也进行了大量的研究,并取得了很大的成绩。归纳起来有以下几个方面的变化。

1. 各种先进监测仪器越来越多地被应用于围手术期处理和危重患者的抢救　大型手术前后处理的抢救组织已向人员和设备的专业化方面发展,如麻醉恢复室、术后监护病房、专科病房和康复病房已成为各种类型手术后患者得到最合理医疗和护理的场所。重症监测与救治是20世纪医学重大进展之一。

2. 强调手术前后患者的身心治疗　心理学治疗已形成独立的医疗学科,它对手术的顺利进行和术后的早日康复有重要意义。

3. 手术前后的临床营养支持　这是20世纪医学的重大进展之一,已成为独立的研究学科,大大地减少了严重营养障碍、胃肠道广泛切除患者的死亡率和手术并发症的发生率。

4. 合并休克、多脏器功能衰竭患者的手术时机和适应证的研究　术前组织快速有效的综合抗休克措施、平衡液的广泛使用、准确的病因定位和去除病源的简易手术、中晚期严重休克患者的扩张血管药物的应用,等等,为降低危重患者手术的危险性,提高抢救成活率提供了有益的经验。

5. 微量元素锌与外科手术的关系是近年来才引起重视的一个新课题　临床和动物实验已经观察到大型手术患者于术后6小时血内锌含量开始降低,直到第6天开始又逐渐恢复正常。低锌血症可削弱患者抗感染的免疫功能,导致创伤和切口的延期愈合,因此是否对大型手术后患者进行防治性补锌已成为新的研究课题。

6. 因手术难度增加、术中操作失误等医源性损伤问题,已成为学术界越来越关注的问题。

7. 器官移植术围手术期处理中的脏器保存、抗排异反应的防治问题。

(四)中西医结合围手术期研究的现状

我国广大中西医结合临床外科工作者,在腹部围手术期处理的研究中也做了大量的工作,把祖国医学的丰富诊疗经验和手术疗法的不断改进结合起来,取得了较好的成就。综合起来有以下几方面:

1. 结合四诊客观化的研究,有利于中医整体辨证分析的优势,将望、闻、问、切在抢救危重患者中广泛的应用:从观察神、色、气、血等的变化可以及时地对患者进行客观预后评价;应用近年来研究成功的脉象仪、舌象分析仪等现代化微观分析仪器,结合现代医学的ICU监测系统,为大型手术围手术期处理和危重患者抢救提供了更加完整而准确的诊疗信息,诸多中西医结合的诊疗规范为提高术后抢救成功率打下了基础。

2. 在中西医结合治疗急腹症和外科感染性疾病中，利用中医中药的疗效优势，可以缓解急性症状，提高患者的耐受力，变急诊手术为择期性手术，从而大大地降低了手术死亡率和术后并发症，如重症胰腺炎“动静结合”的中西医结合综合疗法，可使死亡率降低在10%以下；多脏器功能衰竭的“三证三法”综合治疗，可显著提高患者的存活率。

3. 广泛开展围手术期中医中药疗法的深入研究，较早地进行了腹部手术后减少应用“二管一禁”的临床观察和实验研究；探讨制订手术前和手术后中药应用的规范和指南。

4. 利用中医中药“通里攻下“的治疗原则，开展结肠和直肠手术前肠道准备的临床研究，从而替代了传统的抗生素和灌肠的肠道准备方法，避免了长期应用抗生素带来的不良反应和灌肠引起的肿瘤远处转移。

5. 应用中医辨证论治的原则，在预防和治疗围手术期的并发症、预防术后肠粘连等方面进行了大量的临床和实验研究工作。其他如扶正培本法、活血化瘀法、软坚散结法等的深入研究均已取得了可喜的苗头。总之，中西医结合疗法在腹部外科围手术处理中的研究工作虽然起步不久，但是已经显示出广阔的应用前景。

第二节 手术前准备

手术前期是指患者入院至决定实施手术这一时段。手术既是外科治疗的重要手段，又是一个创伤过程，任何手术都会造成患者心理和生理上的额外负担。因此，手术前准备包括尽快明确诊断、全面检测患者的各重要脏器的功能状态、采取措施使接受手术患者的生理功能达到或接近正常水平，提高手术耐受力，并达到减少术后并发症从而尽快康复的目的，同时使患者和手术人员以最佳状态投入手术。

一、尽快明确诊断

除入院时已明确诊断者外，对诊断尚未确定者，应尽快采用一切措施明确诊断。必要时可采用术前活检、穿刺等诊疗技术。对于手术创伤大、切除器官将对生理和生活造成重大影响者，应等待病理诊断明确后再拟订手术方案。

入院后应对患者的全身情况作全面评估，不仅是外科疾病本身，更要关心可能影响患者手术治疗及术后恢复的各种因素，包括：①心血管系统；②肺功能；③营养和代谢状态；④肝、肾功能；⑤内分泌功能；⑥血液系统；⑦免疫状态等。除了必要的实验室检查项目外，要注意全面地收集病史，对一些特殊检查更应严格选择。

常规术前检查包括：①血常规检查，包括红细胞及血红蛋白、白细胞及其分类，必要时加作血小板计数及出凝血时间和凝血酶原时间；②尿常规检查，包括 pH、比重、尿糖、尿酮、蛋白等；③胸片；④肝肾功能，包括电解质、二氧化碳结合力、尿素氮和血糖等；⑤心电图检查；⑥呼吸功能测定。

二、手术耐受力的判断

对诊断已明确，具有手术指征的患者，应对其手术耐受力加以判断。影响手术耐受力的因素包括患者的年龄、全身情况、有关重要脏器功能的状态、手术的大小及麻醉、手术创伤对机体的潜在影响等。值得注意的是，随着我国逐渐步入老龄社会，接受手术患者的平均年龄比以往已有明显的提高，对这一群体患者的手术耐受力判断尤需重视。通过对手术耐受力的判断，可以对手术危险性作出正确评估，力求降低手术风险。

手术耐受力可归纳为以下两类：

1. 耐受力良好者　指全身状况良好或较好，外科疾病局限或对全身只有轻微影响，重要脏器无器质性病变，或虽有早期部分器质性病变，但功能处于代偿状态。

2. 耐受力不良者　指全身情况较差或很差，外科疾病已经对全身造成明显影响，或重要脏器有器质性病变，功能处于失代偿状态，或属于高龄老年、低龄婴幼儿。对这些耐受力不良的患者需做积极和细致的术前准备。

三、拟订手术方案，进行术前病例讨论

根据疾病性质，制订周密、完善的手术方案，包括施行手术的时间、拟施行手术的名称、麻醉的方式、参加手术的人员，并对手术中可能遭遇的困难、意外拟采取的相应措施等。对中等以上手术，手术组、病区或科室必须对拟定手术方案进行讨论。尤其对病变复杂的患者，更要有对复杂情况处理的预订方案，不可采取随机应变的态度。

四、完成术前患者知情同意和签字工作

由于手术本身可能带来的创伤打击，以及存在某些不确定因素的影响，手术具有高度的风险性；同时患者又有知情权及选择手术的权利，因此施行任何手术，事先都必须征得患者本人或其授权代理人的同意。手术前必须完成与患者或其代理人的谈话与签字。对重大手术或涉及重要脏器的切除等，常需向医院有关部门汇报、备案。

五、术前准备与手术分类的关系

通常按手术时机可分为3类。

（一）急诊手术

急诊手术又可分为紧急手术与亚急诊手术。前者如肝脾破裂出血、外伤性血管破裂、外伤性血气胸等，为了抢救患者的生命，必须在最短的时间内迅速手术，紧急情况下可由急诊直接送入手术室，在急诊室开始术前准备。后者如常见的肠梗阻、急性阑尾炎、胆囊炎、胆石症等，术前准备应根据病情而定，务必做到及时，突出重点，以免延误抢救患者生命，或延误急诊手术时机。

（二）限期手术

对于诊断已明确的恶性肿瘤患者的根治术，以及已服用碘剂作术前准备的甲状腺机能亢进患者的双侧甲状腺大部分切除术等，手术时间一般可选择在入院后2周以内，不宜过久延迟，否则可能影响手术成功率和手术效果，术前准备应抓紧时间，尽可能在较短时间内做好充分准备。

（三）择期手术

大多数手术属于择期手术。手术的迟早并不影响治疗效果，如甲状腺腺瘤的手术、疝修补术、胃十二指肠溃疡手术、非急症的胆囊切除术，等等。此类患者即使手术耐受力不良，但可经过一段时间细致、精心的准备，使原先的重要脏器功能得到改善，提高手术耐受力，提高手术安全性。

六、术前一般准备

（一）心理准备

既包括患者，也包括手术组人员的心理准备。手术患者不但关心自己疾病的严重程度、手术方法、手术效果，而且对手术后的康复及手术后的生活和工作能力也十分关注。因此患者入院后，医务人员就应及时把疾病的诊断及可能施行的手术如实地告诉患者。如果确实需要保密病情，应与亲属协商后逐渐、延时透露病情。医务人员要在言谈中消除患者和家属的顾虑，让患者对治疗自己的疾病充满信心，同时主动配合医生做好各方面的准备。随着患者入院、手术、术后康复，各个阶段患者的心理反应重点不同，医务人员应根据患者不同的心理变化做好工作。

1. 入院后至手术前　患者面对住院后生活环境的改变，可有不同反应，部分患者处于焦虑或对手术有恐惧感；部分患者则泰然处之，能很快适应环境，并能正确面对手术；对于已得知或怀疑自己患恶性肿瘤的患者，他们对手术的效果及术后康复情况更为关注；针对患者的不同情况，医务人员应该采取不同的方法，使患者能较快适应环境，并正确面对手术。

2. 手术前至手术　患者手术前被送入手术室，对手术室的环境和气氛均感陌生，一时难以适应，恐惧感也随之而来。如部分原有高血压已得到控制的患者，血压又复上升，甚至个别患者用药物难以控制，以致不得已推迟手术。施行局部或椎管内麻醉后，部分患者对麻醉效果持怀疑态度。

针对上述特点，要求在患者进入手术室后，应有护士或麻醉师陪伴在旁，通过各种方法尽量消除患者顾虑，并坚定对麻醉与手术的信心。除全身麻醉外，手术中患者始终是清醒的，在手术过程中，手术组人员的言谈应十分谨慎，以免谈话对患者不利，甚至引起不必要的猜疑和误会，产生不愉快的

结果。

3. 手术后至出院　手术后初期患者处于心理抑制或术后忧郁期。对于术后正常的机体反应(如发热、疼痛、腹胀等)认识不足,不敢翻身,不敢早期床上活动,也由于伤口疼痛或惧怕伤口裂开不敢咳嗽。在此期间,医务人员除了加强术后观察外,还应该有针对性地说明上述活动对避免术后并发症的好处,劝说患者在病床上多翻身,早期下床活动,鼓励患者早期咳嗽。对于身患恶性肿瘤切除某些器官造成形体缺陷的患者,如做了乳房、子宫切除的女性患者,做了截肢手术的患者,以及因患直肠癌做了人造肛门的患者,其心理变化更加复杂,针对这类患者,医务人员更应多加关心和鼓励,让患者正确面对手术后的现状,并进行针对性的指导和帮助。

(二)生理准备

主要指维护生理状态的准备,使患者在较好状态下安全渡过手术期。

1. 适应性训练　大多数患者不习惯在床上大小便,需要在术前作卧床排尿、排便的训练;行颈部手术患者,术前应做颈后仰的训练,以适应1～2小时手术的后仰姿势;手术后患者因伤口疼痛不愿咳嗽、排便,应做针对性适应训练;对有吸烟习惯的患者,术前2周应停止吸烟,并做好口腔卫生。

2. 输血补液,改善全身营养及体液状态　施行大手术前,做好血型鉴定和交叉配血试验,备好一定量的全血;有水、电解质代谢及酸碱平衡失调和贫血者,术前尽可能加以纠正;术前营养不良的患者,需提供高热量、高维生素饮食,必要时可补充血浆或蛋白,以预防术后影响组织修复和创口愈合。

3. 预防感染　对因感染性疾病而行手术者,或术前有轻度感染的患者,术前与术中可给予适当的抗生素。对于切口接近感染区的手术、预计手术时间长的大手术及血管手术,术前与术中均提倡预防性应用抗生素。

4. 肠道准备　一般手术,手术前晚上开始禁食、禁水;对于胃肠道手术患者,则在术前3天开始作肠道准备,包括进流质饮食、服用轻泻剂,下消化道手术除术中预防用药外,术前1天要分次口服不被吸收或少被吸收的肠道抗菌药物(如新霉素、庆大霉素、红霉素),手术前晚上及手术当日早晨行清洁灌肠或结肠灌洗。

5. 皮肤准备　一般在术前1天,患者应洗澡、理发、修剪指甲、更换内衣。传统的术前1天剃毛已被证明是外科领域中的一个误区。剃毛后细菌会在表皮创面上种植,增加感染机会。在毛发稀疏部位无需剃毛。在毛发稠密区可以剪毛或用电动剃刀去毛。因此,若必须用剃刀剃毛时(如开颅手术),应在手术开始前在手术室即时剃毛。对于骨科手术或整形手术,则应在术前3天开始皮肤准备;拟作皮肤植皮者,应对取皮区进行消毒,并加以包扎保护。对于腹部手术还应清洗脐孔的污垢。

6. 其他　手术前晚上应酌情给予镇静剂,保证患者充分的休息。对所有准备工作进行全面检查,若有遗漏,则可抓紧补做。若行选择性手术,术前发现有体温升高、咳嗽、腹泻,手术区域发生感染的患者,或月经来潮的女性患者应当推迟手术日期。送手术室前,患者应尽早排尽尿液,预防膀胱损伤和术后尿潴留。患者镶有活动义齿的,应取下,以免在麻醉或手术过程中脱落或咽下。

七、术前特殊准备

对手术耐受力不良患者,或并存有重要脏器功能濒于失代偿或已失代偿功能的患者,除了做好上述一般准备工作外,还需根据患者的具体情况,做好特殊准备,必要时可请专科会诊。

(一)高血压

患者血压维持在160/100mmHg(21.3/13.3kPa)以下不必做特殊准备;对血压过高者,诱导麻醉和手术应激可能诱发脑溢血意外和充血性心力衰竭等,术前应适当用降血压药物使血压稳定在一定水平,但并非要求血压降至正常才做手术。

(二)心脏病

心脏病患者施行手术的死亡率是无心脏病者的2～3倍。心脏病的类型较多,其中非发绀性先天性心脏病和风湿性心脏病如果心律正常又无心力衰竭者手术耐受力良好。而冠心病、房室传导阻滞、急性心肌炎患者手术耐受力较差,除了急症抢救手术,其他手术均应推迟。对有心力衰竭者除非急症手术,否则都必须病情控制后3～4周方可手术,并在术中严密监护心脏功能。急性心肌梗死患者,手术耐受力极差,6个月内不宜施行择期手术,6个月以上没有心绞痛发作,可在心电监护下施行手术。

其他心脏患者的术前准备,应注意:

(1)长期使用利尿药物或低钠饮食,水、电解质失调者,手术前需纠正。

(2)贫血患者携氧能力差,对心脏供氧有影响,术前应少量多次输血纠正。

(3)心律失常者,如偶发的室性期外收缩,一般不必特别处理,如有房颤伴心室率100次/分钟以上者,用西地兰或口服普萘洛尔,尽可能使心率控制在正常范围。老年冠心病、心动过缓、心室率在50次/分钟以下者,术前可皮下注射阿托品以增加心率。

(三)糖尿病

糖尿病患者在整个围手术期都处于应激状态,其并发症发生率和死亡率较无糖尿病者上升约50%。糖尿病影响伤口愈合,感染并发症增多,常伴发无症状的冠状动脉疾患。对糖尿病患者的术前评估包括糖尿病慢性并发症(如心血管、肾疾病)和血糖控制情况,并做相应处理。

1. 仅以饮食控制病情者,术前不需特殊准备。

2. 口服降糖药的患者,应继续服用至手术的前一天晚上;如果服长效降糖药如氯磺丙脲,应在术前2～3天停服,改用胰岛素。禁食患者需静脉输注葡萄糖加胰岛素维持血糖轻度升高状态(5.6～11.2mmol/L)较为适宜。

3. 平时用胰岛素者,术前应以葡萄糖和胰岛素维持正常糖代谢。在手术日晨停用胰岛素。

4. 伴有酮酸中毒的患者,需要接受急症手术,应当尽可能纠正酸中毒、血容量不足、电解质失衡(特别是低血钾)。对糖尿病患者在术中应根据血糖监测结果,静脉滴注胰岛素控制血糖。但应注意到严重的、未被认识的低血糖危险性更大。

(四)呼吸功能障碍

呼吸功能不全的主要表现是稍作运动即发生呼吸困难。哮喘和肺气肿是两大常见严重慢性病,均属于阻塞性肺换气功能不足。凡是呼吸功能不全者,术前都应做血气分析和肺功能检查(表9-1)。肺功能差者,手术并发症和死亡率都很高。凡肺功能不全同时并发感染者,必须采取措施,控制感染,改善肺功能,否则不能施行手术。

表9-1 肺功能检查

	正常	轻度不全	重度不全
氧气压(kPa)	9.3以上	8.0	6.6以下
氧饱和度(%)	90以上	90	84以下
二氧化碳分压(kPa)	5.2以上	6.4	7.1以下
最大通气量(%)	70以上	60～70	60～40以下

对呼吸功能障碍者,手术前准备包括:①术前2周停止吸烟;②鼓励患者练习深呼吸和咳嗽;③应用麻黄素、氨茶碱等支气管扩张剂,以及异丙肾上腺素雾化吸入等;④术前3～5天,使用抗生素;⑤经常哮喘发作者,口服地塞米松,以减轻气管黏膜水肿;⑥麻醉前用药量要少,以避免呼吸抑制和咳痰困难。

(五)肝脏疾病

常见的是肝炎和肝硬化。凡是肝损害患者,术前都应作各项肝功能检查。肝轻度损害者,不影响手术耐受力;肝损害较严重或濒于失代偿者,手术耐受力显著下降,须经长时间严格准备,方可择期手术:肝损害重度者,表现有明显营养不良、腹水或黄疸,一般不宜行任何手术。急性肝炎患者,除抢救手术外,不宜施行手术。由于大多数肝损害患者经过保肝治疗后,多能得到明显改善,可待肝功能恢复或改善后再择期手术。

(六)肾脏疾病

肾脏疾病者,均应进行肾功能检查。肾功能损害的程度可以根据24小时内生肌酐清除率和血尿素测定结果判断。肾功能损害程度越重,手术耐受力也越差。对轻、中度肾功损害者,经过适当的内科处理,都能较好地接受手术;对重度损害者,经过有效的透析疗法处理,仍然能比较安全地耐受手术。

(七)肾上腺皮质功能不全

除慢性肾上腺皮质功能不全者外,凡是以往

6～12个月内曾经应用激素治疗超过1～2周或正在接受激素治疗者，肾上腺皮质功能就可能受到不同程度的抑制，被视作肾上腺皮质功能不全。可从术前2天开始给予适量的激素，以提高对手术的耐受力。

八、围手术期抗生素应用

感染是最常见的手术后并发症，抗菌药物在围手术期的正确预防性应用有助于减少手术部位的感染。

（一）手术切口的分类

目前普遍将切口分为3类：

Ⅰ类，清洁切口：手术未进入炎症区，未进入呼吸道、消化道及泌尿生殖道，以及闭合性创伤手术符合上述条件者。

Ⅱ类，可能污染的切口：手术进入呼吸道、消化道或泌尿生殖道但无明显污染，如无感染且顺利完成的胆道、胃肠道、阴道、口咽部等；新鲜开放性创伤手术，手术进入急性炎症但未化脓区域；胃肠道内容有明显溢出污染；术中无菌技术有明显缺陷（如紧急开胸心脏按压）者。

Ⅲ类，污染切口：有失活组织的陈旧创伤手术，已有临床感染或脏器穿孔的手术。

按上述方法分类，不同切口的感染率有显著不同。据统计，清洁切口感染发生率为1%，清洁-污染切口为7%，污染切口为20%，严重污染-感染切口为40%。确切分类一般在手术后做出，但外科医生在术前应进行预测，作为决定是否需要预防性使用抗生素的重要依据。

（二）手术部位感染的细菌学

最常见的病原菌是葡萄球菌（金黄色葡萄球菌和凝固酶阴性葡萄球菌），其次是肠道杆菌科细菌（大肠杆菌、肠杆菌属、克雷伯菌属等）。手术部位感染的病原菌可以是内源性或外源性的，大多数是内源性的，即来自患者本身的皮肤、黏膜及空腔脏器内的细菌。皮肤携带的致病菌多数是革兰阳性球菌，但在会阴及腹股沟区，皮肤常被粪便污染而带有革兰阴性杆菌及厌氧菌。手术切开胃肠道、胆道、泌尿道、女性生殖道时，典型的手术部位感染致病菌是革兰阴性肠道杆菌，在结直肠和阴道还有厌氧菌（主要是脆弱类杆菌），它们是这些部位器官/腔隙感染的主要病原菌。在任何部位，手术切口感染大多由葡萄球菌引起。

（三）预防性应用抗生素的适应证

抗生素对手术部位感染的预防作用无可置疑，但并非所有手术都需要。一般的Ⅰ类即清洁切口手术，如头、颈、躯干、四肢的体表手术，无人工植入物的腹股沟疝修补术、甲状腺腺瘤切除术、乳腺纤维腺瘤切除术等，大多无需使用抗生素。预防应用抗生素主要适用于Ⅱ类即清洁-污染切口及部分污染较轻的Ⅲ类切口手术。已有严重污染的多数Ⅲ类切口及Ⅳ类切口手术（如陈旧开放创伤、消化道穿孔等），以及术前已存在细菌性感染，如化脓性腹膜炎、气性坏疽截肢术等，应根据需要在手术前后应用抗菌药物，不属于预防用药范畴。预防性应用抗生素的具体适应证是：

（1）Ⅱ类（清洁-污染）切口及部分Ⅲ类（污染）切口手术，主要是进入胃肠道（从口咽部开始）、呼吸道、女性生殖道的手术。

（2）使用人工材料或人工装置的手术，如心脏人工瓣膜置换术、人工血管移植术、人工关节置换术、腹壁切口疝大块人工材料修补术。

（3）清洁大手术，手术时间长，创伤较大，或涉及重要器官、一旦感染后果严重者，如开颅手术、心脏和大血管手术、门体静脉分流术或断流术、脾切除术、眼内手术等。

（4）患者有感染高危因素如高龄（>70岁）、糖尿病、免疫功能低下（尤其是接受器官移植者）、营养不良等。

此外，经监测认定在病区内某种致病菌所致手术部位感染发病率异常增高时，除追究原因外应针对性预防用药。

（四）预防用抗生素的选择

选择抗生素时要根据手术种类的常见病原菌、切口类别和患者有无易感因素等综合考虑。原则上应选择相对广谱、效果肯定（杀菌剂而非抑菌剂）、安全及价格相对低廉的抗菌药物。头孢菌素是最符合上述条件的。心血管、头颈、胸腹壁、四肢软组织手术和骨科手术，主要感染病原菌是葡萄球菌，一般首选第一代头孢菌素如头孢唑啉、头孢拉定。进入腹腔、盆腔空腔脏器的手术，主要感染病原菌是革兰阴性杆菌，则多使用第二代头孢菌素如头孢呋辛，复杂、易引起感染的大手术可用第三代头孢菌素如头孢曲松、头孢噻肟。下消化道手术、涉及阴道的妇产科手术及经口咽部黏膜的头颈部手术多有厌氧菌污染，须同时覆盖厌氧菌。一般是在第二、第三代头孢菌素基础上加用针对厌氧菌的甲硝唑。肝、胆系统手术，可选用能在肝、胆组织和胆汁中形成较高浓度的头孢曲松、头孢哌酮或头孢哌酮/舒巴坦，或哌拉西林。不同地区和医院手术部位感染病原菌的分布及其耐药状况存在差异，选择预防药物时应充分考虑各自的特点。

患者对青霉素过敏不宜使用头孢菌素时，针对葡萄球菌、链球菌可用克林霉素，针对革兰阴性杆菌可用氨曲南，大多二者联合应用。氨基糖苷类抗生素具有耳、肾毒性，不是理想的预防药物。但因其价廉易得，在我国耐药情况不严重的基层医院，在密切监控防止不良反应的情况下，仍有一定的实用价值。万古霉素一般不作预防用药，除非有特殊适应证，如已证明有 MRSA 所致的手术部位感染流行时。喹诺酮类由于其在国内的滥用，革兰阴性杆菌耐药率高，一般不宜用作预防，除非药物敏感试验证明有效。

下消化道手术除术中预防用药外，术前一天要分次口服不被吸收或少被吸收的肠道抗菌药物（如新霉素、庆大霉素、红霉素），并用口服泻剂或灌肠清洁肠道。不主张术前数日连用抗生素。

（五）预防应用抗生素的方法

1. 给药的时机极为关键，应在切开皮肤（黏膜）前 30 分钟（麻醉诱导时）开始给药，以保证在发生细菌污染之前血清及组织中的药物已达到有效浓度（>MIC 90）。所以，不应在病房给药而应在手术室给药。

2. 应静脉给药，30 分钟内滴完，不宜放在大瓶液体内缓慢滴入，否则达不到有效浓度。

3. 血清和组织内抗菌药物有效浓度必须能够覆盖手术全过程。常用的头孢菌素血清半衰期为 1～2 小时，因此，如手术延长到 3 小时以上，或失血量超过 1500ml，应补充一个剂量，必要时还可用第 3 次。如果选用半衰期长达 7～8 小时的头孢曲松，则无需追加剂量。

4. 一般应短程使用，择期手术结束后不必再用。若患者有明显感染高危因素，或应用人工植入物，或术前已发生细菌污染（如开放性创伤）时，可再用一次或数次到 24 小时，特殊情况可以延长到 48 小时。连续用抗生素多日甚至用到拆线是不必要的，并不能进一步降低手术部位感染发生率。手术中发现已存在细菌性感染，手术后应继续用药直至感染消除。

第三节　手术后监测与处理

手术后患者极需一个安静舒适并能及时得到监测和治疗的环境。大型手术或年老患者等一般都直接送往重症监护病房（ICU 或 SICU），中等手术患者即使不送往 ICU，也应该被安置在术后病房或单人病房。对于无需特殊护理者，也应加强观察，这是因为麻醉尚未完全消退，加之患者的神志和反射尚未完全恢复，缺乏有力的自身调节功能。

一、一般监测

术后监测的目的在于随时了解术后病情变化动向和严重程度及对治疗的反应，以保证术后患者顺利康复。对于有心脏病和其他重危患者或施行较大复杂手术的患者，术后监测成为必需。

监测项目可根据病情需要及临床医师的经验决定。简单手术或患者健康情况良好者，可以不用或少用复杂的、创伤性的监测；对于重大疑难手术，或心、肺、肝、肾功能减退的患者，术后应加强监测。

1. 心电监测　任何术前有心功能不全的患者，术后应用床旁心电监测仪作连续 24 小时的监测。警惕任何心率、心律或传导的异常。病情稳定后，可改用间歇性的监测与记录。对于监测中出现任何心率、心律或传导的失常，以及可能发生的心肌缺血、心梗及心搏骤停，应立即诊断并采取紧急治疗措施。

2. 动、静脉压监测 如术中已作直接动脉插管动脉压测定，术后可继续用以监测。病情稳定后改用间接测压法，其他患者可用间接测压法。有心肺疾患或有心肌梗死的患者应给予无创或有创中心静脉压（central venous pressure，CVP）、肺动脉楔压（pulmonary artery wedge pressure，PAWP）检测。

3. 呼吸功能监测 包括呼吸监测、呼吸机使用与血气分析3项。呼吸监测主要是监测呼吸频率、幅度、呼吸状态、肺部听诊及胸部X线检查等。呼吸机使用的监测包括潮气量、气道压力、吸入气氧分压等。采用经皮氧饱和度监测仪动态观察动脉血氧饱和度，采用动脉血气分析用以直接测定 PaO_2 和 $PaCO_2$。前者反映动脉血氧合程度，后者直接反映肺泡通气状态。同时监测血液pH（血酸碱度）、BE（剩余碱）等项目，并以此作参考调整呼吸机的各项参数，了解体内酸碱失衡状态。

4. 肾功能监测 包括尿量、比重与pH值的测定及血液肌酐和尿素氮的测定。决定尿量多少的因素取决于肾小球滤过压、肾血流量及肾小管重吸收的能力。任何影响以上3个方面的因素，均可改变尿量。因此，尿量又与有效血容量、动脉收缩压、体液平衡状态、药物的作用、肾功能、抗利尿激素的水平等有关。尿量又可反映体内微循环的状况，是临床补液与补充电解质的重要依据，也是术后抢救患者的关键性指标。通过留置导尿管每小时测定尿量，可了解肾脏情况，并可间接反映脏器的灌注情况。

尿量过多临床意义不大，但需注意电解质紊乱。尿量少于30ml/h时，应注意查明原因，包括肾前因素和肾性因素，前者大多为血容量不足、血液浓缩、心功能不全、脱水、高热、多汗等；而后者常提示急性肾衰或肾功能不全。尿比重反映尿渗透压的高低、可溶性物质与水的比率。尿少、高比重常提示肾功能正常，液体摄入过少可能性较大。尿少、低比重常提示肾实质损害严重，丧失浓缩与稀释功能。尿量持续性减少或无尿，呈等渗状态，提示发生急性肾衰竭。

尿pH值取决于肾小管分泌 H^+ 的量，纠正代谢性酸中毒时，可用作碱性药物应用量的监测指标，但不能替代血液pH值的测定。血肌酐和尿素氮每日或隔日定期测定，是监测肾功能的重要指标。

5. 体温监测 术后24小时应4～6小时测温一次，次日每8小时测温一次，直至体温正常1周后改为每日2次测定。术后3～5天内体温高视为术后反应。

术后发热不一定表示伴发感染。非感染性发热通常比感染性发热来得早。非感染性发热主要原因有手术时间长，广泛组织损伤，术中输血，药物过敏，麻醉剂引起肝中毒等。感染性发热的危险因素包括患者体弱、高龄、营养状况差、糖尿病、吸烟、肥胖、使用免疫抑制药物或原已存在的感染病灶。手术因素有止血不严密、残留死腔、组织创伤等。感染性发热除切口部位感染外，其他常见发热原因包括肺膨胀不全、肺炎、尿路感染、化脓性静脉炎等。

轻度低体温也是一个常见的术后并发症，多因麻醉药物阻断了机体的调节过程，开腹或开胸手术热量散失，输注冷的液体和库存血液。患者对轻度低体温耐受良好，然而明显的低体温会引起一系列的并发症：周围血管阻力明显增加，心脏收缩力减弱，心排出量减少，神经系统受抑制，凝血功能障碍。严重的低体温通常与大手术，特别是严重的创伤、输注大量冷的液体和库存血液有关。

二、术后止痛

麻醉作用消失后，切口受到刺激时会出现疼痛。术后疼痛可引起呼吸、循环、胃肠道和骨骼肌功能变化，甚至引起并发症。胸部和上腹部手术后疼痛，使患者或不自觉固定胸肌、腹肌和膈肌，不愿深呼吸，促成肺膨胀不全。活动减少，引起静脉淤滞、血栓形成和栓塞。术后疼痛也会导致儿茶酚胺和其他应激激素的释放，引起血管痉挛、高血压，严重的发生中风、心肌梗死。有效的止痛会改善大手术的预后。根据个人的阈值与耐受度亦不尽相同，应采取不同方法尽量减轻患者的疼痛。

1. 镇痛泵止痛 目前镇痛泵止痛已在大中城市手术后普遍应用。它可以持续均匀地将镇痛药注入静脉，常得到较为满意的止痛效果而无严重的副作用。

2. 镇痛剂止痛　术后1～2天常用镇痛药止痛，此类镇痛药用吗啡、哌替啶、芬太尼等，若无禁忌，可间隔6～8小时给药。短期应用镇痛药可不必顾虑成瘾的危险性。

3. 神经阻滞止痛　对于呼吸功能不全患者，全身应用镇痛药可抑制呼吸。常用局部给药止痛，即用长效局麻药作局部浸润、疼痛点靶区封闭、肢体套式封闭及肾周或骶前封闭等。

上肢手术后常用持续臂丛阻滞，特别是断肢再植术后，除止痛外，也有利于保持血管扩张，增强肢体循环。开胸术后常用肋间神经阻滞止痛。常用局麻药为0.5%普鲁卡因、0.1%～0.15%丁卡因等。

4. 椎管内给药　即从蛛网膜下腔或硬膜外间隙给药。目前大多是从硬膜外间隙给药，具有镇痛效果好、持续时间长、给药剂量小的优点。术后留置硬膜外导管以便连续注药，可消除术后疼痛。但采取硬膜外注射小剂量阿片类药，易发生尿潴留、皮肤瘙痒，严重时可发生延迟性呼吸抑制等后果，因此应选择性用椎管内给药镇痛。

三、恶心、呕吐、腹胀、呃逆的处理

(一)恶心、呕吐

常见原因是麻醉反应，麻醉作用消失后，即可停止，但不能忽视其他原因也可出现恶心、呕吐，如颅内压增高、糖尿病酸中毒、尿毒症、低钾、低钠；腹部手术后反复呕吐，有可能是急性胃扩张或肠梗阻。

【处理】予以持续胃肠减压，并可辅以止吐药。

(二)腹胀

一般是胃肠功能受抑制，腹腔内积气积液过多所致。随着手术创伤反应的消失，胃肠道蠕动恢复，肛门排气后，可自行缓解。如手术后数日仍未排气，并有腹胀，肠鸣音消失，则可能是腹膜炎或其他原因所致的肠麻痹。如腹胀伴有阵发性绞痛，肠鸣音亢进，甚至听诊出现气过水声或金属音，则要考虑粘连性肠梗阻或其他原因引起的机械性肠梗阻。严重腹胀可使横膈抬高，影响呼吸功能，也可使下腔静脉受压，影响血液回流。此外，腹胀对胃肠吻合口或腹壁伤口也会产生影响，需及时处理。

【处理】持续胃肠减压，放置肛管，高渗液低压灌肠等，有时尚需手术，使用新斯的明0.5mg肌注，也可经胃管注入“大承气汤”，对非胃肠道吻合手术在6小时后口服，可以减轻腹胀促使胃肠蠕动的恢复。近来，有人提倡应用芒硝腹部外敷，也可起到相当疗效。

(三)呃逆

术后发生呃逆并不少见，多为暂时性，但少数可为顽固性。呃逆的原因可能是神经中枢或膈肌直接受刺激而引起。

【处理】术后早期发生呃逆，可采用压迫眶上缘，短时间吸入二氧化碳，抽吸胃内积气、积液，给予安眠药或镇静药或解痉剂，针刺内关、足三里、天突、鸠尾等穴位。施行上腹部手术后发生顽固性呃逆，应当警惕吻合口或十二指肠残端瘘，导致膈下感染所致。对顽固性呃逆可用利他林静脉滴注或采用颈部作膈神经封闭。

四、常用导管与引流物的处理

(一)鼻胃管

施行腹部手术前应插置鼻胃管，以减轻由于手术、麻醉、术后胃肠运动抑制所引起的胃肠胀气，以便于暴露手术野，有利于手术操作，并增加手术安全性。术后应保持胃管通畅，促使术后胃肠蠕动的恢复。除引流作用外，留置胃管，通过观察引流液的质和量，可早期发现吻合口出血、急性胃黏膜病变等。引流量的多少，可作为制定补充水、电解质的依据之一。通常在补充每日需要量的基础上，对丢失的胃肠液以同等量的平衡液予以补充。胃管一般在术后2～3天拔除。胃肠功能恢复、肛门有排气、胃肠引流液逐渐减少、经夹管后无恶心呕吐、无腹胀是拔除胃管的指征。若考虑到较长时间放置胃管，有人提倡以胃造口插管替代鼻胃管。

(二)导尿管

除泌尿系手术外，大中型手术和下腹部手术应在术前留置导尿管，其作用有：①便于术中暴露手术野，有利于手术操作；②术中观察尿量以监测肾功能，并可反映全身微循环灌注状况；③观察有无血尿，了解判断有无输尿管、膀胱损伤。

导尿管分为普通导尿管与气囊导尿管，普通导尿管中又有用于前列腺增生的尖头导尿管。留置导尿一般选用气囊导尿管，易于固定。导尿管与无菌瓶、带容量刻度的量杯或集尿袋连接。长期留置导尿管者，每日用消毒液清洗尿道口及导管下端，若有感染者冲洗膀胱并每周更换导尿管，以保持导尿管通畅。

对留置时间较长者或作永久性导尿者，可采用耻骨上膀胱穿刺，以硅胶管置入替代尿道导尿。其优点有：①创伤小；②尿道无异物及刺痛感；③不会引起尿道炎症感染。拔管前先行夹管，观察患者能自行排尿，即可拔除。

（三）胸腔闭式引流管

胸腔手术或胸部创伤所致血、气胸，应常规放置胸腔闭式引流管。其目的是使气体、液体从胸腔内排出，以减轻胸腔内压力，重建胸膜腔的负压，使肺扩张；平衡张力，预防纵隔移位及肺受压缩。带有胸腔闭式引流管的患者，在术后取半卧位，使引流管保持低位引流，所连接的水封瓶或引流袋一般置放在患者胸部以下水平 60～100cm 处，绝对不能高于患者胸部。每天更换引流袋（瓶），注意无菌操作，防止引流管脱落和拔出，因此固定应可靠。定时观察引流液的质与量。一般在置管 48 小时后，水封瓶（袋）内无气泡、液体的排出，无呼吸困难，X 线胸片证实肺已完全膨出，可用 CT 或 B 超证实胸腔无积液时可考虑拔管。但拔管后仍需注意观察有无气胸、积液、呼吸困难、皮下气肿等情况发生。

（四）气管导管、通气导管

气管内插管患者，术后返回病房尚未完全清醒，或者病情危重，患者不能自行咳痰需进行辅助呼吸，可以短时应用气管导管；若估计较长时间（>48 小时）需气管插管的，则可考虑改用气管切开置管。患者完全清醒后，反射开始恢复，并对气管插管极难耐受，可给予镇静剂。对气管导管留置患者，应加强监测呼吸，给氧及定期测定动脉血 PO_2 和 PCO_2，及时清除口腔内分泌液，同时应用抗生素防止肺部感染。通气导管的主要用途是保持上呼吸道通畅，主要用于昏迷或全身麻醉未清醒的患者，一般有咽导管和鼻咽导管两种。如是气管切开的，对气管造口套管要着重保持导管处于通畅状态，在无菌操作基础上，及时清除导管内及呼吸道的痰液，并定期清洗内套管。尤其是气管切开早期，套管脱出气管将会造成窒息、心跳骤停的严重后果，需引起医务人员的高度重视。

（五）腹腔引流管

在腹部手术中普遍应用，临床上具有非常重要的实用价值。根据作用机制，引流可分为被动引流与主动引流两类。引流的目的可分为治疗性与预防性两种。临床常用的引流物有橡皮片引流、烟卷引流、双套管引流、橡胶管引流等。橡皮片引流局限于体表较小的手术。烟卷引流在近年已逐渐被淘汰。目前临床上较常用的是双套管引流与橡胶管引流。橡皮片、烟卷、纱布条与普通橡胶管引流均属于被动引流物，当引流部位的液体积蓄至一定量，产生一定压力时，才能被动引流出来，适用于引流量少、液体易流出的体位，一般放置 2～4 天。

双套管负压引流属于主动引流，效果好，多应用于腹部手术后，适用于引流量较多、需要较长时间持续吸引的伤口及胃肠道瘘等。双套管的内管为负压吸引，外管为通气管，接上电动吸引后可以产生持续负压，使引流持续。

（六）各种造口管

临床上常用的有胃、空肠造口管，“T”形管，膀胱、输尿管导管等，主要用于引流腔内物达到减压目的。对这些造口管，术后均应一一接上引流袋（瓶），并妥善固定，防止导管脱出；保持导管通畅，保持导管周围皮肤干燥、清洁，观察并记录引流物的量与性质。

（七）静脉导管

目前对大型手术，术前均在手术室作静脉插管，常用的是经锁骨下静脉、颈内静脉或股静脉插入导管，抵达上、下腔静脉。经过静脉导管可以输血、输入液体或营养液，也可用作测定中心静脉压，因此尤其适用于重危患者或大手术后患者的监测。

但是静脉插管，长期置管及应用肠外营养可产生一些并发症，如血、气胸，大血管、神经损伤，静脉炎，静脉血栓、气栓及导管炎症，发热等。应严格护理静脉导管，保持管腔通肠，定时以肝素生理盐水冲洗。导管的连接点须妥善固定，不致漏气或脱落。

（八）敷料处理与拆线

手术后伤口以无菌敷料覆盖，注意保护，防止外界水浸渍或受大小便污染，保持敷料干燥完整。对张力大，做张力缝合的伤口要采取适当的体位，以保持最小张力，应教会陪同人员用双手保护腹部伤口后用力咳嗽，以防止缝线崩断，切口裂开。一般伤口在术后 3～4 天更换敷料，感染伤口在术后 24～48 小时更换。一旦外敷料湿透应随时予以更换。更换敷料时要检查伤口有无感染、积液、积脓及血肿等情况，若发现上述情况，要及时处理。伤口缝线的拆线应根据切口部位与患者的年龄、营养状况及局部血供和手术种类而定。一般头、面颈部在术后 4～5 天拆线；下腹部、会阴部 7 天左右拆线：胸部、上腹部、背部、臀部在 9 天左右拆线；四肢手术 12 天左右拆线；关节或有减张缝合的在术后 14 天拆线，也可采用间隔拆线。对年老、体衰、营养不良或伴有糖尿病者可酌情延缓 2～3 天拆线。

（九）切口分类和愈合级别

手术切口可分为 3 类：一类切口，为无菌切口，以“Ⅰ”表示，如甲状腺、疝修补术；二类切口，为可能污染切口，以“Ⅱ”表示，如胃肠道手术、胆道手术；三类切口，为感染切口，以“Ⅲ”表示，如消化道穿孔、阑尾穿孔等。

切口愈合的级别也分 3 种：甲级愈合，指愈合良好，没有不良反应的愈合，用“甲”表示；乙级愈合，是指愈合欠佳，局部有炎症反应，如红肿、硬结、积液等，但未化脓，用“乙”表示；丙级愈合，是指切口化脓，需切开引流者，用“丙”表示。

切口愈合的记录方法：如甲状腺术后，切口愈合良好，记为“Ⅰ/甲”；如胃穿孔修补术后，切口愈合欠佳，记为“Ⅲ/乙”；作胃癌根治术后，切口愈合良好，但切口局部发生血肿，记为“Ⅱ/乙”。

第四节　手术后常见并发症的预防与处理

随着医学的发展、手术难度的增加，以及手术种类及范围的逐渐扩大，手术对机体造成的损害也越来越大，对重要脏器功能的干扰也越来越明显，因此加强手术后危重病情的监测及常见并发症的预防尤为重要。

一、术后大出血或弥漫性血管内出血

所有手术患者均可能发生大出血。若术后早期发生患者则可出现低血容量性休克的临床表现；如果有大量呕血或便血，引流管中有持续的多量血性液体，尿量＜25ml/h，中心静脉压＜5cmH_2O（0.49kPa），往往提示发生了术后大出血。手术后早期出血的原因有：①血管结扎不牢固，术后结扎线脱落；②手术创面大，止血不完善，术后发生较大面积渗血；③手术中小动脉破裂处于痉挛状态，术后血管逐渐扩张，造成出血；④术前患者存在潜在的凝血障碍或出血因素，术后发生明显的渗血、出血。术后 24～48 小时出血，常是由于结扎线远端组织坏死，结扎线脱落，或者由于手术中炎症组织水肿、术后消退、血管结扎线松弛脱落所致；另一可能是血管原已栓塞，而后脱落，这大多发生在胃肠吻合口部位。

一旦发生术后大出血，应尽快补液、输血，补充血容量，提高患者血压，改善患者全身情况，若估计出血量不大，可先采用非手术治疗；但估计出血量较大，且多数为动力性出血时，应果断地再次进行手术止血。不宜把希望过多地寄托在非手术治疗能获得成功。对于胃肠吻合口出血，当患者全身条件允许时可先作选择性动脉造影并注射血管收缩剂或栓塞剂以达到止血目的。

弥漫性血管内凝血（disseminated intravascular coagulation，DIC），是多种病因引起的共同病理过程和临床综合征。其特征是微循环中发生广泛的由血小板凝集和纤维蛋白沉积而形成的微血栓。

微血栓形成消耗了血小板和凝血因子，导致继发性纤维蛋白溶解亢进，酿成严重出血。微血栓还使受累脏器功能障碍。术后 DIC 多在手术后或出现手术并发症后数小时至 2 天内发生，病情凶险，进展迅速。病情严重程度也和促凝血因子进入血液的质和量、患者的全身血管床的状态有关系。临床表现有：①全身微血栓　临床可见呼吸困难、发绀、少尿、血尿、昏迷、抽搐、消化道出血、低血压和严重休克等；②低凝和纤溶状态　手术部位出血或注射穿刺部位出血不止，皮肤瘀斑，呕血，便血，尿血，血液不凝；③溶血表现　急性溶血时可见发热、贫血、血红蛋白尿，甚至皮肤黄疸等表现；④休克。

如有 DIC 发生，应积极进行病因治疗包括：控制感染；纠正代谢性酸中毒和缺氧；纠正休克、改善脏器血流灌注；过敏性疾病应用肾上腺皮质激素和抗过敏治疗等。避免使用缩血管药物和促血小板凝集药物。肝素是治疗 DIC 的首选抗凝药物。一般采用持续静脉滴注法，首剂 50mg 肝素静脉推注，维持 100～200mg/d，监测凝血酶原时间，使之为正常的 1～2 倍。待原发病得到控制或诱发因素解除，病情明显改善，凝血象恢复时才可逐渐减量和停药，一般需用药 3～7 天。如治疗有效，凝血酶原时间在 1 天内恢复正常或缩短 5 秒以上，纤维蛋白原在 12～48 小时内上升。而血小板恢复较慢，需数天至数周恢复至正常或接近正常，不能作为疗效和停药的指标。在病情轻或处于高凝状态或 DIC 已控制、肝素已停用后，常用抗血小板凝聚药潘生丁、低分子右旋糖酐有助于修复受损的血管内皮，减低血小板黏附和凝聚，降低血液黏稠度，改善微循环，减低血液高凝状态。

二、呼吸系统疾病

术后并发呼吸系统疾病较常见，占手术后并发症的 1/3。

(一)急性肺水肿

由于老年手术患者增多，手术范围扩大，近年术后急性肺水肿的发生率有所增加。发生急性肺水肿的原因包括：

1. 心源性因素　心脏病患者术后任何原因使心动过速和静脉回流增加，均可使肺毛细血管内压急剧升高，当平均毛细血管压＞35mmHg(4.66kPa)或者平均肺静脉压＞30mmHg(4.0kPa)，就可导致肺水肿。术后血压过高，一旦使左心功能恶化或外周血管阻力突然升高，均可诱发肺水肿。

2. 输入液体负荷过重　术后输血补液速度过快或过量，可使右心负荷加重。大量输入晶体液，可迅速透过血管壁，聚集至肺组织间隙，导致肺水肿。

3. 呼吸道梗阻　呼吸道梗阻时可引起缺氧，缺氧导致肺小动脉痉挛性收缩，肺小静脉收缩，使肺毛细血管壁通透性增高。此外，呼吸阻力增加，胸腔负压加大，使肺毛细血管内外压力差增加，肺毛细血管内液体渗出加快，除非解除呼吸道梗阻，否则将形成恶性循环，加重肺水肿的发展。

4. 其他　①术后患者可因呕吐或胃内容物反流，引起吸入性肺炎；②低蛋白症时血浆胶体渗透压下降，也是导致肺水肿的重要因素；③近脑干部手术，术后局部组织水肿或受损，引起交感神经兴奋，导致外周血管收缩，肺毛细血管压上升，导致神经源性肺水肿发生。

急性肺水肿的诊断可根据临床表现、肺部听诊和胸部 X 线综合而定。发病初期，多先表现为肺间质性水肿，若不及时发现和治疗，则可继续发展成肺泡性肺水肿，呼吸困难加重，可渗出大量粉红色泡沫痰，听诊双肺满布湿啰音；X 线表现早期为肺上部血管扩张和瘀血，肺纹理显著增加，当发展到间质性肺水肿时，肺纹理增加显著，并变粗，边缘模糊不清。至肺泡性肺水肿时，出现密度均匀的致密阴影，可融合成片状。

急性肺水肿的治疗，除了针对原发疾病外，还需根据发病机制积极纠正病理生理改变，包括：①纠正低氧血症；②快速利尿；③降低循环前后负荷，一般选用血管平滑肌扩张药物；④增强心肌收缩力药物的应用。

(二)成人呼吸窘迫综合征

目前对成人呼吸窘迫综合征(ARDS)的定义为：非心源性(非静水压性)肺水肿和急性呼吸功能障碍的弥漫性损伤。除了血管内皮细胞及肺间质的病理改变外，尚累及肺泡上皮细胞。常发生于创伤及大手术后，表现为进行性呼吸困难、低氧血症、肺顺应性降低。X线显示弥漫性间质性肺水肿。

1. 发生ARDS原因　可归纳为两大类：肺直接受损害；肺间质受损害。值得一提的是，ARDS患者约有1/3以上同时存在感染，且细菌培养常与腹内脓肿细菌一致。ARDS通常将其病程分为4期：第一期为损伤初期，此时常无明显的临床表现，胸片亦可正常，但呼吸增快，并出现呼吸性碱中毒，血中乳酸含量增高，也可出现代谢性酸中毒，此期一般持续6小时左右；第二期为相对稳定期，出现呼吸困难，过度通气增加，胸部出现异常体征，但胸部X线片改变尚不明显；第三期为呼吸功能不全期，呼吸已十分困难，血中乳酸含量增多，两肺有弥漫性肺水肿，常发生在术后24～48小时；第四期为临终期，表现为持续严重的低氧血症和CO_2蓄积。PaO_2在40mmHg(5.3kPa)以下，血中乳酸含量急剧增加，血pH值明显下降，PaO_2升高，肺部体征加重。患者常死于心动过缓或心跳停止。

2. ARDS的诊断标准

(1)有明确的创伤病因。

(2)呼吸窘迫，并已除外急、慢性肺部疾患和左心衰竭。

(3)有确切的实验室检查指标，即使吸入60% O_2，PaO_2仍低于50mmHg(6.7kPa)以下。

(4)胸片显示间质性(早期)或肺泡性(晚期)肺水肿。

(5)肺总的顺应性＜50ml/cmH_2O。

(6)分流学数增高，无效腔量/潮气量值VD/VT增高。

(7)PaO_2持久低落，伴有进行性缺氧。

3. ARDS的预防

(1)术前患者应戒烟1周以上，对有感染灶的患者应给予抗感染治疗。

(2)全麻患者要防止误吸。

(3)防止输血错误，输大量血后应警惕可能出现的并发症。

(4)及时纠正水、电解质及酸碱平衡失调。

(5)保持气道通畅，以及避免长时间吸入高浓度氧。

4. ARDS的治疗

(1)积极治疗和控制感染疾病。

(2)积极纠正缺氧，必要时用机械通气，并作血气监测。

(3)维持循环稳定，密切监测血压和中心静脉压。

(4)尽快消除肺间质水肿，输液量应控制在2000ml/d左右。

(5)早期大量肾上腺皮质激素的应用，以防止溶酶体破坏，减少肺损伤介质产生，减少中性粒细胞聚集以防止肺纤维化。

(6)其他：可用利尿剂以减轻水肿；用白蛋白可提高血浆胶体渗透压；肝素有抗凝作用，并可清除血中脂肪，对脂肪栓塞引起的ARDS有利；应用支气管扩张药，可使气道阻力降低；尿激酶的应用可抑制肺的纤维化等。

(三)呼吸功能衰竭

原有慢性肺阻塞性疾病患者、老年患者，在施行胸部和腹部大手术后，很可能发生呼吸功能障碍，甚至衰竭，是造成手术死亡的重要疾病之一，应积极加以预防和处理。

发生呼吸功能衰竭的机制主要是由于局部和总通气不足或由于肺不张、间质肺水肿、肺栓塞或支气管阻塞等所引起。其诱发因素为：

(1)由于麻醉药残留，或深度镇痛、镇静所致总通气不足。

(2)由于腹部手术、胸部手术所引起的局部通气不足和肺不张。

(3)慢性阻塞性肺部疾患，分泌物潴留所致支气管阻塞。

(4)由于矫形手术，老年或肥胖患者手术所引起的肺栓塞，以及间质肺水肿，等等。

其他因素包括：

(1)术前患有慢性阻塞性肺部疾患，术后存在同期储备不足、无力咳嗽、深呼吸及清除支气管内增多的分泌物。

(2)气管插管和某些麻醉药可增加呼吸道的黏液分泌，麻醉药或干燥的气体可降低正常纤毛的运动。

(3)麻醉或者术后免疫功能低下，使感染发生的可能性增加等。

治疗的主要目的在于恢复和维持功能残气量。鼓励患者深呼吸、咳痰：化痰药物、气雾吸入药物的应用,体位引流和支气管扩张药的应用等。对呼吸系统有感染者应用抗生素,并纠正心力衰竭,纠正水、电解质及酸碱平衡失调。

（四）肺栓塞

由空气、脂肪或血栓等物质经静脉至右心,再进入肺动脉,使其完全或部分阻塞,从而导致呼吸和循环障碍,即为肺栓塞。栓子的来源主要是下肢深静脉血栓。

肺栓塞的临床表现主要是三大症状和三大体征。三大症状是呼吸困难、胸痛和咳嗽、咯血。三大体征是肺部啰音、肺动脉瓣区第二心音亢进和奔马律。肺栓塞因阻塞部位不同又可分为小型和大型,有休克和无休克,即两型四类。当临床怀疑发生肺栓塞时,需作如下检查,以明确诊断。

1. 血气分析　当肺栓塞达到中度以上程度,必有低氧血症。

2. 生化测定　常有三联反应,即乳酸脱氢酶和血清胆红素升高而血清谷草转氨酶正常。

3. 心电图检查　大型肺栓塞时可有急性肺心病和心肌缺血的征象;小型栓塞可无任何异常。

4. 胸部X线检查　小型栓塞X线显示可正常;大型栓塞表现为浸润阴影或楔形阴影,以右肺及两下肺叶为多见。

5. 肺动脉造影　是最准确、最有价值的诊断方法。如存在肺栓塞,要检测栓塞大小和栓塞部位。诊断肺栓塞时,须与心肌梗死及大叶性肺炎相鉴别。

可在造影片上显示肺栓塞的死亡率很高。约1/3以上患者在发病后2小时内死亡。因此肺栓塞的预防尤为重要。预防肺栓塞的措施主要包括:预防下肢深静脉血栓形成和阻断下腔静脉。前者将在以后介绍,后者主要有以下3种方法:

(1)下腔静脉结扎,因脐带线和粗结线结扎下腔静脉。

(2)下腔静脉折叠术,有缝合法和钳夹法两种,部位在肾静脉。

(3)通过周围静脉放置下腔静脉堵塞物。临床实际工作中,下腔静脉阻断术较少使用,因为手术死亡率和病残率均较高。目前常用抗凝疗法和溶栓疗法治疗。

一旦发生肺栓塞,其治疗方法有抗凝、溶栓、手术取栓和导管吸栓等方法。只有对大型栓塞且又有休克时,才考虑在体外循环下切开肺动脉取栓。

（五）肺部并发症

主要有肺不张和肺炎。容易发生在长期吸烟、高龄及有急、慢性呼吸道感染的患者。治疗最基本的方法是鼓励并协助患者咳嗽排痰,同时使用足量、有效的抗生素。严重痰阻时,可考虑作气管切开。

三、循环系统疾病

主要包括心搏骤停、严重心律失常和高血压。心搏骤停是极其严重的并发症,死亡率极高。危重患者和实行心血管手术后的发生率较高。导致心搏骤停的常见因素为:

(1)呼吸道梗阻:由昏迷、误吸、气管内分泌物阻塞或颈部血肿压迫等引起。

(2)呼吸抑制:最常见的原因是通气不足或呼吸道通气不畅,导致缺氧和CO_2蓄积。

(3)水、电解质紊乱:尤其是低钾血症,而术后又有过度通气,使低钾更为严重,最终引起室性早搏、室性心动过速,甚至室颤。

(4)心脏疾病:如冠心病患者可因室性心律失常而发展至心室颤动。

(5)术后出血或渗血:严重的渗血和大出血最终造成低血容量性休克,甚至引起心搏骤停。

上述诸因素可相互影响、互为因果,形成恶性循环,最终均可导致心搏停止。

心搏骤停是临床上最为紧急的情况。凡术后危重患者出现血压偏低、心律失常、喘息样呼吸、神志不清、意识消失、脸色灰青,应立即怀疑心搏骤停或即将停搏,即时复苏。

四、急性肝功能障碍

术后发生急性肝功能障碍是因创伤、手术、休克、感染所引起的肝细胞大量坏死和肝功能严重损害,主要临床表现有黄疸、神志改变,甚至肝昏迷。精神活动障碍和凝血酶原时间延长是急性肝功能障碍的特征。临床上将肝性脑病分为4期:Ⅰ期表现为精神活动迟钝;Ⅱ期表现为行为失常或嗜睡;

Ⅲ期表现为昏睡;Ⅳ期表现为昏迷。

肝脏缺血、胆红素负荷增加、感染是引发急性肝功能障碍的主要病因。此外,如施行门体静脉分流术后,以及继发于其他器官功能的障碍如ARDS后也是引发急性肝功能障碍的重要因素,右心衰竭-肝功能衰竭是多器官功能衰竭的一个典型例子。

治疗措施包括:

(1)一般处理:补充足够热量和维生素及辅酶A和ATP等;补充大量液体,以维持血容量和足够的尿量,尤其是注意纠正低钾血症。输新鲜血、血浆、白蛋白以补充多种凝血因子,并纠正低蛋白血症。

(2)针对肝昏迷的治疗:主要包括针对氨中毒的治疗和针对氨基酸代谢紊乱的治疗,以及针对假神经递质的治疗。具体包括:①限制氨的来源;②应用降氨药物;③应用高浓度支链氨基酸和低浓度芳香族氨基酸以改善血液氨基酸谱;④应用左旋多巴提供正常神经递质的原料;⑤应用溴隐亭有助于对门体分流性脑病的恢复。

(3)控制感染:选用抗生素时应避免肝毒性较大的,如四环素、红霉素等。

(4)积极防治其他脏器功能障碍。

(5)对出血倾向的处理与抗凝治疗。

(6)保肝、护肝治疗。

(7)肝脏支持疗法:"人工肝"透析、肝移植是目前治疗比较有效的方法。外科临床中遇到的急性肝功能障碍,常继发于严重创伤、大手术、休克或感染。不少患者原无肝脏疾病,对肝脏支持疗法有较好反应。

五、急性肾功能障碍

麻醉、手术创伤、术中出血、持续低血压及原有的心、肾功能障碍等,均可在术后引发急性肾功能障碍。

诊断急性肾功能障碍并不难,每小时尿量低于17ml或24小时内尿量少于400ml,低血压经抗休克治疗,补充血容量后3小时,尿量每小时仍低于17ml或24小时内仍少于400ml,即考虑诊断成立。急性肾功能障碍的死亡率很高,因此必须以预防为主。一旦发生急性肾功能障碍,尤其是少尿期,应严格限制摄入液体量,并注意液体输入的速度;对存在的高钾血症即氮质血症根据具体情况可选择血液和腹膜透析治疗;多尿期开始后,常因大量水和电解质丢失出现一系列并发症,尤其是低血钾和脱水,严格调节补液量和电解质十分必要。

六、应激性溃疡

应激性溃疡是患者在大手术和重病的应激情况下,特别是并发休克、感染和多器官功能衰竭时,胃、十二指肠黏膜出现的糜烂及浅表性溃疡病变。其主要临床表现是上消化道出血。急性应激性溃疡的发病机制主要是胃黏膜缺血与H^+反流;胃酸增高与胃黏液成分的减少,使胃黏膜的屏障功能破坏,从而发生黏膜的糜烂与溃疡。

本病最突出的症状是无痛性上消化道出血,表现为呕血和黑便。胃镜检查不但可明确诊断,而且可查明出血的部位和范围。

大部分患者适合非手术治疗,治疗原则是:

(1)病因治疗,补充血容量,控制感染。

(2)置胃管,抽去胃内容物以冰盐水加去甲肾上腺素液灌注或局部灌注凝血药。

(3)全身或局部应用抗酸剂,西咪替丁的抗酸作用和预防应激溃疡的作用比较肯定。

(4)输血和止血药物的应用。

(5)胃镜检查或经胃镜治疗。

有10%~20%的患者需要手术治疗,手术方式应根据出血部位等情况而定,小的、局限的出血点可考虑出血点缝扎、部分胃切除;对出血点多,范围广的可采用胃大部切除,甚至全胃切除术。目前临床上多倾向于用迷走神经干切断加胃大部切除术治疗。

七、切口并发症

(一)切口裂开

切口裂开多发生在腹部手术后,尤其是纵行切口。腹壁切口裂开发生率在0.5%~3%。

切口裂开的主要原因有:患者营养不良,组织愈合能力差;术后呃逆、呕吐、咳嗽及用力排便等使腹内压突然升高;长期激素治疗及化、放疗等妨碍组织修复;手术中缝合不当,以及术后切口感染、拆线过早等。

切口裂开大多发生在术后5～7天,按裂开程度可分为部分裂开与完全裂开。部分裂开又可分为内部裂开(腹膜肌层裂开,而皮肤完好,日后发展为切口疝)与外层裂开,即仅为皮肤与皮下组织裂开;完全裂开又称为全层裂开,除切口大部分或一部分自皮肤至腹膜全层裂开,有肠袢与大网膜等脱出。

对部分裂开者可以采用敷料及绷带包扎、胶布固定等方法。对于全层裂开者,要立即用无菌敷料包括无菌容器覆盖伤口,并即刻送手术室,在无菌条件下用可靠粗缝线、尼龙线或金属线腹壁全层间断缝合。术后以腹带加压包扎伤口,并增加营养供应,防治感染,再次拆线时间应适度延迟数日。

预防切口裂开的措施包括:

(1)术前积极纠正贫血和低蛋白血症。

(2)术中缝合用减张缝合。

(3)术后患者咳嗽时,应由家属或医务人员用双手扶持伤口协助,既可减轻疼痛又可预防切口裂开。

(4)术后伤口常规用腹带包扎。

(5)保持排便通畅,及时处理可引起腹内压增高的各种因素。

(二)切口感染

切口感染是常见的术后并发症,表现为术后伤口疼痛,或一度减轻后再次加重;体温一度下降,又呈上升趋势,呈"V"形上升。更换敷料时要仔细检查切口有无红肿、浸润发硬、压痛或缝线感染。由于目前大多数手术切口是用电刀切开的,由此而引起的术后皮下脂肪液化所造成的切口感染日益增多,因此切口切开时,使用电刀的强度应适当,切开持续时间不宜过长,使脂肪受热时间过长,造成脂肪液化。

预防切口感染的关键在于术前及术后要改善患者的全身营养状况,手术中严格遵守无菌技术止血彻底,缝合组织时不留残腔,缝线选择要适当,线结不宜留得过长。关腹后用生理盐水冲洗,明显污染伤口用消毒液冲洗后再用生理盐水冲洗,必要时放置皮下引流,术后注意纠正高血糖,补充足量的维生素和蛋白质等。

对早期的切口感染,除使用抗生素外,还可选用70%酒精或0.1%利凡诺覆盖伤口,也可作局部理疗。对于缝线针眼的感染,可用碘伏涂抹,一般拆除缝线后,便会好转。对于切口深部的感染,其特点是表皮仅轻度发红,但局部压痛及肿胀较显著,对于确定者,可在触痛最明显处拆除1～2针缝线,用血管钳略撑开便可见脓液流出,适时可以扩大切口,清除坏死组织及异物,并给予敞开引流。一般切口感染,经正确处理可在2周左右完全愈合,对经久不愈者,可采取不定期地刮去坏死组织,以利于创面健康生长,也可用贝复济等促进伤口愈合的药物表面喷涂。

八、泌尿系感染

泌尿系感染主要是指尿潴留和尿路感染。术后尿潴留的发生率相当高,尤其是手术患者的平均年龄逐年上升,发生率也相应增加。尿潴留大多数是由于麻醉、术后应用镇痛药、术后疼痛、卧床后排尿姿势的改变以致无力排尿,以及原有的潜在的前列腺增生等所引起。如直肠癌行腹会阴联合手术后由于失去直肠支撑而使膀胱后倾,再加上术中切断了有关神经,膀胱排尿功能受到影响,一般需经2周左右逐渐恢复。对于尿潴留者应留置导尿,或直接作耻骨上膀胱穿刺导尿。

尿潴留、留置导尿管等均是引起尿路感染的诱因。尿路感染主要包括膀胱炎和肾盂肾炎,主要表现为尿频、尿急、尿痛、发热、肾区疼痛、血白细胞计数增高。尿常规检查可发现红、白细胞,以白细胞为主;尿培养可检出致病菌源。

预防和治疗泌尿系感染的关键在于防止和及时处理尿潴留,并选择有效的抗生素。此外,对术前有前列腺增生,排尿虽无障碍,但已有排尿不畅征兆者,可在术前、术后及时服用有关药物。对于不习惯卧床排尿者,应在术前加强排尿训练。

九、下肢深静脉血栓形成

手术患者由于体位不当,可导致深静脉受压,手术创伤或经静脉输注液体及药物,可造成静脉壁损伤,卧床或制动使血流缓慢,手术创伤可引起反应性血液凝固性增高,从而具备了血栓形成较为全面的前提。高龄、肥胖、口服避孕药、髋关节或盆腔手术、恶性肿瘤及静脉曲张等患者,术后容易发病,被认为是血栓形成倾向的高危对象。

静脉血栓形成多发生于下肢深静脉，临床比较常见，治疗效果不够理想，常遗留下肢深静脉阻塞或静脉瓣膜功能不全。

静脉血栓形成有三大因素，即静脉血流滞缓、静脉壁损伤和血液高凝状态。

(一)分类和临床表现

下肢深静脉血栓形成，可发生在下肢深静脉的任何部位。临床常见的有两类：小腿肌肉静脉丛血栓形成和髂股静脉血栓形成。前者位于末梢，称为周围型；后者位于中心，称为中央型。无论周围型或中央型，均可通过顺行繁衍或逆行扩展，而累及整个肢体者，称为混合型。临床最为常见。

1. 小腿肌肉静脉丛血栓形成(周围型)　为手术后深静脉血栓形成的好发部位。因病变范围较小，所激发的炎症反应程度较轻，临床症状并不明显，易被忽略。通常感觉小腿部疼痛或胀感，腓肠肌有压痛，足踝部轻度肿胀。若在膝关节伸直位，将足急剧背屈，使腓肠肌与比目鱼肌伸长，可以激发血栓引起炎症性疼痛，而出现腓肠肌部疼痛，称为Homans征阳性。因不影响血液回流，浅静脉压一般并不升高。血栓若继续向近侧繁衍，临床表现则日益明显，小腿肿胀，浅静脉扩张，腘窝部沿腘静脉压痛。

2. 髂股静脉血栓形成(中央型)　左侧多见，可能与右髂总动脉跨越左髂总静脉，对左髂总静脉有一定压迫有关。起病骤急；局部疼痛，压痛；腹股沟韧带以下患肢肿胀明显；浅静脉扩张，尤其腹股沟部和下腹壁明显；在股三间区，可扪及股静脉充满血栓所形成的条索状物；伴有发烧，但一般不超过38.5℃。顺行扩展，可侵犯下腔静脉。如血栓脱落，可形成肺栓塞，出现咳嗽、胸痛、呼吸困难，严重时发绀、休克，甚至猝死。

无论髂股静脉血栓形成逆行扩散，或小腿肌肉静脉丛血栓形成顺行扩展，只要累及整个下肢深静脉系统，均称为混合型。

(二)辅助检查

小腿肌肉静脉丛血栓形成，症状隐匿，且不典型，常难以确诊。髂股静脉血栓形成、混合型及股青肿，具有较为典型的临床表现，一般诊断多无困难。但是为了确定诊断，明确病变范围，可选用辅助检查方法。

1. 放射性同位素检查　是应用^{125}I标记人体纤维蛋白原，能被正在形成的血栓所摄取，因而形成放射性浓稀现象，在下肢体进行扫描，即能判断有无血栓形成。该法操作简便，无创伤，正确率高，可以发现较小静脉隐匿型血栓。

2. 超声波检查　利用多普勒效应，将探头置于较大静脉的体表，可闻及或描记静脉血流音，如该部无血流音，可说明静脉栓塞。应用新型显像仪，还可直接观察静脉直径及腔内情况，可了解栓塞的大小及其所在部位。

3. 静脉造影　为最准确的检查方法，能使静脉直接显像，可有效地判断有无血栓，能确定血栓的大小、位置、形态及侧支循环情况。后期行逆行造影，还可了解静脉瓣膜功能情况。

(三)治疗

1. 非手术疗法　适用于周围型及超过3天以上的中央型和混合型。

(1)卧床休息和抬高患肢：卧床休息1～2周，避免活动和用力排便，以免引起血栓脱落。垫高床脚20～25cm，使下肢高于心脏平面，可改善静脉回流，减轻水肿和疼痛。开始下床活动时，需穿弹力袜或用弹力绷带，使用时间因栓塞部位而异：小腿肌肉静脉丛血栓形成，使用1～2周；腘静脉血栓形成，使用不超过6周；髂股静脉血栓形成，可用3～6个月。

(2)溶栓疗法：常用药物有尿激酶、链激酶和纤维蛋白溶酶。

(3)抗凝疗法：常作为溶栓疗法与手术取栓术的后续治疗。常用抗凝药物有肝素和香豆素类衍生物。

2. 手术疗法　静脉血栓取除术适用于病期在3天以内的中央型和混合型。可切开静脉壁直接取栓，现多用Fogarty带囊导管取栓。

(陈志强)

第十章 重症救治与监护

重症救治与监护是抢救危重患者的重要措施，不仅外科医生必须掌握，其他临床各科也应结合本科的特点加强这方面的工作。主要包括心、肺、脑复苏及多器官功能衰竭、重症监护与治疗等内容。

第一节 心、肺复苏

心脏骤停(cardiacarrest)是指心脏受到严重打击而发生的突然停搏，能及时有效地采取措施，可使之获得新生，这些措施称为心、肺复苏。随着"脑死亡"概念的建立，近年在复苏过程中特别注重脑缺血和再灌注损伤的防治，提出了"脑复苏"，因此，更确切地说应是心、肺、脑复苏。

世界卫生组织将6小时内发生的非创伤性、不能预期的突然死亡，称为猝死。由心脏原因意外引起的猝死，称为心脏猝死。据统计，心脏猝死占全部死亡中的比例逐步增加，在西方国家中已高达25%～30%，我国约占5%且呈上升趋势。

中医学对本病有大量的文献记载，可归属于"猝死、厥证、神昏"等内容，如《素问·调经论》中有"气复返者生，不返者死"的论述；《灵枢·五色篇》中"人不病而卒死，何以知之？黄帝曰：大气(邪之意)入于脏腑者，不病而卒死矣。雷公曰：病小愈而卒死者，何以知之？黄帝曰：赤色出两颧，大如拇指者，病虽小愈，必卒死。黑色出于庭，大如拇指，必不病而卒死"；在《华佗神方》中有详细的治疗溢死的心肺复苏方法，"一人以手按据胸上，数动之，一人摩捋其臂胫曲伸之，并按其腹，如是一炊顷，气从口出"等。由此可见，中医学在对猝死的研究方面已经取得了一定的经验。

一、病因

(一)心脏骤停

以冠心病最常见，在西方国家的心脏猝死中约占80%或80%以上。心肌病(尤以肥厚梗阻型多见)、心肌炎、主动脉瓣病变、左房室瓣脱垂、窦房结病变、预激综合征及Q-T间期延长综合征等亦为常见病因。此外，有些心脏病患者在下蹲、大便或用吸引器吸痰时，可因迷走神经张力突然增高而发生反射性心脏骤停。下列患者具有高度心脏猝死的危险性：既往有不伴急性心肌梗死的原发性室颤史，曾有快速性室性心动过速发作的冠心病患者；急性心肌梗死后6个月内，有频发、多源或联律间期短的室早，特别是射血分数<40%或有明显心力衰竭者；有Q-T间期延长和频发室早，尤其是有晕厥史者。

(二)非心源性心脏骤停

1. 呼吸停止 气道阻塞(如气管内异物、溺水或窒息)、急性脑血管疾病、巴比妥类药物过量、头部外伤等，可发生呼吸停止，随后导致心脏骤停。

2. 电解质和酸碱平衡失调 严重高血钾(>6.5mmol/L)及低血钾常见，严重高血钙、高血镁、酸中毒也可发生心脏骤停。

3. 药物中毒或过敏反应 强心苷、氯喹、奎尼丁、锑剂等药物的毒性反应；静注普萘洛尔、利多卡因、苯妥英钠、维拉帕米、氨茶碱或氯化钙等药物，尤其是注射速度较快时；注射青霉素、链霉素或某些血清制品发生严重过敏反应时。

4. 手术、治疗操作或麻醉意外 如心脏导管检查、支气管镜检查、气管插管或切开、胸腔手术，以及麻醉过程中压迫颈动脉不当等。

5. 电击或雷击。

二、病理生理

心脏骤停或心跳呼吸停止是临床死亡的标志，但从生物学观点来看，此时机体并未真正死亡，因为人体生命的基本单位——细胞仍维持着微弱的生命活动。如能及时适当抢救，尚有可能存活，尤其是突然意外发生者复苏成功率可达50%。但继发于严重疾患者，成功率则大为下降，长期存活不到5%。

(一)体内各种主要脏器对无氧缺血的耐受力

正常体温时，心肌和肾小管细胞不可逆的无氧缺血损伤阈值约30分钟。肝细胞可支持无氧缺血状态1～2小时。肺组织由于氧可以从肺泡弥散至肺循环血液中，所以肺能维持较长时间的代谢。脑组织各部分的无氧缺血耐受力不同，大脑4～6分钟，小脑0～15分钟，延髓20～30分钟，脊髓45分钟，交感神经节60分钟。

(二)无氧缺血时细胞损伤的进程

心脏骤停后，循环停止，如立即采取抢救措施，使组织灌流量能维持在正常血供的25%～30%。大多数组织细胞和器官，包括神经细胞均能通过低氧葡萄糖分解，获得最低需要量的三磷酸腺苷(ATP)。心脏搏动的恢复性很大，脑功能也不会受到永久性损伤。如血供量只达15%～25%，组织细胞的葡萄糖供应受到限制，氧亦缺乏，ATP的合成受到严重影响，含量降低。如心脏搏动未恢复，组织灌流量亦未能增加，ATP就会耗竭，正常细胞的内在环境稳定性即被严重破坏。此时如再加大组织灌流，反而会促使组织细胞的损伤达到不可逆的程度，即所谓“再灌注损伤”。如组织灌流量在心脏骤停后，只维持在正常血供的10%以下，即所谓的“涓细血流”，ATP迅速耗竭，合成和分解代谢全部停顿，称为“缺血性冻结”。此时蛋白质和细胞膜变性，线粒体和细胞核破裂，胞浆空泡化，最后溶酶体大量释出，细胞发生坏死。这是一幅细胞不可逆变化的景象。

20世纪70年代末，Hearse和Nayler等提出缺血性心肌在某种条件再灌流反而损坏了有可能恢复的心肌细胞。这被认为是再灌流损伤造成的细胞死亡，应该与缺血所致细胞死亡的概念区分开来。心脏骤停后，组织灌流立即停止，并不立即死亡。前面已提到，不同组织细胞的无氧缺血耐受阈值不同。那么究竟是心肌细胞本身由于长时间缺氧缺血，已经发生了严重损伤，而再灌流带来了多种有害物质，于是加速细胞死亡；抑或再灌流所带来的有害物质，如大量的钙离子、氧游离基、双价铁游离子等，使本有可能恢复的缺氧缺血细胞完全失去恢复的能力。这似乎是一个矛盾现象：心脏骤停，组织灌流停，必须使之立即恢复，重新给细胞带来所需的氧，恢复合成ATP，提供能量，使细胞恢复功能。组织细胞如在无氧缺血耐受时限内，能获得正常血供的25%～30%，就有希望使复苏成功。或使用钙离子通道阻滞剂、氧游离基清除剂、铁离子螯合剂于再灌流的血液中。有的学者已在实验动物中取得防止再灌流损伤的作用。这是当前复苏学的一项重点研究课题。

(三)钙离子在无氧缺血时细胞损伤中的作用

正常情况下，细胞外和细胞内的Ca^{2+}梯级差为10 000：1。它的两个主要作用是：

1. 延缓房室交界区的传导和延长该区细胞的不应期　这可使左、右束支和心室肌纤维恢复极化，使下传的脉冲可以顺利地进行心室肌细胞除极，不致因遇到尚处于不应期的束支而影响传导；同时因为在交界区的延缓，就有足够时间让心室充盈得较满意。

2. 形成电和机械耦联　结合肌动蛋白和肌凝蛋白，心肌和血管平滑肌方能收缩。钙离子进入细胞后，促发细胞内贮存库(肌浆网)释出贮存的Ca^{2+}。两者的总量足够提供细胞蛋白质收缩所需。多余的Ca^{2+}由ATP泵出细胞外。如ATP合成受阻，不能泵出多余Ca^{2+}至细胞外；同时由于细胞膜因无氧性缺血的影响，Ca^{2+}同慢通道离子变成快通道离子，大量进入细胞内。细胞内的Ca^{2+}浓度可以从0.1μmol的基数增高到接近细胞外的浓度1.0mmol。细胞内增多的Ca^{2+}贮存在线粒体内。Ca^{2+}激活磷酯A_2(一种破坏细胞膜完整性的酶)。

细胞膜被破坏后，释出花生四烯酸，是一种游离脂肪酸。再灌流时提供的氧，在环氧化酶催化下，生成大量血栓素，是强力的可使心肌纤维和血管壁平滑肌纤维挛缩物质。此外，血栓素可破坏线粒体的膜。ATP主要在线粒体内合成，线粒体被破坏后，ATP不能合成，体内的能量就更易耗竭，到了不可逆的阶段。

（四）氧游离基在组织无氧缺血时的破坏作用

氧是代谢作用必不可缺的因素。正常时，它在组织系统中经细胞内的色素系统作用，进行4价还原。在还原时，有1%～2%的氧分子逸出，进行单价还原，它具有高度反应作用的活性。因为单价还原的氧分子最外圈只含有1个离子，成为氧游离基，包括过氧化游离基和氢氧游离基均属于极强的氧化或(和)还原物质。如果过多地存在，就会威胁细胞的完整性。正常时，由过氧歧化酶(superoxide dismutases，SODs)阻止这些游离基的过强作用。无氧缺血时，氧游离基含量在细胞内大量增加，超过氧歧化酶的清除作用，严重地破坏蛋白质和脂肪的成分，引起了广泛的脂肪过氧化酶的连锁反应，从而严重地破坏了细胞的正常结构。

（五）铁离子在组织无氧缺血时的破坏作用

上面提到缺血组织中，过氧化游离基含量过多，通过它的促发作用，引起铁离子催化的Haber-Weiss反应，产生反应力极强的氢氧基。

线粒体中细胞色素、铁蛋白(ferritin)及其他含铁酶可以释放足够的游离的离子铁进行催化作用，结果摧毁了细胞膜。而铁螯合剂——去铁胺(deferoxamine)可以起到保护作用。在实验动物中，证实用去铁胺(50mg/kg，静脉注射)于心脏骤停(用注射冷1%氯化钾使之骤停)的大鼠进行复苏时5分钟内使用，可以获得100%的存活率。

（六）中医病因病机

中医学认为本病因宗气外泻，心脏真逆乱外现，真气耗散；或邪实气机闭阻，升降否隔，气血暴不周流，阴阳偏竭不交，气机离绝，神散而成。

1．真气耗散　久患心胸隐疾，或“病情小愈”或“不病之人”，水津气机失调于内，或正虚内损于中，精气衰竭而未尽，复伤外在虚邪贼风，造成两虚相搏，“使阴气竭于内，而阳气阻隔于外，二气壅闭”。或情志抑甚，气机厥逆，造成少阳生气不发，以致心胆气机闭阻，心神失助，伏匿不出，枢机不运，开合之机骤停，卒使肺肾气绝、精竭，心脑气散，神散而成。

2．邪实气闭　心脑脏器突被痰瘀、邪毒之邪所闭阻，脑之神机与心脏真之气相互对接受阻隔，枢机闭死或失散而成。或痰瘀内闭心脉，或气逆血冲，逆犯心之神机，均造成心神不内伏，开合之枢机骤止，从而导致心气闭绝，血滞脉阻，神机化灭而成。

其病位在心，涉及肺、脾、肾，病机为虚实夹杂，正确治疗可有获生之望。

三、诊断

（一）心脏骤停的先兆征象

1．在心电监护下发现频发、多源、成对出现或R重于T的室早，短阵室速，心室率低于50次/分钟，Q-T间期显著延长等。

2．无心电监护下发现低心排出量状态，听诊有严重心律失常，呼吸微弱或暂停，眼球上窜、呆眼凝视、瞳孔散大等脑活动异常，突然出现的抽搐等。

（二）心脏骤停的诊断要点

1．意识突然丧失(心脏骤停后10秒内)或伴有短暂抽搐(心脏骤停后15秒)，有时伴眼球偏斜；昏迷，多发生于心脏骤停30秒后；瞳孔散大，多在心脏骤停后30～60秒内。

2．呼吸停止或呼吸微弱；呼吸断续呈叹息样，随即停止，多发生于心脏骤停后20～30秒内。

3．大动脉搏动消失，脉搏扪不到，血压测不出。

临床上，切勿要求上述表现完全具备时才确立诊断。最可靠临床征象是意识突然丧失伴呼吸停止或微弱；大动脉(如颈动脉和股动脉)搏动消失应该扪诊颈动脉了解有无搏动，但如果是非医务人员，不要强求此条件，切不可为了寻及大动脉而丧失抢救的最佳时机。

(三)心电图诊断

根据心电图得特点分为3种类型。

1. 心室颤动(室颤) 心室肌发生极不规则的快速而又不协调的颤动。心电图上QRS-T波群消失,代之以连续不规则的室颤波,频率达200～400次/分钟。室颤最常见(约占90%)且复苏成功率最高,尤其是室颤波粗大而快速者。

2. 电机械分离 缓慢而无效的心室自身节律,频率20～30次/分钟以下。心电图上有间断出现的、宽而畸形、振幅较低的ORS波群,但心脏听诊时听不到心音,也扪不到脉搏,预后颇差,复苏困难。

3. 心脏(室)停顿 心脏(室)完全丧失了收缩活动。心电图上无P-QRS-T波或仅见到心房激动的P波,复苏成功率较室颤者低。

四、治疗

心肺复苏(CPR)是针对心脏、呼吸骤停所采取的抢救措施。

(一)基本生命支持(BLS)适应证

1. 呼吸骤停 当呼吸骤停或自主呼吸不足时,保证气道通畅,进行紧急人工通气非常重要,可防止心脏发生停搏。心脏骤停早期,可出现无效的"叹息样"呼吸动作,但不能与有效的呼吸动作相混淆。

2. 心脏骤停 心脏骤停时血液循环停止,各重要脏器失去氧供,如不能在数分钟内恢复血供,大脑等生命重要器官将发生不可逆的损害。

(二)现场复苏程序

BLS的判断阶段极其关键,患者只有经准确的判断后,才能接受更进一步的CPR。判断时间要求非常短暂、迅速。

1. 判断患者反应 当目击者如非医务人员看到患者没有呼吸、不咳嗽、对刺激无任何反应(如眨眼或肢体移动等),即可判定呼吸、心跳停止,并立即开始CPR。

2. 启动EMSS 拔打急救电话后立即开始CPR。对溺水、严重创伤、中毒应先CPR再电话呼救,并由医生在电话里提供初步的救治指导。如果有多人在场,启动EMSS与CPR同时进行。

3. 患者的体位 须使患者仰卧在坚固的平(地)面上,如要将患者翻转,颈部应与躯干始终保持在同一个轴面上,如果患者有头颈部创伤或怀疑有颈部损伤,只有在绝对必要时才能移动患者。对有脊髓损伤的患者不适当地搬动可能造成截瘫。将双上肢放置身体两侧,这种体位更适于CPR。

4. 开放气道 舌根后坠是造成呼吸道阻塞最常见原因,因为舌附在下颌上,意识丧失的患者肌肉松弛使下颌及舌后坠,有自主呼吸的患者,吸气时气道内呈负压,也可将舌、会厌或两者同时吸附到咽后壁,产生气道阻塞。此时可采取以下3种方法打开气道,并清除患者口中的异物和呕吐物,用指套或指缠纱布清除口腔中的液体分泌物。清除固体异物时,一手按压开下颌,另一手食指将固体异物钩出。

(1)仰头抬颏法:一只手放在患者前额,用掌根把额头用力向后推,使头部向后仰,另一只手的手指放在下颏骨处,向上抬颏,使牙关紧闭,下颏向上抬动,勿用力压迫下颌部软组织,否则有可能造成气道梗阻,避免用拇指抬下(图10-1)。

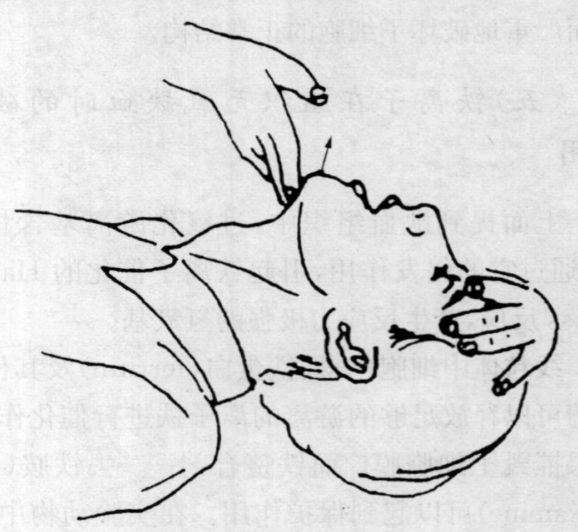

图10-1 仰头抬颏法

(2)双手抬颌法:抢救者位于患者头侧,双手紧推双下颌角,下颌上移,拇指牵引下唇,使口微张。此法适用于颈部有外伤者。因此法易使抢救者操作疲劳,也不易与人工呼吸相配合,故在一般情况下不予应用(图10-2)。

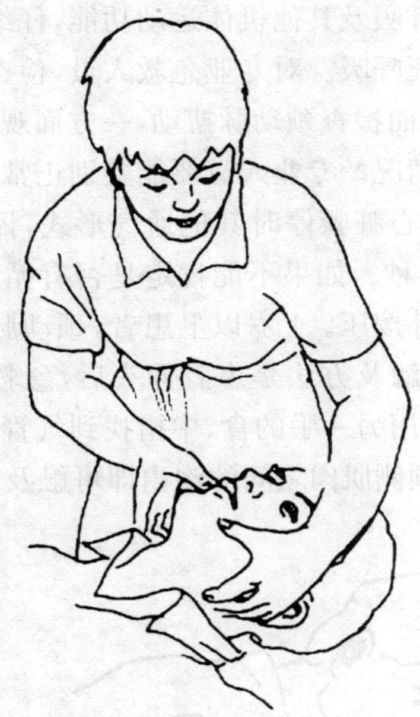

图 10-2　双手抬颌法

(3)仰头抬颈法:一只手放在前额,用掌根把额头用力向后推,使头部向后仰,另一只手放在患者颈部垂直向上提起,使头保持后仰的位置(图 10-3)。

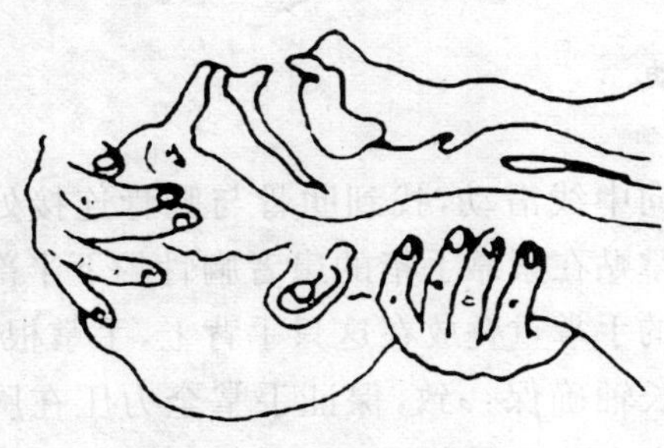

图 10-3　仰头抬颈法

5. 人工呼吸

(1)检查呼吸:开放气道后,先将耳朵贴近患者的口鼻附近,感觉有无气息,再观察胸部有无起伏

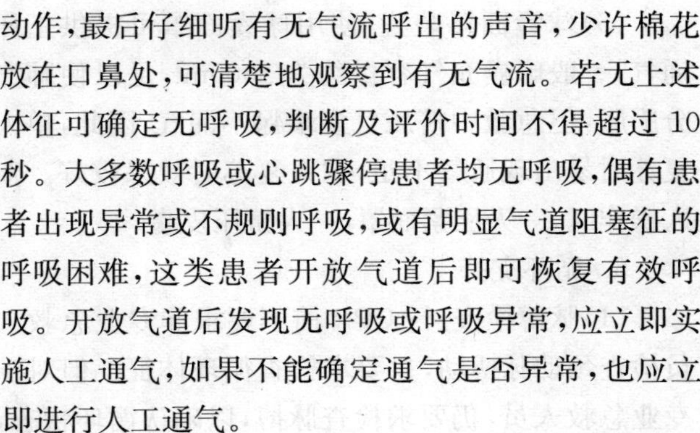

动作,最后仔细听有无气流呼出的声音,少许棉花放在口鼻处,可清楚地观察到有无气流。若无上述体征可确定无呼吸,判断及评价时间不得超过 10 秒。大多数呼吸或心跳骤停患者均无呼吸,偶有患者出现异常或不规则呼吸,或有明显气道阻塞征的呼吸困难,这类患者开放气道后即可恢复有效呼吸。开放气道后发现无呼吸或呼吸异常,应立即实施人工通气,如果不能确定通气是否异常,也应立即进行人工通气。

(2)口对口呼吸:是一种快捷、有效的通气方法,呼出气体中的氧气(16%~17%)足以满足患者需求。人工呼吸时,要确保气道通畅,捏住患者的鼻孔,防止漏气,急救者用口唇把患者的口全罩住,呈密封状,缓慢吹气,每次吹气应持续 2 秒以上,每次吹气时观察患者胸部上抬即可确保吹气时胸廓隆起,通气频率应为 10~12 次/分钟。为减少胃胀气的发生,对大多数成人在吹气持续 2 秒以上给予 10ml/kg(700~1000ml)潮气量可提供足够的氧(图 10-4)。

(3)口对鼻呼吸:口对口呼吸难以实施时推荐采用口对鼻呼吸,尤其是患者牙关紧闭不能开口、口唇创伤时。救治溺水者最好应用口对鼻呼吸方法,因为救治者双手要托住溺水者的头和肩膀,只要患者头一露出水面即可行口对鼻呼吸。

(4)口对面罩呼吸:用透明有单向阀门的面罩,急救者可将呼气吹入患者肺内,可避免与患者口唇直接接触,有的面罩有氧气接口,以便口对面罩呼吸的同时供给氧气。用面罩通气时双手把面罩紧贴患者面部,加强其闭合性则通气效果更好。

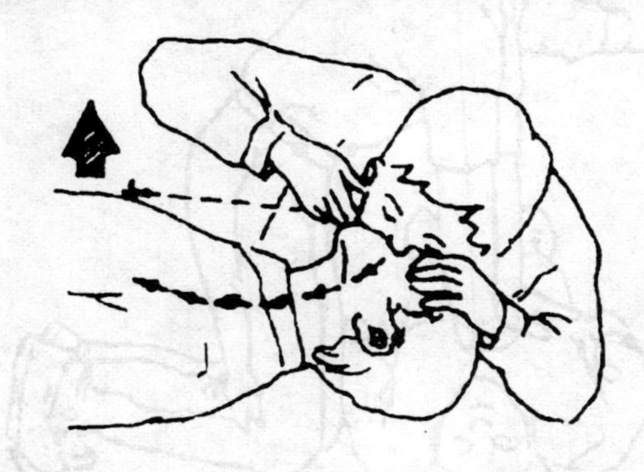

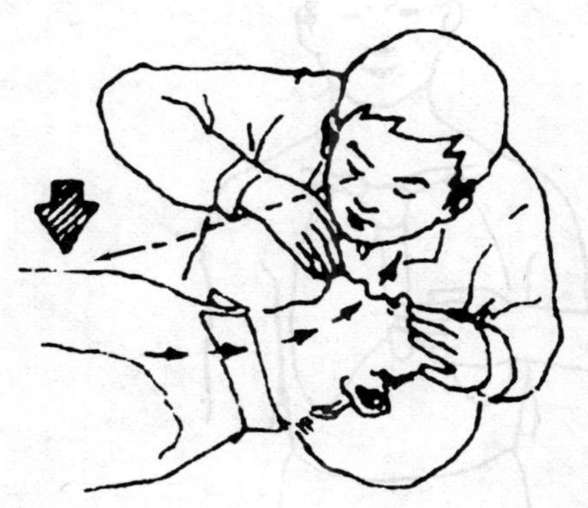

图 10-4　口对口人工呼吸

(5)球囊面罩装置:使用球囊面罩可提供正压通气,一般球囊充气容量约为1000ml,足以使肺充分膨胀,但急救中挤压气囊难保不漏气,因此,单人复苏时易出现通气不足,双人复苏时效果较好。双人操作时,一人压紧面罩,一人挤压皮囊。

6. 循环支持

(1)脉搏检查:行CPR前不要求非专业急救人员检查颈动脉搏动,只要求检查循环体征。但对于专业急救人员,仍要求检查脉搏,以确认循环状态,而且检查颈动脉所需时间应在10秒以内完成。

(2)检查循环体征:非专业人员应通过看、听、感知患者呼吸及其他机体运动功能,仔细鉴别正常呼吸和濒死呼吸。对专业急救人员,检查循环体征时,要一方面检查颈动脉搏动,一方面观察呼吸、咳嗽和运动情况。专业人员要能鉴别正常呼吸、濒死呼吸,以及心脏骤停时其他通气形式,评价时间不要超过10秒。如果不能肯定是否有循环,则应立即开始胸外按压。1岁以上患者,颈动脉比股动脉要易触及,触及方法是患者仰头后,急救人员一手按住前额,用另一手的食、中指找到气管,两指下滑到气管与颈侧肌肉之间的沟内即可触及颈动脉(图10-5)。

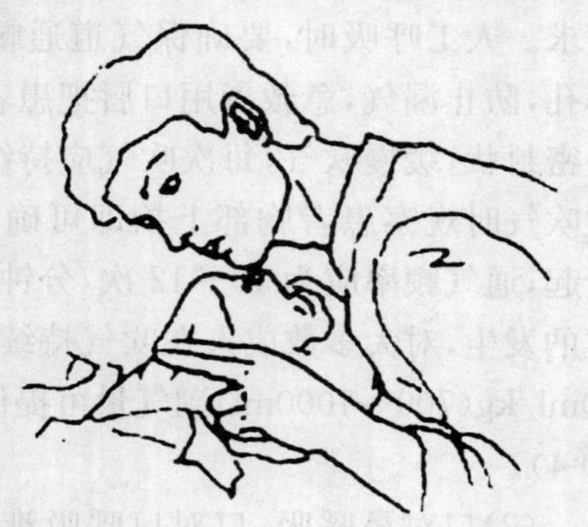

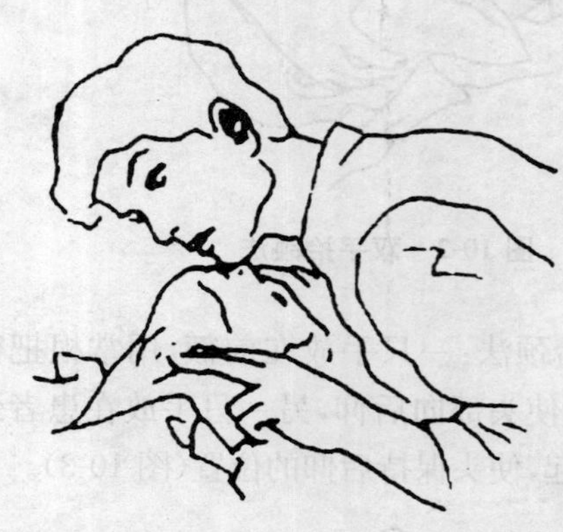

图 10-5 触摸颈动脉搏动

(3)胸外按压:胸外按压部位在胸骨下1/3与中1/3交界处,按压频率为100次/分钟。在气管插管之前,无论是单人还是双人CPR,按压/通气比均为30:2(连续按压30次,然后吹气2次),气管插管以后,按压与通气可能不同步,此时可用5:1的比率。

1)胸外按压术:①固定恰当的按压位置,用手指触到靠近施救者一侧患者的胸廓下缘(图10-6);②手指向中线滑动,找到肋骨与胸骨连接处;③将另一手掌贴在紧靠手指的患者胸骨的下半部,原手指移动的手掌重叠放在这只手背上,手掌根部长轴与胸骨长轴确保一致,保证手掌全力压在胸骨上,可避免发生肋骨骨折,不要按压剑突;④无论手指是伸直,还是交叉在一起,都应离开胸壁,手指不应用力向下按压(图10-7)。

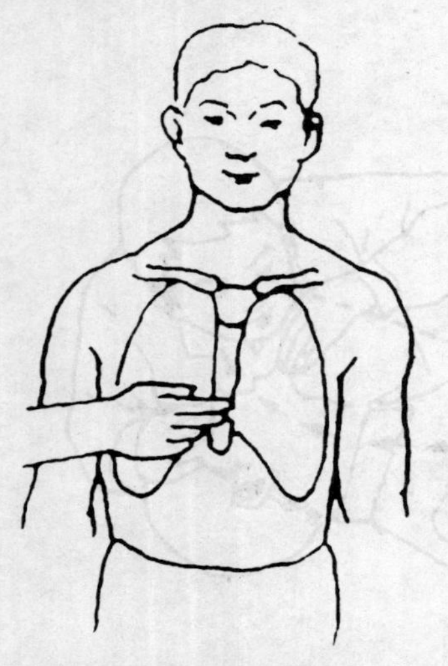

图 10-6 确定按压部位

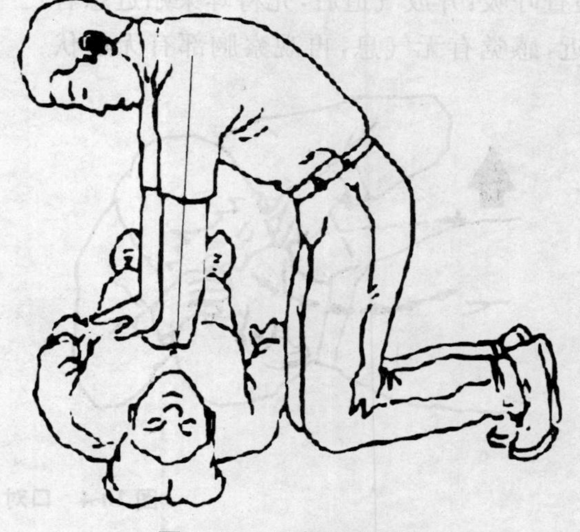

图 10-7 心脏按压姿势

2)确保有效按压:①肘关节伸直,上肢呈一直线,双肩正对双手,以保证每次按压的方向与胸骨垂直。如果按压时用力方向不垂直,部分按压力丧失,影响按压效果;②对正常形体的患者,按压幅度为4～5cm,为达到有效的按压,可根据体型大小增加或减少按压幅度,最理想的按压效果是可触及颈或股动脉搏动。但按压力量以按压幅度为准,而不仅仅依靠触及到脉搏;③每次按压后,双手放松使胸骨恢复到按压前的位置,血液在此期间可回流到胸腔,放松时双手不要离开胸壁,一方面使双手位置保持固定,另一方面减少胸骨本身复位的冲击力,以免发生骨折;④在一次按压周期内,按压与放松时间各为50%时,可产生有效的脑和冠状动脉灌注压;⑤在15次按压周期内,保持双手位置固定,不要改变手的位置,也不要将手从胸壁上移开,每次按压后,让胸廓回复到原来的位置再进行下一次按压。

(4)单人或双人CPR(图10-8,图10-9):①确定患者是否无反应(拍或轻摇晃患者并大声呼唤);②根据当地实际情况,及时启动EMSS;③将患者安放在适当的位置,开放气道;④确定是否无呼吸,还是通气不足。如患者无反应,但有呼吸,又无脊椎损伤时,将患者置于侧卧体位,保持气道通畅。如患者无反应,也无呼吸,将患者置于平躺仰卧位,即开始以15∶2的按压/通气比率进行人工呼吸及胸外按压。开放气道通气时,查找咽部是否有异物,如有异物立即清除;⑤检查循环体征,开始通气后,观察对最初通气的反应,检查患者的呼吸、咳嗽、有无活动,专业人员还应检查颈动脉搏动(不超过10秒),如无循环征象,立即开始胸外按压。开放气道后,缓慢吹气2次,每次通气时间为2秒,再行胸外按压30次,完成4个30∶2的按压/通气周期;⑥行4个按压/通气周期后,再检查循环体征,如仍无循环体征,重新行CPR。

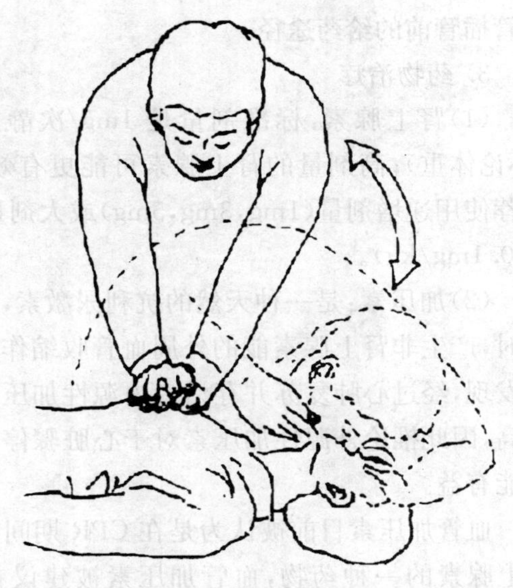

图10-8　单人心肺复苏

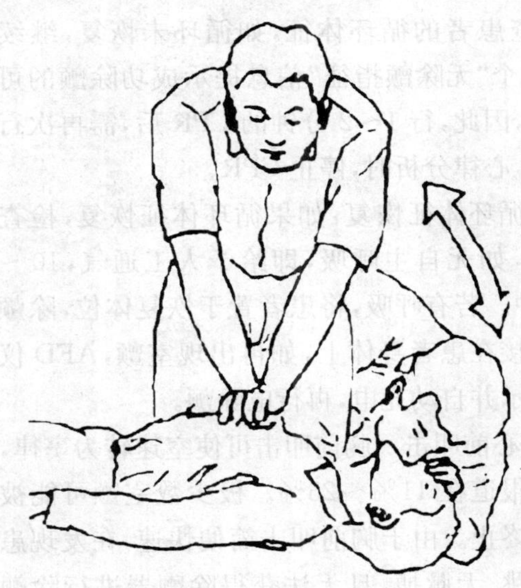

图10-9　双人心肺复苏

(5)恢复体位(侧卧位):对无反应,但已有呼吸和循环体征的患者,应采取恢复体位。因为,如患者继续取仰卧位,患者的舌体、黏液、呕吐物有可能梗阻气道,采取侧卧位后可预防此类情况。

(三)除颤与除颤方法

1. 电除颤　早期电除颤的理由:①引起心跳骤停最常见的致命心律失常是室颤,在发生心跳骤停的患者中约80%为室颤;②室颤最有效的治疗是电除颤;③除颤成功的可能性随着时间的流逝而减少或消失,除颤每延迟1分钟成功率将下降7%～10%;④室颤可能在数分钟内转为心脏停止。因此,尽早快速除颤是生存链中最关键的一环。

(1)除颤波形和能量水平:体外除颤仪包括两类除颤波形:单相波和双相波。不同的波形对能量的需求有所不同。单相波形电除颤:首次电击能量200J,第二次200～300J,第三次360J。双相波电除颤:早期临床试验表明,使用150J可有效终止院前发生的室颤。低能量的双相波电除颤是有效的，而且终止室颤的效果与高能量单相波除颤相似或更有效。自动体外除颤仪（automated external defibrillators，AEDs），是近几年来发展的一种新的除颤设备，能够识别并语音提示。

（2）除颤效果的评价

1）“除颤指征”：重新出现室颤，3 次除颤后，患者的循环体征仍未恢复，复苏者应立即实施 1 分钟的 CPR，若心律仍为室颤，则再行一组 3 次的电除颤（注：如一次除颤成功，不必再作第二次），然后再行 1 分钟的 CPR，并立即检查循环体征，直至仪器出现“无除颤指征”信息或实行高级生命支持（ACLS）。不要在一组 3 次除颤过程中检查循环情况，因为这会耽搁仪器的分析和电击，快速连续电击可部分减少胸部阻抗，提高除颤效果。

2）“无除颤指征”

①无循环体征：AED 仪提示“无除颤指征”信息，检查患者的循环体征，如循环未恢复，继续行 CPR，3 个“无除颤指征”信息提示成功除颤的可能性很小，因此，行 1～2 分钟的 CPR 后，需再次行心律分析，心律分析时，停止 CPR。

②循环体征恢复：如果循环体征恢复，检查患者呼吸，如无自主呼吸，即给予人工通气，10～12 次/分钟。若有呼吸，将患者置于恢复体位，除颤器应仍连接在患者身体上，如再出现室颤，AED 仪会发出提示并自动充电，再行电除颤。

2. 心前叩击　胸前叩击可使室速转为窦律，其有效性报道在 11%～25%。极少数室颤可能被胸前重叩终止。由于胸前叩击简便快速，在发现患者心脏停跳、无脉搏，且无法获得除颤器进行除颤时可考虑使用。

（四）进一步生命支持（ACLS）

1. 进一步维持有效的换气和循环　采用面罩或气管插管法，后者效果更好，有条件时应及早采用。在给予面罩或气管插管后可给予人工球囊挤压或呼吸机进行机械辅助呼吸。在维持有效换气的同时，仍需坚持人工胸外心脏按压。近来研制的心肺复苏器能自动控制，每压胸 5 次进行 1 次吹入氧气动作，可减少心脏损伤和肋骨骨折等并发症，尚可使医护人员腾出时间来进行其他复苏措施。

开胸心脏挤压术的效果较胸外按压优越，其适应证为：

（1）胸廓或脊柱畸形，或其他原因所致的心脏移位。

（2）某些心脏病，如室壁瘤、心房黏液瘤、严重左房室瓣狭窄、心肌撕裂或穿破、人工瓣膜置换术后或心包填塞。

（3）某些胸部病变，如严重肺气肿、气胸、血胸和胸部挤压伤。

（4）发生在手术过程或妊娠后期的心脏骤停。

现已证明，在常规复苏术无效时建立心肺旁路（体外循环）是有价值的抢救方法，且比开胸心脏挤压所造成的损伤小得多。

2. 建立静脉通路　循环骤停后，应迅速建立静脉通路。一般可选颈外静脉，有条件时可作颈内静脉或锁骨下静脉穿刺插管，也可气管内给予利多卡因、肾上腺素等。心内注射应只作为静脉未开通或气管插管前的给药途径。

3. 药物治疗

（1）肾上腺素：标准剂量是 1mg/次静脉注射（不论体重）；高剂量的肾上腺素可能更有效，曾经推荐使用递增剂量（1mg，3mg，5mg）或大剂量（5mg 或 0.1mg/kg）。

（2）加压素：是一种天然的抗利尿激素，在高剂量时，产生非肾上腺素能的外周血管收缩作用。研究发现，经过心肺复苏并存活者内源性加压素水平较高，因此推论外源性加压素对于心脏骤停的患者可能有益。

血管加压素目前被认为是在 CPR 期间可替代肾上腺素的一种药物，血管加压素被建议在 CPR 中应用，但其临床效应仍未完全确定。对于院外成人心脏骤停的患者予以 40U 血管加压素或 1mg 肾上腺素，如果需要的话，再予以肾上腺素运用。对难治性 CPR，在血管加压素后使用肾上腺素可能会较单独使用肾上腺素效果要更好。

（3）氨茶碱：在 CPR 期间，由于心肌缺血导致的间质内内源性腺苷的聚集，而产生阿托品抵抗性缓慢而无效的心肌收缩。而氨茶碱是非特异性的腺苷受体拮抗剂，能在多种情况下逆转缺血诱导的缓慢而无效的心肌收缩，同时还可以刺激肾上腺分泌肾上腺素。

患者在最初剂量的肾上腺素和阿托品运用后，仍为心室静止者，予以 250mg 氨茶碱，目前认为在院外心脏骤停的阿托品抵抗性缓慢而无效的心肌收缩治疗中，加用氨茶碱可能是有前景的干涉方法。

(4)胺碘酮：属于Ⅲ类抗心律失常药物，静脉使用可以阻断钠、钾、钙通道及 α、β 受体，适用于治疗房性或室性心律失常，尤其伴有严重心脏功能障碍者。

在 CPR 中，持续性室速或心室颤动（简称室颤）引起心脏骤停，使用电除颤和肾上腺素后，可以使用胺碘酮。胺碘酮对于控制血流动力学稳定的室速、多形性室速及不明起源的宽 QRS 心动过速均有效。

目前建议其负荷量为 150～300mg 溶于 20～30ml 0.9%NS 或低分子右旋糖酐注射液中快速静脉滴注，对复发或顽固性 VT/VF 补充 150mg 静推，继以 1mg/分静脉滴注 6 小时，以后 0.5mg/分维持，24 小时总量不超过 2g。

在 CPR 中，连续 3 次除颤失败的室颤被定义为休克依赖型室颤，在所有的心脏骤停中其发生率为 10%～25%，其死亡率为 87%～98%。在休克依赖型室颤的治疗中，双相波除颤被认为是有效的选择。胺碘酮的运用也被认为是可被接受的、安全的、有效的干涉措施。

(5)碳酸氢钠：心跳骤停和复苏时，由于组织酸中毒和酸血症是一个动态发展过程，其程度取决于心跳骤停的时间和 CPR 时的器官血流水平。在 CPR 期间，足量的肺泡通气和组织血流的恢复是控制酸碱平衡的基础，这要求首先要胸外按压，然后迅速恢复自主循环。

目前碳酸氢钠只建议用于原有代谢性酸中毒、高钾血症、苯巴比妥类药物过量和心室静止时间较长者，对于后者只限于除颤、心脏按压、建立人工气道、辅助呼吸、血管收缩剂无效情况下，才考虑用药。使用时，建议予以 1mmol/kg 起始量，如有可能，根据血气分析和实验检查结果得到的碳酸氢盐和计算碱剩余来调整碳酸氢盐的用量。

(五)心脏搏动恢复后治疗

1. 维持有效循环　心脏复跳后常有心律失常，其原因包括原发疾患、复苏过程所致的心肌缺氧、电解质紊乱和体温过低等。处理心律失常时应分析其原因分别加以处理。低心排血量或休克时，可通过纠酸、选用多巴胺或多巴酚丁胺等正性收缩药物治疗。经常规治疗，血流动力学仍不稳定时，应作血流动力学监测并根据监测结果进行治疗。

2. 维持有效呼吸　心跳恢复后患者自主呼吸不出现，常提示有严重脑缺氧，根本问题在于防治脑缺氧和脑水肿。刚出现自主呼吸时往往呼吸很浅且慢、弱，应继续使用机械通气，保持呼吸道通畅是维持有效呼吸的前提，因此，经常吸痰、排除喉头及气管内分泌物极为重要。

3. 防治脑缺氧和脑水肿　也称脑复苏，是心肺脑复苏能否成功的关键。缺氧性脑损伤的严重程度与心脏骤停的时间密切相关，脑复苏的基本措施应强调维护心肺功能和一定的平均动脉压，治疗脑水肿。

(1)控制过度换气：将动脉血二氧化碳分压控制在 3.3～4.7kPa，动脉血氧分压在 13.3kPa，pH 值在 7.3～7.6，有利于脑循环自主调节功能恢复和降低颅内压。

(2)冬眠降温：低温可降低颅内压和脑代谢，提高脑细胞对缺氧的耐受力。降温措施越早越好。用冰帽实施头部重点降温，在体表大血管处（如颈、腹股沟、腋下）放置冰袋，亦可用冰水毛巾擦洗全身。冬眠药物有助于降温及防止物理降温过程中的寒战反应，异丙嗪 50mg、氢化麦角碱 0.6mg，肌注，每 4～6 小时一次。需长时间降温时，可选用氟哌利多 2.5～5mg 静注，氟哌利多可降低脑的耗氧量而对呼吸或心血管无明显影响。降温一般掌握在 33℃，不要低于 31℃。降温需持续到听觉、痛觉恢复和出现四肢协调活动为止，一般为 2～5 天。降温与复温均应力求平稳。

(3)利尿脱水：应在血压平稳后尽早使用。常选用 20%甘露醇 1～2g/kg 快速静滴，每日 2～4 次。也可选用呋塞米、白蛋白、地塞米松。激素不仅能保持血脑屏障和毛细血管的完整性，防治脑水肿，而且还能改善循环功能，稳定溶酶体膜，防止细胞自溶和死亡，故为常用药。脱水疗法需维持 1 周左右。

(4)高压氧治疗：通过增加血氧含量及弥散力，

提高脑组织内氧含量，改善脑缺氧并能降低颅内压，对脑复苏有利。

4. 维持水、电解质和酸碱平衡　必须记水的出入量，严密观察电解质、动脉血气分析及血细胞比容，及时加以纠正。

5. 防治急性肾衰竭　心脏骤停时间较长或复苏后持续低血压，或用大剂量收缩血管药物后可并发急性肾衰竭。急性肾衰竭的防治关键在于尽量缩短复苏时间，复苏后留置导尿管详细记录尿量。如心功能正常、血压正常而出现少尿，在排除血容量不足之后，可试用呋塞米 40～80mg 静注，经注射呋塞米后无效则应按急性肾衰竭处理。

6. 防治继发感染　因患者昏迷、机体抵抗力低，加之抢救时静脉切开、气管切开、导尿、使用激素等而易于并发感染。最常见的是肺炎，其次是伤口感染、尿路感染等。病原体以耐药金葡菌、绿脓杆菌常见，也可以是真菌。复苏过程中注意无菌操作，加强支持疗法和护理，选用对肾脏无毒性的抗生素。

7. 中医辨证论治

(1)气阴两脱

【主证】气血津液耗散，心神机体失养则神萎倦息，面㿠气短，四肢厥冷，心烦胸闷，尿少；气阴两脱阴伤则舌质深红或淡，少苔，脉虚数，或微，或伏。

【治则】益气救阴。

【方药】生脉散(《医学起源》)。药用：人参、麦冬、五味子。方中以人参为主，补气生津，固护元气；麦冬养津救阴；五味子收敛耗散之津气。三药和用，一补一滋一敛，共奏益气生津救阴之功。

(2)元阳暴脱

【主证】阳气暴脱，心神失养则神志恍惚，或昏馈不语；肌肤失养则面色苍白，四肢厥冷；少阳生气不发，气机闭阻则舌质淡润，脉微细欲绝或伏而难寻。

【治则】回阳固脱。

【方药】通脉四逆汤(《伤寒论》)。药用：川附片、干姜、炙甘草。方中川附片辛热，大辛大热，性走而不守，恢复心阳之气；用干姜助附片兴阳、宣散，使机体阴寒得去，元阳得复；炙甘草和中补虚以固中气。三药和用，共奏回阳固脱、通脉救逆之功。

(3)痰瘀毒蒙窍

【主证】神志恍惚，气粗息涌，喉间痰鸣，或息微不调，面晦或赤，口唇、爪甲暗红，舌质隐青，苔厚浊或白或黄，脉沉实或伏。

心脑脏器突被痰瘀、热毒之邪所闭阻，脑之神机与心脏真之气相互对接受阻隔，枢机阻滞或闭死或失散而成本证。

【治则】豁痰化瘀解毒，开窍醒神。

【方药】静脉滴注醒脑静或清开灵注射液，内服或灌服或鼻饲菖蒲郁金汤(《温病全书》)。药用：石菖蒲、广郁金、炒山栀、连翘、菊花、滑石、竹叶、牡丹皮、牛蒡子、竹沥、姜汁、玉枢丹。方中以石菖蒲、郁金芳香醒脑，化痰开窍；辅以山栀、牛蒡子、竹叶、滑石泻热散结，宣利窍络；牡丹皮、竹沥、姜汁豁痰活血，祛邪外达。诸药合用，共奏豁痰解毒化瘀、开窍醒脑之功。

五、预防

预防心脏骤停根本上是防治器质性心脏病或影响心脏的其他因素，其中最重要的是防治冠心病，复苏成功与否与早期识别、早期抢救有关，因此普及心肺复苏的知识与技术具有十分重要的意义。在最易发生心脏骤停的场所，如急诊室、手术室、冠心病监护病房等，均应有健全的复苏设备和专门训练的复苏队伍。及时发现心脏骤停的先兆征象，有助于预防心脏骤停的发生或提高复苏的成功率。注意防止心脏骤停的复发，如对持续性室速或室颤的存活者采用内、外科治疗或植入自动心脏起搏转复除颤器等。

第二节　脓毒症

一、概述

20 世纪初，脓毒症是指播散性凶险感染的临床综合征，菌血症(bacteremia)是其标志。然而在 20 世纪末，3 个重要的医学进展使人们对原有的感染综合征产生怀疑。其一，强大的抗生素可以迅速清除患者体内的病原微生物，但不能因此而改善脓毒症患者的症状，这说明脓毒症不仅仅是由细菌的繁殖导致的；其二，有关人体与病原相互作用机制逐渐明确后，人们意识到脓毒症的发展可能与机体释放的复杂介质有关，而不是由细菌直接作用于细胞引起的；其三，危重症监护水平的提高可以改变脓毒症发展的进程。监护医师可应用辅助性器官支持治疗延长完全依赖于外界支持治疗患者的生命。这可以完全由医源性因素造成，这种患者伴有复杂而又可逆的器官功能障碍，缺乏明确定义分类，但肯定与感染及机体炎症反应密切相关。

21世纪初，随着对感染、机体反应及ICU救治相互影响的认识不断深入，许多问题凸现出来，现有关于脓毒症的定义已不能适应科学发展的需要。对脓毒症认识的深入，要求研究者们进一步完善其定义及概念，以方便临床医师对患者的诊断和治疗。1991年，美国胸科医师学会和危重病医学学会(ACCP/SCCM)联席会议委员会经共同商讨，对脓毒症及其相关的术语作出明确定义，并推荐在今后临床与基础研究中应用新的概念及标准。这次会议对有关感染、脓毒症的传统概念给予了更新和发展。

1. 感染　指微生物在体内存在或侵入正常组织，并在体内定植、繁殖和产生炎性病灶。这一定义旨在说明一种微生物源性的临床现象。

2. 菌血症　指循环血液中存在活体细菌，其诊断依据主要为阳性血培养。同样也适用于病毒血症(viremia)、真菌血症(fungemia)和寄生虫血症(parasitemia)等。

3. 败血症　以往泛指血中存在微生物或其毒素。这一命名不够准确，歧义较多，容易造成概念混乱。因此建议不宜再使用这一名词。

4. 全身炎症反应综合征(systemic inflammatory response syndrome，SIRS)　指任何致病因素作用于机体所引起的全身性炎症反应。具备以下两项或两项以上体征：

(1)体温>38℃或<36℃。

(2)心率>90次/分钟。

(3)呼吸频率>20次/分钟或$PaCO_2$<32mmHg(4.27kPa)。

(4)外周血白细胞计数>12 000/mm^3或<4000/mm^3，或未成熟粒细胞>10%。

SIRS所表现出的临床症状是机体急性病理生理变化的结果，应注意与某些因素所致异常改变相区别，如化疗后白细胞或粒细胞减少症等。

SIRS作为一个概念，反映紊乱的机体炎症反应并与危重疾病的发病率、病死率密切相关，已经为人们所接受。但是提出一个概念并不等同于定义一种疾病，现在SIRS的判断标准并不特异，不足以描述一种综合征，更不要说为临床提供可操作的执行标准为患者服务了。对于一种综合征的描述，应包括多种临床及实验室指标，足够特异地帮助临床医师确认出特定的患者群，只有这样，其描述才具有实用价值。SIRS的判定标准非常不特异，许多患者尤其是ICU患者都会符合它的标准。实际上，其标准只是APACHEⅡ评分系统中12条指标中的4条。

5. 脓毒症　指由感染引起的SIRS，证实有细菌存在或有高度可疑感染灶。其诊断标准包括下列两项或两项以上体征：

(1)体温>38℃或<36℃。

(2)心率>90次/分钟。

(3)呼吸频率>20次/分钟或$PaCO_2$<32mmHg(4.27kPa)。

(4)外周血白细胞计数>12 000/mm^3或<4000/mm^3，或未成熟粒细胞>10%。

有资料表明，脓毒症患者中，菌血症阳性率约为45%；菌血症者也不一定表现为脓毒症，约26%呈现体温正常。

需要强调的是，从本质上讲脓毒症系一个临床综合征。一种综合征应该包括多种症状、体征及实验室指标，它是一个疾病的证候群。要实施脓毒症的临床试验，首先必须明确客观、可重复的纳入标准。在早期的研究中，多采用临床综合指标判断作为标准。

6. 严重脓毒症(severe sepsis)　指脓毒症伴有器官功能障碍、组织灌注不良或低血压。低灌注或灌注不良包括乳酸酸中毒、少尿或急性意识状态改变。

7. 脓毒性休克　指严重脓毒症患者在给予足量液体复苏后仍无法纠正的持续性低血压，常伴有低灌流状态(包括乳酸酸中毒、少尿或急性意识状态改变等)或器官功能障碍。所谓脓毒症引起的低血压是指收缩压＜90mmHg(12kPa),或在无明确造成低血压原因(如心源性休克、失血性休克等)情况下血压下降幅度超过 40mmHg(5.3kPa)。值得注意的是,某些患者由于应用了影响心肌变力的药物或血管收缩剂,在有低灌流状态和器官功能障碍时可以没有低血压,但仍应视为脓毒性休克。

脓毒症、严重脓毒症及脓毒性休克是反映机体内一系列病理生理改变及临床病情严重程度变化的动态过程,其实质是 SIRS 不断加剧、持续恶化的结果。其中脓毒性休克可以认为是严重脓毒症的一种特殊类型,以伴有组织灌注不良为主要特征。感染性休克是在脓毒症情况下所特有的,与其他类型休克的血流动力学改变有明显不同。其主要特点为:体循环阻力下降,心排出量正常或增多,肺循环阻力增加,组织血流灌注减少等。

8. 多器官功能障碍综合征(MODS)　指机体遭受严重创伤、休克、感染及外科大手术等急性损害 24 小时后,同时或序贯出现两个或两个以上的系统或器官功能障碍或衰竭,即急性损伤患者多个器官功能改变不能维持内环境稳定的临床综合征。MODS 旧称多器官功能衰竭(multiple organ failure,MOF)。1991 年,ACCP/SCCM 在芝加哥集会共同倡议将 MOF 更名为 MODS,目的是为了纠正既往过于强调器官衰竭程度,而着眼于 SIRS 发展的全过程,重视器官衰竭前的早期预警和治疗。MODS 的内涵既包括某些器官完全衰竭,也可包括脏器仅有实验室检查指标的异常,能较全面地反映功能进行性变化过程及病变性质的可逆性,比较符合临床实际。

自上述脓毒症的新概念提出以来,脓毒症的实验与临床研究过程中发现了许多新问题。有鉴于此,近年来国际脓毒症研究相关学术团体对脓毒症的定义和诊断标准进行了重新审议与评价,提出了一些更新的认识和诊断系统。

2001 年 12 月,美国危重病医学会(SCCM)、欧洲重症监护学会(ESICM)、美国胸科医师协会(ACCP)、美国胸科学会(ATS)及外科感染学会(SIS)在美国华盛顿召开联席会议,有 29 位来自北美和欧洲的专家参加,共同讨论与重新评价 1991 年 ACCP/SCCM 提出的脓毒症及其相关术语的定义和诊断标准等问题。通过反复研讨与磋商,最终形成了共识性文件,其主要内容包括以下几方面:①现阶段有关脓毒症、严重脓毒症、脓毒性休克的概念对于广大临床医生和研究人员仍然是有用的,仍应维持 10 年前的描述,直至进一步提出改变宿主对感染反应分类的合理证据;②脓毒症的相关定义不能精确地反映机体对感染反应的分层和预后;③尽管 SIRS 仍然是个有用的概念,但其 1991 年 ACCP/SCCM 推荐的诊断标准过于敏感和缺乏特异性;④提出一系列扩展的症状和体征应用于脓毒症诊断,它能够较好地反映机体对感染的临床反应;⑤随着人们对机体免疫反应和生化特征认识的逐步深入,可操作的脓毒症定义将得以改进和验证;⑥会议设想,通过对患严重感染的危重患者治疗的改善,将会制定出一个脓毒症的分阶段系统,它以病因、病前基础状态、感染的性质、机体反应特征及器官功能障碍程度等为基础,更好地对该综合征加以识别和诊断。

二、病因及发病机制

(一)发病原因

1. 宿主防御功能减退

(1)局部防御屏障受损:烧伤、创伤、手术、某些介入性操作造成皮肤、黏膜的损伤,使病原体易透过人体屏障而入侵。

(2)免疫系统功能缺陷:先天性免疫系统发育障碍,或后天性受破坏(物理、化学、生物因素影响),如放射治疗、细胞毒性药物、免疫抑制剂、损害免疫系统的病毒(HIV)感染,均可造成各种机会感染。

2. 病原体有机可乘　各种手术、留置导尿管、静脉穿刺导管、内镜检查、机械通气等的应用,使得病原体有了入侵机体的通路,从而可能导致感染。

3. 抗生素的广泛应用　广谱抗菌药物可抑制人体各部位的正常菌群,有利于毒力强的细菌定植。对抗生素敏感的菌株被抑制,使多种对抗生素耐药的菌株大量繁殖,容易造成医院感染细菌的传播和引起患者发病。

4. 菌群失调　指正常菌群可仍在原位,但有数量和质量变化,在无外来细菌的入侵时表现出的微生态学变化。菌群失调的程度可分3度：

Ⅰ度失调：由于抗菌药物抑制了一部分细菌，从而使另一部分细菌过度生长，造成某些部位正常菌群组成上的数量变化，临床上有可逆性，停药后容易自然恢复。

Ⅱ度失调：菌群内生理波动转为病理波动，去除诱因后仍处于失调状态，无可逆性，临床上表现为慢性肠炎、慢性肾盂肾炎等。

Ⅲ度失调：又称菌群交替症或二重感染。原有菌群大部分被抑制，但少数菌种占绝对优势状态，表现为急性、严重病理状态。如难辨梭菌性伪膜性肠炎、铜绿假单胞菌、变形杆菌、白念珠菌、肺炎克雷伯杆菌、大肠杆菌感染，但主要是金黄色葡萄球菌、革兰阴性肠杆菌科细菌、真菌（白念珠菌）等感染。

（二）发病机制

1. 内毒素血症学说　大约50%的脓毒症是由内毒素血症引起的，内毒素是革兰阴性菌细胞壁的主要成分。临床及实验研究表明，各科危重病患者内毒素血症的来源大约有3个方面：

（1）明确感染病灶的细菌。

（2）细菌感染经杀菌性抗生素治疗后。

（3）肠道内细菌及内毒素易位：内毒素与内毒素结合蛋白（LBP）和炎症细胞膜的CD14受体结合为复合体，使pg/dl水平的微量内毒素增敏、生物学效应扩大，成为启动炎症细胞释放炎症介质最主要的途径，但这并不是惟一的途径。近年来，G^{+}的外毒素也引起人们的关注，铜绿假单胞菌外毒素A（PEA）、金黄色葡萄球菌中的中毒性休克毒素1（TSST-1）、链球菌致热外毒素（SPE）等，均可以诱发剧烈炎症反应。一系列关于中性粒细胞减少症伴菌血症的研究已证明G^{+}菌是脓毒症的病因。由此可见，无论是内毒素还是外毒素均可导致严重的炎症反应，引发脓毒症。但临床上针对内毒素血症的治疗并没有达到满意的疗效，说明了脓毒症发病机制的复杂性，内毒素血症只是其中的一个机制，并在不同的层次发挥重要的作用。

2. 炎症介质学说　是近年来脓毒症发病机制研究的重点和热点，并取得了重要的进展，在全身炎症反应过程中有大量的炎症介质释放，并在某种因素的诱导下释放失控。炎症介质大致分为两类：一类具有直接的生物学毒性，如溶酶体酶、弹性蛋白酶、胶原酶、氧自由基等，可以直接攻击和破坏靶物质，如入侵的微生物；另外一类无生物学毒性，但能作为调节因子对器官和系统的功能活动产生深刻的影响，如肿瘤坏死因子（TNFα）、IL-1、IL-6、血小板活化因子（PAF）、NO等。这些介质广泛作用于循环、呼吸、代谢、凝血、体温调节等系统，同时也作用于免疫-内皮系统，通过直接与间接的途径促使血管内皮细胞（EC）与器官组织细胞发生细胞凋亡，或者抑制炎症反应过程中单核巨噬细胞、枯否细胞、中性粒细胞（PMN）的凋亡，而促进脓毒症的发生和发展。

（1）TNFα能增加血管内皮细胞组织因子的合成释放，下调血栓调节素的表达，从而抑制具有抗凝作用的蛋白C激活，刺激内皮细胞释放IL-1，使内皮细胞表面成为促凝状态，促进血栓的形成。此外，TNFα还可引起诱发型NO合酶活性增高，大量的NO可造成持续性低血压，导致微循环障碍，造成组织缺血缺氧。

（2）TNFα能激活PMN，使其表面表达白细胞分化抗原CD11/CD18复合物，并同时激活EC，使其表面表达细胞间黏附分子-1与内皮白细胞黏附分子-1，使白细胞与EC间相互作用，促进中性粒细胞进入组织间隙，对血管内皮细胞和器官组织产生损害作用。

（3）前列腺素E_2（PGE_2）、NO、PAF、缓激肽、组胺等，主要与炎性免疫细胞、血管EC等相互作用调控炎症反应。PGE_2可舒张小血管和增强微血管的通透性，吸引白细胞分泌IL-1，IL-1反过来又可使白细胞激活后脱颗粒，释放氧自由基和蛋白水解酶，造成组织损伤。

晚近的研究中，一些学者提出了一个新的“晚期介质”——高迁移率族蛋白，其在脓毒症发生时大量增加，可引起全身炎症反应和组织损害；还发现了一个在脓毒性休克中发挥重要作用的炎症因子——生物蝶呤，针对生物蝶呤的干预有助于感染后休克的防治；在细菌感染方面，认为金黄色葡萄球菌是重要的致病因素，并发现了细菌作用的受体和相关的信号通路。目前已发现的细胞因子和炎性因子多达100余种，有的还尚未发现，如果一对一地对细胞因子进行干预，在临床上显然难以做到。

3. 内皮细胞损伤学说　近年来研究认为，脓毒症与外周循环障碍有关，其实质是内皮细胞损伤。EC衬覆于血管内壁，构成血管通透性的主要屏障，能够表达黏附分子作用于白细胞，合成调节凝血、纤溶的物质及NO、IL-6等多种细胞因子。它不仅仅是炎症反应中被动的靶细胞，也是一种效应细胞，通过其屏障和分泌功能，影响着脓毒症的发生发展。

在炎症早期，EC通过表达黏附分子和增加通透性，协助机体的炎症反应。生理状态下，EC几乎不表达黏附因子，于IL-1、TNFα等炎症介质诱导下，EC可表达多种黏附因子，其中选择素介导了白细胞与EC的最初黏附，有研究显示，EC在受到炎症介质激活后6小时即可增加E-选择素合成。如果炎症反应持续存在，血管活性物质不断释放，激肽系统激活，黏附于EC上白细胞释放蛋白酶、氧自由基等物质，可导致EC严重受损，此时可释放出大量血栓调节蛋白（sTM）入血，sTM直接影响着凝血抗凝机制的平衡，器官的稳态被打破，导致了器官功能衰竭。

4. 肠道屏障功能受损学说　严重创伤、休克、应激和全身炎症反应可在很短时间内即造成肠上皮细胞损伤，破坏肠道特异性免疫屏障（如分泌型免疫球蛋白A和肠道黏膜免疫）和非特异性免疫屏障（如黏液屏障、生物屏障和黏膜屏障）功能。

(1)Falk等发现，当发生脓毒症时，即使小肠黏膜出现显微结构改变，小肠绒毛处的血流并未减少，而通过增加局部血流中氧含量却可以预防黏膜显微结构的损伤，提示黏膜损伤主要是由于缺氧引起。由于缺血缺氧导致黏膜上皮坏死，黏膜修复能力降低，为致病微生物的入侵敞开大门，进一步加快了脓毒症的发展。近年来缺血、缺氧所致胃肠道黏膜凋亡也逐渐被人们所认识。

(2)内毒素可引起肠黏膜一系列病理改变，黏膜下水肿、肠绒毛顶部细胞坏死、肠通透性增加，从而破坏肠黏膜屏障功能。

(3)黏膜屏障损伤促进了脓毒症的发生，而脓毒症伴随的全身和局部炎症介质的爆炸性增加则进一步加重了黏膜损伤，参与此过程的炎症介质如氧自由基、PAF、TNF、IL等构成网络，彼此促进相互叠加，如此恶性循环推动了脓毒症的发生发展。

5. 基因表达的特异性　临床上不难观察到，同样病情和同样的治疗，在不同个体的预后可能迥然不同。事实上，患者遗传和基因表达的特征在决定个体间的差异性上是极其重要的。目前认为，炎症表达的控制基因确实具有多样性，并发现TNFα的表达差异与HLA-DR等位基因有关。TNFα分泌依赖HLA单模标本，如HLA-DR2^{+}、HLA-DR5^{+}表现为低TNFα分泌（低反应表现型）；反之，HLA-DR3^{+}、HLA-DR4^{+}则表现为高TNFα分泌（高反应表现型）。有学者发现，内毒素诱导TNFα释放与TNFα的基因型之间有明显的统计学关系：TNFα2、TNFα6和TNFα10等位基因产生低量的TNFα分泌；而TNFα4和TNFα11则产生高量的TNFα分泌。这些都说明，个体基因特征在全身炎症反应中确实发挥着作用。至于它们在脓毒症的确切意义也仍有待于进一步的研究。

脓毒症的发病机制非常复杂，远非以上能全部概括。虽然距离揭开脓毒症发病机制尚有一定的时日，但以上研究已经能够给临床上提供足够的信息，在多靶点上进行干预，从而达到预防和治疗脓毒症的根本目的。

（三）中医病机特点的认识

脓毒症的基本病机是正虚毒损、络脉瘀滞。脓毒症发生的关键有三：其一是正气不足；其二是毒邪内蕴，“毒”乃广义之毒，包括痰、瘀、火热、湿浊等；其三是络脉瘀滞，气血失运，脏腑、四肢、百骸失于濡养。

1. 气阴两虚、阴竭阳脱是脓毒症的病机之本　脓毒症的病因虽繁，概而言之，不外内、外二因。外者乃六淫毒邪、疫疠之气，内者乃内生毒、瘀、痰、热，更有意外损伤、失治误治者。根本发病原因在于正气不足，气阴两伤，脏真受损，阳脱阴竭。《黄帝内经》云，“正气存内，邪不可干”，“邪之所凑，其气必虚”，“阴平阳秘，精神乃治，阴阳离决，精气乃绝”，从根本上阐明了疾病发生、发展的内在因素，对认识脓毒症的病机具有重要的意义。在临床中，脓毒症的病机变化是在气虚、阴虚的基础上进一步导致阳脱阴竭、脏真受损（脏器功能障碍）而发多脏器功能衰竭综合征(MSOF)。“气不足,便是寒”,阳脱是气虚至阳虚的进一步发展,而阴竭是在阴虚的病理基础上发生的。阳损及阴,阴阳俱损,生化欲熄,终致精、气、神败伤,神机流贯受阻,造成“十二官相危,使气道闭塞而不通,刑乃大伤”的局面,使脓毒症发展为MSOF。

2. 毒邪内蕴是脓毒症的重要发病基础　在脓毒症的发病中,“毒”包括了致病微生物、病原体及其产生的毒素等,此为外来之毒。患者或因久病体衰,卫外不固,令毒邪有内侵之机。外来之毒扰乱机体正常代谢及功能,入里化热,变生热毒(刺激机体产生大量自由基及细胞因子等),热毒煎熬血液,加之气虚无以行血,则血流瘀滞,津液停化为痰浊(组织水肿等)。热、毒、痰、瘀是在外来之毒基础上产生的,可通称为内生之毒。机体感受外来毒邪刺激后诱发生成的多种炎性介质和信号传导因子等,本是人体正常免疫和内分泌调控网络的一部分,但其分泌产生的数量和时相超过机体的需要,蓄积在体内,演变成内生之毒,成为毒邪的主要部分。又因正虚难以抗邪外出,致使毒热、瘀血和痰浊积于体内,毒邪进一步危害机体。内外之毒相互蕴结,阻遏三焦气机,灼伤气阴及脉络,脏真受损,机体阴阳气血逆乱,生成更多的毒邪,形成恶性循环。脓毒症发病往往是由外来毒邪诱发启动,致内生毒邪大量蓄积,造成气血运行的失调和脏腑功能的紊乱,甚至发展成阴阳之气骤然不相顺接,气机严重逆乱的危重急症。正虚欲脱、阴阳离决是病情发展的必然趋势。

3. 内陷营血是脓毒症的主要病变层次　脓毒症病程中,毒邪峻猛,传变迅速,伤及气分后迅速进入营血。毒邪外受,始发肺卫,肺为五脏之娇脏,其位最高,开窍于鼻,正如叶天士所言“温邪上受,首先犯肺”。肺主治节,主气的宣发肃降,通过肺脏,人体的清气与天地之清气相合。毒邪内侵使肺失肃降则清气难以输布全身,各脏腑缺乏清气的滋养,脏真受损;肺失宣发则内外毒邪难以排出体外。肺朝百脉,猛烈毒邪大量积聚于肺中,则可能直接深入经络,进而周布全身,令病势急转而下。人体气机的正常运转不外升降出入,清阳不升则浊阴难降,积聚于人体成为内生之毒。肺与大肠相表里,无肺气之肃降,大肠难以推动浊邪自肠道排出;大量毒邪聚于肠中,损伤肠道,又成为毒邪入侵的新途径。故在脓毒症的病变中,肺脏和肠道既是易受毒邪攻袭之地,又为毒邪蕴生之所。

脓毒症患者本有正气亏虚,难以抗邪外出,而内外毒邪互结、炽盛,易于内陷直犯营血。营分和血分是温热病发展最深重的阶段。营热阴伤、扰神窜络,可见患者出现高热口干、烦躁谵语、斑疹隐隐;到达血分,则可动血耗血、瘀热扰心,可见身热躁扰、神昏谵狂、吐血、便血、尿血、斑疹密布;甚则邪热猖獗,脏腑经络严重受损,瘀热煎灼,迫血妄行,精血耗竭殆尽,脏器衰竭而亡。心主血,肝藏血,故热邪传入血分,势必影响心、肝二脏。邪热久羁,不仅伤血,并耗真阴,又能累及于肾脏,此时病变以心、肝、肾为主。

4. 瘀滞络脉是脓毒症的重要病位　络脉是经脉气血实施调节与营养作用的场所。脓毒症中,由于正虚邪盛,毒邪可由表浅之阳络迅速深入阴络,成为主要的病变位置。络病具有易滞易瘀、易入难出、易积成形的特点。毒邪侵袭络脉,由于病位深,正虚邪恋,病邪盘踞脏腑之络,故疾病缠绵难愈。一旦发病,病情就会急遽加重,播散到多器官、多系统;而疾病恢复过程则相对缓慢,且常出现器官功能难以恢复的后遗症。这是由于毒邪深入络脉的特殊病位所决定的。

5. 正虚毒损、络脉瘀滞是脓毒症的主要病机变化　脓毒症的病机正虚毒损、瘀滞络脉,是因“正气虚于一时,邪气暴盛而突发”。患者或原有严重的基础疾病(如糖尿病、肾病等),或突受烧伤、创伤等重创,机体处于正气亏虚、阴阳失和的状态,营卫之气不足,周身的经络失于护卫和濡养,给邪气可乘之机。即经络因正气的不足而处于开放或是经气运行迟缓的状态,使邪气可以直接侵袭,自经脉入于络脉,甚则深入阴脉。病邪一旦直中,即可随络脉中气血的运行而进入周身各个脏腑,影响各脏腑的正常功能。由此可知,正是因为毒邪占据的病位在于络脉,所以脓毒症一旦起病就可波及多个脏腑、器官。同时,毒邪客于络,络气郁滞,津凝为痰,血滞成瘀,痰瘀阻滞,致络脉运行气血的功能受到严重影响,甚则阻塞不通。脏真受损,多个脏器依次出现功能障碍。有形之邪阻于络中,形成“势不能出于络外,故经盛入络,络盛返经,留连不已”的恶性循环，令病势缠绵难愈。

综上所述，正虚毒损、瘀滞络脉是脓毒症基本病机，由于正气不足，毒邪内蕴，内陷营血，络脉气血营卫运行不畅，导致毒热、瘀血、痰浊内阻，瘀滞络脉，进而令各脏器受邪而损伤，引发本病。

三、诊断

脓毒症的诊断参数分为3类：一是临床特征，突出了脓毒症的临床特点，在临床使用过程中只要诱发因素明确，符合两项以上即可；二是全身炎性反应导致炎症损伤出现的生物化学变化，是诊断脓毒症的客观指标；三是判断脓毒症病情轻重的指标。临床使用中要三者参合使用，互相弥补，以提高脓毒症诊断的敏感性和准确性。

(一)诊断标准

1. 感染参数　确诊的感染或高度疑似的感染，同时具备下列临床特征：

(1)发热(体温>38℃)或低体温(体温<36℃)。

(2)心率>90次/分钟或>不同年龄正常心率的2个标准差。

(3)气促、呼吸频率>25次/分钟。

2. 炎症反应参数

(1)白细胞增多(白细胞计数>12×10^9/L)或白细胞减少(白细胞计数<4×10^9/L)，白细胞计数正常但杆状核>10%，淋巴细胞计数减少。

(2)C反应蛋白(CRP)>正常2个标准差。

(3)前降钙素>正常2个标准差。

(4)血浆内毒素>正常2个标准差。

(5)血清生物蝶呤>正常2个标准差。

(6)高血糖(血糖>10mg/dl或717mmol/L)而无糖尿病史。

3. 器官功能障碍指标

(1)低血压状态(收缩压<90mmHg，平均动脉压<70mmHg，或成人收缩压下降值>40mmHg)；心排指数<315L/(m^2·min)；或皮肤苍白试验阳性。

(2)低氧血症(氧合指数PaO_2/FiO_2<300)；或血清乳酸血>3mmol/L。

(3)明显水肿或液体正平衡>20ml/kg超过24小时；急性少尿[尿量<15ml/(kg·h)]持续2小时以上；或每日血肌酐增加≥15mg/dl。

(4)高胆红素血症(总胆红素>4mg/L，或70mmol/L)。

(5)血小板减少(<10×10^{12}/L)；或凝血异常(INR>115或APTT>60秒)。

(6)腹胀(肠鸣音减少)持续时间超过24小时。

(7)意识状态为格拉斯哥评分少于14分(表10-1)。

符合1中的两项以上和2中的一项以上指标即可诊断为脓毒症；在以上的基础上出现3中的任何一项以上指标者诊断为严重脓毒症；出现3中的任何两项以上指标者诊断为多器官功能障碍综合征。

表10-1　格拉斯哥(Glasgow)昏迷量表

反应	功能状态	得分
睁眼反应	有目的的、自发性的	4
	口头命令	3
	疼痛刺激	2
	无反应	1
语言反应	定向正确、可对答	5
	定向不准	4
	不恰当的词汇	3
	含混的发音	2
	无反应	1
运动反应	服从医嘱	6
	对疼痛局部刺激，感到疼痛	5
	逃避疼痛刺激	4
	刺激时呈屈曲反应	3
	刺激时呈伸展反应	2
	无反应	1

(二)临床分型

1. 根据原发病分型

(1)原发性脓毒症：指找不出原发性疾病者。

(2)继发性脓毒症：原发疾病可寻者，如烧伤型脓毒症、急性胰腺炎型脓毒症、肺炎型脓毒症、急性重症胆管炎型脓毒症、阴性菌感染型脓毒症、阳性菌感染型脓毒症等。

2. 根据病情轻重分型

(1)脓毒症。

(2)脓毒性休克。

(3)严重脓毒症。

(三)中医证候诊断

1. 初期　常表现为两大证候：

(1)毒热内盛：高热持续不退，烦躁，神昏，恶心呕吐，舌质红绛，脉数。

(2)瘀毒内阻：高热，或神昏，或疼痛如针刺刀割状，痛处固定不移，常在夜间加重，肿块，出血，舌质紫黯或有瘀斑，脉沉迟或沉弦。

2. 极期　多为虚实夹杂之证，“正衰邪盛”及“正衰邪衰”，表现为三大证候：

(1)气阴耗竭：身热骤降，烦躁不安，颧红，神疲气短，汗出，口干不欲饮，舌质红少苔，脉细数无力。

(2)阳气暴脱：喘急，神昏，大汗淋漓，四肢厥冷，脉微欲绝，舌淡苔白。

(3)内闭外脱：高热持续不退，烦躁，神昏，出血，神疲气短，汗出，或四肢不温，甚者厥冷，脉虚无力。

3. 恢复期　多表现为正虚邪恋状态，表现为两大证候：

(1)气虚阴伤，邪热内阻：神疲乏力，五心烦热，腰膝酸软，低热，舌红瘦小，少苔而干，脉虚细无力。

(2)气虚阳伤，邪热内阻：神疲乏力，腹胀纳呆，四末不温，舌淡而胖，苔白而润，脉虚无力。

四、治疗

(一)西医治疗

脓毒症最有效的方法应该以脓毒症发病机制为基础。遗憾的是，由于脓毒症发病机制目前尚未完全清楚且难以掌握，即使在今天，这种针对发病机制的治疗方法仍然存在很大的不确定性而不能成为主流。与病因性治疗相比，针对脓毒症所致多系统和器官损害的支持性治疗，在过去几十年间却已经取得长足的进步，使患者的存活时间不断延长，以至于一些学者提出建议，应该将评估脓毒症患者预后的时间从目前的28天延长至3～6个月，这便是对支持治疗进步这一事实的反映。

支持治疗几乎涉及了全身所有的器官或系统。它们包括：血流动力学支持、呼吸支持、控制病灶、使用抗生素、肾替代治疗、抗凝治疗、营养支持、恰当使用镇静剂/麻醉剂、免疫调理，以及其他支持治疗等。对此，过去几十年间已经积累了丰富的经验。2003年，参与拯救脓毒症战役(surviving sepsis campaign，SSC)行动的11个学术团体的44位专家，以近10年文献资料为基础，按照循证医学的基本原则，共同商讨和制订了新的脓毒症治疗指南，推荐了多达40余项治疗建议。应该说这是目前关于脓毒症治疗方法最权威的指导性意见。

1. 早期液体复苏

(1)一旦发现低血压或乳酸性酸中毒即要开始复苏。要在复苏开始的6小时内要达到以下目标：中心静脉压(CVP)为8～12mmHg；平均动脉压(MAP)≥65mmHg；尿量≥0.5ml/(kg·h)；中心静脉或混合静脉氧饱和度(SaO_2)≥70%。

(2)如果CVP已经达到8～12mmHg而SaO_2还没有达到70%，则可以输血使红细胞压积≥30%，同时或单独给予多巴酚丁胺，最大剂量可以到20μg/(kg·min)。

应用机械通气或心室顺应性降低的情况下，要求CVP达到12～15mmHg。

2. 抗生素治疗

(1)在脓毒症被识别并且留取标本后，应该在1小时内便开始静脉内的抗生素治疗。

(2)开始的经验性治疗应该使用对可疑病原菌(细菌或真菌)有活性，并且能够穿透(进)病灶的一种或几种抗生素。为此，应该参照社区或医院细菌流行病学资料进行选择。

(3)抗菌治疗48～72小时后通常要根据细菌学和临床资料对其有效性进行再评估，目的是能够换用窄谱抗生素。一旦病原菌被明确，没有证据证明联合用药优于单一用药。抗生素通常须连续使用7～10天，取决于临床对治疗的反应。

(4)如果临床症状被证明是由非感染因素所致，应及时停用抗生素。

3. 病原的控制

(1)应该对每例脓毒症患者进行感染病灶的评估，并给予引流、清除或移除(有潜在感染可能性的器械)等处理。

(2)选择控制感染方法时，要权衡利弊，应采用对生理干扰最小的方法。

(3)对于腹腔脓肿、胃肠道穿孔、肠缺血等形成的感染灶，在复苏开始后要早处理。

(4)如果血管通路是潜在感染源，则在建立另一通路后即刻拔除。

4. 液体治疗

(1)复苏液可用天然或人工的胶体或晶体，没有证据支持使用哪类液体更好。

(2)在可疑的低容量血症患者给予补液试验，30分钟左右输入晶体液500～1000ml，或胶体300～500ml，并可以视患者的反应和耐受性重复使用(包括血压、尿量增加或出现超负荷的证据)。

5. 血管加压剂

(1)如果恰当的补液试验仍不能使血压和器官灌注得到恢复时，应给予血管加压剂治疗。在面临威胁生命的低血压时，允许在低容量尚未被完全纠正的输液期间暂时使用血管加压剂。

(2)对于脓毒性休克，去甲肾上腺素和多巴胺是首选血管加压剂。

(3)低剂量多巴胺不应用于严重脓毒症的肾保护治疗。

(4)所有需要使用血管加压剂的患者均应该建立动脉测压。

(5)对已经接受了足够液体复苏和大剂量常用的血管加压剂后，仍不能提升血压的顽固性休克，可以考虑使用血管加压素，成人剂量为0.01～0.04U/min。

6. 正性心肌力药物治疗

(1)对已经接受了足够液体复苏而心排出量仍低的患者，可以使用多巴酚丁胺。如果同时合并低血压，则联用血管加压剂。

(2)不推荐将心排指数提高到预设水平的治疗策略。

7. 激素

(1)对已接受了足够液体复苏，但仍需要用升压药维持血压的脓毒性休克，推荐静脉给予氢化可的松200～300mg/d，分3～4次或持续给药，连用7天。

(2)可以用250μg促肾上腺皮质激素(ACTH)试验来鉴别适合使用激素的患者，如果试验开始30～60分钟后血液可的松水平增加>9μg/dl，则应该中断激素治疗。但不应该为等待试验结果而不启动激素治疗。

(3)当休克被纠正后，应该降低激素用量。

(4)在治疗结束后，仍应该使用小剂量激素维持。

(5)在使用糖皮质激素的同时，可以考虑同时给予盐皮质激素氟氢可的松，50μg，口服，每日4次。

(6)不应为治疗脓毒性休克而使激素剂量>300mg/d。

(7)无休克时，不推荐用激素治疗脓毒症。但对有使用激素或内分泌疾病治疗史的患者，可以继续维持激素治疗或给予应激剂量的激素。

8. 重组人体活化蛋白C(rhAPC) 在APACHEⅡ>25、多器官衰竭(MOF)、脓毒性休克、ARDS，以及对出血风险没有绝对禁忌证，或没有可能弊大于利的相对禁忌证的高危患者，推荐使用rhAPC。

9. 血液制品的使用

(1)一旦组织低灌注已经解决，并且不存在明显的冠脉疾病、急性出血或乳酸性酸中毒等情况时，仅在血红蛋白(Hb)降低到7.0g/dl以下才可考虑输血，并维持在7.0～9.0g/dl。

(2)脓毒症患者如果伴有贫血，不推荐使用促红细胞生成素，但如合并肾衰则例外。

(3)对无出血或没有计划进行有创性操作的患者，不推荐常规使用新鲜冰冻血浆来纠正实验室显示的凝血异常。

(4)不推荐抗凝血酶用于严重脓毒症和脓毒性休克的治疗。

(5)在严重脓毒症，如血小板计数<5×10^9/L，不管有无出血，都应补充血小板；在血小板计数(5～30)$\times10^9$/L时，会有明显的出血风险，故也可考虑输血小板。对于即将接受外科手术或其他有创性操作来说，经典的要求是血小板≥50×10^9/L。

10. 机械通气

(1)在ARDS/急性肺损伤(ALI)应该避免使用导致高平台压的高潮气量。在开始1～2小时先使用较低的潮气量，然后降至6ml/kg，并维持平台压<30cmH_2O。

(2)患者能够耐受为降低平台压和潮气量而出现的高碳酸血症(注：欧洲加强治疗学会训练教材提供的数据为65～70mmHg)。

(3)应以不使呼气末肺塌陷为前提，设置最低的 PEEP，同时确保足够的氧合。其方法可以通过滴定式地增加 PEEP，寻找达到最高顺应性的 PEEP 值来确定。

(4)对于吸氧水平和平台压力较高，并且对变换体位无不良后果的患者，可考虑采用俯卧位通气。

(5)除非有禁忌，对行机械通气的患者应采取半卧位，头部抬高 45°。

(6)应该为机械通气患者制订脱机程序。如果患者满足以下标准：①可被唤醒；②无升压药支持，血流动力学稳定；③没有新出现具有潜在严重危害的情况；④维持中的通气量和 PEEP 水平较低；⑤所需氧浓度能够安全地被面罩或鼻导管提供，便可以进行自主呼吸试验以决定脱机的可能性。自主呼吸试验方法是同时提供低水平的压力支持和 $5cmH_2O$ 的 CPAP，或者使用 T 管。

11. 镇静、麻醉及神经肌肉阻滞剂

(1)对需要使用镇静剂的机械通气患者应该制订程序，包括镇静目标和标准化的客观评价方法。

(2)每天都需要中断或减少镇静剂输入，直到患者能够被唤醒。如果必要，应重新"滴定"给药的方式。

(3)应该尽可能避免使用神经肌肉阻滞剂。如果必须使用并超过 1 小时，则应在对阻滞深度进行监测下使用。

12. 血糖控制

(1)患者一旦稳定，应连续使用胰岛素将血糖浓度控制在<150mg/dl(8.3mmol/L)的水平。开始时，要 30～60 分钟测量一次血糖。待血糖稳定后，改为 4 小时复查一次。

(2)血糖控制策略应该包括营养治疗方案，并最好采用经胃肠道途径。

13. 肾替代治疗　对于急性肾衰，如果没有血流动力学不稳定，连续血滤与间断血透的效果是一样的。但在血流动力学不稳定的患者，连续血滤能够更容易地管理好液体平衡。目前尚没有证据支持在无肾衰的脓毒症患者有使用连续血滤的必要。

14. 碳酸氢盐治疗　对于因低灌注导致的乳酸性酸中毒，如果 pH≥7.15，不推荐把碳酸氢盐用于改善血流动力学或减少升压药用量的治疗目的。

15. 预防深静脉血栓　对脓毒症患者应该用普通肝素或低分子肝素进行预防深静脉血栓的治疗。如果有使用肝素的禁忌情况(如血小板减少症、严重凝血病、活动性出血、新近发生的颅内出血等)，可以改用机械的方法，如逐级加压或间断加压设备，除非有外周血管疾病。在严重脓毒症、有过深静脉血栓病史的十分高危的患者，推荐药物治疗和机械治疗联合应用。

16. 预防应激性溃疡　对所有严重脓毒症患者都应该给予预防应激性溃疡的治疗。H_2受体阻滞剂比硫糖铝(Sucralfate)更有效。没有就 H_2受体阻滞剂和质子泵抑制剂的疗效进行过对比，但在提高 pH 值方面效果是一样的。

(二)中医治疗

1. 治疗原则

(1)扶正解毒通络、分层扭转是脓毒症的主要治法：扶正，尤其是补气通阳，使阳气畅达，恢复络脉出入自由、充盈满溢的正常状态，有利于驱邪外出，防止内生毒邪的进一步损害。在脓毒症早期就应顾及正气，在疾病进展中更要注意回阳固脱、顾护正气，后期应养阴益气，保护脏真。通络，可以畅通络中气血、减少毒邪的蕴积，改善各脏腑的温煦濡养，应贯穿脓毒症治疗的全程。解毒，以祛除外来和内生的毒邪，是脓毒症治疗的核心环节之一。在此基础上，根据患者的具体表现可以使用清热解毒、活血化瘀、理气化痰等治法，将有助于祛除络脉受损后蓄积的病理产物，恢复机体营卫和谐、气血调畅的整体环境。

(2)六经营血辨证是脓毒症的根本辨证方法：六经相传、卫气营血相传与脓毒症的发生发展相类同，卫分证、太阳病与脓毒症代偿期的临床征是吻合的。以非特异性临床证候群为特点，气分证、阳明病、少阳病是脓毒症的失代偿期与明确的炎症病灶或明确的炎症特征的共同反应；营分证、血分证、三阴病是严重脓毒症、MSOF 的重要特征。由此可见，六经辨证是脓毒症辨证论治的基本辨证体系，卫气营血是六经辨证的补充和发展，进一步完善了六经辨证体系。两者可以融会贯通，真正解决历史上寒、温统一的千古难题。脓毒症的发展规律并不是一成不变的，按照六经、卫气营血的传变规律，在临床过程中可有直中等变化(如直中少阴发生少阴病者),更有失治误治(如太阳病、少阳病的失治误治)出现变证、坏证者,临证之时要灵活运用。

2. 辨证论治

(1)高热

①热毒内盛,枢机不利

【主证】热伴寒战反复发作,烦躁,或神昏,或喘促,或腹胀便秘,或恶心呕吐,舌质红苔白,脉数。

【治则】燮理透表,宣肺解毒。

【方药】大柴胡汤合麻杏石甘汤加味。方用:柴胡15~30g,黄芩15~30g,清半夏10~20g,生大黄10~20g,青蒿30g,生石膏30~60g,生白芍15g,生麻黄6~15g,生姜30g,大枣10g,生甘草10g,杏仁10g。

【加减】神昏者加用安宫牛黄丸1丸,每日2次;腹胀便秘者加枳实15g,芒硝10~20g(冲服)。

【中药注射液】清开灵注射液40ml加250ml液体静脉点滴,每日2次;醒脑静注射液20ml加250ml液体静脉点滴,每日2次;血必净注射液50ml加100ml液体静脉点滴,12小时一次。

以上药物可以选择一至两种,血必净注射液具有良好地改善体温的作用,是目前国际上惟一治疗脓毒症的中药制剂。

②瘀毒损络,气营两燔

【主证】高热,或神昏,或疼痛状如针刺刀割,或痛处固定不移,或病情常在夜间加重,或伴有肿块,或伴有出血,舌质紫黯或有瘀斑,脉沉迟或沉弦。

【治则】血解毒,清营透气。

【方药】清营汤化裁。方用:水牛角30~120g,生地30~90g,赤芍15g,丹皮15g,淡竹叶10g,羚羊角粉3g(冲服),银花30g,连翘30g。

【加减】出现阳明腑实者,合用大承气汤,荡涤肠胃;伴现神昏者,加用安宫牛黄丸。

【中药注射液】清开灵注射液,解毒活血,醒神开窍。常用60~120ml/d,每日3~4次,加入250ml液体静脉注射;血必净注射液50ml加100ml液体静脉点滴,12小时1次。

(2)凝血功能紊乱

①瘀毒损络,气营两燔

参看“脓毒症高热治疗”。

②气虚阳脱,瘀毒损络

【主证】喘急,冷汗淋漓,四肢不温或厥冷,出血或神昏,或发热,脉微欲绝,舌淡苔白水滑。

【治则】益气回阳,活血通络。

【方药】参附汤加味。方用:红人参30~120g,制附片15~30g,山萸肉15~30g,当归15g,红花10g。

【加减】伴神昏者加牛黄清心丸2丸,每日3次;发热者加黄芪60g,升麻6g。

【中药注射液】参附注射液100ml,6小时静脉泵入,每日2次;生脉注射液100ml,8小时静脉泵入,每日1次;血必净注射液100ml,6小时静脉泵入,每日2次。

③气虚阴脱,瘀血损络

【主证】身热骤降或高热不解,烦躁不安,颧红,神疲气短,汗出,口干不欲饮,舌质红少苔,脉细数无力。

【治则】益气养阴顾脱,活血通络。

【方药】生脉散加味。方用:生晒参30g,麦冬30g,五味子15g,丹参30g,当归15g,红花10g。

【中药注射液】生脉注射液100ml,6小时静脉泵入,每日2次;血必净注射液100ml,6小时静脉泵入,每日2次。

(3)脓毒症休克

气虚阳脱阴竭

【主证】身热骤降或高热不解,烦躁不安,喘急,冷汗淋漓,四肢不温或厥冷,或颧红,或出血,或神昏,舌质红苔白,或少苔而润,脉细数无力。

【治则】益气回阳固脱。

【方药】早期用红参30~120g,浓煎频服,不拘多少。另有方用:红人参60~120g,麦冬30g,五味子15g,制附片30~60g,山萸肉30~120g,红花15g。

【中药注射液】生脉注射液100ml,6小时静脉泵入,每日2次;参附注射液100ml,6小时静脉泵入,每日2次。

五、研究展望

近年来,随着人类基因组研究的不断深入,人们逐渐认识到遗传学机制的差异性是许多疾病发生、发展中内因的物质基础。有资料证实,基因多态性(基因组序列上的变异)是决定人体对应激打击易感性与耐受性、临床表型多样性及药物治疗反应差异性的重要因素。例如，严重损伤或感染后全身性炎症反应失控及器官损害受体内众多基因的调控，表现出高度的个体差异性，有的人群易并发脓毒症和MODS，有的人群则不发生。目前，通过对创伤后并发严重脓毒症或MODS患者重要炎症介质基因型分析，发现TNF、白介素(IL)-1及其受体拮抗剂(IL-1ra)、IL-10、人白细胞抗原(HLA)等均存在基因多态性，这可能为脓毒症和MODS易感人群的早期识别、预后分析和基因治疗提供新的理论依据。

一组临床研究表明，TNFc微卫星多态性与术后严重脓毒症的易感性及预后密切相关。TNFc1等位基因可能是易患脓毒症的遗传标志之一。基因型TNFc1、TNFc2与严重全身感染后的死亡可能密切相关，TNFc微卫星多态性在术后严重脓毒症的免疫调节治疗中有一定参考价值。另有资料证实，等位基因IL-1ra RN2与脓毒症的发生密切相关，等位基因型A2、B2、RN2为脓毒症高危人群的重要遗传标志。采用聚合酶链反应结合RsaⅠ、MaeⅢ、MnlⅠ，限制性内切酶酶切分析法检测116例术后并发严重脓毒症患者和141例健康献血者的IL-10-592、IL-10-819、IL-10-1082基因多态性。结果显示，IL-10-1082基因多态性与术后严重脓毒症的易感性有关，与其预后不相关；而IL-10-592、IL-10-819基因多态性与术后严重脓毒症的易感性及预后均不相关。目前，已选取了10个有代表性的民族(汉族、蒙古族、藏族、维吾尔族、傣族、布朗族、苗族、壮族、彝族和朝鲜族)27个个体的基因组DNA。对脓毒症相关18个基因的基因多态性进行了大规模分析，旨在了解不同人群脓毒症相关基因单核苷酸多态性分布。

基因与感染性疾病关系的研究近年来日益受到人们的重视。许多研究表明，脓毒症等严重感染并发症属于多基因调控，内毒素受体作为启动炎症与免疫反应的"门户"，其分子DNA序列的差异可导致相关表型的变异，进而影响到机体对病原微生物的反应程度不同。个体对脓毒症的敏感性差异可归咎于感染相关分子等位基因的多态性。因此，对基因多态性的深入理解有助于改进脓毒症干预的相关策略，根据基因扫描显示出的基因异质性，便于早期制定出针对携带脓毒症易感基因患者的防治方案，避免以往经验性治疗，并可减少缺乏易感基因患者的医疗费用。例如，可针对脓毒症主要候选基因TLR、CD14、LBP/BPI等基因多态性制定出适宜的干预措施。不久的将来，基因标志物的识别将会成为临床诊断与疾病风险预测及基因治疗的一部分。DNA微列阵可同时检测上千种基因表达水平，并可加速多基因疾病(如脓毒症)候选基因的识别与定位。当然，我们也应看到，虽然不少学者的研究均涉及基因多态性与感染性疾病的易感性和转归，但观察结果及其解释不尽相同，有的甚至相反，提示人们对基因多态性的认识存在局限性，尚缺乏对候选基因的系统分析与评估标准。我们相信，随着基因检测技术及生物信息学的飞速发展与应用，这一领域必将取得突破性进展，也必将为脓毒症的早期诊断、预后分析、基因治疗开辟新的途径。尽管近年来脓毒症的基础研究取得了较大的进展，但其根本发病机制还远未澄清。脓毒症和MODS临床试验性治疗并未能获得在动物模型中那样令人鼓舞的结果，动物实验研究与临床试验大相径庭的结果值得反思，暴露了人们对复杂机体反应过程认识的局限性和片面性。这是因为体内众多炎症介质与细胞相互作用构成极其复杂的"系统工程"，它们在机体炎症反应和免疫调节中具有多方向性协同或拮抗效应。因此，脓毒症的发生绝不是某一种或几种细胞因子的增高或下降所能解释的，也不会由于某个炎症介质的阻断或补充而完全得以纠正。有鉴于此，很有必要从整体、器官、细胞、分子、基因水平进行多层次综合性研究，应用系统论和非线性理论精确地了解炎症介质或细胞间网络作用的关键环节和调控机制，不能孤立地探讨某个介质或单一因素的效应，这样才有可能较完整地弄清脓毒症的本质。深入探索和认识脓毒症的确切发病机制与干预措施，必将导致防止脓毒症和MODS发生、发展在策略上的进步和革命，最终战胜这一人类顽症，提高危重症的救治水平。

第三节　多脏器功能障碍综合征

多脏器功能失调综合征(multiple organ dysfunction syndrome, MODS),是由严重感染、严重免疫紊乱、创伤、烧伤及各种休克所引起的,以严重生理紊乱为特征的临床证候群,其临床特征是多个器官序贯或同时发生的多个器官能障碍或功能衰竭。严格来讲,多脏器功能失调综合征是在严重感染、创伤、烧伤、休克及重症胰腺炎等疾病过程中,发病在24小时以上,出现2个或2个以上的器官或系统序惯性功能障碍或功能衰竭。若发病在24小时内死亡者,则属于复苏失败,需排除。本征概念大约形成于20世纪70年代初期,中医学对本征的论述同样也出现在此时。因此没有固定的中医病名,在此完全引入现代急诊医学的概念。

本征的概念涵盖在中医学的"温病、伤寒变证、脱证"等疾病中,中医学对本征没有明确的病名进行专项论述,抢救治疗可参阅此类疾病进行辨证救治。

一、病因

1. 组织损伤　严重创伤、大手术、大面积深部烧伤及病理产科。

2. 感染　为主要病因,尤其脓毒症、急性坏死性胰腺炎、肠道功能紊乱、肠道感染和肺部感染等较为常见。

3. 休克　尤其创伤出血性休克和感染性休克。凡导致组织灌注不良,缺血缺氧均可引起MODS。

4. 心肺复苏后　造成各脏器缺血、缺氧,而复苏后又可引起"再灌注"损伤,同样可诱发MODS。

5. 失治误治　在危重病的处理使用高浓度氧持续吸入使肺泡表面活性物质破坏,肺血管内皮细胞损伤;在应用血液透析和床旁超滤吸附中造成不均衡综合征,引起血小板减少和出血;在抗休克过程中使用大剂量去甲肾上腺素等血管收缩药,继而造成组织灌注不良,缺血缺氧;手术后输液,输液过多引起心肺负荷过大,微循环中细小凝集块出现,凝血因子消耗,微循环障碍等均可引起MODS。MODS的发生主要取决于致病原因,但诱发MODS因素甚为重要,常见诱发高危因素见表10-2。

表 10-2　诱发 MODS 的主要高危因素

复苏不充分或延迟复苏	营养不良
持续存在感染病灶,尤其双重感染	肠道缺血性损伤
持续存在炎症病灶	外科手术意外事故
基础脏器功能失常(如肾衰)	糖尿病
年龄≥55岁	糖皮质激素应用量大,时间长
嗜酒	恶性肿瘤
大量反复输血	使用抑制胃酸药物
创伤严重度评分≥25	高血糖,高血钠,高渗血症,高乳酸血症

近年来证实老年人的器官功能多处于临界状态,许多不很严重的应激诱因即可导致MODS,临床上应给予注意。由于各器官生理储备功能受限,一旦受打击易发生MODS。

二、发病机制

对于多脏器功能失调综合征的病因及发病机制并不十分清楚,可能与下列因素有关,如"缺血—再灌注"、"细菌毒素"、炎症失控"、"基因诱导"等假说。

1. 微循环障碍　微血管的白细胞黏附造成广泛微血栓形成,组织缺氧能量代谢障碍,溶酶体酶活性升高,造成细胞坏死,见图10-10。

2."缺血再灌注"损伤　当心脏骤停、复苏、休克发生时器官缺血,当血流动力学改善,但血液对器官产生"再灌注缺血",随之而来细胞线粒体内呼吸链受损氧自由基泄漏,中性粒细胞激活后发生呼吸爆发,产生大量氧自由基(O_2^-)。此外,"再灌注"时将次黄嘌呤经黄嘌呤氧化酶作用分解为尿酸,在此过程中生成大量氧自由基和毒性氧代谢物(图10-11),继而造成细胞膜或细胞内膜脂质过氧化引起细胞损伤。当细胞蛋白质受自由基攻击表现膜流体性丧失,促酶功能损害继而细胞器或整个细胞破坏,引起Ca^{2+}内流,细胞进一步损伤。

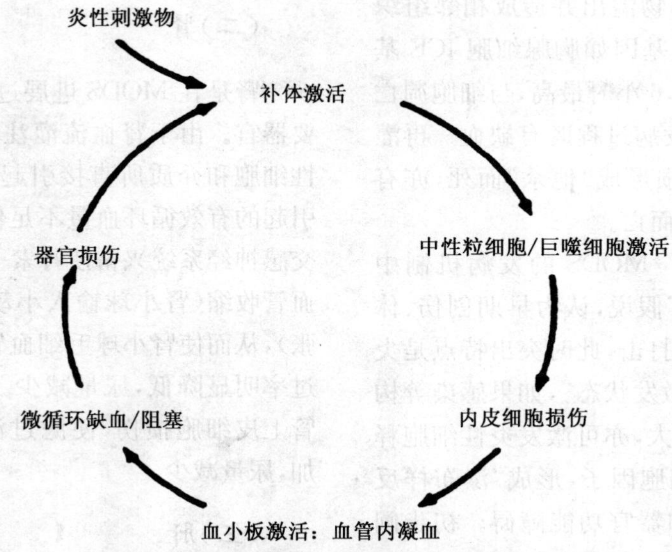

图 10-10　补体激活在系统和内脏血流动力学的作用

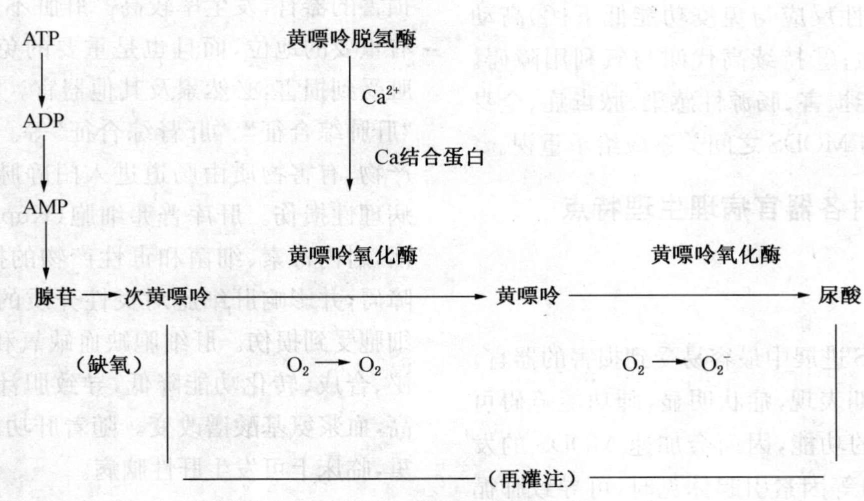

图 10-11　"再灌注"后生成氧自由基(O_2^-)

3. 炎性反应　致病微生物及其毒素直接损伤细胞外，主要通过炎性介质如肿瘤坏死因子(TNF)、白介素(IL-1、IL-4、IL-6、IL-8)、血小板活化因子(PAF)、花生四烯酸、白三烯、磷脂酶 A_2(PLA_2)、血栓素 A_2、β内啡呔和血管通透性因子等作用下，机体发生血管内皮细胞炎性反应，通透性增加，凝血与纤溶，心肌抑制，血管张力失控，导致全身内环境紊乱，称为"全身炎症反应综合征(SIRS)"，常是 MODS 的前期表现。

4. 胃肠道损伤　胃肠道是细菌和内毒素储存器，是全身性菌血症和毒血症发源地。现已证实：①机械通气相关性肺炎，其病原菌多来自胃肠道；②胃肠道黏膜对低氧和缺血再灌注损伤最为敏感；③小肠上皮的破坏会使细菌移居和毒素逸入到血流；④症感染患者肠道双歧杆菌、拟杆菌、乳酸杆菌和厌氧菌数量下降，当创伤、禁食、营养不良、制酸药和广谱抗生素应用更易造成黏膜屏障功能破坏。正常小肠蠕动是防止肠 G^- 杆菌过敏繁殖的重要条件，胃肠黏膜易受炎性介质的攻击而损害。

5. 基因诱导假说　缺血—再灌注和 SIR 能促进应激基因的表达，可通过热休克反应、氧化应激反应、紫外线反应等促进创伤、休克、感染、炎症等应激反应，细胞功能受损导致 MODS 发生。细胞调亡是由细胞内固有程序所执行的细胞"自杀"过程，表现细胞肿胀、破裂、内容物溢出并造成相邻组织炎症反应。细胞凋亡相关基因如胸腺细胞 ICE 基因在伤后 1 小时开始表达，6 小时最高，与细胞凋亡增强相一致。在 MODS 发病过程既有缺血—再灌注、内毒素等攻击细胞受损形成“他杀”而死，亦有细胞内部基因调控“自杀”而亡。

6.“两次打击”假说　MODS 的发病机制中 Deitch 等提出“二次打击”假说，认为早期创伤、休克等致伤因素视为第一次打击，此时突出特点是炎性细胞被激活处于一种“激发状态”，如果感染等构成第二次打击即使强度不大，亦可激发炎性细胞释放超量释放炎性介质和细胞因子，形成“瀑布样反应”，出现组织细胞损伤和器官功能障碍。初步阐明 MODS 从原发打击到器官衰竭的病理过程，这基本符合临床演变规律。为此在 MODS 变化过程应抓住：①过度的炎性反应与免疫功能低下；②高动力循环与内脏缺血；③持续高代谢与氧利用障碍。而肠黏膜屏障功能损害、肠源性感染、脓毒症、全身炎症反应综合征与 MODS 之间关系应给予重视。

三、MODS 时各器官病理生理特点

（一）肺

肺是在 MODS 进展中最容易受到损害的器官，常是 MODS 的早期表现，症状明显，肺功能障碍可严重地影响全身的功能，因而会加速 MODS 的发展。当毒素或失血等因素引起休克时，可导致肺循环障碍，出现出血、缺氧及酸中毒，并导致肺泡细胞代谢障碍，肺泡表面活性物质减少或缺乏，从而出现肺泡塌陷，肺不张，造成气体交换障碍。缺氧、酸中毒及细菌内毒素的刺激可使组织释放血管活性物质，中性粒细胞被激活，产生大量氧自由基和介质，使肺毛细血管通透性增加，血浆蛋白及血液有形成分外漏，导致肺间质水肿、肺泡水肿及透明膜形成，进一步损害肺泡气体交换功能。微循环缺血期间，可出现凝血机制障碍及血管内小血栓形成，致使肺广泛性的微血栓栓塞而造成肺动脉高压，出现压力性肺间质水肿。由于肺水肿和肺不张，使得肺通气障碍和动静脉分流增加，出现低氧血症性呼吸功能衰竭。

（二）肾

肾是在 MODS 进展过程中最早受到影响的重要器官。由于肾血流灌注不足及毒素与活化的炎性细胞和介质所直接引起的组织损伤。各种因素引起的有效循环血量不足使肾脏处于低灌流状态，交感神经系统兴奋使肾素-血管紧张素分泌增加，肾血管收缩（肾小球输入小动脉收缩、输出小动脉舒张），从而使肾小球毛细血管静水压降低，肾小球滤过率明显降低，尿量减少。肾灌流不足，导致肾小管上皮细胞损伤，使滤过液在肾小管内回吸收增加，尿量减少。

（三）肝

肝是在 MODS 中容易忽略的器官，也是易受到损害的器官，发生率较高。肝脏不仅在代谢方面占有重要的地位，而且也是重要的免疫器官，一旦肝脏受到损害，必然累及其他器官。如临床上所说的“肝肺综合征”、“肝肾综合征”等。细菌毒素、代谢产物、有害物质由肠道进入门静脉时，肝脏即出现病理性损伤。肝库普弗细胞（Kupffer cell）过度激活，对内毒素、细菌和毒性产物的摄取和消除产生障碍，并影响肝细胞对炎性介质的清除，从而使肝细胞受到损伤。肝细胞缺血缺氧和代谢障碍，其分泌、合成、转化功能降低，导致胆汁淤积，转氨酶升高，血浆氨基酸谱改变。随着肝功能障碍的逐渐加重，临床上可发生肝性脑病。

（四）胃肠道

胃肠道既是 MODS 的原发部位，也是主要的靶器官之一。休克、应激反应、内毒素均可导致胃肠黏膜血流量降低和通透性增加，肠黏膜上皮缺血、脱落，出现片状坏死，形成肠壁多发性表浅溃疡。小肠绒毛缩短、锐减，使得吸收区减小，选择性吸收和防御屏障功能发生障碍，可出现肠麻痹、消化道出血。肠道内菌群紊乱，外源性致病菌在肠道内繁殖，并由肝门静脉和肠系膜淋巴结扩散到体循环，释放细菌及毒素，使得病情加重。临床上常表现为不能进食、腹胀、肠麻痹和消化道出血等。

（五）心

心脏功能障碍多发生于 MODS 的终末阶段，实

际上早期即已出现损伤。患者多可在 24 小时之内出现心脏指数升高，或者心动过速，经 5～10 天后心功能可恢复正常。造成心功能障碍的主要因素有以下几方面：

(1)心脏作功增加，处于持续高动力状态，使得新陈代谢加快。

(2)感染、创伤和缺血等使冠状动脉阻力增加，造成心肌供血不足。

(3)心肌细胞线粒体肿胀致使心肌细胞结构破坏。

(4)由于心肌缺血缺氧，心肌抑制因子增加，释放出大量的组胺，心肌细胞内 Na^+ 和 K^+ 分布失调，胞浆网摄入 Ca^{2+} 减少，使酶的活性降低，碱性磷酸酶减少，导致心肌收缩力降低，心输出量减少，心肌传导性障碍。

四、诊断和鉴别诊断

(一)疾病诊断要点

目前国际上尚没有公认的诊断标准，为了便于临床使用，本教材以 1997 年修订的 Fry-MODS 诊断标准为中心，提出本征的诊断要点如下：

1. 循环系统　收缩压低于 90mmHg，并持续 1 小时以上，或需要药物支持才能使循环稳定。

2. 呼吸系统　急性起病，氧合指数＝动脉血氧分压/吸入氧浓度(PaO_2/FiO_2)≤200mmHg(无论有否应用 PEEP)，X 线正位胸片见双侧肺浸润，肺动脉嵌顿压≤18mmHg 或无左房压力升高的证据。

3. 肾脏　血肌酐＞2mg/dl 伴有少尿或多尿，或需要血液净化治疗。

4. 肝脏　血胆红素＞2mg/dl，并伴有转氨酶升高，大于正常值 2 倍以上，或已出现肝昏迷。

5. 胃肠　上消化道出血，24 小时出血量超过 400ml，或胃肠蠕动消失不能耐受食物，或出现消化道坏死或穿孔。

6. 血液　血小板＜50×10^9/L 或降低 25%，或出现 DIC。

7. 代谢　不能为机体提供所需的能量，糖耐量降低，需要用胰岛素；或出现骨骼肌萎缩、无力等表现。

8. 中枢神经系统　格拉斯哥昏迷评分＜7 分。

在发病诱因的情况下，若有两种以上情况出现就可诊断。

(二)证候诊断要点

本征临床症状表现复杂，因为原发病不同所表现出的临床证候也不尽相同，是一种动态的变化。根据其临床表现分为虚实两类，病变的初期以实证为主，表现为“正盛邪亦盛”的病理变化；随着病情的不断深入发展病变表现为“虚实夹杂”的复杂证候；最后突出在“正衰邪衰”的状态，由脏器的功能失调最终发生“脏器衰竭”的局面。

1. 初期　多表现为实证。

(1)毒热内盛证：高热持续不退，烦躁，神昏，恶心呕吐，舌质红绛，脉数。

(2)瘀毒内阻证：高热，或神昏，或疼痛状如针刺刀割，痛处固定不移，常在夜间加重，肿块，出血，舌质紫黯或有瘀斑，脉沉迟或沉弦。

2. 中、晚期　多表现为虚实夹杂之证，以虚证为主。

(1)气阴耗竭证：身热骤降，烦躁不安，颧红，神疲气短，汗出，口干不欲饮，舌质红少苔，脉细数无力。

(2)阳气暴脱证：喘急，神昏，大汗淋漓，四肢厥冷，脉微欲绝，舌淡苔白。

(三)鉴别诊断要点

多脏器功能失调综合征是在某种诱因的作用下，所产生的一系列病理过程，所强调的关键是疾病在不停地发生变化。与各种慢性疾病器官长期失代偿时所产生的多个器官衰竭不同，其鉴别要点有以下几方面：

(1)多脏器功能失调综合征患者发病前大多器官功能良好，休克和感染是其主要病因，大都经历了严重的应激反应或伴有全身炎症反应综合征或免疫功能低下。

(2)发生功能障碍或衰竭的器官往往不是原发因素直接损伤的器官。

(3)从最初打击到远隔器官功能障碍，时间上常有几天或数周的间隔。

(4)多脏器功能失调综合征的功能障碍与病理损害在程度上往往不相一致，病理变化也缺乏特异性，主要表现为广泛的炎症反应，如炎性细胞浸润、组织水肿等，而慢性器官衰竭失代偿时，以组织细胞坏死、增生为主，伴有器官的萎缩和纤维化。

(5)多脏器功能失调综合征病情发展迅速，一般抗休克、抗感染及支持治疗难以奏效，死亡率很高；而慢性功能衰竭可经过适当的治疗而反复缓解。

(6)多脏器功能失调综合征除非到终末期，器官功能和病理改变一般是可以逆转的，一旦治愈，临床不留后遗症，不会复发，也不会转入慢性病程。

五、急救处理

(一)常规处理

1. 控制原发病　是MODS治疗的关键，如感染者积极引流感染灶，合理使用有效的抗生素；创伤者积极清创，预防感染；休克患者应争分夺秒地进行休克复苏等。

2. 动态观察病情变化和动态增减医嘱　MODS患者病情变化快，动态的监测病情变化，动态的增减医嘱是非常重要的一项内容，动态器械监测非常重要，但不能取代医护人员的床旁监护，二者要有机结合，是抢救患者成功的重要基础。

3. 改善氧代谢，纠正组织缺氧　通过改善心脏泵功能，增加血红蛋白的浓度，提高血氧分压，来增加氧的输送；同时降低氧的消耗。

4. 代谢支持与代谢调理　代谢支持是指为机体提供适当的营养底物，以维持细胞的代谢需求。与营养支持不同的是，代谢支持既防止底物供应受限影响器官的代谢和功能，又避免底物供应过剩增加器官的负担。代谢调理是代谢支持的必要补充，是指应用药物和生物制品，降低代谢率，促进蛋白合成，以调理机体代谢。

(二)辨证救治

对本征的辨证救治要处处体现中医学“不治已病治未病”的学术思想，运用中医学的“衡动观”，把握证候的“虚实”。临床上将本征分为两期进行救治。

1. 实证期　多表现为毒热内盛证和瘀毒内阻证。

【证候】高热持续不退，烦躁神昏，恶心呕吐，舌质红绛，脉数；或高热神昏，痛如针刺，痛处固定，肿块出血，夜间加重，舌质紫黯或有瘀斑，脉沉迟或沉弦。

【病机】毒热内盛，气机失调，瘀毒内阻，扰闭神机。

【治则】解毒泻热，化瘀理气，醒神开窍。

【方药】以承气汤合犀角地黄汤化为代表方。方用：水牛角30g，生大黄15g，生地30g，炒山栀10g，枳实15g，赤芍15g，丹皮15g。

加减：以阳明腑实为主者，当用大承气汤，荡涤肠胃。瘀血证为主者，加丹参、红花等。以神昏为主者，加用安宫牛黄丸。

【中成药】清开灵注射液，解毒活血，醒神开窍。常用量每日60～120ml，每日3～4次，加入250ml液体静脉注射。鱼腥草注射液，清热解毒，主要用于热毒为主者。常用量每日100～200ml，每日2次，静脉点滴。

2. 虚证期　多表现为气阴耗竭证和阳气暴脱证。

【证候】身热骤降，烦躁不安，颧红，神疲气短，汗出，口干不欲饮，舌质红少苔，脉细数无力，或喘急，神昏，大汗淋漓，四肢厥冷，脉微欲绝，舌淡苔白。

【病机】热毒耗阴伤气，导致气阴两伤，阴损及阳，最终导致阴竭阳脱。

【治则】救阴回阳，醒神顾脱。

【方药】阴竭明显者以生脉散为主。方用：人参10～15g，麦冬30g，五味子10g，山萸肉30g，安宫牛黄丸1丸。阳脱明显者以参附汤为主。方用：人参15～30g，制附片15～30g。

六、中西医结合治疗

本征病情危重且复杂，临床上一定要中西医结合，主次分明全力抢救，方可达到一定的疗效。“菌毒并治”理论的运用，由王今达教授在20世纪70年代提出的新理论，极大地提高了本征的抢救成功率。尤其是针对感染性疾病诱发的MODS，能显著降低死亡率。北京友谊医院王宝恩教授、张淑文教授总结了“四证”的运用，即实热证：高热、口干欲饮、腹胀便结、舌红苔黄、脉洪数或细数、末梢血白细胞变化；血瘀证：固定性压痛、出血、发绀、舌质红绛、舌下静脉曲张、血液流变学、凝血与纤溶参数和甲襞微循环异常；腑气不通证：腹胀、呕吐、无排便排气、肠鸣音减弱或消失、肠管扩张或积液、腹部X光片有液平；厥脱证：面色苍白、四肢湿冷、大汗、尿少、脉细数或微欲绝、血压下降。现代危重监护技术的使用，MODS病情变化快，因此，加强器官功能的监测十分重要，在某种情况下，比诊断更为重要。

1. 改善心脏功能和血液循环　MODS常发生心功能不全，血压下降，微循环瘀血，动静脉短路开放血流分布异常，组织氧利用障碍，故应对心功能及其前、后负荷和有效血容量进行严密监测，确定输液量、输液速度，晶体与胶体、糖液与盐水、等渗与高渗液的科学分配，血管活性药合理搭配，在扩容基础上联合使用多巴胺、多巴酚丁胺和酚妥拉明加硝酸甘油、消心痛或硝普钠，对血压很低患者加用阿拉明，老年患者宜加硝酸甘油等扩冠药。白蛋白、新鲜血浆应用，不仅补充血容量有利于增加心搏量，而且维持血压胶体渗透压，防止肺间质和肺泡水肿，增加免疫功能可裨益。全血的使用宜控制，血球压积在40%以下为好。血管扩张剂使用有利于减轻心脏前、后负荷，增大脉压差，促使微血管管壁黏附白细胞脱落，疏通微循环。洋地黄和中药人参、黄芪等具有强心补气功效。纳洛酮对各类休克均有效，尤其感染性休克更需使用。

2. 加强呼吸支持　肺是敏感器官，ALI、ARDS时肺泡表面活性物质破坏肺内分流量增大，肺血管阻力增加，肺动脉高压，肺顺应性下降，导致PaO_2降低。随着病程迁延、炎性细胞浸润和纤维化形成，治疗更棘手。呼吸机辅助呼吸应尽早使用，PEEP是较理想模式，但需注意对心脏、血管、淋巴系的影响，压力宜渐升缓降。一般不宜超过$15cmH_2O$。潮气量宜小，防止气压伤和肺部细菌及其他病原体向血液扩散。吸氧浓度不宜超过60%，否则可发生氧中毒和肺损害。晚近提出为了保证供氧维持一定PaO_2水平，而$PaCO_2$可以偏高，即所谓“允许性高碳酸血症”。加强气道湿化和肺胞灌洗是清除呼吸道分泌物，防治肺部感染，保护支气管纤毛运动的一项重要措施。避用呼吸兴奋药，而激素、利尿剂、支气管解痉药和血管扩张剂合理应用，糖皮质激素使用方法宜大剂量短疗程，气道内给地塞米松有利于提高PaO_2水平，对ALI、ARDS治疗有好处。晚近使用一氧化氮、液体通气膜肺(ECMO)和血管内气体交换(IVOX)等治疗。

3. 肾衰竭防治　注意扩容和血压维持，避免或减少用血管收缩药，保证和改善肾血流灌注，多巴胺和酚妥拉明、硝普钠等扩肾血管药物，具有保护肾脏功能，阻止血液中尿素氮、肌酐上升。床旁血液透析和持续动静脉超滤(CAVHD)及血浆置换内毒素清除具有较好效果。速尿等利尿药对防治急性肾衰有一定疗效，但注意过大剂量反而有损于肾实质。

4. 胃肠出血、肠麻痹和肝功能衰竭处理　MODS的研究热点转移至消化道，其难点是肠源性感染及其衰竭。消化道出血传统采用西咪替丁、雷尼替丁等H_2受体拮抗剂，降低胃酸，反而促使肠道细菌繁殖，黏膜屏障破坏，毒素吸收，细菌移居引起肠源性肺损伤，肠源性脓毒血症加剧MODS发展，MODS患者肠道中双歧杆菌、拟杆菌、乳杆菌明显低于正常人，专性厌氧菌与黏膜上皮细胞紧密结合形成一层“生物膜”，有占位性保护作用，MODS大量应用抗生素，该膜遭破坏导致肠道菌群失调，故应用微生态制剂是有益的。中药大黄经临床和基础研究证明具有活血止血、保护肠黏膜屏障、清除氧自由基和炎性介质、抑制细菌生长，促进胃肠蠕动、排出肠道毒素等作用，对胃肠道出血、保护胃肠功能、防治肝衰竭均有较好疗效。剂量3～10g，每日2～3次，亦可灌肠10～30g。大剂量维生素C对保肝和体内清除氧自由基有益。

5. DIC防治　需早检查早医治，一旦血小板进行性下降，有出血倾向应尽早使用肝素，因MODS各器官损害呈序贯性而DIC出现高凝期和纤溶期可叠加或混合并存，故肝素不仅用于高凝期，而且亦可在纤溶期使用，但剂量宜小，给药方法采用输液泵控制静脉持续滴注，避免血中肝素浓度波动。血小板悬液，新鲜全血或血浆、冷沉淀粉、凝血酶原复合物和各种凝血因子等补充及活血化瘀中药均有较好疗效。

6. 营养与代谢管理　MODS机体常处于全身炎性反应高代谢状态，热能消耗极度增加，由于体内儿茶酚胺、肾上腺素、胰高血糖素等升血糖激素分泌亢进，而内源性胰岛素阻抗和分泌相对减少，又因肝功受损，治疗中大剂量激素应用和补糖过多导致难治性高血糖症和机体脂肪利用障碍，造成支链氨基酸消耗过大，组织机蛋白分解，出现负氮平衡，同时蛋白急性丢失，器官功能受损免疫功能低下。采用营养支持的目的是：①补充蛋白质及能量过度消耗；②增加机体免疫和抗感染能力；③保护器官功能和创伤组织修复需要。热卡分配非蛋白热卡 30kcal/(kg·d)，葡萄糖与脂肪比为(2～3)：1。根据编者经验，氨基酸，尤其支链氨基酸比例增加，如需加大葡萄糖必须相应补充胰岛素，故救治中需增加胰岛素和氨基酸量。新近发现此类患者体内生长激素和促甲状腺素均减少，适当补充可有较好效果。中长链脂肪乳剂可减轻肺栓塞和肝损害，且能提供热能防治代谢衰竭。重视各类维生素和微量元素补充。深静脉营养很重要，但不能完全代替胃肠营养，现已认识创伤早期胃肠道麻痹主要在胃及结肠，而小肠仍存在吸收功能，故进行肠内营养有利于改善小肠供血，保护肠黏膜屏障。肠黏膜营养不仅依赖血供而50%小肠营养和80%结肠黏膜营养须来自肠腔内营养物质。但注意 MODS 肠内营养采用持续胃内滴注，可使胃酸分泌减少，pH 值升高，致细菌繁殖，应以间断法为宜，而空肠喂养可避免胃重 pH 值升高。代谢紊乱除缺乏营养支持有关，主要与休克、低氧和氧耗/氧供（VO_2/DO_2）失衡关系密切，故要视酸碱、水电解质失衡和低氧血症纠正。

7. 免疫与感染控制　重点在于控制院内感染和增加营养。由于 MODS 患者细胞、体液免疫、补体和吞噬系统受损易产生急性免疫功能不全，增加感染几率。应选用抗革兰阴性杆菌为主广谱抗菌药，注意真菌防治。为了减轻抗真菌药毒副作用，可用两性霉素 B 酯质体。全谱标准化血清蛋白和丙球使用有利于增强免疫机制。结核菌在 MODS 有抬头趋势。预计 TNF 单克隆抗体、IL 和 PAF 受体拮抗剂及 SOD 等药出现，对 MODS 救治疗效能有提高。警惕深静脉插管引起感染发热。晚近提出为了避免肠源性肺损伤和脓毒症采用肠道给予难吸收抗生素，所谓“选择性消化道去污染术”(SDD)，可降低肺感染发生率。总之，MODS 救治主要是祛除病因严密监测综合救治。

七、调护原则

1. MODS 病情隐蔽、发展迅速，在观察病情时，除了注意原发性器官的损伤外，更应该关注远隔器官的功能变化，尤其是肺、胃肠等。

2. 要有先进的监护设备，配备血气分析、全自动血生化分析仪、各类型呼吸机、血液净化设备及各种抢救设备和药品。

3. 建立中心静脉通道。

4. 监测呼吸、心率、心律、血压、出入量等的变化。

第四节　急性呼吸窘迫综合征

急性呼吸窘迫综合征（acute respiratory distress syndrome，ARDS），是一种以进行性呼吸困难和顽固性低氧血症为特征的急性呼吸衰竭。患者原有的心肺功能正常，而由于多种原因（最常见的原因是休克、严重感染、创伤、大手术、输液输血过量等）引起广泛的肺泡-毛细血管膜的损伤使肺脏血管与组织间液体运行功能紊乱，形成一种非心源性肺水肿，死亡率高达50%以上。本征属于中医学“喘证”、“暴喘”等疾病范畴，尚缺乏系统中医论治的论述。

一、病因及发病机制

(一)病因

诱发 ARDS 的因素很多，主要包括：

1. 休克　各种类型的休克，包括失血失液性、心源性、感染中毒性休克等，均可导致 ARDS 的发生。

2. 创伤　多发性创伤、广泛性肺损伤为发生急性肺损伤（ALI）的重要原因，重者即可发展为 ARDS；头部创伤因中枢性交感神经传出障碍，导致高阻抗血管系统的血液流向低阻抗血管床，使肺动脉压升高和血容量增多，肺毛细血管通透性增高，发生 ARDS。

3. 感染　无论肺内、肺外感染所致脓毒症发生，都有可能使肺成为损伤的靶器官而发生 ARDS。

4. 吸入有毒气体　如吸入高浓度氧、CO_2、NH_3、烟雾等均可直接损伤肺泡，使肺泡表面活性物质减少，肺泡毛细血管通透性增加而发生 ARDS。

5. 药物过量　巴比妥类、水杨酸、双氢克尿噻、海洛因等应用过量。

6. 代谢紊乱　肝功能衰竭、尿毒症、糖尿病酮症酸中毒、急性胰腺炎等。

7. 其他　子痫、隐球菌血症、颅内压增高、淋巴瘤、空气或羊水栓塞、肠梗阻、体外循环等。

(二)发病机制

ARDS 共同的发病基础是肺泡-毛细血管的急性损伤。其机制至今尚未阐明，常与多种因素有关，且错综复杂，互为影响。近年来研究表明，当肌体发生创伤、感染、组织坏死和组织缺血再灌注时，被激活的效应细胞，包括巨噬细胞、多核白细胞、肺毛细血管内皮细胞、血小板等启动并释放大量细胞因子和炎症介质，引发全身炎症反应综合征(SIRS)，直至多脏器功能不全综合征。而 ARDS 则被认为是上述反应在肺内的具体表现。

二、病理

各种原因引起的 ARDS 病理形态学改变基本相同。外观充血水肿、表面有大小不等的暗红色斑片和片状出血点，出现暗红色到灰色肝样变。胸腔可出现积液或积血，肺切面可挤压出大量水肿液体。肺损伤的病理学变化分为 3 个阶段。

1. 早期浸润期　肺组织学表现为间质水肿、充血，红细胞和白细胞在组织间质浸润，微血栓形成，透明膜形成，毛细血管内皮细胞肿胀，胞浆基质电子密度降低。

2. 增殖期　Ⅱ型上皮细胞迅速增殖，肺泡上皮变厚，白细胞浸润，毛细血管数目减少。

3. 纤维化期　肺泡间隔呈进行性弥漫性纤维化，透明膜可转化为纤维组织。

三、临床表现

(一)临床典型表现

当肺部损伤最初数小时内，患者仅有原发病表现而无呼吸系统症状，随后突感气促、呼吸频数并呈进行性加快，呼吸频率＞30 次/分钟，甚至达到 60 次/分钟，缺氧症状明显，患者烦躁不安、心率加快、口唇指甲发绀。由于严重的低氧血症造成过度通气，出现呼吸性碱中毒。缺氧症状用一般氧疗难以改善，且不能用其他原发心肺疾病解释。早期一般没有肺部体征，后期可出现哮鸣音、水疱音等。病情进一步恶化则由于呼吸肌疲劳导致通气不足、二氧化碳潴留，产生混合性酸中毒，患者出现极度呼吸困难和严重的发绀，伴有神经、精神症状，如嗜睡、谵妄、昏迷等。最终发生循环障碍、肾功能不全、心脏停搏。

(二)中医证候

1. 早期　瘀内阻，气机不畅；热入营血，扰动心神。呼吸急促，壮热躁动，肌肤发斑或呕血、便血，或大便密结，或腹胀，神昏谵语，舌红或红绛或紫黯，舌苔厚腻或较燥，脉象沉实。

2. 中期　瘀毒伤正，邪退正衰。高热渐退，汗出渐多，呼吸急促，神疲倦怠，甚者神昏日重，四末不温，舌质逐渐开始变淡，腻苔或水滑苔渐现，出现虚脉。

3. 晚期　正气耗散，阴阳欲竭。呼吸急促，神疲淡漠，声低息微，汗漏不止，四肢微冷，舌淡，苔白腻，脉微弱；或突然大汗不止，或汗出如油，神情恍惚，四肢逆冷，二便失禁，舌卷而颤，脉微欲绝。

四、实验室检查

(一)血气分析

PaO_2 进行性下降，甚至纯氧仍然不能维持 60mmHg 以上的氧分压；肺泡-动脉氧分压差($P_{A-a}O_2$)增大；氧合指数(PaO_2/FiO_2)＜200mmHg；发病早期二氧化碳分压常降低，晚期则升高。

(二)胸部 X 线片

早期(发病 12 小时以内)常无异常发现,12～24 小时后,双肺可出现斑片状影,边缘模糊,并逐渐融合为大片实变影,后期出现双肺弥漫性阴影,呈白肺改变。其病情严重程度与胸片不平行是其重要特征。

(三)胸部 CT

"小肺"样改变,呈不均质性改变,可见点片状肺野浓度增加、点状影、不规则血管影。

五、诊断和鉴别诊断

(一)诊断

1. 有发病的高危因素,如重症感染、多发伤、重度烧伤、重症胰腺炎等。

2. 急性起病、呼吸频数和(或)呼吸窘迫。

3. 低氧血症 $PaO_2/FiO_2 \leqslant 200mmHg$。

4. 胸部 X 线检查两肺浸润阴影。

5. 肺毛细血管楔压(PCWP)≤18mmHg 或临床上能除外心源性肺水肿。

凡符合以上 5 项可诊断。

(二)鉴别诊断

1. 心源性肺水肿 急性呼吸窘迫综合征应该除外心脏原因所致的肺水肿。心源性肺水肿多有高血压、冠心病等病史,可反复发作,发病急,端坐呼吸,咳白色泡沫样痰,严重者出现粉红色泡沫样痰,两肺广泛哮鸣音及大中水疱音,呈混合性呼吸困难;ARDS 起病前往往无心肺基础性疾病,发病进程相对缓慢,发绀明显,缺氧严重,但比较安静,平卧位。心源性肺水肿胸片表现为心脏影增大,肺小叶间隔水肿增宽,出现克氏 B 线及 A 线,PAWP≥2.6kPa(20mmHg);ARDS 早期胸片无异常改变,中晚期呈斑片状阴影并融合,呈"白肺"样改变,PAWP<2.6kPa(20mmHg)。在治疗上,心源性肺水肿通常经强心、利尿、扩血管并控制诱发因素后可较为迅速缓解;ARDS 治疗困难,其低氧血症呈进行性加重,难以纠正。

2. 气胸 主要临床表现为胸痛、呼吸困难,尤其是张力性气胸呼吸困难更为突出。但根据胸片检查不难鉴别。严重肺挫伤倒置气胸亦可以并发 ARDS。

(三)中医诊断、分型

1. 诊断、分型 由于中医学中没有相应的病名,故直接使用急性呼吸窘迫综合征这一病名。本征临床证候因原发病不同而变化多端,临床上根据病机变化的特点归纳为虚实两证,病变的初期以实证为主,表现为正盛邪亦盛的临床特点,随着病情的发展则出现虚实夹杂的复杂证候,进一步发展则可能出现正气大脱的危候。早期根据表现分为气营两燔证;中期虚实夹杂较为复杂,应根据实际情况分析气血阴阳的不足;晚期正气大脱,表现为一派脱证征象。

2. 辨证要点 关键要注意区分虚实,尤其是疾病发展到中期,虚实夹杂且其虚象在一定程度上易被掩盖。当出现汗出增多、呼吸急促且神疲倦怠、四末不温等就应注意虚象的情况,及早加以干预。

3. 类证鉴别

(1)与喘证相鉴别:喘证其症状相对较轻,且一般不会出现难以纠正的呼吸困难,但喘证如果不能很好控制,也可以发展为急性呼吸窘迫综合征。

(2)与心衰相鉴别:心衰之前往往有胸痹、眩晕等疾病的基础,发病急剧,端坐呼吸,痰量多且色白有泡沫;而本征常有创伤、外感发热、脱证、急性脾心痛等病史,呼吸急促,但能平卧,痰量少。

六、治疗

(一)病因治疗

ARDS 常继发于各种急性原发病,及时有效地祛除原发病,阻断致病环节是防治 ARDS 的根本策略,尤其是抗休克、抗感染等治疗。

(二)保护肺功能

1. 肾上腺皮质激素 有很强的抗炎作用,稳定细胞膜,降低补体活性,防止白细胞,血小板聚集、黏附血管壁而形成微血栓,保护肺泡Ⅱ型上皮细胞,可以有效地促进肺间质液的吸收,缓解支气管痉挛,抑制肺纤维化的形成。宜采用早期、大剂量、短疗程应用（一般不超过1周）。如甲基泼尼松龙800～1500mg，2～3天后减量。但在应用激素时应充分考虑到激素的副作用，如使感染更加难以控制，升高血糖、血压等，因此应该使用足量、广谱抗生素，并加强对血糖、血压的监测。

2. 改善微循环，降低肺动脉高压 应用血管扩张剂如酚妥拉明、山莨菪碱和中药如川芎、丹参等，注意对血小板、凝血功能的监测，若发现DIC，早期使用肝素治疗。酚妥拉明20～40mg，持续24小时泵入，以收缩压不低于90mmHg为宜。山莨菪碱20～40mg，15～20分钟静注一次，病情好转后减量或停用。肝素1mg/kg静脉滴注，30分钟滴入，随后以100～150mg持续24小时泵入，并观察血小板和血凝情况。

3. 保持液体量，维持胶体压 每日液量应该根据出量进行调整，使出量与入量相平衡或稍大于入量。为加速水肿液的排出，可以使用速尿，每日40mg静脉注射。白蛋白使用有争议，因ARDS为肺毛细血管损伤，通透性增加，胶体液有可能渗入间质而加重肺水肿，一般不建议早期应用。

4. 其他 肺泡表面活性物质，其应用于新生儿呼吸窘迫综合征取得良好效果，用于成人疗效不明确，且价格昂贵。超氧化物歧化酶、前列腺素E_2等也在研究中。

（三）纠正低氧血症

低氧血症是ARDS的直接致死因素，其临床特征即为难以纠正的低氧血症。可先采用高流量面罩吸氧，如果仍不能维持氧分压则应该考虑使用机械通气。机械通气根据ARDS本身的特点应注意以下方面：

1. 潮气量 8～10ml/kg，成人400～600ml，不宜过高，因ARDS肺为不均质性，过高的潮气量会出现局部严重气压伤。

2. 呼气末正压（PEEP） 不应过高，一般维持在6～20mmHg。

3. 氧浓度 尽量使氧浓度在60%以下，以免进一步加重肺部损伤。

4. 吸呼比 正常吸呼比为1：(1.5～2)，但是ARDS应该延长吸气时间，使氧气交换更为充分，可以达到1：1，甚至采用反比呼吸。

5. 容许性高碳酸血证 传统通气策略要求维持动脉血气在正常或接近正常范围，但在ARDS患者中，可能为此付出肺损伤的代价，因此近年来提出了容许性高碳酸血证的通气策略。即可以视情况使二氧化碳分压维持在50～100mmHg，最好控制在70mmHg以下。

（四）营养支持治疗

ARDS患者处于高代谢状态，应予以强有力的营养支持治疗。

（五）中医药治疗

1. 治疗思路 注意虚实方面的变化，注意本征病情危重，应中西医结合治疗。

2. 辨证论治

(1)早期

【病机】毒瘀内阻，气机不畅；热入营血，扰动心神。

【治则】解毒清营，凉血通腑。

【方药】以犀角地黄汤合承气类方为基本方。阳明腑实甚者，重用大黄；瘀血明显者，加用地鳖虫、水蛭；神昏者合用安宫牛黄丸等。

(2)中期

【病机】瘀毒伤正，邪退正衰。

【治则】扶正祛邪。

【方药】生脉散与犀角地黄汤合方。气虚、阳虚明显者，加炮附子、肉桂；有阳脱之象者，重用人参，加炮附子、山萸肉；阴伤重者，加鲜石斛、生山药、白茅根；更甚者，重用五味子或山萸肉。

(3)晚期

【病机】正气耗散，阴阳欲竭。

【治则】扶正固托。

【方药】以生脉散合参附汤为主。偏于阳者，重用人参、炮附子，加肉桂粉冲服；偏于阴者，重用山萸肉、麦冬，减附子用量。

3. 其他方法 通腑解毒法的应用。根据“肺与大肠相表里”的基本理论，使用凉膈散和宣白承气汤，通腑泻热，早期有一定疗效。

七、预防

本征死亡率极高，因此早期预防、早期治疗十分重要。对于重症感染、多发伤、烧伤、重症胰腺炎等易并发本征者,应注意观察患者的呼吸频率、监测血气,出现阳合指数<250时,就应考虑急性肺损伤,及早加以干预,而阳合指数<200,则认为已进入急性呼吸窘迫综合征了。

第五节　重症监护

一、概述

重症监护室(intensive care unit,ICU),是集中各有关专业的知识和技术、先进的监测和治疗设备,对重症病例的生理功能进行严密监测和及时有效治疗的专门单位。重症监护室产生于第二次世界大战时期,自20世纪50年代以后,重症监护日渐受到人们的重视,60年代初期发展起来的冠心病监护病房(CCU),大大降低了急性心肌梗死的死亡率。近30年来,重症监护室迅速发展,这是患者分级护理、科学化管理的产物。对急、危、重症及大手术后患者进行严密监护和记录为及时有效地治疗提供了科学的保证,明显提高了危重患者抢救成功率及患者今后的生活质量。它是一个临床多学科协同进行工作的场所,故ICU中的医护人员必须职责分明、组织有序、工作紧张、配合默契、技术熟练、操作规范,以确保ICU工作的高效率和高成功率。

ICU的建立使得危重患者术后得到了持续的监护和及时的治疗,增加了高危患者手术的安全性,降低了一系列严重并发症的发生率和死亡率。我国的危重监护专科建立于20世纪70年代后期至80年代初期,并迅速发展。目前多数医院已先后建立了规模不一的ICU。

二、监测与治疗设备

1. 血压计　包括汞柱或弹簧血压计、电子测压仪及超声多普勒血压计。

2. 心电图机及心电监护仪　是监测心电活动可靠而实用的方法,心电压力监护仪可连续监测心电波形、心率、动脉压、肺动脉压、左房压等。新型监护仪还可测定心搏出量。

3. 呼吸监测仪　监测呼吸频率、潮气量、通气量等。

4. 肺动脉漂浮导管(Swan-Ganz导管)　用于监测肺动脉压(pulmonary artery pressure,PAP)、肺动脉楔压(PAWP)、中心静脉压(CVP)、心搏出量(cardiac output,CO)等。

5. 简易血氧计(脉冲血氧饱和度仪)　夹在耳垂或手指上,持续监测血氧饱和度及脉搏。

6. 床旁X线机。

7. 小型化验室　包括血气分析仪、生化测定仪及测定血、尿常规、血细胞比容等的必要设备。

8. 呼吸机　呼吸机的种类很多,功能也不完全相同,一般将呼吸机分为定压型和定容型两大类。现已发展为定压型、定压定容型、定时型、间歇指令呼吸(IMV)型、持续气道正压(CPAP)型、定时限压恒流型(婴幼儿型)、负压型、高频通气型等多种类型的呼吸机。功能齐全的呼吸机应配有空气混合器(可精确调节氧浓度)、有效的湿化器、呼吸监测装置和可靠的报警装置,具有辅助呼吸、控制呼吸、间歇正压呼吸(intermittent positive pressure ventilation,IPPV)、间歇指令呼吸(IMV)、持续气道正压(CPAP)、呼吸末正压(positive and expiratory pressure,PEEP)等多种呼吸方式。

9. 除颤器　是一种用高能电脉冲直接或经胸壁作用于心脏的机器,用于治疗多种快速心律失常,使其转为窦性心律的治疗仪器。对快速心律失常可用同步电复律,对心室颤动可用非同步电复律。

10. 起搏器　对心动过缓、Ⅲ度房室传导阻滞(ⅢAVB)等紧急情况,可经导管进行心房内起搏。心脏手术中安置心外膜电极的患者,可进行心室起搏或房室顺序起搏。

11. 超声雾化吸入器。

12. 输液泵及注射泵　可控制危重患者的液体及药物的输入速度,目前电动输液泵可精确调节输液速度在1～900ml/h范围内,并带有报警装置。

13. 主动脉内气囊反搏泵(器)　用于治疗心源

性休克及心脏手术后低心排综合征。

14. 常用器械　如气管切开包、喉镜、气管内插管全套用具、静脉切开包、胸穿包及胃肠减压器等。

三、人员配备

ICU医师的基本技术要求应包括：心肺脑复苏的能力；呼吸支持的能力（气管插管、机械通气等）；能进行心电监测并有识别处理心律失常及有创血流动力学监测的能力；紧急心脏临时起搏的能力；对各种化验结果作出快速反应并立即给予反馈的能力；多个脏器功能支持的能力；进行全肠道外营养的能力；微量输液的能力；掌握各种监测技术及多种操作技术的能力；在输送患者过程中生命支持的能力（有吸氧、使用呼吸机、心电监测的能力）；有对各个医学专业疾病进行紧急处理的能力。

ICU医生与患者之比为(1～2)：1。

ICU护士不仅要有多专科医疗护理及急救基础知识，更要强调对病情系统认识的能力，还应掌握各种监护仪器的使用、管理、监测参数和图像的分析及其临床意义。ICU护士与患者的数字比例为(2～3)：1。

ICU病室可以设化验员1名，负责常规化验检查；技术员1名，负责贵重仪器的维修、保护及病室内部消毒工作。

四、循环系统的监护

心电图是危重患者的常规监测项目。监测心电图的临床意义主要是了解心率的快慢、心律失常类型的诊断、心肌缺血的诊断等。血液动力学监测，尤其是有创伤性监测，可以实时反映患者的循环状态，并可根据测定的心排出量和其他参数计算出血流动力学的全套数据（表10-3），为临床诊断、治疗和预后评估提供可靠的依据。

表10-3　血流动力学参数及计算方法

参数	计算方法	正常值
动脉血压		
收缩压		90～140mmHg
舒张压		60～90mmHg
平均动脉压		70～105mmHg
中心静脉压(CVP)		6(1～10)mmHg
肺毛细血管楔压(PCWP)		9(5～16)mmHg
心排出量(CO)		5～6L/min
心脏指数(CI)	CO/BSA(体表面积)	2.8～4.2L/(min·m²)
心搏出量(SV)	CO/HR	(60～90)ml/beat
心搏指数(SI)	SV/BSA	(40～60)ml/(beat·m²)
左室作功指数(LVSWI)	$\frac{SI \cdot (MAP-PCWP) \times 1.36}{100}$	45～60g·m/m²
右室作功指数(RVSWI)	$\frac{SI \cdot (MAP-CVP) \times 1.36}{100}$	5～10g·m/m²
外周血管总阻力(TPR)	$\frac{(MAP-CVP) \times 80}{CO}$	90～150kPa·s/L (900～1500dyn·s·cm⁻⁵)
肺血管阻力(PVR)	$\frac{(PAP-PCWP) \times 80}{CO}$	15～25kPa·s/L (150～250dyn·s·cm⁻⁵)

(一)监测项目

1. 心率与心律　可用听诊器听,同时注意心音及杂音的变化。用心电监护仪监测,以便对心律失常作出及时而准确的判断,心率应控制在120次/分钟以下,心率过快易致心输出量下降及心肌疲劳。

2. 动脉血压　是监测血流动力学的基本指标之一,一般可通过监测仪器进行监测,也可用袖带式血压计测定,其缺点是不能连续测压,且当有明显的外周血管收缩及低心输出量时,该法可能很不准确。必要时须行动脉置管直接测压法,可经桡动脉、股动脉或足背动脉置管测压,包括收缩压、舒张压及平均动脉压,压力波形在一定程度上反映了心排血量的高低。压力导管应接三通开关,以便含肝素的生理盐水冲洗导管,防止血栓形成。该法属于创伤性监测,可出现血栓、血肿、感染等症。需注意预防。

3. 中心静脉压　通过穿刺置管,测定上、下腔静脉或右心房的压力,即中心静脉压。可监测血容量、血管张力和右室充盈压,有助于判断输血、输液量或心功能状态。一般CVP低主要见于血容量不足,CAP增高见于心力衰竭、心包填塞、肺栓塞、慢性阻塞性肺病及张力性气胸等。

4. 房室压　可用心导管直接测得,是监测心功能最可靠的依据。右心衰时,右室舒张末压力升高;左心衰时,左室舒张末压力升高。

5. 肺动脉导管监测　即将肺动脉漂浮导管自颈静脉或贵要静脉插入,经腔静脉、右心房、右心室、肺动脉至肺毛细血管楔入部位。可同时测得中心静脉压(CVP)、右房压(RAP)、肺动脉楔压(PAWP)、肺毛细血管膜压(AP)、心排血量(CO)、心脏指数(CI),即心跳出量/体表面积,从而全面判断左、右心功能。自肺小静脉抽取混合静脉血作血气分析,对评价肺功能有重要意义。

6. 血流量　常用指标有每搏输出量(SV)、每搏指数(SVI)、每分输出量(CO)和心脏指数(CI)等,是反映心脏血流动力学状态最常用、最有效的手段之一。既往主要采用染料稀释法、热法、同位素法等,现主要采用超声心动图、心阻抗图等间接方法,具有简单易行、无创伤、多次重复及连续观察等优点。

7. 外周血管阻力　又称后负荷,后负荷增高表示外周血管痉挛,心脏负担增加,持续性后负荷增高将会导致心力衰竭。其计算公式为:总外周血管阻力(SVR)=(BP－RAP)/CO。BP为平均动脉压,RAP为右房压,CO为心输出量。

(二)急性循环功能不全的监护

外科危重患者多数伴有急性循环功能不全,如低血压休克、心律失常、低心排综合征等,处理不当死亡率极高。应严密监视,重点护理,及时而正确的诊治十分重要。

1. 休克　是一种急性循环功能不全综合征,原因很多。在外科监护病房常见原因有:①低血容量性休克,见于大量出血、失水、高热患者;②感染性休克,见于胆系感染、腹膜炎、败血症;③心源性休克,常继发于术后心肌梗死、心律失常、心包填塞;④神经源性休克,常由外伤剧痛、严重脊髓损伤、麻醉意外等引起。

(1)休克的监护:休克患者除测量肢端皮肤温度、心率、血压、脉压外,准确的方法为通过Swan-Ganz导管测定中心静脉压(CVP)、右心房压(RAP)、肺动脉压(PA)、肺动脉楔压(PAWP)、肺动脉阻力(PAR),从而得出体循环阻力(SVR)、心输出量(CO)及心脏指数(CO)。一般低血容量性休克脉压下降明显,感染性休克脉压常无明显改变。根据血流动力学,休克可分为:①暖休克(高排低阻型),其特点是体循环阻力低,中心静脉压高,心脏指数高;②冷休克(低排高阻型),其特点是体循环阻力高,中心静脉压低,心脏指数低。

(2)休克的治疗原则:休克治疗的目的是改善全身组织的循环功能,恢复及维护机体的正常代谢,密切观察病情,特别注意心、脑、肾、肺的功能。给予氧气吸入,尽快建立静脉通道,积极寻找引起休克的原因并予以治疗。对不同类型的休克,针对其病理生理变化给予不同治疗。

2. 心律失常　SICU中心律失常患者比较常见,因此必须持续严密监测心电图。考虑心律失常对血流动力的严重影响,应立即采用药物、电击复律等方法及时纠正。心律失常的诊断依赖于心电图,常见有窦性心动过速、心动过缓、窦性停搏及窦房传导阻滞、室上性心动过速、房颤和房扑、房室传导阻滞、室性早搏、室性心动过速、室颤再灌注性心律失常等。治疗主要包括病因和对症治疗。

3. 低心排综合征(LCOS)　是体外循环心脏手术后的严重并发症,也可见于心脏骤停复苏后的患者。表现为低血压、酸中毒、少尿或无尿、中心与周围温差增大等。治疗原则：

(1)调整心脏前负荷,降低后负荷,前者需补充血容量,输入晶体、胶体和全血,应用利尿剂,以减少血容量,降低后负荷用硝普钠 0.3～0.4mmol/分钟,用容积式输液泵静点维持(每 4～6 小时更换一次),使收缩压在 80mmHg 左右。酚妥拉明可降低体循环和肺循环血管的阻力,增加心排血量。

(2)加强心肌收缩力,改善心功能,稳定心率和纠正心律失常。多巴胺和多巴酚丁胺同时应用,增加心排血量和升高血压,如心率＜60 次/分钟或＞130次/分钟应用强心苷,如西地兰。

(3)纠正酸中毒。碳酸氢钠静点,不宜多用,只要血 pH 值＞7.20、HCO_3＞10mmol/L,就不必快速大量地输入碳酸氢钠溶液,纠正低排状态后,酸中毒会随之好转。

五、呼吸系统的监护

呼吸功能监测是监测术后肺的通气功能和氧合功能。急性肺通气功能衰竭在术后患者较多见,术后肺部并发症是引起死亡的主要原因之一。手术前肺功能异常者较易发生术后肺部并发症,术前肺功能正常者的术后肺部并发症的发生率约为 3%,而异常者为 70%。因此正确认识和监测术后肺功能改变,对于预测术后肺部并发症有重要意义。主要监测肺通气功能、氧合功能和呼吸机械功能,以帮助判断肺功能的损害程度、治疗效果及组织器官对氧的输送和利用状况。常用呼吸功能监测参数见表 10-4。

表 10-4　常用呼吸功能监测参数

参数	正常值
潮气量(V_T,ml/kg)	5～7
呼吸频率(RR,BPM)	12～20
死腔量/潮气量(V_D/V_T)	0.25～0.40
二氧化碳分压($PaCO_2$,mmHg)	35～45
氧分压(PaO_2,mmHg)	80～100
血氧饱和度(SaO_2,%)	96～100
肺内分流量(Qs/Q_T,%)	3～5
肺活量(VC,ml/kg)	65～75
最大吸气力(MIF,cmH_2O)	75～100

(一)监测项目

1. 体征　观察患者的胸腹式呼吸幅度、频率,有无呼吸困难及缺氧表现,注意口唇肢端颜色,双肺呼吸音听诊,观察有无皮下气肿等。

2. 监测指标

(1)呼吸频率(RR):RR 正常为 12～30 次/分钟,成人一般为 12～15 次/分钟,女性较比婴幼儿较成人快。如呼吸过快,常见原因有伤口疼痛、呼吸道异常、吸痰时间过长或速度过快、呼吸器与自主呼吸不同步、血气胸压迫肺组织等;如呼吸过缓,则考虑患者有无神经系统的并发症、呼吸性碱中毒、应用吗啡等抑制呼吸的药物等。

(2)潮气量(VT):是平静时每次呼出或吸入的气体量。自然呼吸时成人 VT＝7ml/kg,机械通气时 VT＝10～15ml/kg,可通过呼吸机上的流量传感器显示。

(3)每分钟通气量(MV):是指每分钟平均吸入气量。MV＝VT×RR。正常人静息时为 5～8L,如通气不足表现为呼吸表浅,胸廓运动度变小,呼吸音减低,烦躁,大汗淋漓等。见于:①气道阻塞;②胸腔积液;③麻醉药、肌松药、镇静药等作用。

(4)气道阻力:主要用于监测呼吸道功能。气道阻力＝气道内外压力差(cmH_2O)/流速(L/s),正常值为 2～3$cmH_2O \cdot s/L$),如在同一机械通气条件下气道阻力逐渐减小,说明治疗有效,气道阻塞缓解或肺水肿减轻;如气道阻力增加,常见于气管导管内径太小或太长、气管狭窄、支气管痉挛、呼吸道分泌物增多。

(5)气道压力(Paw):由潮气量和气道阻力所决定,此二者无论何者增高,气道压力均升高;反之亦然。一般成人吸气压为 12～15cmH_2O。

(6)肺顺应性:反映肺和胸廓的弹性程度,是胸腔和肺扩张程度的指标,肺顺应性＝容量改变/压力改变(L/cmH_2O),正常值0.072～0.11L/cmH_2O。降低见于肺水肿、肺实质炎症、肺泡表面活性物质减少等,呼吸衰竭患者恢复过程中肺顺应性增加,提示病情有改善。

3. 血气监测　血气分析对危重患者是很有价值的监测手段,尤其是应用呼吸机的患者,更是不可缺少的监测项目。包括利用血气分析监测动脉血氧分压(PaO_2)、动脉血氧饱和度(SaO_2)、动脉血二氧化碳分压($PaCO_2$)。

(1)PaO_2:在呼吸空气时正常值为10.7～13.3kPa(80～100mmHg),其随年龄增长而降低,公式为:PaO_2=(100～年龄/3)mmHg。当PaO_2<8kPa(60mmHg),提示有严重缺氧,应用面罩加大吸氧,如血气不能改善,应辅助呼吸。

(2)$PaCO_2$:是反映通气功能与酸碱平衡的重要指标,正常值为4.67～6.0kPa(35～45mmHg)。当$PaCO_2$<4.7kPa,提示通气过量与呼吸性碱中毒;$PaCO_2$>6.0kPa,提示通气不足与呼吸性酸中毒。

(3)SaO_2:正常值>95%,<80%为低氧血症。SaO_2反映氧与血红蛋白结合的程度。目前多数监护仪都带有血氧饱和度仪,通过血氧传感器可持续监测SaO_2。

(4)肺内分流量(QS/QT):是指心排血量的分流部分与心排血量的百分比,即QS/QT。正常人<5%,正常值为(3.65±1.69)%。分流量越大,低氧血症越明显,分流量的大小反映肺弥散功能障碍的程度。临床上此值若<20%,可不作特殊处理;若>20%说明有慢性呼吸系统疾病;>33%提示预后严重,常见于动静脉瘘、肺不张、支气管炎、肺实变及ARDS等。

(二)呼吸功能不全的治疗

1. 保持呼吸道通畅　是改善肺通气功能、预防肺部并发症的重要措施,它关系到重要脏器的保护和患者能否顺利康复。必须积极去除病因,如抗感染、预防舌后坠。对麻醉未清醒的患者严密观察,必要时用钳牵拉患者舌头至口外或采取其他措施;一旦误吸应积极采取有效措施清除误吸物;加强呼吸道湿化,对大手术后清醒患者常规协助并鼓励其咳痰,并根据病情给予定时雾化吸入,以利于痰液咳出;对支气管痉挛常规用地塞米松、喘定或氨茶碱等药物。

2. 氧疗　在SICU中是不可缺少的一个治疗环节,但必须根据缺氧程度确定给氧方法。轻度缺氧$PaCO_2$<7.33kPa,循环稳定时不一定总给氧治疗;中度缺氧$PaCO_2$<5.3kPa,应用单侧鼻导管持续低流量吸氧;重度缺氧$PaCO_2$<4.7kPa,宜给高流量吸氧,但必须无高碳酸血症。对Ⅰ型呼吸衰竭患者氧疗不能达到疗效或缺氧症状严重时,可用肺导管给氧。方法为:在患者咳喘吸气时先将鼻导管插入气管,然后从鼻导管内再插入肺导管,尽可能深达肺内。如插鼻导管困难时,可用纤支镜引导送入鼻、肺导管,或用套针经环甲膜穿刺送入肺导管给氧流量为2L/min,能使动脉血氧分压达13.3kPa左右。对低氧血症并发Ⅰ型呼吸衰竭时应控制性给氧,以维持$PaCO_2$在6.7～8.0kPa为宜。

氧疗的方法:依据氧传送系统,可分为高流量系统和低流量系统。

(1)高流量系统:所谓高流量系统是指该装置供给的气体,其流率超过患者吸气的峰流率。患者吸气的峰流率很难测定,又因吸气的峰流率相当于患者4倍的每分通气量,故传送的总流量需4倍患者的每分通气量。常用的有文图里(Venturi)面罩、机械气雾系统等,为维持FiO_2稳定,应调节氧与空气的比例。见表10-5。

表10-5　高流量系统FiO_2的调节与流量关系

系统	FiO_2	氧/空气	氧流量(L/min)	总流量(L/min)
文图里面罩	0.24	1/25	4	104
	0.28	1/10	4	44
	0.31	1/7	6	48
	0.35	1/5	8	48
	0.40	1/3	8	32
	0.50	1/1.7	12	32
机械气雾	0.60	1/1	12	24
	0.70	1/0.6	12	19

(2)低流量系统:所谓低流量系统是总的流量并非完全由供氧的装置供给,因而吸入一定氧的同时还吸入一定量的空气。FiO_2取决于氧的流量、患者的解剖死腔、贮气装置及患者的呼吸频率、潮气

量、每分通气量。因此 FiO_2 不稳定，也不控制，适用于不需要精确 FiO_2 的患者。常用的方法有鼻导管吸氧、面罩吸氧、带贮气囊的面罩吸氧。其 FiO_2 由以下公式决定：

$$FiO_2 = 20 + 4 \times 氧流量(L/min)$$

低流量系统并非只能提供低浓度的氧治疗，事实上它可提供24%～99%的 FiO_2，因人们熟悉、操作简便、患者易于接受而普遍应用于临床。低流量系统中氧流量与 FiO_2 的关系见表10-6。

表10-6　低流量系统中氧流量与 FiO_2 的关系

吸氧方式	氧流量(L/min)	FiO_2
鼻导管	1	24
	3	32
	5	40
面罩	5～6	40
	6～7	50
	7～8	60
贮氧装置面罩	6	60
	7	70
	8	80
	9	>80
	10	>80

(3)氧疗法注意事项

1)积极治疗病因。

2)确保呼吸道通畅，要有足够的通气量。

3)一定要持续给予，逐渐降低浓度，直至缺氧病因消除而终止，不可用"间歇给氧法"，尤其是对存在慢性肺疾患者。

4)确保室内湿度在50%左右，吸入氧最好用恒温(45℃)湿化瓶，否则应给间歇雾化吸入。

5)长期吸氧者，严防氧中毒，氧浓度一定要<40%。

6)用鼻导管或鼻塞吸氧者每12小时更换管或塞，并经常清洁鼻孔，用面罩吸氧者用酒精球擦拭，每日1次。

3. 机械通气　基本原理在于建立一个大气与肺泡压力差，达到肺的通气。其突出特点就是减少机体呼吸功耗，改善通气与换气。

(1)适应证：急性呼吸衰竭、慢性呼吸衰竭、ARDS、肺水肿、哮喘持续状态、阻塞性睡眠呼吸暂停、外科手术后呼吸衰竭、体外循环术后、呼吸功能不全者纤支镜检查、颈部和气管手术等。

(2)禁忌证：巨大肺大泡、高压气胸及纵隔气肿未行引流者、大咯血、急性心肌梗死、活动性肺结核(病变范围不大时可使用，若同时合并肺气肿或肺大泡或多次发生气胸，不宜使用)、低血压休克未纠正者。

(3)通气方式

1)辅助/控制(A/C)通气：A/C方式结合了控制通气与辅助通气的特点，预先设定一个可保证机体所需通气量的最低呼吸频率，如患者自主呼吸频率大于或等于该频率，则控制部分不工作，如患者自主呼吸频率低于该频率，则呼吸自动转为控制通气方式。该方式能允许患者建立起自己的自发呼吸频率，也能在自主呼吸停止时保证必要的通气，因此这种方式既舒适又安全。

2)同步间歇指令通气(SIMV)：是自主呼吸与辅助通气的结合，即SIMV＝A/C＋自主呼吸。在SIMV状态下，如果患者的自主吸气能力达到预先设定的触发敏感度的阈值，则引发一次指令通气，然后在自主呼吸阶段患者可经呼吸机回路作完全自由的呼吸，如患者自主吸气消失或不足以启动机械送气，呼吸机将提供强制性通气。目前新型呼吸机设计中均选用此方式。

3)呼气末正压通气(PEEP)：是指人为地使呼气末气道及肺泡内压保持高于大气压的水平，其作用是恢复正常功能残气量，使肺血管阻力下降，扩张萎缩的肺泡，从而改善分流。用于重度弥散功能障碍的患者，如体外循环术后的灌注肺、ARDS及肺水肿等。最佳PEEP压力为0～15cmH_2O(0～1.47kPa)。

4)间歇正压通气(IPPV)：也称机械控制通气，主要用于无自主呼吸患者。选用潮气量8～10ml/kg，频率12～14次/分钟，吸呼比为1∶2，气道压维持于15～25cmH_2O(1.47～2.45kPa)，单纯低氧血症患者，吸入氧浓度调至60%～80%，高碳酸血症者氧浓度开始<40%。

5)压力支持通气(PSV)：是一种辅助通气方式。用于呼吸肌功能减弱者，可减少患者呼吸做功；作为撤离呼吸机的一种手段，可与SIMV、CPAP合用，以保证患者通气量和氧合；对于有人机对抗者，应用 PSV 易使呼吸协调，减少镇静剂和肌松剂的用量。

6)持续气道正压通气(CPAP)：是指在自主呼吸基础上人为施以一定程度的气道内压为辅助呼吸，可锻炼呼吸肌功能。CPAP 与 PEEP 的区别是：前者是在自主呼吸基础上，整个呼吸周期均施以一定程度的正压；后者则是在 IPPV 机械通气基础上，呼气末施以一定程度的正压，两者都是为了达到防止气道和肺泡萎缩，增加功能残气量，改善肺顺应性的作用。

7)高频通气(HFV)：是指成人频率>60 次/分钟的通气，潮气量约等于死腔量，机制尚不清楚。目前世界上使用的均为高频喷射通气(HFIV)，一般频率为 60～120 次/分钟，潮气量 1.5～2.0ml/kg；气道压维持于 5cmH_2O(0.49kPa)。此方式对心排血量影响较小，适于心功能不良、血压低的患者。

(4)呼吸机的参数设置和调节步骤

1)确定通气方式，如 A/C 或 SIMV 等。

2)设定通气参数：①FiO_2根据病情确定 FiO_2大体数值，以后根据动脉血气结果调整 FiO_2时间，通气时不超过 50%；②潮气量(VT)：10～15ml/kg；③每分钟通气量(MV)＝VT×RR(L/分钟)；④呼吸频率(RR)为 12～15 次/分钟；⑤吸呼之比一般为 1∶2；⑥PFFP 设为 4cmH_2O，但有的患者不需加用；⑦敏感度为～2cmH_2O；⑧加温湿化罐内水的温度设在 33～35℃后确定报警上下限和气道压安全阀。各种呼吸机的报警参数不同，应根据说明书调节。气道压安全阀或压力上限一般调在维持正压通气之上 5～10cmH_2O。

(5)气管插管和气管切开的护理

1)气管插管的护理：①注意气管导管插入的深度，严防导管进入侧气管或滑出；②头稍后仰，减轻导管对咽喉的压迫，并定时转动头部，以变换导管压迫点；③牢固固定气管插管，以防止随呼吸运动而上下滑动，损伤气管黏膜；④加强口腔护理，定时清洁口控；⑤每 2～3 小时放气囊内气体一次，每次 3～5 分钟，放气前应将口咽部分泌物吸净；⑥加强气管内及口腔吸痰，吸痰管要选择长短、粗细、硬度适宜的透明硅橡胶管，其内径小于气管内径的 1/2，其长度比导管长 4～5cm。严格无菌操作，吸痰时戴无菌手套，无菌吸痰管只用 1 次，口鼻与气管内应绝对分开，一次吸痰时间应<15 秒。吸痰前用高浓度氧吸入 1～2 分钟，吸痰后用纯氧吸入 1～2 分钟，然后调 FiO_2至吸痰前水平。吸痰动作轻柔，插管时保持管内无负压，插至所吸的深度后，放开负压，边旋转边吸引。吸痰前最好进行肺部超声雾化吸入。每次吸痰前先向气管内冲入 3～5ml 湿化液(0.9%NS 或 0.9%NS 与 5%碳酸氢钠对半液，两者均有利于痰被吸出，后者可预防黏稠痰液结痂)；⑦准备拔管前，先吸净气管及口鼻腔内分泌物，给气囊放气；⑧拔管后严密观察病情变化，注意有无呼吸困难、气喘、喉痉挛等情况，及时吸氧，雾化吸入。

2)气管切开的护理：①固定好气管套管，严防翻身时脱出，系带松紧应适宜，能容一指为宜；②气管套管与呼吸机连接后适当固定支撑管道，防止套管被压或随呼吸机的运动而使套管滑动，刺激咳嗽或压迫黏膜导致血管破裂引起大出血；③定时清洗消毒内管，注意气管切口及周围皮肤有无感染、湿疹，观察颈部有无皮下气肿。切口处敷料每日更换 1 次，局部皮肤用 75%乙醇消毒。加强气道湿化，雾化吸入每 6 小时 1 次，吸痰前气管内滴注无菌 NS 3～5ml，起冲洗、湿润、促进分泌物引流的作用。

(6)撤呼吸机的指标

1)患者神志清，一般情况好。

2)循环功能稳定，停机观察中无缺氧表现。

3)行机械通气的病因已控制。

4)吸氧浓度<40%时，动脉血气结果正常。

5)自主呼吸时，潮气量>8ml/kg，每分钟通气量为 6～8L，呼吸频率<20 次/分钟。

六、肾功能的监测与保护

目前常用的肾功监测方法多为间断性，难以反映实时的生理状态。但监测肾功能的动态变化不仅能评价肾脏本身的功能状态，而且在评估全身的组织灌注、体液平衡状态及心血管功能等方面都有重要价值。尤其在重危患者中，肾功能的监测更为重要。因为监测肾功能的动态改变可以及时发现肾功能不全的早期征兆，以便采取治疗或预防措施，避免发生急性肾衰竭。比如，在 ICU 抗生素的应用与肾功能之间常常发生矛盾，如能及早发现某些抗生素的肾毒性，则可及时更换。从目前的医疗能力来讲，急性肾衰竭是可以治疗的，但在发生多器官功能障碍或衰竭时，肾衰竭可严重影响对其他器官功能的治疗，死亡率也明显增加。

七、水、电解质和酸碱平衡的调控

体液和酸碱的动态平衡是维持人体内环境稳定和正常生理功能的必要条件。正常人对体液和电解质的需求，或体内电解质含量及酸碱度的改变，具有很强的自身调节功能，可以根据正常生理功能的反应及时补充所需体液和排泄生理代谢所产生的酸性物质。故一般不易发生失衡。但在危重患者，因某种病因或病理生理改变，使其自身调控能力受到限制或完全丧失，这不仅可使原发病加重或恶化，而且可引起相应器官的功能障碍，严重者可危及患者的生命。酸碱失衡还涉及多系统的相互交叉影响，不仅可使生理功能发生障碍，而且可影响机体对药物治疗的反应。如在电解质紊乱时容易发生心律失常，在严重酸中毒时对血管活性药物很不敏感。维持人体水、电解质和酸碱平衡的主要任务是：根据生理和病态对体液和电解质的需求，以及临床监测所获得的实际参数，维持体液和电解质出入量的平衡；维持血管内液晶体和胶体渗透压的正常和稳定；维持酸碱平衡稳定，避免发生呼吸性或代谢性酸碱失衡。

八、营养支持

各种创伤、感染、器官功能障碍等，使患者都处于应激状态，因修复创伤和恢复器官功能所需能量明显增加，结果引起代谢亢进。但危重患者往往不能正常地摄取营养，如果不给予营养支持，势必引起营养状态的恶化，这对病情的恢复是十分不利的。营养支持的目的是有效供给患者的能量和营养物质，促进患者对能量的利用，而患者有效利用能量更为重要。因为，只有患者能利用和消耗能量，才有可能修复创伤和恢复器官功能。但首先要供给患者足够的营养物质和代谢所必需的氧，这需要根据患者对能量的贮存情况、营养不良的程度、所处代谢状态及耐受能力方面来判断患者对能量的需求，同时根据治疗后的反应（即营养状态的评定）来调整。

九、病情的评估

ICU 主要收治那些经过严密监测和积极治疗后有可能恢复的各类危重患者。进一步说，所收患者是否需要 ICU 的监测、治疗和护理，在 ICU 中是否能够获得普通病房所不能达到的疗效，在临床工作中，对病情严重程度的评估及其转归的预测难度很大，目前还没有统一的方法。一般来说，根据患者生理功能紊乱的程度，可将病情初略地分为 4 级。

Ⅰ级为无需经常观察病情，也不需作任何有创性监测者。

Ⅱ级指患者的生理功能尚未稳定，为了防止意外发生，需要严密监测者。

Ⅲ级指目前患者的生理功能虽然基本稳定，但随时有可能发生突发性危险，必须进行有创性监测和加强护理者。

Ⅳ级为病情严重程度已达到必须进行较复杂的监测和特殊治疗措施，方能使病情改善者。

Ⅲ～Ⅳ级指都必须收入 ICU 治疗。但这种方法没有客观指标，容易受到经验和条件的影响。

治疗干预评分系统（therapeutic intervention scoring system，TISS），是根据患者所需要采取的监测、治疗、护理和诊断性措施进行评分的方法。病情越重，所采取的监测治疗及检查的措施越多，TISS 评分越高。TISS 对于评价病情严重程度和治疗效果都具有一定价值，一般认为，积分为 40 分以上者都属于高危患者。TISS 简单易行，但未考虑到患者的年龄和既往健康状况，不同水平的医疗单位所采取的监测和治疗方法也不一致。

急性生理及慢性健康评估系统（acute physiology and chronic health evaluation，APACHE Ⅱ）（表 10-7）是目前比较广泛采用的评估方法。APACHE Ⅱ由急性生理改变和慢性健康状况两部分组成，包括 12 项常规监测的生理指标，加上年龄和既往健康等状况，而每项评分是根据入住 ICU 第一个 24 小时测定值进行评定。生理指标正常者为 0 分，高于或低于正常值都要加分，异常的程度不同，分值也有区别。因此，积分越高病情越重，预后也越差。APACHE Ⅱ评分大于 24 者的死亡率在 90%以上，而小于 10 者的死亡率几乎为 0。但 APACHE Ⅱ并未能考虑入住 ICU 之前的治疗情况，有的患者可能因入住 ICU 之前的治疗而使病情改善，积分降低，则不能反映患者真正的危险性。

表 10-7 危重患者综合评价系统(急性生理及慢性健康评估系统,APACHE Ⅱ)

科别	姓名	□男□女	年龄	日期 年 月 日 / □Am / □Pm	病案号
抢救诊断	抢救疾病诊断				□□□□□□□□
	主要疾病诊断	1.	□□□□□□□□ 2.		
	合并伴随诊断	1.	2.	3.	

A. 年龄	≤44□0;	45~54□2;	55~64□3;	65~74□5;	≥75□6	A 记分
B. 有严重器官系统功能不全或免疫损害	非手术或择期手术后□2;不能手术或急诊手术后□5;无上述情况□0					B 记分

GCS 评分	6	5	4	3	2	1
1. 睁眼反应			□自动睁眼	□呼唤睁眼	□刺疼睁眼	□不能睁眼
2. 语言反应		□回答切题	□回答不切题	□答非所问	□只能发音	□不能言语
3. 运动反应	□按吩咐动作	□刺疼能定位	□刺疼能躲避	□刺疼肢体屈曲	□刺疼肢体伸展	□不能活动
GCS 积分=1+2+3			C. 积分=15-GCS			

D. 生理指标	分值									D 记分
	+4	+3	+2	+1	0	+1	+2	+3	+4	
1. 体温(腋下℃)	≥41	39~40.9		38.5~38.9	36~38.4	34~35.9	32~33.9	30~31.9	≤29.9	
2. 平均血压(mmHg)	≥160	130~159	110~129		70~109		50~69		≤49	
3. 心率(次/分钟)	≥180	140~179	110~139		70~109		6~9	40~54	≤39	
4. 呼吸频率(次/分钟)	≥50	35~49		25~34	12~24	10~11			≤5	
5. PaO_2(mmHg)(FiO_2<50%)					>70	61~70		55~60	≤55	
A-aDO_2(FiO_2>50%)	≥500	350~499	200~349		<200					
6. 动脉血 pH 血	≥7.7	7.6~7.69		7.5~7.59	7.33~7.49		7.25~7.32	7.15~7.24	<7.15	
清 HCO_3(mmol/L)(无血气时用)	≥52	41~51.9		32~40.9	23~31.9		18~21.9	15~17.9	<15	
7. 血清 Na(mmol/L)	≥180	160~179	155~159	150~154	130~149		120~129	111~119	≤110	
8. 血清 K(mmol/L)	≥7	6~6.9		5.5~5.0	3.5~5.4	3~3.4	2.5~2.9		<2.5	
9. 血清肌酐(mg/dl)	≥3.5	2~3.4	1.5~1.9		0.6~1.4		<0.6			
10. 血球压积(%)	≥60		50~59.9	46~49.9	30~45.9		20~29.9		<20	
11. WBC(×1000)	≥40		20~39.9	15~19.9	3~14.9		1~2.9		<1	

注:1. 急性肾衰时第 9 项分值加倍。

2. 严重器官功能不全:①心:心功能Ⅳ级;②肺:慢性缺氧,阻塞性或限制性通气障碍,运动耐受差;③肾:慢性透析者;④肝:肝硬化,门脉高压,有上消化道出血史,肝昏迷,肝功能衰竭史。

3. 免疫损害:如接受放疗、化疗、长期或大量激素治疗,有白血病、淋巴瘤、艾滋病等。

D 积分

APACHEⅡ总积分值分组	0~9	10~14	15~19	20~24	25~29	30~34	35+	转归	医师签字
APACHEⅡ总积分=A+B+C+D								Y□D□	

(刘清泉)

第十一章 疼痛与治疗

疼痛是不健康的信号,是身体有病的警告反应,发生疼痛,就意味着身体机能受到损害或障碍,如果没有疼痛的信号,就可能贻误疾病的诊治。

疼痛治疗是多学科的任务,除了传统的针灸止痛之外,还包括外科、内科、肿瘤科、风湿科、骨科、康复理疗科和麻醉科等在内,已成为广泛医学领域的一门新兴的医学边缘学科。

疼痛治疗过程中,要取得良好的疗效,不仅要有药物动力学知识,以及疼痛治病诊疗学的基础,还必须掌握疼痛诊疗技术,包括中医、中药治疗、神经阻滞、局部封闭、物理疗法、溶盘治疗、射频治疗,包括疼痛的康复和心理治疗等。在近代,还要求开展疼痛的微创介入治疗技术。总之,疼痛的诊断和治疗是一门多学科综合、相互渗透的学科。

除了传统的针灸止痛已有400多年的历史以外,早在20世纪60年代,我国的麻醉医师已在临床开始应用神经阻滞技术,如骶管内注射激素或镇痛药治疗腰腿痛和局部注射治疗局部疼痛,并取得良好的效果。20世纪80年代之后,疼痛治疗依托国际上的经验与方法,使疼痛治疗有了较快的发展,各大医院相继开设了疼痛治疗门诊和设有疼痛专科或治疗中心及专用病房,少数医院还进行了与疼痛相关的基础和临床研究,以及每隔数年已成常规的国际性疼痛治疗学术会议,大大促进了我国疼痛治疗的发展。

随着医学科学的发展,以及现代科学的飞跃发展,疼痛与治疗作为一门年轻的临床学科,无论从临床工作还是基础理论研究,我国医务工作者和科研人员都在疼痛这个领域给予了极大的关注,并在诊疗方面,尤其是在中国特有的中西医结合治疗疼痛方面不断改善自身的内涵,完善了一些相对不足的地方,逐渐走向规范化,与国外的差距也日渐缩小。但是距离最终攻克疼痛这个古老的医学难题,还需要多学科协作,共同努力,不断开拓新思路和新手段、新技术,尤其是在真正了解了疼痛的细胞和分子机制后,才可能寻求到更有效的疼痛治疗手段和药物。

第一节 概 述

发生疼痛的原因在于疼痛刺激源,由疼痛刺激源发出疼痛刺激,经感觉神经传入脊髓之后囊上传至脑的中央后回,于是感觉到疼痛。这种疼痛刺激不仅仅停留于痛的感觉,而是在上传至脑的途径中,在脊髓水平又引起近处运动神经、交感神经的兴奋,继而使肌紧张增强,血管收缩,造成疼痛部位血流减少,供氧不足,以致局部缺血缺氧,而由此产生致痛物质,这些致痛物质又成为新的疼痛刺激物,由此产生疼痛的恶性循环,逐渐形成较为固定的疼痛,使局部状态更趋于恶化。

疼痛的生理反应包括疼痛感觉和疼痛反应,在疼痛感觉出现的同时产生疼痛反应,每个人在不同的周围环境的作用和影响下,在不同的机体和心理活动状态下,其痛感觉和痛反应的个体差异很大,临床感受和表现均不相同。

一、解剖学基础

(一)受损感受器

1. 受损感受器(nociceptor) 是感受机械、化学及冷热等伤害性刺激最初级的基础功能单位。散布于身体血管中的游离神经末梢。在损害出现时，感受器接受来自体内外的伤害性刺激，并通过神经纤维将冲动信号传入中枢，并相继产生一系列与疼痛相关的生理病理性活动。

2. 根据受伤害所在的位置　将受伤害感受器分为3个不同的层次：位于皮肤、皮下及筋膜层的表浅层受伤害感受器；位于骨、骨骼肌及肌腱、关节、韧带的深层体神经受伤害感受器；位于内脏器官的被膜等的内脏受伤害感受器。

3. 内脏疼痛的特殊性质　对刺激的感觉缓慢、迟钝、定位不精确，但对牵拉、缺血、痉挛等反应较强烈。

（二）周围神经的痛觉传导

它们的神经纤维主要分为Aδ纤维，无髓C纤维，表浅层主要为Aδ纤维，内脏主要是无髓细胞纤维为主，而深层神经受伤害器则为Aδ纤维及无髓C纤维相杂。

二、疼痛基础理论

（一）疼痛的定义

发生于末梢和刺激传导系统的病理性异常状态反映到脑而引起的感觉称为疼痛。这种感觉经过与以往的体验相结合之后，就会做出相应的表情变化，以及出汗、血压升高、心率增快、代谢异常及恐慌心理等反应。

（二）疼痛发生机制

疼痛由使机体组织受损或破坏的刺激作用所引起，是机体对周围环境的保护性适应方式，引起疼痛的刺激作用包括错综复杂的物理因素和化学因素，刺激通过痛觉感受器被接受，通过神经纤维传递至中枢，才会产生疼痛。

中医学认为，造成疼痛的致病因素包括七情（喜、怒、忧、思、悲、恐、惊）、六淫（风、寒、暑、湿、燥、火），以及瘰疬、痰饮、瘀血、饮食劳倦、外伤和出血伤害等，在机体正常功能低下，即正气不足时，上述因素将造成疼痛。而造成疼痛的病机概括起来不外乎两点：一者，不通则痛，尽管造成疼痛的病因有多种，但最终都由外邪导致经络瘀阻，气血凝结不通，不通则痛，属实痛；二者，不荣则痛，是指在各种致病因素综合作用下，导致气血阴阳不足，脏腑经脉等失于温养濡润引起的疼痛，属虚痛。不通则痛和不荣则痛均属于气血运行异常而造成的疼痛，在临床实践中，应当加以仔细辨证，还须根据患者的年龄、体质、生活习惯及病情的急缓程度的不同予以灵活化裁，加减运用，做到“师其法而不泥其方”，做到有针对性的个体化治疗，方能正确制定有效的治疗方案，起到确切的治疗效果。

（三）疼痛传导的抑制

其主要代表是闸门控制系统，由Melzac和Wall在1965年提出来，即传导疼痛的神经纤维有直径大的粗纤维和直径相对小的细纤维，前者传导浅表性锐痛，后者传导深部性钝痛和灼痛。粗、细两种神经纤维把刺激传至脊髓后角的第二神经元的神经细胞（T细胞），同时也向形成胶样质的神经细胞（SG细胞）发出突起。SG细胞可以抑制进入到T细胞的刺激。从粗神经纤维而来的刺激增强SG细胞的抑制作用，而从细神经纤维而来的刺激则削弱SG细胞的抑制作用，亦就是说SG细胞对进入T细胞的疼痛刺激起到了闸门样的作用。经粗神经纤维的疼痛被传入时，闸门就关闭，经细神经纤维的疼痛被传入时，闸门就开放，从而达到抑制疼痛的传导。

（四）疼痛的分类

根据疼痛发生的部位、原因与性质，可大致分为以下几类，这对制定治疗方案有着密切关系。

1. 末梢性疼痛

（1）浅表痛：是指对皮肤、黏膜的机械性、化学性及物理性刺激所引致的疼痛，它具有明确定位的特点，多呈局灶性、区域性，是刀割样、针刺样的锐痛。

（2）深部痛：是指内脏、关节、胸腹腔等部位受刺激而产生的疼痛，其特点是无明确的定位，多呈区域较广泛的钝痛；而当刺激强烈，持续时间长久时，扩散范围可相当广泛。

（3）牵涉痛：是指从起始疼痛部位扩散、放射到其他部位出现的疼痛。

2. 中枢性疼痛　常见两种情况，一是刺激不向任何区域放射或扩散；二是刺激向末梢部位放射或扩散。中枢性疼痛的治疗极其困难，不能采用神经阻滞方法治疗，而需要用作用于大脑皮层的麻醉性药物方能使疼痛减轻或消失。

3. 心因性疼痛　患者没有确切的病变与疼痛，但主诉有顽固的疼痛，而且大多以头痛形式的表现，但也有以腹痛形式或其他部位的疼痛来表现，从现代的解剖学、神经学角度很难解释所表述的剧烈的疼痛。在做体格检查与物理检查时亦不能发现其是否存在，而是随患者的心理影响而改变。对于患者以特殊的不可思议的语言表现自己疼痛，临床医师需怀疑其为心理性疼痛，这类患者常可同时伴有神经质、外源性神经症或精神分裂症的症状。

除了上述几种疼痛分类外，目前还有不少患者确实是有疼痛的，我国目前已进入或正逐渐进入到老年社会，随着人们生命周期的延长，心因性疼痛的发生率逐年增多，在临床上常出现漏诊或误诊。这不仅是因为它的复杂性和广泛性，而且由于其在诊断上也只有主观性和经验性而缺乏客观的实验性判断标准所造成。因此对于一个具有经验的医师来说应当努力去区分该疼痛究竟是器质性的还是功能性的，通过详细询问病史、详尽的体格检查、必要的实验室检查及心理评定量表，大多数患者还是能够做出正确的判断的。

三、疼痛的评估

由于人体对于疼痛具有很大的差异性，同时疼痛的感受受到情感状态、疼痛经历及心理等诸多因素的影响，目前疼痛强度的评估主要有客观评价法和主观评分法。

1. 客观评分法　其特点不受主观因素，如情感状态、疼痛经历及心理等因素的干扰和影响，能够客观地反映个体间疼痛强度的差异，也可以根据疼痛量化的客观指标更为精确地进行个体化用药。数十年来，国内外有关专家进行了众多的研究和努力，到目前尚未能找到一种真正意义上的符合临床实际的客观评价方法。迄今为止，如通过袖带法或针刺法对个体阈值的测定、对机体内源性镇痛物质水平的测定、对伤害性刺激物质(如前列腺素、5-羟色胺等)的定量测定，以及应用标准药物达到疼痛控制指标的滴定量等方法都较难以直接或间接地评估疼痛的程度。

2. 主观评分法　正由于客观评估法尚不能真正反映患者个体对于疼痛的正确评估，因此目前在临床上较为普遍应用的是主观评分法。它能较为简单地或粗略地判断疼痛程度，当前临床常用的方法是视觉模拟评分(VAS 评分)或数字分级评分(NRS)，以及语言描述分级评价方法等。上述方法可大体地测量疼痛的强度，并由此推断滴定和调整镇痛药剂量与速度，以便有效地控制疼痛。但必须指出，疼痛评分与药物剂量间无客观对应关系，还应该强调个体化用药。

(1)数字分级法(NRS)(图 11-1)

0　1　2　3　4　5　6　7　8　9　10

无痛　　　　　　　　　　　　　　最剧烈的痛

图 11-1　数字疼痛评分法

(2)视觉模拟法(VAS)：划一长线(一般长为 10cm)，一端代表无痛，另一端代表剧痛，让患者在线上最能反应自己疼痛程度处划一交叉线(图 11-2)。

由评估者根据患者划线的位置测算其疼痛程度，如将划线垂直，即可像体温、脉搏一样放在患者体温表上显示动态的半定量的疼痛程度。

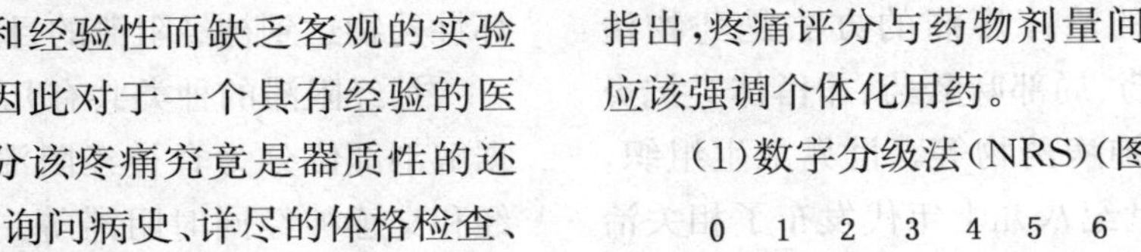

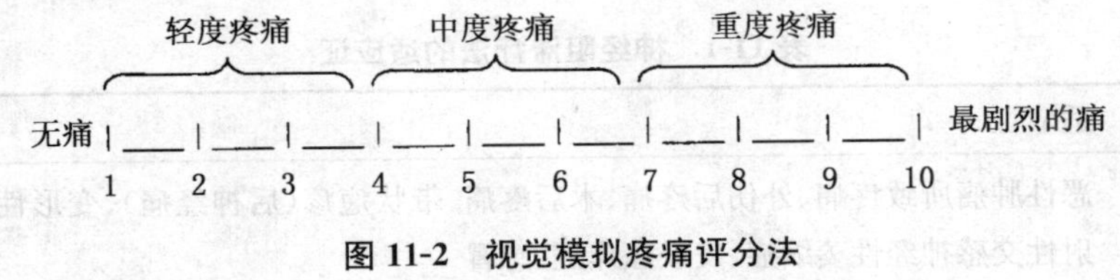

图 11-2　视觉模拟疼痛评分法

(3)疼痛的程度分级法(VRS)

0 级：无疼痛。

Ⅰ级(轻度)：有疼痛但可忍受，生活正常，睡眠无干扰。

Ⅱ级(中度)：疼痛明显，不能忍受，要求服用镇痛药物，睡眠受干扰。

Ⅲ级(重度):疼痛剧烈,不能忍受,需用镇痛药物,睡眠受严重干扰,可伴自主神经紊乱或被动体位。

四、疼痛的治疗

疼痛的治疗是多学科的任务,并不仅仅局限于每个专业科室。对于复杂患者,常需要采用多科会诊,共同完成诊疗任务,有时也可能采用多学科的交叉治疗。

目前对于疼痛的治疗方法,包括神经阻滞治疗、局部封闭治疗、溶盘治疗、射频治疗、中医中药治疗及疼痛的康复和心理治疗。近年来开展的微创介入治疗在治疗疼痛方面取得了可喜疗效,值得进一步探索和研究。除了上述技术性的治疗方法,疼痛还包括药物治疗的重要方面。

(一)疼痛的药物治疗

最普遍、最常用的治疗疼痛的方法是药物治疗,包括麻醉性镇痛药、局部麻醉药、非甾体类抗炎药(NSAIDS)及抗精神病药物等。世界卫生组织、中国政府分别于20世纪八九十年代发布了相关治疗方案,详见本章第四节内容。

(二)神经阻滞治疗

神经阻滞治疗的目标是阻断疼痛部位的痛觉传导,改善疼痛部位的血液循环,减轻局部组织水肿,从而达到有效地消除肌肉痉挛,缓解疼痛,减轻症状。神经阻滞不仅可以治疗相关疼痛,也可以起到诊断作用。神经阻滞治疗包括周围神经阻滞及交感神经阻滞等。

(1)局部注射:局部疼痛点或扳机点注射。常用于治疗肩周炎、网球肘、腱鞘炎及慢性肌筋膜炎等疾病。

(2)头颈躯干部位阻滞:其中三叉神经痛,用药物治疗往往无效,阻滞三叉神经分支,半月节或神经根可获得良好的镇痛效果,且并发症少,绝大部分患者经过数次治疗后,可获得良好的镇痛效果。颈、肩、上肢的疼痛,是由颈神经向臂丛神经及交感神经传递。阻滞上述神经则可达到镇痛的效果,又如肋间神经阻滞,可以治疗相关神经引起的疼痛。

神经阻滞疗法镇痛的方法在100多年前就已经在临床上应用。它既不同于手术疗法,也不同于药物疗法,它不仅能治疗疼痛,而且感觉神经阻滞或交感神经阻滞又对因血液循环障碍所致的疾病发挥较好的效果。

神经阻滞是指在相关的神经末梢内或附近注入药物或者用物理的方法给神经以刺激,阻断神经传导功能。目前常用的是用局部麻醉药或神经破坏性药物达到神经阻滞的目的。

神经阻滞的种类共有几十种,但常用的大致根据解剖部位分为脊神经阻滞、交感神经阻滞、脊神经和交感神经同时阻滞等。脊神经阻滞包括腰大肌肌间沟阻滞,肋间神经阻滞,胸、腰部椎旁神经阻滞,臂丛、颈丛神经阻滞等。交感神经阻滞包括胸、腰部交感神经节阻滞,腹腔神经丛阻滞,星状神经节阻滞等。脊神经和交感神经同时阻滞包括舌咽神经阻滞,三叉神经阻滞,面神经阻滞等。神经阻滞治疗的目标是阻断疼痛部位的痛觉传导,改善疼痛部位的血液循环,减轻局部组织水肿,从而达到有效消除肌肉痉挛,缓解疼痛,减轻症状。神经阻滞不仅可以治疗相关疼痛,也可起到诊断作用(表11-1,表11-2)。

表11-1　神经阻滞疗法的适应证

	部位	适应证
疼痛	全身	恶性肿瘤所致疼痛、外伤后疼痛、术后疼痛、带状疱疹(后神经痛)、变形性脊椎症(颈、胸、腰)、反射性交感神经性萎缩症、皮肤瘙痒症、感冒
	头部	偏头痛、肌收缩性头痛、群发性头痛、颞动脉炎、枕后神经痛、外伤后头痛、其他头痛
	颌面	三叉神经痛、舌咽神经痛、非定型面部痛、下颌关节症、其他面部痛
	肩颈上肢	颈椎病、胸廓出口综合征、外伤性颈部综合征、肩关节周围炎(五十肩)、肩手综合征、网球肘
	胸背部	肋间神经痛、心绞痛、心肌梗死、肺栓塞、胸膜痛、痛性非化脓性肋骨肿大(提策病)、解离性动脉瘤

续表

	部位	适应证
疼痛	腹部内脏	消化性溃疡、急慢性胰腺炎、胆石症、胆道运动障碍、尿路结石症、麻痹性肠梗阻、贲门痉挛、幽门痉挛、月经困难症、肠系膜血栓症、其他内脏痛
	腰下肢	腰痛症、筋膜性腰痛症、椎间盘突出症、椎管狭窄症、脊椎分离、移位症、骨质增生、椎间关节综合征、坐骨神经痛、变形性脊椎炎
	四肢	灼痛、断肢痛、幻肢痛、白蜡病、闭塞性血栓血管炎、急慢性动脉闭塞症、末梢神经损伤、风湿性关节炎、神经炎、血栓性静脉炎、腱鞘炎
	会阴	尾骨痛、痔瘘、睾丸痛、肛门痛、阴部溃疡
麻痹痉挛	面神经麻痹(Bell 麻痹、Hunt 综合征、外伤性)、回返神经麻痹、末梢神经麻痹、面部痉挛、抽搐、眼睑痉挛	
其他	雷诺病、雷诺综合征、硬皮症、冻伤、美尼尔病、突发性耳聋、眩晕、青光眼、视神经炎、网膜血管闭塞症、角膜溃疡、多汗症、下肢溃疡、压疮、骨折、骨髓炎、肝炎、脑血管痉挛、脑血栓、脑梗死、外伤后水肿、外伤性骨萎缩症、乳房切除术后水肿、郁乳、创伤病瘢痛、鼻过敏症(过敏性鼻炎)、慢性副鼻窦炎、扁桃体炎、痛风、自主神经紊乱、不定陈诉综合征、顽固性阴茎勃起症、痉挛性斜颈、落枕、肢端红痛症、月经痛及异常、更年期障碍、冻伤、冻疮、阳痿、结肠炎	

表 11-2　局部麻醉药种类及特点

常用名	别名	特点	作用出现(min)	持续(h)	传导阻滞硬膜外	浸润麻醉	最大用量(mg)
普鲁卡因(Procaine)	奴佛卡因 Novocaine Ethocaine	毒性低,组织渗透力小,作用持续时间短,很少用于神经阻滞。常用于作穿刺前皮肤、皮下组织的局部浸润麻醉	1～10	1	2% 50ml	0.5%～1% 100ml	500～100
利多卡因(Lidocaine)	赛洛卡因 Xylocaine Lignocaine	作用出现快,组织渗透力强,常用于神经阻滞。用量过多时,尤其在老年人可出现"思睡状态"	3～10	1.5～2	2% 20ml	0.5%～1% 100ml	400～500
丁卡因(Dicaine)	邦妥卡因 Pontocaine Tetracaine Pantocaine	毒性大,普鲁卡因的10倍,麻醉性能强,作用持续时间长,常与其他局麻药配用于神经阻滞和硬膜外阻滞	15～20	2.5～4	0.1%～0.3% 25ml	0.025%	75～100
布比卡因(Bupivacaine)	马卡因 Marcaine Sensorcaine	作用时间长,在硬膜外阻滞(尤其在连续法)、蛛膜下阻滞时常用	5～15	3～5	0.25%～0.5% 20ml		50～100
卡波卡因(Carbcaine)	Mepivacaine	与利多卡因相似,但作用时间稍长,毒性较低,常用于疼痛临床	3～10	2～3	2% 20ml	0.5%～1% 50ml	500
丙胺卡因(Prilocaine)	Citanest Propitocaine	较利多卡因吸收慢,代谢快,很少有中毒现象	3～10	2.5～3		0.5%～1%	400
卡他卡因(Quatacaine)	Tanacaine	作用时间快	1～5	1.5～2			500

（三）疼痛的射频治疗

射频治疗是通过穿刺针精确输出的超高频电流穿过细胞使其凝固，局部组织被加热消融或被切割。神经被热凝消融后可达到长期阻断，或者改变神经传导而达到解除疼痛的目的，起到保持本体感觉、触觉和运动功能，治疗的并发症和死亡率都极低，疗效持续时间长久，并可根据需要重复作射频消融治疗，是治疗各种顽固性疼痛的一种有效手段。近几年又出现了脉冲射频、双极射频、冷射频等新颖技术，既可达到镇痛而又不损伤神经的目的。由于射频消融灶极小，要求射频电极针准确到位方能够发挥治疗作用。因此除了浅表部位外，都应在X线透视下帮助和监测电极针的穿刺和置入。

射频治疗的适应证：

(1)三叉神经周围分支和半月神经节热凝消融或脉冲射频调节治疗。

(2)腰、胸、颈(星状神经节)交感神经节热凝消融或脉冲射频调节治疗。

(3)颈、胸、腰椎小关节神经或脊神经后支热凝消融或脉冲射频调节治疗。

(4)颈、胸、腰和骶脊神经后根节热凝消融或脉冲射频调节治疗。

(5)枕大神经、肋间神经热凝消融。

(6)臂神经丛热凝消融或脉冲射频。

(7)椎间盘热凝减压整形。

(8)椎体肿瘤、椎旁或体表肿瘤热凝消融。

(9)肌筋膜瘢痕挛缩热凝松解。

施行射频镇痛治疗需要医师对麻醉学、疼痛传导通路及预期效果要有全面的认识；由于本治疗属于介入性操作，需要精确定位，治疗时多借助于C臂X线仪帮助医生定位，引导穿刺等，对操作者的要求很高，需有经验者方可施行。

（四）疼痛的激光治疗

利用受激辐射所产生的光能治疗疾病的方法，称为激光疗法。在治疗疼痛方面主要分为激光物理治疗和激光椎间盘减压术。激光和一般光疗相同，主要取决于它的波长、强度及作用时间。它可产生消炎、促进组织再生、降压、止痛、组织消融作用。在止痛方面，激光可促进局部血液及淋巴循环，可使致痛物质的浓度减低，改善渗透压，减压和消除组织水肿，从而直接减轻神经末梢的化学性及机械性作用达到止痛的目的。此外，激光穴位照射可提高人体的痛阈及耐痛阈，并能激活和增加体内的抗痛物质——内啡肽等。在组织消融方面，经皮穿刺椎间盘，利用激光热效应使椎间盘的纤维环气化后回缩，减轻椎间盘对神经的压迫；它也可用于毁损肿瘤组织。

（五）椎间盘胶原酶溶解术

椎间盘髓核组织主要由粘多糖、胶原蛋白构成。20世纪50年代末，有人用木瓜酶作溶解髓核取得成功，几年后用于注入人体的腰椎间盘内治疗椎间盘突出症。本疗法创伤小，并发症少，效果可靠，目前已成为非手术治疗椎间盘突出症的最有效方法之一，治疗效果达到80%以上。但它的应用有一定的局限性，主要是由于木瓜酶治疗可产生严重的神经并发症如发生截瘫甚至死亡。虽然发生率低，一旦发现并发症，则可带来不良后果。严重程度超过骨科手术。因此对于本方法的应用，应采取谨慎的态度，并需严格掌握适应证及禁忌证。

1. 适应证

(1)影像学诊断明确的颈椎及腰椎间盘突出症，引发相关支配区的神经根压迫症如疼痛区感觉和运动障碍的。

(2)符合手术切除指征。

(3)经1～3个月正规保守治疗无效的。

(4)无脊髓损伤的颈椎间盘突出症。

(5)无马尾综合征的腰椎间盘突出症。

(6)单一间隙椎间盘突出症最适宜用本法。

2. 禁忌证

(1)过敏性体质者。

(2)有明显脊髓压迫者。

(3)有代谢性疾病者。

(4)椎间盘炎或椎间隙感染者。

(5)骨性椎管狭窄或椎间孔狭窄者。

(6)后纵韧带骨化，黄韧带肥厚者。

(7)颈椎间盘钙化或游离者。

(8)椎间盘源性神经根炎。

(9)孕妇及14周岁以下儿童。

(10)以往曾经多次行硬膜外间隙注射或麻醉，

怀疑有硬膜外间隙严重粘连者。

(六)小针刀疗法

小针刀疗法是中医针灸理论与现代医学理论相结合,根据生物力学的观点,用于治疗慢性软组织损伤所引起的疼痛性疾病的一种方法。方法简单,简便实用,具有见效快的特点。

1. 适应证 滑囊炎、腱鞘炎、部分骨刺、各种由软组织炎症引起的粘连、挛缩、瘢痕、外伤性肌痉挛及肌紧张等。

2. 禁忌证

(1)病变部位或全身有感染、发热。

(2)重要脏器疾病的发作期,如心梗等。

(3)有出、凝血功能异常。

(4)诊断不明确或不能良好合作者。

(5)体质虚弱、严重高血压、心脏病及晚期肿瘤患者等。

小针刀的操作方法实际上是以解剖学、外科学为理论基础,根据病变性质、部位的不同而选用不同的操作方法来实现的。

(七)疼痛的中医治疗

长期的临床实践证明,中医治疗疼痛具有疗效确切、不良反应小的优点,它不会破坏人体的组织,也不致引起机体功能的紊乱;它的缺点是镇痛效果不够完善,而且治疗周期较长。

1. 中药治疗 依据中医疼痛的致病因素,认为其病机不外乎两点,即不通则痛与不荣则痛,均属于气血运行异常所致,中药需按"君,臣,佐,使"组成方剂。还需根据病情的缓急、患者的体质等辨证论治。

2. 针灸治疗 针灸治疗疼痛具有操作简便、起效迅速、易于掌控、无成瘾等特点,作为现代疼痛治疗的良好辅助手段,已得到了业内人士的共识。

针灸治疗包括针刺疗法、灸法、耳针、皮肤针、皮内针、挑刺、拔罐法、火针、三棱针及穴位注射、穴位埋截、穴位磁疗、推拿疗法等多种手法,在临床上被广泛使用,并取得了良好的效果。

(八)患者自控镇痛

患者自控镇痛(patient controlled analgesia, PCA),即"患者按需镇痛",这里充分考虑到了不同患者对疼痛的个体差异,通过 PCA 泵,在医师预先设定的药物种类、单次剂量和单位时间内的限制剂量下,患者可以按照自己对镇痛的需要,在一定范围内自我控制镇痛药物的给入量,从而达到适合每一个个体的最佳止痛效果。

1. 静脉 PCA(PCIA) 主要用阿片类药物。常用于手术后疼痛和癌性疼痛的治疗。本法为全身用药,起效快,疗效确切。PCIA 操作简单,使用药物较多,除了阿片类药物、非甾体抗炎药物、曲马多及具有镇痛作用的麻醉药如氯胺酮等均可使用。

2. 硬膜外 PCA(PCEA) 常用药物为局麻药和阿片类药物。主要用于经脊神经支配区的手术后疼痛及癌性疼痛的治疗。本法镇痛效果满意率高,阿片类药物用量相对较小。PCEA 用量小,止痛效果可靠,持续时间长久,且副作用范围局限,对全身影响相对较小,但其操作相对复杂,灭菌要求较高,因而 PCEA 的应用具有较高的选择性。总体上 PCEA 效果优于 PCIA,用药量减少。如吗啡 PCIA 的用量可高出 PCEA 患者 4～5 倍,其血药浓度常高出 2～3 倍。

3. 皮下 PCA(PCSA) 主要用于硬膜外间隙和静脉穿刺困难的疼痛患者,也用于在家庭进行治疗的慢性癌痛患者。本法简便易行,感染等并发症容易早期发现,所需装置简单,但应当注意有组化毒性的药物不能用于 PCSA。

4. 外周神经 PCA(PCNA) 主要用于单侧肢体的疼痛治疗。用药以局麻药、皮质类固醇药和维生素为主。治疗时穿刺针的固定很重要,可直接影响治疗效果或者可能会损伤神经。局麻药的浓度不宜过高,以便及时发现潜在的神经损伤。

5. 靶控输注 PCA(TCI-PCA) 是指按照所应用药物的药代动力学和药效学特征及患者的个体情况所设定要求达到的中央室浓度,TCI 依据此浓度自动控制输注速度。本方法具备较大的应用前景,但实际操作还存在一定的困难。

五、疼痛的康复治疗

康复医学是应用各种有效措施以缓解或减少疼痛,改善因疼痛而继发的各种功能障碍,提高生活质量。康复治疗技术包括物理疗法、运动疗法、作业疗法及康复工程辅助疗法。

物理疗法可分为：直流电及交流电药物离子导入疗法；低频电疗法；中频电疗法；高频电疗法；超声波疗法；磁疗法；光疗法；激光疗法；温热疗法；水疗法；机械振动疗法；生物反馈疗法等。

运动疗法可分为：关节活动度训练；肌力增强训练；耐力训练；运动处方。

疼痛的作业疗法可分为：日常生活运动锻炼；职业和技巧训练；家务活动训练；知觉训练；其他治疗等。

康复工程辅助疗法是用工程方法实现人体功能的康复，通过康复工程的支持，可以代偿或补偿因疼痛而丧失的部分功能。

随着现代工业及医学技术的飞速发展，近年来康复医学的进展日新月异，在治疗疼痛方面起着重要的作用，但这些新技术、新项目的应用有它特定的适应证、禁忌证，需要临床医师有针对性地加以应用，方能使其发挥最佳的治疗效果。

第二节 慢性疼痛的治疗

许多疾病常伴有疼痛，因为疼痛促使患者就诊求医，并得到及时诊治；而有些疼痛难以治愈或无法治愈，从而形成慢性疼痛，造成对患者的生理和心理功能产生长期的负面影响。因此，慢性疼痛不仅仅是医疗问题，也是一个社会问题，在当代，慢性疼痛的诊治已越来越引起人们的重视。各种综合性治疗方法的应用也使慢性疼痛问题得到了基本解决。

一、慢性疼痛的分类

引起慢性疼痛的疾病繁多，目前大多根据发病部位及发病原因加以区分。

1. 头面部疼痛　在临床上较为常见，多数为反复发作的慢性病程。诸多病因可引起头面部疼痛，有些病因明确，但有些病因不明确而且难以根治，给诊断和治疗带来不少困难。在临床实践中，大部分头面部疼痛的治疗需要有多个不同学科共同参与。

头面部疼痛以偏头痛、紧张性头痛为多见，而在外科门诊，尤其是神经外科，最常见的头痛是外伤性头痛，也有从其他科室转来的头痛。发生在颌面部的疼痛，则以三叉神经痛和颞颌关节紊乱综合征为常见。

2. 颈、肩痛和腰腿痛　大多是以骨、关节、肌肉、筋膜、韧带、肌腱等的损伤、挫伤、劳损、撕裂、钙化及相应部位神经根受压迫等所造成的，少数的胸、腹、腰部疾病也可引发相邻的牵涉痛和放射痛。典型的病例如颈椎病、肩周炎、腰椎间盘突出症、腰肌劳损、肌筋膜综合征等。

3. 四肢慢性损伤性疾病　上肢神经痛主要有3种类型，即正中神经卡压综合征、尺神经卡压综合征和桡神经卡压综合征。正中神经卡压综合征又名腕管综合征。下肢疼痛则以坐骨神经痛为代表。它可分为根性坐骨神经痛和干性坐骨神经痛两类，前者多为急性或亚急性发病；而后者都为亚急性或慢性发病。四肢部位关节众多，肌腱起止点也多，因此除上述主要疼痛外，还有如滑囊炎、狭窄性腱鞘炎、肱骨外上髁炎（网球肘）等比较典型的疾患。而急性痛风发作是源于过饱和的高尿酸血液中的单钠尿酸结晶于关节、肌腱及其周围组织所致，在近年也大幅度上升。

4. 神经性疼痛　慢性神经性疼痛的种类繁多，临床上最著名的相关疾病有三叉神经痛、肋间神经痛、灼痛、幻肢痛、带状疱疹后遗神经痛等。

5. 周围血管性疼痛　周围血管的狭窄、痉挛、闭塞等均可引起血管性慢性疼痛。血管血栓性闭塞性脉管炎、雷诺病是其中的典型代表。

其余详见“本章第四节　癌症疼痛与治疗”。

二、慢性疼痛的治疗原则

慢性疼痛的治疗依照其主要病种包括各种退行性病变、各种骨关节炎、周围神经病变性疼痛和带状疱疹后遗性疼痛、反射性交感神经营养不良及某些术后慢性疼痛等。其中大多数患者在疼痛门诊治疗，也有些患者在其他科室门诊治疗。治疗方法除了单一治疗外，有不少患者采用综合性的治疗方法，其中有不少患者采取中西医结合方法治疗，均取得了较好的效果。治疗原则包括：

(1)药物治疗时能口服的尽量给予口服药，或是遵循从方便给药途径到较复杂给药途径的原则。

(2)用药剂量遵守从小剂量到大剂量的原则。

(3)选用药物遵循从弱镇痛药到中、强镇痛药的原则。

(4)选用治疗方法遵循选择方便、安全、简单、可靠的原则，尽量选用无创伤的方法。

(一)三叉神经痛

三叉神经痛临床表现方面主要有以下特点：多为中老年人，40岁以上者占70%～80%，男性多于女性。它存在触发点或扳机点，常位于面部或口腔内，范围很局限。典型特征是平时无害的刺激，如微风吹过等可立即引发疼痛发作，像刷牙、洗脸、微笑和情绪变化都可以成为疼痛发作的诱因。疼痛常表现为闪电式的尖锐痛，而疼痛极其剧烈；发作都在白天，持续时间为几秒钟至1～2分钟；而在发作间歇期，则无任何症状。随着发病时间的增加，发作次数也逐渐增多。

由于本病具有特殊的临床表现，诊断并无特别困难。

1. 治疗主要是靠药物　但用阿片类药物通常无效，卡马西平是公认的标准治疗药物，用药剂量是每日400～1200mg，起始剂量从100mg起，每日2次，缓慢增量直至出现疗效。但如长期或大剂量给予卡马西平，应特别注意定期检查血象和肝功能。因为它可产生造血功能和肝功能损害，且往往为不可逆的，因此治疗时应至少3个月需定期复查。

苯妥英钠也是常用药物之一，对多数病例有效。剂量是每次100mg，每日3次，每日最大剂量可达600mg。

2. 神经阻滞治疗　直接阻滞三叉神经分支、半月节或神经根，可获得良好的镇痛效果，而且并发症少。大多数患者经过数次治疗后，可获得满意的镇痛。

3. 射频温控热凝治疗　需在半月节穿刺治疗后，使用射频发生器将高频电流经温控电极输出至神经组织，在组织内产热而达到凝固、破坏的目的。由于温控电极安置在绝缘穿刺针内，因此不会损伤周围其他组织。

4. 中医治疗　刘冠军总结面痛之病因，包括外感风寒阻络、肝郁气火上灼头面、肝肾阴亏虚火上炎3个方面。治疗当疏导经气以达到止痛目的。取穴配方均应先循经远取，疼痛缓解后再配合局部穴位。第一支疼痛者，首取合谷，配合局部穴攒竹透鱼腰(眶上孔处)，阳白透鱼腰、太阳；第二支痛者，首取中庭，配合局部穴四白透迎香、巨髎(眶下孔处)；第三支痛者，首取太冲，配合局部穴大迎透承浆、颊车。以上远道穴均行泻法，局部穴轻刺不宜手法过重。此外还须根据兼证加减，阴虚者加太溪、三阴交；血虚者加足三里、肝俞、膈俞；面肌痉挛者先配远道穴合谷、太冲、百会、风池、风府，再取局部穴四白、地仓。

刘氏还提出针刺同时配合使用外敷及内服药物。疼痛发作时，将紫苏叶在30%的碱水半碗中浸泡2小时后敷于患处，再把生香附粉用鸡蛋清混匀后贴于足心，留置一昼夜，能够引热下行，通络止痛。内服可用立愈汤：白芍、甘草、枣仁、钩藤、白芷、土茯苓、防风、全蝎、蜈蚣，伴有口臭者加石膏，阴虚者加玄参。

(二)颞颌关节紊乱综合征

发病原因尚不清楚，表现为颞下颌区运动异常，关节活动可有杂音或者弹响及头痛的症状，通常发生在一侧。它可发生在任何年龄，主要是中老年女性，约占80%。

通常，疼痛位于颞下颌关节区和关节周围的咀嚼肌群或有关肌群，扳机点不同引起牵涉痛的位置也不同，但都可引起远处的牵涉痛。疼痛性质以钝痛为多见，程度为中、轻度，张口和咀嚼运动时疼痛加重，呈慢性、反复发作的特点。病程短则数天、数月，长则可达数年、数十年。诊断通常根据病史、症状和影像学如X线、关节造影、CT或MRI检查等作出。

治疗趋向于采用综合性治疗。例如，纠正不良习惯，如纠正偏咀嚼或紧咬牙习惯，避免撕咬过硬或过大块的食物，以及开口过大等；药物治疗主要应用镇静催眠药，对伴有抑郁、自主神经功能紊乱的患者，可试用抗抑郁药，肠溶阿司匹林由于其对胃肠道和血小板的不良反应较小,可以选用,对于难予缓解的疼痛,可给予阿片类镇痛药;阻滞治疗,常用1%~2%利多卡因作肌肉或肌筋膜扳机点封闭颞下颌关节腔;使用牙垫可调整患者颌形态与功能的不协调,有助于减少下颌不良活动和夜间磨牙;绝大多数患者通过非手术治疗可使症状和疼痛得到改善,但少数患者需用关节镜外科治疗;杨永璇以针刺配合拔罐,艾灸治疗本病取得满意效果。

(三)颈椎病

颈椎病大致可分为颈型颈椎病、神经根型颈椎病、脊髓型颈椎病、椎动脉型颈椎病、交感颈型颈椎病和混合型颈椎病几种。其中神经根型颈椎病是最常见的一种。诊断可根据病史、体检及影像学检查结果而得出。治疗首推非手术疗法。

1. 牵引　可消除因椎间盘变性、脱出及骨质增生对神经和血管的压迫与刺激,以达到治疗作用。一般采用2kg重量,每日1~2小时,2~3周为1疗程。尤其适用于根性痛和椎动脉供血不足者。

2. 推拿　通过手法操作缓解肌肉痉挛,改善局部组织的血液循环,使症状得以改善。

3. 理疗。

4. 通过人工或天然的物理因子作用于局部,以达到治疗的目的。

5. 药物治疗　主要应用止痛药和激素类药物及舒筋活血类药,也可用外用药局部涂擦。

(1)局部阻滞治疗:可以通过颈椎旁阻滞、肩胛上神经阻滞、枕后(大)神经阻滞、星状神经节阻滞痛点阻滞达到治疗作用。

(2)硬膜外间隙注药法:是非手术治疗中治疗颈椎病最为有效的一种神经阻滞法。

少数患者,尤其是对确诊为脊髓型颈椎病,或确诊为神经根型颈椎病作正规而系统的非手术治疗3~6个月以上无效者,或是其肌肉已呈进行性萎缩,或是交感型症状严重,证实为节段性或椎间盘脱出者可以行手术治疗。

(四)肩关节周围炎

肩周炎都有肩部慢性劳损、急性外伤、受凉、老年颈椎退行性变及肩部软组织的神经营养障碍等引起。肩关节是全身活动范围最大的关节,但关节接触面积小,肩关节的稳定性较差,关节韧带相对薄弱,关节囊薄而松弛,肩周围任何软组织的炎症均可波及关节囊,造成软组织的撕裂、粘连,引起肩周疼痛,特点是活动后加重疼痛及夜间疼痛,因而导致肩关节活动度减少,活动受限。一般发生在50岁以上,X线片有助于诊断。

治疗:

(1)一般治疗:在发病2天内保持安静和固定。

(2)针灸、推拿理疗:贺普仁将肩周炎的发病原因归为正气不足,感受风寒湿邪气并将肩周炎分为轻症、重症和顽固症3型,分别以祛风散寒、祛风散寒加补益气血和扶正祛邪、活络通经并配以火针治疗具有独到之处。

(3)局部痛点封闭治疗:以局麻药加可的松注射于肩峰下,肱二头肌长头腱或关节囊内。

(4)对局部压痛点不明确者可采用肩胛上神经阻滞、腋神经阻滞、星状神经节阻滞等。

(五)上肢神经痛

正中神经痛卡压综合征(腕管综合征):是由各种原因造成的腕管容积缩小,内压增高,正中神经受挤压而引起的缺血、水肿导致的疼痛及功能障碍。其临床特征是发病早期出现正中神经支配区的疼痛、麻木及异感,以中指最为明显。按压腕部症状明显加重,多见于女性,疼痛大多在夜间加重,但连续挥动患手后症状可缓解。

尺神经卡压综合征:大多是由肘外翻、肱骨内上髁及尺骨鹰嘴骨折畸形愈合,使肘管沟变浅而造成尺神经在豆状骨桡侧的管道受压所引起。主要表现为手及前臂尺侧皮肤麻木、刺痛或灼痛,可发展至环指和小指。检查时作握拳试验为阳性,骨间肌试验(夹纸试验)阳性,拇指内收试验阳性有助于诊断。

桡神经卡压综合征:主要是由肱三头肌外侧头起始部下端的环状纤维孔压迫桡神经主干引起。常见于Monfeggia骨折、类风关及病毒性神经炎,以及旋后肌管内的腱鞘囊肿后。

治疗:

(1)一般治疗用神经营养性药物如维生素B及他巴唑等。

(2)限制患肢活动。

(3)应用神经阻滞,腕管综合征常用腕管内神经末梢阻滞,尺神经卡压综合征可用尺神经阻滞或者腕尺管神经末梢阻滞,桡神经卡压综合征可用桡神经周围阻滞。

对上述治疗无效者可于3个月后考虑手术治疗。

(六)腰背痛

急、慢性腰背痛是慢性疼痛疾病中最常见的疼痛,占到总数的一半以上。对待腰背痛首先应做出正确的诊断。明确病变的定性和部位,方能制订出正确的治疗方案,以取得预期的效果。

急性腰扭伤大多发于青壮年,常因弯腰提取重物,或搬抬重物或腰部急剧扭转,使腰部活动范围过大,负重量过重而引起。急性腰扭伤的主要病理改变是肌肉、韧带、筋膜或关节及骨膜的损伤而造成的充血、水肿、纤维组织增生和粘连。扭伤后立即出现剧烈腰痛,活动受限,疼痛为持续性,活动时加重;咳嗽、腰部用力均可使疼痛加重,疼痛也可向臀部、大腿后侧放射。体检时可见腰部活动时疼痛加重,或活动明显受限,腰部肌肉紧张有明显的压痛部位,X线无骨折、骨裂显示,偶尔可见小关节位置改变。

治疗:

(1)在急性期主要是卧床休息。

(2)口服镇痛药,亦可用各种外敷。

(3)对局部压痛点作居封或阻滞治疗效果确切,但药效过后可以重现疼痛,有时可作间断局封和阻滞维持。

(4)中医针灸、拔火罐、艾灸等对治疗急性腰扭伤乃至慢性腰肌劳损具有确切的实用性,但推拿治疗不宜在急性期应用,应当在急性期过后应用。热敷、超短波、红外线等也有一定的疗效。通常急性腰扭伤约80%的患者在2周内得到缓解。

(七)腰椎间盘突出症

腰椎间盘突出是引起腰腿痛的主要原因之一,一般男性多于女性,80%以上发生在青壮年,最常见的是腰椎间4~5。

腰椎间盘突出常因髓核的退行性变、纤维断裂等因素引起。按椎间盘突出的程度可分为:①纤维环完全断裂,髓核从后纵韧带向后脱出;②纤维环部分破裂,部分髓核突出,是临床最常见的类型;③髓核、纤维环同时退变、萎缩,纤维环弹力减弱,但没有断裂,只有髓核的轻度膨出,脱出的方向主要以后侧旁型最为多见。

所致腰腿痛主要集中在下腰部或腰骶部,多为慢性钝痛,大多呈放射性,多数患者有臀部、大腿外侧、足背外侧或足底外侧疼痛减低或麻木。可出现间歇性跛行,下肢发凉;病程长者因相应运动神经支配的肌肉萎缩,使肌力减退,但极少发生完全性瘫痪。CT或MRI不仅能诊断椎间盘突出,还能正确显示椎间盘突出的大小和位置。

治疗:可归纳为非手术治疗和手术治疗。多数患者经过非手术治疗可以缓解,包括卧床休息、骨盆牵引、药物镇痛、硬膜外阻滞和胶原蛋白酶溶盘术等。其他如中医的针灸、推拿、拔火罐也有一定的疗效,但必须认真明确病因,审因论治,不能一概而论,尤其是推拿疗法的应用要小心谨慎,尤其应格外注意其禁忌证,严防脱出的椎间盘碾压神经造成下肢瘫痪。

(八)劳损性腰痛

腰部劳损包括腰肌劳损、棘间韧带和棘上韧带劳损等。经常从事腰部支撑力或伸弯腰活动的工作,以及长期的姿态不良,可使腰部肌肉处于紧张状态,易引发腰肌劳损而出现劳损性腰痛。初期表现为间歇痛,时轻时重,稍后逐步发展为持续性,劳累时加重,受凉或是阴雨天可加重,适当活动或经常改变体位可使疼痛减轻。查体时可有腰肌紧张,腰部有不固定压痛点,常位于一侧或双侧的骶棘肌,X线检查一般无异常发现。

治疗:

(1)重在预防,长期从事腰部支撑力或伸弯腰活动者,可以在一定时间后改变体位或者间歇性休息和做工间操,以避免腰部肌肉长期处于紧张状态。

(2)疼痛发生初期即可服用消炎止痛类药物,也可应用外敷性、外涂性的膏药或贴片。

(3)有条件时,可定期接受针灸、理疗或推拿、按摩治疗。

(4)疼痛急剧时可用局麻药作局部阻滞治疗,

必要时可加用小剂量皮质激素混合液。

（九）下肢痛

按发病原因可分为神经源性、血管源性、骨关节源性、软组织源性、内分泌及其他。有时 2～3 种疾病同时存在。常见的代表性疾病是坐骨神经痛、周围动脉闭塞性疼痛、雷诺病和雷诺现象、血栓性闭塞性脉管炎、股骨头坏死及下肢骨坏死、痛风和糖尿病等。

（十）坐骨神经痛

根性坐骨神经痛：其病变位于椎管内，包括腰椎间盘突出症、椎管内肿瘤、腰椎管狭窄、腰骶部脊膜炎、椎关节炎、脓肿等。多为急性和亚急性疾病，疼痛从腰部向一侧臀部、大腿后侧、腘窝、小腿外侧直至足背外侧反射。患者常有强迫体位以减轻痛苦，直腿高举试验阳性，加强试验可能剧痛。小腿外侧和足背可出现感觉减退。

干性坐骨神经痛：其病变在椎管外的坐骨神经走行上，如骶髋关节炎、盆腔感染、妊娠子宫压迫、盆腔肿瘤、髋关节炎，以及全身性疾病如糖尿病、周围血管病等。多为亚急性和慢性发病，腰背部疼痛不明显，而主要表现为沿坐骨神经走向的疼痛、小腿外侧及足背的感觉障碍比根性明显。坐骨结节、坐骨孔上缘、腘窝中央、腓骨小头及外踝有明显压痛，腓肠肌压痛明显。

治疗：

(1)主要是对症处理，卧硬板床、牵引。

(2)中药：功劳叶 15g，金毛狗脊 10g，独活 10g，当归尾 20g，川芎 10g，追地风 15g，千年健 15g，桂枝 5g，防风 10g，黄芪 20g，炒白术 15g，木瓜 10g，寄生 20g，枸杞子 10g。煎两次得煎液 300ml，早、晚饭后 2 小时各服 150ml。

(3)针灸、理疗。

(4)镇痛药物的应用。

(5)对于根性坐骨神经痛，可采用脊神经根阻滞或硬膜外阻滞；对于干性坐骨神经痛，则根据不同的病变部位，采用不同部位的坐骨神经阻滞。

(6)手术：主要手术适应证为椎管肿瘤、椎管狭窄、难治性腰椎间盘突出症。

（十一）周围动脉闭塞性疼痛

主要原因是动脉粥样硬化，危险因素包括高血压、高血脂、吸烟、糖尿病、肥胖等。动脉闭塞的临床症状决定其累及的血管、涉及的范围，闭塞过程的速度及是否具备足够的侧支循环。本病很少累及上肢动脉，好发于血管交叉处，多累及腹主动脉、髂动脉和股动脉。

1. 急性闭塞　突然出现一侧肢体的疼痛、发冷、麻木和苍白，闭塞远端动脉搏动减弱或消失。若主动脉急性闭塞，下肢所有搏动消失，若慢性闭塞，最初的症状是间歇性跛行，常见于腓肠肌，也可发生于足背、大腿，甚至髋部、臀部的胀、痉挛。随着缺血的加重，在慢性病侧可出现溃疡。更广泛的闭塞可导致坏疽或坏死。多普勒超声造影最广泛用于本病的诊断，并可确定动脉闭塞部位或范围，有创性的血管造影也可确定闭塞的部位和范围，诊断并无特殊困难。

2. 一般治疗　合理调节饮食，防止脂代谢紊乱和血胆固醇过高。戒烟，使用降脂药物、血管扩张剂、抗凝药和溶栓药，延缓病情发展。

(1)有间歇性跛行的患者如可能，每日步行 30～60 分钟；如出现不适，应停步，待疼痛消失，再继续步行，其机制不明，可能与体力锻炼及肌肉需氧量增加促使侧支循环增加而致。

(2)夜间为避免疼痛，应将床头抬高，使睡眠时下肢增加血流灌注。

3. 神经阻滞疗法

(1)腰交感神经阻滞：选择患侧 L_1～L_4 交感神经节中的 3 个，逐个注射 1% 利多卡因和（或）0.25%布比卡因 7ml，急性期每日阻滞 1 次，以后每周 1～3 次或视病情而定。

(2)腰大肌间沟阻滞：病情轻者可每日行 1～2 次，作患侧阻滞；病情较重者，可将硬膜外导管置入腰大肌间沟，作连续阻滞。

(3)硬膜外阻滞：经 L_1～L_4 椎间隙穿刺，保留硬膜外导管，最好给予硬膜外腔持续输注，也可用 PCA（患者自控镇痛）方法，由患者自行控制给药的剂量与时间。由于本病属于慢性缺血性疾病，侧支循环的建立和代偿对缓解本病的疼痛至关重要。连续阻滞一段时间既可减少患者的痛苦，又可加速愈合，缩短病程，亦可等待侧支循环的建立。

4. 血管重建法

(1)适应证：对严重静息痛，症状呈进行性加剧可能存在或预计可能产生溃疡或发生坏疽时。

(2)手术方法：主-髂动脉旁路移植术，适用于腹主动脉分叉或髂总动脉闭塞者；主-股动脉旁路移植术，适用于腹主动脉分叉及有髂动脉闭塞者；股-腘动脉自体大隐静脉移植术，适用于股浅动脉闭塞，术前动脉造影示腘动脉通畅者。

5. 其他

(1)经皮血管内治疗：用管状支架插入血管的闭塞部位，恢复血流，支架在血流快的大血管如髂和肾动脉最好，而在较小的血管，或闭塞段长的血管，其作用较差，而且闭塞的复发率高。

(2)基因的激素治疗：用纤维母细胞生长因子刺激血管生长的临床试验，以及闭塞性血管病的基因治疗研究已初见端倪，有望近期上市，用于临床。

6. 中药治疗　脱疽病机主要是人体的阳气受损，气血亏虚，血行不畅，凝滞脉络所致；早期以虚为主，辨证为脾肾阳虚，寒凝脉络，经络失养，热毒期以邪实为主，正虚为次。治疗上必须以清热解毒为主，滋阴通络为辅。正确选用活血药很重要，活血药大多有辛味或温性，辛味药用之太过能伤阴耗气，温热药用之太过则使热毒更甚，非但瘀不能散，反使瘀血更加郁结滞塞，故临症应适当选用活血药。

(十二)血栓性闭塞性脉管炎

该病发生于吸烟者，男性占绝大多数，女性大约占5%，年龄20～40岁。本病主要损害四肢的中小动脉和表浅静脉。约40%的患者有游走性静脉炎史，起病缓慢，均从四肢的末端血管开始逐渐向近端发展，导致远端的坏疽。病起时患者常诉肢冷麻木，有刺痛或烧灼痛。常出现间歇性跛行。缺血严重时即处于坏疽前期，或有溃疡时疼痛呈持续性。多普勒超声检查患趾，患足的血流和压力严重减低及出现的症状即可考虑本病。

治疗：

(1)停止吸烟，避免暴露在寒冷环境下。

(2)避免使用血管收缩剂(如在平时作小手术时)。

(3)尚无下肢坏疽、溃疡的患者，应坚持每日行走至少2次，每次15～30分钟。反之，若已有坏疽、溃疡的患者，则应完全卧床休息，肢冷疼痛时须有恒温装置不要使温度低于体温，床头应抬高15°～30°，以有利于下肢供血。

(4)前列腺素、山莨菪碱、己酮可可碱、钙拮抗剂和血栓素抑制剂可能有帮助，特别是对于血管痉挛。

(5)可行局部神经阻滞、腰交感神经阻滞、脊神经阻滞等，必要时可用神经破坏药。

(6)中药方面，可用清热解毒、滋阴通络法，或温经散寒、活血化瘀法治疗。

(十三)痛风

痛风是因过饱和高尿酸血症时的单钠尿酸盐结晶在关节、肌腱内及其周围沉积，引起外周关节的复发性关节炎。大多是因嘌呤合成增高引起，如过食大量羊、牛肉或其内脏；或是高尿酸血症患者大量饮用啤酒等可诱发本病的急性发作。此外，疲劳、情绪紧张、血管阻塞等也可为诱因。

常在夜间发作，急性单关节或多关节疼痛常是首发症状。疼痛呈剧痛，并进行性加重，类似于急性感染，有肿胀、局部发热及明显触痛。大趾的跖趾关节最常见。足弓、踝关节、膝关节甚至肘关节等也有累及，可持续数天至数周。实验室检查可见血清尿酸盐升高，但约1/3患者血清尿酸值可正常。治疗：

1. 急性发作　秋水仙碱的疗效很显著，治疗12小时后症状开始缓解，36～48小时内完全消失。非类固醇抗炎药如消炎痛等对已确诊的痛风急性发作很有效。大量输入液体，或大量饮茶，防止脱水和减少尿酸盐在肾脏内的沉积。降低血清尿酸盐浓度的药物，必须在急性发作完全控制之后应用。

2. 慢性治疗　秋水仙碱口服，但长期服用可引起神经病变或肌病。控制饮食中含高嘌呤的食物，或口服丙磺舒、茶磺唑酮以促进尿酸排泄。用别嘌呤醇可抑制尿酸的合成。

3. 痛风患者需要摄入大量液体，每日至少3L以上，尤其是以往曾患过慢性尿酸结石的患者更应注意大量饮水。服用碳酸氢钠或柠檬三钠可使尿液碱化。

4. 痛风静止期应设法减轻肥胖患者的体重。如在皮下发现巨大痛风石可以手术切除，若存在肾结石，可考虑使用体外超声波碎石术。

5. 中药治疗　痛风既是中医病名又是西医病名。中医学论痛风，如《丹溪心法》谓“痛风，四肢关节走痛是也，他方谓之白虎历节风症，大率有痰、风热、风湿、血虚……”。《丹溪手镜》谓“痛风血得热，感寒冒湿不得运行，所以作痛，夜则痛甚，行于阴也，有血虚痰逐经络上下作痛”。所以痛风病因不外于风、寒、湿、热、痰、虚，其病机为风、寒、湿邪阻滞关节，久则化热、生痰，壅滞肢节，以致肿痛，血虚并能作痛，故朱丹溪制有“上中下通用痛风方”以清热化痰、消肿止痛。

（十四）胸部疼痛

胸部疼痛主要分为胸部躯体痛及胸神经性疼痛，还包括因胸腔内脏器病变所引起的胸痛。因此，在胸部疼痛的诊断中，应当小心谨慎，进行必要的鉴别诊断，减少治疗中的盲目性，更正确、有效地治疗患者。

病变累及壁层胸膜可造成胸痛，表现为尖锐的针刺样或刀割样疼痛。壁层胸膜的神经支配其顶部（上层）为臂丛神经，中部是肋间神经，其下部为膈神经，因此疼痛可向肩胛骨上方、肩部和胸壁放射。而壁层胸膜病变又与心绞痛相类似，需加以鉴别。

（十五）肋软骨炎

肋软骨炎所致疼痛常由胸部钝性外伤、持续咳嗽及上肢的过度使用所引起。最常见于第2、第3肋软骨。一般表现为前胸壁的轻至中度疼痛。如果疼痛剧烈，临床上常被误诊为心绞痛。

治疗：

（1）局部非甾体类抗炎药物的应用。

（2）局麻药的局部浸润注射。

（3）肋间神经阻滞。

（4）局部理疗。

（5）常用针灸及中药治疗，中医常将胸痛视为肝郁气滞、气行乖离所致，气行则血行，气留则血止，气郁既久势必影响血脉的运行。因此，治疗的重心在于疏解肝郁。

《医学六要》所言“血主濡之，气主煦之，一切气病，用气药不效，少佐芎血药，血气流通愈”，很形象地描述了这种辨证论治。

（十六）带状疱疹的神经痛

急性带状疱疹俗称“蛇丹”、“缠腰龙”或“蜘蛛疮”，是由水痘-带状疱疹的病毒感染所引起，是沿周围神经分布的群集疱疹及神经痛为特征的病毒性皮肤病。常发生于胸、背部，以一侧为主，不超过躯体中线，皮损多沿某一周围神经分布，排列成带状。目前已发现8种疱疹病毒类型，其中最常见、也最危险的是疱疹Ⅰ型和Ⅱ型；90%以上的患者会有疼痛；神经痛为本病的特征之一，具有诊断价值。大多出现在发疹前或出疹时，呈进行性加剧。急性期是由于神经节的炎症反应，晚期神经痛是由于神经节、感觉神经的炎症后纤维化所引起，大多数患者主诉局部皮肤自发性刀割样或闪电样发作痛，伴持续性烧灼痛，常伴有局部皮肤的痛觉过敏，如果在疱疹出现前有剧烈神经痛，临床上易误诊为急腹症或心绞痛。带状疱疹疼痛的特点有三：①周期长，疹前、疹期及疹后3个疼痛期衔接；②“先痛后肿”，“肿而又痛”；③疼痛剧烈。倘若病毒侵犯三叉神经的第1支或第3支，不仅可引起眼的广泛损害性疼痛，而且会出现剧烈疼痛。

带状疱疹后遗神经痛（PHN），通常认为疼痛持续3个月以上为PHN，其持续时间短则1～2年，长则可超过10年，如无有效的控制疼痛的方法，一般病史都长达3～5年。PHN是典型的神经源性疼痛，常表现为自发性疼痛和感觉异常性疼痛。疼痛常以夜间为重，患者多数夜不能寐，痛不欲生。各年龄段均可发生，但以中老年人常见，超过60岁的老人有50%～70%会发生PHN，并且症状严重，临床治疗困难，严重影响患者的生活质量。治疗：

1. 药物治疗

（1）抗病毒药物：首选阿昔洛韦，口服，每次200mg，每日5～6次，连用7天；或静脉滴注10～15mg/（kg·d），分2～3次给药，连用7天。

（2）镇痛药：是治疗急性带状疱疹的重要辅助药物。

（3）抗抑郁药物：常用三环类抗抑郁药。

(4)其他如胸腺肽、氨基酸及神经营养类药物也可应用。

2. 神经阻滞　包括：局部浸润；躯体神经阻滞；交感神经阻滞；硬膜外阻滞等。

3. 物理治疗　超激光照射治疗，其主要作用是抑制神经兴奋、松弛肌肉、扩张血管、增加血流量、调节神经自律性、促进胶原物质再生及加快皮损愈合。

4. PHN 的治疗　治疗的目的是镇痛，减轻抑郁、焦虑及减少失眠等综合性治疗。

(1)外周机制的治疗：常见方法是局部外敷和神经阻滞或毁损神经。外用局敷药目前主要有 3 类：利多卡因贴皮剂；NSAIDS 外用剂型；辣椒素。神经阻滞：使用局麻药作皮内注药或周围神经干，从阻滞可使大多数 PHN 得以缓解，但其时效多不持久，可以重复。

(2)中枢机制的治疗：目的是提高痛阈，降低中枢的敏感性，在确保诊断性阻滞的部位正确后才能进行神经毁损术，可望获得长期的效果。射频热凝毁损神经的效果基本相同。抗肿瘤药丝裂霉素、1%多柔比星和色素制剂亚甲蓝可引起神经纤维可逆性变性，也可应用于破坏性神经阻滞。麻醉性镇痛药和 NSAIDS 均能提高痛阈，但对 PHN 的疗效有限。常用药物有吗啡、芬太尼透皮剂、曲马多等。

5. 抗抑郁药。

6. 抗惊厥药　除了卡马西平，加巴喷丁是最常用于 PHN 的抗惊厥药物，2002 年获得 FDA 批准用于治疗疱疹后遗神经痛，可有效降低疼痛和睡眠紊乱，疗效确切，不良反应相对较小，可作为首选药物。每日初始剂量 600～900mg，分 3 次口服，最大用量是每日 3600mg。

7. 免疫调剂　常用的有聚肌胞、核苷酸等。

8. 物理治疗　方法很多，主要包括微波、超声波、紫外线、红光照射及激光等。在疼痛部位重复应用冷冻外科疗法，能降低局部的敏感性，可长时间解除疼痛。

9. 电生理治疗　国外用电生理治疗 PHN 较为普遍，如经皮肤、经脊髓电刺激止痛等均为常用的方法。

10. 射频治疗　射频治疗以毁损神经可对神经源性疼痛产生长期效果。

11. 中医中药治疗　带状疱疹一病，中医学早有认识，《五十二病方》中称为“大带”，《诸病源候论》中称为“蠼螋尿”，是由于湿热蕴积所致。治疗以清热解毒利湿为大法。龙胆泻肝汤可治一切由肝经湿热引起的痈肿疮毒，也适用于带状疱疹的初、中期。鱼腥草煎，功能清热解毒，利尿通淋，是消肿排脓的要药。现代药理已证明，鱼腥草可抑制多种致病菌和病毒，还有镇痛、止血、抑制浆液分泌、促进组织再生作用。外用方以熟石膏 3g，黄连 3g，黄柏 3g，冰片 0.3g 四味，共研细末，调敷患处。五灵止痛散是邓氏祖传验方，治疗本病以五灵止痛散 1g，服药后 2 小时疼痛明显减轻，其后连续服药，其止痛效果可维持 5 小时。

(十七)腹部疼痛

腹部疼痛多为腹腔脏器病变所致，一般属于内外科治疗范畴，而不去疼痛门诊。在腹部疼痛中，常见疾病为胃、十二指肠疾病、胆道疾病、胰腺疾病及肠道疾病。可参见有关各章节。

第三节　手术后的镇痛

手术后疼痛是机体对疼痛本身和手术所造成的创伤引起的一种复杂的生理反应，但对患者带来的负面影响较大。针对术后疼痛，目前临床上已有多种安全、有效、持续的镇痛方法。

术后疼痛的分类：①创口疼痛，也即躯体疼痛，是由手术创伤直接波及到的部位，如皮肤、肌肉、筋膜及神经等组织所造成的损伤性疼痛，呈现表浅性、局限性区域的创口处疼痛，定位准确，其疼痛程度与创伤程度密切相关，也与相关运动所造成的牵拉有关；②牵拉疼痛，也即内脏疼痛，是由内脏手术或牵涉到内脏所致的内脏疼痛，一般为深层性疼痛。

一、影响术后疼痛的因素

1. 个体因素　术后疼痛的程度和持续时间长短常因人而异。影响因素颇多,包括患者的性别、年龄和家庭背景、受教育程度、个人修养、社会经历,等等。临床上常见同等的受伤程度、同类的手术创伤与疼痛影响的程度不一。患者个体的心理因素在疼痛中也起着十分重要的作用。有的人可表现为轻伤轻痛而呻吟不已,个别意志坚强者则能忍受常人无法忍痛的剧痛。

2. 手术创伤因素　术后疼痛与手术种类、手术创伤的程度和部位有关,如头、颈、四肢和体表手术后疼痛程度较轻;而胸腔、上腹部手术则患者主诉切口疼痛很剧烈。有不少患者为了减轻疼痛,术后自行限制呼吸的深度运动而致肺不张及肺部感染的比比皆是。

二、手术后镇痛原则

(一)根据手术部位

估计术后疼痛较剧烈的患者,在麻醉药的作用还未全部消失前,应当主动预防给药;如经硬膜外间隙预先置管保留,手术结束时定时定量向硬膜外间隙注入剂量小而长效的局麻药或是小剂量的麻醉性镇痛药。

1. 对于头颈部的手术,如甲状腺手术,由于该部位对疼痛欠敏感,则不必常规术后应用镇痛法。

2. 对于胸、腹部手术,术后疼痛剧烈,一般根据患者要求需要用术后镇痛法。

3. 对于肛门、会阴部手术,术后疼痛更剧烈,若手术采用的麻醉是硬膜外麻醉,可在手术结束时,加用麻醉性药物镇痛,此外还可根据需要结合其他镇痛方法。

4. 四肢手术,除了固定包扎还可抬高患肢以减轻运动性疼痛外,也可选用中度的术后镇痛方法。

(二)术后镇痛的药物用量

药量应从最小剂量开始,根据镇痛效果,逐步提高用药量。

(三)术后镇痛的用药时间

给药间隔时间应尽量延长,以减少用药次数,亦可避免用药成瘾,用药时间通常控制在 48 小时以内。手术后镇痛药应用前,应当仔细观察和检查手术局部情况,尽可能明确疼痛的发生原因。

三、麻醉性镇痛

(一)静脉内镇痛泵镇痛

目前国内大中城市的医院里,术后应用镇痛泵止痛已达到了 70%～80%的病例;应用镇痛泵使镇痛药物缓慢地释放到静脉中起镇痛作用。镇痛效果良好。由于泵内可加注镇痛药物,以至于镇痛的时间也可维持在术后 48 小时甚至更长。其中一个突出的优点是,患者可以控制药物释放的量,通过按压给药钮给予药物输入,也就是 PCA。其较突出的缺点是抑制了胃肠道的蠕动,推迟了肛门排便排气的时间。如果术后加用腹部芒硝外敷,针刺相关穴位,可以促进胃肠道蠕动的恢复。

(二)肌肉注射镇痛

这是几十年来外科解决手术后疼痛的最主要、最普遍应用的方法。它的镇痛起效时间及效果虽不及静脉内镇痛药,但也比皮下或口服镇痛药物要早、镇痛效果也更肯定。常用代表药物是吗啡和哌替啶。缺点是镇痛持续时间不及镇痛泵内静脉注入可持续 2～3 天,它的持续时间也就几个小时,大致 4～6 小时;另一个缺点是局部注射部位疼痛,但这点疼痛与手术创伤引起的疼痛相比,也就微不足道了。需要指出的是,长期、持续应用上述药物,容易上瘾。医师应严格控制用药指征及用药时间。

(三)椎管内注射镇痛

1. 硬膜外镇痛　经外膜外间隙给药镇痛的方法,不良反应少,效果确切。其给药方式有单次和多次给药两种方法。

2. 利用原有的麻醉置入的或者是术前外置入的硬膜外导管,经确定导管的位置后,在手术结束后注入一定剂量的镇痛药物起到术后镇痛作用。

3. 硬膜外镇痛药物的选择(表 11-3)。

表 11-3　镇痛药物的选择

药物	单次剂量	镇痛作用		
		起效时间(min)	峰作用时间(min)	作用时间(h)
哌替啶	30～50mg	5～10	12～30	4～6
吗啡	2～3mg	15～30	30～60	12～30
美散酮	5mg	10～15	15～20	5～15
芬太尼	50～75mg	4～10	20	2～5
舒芬太尼	20～30	5～10	15～30	3～10
芬太尼	15μg	15		1～2

(四)骶管阻滞镇痛

本方法在成人术后急性疼痛的治疗中应用较少,而在儿童则较为常用。由于骶管置管较难以保留,因此很少用于连续骶管注药镇痛,仅用于胸腰椎脊髓手术的患儿,但因用量和注药速度适当增加,需由专业经验的麻醉师加以掌握调控。

(五)蛛网膜下腔注药镇痛

单次的蛛网膜下间隙注射阿片类镇痛药可提供较长时间的镇痛作用,其起效时间与供给药物的脂溶性呈正相关,而作用时间的长短则取决于药物的亲水成分。由于单次注射的缺点在于药物剂量难以控制,但反复给药则增加了感染的发生率,同时需较长时间的监测,因此其并发症发生率较高,术后也可能引起延迟的呼吸抑制。鉴于上述,本方法在临床上用得较少,而更多的是采用硬膜外镇痛方法。

四、神经阻滞镇痛

常用方法主要有肋间神经阻滞、臂丛神经阻滞和椎旁阻滞等。用药剂量见表 11-4、表 11-5。

表 11-4　麻醉性镇痛药临床常用 OCIA 用药剂量

药物	浓度(mg/ml)	负荷剂量(mg)	剂量(mg)	锁定时间(min)	持续输注(mg/h)	备注
吗啡	1	2～5	0.5～1.5	6～8	1.5～5	腹部及整形大手术
哌替啶	10	25～50	5～15	6～8	0.5～1.5	内脏痛<600mg/2h
二氢吗啡酮	0.6	0.5～1	0.1～0.3	6～8	0.1～0.3	起效快,不良反应最少
氧吗啡酮	0.1	0.3～1	0.1～0.2	6～8	0.1～0.2	起效快,最好用于严重疼痛
芬太尼	0.02	0.03～0.1	0.01～0.02	5～6	0.01～0.02	起效快、短,需持续

表 11-5　麻醉性镇痛药临床常用 PCEA 用药剂量

药物	负荷剂量(mg)	持续输注(mg/h)	PCEA 剂量(mg)	锁定时间(min)
吗啡	1～3	0.04	0.04	20～30
芬太尼	0.05	0.01～0.02	0.01～0.05	20～30
丁丙诺菲	0.1～0.2	0.01～0.02	0.05～1	45～60
丁啡喃	1	0.1～0.15	0.25～0.5	30～45

1. 肋间神经阻滞　胸、腹部手术后的疼痛,应用阻滞支配切口区域及其相邻的上、下各 1 支肋间神经而达到切实有效的镇痛。但肋间神经阻滞不能阻断来自内脏或腹膜的神经所引致的深部疼痛。

因而为解除深部疼痛还需配以应用镇痛药。有人在胸科手术中将无水酒精作肋间神经阻滞，每一神经注射 1～2ml，使神经变性而能获得较长时间的镇痛，但此法使神经变性，支配区可产生长时间的麻木。因此目前已较少应用。

2. 臂丛神经阻滞　对上肢术后疼痛很有效，可以置管分次或连续注射，尤其用于断肢再植手术，既可镇痛，又能解除血管痉挛，临床效果满意，操作简便，安全性也高。

3. 椎旁阻滞　除头痛以外，身体其他部位疼痛均可采用椎旁阻滞来镇痛，此法可阻滞除迷走神经以外的所有疼痛感觉神经纤维。

五、术后镇痛的并发症和注意事项

(一)并发症

1. 呼吸抑制　使用麻醉性镇痛药最严重的并发症是呼吸抑制，其发生率约为 1%，它以呼吸频率减慢为特点，镇静评分在 3 分以上提示可能存在呼吸抑制。老年人由于呼吸系统退行性病变对镇痛药的敏感性增加，更易发生。一旦发生需及时治疗，包括：①给氧；②给予纳洛酮 5～10μg/kg 静脉注射，必要时每小时 3～5μg/kg 静脉滴注；③终止麻醉性镇痛药的应用。

2. 恶心呕吐　是患者最常见的并发症，发生率约为 10%。但术后恶心呕吐并不一定是镇痛药引起，也可能是由于同时给予的其他药物或手术本身所致。治疗方面，最初可以用氟哌啶，如果效果佳，可以将镇痛药的剂量减小。此外还可以更换镇痛药，也可静脉注射小剂量的止吐、镇吐药。对于运动恶心的患者，用东莨菪碱常奏效。

3. 皮肤瘙痒　发生率约为 5%，皮肤瘙痒的发生常是剂量依赖型的，用药量越多、越大，发生率也越高；轻度瘙痒可用抗组胺药治疗，当发生严重瘙痒时，考虑停用该镇痛药，也可换用其他类型药物。

(二)注意事项

1. 手术后镇痛的药物和剂量　应当根据患者的年龄、性别、手术部位、手术种类及创伤大小程度等情况，综合考虑后，选择最适宜的方法及剂量。

2. 应当由专人或者是术中麻醉人员负责术后镇痛工作，并加强随访；根据具体情况，及时调整剂量，以免发生镇痛药不足或过量情况。

3. 术前、术后应详细告知患者及家属，必要时告知手术组医生；相关的术后镇痛注意事项，最好有书面条文，各方努力做好术后镇痛治疗。

第四节　癌症疼痛与治疗

目前，癌症已是一种常见病、多发病。10 年前，全世界每年新发生的癌症患者约为 1000 万，死亡者每年约为 600 万，现在它的发病率又提高了 20%～40%，已经严重威胁到人类的生命，在大多数发达国家及一些发展中国家，它已是人类致死原因的前三位。

由于癌肿发生的隐匿性及缺乏早期、有效、确定的检查与诊断方法，众多的癌症患者在被发现时常常已不能进行根治性治疗。而到晚期常有癌细胞的浸润、转移、复发引起顽固性疼痛，严重影响到患者的情绪与睡眠。世界卫生组织早在 20 世纪 80 年代便在全世界大力推行“三阶梯”止痛治疗。经过二三十年的不断实践和总结提高，目前对癌症疼痛患者的“三阶梯”止痛治疗已取得不少进展。

当今大多数医师和医疗机构主张对于这些肿瘤患者主要依据患者的机体状况、肿瘤的病理类型、侵犯范围和发展趋势，合理地和有计划地应用现有的治疗手段来处理这些患者，目的是大幅提高患者的生存率和生活质量，也即采用综合治疗处理。综合治疗的依据是根据患者的机体状况，亦就是祖国医学所述正邪之间的平衡，以祛邪扶正。这是一个很广泛的范畴，其中包括了现代医学的免疫和骨髓的功能。在邪盛正虚时，即免疫功能低下时有利于肿瘤的发展；祛邪扶正后，肿瘤进展又得到相应的抑制。但在正虚邪实的情况下，单靠扶正通常不能轻易控制肿瘤，需采取祛除肿瘤的措施才能达到抑制肿瘤生长的目的。其辨证关系，在理论上很容易理解，但在临床实践中又很难把握。某些情况下，如患者患低度恶性淋巴瘤，正邪之间处于弱平衡状态，单靠扶正也能使患者较长期地生存。许多比较局限的肿瘤，播散倾向不大，如子宫颈癌、头颈部癌、消化道癌等，只要早期手术或放疗常可得到治愈；而一些肿瘤，播散趋向明显，如小细胞肺癌、骨肉瘤、睾丸肿瘤、白血病等，其首选治疗应是全身治疗，包括化疗、生物治疗和基因治疗等。即便如此，其预后还是相当差，尤其是癌症所引起的疼痛的严重性，需要我们采取积极的办法去加以应对。

一、癌症疼痛的分类

癌症患者发生疼痛的原因比较复杂，世界卫生组织将其分为以下 4 种：①直接由肿瘤发展、侵犯所引起，占 78.2%；②疼痛发生与肿瘤相关但不是直接引起，占 6%；③直接由肿瘤的治疗所引起，占 8.2%；④与肿瘤无关的疼痛，占 7.2%，并有 6.7% 的患者，其疼痛是由前面两种以上的原因所引起的。对于前两种原因所引起的疼痛，抗肿瘤治疗可以在一定程度上使疼痛得到缓解，因此应给予适当的积极的抗肿瘤止痛治疗；而对于由后两种原因所引起的疼痛，则需要止痛和其他相关的辅助治疗来对待。同时不能忽视患者的自身因素也是导致或加重疼痛的原因，如患者的敏感体质、焦虑情绪及患者在临终前的失望和恐惧也会导致疼痛阈的降低等。

为了正确处理癌症患者的疼痛，首先应当明确诊断，根据上述分类法推导出引起疼痛的原因，有针对性地制定相应的措施，也就是制定个体化的治疗方案。

二、三阶梯癌痛治疗方案

WHO 早在 1982 年便提出了三阶梯止痛的方案，经不断完善于 1986 年正式推出，而中国则从 1990 年正式在国内推广三阶梯止痛法。

实施“三阶梯止痛”原则，对疼痛的评估是控制疼痛最关键的一步，治疗开始前必须对疼痛做出详尽而又全面的评估。通过评估，临床医师可以更全面地了解疼痛发生的原因、部位、严重程度及疼痛性质。在此基础上选择适当的药物，制定有效的治疗方案。作为全面评估的一个重要部分，医师在了解病史的同时还需观察患者的疼痛状态和心理反应，这有助于发现那些需要精神心理支持的患者，以便做出相应的支持治疗。

三阶梯癌痛治疗方案的应用和推广使 90% 左右的癌痛患者得到有效的控制，而其他方法与药物镇痛一起使用可使它的作用更为合理、有效。

（一）三阶梯癌痛给药原则

三阶梯癌痛治疗方案必须遵守 4 个基本原则（图 11-3）。

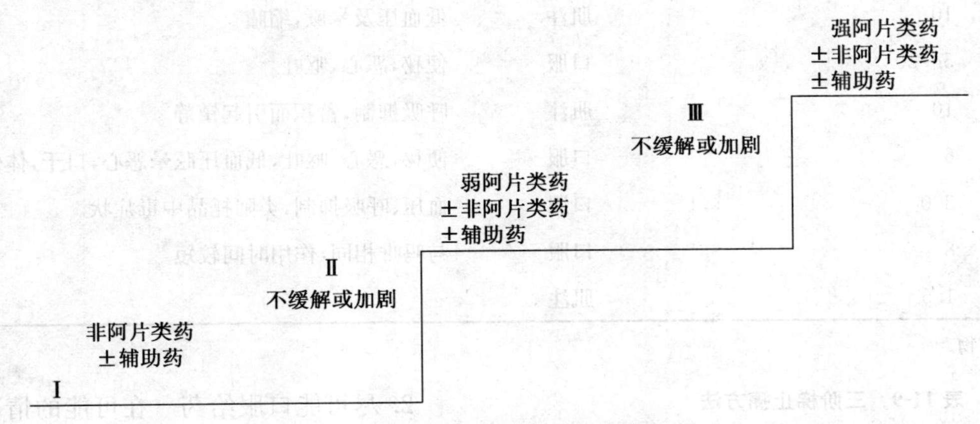

图 11-3　WHO 推荐的三阶梯疗法

1. 按阶梯给药　是指选用止痛药应根据疼痛程度由弱到强按顺序提高。除了重度疼痛，一般应首选非阿片类药物，以阿司匹林为代表，属于三阶梯的第一级，用于轻度和中度疼痛。如果达不到镇痛效果，则升高到第二级，在非阿片类药物的基础上再加上弱阿片类药物（以可待因为代表）。若还是未能达到或控制疼痛，或是疼痛继续加剧，则应进入第三级，以强阿片类药物（以吗啡为代表）替换弱阿片类药物，也可同时加用非阿片类药物，对于有特殊适应证的患者如特殊性的神经或精神症状患者，则应加用辅助药物（表 11-6～表 11-9）。

表 11-6　用于轻至中度疼痛的非阿片类药物

分类	常用有效剂量(mg/4～6h)	给药途径	主要副作用
阿司匹林*	250～1000	口服	过敏，胃刺激，血小板功能障碍
扑热息痛	500～1000	口服	肝、肾毒性
布洛芬	200～400	口服	胃肠道刺激，血小板减少
消炎痛	25～50	口服	胃肠道刺激
萘普生	250～500	口服	胃肠道刺激

注：* 为代表性药物。

表 11-7　用于中度疼痛的弱阿片类药物

分类	常用有效剂量(mg/4～6h)	给药途径	主要副作用
可待因*	250～1000	口服	便秘，呕吐
	30	肌注	头痛
右旋丙氧酚	50～100	口服	幻觉，精神错乱
氧可酮	5～30	口服	便秘，恶心
曲马多	50～100	口服	头晕，恶心，呕吐，多汗
		肌注	

注：* 为代表性药物。

表 11-8　用于中至重度疼痛的强阿片类止痛药物

分类	常用有效剂量(mg/4～6h)	给药途径	主要副作用
吗啡*	5～30	口服	便秘，呕吐
	10	肌注	低血压及晕厥，缩瞳
美散痛	5～20	口服	便秘，恶心，呕吐
	10	肌注	呼吸抑制，蓄积而引起镇静
氧吗啡	6	口服	便秘，恶心，呕吐，低血压眩晕恶心，口干，体位性低血压
哌替啶	300	口服	血压、呼吸抑制，类阿托品中毒症状
二氢吗啡酮	8	口服	与吗啡相同，作用时间较短
	1.5	肌注	

注：* 为代表性药物。

表 11-9　三阶梯止痛方法

阶梯	治疗药物
轻度疼痛	非阿片类止痛药±辅助药物
中度疼痛	弱阿片类±非阿片类止痛药±辅助药物
重度疼痛	强阿片类±非阿片类止痛药±辅助药物

2. 尽可能口服给药　在可能的情况下尽量口服给药。不仅方便、经济，而且可免除创伤性给药的不足，又能增加患者的自理独立性。阿片类止痛药物的种类及剂型众多。若患者不能口服，可考虑选用经直肠或无创伤性给药途径。只有在以上方法不适合或者无效时，再考虑肠道外给药途径。阿

片类药物口服给药吸收慢，峰值较低，不易产生药物依赖性。

3. 按时给药　按照规定的时间间隔给药，大多是每隔 4 小时给药一次，而不是按需给药，这样做可以保证连续缓解疼痛。

4. 按个体化给药　个体间对于麻醉药品的敏感度差异较大，所以阿片类药物没有标准量。也就是说凡能使疼痛得到缓解的剂量就是正确的剂量。选用口服吗啡时，其剂量可从每 4 小时 5mg 增加到最大量 1000mg，应从小剂量开始，逐步增加直到患者感到舒适为止。

(二)服药方法及注意事项

1. 服药方法　阿片类止痛药首次用量：对于从未用过阿片类止痛剂患者，首次口服 5mg 吗啡大多已足够。如果在用药 24 小时后还未止痛，应将开始剂量增加 50%，或者以开始剂量于 4 小时内重复使用，以达到止痛效果。如果患者在使用第一剂量后出现嗜睡而不感到疼痛，第二次给药时可以减少 50%。对于肝、肾功能不全、营养不全或营养不良的患者，吗啡开始剂量需减少。

2. 注意事项　对服用止痛药患者要注意监护，密切观察其反应。目的是使患者能获得最佳疗效而使发生的副作用最轻微。

(三)使用吗啡注意事项

1. 推荐吗啡作为强阿片类药物代表用来治疗癌症疼痛，是由于吗啡在世界上大多数国家和地区可以得到，而且价格较便宜。

2. 吗啡的研究较深，已基本了解了吗啡的药代动力学和它的副作用，并且也有了吗啡的解毒物——纳洛酮，万一过量中毒，可以用纳洛酮解除。

3. 吗啡的起效时间与半衰期相等。

4. 经多种途径给药

(1)口服止痛时间长，并发症少，无效时可增加剂量。

(2)当不能口服时，可以选用其他途径给药，如经直肠给药、静脉点滴、肌肉注射、皮下注射等，也可用硬膜外或蛛网膜腔给药。

5. 长期服用吗啡后作用下降，作用时间也可缩短，但当需要时逐渐增加剂量或缩短给药时间也能维持其治疗效果。

6. 成瘾性　是一种反映心理异常的行为表现，在实际应用过程中，用阿片类药物治疗癌痛，产生心理依赖者实属罕见。

7. 应用吗啡剂量大小的问题，主要依据个体差异来调剂，不受剂量大小的限制。

鉴于以上几点，WHO 首推吗啡作为强阿片类药物的代表治疗癌痛。如果用哌替啶治疗癌痛，其止痛作用是吗啡的 1/8，对剧烈疼痛其效果不及吗啡，作用时间也短于吗啡(2.5～3.5/4～6 小时)，因此哌替啶不能代替吗啡用于治疗癌痛。

三、癌症疼痛的综合治疗

癌症疼痛的治疗方法有多种，如放疗、化疗和外科手术等抗癌治疗，药物治疗，神经外科手术治疗，理疗，心理治疗等。多年来的临床经验都公认药物治疗是癌症疼痛治疗的主要方法。除了上述标准药物外，目前市场上应运而生了许多其他产品，同样可以用来治疗癌痛。

1. 抗肿瘤现代制剂

(1)岩舒注射液

【主要成分】苦参等多味中草药。

【功能主治】清热燥湿解毒。临床常用于治疗各种癌症引起的疼痛及出血；与放、化疗配合使用，具有增效减毒作用；采用本品治疗，可缓解症状，减轻疼痛，提高生存质量。

【剂型规格】注射剂。每盒 10 支，每支 2ml。

【用法用量】静脉内滴注，以本品 12～20ml 加入 200ml 生理盐水中滴入，每日 1 次；或以本品 8～10ml 加入 100ml 生理盐水中滴入，每日 2 次。滴入速度以每分钟 40～60 滴为宜。肌肉注射，每次 2～4ml，每日 2 次。全身用药以总量 200ml 为 1 疗程，可连续使用 2～4 疗程。之后，视具体情况而定。

【不良反应】本品无明显不良反应，局部使用有轻度刺激，但吸收良好；严重心肾功能不全者慎用。

【生产厂家】山西金晶药业有限公司。

(2)吗特灵注射液

【主要成分】苦参。

【功能主治】具有清热燥湿、解毒镇痛的作用。适用于不能接受手术、放疗、化疗治疗的中晚期肿瘤患者，特别对癌症引起的疼痛有良好疗效。

【剂型规格】黄色或棕黄色澄明灭菌溶液。10ml:500mg。

【用法用量】静脉滴注，与5%或10%葡萄糖或0.9%生理盐水250ml滴注，每日1次，每次1000～1500mg，或遵医嘱，30天为1疗程。

【生产厂家】哈尔滨制药三厂。

2. 外用药物

(1)国内自创的蟾乌巴布膏，其成分包括蟾酥、川乌、两面针等20余味中草药，以水溶性高分子材料为基质制成。平均起效时间为15分钟，作用持续时间可长达48小时以上，而且只需局部敷贴，用在疼痛最显著处，其镇痛作用具有局部和全身双重功效，临床疗效显著。

(2)多瑞吉：美国产品，也是一种透皮贴剂。用来敷贴于体表疼痛部位，可72小时内持续镇痛，比吗啡的副作用小，可显著降低便秘发生率。

(3)扶他林乳膏，可以局部涂抹用以止痛。

（薛志祥）

第十二章　微创外科技术

近20年来，“微创”成为人们关注的热点。许多文献资料阐明了微创外科技术相对于传统开放性手术的突出优点：术后疼痛减轻、住院时间及功能恢复期缩短，更为突出的费用/效益比的改变，以及兼有整形美容的效果。微创外科手术的可行性、安全性和有效性已得到证实和认同，微创外科与外科微创化的思路已成为当前21世纪外科的理念。理想中的外科应该是既能彻底清除病灶，缓解伤痛，又极少造成患者机体上和心理上的创伤，而且费用合理，使每个患者都能从中获益，微创外科正是实现这一理想的桥梁。微创并不仅仅是小切口，它的核心“以人为本”贯穿在医疗活动的始终。目的是努力保持患者最佳的内环境稳定状态，以最小的组织、器官创伤，最轻的全身炎症反应，最理想的瘢痕愈合，达到最好的医疗效果。本章介绍了微创技术在腹部外科中的应用。

第一节　腹腔镜技术

一、概述

（一）腔镜外科简史

腹腔镜外科（laparoscopic surgery）技术并非是一项新技术，早在1901年德国Kelling就把膀胱镜用于观察犬的腹腔和内脏，开创了腹腔镜应用的先河。1910年，瑞典Jacobaeus首次将腹腔镜用于观察人的腹腔，接着Ott用头部反光镜作光源，陷凹镜作观察镜，为一怀孕的妇女检查腹腔。1928年，德国Kalk率先用腹腔镜做了肝穿刺活检。1938年，匈牙利Veress发明了弹簧安全气腹针并一直沿用至今。随后的20年由于二次世界大战的影响，以及政治信仰不同、信息不畅和语言交流困难等原因，腹腔镜技术发展缓慢。直到20世纪50年代，英国物理学家Hopking发明了柱状透镜使光传导损失减小，腹腔镜的图像更为清晰，极大地促进了腹腔镜在妇科、消化内科疾病诊断和治疗中的应用。在60～70年代，德国Semm使用自己设计的自动气腹机、冷光源、内镜热凝装置及许多腹腔镜的专用器械施行了大量的妇科腹腔镜手术。1988年，法国Dubois相继做了36例腹腔镜胆囊切除术，并于1989年4月在美国消化内镜医师协会年会上播放了手术录像带，从而轰动了世界。1990年以后，腹腔镜技术广泛地应用在普外科、胸外科、妇产科、泌尿外科、小儿外科等各个领域，成为20世纪外科手术发展史上的一个里程碑。

（二）腔镜技术与微创外科发展前景

1983年，英国泌尿外科医生Wickham首次提出微创外科（minimally invasive surgery，MIS）概念。直至1987年腹腔镜胆囊切除术成功开展以后，微创外科的概念才逐渐被广泛接受。一般来说，微创外科是指腔镜外科、内镜外科及各种影像学（X线、B超和CT）介导下的治疗技术。广义上讲，它也包括各种小切口手术，如小切口胆囊切除术。微创外科的兴起亦得益于20世纪70年代以来出现的整体治疗概念，即认为患者治疗后心理和生理上最大限度的康复应成为外科治疗的终极目标。任何在不低于甚至高于传统治疗效果的前提下，尽可能地减少患者近期和远期因手术带来的痛苦，已成为广大外科医生日益关心的现实问题，这也是近年来迅猛发展的微创外科学基础之一。电脑机器人手术无疑将成为微创外科发展的另一重要阶段，它主要是通过手术者操纵电脑来遥控机器人进行手术，使手术变得更精确。1998 年 5 月，电脑遥控机器人辅助心脏手术首次在巴黎获得成功，标志微创外科进入一个新的时代。新一代的宽频因特网使远程诊断迈向远程手术成为可能，医生可以为远在千里之外的患者进行手术。模拟技术将成为微创外科医生临床培训的一个重要手段，利用新一代高性能的计算机和图像软件，人们正在积极研制微创手术的电脑模拟器，外科医生在培训中可对手术操作技术进行无限次数的练习，这使他们在进行真正的手术前就积累了丰富的经验。

（三）设备与器械

1. 腹腔镜系统　有腹腔镜、高清晰度微型摄像头、数模转换器、高分辨率显示器、全自动冷光源和图像存储系统等。

（1）腹腔镜：是用 Hopking 技术制造的光学系统，光线通过组合的石英玻璃柱束传导并经空气透镜组折射而产生极其明亮清晰的图像，几乎不出现失真。临床上常用直径 10mm，镜面视角 0°和 30°腹腔镜。20 世纪 90 年代随着腹腔镜外科及光纤技术的发展，又出现了由光纤制成直径仅 2mm 的微型腹腔镜，其特点是在 2mm 直径的横截面上聚集 10 万根甚至 50 万根光纤，而每个光纤代表一个像素，这样就大大提高了微型镜图像的清晰度与光亮度。

（2）微型摄像头及数模转换器：腹腔镜接上摄像头，其图像通过光电耦合器（CCD）将光信号转换成数字信号，再通过数模转换器将信号输送到显示器上将图像显示出来。目前还有三晶片（3-CCD）制成的摄像头，将光线的三原色通过透镜的折射分开传输后再合成，这样可使图像色彩的还原更加逼真，并可使图像的清晰度达到 800 线以上水平。

（3）显示器：目前已有全数字显示器，光信号通过 CCD 转换成数字信号经逐行扫描直接在显示器上显示出来，其图像的水平解析度可达 1250 线，但由于价格昂贵，尚未普及。目前应用最普遍的是模拟显示器，图像通过 CCD 处理后的数字信号，再通过数模转换器转换成模拟信号后在显示器上显示出来，其图像的水平解析度达 800 线以上。

（4）冷光源：通过光导纤维与腹腔镜相连以照亮手术野，它可以自动控制或手动控制，灯泡有氙灯、金属卤素灯、氩灯、金属弧光灯等。灯泡的热量通过机器内的强力排风扇排出及光导纤维的传导散热，以防止烫伤腹腔内器官。

（5）录像机与图像存储系统：高质量的录像机有 β 录像机和 S-VHS 录像机，亦可用画质较低的家用 VHS 录像机。手术图像的存储，可用专业用的图像捕捉卡及相应的软件，将手术录像实时捕捉并存储在电脑硬盘上，可进行录像或图像的编辑与处理，并可刻录成光盘保存。手术过程可用 MPEG 制式实时捕捉制成 VCD，并可将手术过程在因特网上作实况转播。

2. 气腹系统　建立 CO_2 气腹目的是为手术提供足够的空间和视野，是避免意外损伤其他脏器的必要条件。整个系统由全自动大流量气腹机、二氧化碳钢瓶、带保护装置的空穿刺套管鞘、弹簧安全气腹针组成。

3. 手术设备　主要有高频电凝装置、激光器、超声刀、腹腔镜 B 超、冲洗吸引器等。手术器械主要有电钩、分离钳、抓钳、持钳、肠钳、吸引管、穿刺针、扇形牵拉钳、持针钳、术中胆道造影钳、打结器、施夹器、各类腔内切割缝合与吻合器等。

（四）基本操作技术

1. 建立气腹

（1）闭合法：在脐下缘作弧形或纵行切口，长约 10cm 达皮下，在切口两侧用巾钳或手提起腹壁，将气腹针经切口垂直或向盆腔斜行刺入腹腔，针头穿过盘膜和腹膜时有两次突破感，穿刺进腹后可采用抽吸试验、负压试验或容量试验证实气腹针已进入腹腔。将含有生理盐水的注射器连接上气腹针，先抽吸看有否肠液或血液，再看注射器内的生理盐水，如缓慢下降，则证实气腹针头位于腹腔，即可向腹腔内注入二氧化碳气体，至预设压力 15mmHg。待腹部呈对称性膨隆，叩诊鼓音，气腹即告完成。

（2）开放法：在脐下缘作弧形或纵行切口，长约 10cm 达深筋膜，在直视下打开腹膜，用手指明确进入腹腔及腹壁下没有粘连后，置入套管连接充气管建立气腹。

2. 腹腔镜下止血　电凝止血是腹腔镜手术中的主要止血方式，有单极和双极电凝两种。其他有钛夹、超声刀、自动切割吻合器、闭合器、热凝固、内套圈结扎及缝合等。

3. 腔镜下组织分离与切开　组织分离是腹腔镜手术中重要的步骤，分离得好，解剖结构就清楚，手术中出血就少。腹腔镜手术分离组织结构时，不像开腹手术那样，可以用手触摸感觉组织的致密与疏松，只能借助于手术器械，一旦操作不当，容易造成组织损伤。组织分离与切开的方法主要有电凝切割、剪刀锐性剪开、超声刀凝固切割、分离钳钝性分离、高压水柱分离等。

4. 腔镜下缝合　腹腔镜下缝合是腹腔镜手术中难度较高的操作技术，是手术者必须掌握的手术技巧，需经过一定时间的体外训练和手术实践。传统手术的缝合技术同样可以在腹腔镜下应用。几乎所有的缝合针线均可用于腹腔镜手术，腹腔镜专用的缝合针线为无损伤缝合针线，呈雪撬形状。缝针通过穿刺套管鞘进入腹腔后，用持针器夹住缝针，分离钳提起组织同常规方法一样进行缝合。缝线打结方法有腔内打结与腔外打结两种。

5. 标本取出　腹腔镜手术切除标本的取出也是一个重要的步骤，操作不当可导致手术时间延长，若是肿瘤标本，它可能引起在腹腔内、腹壁上的种植和播散。切除的组织巨大，又是良性病变，可借助器械或组织粉碎机将组织缩小，"粉碎"后从套管鞘内取出，亦可作一小切口取组织。有条件最好使用塑料标本袋，将标本放入袋中，再用上述方法取出标本，恶性肿瘤标本取出必须使用标本袋，以免造成肿瘤的播散。

（五）手术适应证

腹腔镜技术在外科疾病诊治中，特别是对恶性肿瘤治疗的价值仍是目前争议的焦点。腹腔镜手术作为一种微创技术已被广泛地应用在外科手术中。

目前普遍开展的手术包括胆囊切除术、腹腔镜诊断术、结肠切除术（良性肿瘤）、阑尾切除术、食管反流手术（Nissen 手术）、小肠切除术、疝修补术、脾切除术、肾上腺切除术、淋巴结清扫术、肝楔形切除术（良性肿瘤）等。

将来可能普遍开展的手术包括结直肠切除术（恶性肿瘤）、胰腺尾部切除术、胃空肠吻合术、胆囊空肠吻合术、胃十二指肠溃疡手术、胃切除术、直肠脱垂的手术治疗、腹部创伤的探查（血液动力学稳定）、诊疗室的腹腔镜急腹症探查与手术等。

目前仍在探索的手术有 Whipple 手术、解剖性肝切除术、血管动脉切除或转流术等。

（六）手术并发症

腹腔镜手术的创伤微小并不等于它的手术危险也是微小的，腹腔镜手术除了可能发生与传统开腹手术同样的并发症以外，还可能发生腹腔镜技术所导致的特有并发症。

1. CO_2气腹相关的并发症与不良反应　腹腔镜手术一般用CO_2气体作为膨腹气体来建立气腹，如有心肺功能不全，也可选用氦气（He）、笑气（NO_2）等。气腹的建立必将对心肺功能产生一定程度的影响，如膈肌上抬、肺顺应性降低、有效通气减少、心输出量减少、下肢静脉瘀血和内脏血流减少等，并由此产生一系列并发症，包括皮下气肿、气胸、心包积气、气体栓塞、高碳酸血症与酸中毒、心律失常、下肢静脉瘀血和血栓形成、腹腔内缺血、体温下降等。

2. 血管损伤　术中血管损伤可发生于各种腹腔镜手术中，暴力穿刺是损伤腹膜大血管的主要原因，其他则发生在手术操作过程中。根据损伤血管的部位，大致可分为以下 3 类：①腹膜后大血管，包括腹主动脉、下腔静脉、髂动静脉、门静脉等大血管，虽然这类损伤发生率较低，但死亡率很高；②腹壁、肠系膜和网膜血管等；③手术区血管，如在行腹腔镜胆囊切除术时损伤肝蒂血管，包括肝动脉、门静脉和胆囊动脉及其分支等。

3. 内脏损伤　腹腔镜术中内脏损伤并不少见，常因术中未能得到发现，术后发生腹膜炎等严重并发症而又未能及时确诊，造成严重后果。根据损伤脏器的不同可分为两类：①空腔脏器损伤，包括肝外胆管、小肠、结肠、胃、输尿管和膀胱等；②实质脏器损伤，包括肝、脾、膈肌、肾、子宫等。

4. 腹壁并发症　腹腔镜手术的腹壁并发症主要是戳孔有关，有戳孔出血与腹壁血肿、戳孔感染、腹壁坏死性筋膜炎和戳孔疝等。

（七）腹腔镜应用现状

1. 腹腔镜诊断作用　诊断性腹腔镜技术（di-

agnostic laparoscopy)在临床应用已有百余年历史，早期受器械的限制，未能广泛开展，随着B超、CT、MRI、血管造影及核素扫描等现代诊疗技术的发展，该技术一度受到冷落。20世纪80年代末，腹腔镜技术在外科领域中的广泛应用，腹腔镜的手术器械亦得到相应的开发与完善，各种3mm以下的微型腹腔镜与微型手术器械的出现，极大地扩展了腹腔镜技术在外科诊治中的应用。腹腔镜诊断可以弥补一些实验室与影像学检查的不足，避免因诊断不明而导致的病情延误。

同时，我们也应该看到腹腔镜诊断术的局限性与不足。首先，腹腔镜诊断术是创伤性检查，需进行麻醉，不论是局麻或全麻都可能出现麻醉方面的一些并发症；其次，腹腔镜诊断术对腹腔深部的病变发现率低，而这正是B超、CT、MRI、内镜超声等检查的优势所在，将两者有机地结合可大大提高诊断的准确性与特异性。

2. 腹腔镜的治疗作用　腹腔镜在完成诊断的同时，还可以完成一定范围的外科治疗，如腹腔镜下粘连松解术、脓肿切开引流术、阑尾切除术、胆囊切除术、穿孔修补术、胰周引流术、腹腔冲洗术等。

二、腹腔镜胆囊切除术

腹腔镜胆囊切除术(laparoscopic cholecystectomy，LC)，自1987年开始成功地开展至今，以其创伤轻、痛苦小、对腹腔脏器干扰少、住院时间短、恢复快、无瘢痕等优点，发展异常迅速，已成为目前国内许多医院胆囊切除术的首选方式。但LC对外科专业知识操作技能的要求更为严格，手术医生在实施LC前要经过正规培训，要系统学习腹腔镜原理和临床应用，学习和掌握人工气腹，电视监测与深部器械操作的协调，使LC由一组专职的、训练有素、配合默契的医生施行。

(一)适应证和禁忌证

1. 适应证

(1)有症状的胆囊结石。

(2)有症状的慢性胆囊炎。

(3)直径＞3cm的胆囊结石。

(4)充满型胆囊结石。

(5)有症状的和有手术指征的胆囊隆起性病变。

(6)急性胆囊炎经过治疗后症状缓解有手术指征者。

(7)估计患者对LC耐受良好者。

(8)结石性胆囊炎急性发作、萎缩性结石性胆囊炎在有一定治疗经验单位可常规开展。

2. 禁忌证

(1)继发性胆总管结石。

(2)伴有严重并发症的急性胆囊炎，如胆囊积液、坏疽、穿孔等。

(3)急性胆源性胰腺炎未良好控制。

(4)伴有急性胆管炎。

(5)原发性胆总管结石及肝内胆管结石。

(6)梗阻性黄疸。

(7)胆囊癌。

(8)胆囊隆起性病变疑为癌变。

(9)中后期妊娠。

(10)伴有出血性疾病，凝血功能障碍。

(11)重要脏器功能障碍，不能耐受手术麻醉。

(12)全身情况差不宜手术或患者高龄，无胆囊切除的明确指征。

(二)手术步骤和操作要点

患者取仰卧位，术者站在患者的左侧，第1助手站在患者右侧，第2助手站在术者左侧。一般使用两台电视监视器放在术者及助手易于观察的位置。在脐下做10mm弧形切口，提起切口边缘皮肤，置入气腹针，证实其位于腹腔内后，连接CO_2气腹机至腹腔内压力达到1.60～2.00kPa(12～15mmHg)。证实穿刺部位无粘连后，旋转插入10mm套管针。在电视监视下分别于正中线剑突下3cm穿刺置入10mm套管针，于右肋缘下3cm锁骨中线，腋前线穿刺置入5mm套管针。

通过锁骨中线套管和腋前线套管插入无损伤把持钳，由第1助手用于钳夹牵引胆囊。术者通过剑突下套管经转换器插入分离钳、电凝剥离钩、剪刀、钛夹钳进行胆囊切除的手术操作。操作者充分利用牵引、推压和伸展技术，使手术区域及操作平面处于紧张而伸展的状态，这是LC手术操作的基本要领。

1. 解剖Calot三角　第1助手钳夹胆囊底部

或 Hartmann 囊，并向右上方牵引用无损伤把持钳将网膜十二指肠向下压迫。用分离钳、电凝剥离器分离胆囊周围粘连至可见到小网膜孔，然后解剖 Calot 三角。在胆囊壶腹与胆囊管交界处沿胆囊管纵轴切开腹膜游离胆囊管，使分离钳能容易通过胆囊管后方，胆囊管充分游离后看清与胆总管的关系，距胆总管 0.5cm 处置放钛夹，远侧钛夹尽可能靠近壶腹部使两钛夹间有足够的距离，在两钛夹间切断胆囊管。继之在其上方仔细分离胆囊动脉，尽可能靠近胆囊置放肽夹，这样可以避免损伤肝右动脉，还应注意分支型胆囊动脉分别放置钛夹，以防止出血。在分离过程中如有出血，应在直视下电凝止血或上肽夹，不可盲目电凝或上肽夹，以免损伤胆管或其他组织。

2. 游离胆囊　助手用把持钳钳夹已离断的胆囊管或 Hartmann 囊向后上牵拉，使胆囊浆膜处于伸展状态，术者用电凝剥离钩切开两侧胆囊浆膜并进行剥离，将胆囊由胆囊床上游离下来，较小的出血以电凝止血，大的出血可用钛夹钳夹，注水冲洗胆囊床，仔细检查有无出血及胆漏。吸净腹腔内残留液体，如创面仍有渗出可以放置腹腔引流管。

3. 取出胆囊　自剑突下送入有齿把持钳，在监视下抓住胆囊颈部，将胆囊拉至套管内，并随同套管一并取出，此时如因胆囊内胆汁过多或结石过大而无法取出，不可盲目用力，以免拉破胆囊造成胆汁结石外溢落入腹腔污染切口，可用血管钳扩大切口拉出胆囊。检查腹腔内无积血，拔出腹腔镜及套管排出腹内 CO_2 气体，将脐和剑突下切口用丝线间断缝合，然后用创可贴闭合各切口（图 12-1）。

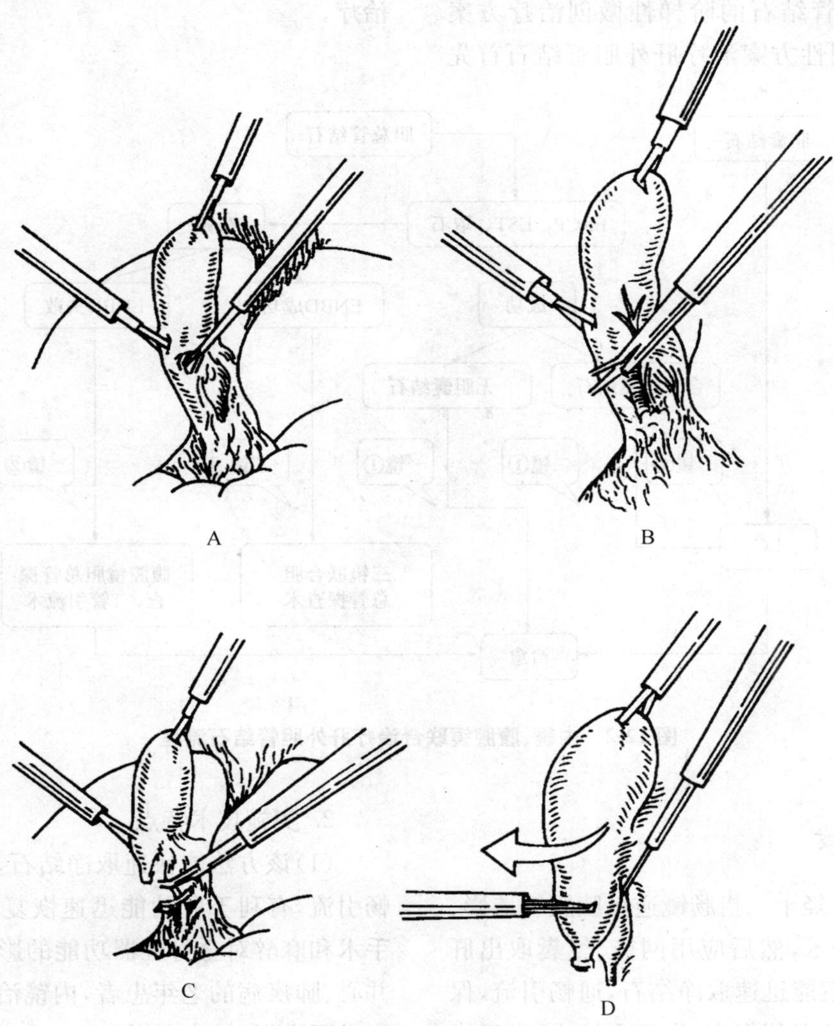

图 12-1　腹腔镜胆囊切除术主要步骤

A. 显露 Calot 三角　B. 解剖胆囊管及胆囊动脉　C. 胆囊动、静脉及胆囊颈用钛夹夹闭并切断　D. 游离胆囊从胆囊床上剥离

三、内镜、腹腔镜联合治疗肝外胆管结石

胆石症是胆道外科的常见病，其中肝外胆管结石占全部胆石症的4.7%～6.1%，胆囊结石合并肝外胆管结石占9.2%。肝外胆管结石导致的胆道梗阻是应用十二指肠镜进行胆道引流和取石治疗的绝对指征，但治疗时应根据患者的局部情况及全身状况，制定针对具体病例的个体化治疗方案并选择合适的手术方法。使每一位患者都能得到较为合适的治疗，而不是所有患者均行外科手术治疗。先用十二指肠镜治疗，根据治疗的结果和结石的具体情况，必要时再实施三镜联合胆总管探查术，这样使多数肝外胆管结石患者，通过微创手术得以治愈。

本院利用自身在内镜、腹腔镜联合治疗的优势，创建了肝外胆管结石的阶梯性微创治疗方案(图12-2)。该系列性方案治疗肝外胆管结石首先选择十二指肠镜治疗，对于十二指肠镜胆管取石成功者，如果不合并胆囊结石则治愈出院，即一镜方案(单纯十二指肠镜治疗)；如果合并胆囊结石，则联合应用腹腔镜行LC，治愈疾病，即二镜方案①(十二指肠镜、腹腔镜联合治疗)。对于ENBD失败的患者，则行腹腔镜胆管探查，联合应用胆道镜取净结石，留置“T”形管引流，即二镜方案②(腹腔镜、胆道镜联合治疗)。对于ENBD成功、十二指肠镜胆管取石失败的患者，则联合应用腹腔镜行胆管探查，术中应用胆道镜取净胆管结石，胆管内衬ENBD导管、一期缝合胆管、不放置T管的治疗方法，即三镜方案(十二指肠镜、腹腔镜、胆道镜联合治疗)。存在腹腔镜和开腹手术禁忌证而肝外胆管结石又无法经内镜取出者，采用经内镜逆行胆管引流术(endoscopic retrograde biliary drainage，ERBD)治疗。

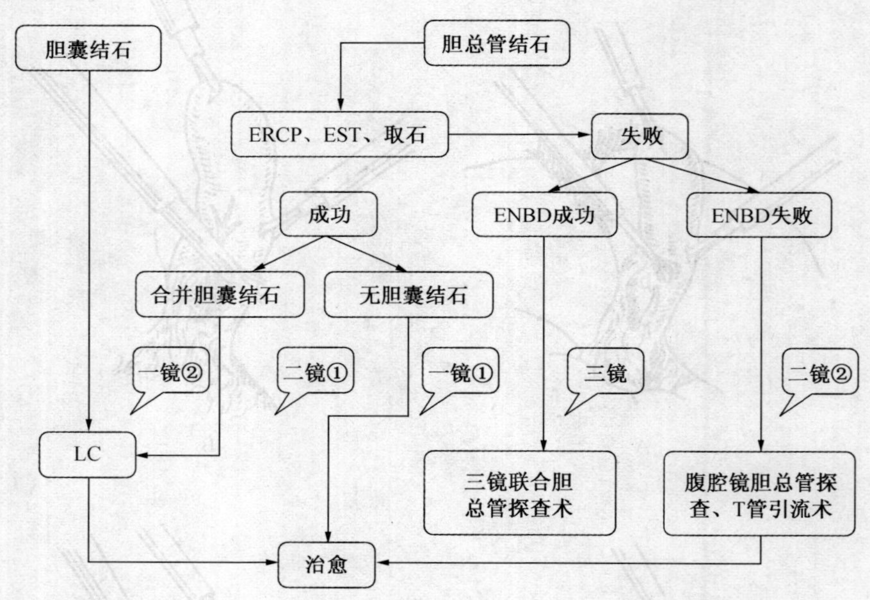

图12-2 内镜、腹腔镜联合治疗肝外胆管结石流程

(一)一镜方案

1. 治疗方法　经十二指肠镜逆行胰胆管造影、十二指肠乳头切开术，然后应用网篮、气囊取出肝外胆管结石，该方案能迅速取净结石，通畅引流，保持胆管完整性，对患者创伤小、生理干扰小、术后恢复快。

2. 实施技术特点

(1)该方法能快速取净结石，解决胆道梗阻，通畅引流，有利于肝功能迅速恢复，并且避免了外科手术和麻醉对全身脏器功能的影响，特别是对于合并心、肺疾病的老年患者，内镜治疗可在清醒、咽部麻醉下进行，较为安全。

(2)随着该技术的不断发展及多种内镜取石器

械、方法的应用，取石成功率已达到 85.6%～91.4%。天津市南开医院报道 3596 例胆管结石患者应用该方案治疗，成功率 93.3%，并发症发生率 3.2%。部分肝外胆管多发性、复杂性结石可实施多次，反复内镜取石治疗，以达到彻底取净结石，对于已有胆道手术史者，是一个较好的选择。

(3)对于单纯肝外胆管结石患者应用该方法治疗避免了外科手术胆总管探查、T 管引流给患者带来的痛苦，保持了胆道系统的完整性。但是十二指肠镜治疗仍具有一定的风险和并发症，因此对于操作困难、风险高的患者可不必单纯追求十二指肠镜治疗成功率，亦可选择三镜方案治疗。

(二)二镜方案①

1. 治疗方法　经一镜方案成功取净胆管结石并留置 ENBD 导管(同一镜方案中所述)后，患者病情稳定，无内镜治疗相关并发症发生，通常在内镜后 2～3 天行 LC，LC 术后 72 小时经 ENBD 导管造影，如无胆管结石残留，则拔除 ENBD 导管；若有胆管残余结石，可再次行内镜胆管取石治疗。

2. 实施技术特点

(1)十二指肠镜力争取净胆管结石并留置 ENBD 导管，但是对于胆总管结石为继发小结石，同时胆囊内仍有较多小结石、胆囊管较粗的患者，存在再次排石发生率较高的情况，故不必强求 LC 术前将胆总管中结石全部取净，可留置 ENBD 导管，待 LC 术后应用十二指肠镜取净胆总管结石。

(2)LC 手术时机的把握非常重要，一方面要考虑内镜取石术后患者恢复情况及 LC 手术耐受性；另一方面要在内镜胆管取石后尽早实施 LC 术，尽可能缩短联合治疗间隔的时间，降低胆囊排石致使胆管继发结石的发生率，缩短住院时间。

(3)EST 取石在一定程度上破坏了乳头括约肌的功能，导致远期胆道系统并发症增加，尤其对于年轻患者，采用该治疗方案应慎重。

(三)二镜方案②

1. 治疗方法　当患者十二指肠镜治疗失败，未能置入 ENBD 导管，可择期急诊手术。行腹腔镜胆总管探查，胆道镜取石，胆总管 T 管引流，常规在文氏孔处放置腹腔引流管。

2. 实施技术特点

(1)腹腔镜手术无手的触觉，对于胆囊三角解剖不清，特别是有手术史者，术中辨认胆管难度较大。使用冲吸器及超声刀沿肝前下缘、右肝脏面外侧缘由浅到深、由外侧向内侧钝性、锐性交替分离与肝脏面粘连的组织，这时多能发现扩张的胆管或分离钳可触及胆管内结石，便可应用穿刺针穿刺证实。对于此部位难以分离的致密粘连是腹腔镜手术的相对禁忌。

(2)胆道镜取净结石和检查、排除胆道狭窄及结石复发等因素是该手术成功的关键。术中利用胆道镜直视下操作取出结石，网篮无法套取的结石可结合激光碎石技术取净结石。若胆管远端、十二指肠乳头存在解剖狭窄，可行壶腹部球囊扩张术或行顺行乳头括约肌切开术。

(3)缝合胆管探查口及固定 T 管是该手术的又一难点。应用雪橇型无损伤缝针，3-0 可吸收缝线，尽量降低缝合对胆管壁的损伤，以及避免缝线结所导致的结石复发；采用间断缝合方式，针距和边距控制在 1.5～2.0mm，打结时张力要适中，从而减少对胆管壁损伤，有效避免术后胆漏的发生。

(4)留置的“T”形引流管，因为腹腔镜手术操作对腹腔干扰小，术后腹腔内粘连轻，窦道形成时间长，所以拔 T 管时间较开腹手术延长 1 周，一般需要 3 周后拔除。

(四)三镜方案

1. 治疗方法

(1)内镜阶段：经十二指肠镜行 ERCP，证实胆管内结石内镜取出困难，ENBD 治疗成功。若存在乳头开口处相对狭窄，则行 EST 中切开，有助于术后胆汁通畅引流，然后留置 ENBD 导管引流，为三镜联合胆总管探查术做准备。对于 ACST 者应急诊先行内镜鼻胆管引流术，胆道减压，待全身情况和生命体征平稳后，行 ENBD 导管造影，了解胆道内情况，确定是否适合三镜联合治疗方法。

(2)腹腔镜阶段：腹腔镜胆总管探查，术中应用器械及胆道镜取净结石，检查无残余结石后，继续留置 ENBD 导管，一期缝合胆管探查口(图 12-3)。

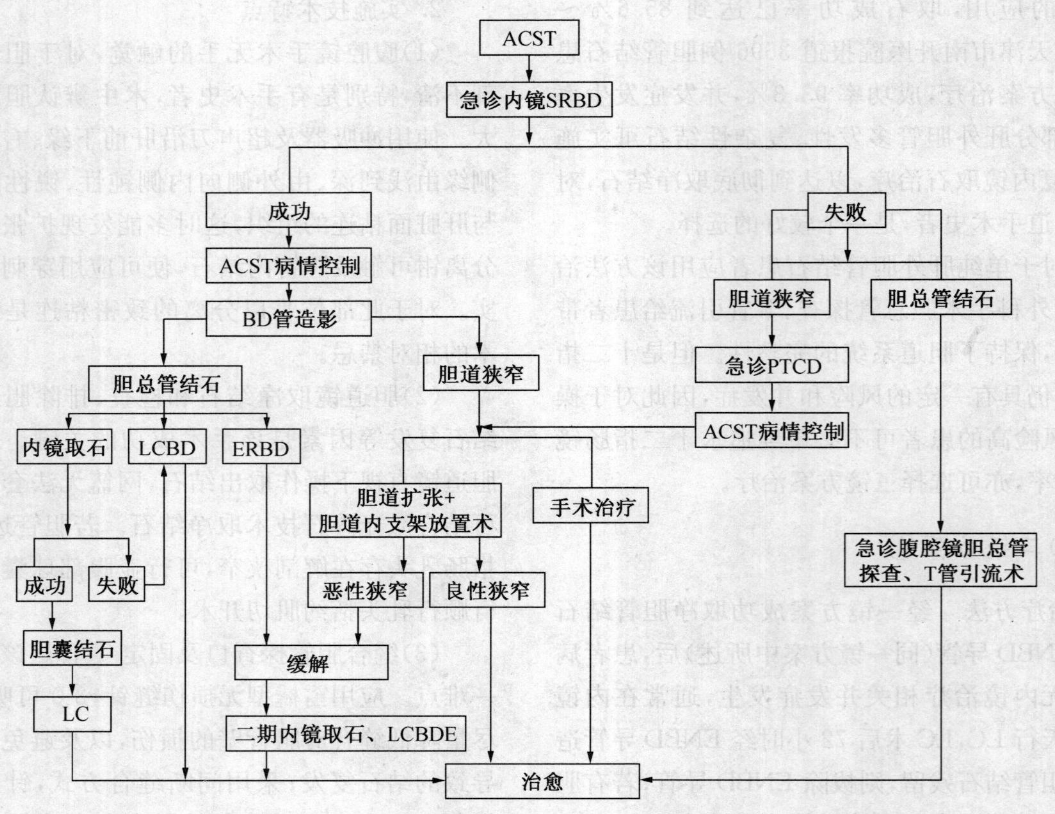

图 12-3 急性重症胆管炎的内镜、腹腔镜联合治疗流程图

2. 实施技术特点

(1)集合十二指肠镜、腹腔镜、术中胆道镜 3 种微创方法解决了内镜取石高风险和失败的困难局面。符合外科治疗胆道疾病的原则,并从理论及实践上证实了以内镜经鼻胆管引流管代替 T 管引流的可行性和安全性,减少了手术创伤,术后恢复快,无需放置 T 管,缩短了术后住院时间。

(2)经十二指肠镜放置 ENBD 导管引流是本方案的关键。术前通过 ENBD 导管造影明确胆道情况,包括胆总管直径,结石位置、大小、数目,以及有无其他病变等,为胆总管探查、一期缝合奠定基础。术中作为确认胆总管的标记物,可指导切开位置及方向,减少探查的盲目性。术后替代 T 管引流胆汁,降低胆道内压力,防止胆瘘,保证胆总管缝合良好愈合。术后通过 ENBD 导管造影提供了术后了解胆道情况、验证手术成功的依据。急诊 ENBD 治疗胆管结石致 ACST 能提供有效的胆道引流,变急诊手术为择期手术。

(3)术中胆道镜的应用是手术成功的保证。鉴于Ⅰ期缝合胆总管壁,故术后残余结石便意味着胆总管探查术的失败,因而必须强调胆道镜的作用。胆道镜可对胆管近、远两端直视观察,并排除肝内胆管结石、肿瘤及胆总管远端狭窄等疾病,结合术前影像学诊断指导选取最佳手术方式。胆道镜探查胆管时,必须明确胆道有无残石,否则应留置 T 管(二镜方案②),方便后续治疗。

(4)一期缝合胆总管是此治疗方式的重大优势,建立于 BD 管引流胆汁,保证胆道处于低压状态的基础上。显著缩短手术住院时间由术后 2~3 周到 1 周。

(5)适应证相对严格:①术前 ENBD 成功,结石局限于肝外胆管或肝内胆管一级分支,且结石远端无狭窄;②术中结石被证实完全取净,方能一期缝合胆总管。

(秦鸣放)

第二节　内镜外科技术

一、概述

内镜外科(endoscopic surgery)技术是指将内镜通过人体正常通道或人工建立的通道送到或接近体内病灶处，在内镜直视下或X线透视或B超辅助下，对局部病灶进行观察、止血、切除、清除结石、引流和重建通道等手术，以达到明确诊断、治愈疾病或缓解症状的目的。

根据内镜的结构特点，内镜可分为刚性硬质内镜和软性纤维内镜两种。按学科分类，有消化内镜、胸腔镜、腹腔镜、呼吸内镜、膀胱镜、输尿管镜、肾盂镜、宫腔镜、关节镜、脑室镜、鼻咽镜、血管镜及心镜等。其中消化内镜应用较广泛，按其功能和技术难度又分为胃肠道内镜(食管镜、胃镜、结肠镜等)、胰-胆管内镜(十二指肠镜、胆道镜、胰管镜等)。虽然如此，不同专业学科的内镜在操作方法、手术技巧和器械应用等方面，却具有共同性。

内镜手术有别于传统外科手术，其是使内镜前端抵达患者体内的病灶部位，在内镜直视下进行治疗操作，完成全部手术过程。内镜治疗可以主动而有效地解决内科保守治疗难以解决的问题，如急性食管胃底静脉破裂出血；可以简化复杂而危险的治疗方法或替代某些手术，如急性化脓性胆管炎、肝内胆管结石等。它可在明确诊断的同时进行治疗，具有简便、快速、高效、安全、不需要麻醉、对患者损伤小、并发症少、死亡率低和总耗费低等特点，为广大患者，特别是急诊危重、高龄多病者所接受。内镜外科手术，对于良性疾病具有治愈性作用；对于恶性肿瘤患者，可以有效地解除或减少痛苦，提高患者生存期间的生活质量。

(一)设备及器械

内镜外科的基本工具包括3部分：内镜系统、手术设备和手术器械(图12-4)。

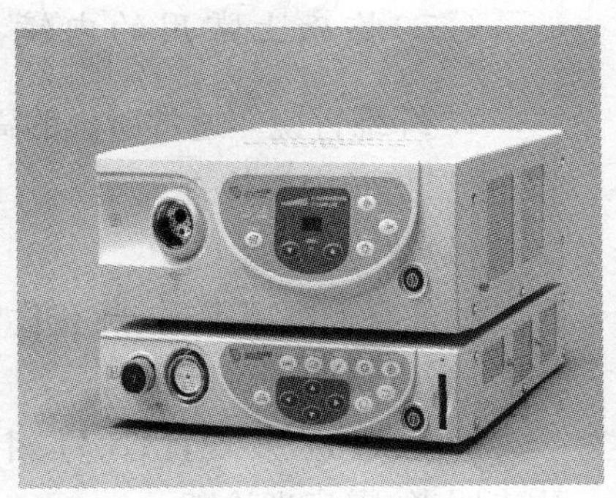

A. 主机

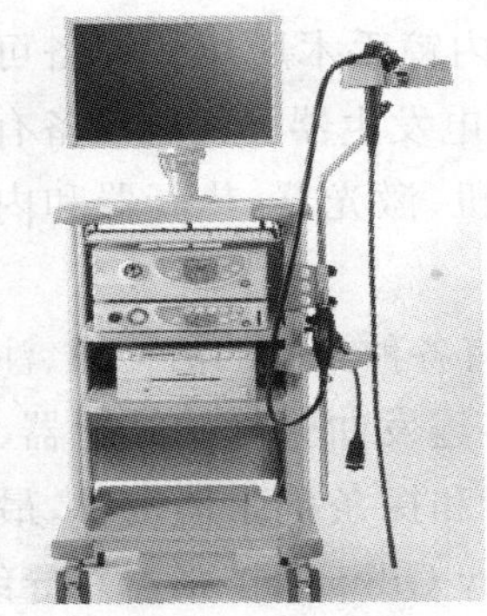

B. 整体

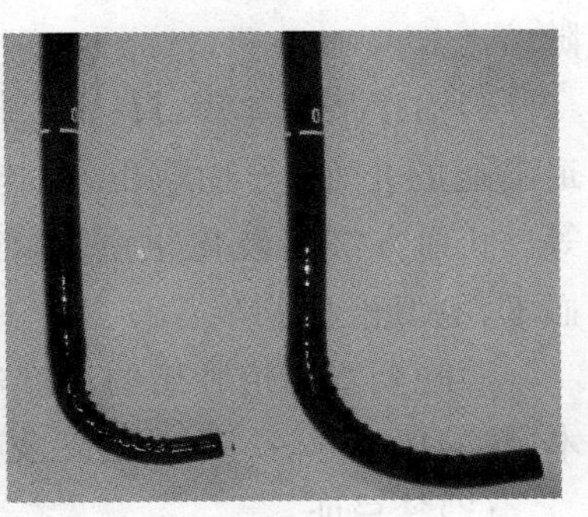

C. 弯曲部

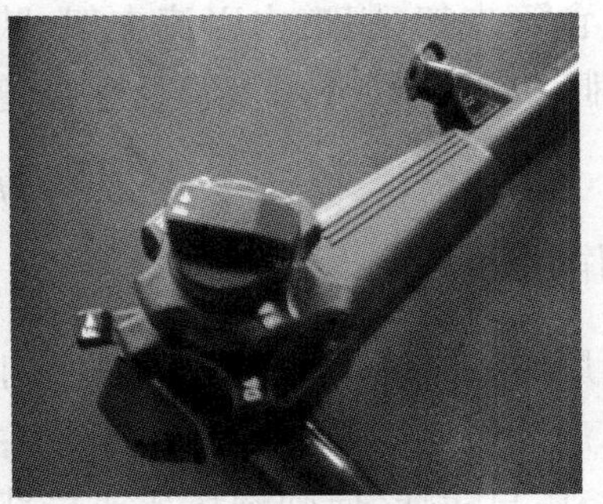

D. 操作部

图 12-4　内镜设备

1. 内镜系统　包括内镜、主机-光源和内镜监视器。在结构上，内镜主要有光学和机械两部分。光学部分用以照明。内镜光源内发出冷光，经过镜身传至镜端，由镜端物镜或微型摄像镜头进行取“景”，术者即可通过目镜(光导内镜)或经主机处理摄影图像(电子内镜)使之显示在荧光屏上。机械部分包括插入部和手控操作部。插入部为软性，可以弧形弯曲，其外径因内镜类型和功能而有不同(3～5mm)，前段(约10cm长，不同类型内镜可有所不同)称为蛇骨管段，可以调节完成各种方向运动。手控操作部有左、右和上、下两个旋钮及充水充气和吸引两个接头，用做调节内镜前端方向和冲洗清洁与显露视野。电子内镜还具有调节光亮度、色彩、对比度、图像大小和锁定图像的按钮。内镜具有一个或两个工作通道进入人体内。不同用途内镜的通道内径有所不同，如诊断胃镜为2.8mm，治疗胃镜为3.7mm，十二指肠治疗镜为4.2mm，超声内镜的镜端安装有一微型超声探头，既具有内镜的基本结构和功能，还能同时进行局部超声检查，由此可观察到表面(内镜直视)和深部管壁及邻近结构(超声扫描)。超声内镜不仅可以进行诊断，同时也可以在超声引导下完成内镜治疗。

2. 手术设备　不同内镜手术所用的设备可以不同，基本的设备是高频电发生器。其他设备有氩气刀、液电碎石器、微波机、激光器、热凝器和内镜冷冻机及其辅助探头等。

3. 手术器械　主要有各种类型的活检钳、注射针、息肉圈套器、抓钳、多连发曲张静脉结扎器、狭窄扩张器(有气囊扩张器和探条扩张器两种，最常用的探条扩张器是Savary-Gilliard扩张器)、导线、囊肿穿刺器、内镜穿刺针、机械碎石器等。用于治疗的支架和导管有食管支架、胆道内引流支架、胰管内引流支架、鼻-胆(胰、囊肿)外引流管及呼吸道支架等。

(二)基本操作技术

1. 注射术　使用内镜注射针，在内镜直视下对准病灶，如出血点、病灶基底、肿瘤瘤体等，穿刺注射药物以达到止血、托起病灶、使肿瘤坏死或局部封闭等目的。

2. 钳夹术　使用内镜止血夹，对准出血点、息肉基底或裂开的黏膜边缘钳夹，起到止血、预防出血或闭合创面等作用。

3. 切除术　使用内镜圈套器，直接或剖开病灶表面的黏膜后将病灶套住，接通高频电流，以切除病灶。

4. 导线置入和扩张术　在内镜直视下将导线前端对准狭窄的腔道口，“捻动”导线，依据阻力感觉盲视下或在X线透视监视下使导线通过狭窄段，然后经导线引导下的探条扩张器或气囊扩张器在内镜直视下或X线监视下对狭窄段进行逐渐扩张，以重建通道。

5. 支架置放术　在单独内镜或内镜联合X线监视下，对狭窄的通道置入塑料或金属支架以维持腔道的通畅性。

6. 氩气刀凝切术　使用APC探头，在内镜下对准目标物(肿瘤、狭窄环、出血点及异物等)行凝切，使得目标物凝固、坏死和气化。

7. 超声内镜穿刺术　使用内镜穿刺针，超声内镜下确定目标物，在单独超声内镜或联合X线监视下对目标物进行穿刺，以针吸组织、注射药物或建立通道。

(三)临床上常用的内镜

1. 纤维胃镜　通常所说的胃镜检查包括食管、胃、十二指肠内镜检查。

(1)适应证

1)凡有上腹部不适，疑有食管、胃、十二指肠疾病者，需胃镜明确诊断。

2)X线检查发现食管、胃、十二指肠病变，但性质未明者，需病理诊断。

3)食管、胃、十二指肠疾病治疗或手术后的随访。

4)治疗某些食管、胃、十二指肠疾病，如上消化道出血的止血、异物取出、息肉切除、狭窄的扩张等。止血方法有硬化止血术、栓塞止血术、套扎止血术、电刀止血术等。

5)晚期胃肠道肿瘤的治疗，如硬化剂注射坏死术、热凝坏死术、狭窄扩张术、支架置放术等。

(2)禁忌证

1)精神病、意识不清等检查不能合作者。

2)严重心肺功能不全者。

3)疑有上消化道穿孔者。

4)急性咽炎、腐蚀性食管炎患者。

5)内镜插入困难或易发生危险者。

(3)术前准备

1)向患者解释检查的目的和方法,告知可能发生的各种意外。

2)了解病史、体检和X线检查结果,排除禁忌证。

3)检查前至少禁食6小时,幽门梗阻者需先洗胃。检查前15~30分钟肌内注射苯巴比妥钠0.1g或地西泮10mg。

4)给予少量消泡剂,减少胃内泡沫形成;咽喉部予以充分的表面麻醉,儿童可予以基础麻醉。

5)取出义齿,松开领扣和腰带,取左侧卧位,双腿屈曲。

(4)操作要点

1)检查者面对患者,嘱患者轻咬牙垫,将胃镜通过牙垫轻轻插入咽部并让患者作吞咽动作,胃镜即可徐徐进入食管。

2)边置镜边观察,调节镜头角度,观察食管各壁至贲门。通过贲门后,调节镜管角度观察胃底穹隆部,再寻找胃角,到幽门,然后进入十二指肠。最后,边退镜边观察十二指肠降部、球部、幽门、胃窦、胃角、胃底、贲门和食管。

3)观察中对病灶和可疑病变的黏膜进行照相、活检或刮取标本作细胞学检查。

4)检查中对发现的病变可进行内镜治疗,如上消化道出血,可用局部注射药物、电凝、微波、激光、冷冻、压迫、曲张血管套扎等方法治疗;对食管狭窄者,可行内镜下食管扩张术、食管置管术等;尚可通过内镜取出异物,进行经皮内镜胃造口术等治疗。

5)检查完毕后,退出胃镜,冲洗和消毒器械。

(5)注意事项

1)检查过程中须细心操作,在镜子直视下进镜,严禁粗暴或强行进镜,以免发生损伤或穿孔。

2)活检后出血较多者,可适当应用止血药。

3)检查结束2小时后,待咽部麻醉作用消失后,再进温软饮食。

4)咽部不适和声音嘶哑者,可予以药物含漱。

5)常见并发症有穿孔、出血、心肺意外、药物反应和感染。一旦发生,应予以相应处理。

2. 纤维支气管镜

(1)适应证

1)诊断方面:①原因不明的咯血或血痰,需明确诊断及出血部位;②原因不明的顽固性咳嗽、气道阻塞、声带麻痹、呼吸困难需查明原因者;③胸部X线检查发现块影、阻塞性肺炎及肺不张,或痰癌细胞阳性而胸片未见异常需进一步明确诊断者;④肺弥漫性病变或支气管病变需进行活检者;⑤需作叶、段支气管选择性碘造影者;⑥肺叶切除前后检查,确定切除范围及判断手术效果者;⑦长期气管切开留置导管者,可通过纤维支气管镜定期观察气管黏膜情况;⑧对结节病、肺蛋白沉积症等疾病需作肺泡灌洗检查者。

2)治疗方面:①对支气管有大量分泌物而无力咳嗽或引起肺不张者,可用纤维支气管镜进行深部吸痰,改善通气,以利于肺复张;②镜下对病变局部注药,对肺癌患者进行局部激光照射治疗;③清除支气管内小异物;④对咯血不止者,可通过纤维支气管镜送入气囊导管填塞止血。

(2)禁忌证

1)绝对禁忌证:①极度衰弱不能耐受者;②严重心脏病、心律失常、主动脉瘤及血压高于160/100mmHg者;③严重呼吸功能不全、PaO_2低于6.65kPa者;④有严重出血倾向和凝血机能障碍者;⑤肺动脉高压症、肺部病变疑为动静脉瘘及肺化脓症者;⑥精神不正常不能配合检查者。

2)相对禁忌证:①近期有支气管、肺急性感染者,待炎症控制后再作检查;②近期有支气管哮喘或正在大咯血者,宜缓解后2周再行检查;③肺大泡患者宜慎行检查,避免发生气胸;④上腔静脉阻塞、静脉压甚高、呼吸困难明显者;⑤气管异物较大,纤维支气管镜难以取出者。

(3)术前准备

1)详细了解病史、体征和X线检查,初步明确病变部位,需活检者应根据正侧位胸片定位。

2)了解患者口腔、鼻腔有无病变,鼻中隔有无偏曲等。

3)向患者充分说明检查的意义,取得其配合,检查前取下义齿。

4)禁食4小时以上,检查前30分钟肌注阿托品0.5mg和地西泮10mg。

5)准备器械和必要的急救药物。

(4)操作要点

1)麻醉:用1%地卡因液行咽喉及气管黏膜麻醉,身体情况较差和精神紧张者可选用全麻。

2)体位:患者取仰卧位或坐位,纤维支气管镜可以经鼻或口插入。

3)根据病灶部位选用合适的镜管,外径6mm者可达到肺段;5mm者可达亚肺段;4mm以下者可进入亚亚肺段。

4)注意观察气管和支气管有无黏膜充血、肿胀、萎缩、瘢痕、肥厚、溃疡、出血、肉芽组织和肿瘤等,管腔有无狭窄、闭塞、扩张、受压。注意分泌物的性质,有无血液、结石、异物,以及观察支气管的舒缩运动等。

(5)术后处理

1)术后禁食2~3小时,试饮水无呛咳时才可进食。

2)适当使用抗生素。

3)注意术后有无出血,如有少许血痰可不必处理。

4)肺活检后需行胸部透视或照片以观察有无气胸。

3. 纤维胆道镜 在临床上常用于进行内镜逆行胰胆管造影(endoscopic retrograde cholangiopancreatography,ERCP)、内镜括约肌切开术(endoscopic sphincterotomy,EST),目前已制出小直径胆道镜,使无创的经口胰胆管镜检查(peroral cholangiopancreatoscope,PCPS)成为可能。纤维胆道镜也常用在胆道手术中,通过胆总管切口检查胆管(尤其是肝内胆管),或在术后经T管引流瘘管进行检查。

(1)适应证

1)手术中如出现以下情况,需行术中纤维胆道镜(intraoperative cholangioscopy,IOCS)检查:①胆总管切开后胆汁混浊或泥沙样胆汁,或有不明原因的肝内胆管出血;②肝胆管内触及结石或硬结;③需对胆管内病变组织进行活检;④胆道取石前后检查结石的位置,以及结石是否取尽。

2)术后胆道镜(postoperative cholangioscopy,POCS)用于胆道残余结石的治疗。

3)ERCP的适应证:见X线胆系造影。

4)有以下情况者可行EST治疗:①十二指肠乳头狭窄;②胆总管结石和化脓性胆管炎;③急性胆源性胰腺炎和胰腺结石。

5)PCPS的适应证:①疑有胆道和胰腺疾病者;②需鉴别胆胰管疾病的良、恶性者。

(2)禁忌证

1)严重的肝、胆、胰系感染。

2)严重胆管狭窄者。

(3)术前准备

1)向患者详细介绍检查过程、必要性及可能出现的意外,取得患者的合作。

2)检查前禁食,肌注地西泮和山莨菪碱(654-2),咽喉部黏膜麻醉。

3)器械准备:准备合适的内镜、导管、造影剂和X线装置。

(4)操作要点

1)术中检查:由胆总管切口置入胆道镜,检查胆总管远端、近端,肝总管和肝内胆管。

2)术后检查:先拔除T管,常规消毒、铺巾,将胆道镜从瘘管口插入至胆总管。

3)无创检查:患者取左侧卧位,如胃镜检查一般从牙垫中插入胆道镜,常规行胃、十二指肠球检查后,进入十二指肠降部,找到乳头。经乳头插入胆道镜或导管,直接观察或行逆行造影检查。如乳头狭窄,尚可用内镜专用电刀行EST治疗;如有胆道梗阻,可经内镜行鼻胆管引流术(endoscopic nosal biliary drainage,ENBD)。

4)详细观察胆总管、肝管等胆系情况,同时持续滴入生理盐水,以扩张胆道,冲洗结石碎屑。

5)如发现结石,可用取石网经胆道镜取石。对可疑病变处可取活检标本。

(5)术后处理

1)常规开放引流管24小时。酌情使用抗生素。

2)如出现出血、胰腺炎、胆管炎、感染等并发症应及时处理。

3)如发生十二指肠穿孔等严重并发症时应及时手术修补。

(四)应用现状及展望

1805年,德国医生Bozzini最早提出有关内镜的设想。早期内镜仅用于诊断,经过近200年的发展，内镜系统已经相当完善，并已成为临床医学的重要诊断和治疗方法。内镜技术将不同程度地改变着医生诊断和治疗的思维方法，同时也为治疗提供了一种新的选择。内镜外科将随现代高新技术的发展而不断发展，在荧光屏监视下可完成疾病诊断、治疗全过程的特点，可以使内镜下远程会诊成为现实；可以通过计算机模拟器如同训练飞行员一样训练内镜医生；可以使内镜手术由“只可意会不能言传”的个人技术发展成为标准化、系统化手术操作；甚至可能实现应用遥控操作技术使机器人(计算机辅助)完成内镜手术。

二、胃镜、结肠镜治疗

(一)准备工作

1. 上消化道内镜检查

(1)禁食 8 小时以上，幽门梗阻者或胃动力不足者禁食时间延长。

(2)咽部麻醉，可用 2%利多卡因或普鲁卡因于检查前 15 分钟咽部喷雾，也可用麻醉辅剂吞服。

(3)对精神紧张者术前 15 分钟可给予地西泮 10mg 肌内注射，为减少胃蠕动也可术前 10 分钟肌内注射山莨菪碱。

(4)可口服去泡剂(二甲基硅油)，以保证手术视野清晰。

2. 结肠镜检查　检查前一天中午和晚餐进食少渣易消化的半流饮食。

(1)肠道准备：在检查前 12 小时进行结肠清洁准备，清除结肠内粪质，以保证镜下视野清晰。方法采用口服泻药后大量饮水，目前各内镜中心所用药物有所不同，常用药物包括 20%甘露醇、硫酸镁、番泻叶、复方聚乙二醇电解质散等。

(2)检查前禁食 4～6 小时以上。

(3)在检查前 15 分钟肌注地西泮注射液 10mg，山莨菪碱注射液 10mg。

3. 医生的准备

(1)告知责任：为了保护患者自主决定的权利，术前应获得患者理解，并于术前签字。签字内容必须包括向患者说明下一步的处理意见，包括镇静、检查及治疗所可能导致的不良反应、操作潜在的危险及可能的益处。

(2)仔细核对患者的姓名、年龄等一般资料，避免误操作。

(3)详细回顾患者病史、以往内镜检查结果、病理及其他检查资料，确定诊断，并评价内镜下治疗操作的适应证和禁忌证。

(4)检查消化内镜镜设备，如角度控制钮、吸引、注气等有无故障。检查并调试好内镜下治疗操作所需器械。

4. 患者体位

(1)胃镜：屈膝左侧卧位。

(2)结肠镜：常先取左侧卧位，双膝屈曲露出臀部，插镜顺利时，可以左侧卧位一直做到回盲部。操作不顺畅时，到达脾曲后，可改为仰卧位，以改变肠管的走向加大弯曲部角度，有助于进镜。仰卧位时被检者抬起右脚，搭在左膝盖上呈翘二郎腿状，有利于术者进行操作。

(3)十二指肠镜：取左侧半俯卧位。

(二)胃静脉曲张的治疗

套扎治疗、硬化治疗和组织黏合剂注射治疗均是治疗食管胃静脉曲张出血的一线疗法。何种方法最佳，目前尚有争议。选用何种内镜治疗方法应结合医院具体条件、医生经验和患者病情综合考虑。每种方法必须严格按照其操作方法进行操作，治疗周期应该按照其自身规律进行，不可盲进，治疗后一定要坚持定期跟踪检查与治疗。有研究显示，联合应用套扎和硬化治疗有一定的优势，并发症较少，根除率较高，再出血率较低(图 12-5)。

套扎治疗适用于直径 4～9mm 的曲张静脉。曲张静脉过细，套扎器可直接将食管肌层吸入透明帽，如套扎肌层则术后患者疼痛时间长且局部形成瘢痕狭窄；曲张静脉直径＞10mm，可能出现曲张静脉套扎不完全，术后并发致死性大出血。食管静脉曲张的分级见表 12-1。

对于胃底静脉曲张出血患者，组织粘合剂注射治疗是目前效果最好的一种内镜下治疗，近期及远期并发出血的发生率远远低于其他内镜下治疗方法。

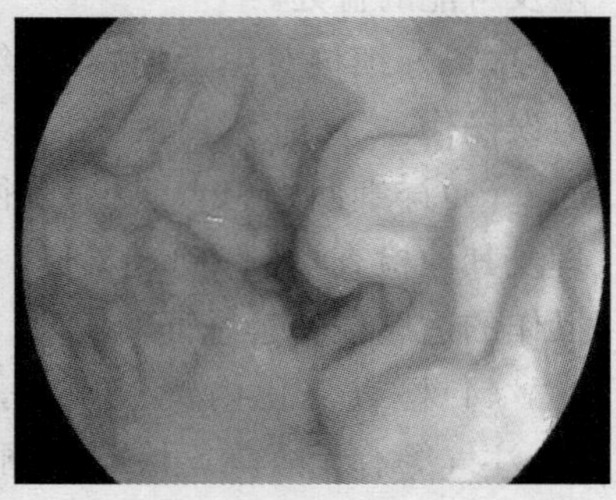
A. 静脉曲张

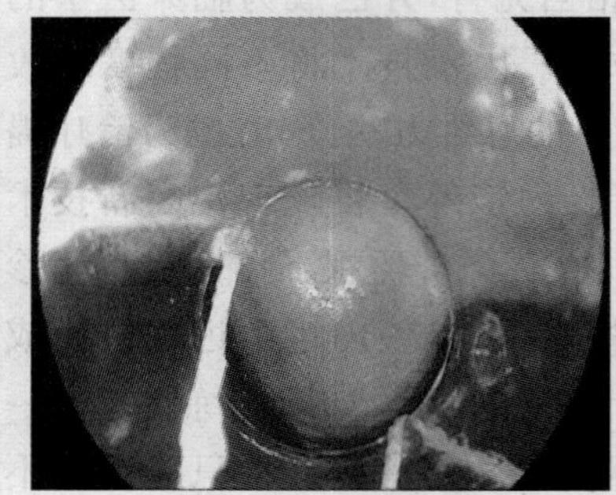
B. 静脉曲张套扎

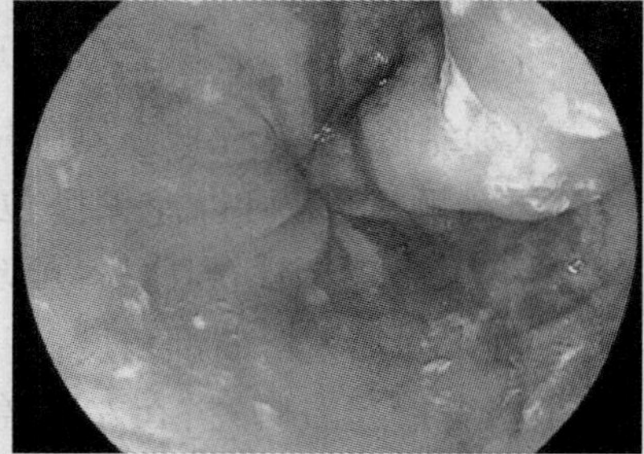
C. 静脉曲张套扎术后1个月

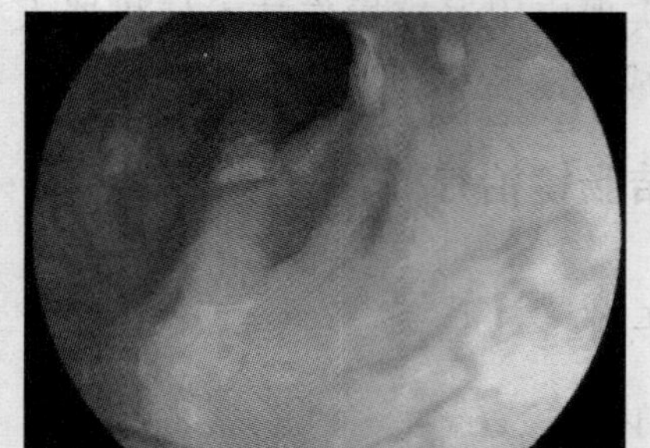
D. 静脉曲张套扎术后半年

图 12-5 食管胃静脉曲张出血套扎治疗

表 12-1 食管静脉曲张分级

分级(度)	EV 形态(F)	EV 红色征 RC
轻(Ⅰ)	直线形或略有迂曲(F1)	无
中(Ⅱ)	直线形或略有迂曲(F1)	有
	蛇形迂曲隆起(F2)	无
重(Ⅲ)	蛇形迂曲隆起(F2)	有
	串珠状、结节状或瘤状 F3	有或无

(三)急性非静脉曲张性消化道出血的治疗

内镜技术在消化道出血的诊断、定位和介入治疗中发挥着重要作用。胃镜可检查至十二指肠，肠镜可到达近回盲瓣部位的远端回肠。小肠由于解剖位置深在，活动度大，肠袢迂曲重叠，蠕动频繁，普通内镜无法到达。近年来，胶囊内镜和双气囊小肠镜的应用，基本上可完成整个消化道的检查，特别是双气囊小肠镜还可同时进行内镜下治疗。

1. 适应证 内镜止血适用于各种原因所致的消化道出血，此项检查安全、方法简单。急诊内镜检查首先有助于判断出血部位、病因及出血是否停止，并可立即进行内镜下止血治疗。

2. 禁忌证

(1)绝对禁忌证为患者不能合作或怀疑脏器穿孔。

(2)相对禁忌证为严重心肺功能不全，意识变化。

3. 内镜检查时机的选择 急诊内镜检查的目的：确定出血原因；判定出血(活动性出血、再出血)危险性；选择止血方法(镜下、外科等)；进行内镜止血。

(1)对急性大出血患者，内镜检查越早越好。

(2)对于休克患者，应首先纠正休克，生命体征稳定后，急诊内镜下止血治疗。

(3)动脉性出血，药物治疗不能止血，休克状态无法纠正时，亦可在快速输血、吸氧和生命体征监护下行急诊胃镜，但要考虑到大量出血观察病变困难，是否具备熟练的内镜止血技术。

(4)活动性出血已停止的患者，可推迟 24 小时进行胃镜检查。

4. 内镜止血方法 有药物喷洒法、机械止血法、局部注射法和热凝固法(图 12-6)。每种方法各有优点，根据出血的血管直径、出血灶状况及病变部位选择止血方法。哪种治疗方法更好，目前尚无定论。多种镜下止血方法联合应用，不但可以提高即刻止血效果，还可以降低远期复发出血率。

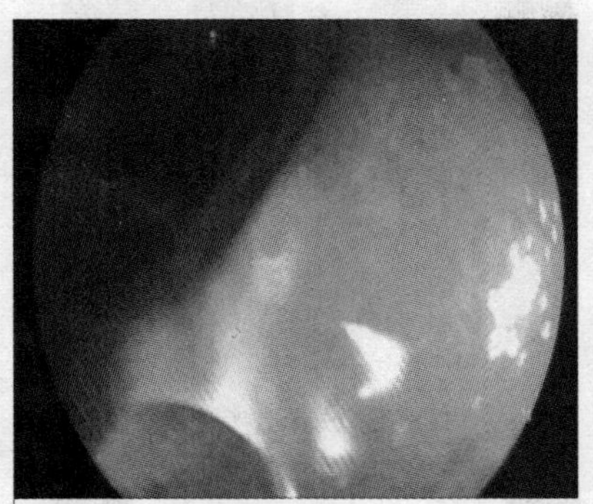

A. 药物喷洒止血

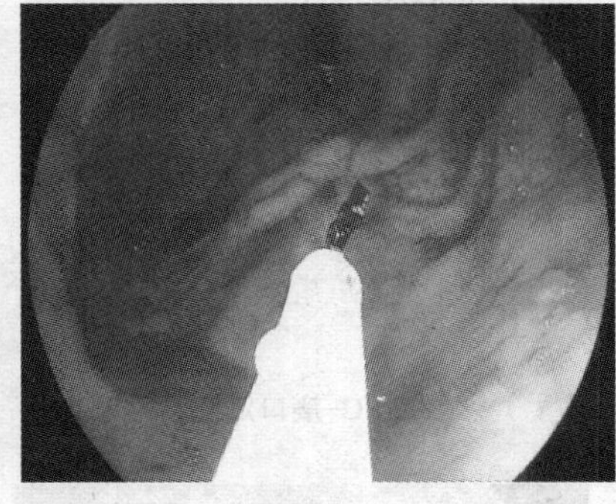

B. 机械止血(止血夹)

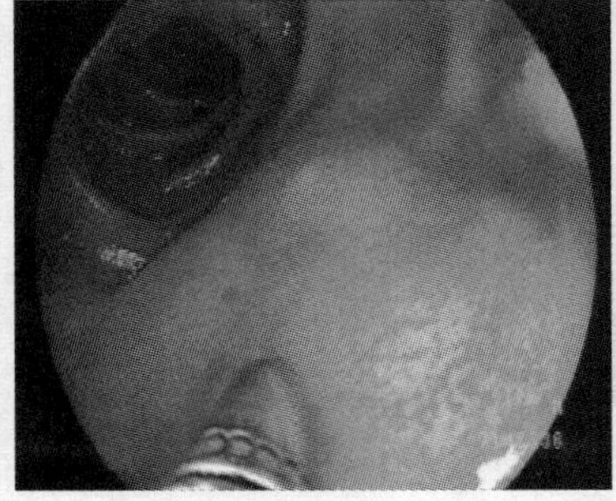

C. 局部注射止血

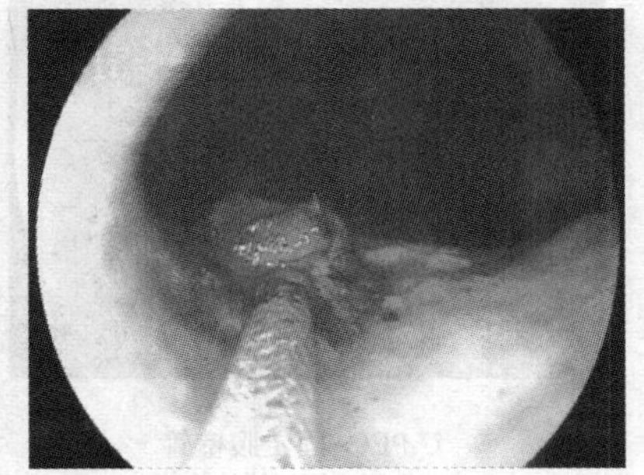

D. 热凝固止血

图 12-6　内镜止血方法

(四)内镜下肠内营养管置入术

营养支持治疗对危重或不能正常进食的患者具有非常重要的作用。过去，常采用全胃肠外营养(TPN)。但长期 TPN 带来的并发症，如导管感染、水电解质及酸碱平衡紊乱、肠黏膜萎缩、肠屏障功能受损、肠源性细菌感染等，给患者带来严重的后果。因此，目前主张只要消化道功能存在，应提倡早期经肠道营养支持。

留置鼻胃管或鼻肠管，一般只用于短期的营养支持治疗。长期留置，易造成鼻、咽、喉、食管黏膜糜烂及出血，鼻窦感染，发生溃疡、反流性食管炎，甚至狭窄，也常引起吸入性肺炎，因而患者不能耐受。外科手术空肠造瘘，创伤大，需要麻醉，一般是术中根据需要顺便进行。

经皮穿刺内镜下胃造瘘术(percutaneous endoscopic gastrostomy，PEG)和空肠造瘘术(percutaneous endoscopic jejunostomy，PEJ)是在内镜引导下，经皮穿刺放置胃或空肠造瘘管以达到胃肠营养和/或减压的目的。自 1980 年 Gauderer 和 Ponsky 首次报告以来，因其操作简单易行，无需外科手术及全身麻醉，具有经济、安全、并发症少、便于维护和长期带管等优点，在国内外已广泛应用，见图 12-7。

1. 适应证　各种原因造成的经口进食困难引起营养不良，而胃肠道功能正常，需要长期营养支持者，均适合行 PEG 或 PEJ。

(1)各种神经系统疾病及全身性疾病所致的不能吞咽，伴有或不伴有吸入性呼吸道感染。

(2)长期输液，反复发生感染者。

(3)严重的胆外瘘需将胆汁引回胃肠道者。

2. 禁忌证

(1)严重心肺疾病。

(2)精神失常不能合作者。

(3)完全性口咽和食管梗阻，内镜不能插入者。

(4)伴有难以纠正的血液凝固障碍。

(5)大量腹水患者，或其他原因导致胃前壁与腹壁不能贴近者。

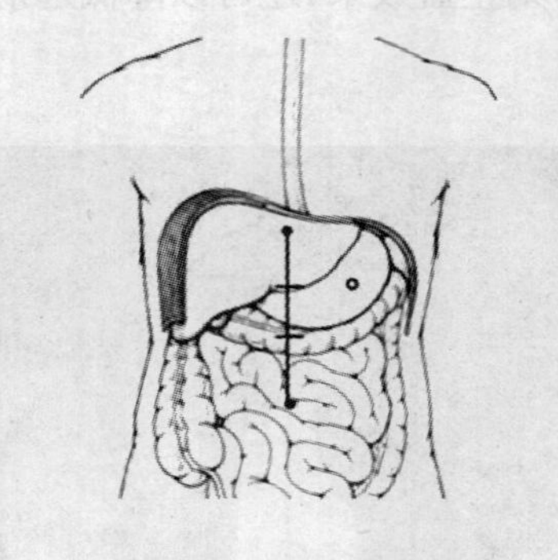

A.PEG-瘘口定位

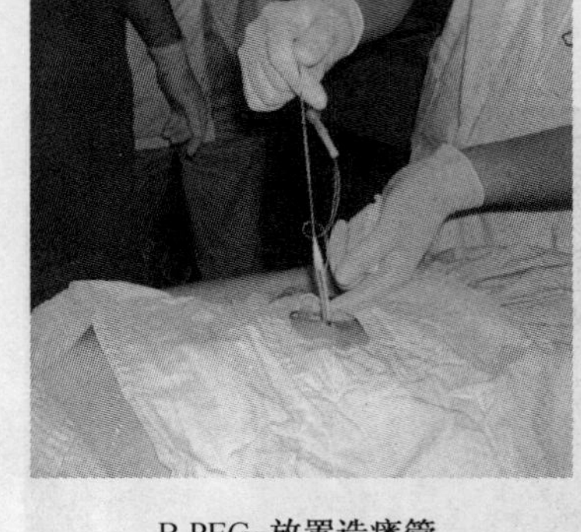

B.PEG-放置造瘘管

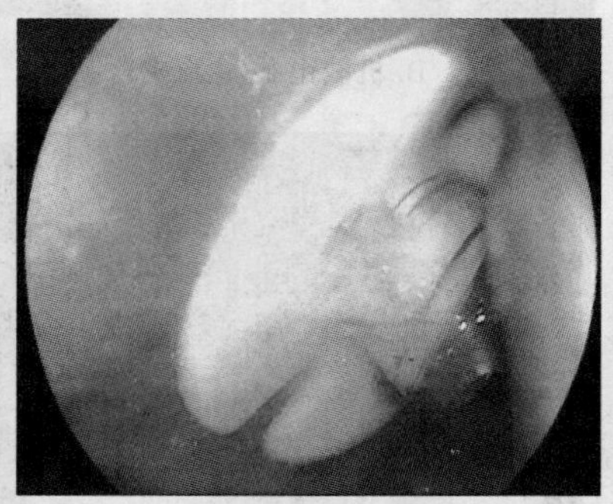

C.PEG-固定腹壁管

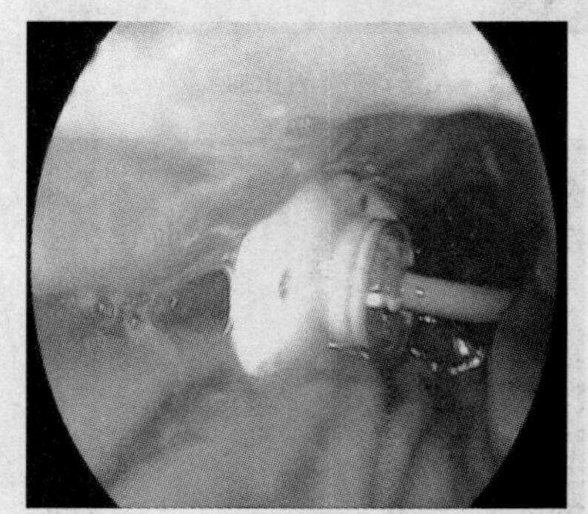

D.PEG

图 12-7 内镜下肠内营养管置入术

(6)严重门脉高压造成腹壁静脉曲张，穿刺过程中可能导致大量出血者。

(7)器官变异，或肝脏肿大，覆盖胃腔前壁，有碍于胃穿刺者。

(8)胃前壁癌肿、活动性巨大溃疡等疾病妨碍操作者。

(9)幽门梗阻，严重的胃食管反流及胃肠瘘。

(10)胃大部切除术后。

3. PEG 与 PEG＋PEJ 的选择

(1)PEG 适用于胃动力无异常患者，肠内营养剂可直接注入胃内，更符合生理要求。

(2)若患者存在不同程度的胃潴留、胃动力障碍、幽门及小肠高位梗阻、反流性食管炎及吸入性肺炎，则需在 PEG 的基础上加行 PEJ，既能通过胃造瘘管进行胃肠加压，又可通过小肠造瘘管进行肠内营养。

4. 并发症 有胃造瘘管周围感染、造瘘口周围蜂窝织炎、气腹、损伤结肠或肝脏、坏死性筋膜炎、胃腹腔瘘、胃肠溃疡、造瘘管移位造成空肠穿孔、肉芽组织过长、腹壁窦道长期存在、造瘘管蘑菇头移入胃壁内致其堵塞、蘑菇头脱落造成小肠梗阻等。文献报道 PEG 的并发症发生率为 8%～30%，严重并发症为 1%～4%，需外科手术的急性和严重的并发症如腹腔脏器穿孔、出血、腹膜炎发生率约 0.5%。

(五)消化道狭窄内镜治疗

消化道狭窄可发生在消化道的任何部位，包括食管、胃、十二指肠、小肠、结肠、胆管、胰管。消化道狭窄可导致消化道梗阻，阻碍内容物的顺利通过，影响患者进食、消化、吸收及排便功能，引发相应的病理生理改变和临床症状。内镜下通过扩张和/或支架置入治疗可减轻梗阻，恢复正常生理功能，尤其适用于无法手术治疗的患者。

消化道狭窄常见病因包括良性和恶性两大类。其中良性狭窄有先天性和继发性之分，恶性狭窄主要为肿瘤所致。内镜下使用探条、气囊、电切等方法可使不同类型的狭窄段得到扩张，其短期疗效达到 95%～100%。对于一些癌性狭窄的患者，扩张后可放置各种支架而保持其通畅，其成功率在 95%

以上。

内镜治疗方法主要有探条扩张术、气/水囊扩张术、支架置入术，又分为塑胶支架、金属支架或其他特殊生物材料支架，见图 12-8。

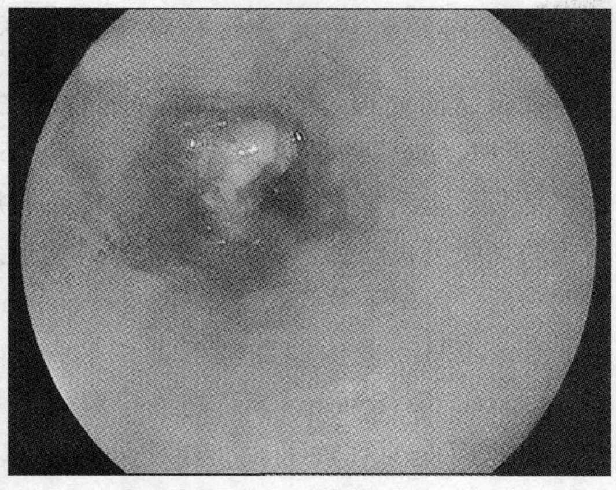
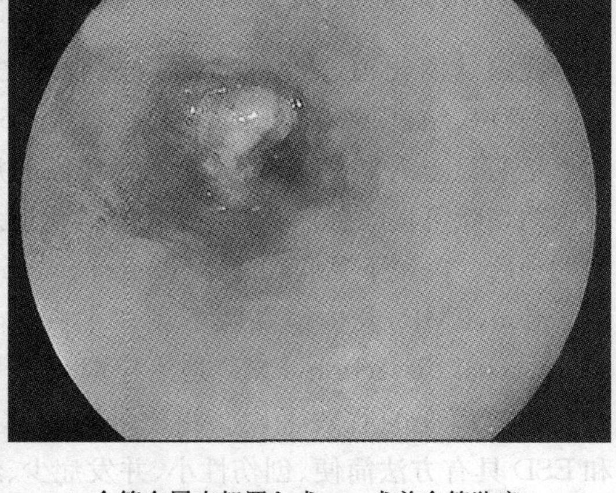

A. 食管金属支架置入术——术前食管狭窄

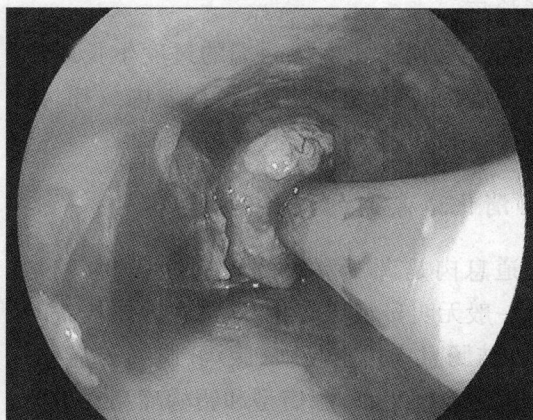

B. 食管金属支架置入术——支架置入

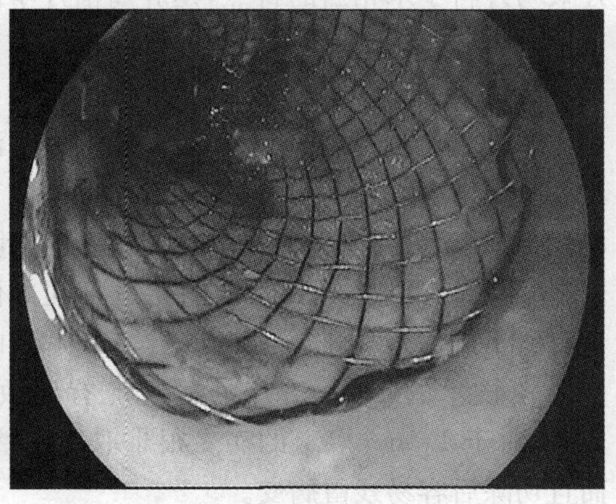

C. 食管金属支架置入术——支架释放

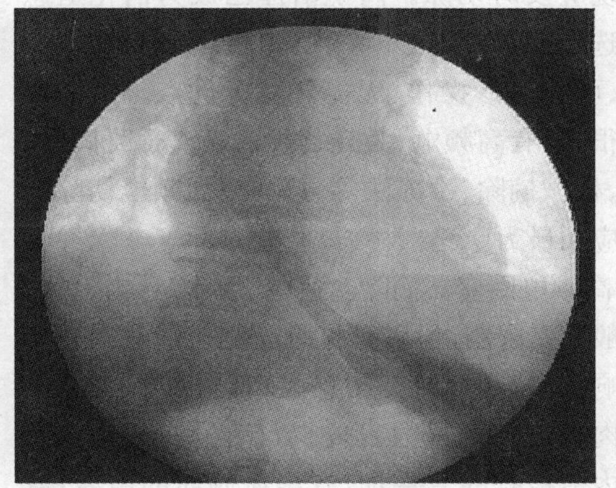

D. 食管金属支架置入术——X光下

图 12-8　内镜下支架置入术

1. 适应证　各种病因引发的消化道良、恶性狭窄均可行内镜下狭窄扩张治疗。

2. 禁忌证

(1)消化道内镜检查禁忌者。

(2)食管化学性灼伤后 2 周内。

(3)狭窄长度过长，超过 5cm 者。

(4)狭窄处弯曲度过大，如结肠肝曲、脾曲。

(5)狭窄部位炎症严重，有发热、腹痛等。

(6)狭窄部位疑为穿孔者。

(7)狭窄部位有瘘道、深部溃疡，较大憩室者。

(8)内镜不能插到狭窄部位或视野不清者。

3. 术前准备

(1)患者告知：将病因、手术方法、并发症等相关情况向患者和家属做详细说明。

(2)常规内镜或 X 线钡剂造影检查。

(3)术前给予解痉、镇静、止痛药物。

(4)其他常规内镜检查前准备。

4. 早期并发症

(1)出血：主要为扩张及支架损伤所致，对症处理即可。

(2)穿孔：较少见，治疗过程中应避免暴力。可在充分引流下密切观察。小的穿孔可自行愈合。如出现严重腹膜炎，且不能缓解应及时手术治疗。

(3)感染：酌情应用抗生素。

5. 远期并发症

(1)支架移位或滑脱：常发生于术后 1 个月之内，多为带膜支架，与支架管径选择不当、支架置入位置不当有关。滑脱后视情况可取出支架或重新放置支架。

(2)支架堵塞:消化道内容物可堵塞支架,可内镜下疏通治疗。

(3)再狭窄:肿瘤向支架两端的过度生长或经支架网眼向腔内生长,这种情况可行腔内放疗、激光或电烧治疗,亦可置入第2枚支架。

(六)消化道息肉的内镜治疗

消化道息肉是源于黏膜的隆起性病变,较常见。息肉一般无明显临床症状,通常在内镜检查时偶尔发现,结肠息肉可有便血、腹泻、腹痛等症状。在病理上可分为增生型、腺瘤型和错构瘤型。虽然消化道息肉均属于良性增生范围,但有恶变可能,一旦发现应及时切除。内镜治疗已成为消化道息肉的首选治疗手段,与外科手术相比,具有痛苦少、费用低、可在门诊操作、无需住院等优点。内镜治疗方法很多,有高频电、激光、微波、氩离子凝固术、射频法、机械摘除、冷冻法等方法,以高频电切除法临床上应用最为广泛。

1. 高频电圈套器摘除　适应于有蒂息肉,息肉大小一般不受限制,但以操作时应能辨清息肉蒂部和不影响操作为原则;无蒂息肉,息肉直径<2cm;多发息肉,散在分布,数目较少。活检病理排除恶变者。内镜检查的禁忌证:有出血倾向的患者;有蒂息肉,因息肉占满肠腔,操作时难以辨清息肉蒂部或影响圈套操作者;无蒂息肉,直径>2cm;多发息肉,密集分布,数目较多,如家族性息肉病、息肉癌变等。

2. 高频热活检钳夹除　热活检钳的外形与普通活检钳相似,钳住息肉后可通以电流将息肉摘除。适用于直径<0.5cm的有蒂息肉和直径为0.5~0.8cm的无蒂息肉。有蒂的小息肉可以将热活检钳咬住蒂部,无蒂的息肉则将热活检钳直接咬住息肉的顶部并轻轻向上提拉,使之形成帐篷状假蒂;然后先通以凝固电流,再通以切割电流将息肉摘除。

3. 电灼　直径<0.5cm的无蒂小息肉可以用电凝器进行电灼。将电凝器轻轻触碰到息肉,通以凝固电流,至息肉组织变成苍白为止。这种方法不能取到息肉标本,如需做病理学检查,可先用普通活检钳进行活检后再进行电灼摘除。

4. 其他方法　包括微波治疗、圈套器结扎、激光、射频治疗、氩离子凝固术等。

(七)内镜黏膜切除及黏膜下剥离术

我国是消化道恶性肿瘤的高发地区之一,胃癌、食管癌、结直肠癌居我国恶性肿瘤的前5位,死亡率呈明显上升趋势。消化道早癌和癌前病变的发现与切除可根除肿瘤,将明显改善消化道恶性肿瘤的预后。内镜下黏膜切除术(endoscopic mucosal resection,EMR)及内镜黏膜下剥离术(endoscopic submucosal dissection,ESD)是治疗消化道早期癌及其癌前病变的有效手段。相比外科手术,EMR和ESD具有方法简便、创伤性小、并发症少、经济且疗效与外科手术相当的特点,是肿瘤治疗学的一次巨大进步。

1. 适应证

(1)EMR的适应证:EMR术主要用于消化道无蒂隆起性病变和平坦、凹陷性肿瘤的切除。早期消化道肿瘤无周围淋巴结转移且能整块切除是EMR术治疗的基本原则,但消化道不同部位适应证有所不同。近年来,随着内镜设备、附件的改进和内镜技术的提高,治疗的适应证有所放宽,但EMR对于1.5cm以上的病变很难取得完整标本,而且切除后容易残留病变。

(2)ESD的适应证:对ESD的指征仍存争议。目前认为其适应证为只要无固有肌层浸润、无淋巴及血行转移,不论病灶位置及大小,ESD术均能切除。

Gotoda分析2000年日本国立中央医院附属肿瘤医院10 000例患者认为ESD治疗早期胃癌适应证为:①分化型黏膜内癌、无溃疡发生、大小不一;②溃疡、分化型黏膜内癌,<30mm;③sml浸润分化型腺癌、无溃疡发生,无淋巴及血行转移,<30mm;④低分化型黏膜内癌,无溃疡发生,<20mm。而食管及结肠早期肿瘤的ESD术治疗适应证有学者认为应是相应部位EMR术的相对适应证。2001年,日本胃癌治疗指南建议,对于伴或不伴溃疡的分化型黏膜内癌,只要不超过黏膜下层均可行ESD。

2. 术前诊断　消化道早癌和癌前病变的发现是EMR、ESD治疗的前提。内镜技术的发展,特别是染色内镜、窄带成像技术（narrow band imaging，NBI）和超声内镜对早癌和癌前病变发现率的提高具有重要作用。

3. 操作方法（图 12-9）

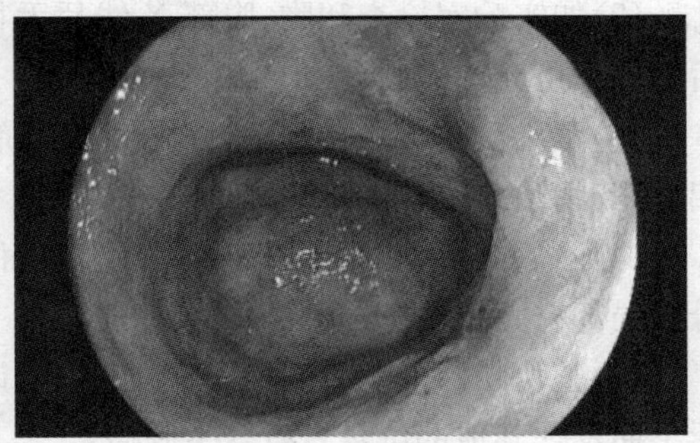
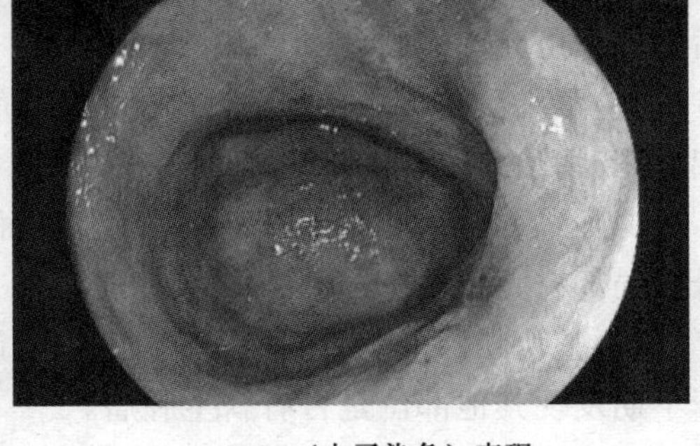

A. FICE（电子染色）表现

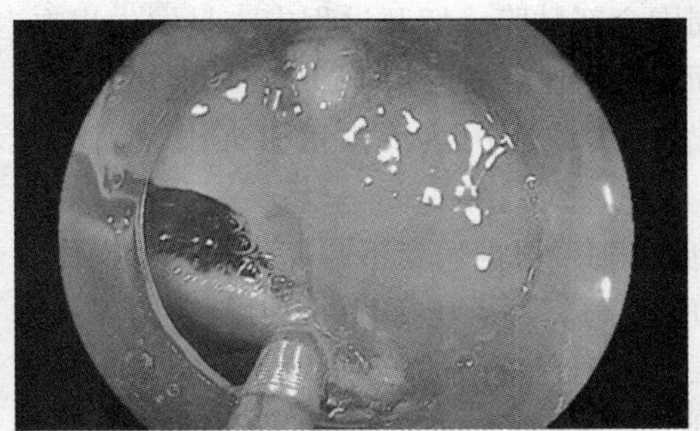

B. 预切开周围黏膜

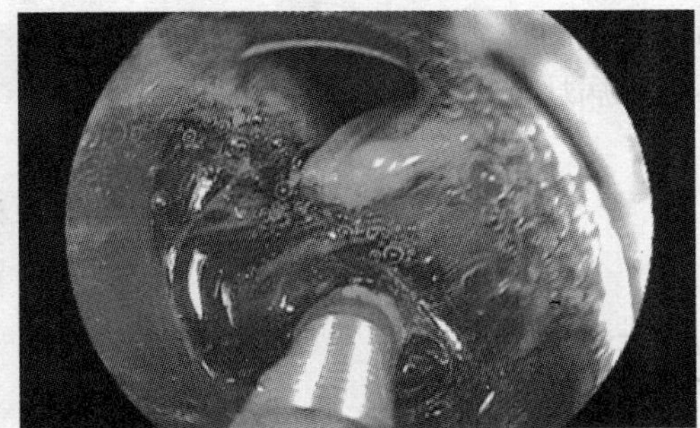

C. 黏膜下剥离

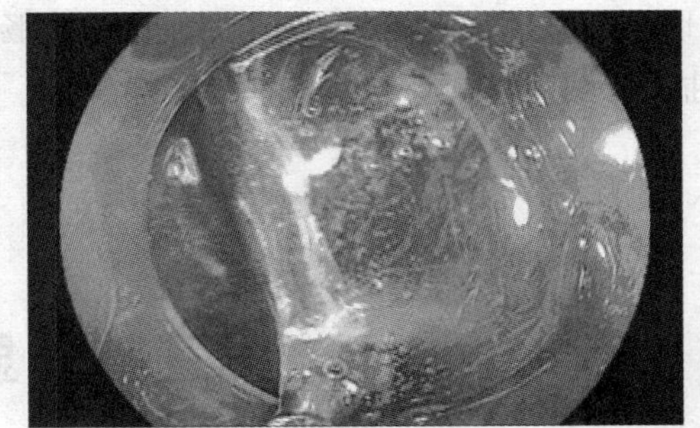

D. 电活检钳止血

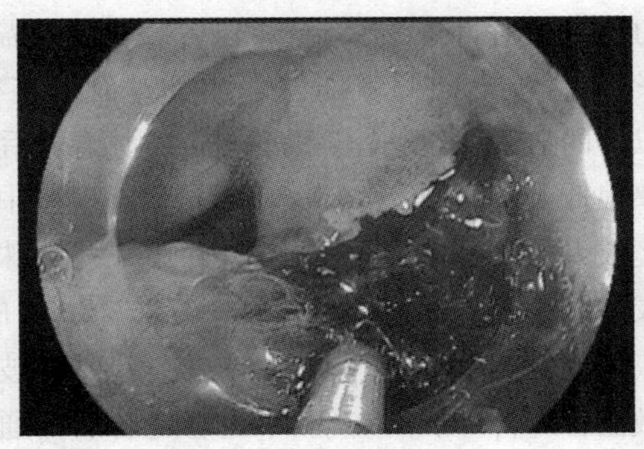

E. 继续黏膜下剥离

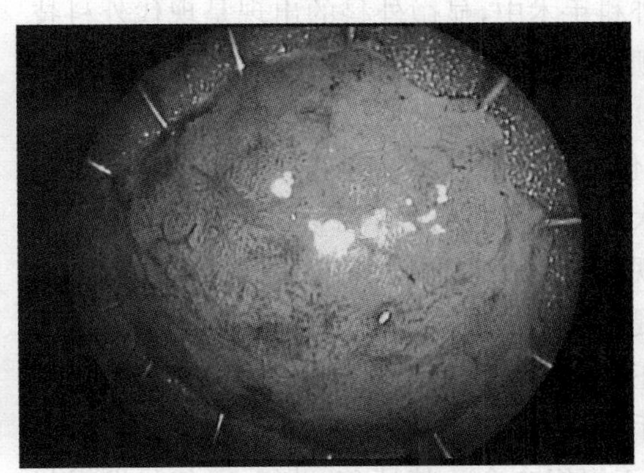

F. 标本回收处理

图 12-9　EMR 和 ESD 操作方法

（1）EMR 操作方法：目前常用的技术有注射后切除技术、注射后抓取提起切除技术、透明帽辅助内镜黏膜切除术（EMRC）、套扎辅助内镜黏膜切除术（EMRI）、黏膜分次切除法（EPMR）等，以上各种操作方法的步骤虽略有不同，但其基本原则大体相同，其方法多是局部注射将黏膜与固有肌层分离，切除局部隆起的黏膜，因此对于直径较小的组织可以一次切除，但对于直径较大的组织，就必须进行分片切除。

（2）ESD 操作方法

1）标记：应用针形切开刀于病灶边缘 0.5cm 电凝标记切除范围。

2）黏膜下注射：目前临床可供黏膜下注射的液体有生理盐水、甘油果糖、透明质酸钠等。与生理盐水相比，甘油果糖和透明质酸钠等吸收较慢，局部潴留时间较长，可以减少治疗中的反复注射次数。注射顺序，上消化道自肛侧向口侧，下消化道自口侧向肛侧。

3)预切开周围黏膜:沿标记点或标记点外侧缘应用针形切开刀切开病变周围部分黏膜,再用IT刀切开周围全部黏膜。切开过程中一旦发生出血,冲洗创面明确出血点后应用IT刀或针形切开刀直接电凝出血点,或应用热活检钳钳夹出血点电凝止血。

4)剥离病变:根据病变不同部位和术者操作习惯,选择应用IT、Flex刀或Hook刀等剥离器械沿黏膜下层剥离病变,有时联合使用几种剥离器械可以提高剥离效率;剥离中反复黏膜下注射,始终保持剥离层次在黏膜下层;剥离中通过拉镜或旋镜沿病变基底切线方向进行剥离。对于胃底、低位直肠病变,往往需要倒镜进行剥离。

4. 术后处理

(1)术后需禁食和禁水1天。

(2)如实验室检查和胸、腹部X线片无特殊,术后第2天可允许进软食。

(3)服用质子泵抑制剂及胃黏膜保护剂(硫糖铝)等药物治疗8周。

(4)术后2个月内镜随访,以确定创面是否愈合及局部有无复发。

(5)整块切除的病灶,每年1次内镜随访,有利于早期发现其他部位是否有新生肿瘤。

(6)姑息性切除或对切缘的评估不确定而淋巴结转移为阴性者,每6个月1次内镜检查,以便尽早确定病灶局部是否有病发征象。

(秦鸣放)

第三节　显微外科技术

在外科手术中,显微外科的出现是现代外科技术的一项崭新的进展,是指在手术放大镜或手术显微镜下,应用精细的手术器械和材料进行的各项手术操作,包括组织的分离、切割、切除与缝合。在手术野放大的情况下进行外科手术操作,可以超越人类原来视力的自然限制,从宏观进入微观,使手术者大大提高对人体细微解剖结构的辨认能力,以及对各种正常组织与病理组织(肿瘤等)的鉴别水平,从而使手术进行得更加精确细致,降低了组织损伤,有利于组织愈合。其是20世纪60年代发展起来的新兴学科,由于它是在光学放大仪器下进行手术,从而使原来肉眼下不能缝合的神经、血管、淋巴等组织得以缝合,使组织与器官移植获得成功。这类手术操作,就称为显微外科技术。

显微外科技术最早由瑞典的耳鼻喉科医生Nylen(1921)和Holmgren(1922)等人创用,他们借助放大镜或双目手术显微镜,为耳硬化症患者进行内耳手术。此后,显微外科技术在耳鼻喉科的应用逐步增多,但多属于比较简单的开洞、减压或撼动等操作。1950年,Perritt报告在手术显微镜下进行角膜缝合,显微外科才开始了缝合操作的阶段。

显微手术最基本的操作是缝接血管和神经。关于血管缝合的研究,许多学者进行了各方面的努力。一般对直径3～5mm的血管,可以无需借助光学设备,仅靠肉眼就能缝合成功。而对直径2mm以下的血管,若无光学设备辅助,则缝合后的通畅率很低。1960年,Jacobson等报道在实验中用显微镜放大的方法辅助手术操作,并用一些特殊设计制成的细小手术器械缝合直径1.6～3.2mm的动脉,获得成功。这是显微外科的一次重要突破。在显微血管外科开展的初期,小血管缝合后的通畅率很低。随着显微外科手术技术的改进和器械缝合针线的进一步微型化,直径1mm左右小血管吻合后的通畅性逐步得到保证。为了提高小血管吻合的通畅率,许多学者还进行了其他方面的研究工作。如显微器械的改进、设计,各类血管吻合方法的探讨,减少血管内膜操作,防止血栓和血管痉挛的措施等。

随着显微血管技术的进步,显微周围神经外科也有新进展。在显微镜下,可以准确地判断周围神经损伤的性质和程度,并有可能将周围神经解剖出每一神经束及显露其神经束膜。在较为高倍的显微镜放大下,还可区别是神经膜纤维化还是各神经束本身受到瘢痕缩窄,以判断可否进行神经束膜松解减压术。彩显微外科技术时,对神经缝合无疑可能进行得更为精细，可以从神经残端分离出各个神经束，进行神经束膜缝合，从而更准确地对合与修复。

一、显微外科的手术器械

显微外科的基本器械有手术显微镜、手术放大镜、显微手术器械（包括钳、剪、镊、夹等）、显微缝合针线及微型双极电凝（图 12-10～图 12-12）。

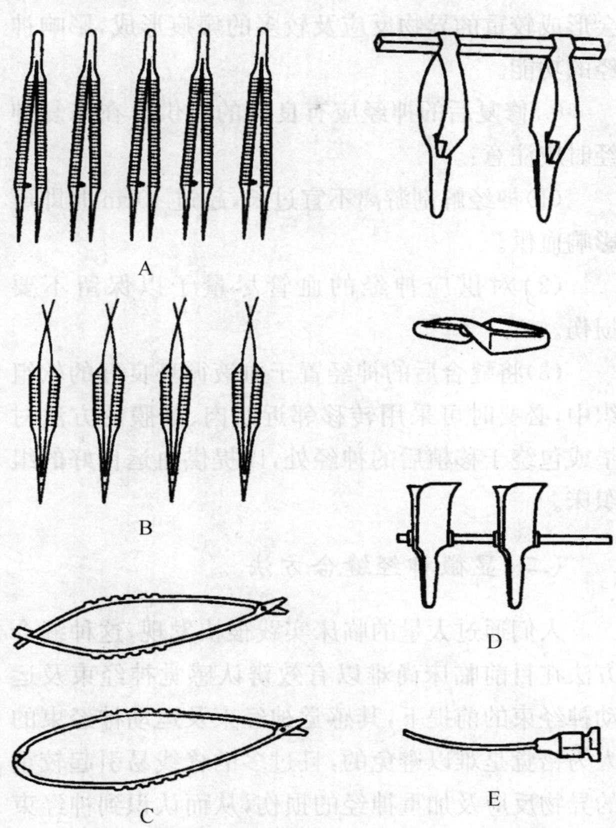

图 12-10　显微手术器械

A. 显微镊子　B. 显微持针器　C. 显微剪刀　D. 显微血管夹及合拢器　E. 冲洗平头针

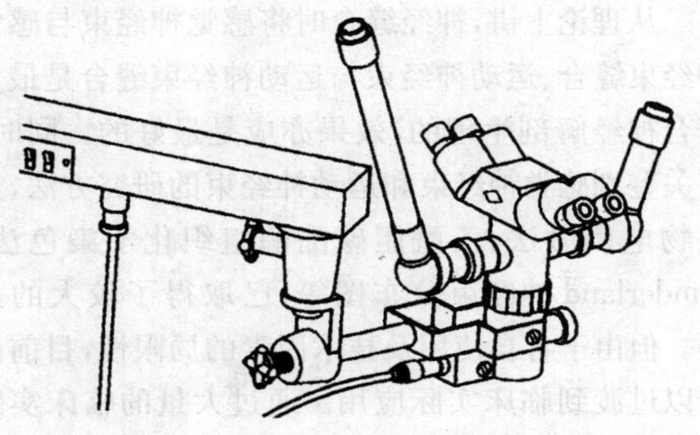

图 12-11　双人双目手术显微镜

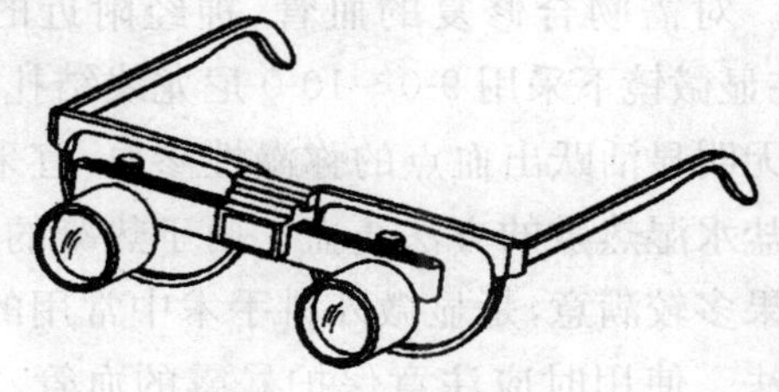

图 12-12　镜组式手术放大镜

二、显微外科手术基本操作

显微外科基本技术除了显微吻合技术以外，还应包括在显微外科概念指导下的不同于一般外科技术的组织的切开、分离、止血、结扎及切除、修复等项基本手术操作。

显微外科手术的具体操作大多只需要拇、食、中指的参与，以及通过拇、食、中指的掌指关节、指间关节的活动和腕关节的微量动力、拇指的外展内收等相互间的系列协调配合来完成。显微手术器械的动作通常是通过在拇、食、中指之间的旋转而完成的。与此同时，术者的肘部、腕部、手掌尺侧及小指尺侧要有支撑，这样方能保证显微镜下手术操作的稳定与准确。

1. 显微切开分离技术　分离时多以锐性分离为主，可采用尖头刀片及显微剪刀配合分离。需做钝性分离时，可采用显微血管钳、显微镊做轻微的小辐度分离，必要时可与锐性分离交替配合，切忌粗暴、大幅度地钝性分离，以免伤及需吻合的血管与神经。

2. 显微无创提夹技术　显微手术时，应使用显微镊提夹组织。对需吻合修复的血管、神经的提夹，尤其应做到准确、轻柔及少夹。提夹时只夹捏其外膜或附带的结缔组织，避免夹捏全层组织及血管内膜或神经束，以免损伤。

3. 显微显露技术　因多在显微镜下进行，手术野狭小，若再不予以良好的牵开及显露，则显微镜下的手术操作将难以完成。对血管、神经的牵开，有时需采用橡皮或橡皮片牵引，严禁使用器械做长时间的牵引。

4. 显微止血结扎技术　对远离血管、神经的活跃出血，可采用细丝线结扎；对较大范围的出血，可采用双极电凝止血，它具有止血可靠、操作范围小的优点。对需吻合修复的血管、神经附近的出血点，宜在显微镜下采用 9-0～10-0 尼龙线结扎止血，尤其对无明显活跃出血点的弥漫性渗血，宜采用温热生理盐水湿热敷的方法止血。由于热凝的效应，止血效果多较满意，是显微外科手术中常用的创面止血方法。使用时应注意保护暴露的血管、神经，以防止热损伤。

三、显微神经缝合术

(一)基本要求

1. 术野良好的显露及止血　镜下操作视野狭小，只有将神经做适当游离及充分牵开术野的软组织，方能便于辨认神经表面的血管行径及利于缝合操作。术野无血是显微外科技术操作所必需的，否则除难以分辨神经的操作情况及神经束的形态外，亦难以保证神经束的对位准确及缝合的精确。创面可采用双极电凝止血，镜下术野的渗血宜采用湿热盐水棉球压迫止血。

2. 对正常的神经部位缝合　在神经缝合时，保证所缝合的神经组织健康正常是神经修复的首要环节。临床常采用锐利的刀片(多用刮脸刀片)，每隔 1～2mm 切一刀，直到显露出正常的神经束，即清晰可见膨出的神经乳头为止。

3. 尽量准确对合神经束　周围神经多为感觉纤维及运动纤维组织的混合神经，在神经缝合时应尽量使相应的神经束或束组对合整齐，以利于感觉纤维及运动纤维相应对接长入，达到原来的效应部位。临床一般常根据神经表面的血管行径、神经束的形态及排列，来确定神经束对合的方位。

4. 无张力下缝合神经　对于有张力的神经在缝合时可酌情采用不同的处理方法：

(1)减张缝合：神经缺损在 2cm 左右时，可适当游离两端神经，同时在距神经两断端 1～2cm 的神经外膜处，用细丝线对称缝合 2 针减张线，或两端分别缝合软组织上，使吻合部的张力均匀分散在两侧神经干上，而达到减张的目的。

(2)屈曲关节及改变神经位置。

(3)神经移植：神经缺损距离较长，难以采用上述方法克服时，应采用神经移植的方法修复。

5. 选择适宜的神经缝合方法　神经缝合时不应片面追求束与束的良好对合，因在神经干中过多的缝合，必然会增加对神经的损伤和缝合线的异物反应，反而影响效果，为了防止过多缝合线的异物反应和神经束的回缩，常选择几个大的神经束行束组缝合即可。另外，应采用 9-0～11-0 缝合血管用的无损伤缝合线进行神经缝合，并注意缝合的针数不宜过多。缝合的针数过多、针线过粗，缝合部就会形成较重的异物反应及较多的瘢痕形成，影响神经的功能。

6. 修复后的神经应有良好的血供　在修复神经时应注意：

(1)神经解剖游离不宜过长，超过 10cm 时即可影响血供。

(2)对供应神经的血管尽量予以保留不要损伤。

(3)将缝合后的神经置于血液循环良好的软组织中，必要时可采用转移邻近肌肉、筋膜的方法衬垫或包绕于移植后的神经处，以提供血运良好的组织床。

(二)显微神经缝合方法

人们通过大量的临床实践很快发现，这种缝合方法在目前临床尚难以有效辨认感觉神经束及运动神经束的前提下，其感觉神经束及运动神经束的人为错觉是难以避免的，且过多的缝线易引起较重的异物反应及加重神经的损伤，从而认识到神经束膜缝合的方法，主要适用于依据神经表面血管行径及神经断面神经束的形态，可以肉眼辨认出的较粗大神经束时的吻合，或远端已分出感觉神经、运动神经时神经束的缝合。

从理论上讲，神经缝合时将感觉神经束与感觉神经束缝合、运动神经束与运动神经束缝合是最为符合神经解剖生理的，效果亦应是最好的。同时，有关鉴别感觉神经束和运动神经束的研究方法，如生物电刺激法、乙酰胆碱酯酶组织化学染色法、Sunderland 神经束分布图等，已取得了较大的进展。但由于各自使用及技术因素的局限性，目前尚难以过渡到临床实际应用。通过大量的临床实践目前临床较为公认、具有实际指导价值的神经缝合方式，总的选择原则为：周围神经近侧段(即肢体远侧，多已分出感觉束及运动束)，宜行束膜缝合。需要指明的是，在临床实际手术操作中，很难采用单一定型的一种缝合方法，而常常是根据神经的部位、粗细等情况的不同，将各种缝合方法加以综合应用。

1. 神经外膜缝合　根据神经表面的营养血管行径、神经系膜的位置及神经断面神经束分布、形态等情况进行对位，然后在神经断面对称缝合2针外膜行固定牵引，再间断缝合周边神经外膜。缝线打结松紧度以两端神经束松松对接为准，过紧易导致神经束扭曲、重叠，过松又易形成间隙。缝合针数以神经乳头不外露为原则。

2. 神经束膜缝合　神经束是由众多的神经纤维组成，部分神经束又常组合在一起形成一个神经束组，若干个神经束及神经束组共同组成神经干。所谓神经束膜缝合亦包括神经束组膜缝合方法。

将神经两断端的外膜适当去除数毫米，根据神经干中神经束的自然分布、形态确立两断面相对应的神经束或束组。一般仅缝合四周表面或较粗大的神经束或束组，使其准确对合。较小的或中间的神经束不必缝合亦能对齐，这样可以避免过多的缝合而增加损伤及异物反应。每根神经束一般缝合1～3针，神经束组可缝合3～5针。

3. 神经外膜束膜联合缝合　这是一种很常用的神经缝合方法。神经缝合时外膜不做环形切除，仅在断面修剪整齐即可。这种缝合方法的具体使用有两种情况：一是先将神经干周边较粗大的神经束组行束组膜缝合，再行四周神经外膜缝合，即束组膜及神经外膜结合缝合；二是将神经外膜与紧邻的神经束组膜一起穿针联合缝合。

4. 神经粘合术　粘合时在手术显微镜下根据神经表面血管行径及断面神经束的形态、大小，准确对合两断端。按上、下、左、右四个方位顺序涂少量粘合剂于外膜处，10秒后即形成一层白色透明薄膜而达到两端神经粘合的目的。实验证明，采用粘合剂后的大白鼠坐骨神经在功能恢复及形态学上与粘合法没有明显差别。这种粘合方法目前仍处于实验研究阶段，其粘合剂种类、粘合方法及其可靠性均有待进一步研究。

5. 神经激光吻合术　激光吻合神经的方法如同激光吻合其他组织那样，亦是利用激光转变为热能，在局部产生均匀一致的70℃热，使组织胶原变得有黏性而达到粘合的目的，并可保留吻合部位的组织生物学特性。操作时应注意输出出功率及时间的调节，输出功率不足，则难以吻接，若温度达到80℃时组织细胞可变性坏死，超过100℃时组织因水分蒸发而干枯。

6. 游离神经移植术　神经缺损时，临床应首先酌情选用游离两端神经干、屈曲邻近关节或改变神经位置等方法，尽量予以直接缝合。神经移植毕竟要以牺牲另一根神经为代价，具神经生长又需通过两个吻合口及神经的移植段方能进入远端，只有在采用上述措施仍难以良好达到直接缝合时，方选用游离神经移植的方法。但亦应防止为避免采用神经移植而做勉强的张力下缝合。手术时应先测量神经缺损的实际长度，并根据神经干的粗细在供区选择切取所需长度的神经。在移植神经与缺损神经两断端缝合时，应当注意防止人为的桥接错误，即应尽量将两断端神经束形态及方位相近的神经束予以对接。

四、显微血管吻合技术

显微血管吻合技术是显微外科最基本的技术，是显微技术的核心。

(一)显微血管吻合术的基本要求

1. 良好的显露血管。
2. 吻合的血管组织应无损。
3. 端端吻合的血管口径应相近。
4. 吻合血管的张力要适宜。
5. 血管吻合前血流应正常。
6. 血管断端外膜要去除。
7. 血管断面的湿润技术。
8. 准确进针及保持针距边距均匀。
9. 稳准轻巧的“无创”操作技术。

(二)显微血管基本吻合方法

1. 手工血管吻合方法　显微血管基本吻合方法：端端吻合、端侧吻合、套管吻合。此类是临床最为基本的吻合方法。

(1)端端吻合法：二定点端端吻合法、三定点端端吻合法、四定点端端吻合法、由后向前端端吻合法、四定点90°翻转端端吻合法。

(2)端侧吻合法:在两端血管直径相差悬殊或受区血管不宜被切断做端端吻合时,宜采用端侧吻合法。

(3)套管吻合法:将一端血管的吻合口套入到另一端血管腔内完成血管的吻合,即动脉将近侧端套入远侧端,静脉将远侧端套入近侧端。套入血管的长度应为直径的长度。此法的优点是:简单省时,血管腔内无缝线显露,缝合针数少,相对吻合速度较快。

2. 显微血管其他吻合方法　包括机械吻合、套管吻合、粘合吻合、高频电凝吻合、激光吻合、可溶性材料支撑下吻合。此方法需借助专用的仪器或必备的用品方能完成,有的目前仍处于实验阶段,尚不能在临床实际推广应用。然而,将当今高技术手段引入显微外科,进行有关血管吻合方法的实验研究,是显微外科今后努力的方向之一。

(1)机械吻合法:是应用特制的血管吻合器进行血管的端端吻合。前苏联、日本、瑞典及我国第三军医大学野战外科研究所均有成品的血管吻合器问世,并进行了实验及临床的实际应用。吻合器械的基本结构包括精制的血管套环及可离合的吻合器。吻合血管时,将血管套安放在吻合口上,使吻合的血管翻套在血管套环上,吻合器的两半结合、加压,即完成血管的吻合,然后去掉血管吻合器。应用吻合器械做血管吻合,虽然吻合速度较快,仅有2～3分钟。但由于器械结构复杂,操作准备时间较长,而且吻合口只能用于直径1.5mm以上的血管,因此,难以在显微外科临床推广应用。

(2)套管吻合法:是借助有齿或无齿的金属套管来衔接两血管断端,并支撑吻合口的一种血管端端吻合法。操作时先将血管断端伸入套管内,将血管内膜翻转套在套管外,然后再将另一血管端套在已翻转的血管壁上,并用细丝线结扎。此种方法可使吻合处血管管腔内壁光滑,无缝线暴露,因此吻合口通畅率较高。但对于直径在1.5mm以下的血管,管壁不易翻转,吻合较为困难,因金属套管作为一种异物永久留入细小的血管内更为其不足。故目前对于显微外科临床来讲,很难想像一个医生在对直径2mm左右的血管吻合时,会舍弃简便易行的手工吻合方法而采用套管吻合的方法。

(3)粘合吻合法:是采用生物粘合剂套进行套叠粘接的一种血管吻合方法。粘合血管时先将血管近端轻轻套入远端管腔内,套入长度为血管的直径值。用棉片轻轻拭去套叠口周围的液体,蘸少许粘合剂涂抹套口一周,5秒后粘合剂即凝结成白色半透明膜状物而封闭套口。然后放开两血管夹,即可见动脉充盈搏动。有少量渗血时,可用盐水棉片轻压,15秒后可自止。

(4)高频电凝吻合法:通过将高频在电流转变成热能,作用于血管使血管外膜和中层的蛋白质受热凝固,从而达到吻合血管的目的。热量适宜时,这种组织可保持血管的连续性,并可保留组织生物学的特性。电热凝固方法为:在两血管断端0°、180°方位各缝合一针打结后留做牵引线,然后在前壁用高频双极微型电凝镊子夹持两侧血管行等距焊接三点,翻转血管再在后壁等距焊接三点,放松止血夹,检查吻合口的通畅情况及有无渗血。

(5)激光吻合法:在两断端血管吻合口0°、180°方位做2针牵引线或相距120°方位做3针牵引缝线,保持两断口满意对合,然后在显微镊及牵引线支持下行激光光导纤维连续点焊吻接。焊接时输出功率及时间依激光的种类不同而异,需良好掌握,方能焊接成功。

(6)可溶性材料支撑吻合法:采用血管合拢器拉拢两断端血管使吻合口处无张力,取一小块生物支撑材料(甘油脂与锌的复合物),置于吻合口内以支撑起两断端管腔,然后以缝合针线间断吻合血管。吻合完毕后用40℃生理盐水在吻合口处加温以使支撑体液化,松血管夹通血。

五、显微外科的进展

目前显微外科已经取得巨大进展,我们可以预测在21世纪显微外科将有更大的发展。

21世纪人类面临三大死因的肿瘤、心脑血管疾病及创伤都将要应用显微外科技术进行治疗、修复与重建。因为21世纪外科领域将发生一次质的飞跃,即由病变组织的切除或修复阶段进入组织与器官移植的重建阶段。

21世纪人类面临环境污染的巨大威胁,先天性畸形防治从出生后的治疗进行胎儿时期的治疗,胎儿显微外科将从实验阶段进入临床实用阶段。

21世纪将是生物学世纪,在医学上异体组织移植的免疫学问题将获得突破，人类利用显微外科技术更换组织与器官的时代将会来临。

今后可能在以下几个方面取得进展和突破：

(1)手术器械微型化、专业化。

(2)缝合技术简易化、可靠化。

(3)手术后移植组织器官微循环检测的自动化与精确化。

(4)显微外科技术的常规化、深入化。

(5)实验外科的普及化及显微化。

(6)组织器官移植供体的多源化、异体化与库存化。

(7)显微外科与高新技术的结合。

（秦鸣放）

第四节　器官移植

一、概述

(一)器官移植的基本概念

器官移植概念提出于公元前，在中国和希腊都有用器官互换治疗疾病的传说记载，特别在我国古时扁鹊为鲁国公扈和赵国齐婴两人换心的传说更是家喻户晓，这一神奇传说也在国际著名外科学教材中和国际器官移植学术会议上予以描述。但真正的器官移植实验研究开展于18世纪，直至20世纪初叶才有Carrel为代表的血管重建器官移植以恢复移植物血供。1936年，俄国的Voronov首开肾移植先河，受体于术后48小时死亡。Murray分别于1954年和1959年施行同卵双生间和同种异体间肾移植获得成功，标志着器官移植走向临床应用。随即，各种脏器移植相继在临床开展，但由于难以克服的排斥反应，许多脏器的移植效果并不尽人意。21世纪80年代，以环孢素为代表的新型免疫抑制剂的发现、UW保存液的发明、外科手术技术提高及相关科技的发展，使临床同种异体器官移植得到了飞速发展，各种脏器移植效果都有了显著的提高，出现了数目可观的长期存活者，使器官移植成为公认的终末期脏器功能衰竭的挽救方法。

将一个个体的细胞、组织或器官用手术或其他方法，植入自己体内或另一个体的某一位置，统称为移植，包括细胞移植、组织移植和器官移植。器官移植是指通过手术吻合主要供血血管和排泄管道的方法进行脏器植入，移植脏器必须保持原有的外型轮廓和内部结构、移植过程中始终保持移植脏器的全部或大部活力。在移植中，被用于移植的细胞、组织、脏器，称为移植物。移植物的提供者为供体，而接受移植物的个体为受体。如供、受者为同一个体的移植称为自体移植。移植物重新植入到自身原来的位置，称为再植，如断指再植。

供、受者为不同个体的移植称为异体移植，按遗传学观点可分为3种不同的情况：

(1)同质移植：供、受体为同卵双生者，它们之间的抗原结构完全相同，移植后不发生移植免疫反应。

(2)同种移植：供、受体为同一种族，如人与人之间的移植，是临床上应用最为广泛的一种移植，由于供、受体组织相容抗原不同移植术后会发生移植免疫反应。

(3)异种移植：供、受体为不同种族，如狒狒脏器移植给人，目前多在实验研究阶段，移植术后会引起极为强烈的排斥反应。

(二)移植物来源和供体选择原则

1. 移植物的来源　器官移植的移植物可来自尸体供者和活体供者。最为常见的器官移植供体包括：

(1)亲属活体供体：活体供体多为受体的父母及兄弟姊妹，非亲属间的活体供体极为少见，夫妻间互为供、受体者因无遗传同质性，理论上属于非亲属间移植。亲属活体供体不仅可以为患者提供一高质量移植物，而且同胞间移植理论上有25%的机会不会出现移植免疫反应，还可以大大缓解供体不足的矛盾，所以应予以大量提倡，但获取术后不对供体健康产生不良影响是使用活体供者移植物的根本原则。

(2)脑死亡供体:是最多见的器官提供者,宣布脑死亡后可在呼吸、循环支持下细致地进行器官切取和原位灌注,移植物无热缺血损伤。

(3)无心跳供体:在无脑死亡法的国家为主体移植物获取时需使用快速整块切取法获取移植物,在手术室中还需进行认真的移植物修剪,所获得的移植物质量稍差。

2. 供体选择原则　供体选择是器官移植成功的关键步骤,供体必须保证在免疫学上与受体匹配,以最大限度减少术后排斥反应的发生强度,最大限度延长术后排斥反应的发生时间。引起机体发生移植免疫反应的抗原称为移植抗原,在人类主要由ABO血型抗原和HLA组织抗原组成。在同种异体器官移植前常用于临床的移植物免疫学选择原则有以下几种:

(1)ABO血型相容试验:在小肠移植术前首先要检测供受者红细胞血型是否互相匹配,其中血型相同或血型相容均可作为血型匹配进行移植。

(2)淋巴细胞毒试验:细胞毒试验可检测受体的血清与供体的淋巴细胞之间的配合程度,在室温下将供体淋巴细胞与受体血清混合,30分钟后在无关补体作用下使血清中抗体与相应抗原发生反应,导致淋巴细胞死亡,经过染色,在相差显微镜下计数死亡淋巴细胞百分比,死亡细胞低于10%方可进行移植。

(3)淋巴细胞混合培养:将供体和受体的淋巴细胞放在一起培养,观察淋巴细胞转化率的试验称为淋巴细胞混合培养。淋巴细胞转化率如超过20%~30%,应放弃此次移植。由于淋巴细胞混合培养耗时太长,需5~6天才有结果,使其临床应用受到限制。

(4)HLA配型:HLA抗原系统是与器官移植排斥反应密切相关的移植抗原,HLA系统共有HLA-A、HLA-B、HLA-C、HLA-D、HLA-DR、HLA-DP、HLA-DQ 7个基因位点,抗原已达159种之多,分别可用补体依赖淋巴细胞毒技术和混合淋巴细胞培养方法检测。随着分子生物学技术的发展,现可利用等位基因特异序列的寡核苷酸(ASO)和序列特异性寡核苷酸(SSO)分析法测定特定序列的细微差别,成为HLA检测的更灵敏方法。一般资料表明,供受体HLA的相符程度与移植效果密切相关。鉴于我国的实际情况,HLA配型的科学性重于实用性,一般多仅用于研究领域。

除免疫学选择外,供体还要符合一些非免疫学要求,如供体年龄不超过50岁,与受者体重、身材相仿,移植物体积与受体应有器官相配,最好与受体同性别等。供体重要脏器功能在生前应保持完好,无血管性疾病、高血压、血液病、恶性肿瘤、肝炎、巨细胞病毒感染及其他全身性感染和局部化脓性感染。

(三)移植物的获取与保存、转运

1. 器官灌洗和保存的原则　器官移植要求移植一个活的器官,但没有血供的器官在热缺血状态下短期内就趋向细胞坏死或凋亡,要延长供移植用器官的存活时间就必须在中断血供后立即将热缺血变为冷缺血,进行低温保存。移植器官切取、转运和植入过程中必须保证器官具有活力,这是器官移植的基本要求。移植物灌洗的目的就是应用0~4℃的器官保存液经过血管冲洗,去除移植物血管内供体源血细胞,使移植物中心温度迅速下降。因此,在移植物获取过程中,出现移植物缺血时即应尽早降低器官温度以降低器官代谢水平,使用适宜的器官保存液维持移植物细胞内的稳定、较少缺血再灌注损伤。

无论供者器官原位或离体状态下切取,在移植物停止血液灌注时需立即通过重力或压力将冷灌注液经过器官血管系统进行灌注,为迅速降温在器官外还要加敷无菌冰屑,使供者器官中心温度快速降至0~4℃。移植物灌洗包括单纯低温灌洗保存和连续机械灌洗保存两种方法。

在移植器官切取后的转运途中和等待植入的时间内需使用器官保存液,以维持器官的低温、低代谢、合适的渗透压和细胞内外的电解质平衡状态。

2. 移植物获取手术　根据供体的来源要采用不同的方式进行移植物获取,尸体供体多需获取多个脏器满足不同受体的需要。无心跳供体要采用在体灌注、整块切取台下修剪分割的原则进行供体手术,以最大可能减少移植物热缺血时间,最大数量获取可供移植脏器让不同患者分享，最大限度保护移植物功能。无心跳供体手术的关键环节就是尽量缩短器官热缺血时间，手术的关键步骤就是在第一时间进行供者动脉的有效冷灌注和脏器表面降温。脑死亡供体在术中需要气管内插管、机械通气和静脉输液、输血维持供体生命指标稳定，尚应注意机体保温和预防感染，供体手术术式可根据供体具体情况而定，采用各脏器在体分别切取或离体分割等多种方式。获取活体移植物必须以保证供体生命安全为前提，以术后生活质量不受影响为原则，供体在接受手术前需进行身体状态评估、移植脏器功能和储备功能评价，通过B超、CT、MRI、DSA等影像学检查手段确定详尽了解脏器解剖情况，确定切取范围。

3. 器官保存液　按器官保存液的组成成分，可分为细胞外液型、仿细胞内液型和非细胞内液非细胞外液型3种，其中以仿细胞内液型器官保存液应用最为广泛，并获得肯定的组织保存效果。

细胞外液型保存液主要包括Hartmann液（乳酸林格液加白蛋白）和Celsior液等，因其长时间保存脏器可引起保存器官的细胞肿胀和损害，故仅用于最初灌注而不用于器官保存。

1969年，Collins发明应用仿细胞内液型溶液进行脏器冷灌注以来，国际上运用细胞内液型溶液原理研制了多种保存液，较为通用的有Collins液、Eurocollins液、SacksⅡ液、Ross液和我国武汉的WMO-1号液、上海的HC-A液。临床实践证明，上述液体有一定的脏器特异性，对小肠、肝脏的保存时间远不及肾脏那样长。1988年，美国Wisconsin大学的Belzer发明了一种新的细胞内液型保存液，取名为UW液，以其保存胰腺、肾脏可达72小时，肝脏可达24小时，小肠可延至10小时。但该液价格较贵，需要进口，为节省用量也可先用4℃含肝素的乳酸钠林格液进行血管床灌洗，待静脉流出液清亮后改用UW液预充并保存。

近年研究认识到，只要细胞外液型保存液中含有非渗透物质就能避免细胞肿胀的发生，且此型器官保存液比较适宜保存大容积器官，如肝脏，可以避免使用细胞内液型保存液时血钾过高带来的副作用。HTK液是近10年研制的非细胞内液非细胞外液型保存液，其使用组氨酸和其他两种代谢物组成强大的缓冲体系，降低了K^+浓度，黏滞度大大减低，可以常温运输，对肝脏、胰腺可保存24小时以内。

（四）免疫抑制治疗

20世纪80年代中期，以环孢素A为代表的新一代免疫抑制剂的发现和临床应用从本质上改变了排斥反应难以控制的局面，不仅使移植术后排斥反应控制率成倍增长，而且使以前难以完成的脏器移植成功。环孢素A被誉为器官移植发展的里程碑。

1. 免疫抑制基本药物

（1）肾上腺皮质激素：该类激素是临床上最为常用的免疫抑制剂，使用量为超生理剂量，与其他免疫抑制剂，如CsA、Aza等联合应用可有更显著的预防排异反应效果。在逆转排斥反应时，应用大剂量皮质激素进行冲击治疗仍为首选的治疗方案。皮质类固醇品种很多，包括强的松（Prednisone，Pred）、强的松龙（Prednisolone）、甲基强的松龙（Methylprednisolone，MP）和氢化可的松（Hydrocortisone），其中以MP应用最为广泛。

（2）增殖抑制药物（Proliferation Inhibitor）：硫唑嘌呤（Azathioprine，Aza，Imuran）是最早应用于器官移植的免疫抑制药物，在化学结构上其以甲基咪唑取代了6-巯基嘌呤的氢原子和硫原子，是6-巯基嘌呤的衍生物。Aza的主要作用是阻滞S晚期和G_2早期的细胞繁殖，减低细胞增殖速率，其抑制细胞免疫比抑制体液免疫作用强，作用时间仅在免疫应答早期（感应阶段），过早、过晚都不能很好发挥作用。环磷酰胺（Cyclophosphamide，Cys，Endoxan）是在烷化剂抗肿瘤药中发现的，是直至目前研究较多的具有免疫抑制作用的药物，作用于细胞分裂周期的G_2期，对分裂速度快的细胞作用较强。

霉酚酸酯（Mycophenolate Mofetil，MMF）/骁悉（Cellcept）：可能是容许应用于临床器官移植的最新免疫抑制剂，在1995年以后才获得美英的应用许可证。MMF是霉酚酸的衍生物，能通过可逆性抑制次黄嘌呤单核苷酸脱氢酶达到抑制免疫活性细胞增殖的目的。实验及临床研究证明，其可替代Aza与CsA联合应用预防排斥反应发生，对各种类型排斥反应均有较好治疗效果，主要副作用为轻度的胃肠道反应。

(3)钙神经素抑制剂(Calcineurin Inhibitor):环孢素A(Cyclosporine A,CsA)是一种11肽的环状化合物,从多孢木霉菌和柱孢霉菌这两种真菌中偶然发现,动物实验和临床应用均证明其可以延长移植物在体存活时间。CsA的免疫抑制作用是通过抑制淋巴细胞功能实现的。实验证明,CsA能明显抑制同种异型细胞激活的T_C细胞增殖和杀伤靶细胞功能,而相同剂量时对T_S细胞抑制作用较弱。应用T_H克隆和T_C克隆进行研究证实,CsA除能抑制T_C克隆增殖外,也可直接抑制T_H克隆增殖。CsA对B细胞的抑制作用可能是通过直接和间接两种方式产生的,有资料表明CsA对非胸腺依赖性抗原(TI)抗体形成的抑制作用亦有不同,对TI-Ⅱ型抗原反应的B细胞有直接抑制作用,但对TI-Ⅰ型抗原反应的B细胞没有作用。

他克莫司(Tacrolimus,Prograf,FK-506)是从土壤真菌中分离出的大环内酯类抗生素,与CsA相似亦可结合或抑制细胞浆内的钙调素相关蛋白、IL-2和其他淋巴因子的合成。体外研究表明,FK-506能明显抑制MLR、T_C细胞及IL-2R在T细胞的表达,其也可对B细胞产生抑制作用。FK-506的这些抑制效力较CsA强10倍以上。动物实验研究证实,FK-506能明显延长异体移植物的存活时间,可逆转一些难治性排斥反应。

(4)雷帕霉素靶点抑制剂(Target of Rapamycin Inhibitor):雷帕霉素是1957年在Rapa Nui岛发现的,它的名字也由此岛名而来。最初是作为一种大环内酯类抗生素被发现的,但后来有人注意到它具有抗增殖的能力,尤其是对于淋巴细胞。这类药物与FKBP12结合形成复合物,抑制哺乳动物雷帕霉素靶点(mTOR),从而抑制细胞因子与T细胞受体结合后的信号传导,引起细胞周期阻滞,包括西罗莫司(Sirolimus)和依维莫司(Everolimus)两种药物。

(5)生物制剂:主要包括一些多克隆抗体和单克隆抗体,具有较强的免疫抑制作用。

Lymphoglobuline(抗淋巴细胞球蛋白,antilymphocyte globulin)和Thymoglobuline(抗胸腺细胞球蛋白,anti-thymocyte globulin)是临床常用的具有免疫抑制作用的多克隆抗体,可以直接作用于淋巴细胞,产生细胞毒作用,造成被攻击的淋巴细胞溶解。但由于其副作用较多,目前很少用于诱导治疗,多在排斥反应的挽救治疗中应用。

应用于临床治疗的单克隆抗体主要针对CD3、CD25和CD52这3个细胞表面分子。Muromonab(OKT3)是抗人淋巴细胞表面CD3分子的单克隆抗体,CD3分子是T细胞表面的标记性分子,与T细胞受体(TCR)组成TCR-CD3复合体,在抗原识别和免疫信号传导过程中具有重要作用。Muromonab作用特异性较强,可与糖皮质激素合用推迟CsA的应用时间,可逆转耐激素的难治性排斥反应。达利珠单抗/赛尼哌(Daclizumab,Zenapax)和巴利昔单抗/舒莱(Basiliximab,Simulect)是抗CD25,即IL-2Rα分子的人源化或嵌合型单克隆抗体,目前已商业化并应用于临床。IL-2分子在移植免疫应答反应中具有重要作用,而IL-2R仅在激活的T细胞表面表达,因此抗CD25单抗作用具有一定的选择性。抗CD25单抗则可阻止IL-2R与IL-2的结合,使T细胞不能由G_1期进入S期,从而阻断T细胞的完全活化和克隆增殖,防止排斥反应的发生。但由于排斥反应第三信号信使的多途径性,抗CD25单抗理论上只能用于排斥反应的预防,对已经活化的淋巴细胞所引起的急性排斥反应无逆转效应。阿仑单抗/坎帕斯(Alemtuzumab,Campath-1H)为抗CD52单克隆抗体,可与表面携带CD52抗原的细胞相结合从而启动细胞破坏过程,抑制排斥反应的发生,近年来临床应用报道越来越多。另外,CTLA4-Ig、抗CD4单抗、抗ICAM-1分子单抗等也在逐步进入临床应用阶段。

2. 免疫抑制治疗的基本原则　理想的免疫抑制治疗应该保证移植物既不受到排斥,又能使受体的免疫功能较小被影响,同时药物对受体的副作用也尽量少。免疫抑制治疗的最终目的应该是达到受体对移植器官的免疫耐受状态,即患者不服药、不排斥、不感染。完全耐受在临床上是很难实现的,但也不乏看到有些患者在移植多年以后不再服用或很少服用免疫抑制药物,其移植器官与受体达到免疫嵌合状态或免疫豁免状态,产生所谓临床耐受或几乎耐受。

免疫抑制治疗可分为诱导治疗、维持治疗和挽救治疗不同内容,并因移植脏器不同使用药物种类、计量、时间不尽一致。由于个体差异，对药物的吸收和耐受程度、反应程度不同，免疫抑制药物治疗要制定个体化方案。联合用药是免疫抑制治疗的基本原则，通过联合用药减少单一药物剂量，增加免疫移植效果，减轻毒副作用。目前，在免疫抑治疗诱导阶段多采用以 CsA 或 FK-506 的二联方案为主体，使用三联或四联方案进行诱导阶段免疫抑制治疗。诱导阶段用药多、剂量大，以后逐渐减量并减少用药品种，在维持阶段一般采用二联或三联用药。发生急性排斥反应时，可应用大剂量糖皮质激素进行冲击治疗，增加 CsA 或 FK-506 剂量以提高药物血药浓度，使用 RAPA 类制剂更替免疫抑制基本药物或使用 ALG、ATG 或单克隆抗体等生物制剂。对于慢性排斥反应目前尚无有效的控制药物，增加移植器官血供，减少急性排斥反应发生，可能减少慢性排斥的发生。

（五）移植术后并发症

1. 外科并发症　移植外科手术并发症主要包括术区出血、血管并发症、吻合管道并发症和移植物无功能（primary nonfunction，PNF），根据移植脏器不同而各有特点，严重时会导致移植失败。PNF 的发生原因可归结为移植物本身病变、手术技术失误（包括移植物获取及保存过程的缺血性损伤、血管吻合技术不良等）、受体体内大量供体特异性预存抗体造成超急性排异等，其中移植物热缺血损伤引起的 PNF 最为常见。PNF 病理表现为移植器官组织缺血征象，近年研究发现，除细胞变性、坏死外，细胞凋亡也是缺血性损伤的重要病理特征。临床表现主要为血液再通后脏器功能不良，如肾移植时无尿、肝移植时无胆汁流出、心脏移植后移植心不能复跳等。

2. 移植免疫反应　是同种异体器官移植术后最为常见的并发症，也是在 20 世纪 80 年代以前影响器官移植成功的最主要因素。移植免疫反应可有不同的强度和不同的攻击方向，移植物源细胞提供大量的异体抗原引起的宿主细胞对移植物攻击称为排斥反应（graft rejection，GR）或宿主抗移植物病（host versus graft disease，HVGD），如果移植大量移植物源免疫活性细胞也可造成移植物淋巴细胞对受体组织进行攻击，如骨髓移植和小肠移植，称为移植物抗宿主病（graft versus host disease，GVHD）。

（1）排斥反应

1）超急性排斥反应：指在移植物血运恢复几分钟到数小时，由于 ABO 血型不合或受体体内含有大量针对移植抗原的预存抗体（异种移植）而发生的不可逆性体液排斥反应。在手术台上发生者表现为移植物色泽迅速暗红青紫、质地变软、失去充实的饱满感，同时功能完全丧失，在移植术后发生者表现为移植区剧烈疼痛、寒战、高热和移植物功能完全丧失，目前对其尚无有效治疗措施，只有重视术前配型才能防止其发生。

2）加速性排斥反应：表现为术后 3～5 天发生的剧烈排斥反应，病程进展迅速伴有移植物功能的快速丧失，组织学改变以小血管炎症和纤维素样坏死为主要病变，临床表现为移植物功能恢复后突然出现体温升高、移植物肿胀、移植区压痛和移植物功能崩溃。此型排斥反应多发于反复输血、多次妊娠、长期血透和再次移植的患者，一般认为是由于受体体内预存对供者 HLA 或血管内皮的低浓度、难以检出的抗体，而引发的难以逆转的急性体液排斥反应。据报道使用大剂量的免疫抑制剂冲击、单克隆抗体治疗、血浆置换和/或抗凝治疗可使一半的加速排斥反应得以逆转。

3）急性排斥反应：最为常见的一种排斥反应类型，40%～85%的患者发生于移植术后最初几周，是供体特异性移植抗原致敏的以细胞免疫为主的迟发性变态反应，及早诊断、积极治疗，将有 90%的急性排斥反应可被控制、逆转。急性排斥反应的病理特点为跳跃性组织受损表现，细胞浸润分为间质型和血管型两种不同形式，临床表现为在术后 1 周至 3 个月内出现不明原因的发热、乏力、食欲不振、烦躁不安等全身症状和移植物肿大、疼痛等局部症状，同时伴有不同程度的移植物功能下降，移植物组织穿刺活检可有助于确立排斥反应诊断。在治疗上，大多推荐使用 MP 协同 CsA 或 FK-506 静脉冲击治疗，MP 剂量为 500mg，每日 1 次，如无效可再加用抗淋巴细胞制剂，如 ALG、ATG 或 OKT_3 等，进行挽救性治疗，疗程 5～15 天。

4）慢性排斥反应：是一种病程进展缓慢、多呈隐匿经过、移植物功能逐渐减退的排斥反应，多发生于移植术后6～12个月，特别是1年以后，是当前影响移植物长期存活的主要原因，也是器官移植亟待解决的重要问题。此型排斥反应是抗供体特异性循环抗体使移植物血管内皮细胞损伤、免疫球蛋白和补体在毛细血管沉积、血管平滑肌增生呈洋葱皮样变，这种以体液免疫过程为主的排斥反应最终导致移植物慢性缺血，出现移植物纤维化、体积缩小和功能丧失。一般临床症状并无特异，既可有急性排斥反应经历，也可直接出现渐进性移植物功能衰退，目前尚无有效的预防和治疗方法，术后长期服用小剂量抗凝和活血化瘀药物可能有一定的预防作用。

(2)移植物抗宿主病

1)急性移植物抗宿主病：早期急性型GVHD多发生于骨髓移植后3～4周，其靶器官可累及皮肤、肺、肠道、肝，出现移植物源淋巴细胞浸润，被侵组织变性甚至坏死，组织结构崩解，也可见于周身其他组织、脏器，其发生率和严重程度不同，小肠移植后的GVHD只在动物实验中被确认，临床报道极少。严重的急性GVHD可引起间质性肺炎、广泛的肠黏膜剥脱，可诱发致死性的深部真菌感染。在治疗上虽可应用激素、抗淋巴细胞制剂等药物进行治疗，但理想的治疗方法仍未解决。

2)慢性移植物抗宿主病：慢性GVHD通常发生在骨髓移植3个月以后，可由急性型迁延形成(延续型)，也可历经急性GVHD好转一段时间后发生(再发型)，或者直接在移植3个月后出现慢性GVHD(突发型)。许多患者在某些发热性疾病或接受日光辐射后发生，临床表现为硬皮病样皮肤疾患、慢性肝病、干燥综合征和骨骼肌肉疾患。限局性GVHD多呈自限性，一般无需特殊治疗，而广泛性GVHD则具有较高致死率，治疗效果不理想。

3. 多源性感染　任何一种器官移植方案都有复杂的细菌、霉菌和病毒感染的可能，这与接受移植者营养状态极差、使用免疫抑制剂造成机体免疫功能低下及内源性感染不无关系。

(1)细菌感染：大多数细菌来自于尿道、静脉输液导管、伤口、呼吸机械性通气造成的细菌侵入，也可来自于腹腔内感染，或肠源性、胆源性等内源性感染。细菌感染可表现为切口感染、支气管肺炎、肠炎、泌尿系感染、腹腔脓肿或脓胸等，严重时感染呈全身蔓延趋势，出现脓毒败血症，危及受体生命。大剂量的免疫抑制治疗造成机体免疫功能低下，使其感染极难控制，因此适时使用抗生素预防感染，注意患者术后隔离是极为重要的。

(2)真菌感染：多与使用广谱抗生素有关，器官移植术后真菌感染发病率介于5%～40%。白色念珠菌是最为常见的霉菌，存在于正常人的口腔、上呼吸道、肠道、阴道黏膜表面。当机体抵抗力低下时可侵入皮肤、黏膜而致病，少数经血行播散形成全身性感染，造成重要脏器功能损害。临床常见的真菌感染包括皮肤念珠菌病、鹅口疮、食管炎、阴道炎、支气管炎及肺炎、肠炎、心内膜炎等。对可疑者可预防性投药，口服或静脉使用氟康唑(Fluconazole)或两性霉素B是有效的治疗药物。

(3)病毒感染：是器官移植后常见的并发症之一，其可为原发性感染或由于潜在感染灶再燃，被认为是免疫抑制治疗过度的重要标志。巨细胞病毒(cytomegalovirus，CMV)、埃-巴病毒(epstein-barr virus，E-BV)、单纯疱疹病毒(herpes simplex virus，HSV)以及B型肝炎病毒(hepatitis B virus，HBV)、C型肝炎病毒(hepatitis C virus，HCV)、造成AIDS的人类免疫缺陷病毒(human immunodeficiency virus，HIV)等感染，特别在我国肝炎病毒的复燃应得到充分的重视。使用法昔洛韦(Famciclovir)、更昔洛韦(Ganciclovir)、阿昔洛韦(Acyclovir)或免疫球蛋白作为预防性用药，更昔洛韦的治疗剂量为每次5mg/kg，每日2次，静脉注射2～3周，应注意肾损害。该类药重要的副作用是由于对骨髓的毒性而导致中性粒细胞减少，但停药后可以恢复。

(4)假膜性肠炎：是由于移植术后大量使用广谱抗生素造成的急性肠道炎症。在应用大剂量广谱抗生素时，肠道内正常存在的一些大肠菌被抑制，而金黄色葡萄球菌大量繁殖并产生外毒素，或一些难以被普通抗生素所抑制的难辨梭状芽孢杆菌等正常肠道细菌比例增多产生毒素，出现发热、腹胀、大量腹泻，粪便呈海水样或蛋黄汤样。大便常规检查如发现球杆菌比例倒置基本可明确诊断。该并发症一经诊断必须立即予以处理，停用正在使用的抗生素，改用红霉素、万古霉素或灭滴灵等，必要时可用正常人粪便混悬液保留灌肠。该病预后极为不良，在临床移植中应尽量避免其发生。

4. 淋巴细胞增殖症和恶性肿瘤　淋巴细胞增殖病是器官移植的远期并发症，与EBV感染有明显关系，此病毒可侵染受体的B淋巴细胞，使其DNA发生突变，诱导B淋巴细胞增殖，经过再活化、多克隆增殖，从而形成在形态学上可以确认的B细胞单克隆淋巴瘤或淋巴细胞增生。因此，淋巴细胞增殖病是慢性病毒感染合并选择性T淋巴细胞抑制的共同结果，大剂量使用OKT_3单克隆抗体等强力免疫抑制剂是造成T淋巴细胞受抑的主要原因。在移植受体中，淋巴细胞增殖病的发生率较未接受移植者的发生率高近50倍，在移植受体肿瘤中可占14%。有研究证实，使用CsA和FK-506，淋巴细胞增殖病具有同样的发病率。在治疗上使用抗病毒药物阻止E-BV的DNA复制可在一定程度上预防淋巴细胞增殖病的发生。

接受移植受体的免疫抑制状态为恶性肿瘤的发生和发展提供了有利条件。有资料证实，在肾移植受体中恶性肿瘤的发生率明显高于普通人群，且随着接受移植时间的延长肿瘤发生率逐年升高。在与移植相关恶性肿瘤中，黑色素瘤、Kaposi瘤、皮肤癌、唇癌和妇产科肿瘤最为常见，而老年常见实体瘤，如肺癌、结直肠癌、乳腺癌等所见不多。

（六）中医学在器官移植中的应用

器官移植的成功为众多终末期器官功能衰竭的患者带来了生存的希望，但昂贵医药费用却给社会和家庭带来沉重的经济负担，不仅如此，现有西药对急性排斥反应抑制、缺血再灌注损伤控制和移植物慢性功能丧失的治疗和预防效果尚不能令人满意，一些药物的毒副作用尚无法控制。面对器官移植的这些难题，我国的医学工作者从开始进行器官移植研究工作时就不断尝试在该领域应用祖国医学这一宝库，并在这一领域取得了可喜的成绩，在移植物保存、抗排斥反应等诸多方面进行了有益的尝试，有些研究结果已应用于临床治疗中。

1. 开发具有免疫调节作用的中药　20世纪80年代初，我国学者开创性地把中药应用于抗排斥反应，并取得了一定的成就。近年来，随着中药基础性研究的深入发展，应用中药复方和天然植物提取物控制排斥反应的基础研究有了一定的进展，目前具有肯定效果的抗排斥中药主要有雷公藤及其提取物、冬虫夏草（包括人工培养冬虫夏草菌丝）。另外，一些实验研究也证实青藤碱、粉防己碱等单药及银杏、黄杞叶提取物，以及活血化瘀、清热解毒、安胎养血方剂具有一定的抗排斥反应功能。

雷公藤为卫矛科植物，研究表明雷公藤总苷可明显抑制异型小鼠脾细胞诱导的迟发型超敏反应，抑制混合淋巴细胞反应，以及抑制杀伤性T淋巴细胞杀伤靶细胞活性。进一步研究表明，雷公藤对细胞免疫、体液免疫均有抑制作用，使用雷公藤煎液皮下注射的小鼠脾细胞IL-2分子表达水平明显降低。雷公藤也能明显激活T抑制细胞，进一步使T淋巴细胞功能受抑制。通过中药雷公藤多苷在移植中应用的研究，证实其具有良好的免疫抑制作用，能延长动物器官移植物的存活时间，将雷公藤多苷应用于肾移植术后患者也取得了满意的疗效。雷公藤及其提取物联合CsA等免疫抑制剂可抑制排斥反应发生已经成为不争的事实。

冬虫夏草曾被认为是免疫促进剂，然而近来有实验证明人工培养冬虫夏草菌丝（亚香棒虫草）水煎剂对人淋巴细胞转化具有抑制作用，对人T淋巴细胞亦有高强度抑制，推测虫草类药对免疫的影响可因品种、产地、药用部分、提取方法及机体的免疫状态不同而不同。天然虫草及人工培养冬虫夏草菌丝既有免疫促进，又有抑制抗体形成细胞作用的双向性。在器官移植相关实验中，人工培养虫草苗丝制剂对家兔同种皮肤移植排斥反应具有抑制作用，菌丝能延长皮片存活时间、延迟排斥反应发生时间。同样，人工培养冬虫夏草菌丝能延迟大鼠肾脏移植排斥反应发生时间，人工虫草水煎液能显著延长小鼠耳后全心移植的存活期。

2. 筛选高效低毒改善缺血再灌注损伤的中药　随着器官移植工作的逐步开展，器官的保存技术越发受到重视。器官保存中制备和再灌注损伤是导致保存器官组织损伤的重要原因。为减轻缺血再灌注损伤，目前多采用抗氧化剂治疗，但由于其制剂多为生物制剂或化学制剂，存在着不同程度的免疫反应或毒性作用。近年来研究发现，许多中药对器官保存中组织缺血再灌注损伤有较好的保护作用，我国学者在从中药中筛选高效低毒的药物减轻缺血再灌注损伤方面取得了可喜的成绩。

药理实验证实，丹参酮Ⅰ、丹参酮Ⅱ、双氢丹参酮Ⅰ等能抑制胶原诱导的血小板聚集，丹参的酚类成分如丹酚酸A、丹酚酸B等能有效地清除超氧阴离子，抑制缺血脏器微粒体的脂质过氧化，对氧自由基引起的移植器官缺血-再灌注损伤有保护作用。有研究表明，采用大鼠肝脏离体非循环灌注模型，观察乳酸林格液中加入不同剂量丹参后保存大鼠肝脏12小时的效果，丹参组中肝组织三磷酸腺苷(ATP)含量及分泌胆汁量明显高于对照组，且与丹参剂量呈正相关，证实丹参在肝脏的保存中具有抗氧自由基的作用，可减轻大鼠肝细胞损伤程度，并能改善肝脏微循环。在心脏灌洗液、保存液、灌注液中加入丹参，采用单纯浸泡保存法，保存鼠心12小时，证实丹参使低温保存12小时的供心恢复良好的收缩、舒张功能，增加冠脉流量，减轻心肌组织水肿，减少心肌细胞酶的释放。采用猪自体节段性小肠移植模型，在器官保存液中加入丹参注射液保存供肠，从组织学、肠黏膜能量物质代谢及钠-钾-ATP酶和肠黏膜双糖酶活性等方面均证实丹参能有效保护低温保存小肠。

另外，这些改善缺血-再灌注损伤的药物也包括川芎、黄芪、防己等药物。在改良的心脏保存液中添加川芎嗪，简单冷保存离体大鼠心脏6小时，观察川芎嗪对心脏的保存效果，发现川芎嗪能提高保存后心脏的心功能和冠脉流量，降低心肌含水量，减少心肌细胞乳酸脱氢酶和心肌激酶的漏出，提高心肌细胞超氧化物歧化酶活性并降低过氧化脂质的含量。含黄芪皂苷的改良的心脏保存液简单冷保存离体大鼠心脏6小时后，对离体鼠心脏模型再灌注30分钟，含黄芪皂苷组保存心脏的心功能和冠脉流量明显好于对照组，心肌含水量显著降低，心肌细胞乳酸脱氢酶和肌酸激酶的漏出量显著减少，心肌细胞超氧化物歧化酶活性显著增高，而过氧化脂质含量明显降低。采用小鼠耳后心脏移植模型，研究经菟丝子有效成分(EOA-1)低温保存一定时间后乳鼠心脏移植后的存活情况，乳鼠心脏同系移植和异系移植的存活率提高，平均存活天数延长。将粉防己碱加入到保存液中进行小鼠心脏灌注，测定保存前后的心功能及心肌含水量，观察其对心脏保存的作用，证实粉防己碱可以显著提高保存后心脏的收缩和舒张功能，提高保存效果。

综上可以看出，随着器官移植的广泛开展及中药的进一步开发，在现有保存液中添加适量中药成分必将成为我国医学移植领域中的一大特色和优势。

3. 应用中医辨证施治原则改善移植后患者一般状态　中医药是我国特有的医学瑰宝，中药往往具有双向性的调节作用，其化学实体是活性物质群，作用于多靶点，呈现多效性是其重要的作用特点。器官移植术后患者基本状态是由多种病理因素导致的复杂过程，影响因素很多，单纯针对某一环节治疗往往难以奏效，利用中药特有的优势有望找到合理的解决方案。在临床实践中，利用中医辨证施治原则对肝移植患者予以清湿利胆中药加速移植肝脏胆汁分泌、对肠移植患者予以理气化瘀中药协调移植小肠蠕动状态都对移植受体早期康复起到积极的作用。

二、肾移植

肾移植是目前应用最为广泛、移植效果最为乐观的实体脏器移植，与血液透析相结合已成为治疗终末期肾病的理想方法，1年人/肾存活率都达到95%。

(一)适应证与禁忌证

1. 适应证　肾移植的适应证是因各种原因造成的终末期不可逆性肾衰竭，其原发病包括：

(1)特发性及感染后新月体肾炎、膜性肾炎、系膜毛细血管性肾小球肾炎、抗肾小球基底膜性肾炎、过敏性紫癜性肾小球肾炎、局灶性肾小球硬化病和IgA肾病在内的各种类型的肾小球肾炎。

(2)逆行感染造成的慢性肾盂肾炎。

(3)双侧多囊肾、肾髓质囊性变和遗传性肾炎等遗传性疾病。

(4)先天肾发育不全、马蹄肾等先天性疾病。

(5)糖尿病性肾病、草酸血症性肾病、胱氨酸过多症、痛风性肾病、肾淀粉样变等代谢性疾病。

(6)肾胚胎肿瘤、肾细胞癌和骨髓瘤等肿瘤性疾患。

(7)系统性红斑狼疮、血管炎、进行性系统硬化病等周身自身免疫性疾病和滥用止痛药物、鸦片类制剂及重金属中毒等中毒性疾病造成的肾衰竭。

(8)尿路梗阻性疾病、溶血性尿毒症综合征、急性不可逆性肾衰竭和严重的肾外伤。

2. 禁忌证

(1)全身散在性恶性肿瘤。

(2)顽固性心、肺功能衰竭。

(3)凝血机能异常。

(4)严重的血管病变。

(5)全身严重感染,活动性结核病灶。

3. 手术时机　在肾移植早期阶段,多主张在肾衰竭终末期进行以抢救生命为目的的肾移植,但由于患者病情危重其治疗效果极差。现认为,尿素氮持续在 35.7mmol/L,血肌酐 707～884μmol/L,肌酐清除率低于 5～10ml/分钟,即可作为肾移植候选者准备接受移植的条件。

(二)手术操作

和其他脏器移植一样,肾移植手术也包括移植物获取、修剪和植入三步操作。就基本步骤来讲,肾移植已成为固定术式的移植手术。

1. 供体手术　根据供肾的来源不同,供体手术可分为活体献肾获取、脑死亡尸体供肾获取和无心跳尸体供肾获取。无心跳尸体供肾获取可采取原位灌注 4℃器官保存液使供肾冷却、冲洗过滤血细胞,也可采用离体灌注方法,由于肾脏对热缺血的耐受力较强,原位灌注增加不少操作和设备,因此在不做多脏器联合切取时单独取肾采用离体灌注方法,但一般要求在 10 分钟内完成取肾全过程。

双肾分别切取法:皮肤消毒后,取腹部大十字切口入腹。切开降结肠外侧后腹膜及脾结肠韧带,将结肠及内脏向内下推移,充分游离左肾,分离肾动、静脉分别至腹主动脉和下腔静脉,钳夹离断肾血管,于髂血管水平离断输尿管,离体肾立即放入 0～4℃保存液中并行动脉灌注。右肾以同样方法获取。

双肾同时切取术:先游离左肾,使输尿管游离至髂血管水平后切断,近端蚊式钳钳夹标记。再游离右肾,同样离断输尿管。在肠系膜根部,腹主动脉和下腔静脉前打通左、右腹膜后腔,经此通道将左肾移送至右侧,游离腹主动脉和下腔静脉、离断,使肾脏离体,立即放入 0～4℃保存液中并行动脉灌注。

为减少供体器官的浪费,尽量缩短移植物热缺血时间,绝大多数移植中心采取在体原位灌注、腹腔脏器整块切取的方法获取移植物,然后再经台下分离、修剪得到肾脏。

快速切取尸体供肾的过程比较粗糙,需经修剪和再灌注才能植入体内。修肾应该在含有冰屑的保存液中进行,去除肾脏周围脂肪,修理、检查动脉、静脉和输尿管,结扎撕断的小血管,防治管道的骨骼化,修剪后要再用保存液进行血管冲洗,检查有无小血管漏血。

2. 受体手术　肾移植的植入部位经历了长期的探索,肾窝原位移植、髂窝移植和腹膜后下腰部移植都有其各自优点。现右侧髂窝移植已成为肾移植的首选位置。以髂窝作为植入部位时,手术宜选取同侧下腹部弧形切口,翻转腹膜后将腹膜及内脏向内侧推移,仔细显露髂血管,充分游离髂外静脉和髂内动脉,将膀胱侧壁亦稍施游离以便输尿管吻合。将供肾自冷保存液中取出,按先静脉后动脉的吻合次序,分别完成肾静脉与髂外静脉的端侧吻合、肾动脉与髂内动脉的对端吻合建立供肾血供。开放血流后,立即快速静脉输入速尿 100mg、20%甘露醇 250ml、白蛋白 10g,见到尿液缓慢自输尿管流出后,完成输尿管膀胱吻合重建尿路。

(三)免疫抑制治疗

免疫抑制治疗是同种异体肾移植成功的关键步骤。一般用药原则为:药物联合使用,逐渐减少药量,长期低量维持。国内常用的用药方案为 CsA 或 FK-506＋Aza 或 MMP＋MP 三联用药。随着免疫抑制剂的进一步发展,大量新型免疫抑制药物的出现,绝大多数移植中心使用 CsA 的新型口服制剂新山地明(Neoral)替代传统的 CsA 以获得更为稳定的血药浓度,也有些单位尝试中药制剂雷公藤或冬虫夏草替代 Aza 进行免疫抑制治疗。

(四)排斥反应的诊断与逆转

截止目前,排斥反应仍是移植肾丧失功能的主要原因,对肾移植排斥反应进行明确的早期诊断、积极的有效治疗是肾移植成功的关键环节。出现下列情况应考虑出现排斥反应可能:

1. 排斥反应的诊断

(1)术后出现低热、乏力、食欲下降,植肾区肿胀、压痛,尿少、血尿等表现。

(2)移植肾功能监测发现尿素氮、血肌酐突然增高,肌酐清除率下降。

(3)移植肾组织穿刺活检(fine needle aspiration biopsy,FNAB)证实移植肾有大量淋巴细胞浸润,特别经组织免疫染色提示为CD8+细胞浸润。

(4)受体外周血T细胞亚群CD4∶CD8比例倒置,各种抗体、补体、细胞因子表达增高。

(5)移植肾影像学检查结果异常。

(6)免疫抑制剂血药浓度低下。

2. 逆转和挽救　排斥反应一经诊断应立即采取措施进行治疗。逆转和挽救方案包括:

(1)使用大剂量皮质类固醇激素冲击治疗:这是逆转肾移植排斥反应方案中使用最多、效果可靠的方法。MP为首选的一线用药,建议剂量为0.5g/d×3,严重者或再排斥病例需加大总药量至(0.5～1.0)g/d×6,逆转率可达80%。另外,也有报道表明使用氢化可的松琥珀酸钠(HCS)(1.5～3.0)g/d×3,或地塞米松(DXM)(60～100)mg/d×3均有可喜的逆转率。

(2)应用抗淋巴细胞制剂进行挽救性治疗:应用抗淋巴细胞制剂对激素对抗型排斥反应进行挽救性治疗,排斥反应逆转率可达90%,此为逆转排斥反应的二线药物,包括多克隆抗体抗淋巴细胞球蛋白(ALG)、抗胸腺细胞球蛋白(ATG)和单克隆抗体OKT_3等。其用药方法均为1∶1000浓度皮试阴性后5～10mg/d,10～14天为1疗程,应用中要密切注意过敏反应的发生。

3. 使用FK-506替代CsA,或使用RAPA替代FK-506或CsA。

(五)肾移植后少尿或无尿

接受肾移植移植受体尿量若<30ml/h,不仅只需考虑全身血容量不足,还要注意是否存在其他少尿或无尿因素。输尿管扭曲、受压或输尿管-膀胱吻合口水肿狭窄造成的肾后性梗阻、输尿管-膀胱吻合口瘘造成的尿液外漏、移植肾的血管栓塞、肾小管坏死后移植肾被排斥,都可能造成肾移植后的少尿或无尿。B超检查、排泄性尿路造影、放射性核素肾图、彩色多普勒血流显像及肾组织穿刺活检均有助于少尿或无尿的鉴别诊断。

三、肝移植

肝脏急性或慢性疾病发展到终末阶段,常规的治疗均不奏效,应该考虑实施肝移植。除肾移植外,肝移植是目前最为急需的脏器移植,1983年肝移植被美国国家卫生研究机构正式批准为治疗终末期肝病的一种方法。截止目前,全球接受各种类型肝移植手术的患者超过20万人次,最长存活时间在35年以上,1年移植物/受体存活率均在90%以上。我国肝移植起步较晚,近20年来快速发展,大陆、香港、台湾地区的肝移植手术及围手术期治疗已达到世界水平。

(一)适应证与禁忌证

1. 适应证

【儿童肝移植】

(1)先天性胆道闭锁。

(2)新生儿肝炎。

(3)先天性肝纤维化。

(4)肝脏畸形(Alagille病)。

(5)肝内胆汁郁积症(Byler病)。

(6)遗传性肝代谢障碍:肝豆状核变性(Wilson病)、α_1抗胰蛋白酶缺乏症、糖原贮积症、神经髓鞘磷脂贮积症(Niemann-Pick病)、酪氨酸血症、家族性高脂蛋白血症、苯丙酮酸尿症、尿素循环酶缺乏症、新生儿非溶血性黄疸(Crigler-Najjar病Ⅰ型)、遗传性草酸盐沉积症、血友病等。

【成人肝移植】

(1)自身免疫性疾病:原发性硬化性胆管炎、自身免疫性活动性肝炎。

(2)终末期肝硬化:原发性胆汁性肝硬化、继发性胆汁性肝硬化、慢性肝炎后肝硬化、酒精性肝硬化、原因不明的肝硬化。

(3)肝静脉栓塞(Budd-Chiari综合征)。

(4)暴发性肝功能衰竭:急性或亚急性肝坏死、毒物或有机溶剂中毒、药物性肝炎。

(5)多发性肝内胆管囊肿(Caroli病)。

(6)慢性病毒性肝炎。

(7)肝脏新生物:原发性肝癌、肝腺瘤病。

2. 禁忌证

（1）肝移植候选者如患有危及生命的系统性疾病、存在肝脏以外无法控制的细菌性或真菌性感染、与原发病无关的严重心血管系统和呼吸系统疾病、多发性先天畸形、恶性肿瘤转移、获得性免疫缺陷病毒（HIV）感染、吸毒及嗜酒者，均为肝移植的绝对禁忌证。

（2）年龄＜1岁（或体重低于7～8kg）、年龄超过60岁的患者，一般认为移植效果较差，视为肝移植的相对禁忌证。另外，如患者存在严重乙肝病毒复制、门静脉血栓形成、非肝源性肾脏疾病、肝内细菌感染或胆源性败血症、肺动脉右向左分流引起的严重低氧血症、严重精神性疾病及既往大范围的肝胆手术史等都列为肝移植相对禁忌证。

（3）终末期肝病通常伴随心血管、神经、肺和肾脏并发症。对于肝功能衰竭并伴有多脏器晚期并发症者，虽然肝性脑病、肝肺综合征、肝肾综合征可以通过肝移植改善现有症状，但单独肝移植一般效果并不理想，应行联合器官移植。

3. 手术时机　选择适宜的肝移植手术时机是影响肝移植预后的重要因素。20世纪80年代肝移植取得长足进步主要表现在适宜的肝移植手术时机选择，理想的肝移植受体筛选，其作用可能超过手术技术提高和免疫抑制治疗进步的总和作用。许多肝硬化患者尚可依赖代偿的肝脏功能安全生活多年或处于相对静止状态，因此，选择肝移植的时间是一个复杂的问题，需要一支由有经验的肝病医生、移植医生和麻醉科医生组成的专业队伍进行合作。大多数学者认为，肝移植时机应该是终末期肝病患者正在因肝功能失代偿而出现危及生命的并发症，或生活质量严重下降、或即将出现不可逆性中枢神经系统损害时。

（二）手术操作

在目前常规开展的器官移植中，肝移植的受体手术操作是最为复杂的，包括病肝切除、供肝血管吻合、胆道重建几部分内容。在进行肝移植前，患者必须进行认真的术前评价，包括确定肝脏及胆道结构异常的检查（如CT扫描、血管造影和胆道影像学检查）和评估心肺、肝脏、肾脏及神经系统功能的检查（如心电图、胸部平片、呼吸功能测定、超声心动、血液系统检查和血浆及尿的生化指标），对伴有慢性脑病或有酗酒史的患者还应做精神系统检查和脑CT检查。

1. 供体手术　脑死亡供者的肝脏移植物获取多采用标准供肝切取技术完成，在术中需要气管内插管、机械通气和静脉输液、输血维持供体生命指标稳定，尚应注意机体的保温和防止感染。标准供肝切取技术多采用从胸骨剑突至耻骨联合的腹部大切口入腹，充分暴露腹腔脏器，仔细进行术中操作。术中首先显露肝胃韧带，探查胃左动脉是否由肝左动脉发出，还应注意肠系膜上动脉有无发出迷走肝右动脉。如为正常肝动脉走行，则沿途结扎、离断胃右动脉和胃十二指肠动脉，完成肝动脉系统解剖。在胰腺上缘游离并切断胆总管，应避免骨骼化剥离影响胆管壁血运，为防止胆盐在肝缺血期对胆管黏膜的损伤，避免发生胆管壁自溶，应以生理盐水充分冲洗胆道。仔细游离门静脉，如胰腺不作为移植物获取，可在其颈部离断以简化暴露门脉全长的手术操作。在离断固定肝脏的诸韧带后，经脾静脉行门脉灌洗，待肝脏温度降至满意程度，阻断动脉供血，再经腹主动脉插管灌注，离断血管使肝脏离体。

无心跳供体移植物获取技术的关键是采用原位冷灌注方法迅速降低移植物温度，使用快速整块切取法获取移植物，以尽量减少移植物热缺血时间，减轻血液复流后的再灌注损伤。手术经十字切口入腹，首先分离肠系膜上静脉并置管灌注门静脉，然后游离腹主动脉插管灌注，结束移植物热缺血。离断肝周围韧带及膈肌，进入胸腔，阻断胸主动脉、肝上下腔静脉。在保证肝脏灌注条件下行胆囊造瘘，冲洗胆道。游离十二指肠及胰头，暴露肝下下腔静脉及双肾，离断肝下下腔静脉。离断肝胃韧带，在胰腺上缘2cm处沿肝动脉走行离断胰腺，途中将总胆管、门静脉、肠系膜上动脉及脾血管分次离断，至腹主动脉带片切取，移植物完全离体。移植物置盛有保存液的容器中，总胆管插管再次灌注保存液。

获取亲属活体供肝必须以保证供体生命安全为前提、术后生活质量不受影响为原则。供体在接受手术前需进行肝功能和储备功能评价，通过B超、CT、MRI、DSA等影像学检查手段确定肝脏分区和各叶所占比例，了解肝内外胆道系统分布情况,掌握肝脏相关血管走行及有无变异,以确定供肝切取范围。大部分活体供肝采用左外叶肝脏进行移植,最近也有进行右叶肝脏移植以充分保证受体术后肝功能的报道。供体手术采用双肋缘下屋脊形切口入腹,使用悬吊式拉钩充分暴露肝脏,在解剖第一肝门后,使用术中B超确定肝中静脉走行,在不阻断血供情况下按常规肝切除方法获取部分肝脏,离体后行门脉系统、动脉系统灌注和胆道冲洗。

2. 受体手术

(1)经典原位肝移植(OLT):OLT手术包括病肝切除和新肝植入两部分手术。由于无肝期门脉和下腔静脉的钳夹关闭,造成严重血流动力学障碍,成人肝移植中常需进行从腋静脉到股静脉和门静脉的静脉-静脉转流,以维持血流动力学稳定。手术多采用上腹部屋脊形切口入腹,使用悬吊式拉钩将季肋部拉起使肝脏充分暴露,游离第一肝门,离断肝上、肝下下腔静脉,使用转流泵转流下肢及门脉血液,准备植入供肝。按照肝上下腔静脉、肝下下腔静脉、门静脉、肝动脉的次序完成移植物血管与受体血管的对端吻合,在门静脉吻合前停止静脉转流。一旦供肝血液重新建立,胆管中便有金黄色的胆汁流出,此常为手术台上用作评价肝功能的重要指标。胆管重建方式可采用供肝与受体胆管的端端吻合完成,并使T管越过吻合口以起支撑作用,也可进行胆管侧侧吻合或胆管-空肠吻合完成胆道重建。

(2)背驮式肝移植(POLT):POLT手术也包括病肝切除和新肝植入两部分,惟在病肝切除时要游离第三肝门,仔细结扎每一支肝短静脉,保护下腔静脉的完整性,于肝静脉进入腔静脉前将其离断。由于不夹闭下腔静脉,术者在无肝期的血流动力学波动要小于OLT,亦无需进行静脉-静脉转流。肝切除后,要结扎肝右静脉,仔细修剪肝中及肝左静脉,使之成为一个管腔,以与移植物肝上下腔静脉吻合,移植物的肝下下腔静脉予以结扎。POLT的其他手术操作步骤及方法与OLT相同。

(3)腔静脉成型式肝移植(COLT):COLT手术在病肝切取时不需一一结扎肝短静脉,在血管钳控制下将肝短静脉、肝静脉一并与病肝切除,这样下腔静脉将出现一三角形缺损。将移植肝的肝上下腔静脉与受体腔静脉前壁缺损吻合建立肝脏血供流出道,移植肝肝下下腔静脉予以结扎。这种手术术式在我国多个移植中心已成为常规术式,有效地减少了移植肝静脉回流不畅的发生率。

(4)其他肝移植术式

减体积肝移植(RLT):是将供肝按其自然分叶分成带血管蒂的左外叶、左叶或右叶,然后将这种缩小体积的肝脏原位植入,以避免移植肝在较小的腹腔中占据较大的空间,解决移植物和受体不匹配问题,使儿童接受体积较大的成人供肝成为可能。

劈裂式肝移植(SLT):是指将供肝一分为二,同时移植给两个受体,一肝二用以缓解移植物来源不足矛盾的手术方法。此术式的关键是在供肝修剪过程中将肝脏分割,在每侧供肝都要保存完整的肝脏管道系统,肝脏断面要妥善予以止血,供肝移植至原位。

活体部分肝移植(LRLT):指获取亲属活体肝移植物后进行移植,活体供肝不仅可减少排斥反应的发生机会,而且尚可缓解供不应求的矛盾,其移植技术与RLT相同,分为右半肝移植、左半肝移植和左外侧叶移植。

辅助性肝移植(ALT):是受体肝脏不切除或仅做部分切除,为急性肝衰竭提供紧急过度支持的一种肝移植术式,在度过急性肝功能衰竭期后通过自身肝脏的再生而康复。ALT分为辅助性原位部分肝移植(APOLT)和辅助性异位肝移植(AHLT)两种术式。由于供肝紧缺和人工肝支持系统的应用与发展,ALT术式开展并不广泛,到目前为止不足百例。

(三)免疫抑制治疗

尽管目前免疫抑制药物层出不穷,肝移植的免疫抑制诱导治疗方案仍为以CsA或FK-506为基础的多联药物方案,通常配合MP、MMF等组成三联或四联方案,在有些病例也采用抗CD25单抗进行免疫抑制诱导。

肝移植术后简化药物治疗是近来提出的一个全新的概念并部分付诸实践,但要取得更大的突破还有很长的路要走。肝移植开展早期,个体化治疗是基于"免疫监测"基础上的,人们通过研究排斥反应的发生机制、免疫抑制剂的作用原理和移植物的存活状态来指导临床治疗，这在如今同样适用。应将每一位患者的病情做一细致的量化，制定合适的标准加以分类，针对不同类别患者采取不同的治疗方案，并做出预计的疗效分析，以最少的免疫抑制药物达到受体对移植肝的接受。

(四)排斥反应的诊断与逆转

由于肝脏具有一定的免疫特性，肝移植排斥反应较其他脏器移植的移植免疫反应要显得温和，使用免疫抑制剂后肝移植患者不足 40%出现排斥反应，并且较易逆转。

肝移植的急性排斥反应是一种细胞免疫介导的免疫应答反应，多发生于移植术后的 3 个月以内，其中约 90%的患者发生在移植术后 1～2 周。急性排斥反应临床表现包括发热、精神委靡、乏力嗜睡、烦躁不安、黄疸、腹胀，以及肝区疼痛。胆汁引流减少、色淡质稀，肝功能指标异常，特别是碱性磷酸酶和 γ-GT 升高常提示发生急性排斥反应。提示早期急性排斥反应的方法，如 IL-2R 表达升高等，因多缺乏特异性而未被广泛采用。目前，超声波介导下的细针经皮肝组织穿刺病理活检(FNAB)仍被认为是诊断急性排斥反应的金指标，其主要表现为肝脏汇管区的淋巴细胞等免疫活性细胞浸润、肝小叶淤胆、门静脉及中央静脉的内皮炎，甚至出现局灶性变性、坏死。

虽然治疗肝移植排斥反应的成功率可高达 90%，但每次排斥均会给移植肝带来不同程度的损伤，多次急性排斥亦可造成严重的肝功能不全，影响肝移植的质量。因此，早期发现、有效逆转排斥反应十分重要。逆转急性排斥反应通常有冲击治疗和挽救治疗两种方法。大剂量甲基泼尼松龙(500～1000mg)为冲击治疗的首选药物，如效果不佳在以 CsA 进行免疫抑制治疗的患者可改用 FK-506，有报道认为加用霉酚酸酯对难治性排斥反应也有较好逆转效果。ALG、ATG 及 OKT3 等多克隆和单克隆抗体对于难治性排斥反应也有较好作用，一般使用剂量均为 5～10mg/d，连续使用 1 周。

(五)肝移植术后手术相关并发症

1. 腹腔内出血　接受肝移植的患者在术前通常都有凝血功能障碍，肝硬化患者的门脉高压使门-腔静脉之间侧支循环极为丰富，加之肝移植手术创面大，操作过程失血、输血多，术后早期移植肝合成凝血因子的功能尚不能完全发挥，这些因素都可导致在肝移植后出现腹腔内出血这一严重并发症。肝移植术后腹腔内出血主要来源于病肝切除时的剥离创面、供肝的膈肌边缘、部分肝移植时的肝脏断面。真正血管吻合口的漏血或吻合口破裂极为少见。

2. 胃肠道出血　肝移植术后早期胃肠道出血发生率可高达 20%以上。其常见的原因有手术创伤造成的应激性胃肠黏膜损伤，既往的食管胃底静脉曲张破裂，高酸状态下的消化性溃疡活动，胆肠吻合口的止血欠佳，严重胆道感染或肝脏活检、穿刺造成的胆道出血及大剂量使用皮质激素等。在肝移植术后，常规应用 H_2受体拮抗药物和抗酸制剂，予以二磷酸果糖提高胃肠道黏膜细胞的供氧，可预防术后胃肠道出血的发生。胃肠道出血的治疗可予以奥美拉唑 40mg/d 抑制胃壁细胞的质子泵，奥曲肽 0.1mg 每日 3～4 次抑素胃肠道分泌。药物治疗无效的消化道大出血患者，应进行纤维内镜、DSA、同位素扫描等检查，确定出血部位，据情选用内镜治疗、介入治疗或手术止血。

3. 胆道并发症　一度曾是早年肝移植术后最常见的并发症，主要包括胆瘘、胆道狭窄和胆泥形成，严重者导致肝移植失败，由于胆道重建技术的提高和影像医学的发展，近年来胆道并发症的病死率明显下降。

胆道吻合口瘘是肝移植发生胆瘘最多见的部位，通常与吻合技术和胆管血供不足有关。移植物和受体胆管口径差异较大未做特殊修剪，吻合口角区针距过大，吻合口周围胆道过分游离造成胆管壁血供障碍，供肝胆管保留过长出现胃十二指肠动脉供血段出现缺血，这些因素均可造成术后胆瘘。胆瘘发生后，胆汁进入腹腔，腹腔引流管中可见到胆汁，由于引流通畅胆汁性腹膜炎表现不明显，这些患者可暂行非手术治疗。胆道放置 T 管的病例，在没有大面积胆管壁缺血坏死的情况下均可自愈。如腹腔引流不畅，出现腹痛、腹胀、发热及腹膜刺激征时，需要手术引流腹腔胆汁。

胆道狭窄的发生时间一般晚于胆瘘，包括吻合口狭窄、弥漫性胆道狭窄、胆泥形成和Oddi括约肌功能失调等不同类型。严重者临床上表现出寒战、高热、腹痛、黄疸等胆管炎症状，轻型患者可有轻度黄疸和γ-GT升高。胆道造影（如T管造影、ERCP、PTC等），MRI胆管成像可明确诊断。吻合口狭窄主要是由于手术技术原因引起，狭窄范围较局限，梗阻以上胆道出现弥漫性扩张。如胆道吻合后使用T管，由于其对吻合口的支撑作用很少在术后早期出现吻合口狭窄。吻合口狭窄、不通可以成为胆泥形成或胆道感染的重要因素，一经确诊应给予手术治疗，去除狭窄段胆道。弥漫性胆道狭窄与胆道缺血性损伤关系密切，缺血损伤既可来自移植物获取手术的热缺血时间过长，也可由于各种原因引起的肝动脉供血不良。弥漫性胆道狭窄处理十分棘手，手术引流效果不佳，狭窄段切除难以实施，往往需行再次移植。术后注意胆汁排泄，予以利胆药物可以预防胆泥形成，也可减少胆道狭窄的发生机会。Oddi括约肌功能失调可能与神经及体液调节异常有关，经内镜十二指肠乳头切开成形可收到良好效果。

4. 血管并发症　肝移植因手术操作繁杂，血管吻合数量多，血管并发症的发生率远高于其他脏器移植。特别是肝动脉由于其管径细小，故而易于发生肝动脉吻合不通或栓塞，多造成严重后果，甚至使新肝丧失。

肝动脉狭窄是最为常见的肝动脉吻合并发症，原因有供肝肝动脉解剖异常、肝动脉血流不足、阻力增加、采用部分肝移植术式及肝动脉吻合技术不当等。肝动脉狭窄是引发肝动脉血栓形成的原因。虽然在非移植手术中肝动脉可安全结扎，对于新植入的肝脏移植后早期的肝动脉栓塞则会出现大面积或局灶性移植肝坏死、远端胆管缺血坏死、弥漫性肝内胆管狭窄，出现移植肝功能不全、进行性黄疸、胆瘘及脓毒症等。彩色超声多普勒检查对肝动脉血栓的诊断价值很高，现已基本取代肝动脉造影，在术后1周内应每日检查1次。术后早期一旦确认肝动脉不通，必须立即进行手术探查，取出血栓或重新吻合。如有大面积肝组织坏死、弥漫性肝内胆管狭窄，则多需再次移植。

门静脉系统手术并发症以术后早期门静脉血栓形成最为常见，门静脉吻合口狭窄、保留门静脉过长或迂曲、供受体门静脉对位不良而扭曲、未能发现的供肝原发病变、早期排斥反应等都可能造成门静脉血栓形成。门静脉血栓的发生率较肝动脉低，但在术后早期出现也可引起移植肝无功能，造成食管胃底静脉曲张破裂和大量腹水，彩色超声多普勒检查可明确诊断。术后早期门静脉血栓需再次手术取栓或重新吻合，甚至需要再次进行肝移植。

由于腔静脉管腔较大，肝下下腔静脉很少发生狭窄。肝上下腔静脉由于吻合操作比较困难，特别是采用背驮式肝移植术式者容易造成静脉扭曲而出现吻合口狭窄或血流不畅，最终导致肝静脉血栓形成，引起致命性的移植肝无功能。肝上下腔静脉梗阻表现为移植肝肿大、腹水、下肢水肿和肝肾功能异常，而肝下下腔静脉梗阻移植肝功能多不受累及，彩色超声多普勒检查可确定狭窄部位。肝上下腔静脉梗阻多需再次肝移植。

四、其他脏器移植

（一）腹腔脏器移植

1. 胰腺移植　是为胰岛素依赖型糖尿病（IDDM）患者提供生理性胰岛素替代治疗的理想方法，移植成功可减少患者痛苦、改善生活质量、有利于并发症的恢复和稳定。理论上讲，胰岛素依赖性糖尿病患者都是胰腺移植的适应证，但因预防排斥反应需长期使用免疫抑制剂，免疫抑制治疗尚有许多难以避免的副作用，且排斥反应尚不能完全避免，所以到目前为止胰腺移植还仅限应用于已经或即将出现糖尿病并发症的患者，而且这些并发症所造成的痛苦远大于排斥反应的危险，或者这些并发症可能危及患者的生命。糖尿病的主要并发症包括糖尿病肾病、糖尿病视网膜病变、糖尿病性神经病变等。据统计接受胰腺移植者大部分为前者造成的肾功能异常。

胰腺移植可有胰十二指肠移植、全胰移植和节段性胰腺移植，多为异位移植，血管吻合采用供胰的门静脉与受体髂静脉和下腔静脉、供胰的腹腔动脉与受体髂总动脉的端侧吻合完成。胰腺移植手术的术式变更的关键是如何更好地解决胰腺外分泌问题，处理方法有胰管填塞法、胰液肠道引流法和胰液膀胱引流法，由于后者可通过简单地监测尿淀粉酶下降发现排斥反应而为广泛采用。由于接受胰腺移植的患者大多合并肾功能不全，在胰腺移植的同时或以后往往需要进行肾移植治疗，因此胰腺移植也可分为单独胰腺移植（PTA）、胰-肾联合移植（SPK）、胰腺移植后肾移植（PAK），由于SPK的移植物可来自同一供体，可以避免二期肾移植时较为强烈的排斥反应而为大多数学者推崇。

胰腺移植的排斥反应主要表现为移植胰功能受损、糖尿病复发及全身炎症表现。新型免疫抑制剂应用以后，排斥反应发生率下降的同时也使其症状缺乏典型特征，随时监测尿糖变化，定期测定空腹及餐后血糖、尿淀粉酶变化无疑都有助于症状不典型的排斥反应的发现，如为胰液膀胱引流的患者用膀胱镜在胰管周围穿刺取材活检是证实排斥反应的最可靠证据。在临床工作中排斥反应有时很难与移植胰胰腺炎相鉴别，后者的发生率为10%左右，术后早期发病者多与供胰获取中过力挤揉、缺血再灌注损伤有关，术后晚期发病者可能与胰管梗阻、胰液引流不畅有关，在治疗上与一般胰腺炎相同。

2. 小肠移植　研究提示每年有2/100万人等待小肠移植，其适应证包括因系膜血管栓塞或血栓形成、小肠扭转或绞窄性疝、肠系膜血管主干外伤引起广泛小肠坏死所致的短肠综合征，全小肠粘连致长期慢性梗阻、出血坏死性小肠炎、克罗恩病、家族性息肉病、放射性肠炎所致的终末期肠功能衰竭、系膜根部肿瘤或癌，以及广泛肠闭锁小肠旋转不良或中肠扭转、肠微绒毛闭塞病变、小肠肌细胞及神经细胞病变等先天性疾患。

术前应对移植候选者进行详尽的检查，包括营养状态评估、肠道的影像学检查，特别是肠系膜血管造影，有针对性地进行术前治疗，术前3天开始接受免疫抑制治疗，进行准备肠道。

小肠移植可包括单独小肠移植、肝-肠联合移植等不同术式。一般认为，门静脉回流因其可保证肝脏营养，且经肝滤过移位的细菌及毒素，会延迟排斥反应发生，比较符合生理要求。小肠富含淋巴组织，移植过长的小肠会带给受体大量抗原，术后早期死亡率较高，节段小肠移植可能更为恰当。供肠与受体残存小肠一期恢复消化道连续性，供肠远端造口作为观察窗，这样更有利于肠内营养的恢复。

小肠移植的围手术期处理可能是器官移植中最为棘手的，应密切监视生命体征变化，加强排斥反应监测，定期测定免疫抑制剂血药浓度以指导药物用量，及时进行营养状态评估、各种病原微生物检查、重要脏器功能检查。小肠移植术后的免疫抑制治疗构成围手术期管理的中心环节，目前免疫抑制治疗的主要方法为FK-506配合其他免疫抑制剂组成多联药物进行使用，抗CD25分子单克隆抗体已成为免疫抑制诱导常规治疗，严重排斥反应或排斥反应难以逆转者可使用OKT_3等抗淋巴细胞抗体进行治疗。多源性感染是小肠移植的另一严重问题，肠屏障功能下降往往造成肠腔内细菌易位，机体出现内源性感染，在使用大剂量免疫抑制剂时或出现排斥反应同时加用有效的广谱抗生素，必要情况下可给予肠道抗生素以防止感染的发生。供肠功能恢复是一个缓慢的过程，术后进行合理的营养支持不仅是患者维持基本代谢的需要，而且尽早进行胃肠内营养还有利于肠黏膜屏障的恢复，防止肠道细菌易位而引发的全身感染。

3. 脾移植　同种异体脾移植的供脾可来自亲属活体，也可来自尸体的带有主要血管的整个脾脏或大部分脾脏，是目前开展例数最少的腹腔脏器移植。脾移植的适应证为Ⅷ因子缺乏造成的重症血友病甲，先天性免疫缺陷症、丙种球蛋白缺乏症、高雪病等免疫缺陷性疾病，已不能做其他治疗，但无黄疸、腹水、肝功能衰竭的晚期肝癌及其他晚期恶性肿瘤。植脾手术中需将脾脏放于髂窝，通过脾静脉与髂总静脉的端侧吻合、脾动脉与髂内动脉/髂总动脉的端端/端侧吻合建立移植脾血供，术后也具有发生排斥反应和GVHD双向性移植免疫反应的可能性，且GVHD的发生率要高于小肠移植。

4. 腹腔多脏器移植　是指一次移植3个或更多腹腔脏器，因其仅有一个总的血管蒂，脏器之间类似一串葡萄被主干血管联合到一起，故又称为“器官簇移植”。腹腔多脏器移植中被移植最多的器官是肝、胰、肠和胃，该术式的适应证为终末期肠功能衰竭同时合并肝外其他病变、超广泛腹腔内脏血管性疾病、累及全胃肠道的空腔脏器炎性病变、肌肉病变、神经病变、胃肠道低度恶性肿瘤合并肝转移、严重的腹部外伤。

(二)胸腔脏器移植

1. 心脏移植　采用各种个体强化治疗对心功能衰竭恢复无效、无任何其他心脏手术可供选择、心源性死亡危险系数极大的不可逆性终末期心脏病,被认为是心脏移植的适应证,其原发病多为冠状动脉性心脏疾患、自发性心肌病变、瓣膜病变合并心肌病。严重的对血管扩张剂无反应的肺性高血压、活动性感染、近期心肌梗死、严重糖尿病、严重周围血管疾患、严重神经系统疾病和精神状态不稳定者均属心脏移植禁忌之列。心移植术可有原位移植和异位移植不同术式,以原位移植开展为多、效果喜人。原位移植前需先切除受体病心,心脏植入时将供心左房后壁的左上肺静脉与受体左房对应点吻合,然后吻合供、受体的右心房,分别端端吻合肺动脉和主动脉。开放循环后,大部分植入供心会自动复跳,个别病例需进行电击复跳。心脏移植后,经静脉做右室心内膜活检被公认为诊断排斥反应的可靠方法。

2. 肺移植　也是临床上难以获得成功的一种器官移植类型,可分为单肺移植和双肺移植,其适应证并不完全相同。单肺移植适用于特发性肺纤维化、家族性肺纤维化、放射性肺纤维化、过敏性肺泡炎等引起的晚期纤维性肺部疾病,以肺气肿为代表的慢性非感染性阻塞性肺病和右心功能正常的肺动脉高压症等。治疗合并慢性感染的肺实质疾病,如肺囊性纤维化、支气管扩张症、先天性黏液分泌黏稠症、晚期慢性阻塞性肺部疾病等,是双肺移植的适应证。

3. 心-肺联合移植　当患者同时出现终末期心、肺功能衰竭时,单独的心脏移植或单独的肺移植往往效果不理想,需进行心-肺联合移植,其适应证包括原发性或继发性艾森门格综合征、肺动脉高压症、合并心功能不全的晚期肺实质病变及合并肺动脉高压的晚期心功能不全等。心-肺联合移植在20世纪80年代是器官移植中发展最快的领域之一,一度曾有代替难以成功的单独肺移植的趋势,但此观点在近年得以纠正。

(崔乃强)

第十三章　外科感染

第一节　概　述

外科感染一般是指需要外科处理、治疗的感染，包括创伤、手术、烧伤、插管等治疗后或器械检查后等并发的感染，以及外科病人在住院期间和诊疗过程中所发生的感染。这类感染在临床上极为常见。

一、外科感染的特点

外科感染一般具有以下一些特点：①多为混合感染，大多数外科感染由几种致病菌引起，即使有些外科感染开始是由一种致病菌引起，但随着病程演变发展，常发展为几种致病菌的混合感染；②局部症状明显而突出，在局部病变基础上可引起全身反应，有的发展为全身性感染；③由于感染的病变比较集中在某个局部或器官，被感染的组织常发生坏死、化脓等，使组织结构遭到破坏，愈合后形成瘢痕组织并影响功能；④常需进行切开、切除或修复等手术治疗。

二、外科感染的分类

以往将一般常见的葡萄球菌、大肠杆菌、链球菌等致病菌引起的感染称为非特异性感染，而由特殊杆菌致病的结核病、破伤风、气性坏疽等称为特异性感染。实际上特异性感染的致病菌仍为厌氧菌、结核杆菌等，所以目前根据外科感染细菌的种类，分为需氧菌感染、厌氧菌感染、混合性感染、进行性细菌协同性感染、真菌感染、病毒感染、原虫感染等。这样使细菌的实验培养、外科临床抗生素的合理选用更加确切与合理。

(一)按病原微生物的种类分类

1. 需氧菌感染　外科常见为化脓性感染或一般性感染，如疖、痈、脓肿、丹毒、阑尾炎等。特点是：

(1)同一种致病菌能引起多种化脓性感染疾病，如金黄色葡萄球菌能引起疖、痈、脓肿、伤口感染等。

(2)不同的致病菌又可引起同一种化脓性感染疾病，如金黄色葡萄球菌、链球菌、大肠杆菌都能引起急性蜂窝织炎、软组织脓肿、伤口感染等。

(3)具有化脓性感染的共同表现，局部都有红、肿、热、痛和功能障碍等，它们的病程演变、治疗原则都相同。

需氧菌感染同时可以合并厌氧菌感染，发生混合性感染。

2. 厌氧菌感染　厌氧菌是人体内正常的菌群，是一种条件致病菌。类杆菌属在口腔、肠道、泌尿道、女性生殖道最多；梭形杆菌主要存在于上呼吸道和口腔；消化球菌和消化链球菌存在于肠道、口腔、阴道和皮肤；丙酸杆菌常存在于皮肤、上呼吸道和阴道；韦永球菌则存在于口腔、上呼吸道、阴道和肠道。口腔和上呼吸道菌群引起的感染（脑脓肿、肺脓肿、口腔、耳鼻喉部感染等）多由厌氧菌引起，在这些部位的菌群中，厌氧菌和需氧菌的比例为10∶1；肠道正常菌群引起的感染（如腹膜炎、胆道感染、腹部手术感染和腹腔内脓肿等）约半数以上为厌氧菌引起，肠道内厌氧菌和需氧菌的比例为(1000～10 000)∶1；泌尿道正常菌群引起感染（如尿路感染、生殖系感染、盆腔感染等）也多与厌氧菌有关。在全身或局部抵抗力降低时才能引发感染，绝大多数属于内源性感染。全身性因素包括恶性肿瘤、白血病、糖尿病、白细胞减少症、丙种球蛋白降低、应用免疫抑制剂或细胞毒药物、脾切除、胶原病等，以及手术创伤、营养不良、组织缺氧、组织破坏、异物、外周血管闭塞、需氧菌感染等使局部氧化还原电位差降低的因素，均有利于厌氧菌的滋长和感染。常见的外科厌氧菌感染有口腔感染、腹膜炎、腹内脓肿、阑尾炎、憩室炎、肛旁脓肿、直肠周围脓肿、脑脓肿、肺脓肿、肝脓肿和盆腔感染等。

厌氧菌感染的特点是：

(1)除破伤风和气性坏疽为外源性感染外，无芽孢厌氧菌均为内源性感染。

(2)常与其他细菌同时发生感染，常为多菌性，出现协同性感染。

(3)感染的脓液具有特殊的腐臭味。

(4)厌氧菌中的一些产气杆菌可在肌肉和皮下组织内产生气肿。

(5)往往出现迟发性感染，尤其是无芽孢性厌氧菌的感染，因其生长比较缓慢，出现感染体征有时较晚。

3. 混合型感染　在一个感染灶里同时分离出两种或两种以上的菌即可称为混合感染，往往存在需氧菌和厌氧菌的混合感染。在外科感染中，约85%属于多细菌感染，而其中又有60%左右是需氧菌和厌氧菌混合感染。治疗时需要针对性地同时使用抗需氧菌及厌氧菌的抗生素。

4. 进行性细菌协同性感染　是指一个感染灶中两种或两种以上的细菌相互作用，使毒力增强，在参与菌株单独存在时不能引发同样症状。如微嗜气非溶血性链球菌和金黄色葡萄球菌引起的阑尾炎病人腹壁扩散性坏死。其中任一种细菌单独都不能引起类似坏疽。

5. 真菌感染　是一种机会致病菌，当病人免疫功能缺陷或抑制时，如肿瘤、糖尿病、尿毒症、严重创伤、脏器移植、深静脉营养、使用免疫抑制剂、长期使用大剂量广谱抗生素造成菌群失调等，可引起机体局部或全身性的感染，这样的病人往往同时存在混合性感染。治疗主要根据血、分泌物等培养结果及临床表现，选用抗真菌药物及祛除致病的病因。

6. 病毒感染　正常人体潜伏存在多种病毒，在免疫功能，特别是细胞免疫功能受到抑制时由隐性而发病。大多在疾病后期感染或继发于细菌感染之后。外科病毒感染常见于器官或组织移植后患者，危重与免疫功能抑制病人，大量、多次输血的患者，等等。还有为特殊病毒引起的疾病，如狂犬病毒引起的狂犬病、腮腺炎病毒引起的流行性腮腺炎、人类免疫缺陷病毒（HIV）引起的艾滋病（AIDS）等。

(二)按病原微生物的来源分类

按此分类，外科感染分为外源性感染、内源性感染。外源性感染的致病菌来自周围环境；而内源性感染的致病菌则来自患者自身的正常菌群，少数来自周围患者或医护人员的正常菌群或带菌者。外源性感染如疖、痈、蜂窝织炎等的致病菌多为葡萄球菌或链球菌等，由皮肤、黏膜的损伤处侵入而致病。创伤、手术、器械检查和插管等为致病菌的侵入提供了门户。内源性感染具有以下特点：

(1)这些致病菌在自然生存的状态下是宿主的正常菌群，对宿主无害。

(2)这些细菌在有诱发因素存在时离开其定居部位，从黏膜的范围扩散开来，造成严重感染而致组织破坏。

(3)这些致病菌群间具有复杂的相互协同和拮抗关系。

外科感染的发生，不论是外源性或内源性都涉及感染源、传播途径和易感部位3个环节。皮肤、口鼻腔、肠道和泌尿道是人体4个主要的贮菌库，是外科感染致病细菌的重要来源。传播途径也即生态环境的改变，是发生感染的基础，诸如手术、慢性病变、各种有创性诊断和治疗措施都可把贮菌库内的病菌带到易感部位从而引起感染。在通常情况下，正常菌群是不易转移定植部位的，因为它们不适应新部位的生存环境，但由于诸如抗生素的应用，消毒、创伤、手术等因素的影响，就有可能使这些细菌在易感部位滋生。口腔和上呼吸道菌群引起的感染（脑脓肿、肺脓肿、口腔、耳鼻喉部感染等）多由厌氧菌引起，这些部位的菌群中，厌氧菌和需氧菌的比例为10：1。肠道正常菌群引起的感染（如腹膜炎、胆道感染、腹部手术感染和腹腔内脓肿等）约半数以上由厌氧菌引起，肠道内厌氧菌和需氧菌的比例为(1000～10 000)：1。泌尿道正常菌群引起的感染（如尿路感染、生殖系感染、盆腔感染等)也多与厌氧菌有关,皮肤正常菌群引起的皮肤和软组织感染,主要是葡萄球菌、棒状杆菌等在菌群发生生态失调时所致。

(三)按罹患感染的场所分类

按此分类,外科感染分为社区获得性感染和医院内感染。社区获得性感染即在医院外获得的感染,如疖、阑尾炎等;医院内感染又称为医院内获得性感染,已越来越受到人们的重视,常随住院时间的延长而增多。国外报道住院病人的医院内感染发生率为3%~17%,我国目前的医院内感染率为5%左右。医院内感染现在以呼吸道感染最多见,其次为泌尿系感染、胃肠感染和切口感染。医院内感染通常分为交叉感染(外源性感染)和自身感染(内源性感染)两大类。引起医院内感染的主要因素有:

(1)很多住院病人的免疫功能缺陷,如糖尿病和其他慢性消耗性疾病患者,恶性肿瘤放、化疗后,胶原病等激素治疗后等。

(2)侵入性诊疗技术的应用,如各种穿刺造影、血管内留置导管、深静脉营养、泌尿道、消化道、呼吸道内留置导管及药物注射、针灸、埋线等。

(3)大剂量广谱抗生素应用引起的菌丛失调和耐药菌株。

(4)使用各种人造材料及器官移植手术后感染。

(5)重症监护病房内使用的各种器材极易成为感染的来源和媒介。大多数医院内感染的病源菌常为革兰阴性菌、葡萄球菌或真菌。

另外,还有其他的分类方法,如按病程分为急性、亚急性和慢性感染;按病生理改变分为局部感染、全身感染;按感染部位分类;二重感染等。

三、病因

(一)外科感染的主要病原菌

主要为细菌,其次为真菌和病毒。与外科感染有重要关系的化脓性病原菌主要为葡萄球菌、链球菌、大肠杆菌、绿脓杆菌和变形杆菌等。此外尚有一些革兰阴性杆菌和厌氧菌。

1. 葡萄球菌 常存在于人体皮肤及其附属腺体、鼻咽部黏膜等处。金黄色葡萄球菌致病力强,可产生溶血素、杀白细胞素和血浆凝固酶等,对抗生素易产生耐药性。其感染的特点是局限性组织坏死,脓液稠厚、色黄无臭味。常引起疖、痈、急性骨髓炎等,也可引起全身性化脓性感染,常在全身各处引起转移性脓肿。

2. 链球菌 存在于口、鼻、咽和肠道内,种类较多,其中溶血性链球菌、绿色链球菌、粪链球菌所致感染常见。溶血性链球菌能产生溶血素和透明质酸酶、链激酶等多种酶,能溶解细胞间质的透明质酸和蛋白质,破坏纤维素所形成的脓腔壁,从而使感染容易扩散,所形成的脓液较稀薄。常引起蜂窝织炎、丹毒、急性淋巴管炎等,也可引起败血症。绿色链球菌是胆道感染的病原菌之一,粪链球菌是肠道、阑尾穿孔引起混合感染的病原菌之一,也可引起泌尿系感染。

3. 大肠杆菌 存在于肠道内,单独致病力不强,常与其他细菌如类杆菌、粪链球菌等混合感染,产生稠厚的脓液。常引起急性腹膜炎或阑尾周围脓肿等疾病。大肠杆菌对维生素K的合成有重要作用。

4. 绿脓杆菌 存在于肠道和皮肤上。在原发感染中致病力不大,常为创伤后创面继发感染的主要致病菌,能引起严重败血症,且对多数抗菌药不敏感。脓色淡绿,有特殊的甜腥臭。

5. 变形杆菌 存在于肠道和下尿道,为尿路感染、烧伤感染和其他混合性感染的病原菌之一,脓有恶臭。变型杆菌对大多数抗菌药物有耐药性,奇异变形杆菌(吲哚阴性)对青霉素较敏感;吲哚阳性变形杆菌(包括普通变形杆菌、摩氏变形杆菌、雷氏变形杆菌等)则对青霉素耐药,而对氨基糖苷类抗生素敏感。

6. 克雷伯菌、肠细菌、沙雷菌 存在于肠道,致病力不强,属于条件性病原菌,常为医院内感染的病原菌,往往和葡萄球菌、大肠杆菌或绿脓杆菌等一起造成混合感染,对常用抗生素耐药。

7. 类杆菌 存在于胃肠道、口腔和外生殖道的厌氧菌。常与其他细菌形成混合感染。为阑尾及其他胃肠道术后感染的病原菌,也可导致浅表感染、深部脓肿、败血症等。脓有恶臭,普通培养无菌生长。脆弱类杆菌对硝咪唑类、头孢菌素类敏感,其他类杆菌对青霉素和氯霉素敏感。

(二)中医的主要致病因素

1. 外感六淫邪毒 《外科启玄》一书有“天地有六淫之气,乃风寒暑湿燥火,人感受之则营气不从,变生痈肿疔疖”之说。六淫邪毒所致外科疾病,常有一定季节性,如春季多风温、风热,发病迅速而多为阳证(颈痈、头面丹毒等)。夏多暑热,且常夹湿邪,患部焮热肿胀、腐烂流脓或伴渗水(如暑疖或其他疮疡)。秋季多燥,又有凉燥、温燥之别,燥邪易致皮肤干燥皲裂、外邪侵袭,致生痈或手足疔疮等。冬季多寒,致患部气血凝滞,血脉流行失常而生冻疮、脱疽等。火邪属“热”,热为火之轻,火为热之重,起病快、来势猛,焮红灼热疼痛剧烈,易化脓腐烂,如疔、疽、痈、丹毒等。

2. 感受特殊之毒 由毒虫、兽咬伤,或感受疫疠之毒等所致。如毒蜂及毒蛇咬伤、狂犬病、腮腺炎等。

3. 外来伤害 凡跌仆损伤,沸水、火焰等水火烫伤等,均可直接伤害人体而发生瘀血流注。如因外伤再感受毒邪,则可发生破伤风等感染。

4. 情志内伤 包括喜、怒、忧、思、悲、恐、惊七情活动,超过生理活动所能调节的范围,可使气血、经络、脏腑功能失调,从而生热生痰而致外科疾病。

5. 饮食不节 恣食膏粱厚味、醇酒炙煿或辛辣之品,致脾胃功能失调,湿热火毒内生,是发生痈、疽、疔疮等疾病的重要因素。

6. 房事过度 导致肾气亏损,易为外邪所侵而发为疮疡。

总之,外邪侵入引起的疮疡,以热毒、火毒最为常见,风寒暑湿引起的疮疡初起可能并无热毒、火毒的红热现象,但“五气过极,均能化热生火”,故疮疡的最终表现,多为热毒、火毒之象,而内伤所导致的疮疡常较单为外邪所引起者严重。

(三)西医的主要致病因素

1. 致病菌侵入 是外科感染的主要原因。致病菌靠黏附因子附着于人体细胞,靠荚膜或微荚膜抗拒吞噬细胞的吞噬和杀菌成分而在组织内生存繁殖。其致病作用在于所产生的胞外酶、外毒素或内毒素对组织细胞的直接破坏,或通过其神经血液毒性对机体造成损害。如多种细菌可释出蛋白酶、磷脂酶、胶原酶等胞外酶,可侵蚀组织细胞;透明质酸酶分解组织内的透明质酸,使感染容易扩散。多种病菌产生的外毒素如细胞毒素(白喉毒素、葡萄球菌毒性休克综合征、A 群链球菌致热毒素等)可干扰易感细胞的蛋白合成,致细胞变性、坏死;肠毒素(霍乱弧菌肠毒素、葡萄球菌肠毒素等)可损害肠黏膜;神经毒素(破伤风痉挛毒素、肉毒毒素等)可作用于神经引起肌痉挛或麻痹。革兰阴性病菌细胞壁的脂多糖成分组成的内毒素则可引起发热、白细胞增多或减少、微循环障碍、内毒素性休克等全身反应。此外,侵入人体内细菌的数量、种类、毒性和繁殖速度也与感染是否发生及感染的程度有关系。

2. 人体抗病力下降 人体的皮肤和黏膜具有屏障作用,阻止微生物侵入体内,偶尔少数微生物进入组织内即被功能良好的白细胞免疫成分等消灭。若机体的屏障功能障碍或免疫功能低下将使感染易发生。影响人体抗病力的因素包括:

(1)局部因素:如创伤等造成的皮肤黏膜缺损、局部血循环障碍;或有组织坏死、异物、渗液、血肿等;管道阻塞使内容物淤积导致其中细菌繁殖、侵袭组织。

(2)全身因素:包括营养不良、过度疲劳;患有糖尿病、尿毒症、恶性肿瘤等疾病;使用皮质激素,化疗、放疗、免疫抑制疗法等使机体全身抗病力下降;获得性免疫缺陷综合征(ARDS)时发生的条件感染。

(3)医源性因素:手术、侵入性诊疗操作等引起机体解剖屏障受损。过分依赖抗生素、滥用抗生素,长期服用可引起中性粒细胞数量减少的药物等,也是引起感染的原因。

四、病机病理

(一)西医病理

人体组织接触病原菌不都发生感染。感染的发生一般取决于人体的抵抗力、细菌种类、数量和毒力等各种因素的综合。在人体局部或全身抗病能力减弱,或病原菌数量过多、毒力过大时才会发生感染。细菌进入组织后,局部即发生炎症。由于细菌毒素和受损细胞等释出的组胺、5-羟色胺等多种生物活性物质的作用，使局部毛细血管前括约肌松弛，毛细血管和小静脉扩张，血流缓慢，血管通透性增加，使白细胞和血浆渗出增多。在渗出的血清中有许多人体在不断与微生物接触中所产生的抗体、补体等，抗体与细菌表面的抗原相结合，形成抗原抗体复合物，使补体激活，从而使补体释放趋化物质，吸引大量白细胞向细菌周围聚集，白细胞吞噬细菌并将其杀灭。这一过程被称为调理作用，抗体和补体又被称为调理素。在感染病灶处，吞噬细胞和调理素的集中有赖于血管系统的参与。如果组织灌流减少或炎性反应的发生受阻，则吞噬细胞和调理素的释放会不足，这种情况下人体容易发生感染。炎症早期，渗出的白细胞以人体最重要的吞噬细胞——中性粒细胞为主，以后单核细胞逐渐增多。此外，还有分布于肝、脾和淋巴结内的网状内皮系统，也具有吞噬作用。中性粒细胞缺乏常易并发化脓性感染。

感染的演变也受病人的抵抗力、细菌毒力和治疗措施等方面的影响。患者的抵抗力包括全身和局部两方面，全身抵抗力与年龄、营养和一般状况有关。长期营养不良、维生素C缺乏、失血及休克、劳累和情绪紧张等都能降低全身抵抗力。患有糖尿病、尿毒症的患者，接受放疗和化疗后的肿瘤患者，以及老年人对感染的抵抗能力均较差。另外，大剂量使用肾上腺皮质激素，可促使感染的扩散。局部抵抗力与受累组织的结构、部位和血液供应等情况有关。同时，伤口的大小、深浅，伤口内有无异物、血肿、死腔、坏死组织等均可对局部抵抗力产生一定影响。细菌的毒力大小取决于细菌种类、菌株、数量、繁殖速度和毒素的性质。混合感染时，细菌之间可出现协同作用，如需氧菌的存在常有利于厌氧菌的繁殖，从而使感染加重。恰当及时的治疗是促使感染痊愈的关键；相反，不适当的措施则促进感染的发生和发展，止血不满意造成的血肿，缝合过紧造成的局部缺血，手术操作粗暴造成的过多组织坏死等均为感染的发生提供了机会。抗生素的滥用使细菌产生耐药性，而大剂量使用广谱抗生素则可造成菌群平衡失调，过早停用抗生素也有可能造成感染的复发。

由于上述诸因素的影响，急性外科感染可有以下3种转归：

1. 局限吸收或形成脓肿　当人体抵抗力占优势时，一旦发生感染容易局限并且吸收，或形成脓肿。小的脓肿经治疗可自行吸收，较大的脓肿可经及时切开、引流而痊愈。

2. 转为慢性感染　人体抗病力与细菌毒力处于相持状态，感染灶虽能被局限，但不能很快被吸收消散，可形成溃疡、窦道、硬结，由瘢痕纤维组织包裹而不易愈合，形成慢性感染灶。当抵抗力再度下降时，又可急性发作。

3. 感染扩散　当致病菌毒力超过机体抗病力时，感染不易局限，可迅速向周围组织或脏器扩散，并可经淋巴管蔓延，引起淋巴管炎、淋巴结炎；或侵入血液循环，发生全身化脓性感染。严重者发生感染性休克、多器官功能衰竭。

（二）中医病机

中医学认为外科感染的发病机制是由于各种致病因素的作用，形成了气血凝滞、经络阻塞、营气不从和脏腑功能失调等病理变化，从而产生各种痈、疽、疔、疖等疾病。《内经》记载“营气不从，逆于肉里，乃生痈肿”。《医宗金鉴》概括为“痈疽原是火毒生，经络阻隔气血凝”，均明确指出了疮疡的病机。

在疮疡的发生和发展过程中，其病理过程也在不断发展和变化。当致病因素造成了局部气血凝滞，进一步发展则郁而化热，热盛肉腐，血肉腐败酝酿液化而成脓。若疮疡初起时，通过恰当治疗祛除致病因素，使气血运行恢复正常，则感染消散、热去毒消而痊愈；当脓肿形成后，自行破溃或切开引流，使热毒向外泄，凝滞的气血、经脉得以通畅，继而腐肉渐脱，新肉生长，最终愈合。

人体的气血盛衰与外科感染（疮疡）的发生、发展有着密切关系。气血盛者，即使外感六淫邪毒，或有情志内伤等致病因素的作用，也不一定发病。发病后疮疡也易溃易敛，愈合迅速；而对于气血虚弱者则易于发病，且病程延长，难于溃破和生肌收口。

经络与外科感染的发生和病程变化也有着密切的联系。经络阻塞是外科感染的发病机制之一，身体经络某一局部如出现了障碍，即可能成为外科感染的发病条件。例如，皮肤黏膜的损伤或瘀血，局部抵抗力下降,即有可能遭受毒邪侵袭而成为疮痈。另外,疾病的由表传里、由里出表的演变过程也是通过经络传导而形成的。

脏腑的状况与外科感染的发生、发展和预后也有着极为密切的关系。脏腑的内在病变可以反映于体表,而体表的毒邪通过经络的传导又可以影响脏腑从而发生病变。如消渴病患者既容易发生外科感染,而且在感染发生后又容易出现变证,溃破后难以收敛愈合。

总之,外科感染的发生、发展和预后均与气血、脏腑、经络有着极其密切的关系。局部的气血凝滞、营气不从、经络阻塞,以及脏腑的功能失调等是外科感染的发病机制。概括而言,外科感染的发生与阴阳失调或偏盛有关,因为气血、脏腑、经络均寓于阴阳之中。故诊治一位外科感染的患者,必先明确其阴阳属性,即其属阴证或是属阳证,这样在治疗中就不会出现大的偏差。

五、临床表现

急性化脓性感染的主要症状和体征:感染病灶局部出现红、肿、热、痛和功能障碍。但它们的程度和范围可因感染的位置、轻重和病程而有所不同。早期感染、范围较小或位置深在的感染,其红、肿、热等炎症表现可以不很明显,当感染尚未局限时,病变区域和正常组织之间的分界线常常不很显著,肿胀区域往往超过炎症病变范围。当脓肿形成以后,分界线变得比较清楚。有些特殊感染可不出现红、肿、热、痛或功能障碍等炎症表现,而是有其各自的特殊症状和体征,如破伤风、狂犬病等即是如此。当感染发生扩散时,可以出现淋巴管炎或淋巴结炎。

外科感染的全身症状可以有很大不同,轻度感染可无任何全身症状;感染较重者可以出现发热、头痛、乏力、食欲减退、脉搏加快等表现;病程长者可有贫血和营养不良。严重感染可以出现表情淡漠、血压下降、体温不升、白细胞计数下降、水和电解质紊乱、代谢性酸中毒。细菌入血可引起败血症、脓毒血症乃至感染性休克。

手术后感染最早的表现为出现硬结、发红和疼痛,超过一般程度的切口疼痛是其早期症状。术后3天体温升高,提示切口感染的可能。腹膜炎后直肠指检发现前壁硬结和压痛,提示盆腔脓肿正在形成。

六、实验室及其他特殊检查

(一)血、尿检查

大多数外科感染有白细胞计数增加和中性粒细胞增多。但在严重感染或经抗生素治疗下发生的感染,有时白细胞总数可无明显增加,但可见到核左移现象和中毒性颗粒。病毒感染时可见淋巴细胞增多;结核病则可见到单核细胞增多;寄生虫感染或过敏反应时嗜酸粒细胞增多。尿液检查有助于诊断尿路感染的存在,同时可明确病人有否糖尿病,对外科感染的治疗和预后有重要意义。

(二)细菌学检查

1. 分泌物的色、味和黏稠度　绿脓杆菌的脓液多呈绿色,有烂水果样臭味;变形杆菌的脓液有尿素臭味;厌氧菌感染的脓液有粪样臭味,而纯大肠杆菌感染并无粪样臭味;金黄色葡萄球菌感染脓液稠厚,略有腥味;结核性感染的脓液稀薄,多无异味。

2. 分泌物涂片检查　感染处若有分泌物或脓液,可做涂片检查。革兰染色检查,有助于明确感染致病菌的种类,对确定感染的性质和选用合适的治疗药物有一定帮助。如果疑有抗酸杆菌或真菌感染,应作其他适当的染色。

3. 分泌物培养　脓液细菌培养和抗菌药物敏感试验对确定病原菌和指导治疗有重要意义。必要时应作厌氧培养和真菌培养,疑有深部真菌感染时,可取病灶处组织进行培养,可提高检出率。

4. 血培养　对严重感染的患者,应作血培养,最好在使用抗菌药物治疗前,在出现寒战或体温高峰时开始采取标本,可提高阳性率。

(三)影像学检查

1. B型超声波检查　对确定脓肿的存在、部位、脓肿的大小、脓肿的液化程度,以及特别是对深部脓肿的诊断有重要意义。

2. 放射检查　通过X线透视、拍片检查、CT检查、磁共振检查、放射性核素检查等对四肢、脑、胸、腹腔内脓肿等的诊断及鉴别诊断有重要意义。

3. 其他检查　有些外科感染可通过皮肤过敏

试验、血清学检查、抗体检测等以帮助诊断。

七、诊断和鉴别诊断

（一）外科感染的西医诊断

主要依据病史和物理检查，特别是局部的症状和体征，以及实验室检查和必要的特殊检查。急性化脓性感染的主要局部表现是红、肿、热、痛和功能障碍。这些表现的程度和范围可因病灶的位置、感染的轻重及病程的长短而有不同。在感染早期或病变范围较小、病灶位置较深时，局部的红、肿、热等炎症表现可比较轻微；而范围广泛、程度较重的感染，以及位置表浅的感染则红、肿、热、痛及功能障碍均较显著。当感染尚未局限时，病变区域和正常组织间的界线往往不很明显；脓肿形成后，分界线变得比较清楚，且出现波动征。组织水肿区域常超过病变范围。感染的全身症状可因病情的轻重而有很大不同，感染轻的可无全身症状，而较重的感染则可出现程度不等的发热、脉搏加快等全身表现。

位置表浅的外科急性化脓性感染比较容易诊断，而位置深在的感染有时诊断比较困难，局部压痛是深部感染的重要体征之一，也是诊断的重要依据。脓肿形成后，在压痛最显著处穿刺抽脓有助于诊断。必要时需借助一些特殊检查，诸如B超及其他影像学检查等确定诊断。

（二）外科感染的中医学诊断

中医诊断包括两个方面，即病名诊断和辨证分期。外科感染在中医统称为疮疡，未破溃者为肿疡，已破溃者为溃疡。其病名繁多，有以病损形态命名的，如蛇头疔、红丝疔；有以病变部位命名的，如脑疽、发背、肠痈；以病损色泽命名的，如丹毒；以病损大小命名的，如疖、痈、疽；以症状特征命名的，如疔疮、流注、瘰疬；以病因命名的如破伤风、冻疮；以经络穴位命名的，如人中疔、委中毒等。疮疡的辨证多属火毒、热毒，临床常分为初期、中期（蕴脓期）、后期（溃后）3个阶段。疮疡的诊断是通过四诊来完成的，通过诊断可以辨别疮疡的阴阳属性，肿、痛、痒、脓的性质，善恶、顺逆的判断，以及经络、脏腑与疮疡的关系等。其中疮疡的阴阳属性辨别直接影响到诊断和治疗，其辨别要点分述如下：

（1）皮肤颜色：红活焮赤的属阳；紫黯或皮色不变的属阴。

（2）皮肤温度：灼热的属阳；不热或微热的属阴。

（3）肿形高度：肿胀形势高起的属阳；平塌下陷的属阴。

（4）肿胀范围：肿胀局限，根脚收束的属阳；肿胀范围不局限，根脚散漫的属阴。

（5）肿块硬度：肿块软硬适度，溃后渐消的属阳；若坚硬如石，或柔软如棉的属阴。

（6）疼痛感觉：疼痛比较剧烈的属阳；不痛、隐痛、酸痛或抽痛的属阴。

（7）脓液稀稠：溃后脓液稠厚的属阳；稀薄的属阴。

（8）发病缓急：急性发作的属阳；慢性发作的属阴。

（9）病位深浅：病发于皮肉的属阳；病发于筋骨的属阴。

（10）病程长短：阳证的病程比较短；阴证的病程比较长。

（11）预后顺逆：阳证易消、易溃、易敛，预后多顺（良好）；阴证难消、难溃、难敛，预后多逆（不良）。

（12）全身症状：阳证初起常伴有形寒发热、口渴、胃呆、大便秘结、小便短赤，溃后症状即渐次消失；阴证初起一般无明显症状，酿脓期常有潮热颧红、自汗盗汗等症状，溃脓后尤甚。

由于一个病的症状表现复杂，而且病又在不断发展和变化，所以一个病所表现的症状，常常是许多症状综合在一起，往往是阳中有阴，阴中有阳，或介于阴阳之间的证候。况且在病程中有误治而阳证变为阴证的；有初起为阳证，日久正虚而变为阴证的；也有治之得法，阴证转为阳证的。因此，在辨证时就要抓住症状中主要的一面，进行全面的综合分析，辨出属阴或是属阳，只有这样才能做出正确的诊断。

八、中医治疗

中医治疗疮疡，有内治和外治两法。内治是指在辨证基础上的全身治疗（一般轻症多不需内治），外治是指局部治疗。临证时应根据患者的体质情况和不同的致病因素，疮疡的阴阳属性、经络部位等确定疾病的性质，然后确立内治和外治的法则。

(一)内治法

1. 消法　最为常用,一般适用于没有成脓的肿疡。如清热解毒、活血化瘀、软坚散结、祛风燥湿、理气祛痰、解表、通里、和营等法则,皆属于消法之列。消法是用消散的药物,使初起的肿疡得到消散。疮疡初起,外伤感染等证都是消法的适应证。其中清热解毒法为治疗外科感染最常用的法则,代表方剂如五味消毒饮、黄连解毒汤、五神汤等。

2. 托法　是用适当补益药物,扶助患者正气,托毒外出,以防止毒邪内陷。多用于疮疡中期正虚毒盛时。又有透托与补托之别,透托法适用于疮疡酿脓尚未成熟,毒盛而正气不虚者,可用透脓药物,常用方剂为透脓散(当归、生黄芪、炒山甲、皂刺、川芎)。补托法适用于肿疡毒势方盛,正气已虚不能托毒外达,疮形平塌,肿势散漫,难溃难腐的虚中挟实之症,常用方剂为托里消毒散。

3. 补法　多用于疮疡后期,毒邪已尽,正气未复,疮口难收者。是用补虚扶正的药物使体内气血充足,助养新肉生长,促疮疡早日愈合。应根据其全身表现进行调理,如补气血、调脾胃、益肝肾等。但如毒邪未尽时,则应慎用补法,以免留邪为患。常用方剂有四君子汤、四物汤、八珍汤等。

(二)外治法

外治法是运用药物、手法或器械进行局部治疗的方法。在诊治外科感染时,外治也是重要的治疗手段,有时是惟一的治疗方法。外治疗法的运用也需根据对疮疡的辨证和疮疡的不同时期(初期、蕴脓期、溃后)选用不同的外用药物或疗法。疮疡初期宜用箍毒消肿的方法:①可选用清热解毒的新鲜草药,如蒲公英、马齿苋、紫花地丁等捣烂后,敷于阳症肿疡的局部,每日换药1～2次;②箍围药,阳症肿疡可选用金黄散、玉露散等,用水调成糊状,直接敷于患处;③油膏,如金黄膏、玉露膏等摊于纱布上(药膏要有一定厚度,不要太薄),再敷于患处,可每日或隔日换药1次。油膏剂使用方便,效果满意,故临床最为常用,其他外用药有膏药(如太乙膏、千捶膏等)直接贴于肿疡之上,或与掺药(如雄麝散、桂麝散、红灵丹等)合用。将掺药撒于膏药或药膏上,敷患处,促使炎症消散。疮疡中期,酿脓成熟,宜及时切开引流。可按西医外科的原则与方法切开,也可采用小切口引流。后者的优点是对正常组织损伤少,病人痛苦小,愈后遗留的瘢痕也小,适用于脓肿较浅表者。局部常规消毒、局麻后,以空针穿刺抽脓,以明确诊断和确定脓肿的深浅,用尖刀垂直刺入脓腔,以血管钳撑开脓腔并轻柔挤压周围组织,以利于排脓,棉球擦净周围脓血,切口内插入"九一丹"或"五五丹"药捻,外敷金黄膏后包扎。疮疡后期,脓肿溃破或切开引流后,治疗原则为提脓祛腐、生肌收口。可选用"复方黄柏液"或"康复新"等外用中药洗涤伤口,然后用消毒纱条浸上述药液后湿敷。对窦道较深者,可用注射器抽取复方黄柏液冲洗,然后包扎,每日换药1次。传统的外治方法是在腐肉未尽时,用化腐药粉(如九一丹、五五丹、化腐散等)直接撒布于溃疡或窦道内,对口小而窦道较深者,用蘸有上述药粉的纸捻插入疮口,促使腐肉和脓栓脱落,使伤口清洁,当疮口分泌物明显减少时换用生肌药(如生肌散、生肌玉红膏等)外敷,促进生肌收口。

九、西医治疗

外科感染的治疗原则是:

(1)消除感染病因,合理使用抗生素。

(2)清除脓液和坏死组织等毒性物质。

(3)增强抗病和修复能力。

(4)对症处理,如退热、镇痛,镇静等减轻病人的痛苦。

(5)控制治疗糖尿病、尿毒症等原发疾病。

(一)全身疗法

目的是改善病人一般情况,增强抗病能力,促使感染消退,主要通过抗感染药物的应用和支持疗法等来实现。全身性治疗适用于病情较重的外科感染,对轻度感染通过局部治疗多数都能痊愈。

1. 支持治疗

(1)注意充分休息,必要时使用镇静止痛药物。

(2)供给易消化、高蛋白质、高热能、高维生素饮食,摄入不足时应从静脉补充,并注意纠正水、电解质代谢紊乱和酸碱平衡失调。

(3)严重感染、贫血、低蛋白血症者应少量多次输新鲜血及白蛋白、康复血清,以提高免疫机能。

(4)感染严重而引起全身严重中毒症状时,可在针对性大量使用抗生素的同时使用肾上腺皮质激素,以改善患者一般情况,减轻中毒症状。

2. 对症处理　高热者应用物理或药物降温,疼痛者给予镇静止痛。

3. 抗生素使用　有针对性地使用抗生素。有效的抗感染药物治疗是以细菌学诊断为基础的,应用要及时,用量要足够,防止滥用和局部不规范使用而引起耐药性。不能单纯以抗生素的使用取代外科无菌技术和外科处理。应用要点为:

(1)合理用药:应尽量避免局部使用抗菌药物;一般较轻的局限性感染可不用抗生素;能口服的就不用注射的;能用单一抗生素控制感染的就不联合使用抗生素;能用窄谱抗生素的就不用广谱抗生素。只有病原菌尚未查明的严重感染、需氧菌及厌氧菌有 2 种或 2 种以上病原菌混合感染时、重症感染者、对所用抗生素产生耐药性者、发生二重感染者,才考虑使用广谱抗生素或联合用药。不合理的联合用药不仅不能增加疗效,反而降低疗效,增加不良反应和产生耐药性机会。联合用药时要注意抗生素的无关和协同、累加作用及互斥作用。繁殖期杀菌剂与慢效抑菌剂联用呈无关作用;繁殖期、静止期杀菌剂、快速抑菌剂联合应用,常发生协同和累加作用;某些抗菌药物联合应用则产生互斥作用(如氨基糖苷类与 β 内酰胺类联用时,都应分别溶解分瓶输注等)。

(2)选药的原则:一般以感染部位、临床表现、脓液性状、感染来源初步判断致病菌种,以药物的抗菌谱为依据,选择敏感的抗生素。常见外科感染都有其主要病原菌,如痈、急性骨髓炎等主要为葡萄球菌感染;急性蜂窝织炎和丹毒等主要为溶血性链球菌所致;肠道穿孔所致的急性腹膜炎多为大肠杆菌、粪链球菌等细菌的混合感染。当然对于严重感染还应争取在抗菌治疗前采取标本(血、渗液、脓等)做细菌培养及药敏试验,以便由于初步诊断使用抗生素 2～3 天疗效不显著时,再根据细菌培养结果选择用药。

(3)给药的途径:一般感染可口服或肌注,严重感染或全身性感染必须静脉给药。以静脉分次输注效果最好,可迅速提高单位时间血药浓度。

停药时间应根据病人的全身状况和局部病灶情况全面考虑,如体温恢复正常,白细胞计数和分类恢复正常,局部感染完全控制后 2～3 天停药较为合适。严重感染如败血症和易复发的感染如丹毒等,则应在病情稳定 1～2 周后再停药。

4. 常用抗菌药物　包括化学药物和抗生素。

(1)化学药物

1)磺胺类药物:目前常用的品种有复方磺胺甲噁唑片,抗菌谱广,为口服给药,吸收较迅速,属抑菌剂,单独应用细菌易产生耐药性。常用于治疗外科一般轻度感染。

2)喹诺酮类药物:是一类合成抗生素,目前已发展到第四代,品种较多,抗菌谱广,主要作用于革兰阴性菌,对革兰阳性菌的作用弱。但近年来研制的新品种对肺炎链球菌、化脓性链球菌等革兰阳性球菌的抗菌作用增强,对衣原体属、支原体属、军团菌、厌氧菌等的作用亦增强。因本类药物不受质粒传导耐药性的影响,与许多抗菌药物间无交叉耐药性,故临床应用较普遍。

3)硝咪唑类药物:对厌氧菌有显著的杀菌作用,现已发展到第三代。广泛用于抗各种厌氧菌感染,外科混合感染时使用较多。还可用以治疗抗生素所致的伪膜性肠炎。

(2)抗生素:目前抗生素种类很多,新一代药物不断问世,但由于使用不当,细菌的耐药性也很快产生。青霉素类抗菌药物主要治疗革兰阳性细菌的感染,仍以青霉素 G 为首选,而耐青霉素酶的苯唑青霉素、乙氧苯青霉素、邻氯青霉素和双氯青霉素等应作为二线药使用。大环内酯类抗菌药物,如红霉素、麦迪霉素、阿奇霉素、克拉霉素等对革兰阳性球菌、多数类杆菌、支原体等感染有效,常易引起胃肠道反应及静脉炎,故多用于对青霉素耐药的感染。氨基糖苷类抗菌药物,如庆大霉素、丁胺卡那霉素、异帕米星等对阴性杆菌引起的感染,临床应用较多。广谱半合成青霉素如氨苄青霉素、羧苄青霉素、羧噻吩青霉素、氧哌嗪青霉素和硫苯咪唑青霉素等,除对革兰阳性菌具有抗菌活性外,也多用于治疗各类杆菌感染。多粘菌素主要用于革兰阴性杆菌感染。由于其毒副作用较多,临床应用较少。碳青霉烯类抗菌药物亚胺培南、美罗培南等,对各种革兰阳性球菌、革兰阴性杆菌和多数厌氧菌具有强大抗菌活性,对多数 β 内酰胺酶高度稳定,但对甲氧西林耐药葡萄球菌和嗜麦芽窄食单胞菌等抗菌作用差。糖肽类抗菌药物万古霉素、去甲万古霉素等，主要治疗耐药革兰阳性菌所致的严重感染，特别是甲氧西林耐药金葡菌(MRSA)或甲氧西林耐药凝固酶阴性葡萄球菌(MRCNS)、肠球菌属、耐青霉素肺炎链球菌感染等。头孢菌素类均为广谱抗生素，品种较多，按其发展的阶段和抗菌谱不同，目前分为四代。第二代(头孢呋辛钠、头孢西丁钠、头孢呋辛酯等)和第三代(头孢噻肟、头孢他定、头孢唑肟、头孢三嗪、头孢哌酮、头孢曲松钠等)对革兰阳性菌的抗菌作用不如第一代，对革兰阴性杆菌的抗菌作用则优于第一代(头孢噻吩、头孢氨苄、头孢唑啉、头孢拉定、头孢吡硫、头孢羟氨苄、头孢克罗等)。第四代头孢菌素(头孢吡肟等)不仅具有第三代头孢菌素的抗菌性能，还对葡萄球菌(MRSA除外)等阳性菌有抗菌作用。头孢菌素类抗生素由于副作用较少，比较安全，故临床应用颇为广泛。

(二)局部疗法

1. 患部抬高或制动　可减轻疼痛，有利于炎症局限和消退。不可用外力挤压，以防止感染扩散。

2. 药物外敷　用于浅部感染未成脓阶段。可使用鱼石脂膏、硫酸镁外敷，可改善局部循环，消除肿胀，促进感染局限，有利于炎症消散或局限成脓。

3. 物理疗法　可采用湿热敷、红外线或超短波等，以改善局部循环，促进局部血运，加速渗出液吸收，加强白细胞的吞噬作用，达到消肿、止痛、消炎的目的。

4. 手术治疗　包括脓肿、血肿切开引流，清除局部坏死组织，切除或清除已坏死发炎的组织、坏疽的肢体等。对深部脓肿一般可采用在B超引导下穿刺置管引流的方法，如肝、胆、脾、肾的脓肿，置管引流无效可手术切开引流。

脓肿溃破后，一般用0.9%等渗盐水清洗创面；对有厌氧菌感染的创口可用3%过氧化氢溶液冲洗；伤口如有绿脓杆菌感染，可用4%硼酸溶液或1%苯氧乙醇溶液清洗、湿敷。如创面有肉芽水肿或肉芽不新鲜，可用10%硝酸银腐蚀，或用10%盐水湿敷。创面过大者，可待肉芽健康后植皮，加速愈合。

(陈以安)

第二节　局部感染

疖和疖病

疖是金黄色葡萄球菌自毛囊或汗腺侵入引起的单个毛囊及其所属皮脂腺的急性化脓性感染，炎症常扩展到皮下组织。疖可发生在任何有毛囊的皮肤区，但以头面、颈、腋窝、背部、臀部、会阴部等常受摩擦的部位多见。其主要临床表现是：最初为毛囊口脓疱或局部呈圆锥形隆起的炎性硬块，有红、肿、热、痛。数日后化脓，中央软化出现黄白色脓栓，然后破溃或经切开引流，流出脓液而逐渐愈合，愈后留有瘢痕。

疖病是指多个疖在全身各部同时散在发生或在项、背、臀部反复发作的疾患。好发于青壮年、小儿体弱者及糖尿病患者。

中医根据疖初起有头、无头，分别称为“石疖”、“软疖”，将发于夏秋季节的命名为“暑疖”，又叫“热疖”，生于其他季节的称为疖。对于生于小儿头皮上，未破如曲蟮拱头，破后似蝼蛄串穴者，以形状命名为“蝼咕疖”、“蟮拱头”。对于生于项后发际部的疖病，则称“发际疮”；生于臀部的叫“坐板疮”。

根据以上特点，西医的疖属中医暑疖、蝼蛄疖、疖及颜面疔疮、痈等范畴。

一、病因

(一)中医病因

该病主要因火热之毒为病，其毒或因气候炎热，感受暑热，汗泄不畅，暑湿热毒蕴蒸肌肤所引起；或由恣食膏粱厚味及醇酒辛辣，脏腑蕴热，火毒结聚所致；或经抓破染毒，以致气血凝滞而成。

(二)西医病因

局部皮肤擦伤、不清洁,经常受到摩擦和刺激,为致病菌侵入皮肤提供了条件。而抵抗力减弱,营养不良,糖尿病及皮脂腺分泌过于旺盛,则是发疖的内部原因,常导致疖的发生。常见致病菌为金黄色葡萄球菌和表皮葡萄球菌。

疖病常见于营养不良的小儿和糖尿病患者。

二、病机病理

(一)中医病机

由于各种致病因素的作用,造成了气滞血瘀,经络阻塞,营气不从,毒邪壅遏,局部发生红、肿、热、痛等病变。

(二)西医病理

毛细血管和小静脉扩张,在炎症早期渗出的白细胞以中性粒细胞为主,以后单核细胞逐渐增多,慢性感染病变区呈淋巴细胞和浆细胞浸润。当人的抵抗力占优势时,疖肿可局限化,有的自行吸收,有的形成脓肿。脓肿经切开引流或自行破溃后,排出脓液和坏死组织,脓腔逐渐为肉芽组织所填满,最后形成瘢痕而愈合。当人体抵抗力和病原菌毒力处于相持之势时,感染转为慢性,原来组织遭到破坏逐渐为大量纤维组织所代替,当人体抵抗力转弱时,慢性感染可重行急性发作。当病原菌毒力超过人体抵抗力时,感染向周围组织扩散,并经淋巴管扩散,引起淋巴管炎、淋巴结炎,也可侵入血液循环,引起全身化脓性感染。

三、临床表现

(一)局部症状

初起毛囊处有红、肿、热、痛的小结节,逐渐肿大并隆起,数天后中央部组织坏死,出现脓栓,红、肿、热、痛随之加重,中心部位变软,随后脓栓脱落,脓液排出,炎症随之消退而愈。

(二)全身症状

一般无全身症状。若发生于循环丰富部位时,可出现全身不适、畏寒、发热、头痛、厌食等。尤其是面部“危险三角区”的疖,如被挤压、碰撞等,感染容易扩散,沿眼内眦静脉和眼静脉感染到颅内,引起化脓性海绵状静脉窦炎,出现延及眼部周围的红肿、硬块、疼痛,并有全身寒战、高热、头痛、昏迷,甚至死亡,危险性很大。

(三)实验室检查

可有白细胞计数增加,中性核细胞增多,也可均正常。

四、诊断和鉴别诊断

(一)诊断

疖的诊断要点是:以单个毛囊及皮脂腺为核心的圆锥形硬结,红肿疼痛;化脓后中央有黄白色脓头,破溃后有少量脓液;区域淋巴结可肿大;好发于受摩擦和皮脂腺丰富的部位。

疖病的诊断要点是:多个疖在全身各部散在发生,或在项、背、臀部反复发作;多有发热、食欲不振等全身症状。

(二)鉴别诊断

比较大的疖早期主要需与痈相鉴别。痈早期呈大片酱红色炎性浸润区,与正常组织界限不清;有粟粒状脓栓,脱落很慢,脓血样分泌物;常伴有全身症状,病程长。疖一般为圆锥形隆起的炎性硬结,红色较痈色淡,边界较清晰;脓头黄白色,较易脱落,脓液较稠;偶伴有全身症状,病程短。

五、治疗

(一)中医论治

疖多为热证,实证,尤以颜面的疖(颜面疔疮)为甚;暑疖因发于夏秋之季,临床应注意暑邪致病多挟湿邪的这一特点;蝼蛄疖一般病程较长,且体弱者易患之,故以虚证多见;疖病则反复发作,因湿热风邪相搏或阴虚内热染毒而成,往往虚实挟杂,临证应分清是实中挟虚以实为主,还是虚中挟实以虚为主,治疗才不会有误。

1. 常见疖病中医论治

(1)颜面疔疮

①热毒结聚

【主证】初起颜面某处皮肤上有粟米样脓头，或痒或痛，逐渐增大，红肿热痛，范围在3～6cm，坚硬根深。多有恶寒、发热等全身症状。

【治则】清热解毒。

【方药】五味消毒饮。

②火毒炽盛

【主证】颜面疔疮的中期，肿势逐渐增大，四周浸润明显，疼痛加剧，脓头可破溃。伴有发热口渴，便干溲赤，苔薄腻或黄腻，脉象弦滑数等症状，此期为5～7天。

【治则】清火解毒。

【方药】黄连解毒汤。

待脓出、肿消、热退的后期，一般不需内服中药，只需局部换药，经过2周左右的时间即可痊愈。

(2)暑疖：暑热挟湿蕴毒，暑天易发，故名暑疖。多发于头面部，小儿及初产妇常见此病。

【主证】初起局部皮肤潮红，次日发生肿痛，根角很浅，范围局限，直径多在3cm左右。有头疖先有黄白色脓头，随后疼痛剧增，自行破溃，流出黄白色脓液，肿痛即逐渐减轻。无头疖红肿疼痛，肿势高突，约3天成脓，切开脓出黄稠。若迁延1周以上，则脓水稀薄，或夹血水，再经2～3天收口。热毒甚者，可遍身发生，几个或数十个不等，并可出现全身不适，苔黄、脉数等。

【治则】清热利湿解毒。

【方药】清暑汤加减。

(3)蝼蛄疖：俗名蟮拱头，多发生于小儿头皮上，破前如曲蟮拱头，破后似蝼蛄串穴，故此形状命名。多由暑疖治疗不当或护理不慎等转成，并与体虚有关。

【主证】可分为2种类型：一种是疮形肿势虽小，但根脚坚硬，未破如蟮拱头。溃破虽出脓水而坚硬不退，易复发，往往一处未愈他处又生；另一种是疮大如梅李，相连三五枚，溃破脓出后其口不敛，日久头皮串空，如蝼蛄串穴之状。病机为气血虚弱，毒邪未尽。

【治则】补益气血，托毒生肌。

【方药】托里消毒散加减。

(4)疖病：特点是：此愈彼起，日久不瘥，治愈比较困难。

①风热夹湿

【主证】此型多发于项后、背、臀等处，常在原发病灶附近反复发作，经年缠绵不愈，几个至数十个不等。可伴有大便秘结、小溲黄赤、苔薄或黄腻、脉滑数等。

【治则】祛风清热利湿。

【方药】防风通圣散加减。发际疮可去白芍、麻黄加葛根、银花；坐板疮去白芍、黄芩、麻黄，加独活、川牛膝、银花、败酱草。

②阴虚内热

【主证】此型疖肿较大，散发全身各处，易成脓，常伴口渴喜饮，舌红、苔薄、脉细数等。

【治则】养阴清热。

【方药】清凉甘露饮加银花。脾虚便溏者去犀角、枳壳、生地、知母，加炒白术、淮山药、炙黄芪、砂仁、茯苓；伴有消渴、习惯性便秘等其他慢性病者，应配合原发病的辨证治疗。

2. 中成药治疗

(1)如意金黄散(《外科正宗》)

【药物】大黄、黄柏、姜黄、白芷、天花粉、厚朴、生南星、陈皮、苍术、甘草。

【治则】清热解毒，消肿止痛。

【适应证】热毒内蕴引起的痈疽、发背、疔疮肿毒、丹毒。

【用法】外用。用蜂蜜或凡士林，调匀成膏，外敷于患处，每日敷1～2次。

(2)化毒丸

【药物】癞蛤蟆、雄黄。

【治则】解毒消肿。

【适应证】用于疖疮、疔毒、痈肿、乳腺炎、败血症等。

【用法】糊丸，每次5～7丸，每日3次。

(3)梅花点舌丹(《全国中成药处方集》)

【药物】白梅花、乳香、雄黄、蟾酥、沉香、没药、血竭、朱砂、硼砂、葶苈子、石决明、牛黄、冰片、珍珠、麝香、熊胆。

【治则】清热解毒，消肿止痛。

【适应证】用于疔毒恶疮，痈疖红肿，无名肿毒及乳蛾咽喉肿痛。

【用法】丸剂，每次5丸，每日2次。黄酒或温开水送服。外用以醋化开后敷于患处。

3. 外治法

(1)一般的疖均以外治为主,可选用20%鱼石脂软膏、金黄膏、玉露膏等外敷;或鲜马齿苋、鲜公英、鲜地丁、鲜丝瓜叶、仙人掌(去刺)其中任选一种捣烂外敷,用于疖肿初期较好。

(2)对于直径1cm左右的小疖肿,可用药物胶布外贴(消炎止痛膏、伤湿止痛膏等均可),剪成比疖肿稍大的胶布块贴患处,初起时用效果佳,破溃及对胶布过敏者禁用。

(3)脓栓出现时,在其顶部涂石炭酸或2.5%碘酒,促进坏死脱落。

(4)体针:疖病可用针灸疗法。主穴在督脉第6胸椎棘突处。让患者抱肘低头,在穴位处沿皮下进针4.5～6cm,留针20分钟。配穴为合谷穴,用毫针快速进针,得气后将针退至皮下,然后将针倾斜呈15°,沿第2掌骨前缘约达指掌关节处,得气后留针10～15分钟。

(5)溃后因脓栓堵住疮口脓流不畅者,可用钳、镊将脓栓取出;坏死组织不易脱落可用九一丹、五五丹或守宫散;疮面无脓后可用生肌玉红膏以促收口。

(二)手术治疗

1. 切开引流　疖肿成脓后未溃可切开引流。切开引流应注意:

(1)注意刀口方向尽量顺皮肤纹理切开,以期愈合瘢痕尽量小些。

(2)引流口要通畅,刀口的最下端应是脓腔的最下端。

(3)颜面部尽量避免切开,可试用12号或14号粗针头穿刺抽脓后生理盐水反复冲洗脓腔,每日或隔日1次。

2. 蝼蛄疖手术　可将相通的空壳作十字形剪开,尽可能将腔内松脆之不健康组织搔刮干净,清洗疮口后,加压包扎。对已经愈合,但头皮凹凸不平者,可行整形手术。

六、预后及预防

无论中西医对疖的预后评价均佳,但出现并发症,如中医的“走黄”,西医的颅内感染,或蝼蛄疖出现损骨之症,预后则差。

预防应做好如下几点:

1. 注意个人卫生,勤洗澡更衣、理发剪甲。

2. 少食辛辣助火之品,糖尿病患者忌食含糖食品及控制好饮食。

3. 夏日注意防暑降温。

4. 保持大便通畅。

5. 锻炼身体,增强体质。

6. 积极、及时治疗其他慢性病及伴发病,如糖尿病、贫血、慢性肾炎等。

7. 生疖后切忌挤压、碰撞。

痈

痈是金黄色葡萄球菌所引起的多个相邻的毛囊和皮脂腺或汗腺的急性化脓性感染。多发于项、背等皮肤韧厚部位,有时也见于腰、腹、臀及上唇等处。糖尿病患者及体质比较虚弱者易患此疾。痈早期呈大片酱红色炎性浸润区,稍高出皮肤,坚硬水肿。之后中央区皮肤坏死,有白粒粟米样脓栓,状如莲子、蜂房。坏死组织不易脱落,脓液排泄不畅。患者可有寒战、发热等全身不适症状。可并发淋巴管炎、淋巴结炎和静脉炎,唇痈可有导致海绵窦血栓形成的危险。

根据上述特点,西医的痈为中医的“有头疽”。中医根据有头疽发病部位不同,分别将生于项后的叫“脑疽”;生于背部的叫“发背疽”;生于胸部膻中穴的叫“膻中疽”;生于少腹部的叫“少腹疽”。一般发于项后、背部者常不易透脓,内陷变症较多,病情较重;发于四肢者易透脓,内陷变症少见,病情较轻。糖尿病及体弱者易患此病,且中、老年人较多见。

一、病因

(一)中医病因

中医认为,多因外感风温、湿热之毒;内为情志内伤,劳伤肾精,或恣食膏粱厚味,而致内有脏腑蕴毒,凝聚肌表,以致经络阻隔,营卫不和,气血凝滞而成。消渴患者气阴两虚,正气不足,易于伴发本病。

(二)西医病因

致病菌多为金黄色葡萄球菌。感染常由一个

毛囊底部开始，因患部皮肤韧厚，感染不易向皮肤表面穿破而容易向阻力较弱的皮下脂肪柱蔓延至皮下组织，并沿深筋膜向周围扩散，侵犯到四周的许多脂肪柱，再向上侵及周围相邻毛囊而形成多个脓头。糖尿病患者较易患痈。

二、病机病理

(一)中医病机

1. 实证

(1)初期：该病初期外感风温湿热之毒，内有脏腑蓄毒，凝聚肌表，以致营卫不和，气滞血瘀，经络阻塞，故局部红、肿、热、痛；热毒郁而化火，热盛则肉腐生脓，故脓头相继增多，且焮红灼热，疼痛加剧；风热挟湿从表而入，故可见恶寒、发热、头痛等表症。

(2)溃脓期：至溃脓期则火毒炽盛，内外皆热，外热甚则疮面渐渐腐烂；内热甚则高热、口渴、便秘、溲赤。而火毒之邪一旦随脓腐而去，则全身症状便可减轻或消失。

(3)收口期：本病经过高热、溃脓进入收口期已近1个月，病程较长，气血必然受损，气血虚则长肉收口乏源，故生肌收口迟缓。

2. 虚证

(1)阴虚毒盛：阴虚之体加之火毒炽盛，必然重伤于阴，使阴更虚；阴阳同根，阴虚可损及于阳，使阳气亦虚。气虚则无力推动血行，而致血瘀，故见疮形平塌，根盘散漫，疮面紫滞，未成脓者不易化脓，成脓者腐肉难脱，溃出脓水稀少或带血水；阴虚故有唇焦、口干、便秘、溲赤；毒火炽盛故见壮热；胃阴受损故食欲不振。并见舌红少苔，脉细数之阴虚内热之征。

(2)体虚毒滞：气虚者疮疡难于起发，破溃；血少者难于生肌收口；气血均虚，则上述症状同见。患者可发热，但热不高，体虚正气无力与毒邪相争也。气虚则神疲乏，脉无力，脾气虚则运化失职，湿邪内生，故见苔白腻、腹胀、便溏等症。血虚则面少华，舌淡红。

(二)西医病理

痈的感染先从一个毛囊底部开始，因皮肤韧厚；感染只能沿深部阻力较小的脂肪组织柱蔓延至皮下浅筋膜，再沿深筋膜向周围扩散，累及邻近的许多脂肪组织柱，然后向上穿入毛囊群，形成多个脓头。炎性浸润区高出体表，坚硬水肿，与正常组织界限不清，中央区皮肤坏死，形成粟粒状脓栓，脱落极慢。脓栓脱落后中心塌陷，状似蜂窝，溢出脓血性分泌物，愈后留有瘢痕。

三、临床表现

(一)局部症状

早期在局部呈片状稍隆起的紫红色浸润区，质地坚韧，界限不清。随后中央形成多个脓头，破溃后呈蜂窝眼状。中央部逐渐坏死、溶解，可见大量脓液和坏死组织。痈易向四周及深部浸润发展，周围有浸润性水肿，常有局部淋巴结肿大、疼痛。

(二)全身症状

大多数病人有畏寒、发热、食欲不振等全身表现，且易并发全身性化脓性感染。

一般情况，病变初期在第1周，溃脓期在第2～3周，收口期在第4周，整个病程1个月左右，而阴虚之体，或气血两虚之体则病程较长。中医认为本病过程可出现内陷，尤以脑疽、发背疽患者多见。西医认为本病易发生淋巴管炎、淋巴结炎(区域淋巴结肿大压痛)、静脉炎(浅静脉局部肿痛，发红，且可触及条索状物)。唇痈容易引起颅内的海绵静脉窦炎，危险性更大。

(三)实验室检查

1. 血白细胞总数增高，可达$(20\sim30)\times10^9/L$，中性粒细胞计数增多。

2. 尿常规、空腹血糖检查，以排除肾病及糖尿病，有利于治疗。

3. 出现寒战、高热不退时，可考虑作血培养加药敏试验，以识别是否存在混合感染的可能，并选择最有效的抗生素。

4. 怀疑有转移性脓肿的可能时，可作B超检查，或试行穿刺抽脓，脓液可作细菌培养加药敏试验。

四、诊断和鉴别诊断

(一)诊断

该病的诊断要点是:多个相邻毛囊和皮脂腺大片隆起,酱红色炎性浸润区,坚硬、剧痛,有多数脓栓及脓性分泌物,中心皮肤多有坏死;好发于项、背等皮肤较厚部位;常伴有发冷、发热、纳差等症状,区域淋巴结肿大;血白细胞计数及中性粒细胞计数增多。

(二)鉴别诊断

主要鉴别点为:病灶中央有多个粟粒样脓头(或脓栓),腐肉脱落很慢。其他化脓性疾患无此特征。

五、治疗

(一)中医论治

该病多属热证、实证,但因阴虚之体及气血两虚之体而发者,则多虚实夹杂,临床上要分清虚实以治之。

1. 常见痈的中医论治

(1)实证

①风热夹湿,毒邪凝聚

【主证】初起可见患处呈一硬块,红肿,疼痛,高出皮肤,中央可见粟粒样脓头,继而肿块逐渐向周围扩大,脓头相继增多,焮红灼热,疼痛加剧。伴恶寒、发热、头痛、纳差、苔多白腻或黄腻、脉多滑数或洪数。

【治则】清热解毒,散风祛湿。

【方药】仙方活命饮加减。脑疽可加葛根;发背疽分上、下,分别加羌活或独活;下肢加川牛膝;表证较明显可加荆芥、葛根、柴胡等;便秘加生大黄、枳实;溲赤加木通、萆薢等。

②火毒炽盛

【主证】溃脓期疮面渐渐腐烂,状似蜂窝,高热口渴,便秘溲赤。

【治则】通里泻火,清热解毒。

【方药】内疏黄连汤加减。纳呆、恶心、苔黄腻可酌加竹茹、佩兰、姜半夏、炒苍术、炒白术、鸡内金等;神疲乏力可考虑加西洋参。

③气血两虚

【主证】进入收口期后,腐肉已净,新肉开始生长,肉芽红活,此时一般仅用外敷药,疮面即可逐渐愈合。亦有腐肉虽脱,但新肉生长迟缓,而疮面久久不愈者。

【治则】气血双补。

【方药】八珍汤加减。若疮口仍有少量脓腐可加银花、败酱草;食欲不振加焦三仙、鸡内金等;疮口周围皮肤较暗且硬者,加炙乳香、炙没药,亦可加入桂枝、红花、水蛭等。另可给予参芪扶正注射液静点。

(2)虚证:多见于老年人,或素有消渴病的患者。

①阴虚毒盛

【主证】局部疮形平塌,根盘散漫,疮面紫滞,不易化脓,脓腐难脱,溃出脓水稀少或带血水,并且疼痛剧烈。全身症状有壮热、唇焦、口干、便秘、溲赤、食欲不振、舌红少苔、脉细数等。多见于老年瘦弱之人。

【治则】滋阴清热。

【方药】竹叶黄芪汤加减。便秘加生大黄、芒硝;热甚加黄连、栀子;疼痛剧烈加元胡、炙乳香、炙没药等。

②体虚毒滞

【主证】疮形平塌散漫,疮色灰暗不泽,化脓迟缓,腐肉难脱,脓水稀薄,色暗灰,闷肿胀,痛不甚,疮口易成空壳。伴发热,但热度不太高,神疲乏,面少华,舌淡红,苔白腻,脉无力等。

【治则】扶正托毒。

【方药】托里消毒散加减。纳差可去白芷,加大白术用量,并可加入鸡内金、焦三仙等;脓水稀薄,增加黄芪及人参用量,亦可加入鹿角霜等;便溏者可加入少量肉桂、附子。

2. 中成药治疗

(1)西黄丸(《外科证治全生集》)

【药物】牛黄、麝香、乳香、没药、黄米面。

【治则】清热解毒,活血消痈,散结。

【适应证】主治疔毒恶疮、痈疽发背、乳痈、瘰疬、小肠痈等症。

【用法】丸剂,口服,每日 2 次,每次 3g,温开水或黄酒送服。

(2)复方功劳木片(《实用中成药手册》)

【药物】功劳木、黄芩、甘草。

【治则】清热解毒,抗菌消炎。

【适应证】用于金黄色葡萄球菌、链球菌等引起的疖痈、肺炎、上呼吸道感染等。

【用法】每次4～6片,每4小时1次,温开水送服。

(二)中西医结合治疗

痈的变化比较快,并发症比较多,尤其是糖尿病患者,易出现内陷,病情比较凶险,故应密切观察病情,随时调整治疗方案,包括应用抗生素,选择手术时机,治疗并发症等。同时应注意休息,加强营养支持,镇静止痛等。

1. 全身应用抗菌药物,如青霉素、半合成青霉素、红霉素或头孢类抗生素等,往往都需静脉输入。

2. 初期

(1)实证局部用50%硫酸镁或0.1%乳酸依沙吖啶湿敷。

(2)疮头贴千捶膏、金黄膏或玉露膏,虚证用冲和膏。

(3)蒜硝糊外敷,用于所有疮疡未溃之前。方法:将大蒜(去皮)、芒硝适量,共捣烂成糊状,患处洗净、酒精消毒,并涂凡士林以保护皮肤。将蒜硝糊敷布患处,1小时左右取下;患处清洗后,外敷金黄膏。每日换药1次。注意事项:涂凡士林,敷蒜硝糊的范围均要略大于红肿范围;敷蒜硝糊的厚度应在0.5～1cm。

(4)若发现患处皮肤起水疱,可用注射针头挑破,外涂龙胆紫。

3. 溃脓期　用提毒散或守宫粉。如脓水稀薄而带灰绿色者用九一丹外敷。

4. 收口期　用蜂蜜或胎盘组织液外敷创面。若有空腔,可用垫棉法加压包扎,使皮肤与新肉粘合,加速愈合。疮面渗出少,可3～5天换药1次。

5. 气血两亏,疮形不起者,可配合神灯照法或桑柴火烘法。神灯照法为:灯心草数根浸油后点燃,烘烤患处。桑柴火烘法为:将新桑枝一头点燃,吹灭用烟火烘患处,每次用指头粗,长1尺左右桑枝3～4枝,每日烘2～3次。

6. 如有并发症应积极治疗。比如糖尿病患者,平时未用过胰岛素治疗的,此时可考虑用胰岛素来控制病情,因糖尿病患者应激能力很差,糖尿病得不到很好的控制,感染性疾病也很难治愈;而感染控制不住,糖尿病病情也会加重,当空腹血糖＞7mmol/L,餐后2小时血糖＞9mmol/L时,需用胰岛素治疗。

(三)手术治疗

1. 成脓后应及时切开引流,多采用十字或双十字切口,长度稍超出炎症范围,深达筋膜或筋膜下。并将切开之皮瓣向四周剥离,清除所有坏死组织,有条件者可用电刀切开以减少出血,切忌挤压,以免感染扩散。伤口用3%过氧化氢溶液或稀释的碘伏溶液冲洗。创面大,渗出多,第一、第二次用纱布填塞创口较好,既可吸脓血,又可加压止血,外层纱布也不会很快渗透。而用药水纱布及凡士林纱布则无此优点(图13-1,图13-2)。

在以后换药中应不断清除腐肉,以刀代药助其脱落,以利于生肌愈合,第一次手术可在全麻下进行,以后少量剪除腐肉,可不必麻醉。

2. 若健康肉芽组织生长后,皮肤缺损较大,可进行植皮,以加速愈合。

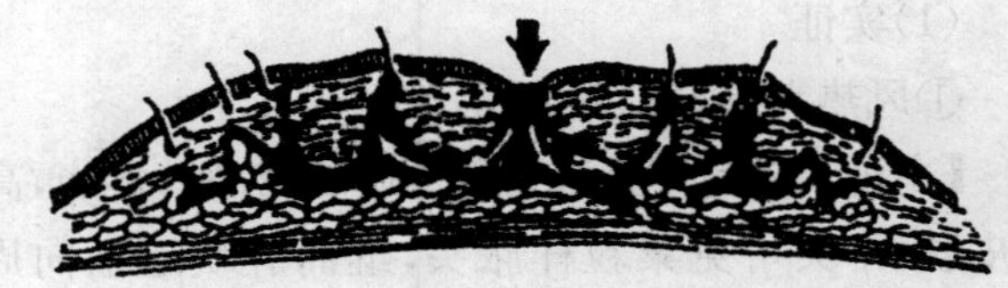

图13-1　痈的切面

六、预后及预防

本病如不出现中医的"内陷"或西医的海绵窦血栓形成、全身转移性脓肿等,预后均良,惟患处留下瘢痕。

预防:

(1)首先要积极锻炼身体,并合理搭配营养,增强体质。

(2)要注意个人卫生,注意保护皮肤,有外伤及时治疗。

(3)患有糖尿病等慢性疾病应积极治疗。

(4)保持乐观的精神状态,劳逸适度。

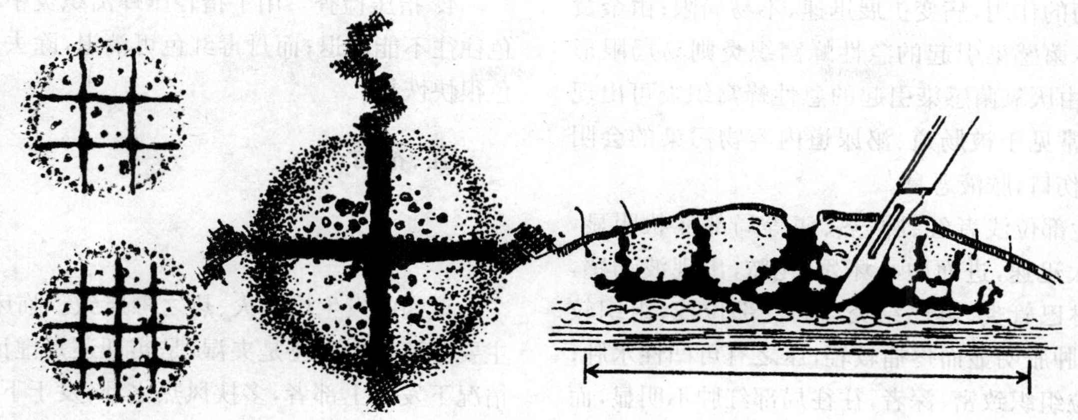

"十"字、"井"字多刀切开，切口内塞入纱布条

图 13-2 痈的切开引流

急性蜂窝织炎

急性蜂窝织炎常是由溶血性链球菌或葡萄球菌侵入皮下、筋膜下、肌间隙或深部蜂窝组织所引起的急性弥漫性化脓性炎症。其特点是感染后炎症迅速向四周弥漫扩散，红肿以中央区明显，红色较暗，而四周红色较淡，与正常组织无明显界限；病变中心区常坏死、化脓；常伴有程度不同的全身症状，且易并发急性淋巴结炎、淋巴管炎。根据以上特点，急性蜂窝织炎应属中医"发"的范畴。中医认为痈之大者名"发"。但古代文献中仍有实属"发"病而称痈者，如锁喉痈（结喉痈、猛痈、盘颈痰毒）、臂痈等，常见的"发"病还有生于小腿部的腓腨发，生于手、足背部的手发背及足发背，生于乳房的乳发。

一、病因

（一）中医病因

中医认为本病病因不外风、温、湿、火毒之邪外侵；痧痘余毒未尽；疖疮、痈、有头疽向四周蔓延而成继发；针毒结块；外伤染毒，等等。如"锁喉痈"多为风温毒邪客于肺胃；或痧痘之后，余毒未尽；或体虚口唇齿龈、咽喉糜烂染毒而继发。"臂痈"多由湿热火毒蕴结，或注射染毒，或局部疱疖发展而成。而湿热下注，外伤染毒可致"腓腨发"、"足发背"；外伤染毒及风火湿热结聚可引起"手发背"。而火毒外侵，肝胃两经湿热蕴结乳房，或乳痈火毒炽盛可引起"乳发"。

（二）西医病因

西医认为，急性蜂窝织炎的致病菌多为溶血性链球菌或葡萄球菌；其次是厌氧性细菌或腐败性细菌；化学性物质刺激，如药物注射不当或异物存留于软组织中继发感染导致本病；感染也可由皮肤或组织损伤引起；亦可由邻近化脓性感染直接扩散或经淋巴、血行感染而成。

二、病机病理

（一）中医病机

营卫不和，经络阻塞，气滞血瘀，故局部红、肿；经络受阻，气血瘀滞，不通则痛；郁而化热，故局部发热；热盛肉腐，肉腐则为脓，故中心可有腐烂、化脓。

（二）西医病理

由于细菌感染，局部病理可见大量嗜中性粒细胞及淋巴细胞浸润，毛细血管和小静脉扩张，有时可见到血栓形成，毛囊、皮脂腺、汗腺均遭到破坏；病变后期可形成化脓性肉芽肿，病灶中央区可坏死、化脓。

三、临床表现

（一）局部表现

常因病菌种类、发病部位、深浅不同而异。由溶血性链球菌引起的急性蜂窝织炎因链激酶和透明质酸酶的作用，病变扩展迅速，不易局限；由金黄色葡萄球菌感染引起的急性蜂窝织炎则易局限形成脓肿；由厌氧菌感染引起的急性蜂窝织炎可出现捻发音，常见于被肠道、泌尿道内容物污染的会阴部、腹部伤口，脓液恶臭。

发生部位浅者红、肿、热、痛等局部症状明显，范围扩大迅速，进而中心坏死、化脓，出现波动感，易并发淋巴管炎、淋巴结炎。病变部位浅，组织较松弛者，肿胀明显而疼痛较轻，压之有可凹性水肿；病变部位组织致密、深者，往往局部红肿不明显，而疼痛较剧烈。

（二）全身症状

常伴有程度不同的全身症状，如畏寒、发热，周身不适，食欲不振等。发生于口底、颌下、颈部的急性蜂窝织炎可因炎症水肿扩展引起喉头水肿，出现呼吸困难，有发生窒息的危险。感染扩散重可引起脓毒血症。

（三）实验室检查

1. 血液白细胞计数增高，中性粒细胞数增多。
2. 怀疑骨折或创口有异物，可拍X线片确诊。
3. 较深部位感染可以进行B超检查，确定感染部位及有无脓液形成。

四、诊断和鉴别诊断

（一）诊断

本病的诊断要点为：界限不清的红肿，中心区颜色暗红，边缘红色较淡；有程度不同的疼痛，压痛；中心区可坏死，化脓；常伴有全身症状。

（二）鉴别诊断

本病主要需与丹毒相鉴别，其鉴别要点是：

1. 颜色　本病颜色为暗红，中央色暗，边缘色淡；丹毒为鲜红，红肿向四周扩散时，中央红色消退，脱屑。

2. 边界　本病病灶与周围正常组织间界限不清；而丹毒的边界很清楚。

3. 化脓　本病中心区常坏死，化脓；而丹毒一般不化脓，也很少出现坏死。

4. 指压检查　用手指轻压蜂窝织炎中心区，红色往往不能消退；而丹毒红色可消退，除去压力，红色很快恢复。

五、治疗

（一）中医论治

该病的发生均由火、热之毒所致。临床上辨证主要分清是夹风还是夹湿，是实证还是虚证。一般情况下发于上部者，多挟风热之邪；发于下部者，多挟湿热之邪。本病初起多为实证，溃后脓水稀薄，收口慢，病程较长者则多虚证。妇人产后患乳发者，常虚实挟杂，临证应注意分清孰轻孰重。

1. 辨证论治　中医论治以“清热解毒”为主法。初期（未成脓之前）或解表、或祛风、或理湿、或行气和营，力图其消散；中期、后期（成脓、溃后）以补托为主，促其溃脓收口。临床上多分病治疗。

（1）锁喉痈

【主证】初起喉结处红肿，坚硬，灼热疼痛，根脚散漫，经2～3天后肿势迅速向四周蔓延，上及腮颊，下及胸、两侧颈部。因肿连咽喉、舌下而汤水难下，伴有壮热口渴，头痛项强，便秘溲赤，舌质红绛，舌苔黄腻，脉象弦数或洪数。经治疗后根脚渐收，溃脓外出，热退肿消的则为顺证；而根脚不收，漫肿平塌，难以溃脓的，则为逆证。若脓成未予切开，向内穿溃咽喉者多危。

【治则】散风清热，化痰解毒。

【方药】普济消毒饮加减。壮热口渴者，加石膏、知母、天花粉、麦冬，以清热泻火、养阴生津；伴头痛项强者，加葛根、羌活；气喘痰壅加鲜竹沥、天竺黄、莱菔子；脓成加炙山甲、皂角刺；便结者加生大黄、枳壳、厚朴，以通里泻热。

（2）臀痈

【主证】一侧臀部红肿热痛，以中心最为明显，边缘不清，患肢行动困难，病变区逐渐扩大而有硬结，数天后皮肤湿烂，随即变黑腐溃，或中软不溃，溃后一般脓出黄稠，有的伴有大块腐肉脱落，疮口深坠形成空腔，收口甚慢。本病初起即伴有恶寒、发热、头痛、骨节痠痛、食纳不佳、苔黄、脉数等全身症状，待脓出腐脱后，症状才逐渐减退。

【治则】清热解毒，和营化湿。

【方药】仙方活命饮和黄连解毒汤加减。加减法：病起表证明显时，可加荆芥、银花、辛夷、牛蒡子以辛凉解表；高热不退，热入营血者加犀角、生地黄、玄参、丹皮以清热凉血；大便燥结者，加大黄、芒硝、厚朴以通里泻热；身重如裹，纳呆，胸闷者可加香薷、藿香、佩兰、苍术以芳香醒脾化湿。

(3)腓腨发

【主证】初起小腿肚胀痛不适，继而皮肤焮红，中间略紫，边界不清，疼痛加剧，伴有恶寒、发热、纳呆、便干、溲赤、苔黄腻、脉滑数等。1周后局部跳痛如锥刺，按之有波动感，为脓已成。

【治则】清热解毒，和营利湿。

【方药】五神汤合萆薢渗湿汤加减。

(4)手发背

【主证】初起手背漫肿，边界不清，胀痛不适，可有恶寒、发热、苔黄、脉数等全身症状。7～10天后化脓，可见中间高突，色紫红，疼如鸡啄，全身症状加重。溃破时皮肤湿烂，脓水色白或黄，或夹有血水，全身症状随之减轻。

【治则】清热解毒和营。

【方药】五味消毒饮合仙方活命饮加减。

(5)足发背

【主证】初起足背红肿灼热疼痛，肿势弥漫，界限不清，足不敢履地，5～7天化脓，伴有寒战、高热、纳呆、泛恶、苔薄黄腻、脉象滑数等全身症状。

【治则】清热解毒，和营利湿。

【方药】五神汤合萆薢渗湿汤加减。

2. 中成药治疗

(1)西黄丸(《外科证治全生集》)

【药物】牛黄、麝香、乳香、没药、黄米面。

【治则】清热解毒，活血消痈。

【适应证】主治疗毒恶疮、痈疽发背、肺痈、小肠痈等症。

【用法】丸剂，口服，每次3g，每日2次，温开水或黄酒送服。

(2)醒消丸(《中药成方制剂分册》)

【药物】乳香、没药、麝香、雄黄、黄米饭。

【治则】活血散结，解毒消痈。

【适应证】痈疽疔毒，坚硬疼痛。

【用法】糊丸剂，小粒，口服，每次3g，每日2次。

以上均为诸“发”病在病起时的治则、用药。成脓后多以外治法为主，切开引流；后期以托里消毒饮加减，促其吸收。

(二)中西医结合治疗

1. 早期可选用磺胺药或有针对性的抗生素治疗，若考虑有厌氧菌感染可加用硝咪唑类抗厌氧菌药物治疗。

2. 早期外用药可选用50%硫酸镁、0.1%依沙吖啶液湿热敷，金黄膏、玉露膏或蒜硝糊局部外敷。

3. 成脓后，选其波动感最明显处切开排脓，注意刀口与皮肤纹理平行。

4. 脓少后，可用蜂蜜或生肌玉红膏外敷创面，以利于收口。

(三)手术治疗

一旦形成脓肿，就应立即切开引流，这样可以减轻痛苦；可以减少毒素吸收，减轻全身症状；可以缩短病程。不要一味地靠山甲、皂刺透脓，有时为了减轻组织张力或压迫，虽无脓肿形成亦可作切开减压术。如口底、颌下部蜂窝织炎时的早期切开减压，以减轻组织水肿、气管压迫，防止喉头水肿或窒息。由厌氧菌感染引起的捻发音性蜂窝织炎应作广泛切开引流，切除坏死组织，并用3%双氧水冲洗，湿敷伤口。

切开注意事项同疖、痈。

六、预后及预防

该病若治疗及时、正确，不出现内陷症，预后则佳。一旦成脓后往往易形成瘢痕，头面部或四肢裸露处的瘢痕就有碍美观，所以在本病早期就应积极治疗。使其在未成脓之前就消散，形成脓肿后，首先考虑用穿刺抽脓的方法，尤其是面部，尽量不采取切开引流，以免形成较大瘢痕。

对于疖、痈亦应做到早期治疗，避免并发急性蜂窝织炎。

丹　毒

丹毒是由β溶血性链球菌从皮肤、黏膜的微小损伤处侵犯皮内网状淋巴管所引起的炎症。炎症很少扩散到真皮层下，主要临床表现为：皮色鲜红，蔓延很快,界限清楚,一般不化脓,很少发生组织坏死,好发于小腿及头面部,全身反应剧烈。小腿部之丹毒愈后易复发,反复发作可形成象皮腿。

中医根据其发病部位不同,将发于头面部、胸腹腰胯部、下肢及新生儿之丹毒,分别称为"抱头火丹"、"内发丹毒"、"流火"、"赤游丹"。

一、病因

(一)中医病因

中医认为,火邪外侵,血分有热或皮肤黏膜破损,毒邪乘隙而入可引发本病。更具体一点,认为发于头面者挟有风热;发于胸腹者挟有肝火;发于下肢者挟有湿热;新生儿丹毒,则多由内热火毒所致。

(二)西医病因

西医认为,丹毒的致病菌为β溶血性链球菌。对于下肢反复发作之丹毒,应考虑有脚癣感染或血丝虫感染而引发。

二、病机病理

(一)中医病机

热毒之气,暴发于皮肤间,不得外泄,故局部红、热;热毒瘀于皮肤,影响气机血运,不通故痛,且微肿。

(二)西医病理

表皮明显水肿,有时可有水疱。真皮水肿,血管及淋巴管扩张,附近有弥漫性的以嗜中性粒细胞为主的炎性细胞浸润。有血丝虫感染的下肢丹毒,可见淋巴管内皮细胞反应性增生,大量嗜酸粒细胞、淋巴细胞、吞噬细胞浸润,最终形成结核样肉芽肿,使淋巴管组塞,淋巴管内可见到血丝虫体。

三、临床表现

(一)局部表现

局部表现呈片状红疹,颜色鲜红,中间较淡,边缘清楚,略为隆起。手指轻压可使红色消退,松压后很快又恢复鲜红色。红肿向四周扩展时,中央红色逐渐消退、脱屑,转为棕黄色。红肿区有时有水疱形成,局部有烧灼样疼痛。常伴有附近淋巴结肿大、疼痛。下肢丹毒反复发作者,可使下肢淋巴管阻塞,形成象皮肿。

(二)全身症状

起病急,病人常有头痛、畏寒、发热等全身症状。

(三)实验室检查

血白细胞计数增高,中性粒细胞数增多。

四、诊断和鉴别诊断

(一)诊断

该病的诊断要点是:炎症呈斑片状,色鲜红,边界清楚;压之退色,松手后红色立即恢复;红肿向四周蔓延时,中央红色可消退;一般不化脓,少有组织坏死。起病急,伴有全身症状,有皮肤黏膜损伤史或足癣史。

(二)鉴别诊断

该病主要需与急性蜂窝织炎相鉴别,其鉴别要点参见"急性蜂窝织炎"。

五、治疗

(一)中医论治

《诸病源候论》中指出丹毒"皆风热恶毒所为"。根据其火邪侵犯,血分有热,郁于肌肤而发,中医论治总宜以凉血、清热解毒、化瘀为原则。

1. 中医辨证论治

(1)风热上壅

【主证】头面部红肿疼痛。由鼻部破损引起者,鼻额先肿,次肿于目,甚则目不能开;由耳部破损引起者,则耳之四周先肿,次肿及头角;若由头皮破损引起者,则头额先肿,次肿及脑后。并伴有恶寒发热,口干纳差,舌红苔薄白或薄黄,脉浮数有力等。

【治则】清热解毒,疏风消肿。

【方药】普济消毒饮加减。大便干结者加生大黄、元明粉；咽痛加玄参、生地。

(2)肝胆湿热

【主证】腰胁部大片鲜红，红肿蔓延，摸之灼手，肿胀触痛，转侧困难，口苦咽干，舌红苔黄腻，脉弦数有力。

【治则】清热利湿，泻火解毒。

【方药】龙胆泻肝汤加减。

(3)湿热下注

【主证】多发于小腿胫前，常由趾间皮肤破损感染引起，先肿于小腿，亦可延及大腿。局部红肿、焮热、疼痛。愈后容易反复发作，可形成大脚风(象皮腿)。舌红，苔白腻或黄腻。

【治则】清热利湿。

【方药】五神汤合萆薢渗湿汤加减。

(4)血瘀痰凝

【主证】为下肢复发性丹毒，热象不明显，皮色暗红，下肢可凹性水肿，皮肤粗糙，舌暗或有瘀斑，苔厚腻。

【治则】活血化瘀，利湿祛痰。

【方药】补阳还五汤加萆薢、土茯苓、薏仁、炒白术、炒苍术、川牛膝、桑枝、水蛭等。热象全退还可考虑用温通的方法，方用阳和汤加减。

(5)胎火胎毒

【主证】多发生于初生儿。脐腹部开始皮肤鲜红，压之皮肤红色减退，放手又显，表面紧张光亮，摸之灼手，肿胀触痛，向外游走遍体，常有局部皮肤坏死，伴有高热、烦躁、呕吐等严重的全身症状，有生命危险，舌红，苔黄，脉数。

【治则】凉营清热解毒。

【方药】犀角地黄汤加减。热毒炽盛加黄连、黄柏、栀子、双花。

(6)毒邪内攻

【主证】红肿迅速蔓延，伴壮热神昏，谵语烦躁，头痛，恶心呕吐，便秘溲赤，舌红绛，苔黄，脉洪数。另外，老年人患抱头火丹因体质衰弱，症状也比较严重。

【治则】凉营泻火解毒。

【方药】清瘟败毒饮合犀角地黄汤加减。若神志昏迷加清心开窍之安宫牛黄丸或紫雪丹；阴虚舌绛苔光者加玄参、麦冬、石斛等。

2. 中成药治疗

(1)紫金锭(《外科正宗》)

【药物】红大戟、山慈菇、千金子霜、麝香、雄黄、朱砂、五倍子。

【治则】清瘟解毒，祛痰开窍，消肿止痛。

【适应证】外用治疗丹毒、疮疖肿、痄腮等。亦适于食管癌、贲门癌吞咽梗阻者。

【用法】锭剂，每锭 3g。每日 2 次，每次 1.5g，温开水送服。

(2)紫雪

【药物】朴硝、石膏、寒水石、磁石、滑石、硝石、犀角屑、羚羊角屑、沉香、玄参、升麻、甘草、朱砂、麝香、丁香。

【治则】清热镇痉，解毒开窍。

【适应证】丹毒热邪内陷所致之高热烦躁，神昏谵语，惊厥，发斑发狂。

【用法】散剂，每瓶 3g。每次 1.5～3g，每日1～2 次，温开水送服。小儿用量酌减。

(二)中西医结合治疗

1. 抗生素治疗　青霉素 G 是治疗该病的首选药物，疗效较好。在用药时应注意以下两点：一是剂量要大，肌肉注射每次 160 万 U，每日 2 次，静脉输液每日 800 万 U 以上，分 2 次，溶于 5%葡萄糖溶液中，上、下午输入；二是全身症状和局部症状消失后，仍应继续用药 5～7 天，以防复发。青霉素过敏者换用红霉素或头孢类抗生素。

2. 局部治疗

(1)0.1%乳酸依沙吖啶液持续湿敷，纱布 4～5 层依沙吖啶液浸透后敷盖感染区，每日更换 3 次，连续 2～3 天，红肿消退停用，疗效显著。

(2)紫金锭用醋研磨呈糊状，勿涂敷在患处。

(3)50%硫酸镁湿热敷，或外敷金黄膏、玉露膏。

(4)将仙人掌、败酱草、地丁、丝瓜藤、丝瓜叶，任意一种捣烂外敷。

(5)砭镰法：患处消毒后用三棱针浅砭皮肤放血，以泻热毒，亦可配合火罐，在针刺后拔罐。适用于下肢丹毒，发于头面部者禁用。

3. 象皮腿治疗　属于高蛋白滞留性水肿，是由于淋巴回流障碍所致。其治疗方法有以下 3 种：

(1)中药桑叶有抗炎、抗菌、消肿、软化组织等药理作用，故在辨证用药的基础上，方中适当加入桑叶、桑枝，能取得一定疗效。

(2)苯础喃酮类药物(Benzo-pyrone)是治疗高蛋白水肿药物，国际淋巴学会提供的5-6Benzo-alpha-pyrone(商品名为Coumarin)又称香豆素。此药具有加强巨噬细胞活力和增加蛋白质的水解作用，从而将大分子蛋白质分解成碎粒，而得以直接被吸收进入血液循环纳入正常运转。蛋白质分解过程加速，可降低组织中蛋白质的浓度，使组织中胶体渗透压下降，从而使滞留的水肿逐渐消退。此外，药物去除了组织中高浓度蛋白质后，可减轻组织的纤维过度增生，使组织变软而恢复正常弹性。

服法是：每次200mg，每日2次，连服6个月。副作用小，仅极少数病人出现轻微的恶心、食欲减退等胃肠道反应。

(3)微波烘疗器100～900W可调节，开机5分钟后，体表温度可达到39～41℃，而相应的深组织层温度可达41～43℃，使组织代谢活动增加，促使淋巴回流增强和淋巴管再生；也可能提高巨噬细胞活性，分解大分子蛋白质而便于吸收。治疗的方法是每日烘疗1次，每次1小时，连续20次为1疗程。一般病例烘治1疗程已够，有效率达90%以上。

六、预后及预防

丹毒的预后一般均佳。但小腿的丹毒愈后易复发，反复发作可形成象皮腿。足癣是丹毒发病的重要因素，积极治疗足癣对本病的预防有重要意义，而在治疗下肢丹毒的同时，重视足癣的治疗也是预防其复发的措施之一。其预防措施之二是彻底治愈丹毒，在全身和局部症状消失后，仍应持续用药5～7天，以防止复发。

另外，丹毒的预防还应包括对皮肤黏膜破损的及时治疗，以及注意防止接触性传染。

手部化脓性感染

因细菌侵入手部引起的化脓性感染称为手部化脓性感染。手部化脓性感染包括甲沟炎、甲下脓肿、表皮下脓肿、脓性指头炎、化脓性腱鞘炎、滑囊感染、鱼际间隙感染和掌中间隙感染。可以引起手部化脓性感染的致病菌很多，如葡萄球菌、链球菌、大肠杆菌、变形杆菌、类杆菌、厌氧菌，等等，但以金黄色葡萄球菌及链球菌感染居多。目前，血源性化脓性手部感染已少见，而源于外伤引起的手部化脓性感染多见。另外，挤压、刺伤、嵌甲或胼胝等处理不当，常可造成手部感染。其主要发病特点为：局部红、肿、热、痛，甚者下垂患肢疼痛随即加剧，患处功能障碍，亦可伴有高热、寒战、头痛等明显的全身反应。

手部化脓性感染属于中医的手部疔疮。中医的“蛇眼疔”、“沿爪疔”(亦称“代指”)属于西医的甲沟炎；“蛇头疔”为西医的脓性指头炎；“蛇肚疔”(亦称“鱼肚疔”、“蛇腹疔”、“泥鳅疔”)为西医的化脓性腱鞘炎；“托盘疔”为西医的滑囊感染、鱼际间隙感染或掌中间隙感染。手部化脓性感染可经血液、淋巴、皮下或筋膜下扩散，亦可沿手的特殊解剖途径扩散，如滑膜鞘、腱鞘间隙等；重则可损筋伤骨影响肢体功能；还可引起败血症，故临床治疗中不能掉以轻心。

手掌面皮层厚，皮下脓肿很难自行破溃而易形成哑铃状脓肿。掌面皮下有许多纤维组织索，与皮肤垂直，一端连接真皮层，一端固定在骨膜、腱鞘或掌筋膜，形成许多坚韧密闭的小腔，感染化脓后难以向四周扩散，而向深部蔓延，引起周围的肌腱、神经、血管及骨关节炎症，易导致肌腱粘连、关节僵硬、神经功能障碍。手指末节感染易延及末节指骨而形成骨髓炎。感染后组织内张力大，神经血管受压产生剧烈肿胀和疼痛。手背组织比手掌面疏松，且淋巴引流除极少数引流到前臂外，大部分经指蹼间隙引流到手背部。因而手掌面发生感染时手背肿胀反比掌面明显，易误诊为手背感染。腱鞘、滑液囊、筋膜间隙相通。在手掌处，小指的腱鞘与尺侧滑液囊相沟通，拇指的腱鞘则与桡侧滑液囊相通，而食指、中指和无名指的腱鞘则不与任何滑液囊相沟通。尺侧滑液囊与桡侧滑液囊有时在腕部也互相沟通。因此，拇指和小指发生感染后，感染可经腱鞘、滑液囊而蔓延到对方，甚至蔓延到前臂的肌间隙。食指、中指和无名指有腱鞘发生感染时，常局限在各自的腱鞘内，虽有时亦可扩散到手掌深部间隙，但不易侵犯滑液囊，所以发生感染后可延及全手，甚至累及前臂。手掌深部的间隙是位于手掌屈指肌腱和滑液囊深面的疏松组织间隙。其前为掌腱膜和肌腱，后为掌骨和骨间肌表面的筋膜，内界为小鱼际肌，外界为大鱼际肌。此间隙被掌腱膜与第3掌骨相连的纤维中隔，分为尺侧和桡侧两个间隙。尺侧的称为掌中间隙，桡侧的称为鱼际间隙。食指损伤或食指腱鞘炎的脓液穿破后，可沿蚓状肌蔓延而引起鱼际间隙感染；中指与无名指腱鞘感染，则可沿各蚓状肌蔓延至掌中间隙。

因此，手部急性化脓性感染在炎症不能消散吸收而继续发展时，应及早切开减压、引流，以防止深部组织坏死和骨髓炎。切开时一般应采用指神经阻滞麻醉或臂丛麻醉。切开后脓液一般比较少，脓腔比较小，引流切口一般用乳胶片或纱条引流。尽早开始患部附近关节功能锻炼，以尽快恢复功能。

一、病因

（一）中医病因

内为脏腑蓄热，火毒凝结而成。外为外伤染毒，如针尖、竹、木、鱼骨刺伤，昆虫咬伤等，而感染毒气，阻于皮肉之间，留于经络之中而化火酿脓。

（二）西医病因

1. 常见原因是手部局部创伤后细菌感染所致。局部抵抗力下降，手部的轻微创伤如手指甲修剪过度，拔倒皮刺，扎入木刺、鱼刺、铁刺，外伤挤压，胼胝处理不当，毒虫咬伤等引发手部感染。

2. 开放性损伤清创术做得不彻底，创口内存留异物、血肿、死腔、坏死组织等，均给细菌的入侵、繁殖创造了条件。

3. 毒力强的细菌入侵。主要为金黄色葡萄球菌或链球菌感染，大肠杆菌、绿脓杆菌感染较少。如为混合感染，细菌之间可出现协同作用，使感染加重。

二、病机病理

（一）中医病机

脏腑蓄热，复受外伤，邪毒之气乘隙而入，以致经络阻隔，气血凝滞，火毒郁结而成，故局部见红、肿、热、痛。

（二）西医病理

局部炎症的最初表现是血管反应，细菌毒素及从受损细胞和血清蛋白释出的多种活性物质，引起局部毛细血管前括约肌松弛，毛细血管和小静脉扩张，血流缓慢。因血管内皮细胞受损而血管通透性增加，以至于白细胞游出和血浆渗出增多。炎症早期，渗出的白细胞以中性粒细胞为主，以后单核细胞逐渐增多。

当人体抵抗力强时，由于中性粒细胞对细菌的吞噬和杀灭作用，感染就局限化，有的自行吸收，有的形成脓肿，脓肿经切开引流后，排出脓液和坏死组织，脓腔逐渐为肉芽组织所填满，最后形成瘢痕而愈合。当人体抵抗力和细菌毒力处于相持之势时，感染转为慢性，病变区为淋巴细胞和浆细胞浸润，遭破坏的组织逐渐被大量纤维组织所替代。当人体抵抗力减弱时，慢性感染可再次急性发作；当细菌毒力超过人体抵抗力时，感染向周围组织扩散，重者可以侵入血液循环，引起败血症。

三、临床表现

手部化脓性感染的主要症状和体征是局部的红、肿、热、痛和功能障碍，其特殊的体征分述如下。

（一）甲沟炎、甲下脓肿

1. 甲沟炎　症见甲沟部位红、肿、热、痛。初起指甲一侧的皮下发生红肿、疼痛，多数发生组织迅速坏死化脓，不易穿破，可沿甲沟蔓延至根部，甚至对侧甲沟。亦可向甲床下蔓延形成甲下脓肿。

2. 甲下脓肿　指甲与甲床间感染积脓，指甲背面上可透现出黄色或灰白色的脓液积聚阴影（图13-3）。

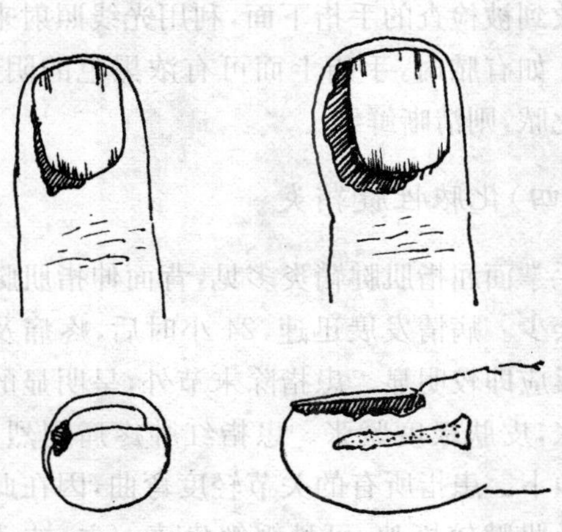

图 13-3　甲沟炎

甲沟炎和甲下脓肿常可互相转化或并存。因嵌甲而引起的甲沟炎，当急性期过后，甲沟处见胬肉高突则伤口长期难愈。

(二)表皮下脓肿

脓肿多发生于指腹及指蹼处。透过表皮可见其下方褐色或灰白色的脓液。

(三)脓性指头炎

脓性指头炎是手指末节掌面的皮下组织化脓性感染。手指末节掌面的皮肤与指骨骨膜间有许多纵行纤维索，将软组织分为许多密闭小腔，腔中含有脂肪组织和丰富的神经末梢网。在发生感染时，脓液不易向四周扩散，故肿胀并不显著。但可形成压力很高的脓腔，不仅可以引起非常剧烈的疼痛，还能压迫末节指骨的滋养血管，引起指骨缺血、坏死。

初起时指端有针刺样疼痛和麻痒感，以后随组织肿胀，压力增高，迅速产生剧痛，患指下垂时尤甚，局部拒绝触按，当指动脉被压时疼痛转为搏动性疼痛，彻夜难眠。此时指头红肿并不明显，或反呈黄白色。多伴有发热，全身不适，白细胞计数增高等。晚期大部分组织因缺血坏死、神经末梢受压和营养障碍而麻痹时，疼痛反而减轻，但这并不表示病情好转。如不及时治疗，常因指骨缺血坏死，形成慢性骨髓炎。此时伤口脓水臭秽，经久不尽，余肿不消，伤口长期不愈。

辨别脓性指头炎是否已经形成脓肿，可采用透光验脓法：医师以左手遮着患指，同时以右手把手电筒放到被检查的手指下面，利用光线照射来帮助诊断。如有脓时，手指上面可有浓黑色的阴影；若尚未化脓，则清晰鲜红。

(四)化脓性腱鞘炎

手掌面屈指肌腱鞘炎多见，背面伸指肌腱鞘感染机会少。病情发展迅速，24 小时后，疼痛及局部炎症反应即较明显。患指除末节外，呈明显的均匀性肿胀，皮肤极度紧张。患指红肿疼痛剧烈，状似小红萝卜。患指所有的关节轻度弯曲，因在此位置腱鞘及肌腱较松弛，可稍缓解疼痛。主、被动屈伸患指，均会使疼痛加剧。检查时，沿整个腱鞘均有压痛。化脓性炎症局限在坚韧的鞘套内，故不出现波动。全身反应明显，可有高热、寒战、头痛、恶心、呕吐等。白细胞计数明显增高。

(五)滑囊、间隙感染

手掌部红肿，压痛严重而广泛，掌心正常凹陷消失、隆起、皮肤紧张、发白，手背肿势通常更为明显，甚或延及手臂。2 周左右成脓，因手掌皮肤坚韧，脓不易外透。感染亦可向近侧蔓延到手掌深部间隙和滑液囊，甚至经滑液囊扩散到腕部和前臂囊及深间隙。小指腱鞘炎可蔓延到尺侧滑液囊，引起尺侧滑液囊感染，小指及无名指呈半屈位，如试行将其伸直，则引起剧烈疼痛，小鱼际处和小指腱鞘区压痛，尤为小鱼际隆起与掌侧横纹交界处最为明显；拇指腱鞘炎可蔓延到桡侧滑液囊，引起桡侧滑液囊感染，此时拇指肿胀、微屈、不能外展和伸直，拇指及大鱼际处压痛明显。全身反应剧烈，可有高热、头痛、脉搏快、白细胞及中性粒细胞计数明显增高等(图 13-4)。

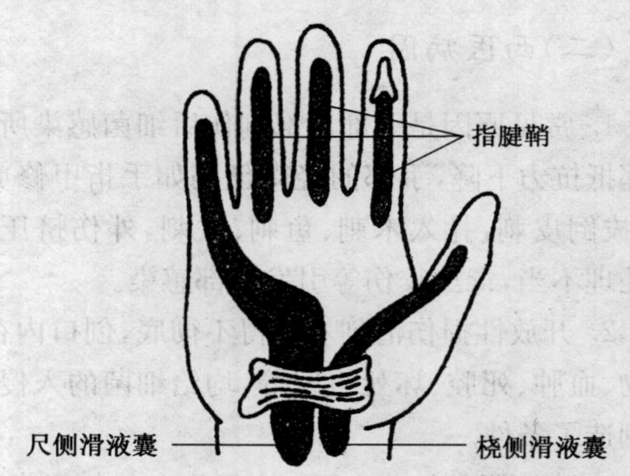

图 13-4 手掌侧腱鞘、滑液囊和深间隙

四、诊断和鉴别诊断

根据临床表现，甲沟炎、甲下脓肿、表皮下脓肿、脓性指头炎、化脓性腱鞘炎的诊断并不难，惟表皮下脓肿与真皮下脓肿、滑囊感染与间隙感染临床上不易区别。

(一)表皮下脓肿与真皮下脓肿的鉴别

单纯表皮下脓肿，症状多很轻微，脓液局限在表皮下；而真皮下脓肿，局部肿痛明显。原为真皮下的脓肿，可穿破真皮层后又于表皮下积脓，形成哑铃形脓肿。当手术剪开表皮，拭净脓液后，可见有小洞通向深部。

(二)滑囊感染与间隙感染的鉴别

同时伴有拇指或小指腱鞘炎的，多为滑囊感染；食指、中指和环指的化脓性腱鞘炎，继发手掌深部的感染，则多为鱼际间隙或掌中间隙感染。由于滑囊和间隙是紧邻的，手术时切口相似，入路也相同。因此，在手术过程中最后确定感染部位。

五、治疗

(一)中医论治

1. 热毒积聚

【主证】局部红、肿、热、痛，全身症状不明显，或仅有微热者。

【治则】清热解毒，消疔散肿。

【方药】五味消毒饮。

2. 火毒炽盛

【主证】除局部红、肿、热、痛外，全身症状明显，可见高热，面赤，烦燥，舌红，苔黄，脉数有力。

【治则】泻火解毒，散结消肿。

【方药】黄连解毒汤合五味消毒饮加减。大便秘结加生大黄、芒硝；壮热、口渴加生石膏、淡竹叶；不易出脓加皂角刺。

(二)中西医结合治疗

1. 全身药物治疗　在感染的浸润期，选用适当的抗生素、磺胺或清热解毒中药内服或注射。一旦脓肿已经形成，便不能用全身药物治疗替代切开引流手术。也不能在组织修复期中，代替对伤口的必要处理。更要坚决反对的是：在感染到愈合的全过程中，盲目、大量和长期地全身应用抗菌药物，而不注意对感染的不同情况采取不同措施。

(1)复方磺胺甲噁唑：每次 2 片，每日 2 次。对磺胺类药过敏者及孕妇禁用，小儿、肝、肾功能不全者慎用，可与碳酸氢钠 0.5～1g 同服，并多饮水。

(2)红霉素类：任选一种，每次 0.25～0.5g，每日 3～4 次口服。

(3)青霉素：皮试阴性后，每次 80 万～160 万 U 肌肉注射，每日 2 次。病情严重可静脉点滴，每次 400 万～800 万 U 加入 5% 葡萄糖液 250～500ml 中，每日 2 次；亦可静滴 1 次，肌注 1 次。切忌每日只静滴 1 次。

(4)链霉素：皮试阴性后，每日 1 次 1.0g 肌注，可与青霉素一同应用。

(5)庆大霉素：每次 8 万 U，每日 2 次肌注；或每次 8 万 U，每日 2～3 次，从小壶滴入。其他亦可根据病情，选用头孢类抗生素等治疗。

(6)考虑有厌氧菌感染时，可口服甲硝唑每次 0.4g，每日 2～3 次；或静脉滴注硝咪唑类抗厌氧菌药物，每日 1g，分 2 次输注。

2. 局部药物治疗

(1)早期可外敷鱼石脂软膏或用蒜硝糊外敷半小时至 1 小时后，再外敷金黄膏。具体方法见"痈"相关内容。

(2)脓性指头炎，可将患指套入新鲜猪胆内，每日换药 1 次。其他可参照"痈"、"疖"治疗。

(3)收口期可用生肌玉红膏外敷。

3. 理疗和热敷　局部热敷，超短波、氦、氖激光照射，或远红外线理疗，有助于炎症的吸收及脓肿的局限。

4. 固定和抬高患肢　以三角巾或绷带将患肢悬吊于胸前，手掌的方向应利于引流，如掌间隙感染应掌心向下。

(三)手术治疗

切开引流的指征是感染已经形成脓肿。但腱鞘、滑囊、间隙感染和脓性指头炎，当肿胀严重或局部渗出积液较多时，虽未形成脓肿，亦可早作切开引流、减张，以减少对深部重要组织的破坏和扩散机会。

手部化脓感染切开引流的麻醉，应选择区域阻滞麻醉。如甲沟炎、甲下脓肿、脓性指头炎，可选用指根麻醉；而化脓性腱鞘炎、滑囊、间隙感染可选臂丛神经阻滞麻醉。局部浸润麻醉因其麻醉时间短，麻醉不完全，多不适用。

切开引流后，对其内的脓液及坏死组织尽量予以清除，可明显缩短疗程。对于较大的脓腔，或易出血者，以干纱布填塞，稍紧一点，有利于止血，且因虹吸作用，脓血被吸附于干纱布上，换药取出不会造成困难，而外层敷料也不会很快浸透。此法优于用凡士林纱布填塞。以后换药可选用 2%～10% 黄柏液、碘伏或0.1%依沙吖啶纱条，原则是内松外紧，使创面由深向浅愈合。各病手术方法分述如下。

1. 甲沟炎、甲下脓肿

(1)甲沟炎：如脓腔很表浅，局部碘伏消毒后，不用麻醉，可直接切开，并剪去脓腔上部分表皮，以利于引流。清除脓液后，脓腔内放碘伏或0.1%依沙吖啶纱条，盖纱布后包扎。

(2)甲下脓肿：单纯甲下脓肿，局部消毒后，亦不必麻醉，以二氧化碳激光在积脓的指甲上烧1～3个洞，稍按压使脓液流尽后，以10%黄柏液浸泡20～30分钟，或直接向洞内滴入2%碘酒，碘酒滴入时稍感疼痛。如无二氧化碳激光机，以曲别针掰直，酒精灯上烧红，在患甲上钻洞亦可。此方法也适用于砸伤后甲下积血，但应注意的是穿透指甲即止，不会引起疼痛，绝不能过深，伤及甲床。

(3)甲沟炎和甲下脓肿并存：可视病情在指根麻醉下，切除部分或全部指甲。拔甲时勿使碎甲残留在甲沟或后皱襞内，否则会使伤口长期不愈合。因嵌甲而致反复发作者，在切除部分指甲后，还应切除部分甲床及甲母，以绝后患。有胬肉高突者，指根麻醉下，以二氧化碳激光治疗，清除胬肉后加压包扎，隔1～3天换药一次，直至愈合。

拔甲的具体操作：麻醉后先将两侧甲侧皱襞和甲后皱襞与指甲间分开，勿伤甲床，以免日后新生指甲发生畸形。然后紧贴指甲与甲床逐步分离，以止血钳夹紧指甲，按水平方向拔除；或用血管钳夹住指甲的一侧，向另一侧徐徐卷动拔出指甲。

2. 表皮下脓肿　单纯表皮下脓肿无需麻醉，剪除脓肿上表皮，上依沙吖啶或碘伏纱条，纱布包扎即可。考虑有哑铃状脓肿的可能时，应在手术前行指根麻醉，剪除表皮，拭净脓液后，仔细察看其基部有无小洞通向深部，如有应切开真皮，以达真皮下脓腔，拭净脓液，清除坏死组织，填塞敷料后包扎。

指(趾)根神经阻滞麻醉方法：于第一指(趾)节的根部两侧垂直刺入直达指骨，退出少许，抽无回血，注入2%普鲁卡因或利多卡因注射液各1ml，然后退至皮下，向背侧及掌侧各注射麻药0.5～1ml，轻揉注射部位，3～5分钟后即可开始手术。

注意：麻药中绝对不要加入肾上腺素，否则会导致指动脉痉挛而造成指坏死。

3. 脓性指头炎　一旦出现跳痛，指头张力显著增高时即应及早切开减压、引流，不能等到波动感出现才手术。切开后脓液可能很少，或没有脓液，但可有效降低密闭腔内压力，减轻疼痛和防止指骨坏死。切开时在患指距末节指横纹0.5cm，于指腹侧方作纵行切口，以免伤及腱鞘。切开时，将皮下组织内的纤维间隔用刀切断，并剪去突出切口外的脂肪组织，以免影响引流。避免于掌侧作切口，防止局部瘢痕形成，影响指腹功能。如脓腔较大，可作两侧对口引流，但不应作鱼口切口，以免术后瘢痕影响患指感觉。切开皮肤和皮下组织，以蚊式血管钳撑开脓腔，不要用刀切割过深，以免损伤血管、神经或肌腱；若坏死组织与周围粘连较紧，则不应过分剪除，以免损伤重要组织，如有死骨片，应将其取出。脓腔先以3%双氧水冲洗，再用生理盐水冲洗，放置橡皮引流片或碘伏引流纱条后，以无菌纱布包扎(图13-5)。

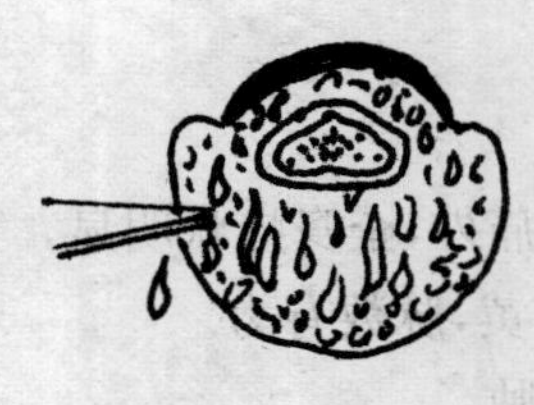

A. 刺入指端间隙

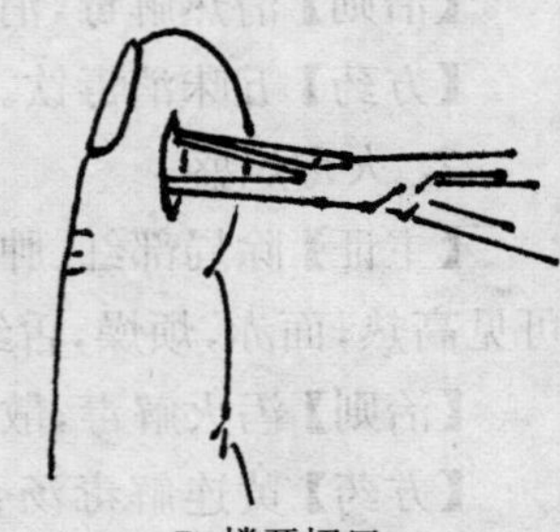

B. 撑开切口

图13-5　指头炎切开引流

4. 化脓性腱鞘炎　化脓性腱鞘炎若不及时切开减压引流，腱鞘内脓液积聚，压力迅速增高，可致肌腱坏死而丧失患指功能。手术在指中节作侧正中切口，把指血管、神经连同组织一并向掌侧牵开，显露并切开。

5. 滑囊、间隙感染　尺侧滑囊炎和掌中间隙感染，切口从远端掌横纹起始，沿小鱼际的桡侧缘切开皮肤、皮下组织、掌腱膜，切断并结扎掌浅弓，即可进入感染部位(图13-6)。

桡侧滑囊炎的引流切口，可在大鱼际部相当于拇短屈肌深、浅头之间进入，但务必防止误伤正中神经鱼际支。

鱼际间隙感染的掌侧入路稍偏尺侧，但需切断并结扎掌浅弓，将食指屈指肌腱拉向尺侧，即进入鱼际间隙。鱼际间隙也可从手背入路引流，即从背侧相当于第一背侧骨间肌桡侧边缘切口，自第一背侧骨间肌和拇收肌的掌侧进入该间隙(图 13-7)。

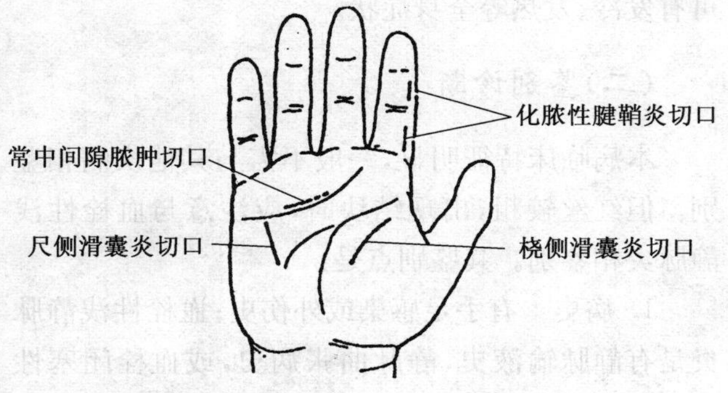

图 13-6　掌间隙感染切开引流部位

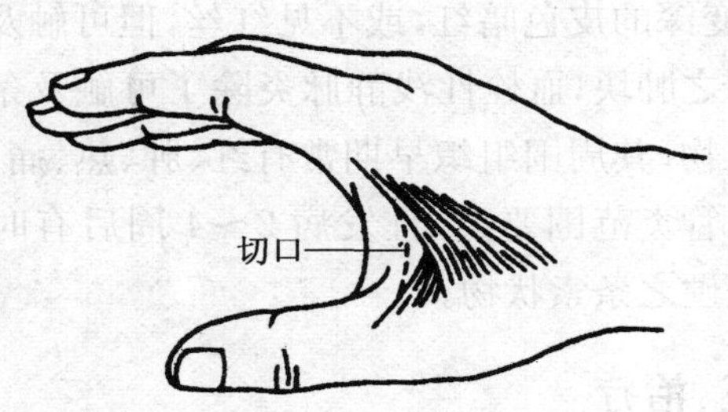

图 13-7　鱼际间隙脓肿切口

前臂掌侧间隙感染切开引流的经路，多自前臂的远端经尺侧腕屈肌腱、尺神经、尺动脉的桡侧和尺骨的掌侧进入该间隙。腱鞘放出脓液，继之再于远侧掌横纹相应处作切口，显露腱鞘的近心端，分别自远、近腱鞘内插入一细导管，用生理盐水冲洗，留置导管，缝合切口。此后定期冲洗腱鞘，至炎症控制后，方可拔除导管，若发现腱鞘及肌腱已坏死，需一并切除，以利于引流，并可明显缩短疗程。

滑囊、间隙感染切开引流后，伤口一旦分泌物减少，炎症基本控制后，深部即不应再填充敷料，以利于伤口早日愈合。

经腋窝法臂丛神经阻滞麻醉的操作步骤：首先剃除腋毛。穿刺侧上臂外展，外旋 90°，前臂屈曲，呈敬礼状；腋窝常规消毒，戴无菌手套，在肱二头肌与喙肱肌之间可清楚触及腋动脉搏动，在搏动最高点作一皮丘，用 7 号针头与皮肤垂直或与动脉纵轴呈 20°～30°刺入，进针方向向腋窝顶部，刺破腋鞘后有明显的突破感，注意针尖不宜太锐，避免刺破腋动脉；将手放开，可见针尾随腋动脉搏动而明显摆动，回抽无血液后可缓缓注入 1%～2%利多卡因 20～40ml；若一旦刺破腋动脉，不妨对穿腋动脉，回抽无血，即可注入麻药；将针退入皮下时注入麻药 2～3ml，以阻滞肋间臂神经；肌皮神经阻滞不完全时，可在腋鞘上方喙肱肌内追加局麻药 5ml；若臂丛神经阻滞不完全，可根据需要在肘关节或腕关节部位，分别单次阻滞桡神经、尺神经和正中神经。

成人应用利多卡因剂量每次不超过 400mg，每 10ml 药液中加入 1∶1000 肾上腺素 1 滴(患有高血压者不用)，可延长麻醉时间，减少麻醉药毒性。一般麻醉起效期在 10～15 分钟，麻醉时间可维持 1.5～3 小时。

六、预后及预防

预后：手部化脓性感染治疗及时、正确，预后均佳，但因嵌甲所致甲沟炎者，愈后易复发。化脓性腱鞘炎及滑囊、间隙感染常会影响手的功能。

预防：加强劳动保护，防止手部损伤；嵌甲、胼胝应到医院请医生处理；不慎手部受伤及时治疗；在炎症消退、伤口进入修复期时就应开始适当的锻炼，如用健身球或两核桃置掌中捏滚，以早日恢复手部功能。

急性淋巴管炎

急性淋巴管炎多是由于金黄色葡萄球菌和溶血性链球菌从破损的皮肤，或其他感染灶蔓延到邻近淋巴管所引起。急性淋巴管炎好发于四肢，是四肢感染后的一种继发病，临床上可见自感染灶有一条或数条红丝向近心端延伸、压痛；区域淋巴结肿大、疼痛。

中医根据本病有红丝一条或数条，迅速向上走窜的特点，命名为“红丝疔”，粗的名为“膈病”，俗称红筋胀。

一、病因

(一)中医病因

中医认为，内有火毒凝聚，外有手足生疔，足癣糜烂或皮肤破损，染毒而发。毒入流经络，向上走窜而发。

(二)西医病因

西医认为，急性淋巴管炎的致病菌多为溶血性链球菌，皮肤损伤、手足疔疖或手足癣继发感染是本病发生的必要条件。

二、病机病理

（一）中医病机

内有火毒凝聚，外有四肢染毒，毒邪肆意客流经脉，向上走窜，故见红丝一条或数条；毒客经脉，经脉受阻，不通故痛；毒流经脉向上客留于肘、腋或腘窝、腹股沟部，故此处淋巴结肿大、疼痛。

（二）西医病理

主要病理变化为淋巴管壁和周围组织充血、水肿、增厚，管腔内充满细菌、凝固的淋巴液和脱落的内皮细胞。

三、临床表现

（一）局部症状

局部表现为被感染的肢体原发灶红、肿、热、痛，继而见一条或数条痛性红线由远端向近心端延伸。急性淋巴管炎分为网状淋巴管炎和管状淋巴管炎。丹毒即为网状淋巴管炎。管状淋巴管炎常见于四肢，尤以下肢多见，常合并有手足癣感染。管状淋巴管炎又分为深、浅两种。浅部淋巴管受累常在伤口或感染灶肢体近侧出现一条或数条“红线”，向躯干方向走窜，硬且明显压痛，并可触及区域肿大、压痛之淋巴结。深部淋巴管炎看不到红线，但肢体明显肿胀和压痛，特别是淋巴管走行部位压痛更明显，可触及到条索状有压痛之肿块。

（二）全身表现

严重者可伴有畏寒、发热、头痛、全身不适、食欲不振等全身症状。

（三）实验室检查

白细胞计数及中性粒细胞计数增高。

四、诊断和鉴别诊断

（一）诊断

本病的诊断要点为：常有原发感染病灶，多见于四肢；感染灶近侧出现“红线”，向近心端延伸，可到区域淋巴结，红线处肿胀，压痛发硬，蔓延迅速；可有发冷、发热等全身症状。

（二）鉴别诊断

本病临床特征明显，一般不需与其他疾病相鉴别。但红丝较粗，出现结块时，应注意与血栓性浅静脉炎相鉴别。其鉴别点是：

1. 病史　有手足感染或外伤史；血栓性浅静脉炎是有静脉输液史，静脉曲张病史，或血栓闭塞性脉管炎病史。

2. 局部体征　本病部位浅的结块多而皮色较红，病变深的皮色暗红；或不见红丝，但可触及条索状压痛之肿块；血栓性浅静脉炎除了可触及条索状肿痛之物，其周围组织早期常有红、肿、热、痛，较急性淋巴管炎范围要大，且发病 2～4 周后有时还可触及较硬之条索状物。

五、治疗

（一）中医论治

1. 热毒入络

【主证】上肢可见红丝一条或数条，压痛，腋窝可触及肿大压痛之淋巴结。可伴有恶寒、发热、纳差、舌红、苔薄黄、脉数等症状。

【治则】清热解毒。

【方药】五味消毒饮加减。

2. 湿热入络

【主证】下肢可见红丝一条或数条，迅速向上蔓延，在腘窝或腹股沟可触及肿大、有压痛之淋巴结，足部可检查到原发感染灶。常伴有恶寒、发热、周身不适、食欲不振、口渴不欲饮、舌苔厚腻、脉滑数等症状。

【治则】清热解毒利湿。

【方药】五神汤合黄连解毒汤加减。

3. 毒邪结聚，气滞血瘀

【主证】红丝较粗，可触及硬结或条索状肿块，压痛。肿块可此起彼消，可成脓。舌淡暗，上有瘀斑，苔薄白，脉沉细。

【治则】活血化瘀，解毒散结。

【方药】桃红四物汤合夏枯草膏方加减。

(二)中西医结合治疗

1. 积极治疗原发灶　可选用磺胺类或抗生素治疗;局部可湿敷碘伏或 0.1%依沙吖啶,50%硫酸镁湿热敷;中药金黄膏、玉露膏外敷等;成脓后切开排脓。

2. 红丝较细的可用砭镰法　局部消毒后,用消毒针沿红丝走行寸寸挑断,或在红丝尽头挑断,并用食指、拇指挤压针孔周围皮肤,使之略出血,外敷消炎药膏。

3. 可用氦-氖激光照射。

4. 对成脓溃破后的换药同疖、痈。

六、预后及预防

预后:急性淋巴管炎的预后一般是比较好的,但若出现"走黄",病情凶险,治疗不当可危及生命。

预防:主要是积极治疗原发病灶,预防皮肤破损、感染则是减少急性淋巴管炎发生的有效措施。

急性淋巴结炎

急性淋巴结炎由化脓菌沿淋巴管侵入淋巴结所引起,多数继发于其他化脓性感染病灶,常见于颈、腋部和腹股沟部。主要临床表现是淋巴结肿大、疼痛和压痛,可化脓,常伴有畏寒、发热、全身不适等症状。

根据上述特点,急性淋巴结炎属于中医"外痈"的范畴,如"颈痈"、"腋痈"、"胯腹痈"等,中医的急性瘰疬部分亦属于急性淋巴结炎。

一、病因

(一)中医病因

中医认为,本病为外感风温热毒;皮肤黏膜破损染毒,或疮疡病灶,毒邪循经流窜所致。内为过食膏粱厚味,内郁湿热火毒而成。

(二)西医病因

西医认为,急性淋巴结炎的致病菌为化脓菌,其邻近部位有化脓性感染灶,是发病的首要条件,而化脓菌的毒力及人体抵抗力的强弱亦与是否发病密切相关。致病菌常为金黄色葡萄球菌和溶血性链球菌。

二、病机病理

(一)中医病机

内郁湿热,外染毒邪,毒邪沿经脉客于颈、腋、胯腹等部,导致气血瘀滞,不通则痛;毒邪壅结,故肿而结块可及;郁而化热,热胜则肉腐,故局部发红、灼热,并可化脓。

(二)西医病理

淋巴结内充血、水肿、渗出,有凝固的淋巴液和细菌。

三、临床表现

(一)局部症状

早期有的可见到患处皮肤隆起,可触及肿大、有压痛之淋巴结,可推动。后期局部皮肤常发红、水肿,淋巴结与周围组织粘连,或多个淋巴结粘连成硬块,不易推动,压痛明显。如有波动感,为已成脓。在肢体上可发现原发感染病灶。

(二)全身症状

可伴有畏寒、发热、周身不适等症状。

(三)实验室检查

1. 白细胞计数及中性粒细胞计数增高。

2. B 超检查可以确定淋巴结部位、数量、有无成脓。

四、诊断和鉴别诊断

(一)诊断

急性淋巴结炎的诊断要点为:常继发于其他化脓性感染病灶,多见于颈、腋窝乃腹股沟部。头面、口腔、颈部和肩部感染可引起颈部和颌下淋巴结炎;上肢、乳腺、胸壁、背部、脐以上腹壁感染常引起腋窝淋巴结炎;脐以下腹壁、下肢、会阴、臀部感染常引起腹股沟淋巴结炎。受累淋巴结肿大、疼痛、压痛,可有皮肤潮红、发热,可形成脓肿;常伴有恶寒、发热等全身症状。

(二)鉴别诊断

1. 急性淋巴结炎与淋巴结核的鉴别　急性淋巴结炎与淋巴结核,早期均可触及肿大可推动之淋巴结,但急性淋巴结炎之淋巴结一般压痛明显,可伴寒热,可找到原发感染病灶;而淋巴结核压痛不明显,或无压痛,一般为午后发热,且为低热,可有夜间盗汗,X线可见肺结核或钙化,一般病程长,不似急性淋巴结炎病情急,病程较短。后期急性淋巴结炎破溃后脓液较稠,脓尽后疮口很快愈合;而淋巴结核破溃后脓水清稀,夹有败絮样物质,疮口成潜行空腔,可形成窦道,常年不愈。可作OT试验,或取活体组织检查以明确诊断。

2. 急性淋巴结炎与颈部转移癌的鉴别　口腔、鼻咽、喉部的恶性肿瘤,可转移至颈部。其特点是初起即坚硬,表面高低不平,推之固定不移,常伴有头痛、流鼻血。破溃后疮面如石榴状,血水淋漓。

3. 急性淋巴结炎与颈部恶性淋巴瘤的鉴别　颈部恶性淋巴瘤,男性青年多见,其特点为:早期结块中等硬,可活动,后期互相粘连,质韧有弹性(似硬橡皮样)。可伴有全身淋巴结(腋窝、腹股沟、纵隔等)肿大,以及肝脾肿大,严重贫血。早期可有不明原因的周期性发热或不规则发热。

以上疾病与急性淋巴结炎鉴别有困难时,均可作活检病理检查以明确诊断,以免延误治疗。

五、治疗

(一)中医论治

急性淋巴结炎多为热证、实证,按其病情发展的不同阶段分为热毒积聚(初期)、火毒壅盛(酿脓期)。按"外痈"发病部位则分为颈痈、腋痈、胯腹痈、委中毒。故其治疗原则为清热解毒。需要注意的是,临床上常可遇到急性淋巴结炎(或其他化脓性疾病),过用寒凉药物,或经长时间应用抗生素,结块肿痛虽减而减不足言,或出现中心稍软而四周肿硬不变的情况时,无论怎样改换抗生素或加大剂量,也很难改变现状。此时中医辨证为气滞血瘀、毒滞难化,治疗原则应以活血化瘀、托毒散结为主。用药还应兼顾气虚,根据中医气虚者难以起发、破溃的论点,使结块消散,或成脓、溃脓而痊愈。溃脓后局部换药即可,无需内服中药。

1. 按其病情发展的不同阶段辨证论治

(1)热毒积聚

【主证】为急性淋巴结炎初起阶段,症见局部淋巴结肿大、压痛、全身轻度不适、畏寒、发热、头痛、口干、溲赤、便秘、舌红、脉弦滑或弦数。

【治则】清热解毒,活血散结。

【方药】仙方活命饮加减。寒热明显可酌加荆芥、防风等;颈、腋部病变可酌加桔梗、升麻、柴胡等;病变位于腹股沟处可加川牛膝等。

(2)火毒壅盛

【主证】为急性淋巴结炎酿脓期。症见局部红肿,疼痛加剧,或为跳痛,触痛加剧而拒按,中心皮肤灼热、水肿,成脓时有波动感,伴有高热、寒战、舌红、苔黄、脉弦数或洪数有力。

【治则】清热解毒泻火。

【方药】仙方活命饮合黄连解毒汤加减。便秘、溲赤可加生大黄。成脓后及时切开排脓,则高热、寒战自消,无需多加寒凉药物。

(3)气滞血瘀,毒滞难化

【主证】为过用寒凉药物,或较长时间应用抗生素后,淋巴结肿痛不消,或局部红肿中心稍软,而四周肿硬不散,舌稍红黯,或有瘀点,舌苔稍厚或腻。

【治则】活血化瘀,托毒散结。

【方药】托里消毒散加减。舌苔厚腻可加芳香化浊燥湿药如藿香、佩兰、炒苍术等;肿硬不散可酌加鹿角霜或少量官桂、夏枯草等。

2. 按"外痈"发病部位辨证论证

(1)颈痈

【证候】多发于项部两侧的颌下,但耳后、项后、颏下也可发生。初起结块形如鸡卵,皮色不变,肿胀、灼热、疼痛,逐渐漫肿坚实,焮热疼痛;伴有寒热、头痛、项强、舌红、苔黄腻、脉滑数。或若7~10天后发热不退,皮色渐红,肿热高突,疼痛加剧如鸡啄,为欲成脓之势。

【治则】散风清热,化痰消肿。

【方药】牛蒡解肌汤加减。热甚加黄芩、山栀、生石膏;脓成加炙山甲、皂角刺。

(2)腋痈

【证候】初起腋下可触及肿块,皮色不变,灼热疼痛,同时上肢活动不利;伴有恶寒、发热、纳呆、舌红、苔薄白、脉滑数。

【治则】清肝解郁，消肿化毒。

【方药】柴胡清肝汤加减。

(3)胯腹痈

【证候】初起腹股沟部结块，形如鸡卵，肿胀发热，皮色不变，疼痛明显，患侧步行困难；伴有畏寒、发热、舌红、苔黄腻、脉滑数。若有肿块增大，皮色转红，持续跳痛，为化脓之象。

【治则】清热利湿解毒。

【方药】五神汤合萆薢渗湿汤加减。

(4)委中毒(湿热瘀滞)

【证候】初起委中穴处木硬疼痛，皮色如常或微红，形成肿块则患肢小腿屈伸困难，行动不便；伴有寒热、纳呆、舌红、苔黄腻、脉滑数。若肿痛加剧，身热不退，2～3周后成脓。

【治则】和营祛瘀，清热利湿。

【方药】活血散瘀汤加减。湿热重者加萆薢、生苡仁、黄柏；屈伸不利加伸筋草、桑枝；成脓期加炙山甲、皂角刺。

(二)中西医结合治疗

1. 及时处理原发病灶，局部淋巴结炎症，可热敷、外敷金黄膏加雄麝散。

2. 抗生素治疗　根据病情轻重，可选用口服或肌注、静脉输液治疗，可选用青霉素、链霉素、红霉素、磺胺类、头孢类等，考虑有厌氧菌感染用硝咪唑类抗厌氧菌药物。

3. 可酌情选用中成药醒消丸、夏枯草膏、内消瘰疬丸等。

4. 溃后敷八二丹加药线引流；脓净可用生肌玉红膏收口。

(三)手术治疗

成脓后皮薄者可切开引流，脓腔用碘伏液消毒清洁，若考虑为厌氧菌感染则以3%过氧化氢清洗疮口，填干纱布外盖敷料包扎固定。刚切开2～3天内可每日换药1次，以后视疮口渗出情况可隔日或3天换药1次至疮口愈合。

成脓后脓腔距皮肤表面稍厚者，可考虑穿刺吸脓。隔日或3～5天1次。具体操作参见“深部软组织脓肿”相关内容。

六、预后及预防

本病预后良好。惟失治或迁延日久由急性淋巴结炎转为慢性淋巴结炎，则肿大淋巴结迟迟不消。

预防主要是做好两方面工作：一是做好皮肤保护，避免外伤，或不慎有外伤应彻底清创，并视创口浅深，或消毒后包扎，或清创后缝合关闭创口，以预防感染；二是积极治疗原发感染灶，如扁桃体炎、龋齿、手指感染及足癣感染等，以预防急性淋巴结炎的发生。

深部软组织脓肿

深部软组织脓肿多由远处原发感染灶经血流、淋巴管转移而来，亦可因跌打损伤而起。常见致病菌为毒力强且有凝固血浆能力的金黄色葡萄球菌。其特征是漫肿疼痛，皮色如常；好发于四肢、躯干肌肉丰厚的深处；并常有此处未愈，他处又起的现象。

深部软组织脓肿属中医“流注”。《外科正宗》中指出，“夫流注者，流者，行也，乃气血之壮，自无停息之机；注者，住也。因气血之衰，是有凝滞之患。其形漫肿无头，皮色不变，毋论穴道，随处可生”。《疡科心得集》中也有叙述，“因于风寒客热或暑湿交蒸，内不得入于脏腑，外不能越于皮毛，行于营卫之间，阻于肌肉之内，或发于周身数处而为流注”。

本病因发病原因不同，症状各异，故有许多病名。例如，发于夏秋之间的称暑湿流注；由于疔、疖后引起的，称余毒流注；产后恶露停滞或跌仆损伤而引起的，称瘀血流注。

一、病因

(一)中医病因

总因正气不充，邪气壅滞，使经络阻隔，气血凝滞而成。

1. 暑湿流注　夏秋之间，经烈日曝晒，先受暑湿，继而露卧乘凉，寒邪外束，客于营卫之间，阻于肌肉之内而成。

2. 余毒流注　多因先患疔疮，毒气走散，流于经络而发；或外感风寒，表散后余邪未尽，流走经络所致。

3. 瘀血流注　跌打损伤，瘀血停留所致。

其他如劳累过度，筋脉受伤；或产后恶露未尽，流注经络，均可形成本病。

(二)西医病因

西医认为，脓肿的常见致病菌为毒力强且有凝固血浆能力的金黄色葡萄球菌。深部脓肿多由远处原发感染灶经血流、淋巴管转移而来，形成转移性脓肿。也可由于局部损伤后血肿、异物存留、组织坏死继发感染而成。

二、病机病理

(一)中医病机

多由于外感六淫及过食膏粱厚味，内郁湿热火毒或外来伤害感染毒气等引起，正气无力托毒外出，以致毒邪深入，致使营卫不和，经络壅遏不通，气血凝滞，郁而化热，热盛肉腐而成流注。甚者腐筋蚀骨，内窜脏腑。常见于血流缓慢的低位部分，如腰部、大腿后部、髂窝部、臀部等处。

(二)西医病理

炎症组织因受细菌产生的毒素或酶的作用，发生坏死、溶解，形成脓腔，腔内的渗出物、坏死组织、脓细胞和细菌等共同组成脓液；脓液中还有较多的纤维蛋白，能形成网状支架，使病变限于局部。脓腔周围有明显的充血、水肿和白细胞浸润，周围肉芽组织增生，形成脓腔壁。

三、临床表现

(一)局部症状

表现为局部组织水肿、肿胀，皮色如常，漫肿无头，局部疼痛和压痛明显。

(二)全身表现

可伴有寒战、高热、恶心、全身不适等中毒症状。

(三)实验室检查

1. 白细胞计数和中性粒细胞计数增多。

2. B超检查可探测脓肿的大小、深度、成脓情况。

3. 试行穿刺抽脓(B超定位下最好)可明确诊断，并可作脓液培养加药敏试验，以寻找到最有效的抗菌药物。

四、诊断和鉴别诊断

(一)深部软组织脓肿的诊断

局部漫肿压痛，可凹性水肿，皮色无改变；伴有全身中毒症状。远处可有原发感染灶，诊断性穿刺可抽出脓液；B超可见阳性征象。

(二)鉴别诊断

需与结核杆菌引起的寒性脓肿和继发性感染的动脉瘤相鉴别。

1. 结核杆菌引起的脓肿病程长，发展慢，无红肿热痛，常继发于骨结核和淋巴结核。

2. 与继发性感染的动脉瘤的鉴别

(1)动脉瘤呈膨胀性搏动，有时可闻及血管收缩期杂音。

(2)阻断近心端则动脉肿块可缩小，搏动和杂音均消失。

(3)试行穿刺性诊断，抽出物为血液而非脓液。

此外，新生儿的脑脊膜膨出，可根据其位于背腰部中线，加压时能缩小，穿刺可抽得脑脊液，以及X线摄片发现有脊柱裂等特点，与脓肿鉴别。

五、治疗

(一)中医论治

该病辨证一般按病情发展将其分为3期：初起、成脓、溃后。初起宜用消法，成脓、溃后则用托补法治之。

1. 初起

【主证】躯干部或四肢近端一处或数处肌肉疼痛，漫肿，皮色无改变、微热；2～3天后肿胀焮热疼痛更为明显，可触及肿块。伴有全身症状，如恶寒、发热、头身疼痛、食欲不振等。舌苔白腻或黄腻，脉滑数或洪数。

【治则】清热解毒，活血通络。

【方药】黄连解毒汤合仙方活命饮加减。湿重加藿香、佩兰、六一散、炒苍术等；由跌打损伤或产后瘀露停滞引起者可加桃仁、红花等，并适当减少清热解毒的药物；髂窝脓肿加苍术、苡仁；上肢部的加桑枝或片姜黄；下肢部的加千年健或川牛膝。

2. 成脓

【主证】肿块增大，疼痛加剧，2 周左右肿块中央皮色微红而软，按之应指；亦有波动感不明显，只有脓肿表面组织水肿和明显的局部压痛；兼见高热不退，时时汗出，口渴欲饮。苔黄腻，脉洪数。

【治则】清热解毒，和营托毒。

【方药】上方加炙山甲，并加大皂刺的用量。

因深部脓肿距表皮较远，自行溃破困难，且药物的力量亦有限，为减轻病人的痛苦及缩短病程，无论中西医此期应采用外治为主的方法，或穿刺抽脓，或切开排脓。

3. 溃后

【主证】溃后流出黄稠或白黏脓水，肿硬疼痛渐消，身热减退，食欲渐增，2 周左右，脓尽疮口愈合。若发热仍不退，面色苍白，身体消瘦，应仔细寻找其他部位是否有续发脓肿。

【治则】溃后一般不需内服药，先用八二丹药线引流，脓尽改用生肌散外敷。

4. 正虚邪恋

【主证】一处肿块渐退，他处肿块又起；兼有壮热不退，身体消瘦，面色无华，舌红，苔薄腻，脉虚数。

【治则】益气补血，清热托毒。

【方药】托里透毒散加减。

(二)中西医结合治疗

脓肿尚未局限时可局部热敷，理疗；肿而无块的用金黄膏或玉露膏外敷；肿而有块的掺雄麝散或红灵丹贴之，亦可用蒜硝糊外敷(具体方法见“痈”相关内容)。

有全身症状者，可选用青霉素、红霉素、头孢类等敏感抗生素药物治疗。脓肿已经形成，一经诊断即应切开引流。

(三)手术治疗

1. 脓肿形成后，应立即施行切开引流术

切开引流时应注意：

(1)切口应在波动最明显处。

(2)切口应有足够长度，且在低位，以确保引流通畅。

(3)切口方向应尽量与皮纹平行，以期愈后瘢痕尽量不明显；不作经关节区的纵切口，以免瘢痕挛缩，影响关节功能。

(4)深部脓肿应在穿刺抽得脓液后，保留穿刺针头，先切开皮肤，用血管钳沿穿刺针指引方向钝性进入脓腔，引导切开或置引流管。

(5)切口不要穿过对侧脓腔壁，以免感染扩散。

(6)脓液排出后，用手指探查脓腔，并将腔内纤维间隔分开以利于引流。

(7)切开引流后，第一次最好填塞干纱布。一是可将残余脓液尽量吸附在纱布上；二是有利于止血，但一定要记录放入脓腔内纱布的数量，以免换药时将其遗留在脓腔内。

(8)应在麻醉下施行脓肿切开，大的脓肿切开应防止休克发生，必要时补液、输血。

2. 对于拒绝切开引流的患者 可先行穿刺抽脓的方法治疗，如无好转，仍应手术切开引流治疗。

穿刺抽脓的具体操作是：

(1)局部消毒、麻醉后，用 12～16 号针头，较深部位可选用专用穿刺针，用 20ml 或 50ml 注射器尽量吸尽脓腔内的脓液，以注射用水反复冲洗脓腔，至抽出的冲洗液清亮为止。每日或隔日 1 次，至不能吸出脓液，或仅能吸出少量炎性渗出液为止。

(2)每次穿刺抽脓均应选择在波动最明显处，或在 B 超定位下穿刺，不要反复使用一个针孔，尽量偏离原针孔 0.5～1cm，拔出针头后，针孔及脓腔区加压包扎。

(3)可选用双套管穿刺针，在 B 超定位下穿刺抽脓，穿刺后可保留套管行脓腔引流或冲洗。

六、预后及预防

深部软组织脓肿经治疗预后良好，但发生在关节附近，有时会影响肢体功能。另外，在治疗中应注意其此处未愈、他处又起的现象。

本病的预防主要是积极、有效地治疗原发感染病灶，包括全身用药及局部处理。详见“疖”、“痈”、“急性蜂窝织炎”等相关内容。

链球菌性坏死

急性链球菌性皮肤坏死是由于β溶血性链球菌引起的一种少见的急性化脓性感染。过去曾被称为坏死性丹毒。常发生于损伤或四肢的小手术切口，由于β溶血性链球菌从伤口侵入体内，在局部生长、繁殖，引起伤口周围广泛红肿、变黑、坏死及水疱形成。典型病理变化是由于皮肤的供应动脉因细菌生长繁殖而出现血管血栓形成，从而造成皮肤大片坏死。如皮肤的感觉神经被破坏则出现局部皮肤感觉减退。随着抗生素的问世和不断发展，这种感染已愈来愈罕见。

其临床表现为，发病较缓慢，常在受伤或小手术3天后出现症状，全身症状较轻，表现为发热、畏寒、疲倦、嗜睡和脉速。其伤口周围皮肤有明显蜂窝织炎表现，皮肤广泛红肿而常无清楚边界，局部疼痛，2～4天后皮肤色泽出现暗红，出现水疱，内含稀薄血性渗液及细菌。接着皮肤溃破、发黑、皮肤坏死干结，外形酷似烧伤的焦痂，但肌肉和骨骼不出现坏死，坏死的皮肤2～3周后脱落，出现皮肤溃疡，溃疡边缘皮肤潜行。由于炎症主要沿皮下组织或浅筋膜扩散，故而皮下组织肿胀剧烈，筋膜间压力骤增，必须迅速切开筋膜，解除压迫，才能避免肌肉坏死。

链球菌性坏死的诊断主要是临床症状及细菌学检查。用细针穿刺取水疱内脓液涂片，在革兰染色下镜检见大量β溶血性链球菌诊断即可明确；涂片镜检可发现大量多核白细胞对诊断也有所帮助。链球菌性坏死必须与丹毒、蜂窝织炎和梭状芽孢杆菌性肌坏死相鉴别。其鉴别要点是：局部红肿，变黑，坏死及水疱形成，皮下组织中无气体或恶臭脓液，无肌肉坏死及骨骼坏死，涂片镜检可见β溶血性链球菌。

链球菌性坏死的治疗方法是抗生素治疗和手术治疗。术前及术后应注射大剂量青霉素，也可选用大环内酯类、头孢菌素类等抗生素治疗。手术治疗主要是早期扩创，将潜行皮肤彻底切开，清除坏死组织，敞开伤口，稀释的碘伏液反复冲洗伤口，必要时行多次手术，以将坏死组织彻底清除。

细菌协同性坏死

细菌协同性坏死又称为进行性协同性坏死。本病少见，是一种发展缓慢的皮肤原发性坏死感染。主要是皮下组织坏死，病变通常局限于皮下脂肪的上1/3，很少累及筋膜组织，不发生肌坏死。致病菌主要是微量嗜氧非溶血性链球菌、金黄色葡萄球菌、专性厌氧菌、变形杆菌、肠杆菌等，常是多种细菌混合型感染。本病多发生于腹部和胸部手术切口，特别是有污染的腹内脓肿或脓胸引流术后，偶发于结、回肠造瘘口附近或轻微外伤处。

主要症状是伤口剧烈疼痛和压痛。初起为一小红色硬结，常在受伤后2周出现，逐渐形成灰红色的炎性浸润区，炎症中央有紫红硬结。紫红硬结区坏死后形成溃疡，创面有浆液性分泌物，溃疡缓慢增大，周围皮肤潜行。常伴有散在的卫星状小溃疡或窦道。

根据局部临床特征，应考虑为本病。治疗方法是广泛切除坏死组织，全身应用敏感性的抗生素治疗，常应用广谱抗生素及联合用药。创面肉芽健康后可作植皮术。

非梭状芽孢杆菌性肌坏死

非梭状芽孢杆菌性肌坏死与梭状芽孢杆菌性肌坏死（气性坏疽）不同，是由厌氧性链球菌或多种厌氧菌的协同作用引起的一种肌肉急性广泛感染，分别称为厌氧性链球菌性肌坏死和协同性厌氧菌性肌坏死。此病发病率低。通常发生于开放性骨折、肌肉广泛性挫裂伤，偶可发生于截肢及四肢小手术后。

本病常表现为局部皮肤变色、水肿，有渗出液及气体形成。病人又经常有明显的毒血症症状，有时极易误诊为梭状芽孢杆菌性肌坏死（气性坏疽）。其临床表现为：发病比较缓慢，常在受伤3～4天后发病，局部皮肤肿胀较轻微，皮下炎症组织中有气体存在并有捻发音，但不广泛，可逐渐出现疼痛，创面有渗液，多为浆液性脓液，有轻度臭味，肌肉水肿，颜色稍暗红，病变肌肉部分有弹性，受刺激时仍可收缩，局部仍有出血。全身中毒症状一般较轻微，只是到病变晚期或临终前才表现严重。涂片镜检可见很多脓细胞及白细胞，革兰染色有时可见很多厌氧性链球菌，脓培养有时可培养出厌氧菌。

其治疗方法是广泛扩创，彻底清除已坏死的变色肌肉，创口敞开并充分引流，或用大量3%双氧水或高锰酸钾溶液冲洗，以改善氧的供应。静脉滴注大剂量青霉素或头孢菌素，也可应用氯霉素或氯林可霉素或红霉素。硝咪唑类药物对重要的厌氧菌作用很强，尤其对脆弱类杆菌有效。而青霉素对脆弱类杆菌无效。因而当培养出脆弱类杆菌或怀疑存在时，可联合应用氨基糖苷类抗生素和硝咪唑类抗厌氧菌药物。采用高压氧治疗可抑制厌氧菌的繁殖，可作为手术治疗的辅助治疗，必要时加强全身支持疗法，增强病人的免疫抵抗能力。

弧菌引起的坏死性软组织感染

20世纪70年代以前，有关弧菌引起的软组织感染基本上不为人们所认识。自从1970年Raland首先报道由海水弧菌引起的软组织感染，嗣后美国、欧洲、澳大利亚和日本等国家和地区的沿海城市均陆续有病例报道，弧菌引起的软组织感染才逐渐被重视。弧菌引起的软组织感染好发于海滨和沿海城市地区，特别是在夏季旅游季节。

海水弧菌生活于海水和海洋鱼、蟹、贝壳等甲壳类动物中，通常引起胃肠道感染，也可引起肠道外感染。这些孤菌还可直接通过皮肤破口侵入体内引起软组织感染或经血液循环播散至软组织而引起坏死性感染。海水弧菌包括很多种，主要分为5群：①副溶血性弧菌　是胃肠炎的致病菌之一，但很少引起软组织感染和败血症；②伤口弧菌　过去曾被称为乳糖阳性海水弧菌，最近发现它是人类的致病菌之一；③溶藻性弧菌偶尔引起伤口感染、中耳炎和脓毒症；④梅契尼椅夫弧菌　与人类疾病无关；⑤下群弧菌的致病作用尚不能肯定。当进食已被弧菌污染的海水中的生牡蛎、鱼、蟹后，弧菌可先引起胃肠炎，再通过血流播散而引起软组织感染。另一途径是当人游泳时，弧菌通过人体皮肤细微的伤口或溃疡而侵入，引起软组织感染。海水弧菌的致病机制主要是产生内毒素，感染后引起明显的毒血症和低血压。其病理变化是皮下组织中的血管出现透壁坏死性血管炎和血栓形成，以致真皮、皮下组织和脂肪常发生广泛性坏死，偶可出现肌肉坏死。

病人常有酗酒、肝硬变、血色素沉着症、类固醇治疗、多发性骨髓瘤或白细胞减少症等慢性病病史。潜伏期一般较短，短者数小时，稍长数天即可出现症状。临床表现为寒战、高热，热度可达40℃，伴有恶心、呕吐，可有腹泻或不出现腹泻症状。四肢皮肤出现红斑或瘀斑，继之出现水疱，大小不等；水疱破溃后形成坏死性溃疡，皮下组织或脂肪也发生广泛性坏死，四肢红肿疼痛剧烈。病情发展迅速，有明显毒血症和低血压。实验室检查白细胞可升高至(20～40)×10^9/L。预后多较差，容易引起死亡。

根据地区特点和病人多与海水或海洋生物接触史，严重的软组织感染，有明显的毒血症和低血压等表现，可诊断此病，必要时抽血和取脓液或水疱内容物送弧菌培养。如有弧菌生长，则诊断即可确定。

治疗的关键是早期诊断和及时抢救。如发生败血症死亡率可高达40%以上。怀疑诊断时可不必等待培养结果即行治疗，以免延误时机。首先是大量输液以纠正低血压。抗生素应选用氯霉素、头孢菌素等。手术扩创也是治疗的关键，彻底清除坏死组织，必要时作多次清创手术，甚至截肢术以抢救生命。

坏死性筋膜炎

坏死性筋膜炎是一种皮下组织和筋膜进行性水肿和坏死的急性软组织感染，伴有全身严重中毒症状。此病发展快速，侵袭性强，因感染主要侵犯筋膜而引起皮肤、皮下组织及筋膜广泛坏死，但无肌坏死，故称坏死性筋膜炎。该病虽比较少见，但如果不及时诊断和处理，病人往往死于败血症或毒血症，死亡率可达30%以上。

中医学《备急千金要方·疔肿痈疽》记载“烂疔，其状色稍黑，有白斑，疮中溃，溃有脓水流出，疮形大小如匙面”，即类似本病的局部形态变化。《疡科纲要·论清热之剂》中说“足部亦有所谓水疔者，初起红肿蔓延，大热大痛，不一二日而腐化甚巨”，说明本病起病急骤，好发于皮内筋膜之间，局部皮肤红肿，然后皮肤苍白；可出现血疱，皮肤筋膜容易腐烂，溃后流出血水和脓液。近数十年来，随着医疗技术的不断发展，尤其是病原菌、厌氧菌培养技术的提高，使坏死性筋膜炎的诊断和处理更加准确，降低了本病的死亡率。

一、病因

（一）中医病因

中医认为，疔疮之发，不啻火毒。本病为阳发大毒，自无例外。多因皮肉破损，感染湿热毒气；或因伤后调治不当，伤口虽合，瘀血郁闭，血脉壅滞，加之湿毒火邪内蕴，合结于皮肉之间而发。

（二）西医病因

西医认为，坏死性筋膜炎多为混合性细菌感染。其致病菌并非梭状芽孢杆菌，而是以微需氧溶血性链球菌、凝固酶阳性的葡萄球菌为主的病原菌与其他革兰阴性杆菌、大肠杆菌和链球菌等肠道的细菌，特别是脆弱类杆菌、消化道链球菌或厌氧菌引起的混合感染，偶可与类细菌形成混合感染。但主要致病菌多为厌氧菌和兼性厌氧菌感染，多发生于阑尾切除术、结肠手术、肛周脓肿引流术或会阴部手术后；但肢体小切伤或虫咬伤后等，特别是老年病人合并糖尿病和动脉硬化时，或恶性肿瘤接受化疗或免疫抑制剂者更易发生。

二、病机病理

（一）中医病机

感染毒邪，加之湿热火毒内蕴，以致毒聚肌肤，局部血脉气血凝滞，热胜肉腐而成此疾。《疡科纲要·论疮疡之水》中说，"别有足部之疡，积湿蕴热，忽发红肿，形势坚巨，浮红光亮，按之随指陷下，一时不能即起，此证湿火若盛，化腐最易，即是阳发大毒"。故毒火猖盛，势如燎原，是以发病急暴；湿毒浸淫四窜，则肿剧而蔓延迅速；湿盛火盛，败腐筋肉，而化腐甚巨；毒灌经络，闭塞不通，不通则痛，故时现疼痛；如腐肉不去，毒势弥漫，正不胜邪，毒邪走散，不得外泄，内攻脏腑，故合并走黄之征。

（二）西医病理

坏死性筋膜炎由于需氧菌和厌氧菌的协同作用，需氧菌及兼性菌先消耗感染组织中的氧气，降低了组织的氧化还原电位差，细菌产生的酶使过氧化氢分解，从而有利于厌氧菌的滋长和繁殖。其感染源多半为一小刺伤口或因原先的皮肤溃疡被细菌侵入，沿筋膜扩散出去，引起穿透到皮下的血管产生感染性血栓，从而造成表面皮肤及筋膜的坏死。由于皮下血管血栓形成，随着炎症沿深筋膜面扩散，可产生皮肤缺血变色，皮肤表面出现血性大疱。大疱周围的皮肤出现水肿与炎性反应，并可融合成一片。由于坏死性筋膜炎的皮肤缺血坏死主要是因为皮下血管的血栓形成所引起，故表面皮肤坏死及出血性大疱多呈局限性。

三、临床表现

该病起病急骤，多有较重的全身中毒症状如寒战、高热。局部病变发展迅速，可累及皮肤、皮下脂肪、浅筋膜和深筋膜，但不出现肌肉坏死。病变可发生在身体的任何部位，以四肢多见。其临床特点是表浅筋膜广泛性坏死。开始时皮肤红肿，类似蜂窝织炎，部分病人可出现明显的疼痛。随后由于皮下血管栓塞，出现皮肤苍白或局部皮肤缺血变色，表现为大小不一的散在性皮肤出血性大疱，血疱可融合成一片，或呈青紫色坏死，周围有较广泛的潜行皮缘。血疱破溃后露出黑色真皮层。部分皮肤有多发性溃疡，脓液稀薄奇臭，呈洗碗水样，溃疡周围皮肤有广泛潜行，且有捻发音。由于局部皮肤及筋膜坏死，造成皮下神经损坏，患者局部出现皮肤感觉减退或消失。全身可有较明显的毒血症，迅速引起脓毒血症，出现发热、心动过速、神志淡漠、反应迟钝但尚清醒、低血压等症，出现中毒性休克及多器官功能障碍或衰竭。其全身中毒症状比气性坏疽要轻，但比蜂窝织炎要重。皮下组织广泛坏死时可出现低钙血症。

四、实验室检查

细菌学检查对诊断具有重要意义。取伤口脓液作涂片检查，在革兰染色下可见革兰阳性或阴性球菌、链球菌或杆菌，对诊断具有重要帮助。也可取脓液作细菌培养，可培养出需氧菌或厌氧菌或多种细菌。

五、诊断和鉴别诊断

(一)诊断依据

起病急、高热、寒战,局部病变发展迅速,局部皮肤明显水肿,失去知觉和有明显压痛,类似急性蜂窝织炎,范围较急性蜂窝织炎相对较小;广泛的表浅筋膜坏死,筋膜坏死的范围常大于皮肤,周围有广泛的潜行皮缘,皮色苍白,有水疱和血疱形成,偶有捻发音而肌肉并不坏死;全身中毒症状较重,严重者可发生中毒性休克;有血性浆液或脓液渗出,革兰染色涂片可见阳性或阴性球菌、链球菌或杆菌,细菌脓液培养可培养出需氧菌或厌氧菌或多种细菌;在手术中发现水肿与灰褐色的坏死筋膜及皮下组织,还可见到穿透静脉中的血栓,就能诊断为坏死性筋膜炎。

(二)坏死性筋膜炎与气性坏疽的鉴别

坏死性筋膜炎有皮下捻发音,脓液有粪臭,需与气性坏疽相鉴别。后者主要是广泛性肌坏死,局部疼痛剧烈,全身中毒症状严重,并可有谵妄。

六、治疗

(一)中医论治

本病为阳发大证,湿火与毒火相合,故中医论治应以清热解毒,利湿消肿为主法。惟该病化腐甚巨,故必须手术广泛切开、畅通引流,令湿毒火热俱泄,好肉才不受侵蔓。

1. 内治法

(1)温热火毒蕴结

【主证】发热,寒战,局部皮肤红肿,水肿,疼痛,压痛明显,疱口色紫,苔黄腻,脉洪数。

【治则】清火毒,利湿热。

【方药】黄连解毒汤合白虎汤。

(2)湿热火盛,燔灼营血

【主证】皮肤可见水疱及血疱,皮色苍白或青紫坏死,皮肉腐烂,疱形凹陷,溃后流出稀薄脓液,恶臭,全身伴有高热,寒战,神志淡漠,舌质红绛,舌苔黄糙,脉弦滑数。

【治则】凉血解毒,利湿退肿。

【方药】黄连解毒汤合犀角地黄汤、萆薢渗湿汤。

(3)邪去正复,气血不足

【主证】肿胀渐退,腐肉渐脱,疱口日见扩大,疮面色淡,收口缓慢,身有微热,倦怠乏力,纳差口腻,口渴欲饮,舌红少苔,脉细。

【治则】益气补血,滋阴健脾。

【方药】八珍汤合归脾汤。

2. 外治法

(1)初起外敷玉露膏,或以蟾酥合剂调敷。

(2)中期祛腐泄毒,可切开引流或剪除腐肉。

(3)后期疮面洁净者,可用生肌散或生肌玉红膏外敷。

(二)西医治疗

1. 该病治疗的关键是早期彻底扩创,清除坏死的筋膜。手术扩创需在全麻或区域麻醉下进行,彻底切除无血管供应的皮肤、皮下脂肪和坏死的筋膜组织。有时坏死筋膜埋在有生命力的皮肤下,可作多处纵行切开,以保留部分有生命力的皮肤而充分清除坏死筋膜。扩创后伤口充分敞开引流,用过氧化氢和高锰酸钾溶液冲洗,以控制厌氧菌繁殖,使伤口停止蔓延或扩散,最好能立即游离植皮覆盖创面。

2. 因筋膜坏死可能为进行性的,有时需多次手术,才能将坏死筋膜切除干净。遇有难以分辨水肿组织和坏死组织时,需留待必要时再行清创术。

3. 自术前开始静脉滴注大剂量有效抗生素至术后炎症控制。一般每日以青霉素 1000 万～2000 万 U 作静脉注射。也可选用庆大霉素、林可霉素、氯霉素、丁胺卡那霉素、头孢甲氧霉素和甲硝唑等,大多采取联合用药。最好根据培养和药物敏感试验结果选用有效抗生素。

4. 因扩创面广,渗液较多,应加强全身支持治疗。可静脉补液,输血或血浆以维持血容量。

5. 有糖尿病的患者应给予胰岛素治疗,尽快控制糖尿病。

七、预防及预后

由于厌氧菌培养技术的提高及新一代头孢类抗生素、抗厌氧菌抗生素的出现,使坏死性筋膜炎的诊断更加准确，治疗效果也相应提高，死亡率大大降低。因而早期诊断、早期彻底扩创及选择有效抗生素治疗是降低本病死亡率的关键。

创伤后彻底清创是预防本病的最好方法。清创应愈早愈好。清创时要清除一切坏死和血液供应不良的组织及异物，伤口用过氧化氢溶液及高锰酸钾溶液等氧化剂冲洗。患糖尿病的患者应注意控制血糖和尿糖。

（陈以安）

第三节　全身感染

在全球范围内，重症感染仍然是外科 ICU 患者致死的主要原因，新一代超广谱抗菌药物的使用也没有改变这个事实。随着基础医学发展和诊疗技术提高，人们逐渐发现在外科重症感染中，决定患者预后的因素不仅仅局限在细菌一个环节，致患者于死地的是感染诱发的过度全身炎症反应，而并非侵袭性感染本身。为此，提出了新的概念，并产生相应的治疗策略。

一、相关概念

（一）感染

病原菌侵入组织并引起炎症反应。

（二）菌血症

细菌侵入血液循环，血培养阳性。

（三）全身感染

由感染引起的全身炎症反应。一是有明确的感染因素和感染病灶；二是出现全身性的炎症反应。全身感染临床警示：

（1）临床表现：发热、寒战、心动过速、呼吸次数增加。

（2）炎症指标：白细胞计数异常、C 反应蛋白水平升高、降钙素原水平升高。

（3）血流动力学：心排血量增加、体循环阻力下降、组织摄氧率减少。

（4）代谢：胰岛素抵抗。

（5）组织灌注：尿量减少、皮肤灌注改变。

（6）器官功能障碍：肌酐和尿素氮水平升高、血小板计数下降、胆红素升高、凝血机制紊乱。

（四）严重感染

严重感染（severe sepsis）是指全身感染出现 2 个或 2 个以上器官功能障碍。

（五）感染性休克

感染性休克（septic shock）是指严重感染的外科患者对液体复苏不能作出有效反应，临床上维持血压需要应用血管活性药物的病理状态。

（六）多器官功能障碍

多器官功能障碍（MODS）是指远隔器官的序贯性损害和功能不全。MODS 发生由多种因素促成。组织低灌注、乏氧代谢、凝血机制异常起重要作用。器官功能障碍判定：

（1）缺氧，高碳酸血症，需要通气支持。

（2）低血压，低心排血量。

（3）少尿，血清肌酐升高。

（4）意识改变。

（5）代谢紊乱，乳酸性酸中毒。

（6）肝酶水平上升。

（7）凝血与纤溶失衡。

二、主要系统和器官的反应

从全身感染到严重感染、感染性休克，再到 MODS，本质上是感染引发的全身性炎症反应逐步加重的持续过程，而不是细菌和毒素直接作用的结果。

1. 循环系统反应　高动力循环是全身感染最突出的血流动力学特征，表现为周围血管阻力下降，心排血量异常升高和肺循环阻力增加；心率加快，血压在正常范围或者偏低。动静脉短路产生的高流量循环的实际结果是组织细胞缺血、缺氧，临床表现为少尿、血乳酸水平升高和酸中毒。

2. 呼吸系统反应 全身感染可在不同程度上引起急性肺损伤，其主要表现是肺组织炎症和通透性增加。这是过度的全身炎症反应导致组织细胞损伤在肺部的表现，严重时出现ARDS。

3. 肾脏的反应 肾脏在全身感染的较长一段时间内，维持相对正常功能。但全身过度的炎症反应终究会引起肾脏持续性缺血、肾小球滤过率下降、微血栓形成。一旦发生急性肾功能障碍，进展很快，临床表现为血中尿素氮和肌酐急剧升高，尿量减少，体液潴留，常伴有高钙血症和酸中毒。

4. 肝脏的反应 严重感染时，肝脏功能障碍（转氨酶升高、血清胆红素升高、凝血酶时间延长）可能发生。如果危及肝脏维持能量代谢、免疫、凝血、组织修复等生命攸关的功能，大多会伴有其他器官的衰竭，病死率高达60%以上。

5. 胃肠道的反应 严重感染，尤其是感染性休克，胃肠道血液灌注明显减少，黏膜缺血、缺氧和酸性代谢产物堆积，影响其生理机能；当屏障功能丧失时，出现肠道细菌和内毒素易位，加剧全身感染。

6. 凝血和纤溶系统反应 早期全身感染，机体引发部分微血管凝血，原本的作用是隔离感染区域，阻止感染扩散。但严重感染时，广泛的微血管内凝血发生，造成组织和器官的损伤。骨髓抑制，血小板数量减少、功能下降；肝脏功能损害造成纤维蛋白原水平下降；凝血和纤溶平衡障碍；酸中毒造成血管收缩无力。

7. 下丘脑-垂体-肾上腺轴的反应 肾上腺皮质激素可以抑制细胞信息传递通道，抑制促炎症介质的合成和表达，因而具有抗炎症反应的作用。感染性休克患者肾上腺皮质激素储备不足，对促肾上腺皮质激素的刺激的应答低下，伴有较高的病死率。12.5%感染性休克患者有绝对性肾上腺功能不全，血清总氢化可的松基础水平低于100μg/L；71%感染性休克患者伴有继发性肾上腺功能不全，提示严重感染与下丘脑-垂体-肾上腺轴的功能之间存在相互作用。

8. 代谢的反应 全身感染突出表现之一是持续高分解代谢状态。静息能量消耗显著增加，胰岛素抵抗，糖利用受限，出现高糖血症；自身蛋白作为主要能量来源被迅速分解和消耗，临床出现低蛋白性营养不良。

三、治疗策略

对全身感染的治疗目标是及时和有效地阻止病情向MODS发展。因此，全身感染整体性和针对性的治疗重点是：控制原发病；保护器官功能；预防二次打击。

1. 积极控制原发感染 正确认识原发感染是引起全身感染的直接因素，这是针对性的治疗。不积极处理原发感染，持续存在的感染病灶将进一步加剧全身炎症反应的病理过程，最终导致病情恶化。因此，需要手术清除的感染病灶，坚决予以手术清除；合理应用抗菌药物，包括降阶梯治疗策略和联合应用。

2. 用整体观念维护器官功能

(1)首要目标是液体复苏，重建有效的组织灌注，维持细胞代谢，治疗的窗口时间是最初的6小时。全身感染早期就会出现的病理变化是组织低灌注和乏氧代谢。迅速的液体复苏，维持终末组织的灌注，从根本上纠正缺氧状态，是保护器官功能的最基本措施。

(2)氧输送和氧利用也同样重要，结合病情选择正确的氧疗，必要时机械通气，联合应用丹参、川芎、参麦(生脉)等中药注射液静脉输注，可以增加循环氧输送和组织氧利用。

(3)检测凝血指标，出现问题，及时解决。如血小板持续明显下降，D-二聚体迅速上升，强烈提示感染失控。临床应结合反复细菌培养和药物敏感试验，重新审视抗菌药物治疗方案，以及进一步检查明确是否还存在必须手术清除的病灶。又如，在没有显性出血情况下，PT时间延长、纤维蛋白水平下降，强烈提示广泛微血管凝血亢进，是全身炎症反应失控的表现之一；同时也间接提示肝脏功能损害。

(4)控制炎症介质的水平，适时应用血液滤过技术，以清除炎症介质。

(5)代谢支持，在胃肠功能恢复前，采用允许的低热量静脉营养，以维持患者的代谢需要和内环境稳定。

(6)中药抗细菌毒素治疗，辨证应用中医清热解毒、活血化瘀、通里攻下等治疗原则，可以减轻患者的全身炎症反应。

3. 防止出现“二次打击” 全身感染出现二次打击常导致治疗失败。最常见的因素是:耐药细菌的二重感染、侵袭性真菌感染、感染性休克、急性胃黏膜糜烂性出血和缺氧。临床上对可能出现的潜在发病因素要施行预警性早期干预。尤其应重点关注肠道和肠道屏障功能问题。肠道是细菌库、内毒素池,在全身感染的早期肠黏膜就存在缺血和缺氧的病理改变,引起细菌和毒素易位,严重时启动二次打击。对于肠道和肠道屏障功能预警性早期干预方面,中医中药有独到之处,实验和临床都一再证明,具有清热解毒、活血化瘀、通里攻下功效的复方中药或单药大黄,都有确切的肠屏障功能的保护作用。

(李　钢)

第四节　颈淋巴结核

颈淋巴结核是全身性结核病的局部表现。常见于儿童和青年人群,以往30岁以后少见,近年来中老年患者有上升趋势。该病属于中医“瘰疬”范畴。结核杆菌大多经扁桃体、龋齿侵入,少数继发于肺或支气管的结核。

一、病理变化

发生结核感染后,淋巴结逐渐肿大,炎症常累及淋巴结被膜,出现淋巴结周围炎,与相邻的淋巴结/群和组织粘连。受感染的肿大淋巴结因结缔组织增生而逐渐纤维化,但多数发生干酪样变性、坏死、液化,进而形成寒性脓肿或称为冷脓肿。可继发形成瘘管和溃疡,创面不断有干酪样坏死组织和稀薄脓液溢出。

二、临床表现

起病缓慢,早期检查颈部淋巴结肿大、活动,常呈串珠样;当粘连形成后则固定不动,有时受累淋巴结互相融合成团块状。后期形成寒性脓肿,肤色一般无改变,局部亦无明显触痛,但有波动感。当出现混合感染时,局部有红、肿、热、痛的炎症反应。颈淋巴结核患者也常有午后潮热、盗汗、自汗、疲乏、纳差、消瘦等全身中毒症状;但也有部分患者无明显全身症状出现。

三、辅助检查

胸部X线或肺部CT扫描、颈部淋巴结B超、结核菌素试验、针吸活检或切取活检等有助与本病的诊断。

四、诊断

该病的诊断可依据结核病接触史、临床表现、局部体征、辅助检查的结果得出;尤其是已形成寒性脓肿,或已破溃形成窦道及溃疡时,多可作出明确诊断。

五、治疗

(一)全身治疗

颈部淋巴结核是全身结核病在颈部的局部表现,其特点是:病程长、易复发。治疗必须要有整体观念,适当休息,均衡营养和全身抗结核治疗,持续1年。原则是:早期、规律、全程、适量、联合。方案分强化和巩固两个阶段。注意间隙化学治疗问题,其生物学基础是抗结核药物的肝脏毒性和结核杆菌延缓生长期。结核杆菌在接触不同的抗结核药物后产生不同时间的延缓生长期,如接触异烟肼24小时后有6～9天的延缓生长期;接触利福平24小时后有2～3天的延缓生长期。间隙用药是可能的和合理的。抗结核药物血中高峰浓度的杀菌作用要优于经常性维持较低药物浓度水平,每日剂量1次顿服要比2次或3次分服所产生的血药高峰浓度大3倍左右,建议每日剂量1次顿服。

(二)中医治疗

中医内治以扶正祛邪为总则,应辨证分期和结

合抗结核药物论治。按本病的演变过程,中医辨证分期为:

1. 气滞痰凝

【主证】瘰疬初起,肿块坚实,苔黄腻,脉弦滑。

【治则】疏肝理气,化痰散结。

【方药】开郁散加减。方用:当归 12g,白芍 10g,夏枯草 10g,柴胡 6g,连翘 15g,茯苓 10g,法夏 10g,浙贝 15g,玄参 10g,陈皮 6g,生牡蛎 30g,甘草 6g。

2. 阴虚火旺

【主证】核块逐渐增大,皮核相连,皮色暗红,午后潮热,夜间盗汗,舌红少苔,脉细数。

【治则】滋阴降火。

【方药】六味地黄合清骨散加减。方用:熟地黄 30g,山茱萸 12g,山药 12g,泽泻 10g,茯苓 10g,牡丹皮 10g,银柴胡 15g,鳖甲 10g,秦艽 10g,青蒿 10g,地骨皮 10g,知母 10g,胡黄连 10g,百合 10g,麦冬 10g,炙甘草 6g。

3. 气血两虚

【主证】伤口脓出清稀,夹有败絮物,形体消瘦,面色无华,舌淡,苔薄,脉细。

【治则】益气养血。

【方药】香贝养荣汤加减。方用:党参 10g,白术 10g,茯苓 10g,当归 10g,白芍 10g,熟地 15g,川芎 6g,香附 10g,浙贝 10g,桔梗 10g,炙甘草 6g。

(三)外科治疗

1. 少数局限的、较大的、能推动的淋巴结,可以手术切除,操作时注意副神经损伤。

2. 寒性脓肿未破溃的,可以穿刺抽脓,操作时应注意从正常皮肤进针,尽可能抽尽脓液,5%异烟肼溶液反复冲洗,每周 2 次。

3. 寒性脓肿破溃形成溃疡或窦道的,如继发感染不明显,可以行刮除术,术后 5%异烟肼溶液换药。

4. 寒性脓肿继发化脓性感染的,需先行切开引流,待感染控制后,再酌情行刮除术。

5. 孤立的慢性窦道经久不愈的,可以选择窦道切除,术前应先用亚甲蓝溶液标定窦道范围,操作时避免周围组织的副损伤。

6. 相对复杂的慢性窦道也可以先选择中药千金散药线引流,再酌情处理。

六、预防

健康的生活方式和卫生习惯,适时的预防接种,及时处理病变的扁桃体、龋齿。

(李 钢)

第五节 窦道和慢性溃疡的治疗

一、窦道

窦道是一种继发性的病理性盲管。管道由深部组织通向体表,仅有外口而无内孔相通。其在体表的外口为炎性肉芽组织,窦道内为脓性分泌物,经久不愈。属于中医"漏管"范畴。

(一)病因和临床特点

引起窦道的原因常是异物残留、死骨、结核病,其特点是管道由深部组织通向体表,有一个或者多个外口,管道可长、可短、可直、可弯。通常不与脏器相连。

(二)诊断

该病诊断比较容易,浅表的可用探针了解其深度、方向、范围及是否存在异物;对深而曲的窦道可用碘油造影协助确定诊断。

(三)治疗

处理窦道时,应先敞开窦道。用刮匙搔扒,将坏死组织、水肿的炎性肉芽和异物清除干净。也可根据具体情况选择应用中药散剂进行窦道壁的腐蚀、冲洗和扩创。

经久不愈、病程超过 3 个月者,应手术切除窦道。窦道脓性分泌物多的,应术前使用抗生素,脓性分泌物的细菌学检查有助于抗生素的选择和合理应用。操作时可先自窦道口注入1～2ml亚甲蓝溶液，以标定窦道的范围。在距窦道瘢痕组织0.5～1.0cm处做梭形切口，切到皮下层时，用丝线缝闭窦道口，防止窦道内容物污染手术创面，逐渐深入直至窦道底端，将整个窦道完整切除。手术应在严格无菌技术的条件下实施，选择电灼止血，尽量避免丝线结扎，以减少手术后异物反应和感染的机会。缝合时应根据窦道的大小、深浅，选择可吸收的非编织的外科缝线，按解剖对位，逐层缝合，不留死腔。若切口张力过大，不必勉强对合，但必须做到通畅引流。

皮肤缺损的患者，可在创面愈合后，肉芽组织新鲜时行植皮术。

在整个治疗过程中，也可结合中医辨证，选择应用清热、和营、托毒的中药方剂内治。如疮口脓水淋漓、疮周红肿疼痛的，可用仙方活命饮加减。如疮口脓水量少不尽、肉芽色淡不泽，可选用托毒清热散加减。

二、慢性溃疡的治疗

很多疾病在其病变的后期都会产生慢性溃疡。常见的疾病有压疮、臁疮、瘰疬、失荣、乳岩、糖尿病足等。慢性溃疡的治疗，首先应针对不同的病因进行处理。如压疮系患者因病被迫长期卧床，加之护理不当，导致局部组织缺血、破损、感染，进而组织坏死造成；臁疮系隐静脉瓣膜功能不全和下肢深浅静脉交通支功能出现问题；瘰疬系全身性结核病的局部表现；失荣、乳岩引起的慢性溃疡系恶性肿瘤晚期对皮肤的侵犯；糖尿病足系糖尿病血管病变的严重并发症之一。在原发病、基础疾病、诱发因素积极控制之下，慢性溃疡可以“异病同治”。治疗方法：

(1)中医内治的原则是祛腐生肌、扶正祛邪，临证时应按中医辨证选方用药。

(2)清创、换药、控制感染，创面细菌培养有助于抗生素的选择和合理应用。

(3)可切除的病灶应坚决予以切除。

(4)推荐中药外浴，每日2次，每次时间大于30分钟。基本方：土茯苓50g，地肤子50g，白鲜皮50g，鸦胆子30g，蛇床子30g。临证时可结合辨证进行加减。

（李　钢）

第六节　特殊性感染

破伤风

破伤风(tetanus)是与创伤相关联的，由破伤风杆菌引起的一种特异性感染。以骨骼肌持续性收缩、阵发性痉挛及自律性不稳定为主要临床特征。本病预后极差，但可以预防。隋唐时期中医对本病就有详细的记载，“破伤风”的病名出自宋代《太平圣惠方》一书。

破伤风杆菌是一种专性厌氧的革兰染色阳性的梭状芽孢杆菌。以芽孢形式在自然界广泛存在，尤以土壤中最为常见，天然宿主是人畜的肠道。破伤风杆菌的菌体易被灭活，但其芽孢对环境抵抗力极强，灭活须经沸腾30分钟，或高压蒸汽10分钟、或50％浓度的石炭酸溶液浸泡12小时。

一、发病机制

破伤风杆菌致病，两种因素缺一不可：创伤伤口和组织缺氧。在缺氧的创伤组织内，破伤风杆菌的芽孢发育为增殖体，迅速增殖并产生大量外毒素。目前认为致病的外毒素是痉挛毒素和溶血毒素，痉挛毒素具有神经毒性，溶血毒素具有组织毒性。破伤风外毒素是由血液循环吸收和播散的，本质上是破伤风外毒素的毒血症。

严重自律性不稳定发生机制不明，但却是破伤风致死的主要因素。教科书传统的观点是破伤风外毒素的作用，使交感神经过度激活和/或心肌功能障碍，但尸检结果不支持。

痉挛毒素对神经组织具有特殊的亲和力，作用于中枢神经后，与灰质突触小体膜的神经节甙脂结合，使突触不能释放抑制性介质（甘氨酸或氨基丁酸），导致α和γ运动神经元失去中枢控制，对外周传入的刺激反射强化，临床上产生特征性的全身骨骼肌持续性收缩、阵发性痉挛和抽搐。溶血毒素引起心肌损害和局部组织坏死。

二、临床表现

典型的破伤风病程可分4期：潜伏期、前驱期、发作期和恢复期。

1. 潜伏期　长短不一，可短至1～2天，也可以长达数月、数年，或是在清除陈旧性异物时发生。一般在2～56天，临床上＞80％的患者在伤后14天内出现症状。潜伏期越短，预后越凶险。破伤风死亡率在15％～40％，伤后2～3天之内发病的，死亡率接近100％。

2. 前驱期　很短，容易被忽视，但此期是破伤风早期诊断、早期治疗、降低死亡率的关键期。前驱有乏力、头晕、头痛、过度兴奋、烦躁不安等非特异性症状；特征性的临床表现是下颌紧张、张口不便、吞咽困难、咀嚼肌紧张酸痛、伤口局部疼痛、周边肌肉牵扯感。前驱症状持续时间为10～24小时。

3. 发作期　典型的症状是在全身骨骼肌持续性收缩的基础上发生阵发性的痉挛；重症破伤风同时出现自律性不稳定，这是一组特异性的临床综合征，表现为：①持续且不稳定的高血压和心动过速，或严重高血压和心动过速与低血压和心动过缓交替出现；②心律不齐；③外周血管收缩；④多汗、发热、过度通气；⑤分解代谢亢进；⑥血清、尿液儿茶酚胺水平升高。严重的自律性不稳定是重症破伤风患者致死的主要原因。

骨骼肌最早受累的是距中枢近、循环丰富、活动频繁的肌群。首先是咀嚼肌，之后为面肌、颈项肌、背腹肌、四肢肌肉群，最后是膈肌和肋间肌。前驱症状后出现牙关紧闭；面部表情肌痉挛而呈特征性的"苦笑"面容；颈项肌持续收缩出现颈项强直、头后仰；咽喉部肌群收缩，引起吞咽困难和呼吸困难；背腹肌和四肢肌群强直性收缩，形成"角弓反张"或"侧弓反张"；呼吸肌群和膈肌的持续性强直性收缩，造成通气障碍、呼吸暂停。任何轻微的刺激，如声响、光线、饮水、外界震动及注射等医疗操作均可诱发强烈的痉挛。

发作时患者全身大汗，口吐白沫，面唇发绀，呼吸急促，严重时呼吸停止，头频频后仰，四肢抽搐不止，表情非常痛苦，但神志始终清楚，也无感觉异常。

全身骨骼肌痉挛发作持续数秒和数分钟不等，每次发作的间隙期长短不一。间隙期越短，预后越差。在两次发作期间肌肉始终处于收缩状态。全身骨骼肌发作性痉挛通常在病程的3天内达到高峰，5～7天保持稳定，痉挛在10天以后发作次数逐渐减少，程度减轻，间隙期延长；全身骨骼肌持续性收缩也同步逐渐减轻和缓解，2周后逐渐消失，进入恢复期。

4. 恢复期　病程一般为3～4周，严重的可在6周以上。恢复期间部分患者还可出现一些精神症状，如幻觉和言语、行动错乱等，多能自行缓解。在破伤风痊愈的一个较长时间内，部分肌群仍可有紧张和反射亢进现象。

三、临床诊断

1. 辅助检查地位　辅助检查无助于破伤风的确诊，伤口厌氧菌培养阴性不能排除破伤风的可能。

2. 临床诊断依据　诊断主要依据外伤史和典型的临床表现。破伤风特征性的临床表现包括：牙关紧闭、苦笑面容、角弓反张和自律性不稳定等。患者有外伤史，并出现特征性的临床表现，一般不会漏诊。

3. 临床警示　早期仅有部分前驱症状时，诊断比较困难，应该提高警惕。因此，凡有外伤史，伤口不论大小、深浅、部位，如果伤后出现肌紧张、伤口扯痛、张口困难、颈项发硬、反射亢进的，均应考虑此病的可能性，对患者密切观察和必要的鉴别诊断，以免耽误诊断和治疗。

4. 需要注意的问题

（1）破伤风与其他脑膜炎的区别主要是：早期无高热、无喷射性呕吐、神志清楚、脑脊液检查可无异常。

（2）与狂犬病的区别在于：动物咬伤史、咽肌痉挛为主和特有的恐惧感。

四、严重程度分级

破伤风疾病严重程度分级，国际上普遍采用Ablett分级。按疾病严重程度分为Ⅰ、Ⅱ、Ⅲ、Ⅳ级，分别表示轻症、中度、严重、非常严重。

Ⅰ级：①轻～中度牙关紧闭；②一般性痉挛；③无呼吸困难；④无抽搐；⑤无或轻微吞咽困难。

Ⅱ级：①中度牙关紧闭；②轻至中度，但是短暂的抽搐；③中度呼吸困难，频率＞30次/分钟；④轻度吞咽困难。

Ⅲ级：①重度牙关紧闭；②全身痉挛状态；③反射性持续抽搐；④严重呼吸困难，频率＞40次/分钟；⑤严重吞咽困难；⑥心动过速，频率＞120次/分钟。

Ⅳ级：①Ⅲ级基础上伴有强烈的自律性不稳定；②严重的高血压和心动过速与低血压和心动过缓交替出现；③任何一种症状呈持续状态存在。

五、预防

破伤风是一种可以预防的疾病。

1. 主动免疫　注射破伤风类毒素可以使人体产生抗体-抗毒素，以达到免疫目的。在中国属于计划免疫执行。基础免疫通常采用0.5ml破伤风类毒素皮下3次注射法。首次注射后，间隔4～6周注射第2次，再间隔6～12月注射第3次。之后每隔10年，0.5ml破伤风类毒素皮下“强化”注射1次。人体的免疫力一般于首次注射后10天即可产生，30天后可达到有效保护的抗体浓度。接受全程主动免疫者，一旦受伤，只需再皮下注射0.5ml破伤风类毒素，可在3～7天内产生足够的抗体，不需再注射破伤风抗毒血清(TAT)。

2. 被动免疫　适用于未按计划免疫执行的破伤风疑诊患者。

(1)TAT：破伤风抗毒血清是最常用的被动免疫制剂，注射破伤风抗毒血清后，循环中抗体水平迅速上升，但仅能维持5～7天。用法：皮试阴性后，1500IU肌注；皮试阳性的按脱敏注射，1500IU分5次注射完毕；病情严重的剂量加倍；对污染严重的创伤应结合临床实际，1周后重复注射1次，或每周1次直至伤口基本愈合为止。

(2)TIG：人破伤风免疫球蛋白由人血浆中免疫球蛋白提纯，剂量为250IU，深部肌肉注射，无免疫原性，不需皮试。病情需要剂量可以加倍。

3. 伤口处理　正确的伤口处理对预防破伤风发病很重要。破伤风杆菌是专性厌氧，其芽孢发育、增殖、释放外毒素必须在缺氧的环境中。因此，创伤后早期彻底的清创，3%过氧化氢反复清洗，是否Ⅰ期缝合视伤口情况而定，必要时应敞开引流，改善局部循环，是破伤风防治的关键措施之一。

六、治疗

破伤风是急危重症，一经诊断即应采取综合措施积极治疗。原则包括：消除毒素来源；中和游离毒素；控制并解除痉挛和抽搐；保持呼吸道通畅；纠正自律性不稳定；抗菌药物应用；防治肺部感染；监护治疗；代谢支持和采取严格隔离制度。

(一)清除毒素来源

1. 目的　改变局部缺氧的环境，使其不适宜破伤风杆菌芽孢发育、增殖，从而阻止破伤风外毒素的来源。

2. 要求　在足量应用抗菌药物后，凡是能找到的伤口，均应在良好的麻醉和痉挛控制的情况下，行病灶彻底清创。清除坏死组织和异物，敞开伤口，充分引流，创面用3%过氧化氢溶液反复清洗后湿敷。

3. 需注意的问题　清创前1小时，伤口周围先行浸润性注射TIG 1000IU或TAT 1000～3000IU以中和伤口周围的游离外毒素，避免清创时外毒素释放入血。

(二)中和游离毒素

1. TAT的作用　TAT可以中和游离的破伤风外毒素，但不能中和与神经结合的毒素，临床上无减轻症状的作用。因此，一经诊断尽早应用。

2. TAT应用剂量　原则上是小剂量。多个样本的研究证明，大剂量并不能明显降低死亡率，还可能增加毒副反应。在足量应用抗菌药物和伤口彻底清创后，按Ablett分级，静脉途径，分别给予患者TAT总剂量Ⅰ级30 000IU、Ⅱ级50 000IU、Ⅲ级70 000IU、Ⅳ100 000IU。

3. TAT应用方法　TAT10 000～20 000IU，加入5%GS溶液500ml，缓慢静滴，每日1次，一般

不超过6天。

4. TAT应用存在的问题 静脉途径不能有效地透过血脑屏障。抗毒血清鞘内注射,脑脊液中含有高浓度的抗毒血清,可充分拮抗外毒素对中枢神经的侵犯。发达国家已有供鞘内注射使用的破伤风抗毒血清,优点是:剂量小、效果好、疗程短。

5. TIG临床优势 免疫功效比TAT大10倍以上,无过敏反应的危险,半衰期22天,基本涵盖了破伤风的病程。

6. TIG应用方法 在第一个24小时内首选TIG3000~6000IU作深部肌肉注射,多数病例单剂已足够。如症状持续2周以上,3000IU再作深部肌肉注射一次。

7. TIG应用需注意的问题 静脉注射引起高血压,临床不推荐采用。

(三)控制并解除痉挛和抽搐

此为综合治疗的中心环节,目的是使病人镇静,减少对外界刺激的敏感性,从而控制或减轻痉挛和抽搐的发作。合理应用镇静剂是治疗的关键。

1. 地西泮 系抑制性神经递质γ-氨基丁酸的激动剂,作用于脊髓上行网状激动系统和杏仁核,有镇静和抗惊厥作用,还能阻断外毒素对神经系统的侵犯。因给药方便、价格低廉而被广泛使用。每日剂量(成人)40~120mg,对控制症状效果明显。它的优点是:作用迅速,能解除骨骼肌强直性收缩,镇静作用明显而且不抑制呼吸。临床上应注意其代谢产物的蓄积。

2. 可供选择的同类药物 去甲安定、奥沙西泮、咪唑安定。使用时应注意去甲安定和奥沙西泮有胰岛素稽留性意识障碍副作用,治疗剂量应个体化。咪唑安定的优点是:较小的蓄积不良反应,经常选用。

3. 可联合应用的辅助药物 氯丙嗪能减轻肌肉强直和减少痉挛发作,常用剂量200~300mg,每日静脉滴注,可作为地西泮控制症状的辅助用药。也可选择苯巴比妥为辅助用药。联合用药时应注意呼吸抑制。

4. 严重肌肉痉挛和抽搐 部分Ablett Ⅲ~Ⅳ级破伤风患者,由于严重的肌肉强直和抽搐,以致不能进行治疗和护理,可用2.5%硫喷妥钠0.25~0.5g肌肉注射,应用时注意喉痉挛的发生。严重肌肉痉挛和抽搐,地西泮等联合用药控制不佳时,可静脉注射2.5%硫喷妥钠,剂量为0.1~0.2g,加入20ml的溶媒中缓慢推注;或0.5~1.0g加入5% GS 1000ml,以每分钟20~25滴的速度静脉滴注。

5. 临床应注意的问题 使用镇静剂必然产生神志不清和呼吸抑制,且不一定能控制肌肉强直和抽搐的发生,应早期气管切开,加用肌松剂辅助机械通气;长期大量使用镇静剂、肌松剂及机械通气,通常会导致一些严重的并发症,如肺部感染、支气管痉挛、肺不张、肺梗死、上消化道出血、肝功能损害等。

(四)正确使用硫酸镁

镁(Mg^{2+})是一种抗惊厥剂和血管舒张剂。用于破伤风治疗,效益优于肌松剂。Mg^{2+}是突触前神经肌肉阻断剂,可阻止神经和肾上腺髓质释放儿茶酚胺,拮抗心肌和神经肌肉接头处钙(Ca^{2+})的作用,以及抑制甲状旁腺激素的释放,降低血清Ca^{2+}水平。静脉注射硫酸镁能有效控制重症破伤风患者痉挛/抽搐和自律性不稳定。血清Mg^{2+}安全水平是2~4mmol/L,>4mmol/L腱反射消失;>6mmol/L出现骨骼肌麻痹,进一步心跳、呼吸骤停。

1. 硫酸镁应用 首剂为负荷剂量5g(25%硫酸镁20ml),5%GS 250ml,静脉滴注,时间>20分钟;维持剂量2g/小时,微泵静脉推注。注意观察膝腱反射,第一个4小时内,每30分钟检查一次;每日2次检测血清Mg^{2+};痉挛和抽搐控制可维持此剂量;充分补液,保持尿量每日>50ml/kg。

2. 需要特殊处理的临床问题

(1)应用25%硫酸镁治疗重症破伤风(Ablett Ⅲ~Ⅳ级),必须先行气管插管或气管切开,床旁备呼吸机。

(2)要求内环境稳定和肾功能正常。

(3)当血清Mg^{2+}在2~4mmol/L的安全范围内,膝腱反射就已消失,痉挛和抽搐仍没有控制,加用地西泮和肌松剂。

(4)当自律性不稳定,收缩压>160mmHg、心率>120次/分钟,持续1小时以上,静脉注射吗啡。

(5)当血清Mg^{2+}过量时,临床出现肌肉松弛、膝腱反射消失、呼吸抑制、心电图P-R间期延长,应停用硫酸镁，并强行利尿、补液，给予10%葡萄糖酸钙。

(6)当血清 Mg^{2+} 降至2～4mmol/L的安全范围后，可再次应用硫酸镁，但必须从小剂量开始。

(7)当潮气量<5ml/kg，或呼吸>30次/分钟、$PaCO_2$>45mmHg时，应用机械通气。

(8)当出现明显的低 Ca^{2+} 血症的临床表现时，则给予10%葡萄糖酸钙对症处理。

3. 硫酸镁获益

(1)可有效控制重症破伤风(Ablett Ⅲ～Ⅳ级)骨骼肌强直性收缩和抽搐。

(2)减少镇静剂的使用。

(3)减少心血管事件。

(4)简化护理程序。

(5)避免长期使用呼吸机引起的相关并发症。

(6)减少深静脉血栓形成。

(7)给药和监测便捷。

(8)价廉，使更多的人不因经济困难而选择放弃治疗。

(五)控制自律性不稳定

1. 严重的自律性不稳定是导致并发症和致死的重要因素，治疗的第一步是充分的镇静。经常用到的药物有地西泮和抗惊厥药。

2. 盐酸吗啡作为心血管系统独特的稳定剂在控制破伤风自律性不稳定时经常用到。

3. 芬太尼取代内源性阿片类物质，减少交感神经的活动和组胺释放。

4. 艾司洛尔是一种抗肾上腺素能药物，0.1mg/(kg·min)，短期应用，以稳定心血管系统，控制高血压和心动过速。

5. 阿托品持续静脉输注，作为辅助治疗，用来稳定心血管功能、镇静，部分患者甚至不需要肌松剂和机械通气。

6. 可乐定是一种肾上腺素能受体阻断剂，对控制重症破伤风血压不稳定也有很好的效果。

7. 硫酸镁被一致认为有控制自律性不稳定和骨骼肌抽搐的双重效应。

(六)抗菌药物的应用

目的是杀灭破伤风杆菌，预防和治疗肺部感染。青霉素应用多年，并被广泛接受，但其为γ-氨基丁酸拮抗剂，大量使用增加惊厥发生的风险。甲硝唑类抗菌药物是治疗破伤风比较理想的选择。

(七)中医辨证治疗

1. 风毒在表

【主证】初起多有吞咽困难和牙关紧闭，全身肌肉痉挛，抽搐较轻，舌苔薄白，脉弦数。

【治则】祛风镇痉。

【方药】玉真散合五虎追风散加减。方用：胆南星12g，防风15g，白芷10g，天麻10g，羌活10g，白附子3g，蝉蜕6g，葛根15g，红蓖麻根60g，僵蚕20g，全蝎20g。

2. 风毒入里

【主证】本期发作频繁，全身肌肉痉挛、抽搐，牙关紧闭，角弓反张，高热大汗，面色青紫，呼吸急促，痰涎壅盛，大便秘结，小便短赤，舌红绛苔黄，脉弦数。

【治则】祛风止痉，清热解毒。

【方药】木萸散加味。方用：木瓜30g，吴茱萸10g，南星10g，防风10g，白芷10g，天麻10g，白附子3g，全蝎20g，蜈蚣20g，地龙10g，白僵蚕10g，钩藤10g。

3. 阴虚邪留

【主证】多为疾病后期，抽搐停止，倦乏无力，头晕心悸，面色萎黄，时而汗出，牙关不适，舌淡红，脉细无力。

【治则】益胃养津，疏通经络。

【方药】沙参麦冬汤加减。方用：玄参10g，麦冬10g，生地12g，北沙参30g，石斛10g，木瓜10g，金银花藤20g，葛根15g，丝瓜萎20g，玉竹10g。

(八)加强护理

确诊的破伤风患者入院后，应住单人隔离病房，遮光并保持安静。在实施医疗和护理操作时避免不必要的身体接触。创伤部位应予以隔离，使用过的敷料应严格灭菌。加强护理是早期发现并发症、减少并发症、降低死亡率的重要措施。应严格做到：

(1)保持呼吸道通畅，重症破伤风早期气管切开，是抢救成功的关键措施之一。气管切开以利于吸痰和排除气道内分泌物，是维持良好通气的基础;同时还能预防或减少肺部并发症。

(2)特别注意观察有无喉痉挛或窒息。有时病程已进入恢复期,临床上仍然有发生呼吸停止的可能,仍应严密观察,不能松懈。

(3)吸痰和清除呼吸道分泌物,防止误吸误咽,叩背,保持呼吸道通畅,控制肺部感染。

(4)痉挛发作时保护患者以防止损伤,患者有可能发生坠床、骨折、牙咬伤等。

(5)保持大小便通畅,有尿潴留的应常规留置导尿,同时注意下尿道的护理。

(6)气管切开后,应该定时清洁导管,并经常吸去气道分泌物,吸入雾化气体和定期滴入抗生素溶液。

(7)既要避免不必要的患者身体接触,又要定时翻身、清洁皮肤,防止压疮的发生。

(8)每天清洁口腔。

(9)预防血栓形成,尤其是下肢深静脉血栓。

(10)中心静脉置管的护理。

(11)可采用鼻胃管和要素饮食来维持患者的代谢需要。

梭状芽孢杆菌性肌坏死

梭状芽孢杆菌性肌坏死是一种发展迅速、预后极差的外科重症急性感染。

梭状芽孢杆菌是专性厌氧革兰阳性菌。已知的梭状芽孢杆菌有100多种,其中引起肌坏死的主要为产气荚膜梭菌、恶性水肿梭菌、败毒梭菌、诺维梭菌、溶组织梭菌和双酶梭菌等。梭状芽孢杆菌以芽孢形式在自然界长期存活,广泛存在于废弃物、土壤、植被及哺乳动物的肠道中。

一、发病机制

在意外受伤时,污染梭状芽孢杆菌的机会很多,但真正发生感染者甚少,这是因为这类细菌致病依赖特定条件:大片的失活组织和缺血、缺氧的环境。病原菌可产生十几种致病性的外毒素和酶。最主要的外毒素是α毒素,系一种卵磷脂酶,可引发溶血与广泛的内脏损害。此外,有的酶可使细菌易穿透组织间隙迅速扩散;有的酶通过脱氮、脱氨、发酵的作用产生大量不溶性气体(硫化氢和氮),积聚在坏死组织间隙,散发恶臭;有的酶使细胞坏死、渗漏,产生恶性水肿。产生的气体与渗出液引起局部张力急剧增加,压迫微血管,进一步加重组织的缺血、缺氧,更有利于病原菌的生长繁殖,这是病情迅速恶化的原因。大量和多种外毒素吸收导致毒血症,直接侵犯心、肝、肾等重要器官,引起休克、MODS和死亡。

二、临床表现

(一)潜伏期

创伤后并发此症的时间,早的伤后8～10小时,迟的伤后5～6天,通常在伤后1～4天。

(二)局部表现

1. 最早的局部症状是受伤部位剧烈的、难以忍受的、一般止痛药物不能缓解的胀痛和撕裂痛,并持续加重。

2. 局部肿胀与创伤所能引起的程度不成比例,并迅速向下蔓延,每小时都可见到病情进展和加重。

3. 伤口周围水肿,皮肤苍白,因张力高而发亮,继之转为紫红色,最后转为灰黑色,并出现大、小水疱。伤口有大量浆液性或浆液血性渗出。压迫伤口边缘,可见气泡和血性渗出液从伤口冒出和溢出。轻压伤口,可触及捻发音。皮肤表面可出现大理石样斑纹。伤口可有恶臭。

4. 局部探查时,如属筋膜上型,可发现皮下脂肪变性、肿胀;如为筋膜下型,筋膜张力增高,肌肉切面不出血,肌纤维肿胀、发黑。

5. 患肢远端苍白、厥冷、水肿、变色,严重时整个肢体坏死。

(三)全身表现

主要是严重的中毒症状。在局部症状出现后不久,患者就可表现为极度软弱、表情淡漠、烦躁不安和恐惧感,但神志清楚,可有谵妄发生。面色苍白,出冷汗,脉搏快速,呼吸急促,体温逐步上升,可高达40℃以上。随着病情迅速发展,可出现溶血性贫血、黄疸、血红蛋白尿、酸中毒,全身情况在12～24小时之内全面恶化。

三、诊断和鉴别诊断

病情发展急剧,预后凶险。早期诊断是关键。

（一）早期诊断依据

1. 伤口周围触诊有捻发音。

2. 渗液细菌涂片发现粗大的革兰阳性杆菌，几乎没有多形核白细胞。

3. 辅助检查

(1) X 线平片检查发现病变肌群中有气体存在。

(2)血常规中血红蛋白显著下降，白细胞计数 $(12\sim15)\times10^9/L$。

(3)血清肌酸激酶水平升高。

（二）临床诊断

1. 较严重的外伤史。

2. 伤口局部出现不同寻常的胀痛，无常见的红、热反应。

3. 急剧出现的全身中毒症状。

（三）确诊依据

1. 厌氧菌培养检测到产气荚膜梭菌或水肿梭菌或败毒梭菌或诺维梭菌或溶组织梭菌等病原菌。

2. PCR 方法检测病原菌 DNA 阳性。

（四）鉴别诊断

1. 厌氧菌性蜂窝织炎　病变位于皮下，可出现皮下组织和筋膜坏死，全身中毒症状轻。

2. 兼性需氧菌感染　肠杆菌属、克雷伯菌属引起的感染产生可溶性的 CO_2 气体，不易在组织间积聚，无特殊臭味。

3. 厌氧性链球菌感染　发病较缓慢，全身症状轻，局部肿胀不明显，伤口渗液呈浆液脓性，涂片检查为革兰阳性菌。

四、标本采集和处理

（一）采样方法

生理盐水或外科手术清除创面分泌物，抽取 2ml 以上脓液或切取小块组织送检。

（二）标本处理

1. 1ml 脓液或组织块加入厌氧菌培养的疱肉培养基，尽快送厌氧菌培养。

2. 0.5ml 脓液或组织块加入有螺旋口无菌离心管内，盖紧后，送 PCR 检测。

3. 标本行革兰染色涂片检查。

4. 注意检查标本生物安全性。

五、预防

早期彻底清创是创伤后预防发生梭状芽孢杆菌肌坏死最可靠的方法。一般情况下，伤后 6 小时之内彻底清创的患者几乎无梭状芽孢杆菌肌坏死的可能。

1. 对一切开放性创伤

(1)均应彻底地清除失活、缺血的组织。

(2)尽可能彻底去除异物。

(3)对深而不规则的伤口应充分敞开引流，避免死腔的存在。

(4)筋膜下张力增加者，应早期进行筋膜切开减压。

(5)对伴有软组织广泛损伤的开放性骨折，清创后不宜早期缝合。

2. 对疑有梭状芽孢杆菌肌坏死的伤口

(1)3%过氧化氢溶液冲洗、湿敷。

(2)对已缝合的伤口坚决拆开，再次清创，敞开引流。

3. 创伤部位的临床警示　梭状芽孢杆菌是人类肠道中的常驻菌群。因此，凡腹腔穿透性损伤，特别是结肠、直肠、会阴部创伤，临床应警惕发生梭状芽孢杆菌感染的可能。

4. 抗菌药物的应用　大剂量青霉素和甲硝唑类抗菌药物。

六、治疗

梭状芽孢杆菌肌坏死的诊断一经确立，治疗措施需立即实施。

1. 紧急手术清创

(1)术前准备应包括静脉滴注大剂量青霉素和甲硝唑、输血和血浆、纠正水电解质和酸碱失衡等，准备时间应尽可能短，一般不要超过半小时。

(2)手术要求充分暴露和探查，彻底清除变色、不收缩、不出血的肌组织。

(3)细菌扩散的范围常超出肉眼病变的范围，

应整块切除包括起止点在内的肌组织。

(4)如感染限于某一筋膜腔，应切除该筋膜腔的肌群。

(5)如整个肢体已广泛感染，为挽救生命，应果断截肢以挽救生命。

(6)如感染已超过关节或截肢平面，其上的筋膜腔应充分敞开，密切观察，必要时还要连续清创。

(7)手术期间严格按传染病管理要求执行，杜绝梭状芽孢杆菌医源性播散。

2. 治疗性应用抗生素　针对性的抗生素应用对这类感染有特殊的治疗作用。在现有的抗菌药物中首选青霉素和甲硝唑，青霉素剂量每日可达1000万～2000万U。青霉素阳性的患者可以改用大环内酯类抗生素，或碳氢酶烯类抗生素，必要时还可选用万古霉素、替考拉宁等。

3. 高压氧治疗

(1)临床优势：高压氧对厌氧菌的生长繁殖有明显的抑制作用；高压氧与抗菌药物有协同作用；高压氧可以促进患肢创面愈合。

(2)治疗方法：患者条件允许时，3天内行7次治疗，每次2小时。第1天，每8小时1次；第2、第3天，每12小时1次。

4. 其他疗法

(1)3%过氧化氢溶液持续伤口滴注。

(2)3%过氧化氢溶液伤口湿敷。

(3)全身支持治疗。

(4)中医扶正祛邪治疗。

(5)患肢清热解毒、活血化瘀中药复方浸泡或外浴。

狂犬病

狂犬病(rabies)是一种RNA病毒引起的急性脑炎，为人畜共患的传染病。人患病多由病犬、猫及其他啮齿类动物咬伤而传染。临床表现为特有的恐惧感，对水、光、风、声过敏，咽肌痉挛，进行性瘫痪。本病以预防为主，病死率几乎近100%。

狂犬病毒属弹状病毒科(rhabdoviridae)拉沙病毒属(Lyssa virus)，病毒中心为单股负链RNA，外绕核衣壳和被膜，形状似子弹，易为紫外线、季胺化合物、碘、高锰酸钾、酒精、甲醛等灭活，加热至100℃2分钟即可灭活。

病犬在出现狂犬病症状前3～4天唾液中即可以检测到狂犬病毒，具有传染性。大约75%的犬在患病后仅存活4天，所有病犬在出现狂犬病症状的10天之内死亡。

一、发病机制

狂犬病毒致病过程可分3个阶段：①病毒在受侵组织小量增殖后侵犯邻近的末梢神经；②病毒沿神经轴索向心性侵犯中枢神经，并至脊髓背根神经节大量增殖，继而入侵脊髓并迅速入侵脑部；③到达中枢神经的病毒又向周围神经播散，入侵各器官和组织。

以急性弥漫性脑脊髓炎为主要病理损害，大脑基底、海马回、脑干、小脑是主要受累部位。脑组织可见一种特征性的嗜酸性包涵体，称内格里小体(Negri body)，具有确定性诊断意义。

二、临床表现

被狂犬病犬咬损后，狂犬病发病率在10%～70%，潜伏期长短不一，短的5天发病，长的有资料显示19年以后再发病的，一般2～8周。

(一)典型的临床过程

可分3期，病程短于6天。

1. 前驱期　常有低热、倦怠、头痛、恶心、全身不适，继而恐惧不安，烦躁失眠，对声、光、风等刺激敏感而有喉头紧缩感。在愈合的伤口及其神经支配区有痒、痛、麻及蚁走等异样感觉。本期持续2～4天。

2. 兴奋期　表现为高度亢奋，极度恐怖表情，恐水，怕风。体温常升高(38～40℃)。恐水为本病的特征，但不一定每例都有。典型患者虽渴极而不敢饮，见水、闻流水声、饮水或仅提及饮水时均可引起咽喉肌严重痉挛。外界多种刺激如风、光、声也可引起咽喉肌痉挛。常因声带痉挛伴声嘶、说话吐词不清，严重发作时可出现全身肌肉阵发性抽搐，因呼吸肌痉挛致呼吸困难和发绀。交感神经功能亢进，表现为大量流涎，乱吐唾液，大汗淋漓，心率加快，血压上升，神志多清晰，但可出现精神失常、幻听幻视等。本期为1～3天。

3. 麻痹期　患者肌肉痉挛停止，进入全身迟缓性瘫痪，由安静进入昏睡状态，最后因呼吸、循环衰竭死亡。该期持续时间较短，一般6～18小时。

（二）不典型的临床经过

临床上也可见不典型的狂犬病患者，这是一组以脊髓或延髓受损害为主的静型狂犬病。患者无兴奋期和典型的恐水表现，而是以高热、头痛、呕吐为主要症状，同时伴有肢体瘫软、共济失调、大小便失禁、腱反射消失等神经系统损害的临床表现，最终因瘫痪死亡。

三、辅助检查

（一）病原学检测

病原学检测具有狂犬病确诊意义：

（1）患者的唾液、脑脊液等动物接种可分离狂犬病毒。

（2）尸体脑组织特征性内格里小体。

（3）RT-PCR检测狂犬病毒核酸。

（4）应用免疫荧光抗体技术检测头皮发根组织的狂犬病毒抗原，阳性率可达98%。

（二）病毒抗体检测

世界卫生组织（WHO）推荐使用快速荧光焦点抑制试验，检测血清或脑脊液中和抗体确认狂犬病。我国目前多采用ELISA检测血清中特异性抗体。

四、诊断

患者暴露后，早期无典型症状出现，诊断困难。较实用的方法是：凡被动物抓伤或咬伤者都需密切观察，攻击犬及时捕捉，并至少观察10天。因为健康犬不携带狂犬病毒，人若暴露后10天，攻击犬仍健康存活又无其他异常现象，则可以相信人感染狂犬病毒的几率为0。

1. 临床诊断　下述两条可以作出临床诊断：

（1）有被病犬或病兽咬伤或抓伤的病史。

（2）出现典型的临床表现：特有的恐惧感、怕水、怕光、怕风、怕声音、咽肌痉挛、进行性瘫痪等。

2. 确定诊断　以下任何一项都可确诊狂犬病：

（1）狂犬病毒抗原检测阳性。

（2）RT-PCR狂犬病毒核酸检测阳性。

（3）尸检脑组织可见内格里小体。

（4）动物接种分离到狂犬病毒。

五、预防

该病以预防为主，注射狂犬病免疫疫苗是惟一有效的防治措施。一旦发病，预后凶险，死亡率100%。

1. 暴露后预防措施　被动物咬伤或抓伤后，应迅速使用0.1%新洁尔灭溶液、生理盐水、碘伏溶液反复冲洗伤口，务必彻底。在野外也可先用随身携带的肥皂配成大约20%浓度的肥皂液进行较彻底的清洗，然后去最近的医院作进一步处理。伤口冲洗后清创，彻底清除失活组织和异物，敞开伤口，不作缝合，充分引流。应用抗狂犬病抗体在伤口底部和周围作浸润性注射。全身应用抗菌药物和注射破伤风抗毒血清（TAT），预防注射狂犬病免疫疫苗。

2. 预防性注射适应证

（1）我国是狂犬病流行地区，凡是被犬或其他动物咬伤、抓伤的患者应作暴露后预防接种。

（2）医护人员职业暴露应在暴露后作预防接种。

（3）高危人群（兽医、狂犬病毒研究的相关人员、野外工作或探险等）应在暴露前作预防接种。

（4）确定是病犬咬伤的患者必须接种。

3. 注射方法

（1）暴露前预防：要求接种3次，每次2ml，肌注，于第0、第7、第21天进行；2～3年加强注射1次。

（2）暴露后预防

1）要求接种5次，每次2ml，肌注，于第0、第3、第7、第14、第30天完成。

2）若严重咬伤，要求全程注射10次，每次2ml，肌注，于第0～6天每日1次，再于第10、第14、第30、第90天完成后4次。

（3）抗体应用：抗狂犬病毒抗体有两种，使用时总剂量的50%用于伤口局部浸润性注射，其余50%作臀部肌注。

1）人抗狂犬病毒免疫球蛋白，注射剂量为

20IU/kg。

2)马抗狂犬病毒血清，注射剂量为40IU/kg，需皮试。过敏者按脱敏法注射。

六、治疗

原则是支持和对症治疗，措施包括：

(1)单室严格隔离：防止唾液引起的病毒播散；避免水、光、风、声音等的刺激。

(2)镇静和抗惊厥。

(3)加强监护治疗：内环境稳定；预防性抗菌药物应用；营养支持；输注血浆；器官功能监测和维护。

(4)呼吸支持：给氧，必要时气管切开呼吸机支持通气。

(5)抗狂犬病毒免疫球蛋白：总剂量20IU/kg，50%剂量伤口局部浸润性注射，50%剂量臀部肌注。

(6)抗狂犬病毒血清：总剂量40IU/kg，肌注，每日或隔日1次。

(7)免疫接种。

(8)预防性使用TAT：总剂量1500IU，肌注1次。

(9)需对症处理的常见临床问题：脑水肿、高血压、心律失常、心动过速等。

(10)日常护理要求：保持大便通畅，留置导尿。

艾滋病

获得性免疫缺陷综合征(acquired immune deficiency syndrome，AIDS)，是由人免疫缺陷病毒(human immunodeficiency virus，HIV)引起的致命的慢性传染病。AIDS潜伏期长短与病毒量呈负相关，感染了HIV的患者一般经过2～10年发展为AIDS。因此临床上更常见的是HIV感染患者。HIV感染患者不仅产生与基本免疫缺陷相关的疾病，而且对同一年龄段常见的外科疾病易感。在AIDS还缺乏有效治疗手段的时代，就外科医生而言，识别HIV感染的高危人群、了解HIV感染相关的外科问题，与手术操作过程中如何自我防护是同等重要的问题。

一、识别HIV感染高危人群

HIV感染后无症状期可长达6～8年。识别HIV感染的高危人群对急诊外科十分重要，因为没有血清学资料可供参考。对HIV感染高危人群的外科急症患者不加识别，按普通急诊处理，手术相关人员与HIV血液职业性暴露接触的风险增加。临床上凡有下列症状、体征、病史和家族史的急症外科患者应高度怀疑感染HIV，并有待于手术后血清学证实：

(1)较长时期原因不明的发热、消瘦、腹泻、淋巴结肿大。

(2)一般情况下少见的真菌感染、病毒感染、条件致病菌感染。

(3)AIDS患者的子女。

(4)瘾君子。

(5)冶游史。

(6)AIDS患者密切接触者。

(7)急腹症临床表现不典型或不确切的。

二、HIV感染相关的外科问题

(一)淋巴结炎

广泛的淋巴结炎在HIV感染的患者相对多见。常规淋巴结切取活检是不必要的。肝肿大、全血细胞减少、口腔念珠菌病伴有淋巴结肿大的患者才是淋巴结活检的适应证。

(二)胃和十二指肠疾病

HIV感染相关的胃和十二指肠疾病，通常也以出血、腹痛、穿孔和梗阻为主要临床表现。最常见的上消化道出血的原因是卡波肉瘤。胃的非霍奇金淋巴瘤一般表现为出血，也可以发生梗阻和穿孔。巨细胞病毒感染是HIV患者发生胃炎和胃、十二指肠溃疡的主要因素，其他还有隐孢子虫、念珠菌、疱疹病毒。

(三)肝脏疾病

HIV相关性机会感染同样会累及肝脏。临床特点包括：发热、不适、体重下降、肝肿大。肝功能检查提示酶的水平轻到中度升高。肝脏出现脓肿或肉芽肿，引起碱性磷酸酶水平显著升高。肝脏淋巴瘤血清胆红素水平明显升高。原发性肝细胞癌在HIV感染患者中非常少见。

(四)胆囊和胆道疾病

HIV感染患者出现急性非结石性胆囊炎的比例很高,且容易发生胆囊壁坏死,临床表现为发热、乏力、腹泻和右上腹痛,主要原因是巨细胞病毒和隐孢子虫感染。硬化性胆管炎和十二指肠乳头狭窄在HIV感染患者中高发,临床表现为发热、恶心、呕吐、腹泻和右上腹痛,因胆道很少完全梗阻,偶见黄疸。实验室检查提示转氨酶水平正常,血清胆红素水平轻度升高,碱性磷酸酶水平显著升高。

(五)胰腺疾病

在HIV感染患者中,无症状的高淀粉酶血症相对常见,尤其是AIDS患者。

(六)小肠

与HIV感染相关的肿瘤性和感染性疾病都可以发生在小肠。在小肠肿瘤性病变中非霍奇金淋巴瘤和卡波肉瘤最常见。与AIDS相关的淋巴瘤是有症状高分化B细胞淋巴瘤,临床表现为疼痛、发热、夜汗、体重下降、黄疸、腹水、梗阻、出血或/和穿孔等。皮肤卡波肉瘤患者有40%~50%存在肠道卡波肉瘤病变,一般是无症状的。

(七)阑尾炎

感染HIV的患者经常有慢性腹痛的主诉,在患有阑尾炎的HIV感染患者中腹痛和腹泻加重是常见的临床表现,发热和白细胞计数升高是不可靠的表现,阑尾炎临床表现不典型,易误诊;手术探查时阑尾穿孔的发生率也很高,尤其是AIDS患者。

(八)结肠疾病

与HIV感染相关的结肠病变通常也是机会性感染。感染发生于结肠时,腹泻常是黏液血性的,患者主诉下腹痛。在AIDS早期,巨细胞病毒结肠炎就可以穿孔而出现急腹症。

(九)肛门和直肠疾病

在HIV感染患者中,肛肠问题是常见的,尤其是同性恋的AIDS患者。症状包括疼痛、溃疡、失禁、溢液、出血、肿块和/或里急后重。几种感染和各种良性及恶性病理过程与此相关。感染HIV的患者,直肠和肛管癌的风险增加。

(十)其他

无症状的HIV感染患者可以耐受择期手术,但围手术期的发病率和死亡率都很高。伤口愈合不良的发生率为88%,围手术期死亡率16%~18%。对AIDS患者急症腹部手术的两项研究报告了极高的死亡率和并发症发生率,证明了免疫受损的宿主身上外科感染的严重性。

三、外科手术时的自我防护

为杜绝HIV感染的外科患者医源性播散,手术相关的医护人员不仅要有安全防范意识,而且要求严格按防护流程执行。

1. 术前准备

(1)除常规准备之外,手术通知单应用红色注明HIV感染或AIDS。

(2)按传染病要求使用一次性物品,依据手术需要准备器械、药品、消毒液和一次性手术铺巾、手术衣,以够用为度。

(3)手术期间室内应无非手术相关的物品和物件存在。

(4)手术开始前将一次性使用的黄色AIDS警示标志挂在手术间门外。

(5)容积为5000ml的吸引器瓶内注入非金属型施康原液200ml,用来灭活手术时吸入的血液和其他液体中的病毒。

(6)手术人员配备时多1名手术间外的巡回护士,负责随时提供术中临时需要的物品,并负责配制手术后处理用的消毒液、准备手术人员离开手术间更换的拖鞋和护送患者回隔离病区。

2. 手术相关人员的防护

(1)提前穿好防护衣,戴好口罩、帽子、防护目镜和双层手套的麻醉师,手术间内巡回护士,在手术间的门口接收HIV感染的外科患者入手术间,专用平车停留在手术间内。

(2)手术医生、器械护士戴好防水外科口罩、帽子、防护目镜后洗手,由手术间外巡回护士协助穿好防渗性防护衣,消毒液再次擦拭双手后进入手术间，穿上一次性防渗性手术衣和戴双层手套。

(3)手术期间

1)巡回护士切记：不要用双手对使用过的注射器针头进行复冒。

2)器械护士切记：要把手术刀、缝针、注射器针头等锐利器放在弯盘内传递，并及时回收和妥善放置，以免伤及自身和手术医生。

3)手术医生切记：在进行缝合操作时，尤其是在手术野显露不佳和意外出血时，应先提醒同台手术的医生注意，然后谨慎实施，避免缝针伤及自身和他人。

(4)皮肤有损伤的手术相关人员不要参加手术。

3. 术后处置

(1)手术结束，器械护士协助手术医生包扎创口，擦净皮肤上残留的血迹，并将患者抬至平车上。

(2)麻醉师取下防护目镜、口罩、帽子，脱去防护衣、手套，更换拖鞋，并消毒液洗手后，与手术间外巡回护士一起送患者返回隔离病区。

(3)医护人员离开手术间时，将一次性安全防护用品及拖鞋脱于手术间内，更换拖鞋，消毒液洗手，再进行个人清洁后解除隔离。

(4)手术间由器械护士和巡回护士负责处理。

四、暴露后预防

(一)职业暴露分级

手术期间开放性创口是一个很危险的病毒传染源，凡参加手术的有关人员都要求做到：不伤及自己、不伤及别人、不被别人伤及。与患者血液的职业性暴露接触一旦发生，后果是非常严重的。职业暴露分级见表 13-1。

表 13-1　艾滋病病毒职业暴露分级

	暴露源	暴露类型
一级暴露	体液、血液或含有体液、血液的医疗器械、物品	沾染了有损伤的皮肤或者黏膜，暴露量小且时间较短
二级暴露	同上	沾染了有损伤的皮肤或者黏膜，暴露量大，且暴露时间较长；或暴露源刺伤或者割伤皮肤，损伤程度较轻，为表皮擦伤或者针刺伤
三级暴露	同上	刺伤或割伤皮肤，损伤程度较重，为深部伤口或者割伤物有明显可见的血液

(二)暴露后预防性用药方案

1. 预防性用药分为基本用药和强化用药

(1)基本用药为两种逆转录酶制剂，使用常规治疗剂量，连续使用 28 天。

(2)强化用药是在基本用药的基础上，同时增加一种蛋白酶抑制剂，使用常规治疗剂量，连续使用 28 天。

2. 用药原则　预防性用药应当在发生艾滋病病毒职业暴露后尽早开始，最好在 4 小时内实施，最迟不得超过 24 小时；即使超过 24 小时，也应当实施预防性用药。

3. 处方

处方一：ZDV(zidovudine)200mg，tid
3TC(lamivudine)150mg，bid
IDV(indinavir)800mg，tid

处方二：ZDV(zidovudine)200mg，tid
DDC(didexycytidine)0.75mg，tid
IDV(indinavir)800mg，tid

侵袭性真菌感染

侵袭性真菌感染，也称为深部真菌感染，主要是在医院内获得的感染。好发于机体免疫力低下、器官功能障碍的患者，常常侵犯心、肺、肾、脑、血液、肝、脾、胃肠和骨骼等多个系统和器官，合并或导致严重的全身感染，是外科危重患者手术后最严重的并发症之一。

侵袭性真菌感染主要的致病菌是条件致病菌。感染途径分外源性和内源性两种。外源性致病菌主要是存在于环境中的真菌，如隐球菌、曲霉菌、毛霉菌及部分念珠菌(标本中常见的有光滑念珠菌、热带念珠菌、近平滑念珠菌、克柔念珠菌)。内源性致病菌是指定植于人体消化道、皮肤和生殖道的真菌，主要是白色念珠菌。可在外科病人的口腔、肺、泌尿系、脑等器官定植或造成侵袭性真菌感染和真菌血流感染。

一、病因

1. 应用广谱抗菌药物，体内菌群失调，促进对抗菌药物不敏感的真菌优势繁殖。

2. 免疫抑制剂、化疗药物、肾上腺皮质激素等大量使用，造成免疫功能低下。多因素分析显示，白细胞＜0.5×10^9/L 持续 10 天以上是侵袭性真菌感染的独立危险因素。

3. 因严重疾病或创伤造成机体抵抗力低下，一些基础疾病如恶性肿瘤、器官移植、糖尿病、慢性肾功能不全、AIDS 等合并有外科疾病时。

4. 在 ICU 接受各种医源性操作（气管插管/切开、机械通气、留置导尿、鼻饲、中心静脉置管）的患者年龄＜65 岁趋向于发生非白色念珠菌感染；年龄＞65 岁为白色念珠菌感染的独立危险因素。

二、临床表现

侵袭性真菌感染的临床表现缺乏特异性，一般可表现为全身感染和局部器官受侵袭的相应症状。

1. 精神状态　表情淡漠、谵妄、一过性意识障碍。

2. 神经系统表现　有类似于急性脑膜炎的症状和体征出现。

3. 体温变化　呈稽留热或不规则发热，部分患者高热。

4. 呼吸系统表现　阵发性呼吸困难，表现为吸气浅表、频率增快（40～50 次/分钟），胶冻样黏痰。

5. 消化道症状　出现口腔溃疡，创面上有白膜，伴口臭、恶心、纳差和大便溏泄。

6. 尿液变化　混浊，呈“啤酒样”泡沫，静置后尿液表面出现膜或絮状物。

三、辅助检查

侵袭性真菌感染的诊断性检查可分为传统真菌检测和非培养诊断两种。

1. 传统真菌检测

（1）血常规：中性粒细胞内中毒颗粒明显增多。

（2）真菌培养：血液、痰、中段尿、中心静脉置管尖端培养可有真菌生长。

（3）真菌涂片：口腔分泌物、痰、呕吐物等涂片镜检可见真、假菌丝和真菌孢子。

（4）组织活检：活组织检查对深部真菌感染的诊断有确诊意义，真菌在组织中存在的形式有孢子、菌丝、真菌颗粒、孢子囊等，是病理学诊断的重要依据。

2. 非培养诊断方法　传统真菌检测在目前侵袭性真菌感染的诊断中仍占有重要地位，但其敏感性差，难以满足临床早期诊断的需求。非培养诊断方法包括影像学、血清学和分子生物学等，这些方法可显著提高侵袭性真菌感染的敏感性，辅助临床诊断。

（1）影像学：CT 检查在侵袭性肺部真菌病中的应用价值体现在早期诊断、病情监测、疗效评估和组织活检方面。肺部真菌病的 CT 基本表现为局灶性实变、浸润、毛玻璃样或网织状小结节、结节/肿块、液化/空洞形成等，高分辨率 CT 还可以显示气腔病变，包括气腔小结节、毛玻璃样影、树芽征和气腔实变。虽然肺部侵袭性真菌病的 CT 表现不具特异性，但某些典型肺部征象可诊断或提示肺部真菌感染。

（2）血清学检查

1）半乳甘露聚糖抗原检测在血清学方法中最具应用价值，可用于侵袭性曲霉菌感染的早期诊断，与肺部高分辨率 CT 检查联合，可提高抗真菌治疗效率。

2）真菌细胞壁成分（1,3）-β-D-葡聚糖（G 试验）检测也是侵袭性真菌感染的一项重要的早期诊断检测指标。

在 G 试验中，国外应用较广泛的试剂为 Fungitell 和 Fungitec-G，国产试剂参照后者开发并已应用于临床。国产 G 试验试剂对条件致病真菌如念珠菌、曲霉菌、肺孢子菌等所致的深部真菌感染均有诊断价值，以≥50pg/μl 为阳性标准，其敏感性和特异性分别为 63.6％和 90.8％，可作为深部真菌感染的辅助诊断方法。

（3）分子生物学方法：在血液系统恶性肿瘤患者侵袭性曲霉菌感染诊断中，荧光定量 PCR 方法以 DNA≥15pg/μl 为阳性标准，其敏感性和特异性分别为 55％和 85.7％。

四、诊断

诊断依靠病史、临床表现和实验室检查。侵袭性真菌感染早期确诊仍然有困难。原则是应尽早取得组织标本和各种体液标本，在送真菌培养的同时行涂片镜检，以提前开始针对性的治疗。临床上应注意：

(1)凡是接受广谱抗生素或免疫抑制剂的、AIDS、恶性肿瘤、大面积烧伤、严重创伤、手术时间过长或过复杂的及其他外科危重病，都应高度警惕侵袭性真菌病的发生。

(2)在原发病过程中，出现体温、脉搏、呼吸、意识、口腔黏膜等方面新的病情变化，且不能用原发病解释的，应该及时作痰、尿液、大便、咽喉分泌物、血液及留置体内的各种管道的涂片检查和真菌培养，以明确诊断和指导治疗。

(3)对器官移植、大面积烧伤、长期 TPN 的患者，应该常规定期检查真菌。

五、预防和治疗

侵袭性真菌感染缺乏有效的早期诊断方法，病情凶险，治疗手段有限，预防就显得格外重要。措施包括：外环境清洁；内环境保护；高危因素控制。

(一)临床决策

在国内外已发表的侵袭性真菌感染诊治指南中，机会性真菌感染被分为确诊、临床诊断和拟诊 3 个级别，但这些定义适用于临床和流行病学研究，不推荐用于临床决策。

临床决策中，应考虑病原学、基础疾病、药物因素、营养状况、免疫功能、感染特点和侵袭部位，提倡适度治疗。

原则是抗侵袭性真菌感染的治疗不能依赖真菌培养和药敏的结果，预防真菌定植、侵袭性真菌感染和真菌血行感染比治疗更重要。

(二)治疗问题

抗侵袭性真菌感染药物的应用，一般分为预防性治疗、经验性治疗和确诊治疗 3 种。

1. 预防性应用　抗真菌药物的预防性应用，仅限于有明显高危因素的危重患者，特别是存在真菌定植的，虽无明确临床和微生物学证据，但确是真菌感染的高危人群，可预防性应用氟康唑、伊曲康唑、两性霉素 B 的脂质体等。

2. 经验性治疗　深部侵袭性真菌感染早期诊断困难，确诊后才使用抗真菌药，往往为时已晚。因此，一旦有明显高危因素的危重患者出现≥72 小时顽固发热且抗细菌药物治疗无效时，即应经验性应用抗真菌药物。

3. 确诊治疗　血培养真菌阳性，或深部组织标本病理证实真菌感染，就应有针对的治疗性应用抗真菌药物。

4. 常用抗真菌药物

(1)作用于细胞膜的多烯类，如两性霉素 B 和两性霉素 B 的脂质形式结合体(脂质体、胶样分散体、脂质复合体)、制霉菌素。

(2)作用于细胞壁的棘球百素类，如卡泊芬净(科赛斯)。

(3)作用于细胞质的三唑类，如氟康唑、酮康唑、伊曲康唑、伏立康唑、泊沙康唑。

(4)作用于细胞核干扰 DNA 代谢的药物，如 5-氟尿嘧啶。

5. 常见条件致病真菌与抗真菌药物的经验选择见表 13-2。

6. 临床需注意的问题

(1)两性霉素 B 和两性霉素 B 的脂质体属于浓度依赖型药物，其蛋白浓度较高时与蛋白结合率也高。

(2)唑类药物中氟康唑的药时曲线下面积与最低抑菌浓度比值(AUC/MIC)及剂量/MIC 相当，而且与治愈率成正比。

(3)伏立康唑的疗效与剂量不一致。

(4)泊沙康唑不能进入脑脊液，但可进入脑组织。

(5)棘球百素类药物主要作用于真菌细胞顶点阻止其生长，是治疗恶性血液疾病和自体造血干细胞移植患者的一线药物，对侵袭性曲霉菌病也有效。

表 13-2 常见条件致病真菌与抗真菌药物的经验选择

内源性	白色念珠菌	氟康唑	两性霉素 B	卡泊芬净	5-氟尿嘧啶
外源性	非白色念珠菌	两性霉素 B	伊曲康唑	伏立康唑	
	新生隐球菌	两性霉素 B	氟康唑	5-氟尿嘧啶	
	曲霉菌	伊曲康唑	两性霉素 B	卡泊芬净	伏立康唑
	毛酶菌	两性霉素 B			

（李　钢）

第七节　外科抗菌药物的合理应用

抗菌药物的发现、生产和使用在临床医学发展史上具有划时代意义，它使外科感染性疾病可控制、可治疗和可预防。

抗菌药物通过抑制细菌细胞壁合成作用和激活水解细胞壁的酶、细胞膜渗漏、阻抑蛋白合成、干扰核酸代谢 4 种方式杀灭和/或抑制细菌。

细菌通过产生水解抗菌药物的酶、阻止抗菌药物进入细胞内或将其快速泵出、抗菌药物作用相关靶位改变、产生新的靶蛋白 4 种方式对抗菌药物产生耐药性。

一、外科感染相关概念

（一）抗感染药物

抗感染药物（anti-infective agents），是指用以治疗各种病原体所致感染药物的总称。包括病毒、衣原体、支原体、立克次体、细菌、真菌、螺旋体、原虫、蠕虫。

（二）抗微生物药

抗微生物药（anti-microbial agents），是指用以治疗病原微生物引起的感染性疾病药物的总称，这些药物能抑制和/或杀灭病原微生物。包括抗菌药物、抗真菌药物和抗病毒药物。

（三）抗生素

抗生素（antibiotics），是指从细菌或霉菌中获取的，在高度稀释时仍对一些敏感的细菌有杀灭和/或抑制作用的微生物产物。

（四）抗菌药物

抗菌药物（anti-bacterial agents），是指对细菌具有杀灭和/或抑制作用的各类抗生素和人工合成的化学药物。

（五）化学治疗

化学治疗（chemotherapy），是指对病原体和恶性肿瘤细胞杀灭和/或抑制的药物治疗的总称。

（六）抗菌谱

抗菌谱（anti-bacterial spectrum），是指抗菌药物敏感菌的范围。

（七）制菌剂

制菌剂（bacteriostatic drugs），是指具有抑制敏感菌生长和繁殖的抗菌药物。按作用机制可分为：快速制菌剂，如大环内酯类抗生素和四环素族抗生素；慢效制菌剂，如磺胺类抗菌药物。

（八）杀菌剂

杀菌剂（bactericidal drugs），是指治疗剂量能杀灭敏感菌，小剂量能抑制敏感菌生长的抗菌药物。按作用机制可分为：生长期杀菌药物，如 β-内酰胺类抗生素，其作用可被快速制菌剂拮抗；静止期杀菌药物，如氨基糖苷类抗生素，其作用不被快速制菌剂拮抗。

(九)最小抑菌浓度

最小抑菌浓度(minimum inhibitory concentration,MIC),是指在特定的条件和环境下孵育24小时,某种抗菌药物可抑制某种细菌明显生长的最低药物浓度。用来定量测定抗菌药物体外抗菌活性的指标。一般而言,抗菌药物组织浓度低于血药浓度(1/10～1/2),为确保感染部位组织内抗菌药物浓度达到有效水平,血药浓度应是MIC的2～10倍。

(十)最小杀菌浓度

最小杀菌浓度(minimum bactericidal concentration,MBC),是指在特定条件和环境下,某种抗菌药物在体外杀灭99.9%的某种供试细菌所需要的最低药物浓度。如果受试抗菌药物对供试细菌的MBC≥32倍的MIC,可判定供试细菌对受试抗菌药物具有耐药性。

(十一)时间依赖性杀菌效应

时间依赖性杀菌效应(time-relative anti-infective agents),是指某类或某种抗菌药物的杀菌活性与时间相关,而与浓度关系不大,只要感染部位的药物浓度大于MIC,即可发挥杀菌作用。如β内酰胺类抗生素:普通感染,给药时间要求每12小时1次;中度感染,给药时间要求每8小时1次;重症感染,给药时间要求每4～6小时1次。

(十二)浓度依赖性杀菌效应

浓度依赖性杀菌效应(concentration-relative anti-infective agents),也称为剂量依赖性杀菌效应,是指杀菌效应与血药峰值和组织浓度相关的抗菌药物。如氨基糖苷类抗生素,抗感染治疗时,正确的使用方法是每日1次给足剂量;又如喹诺酮类抗菌药物,每日1次给足剂量或分2次给药。

(十三)外科手术部位的感染

外科手术部位的感染(surgical site infection),是指围手术期发生在切口或手术深部器官或腔隙的感染。

(十四)抗菌药物经验性治疗

急性外科感染的抗菌药物应用,一般是在尚未获取细菌培养和药物敏感试验结果的情况下开始。临床上,往往依据感染部位、临床表现特点和标本涂片革兰染色结果,估计是何种感染,选择相应的敏感抗菌药物。这种治疗属于抗菌药物经验性治疗。再根据细菌培养和药物敏感试验的结果,以及患者症状、体征是否得到改善等临床实际情况,综合分析后进行调整。

(十五)外科重症感染抗菌药物降阶梯治疗策略

重症感染常危及生命,要求在尽可能短的时间内控制病情。第一阶段:获取标本进行培养和抗菌药物敏感试验;在明确感染诊断的1小时之内开始抗感染治疗。抗菌药物选择要求:①结合临床表现;②结合患者90天内抗菌药物应用史;③结合医院细菌耐药监测结果;④参考国家外科抗菌药物应用指南;⑤选择广谱、有效的抗菌药物,并联合应用、足量给药,以全面覆盖导致外科重症感染的葡萄球菌、肠道杆菌属和铜绿假单胞菌等病原菌,阻止病情恶化。

第二阶段:对获得的微生物学数据进行分析;对第一阶段抗生素经验性治疗反应进行评价;调整抗生素应用方案,要求:①恰当时考虑单药治疗;②改抗菌药物广谱为窄谱;③决定合适的治疗周期。

(十六)二重感染

二重感染是指应用抗菌药物治疗原发感染过程中,发生新的感染。无论何时使用抗菌药物,在抑制和杀灭感染部位或潜在感染部位敏感的外源性细菌的同时,也对患者体内共生菌群和集落产生选择性的抑制和杀灭,不被抑制或杀灭的细菌是对正在使用的抗菌药物耐药的,并且成为二重感染的病原菌。临床上,在治疗腹腔感染时出现的呼吸道感染是最常见的二重感染;抗生素相关性结肠炎和侵袭性深部真菌感染都是严重的二重感染,有时是致命的。

(十七)合理应用抗菌药物

在有明确指征时,选择适宜的抗菌药物,采用适当的剂量和疗程，抑制或杀灭细菌，在临床上达到控制、治疗或预防感染的目的。同时采取相应措施增强患者自身的抵抗力和防止各种不良反应的发生。

（十八）菌毒并治

此为一种中西医结合抗感染方案，是指外科重症感染在应用抗菌药物杀灭和/或抑制病原菌的同时，联合应用清热解毒、活血化瘀的中药，在临床上起到增强抗菌活性、提高组织抗菌药物浓度、拮抗循环中的细菌毒素和减轻全身炎症反应等作用。

二、外科感染常见病原菌

金黄色葡萄球菌、大肠杆菌和铜绿假单胞菌是外科最常见的病原菌，占 50%以上；其次是肠杆菌属、凝固酶阴性葡萄球菌、肠球菌、不动杆菌和克雷伯菌属。外科感染总的说来，革兰阴性杆菌仍占优势，在 60%～65%；革兰阳性球菌为 30%～35%；其余是真菌。不同种类的外科感染，病原菌构成不同，见表 13-3。

表 13-3　外科感染的常见病原菌

部　位	病　菌
一般软组织感染（疖、痈、蜂窝织炎等）	金黄色葡萄球菌、凝固酶阴性葡萄球菌、大肠杆菌、克雷伯杆菌、肠杆菌属等
丹毒、淋巴管炎	乙型溶血性链球菌
软组织混合感染（坏死性筋膜炎、糖尿病足、咬伤感染等）	厌氧消化链球菌、葡萄球菌、链球菌、大肠杆菌、克雷伯杆菌、肠杆菌属、厌氧类杆菌
梭菌性肌肉坏死及蜂窝织炎	厌氧产气荚膜梭状芽孢杆菌
破伤风	厌氧破伤风梭状芽孢杆菌
烧伤创面感染	金黄色葡萄球菌、铜绿假单胞菌、大肠杆菌、克雷伯杆菌、肠杆菌属
创伤、术后脑脓肿	金黄色葡萄球菌、大肠杆菌、克雷伯杆菌、肠杆菌属
脓胸	需氧链球菌、厌氧链球菌、葡萄球菌、大肠杆菌、克雷伯杆菌、肠杆菌属、厌氧类杆菌
血运性肝脓肿	金黄色葡萄球菌
胆源性肝脓肿	大肠杆菌、克雷伯杆菌、肠杆菌属、铜绿假单胞菌、肠球菌、厌氧类杆菌
胆道感染	大肠杆菌、克雷伯杆菌、肠杆菌属、铜绿假单胞菌、不动杆菌、厌氧类杆菌
胰腺感染	大肠杆菌、克雷伯杆菌、肠杆菌属、铜绿假单胞菌、肠球菌、金黄色葡萄球菌、厌氧类杆菌
脾脓肿（血行感染）	金黄色葡萄球菌、链球菌
脾脓肿（腹腔感染）	肠道杆菌、铜绿假单胞菌、肠球菌
脾脓肿（严重免疫低下）	链球菌、结核杆菌
腹腔、盆腔脓肿	大肠杆菌、克雷伯杆菌、肠杆菌属、铜绿假单胞菌、肠球菌、不动杆菌、厌氧类杆菌
原发性腹膜炎	大肠杆菌、克雷伯杆菌、肠杆菌属、链球菌、肠球菌
头、颈、四肢切口感染	金黄色葡萄球菌
肠道、腹部、盆腔术后切口感染	大肠杆菌、克雷伯杆菌、肠杆菌属、厌氧类杆菌
术后肺部感染	大肠杆菌、克雷伯杆菌、铜绿假单胞菌、金黄色葡萄球菌、肠球菌、厌氧类杆菌、真菌
静脉导管感染	表皮葡萄球菌、大肠杆菌、铜绿假单胞菌、金黄色葡萄球菌、真菌
导管相关性尿路感染	大肠杆菌、铜绿假单胞菌、金黄色葡萄球菌、肠球菌
伪膜性肠炎	厌氧难辨梭状芽孢杆菌

三、治疗性应用抗菌药物

（一）抗菌药物经验性治疗

1. 目的　治疗已经发生的外科感染，阻止病情恶化。

2. 适应证

（1）不呈局限化的外科感染。

（2）外科感染性疾病手术后辅助性用药。

（3）各类急症手术，如急腹症、创伤等。

（4）中度以上烧伤。

（5）外科特异性感染的针对性治疗。

（6）外科患者各种医院内感染。

（7）外科患者并存的内科感染性疾病控制。

（二）外科感染抗菌药物的联合应用

1. 目的

（1）获得抗菌药物的协同作用。

（2）防止病原菌产生耐药性。

（3）可减少个别药物的剂量，以降低其毒性反应。

2. 适应证

（1）全身性外科感染，尤其是耐药菌感染及局部或全身免疫机制异常的患者。

（2）两种或多种细菌引起的混合感染。

（3）原因不明的重症外科感染。

（4）慢性感染，病程较长，病灶难以清除，抗菌药物长期单药治疗可能出现耐药性的。

（5）抗菌药物不易渗入的感染部位。

（三）治疗性应用抗菌药物的疗效判定

1. 疗效判定　诊断明确的患者，抗菌药物应用3天，症状、体征无改善，临床上一般可以认定该抗感染方案治疗无效。

2. 应采取的对策

（1）是否抗菌药物没有覆盖主要病原菌，应反复进行细菌培养和药物敏感试验，适时改用抗菌谱更广的抗菌药物。

（2）是否抗菌效应问题，适时考虑联合应用，或适时增加β内酰胺类抗生素的用药次数（注意不是剂量），或适时加大氨基糖苷类抗生素的剂量（无禁忌证时）。

（3）是否抗菌方案问题，结合临床实际情况采用新方案。

（4）是否组织屏障和抗菌药物渗透性问题。

（5）是否存在必须手术处理的情况，及早发现，及早处理。

（四）治疗性应用抗菌药物停药指征

1. 急性感染症状、体征消失，体温正常3天，通常可以停用抗菌药物，此时，白细胞计数不一定正常。

2. 外科感染性疾病，已手术处理，感染源得到有效控制的，抗菌药物的使用时间一般为5～7天。

3. 患者改善的迹象包括精神状态好转、胃肠道功能恢复和自发性利尿产生。

（五）治疗性应用抗菌药物应注意的问题

1. 可用一种抗菌药物控制的感染，不联合用药。

2. 可用窄谱抗生素治疗的感染，不用广谱抗生素。

3. 对全身情况差的外科感染患者，选择快速制菌剂。

4. 重症外科感染，采用抗生素降阶梯治疗策略。

5. 结合医院细菌耐药性监测结果。

6. 注意附加损害和天然耐药问题。

7. 一旦出现侵袭性真菌感染，抗生素相关结肠炎等二重感染时，要立即停用广谱抗生素，并作针对性处理。

（六）预防性应用抗菌药物

1. 预防性应用抗菌药物的目的和适应证　预防性应用抗菌药物可以提高手术的安全性，减少并发症和使部分手术扩大范围成为可能。

（1）目的：预防围手术期可能发生的感染。

（2）适应证：①Ⅱ类切口和部分Ⅲ类切口的手术，如进入消化道、呼吸道、女性生殖道的手术；②植入人工材料或人工装置的手术，主要是指心脏人工瓣膜置换术、人工血管移植术、人工关节置换术、腹壁切口疝人工补片植入无张力修补术；③手术时间长、手术创伤大或一旦感染后果严重的手术，主要是指开颅手术、心脏手术、大血管手术、各种门静脉高压症的手术、胰脏切除手术；④手术患者有感染高危因素存在，主要是指高龄（＞70岁）、糖尿病、长期使用糖皮质激素类药物、抗代谢药物、恶性肿瘤正在接受化学治疗或放射治疗、HIV 感染、慢性肾病和肝病、营养不良；⑤结直肠手术的术前肠道准备。

2. 药物选择的指导原则　原则上选择抗菌谱广、疗效确切、半衰期长、使用安全、价格低廉、可在组织内产生较高杀菌活性的抗生素作为预防性用药。我国推荐使用头孢菌素类抗生素。万古霉素一般不作预防性用药，除非有特殊适应证，如有证据表明医院内 MRSA 所致的手术部位感染流行。由于革兰阴性杆菌对喹诺酮类抗菌药物已有极高的耐药率，也不推荐作为预防性用药，除非有药物敏感试验支持。

3. 预防性应用药物的使用方式

(1)原则：在细菌进入手术部位前，血液和组织中抗菌药物已达高峰浓度(＞MIC90)；血液和组织内抗菌药物有效浓度覆盖手术全程。

(2)要求：①在手术开始前 30 分钟，静脉给足第一次剂量；②抗菌药物应在 30 分钟内滴完，不要溶入 500ml 的液体中缓慢滴注，否则组织内达不到有效的峰值浓度；③手术时间长(＞3 小时)或污染严重的手术或术中失血超过 1500ml 的，可在 3 小时，静脉给足第二次剂量(头孢曲松例外)，必要时可以给第 3 个剂量。如此，手术中造成的细菌污染，一般不至于发展成为术后感染。

4. 预防性应用抗菌药物停药指征

(1)一般要求短程使用，择期清洁手术结束后不再使用。

(2)患者具有感染高危因素或应用人工植入物或术前已经发生细菌污染的，可再用一次剂量，或数次剂量到 24 小时，必要时到 48 小时。

5. 常用预防感染的方法　世界卫生组织推荐的常用预防感染的方法见表 13-4。

表 13-4　常用预防感染的方法

感染	已证实有效的方法	已证实无效的方法
泌尿道感染	限制导尿管留置时间	使用全身预防性的抗生素
	插入时使用无菌技术	用含消毒剂或抗生素的生理盐水进行膀胱冲洗或灌注
	保持密闭引流	在引流袋内加入消毒剂
		使用抗微生物药物包裹的导尿管
		每天用消毒剂清洁会阴
手术部位感染	讲求手术技巧	熏蒸消毒
	保持清洁的手术环境	术前剃毛
	工作人员注意着装	
	限制手术前住院日	
	术前沐浴和患者局部皮肤准备	
	合理使用预防性抗生素	
	手术室的无菌操作	
	外科伤口的监测	
肺炎	呼吸机相关肺炎	所有患者进行消化道脱污染
	在气管插管和吸痰时进行无菌操作	每 48 小时或 72 小时更换呼吸机管道
	限制插管留置时间	
	进行无创通气	
	其他肺炎	
	工作人员接种流感疫苗	
	制定落实隔离制度	
	吸氧和雾化治疗时使用无菌水	
	房屋改造时要预防军团菌和曲霉菌	

续表

感染	已证实有效的方法	已证实无效的方法
血管内装置感染	所有导管 系统密闭 限制插管留置时间 做好局部皮肤准备 插管时采用无菌技术 疑有感染时拔除导管 中心静脉导管 插管时进行外科无菌操作 限制敷料更换的频率 对短期留置者使用由抗生素包裹的导管	将抗微生物药膏用于皮肤准备

（七）中医中药在外科感染中的应用

在外科感染性疾病治疗领域，中医学的核心理论是“解毒”，总的治疗原则是“扶正祛邪”，临床实践是“菌毒并治”。

1．抗菌作用　具有清热解毒功效的中药在体内外都有一定的抗菌活性，主要是制菌效应，与抗菌药物联合应用起协同作用。

2．抗菌药物增效作用　具有活血化瘀功效的中药与抗菌药物联合应用，实验和临床都证明能提高抗菌药物组织浓度。

3．抗毒素作用　具有清热解毒功效的中药，不论是单药还是复方都有拮抗循环中细菌毒素的作用，实验证明其效应大于多粘菌素B，后者是抗菌药物中惟一有拮抗细菌毒素作用的抗生素。

4．抗过度炎症反应　临床上具有清热解毒、活血化瘀、通里攻下功效的中药复方能抑制外科重症急性感染引起的全身炎症反应，提升外科危重患者抢救成功率。

（八）抗菌药物应用的临床警示

1．抗菌药物不能取代外科治疗的基本原则，去除感染病灶、通畅引流、严格无菌术是外科永恒不变的真理。

2．外科感染的特点是混合感染。

3．并非所有外科疾病都需要应用抗菌药物治疗。毫无疑问，给予污染伤口的细菌高度敏感治疗剂量的抗菌药物能预防感染；但是，全身预防性应用抗菌药物不适合大多数清洁手术的患者。抗菌药物只能作为一种辅助治疗措施，对合适的手术才有效。

4．只有在患者具有一定抵抗力的基础上，抗菌药物才能发挥作用。对已被吞噬的细菌，抗菌药物基本上不起作用，这种被吞噬的细菌可在细胞内长期存活，有待于患者自身抗病能力恢复后，将其灭活。

5．滥用抗菌药物的后果是耐药菌株的选择和繁殖，以及导致临床风险更大的二重感染。

（李　钢）

第十四章　急腹症总论

第一节　概　述

急腹症(acute abdominal disease),是腹部急性疾病的总称。按学科分类,可分为外科急腹症、内科急腹症及妇产科急腹症等。按照传统的理解,凡是需要外科处理(特别是手术治疗)的腹部急性疾病属于外科急腹症。实际上这种理解并不确切,固然有不少外科急腹症需要手术治疗,但手术并不是惟一的或最合理的治疗。随着医学科学的发展和中西医结合诊疗经验的积累、围手术期的中西医结合进展,手术疗法与非手术疗法的适应证不断发生变化,中西医结合疗效有显著提高。因此,不但要求外科医生掌握常见急腹症的诊断技术与手术操作,同时还需要认真学习并不断提高各种非手术疗法的水平,根据不同患者的实际情况,合理地选择手术与非手术疗法。这是提高急腹症临床疗效的关键,也是我国外科急腹症临床治疗的一个突出的特点。

常见的外科急腹症包括急性阑尾炎、溃疡病急性穿孔、急性肠梗阻、急性胆道感染、急性胰腺炎及泌尿系结石等。在一般综合性医院这些急腹症占外科住院患者的1/3左右,占普外住院患者的50%左右,在基层医疗单位和农村亦较常见。

近年来,随着我国经济飞跃发展,急腹症的病谱发生较大变化。部分疾病已经体现出发达国家或中等发达国家的特征,如胆石病结石性质构成、结石部位,急性胰腺炎发病原因的变化,溃疡病急性穿孔的发病率等。这对急腹症的防治与急腹症的研究等均有重要意义。

众所周知,急腹症的发病情况有明显的地理性差别。据美国Ben Taub总医院统计,790例腹部急症手术中腹部创伤占第一位,见表14-1。

表14-1　Ben Taub总医院急症手术的疾病谱

病种	例数	所占百分比(%)
腹部创伤	449	56.9
急性阑尾炎	126	16.0
肠梗阻	120	15.2
溃疡性穿孔	28	3.5
急性胆囊炎	16	2.0
脓肿	16	2.0
胰腺炎	8	1.0
憩室炎	8	1.0
结肠穿孔	4	0.5

续表

病种	例数	所占百分比(%)
瘘管	4	0.5
盆腔炎性疾病	3	0.4
美克尔憩室	2	0.3
肝脓肿	1	0.1
阑尾网膜梗死	1	0.1
回肠穿孔	1	0.1
脐突出破裂	1	0.1
大网膜内出血	1	0.1
黄体囊肿破裂	1	0.1
总计	790	100.0

若除去腹部创伤，在其余的自发性急腹症中，急性阑尾炎占36.9%，肠梗阻占35.2%，其他病种均较少。

据印度(Chandigarh)的一组报告，肠梗阻与阑尾炎分别占第一、第二位，见表14-2。

表 14-2　Chandigarh 急腹症病因

病种	例数	所占百分比(%)
肠梗阻	207	37.6
阑尾炎	148	26.9
溃疡病穿孔	40	7.3
胆囊炎	36	6.6
创伤	31	5.6
肠穿孔	26	4.7
胰腺炎	24	4.4
肝脓肿破裂	4	0.7
其他	34	6.2
总计	550	100.0

1985年，中国中西医结合研究会急腹症专业委员会在无锡召开第一届全国急腹症基础的临床研究学术交流会议上，对急腹症的病谱做了广泛的调查。南至海南岛，北至黑龙江，东至江苏、上海，西至新疆，均有调查报告(表14-3)。

从表14-3中可以看出一些问题，反映出我国2000年后的急腹症发病特点，若再结合一些报告，可以看出更多特点。其中主要有：

1. 人群发病率　南通沈洪熏等统计该市、县的急腹症发病率由267.53人/10万人逐渐上升到319.58人/10万人。

2. 性别、年龄分布　各地报道的数字大致相同。除胆道与胰腺炎外，其他急腹症均以男性为多见。发病年龄，在儿童多见肠蛔虫并发症、肠套叠、嵌顿疝等，中年以急性阑尾炎、溃疡病并发症、肠梗阻为多见；胆道、胰腺疾病的发病年龄略大。

3. 急腹症的病谱　我国各地的急腹症发病情况仍以急性阑尾炎为多见，但在北方胃肠急腹症(急性阑尾炎、溃疡病穿孔、急性肠梗阻)似较南方偏多；南方胆道疾病似较北方偏多。

4. 急腹症病谱仍在发生变化　裘华德在1980年对1559例外科急腹症进行分析，急性阑尾炎占39.38%，各种原因致肠梗阻占29.51%，胆系疾患占18.67%，溃疡病穿孔占5.9%，腹部外伤占4.11%，其他占2.44%，依次列前六位。

黄莛庭于1997年的排序基本相同，后者的排序前四位也是急性阑尾炎、急性肠梗阻、急性胆囊炎和胆管炎、胃肠道急性穿孔。

文天夫等于1999年报道1317例外科急腹症的构成，见表14-4。

表 14-3　常见急腹症国内的发病率

单位或地区	医院性质	总例数	急性阑尾炎	溃疡病穿孔	急性肠梗阻	胆道疾病	急性胰腺炎	备注
黑龙江地区 21 所医院	市、县	9 万余	60.0	7.1	12.9	10.3	1.2	
北京市酒仙桥医院	市郊	3064	52.8	3.9	11.8	14.4	0.2	尿石 9.7%
天津市杨柳青医院	市郊	2891	43.1	3.8	22.9	20.0	4.6	
河南地区 42 所医院	市县、矿	249203	45.0	?	14.7	11.5	?	
武汉市第一医院	市	8560	47.9	2.5	6.4	19.4	4.2	尿石 12.3%
江苏南通地区	市、县	30096	57.1	3.9	15.5	15.4	1.8	
上海地区 14 所医院	市郊、县	137920	55.8	4.8	11.5	25.5	?	
广东、海南 18 所医院	市、县	7316*	37.9	9.2	13.4	36.7	2.8	

注：* 为中西医结合非手术治疗病例。

表 14-4　1317 例外科急腹症的构成

病名	例数	所占百分比(%)
急性阑尾炎	571	43.36
急性胆管炎	148	11.23
急性胆囊炎	174	13.21
胆道蛔虫病	10	0.76
急性肠梗阻	120	9.11
腹部创伤	92	6.99
急性全腹膜炎	60	4.56
急性胰腺炎	57	4.33
腹腔脓肿	42	3.19
腹内自发出血	25	1.89
肠外瘘	18	1.37
总计	1317	100.0

赵宇、崔乃强等统计，2006—2008 年环渤海地区五家医疗机构(天津南开医院、大连医科大学第一医院、唐山市开滦医院、天津市蓟县人民医院、沧州市人民医院)14 621 例符合外科急腹症患者中急性阑尾炎、急性胆囊炎、急性肠梗阻、急性胰腺炎占前四位，与 20 年前和 10 年前资料相比，急性阑尾炎仍列外科急腹症首位，比重稍有下降，胆系疾病与肠梗阻交换位次，肠梗阻比重下降较多，由 29% 降至 14%，急性胰腺炎跃居第四位，约占 9%，腹部外伤比重稍有增加，而胃、十二指肠溃疡穿孔比重由 5.9% 下降至 3.28%，位次由第四位跌至第七位。不难得出胆系胰腺疾病发病率的增高与人们的生活水平提高和高脂肪食物摄入的增加有密切关系，胃、十二指肠溃疡穿孔的发生减少与有效的内科治疗有关。详见表 14-5。

表 14-5　环渤海地区五家医疗机构腹部外科急症构成

疾病名称	例数	所占百分比(%)
急性阑尾炎	4153	28.40
急性胆囊炎	4109	28.10
急性肠梗阻	2034	13.91
急性胰腺炎	1304	8.92
急性胆管炎	990	6.77
腹部外伤	953	6.52
溃疡病穿孔	480	3.28
全腹膜炎	223	1.53
嵌顿疝	135	0.92
其他	139	0.95
腹内疝	43	0.29
肠系膜血管病	36	0.25
腹内自发出血	22	0.15
合计	14621	100.00

一些统计报告指出，急腹症的病谱随着时间的推移，还会有些变化。引人注目的如蛔虫性急腹症在减少，许多地区溃疡病穿孔的发病率也在减少，而胆道疾病、胰腺疾病和肿瘤引起的急腹症普遍增加。肠梗阻的发病率没有数量的减少，在引起肠梗阻病因方面发生了巨大变化。急性小肠扭转和粘连性肠梗阻的发生减少，因肠系膜血管病导致的血运性肠梗阻，以及因结石发生率大大增加。

急腹症发病急、痛苦大、变化快，如不及时处理，常可引起不良后果。由于急腹症具有这些特点，要求外科医生接触患者后，能在较短时间内和有限的条件下及时地作出正确诊断，准确地选择治疗方法及有效地运用各种治疗措施（包括手术疗法和非手术疗法），主要包括以下方面：

（1）了解急腹症的病因学与发病学。熟悉各种疾病的发展变化规律，是认识疾病与治疗疾病的基础。尽管急腹症的病种很多，临床表现也千差万别，但在病因与发病学上还是有许多规律可循，掌握这些规律，将有助于临床诊断与治疗。

首先，要注意消化系统的解剖生理特点与急腹症发生、发展的关系。胃肠道是一个管道系统，担负着受纳、传送、消化和吸收营养物质与排出未被消化糟粕的作用。肝、胆、胰则通过胆、胰管与胃肠道相通，排出胆液、胰液，促进消化，并通过肝脏的特殊功能对吸收的营养物质进一步加工，使之能为全身所利用。这种正常的解剖结构与生理功能是维持人体健康的保证。用中医的术语来说就是"六腑以通为用"和"脾胃为后天之本"。任何原因引起的胃肠道或胆胰管的通过障碍都可引起急腹症的发生，而许多急腹症的临床表现也正是胃肠道或胆、胰管通过障碍的结果。急腹症的治疗也主要是围绕着恢复消化系统的解剖生理功能而采取的措施。当然，除了上述通过障碍外，还有感染、血运障碍及功能障碍等其他因素，但这些因素总是直接或间接地与通过障碍联系在一起。因此，抓住通过障碍这个主要矛盾，联系感染等其他因素，就能够为正确认识与处理急腹症提供可靠的理论基础。

其次，要注意急腹症与已经存在的慢性病之间的关系。有些急腹症属于急性，是新发生的独立疾病，但相当多的急腹症不过是某些慢性腹部疾病的恶化与发展或者是某些疾病遗留下的病理损伤所造成的。如单纯性急性阑尾炎多属于独立的急腹症；溃疡病急性穿孔则显然是溃疡病病情发展过程中出现的严重并发症，而粘连性肠梗阻则是过去手术或腹腔炎症遗留下的病理损害所造成的。因此，在急腹症的诊断和治疗中要联系到患者已有的慢性病或过去疾病所遗留下的病理损害。只有这样，才能了解病人的全面情况并做出恰当的处理。

再者，要注意患者不同年龄、体质、健康状态与急腹症发生、发展之间的关系。不同年龄有不同的好发急腹症。先天性胃肠畸形见于新生儿，肠套叠多见于婴幼儿，癌瘤引起的肠梗阻多见于老年人。小儿阑尾壁薄，容易穿孔，大网膜发育不良，腹腔炎症难于局限。老年则因反应性低，临床表现往往不能充分反映腹腔内的病理变化。身体健康的青壮年抗病能力强，邪实正盛，用非手术疗法较易收到良好的效果；而久病体弱的患者，由于抗病能力低，急腹症易于发展，对非手术疗法的选择应慎重考虑。

（2）熟悉急腹症的病理生理及病理解剖。熟悉急腹症的病理生理及病理解剖，对于正确判断病情及决定治疗方针，有着非常重要的意义。腹痛、恶心、呕吐、腹胀、排便异常、发热及循环系统不稳定是急腹症常见的几组症状与体征，都是一定的内在病理改变在病人外部的反映。外科医生的诊断技巧的优劣与诊断水平的高低，就在于能否联系病理生理与病理解剖的改变，对这些症状与体征进行深入的分析。如以腹痛为例，不同性质的腹痛反映不同的病理变化。早期的阑尾炎病变仅限于黏膜及黏膜下层，通过内脏神经反映到大脑皮层，故定位不准确，常表现为上腹部或脐周围压痛。待炎症波及到浆膜，特别是刺激到壁层腹膜后，通过体神经向上传导，才出现准确的定位性腹痛。胃肠道蠕动亢进引起阵发性绞痛，间歇期一如常人；肠壁缺血将引起持续性疼痛，蠕动增加时又会阵发性加重；炎症引起的疼痛多为持续性胀痛，管腔梗阻、内压增高引起的疼痛为持续性剧痛，但当组织失去生活力或因穿孔内压降低时，腹痛反而缓解；因内疝或扭转小肠系膜受到牵扯时，患者可出现明显的腰部放射痛。如果我们能够熟悉引起不同性质疼痛的病理基础，那么就能够对腹腔内的病变性质作出判断。对恶心、呕吐、腹胀及排便异常等也是如此。除对症状与体征进行分析外，我们还需要借助于一些特殊检查，如X线照片、实验室检查、内镜、超声波、选择性动脉造影等。总之，通过这些手段与方法，我们力争对每例患者的病理情况有一个较为深入的了解，以便为选择治疗方法提供可靠的依据。

（3）四诊合参辨证分型，合理立法选方用药。对于决定选用中西医结合手术疗法治疗的患者，应当按照中医理论体系，应用四诊搜集资料，进行辨证分型，以便合理地立法选方用药。对于各类急腹症的辨证分型本书专有介绍，在此不作赘述，仅就有关注意事项，提出一些粗浅的看法。

首先，应当强调辨病与辨证相结合，在辨证中不但要以四诊为基础，也应当参考有关体征与特殊检查。当脉证上出现矛盾时，我们一般是就“重”不就“轻”。如阑尾炎患者，腹痛重、高热、白细胞明显增高，尽管舌质微红或只有薄黄苔，我们仍定为毒热期，而不定为蕴热期。这样可防止因病情估计不足而治疗不力。

其次，应强调辨证分型是一个动态过程，随着病情的发展，辨证分型也应随之而变，用药上也要有所调整。一型到底，一方到底是不妥当的。

(4)动态观察病情变化，随时调整医疗方案。在急腹症的诊治过程中，要密切观察病情的变化。一是对疾病定性诊断的准确性，判定诊断是否有误；二是对疾病的定量诊断的确切性，当出现新的症状、体征，或经特殊检查有重要发现时，要动态地予以重新评估或补充；三是观察正在进行的治疗是否有效，对于有效的治疗不应轻易改动，如确无好转则应重新审定治疗原则及改进治疗措施，包括从非手术疗法改为手术疗法；四是观察治疗过程中症状、体征的变化规律，做出详细记载，为分析疗效进而研究治愈机制，提供依据或探讨的线索。

(5)做好围手术期的处理，预防并发症发生。对于需手术治疗的病例，应认真进行手术前后处理，为保证手术的顺利进行及术后恢复创造必要的条件。近些年来，对围手术期的处理，已越来越引起临床医生的重视。这是因为急腹症手术的成功与失败不完全取决于术中的操作与处理，更重要的是在处理危重急腹症时，一些相关的知识、新技术有明显的进展，突出地表现在以下3个方面：

1)介入放射学(interventional radiology)的开展，使一些诊断不明病例加以明确，需要手术治疗的病例可能避免，或减小了手术治疗范围。

2)对危重病和多器官衰竭(MOF)认识的提高。

3)营养支持疗法的广泛应用，均大大提高了急腹症的疗效。

以上5个方面是运用中西医两法诊治急腹症的几个重要环节，它们之间又是相互联系、密不可分的。

第二节　腹痛的机制

腹痛是腹部外科疾病中最常见的症状，像任何部位的疼痛一样，腹痛具有两重性。一方面，腹痛作为一个信号，提示腹腔内部正在遭受某种伤害性刺激，或者已经发生某种功能性改变，从而引起人们的警惕，应及时就医并遵照医嘱进行检查和治疗。对医生来说，根据患者腹痛的性质、特点、伴随症状及发展过程，有利于作出正确诊断及选择恰当的治疗方法。从某种意义上来讲，腹痛具有保护性和防御性功能。另一方面，疼痛是一种痛苦，对机体又是一个不可忽视的危害。剧烈的急性疼痛可引起一系列生理生化反应，甚至可导致休克而危及生命，顽固的慢性疼痛不但可使患者焦虑不安，甚至导致人格的改变。因此，了解腹痛的发生机制，提高对各种腹痛的鉴别能力，进而对引起腹痛的原发疾病进行有效地治疗。

一、腹痛的产生

从字意解释，“腹痛”应是指腹部疼痛而言。腹痛的发生，可由于腹壁、腹膜、腹腔器官或邻近部位病变刺激了相应部位的痛觉感受器而引起的。而人们普遍对腹痛(肚子痛)的理解为腹腔内疾病引起的疼痛，因此，我们将由腹腔内器官发生病变后出现的腹部疼痛称为“真性腹痛”，将腹壁和腹部邻近部位病变引发的腹痛称为“假性腹痛”。疼痛的发生，首先要有一定强度的神经刺激。腹痛是疼痛的一个类型，囊括在疼痛的总体概念之中，自然也必须具有由相当的病变所发出的神经刺激。因导致腹部疼痛的原发病变不同，神经刺激的强度、作用点、范围不同，兴奋的神经末梢数量和神经末梢发放的神经冲动频率及经历的传导途径不同，所产生的痛觉必然会有相当程度的区别。根据腹痛的性质不同，一般可将其归纳为下列几类：

(1)腹壁皮肤:表面痛。

(2)腹壁软组织:腹壁痛,类似内脏痛。

(3)壁层腹膜:壁膜痛。

(4)腹腔器官:内脏痛,真性内脏痛。

(5)腹、胸部器官:牵涉痛,感应性痛。

真性内脏痛是内脏的传入神经终末受刺激所致。这种刺激可能来自两个方面:一方面是空腔内脏壁层肌肉的张力改变,如胃、肠的痉挛,疼痛剧烈,常为绞痛;另一方面是实质性内脏被膜(脏层腹膜)的张力改变,如肝、肾被膜下的血肿或脓肿,使被膜的张力不断扩大,疼痛多为胀痛。真性内脏痛定位模糊,常在病变脏器的周围,如胃、十二指肠、肝、胆道、胰等病变多表现为上腹部痛;小肠病变常反映为腹中部痛;脐周围、直肠、膀胱、内生殖器病变常表现为下腹部痛。类似内脏痛的产生:类似内脏痛是腹壁的软组织、壁层腹膜等(非内脏)受刺激所致。这种痛觉的传入纤维是快速传入纤维,进入脊髓,引起的疼痛剧烈,而且分布于相应的脊髓神经所属区,因此定位准确。

牵涉痛是腹部脏器引起的疼痛,刺激经内神经传入,影响相应脊髓节段而定位于体表,即更多具有体神经传导特点,疼痛较强,程度剧烈,部位明确,局部有压痛、肌紧张及感觉过敏等。如胆囊疾病可引起右肩部的牵涉痛,胰腺疾病能够导致左肩背部牵涉痛,临床上不少疾病的腹痛涉及多种发生机制。阑尾炎早期疼痛在脐周,常有恶心、呕吐,为内脏性疼痛,持续而强烈的炎症刺激影响相应的脊髓节段或躯体传入纤维,使疼痛转移至右下腹麦氏点,出现牵涉痛;当炎症进一步发展波及腹膜壁层,则出现躯体性疼痛,程度剧烈,伴以压痛、肌紧张及反跳痛。

在研究腹痛产生机制时,我们不可忽视某些腹部以外的疾病也能引起腹部的牵涉痛,有人称这种腹痛为“假性腹痛”。如冠状动脉硬化性心脏病产生的心肌梗死,可能出现上腹部疼痛。其真正病变位于心,而表现出“急性上腹部疼痛”。

二、引起腹痛的伤害性刺激

引起腹痛的伤害性刺激或致痛因素很多,大体上分为外源性与内源性两大类,有时两者互为因果。结合腹部外科疾病可分为以下7类。

1. 消化道的功能障碍　胃肠道、胆道、肾以下的输尿管道都是由平滑肌构成的管道系统,由于某种原因引起的运动功能障碍,都可能成为疼痛的原因。过强的痉挛性收缩引起绞痛;伴随排空障碍而出现的滞留及膨胀则引起胀痛。肠蛔虫症引起的痉挛,胆道运动功能失调引起的胆绞痛,为其典型的代表。

2. 消化道的机械性梗阻　由于某种病理损害造成的消化管道梗阻,梗阻近端肠管总是试图通过强烈的收缩使胃肠道内容物通过梗阻,输送到梗阻的远端,于是就引起阵发性腹痛,并常伴有肠鸣音的增高。胆道结石患者一旦出现梗阻则表现为阵发性的胆绞痛。

3. 腹腔脏器的炎症　在腹腔脏器炎症时,由于组织肿胀、炎性渗出、运动功能障碍或机械性梗阻等复杂因素,可引起性质不同的腹痛,同时患者还伴有感染性的全身症状。

4. 腹腔脏器损伤及破裂　空腔脏器穿孔或破裂时,由于消化道内容物的外溢,刺激腹膜,可引起剧烈的腹痛,实质性脏器破裂时引起血腹。除有内出血的征象外,突发的腹痛也是一个非常突出的症状。

5. 腹腔脏器血运障碍　以胃肠道慢性缺血和急性血运障碍为最常见。慢性缺血以进食后腹痛、消化吸收障碍为主要的临床表现;以肠系膜动脉血栓及静脉血栓形成为代表的急性血运障碍,先表现为剧烈腹痛,随后即出现腹膜炎,病情危重,如不及时手术多在短期内死亡。

6. 恶性肿瘤　腹痛为恶性肿瘤的晚期症状。空腔脏器的腹痛,多因肿瘤已经侵犯到浆膜外、肠系膜根部,或并发梗阻或穿孔;实质性脏器的恶性肿瘤则在穿破包膜侵犯到腹膜或腹后壁之后,出现顽固性腹痛。

7. 其他少见病因　如铅中毒、脊髓疾病等。

三、参与疼痛形成的几个环节

(一)腹腔内感受器

分布于腹膜、腹腔脏器及各种组织的内感受器,主要为裸露的神经末梢。

(二)致痛物质

经过长时间的研究已经证实,不仅许多外源性化学物质可以致痛，而且还有一些通常存在于组织细胞内的物质，在外伤或炎症等情况下，从受伤的细胞内释放出来发挥致痛作用。此类物质称为内源性致痛物质。引起腹痛的内源性物质可非为以下几类：

1. 无机离子　K^+是细胞内的主要阳离子，当细胞因外伤或炎症受损时，随着细胞的破坏及细胞质的外溢，大量的K^+释放出来，因此许多学者认为在一定的条件下K^+可以成为内源性致痛物质。H^+是另外的一个有致痛作用的无机离子。在正常的代谢过程中，pH值保持相对的稳定，而在组织损伤或炎症的情况下，常出现H^+的聚集，使pH低于正常水平。有研究证实，所有的疼痛组织都呈酸性，表明组织pH值降低将成为一个致痛原因。

2. 胺类　5-羟色胺为较强的致痛物质。其主要由血小板所吸附、贮存和运载，具有激素样性质，能使血管扩张、毛细血管通透性增加，促进平滑肌收缩和内脏感觉冲动的传导。在外伤或炎症情况下，血小板释放出5-羟色胺，可能是引起疼痛的重要原因之一。

3. 肽类　血浆激肽包括3种具有致痛作用的成分：缓激肽、十肽和十一肽。其中以缓激肽致痛作用最强，在组织损伤、炎症、坏死和缺血的情况下，缓激肽的含量明显升高，在渗出液中大流量存在。缓激肽与5-羟色胺之间互有协同作用。

(三)机械或物理的致痛因素

如消化管的过度膨胀，肠管的牵拉、扭转，直接刺激神经或感受器引起疼痛。

(四)痛刺激转换为痛传入冲动

在内感受器受到致痛物质的刺激后，使感受器产生动作电位形成一种电信号传入中枢。

(五)痛觉向中枢神经的传送

目前对疼痛的神经兴奋传递有4种不同的说法：

(1)中枢性总和学说：任何刺激达到一定程度，便可产生痛觉。

(2)闸门控制学说：痛觉传入脊髓再次上传时受“闸门”控制，只有其开放，痛觉信号才能到脑，产生痛觉。

(3)膜传递学说：神经细胞轴突膜内外有一定的电位差，痛觉信号传递产生动作电位，将信号上传。

(4)突触转换学说：突触是神经细胞传递信号的转换点。在突前膜和后膜间通过神经递质的释放与传递完成痛觉信号传递。

腹部疼痛神经传递，依据途径不同大致为两大类：一类是由内脏(内脏传入性)的慢速传导纤维经交感神经干传入大脑的；另一类是由腹壁的软组织或腹膜壁层(脊髓传入性)的快速传导纤维经脊髓后根、脊髓丘脑束传入大脑的。

从腹部疼痛的神经传导来看，腹痛与神经传导的关系为：

腹痛
- 腹壁疾病——脊神经传导(腹壁软组织病变)
- 腹腔脏器疾病
  - 脊神经传导(腹膜病变)
  - 内脏神经传导(脏器病变)
- 胸腔脏器病变——内脏神经反射传导(脏器病变)

四、腹痛的分类

临床腹痛的分类方法多样，按照起病的急缓程度又可以分为急性腹痛和慢性腹痛。急性腹痛发病急，变化快，病情重，病因复杂，定位往往不十分准确；慢性腹痛起病缓慢，病程长，或继发于急性腹痛之后，定位准确。

(一)急性腹痛由多种原因引起

按照其病变的部位大致可分为以下两类：

1. 腹腔内病变

(1)脏器炎症：常见于急性胃炎、急性肠炎、急性肝炎、急性胆囊炎、急性胰腺炎、急性阑尾炎、急性腹膜炎及急性肾盂肾炎等。

(2)脏器穿孔：常见于胃、十二指肠溃疡穿孔、胃癌穿孔及肠穿孔。

(3)脏器阻塞或扭转：常见于胃黏膜脱垂、急性肠梗阻、胆道蛔虫症、胆结石、肾与输尿管结石及卵巢囊肿蒂扭转等。

(4)脏器破裂出血：常见于肝脾破裂、宫外孕等。

(5)脏器血管病变：常见于肠系膜动脉硬化及梗死、门静脉栓塞、脾梗死、肾梗死、腹主动脉瘤及夹层主动脉瘤等。

(6)其他:如急性胃扩张、痛经等。

2. 腹腔外疾病

(1)胸部疾病,如肺炎、胸膜炎及急性心肌梗死等。

(2)中毒及代谢障碍疾病,如铅中毒、糖尿病酮症及尿毒症等。

(3)变态反应及其他疾病,如腹型变态性疾病、急性溶血、腹型癫痫及神经官能症等。

(二)慢性腹痛有定位准确的特点

慢性腹痛可按其腹痛的部位进行以下分类:

1. 慢性右上腹痛　常见于慢性肝炎、肝脓肿、肝癌、慢性胆囊炎、胆石症及溃疡病等。

2. 慢性中上腹痛　常见于食管裂孔疝、食管炎、贲门癌、胃与十二指肠溃疡、慢性胃炎、胃下垂、胃神经官能症、慢性胰腺炎及胰腺癌等。

3. 慢性左上腹痛　常见于慢性胃炎、慢性胰腺炎等。

4. 慢性左、右腰腹痛　常见于肾下垂、慢性肾盂肾炎及泌尿疾病的治疗系结石等。

5. 慢性右下腹痛　常见于慢性阑尾炎、肠结核及右侧输卵管卵巢炎等。

6. 慢性下腹痛　常见于慢性膀胱炎、前列腺炎及慢性盆腔炎等。

7. 慢性左下腹痛　常见于慢性痢疾、慢性结肠炎、直肠与乙状结肠癌及左侧输卵管卵巢炎等。

8. 慢性广泛性与不定位性腹痛　常见于结核性腹膜炎、肠粘连、肠蛔虫症及神经官能症等。

(三)疼痛的性质

1. 持续性疼痛　多表现为炎症性疾病。发炎是一个发展的连续过程,因此引起持续性疼痛。疼痛的程度常随病理改变而变化。病变继续恶化时,则疼痛加重;病变趋向好转时,则疼痛减轻。但也有例外,如阑尾炎有时在穿孔时,主观感觉腹痛反而减轻,这是阑尾穿孔后,腹腔内容物流出,减轻了腔内压力之故;腹膜炎时间延长了,有时患者反而感觉腹痛减轻些,这是因为腹膜受到连续不断的持久刺激而使腹膜神经疲劳,降低了对刺激的敏感性。

2. 阵发性疼痛或绞痛　一般表示阻塞性疾病。空腔脏器梗阻以后,为了克服通路障碍,梗阻近端就产生强烈蠕动,多次强烈的蠕动,临床表现为一阵剧痛,间歇期则可完全无痛,如肾和输尿管的结石、机械性肠梗阻、胆道结石或胆道蛔虫症的疼痛。

3. 在持续性疼痛的基础上阵发性加剧　多表示炎症同时伴有梗阻。梗阻和炎症可以互为因果,空腔脏器的梗阻,导致引流的障碍,继发了感染,而炎症的肿胀,又可引起器官的梗阻。如阑尾炎伴有梗阻时,阑尾在坏死之前仍然要加强蠕动来通过梗阻,发炎的阑尾蠕动就使疼痛阵发性加剧。机械性肠梗阻,一旦绞窄形成或胆道结石合并感染,就可发生同样性质的疼痛。胃和十二指肠穿孔的早期,有时也可出现持续性疼痛阵发性加剧。这是由于穿孔后,胃和十二指肠液进入腹腔,对腹膜的强烈的化学性刺激,引起剧烈腹痛。此后,胃肠液为腹膜渗出液所稀释,因此疼痛有所改善。当胃再次蠕动,又有部分新的胃肠液被挤入腹腔,发生第 2 次阵痛高峰。但到晚期,腹腔内已积聚很多液体,这种疼痛的阵发性加剧不再明显了。

4. 放射性(或迁移性)疼痛　一个局部病灶,可以引起另外部位的疼痛,称为放射性疼痛。究其原因,一般放射区与病灶之间有下列两种关系:神经的联系和器官的联系。例如,胸膜炎或大叶性肺炎对肋间神经的刺激疼痛可以迁移到同侧腹部;胆囊炎刺激邻近的膈肌,经过右侧膈肌神经的传导,疼痛可放射至右肩;血腹症通过血液对左侧膈肌的刺激经左膈神经的放射,引起左肩部疼痛;肾和输尿管结石,疼痛可以沿输尿管放射到下腹;附睾炎有时产生下腹部疼痛,这是由于输精管的关系;前列腺炎疼痛,可沿尿道放射到会阴部等。

5. 反射性疼痛　反射痛区和病灶之间既无明显的神经联系,亦无器官联系,这种疼痛临床少见。笔者遇到少数股骨或腰骶外伤骨折、肾或输尿管结石病例,可表现为腹痛、腹肌紧张,甚至肠胀气,难以区分胃肠破裂与血腹症。腰骶骨折引起腹膜后区出血,刺激后腹膜和肠系膜根部而发生腹部疼痛反应。在不能确定诊断时,应做腹腔穿刺,若抽出血液或胃肠液,则为内出血或胃肠破裂,必须紧急手术;如穿刺阴性,则以观察为妥,不要贸然进腹。一般反射性腹痛过一段时间都会好转。

6. 不同物质对腹膜的刺激产生不同程度的腹痛　胃或十二指肠穿孔。酸性的胃液和碱性的十二指肠液对腹膜产生强烈的化学刺激。临床表现腹痛最为强烈，腹肌强直。化脓性腹膜炎，脓液的刺激不如消化液刺激那样严重，有时可以没有明显的腹肌紧张。下段肠道穿孔又比上消化道穿孔临床症状轻些。这是由于下段肠道的内容物已接近或呈中性，刺激较弱。

第三节　急腹症的诊断

急腹症是腹部急性疾病的总称，是指腹部或盆腔脏器因急性炎症、穿孔、梗阻、绞窄或血管栓塞等引起，以急性腹痛为主要症状的一组疾病，主要依靠外科手段处理的急腹症称为外科急腹症。由于引起急性腹痛的病种繁多，腹腔内各脏器多层次紧密毗邻，临床表现十分复杂，病情又多变，再加上病人对疾病反应和耐受的差异，有部分病人常难以迅速做出诊断。但应尽可能做出正确的判断，即是否属外科急腹症，是否需要急诊手术探查，抑或先采用非手术治疗，密切观察，并进行各种必要的检查，以明确诊断。外科急腹症往往发病急骤，病情复杂，病情较重，如果诊断不准确，治疗不及时，病死率会很高。

一、外科急腹症的诊断基础

详细而准确的病史，全面而细致的物理检查，必要的实验室检查和特殊检查是诊断外科急腹症的基础。

(一)病史

1. 既往病史　详细询问患者的既往病史，对外科急腹症的诊断可提供重要帮助。例如，胆总管结石患者常有黄疸史；消化性溃疡穿孔患者常有胃、十二指肠溃疡病病史；慢性阑尾炎急性发作者常有右下腹反复疼痛史；粘连性肠梗阻患者常有腹部手术史等。

2. 腹痛　腹痛是外科急腹症所有表现中最常见、最重要的症状，是诊断外科急腹症的重要依据。在询问病史时应着重全面了解与腹痛相关的所有信息。

(1)腹痛的诱因：详细了解腹痛的诱因或发病时的情况，对诊断亦有重要帮助。如饱餐后上腹部突然剧痛，应考虑溃疡急性穿孔的可能；饮酒或饱餐后的急性腹痛应考虑为急性胰腺炎的可能；进食脂餐后出现的右上腹痛，可能为急性胆囊炎发作；外伤后出现的腹痛应考虑腹内脏器破裂等。

(2)腹痛的时间：开始腹痛至就诊的准确时间常常对诊断帮助很大，应以小时计算而不应粗略的以天数表示。如溃疡病急性穿孔可以很快出现广泛的上腹痛，随之蔓延至全腹，穿孔 8 小时以上往往腹腔污染严重，一般仅作穿孔修补术，而非行根治性溃疡切除术；急性阑尾炎合并穿孔一般在 24 小时以后；急性胰腺炎时尿淀粉酶往往在发作后 24 小时内开始升高。

(3)腹痛的性质

1)阵发性绞痛：其特点为腹痛突然发生，短时间内即达到高峰，持续一定时间后可自行缓解，间隔一定时间后又反复发作，这种腹痛往往提示空腔脏器痉挛或梗阻，如肠梗阻、胆石症、泌尿系结石等，是因平滑肌的间歇性强烈收缩而引起。

2)持续性胀痛：其特点为持续不断的胀感加钝痛，多提示腹内脏器炎症，如急性阑尾炎、盆腔炎、肝脓肿或空腔脏器梗阻等，而不伴平滑肌痉挛，如麻痹性肠梗阻、急性胃扩张等。

3)持续性钝痛：其特点为持续性剧烈的刀割样疼痛，难以忍受，多见于消化道溃疡急性穿孔、急性重症胰腺炎。

4)持续性拧痛：其特点为突发性，呈持续不断剧烈的拧痛，多见于肠扭转、卵巢囊肿扭转等。

5)刺痛：疼痛如针刺样，系发炎的浆膜互相摩擦而产生的一种疼痛，多见于腹膜炎、肝脾周围炎等。

6)钻顶样疼痛：多见于胆道蛔虫引起的疼痛，系蛔虫钻胆时引起 Oddi 括约肌痉挛所致。

7)烧灼样痛：多为胃酸内容物刺激胃、十二指肠黏膜所致。

(4)腹痛的部位和范围:一般来说,腹痛最初出现的部位或疼痛最重的部位往往提示病变发生的部位,如溃疡病急性穿孔,一开始为上腹部突发性痛,急性胆囊炎为右上腹部痛,盆腔炎为下腹部痛,等等。但应该注意的是,急性阑尾炎由于神经传导的干扰因素,可以出现转移性腹痛。另外,如果腹痛由局部逐渐蔓延至全腹,多提示炎症扩散,病情加重。

(5)腹痛的程度:腹痛的程度受病变严重程度、刺激物强度及病人反应能力等因素影响。病变轻微,腹痛多不严重,病变加重,腹痛多加重;刺激性弱的刺激物如血、尿等,引起的腹痛多不重,刺激性强的刺激物如胃酸性内容物、胆汁等,引起的腹痛多剧烈;老年、衰竭病人的反应能力下降,腹痛的程度可不如正常人。

(6)腹痛的伴随症状:腹腔的急性病变多发生在消化道,常伴有消化道症状,如食欲不振、恶心、呕吐、腹胀、腹泻或不排便等。其中恶心、呕吐尤为常见。如急腹症不伴有任何消化道症状,应考虑腹腔以外病变产生腹痛的可能,其他伴随症状如发热、排尿情况也必须询问。

1)恶心、呕吐:发生恶心呕吐的原因有 3 种,即腹膜或肠系膜的神经末梢受到严重刺激而引起的反射性呕吐,如消化性溃疡急性穿孔、急性胰腺炎、急性阑尾炎等;空肠脏器梗阻引起的呕吐,如各种原因引起的肠梗阻;毒素吸收后刺激延髓中枢引起的呕吐,如腹膜炎的晚期等。

在询问和分析恶心、呕吐时,应注意:

①恶心、呕吐的时间:外科急腹症所致呕吐,多系炎症刺激所致,因而多出现在腹痛之后,如先呕吐而后腹痛,或只有呕吐而无腹痛,则外科急腹症的可能性不大。

②恶心、呕吐的程度:腹部病变轻,可不出现恶心、呕吐或仅有恶心,如恶心、呕吐重或出现连续不断的干呕,常常提示病情严重。

③呕吐物的性状:呕吐物的性状常常提示腹腔内病变的原因,呕吐物为胃内容物者多提示为反射性呕吐或胃内病变,如含有胆汁多提示高位性肠梗阻,有粪臭样物则提示低位性肠梗阻,含血液或咖啡样物多为上消化道出血。

2)排便情况

①便秘:外科急腹症多伴有便秘,由于腹腔内炎症刺激引起胃肠蠕动降低,或由于胃肠道梗阻引起内容物通过受阻,导致排便困难。

②腹泻:外科急腹症出现腹泻的情况不多,但肠套叠、假膜性肠炎、盆腔炎症时可见。

3)排尿情况:如出现血尿多提示泌尿系疾患;如出现尿痛多提示泌尿系梗阻或炎症;如出现尿急、尿频多提示泌尿系感染。但外科急腹症时盆腔有炎症,刺激膀胱亦可引起尿急、尿频。

4)发热:外科急腹症一般都是先腹痛而后逐渐体温上升。但胆道感染,特别是急性重症胆管炎往往在腹痛发作后很快就有高热、寒战。如腹痛开始以前即先有高热,应首先考虑内科疾患。

5)黄疸:如患者伴有黄疸,多提示为肝、胆系统疾病。

(二)体格检查

对急腹症患者进行体检,应先观察病人一般情况、生命体征及体位,从所获得的资料判断病情的轻重缓急,对危重患者应立即采取积极救治,然后进行腹部体检,一般应按照望、听、叩、触诊的顺序,以避免先做触诊引起肌紧张而妨碍后面检查结果及临床诊断的准确性。望诊:通常呼吸浅表多见于腹膜炎患者;舟状腹常发生于内脏穿孔患者;腹部外形膨隆及有手术瘢痕多提示存在粘连性肠梗阻;肠麻痹或肠系膜栓塞患者的腹部常呈现软面团样胀满。听诊:在腹膜炎时,肠鸣音减弱或完全消失;在肠梗阻患者肠鸣音随着阵发性腹痛而加强,出现气过水声或高调肠鸣音;在动脉瘤患者可听到血管杂音。叩诊:出现叩诊痛反映存在腹膜刺激征;移动性浊音提示腹腔有积液;发生内脏穿孔时因膈下游离气体而导致肝浊音界缩小。触诊:应先从远离疼痛处开始,逐渐移向最剧烈处,除感觉腹壁柔软度、有无肌紧张外,要特别注意对压痛部位及压痛范围和程度的确定。

1. 全身检查　对外科急腹症患者,行全身体格检查时应注意以下问题:

(1)生命体征:注意检查患者血压、脉搏、呼吸等生命体征,如生命体征不稳定提示病情严重,应迅速抢救。

(2)营养状况:营养较差者常常病程较长,如不全性肠梗阻、腹腔脓肿、癌症等,或在内科基础上伴发了外科急腹症。

(3)神志:如神志淡漠、烦躁不安或昏迷,多提示病情危重。

(4)皮肤、巩膜:如皮肤苍白提示患者严重贫血或休克。

(5)体位:腹膜炎患者多双下肢屈曲静卧,以减轻疼痛,而机械性肠梗阻、胆石症、输尿管结石患者发作时辗转不安,发作间歇期可无明显症状。

2. 视诊

(1)腹式呼吸:注意腹式呼吸是否存在、减弱或消失,腹膜炎患者腹式呼吸减弱或消失,但腹胀亦可影响腹式呼吸,应注意。

(2)腹胀:弥漫性腹胀见于低位肠梗阻、急性腹膜炎晚期等,局部隆起常见于腹内肿瘤、肠套叠、闭袢性肠梗阻、肠扭转等。

(3)胃肠蠕动波:胃肠蠕动波明显,提示胃肠蠕动增强,可能有肠梗阻存在。

(4)腹壁陈旧性手术切口瘢痕:详细了解既往手术史,如有腹腔内手术史,应考虑粘连性肠梗阻可能。

(5)腹股沟区肿块:多提示嵌顿性疝。

3. 触诊　应从健侧到患侧,从浅到深,手法轻柔,同时注意观察患者的表情反应。

(1)腹膜刺激征:腹部压痛、腹肌紧张和反跳痛,三者构成腹膜刺激征,特别是前两者意义更重要。腹膜刺激征是诊断急性腹膜炎最重要的临床表现。病情严重者或年老体弱者,因反应能力差,腹膜刺激征可能不明显;婴幼儿因体检不配合,腹膜刺激征不准确,应全面了解病情,综合判断。

(2)腹部包块:检查时如发现腹部包块,应注意了解包块的部位、大小、硬度、活动度、表面光滑度及边界压痛,以判断肿块的来源和性质。右上腹囊性肿块提示急性胆囊炎、胆囊积液;右下腹压痛性肿块提示阑尾脓肿;盆腔压痛性肿块提示卵巢肿瘤扭转等。

(3)肝脾:肝肿大时多考虑有无肝脓肿、肝脏肿瘤破裂等;脾肿大时多考虑有无脾脓肿等。

4. 叩诊　叩诊检查应了解患者有无腹胀,有无叩击痛,有无移动性浊音及肝浊音界变化等情况。叩诊呈鼓音,提示胃肠道胀气或者气腹,常见于肠梗阻、急性重症胰腺炎所致肠麻痹等;肝脾区叩击痛多提示肝脾部位病变,如肝脾外伤、肝脓肿、膈下脓肿等;肾区叩痛提示肾脏或输尿管病变;移动性浊音提示腹腔有腹水或积血;肝浊间界缩小提示腹腔内有游离气体,多见于胃肠道穿孔等。

5. 听诊　听诊主要了解患者的肠鸣音及有无震水音。肠鸣音反映肠蠕动情况,听诊时应注意其强弱、频率和音调,并在多部位听。听诊时间应足够长,以免遗漏有价值的肠鸣音。肠鸣音亢进常见于肠梗阻、肠痉挛等,机械性肠梗阻时,肠鸣音亢进的同时常伴有气过水声或高调金属音;肠鸣音减弱常见于急性腹膜炎、肠麻痹等。严重时肠鸣音消失,如溃疡病急性穿孔、绞窄性肠梗阻等。震水音多见于幽门梗阻、急性胃扩张等。

6. 直肠指检　外科急腹症患者诊断不明的,应做直肠指诊检查。通过直肠指诊,可以发现直肠病变、某些盆腔疾病及涉及盆腔的某些腹部疾患。如盆腔位急性阑尾炎、盆腔积液、盆腔脓肿等,常在直肠指检时有触痛或包块翟击象;绞窄性肠梗阻患者指套可有血迹;肠套叠患者指套大便呈果酱色;直肠肿瘤引起的低位肠梗阻可扪及直肠肿块。

(三)辅助检查

实验室检查和影像学资料对许多急腹症可提供证实诊断的依据并帮助鉴别诊断。血常规可了解是否有贫血、感染、出血性疾病等。血清淀粉酶、钙、磷和乳酸脱氢酶测定对急性胰腺炎诊断有价值。血清胆红素升高对诊断胆道梗阻性疾病诊断有意义。血尿或脓尿是输尿管结石或泌尿系感染的证据。大便常规测定及潜血检查对鉴别肠炎、痢疾、绞窄性肠梗阻等能提供有价值的资料。X线腹部平片可判断腹腔内有无积气、结石和肠梗阻的存在,膈下发现游离气体是诊断消化道穿孔的有力证据。B型超声检查具有快速、无创、价廉等优点,但易受肠道气体干扰,对于急性胆囊炎、胆囊结石、胆道梗阻、腹腔积液诊断有很好的价值。对于异位妊娠,B型超声不但可以显示异位胎儿位置,还能估计妊娠的时期。CT检查可不受消化道内积气或骨骼、脂肪组织的干扰,其与超声联合检查近年来在急腹症中应用最多,CT能清楚显示肝、脾破裂的程度及具体位置,同时也能显示有无腹腔内出血及出血量的多少。对于急性胰腺炎的诊断，CT可清楚地显示胰周炎性积液、胰腺肿大程度及胰管扩张等形态学改变，是判断病情进展的重要手段。腹腔穿刺在急腹症诊断不明而腹腔内有积液者的诊断上有重要意义，根据穿刺抽出物的性状、镜检结果，可为诊断提供直接依据。对于渗出量较少、穿刺取材有困难时，可采用腹腔冲洗的方法以获得足够量的标本以协助诊断。对于应用诊断性腹腔穿刺、超声或CT等检查后仍不能明确诊断的，采用诊断性腹腔镜不但能明显提高确诊率，而且也可以在镜下采取相应的治疗，使患者避免不必要的剖腹术，但对于考虑后腹膜疾病导致的急腹症患者应慎用腹腔镜。大部分外科急腹症根据病史、体征均可得到初步诊断，然后根据患者需要选择性进行必要的辅助检查。

1. 实验室检查

(1)血常规：腹腔脏器出血者，血红蛋白及红细胞计数可降低；外科急腹症患者常伴有白细胞计数及中性粒细胞分类升高，对诊断及病情程度的判断有一定的帮助。

(2)尿常规：泌尿道结石患者尿中可见红细胞，尿路感染或腹、盆腔炎症波及输尿管、膀胱时，尿内可见脓细胞、白细胞等。老年人应重视尿糖检查，梗阻性黄疸患者的尿中胆红素升高。

(3)大便常规：消化道出血患者大便隐血试验呈阳性；绞窄性肠梗阻常有血便；肠套叠患者大便呈果酱样。

(4)肝功能：进行肝功能检查，对肝胆系统疾病诊断有重要价值。总胆红素及结合胆红素升高，提示胆总管结石或胰头部病变等；转氨酶升高提示肝功能受损。

(5)肾功能：外科急腹症患者如伴有尿素氨及肌酐升高，提示肾功能受损，应分析是肾前性因素、肾脏本身因素或肾后梗阻因素。

(6)生化检查：测定钾、钠、氯、二氧化碳结合力等，以了解患者水、电解质及酸碱平衡紊乱情况。

(7)淀粉酶：对疑有急性胰腺炎者，应行血尿淀粉酶检查。但应该注意的是，除急性胰腺炎外，消化性溃疡急性穿孔、小肠梗阻、急性腹膜炎等疾病也可致血淀粉酶升高。

2. X线检查

(1)胸部摄片：对疑为肺炎或胸膜炎所致的腹痛可进行该项检查，以了解胸部疾患。

(2)腹部摄片：外科急腹症时，X线检查常见的征象包括：

1)膈下有游离气体，多提示胃肠道穿孔，但亦见于腹腔内产气菌感染，腹部手术后近期等。

2)膈下局限性气液平，常伴有膈肌抬高、活动受限及同侧胸膜炎性反应，往往提示膈下脓肿。

3)胃肠道扩张、积气、积液，常见于肠梗阻患者。

4)泌尿系结石，因其密度较高，一般常能显示。

5)胆囊结石，约20%的胆囊结石可显影，而胆总管结石因含钙较少，一般不显影。

(3)胃肠道造影

1)钡餐，某些肠梗阻诊断不十分明显者，可口服稀钡或碘油，以显示有无梗阻、梗阻的程度及部位。

2)钡灌肠或充气造影，可显示结肠梗阻的部位，肠套叠患者可见杯口征，部分患者可随继续加压灌肠而复位。

3. B超检查　B超对肝、胆、胰、脾、肾等实性脏器有较高的敏感性，对诊断子宫、附件及宫旁有无异常肿块，腹腔有无游离液体等亦迅速可靠。但是，超声检查本身的一些局限性如对空腔脏器不敏感、易受肠道气体干扰、缺乏三维图像、具体定位差等，影响了其诊断的准确性。但就急腹症而言，超声检查可以提供普通X线片不能反映的信息。如超声对肠梗阻的诊断不仅可以发现腹部立位X线片显示的肠管扩张、肠腔内积气和积液，还可以提供腹腔内是否有腹水、是否有占位性病变等信息。Musoke F报道，超声能对92.7%的肠梗阻明确诊断，并且能准确发现71%的绞窄性肠梗阻，而腹部平片只能对85.5%的肠梗阻做出诊断，并且无法发现出现绞窄的肠梗阻。

目前，彩色超声可以显示主要血管与病变的关系，也可以显示病灶内的血流状态，并依此判断病变的部位和性质，以及与急腹症的关系。经阴道彩色多普勒则大大提高了二维图像的分辨力，可以显示早期或小病灶的妇科急腹症。对于妇科急腹症诊断的敏感性高达90%，准确性高达95%。同时超声对儿童急性胃肠疾病也有一定的诊断意义，特别是对肥厚性幽门狭窄、小儿肠套叠和急性阑尾炎的正确诊断率较高。鉴于B超检查无损伤、操作简便、费用低廉，使得B超检查成为目前急腹症诊断的重要手段之一。

B超检查主要了解以下急腹症：

(1)胆道疾病，如急性胆囊炎、胆囊结石、胆总管结石、胆管炎等。

(2)肝脏疾病，如肝脓肿、肝瘤破裂出血、肝内胆管结石。

(3)胰腺疾病，如急性胰腺炎、胰腺囊肿等。

(4)泌尿系结石。

(5)妇科疾病，如宫外孕、卵巢肿瘤等。

(6)炎症包块，如阑尾炎症包块等。

(7)积液或积脓，如腹腔积液、膈下脓肿、盆腔脓肿等。

(8)腹水或腹腔积血，如各种原因引起的腹水，腹部闭合伤时肝脾等实质性脏器损伤引起的腹腔内积血等。

(9)彩超对腹主动脉瘤破裂的诊断有重要价值。

4. 诊断性腹腔穿刺及灌洗术　诊断性腹腔穿刺及腹腔灌洗术在外科急腹症的诊断中具有重要意义，在诊断不明时，可行该项检查。穿刺或灌洗引出的腹液，应进行观察分析，或进一步化验检查，以帮助诊断。

注意事项：

(1)如患者腹胀严重，应避免穿刺，以防止损伤肠管。

(2)穿刺点一般选择在锁骨中线的右下、左下腹部，穿刺前先让患者向穿刺侧侧卧2～3分钟。

(3)穿刺点应实施局部麻醉。

(4)穿刺动作应轻柔，注意勿损伤腹腔内脏器。

(5)穿刺先选用细针进行，如细针穿刺为阴性，可用18号针穿刺。

(6)腹腔灌洗置管时，注意套管尖端勿割断导管，导管应多开侧孔。

5. CT或MRI　由于受到腹部气体的影响，超声诊断受到限制。而CT作为一种精确、可靠的检查手段，诊断准确率高达95%。螺旋CT(helical computed tomography, HCT)拥有先进的动态对比和高分辨率的容积扫描能力，能够提供快速准确的诊断。多层螺旋CT(multislice spiral computed tomogramphy, MSCT)更可以在0.75秒内四层CT一次扫描获得4层图像，使患者屏一口气就可完成胸腹部全程扫描，并同时可行三维重建。CT血管造影(CT angiography, CTA)，其效果接近数字减影血管造影术(digital subtraction angiography, DSA)，并且还能了解主要脏器的灌注情况。而CT仿真内镜成像技术的应用则使CT达到近似内镜的效果，能清晰显示出肠腔内外情况，对肠道疾病的诊断和病情的判定提供了重要依据。

磁共振胆胰管成像(magnetic resonance cholangio pancreatography, MRCP)是近年用MR水成像技术直接显示胰胆管形态和结构的无创性成像方法，其原理为获得重T_2加权图像，使含水的器官显影。因此含有液体的胰胆管在MRCP上显示为高信号，从而达到类似直接胰胆管造影的效果。它可以多方位成像，从不同角度显示胰胆管，为急性胆胰疾病提供了可靠的诊断依据。但是在行MRCP时，胃肠道内液体，尤其是十二指肠内的液体，往往同时显影，可能影响对胰胆管的观察。口服枸橼酸铁铵溶液可完全抑制胃及十二指肠内液体，排除其干扰，使MRCP更能清楚地显示胰胆管。

6. 内镜　对急腹症具有诊断和治疗作用的内镜有食管镜、胃镜、十二指肠镜、胆道镜和结肠镜等。目前内镜基本上可以对消化道疾病做出初步诊断，并且可以进行如电凝、结扎、活检等操作。其中十二指肠镜不仅对胆道出血有诊断意义，更重要的是还可以对部分胆道和胰腺急腹症实施造影或行胆道、胰管镜检，其对胆管疾病的敏感性高达90%以上，明显优于CT或MRCP。其优势在于避免了手术前的麻醉对患者生命体征的干扰，也避免了开腹探查可能引起的出血和损伤周围脏器的风险，特别是胰腺，深藏于腹膜后，手术时常有胰漏的危险。有超过3例的大样本研究表明，急腹症中内镜检查或治疗多适用于美国麻醉医师协会身体状况评分标准(American society of anesthesiologists physical status classification, ASA grade)3～5级、不能耐受麻醉或手术的患者，其相关死亡率只有0.05%，患者恢复快，住院时间短，可减少医疗费用。

7. 腹腔镜　大部分急腹症可以通过常规检查方法得到正确诊断和及时治疗，但仍有部分病例仅靠患者的症状、体征及辅助检查无法给出明确诊断，外科医师很难把握剖腹探查的指征。随着腹腔镜技术的日趋成熟，腹腔镜在急腹症中的应用也日益广泛，特别是在诊断不明确时，能避免不必要的剖腹探查，做到早期诊断、早期治疗。Perri SG 等研究表明，在急腹症患者中只有13%是必须行剖腹探查的，87%可以通过腹腔镜诊断并治疗。而随着诸如荧光染色等新技术的出现，腹腔镜诊断的正确率将得到进一步提高。

8. 数字减影血管造影（digital subtraction angiography，DSA）　DSA尽管是一种创伤性检查手段，不易被人们所接受，但对于以急性失血为主要临床表现的一类急腹症，DSA却是最有效和敏感的检查方法。一般认为出血速度≥0.5ml/分钟时可见造影剂外溢，敏感性为58%～86%。DSA不仅具有定位和定性的双重诊断价值，同时还可有针对性地进行止血治疗。但DSA检查设备昂贵，对操作者技术要求较高，而且由于此类出血患者一般生命体征不平稳，一些临床医生常常担心DSA术中的生命危险而拒绝行DSA，转为开腹手术。

二、诊断分析

外科急腹症的诊断是一个辨证思维、分析归纳的过程。通过对病史、症状的了解，经过体格检查及辅助检查，外科医师获得了全面而丰富的第一手资料。然而，这些第一手资料是粗糙的，有些甚至可能存在一定的矛盾和假象，所以必须对这些资料进行分析整理，去粗取精，去伪存真，通过缜密推理，最后得出正确诊断。在外科急腹症诊断的辨证思维过程中应考虑以下几个问题：

（一）有无急腹症

根据患者就诊时提供的病史和症状及初步的体格检查，患者有无急腹症一般不难判断。

（二）是否为外科急腹症

回答这个问题，必须要掌握各类急腹症的特点。

1. 外科急腹症的特点

（1）先有腹痛，而后出现其他症状。

（2）腹痛作为主要症状，持续于病程的始终。

（3）腹痛伴有停止排便、排气或伴有黄疸。

（4）腹痛部位固定。

（5）腹部有固定性压痛或有腹部包块。

（6）出现腹膜刺激征。

（7）腹部有异常浊音区或短期出现移动性浊音并不断加重。

（8）肠鸣音亢进及气过水声或肠鸣音减弱或消失。

（9）腹痛伴休克或进行性贫血。

（10）X线提示膈下游离气体、肠梗阻征象。

（11）B超检查提示胆结石、腹腔肿块、腹腔内脏器破裂出血征象。

（12）腹腔穿刺有阳性发现。根据上诉症状、体征及辅助检查的特点，通过分析多做出外科急腹症的诊断。然而，有些患者症状、体征不典型，即使做了辅助检查，一时难以确诊，对这些患者应严密观察，反复检查，以防止漏诊。同时，应与其他急腹症进行鉴别。

2. 内科急腹症的特点

（1）一般先有发热或腹泻，而后出现腹痛。

（2）腹痛部位不明确，往往无固定性压痛，一般无腹肌紧张。

（3）通过对症治疗，腹痛多能缓解。

3. 妇科急腹症的特点　妇科常见急腹症有异位妊娠破裂、急性盆腔炎、卵泡或黄体破裂、卵巢囊肿蒂扭转等。其特点如下：

（1）腹痛多在中下腹，疼痛常向会阴骶尾部放射。

（2）腹痛多与月经紊乱或生产史有关。

（3）可伴有腹腔内出血或阴道出血。

（4）妇科检查常有阳性发现。

4. 小儿内科急腹症的特点　常见小儿内科急腹症有急性肠系膜淋巴结炎、急性胃肠炎、肠痉挛等。另外，大叶性肺炎、过敏性紫癜、流行性腮腺炎等亦常伴有腹痛，诊断时应注意。其特点如下：

（1）发热先于腹痛。

（2）腹痛范围广，不固定。

（3）常伴有呕吐、腹泻。

（4）无固定性压痛，无腹膜刺激征。

(5)腹部外疾病引起腹痛者,有原发病部位表现。

由于小儿不能准确述说病史,需要医生仔细体检和严密观察来推测患儿的病情,诊断上增加了一定的难度。而且小儿病情变化发展快,如为外科急腹症,可很快导致水、电解质及酸碱平衡紊乱,甚至休克。因而,小儿外科急腹症的诊断对医生提出了更多的要求。

(三)属于哪一类型的外科急腹症

常见的外科急腹症有炎症性、穿孔性、出血性和梗阻性。各类型外科急腹症特点如下:

1. 炎症性急腹症

(1)腹痛呈持续性,并由轻转重,由模糊到明确,如急性阑尾炎等。

(2)常有腹膜刺激征。

(3)可有全身中毒症状。

(4)腹腔穿刺、X 线及 B 超检查可提供诊断依据。

2. 穿孔性急腹症

(1)突发性腹痛,呈持续性,并由局部逐渐蔓延至全腹,如胃、十二指肠溃疡急性穿孔等。如在炎症发作的基础上发生穿孔,则原来的腹痛可能突然加重,范围迅速扩大,如急性阑尾炎并发穿孔等。

(2)有明显的腹膜刺激征。

(3)肠鸣音减弱或消失。

(4)腹腔穿刺或 X 线检查有助于诊断。

3. 出血性急腹症

(1)常有外伤或停经史,如外伤性实质性脏器破裂、宫外孕破裂等。

(2)腹膜刺激征不明显,可有移动性浊音、腹部膨隆、休克等腹内出血征象。

(3)腹穿可抽出不凝血。

(4)B 超可探及腹腔内液性暗区及受损伤的脏器。

4. 梗阻性急腹症

(1)腹痛呈阵发性,多呈绞痛样,如急性机械性肠梗阻、尿路结石、胆石嵌顿。

(2)腹膜刺激征不明显,如为肠梗阻可有肠鸣音亢进、气过水声;如胆管梗阻可扪及胆囊肿大,皮肤巩膜黄染;如为肾、输尿管结石,可有肾区叩痛等。

(3)化验检查、X 线、B 超等检查对诊断有帮助。

(四)因何脏器病变引起外科急腹症

根据症状、体征和辅助检查,通过分析归纳,大多数外科急腹症多能明确原发病脏器。一般遇到的外科急腹症约有 30 多种,其中最常见的依次为急性阑尾炎、急性胆囊炎和胆管炎、急性肠梗阻、溃疡病急性穿孔、急性胰腺炎。这几种病变占全部外科急腹症的 80%以上。外科急腹症的诊断最好能确定具体疾病,然而有的临床原发病表现不典型,给诊断带来了一定困难,遇到这种情况,应掌握有无手术指征。如手术指征明确,应当机立断剖腹探查,避免进行过多的不必要的辅助检查,以免延误治疗。常见的急腹症原发疾病特点如下:

1. 急性阑尾炎

(1)转移性右下腹痛,常有恶心、呕吐。

(2)右下腹固定性压痛及肌紧张,反跳痛。

(3)白细胞总数及中性粒细胞增多。

2. 急性胆囊炎、胆囊结石

(1)常在进食油腻食物后发作,并有反复发作史。

(2)剑突下或右上腹绞痛,阵发性发作,疼痛可放射至右肩背部,一般无畏寒,发热。

(3)右上腹压痛,肌紧张,Murphy 征阳性。

(4)B 超检查对确诊有重要价值。

3. 急性化脓性胆管炎

(1)右上腹部绞痛,寒战,高热,黄疸,重者可休克。

(2)右上腹压痛,反跳痛及肌紧张。

(3)白细胞总数及中性粒细胞明显升高。

(4)B 超检查可见胆总管扩张或发现结石。

4. 胃、十二指肠溃疡急性穿孔

(1)多有溃疡病病史。

(2)突发性上腹部剧痛,以后疼痛逐渐扩散至全腹。

(3)腹膜刺激征明显,肝浊音界缩小或消失。

(4)白细胞总数及中性粒细胞增多。

(5)X 线检查多见膈下有游离气体。

5. 急性胰腺炎

(1)发病前多有暴饮暴食史或胆道疾患史。

(2)突然发作上腹部剧痛，疼痛区域呈"腰带状"分布，并向背部放射。

(3)腹膜刺激征可显著，亦可轻微。

(4)血清淀粉酶，尿淀粉酶明显升高，腹穿可抽出血性腹水，腹水淀粉酶升高。

(5)B超、CT检查对诊断有重要帮助。

6. 机械性肠梗阻

(1)腹部阵发性绞痛，恶心，呕吐，腹胀，停止排便、排气(痛、吐、胀、闭)。

(2)腹部膨隆，可见肠型蠕动波，肠鸣音亢进并有气过水声。

(3)腹部X线检查可见肠管扩张，气液平面。

7. 尿路结石

(1)突发性一侧腹痛或腰部绞痛，间歇性发作，疼痛向会阴部、大腿内侧放射。

(2)腰背部可有叩击痛，同侧腹部可有压痛，无腹膜刺激征。

(3)肉眼或镜下血尿。

(4)B超、X线检查对诊断有帮助。

8. 异位妊娠破裂

(1)有停经史，阴道不规则流血史。

(2)急性下腹部疼痛，短时间可发展为全腹痛，重者可出现休克。

(3)有腹膜刺激征。

(4)腹腔或阴道后穹隆穿刺可抽出不凝血。

9. 卵巢囊肿蒂扭转

(1)常有下腹部包块史。

(2)下腹部突然剧痛，伴恶心、呕吐。

(3)下腹部或盆腔可触及包块，并有腹膜刺激征。

(4)B超、CT检查可发现肿块。

三、常见急腹症的诊断

详细询问病史，准确查体，必要的辅助检查是诊断急腹症的重要依据。因为引起急腹症的原因很多，临床表现常错综复杂，所以必须要有正确的思路和分析方法。常见急腹症的诊断(按病变性质分类叙述)如下。

(一)炎症性急腹症

1. 急性阑尾炎

(1)病史

1)突发上腹或脐周围疼痛，既而转移至右下腹，即"转移性右下腹痛"。

2)胃肠道症状，可有恶心、呕吐、腹泻。

3)全身症状，如发热、乏力、精神差。

(2)体检

1)右下腹压痛，典型的是麦氏点压痛或伴有肌紧张、反跳痛。

2)结肠充气试验、腰大肌试验、闭孔内肌试验，有助于诊断，但主要是用来术前阑尾定位。

(3)辅助检查

1)实验室：血常规常见白细胞和中性粒细胞升高。

2)器械检查：可行阑尾B超或稀钡灌肠。

2. 急性胆囊炎

(1)病史

1)右上腹剧痛或绞痛，持续性或阵发性加重，常放射至右肩部(牵涉痛)。

2)胃肠道症状，可有恶心、呕吐。

3)全身症状，如畏寒、发热，但无黄疸。

(2)体检

1)右上腹压痛，Murphy征阳性，或伴有肌紧张，压痛、反跳痛。

2)有时可触及肿大胆囊。

(3)辅助检查

1)实验室：血常规常见白细胞和中性粒细胞升高。

2)B超：胆囊大，壁厚或有积脓，有助于确诊。

3. 急性胰腺炎

(1)病史

1)上腹部持续性疼痛，或伴向腰背部放射，多有胆道病、胰腺病史，有暴饮暴食史。

2)胃肠道症状，可有恶心、呕吐。

3)全身症状：早期少，中晚期有发热、休克。

(2)体检

1)上腹(胰区)压痛或伴有肌卫、反跳痛。

2)可有黄疸、移浊(+)。

(3)辅助检查

1)实验室：血常规可见白细胞和中性粒细胞升高，血、尿淀粉酶升高。

2)器械检查：B超、CT检查有助于确诊。

4. 急性盆腔炎(女性)

(1)病史

1)下腹部持续性疼痛,多有早产、引产、流产、手术、不洁性交史。

2)胃肠道症状,可有恶心、呕吐。

3)泌尿系症状,可有尿频、尿急、尿痛。

4)全身症状,可有畏寒、发热。

(2)体检

1)下腹部压痛或肌紧张、反跳痛。

2)妇科检查,可见阴道分泌物多,有烧灼感,宫颈摆痛、举痛。

(3)辅助检查

1)实验室:血常规常见白细胞和中性粒细胞升高。

2)器械检查:妇科B超对诊断有帮助。

(二)破裂或穿孔性急腹症

1. 胃、十二指肠溃疡穿孔

病史:

1)有"胃病"史,中青年男性多见。

2)突发上腹部剧烈疼痛,持续性,短期内迅速扩散至全腹。

3)胃肠道症状,可有恶心、呕吐。

4)全身症状,早期少,后期可有发热、游离气体。

2. 异位妊娠破裂(女性)

(1)病史

1)停经>6周或者数月。

2)发性下腹剧痛,持续性。

3)阴道少量流血。

(2)体检

1)下腹部肌紧张,压痛、反跳痛。

2)有移动性浊音,或有休克表现,腹穿(+)。

3)妇科检查,一侧附件不规则,触痛包块宫颈举痛,后穹隆饱满和触痛。

(3)辅助检查

1)实验室:妊娠试验(+)。

2)腹腔镜检查有助于诊断。

(三)梗阻或绞窄性急腹症

1. 胆道结石并感染

(1)病史

1)多有胆道结石病史。

2)Charcot三联征,即"腹痛、寒热、黄疸"。

3)胃肠道症状可有恶心、呕吐,全身症状可见畏寒、发热、黄疸、精神差。

(2)体检

1)右上腹肌紧张、压痛或有反跳痛。

2)黄疸。

(3)辅助检查

1)实验室:血常规常见白细胞和中性粒细胞升高,肝功能异常。

2)器械检查:B超、经皮肝穿刺胆道造影(PTC)、CT检查有助于诊断。

2. 急性梗阻化脓性胆管炎(重症胆管炎)特点

临床表现为Charcot三联征+休克+意识障碍,即五联征。

3. 急性肠梗阻(特殊类型:腹外疝嵌顿、肠扭转、肠套叠等)

(1)病史:临床特点为痛、呕、胀、闭,持续性或阵发性腹痛伴腹胀、恶心、呕吐、大便闭、矢气闭。

(2)体检

1)腹胀(局限性或弥漫性),肠型,蠕动波。

2)肠鸣音活跃、亢进、气过水音、高调肠鸣、金属音或肠鸣音减弱、消失。

3)绞窄性肠梗阻,如肌紧张、压痛、反跳痛。

(3)辅助检查

1)实验室:早期(-),后期血常规常见白细胞和中性粒细胞升高,生化异常。

2)器械检查:透视、X光片可见肠胀气,气液平面,闭袢肠管影,有助于诊断。

4. 各种原因所致的肾绞痛

(1)病史

1)多有泌尿系结石、外伤、手术史或多次类似发作史。

2)突发腰腹部剧烈绞痛,向会阴部放射伴小便异常。

(2)体检:体症不符——症状重、体征少轻,腹部多无明显外科情况,或上、中输尿管有压痛,或肾区叩击痛。

(3)辅助检查

1)实验室:血常规(-),尿常规可见细胞

(＋－＋＋＋)。

2)器械检查:常规拍腹部仰卧位平片(KUB)、B超、静脉肾盂造影(IVP),有助于诊断。

5. 出血性急腹症

(1)消化道内出血:病因很多,常见的有食道胃底静脉曲张、破裂、溃疡、胆道出血等。大出血:有无“休克”是判断大出血的关键指标。小出血:5ml,大便潜血试验(＋);50～70ml,出现黑便;300ml,胃内潴留,可出现呕吐。

(2)腹腔内出血

1)腹部肿瘤自发性破裂。

2)畸形。

3)腹部外伤。

6. 损伤性急腹症(又称腹部外伤、创伤)

(1)单纯腹壁损伤。

(2)内脏损伤。

(3)消化道异物及损伤。

7. 引起急腹症、急性腹部症状的其他疾病(腹部以外器官病变引起或腹部病变是其中的一部分)

(1)胸部疾病,如心绞痛、心梗。

(2)造血系统疾病,如过敏性紫癜,有皮肤型、关节型、腹型、肾型。

(3)代谢病,如糖尿病酮症酸中毒。

(4)结缔组织病,如系统性红斑狼疮。

(5)内分泌疾病,如甲状腺功能亢进症。

(6)中毒性疾病,如铅中毒。

(7)神经系统疾病,如腹壁神经痛、腹型癫痫。

第四节　急腹症的治疗原则

急腹症的治疗方法需根据病因不同及病情发展的不同阶段而变化,但总的可分为手术治疗与非手术治疗。其中非手术治疗方法除了对症支持、抗感染及纠正体液平衡和酸碱平衡紊乱外,还可以根据病因病情给予高压氧、溶栓、扩血管等治疗。手术治疗主要是针对如消化性溃疡穿孔、下消化道出血、阑尾炎等外科疾病或内科保守治疗无效的疾病。

一、外科急腹症的处理原则

(一)早期诊断、早期处理的原则

1. 对急性腹痛患者都应以严肃、负责的态度对待,必须利用一切条件及早确诊,以免延误治疗。

2. 未确定诊断或决定剖腹探查术之前,禁用吗啡等止痛剂、泻剂、灌肠。随后为了减轻患者的痛苦,在某些病例可酌情使用巴比妥等药。

3. 如有腹水、休克、严重呕吐、内出血及缺氧等危急情况者,应立即开放静脉输液、输血、给氧气,然后根据病情决定下一步处理方法。

4. 有急性炎症者,应立即使用广谱抗生素或甲硝唑等药物。

5. 如已确诊并有初步治疗方案,可应用吗啡等止痛剂,以防止剧痛等导致休克。

6. 如经8～12小时的观察,仍不能确诊,若病情不允许继续观察,应该做出手术治疗的决定,以免延误手术时机。

(二)非手术治疗指征

1. 适应证

(1)急性腹膜炎初期,范围较小,尚未波及全腹。

(2)急性腹膜炎病因尚未明确,病情较轻。

(3)原发性腹膜炎或盆腔感染引起的腹膜炎。

(4)明确诊断的内科急腹症,可用止痛镇静剂以缓解疼痛,吗啡、哌替啶、阿托品用于肝胆疾患及肾、输尿管结石所致的疼痛;阿托品、颠茄浸膏片用于胃肠道痉挛引起的腹痛;针刺疗法、电刺激镇痛法、神经阻滞药及精神安定药用于功能性腹痛。

2. 治疗措施

(1)体位:无休克者采取半卧位。理由是:①腹内渗液可因重力关系积聚在盆腔,有利于吸收、引流;②使腹肌松弛,膈肌不受压,有利于改善呼吸、循环功能。

(2)禁食:①胃肠穿孔者应绝对禁食;②腹膜炎引起肠麻痹者,肠蠕动恢复后方可进食。

(3)胃肠减压:减轻胃肠道膨胀,改善胃肠血液供应,促进胃肠蠕动恢复,有利于炎症吸收。

(4)纠正水、电解质、酸碱平衡紊乱:外科急腹症患者常有脱水及电解质、酸碱平衡紊乱。其原因是:①腹腔内大量渗液;②肠腔内大量积液;③呕吐;④不能进食。因此,必须根据病情及时、足量补充晶体、胶体液及各种电解质。

(5)给予足够的热量与营养。

(6)抗菌药物:根据病情给予足量有效抗菌药物。

(三)手术治疗

急性腹痛剖腹探查适应证:

(1)剧烈而持续的腹痛已达12小时者。疼痛逐渐加重,诊断仍不明确,经密切观察和积极治疗后,腹痛不缓解,腹部体征不减轻,全身情况无好转反而加重。

(2)怀疑腹腔脏器破裂、出血、穿孔,并有腹膜炎征象者。

(3)怀疑腹腔内有急性炎症,白细胞计数明显升高并核左移者。

(4)怀疑腹腔脏器有绞窄或坏死可能者。

二、外科急腹症治疗的微创化

B超和CT导向下的腹腔脓肿穿刺引流,使膈下脓肿、肠间脓肿的治疗准确而简单。B超使人们认识到排石疗法对于胆囊结石、胆总管结石的局限性。相马在1978年采用EST治疗胆总管结石获得成功,又开创了Oddi括约肌狭窄的非开腹手术治疗途径。20世纪90年代以来,腹腔镜的普及应用给急腹症治疗带来又一次革命,将急腹症的手术治疗带入崭新的“微创”时代,从而在最大程度上避免了手术带来的应激伤害。

(一)内镜

目前内镜应用于急腹症治疗,主要是十二指肠镜对急性胆胰疾病的治疗。急性胆管炎或重症急性胆管炎是急腹症中十二指肠镜治疗的最佳适应证。此类患者往往已经进入休克期或休克早期,手术耐受性极差,手术死亡率高。此时可选择行胆管逆行造影(endoscopic retrograde cholangiography, ERCP)加乳头括约肌切开术,并可选用十二指肠镜插管经鼻或经口有效引流胆管淤滞的胆汁,即所谓经十二指肠镜鼻胆管引流术和经十二指肠镜逆行胆管内引流术。

(二)腹腔镜技术

腹腔镜技术不仅是一种在病因不明情况下的诊治方法,而且对于一些诊断明确的急腹症也已开始取代过去的常规开腹手术而成为一种有效的治疗手段。通过腹腔镜可以清理腹腔大量渗出液,减少有害物质吸收,减轻麻痹性肠管扩张,缓解腹腔室间隔综合征等病理影响;还可以完成一些腹腔脏器的修补、止血、切除、吻合及造瘘等手术;或者根据探查所见选择一个合理的剖腹手术切口,从而避免了盲目探查的大切口或延长切口增加新的创伤。对于可以保守治疗的腹部外伤,更可避免不必要的剖腹探查术,对老年危重患者尤其重要。诸多研究都表明,行腹腔镜治疗后并发症少,术后疼痛轻,住院时间短,住院费用低,术后粘连性肠梗阻及女性不孕发生率低。但由于开展急诊腹腔镜手术对术者的要求较高,不仅需要扎实的开腹手术经验,还需要一定的腹腔镜手术经验,在一定程度上限制了基层医院的开展。

腹腔镜技术在急腹症治疗中的应用:只要具备剖腹探查或明确手术指征的急腹症均可进行腹腔镜治疗,其治疗对象基本涵盖腹腔内所有脏器,如胃肠(小肠及结肠)、肝胆、脾脏甚至胰腺等。它可使约20种腹部闭合性损伤避免不必要的开腹手术,或为正确选择切口及术式提供依据。老年人、儿童及育龄期妇女等人群耐受开腹手术的能力下降,而腹腔镜手术由于创伤小,更显优势。总之,只要能抓住急腹症诊断和鉴别诊断中的核心问题,以病史和体格检查为基石,应用各种辅助检查技术,从常见病、多发病入手,逐步深入考虑罕见病,及时把握手术治疗的时机,尤其强调对危重急腹症的及时抢救;合理应用观察手段,降低急腹症误诊的发生率;有条件者,正确应用微创新技术,提高早期诊断率及治愈率,相信最终能达到提高急腹症诊治水平的目的。

(三)数字减影血管造影

某些急腹症如消化道出血,可以采用数字减影血管造影(DSA)进行最终治疗。选择适当的方法进行暂时或永久的栓塞止血治疗。对于活动性出血的患者用DSA进行超选择性血管栓塞成功率高达93%,栓塞治疗再出血率仅为20%,但对于非活动性出血患者的成功率只有33%,故对于非活动性出血患者不建议使用DSA。

三、外科急腹症手术过程中应注意的问题

由于急腹症病情复杂多变,在开腹手术过程中会出现术中发现与术前诊断不相符或探查遗漏病变的情况,因此应注意如下问题:

(1)剖腹探查应选用全身麻醉。

(2)正确选择手术切口的大小及位置,以获得满意显露。

(3)遵循全面、有序的探查方式,不忽略任何脏器,不满足于发现单一病变。

(4)掌握各种病变的术中表现,炎症病灶表现为组织或器官变硬、肿胀,甚至密布脓苔。空腔脏器梗阻时,其近段扩张,远段塌陷,交接处为梗阻部位,穿孔处多有白色纤维蛋白、脓性分泌物聚集或组织明显纠集,出血点多位于血凝块积聚之处。

(5)若术中发现与术前分析不相吻合,应彻底探查,不能简单认为没有问题而匆匆关腹。

(6)不能满足于发现表面的问题,而要寻找深层次的原因,如发现腹腔内脓肿或穿孔,要继续确认其成因,避免漏诊。

急腹症探查遗漏多见于固定于后腹膜的器官,如肝裸区、第二肝门、胰腺钩突、升/降结肠、直肠后壁,尤其是十二指肠后壁穿孔和胰腺头部后侧坏死,前者的标志是后腹膜被漏出的胆汁黄染;后者常见大网膜、肠系膜等处分布有皂化斑。当腹腔中出现如脓液、胆汁、食物残渣、粪便等异常物质时,常高度提示有器质性病变存在。结束手术关腹时要特别小心,应避免腹壁戳孔引流时伤及肠管,以及避免在缝合关闭腹腔时误缝肠管等。

第五节 急腹症的中医药治疗

中医学对急腹症虽无专篇论述,但该疾病在中医学中则包括在“腹痛”、“结胸症”、“蛔厥”、“肠结”、“寒疝”诸病中,以及“胃脘痛”、“呕吐”、“便秘”、“黄疸”等症状中。中医文献不仅对这些病症的病因、证候有丰富的记述,而且积累了宝贵的治疗经验。如汉代张仲景的大黄牡丹皮汤、薏苡附子败酱散、乌梅丸、大承气汤、大柴胡汤、三物备急丸,等等。这些方药一直沿用至今,证明它们仍然有较好的疗效。

回顾中西医结合治疗急腹症的历史、现状,中西医结合治疗急腹症历经初步探索、形成体系到在高层次上开展中西医结合3个阶段,应当认为现在中西医结合更加成熟,更具有理性。临床上开展的对重症急性胰腺炎的治疗取得了较好临床疗效。国内一些有影响的医疗中心,甚至在对SAP治疗指南中也主张采用中药大黄和外敷芒硝。天津南开医院在20世纪70年代和80年代初期,与西医外科合作进行了急腹症的中西医结合临床研究,取得了较为满意的临床疗效。崔乃强教授进行的一项多中心研究,选取符合SIRS或MODS标准患者202例,随机分为西医治疗对照组(对照组)105例和大承气颗粒+西医治疗组(治疗组)97例。对照组105例中发生器官功能障碍133个,平均每例发生器官功能障碍1.27个,治疗组97例中发生器官功能障碍215个,平均每例发生器官功能障碍2.05个,两组相比较有显著性差异。全组病死率治疗组为5.15%(5/97),对照组为15.24%(16/105),两组也有显著性差异。这些结果提示,采用中医通里攻下法在清除内毒素、保护肠屏障、减少炎性细胞因子对靶器官的作用、保护脏器功能等方面取得了很好的疗效,有深入研究和推广价值。

一、急腹症病因与病理

1.病因 饮食不节(暴饮暴食或嗜食膏粱厚味或恣食生冷)损伤脾胃,脾胃运化失常,继之六腑传化无能,糟粕内聚,生湿生热。寒温不适,致使外邪(寒、湿、热邪)蕴结于内,经络阻隔,气血凝滞。虫积、结石或粪块阻塞,致使腑气通降失常,肠道传化

不利。情志内伤，暴怒伤肝，忧思伤脾，脏腑相为表里，脏有病则腑之脉络内气血乖违，壅塞不通。上述这些因素，都能引起脏腑气机阻滞而发病，病变的主要脏器以腑为主。

2. 病理　六腑为传化之腑，《素问·五脏别论》说“六腑，传化物而不藏，故实而不能满也”。六腑的基本生理特点是“以通为用”。其气机运行是“泻而不藏”、“实而不满”、“动而不静”、“降而不升”，以通降下行为顺，滞塞不通为逆。急腹症的病理，主要是脏腑气机阻滞，尤其是腑气的通降失常所致。这种突发的腑气通降失常，痞塞不通，导致了气机壅塞，“不通则痛”，因而急性腹痛也就成为急腹症的主要症状。“不通”的病理基础主要是气滞血瘀。因为“气为血之帅”、“气行则血行”、“气滞则血瘀”，血液的运行与气的机能密切相关，气机郁滞，可使血液阻滞而成“血瘀”。血瘀又能加重气机郁滞，两者常互为因果。一般来说，气滞为血瘀的先兆，血瘀是气滞的发展。急腹症的病理由气滞到血瘀，标志着急腹症发展演变过程。气滞血瘀郁久则能化热，热积瘀滞不散，可引起局部血肉腐败，酝而成脓；甚则热毒炽盛，伤阴损阳，正虚邪陷，而出现厥脱的危急局面。

从现代医学看，急腹症的病理主要也是梗阻不通和局部炎症。由于梗阻促进了细菌繁殖，加重了炎症，而炎症的组织水肿又进一步引起梗阻，两者常互为因果。因此，从中西医两方面来看，“不通”是急腹症所具有的共同规律。临床实践证明，只有贯彻“以通为用”的总则，才能有效地促进六腑气机运行协调而恢复“以通降为顺”的共同生理，使机体从病理状态恢复到正常的生理状态。

二、急腹症的辨病与辨证

外科急腹症在临床上具有发病急、变化快、病情重的特点，“暴病属实”，故外科急腹症大多数为实证，仅有部分患者在疾病后期或受其他因素影响而表现为实中有虚、虚中有实、虚实夹杂等情况。从脏腑来说，则为肝胆、脾胃、大小肠等见证为最多，其中以腑的见证为主。根据外科常见急腹症的临床表现，归纳起来，可概括为以下几个基本证型。

1. 滞证　临床上多见腹部胀痛或串痛，或痛无定处，嗳气或矢气、排便后胀痛减轻，伴有恶心，嗳气，肠鸣，纳呆，舌苔薄白，脉象多弦。急性阑尾炎、胆囊炎胆石症、胰腺炎、肠梗阻轻症或早期阶段常见此类证候。急腹症所见的气滞证候，类似现代医学腹部脏器机能障碍为主的病理生理表现。

2. 血瘀证　临床上多见腹痛呈持续性隐痛或卒然痛剧，痛点固定不移，痛如针刺、刀割，腹部有压痛或拒按，或可触及实质性包块，或大便紫黑，舌质紫黯或有瘀斑，脉象多涩。急腹症所见之血瘀证候，类似现代医学腹部脏器的器质性病变伴有血运障碍的病理表现。

3. 壅证　临床上多见持续性腹痛或有阵发性加剧，伴发热，口渴，恶心、呕吐，腹部有明显压痛，或反跳痛、肌紧张。如热结腑实，则大便秘结，腹部胀满，常可触及疼痛的肿块（如阑尾包块或肿大之胆囊），舌苔黄厚而干燥，舌质红，脉洪数或滑数。急腹症所见的热壅证候，类似现代医学急性感染所致的炎症表现，大多数急腹症属于此类型，如急性阑尾炎、胆囊炎、胆石症、急性胰腺炎及各种原因引起的腹膜炎。

4. 热证　在临床辨证时需注意辨认湿偏重，还是热偏重。急腹症患者热重于湿者多，湿重于热者少。由于湿热蕴结的部位不同，其临床表现也不完全一样。如肝胆湿热则多见两胁胀痛，引向肩背，恶心、呕吐，脘腹胀满，发热或寒热交作，大便秘结，小便短赤，口苦口干，全身发黄，舌质红，舌苔黄腻，脉弦滑数；脾胃湿热则见脘腹胀闷疼痛或按之作痛，口苦口黏，便秘或腹泻秽臭，便后不爽，舌苔黄腻，同时还可有黄疸、发热、口渴不欲饮、小便短赤等。肝胆湿热和脾胃湿热均可见黄疸，但前者以胁痛明显，后者以消化道症状明显，可助鉴别。膀胱湿热则尿频、尿急、尿痛、尿黄浊或尿血，并可伴见发热、腰痛、苔黄腻、脉滑数等。急腹症所见的湿热证候，常见于胆囊炎、胆石症、炎症型胆道蛔虫病、尿路结石或合并感染、胆道感染合并胰腺炎等。

5. 积证　症见腹痛时发时止，痛时辗转不安，甚则肢冷汗出，痛定复如常人。如虫积在上则上部钻顶样剧痛，呕吐频繁，甚则吐蛔；虫积在下，则绕脐作痛，腹部或可摸到条索状块物（蛔虫团），按之柔软。发病以儿童为多，常见面黄肌瘦，面、舌、眼白可显虫斑，或有呕蛔、便蛔。急腹症所见的虫积证候，常见于胆道蛔虫症、肠道蛔虫症及蛔虫团堵塞肠道形成之肠梗阻。

上述 5 个证型临床上有时可两型或数型同时出现，且互为因果，互相转化，互相兼挟。辨证时要注意区别主证和兼证，主要矛盾和次要矛盾，以及它们之间的因果关系，才能辨证准确，治疗得当。

三、急腹症的基本治法和用药经验

中医中药治疗急腹症，重要问题在于明确手术疗法和非手术疗法的适应证，坚持辨证论治的基本原则，立足于整体，重视局部，局部与整体相结合。外科急腹症多属实证、腑证、里证、热证。根据“六腑以通为用”、“通则不痛”的生理病理规律，“通”就成为急腹症共同的主要治法。《医学新传》中说，“夫通则不痛，理也。但通之之法，各有不同。调气以和血，调血以和气，通也；上逆者使之下行，中结者使之旁达，亦通也；虚者助之使通，寒者温之使通，无非通之之法也。若必以下泻为通，则妄矣”。由此可见，“通”法的含义很广，凡属调理气血，舒畅气机，补虚泻实等，以达到祛除病邪，恢复脏腑正常生理功能的治法，均属“通”法范围。现将中医中药治疗急腹症的基本方法分述如下。

1. 通里攻下法　又称泻下法。凡用攻下药为主的方药以排除体内停滞有形之邪的方法称为通里攻下法或泻下法。它是治疗急腹症的主法。因为“里实证”是急腹症常见的临床表现，通里攻下是针对里实证而采取的治法，即《内经》所谓“实则泻之”之意。由于攻下药的作用有峻、缓之别，性味又有寒、热之异，故一般将其方药分为寒下、温下、逐水、润下四类。在急腹症中应用最广的是寒下，寒下属于峻下范围，常见于急性腹腔炎性疾患，如急性阑尾炎、性胰腺炎、性胆囊炎、腹腔脓肿和急性肠梗阻（痞结型、瘀结型早期）等疾病。这些疾病的病情虽然不同，但其共同点都是里实热证，因而都可用寒下法进行治疗以达到下热下实的目的。所以寒下法在急腹症中具有广泛的运用范围，并常与清热、理气法合用。寒下的代表药物为大黄、芒硝，它们都是治疗阳明腑实证的主药，其中大黄不仅有泻下作用，还具有清热、泄火、解毒、祛瘀等作用，并有较强的抗菌消炎功能。因此，大黄是治疗急性腹腔炎性疾患最常用的主药。在急腹症的初期，即使大便正常，亦可应用。不过，在一般情况下用量不宜过大得利即可。如果里实热证较甚者大黄的剂量宜大，得快利而后方止。

据现代研究资料，大黄的致泻作用，主要是由于其中含有结合性大黄酸类物质，刺激肠壁，引起肠壁收缩，分泌增加，而发生泻下通便作用。试验还证明，大黄煎煮过久，结合性大黄酸遭到破坏，其泻下作用就会减弱；且因大黄中还含有鞣酸类物质的大量析出，反有收敛作用。因此，古人在论述大黄的用法时说“生者气锐而先行，熟者气纯而和缓”是很有道理的。临床使用生大黄时，后下（煎）的目的就是取其泻下作用，正如古代医学家李东垣所说，“大黄苦峻下走，用之于下必生用”。芒硝，咸苦大寒，能润燥软坚，故能通燥结；又因其性寒降下，故能去大热，为肠胃实热结滞、腹痛、胀满、便秘等症常用之品。芒硝常与大黄配合运用，即《内经》所述“热淫于内，治以咸寒”之意。芒硝的致泻作用，即是硫酸钠的致泻作用。这是因为芒硝中某些离子不易为肠壁所吸收，在肠内形成高渗而阻碍肠内水分的吸收，所以肠内保持着大量的水分，因而使肠内容物变稀薄，容积增大，刺激肠黏膜感受器，反射性地引起肠蠕动亢进而产生泻下作用。由此可见，其泻下的快慢，除取决于剂量的大小外，还取决于饮水量的多少。芒硝除有泻下及清热泻火的作用外，更有利胆作用，能增加管道分泌，促进管道蠕动，松弛括约肌。因此，芒硝又是胆道疾患，尤其是胆石病的常用药。

寒下的代表方为大承气汤，由大黄、芒硝、枳实、厚朴四味药组成。此方为治疗阳明腑实证的主方。从本方的药物组成来看，可分为泻下与行气两部分。行气（枳实、厚朴）与泻下（大黄、芒硝）相配伍，可以起协同作用，使泻下的作用增强。由于大承气汤既能泻实热，又能除燥实，故对燥热内结，气机壅滞的急腹症是一个有效的首选方剂。临床常根据不同的目的，随症加减可以演变出多种有效的通里攻下方。通过对大承气汤复方的试验研究，初步证明本方具有增加肠道蠕动，增加胃肠道容积，改善胃肠道的血液循环和降低毛细血管的通透性，以及促进胆囊收缩、胆道口括约肌放松、胆汁分泌增加（利胆）等作用。这个试验结果，对中医学认为“六腑以通为用”、“不通则痛”、“痛随利减”的基本理论及运用“下法”治疗急腹症的原理，增添了新的论据。必须指出，“通里攻下”法是一种祛邪的治疗方法，用之得当能收到速效，但用之不当亦可产生不良反应。

在运用“通里攻下”法时，要注意掌握好通里攻下法的适应证与禁忌证：因为“通里攻下”法是治疗里实证的方法，故凡非里实证者均不宜采用；凡属可下之症，必须大胆攻下，力争“速战速决”；要掌握适可而止的原则，以防攻伐太过，正气受伤。

2．清热解毒法　凡用清邪热、解热毒的方药以清除体内火热壅盛、郁结成毒的病症的方法称为清热解毒法。它是治疗急腹症的主要方法之一。里热证是急腹症的常见临床表现，清热解毒法是针对里热证所采取的治法，即《内经》所谓“热者寒之”之意。在急腹症的治疗中，清热解毒法主要用于急性腹腔炎性疾病；而具有里热证候的患者，临床上常与通里攻下法配合使用，以达到炎症除、腑气降、梗阻通的目的。清热解毒药的种类颇多，凡药性寒凉，具有清除里热、泻火解毒作用的药物，统称为清热解毒药。临床及试验证明，这部分药物多具有不同程度的抗菌、消炎、解热作用，因而在急腹症中有着较广泛的适用范围。

根据临床体会，在急腹症中最常用的清热解毒药可分为3组：

(1)银花、连翘、蒲公英、紫花地丁。在急腹症治疗中，这4种药常用于腹腔急性感染，如急性腹膜炎、急性阑尾炎及腹腔脓肿等，有时也可用于胆道感染、溃疡穿孔第二期(消炎期)。

(2)红藤、败酱草。具有清热解毒和活血祛瘀两方面的作用。但败酱草善于消痈排脓，而活血祛瘀力量较差，两者常配合治疗急性腹膜炎和阑尾周围脓肿。

(3)栀子、知母、生石膏。为清热泻火药。常配合用于治疗急性腹膜炎、急性阑尾炎、急性胆道感染等多种伴有高热之腹腔急性感染。

以上3组清热(泻火)解毒药，可根据急腹症里热证候的不同情况，既可单独应用，也可联合使用。此外，急腹症的常用清热解毒药还有白花蛇舌草、虎杖、三棵针、鸭跖草、白毛夏枯草等，也可酌情选用。

3．清除湿热法　常用于急腹症而伴见湿热证候者。由于湿热的所在部位不同，而又有清热燥湿与清热利湿之分。

(1)清热燥湿：清热燥湿的代表药为黄连、黄芩、黄柏、龙胆草等。这类药物的性味特点是多为苦寒，苦能燥湿，寒能清热。常用于湿热内蕴或湿邪化热的证候。在急腹症的治疗中，常与通里攻下法配伍用于急性胆道感染与胆石病等。

(2)清热利湿：常用的清热利湿药有金钱草、木通、泽泻、车前、萹蓄、瞿麦、冬葵子、海金砂等。主要用于泌尿系结石。有合并感染者可配合清热解毒药；有梗阻现象者则应配合行气活血药。

4．理气开郁法　气机郁滞是急腹症的主要病因病机。理气开郁法是针对气机郁滞而采取的治疗方法。在急腹症的治疗中，理气开郁法具有广泛的应用范围。常用于胃肠和胆道功能紊乱及各类早期炎性急腹症；配合活血化瘀药消除炎症后残存浸润或包块；作为通里攻下或清热解毒的后续治疗，以调理脏腑，疏通气血。常用的理气开郁药有莱菔子、枳实(壳)、厚朴、木香、柴胡、乌药、青皮、香附、郁金等。这类药物的性味多属温性，这是因为气得温则行，遇寒则滞的缘故。

现代研究证明，理气开郁的大部分药物具有解痉作用而降低消化道的张力，调整消化道有节律性地蠕动，使六腑气机恢复“以通降为顺”的生理活动。

5．活血化瘀法　血瘀是急腹症的常见病因病机，活血祛瘀是针对血瘀而采取的治疗方法。本法在急腹症中具有广泛的适应范围，凡各类早期的急腹症、各种类型的包块、胆道及泌尿系结石，以及某些急腹症的恢复期伴见瘀血证候者，均可采用活血祛瘀法。现代研究证明，活血祛瘀的主要作用是扩张血管、改善血液循环、保证组织灌注，以及改善毛细血管的通透性而促进炎症的吸收与局限。这些作用均有利于恢复六腑正常生理活动及局部病灶的炎症的消退与修复。急腹症常用的活血祛瘀药，应针对不同的情况采用药力不同的药物，如活血止痛常用川芎、元胡、郁金、蒲黄、五灵脂、乳香、没药；祛瘀消坚常用桃仁、红花、三棱、莪术；祛瘀排脓常用穿山甲、皂角刺等。

临床应用活血祛瘀药也要注意辨证，绝不能见到“血瘀”证而不加辨证地使用活血祛瘀药，这样是不能提高疗效的。因为“血瘀”证的出现，可因寒、热、虚、实不同的原因而产生，如因寒而致者则兼用“温法”；因热而致者则兼用“清法”；因虚而致者则兼用“补法”；因实而致者则兼用“攻法”。就急腹症的特点来说，急性期多与泻下、清热法并用，恢复期则常与补益法同用。还有一个共同而且重要的配伍就是“行气法”，理由是“气为血之帅”，“气行则血行”，“气滞则血滞”。因此在“活血化瘀”的同时，必须配伍“行气法”，加上行气的药物以助血行。故前人有“理血先理气”的说法。

以上是急腹症的中医常用治法，此外还有温中散寒法、制蛔止痛法、降逆止呕法等。这些治法都有一定的适应范围，或单独使用，或配合应用，需视病情而定。急腹症是一个发病急、变化快、病情重的病种，严重的患者在短期内就可发生人体生理、病理的明显变化，因此中医中药治疗急腹症，要始终坚持中西医结合的原则。

第六节　急腹症的鉴别诊断

一、概述

急性腹痛是常见的症状。必须准确掌握急性腹痛的鉴别诊断。在临床工作中尤其年轻大夫对急腹症的认识并不深入，经常出现漏诊、误诊，如把急性腹痛中的内科病即过敏性紫癜误诊为急性阑尾炎进行手术，把十二指肠球部穿孔误诊为急性阑尾炎进行手术，把急性脊髓前角灰白质炎误诊为急性腹部外科疾病进行手术。所以，普外科医生必须精通急腹症之鉴别诊断。

对急性腹痛的早期诊断及时确诊是非常重要的。只有早期正确诊断才能得到正确治疗。面对急性腹痛病人，要根据既往史、现病史、检查体征和各种辅助诊断检查结果，进行准确的鉴别诊断。

（一）重视病史的询问

全面、准确、系统的病史采集是临床诊断的重要根据之一，有些疾病早期病人仅有自觉症状而缺乏客观体征，通过详细询问病史也能初步得出诊断，或可由此掌握一些诊断的线索。如询问病史不详细、不全面，或先入为主地诱导病史采集和查体，对疑点和漏洞不加追究，不按程序鉴别诊断，常是造成误诊的原因。例如，只了解到转移性右下腹痛的病史，而未注意上腹痛的突然发作及迅速转移到右下腹的时间，则可将溃疡病急性穿孔误诊为急性阑尾炎。

（二）全面细致的体检

体检是发现体征的基本方法，同时也是验证病史得出临床诊断的客观依据之一。在查体时，要耐心听取病人的申诉，细致观察患者的反应，争取患者的合作，全面系统的体格检查，特别要重视腹部检查，按视、触、叩、听的顺序进行，直肠指诊及腹股沟检查不可遗漏，心肺听诊亦不可缺少。有的医生在体检时，满足于已发现的阳性体征与患者主诉相吻合或能解释已有症状，而不再做其他部位的检查，如未做胸部检查而将肺炎或胸膜炎误诊为急性胆囊炎或溃疡病急性穿孔；有的由于检查不细，忽略有意义的腹部体征，如考虑肠梗阻而未检查腹股沟区及阴囊部位，忽略了嵌顿疝，常在术野消毒时才发现误诊。

（三）及时、必要的辅助检查

辅助检查是诊断过程中不可缺少的措施和步骤。例如，怀疑泌尿系结石应做尿镜检；怀疑肠炎应行大便常规检查；怀疑急性胰腺炎应做血、尿淀粉酶测定；怀疑溃疡病穿孔应行腹部透视；怀疑胆道疾患、肝癌破裂等应做B超检查等。白细胞计数能提供有否炎症、感染及中毒的依据；连续地动态观察血红蛋白及红细胞的升降，常能监测内出血进展情况等。如急性心肌梗死引起上腹痛的患者，因未做心电图检查，而误诊为急性胰腺炎等疾病。对特殊检查结果，既重视阳性结果的辅助诊断价值，也要注意假阳性和假阴性的可能。如溃疡病穿孔约有25%无膈下游离气体。各种辅助检查的结果必须互相验证，并结合临床资料进行全面分析才能得出正确的诊断。只根据某项检查结果的异常或正常来肯定或否定某种疾病的诊断，就很容易造成误诊或漏诊。因为任何仪器和检测项目均受器械性能、操作方法、试剂纯度、技术条件、患者的个体差异和病情异常表现及检查者的理论、经验和思维方法等方面的影响，可有一部分假象和误差。因此要正确对待，不要片面地夸大其作用，必要时应反复检查，观察其动态变化，以提高诊断水平。

（四）重视动态观察

急腹症病理变化有个从量变到质变的渐进过程，如病理损害尚未达到出现体征的时候，或疾病早期患者虽然出现了临床症状，但由于机体的代偿作用，组织器官尚未表现出异常变化，这时常缺乏阳性体征。如延迟性脾包膜下血肿或脾脏裂伤小出血缓慢，可于伤后 48 小时才表现腹腔大出血征象；早期的空腔脏器损伤，由于裂口小或空腹状态下受伤，腹腔污染不严重，腹膜刺激征轻微或缺乏。对此类患者，应强调留诊观察，特别是病情变化时应系统地反复检查，详细记录，主要观察腹痛是否加重，腹部有无固定性压痛及反跳痛，肠鸣是否亢进或消失，白细胞计数是否增加等，直到明确诊断为止。必要时行 CT、MRI、腹腔动脉造影和腹腔镜等检查。

（五）病变性质的鉴别

急腹症的诊断必须通过鉴别诊断后才能确立。急腹症的临床特点与其病理变化有着密切的关系，病变不同，临床表现也不一样。一般来说，有炎症、梗阻、穿孔、出血、绞窄、损伤、恶性肿瘤、功能紊乱等基本病变类型。在病因诊断困难时，只要基本病变类型能确定，尤其是若能判断为非手术治疗不能解除病因者，手术治疗方案就可初步确定。

二、鉴别诊断考虑的问题

（一）炎症性疾病与阻塞性疾病的区别

前者所致腹痛多为持续性，逐渐加重，腹肌紧张，肠鸣音减弱或消失，白细胞计数升高。后者所致腹痛为阵发性，发作较快而突然，无明显腹肌紧张和压痛。机械性肠梗阻则肠鸣音亢进，白细胞计数稍升高。

（二）胃、十二指肠溃疡病穿孔与器官急性炎症穿孔的鉴别

前者常是突然发生，剧痛先在上腹开始，迅速蔓延全腹，其发病之快，疼痛扩散之速，为其他急腹症所不能及，此外多有溃疡病史。后者则与之不同，器官从炎症发展至穿孔，要有一定的过程，在穿孔之前，有较典型的原发病症状，如阑尾炎与胆囊炎穿孔在腹膜炎之前，有典型的急性阑尾炎和急性胆囊炎症状；肠穿孔，事先往往有发热、数天至数周的伤寒病史；绞窄性肠梗阻，在肠管坏死穿破之前，有一段机械性肠梗阻的病程。

（三）创伤性空腔脏器破裂与实质脏器破裂的鉴别

空腔脏器破裂以腹膜炎症状为主，腹部压痛、腹肌紧张等腹膜刺激征明显；肠胀气、肠鸣音减弱或消失；胃肠道破裂则可出现气腹（游离气体），肝浊音区减小或消失；进行性白细胞计数升高，体温升高明显。实质脏器破裂以出血性休克为主，血压下降；腹痛、腹肌紧张较轻；肠鸣音可以减弱或反而加强；出血量多时，可有移动性浊音；进行性贫血，体温升高不明显，白细胞计数无明显改变。必要时，还可以做腹腔穿刺，以明确诊断。

三、外科疾病

外科急腹症特点：

(1)剧烈而突发的腹痛多先于发热或呕吐。

(2)腹痛部位明确。

(3)常伴腹膜刺激征。

(4)腹式呼吸减弱或消失。

(5)可有肝浊音界消失、腹部移动性浊音阳性。

(6)腹痛腹部膨隆或见胃肠型及蠕动波，并可触及腹部包块或条索状物等。

(7)机械性肠梗阻时可闻及高调肠鸣音，而弥散性腹膜炎、麻痹性肠梗阻则肠鸣音减弱或消失。

(8)腹腔穿刺可有血性或脓性液体等。

（一）消化道穿孔

既往有胃及十二指肠溃疡病史，突然出现急性腹痛。疼痛多开始于上腹部，少数病例开始为全腹

疼痛。疼痛多为持续性剧烈疼痛，少数病例因剧痛可致休克。检查体征可见板状腹，肌痉挛征象明显。但在较晚期老年患者，此体征则不明显。腹部叩诊肝浊音界消失。体温升高，白血球增多，X线检查可见气腹存在，可作为胃及十二指肠穿孔的诊断依据。偶尔十二指肠穿孔为小型，溢出物顺升结肠外侧流至右下腹部而引起右下腹部疼痛及压痛和反跳痛，此时与急性阑尾炎较难以鉴别。该病主要以既往胃病史和X线检查帮助诊断。

(二)急性阑尾炎

急性阑尾炎是急性腹部外科最常见的疾病。一般说来诊断并不困难。典型病例，疼痛开始在脐周围或上腹部，然后转移至右下腹部。疼痛开始即在右下腹部的约占半数。多数患者有恶心、呕吐症状。该病诊断除自觉症状外，最重要的是临床体征：右下腹部有明显的压痛和肌紧张，特别是麦氏压痛点明显，兰氏压痛点明显，并有反跳痛，结肠充气试验阳性，革兰征阳性，腰大肌和闭孔肌试验阳性。根据这些阳性体征和体温升高、白血球增多，就表明是急性阑尾炎。老年人一切炎症反应较轻微，肌痉挛不明显，主要靠比较各象限之柔软程度确定是否有肌痉挛。幼儿患者在检查时哭啼，必须在其深吸气时以触诊确定肌痉挛是否存在。

(三)急性胆囊炎

多由于胆囊管因结石梗阻所致，出现上腹部剧烈绞痛，阵发性加重，疼痛常发射至右肩或右背部，并出现恶心、呕吐等消化道症状，检查右上腹有压痛和肌紧张，Murphy征阳性，部分患者有上腹触痛及肿大之胆囊而误以为是肿块，一般患者无明显腹膜刺激征，可依据B超检查鉴别诊断。

(四)急性胰腺炎

绝大多数病例疼痛都起于上腹部，少数病例起于全腹或脐部疼痛。疼痛多为持续性颇为剧烈，并向背部放射，有的向左侧胸部放射，而与冠心病相混淆。急性胰腺炎腹痛开始后多数人有恶心、呕吐。检查体征可发现两点特征：①上腹部或疼痛部位只有中等度肌紧张和压痛，与自觉症状不相称；②压痛常在上腹和中腹部或侧腹部，尤其左侧腹部最为明显。

检查体征：肝浊音界没有消失，Murphy征阴性，如伴有总胆管炎或结石病例可出现黄疸。胰腺本身肿胀亦可出现黄疸。X线腹部检查，平片可显示阶段性肠郁胀，没有气腹。检查心电图没有冠心病，检查血和尿之淀粉酶得以确诊。特别是进行B超及彩超检查，更可明确诊断。

(五)急性肠梗阻

急性肠梗阻多为全腹性痛和阵发性疼痛，继之大量呕吐，多数病例发病后不排便，不排气，不发烧，腹部膨胀，叩诊鼓音，听诊肠蠕动音亢进伴有气过水声。如果是绞窄性肠梗阻，则疼痛比较剧烈，而为持续性疼痛，有腹膜刺激症状，伴有体温升高，白血球增多。X线腹部检查可显示鱼刺样充气，小肠袢以多数液平面，即为急性肠梗阻征象。

(六)肠套叠

该病绝大多数发病在2岁以下婴儿，少数可发生在任何年龄，但仍以儿童居多，成人肠套叠为极少数。此点对于鉴别诊断极为重要。此外，该病有4个主要症状和体征：①阵发性腹部疼痛发作；②呕吐；③便血与黏液；④腹内肿块。在绝大多数病例有便血或肛门指诊检查可查出血迹，血与粪便不相混合。此点与急性肠炎不同。该病患者无发烧或中毒症状。在大多数病例于腹部可触及肿块。随着阵发性腹痛，肿物不断沿结肠部位向前移位。虽常绞窄性变，但由于有套鞘遮盖而无腹膜刺激症状，钡剂灌肠X线检查可证实诊断，一般诊断并不困难。症状不典型时需和下列疾病鉴别。

(七)右侧肺炎、胸膜炎

右侧肺炎、胸膜炎时可刺激第10、第11、第12肋间神经，出现反射性右下腹疼痛。急性胃肠炎时，恶心、呕吐和腹泻等消化道症状较重。胆道系统感染性疾病，易与高位阑尾炎相混淆，但有明显绞痛、高热，甚至出现黄疸。此外，回盲部肿瘤、结核及慢性肠病美克尔(Mechel)憩室炎等，亦需进行临床鉴别。

(八)肝、脾破裂

主要临床表现是内出血，包括面色苍白，脉搏加快，严重时脉搏微弱，血压不稳，甚至休克。但肝实质破裂常伴有较大的肝内胆管断裂时，由于胆汁的沾染，腹膜可出现明显的腹痛和腹膜刺激征。仔细观察腹穿液可发现血液中混有胆汁样物，B 超检查也有助于鉴别。

(九)输尿管结石

腹痛多在右下腹，单多层交通，并向会阴部外生殖器放射。尿中查到多量的红细胞，X 线摄片在输尿管走行部位呈结石阴影。

四、妇科疾病

妇产科急腹症特点：

(1)腹痛多局限于中下腹、盆腔，并向会阴部和骶尾部放射。

(2)腹痛多与月经、妊娠有关，月经期曾患过上呼吸道感染或有过性生活，多为急性盆腔炎。卵巢滤泡破裂多发生在排卵期，宫外孕有停经史，可有早孕反应等。

(3)可伴有腹腔内出血、阴道出血或分泌物增加。

(4)妇科检查常有阳性体征发现。

(一)急性盆腔炎

急性盆腔炎可引起急性下腹部疼痛、恶心、呕吐、发烧。检查可发现下腹部有压痛和肌痉挛。白血球增多，有时应与急性阑尾炎鉴别。该病可有下列特征：

(1)发病常在月经期间，刚刚月经以后，小产或分娩之后发病。

(2)发烧及白血球增多，而腹部炎症刺激现象相对较轻。

(3)压痛及肌痉挛位置低，而且两侧对称。

(4)白带突然增多。

(5)肛门指检发现髂窝两侧均有压痛，在移动子宫颈时可引起疼痛。

(二)子宫外孕

输卵管妊娠常引起一侧下腹部疼痛或下坠感。当发生妊娠输卵管破裂时，可引起剧烈腹痛、恶心、呕吐，甚至休克。疼痛可放射至上腹部，此时容易与其他外科急腹症相混淆。但是，该病患者常有多年不孕史，如详细询问最近有停经史，并伴少量阴道流血。此外，在检查时可见下列特征：

(1)由于大量内出血，患者面色苍白，甚至血压低有休克征象。

(2)血液表现贫血和中度白血球增多，体温往往正常或轻度增高。

(3)一侧下腹部有明显压痛，但肌痉挛相对较轻。

(4)盆腔检查可发现子宫肿大如早期妊娠，移动子宫颈时可引起剧烈疼痛，在子宫旁或后穹隆可触及肿物。

(5)青蛙试验显阳性、子宫后穹隆穿刺可获得暗血，则可证实宫外孕之诊断。

(三)卵巢囊肿扭转

卵巢囊肿扭转可引起突然剧烈腹痛和呕吐。除非患者知道腹内肿物存在，否则既往史对该病诊断帮助不大。腹部检查可发现肿物伴有明显压痛，但囊肿较小须依赖盆腔检查及双合诊才能查出囊肿存在。晚期病例有囊壁坏死时则有腹膜刺激征象。

(四)滤泡或黄体囊肿破裂

该病常发生在 20 岁左右的青年女性，未婚者较多，发病时患者突然感觉左下腹部或右下腹部疼痛，并伴有恶心、呕吐。检查时可发现患侧有局部压痛和肌痉挛，体温增高，白血球增多。发生在右侧时与急性阑尾炎很难鉴别。不过该病常发生在两次月经中期，即月经后第 15 天左右。盆腔检查可发现一侧子宫附件有明显压痛。此两点可有助于鉴别诊断。该病与急性阑尾炎比较究属少见，且该病亦常需手术治疗，因此不能确诊时仍以进行手术探查为宜。

五、内科疾病

内科急腹症特点：

(1)一般先有发热或呕吐、腹泻，而后出现腹痛。

(2)腹痛较轻，腹痛部位模糊，常不固定，时轻时重。

(3)腹部体征不明显,腹肌不紧张,无固定而局限性压痛点,无腹膜刺激征,患者常喜按。

(4)腹式呼吸存在,肠鸣音正常或活跃。

(5)可有与腹痛有关的内科疾病的阳性体征。

(一)急性胃肠炎

发病急,有饮食不调史,常恶心、呕吐在先,继之以全腹阵发性绞痛和腹泻。检查腹部有压痛,但不限于一处,且无肌痉挛存在。患者除有脱水现象外,还可见大便稀甚显水状,有时带有黏液或脓性分泌物,体温正常,白血球正常值。根据以上症状和检查不难确诊。

(二)原发性腹膜炎

该病多发生于女孩子,多为链球菌或肺炎球菌感染。该病与继发性腹膜炎鉴别较困难。但一般其全身症状较明显,如发烧、白血球显著增多。一般来说患此病者身体比较弱,这和外科一些急性泛发性腹膜炎有所不同。该病来自上呼吸道感染即血行感染,细菌自肠道透过肠壁而至腹腔感染,自子宫输卵管感染至腹腔。治疗该病首先是保守疗法,但限于局性脓肿形成或未能与继发性腹膜炎鉴别时,应进行剖腹探查。

(三)过敏性紫癜

该病主要症状系由肠壁出血水肿而引起急性腹部绞痛,伴有恶心、呕吐。如气短、气喘,风疹等过敏反应症状及紫癜或关节疼痛历史,则表示有此病的可能性。腹部常有局部肌痉挛及压痛如限于右下腹部,应与急性阑尾炎鉴别。临床医生曾不只一次将过敏性紫癜误诊为急性阑尾炎进行手术。该病有时与肠套叠难以鉴别,少数病例亦可引起真正之肠套叠并发症。但一般肠套叠多发生在年龄较小的幼儿。在诊断该病时应注意皮肤出现紫癜,一般发生于四肢内侧。必要时可进行囊壁试验,可帮助诊断。

(四)冠状动脉疾患

冠状动脉硬化冠心病患者发病时有急性持续性胸骨后剧烈疼痛,可放射至左肩或颈部,常有虚脱现象。有时疼痛放射至上腹部,伴有局部压痛和肌痉挛,恶心、呕吐。此时应与急性胆囊炎、胃及十二指肠溃疡病穿孔或胰腺炎鉴别。在老年人或有动脉硬化的患者,突然发生剧烈上腹部疼痛并伴发恶心、呕吐和休克现象时,应想到冠心病的可能性。心电图常在发病后数小时即可发生变化,如 ST 段上升成单向波,T 波倒置,Q 波出现等。此心电图应作为该病之主要鉴别诊断方法。

(五)急性脊髓前角灰白质炎

该病在早期时可引起发烧、呕吐、腹泻、上呼吸道感染症状和肌肉疼痛,当腹部肌肉疼痛时很容易被误诊为急性腹部外科疾病。有的医院曾将该病误诊为急性腹部外科疾病进行手术。该病多发生于儿童,如详细检查可以发现其压痛区域不仅限于腹部,可能延及侧腹部及背部,甚至其他部位。如果对急性腹部外科疾病进行各项检查则无阳性所见,则明确鉴别诊断。如还怀疑时,应腰椎穿刺则有助于鉴别诊断。

(崔乃强　赵二鹏)

第十五章　肿瘤总论

第一节　概　述

肿瘤是一种严重危害人类健康的疾病。人类关于肿瘤的记载已有3000多年的历史，而现代肿瘤学的建立是在19世纪应用显微镜以后。中西医结合肿瘤学的产生与发展，则是近40余年的事情，它是运用中西医结合理论研究肿瘤的病因、病机、演变和预防的学科。中西医结合肿瘤外科学是在中医学、外科学和肿瘤学的基础上发展起来的。近年来由于科学技术的进步和广大医务工作者的努力，已使之成为一门领域广阔、发展迅速、综合性强的学科，在癌肿的防治工作中，发挥着十分重要的作用。

一、肿瘤的流行病学

恶性肿瘤是威胁人类生命健康最严重的疾病之一，目前全世界每年约有700万人死于癌症。预期2000年世界将有1030万例癌症新病人，其中710万将死于癌症。20世纪70年代，我国花了10年时间，完成2000余县约85 000人的恶性肿瘤死亡回顾调查，绘制出"中国恶性肿瘤地图集"，基本摸清了我国主要恶性肿瘤的死亡情况和地理分布。根据最新统计，我国因恶性肿瘤死于前5位的依次为胃癌、肝癌、肺癌、食管癌和大肠癌，每年约有130万人死于癌症。按我国恶性肿瘤的地理分布特点，其高发区有上海、江苏、福建、浙江、河南、河北、山西、宁夏、青海等省、市、自治区；低发区有云南、贵州、湖南。胃癌多发生在沿海和西北地区。肝癌多发生在东南沿海，以江苏启东和广西扶绥为最高发地区。肺癌多发生在北京、天津、上海、辽宁、吉林、河北。食管癌多发生在河南、河北、山西省的交界地区、苏北及新疆哈萨克族聚居地区。宫颈癌较多发生在内蒙古、陕西、湖北、江西。大肠癌多发生在江苏、浙江、上海。鼻咽癌多发生在华南各省。目前，我国恶性肿瘤死亡率比20世纪70年代增长了29.4%，故攻克肿瘤尚需经历漫长的历程。

二、肿瘤的概念及发生、发展

肿瘤是机体中成熟的或正在发育的正常细胞在各种有关因素的作用下，呈现过度增殖和异常分化所形成的新生物，而这种新生物的细胞增殖有别于正常人体细胞的增殖。当人体某组织器官受到创伤后，受创伤部位的细胞即可开始增殖、再生，一旦创伤修复，细胞即停止增殖。因而正常细胞的增殖是受机体严密调控的，而肿瘤细胞增殖不受控性是肿瘤最基本的特点。来源于上皮约占恶性肿瘤90%以上的癌，除细胞增殖的不受控性特点外，癌细胞还可直接浸润邻近的组织器官并向远处发生转移。以往的研究已阐明，致癌的机制是一个多因素、多阶段的过程。当致癌因子进入机体后，一部分被代谢解毒或与体内的其他化合物结合而排出体外；另一部分则作用于细胞核内的染色体使之发生突变而形成启动细胞（启动，initiation），这种在形态上并无异常的启动细胞潜伏在体内。当遭受促癌物质的作用时，细胞开始增殖，形成癌前期病变（促进，promotion）；在致癌物质继续作用下就发展成为恶性细胞（转化，conversion）进而发展成浸润细胞（演进，progression）。近年来，由于分子生物学的进展，为癌肿的发生机制增添了新的概念。正常细胞核的染色体内存在着无数基因，其中一类是参与细胞生长、调节细胞增殖和分化的原癌基因，一旦原癌基因被激活或抑癌基因失活，即可引起细胞无限制的增殖而导致癌肿的发生。1972年，Kerr等提出的"凋亡"学说又重新获得重视，最近发现染色体末端存在一种被称为"端粒"的特殊结构，每当细胞分裂一次，染色体复制一次，端粒即缩短一些，当其缩短至一定程度时细胞即进入衰老而死亡，但癌细胞可通过某些基因产生端粒酶，不断补充端粒的长度，因而癌细胞将无止境的增殖。所以，癌的发生实际上是"细胞增殖与凋亡"失衡的结果。

由于癌肿的形成是一个多因素、多阶段的渐进过程，因而在各阶段内发生相应的组织形态变化，主要有以下几种状况：

1. 非典型增生（异常增生）　增生系指局限性细胞增殖，但其细胞形态及组织结构仍与正常组织相似，增生的细胞呈弥散或结节状排列并无包膜，一旦导致增生的因素消除后，增生的细胞也可消退。当增生的细胞出现异常形态后即称为不典型增生或异常增生。根据细胞分化及其排列紊乱程度进行分级，以胃黏膜上皮非典型增生为例，Ⅰ级为轻度非典型增生，腺管的形态、排列改变不明显，上皮细胞增大，排列略有紊乱，核大而深染，呈椭圆形或杆形，分裂相略增多；Ⅱ级为中度非典型增生，细胞核异常较Ⅰ级明显，分裂相增多，腺管排列有些靠背及共壁现象；Ⅲ级为重度非典型增生，细胞核明显异形，腺管大小不一，排列失去极性，常出现管腔内乳头和管腔外芽蕾，由于在分级时常受主观影响而缺乏客观标准。像对Ⅲ级重度非典型增生有人会诊断为"癌疑"，有人也许会归入原位癌。目前应用免疫组化技术和DNA含量测定可能有辅助诊断意义。非典型增生属于癌前期病变。

按世界卫生组织规定，癌前期状态包括癌前期病变和癌前期疾病，癌前期病变系指某些正常组织容易发生癌变的组织病理学变化，上述的非典型增生属于主要的癌前期病变；癌前期疾病系指某些引起癌肿发生危险性明显增加的临床情况和疾病，以胃为例，慢性萎缩性胃炎、胃息肉、胃局皱襞症、恶性贫血等均属于癌前期疾病。

2. 原位癌　系指癌细胞局限于上皮层内而基底膜完整无损的癌肿，常见的有宫颈原位癌、皮肤的Bowen病、乳房的小叶原位癌等。原位癌可发展为早期浸润癌。原位癌多为局限性，亦可呈多灶性或累及较大面积。

3. 早期癌　系指原位癌伴有微灶浸润，微灶转移在各种不同的器官中有不同的标准，如早期宫颈癌系指浸润癌的范围局限于以下3mm深度的间质内；而胃肠道早期癌是指癌细胞浸润至黏膜层及黏膜下层。

4. 微小癌　是指体积很小的癌，不同组织微小癌其诊断标准亦不同。肝脏微小癌或小肝癌是指单个癌结节或相邻的直径之和不超过3cm，而胃微小癌是指其直径<1cm的癌。

5. 隐匿性癌　是指原发性癌极小和临床上未能发现而首先出现其转移性癌，如隐匿性甲状腺乳头状癌首先出现颈淋巴结肿大，经穿刺证实为转移性乳头状癌，最后才查出同侧甲状腺的隐匿癌。

三、肿瘤的命名及其分类

肿瘤是一种细胞在相关因素的长期作用下所出现的异常增生。良性肿瘤是细胞分化成熟的组织过度增生，而恶性肿瘤是细胞分化不成熟的组织过度增生。肿瘤细胞与正常细胞相比，其结构、功能和代谢均明显不同，其差异的程度与细胞的分化程度有关，细胞越是原始，分化的潜力越大，所形成的肿瘤成分越复杂。而单一成分的肿瘤，亦可根据其细胞分化水平不同而分为高分化、中分化、低分化和未分化4种。

（一）现代医学的命名与分类

目前肿瘤的命名与分类，以形态学为基础，通常根据其组织来源和生物学特性分为以下5种类型：

(1)来源于上皮组织的恶性肿瘤称为癌，此类最多，约占所有恶性肿瘤的90%以上。

(2)来源于间叶组织的恶性肿瘤，一般称作肉瘤，如纤维肉瘤、脂肪肉瘤等。

(3)淋巴、造血组织的肿瘤，如恶性淋巴瘤、多发性骨髓瘤、各种白血病等。

(4)神经组织肿瘤，如恶性胶质细胞瘤、恶性脑膜瘤等。

(5)其他组织肿瘤，如恶性黑色素瘤、精原细胞瘤、恶性畸胎瘤等。

（二）祖国医学的命名与分类

祖国医学中虽然没有肿瘤学方面的专著，但在古典医籍中曾有过许多关于恶性肿瘤的描述，许多病名、症状、病程等的描述，均与现代医学的相应肿瘤极为相似。现将恶性肿瘤的中西医病名对照统计如下：

噎膈——食管癌或贲门癌

鼻疽——鼻咽癌

反胃——胃癌

肺积——肺癌

肝积——原发或继发性肝癌，肝淋巴肉瘤

乳岩——乳腺癌

失荣——恶性淋巴瘤，颈部转移癌

肾岩——阴茎癌

伏梁——胰腺癌

脏毒——大肠癌

石瘕——宫颈癌

癥瘕（积聚）——腹腔恶性肿瘤，包括肝、脾、子宫、肾脏等

恶疮——皮肤癌

唇茧——唇癌

喉面叶——喉癌

骨疽——骨的良性、恶性肿瘤

肠蕈——卵巢、盆腔、胃肠道的恶性肿瘤

石瘿——甲状腺腺癌

四、肿瘤的 TNM 分期

关于肿瘤的病理分期，多依据国际抗癌联盟(VICC)制定的 TNM 分期法，其中 T 代表原发肿瘤的大小和范围，N 代表局部淋巴结受累情况，M 代表肿瘤远距离转移情况。简述如下：

PT　原发肿瘤

- PT_{is}　浸润前癌（原位癌）
- PT_0　切除物的组织学检查未发现原发肿瘤
- PT_1、PT_2、PT_3、PT_4　原发肿瘤逐级增大
- PT_x　手术后及组织病理学检查均不能确定肿瘤的浸润范围

PN　局部淋巴结

- PN_0　未见局部淋巴结转移
- PN_1、PN_2、PN_3　局部淋巴结转移逐渐增加
- PN_4　邻近局部淋巴结转移
- PN_x　肿瘤浸润范围不能确定

PM　远距离转移

- PM_0　无远距离转移证据
- PM_1　有远距离转移
- PM_x　不能确定有无远距离转移

（史晓光）

第二节　肿瘤的病因

一、中医病因

结合我国历史医家对肿瘤的认识和临床实践，一般将肿瘤的病因分为：六淫致病与饮食劳损及七情内伤等，但这些因素往往不是单独致病，而是几种因素综合作用于机体而发病。

（一）六淫致病

六淫是四时不正之气，即风、寒、暑、湿、燥、火 6 种外感病邪的总称。在正常情况下，风、寒、暑、湿、燥、火是自然界 6 种不同的气候变化，统称六气，不会使人致病。当太过或不及，气候发生急骤变化或人体正气不足、抵抗力下降时，六气才能成为致病因素。肿瘤的发生与六淫致病密切相关。《灵枢·百病始生篇》中说“积之所生，得寒乃生，厥乃成疾也”，认识到寒邪是“积之所成”的重要因素。《诸病源候论》中关于六淫导致肿瘤的论述较多，如《诸病源候论·恶核肿候》中云，“恶核者，肉里多有核，累累如梅李，小如豆粒……此风挟毒所成”。清代《医宗金鉴》中记载，唇癌由“积火积聚而成”。这都说明六淫之邪是导致肿瘤的主要外因之一。

（二）饮食因素

饮食是维持机体生命活动和保持身体健康的

必要条件,但饮食要合理、节制,否则便会成为一种致病因素,影响人体生理功能,导致气机紊乱或正气损伤,引起肿瘤等疾病的发生。祖国医学的文献中曾有许多这方面的记载,如《济生方》中关于癥瘕的产生,认为"过食五味,鱼腥乳酪,强食生冷果菜,停蓄胃脘……久则积结为癥瘕"。关于噎膈的产生,《医碥·反胃噎膈》中有较精辟的论述,"酒客多噎膈,热饮酒者尤多"。《外科正宗·唇茧》认为,"因食煎炒,过食炙煿,又兼思虑暴急,痰随火行,留注于唇,遂生唇茧"。以上种种均说明饮食因素与某些肿瘤的产生有密切关系。脾主运化,主湿,为后天之本,而过食膏粱厚味、生冷瓜果等损伤脾胃,脾失健运,水湿内停,蕴久成痰,痰积则成肿物。

(三)七情内伤

中医将人体的精神活动统称为七情,即喜、怒、忧、思、悲、恐、惊。一般属于正常的情志范围,并与脏腑、气血有着密切的关系。当七情太过,超出了生理活动的调节范围,就造成人体的阴、阳、气、血、脏腑经络的功能紊乱,导致疾病的发生。七情内伤也是导致肿瘤产生的重要因素,如《妇人良方》中认为乳岩系由"肝脾郁怒,气血亏损"所致;《丹溪心法》中也有类似的记述,"妇人忧郁愁遏,时日积累,脾气消阻,肝气横逆,遂成隐核"。关于噎膈的产生,《订补明医指掌》中认为"多起于忧郁,忧郁则气结于胸,臆而生痰,久则痰积成块于上焦,而病已成矣",等等。诸如此类的记载都说明肿瘤的发生与七情内伤有密切的关系。七情内伤,扰及气血,可致气郁、气滞、血虚、血瘀等,在各种外因条件作用下,则可化火、生痰等,从而成为产生肿瘤的重要原因。

二、西医病因

肿瘤的病因十分复杂,一种肿瘤的发生与发展往往是多种因素交叉作用的结果。目前,关于肿瘤病因的研究相当广泛,尤其是在与肿瘤发生有关因素的研究方面已经取得了很大进展,研究结果认为,与恶性肿瘤发生有关的因素一般可分为外界致癌因素和机体内环境因素两大类。外界致癌因素包括化学、生物、物理三方面;机体内环境则包含有免疫、激素、代谢、遗传等因素。致癌因素虽然很多,但目前大多数学者对于癌变机制的认识趋向一致,即细胞癌变与癌基因调控及突变有关,任何一种致癌因素引起的癌变都发生在基因水平上。当原癌基因受到外界致癌因素的作用后发生点突变、DNA重排、外源或内源启动子顺序插入、基因扩增,原癌基因被激活为癌基因时,就引起细胞癌变。机体的内环境也与肿瘤的发生有关。现将主要的致癌因素与肿瘤发生的关系介绍如下。

(一)化学致癌因素

英国POAA于1775年观察到,扫烟囱童工在连续受到煤烟焦油的作用后到成年时,阴囊皮肤癌的发病率高,从而引起了人们对环境致癌因素的重视。尤其在20世纪30年代以后,开始进行化学致癌物及其衍生物的动物实验,开展化学物质的结构作用关系的理论研究。1969年,国际癌症研究中心成立,全面地评估化学因素对人类的致癌作用。通过对各种流行病学资料及致癌实验数据进行审检、总评,认为目前对人类有致癌性的化学因素有50种,对人类很可能有致癌性的有196种。

1. 化学致癌物的分类

(1)烷化剂类:包括芥子气、甲醛、环氧乙烷、磺酸酯类、内脂类及抗肿瘤烷化剂类药物等。

(2)多环芳烃类:煤焦油、沥青、苯并芘、三甲苯蒽、三本蒽等。

(3)芳香胺类:1-萘胺、联苯胺、硝基联苯、4-氨基联苯、4-硝基联苯、N-2-乙酰基芴等。

(4)金属和类金属类:砷、镍、铬、镉等。

(5)亚硝胺类及亚硝酰胺类。

(6)结晶硅及石棉类。

(7)嗜好品类:卷烟、烟草、槟榔等。

2. 常见的致癌因素与致癌物　这里所介绍的几种致癌物在导致人类肿瘤的发生中都是很重要的因素。这些常见的致癌物与人类自身生活方式关系密切,如吸烟、饮酒、饮食习惯等。

(1)吸烟:根据世界性的调查和研究证实,呼吸道、上消化道、肾盂和膀胱的癌症与吸烟有关,其中95%的肺鳞癌由吸烟引起。美国、英国全部肿瘤的30%由吸烟所致。吸烟已经成为人类发生癌症的重要原因。

吸烟致癌的危险性与吸烟的量及时间有关,开始吸烟的年龄越早,吸烟的量越大及吸烟时间越长,则患癌症的几率越大。另外,长期被动吸烟者,其肺癌发病率明显高于常人,如美国路易斯安那州对部分肺癌患者与非肺癌患者的配偶作比较,发现吸烟者的吸烟量达到400支/年以上时,随着数量的增加,其配偶作为被动吸烟者的肺癌发病率会增加1.5～3倍。

烟草的燃烧物致癌作用:燃烧一支卷烟可产生焦油12～14mg,烟碱10mg,其中又可分解出3500种化学致癌物质。主要致癌物包括多环芳烃(苯并芘、本蒽)、芳香族及其胺类、亚硝胺类及金属类(砷、镉、钋、镍、铅)。其中有一类被称为烟草特殊亚硝胺类化学物质,经动物实验证实,可诱发口腔癌和肺癌。

(2)饮酒:近期医学研究证实,每日饮用的净乙醇量不超过28g,则可以减少和缓解心血管疾病,增加血液循环,起到舒筋活络、活血甚至抗衰老的作用。但每日饮用净乙醇超过40g时则为过量饮酒。在法国、日本等大量饮酒国家所作调查证明,长期过量饮酒可增加癌症的发病率和死亡率。与饮酒有关的癌症有口腔癌、食管癌、肝癌等,其中食管癌和肝癌在我国一些饮酒量较高的地区发病率较高。

(3)食物加工过程中的热裂解产物:人们很早就认识到,喜食熏烤食品的人有易患食管癌和胃癌的倾向。直到20世纪70年代后期,日本的杉村报道了煎烤或烟熏的牛肉、鱼表面的焦糊物质有很强的致癌作用。经全世界诸多学者调查研究证明,在煎烤的牛、羊、鱼等动物蛋白中,可检出色氨酸Ⅰ及色氨酸Ⅱ等数十种具有强突变作用的食品热裂解产物。日本国立肿瘤研究所进行的致癌实验表明,氨基咪唑并氮杂芳烃(AIA、食品热裂解产物的总称)可诱发动物多脏器和多部位的肿瘤,其中肝癌最为多发,并提示这类化合物对人可能有同样作用。

(4)亚硝胺类化合物:亚硝胺类化合物在自然情况下存在于卷烟及加入保鲜剂的肉类、鱼类和酸菜之中。另外,人体中蛋白质分解时产生的氨基酸、有机胺及亚硝酸化合物,在体内也可以产生亚硝胺。

目前的研究结果表明,亚硝胺的致癌途径很广泛,它能够烷化DNA诱发启动子,同时也能够活化许多原癌基因,使其发生易位和脱位,转为癌基因。

(5)真菌:自然界中真菌种类很多,分布极广。1960年,英国因黄曲霉(aspergillus-blauus link)污染饲料而发生火鸡中毒事件,使人们认识了黄曲霉毒素(aflatoxins)对动物有致癌作用。从此,专家在真菌及其与癌症发生的关系方面做了许多研究。

一般情况下,当温度、湿度合适时,真菌就能生长繁殖并产生毒素,它在花生、玉米、高粱、小米等谷物中含量较高,普通的加工烹调手段不能将其破坏,因此在食品中也常因原料受到污染而保持很高的含量。

现已证实,黄曲霉毒素可以引起多种动物的肝癌。实验证明,用被黄曲霉毒素污染的粮食饲养动物,经过半年,肝癌的发生率达80%。此外还可诱发动物的肾上腺癌、胃和结肠的腺癌等。黄曲霉毒素中毒性和致癌性最强的是黄曲霉素B_1。

世界上的许多地区如中国、美国、乌干达、泰国、肯尼亚等所作的调查均证明,食物中黄曲霉毒素的含量与肝细胞癌发病率相关,摄入黄曲霉毒素高者发生肝癌的危险性增加。

有致癌作用的真菌毒素还有杂色曲霉毒素、镰刀菌素、灰黄霉素等。

(二)病毒与肿瘤

关于病毒致癌的研究始于20世纪初,其标志就是1908年Euermany和Bang用鸡白血病的无细胞滤液注射给健康鸡诱发了白血病。从此,人们对病毒致癌的研究日益深入,并将能在人或动物引起肿瘤或体外能使细胞恶化的病毒命名为肿瘤病毒。尤其是近10年来,由于科学技术的高速发展,关于肿瘤的研究进入了分子水平,并形成了一门新兴的边缘学科——病毒肿瘤学(viral oncology)。现已证实肿瘤病毒中有癌基因存在,这对揭示人类肿瘤的发生、发展和防治具有重大的意义。

通过几代人近1个世纪的努力,目前已证实某些病毒与人类恶性肿瘤的产生有着直接的关系,如在BurkiAA淋巴瘤(即非洲瘤)的细胞培养中发现了EB病毒后,1/3可发生致死性淋巴瘤。在形态上类似于人的免疫母细胞瘤,每个瘤细胞有EBNA抗原和EB病毒基因组。对乌干达的数万名儿童调查表明,所有患BurkiAA淋巴瘤的儿童在3～5岁时均感染了EB病毒，当时感染EB病毒的人数要比患BurkiAA淋巴瘤的人数多很多。

鼻咽癌在我国华南地区及东南亚相对高发，尤其广东省为多，一般的发病规律是：幼年感染EB病毒，20岁左右陆续发病，50岁左右系发病高峰。一些资料表明，EB病毒可能首先感染了上皮细胞，尤其是柱状上皮细胞，并整合到细胞DNA中，然后在一定条件下细胞发生转化则发展为鼻咽癌，当然，更详细的原因及机制尚有待研究。

乙型病毒性肝炎（HBV）在原发性肝癌的发生发展中占有很重要的地位。人类感染HBV后有5%～20%将转为慢性、持续性感染。在亚洲和非洲的原发性肝癌的发生与HBV密切相关，这种长期持续性毒性感染，最终会导致肝细胞坏死、纤维性变及癌变。

（三）遗传与肿瘤

关于遗传与肿瘤的关系，人们已在肿瘤的群体、家系水平及细胞分子水平方面进行了广泛的研究，发现某些肿瘤有着明显的家族聚集性，也观察到细胞特有的遗传失调，这种遗传失调还可以继续遗传。在人类肿瘤中，视网膜母细胞瘤、结肠息肉综合征、肾母细胞瘤、神经母细胞瘤属于单基因遗传肿瘤，直接进行显性遗传。大多数肿瘤遗传的仅是一种易患肿瘤的倾向，即易感性，就是说具有这种易感性的人在环境致癌因素的作用下易患肿瘤。肿瘤的发病80%与环境因素有关，可以说在肿瘤的形成上，遗传与环境因素都起着重要作用，有时以环境因素为主，有时以遗传因素为主。

（四）物理因素

1. 辐射　关于辐射对人体的致癌作用已得到肯定，如日本广岛、长崎原子弹爆炸幸存者和因工作或治疗需要而接受照射者的肿瘤发病率大大高于未接触辐射的人群。辐射当光子能量＞10er时称为电离辐射，能力在2～10er的称为非电离辐射，其中包括γ线、X线、紫外线等，均有致癌作用。电离辐射所引起的肿瘤主要有白血病、乳腺癌、甲状腺肿瘤、肺癌、骨肿瘤等，而紫外线主要引起皮肤癌。关于辐射致癌的机制，目前的研究结果认为有以下几点：癌基因激活、DNA损伤与错误性修复、细胞突变及染色体畸形等。

2. 机械性摩擦　长期受摩擦部位的黑痣恶性变。

（史晓光）

第三节　肿瘤的病机病理学

一、中医病机

肿瘤在发生发展过程中主要表现为血瘀、痰湿、热毒、正虚。在临床工作中，我们也常将肿瘤的病机分为气滞血瘀、痰湿凝聚、热毒内结及脏腑失调，其中脏腑失调实际上包括正虚邪实、阴阳失调的内容。

（一）气滞血瘀

气血是构成人体的基本物质，全身各脏腑组织器官都要靠气血的温煦和濡养。气血之间相互依存、相互制约，而所谓的“气为血之帅，血为气之母”就是说明气能生血、行血、摄血，血能载气、行气。但在病理状态下，由于情志不舒、肝气郁结等因素作用，可引气血失调、气滞血瘀，而瘀结日久，则成癥瘕积聚，如《诸病源候论·噎膈》中说“……此由忧悲所致，忧则气结，气结则不易流，使噎”；又如《医宗金鉴·外科心法要诀》中云，“乳房结核坚强……由肝脾二经气郁结滞而成……轻成乳莲，重成乳岩”。均认为气滞血瘀是产生恶性肿瘤的重要病理机制之一。

（二）痰湿凝聚

机体内津液的代谢主要与脾、肺、肾三脏的功能有关。当这些脏腑功能紊乱，引起津液代谢障碍，就会造成水津停滞，痰湿凝聚，成为产生肿瘤的病理基础。关于痰湿之为病，历代中医古籍中都有很多记载，如《明医指掌》中认为瘿瘤系由“气滞痰凝，隧道中有所留止而成”。《医学入门》中云，“盖瘿瘤本是一种，皆痰气结成”。元代朱丹溪甚至认为大部分肿瘤的发生与痰有关，“凡人身上、中、下有块者多是痰”。中医理论中“脾为生痰之源，肺为贮痰之器”。脾主运化，当脾胃受损，运化无权，则水湿内停，凝聚为痰；肺主治节，外邪袭肺，肺失宣肃，肺不布津，聚而成痰；肾主水，司开阖，肾阳不足，开阖不利，水湿上泛，聚而成痰。痰之所生，无处不到，凝集于脏腑之间或体表经络而为病。临床上多将肿瘤按痰湿施治，采用消痰软坚，化痰通络之法。现代药理研究结果表明，很多利湿化痰的药物均有抗癌作用，如半夏、山慈菇、猪苓、薏苡仁等，其中薏苡仁已被提取制成康莱特注射液，临床证实具有广谱抗肿瘤作用。

(三)热毒内结

热毒，是指火热温毒之邪。热多外淫所致，火常内蕴而生。火热毒邪蕴结体内，伤津动血，耗气灼阴，客于血内，聚结不散，或成痈疡，或成肿瘤。如《医宗金鉴·痈疽总论歌》云“痈疽原是火毒生”。关于阴茎癌的形成，《疡科心得集·辨肾岩翻花绝症论》中认为，“由其人肝素亏，或又郁虑优思，相火内灼，水不涵木，肝经血燥……阴精消涸，火邪郁结”。又如宋代《咽喉脉证通论》中认为，“此证因食膏粱炙煿厚味过多，热毒积于心脾二经，上燕于喉，结成如菌”。上述均说明肿瘤在发生、发展中与热毒内结有着密切的关系。临床治疗时，宜审证求因，适时配合清热解毒之法，以提高疗效。

(四)脏腑失调

脏腑是构成人体的一个有密切联系的整体，也是人体完成各种复杂生命活动的中心。生理情况下，五脏六腑维持气血、阴阳的平衡，以保证各自功能活动的正常发挥。各种致病因素都可造成脏腑生理功能的失调，并进一步引起气血运行受阻、痰湿内生等病理变化而导致疾病甚至肿瘤的发生。而脏腑亏虚，不但易感外邪为发病的前提，而且还是久病的结果。卫气虚弱不能抵御邪气，则易百病丛生。肿瘤的发生无疑与脏腑亏虚、功能失调有密切关系。《外证医汇编·乳岩附论》认为“正气虚则成岩”。又如《诸病源候论》云“癥者，如寒温失节，致脏腑之气虚弱，而饱食不消，聚结在内……”。《景岳全书》中说“脾胃不足及虚弱失调之人，多有积聚之病”。《疡科心得集·辨瘰疬瘿瘤论》曰“瘿瘤者，非阴阳正气所结肿，及五脏血浊气痰滞而成”。上述明确说明了脏腑功能失调，导致瘀血痰浊内生，毒邪凝滞而成肿块。在临床工作中，培补五气，调节脏腑功能亦是防治肿瘤的方法之一。

总之，在肿瘤的发生、发展过程中，气滞血瘀、痰湿内结及脏腑失调是最常见的病理机制，但在具体临床治疗中因患者个体差异不同，病机错综复杂，因此一定要分清主次，辨证论治。

二、病理

(一)形态

1. 肿瘤外形特点　肿瘤的外形因受部位及周围组织的影响而多种多样。实体瘤可有球形、结节形、蕈伞形、息肉状、树枝状等。膨胀性生长的多为良性肿瘤，界限清楚或有包膜；而恶性肿瘤多浸润性生长，其边缘不规则，基底部常呈树根状或盘状。肿瘤的大小与其性质、分期及部位有关。一般良性肿瘤多生长时间长、较巨大，而恶性肿瘤的原位癌、隐匿癌的体积均较小(<1cm)，大部分恶性肿瘤也都偏小。但实际上任何肿瘤都有由小到大的过程，只是恶性肿瘤对人体的危害大，更易在瘤体不很大时即出现症状而引起人们的注意。

2. 肿瘤组织学特点　肿瘤的构成可分为实质和间质两部分，实质部分即瘤细胞；间质部分则为含有血管、淋巴管的结缔组织，起着支持与营养瘤细胞的作用。肿瘤的组织学类型与它的细胞分化程度和一些功能活性等因素有关。一般来讲，瘤细胞分化越高，其形态与结构就越接近其来源的组织。而有些恶性肿瘤由于分化很低，难以确定其组织来源，通常将其命名为未分化肿瘤。

(二)生物行为

恶性肿瘤细胞具有如下特性：

1. 自主性生长　缺乏接触抑制，表现为持续不断地恶性增殖，且能在细胞高度密集的状态下生长。与这种恶性增殖相适应，癌细胞产生出诱发新生血管因子(tumor angigonesis factor，TAF)，使宿主产生新生的毛细血管，以供给癌细胞在生长时所需的营养，所以，恶性肿瘤多具有丰富的血供。

2. 浸润性生长　它是通过肿瘤细胞粘连、酶降解、移动、基质内增殖等一系列过程来完成的。癌细胞侵入周围间质后，大多在基质中压力最小处直接蔓延，形成不规则的肿块。此后，还可侵入局部淋巴管，沿淋巴管连续生长、蔓延。另外，约50%的肿瘤病人存在有肿瘤侵犯血管并沿血管壁生长的情况。

3. 转移　肿癌的转移是指癌细胞脱离原发部位而独立生长的状态，它是肿瘤浸润进一步发展的结果。大多数肿瘤的转移都表现为由近及远、依序发展的规律。一般转移的发生分为淋巴道转移、血道转移、种植性转移3种，均是由肿瘤浸润正常组织后癌细胞脱落，经淋巴道、血道转移至相应部位后形成的，而且大多数转移瘤还保持着原发肿瘤细胞的形态和特征。

4. 肿瘤的自发消退　肿瘤的消退多是在经一定诊治后发生的，但也确有极少数恶性肿瘤未经任何诊治而自发缓解、消退，据 ErerSon 与 Cole 于1976年报道的176例肿瘤自发消退的病例情况来看，消退时间是半年到10年以上，其中多数是神经母细胞瘤、黑色素瘤、绒毛膜上皮癌等。此后近20年间，亦有不少此类报道。一般认为，自发消退的原因多与下列因素有关：持续发热、严重感染、接触化学药品、接触电离辐射及遭受精神刺激等。有关引发肿瘤自然消退的原因与机制目前还不甚明了，仅部分得到证实。如感染葡萄球菌后，球菌蛋白A能激活自然杀伤细胞活力从而提高机体免疫力。

5. 肿瘤的逆转　一般是指恶性肿瘤在某些体内外分化诱导剂存在下，重新分化而向正常方向逆转的现象。这种现象亦称为重分化或再分化。实际上在自然消退的肿瘤中，可能有一部分属于肿瘤的逆转。尽管肿瘤的逆转机会不多，但作为肿瘤的一种防治方法，已引起人们的重视，其中有关分化诱导剂的研究比较深入。所谓分化诱导剂，是指对肿瘤细胞具有分化诱导作用而使肿瘤逆转的化学物质。已经证实，维生素A不仅可阻断多种化合物的诱癌过程，还能抑制乳腺、膀胱、食管、胃、结肠等多处肿瘤的生长，并诱导多种肿瘤细胞向正常方向分化。集落刺激因子(colony stimulating factor，CSF)、类固醇化合物、α-肿瘤坏死因子和γ-干扰素(γ-IFN)及放线菌素D、阿糖胞苷等均具有分化诱导作用。

(史晓光)

第四节　肿瘤标志物

一、概述

肿瘤标志物(tumor marker，TM)是指在恶性肿瘤发生和增殖过程中，由肿瘤细胞的基因表达而合成、分泌的，或因机体对肿瘤反应异常而产生和(或)升高的一类物质。这些物质出现于细胞、组织或体液中，可以用生物化学、免疫化学方法或其他方法进行定量测定，并能在临床肿瘤学方面提供相关诊断、预后或治疗监测信息。

自从1846年 Henrey Bence-Jones 在多发性骨髓瘤病人的尿液和体液中发现了最早的肿瘤标志物——本-周蛋白(Bence-Jones protein)后，有关肿瘤标志物的研究到目前已有160多年的历史。肿瘤标志物的发展大体上经历了3个阶段：

第一个阶段为探索发现阶段。在这段时间里研究人员从偶然发现某些物质的出现与肿瘤的存在相关开始探索。代表性成果有：1928年，Brown 等报道了促肾上腺皮质激素(ACTH)与肺癌异位内分泌综合征相关。1930年，Zondek 发现人绒毛膜促性腺激素(hCG)与绒毛膜癌等生殖系统恶性肿瘤之间存在一定联系。1959年，Markert 研究发现了某些酶和(或)同工酶酶谱变化与一些恶性肿瘤之间的关系。

第二个阶段为推广应用阶段，这个阶段的成果主要有1963年苏联学者Abelev证实并发现了原发性肝癌的标志物甲胎蛋白(alpha-feto protein,AFP)和1965年Gold和Freedman发现的直肠癌标志物癌胚抗原(carcino embryonic antigen,CEA)。由此,肿瘤标志物的研究逐渐和临床诊疗工作密切联系起来。随着放射免疫分析技术的发明与应用,肿瘤标志物研究得到了迅速的发展。

第三个阶段即为深入发展阶段。这一阶段肿瘤生物学标志的研究和应用的开创性成果是1975年Kohler和Milstein创造性地运用杂交瘤技术制备单克隆抗体(mono-clonal antibody,McAb)。随后,更多的肿瘤标志物如CA19-9、CA125、CA153、PSA等相继被发现。1978年,Herberman在美国NCI召开的人类免疫及肿瘤免疫诊断学术大会上提出了肿瘤标志的概念,1979年在英国第七届肿瘤发生生物学和医学会议上被确认。1980年,Weinbery和Bishop发现癌基因,将肿瘤标志的研究扩展提高到基因水平。从此以后,各国研究人员开始把对肿瘤标志物研究的目光深入到肿瘤相关基因研究的水平。国际肿瘤标志物学会也组织和主持了多次人类肿瘤标志物学术会议。现在,肿瘤标志物研究已经成为肿瘤学研究的一个新学科、新领域。

现在认为理想的肿瘤标志物应具备以下几项特征:①较高的敏感性　某一肿瘤的肿瘤标志物应该在该肿瘤的大多数患者中检测出来,且在尚无肿瘤证据前就能检测出,即比现有影像学手段更加灵敏;②较高的特异性　不应该在正常组织和良性疾病中检出;③较高的检出率　在体液特别血液中易于检测;④良好的指示性　标志物的量和肿瘤大小相关,有效治疗后会很快下降,能较快地反映体内肿瘤变化的实际情况;⑤可靠的预测性　其浓度和肿瘤转移、恶性程度有关,能协助肿瘤分期和预后判断。然而,到目前为止,还没有任何一种肿瘤标志物能同时满足以上所有要求。临床和研究过程中,一般是选择检测多个肿瘤标志物组成的对某一种肿瘤适用的“最佳肿瘤标志群”。

二、肿瘤标志物检测的临床意义

肿瘤标志物的血清水平一般与恶性肿瘤的发生、发展、消退、复发等具有良好的相关性,因此测定肿瘤标志物血清水平可获得有关恶性肿瘤早期诊断、预后及治疗效果方面的信息。

(一)高危人群的筛查

对于某些肿瘤,敏感性和特异性均好的肿瘤标志物对于此类肿瘤的高危人群的筛查具有重要意义。如在肝癌高危人群中,检测甲胎蛋白(AFP)水平及其变化是我国筛选和诊断无临床症状小肝癌的最主要方法,最近结合B超筛查肝癌,明显提高了我国早期肝癌的检出率和5年生存率。1996年,Thomson等第一个用放射免疫分析测定肿瘤标志物筛查结直肠癌。日本学者也成功开展了检测尿中3-甲氧-4-羟苦杏仁酸和高香草酸来筛查6～8个月婴儿中神经母细胞瘤。利用人绒毛膜促性腺激素筛查高危人群绒毛膜癌,使得世界范围内绒毛膜癌患者的死亡率明显下降。另外,家族性甲状腺髓样癌的亲族中患该癌症的几率比一般人群高,对这些高危人群检测降钙素水平有助于筛选出可能患早期甲状腺髓样癌的患者。

由于大部分肿瘤标志物既无器官特异性,又无肿瘤特异性,有时即使良性疾病情况下,也可出现血清浓度异常,所以对高危人群进行肿瘤筛查时要遵循一定的原则。中华医学会检验医学分会肿瘤标志物专家委员会曾于2004年制定了应用肿瘤标志物对高危人群进行筛查时应遵循的原则:①该肿瘤标志物对早期肿瘤的发现有较高的灵敏度;②测定方法的灵敏度、特异性高和重复性好;③筛查费用经济、合理;④筛查时肿瘤标志物异常升高,但无症状和体征,必须复查和随访的。目前,肿瘤标志物在对大范围的无症状人群的肿瘤筛查中意义不大,主要是针对特定高危人群进行筛查。

(二)肿瘤的辅助诊断

由于目前临床常用的肿瘤标志物在诊断恶性肿瘤时,灵敏度和特异性不够高,故目前尚不能把肿瘤标志物作为肿瘤诊断的主要依据,而主要用于肿瘤的辅助诊断。肿瘤标志物检测在某些方面具有明显优势,利用肿瘤标志物能在亚临床期较早地发现肿瘤。因为肿瘤是单克隆的产物,由单一肿瘤细胞分化而来。根据肿瘤细胞动力学研究结果,大部分肿瘤细胞倍增时间为40～140天,平均60天,转移瘤生长速度较原发瘤快1.5～2倍。直径1cm

的肿瘤，大约含有 10^9 个肿瘤细胞，是原始肿瘤细胞倍增 30 次的结果。1 个实体瘤从 1 个肿瘤细胞到 10^9 个细胞需要 8～18 年。物理仪器的最低检测限是直径 1cm，而肿瘤标志物最低检测限为 10^8 个细胞，故它有时能较超声、CT、MRI 等影像学检查手段提前发现肿瘤的存在。如用甲胎蛋白诊断早期肝癌比影像学检查发现的时间可提前 3～6 个月。

但是，在用肿瘤标志物对恶性肿瘤进行早期诊断时，最大的瓶颈就是难以寻找到好的肿瘤标志物。从目前情况来看，最大的问题仍在于肿瘤标志物特异性不高和敏感性较低。除甲胎蛋白(AFP)诊断肝癌、前列腺特异抗原(PSA)诊断前列腺癌、甲状腺球蛋白(TG)诊断甲状腺癌较具的器官特异性外，其他许多肿瘤标志物均并不仅为某一种恶性肿瘤所特有。比如癌胚抗原(CEA)的血清浓度不仅在结肠癌时增高，在肝癌、胆囊癌、胰癌、肺癌甚至头颈及口腔的鳞状上皮细胞癌时也会出现上升。CA125 和 CA153 在卵巢癌和乳腺癌时血清浓度升高，但在肝、肾功能低下也可引起其水平的升高。另外，像甲胎蛋白、前列腺特异性抗原和甲状腺球蛋白等有器官定位价值并且在肿瘤早期就具有敏感性的特异肿瘤标志物相对较少，这也是肿瘤标志物广泛应用于肿瘤早期诊断的一个难题。有专家建议肿瘤标志物用于肿瘤的辅助诊断应遵从以下原则：同一种肿瘤或不同类型的肿瘤可有一种或几种肿瘤标志物的异常；同一种肿瘤标志物可在不同的肿瘤中出现。为提高肿瘤标志物的辅助诊断价值和确定何种肿瘤标志物可作为治疗后的随访监测指标，可进行联合检测，但联合检测的指标须经科学分析、严格筛选。在上述前提下，合理选择几项灵敏度、特异性能互补的肿瘤标志物构成最佳组合，进行联合检测。经过临床应用，以循证医学的观点来评价和修改联合检测的肿瘤标志物组合。同时虽然肿瘤标志物浓度与肿瘤的大小和临床分期之间存在着一定的关联，但各期肿瘤的肿瘤标志物浓度变化范围较宽，会有互相重叠，因此不能根据肿瘤标志物浓度高低来判断肿瘤的大小及进行临床分期。

(三)病情及疗效监测

肿瘤标志物的另一个主要临床应用是判断肿瘤治疗疗效和监测复发。恶性肿瘤治疗后肿瘤标志物浓度的变化与疗效之间有一定的相关性，通常表现为 3 种情况：①肿瘤标志物浓度下降到参考范围，提示肿瘤治疗有效；②肿瘤标志物浓度下降但仍持续在参考范围以上，提示有肿瘤残留和/或肿瘤转移；③肿瘤标志物浓度下降到参考范围一段时间后，又重新升高，提示肿瘤复发或转移。临床也可通过对肿瘤患者治疗前后及随访中肿瘤标志物浓度变化的监测，了解肿瘤治疗是否有效，判断预后，为进一步治疗提供参考。恶性肿瘤治疗结束后，还可用肿瘤标志物作定期随访监测。由于不同的肿瘤标志物半衰期不同，所以监测的时间和周期也不同。大部分国内外专家建议，治疗 6 周后做首次测定；3 年内每 3 个月测定一次；3～5 年内每半年一次；第 6 起年每年一次。随访中如发现有明显升高，应 1 个月后复测一次，连续 2 次升高，可预示复发或转移。此预示常早于临床症状和体征，而有助于临床及时处理。不可忽略的是，肿瘤标志物测定的临床价值在于动态观察，有时即使在参考值范围内的浓度变化，可能也是有价值的。因此，每个患者总是最佳的自身对照。为了保证结果的可靠性，当测得的肿瘤标志物浓度增加时，应在短期内(14～30 天)进行重复测定。最好应根据不同的患者、不同的肿瘤制定不同的测定时间表。

三、肿瘤标志物检测的影响因素

由于肿瘤标志物多为半衰期、生物活性不同等物质，从机体的血液、体液、细胞或组织中取材来检测肿瘤标志物做筛查或诊断时，常常会由于标本收集及存储、检测试剂和方法、待检者自身状况等因素影响这些标志物的检测结果，以及在对肿瘤的辅助诊断、疗效观察、监测复发和预后评价中的判读，所以在做肿瘤标志物检测时，必须注意这些影响因素的控制。

(一)标本收集及存贮对结果的影响

一些肿瘤标志物的特异性较差，在标本收集时常常由于操作刺激导致生理性分泌增加。如前列腺穿刺后、经尿道的前列腺切除、导管应用、急性尿潴留、前列腺炎、直肠镜检查和射精都能影响前列腺特异性抗原 PSA 的测定结果。腹膜穿刺可使

CA125结果改变。操作中标本被汗液、唾液污染可使鳞状上皮细胞癌抗原测定结果升高。抗肿瘤药物作用或排泄受阻也可导致待检标志物出现假阳性，如肝肾功能异常时，血液中CEA、GGT、ALP含量可升高。抗肿瘤药物如丝裂霉素、顺铂可使血液中某些标志物含量升高。采样时加入某些抗凝剂也可使肿瘤标志物的测定结果偏高。

标本存储的影响主要表现在可能引起的污染和对待检物质生物活性的影响方面。如操作中标本交叉污染，特别是邻近一个患者肿瘤标志物很高，有导致周边患者假阳性的可能；由于红细胞和血小板中存在着酶类，未进行血清分离，放置时间过长可使激素类、酶类结果测定结果升高。

（二）试剂及检测方法对结果的影响

目前，肿瘤标志物的主要检测方法是生化比色法（酶类）和免疫检测法。不同检测方法用到的试剂盒的灵敏度和特异性不同，或不同厂家的试剂盒不仅参考值范围不同，试剂中的单克隆抗体针对抗原的位点不同也会导致测定结果出现很大的差异。因此，在工作中要尽量使用同一种方法、同一种仪器和同一厂家的试剂盒进行测定。值得注意的是，酶联免疫测定或免疫放射测定时，若待测样本中抗原浓度过高，免疫反应被明显抑制，出现错误的低值即“钩状效应”，此时，要对样本进行适当稀释后重新测定。

（三）待检者自身状况的影响

某些良性疾病如炎性疾病、结缔组织病和生理变化如妊娠时，有些肿瘤标志物的表达也可增高，可导致假阳性。如妇女月经和妊娠期血液中AFP含量明显升高，CA125、CA199也可升高，长期吸烟会使血液中CEA含量偏高。待检者肝脏、肾脏功能差时影响标志物的排泄，将会导致肿瘤标志物在体内明显升高。此外，患者血液中有噬异性抗体存在，可导致肿瘤标志物假阳性结果，要将此抗体消除后再检测。而有些肿瘤标志物较少或肿瘤细胞被封闭，血循环差等都可导致肿瘤标志物不能被检出，出现假阴性结果。所以，要注意病人基础测定值及其变化。

四、肿瘤标志物的分类与应用

目前已经命名的肿瘤标志物达100多种。对这100多种肿瘤标志物可按不同的方式分类，根据肿瘤标志物的来源不同，可将这些物质分为体液肿瘤标志物和细胞肿瘤标志物。存在于循环物质中的肿瘤标志物称为体液肿瘤标志物。存在于细胞膜上或细胞内的称为细胞肿瘤标志物。此外，根据肿瘤标志物的生化属性或者其生理功能，可将肿瘤标志物分为蛋白质类与糖类肿瘤标志物、酶类肿瘤标志物、激素类肿瘤标志物、癌基因蛋白类肿瘤标志物等。

（一）蛋白质类与糖类肿瘤标志物

此类标记物通常包括甲胎蛋白、甲胎蛋白异质体、癌胚抗原、CA125、CA15-3、细胞角蛋白CK19（CYFRA21-1）、前列腺特异性抗原（PSA）、CA19-9、CA50、CA724、鳞状上皮细胞核抗原（SCC）等。其中主要常用标志物有：

1. 甲胎蛋白（alpha-feto protein，AFP） AFP是在胎儿血清中发现的一种相对分子质量为70、含4%糖类的单链糖蛋白，半衰期为5天。AFP主要在胎儿期分别由卵黄囊和胎肝合成，可细分为卵黄囊型和肝型，它们含糖类的比例不同。卵黄囊、胃肠道黏膜、肾脏也少量合成。胎儿于6周开始合成，12～15周达到高峰，出生后1～2年降至成人水平。正常成人肝细胞几乎不产生AFP。当肝细胞或生殖腺胚胎组织等癌变时，有关基因重新被激活，重新大量表达AFP。

AFP的临床应用：

（1）原发性肝癌：AFP是原发性肝细胞癌最特异、最灵敏的肿瘤标志物。常用于原发性肝癌临床检查及普查。临床上，AFP诊断原发性肝癌通常还需要参考影像学检查：影像学上显示有肝脏占位，AFP≥200μg/L，基本能确诊为原发性肝癌；影像学上无肝脏占位，AFP逐渐升高至>500μg/L，持续1个月以上，并能排除妊娠、活动性肝炎、睾丸癌或卵巢畸胎瘤及转移性肝癌者，应考虑原发性肝癌可能。同时不可忽略的是，在AFP阳性的病人中有一种特殊的临床状态，即遗传性持续AFP增高；影像学显示肝占位，AFP阴性，但病人存在乙肝标志物阳性、肝硬化等，也应考虑原发性肝癌。老年人只要临床症状及其他检查符合条件，AFP 正常或轻微升高也不能排除肝癌的可能性。

AFP 还用于原发性肝癌的治疗效果及预后评估，原发性肝癌彻底切除后，血清中 AFP 浓度将迅速下降，大约 1 周内可降至正常水平。若增高可能表示肝癌复发，其增高比肝功能异常出现得更早。

(2)其他消化道肿瘤及生殖系统胚胎源性肿瘤：APF 升高有时见于食管癌、胰腺癌、结肠癌、胆囊癌等，特别是伴有肝转移的胃癌。胃癌、结肠癌等内胚层衍生组织发生的癌，即使未发生肝转移也能合成 AFP，但阳性率较低；而非内胚层衍生组织的癌，即使转移到肝脏也不合成 AFP；卵巢、睾丸等生殖细胞肿瘤的一种卵黄囊瘤可合成 AFP，故血清中 AFP 也可增高。AFP 与绒毛膜促性腺激素等联合检测有助于生殖细胞肿瘤的分类与分期。

(3)某些良性病变或生理状态：肝脏炎性病变时，肝细胞再生活跃，AFP 合成也增多。急性肝炎患者 AFP 轻度增高，慢性肝炎患者约 20%有 AFP 增高，暴发性肝炎患者 AFP 明显增高。妇女妊娠 3～4 个月以后，AFP 上升，7～8 个月达高峰，分娩后约 3 周恢复正常。孕妇血清或羊水 AFP 异常升高或降低可能提示胎儿先天性缺陷。

2. 癌胚抗原(carcino embryonic antigen, CEA)　1965 年，由 Gold 和 Freedman 首先在大肠癌的提取物中发现的。此提取物的抗原也出现在胚胎细胞上，故称为癌胚抗原。CEA 属于细胞表面的糖蛋白家族，相对分子质量约 180，糖链含岩藻糖、甘露糖、半乳糖及唾液酸。其半衰期约 14 天。胎儿在妊娠 2 个月后主要由胃肠道上皮组织、胰和肝的细胞表达，出生后消失，生物活性仍不清楚，可能与抑制免疫细胞有关。正常成人血清中 CEA 含量极低，而在失去极性的支气管、唾液腺、小肠、胆管、胰管、尿道和前列腺等组织的癌细胞有大量表达分泌，CEA 进入血液，导致血中 CEA 水平增高。多见于转移性肿瘤。

癌胚抗原的临床应用：CEA 的特异性远较 AFP 低，一般不作为肿瘤的筛选指标，主要用于相关肿瘤的辅助诊断和疗效监测。

(1)某些癌症的辅助诊断：在正常成人的血液中 CEA 很难测出，消化道肿瘤、肺癌、乳腺癌、子宫颈癌等 CEA 可明显升高，一般＞60μg/L。70%～90%结肠腺癌患者 CEA 高度阳性，在其他恶性肿瘤中的阳性率顺序为胃癌(60%～90%)、胰腺癌(70%～80%)、小肠腺癌(60%～83%)、肺癌(56%～80%)、肝癌(62%～75%)、乳腺癌(40%～68%)、泌尿系肿瘤(31%～46%)。值得注意的是，一些良性肿瘤、肠道炎症、结肠息肉、肝硬化、慢性肝炎、妊娠、大量吸烟等非恶性肿瘤疾病 CEA 亦可能升高。

(2)病变程度和预后判断：CEA 含量与肿瘤大小、有无转移存在一定关系，当发生肝转移时，CEA 的升高尤为明显。肺癌、乳腺癌、膀胱癌和卵巢癌患者血清 CEA 明显升高需要证实注意原发肿瘤的肝脏转移；一般情况下，术前 CEA 浓度越低，说明病期越早，肿瘤转移、复发的可能越小，其生存时间越长；反之，术前 CEA 浓度越高，说明病期较晚，难以切除，预后差。

(3)疗效监测和复发预报：对肿瘤患者血液或其他体液中的 CEA 浓度进行连续观察，能对病情判断、预后及疗效观察提供重要的依据。CEA 的检测对肿瘤术后复发的敏感度极高，可达 80%以上，往往早于临床、病理检查及 X 光检查。一般来说，术后 6 周 CEA 恢复正常；术后有残留或微转移者，可见下降，但不恢复正常；无法切除而作姑息手术者，一般呈持续上升。CEA 浓度的检测也能较好地反映放疗和化疗疗效。其疗效不一定与肿瘤体积成正比，只要 CEA 浓度能随治疗而下降，则说明有效；若经治疗其浓度不变，甚至上升，则须更换治疗方案。连续随访 CEA 浓度变化，对肿瘤治疗后病情判断也具有重要意义。

3. 癌抗原 125(cancer antigen 125，CA125)是一种相对分子量＞200 的糖蛋白抗原，由卵巢浆液性囊腺癌细胞接种家鼠免疫，通过淋巴细胞瘤杂交而获得的单克隆抗体 OC125 识别而得名。CA125 在胎儿主要表达于体腔上皮分化而来的心包膜、腹膜、胸膜等组织，在成人可见输卵管、子宫内膜表达。在浆液性卵巢癌、宫颈内膜腺癌、乳腺癌等高度表达。但在黏液性卵巢癌不表达。健康人群血清 CA125 含量很低，它是目前最重要的浆液性卵巢癌相关抗原。

癌抗原 125 的临床应用：

(1)浆液性卵巢肿瘤的诊断,疗效观察:CA125对浆液性囊腺癌有相对特异性,阳性率可达96%以上,可用于恶性浆液性卵巢癌、上皮性卵巢癌及子宫颈癌的诊断,更主要用于卵巢癌患者的疗效和预后监测。血清CA125持续增高提示进行性发展或治疗效果不佳,而下降则为预后良好和治疗有效的标志。CA125的升高对卵巢肿瘤复发的诊断比其他指征早出现数月。卵巢癌切除术后患者,于术后1周开始下降,直至正常水平。如果术后10周或术后再行3个疗程化疗后,测定CA125仍不能恢复到正常范围,应考虑到有残留肿瘤的可能性。

(2)某些肿瘤:CA125水平在乳腺癌(40%)、胰腺癌(50%)、胃癌(47%)、肺癌(41.4%)、结肠直肠癌(34.2%)等恶性疾病,以及卵巢囊肿、盆腔炎、胰腺炎、肝炎、肝硬化、子宫内膜异位症、肺癌、良性和恶性腹水等疾病也可升高,早期妊娠和正常妇女也有一定假阳性率,亦可增高。

(二)酶类肿瘤标志物

在肿瘤发生过程中,与细胞分化或增殖相关组织特异性酶或同工酶类活性降低。同时,由于肿瘤组织本身产生异常含量的酶、肿瘤存在诱导机体产生大量的酶或者肿瘤细胞的存在导致异常酶量入血,表现出胚胎性同工酶或异位酶升高。这些质或量异常的酶类通常提示着某种肿瘤的存在。

临床上常用的酶类肿瘤标志物主要包括神经元特异性烯醇化酶(NSE)、酸性磷酸酶(ACP)、α-L-岩藻糖苷酶(AFU)、γ-谷免酰转肽酶(γ-GT)、碱性磷酸酶(AKP)及同工酶、胎盘型谷胱甘肽S-转移酶、乳酸脱氢酶(LDH)及同工酶、前列腺酸性磷酸酶、胸腺嘧啶核苷激酶等。

1. 神经元特异性烯醇化酶(neuron specific enolase,NSE) 是一组烯醇化酶同工酶,分子量78,参与糖酵解。它最早发现于神经内分泌细胞里,并且仅存在于神经元及神经内分泌组织中,与胺前体物脱羧有关。因而被看做起源于神经内分泌细胞的肿瘤(如小细胞性肺癌、神经母细胞瘤、肠的类癌瘤等)标志物。

神经元特异性烯醇化酶的临床应用:

(1)小细胞肺癌(SCLC):NSE是目前公认的SCLC高特异性和高灵敏性的肿瘤标志物。对小细胞肺癌有很高的敏感性,可达65%~100%,而在其他类型的肺癌则敏感性较低,如对肺的鳞状上皮细胞癌仅为3%,所以它对小细胞性肺癌的诊断及鉴别诊断有较高的临床价值。此外,NSE还用于对小细胞肺癌病情的跟踪和治疗效果的观察。初次手术后2~3天内,NSE血清水平迅速下降的,表示预后良好;如果血清水平下降缓慢,持续维持高水平,常提示有癌组织残留或转移灶;血清水平手术后下降的再次迅速升高,则往往预示复发或转移。用神经元特异性烯醇化酶监测小细胞肺癌的复发,比临床确定复发要早4~12周。

(2)神经母细胞瘤:NSE作为神经母细胞瘤的标志物,敏感性可达85%。在早期诊断具有较高的临床应用价值。血清NSE水平的测定比测定尿液中儿茶酚胺的代谢物更有利于监测神经母细胞瘤的疗效和预测复发。神经元特异性烯醇化酶还可用于神经母细胞瘤和肾母细胞瘤的鉴别诊断,前者神经元特异性烯醇化酶异常增高;而后者增高不明显。

需要注意的是,神经内分泌细胞肿瘤,即嗜铬细胞瘤、胰岛细胞瘤、甲状腺髓样癌、黑色素瘤、成视网膜细胞瘤等血清中NSE水平也可增高。

2. 前列腺特异性抗原(prostate specific antigen,PSA) 是由前列腺上皮细胞合成分泌至精液中的一种丝氨酸蛋白酶,相对分子质量34。PSA具有高度的前列腺上皮组织特异性,前列腺癌变时大量表达,但在正常前列腺上皮细胞也有表达。

前列腺特异性抗原的临床应用:PSA主要用于前列腺癌的早期辅助诊断、监测治疗及预测复发。早期前列腺癌63%~70%PSA阳性。前列腺癌手术后,浓度可逐渐降至正常,若浓度不降或下降后再次升高,应考虑肿瘤转移或复手术后发。但由于PSA广泛为前列腺上皮细胞表达,非癌细胞特有,故特异性相对较低,只有25%确诊前列腺癌。前列腺肥大、前列腺炎、肾脏和泌尿生殖系统疾病,血清水平也可升高,故前列腺癌的确诊必须结合其他检查进行鉴别。有的前列腺癌患者前列腺酸性磷酸酶升高,但PSA仍在正常水平。

(三)激素类肿瘤标志物

激素是特异的内分泌腺体或散在的内分泌细

胞所产生该类细胞功能的特异性标志物。某些非内分泌腺体或非内分泌细胞的恶性组织可以分泌一种分子结构与正常激素相似的激素，通常被称为异位激素。这些异位激素可作为相应肿瘤的标志物。激素类肿瘤标志物很多，包括人绒毛膜促性腺激素hCG、降钙素、生长激素、胰高血糖素、促肾上腺皮质激素和人胎盘催乳素等。其中常用的为人绒毛膜促性腺激素及其β亚单位和降钙素。

1. 人绒毛膜促性腺激素及其β亚单位(β-hCG)　hCG是妊娠期胎盘滋养层细胞分泌的糖蛋白激素，分子量为40，由α和β亚单位组成。其α亚单位和黄体生成素、卵泡刺激素及促甲状腺素的α亚单位完全相同。肿瘤细胞分泌的主要是β亚单位。

hCG的临床应用：β-hCG是滋养层细胞肿瘤最为敏感的肿瘤标志物，几乎所有的葡萄胎、畸胎瘤和绒毛膜上皮细胞癌都有β-hCG的显著升高，通常明显高于早孕水平。一般来说，经过治疗后，hCG水平随之下降。如果治疗后hCG下降不明显，提示治疗效果不佳。治疗后hCG先降后升，提示复发。乳腺癌、卵巢癌、子宫颈癌、子宫内膜癌、肝癌、肺癌、白血病及淋巴瘤患者尿中hCG可升高，但血清中hCG不高，应注意鉴别。hCG也是监测早孕的重要指标，正常女性受孕2周左右hCG开始升高，妊娠10周左右达到高峰，然后下降，维持在较高水平上直至足月分娩，胎儿出生2周后降至正常。

2. 降钙素(calcitonin，CT)　是由甲状腺C型细胞分泌的一种由32个氨基酸组成的多肽激素，分子量约为3.5，半衰期为4～12分钟。它的功能主要表现在抑制钙从骨中释放，增加尿磷，降低血钙和血磷，是机体内钙、磷代谢的重要激素之一，同时也是甲状腺髓样癌的血清标志物。

降钙素的临床应用：临床上用降钙素监测甲状腺髓样癌的治疗。甲状腺髓样癌时，血清CT升高，并且治疗前、后及复发时均可检测到降钙素水平的变化。血清降钙素水平还常和甲状腺髓样癌组织大小、浸润、转移有关。此外，降钙素也常用于筛查甲状髓样瘤病人的无症状家族成员。有报道称，肺癌病人也常见降钙素升高，乳腺癌、消化道癌症病人偶见降钙素升高，肾功能不全、肝硬化时血清降钙素水平也可升高。

(四)癌基因蛋白类肿瘤标志物

随着肿瘤分子生物学的发展，人们开始考虑利用血清中出现的癌基因及其表达蛋白作为肿瘤标志物。迄今为止，已发现了近100种癌基因与肿瘤发生、发展有关。这些组织肿瘤标志物将来有希望在肿瘤临床中成为诊断、预后判断及调整治疗的重要工具。常见的癌基因蛋白类标志物有myc基因蛋白、ras基因蛋白、erbB-2基因蛋白、bcl基因蛋白、p53基因蛋白及Rb基因蛋白等。

1. myc基因蛋白　myc基因蛋白标志主要用在判断肿瘤的复发和转移上。myc基因和淋巴细胞癌DNA合成、细胞信号转录、细胞分化相关，尤其在细胞周期的G_1和S期，myc表达最强。在B淋巴细胞癌、T淋巴细胞瘤、肉瘤、内皮瘤病、小细胞肺癌、幼儿神经母细胞瘤等常可发现myc基因的激活。肿瘤的临床进展也和myc基因表达扩增有关，而且多见于转移的肿瘤组织。

2. ras基因蛋白　ras基因突变多见于神经母细胞瘤、膀胱癌、急性白血病、消化道肿瘤、乳腺癌，在上述疾病时，ras基因突变后的表达产物p21蛋白增加，并且和肿瘤的浸润度、转移相关。

3. erbB-2基因蛋白　erbB-2基因属于src癌基因家族，一般通过基因扩增而激活。多见于乳腺癌(Paget病)、卵巢癌和胃肠道肿瘤。erbB-2基因蛋白表达阳性，病人预后较差，极易复发，存活期短。

4. bcl基因蛋白　bcl基因蛋白阳性一般提示造血系统肿瘤，bcl基因主要在各类淋巴瘤、急慢性白血病、霍奇金病等病中呈阳性表达。

5. 抑癌基因蛋白　p53和Rb基因同属抑癌基因，分别位于第17号染色体17p13区和第13号染色体13q14区。它们主要对组织细胞起负向调控信号，使细胞成熟，促进终末分化，最后是细胞凋亡，阻止癌变倾向。p53基因突变后，这一控制作用消失，从而诱发肿瘤。人体大部分肿瘤病人都可测到突变的p53蛋白，作为肿瘤标志物缺乏一定的特异性。Rb基因突变后主要引起视网膜母细胞瘤，其他还与成骨细胞肉瘤、软组织肉瘤、小细胞肺癌、乳腺癌、前列腺癌、食管癌及膀胱癌有关。

(谷俊朝　夏想厚)

第五节　肿瘤的诊断

一、中医四诊的应用

肿瘤的中医诊断是通过望、闻、问、切四诊法结合现代医学的各项物理、化学检查而完成的。四诊合参，辨证分型，可以掌握肿瘤患者的阴阳、表里、寒热、虚实的证候类型及气血、脏腑功能盛衰情况，对肿瘤的防治及预后具有重要意义。

（一）望诊

望诊是医生运用视觉，对患者的全身和局部情况进行有目的的观察以了解疾病情况的一种方法。望诊的主要内容是人体的神、气、形、态及肿瘤的部位、数量、大小等情况。凡肿瘤患者神志清楚，精神振奋，表明系良性肿瘤或癌瘤初起，未伤正气；精神萎顿，形体消瘦，多是患癌日久，气血衰败；颜面色泽光润为初病；枯涩晦暗为久病晚期；巩膜、皮肤黄染，多为肝、胆、胰腺肿瘤；肌肤甲错示内有瘀血，营养不良之表现；胃肠实热甚者可见牙龈红肿灼热而痛，等等，正如《丹溪心法》所云“盖有诸内，必形诸于外”。

望舌亦是望诊的重要内容。正常人舌应为淡红色，苔薄白。临床观察，肝癌患者舌两边呈紫色或青色，或纹状，或瘀点；胃癌则多见花剥苔，裂纹舌；食管癌早期舌质粉红，中期苔黄，渐增厚，晚期则舌面粗糙，出现裂纹。

（二）闻诊

闻诊包括听声音和嗅气味两方面，患者音哑渐起，甚或失音多为肺肾亏损或肿瘤压迫喉返神经引起，嗳气、呃逆为胃气不降；呕吐为胃肠肿瘤或化疗反应所致；而肺癌病人多有轻吟、气喘及呼吸困难；在肿瘤压迫气管或放射性肺炎也可引起刺激性干咳。

嗅气味亦有助于疾病的诊断，如口腔癌、胃癌、肺癌患者常有口臭、呼吸臭及痰液腥臭；皮肤癌破溃时可伴恶臭；肝癌肝昏迷时可有肝臭。

（三）问诊与切诊

问诊是医生通过询问病人或陪诊者，了解疾病的发生、发展、治疗过程的一种诊察方法，尤其在肿瘤疾病的诊断与鉴别诊断上，只有通过详细的问诊，掌握疾病发生的全过程，才能帮助做出诊断，指导治疗。

切诊分为脉诊与按诊两部分，这里主要介绍脉诊部分。脉诊是医生通过手指的触觉切按病人动脉搏动以诊断疾病的方法。现将肿瘤患者常见脉象介绍如下：

1. 浮脉　轻取即得，重按稍减而不空即为浮脉，多主表证，系病邪在经络肌表的表现，亦有久病体虚而见浮者，但多浮大无力，注意鉴别。

2. 沉脉　轻取不应，重按始得。主里证，有力为里实，无力为里虚。实者乃邪郁于里，气血内困；虚者乃脏腑不足，正气虚弱，血气亏损。

3. 弦脉　端直而长，如按琴弦。主气滞、肝胆病、诸痛、痰饮等。

4. 滑脉　往来流利，如盘走珠。主痰湿凝聚、食滞、实热。

5. 涩脉　往来艰涩不畅，如轻刀刮竹。主血气精伤、气滞血瘀、痰湿内阻。

6. 数脉　一息脉来五至以上。主热证。

7. 弱脉　极软且沉细。主气血不足，系久病正虚之象，肿瘤晚期患者常见此脉。

8. 促脉　脉来数而时一止，止无定数。主阳盛实热，气滞血瘀，痰饮宿食停滞，亦常见于疮疡、肿瘤。

9. 细脉　脉细如线，但应指明显。主气血双虚，诸虚劳损。

10. 结代脉　脉来缓而时一止，止无定数为结脉，止有定数为代脉。结脉主阴盛气结，瘀血内停，癥瘕积聚；代脉主脏气衰微、痛证及心气不足等。

二、西医诊断

(一)早期诊断的意义

肿瘤的发生与发展不是突然的,而是一个逐渐的过程,并呈现一定的规律性。就目前的研究成果看,多数肿瘤的诱导期一般持续 5～30 年,也就是说,通常在接触致癌物多年后先经历癌前期病变,再演变成癌。但也有例外,如辐射引起的白血病其诱导期可短至 2 年,因遗传引起的婴幼儿癌肿诱导期也很短。症状形成后,一般在原位癌期持续 5～10 年,以后再经过 1～5 年的浸润期和播散期。肿瘤发生、发展的这个过程为早期诊断提供了机会,而肿瘤的早期诊断具有重要意义。实践证明,肿瘤早期的治疗效果最佳,同时对患者的损伤也最小。对于多数肿瘤患者,根治肿瘤的方法仍是手术。肿瘤发现越早,则越局限,手术切除的范围则越小,受损的器官或组织亦少,而且根治的可能性就越大。如果肿瘤已广泛转移,则手术的意义不大,根治的希望也就小了。据统计,早期诊断的尚局限于胃黏膜层的胃癌,手术切除后配合综合治疗的 5 年生存率达 90.9%,而晚期胃癌的生存率尚不足 20%。即使是被称为“癌中之王”的肝癌,对早期诊断的小肝癌行根怡性手术切除,其 5 年生存率亦能达到 69.4%。而失去手术机会的晚期肝癌的生存期仅为 3～6 个月。早期诊断不仅为肿瘤患者提供了早期治疗的机会,同时也使人们对肿瘤的研究进一步深化。

(二)早期诊断的方法

1. 肿瘤普查　普查就是在无症状的某些人群中进行普遍检查而发现疾病。肿瘤普查是进行肿瘤早期诊断的一个重要方法。目前在世界许多发达国家中已逐渐开展起来。例如,美国癌症协会(ACS)于 1980 年即制定了癌症普查的指导方针。我国对肝癌、食管癌、鼻咽癌等的普查工作也有很大成绩。

肿瘤普查的重点应放在高危人群中。所谓高危人群,指有较高可能患有肿瘤的人群,如将 40 岁以上的乙型肝炎表面抗原阳性及有慢性肝炎病史者划为肝癌的高危人群。在划定高危人群时,应考虑到地区、职业、饮食习惯、吸烟与否、健康状况等多种因素。如肺癌不仅与吸烟关系密切,还与接触石棉、某些矿石有关系。而家族史中有乳腺癌病史,年龄在 40～60 岁,或有乳腺囊性增生病、不育、无排卵、子宫异常出血的人常为乳腺癌的高危人群。

一般对高危人群的普查应依据肿瘤的发展速度而每半年至 3 年进行一次。普查的方法应简便、准确,易为受检者接受。目前常用的有以下几种:肝癌普查检测甲胎蛋白,为防止假阳性,还应配合超声检查;肺癌普查则选用 X 线透视或摄片,或配合痰液脱落细胞学检查;胃癌普查方法是纤维胃镜检查,如受条件限制亦可通过查便潜血及胃肠造影进行筛选;而乳腺癌的普查,则以触诊为第一步,配合热图像或钼靶照相。

2. 定期检查　与普查不同,它是针对具有癌前状态和癌前病变这类易患肿瘤者的个体而言。普查的方法是某一群体同时进行,而定期检查是个体单独进行,这也是早期诊断肿瘤的一个重要方法。

美国癌症协会(ACS)对于无症状的正常危险度和高危险度个体推荐了有关癌症检出的建议。通过近 10 余年的实施,结果证明,该方针合理、灵敏且有效,甚至被称作是发现癌症的“金钥匙”。现将部分内容摘录如下(表 15-1)。

表 15-1　ACS 对高危无症状人群早期诊断的推荐方案

易患倾向	人群	年龄(岁)	检查方法	期限
乳腺癌	女性	≥20	乳腺自检	每月
	不育、肥胖、不排卵、	20～29	乳腺临床检查	每 3 年
	子宫异常出血或求偶	≥40	同上	每年
	素治疗(高危险度)	35～39	乳腺摄片	基础检索
		40～49	同上	每 1～2 年
		≥50	同上	每年

续表

易患倾向	人群	年龄(岁)	检查方法	期限
结直肠癌	男/女	≥40	直肠指诊	每年(男性同时查前列腺)
	直系亲属中有一个以上结/直肠癌的家族史(高危险度)		大便潜血试验	每年
			钡灌肠及乙状结肠镜或全结肠镜	每3～5年

我国对肿瘤发生定期检查时，主要着眼于癌前病变和癌前状态方面。实践证明，安排癌前病变患者进行定期检查，对于早期诊断肿瘤和提高治愈率均有重要意义。

所谓癌前病变，是指机体组织中某些有可能变成癌的病理变化。常见的癌前病变如下：

(1)黏膜白斑：一般发生于唇、舌、子宫颈及外阴等处。初起时多呈白色光滑软斑，后渐发展为轻微隆起粗糙的白色斑片状病损，如其表面出现溃疡，基底部变厚变硬，则为易发生恶变之表现。

(2)黑痣：生长在皮肤尤其是手掌、足底等易摩擦部位的黑痣，均有可能恶变为恶性程度很高的黑色素瘤，当黑痣突然增大或有破溃，周边出现星状黑痣，或原来有的毛发脱落等，均为恶变征兆。

(3)慢性萎缩性胃炎：尤其是伴有胃黏膜的肠上皮化生者，胃癌的发生率较高。

(4)病毒性肝炎：我国肝癌病人中90%有乙肝(HBV)背景。此外，与肝癌有关的还有丙肝(HCV)和丁肝(HDV)。尤其是HBV合并肝硬化时，肝癌发生率可达49%。对这部分病人应定期化验甲胎蛋白和做超声波检查。

(5)乳腺管内乳点状瘤与乳腺非典型增生，均系癌前病变。据统计，重度乳腺非典型增生的癌变率按年限不同分别为：5年为10%；10年为25%；15年为45%。因此对此类疾病宜定期随诊，必要时手术治疗。

(6)子宫颈糜烂：可进一步发展为宫颈非典型增生，易产生癌变，必须定期复查。

(7)隐睾或睾丸下降不全：尤其是成人隐睾，易恶变为精原细胞瘤，应及早检查、治疗。

(8)多发性家族性结肠息肉病：当出现腹痛、腹泻、大便带血等改变时，应想到恶变的可能，需做钡灌肠及肠镜等检查。

(三)体格检查与理化检查

1. 体格检查　首先应进行全面系统的检查，注意收集对肿瘤诊断有意义的各种体征。癌症患者的营养状态欠佳，可出现消瘦，甚至恶液质等表现；神志不清，昏迷，可见于晚期癌症及颅内肿瘤患者；皮肤出现黄染，常提示肝癌、胆管癌、胰头癌或转移癌等。而头面部应注意形态的变化及异常分泌物等，如突眼可由视网膜母细胞瘤引起；外耳道流脓、溢血可能是中耳癌的惟一表现；鼻塞、头痛、回缩性血涕常是鼻咽癌的典型表现；口唇内的巨大溃疡，经久不愈，亦应注意有否癌肿的可能性。颈部应重点查淋巴结及甲状腺肿物，颏下、颌下、颈侧及锁骨上等处淋巴结丰富，常是恶性淋巴瘤发病表现部位之一，亦是鼻咽癌及肺、食管、纵隔、胃等处肿瘤常转移的部位。当纵隔的原发肿瘤或转移痛引起上腔静脉综合征时，常表现为呼吸困难头颈、上肢浮肿、静脉怒张。肺部的肿瘤多依靠X线胸片及CT等检查；肺或胸膜等处的确诊或未确诊的肿瘤在行胸穿后，于穿刺部位就生出恶性肿块，常是癌细胞于局部种植的结果。腹部的查体亦很重要，应观察腹部的外形，注意有无腹水及肝、胆、脾、肾等脏器的肿大及包块等。检查脊柱、四肢时，要注意是否有包块和变形及感觉、运动、腿反射的变化，骨的原发肿瘤局部可以有肿块、变形，骨转移癌局部压痛明显，而髓内肿瘤或转移瘤则可引起肢体感觉障碍甚至截瘫。对于外生殖器，应注意有无隐睾、阴茎包皮过长及阴唇有无白斑或溃疡等。肛门指诊亦非常重要，应列为肿瘤专业的常规检查项目，检查时注意痔核、包块、前列腺、溃疡出血及直肠窝部有无消化道肿瘤脱落细胞的种植所形成的结节与包块等。

对于已发现的肿瘤要注意观察其大小、形态、质地、活动度、有无触痛及邻近组织侵犯等情况。一般来说，菜花状或分叶状肿瘤的恶性程度低，溃疡状或结节状肿瘤的浸润性和恶性度较高；肿瘤有包膜，呈局限性生长，活动度好，边缘清楚、整齐者多为良性；而无包膜，边缘不清，活动度差，有浸润者多为恶性。

此外，肿瘤的淋巴结转移十分常见，有的甚至是肿瘤患者的首发症状。因此，查体时要重视淋巴结的情况，有淋巴结转移时要注意描述其部位、大小、数量、软硬度、活动度等情况。不同部位的肿瘤与易发生淋巴结转移的区域关系情况大致如下：鼻腔、口咽、喉部肿瘤转移至颈深部或锁骨上淋巴结；乳腺、胸壁、脐水平以上腹壁和背部的肿瘤可转移至同侧腋窝淋巴结；下肢、臀部、会阴部、外生殖器、脐水平以下腹壁的肿瘤可转移至腹股沟淋巴结。

2. 病理检查　是肿瘤诊断中不可缺少的一环，是确定诊断的可靠方法，它是通过对患者的病理组织的显微镜观察，来分辨肿瘤的性质并做出诊断的。

(1)脱落细胞学检查：肿瘤组织的细胞比较容易脱落。临床上可以通过各种方法收集脱落细胞，制成涂片进行细胞学检查。其中可以直接进行涂片检查的有痰液、乳头溢液、阴道分泌物等。也可用食道拉网刮取食管肿瘤的脱落细胞。另外，可进行纤维内镜用细胞刷刷取支气管、食管、胃肿瘤的脱落细胞；对于胸、腹水可行穿刺抽液。而尿液则通过尿沉渣查找肿瘤脱落细胞。脱落细胞学检查简便、经济、易行，为肿瘤的诊断提供了捷径，目前已成为肿瘤诊断方法中一项重要的内容。但是，脱落的肿瘤细胞形态常不典型，诊断有时较为困难，同时，因不能观察肿瘤的组织结构，故不能代替病理组织学检查。

(2)穿刺细胞学检查：该方法是利用细针于抽吸的状态下，在肿瘤内进行1～2次，以吸取肿瘤组织碎片送检。此检查方法已有10余年的发展史，近10余年来进展迅猛。目前细针穿刺细胞学诊断已成为肿瘤确诊的主要手段之一，在B超、X线、CT的引导下，其应用范围也由表浅肿瘤扩展到深部脏器肿瘤。可以说，凡是无脱落细胞，且由腔镜不能到达的器官，均可以应用此项检查。当然，临床上最常应用于浅表可触及的肿块，如淋巴结、腮腺、甲状腺、乳腺和前列腺。在行穿刺细胞学检查时应注意操作轻巧，不可强力挤压，以防止肿瘤播散；对于安全可靠地取得较大活检组织的肿瘤则不提倡穿刺；对于包膜完整的肿瘤和器官如睾丸等，应认识到以冰冻切片确诊为佳，避免使用穿刺深部。肿瘤的穿刺有时会产生一定的并发症，如肝肿瘤穿刺的出血、肺肿瘤穿刺的气胸等。虽然发生率不高，但亦应掌握穿刺指征，穿刺后应注意观察，有并发症出现则及时对症处理。穿刺吸出物可直接涂片，涂片应厚薄适宜，均匀，涂片左侧空出1/3留做贴标签之用。

(3)病理活检：即活组织检查。通常采用钳取、切取及切除3种取材方法。对于体表或腔内有溃疡的肿瘤如皮肤、呼吸道、消化道、女性生殖器等部位的肿瘤，可以用钳取或切除的方法，而对于比较小的肿瘤，应将整个肿瘤切除送检。就肿瘤扩散的危险性而言，在切取和切除活检之中几乎没有区别，因此事先必须做好准备和计划。注意在四肢部位切口应是纵向的，活检时不要污染未受侵的组织，术后止血亦很重要，因血液能沿组织平面播散肿瘤，如活检组织超过一个以上，应每个均使用不同的器械，凡诊断和手术能一次完成的则不需要先做活检，而以手术时一次切除整个标本送冰冻切片为好。

(4)冰冻切片或快速石蜡切片：这两种方法实际上等同于手术中显微镜会诊，即在手术中及时切取组织标本进行冰冻切片或快速石蜡切片，及时做出诊断，以利于术中判断肿瘤的性质、切缘及肿瘤基底是否有癌细胞浸润等情况，使术者及时做出决定，给予相应的处理，如扩大切缘、修改术式，等等。该方法可以补偿手术前的估计不足或外科技术上的缺陷，虽然冰冻切片在技术上比石蜡切片作出诊断要困难一些，但因其有94%～98%的诊断准确率，故已成为术中会诊的一项重要方法。

3. 物理检查

(1)X线检查：X线在肿瘤的诊断和治疗上占有一定的地位。通过X线检查，可以了解病变的部位、大小、浸润范围、血供情况、有无转移等情况，但有时因肿瘤较小而不能发现，有时在鉴别诊断上尚有困难。因此应结合病史、查体及其他检查综合判断。

X线检查的分类及应用范围大致如下：

1)X线透视、平片、断层摄影等：多用于肺、纵隔肿瘤，骨肿瘤，头颈部肿瘤和某些软组织肿瘤的诊断。X线透视的优点在于可自由变换体位，对病灶可做多方位的观察；平片及断层与CT、MRI比较则具有应用简便、经济等特点。

2)腔道造影：主要有胃肠、支气管、胆道、肾盂、输尿管及膀胱等造影，尤其是随着胃肠道气钡双重对比造影、经内镜胰胆管造影(ERCP)等的广泛普及对肿瘤诊断工作起到了很大的推动作用。就目前来看，可以说空腔脏器肿瘤的首选诊断方法仍是腔道造影。

3)乳腺钼靶和平板摄片：临床上常用于乳腺良、恶性病变的鉴别，也用于普查可以发现难以触及的乳腺肿块。

4)血管造影：曾是肿瘤诊断的重要手段，但在CT和MRI问世以后，该检查的应用明显减少，然而血管造影在诊断上仍有独到之处，如可显示肿瘤的动脉供血和静脉引流情况，显示肿瘤侵及血管的情况等。进入20世纪80年代以后，由于数字减影血管造影(DSA)的出现，使血管造影技术日臻完善，同时也为肿瘤介入治疗的开展，提供了良好的设备条件。

(2)计算机X线体层摄影(CT)：自1972年问世以来已快速发展至第5代。它是应用X线体层摄影原理，通过高灵敏度的探测器，测量被X线照射的人体不同组织的吸收量，再将所获数据经计算机处理，最后获得高分辨率的断面图像，该图像能区分组织间密度的微小差异，且可直接显示身体内部组织的结构和病变，并同时可以测量各种组织的密度值，为诊断提供更多的信息。CT可灵敏地显示小至0.5cm的肿块，可以测出肿瘤的大小、部位及其与周围组织器官的关系。CT已成为肿瘤诊断的一个极其重要的手段，在肿瘤的早期诊断和鉴别诊断上起很大的作用，同时还可以在CT引导下行经皮穿刺活检、液体引流和肿瘤局部化疗等。

(3)磁共振成像术(MRI)：是20世纪80年代迅速发展起来的医学影像学的一部分，它与CT相同之处在于都属计算机成像，且所成图像为体层图像。其不同之处在于：MRI没有X射线，对人体无害，对软组织的显示能力明显超出CT，也没有骨伪影的干扰，靠近骨骼的病变同样显示得非常清楚，也不像CT那样需要常规使用造影剂，从而减少了药物不良反应发生的机会。MRI对肿瘤的定位十分敏感准确，它的缺点是在定性方面尚欠完美，因为同样的肿瘤可有不同的MRI表现，而同一类MRI表现又可代表不同的肿瘤，胸腹部的检查也可受呼吸运动和肠蠕动的影响而造成影像模糊。另外，因设备昂贵、检查费用高也限制了它的普及与使用。

(4)超声诊断：超声诊断是一种安全、无损伤、无痛苦且操作简便的诊断方法，开始于20世纪40年代，70年代以后由于计算机技术的引入及采用灰阶显示和实时成像方法，声像图质有了明显的改善与提高，尤其进入90年代以后超声技术又有了突飞猛进的发展，配备了各种探点，开发了超声介入性诊断与治疗等。目前超声已广泛应用于眼、腮腺、甲状腺、乳房、肝、胆、胰、脾、肾、肾上腺、腹膜后、子宫体、卵巢、浆膜腔等多种脏器疾病和肿瘤的诊断与鉴别诊断，成为一种重要的影像学诊断技术，对软组织及腹部肿块的诊断有很大帮助，对鉴别肿瘤的囊性、实质性、混合性方面亦有特殊的价值。使用10MHz高频探头甚至可以显示浅表脏器如甲状腺、乳腺等处的直径<0.5cm的结节或肿瘤。

(5)内镜检查：自从1958年光导纤维胃肠镜诞生以来，纤维内镜技术得到了飞速发展。20世纪80年代中期起，各类电子内镜(又称电视内镜)亦开始登场，从而改写了纤维导镜的历史，增添了电脑智能化功能，预示内镜事业将具有良好的前景。目前拥有的各种内镜几乎可以进入人体所有的空腔，在直视下或电视屏幕上观察病变的形态、部位、浸润的程度和范围，对病灶进行摄影、钳取活检甚至诸如止血、摘除息肉等治疗。可以说内镜已成为肿瘤诊断上十分重要的工具。

(6)放射性核素显像：某些放射性核素进入人体后，可选择性地浓集于某一器官或肿瘤病变区，用显像设备(γ照相机或发射型计算机断层)可在体外显示放射性分布情况，这就是放射性核素显像。一般将浓集高于周边正常组织者称为“热区”，与此相反者称为“冷区”，借此来进行疾病的诊断。常用的放射性核素有^{131}I、^{198}An、^{32}P、^{99m}Tc、^{169}Rb、^{67}Ga

等，分别被使用在甲状腺、肝、骨、肾、肾上腺等肿瘤的诊断上，并且具有较大的诊断价值。同时，应注意的是，扫描图上出现的占位性病变并非肿瘤所特有，有时囊肿、脓肿也可有类似的表现，需结合病史、查体及超声检查等进行综合判断。

4. 肿瘤标志物　是指肿瘤组织产生的可以反映肿瘤组织自身存在的化学物质，又称为肿瘤标志。该标志物有的来源于肿瘤细胞本身，有的是肿瘤侵犯或转移的器官所产生，有的则与肿瘤协同存在。用生物化学的检测方法或免疫学的诊断方法可以测定这些物质的存在与浓度，这对于早期发现肿瘤及其部位，观察病情变化等都有十分重要的意义。临床上较为重要且常用的肿瘤标志物及其意义如下：甲胎蛋白（AFP）升高可见于肝细胞癌、卵黄囊和胚胎性肿瘤，亦可见于良性肝病如肝炎肝硬化等。癌胚抗原（CEA）的升高则特异性不强，因其在胃癌、结肠癌、直肠癌、肺癌、肝癌等多种肿瘤及肺气肿、胶原性疾病、心血管疾患等中均有不同程度地升高，故在诊断上只有辅助价值。其他还有CA125、CA724、酸性铁蛋白、组织多肽原等，对于肿瘤的诊断有一定的帮助，只是肿瘤标记物均有一定的假阳性，临床上需综合分析，不可草率做出肿瘤的诊断。

（四）肿瘤病人的功能状态评价

功能状态是对机体总的功能状态的一般估计，表示患者的生存质量。1948 年，Eemnfsty 首先提出肿瘤患者的功能状态的计数方法。此法主要根据患者所能进行的活动程度和是否需要医疗照顾而进行计分。100％表示完全正常，大于 70％表示功能状态良好，50％～70％表示功能中等，小于 40％表示功能差，0％表示死亡。此法已为许多学者接受。对肿瘤患者的预防和预后估计也有帮助（表 15-2）。

表 15-2　Karnofsky 功能状态计数法

一般状态	功能状态（％）	说明
能进行正常活动和工作，不需特殊照顾	100	正常，无症状和体征
	90	能进行正常活动，有轻微症状和体征
	80	能勉强进行正常活动，有一些症状和体征
不能工作，大部分生活能自理，有时要人帮助	70	能照顾自己，但不能进行正常活动和工作
	60	偶尔需要帮助，多数时间能自己照顾自己
	50	需要很多的帮助，常需医疗照顾
不能护理自己，需要与住院同样的护理	40	不能照顾自己，需特殊护理和照顾
	30	严重丧失活动力，虽不立即死亡，但需住院
	20	病重需要住院，必须给予积极的支持治疗
	10	病危，短期内即将死亡
	0	死亡

（邢光明）

第六节　肿瘤急症处理

恶性肿瘤在发生、发展和诊治过程中，常常会出现一些与肿瘤本身有关或因治疗而引起的紧急情况，这些急症或严重并发症常可导致患者突然死亡，因此需要医生作出正确判断并采取紧急处理措施。如处理及时恰当，不但可以减轻患者的痛苦，使病人转危为安，还可以争取时间，为以后的治疗提供机会。下面就临床较为常见的急症简要地讲述其诊断及处理。

一、上腔静脉综合征

上腔静脉综合征是由于纵隔原发或转移性肿瘤压迫上腔静脉，使头颈、上肢和胸壁的血流回流至右心房受阻而致的一组证候群。据统计，引起上腔静脉综合征的因素中肿瘤占97%，其中肺癌占75%(尤以小细胞肺癌多)，淋巴瘤占15%，转移癌占7%，良性病引起者仅占3%。由于上腔静脉管壁较薄，内部血流压力低，且受解剖位置所限，被多组淋巴结所包绕等原因，因而易受压阻塞。上腔静脉长期阻塞往往导致不可逆性静脉血栓形成、中枢神经系统损害和肺部并发症。

临床表现与原发肿瘤、阻塞部位及程度、起病缓急、侧支循环及血栓形成有关。除原有原发肿瘤的表现外，主要见上腔静脉阻塞引起的综合征。如头面部、眼结膜、颈部浮肿，严重时上肢及躯干亦肿胀，表浅静脉曲张变粗，呼吸困难，发绀，面部瘀血等，亦可见胸痛、咳嗽、吞咽困难、声音嘶哑等。继发颅内压升高时可出现头痛、焦虑、嗜睡、意识障碍等中枢神经系统症状。

出现了颜面浮肿、静脉怒张乃至神志不清等症状时诊断并不困难，但如果上腔静脉梗阻发展缓慢，则诊断常需静脉造影或放射性核素扫描方能确诊。胸片可显示上纵隔(右侧占75%)肿块，纵隔和气管旁淋巴结肿大、胸水(右侧多见)。胸CT增强扫描或磁共振拍片均可提供极佳的解剖学细节，并有助于放射治疗定位。痰细胞学检查、淋巴结活检及骨髓检查、内镜活检、手术活检可作出病理细胞学诊断。对于就诊较晚、病情紧急、症状体征进展快的病例，病理组织学诊断需服从治疗措施，先行紧急治疗，待症状缓解后再安排有关检查。

放射治疗对多数因肿瘤引起的上腔静脉综合征有良好的效果，可作为治疗本综合征的首选方法。放射总量取决于原发肿瘤的病理类型和分期。肺鳞癌或腺癌往往需50～60Gy方能获效3～4天，每次3～4Gy，每天局部控制。如病变广泛且有胸外扩散者，可给予较低剂量、较短时间的姑息性治疗。淋巴瘤20～40Gy，一般开始用大剂量一次，随后改为每日1.5～2Gy，达到总量为止。放疗野应包括原发肿瘤、纵隔、肺门和一切邻近肺实质的病变。淋巴瘤的放疗野应扩大包括邻近淋巴结区即包括颈部、纵隔及腋下。如果病变在肺上叶或上纵隔淋巴结肿大，则锁骨上淋巴结应包括在放射野内。国外报道放疗可使70%的因肺癌引起的上腔静脉综合征患者获得姑息，因淋巴瘤引起者95%以上有所缓解。

化疗通常与放疗综合使用。但对于肿块过大或肿瘤已广泛扩散又需立即见效者，可能化疗比放疗更为可取。淋巴瘤、小细胞肺癌和生殖细胞肿瘤引起的上腔静脉综合征化疗效果显著。一般先用大剂量抗癌药物行冲击疗法，同时应用大剂量类固醇皮质激素以增强疗效。可用以下方案：①HN_2 0.4mg/kg，静冲，每周1次，连用3～4次；②先给VCR 2mg，静冲，然后静冲HN_2 10mg或CTX100～200mg，每周1次并给地塞米松10～15mg静滴，速尿或双氢克尿噻口服。若诊断明确时可根据原发病选用化疗药，如淋巴瘤用CHOP方案，肺癌用EP或CAP方案，乳腺癌用CMF或CAF方案。一般冲击性化疗2～3次后接着行局部放疗效果较好。联合化疗时必须避免注射右侧臂静脉，因血流缓慢而致药物刺激加重，甚至可引起血栓形成或静脉炎，故宜选用下肢的小静脉。

手术治疗仅在放、化疗未获满意疗效，而又出现意识障碍、呼吸困难等情况紧急者或侧支循环过度扩张或破裂出血时方可考虑使用。手术难度大，并发症多，死亡率也高。其他内科治疗如给氧、限制液体及钠盐、使用利尿剂、皮质激素及抗凝剂(肝素、双香豆素)、纤溶药物均有一定价值。

根据上腔静脉综合征的临床表现,中医可参考"水肿"、"痰饮"、"喘证"、"肺积"、"瘰病"等进行辨证施治。常用治法有:利水消肿、泻肺平喘、清热解毒、化瘀散结。可用桑白皮 10g,地龙 10g,葶苈子 10g,泽泻 10g,茯苓皮 15g,半边莲 30g,当归 10g,大枣 7 枚,汉防己 10g。水煎服,每日 1 剂。气虚者加黄芪 20g,白术 10g;咳嗽痰多加贝母 10g,紫菀 10g,桔梗 10g;喘促者加苏子 10g,莱菔子 20g;血瘀明显者加莪术 10g,田七 10g。也可选用十枣汤、五皮饮、化积丸等加减。

上腔静脉综合征生存率较差,仅有 10%~20% 病例生存超过 2 年。肺癌有此综合征者平均生存 6~8 个月,淋巴瘤患者生存期较肺癌为长。

二、恶性体腔积液

(一)心包积液与心包镇塞

心脏周围肿瘤浸润心包,其他部位原发肿瘤血行转移到心脏或心包脏层,恶性肿瘤放射治疗产生的放射性心包炎等均可引起心包内渗液的急骤增加,使心包扩张、充血受阻而导致血液循环的窘迫。如不及时治疗就会危及生命。

心包积液量多时表现为气急、端坐呼吸、咳嗽、心前区、肋弓下或上腹部疼痛、肺充血及下肢浮肿。心包填塞的典型症状为:血压下降甚至休克、静脉怒张、心音低远和奇脉。查体心浊音界扩大,心音减弱,肝肿大,静脉压升高及 Ewart 征。出现上述症状及体征,诊断并不困难。X 线检查可发现烧杯状心脏(积液约 250ml),心电图上有低电压及广泛的 ST-T 段改变。B 超可估计积液量及提供心包穿刺部位,穿刺液作脱落细胞学检查可确定病因。

治疗方法有心包穿刺抽液、心包导管引流、不同程度的心包切除以解除心脏压力。有时抽液 50~100ml 后即可缓解症状。对急性白血病、小细胞肺痛、恶性淋巴瘤和乳腺癌等选用敏感的联合化疗可能有效。放疗亦可采用,剂量一般为 25~30Gy/3~4 周。心包内注入细胞毒药及硬化剂(四环素)亦有一定疗效。

中医认为心主血脉,全赖阳气之温煦,阴血之滋养。心阳不足,阴血亏虚,心失所养,鼓动无力则见心悸、心慌、胸闷、胸痛、气短乏力、肢冷、脉细无力;心阳不足,阳虚水泛,可见喘息、浮肿。总之,该病属中医"心悸"、"胸痛"、"喘证"及"水肿"的范畴,辨证多属心阳虚,心血不足,肾阴、肾阳亏虚之列。治宜温阳益气,滋阴养血,温通血脉,强心补肾。方选生脉散、炙甘草汤、参附汤、桂枝甘草汤、当归活血汤加减。

(二)恶性胸水

恶性胸水是由于肿瘤直接侵犯胸膜表面或肿瘤引起的周围炎症,使胸膜毛细血管通透性增加,蛋白分子及液体渗入胸腔,形成渗出性胸腔积液。或由于肿瘤或癌栓压迫或阻塞肺静脉及淋巴管引起胸膜静脉压升高及淋巴回流障碍而致胸腔积液。此外,晚期衰竭患者严重的低蛋白血症也可影响脏层胸膜对胸腔液体的再吸收过程。肿瘤引起肺不张时,增加胸腔负压而影响胸水的正常代谢过程,加重胸腔积液恶化。恶性胸腔积液占整个胸腔积液的 25%~50%。几乎所有恶性肿瘤(除原发性脑肿瘤)均可引起胸腔积液。最常见的有肺癌、乳腺痛、淋巴瘤、卵巢癌、恶性胸膜间皮瘤、胃肠道腺癌等。有报道约 50%的乳腺癌、28%的肺癌患者会出现胸水。恶性胸水多量大,为血性渗出液。大量胸水会限制肺的膨胀,引起肺不张,影响肺的通气,使患者出现呼吸困难。若处理不当,可使病情恶化,出现呼吸衰竭、肺性脑病等,危及患者生命。

呼吸困难、咳嗽、胸痛为恶性胸水的主要临床症状。主要体征有患侧胸廓饱满、叩诊蚀音、呼吸运动减弱、呼吸音及语颤减弱或消失。超声波、胸片及 CT 检查可确定胸腔积液的存在,原发肿瘤病史及血性胸水,提示癌性胸水。通过胸腔穿刺细胞学检查及纵隔镜、胸腔镜等活检取材大多可明确病因诊断。胸水生化检查测定癌胚抗原、乳酸脱氢酶、β_2 微球蛋白、铁蛋白有助于鉴别良、恶性胸水。对曾经多方检查仍不能明确诊断的可考虑剖胸探查活检。

恶性胸水常为恶性肿瘤已至晚期的标志。治疗的主要目的是缓解症状针对原发肿瘤而行的全身化疗,大多不能控制恶性胸水,全身与局部相结合,特别是局部控制胸腔积液,对解除肺不张,缓解呼吸困难极为重要。穿刺放液750～1000ml常可使症状缓解，但积液易有重聚。短期内反复抽液可引起大量蛋白的丢失、肺部感染、气胸。胸腔闭式引流常用于大量胸腔积液者。经数天引流后有部分恶性胸水因胸膜粘连而使胸腔闭合，使渗液改善数周至数月。闭式引流配合胸腔内注射化疗药及硬化剂效果更好。用于胸腔注射的抗癌化疗药可根据原发肿瘤病理类型选择。常用的化疗药有DDP、ADM、MMC、HN_2等。腔内化疗的用量大致类似全身用药量。不良反应有发热、胸痛、恶心、呕吐及白细胞下降。不良反应的处理亦同全身化疗。腔内化疗对恶性胸水中癌细胞阳性者疗效较好，不适于因肿瘤压迫血管和淋巴管而引起的恶性胸水。胸腔放液后注入硬化剂使胸膜粘连固定，对顽固性中、大量胸腔积液，经全身及局部抗癌药物治疗无效者有一定疗效。常用的硬化剂有四环素、阿的平、滑石粉等。注入各种硬化剂之前必须将胸水排干，注入后改变患者的体位，使药物在胸膜上均匀分布。此方法约使50%的患者获得满意效果。近年生物反应调节剂胸腔内注射用于治疗恶性胸水，临床观察疗效也满意。有报道自身LAK细胞联合IL-2输注胸腔，有效率达94.8%；用厌氧棒状杆菌菌苗4mg，胸腔注入，每周1次，总有效率为94.3%；用卡介苗胸腔内注射治疗肺癌胸腔积液12例，有效率66.6%；放疗对纵隔肿瘤或淋巴结肿大引起的中心性胸水效果较好，尤其是对放疗较敏感的肿瘤如恶性淋巴瘤或小细胞肺癌。放射性核素胸腔内注射，可使胸膜回皮细胞和小血管产生硬化，并对胸水内游离的及种植在胸膜上的癌细胞有杀伤作用，资料报告其有效率达50%以上，常用的放射性核素有^{198}AU、^{32}P。胸腹腔分流术及胸膜切除术可用于上述治疗无效的病例，但需选择恰当的病例，要求患者有一定的寿命，并能承受手术。

恶性胸水根据其临床症状应属中医“悬饮”范畴。与肺、脾、肾三脏关系密切。其本属脾肾阳虚，不能运化水湿精微，其标为水饮停聚，肺气不行，宣降失司，总属阳虚阴盛，本虚标实之症。治以“温药和之”为总则，具体治法有泻肺利水、攻逐水饮、温补脾肾、化痰散结等。可供选择的方剂有葶苈大枣泻肺汤、十枣汤、苓桂术甘汤、椒目瓜蒌汤等。肺癌可加龙葵、瓜蒌、胆星、守宫等；乳腺癌可加王不留行、全瓜蒌、炮山甲等；淋巴瘤可加海藻、昆布、夏枯草等。近年来有报道外敷中药治恶性胸水获良效者，如张亚声用生大黄、白芷、枳实、山豆根、石见穿等研细粉作为基质，再取石菖蒲、甘遂、大戟、芫花、薄荷等为主药，并随症加减，煎浓汁为溶剂。每次用时取基质药粉80g加入溶剂100ml，混合调匀成膏做成饼状，厚1cm左右，5cm×10cm大小，上做少许冰片。每日外敷背部肺俞及胸腔积液病变部位，2～4小时换药一次。治疗50例总有效率为86%。

恶性胸水治疗方式很多，临床上要根据患者个体情况不同选用，并加强对症及支持治疗。总的预后不佳，实体瘤病例平均生存约6个月，恶性淋巴瘤可达16个月。

（三）恶性腹水

恶性肿瘤累及腹膜引起的腹水，称为恶性腹水。肿瘤病人腹水的出现是疾病进展的表现。癌性腹水增加到一定程度时，由于腹膜牵拉出现腹胀、腹痛，大量腹水可使膈肌抬高导致呼吸困难，压迫胃肠道影响消化功能，需要紧急处理。如得不到很好的控制，病情每况愈下，迅速死亡。常见引起恶性腹水的肿瘤有腹膜间皮瘤、肝癌、卵巢癌、胃癌、结肠癌、胰腺癌、乳腺癌、子宫内膜癌、恶性淋巴瘤等。肿瘤引起腹水可因静脉或淋巴管阻塞所致，也可由散布于腹膜表面的肿瘤结节刺激液体分泌而引起。不同的肿瘤形成腹水的机制不完全相同。胰腺癌、胃癌引起腹水系腹膜通透性增加或肿瘤破裂引起出血，形成血性腹水；卵巢癌引起腹水是由于包膜破裂或被浸润，癌细胞弥漫性扩散到腹膜表面，引起腹膜本身毛细血管床通透性和吸收功能的改变而致腹水；原发性肝癌因多有肝硬化的背景，腹水的形成与门脉高压、肝静脉压升高、低蛋白血症及继发性水钠潴留有关。尽管恶性腹水的发病机制各异，但留钠滞液机制大致相同。

临床表现除见各原发肿瘤的表现外，常有消化功能障碍，腹胀，腹痛，消瘦，腹水及腹块，大量腹水可出现呼吸困难、行动不便等。主要体征有腹部膨隆，触击腹部有波动感，叩诊出现移动性浊音。B超及CT均易检出腹水，同时CT还有助于明确是否有腹膜淋巴结肿大，有无腹腔、盆腔肿块及肝脏情况。诊断性穿刺及腹水实验室检查有助于鉴别恶性腹水和其他原因的腹水。恶性腹水多呈血性，检查多为渗出液，腹水总蛋白含量>30g/L。单用细胞学检查即可在约40%的恶性腹水中检出恶性细胞，如作腹膜活检可有半数恶性腹水得到诊断。腹水中的癌胚抗原、纤维连接素、铁蛋白、乳酸脱氢酶、溶菌酶及AFP、CA125测定均有助于恶性腹水的诊断，单用有一定的局限性，联合检测多项指标，可提高恶性腹水诊断的准确率。

恶性腹水的治疗方法有很多。腹腔穿刺抽液兼有诊断和治疗的双重价值，是必不可少的措施。腹水过多时穿液放液可缓解腹水压力，改善呼吸。第一次放液以1000～1500ml为宜，最多不可超过3000ml。迅速大量放液可导致低血压和休克。若频频放液可致低蛋白血症及电解质紊乱。腹腔内化疗可提高肿瘤部位药物浓度，增强对肿瘤细胞的杀伤能力，而不增加甚至减少对体循环的毒性作用。常用化疗药有PDD、MMC、5-FU、MTX、ADM、TSPA等，化疗药的选择原则与全身化疗相同，如消化道肿瘤用MMC及5-FU，卵巢癌用PDD或CEP等。腹腔内注射放射性^{198}Au及^{63}Zn有一定疗效，但由于严重并发症多，目前临床已少用。腹腔内免疫治疗国内外均有报道，使用较多的免疫制剂有OK-432、TNF-α、LAK细胞和IL-2，各家报道疗效不一，有待临床进一步观察验证。以上腹腔内注射化疗药、放射性核素及免疫制剂，均对腹水细胞学阳性、腹膜广泛播散及微小癌结节者疗效较好。上述治疗措施无效，腹水细胞学阴性者，腹腔静脉分流术是一种可供选择的治疗方法。但需掌握好适应证和禁忌证。恶性腹水的全身治疗应卧床休息，限钠限水，并给予全身营养支持及合理使用利尿剂。利尿治疗常联合应用保钾利尿剂和排钾利尿剂，每日口服安体舒通50～100mg及双氢克尿塞50～100mg较为适宜。利尿过度可引起脱水及低血压，必须注意。

中医治疗恶性腹水一般按"膨胀"辨证施治。膨胀属中医难治之症。其病机为肝、脾、肾三脏受病，气、血、水等瘀积于腹内。治疗应分清寒热虚实，一般病初以气结为主，治以疏肝解郁，除湿散满为主；中期以水蓄、血瘀为主，治以利水消瘀；后期往往虚实夹杂，治疗应攻补兼施，或先攻后补，或先补后攻。辨证可分为气滞湿阻、寒湿困脾、血瘀内结、湿热蕴结、脾肾阳虚、脾肾阴虚。参考用方：柴胡疏肝汤、胃苓汤、实脾饮、调营饮、中满分消丸、附子理中汤、济生肾气丸、六味地黄汤等。某些单验方报道亦有一定疗效。如甘遂、砂仁各9g，共研细末，蒜头1个捣烂，和药末、水调成糊，敷于脐上，每日2次。亦可用中药生黄芪40g，苡仁30g，莪术40g，桃仁50g，红花50g，桂枝40g，猪苓40g等水煎浓缩成稠膏，敷于腹部上，至肋弓下缘，下至脐上3寸处，两侧至腋中线，用塑料纸及胶布固定，每日换药1次。客观指标改善者85.4%。

三、颅内压增高

颅内原发性或转移性癌瘤的压迫阻塞或癌性脑脊膜炎均可引起颅内压增高。颅内压增高到一定阈值就会导致脑实质移位，在张力最薄弱的方向形成脑疝，造成神经致命性的急性损伤而猝死。为了防止脑功能发生不可逆的改变，必须立即采取措施，及时应用内外科治疗手段紧急处理。

颅内压增高的主要表现为头痛、恶心、呕吐、昏睡、视觉障碍、视神经乳头水肿。颅内压升至一定程度，可见血压升高，脉搏、呼吸变慢，有时可见癫痫样发作。出现天幕疝时可见意识进行性恶化，同时瞳孔散大，对侧肢体偏瘫，晚期出现中枢神经衰竭。枕骨大孔病多见于幕下占位性病变，表现为突发剧烈头痛、呕吐，继而出现生命体征的变化，乃至呼吸停止、循环衰竭、心跳骤停等。颅内高压症状出现的早晚与肿瘤生长部位、速度及脑水肿的程度有关。幕下肿瘤、中线部位的肿瘤常因阻塞脑脊液循环而早期即出现颅内压增高症状，其他部位则症状出现较晚。恶性肿瘤生长较快者及脑水肿明显者，症状出现早，诊断并不困难。凡有肿瘤病史，出现头痛、呕吐、视乳头水肿、精神不振、神志障碍等表现均提示颅内压增高。选择性地进行颅脑超声波检查、X线平片、脑电图检查、脑血管造影、放射性核素扫描、CT及磁共振检查等，大多能做出正确诊断。癌性脑脊膜炎的脑脊液蛋白量增高，腰穿有助于诊断，但腰穿对脑压增高者有诱发脑病形成的危险，特别是颅后窝肿瘤，可使小脑扁桃体病入枕骨大孔压迫延髓而导致呼吸突然停止。

治疗首先是设法降低颅内压。皮质类固醇如

地塞米松和甲基泼尼松大剂量静脉注射，能减轻肿瘤周围水肿。改善一般情况和癫痫样发作频率，常为首选药。地塞米松剂量为15～60mg/d。但对有溃疡病史及出血性、代谢性疾病的患者，应用该类药物时应谨慎。脱水剂如甘露醇、尿素、速尿等对逆转急性代偿机能障碍很重要。20％甘露醇注射液，常用剂量为每次1～2g/kg，静脉注射或快速滴注(15～30分钟滴完)，必要时4～6小时重复一次。尿素每日0.5～1.0g/kg静脉滴注。速尿20g加入10％葡萄糖40ml中静注。同时应严格限制液体及食盐的摄入量，一般液体摄入不超过1500ml，食盐在5g左右。脑室穿刺引流脑脊液为降低颅内压的有效方法之一，但只适用于侧脑室扩大者。开颅切除肿瘤和减压对有些孤立性转移癌(如乳腺癌)可获得长期控制。对一些因弥漫性浸润性病变，如白血病性脑膜炎，多发性转移瘤的颅内压急剧升高，放疗可作为首选的紧急治疗措施。由于多数抗癌药物不能通过血脑屏障，故化疗以MTX10～12.5mg或Ara-C50mg加地塞米松5mg，鞘内注射，每周1次，更为有效。转移性肿瘤可根据原发肿瘤的类型和性质进行全身化疗。对一切颅内压升高患者，都要密切观察神志、瞳孔、呼吸、脉搏、血压的变化，警惕脑危象。

中医认为颅内高压的发病与肝、脾、肾三脏关系密切。根据颅内高压的临床表现可归属“头痛”、“昏迷”的范畴，常见的证型有肝阳上亢、肾精不足、气血两虚、痰浊中阻、气滞血瘀等。肝阳上亢者，症见头痛、眩晕、耳鸣、心烦易怒、面红口苦、舌质红、苔黄、脉弦有力。治宜平肝潜阳，方用天麻钩藤饮加减。肾精不足者，以头空痛，眩晕耳鸣，腰膝酸软，神疲乏力等，治宜填精补肾，偏阴虚者用左归丸加减；偏阳虚者，用右归丸加减。气血亏虚者，症见头痛头晕，劳累即发，神疲乏力，面色㿠白，唇甲不华，发色不泽，心慌气短，舌淡，脉细弱。治以益气养血，方用八珍汤加减。痰浊中阻者，头痛头晕，头重如蒙，恶心，呕吐，胸闷，食少多寐，苔白腻，脉濡滑。治宜健脾、燥湿、祛痰，方用半夏白术汤加减。气滞血瘀者，头痛经久不愈，痛处固定不移，痛如锥刺，舌紫黯，苔薄白，脉细涩。治宜活血化瘀，方用通窍活血汤加减。在辨证施治的同时可酌加清热解毒、软坚散结、利水消肿之品，如山慈菇、莪术、半枝莲、蜈蚣、泽泻、苡仁、车前子等。昏迷者分清闭证、脱证；闭证又要分清阳证、阴证。选投安宫牛黄丸、至宝丹、紫雪丹、苏合香丸、参附汤、生脉饮之类。

四、脊髓压迫症

原发性或转移性肿瘤压迫脊髓、脊神经根及其供应血管而造成脊髓功能障碍性疾病，称为肿瘤脊髓压迫症。脊髓压迫症是急症，特别是迅速出现神经障碍时，一旦截瘫，再恢复功能之望极微。故早期诊断和处理非常重要。脊髓压迫症多源于转移性癌。发生脊髓压最常见的肿瘤有乳腺癌、肺癌、前列腺癌、多发性骨髓瘤及淋巴瘤等。尸检所有癌患者发现约有5％的患者有病理性硬膜外腔肿瘤侵犯。约95％以上的脊髓转移瘤来自髓外。硬膜外腔转移瘤灶所致的脊髓压迫症，一般均系永久性神经损害。硬膜外肿瘤的部位和原发肿瘤类型有关。由于解剖部位及淋巴回流不同，胃肠肿瘤大多转移至腰髓部；乳腺癌和肺癌往往造成胸段压迫；而淋巴瘤造成的脊髓压迫症，可能由于肿瘤的直接扩展，致使后腹壁脊椎旁淋巴结与纵隔淋巴结受累，通过椎间孔造成。不同部位总发生率分别为：颈段占15％；胸段占68％；腰段占16％。

疼痛(95％以上)往往为脊髓受压的首发症状。一般与脊椎受累部位一致，变换体位、躺卧、负重、咳嗽或紧闭口鼻憋气动作均使疼痛加重。随着病情的发展，可逐步出现肢体麻木、感觉异常及发凉感、肌力减退，尤以髋及足背收缩肌的肌力减退为著，最终可出现瘫痪。若转移瘤发生于马尾部位则以尿道、阴道及直肠等感觉异常，膀胱功能异常，鞍状麻木及腰背部皮肤感觉减退等为典型表现。脊髓受压平面可靠直腿抬高、屈颈或敲打脊柱等试验加以肯定。感觉失常平面上限常常比实际脊髓受压部位下降1～2个椎体水平。深腱反射在脊髓受压情况下可亢进，而当神经根受压则低下。X线平片检查大多能显示脊柱旁肿块、椎体塌陷、溶骨性病变、椎弓侵蚀等现象。脊髓造影能显示肿瘤所在部位与脊髓的关系，但对多处梗阻易被忽视。CT扫描及磁共振检查对确定肿瘤的部位、大小及性质有较高价值，尤其是磁共振成像，可发现普通X线及脊髓造影上看不见的脊柱、椎管、椎间孔及椎旁软组织等异常情况。目前磁共振不失为确诊脊髓压迫症的首选诊断手段。

治疗可先给予大剂量皮质类固醇以控制水肿，一般推荐用大量的地塞米松100mg，以后每6小时25mg，然后根据癌瘤类型采取相应的治疗。绝大多数硬膜外转移的治疗首选放疗。一旦诊断确立，应立即开始放疗。对放射性敏感的肿瘤，如淋巴瘤、骨髓瘤、精原细胞瘤、小细胞肺癌等放疗可获得明显疗效。放射野应包括梗阻部位及上、下两个椎节，于2～3周内给予30～40Gy。髓外肿瘤只要情况许可，应尽快作完全摘除术，效果较佳。瘤体较大时也应作分块切除。不能切除者就经椎前或椎后途径行瘤体部分切除并行椎板切除，以缓解症状。髓内肿瘤可作椎板减压术，手术可解除脊髓压迫，但肿瘤很难完全切除，故术后应继续进行放、化疗，以消除残余病灶。自主功能丧失的患者及截瘫者，手术及放疗后预后均不佳。化疗对脊髓压迫主要作辅助治疗。当肇事恶性肿瘤对化疗敏感时，可与放疗和手术同时并用或事后补加。化疗方案可根据原发肿瘤选择。国内外有报道，单用化疗治愈了骨髓瘤、淋巴瘤引起的脊髓压迫症患者。即使对化疗不敏感的肿瘤，偶尔也有长期缓解的病例报告。

根据脊髓压迫症的临床表现，中医可参照"痹证"、"痿证"进行辨证施治。其发病机制多为湿热瘀毒，浸淫筋脉，阻碍气血运行，或病久体虚，肾精肝血亏损，筋脉失养所致。治宜清热利湿，化瘀解毒，滋补肝肾。参考选方：二妙散、白虎加桂枝汤、虎潜丸、大活络丹等，可加入通络散结之品如乌梢蛇、全蝎、地鳖虫、地龙、白花蛇等，肢体瘫痪辅以针灸、电针治疗亦有一定疗效。

五、出血

出血是癌及癌治疗中最严重的并发症之一。大出血可致循环衰竭，处理不及时，可引起患者突然死亡。肿瘤坏死破溃或侵蚀血管，放疗后血管受损，放、化疗抑制骨髓引起血小板减少或肿瘤本身处于高凝状态，消耗大量血小板和凝血物质等均可引起不同程度的出血。常见的出血有体表肿瘤出血、腔道脏器出血和深部肿瘤出血。

临床表现有体表出血、鼻出血、咯血、呕血、便血、阴道出血等，腔内实质性脏器的肿瘤溃破出血，如原发性肝癌破裂引起的血腹，患者常有突发性腹痛，继而腹肌紧张，但腹膜刺激症状的程度不如因脏器穿孔所致的弥漫性腹膜炎那样剧烈，腹腔穿刺可明确诊断。腹膜后肿瘤破溃出血，可表现为突然发生的腰背部不适和酸胀感。肿瘤大出血可很快发展为休克，表现为表情淡漠，四肢厥冷，大汗淋漓，脉搏细数甚至摸不到，血压下降，内镜检查可明确鼻腔、食管、胃、大肠、膀胱等脏器出血的部位。

肿瘤患者一旦有出血现象，应及时中止任何诱发出血的治疗，并积极采取相应的止血措施。体表肿瘤出血宜压迫病灶近端之动脉或其回流之静脉。待暂时止血后，尽量剔除坏死组织，然后对准出血点填塞碘仿纱条并加压包扎。一般在1周内不必更换敷料，松动敷料可引起再次大出血。由于坏死肿瘤常伴有继发性感染，受累血管常难以自行愈合止血，因此压迫止血仅是应急措施，在估计肿瘤尚能做手术切除者应及时手术。肢体的恶性肿瘤如腹股沟软组织肉瘤累及股动、静脉所致的大出血，需作半骨盆切除术。鼻腔部肿瘤所致的出血，可用碘仿纱条填塞，大出血时可用纱球或气囊填塞鼻咽腔。若填塞止血无效时，则需行颈外动脉结扎术。宫颈癌引起的大出血，亦可用碘仿纱条填塞止血。食管、胃、大肠及膀胱肿瘤所致的出血可行内镜直视下向出血病灶喷洒止血药，如50％孟氏溶液，复方五倍子或80％去甲肾上腺素溶液等。亦可进行内镜下高频电凝止血及激光治疗止血等。急性大出血内镜下止血效果常不满意，需及时行手术止血。腹腔和胸腔内肿瘤，或腔内实质性脏器的肿瘤破溃出血，量小者可给予止血剂治疗，大出血需紧急手术抢救。全身治疗包括卧床休息，保持安静，观察记录血压、脉搏、尿量及出血量。消化道出血应控制饮食。止血药如安络血、止血敏、6-氨基己酸、维生素K、垂体后叶素等有一定的疗效，可作为辅助性治疗。大出血出现休克时，应迅速补充血容量，根据失血程度输液、输血，维持有效的周围循环。输血、输液的总量占失血量的2/3～3/4即可。血容量是否补足可参考下列指征：①脉搏由快、弱转为正常；②四肢变温暖；③尿量＞30ml/h；④收缩压回升到12kPa以上。

肿瘤出血属中医"血证"范畴。祖国医学认为，出血多与火、气及血瘀有关。热伤血络，逼血妄行，或气郁化火，火盛迫血，或气虚血失统摄，或瘀血阻滞等，均可致血液不循常道，上溢于口鼻诸窍，下出于二阴，或渗于肌肤而引起各种出血。因热而致者，需分清虚实。实证出血量多，血色鲜红，口干口苦，舌红苔黄，脉数有力。治宜清热泻火，凉血止血，可选犀角地黄汤、龙胆泻肝汤加减。虚证血色鲜红，常伴潮热，盗汗，口干咽燥，舌质红，脉细数。治宜滋阴清热，凉血止血，可选百合固金汤、知柏地黄汤加减。因虚致血失统摄者，出血色淡，面色皖白，神疲乏力，头晕心悸，舌淡，脉细无力。治宜补气摄血，可选十全大补汤、归脾汤加减。大出血气随血脱者，宜急服参附汤、生脉饮。因瘀而致出血者，出血夹血块，色暗红，面色青紫，皮肤紫斑，腹痛拒按，舌紫黯，脉沉涩。治宜活血化瘀止血，可选血府逐瘀汤加减。关于血证的治疗，清代名医唐容川在《血证论》有精辟论述，“惟以止血为第一要法，血止之后，其离经而未吐出者，是为瘀血……故以消瘀为第二法；止吐消瘀之后又恐血再潮动，则需用药安之，故以宁血为第三法……去血既多，阴无有不虚者矣……故又以补虚为收功之法，四者乃通治血证之大纲”。所以止血、祛瘀、宁血、补虚乃治出血之四法，临床可根据具体情况选用。

六、代谢急症

(一)高血钙症

高血钙症是肿瘤病人中最常见的代谢性急症。晚期肿瘤患者10%以上合并高血钙症。据称住院患者中高血钙症的首发原因是肿瘤。

肿瘤病人出现高血钙症的主要原因有：①肿瘤转移致骨发生溶骨，骨质破坏脱钙而致血钙升高；②甲状旁腺肿瘤和甲状腺肿瘤分泌甲状旁腺激素(PTH)及降钙素增多，均可导致血钙升高；③某些肿瘤如肺癌、乳腺癌、肾癌、卵巢癌、结肠癌等分泌异源性PTH、降钙素、前列腺素，从而引起骨动员钙释放，骨质吸收增加，肾重吸收钙减少导致血钙升高；④多发性骨髓瘤的异常浆细胞能产生一种激活破骨细胞的因子(OAF)，引起血钙升高；⑤乳腺癌有骨转移者接受内分泌治疗时，可出现高血钙症。因雌激素及抗雌激素药物能刺激乳腺癌细胞分泌溶骨性前列腺素，从而使骨质吸收增加；⑥肿瘤患者肾功能减弱，因而对钙清除的能力降低。

主要临床表现有乏力、食欲减退、恶心、呕吐、多尿、烦渴、腹痛、腹胀、困倦思睡、肢体麻木、肌肉松弛，甚至出现抽搐、昏迷等。血钙测定>2.75mmol/L，尿钙增高>62.4mmol/24h，PTH测定增高，血清磷降低。心电图表现ST段缩短或消失，T波倒置及增宽，心动过缓，Q-T间期缩短。X线及CT可见骨膜下皮质吸收、脱钙、软骨钙化、钙化性关节炎、多发性尿路结石等。血钙超过3.75mmol/L时，可引起高血钙症危象，必须紧急处理。

治疗原则是增加钙的排出及治疗癌肿以减少骨质的破坏。轻度高血钙常常单凭静脉输液即可纠正，有效的抗癌治疗随肿瘤的消退血钙可逐渐下降。但大多数癌症患者的高血钙症在抗癌生效前需额外给予降血钙治疗。所有高血钙患者都需水化。每天输入3000ml以上的等渗氯化钠溶液，可使血钙降低1～2mg/dl，Na^+能增加体液的容量，促进钙的排泄。当血钙高到危及生命时应大剂量水化(250～300ml/h)。利尿剂可抑制钙在肾曲小管的重吸收。常用速尿40～80mg静注或利尿酸50～100mg静注，每2小时1次。皮质类固醇药物可增加尿钙的排泄，减少肠道对钙的吸收等作用。对多发性骨髓瘤、淋巴瘤、乳腺癌及白血病的血钙常有较好疗效。可用氢化可的松200～500mg或氟米松10～15mg静滴，每日1～2次。亦可用强的松40～100mg/d。皮质激素降钙作用常在2～3天后见效，故不可单独作为高血钙危象的抢救措施。无机磷酸盐口服、灌肠或静滴可使血磷增高，阻止骨对钙的再吸收。化疗药物光辉霉素能减少破骨细胞的数量和能量，从而降低骨质的再吸收。降钙素100～400MRCU/(kg·d)，静注或肌注或皮下注射，可通过抑制骨质的再吸收，使血钙在数小时内降低。阿司匹林、消炎痛可抑制前列腺素的合成，从而减少骨质溶解，降低血钙。上述处理无效，病情危重者，可行腹膜透析或血液透析。针对肿瘤的治疗包括手术切除肿瘤、化疗、放疗、免疫治疗及中医药治疗，可单用或联用。中医治疗高血钙症可参考“痿证”、“痉证”及“消渴”等病进行辨证施治。

(二)高尿酸血症

某些恶性肿瘤如急性白血病、多发性骨髓瘤及恶性淋巴瘤，由于本身细胞代谢活跃及应用化疗药物治疗产生快速抗癌反应，导致快速的细胞死亡增加尿酸的产生，引起高尿酸血症。当血清尿酸急剧上升而沉积于肾小管时，可引起致命的尿毒症。主要临床表现是尿毒症症状，包括恶心、呕吐、嗜睡和尿少等，并能出现痛风性肾病、痛风性关节炎及肾结石。血尿酸增高，>0.42mmol/L，尿中发现有尿酸结晶对诊断很有帮助。血清尿酸值升高与血尿素氮不成比例关系也提示高尿酸血症的诊断。

治疗的首要目标是防止发生高尿酸血症。对危险性大的肿瘤患者，如白血病复发或有巨大肿块的淋巴瘤病人，在应用化疗药物前 48 小时过程中给予别嘌呤醇强力水化及碳酸氢钠碱化尿液等，保证尿量在 3000ml 以上，尿 pH 值在 7 以上。如已出现血尿酸盐增高（常超过 7mg/dl）应立即停用化疗药。抑制尿酸合成药别嘌呤醇能抑制嘌呤氧化酶，使尿酸生成减少。用量 100～200mg，每日 2～3 次，对于急性高尿酸血症肾病，剂量可增至每日 1～3g，排尿酸药如丙磺舒及苯碘唑酮等易加重肾脏负担，多舍而不用。透析治疗适用于重症患者。中药胃苓汤、五苓散、参苓白术散能利尿渗湿，和胃降逆，治疗尿毒症症状有一定疗效，可辨证选用。

（三）急性肿瘤溶解综合征

增殖迅速的肿瘤细胞发生溶解破坏，细胞内的代谢产物迅速释放入血而引起高尿酸血症、高钾血症、高磷血症、低钙血症及急性肾衰竭的代谢紊乱综合征，称为肿瘤溶解综合征。该综合征常为增殖迅速或负荷较大的对化疗效果敏感的肿瘤，在使用细胞毒性药物化疗而引起肿瘤细胞迅速溶解，细胞内代谢产物释放入血所致。恶性淋巴瘤和白血病偶尔自发发生。凡迅速增殖的肿瘤，在强烈化疗后 1～5 天内，或在应用放疗、皮质类固醇激素及干扰素时，出现血尿酸高、血钾高、血磷高、血钙下降或伴肾功能不全者可诊断为本病。实验室检查血尿酸、钾、磷升高，血钙下降及血尿素氮、肌酐异常是诊断此征的客观指标。

治疗要预先防止肿瘤溶解综合征的产生。化疗开始前给予水化、利尿、碱化尿液及应用别嘌呤醇（详见“高尿酸血症”）。晚期负荷大的肿瘤患者，特别是腹部肿块大，LDH 升高或肾功能不全者是发生急性肿瘤溶解综合征的易感因素。对有此危险因素的患者，应尽可能手术切除腹部大的肿块。补钙可纠正低钙血症并对钾有拮抗作用，可用 10% 葡萄糖酸钙 10～20ml 加等量 50% 葡萄糖溶液稀释，缓慢静注。血钾过高尚可使用乳酸钠或碳酸氢钠及胰岛素治疗。血液透析用于上述处理无效者。

中医认为本综合征多属脾肾两虚，邪毒内生，正虚邪实。治宜健脾补肾，利水祛毒，可选参苓白术散、温胆汤、桂附八味丸加减。

七、脏器梗阻

肿瘤的存在可使某些器官的通道发生阻塞，出现脏器梗阻临床常见有呼吸道梗阻、尿路梗阻、肠梗阻及胆道梗阻。脏器梗阻若不及时抢救，可危及生命。

（一）呼吸道梗阻

喉或气管被肿瘤阻塞或压迫造成梗阻，致使气道不畅，常危及生命，必须紧急救治以防止肺炎、呼吸困难、肺不张及呼吸衰竭的发生。常见引起呼吸道梗阻的肿瘤有喉癌、肺癌、甲状腺肿瘤、食管癌及少数转移性肿瘤。此外，放疗造成的气管及喉头水肿亦可致梗阻。呼吸道梗阻的主要临床表现有呼吸困难、端坐呼吸、咳嗽、喘鸣、声音嘶哑、咯血、呼吸三凹征等。由于呼吸困难引起机体缺氧可致脑水肿、肺水肿、心肾功能不全等。X 线检查、动脉血气分析及肺功能检查可帮助诊断。手术解除梗阻是主要治疗方法。梗阻在咽、喉或气管上 1/3 者，可作低位气管造口术。癌在气管者应考虑手术切除及气管再造。呼吸道通畅后，可给予紧急放疗，照射前几天内需给予大剂量皮质类固醇类药物以减轻水肿。若肿瘤对化疗十分敏感时，则联合化疗可获更快更好疗效，如小细胞肺癌及淋巴瘤。

（二）尿路梗阻

腹内、腹膜后及盆腔等处恶性肿瘤如膀胱癌、前列腺癌、卵巢癌、子宫颈癌、输尿管癌、直肠癌等，常常发生尿路梗阻。尿路梗阻的临床表现为排尿困难、腰痛、肾积水，梗阻时间较长时可引起尿路感染、肾衰竭等。逆行肾盂造影、腹部平片、B 超、CT 检查可确定有无梗阻。尿常规检查及血清肌酐、尿素氮测定可了解肾功能及有无感染。治疗首先要解除梗阻。下部尿路梗阻时可行留置导尿、耻骨上膀胱造瘘等暂时缓解。前列腺性梗阻可行尿道切除。晚期前列腺癌所致的梗阻可用睾丸切除、内分泌治疗及放疗等方法缓解。化疗对部分敏感的肿瘤有效,但需注意慎用肾毒性药物如 DDP、MTX。对可能出现的尿路感染、高血钾及酸中毒等应立即治疗。尿路梗阻属中医“癃闭”范畴,与湿热蕴积、气滞血瘀、尿路阻塞或中气下陷、脾气不升有关,主要治法有清利湿热、行瘀散结、升清降浊,可选八正散、代抵当丸、补中益气汤加减。

(三)胆道梗阻

胰头、壶腹、胆管癌肿及肝癌、肝门肿大的淋巴结或转移癌灶均可引起胆道梗阻。胆道梗阻的主要临床表现有腹痛、消化不良、畏寒发热、黄疸、腹块、肝肿大,晚期患者可有腹水。胆红素升高,超声、X 线、CT、同位素扫描、腹腔镜检查可帮助诊断。治疗以手术为首选,只要情况许可应尽量手术治疗。化疗及放疗亦有一定疗效。常用化疗药有 5-FU、MMC、VCR、BCNU 等,可单用或联合使用。中医可参考“黄疸”辨证施治。

(四)肠梗阻

肿瘤引起的肠梗阻是临床上常见的急腹症之一。小肠肿瘤、结肠肿瘤、直肠癌、腹腔内肿瘤或后腹膜肠外肿瘤均可阻塞或压迫肠管而引起肠梗阻。其诊治可参照有关章节。

(邢光明)

第七节 肿瘤异位激素综合征

一、概述

原本不产生激素的组织增生或转化为肿瘤,具有产生和分泌“异位激素”或其他生理活性物质的功能,在临床上引起相应激素过多的表现,如内分泌紊乱症状及皮肤、神经肌肉、骨关节、胃肠道、血液、免疫等方面的异常,这些临床证候群称为肿瘤异位激素分泌综合征或称为副肿瘤综合征,肿瘤伴随综合征等,广义上又称为异位性内分泌综合征。既包括起源于非内分泌组织的肿瘤产生某种激素的情况,也包括起源于内分泌腺的肿瘤产生除此内分泌腺正常分泌的激素外,还释放其他激素的情况(如甲状腺髓样癌除产生降钙素外,还产生 ACTH 等)。异位内分泌综合征的发病率一般不超过肿瘤病人的 10%。

人们对非内分泌腺起源的肿瘤出现异位分泌激素的现象认识其实是很早的,如肿瘤患者发生低血糖、高钙血症等。Fuller Albright(1941)首先提出肿瘤可不适当地分泌激素从而引起相应的内分泌症状,他发现肾癌之高血磷是由于癌组织分泌 PTH 所造成的;继后 Liddle(1969)提出“异位激素综合征”一词用以表达癌瘤所出现的内分泌症状。“异位激素分泌”一词最初用于肿瘤分泌促肾上腺皮质激素所引起的库欣综合征。

凡有异位激素分泌综合征的肿瘤称为功能性肿瘤或产生异位激素的肿瘤,也就是产生异位激素或其他生理活性物质(活性胺、酶等)的肿瘤。肿瘤除直接侵蚀和转移引起的症状外,还可出现由于非正常部位产生的一种或多种激素或激素样物质所引起的内分泌证候群。恶性肿瘤居多,有时由于肿瘤产生的异源激素的生物活性低(如激素前肽),不足以引起临床症状。有时肿瘤产生多种异位激素,如降钙素、神经降压素、血管活性肠肽(VIP)、生长抑素等,但只有一种引起临床内分泌综合征。老年患者多发。目前已发现的非内分泌肿瘤分泌的异源激素及内分泌肿瘤分泌的异种激素共有 27 类、65 种。内分泌证候群出现在肿瘤早期,甚至在肿瘤症状之前,可作为某些肿瘤的早期诊断的临床提示,其肽类激素或激素样物质可作为早期诊断的血清学标志。肿瘤产生的某些酶或作为肿瘤标志的某些蛋白质(如甲胎蛋白),均可作为诊断肿瘤的线索或肿瘤活动的指标。内分泌证候群亦可出现在肿瘤晚期，使诊断困难，但是若能提高警惕，及时测定血或尿中某种激素或其代谢产物水平，则有助于协助诊断。肿瘤异位激素综合征的预后取决于原发肿瘤，原发瘤为恶性者预后不良。

二、肿瘤异位激素的种类与特征

(一)肿瘤异位激素的种类

非内分泌组织肿瘤分泌的异位激素种类甚多，主要为多肽激素，以及一些非天然存在的活性物质。几乎所有的肽类激素也都可由起源于非内分泌组织的恶性肿瘤产生，因为肽类激素相对简单，一个多肽仅需要一个基因的表达。此类肿瘤一般不能产生类固醇激素和甲状腺激素。因为类固醇激素的生成相对复杂得多，需要系列酶的完整表达，牵涉的基因众多。已经证实的由肿瘤分泌的异位激素及激素样物质如下：

第一类：小分子多肽激素。如 ACTH、LPH、α-MSH、CLIP(类 ACTH 中叶肽)、β-内啡肽、高血钙因子、PTH 相关蛋白、TNF-α、1,25-$(OH)_2D_3$、前列腺素、泌乳素、降钙素、GHRH、CRH、生长抑素。

第二类：大分子糖蛋白激素。如 hCG 绒毛膜生长泌乳素(hPL 或 hCS)。

第三类：组织生长因子及其他。如红细胞生成素、肿瘤骨软化因子(oncogenic osteomalacia factor、OOF)、低血糖因子(IGF-Ⅱ)、肾素。

第四类：其他胃肠道激素。如胃泌素释放多肽、胰多肽、血管活性肠肽(VIP)、P 物质、胃动素等。

(二)肿瘤异位激素的特征

肿瘤异位激素与正常激素相比，有以下特点：

1. 结构差异　多数异位多肽激素与生理性分泌者氨基酸序列顺序相同，部分生理性激素与肿瘤异位激素的结构也可能存在差异。大分子量多肽激素，可因激素原酶裂缺如而裂解不全；小分子量多肽激素可形成碎片，这是因细胞内生化过程异常导致蛋白质合成障碍所致；糖基微异质性，如缺乏正常的糖基或糖蛋白残基而未裂解。这些结构上的差异使激素异位多肽激素的活性相应减弱。

2. 分泌上有所不同　肿瘤异位激素与正常的内分泌腺的激素在分泌上有所不同，表现为：

(1)肿瘤细胞分泌的激素常有很强的自主性，一般体内缺乏激素分泌的调控机制，因而其分泌多不能被抑制，但也有例外，如类癌分泌异位 ACTH 有时可受大剂量地塞米松的抑制。

(2)由于肿瘤本身常缺乏正常加工处理多肽激素所需的酶系，肿瘤细胞内基因转录、剪接，蛋白质加工的功能不完善，往往合成大分子激素的前体物、片段或亚基，如垂体糖蛋白激素(FSH、LH、TSH)极少由垂体外肿瘤产生，此类激素的合成过程要求两个亚基基因的表达、糖化、形成二聚体等，胰岛素也未发现由胰腺外肿瘤产生，因而肿瘤异位激素的生物活性作用较弱，有时缺乏氨基端的信号肽而不能分泌出细胞。

(3)异位激素的分泌存在障碍，肿瘤本身缺乏完整的分泌机制，多数情况是异位分泌的激素不入循环，患者就不会产生肿瘤异位激素综合征的一系列症状，而临床上所见到的异位激素进入循环而产生一系列症状只是其中很小的一部分情况，大部分情况下肿瘤仅对分泌的异位激素起合成和临时存储的作用。

3. 肿瘤分泌的异位激素仅类似生理激素的作用　引起异位内分泌综合征的肿瘤分泌的异位激素与生理激素本身不是等同的，作用仅为类似。如恶性肿瘤异位多肽激素引起的高钙血症是由于其他多种活性多肽造成的，而甲状旁腺亢进引起的高血钙是由于 PTH 过量而引起的。

4. 异位激素分泌率和分泌量及肿瘤的恶性程度及肿瘤的实体大小相关　肿瘤的恶性程度与肿瘤的实体大小及异位激素分泌率和分泌量有关。这是因为分泌激素的恶性肿瘤一般不对激素分泌颗粒和激素进行长期存储，因而肿瘤组织内激素浓度相对较低。但在某些特殊情况下，类癌或胰岛 β 细胞癌虽然恶性程度相对较低，但其分泌能力相当高，甚至可与正常内分泌相近。

三、分泌异位激素肿瘤的种类

能够分泌异位激素的肿瘤见表 15-3。

表 15-3 分泌异位激素的肿瘤

分泌的激素种类	肿瘤名称
多肽激素	小细胞肺癌(ACTH、CRF、ADH、降钙素、GRF、GRP),肺、胰、GI、胸腺、卵巢的类癌(ACTH、GRF),甲状腺髓癌(ACTH、GRF、GRP、生长抑素),胰岛非β细胞肿瘤(ACTH、GRF),嗜铬细胞瘤(ACTH、GRF),神经节瘤(ACTH、VIP、GRF),黑色素瘤(ACTH),前列腺肿瘤(ACTH)
分子糖蛋白激素	非小细胞肺癌(hCG),睾丸胚胎癌(hCG),肉瘤(hCG)
激素介导高血钙	肺、头颈鳞状细胞癌(PTHRP),肾癌(PTHRP),膀胱癌(PTHRP),肾上腺癌(PTHRP),淋巴瘤(PTHRP)

四、发病机制

1. APUD细胞学说　可分泌异位激素的肿瘤大多起源于外胚层神经嵴衍化而来的干细胞,这类细胞都具有胺或其前体摄取与脱羧的生化功能,细胞化学及超显微结构上有共性,称为APUD细胞系统。此类细胞在体内广泛分布于肺、胃肠道、甲状腺、胰腺、肾上腺髓质、乳腺、前列腺等处,是一个弥散性的神经内分泌细胞系统。可视为低等生物自分泌或旁分泌信息传递系统的残余。正常时,它们本身具有的可表达各种肽类激素和生物活性胺类物质的基因处于抑制状态,这类非内分泌细胞也随着分化而失去激素分泌功能或仅仅分泌极微量的激素。一旦形成肿瘤,这种细胞则退化为分化不良或胚胎期细胞,可回复原始的自分泌特性,大量产生相应肽类或胺类活性物质,包括ACTH、降钙素、舒血管肠肽、GHRH、CRH等。

2. 鳞状上皮起源学说　主要是一类产生甲状旁腺激素相关蛋白(PTHrP)、血管加压素等活性肽的肿瘤。

3. 基因学说　即抑制基因的丢失与易位,是最早提出的较有说服力的学说。正常细胞的脱氧核糖核酸(DNA)密码仅部分正常激活而转录形成mRNA,进而表达正常基因产物,其余部分受抑制基因的调节而不进行表达。肿瘤发生后,恶性细胞存在基因突变,有人认为异位激素是肿瘤细胞DNA序列发生突变,产生相应的基因产物的结果。更多学者认为肿瘤细胞中合成某种肽类激素的蛋白质基因组的密码发生脱抑制,细胞失去正常的分化抑制功能,肿瘤细胞处于较原始的水平,原来受抑制的DNA密码就可以表达相应的异位激素作为产物,即产生另一种蛋白质或肽类激素。这一理论不能解释为什么某种肿瘤只产生某种异位激素。

4. 异常合成学说　肿瘤细胞可合成某些异常蛋白质或肽类,如合成引起红细胞增生的物质等,作用类似于激素。

5. 癌基因学说　正常细胞存在癌基因或原癌基因,细胞癌基因可能因为染色体易位活化或其他机制而激活内分泌基因的表达,所以某些癌基因的功能与内分泌功能密切相关,这些癌基因的产物类似生长因子、生长因子受体或其功能亚单位。

6. 肿瘤细胞与具有内分泌能力的细胞杂交,从而可获得产生激素的能力。

7. 肿瘤抗原与正常组织蛋白发生交叉免疫反应,诱导机体产生相应的抗体,导致组织的损伤。

8. 异位激素与肿瘤互相促进　肿瘤组织中某种癌基因或转录因子异常高表达,直接激活某一激素基因的转录,促进异位激素的产生。肿瘤细胞增殖后,原来即存在于有关细胞内的激素产生可能大增。肿瘤细胞发育过程中也可能出现分化停滞,使瘤细胞的某一功能状态持续存在,激素产生得以持续。伴瘤增殖的异位激素可以自分泌或旁分泌的方式刺激肿瘤的生长。

五、诊断

随着实验室方法的进步,现已可诊断出亚临床病例,即尚无异位内分泌症状的病例。而诊断的关键是弄清楚异位激素和非内分泌肿瘤的关系。诊断依据为:

(1)肿瘤和内分泌综合征同时存在,而肿瘤又非发生于正常时分泌该激素的内分泌腺。

(2)肿瘤合并有血或尿中某种激素水平异常增高,其水平与肿瘤血供程度成正比。

(3)激素分泌呈自主性,测定的血或尿中的激素水平对生理反馈抑制无效。

(4)肿瘤经特异性治疗，如切除或放射治疗与化学治疗后激素水平下降，内分泌综合征症状缓解，激素测定值下降。

(5)证实肿瘤组织中有激素存在。

(6)肿瘤组织体外培养可以继续合成激素。

(7)肿瘤组织的瘤细胞内有该激素特异性的mRNA，瘤组织的正常细胞内则无该激素的mRNA。

(8)排除其他可引起有关综合征的原因和正常对应内分泌腺的机能亢进。

(9)嗜铬粒蛋白A血浆测定结果阳性，往往提示有APUD系统肿瘤存在(此蛋白为产肽激素细胞均可产生)。

(10)大多数产肽激素的神经内分泌细胞上有生长抑素受体，利用放射性核素标志的生长抑素八肽类似物奥曲肽进行闪烁显像，有助于对生成异位激素的肿瘤进行定位。

(一)异位促肾上腺皮质激素综合征

异位促肾上腺皮质激素(ACTH)是肿瘤异位激素综合征中最常见者，也是发现最早并研究得最广泛的异位激素分泌综合征，该综合征占库欣综合征患者总数的5%～10%。

1. 发病机制

(1)肿瘤分泌促ACTH释放激素样物质作用于垂体，使垂体释放更多的ACTH，刺激正常肾上腺组织分泌过量皮质醇。

(2)肿瘤直接分泌ACTH样多肽作用于肾上腺皮质，从而导致库欣综合征的临床表现。此种肿瘤分泌大分子ACTH(占35%～70%)，刺激肾上腺皮质增生和分泌皮质醇，但生物活性比正常的小分子ACTH略低。

2. 分型　本综合征有两种类型。第一型多伴发于高度恶性肿瘤，主要为支气管肺癌，又以燕麦细胞肺癌最多，占异位ACTH的60%。多见于40岁以上男性，常有肾上腺皮质增生，病情重，进展快。特点为库欣综合征的症状多不典型，而主要表现为高血压、水肿、色素沉着、严重低血钾和糖尿病。第二型主要是肺外肿瘤，如胸腺肿瘤占15%，胰腺内分泌肿瘤占10%，其他还有胰、肠类癌，嗜铬细胞瘤，食管、胃、结肠、胆囊、肾、前列腺、乳腺、卵巢、肝的恶性肿瘤，甲状腺髓样癌，黑色素瘤，神经母细胞瘤等均可引起异位ACTH。好发于20～40岁女性，病程均较长，病情偏轻，库欣综合征的表现较为典型。

3. 临床表现　类似库欣综合征的激素作用症状出现时间往往早于原发肿瘤症状的出现，高血压、浮肿、肌无力、进行性肌营养不良及精神失常等，有明显的皮肤色素沉着、多毛和痤疮为突出的表现，但满月脸、向心性肥胖和皮肤紫纹则少见。

4. 实验室检查　血ACTH和皮质醇增高，尿17-羟类固醇和17-酮类固醇排量增加，常有明显的低血钾性碱中毒，大剂量地塞米松试验不能抑制皮质醇的分泌。应用甲吡酮抑制皮质醇合成时，垂体ACTH腺瘤ACTH分泌增加，而异位ACTH不出现此种反应。促肾上腺皮质激素释放激素(CRH)可刺激大多数垂体腺瘤患者的ACTH释放，但对异位ACTH综合征患者无作用。这几个实验常作为与垂体性库欣综合征的鉴别手段。

5. 影像学检查　异位ACTH可能存在任何部位，高发区是胸部，常见胸腺瘤、支气管类癌、甲状腺髓样癌、纵隔的某些肿瘤，常规胸片检查与胸部CT或MRI，常有阳性结果，但肿瘤病灶常常很小。腹部超声、CT有可能发现胰腺、肾上腺、肝、腹膜及性腺的病灶。本征预后不好，治疗主要是手术切除其原发肿瘤。第一型异位ACTH综合征肺癌居多，治疗困难，预后差，确诊时往往已不能手术，仅可用联合化疗。化疗患者易伴发感染，在化疗前应尽早使用酮康唑等预防致命的感染。第二型多由类癌引起，恶性程度低，在明确诊断后宜争取手术根治。术中应仔细清扫纵隔和肺门淋巴结，否则库欣综合征可能持续存在。生长抑素类似物octreotide有可能成为治疗异位ACTH综合征(尤其是类癌)的一种可选择的缓解病情的手段，可用氨鲁米特或美替拉酮以阻抑皮质激素的合成，小量泼尼松可以防止危象。

(二)异位抗利尿激素综合征

异位抗利尿激素(ADH)综合征，亦称为抗利尿激素分泌异常综合征(syndrome of inappropriate antidiuretichormone secretion，SIADH)。常见于

肺癌(约占40%),主要是燕麦细胞癌和未分化小细胞癌,鳞状细胞癌、腺棘皮癌也可引起,其他有胸腺、胰、十二指肠、食管和乳腺的恶性肿瘤等。ADH具有与精氨酸加压素相同的生物作用,刺激肾小管回吸收水分,病人主要表现为水中毒。

1. 临床症状　稀释性低钠血症,临床症状的轻重与异源性抗利尿激素分泌量有关,同时取决于水负荷的程度。轻度低钠血症时无明显特殊症状,仅仅表现出低渗透压的倦怠无力、头痛、厌食、恶心、呕吐,无水肿,肾功能、肾上腺皮质功能正常;严重者当血钠低于120mmol/L(120mEq/L),可出现精神症状,如嗜睡、精神恍惚乃至惊厥昏迷,同时肌力减退,腱反射消失,呈木僵状态,或有抽搐发作,如不及时处理,可导致死亡。癌症晚期患者应用肠外营养会导致原有的SIADH加重,引起严重的低钠血症(<115mmol/L)。

2. 实验室检查　血钠水平降低,常<130mmol/L(130mEq/L);高尿钠,常>30mmol/L;血浆渗透压水平降低,<270nmaol/L,尿渗透压超过血浆渗透压;血浆ADH水平升高,排泄出的尿钠增多,尿比重升高;血浆精氨酸血管加压素增高,患者血中有大量的血浆精氨酸血管加压素时容易加速肿瘤转移,提示预后不良。但因精氨酸血管加压素检测困难,临床上常以血尿钠及血尿渗透压作为诊断指标。

3. 鉴别诊断　颅内肿瘤及某些恶性肿瘤的脑转移、脑外伤、脑血管病等脑部疾病进行鉴别。另外,某些巴比妥类安眠药物如吗啡、哌替啶等也可以刺激ADH分泌,引起SIADH,也应该从病史中详细鉴别。

4. 治疗　切除原发肿瘤或放、化疗。纠正低钠血症,严格控制每日水的摄入量,每日应<800～1000ml,使水处于负平衡,以减少体液过多和尿失钾。经限水及全身化疗后,多数患者可缓解。如果化疗需要水化或化疗导致更严重的低钠,应先更换化疗药物,适当口服或静脉给予高渗盐水,并配合利尿剂的应用以迅速提高血浆渗透压,治疗水中毒,严防发生脑水肿。迅速纠正血钠浓度和血浆渗透压的同时,必须防止诱发肺水肿。对于减少尿钠可用氟氢可的松等。

(三)伴瘤低血糖综合征

伴瘤低血糖综合征也是临床较为常见的肿瘤异位激素综合征之一,是一种机体本身胰岛素分泌正常的低血糖综合征,即与胰岛素分泌基本无关,一般指胰外肿瘤引起低血糖综合征。常见的大多为结缔组织肿瘤,发源来自中胚层,包括神经纤维瘤、腹腔巨大肿瘤、间皮细胞瘤、平滑肌瘤等低度恶性或良性肿瘤;恶性肿瘤较少,包括纤维肉瘤、神经纤维肉瘤、平滑肌肉瘤、原发性肝癌、肾癌、肾上腺癌、支气管癌、胆管癌、假黏液瘤和卵巢癌等。胰外肿瘤发生低血糖的机制与肿瘤本身分泌“类胰岛素样物质”(如胰岛素样生长因子Ⅱ)等有关,此类物质与胰岛素受体结合并将其激活,发挥与胰岛素相似的降血糖作用,使外周组织摄取葡萄糖增加,肝输出葡萄糖减少,导致低血糖。另外,伴瘤低血糖综合征的胰外肿瘤一般倾向于巨大肿瘤,瘤组织也会对葡萄糖过度消耗,从而产生低血糖症状。临床表现:类似于胰岛素瘤所致发作性低血糖症。因低血糖而引起交感神经兴奋的表现,发作时面色苍白、四肢冰冷、出虚汗、心慌腿软,多见于晨起、空腹、饥饿时容易发作,常常呈自主性,多次进食也很难防止发生。发作后口服或静脉注射葡萄糖有缓解作用。长期慢性低血糖导致脑细胞缺乏葡萄糖可表现为大脑皮层受抑制、头脑不清、反应迟钝、智力减退等多种症状,病情常表现严重。实验室检查:空腹或症状发作时,血糖很低,但血胰岛素含量与C肽水平不高,因此与胰岛素瘤可以鉴别。诊断同样需要广泛的影像学依据。治疗:切除肿瘤后低血糖发作即消失,防治低血糖造成的并发症。

(四)异位甲状旁腺激素综合征

异位肿瘤可以产生甲状旁腺激素相关蛋白(PTHrP)。此蛋白的最初16个氨基酸中有8个与甲状旁腺激素(PTH)同源,二者发挥的生物作用类似。参与软骨细胞及皮肤细胞的分化,也可以促进破骨细胞分化,加强促进骨吸收及产生高钙血症。伴高钙血症的异位肿瘤者以肺鳞癌、肾腺癌为最多见,其他如胰腺癌、肝癌、乳腺癌、前列腺癌、膀胱癌、卵巢癌等也可见有此综合征产生,其他还可见于宫颈、阴道、食管、结肠等处的鳞状上皮细胞癌。

1. 临床症状　高钙血症最多见。高钙血症程度较轻者，可无明显症状。重者主要表现为食欲减退、恶心、呕吐、便秘、腹胀、口渴、多尿、乏力，严重者可有顽固性呕吐、脱水、嗜睡，甚至精神错乱、昏迷。患者常因病情突然恶化、消瘦和脑症状而误诊为肿瘤脑转移或肝性脑病，在个别患者可诱发严重的胰腺炎。高钙血症一般是恶性肿瘤的晚期表现，多数在发生高钙血症后3个月内死亡。

2. 实验室检查　血钙高、血磷低，血碱性磷酸酶增高，血氯水平低和血重碳酸盐高。

3. X线检查　没有骨膜下骨皮质吸收的改变。

4. 鉴别诊断　需与甲状旁腺功能亢进鉴别，异位PTH综合征因其进展快、病程短多无原发性甲状旁腺功能亢进症的泌尿系结石和明显的骨骼改变。此综合征还应该与恶性肿瘤脑转移、骨转移局部溶骨作用、结核或真菌感染造成骨化三醇增多而引起高钙血症相鉴别。

5. 治疗　切除原发肿瘤，或放疗、化疗。针对高钙血症应口服或静脉给予生理盐水以增加进水量。血清钙过高(高于3.5mmol/L)，伴有意识障碍或肾功能受损者，往往易发展至高钙危象，过高的血钙对患者远较肿瘤本身更具危险性，需积极抢救。治疗的关键是大量补充生理盐水，必要时应用速尿静脉注射，促进尿钙排泄。可以采用二膦酸盐(如静滴帕米膦酸钠)、糖皮质激素、肌肉注射降钙素，分别或联合用药以降低血钙，抑制骨吸收。以上方法均无效时，可用无钙透析液行血液透析或腹膜透析。

(五)异位人绒毛膜促性腺激素综合征

正常的人绒毛膜促性腺激素(hCG)绝大多来源于胎盘滋养层细胞，少量hCG可以来源于一些正常组织，如肝脏、结肠等。最常产生异位人绒毛膜促性腺激素综合征的恶性肿瘤分为两类，一类是含有一定数目的滋养层细胞，包括绒毛膜癌、葡萄胎、畸胎瘤等，此类由于含有滋养层细胞，故并非真正意义上的hCG综合征；另一类是不含滋养层细胞而产生异位hCG肿瘤，为狭义的hCG综合征肿瘤，有相对多见的肺部肿瘤(表皮样癌、小细胞癌、小支气管肺泡癌)，以及其他相对少见的肝母细胞癌、乳腺癌、胃癌、膀胱癌、肾癌、肾上腺皮质癌等。

1. 临床表现　成年女患者一般无明显症状，有时可有不规则的子宫出血。成年男性患者可有男性乳腺发育的表现，在幼年的男性患者则可以引起性早熟。另外，部分患者可能表现出心慌、怕热、多汗、多食而消瘦、疲乏无力及性情急躁等甲状腺功能亢进的表现，女性则可有甲亢时常并发的月经失调甚至闭经等情况出现。这是由于hCG可与TSH受体以低亲和力的方式结合，故而高浓度hCG可激活TSH受体而引起甲状腺功能亢进的一系列症状。

2. 实验室检查　血清及尿hCG是此类滋养细胞肿瘤最重要的化验，监测其浓度变化可用以评价异位hCG肿瘤的病情变化及疗效。

3. 治疗　切除原发性肿瘤。可用抗甲状腺药物对症控制甲状腺功能亢进的一系列症状。

(六)非垂体肿瘤所致肢端肥大症

非垂体肿瘤所致肢端肥大症是指垂体以外的肿瘤分泌异位激素，主要是分泌生长激素释放激素(GHRH)，肿瘤主要为类癌，而约90%产生GHRH的类癌位于胸腔内。其他还有胰岛细胞瘤，较少见者为嗜铬细胞瘤、副神经节瘤等。少数为直接分泌生长激素而引起肢端肥大症，如有报道胰岛细胞瘤产生生长激素引起肢端肥大症者。

1. 临床表现　垂体性肢端肥大症的临床表现都可以产生。手足掌肥厚，手指增粗、远端尤其明显；前额、颧骨及下颌明显隆起；口唇变厚，鼻梁宽而扁平，耳廓变大；皮肤粗糙、松垂、多油多汗、色素沉着。严重者可以并发睡眠呼吸暂停综合征、高血压、糖尿病等。

2. 实验室诊断　患者血中GHRH升高，生长激素及IGF-1亦升高，生长激素的昼夜节律消失。IGF-1水平测试是筛查肢端肥大症疑似患者的有效方法。肢端肥大症的确诊指标为：IGF-1浓度上升，口服75g或100g葡萄糖后血清GH水平仍＞1.0ng/ml(2.5mU/L)。明确诊断仍然需要行垂体MRI检查以除外原发的垂体性肿瘤，以及全身其他部位的影像学检查来寻找病灶。

3. 治疗　此病患者就诊往往较晚，多在症状出现7～8年后才到医院就诊。尽早排除垂体瘤，并寻找病灶和手术切除病灶是关键。相当一部分患者仍需其他辅助治疗。降低早期死亡风险的方法关键问题是尽快将血中 GH 的水平降至正常。当前有用的降低 GH 的药物治疗包括多巴胺激动剂和生长抑素类似物。溴隐亭等多巴胺激动剂可使部分对其敏感的患者症状缓解，且只有不到 20%的患者血 IGF-1 可以下降到正常范围。生长抑素或生长抑素类似物包括奥曲太、善龙等，可在皮下注射、肌内注射或静脉点滴。此类药物能使 90%的患者症状改善，并有 50%～60%的患者血 GH 和 IGF-1 水平可以降到正常，但药物价格相对昂贵。

(七)非垂体肿瘤产生催乳素

少见，可发生于肺癌、肾癌产生催乳素。催乳素(prolactin,PRL)是一种由 198 个氨基酸组成的多肽蛋白激素，具有促进乳汁分泌的功能。生长激素也有一定的催乳作用。催乳素的生理功能有调节渗透、调节羊水成分与容量、促使乳腺小泡系统成熟与生成乳汁的作用。肺癌、肾癌、甲状腺髓样癌、肾上腺肿瘤、生殖细胞肿瘤等非垂体肿瘤均可以产生催乳素。

1. 临床表现　在非妊娠与哺乳期亦出现溢乳，月经稀发随后闭经，不孕等；于男性导致性功能低下及乳房发育。

2. 实验室诊断　人类生殖各期中 PRL 的变化较大，一般妇女血中 PRL 值为 0～30μg/L，大多低于 25μg/L。

3. 鉴别诊断　诊断尚需与如下情况鉴别：与垂体窝有关的各种肿瘤，药物性高催乳素，如卵巢类固醇激素、西咪替丁、抗癫痫药、抗忧郁药等，原发性甲状腺功能减退引发高催乳素。

4. 治疗　手术治疗原发肿瘤，一般摘除彻底，术后血 PRL 即降至正常。药物治疗高催乳素血症要根据患者是否生育而决定治疗方案，如果是不要求生育者，可以用溴隐亭治疗，激活多巴胺受体，抑制催乳细胞增殖与 PRL 分泌。服药 4 周后闭经者可出现月经(95.2%)与排卵(90.5%)，血中 PRL 浓度在服药 1 周后即下降。有生育要求的患者必须在服药同时测量基础体温，了解是否有双相体温出现，服药后基础体温仍为单相可加用氯蔗酚胺。长期服溴隐亭是否有致畸问题有待进一步研究，故应该尽量少用。

(八)肿瘤产生异位肾素性高血压

主要集中发生在肾肿瘤(Wilm 瘤、肉瘤、肾癌、血管外皮细胞瘤)，还有小细胞肺癌、肺腺癌，以及肝癌、胰腺癌、卵巢癌均可产生肾素。临床上表现为高血压、低血钾、高醛固酮血症。治疗首先应该切除原发病灶。对症治疗高血压可用螺内酯或血管紧张素转换酶抑制剂。

(九)肿瘤产生异位降钙素

非内分泌腺来源的肿瘤中并伴有降钙素升高的最常见的是肺癌、小细胞肺癌。其他如类癌、胸腺瘤、肾上腺皮质肿瘤、前列腺癌、膀胱癌、胰腺癌、间皮瘤等也可产生异位降钙素。血钙轻度降低患者一般无临床症状，当降钙素升高并造成血钙降低于 1.75mEq/L 时，临床可以出现表现烦躁、惊厥、意识障碍等精神症状，还有手足抽搐、口角及咀嚼肌麻木并抽动、腱反射活跃等神经肌肉兴奋性增高的症状。在采取切除肿瘤同时对症给予静脉或口服钙剂治疗。

(十)肿瘤致骨软化症

前列腺癌、肺癌等可引起骨软化症伴严重低血磷及肌无力。应口服或静脉补充磷酸盐，补充维生素 D，并手术切除肿瘤。

(十一)其他

1. 异位促黑色素细胞激素(MSH)分泌可见于肺癌等恶性肿瘤，临床表现为患者皮肤色素过度沉着。

2. 异位促胃液素分泌可见于小细胞肺癌和卵巢癌，临床表现为患者可能出现出血性消化道溃疡。

3. 异位促性腺激素分泌见于某些肺癌，临床表现为男性患者乳房发育。

六、治疗

(一)总的治疗原则

以手术切除原发病灶为首选的抗癌治疗为主，可以配合放疗、化疗，并根据临床表现进行对抗异位激素及缓解异位激素并发症的治疗。当无法接受手术、放疗、化疗的抗癌治疗或抗癌治疗无效时，则以抗异位激素治疗及缓解病情、防治并发症为主。

（二）总的治疗方案

1. 最佳治疗　异位激素分泌综合征的关键问题是抗癌治疗，根据肿瘤类型采用手术、放射治疗、化学疗法等，根据具体病种选择抗癌治疗的具体方案。

2. 次选治疗　抗异位激素治疗。当癌肿浸润、转移及失去手术可能时，或手术前为短时间内控制较为严重的临床症状时，需要用到抗异位激素治疗，应该从两个方面来解除异位激素分泌造成的影响。

(1)抑制激素的释放：如奥曲肽抑制生长激素释放激素的分泌，抑制血管活性肽的分泌等。

(2)阻断或者干扰激素发挥作用：该类药干扰激素与靶组织发生作用。如用脱甲金霉素治疗因恶性肿瘤引起的异位抗利尿激素综合征；用酮康唑或二氯苯二氯乙烷治疗异位 ACTH 综合征等。

3. 必要时被迫选择切除激素作用的靶组织　当不能手术切除原发病灶，或者用各种药物无法抑制异位激素的释放及阻断、干扰异位激素的作用时，为了有效地控制异位激素分泌所致的综合征，防止患者发生危及生命的并发症，只得被迫选择切除激素作用的靶组织或靶器官。例如，对异位 ACTH 分泌综合征的患者，行肾上腺切除术；对因异位促胃液素分泌导致反复胃溃疡出血的患者，行胃大部切除术甚至全胃切除术等。

肿瘤异位激素综合征常伴恶性肿瘤，是一类特殊的肿瘤综合征。对其首发的症状和体征的认真鉴别，把肿瘤分泌的异位激素作为临床肿瘤标志物，充分应用分子生物学高新技术，将会使这一类肿瘤的早期诊断不断发展。对原发病根治和对异位激素调控的综合治疗，是需要更深入研究与解决的课题。

（谷俊朝　俞　巍）

第八节　肿瘤的治疗

恶性肿瘤是严重威胁人类健康的多发病和常见病。纵观恶性肿瘤治疗方法的历史发展与衍变，不难看出，肿瘤的手术、化疗及放疗构成了现代肿瘤治疗学的三大支柱。近年来，生物靶向治疗、微创治疗及中医药治疗在肿瘤治疗领域取得了令人瞩目的成绩，逐步成为临床肿瘤结合治疗的重要手段。

一、手术治疗

外科疗法具有古老的历史，早在古希腊时期就有乳腺癌切除的记录。17 世纪，随着人体解剖知识的发展，人类对各种脏器肿瘤有了较为系统的了解。19 世纪中叶，Morton 开始了全身麻醉；Lister 开创了消毒、低感染率的全身麻醉手术，外科手术治疗有了飞跃的进步。1881 年，Billroth 开始进行胃切除手术。1890 年，Halsted 开展了乳腺切除术；1908 年，Miles 完成了经腹会阴式直肠切除术，此后各种肿瘤的手术治疗相继开展。

伴随手术术式的改良，麻醉剂、抗生素、手术器械的进步，外科手术的安全性不断提高，疗效不断增强，确立了在现代肿瘤治疗中的地位。

进入 20 世纪，肿瘤病理组织学诊断明确了肿瘤进展范围，提高了手术根治性和治疗成绩，确立了扩大根治术的方式，适用于乳腺癌、肺癌的手术治疗。1950 年至 1970 年，胃癌为胃全切除术，胰腺癌为胰腺全切术，但由于术后并发症增多，预后不良。

21 世纪随着肿瘤分子生物学的发展，非手术治疗有了长足的进步。在治疗观念上对肿瘤患者生活质量的关注日益增加，因此，手术的选择和方式也不断发生变化。

肿瘤外科手术的新理念为最大限度切除肿瘤，

尽最大努力保护机体及器官功能，以达到提高生存率及生存质量的目的。

（一）肿瘤手术治疗的原则

肿瘤外科既要遵循一般外科学的原则，如无菌术、手术适应证选择、正常组织最小损伤量等，还要遵循肿瘤外科手术的原则。随着外科手术的进展，肿瘤的临床分期得到不断完善，目前通用的临床分期方法是TNM分期，最早由Denoix提出。根据临床分期确定手术的方式和治疗原则。

1. 与病理学密切结合的原则　肿瘤外科手术在制定肿瘤治疗计划前，要依据病史、体格检查、影像学、内镜及病理学检查做出诊疗计划。其中以病理学检查最为重要，某些情况下可视其为“金标准”。在多数情况下，术中依靠冷冻确定肿瘤的良恶性，然后决定手术种类及切除范围，这就是肿瘤外科不同于一般外科的特殊之处。但不能完全依赖病理诊断如有些胃肠道肿瘤的重度非典型增生与早期癌常难以区分。

2. 彻底切除病灶的原则　恶性肿瘤向周围浸润性生长，晚期可向周围淋巴结转移，有的可以发生血行转移。为了彻底切除肿瘤达到根治的目的，要切除全部或大部分肿瘤的原发器官、被侵犯的周围器官、有转移的区域淋巴结及能切除的远处转移灶，也就是切除肿瘤可能累及的一切组织以达到根治的目的。例如，胃癌要做胃大部或全胃切除术，要切除大、小网膜和胰腺包膜，横结肠有侵犯要做横结肠切除，肝左叶有转移要做肝左叶切除。另外，要做区域淋巴结清扫。

3. 无瘤原则　任何肿瘤的首次治疗极为重要，如果首次治疗不恰当，将会造成不可弥补的严重后果。肿瘤首次治疗的重要环节就是要严格遵循“无瘤操作”的原则，防止医源性播散。无瘤操作可视为肿瘤外科的精髓，也是最重要的原则。不恰当的手术操作可导致癌细胞医源性播散，造成局部复发或远处转移。

（二）手术的种类

1. 根治性手术　肿瘤的根治性切除术是指手术切除范围包括原发肿瘤的器官或组织的全部或大部、引流淋巴组织和区域淋巴结，即所谓肿瘤的整块切除术。如对非小细胞肺癌患者进行肺叶（一侧）切除术及肺门、纵隔淋巴结清除术。根治性切除术应视肿瘤的细胞类型和受累的部位而定。许多情况下，恶性肿瘤的正确局部切除治疗要求肿瘤边缘有足够的正常组织。恶性肿瘤的治愈是指病人在死亡时无肿瘤复发和（或）转移，但这只能在进行尸体检查时才能够确定。临床上，患者在生存期内无肿瘤复发或转移的征象或证据，生存时间超过5年以上可视为“治愈”，但这一标准只适用于侵袭性很大的恶性肿瘤。恶性肿瘤的根治性手术多用于TNM分期的Ⅰ期、Ⅱ期和一部分Ⅲ期患者，选择这种手术的前提是患者的全身状况较好，能耐受根治性手术。不同部位的肿瘤其切除范围也不同，而同一部位的恶性肿瘤，因其生物学性质不同切除范围也不同，恶性程度高的肿瘤切除范围一般较大。从临床疗效来看，恶性肿瘤治愈率的高低，不一定取决于手术切除范围的大小和切除组织的多少。

2. 姑息性手术　指能够减轻病人的症状却不能达到根治切除肿瘤的治疗方法，如减轻疼痛、解除机械性肠梗阻、切除引起剧烈疼痛的肿瘤、处理肿瘤骨转移所致的病理性骨折，减轻呼吸困难或解除窒息等。其包括姑息性肿瘤切除术和减状手术，前者指切除肿瘤的原发灶，肉眼尚有癌残留；后者则根本不切除肿瘤，只是解除肿瘤引起的症状。合理地进行姑息性手术，应全面评估分布于体内的癌肿的原发灶与转移灶，以确认对重要脏器的功能影响最大、对生命的威胁最大的主要病灶。一般来说，主要病灶就是癌肿的原发灶，因为原发灶生长的时间长，对所在脏器的功能影响最大。姑息性手术有造瘘术、器官或肿瘤部分切除术、消化道短路手术、神经阻滞术、血管结扎术等。这些手术要求以不增加患者过多的负担、能减轻患者的痛苦和延长患者的生命为原则。

3. 区域淋巴结清除术　在典型的治愈性根治术中，一般都在切除脏器的原发瘤的同时，对区域淋巴结进行整块切除术。临床上有明显或明确的区域淋巴结转移，不论在原发瘤切除前或切除后，如果转移灶对放射治疗不明感，都应该进行淋巴结切除术。对头颈部恶性肿瘤、乳腺癌、四肢及躯干的皮肤恶性肿瘤，在切除原发瘤的时候是否要同时清除区域N_0淋巴结，一直存在争论。对原发瘤较大(T_3)、浸润较深、距引流区淋巴结较近的肿瘤，由于其发生淋巴结转移的概率高达50%以上，因此要施行选择性淋巴结清除术。

4. 转移瘤的外科治疗 按肿瘤的治疗原则，在原发瘤切除后，身体某一部位发生的孤立性或局限性转移瘤只要能够手术切除，而且切除后不会发生严重并发症或导致病人死亡，都可以进行外科手术治疗。转移瘤的出现一般晚于原发灶，待其生长到足以影响相应脏器的功能时尚需要一定的时间，对机体的影响多晚于原发灶，但有时转移瘤也会因为对机体的影响较为突出而成为需要首先治疗的主要病灶。例如，转移灶生长过快的癌肿，像胃的肝样腺癌非常容易出现肝转移，且在肝脏的生长也很快，其发展的结果就可能会出现肝转移癌的发展快于原发的胃癌，成为需要首先治疗的病灶。肺、肝或脑转移瘤，通过手术切除后达到治愈者已有不少研究报道。

二、微创治疗

随着材料、设备及技术、方法等方面的发展，肿瘤微创治疗在医学领域取得了巨大的进步，诊断和治疗的疾病越来越多，显示出广阔的前景与十足的动力。现代肿瘤微创治疗已由传统的肿瘤介入放射学发展为MRI微创治疗、CT微创治疗、DSA微创治疗、内镜及腔镜微创治疗，涵盖了药物治疗(如溶栓、化疗栓塞)、消融治疗、生物基因治疗的微创导入等多种治疗方法。

目前，肿瘤微创治疗大体分为血管性微创治疗与非血管性微创治疗两部分。血管性微创治疗指DSA引导下的化疗、栓塞；非血管性微创治疗主要指消融治疗(物理消融，如射频、冷冻、激光、微波、高强度聚焦超声等；化学消融，主要制剂有无水乙醇、乙酸、细胞毒性化疗药物等)、放射性粒子组织间植入治疗、腔镜治疗(包括胸腔镜、腹腔镜技术)、内镜治疗、腔道扩张成形及内支架植入术等。

(一)血管性介入治疗技术

恶性肿瘤组织中血管绝对数目急剧增多，形态卷曲，扩张而不规则。肿瘤血管的这种病理形态学特征，为血管性介入诊疗提供了良好基础。将诊断或治疗药物直接注入肿瘤供血动脉，可大大提高靶器官瘤灶的药物浓度，起到早期定位诊断和“导向治疗”的作用。

1. 动脉灌注化疗 对肿瘤供血动脉直接灌注化疗药物，疗效远高于全身静脉给药。未经过代谢的高浓度抗癌药物，对癌灶大剂量冲击产生首次效应，当药物经过血液循环再次到达肿瘤组织，又通过区域性灌注行二次打击。靶器官摄取药物明显增多，流经身体其他部位的药量显著减少，既增强了对肿瘤的杀伤力，又减轻了全身的不良反应。

动脉灌注化疗的操作方法为：在DSA导引下经皮穿刺动脉插管法。常用于插管的动脉有股动脉和腋动脉。在DSA监视下将导管插入动脉后先行动脉造影，以了解血管分布和供血状况。导管头尽量接近肿瘤供血区域，以减少不良反应的发生。灌注常用的化疗药有DDP、ADM、BLM、MMC、MTX、VCR等。灌注成功后拔管并加压包扎穿刺部位6～10小时，平卧并穿刺肢体制动12～24小时。

动脉灌注化疗的适应证有：不能手术切除的恶性肿瘤可采用此方法姑息治疗；病灶大，不宜手术者可通过动脉灌注化疗使肿瘤缩小，再行外科手术，或行术后灌注化疗以提高疗效，减少复发。

动脉灌注化疗的不良反应有：动脉化疗后出现恶心、呕吐、食欲减退等消化系统反应，持续1周左右；肝动脉灌注化疗出现轻度肝功能损害；另外，还有骨髓抑制、脱发、肾功能损害等化疗药引起的副反应。

2. 动脉栓塞疗法 经导管向靶血管内注入栓塞剂，达到阻断血供的目的。常将化疗药物与栓塞剂混和，使之在癌灶中较长期存留，缓慢释放，同时阻断肿瘤血供，使肿瘤消融更彻底。现在肝癌治疗中一般都能将导管头端送到最接近癌灶的供血动脉，达到“肝段栓塞”，疗效明显提高，有不少患者可达部分甚至完全缓解，被誉为“化学切除”。

动脉栓塞疗法的操作方法及适应证与动脉灌注化疗相似，绝大部分患者栓塞术后会出现不同程度的“栓塞后综合征”，即恶心、呕吐、局部疼痛、发热等，一般持续1周左右。

(二)非血管性介入治疗技术

各种肿瘤组织中的新生血管数目不等，可分为富血供、少血供和无血供多种。不同肿瘤血管的形态不一，即使在同一个体、同一肿瘤，在肿瘤发生发展的不同阶段，血供也有很大变化。根据不同患者的具体情况，可应用非血管性肿瘤介入治疗技术，以克服血管性肿瘤介入治疗的局限与不足。

1. 热效应疗法　通过对肿瘤组织加热，使癌细胞生长受阻或死亡的方法，称为热效应疗法。一般肿瘤血管形态异常，扭曲杂乱，血流阻力大。随着肿瘤增大，血管受压，容易形成血栓或闭塞受热后血流量无明显增加，散热差；而正常组织有良好的血液循环，加热后血管扩张，血流加快，可充分散热。高热可破坏癌细胞的细胞膜，抑制 RNA、DNA 和蛋白质的合成，促使溶酶体活性升高，加速癌细胞凋亡。热疗还可增强正常细胞的免疫功能，与放化疗联合应用，可发挥增效作用。热效应疗法包括：

(1)射频消融术：利用高频电流使电极周围组织中离子相互摩擦产生热量，从而使局部组织蛋白变性，细胞膜崩解，凝固性坏死以致炭化，达到肿瘤消融的目的。主要用于原发性肝癌或转移性肝癌，对直径<3cm 的小肝癌，疗效甚至可与手术切除媲美，肝脏代偿功能欠佳者亦可施行。

(2)高功率聚焦超声治疗：利用超声波穿透深度大，指向性强，聚焦性好等特点，将体外发射的高强度超声波聚焦于肿瘤，产生瞬间高温，使癌细胞凝固性坏死。主要应用于腹盆腔肿瘤，如肝、胰、肾、肾上腺、子宫、前列腺及后腹膜淋巴结等良、恶性肿瘤。

2. 冷冻治疗　是使癌组织原位冻凝和融化的一个过程。一般认为，快速冷冻，缓慢自然融解，反复冻融，阻断局部血供，能使冷冻区产生最大程度的凝固性坏死。局部冷冻治疗包括：

(1)液氮冷冻：液氮是目前冷冻外科应用最广泛的冷冻剂。通过直接喷射或冷冻头治疗，局部温度可达－180℃，具有降温快和操作方便等特点。广泛应用于皮肤、头颈、五官、直肠、宫颈、膀胱或前列腺等浅表或易直接接触部位的肿瘤，疗效满意。

(2)超导氩氦刀：在 CT、B 超等引导下，将氩氦刀插入肿瘤组织，循环输入高压氩气(冷媒)，刀尖部病变组织被急速降温到－100℃以下，形成冰晶；又通过氦气(热媒)急速加温，使之热融。这样快速冷冻，迅速变温，冷热逆转，使肿瘤细胞变性、崩解、坏死。该技术定位准确，在治疗过程中实时监控，随时调整降温升温时间、靶区大小及形状等，达到适形治疗的要求。气体来源方便，刀头消毒后可反复使用，治疗成本较低，术后可立即评价疗效。

3. 经皮瘤内注射　即将化学物质如抗癌药、蛋白质凝固剂如无水乙醇、冰醋酸等经皮直接注射到肿瘤内，破坏癌组织。经皮穿刺瘤体内无水乙醇注射法为临床常用治疗方法。除无水乙醇外，醋酸、热盐水、盐酸等已应用于临床。该治疗方法主要用于肝癌、肺癌等实体脏器的恶性肿瘤。

(三)胸腔镜、腹腔镜等光纤技术

1. 胸腔镜技术　电视胸腔镜手术具有创伤小、痛苦轻、疗效可靠、切口小等优点，应用范围已涉及胸外科的所有领域。电视胸腔镜手术和常规开胸手术有很大的区别，通常是在 3～4 个长 1.5cm 的胸壁小切口下进行。医生是在电视直视下用特殊的手术器械完成手术，这就等于将医生的眼睛伸到了患者的胸腔内进行手术。所以，手术视野、病变显现、手术切除的范围及安全性甚至好于开胸手术。

2. 腹腔镜技术　腹腔镜手术是在人工气腹创造的腹腔镜空间内，通过腹壁穿刺孔建立可视通道(腹腔镜通道)和操作通道，借助电视荧屏图像的观察而完成手术操作。它与传统手术相比，具有切口小、患者痛苦小、恢复快等优点，深受患者的欢迎。

3. 其他　支架植入技术、经皮椎体成形术、放化疗微粒子植入技术等为肿瘤微创技术的重要组成部分，在临床中也已得到了广泛应用。

三、化学药物治疗

肿瘤的化学治疗指利用化学药物对肿瘤细胞的杀伤作用，在患者可以耐受化学药物治疗的情况下，多次给予适当剂量的规范的化学治疗药物，使患者达到部分或完全缓解；通过多疗程治疗，尽可能把肿瘤细胞减少到最低程度(<10^6)，以控制肿瘤的增长甚至达到完全消灭。但由于化学治疗药物对肿瘤细胞的选择性较差，对肿瘤细胞和正常细胞均可产生毒性作用，除了能杀伤肿瘤细胞外，同时对正常细胞常有明显的损害作用。临床合理应

用化学药物治疗，就是要对癌细胞的杀伤作用提高到最大限度，而对正常细胞的毒副作用减少到最低限度。

(一)化疗的基本原理

1. 细胞周期与细胞周期动力学　细胞从一次分裂结束到下一次分裂结束所需要的时间称为细胞周期。传统上，把细胞周期看做是一套按次序的分子和细胞的过程。在这过程中，遗传物质要复制并通过有丝分裂过程分配到两个新生的子代细胞。细胞周期可被分为形态学和生物化学变化完全不同的两个主要时期："M期"("有丝分裂期"，细胞经过有丝分裂产生遗传性与母细胞完全相同的两个子细胞)和"S期"(DNA合成期，细胞内进行DNA复制至增加1倍)。这两个时期被G(Gap)期分开，G_1期(DNA合成前期)在S期之前，细胞内合成大量的DNA和蛋白质，为S期合成DNA作准备，而G_2期(DNA合成后期)为细胞分裂准备所需的各种蛋白质并进行结构装配。

肿瘤组织比正常组织生长得更快并非由于肿瘤细胞周期时间的缩短，而是由于肿瘤细胞遗传学的不稳定性使细胞周期的调节失去控制。有关人类肿瘤的许多研究表明，某些参与细胞周期调节的抑癌基因如p53、Rbl和CDKN2A等发生突变或缺失，而另外一些癌基因如CCNDI、CDC25B和KIPl等则过度活化或超表达。这些变化导致细胞周期失控，肿瘤细胞无限制的迅速增殖。

肿瘤细胞周期动力学认为，肿瘤的生长取决于细胞增殖周期中细胞的不断分裂，其余处于细胞周期以外的细胞包括静止期(G_0期)不增殖的细胞和分化衰老、无增殖力的细胞。不同类型的肿瘤其细胞动力学表现常不一致。这可以从反映细胞动力学的几项指标看出。这些指标包括：增殖比率(growth fraction，GF：处于活跃增殖期细胞占总体细胞的比率)、倍增时间(doubling time，DT：肿瘤体积增大1倍所需的时间)、标记指数(labing index，LI：被含氚的胸腺嘧啶3H-TdR标记细胞核的S期细胞占全部细胞的比率)等。检测这些指标可了解肿瘤的生长速度和对药物的敏感性。

2. 化疗药物的作用点　细胞动力学研究的对象是细胞群体生长、繁殖、分化、游走、死亡等各种运动变化的规律，既适用于正常细胞，也适用于肿瘤细胞。增殖中的细胞均需经过G_1(或G_0)、S、G_2和M期，使其本身一分为二，因而能继续繁殖。根据化疗药物对细胞增殖周期及其各时相的不同作用，可以分为两类：

(1)细胞周期非特异性药物：该类药物均在大分子水平上直接破坏DNA的双链，与之结合成复合物，影响RNA的转录与蛋白质地合成，从而对处于增殖状态及处于休止期(G_0)的细胞起到杀伤的作用。

(2)细胞周期特异性与时相特异性药物：该类药物在小分子水平上阻断DNA的合成，影响RNA的转录与蛋白质的合成，只能杀伤处于增殖周期中各时相的细胞。

非特异性药物对癌细胞的作用较强而快，能迅速杀死癌细胞；特异性药物的作用较弱而慢，需要一定时间才能发挥其杀伤作用。非特异性药物的剂量-反应曲线接近直线，在机体能耐受的毒性限度内，其杀伤能力随剂量的增加而增加。而特异性药物的剂量-反应曲线是一条渐近线，即在小剂量时类似于直线，达到一定剂量后不再上升，出现平坡。因此，为使化疗药物能发挥最大的作用，非特异性药物宜静脉一次注射，而特异性药物则以缓慢静脉滴注或肌内注射为宜。在联合化疗方案中常常有两类药物共同作用才能取得良好的临床疗效。

(二)肿瘤化疗药物的种类

1. 细胞周期特异性药物　细胞周期特异性药物(cell cycle specific agent，CCSA)主要有：①抗代谢药物类，如氟尿嘧啶、甲氨蝶呤、羟基脲等；②植物药物类，如长春新碱、长春碱、长春地辛、长春瑞滨、依托泊苷、替尼泊苷等。

2. 细胞周期非特异性药物　细胞周期非特异性药物(cell cycle non-specific agent，CCNSA)主要有：①烷化剂，如氮芥、环磷酰胺、异环磷酰胺、塞替派、卡莫西司、司莫司汀、尼莫司汀、福莫司汀、牛黄莫司汀等；②抗肿瘤抗生素，如多柔吡星、丝裂霉素、放线菌素、平阳霉素、博莱霉素、柔红霉素、表阿霉素等；③杂类，如铂类(顺铂、卡铂、奥沙利铂等)、丙卡巴肼、五甲蜜胺、六甲蜜胺、达卡巴嗪等。

四、放射治疗

肿瘤的放射治疗经历了百余年的发展历史，已形成一门包括放射物理、放射生物及临床肿瘤学等在内的主要研究放射线单独或结合其他方法治疗肿瘤的临床学科。其目的是为了最大限度地消灭肿瘤，同时最大限度地保护正常组织和器官。放射治疗是肿瘤综合治疗的一个重要手段，70%以上的肿瘤病人在病情的不同阶段需要放射治疗。单独放射治疗或与手术治疗、化学药物治疗等结合，以治愈或不同程度地控制局部肿瘤，或缓解症状改善病人生存质量。

(一)放射治疗的基本原则

1. 剂量与生物效应　放射生物学“4R”，即损伤再修复、存活细胞再增殖、细胞周期再分布和肿瘤细胞再氧合。其中，再修复和再增殖是决定生物效应的重要因素。现已普遍公认的线性一平方模式表明，每次分次剂量的大小对早期反应和晚期反应组织效应的强弱不同。晚期反应组织修复能力强，采取低的分割剂量照射有利于对它的保护，增大单次量照射必然加重后期放射损伤。熟悉晚反应组织“对分次剂量敏感”的特点，在临床使用不同分割剂量时，要有剂量生物效应差异的概念。

2. 疗程与剂量安排　分割剂量、疗程及总治疗剂量要符合放射生物学基本要求。①常规分割放射治疗，每次剂量应在1.8～2.1Gy，超分割放射治疗时，2次照射之间至少间隔6小时，每天照射量不宜超过5Gy；②在减轻早期反应程度的同时，放射治疗疗程时间不宜延长；③在避免严重晚期放射损伤的前提下，给予较高剂量；④对α/β比值小的肿瘤，生长缓慢的肿瘤可考虑少分割次数大剂量照射方案；⑤对α/β比值大的肿瘤，如增殖迅速，宜采取超分割、尤其是加速超分割放射治疗；⑥放射治疗尽可能不中断，总疗程时间不延长。因分割放射治疗中肿瘤干细胞的快速增殖，拖延的时间要补偿相当的剂量。

3. 合理运用各种放射技术　肿瘤放射治疗应以外照射治疗为主，其他手段如近距离照射治疗、核素内照射及放射性粒子立体定向照射，目前不能取代常规外照射。各种放射治疗应合理匹配，取长补短以提高疗效。从疗效、并发症、经济比全面衡量，能用简单易行的方法就不用繁杂高价的手段。根据病情、肿瘤具体情况正确制定联合放疗治疗方案。如部位较深的肾上腺腺癌病灶较局限，可以用快中子外照射配合体部立体定向放射治疗。另外，目前使用的高能X射线、电子束或γ射线均属于低线性能量转换射线(LET)，对肿瘤乏氧细胞核处于G_0期细胞不敏感，常是肿瘤放射治疗后局部复发或失控的主要原因。为了克服低LET射线的缺点，提高放射治疗疗效，临床工作者对快中子、质子、负π介子等高LET射线治疗肿瘤进行了研究。目前，质子被认为是有发展前途的射线。

(二)放射治疗的种类

放射治疗的原则是最大限度消灭肿瘤，同时又最大限度保护正常组织。因此根据放疗的效果及目的可以分为根治性和姑息性放疗。根治性放疗是经过适当剂量的放疗后患者可以长期生存而无严重的并发症，治疗的目的是要根治肿瘤；姑息性放疗常用于晚期肿瘤患者，一般很难取得治愈的效果，但仍可设法缓解患者症状减轻痛苦，改善生存质量以延长生存期。

1. 根治性放疗　是指应用肿瘤致死量的射线，全部消灭恶性肿瘤的原发和转移病灶。主要适用于对放射线敏感或中度敏感的肿瘤(能被20～40Gy射线消灭的肿瘤为放射敏感肿瘤；能被60Gy射线消灭的肿瘤为中度敏感肿瘤；超过60Gy或超过正常组织耐受量时，射线仍不能消灭的肿瘤为不敏感肿瘤，又称拒抗肿瘤)。临床上所应用的放射剂量是根据不同肿瘤组织所需要的根治剂量，如霍奇金淋巴瘤的根治剂量为40Gy/5～6周(全淋巴结区照射)；鼻咽癌一般为60～70Gy/7周；声带癌为60～70Gy/6～8周；肺鳞癌、食管癌为60Gy/6周。

2. 姑息性放疗　分为高姑息放疗、低姑息放疗和急诊照射。高姑息放疗不仅要缓解症状，而且要不同程度地控制局部治疗，争取延长生命甚至长期生存。例如，对骨、肺、脑或肝单发转移瘤应抱积极态度处理，尤其是原发灶已控制、其他部位无转移病情稳定者，应积极治疗。低姑息放疗用于治疗广泛转移、一般情况较差的晚期患者，以不增加患者痛苦为原则。例如，为了减轻对重症患者往返搬运，对骨转移可采用低分割（每周1～3次），每次大剂量（5～10Gy），总剂量20～30Gy。因治疗为姑息性，照射范围只限于临床所见病变，不必用扩大的照射野。急诊照射主要用于治疗急症，如上腔静脉综合征、脊髓压迫、骨转移所致的剧痛、肝门胰头部肿瘤所致的阻塞性黄疸等。只要处理得当，多数可较快缓解病情，为下一步治疗创造条件。

根治性与姑息性放疗是相对的，不能一概而论，根治性放疗有时可能起不到根治的效果，而姑息性放疗有时却可获得意想不到的治愈性效果。另外，由于放射敏感的肿瘤常为恶性程度高、转移发生早的一类肿瘤，尽管肿瘤在局部得到控制，却常因远处转移而致死，且这类肿瘤放射治疗后的复发率高。临床经验证明，经放射治疗而治愈的肿瘤，大多为对放射线中度敏感的肿瘤。

五、生物治疗

肿瘤的生物治疗研究主要包括肿瘤免疫治疗和肿瘤基因治疗。前者主要包括肿瘤的细胞因子治疗、肿瘤疫苗，是肿瘤生物治疗的基础，目前研究和应用的最多；后者是肿瘤生物治疗的方向。随着对癌症的的分子生物学发病机制的不断探索，新型分子靶向药物治疗在临床实践中取得了显著疗效。实践已表明，分子靶向治疗理论的正确性与可行性，把癌症的治疗推向一个新阶段。

（一）肿瘤的免疫治疗

细胞的免疫治疗的基本原理是利用人体的免疫机制，通过主动或被动的方法增强肿瘤患者的免疫功能，达到消灭肿瘤细胞的目的。肿瘤的免疫治疗主要有特异性的免疫治疗和非特异性的免疫治疗两大方面。

1. 细胞因子　是由体内的免疫活性细胞或某些基质细胞分泌的，能作用于自身细胞或其他细胞，具有调节细胞功能的小分子蛋白或多肽。细胞因子抗肿瘤的机制主要包括以下几个方面：

（1）控制癌细胞的生长和促进分化。

（2）调节宿主的免疫应答。

（3）对肿瘤细胞的直接毒性作用。

（4）破坏肿瘤细胞的血管和营养供应。

（5）刺激造血功能，促进骨髓恢复。

目前临床上常用的细胞因子有白介素-2（IL-2）、干扰素（IFN）、肿瘤坏死因子（TNF）等。

2. 疫苗治疗　肿瘤疫苗有预防性和治疗性疫苗。肿瘤疫苗是提高免疫系统对肿瘤特殊抗原的识别能力，介导特异性抗肿瘤的主动免疫；克服因肿瘤产物造成的免疫抑制；刺激特异性免疫攻击肿瘤细胞；增强肿瘤相关抗原（TAA）的免疫原性。肿瘤疫苗有以下类型：蛋白或多肽疫苗；基因工程改造的细胞疫苗；核酸疫苗；树突疫苗；分子靶向疫苗。有研究显示，黑色素瘤细胞疫苗——Cancervax能显著提高Ⅲ/Ⅳ期黑色素瘤患者的10年生存率。2005年，美国FDA已批准宫颈癌疫苗——Cervarix上市，用于治疗人类乳头瘤病毒感染和复制，防止宫颈癌的发生。

（二）基因治疗

基因治疗指外源功能基因导入患者细胞内，以纠正先天代谢异常、补偿基因缺失或提供新的功能。可以说基因治疗就是用正常基因校正或置换致病基因，从而起到治疗疾病作用的一种方法。成功的基因治疗需要两个条件：

（1）具备将外源目的基因充分有效地导入细胞的方法以达到治疗的目的，有些治疗方法需永久基因转导，有些治疗暂时活性表达可能足以起到疗效。

（2）导入的基因必须充分表达。基因治疗涉及目的基因、载体及受体细胞三方面。

目前肿瘤的基因治疗策略主要有基因修正治疗、导入自杀基因、免疫基因治疗、多药耐药基因治疗、肿瘤血管基因治疗等方面。

（三）分子靶向治疗

1. 成果　分子靶向治疗是针对肿瘤细胞或其周围组织微环境特殊的分子异常所进行的治疗，是近年来肿瘤治疗学最重要的进展之一。与传统化疗相比，分子靶向治疗在以下三方面取得明显的进步：

（1）传统化疗药物的发展多是先由大规模的筛选天然药物或化合物中具有抗癌活性的化合物开始，而分子靶向治疗药物则是针对可能具有抗癌作用的分子机制而研发，因此效率进步许多。

(2)分子靶向治疗药物的研发过程中特别重视其作用机制与抗癌疗效之间的相关性,以及各项生物指标的研究。

(3)由于分子靶向治疗药物对癌细胞较具专一性,因此,副作用均较化疗药物为低。

2. 治疗药物　根据药物的作用靶点和性质,可将主要分子靶向治疗的药物分为以下几类:

(1)小分子表皮生长因子受体(EGFR)酪氨酸激酶抑制剂,如吉非替尼(Gefitinib,Iressa);厄洛替尼(Erlotinib,Tarceva)。

(2)抗 EGFR 的单抗,如西妥昔单抗(cetuximab,Erbitux)。

(3)抗 Her-2 的单抗,如曲妥珠单抗(Trastuzumab,Herceptin)。

(4)Bcr-Abl 酪氨酸激酶抑制剂,如伊马替尼(Imatinib,Glivic)。

(5)血管内皮生长因子受体抑制剂,如贝伐单抗(Bevacizumab,Avastin)。

(6)抗 CD20 的单抗,如利妥昔单抗(Rituximab)。

(7)IGFR-1 激酶抑制剂,如 NVP-AEW541。

(8)mTOR 激酶抑制剂,如替西罗莫司(Temsirolimus,CCI-779)。

(9)泛素-蛋白酶体抑制剂,如硼替佐米(Bortezomib)。

(10)其他,如 Aurora 激酶抑制剂,组蛋白去乙酰化酶(HDACs)抑制剂等。

六、中医药治疗

(一)中医学认识

恶性肿瘤属中医"积聚"、"瘤"、"岩"的范畴,它的产生与正气内虚、外邪侵袭有关。其发病因素包括内因和外因。外因包括六淫邪气、化学、物理、生物致癌因素的侵害和空气、饮食、水源环境的污染。内因主要有七情过极、劳逸失度、脏腑功能和机体内分泌失调、遗传因素等。机体在正气亏虚的情况下,遭受外邪的侵袭,可出现脏腑功能失调,气血津液代谢障碍,发生气虚血瘀、痰凝毒聚、邪毒蕴结等病理变化,痰、瘀、毒三者相互搏结,阻塞经络,壅塞脏腑,阻滞气血,聚为肿块,发为癌症,因此正气亏虚、痰瘀毒邪蕴结是癌症的基本病机。

(二)治疗基本法则

在中医基础理论的指导下,中医药治疗肿瘤总体上有 5 个基本法则,分别为扶正培本、活血化瘀、清热解毒、软坚散结、以毒攻毒。

1. 扶正培本　中医学认为"积之成者,正气不足,而后邪气据之",正气虚损是肿瘤形成的内在因素之一。《内经》"虚者补之"、"损者益之"即属于扶正培本范畴,其包含的内容很多,如益气、养阴、养血、健脾、益肾等都是扶正的范围。扶正培本补充人体正气不足,协调阴阳气血平衡,从而达到治疗的目的。扶正培本是当今中医治疗肿瘤的最大特色。现代研究表明,扶正中药的治疗效果与免疫增强剂相似,通过提高机体的免疫功能,激活机体固有的抗癌因素的活体去控制或抑制肿瘤,达到延缓肿瘤发展或抑制肿瘤生长的目的。扶正培本中药主要有人参、黄芪、党参、枸杞子、山药等;其方剂及成药主要有人参养荣汤、六味地黄丸、十全大补汤、补中益气汤、健脾益肾颗粒、参芪扶正注射液等。

2. 活血化瘀　肿瘤之实质多有血瘀,常见有肿块、刺痛、唇舌青紫、舌下静脉曲张等瘀血见症。《素问・调经论》中说"气血不和,百病乃变化而生",故活血化瘀为肿瘤防治的重要大法。有研究显示血液的高凝状态与肿瘤的发生相关,活血化瘀药具有抗肿瘤作用,同时可以改变血液高凝状态,抑制微血栓形成,预防肿瘤的转移,有利于化疗及免疫治疗发挥作用。活血化瘀中药主要有莪术、牛膝、丹参、当归、赤芍、郁金、鸡血藤、元胡、乳香、没药、穿山甲、王不留行等;其中成药有由五灵脂、干漆等组成的平消胶囊,莪术提取物榄香烯注射液等。

3. 清热解毒　热毒内蕴是形成肿瘤的一个重要原因。毒邪内蕴或情志不畅,久郁化火,以及放化疗引起的热毒伤阴,热灼血凝,久积成块,遂成癌瘤。另外,癌症自身也可以生热成毒,所以清热解毒法在治疗肿瘤中有其重要作用。现代药理研究报道,清热解毒药具有较强的抗癌活性。具有抗癌作用的中药中最多的是清热解毒药,主要有白花蛇舌草、半枝莲、半边莲、败酱草、苦参、白英、农吉利等;其中成药也较多,有复方苦参注射液、鱼腥草注射液、冬凌草注射液等。

4. 软坚散结　恶性肿瘤为肿物聚结成块，坚硬如石的现象。《内经》中说“坚者散之”、“结者散之”，故软坚散结为中药抗肿瘤的重要方法之一。常用的中药有牡蛎、鳖甲、昆布、瓜蒌、八月札等；中成药有以蟾皮为主要原料的安替可胶囊，由鳖甲、蚤休等组成的治肝癌药肝复乐，从薏苡仁中提取的康莱特注射液等。

5. 以毒攻毒　以毒攻毒法即以中药的毒性去攻除癌毒的治疗方法。现代研究表明，以毒攻毒的中药主要依靠细胞毒发挥作用，如蟾酥、藤黄、槐花可以损伤癌细胞的DNA，肿节风、白屈菜、守宫等具有诱导细胞凋亡的作用。临床常用的中成药有斑蝥素、华蟾素片、华蟾素注射液等。

另外，放、化疗的毒副反应较多，中药治疗能明显减轻其毒副反应。中药对放化疗的减毒作用在治法上以辨证论治为基础，以扶正培本为基本治则，较常用的有补益气血、健脾和胃、滋肝益肾等法。补气养血法可减轻全身乏力、骨髓抑制等毒副反应；健脾和胃、滋肝益肾法可提高血象，减轻消化道反应。通经活络中药外洗可减轻手足综合征的症状。另外，多个研究已证实，中药可以增加化疗药的敏感性，提高化疗药的疗效，放疗同时配合活血化瘀中药可以提高放疗的效果。

随着对肿瘤本质认识的不断深入，恶性肿瘤逐渐地被看成是一种全身性疾病。因此，在临床中常进行综合治疗，即根据病人的机体状况、肿瘤的病理类型、侵犯范围（病期）和发展趋势，有计划地、合理地应用现有的治疗手段，以期大幅度地提高治愈率。肿瘤治疗学研究显示出多学科的合作与补充，肿瘤的治疗也已进入了综合治疗的时代。

（贾立群）

第九节　肿瘤的康复指导

一、家庭护理和康复

（一）放疗患者的家庭护理和康复

1. 心理康复　肿瘤患者的家庭心理护理对于康复十分重要。患者出院，只表示病情得到缓解和控制，不等于治愈。完全治愈还要相当长的过程，这个过程主要在家庭中生活。肿瘤患者共同的心理因素是肿瘤恐惧心理，一方面是担心家庭，怕给家庭增加负担，放疗的患者对放射线不了解担心病情是否致残等恐惧感。家庭成员和亲戚朋友，应及时掌握患者的思想状态，耐心劝说患者不要担心病情和家庭，告诉放疗患者放疗在进程中的作用和可能发生的反应，使患者消除紧张感和恐惧感，从而密切配合治疗。

家属是肿瘤患者最亲近者，也是患者力量的源泉和强大的精神支柱。家属所起到的作用在某些方面是任何人取代不了的。有时患者因为心境不好，家属稍有照顾不周，还会对家属迁怒、辱骂、发脾气，肿瘤患者这样做是一种痛苦的呻吟和发泄方式，家属应该理解患者的做法并非敌意，相反应该同情和回避，如果顶撞和反驳患者，只能火上加油，不利于病情康复。这表明肿瘤患者家属在护理肿瘤患者时的任务是繁重和艰苦的。有些肿瘤患者由于身体虚弱，以及肢体、神经功能障碍等原因，独立生活有一定危险，这时家属的扶持能鼓起他们的勇气，使他们顽强地生活，充分发挥患者潜能。其次家属还应该充实患者的精神生活，让患者在家看看书和电视，听听音乐，去外面散散步。还可做一些力所能及的家务，对改善心境大有好处，这样可以让患者得到快慰，感到自己还能为家庭承担点义务，不是废人。

因此，为了保证治疗，获得较好的疗效，提高患者的生存质量、生存期，医务人员和家属要鼓励患者正确对待病情，增强自信心，要为恢复健康而努力，从悲观绝望、愤怒顺从的阴影中走出来，多与人交往，创造良好的生活氛围，不消极等待，做生活的主宰，保持良好的精神状态，从心理、生理上提高免疫系统的功能，使癌细胞在药物及其他治疗手段和良好精神状态的共同作用下逐渐被消灭。

2. 皮肤护理　首先要保持照射区皮肤清洁、干燥，照射区皮肤禁贴胶布和涂红汞、碘酊等刺激药物，勿用肥皂水擦洗，同时也要避免机械或物理刺激(如粗毛巾、硬衣服摩擦等)。避免阳光直接照射、强风、过热或过冷刺激，不剃毛，防止创伤。其次，如果发现画线标记有褪色，告诉医生重新描画，切勿自己涂画，以免造成部位不准确，影响治疗效果。如果照射皮肤出现干燥和瘙痒，可使用冰片、滑石粉外擦。有炎症渗出时，或发生破溃、流脓时以充分暴露伤口，可患处涂红霉素、氯霉素软膏，甚者口服或肌注抗生素；或用甘草水煎外洗，也可用蛇床子、败酱草、蒲公英、野菊花，煎水外洗。或到医院请求医生帮助处理。

3. 口腔护理　放疗前洁齿，拔除深度龋齿和残根。饭前饭后用开水漱口，以保持口腔卫生；照射期间和照射后，患者要做张口锻炼，防止张口困难；放射后1～2年内不拔牙。鼻咽癌患者，应用温开水和生理盐水鼻咽冲洗，能去除鼻咽口腔分泌物，提高放疗疗效。

4. 饮食保健　放疗期间患者的饮食宜选择清淡，避免油炸及过咸食物，尤其有恶心、呕吐反应的患者宜食用清淡，如蔬菜、水果、多种维生素食物和高热量、高蛋白、易消化食物，少食辛辣食物。肿瘤患者只要对海产品、鱼、虾等不过敏，不必禁忌，肿瘤患者忌口要因人而异，食谱不要太窄，不宜过严，以免营养平衡失调，对康复不利，从而影响生存质量。

(二)化疗患者的家庭护理和康复

让肿瘤患者适当了解在用药过程中可能出现的副作用和解决办法，正确认识化疗，消除患者的恐惧心理，提高战胜疾病的信心和思想准备，配合医生完成化疗疗程。

化疗对造血和消化系统有一定的影响，抗癌药物对骨髓有抑制作用，可使白细胞、血小板数下降，因此在化疗期间每周检查外周血象，如果白细胞低于4.0×10^9/L要及时处理，可口服利可君或鲨肝醇，严重者注射集落刺激因子，甚者可静脉输入成分白细胞。同时可食用红枣、阿胶等，或饮用红衣花生煮骨头、花生红枣汤、党参红枣汤、杞子鸡肝煲等。若长期服用抗癌药物，口腔可出现真菌感染(如点状白斑、溃疡等)。因此，睡前饭后用2%苏打水漱口或用0.5%～1%丁卡因或2%利多卡因1～2滴滴在口腔溃疡面，以缓解疼痛。或用0.5%～1%明矾溶液在饭前漱口，起到收敛止痛、保护局部组织和止血作用。如果在服药期间出现肝区不适、黄疸或尿频、尿急、尿血、发热、便血、皮肤溃疡等，应及时就医。

化疗药物有一定的剂量和周期，不可随意增大或减少剂量，也不可自行改动周期，缩短周期，这样欲速则不达。首先，化疗药物均有副作用，有轻有重，有的可以避免，所以应用时要认真阅读说明书，减少不良反应，提高生存质量，如环已亚硝脲宜在空腹或睡前服用，可减轻胃肠道反应；阿霉素对心肌有毒性作用，有心肌损伤者慎用，其他患者应注意每周观察一次心电图为好；争光霉素有发热及过敏反应，所以，在应用前用2.5mg肌内注射，观察24小时，无反应时按常规剂量注射；注射顺铂时，应大量补液或饮水加速药物毒素的排出，减少肾毒性。其次，静脉输液时不要动，以免化疗药露出血管外而致皮下组织损伤；万一露出血管外，应及时找护士处理。

(三)肿瘤患者手术后的家庭护理和康复

1. 舌癌术后应注意

(1)伤口渗出情况，随时抽吸或吐出口腔内痰涎，痰中夹血，无需处理，如全部为新鲜血液，应及时请医生做相应处理。

(2)保持伤口清洁及室内清洁，温度适中，并进行口腔护理，随时用生理盐水、多贝液或1.5%过氧化氢等含漱以防止感染。

(3)保持呼吸道通畅，应随时抽吸气管内分泌物，并定期清洗气管内套管。

(4)手术后给予鼻饲流质，以高营养、高热量流汁为主，速度不要过快，温度适中，喂食前后均用温开水冲洗，以保持管道通畅，拔出鼻饲管后，宜食半流食，以易消化、新鲜及营养丰富为原则。

2. 喉癌手术后应注意　喉癌手术后要保持伤口清洁，及时更换伤口敷料。术后10天均需鼻饲流质，一般应采用高热量流质或混合奶，食温保持在35～37℃，太冷太热易引起反应，喂食前后用温开水冲洗管道，拔出鼻饲管后，先进流质饮食2～3天，继而进食半流食。全喉摘除术患者，应注意防止异物从颈前口处掉入气管。防止意外的发生，从而提高生命质量。

3. 甲状腺癌手术后应注意　甲状腺癌手术后，一般在术后48小时左右拔除引流管，在拔除引流管前应保持通畅。如果出现引流不畅，出现压迫症状（如呼吸困难等），应及时找医生迅速拆除伤口缝线。术后注意保持颈部水平位置，避免过度后仰前屈，影响正常缝合。如果出现呕吐，应及时清理干净，以防止污物污染伤口和敷料，手术部位应保持清洁与干燥，避免摩擦、搔抓、按摩及接触刺激性较大的肥皂和酒精等。如果患者出现手足抽搐，四肢、口唇发麻，可静注葡萄糖酸钙或氯化钙，症状缓解后可改用口服钙剂，每次1～2g，每日3次，维持到症状控制或病情稳定时才能停药。

4. 脑肿瘤术后应注意　脑肿瘤术后患者的头部应抬高至适中的斜坡卧位，保持6小时，麻醉未完全清醒时，取俯卧位和侧卧位，直到患者意识恢复后，以尽量减少颅内出血的可能性。为避免恶心、呕吐引起颅内压增高，术后36小时内禁食。去颅骨骨片减压的患者，防止去头骨部位受外界机械性损伤和挤压防止碰撞。需保持大便通畅，可适当使用蜂蜜、核桃仁，甚者可服大黄苏打片或麻仁润肠丸等。长期卧床患者，床单要保持干燥与平整，注意全身卫生，定时翻身。

5. 肺癌患者手术后应注意　肺癌患者手术后密切注意呼吸、体温、脉搏、血压的变化，有情况及时报告医生对症处理。患者应取半卧位，有利于引流，不要侧卧。引流瓶应保持在患者引流部位下60cm，切不要提高至伤口水平以上，以免水倒流入胸腔。引流瓶需每天更换消毒，或用一次性引流袋。一般情况好的患者，宜早期活动，鼓励咳嗽排痰，深呼吸，或做吹气练习，促进肺功能恢复，以防止肺不张。下床慢慢走动，可练习抬手运动，使患侧手指从头顶下垂摸到对侧耳廓为止。术后要加强营养，多食易消化、富营养、清淡的食物，如麦冬米粥、银耳珍珠粥、百合粥、燕窝粥、苡米粥、虫草鸭或杞芪乳鸽等。

6. 食管癌患者手术后应注意　食管癌患者手术后注意生命体征，预防感冒和合并感染等。术后第1～2天要嘱咐和帮助患者咳嗽排痰，以免引起肺不张和肺部感染。要密切观察患者胸腔引流液的颜色，如果呈乳白色或淡黄色，要高度怀疑乳糜胸；如果患者出现高热、胸痛、呼吸困难和心率增快等，要高度怀疑吻合口瘘的形成，尽快进行检查和处理；手术后一般禁食4～5天，患者病情好转饥饿难忍时，食用高热量、优质蛋白、高维生素的流食或半流食，如蒸鸡蛋、肉汤、稀饭、牛奶、稀面条、果汁等，少食多餐，忌食生冷坚硬的食物，避免引起吻合口部位的梗阻、破溃甚至穿孔而危及生命。注意口腔护理，每餐进食后喝少量的淡盐水冲洗口腔及食管，清除积存食物和黏液，预防食物残渣在口腔，导致细菌生长繁殖，形成口腔炎；也可预防食管黏膜损伤感染和水肿。患者不能漱口，家属应用棉球蘸生理盐水、冷开水擦拭口腔及牙齿。出院3个月内禁吃硬饭、粗纤维和油煎发霉变质事物。口服药物必须研制成粉末。作胃造瘘的患者，根据患者情况每次注入200～300ml，每日7～8次，速度不要过快，温度适中，以免损伤胃黏膜，每次注食完毕需再注入少量温开水，冲洗管道。

7. 胃癌患者手术后应注意　胃癌患者手术后一般也需要禁食4～5天，应注意加强营养，提高抗病能力，饮食从流质、半流质到软食，少食多餐，每日4～5次，开始每次量100～150ml，以后慢慢增加，不能一次吃的太饱，以免因张力太大使手术的胃肠接头裂开。饮食不但要高营养、高蛋白、高维生素，还应给予足够的维生素C，如鲜橘汁等。食用金橘有助于防止肠胀气。进食不能着急，而要细嚼慢咽，使食物与唾液充分拌和，有利于消化，减轻胃的负担。胃切除后，胃酸减少或缺乏而影响铁的吸收，导致缺铁性贫血，所以平时要增加含铁的食物，如动物肝脏、菠菜等，贫血的患者可服用硫酸亚铁；为了防止胃切除后倾倒综合征，要控制食物的总量和进食的速度，不要让过多的食物或水很快通过吻合口而进入肠道，一般以进食后应躺下休息15分钟左右为好。如若出现头昏心慌、汗出、腹部不适、恶心等症状，不必惊慌，躺下休息15～30分钟后，会慢慢自行缓解。

8. 乳腺癌患者手术后应注意　乳腺癌患者手术后，家属应尽早动员或帮助患者活动患侧上肢，防止皮肤瘢痕牵扯所致的上肢抬举受限，每天早、中、晚各1次，将患肢扶在墙上，尽可能向上爬，直至患肢与健肢爬的高度一致。术后应多服补气养血、宽胸利膈之品，如橘子、桂圆、大枣、海参、丝瓜、红萝卜、薏米粥、甲鱼、莲藕等。手术后复查第1年每季度1次，第2年半年1次，以后每年1次。手术后还应按计划进行化疗和内分泌治疗。保持精神愉快，避免情绪激动或抑郁。因为术后患者被切除了乳房，甚至将胸大、小肌及腋窝淋巴结清扫切除后，造成手术部位瘢痕牵扯疼痛，前胸扁平，影响美观，使得患者情绪不佳，造成免疫功能低下，易复发和转移，从而影响生活质量。所以，对于乳腺癌术后的患者，首先要安慰患者，使之保持精神愉快。

9. 妇科患者手术后应注意　宫颈癌、子宫内膜癌、绒毛膜上皮癌、卵巢癌患者手术后应积极控制感染，让膀胱充分休息，避免排尿不畅，出现尿潴留。手术后保留导尿管5～7天，取出导尿管后，让患者试行排尿，如果能自解，需测量残余尿，残余尿在100ml以下，则认为膀胱功能已基本恢复，如果超过100ml则需继续保留导尿管；宫颈癌的患者应多吃养血调经、滋补肝肾的食物，如石榴、葡萄、桂圆、甲鱼、无花果、枸杞、薏米粥、黑木耳、怀山药、牛奶、鲫鱼等；补充蛋白质和多种维生素及新鲜蔬菜，忌食母猪肉。患者因切除子宫和盆腔旁组织，害怕影响正常功能，或术后出现并发症（如术后出血、输尿管瘘、膀胱障碍等），患者会出现焦虑精神状态，家属和医护人员应安慰患者，切除子宫后只是影响生育，没有其他功能障碍；配合医生治疗，经对症治疗和抗炎治疗，症状很快就会好转，病情就会治愈。对于表现为抑郁、悲痛、冷漠的患者，主要用安慰、暗示疗法和音乐疗法，分散患者的注意力，鼓足患者对生活的勇气，解除忧郁不安的情绪。恢复期可做腹式呼吸和提肛动作，减少盆腔空虚和下坠不适感。

10. 泌尿系统肿瘤手术后应注意　泌尿系统肿瘤手术后，首先，应观察患者有无呼吸困难症状，每2～4小时观测一次生命体征（包括体温、呼吸、脉搏、血压），以预防出血性休克（肾癌术后的并发症）的发生；观察患者伤口有无出血，周围有无发红、血肿等；膀胱癌患者导尿管放置1～5天，直到导尿管中没有血尿为止，要注意导尿管是否通畅，如有阻塞要报告医生。其次，要注意尿液的颜色及是否有血块产生。为预防血块形成，可以接上持续性膀胱灌洗，故需让患者卧床24小时。患者出院后数周，可能还会有持续性血尿，家属应嘱患者多摄取水分，起到自身冲洗的作用；如果患者正常饮水却有6小时未排尿或大量饮水后仍持续有血尿现象产生，应速找医生。告诉患者不要活动过量和举重物，以免对伤口有影响。

11. 外阴癌患者术后应注意　外阴癌患者术后1周要求不解大便，减少污染。所以，术前少吃富有纤维素的食物，并做好清洁灌肠。术后应服用维片酊，以控制1周内不大便。术后7～10天拔除输尿管，嘱患者自解小便，一般患者有迫尿感，但不能因伤口疼痛而控制小便。因外阴手术创面大，涉及尿道、膀胱和直肠，因此，术后应加强营养。

二、康复期的饮食调节

营养是肿瘤患者康复的基础。肿瘤患者除自身的功能活动和日常工作所消耗的能量，还由于肿瘤所带来的能量消耗，以及手术、放疗、化疗所致的营养障碍，往往会产生营养不良。因此，合理调整患者的饮食结构，补充抗癌食品，与疾病的治疗效果、预后及康复有着密切的关系。现代研究也证明，高营养是肿瘤患者康复的重要措施之一。因此，应鼓励患者多进食营养丰富的食品。肿瘤患者在康复期一般不用忌口，原则上以“四高一低”为主，即高热量、高维生素、高蛋白、高无机盐和低脂肪。肿瘤患者比一般常人的蛋白质和热量要增加20%左右。海产低等动物蛋白质和牛奶里的蛋白质有抗癌功效。因此，肿瘤患者可以多补充海虾、鱼类、瘦肉类、蛋乳和豆制品等。

康复期还应根据不同季节，针对患者自身情况合理搭配食物。若患者毒深热盛，口渴烦躁，发热伴大便秘结时，应多食水果，如梨、西瓜、柑橘等，多食新鲜蔬菜、米粥及一些清凉健胃的食物；切不要过分食用鱼、肉及油腻食物。如果口干纳少、恶心时，应该禁忌刺激性食物。为了增强机体的免疫功能，可适当选用山药、香菇、蘑菇、银耳、芦笋和百合等食品。这些食物对乳腺癌、肺癌、胃癌、肠癌等患者的康复有一定的辅助作用；大蒜、杏干、胡萝卜、豆芽、南瓜、橘子、海带、海蜇、紫菜和牡蛎等，既能软坚散结，又有抑制癌细胞扩散、分解亚硝胺等致癌物的作用，所以有抗癌作用。放疗、化疗后的患者体虚、食欲不振，还应经常吃一些萝卜、山楂等助消化的食品。总之，应按“三分治七分养”的原则，根据患者情况，合理调整饮食，力求多样化，加强营养，促进身体恢复，提高患者的生存质量和生存时间。

肿瘤患者手术后明显体虚，则应给予补气养血的食品，如鸡肉、牛肉、龙眼、红枣等。如果出现营养失调而出虚汗，应多食红枣、花生、浮小麦和牡蛎等。如果出现胃阴损伤，津液不足者，给予牛奶、梨、甘蔗汁、荸荠等。此外，应根据患者手术部位的不同，饮食选择也有所区别：

(1)头部手术患者，常有恐惧心理和精神紧张，宜多服用补肾健脑和安神养心之品，如酸枣、罗汉果、蜂蜜、鳖、猪脑等。

(2)颈部手术可用化痰利咽、软坚散结食物，如杏仁、荔枝、枇杷、橘子、紫菜、海参、海蜇、梨等。

(3)胸部手术后多服用宽胸利膈、止咳化痰的食物，如橘子、苹果、桂圆、红枣、罗汉果等。

(4)胃癌手术后开始时吃流质食物如豆浆、米汤、果汁、藕粉等，半流质如菱角粥、薏米粥和芝麻粥等。软食的时候，食物要松软易消化，少渣，并要少食多餐。

(5)肠癌手术后的患者，宜吃含钾丰富的食物，如橘子、玉米、鱼、精肉等。还要食用含各种维生素、纤维素的新鲜蔬菜和水果，富含纤维素的食物有芦笋、白菜、萝卜等。少吃油腻食物和饱和脂肪类食物。

(6)泌尿系统肿瘤手术后的患者，应该多吃通利膀胱、有利尿作用的食物，如冬瓜、西瓜、绿豆、枸杞果和龙井茶等。

(7)妇科手术后的患者，宜食有养血调经、利尿通便作用的食物，如香蕉、芝麻、鲤鱼、鲫鱼、红枣、桂圆等。

关于补品的问题，饮食进补，应在医生的指导下根据患者的身体情况及不同的季节特点等，选择适时进补。

(1)平补：指的是性质以甘平为主、不寒不热、不腻不燥且缓慢的补品。肿瘤患者可长期应用尤其是气虚的患者，常用的有山药、薏苡仁、燕窝、枸杞子、女贞子、龟甲胶、阿胶、太子参等。

(2)凉补：适用于阴虚或气阴两虚者。常用的有梨、菱角、生藕、菊花、生地黄、沙参、苦瓜、蘑菇、香蕉等。

(3)温补：适用于气血虚证见倦怠、肢冷、畏寒等患者，常用的有牛羊肉、黄鳝、虾仁、冬虫夏草、黄芪等，如口干舌燥、舌红少苔、低热、手足心热和大便秘结等则不宜服用。

(4)峻补：指性质较热，补益作用峻急，疗效迅速的补品，症见虚脱、休克等。应用此类应遵循中病即止、康复则停的原则。阴虚内热者禁用。常用的有人参、肉桂、附子、鹿茸、鹿尾、仙茅、仙灵脾、人胎盘和各种鞭酒等。

肿瘤患者康复期的药膳：

(1)如果肿瘤患者气虚、气短、乏力、自汗、泄泻、失眠、心悸等症状时，可选人参莲子汤(人参益气补虚，莲子健脾益肾、养心安神)。制作和应用方法：白人参10g，莲子取心10g泡发，加冰糖30g，放锅内隔水蒸1小时，一并服下，每天早、晚各1次，连服2周。

(2)如果肿瘤患者出现血虚、面色苍白、消瘦、倦怠、脱发等情况时，可选用红枣花生蜜饯(红枣有养血益气作用，花生外衣有补血功效)。制作和应用方法：将洗干净的红枣50g，干花生米50g泡发，加水用小火煮至七成熟时再加适量的蜂蜜，再煮少时，收汁即可。每日2次，服用2周。

(3)对肿瘤患者阳虚而出现肢体怕冷、体温偏低、乏力、气短、小便清长而频数等，选用冬虫夏草鸭。制作和应用方法：野鸭约1000g，去内脏，肚内装冬虫夏草20g，加盐、黄酒、葱等调料和水，放入锅中蒸熟即可。分顿佐餐食用。

(4)清蒸茶鲫鱼：绿茶能清热止渴、利尿；鲫鱼有健脾补虚、利湿的功效。经常食用，对肿瘤患者体质恢复有一定的辅助治疗作用。制作和应用方法：将整理干净的鲫鱼500g，装入绿茶10g，加盐、黄酒和适量的水，蒸熟即可。吃鱼肉喝汤。

(贾立群)

第十节 肿瘤的预防

根据我国目前的医疗水平，患者到医院诊治时，绝大部分已经到中晚期，患者痛苦万状，给治疗也带来相当大的难度，并且给家庭、国家和社会都带来巨大损失。在致死率最高的前10种主要疾病中，肿瘤疾病名列前茅，肿瘤已成为常见病、多发病、疑难病。

对于恶性肿瘤来说，预防比治疗更重要。据世界卫生组织(WHO)估计，每年大约有1000万新的恶性肿瘤患者发生，死亡人数600万～700万。大约有1400万肿瘤患者进入晚期，约占肿瘤患者的2/3，因此给肿瘤患者造成很大的痛苦和精神负担，严重地降低了人们的生活质量，缩短了生存时间。究其病因，可能与生活方式、环境及老龄化有关。不过WHO也特别指出，至少有1/3的肿瘤是可以预防的。

预防肿瘤疾病成为非常重要的任务，中医学很早就重视预防，有“上工治未病”，“与其救疗于有疾之后，不若摄养于无疾之前”。防患于未然是我国历代预防各种疾病的主张，在这些理论指导下，中医发展出一套独特的疾病预防理论和方法。

一、未病先防

中医学非常重视预防，早在《黄帝内经》中就有很多有关养生之道及其预防疾病发生的记载。如《素问·上古天真论》中提出，“上古之人，其知道者，法于阴阳，和于术数，食饮有节，起居有常，不妄作劳，故能形与神俱，而尽终其天年，度百岁乃去”。又云，“夫上古圣人之教下也，皆谓之虚邪贼风，避之有时，恬惔虚无，真气从之，精神内守，病安从来”。在《素问·生气通天论》中提出，“苍天之气，清净则志意治，顺之则阳气固，虽有贼邪，弗能害也”。在《素问·四气调神大论》中提出，“是故圣人不治已病治未病，不治已乱治未乱，此之谓也。夫病已成而后药之，乱已成而后治之，譬犹渴而穿井，斗而铸锥，不亦晚乎”。这些都是古人明确告诉人们的养生防病道理及其医学常识。要想健康长寿就应该懂得遵循阴阳互相依存、互相制约、相辅相成的变化规律；懂得修身养性之方法；饮食要有节制，起居要有常度，要适当地参加体力劳动及身体锻炼，身体才能健康，才能延长寿命。还要了解大自然，为便于顺应四时气候的变化，以防外邪侵袭人体。调养精神，安定神志也非常重要，即使有外邪，有充分的心理准备，积极地进行预防也会避免疾病的发生。放、化疗治疗虽有近期效果，但有明显的毒副反应和副作用，而且缓解期短，不能明显延长患者生存期。各种合并症又会给患者造成很大的痛苦，生活质量不理想。因此，在日常生活当中，就有必要针对各种致癌因素进行积极的预防。以古人“无病早防，有病早治”的预防思想为指导，以最大限度地减少恶性肿瘤疾病的发生。

预防恶性肿瘤包括集体预防和个人预防，集体预防需要动员全社会的力量，如全民运动增强体质，以及加强环境保护工作，改善环境卫生，防止大气和水源污染，进行防癌宣传和普查等。个人预防主要是改变人们的不良生活方式，按照更好更健康的生活方式去生活。目前虽然对肿瘤的病因还没有完全清楚，但是针对目前已知的有关因素，采取一些切实可行的预防措施，有可能降低肿瘤发生的风险。

(一)运动

加强体育锻炼是预防疾病提高生存质量的有效措施。早在汉代，名医华佗就说“人体欲得劳动，但不能使极耳。动摇则谷气得消，血脉流通，病不得生。譬如户枢，终不朽也。是以古之仙人者，为导引之事……动诸关节，以求难老”。这是说身体需要运动，只是不能过度。运动身体营养物质才容易消化吸收，血脉流通正常，就不生病。不断地活动身体就好像门轴经常转动始终不会腐烂的道理一样。因此古代长寿的人像某些动物一样做动作，活动头颈部，屈伸腰部，活动全身各个关节，通过锻炼身体使气血在体内循经正常运行，以求健康长寿。华佗还创造了“五禽戏”，他的学生依此锻炼身体，结果活到90多岁，耳目聪明，牙齿完整结实。

这也可以说是加强体育锻炼，增强体质，预防疾病的一个典范。

现在，人们为了健康的躯体，适当地参加体力劳动及体育锻炼，如太极拳、广播体操等，都是很好的运动。加强体育锻炼，可以提高机体免疫力，预防疾病，包括减少肿瘤的发生。

（二）减少致癌因素

1. 针对各种致癌因素进行预防，也是防止癌症发生的有效措施

（1）化学因素：已知致癌物质有1000多种，如煤焦油、沥青、化学合成的农药、化肥、染料等；煤、煤气、香烟燃烧后产生的烟雾、汽车行驶时排出的尾气等，都有致癌作用。另外，亚硝胺可引起多种癌症。亚硝胺类化合物广泛存在于自然界当中，如硝酸盐存在于土壤和河水中，因此蔬菜、水果等也含有硝酸盐，硝酸盐经过细菌作用，可以转变成亚硝酸盐，亚硝酸盐与人体内或在自然环境中和二级氨相互作用，就能合成亚硝胺。腌制过的鱼、肉中亚硝胺含量也较高。饮食习惯与肿瘤的发生关系十分密切，如习惯吃腌制过的鱼和肉及酸菜等。吃饭过快，或者吃过热或较粗的食物，容易损伤食管黏膜，使食管黏膜上皮增生而患食管癌；吸烟和某些癌症的发生发展有一定的关系。尤其是与肺癌关系密切，特别是吸纸烟的关系更密切，约有3/4的肺癌是吸烟引起的。吸纸烟的肺癌患者的病死率比不吸烟者高10～13倍。通过对吸烟者吸入烟雾的化学分析，发现烟雾中含有22种致癌物质。有人统计，发生肺癌的危险与吸烟时间长短及吸烟剂量的大小有很大的关系。吸烟时间较长，或者吸烟量较大，患肺癌的危险就大。吸烟还和其他致癌因子如石棉、放射性物质等起协同作用。长期大量饮酒，与食管癌或肝癌的发生可能有一定的关系。假如一个人既吸烟又喝酒，因为两者的毒性有协同作用，患癌的危险性将会增加。另外，还有化学元素，如镉、砷、铬、镍、铍等元素。

（2）生物因素：有些生物因素也可致癌，首先是真菌，如花生、大豆、玉米、小麦等，在温热潮湿的环境中容易发霉，其中有黄曲霉菌生长，其所产生的黄曲霉毒素是较强的致癌物质，而且不容易被加热破坏，容易引起肝癌；其次是病毒，如鼻咽癌的发生可能和病毒有关。肝癌患者绝大多数伴有肝硬化，而肝硬化的原因多半是乙型肝炎，所以有人认为肝癌的发生与肝炎病毒有关。再有就是寄生虫，有人认为血吸虫病和肠癌的发生有关系。

（3）精神因素：精神因素与癌症的发生有关系，河北省医学科学院治癌专家王济民主任等，曾在食管癌高发区对200例食管癌患者进行了调查分析，结果发现有明显精神刺激者占79%。癌症患者中，思想压力大、性格急躁、突然受到精神刺激的患者，同样的病情，比充满信心、性格开朗、情绪稳定、没有受到精神刺激的患者治疗效果要差。或者是治疗虽有好转，又突然受到精神刺激，可致使病情急剧恶化。由此可见，精神因素对癌症的发生、发展和治疗效果确有较大的影响。它即使不是致癌因素，至少也是促癌因素。科学实验表明，积极的心理状态能增强大脑皮质的功能和整个神经系统、内分泌系统的抗病能力，充满信心和乐观情绪，可以充分调动机体的巨大潜能，使组织细胞的功能结构和代谢建立起新的平衡关系，提高免疫细胞的功能，增强抗癌能力和康复活力。如果机体的免疫功能受到抑制或损伤，癌症的发生率就高，生长也快，而且容易引起复发或转移。无论是临床当中的实际情况，还是实验，都能证实精神因素与人体内的免疫功能有密切关系。

2. 针对致癌因素进行预防是非常重要的

（1）环境因素：首先要保护环境，爱护公共卫生，防止空气和水源污染。现在各地政府都在积极地治理环境，如营造绿地、种草、植树、养花等，检测汽车排放的尾气是否超标，有些城市在市区内开凿人工河，饮用水的净化等，这些对于预防恶性肿瘤的发生都能起到积极的作用。

（2）饮食因素：要把好病从口入关，不吃发霉和不干净的食物，如发霉变质的花生、大豆、玉米等绝不可食用；贮藏过久的大米要反复淘洗；不吃过久的腌制品，如腌过的鱼、肉、酸菜等；不要偏食挑食，不要偏爱精白米和精面粉，因为加工过细的米中，镁、锌、硒和维生素B、维生素E等都会减少。动物脂肪、食盐和糖类都不宜多吃。豆类、牛奶、鱼类、胡萝卜、白萝卜、蘑菇、香菇、大蒜、芦笋等常吃有益健康。不吃烧焦、烟熏的食品，少吃油炸或煎炒太过的食物。饮食中不可忽略粗纤维食品，比如笋、

莴苣、芹菜、卷心菜、薯类等,使大便保持通畅,减少结肠癌的发生。不喝不干净的水,饮用水要注意清洁和消毒,有条件的,最好饮用矿泉水或纯净水。近年来认为喝绿茶可以防癌。白开水不宜存放过久,不喝隔夜茶等。不要吃太热的东西,即使过烫的东西吃到嘴里也应该吐出来,不可勉强咽下。蔬菜、水果要用清水冲洗干净以后再吃,蔬菜、水果用清水浸泡1小时,可去掉80%～90%的有害物质,这样可以大大地增加安全系数。不吸烟、不饮酒或少饮酒也可防止癌症的发生,尤其是不吸纸烟,不喝醉酒。

(3)生活和工作环境:室内要流通新鲜空气,厨房应安装排风扇或抽油烟机,使有害气体及时排出。石棉工人和锡矿工作人员要注意降低吸入有害粉尘,认真戴口罩等,做好防护工作。

(4)精神因素:性格开朗、情绪乐观,不要轻易愤怒和长期忧郁,避免精神紧张和过度劳累,适当的锻炼身体,保证身心健康。如果有烦心的事造成精神不佳或打击时,要自我调理,或找亲朋好友诉说,以解除思想负担和烦恼,达到心理平衡,保持心情舒畅和愉悦。如果心情抑郁,甚至出现了胸闷、两胁胀满及疼痛等一些不适症状时,可服中药逍遥散、柴胡疏肝散等疏肝解郁的方药。

3. 定期体检　早期发现癌前病变并积极治疗也是有效防癌措施。

二、既病防变

治疗癌前病变也是预防恶性肿瘤发生的重要环节。有潜在可能发生癌的病变称为癌前病变。癌前病变本身并不是癌,但任其发展可转变成癌。如果及时发现,并且积极治疗就可以避免癌症的发生。一般认为慢性萎缩性胃炎、经久不愈的慢性溃疡病、胃肠道腺瘤、黏膜白斑、老年角化病、乳腺囊性增生病等疾病均属于癌前疾病。若出现细胞非典型增生则与癌变的关系更密切,属于病理学意义上的癌前病变。如慢性萎缩性胃炎伴有肠上皮化生或非典型增生者有可能发生胃癌。食管黏膜上皮细胞重度增生者有可能发生食管癌或贲门癌。乳腺囊性增生有可能转变为乳腺癌。黏膜白斑,常见的有口腔、外阴黏膜白斑,分别可转化为口腔癌和外阴癌。老年角化病可发生皮肤癌。因此,及时检查,早期发现和积极治疗这些疾病,都可以预防恶性肿瘤的发生。中医药对于这些慢性病的治疗,有其独到之处。

(一)胃癌前病变的治疗

胃癌前病变已引起专家学者广泛关注,并把胃黏膜作为研究的重点。目前多数研究者赞同慢性胃炎→胃黏膜萎缩→肠上皮化生→异型增生→胃癌的演变模式。特别是萎缩性胃炎伴有中度以上肠上皮化生及异型增生更具有癌变的危险性。因此,有效地预防、改善或逆转癌前病理变化已成为治疗的焦点。目前通过分析胃液、检查胃镜,再根据临床表现和体征等综合诊断并不难确诊。胃液中有脱落细胞、核异质上皮细胞和肠上皮化生,甚至有白细胞及致病菌,可见游离酸减少或缺乏。胃镜检查,肉眼可见胃黏膜色泽灰暗、灰黄或绿色,血管透见伴有腺体化生,黏膜增厚、粗糙呈颗粒状,有结节僵硬感。镜下活检病理,可见上皮细胞变性、固有膜炎性反应和少量腺体萎缩,功能减低并伴有肠上皮化生及不典型增生,细胞核异质现象。胃黏膜固有腺体萎缩是确诊慢性萎缩性胃炎的特征,病变特点有:腺体上皮细胞体积缩小,细胞数量减少。腺体之间纤维组织增生,间质变宽并有较多炎性细胞浸润。腺体不同程度消失代之化生的管状小腺体,腺体内看不到原有的壁细胞、主细胞及黏液细胞。临床表现为胃脘胀满或隐痛,纳呆食少,疲乏无力,面色萎黄,舌紫黯或淡白或红紫,苔白腻或少苔或光红无苔。严重者可有出血、贫血、消瘦。现代医学对本病尚缺乏满意的治疗方案,而近年来的中医研究已显示了广阔的前景。

根据辨证施治的理论,辨证分型各家报道有所不同。常见的辨证分型有脾胃虚弱、中焦虚寒、肝胃不和、胃阴亏虚等。

脾胃虚弱型:胃脘隐痛,纳呆食少,时有大便溏薄,舌淡红,苔薄白,脉沉细。治则为健脾和胃,补虚温中。方药用香砂六君子汤和小建中汤化裁,党参、白术、茯苓、甘草、木香、砂仁、白芍、桂枝、生姜、大枣、饴糖。

中焦虚寒型:心下痞满或隐痛,喜暖恶寒,神疲乏力,四肢不温,面色萎黄,大便溏,小便清长,舌淡,苔白,脉沉细弱。治则为温中散寒,健脾和胃。

方药用附子理中汤和四君子汤，附子、干姜、党参、茯苓、白术、甘草、木香、陈皮。

肝胃不和型：胃脘及两胁胀满疼痛，嗳气或喜太息，食欲不振，或恶心，病情随情绪波动而加重或减轻。舌淡红有瘀斑，苔白腻，脉弦细。治则为疏肝和胃，化瘀通络。方药用柴胡疏肝散合金铃子散，柴胡、枳壳、香附、川芎、甘草、陈皮、白芍、川楝子、延胡索。

胃阴亏虚型：胃脘嘈杂，食后隐痛，口干舌燥，大便干燥，喜吃酸物，舌干少苔有裂纹，脉细或细数。治则为养阴益胃。方药用益胃汤、一贯煎合芍药甘草汤加减，沙参、麦冬、生地、玉竹、乌梅、枸杞子、白芍、甘草、川楝子、延胡索、麦芽、炒山楂、鸡内金。

在临床当中对症治疗也比较重要，可缓解患者的痛苦，提高生活质量。萎缩性胃炎多有胃酸分泌不足，而出现食后胃脘饱胀、隐痛或饥而不欲食等，可加麦芽、山楂、鸡内金、花粉、石斛、玉竹等。大便干燥可加火麻仁、郁李仁、当归、肉苁蓉等，因本病多属虚证，不要轻易用峻下剂。还可根据病情，嘱患者吃一些粗纤维、水果、蔬菜等有利于排便的食品。大便溏泄可加用炒扁豆、苡米、莲子肉、诃子等。腹胀者可加用枳壳、木香、厚朴、八月札等。有出血倾向的可加白及、三七粉、仙鹤草、血余炭等。在临床上有的患者无明显症状，但经胃镜检查发现胃黏膜有异常变化，黏膜病理有重度核异质现象，可加用苡米、白花蛇舌草、菝葜、半枝莲等。

有研究表明，健脾药可加快血液循环，促进新陈代谢，修复组织损伤，还能调整胃泌素的分泌功能，增强胃蛋白酶的活力，提高机体免疫功能，改善整体功能状态。活血化瘀药可增加胃黏膜血流量，改善微循环，降低毛细血管通透性，减少炎性渗出，促进炎症吸收。对增生性病变也有不同程度的软化和促进吸收功能，故对胃黏膜固有腺体的再生、肠化生有一定的改善作用。因此，治疗萎缩性胃炎伴肠上皮化生、不典型增生应以健脾化瘀为主。

萎缩性胃炎伴有肠上皮化生、不典型增生和核异质现象者易发生恶变，故要定期复查，用药时要注意保护胃黏膜，防止损伤胃黏膜；吃易消化、有营养的食物，生活要有规律，心情保持舒畅，进行适当的体育锻炼和力所能及的体力劳动，以使核异质细胞逆转为正常细胞，肠上皮化生、非典型增生情况减少或消失，促进炎症早日愈合。

(二)食管癌前病变的治疗

食管癌前病变是在食管炎、溃疡、瘢痕狭窄、黏膜白斑的基础上所形成的肠上皮化生、不典型增生、细胞表现为核异质现象，此时如不采取措施进行治疗，将发展成癌。有报道核异质细胞随年龄的增长而加重，重度增生细胞的癌变率为26.6%～30.3%。食管上皮增生比正常者癌变率高140倍。因此积极的预防和治疗食管癌前病变是非常重要的。

中医学仍把食管的癌前病变归属于“噎膈”范畴。其病机多是由于忧思恼怒、饮食不当、寒热失调、脏腑失衡，致使气滞、血瘀、痰凝而成。本病多表现为虚实夹杂。辨证分型可归纳为肝郁气滞、血瘀痰凝、气阴两虚、热毒蕴结等。

肝郁气滞型：呃逆嗳气，吞咽有滞涩感，或时有胸骨后闷胀不适，恼怒或情绪不佳时加重，舌淡红，苔白，脉弦细。治则为疏肝理气，降逆和胃。方药用柴胡疏肝散和逍遥散化裁，柴胡、枳壳、香附、川芎、甘草、陈皮、白芍、当归、茯苓、白术。

血瘀痰凝型：偶有吞咽不畅，进食时胸骨后疼痛，口淡无味，食欲不振，口干不欲饮水，面色晦暗，舌质暗红夹有瘀斑，苔腻，脉弦滑。治则为活血化瘀，祛湿消痰。方药用血府逐瘀汤和二陈汤加减，桃仁、红花、当归、赤芍、陈皮、半夏、茯苓、甘草、藿香、佩兰、火麻仁。

气阴两虚型：进食时胸骨后疼痛，烧灼不适，有时咽下不畅，纳呆食少，逐渐消瘦，口干舌燥，欲饮水，周身乏力，面色萎黄，舌红少苔，脉细数。大便潜血弱阳性，血红蛋白偏低，胃镜检查可见食管黏膜溃疡或糜烂，病理为肠上皮化生或不典型增生等。治则为益气养阴。方药用生脉饮加味，西洋参、党参、黄芪、白术、麦冬、五味子、石斛、白及、三七粉冲服、延胡索、枳壳、甘草、陈皮、白芍。

热毒蕴结型：胸骨后烧灼不适，渴喜凉饮，大便干燥，小便短赤，舌红苔黄，脉数。治则为清热解毒，生津润燥。方药用清胃散加减，黄连、当归、生地、丹皮、连翘、蒲公英、地丁、生石膏、麦冬、知母、白及。

对症治疗，胸骨后闷胀，郁怒加重的可加柴胡、香附、郁金等。咽下不畅可加急性子（凤仙花子）、威灵仙等。胸骨后疼痛可加川楝子、延胡索、丹参、枳壳等。大便干燥可加火麻仁、郁李仁、当归、肉苁蓉等。胃镜检查有溃疡或糜烂时，可用白及煎汤，饭前内服，以保护溃疡面。

预防和护理：不吸烟，不喝酒，不吃过热、过粗、过硬、辛辣黏腻及发霉变质的食物。不暴饮暴食，吃饭要细嚼慢咽，尤其是不可过快咽下粗糙食物。吃饭要有规律。吃一些新鲜蔬菜、水果。吃一些富有营养、易于消化的食物。加强体育锻炼，保持心情舒畅和乐观情绪。

（三）肠息肉的治疗

肠息肉是肠的癌前病变。目前发病原因尚不清楚。发病部位可在小肠、结肠、直肠。无蒂息肉基底部>2cm者癌变率高，可高达50%。直肠和乙状结肠息肉癌变较多。

肠息肉的平均发病年龄约为45岁。临床表现可有大便带血或少量黏液，息肉小出血量少，大息肉和直肠息肉出血较多。并发感染时可见腹痛、腹泻和腹胀，小腹下坠疼痛，直肠息肉继发感染可有里急后重、便脓血等。如条件允许可选择手术治疗或电灼等，以防癌变。

中医辨证分型，一般分为脾胃虚弱、大肠湿热型。

脾胃虚弱型：腹胀腹痛，大便溏泄，经久不愈，或大便夹有黏液或血，腰膝酸软，倦怠乏力，纳呆食少，形体消瘦，舌淡红，苔薄白，脉细弱。治则为健脾益气，和胃止泻。方药用参苓白术散加味，人参、白术、茯苓、甘草、山药、柴胡、炒扁豆、苡米、莲子肉、诃子、陈皮、焦三仙等。

大肠湿热型：腹胀腹痛，里急后重，肛门灼热，便下脓血或夹有黏液，口苦咽干，不思饮食，舌红苔黄，脉滑数。治则为清理大肠湿热。方药用白头翁汤和芍药汤加减，白头翁、黄柏、黄连、秦皮、白芍、当归、肉桂、木香、槟榔。

对症治疗，大便下血者加血余炭、仙鹤草、三七粉冲服。腹泻较重者加葛根、升麻、柴胡、炒扁豆、诃子、米壳、黄芪等。腹胀腹痛者加川楝子、延胡索、白芍、甘草、厚朴、木香等。肛门灼热加黄连、黄芩、黄柏等。

预防和护理：吸烟是结肠、直肠息肉病的重要危险因素。因此，吸烟者要戒烟，以防肠息肉的发生。积极治疗消化道炎症，保持大便通畅，多吃粗纤维、有营养易消化的食物。发现直肠息肉应早日治疗，密切观察，防止病情进展、癌变。

（四）肝癌前病变的治疗

肝的癌前病变多数是指肝硬化伴结节性增生。肝硬化合并肝癌者为49.9%，尤其是大结节肝硬化合并肝癌者较多，约为73.3%。引起肝硬化的原因主要是肝炎病毒长期刺激肝细胞，使肝细胞增生，形成结节，发生癌变。

中医根据病因、病机和证候将其归属于胁痛、腹胀、癥瘕、积聚、臌胀等范畴。临床常见的证型有肝郁气滞、湿困脾土、肝脾血瘀、脾肾阳虚、肝肾阴虚等。

肝郁气滞型：右胁下胀闷或隐痛，有时腹胀，嗳气，食欲不振，时有恶心，情绪不佳或恼怒时加重，面色无华。舌质暗红或有瘀斑点，苔白，脉弦。治则为疏肝理气。方药用柴胡疏肝散和逍遥散化裁，柴胡、枳壳、香附、川芎、甘草、陈皮、白芍、当归、茯苓。

湿困脾土型：腹大胀满，按之如囊裹水，胸脘胀闷，得热稍舒，精神困倦，怯寒懒动，小便少，大便溏，苔白腻，脉缓。治则为醒脾化湿。方药用四君子汤和实脾饮加减，党参、茯苓、猪苓、白术、甘草、干姜、附子、厚朴、木香、草果、大腹皮、藿香、佩兰、山药、炒扁豆。

肝脾血瘀型：腹大坚满，脉络怒张，胁腹攻痛，面色暗黑，头颈胸臂有血痣，呈丝纹状，唇色紫黯，口渴饮水不能下，大便色黑，舌质暗红或有瘀斑点，苔白腻，脉弦细。治则为活血化瘀，行气利水。方药用调营饮加减，莪术、川芎、赤芍、当归、延胡索、大黄、茯苓、大腹皮、猪苓、泽泻、甘草、陈皮、肉桂。

脾肾阳虚型：腹大，但胀满不甚，早宽暮急，面色萎黄，脘闷纳呆，神倦怯寒，肢冷便溏，小便清白或短少不利，舌淡青紫，苔白腻，脉沉细。治则为温补脾肾之阳气。方药用附子理中汤和五苓散加减，附子、人参、干姜、白术、甘草、猪苓、泽泻、肉桂、茯苓、木香。

肝肾阴虚型：腹大胀满，面色晦滞，唇色紫黯，口燥，心烦，齿、鼻出血，小便短少，舌红绛少津，脉弦细数。治则为滋补肝肾之阴血。方药用六味地黄汤加减，生熟地、丹皮、山萸肉、山药、枸杞子、白芍、元参、木香、茯苓、龟甲、鳖甲、山甲珠、当归、黄芪、仙鹤草。

对症治疗，纳呆食少可加焦三仙、鸡内金、玫瑰花。恶心、呕吐可加清半夏、藿香、竹茹、代赭石。腹泻可加山药、炒扁豆、薏米、莲子肉、诃子。牙龈、皮下等部位出血可加止血药，如血余炭、三七粉、仙鹤草、侧柏炭等。腹胀满，如因肝脾肿大可用大黄䗪虫丸，或中药用桃仁、红花、赤芍、制鳖甲等；如因腹水，可用水红花子、半边莲、龙葵、大腹皮；如因气滞造成的可用柴胡、香附、郁金、木香、厚朴等。腹痛可用川楝子、延胡索、丹参、九香虫等。潮热可用银柴胡、地骨皮、白薇、丹皮、秦艽等。

肝硬化早期中医药治疗疗效较好，中晚期证情复杂，治疗难度较大。因此，积极预防和治疗肝炎，是预防肝硬化的有效措施，也是预防肝癌的有效措施。另外，有人对甲胎蛋白低度持续阳性者用中药扶正培本法防治，结果 1 年肝癌的发生率为 2.6%，而同期未治疗者 1 年肝癌发生率为 10.3%，有显著性差异。此项研究证明，用中药来防止肝癌的发生确实有效。

预防和护理：忌烟酒，辛辣、黏腻、熏制、发酵食物；积极防治肝炎，劳逸结合，保持心情乐观舒畅，是预防肝硬化的有效措施。

（五）乳腺囊性增生病的治疗

乳腺囊性增生病 40 岁以前的妇女多见，绝经后少见。多数与精神因素、卵巢功能失调有关，主要是雌激素分泌相对增多，刺激乳腺组织而造成囊性增生而发生该病，大约有 15% 发生癌变，所以属于癌前病变。

乳腺囊性增生病主要表现为一侧乳房或两侧均可触及一个或多个大小不等的结节，多见于乳房外侧。其形态不规则，或圆或扁，质韧实或囊性感，与周围组织分界不清，不与皮肤粘连，活动度较好，软硬度不一定，月经前结节增大并胀痛，月经后结节缩小，胀痛减轻或消失。有时随情绪波动而加重或减轻。如果合并囊内出血，有时由乳头流出黄绿色或棕色的血性液体。根据临床症状、体征和有关检查不难确诊。

中医学认为此病是由于肝郁气滞、痰湿凝结、冲任失调所引起，将其称为“乳癖”、“隐核”。由于郁怒伤肝，思虑伤脾，肝郁脾虚，健运失调，痰气互结，瘀滞成块而形成此病。素体禀赋不足，或郁久化热伤阴损阳可出现阴血不足或脾肾阳虚而造成冲任失调，合并此病。辨证分型为肝郁痰凝、冲任失调。

肝郁痰凝型：胸闷嗳气或喜太息，烦躁易怒，情绪郁闷，乳房一侧或两侧可触及一个或多个肿大的结节，活动度尚可，质地较软，并伴有胀痛，随情绪波动而加重或减轻，结节可在月经的前后有所变化。舌红，苔薄白，脉弦。治则为疏肝解郁，化痰散结。方药用逍遥散、柴胡疏肝散加减，柴胡、白芍、当归、茯苓、甘草、枳壳、香附、川芎、陈皮、土贝母、冬葵子、山慈菇、猫爪草等。

冲任失调型：月经前后不定期，经血量少色淡，形体消瘦，心烦易怒，心悸失眠，乳房一侧或两侧可触及一个或几个结节，活动度尚可，质地较软，并伴有胀痛，经前加重，经后减轻。舌淡，苔白，脉沉细弱。治则为调理冲任，化痰散结。方药用逍遥散、右归丸加减，柴胡、白芍、当归、茯苓、甘草、熟地、枸杞子、菟丝子、鹿角胶、山萸肉、枳壳、香附、川芎、冬葵子、山慈菇、猫爪草、牡蛎等。

对症加减用药，乳房胀痛较重的可加郁金、川楝子、延胡索、山甲珠等。结节较硬的可加莪术、青皮、海浮石等。伴有肝肾阴虚如五心烦热，盗汗、乏力等，可加墨旱莲、女贞子、枸杞子等。心悸失眠较重可加用炒枣仁、柏子仁、夜交藤、合欢皮等。月经量少夹有血块的可加用桃仁、红花、五灵脂、丹参等。中成药可服小金丹、逍遥丸、乳癖消等。

外治法：可用阳和解凝膏加黑退消贴患处，7 天换药 1 次。验方：山慈菇、土贝母、苏子、独活、生香附、生南星、生半夏各 25g，共研细末，用陈醋熬成糊状摊贴在肿块上，用敷料固定。每日换药 1 次，至肿块消失。

预防和护理：平素要保持心情舒畅和情绪乐观，即使有烦心的事也要想法解除烦恼和思想负担，精神因素对于乳腺囊性增生病的影响无论防与治都是至关重要的。还要劳逸结合，加强体育锻炼,以防乳腺囊性增生病的发生或患该病后的癌变。即使得了此病也不要紧张,首先不要经常触摸刺激,以防增长加快。如一旦发现生长较快或异样情况应立即手术切除,以防恶变。另外,妇女提倡带乳罩,以防活动时乳房受伤,形成乳腺增生。哺乳期妇女断奶时,如乳汁仍多者,必须服退乳剂,以免乳汁郁滞而形成乳腺增生症。

(六)宫颈癌前病变的治疗

宫颈的癌前病变系指宫颈不典型增生症,又称宫颈上皮瘤样病变,主要是宫颈上皮细胞大部分发生异型和不典型分化。临床症状一般与慢性宫颈炎或宫颈糜烂相似。其所发生部位多在子宫颈外口、移行带、颈管内膜,偶尔发生在宫颈腺体内。宫颈脱落细胞涂片、碘试验、阴道镜检查及组织活检可以早期发现宫颈不典型增生症。积极治疗宫颈不典型增生症可以明显降低宫颈癌的发病率。据报道,统计了宫颈不典型增生症 601 例(其中有 195 例未经治疗),1 年逆转正常率为 12%,1 年转癌率仅为 0.5%。证明积极治疗宫颈不典型增生症是预防宫颈癌的有效措施。另有报道,根据细胞异型的程度和所累及的上皮层范围,将其分为轻、中、重三度。轻度癌变率为 6.2%,中度癌变率为 12.0%,重度癌变率为 29.1%。此统计表明,宫颈不典型增生症的病变程度与癌变率呈正相关。轻度癌变率低,重度癌变率高。因此开展妇女普查工作,对于宫颈不典型增生症可以早发现、早诊断、早治疗,以预防宫颈癌的发生,来提高妇女的生活质量。

宫颈不典型增生症主要表现为带下量多,因此中医学称其为带下症。主要与冲、任、督、带脉及肝、脾、肾有关。《黄帝内经》记载“任脉为病,女子带下瘕聚”,又云“盖冲任失调,督脉失司,带脉不固,因而带下”。肝脉绕阴器,主疏泄条达。脾主运化水湿。肾为阴阳之脏,水火之宅。肾开窍于二阴。其病因主要是由于平常不注意外阴部卫生,或某种原因造成了局部损伤,而感染了邪毒,形成该病。辨证分型为肝经湿热、脾虚湿盛、脾肾阳虚、任带失固。

肝经湿热型:带下色黄黏稠,臭味难闻,并伴有外阴部灼热瘙痒。全身症状有胸胁胀闷口苦,大便不畅,小便涩痛,舌红,苔黄腻,脉滑数。治则为清利肝经湿热。方药用龙胆泻肝汤加味,龙胆草、黄芩、栀子、生地、泽泻、车前子、柴胡、椿根白皮、黄柏、苍术、蛇床子。

脾虚湿盛型:带下色白黏稠无味,量多缠绵不断,面色萎黄,神疲倦怠乏力,纳呆食少,便溏,舌淡,苔白腻,脉沉细弱。治则为健脾利湿,止带。方药用完带汤加味,党参、白术、苍术、茯苓、甘草、山药、黑芥穗、柴胡、炒扁豆、薏米、莲子肉、芡实、半夏、陈皮、车前子。

脾肾阳虚,任带失固型:带下色白清稀无味,绵绵不止,小腹冷痛,腰背酸软,畏寒肢冷,大便稀溏,小便清长,舌淡,苔白水滑,脉沉细弱。治则为温补脾肾,固涩止带。方药用桂附止带汤加味,附子、肉桂、芡实、续断、茯苓、艾叶、小茴香、乌药、乌贼骨、金樱子、山药、煅牡蛎。

对症治疗,少腹疼痛可加川楝子、延胡索。白带量多清稀缠绵不断的可重用煅牡蛎、芡实、白果、山药等。白带中有血的可加地榆炭、荆芥炭、侧柏炭等。腹胀纳呆食少可加炒三仙、鸡内金、玫瑰花、厚朴等。外阴部灼热瘙痒可加苦参、蛇床子、土茯苓等。

外用药一般以清热解毒、腐蚀、收敛、生肌为主。主要是控制炎症,治疗溃疡和不典型增生,尤其是重度增生。方药用雄黄 3g,松香 6g,龙骨 2g,轻粉 1g,煅石膏 3g,月石 10g,枯矾 2g,四季青适量,加冰片 0.1g,共研细末炼蜜做成栓剂,月经后 3 天将栓剂纳入阴道宫颈处,再用棉球阻塞,24 小时后取出棉球,每周 1～2 次,3～5 周为 1 疗程,治疗期间禁房事。

预防和护理:平素要保持心情舒畅和情绪乐观,加强体育锻炼。平时要注意外阴部卫生和经期卫生,避免宫颈损伤。如无明显症状也应每年定期做妇科检查,尤其是中老年人做妇科检查很重要,便于早期发现,及时治疗宫颈不典型增生症,以防癌变。

(七)外阴白斑的治疗

外阴白斑属中医的“阴痒”范畴。此病是指妇女外阴皮肤变白,黏膜营养障碍而组织变性的一种疾病。也称外阴白色病变,又称外阴营养不良。如伴有不典型增生,进一步发展可成为外阴癌,故外阴白斑也是癌前病变，应该加以重视。临床多见于中老年女性，以阴蒂和大阴唇发病较多。自觉有麻木、干燥、瘙痒等不适症状。局部可见浸润肥厚的斑片或小结节，呈灰白色、灰蓝色或紫红色，表面角化过度、粗糙或疣状增生，有时摩擦破裂，出现感染、灼痛、糜烂及溃疡等。后期如发生萎缩，阴道口变小，性交可有疼痛。该病的病因不十分清楚。有人认为与外阴的慢性炎症、幼年皮肤黏膜发育不良和先天畸形继发而成。

中医学认为，主要是与肝、肾、脾及任脉功能失调有关。肝脉绕阴器，又主藏血，为风木之藏。肾主藏精司生殖，开窍于二阴。脾主统血和运化水湿。任脉起于小腹，下出会阴，主一身之阴经，为阴脉之海。凡是精血、津液都属任脉所司管。如肝郁脾虚化热生湿，湿热下注，蕴结于外阴处可形成该病。或者是肝肾阴血亏虚，外阴部肌肤失养，而发生此病。临床常见的有肝经湿热、肝肾阴虚、血虚枯燥等。

肝经湿热型：局部黏膜肥厚干燥、粗糙、中心白色，四周粉白色，间夹灰色，瘙痒，夜间较重。抓破有渗出液，很难愈合。如继发感染可有肿胀灼痛，还可伴有月经不调，白带增多，色黄有臭味等。舌红紫，苔白或黄腻，脉滑数。治则为清利肝经湿热。方药用龙胆泻肝汤加味，龙胆草、黄芩、柴胡、栀子、生地、车前子、苦参、蛇床子、黄柏、防风。

肝肾阴虚型：外阴萎缩粘连，又有角化增生的斑片，外阴干涩，局部灼热、奇痒难忍，搔抓后脱屑呈鱼鳞状，伴有腰腿酸软，失眠多梦，头晕目眩，五心烦热，时有烘热汗出，口干舌燥，耳鸣，舌红少苔，脉细数。治则为滋补肝肾之阴，清解虚热。方药用知柏地黄汤加味，知母、黄柏、生地、山萸肉、丹皮、茯苓、枸杞子、制何首乌、炒枣仁、地骨皮。

血虚枯燥型：外阴白斑，局部皮肤、黏膜变薄，干枯而脆，容易皲裂出血，瘙痒，烧灼样疼痛，月经量少色淡，舌淡红，苔薄白，脉沉细。治则为养血和营，濡润任脉。方药用四物汤加味，当归、生熟地、川芎、白芍、制何首乌、枸杞子、菟丝子、鹿角胶、女贞子、旱莲草。

单验方：白蒺藜或潼蒺藜 6g，每日 2 次口服。紫背浮萍，晒干研细末，每次 6g，每日 2 次，用开水或蜜调服。苍耳茎、叶、子各等份，日晒研细末，每服 1g，每日 2 次，用开水或蜜调服。白驳片：紫草、降香、草河车、白药子、白薇、红花、桃仁、生首乌、海螵蛸、甘草、苍术、龙胆草、刺蒺藜，共为细末制成片。口服每次 10g，每日 2 次。

外用药：

(1)溻痒汤，用鹤虱、苦参、威灵仙、归尾、蛇床子、狼毒，煎汤熏洗。可加猪胆汁。每日 1 次，6 次为 1 疗程。外阴并发溃疡者忌用。

(2)蛇床子散，蛇床子、川椒、明矾、苦参、百部。煎汤熏洗，每日 1 次，6 次为 1 疗程。外阴并发溃疡或搔破出血或灼热者去川椒、明矾，可加防风、白鲜皮。

(3)当归、川芎、蛇床子、地肤子、枯矾、密陀僧，共研细末，装瓶备用，每次用甘油调匀外敷肚脐，每日 1 次，6 次为 1 疗程。

(4)珍珠散，珍珠、青黛、雄黄、黄柏、儿茶、冰片，共研细末，外搽患处，适用于瘙痒、皮肤破损者。

(5)洁尔阴外洗，每晚 1 次。

(6)花椒、艾叶煎汤熏洗或坐浴，可促进恢复。

(7)蛤粉香油调涂患处。

(8)黑豆馏油软膏外涂局部。

(9)白斑外敷方：炉甘石、密陀僧、飞滑石、煅石膏、制南星、豆荚（去子筋）、枯矾、炮山甲，共研细末，用香油或凡士林调匀，消毒除湿，坐浴后擦患处，每日 1～3 次。

预防与护理：注意外阴部的清洁卫生，尤其是经期卫生。少吃或不吃辛辣食物，忌烟酒。经常保持心情愉快。加强体育锻炼，增强体质，防止此病的发生或患病后促进恢复。

（八）口腔癌前病变的治疗

口腔的癌前病变是指口腔黏膜白斑病和红斑病。有人报道口腔黏膜白斑有 30％在 5 年后癌变，增生性红斑更具危险性，其癌变率可达白斑的 4 倍。因此无论是白斑还是红斑都要高度重视，如有发现一定要密切观察，定时随访，以便早期发现癌变，及时治疗。

白斑病和红斑病在临床上虽然都生长在口腔内，都有癌变的危险性，但是二者的颜色有红、白之分。其形态，白斑有时有一层白色的膜覆盖表面；而红斑有如天鹅绒样的红色黏膜斑块。其生长的部位也有良恶进展趋势，如生长在颊部的96%属于良性，进展缓慢。而生长在口底部的31%会变为原位癌。红斑因为癌变率较高，一旦发现应尽早切除为好。

口腔黏膜白斑病，一般多发于中老年人，男多于女，生长部位在口腔的上腭、颊部、牙龈、舌和唇部。其颜色为白色，形状为扁平或略高于黏膜表面，触之有较明显的浸润肥厚感，有小色素沉着斑点。斑块单个或多个，大小不等，可融合成片，有时有白色的膜覆盖表面，可有溃疡和糜烂。一般无明显自觉症状，有时有轻度瘙痒，吃刺激性食物时可感到不适。

口腔黏膜红斑病，此病比较严重，好发部位为口底、下颌和牙槽黏膜等处。其形态为天鹅绒样的红色黏膜斑块，边界清楚，有时红斑内夹杂着白斑，较大的在2cm以上，用甲苯胺蓝液涂于口腔内，红斑常不着色，而口腔黏膜为蓝色，如做病理检查，90%以上黏膜上皮有不典型增生。

临床表现为张口即可看到白斑或红斑，其表面可见溃疡和糜烂，经久不愈，一般无明显自觉症状，有时也有轻微的刺痒，或吃刺激性食物时感到不适。此病与心、肾、脾、胃有关。心肾之火上炎，或脾胃湿热熏蒸都能引起白斑或红斑病。二者可分虚、实证候，实证有心火上炎，脾胃湿热熏蒸；虚证有肾阴不足，虚火上扰。

心火上炎型：局部口腔黏膜红肿疼痛，甚者可见溃疡糜烂，经久不愈。可伴有口干口臭，心烦，大便干燥，小便短赤，舌红，苔黄，脉滑数。治则为清泻心火。方药用清胃散加味，黄连、升麻、生地、丹皮、当归、生石膏、淡竹叶、大黄。

脾胃湿热型：局部可见白斑或红斑，缠绵难愈，口苦口臭，口中黏腻，纳食不香，胃脘满闷，舌红，苔黄腻，脉滑数。治则为清利脾胃湿热。方药用香砂平胃散加味，苍术、厚朴、陈皮、甘草、木香、砂仁、黄连、黄芩、藿香、佩兰。

肝肾阴虚型：局部可见白斑或黏膜淡红不肿，反复发作，经久不愈，可伴有腰腿酸软，五心烦热等。治则为滋补肝肾，清泻虚火。方药用知柏地黄汤加味，知母、黄柏、生熟地、山萸肉、丹皮、当归、茯苓、泽泻、川牛膝、桑寄生、旱莲草。

预防和护理：平素要保持心情舒畅和情绪乐观。积极治疗口腔炎症。养成良好的口腔卫生习惯。杜绝口腔黏膜长期的异物刺激，如牙的残根断齿、义齿等。要多吃新鲜蔬菜、水果，保证维生素C及微量元素锌等的摄入量。

（贾立群）

第十一节　癌症患者的临终关怀

一、意义与必要性

临终关怀是指对临终的患者提供身心方面的照顾、关怀和支持。

临终关怀的宗旨是安抚患者，让生命的最后阶段能安详、满意地到达生命的终点。

临终关怀的内容包含有通过医疗技术、药物、精神安抚等手段，使患者本人了解死亡和接受死亡，同时也使家属能够坦然地理解和承受亲人死亡的事实。

临终关怀的实施时间是人生的终末期，不论是不治之症的终末期或是所谓“无疾而终”的终末期，总是有个濒临死亡的时间，这个临终的时间有长有短，短者几分钟，长者数月，肿瘤患者可以几天或十几天，无论时间长短，这个死亡前的阶段是人生的必经之路，是自然赋予人类告别人生的最后机会。

人生也需“善始善终”，既要有“优生”，也要有“优死”，这是社会发展和精神文明的标志。在中国人民生活进入“小康”迈向世界的今天，开展临终关怀医学是精神文明的象征，是社会进步的表现，也是社会学和伦理学必不可少的组成部分。开展临终关怀工作的必要性可有如下几点：

(一)肿瘤患者濒死阶段相对较长,临终关怀任务繁重

肿瘤患者的死亡不像心梗或外伤致死那样突然,也不像脑中风那样神志昏迷,肿瘤患者很多是在头脑清醒的状态下渐进性衰竭死亡的。必须关注这一阶段,让患者安详、平稳、无痛苦地度过这一生命最后的时刻,这便是临终关怀的首要任务。

(二)中国人口老龄化的进程迫使尽快开展临终关怀工作

中国人口老龄化的进程要比预料的快,北京、上海等地已提前进入老龄社会,随着平均寿命的提高,将会有越来越多的老年人等候有人来安排生老病死的具体问题。如今独生子女家庭甚多,一个年轻人将肩负6位老人"送终问题",这副重担如果社会不接过来,个人是难以承受的。曾记得一位晚期肺癌患者的女儿对医护人员说,一切都靠你们了,我们车间是流水作业,没有人能替我,在我父亲的最后时刻请打电话告诉我。类似这种情况将会越来越多,尽快建立临终关怀机构将是民众的呼声和社会的需求。

(三)搞好临终关怀是减少医疗纠纷的重要手段

临终阶段是生命不可挽回的时期,是通向死亡的必由之路。这个阶段是社会关注的敏感阶段,患者仍要享受人的权益及维护自身的尊严。在即将离开人世的特殊时刻,他将比任何时候都需要人的照料和看护,稍有闪失,便容易和死亡相关联。如果没有医护人员在床边,没有施行任何医疗手段,或者患者坠落床下,或者发生某些意外,都常引起家属对死亡的怀疑,从而引起医疗纠纷。

(四)临终关怀是预防自杀的重要环节

自杀流行病学表明,随着社会工业化的发展,精神紧张及心理紧张因素加剧,中国人群患心理障碍者有增加趋势,自杀率逐年上升。首届全国危机干预及自杀预防研讨会曾强调,自杀是一个不容忽视的问题,应引起社会舆论的充分关注,对自杀问题要从多学科多角度进行研究。一些城市的精神病学、社会学、心理学等专业工作者组建心理危机干预机构,向心理危机者伸出援助之手,对那些陷入孤独、绝望的人予以精神安抚、鼓励,使其摆脱心理障碍,度过心理危机,放弃自杀念头。

晚期恶性肿瘤患者特别是即将进入濒死阶段的患者,由于对继续生存的绝望、惧怕疼痛、临终的恐惧、怕给别人加重负担等诸多因素,心理障碍是严重的,自杀的念头便油然而生。再由于社会无法满足"安乐死"的要求,患者在行使自己"死的权利"方面只能顺其自然而无其他选择,从而也增加了自杀机会。在这个阶段,临终关怀的任务则是对患者的心理疾病给予及时的关怀和调理,向患者说明死亡这一自然过程是人生必由之路,经过医护人员的调护是可以避免痛苦的,人生的终结也应该是辉煌灿烂的,自杀只能给自己的生命旅途增加晦暗的阴影,对亲人对社会都将留下永恒的遗憾。

二、社会动态

英国伦敦的桑得斯博士于1958年创立了圣瑟夫临终关怀机构(St Joseph's hospice),随后世界各国相继建立了多个相似的机构。临终关怀机构的建立是具有一定的社会基础的。19世纪末,英国虔诚的朝圣者在漫长的旅途上艰难的跋涉,有人连病带饿昏死在路边,教会的人把他们送到路边专门设立的房子内,为濒死的人超度灵魂,为尚有生存希望的人喂食喂水,形成了临终关怀的雏形。随着社会的发展,临终关怀工作作为社会需求越来越受到重视。桑得斯博士具有雄厚的护理工作及社会工作基础,有机会接触垂危患者,观察临终者的病痛及需求,从而有条件顺应时代发展建立临终关怀机构。

对世界各地的临终关怀病房,报刊杂志曾不断有所介绍,现摘录如下:

在美国芝加哥的一所临终关怀医院里,一位白发的老者守护在爱妻的病床前,陪伴她度过了生命中最后的日子。在另外一间病房里,一群年轻人放着音乐,看着录像,为他们的朋友举行最后的"告别"晚会,尽情享受生命最后的快乐和辉煌。

在马德里一所临终关怀病房里,一个由3名医生、5名护士、助手和神父组成的小组日夜值班,专门负责减轻患者身体和精神上的痛苦。他们认为,

帮助身患绝症的患者减轻痛苦和消除烦恼使之得到安慰是临终关怀病房的宗旨。

值班医生对患者百依百顺，患者可以携带各种吉祥物，可以用自己喜欢的物品装饰病房，总之一切能让患者喜欢的事医院都予以满足。医务人员和患者关系融洽，充满信任。为减轻患者的痛苦和烦恼，医生常和患者谈家常和社会上的趣闻轶事，患者住在这里就和在家里一样。

在美国临终关怀医院里，患者多身患绝症，其中70%患者为癌症、艾滋病患者，并以老年居多，很多患者是在被医生告知无药可救后由医院转到这里。在这里，他们可以拒绝治疗，可以要快餐店送餐、租录像带看、养宠物、会朋友，甚至在自己病房里吸烟……还有许多患者要求把"病房"设在自己家里，人们在最后时刻喜欢住在自己家中，和自己所爱的家人住在一起。

美国第一家临终关怀医院建立在1974年，1990年全国达1743家，1995年7月增加到2510家。1994年，约34万例患者曾住进临终关怀医院，比1990年增加62%。

日本淀川基督教医院附设有临终关怀机构，病房具备明亮、宏阔、安静及温暖四个特点。病房所占面积为一般病房的2.4倍，利用轮椅可通至特别设计的屋顶花园，在那里遍植花木，给患者提供徜徉于自然环境中的机会。

很多患者不喜欢医院的食物，而想吃家人所做的食物，临终关怀机构建立的家庭厨房，让家人为患者自由烹饪。医院也设有教堂，供患者及家属安静地祈祷，并且还设有面谈室，为医生与家属谈话提供时间及空间，以便向家属说明病情、今后治疗方针及回答家属的问题。

截至1987年，日本共有8个临终关怀组织、5个临终关怀照护研究团体及3个正在发展中的相关机构。

在英国，桑德斯博士和许多热心奉献的人于1967年创立了圣克里斯多弗临终关怀机构，每年申请入院的人达1500多人。病房明亮开阔，设有4～6个床位，墙上挂置了油画，桌上及窗前总是有花。机构内设有会客室、自制伙食的厨房、教堂、咖啡厅等。对来访者没有年龄限制，小孩甚至家中宠物都可带来探视患者，护士与患者之间关系亲密，护士可以即兴唱歌跳舞，让患者欢乐其中。

如果患者想知道自己的病情，医护人员会与之好好一谈。濒死患者习惯回忆反思以往的成败及亲友的好坏，或者批评、怀疑家人及同事，这种回溯思考使患者痛苦，此刻工作人员会开导患者并协助他们获知真实情况，并尽可能地帮助患者及家属平静地面对濒死问题，并让他们接受延长濒死生命是不恰当的、残酷的。患者逝世后，家属及朋友会邀请参加丧亲者俱乐部，在那里大部分成员都是丧失配偶的人，他们讨论丧失亲人后寂寞，并给予对方安慰。

在台湾地区，马偕医院于1990年成立"安宁照顾病房"。病房以家庭式样摆设装潢，安适恬静，让患者在心灵上有种安定感。进驻安宁病房的患者有严格的受纳条件。首先是必经医生认定属不治之症，其生命接近尾声，大致不会超过3个月。其次，确定不再进行治愈性治疗，并同意在病危时放弃心肺复苏术，不做无谓的抢救。最后是患者本人完全同意接受安宁照顾，有安然走向人生终点的信念，假若个别患者在此间有好转或康复的趋势，则应转到一般医院。

在香港地区，临终关怀一词"hospice"称为善终服务。亚洲地区，除日本在20世纪70年代开展此项运动，其次则属中国香港了。20世纪80年代初，香港圣母医院于1982年率先成立关怀小组，为癌症终末期患者提供善终服务，以后律敦治医院、基督教联合医院、南朗医院等也先后筹划这种服务。社会上印有诸多宣传品，题目有"如何疏导末期患者的感受"、"失去至亲，何去何从"、"对哀伤者的照顾"、"与你的孩子倾谈死亡问题"、"辅导垂死患者"等。香港地区善终服务的特点是可以集中同一病房，也可分散于不同专业的床位。推动善终服务的医院多为私立且以宗教背景为主。注重宣传教育，善终服务会于1987年成立的半年内，举办了69次讲演及讲座，介绍善终服务，参加人数达4800余人，还从国外订购有关书籍及录像带，供宣传之用。

在中国内地，临终关怀工作处于起步和发展阶段。天津、北京、上海等地在20世纪80年代相继开展学术探讨及建立医疗机构。天津医学院崔以泰副院长、吴咸中院长及来访的黄天中教授为建立天津医学院临终关怀研究中心做了大量工作，它的建立标志我国已跻身于世界临终关怀研究与实践行列。北京中日友好医院肿瘤科有床位 54 张，每年因晚期肿瘤死亡人数 50 余人，该科多年来强调临终关怀的宗旨，应用医疗技术及中西药物最大限度地减轻临终患者精神及肉体上的痛苦。1997 年，美国最大的一家临终关怀医院院长访问中日友好医院肿瘤科时，正逢 2 例晚期食管癌患者进入濒死阶段，当被问及还有哪些痛苦时，患者尚能摇头示意表示没有痛苦。来访者对该科采用的医疗手段表示钦佩。1997 年 9 月 23 日，《健康报》介绍北京朝阳医院临终关怀病区，做到了环境庭院化、病房家庭化，在这里，死亡的降临成为生命发展的一个自然而平静的结果，对死亡的“接纳”与认可也变得顺理成章了。

三、加强教育

理解自然归宿、坦然对待死亡。

死亡的定义有多种，从不同角度揭示死亡概念的内涵：

(1)临床死亡：心跳、呼吸停止，生命指征消失，瞳孔散大，心电图呈直线。

(2)生物死亡：心、肺、脑等器官、组织、细胞失去功能，代谢停止。

(3)法律死亡：即脑死亡，大脑失去功能，呈不可逆状态，对一切抢救无反应。法律上的死亡必须有医院开具的死亡诊断证明书才能生效。

(4)联合国人口统计部对死亡所下定义称，“所谓死亡，即是生命的一切征兆永远消失”。但没有说明“征兆”包括哪些内容，如大脑失去功能，但仪器尚能引出脑电波，是否属于“征兆”。

传统的心肺死亡标准强调了心肺功能是生命指征惟一的标志，而忽略了脑意识活动的重要，医学的发展已可代替心肺功能，从而有必要重新考虑传统的心肺死亡标准。

1968 年，以美国哈佛大学医学院比彻尔教授为主席的死亡定义特别委员会提出脑死亡标准，强调了深度昏迷、无感知和反应，没有自主肌肉运动和呼吸，反射消失及脑电图平坦，持续 24 小时，排除使用神经抑制剂可判定死亡。这个死亡的定义强调了中枢神经系统的社会属性，可以满足某些社会及法律需求，对临床工作还不能具备太多实用价值。

四、临床操作

(一)积极开展“优死”教育，唤起全社会重视

从不同角度看，不管一个人的经历如何，人生都是辉煌的，临终也应该是隆重的，可是谁来给人生的终点画上一个完美的“句号”，即临终关怀工作靠谁来完成？靠亲友？靠医护人员？靠社会？都还找不到理想的靠得住的对象。

认识浮浅及经费不足仍是许多国家及地区困扰临终关怀工作开展的主要障碍。许多人在死亡的认识上仍停留在神秘、恐惧的原始层次上。1991 年在对某城市大学生的调查显示，对死亡有科学认识者只占 22%，多数人把死亡看成是孤独、痛苦的过程。据资料所载，对中国两大城市调查表明，对死亡及濒死的态度持“排斥”及“不接受”的人比“顺应”及“接受”的人比例略高，在死亡现实来临的条件下，仍有 26.82% 的人采取不愿接受的态度。河北某山区农村调查显示，对死亡有“害怕恐惧”、“沮丧泄气”、“忧郁悲伤”等劣性感觉者占 50.23%，对死亡淡漠者占 78.49%。对死亡认识不足不仅是市民或农民，就连医务人员也由于对死亡认识的浮浅，从而忽视临终关怀工作。有些医务人员对濒死者不是“关怀”而是放弃，认为医生是治病救人的，既然没救了，也就不管了，把濒死者看成是“无治疗价值”、“无社会效益”、“无科研价值”的“三无”患者。收治濒死期患者只能给病房增加病死率，显然不如提高治愈率光彩，有的医院连急诊室也拒绝濒死期肿瘤患者“留观”，使晚期肿瘤患者“住院无门”、“关怀无人”。医务人员对死亡态度的冷漠，主要原因是从未接受过死亡教育，从而对死亡缺乏深刻的认识及道德准则。

死亡教育在许多国家中已正式列入医学教育及社会教育范畴，医学护理课程明确规定死亡教育为必修课程。从社会学角度出发，强调生老病死是自然规律，生与死应该受到同样的对待。劳碌一生，有益于社会，死亡应该是隆重的。从哲学角度出发，死亡是出生的必然结果，生就包含着死，没有死就没有生，所以死亡不应看成是可怕的。从医学

角度出发，应该研究减轻其临终痛苦的技术及药物，应当承认，临终是会有躯体及精神上的痛苦，这当然不单是疼痛，研究临终阶段的精神治疗及症状缓解应该是重要的临床医学组成部分。

（二）积极帮助患者摆脱死亡恐惧

1. 向患者宣传生与死都是自然规律　公元前2500多年，埃及就有专著介绍有关死亡的认识，认为死亡是一个值得庆祝的重大时刻，是从一个世界到另一个世界的开始，这可能是世界上最早记录死亡的书籍。事隔4000多年，世界上对生死的认识仍然没有得到迅速的发展，生与死是自然规律的观点常是哲学家的用语，涉及到每个人，则多不会轻易被立即接受，所以作为医务人员有责任向患者宣传生死都是自然规律这一基本观点，死亡是历史的必然，是每个人都不能回避的。生是喜事，死亡也应当是庄重的、无遗憾的。有“优生”，必然应该有“优死”。既然每个人都无法摆脱走向坟墓的过程，则就应该是“夕阳无限好，不怕近黄昏”。把告别人世和来到人世都应该看成是隆重的和无遗憾的，尽管死亡会有肉体上的痛苦、精神上的悲观，这给人类这一自然的生命过程蒙上了恐怖的阴影，这就需要有人调治，需要有人开展临终关怀，帮助患者摆脱死亡的恐惧。

2. 了解患者心态，做好语言关怀　帮助患者摆脱死亡恐惧，首先应了解患者心态，最好应有记录，记录有针对性的语言关怀内容及患者心态的转变过程。例如：

对死亡的态度：乐观、无所畏惧、顺其自然、侥幸、认可、恐惧等。

患者心理状态：沉闷孤独、抑郁委屈、愤怒不平、悲痛欲绝等。

患者的担心及忧虑：责任未尽、临终痛苦、留恋生活、失去自我形象等。

可见做好临终关怀，了解患者心态是必要的，不同地区、不同民族、不同阶层心态也各有所异。地位较高的人心态也未必肯定好，而且容易牵肠挂肚、怕失去往日形象。新婚的年轻人比年迈者更留恋生活。中年人常对后代的学业放心不下，希望看到后代成家立业。对生死规律愤怒不平，而又具有矛盾心理的人平时则认为“人生苦短”、“活得很累”，临终阶段则又感到“还有什么比生命更可贵呢？而死亡却代表了生命的结束”。

谷巴·露丝在《死与濒死》一书中指出，人在等待死亡时，感情上有5个进行性阶段。

第一阶段：否认。患者被告之即将死亡的消息犹如遭到灾难性打击，在恐惧和束手无策的情况下则采取否认态度，认为医生“搞错了”。

第二阶段：发怒。用发怒代替否认，“为什么是我”、“医生不懂怎么医治我”、“护士的工作很难让我满意……”。

第三阶段：讨价还价。愤怒之后冷静思忖，性格开始温和，乞求上帝来拯救自己，愿意把金钱和余生献给上帝。

第四阶段：沮丧。以失控和忧郁的心情承认自己的生命即将到达终点，并希望知道人生结束后的归宿问题。

第五阶段：接受。沮丧以后也会冷静地接受死亡的来临，有人也会聊以自慰地想到：人生是痛苦的，没有留恋的价值。

3. 重视语言关怀，解除患者对死亡痛苦的畏惧　对死亡的畏惧每个人表现不同，性格内向的人把忧伤深埋心底，主动回避，怕讲出来亲人难过，只好听任自然。性格外向的人则主动询问，直言无忌，容易暴露思想，语言关怀也容易进行。医务人员应以可以信赖的形象和巧妙的语言向患者介绍死亡并不可怕的道理，并应使患者相信，医务人员有能力摆脱患者的临终痛苦，甚至可以向患者形象地介绍，死亡的过程并不痛苦，就像一阵昏厥、一阵心跳的停顿，与睡着了差不多。医务工作者的语言艺术是摆脱患者精神障碍的武器，在病危阶段，任何患者都会对死亡存在诸多疑问，但是濒死者的苦闷并不被人理解，他们是最孤独的人，他们的问题没有人能回答，没有人敢真实地告诉他有关死亡的消息，因此在病房像演戏一样，患者和探视者都假装不知病情，彼此相互隐瞒实情，但是临终者需要朋友、亲属的同情和安慰，他们不应该被人隔绝。当患者觉察自己已进入临终阶段时，精神上的痛苦常可超过躯体上的痛苦，惟一使患者得到宽慰的便是语言的开导。因此，善于从事语言的关怀是临终关怀的重要组成部分。

4. 因势利导，利用患者的精神寄托摆脱死亡恐

惧　死亡的恐惧程度相差悬殊，千差万别。有人悲痛欲绝、惊慌失措，也有人正视现实，视死如归。人生观、世界观、文化修养、个人经历等都与死亡恐惧程度有关，医护人员应该善于利用患者的精神寄托因势利导帮助患者摆脱死亡恐惧。1993 年，《读者文摘》杂志曾介绍国外临终关怀病房时写到，墙上挂着漂亮可爱的儿童照片，写着你相信灵魂不死吗？我们不会干扰您的思维的。

（三）尽力给临终者留下安排后事的机会

人生一世，经历复杂，会有许多事在临终时安排，例如对亲人的希望、财产的分配、债务的处理、工作的移交等。遗嘱是最后一次履行对社会、对家庭的职责。给患者以充足的时间，从容不迫地处理好后事也是临终关怀的内容之一。但是事实上常常由于社会原因和医学因素没有给患者留下这个机会，使患者内心带着遗憾，匆匆离开了人世，产生这种情况的原因有两种。

第一种情况是医生没有料到病情的突然变化，如脑转移、肝昏迷、失血性休克等。根据现在的医疗水平，完全预测这些晚期肿瘤的并发症是不可能的，只能根据各自的临床经验随时进行必要的检查及提醒家属注意。例如，肺腺癌、小细胞肺癌、乳腺癌常可引起脑转移。头痛、血压增高、恶心、呕吐、精神症状可提示脑转移的发生，应及时做脑 CT 及磁共振检查。发生肝昏迷常是硬化型肝癌的患者，血氨检测可明显升高，消化道出血之后常伴有肝昏迷的发生。失血性休克的预测则更难，巨块型肝癌伴有中心液化可发生内出血，癌性溃疡常可侵破血管，门脉高压可发生食管下静脉曲张出血，血小板减少及凝血机制紊乱可促进出血，但是临床常见的肺癌大咯血以致窒息死亡常无法预料，临床常做的出、凝血时间检查其应用价值十分有限。肿瘤越到晚期，其严重的并发症出现机会越多，可导致突然的神志不清，以致无法以清醒的头脑去安排后事，有的承担国家重要科研任务的知识分子由于病情的突然变化而匆匆离开人世，对国家、家庭及个人都留下了终生遗憾。

第二种情况是向患者保密病情，患者没有安排后事的准备而离开人世。何时把“不久于人世”的消息以什么方式或由谁来告诉患者在中国是个复杂的问题，而在许多国家都不主张对患者保密。例如在日本有文章写到，“将癌症患者的病情通知患者，是对患者的尊重，也是富有人性的医疗，其中医务人员和患者家属会得到相互理解，患者可以在安静状态下死去。相反，不告诉患者，患者临终前会产生怀疑，对医疗失去信心，承受很大的精神负担”。可见从维护患者的权益出发，临终者有权知道自己的病情及治疗方案，并及时处理好后事。

中国社会有自己的民间习惯，了解自己患有晚期癌症的人数有增多的趋势，但是还有相当多的患者家属怕把病情告知患者，害怕患者精神崩溃、怕绝望、怕自杀、怕影响饮食及睡眠等，因此迟迟不向患者摊牌。患者有时也怕亲人难过，也回避谈论病情，这样患者与家属彼此处于相互隐瞒状态，这对安排处理后事是十分不利的。目前，对于晚期恶性肿瘤患者，医务人员常常只对家属介绍病情，而向患者本人坦诚地介绍病情还是刚刚开始，但会是一种发展趋势。而在目前，什么时候以什么方式向患者宣布“临终即将到来”是业务问题，一些患者家属不愿让患者知道病情，甚至制造假结果假诊断证明来蒙骗患者，患者直到死亡也不知自己的病情，糊里糊涂地离开了人世，更谈不上料理自己的后事了。

（四）努力实现患者要求，让患者满意而去

尽量满足患者要求也是临终关怀工作的一部分，生命的垂危阶段也仍然是人，照样享有人的权利，但是又要“不久于人世”，这可能是享受人间最后的权益，只要合理而又能够实现，就应尽量满足。10 余年来，中日友好医院肿瘤科的住院患者曾有过多种临终要求，医生护士对这些要求都曾给予高度重视。例如，一位老艺术家患非小细胞肺癌进入晚期阶段，要求不应用贵重药，不做任何抢救，尸体供医院解剖，医院完全满足他的要求，老人平静安详地离开了人世。一位家庭关系较为复杂的患者要求临终前合理安排好家庭财产，医院为他创造条件，召集家人聚会，在有公证的情况下留下文字及录音，妥善地解决了家产继承问题。一位孤身一人生活一辈子的老太太进入濒死阶段，仍要求其他人离开房间，在没人打扰的情况下安静离开人世，医护人员完全满足她的要求，让她满意而去。

也有些临终者的要求是合理的，但在实现这些要求上有一定难度。例如，有的临终者要求在临终前返回故里，与家人团聚，但医生难保一路不出问题。有的患者要求再过一个生日，可是医生没有把握把生命延长到那个时间。还有的要求能见到儿子结婚、孙子出生、亲人海外归来，等等，满足这些要求涉及多方面的因素，医务人员所能做到的仅能是设法延长患者的寿命。

（五）家属是临终关怀的重要参与者

做好临终关怀工作，家属是重要参与者，临终关怀处理得当，也是对活人的精神安慰，可产生巨大的反馈力量。临终一刻的印象是最深刻的，让每个人无憾地走完最后的旅途，给人生画上完美的句号，对家属也可产生良好的精神慰藉。

中华民族有为父母"尽孝道"的传统，妥善地安排好父母的临终事宜是尽儿女孝道的最后阶段。可是，现在独生子女家庭很多，"送终"问题将难以承受，医务人员把这一负担接过来是社会的需求和民众的呼声，家属应作为参与者和医院一道高质量地完成临终关怀工作。

面对临终者，家属的态度有时会出现两种极端，一种是要求医务人员竭尽全力抢救到生命的最后1分钟，甚至注射药物越多越好，他们不知道"生命的质量比生命的时间更重要"，也不知道晚期肿瘤患者的衰竭抢救还有多大价值。这种情况多发生在多子女多亲友在身边的情况下，谁都不首先开口建议停止抢救，眼睁睁地望着对濒死者进行频繁地注射、静脉切开、插管等。这时，医务人员应主动向家属介绍短暂的生命延长只会给患者带来巨大痛苦的道理，在濒死阶段，再好的医疗技术都将不会再有回天之力。

另一种态度则是家属要求主动安乐死，有的家属离不开工作岗位，有的远在外地，有的因关系不好而不愿久守病房，家属认为反正已无法救治，为了避免痛苦，要求医务人员注射某些药物促其早日离开人世，他们还不知道安乐死受到法律、宗教、技术等多方面限制，目前在中国还不能实现。这时医务人员有责任向家属进行解释，并在适当时候也可建议家属同意放弃抢救。

应该鼓励家属探视。临终者就像是婴儿，有孤独感、失落感、害怕死神的降临，他们渴求保护，需要爱心，亲人守候床旁是临终者的迫切要求。但是医院往往对探视有诸多的规定，以不好管理、交叉感染、秩序混乱等为由，给探视带来诸多不便，使临终者的心理与医院的制度形成了尖锐的矛盾。有文章描述某国的重症监护病房时说，几乎全是自动化，家属只许每小时见5分钟，其余时间患者全靠陌生人监护，生命越到最后，机械处置越多，与亲人接触越少，周围一切都很生疏，最后他就这样孤独地死去了。

西班牙《论坛》周刊曾载文介绍其临终关怀病房时说，临终关怀病房确实与众不同，患者一旦入院，就会大大减轻对病情恶化的担忧，不是所有人都知道自己的病情，但是如果有患者打听，医生也毫不隐瞒。这里不仅不限制探视，反而对前来探视和照料患者的家属及亲友予以鼓励。总之，一切能让患者喜欢的事，医院都予以满足。

目前，许多综合医院的探视制度确实有重新考虑的必要，起码是对临终者的家属，应该创造条件，让他们与濒死者有更多相聚见面的时间。

（六）提高医疗技术，减轻患者临终痛苦

临终痛苦是濒死者最大的忧虑，例如晚期肿瘤患者对剧烈疼痛最为恐惧，其次也害怕自己会突然大出血、高热、睡梦中发生窒息……心灵上的忧虑必然给患者增加临终痛苦。由于医疗技术的发展水平，目前还不能完全有把握彻底根治癌痛，这样使有的患者难免"痛不欲生"，他们在走向死亡的过程中，尽管已经接近生命的尽头，但是在癌痛的折磨下，找不到较为轻松的途径，这就造成有的人想靠自杀来了却残生。由于社会环境的复杂化及长期的疾病折磨，患心理障碍的人数也在上升，躯体的痛苦会加重心理上的失调，靠肿瘤科医生去纠正患者的心理障碍也并非容易的事，但是肿瘤临床工作者应该通过提高医疗技术，应用中医、西医多种方法减轻死亡前的痛苦，增加慢性消耗死亡的机会，使临终者尽量做到无痛苦死亡。

为减轻临终痛苦，应做到：

（1）尽量应用新药新技术缓解癌痛，对重度疼痛应及时应用强吗啡类药物。近年来止痛药物已

有迅速发展，如吗啡控释片作用时间已达12小时，骨磷、阿可达、博宁等磷酸盐制剂可对多发骨转移癌痛有明显疗效，这都是以往所没有的。对于可能发生依赖性的中枢性镇痛药，对于癌痛患者，其主导作用仍然是缓解疼痛、提高生存质量。对于这类药物，吸毒者追求的是欣快感，癌痛者却只恳求不痛，二者有本质的不同，从临终关怀目的出发，让患者忍着剧痛离开人间是不人道的。

(2)努力减少病情突然恶化，避免遗憾死亡。晚期肿瘤患者有时病情会突然恶化，以致迅速死亡，患者来不及安排后事，家属没有精神准备，措手不及，给临终关怀工作带来遗憾如肺癌大咯血窒息、消化道出血或肝癌破裂出血休克、脑转移癌或原发性脑瘤引起脑疝、瘤栓脱落引起心梗或脑梗、放疗化疗引发的全身衰竭，等等，这些突然变化事前多难以找到前驱症状，尽管有些会找到蛛丝马迹，但总体上说仍难以预料。

为了避免突然死亡的发生，医务人员应努力做到：

(1)患者入院首诊医生应立即检查并尽早用药，24小时内完成大病历并尽量上下级医师都能见过患者，避免药没吃、针没打、病历无记载患者突然死亡。

(2)与出血相关指标应检测如出血时间、凝血时间、血小板计数等血液相关因子的检查，食管下段及胃底静脉曲张情况，巨大肿瘤中心液化坏死情况、癌性溃疡出血情况、肿物与大血管粘连情况等，在病历上应有所分析并及时向家属交待，防止患者出血死亡而病历上并无与出血相关的检测记载。

(3)放化疗期间死亡者并不少见，主要是放化疗的毒性与体质耐受能力不一致引起。对患者耐受能力的预测不可能有一个固定的量化指标可循，当患者表现出不能耐受而停止放化疗时，其毒性有时并不立即停止，这又增加了死亡的危险。为减少放化疗死亡的危险性，医护人员应加强巡视患者，中医四诊对气血、“元气”的观察有重要临床价值。放化疗中每周测一次血常规常常是不够的。血红蛋白及血小板的下降可比白细胞下降具有更严重的后果。碱性磷酸酶、血沉、γ-谷氨酰胺转肽酶的同时异常常和全身衰竭一致。

(4)由于肿瘤患者多为老年人，加之瘀血、瘤栓的发生、心脑血管病的发生是常见的，猝死会给临终关怀带来遗憾，但又常常无法避免，医生应仔细记载高血压、糖尿病、动脉硬化的病史，做相应指标的检查，中医药活血化瘀的治疗不但是治疗肿瘤的基本法则，也对防治心脑血管病有一定的作用。

(5)患者突然死亡的病历应尽力避免三级护理、普食、主诉无严重症状、对合并症及并发症的可能发生无分析、上级医师查房对病情突然的警惕无指示、检查化验不全、甚至对突然死亡的抢救无详细记录等。病历是临终关怀中最后一本文献资料，是生命活动的最终记录，应该完善、庄重、科学甚至无懈可击，这也是对死者的尊重。

(七)不应轻视临终一刻的关怀

临终一刻是生命的终结，应该庄严、隆重而肃穆。病房抢救间设备应该齐全，在家属要求抢救的情况下医护人员应该积极抢救，操作应该认真而有同情心，用自己的爱心和技术把癌症患者满意地护送到生命的终点，这也是医学的成绩，这与成功地做一个大手术同样具有医疗价值。在患者的临终一刻，医护人员不能漫不经心、谈天说地，应该分担家属的悲痛。科主任、教授、护士长等高层次医护人员到床边送别临终者会明显增加临终关怀的气氛。保证尸体完整和清洁是对死者尊严的维护，如擦净体表带颜色的药物、清理口鼻及排泄物、缝合切开的伤口、放出腹水。尊重死者也是对活人心灵的安慰。尸体离开病房时，医护人员应该送到病房门口或电梯口，有的国家要求医护人员应该向尸体鞠躬告别，尸体通过医院通道时，沿途行走的医护人员应肃立默哀，这无疑是高度精神文明的表现。

(贾立群)

第十六章 损 伤

第一节 概 述

损伤的治疗是外科学的重要组成部分。人体受到外界各种致伤因素的作用,造成组织破坏和功能障碍,称为损伤(trauma,injury)。随着公交事业的发展、战争武器的威力增强,因各种损伤所致的死亡人数占人类死亡原因的第四位,在青壮年人中甚至是第一位的。现代外科学的发展与处理各种损伤有着密切的关联,而手术本身就是一种损伤。

一、病因

根据引起损伤的外界因素,一般可分为四类:①机械性因素,如棍棒打击、重物压砸、刀刺切割、公交事故、枪炮火器伤等;②物理性因素,如高温、寒冷、电流、放射线、冲击波或激光辐射伤等;③化学性因素,如强酸、强碱、毒气等;④生物性因素,如毒蛇、狂犬、昆虫咬蜇等。

一般对以上 4 种因素引起的伤,统称为“损伤”。对各种因素引起的伤,各有专名,如称机械性损伤为“创伤”;称高温损伤为“烧伤”;寒冷损伤为“冻伤”、“冷伤”。称其他物理因素或化学性损伤为烧伤,但冠以伤因名称,如“放射性烧伤”、“强酸烧伤”;称生物性损伤为“咬伤”、“蜇伤”等。

不同的病因造成不同类型的损伤,不同类型的损伤其病程发展与结局虽有共同之处,但也有各自的特点,处理方法也不尽相同。因此我们除要熟悉损伤的一般规律外,还要了解各类损伤各自的特点,并采取相应的处理方法。

二、病理

各种致伤因素作用于人体后直接伤害局部组织引起变性、坏死和组织结构的完整性、连续性断裂,造成相应的功能障碍,如皮肤开放伤使皮肤失去屏障能力、血管破裂引起出血、肌肉韧带断裂致运动障碍、神经断裂失去传导功能;内脏器官损伤则对机体造成更严重的伤害,如中枢神经系统损伤可引起昏迷、瘫痪,呼吸循环器官损伤可引起呼吸循环障碍,消化器官损伤可使消化液漏入腹腔,等等。

(一)局部反应

局部的病理改变,首先因致伤因子的直接作用使局部组织变性、坏死,组织结构连续性中断,而出现神经传导阻滞、运动障碍、血管渗漏或出血等。继之,自身的凝血机制启动,中等口径以下的血管出血多能自行止血或经简单处理而止血。损伤因素的直接作用和损伤坏死组织启动的炎性介质作用下,引起了损伤性炎症反应,发生血浆和炎细胞渗出。炎症反应主要起防御性作用,以清除坏死组织,排除异物和细菌,为创伤的修复和愈合建立基础。不过如炎症反应过当,则反可增加局部组织的损害。炎症反应的稍后,激活了组织修复的很多生理、病理、生化和细胞的机制,开始组织修复进程。如创伤所致的局部变性、坏死的组织不多,未发生感染或感染轻微,炎症反应逐渐减轻,很快就过渡到创伤修复和愈合的过程;反之,则需待坏死组织清除、感染控制后,才能进入修复和愈合的过程。对于创伤的修复和愈合过程将在下一节详述。

由于以上的病理反应在局部及其周围出现出血、功能障碍、红、肿、痛、热等表现,开放性伤口因失去皮肤的屏障作用,并有大量的坏死组织、血凝块和污染存在,常继发感染。发生感染则加重伤情，延长愈合时间，如发生全身性脓毒感染则可有生命危险。闭合性损伤因皮肤的屏障作用完整存在，不易发生感染；但如炎性渗出量大或血肿过大，引起局部血液循环障碍，使坏死组织增加，加重伤情。如软组织广泛受伤，出血量大或炎性渗出多，可使全身血容量急剧减少，致各系统、器官血供减少，引起休克和各脏器的功能障碍。所以，在诊断和处理损伤时绝不能只局限于局部的伤情而忽略其全身的反应。

在中医典籍中关于创伤局部的直接病理描述不多，但从中医对创伤治疗的几大治则（止血、祛腐生肌和活血祛瘀）中可以推知，早期的出血和稍后的腐肉及瘀血的存在是创伤局部三大病理因素，止血、活血、祛腐和祛瘀后才能促进创口愈合，恢复生理机能。

（二）全身反应

全身反应与损伤的严重性、范围及是否合并重要器官损伤等密切相关。如仅为小范围的局部软组织伤，则几乎没有全身性反应；反之，如损伤严重、范围广或同时合并有重要器官损伤则引起显著的全身反应。

创伤后的一般全身反应是一种非特异性的应激反应，由于损伤组织释放的介质、自损伤区神经传入的伤害性信号和血容量减少等因素的激发，在神经内分泌系统的主导下，在多种介质和细胞因子及激素的参与下，引起多个系统的功能变化。应激反应的本质是机体的防御性反应，但如反应过度也会对机体自身造成伤害。此外，如损伤时内脏器官同时也受到直接的损伤，可出现与之相应的全身反应和症状。

1．神经内分泌系统的反应　机体通过下丘脑-垂体-肾上腺皮质轴和交感神经-肾上腺髓质轴分泌的激素对相关效应器官起作用，共同调控全身各系统和器官的功能，以对抗致伤因素的损害。其中交感神经系统在创伤反应中最先兴奋，继之下丘脑-垂体-肾上腺皮质轴参加。儿茶酚胺类早期升高使肝糖原、肌糖原分解，胰高血糖素上升和糖异生增加。醛固酮、抗利尿激素、促肾上腺皮质激素、皮质醇的分泌增加，使肾排水及排钠减少、排钾增加、尿量减少等。交感神经系统兴奋、儿茶酚胺类和肾素-血管紧张素分泌增加导致创伤后出现精神紧张、反应增强、心率加快、心肌收缩力加强、外周血管收缩、呼吸加深加快。

2．代谢变化　创伤后的应激反应影响到机体的糖、脂肪、蛋白质及水、电解质等多方面的代谢，并与创伤的严重性密切相关。创伤的一般代谢变化可分为3期：第一期是短暂的代谢衰退期，大约只持续48小时，此期代谢功能抑制，体温降低，组织血流灌注不良，血糖水平升高，组织摄取的葡萄糖减少。第二期是代谢旺盛期，此期机体处于分解代谢亢进的状态，能量需要增加，分解代谢增强，氮丢失增加，高血糖症及脂肪动员和氧化加速，这主要是为机体的防御机制提供能量；但不利的一面，也使细胞群因营养不足而减缩，削弱机体的抵抗力。此种分解亢进的状态一般约持续7天，如创伤严重也可持续数周。第三期为合成代谢期，相当于临床的康复期，各种代谢逐渐恢复正常，合成代谢增加。

3．免疫系统变化　较重的创伤可使机体的免疫功能下降，一方面是由于应激反应的皮质激素的释放可降低中性粒细胞和巨噬细胞的功能；另一方面创伤局部还可能有免疫抑制物质产生所致，从而增加了感染，尤其是全身感染的发生率。

4．全身性炎症反应综合征　各种感染性和非感染性因素（如严重创伤、烧伤、急性胰腺炎）作用于机体，都可引起一系列全身性炎症反应综合征（systemic inflammatory response syndrome，SIRS）。这是由于组织和细胞的损伤释放及激发多种促炎症因子的活动，并互相作用、增强。这本是机体防护性反应，有利于抵御损伤，促进修复；但当全身性炎症反应放大到一定程度呈失控状态则对机体造成严重伤害。SIRS失控即可发展为多器官功能障碍综合征。

5．重要器官功能改变　因创伤应激反应而引起，一般以呼吸、循环、泌尿系统负荷较重，比较容易发生功能障碍。创伤前器官已处于疾病状态或器官受到创伤直接、间接的损伤者，更难以负荷应激反应，比较容易出现功能障碍。SIRS也是多器官功能障碍的重要原因，SIRS失控即可发展为多器官功能不全，引发多器官功能障碍综合征或功能衰竭。

(1)脑:如前所述,脑对创伤的反应快捷敏感,与外周神经和内分泌系统一起主导应激反应的进程。脑血管受儿茶酚胺的影响较小。一般情况下机体优先保障对脑的供血,如脑供血不足、脑缺氧,可出现头晕、烦躁不安、惊厥或谵妄,甚至昏迷。

近年来随着医学模式由传统的生物学医学向生物-社会-心理模式转变,创伤对伤者的精神损害已被广泛关注。创伤应力的强度或持续时间超过一定程度,可以引发一组以多种精神行为异常和心理障碍为主的严重应激反应,现已命名为创伤应激反应综合征(traumatic stress syndrome)。在我国唐山、汶川地震后已有报道,其对伤者个人、家庭、社会都有严重影响。这提示外科医师不仅要治伤,还要治人。至少在语言、态度或心理上不能给伤员增加伤害。

(2)心血管系统:由于交感神经-肾上腺髓质的兴奋,儿茶酚胺类、肾素-血管紧张素增多,使心率加快、心肌收缩力增强,皮肤、骨骼肌、肾、胃肠等的小血管收缩,以代偿创伤失血。在血容量轻度减少的情况下,仍能保持血压正常,保障心、脑等生命器官的血液灌流。不过如创伤严重、失血失液过多,超出心血管的代偿能力,则导致休克发生。如原有心血管疾病者,伤后代偿能力低,易出现冠脉灌流不足、心律失常、心力衰竭。

(3)肾:由于肾血管对儿茶酚胺类的作用甚为敏感,加之创伤所致的失血、失液及水分摄入不足,使肾血流量明显减少。创伤时抗利尿激素和醛固酮的释放增加,均使肾小球分泌尿液减少,尿比重增高,并使保钠、排钾及尿pH值降低。肾血流量不足,影响最大的是肾小管;加之严重创伤时大量的分解产物需要排出,肾负荷很重,以上情况发展至严重时可引起肾小管坏死,造成肾功能不全或衰竭。

(4)肺:伤后能量的需要和代谢率都增加,再加上失血和感染等因素,耗氧量大大增加,机体通过增强呼吸、加快呼吸频率以代偿;但因过度换气和血液灌流的比例失调,动脉血氧分压仍低并导致低碳酸血症、呼吸性碱中毒。肺泡表面活性物质减少,局部的动静脉分流增加,使回归左心的血液氧合不全,动脉血氧分压降低,肺功能下降,血管活性物质释放增多,肺动脉压增高,血管壁通透性增高。来自伤处的微血栓和脂肪小球、感染性栓子及其分解产物进入肺循环,可引起肺的血管反应和间质水肿,造成肺实质损害。肺损害严重时可形成成人(急性)呼吸窘迫综合征(ARDS)。

(5)胃肠和肝:较重的创伤可使胃肠血管收缩,门脉血流减少,胃肠的消化吸收和运动受抑制,可发生食欲差、恶心、呕吐、腹胀,甚至发生应激性溃疡或急性胃扩张等。

创伤对肝的影响也是很大的。除了低血容量的直接影响,坏死组织和炎症的代谢产物,以及治疗过程中各种药物都要通过肝脏的代谢处理,肝脏还要不断供应能量和修复材料的需求。好在肝脏的代偿能力强大,虽出现血清胆红素和转氨酶增高等肝功能不全的表现,但临床可无明显症状。不过,如出现肝功能不全的临床表现,则肝损害已经相当严重。

(6)血液系统:严重创伤、大出血、休克,先是导致血液凝固性增高、血流瘀滞,继而引起弥漫性血管内凝血,大量凝血因子被消耗。由于凝血因子缺少而继续出血,或由于毛细血管阻塞而使休克呈不可逆性。库存血时间愈长,凝血因子和血小板明显减少;加上输入枸橼酸盐的作用,大量输入ACD库存血更增加上述的不良作用。纠正对策是输注新鲜血液和补充凝血因子制剂。

中医一贯注意创伤的全身影响,强调内治之法。《医宗金鉴》说,“跌打损伤之证,专从血论。须先辨或有瘀血停积,或为亡血过多,然后施以内治之法,庶不有误也。亡血者宜补而行之,瘀血者宜攻利之。但出血不多,亦无瘀血者,以外治之法治之”,“若中气虚弱,血无所附而妄行,用加味四君子汤,补中益气汤。或元气内脱不能摄血,用独参汤加炮姜以回阳”。又云,“恶血内留,则不分何经,皆以肝为主……伤于阴络者则为血积、血块、肌肉青黑……急补脾肺二脏自愈”。

(三)创伤并发症

严重创伤后,由于组织、器官的损害,创伤的应激反应等的综合影响,可引起多种并发症。休克、感染、器官功能障碍是创伤的早期并发症。创伤所致的组织缺损和瘢痕挛缩可造成伤残,所以有时并发症的危害性可能比原发的创伤还要严重。

1. 休克 早期主要为低血容量性休克，后期主要为感染性休克。在早期要区别因气胸、心包填塞等所引起的呼吸循环衰竭。这种情况下，如不除去引起呼吸循环衰竭的病因，单靠补液输血是不能解除休克的。

2. 感染 开放性损伤如未及时、正确的处理，尤其坏死组织多、污染重者很容易发生伤口的感染，轻者延长愈合时间，并形成影响功能及美观的瘢痕；重度的感染，如厌氧菌感染或全身性感染（脓毒症），甚至需要截肢并可有生命危险。

3. 器官功能障碍 呼吸、循环、泌尿是最容易受影响的系统，其他系统及器官的功能障碍也时有发生，严重者可发展为创伤后多器官功能障碍综合征（MODS），危及生命。所以在严重创伤的处理过程中，要严密观察各系统的功能状态，要反复、仔细、全面地检查，早期发现内脏的损害并及时处理，有效地维护心肺功能。中西医结合非手术治疗，防治休克和感染，对防治器官的功能障碍及其发展是很重要的。

4. 瘢痕引起的功能障碍 瘢痕除色泽明显不同于正常皮肤而影响美观外，其耐磨性和弹性也较差，在瘢痕塑形的过程中会发生明显的收缩。关节附近的瘢痕会引起关节的活动障碍，甚至致残。肠壁瘢痕则可造成肠腔狭窄。

三、损伤组织的修复与伤口的愈合

修复组织、愈合伤口是机体在损伤后维持自身稳定性，恢复解剖与生理功能的一种自然过程。已出生的哺乳类动物的多数组织和器官不能用再生（regeneration）的方式实现断裂组织的愈合，大多采用修复（repair），即通过瘢痕形成的方式愈合伤口。目前我们的知识水平还未能达到对创伤愈合过程进行积极主动调控的程度。深入研究伤口愈合的病理生理过程，对医务工作者特别是外科专业人员格外重要。

（一）伤口的愈合过程

1. 开放性伤口的愈合 一般以皮肤的伤口愈合过程为代表对其模式进行描述。除骨组织不通过瘢痕形成而愈合外，其他组织的愈合大致与皮肤伤口愈合类似。

皮肤开放伤口的愈合大致可分为炎症反应期、纤维组织形成期和组织塑形期3个阶段，但各阶段之间不能截然分开，而是一个相互关联、相互交叉、重叠的连续过程。愈合期间完成止血凝血、炎症反应、血管生成、上皮化、伤口收缩、纤维组织形成和基质沉积等程序。参与这一过程的细胞主要有血小板、白细胞（特别是巨噬细胞）、成纤维细胞、血管内皮细胞和上皮细胞等。细胞因子和生长因子主导修复的全过程。

（1）炎症反应期：又称渗出期，或合称炎性渗出期。损伤后伤口很快发生凝血反应，形成凝血块，止血、充填伤口并暂时粘合与覆盖伤口。由血小板释放的多种生长因子、酶、5-羟色胺等，纤维蛋白原含有的促生长肽等都诱导炎性细胞的趋化和增生，启动局部的炎症反应，组织中毛细血管扩张，血浆、淋巴液和炎症细胞渗出。渗出的白细胞、巨噬细胞、多种酶和抗体等有分解、吞噬、清除和吸收作用，以清除坏死组织和细菌，为创口的愈合打下基础。炎性渗出于伤后24小时内达到高峰，此后逐渐减少，持续的时间由伤口内坏死组织的量及污染的程度决定。一般为3～4天。炎症后期巨噬细胞代替白细胞成为炎性渗出中的主要细胞，伤口内的清理过程加速进行。血小板、巨噬细胞释放多种生长因子启动组织的修复，伤口的修复过程也于此时开始。

（2）纤维组织形成期：又称细胞增生期、细胞增殖分化期。渗出期开始不久，创缘组织中的间质细胞开始分化为成纤维细胞，促使成纤维细胞增生。创缘组织中毛细血管内皮细胞也增殖，并向血凝块内伸展而逐渐形成新生毛细血管。成纤维细胞和新生毛细血管等共同构成肉芽组织。在此过程中巨噬细胞及其释放的多种细胞因子、化学趋化物质、生长因子对细胞的增生和基质的产生起着主导作用。与创口愈合密切相关的生长因子有胰岛素样生长因子（IGF）、转化生长因子（TGF）、表皮细胞生长因子（EGF）、成纤维细胞生长因子（FGFs）和血小板源性生长因子（PDGF）等。此外，伤口内的低氧分压、高CO_2和高乳酸的环境也有利于伤口的愈合。新分裂的成纤维细胞能合成、分泌结缔组织基质中的胶原和蛋白聚糖；胶原分子通过聚合、交联过程，形成胶原纤维，并逐渐加长、增粗。随着胶原纤维增多,肉芽组织硬度和张力强度明显增加,最终转变成纤维组织(瘢痕组织),将两侧创缘连结在一起。

在伤口中基质的形成和沉积是伤口愈合的基础,胶原是基质中最主要的结构分子。胶原沉积不足可致伤口愈合不佳,沉积过量则可形成瘢痕疙瘩。现知胶原分子有 20 种左右,目前对其中 5 种的分子式、聚合形式和功能了解得比较清楚。在正常皮肤和伤口中,以Ⅰ型和Ⅲ型胶原为主,Ⅰ型胶原占 60%～70%,Ⅲ型胶原占 10%～20%。伤口愈合初期Ⅲ型胶原占 30%。随着瘢痕成熟,Ⅲ型胶原逐渐降至正常水平。

在上述伤口内变化的同时,发生伤口的收缩和伤口边缘的上皮细胞向中心推进、生长,覆盖创面,完成伤口的愈合。

伤口的收缩于伤后 3～4 天开始,伤口的全层组织向中心移动,减少伤口的容积,有利于伤口的修复和愈合。伤口最大的收缩方向是与伤口长轴垂直的方向。

几乎与肉芽生长的同时,创缘的上皮向中心移动、生长、增生,直至覆盖全部创面,创口愈合终止。此种覆盖创面的上皮与完整的皮肤不同,比较菲薄,抗张力差且不耐摩擦。上皮的移动、增生有一定限制,如创面过大,则不能完全覆盖,遗留经久不愈的溃疡。

(3)组织塑形期:愈合初期创口中瘢痕组织的数量与结构,并不完全符合生理要求,瘢痕脆弱、粗硬、隆起,色泽红,其胶原纤维细而排列不规则。随着患者的康复及主动活动加强,通过多种酶与运动应力的作用,对早期瘢痕进行改造而再成形。由成纤维细胞分泌的胶原酶溶解掉不成熟、排列不规整的胶原,用排列规整较粗大的胶原束代替。如上所述,Ⅲ型胶原所占比例逐渐减少。过剩的毛细血管网也被分解吸收,瘢痕逐渐软化而张力强度增加。形态上亦逐渐平复、色泽灰暗,接近正常皮肤。此过程约需数月,甚至 1 年以上。少数患者因胶原纤维过度增生,形成增殖性瘢痕,即瘢痕疙瘩,此与个体特异素质、感染、异物和局部张力过高等因素有关。

2. 闭合性创伤的愈合　闭合性创伤因无开放的伤口,故发生感染的几率较小。其愈合过程与上述大致相似。在皮下的血凝块和坏死组织通过炎症反应过程吸收后,其断裂的组织通过瘢痕形成而愈合。其不同之处:因皮肤完整愈合后无可见之瘢痕。其断裂的组织通过瘢痕形成而自然愈合,如组织缺损大、对位不好,愈合后瘢痕大而影响功能。如皮下的血凝块和坏死组织多,自然吸收时间长,较易发生感染。也可切开皮肤排除血块和坏死组织。

3. 创口内存留异物的影响　与异物的性质关系很大。泥土、有机物、布片等多引发感染,而且因异物的存在伤口长期不愈,直到异物排尽方能愈合。金属异物对伤口的愈合影响较小,但有些金属长期留存对人体可有毒性。留在身体特定部位的异物(如靠近心脏大血管、关节部位),由于其磨损、侵蚀作用,可引起出血、功能障碍等,需在适当时候予以清除。

(二)伤口愈合的类型

临床上根据伤口愈合的形式,可分为 3 种类型。

1. 一期愈合　指无菌手术切口和经过正确清创缝合的伤口愈合。应具备的条件是:创缘整齐,组织有活力,缝合的创缘对合良好、无张力,伤口内腔隙很小,愈合过程中未发生化脓感染,愈合时间短,瘢痕组织少,愈合后局部仅留有一线形瘢痕,功能良好。此种愈合是临床医师的追求目标。

2. 二期愈合　创口的创缘分离未予以缝合,间隙大,或污染严重,坏死组织多,伤口发生感染、化脓,需待感染控制、坏死组织与污染被清除,方能由大量肉芽组织、胶原基质充填生长及大片上皮覆盖而愈合。愈合时间长,愈合后瘢痕组织多,常影响功能或形态。上皮的再生是有限的,如创面过大,上皮不能完全覆盖创面,可形成经久不愈的溃疡。

3. 延迟性一期愈合　也称三期愈合,因伤时污染较重或组织缺损较大不宜一期缝合或植皮,先敞开伤口使之度过愈合的第一阶段,伤口不发生严重感染,再缝合或植皮关闭伤口。

(三)影响伤口愈合的因素

影响伤口愈合的因素可概括为全身因素和局部因素两方面。

1. 全身因素

(1)营养状况:是影响伤口愈合的基本因素。低蛋白血症可导致组织水肿,降低机体免疫力和抗感染能力,使胶原合成率降低,胶原的质量下降。多种维生素可影响伤口愈合,其中以维生素C的影响最为明显。碳水化合物、脂肪是主要的能量来源,其不足将用蛋白质供应能量,使蛋白质不能参与组织构建。

(2)年龄:老年人,特别是有动脉硬化性疾病、糖尿病者,其组织修复能力差,伤口感染率高,已愈合的伤口也容易裂开。儿童和青年人修复能力较强。

(3)长期接触某些抗癌药物、皮质类固醇类药物、放射线等,可抑制免疫系统和伤口早期的炎症反应,妨碍蛋白合成、胶原纤维的生成和上皮化过程。

2. 局部因素

(1)局部血液循环:头皮、颜面、颈部血供丰富,愈合较快;下肢远端循环较差,愈合较慢。组织损伤严重、术中广泛剥离、缝合过紧过密、张力过大、局部血肿、组织水肿、包扎过紧等,都会造成局部血运障碍,不利于伤口愈合。

(2)感染:伤口内血肿或异物存留、组织坏死、死腔过大等因素,既直接妨碍伤口愈合,且易导致继发感染。感染时,细菌毒素能溶解蛋白质和胶原纤维,引起小血管出血和血栓形成,延迟愈合时间或使伤口经久不愈,形成窦道。

(3)伤口处理不当:如伤口污染严重,处理不及时或清创不彻底,更换敷料时用药不当,脓、血引流不畅,坏死组织和异物存留,缝线拆除过早,不严格执行无菌操作规程及发生了特异性感染等,均可影响伤口愈合。

(四)伤口的临床分类和治疗结果评价

临床上将伤口分为四类,并规定对不同类型的伤口给以不同的处理,使伤口得到合理的治疗。

1. 清洁伤口　即所谓无菌手术的切口。临床上指伤口创缘整齐、周围组织损伤轻而没有污染的伤口。清洁伤口只要在无菌技术下操作和正确的缝合,多能达到一期愈合。

2. 沾染伤口　一般因意外损伤所致的新鲜伤口,基本无肉眼可见的污染称沾染伤口。

3. 污染伤口　因意外损伤所致的伤口,有明显肉眼可见的污染或伤后时间较长者称污染伤口。后两类伤口的表面均已有细菌沾染,但如损伤时间在6~8小时以内正确处理,因细菌尚未深入组织深部、未有大量生长繁殖,这种伤口有很大可能不发生感染。对此两类伤口的处理原则是:及时、彻底地进行清创术,清除血凝块、污染和失活的组织,清除感染源,将污染伤口变为清洁伤口,再行正确的缝合,可使多数伤口达到一期愈合。对第三类伤口如估计感染可能性大,可开放伤口加强引流。如未发生感染再延期缝合伤口。

4. 感染伤口　是指受伤时间较长,细菌已侵入组织并生长繁殖引起感染和化脓的伤口,包括清创缝合后的伤口和无菌手术切口发生继发感染者。处理原则是:通畅引流,加强换药,清除坏死组织,控制感染,促进伤口早日愈合。

为便于医院评定医疗质量和指导治疗,除将伤口分为以上四类外,并将其愈合情况分为3个等级:甲级愈合指无缺点的一期愈合;乙级愈合指虽仍为一期愈合,但有一些小的缺点;丙级则是指发生感染后方能愈合的伤口。一、二、三类伤口绝大多数都能达到一、二期愈合,如某医院有较多的一、二、三类伤口为三期愈合,可以判定此医院外科的伤口处理有问题,需要整顿。

四、创伤分类原则

无论战时还是平时,创伤常有群体性和复合性的特点,有些伤员伤情危重,甚至危及生命。故在接诊时,应尽快分清伤类,辨别轻重,以此来安排救治的先后,使重伤者能及时得到救治,轻伤者也得到应有的关怀,医疗秩序井然,从而达到良好的救治效果。所以,急救站或急救中心常在服务台前,派驻专人先对伤员进行初步分类,让不同类别的伤员分别进入不同的诊室就诊。伤员可以按以下原则进行分类:

(一)按致伤因素分类(简称伤因分类)

已在“病因”部分详述,此处不再重复。所要注意的是,有时会见到两种以上不同致伤因素作用于同一机体所致的损伤,称为复合性损伤;如烧伤合并骨折、爆震伤合并弹片伤等。这种情况战伤中较为多见,而且伤情也比较严重。

(二)按损伤的解剖部位与组织器官分类(简称伤部分类)

如面部伤、手部伤、胸部伤、颅脑损伤、脾破裂、骨折、脱臼等。不同部位的伤可损伤到不同的组织或器官,其危害性和对诊治的要求各有特点,应酌情处理。多个部位或器官同时发生的损伤,称为多发性损伤,在灾害事故中常见。

(三)按损伤部位的黏膜皮肤是否完整分类(简称伤型分类)

1. 闭合性损伤(closed injury) 由钝性暴力引起,皮肤或黏膜表面无伤口。常见的有以下几种类型:

(1)挫伤:因钝性暴力或重物打击引起,直接碰撞处皮肤仍然完整但皮下组织、肌肉则断裂出血、失去功能。打击力度重者可致体内组织、器官的损伤。表现为伤部肿胀、疼痛、皮肤青紫、皮下瘀血或血肿、压痛及功能障碍。内脏器官损伤者有深部血肿、体腔内出血或器官功能障碍,如肝挫裂伤、脑挫裂伤、肾挫裂伤等。

(2)扭伤:又称捩伤,是指关节在外力作用下超过了正常范围的活动,如关节过度屈伸或扭转,但外力移去后关节又恢复正常的关系,只造成关节囊、韧带、肌腱等软组织的部分撕裂。表现为局部疼痛、肿胀、皮肤青紫和关节活动障碍等。

(3)挤压伤:肌肉丰富的肢体或躯干被重物挤压所致。伤处有较广泛的组织破坏、出血或坏死。表现为:压迫解除后,受伤肢体迅速发生肿胀变硬、皮肤出现张力性水疱、皮下瘀斑、肢体麻木、运动障碍等。严重者可致骨筋膜室综合征,使肢体致残;如挤压损伤范围大、压榨作用时间长,伤员救出后可出现休克、急性肾衰竭等。临床上称为挤压综合征。有较高的死亡率。常见于地震灾害、建筑物倒塌、工矿事故等。

(4)冲击伤:又称爆震伤,由强烈爆炸产生高压气浪形成的冲击波所致的损伤。其特点是体表无明显损伤,而体腔内脏器却遭受严重而广泛的损伤,如肺挫伤、肺破裂、胃肠破裂或耳鼓膜破裂等。战时多见。

2. 开放性损伤(open injury) 多由锐性物体或高速运动的物体打击所致。伤部皮肤或黏膜破裂,深部组织与皮肤表面伤口相通,常有外出血、细菌污染及异物存留。开放性损伤之伤口深入体腔者,特称穿透性伤,如胸腔穿透伤、腹腔穿透伤,此种类型的伤,伤及内脏的几率高,危险性更大。常见的开放性损伤有以下几种:

(1)擦伤:皮肤被粗糙物体以接近切线方向擦过,导致皮肤的表层损伤。擦伤处表皮缺失,有小出血点及组织液渗出,结痂后愈合,愈后多不留瘢痕。

(2)刺伤:尖细锐利的物体刺入软组织所致的损伤。伤口一般较细小,但较深,可合并深部血管、神经或内脏器官的损伤。刺伤物可折断遗留在组织内。刺伤较易发生感染,特别是厌氧菌感染。

(3)切伤:又称割伤,为锐利物品切割所致的损伤。创缘整齐,多呈直线状,可深可浅,出血较多,周围组织损伤较轻。伤口深者也可切断神经、血管、肌腱、脏器等。

(4)裂伤:为钝器打击所引起的皮肤及深层软组织裂开,创缘不整齐,周围组织破坏严重且范围较广,出血较少。受损组织较易继发坏死及感染。

(5)撕脱伤:又称皮肤撕脱伤。多为头发、肢体被卷入高速转动的机器或皮带内,将大片头皮或大面积皮肤撕脱下来,重者合并肌肉、神经、血管撕裂。撕脱组织易失去活力,广泛出血,进而继发感染。撕脱伤又分为撕脱型和碾压型两种类型。后者为车轮碾压所致,伤情更为严重。伤部及周围皮肤呈广泛潜行分离、筋膜下血肿、肌肉断裂,甚至骨折。

(6)火器伤:为高速弹片、枪弹所致的损伤。常伴有深部组织、器官的损伤。有入口和出口者称为贯通伤;有入口无出口者称为盲管伤,致伤物必留于体内。由于高速弹片穿过机体时产生的高压震荡和高温的损伤,除对弹道本身的直接损伤外,弹道周围的组织也有广泛的损伤和坏死。弹片常带入异物和污染,容易继发严重感染。损伤的严重性与受伤的部位和受伤的组织器官有直接关系。常有复合伤或多处伤。

(四)创伤的中医分类

中医首先按损伤部位不同,将创伤分为外伤和内伤两大类。一般而言,皮肤完整者为内伤,皮肤损破者属外伤;但深入、专业地说,皮肤、肌肉、筋膜、韧带、肌腱等软组织伤及骨折属于外伤的范畴,而伤及脏腑、经络、气血者称为内伤;而且内、外伤可以互相影响、转变。

根据发病经过和病程又可分为急性损伤、慢性损伤、反复劳损伤。慢性损伤多因急性损伤治疗不及时或治疗不正确所致,也可因年老体弱、肌力柔弱、肌肉僵凝、反复劳损或职业性反复操作而劳损受伤者。

(五)按伤情严重程度分类

1. 轻伤 指一般轻微的扭伤、小撕裂伤等,不影响生命无需住院治疗者。

2. 中等伤 如四肢骨折和广泛软组织损伤,常需住院治疗者。

3. 重伤 有下列伤情之一,需要立即急诊住院抢救,以挽救生命者即为重伤。

(1)有活动性大出血的损伤。

(2)合并有休克的损伤。

(3)颅脑损伤昏迷或颅内压增高者。

(4)胸腹部内脏损伤。

(5)有呼吸道阻塞或呼吸功能障碍的损伤。

(6)合并急性肾功能不全的损伤。

(7)断肢、断指等丧失肢体的损伤。

(8)合并有特殊致伤因素的损伤,如放射伤、大面积烧伤、强碱或强酸灼伤、毒气伤者。

为便于判定伤情,若干研究者或机构曾订有多种评分方案评定伤情,颅脑损伤已普及 GCS 评分,将在“颅脑损伤”一节介绍。创伤现场常用比较简便易行、容易记的方案。现将《修正的创伤指数》的评分方案和《CRAMS》评分方案介绍于下,供学习、应用(表 16-1,表 16-2)。

表 16-1 修正的创伤指数表

指数分值	1	3	5	6
部位	四肢皮肤	背部	胸部	头、腹部多发伤
创伤类型	轻度开放伤	挫伤、二度烧伤	较大开放伤、穿透伤、三度烧伤	钝挫伤、枪弹伤
循环情况	收缩压>101mmHg 脉率<100 次/分钟	收缩压 80～101mmHg 脉搏 100～140 次/分钟	收缩压<80mmHg 脉搏>140 次/分钟	无 脉搏消失
呼吸情况	10～25 次/分钟	25～35 次/分钟	<10 次/分钟	无
意识状态	嗜睡	对语言有反应	对疼痛有反应	对疼痛无反应

注:轻伤:指分数在 2～9 分,不需住院,在急诊室观察即可。

重伤:指分数在 10～15 分,可住院治疗,一般无生命危险。

严重伤:指分数在 16～20 分,必须住院,死亡率高。

危重伤:指分数在 21 分以上,死亡率极高(达 50%)。

分数在 17 分以上者大多数为多发性创伤,最大总分为 30 分。

表 16-2 CRAMS 评分表

评分指标	分 值		
	2	1	0
循环	毛细血管充盈正常和收缩压≥100mmHg	毛细血管充盈迟缓或收缩压 85～99mmHg	无毛细血管充盈或收缩压<85mmHg
呼吸	正常	费力、浅或呼吸次数>35/分钟	无自主呼吸
胸腹	均无触痛	胸或腹有压痛	连枷胸、板状腹或深穿刺伤

续表

评分指标	分值		
	2	1	0
运动	正常(能按吩咐动作)	只对疼痛刺激有反应	无反应
言语	正常(对答切题)	言语错乱、语无伦次	发音听不懂或不能发音

注:以上5项内容按正常、轻度和重度分别记分为2、1、0 3种。

5项分值相加为总分值。总分值愈低愈严重。

总分9～10分为轻伤;8～7分为重伤;≤6分为极重伤。总分≤8分为转运的标准。

(尹遐龄)

第二节　创伤的急救和处理

临床所见的创伤虽然比较急,但多数是轻伤。有时可见危急而严重的创伤,并会有群体性和复合性,有的直接危及生命。故要求创伤急救部门的人员在平时就有良好的诊疗知识和急救技能训练,明确的组织分工,齐全的抢救设备,还应具备多学科的协作能力。在接待和诊治时,应尽快分清伤类,辨别轻重,以此来安排救治的先后。

一、临床表现

(一)局部症状

1. 疼痛　因局部神经末梢受到致伤物的直接作用、受伤组织分解物的刺激和炎症反应所引起,疼痛多在伤后2～3天逐渐减轻,如疼痛持续或加重,可能为并发感染的表现。

2. 肿胀及瘀斑　局部出血或炎性渗出可引起肿胀和出现瘀斑,表现为伤部发红、青紫、瘀斑或波动感。

3. 功能障碍　主要因局部或器官的结构遭破坏引起,疼痛引起的保护性反应也可引起。若为骨折、脱位或神经损伤,则显示肢体运动或感觉功能障碍。

4. 伤口和出血　为开放性损伤所共有。不同类型的损伤其伤口大小、形状、深度和损伤的程度各异。刺伤的伤口较小,但有时可达深部组织血管或内脏,因此不能单凭伤口的大小来判断伤情。出血的速度取决于受伤血管和脏器的性质。闭合性损伤没有伤口,无可见的出血,不表示其伤情轻。闭合性损伤时,血液流至体腔或组织间隙,称为内出血。

5. 若有内脏损伤,则显示该脏器特有的功能障碍和临床表现。

(二)全身症状

小范围的软组织损伤可全无全身性症状。

1. 体温升高　由于局部出血或组织坏死分解的产物被吸收所致,故称为吸收热(应激性低热)。体温一般38℃左右。若有继发感染,则体温更高。脑损伤可引起持续性中枢性高热。

2. 休克　创伤性休克是严重损伤常见的并发症。主要是由于组织严重损害,大量出血、失液所致。表现为面色苍白、四肢湿冷、脉搏细弱、血压下降、脉压差缩小等,为损伤急性期死亡的主要原因之一。创伤后期发生的休克多为全身性感染引发的感染性休克。

3. 应激反应引起的各种全身性反应　如精神紧张,反应增强,心率加快,心肌收缩加强,外周血管收缩,呼吸加深加快,肾排水、排钠减少,排钾增加,尿量减少,水、电解质平衡紊乱,发热,消瘦,疲乏,等等。

4. 相应脏器损伤的症状表现　如脑损伤引起昏迷,胸部损伤引起呼吸循环障碍,腹部伤引起腹膜刺激症状,泌尿系损伤出现血尿和排尿困难,等等。

二、诊断

关于创伤分类的重要性已在上一节叙述，于诊断工作的开始就要求先将轻、重伤员分开诊治。要特别关注那些由担架抬来、伤情危重、无力求援而“安静、沉默”的伤员。要贯彻“保存生命第一”的原则，从接触伤员开始就要密切注意伤员的一般状态和生命体征，如发现有威胁生命的紧急情况，应首先投入抢救，其他应暂缓进行。伤情较稳定后可以“边急救，边诊断”。

在现场急救时，用中医的望、闻、问、切四诊法可以很方便地判断伤情，对指导治疗有很好的作用。例如，观察伤员是步行还是担架进入，伤员的神志、神识表现，肤色有无苍白、青紫，呼吸是否平顺及呼吸的频率和类型，创伤的部位及有无仍在流血的伤口，伤员呻吟的声音表现，能否简单的正确应答，有无鼾声、痰鸣，脉搏的强弱、快慢等。这些检查操作能在1～2分钟内完成，并判断出伤员的一般情况。

应严格按诊断学的要求进行系统的诊断检查：详细询问病史，全面的理学检查，辅以各种特殊检查，对收集到的资料进行分析、比较，从而得出诊断的结果。但工作仍要有重点，动作快捷、轻柔。

(一)详细询问病史

了解其受伤史及受伤的全过程，包括致伤因素、受伤部位、受伤后出现的症状及伤后接受过哪些初步的诊疗处理。

(二)全面系统的检查

1. 重视局部与整体的关系　有次序地进行系统、全面、仔细的检查；避免漏诊或误诊。严重损伤可能造成多部位、多脏器的损伤或合并多种致伤因素的损害。如因逃避火灾从高处跳落，则伤员可不仅有烧伤，而且有多发性骨折、脱位，甚至还可能有毒烟吸入和内脏损伤。所以要注意全面的检查，特别要注意隐蔽的部位和隐蔽的损伤。

2. 抓住重点　由于创伤救治的急迫性，虽强调全面、仔细的检查，但也要强调重点优先。所谓重点，首先，注意伤员的一般情况、生命体征的改变。密切观察伤员的体位、行动、面容、肤色、神志、语言等一般情况，脉搏、血压、呼吸、体温等生命体征。注意有无窒息、休克等立即危及生命的情况。其次，根据受伤史、伤员本人或陪送人员指示的伤处，体表出现伤口、瘀斑、畸形或异常活动的部位，推测伤道的可能路径和可能受伤的组织器官；再根据特殊的症状体征提示受伤的器官如昏迷——脑损伤、呼吸困难——胸部损伤、腹痛——腹部脏器损伤、运动障碍——骨折或脊柱损伤、休克——内出血、呕血便血——消化道伤、尿血——泌尿系损伤等。抓住这些重点再深入追询病史和仔细的检查。

3. 深入检查伤口　注意伤口的部位、大小、深度、暴露的组织、出血情况、污染及有无异物存留。要注意对伤道的检查，火器伤者要寻找伤道的出入口，刺伤者要注意探查伤道的全程。怀疑伤道穿透入体腔者提示有内脏伤，应在手术室深入探查，以保安全。

4. 检查结果应客观、详细地记录。

(三)恰当运用辅助检查

辅助检查对损伤的诊断有重要意义，但必须根据需要，在伤情允许的情况下选用，以免增加患者痛苦，延误抢救。

1. 实验室检查　血常规和血红细胞比容有助于了解有无内出血及其进展。血尿提示泌尿系损伤。对伤情严重可能需要进行大的手术者，术前了解心、肝、肾的功能，了解有无水、电解质及酸碱平衡紊乱，并于术前尽量给予纠正，可增加手术安全性。

2. 穿刺及置入导管的检查　是了解闭合性伤体腔内情况的一个简便的方法。如胸腔穿刺可了解有无血胸、气胸。腹腔穿刺并对抽出的内容物化验检查，可判明腹腔内有无出血、有无消化液的渗漏及感染。

3. 影像学检查　如X线平片检查、超声检查、CT及MRI检查，都对一定的伤情有重大的诊断价值，可根据需要申请检查。要注意伤员的情况是否容许，应避免在检查中途发生意外。

(四)严密观察病情变化

对经上述各种检查仍未明确诊断者及伤情严重者，都需认真的、动态观察伤情的变化，严密观察一般情况、生命体征、症状的进展。从伤情的变化规律,帮助诊断。同时根据伤情的变化及时调整治疗方案。

(五)手术探查

目前由于诊断技术的进步,通过全面检查、严密观察、判断分析后,多数伤员可在术前确定诊断和手术治疗的方案。但仍有部分伤员,虽明知其有重大伤情,却不能确定其损伤的性质、部位、损伤器官、范围和程度。对此,在一定的指征下,就需要通过手术探查确定诊断和手术方法。有时,在术前虽已大致明确了损伤的器官,手术时也已确认受伤的器官,此时仍不应放弃系统全面地探查。例如,术前诊断为腹部刺伤、消化道穿孔,术中已发现小肠有两处穿孔。但在系统探查后可能又发现小肠还有两处穿孔,甚至胰腺也被刺伤。因此,系统的常规探查既是诊断的一部分,也是手术治疗的一部分。

三、治疗原则

创伤常会有群体性和复合性的特点,有的病情危急而严重,直接危及生命。故在接诊和治疗时,应尽快分清伤类,辨别轻重,以此来安排救治的先后。要贯彻"保存生命第一"的原则,从接触伤员开始就要密切注意伤员的一般状态,如发现有威胁生命的紧急情况,应首先投入抢救。

要求创伤急救人员在平时就有良好的急救技能训练,明确的组织分工,齐全的抢救设备,还应具备多学科的协作能力。

(一)急救措施

急救措施包括现场急救、后送转运和急诊室初步处理。既要按治疗原则执行,又要因地制宜、灵活运用。急救技术包括复苏术、止血、包扎、固定、搬运等五大急救技术,要求平时就要有良好的训练,操作熟练,安全地将伤员送往确定的治疗机构。

1. 昏迷患者、面颌和颈部伤者要保持其呼吸道通畅,防止窒息发生。用手抬起下颌,开放上呼吸道。用手挖除或用纱布抹去口咽部之呕吐物、异物,如能用电动吸引器吸除则更为有效。必要时可行环甲膜穿刺术、环甲膜切开术、气管插管术或气管切开术,以保证呼吸道通畅。

2. 呼吸、心跳停止应就地进行人工呼吸和胸外心脏按压等复苏术。

3. 开放性伤口可用无菌急救包或干净纱布敷料覆盖并缠上绷带;肢体较大血管损伤可先用指压法暂时控制出血,再采取加压包扎法或上止血带止血。

4. 胸部开放性损伤应尽快用厚敷料封闭伤口;张力性气胸应用粗针头于第2肋间锁骨中线处穿刺减压。

5. 对颅脑、胸、腹腔内脏暴露或脱出时,应注意保护,勿随意回纳以免内部污染,还要防止脱出脏器的绞窄坏死。

6. 四肢骨折须用夹板等固定,良好的固定应包括骨折处上、下方两关节的范围;脊椎骨折须保持脊柱平直并卧硬板床再搬运,以免加重神经损伤。

7. 对断离的肢体或大块组织,应用无菌或清洁布包裹,最好再用塑料袋套装,置于4℃左右低温条件下保存,随同伤员送医院。不应将该肢体浸入液体内。

8. 若判明无颅脑及胸腹内脏损伤而有剧痛者,可使用适当止痛剂,并早期给予抗菌药物以防止感染。

9. 及时、安全地护送伤员,途中应严密观察伤情变化,并及时处理。

10. 为使创伤急救更加有效,除了不断提高抢救技术外,还应健全分级急救系统。做到轻伤就地治疗,中度伤可到一般医院急诊室处理,重伤经初步急救后要及时转送到大医院或创伤急救中心。整个救治工作,应遵循"保存生命第一并顾全恢复功能和解剖的完整性"原则,要求快抢、快救、快送。我国城市已基本建成了120急救系统,应及时呼救求援。

(二)局部处理

对不同类型损伤,可根据伤情、时间、条件、伤口污染程度和全身情况等,采用相应局部处理方法。

1. 闭合性损伤局部处理

(1)局部应予以适当制动或固定,如踝腕部扭伤用绷带、小夹板等暂时固定。

(2)抬高伤肢,促进静脉回流,改善局部血液循环,减轻肿胀及疼痛。

(3)局部肿胀处,早期进行冷敷,可减轻肿胀的发展;12 小时后可改用热敷或理疗以促进肿胀消退或缓解;逐渐主动功能锻炼,以促进组织功能恢复。

(4)较大或有增大趋势的血肿,可在严格的无菌操作下穿刺抽血或切开止血,并予以加压包扎。

(5)四肢骨折可行手法复位外固定,复位失败或合并神经、血管损伤者应尽早进行手术处理。

(6)挤压伤如果出现伤肢肿胀严重,并有感觉、运动功能障碍时,应及早局部切开减压,以免组织缺血坏死。

(7)对头部、脊柱、胸部和腹部闭合性损伤造成重要内脏器官损伤,如颅内出血、脊柱骨折、血气胸、肝脾破裂等,应采取紧急的相应治疗措施。

(8)对多处伤、复合伤处理,应重视局部和整体的关系;除局部处理外,全身处理更重要。

2. 开放性损伤局部处理　在处理局部伤口前,首先要注意有无立即威胁生命的全身情况,如休克、大出血、气胸、心包填塞和其他重要脏器损伤。若有则应优先抢救处理,待全身情况稳定后,再考虑局部处理。对有关腹腔内脏器的损伤,将在相关章节叙述。

由于有伤口或创面,故有继发感染的可能性。因此,对污染较重的伤口、较深较大的伤口均应注射破伤风抗毒血清,适当使用抗生素以预防伤口感染。

预防伤口感染的关键性措施是及时,正确地处理伤口,在无全身禁忌证的情况下均应及时(8～12 小时内)行清创术。尽量清除污染及失活的组织同时应从伤口(必要时扩大伤口)进行彻底探查,明确伤道的走向,有哪些组织或脏器损伤。并应根据具体伤情施行各种相应手术,如植皮、骨折内固定、修复断裂之血管神经和器官,以及将毁损器官切除并重建等。最后按规定缝合伤口,在平时,污染不严重,在 8～12 小时内彻底清创的伤口可以一期缝合以争取达到一期愈合。如伤口污染较重或渗血较多,伤口内可放置薄乳胶片或软胶管引流。12 小时以上的伤口或战伤一般不缝合伤口,清创后于伤口内疏松填塞凡士林纱布,以后定期换药,待二期愈合;或经 3～5 天的观察,未见感染征象,再行延期(二期)缝合(达到三期使愈合)。清创术后的伤口属前述伤口分类的"污染伤口",其感染率高于无菌手术的切口,清创术后应注意观察。如伤员有发热、伤口疼痛加剧或分泌物增多,应怀疑伤口感染的可能,需打开敷料检查伤口。如见局部红、肿、压痛明显或有分泌物溢出,应及时拆去缝线,撑开伤口排出脓液、安置引流,并定期换药直至愈合。如伤口是正常的,无感染的表现,则将伤口清洁、消毒后覆盖无菌敷料。

伤后时间较长,或已发生感染化脓的伤口(即感染伤口),应加强换药,改善引流(如引流口太小,引流不畅,可适当扩大伤口,或另作辅助引流口),清除伤口中的异物,剪除腐烂、坏死组织,促进伤口早日愈合。此种愈合属于二期愈合。

(三)全身处理

1. 呼吸支持　为防止缺氧对全身的不良影响,继续保持呼吸道通畅,有充足的潮气量及氧吸入。必要时作气管插管或气管切开,供氧。对严重通气功能障碍者给予辅助呼吸、人工呼吸、呼吸机支持。对因胸部损伤引起呼吸功能障碍者应及时纠正,如前所述气胸、血胸、链枷胸之治疗。

2. 循环支持　对较严重的创伤要预见有休克发生的可能。在接诊时就应建立输液通道并保持通畅,应采用大口径的注射针头或导管;同时监测伤员的循环状况,定时测定血压、脉搏、CVP、尿量等,并交叉配血、备血。此后根据伤情评估失血、失液量,并按质按量补充,以恢复血容量,及时判明仍在出血的组织、器官,立即手术止血是防治休克的重要环节。

虽然创伤性休克的原因在早期多为低血容量性休克,但气胸、链枷胸、心包填塞等引起的呼吸循环障碍也可出现休克,这种休克除非纠正其原因,单纯补充血容量是不能救治的。

血容量基本补足后,可适当使用血管活性药物及纠正代谢性酸中毒等有助于循环功能的恢复。及时治疗休克,缩短休克的时间,可防止缺血缺氧对组织、器官的损害,防止并发症有助于伤员的康复。

3. 防治感染　创伤的伤口属于沾染或污染性伤口,预防性使用抗生素,预防破伤风感染均有必要。预防性应用抗生素应在伤后4～6小时内给药。术前准备和手术时间超过4小时应加用药物一次。持续用药时间不超过48小时。选用药物一般以常用药物为主。对污染重、失活组织多的伤口，腹部、会阴部、颌面部或有肠管伤的伤口，长时间休克者及组织缺氧严重的伤口，对有内固定或有移植物的伤口均应格外加强抗生素的预防。

已发生感染时应用抗生素是为了阻止感染扩散和治疗脓毒症。应根据伤口的细菌种类和药敏试验选用药物，药物的使用应给予足够的剂量和疗程。

4. 营养支持　创伤后的代谢改变前文已介绍。总之是代谢旺盛、消耗增加、能量需求增加。当然需要增加供应，但也不是越多越好。在分解代谢期应以维持氮平衡和重要器官功能为原则。在合成代谢期要保证代谢的需要。由于伤后糖利用率明显下降，以采用糖脂双能源供应较佳。还要注意营养素的全面供应，除蛋白质、脂肪、糖以外，还要注意补充维生素、微量元素、谷氨酰胺、精氨酸和ω-3多不饱和脂肪酸的供应，以满足代谢、免疫、组织恢复和伤口愈合的需求。

5. 维护重要脏器的功能　前已述及，大的创伤不仅作用于局部，全身主要脏器都受到影响；伤后有休克、呼吸功能障碍者、有缺氧者、有感染者影响更大。因此，首先要防止休克发生，如已发生者应尽量缩短其过程，保持良好的呼吸功能，积极防治感染。在整个伤后过程都要注意维护各重要器官的功能，不使其再受损害。特别是所用药物尽量不用对重要器官有害的药物；不得已需要用时，也要在剂量和疗程上有限制，并密切观察器官功能的改变。这些对伤员的健康恢复是非常重要的。

（四）中医治疗

损伤属中医“跌仆”范畴，其证有已破、未破之分。《医宗金鉴·杂证部》中说“跌仆之证属寻常，复元活血汤最良”。治疗上强调内治和外治并重，以活血化瘀、消肿止痛为治疗法则。内治相当于全身治疗，外治相当于局部治疗。早期以行气活血、清热化瘀为主，后期以补气养血、舒筋活络、健脾和胃、滋补肝肾等法为主；这些治则，均可作为中西医结合综合治疗的参考。

1. 内治　《医宗金鉴》中说“跌打损伤之证，专从血论。须先辨或有瘀血停积，或为亡血过多，然后施以内治之法，庶不有误也。亡血者宜补而行之，瘀血者宜攻利之。但出血不多，亦无瘀血者，以外治之法治之”。因当时还没有输血、输液之法，故以补（气）而行（气）之为治则。“若中气虚弱，血无所附而妄行，用加味四君子汤，补中益气汤。或元气内脱不能摄血，用独参汤加炮姜以回阳；如不应，急加附子”。又云，“恶血内留，则不分何经，皆以肝为主……伤于阴络者则为血积、血块、肌肉青黑……急补脾肺二脏自愈”。

（1）损伤早期

①气滞血瘀

【证候】局部皮肤未破，多见青紫斑或瘀血肿块，甚则表皮有少量渗出，痛处固定，拒按，舌紫黯，脉弦细而涩。

【治则】活血祛瘀止痛。

【方药】复元活血汤加减。当归10g，柴胡10g，穿山甲20g，红花5g，桃仁10g，大黄5g，香附10g，延胡索10g。

②热毒蕴结

【证候】外伤后起3～5天，出现高热、恶寒，局部疼痛加剧，皮肤红肿热痛，舌质红，苔黄，脉滑数。

【治则】清热解毒，活血祛瘀。

【方药】五味消毒饮加减。黄芩10g，银花10g，紫花地丁10g，野菊花10g，蒲公英10g，丹皮10g，连翘10g。

（2）损伤后期

气血虚弱

【证候】伤后1～2周，面色皖白，全身乏力，气少懒言，肌肤疼痛减轻，舌质淡，苔白，脉沉缓。

【治则】补益气血。

【方药】八珍汤加减。党参15g，黄芪15g，茯苓10g，白术10g，甘草5g，当归10g，川芎10g，熟地10g，白芍10g，枳壳10g。

2. 外治　中医对开放性损伤的初期处理主要是外敷消毒止血药物。现多已采取清创缝合术，但在现场急救或家庭处理浅表小创伤时仍可采用中药外敷法，但所用药物应经消毒灭菌处理。已有多种中药成药供应，如云南白药或云南白药创可贴等。后期发生感染的创口可用祛腐、拔毒药物清洗或外敷。腐肉及脓液排尽后再外用生肌类药物。除外用药物治疗外，还可用推拿、按摩等手法治疗和针灸疗法等。

对闭合性软组织伤有多种药物和制剂。消瘀退肿止痛类药物可用于早期。接骨续筋类药物可用于整复后。后期可用舒筋活血、温经通络、祛风除湿类药物。用药的方法有熏洗、热敷、药膏贴敷或药酒外搽等。后二者因使用方便用得比较多。除药物治疗外，针灸疗法和手法治疗也是中医的特色治疗方法。

在恢复期尚需配合功能锻炼以助恢复。中医有自己系统的锻炼方法，称为练功或导引。

附　清创术的操作技术

（一）清创前的准备

根据伤口的部位、估计深度、伤口的多少、大小、范围，选择安全性大、效果良好的麻醉方法。一般单个或少数几个未进入体腔的软组织伤口均可于门诊、急诊室在局麻下进行。如怀疑伤口进入体腔，或可能有内脏伤则应在手术室进行；如采用全麻、硬膜外麻醉可先行麻醉；如采用局麻则应待伤口周围消毒后进行；医师戴无菌手套，用无菌纱布填塞伤口，以免防止再污染。剃除伤口周围毛发，用汽油或乙醚擦去油污。用软毛刷蘸灭菌肥皂水刷洗伤口周围皮肤，以生理盐水冲去皂液，如此2～3遍。取出填塞伤口的纱布，用灭菌生理盐水冲洗伤口内部，并用钳夹棉球轻拭，协助清除伤口内的血块、异物等。如污染较重，可用3%双氧水浸泡创腔。无菌纱布拭干皮肤。活动性出血一般用纱布填压止血，必要时用止血钳暂时钳夹止血（注意防止重要组织损伤）。

（二）清创操作内容

伤口周围皮肤常规消毒铺巾。手术医师洗手，穿灭菌手术衣，戴手套（如为表浅小伤口，可不穿手术衣，只戴灭菌手套即可）。切除伤口周围1～2mm挫伤的皮缘，头、面、手部的皮肤要尽量保存，作适当修整即可。彻底清除创口内的血凝块、异物及一切失活的组织。与异物黏附紧密的组织，可将其连同异物作薄层切除。在清理过程中如有小的活动性出血，随时结扎止血。仔细、彻底地探查伤道，深的、斜行的伤道，应适当扩大伤口，直至能看清整个伤道。如伤道通入体腔并有内脏伤的可能，可经扩大的伤口或另作切口探查其中的内脏，做相应的处理。重要血管的断裂应力争修补、吻合或移植重建。重要神经的断裂或肌腱的断裂也应争取一期缝合；如条件不允许，可用黑丝线将其断端缝合固定于附近的肌肉上，以便在作二期修复时寻找。开放性骨折如污染较轻、清创及时、彻底，感染的可能性较少，可立即予以整复作内固定，否则不宜内固定。大块游离骨碎片应尽量保留，清洗后放回原位。以上各种组织修复后，均应有良好的软组织覆盖，使之有良好的血供及保护。清创、止血、探查、修复完毕，再次用灭菌生理盐水或3%双氧水冲洗创腔。

（三）伤口的缝合

和平时期，如清创在8～12小时内进行，而且清创满意，均可一期缝合伤口。缝合时应按解剖层次逐层对合，不留死腔。皮肤缺损也应争取一期植皮覆盖。如污染较重，清创不够满意或创口渗血较多者，可安置乳胶片或软胶管引流再作一期缝合。超过此时间的伤口或为战伤，一般均不作一期缝合，于伤口内疏松填以凡士林纱布，外覆敷料，定期换药，待其二期愈合。也可经3～5天的观察，如伤口情况良好，无明显感染迹象者，再给予二期缝合。

（四）清创后的处理

清创后以无菌敷料覆盖并包扎，肢体应适当固定、抬高，如为开放性骨折则更应加强外固定，根据创口污染的程度和清创的情况，适当使用抗生素，一般均应注射破伤风抗毒血清1500IU以预防感染。敷料如为渗血所浸透，应及时更换。

清创缝合后的伤口仍有感染的可能，应继续严密观察。如有持续高热、伤口疼痛加剧即应打开敷料，检查伤口，见局部红、肿、压痛明显或有分泌物溢出，应及时拆去缝线，撑开伤口排出脓液，安置引流物，定期换药直至愈合。

（五）感染创口的处理

伤口早期未能及时作清创处理，或污染严重、清创不彻底，现已感染化脓，处理的原则是加强换药，通畅引流，必要时扩大伤口或另作辅助切口以利于引流，清除异物，剪除腐肉，促进新鲜肉芽生长，使伤口早日愈合(图 16-1)。

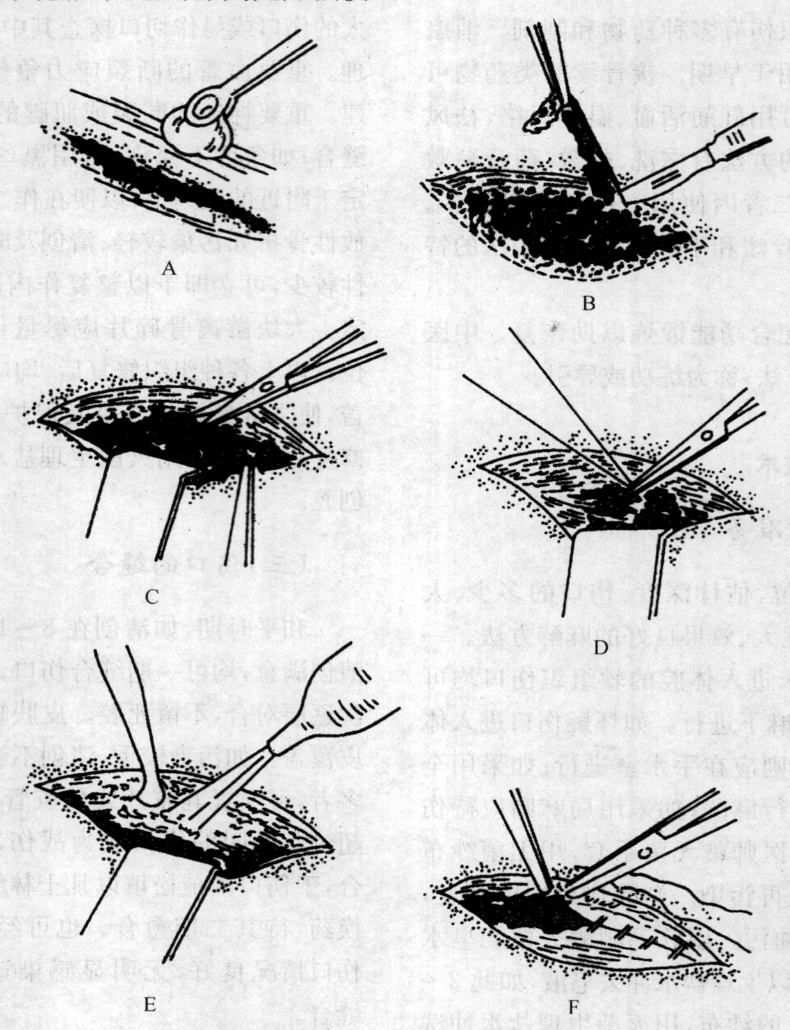

图 16-1　清创术步骤

A. 清洁和消毒　B. 切除创缘皮肤　C. 清除异物和失活组织　D. 彻底止血　E. 冲洗伤口　F. 缝合

（尹遐龄）

第三节　颅脑损伤

颅脑损伤多见于交通、工矿等事故，自然灾害，爆炸、火器伤、坠落、跌倒及各种锐器、钝器作用于头部而引起的伤害。据文献报告，我国颅脑损伤的年发生率为 100～200/10 万人，其中重型颅脑损伤患者为 18%～20%，经救治后总的病死率为 7%～12%，重型颅脑损伤的死亡率为 30%～50%。

颅脑损伤在战争时期居战伤的第二位，但居死亡原因的第一位，其发生原因首先是火器伤引起，其次为被倒塌的建筑物、掩体等砸伤引起。在和平时期，颅脑损伤主要由交通意外引起，其中道路交通事故引起者约占颅脑损伤的 60%，其余可见于摔伤、坠落伤、打击伤、砸伤、砍伤、刺伤等。

颅脑损伤根据创伤的形态及性质可分为闭合性颅脑损伤和开放性颅脑损伤，开放性颅脑损伤可根据致伤物的性质不同分为火器性颅脑损伤和非火器性颅脑损伤。根据损伤的不同解剖层次可分为头皮损伤、颅骨骨折和脑损伤。脑损伤可分为原发性脑损伤和继发性脑损伤，原发性脑损伤是指暴力作用于头部时立即发生的脑损伤，主要包括脑震荡、脑挫裂伤、弥漫性轴索损伤及原发性脑干损伤等；继发性脑损伤指受伤一定时间后出现的脑受损病变，主要有脑水肿和颅内血肿。

闭合性颅脑损伤与开放性颅脑损伤的致伤机制不同。直接暴力造成的闭合性颅脑损伤其致伤机制可分为加速伤、减速伤、挤压伤和旋转性损伤等几种。头部静止时，被突然而来的物体击中，头部由静止状态转变为快速向前运动造成的脑损伤，称为加速性脑损伤。在此种受力方式下，脑损伤主要发生在暴力打击点下面，这种脑损伤称为冲击点伤；而暴力作用的对侧所产生的脑损伤称为对冲伤。头部在运动中突然撞击物体而停止，这种方式所造成的脑损伤称为减速性损伤，此种方式造成的脑损伤常见冲击点伤和对冲伤同时发生。两个相对方向的暴力同时作用于头部可致挤压性损伤，暴力作用的方向不通过头部的中心时可使头部产生旋转运动，此时脑组织深层与浅层之间因质量、惯性、速度不同而产生剪力性损伤，容易产生弥漫性轴索损伤。间接暴力致伤常见于暴力通过脊柱传递到颅底和其邻近结构而造成损伤，以及暴力作用使头颈部产生挥鞭样运动造成脑干和颈髓交界处的挥鞭样损伤。

中医将颅脑损伤统称为“头外伤”或“脑外伤”。头皮损伤包括头皮血肿、头皮裂伤和头皮撕脱伤，颅骨骨折主要分颅盖骨骨折和颅底骨折，脑损伤则指脑震荡、脑挫裂伤、弥漫性轴索损伤和颅内血肿。

头皮血肿

头皮血肿多为钝器伤所致，按血肿出现于头皮内的具体层次可分为皮下血肿、帽状键膜下血肿和骨膜下血肿(图 16-2)。

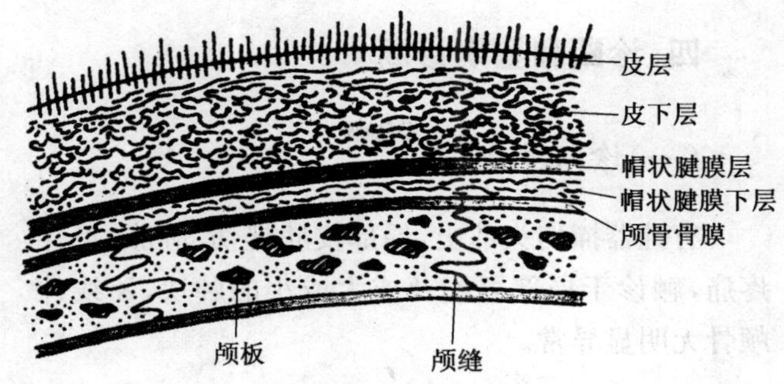

图 16-2　头皮各层示意图

一、病因病理

（一）西医病因病理

头部受钝性物体撞击造成小血管破裂而形成血肿。皮下血肿位于头皮表面层和帽状腱膜之间，因皮下组织结构紧密，血管神经丰富，故伤后出血较局限，血肿较小但疼痛重；帽状腱膜下血肿因该层组织疏松，血肿易扩展蔓延，故血肿较大，波动感明显，疼痛较轻；骨膜下血肿的出血聚积在骨膜与颅骨表面之间，一般血肿不会超过颅骨骨缝。

（二）中医病因病机

硬性物体打击头部或头皮撞击于钝性物体上而致局部皮挫络损，气滞血瘀，离经之血积于头部肌肤筋膜而发本病。

二、临床表现

有明显的外伤史，伤后头部肿痛，根据部位的不同，体征有区别。皮下血肿局限且易于发现，疼痛较重，扪诊时有凹陷感，易误认为凹陷性颅骨骨折。帽状腱膜下血肿其范围较大，严重时充满整个帽状腱膜下层，造成头部显著畸形，波动感明显，小儿及体弱者可致休克或贫血。骨膜下血肿局限于某一颅骨范围之内，以骨缝为界，质地较硬，偶有波动感，常见于新生儿产伤。

三、实验室及其他检查

头颅 X 线、CT 检查主要是排除有无骨折。

四、诊断和鉴别诊断

(一)诊断要点

有钝器撞伤头部史,局部皮肤挫伤、肿胀,可伴疼痛,触诊于局部可扪及或大或小的肿块,X 线片颅骨无明显异常。

(二)鉴别诊断

颅骨凹陷性骨折:好发于额骨及顶骨,成人凹陷性骨折多为粉碎性骨折,婴幼儿可呈“乒乓球凹陷样骨折”;骨折部位的切线位 X 线片可显示骨折陷入颅内的深度;CT 扫描不仅可了解骨折情况,还可了解有无合并脑损伤。

五、治疗

(一)治疗原则

较小的头皮血肿一般多能自行吸收,不需作特殊处理。较大的血肿可行穿刺抽吸,加压包扎或外敷药物等治疗,并配合内服止血、止痛、活血祛瘀的中药。处理头皮血肿时,要考虑到有无颅骨损伤及脑损伤可能。

(二)西医治疗

(1)较大血肿应在无菌条件下抽出积血,然后加压包扎,2~3 天检查一次,若血肿未消散可再次抽吸。

(2)如果抽吸后血肿在短时间内又很快出现,则需考虑是否为较大的血管破裂,必要时应切开彻底止血。忌用强力加压包扎,以防止血液经骨折缝流向颅内,引起硬膜外血肿。

(三)中医治疗

1. 辨证论治　该病主要是瘀血内聚型。

【证候】伤后头痛,痛处固定,痛如锥刺;舌质紫黯,脉细涩。

【治则】活血化瘀,行气消肿。

【方药】通窍活血汤加减。若肿胀甚者,加苏木、陈皮行气消肿;若疼痛甚者,加全蝎、乳香、没药祛瘀止痛。

2. 外治法　局部剪去头发,外敷双柏散或元冰散即可。

六、预防与调护

1. 未排除颅骨骨折的头皮血肿,最好不要急于行头部加压包扎。

2. 为避免感染,采用穿刺抽吸时必须严格无菌操作。

头皮裂伤

头皮裂伤系外力引起头皮破裂者。其中因锐器引起者,称为割裂伤;由钝物挫伤引起者,称为挫裂伤。

一、病因病理

(一)西医病因病理

头皮因锐器(刀、玻璃等)或钝器(铁锤、石块等)伤而致全层裂开,损伤头皮血管而导致出血,如伤及主要血管,出血量多势猛,可引起失血性休克,危及生命。

(二)中医病因病机

该病因利器砍伤头部或钝器打击、高处堕坠致头部肌肤震裂,导致局部经脉破损,血溢脉外;血溢过多,可致津血耗损,气随血脱,终致昏厥。

二、临床表现

头皮裂伤多累及全层,裂口形状、大小不一,出血量较多,有的创缘呈不规则碎裂。有时伤口内可夹杂头发、异物等。

三、诊断和鉴别诊断

(一)诊断要点

头部有锐器割伤或钝器打砸病史,伤后局部皮肤裂开伴明显出血症状,严重者可出现休克。

(二)鉴别诊断

颅骨开放性骨折:属于颅脑损伤的重症,除头皮有裂伤口外,颅骨亦存在骨折,导致外界与大脑相通,头颅X线片可显示骨折的类型;CT扫描不仅可了解骨折情况,还可了解有无合并脑损伤。

四、治疗

(一)治疗原则

压迫止血,清创缝合,预防感染,促进创口愈合。

(二)西医治疗

1. 对新鲜创口应及早作清创缝合术。
2. 注射破伤风抗毒素以预防破伤风的发生。
3. 选用抗生素防治伤口感染。
4. 严重者抗失血性休克治疗。

(三)中医辨证论治

1. 外伤出血

【证候】头部皮肤局限性裂开,出血,来势或急或慢,出血量或多或少,伴疼痛、心悸气短、脉微细数。

【治则】益气止血,祛瘀宁心。

【方药】当归补血汤加减。给予十灰散、云南白药等外撒于创面,达到止血的目的;或直接行创面压迫包扎止血。

2. 气血双脱

【证候】面色苍白,四肢厥冷,头晕目眩,心悸,唇干淡白,呼吸微弱,脉细数无力。

【治则】益气固脱,回阳救逆。

【方药】独参汤合参附龙牡汤加减。

五、预防与调护

1. 对创口包扎止血时,应尽量用清洁敷料或无菌敷料,以免加重伤口污染。

2. 头皮血运丰富,其清创缝合的时限允许放宽至24小时,清创时须检查伤口深处有无骨折或碎骨片,一旦发现有脑组织或脑脊液外溢,须按开放性脑损伤处理。

头皮撕脱伤

头皮撕脱伤系指大块头皮自帽状腱膜下层或连同颅骨骨膜撕脱的一类头皮损伤性疾病。伤员常因伤口大量出血和剧痛而发生休克。

一、病因病理

(一)西医病因病理

大多为斜向或直向的暴力作用在头皮上所致,由于头部皮肤、皮下组织、帽状腱膜3层之间连接十分紧密,故被撕脱的组织多自帽状腱膜下层一并撕脱,严重时可连同颅骨骨膜撕脱,常因大量出血和疼痛而休克。

(二)中医病因病机

中医认为,强力拉扯头部皮肤或发辫,致肌肤与头骨分离,局部经脉受损,脉络破裂,血溢脉外;血凝则瘀,阻碍气机运行,故致气滞络阻不通而出现疼痛。失血过多,血虚不能养心,心神失养或气无所附,随气而脱均可致昏厥重症。

二、临床表现

常发生于妇女,往往是发辫被卷入转动的机器内所致,其创口出血较多,疼痛较甚,大片的头皮组织被撕脱,容易发生失血性或疼痛性休克。

三、诊断和鉴别诊断

(一)诊断要点

头部有被强力牵拉损伤病史,局部大片头皮被撕脱,鲜血淋漓,疼痛不止。

(二)鉴别诊断

颅骨开放性骨折,不但头皮有伤口,颅骨亦发生骨折,头颅X线片可显示骨折的类型;CT扫描可了解骨折情况及有无合并脑损伤。

四、治疗

(一)治疗原则

该病治疗重在及时止血、镇痛、防治休克,在此基础上积极修复创面。

(二)西医治疗

1. 防治失血性或疼痛性休克。

2. 清创缝合术，若撕脱的头皮有蒂连接时，可直接清创缝合；若头皮有缺损，可做皮下松解术或转移皮瓣术。完全撕脱的头皮，可将撕脱的头皮剪去头发，消毒后缝回原处，条件许可者最好将断端较粗的动静脉进行吻合；或将撕脱头皮的皮下切除，做成全厚或中厚皮片植回。头皮挫伤严重或骨膜缺损较大者，可在颅骨上间隙密集钻孔，直达板障，从板障骨松质长出的肉芽覆盖全部裸露颅骨后，再在肉芽表面全层植皮。对于颅骨板裸露较大者，也可用大网膜移植暂时覆盖创面，待肉芽组织长出后再行植皮术。

3. 早期应用抗生素防治感染。

4. 注射破伤风抗毒素预防伤后破伤风。

(三)中医辨证论治

1. 气虚血脱

【证候】头皮撕脱，出血量较多，伴心悸气短，肢冷汗出，神昏，脉微欲绝。

【治则】益气摄血，回阳固脱。

【方药】益气摄血汤加减。

2. 气滞血瘀

【证候】头皮撕脱，头部胀痛或刺痛不移，甚者不能俯仰转侧，咳嗽、呼吸、排便等屏气时疼痛加剧，脉弦涩。

【治则】养血活血，理气止痛。

【方药】和营止痛汤加减。

3. 气血虚亏

【证候】头皮撕脱，头晕头痛，动则加剧；面色无华，心悸失眠，神疲倦怠，纳差，脉细弱。

【治则】补气养血。

【方药】归脾汤加减。

五、预防与调护

1. 加强劳动保护，防止意外受伤。

2. 完全撕脱的头皮应用无菌敷料或清洁布巾包好，随同伤员一并送交医院处理。

3. 创面争取在12小时内清创。如损伤时间较久，创面污染严重或已感染，则按感染创面处理。

颅骨骨折

颅骨骨折指颅骨受暴力作用导致的颅骨结构改变。颅骨骨折的伤者，不一定都合并严重的脑损伤；没有颅骨骨折的伤者，可能存在严重的脑损伤。颅骨骨折的存在提示伤者受暴力较重，合并脑损伤的几率较高。

一、病因病理

直接暴力是颅骨骨折最常见的致伤因素。头部处于相对静止的状态突然被运动的物体打击、头部运动突然撞击在坚硬的物体、头部受到挤压或活动的头部被物体反复撞击致伤等均会导致颅骨骨折。少数可由间接暴力引起，如高处坠落等。颅骨骨折按骨折部位分为颅盖骨折、颅底骨折；按骨折的形态分为线形骨折、凹陷性骨折、粉碎性骨折、洞形穿入骨折、颅缝分离、小儿生长性骨折；按骨折与外界是否相通，分为开放性骨折、闭合性骨折。开放性骨折和累及气窦的颅底骨折有可能造成颅内感染。

二、临床表现

常有头部外伤史，局部肿胀压痛，如骨折线跨越脑膜血管沟或静脉窦时则有血管破裂出血导致硬膜外血肿的可能，凹陷骨折可直接损伤脑组织而出现相应的症状，颅底骨折者还可出现眼、耳、鼻、咽等处瘀血或流血。

三、实验室及其他检查

头颅X线摄片一般可明确骨折的部位及类型，对凹陷性骨折应加拍切线位X线片，以测量凹陷的深度。CT检查，可在明确骨折的部位及类型的同时，排除是否有脑损伤或颅内血肿。

四、诊断和鉴别诊断

(一)诊断要点

1. 颅盖骨骨折　有头部外伤史，伤后局部肿痛，压痛，头颅X线片明确骨折的部位及类型。

2. 颅底骨折

(1)颅前窝骨折：累及眶顶和筛骨，可有鼻出血、眶周广泛瘀血斑，以及广泛球结膜下瘀血斑等表现，若脑膜、骨膜均破裂，则合并脑脊液鼻漏，脑脊液经额窦或筛窦由鼻孔流出。若筛板或视神经管骨折，可合并嗅神经或视神经损伤。

(2)颅中窝骨折：累及蝶骨，可有鼻出血或合并脑脊液鼻漏，脑脊液经蝶窦由鼻孔流出。若累及颖骨岩部，脑膜、骨膜及鼓膜均破裂时，则合并脑脊液耳漏，可能损伤第Ⅱ～Ⅷ脑神经。若骨折伤及颈动脉海绵窦段，可因动静脉瘘的形成而出现搏动性突眼及颅内杂音，破裂孔或颈内动脉管处的破裂，可发生致命性的鼻出血或耳出血。

(3)颅后窝骨折：累及颞骨岩部后外侧时，多在伤后1～2天出现乳突部皮下瘀血斑(Battle征)；若累及枕骨基底部，可在伤后数小时出现枕下部肿胀及皮下瘀血斑。颅后窝骨折可合并第Ⅸ～Ⅻ脑神经损伤。

(二)鉴别诊断

头皮血肿：有头部外伤史，伤后亦出现局部肿痛，压痛，甚至可扪及凹陷，但头颅X线片或CT检查无骨折。

五、治疗

(一)治疗原则

单纯线形骨折及颅底骨折本身无需特别治疗，重点在于观察有无脑损伤及颅内血肿、颅底骨折及线形骨折线通过气窦者属于开放性骨折。要注意预防颅内感染。

(二)西医治疗

颅底骨折及线形骨折线通过气窦者，应用广谱抗生素预防感染并注射破伤风抗毒素预防破伤风。

(三)手术治疗

对开放性颅骨骨折患者应及时手术清创，凹陷性骨折超过1cm者应进行手术复位。

(四)中医治疗

1. 辨证论治　按骨折三期辨证用药。

2. 针灸治疗　有脑神经损伤者，病情稳定后可进行针灸治疗，帮助神经功能的恢复。

六、预防与调护

注意休息，严密观察有无颅内继发性损伤，颅底骨折应尽量采取半坐位，制止咳嗽或打喷嚏，对其鼻腔及外耳道出血，严禁堵塞和冲洗，防止漏出的脑脊液逆流入颅内。

脑震荡

脑损伤后立即出现短暂的意识障碍或昏迷，但短时间即清醒，称为脑震荡，俗称“脑气伤”或“脑气震动”。中医学对脑震荡的发生、病情及预后早已有明确的认识。《医宗金鉴·正骨心法要旨》中说，“如被坠堕打伤，震动盖顶骨缝，以致脑筋转拧疼痛，昏迷不省人事，少时或明者，其人可治”。

一、病因病理

(一)西医病因病理

机械性暴力作用于头部，使脑在颅腔内运动，对脑组织产生剪切、牵张和压迫等作用力，暴力虽不足以造成神经轴索的断裂，却足以造成皮质活动和脑干暂时且广泛的功能紊乱，导致大脑皮质与脑干网状激活系统之间联系暂时中断。脑震荡时在大体解剖上看不到脑组织的明显变化，但镜下可见脑组织充血、水肿，灰质和白质弥散性点状出血或小灶坏死，神经元胞体肿大，线粒体肿胀、推移，呈局灶缺血性改变。多数情况下，这些病理改变是可恢复的。

(二)中医病因病机

中医学认为头部直接受到打击，脑气受损，扰乱静宁之府，出现神不守舍，心乱气越，清阳不升，浊阴不降，气机逆乱，神明昏蒙。脑震荡后期主要病机为气血虚弱(脑气虚)或肝肾亏虚不能生髓，清窍失养。

二、临床表现

临床表现如下：

1. 短暂昏迷　受伤后立即出现短暂的昏迷，常为数分钟，一般不超过半小时。

2. 逆行性遗忘　清醒后不能回忆受伤之时或受伤前后的情况，但对往事却能清楚回忆，故又称“逆行性遗忘症”。

3. 较重者在昏迷期间可有皮肤苍白、出汗、血压下降、心动徐缓、呼吸浅慢等表现，但随着意识的恢复很快趋于正常。清醒后可有头痛、头晕、恶心、呕吐等症状。

4. 神经系统检查无阳性体征。

三、实验室及其他检查

1. 脑脊液检查无红细胞。

2. CT 检查颅内无异常发现。

四、诊断和鉴别诊断

(一)诊断要点

有头部外伤史，伤后有短暂昏迷，逆行性遗忘，神经系统检查及有关辅助检查均无阳性体征。

(二)鉴别诊断

脑挫裂伤：伤后昏迷半小时以上，并即刻出现局灶症状与体征，脑脊液呈血性改变，CT 检查可见脑挫伤区有点片状高密度或高低混杂密度影像。

五、治疗

(一)治疗原则

脑震荡大多可自愈，无需特殊处理。对症状较重者，药物治疗以对症治疗为主。

(二)一般治疗

注意卧床休息 1～2 周，伤后 24～48 小时内密切观察，注意神志、瞳孔、肢体运动和神经系统体征的变化，定时测量脉搏、呼吸和血压。

(三)西医治疗

注意对症治疗，输液、吸氧，适量给予镇静止痛剂和调节血管药物。如恶心、呕吐较重者，给予适量脱水药。

(四)中医治疗

1. 辨证论治

(1)昏迷期

【证候】脑部受外力震击后昏迷不醒，持续时间一般不超过 30 分钟。

【治则】开窍通闭。

【方药】苏合香丸或至宝丹急灌服。

(2)苏醒期

【证候】清醒后见头痛、头晕、恶心，时有呕吐、夜寐不宁等症状。

【治则】舒肝活血安神。

【方药】柴胡细辛汤加减。若头痛较剧者，加藁本、蔓荆子祛风止痛；头晕较甚者，加白蒺藜、钩藤、天麻柔肝潜阳；恶心、呕吐者，加姜竹茹、姜半夏和胃止呕；夜寐不宁者，加夜交藤、炒枣仁、炙远志养心安神。

(3)恢复期

【证候】7～10 天以后，仍感头微晕，肢倦乏力，精神不振；舌质淡，苔薄白，脉细弱。

【治则】益气补肾，养血健脑。

【方药】可保立苏汤、归脾丸等。

2. 针刺疗法　昏迷期，针刺人中、十宣、涌泉，必要时加百会，强刺激，用泻法。苏醒后，头晕时，可针内关透外关；呕吐者，针刺内关，配天突、足三里、中脘。

六、预防与调护

1. 对于脑震荡的患者，需警惕颅内血肿的存在，最好能留院短期观察。

2. 心理治疗，增强康复信心。

脑挫裂伤

脑挫裂伤是一种严重的脑组织、神经和血管的器质性损伤。其中脑组织遭受破坏较轻，软脑膜尚完整者为脑挫伤；而软脑膜、血管和脑组织同时有破裂，并伴有外伤性蛛网膜下腔出血者为脑裂伤。因二者常同时存在，临床上又不易区别，故常合称为脑挫裂伤。

一、病因病理

(一)西医病因病理

头部外伤后造成脑组织器质性损伤，在脑表面或深层有散在或聚集的出血点、瘀斑或大片出血，甚至脑组织碎裂。还可出现脑水肿，一般 3～7 天内水肿发展到高峰，在此期间易发生颅内压增高甚至脑疝。伤情较轻者，脑水肿可逐渐消退，病灶处日后可形成瘢痕、囊肿或与硬脑膜粘连，成为癫痫的原因之一。广泛的脑挫裂伤可造成脑组织坏死，数周以后形成外伤性脑萎缩。

（二）中医病因病机

中医认为外力损伤头部，使脑髓损伤，脑气受扰，心乱气越，脉络受损，血溢脉外，脑海气滞血瘀，经络闭塞，清窍受阻，神明皆蒙，或出血过多，伤及神明，则可出现危证或导致死亡。故《医宗金鉴·正骨心法要旨》云，“若伤重，内连脑髓及伤灵明，必昏沉不省人事”。

二、临床表现

（一）昏迷

受伤当时立即出现，昏迷的程度和持续时间与脑挫裂伤的程度、范围直接相关，绝大多数在半小时以上，重症者可长期昏迷。

（二）局灶症状和体征

随脑受损的部位、范围和程度不同而异，对诊断和判定脑伤的部位很有意义。若大脑功能区受损可立即呈现相应的神经功能障碍或体征，如运动区损伤出现锥体束征、肢体抽搐或偏瘫；语言中枢损伤出现失语等。发生于“哑区”的损伤，则无局灶症状或体征出现。

（三）颅内压增高与脑疝

为继发脑水肿或颅内血肿所致，使昏迷或瘫痪程度加重，或意识好转，清醒后又变为模糊，同时有血压升高、心率减慢、呼吸加深、瞳孔不等大及锥体束征等表现。

（四）其他表现

常合并蛛网膜下腔出血，因而出现脑膜刺激征如颈项强直、克氏征阳性，并有血性脑脊液。若合并颅底骨折则引起附近软组织出血征象和脑脊液漏。

三、实验室及其他检查

（一）脑脊液常规检查

脑挫裂伤伤员的脑脊液常带血性，故脑脊液常规可发现红细胞。

（二）CT 检查

可了解脑挫裂伤的具体部位、范围（伤灶表现为低密度区有散在的点状或片状高密度出血灶影），以及周围脑水肿的程度（低密度影范围），还可了解脑室受压及中线结构移位等情况。

四、诊断和鉴别诊断

（一）诊断要点

头部有外伤史，伤后昏迷在半小时以上，出现局灶症状与体征，脑脊液呈血性改变，CT 检查可见脑挫伤区有点片状高密度或高低混杂密度影像。

（二）鉴别诊断

1. 脑震荡 脑震荡伤后昏迷时间多在 30 分钟以内，有明显的近事遗忘症，且无定位症状及脑内器质性损害；脑脊液检查多无异常。

2. 颅内血肿 开始时意识障碍可能较轻，但常呈进行性加重或有中间清醒期的昏迷；定位症状为迟发性，后期常并发脑疝。

3. 原发性脑干损伤 是特殊类型的脑损伤，伤后即刻出现显著的生命功能紊乱，眼球固定，瞳孔多变，高热不退，昏迷深且持久；若为中脑损伤则出现去大脑强直，表现为两上肢伸直、内收并内旋，两下肢挺直，头后仰，呈角弓反张状。

五、治疗

（一）治疗原则

轻者治疗基本与脑震荡相同，严重者昏迷期以抢救生命为先，以西医对症治疗为主，配合中药开窍醒神；苏醒期和恢复期以中药调理和针刺治疗为主。除非颅内继发性血肿或有难以遏制的颅内高压手术外，一般不需外科处理。

(二)一般治疗

1. 密切观察病情变化,每1～2小时观察一次并做好记录,以便早期发现颅内血肿,并做好术前准备。

2. 卧床休息　一般保持床头抬高15°～30°,保持呼吸道通畅,必要时行气管切开术,充分给氧。

3. 饮食　伤后暂禁食,3～4天后进流食或鼻饲以维持营养。

4. 对症治疗　维持水电解质平衡,对躁动者,查明原因(如疼痛、尿潴留、体位不适、颅内压增高等)并作相应处理,可用一般镇静剂(苯甲二氮䓬、苯巴比妥等),禁用吗啡类药物,以免掩盖病情和抑制呼吸;伴高热者给予物理降温或冬眠低温疗法;并脑脊液漏者用抗生素预防颅内感染。

(三)西医治疗

1. 脱水疗法　是防治脑水肿,降低颅内压的有效措施。一般用渗透性脱水剂(如甘露醇)或利尿脱水剂(如速尿、利尿酸钠等)。脱水治疗期间,应注意预防血容量不足、低血压及电解质紊乱和低钾血症。

2. 肾上腺皮质激素的运用　肾上腺皮质激素能改善血脑屏障,降低脑血管的通透性,并可维持脑细胞内溶酶体稳定,对防治脑水肿有效。常用药物如地塞米松、氢化可的松。治疗期间注意预防消化道出血。

3. 神经营养剂和促醒药物　神经营养剂可供给能量,改善脑组织代谢和恢复脑组织功能。常用药物有三磷酸腺苷(ATP)、辅酶A、细胞色素C(用前应行过敏试验)。促醒药适用于昏迷时间久者,如克脑迷、胞二磷胆碱及安宫牛黄丸、苏合香丸等。

4. 高压氧疗法　高血氧可提高血氧张力,直接纠正脑缺氧,阻断脑缺氧-脑水肿的恶性循环,在与低温、脱水等综合治疗下,可促使脑细胞功能恢复。

5. 低温疗法　降低组织温度可使组织细胞氧需求量降低,减少脑耗氧量,从而保护脑组织。实践证明,降温与脱水疗法联合应用,可有效地控制缺氧性脑损害的恶性循环。降温疗法要求:

(1)头部重点降温,采用冰帽等。

(2)尽早使用,持续时间要足够,通常保持直肠温度在32～34℃,一般疗程为3～5天。

(3)低温期间要制止寒战及抽搐,以免增加全身耗氧量。

(4)根据患者循环功能选用冬眠合剂Ⅰ、Ⅱ、Ⅳ号。

6. 防治并发症　积极防治消化道出血、肺炎、癫痫等并发症。对严重消化道出血,可在胃镜监测引导下用激光或微波行出血点止血,不能控制者应行胃大部分切除术或迷走神经切断加胃窦部切除术。

(四)中医治疗

1. 辨证论治

(1)昏愦期

【证候】昏愦深着,两手握固,牙关紧闭,脉沉迟。

【治则】辛香开窍,通闭醒神。

【方药】苏合香丸或黎洞丸1粒(研末),胃管灌服。若高热、神昏窍闭、抽搐等症者,改用安宫牛黄丸研末灌服,以清心开窍;若痰热阻窍所致昏迷,用至宝丹清热豁痰开窍。

(2)苏醒期

【证候】神志恍惚不清,头痛头晕,呕吐恶心,夜寐不宁,或醒后不省人事,昏沉嗜卧;脉细无力。

【治则】镇心安神,升清降浊。

【方药】琥珀安神汤加减。若眩晕不止,或夜寐烦躁不宁甚者,用天麻钩藤饮加减以平肝熄风、升清降浊;若痰气上逆,神志迷蒙,不能自主者,改用癫狂梦醒汤加减以祛瘀开窍、化痰醒神。

(3)恢复期

【证候】神情痴呆,或失语,或语言謇涩,或错语健忘,或半身不遂,四肢麻木;舌干红,无苔,脉弦细数。

【治则】益气养阴,祛瘀开窍。

【方药】补阳还五汤合收呆至神汤加减。若视物模糊,或复视,加决明子、枸杞子、玉竹、紫丹参补益肝肾;若失聪,或耳鸣,有阻塞感,加灵磁石、蔓荆子、灯心草补肾聪耳;若头痛失眠,烦躁不宁,胸闷心悸,甚者癫狂,则加琥珀、龙齿、远志镇静安神;若筋脉不利,爪甲不荣,则加熟地、木瓜养肝舒筋。

2. 针灸治疗

(1)昏迷不省人事者,针人中、十宣、涌泉、合谷等穴;呃逆者,针天突,配内关、中脘;呕吐者,针内关，配足三里、天突。

(2)恢复期症见眩晕，针内关、百会、足三里，配风池、三阴交等穴；失眠者，针足三里、哑门或神门，配内关、三阴交；癫痫者，针哑门、后溪，配人中、内关；半身不遂者，针曲池透少海，阳陵泉透阴陵泉，配外关透内关，合谷透后溪，悬钟透三阴交，地仓透颊车，环跳和养老；头痛者，针印堂、哑门，配足三里、合谷。

六、预防与调护

1. 保持呼吸道通畅，及时清除呼吸道内分泌物。

2. 排尿困难者，在无菌操作下放置并保留导尿管，并每日冲洗膀胱。

3. 定时翻身，防止压疮的发生。

4. 对于恢复期出现瘫痪、失语及智力障碍的患者，应充分调动其积极性，加强锻炼，积极采取综合治疗措施，以促进功能的恢复。

弥漫性轴索损伤

弥漫性轴索损伤(diffuse axonal injury，DAI)，是闭合性脑损伤中一种常见的原发性脑损伤。DAI的发病率占致死性脑外伤的29%～42.5%，严重的DAI病死率高达40%～53%。该病中医学病因病机、辨证治疗参考“脑挫裂伤”。

一、病因病理

在容易引起DAI的众多病因中，以交通事故为多，其次为殴打伤、坠落伤。其损伤机制现已证实为旋转暴力产生的剪切力所引起。DAI的典型表现包括：胼胝体的局灶性损伤、脑干上部背外侧的局灶性损伤及弥漫性大脑半球白质轴索的损伤。其主要病理变化表现在神经细胞的轴索或神经纤维的变化，轴索损伤可以是孤立的或连同邻近组织撕伤，伴有小血管撕裂出血，多数在脑的中央区或灰白质交界。

二、临床表现

DAI的最主要临床表现为伤后即刻昏迷，并呈现持续状态，昏迷时间较长，恢复较慢或不完全。昏迷的原因主要是广泛的轴索损害使皮层与皮层下的中枢联系中断，一般无中间清醒期。昏迷的患者往往长期处于去脑强直状态、植物状态或痴呆。瞳孔可无改变，也可表现为一侧或双侧瞳孔散大，光反应减弱或消失，或眼球向四周凝视。DAI的患者虽然临床症状很重，但有相当一部分病例无颅内压增高症。DAI还常并发急性硬膜下血肿、蛛网膜下腔出血、脑室内出血及基底节区血肿等。

三、实验室及其他检查

DAI急性期的主要CT表现包括：

(1)大脑半球白质，尤其在灰质-白质和神经核-白质交界，以及胼胝体、脑干或小脑有小的非占位性出血灶(直径一般<2cm)。

(2)脑室内或脑室旁出血。

(3)弥漫脑肿胀。

(4)脑池及蛛网膜下腔出血。

DAI晚期患者显示脑室扩大、多发低密度软化灶、脑萎缩及脱髓鞘性改变。

急性非出血性DAI在MRI上呈现T_1加权低信号，T_2加权高信号，检出率明显高于CT。

四、诊断和鉴别诊断

头部遭受旋转暴力，伤后症状符合以上DAI的临床表现，结合CT及MRI检查可明确诊断。应注意单纯DAI与急性硬膜外血肿、急性硬膜下血肿或脑内血肿伴发DAI时相鉴别。

五、治疗

1. 密切观察病情，对患者生命体征、颅内压、血气、电解质进行监护和动态观察。保持呼吸道通畅，一旦出现呼吸困难及低氧血症，应立即行气管切开，早期应用呼吸机，维持脑组织氧浓度，避免继发性脑损害。

2. 常规使用止血药、抗生素和促神经细胞代谢药物，根据颅内压增高的程度给予脱水药，伤后早期可应用大剂量激素冲击治疗。

3. 对伤后昏迷程度加深，一侧瞳孔散大，CT提示一侧或双侧大脑半球肿胀或水肿，中线结构移位的患者应积极行去骨瓣减压术，缓解颅内高压引起的继发性脑损害。

4. 脑保护剂包括使用钙离子拮抗剂、神经营养药物、镇静、亚低温治疗、抗癫痫药物等。

5. 积极防治并发症如肺部感染、尿路感染、应激性溃疡、电解质紊乱、肾衰竭等。

六、预防与调护

1. 平卧位头部抬高 30°,以利于颅内静脉回流,有助于降低颅内压。

2. 昏迷患者重点观察患者的昏迷程度、呼吸、瞳孔变化、神经系统损害体征。

3. 昏迷患者酌情置胃管,给予足量的热量供应。

颅内血肿

颅脑损伤时常引起颅内出血,当血液积聚形成血肿,造成脑压迫时,称为颅内血肿。颅内血肿是颅脑损伤的严重继发性病变,按血肿的来源和部位可分为硬脑膜外血肿、硬脑膜下血肿及脑内血肿。按血肿引起颅内压增高或早期脑疝症状所需时间,将其分为 3 型:72 小时以内者为急性型;3 天以后至 3 周以内为亚急性型;超过 3 周为慢性型。血肿常与原发性脑损伤相伴发生,也可在没有明显原发性脑损伤情况下单独发生。

一、病因病理

(一)西医病因病理

颅内血肿形成的初期,人体有一定的代偿能力,早期表现为颅内血管的收缩,脑血流量减少,脑脊液产生的速度减慢,脑室排空,脑脊液经脑池、蛛网膜下腔的吸收速度加快,使脑的体积相应缩小,此时颅内压可无显著升高。若血肿进一步发展,代偿性功能失调,颅内压增高,脑静脉回流阻滞,严重时脑脊液循环通路梗阻,脑组织受压移位进入颅脑的裂隙,形成脑疝,压迫脑干,形成颅内压进一步增高的恶性循环,脑疝压迫脑干较久后,终致生命中枢衰竭而死亡。

(二)中医病因病机

中医学认为外力损伤头部,致头部颅骨塌陷、震裂,脉络受损,血离经隧则渗溢留瘀,阻于清窍,压迫脑髓,使清气逆乱,神志昏蒙,神无所守。相对来说,轻者或可来复,重者则神已散失,难以为就。如《伤科补要》记载,“如外皮未破而骨已碎,内膜已穿,血向内流,声哑不语,面青唇黑者,不治”。

二、临床表现

(一)意识障碍的变化

意识障碍有嗜睡、朦胧、浅昏迷、中昏迷、深昏迷 5 个级别。近 20 年来,采用格拉斯哥(Glasgow)昏迷评分法,检查患者睁眼、语言和运动 3 项反应的情况予以评分,总分最高 15 分,最低 3 分。总分越低,则病情越重。总分在 8 分以下者表明昏迷(表 16-3)。

表 16-3 Glasgow 昏迷评分法

睁眼反应		言语反应		运动反应	
能自行睁眼	4	能对答,定向*正确	5	能完成指令动作	6
呼之能睁眼	3	能对答,定向*有误	4	刺痛时能定位	5
刺痛能睁眼	2	胡言乱语,不能对答	3	刺痛时肢体能回缩	4
不能睁眼	1	仅能发音,无语言	2	刺痛时双上肢呈过度屈曲	3
		不能发音	1	刺痛时四肢呈过度伸展	2
				刺痛时肢体松弛,无动作	1

注:*定向,指对人物、时间和地点的辨别。

(1)昏迷-清醒-再昏迷,常是颅内血肿,尤其是硬脑膜外血肿的典型症状。

(2)持续昏迷并呈进行性加重,伤情严重,颅内压增高较快,易发生脑疝。

(3)清醒-昏迷,伤后无原发性昏迷,若干时间后出现昏迷并进行性加重,多见于小儿颅内血肿。

(二)瞳孔改变

瞳孔改变多发生在患侧,可先缩小,对光反应迟钝,继之瞳孔进行性扩大,对光反应消失,提示已发生小脑幕切迹疝。如病情进行性加重,发生枕骨大孔疝则对侧瞳孔亦可随之扩大。

(三)锥体束征

早期出现的一侧肢体肌力减退,如无进行性加重表现,可能是脑挫裂伤的局灶体征;如果稍晚出现或早期出现而有进行性加重,则应考虑为血肿引起脑疝或血肿压迫运动区所致。去大脑强直为脑疝晚期表现。

(四)生命体征

常为进行性的血压升高、心率减慢和呼吸深慢(两慢一高)。由于颞区的血肿大都先经历小脑幕切迹疝,然后合并枕骨大孔疝,故严重的呼吸循环障碍常在经过一段时间的意识障碍和瞳孔改变后才发生;额区或枕区的血肿则可不经历小脑幕切迹疝而直接发生枕骨大孔疝,若临床一旦出现意识障碍表现,则瞳孔变化和呼吸骤停几乎会伴随意识障碍同时发生。

三、实验室及其他检查

(一)颅骨X线平片

观察有无骨折,若骨折线横过脑膜中动脉沟或静脉窦时,应高度警惕硬脑膜外血肿的发生。

(二)CT检查

有决定性诊断意义,尤其是动态观察,对确定血肿位置、大小、数量、变化等具有重要意义。血肿区在扫描图像上呈高密度表现。

四、诊断和鉴别诊断

(一)诊断要点

1. 硬脑膜外血肿　血肿积聚于颅骨与硬脑膜之间,称为硬脑膜外血肿,占颅内血肿的30%～40%。多见于头部直接暴力损伤及各种类型的颅骨骨折。多数血肿部位与外伤时的着力点相一致,而血肿就在骨折线附近,常见于颞部、顶部、额极和各颅凹部位,其出血多来源于脑膜中动脉及其分支、矢状窦、横窦、板障静脉。

诊断要点为:

(1)原发性昏迷时间短并有中间清醒期。

(2)伴有头痛、呕吐等颅内压增高症状。

(3)出现神经定位体征,偏瘫并进行性加重,可有锥体束征。

(4)一侧瞳孔扩大,光反应迟钝渐至消失。

(5)随着血肿增大及脑疝的加重,生命体征变化明显。

(6)头颅X线平片有骨折线。

(7)头颅CT扫描在病变区有高密度阴影,中线结构移位。

2. 硬脑膜下血肿　血肿聚集于硬脑膜与蛛网膜之间,称为硬脑膜下血肿,约占颅内血肿的35%,是颅内血肿中最为常见的情况。临床可分为急性硬脑膜下血肿、亚急性硬脑膜下血肿和慢性硬脑膜下血肿3种类型。加速性脑损伤时血肿多发生于着力侧,减速性脑损伤时血肿可发生于着力侧或对冲部位。多见于额极、颞极部和矢状窦两侧部位。出血来源常见大脑浅层的静脉破裂及脑挫裂伤,也可来源于静脉窦和桥静脉损伤。

诊断要点为:

(1)急性硬脑膜下血肿常因脑挫裂伤和静脉窦损伤引起,血肿可能发生于两侧,因而缺乏如典型的“中间清醒期”。病情常呈急骤发展,昏迷较深并进行性加重,脑水肿严重,肢体运动障碍多出现在血肿对侧,且瞳孔扩大多见,可有小便失禁,血性脑脊液,易发生呼吸循环功能紊乱。亚急性硬脑膜下血肿症状较轻,进展较慢。

(2)慢性硬脑膜下血肿常发生于额顶颞部,伤力多不直接。早期出血量少,有阵发性头痛,渐至持续性头痛;晚期有呕吐、视乳头水肿,可并发癫痫,一侧肢体轻瘫或锥体束征。

(3)头颅X线摄片常无骨折可见。

(4)头颅CT扫描可见病变区有半月形的高密度影像,侧脑室受压,中线结构移位(图16-3)。

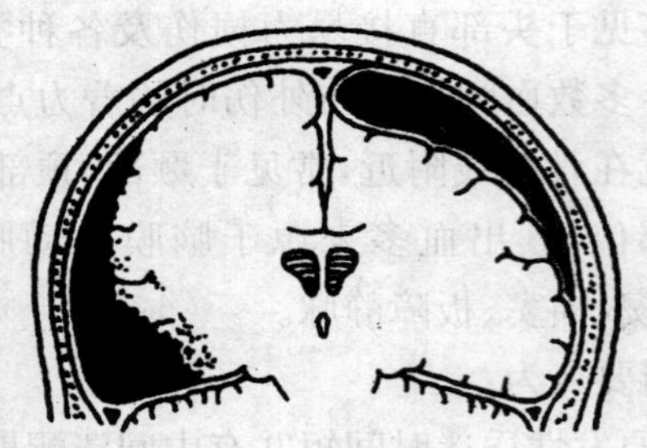

图 16-3 两种硬膜下血肿

（注意血肿四周有包膜包围，左侧为急性型，右侧为慢性型）

3. 脑内血肿　血肿在脑组织内叫脑内血肿，常见部位为额叶、颞叶、顶叶或枕叶。

诊断要点为：

(1)以进行性意识障碍加重为主。

(2)颅内压增高症状明显。

(3)出现相应性局灶性症状。

(4)CT 检查于脑实质内可见圆形或不规则高密度血肿影，侧脑室明显受压，中线移位明显，同时可见血肿周围的低密度水肿区。

（二）鉴别诊断

脑挫裂伤：脑挫裂伤定位症状在伤后出现，而且比较稳定，无清醒期；颅内血肿的定位症状需一定时间后才出现，出现后多呈进行性加重，多有清醒期。

五、治疗

（一）治疗原则

颅内血肿诊断一经确诊，即应立即进行手术抢救，力求在脑疝形成前施行急诊手术，切忌作不必要的辅助检查。术后治疗基本同脑挫裂伤的治疗。

（二）颅内血肿的手术指征

1. 意识障碍程度逐渐加深。

2. 颅内压的监测压力在 2.7kPa(270mmH_2O)以上，并呈进行性升高表现。

3. 有局灶性脑损害体征。

4. CT 检查血肿较大（幕上者＞30ml，幕下者＞10ml），或血肿虽不大但中线结构移位明显（移位＞1cm）、脑室或脑池受压明显者。

5. 在非手术治疗过程中病情恶化者。

（三）术前准备

1. 快速为伤员备皮、备血和留置导尿。

2. 已发生脑疝者，快速静滴脱水剂，同时作术前准备。对难以判定血肿位置者，也应快速静脉给予脱水剂，之后观察瞳孔变化，如一侧瞳孔缩小，一侧仍散大，则散大侧有颅内血肿。

3. 对已濒危患者，也应在征得家属或单位同意后，积极手术治疗。

（四）常用的手术方式

1. 开颅血肿清除术　术前 CT 检查血肿部位明确者，可直接开颅清除血肿。对硬脑膜外血肿，骨瓣应大于血肿范围，以便于止血和清除血肿。遇到脑膜中动脉主干出血，止血有困难时，可向颅中凹底寻找棘孔，用明胶海绵堵塞止血。术前已有明显脑疝征象或 CT 检查中线结构有明显移位者，尽管血肿已清除，但当时脑组织尚未膨起，应将硬脑膜敞开并去骨瓣减压，以减轻术后脑水肿引起的颅内压增高。对硬脑膜下血肿，在打开硬脑膜后，可在脑压板协助下以生理盐水冲洗将血块冲出。由于硬脑膜下血肿常合并脑挫裂伤和脑水肿，所以清除血肿后，不缝合硬脑膜并去骨瓣减压。对脑内血肿，因多合并脑挫裂伤与脑水肿，穿刺或切开皮质达血肿腔清除血肿后，不缝合硬脑膜并去骨瓣减压。

2. 钻孔探查术　已具备伤后意识障碍进行性加重或出现再昏迷等手术指征，因条件限制术前未能作 CT 检查，或就诊时脑疝已十分明显，已无时间作 CT 检查，钻孔探查术是有效的诊断和抢救措施。其主要目的在于确定有无血肿，适用于怀疑血肿而不能肯定者，应正确选择钻孔部位和钻孔顺序。钻孔在瞳孔首先扩大的一侧开始，或根据神经系体征、头皮伤痕、颅骨骨折的部位来选择；多数钻孔探查需在两侧多处进行。发现血肿后即作较大的骨瓣或扩大骨孔以便清除血肿和止血。在大多数情况下，须敞开硬脑膜并去骨瓣减压，以减轻术后脑水肿引起的颅内压增高。

3. 脑室引流术　脑室内出血或血肿应行脑室引流术。脑室内主要为未凝固的血液时，可行颅骨钻孔穿刺脑室置管引流；如主要为血凝块时，则行开颅术切开皮质进入脑室清除血肿后置管引流。

4. 钻孔引流术　对慢性硬脑膜下血肿，主要采取颅骨钻孔，切开硬脑膜到达血肿腔，置管冲洗清除血肿液。术后引流 48～72 小时，患者取头低卧位，并给予较大量的生理盐水和等渗溶液静脉滴注，以促使原受压脑组织膨起复位，消除死腔。

5. 去骨瓣减压术　重度脑挫裂伤合并脑水肿开颅时敞开硬膜并去骨瓣减压，同时还可清除挫碎失活的脑组织，行内减压术。对于病情较重的广泛性脑挫裂伤或脑疝晚期者，可考虑行双侧去骨瓣减压术。

六、预防与调护

1. 在进行脱水、激素等保守治疗的同时，需严密观察及监测，并做好随时手术的准备，一旦有手术指征，即可尽早手术。

2. 宜静卧休息，避免精神刺激；早期严禁甜食、烟酒刺激之品及油腻不化之物，并防止用脑过度，不宜过早阅读等。

3. 定时翻身，防止压疮发生。

4. 保持呼吸道通畅，及时清除呼吸道内分泌物，防止气体交换不足。必要时宜尽早行气管插管或气管切开。

颅内压增高与脑疝

颅内压增高与脑疝既是颅脑损伤中的危急重症，也是颅内肿瘤等多种慢性疾病的表现与最终结果，其发生机制研究及救治方法主要依靠现代医学手段。

一、颅内压增高

颅内压(intracranial pressure，ICP)，是指颅腔内容物对颅腔内壁的压力。脑脊液循环通畅时，通常以侧卧位腰段蛛网膜下腔穿刺所测的脑脊液静水压力为代表，亦可经颅内监护系统测得。正常成人为 0.68～1.96kPa(700～200mmH_2O)，儿童为 0.49～0.98kPa(50～100mmH_2O)。在病理状态下，成人颅内压力超出 200mmH_2O 时，即为颅内压增高。常以头痛、呕吐、视乳头水肿为主要临床表现。

(一)病因病理

1. 颅内压的形成及其影响因素　成人颅腔容积恒定，为 1400～1500ml。颅腔内容物主要为脑、脑脊液和血液，三者的体积分别占颅腔容积的 80%～90%、10%和 2%～11%。3 种内容物中任何一种体积增加必然导致其他两种内容物代偿性缩减，以确保颅内压的稳定。占据颅内空间最多的脑组织在短期内是只可移位而不可压缩的，因此颅腔容积的代偿主要依靠可流动的血液与脑脊液。但血液与脑脊液的代偿也是有限度的，通常认为代偿容积若超过颅腔容积的 8%～10%，就可导致颅内压增高。

2. 颅内容积代偿　颅腔内容物体积增大与颅内压变化的关系，已被动物实验证实。1966 年，Langfitt 在猕猴的幕上硬脑膜外放置一小橡皮囊，每小时向囊内注入液体 1ml，并观察颅内压力变化情况。注入量＜5ml，颅内压上升缓慢；注入＞5ml 以后，则颅内压呈陡峭上升，可绘出一典型的容积压强曲线。以 4～5ml 为依临界点，可将曲线分成两部分：前段呈平坦状，提示空间代偿功能尚好；后段呈陡直状，提示在达到临界点之后颅内容物体积微量增加，即可使颅内压剧增。

3. 颅内压增高的原因　临床上，凡可引起颅腔内容体积增加并超出其调节代偿范围的疾病均可导致颅内压力增高，其原因主要有：

(1)脑水肿：是颅内压增高最常见的原因，是脑组织对各种有害刺激的一种非特异性反应，又可分为：

1)血管源性脑水肿：为血脑屏障破坏所致，以脑组织间隙的水分增加为主，常见于颅脑损伤、炎症、卒中、肿瘤等。

2)细胞毒性脑水肿：由缺血、缺氧、中毒或代谢障碍等原因所致细胞膜结构受损，水分积聚于细胞内，见于窒息、尿毒症、肝昏迷、药物与食物中毒等。

(2)颅内占位性病变：为颅腔内额外增加的颅内容物。病变为可占据颅内空间位置的肿块，如肿瘤(原发或转移)、血肿、脓肿、肉芽肿等。部分病变还可阻塞脑脊液通路造成脑积水，进一步使颅内压增高。

(3)颅内血容量增加：见于引起脑血管扩张与

蛛网膜下腔出血，如各种原因造成的血液中的二氧化碳蓄积，严重颅脑外伤所致脑血管扩张，严重胸腹挤压伤所致上腔静脉压力剧增，以及颅内静脉系统血栓形成等。

(4)脑脊液增加（脑积水）：可由脑脊液分泌增多、吸收障碍或循环受阻引起。

4. 颅内压增高对脑血流量自动调节的影响　颅内压增高时，脑灌注压下降，脑血流量减少。机体为增加足够的血流量，改善脑缺氧，通过脑血管自动调节和全身血管加压反应两种方式进行脑血流的调节。

(1)脑血管的自动调节：当颅内压不超过35mmHg，灌注压不低于40～45mmHg时，脑血管可根据血液内的化学因素（主要为动脉血二氧化碳分压）进行调节而产生收缩或舒张，通过脑血管口径的变化，改变其阻力，使脑血流量保持相对稳态。

(2)全身血管加压反应：当颅内压增高到35mmHg以上，脑灌注压在40mmHg以下时，脑血流量减少到正常的1/2，脑组织处于严重缺氧状态，二氧化碳分压多在50mmHg以上（正常为35～45mmHg），脑血管呈麻痹状态，脑血管自动调节的功能已基本丧失。为确保所需求的脑血流量，机体通过自主神经系统的反射作用，使全身周围血管收缩，血压升高，心搏出量增加，以达到提高脑灌注压的目的。与此同时，呼吸节律减慢，呼吸深度增加，使肺泡内气体能获得充分交换，提高血氧饱和度。这种以升高动脉压，减慢心率、增加心搏出量和减慢加深呼吸来维持脑血流量的三联反应，即称为Cushing三联征。

(二)临床表现

1. 头痛　为最常见、最早出现的症状。系颅内痛觉敏感结构（颅底硬脑膜、大血管及第Ⅴ、第Ⅸ、第Ⅹ对脑神经感觉纤维）受牵拉、挤压所致。多为持续性钝痛、跳痛或胀痛，可阵发性加剧。凡能够诱发颅内压增高的因素，均可使头痛出现或加重；而该因素的缓解，则可使头痛减轻或消失。清晨头痛或下半夜痛醒常为颅内压增高初期头痛的特征，可能与平卧时颈静脉回流较差有关。在用力咳嗽、排便等增加腹腔压力的情况下，均可使头痛加重。

2. 呕吐　为迷走神经根或其核团受颅内压刺激所致，故颅后窝病变更多见。呕吐常发生于清晨或头痛剧烈时，多与饮食无关，呈喷射性。

3. 视乳头水肿　主要因眼静脉回流受阻所致，急性颅内压增高不一定出现视乳头水肿。早期表现为视网膜静脉搏动消失、增粗，视乳头鼻侧缘模糊，以后生理凹陷不清，视乳头隆起，静脉迂曲，视乳头周围呈火焰状出血。多见双侧，但程度可不相等。视力早期不受影响，但可有视野向心性缩小及生理盲点扩大，后期可因视神经继发性萎缩而使视力进行性减退，甚至失明。

上述三者被称为颅内压增高三主征，为颅内压增高的典型表现。

4. 单或双侧展神经麻痹　由于外展神经在颅底部走行较长，颅内压增高可使其受压或牵拉而发生单侧或双侧外展神经不全麻痹，出现复视。

5. 意识障碍与生命体征的改变　意识障碍多见于急性颅内压增高者，轻者嗜睡，重者昏迷，通常认为与大脑皮质、脑干的网状结构缺血、缺氧有关。生命体征改变可见血压升高、脉搏变徐缓、呼吸不规则等，系机体对颅内压增高的代偿或脑干、丘脑下部受累的表现。

6. 其他　颅内压增高使得部分颅内血液通过头皮静脉回流，可出现头皮静脉怒张。幼儿颅内压增高明显时可见颅缝分离、头围增大、MacEwen征阳性、前囟张力增高或隆起，以代偿颅内压增高。

(三)辅助检查

1. 腰椎穿刺　颅内压增高是腰穿检查的禁忌之一，但颅内压增高的患者为查明病因（如颅内感染定性），必须进行脑脊液检查时，宜慎重进行。术前酌情应用脱水降颅压药物，选用较细的腰穿针，留取检查最低用量即止，术后去枕平卧6小时并严密观察病情。

2. 头颅X线摄片检查　对慢性颅内压增高的患者，头颅正、侧位或蝶鞍片可见脑回压迹增多、蝶鞍扩大、骨质吸收。儿童可见骨缝分离等改变。

3. 颅脑CT、MRI检查　为首选的检查项目，具有定位定性意义。

(四)诊断和鉴别诊断

颅内压增高应在分析鉴别三主征的基础上结

合起病方式、进展速度、神经系统损害体征，以及影像学检查结果明确颅内压增高的程度与原因。头痛、呕吐及视乳头水肿是临床确认有颅内压增高存在的依据，但三主征全部具备者并不多见，尤其是早期患者。头痛是颅内压增高的早期也是最多见的症状，但应注意与功能性或血管性头痛等相鉴别。对头痛伴有呕吐，特别是头痛对解热镇痛药无效而对脱水降颅压效果明显者，则高度提示颅内压增高的存在。视乳头水肿是颅内压增高的有力佐证，但出现较晚，对疑似病例应积极追踪观察眼底动态改变。

（五）治疗

1. 一般治疗　目的是减少机体对氧的消耗，保证脑的供血供氧。患者应保持安静，躁动者在明确原因后可给予镇静剂控制。头部及上半身抬高20°～30°，以利于静脉回流，有助于降低颅内压。昏迷患者要特别注意保持呼吸道通畅，及时排空胃内容物，减少腹胀，防止呕吐物吸入呼吸道。注意排尿、排便通畅。输液量应以维持出入液量的平衡为度，勿过多过快，尚应注意电解质补充及酸碱平衡。

2. 病因治疗　对于颅内压增高已查明病因的患者应予以相应治疗，如切除颅内肿瘤、清除颅内血肿、控制颅内感染等。

3. 降低颅内压

(1)脱水降颅压：脱水治疗的药物有两类：高渗性脱水剂和利尿性脱水剂。

1)高渗性脱水剂：可提高血浆渗透压，造成血液与脑组织、脑脊液间的渗透压差，使脑组织、脑脊液的水分向血液转移，再经肾脏排出达到脱水的目的，从而使脑水肿减轻、脑体积缩小、颅内压降低。

常用的药物有：

①20%甘露醇：用药后10～15分钟起效，2～3小时作用达高峰，可维持4～6小时。每次按1～2g/kg给药，静脉快速滴注或加压推注。每4～6小时可重复用药。大剂量应用对肾脏可有损害，尤其对老年人应注意。有心、肾功能障碍者慎用。

②10%甘油果糖：降颅压作用温和，因其在肝脏代谢，参与体内三羧酸循环，尚可供机体热量，适用于不能进食和慢性颅内压增高的患者。由于甘油果糖能通过血脑屏障进入脑组织，被氧化成磷酸化基质，因此可改善微循环，且不引起肾脏损害。危重患者可与甘露醇并用。一般每次250ml，每日1～2次，徐缓静脉滴注（250ml需2小时注完）。可能出现血红蛋白尿，常与滴注过快有关。糖尿病患者慎用。

2)利尿性脱水剂：用药后能抑制肾小管对氯和钠离子的再吸收，随着这些离子和水分的大量排出而产生利尿作用，导致血液渗透压增高，从而间接使脑组织脱水，降低颅内压。此类药物有较强的利尿作用，用法简单，也不必同时输入大量液体，但脱水作用不及甘露醇，且易引起电解质紊乱，故少单独使用而多与高渗性脱水剂交替使用。

常用药物有：

①速尿：20～40mg，每日2～4次，静脉推注或肌肉注射。用药后2～5分钟即起效，0.5～1小时达高峰，持续4～6小时。

②利尿酸钠：25～50mg加入5%～10%葡萄糖20ml静脉缓慢注射，每日2次。若口服为25mg，每日3次。作用特点与速尿类似，用药后5～10分钟起效，15～30分钟达高峰，持续2小时。

③乙酰唑胺：为碳酸酐酶抑制剂，除利尿作用外，尚可抑制脑室脉络丛的碳酸酐酶而减少脑脊液的生成，从而达到降颅压的作用。适用于脑脊液分泌过多的慢性颅内压增高者。一般250mg口服，每日3次。用药后30分钟起效，2小时作用达高峰，可持续12小时。

应用脱水降颅压药物的注意事项：脱水治疗是临床主要降低颅压措施，但应注意患者肾功能良好，血压需维持在80～90mmHg/50～60mmHg以上，休克及严重脱水的患者忌用；应用中需及时检查血电解质，以防其紊乱；不可脱水过度，尤其是老、弱及小儿患者。

(2)肾上腺皮质激素：有稳定细胞膜，保护或修复血脑屏障，降低毛细血管通透性等作用。对脑水肿，尤其是血管源性脑水肿有预防和治疗作用，且预防优于治疗。应尽早用药。起效缓慢，常与高渗性脱水剂合用。更适用于不宜用脱水剂或临床上有严重脱水、低血压或休克致脑血流灌注不足的患者。宜短期应用，应注意预防感染等并发症。常用药物为地塞米松，5～10mg静脉或肌肉注射，每日2～3次；泼尼松5～10mg，口服，每日1～3次。

(3)手术减压:根据压力情况可选用颞肌下减压、枕下减压术,适用于颅内急性局限性病变,如幕上大面积脑梗死或小脑梗死、有脑疝先兆、内科治疗又无效的患者。

(4)亚低温疗法:低温可降低脑代谢,减少脑耗氧,从而增加脑细胞对缺氧的耐受性。亚低温疗法即是应用药物或物理方法使患者体温降低,以达到防止脑水肿及降低颅内压的治疗目的。多用于脑复苏、出血性卒中、重症颅脑外伤并有中枢性高热的患者。

(六)预防与调护

颅内压增高原因明确,症状顽固者以中药"利水祛浊"立法,选用五苓散为基础方加减用药,有时能收到良好效果。

二、脑疝

脑疝是颅内压增高的严重后果,是部分脑组织因颅内压力差而造成移位,当移位超过一定的解剖界限时则称为脑疝。临床上最常见、最重要的是小脑幕裂孔疝与枕骨大孔疝,此外尚可见大脑镰下疝、蝶骨嵴疝。

(一)病因病理

密闭的颅腔内被大脑镰、小脑幕分隔为幕上左、幕上右及幕下3个可交通的室腔。幕上与幕下通过小脑幕裂孔相交通,幕下与椎管通过枕骨大孔相交通,两侧大脑半球经大脑镰下裂隙交通。

颅内压力增高,尤其是局限性颅内压增高,其病变所在部位、室腔首先压力增高,压力由高处向周围压力较低部位、室腔传递,可伴脑组织移位。由于大脑镰及小脑幕的阻隔,为缓冲增高的压力,迫使部分脑组织只能向上述孔道或裂隙移位、突出,即为脑疝。根据其具体部位不同,又可分为小脑幕裂孔疝、枕骨大孔疝、大脑镰下疝等。

1. 小脑幕裂孔疝　小脑幕为一横置于颅内后部的硬脑膜,幕的前部有一前圆后尖的裂孔,称为小脑幕裂孔。中脑上丘、大脑脚由此裂孔通过,其周围与小脑幕缘之间为脑池所在,是脑脊液由幕下向幕上回流的必经之路。颞叶内侧的钩回及海马位于小脑幕上方,紧邻小脑幕的游离边缘。基底动脉在幕孔处分出小脑上动脉及大脑后动脉,此二动脉间有动眼神经由后向前走行。颅内压增高时,脑组织移位由上而下挤入小脑幕裂孔,统称小脑幕裂孔疝。小脑幕裂孔疝的危害不仅是因为疝出的脑组织未及时还纳,可致嵌顿、坏死,而且疝出物对邻近结构如中脑、动眼神经、基底动脉及其分支的挤压、牵拉并造成脑脊液循环通路的堵塞。小脑幕裂孔疝可分为外侧型(钩回疝)和中央型(中心疝)。

(1)钩回疝:颞叶内侧的海马回及钩回等结构嵌入小脑幕裂孔而形成钩回疝。首先受累的是同侧中脑大脑脚及动眼神经根,以后若病变继续发展,影响血液供应,则不仅使受损的范围可扩展至对侧大脑脚及整个脑干,尤其是基底动脉中央支供应的脑干被盖部,出现点状或片状出血,继发脑干水肿、软化。于大脑后动脉下方走行的动眼神经根,由于大脑后动脉向下牵拉,司眼内肌调节的副交感纤维居于动眼神经根的背侧,故早期瞳孔的改变常提示小脑幕裂孔疝。围绕中脑的脑池受压或中脑导水管受压梗阻,使脑脊液回流障碍,导水管以上的脑室系统扩大,形成脑积水,以致颅内高压更为严重。

(2)中心疝:又称中线疝,与钩回疝的主要区别在于中心疝多见于中线或大脑深部占位性病变,也见于弥漫性颅内压增高,致使小脑幕上内容物尤其是丘脑、第三脑室、基底节等中线及其附近结构双侧性受到挤压、向下移位,并压迫丘脑下部和中脑上部,通过小脑幕裂孔使脑干逐层受累。因此,通常先出现间脑功能紊乱,若未及时治疗,则发生自上而下,层层下降式脑干功能障碍。中心疝可不伴有钩回疝,然而严重的钩回疝常与中心疝合并存在。

2. 枕骨大孔疝　枕骨大孔位于容纳小脑的颅后窝中央的最低处,其下缘相当于延髓与脊髓衔接处。颅后窝空间容积较小,其代偿缓冲的能力有限,较小的压力差即可造成小脑扁桃体移位,经枕骨大孔向下疝入颈椎管上端。枕骨大孔疝多见于颅后窝占位性病变,也见于严重脑水肿的颅内弥漫性病变。幕上占位性病变,先形成小脑幕裂孔疝,随病情进展常合并不同程度的枕骨大孔疝。

呼吸、循环中枢居延髓网状结构内,足见延髓受压危害的严重,加上疝入的小脑扁桃体本身也因受压、移位、变形，发生瘀血、水肿、出血、软化等改变，更加重了对前方延髓的压迫，使其也发生同样的改变。因脑疝阻塞第四脑室出口，造成梗阻性脑积水，使颅内压增高。此外，也使舌咽、迷走、副神经及上颈段脊神经等结构受到压迫、损害。

枕骨大孔疝可分为急性和慢性两种，慢性脑疝见于颅后窝占位性病变和长期颅内压增高的患者，临床症状相对较轻；急性脑疝多突然发生，或在慢性脑疝的基础上因某些诱因，如排便用力、不当腰穿等使疝出程度加重，以致使延髓生命中枢受到急性压迫而功能衰竭。

（二）临床表现

1. 钩回疝

（1）颅内压增高的症状明显加重：表现为头痛程度加剧、呕吐频繁、烦躁不安等，常见于原意识清楚的幕上占位性病变发生脑疝前的患者。

（2）意识障碍：出现嗜睡、昏睡或昏迷，可突然发生或进行性加重，系因脑干或丘脑下部、丘脑网状结构上行激活系统受损所致。

（3）动眼神经麻痹：开始可能因牵拉的刺激作用而使同侧瞳孔缩小，因历时短暂，常难以发现。早期瞳孔轻度散大、光反应迟钝，继后可明显散大、光反应消失。当双侧疝而牵拉双侧动眼神经或中脑内动眼神经核受损时，可引起双侧瞳孔同时或相继散大。

（4）锥体束受损：由于中脑大脑脚受压，使锥体束受累所致。当然也可为脑疝前幕上病变的表现，出现疝的对侧肢体瘫痪及锥体束征。少数情况下，脑干被推移至对侧，使对侧大脑脚受到小脑幕挤压而出现同侧肢体瘫痪。后期一般可见双侧锥体束征。

（5）去脑强直：起初表现为对侧肢体受刺激时上肢做伸直和内旋动作，重时可表现为间歇性或持续性四肢伸直性强直。提示脑干上部受损，通常认为是脑干网状结构下行加强系统兴奋性增高所致。

（6）生命体征改变：可见血压、体温升高，呼吸深而快，脉搏慢而有力，为代偿调节或丘脑下部与中脑间联系受损的结果。晚期脑干损害严重，生命中枢衰竭，可见血压、体温下降，潮式或叹息样呼吸，脉搏增快而细弱，最终呼吸停止，不久心跳亦停止。

2. 中心疝

（1）早期（间脑受损）：表现为嗜睡、昏睡或浅昏迷；呼吸正常或呈潮式呼吸；双侧瞳孔等大，但多较小，光反应存在，头眼反射与眼前庭反射存在；病灶对侧可有偏瘫，但可见双侧病理征；压眶可见上肢防御动作或去皮质强直。

（2）中期（上位脑干受损）：表现为昏迷；中枢神经源性过度换气；双侧瞳孔等大，光反应、头眼反射及眼前庭反射迟钝或消失；压眶呈去脑强直状态。

（3）晚期（下位脑干受损）：表现为深昏迷；呼吸浅快或不规则；双侧瞳孔散大、光反应、头眼反射及眼前庭反射均消失；四肢呈弛缓性瘫痪。

3. 枕骨大孔疝

（1）枕、颈部疼痛，颈强直或强迫头位：患者枕、颈部疼痛明显，活动颈部可使疼痛加重，局部压痛，以风池穴处为甚，通常认为是因上颈段神经根受压迫刺激所致。

（2）后组脑神经受累：可有眩晕、听力减退、吞咽困难等症状，是因脑干下移或延髓受压使后组脑神经遭受压迫或牵拉所致。

（3）生命体征改变：以急性枕骨大孔疝时为明显，可迅速表现为呼吸、循环功能紊乱，以呼吸改变更具有特征性。如脑疝形成缓慢，则可表现为呼吸浅而慢，渐至绝对性呼吸节律不齐或停止；如脑疝形成快，可突发呼吸骤停，为延髓呼吸中枢受损所致。

（三）诊断和鉴别诊断

钩回疝、中心疝和枕骨大孔疝，既可各自单独发生，亦可同时或相继出现。其共同特征是脑干的受压和移位，其区别在于：钩回疝常因幕上病变引起，多有不同程度的意识障碍，疝侧瞳孔的改变有特点，呼吸障碍常见于晚期，病程相对较长，进展较慢；中心疝的诊断需依据对患者意识障碍的程度、呼吸障碍的类型、脑干反射与肢体运动功能的状况等进行综合分析，虽然“间脑-上位脑干-下位脑干”下降式受损的顺序是中心疝的特征，但应强调对其早期（间脑受损）认识的重要性，因为此时脑干功能尚保存，是救治的关键期；枕骨大孔疝则多由幕下病变所致，慢性者常无意识障碍，瞳孔改变常为对称性，呼吸衰竭较早、较快发生，常突然停止，病程较短，进展较快。

(四)治疗

脑疝一旦发生,病情将急转直下,应针对病因快速抢救。呼吸骤停者,立即进行气管插管并辅助呼吸;快速推注高渗降颅压药物延缓病情进展,由颅内血肿引起者急症手术清除血肿;急性梗阻性脑积水者,可紧急行脑室穿刺外引流,缓慢释放出脑脊液,为病因治疗赢得时间。

(姜汝明)

第四节　胸部损伤

胸部损伤不论在战时或平时均相当多见,绝大多数胸部损伤是由钝性暴力造成的损伤。在战时主要由火器造成,胸部损伤在伤员总数中占6%～8%;在平时,绝大多数胸部损伤由交通事故所引起。此外,在生产劳动、体育运动和日常生活中从高处坠落,胸部受挤压,撞、碰等亦可造成胸部损伤。人体许多重要器官位于胸部,涉及胸膜腔和胸内脏器的胸部损伤可引致呼吸和循环系统功能障碍,如处理不及时,伤员可在短期内死亡。严重胸部损伤尤其交通事故造成的创伤,常伴有身体其他部位创伤,致使伤情复杂。

胸部损伤根据是否穿破全层胸壁包括胸膜,造成胸膜腔与外界沟通,而分为闭合性和开放性两大类。闭合性损伤多由于暴力挤压、冲撞或钝器碰击胸部所引起。轻者只有胸壁软组织挫伤或(和)单纯肋骨骨折,重者多伴有胸膜腔内器官或血管损伤,导致气胸、血胸,有时还造成心脏挫伤、裂伤而产生心包腔内出血。开放性损伤,平时多因利器刀锥,战时则由火器弹片等穿破胸壁所造成,如进入胸膜腔,可导致开放性气胸或(和)血胸,影响呼吸和循环功能,伤情多较严重。

胸部损伤可累及胸壁软组织、胸廓骨支架、胸膜、肺、纵隔内各种器官和膈肌。同一伤员往往可同时有多种组织器官创伤。现仅将肋骨骨折及血气胸分别介绍如下。

肋骨骨折

肋骨共12对,呈弓形,分左、右对称排列,借胸椎和胸骨相连构成胸廓,有支持和保护内脏的作用,肋骨靠肋软骨与胸骨相连,肋软骨俗称“软肋”。《伤科补要》说“肋下小肋名季肋,俗名软肋,统胁肋之总”,具有缓冲外力作用。第1～3肋骨较短,且有锁骨、肩胛骨和肌肉的保护,较少发生骨折。第4～7肋骨较长且固定,最易折断。第8～10肋骨虽较长,但前端与胸骨连成肋弓,较有弹性,不易折断。第11～12肋骨前端游离不固定,故也不易折断。儿童的肋骨富有弹性,承受暴力的能力较强,不易折断。成年和老年人的肋骨骨质疏松,脆性较大,容易发生骨折。

在胸部损伤中,肋骨骨折最为常见,可为单根或多根肋骨骨折。同一肋骨又可在一处或多处折断。

一、病因病理

(一)西医病因病理

因直接暴力、跌倒或钝器撞击胸部,直接施压于肋骨,使承受打击处肋骨猛力向内弯曲而折断。胸部前后受挤压的间接暴力,则可使肋骨于向外过度弯曲处折断。

肋骨骨折时,如尖锐的肋骨断端向内移位,可刺破壁层胸膜和肺组织,产生气胸、血胸、皮下气肿或引起血痰、咯血等。断端亦可刺破肋间血管,引起出血。如撕破动脉并发喷射性出血,伤情往往迅速恶化。多根多处肋骨骨折后,尤其前侧局部胸壁可因失去完整肋骨的支撑而软化,出现反常呼吸运动。即吸气时,软化区的胸壁内陷,而不随同其余胸廓向外扩展;呼气时则相反,软化区向外鼓出。这类胸廓又称连枷胸。如果软化区范围较广泛,在呼吸时由于两侧胸膜腔内压力不平衡,使纵隔左右扑动,影响气道的换气,引起体内缺氧和二氧化碳潴留,并影响静脉血液回流,严重的可发生呼吸和循环衰竭(图16-4)。

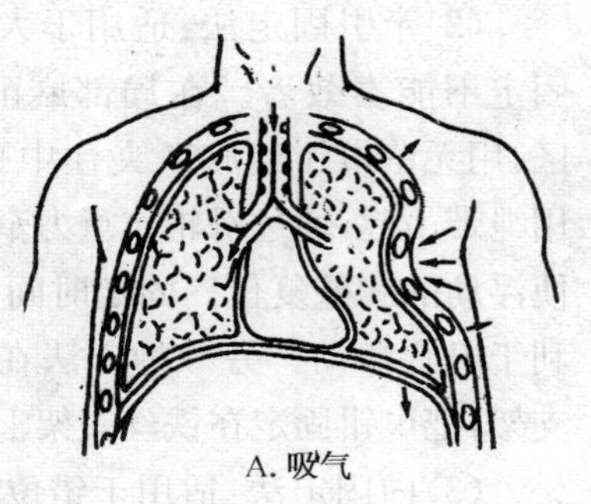

A. 吸气

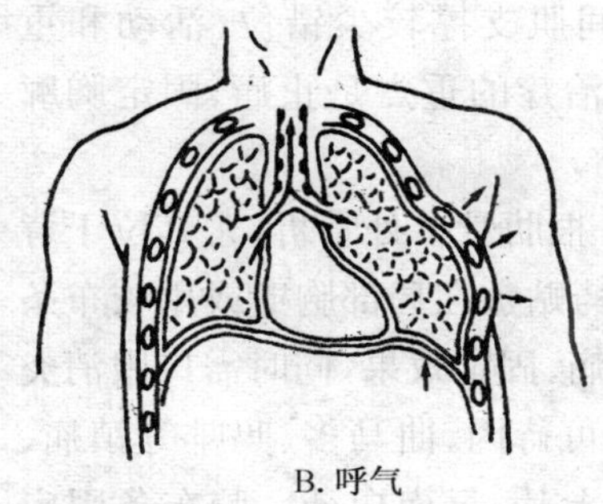

B. 呼气

图 16-4　胸壁软化区反常呼吸运动

(二)中医病因病机

中医认为,肋骨骨折必然累及气血伤于内,因脉络受损,血瘀气滞为肿为痛。因气机逆乱,升降失调而引起呼吸困难,甚至引起气血两伤,气随血脱之重症。若累及肝肾精气,则影响骨折的愈合,故该病与气血、肝肾关系密切。

二、临床表现

1. 局部疼痛,尤其在深呼吸、咳嗽或转动体位时加剧。尚可按伤情出现不同程度的呼吸困难和循环障碍。

2. 体格检查,受伤的局部胸壁有时肿胀,按之有压痛,甚至可有骨摩擦感。用手挤压前后胸部,局部疼痛加重甚至产生骨摩擦音,即可判断肋骨骨折而可与软组织挫伤鉴别。多根多处肋骨骨折,伤侧胸壁可有反常呼吸运动。伴有皮下气肿、气胸、血胸并发症的患者还有相应的体征(见后)。

三、实验室检查

胸部 X 线照片显示肋骨骨折断裂线、断端错位,X 线照片还有助于判断有无气胸、血胸的存在,但前胸肋软骨折断并不显示 X 线征象。

四、诊断和鉴别诊断

(一)诊断要点

肋骨骨折的诊断一般比较容易,根据胸部创伤史,骨折部位疼痛和压痛,咳嗽、深呼吸时疼痛加剧,即可明确骨折的诊断,用双手挤压前后胸壁引发骨折区疼痛,可用以区别肋骨骨折与胸壁软组织挫伤。扪到骨折断端骨擦音更可明确诊断。X 线检查可以证实诊断,显示肋骨骨折的部位和范围,并可查看有无气胸、血胸、肺部是否并发肺不张、炎症,以及其他胸内器官组织是否也受到损伤,但 X 线照片不能显现肋骨和肋软骨连接处骨折及肋软骨骨折。发生在胸廓外侧腋下区域的骨折和断端无移位的肋骨骨折,X 线检查常未能见到病变,因此 X 线检查未见肋骨异常者,并不能排除肋骨骨折的存在。

肋骨骨折的诊断应主要依靠临床检查。肋骨骨折并发血胸的病例有时因积血量很少,当时 X 线检查往往未能显现,待受伤后数日至 1 周,X 线复查才呈现胸膜腔积液。

(二)鉴别诊断

肋骨骨折诊断比较容易,鉴别主要看是否存在“浮动胸壁”或存在肺裂伤。前者由于反常呼吸,患者可出现气短、发绀或呼吸困难;后者则出现咯血、气胸、血胸或皮下气肿。行 X 线胸片检查可资鉴别。

五、治疗

(一)治疗原则

肋骨骨折一般均能自行愈合,即使断端对位不良,愈合后也不影响胸廓的呼吸功能。因此对单根或数根肋骨单处骨折,治疗的目的是减轻疼痛,使患者能进行深呼吸和有效地排痰,防止呼吸道分泌物潴留发生肺不张、肺炎等并发症。

(二)西医治疗

1. 闭合性单处肋骨骨折　骨折的断端因有上、

下完整的肋骨和肋间肌支撑较少错位、活动和重叠，多能自行愈合。治疗的重点是止痛、固定胸廓和防治并发症。

(1)单根或2～3根肋骨单处骨折，尤其位于背侧者，一般以大号膏药贴敷在局部胸壁或用胶布条固定胸廓，可收到止痛、固定效果，同时需口服消炎痛、布洛芬、地西泮、可待因、曲马多、吗啡等镇痛、镇静药物，或中药三七片、云南白药。胶布条固定胸壁方法：洗净胸壁皮肤、剃毛，伤员取坐位，用宽约8cm、长度超过胸围半周的胶布条数条，在深呼气终了，亦即胸围最小时，从肋缘下方平面起，自后向前，自下而上，逐条紧贴胶布，上下条胶布重叠2～3cm，成屋瓦状。胶布的前后端均超越中线，粘贴于健侧胸壁。到腋部为止，固定2～3周后可拆除胶布条。用胶布条固定胸壁，虽能有效地减轻疼痛，但胸廓呼吸运动幅度受到限制，咳嗽、排痰受到影响，治疗作用欠理想，更不适用于老年患者。

(2)肋间神经封闭，既可减轻疼痛，又对呼吸排痰功能影响较小，是目前较常用的疗效较好的肋骨骨折治疗方法。肋间神经封闭的范围应包括骨折区所有的肋间神经和骨折区上、下各两根肋间神经。每根肋间神经在脊椎旁注入1%～2%普罗卡因或2%利多卡因3～5ml。必要时数小时后可重复封闭一次，一般连续封闭数日，即可维持疗效。单根单处骨折亦可直接于骨折部位注入局部麻醉剂以减轻疼痛。肋骨骨折伤员不宜过量给予吗啡类镇痛药物，以免抑制呼吸和排痰功能。鼓励伤员深呼吸、咳痰、起床活动是防止并发肺部并发症的重要措施。

2. 闭合性多根多处肋骨骨折　若胸壁软化范围较小，除止痛外尚需局部压迫包扎。大块胸壁软化或两侧胸壁有多根多处肋骨骨折时，因反常呼吸运动、呼吸道分泌物增多或血痰阻塞气道，病情危笃，需采取紧急措施，清除呼吸道分泌物，以保证呼吸道通畅。对咳嗽无力、不能有效排痰或呼吸衰竭者，要作气管插管或气管切开，以利于抽吸痰液、给氧和施行辅助呼吸。

3. 胸壁反常呼吸运动的局部处理

(1)包扎固定法：适用于现场或较小范围的胸壁软化。用厚敷料、沙袋压盖于胸壁软化区，再粘贴胶布固定，或用多带条胸布包扎胸廓。

(2)牵引固定法：适用于大块胸壁软化或包扎固定不能奏效者。在局部麻醉下，消毒胸壁软化区，用无菌巾钳经胸壁夹住中央处游离段肋骨，再用绳带吊起，通过滑轮作重力牵引，重量为2～3kg，使浮动的胸壁复位。固定时间为1～2周。此法不利于患者活动。另一种方法在伤侧胸壁放置牵引支架，把巾钳固定在铁丝支架上，患者可起床活动。

(3)内固定法：适用于错位较大、病情严重的患者。切开胸壁，在肋骨两断端分别钻洞，贯穿不锈钢丝固定。

(4)呼吸器固定术具备良好医疗条件的医院可经口、鼻或气管切开，于气管内置入带有大容量低压气囊的导管、连接呼吸器作持续或间断正压呼吸。这种治疗方法可减轻反常呼吸运动，便于吸除呼吸道分泌物；并能保证通气功能。应用呼吸器治疗2～3周，胸壁相对稳定，血气分析结果正常后即可逐渐停止呼吸器治疗。

4. 开放性肋骨骨折　对单根肋骨骨折患者的胸壁伤口需彻底清创，修齐骨折端，分层缝合后固定包扎。如胸膜已穿破，尚需作胸膜腔引流术。多根多处肋骨骨折者，于清创后用不锈钢丝作内固定术，手术后应用抗生素，以防感染。

（三）中医辨证论治

肋骨骨折中医内治是按早期、中期、后期而设祛瘀、接骨、补虚三法。具体有活血祛瘀，理气止痛，续筋接骨，调补肝肾，强筋壮骨，益气养血等。临床常见以下证型：

1. 气滞血瘀

【证候】伤后胁肋刺痛，痛处固定，局部可见瘀斑瘀点，呼吸及咳嗽时疼痛加重，舌质紫黯，脉象沉涩。

【治则】活血化瘀，理气止痛。

【方药】复元活血汤加减。痛甚加三七，兼气逆喘咳加瓜蒌皮、杏仁、枳壳；咯血者可加白及、仙鹤草、血余炭、藕节。

2. 肺络损伤

【证候】伤后胁肋刺痛，痛处固定，伴见咳嗽、咯血或痰中带血，甚则呼吸短促，胸部胀闷，舌质紫，脉沉涩。

【治则】宁络止血，止咳平喘。

【方药】十灰散合止嗽散加减。若胁肋疼痛明显，可加旋覆花、郁金、桃仁以理气活血止痛；咯血较多时可加犀角粉、三七粉冲服。

3. 筋骨不续

【证候】伤处肿痛减轻，骨折处尚未愈合，舌质暗红，脉弦。

【治则】续筋接骨，理气活血。

【方药】接骨紫金丹加减。胁肋疼痛加郁金、桃仁、柴胡；咳嗽痰多者加紫菀、款冬花。

4. 肝肾不足

【证候】损伤后期证见胁肋隐痛，悠悠不休，口干咽燥，心中烦热，头晕目眩，腰膝酸软，遗精，舌红少苔，脉弦细。

【治则】调补肝肾，强筋壮骨。

【方药】六味地黄丸加减。心中烦热加炒栀子、酸枣仁以清热安神；头晕目眩加黄精、女贞子、菊花以益肾清肝；精关不固，腰酸遗精者加牡蛎、金樱子、芡实、莲须固肾涩精。

5. 气血亏虚

【证候】伤后证见少气乏力，失眠多梦，心悸怔忡，纳食减少，舌质淡，苔薄白，脉沉细。

【治则】益气养血。

【方药】八珍汤加减。心悸怔忡，失眠多梦可加柏子仁、酸枣仁、远志养血安神；兼食积停滞者加神曲、麦芽、山楂、鸡内金消食健胃。

气胸与血胸

胸部损伤引起胸膜腔积气或胸膜腔积血，称为气胸或血胸。在胸部损伤中，气胸和血胸的发生率仅次于肋骨骨折。二者常合并存在称为血气胸。

正常胸膜腔内为一潜在间隙，不含气体。在静止状态下，胸膜腔内压力低于大气压（负压）。吸气时胸廓向上、向外伸展，膈肌下降，胸廓扩大，因肺的弹性回缩力的作用，故吸气时胸膜腔的负压升高，为$-8\sim-10cmH_2O$（$-784.5\sim-980.7Pa$）。呼气时胸廓向下、向内回缩，膈肌松弛上升，胸膜腔负压降低，为$-2\sim4cmH_2O$（$-294.2\sim490.3Pa$）。胸膜腔负压对维持肺的扩张与通气功能十分重要，对促进静脉血液向心回流也有重要作用。任何损伤造成胸廓或胸膜腔完整性被破坏，导致空气进入胸膜腔，使负压消失，即成气胸。气胸的形成多由于肺组织、支气管破裂，空气溢入胸膜腔，或因胸壁伤口穿破胸膜，胸膜腔与外界沟通，外界空气进入所致。一般分为闭合性、开放性和张力性气胸三类。凡伤及胸壁或胸内器官致伤口和胸膜腔沟通者均可产生血胸。血胸是由于胸膜腔积聚血液所致，出血来自肋间血管、胸廓内血管、肺裂伤或胸内大血管创伤。气胸、血胸在中医属于“气血两伤”、“损伤咳喘”、“胸胁内伤”范畴。

一、病因病理及临床表现

（一）西医病因病理及临床表现

1. 闭合性气胸　多为肋骨骨折的并发症，肋骨断端刺破肺表面。空气漏入胸膜腔所造成。气胸形成后，胸膜腔内积气压迫肺裂口使之封闭，或者破口自动闭合，不再继续漏气。此类气胸抵消胸膜腔内负压，使伤侧肺部分萎陷。小量气胸，肺萎陷在30%以下者，影响呼吸和循环功能较小，多无明显症状。大量气胸，患者出现胸闷、胸痛和气促症状，气管向健侧移位，伤侧胸部叩诊呈鼓音，听诊呼吸音减弱或消失。胸部X线检查可显示不同程度的肺萎陷和胸膜腔积气，有时尚伴有少量积液。

2. 开放性气胸　刀刃锐器或弹片火器所致的胸壁伤口，可成为胸膜腔与外界相通的开口，以至于空气可随呼吸而自由出入胸膜腔内，形成开放性气胸。空气出入量与裂口大小有密切关系。一般来说，裂口小于气管口径时，空气出入量尚少，伤侧肺还有部分呼吸活动功能；裂口大于气管口径时，空气出入量多，伤侧肺将完全萎陷，丧失呼吸功能。

开放性气胸的病理生理：

(1)伤侧胸膜腔负压消失：肺被压缩而萎陷，两侧胸膜腔压力不等而使纵隔移位，健侧肺扩张受限。

(2)纵隔扑动与胸膜性休克：吸气时，健侧胸膜腔负压升高，与伤侧压力差增大，纵隔向健侧进一步移位；呼气时，两侧胸膜腔压力差减少，纵隔移回伤侧，这种反常运动称为纵隔扑动。扑动能影响静脉血流回心脏，引起严重的循环功能障碍。纵隔的左右摆动会刺激纵隔和肺门神经，引发休克（图16-5）。

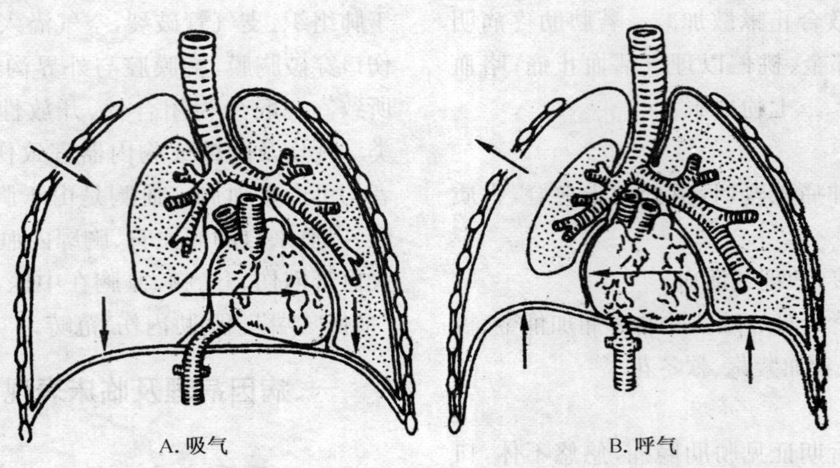

图 16-5　开放性气胸的纵隔扑动

(3)有效呼吸量减少:吸气时健侧肺扩张,吸进气体不仅来自从气管进入的外界空气,也来自伤侧肺排出含氧量低的气体;呼气时健侧肺呼出气体不仅从上呼吸道排出体外,同时也有部分进入伤侧肺。含氧低气体在两侧肺内重复交换将造成严重缺氧。

临床上,患者出现气促、呼吸困难和发绀,循环障碍以致休克。胸壁伤口开放者,呼吸时能听到空气出入胸膜腔的吸吮样声音。除伤侧胸部叩诊呈鼓音,听诊呼吸音减弱或消失外,还有气管、心脏明显向健侧移位的体征。胸部 X 线检查示伤侧肺明显萎陷,气胸、气管和心脏等纵隔器官偏移。

3. 张力性气胸　又称高压性气胸,常见于肺大泡破裂、较大支气管破裂、较深的肺裂伤或胸壁穿透伤,其裂口形成活瓣。吸气时空气可从裂口进入胸膜腔内,而呼气时活瓣关闭,气体不能排出,只进不出。由此,胸膜腔内积气不断增多,压力不断升高,压迫伤侧肺使之逐渐萎陷,并将纵隔推向健侧,挤压健侧肺,产生呼吸和循环功能的严重障碍。有时胸膜腔内的高压积气经支气管、气管周围疏松结缔组织或胸壁裂伤处被挤入纵隔,扩散至皮下组织,形成颈部、面部、胸部等处皮下气肿。严重者,发绀、烦躁不安、昏迷,甚至窒息。体格检查可见伤侧胸部饱胀,肋间隙增宽,呼吸幅度减低,可有皮下气肿,叩诊呈鼓音,听诊呼吸音消失。胸部 X 线检查显示胸膜腔大量积气,肺可完全萎陷,气管和心影偏移至健侧。胸膜腔穿刺有高压气体向外冲出。抽气后,症状好转,但不久又见加重,如此表现亦有助于诊断。严重胸部损伤如张力性气胸征象出现迅猛,需考虑存在支气管断裂,应迅速抢救,及时开胸探查(图 16-6)。

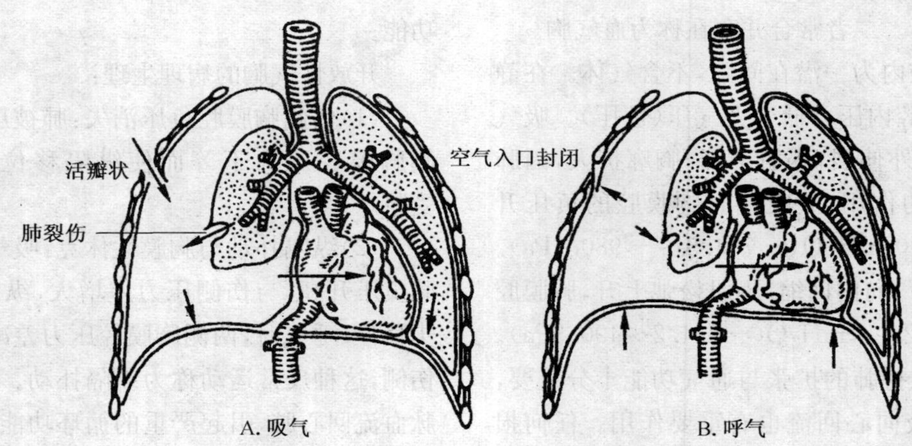

图 16-6　张力性气胸

4. 创伤性血胸　胸部损伤后胸膜腔积血来自：

(1)肺组织裂伤出血，由于肺循环压力较低，一般出血量少而缓慢，多可自行停止。

(2)肋间血管或胸廓内血管破损出血，如果累及压力较高的动脉，出血量多，不易自动停止，常需手术止血。

(3)心脏和大血管受损破裂，出血量多而急，如不及早救治，往往于短期内导致失血性休克而死亡。

血胸发生后，不仅因丢失血容量而出现内出血征象，并且随着胸膜腔内血液的积聚和压力的增高，迫使肺萎陷，并将纵隔推向健侧，因而严重地影响呼吸和循环功能。胸膜腔内的积血，由于肺、心和膈肌运动起着去纤维蛋白作用，多不凝固。如短期内大量积血，去纤维蛋白的作用不完善，即可凝固成血块。血块机化后，形成纤维组织束缚肺和胸廓，限制呼吸运动，损害呼吸功能。血液是细菌的良好培养基，从伤口或肺破裂处进入的细菌可在积血中很快滋生繁殖。故胸膜腔积血如不及时排出，容易并发感染，形成脓胸。症状根据出血量、出血速度和患者的体质而有所不同，小量血胸可无明显症状；中量血胸和大量血胸，超过 1000ml，尤其急性失血，可出现脉搏细速、血压下降、气促等低血容量休克症状，以及胸膜腔积液征象，如肋间隙饱满、气管向健侧移位、伤侧胸部叩诊呈浊音、心界移向健侧、呼吸音减弱或消失。胸部 X 线检查示伤侧胸膜腔有大片积液阴影，纵隔可向健侧移位。如合并气胸则显示液平面。血胸并发感染时，出现高热、寒战、疲乏、出汗、白细胞计数升高。

(二)中医病因病机

中医认为，血胸与气胸多属气血两伤，按其证候有伤气为主与伤血为主之不同。其病机为损伤气血，肺气不利，上逆而致气短；气滞胸胁而见胀痛，瘀血停着，痹阻脉络，故胸胁刺痛不移，面青息促，唇舌紫黯，脉沉涩呈血瘀气滞之证。重伤气血，气少不足以息，故呼吸表浅；气血不能上荣则面色苍白，气随血脱，难以固外则大汗淋漓，不能温养肢体则四肢厥冷；脉道不充则脉微欲绝乃血虚气滞之证。

二、实验室检查

(一)血常规

出血早期常见白细胞计数升高，大量血胸可见血红细胞、血红蛋白减少，红细胞压积下降。反复血常规检查有助于鉴别进行性血胸。

(二)胸穿抽液常规涂片和细菌培养

胸膜腔穿刺抽出的血液作涂片检查，红细胞与白细胞的比例正常约为 500：1，如比例达到 100：1 则提示感染。涂片检查和细菌培养尚能确定致病菌。

(三)X 线片检查

气胸时可见伤侧肺萎陷，纵隔向健侧移位；血胸时可见伤侧肺野为液体阴影所掩盖，纵隔被推向健侧，可见到液平面。小量积血(0.5L 以下)：X 线检查仅示肋膈窦消失；中量积血(0.5～1L,)：液平至肺门；大量积血(1L 以上)：液平至上肺或肩胛骨中部以上。

三、诊断和鉴别诊断

根据胸部外伤史、症状体征、X 线片检查及胸膜腔穿刺结果，气胸及血胸的诊断并不困难。张力性气胸应与大量血胸鉴别：二者均可有极度呼吸困难、发绀，也均可有循环障碍发生休克，检查气管均可向健侧移位，但叩诊张力性气胸呈鼓音而大量血胸呈实音；X 线检查可资鉴别；行胸腔穿刺检查，前者可抽出高张气体而后者可抽出血液即可明确诊断。血胸诊断较易，但早期胸部损伤发现有血胸，需进一步判断出血是否已停止或还在进行。

下列征象提示胸腔进行性出血：

(1)脉搏逐渐增快，血压持续下降。

(2)经输血补液后，血压不回升或升高后又迅速下降。

(3)血红蛋白、红细胞计数和红细胞比容等重复测定，持续降低。

(4)胸膜腔穿刺因血凝固抽不出血液，但连续胸部 X 线检查显示胸膜腔阴影继续增大。

(5)闭式胸膜腔引流后，引流血量连续 3 小时每小时超过 200ml。

四、治疗

(一)治疗原则

西医主要是排出漏于胸膜腔之血气，恢复肺功能；中医治疗血气胸以治气治血为主。

(二)西医治疗

1. 闭合性气胸　积气量不多，肺萎缩仅 5%～10%，临床症状不明显，可不需特殊治疗，空气可于 1～2 周内自行吸收，但宜定期作 X 线检查，直到气胸消失。积气数量较多，肺萎缩达 10%～30%，临床上呈现胸闷、呼吸短促等症状时，则可作胸腔穿刺术，抽除气体。积气数量多，肺萎缩超过 50%，临床症状明显者，宜经肋间于胸膜腔内放置导管，引流胸膜腔。

应当强调指出，闭合性气胸患者如需气管内插管作全身麻醉或正压辅助呼吸，事前必须常规作胸膜腔肋间引流，以免并发张力性气胸。

闭式胸膜腔引流术的适应证：①气胸、血胸或脓胸需要持续排气、排血或排脓者；②切开胸膜腔者，闭式胸膜腔引流的穿刺部位可根据体征和胸部 X 线检查，明确胸膜腔内空气、液体的部位，选定插管的肋间隙。液体处于低位，一般选在腋中线和腋后线之间的第6～8 肋间插管引流；气体多向上积聚，以在前方上部胸膜腔引流为宜，常选锁骨中线第 2 肋间。

2. 开放性气胸　胸壁开放性创口必须在伤员用力呼气末，立即用无菌敷料如凡士林纱布棉垫封盖伤口，再用胶布或绷带包扎固定，使开放性气胸转变为闭合性气胸，然后穿刺胸膜腔，抽气减压，暂时解除呼吸困难。于创口上覆盖带活瓣的敷料，例如剪开一个小缺口的塑料或橡皮袋可防止发生张力性气胸。送达医院后先放置肋间引流管，然后在气管内插管麻醉下施行清创术，切除失去活力的组织、血凝块和异物，探查并处理胸内创伤，清洗胸膜腔，放置肋间引流管，分层缝合创口。术后给予抗生素控制感染并鼓励患者咳嗽排痰和早期活动。

3. 张力性气胸　张力性气胸的急救处理是立即排气，降低胸腔内压力。在危急状况下可用一粗针头在伤侧第 2 肋间锁骨中线处刺入胸膜腔，有气体喷射出，即能收到排气减压效果。在患者转送过程中，于插入针的接头处，缚扎一橡胶手指套，将指套顶端剪一 1cm 开口，可起活瓣作用，即在呼气时能张开裂口排气，吸气时闭合，防止空气进入；或用一长橡胶管或朔料管一端连接插入的针接头，另一端在无菌水封瓶水面下，以保持持续排气。

张力性气胸的处理：在积气最高部位放置胸腔引流管(通常是第 2 肋间锁骨中线)，连接水封瓶，有时尚需用负压吸引装置，以利于排净气体，促使肺膨胀。同时应用抗生素，预防感染。经闭式引流后，一般肺小裂口多可在 3～7 天内闭合。待漏气停止 24 小时后，经 X 线检查证实肺已膨胀，方可拔除插管。长时期漏气者应进行剖胸修补术。如胸膜腔插管后，漏气仍严重，患者呼吸困难未见好转，往往提示肺、支气管的裂伤较大或断裂，应及早剖胸探查，修补裂口，或作肺段、肺叶切除术。

4. 创伤性血胸

(1)非进行性血胸：小量血胸可自行吸收，不需穿刺抽吸。若积血量较多，应早期进行胸膜腔穿刺，抽除积血，促使肺膨胀，以改善呼吸功能。在抽血完毕拔针前，于胸膜腔内注入抗生素，以预防感染。早期施行闭式胸膜腔引流术有助于观察有无进行性出血。

(2)进行性血胸：首先，防治低血容量性休克。其次，及时剖胸探查，寻找出血部位。肋间血管或胸廓内血管破裂，予以缝扎止血。肺破裂出血，一般只需缝合止血。肺组织严重损伤，则需作部分肺切除术或肺叶切除术。大血管破裂，往往修补裂口困难，多需作人造血管移植术。

(3)凝固性血胸：最好在出血停止后数日内剖胸，清除积血和血块，以防感染或机化。对机化血块，亦以在伤情稳定后早期进行血块和纤维组织剥除术为宜。至于血胸并发感染，应按脓胸处理。

(三)中医治疗

1. 辨证论治　中医治疗血胸、气胸以理气、活血、养血、固脱为主。临床运用又有开胸顺气、理气活血、逐瘀通络、益气养血固脱等。常见以下证型：

(1)气滞证

【证候】呼吸急促，甚则不能平卧，胸部胀闷，舌质淡红，脉弦。

【治则】开胸顺气。

【方药】理气止痛汤加减。若瘀血症状明显，见胸胁疼痛，舌紫黯可加桃仁、红花以活血祛瘀。

(2)气脱证

【证候】呼吸困难，呼吸音低微，发绀，大汗淋漓，四肢厥冷，舌淡苔白，脉微弱。

【治则】益气固脱。

【方药】参附汤加减。若兼气滞者，加枳壳、制香附以理气；兼瘀血内停加制乳香、制没药、丹参以活血祛瘀；若汗出不止者，可加龙骨、牡蛎以固涩止汗。

(3)血瘀气滞证

【证候】呼吸气短，胸胁胀痛或刺痛，固定不移，面青，舌紫黯，脉沉涩。

【治则】理气活血，逐瘀通络。

【方药】复元活血汤加减。气滞为主可加厚朴、香附理气之品；血瘀较重者可加三棱、莪术以增强破瘀消坚之力；兼见大便秘结者可加芒硝、厚朴以通利大便。

(4)血虚气脱证

【证候】呼吸表浅，面色苍白，甚则大汗淋漓，四肢厥冷，脉微欲绝。

【治则】益气养血固脱。

【方药】四君子汤合生脉散加减。若喘促转剧可加苏子、杏仁肃肺平喘；若汗出不止可加龙骨、牡蛎固涩止汗；若心悸不宁者可加远志、酸枣仁等以养心安神。

2. 针灸治疗 取定喘、肺俞、膻中穴，据证之虚实施补泻之法，留针 20～30 分钟。

3. 其他治疗 开胸顺气丸，每次 3g，每日 2～3 次，口服。治法：理气宽胸。用于气滞胸中引起的胸闷、喘促诸病。

(姜汝明)

第五节 腹部损伤

腹部损伤的发病率，在平时占各种损伤的 0.4%～2.0%，战伤中发病率可达 50%左右。随着交通运输的飞速发展，救护组织的不断完善和救护技术的不断提高，腹部损伤的死亡率虽已显著下降至 10%左右，但仍未降到令人满意的水平。主要原因是，多数腹部损伤合并有严重的腹内脏器损伤。如伴有腹腔实质脏器破裂或大血管损伤，可因大出血而导致死亡；空腔脏器受损伤破裂时，可因发生严重的腹腔感染而威胁生命。如果腹部损伤是多体腔、多脏器损伤的一部分，则死亡率会更高。因此，早期正确的诊断和及时合理的处理，是降低腹部创伤死亡率的关键。

一、分类

腹部损伤分为开放性损伤和闭合性损伤两类。开放性损伤时，腹壁伤口穿破腹膜者为穿透伤(多伴内脏损伤)，无腹膜穿破者为非穿透伤(有时伴内脏损伤)；其中投射物有入口、出口者为贯通伤，有入口无出口者为盲管伤。根据致伤源的性质不同，也有将腹部损伤分为锐器伤和钝性伤。锐器伤引起的腹部损伤均为开放性，钝性伤一般为闭合性损伤。此外，临床上行穿刺、内镜、钡灌肠或刮宫等诊治措施引起的腹部损伤，称医源性损伤。从临床诊治的角度来看，闭合性腹部损伤具有更重要的意义。因为，开放性损伤者腹壁均有伤口，一般需要剖腹手术(尤其是穿透伤或贯通伤)，即使伴有内脏损伤，也比较容易发现；然而闭合性腹部损伤时，由于体表无伤口，确定是否伴有内脏损伤，有时很困难。

二、病因

在腹部损伤中，开放性损伤常由刀刺、枪弹、弹片所引起；闭合性损伤常系坠落、碰撞、冲击及挤压等钝性暴力所致。两者均可导致腹部内脏损伤。常见受损内脏在开放性损伤中依次是肝、小肠、胃、结肠、大血管等。在闭合性损伤中依次是脾、肾、小肠、肝、肠系膜等。这种不同反映了刀刺、子弹等直接伤容易伤到占面积大的脏器，如小肠。钝性伤可因力传导的间接伤，容易伤到位置相对固定的实质性脏器，胰、十二指肠、膈、直肠等由于解剖位置较深，故损伤发生率较低。

三、病理生理

腹部创伤和其他部位的创伤一样，都可引起组织的断裂、坏死、出血、渗漏和功能障碍。单纯腹壁的创伤其作用仅限于局部，全身反应甚少，如伤及内脏则可有严重的全身反应，甚至可以致命。

腹腔脏器大致可分为两类，即空腔脏器和实质性脏器。空腔脏器的破裂使胃肠液或胆汁等渗漏至腹腔引起化学性腹膜炎和继发的化脓性感染。实质性脏器破裂主要引起出血并导致出血性休克。空腔脏器破裂在早期因腹腔大量的炎性渗出可导致低血容量性休克，后期可因腹腔的继发感染而致感染性休克。空腔脏器破裂的低血容量性休克比实质性脏器的出血性休克出现迟，而且休克程度较轻。腹腔内的血液对腹膜也有刺激性，但比胃肠液的刺激性明显较弱。

四、临床表现

单纯腹壁闭合伤主要表现为腹部受伤部位的疼痛、压痛、肿胀，其严重性及范围往往随时间推移而逐渐缓解和缩小。局部皮肤可见瘀斑或擦伤，开放性伤则可见有伤口。通常不会有恶心、呕吐或休克等表现。

腹部损伤如伴有内脏损伤多有明显的临床表现，其表现因受伤器官不同而分为空腔脏器伤和实质性脏器伤两种类型。胰腺虽为实质性脏器，但其断裂后具有强大消化能力的胰液漏入腹腔，其主要表现与空腔脏器伤相似。肠系膜血管或其他血管伤的主要表现为出血性休克，与实质性脏器伤相似。

肝、脾、肾等实质性脏器或大血管损伤主要临床表现为腹腔内（或腹膜后）出血，亦表现为面色苍白、脉细速、血压下降或出现休克。也可有腹膜刺激征，但并不剧烈，只有轻到中度的压痛及反跳痛，可伴有恶心、呕吐等。腹腔内血量多者，可出现腹胀和移动性浊音。红细胞计数、血红蛋白值和红细胞比容均进行性下降。

胃肠道、胆道、膀胱等空腔脏器破裂的主要临床表现是弥漫性腹膜炎，出现明显的腹膜刺激征和胃肠反应。表现为腹痛迅速扩展至全腹，多有恶心、呕吐，较明显的全腹部压痛、反跳痛、肌紧张，稍后随腹腔感染的加重，而有全身感染的表现。腹膜刺激征的强度因进入腹腔的消化液不同而有差异，以胃液、胆汁、胰液最剧烈，小肠液次之，大肠内容进入腹腔早期的表现并不严重，但随腹腔感染的日益严重而加剧。伤者可有气腹征、呕血、便血，继肠麻痹后出现腹胀，在早期可因腹腔大量渗出和肠麻痹而有低血容量性休克；后期随腹腔感染加重，有发热及白细胞计数明显升高，严重者可有感染性休克。如同时有二类脏器的破裂，则兼有二者的症状。

五、诊断

病史和体格检查结果是诊断腹部损伤的主要依据，但有时因伤情重、时间紧，这时在询问病史、体格检查的同时应采取一些必要的救治措施，如保持呼吸道通畅、暂时控制出血、输血补液及抗休克等。无论是开放性还是闭合性腹部损伤，诊断中最关键的问题是确定是否有内脏损伤，其次是何种性质的脏器受到损伤和是否为多发性损伤。很明显，有上述几种情况者，其病情远比无内脏损伤者严重，而且一般都需尽早手术治疗；否则可因延误手术时机而导致严重后果。

（一）开放性腹部损伤的诊断

如见有腹部内脏从伤口突出，或自伤口流出较多的血液或类似肠内容物的液体，表示腹膜已穿破，并可能有内脏损伤，即需剖腹以进一步探查。即时没有上述情况，任何伤口均应在清创时彻底探查，必要时扩大伤口以探清整个伤道，如证实伤道穿透腹腔，则应另作切口进行剖腹探查。有些腹部伤口虽经探查并未进入腹腔，但仍不能完全排除腹腔内脏器损伤可能的患者（腹部非穿透性伤仍有5%～10%合并有腹腔内脏器损伤），应密切注意其病情的进展，以免漏诊。

（二）闭合性腹部损伤的诊断

闭合性腹部损伤较开放性腹部损伤诊断难度大，首先要确定有无内脏伤，并进而判断是何脏器受到损伤，最后还应判断是否有多发性损伤。

1. 有无内脏损伤　多数伤者在伤后即可很快确定有无腹腔内脏器损伤。少数伤者因某些原因而诊断困难。如有些伤者内脏破损较小，且伤后即来就诊，其腹内脏器损伤体征尚未表现出来，因而容易漏诊；还有单纯腹壁损伤伴有严重软组织挫伤者，因腹部体征明显常误诊有内脏损伤。还有些伤者同时有腹部以外脏器的损伤，如颅脑损伤、胸部损伤、骨盆损伤或四肢骨折等，由于合并损伤的伤情较严重而掩盖了腹腔内脏器损伤的表现，以至于伤者、家属及医务人员均注意合并损伤，而忽略了腹部情况，结果造成漏诊。因此，为了诊断有无腹腔内脏器损伤，应采取以下方法：

(1)外伤病史：询问伤因、受伤时间、受伤地点、伤情变化和就诊前的急救措施等。如伤员神智不清，可向现场目击者及护送人员询问受伤经过。

(2)全身情况：测定体温、脉率、呼吸、血压和意识改变，注意患者有无面色苍白、脉搏快而细弱、血压不稳甚至休克等情况。

(3)主要症状：有下列情况之一者，应考虑有腹内脏器损伤。

1)有持续性或进行性腹部剧痛伴恶心、呕吐等消化道症状者。

2)早期即出现明显的失血性休克表现者。

3)有明显的腹膜刺激征(腹部压痛、反跳痛及肌紧张)者。

4)立位腹平片示腹腔积有游离气体，肝浊音界缩小或消失者。

5)腹部明显胀气，肠蠕动减弱或消失者。

6)腹部出现移动性浊音者。

7)有便血、呕血或血尿者。

8)直肠指检发现前壁有压痛、波动感或指套染血者。

(4)体格检查：检查前患者应充分暴露(适当注意保暖)，保证检查全面，减少遗漏。观察腹部有无创口，有无瘀斑或血肿，创伤可能波及的脏器应予以重点关注。腹部压痛的范围、程度，有无反跳痛及肌紧张。压痛最明确的部位常是受伤脏器所在的部位，尤其需关注。肝浊音界是否缩小或消失，有无腹部移动性浊音，肠蠕动是否减弱或消失，直肠指检是否有阳性发现等。

(5)实验室检查

1)血常规：红细胞、血红蛋白及血细胞比容等数值明显下降提示实质性脏器破裂，腹腔内出血。空腔脏器破裂时，白细胞计数明显上升。胰腺损伤时，血清淀粉酶值升高。

2)尿常规：如尿中有红细胞，提示有尿路损伤；尿淀粉酶值升高，提示有胰腺损伤。

(6)其他辅助检查

1)诊断性腹腔穿刺：诊断阳性率可达90%左右。根据抽到液体性状(如血液、胃肠内容物、混浊腹水、胆汁或尿液)，可判断受损脏器类型。如抽出不凝固血液，提示为实质性器官破裂；抽出胃肠内容物、胆汁等，提示为空腔脏器破裂。肉眼观察不能确定穿刺抽出液体的性质时，应对样本进行实验室检验。胰腺或胃十二指肠损伤时，穿刺液中淀粉酶含量增高。近年来，采用在B超指导下进行腹腔穿刺，可使穿刺阳性率得到提高。

2)诊断性腹腔灌洗：腹腔穿刺阴性的伤员，可进行诊断性腹腔灌洗。符合如下标准任何一项者为阳性：①肉眼所见，灌洗液为血性、含胆汁、胃肠内容物或证明是尿液；②显微镜下，红细胞计数$>0.1\times10^{12}/L$或白细胞计数$>0.5\times10^{9}/L$；③淀粉酶测定升高；④涂片发现细菌。

3)B超检查：具有经济方便、可在床边检查、可重复进行动态观察、无创无痛及诊断准确率高等优点，对肝、脾、肾等实质性脏器损伤确诊率达90%。可发现直径1～2cm的实质内血肿，并可发现脏器包膜连续性中断和实质破裂等情况。超声检查对腹腔积液的发现率很高，并可根据B超检查估计出腹腔积液的量，即1cm液平段，腹腔积液约有500ml。由于气体对超声的反射强烈，其在声像图上表现为亮区，因此B超检查也可发现腹腔内的积气，有助于空腔脏器破裂或穿孔的诊断。

4)X线检查：有选择的X线检查对腹部损伤的诊断是有帮助的。常用的有胸片、平卧位及左侧卧位腹部平片。立位腹部平片虽然更有意义，但不适用于重伤员。根据需要拍骨盆正、侧位片。大多数胃、十二指肠破裂和少数结肠、小肠破裂者，腹部平片显示膈下新月形阴影，提示有游离气体；侧卧位时的"穹隆征"和"镰状韧带征"，或仰卧位时的"双肠壁征"(在肠腔内外气体衬托下，肠管的内、外壁清晰可见)，也是腹腔内积气的表现。为了提高阳性率，最好维持所需体位10分钟后拍片。一般腹腔内有50ml以上游离气体时，X线片上便能显示出来。腹膜后十二指肠或结、直肠穿孔时，腹膜后有气体积聚，腹部平片上可见典型的花斑状阴影。肠间隙增大，充气的左、右结肠与腹膜脂肪线分离，是腹腔内积血量大的表现。腹膜后血肿时，腰大肌影消失。脾破裂时，可表现为胃向右移、横结肠向下移、胃大弯有锯齿形压迹(脾胃韧带内血肿)。右季肋部肋骨骨折、右膈抬高和肝正常外形消失，提示有肝破裂的可能。左侧膈疝时多能见到胃泡或肠管突入胸腔，右侧膈疝诊断较难，必要时可作人工气腹以资鉴别。X线检查可发现金属异物的部位，若与投射物的入口联系起来，可能有助于推测其在体内的轨迹，以及可能伤及哪些脏器。

5)CT检查：对软组织和实质性脏器的分辨力较高，能清晰地显示肝、脾、肾的包膜是否完整，大小及形态结构是否正常及血肿的部位等，对实质性脏器损伤的诊断帮助较大。对于胰腺损伤及腹膜后间隙，CT优于B超检查。胰腺损伤时，CT显示为胰腺形态失常、弥漫性或局限性肿大、密度减低或不均。CT显示腹膜后间隙形态和大小及腹主动脉和下腔静脉的形态及位置改变时，提示腹膜后血肿的存在。CT也属无创伤性检查，也可作动态观察；但其价格较高，对空腔脏器及横膈损伤的诊断率较低，是其缺点。在B超检查不能明确诊断时才进行CT检查。

6)放射性核素扫描：应用较少。有必要了解受损器官的功能状况时，肝、脾及肾核素扫描有其价值。与选择性动脉造影相比，ECT对胃肠道出血的定位，具有更简便、更准确和更经济等优点。每分钟出血量少于1ml者也可测出。间断性出血时，可选用在血循环中滞留时间较长的^{99m}Tc红细胞标记法。

7)选择性血管造影：对实质性器官破裂和血管损伤的诊断帮助很大。可见动脉相的造影剂外漏、实质相的血管缺如及静脉相的早期充盈。但血管造影要求的设备条件和技术条件较高，且属侵入性检查，有痛苦、费时和昂贵等缺点。大多数伤者不适合应用。

8)腹腔镜检查：经X线、B超、CT、腹腔穿刺或腹腔灌洗等检查仍不能确定，但仍疑有内脏损伤时，在伤员的血液动力学状况稳定、能耐受全身麻醉及人工气腹且无腹腔内广泛粘连可能的情况下，必要时可考虑行腹腔镜检查，以提高诊断准确率，避免不必要的剖腹探查。

(7)剖腹探查术：是外科重要的诊断手段之一，但不可无指征地滥用。闭合性腹部损伤凡受伤较重，症状、体征表现明显，并有以下表现者为剖腹探查的指征：

1)早期即有休克征象，并逐渐加重。

2)有持续、剧烈的腹痛，腹痛范围继续扩大并伴恶心、呕吐。

3)有明显腹膜刺激征。

4)证实有气腹征。

5)腹部出现移动性浊音。

6)有便血、呕血、血尿。

7)直肠指检发现其前壁有压痛、波动感或指套染血。

以上各种表现均强烈提示有腹内脏器伤的可能，无论是在初诊时就发现或经观察一段时间才发现，均应及早施行剖腹探查。手术应在适当准备后，在良好的麻醉下进行。探查应全面而有次序。此外，尽管术前诊断似乎已很明确，但在术中仍应按常规进行探查，避免漏诊和意外。

2. 何种脏器受到损伤　确定是哪一类脏器受损后，再具体考虑到是哪个脏器破裂。单纯实质性器官损伤时，腹痛一般不重，压痛和肌紧张也不很明显。出血量多时常有腹胀和移动性浊音。但肝、脾破裂后，因局部积血凝固，在测试移动性浊音时可出现固定性浊音。空腔器官破裂所致腹膜炎，不一定在伤后很快出现，尤其是下消化道破裂，腹膜炎体征通常出现得较迟。有时肠壁的破口很小，可因黏膜外翻或肠内容物堵塞，暂时闭合而不发展为弥漫性腹膜炎。如果实质性脏器和空腔脏器两类器官同时破裂，则出血和腹膜炎两种临床表现可同时出现。

如下几点对于诊断是哪一类脏器破裂有参考价值：

(1)有恶心、呕吐、便血和腹腔积有气体者多为胃肠道损伤。再根据受伤的部位、腹膜炎的严重程度和腹膜刺激征最明显的部位等，可帮助确定是胃、上段小肠损伤还是下段小肠或结肠损伤。

(2)有排尿困难、血尿、外阴或会阴部牵涉痛者,提示系泌尿系脏器损伤。

(3)有膈面腹膜刺激表现(同侧肩部牵涉痛)者,提示上腹脏器损伤,其中尤以肝和脾的破裂为多见。

(4)有下位肋骨骨折者,提示有肝或脾破裂的可能。

(5)有骨盆骨折者提示有直肠、膀胱、尿道损伤的可能。

3. 是否有多发性损伤　因交通事故、工伤意外、打架斗殴和弹片致伤者,多发性损伤的发病率高达50%左右。可出现以下几种情况:

(1)除腹部损伤外,尚有腹部以外的合并损伤。

(2)腹内某一脏器有多处破裂,如肠是最多见有多处破裂的器官,又如肝损伤时,左半肝和右半肝同时有多处破裂,即肝多发性损伤。

(3)腹内有一个以上脏器受到损伤,如肝损伤同时有胃或十二指肠损伤,这种情况又称为合并伤,即肝损伤合并胃或十二指肠损伤。

(4)腹部以外损伤,累及腹内脏器。

不论是哪种情况,在诊断和治疗中均应避免漏诊而造成严重后果。手术时有次序地系统探查是防止术前漏诊的重要措施,尽管术前诊断似乎已非常明确,也不应放弃术中的探查。例如,对血压偏低或不稳的颅脑损伤者,经一般处理后未能及时纠正休克,即应考虑到腹腔内出血的可能;而且在没有脑干受压或呼吸抑制的情况下,应优先处理腹腔内出血。

此外,在处理腹部穿透伤或贯通伤的诊断中应注意如下几点:

(1)伤口(入口或出口)可能不在腹部,而在胸、背、肩、腰、臀或会阴等。

(2)伤口大小与伤情严重程度不一定成正比。

(3)伤口与伤道不一定呈直线关系。因受伤瞬间的姿位与检查时可能不同,低速或已减速的投射物可因遇到阻力大的组织而转向。

(4)有些腹壁伤虽未穿透腹膜,但不能排除存在内脏损伤的可能。

六、治疗

(一)非手术治疗

适应证:

1. 通过上述各项检查,一时不能确定有无内脏损伤者,可进行非手术治疗,但同时应进行严密观察,如伤情变化,应及时分析,并尽早作出诊断,及时转用手术治疗。

2. 诊断已明确并决定手术治疗的患者,可将非手术的各项措施作为手术前治疗的准备,改善患者一般情况,以较好的情况接受手术治疗。

3. 诊断已明确,为轻度的单纯实质性脏器损伤,出血已停止,生命体征稳定或仅轻度变化者,可进行非手术治疗,以期损伤能自然愈合。但在治疗过程中仍应严密观察,必要时可更改治疗方案。

(1)观察内容

1)每15～30分钟测定一次呼吸、脉率和血压。

2)每半小时进行一次腹部体征检查,注意有无腹膜炎体征及其程度和范围的改变。

3)每30～60分钟检查一次血常规,了解红细胞数、血红蛋白、血细胞比容和白细胞计数的变化。

4)每30～60分钟行一次B超检查。

5)必要时可重复进行诊断性腹腔穿刺术或灌洗术,或进行CT、血管造影等检查。

(2)观察期间需要特别注意

1)不要随便搬动伤者,以免加重伤情。

2)一般不注射止痛剂,以免掩盖伤情。

(3)治疗措施

1)输血补液,防止休克。

2)应用广谱抗生素,预防或治疗可能存在的腹内感染。

3)禁食,疑有空腔脏器破裂或有明显腹胀时应行胃肠减压。

4)营养支持、纠正血容量不足及水电解质平衡。

(二)手术治疗

已确定腹腔内脏器破裂者,应及时进行手术治疗。对于非手术治疗者,经观察仍不能排除腹内脏器损伤,或估计损伤无自然愈合的可能,在观察期间出现以下情况时,应终止观察,进行剖腹手术:

(1)腹痛和腹膜刺激征有进行性加重或范围扩大者。

(2)肠蠕动音逐渐减少、消失或出现明显腹胀者。

(3)全身情况有恶化趋势，出现口渴、烦躁、脉率增快或体温及白细胞计数上升者。

(4)膈下有游离气体表现者。

(5)红细胞计数进行性下降者。

(6)血压由稳定转为不稳定甚至休克者，或积极救治休克过程中，情况不见好转反而继续恶化者。

(7)腹腔穿刺吸出气体、不凝血液、胆汁或胃肠内容物者。

(8)胃肠出血不易控制者。

手术前应建立通畅的静脉通道、交叉配血、放置鼻胃管及尿管。如有休克，应快速输入平衡液补充血容量并监测中心静脉压。麻醉宜选择气管内麻醉，既能保证麻醉效果，又能根据需要供氧，对于合并胸部穿透伤者，更为理想。切口常选用正中切口，进腹迅速，出血少，并可根据需要向上下延长，或向侧方附加切口甚至进入胸腔。正中切口关闭缝合容易。腹部有开放伤时，一般不主张通过扩大伤口去探查腹腔，以免因暴露不良而探查不彻底、不系统或发生伤口愈合不良。切开腹膜时，首先应注意有无气体或血液溢出，有气体溢出时提示有胃肠道破裂。根据腹内积液的性质，初步估计是哪一类脏器的损伤。有血液溢出者，尽快根据血块集中处寻找受损脏器，并迅速控制活动性出血。如有空腔脏器穿破迹象，则可借助大网膜移行方位和纤维蛋白素较集中的部位找到穿破所在，暂时夹住破口以阻止其内容物继续污染腹腔。

在以上初步处理后或未找到明确损伤时，应吸去腹内积液，开始有次序的全面探查。探查次序原则上应先探肝、脾等实质性器官，同时探查膈肌有无破损。接着从胃开始，逐段探查十二指肠第一部、空肠、回肠、大肠及其系膜，然后探查盆腔器官。再后则切开胃结肠韧带显露网膜囊，检查胃后壁和胰腺。如属必要，最后还应切开后腹膜探查十二指肠第二、第三、第四段。在探查过程中发现出血性损伤或脏器破裂，应随时进行止血或暂时控制消化液漏出。待探查结束，将伤情作一全面估计，然后按轻重缓急逐一处理。原则上是先处理出血性损伤，后处理穿破性损伤；对于穿破性损伤，应先处理污染重（如下消化道）的损伤，后处理污染轻的损伤。腹腔内损伤处理完后，彻底清除腹内残留的液体和异物，如遗留的纱布等。用生理盐水冲洗腹腔，污染严重的部位应反复冲洗，然后将冲洗液吸净。根据需要放置引流管或双腔引流管。腹壁切口污染不重，可予以分层缝合；污染较重者，皮下应留置引流物。

（三）中医治疗

暴力外伤（冲击、挤压、坠落、碰撞等），致腹部气滞血瘀，或损伤脉络或脏腑，轻则血溢脉外，皮损骨折；重则脏腑破裂，危象丛生，甚者气血暴脱，阴阳离绝而亡。常见有如下 3 种类型：

1. 气滞血瘀型　常见于闭合性腹部损伤初期。

【证候】腹痛拒按，恶心欲呕，腹胀，舌绛，苔白或黄，脉细缓。

【治则】活血化瘀。

【方药】桃红四物汤加减。

2. 血瘀积聚型　常见于闭合性腹部损伤中期。

【证候】腹痛，可触及肿物，有压痛，拒按，恶心欲呕，时有腹胀，便秘，舌绛紫，脉细涩。

【治则】活血化瘀散结。

【方药】四物汤加减。

3. 阴伤阳脱型　常见于闭合性腹部损伤或开放性腹部损伤休克期。

【证候】腹痛拒按，面色苍白，四肢厥冷，大汗淋漓，烦躁不安，恶心欲呕，时有腹胀，便秘，舌淡苔白，脉微欲绝。

【治则】回阳救逆，补益气血。

【方药】参附汤或独参汤加减。

应用中医药治疗期间，可根据病情配合输液、输血、吸氧等治疗措施，并严密观察生命体征及病情变化，如病情转重，应立即行手术处理，抢救患者生命。如疑有消化道穿孔或腹胀明显、肠麻痹等情况，不应给予大剂量的汤药服用。

以下逐一叙述各器官损伤的主要表现和处理原则，但其中部分伤员可有几种器官同时受伤，临床表现复杂，增加了诊断和处理的困难；如果遗漏了某一（或某些）器官的损伤未给予治疗，可造成严重后果。

一、脾破裂

脾脏是腹腔脏器中血供丰富质脆并语气极易

受损伤的实质性器官，脾破裂的发病率在开放性损伤中约为6%，闭合性损伤时约为25%。有尽快慢性病理改变(如血吸虫病、疟疾、黑热病及淋巴瘤等)的脾更易破裂。

(一)病因

1. 外伤性破裂 占绝大多数，都有明确的外伤史，裂伤部位以脾脏的外侧凸面为多，也可在内侧脾门处，主要取决于暴力作用的方向和部位。开放性伤由于利器、子弹、弹片伤所致；闭合性伤由车祸、跌打等钝性伤所致。

2. 自发性破裂 极少见，且主要发生在病理性肿大的脾脏；如仔细追询病史，多数仍有一定的诱因，如剧烈咳嗽、打喷嚏或突然体位改变等。

(二)病理

脾破裂分为3种：中央型破裂(破损在脾实质深部)、被膜下破裂(破损在脾实质周边部分)和真性破裂(破损累及被膜)。根据损伤的范围和程度，也有将脾外伤进行不同的分级。第六届全国脾外科学术研讨会(天津，2000年)制订了脾损伤Ⅳ级分级法：

Ⅰ级：脾被膜下破裂或被膜及实质轻度损伤，手术所见脾裂伤长度≤0.5cm，深度≤1.0cm。

Ⅱ级：脾裂伤总长度＞5.0cm，深度＞1.0cm，但脾门未累及，或脾段血管受累。

Ⅲ级：脾破裂伤及脾门部或脾部分离断，或脾叶血管受损。

Ⅳ级：脾广泛破裂，或脾蒂、脾动静脉主干受损。

(三)临床表现

脾破裂以内出血对腹膜的刺激为特征，初起于左上腹出现腹痛，逐渐涉及全腹，同时伴有腹部压痛、反跳痛和腹肌紧张。病情常与出血量和出血速度密切相关。出血量大而速度快者极易出现休克甚至死亡。出血量少而慢者症状轻微，只有左上腹出现轻度疼痛，随时间推移，出血量越来越多，才发生休克。脾包膜下和实质内血肿者，因脾包膜完整，出血量受到限制，故临床上并无明显内出血征象而不易被发现。如未被发现，可形成血肿而最终被吸收。但有些血肿(特别是包膜下血肿)在某些微弱外力的影响下，可突然出现包膜破裂，称为延迟性脾破裂。这种情况常发生在外伤后1～2周，应予以警惕。脾实质深处的血肿也可逐渐增大而发生破裂，少数可并发感染而形成脾脓肿。如疑有中央型或包膜下脾破裂的可能，应进行B超检查，多可确诊。此类伤员应住院观察，严格卧床休息，给予止血剂，加强监测，定期B超观测脾的变化，随时做好手术准备。若发生破裂出血，应立即手术治疗。

(四)实验室及辅助检查

1. 血常规 红细胞、血红蛋白和红细胞压积进行性降低，提示有内出血。

2. 腹腔灌洗 存在少数假阳性或假阴性结果，必须结合临床及其他检查结果进行分析。

3. B超 可显示破碎的脾脏，较大的脾包膜下血肿及腹腔内积血。在非手术治疗或包膜下脾破裂者可用以观察病情的进展，提供对治疗的评价，并及时更改治疗方案。

4. CT检查 能清楚地显示脾脏的形态，对诊断脾脏实质裂伤或包膜下血肿的准确性很高。

5. 核素扫描 可采用^{99m}Tc胶态硫扫描或γ照相等技术诊断脾损伤，方法安全。

6. 选择性腹腔动脉造影 诊断脾破裂准确性颇高，能显示脾脏受损动脉和实质的部位。仅用于伤情稳定而其他方法未能明确诊断的闭合性损伤。

(五)诊断

1. 损伤病史。

2. 有内出血的临床表现。

3. 腹腔诊断性穿刺抽出不凝固血液等。

4. 对诊断确有困难(如脾包膜下裂伤伴包膜下血肿的病例，临床表现不典型，腹腔穿刺阴性，一时难以确诊)，伤情允许的病例，采用腹腔灌洗、B超、核素扫描、CT或选择性腹腔动脉造影等帮助明确诊断。

5. 脾破裂常合并有其他脏器损伤，如肝、肾、胰、胃、肠等，在诊断和处理时切勿遗漏。

(六)治疗

1. 非手术治疗 适应证：

(1)局限性左上腹钝性伤。

(2)生命体征稳定,无休克症状体征。

(3)B超、CT检查诊断脾损伤为轻度裂伤,伤员年龄50岁以下,无其他腹腔脏器合并伤。

(4)无或仅有轻度腹部压痛、反跳痛和腹肌紧张。

(5)实验室指标显示出血已停止。

(6)不需输血或仅需少量输血。

在观察中如有继续出血征象或发现有其他腹腔脏器损伤,应立即中转手术。

2. 手术治疗　真性脾破裂时常并发休克,应在加快输血、输液、抗休克的同时施行手术治疗,拖延手术时间可使出血更多,休克严重,增加危险。手术进入腹腔后首先用手捏住脾蒂,控制出血,一面吸除积血,同时探查以明确诊断并决定手术方式。

(1)保脾手术治疗

Ⅰ级:被膜破裂,可用电凝、粘合剂等止血。

Ⅱ级:脾实质破裂,但未延及脾门,可行脾修补术治疗。手术关键是充分游离脾脏,用无损伤血管钳或手指控制脾蒂血流,缝扎活动性出血点,修补裂口。

Ⅲ级:脾破裂伤延及脾门部,或脾已部分离断,可施行部分脾切除术。手术应在充分游离脾脏、控制脾蒂的情况下进行,切除所有失去活力的脾组织,缝扎出血点,用带蒂大网膜覆盖创面。

(2)全脾切除术:属脾损伤分级第Ⅳ级,脾脏严重破碎或脾蒂断裂者应施行全脾切除术。手术关键是在加压快速输血的同时紧急剖腹控制脾蒂,控制活动性出血后切除全部脾脏,抢救生命。并根据患者情况考虑脾片移植术。

(3)脾动脉或其分支结扎:用于控制创面出血,多与其他手术配合使用。

(4)全脾切除后的自体脾移植:脾切除后可将切下的脾切成薄片植于大网膜,是脾切除术后弥补移脾脏功能的有效方法。如患者情况允许,技术上亦有条件,也可作带血管的自体脾移植术。

3. 术后处理

(1)严密观察病情,防止术后再出血。

(2)术后在禁食及胃肠减压期间,可经静脉输入液体、电解质、抗生素、葡萄糖及维生素等,维持热量和水、电解质平衡。

(3)防止血栓形成,术后2周内应严密观察血小板和血细胞数及D-Ⅱ聚体的变化,可根据病情应用抗凝治疗。

(4)防治其他并发症。

二、肝破裂

肝脏是腹腔内最大的实质性脏器,质地脆弱,容易受伤。在各种腹部损伤中,肝破裂占15%~20%。由于闭合伤有时诊断不易,又常合并其他损伤,死亡率可高达30%。肝脏实质性裂伤,并有大出血或广泛实质损伤,伴有肝静脉或肝动脉损伤者属于重度肝创伤,约占肝外伤的30%,常造成死亡,故及时手术治疗十分必要。

(一)病因

外来钝性暴力或锐器刺伤可引起破裂出血。肝脏因病变而肿大时,更易受伤破裂。

(二)病理

肝外伤的病理分类:

(1)肝破裂:肝包膜和实质均裂伤。

(2)包膜下血肿:实质裂伤但包膜完整。

(3)中央型裂伤:深部实质裂伤,可伴有或无包膜裂伤。

肝被膜下破裂也有转为真性破裂的可能,但中央型肝破裂则更易发展为继发性肝脓肿。根据损伤的范围和程度,国内黄志强提出将肝外伤分为3级:

Ⅰ级:裂伤深度<3cm。

Ⅱ级:伤及肝动脉、门静脉、肝胆管的2~3级分支。

Ⅲ级或中央区损伤:伤及肝动脉、门静脉、肝总管或其一级分支合并伤。

(三)临床表现

肝脏破裂的临床表现与损伤大小和类型密切相关:①腹部剧烈疼痛,右上腹持续性剧痛,向右肩放射;②腹膜刺激征,腹部压痛明显,肌紧张和反跳痛,以右上腹为明显;③腹腔内脏器出血或出血性休克,如皮肤黏膜苍白、出汗、口渴、恶心、呕吐、脉搏增快、血压下降等。如为Ⅲ级损伤,休克发展快而严重,短期即可致命。

（四）实验室及辅助检查

1. 血常规　红细胞、血红蛋白、红细胞比容等数值勇气明显下降，白细胞计数可略有增高。空腔脏器破裂时，白细胞计数明显讲述上升。

2. X线检查　可了解是否存在膈肌升高及有无肋骨骨折合并血气胸的存在。

3. B超检查　操作简便，无损伤性，可在床边进行，对肝破裂的诊断有重大帮助。

4. CT检查　适用于病情相对稳定、诊断上仍有疑难的患者。CT检查能显示肝破裂的裂隙、缺口、肝内血肿及腹腔内积血。肝破裂时行选择性肝动脉造影，可见造影剂溢出肝脏外。

5. 腹腔穿刺和腹腔灌洗　阳性率高达90%以上。但对肝脏包膜下血肿、肝实质内血肿、或出血量少，仅局限于肝周者，腹穿可能出现阴性。可采用腹腔灌洗来判断腹腔内出血情况，其准确率高达99%～100%。

（五）诊断

1. 外伤史，多为右下胸或右上腹部直接暴力所致，少数为间接暴力所致。

2. 腹痛剧烈。

3. 腹膜刺激征。

4. 有内出血和出血性休克表现。

5. 腹腔穿刺或灌洗阳性。

6. B超、CT或MR检查可确诊。

（六）治疗

1. 非手术治疗　适应证：

(1)入院时患者神志清楚，能正确回答医生提出的问题和配合进行体格检查。

(2)经输液或输血300～500ml后，血压和脉率很快恢复正常，并保持稳定。收缩压在90mmHg以上，脉率低于100次/分钟。

(3)无腹膜炎体征。

(4)B超或CT检查确定肝损伤为轻度（Ⅰ～Ⅱ度），必要时可行动态观察指导治疗。

(5)未发现其他内脏合并伤。

如生命体征经补充血容量后仍不稳定或需大量输血才能维持血压者，或B超、CT显示有继续出血之表现或腹膜炎体征加剧者，应尽早行剖腹手术。

2. 手术治疗　肝破裂手术治疗的基本要求是彻底清创、确切止血、消除胆汁溢漏和建立通畅的引流。手术主要措施如下：

(1)暂时控制出血，尽快查明伤情：开腹后发现肝破裂并有大出血时，可用纱布压迫创面暂时止血，同时用手指或橡皮管阻断肝十二指肠韧带控制出血，以利于探查和处理，但每次阻断时间不宜超过30分钟。有肝硬化等病理情况时，肝血流阻断时间每次不宜超过15分钟。若需控制更长时间，应分次进行。

在迅速吸除腹腔积血后，剪开肝圆韧带，直视下探查左右半肝的膈面和脏面，但应避免过分牵拉肝，避免加深、撕裂肝的伤口。如阻断入肝血液后，肝裂口仍有大量出血，说明肝静脉和腔静脉损伤，应立即用纱布堵塞止血，并迅速剪开伤侧肝的三角带和冠状带，以判明伤情，决定选择术式。

(2)肝单纯缝合：适合于Ⅰ、Ⅱ级肝损伤的治疗。探明肝破裂伤情后，应对损伤的肝进行清创，具体方法是清除裂口内的血块、异物及离断、粉碎或无活力的肝组织。清创后应对出血点和断裂的胆管逐一结扎。对于裂口不深、出血不多、创缘比较整齐的病例，在清创后可将裂口直接予以缝合。在缝合前将大网膜、明胶海绵或氧化纤维填入裂口，可提高止血效果，并加强缝合线的稳固性。缝合时应注意避免裂口内留有死腔，否则有发展为脓肿或继发出血的可能（图16-7）。

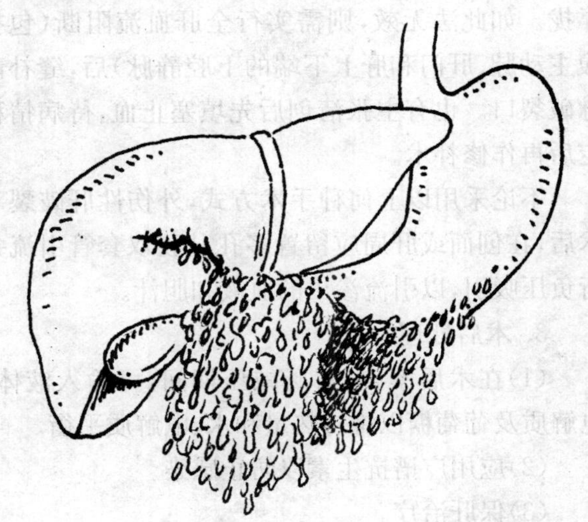

图16-7　单纯缝合术（大网膜填塞）

肝损伤如属被膜下破裂,小的血肿可不给予处理,张力高的大血肿应切开被膜,进行清创,彻底止血和结扎断裂的胆管。

(3)肝动脉结扎术:如果裂口内有不易控制的动脉性出血,可考虑行肝动脉结扎。结扎肝总动脉比较安全,但止血效果有时不满意。在休克、缺氧情况下,对肝脏也是有损害的。结扎左肝或右肝动脉止血效果较确定,但手术后肝功能可能受损较多。结扎肝固有动脉有一定危险,故应慎用。

(4)肝切除术:对于大块肝组织破损,特别是粉碎性肝破裂或肝组织挫伤严重者应施行肝切除术。但不宜采用创伤大的规则性肝叶切除术,而是在充分考虑肝解剖特点的基础上作清创性肝切除术。即先离断有关的肝周韧带,用指控技术将损伤和失活的肝组织整块切除,并应尽量多保留健康肝组织,切面的血管和胆管均应给予结扎,切面敞开,或用大网膜覆盖,充分引流。

(5)纱布块堵塞法:对裂口较深或肝组织有大块缺损而止血不满意、又无条件进行较大手术者,可用大网膜或明胶海绵等填入裂口,再将长纱条按顺序填入裂口以压迫止血,挽救患者的生命。术后3～5天起每天抽出一段纱条并剪除,7～10天取完。但此法有并发感染或抽出纱条时引起再次出血的可能,应慎用。

(6)肝损伤累及肝静脉主干或肝后段下腔静脉破裂的处理:该损伤出血多,易并发空气栓塞,死亡率高达80%,需扩大为胸腹联合切口加以显露,采用带蒂大网膜堵塞后,用粗针线将肝破裂伤缝合、靠拢。如此法无效,则需实行全肝血流阻断(包括腹主动脉、肝门和肝上下端的下腔静脉)后,缝补静脉破裂口。也有主张清创后先填塞止血,待病情稳定后再作修补术。

不论采用以上何种手术方式,外伤性肝破裂手术后,在创面或肝周应留置多孔硅胶双套管引流并行负压吸引,以引流渗出的血液和胆汁。

3. 术后处理

(1)在术后禁食、胃肠减压期间,可输入液体、电解质及葡萄糖以维持热量和水、电解质平衡。

(2)应用广谱抗生素以防止感染。

(3)保肝治疗。

(4)严密观察病情,防止术后再出血。

三、胰腺损伤

胰腺位于上腹部,是腹膜后器官,受到良好的保护,故损伤机会较少,仅占腹部损伤的2%～5%。近期胰腺损伤有增加趋势,并发症为19%～55%,死亡率为20%～35%。

(一)病因病理

1. 闭合性损伤常因钝性暴力直接挫伤。当暴力来自椎体右方时,挤压胰头部引起胰头挫伤,常合并肝脏、胆总管和十二指肠损伤。上腹正中的暴力作用于横跨椎体的胰腺,常引起胰体部横断伤。来自左方的暴力常易引起胰尾部损伤,可合并脾破裂。

2. 开放性亦即穿透性胰腺损伤,多由枪弹和锐器所致。

3. 医源性损伤常因胃、十二指肠和脾切除等手术引起,偶可因逆行胰胆管造影所致。按照胰腺损伤的部位,胰头损伤约占40%,胰体15%,胰尾30%,多发性损伤16%。

4. 常合并有邻近脏器伤,故病死率高。合并腹膜后十二指肠破裂者病死率高达50%。易发生胰瘘、肠瘘、腹腔感染、大出血等严重并发症。部分病例渗液局限在网膜囊内,可形成胰腺假性囊肿。

(二)临床表现

胰腺位置深在腹膜后,伤后其出血及胰液渗出亦局限于腹膜后,而且伤后短时间内胰液的消化功能并未激发,故伤后早期症状较轻;而严重胰腺损伤又常伴有其他脏器或血管损伤,常会掩盖胰腺损伤的症状,以致漏诊。甚至剖腹探查时仍易忽略。

轻者仅在上腹部有压痛,严重者可很快出现休克症状。胰液积聚于网膜囊内,可出现上腹部明显压痛,腹肌紧张,还可因膈肌受刺激而出现肩部疼痛;外渗胰液经网膜孔或破裂的小网膜进入腹腔后,则很快出现弥漫性腹膜刺激症状。如果同时胃、十二指肠、横结肠等脏器损伤,则腹膜刺激症状更为明显。

(三)实验室及辅助检查

1. 腹腔穿刺或腹腔灌洗　腹腔液测淀粉酶对诊断有一定价值。在伤后短期内腹腔液体如较少,穿刺多为阴性；如主胰管断裂，结果为阳性。

2. 血清胰淀粉酶测定　在胰腺损伤患者中，约半数有血清淀粉酶水平升高，但其升高程度与胰腺损伤的严重性并不一致，20%胰腺横断伤患者的血清淀粉酶值正常，故血清淀粉酶测定的敏感性不高。

3. 腹部X线平片可显示腹膜后肿块、十二指肠袢增宽及胃和横结肠异常移位。

4. B超、CT检查、选择性腹腔动脉造影、逆行胰胆管造影、胰腺同位素扫描，对确定胰实质损伤有帮助，可酌情使用。

5. 剖腹探查术　当有怀疑时，剖腹探查是早期诊断最简单可靠的方法。但应注意对腹膜后的探查。

(四)诊断

1. 多有上腹部被强力挤压病史。

2. 上腹有明显压痛和肌紧张，出现肩部疼痛，重者可出现弥漫性腹膜炎。

3. 实验室检查见白细胞计数增高，血尿淀粉酶升高。

4. 腹腔穿刺显示淀粉酶值较高。

5. X线平片　胰腺影增大，边界不清，十二指肠袢增宽，以及胃和横结肠异常移位。常可发现胰腺回声不均和周围积血、积液。

6. CT能显示胰腺轮廓是否清晰及周围有无积血积液。

7. 必要时行剖腹探查。

(五)治疗

1. 非手术治疗　适应证：

(1)局限性左上腹钝性伤。

(2)生命体征稳定，无休克征。

(3)无腹部压痛、反跳痛和腹肌紧张。

在观察中如有明显腹膜刺激征者或发现有其他腹腔脏器损伤，应立即行手术探查，并注意探查后腹腔。

2. 手术治疗　胰腺严重挫裂伤或断裂者，应行手术治疗。但损伤范围小易漏诊，不注意探查后腹腔也可漏诊。故在手术探查时发现胰腺附近有血肿者，应将血肿切开，检查出血来源。此外，胰腺损伤可能合并邻近大血管损伤，不能因发现血管损伤而忽视对胰腺的探查。

(1)手术目的是止血、清创、控制胰腺外分泌及处理合并伤。

(2)被膜完整的胰腺挫伤，仅作局部引流便可。

(3)胰体部分破裂而主胰管未断者，可用丝线作褥式缝合修补。

(4)胰尾部严重挫裂伤或横断伤，宜作胰腺近端缝合、远端切除术(图16-8)。

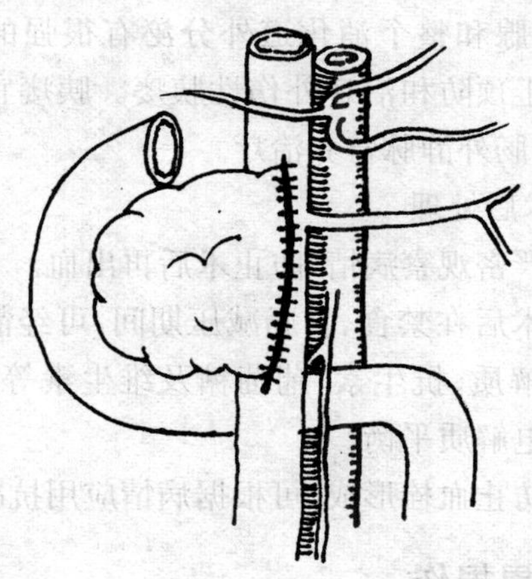

图16-8　近端缝合、远端切除术

(5)胰腺头、颈、体部严重挫裂或断裂，为了保全胰腺功能，此时宜作主胰管吻合术，或结扎近端主胰管、缝闭近端腺体并行远端与空肠Roux-en-Y吻合术(图16-9)。

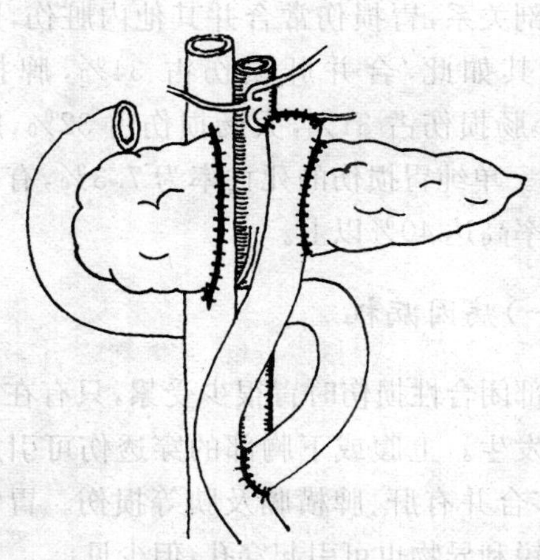

图16-9　近端缝合、远端与空肠Roux-en-Y吻合术

(6)胰头损伤合并十二指肠破裂者，伤情最重。若胰头部胆总管断裂而胰管完好，可缝合胆总管断裂的两端，修补十二指肠及胰腺裂口，另作胆总管空肠Roux-en-Y吻合。若胆总管和胰管同时断裂但胰腺后壁完整，可以空肠Roux-en-Y袢覆盖其上

与胰腺和十二指肠裂口吻合；只有在胰头严重毁损确实无法修复时，才施行胰头十二指肠切除。

(7)各类胰腺手术之后，腹内均应留置引流物，因为胰腺手术后有并发胰瘘的可能。引流物不仅要做到引流通畅，而且不能过早取出，最好是同时使用烟卷引流和双套管负压吸引。

(8)胰瘘多在4～6周内自愈，少数流量大的瘘可能需引流数月之久，但很少需要再次手术。生长抑素对胰腺和整个消化道外分泌有很强的抑制作用，可用于预防和治疗外伤性胰瘘。胰瘘宜禁食并给予全胃肠外静脉营养治疗。

3. 术后处理

(1)严密观察病情，防止术后再出血。

(2)术后在禁食、胃肠减压期间，可经静脉输入液体、电解质、抗生素、葡萄糖及维生素等，维持热量和水、电解质平衡。

(3)防止血栓形成，可根据病情应用抗凝治疗。

四、胃损伤

由于胃活动度大，且受肋弓保护，单纯胃损伤的发生率在腹部钝性伤中仅占腹腔内脏器伤的1%～5%；但在穿透性腹部伤中(尤其枪弹伤)，胃损伤率就较高，占10%～13%，居内脏伤第四位。由于解剖关系，胃损伤常合并其他内脏伤，腹部穿透伤尤其如此，合并肝损伤占34%，脾损伤占30%，小肠损伤占31%，大肠损伤占32%，胰损伤占11%。单纯胃损伤的死亡率为7.3%，有合并伤的死亡率高达40%以上。

(一)病因病机

腹部闭合性损伤时胃很少受累，只有在胃膨胀时偶可发生。上腹或下胸部的穿透伤可引起胃损伤，且多合并有肝、脾横膈及胰等损伤。胃镜检查及吞入锐利异物也可引起穿孔，但少见。

(二)临床表现

1. 胃壁不完全裂伤、挫伤或血肿，可无明显症状。

2. 胃壁全层破裂，胃内容物具有很强的化学性刺激，进入腹腔后引起剧烈腹痛和腹膜刺激征象。由上腹部迅速蔓延至全腹，肝浊音界消失，肠鸣音减弱或消失，膈下有游离气体。

3. 胃壁血供丰富，伤后出血较多，可呕吐血液或血凝状物。

4. 休克早期出现失血性休克，也可由腹膜炎而致。

(三)实验室及辅助检查

1. 红细胞、血红蛋白、血细胞比容等数值明显下降，白细胞计数升高。

2. 腹腔穿刺和灌洗是可靠的辅助诊断方法。

3. X线检查如发现膈下有游离气体即可确诊。

(四)诊断

1. 有上腹部暴力外伤史。

2. 有剧烈腹痛和弥漫性腹膜炎体征。

3. 肝浊音界缩小或消失。

4. 呕吐血液或血凝状物。

5. X线检查膈下有游离气体。

6. 有休克体征。

7. 腹腔穿刺和灌洗阳性。

8. 放置胃管可抽出血性胃内容物，还可注入适量气体或水溶性造影剂进行摄片，可协助诊断。

(五)治疗

1. 非手术治疗　仅胃黏膜层损伤，出血量小，又无其他脏器合并伤，可以非手术治疗。

2. 手术治疗　胃破裂损伤一旦确诊应及时手术，并注意有无其他脏器合并伤，防止漏诊，以免延误治疗。胃前壁破裂容易发现，但胃后壁、胃底及贲门部不完全性胃壁破裂易被遗漏。1/3胃损伤病例其胃前、后壁都有穿孔，应切开胃结肠韧带，显露胃后壁，特别注意大小网膜附着处，谨防遗漏小的穿孔。

(1)严重胃损伤患者常伴有休克，应积极进行抗休克治疗，并行胃肠减压，可输液或输血、电解质及抗生素等，维持水、电解质平衡。

(2)胃损伤如发生失血性休克，以手术治疗为宜。单纯胃黏膜撕裂伤，出血量可多达2L，需手术切开胃壁在直视下寻找撕裂部位的出血点，缝扎胃黏膜血管或加用鱼肝油酸钠、明胶海绵压迫止血，然后缝合撕裂的胃黏膜。

(3)胃壁血肿可能伴有"透壁性穿孔",应切开血肿边缘浆膜层,清除血肿、止血,并根据胃壁损伤的深浅,采用胃壁全层或浆肌层缝合修补。整齐的裂口,止血后可直接缝合,边缘组织有挫伤或已失去生机者,宜修整后缝合。除非胃壁毁损广泛、严重,一般不采用胃切除术。对其他合并伤应根据其损伤情况给予相应的处理。关腹前,应彻底吸净腹腔内的胃内容物,并用大量盐水冲洗。单纯胃损伤无需置引流。术后继续应用抗生素,维持营养和水、电解质平衡。

五、十二指肠损伤

十二指肠损伤是一种严重的腹内伤,占腹内脏器伤的3%～5%。十二指肠与肝、胆、胰及大血管毗邻,因此,十二指肠损伤常合并一个或多个脏器损伤。

(一)病因病理

十二指肠损伤分为穿透性、钝性和医源性损伤3种。其中以钝性多见,因直接暴力将十二指肠挤向脊柱;或因暴力而致幽门和十二指肠空肠曲突然关闭,使十二指肠形成闭袢性肠段,腔内压力骤增,以致发生破裂。损伤部位以十二指肠第二、第三部最为多见。十二指肠破裂引起腹膜后严重感染,因位于腹膜后,症状体征不明显,合并伤多。早期诊断困难,常致诊治延误,故死亡率高。

(二)临床表现

十二指肠损伤临床表现不明显,而变化较多。具体表现如下:

1. 腹痛或腰背部剧痛,可伴有呕吐血液、胃液或胆汁。

2. 腹膜刺激征,腹腔十二指肠损伤时明显,腹膜后十二指肠损伤时不明显,腹膜后破裂,直肠指检骶前可扪及捻发音。

3. 患者可有内出血或出血性休克表现。

(三)实验室及辅助检查

1. 腹腔穿刺和灌洗　是一种可靠的辅助诊断方法,可抽出胆汁样液体。但非十二指肠损伤的特征,如腹膜后的十二指肠断裂,则可能存在穿刺阴性,故腹穿阴性也不能排除十二指肠损伤。

2. 腹部X线平片　如发现腹膜后或肾周有空气积聚、腰大肌阴影消失或模糊及膈下游离气体有助于诊断。口服水溶性造影剂后行X线检查片,如见造影剂溢出肠管外即可确诊。

(四)诊断

1. 有上腹部暴力外伤史或穿透性损伤史。

2. 有右上腹部持续加重的疼痛,并向腰背、会阴部放射,可伴低血压、呕吐血性胃内容物。

3. 有弥漫性腹膜炎体征,腹膜后破裂,直肠指检骶前可扪及捻发音。

4. 腹部X线平片　可发现腰大肌阴影消失或膈下游离气体。

5. 腹腔穿刺和灌洗阳性,有重要价值。

6. 剖腹探查　对疑有十二指肠损伤或合并有腹腔内其他脏器伤者手术探查时,腹腔内十二指肠损伤容易发现,但腹膜外部容易漏诊。因此,对于十二指肠侧方、结肠旁沟或肠系膜根部特别是横结肠根部有血肿者,要常规完整探查十二指肠。

(五)治疗

1. 非手术治疗　十二指肠有血肿而无破裂者,可行非手术治疗,包括胃肠减压、静脉输液和营养、注射抗生素预防感染等。多数血肿可吸收,经机化而自愈。若2周以上仍不吸收而致梗阻者,可考虑切开血肿,清除血肿后缝合或作胃空肠吻合。

2. 手术治疗　手术原则是修补裂口,重建肠道的连续性,尽可能接近生理通道。有效的十二指肠减压和腹腔引流可防治十二指肠瘘。

(1)如十二指肠裂口较小,边缘整齐可单纯缝合修补。为避免狭窄,以横向缝合为宜,80%的十二指肠裂伤,可用这种方法治疗。损伤严重不宜缝合修补时,可切除损伤肠段行端端吻合。若张力过大无法吻合,可将远端关闭,近端与空肠作端侧吻合。

(2)如十二指肠缺损较大,裂伤边缘有严重挫伤和水肿时可采用转流术。转流方法分两种:一种是空肠十二指肠吻合,即利用十二指肠破口与空肠作端侧或侧侧Roux-en-Y吻合术,此为最简便和可靠的方法;另一种方法是十二指肠憩室化,即在修补十二指肠破口后，切除胃窦，切断迷走神经，作胃空肠吻合和十二指肠造口减压，使十二指肠旷置，以利于愈合。适用于十二指肠严重损伤或伴有胰腺损伤者。有人提出不切除胃窦，而切开胃窦大弯侧，用可吸收肠线作黏膜下缝合暂时关闭幽门使胃内容物暂时不能进入十二指肠，待肠线吸收后幽门功能重新恢复，故称暂时性十二指肠憩室化。对于十二指肠缺损较大，也可用带蒂空肠片修复其缺损，称为“贴补法”。

(3)对于诊断较晚、损伤周围严重感染或脓肿形成者，不宜缝合修补，可利用破口作十二指肠造瘘术，经治疗可自行愈合。如不愈合，待炎症消退后可行瘘管切除术。

(4)十二指肠、胰腺严重合并伤的处理最为棘手。一般采用十二指肠憩室化或胰十二指肠切除术，后者的死亡率高达30%～60%。只有在十二指肠和胰头部广泛损伤，无法修复时采用。

3. 术后处理

(1)保持呼吸道通畅，充分给氧。

(2)加强支持疗法，输入液体、电解质及葡萄糖以维持热量和水、电解质平衡。

(3)应用广谱抗生素以防止感染。

(4)保持十二指肠减压管及其他引流管的通畅。

六、小肠破裂

小肠位于腹前壁下，相对表浅，损伤机会多，因其重叠盘曲，故创伤后常发生多处破损，剖腹后应有序地全面检查，对有血肿处应打开血肿探查，以免遗漏。伤后早期常出现腹膜炎症状，诊断多不难。但有时肠壁只有挫伤，发生穿孔较慢；或穿孔较小、暂时被肠管或大网膜堵塞，漏至腹腔的肠内容物少，临床表现不典型，腹腔穿刺结果为阴性，X线检查无气腹征。这时尤其应仔细检查，严密监测，避免漏诊。

(一)病理

小肠破裂可分为浆膜和肌层裂伤、全层裂伤(穿孔、破裂)及肠段大块毁损撕裂伤。如损伤破裂后可引起弥漫性腹膜炎症状及中毒表现。

(二)临床表现

1. 腹痛、腹胀、发热，有时可伴恶心、呕吐。

2. 腹肌紧张，全腹压痛、反跳痛，移动性浊音阳性，肠鸣音减弱或消失。

3. 严重者可伴有休克表现，如血压下降、脉率加速等。早期多为失血失液性休克，后期可发生感染性休克。

(三)实验室及辅助检查

1. 红细胞、血红蛋白、血细胞比容等数值明显下降，白细胞计数升高。

2. 腹腔穿刺可抽出混浊血性液体。

3. 腹部X线检查可见气腹征。

4. B超可见腹腔内液体并发现腹腔内实质脏器损伤。

(四)诊断

1. 有明确的腹部创伤史。

2. 有剧烈腹痛，伴恶心、呕吐。

3. 有弥漫性腹膜炎体征。

4. 严重者有休克表现。

5. 腹腔穿刺阳性。

6. 腹部X线检查可见气腹征。

7. B超可发现腹腔内积液，实质脏器损伤或合并伤。

8. 如有开放伤口，可见血性肠液溢出或小肠、大网膜脱出。

(五)治疗

1. 一般治疗

(1)早期予禁食、胃肠减压，并输液或输血，纠正水、电解质平衡，积极进行抗休克治疗。

(2)应用广谱抗生素以防止感染。

2. 手术治疗　小肠破裂的诊断一旦确定，应立即进行手术治疗。术时应全面、有序地探查，不可遗漏。手术方法如下：

(1)缝合修补术：一般采用间断横向缝合以防止修补后肠腔发生狭窄。

(2)部分小肠切除吻合术适应证：①裂口较大或裂口边缘部肠壁组织挫伤严重；②小段肠管有多

处破裂；③肠管大部分或完全断裂；④肠系膜损伤影响肠管血液循环；⑤肠系膜缘有大血肿；⑥肠管严重挫伤，血运障碍。

(3)肠外置造口术：末端小肠裂伤超过 36～48 小时、肠段挫伤严重或患者状态极差时，可暂将肠管外置并造口，待患者情况好转后再作二期处理。

(4)肠系膜裂伤缝扎修补术：适用于系膜裂伤较小及系膜小血管损伤，缝扎止血修补后不影响相应的肠段血运。对供应广泛肠段的系膜主干动脉血管裂伤，应争取行裂伤血管修补或断裂血管吻合重建，避免广泛小肠切除造成短肠综合征。因肠系膜静脉侧支循环丰富，肠系膜静脉主干裂伤，有时可考虑结扎止血，但结扎后应观察该段肠管血运，血运不良应作肠切除。关腹前应冲洗腹腔，并放置引流。

3. 术后处理

(1)继续予以禁食、胃肠减压。

(2)加强支持疗法，可输入液体、电解质及葡萄糖维持热量和水、电解质平衡。

(3)应用广谱抗生素以防止感染。

七、结肠破裂

结肠损伤后，因其内容物黏稠，甚至已成粪便，破裂后漏出较慢，刺激性较弱，故早期腹膜刺激征不明显，易被忽视。由于结肠除横结肠、乙状结肠外均为腹膜间位器官，并在两侧位置固定，活动小，肝曲、脾曲、直肠位置深在，一般剖腹探查切口不易显露，如损伤在结肠后壁，则更难探查，给结肠损伤的诊断带来一定的难度。

结肠血运不丰富，愈合能力不强，且结肠内容物较硬，破裂后可引起腹膜炎，腹腔污染严重，故术后发生肠瘘的可能性大，预后较差。

(一)病理

结肠裂伤按程度不同分为结肠挫伤(血肿)和结肠裂伤。结肠裂伤又分为：浆肌层裂伤(未穿孔)、肠壁穿孔或部份破裂、肠壁大部份或完全断裂、肠壁大块毁损并有血运障碍坏死。

(二)临床表现

1. 腹痛伴恶心、呕吐。

2. 感染或中毒性休克表现，如寒战、高热、血压下降、脉率加速等。

3. 局限性或弥漫性腹膜炎体征，如腹肌紧张，全腹压痛、反跳痛。

4. 肝浊音界缩小或消失，肠鸣音减弱或消失。

5. 部份伤者有血便或肛检指套染血。

(三)实验室及辅助检查

1. 血白细胞总数及中性粒细胞升高。

2. 腹部 X 线检查膈下有游离气体。

3. 腹腔穿刺可抽出有粪臭味混浊液体。

(四)诊断

1. 有明确的腹部创伤史。

2. 有局限性或全腹疼痛。

3. 有局限性或弥漫性腹膜炎体征。

4. 严重者有感染或中毒性休克表现。

5. 血白细胞总数及中性粒细胞升高。

6. 腹部 X 线检查膈下有游离气体。

7. 腹腔穿刺可抽出有粪臭味混浊液体。

(五)治疗

1. 一般治疗

(1)早期予以禁食、胃肠减压，并输液或输血，纠正水、电解质平衡，积极进行抗休克治疗。

(2)应用广谱抗生素及抗厌氧菌药物，以防止感染。

2. 手术治疗

(1)一期手术：右半结肠小的新鲜伤口(6～8 小时内)、腹腔污染很轻、一般情况良好的患者方可作一期修补或切除吻合；一般多先作暂时性肠造口术或肠外置术，3～4 周后，经适当准备后再作二期手术。左半结肠的损伤一期手术应从严考虑。

手术方式主要有：①裂伤缝合修补术　适用于裂口小，肠管部份破裂小于周径的 1/4；②肠管切除吻合术　适用于肠管大部或全部横断伤、肠壁大块毁损、血供障碍。以上手术必要时可加作盲肠置管造瘘。

(2)分期手术

1)结肠裂伤缝合修补或肠切除吻合加结肠转流性造口：适用于伤后时间较长、腹腔污染较重的升、降结肠等固定肠段的损伤、远端结肠损伤，对裂伤缝合修补或肠切除吻合后能否良好愈合有疑虑者。

2)结肠破裂缝合修补或切除吻合的肠段外置术：适用于横结肠、乙状结肠裂伤、腹腔污染较重，患者情况较差者。对裂伤缝合修补或肠切除吻合后能否良好愈合有疑虑者。

3)损伤肠段外置术：将损伤肠段置腹壁外作为腹壁造口。适用于横结肠、乙状结肠损伤伴有休克、腹内多脏器损伤、腹腔污染较重、病情危重者。

4)结肠双管造口术：适用于伤后距手术时间长、腹腔污染较重、有严重合并伤者。方法是将损伤肠管切除后，将远、近端置于腹壁的同一部位的小切口（或戳口）或腹壁的两个分开部位的小切口（或戳口）造口。

5)Hartmann 术：肠段切除后行近端单管造口，远端缝合关闭放于腹内。适用于乙状结肠严重损伤。

3. 术后处理

(1)继续予以禁食、胃肠减压，保持腹腔引流管通畅。

(2)加强支持疗法，可输入液体、电解质及葡萄糖以维持热量和水、电解质平衡。

(3)应用广谱抗生素及抗厌氧菌药物以防止感染。

(4)分期手术，在 4～6 周后伤员情况良好再作二期手术。

八、直肠损伤

直肠为大肠末段，全长 15～20cm。其分为两部分：腹膜返折以上部分称为直肠盆部；腹膜反折以下部分称为直肠肛门部。直肠损伤在直肠盆部损伤，处理原则同结肠损伤。但直肠肛门部损伤，多难以修补缝合，往往需要行乙状结肠造瘘术。

(一)病因

直肠损伤在战时多为火器伤，常合并小肠、腹腔或全身其他器官损伤。平时多为坠落或摔伤，骶部或会阴部被尖锐物刺伤，直接外伤或骨盆骨折可致直肠穿孔。遭受车祸、拳击等钝性暴力打击，可致使直肠肠壁受伤、穿孔或断裂。此外，如乙状结肠镜、纤维结肠镜检查致结肠穿孔等医源性损伤，目前并不罕见。

(二)病理

直肠上段在盆底腹膜反折之上，下段则在反折之下。上述不同部位直肠损伤后的临床表现和处理是不同的。如损伤在腹膜反折之上，其临床表现与结肠破裂基本相同，下段直肠破裂将引起严重的直肠周围感染，而不表现为腹膜炎。

(三)临床表现

1. 腹膜反折以上直肠破裂　腹痛与呕吐：直肠穿孔或大块毁损，因肠腔内粪便溢入腹腔，开始为下腹痛，可伴有呕吐。随之扩散至全腹部而成弥漫性腹膜炎，出现腹部压痛、肌紧张及反跳痛，其中穿孔或破裂部位疼痛最明显，时间长者肠鸣音减弱甚至消失。

2. 腹膜反折以下直肠损伤，可见肛门出血、局部坠胀、疼痛，伴有高热、脉速。

3. 休克　重者多合并有骨盆骨折、盆腔血管损伤大出血及腹膜后巨大血肿，早期多伴有出血性休克。

4. 直肠指检　低位损伤可触及损伤裂口，指套上并有血迹，直肠镜检可发现损伤部位和损伤程度。

(四)实验室及辅助检查

1. 血常规检查　白细胞总数及中性粒细胞增多。

2. 腹腔穿刺　腹膜反折以上直肠破裂，腹腔穿刺可抽出有粪臭味混浊液体。腹腔灌洗回流液体进行肉眼或显微镜下检查为阳性结果。

3. X 线照片　可发现膈下游离气体或骨盆骨折。

4. B 超、CT、MRI　可了解有无腹膜后血肿或血管损伤。

(五)诊断

1. 明确的下腹部创伤或骨盆骨折病史。

2. 腹膜反折以上直肠破裂　可有腹膜炎体征。

3. 腹膜反折以下直肠损伤，可见直肠肛门周围感染症状。

4. 早期有休克表现。

5. 腹腔穿刺阳性。

6. 直肠镜检可明确诊断。

7. B超、CT、MRI　可协助诊断

8. X线照片　可发现膈下游离气体或骨盆骨折。

（六）治疗

1. 一般治疗

(1)早期予以禁食、胃肠减压,并输液或输血,纠正水、电解质平衡,积极进行抗休克治疗。

(2)应用抗需氧菌和抗厌氧菌的抗生素以防止感染。

2. 手术治疗　手术应尽早进行,以减轻污染和感染。手术方式应根据损伤的部位、损伤程度和污染的情况而定。

(1)腹膜反折以上直肠损伤:其临床表现与结肠破裂基本相同,应剖腹进行修补。如裂口小,时间短,腹腔污染较轻,患者年轻,全身情况较好,无合并其他内脏伤或合并伤不重,清创后可行一期缝合修补及引流,可不作近端结肠造口。如裂口大,时间长,腹腔污染较重,清创缝合前作转流性近端结肠造口术,术后2～3个月根据病情闭合造口。

(2)腹膜反折以下直肠损伤:应切开腹膜反折处,游离直肠上段,找到破裂口,作清创缝合,其近端乙状结肠作造口以使粪流改道。乙状结肠造口远端用生理盐水充分清洗,并放入甲硝唑溶液,骶骨前直肠后放置烟卷引流。术后3～4天拔出引流。伤口愈合后4周再作二期手术,将外置乙状结肠切除后吻合。

下段直肠破裂常引起严重的直肠周围感染,无腹膜炎表现,应充分引流直肠周围间隙以防止感染扩散。如损伤大,污染重,修补缝合有困难,也可暂不修补,只施行乙状结肠造口术及充分引流直肠周围间隙,直至伤口愈合。

肛管损伤无直肠周围间隙污染的小伤口可予以简单清创缝合。如括约肌断裂应尽可能修补,充分引流。必要时作乙状结肠转流性造口。伤口愈合后应定期性扩肛。

3. 术后处理

(1)加强支持疗法,维持水、电解质平衡。

(2)应用广谱抗生素以防止感染。

九、腹膜后血肿

腹膜后血肿为腹腰部损伤常见并发症,占10%～40%,可因直接或间接暴力造成。最常见原因是骨盆及脊柱骨折,约占2/3;其次是腹膜后脏器(肾、膀胱、十二指肠和胰腺等)破裂和大血管及软组织损伤。因其常合并严重复合伤、出血性休克等,死亡率可达35%～42%。临床可分为上腹部及下腹部两个区域。上腹部区域包括胰、肝、十二指肠、双肾、大血管等范围;下腹部区域包括骨盆、直肠等范围。

（一）病因病理

外伤性腹膜后血肿多系高处坠落、挤压、车祸等所致,常因腹膜后脏器(胰、肾、十二指肠)损伤、骨盆或下段脊柱骨折和腹膜后血管损伤引起。出血后,血液可在腹膜后间隙广泛扩散形成巨大血肿,并可渗入肠系膜间。巨大血肿的失血量可多达3000～4000ml,可引起严重的失血性休克。

（二）临床表现

腹膜后血肿缺乏特征性临床表现,且随出血程度、血肿范围有较大差异。腹痛为最常见症状,部分患者有腹胀和腰背痛、合并出血性休克者占1/3。血肿巨大或伴有渗入腹膜腔者可有腹肌紧张和反跳痛、肠鸣音减弱或消失。

腹部大血管(腹主动脉及下腔静脉)损伤引起的腹膜后血肿,90%以上由穿透伤所致。由于迅速大量出血,多数患者死于现场,送抵医院经抢救后死亡率亦达70%。进行性腹胀和休克提示本诊断应在积极抗休克的同时,立即剖腹控制出血。

（三）实验室及辅助检查

1. 红细胞、血红蛋白、血细胞比容等数值明显下降。

2. 诊断性腹腔穿刺常可与腹腔内出血鉴别,但穿刺不宜过深,以免刺入腹膜后血肿内,以致误认为腹腔内出血。如后腹膜破损而使血液流至腹腔内,经腹腔穿刺或灌洗亦具有一定诊断价值。

3. X线检查可见脊柱或骨盆骨折及腰大肌阴影消失和肾影异常等征象。

4. B超、CT检查能提供可靠的诊断依据。

(四)诊断

1. 有腹部、脊柱和骨盆创伤病史。

2. 有腹痛、腹胀、腰背痛、腹肌紧张、反跳痛表现,肠鸣音减弱或消失。

3. 有出血性休克体征。

4. 红细胞、血红蛋白、血细胞比容等数值明显下降。

5. 诊断性腹腔穿刺阳性。

6. X线检查有腰大肌阴影消失和肾影异常等征象。

7. B超、CT检查可帮助诊断。

(五)治疗

1. 一般治疗

(1)单纯性腹膜后血肿,出血量小,无其他脏器合并伤,可经非手术治疗。

(2)早期予以禁食、胃肠减压,并输液或输血,纠正水、电解质平衡,积极进行抗休克治疗。

(3)应用广谱抗生素以防止感染。

2. 手术治疗

(1)穿透性腹部损伤并发腹膜后血肿:常累及腹膜后脏器和大血管,如腹膜后十二指肠或胰腺损伤等。手术时作 Kocher 切口,向左翻起十二指肠及胰头,探查十二指肠第一、第二段,切断 Treitz 韧带,进一步探查十二指肠第三、第四段及全胰腺。对稳定型肾周围血肿不伴休克及大量血尿者,可不主动探查,暂给予非手术治疗。必要时静脉肾盂造影明确诊断,仍不能确诊或出血不止,肾动脉造影不失为诊断肾动脉及肾损伤的精确方法,且可兼行栓塞治疗,控制出血。非手术治疗无效者,应手术探查。首先控制肾蒂再切开筋膜,仔细探明肾损伤程度后酌情处理。腰椎骨折所致的腹膜后血肿,宜以非手术治疗,如腹腔穿刺阳性,而难与腹内脏器伤区别时,可按腹内脏器伤处理。单纯骨盆骨折所致的腹膜后血肿,出血一般可自行停止,手术探查多无必要。若经积极抗休克治疗,循环仍不稳定,血肿继续增大,可考虑结扎一侧或双侧髂内动脉。

(2)大血管损伤性腹膜后血肿:术前做好准备,包括输血、阻断血管和修复吻合等。为显露良好,可沿左侧结肠旁沟无血管区切开侧腹膜,将降结肠、脾、胃、胰体尾部及左肾一并向右侧翻起。采用胸腹联合切口,可良好显露降主动脉下端和肾以上的主动脉。迅速探明血管损伤情况后,阻断裂口近远端的血流,进行修补。穿透伤常贯穿血管的前后壁,如无法将血管翻转,可先通过前壁裂口修补后壁,然后修补前壁裂口。如主动脉壁缺损无法修补,宜行血管移植。下腔静脉单纯裂伤可予以缝合修补。若缺损较大,尤其是肾静脉水平以上的损伤,宜用血管补片修复。如下腔静脉损伤广泛,上述方法不适用,可行血管移植或下腔静脉结扎。位于肾静脉水平以下的严重损伤或复合伤,应结扎下腔静脉,可止血并预防肺梗死。

十、创伤性腰椎椎体间隙疝

创伤性腰椎椎体间隙疝,系指创伤性腰椎椎体分离,肠管嵌顿于椎体间隙内,出现急性机械性肠梗阻的临床表现。

(一)病因病理

腰部被暴力撞击后,腰椎椎体分离,椎间隙扩大,且腹压增大或后腹膜破裂,迫使肠管由破裂的后腹膜及前纵韧带处向椎体间隙内嵌入,早期如仅为肠管壁疝入,则仍可排便排气,重者可出现绞窄坏死、破裂形成局部脓肿。晚期如嵌顿没有得到及时解除,嵌顿之肠管可与周围组织形成粘连,压迫肠管及肠系膜,导致完全性肠梗阻。

(二)临床表现

受伤后出现腰腹部剧痛,伴有恶心、呕吐、肠鸣音亢进等肠梗阻证候,如合并外伤性椎管狭窄,可出现下肢麻木,并可检查出减退平面。

(三)实验室检查

X线检查可见腰椎骨折或脱位,腹部可见液平面或闭合肠袢。消化道钡餐可见肠管扩张,梗阻部位向脊柱聚拢,呈鸟嘴型。

(四)诊断

1. 有腰腹部暴力外伤病史。

2. 有腰腹部剧痛,伴有恶心、呕吐、肠鸣音亢进等肠梗阻证候,有时可出现下肢麻木等症状。

3. X线检查可见腰椎骨折或脱位,腹部可见液平面或闭合肠袢。

(五)治疗

1. 创伤性腰椎椎体间隙疝经确诊后应立即行手术治疗。

2. 手术时可充分利用手术台腰桥将腰部托起,使脊柱背伸,从而扩大椎体前间隙,以便利于手术将肠管复位,同时注意避免损伤脊髓或神经。

3. 肠管复位后应仔细检查有无肠管坏死情况,如有坏死应进行肠部分切除及端端吻合术,并清除椎体坏死组织,用生理盐水冲洗腹腔,椎体放置引流管引流。术后应行禁食、胃肠减压,并给予有效抗生素预防及控制感染。

(黄　新)

第六节　泌尿系损伤

泌尿系损伤最多见的是男性尿道损伤,其次是肾损伤和膀胱损伤,在胸、腹、腰部和骨盆严重损伤时常应注意有无泌尿系损伤。输尿管损伤多为医源性,比较少见。泌尿系损伤属于中医"腰痛"、"腹痛"、"血淋"等范畴。

肾损伤

肾脏的解剖位置较深,受到腰肌、椎体、肋骨及前面的腹壁和腹腔脏器保护,且肾在脂肪囊内有一定活动度,因此不易受到损伤。但肾实质脆弱,包膜薄,受暴力打击或牵拉会发生破裂或肾蒂损伤。由于肾血循环丰富,在挫伤或轻度裂伤时容易愈合。肾损伤多见于成年男性。

一、病因

(一)中医病因病机

跌打损伤,腰肾受挫,血溢脉外,血络瘀阻,故见腰腹疼痛,血尿。瘀血停滞于腰府肾周,日久化热酿毒,肉腐成脓,出现形寒发热。

(二)西医病因病理

1. 病因与分类

(1)开放性损伤:由火器及利器伤引起,多见于战时,肾和皮肤均受到损伤,肾损伤与外界相通,常合并腹、胸部脏器损伤。

(2)闭合性损伤:体表皮肤完整,肾损伤与外界不相通。受伤的主要原因有:

1)直接暴力:指肾区直接受到暴力的打击、挤压或撞击。

2)间接暴力:指受伤者自高处坠落,双脚或臀部着地,或剧烈震动等致使肾脏受到惯性震动移位,而发生破裂。

3)自发破裂:指在无创伤或轻微的外力作用下发生的肾创伤。多由于肾脏原有病变所致,如肾癌、肾血管平滑肌脂肪瘤、肾结核、肾囊性病变、肾结石、肾积水等。

(3)医源性损伤:系由泌尿系检查、治疗、手术操作不当所致。近年来,还有体外冲击波碎石造成肾损伤的报道。

2. 病理类型　根据肾脏的生理解剖,无论开放性或闭合性肾损伤,其病理变化都发生在肾实质、肾盏肾盂及肾蒂3个部位。损伤可能仅涉及单一部位,也可能涉及2个或3个部位。

(1)肾实质损伤:根据肾实质损伤的程度分为

1)肾挫伤:最多见,占肾损伤的85%左右。为肾实质轻微损伤,毛细血管破裂、肾包膜完整或包膜下瘀血、血肿形成。一般不产生肾脏之外血肿,无尿外渗。约半数患者有镜下血尿。

2)肾裂伤:占10%左右,为肾实质浅表裂伤,肾被膜及肾盂肾盏完整,仅表现为包膜下血肿,常无需手术治疗。如肾包膜破裂则形成肾周围血肿,肾实质、包膜及肾盂黏膜破裂时，导致肾周围血肿伴尿外渗或肉眼血尿。由于尿外渗，会引起肾周围组织蜂窝织炎或肾周围脓肿。

3）肾粉碎伤：占 3%左右，为肾实质的多处裂伤、横断破裂或破碎成多块，常伴发严重肾内、外出血及尿外渗。肾粉碎伤多有合并症及休克，可导致肾脏完全性损害。

（2）肾盂裂伤：闭合性创伤时，单纯肾盂裂伤而不伴有肾实质或肾蒂伤十分罕见。战时刺刀伤，平时斗殴刀戳、开放性手术过度牵拉、腔镜检查或治疗时可发生肾盂破裂，且多发生于肾外肾盂。一旦发生肾盂外伤，常有大量外渗尿液积存于肾周间隙，形成尿性囊肿。如有腹膜破裂，尿液进入腹腔，可产生尿性腹膜炎，出现明显的腹膜刺激症状。

（3）肾蒂损伤：系指肾动、静脉损伤，可同时合并肾碎裂、横断及肾盂撕裂伤。肾蒂伤因其出血迅猛、量大，可同时伴有合并伤及休克，若不迅速明确诊断，及时手术，则后果严重，死亡率极高。

肾损伤晚期病理改变包括长期尿外渗，形成尿囊肿；血肿、尿外渗引起组织纤维化，压迫肾盂、输尿管交界处导致肾积水；肾蒂周围纤维化压迫肾动脉，引起肾血管性高血压等（图 16-10）。

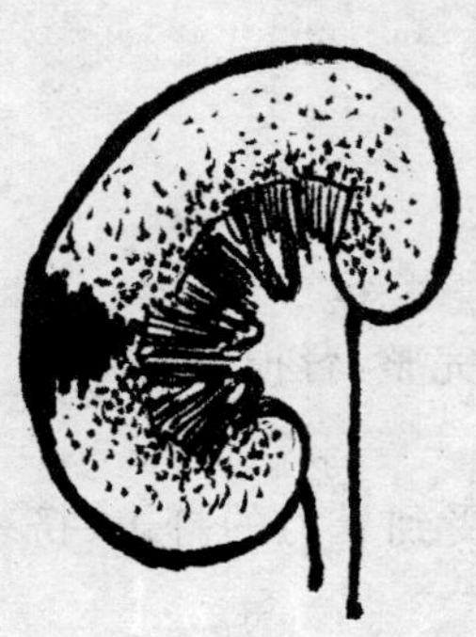
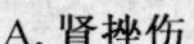
A. 肾挫伤

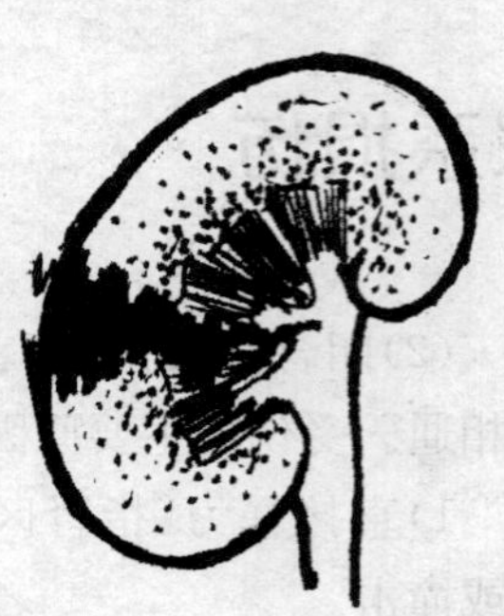
B. 肾挫裂伤

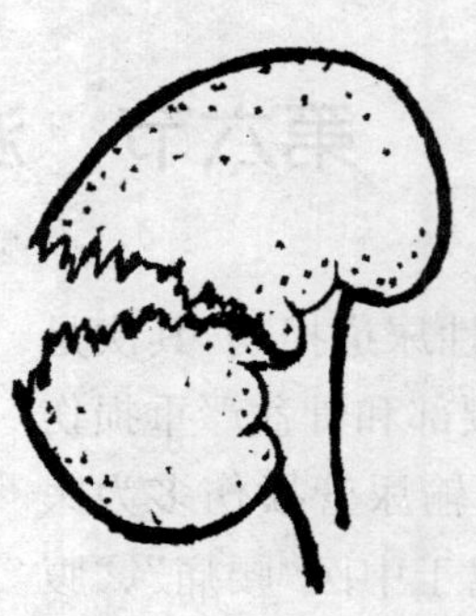
C. 肾全层裂伤

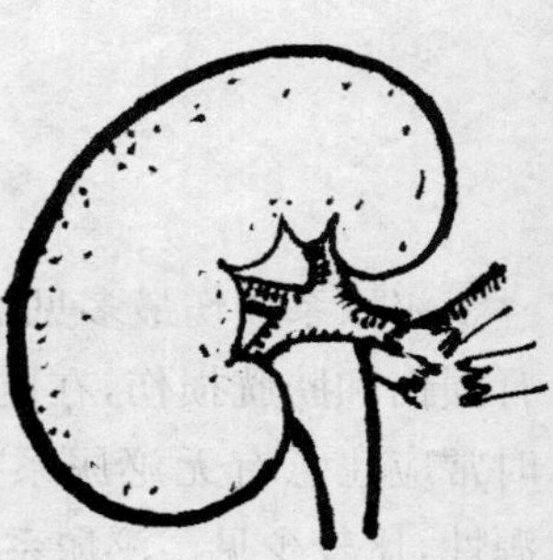
D. 肾蒂伤

图 16-10　肾损伤类型

二、诊断

大多数患者根据损伤病史及血尿即可做出初步诊断，同时还应进行必要的实验室检查及影像学检查，以明确损伤的程度、有无合并伤及其程度，以便制定治疗方案。

（一）外伤史

无论开放性或闭合性损伤，详尽地了解外伤史对肾损伤的诊断十分重要，包括受伤时间、致伤原因、受伤着力部位、伤后排尿情况、有无血尿、有无昏迷等，以便全面估计伤情。

（二）临床表现

肾损伤的临床表现颇不一致，常因致伤原因、程度及有无合并伤而异。

1. 休克　呈创伤出血性休克表现，多见于粉碎肾或肾蒂伤患者。

2. 血尿　为肾损伤最常见、最重要的症状。绝大多数肾损伤患者均可出现血尿，轻者为镜下血尿，重者出现肉眼血尿，可伴有条状血凝块和肾绞痛。但血尿程度与损伤程度并不一定成比例，肾盂黏膜撕裂伤，血尿可非常严重。肾脏严重损伤，血液流积于腹膜后间隙、肾蒂伤或并发输尿管断裂、血凝块阻塞输尿管或伤员已处于休克无尿状态，血尿可不明显或无血尿。故血尿为诊断肾损伤最有意义的体征，但血尿的程度不能完全作为判断肾损伤范围及程度的标准。

3. 疼痛　伤侧肾区或上腹部钝痛，可放射至同侧肩部、背部及下腹部。多为腰部软组织损伤、肾包膜张力增加或尿液渗入肾周组织刺激腹膜后神经丛所引起。血块通过输尿管时可发生肾绞痛。尿液、血液流入腹腔或并发腹腔脏器损伤，可出现腹痛、腹胀及腹膜刺激症状。

4. 肿块　肾损伤后可因出血、尿外渗在肾周或上腹部形成肿块。肿块的大小视出血量、尿外渗的量而异。若在治疗过程中肿块不断增大，且血红蛋白持续下降，说明有活动性出血。若伤后数日或数周后肿块突然增大并出现休克，说明有血栓脱落。血块溶解后继发性出血或合并严重继发感染，应予以警惕。

5. 合并伤　开放性或闭合性肾损伤均可能合并胸、腹腔脏器及脑、脊柱、远处组织损伤。因此，当肾损伤症状与严重复杂的临床症状不相符合时，应考虑存在其他脏器损伤的可能。

（三）实验室检查

1. 尿常规　血尿是诊断肾损伤的重要依据之一，对伤后不能自行排尿的患者，应进行导尿检查。肉眼观察为粉红色烟雾状或更浓的尿色，为肉眼血尿；镜检尿中会有多量红细胞。

2. 血常规　肾损伤 24 小时内动态监测血红蛋白与红细胞计数，若血红蛋白与红细胞计数持续降低说明有活动性出血。若白细胞数增加，应注意继发感染的可能。

3. 血清碱性磷酸酶　对早期肾损伤的诊断有帮助。肾损伤后 8 小时血中清碱性磷酸酶开始上升，16～24 小时上升最明显，24 小时后下降。

4. 肾功能检查　所有伤员，尤其是原有肾脏其他疾病、孤独肾或肾损伤合并休克者，都应反复进行肾功能测定，及早防治肾衰竭。

（四）影像学检查

1. B 超检查　90％的肾损伤可单靠 B 超做出诊断，能反映出肾损伤的部位、程度及类型，以及有无包膜下和肾周围血肿及尿外渗情况。临床上已将 B 超检查作为闭合性肾损伤的首选检查方法及保守治疗中伤情和疗效的监测。

2. CT 检查　CT 诊断肾损伤最为准确，尤其适合于严重肾损伤，可精确评估肾实质伤情，显示肾皮质裂伤、尿外渗、肾周血肿范围及血管损伤情况，对其他脏器损伤亦能清楚显示。但 CT 在肾蒂损伤分类中作用不明显。

3. X 线腹部平片及静脉尿路造影　轻度肾损伤腹部平片可无阳性发现。中度及重侧移位、腰大肌影不清晰、脊柱向伤侧弯曲及有无合并骨折、有无膈下游离气体等。开放性肾损伤的合并伤发生率高，腹部平片检查尤为重要，如为枪弹伤，可了解有无金属异物及其部位。静脉尿路造影是诊断肾损伤及伤情分类的常用检查，并能显示双侧肾功能、上尿路形态及有无造影剂外渗。

4. MRI　MRI 检查可确定肾损伤的程度和范围，明确肾周血肿大小，亦可判断伤肾的生存能力。对碘过敏或 CT 分级困难的病例，MRI 具有更大的优越性。

膀胱镜检及逆行尿路造影、肾动脉造影、同位素核素扫描等检查不作为常规和首选检查。

三、治疗

（一）西医治疗

治疗方法的选择要根据患者伤后的一般情况、肾损伤的范围和程度，以及有无其他器官的损伤而确定。

1. 防治休克　肾损伤合并休克，应积极采取抗休克、复苏等急救措施，严密观察生命体征变化，同时明确有无合并伤，并积极做好手术探查准备。

2. 非手术治疗　确诊为肾挫伤、轻度肾裂伤，无其他脏器合并伤的患者，可行非手术治疗。包括：①绝对卧床休息 2～4 周，密切观察血压、脉搏、呼吸及体温变化；②补充血容量，纠正水、电解质平衡紊乱，保持足够尿量，应用抗生素防治感染，必要时可应用镇静、止痛及止血药；③定期检测血、尿常规，同时运用 B 超、CT 观察肾区是否出现肿块及肿块大小、范围等，以便能及时发现继发性出血或继发性感染；④症状完全消失后 2～3 个月内不从事重体力劳动及剧烈的体育活动。

3. 手术治疗

（1）有下列情况时应手术探查

1）开放性肾损伤。

2）严重肾裂伤、粉碎肾或肾蒂伤者。

3）合并有腹腔其他脏器损伤者。

4）经抗休克治疗后血压不能回升或升而复降，提示有大出血者。

5）非手术治疗过程中肾区肿块不断增大，肉眼血尿持续不止，短期内出现严重贫血者。

（2）切口的选择：若无其他腹腔脏器损伤，且对侧肾脏完好不需探查者，可经腰切口。疑有其他腹部脏器损伤或需探查双肾者，则应取经腹切口。

（3）术式的选择：手术时可根据肾损伤的程度

和范围，选择不同术式。在肾损伤出血严重者，应先控制肾蒂血管后再清除血肿，暂时阻断肾蒂可减少出血，并能争取足够的时间检查及修复肾脏。常用的术式有：

1）肾修补术：适用于肾裂伤的范围较局限，整个肾脏血液循环无明显障碍者，可予以清创缝合修补。

2）肾部分切除术：适用于肾的一极严重挫伤或一极肾组织已游离且无血运，而其余组织无损伤或有裂伤但可以修补者。

3）肾脏套包术：适用于肾脏严重粉碎伤或有多处裂伤，直接缝合修复困难，但整个肾脏血运尚正常；或双侧严重肾损伤，或孤立肾严重损伤，或一侧肾严重损伤而对侧肾脏情况不明，必须保留伤肾者，可以采用肾脏套包术。套包材料可用铬制肠线编结成网状袋或自体大网膜制成。用套包材料套住肾脏，围绕肾门紧缩固定或缝合，达到止血目的。

4）自体肾移植：对于在原位修复困难的伤肾，尤其是孤立肾或一侧肾严重损伤而对侧肾脏情况不明者，可将伤肾切除，修整缝合后移植于髂窝内。

5）肾血管修补术或肾血管重建术：肾蒂损伤极为凶险，往往由于严重出血来不及救治。一经确认，应立即手术探查。术中根据伤情，争取吻合或修补断裂或破裂的血管。

6）肾切除术：应严格掌握切肾指征。凡有下列情况之一者，可行肾切除术：①肾脏严重粉碎伤，大量出血无法控制者；②严重肾蒂裂伤或肾血管破裂无法修补或重建者；③肾内血管已有广泛血栓形成者；④肾损伤后感染、坏死及继发性大出血者。肾切除前，必须明确对侧肾脏情况，在确定对侧肾脏功能形态正常后，方可行伤肾切除。如果系孤立肾或双侧肾损伤，应尽量保留伤肾，确实无法挽救方可切除，在肾切除术后应尽早进行透析疗法，并适时行同种异体肾移植术。

（二）中医辨证论治

1. 肾络损伤

【主证】多属肾挫伤和肾挫裂伤的初期。外伤后腰痛，活动时加重，肾区叩痛，镜下血尿或肉眼血尿，面色苍白，舌质淡紫或有瘀斑，苔簿白，脉弦细数。

【治则】止血益肾，通络止痛。

【方药】小蓟饮子加川断、杜仲、元胡、车前子。

2. 瘀血内阻

【主证】多属肾挫伤或肾挫裂伤的中期。腰痛，活动不利，或可触到腰部或腹部肿块，血尿或夹有血块，小便涩痛不爽，面色无华，舌紫或有瘀斑，脉弦涩。

【治则】活血祛瘀止痛。

【方药】活血散瘀汤加减。

3. 气阴两虚

【主证】多属肾挫伤或肾挫裂伤后期或严重肾损伤术后。肿痛减轻，仍有尿血，神疲乏力，腰腿酸软，食少纳呆，自汗盗汗，舌淡苔薄，脉细弱。

【治则】益气养阴。

【方药】补中益气汤合知柏地黄丸加减。如是严重肾损伤术后，可合八珍汤加减。

四、预后及并发症

肾损伤的预后与损伤程度密切相关。轻度损伤者 80%～90%可经非手术治疗治愈。需行肾切除者仅占 5%～10%。死亡多因伴有其他脏器严重损伤或伤后大出血所致。肾损伤后的近期并发症有腹膜后尿性囊肿及残余血肿并发感染或形成脓肿，均需切开引流。远期并发症主要有高血压及肾积水，还有肾脂肪性变、肾周假性囊肿、肾盂肾炎、肾结石等。故肾损伤后的随访十分重要。

膀胱损伤

膀胱损伤分为开放性损伤和闭合性损伤，膀胱开放性损伤常见于战时，往往合并其他脏器损伤；闭合性损伤偶见于下腹部受足踢、挤压等直接暴力或并发于骨盆骨折。

一、病因病理

（一）西医病因病理

1. 闭合性损伤　最常见。

1）膀胱充盈时（>300ml），因直接或间接的暴力使膀胱内压急剧升高或身体受到强烈冲撞震动而破裂，儿童由于膀胱位置较高，故膀胱损伤较成人多见。

2）骨盆骨折的断端可刺伤膀胱，此时即使是空虚的膀胱也可出现损伤。

3)膀胱自发性破裂,如膀胱有结核、溃疡、憩室、肿瘤等病变,膀胱内压力增至一定程度,这些弹性较差的部分容易发生破裂。

2. 开放性损伤　多见于战时火器、弹片、刀刃等锐器直接损伤。

3. 医源性损伤　常见于膀胱镜检查和治疗,还可见于盆腔手术、腹股沟疝修补手术及阴道手术等。

4. 分类

1)膀胱挫伤,只伤及膀胱黏膜及肌层,膀胱壁未破裂,无尿外渗。

2)由于受伤时膀胱充盈程度和损伤部位不同,分为腹膜内、腹膜外破裂两型。膀胱充盈时,破裂多位于膀胱顶后壁,尿液流入腹腔;膀胱空虚时,骨盆骨折断端多损伤膀胱颈部或前壁,尿液渗入膀胱周围引起盆腔蜂窝织炎(图 16-11)。

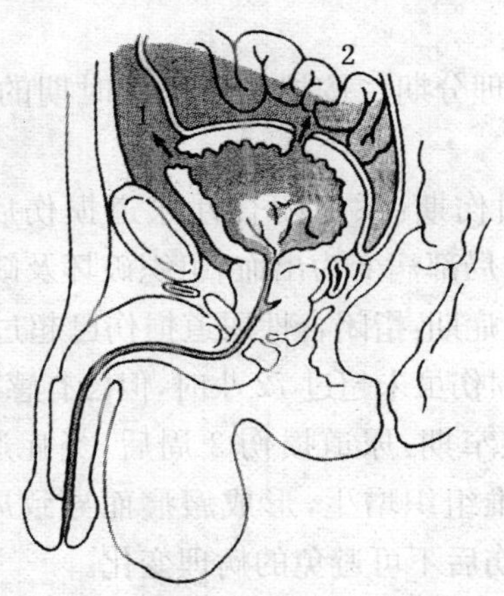

图 16-11　膀胱破裂

1. 腹膜外破裂　2. 腹膜内破裂

3)膀胱损伤与皮肤相通形成外瘘,与邻近器官相通形成内瘘,如膀胱阴道瘘、膀胱直肠瘘。

(二)中医病因病机

各种外伤因素致膀胱脉络受损,络破血溢而出现血尿,瘀血内阻,膀胱气化不利,故有疼痛及排尿不畅,日久造成气阴两伤。

二、临床表现

轻微的膀胱挫伤仅有下腹部疼痛和少量终末血尿或镜下血尿,短期可愈合。膀胱破裂可因损伤的程度不同产生休克、腹痛、排尿困难和血尿等。

1. 主要症状

(1)休克:多为创伤和出血所致。如大量尿液进入腹腔,刺激腹膜引起剧烈腹痛,可导致休克。如合并其他脏器大量出血,可发生失血性休克。

(2)腹痛:多表现为下腹和耻骨后疼痛,有骨盆骨折时症状会更明显,并可放射至会阴、直肠及下肢。尿液进入腹腔可出现全腹痛。

(3)排尿困难和血尿:可有尿急和排尿感,但仅排出少量的血尿。如有血块堵塞,尿液外渗至膀胱周围或腹腔,尿道可无尿液排出。开放性损伤可有体表伤口漏尿,如与直肠、阴道相通,可经肛门、阴道漏尿。

2. 主要体征　耻骨上区有压痛,直肠指诊触到直肠前壁有饱满感,提示腹膜外膀胱破裂;全腹压痛、反跳痛肌紧张,并有移动性浊音,提示腹膜内膀胱破裂。

3. 实验室检查

(1)尿常规:可有镜下血尿或肉眼血尿。

(2)导尿及测漏试验:怀疑膀胱破裂的患者常需导尿,但有尿道流血者提示尿道损伤,导尿宜慎重。膀胱破裂时导尿管可顺利插入膀胱,可流出少量血尿。从导尿管注入灭菌生理盐水 200ml,片刻后吸出。液体外漏时吸出量会减少,腹腔液体回流时吸出量会增多。若液体进出量差异很大,提示膀胱破裂。

4. 其他特殊检查　X 线检查可为膀胱损伤的诊断提供客观依据。腹部平片可以发现骨盆和其他骨折,经导尿管注入 15%泛影葡胺 300ml 后摄片,抽出造影剂后再摄片可发现膀胱外有造影剂残留。如经导尿管注入气体后摄片发现膈下游离气体,则表明为腹腔内膀胱破裂。

三、诊断和鉴别诊断

(一)诊断

结合外伤病史和典型的临床表现多可确定膀胱损伤的诊断。

(二)鉴别诊断

膀胱损伤与尿道损伤鉴别:尿道损伤后常有尿道口流血,立即出现排尿困难,可有阴囊或会阴部肿胀等。

四、治疗

(一)非手术治疗

膀胱挫伤一般不需要特殊的处理，只需卧床休息、多饮水。必要时予以止血、预防感染等治疗。

(二)手术治疗

膀胱破裂出现休克时应行抗休克治疗，并尽早使用广谱抗生素预防感染。同时手术探查膀胱，直视下止血；如腹膜外膀胱破裂，无活跃出血情况，可留置尿管保守治疗；如腹膜内膀胱破裂，应剖腹探查，同时处理其他脏器损伤。

(三)中医辨证治疗

1. 络伤血瘀　下腹部疼痛，或剧痛难忍，或放射至会阴及下肢。膀胱区压痛明显。小便窘迫，或有血尿，舌淡或紫，苔薄白，脉弦细。治宜活血祛瘀。方用小蓟饮子加减。

2. 气阴两虚　损伤后期，腹痛明显减轻，但神疲乏力，少气懒言，或潮热盗汗，面赤咽干，心烦少寐，小便无力，或尿频，面色无华，舌淡苔薄或少苔，脉细数无力。治宜补气养阴。方用补中益气汤合知柏地黄汤加减。

尿道损伤

尿道损伤在泌尿系损伤中最为常见，多发于男性。如处理不当，常产生尿道狭窄、尿瘘，不但影响排尿功能，还可导致尿路感染及肾功能受损或阴茎勃起功能障碍等。

一、病因病机

(一)病因与分类

1. 尿道内损伤　尿道注入腐蚀性化学药品，尿道器械操作如尿道探通术或膀胱镜检查。尿道排除结石，尿道异物损伤。

2. 尿道外损伤　多为骑跨伤、会阴部踢伤或骨盆骨折损伤。

3. 开放性损伤　枪弹、弹片、锐器引起的贯通伤、切割伤。

4. 根据损伤部位分

(1)前尿道损伤：多见于骑跨伤，损伤在尿道球部。

(2)后尿道损伤：多见于骨盆骨折造成尿道断裂，可与膀胱同时损伤。

(二)病理

尿道损伤病理变化较复杂，了解其特点和变化规律，对诊断和治疗十分重要。

1. 损伤程度　分3种类型。

(1)尿道挫伤，仅为尿道黏膜和/或尿道海绵体部分损伤，而阴茎筋膜完整。

(2)尿道破裂，尿道部分全层断裂，尚有部分尿道壁完整。借此保持连续性。

(3)尿道断裂，伤处完全断裂，尿道连续性丧失。

2. 病理分期　按损伤后不同时期的病理变化分为3期。

(1)损伤期：系指闭合性尿道损伤后72小时内，主要的局部病变为出血、组织破坏及缺损。

(2)炎症期：指闭合性尿道损伤已超过72小时，或开放性损伤虽未超过72小时，但已有感染迹象者。

(3)狭窄期：尿道损伤3周后，炎症逐渐消退，代之以纤维组织增生，形成瘢痕而导致尿道狭窄。此期是损伤后不可避免的病理变化。

3. 尿外渗及血肿　尿道破裂或断裂后，损伤部位可形成血肿，尿液及血液经破裂尿道渗至周围组织，形成尿外渗。临床上分为3种类型(图16-12，图16-13)。

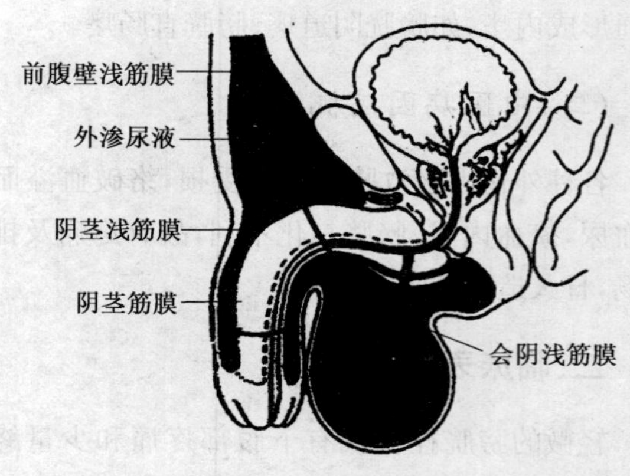

图16-12　尿道球部损伤尿外渗

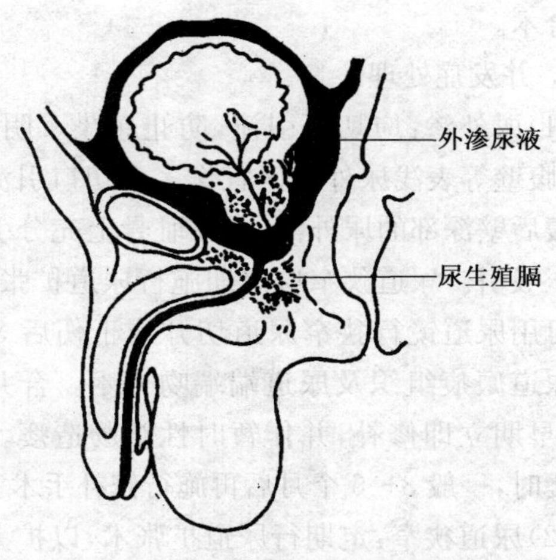

图 16-13　后尿道断裂尿外渗

(1)当尿道破裂在前尿道部在尿生殖膈之前时,如阴茎固有筋膜尚完整,则尿外渗仅限于阴茎。

(2)前尿道损伤时,如阴茎固有筋膜也破裂,则尿液沿阴茎、阴囊、腹壁下浅筋膜外渗到阴茎、会阴浅层和腹壁。

(3)当尿道破裂在后尿道即生殖膈两层之间或此膈之后,尿液沿前列腺和膀胱而外渗至耻骨后间歇和膀胱周围。

(三)中医病机

尿道血络损伤,或络破血溢,或瘀血阻窍,故可见尿道流血、排尿受阻等。

二、临床表现

(一)主要症状

1. 休克　严重损伤时出现,如骨盆骨折所致后尿道损伤常合并大出血,引起损伤失血性休克。

2. 尿道出血　可见肉眼血尿,即使不排尿时也可见尿道滴血。后尿道损伤时尿道可有少量流血,尿道完全断离时可无血液流出。

3. 疼痛　前尿道损伤可出现会阴部疼痛,并可放射至尿道外口;后尿道损伤出现下腹部疼痛。

4. 排尿困难　常因疼痛而出现排尿困难,尿道完全断裂时可出现尿潴留。

(二)主要体征

尿道骑跨伤常出现会阴及阴囊瘀斑、肿胀。尿道球部损伤时,尿外渗使会阴、阴囊、阴茎肿胀,有时可向上蔓延至腹壁。后尿道损伤尿外渗在生殖隔以上,直肠指诊可发现前方有波动感及压痛,有时还可能触到浮动的前列腺尖端。若指套染血,应考虑合并直肠损伤。

(三)特殊检查

尿道造影可确定损伤部位及有无尿外渗,骨盆 X 光片可显示骨盆骨折,有助于后尿道损伤的诊断。

三、诊断和鉴别诊断

(一)诊断

根据外伤病史,典型症状及血肿、尿外渗分布情况,必要的理化检查,诊断并不困难,但应区别损伤部位并早期诊断,避免并发症或后遗症。

(二)鉴别诊断

球部尿道损伤、后尿道损伤与膀胱腹膜外破裂鉴别诊断见表 16-4。

表 16-4　男性尿道损伤鉴别诊断

鉴别项目	后尿道损伤	球部尿道损伤	膀胱腹膜外破裂
受伤方式	骑跨伤	骑跨伤	挤压伤、多有骨盆骨折
伤后膀胱情况	充盈、尿潴留	空虚	空虚
尿外渗区域	阴茎、阴囊、下腹部皮下	阴茎、阴囊、下腹部皮下	耻骨后间隙膀胱周围
导尿	于后尿道受阻	于球部受阻	顺利插入膀胱
直肠指诊	正常	正常	直肠前壁压痛、肿胀
前列腺位置	上升	正常	正常

四、治疗

(一)治疗原则

1. 防治休克和感染。
2. 恢复尿道连续性。
3. 引流膀胱尿液(暂时尿流改道)。
4. 彻底引流尿外渗。
5. 防治并发症如尿道狭窄、尿瘘。
6. 注意合并伤处理。

(二)紧急处理

尿道球海绵体严重出血或骨盆骨折可致休克,应尽早采取抗休克措施。前者应积极采取手术止血,后者勿随意搬动,以防加重出血和损伤。尿潴留未能立即手术者,可作耻骨上膀胱穿刺造瘘引流尿液。尿道损伤或轻度裂伤者排尿有困难时,予以保留导尿1周,并用抗生素预防感染。

(三)手术治疗

1. 前尿道横断或严重撕裂　经会阴切口,有血肿时应先予以清除,再行尿道断端吻合术,留置导尿2～3周,同时行耻骨上膀胱造瘘及引流术。

2. 后尿道损伤　早期行耻骨上高位膀胱造瘘。尿道不完全撕裂,一般在3周内愈合,恢复排尿。早期部分患者可行尿道会师复位术,术后留置导尿管3～4周,若经过顺利,排尿通畅,可避免二期尿道吻合术。

3. 并发症处理

(1)尿外渗:应切开引流,防止感染。阴茎、会阴、下腹壁等表浅尿外渗区宜作多个切口引流。膀胱及腹后壁深部的尿外渗,需在耻骨上充分引流或作负压吸引。尿道狭窄应定期施行尿道扩张术,无效者可用尿道镜行狭窄尿道切开或于伤后3个月切除尿道瘢痕组织及尿道端端吻合术。合并直肠损伤,早期立即修补,并作暂时性结肠造瘘。尿道直肠瘘时,一般3～6个月后再施行修补手术。

(2)尿道狭窄:定期行尿道扩张术,以扩大及保持尿道通畅,严重者可行腔内经尿道狭窄部瘢痕组织切开术。或行延期尿道瘢痕切除端端吻合术。也可先作会阴部造口术、二期尿道成形术。

(四)中医辨证治疗

1. 络伤溢血

【证候】尿道疼痛,尿道滴血,颜色鲜红,为损伤早期表现,或小便困难,排出不畅,舌淡苔白,脉弦。

【治则】止血镇痛。

【方药】活血止痛散加减。

2. 瘀血阻窍

【证候】尿道疼痛,尿道出血,带有血块,损伤部位皮肤青紫、肿胀,排尿不畅,舌淡紫或有瘀斑,脉弦涩。

【治则】活血化瘀。

【方药】活血散瘀汤加减。

(王伊光)

第七节　多发性创伤与挤压综合征

一、多发性创伤

多发性创伤的定义仍有争议。从字面上看可以与多处伤等同,深入分析可表现为:①多发性骨折,多处广泛性软组织伤;②同一器官有多处创伤;③几个系统的器官同时损伤;④同时存在两个以上体腔损伤,各体腔也可有几个器官受伤。上述①、②两种虽伤情较轻,但仍可危及患者生命,而③、④种伤情最为严重。由此可见,多发性创伤其伤情变化颇大,故需重点注意伤及多处且伤情严重的患者。

多发性创伤一般的定义是,同一机械性致伤因素造成两处以上解剖部位的损伤为多发性创伤。另一定义则是指同一机械性致伤因素造成两处以上解剖部位的损伤,其中至少有一处损伤可危及生命。以上定义主要是指多部位创伤为主。近来,认为多脏器、多系统、多体腔同时受到损伤更应受到重视，因为这种类型的创伤是最严重的。

此类创伤多由于严重的工业、交通事故、灾难事故或重型战伤所致，其共同特点是致伤的外力属高能量，高速度，伤害重，范围广，失血量多，各受伤器官的生理功能明显紊乱而且互相影响，常发生休克、严重低氧血症及其他威胁生命的情况。加之在诊断和处理时容易发生误诊、漏诊和漏治，在处理中矛盾较多，容易失误而影响预后，故病死率高、并发症多。因此多发性创伤在诊断和处理上有相当的特殊性。

(一)诊治注意事项

1. 对严重的工业、交通事故和战伤应考虑到多发性创伤的可能，需要更全面、仔细地检查，更积极地处理，以确保不漏诊及治疗的及时有效。

2. 因有多处损伤的存在，一方面尽可能避免遗漏，另一方面又应把握重点，不贻误抢救的时机。当前威胁生命的创伤即为救治重点，需尽快明确并立即紧急处理，同时进行简要的病史询问和重点体检，对伤情有概略的了解。病情稍稳定后，可详细地询问病史，全面体检，特别注意隐蔽部位的检查(如背部、两侧和深部器官)，如病情需要可反复检查数次及使用特殊的检查方法。

3. 对伤情要有全面的认识和评估。几种创伤哪种需要优先处理哪些可稍后，都应有序地安排，否则将浪费时间和人力资源，却得不到应有的效果。

4. 现场抢救和急诊人员应有全面的知识素养，诊治时又要有各专科的通力协作和良好的组织。

(二)现场急救处理

急救的一般方法和原则已在前面有所叙述。总之是进行初步的复苏术、止血、包扎、固定等急救处理后，尽快将伤员安全地送往确定性治疗机构。运输途中应严密观察伤情变化，特别是维持呼吸和循环。到达医院急诊室后，应立即接诊，组织更有效的抢救，通过必要的诊断检查尽快作出诊断与评估，并根据其轻重缓急开始确定性治疗。

(三)检查和诊断

多发性创伤多数伤情急重，可存在多部位、多脏器、多系统、多体腔损伤，开放性伤和闭合性伤常同时存在，明显外伤和不典型的、隐蔽性损伤同时存在，其症状和体征互相影响，加之伤员多不能自诉伤情，甚易造成误诊和漏诊。为此应遵循一定的常规程序进行：①详细了解受伤史；②重点检查与全面系统检查相结合地检查伤情；③恰当运用辅助检查，协助诊断；④系列监测、严密观察病情变化；⑤深入检查伤口和适当地运用手术探查。

在此特别强调以下几点：

(1)及时发现威胁生命的情况并予以优先处理。通过观察患者的神志、面色、呼吸、脉搏、血压、应答、体位、伤口和外出血的部位、伤肢的姿势作出判断，若发现有呼吸道阻塞、心搏停止、休克、活动性大出血、开放性气胸或张力性气胸等，应优先进行抢救。

(2)经重点检查未发现严重的伤情，而病情稳定后，可进而作更系统全面的检查，以寻找隐蔽的、无典型表现的损伤。即使在重点检查时已发现了某些脏器的损伤，仍应争取作全面系统的检查，以免漏诊。如有需要，各种特殊检查可在此时开始。

(3)复查：在伤情稳定后，在诊治过程中及在治疗后数日内，应多次全面、详细地进行复查以免遗漏较隐蔽的损伤。当病情有所变化并与预期不符，更应加强复查。

(四)治疗

1. 优先处理直接威胁生命的伤情　前已述及，威胁生命的损伤甚至优先于诊断，在接诊患者后立即开始。在诊治伤员的任何阶段，发现有威胁生命的情况，都要暂缓其他非紧急措施，立即投入抢救，包括保持呼吸道通畅，维持正常的通气和气体交换功能，保证正常的循环功能，维持循环血量、正常的心功能及正常的外周血管和微循环功能等。

2. 休克的救治　严重多发性创伤常在入院时已有严重休克，应立即进行有效的救治。此种休克属于创伤性休克，致病因素比较复杂，包括有效循环血量的减少、重要器官损伤所致的功能障碍，以及疼痛、疲劳、寒冷、高温、精神损伤等多种因素。要识别在当前是何种因素起决定性作用，立即采用有针对性的措施。

(1)针对当前引起休克的主要创伤进行治疗。一般而言，建立静脉通路、输血输液是治疗休克的首要措施；但如存在反常呼吸、张力性气胸、开放性气胸、心包填塞等情况应及时发现并立即纠正，继续有大量出血应立即止血。

(2)输血输液：出血多、创伤严重者，及时补充血容量是治疗休克的关键。首先需要对出血、失液量有正确评估，在较短时间内予以补足。在紧急情况下可先给予平衡盐溶液、血浆代用品等，但其总量不宜超过1500～2000ml(小儿70ml/kg)，维持红细胞比容在30%左右以保证足够的携氧能力。输入量可根据临床表现的严重性、各种损伤可能的出血量及其总和而初步决定，再由治疗过程中机体的反应进行调整。

(3)休克的其他综合性治疗：尽量减轻休克，缩短休克过程。

3. 伤员应收入ICU病房救治并需特别注意MODS的监测与防治。

4. 强化营养支持和抗感染治疗。

5. 手术治疗　多发性创伤的手术次序，可按创伤对生命的威胁程度分级处理。

(1)立即威胁生命的严重创伤，如开放性气胸、张力性气胸、大出血、心包填塞、颈部伤等应在抢救休克同时紧急手术处理。

(2)不会立即威胁生命的严重创伤，可在抢救休克的同时作必要的检查和准备，待情况平稳后争取尽快手术。

(3)一般外伤可待伤情稳定后有计划地治疗。

(4)如手术部位较多，可在不影响重要器官救治的情况下，分组同时进行。

(5)损害控制性手术。近10多年来对合并严重腹部创伤患者，如大量出血、感染、失控性全身炎症反应、应激反应等，使全身情况很差、病情非常严重，对手术的耐受性很差者，提倡采用分期手术的方式完成治疗。大致可分为3个阶段：第一阶段的主要任务是快速剖腹探查，然后用最简捷的方法控制出血(一般用填塞法)，控制空腔脏器破裂造成的污染(以简单关闭穿孔为主)不进行确定性重建手术，快速关腹，故称损害控制性手术(damage control surgery，DCS)。第二阶段的任务是在ICU内继续抗休克治疗，维护呼吸循环的稳定，纠正各种生理紊乱，在病情稳定后进入第三阶段。再次手术对损伤的脏器进行确定性恢复。具体适应证有：①高能量的腹部闭合性伤、多发性腹部穿透伤；②严重肝损伤、胰十二指肠伤、肝后腔静脉伤、其他大血管伤大出血、骨盆血肿破裂；③严重的代谢性酸中毒，血流动力状态不稳，一般状况差。

二、挤压综合征

人体肌肉丰厚的部位较长时间受重物挤压，由于循环障碍致肢体缺血、缺氧、组织破坏，至循环恢复时因毛细血管通透性增加，大量体液渗出至组织间隙，引起局部迅速肿胀，机体有效循环血量减少；组织缺氧代谢产物和组织破坏的产物随循环的恢复进入血液循环引起再灌注损伤及创伤性休克并进而发生急性肾衰竭甚至MODS，此类损伤称为挤压综合征。其发病和进展与组织受压持续的时间、受压的范围有关。如外力小、挤压时间短、范围小，只引起局部的肿胀，称为单纯挤压伤；挤压时间长但范围小，只影响肢体的一部分，称为骨筋膜室综合征、创伤性横纹肌溶解症。只有机体大范围长期受压才会发生挤压综合征。这是创伤的严重并发症，即使在当前医疗条件下，挤压综合征发生急性肾衰竭的死亡率仍高达20%～40%，在战时高达70%以上。

(一)临床表现

挤压综合征多发生于工程塌方、建筑和矿井事故、交通事故、地震或山崩等自然灾害，伤员被重物压砸、掩埋或挤压。

受压较重、时间较长的伤员被救出，解除压迫后可出现全身无力、紧张、食欲下降、恶心、腹胀等中毒症状；同时由于血容量突然减少，出现血压下降、心率快、脉细弱、末梢循环差、口渴、尿少、皮肤湿冷、苍白、指(趾)发绀等表现。受压肢体逐渐出现肿胀、皮肤紧张、发亮、可见点状红斑、瘀斑、水疱，被动活动牵拉肌肉可引起剧痛，远端肢体发凉、感觉减退，早期尚可触及动脉搏动，逐渐减弱消失。随病情的发展出现不同程度的意识障碍，严重者可致昏迷。早期即可有深褐色或红棕色肌红蛋白尿，持续12～24小时，于解除压力后12小时达高峰，继之发生少尿、无尿等一系列急性肾衰竭表现。

部分伤员于脱离现场解除挤压后，早期精神状态正常，甚至可下地行走；但如不及时诊断、有效防治，伤员可因酸碱代谢失衡、水电解质紊乱，突发心脏停搏。

(二)诊断

1. 挤压伤病史和临床表现。

2. 脱水、创伤性休克等全身循环衰竭的表现。

3. 严重肌红蛋白尿,持续少尿、无尿 48 小时以上,尿中出现蛋白、红细胞、白细胞及管型等。

4. 氮质血症、高血钾、代谢性酸中毒等表现,血钾、尿素氮、肌酐逐日上升。

5. 筋膜腔内组织压测定示筋膜腔内组织压>4.0kPa(30mmHg)。

如从病史及临床表现疑为挤压综合征而化验检查不支持者,仍应密切观察病情变化,连续监测筋膜腔内压变化,定期复查各种化验,同时并以预防为主进行各项处理。

(三)治疗

挤压综合征发生急性肾衰竭的死亡率仍然很高,因此,强调早诊早治,积极防止急性肾衰竭及其并发症的发生。其处理原则是:妥善处理局部挤压伤,缩短受压、缺血、缺氧时间,有效防止休克和急性肾衰竭。

1. 现场急救与早期处理 尽早解除外部挤压,将伤员送至安全地带。如无禁忌适量给予镇静、止痛药物和碱性饮料。轻柔包扎伤口、伤肢制动,伤肢严禁抬高、按摩、热敷。尽早使用碱性药物纠正酸中毒、碱化尿液。如有条件可静滴 5%碳酸氢钠、20%甘露醇、氢化可的松等以保护肾脏。如伤肢压挤已超过 4 小时,肢体明显坏死估计无法保留,特别是因肢体压埋伤员无法脱身,可考虑现场截肢(在此次汶川地震的救治中有成功的先例)。

2. 抗休克治疗 有休克表现者应及时补充液体,扩充血容量,纠正休克,保证肾的血液供应。输入量可根据创伤的范围、严重性、休克的严重性和尿量等拟定。一般先给予平衡盐溶液或生理盐水,后给予低分子右旋糖酐等胶体溶液,必要时给予血浆和新鲜血液。

3. 挤压伤的局部处理 挤压局部伤轻、肿胀不明显者,暂将肢体制动,密切观察。如肢体迅速肿胀,影响血液循环,应尽早切开筋膜腔减压引流,以改善循环,减轻肿胀,减少组织的变性、坏死及分解产物的产生和吸收。要求减压要充分,凡有筋膜腔高压者均应切开。其指标是筋膜腔内压>3.990kPa,或比舒张压低 2.66~5.98kPa,肢体进行性肿胀出现明显的循环、神经和肌肉的功能障碍,出现肌红蛋白尿等。

肢体损伤严重者必要时可考虑截肢。截肢将导致伤员终身残疾,但大范围明显坏死的肢体既无保留的价值,肢体毒素的吸收还可导致更严重后果。因此截肢的决定要慎重而果断。

高压氧治疗如配合手术减压,可使局部血供明显改进,组织供氧增加,减少肿胀和坏死。

4. 保护肾脏功能 有效的抗休克,保证肾血流供应;早期正确处理受挤压的肢体,减少有害代谢产物对肾的作用;早期使用碱性液体,减少肌红蛋白在肾小管的沉积;利尿药和解除肾血管痉挛药物(如甘露醇、速尿、山莨菪碱、罂粟碱等)的应用,都是有效的保护肾脏的措施。所有使用的药物尽量选用对肾无损害或损害少者。

当出现明显少尿或无尿、氮质血症、高血钾、代谢性酸中毒等急性肾衰竭表现时,即应按急性肾衰竭处理。其具体措施在第七章有关章节已有详细叙述,在此不再重复。要强调指出的是,透析疗法对本症的治疗有重要作用。

5. 防治感染 挤压伤后极易引起感染,必须注意防治,特别是厌氧菌感染的防治。

6. 营养支持。

7. 中医治疗

(1)亡血气脱

【证候】全身或肢体肿胀,皮色青紫,自汗肢冷,气息低促,小便不通,舌质淡红,苔薄白,脉微欲绝。

【治则】益气养阴,回阳救逆。

【方药】生脉饮。人参 15g,麦冬 10g,五味子 10g。

(2)气滞血瘀

【证候】全身或肢体肿胀,局部疼痛,皮色青紫或微红,小便不通,舌苔薄白或黄腻,脉涩或数。

【治则】活血化瘀,行气止痛,化湿利水。

【方药】桃红四物汤加减。桃仁 10g,红花 10g,川芎 10g,生地 10g,白芍 10g,当归 10g,通草 10g,泽泻 10g,甘草 5g。

(尹遐龄)

第八节　烧　伤

烧伤是热力直接作用于人体所造成的组织损伤的统称，也是一种常见的损伤性疾病。主要致伤因素有火焰、热液、热蒸汽、发（蓄）热物体等。烧伤病损虽在体表或开放性黏膜，但其病理变化常常波及全身，甚至出现严重的全身性并发症。

一、中医病因病机

热力直接作用机体体表致伤：体表为卫气护卫，营气循行其下脉内。由于热力直接作用于肌表，损伤皮肤，导致局部气血凝滞，经络阻塞，卫气受损，营卫不从，卫失护卫，营失镇守，营阴外渗而为水疱或渗出。水疱液量与渗出液量过度，加之热邪的灼伤，耗伤阴津；阴伤阳脱而致脱症；火毒内陷，内攻脏腑而致陷证。病久必致脾胃虚和气血虚。根据中医辨证法则，营卫失和、阴津耗伤、阴伤阳脱、火毒内陷、脾胃虚和气血虚是烧伤的几个主要病理环节，常在烧伤初期、中期和后期出现。烧伤始终伴随着正邪交争，气血凝滞，经络阻塞，营卫失和，脏腑功能失调及渗出、腐、毒、虚等的变化。中医及中西医结合医学，对烧伤各期的病理生理均有较深入的研究。

二、西医病理生理

随着伤后时间的推移，烧伤的病理生理特点也在逐步发生变化。根据病理生理的特点，病程大致分为3期，但这是人为的分期，各期之间往往相互重叠。

（一）急性体液渗出期

急性体液渗出期也叫休克期，烧伤后的立即反应为体液渗出，一般持续36～48小时。小面积浅度烧伤，体液的渗出量有限，通过自身代偿不致影响全身有效循环血容量。大面积深度烧伤，因体液的大量渗出和血流动力学影响，机体会发生急剧病理变化，可发生休克。烧伤早期的休克基本属于低血容量休克，但与一般急性失血不同之处在于体液的渗出是逐步的，伤后2～3小时体液渗出最为急剧，8小时达高峰，随后逐渐减缓，至48小时渐趋恢复。此后，渗出于组织间隙的水肿液开始回吸收，临床表现为血压趋向稳定，尿液开始增多。临床常根据上述规律进行液体复苏治疗，补液速度先快后慢。

（二）感染期

临床实践证实，烧伤水肿液回收之时，感染上升为烧伤的主要矛盾。浅度烧伤创面如早期处理不当，可出现创周炎症（如蜂窝织炎）。严重烧伤由于经历休克的打击，全身免疫功能低下，对病原菌的易感性增加，早期暴发全身性感染的几率也高，预后严重。由于烧伤时生理屏障遭到广泛损害，加之广泛的组织坏死和体液渗出，为微生物生长提供了良好的生存条件，故感染造成的威胁常持续到创面愈合。“有腐必有菌”，坏死组织未清除前，要求创面完全无菌是不现实的。

热力损伤组织，先是发生凝固性坏死，随之为组织溶解，故在伤后2～3周，坏死组织广泛溶解阶段是全身性感染的另一个高峰期。与此同时，与健康组织交界处的肉芽组织也逐渐形成，坏死组织如能及时被清除或彻底引流，肉芽组织屏障多在2周左右形成，可限制病原菌的侵入。如处理不当，病原菌可侵入邻近的非烧伤组织。一般认为，大面积烧伤的侵袭性感染标准为痂下组织菌量超过10^5/g，临床称之为“烧伤创面脓毒症”。创面呈晦暗、糟烂、凹陷，或出现坏死斑，即使细菌未侵入血液也可致死。为此，西医学一直沿用早期切痂或削痂术及皮肤移植方法修复创面。创面一旦修复，并发症会明显减少。

（三）修复期

烧伤组织发生炎症反应的同时，组织修复也已开始。一般认为，浅度烧伤多能自行修复；深二度创面可依靠“上皮岛”融合修复；三度烧伤创面多需皮肤移植修复。

中医学及西医学对烧伤各期的病理生理均有

较深入的研究。

1. 早期(休克期) 主要病机为热伤营卫,营卫不从,卫失护卫,营失镇守,营阴外渗,甚则阴伤阳脱。烧伤创面的存在是最根本的病因,凡是深度烧伤创面均可产生由表入里的3个凹面向上的同心半圆型区带(图16-14)。皮肤表层组织烧伤,由于直接受热源损伤而导致不可能修复的坏死,称为坏死带。坏死带下层及其周围皮肤组织,因间接受热损伤及热化学损伤,病理特点是微循环有进行性血栓形成改变,并引发组织瘀滞和变性(气血凝滞,经络阻塞,营卫失和),组织细胞呈濒死状态,称瘀滞带。瘀滞带下层及其周围的皮肤组织,局部因受热损伤和自身化学物质的损伤而发生炎性反应,特点是组织水肿、充血、缺氧、渗出,因组织细胞为可复性病理变化,故称为充血带。由于皮肤各层组织结构之间相互交织,故烧伤后出现的3个损伤区带之间没有明显的界限。

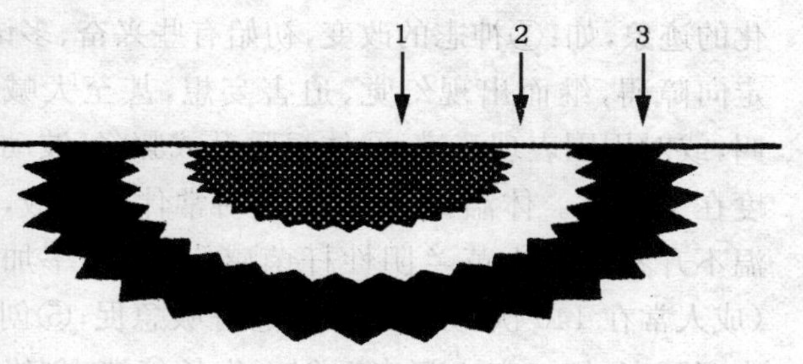

图16-14 烧伤损伤病理学3个区带示意图

1. 坏死带 2. 瘀滞带 3. 充血带

皮肤烧伤后所出现的3个病理损伤区带是烧伤病程中最复杂的局部病理学变化,它对临床治疗方法的选择有重要意义。因为3个区带之间的变化规律除随自身自然变化外,还与所使用的医疗技术密切相关,尤其是对瘀滞带组织的转归。瘀滞带组织在受以上间接因素影响的同时,还受直接因素的影响,包括促使干燥脱水和蛋白质疑固的结痂疗法与浸渍疗法等,因为这些疗法可加速微循环的进行性血栓坏死。故目前主张使用皮肤细胞的保护性或治疗性技术,使之在生理状态下实现组织自我恢复。

2. 中期(感染期) 中、重度烧伤的主要病机为火毒炽盛,甚者火毒内陷。创面的腐、毒是最根本的病因。中医除能在全身治疗上发挥菌毒并治作用外,在创面处理上还具有祛腐拔毒(生理控制菌毒)作用。

3. 后期(修复期) 中、重度烧伤的主要病机为脾胃虚弱或气血虚弱,对创面而言则是生新。事实上,创面的愈合过程从烧伤之时就开始了,即烧伤之时已蕴藏着再生与修复。中医疗法除能发挥辨证补虚作用之外,在促进创面愈合方面也有独到之处。

三、临床表现

临床表现是人体因烧伤刺激而产生的一系列防御反应的表现,是伴随烧伤及伤后所发生的一系列病理生理变化的临床反应。

(一)局部表现

1. 疼痛 烧伤部位越表浅,疼痛越剧烈;烧伤面积越大,疼痛程度越重。

2. 红斑 一度烧伤的体征。

3. 水疱 二度烧伤的体征,可根据水疱的大小、疱皮的厚薄、疱液的性状鉴别浅二度烧伤和深二度烧伤。

4. 渗出 二度烧伤的早期征象,分可隐性渗出和显性渗出。隐性渗出指组织间的渗出,严重时造成组织肿胀。显性渗出指创面上的渗出和水疱液,早期为浆液性;合并感染可出现炎性甚至脓性渗出。

5. 焦痂 三度烧伤的体征。临床上要注意焦痂下易发生感染和积脓。

同时,还要注意对烧伤部位、面积的大小、有无合并伤等进行检查。中医对烧伤局部表现的观察和描述,可用神(光泽)、色、形、态四字概括。

(二)全身表现

1. 生命体征变化 由于体液的大量渗出和心功能、血流动力学因素、创伤后炎症介质、疼痛及精神紧张等诸因素的综合影响,可导致生命体征发生变化。最常见的是引起脉搏和心率加快,呼吸动度加深,频率加快等。最初血压可稍有升高,而严重烧伤常因渗出增多而出现血压下降,甚至发生休克。

2. 发热 常见原因是烧伤创面中的坏死组织持续不断地发生水解、酶解、酸败皂化、酯化反应,分解与合成代谢反应中产生致热物质，这些物质一旦被吸收必然发生“吸收热”。而发生吸收热时的体温多在38℃左右，若体温过高，应考虑有并发感染的可能。

3. 其他　口渴、尿少、纳差、便秘等，后期可出现营养不良表现。

4. 舌、脉变化　轻度烧伤一般无明显的舌象与脉象变化，但中度以上的严重烧伤其舌象与脉象可反映以下病情变化：

(1)舌象：初期舌质多淡红，或有浮浊苔；火毒内攻则舌红苔黄而干；阴津损耗则舌多光绛，甚而起芒刺。病情好转则舌苔渐生，舌红转淡；体力渐复时，正常舌苔也渐出现。故舌苔变化，对观察病情转变和判断预后有很大的帮助。

(2)脉象：烧伤患者的脉象一般为洪大弦数，尤以数脉居多，即使在治愈后往往还可持续一段时间，随着气阴恢复才逐渐缓和。如合并全身化脓性感染时，脉数更甚，如由数疾之脉转为沉迟时，提示脉症不符，病情趋向恶化。

(三)并发症

1. 烧伤休克　严重烧伤早期，主要的威胁是休克。烧伤休克的本质是低血容量性休克，但与一般失血性休克有所不同，一是其丢失的成分不是全血，主要是血浆成分；二是其体液的丢失不是猛然丢失，而是渐进性的。

休克主要表现为：

(1)心率增快，脉搏细弱，心音低弱。

(2)血压变化：早期往往表现为脉压差变小，随后血压下降。

(3)呼吸浅、快。

(4)尿量减少是低血容量性休克的一个重要标志，成人每小时尿量低于20ml常表示血容量不足。

(5)口渴难忍，在小儿患者中表现特别明显。

(6)烦躁不安，是脑组织缺血、缺氧的一种表现。

(7)周围静脉充盈不良、肢端发凉，患者诉畏冷。

(8)频繁呕吐。

(9)血液化验常出现血液浓缩，血细胞比容升高，低血钠，低蛋白，酸中毒。

2. 肺部并发症　在国内外统计中，在严重烧伤患者中，肺部并发症的发生率居首位，特别兼有吸入性损伤者。肺部并发症包括肺水肿、肺不张、肺部感染乃至成人呼吸窘迫综合征（ARDS），后者经常成为多系统脏器功能衰竭（MSOF）的起始或重要的组成部分。

3. 烧伤全身性感染　据我国三所军医大学9329例烧伤病例分析，烧伤死亡原因中感染居首位（占51.87%）。虽然烧伤患者最终死亡的原因多为多系统器官功能障碍综合征（MODS），但其最常见的启动因素多为未被控制的感染。烧伤全身性感染的病原菌主要来自创面，当痂下邻近的非烧伤组织中单位组织菌量超过一般感染的临界水平（10^5/组织），可能导致致死性的创面脓毒症。其他感染途径还包括静脉导管感染、呼吸道感染和肠源性感染等。

烧伤全身性感染发生时，临床常有一些骤然变化的迹象，如：①神志的改变，初始有些兴奋、多语定向障碍，继而出现幻觉、迫害妄想，甚至大喊大叫，或对周围表现淡漠；②体温骤升或骤降，波动幅度在1～2℃。体温骤升者，起病时常伴有寒战，体温不升者常示为革兰阴性杆菌感染；③心率加快（成人常在140次/分钟以上）；④呼吸急促；⑤创面表现骤变，如一夜之间出现创面生长停滞、创缘变锐、浸渍糟烂、干枯、出血、坏死斑等；⑥白细胞计数骤升或骤降。

4. 应激性溃疡　为烧伤最常见的消化系统并发症。临床上多有腹痛、饱胀、嗳气、呕血、黑便等大出血者常发生出血性休克。

5. 肝功能衰竭　烧伤并发肝功能衰竭发生率报道不一，国内报道严重烧伤患者合并肝功能衰竭者为25.6%。主要诱因为重度休克、创面脓毒症全身侵袭性感染或败血症、输血引发的丙型肝炎溶血、某些化学物质的吸收中毒、手术麻醉及药物等因素引起肝细胞损害等。心力衰竭占烧伤死因的6%。主要病因为：休克期补液过量，内毒素对心肌的直接损害，尤其易在无尿型急性肾衰竭患者中发生；严重吸入性损伤，因气道梗阻、肺水肿、肺部感染和肺不张，或诱发了ARDS，进一步促使心肌缺氧缺血；并发严重脓毒症或感染性休克，发病突然，常出现昏厥、心源性休克、肺水肿和呼吸困难

(左心衰竭所致)、发绀、全身水肿(右心衰竭所致)、心律紊乱(低血钾所致)等。X线摄片有助于诊断。

6. 心功能衰竭　占烧伤死因的6%。主要病因为:休克期补液过量,内毒素对心肌的直接损害,尤其易在无尿型急性肾衰竭患者中发生;严重吸入性损伤,因气道梗阻、肺水肿、肺部感染和肺不张,或诱发了ARDS,进一步促使心肌缺氧缺血;并发严重脓毒症或感染性休克,发病突然,常出现昏厥、心源性休克、肺水肿和呼吸困难(左心衰竭所致)、发绀、全身水肿(右心衰竭所致)、心律紊乱(低血钾所致)等。X线摄片有助于诊断。

7. 急性肾脏功能不全　发生率在0.77%～15%,多见于大面积深度烧伤、高压电烧伤或合并挤压伤延迟复苏者。主要病机与血容量不足、缺血缺氧、烧伤后的血红蛋白尿和肾脏以外的因素或毒素物质有关。休克(脱水)引起的肾衰分少尿(或无尿)型和非少尿型。少尿型的早期表现为少尿或无尿、尿密度(比重)降低、氮质血症、高钾血症、低钙血症、水潴留和酸中毒等;非少尿型主要为氮质血症、尿密度(比重)降低且有管型。因烧伤败血症或肾病综合征引起者,实验室检查非蛋白氮在71～143mmol/L,肾小管对钾、钠、氯等电解质调节功能一般保持正常,尿量正常或偏多。

8. 脑水肿　烧伤早期病理生理的特点是急性渗出。渗出部位不只限于烧伤局部,还包括远位的水肿,如脑水肿,尤其是小儿烧伤。小儿烧伤后除疼痛外,最多表现为烦渴,常强烈要求饮水,如家长给予过多饮水(开水)或只输入不含电解质的液体(如葡萄糖溶液),由于小儿对水分、电解质的自身调节能力较差,很易出现低血钠和细胞内水中毒,表现于脑部即为脑水肿,临床表现多由烦躁不安转为神志不清、心率和呼吸加速、呕吐、抽搐或有早期高热,很易与休克混淆,必须注意加以区别。

9. 多系统器官功能障碍综合征(MODS)　烧伤继发MODS的病因复杂,但与伤情关系密切。烧伤伤情越重并发MODS的机会愈多,因为这类患者易发生低血容量性休克、全身性感染、炎症反应和免疫功能紊乱等病症。液体复苏欠佳会诱发循环状态异常,最终出现循环衰竭。烧伤后的持续高代谢状态和异常耗能途径都不利于肌蛋白的合成与创面修复,可能是MODS的间接因素,治疗和处理不及时可导致多系统脏器功能衰竭而死亡。

四、实验室检查

因为烧伤的病理生理特点随伤后时间逐步发生变化,同时也表现在实验室检查项目上,有些检查项目可作为评估烧伤病情的监测指标。

1. 血、尿常规检查　烧伤后常出现白细胞计数上升和中性粒细胞比例增高并出现中毒颗粒;大面积或中等程度以上烧伤早期可出现血液浓缩(血细胞比积升高)象;血浆中游离血红蛋白升高,常出现血红蛋白尿。

2. 血液生化检查　可出现低血钠、低蛋白、酸中毒,尤其在烧伤休克时。

3. 创面分泌物及血培养加药物敏感试验　可明确感染病原菌及敏感药物。

4. 肝功能与肾功能检查　肝、肾功能出现继发损害时可出现异常。

5. 其他　血气分析、心电图、胸部X线检查及多功能监测仪监护等也应作为烧伤的监测指标。

五、诊断和鉴别诊断

(一)诊断要点

根据以下条件一般都能对烧伤做出正确诊断。

1. 烧伤病史　应注意烧伤时间及环境。烧伤时间越长,伤情越重。如在密闭环境下,火焰伤易引起吸入性损伤。

2. 明确受伤原因

(1)热力伤如沸水、蒸汽、热油、钢水、日光、炽热金属、火焰等。

(2)低温热源烧伤。

3. 明确伤情　根据烧伤面积、深度、部位、年龄、原因、有无复合伤等综合判断。

(二)伤情诊断

1. 烧伤面积的估计　伤情判断最基本的要求是烧伤面积和深度,烧伤面积的评估是烧伤的基本诊断标准。常用以下3种方法:

(1)中国新九分法:按体表面积划分为11个9%的等份,另加1%,构成100%的体表面积。头颈部:1×9%;躯干:3×9%;两上肢:2×9%;双下肢：5×9%＋1%。共为 11×9%＋1%（表 16-5，图 16-15）。

（2）手掌法：不论性别、年龄，患者并指的掌面约占体表面积的 1%，如医者的手掌大小与患者相近，可用医者手掌估算，作为九分法的辅助评估方法（图 16-16）。

表 16-5 中国新九分法

部位		占成人体表（%）		占儿童体表（%）
头颈	发部	3	9	9＋（12－年龄）
	面部	3		
	颈部	3		
双上肢	双上臂	7	9×2	9×2
	双前臂	6		
	双手	5		
躯干	躯干前	13	9×3	9×3
	躯干后	13		
	会阴	1		
双下肢	双臀	5*	9×5＋1	9×5＋1－（12－年龄）
	双大腿	21		
	双小腿	13		
	双足	7*		

注：* 成人女性的臀部和双足各占 6%。

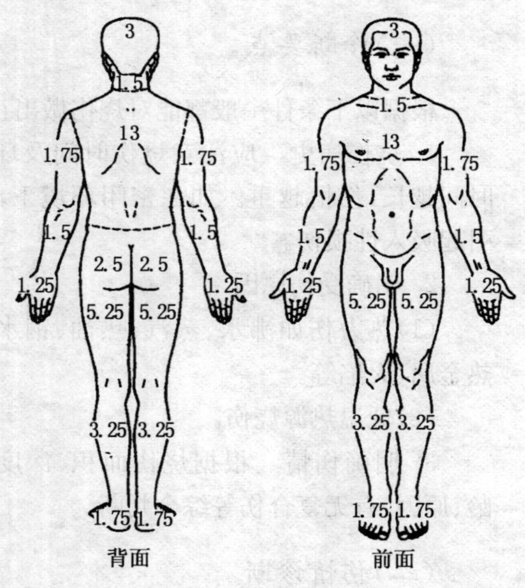

图 16-15 中国新九分法

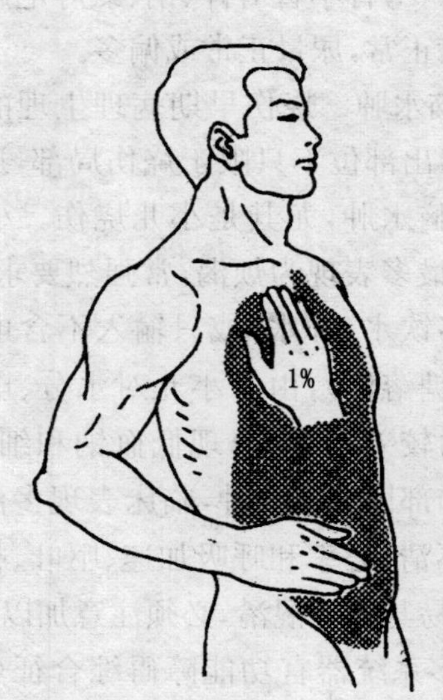

图 16-16 手掌法

（3）儿童烧伤面积计算：12 岁以下儿童，年龄越小，头越大而下肢越小。可按下法计算：头颈部面积：[9＋（12－年龄）]%；双下肢面积：[46－（12－年龄）]%。

2. 烧伤深度的鉴别

（1）三度四分法：普遍采用，分为一度、浅二度、深二度、三度。一般认为一度、浅二度烧伤属于浅度烧伤；深二度和三度烧伤属于深度烧伤。组织损害层次，见图 16-17。

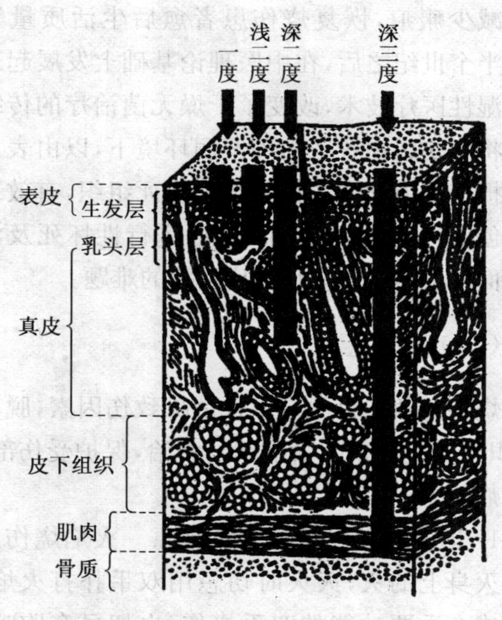

图 16-17 烧伤深度示意图

一度烧伤:仅伤及表皮浅层,生发层健在,再生能力强。表面呈红斑状、干燥无渗出,有烧灼感,3~7 天痊愈,短期内可有色素沉着。

浅二度烧伤:伤及表皮的生发层、真皮乳头层。局部红肿明显,有薄壁大水疱形成,内含淡黄色澄清液体,水疱皮如被剥脱,创面红润、潮湿,疼痛明显。上皮再生靠残存的表皮生发层和皮肤附件(汗腺、毛囊)的上皮增生,如不发生感染,1~2 周内愈合,一般不留瘢痕,多数有色素沉着。

深二度烧伤:伤及皮肤的真皮层,介于浅二度和三度之间,深浅不尽一致,也可有水疱,但去疱皮后创面微湿,红白相间,痛觉较迟钝。由于真皮层内有残存的皮肤附件,可形成上皮岛,如不发生感染,经融合修复,无瘢痕愈合,需时 3~4 周。

三度烧伤:为全层皮肤烧伤,甚至达到皮下、肌肉或骨骼。创面无水疱,呈蜡白或焦黄色,甚至炭化,痛觉消失,局部温度低,皮层凝固性坏死后形成焦痂,触之如皮革,痂下可见树枝状栓塞的血管。因皮肤及其附件已全部烧毁,必须靠植皮而愈合。

(2)三度六分法:是根据烧伤湿性医疗技术皮肤修复机制而提出的一种分度方法。

一度烧伤:伤及表皮颗粒层及其以上的细胞,中医谓之血瘀型。

二度烧伤:分浅二度烧伤、深二度浅型烧伤和深二度深型烧伤 3 种类型。浅二度烧伤伤及表皮基底细胞以上,中医谓之淤滞型;深二度浅型烧伤伤及真皮乳头层,皮肤微循环在真皮乳头层已发生淤滞,表皮结构已消失,但大部分皮肤附件保留,中医谓之血瘀热毒型,治疗得当,烧伤创面不会加深,可以无瘢痕愈合;深二度深型烧伤伤及真皮网状层,有微循环淤滞损伤,尚残留少部分皮肤附件,中医谓之气瘀热毒型。该种类型烧伤应用湿性医疗技术治疗,可达到无瘢痕愈合。

三度烧伤:分为三度浅和三度深两种类型,中医谓之腐败型。三度浅烧伤伤及皮肤全层,皮下少量脂肪和汗腺上皮组织部分健存,并有成活能力,应用烧伤湿性医疗技术治疗,可达到无瘢痕或表浅瘢痕愈合,中医谓之腐肉热毒型;三度深烧伤指损及肌肉层或骨骼组织的损伤,需通过植皮愈合。

3. 烧伤伤情的判断　根据烧伤面积、深度、部位、患病年龄、致伤原因、有无复合伤等综合判断。但为了对烧伤严重程度有一基本估计,作为设计治疗方案的参考,我国常用下列分度方法:

(1)轻度烧伤:二度烧伤面积 9%以下。

(2)中度烧伤:二度烧伤面积 10%~29%,或三度烧伤面积不足 10%。

(3)重度烧伤:烧伤总面积 30%~49%;或三度烧伤面积 10%~19%;或二度、三度烧伤面积虽不到上述百分比,但已发生休克等并发症、呼吸道烧伤或有较重的复合伤。

(4)特重烧伤:烧伤总面积 50%以上;或三度烧伤 20%以上;或已有严重并发症。

4. 吸入性损伤　也称呼吸道烧伤,但严格讲两者不完全相同。呼吸道烧伤主要指热力对呼吸道的损伤,一般无全身中毒症状;吸入性损伤指伴有毒性物质或气体吸收损伤,不单纯指热力引起者,燃烧时的烟雾含有大量的化学物质,可被吸入深达肺泡,这些化学物质有局部腐蚀和全身中毒的作用,如一氧化碳中毒、氰化物,等等,所以在火灾现场,死于吸入性窒息者甚至多于烧伤,即使救出现场,合并严重吸入性损伤者仍为烧伤救治中的突出难题。

吸入性损伤的诊断依据:

(1)燃烧现场相对密闭。

(2)面颈部特别是口鼻周围有深度烧伤者。

(3)鼻毛烧焦、口唇肿胀、口腔红肿或有水疱。

(4)声音嘶哑,吞咽困难。

(5)呼吸道刺激,咳出炭沫痰。

(6)呼吸困难,肺部听诊出现哮鸣音。

(7)严重者主要为缺氧性表现,诉胸闷,烦躁不安,甚至强烈躁动乃至昏迷。

(8)纤维支气管镜检查可直接了解吸入性损害的情况,如气管内存在炭粒、黏膜充血、水肿或溃疡。

(9)早期肺部X线检查难见明显改变,至于右前斜位摄片,可能发现气管腔缩窄呈圆锥形。

(10)血气分析主要表现为氧分压下降,一氧化碳血红蛋白(CO-Hb)含量测定有助于诊断吸入性损伤,但一氧化碳含量在吸入新鲜空气或吸氧后多迅速下降。

六、治疗

(一)治疗原则

1. 保护烧伤创面,防止和清除外源性污染。

2. 强心,护肾,防治低血容量性休克。

3. 预防局部和全身性感染　对大面积严重烧伤,特别是休克期经过不平稳者,早期暴发全身性感染的机会较高,兼顾革兰染色阴性杆菌和革兰染色阳性球菌的广谱、足量抗生素具有防治作用。

4. 非手术和手术方法　据情选用,目的是促使创面早日愈合,尽量减少瘢痕增生所造成的功能障碍和畸形。

5. 防治并发症　轻度烧伤对全身影响较小,治疗重点是处理创面和防止局部感染,酌情使用少量镇静药和口服烧伤饮料补充失液量。中度以上烧伤对全身影响较大,并发症也较多,局部治疗和全身治疗并重,包括积极防治低血容量休克,防治局部和全身感染,使创面早日愈合。

中西医在烧伤治疗上各有其特点和优势。西医的优势在于对早期休克的有效复苏,有较多可供选择的抗感染药物;中医的优势在于对创面的处理。20世纪30年代,将外科医疗技术用于烧伤的治疗,创立了先使创面干燥成痂,后切除焦痂及痂下部分或全部皮肤组织,再移植自体皮封闭创面的方法,并沿用至今。尽管外科手术方法挽救了不少患者的生命,但破坏性较大,手术疗法的技术核心不是解决皮肤再生和皮肤功能重建,以及尽可能消除或减少瘢痕,恢复烧伤患者愈后生活质量等问题。半个世纪之后,在中医理论基础上发展起来的烧伤湿性医疗技术,改变了干燥无菌治疗的传统理论。将烧伤组织置于生理湿润环境下,以由表入里的无损伤性液化方式排除创面坏死组织,有效地解决了创面疼痛、创面感染、创面进行性坏死及深二度创面瘢痕愈合等烧伤临床治疗的难题。

(二)现场急救

烧伤急救的目的是尽快消除致伤因素,脱离现场,积极实施危及生命症状的救治,保护受伤部位,缓解症状。

1. 迅速脱离现场和消除热源　火焰烧伤应尽快扑灭身上的火,灭火时切忌用双手扑打火焰,以免造成有重要功能的双手烧伤,也切忌奔跑呼叫,以免风助火势,烧伤头面部和呼吸道。热液烫伤应尽快冷水冲淋后去除热液浸渍的衣物,在去除衣物时要注意保持疱皮完整,最好采取剪开衣物的方法。小面积烧伤立即用清水连续冲淋或浸泡,既可止痛,也可带走余热,减轻烧伤深度。

2. 保护受伤部位　现场急救,创面只求不再污染,不再损伤。尤其要注意疱皮完整,不主张过于彻底清创,可先以洁净柔软的敷料或布类保护,就近送入医院治疗。避免用有色药物涂抹,增加随后深度判定的困难。

3. 危及生命损伤的救治　火焰烧伤者常伴有呼吸道损伤,应特别注意保持呼吸道通畅和吸氧,有条件或必要时可行气管插管或气管切开。同时应注意复合伤的判断和处理,对大出血、开放性气胸、骨折等应先实施相应的急救处理。

(三)转送

1. 大面积严重烧伤休克伤员早期应避免长途转送,应就近输液抗休克,必须转送者应建立静脉输液通道,途中继续输液,保证呼吸道通畅。严重口渴、烦躁不安者常示休克严重,应加快输液,可酌情少量口服盐水。转送路程较远者,应留置导尿管,观察尿量。

2. 用高速转运工具(如飞机)头应朝向行进方向,保证头部血供。

3. 安慰和鼓励烧伤者,使其情绪稳定。疼痛剧烈可酌情使用地西泮、哌替啶等。已有休克者，须经静脉用药，同时注意避免抑制呼吸中枢。

（四）休克的防治

轻度烧伤一般不发生休克。烧伤病情越严重，休克出现就越早、越重。严重烧伤多在烧伤后6～12小时发生休克，特重度烧伤在伤后2小时即可发生。因烧伤早期休克基本上是低血容量性休克，故处理原则是尽快恢复血容量。方法如下：

1. 口服补液　轻度烧伤可进饮食，口服烧伤饮料（氯化钠3g，碳酸氢钠1.5g，糖10g，加水1000ml即成），或口服盐粥汤，但不能只饮开水，以免发生水中毒。

2. 抗休克补液疗法　目前国内通常采用的输液量计算公式为：成年患者按照二度、三度深烧伤合计面积和体重计算，伤后第一个24小时胶体和晶体总量为每1%烧伤面积，每公斤体重1.5ml（小儿2.0ml）。胶体（血浆）和电解质液（平衡盐液）的比例为0.5∶1；广泛深度烧伤者其比例可改为0.75∶1。另加每日需水量5%葡萄糖溶液2000ml，小儿按年龄、体重计算，补充水分。第二个24小时胶体和电解质液量为第一个24小时实际输入量的一半，水分补充仍为2000ml。

【举例】一烧伤面积60%、体重50kg患者，休克期如何补液？

第一个24小时补液总量：60×50×1.5+2000=6500（ml），其中胶体为60×50×0.5=1500（ml）；电解质液为60×50×1=3000（ml）；水分为2000ml。第二个24小时：胶体液减半，为750ml，电解质液减半为1500ml，水分2000ml。输液量的分配原则：第一个24小时所需的晶体液和胶体液的一半在伤后8小时内输入，余下一半在后16小时内平均输入；葡萄糖液在24小时内平均输入。鉴于烧伤后毛细血管通透性急剧增加，为避免输入的血浆集聚于组织间隙，有主张血浆在伤后16小时开始输入。晶体液以平衡盐液为主，胶体液以血浆为主，不足部分以右旋糖酐（不宜超过1000ml）和血浆扩容剂补充。在伤后24小时内是否输全血意见不一，国内学者认为，休克期适量输入全血（占24小时总输液量的10%）不会增加血液浓缩及其黏度，反而有利于纠正低蛋白血症和贫血，迅速恢复胶体渗透压和改善血氧含量，对微循环不会产生不良影响。此外，广泛深度烧伤常伴有较严重的酸中毒和血红蛋白尿，为纠正酸中毒和避免血红蛋白降解产物在肾小管的沉积，在输液成分中可增配1.25%的碳酸氢钠。

补液公式仅是一种估计方法，伤员个体对休克的耐受性和补液反应的差异很大，因此，在补液抗休克过程中要随时观察伤员的反应，包括精神状态、脉搏、血压、心搏强弱和末梢循环灌注情况，根据患者的反应，随时调整输液的量和成分。尿量是一个很重要的指标，成人每小时尿量应不低于20ml，以30～50ml为宜，伴有肌红蛋白尿时要超过50ml/h，小儿每千克体重每小时不低于1ml。成人脉搏<120次/分钟，儿童<140次/分钟，脉搏和心跳要有力。血压、收缩压应维持在11.97kPa（90mmHg）、脉压在2.66kPa（20mmHg）以上。患者应安静，无烦躁不安，无明显口渴，呼吸平稳。有条件者，实行中心静脉压测定，如出现血压低、尿量少、烦躁不安等现象，则应加快输液速度。

（五）吸入性损伤的治疗

1. 早期主要是解除气道梗阻，保持气道通畅。

2. 对以喉头水肿为主的上呼吸道梗阻，早期可行气管内插管，3～5天可以拔除。

3. 吸入性损伤较重者及早气管切开，有利于及时吸出脱落的黏膜和黏稠的分泌物，因面颈部组织水肿在伤后将迅速加重，延迟气管切开将增加手术难度，气管切开便于进行气道灌洗。

4. 进行性低氧血症应进行机械辅助通气。

5. 虽然吸入性损伤主要病变为肺水肿，但不应从限制输液量着手，如不能保证有效的循环血量，维持血流动力学的基本指标，反将加重肺水肿；心排血量减少将加重中性粒细胞在肺毛细血管壁的附着，所以有学者主张应加大输液量，但在输液成分中可增加血浆的比例。

6. 要特别注意防治肺不张和继发感染。

（六）全身性感染的防治

烧伤全身性感染的成功防治，关键在于对其感染发生和发展规律性的认识。了解烧伤休克和感染的内在联系,及时而积极地纠正休克,维护机体防御功能的重要性。烧伤感染途径是多渠道的,包括外源性与内源性及静脉导管感染等。防治措施有:

1. 及时而积极地纠正休克,维护机体的防御功能,保护肠黏膜的功能屏障,对防止感染有重要意义。

2. 正确处理创面　烧伤创面,特别是深度烧伤创面是主要感染途径,强调正确的外科处理。目前对深度烧伤的处理多沿用早期切(削)痂植皮方法,但应指出,规范地采用烧伤湿性医疗技术对深度烧伤的处理有着广阔的前景,尤其在深二度和三度浅创面方面已被证实能实现原位皮肤再生修复。

3. 合理选择抗生素　选择抗生素依然是防治全身性感染不可或缺的手段,但不能乱用和滥用。正确应用抗生素要注意以下几个问题:

(1)针对性:应根据细菌培养和药敏结果选择与调整抗生素,在没有获得细菌培养和药敏结果时,可针对烧伤感染的主要致病菌(本病区的优势菌)选择。

(2)及早用药:中、重度烧伤,病菌的侵入常发在烧伤发生之时,抗生素的应用宜早,治疗过程中应反复作细菌学检测,掌握创面的菌群动态和药敏情况,感染一旦明确,及早调整药物。

(3)联合用药:烧伤创面常为复数或多种菌感染,耐药性也较其他病区为高,因而对中、重度烧伤主张联合应用抗生素。

(4)及时停药:感染症状控制后,应及时停药,不能留待体温完全正常,因烧伤创面未修复前,一定程度的体温升高是不可避免的,若仅主张早期应用抗生素而不敢及时停药,有可能诱发体内菌群失调或二重感染(如真菌感染)。另外,部分抗生素影响蛋白质代谢,从而影响创面愈合。

据目前资料分析,烧伤感染的主要致病菌是革兰阴性杆菌,抗生素在杀(抑)细菌的同时,细菌外膜中的内毒素会大量释放,故抗生素在对细胞产生杀伤作用的同时,还可释放多种炎症介质,导致感染性休克和多器官功能损害,这也是当前抗感染的另一焦点。选用抗生素时还应注意患者的肝、肾功能状态,防止和避免大剂量用药产生的毒副作用。

4. 营养的支持　水与电解质紊乱的纠正、脏器功能的维护等综合措施均属重要。营养支持可经肠内或肠外营养,尽可能用肠内营养法,因其接近生理,可促使肠黏膜屏障修复,减少并发症的发生。

(七)中医治疗

1. 辨证论治

(1)热伤营卫:轻度烧伤,无全身症状,无需内治。

(2)火毒伤津(相当于渗出休克期)

【证候】壮热烦躁,口干喜饮,便秘尿赤,舌红绛而干,苔黄或黄糙,或舌光无苔,脉洪数或弦细数。

【治则】清热解毒,益气养阴。

【方药】黄连解毒汤、银花甘草汤、犀角地黄汤或清营汤加减。口干甚者加鲜石斛、天花粉;便秘加生大黄;尿赤加白茅根、淡竹叶等。

(3)阴伤阳脱(相当于渗出休克期且出现休克)

【证候】神疲倦卧,面色苍白,呼吸气微,表情淡漠,嗜睡,自汗肢冷,体温不升反低,尿少,全身或局部水肿,创面大量液体渗出,舌淡暗苔灰黑,或舌淡嫩无苔,脉微欲绝或虚大无力等。

【治则】回阳救逆,益气护阴。

【方药】四逆汤、参附汤合生脉散加味。冷汗淋漓加煅龙骨、煅牡蛎、黄芪、白芍、炙甘草。

(4)火毒炽盛(相当于感染期)

【证候】壮热不退,口干唇燥,大便秘结,小便短赤,舌红而干,苔黄干或黄腻,脉洪数。

【治则】清热解毒。

【方药】黄连解毒汤。湿热重者加清热利湿之品。

(5)火毒内陷(相当于全身性感染)

【证候】壮热不退,口干唇燥,躁动不安,大便秘结,小便短赤;舌红绛而干,苔黄或黄糙或焦干起刺,脉弦数等;若火毒传心,可见烦躁不安,神昏谵语;火毒传肺,可见呼吸气粗,鼻翼煽动,咳嗽痰鸣,痰中带血;火毒传肝,可见黄疸,双目上视,痉挛抽搐;若火毒传脾,可见腹胀便结,便溏黏臭,恶心、呕吐,不思饮食,或有呕血、便血;火毒传肾,可见浮肿,尿血或尿闭。

【治则】清营凉血解毒。

【方药】清营汤或黄连解毒汤合犀角地黄汤加减。神昏谵语者,加服安宫牛黄丸或紫雪丹;气粗咳喘加生石膏、知母、贝母、桔梗、鱼腥草、桑白皮、鲜芦根；抽搐加羚羊角粉（冲）、钩藤、石决明；腹胀便秘、恶心、呕吐加大黄、玄明粉、枳实、厚朴、大腹皮、木香；呕血、便血加地榆炭、侧柏炭、槐花炭、白及、三七、藕节炭；尿少或尿闭加白茅根、车前子、淡竹叶、泽泻；血尿加生地、大小蓟、黄柏炭、琥珀等。

(6)气血两虚

【证候】疾病后期，火毒渐退，低热或不发热，精神疲倦，气短懒言，形体消瘦，面色无华，食欲不振，自汗，盗汗；创面肉芽色淡，愈合迟缓；舌淡，苔薄白或薄黄，脉细弱。

【治则】补气养血，兼清余毒。

【方药】托里消毒散或八珍汤加金银花、黄芪。食欲不振加神曲、麦芽、鸡内金、薏苡仁、砂仁。

(7)脾虚阴伤

【证候】疾病后期，火毒已退，脾胃虚弱，阴津耗损，面色萎黄，纳呆食少，腹胀便溏，口干少津，或口舌生糜，舌暗红而干，苔花剥或光滑无苔，脉细数。

【治则】补气健脾，益胃养阴。

【方药】益胃汤合参苓白术散加减。

2. 外治　烧伤外治的中医方法、剂型、药物较多，如湿润烧伤膏、紫草油膏、黄连油膏等，适应于轻度表浅烧伤的处理，可视实际选用。如创面大、深度深，宜采用中西结合的方法处理。

(八)创面处理

浅度烧伤：现有的各种方法在治愈时间和效果上无明显差异，重点在防止感染。深度烧伤：存在传统和烧伤湿性医疗技术两种治疗方法。

1. 传统疗法　20 世纪 30 年代，将外科医疗技术用于烧伤治疗，创立了创面干燥成痂，后切除焦痂及深层软组织，再移植自体皮封闭创面的方法（图 16-18）。这种烧伤医疗技术破坏性较大，不能消除或减少瘢痕及恢复患者的生活质量。由于深度烧伤坏死组织多，组织液化、细菌繁殖很难避免，故主张应用外用抗菌药物。目前认为有效防治感染的外用药有 1%磺胺嘧啶银霜剂、碘伏等，但不主张抗生素的局部应用。外用抗菌药物只能在一定程度上抑制细菌生长，而烧伤组织由开始的凝固性坏死，经液化到与健康组织分离需要 2～3 周，在这一过程中，随时都有侵入性感染的威胁。为此，多采用所谓积极的手术疗法，包括早期切痂（切除深度烧伤组织达深筋膜平面）或削痂（削除坏死组织至健康平面），并立即实行皮肤移植，以求减少全身性感染的发病率，提高大面积烧伤的治愈率与缩短住院日。

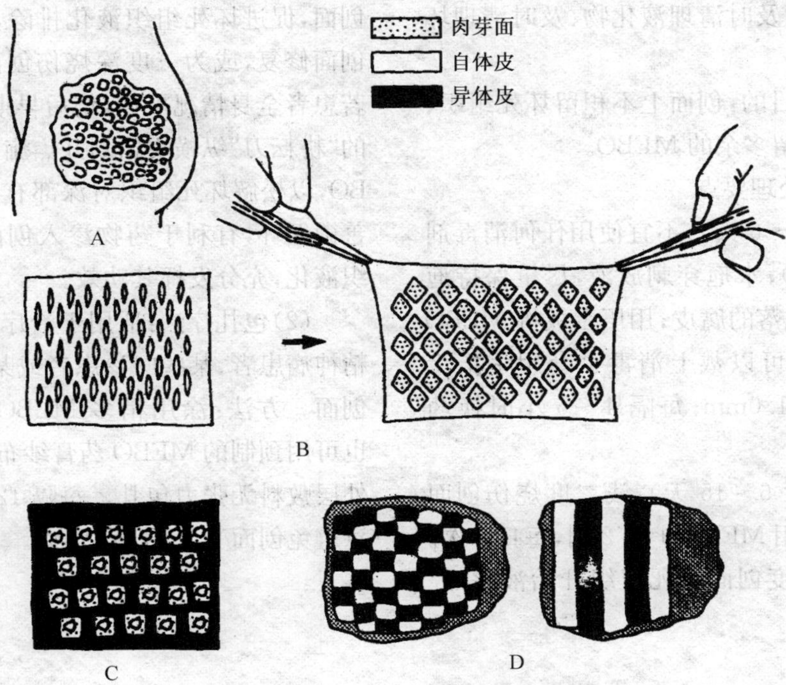

图 16-18　常用烧伤植皮法

A. 小片及邮票状自体植皮法　B. 网状自体植皮法　C. 异体皮开洞嵌植小片自体植皮法　D. 自、异体皮相间混植法

大面积深度烧伤患者的健康皮肤所剩无几，需要皮肤移植的创面面积大，采用手术疗法的最大难题是自体皮"供"与"求"的矛盾。尽管我国学者先后采用了"大张异体皮开洞嵌植小块自体皮"和"异体皮下移植微粒自体皮"，以及充分利用头皮作为自体皮来源分期分批植皮等方法治疗，但仍有自体皮供应不足及自体皮成活欠佳或瘢痕增生与功能障碍等问题。"人造皮肤"仅是一种生物敷料，在创面上保留的时间也较短；体外培养自体皮肤不仅周期太长，成活率也低。目前研究的"真皮复合皮"尚未广泛用于临床。故自体皮紧缺仍是当前大面积深度烧伤治疗的主要矛盾。

2. 烧伤湿性医疗技术　是以美宝湿润烧伤膏(MEBO)为治疗药物，以湿润暴露疗法(MEBT)为治则的一项新技术，简称 MEBT/MEBO。将烧伤组织置于生理湿润环境下，MEBO 与烧伤组织发生水解、酶解、酸败与皂化四大反应，无损伤性液化方式排除创面坏死组织，实现原位培植皮肤组织。

(九)湿性医疗技术的创面应用

1. 应用原则

(1)清创"三不原则"：不使患者疼痛、不出血、不损伤正常组织。

(2)"三个及时"：及时清理液化物、及时清理坏死组织、及时供药。

(3)"三不积留"目的：创面上不积留坏死组织、不积留液化物、不积留多余的 MEBO。

2. 创面各期的处理要点

(1)早期(伤后 1～6 天)：不宜使用任何消毒剂清创(化学烧伤除外)；水疱穿刺放液，尽量保持疱皮完整，去除破损、脱落的腐皮；用压舌板将 MEBO 直接涂在创面上，也可以戴上消毒手套用手指涂药；涂药厚度 0.5～1.0mm；每隔 4～6 小时换药一次。

(2)液化期(伤后 6～15 天)：浅二度烧伤创面已逐渐愈合，继续使用 MEBO 护肤 2 周，每日 2 次。用药 1 周左右，深二度创面坏死组织开始液化，经过"耕耘疗法"的三度创面坏死组织也开始液化，但未进行"耕耘治疗"的三度创面坏死组织液化较晚。在操作中应特别严格掌握无创原则，避免损伤新生组织，尤其要保护好创面上所形成的蛋白透明膜，否则会使本应生理性愈合的创面变成病理性愈合。可用压舌板轻柔刮除创面液化物，用消毒纱布或纸巾按上述相同方法清洁创面，然后再涂用湿润烧伤膏外涂，厚度＜1mm。每隔 4 小时换药一次；或者当创面上覆盖物由棕黄色的药膏变成白色的液化物时，需及时换药。在涂用新药膏之前，必须先去除创面液化物。

(3)修复期(伤后 10～21 天)：当绝大多数坏死组织排净之后，仍按上述方法用纱布或纸巾清理创面，然后涂湿润烧伤膏保护创面，但量要少，约 0.5mm 厚。每 6～8 小时换药一次。注意操作要轻柔，不疼痛，不出血。不要用纱布往返擦拭创面。

(4)康复期：从创面愈合到完全上皮化的时期。用温水清洗创面，然后像擦护肤油一样涂用少量 MEBO 烧伤膏保护皮肤，厚度＜0.5mm，每日早、晚各一次。注意：不要过度擦洗刚愈合的创面皮肤，避免阳光直射。

3. 特殊技术处理

(1)三度烧伤创面的早期处理：MEBO 可保护创面，促进坏死组织液化排除，有利于三度浅烧伤创面修复，或为三度深烧伤创面手术植皮做准备。若患者全身情况平稳，伤后早期即应使用特殊设计的"耕耘刀"纵横交错划开焦痂，然后立即涂用 MEBO，以松解坏死组织对深部有生机组织的压迫，改善微循环，有利于药物渗入创面深部，促进坏死组织液化，充分发挥其功效。

(2)包扎疗法：适用于治疗不合作的婴幼患儿、精神病患者、某些门诊患者或某些不方便暴露的小创面。方法：涂用稍多 MEBO，厚度为 2～3mm。也可用预制的 MEBO 药膏纱布，内敷 1～2 层纱布。外层敷料无张力包扎。每隔 12 小时换药一次。注意避免创面受压、干燥、疼痛。

(丁治国)

第九节　冷　伤

机体受到寒冷的侵袭所引起的局部性或全身性损伤称为冷伤。冷伤可分为冻结性冷伤和非冻结性冷伤两类。冻结性冷伤，临床又称为冻伤，是指由冰点以下的低温所造成的机体损伤，分局部性冻伤或全身性冻伤(全身性冻伤又称为冻僵)；非冻结性冷伤是由 10℃以下至冰点以上的低温加以潮湿条件所造成的机体局部性损伤，如发生在寒冷(0～10℃)和潮湿环境的战壕中的战壕足、足部或手部长期浸渍于冰点以上的冷水中所引起的浸渍足、浸渍手，以及冬季肢体末端、耳、鼻等暴露处局部皮肤的冻疮等。中医将冷伤分称为“冻疮”、“冻僵”、“冻裂”等。

一、病因

冷伤的直接病因是低温，其损伤程度与寒冷的强度、风速、湿度、受冻时间及局部和全身的状态有直接关系。

(一)外界因素

1. 风速　气流能加速热能的对流和丢失，在寒冷加大风的环境下，冷伤的损害程度就会明显加强。例如，暴露在－6℃气温和 201m/s 风速环境下所造成的损伤程度与暴露在－40℃气温和 9m/s 风速的环境者完全相当。可见本来不至于引起严重冻伤的低温，由于风速大，同样可以引起严重损害。

2. 潮湿　在战壕足和浸足等非冻结性冷伤中，潮湿是重要的诱因；而对于冻伤来说，潮湿不是一个必要的条件。但由于水是一个良好的导热体，潮湿空气可加快热的传导，汗足或手脚皮肤浸渍区表面散热加快，因而在遭受相同低温的条件下，这些部位比干燥皮肤区更容易受损害。

(二)机体因素

1. 全身性因素　凡当人体全身抵抗力低下时，如患病、外伤、休克、失血、营养不良、饥饿、过度疲劳和酗酒等，人体对外界温度变化的适应和调节能力降低，耐寒力明显下降，容易受冻损害。

2. 局部性因素　如神志不清而倒睡在雪地上，肢体受压造成局部血循障碍，容易加重冻伤。又如靴鞋太小太紧，或长期站立而致下肢血液回流减少，或长期不活动而处于静止状态，骨骼肌产热减少，肢体的血液循环较差，以上情况均会导致冻伤的发生。

二、中医病因病机

中医学认为，引起冷伤的直接原因是寒冷之邪外袭。《外科秘录·冻疮》曰“冻疮，犯风寒冷气而生者也”。冬令之时，或因疲劳，或因饥饿，或静止不动，逾时过久，或创伤失血，或素体气血不足，寒冷之邪外袭，耗伤阳气，收束经脉，致肢体失于温煦，血脉失于通畅，气血凝滞而成冻伤。若复感毒邪，郁久化热，热毒蕴结，肉腐成脓则溃烂成疮，骨脱筋连；甚则因寒邪太盛，内中脏腑，阴闭于内，阳不外达，阴盛阳衰，阳脱绝。

三、病理

(一)非冻结性冷伤

暴露于冰点以上低温的机体局部皮肤，发生血管收缩和血流滞缓，影响细胞代谢。待局部得到常温后，血管扩张、充血且有渗出，反应较大者在表皮下有积液(水疱)，有的毛细血管甚至小动、静脉受损后发生血栓，而后引起一些组织坏死。

(二)冻结性冷伤

人体局部接触冰点以下的低温时，发生强烈的血管收缩反应；如果接触时间稍久或温度很低，则细胞外液甚至连同细胞内液可形成冰晶。冻伤损害主要发生在冻融后，局部血管扩张、充血、渗出，并可有微栓或血栓形成；组织内冰晶及其融化过程造成的组织破坏和细胞坏死，促使炎症介质和细胞因子释放，引起炎症反应；加以组织缺血再灌注造成细胞凋亡，构成了冻伤的病变。全身受低温侵袭时，除了周围血管强烈收缩和寒战(肌收缩)反应，体温降低由表及里(中心体温降低),使体内重要器官组织功能降低,如不及时抢救,可直接致死。如果能急救复苏,由于血循环曾经接近或完全停滞,组织、细胞继发坏死和凋亡,可导致多器官功能不全。

重度局部冻伤的全过程可分为 4 个阶段,即冻结前反应期、冻结期、融化后反应期和冻区组织坏死期。如冻结时间较短或程度不严重,不发生组织坏死,经历上述前 3 个阶段后,又不并发创伤或感染,微血管通透性逐步改善,充血水肿消退,细胞内外的电解质平衡逐渐恢复,从而进入修复期;如病情继续恶化,病理变化加重则进入第四期以组织坏死而告终。

1. 冻结前反应期　肢体或组织受低温作用时,迅速出现局部血管反应,首先是微动脉和小动脉收缩,以后毛细血管和微静脉也收缩,动脉收缩使表层血流减少,因而皮肤颜色转为苍白,皮肤温度随血流减少而下降,局部有冷感。这种血管收缩可以是低温直接刺激局部微血管,以及低温血液刺激丘脑下部缩血管中枢的结果。这一血管收缩实质上是一种保温反应,它能限制体表散热,防止过多热量丧失。但在微血管收缩的同时,动静脉吻合支开放也较多,更多的血流直接由此吻合支分流,使局部组织的灌注减少,最终使局部组织的温度明显下降。

2. 冻结期　组织冻结是冻结性冷伤的主要特点,是指机体组织内的水分形成冰结晶,按其过程有缓慢和快速之分;经 10 分钟以上由 0℃降至 −79℃,称为缓慢冻结;而在 2 秒至 5 分钟以内由 0℃降至 −79℃,称为快速冻结。临床上所见的冻伤多数属于缓慢冻结,冰结晶只形成于细胞外间隙,而在细胞内则不出现冰结晶,这可能与细胞外液冰结晶的迅速扩展有关。在其扩展时,就要从组织间隙和细胞内析出可以利用的水分,继而使细胞内脱水和溶质浓度增高,融点和自然冻结的温度点下降,就防止了细胞内冰结晶的形成。在快速冻结中,细胞内外都有冰结晶形成。由于细胞的代谢过程,包括营养物质的吸收、代谢产物的排出、细胞内外离子的交换及酶等生物化学反应都要在水溶液中进行,一旦水形成冰结晶,细胞代谢必然遭到严重损害。细胞脱水引起蛋白质变性和细胞膜结构损伤。

3. 融化后反应期

(1)组织代谢改变:冻结融化后,皮肤耗氧量和糖酵解率下降,肌纤维中 ATP 含量明显降低,凝乳蛋白酶原、乳酸脱氢酶、磷酸丙酮脱氢酶和过氧化氢酶的活性受到影响,或发生变性而被灭活。此外,还观察到线粒体的呼吸率明显降低。

(2)血循环反应:冻结融化区局部出现反应性充血,血流有所恢复,但短时间内就出现微血管过度舒张,血流反见减慢。微血管内皮遭受损伤,有血小板凝集黏附和血细胞聚集,最终发展为血管内血栓形成,促使组织坏死。

(3)渗出和水肿:由于微血管壁通透性损害和渗出增加所致。渗出与水肿的范围不仅局限于受冻区,还可扩展到非冻区,有的还可形成水疱。由于血管内大量液体外渗,可以引起血浆容量减少、蛋白质丢失甚或低血容量性休克,继之发生血液黏滞度增高、血流减慢和血栓形成等。

冻区的皮肤有水疱、出血和出血性坏死。疏松的皮下组织中有纤维蛋白样物质沉着,继之发生脂肪坏死、肌纤维变性,神经髓鞘崩解、轴突断裂、微血管内皮细胞进行性剥脱、内弹力层不规则断裂及静脉节段性坏死等变化。

4. 冻区组织坏死期　如冻伤程度严重和持续时间长,或伴发感染,组织损伤呈不可逆性,最终发生坏死。如不合并感染,坏死组织逐渐干化,或自动分离脱落。

四、临床表现

(一)非冻结性冷伤

冻疮的发生往往不自觉,直至手、耳、足等部位出现症状才察觉。局部皮肤红肿,温暖时发痒或刺痛;较重者可起水疱,水疱去表皮后创面有渗液,并发感染后形成糜烂或溃疡。好转后皮肤消肿脱屑,可能有色素沉着。治愈后遇相同的寒冷环境,如未注意,冻疮可再发。战壕足、浸渍足、浸渍手等的病变比冻疮较重,先有皮肤苍白、发麻,继而红肿、疼痛、起水疱,疱破创面渗液,可并发感染,治愈较慢;而且治愈后可能对寒冷敏感,患足有疼痛、发麻、苍白等反应。

(二)冻结性冷伤

局部冻伤按其损伤深度可分 4 度。在冻融以前，伤处皮肤苍白、温度低、麻木刺痛，不易区分其深度。复温后不同深度的创面表现有所不同。

Ⅰ度冻伤：损伤在表皮层。局部红肿，有发热、痒、刺痛的感觉（近似轻度冻疮，但冻伤发病经过较明确）。数日后表皮干脱而愈，不留瘢痕。

Ⅱ度冻伤：损伤达真皮层。局部红肿较明显，且有水疱形成，水疱内为血清状液或稍带血性。有自觉疼痛，但试验知觉迟钝。若无感染，局部可成痂，经2～3周脱痂愈合，少有瘢痕。若并发感染，则创面形成溃疡，愈合后有瘢痕。

Ⅲ度冻伤：损伤皮肤全层或深达皮下组织。创面由苍白变为黑褐色，试验知觉消失。其周围有红肿、疼痛，可出现血性水疱。若无感染，坏死组织干燥成痂，而后逐渐脱痂和形成肉芽创面，愈合甚慢而留有瘢痕。

Ⅳ度冻伤：损伤在皮肤、肌层甚至骨骼。局部表现类似Ⅲ度冻伤，即伤处发生坏死，其周围有炎症反应，常需在处理中确定其深度，容易并发感染而成湿性坏疽；还可因血管病变（内皮损伤、血栓形成等）扩展而使坏死加重。治愈后多留有功能障碍或致残。

全身冻伤的主要变化是血液循环障碍和细胞代谢损害，继而出现各种器官功能不全或衰竭。初起时，周围血管剧烈收缩，肌肉强烈痉挛，发生寒战，如持续处于低温状态，则四肢发凉、苍白或呈发绀。体温逐渐下降。待血液温度降至27℃以下时，患者感觉迟钝，四肢无力，嗜睡。最后患者神志不清，出现呼吸抑制和循环衰竭，如不及时抢救，往往引起死亡。一般认为18～20℃是致死体温界限。患者如能得到抢救，其心跳呼吸虽可恢复，但常有心室纤颤、低血压、休克等；呼吸道分泌物多或发生肺水肿；尿量少或发生急性肾衰竭；其他器官也可发生功能障碍。复温后，仍可发生广泛组织缺氧和细胞代谢障碍后的损害，如血管通透性改变、心肌和肾功能降低等，故患者仍有遭受低血容量性休克和急性肾衰竭的危险，抢救时务必加以注意。此外，全身冻伤也可伴有局部冻伤的表现。

五、诊断和鉴别诊断

患者有低温受冻史，具备上述局部或全身冷伤的临床表现，即可诊断该病。冻伤所致肢体末端坏死溃疡与血栓闭塞性脉管炎坏疽期的局部表现虽有相似，但前者有受冻史可查，局部以麻木痒痛或水疱等为主要伴随症状；后者在肢体坏死脱落或溃疡形成之前有典型的间歇性跛行史，且伴剧烈疼痛，查体可见足背胫后动脉搏动减弱或消失。

六、治疗

（一）急救与复温

迅速使患者脱离低温环境，冰冻物体、衣服、鞋袜等，勿勉强卸脱，应用温水（40℃左右）使冰冻融化后脱下或剪开。立即施行局部或全身快速复温，但勿用火炉烘烤，用38～42℃温水浸泡伤肢或浸浴全身，水量要足够，水温要比较稳定，使局部在20分钟、全身在半小时内复温，温水浸泡至肢端转红润，皮温达36℃左右为度。浸泡过久会增加组织代谢，反而不利于恢复。浸泡时可轻轻按摩未损伤的部位，帮助改善血液循环。如患者觉疼痛，可用镇痛剂。及时复温能减轻局部冻伤和有利于全身冻伤的复苏。对心跳骤停者要施行心脏按压和人工呼吸。

（二）非手术治疗

1. 一般治疗　全身冻伤复温后首先要防治休克和维护呼吸功能。防治休克主要是补液、选用血管活性药物、除颤等，但需考虑到脑水肿和肾功能不全，故又需选用利尿剂。维护呼吸功能主要是保持呼吸道通畅，给予吸氧和呼吸兴奋剂，防治肺部感染等。其他处理如纠正酸中毒及电解质失衡、维持营养等。

局部冻伤深度达Ⅲ度以上还需全身治疗：

（1）注射破伤风抗毒素。

（2）由于冻伤常继发肢体血管的改变，如内皮损伤、血栓形成、血管痉挛或狭窄等，故选用改善血循环的药物，如低分子右旋糖酐、妥拉苏林、罂粟碱等。

（3）注射抗生素以预防感染。

（4）营养支持治疗，包括高热量、高蛋白和高维生素等。

2. 中医辨证论治　根据冷伤的程度与伤后的病程变化、症状特点辨证施治。局部性冻伤治疗宜温经散寒、活血通脉；全身性冻伤中医多辨寒凝血瘀、寒凝血虚；病程中若复感毒邪，郁久化热，又可辨寒化热毒；若寒邪太盛，邪中脏腑，致阴闭于内，阳不外达，阴盛阳衰，则辨寒盛阳衰或寒气入脏。

(1)寒凝血瘀

【证候】发冷麻木，肢色青紫，肿胀结块，灼痛发痒，手足清冷，舌淡，苔白，脉沉细。

【治则】温经散寒，活血通脉。

【方药】当归四逆汤加减：当归，桂枝，赤芍，细辛，干姜，苏木，红花，羌活，甘草。

(2)寒凝血虚

【证候】麻木冷痛，暗红漫肿，或有水疱，感觉迟钝或消失，神疲体倦，形寒畏冷，面色少华，脉细弱。

【治则】温经散寒，养血活血。

【方药】人参养荣汤合阳和汤加减。人参，白术，陈皮，黄芪，当归，熟地，五味子，茯苓，白芍，炮姜，丹参，桂枝，甘草。

(3)寒化热毒

【证候】疮面溃烂，流脂溢脓，四周赤肿，疼痛加重；或伴发热；舌红，苔黄，脉数。

【治则】清热解毒，活血止痛。

【方药】四妙勇安汤加味：玄参，银花，当归，甘草，黄芪，蒲公英，地丁，丹参，生地，防己，黄芩。若疼痛甚者，加乳香、没药祛瘀止痛。

(4)寒盛阳衰

【证候】时时振寒，四肢发厥，倦卧嗜睡，感觉麻木，肢末冷痛，面色苍白，舌淡，脉沉细弱。

【治则】回阳救逆，温通血脉。

【方药】四逆散加参附汤加减：人参，干姜，附片，甘草，肉桂，当归，赤芍。

(5)寒气入脏

【证候】神识迟钝，或知觉全无，四肢厥逆，甚而僵直，唇甲青紫，面色青灰，或瞳孔散大，呼吸息微，脉微欲绝。

【治则】回阳救逆，散寒通脉。

【方药】参附龙牡汤加减：人参，附片，龙骨，牡蛎，葱头，赤芍，桂枝。

3. 其他中医疗法

(1)创面处理：轻症保持创面清洁干燥，数日后可治愈。红肿痛痒未溃流水者，选用红灵酒、姜汁、辣椒汁，轻柔按摩，每日2～3次；有水疱者，可挑破或用注射器抽吸，再以冻疮膏、红油膏、白玉膏或马勃一块外敷包扎。重症初期先用肥皂水或等渗盐水冲洗，再用75%乙醇或0.1%硫柳汞酊涂患处及周围皮肤。溃烂时用红油膏掺八二丹外敷。腐脱新生时，用红油膏掺生肌散外敷。

(2)草药外洗：萝卜皮煎水，酌量加入硫黄熏洗。或鲜松针适量，煎水外洗，每日2次。

4. 手术治疗　局部冻伤严重者，待其坏死组织边界清楚时予以切除；若损伤面积大者，待坏死组织脱落干净，肉芽组织红润时予以植皮；若出现感染，则应充分扩创引流；对并发湿性坏疽者，待其分界线清楚固定后，可行截肢术。

七、预防与调护

1. 增强体质，加强耐寒锻炼，改善必要的防寒设备。

2. 在严寒环境中要适当活动，避免久站或蹲地不动。进入低温环境工作以前，不宜饮酒，因为饮酒后常不注意防寒，而且可能增加散热。

（姜汝明）

第十节　咬蜇伤

咬蜇伤包括家畜或兽类咬伤，毒蛇、蜈蚣、毒蜘蛛咬伤，蝎、蜂蜇伤等。中医学称该类疾病为“虫兽所伤”、“恶虫叮咬”等，其病因归属于“不内外因”，其病机相似，多为病原微生物或毒液通过咬蜇伤口侵入机体或进一步传播，造成局部感染或全身中毒表现。咬蜇伤病因多明确，诊断容易，以下对其不同的临床表现与治疗分别论述。

家畜或兽类咬伤

犬、猫、猪等家畜或鼠、狼等野兽可能咬伤人体，以犬咬伤较多见。这类畜、兽咬伤有伤口或伤痕，并带有致病微生物的沾染，因此可能继发感染。

一般的咬伤所继发的感染，病菌是金黄色葡萄球菌、溶血性链球菌、大肠杆菌、拟杆菌、破伤风梭菌等；严重的是狂犬病病毒，由患狂犬病的犬、猫或狼等咬伤或抓伤带入人体组织。中医关于"狂犬病"称谓始见于汉代，又称"疯狗咬伤"、"狂犬噬人"等。

一、病因

（一）西医病因病理

狂犬病是由狂犬病病毒引起的一种人畜共患的中枢神经系统急性传染病，病毒通过唾液传播。狂犬病潜伏期短到10天，长至2年或更长，一般为1～2个月。临床上病程分为3期，即前驱期、兴奋期和瘫痪期。

1. 前驱期　头痛、低热、食欲不振、倦怠、烦躁、恐惧不安，对声、光、风等刺激敏感并有窒息感；已愈合的伤口周围感觉异常，如发痒、刺痛、麻木、蚁行感。

2. 兴奋期　极度恐惧，怕水、怕风、怕声、怕光；尤其是极端的恐水，甚至听到水的声音都会全身抽搐，所以狂犬病也称为恐水症。本期还表现为心率加快，大汗淋漓，唾液大量分泌又不能咽下而从嘴角流出，喉舌肌肉痉挛痛苦发出呻吟声如狗叫声，再加之手指疼痛痉挛而乱拍乱抓。

3. 瘫痪期　体力消耗怠尽，痉挛停止，全身瘫软，最终因呼吸肌麻痹，循环衰竭而死亡。

（二）中医病因病机

兽咬伤，其毒邪自伤口侵入；或皮肤本已破损，误触疯犬唾液；或患者汗液，而染传于人。深窜入里，入于营血，侵及脏腑，心受之则躁动不安、恐惧；肝受之则全身痉挛、颈项强直；肺受之则声音嘶哑、呼吸麻痹；脾受之则肌肉松弛，出现瘫痪、口流唾液。脏腑衰败而死。

二、临床表现

有伤口感染后相应的局部或全身症状或狂犬病毒引起的恐水症等症状，如微热，头痛，乏力，畏光怕光，恐惧不安，喉间梗死，状有异物，伤口痛痒麻木。甚则急躁骚动，恐惧不安，发热口渴而不敢饮水，对光、色、声很敏感，可引起抽搐，或作犬吠声，常有吞咽和呼吸困难。

三、诊断和鉴别诊断

（一）诊断要点

1. 有疯犬或其他病兽咬、抓伤史。

2. 潜伏期　短则10余日，长则达数月，一般为3～8周，伤口深，部位离脑近，则潜伏期短。

3. 前驱期　微热，头痛，乏力，畏光怕光，恐惧不安，喉间梗死，状有异物，或腹部有紧缩感，伤口痛痒麻木。舌淡，苔薄白，脉浮数。

4. 毒发期（激动期）　急躁骚动，恐惧不安，发热口渴而不敢饮水，见水就怕，闻水则惊，或仅仅谈到水，都可能引起咽喉痉挛，对光、色、声亦很敏感，可引起抽搐，常有吞咽和呼吸困难，或作犬吠声，每次痉挛后可伴有狂躁、大汗等，舌红、苔黄燥，脉弦数。

5. 麻痹期　由狂躁转为安静，恐惧消失，痉挛停止，全身瘫软，满口涎沫，神光散大，气息微弱，二便俱闭，脉微欲绝。

（二）鉴别诊断

1. 破伤风　有体表创伤史，早期有张口不利和苦笑面容，常因声、光刺激引发全身肌肉阵发性痉挛和紧张性收缩，但无犬吠声或恐水症。

2. 癔症　多因情志抑郁或愤怒等诱发，有幻视、幻听、幻觉或抽搐，但一般刺激不引发痉挛，且无恐水表现。

3. 脑炎、脑膜炎　可有痉挛、抽搐、发热等症状，但无犬咬伤史及恐水症。多有潜伏期短则10余日，长则数月，一般为3～8周。

四、治疗

（一）西医治疗

1. 咬伤后应立即处理伤口　先用等渗盐水反复冲洗，用干纱布蘸干净伤口，以70%乙醇或碘伏消毒周围皮肤。较深的伤口需用3%过氧化氢冲洗，必要时稍扩大伤口，不予缝合，以利于引流。

2. 免疫治疗　注射抗狂犬病免疫血清，于伤后3日内进行，预防剂量为每公斤体重40IU，一般成人用量为10～20ml。可于伤口周围注射5～10ml，其余作肌肉注射，常规作过敏试验，免疫血清只延长潜伏期，而不能预防狂犬病的发生，亦可采用人狂犬病免疫蛋白 20IU/kg，半量注射于伤口，余下作肌肉注射。

3. 破伤风抗毒素、镇静、抗生素。

4. 患者应予隔离，安置于清静的单人病房内，由专人重点护理，避免各种外界刺激。

5. 全身支持疗法：包括呼吸支持、心脑功能维护、营养支持等。

（二）中医治疗

1. 前驱期　治宜祛风解毒。方用人参败毒散加减。

2. 毒发期　治宜解毒开窍，益明镇惊。方选玉真散加减。

3. 麻痹期　治宜益气回阳，解毒固脱。方用生脉饮合人参四逆汤加减。

五、预防与调护

1. 加强对犬、猫的管理工作。

2. 狂犬疫苗　该病关键在于预防，凡被野兽或来历不明的犬或动物咬伤；被犬咬伤后，病犬不久死亡；或经捕获后证明为病犬（疯犬一般表现为颈软、头低、耳垂、斜视、张嘴、流涎、吞咽困难、走路乱晃、身毛耸起、狂叫乱吐、吠声嘶哑、尾向下拖、直向前行、不能反顾，继而瘫痪），必须注射狂犬疫苗，以防毒发。于咬伤后当天及第 3、第 7、第 14 天与第 30 天各注射疫苗 2ml，每次于肩胛与腹壁四处（右上、右下、左上、左下）交替皮下注射。

3. 对婴儿接种破伤风、百日咳、脊髓灰质炎和狂犬病的联合疫苗。

毒蛇咬伤

毒蛇咬伤是指人体被毒蛇咬伤，其毒液由伤口进入人体内，而引起的一种急性全身性中毒性疾病。我国目前已知的蛇类有 173 种，其中毒蛇 48 种，分属于眼镜蛇科、海蛇科和蝰蛇科。其中对人体构成较大威胁的有 10 种，分别是腹蛇、五步蛇、竹叶青、烙铁头、眼镜蛇、眼镜王蛇、银环蛇、金环蛇、蝰蛇、海蛇。毒蛇具有毒牙和毒腺，毒牙按其形态分为管牙和沟牙，对人类危害最大的是管牙类和前沟牙类毒蛇（图 16-19，图 16-20）。

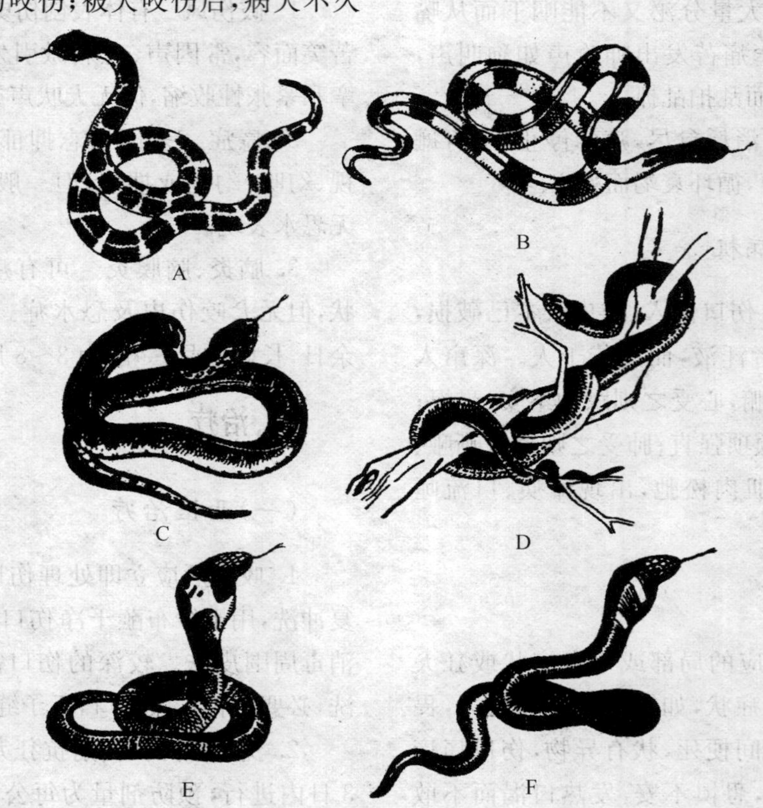

图 16-19　常见毒蛇种类

A. 银环蛇　B. 金环蛇　C. 蝰蛇　D. 竹叶青蛇　E. 眼镜蛇　F. 眼镜王蛇

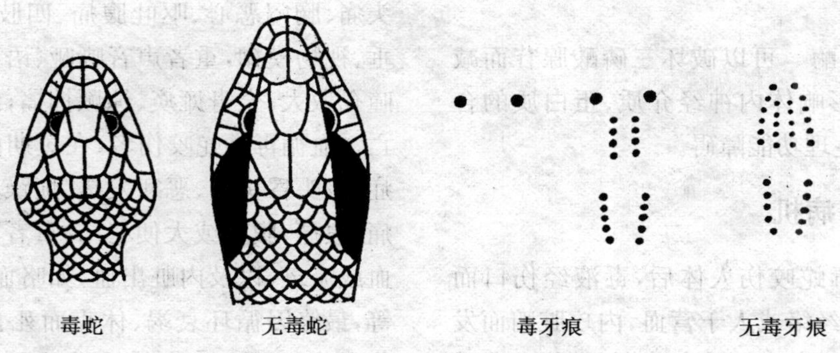

图 16-20　毒蛇与无毒蛇的特征鉴别

一、病因病理

蛇毒是毒蛇的毒腺所分泌的一种消化液，除水分外(含水量 65%～80%)，其主要成分为毒性蛋白或多肽类物质，具有极强烈的毒性。蛇毒的有毒成分及毒性十分复杂，按其作用性质可分为神经毒、血循毒和酶类；各种成分的多少或有无，随蛇种而异。

(一)神经毒

主要作用于延髓和脊神经节细胞，阻断神经肌肉的接头引起弛缓型麻痹，终至周围性呼吸衰竭，引起缺氧性脑病、肺部感染及循环衰竭，若抢救不及时而死亡。神经毒毒力作用有两种途径。一种作用于运动神经末梢的突触前及突触后部位，主要抑制运动终板上的乙酰胆碱受体，使肌体内的神经介质——乙酰胆碱不能发挥其原有的去极化作用，从而导致横纹肌松弛。故在临床上银环蛇咬伤危重型患者，其所致呼吸麻痹恢复较慢。眼镜蛇毒是另一种作用，对乙酰胆碱受体的功能无影响，但有抑制运动神经末梢释放介质的作用，这种呼吸麻痹的患者，用新斯的明有一定的疗效。

(二)血循毒

具有强烈的溶组织、溶血和抗凝作用。主要由溶蛋白酶和磷脂组成，包括心脏毒素、出血毒素、溶血毒素及抗凝血毒素等，对心血管和血液系统产生多方面的毒性作用。

1. 心脏毒素毒性极强，可损害心肌细胞结构及功能。高浓度的心脏毒能引起离体的蛙心收缩期停跳，低浓度的反能兴奋，此毒素对哺乳动物心脏有极强的毒害作用，发生短暂兴奋后转入抑制，心搏动障碍，心室纤颤，心肌坏死，最后死于心力衰竭。

2. 出血毒素是一种血管毒，作用于细胞的黏合物质，使其通透性增加，而形态仍然完整，没有损害细胞作用，如尖吻蝮蛇、蝰蛇等含有出血毒素，可以引起广泛性血液外渗，导致显著的全身出血，甚至肺、心、肾、肝、脑实质出血而死亡。

3. 溶血毒素有直接和间接溶血因子。间接溶血因子为磷脂酶 A，把卵磷脂水解分出脂肪酸而成溶血卵磷脂。直接溶血因子在眼镜蛇、蝰蛇的蛇毒中，能直接溶解红细胞，直接与间接溶血因子有协同作用。近年来研究证明，直接溶血因子与心脏毒素是同一物质。

(三)酶

蛇毒含有丰富的酶类。已查明的蛇酶有 20 多种，现仅将与毒性关系较大的介绍如下。

1. 蛋白水解酶　多种蛇毒都有水解蛋白质作用，随蛇种而异。由于溶解肌肉组织和损害血管壁，从而增加管壁的通透性，导致蛇伤局部肌肉坏死、出血、水肿，甚至深部组织溃烂。

2. 磷脂酶 A　其毒性作用是间接溶血作用，它使卵磷脂转变为溶血卵磷脂而致溶血。此酶也可促成产生溶血卵磷脂而损及神经组织，或直接协助蛇毒中的神经毒或心脏毒进入神经组织中，结果表现出严重的外周神经症状。此酶还可以使毛细血管通透性增加而引起皮下出血，并可释放组胺、5-羟色胺、肾上腺素等，间接干扰心血管系统的功能。

3. 透明质酸酶　能溶解细胞与纤维间质，破坏结缔组织的完整性，促使蛇毒从咬伤局部向其周围迅速扩散、吸收。

4. 三磷酸腺苷酶　可以破坏三磷酸腺苷而减少体内能量供给，影响体内神经介质、蛋白质的合成，导致各系统的生理功能障碍。

二、中医病因病机

中医学认为，毒蛇咬伤人体后，毒液经伤口而入，侵蚀肌肤，传播经络或人于营血，内攻脏腑而发生中毒，是该病的基本病因病机。神经毒属中医“风毒”范畴，具有风的特性，易犯经络，轻则经气运动不利，气血流行不畅；重则经脉瘀阻，传导、联络功能受碍，经气不至而麻痹；尤重者风毒闭肺至呼吸麻痹或风毒传肝而引动肝风。血循毒属“火毒”范畴，具有火邪的特性，初始侵扰气分或内结于六腑，表现一派热毒症状；继则内陷营分，引起耗血、动血之变；甚者蛇毒攻心，耗伤心气，致心神蒙蔽，心气欲脱证。混合毒属“风火毒”范围，既具火之性，又具风之征，但有所偏重，或以风毒为主，或以火毒为重，或风火毒并举，随蛇之所含毒性而定。

三、临床表现

(一)局部症状

被毒蛇咬伤后，患部一般都有较粗大而深的毒牙痕，而无毒蛇咬伤的牙痕则小而排列整齐。患部如被污染或经处理，则牙痕常难辨认。神经毒毒蛇咬伤后局部症状不显著，疼痛较轻或没有疼痛，仅感局部麻木或蚁行感，伤口出血很少或不出血，周围不红，肿胀也不明显。血循毒毒蛇咬伤后局部疼痛剧烈，肿胀明显，且迅速向肢体近心端发展，伤口有血性液体渗出，或出血不止，伤口周围皮肤青紫、瘀斑或血疱，有的伤口组织坏死形成溃疡，所属淋巴结、淋巴管红肿疼痛。混合毒毒蛇咬伤后，伤口疼痛逐渐加重，并有麻木感，伤口周围皮肤迅速红肿，并有水疱、血疱，重者伤口坏死溃烂，区域淋巴结肿大压痛。

(二)全身症状

亦随毒蛇种类而异，神经毒毒蛇咬伤者，潜伏期较长，多在伤后1～6小时出现症状，表现为头昏头痛、胸闷恶心、呕吐腹痛、四肢乏力麻木、眼睑下垂、视物模糊，重者声音嘶哑、语言不利、呼吸困难、瞳孔散大、全身瘫痪、惊厥抽搐，终至呼吸麻痹而死亡。血循毒毒蛇咬伤者，在短期内即出现全身中毒症状，头昏头痛、恶寒发热、烦躁、口干、全身肌肉酸痛、腹痛、腹泻或大便秘结，重者可有广泛的皮下出血或瘀斑，以及内脏出血，如咯血、呕血、便血、尿血等，最终因循环衰竭、休克而死亡。混合毒毒蛇咬伤者兼见上述两种表现，有头晕头痛、寒战发热、四肢无力、恶心呕吐、全身肌肉酸痛、瞳孔缩小、肝大、黄疸，严重者可表现心功能衰竭、呼吸停止。混合毒造成死亡的主要原因仍为神经毒。值得注意的是，神经毒的吸收速度快，潜伏期较长，局部症状轻，常易被忽视，如不及时处理，一旦发作，就急骤发展，并难以控制，危险性较大；血循毒引起的局部症状重，全身症状亦出现早，一般治疗较早，故死亡率较神经毒低。

四、诊断

(一)辨病要点

1. 有毒蛇咬伤史。

2. 咬伤处有如针戳样牙痕，1个或2个，有时还有折断而残留伤口的毒牙。

3. 伤处自觉疼痛或麻木；伤口出血或流血不止，周围可有水疱、瘀斑，或血疱；伤肢肿胀，且向近心端蔓延，所属淋巴结、淋巴管肿痛。

4. 有相应的全身中毒症状。

5. 天然胶乳凝集抑制试验阳性。

(二)辨证要点

根据蛇毒的成分性质和蛇伤的病理变化及表现规律，中医主要按风毒、火毒、风火毒三证来进行辨证。其中，金环蛇、银环蛇、海蛇咬伤辨风毒证，具有神经毒特点及其表现；竹叶青、烙铁头、五步蛇、蝰蛇咬伤辨火毒证，具有血循毒特点及其表现；眼镜蛇、眼镜王蛇、蝮蛇咬伤辨风火毒证，具有混合毒特点及其表现。蛇毒扩散，内陷脏腑，毒气攻心，则辨证为该病的危急重证——蛇毒攻心证。

五、鉴别诊断

(一)无毒蛇咬伤

一般无毒蛇咬伤处仅有多数细小呈弧形排列的牙痕,与毒牙痕完全不同;局部仅有轻微疼痛与肿胀,且为时短暂,不加重不扩大,亦无全身明显中毒症状;虽极少数无毒蛇如赤链蛇咬伤局部反应较显著,患者因恐惧而晕倒,或有头晕眼花,但短时间内症状多缓解或消失。

(二)蜈蚣咬伤

局部剧痛,炎症反应显著且可有组织坏死,与血循毒蛇咬伤相似,但无毒牙痕,其两点牙痕呈楔状排列,亦无下颏牙痕;全身症状轻微或无。

六、治疗

(一)治疗原则

毒蛇咬伤是一种严重的疾患,能否及时有效地进行抢救和处理,对病情转归和预后差别很大。鉴于该病病因为蛇毒侵入,而致经络、气血、脏腑受累,因此,内外并治、排毒解毒、防毒内陷、扩散,为治疗首要宗旨。尤其是咬伤早期,蛇毒聚积于伤口周围,故采取种种急救措施,皆旨在排毒、泄毒、破坏蛇毒、防其内入,这是蛇伤治疗成功的关键所在。及至蛇毒内入,除按辨证施治外,还必须通利二便,促毒外泄,防止蛇毒内攻。“二便不通,蛇毒内攻”、“治蛇不泄,蛇毒内结”即是中医学对蛇伤治疗的经验总结。若蛇毒内陷攻内,则宜护心解毒,中西医结合治疗。一旦明确毒蛇种类,则尽快使用相应的抗蛇毒血清,以中和蛇毒。

(二)急救治疗

1. 早期结扎　凡被毒蛇咬伤后,应立即在距伤口 5～10cm 近心端进行缚扎。目的在于阻止蛇毒的吸收与扩散,早期使用才有效。结扎物最好是橡皮止血带或质地柔软的布带,但在野外时则可就地取材。结扎的松紧度以阻断淋巴液和静脉回流而不防碍动脉血流为原则。每隔 15～30 分钟松开一次,每次松开时间 1～2 分钟。结扎物的解除应在局部进行有效的扩创排毒、敷药和服用有效的蛇药后 30 分钟左右。如咬伤已超过 12 小时则不宜结扎。

2. 冲洗伤口　结扎后应立即冲洗伤口,以便将伤口及皮肤上黏附着的毒液洗去。冲洗液可选用生理盐水、双氧水、肥皂水、0.1%高锰酸钾溶液等。在野外没有上述液体时,可将伤肢放在溪流或池塘中漂洗,或用小便冲洗伤口。

3. 扩创排毒　在冲洗伤口、局部消毒后,用 1%普鲁卡因局部麻醉,用手术刀或其他消毒小刀,沿伤口牙痕作纵行或“十”字形切开,长 1～2cm,深至皮下。继以双手自近心端向远心端,由四周向伤口反复推挤,使毒血排出;或在扩创后,用拔火罐或抽吸器等方法吸出毒液,随后用双氧水或 1∶5000 高锰酸钾液反复多次冲洗,并注意取出伤口内的断牙。若被五步蛇、蝰蛇等血循毒毒蛇咬伤时,扩创要特别谨慎,以免发生出血性休克。凡伤后时间已超过半小时以上,伤口出血不止的均不宜进行扩创。

4. 破坏蛇毒　可选用下列方法。

(1)火柴暴烧法:用火柴头 4～6 个,堆放伤口上,点燃烧灼,连续 3～5 次,适用于牙痕较浅的蛇伤,或伤口流血不止而不宜扩创者,如蝮蛇、银环蛇咬伤等。

(2)铁钉烙法:取长约 5cm 的铁钉,烧至红透,从牙痕处垂直烙入,随即拔除,连续 3～4 次,烙入深度 0.5～1cm。适用于五步蛇咬伤,但运用时注意避开血管和神经,头面部咬伤禁用此法。

(3)伤口塞药法:用高锰酸钾少许(米粒大)塞于伤口内(先将伤口扩开),数分钟后冲洗掉,或选用食盐、明矾、雄黄等塞入伤口亦可。

(4)伤口注药法:用 0.5%高锰酸钾注射液 3～5ml,作伤口浸润注射,一般一次即可。为防止疼痛,可选用 1%～2%利多卡因溶液在肿胀部位行皮下环状封闭。

(5)胰蛋白酶注射法:胰蛋白酶 2000U 加入 1%利多卡因 5～10ml 中,在牙痕周围注射,深达肌肉层,或于绑扎上端进行封闭。并根据情况 12～24 小时后,重复注射 1 次;若发生荨麻疹反应者,可用非那根 25mg 肌肉注射。

5. 急救服药　伤后立即服用蛇伤成药,如蛇伤解毒片、广州蛇伤药散、上海蛇药、南通蛇药、季德胜蛇药片等，任选一种，首次剂量加倍。若无则可取新鲜草药，如半边莲、白辣蓼草 120～250g 等洗净，加冷开水 250ml，捣汁内服，并以药渣外敷伤口。或急服优质白醋 100ml 左右。

(三)西医治疗

1. 一般治疗　补充足够营养物质和维生素，维持水、电解质平衡，防治脑水肿和心功能衰竭。毒蛇咬伤后常规进行破伤风抗毒素的治疗，咬伤数日内病情较重，引起低血压时应及时输血及抗体克。溶血、贫血明显时予以输血，呼吸微弱时给予呼吸兴奋剂和输氧。

2. 抗蛇毒血清的应用　抗蛇毒血清特异性较高，效果确切，应用越早，疗效越好。但对脑、心、肾等实质性器官已发生器质性改变时，则难以奏效。抗蛇毒血清分为单价与多价两种，尤其是单价抗蛇毒血清针对性更强，疗效可达 90%。临床一般多用蝮蛇抗毒血清，用量为 10ml，稀释于生理盐水或 25%～50%葡萄糖液 20ml 中静脉注射，一次即可。使用前必须先做过敏试验，抽抗蛇毒血清 0.1ml 用生理盐水 1.9ml 稀释，皮内注射 0.1ml，15 分钟后，无红晕蜘蛛足者为阴性，阳性者可按脱敏法注射。

3. 危重病症的抢救

(1)呼吸麻痹的处理：一旦出现气促、呼吸困难、表浅而快等症状，应立即给氧，并可使用呼吸中枢兴奋药，常用尼可刹米、洛贝林、回苏灵、利他灵等。如因缺氧引起脑水肿，可选用 20%甘露醇或 25%山梨醇按体重 1～3g/kg，分次快速静脉滴入，严重者每 4 小时 1 次，以后根据病情酌情延长；也可用速尿 40mg 加入 50%葡萄糖溶液 40ml 内静脉推注，每日 2～4 次，或与甘露醇交替使用。此外，肾上腺皮质激素可减轻毛细血管通透性，减少血浆外渗，从而减轻脑水肿，可予以地塞米松 10mg，加入 50%葡萄糖液中推注或氢化可的松 100～150mg 加入 10%葡萄糖溶液中静脉滴注，一般应用 2～3 天即可停药。若出现酸中毒症状，可立即用 5%碳酸氢钠 200ml 静脉滴注，以缓解水、电解质紊乱。必要时可行气管切开术。

(2)中毒性休克的处理：休克的早期，应适当补液，维持水、电解质平衡，给氧，保暖及镇静等支持疗法。有效血容量减少时，可快速补充适量等渗葡萄糖盐水或 10%葡萄糖液，严重失血时，还应输血。微循环障碍或衰竭，可应用右旋糖酐，早期常用中分子右旋糖酐，中、晚期选用低分子右旋糖酐，同时可使用肾上腺皮质激素。当出现大而深呼吸时，应考虑为酸中毒，即应用缓冲溶液，常用 5%碳酸氢钠。

多数休克患者，经上述处理，休克不难恢复。部分患者由于休克时间较长而严重，单纯纠正血容量尚不能获效，应在纠正酸中毒的基础上，酌情配合血管活性药物的应用，以解除小动脉痉挛，使组织血液灌注量增加。必要时血管收缩药物与扩血管药物联合应用。

(3)急性肾衰竭的处理：被含血循毒及混合毒的毒蛇咬伤后，引起急性肾功能损害较为多见，此种损害多为功能性障碍，如不及时纠正，则可发生肾小管坏死，形成急性肾衰竭。早期肾衰竭可选用 20%甘露醇 100ml 或速尿 60mg 加入 50%葡萄糖 20ml 内，静脉推注，当尿量增多时，可重复使用。严重时可应用利尿合剂。肾上腺皮质激素有抑制抗利尿激素的作用及增加利尿和调节水、电解质平衡的效果，因此，亦可选用。人工透析疗法是治疗急性肾衰竭的有效措施之一，一般常用腹膜透析法。低分子右旋糖酐、能量合剂等有保护和促进肾组织修复的作用，可根据情况选用。此外，还应注意纠正低血钾，预防和治疗并发感染等。

(4)心力衰竭的处理：心力衰竭一旦诊断成立，轻症时，可用氨茶碱 0.25g 加入 25%葡萄糖液 20ml，静脉缓注；严重时可用洋地黄制剂，如西地兰 0.4mg 加入 50%葡萄糖液 20ml 中，静脉缓注。此外，根据病情给予吸氧，应用促进心肌代谢的药物(如三磷酸腺苷、辅酶 A、肌苷等)，注意纠正低血钾及酸中毒。

(四)中医治疗

1. 辨证论治

(1)风毒证

【证候】伤口肿痛轻微，或有麻木、蚁走感，头晕眼花，视物模糊，声音嘶哑，口吐涎沫，四肢麻木，甚至瘫痪，呼吸微弱，眼睑下垂，双目直视，惊厥抽搐；舌淡，苔薄或舌颤，脉浮数或弦数。

【治则】祛风解毒，佐以平肝化痰。

【方药】轻者用祛风解毒汤加减：金果榄，徐长卿，青木香，细辛，半边莲，蝉蜕，甘草。重者用熄风解毒汤加减：菊花，白芷，蜈蚣，钩藤，夏枯草，龙胆草，半边莲，珍珠母，蝉蜕，全蝎，甘草；并急服安宫牛黄丸1粒。

若胸闷、呼吸困难，加山梗菜、枳壳理气宽胸；若气喘痰鸣，加川贝、葶苈、法夏、竹沥（冲服）化痰平喘。

(2)火毒证

【证候】局部灼痛，肿胀显著，蔓延迅速，常有血疱、水疱，或皮肤青紫或有瘀斑，甚者伤口坏死溃烂，全身发热，烦躁口渴，恶心呕吐，或身热夜甚，斑疹隐隐，七窍出血；舌苔黄燥，或舌红少苔，脉洪数或细数。

【治则】清热解毒，凉血止血。

【方药】在气分者，用祛毒散：夏枯草，连翘，蒲公英，地丁，白芷，大黄，半边莲，甘草。毒入营血者，用凉血地黄汤加减：旱莲草，茜草，生蒲黄，白茅根，生地，半边莲，丹皮，水牛角，生大黄，鲜侧柏叶，甘草；并同时服用安宫牛黄丸。

若腹痛便秘者，加青木香、槟榔、望江南理气通便；若咽喉肿痛者，加玄参、山豆根、射干，清热利咽，或佐服六神丸6～10粒；若血尿者，加小蓟、大蓟清热凉血；咯血者，加仙鹤草、黄芩炭凉血止血；便血者，加地榆、槐花、银花炭凉血止血；呕血者，加大黄炭、卷柏，并减生大黄用量。

(3)风火毒证

【证候】局部红肿疼痛，伴有麻木，或有血疱、水疱，坏死溃烂，全身有头晕眼花，畏寒发热，恶心呕吐，眼睑下垂，视物模糊，或有复视，心悸气促，烦躁不安，甚或谵妄，昏迷；舌红，苔黄，脉弦数或洪数。

【治则】祛风解毒，凉血止血。

【方药】祛风解毒汤合凉血地黄汤加减：金果榄，白芷，徐长卿，青木香，半边莲，生地，当归，丹皮，栀子，大黄，白茅根，赤芍，甘草。

(4)蛇毒攻心包证

【证候】高热不退，神志昏迷，谵语，或烦躁不安，呼吸急促，喉中痰鸣；舌苔黄黑干燥，脉洪数或弦数。

【治则】清热解毒，豁痰开窍。

【方药】珍珠散或安宫牛黄丸，用半边莲、山慈菇、金银花、蚤休煎水送服。

另外，中药七叶一枝花、白花蛇舌草、九头狮子草、半枝莲、鸭跖草、鬼针草、乌臼、木防己、野菊花、蒲公英、大蓟根、马齿苋、商陆、茜草、徐长卿、青木香、万年青、杠板归、八角莲、山海螺、山梗菜、飞来鹤、两面针、望江南等，均有一定的解蛇毒作用，可以根据不同地区情况，选用1种以上，洗净捣烂取汁或煎服。常用中成药如南通（季德胜）蛇药片，伤后立即服20片，以后每6小时服10片，至患者中毒症状缓解；广州（何晓生）蛇药，伤后每次服5g，每3小时1次，重者加倍。这些药物都具有解毒、排毒、止血、强心、利尿、抗溶血之功。

2. 外治疗法

(1)扩创法：凡急救时未行扩创排毒处理，或虽已施行而不彻底者，均宜再行扩创排毒，方法同前。伤口染毒酿脓者宜切开引流。

(2)敷药法：可选用蛇伤成药、如意金黄散、双柏散、新鲜蛇草药等敷于伤口周围，每日换药1次，肿势向上蔓延者，敷药于伤口近心端，范围达正常处。若伤口及患肢发生坏死、溃烂，腐肉不脱者，先行选用八二丹或银灰膏提脓祛腐；待脓腐已尽，再选用生肌类药物生肌长皮。

(3)熏洗法：局部每日换药之前，患肢可用樟树叶或柚树叶300g，煎水熏洗。

(4)砭针法：急救处理的同时宜用砭针刺八风穴或八邪穴，微令出血，以利消肿止痛（五步蛇咬伤不宜）。

七、预防与调护

1. 宣传、普及蛇伤、毒蛇咬伤防治知识，让群众了解和掌握毒蛇的活动规律，特别是毒蛇咬伤后的自救方法。

2. 加强患肢护理，伤后头两天患肢要低，保持创口清洁与引流通畅；病情好转时，患肢则应适当抬高，以利于消肿。外敷药物不要遮盖伤口。

毒蜘蛛咬伤

毒蜘蛛的毒液主要含神经毒、细胞毒、溶血毒和透明质酸酶等，神经毒可致运动中枢麻痹而死亡。毒蜘蛛咬伤处可见两个小红点，呈楔状，周围红肿和疼痛，短时间内消失。严重时全身出现痉挛性肌痛、胸部压痛感、腹肌强直和肠痉挛等，历时1～2天，同时有恶心、呕吐、大汗、呼吸窘迫、寒战、发热、白细胞计数升高；有的出现耳鸣、皮肤麻木感，以致血压下降和意识不清等，乃至死亡。

治疗措施：肢体伤口近端绑扎止血带，以阻断静脉和淋巴回流但以不影响动脉血流为度，每隔15～20分钟放松1～2分钟。伤口做“十”字形切开，抽吸毒液，患处外周涂敷南通蛇药。放松止血带，输液以加速毒液排泄，但防输液过多引起肺水肿的发生。肌肉紧张者静脉注射10%葡萄糖酸钙10ml，剧痛时可酌情给予哌替啶。呼吸困难时给氧和呼吸兴奋剂，并加用肾上腺皮质激素。

蜈蚣咬伤

蜈蚣咬伤时因蜈蚣的毒液内有组胺样物质及溶血蛋白质，个别可发生过敏反应。蜈蚣咬伤后局部可见红肿和灼痛，严重者可引起坏死；被咬的肢体出现淋巴管和淋巴结炎。一般仅有局部症状，若蜈蚣个体大毒素多，则可引起全身症状，出现头痛、眩晕、恶心、呕吐和发热等；严重者可出现过敏性休克。

治疗措施：立即用肥皂水或5%～10%碳酸氢钠溶液清洗伤口，周围也可涂敷南通蛇药。疼痛明显者用冷敷或普鲁卡因局封，必要时注射哌替啶止痛；有过敏者给予抗组胺药物或肾上腺皮质激素。

虫螫伤

一、蜂螫伤

蜜蜂和黄(胡)蜂的尾部有毒腺和刺，螫人时可将尾刺蜂毒推入皮肤。少数蜜蜂螫人后仅引起伤处的红肿疼痛，全身反应轻微。用5%碳酸氢钠液洗敷局部，并用尖镊子取出可见的尾刺，可以较快治愈。如果被蜜蜂群螫伤，则引起严重的症状。除了多处皮肤红肿，还有发热、头晕、恶心、呕吐、烦躁不安等，甚至可发生昏迷、尿少、呼吸困难、血压降低等危重症状。伤处先用碳酸氢钠液涂洗和尽量取出蜂刺；再用南通蛇药的糊剂涂敷，并口服蛇药片。若蜂毒引起过敏反应，如荨麻疹、鼻塞、面浮肿等，应用地塞米松、扑尔敏之类。出现危重症状者需要相应的急救措施。

黄蜂蜂毒的作用较剧烈，螫伤处红肿疼痛较重，常有全身反应如同蜜蜂群螫伤后。伤处一般不留下尾刺。先用食醋纱条敷贴(不同于蜜蜂螫伤处理)，继用3%依米丁(吐根碱)1ml溶于注射用水5ml注射于伤处，或用南通蛇药的糊剂敷贴和片剂口服。有全身性危重症状时采取相应急救措施。

二、蝎螫伤

蝎尾端有一钩刺，刺人时有蝎毒进入皮肤，可引起局部和全身性反应。局部有疼痛、发麻、红肿；全身性症状有头晕、头痛、流泪、畏光、恶心、流涎、体温降低或升高等；严重时可能出现心律失常、血压降低、内出血、肺水肿、抽搐、昏迷等。有的蝎毒毒性较弱，引起的全身症状较轻；有的蝎毒毒性很强，引起的症状严重。治疗先在螫伤处冷敷，用1%碳酸氢钠液洗敷。较深的伤口，用0.25%普鲁卡因液封闭后，以刀尖扩大口径，检查并取出残留的钩刺；可注3%依米丁1ml或复方奎宁0.3ml(均加注射用水5ml)；还可外敷雄黄和枯矾(各研末加水调成糊)。全身症状较重时，静滴地塞米松或静注葡萄糖酸钙，注射抗蝎毒血清，并进行其他对症疗法。蜈蚣的第一对足呈钳钩状，螫人时使蜈蚣毒进入皮肤。伤处疼痛红肿，严重时引起邻近淋巴结肿痛、头痛、发热、呕吐、抽搐等。处理以局部的冷敷和弱碱性液洗敷，在普鲁卡因封闭下取出蜈蚣钩刺，方法如同处理蝎螫；但需用南通蛇药的糊剂敷贴和片剂口服。

三、毛虫螫伤

毛虫为蝶蛾类带毛刺的幼虫的统称。当毛虫接触人体时，有毛刺刺入皮肤，由于毛刺内带有毒液，可引起皮肤炎症或并有其他症状。毛虫原栖居在树叶和枝条上，常见的如松毛虫在松枝上、桑毛虫在桑树和杨柳上、茶毛虫在茶树上等；树枝摇动时可落到草间、地面等处，也可能落在人体上。毛虫刺刺入皮肤处可有刺痒、灼热或疼痛，还可起小水疱、斑疹或丘疹，有的更可引起畏寒发热、食欲减退等。松毛虫刺伤可引起关节肿胀、疼痛(不发红)和活动障碍，X线摄片可显示骨质有虫蚀状损害，然而治愈后骨关节可恢复正常。治疗措施：先用透明胶纸尽量粘出毛虫刺。消炎止痒可用炉甘石洗剂、氧化锌糊剂或马齿苋鲜草(捣烂后)外敷。松毛虫刺伤后有发热、关节肿胀等,可口服苯海拉明、泼尼松(强的松)等和中药复方银翘散等。

(姜汝明)

第十一节 电击伤

电击伤是指电流通过人体产生的机体损伤和功能障碍,局部损伤有电灼伤,严重的立即呼吸和心跳停止。处理重在预防和普及安全用电知识,务必及时抢救,分秒必争。

一、病因

电击伤多数由于不安全用电所致,电击伤的严重程度取决于电源的种类、电压和电流量、触电部位的电阻、电流通过人体的途径、不同条件的导体及触电时间的长短等因素。

二、病理

由于电击而发生室颤或呼吸麻痹致死者,可以无明显灼伤病灶。高压电击伤的体表有一个或多个进口和出口创面,这些创面的大小和深度取决于局部组织的电阻大小。深部组织的损害远较体表为重,由于电流进入组织产生高热所致。严重的可造成肌肉坏死和骨毁损。血管发生进行性病变,如血管痉挛,栓塞和血管壁坏死可向受损区近端延伸,组织由于缺血而呈进行性坏死。若无血栓形成,血管壁坏死破裂后可引起大出血。

电流可引起心血管系统的功能紊乱,如室颤、心律失常和传导阻滞,也可引起呼吸麻痹和暂时性中枢神经功能失调。胸部电击伤可造成气胸,腹部电击伤可造成肠坏死、穿孔及其他空腔脏器的坏死。由于缺血和缺氧,全身组织有广泛出血点、水肿、变性和局灶性坏死等病理变化。在广泛的组织破坏的基础上,可发生肾小管坏死和急性肾衰竭。

对于上述电击的病理生理变化,一直采用热反应动力学学说来解释,即根据电流通过组织时所发生的产热大小和动力学改变来阐明组织损伤的机制。近年来,有人提出电场破坏细胞膜学说,已证明强电场能破坏细胞膜,这是溶合细胞时常用的方法。当长形细胞的长轴与电场方向平行时,电场达最大限度,细胞膜容易破裂。如 2V/cm 的电场足以破坏与电场方向平行的 1cm 长的骨骼肌细胞膜,但不产生足够使组织损伤的热量。已知电场强度是组织导电率和电流密度的乘积,不同组织的横断面积比值的变化也影响着电场强度。运用这一电物理原理可以澄清临床判断与病理生理之间的矛盾现象,补充热反应动力学说的不足。

三、临床表现

(一)全身表现

电流弱、电压低、接触时间短暂的,仅有头晕、心悸、恶心、精神紧张、短暂脸色苍白、呆滞,但很快恢复,多不留后遗症状。

严重的电击即刻使患者呈昏迷状态,早期死亡多因室颤导致心脏骤停,而后呼吸停止。电击后也可因持续抽搐导致心肌缺氧或呼吸肌麻痹而发生心脏骤停。如在短暂的心脏停搏后仍能存活者,常有抽搐发作,历时数小时或更久,也可呈间歇性发作。强烈的肌肉收缩,可引起软组织损伤、关节脱位,甚至骨折。当意识清醒后,可有一段时间的耳鸣、眼花,听觉或视觉障碍,并有头晕、心悸、多汗和精神不安。

电击伤也可引起内脏损伤、脊髓损伤、广泛深部肌肉坏死、肌红蛋白尿和急性肾衰竭。

(二)局部表现

电击伤引起的局部损伤可分下列两类:

1. 电接触灼伤　也称真性电灼伤。由于电流通过皮肤直接引起,有入口和出口,一般入口处灼伤比出口处严重。入口处呈边界明显的圆形或卵圆形灰黄色区域,其大小与接触导体的面积相符,伴有炎性反应。灼伤深度有时可达肌肉、骨骼或内脏。触电后3周左右有广泛组织坏死，易并发感染。与一般烧伤不同，坏死组织与正常组织的分界线显现缓慢，有时不清晰。坏死组织脱落后，遗留的肉芽组织苍白和水肿，不能接受早期植皮，创面愈合缓慢。

2. 电弧或火花灼伤　由高压电击在导体和皮肤之间所产生的电弧所致，无特征性的入口和出口。接触时间虽极短暂，但可产生2500℃以上的高热，致使皮肤炭化和深部组织灼伤。肢体触电时，肌肉强烈收缩，在关节的屈面形成短路，发生火花而引起多处深度灼伤。电弧可使衣服燃烧而引起一般的烧伤，深浅不一，并非由触电直接所致。

四、治疗

(一)现场抢救

现场抢救是救治电击伤患者的关键。首先应立即使患者解脱电源，如总电源在现场邻近，切断电源，否则迅速利用就近的一切绝缘物挑开或分离电器或电线，切不可用手拖拉带电的触电者，以防抢救人员也触电受损。解脱电源后，使触电者平卧。有心脏骤停者，迅速进行心肺复苏。呼吸微弱或停止者，行口对口呼吸，每分钟15～18次；胸外心脏按摩每分钟60～80次，连续进行，不可有15秒以上的停歇。

坚持就地抢救，并积极联系转送就近医院进行治疗。运送途中要坚持人工呼吸与胸外心脏按摩，不得中断15秒以上，这是提高抢救成功率和减少后遗症的关键所在。

(二)全身治疗

1. 心肺复苏　继续进行有效的心肺复苏，尽早作气管插管，加压辅助呼吸。心搏仍未恢复者，如电流的出入口在两上肢，心脏多呈松弛状态，可心内或静脉注射肾上腺素1mg。如电流入口分别在上、下肢，心脏多呈紧缩状态，以注射阿托品0.5～1mg为宜。在抢救过程中，如发现心脏搏动微弱但非室颤者，应忌用肾上腺素和异丙肾上腺素。此时应在心电监护下用药，有助于各种心律失常的及时控制，并可进行直流电除颤、复律等措施。心脏骤停时间较久者，可参照血气分析应用5%碳酸氢钠以纠正代谢性酸中毒。

自主心搏恢复后，如收缩压仍低于8.0kPa，仍应坚持同步胸外心脏按摩，并酌用多巴胺、去甲肾上腺素等升压药。为促进自主呼吸的恢复，早期应用呼吸中枢兴奋剂，如尼可刹米每次1～1.5g，山梗菜碱(洛贝林)3～6mg或回苏灵8～16mg静脉注射，每隔10～15分钟重复注射一次。

2. 防治脑缺氧和脑水肿　同时进行物理降温、头部放置冰帽等。给予甘露醇和高渗葡萄糖脱水，加用地塞米松、镇静剂和能量合剂以改善脑细胞代谢和防止抽搐。

3. 保护肾功能　给碳酸氢钠溶液静脉注射以碱化尿液，给林格平衡盐溶液输注以利于肌红蛋白和血红蛋白迅速自肾小管排出。采用多次少量速尿等利尿剂以减轻肾间质水肿。尿量宜维持于每小时30～50ml。

(三)局部治疗

电灼伤创面的治疗原则基本上与一般烧伤者相同，但因其坏死组织的分界线出现较慢，体表损害轻而深部组织的损害可能很重，应暂观察数天，保持创面清洁和干燥。待病情稳定后，作初步清创手术，切除确已失去活力的组织，用异体皮覆盖创面。待灼伤后1周左右分界线明显形成时再观察创面，根据具体情况完成坏死组织的彻底切除。如异体皮存活，表示没有进行性坏死，可在异体皮上开窗嵌植小片自体皮。如创面有感染，加强换药，待坏死组织脱落后在肉芽创面上行邮票植皮，注意防止血管溃破而继发大出血。

电灼伤易并发感染，给予有效的抗生素，常规给破伤风抗毒血清注射。

(四)中医辨证论治

1. 火热伤津

【证候】自觉发热，口渴喜饮，咽干唇燥，小便短赤，大便干结；脉数或细数。

【治则】清热解毒，养阴生津。

【方药】黄连解毒汤加味：黄连，黄柏，黄芩，栀子，银花，丹皮，玄参，木通，地榆，地丁，生大黄。

2. 气阴两伤

【证候】神疲乏力，面色无华，眼眶凹陷，烦渴引饮，小便短赤；舌红而干，脉细数无力。

【治则】益气养阴，清热生津。

【方药】生脉散加味：人参，麦冬，石斛，银花，沙参，生地，知母；佐以五汁饮少量频频饮服。

3. 阴损及阳

【证候】神识淡漠，或昏昏欲睡，面色苍白，呼吸短促，口唇淡紫，体温反低，四肢厥冷；脉细缓或虚大无力。

【治则】固气养阴，回阳救逆。

【方药】生脉散合参附汤加味：人参，麦冬，熟附片，五味子。若冷汗淋漓者，加煅龙骨、煅牡蛎固涩止汗。

4. 气营两燔

【证候】高热灼手，汗多气粗，口渴头痛，烦躁不安，甚或谵语，惊厥抽搐；舌质红绛，苔黄或有芒刺，脉洪数。

【治则】清气泄热，解毒凉营。

【方药】白虎汤、黄连解毒汤合清营汤加减：生石膏，生地，黄连，黄芩，栀子，黄柏，知母，玄参，地榆，丹皮，连翘，木通，生大黄，厚朴。

5. 火毒内攻

【证候】壮热烦渴，躁动不安，口干唇焦，大便秘结，小便短赤，舌质红或红绛而干，舌苔黄或黄燥，或焦干起刺，脉弦数。若热毒传心，则兼见烦躁不宁，神昏谵语；若热毒传肺，则兼见气粗喘息，鼻翼煽动，咳嗽痰鸣，痰中带血；若热毒传肝，则兼见痉挛抽搐，头摇目窜，或为黄疸；若热毒传脾，则兼见腹胀便秘，恶心、呕吐，或有呕血、便血；若热毒传肾，则兼见尿少尿闭，浮肿，或血尿。

【治则】清营凉血解毒。

【方药】清营汤合犀角地黄汤加减：水牛角（兑服），生地，玄参，丹皮，银花，连翘，黄柏，木通，生大黄，麦冬，生甘草。

若热毒传心者，加清心开窍之品，用安宫牛黄丸或紫雪丹兼服；若热毒传肺者，加清肺化痰之品，如生石膏、知母、贝母、桔梗、桑白皮、海浮石等；若热毒传肝者，加平肝熄风之品，如羚羊角、钩藤、龙齿、石决明等；若热毒传脾，宜清泄脾胃，加大黄、枳实、竹茹、大腹皮等；呕血、便血者，加三七、白及、地榆炭、侧柏炭、银花炭凉血止血；若热毒传肾者，宜清热利尿，加车前子、淡竹叶、泽泻、茅根等；血尿者，加大小蓟、茜草根、干地黄、琥珀等凉血止血。

6. 气血两亏

【证候】形体消瘦，神疲乏力，面色少华，食谷不香，创面肉质淡红，或久不愈合；舌质淡，脉虚细。

【治则】益气养血，清解余毒。

【方药】八珍汤加减：人参，白术，白芍，茯苓，当归，鸡血藤，黄芪，银花，蒲公英，木香。

7. 阴伤胃败证

【证候】饮食日减，口干欲饮，嗳气呃逆，或腹胀便泻，口舌生糜；舌红而干，舌苔光亮如镜，脉细数。

【治则】养阴益胃。

【方药】益胃汤加减：沙参，麦冬，生地，玉竹，西洋参，石斛，麦芽，野蔷薇，枇杷叶，厚朴花，鸡内金。

（姜汝明）

第十七章　常见体表肿物

第一节　脂肪瘤

脂肪瘤是成熟脂肪细胞组成的良性肿瘤。常见于体表，临床发病率为 0.1%，占所有良性肿瘤的 5%，占软组织肿瘤的 25%～50%。多见于中年人（50～60 岁）。

一、病因病理

（一）西医病因病理

该病病因不明确，细胞遗传学方面研究示该病与 12q、6p 和 13q 染色体改变有关。脂肪瘤切面淡黄色，肿瘤由薄层纤维膜包裹成熟脂肪小叶而成，中间可有纤维组织间隔形成分叶状；脂肪细胞大小、形态一致，小叶间具有纤维组织和毛细血管。若纤维组织较多可称为纤维脂肪瘤。

另有一种多发性脂肪瘤，常见于四肢、胸或腹部皮下，呈多个较小的圆形或卵圆形结节，压之有轻微的疼痛，故又称痛性脂肪瘤。

（二）中医病因病机

中医学将脂肪瘤称为肉瘤。《外科正宗》说“脾主肌肉，郁结伤脾，肌肉消薄，上气不行，逆于肉里而为肿”，认为思虑过度、过食肥甘，损伤脾气，脾失健运，或肝脾不和，疏泄运化失常是该病发生的主要原因。该病病机为脾失健运，痰湿内生，以致气血凝滞，积久成形，发为肉瘤。

二、临床表现

脂肪瘤可发生于任何部位，最常见于颈、背、大腿及臀部（图 17-1）。表现为单个和多个皮下局限性肿块，常呈扁球、分叶状或蒂状，有时为弥漫性肿块，质软，可推动，有假性波动感，与表面皮肤无粘连。多数肿块直径＜5cm。约有 7%肿块呈多发，多发肿块出现早，单发肿块出现迟，生长缓慢，到一定程度时即停止生长。除肿块较大影响局部活动，或因压迫神经而引起疼痛外，一般无自觉症状，极少恶变。一些肩背部受力者，可出现脂肪增生，因纤维素含量较多，又称为脂肪纤维瘤或脂肪垫。部分患者有家族史。另一种多发性脂肪瘤常见于四肢、胸或腹部皮下，显多个较小的圆形或卵圆形结节，略硬，轻度疼痛，故又名痛性脂肪瘤。

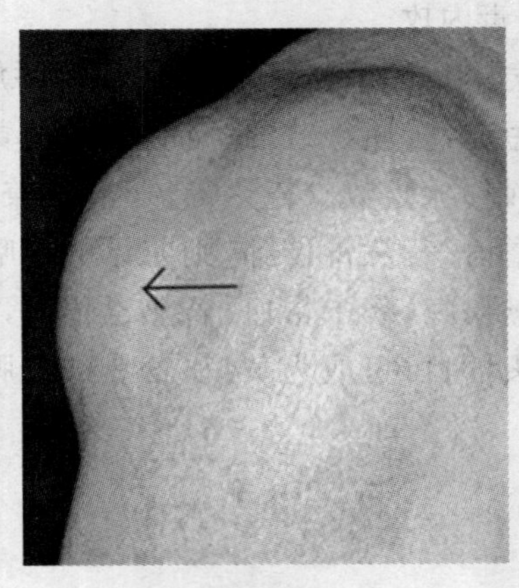

图 17-1　脂肪瘤

三、诊断和鉴别诊断

诊断一般无困难，需与血管瘤、淋巴管瘤、神经纤维瘤相鉴别。

四、治疗

（一）治疗原则

无症状者观察等待。手术切除是去除病灶惟

一有效的方法。

（二）西医治疗

对于较大的脂肪瘤有压迫疼痛出现，经药物治疗无效，可以采取手术切除治疗（图 17-2）。有包膜者切除较易，无包膜者较难，不易彻底切除，近年来采用脂吸术，可在皮肤上做小切口，去除较大脂肪瘤或局部脂肪过多症，不留显著瘢痕。无明显症状或多发性脂肪瘤一旦明确诊断可临床观察，不必逐一摘除。

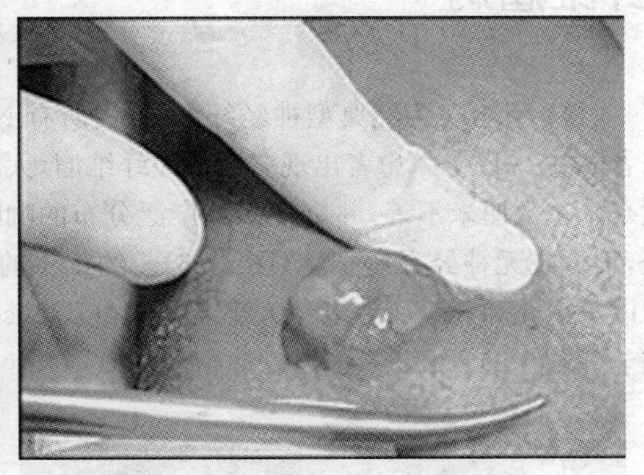

图 17-2　脂肪瘤切除

（三）中医治疗

1. 辨证论治

（1）气滞痰凝

【主证】多见于体形肥胖者，脉象滑实濡。

【治则】行气散结，燥湿化痰。

【方药】二陈汤加味。常用药物有陈皮、半夏、白芥子、茯苓、牡蛎、苍术、厚朴、胆南星、僵蚕、橘核、香附等。

（2）气虚痰凝

【主证】多见于患病较久，伴纳呆食少，神疲乏力，浮肿便溏，舌淡苔白腻，脉濡缓。

【治则】健脾益气，化痰散结。

【方药】顺气归脾汤加减或香贝养荣汤加减。常用药物有香附、陈皮、贝母、桔梗、白术、党参、熟地、当归、麦冬、五味子、黄芪、酸枣仁、远志、鳖甲、蜂房等。

（3）肝脾不和

【主证】多见于情绪波动之人，伴胸闷胁胀，烦躁易怒，纳食欠佳，舌淡苔白，脉弦细。

【治则】疏肝和脾，化痰散结。

【方药】十全流气饮加减。常用药物有陈皮、乌药、香附、青皮、木香、赤茯苓、当归、川芎、白芍、甘草、半枝莲、草河车、紫草、天葵子、鬼箭羽、蟾皮等。

2. 外治疗法　用消瘤二反膏、阴证膏外敷。

3. 中成药　小金丸 1 丸，每日 2 次；犀黄丸 6g，每日 2 次。

第二节　纤维瘤

纤维瘤由纤维结缔组织构成，可见于任何年龄和任何部位。纤维瘤在乳房内可与腺体组织结合形成乳房纤维腺瘤。中医将纤维瘤称为肉瘤，因其生于皮里膜外之肉里。中医对纤维瘤病因病机可参考"脂肪瘤"。

一、临床表现

纤维瘤可分为软、硬两种，软者又称皮赘，通常有蒂，大小不等，柔软无弹性，多见于面、颈及胸背部；硬者，是指具有包膜的由增生纤维组织构成的硬性结节，切除后不易复发，不发生转移的纤维瘤，其生长缓慢，大小不定，可由针尖至鸡蛋或更大，实性，圆形，质硬，光滑，界清，无粘连，活动度大，无压痛，很少引起压迫和功能障碍。

临床上还可以见到腹壁硬纤维瘤，为一种纤维组织多、细胞少、质地较硬的纤维瘤，比较少见，多发生于女性，好发于腹壁肌肉内，也可见于其他部位的骨骼肌肉。生长缓慢，无痛，坚硬，不活动，呈浸润性生长，无包膜，与周围组织界限不清，局部切除易复发，多次复发者可变为恶性纤维肉瘤，故属于"临界肿瘤"。

二、诊断和鉴别诊断

结合临床表现，一般纤维瘤诊断并不困难。临床上纤维瘤与低度恶性的纤维肉瘤不易鉴别，故手术切除后必须做病理检查，一旦明确诊断，则应按纤维肉瘤处理。

三、治疗

（一）西医治疗

宜早期手术切除。由于临床上与早期低恶性纤维肉瘤不易鉴别，故手术后须做病理检查。腹壁硬性纤维瘤有浸润性且易恶性恶变，应早期进行广泛切除。

（二）中医治疗

中医对纤维瘤的治疗方法，详见“脂肪瘤”。

第三节　神经纤维瘤病

神经纤维瘤病（neurofibromatosis，NF），又名Recklinghausen病。皮肤及皮下组织的一种良性肿瘤，起源于神经外膜、神经束膜或神经内膜，可发生在神经末鞘或沿神经干的任何部位。可单独发生，亦可发生于体表各部位。当并发全身症状时则称为神经纤维瘤病，具有家族遗传史的一种先天性疾病，出生后幼儿期即被发现，最早出现时常是皮肤上单独或多发性的皮下硬结性肿物，皮肤上有色素改变，其大小、颜色、质地都不一致，或仅有状如色素斑的病变，男女无区别，肿块随年龄增长缓慢发展。在青春发育期或怀孕期可加速发展，面部、头皮及颈部有时巨大如斗，背部及肢体的肿瘤扩大增生到极大范围。

一、病因病理

（一）西医病因病理

1. 病因　常染色体显性遗传疾病，患者子女中约半数可发病。

（1）1型NF的基因在染色体17q11.2的中心周围区，该基因编码的神经纤维素瘤是一种由ras蛋白转变来的蛋白，具有生长调节功能。

（2）2型NF的基因位于染色体22q11～22q13的长臂上，其基因编码的神经鞘瘤素是一种将肌动蛋白支架连接到细胞表面的糖蛋白，亦起着生长调节的作用。NF的发生可能由于基因突变，使具有生长调节的基因功能丧失，从而使该细胞失去控制而增生为肿瘤。

2. 分类

（1）1型NF：为经典型神经纤维瘤，占所有NF患者的85％以上。患者出现多数神经纤维瘤，大小数毫米至数厘米不等，并出现多数广泛分布的咖啡斑，很少或无神经系统损害（图17-3）。约1/4的6岁以下患儿和几乎所有老年人患者出现虹膜Lisch结节（图17-4）。

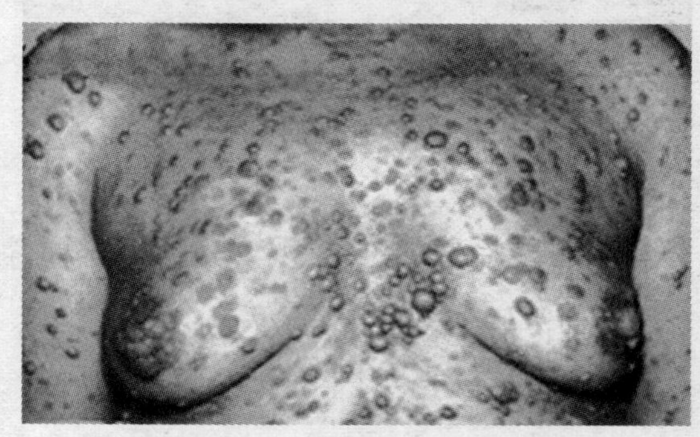

图17-3　经典型神经纤维瘤

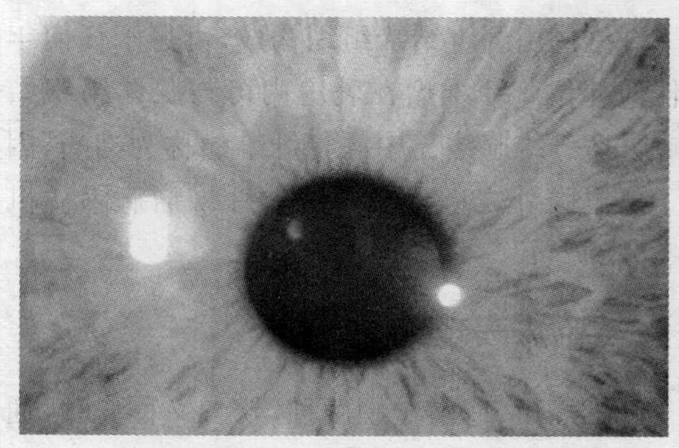

图17-4　虹膜Lisch结节

（2）2型NF：又称中枢或听神经纤维瘤，与1型的区别为出现双侧听神经纤维瘤。

(3)3 型 NF:(混合型)和 4 型(变异型)类似 2 型 NF,但出现较多的神经纤维瘤。

以上四型发生视神经胶质瘤、神经鞘瘤、脑脊膜瘤的危险较大,且呈常染色体显性遗传。

(4)5 型 NF:又称节段型(皮节型)神经纤维瘤病。通常为非遗传性,考虑由后合子体细胞突变所致。可呈双侧性。

(5)6 型 NF:无神经纤维瘤,仅见咖啡斑。其诊断为咖啡斑必须在两代中发生。

(6)7 型 NF:又称晚发型神经纤维瘤,20 岁后才发生神经纤维瘤,是否为遗传性尚不清楚。

3. 病理 皮肤神经纤维瘤无包膜,由神经衣细胞和神经鞘细胞构成。神经衣细胞为未成熟的胶原纤维束,束内原纤维较细,有些纤维间有黏液。神经鞘细胞呈细长梭形或略弯曲,细胞界限不清楚,胞质呈淡嗜伊红性,两端有明显的长短不一的丝状突;胞核深染呈波形。

(二)中医病因病机

神经纤维瘤属于中医"气瘤"范畴。气瘤总的来说是由于各种不同原因,致使气机郁结而成。然五脏各有主气的作用,如肺主气,主一身之气;肝主疏泄,凡经腔道、管道组织都依赖肝气疏泄;脾主运化,主肌肉。从脏腑而言,与肺、肝、脾关系密切。

1. 肺气不宣 肺主气,主宣发肃降。肺气损伤,卫气失固,腠理不密,外为寒邪所搏,营卫不和,痰气凝聚,卫气不行,气浊而不清,聚结腠理而成瘤。

2. 肝气郁结 经络循行体表,不仅需要脏腑功能正常,还依赖于肝气疏泄,一身的经络气机才能条达。若肝失疏泄,则气机郁滞,结于皮肉而成肿块。

3. 脾气壅滞 忧思伤脾,脾气不能运化,壅塞不通,脾累及肺,肺气郁滞,气结于腠理之间,形成气瘤。

4. 气滞血瘀 诸脏气机失调,气机郁滞,无力推助血行,故气滞则血瘀,而致浊气、痰气、湿气、瘀血凝结,形成皮肉中肿块。

二、临床表现

特征性损害主要为皮肤神经纤维瘤,其他依次为咖啡斑、腋部雀斑、巨大色素性毛痣、骶部多毛症和巨舌。

1. 皮肤神经纤维瘤 为真皮肿瘤,表面平坦或突起,半球状或有蒂,颜色呈肉色、粉红色不等,触之柔软如脐状。用手指轻压可将柔软性肿瘤推向脂肪层,松开手指则弹回。可与脂肪瘤鉴别(图 17-5)。

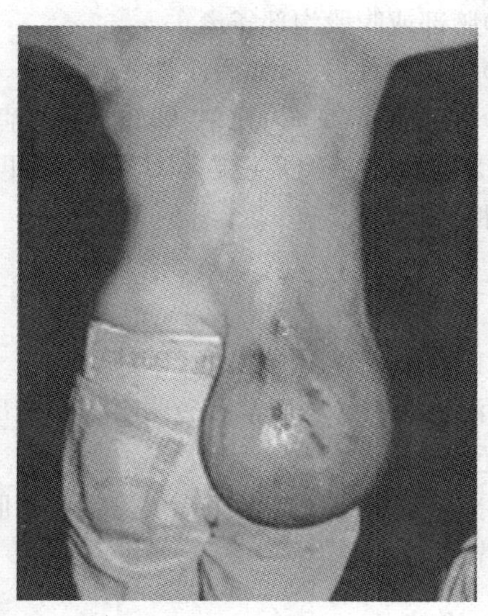

图 17-5 皮肤神经纤维瘤病

2. 皮下丛状神经纤维瘤 少见。为沿周围神经缓慢长出的结节,呈弥漫性肿胀,界限不清。肿瘤可高度增生,产生褶皱,臃肿下垂,触摸时犹如一袋蠕虫。

3. 咖啡斑 为该病标志性损害。通常呈色素均匀一致的淡褐色斑,不规则圆形或椭圆形,直径 1.5～5cm,见于出生 1 岁的婴儿。出现 6 个以上,直径至少 1.5cm 的咖啡斑,对该病有诊断价值,通常提示为 1 型 NF。

患者同时可有内脏损害和神经系统损害。骨损害多为侵蚀性,表现为脊柱前后突,脊柱裂和非外伤性骨折。虹膜 Lisch 结节,见于几乎所有成年患者。偶可恶变为神经纤维肉瘤和恶性神经鞘瘤。可伴发智力发育迟缓、痴呆、癫痫和颅内恶性肿瘤。

三、诊断和鉴别诊断

(一)诊断要点

1. 1 型 NF 的诊断需具备以下标准中的两项

或多项：

(1)6个或6个以上的咖啡斑，其大小在青春期前最大直径为5cm，成人则最大直径为15cm。

(2)两个或多个任何类型的神经纤维瘤或一个丛状神经纤维瘤。

(3)两个或多个Lisch结节。

(4)视神经胶质瘤。

(5)腋部或腹股沟部雀斑。

(6)明显的骨损害，如假性骨关节病。

(7)一级亲属(父母、兄弟、姊妹、子女)患该病。

2. 2型NF的诊断主要是CT和MRI证实有双侧听神经肿瘤。

(二)鉴别诊断

1. 血管瘤　有压缩性、色红或暗黑。

2. 淋巴管瘤　表面常有透明小颗粒突出，且无皮肤黑色素沉着。

3. 黑色素斑痣　色素斑痣仅发生在皮肤上，无皮下结节及组织增生。

四、治疗

(一)治疗原则

手术切除是惟一的治疗方法，除局限性的神经纤维瘤可以在一次手术中切除彻底得到根除外，范围较广泛并侵入深层组织的肿瘤及神经纤维瘤病目前均无有效治疗方法。手术切除能达到减轻症状、缩小肿瘤体积的目的，瘤体过大可考虑分期手术切除。对放射治疗无效。伴发颅内神经胶质瘤、脑膜瘤及其他恶性肿瘤者预后不良。

(二)西医治疗

对于神经鞘瘤如手术不慎易切断神经，故应沿神经纵行方向切开包膜分离出肿瘤。一些神经纤维瘤中可有血窦，在手术切除中渗血不易控制，故手术时应从肿瘤外正常组织切入。神经纤维瘤有时可自行破溃出血，也可发生肿瘤内部大出血，严重时引起休克，肢体上巨大的肿瘤可经常发生破溃，导致感染化脓，最终可能造成截肢。

(三)中医治疗

1. 辨证论治

(1)肺气不宣型

【证候】多见气短、乏力等症，易感外邪者，脉浮数。

【治则】宣肺调气，化痰消肿。

【方药】通气散坚丸加味。常用药物有麻黄、杏仁、桔梗、桑白皮、陈皮、半夏、枳壳、茯苓、胆南星、天竺黄、甘草等。

(2)肝气郁结型

【证候】多见于情绪波动之人，伴胸闷胁胀，烦躁易怒，纳食欠佳，舌红苔微黄，脉弦细。

【治则】疏肝解郁，化痰理气。

【方药】开郁散加减。常用药物有柴胡、郁金、香附、陈皮、天葵子、橘核、海藻、昆布、川贝母、当归、白芍、全蝎、夏枯草、半枝莲等。

(3)脾气壅滞型

【证候】多见纳呆、便溏、腹胀、困倦等症，纳食欠佳，舌淡苔白，脉滑或濡。

【治则】疏土燥湿，化痰清肺。

【方药】平胃散合二陈汤加减。常用药物有苍术、厚朴、陈皮、甘草、法半夏、茯苓、九香虫、全蝎、神曲、香附等。

(4)气滞血瘀型

【证候】多见舌苔微黄，舌质淡红有瘀斑，脉弦涩。

【治则】行气活血，解毒化瘀。

【方药】活血散瘀汤加减。常用药物有当归、川芎、赤芍、桃仁、大黄、苏木、枳实、槟榔、土鳖虫、甘草、半枝莲、制乳香、制没药、七叶一枝花等。

2. 外治疗法　用消瘤二反膏、阴证膏外敷。

3. 中成药　小金丸1丸，每日2次；犀黄丸6g，每日2次；散结灵片，每次4片，每日2次；新癀片，每次4片，每日3次。

第四节　皮脂腺囊肿

皮脂腺囊肿又称为粉瘤或粉刺，是皮脂腺腺管阻塞致皮脂腺分泌淤积而形成的囊性肿物。

一、病因病理

（一）西医病因病理

由皮肤中皮脂腺囊管开口闭塞或狭窄而引起的皮脂分泌物潴留淤积，腺体逐渐肿大而形成。位于皮肤浅层，圆球状，部分可突出皮肤表面。体积不大，腺管口有少许黑色痂皮，即粉刺。大者可如花生米或鸡蛋状，生长缓慢。囊内充满白色粉膏状皮脂腺分泌物和细胞及大量胆固醇结晶，有恶臭味。囊壁为上皮细胞构成没有角化现象。

（二）中医病因病机

《外科证治全书·瘿瘤论》中说“粉瘤，红粉色，多生于耳项前后，亦有生于下体者，乃腠理津沫，偶有所滞，聚而不散则渐成此瘤也”。中医学称之为脂瘤，认为系由痰湿凝滞于皮肤之间聚结不散而成。中医病机认为汗腺堵塞，疏于洗理，因常感受外邪导致化脓，腠理津液滞聚不散，渐以成瘤；或脾失运化，湿浊化痰，痰气凝结而成。

二、临床表现

可发生于任何年龄，成年人较多，好发于头面部、背部及臀部，容易继发感染，也有恶性变的可能。皮脂腺囊肿，质地柔软有弹性，边界清楚，位于皮肤表层，一般无疼痛，生长缓慢，囊肿呈球形，直径多在1～2cm，表面与皮肤粘连，与深部组织无粘连，基底部活动，表皮能捏起，皮肤表面均可见有一小孔，为腺体导管开口处，挤压时可见灰白色脂浆液溢出，有臭味，容易合并感染。局部一旦感染，可出现红、肿、热、痛，并可化脓，甚至出现发热、畏寒、头痛等全身症状。囊肿可存在多年无自觉症状，易感染，易化脓破溃，易复发，偶有癌变。多数角化为基底细胞癌，少数为鳞癌(图17-6)。

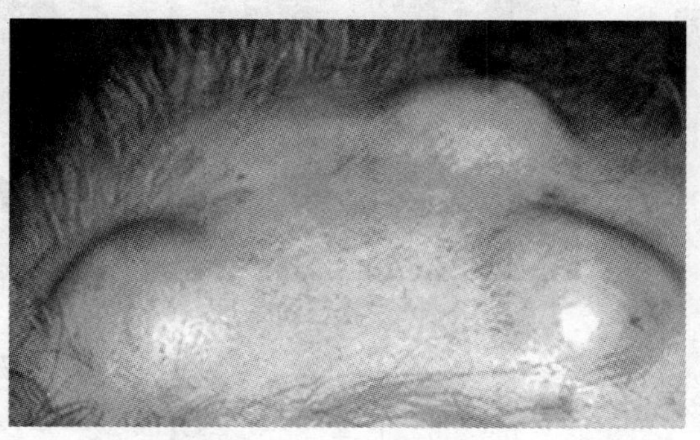

图 17-6　皮脂腺囊肿

三、诊断和鉴别诊断

（一）诊断要点

肿物呈半球状突起，边界清楚，质地坚实，或有囊性感，张力较大，与表皮粘连，不易分开。一般诊断并不困难。

（二）鉴别诊断

四肢表浅的脂肪瘤（肉瘤）与皮脂腺囊肿（脂瘤）相似，脂肪瘤与皮下无粘连，瘤体与皮肤间可移动，表面无腺体开口，无白色分泌物，其肿瘤硬度与表面张力均较皮脂腺囊肿小，临床上应加以鉴别。同时也需与皮样囊肿、表皮样囊肿相鉴别。

四、治疗

（一）治疗原则

多采取手术治疗的方法。并发感染时，采取中、西药控制感染。中医辨证论治。

（二）西医治疗

手术摘除(图 17-7)。手术时应在与囊肿粘连的皮肤部位及其导管开口处作一梭形切口，连同囊肿一并摘除，方向应顺皮纹方向顺行。如有并发感染，在四周组织发生粘连时手术应彻底完整地摘除囊肿。在感染期时，控制炎症，待消除后再进行摘除手术，如波动感明显者可行手术切开排脓。

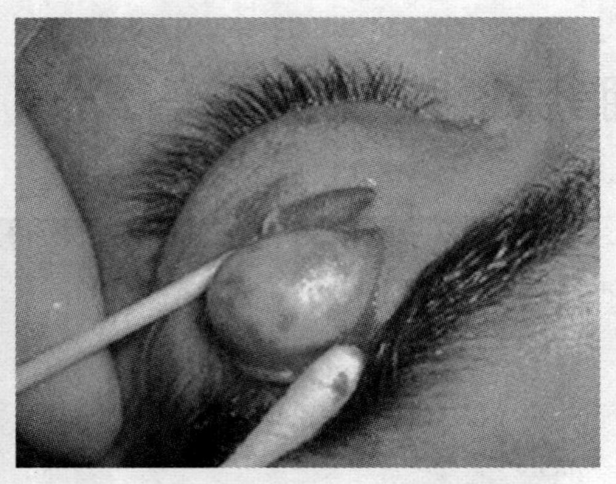

A. 切除

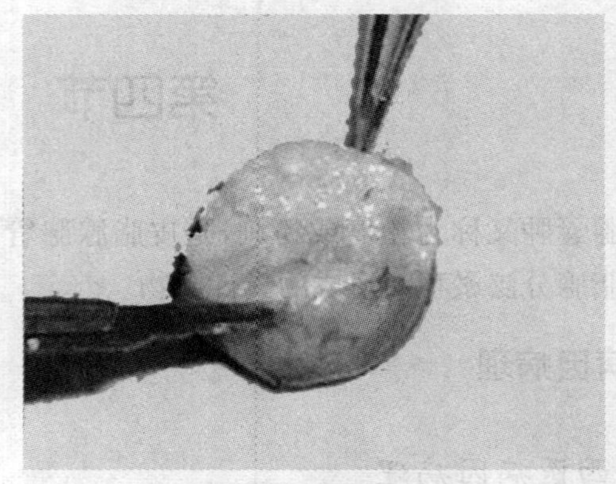

B. 皮脂腺囊肿内容物

图 17-7　皮脂腺囊肿切除

(三)中医治疗

1. 辨证论治

(1)痰气凝结型

【主证】常伴有胸膈痞闷,情志抑郁,急躁易怒,舌淡,苔腻,脉滑。

【治则】治宜理气化痰散结。

【方药】二陈汤合保和丸加减。

(2)痰湿化热型

【主证】瘤体红肿灼热、疼痛甚至作脓跳痛。伴有发热、恶寒、头痛、尿黄。舌红,苔薄黄,脉数。

【治则】治宜清热利湿,活血行瘀。

【方药】龙胆泻肝汤合仙方活命饮加减。

2. 外治疗法　可用金黄膏、玉露膏外敷。

第五节　皮样囊肿

皮样囊肿为先天性皮损,一种错构瘤,是由胚胎期偏离原位的皮肤细胞原基而发生的先天性囊肿。主要沿胚胎闭合线处分布。囊壁包括表皮细胞、毛囊、汗腺等。囊腔内含脱落上皮细胞皮脂腺等粥样分泌物,并混有角化物质、胆固醇结晶,显白色或淡黄色,有异臭味。损害有可能与颅内交通。

一、病因病理

(一)西医病因病理

皮样囊肿通常相当大,衬以复层鳞状上皮,囊壁内含成熟的表皮附件。常见毛发突入囊壁内。在围绕囊壁的真皮内可见汗腺、皮脂腺,偶可见大汗腺。

(二)中医病因病机

中医将纤维瘤称为肉瘤,因其生于皮里膜外之肉里。中医对纤维瘤病因病机可参考"脂肪瘤"。

二、临床表现

此囊肿为皮下囊肿,常出生时即有,好发于幼儿和青春期,一般生长缓慢,多见于头部,如眼周、鼻根和口底,偶见于颈部。囊肿呈界限清楚的黄到淡红色高起结节,质地坚实,有橡皮样硬度,居于皮下组织中,故与表层皮肤无粘连,可自由移动,显圆球状,直径常为 1～4cm,有时有波动感。位于头部的囊肿,常附着于骨膜,有时可向颅内伸展;伸向框内的囊肿,可产生视力障碍(图 17-8)。

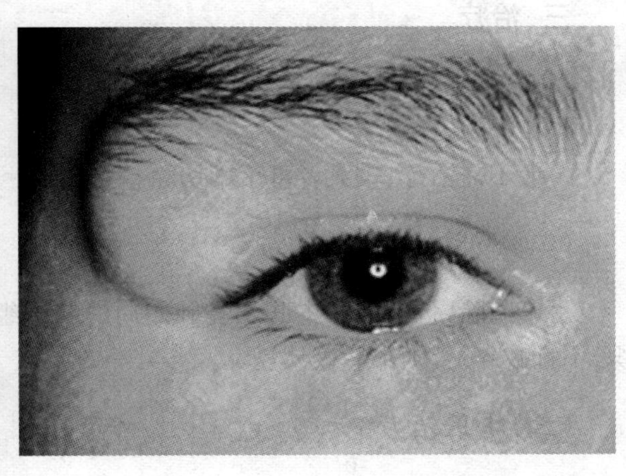

图 17-8　皮样囊肿

三、诊断和鉴别诊断

与皮脂腺囊肿、表皮样囊肿相鉴别。后者的特点是表面皮肤有坚密粘连，但与深层组织不连接。表皮样囊肿常有外伤史。在鼻根部者需与脑膜膨出、神经胶质瘤等相鉴别。

四、治疗

(一)治疗原则

皮样囊肿一经诊断就应早期手术切除。

(二)西医治疗

发生于面、颅骨的囊肿，手术前应先做 CT 或 MRI，以排除囊肿向颅内穿通。如有后者情况，应由颌面外科或神经外科处理。表面皮肤只需依皮纹方向作切口而不必切除皮肤；分离并不困难，但如有感染史者，因有瘢痕组织与四周粘连，应一并切除，如切除不净，有复发可能。基底部与深层骨膜有粘连，应将骨膜一并切除。鼻部皮样囊肿常有窦道存在，如摘除不彻底，极易复发，手术切除后如局部出现凹陷畸形则应做整形修复术。

(三)中医治疗

中医对纤维瘤的治疗方法，详见“脂肪瘤”。

第六节　表皮样囊肿

表皮样囊肿是一种由于移位表皮细胞碎片形成的囊肿，亦称上皮囊肿。可由皮肤受外伤后，表皮碎粒体移植入皮下，逐步增殖发育，构成有壁囊腔形成，囊内充满表皮角质物，呈白色干酪状角化物质，并混有脱落破碎的表皮细胞。表皮样囊肿是最常见的皮肤囊肿之一。

一、病因病理

(一)西医病因病理

表皮囊肿囊壁由真正的表皮(皮肤表皮和毛囊漏斗部表皮)所构成。早期囊肿壁可见数层表皮细胞包括颗粒层细胞；陈旧者，囊肿壁常见部分囊壁或整个囊壁明显萎缩，仅见一排或两排显著扁平的表皮细胞，但无真皮组织层。囊肿内充以排列成板层的角化物。如表皮囊肿破裂，则其内容溢入真皮，引起异物反应。后者常引起囊壁崩溃，亦可导致残留囊壁呈假癌性增生，因而像鳞状细胞癌。

(二)中医病因病机

病因病机可参考“脂肪瘤”。

二、临床表现

该病生长缓慢，囊构成圆形或椭圆形，表面光滑，皮肤外触诊是坚韧有张力，与表层皮肤亦有粘连，基底有移动性。亦可有粘连固定，一般无其他症状，但有时可发生继发性感染。直径达 1～5cm 后即停止生长。好发于颜面、头、颈和躯干部。该病大多自发性发生，但偶亦由于外伤致表皮植入真皮或皮下组织引起。囊肿常为单个，多发者罕见(图 17-9)。

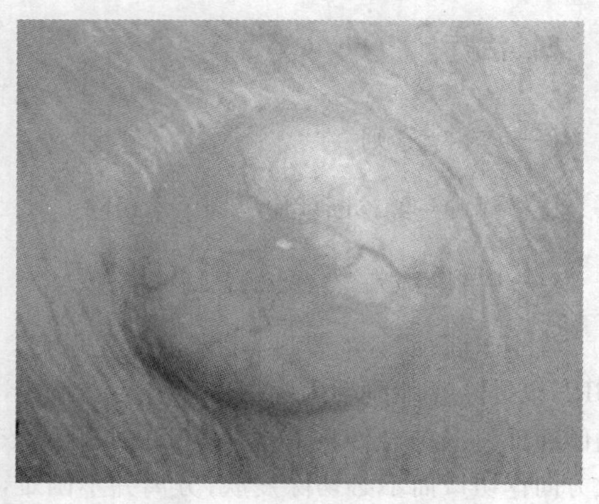

图 17-9 表皮样囊肿

三、治疗

(一)治疗原则

一般不需治疗,较大者可手术切除。

(二)西医治疗

手术摘除,包括部分皮肤及囊肿四周的结缔组织,不宜破碎,否则术后极易复发。

(三)中医治疗

中医对表皮样囊肿的治疗方法,详见"脂肪瘤"。

第七节 血管瘤

血管瘤是一组常见疾病,其发病率为1%~3%。可以发生在身体的任何部位,多见于皮肤和皮下组织,其次为口腔黏膜和肌肉,再次为肝、骨骼、脾及神经系统,偶可发生在消化道、肾等组织。有些病灶位于骨骼和骨髓腔内,习惯称之为骨中心性血管瘤。

按组织学结构与临床表现为基础的形态学分类,血管瘤可分为毛细血管瘤、海绵状血管瘤及蔓状血管瘤。毛细血管瘤又可分为葡萄酒色斑与草莓状血管瘤。

一、病因病理

(一)西医病因病理

血管瘤在本质上是一种中胚层发育异常造成的血管畸形,或血管内皮细胞等增殖形成的良性肿瘤。病理:毛细血管瘤又可分为草莓状血管瘤与葡萄酒色斑,两者的病理结构基本都是位于皮肤浅表的异常毛细血管,前者是与内皮细胞显著增殖相关的良性肿瘤,后者是属于先天性毛细血管畸形。海绵状血管瘤是由充满血液的血窦、薄壁静脉所构成的皮内深层和皮下的暗红、蓝色或紫色结节。毛细血管海绵状血管瘤是草莓状血管瘤和海绵状血管瘤的混合体,也被称为混合型血管瘤。蔓状血管瘤是大动静脉瘘和泛发的小动静脉瘘,出现异常的血液动力学改变。

(二)中医病因病机

《外科正宗·瘿瘤论》中说"心主血,暴急太甚,火旺迫血沸腾,复被外邪所搏,而肿曰血瘤。……血瘤者,微紫微红,软硬间杂,皮肤隐隐若红丝,擦破血流,禁之不住,治当养血凉血,抑火滋阴,安敛心神,调和血脉,芩连二母丸是也"。《外科心法要诀·婴儿部·红丝瘤》中说"婴儿初生红丝瘤,皮含血丝先天由,精中红丝肾伏火,相传患此终难瘳"。中医认为是因体表血络扩张、纵横丛集而形成的一种体表肿瘤。心主血脉,心属火脏。心火妄动,逼血入络,血热妄行,脉络扩张,纵横丛集成瘤;或胎火妄动,肾中伏火,火热逼络,溢肤成瘤;或郁怒伤肝,肝气郁结,气郁化火,火逼肝血,血热妄行,离络溢肤而成血瘤。

二、临床表现与诊断

草莓状血管瘤是与内皮细胞增生相关的良性肿瘤;葡萄酒色斑属先天性的毛细血管畸形。

1. 草莓状血管瘤(图 17-10) 此类肿瘤占新生

儿的1%，特征性表现是高出皮肤的鲜红或紫色病灶，数目单个或数个，大小不等，通常一至数厘米。病灶表面粗糙不平，边界清楚，状如草莓。往往出生时即有或出生后3～5周内发生，可发生于手、足心以外的全身任何部位。一般认为其自然病程分为增生期、稳定期和消退期。增生期开始时多表现为蚊咬状或针尖样红点，也可出生时即为片状，多数在以后数月至1年左右向周围扩展，生长速度有的十分缓慢，有的则能在数周内累及大片正常组织，并向深部扩展，体表病灶周围先出现卫星灶，以后与中心逐渐融合，也可多中心生长。有些患儿表现为全身多发、泛发的病灶。一般在1岁至1岁半即进入稳定期，生长停滞。当病灶中开始出现灰白点，并逐渐扩大或融合，提示进入消退期。自然消退是此类血管瘤自然病程的重要特征，其病理基础是幼稚的毛细血管变性，代之以纤维及脂肪组织。婴幼儿大面积的毛细血管瘤伴发血小板减少性紫癜称为Kasabach-Merritt综合征，在血管瘤的婴幼儿人群中仅占1%，但病死率高达50%。增生期的毛细血管瘤病理特点是内皮细胞显著增生，较丰满，聚集成实体性条索或团块，其中伴小毛细血管腔形成；消退期毛细血管管腔变窄或关闭，最后代之以胶原纤维和脂肪。

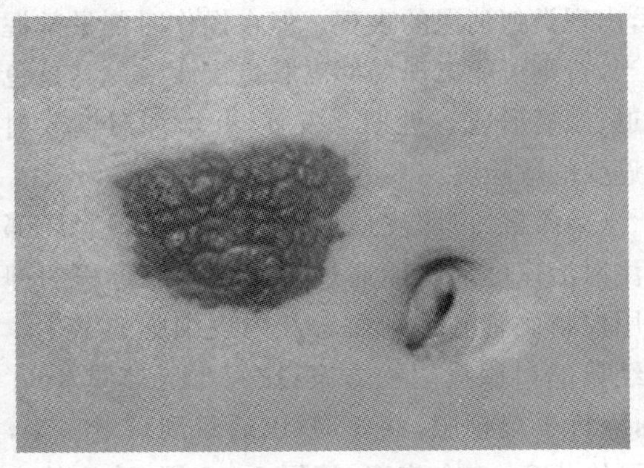

图 17-10　草莓状血管瘤

2. 葡萄酒色斑(图17-11)　仅次于草莓状血管瘤的常见类型，应属于先天性毛细血管畸形。往往出生时即表现为明显的粉红色、平坦的、界清、形态不规则的斑块。不高出皮肤，压之部分或完全褪色。随着年龄增长，颜色加深变红、变紫，65%的患者在40岁前可增厚和出现结节，于创伤后易出血。病灶面积随身体生长而相应增大，终生不消退。可发生于任何部位，以面颈部多见，占75%～80%，多于单侧并以右侧多见。葡萄酒色斑同时累及眼神经和上颌神经时，有15%的机会可合并难治性青光眼。1%～2%患者因伴有同侧的软脑膜血管畸形，称为Sturge-Weber综合征。与此相关的最常见的是Klippel-Trenaunay三联征：葡萄酒色斑、静脉畸形及肢体长度差异。此变化较少累及较短侧的肢体，患肢常表现为软组织及骨骼过度增生肥大，而且常伴有静脉系统的缺如或发育不良，与另一综合征Parkes-Weber相似，但后者常伴动静脉瘘，无深静脉系统发育不全。较少见的另一种综合征Beckwith-Widemann：表现为面部葡萄酒色斑，舌肥大、脐突出和内脏过度发育，其中1/3～1/2的患者因胰岛细胞发育过度而致严重的低血糖，应注意。主要病理表现为真皮浅层的毛细血管扩张和实际数目增多。

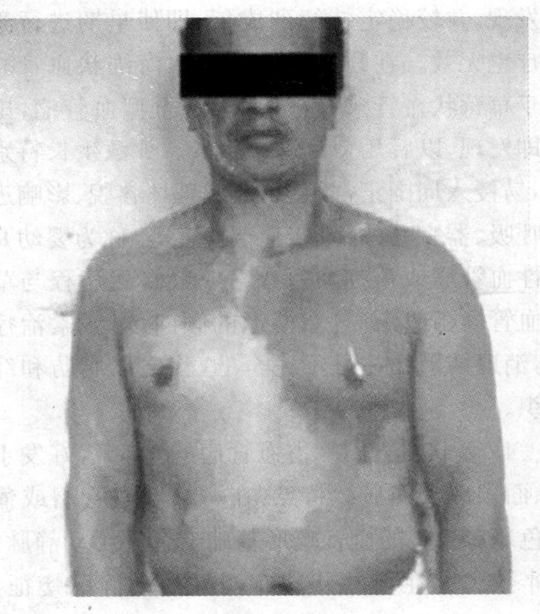

图 17-11　葡萄酒色斑

3. 海绵状血管瘤　为单个或多个大而不规则的真皮内和皮下结节。表浅损害颜色鲜红或深红，表面不规则；深在性损害，颜色呈紫色，表面光滑，性质柔软，常可压缩，状似海绵。四肢、躯干及面颈部均可发生，范围广泛常可累及骨骼肌肉，甚至关节腔，在肝、胃肠道亦可发生。部分病例在血管造影中未见于周围正常较大血管的明确交通，病灶内血流缓慢，腔内血栓形成，机化的过程易反复发生，致钙质沉积，形成静脉石。还可发生在肌肉组织内，称为肌间血管瘤，以股四头肌最常累及，易被误诊。有时累及骨骼，表面粗糙不平，如虫咬状，累及骨髓腔者X线片可见骨小梁破坏后的多腔空泡样征象，上、下颌骨的海绵状血管瘤发病率虽不高，但应重视，有时可因拔出一颗松动的牙齿而导致大出血。多数为局限性，少数可弥漫地累及大片组织，如四肢的海绵状血管瘤。病理特征是真皮深层和皮下组织内或肌肉、内脏中的大而不规则的血窦样腔隙，内含红细胞、纤维蛋白性物质，腔内壁衬以单层内皮细胞，外围有厚薄不一的纤维组织包裹。有的腔隙较厚，甚至含平滑肌而似静脉，血管腔隙常见血栓，时有机化或钙化。

成人诊断明确，多数表现为较稳定而缓慢的发展过程。

婴幼儿较复杂，有些在出生后短期迅速生长，并对激素治疗有效，还有的自然消退。有些出生后即发现，并较稳定持续到成年，即使早期进行激素治疗也无效。在婴幼儿血管瘤中海绵状血管瘤仅次于草莓状血管瘤，也被称为混合型血管瘤，出生时即发现，以后几个月迅速生长。少数生长特别迅速，易侵入周围正常组织，造成破坏容貌、影响进食与呼吸、器官移位、阻塞甚至损害等，称为婴幼儿致病性血管瘤或重症血管瘤。一般自然病程与草莓状血管瘤相似，有自然消退的倾向，对激素治疗有效，消退结果往往是不完全的，代之以脂肪和纤维组织。

4. 蔓状血管瘤　占血管瘤的1.5%，好发于头皮、面颈部及四肢。特点：在海绵状血管瘤或葡萄酒色斑等稳定的血管畸形基础上合并了动静脉瘘，近半数患儿在婴幼儿期有明显的动静脉瘘征象。随年龄进行性扩大，其余经过数年稳定后突然迅速加重，除日益影响外观、功能外，甚至可累及心功能而危及生命。无消退可能，女性发病高于男性。典型特征为血管瘤及周围区域内可见念珠状或索状弯曲迂回的粗大而带搏动的血管，表面温度高于正常皮肤，可扪及持续的震颤，局部可听及连续性吹风样杂音。此外，局部病灶组织明显扩张增大，少数患者耳、鼻、嘴或四肢累及后体积逐渐增大，为原来数倍，表面可见明显搏动，广泛动静脉瘘者可导致心功能不全及衰竭。

5. 混合血管瘤　上述血管瘤混合生长。

三、治疗

(一)西医治疗

1. 草莓状血管瘤、混合血管瘤　对增生早期的血管瘤，除了无明显增殖的病例外，应积极治疗，利用治疗阻断血管生成过程的某一环节，对防止病灶增殖造成的种种并发症及后期的外观恢复均有利。增生期的血管瘤一般发生在1岁以内，尤其在半岁以内生长较快。在确诊和分期的基础上，根据具体情况选择以下方法。

(1)激光治疗：原理主要是依赖选择性光热作用。利用毛细血管内血红蛋白在580nm波长附近存在的吸收高峰，而周围组织吸收较少的特性，以及利用脉冲间期散热的原理，实现对血红蛋白的较高选择性的热凝固作用，最终导致血管闭塞。可选择脉冲燃料激光、倍频YAG激光等。一般不易发生继发的瘢痕形成、色素改变，但因开展时间不长，效果还未形成共识。

(2)放射治疗：如X射线、核素敷贴、镭照射和核素胶体注射等。增生期血管瘤的血管内皮细胞处于幼稚的增殖状态，对放射治疗有较高的敏感性，经治疗后血管生成过程停止。毛细血管闭塞变性，出现类似消退的表现。但在操作时剂量掌握应得当，否则可能出现局部皮肤色素改变尤其是色素减退、瘢痕形成等近期并发症，并增加后期放射部位癌变的危险度。

(3)激素：口服皮质激素治疗及血管瘤局部激素注射治疗已证实能通过对血管生成过程的抑制作用控制血管瘤毛细血管及内皮细胞的增生。较为经典的口服泼尼松方案：按每千克体重4mg计算，隔日早晨顿服，共8周，以后每周减量一半，多数可给药2～3个疗程，间隔2～3周，治疗前应与家长交代可能的副作用并密切随访。治疗早期见效表现为肿瘤生长停止，而非即见消退，治疗导致血管瘤提前进入稳定期和消退期，但消退依旧是一个漫长的过程。对难治性、多发性及危重的婴幼儿血管瘤，口服激素是加速其自然消退的有效首选方法。

(4)干扰素治疗：可能作用机制在于抑制了内皮细胞增殖和血管形成的其他步骤。主要适应证：

血管瘤生长在四肢有致截肢危险并经皮质激素系统治疗无效的重症婴幼儿血管瘤患者的二线药物；作为 Kasabach-Merritt 的一线药物。

(5)手术治疗：原则上对于局限的、能直接切除缝合的小病灶完全可以及早进行外科切除，即使出生不久的婴儿也可考虑，缝合应精细。对已消退的血管瘤外观不理想的，如残留纤维脂肪血管瘤或皮肤色泽不一伴松弛者，可选择入学前或更晚期手术整形。

(6)随访：对于增生不明显已进入稳定期、消退期的血管瘤，随访为首要手段。

2. 葡萄酒色斑　治疗较困难，以往治疗包括冷冻、人工纹身、外科切除并修复、药物注射、硬化剂、电凝固、皮肤磨消、激光非选择性光热作用治疗等。脉冲染料激光为代表的选择性光热作用治疗后基本不出现增生性瘢痕，对浅表的病灶效果较好，已日益普及。缺点是治疗次数多，费用昂贵，对分布较深的或血管有进一步扩张增生表现的葡萄酒色斑效果较差。铜蒸汽及溴化亚铜激光等原理也属于选择性光热作用。应用光动力学反应治疗或称光化学法，利用内皮细胞在特殊时相内光敏物质的特异性分布，经光激发产生光敏杀伤作用而破坏畸形的毛细血管网，此法要求治疗次数少，适应证广，对深色及轻度增厚的病灶也能达到较好的治疗效果，增生瘢痕的发生率很低，并不留永久性色素改变。对扩张型葡萄酒色斑，尤其以出现大量结节者，可行手术切除。

3. 海绵状血管瘤　属血管畸形，不会自然消退。包括手术(局限性病变)和非手术治疗。

(1)手术治疗：局限性病变可安全切除，效果较理想。较大或较深的血管瘤，经术前血管造影、超声及 MRI 检查，交界分布及血流动力学情况，失血的估计及补充等，手术根治有时也是可能的。对范围较大、部位较深者，估计无法根除可考虑部分或大部分手术切除，术后再结合其他方法。创面可植皮或皮瓣修复。

(2)非手术治疗：单独治疗或术前准备均有意义。具体方法如下：

硬化剂局部注射：鱼肝油酸钠、尿素、平阳霉素等化疗药物、高渗 NaCl、中药制剂，难以在短期内达到理想而持久的效果。

动脉插管注射：尿素、平阳霉素等每日注射，持续治疗期间肿瘤可缩小、塌陷变硬，主要用于头面部巨大海绵状血管瘤。

铜针置留法：有些稳定、症状及外观的影响都不显著的海绵状血管瘤可随访。广泛累及肢体的，通过反复的局部切除难以有所改善，甚至由于血流动力学被打破后，周围血管网代偿扩张的现象可能反复发生。对此类病例可姑息地采取压迫疗法，即用弹力绑带长期包扎压迫，从足部到大腿根部。

4. 蔓状血管瘤　合理的手术治疗是最理想的治疗方案，对局限性的病灶可通过直接切除后缝合、植皮及皮瓣转移修复，有时可分期切除。治疗前进行选择性动脉造影是必要和可行的，尤其是较大而严重的蔓状血管瘤，术前可进行选择性甚至超选择性造影，同时配合栓塞疗法，把导管插到动静脉瘘区的附近，注入与估计的动静脉瘘口径相当的栓塞剂。切除后暴露创面可用血供丰富的皮瓣作为首选的修复方法。除了外观较理想外，覆盖组织不经过一个缺血的过程，可能是减少修复过程中血管新生的有效手段。

(二)中医治疗

辨证论证：

(1)血热瘀滞

【主证】局部瘤皮色红，或肿胀，或患处皮肤有热感；舌红少苔，脉细数。

【治则】凉血活血，散瘀通脉。

【方药】芩连二母丸合敛血饮化裁。

(2)寒凝血瘀

【主证】病程较久，瘤皮紫黯，局部肿胀，青筋盘曲，伴畏寒疼痛；舌淡苔白，脉沉细。

【治则】温经补气，活血散瘀。

【方药】通窍活血汤化裁。

(三)外治疗法

根据不同情况可以选用，如外敷清凉膏、藤黄膏、甘草煎膏等。

第八节　黑痣及黑色素瘤

色素痣也叫痣细胞痣、黑素细胞痣，是由痣细胞组成的良性新生物。正常人体表面常存在不少斑痣或色素痣，有的平坦，有的高出表面，有的色素沉着，有的无色素，有的点状突出，有的成大片，有的长有毛发，有的光洁无毛。斑痣可发生在人体各个部位，少数可发生在黏膜上，如口腔内、阴唇或包皮内层，球睑结膜囊处，大多属于良性，不需治疗。恶性黑色素瘤的发生率极小。

一、病因病理

(一)西医病因病理

色素沉积和皮肤结构有密切关系。皮肤组织可分为表皮、真皮，表皮又可分为基底层、棘细胞层、颗粒层和角化层。在手掌和脚底部则在角化层和颗粒层之间还存在透明层。基底层在真皮上方，在这层细胞中存在 3 种细胞，即基底细胞、透明细胞和树突状细胞。

色素痣依据细胞形态可分为两大类：非细胞性和细胞性斑痣。非细胞性斑痣可分为雀斑(图 17-12)和色素斑。雀斑是一种黄褐色的斑疹，基底层有色素过度沉着，无痣细胞，无交界性变化，不致转化为恶性。色素斑较雀斑为广大，小块或大片出现于皮肤上，在真皮中间层出现梭形或星状细胞，无恶性倾向。细胞性斑痣分为皮内痣、交界痣、混合痣、蓝痣、巨痣、幼年性黑痣 6 种不同类型。

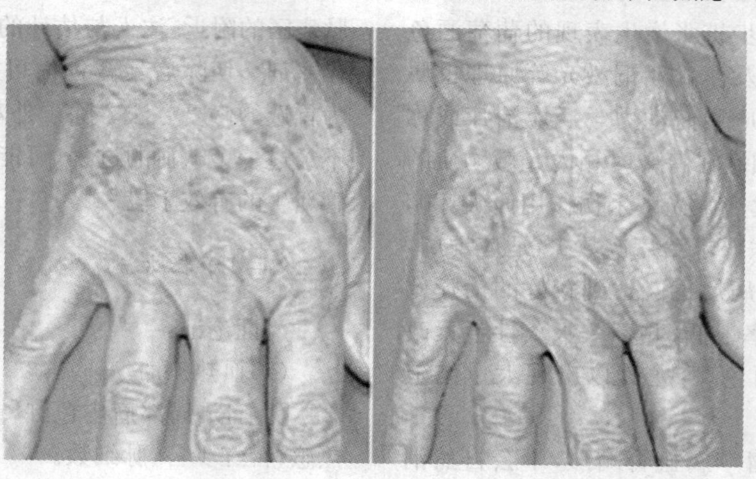

图 17-12　雀斑

(二)中医病因病机

中医学亦称色素痣为黑痣，又名黑子。痣的形成与色素沉积和皮肤结构有密切关系。《诸病源候论》载“面黑子者，风邪搏于血气变化所生”。《外科正宗》载“黑子，痣门也，此肾中浊气混滞于阳，阳气收束，结成黑子，坚而不散”。

二、临床表现

细胞性斑痣可分为 6 种类型。

1. 皮内痣　最常见的一种细胞性斑痣，常是一种局限性颗粒，似圆顶，表面平坦或稍高出，常有毛发生长，颜色自正常黄褐、瓦青、淡蓝、灰黑到深黑色，多见于头部、颈部，掌跖或外生殖器少见。颗粒状皮内痣是一种良性痣，有时可发生角化过度，似乳头状瘤和花边样向外增生，成片状出现于皮肤上，称疣状痣。

2. 交界痣　表面平滑或稍高出表面，一般均无毛发生长，大小 2～5mm，颜色自淡棕、棕黑青灰到蓝黑色。好发于足掌、手掌、生殖器及阴囊等部位。交界痣恶变时，局部常有轻度疼痛、灼热或刺痛，边缘处出现卫星灶。如突然增大，颜色加深，有炎症反应、破溃或出血时，应提高警惕。

3. 混合型　皮内痣和交界痣的混合型。混合痣包含两个部分，即真皮内色素母细胞及向真皮浸润的神经鞘细胞，在足跟、手掌及生殖器部位的混合痣中，大部分不高出表面，成圆形或卵圆形，大小不规则，有的显颗粒状但亦可成大片出现。颜色自深黑到较黑。由于无标准形态故诊断较困难，往往需要手术切除后经病理检查方可确诊(图 17-13)。

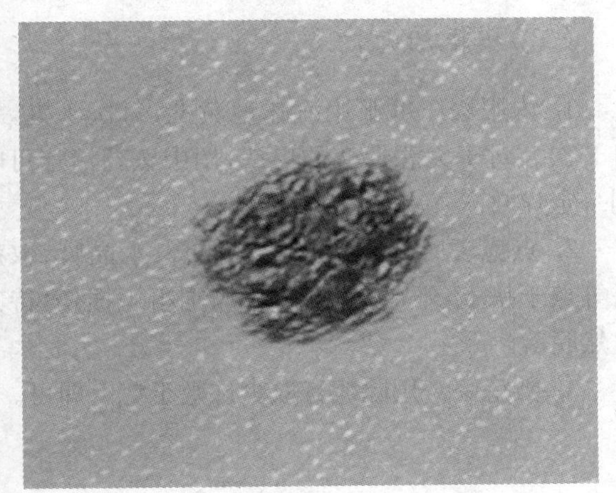

图 17-13　色素痣

4. 蓝痣　较少见，女性多见，好发于面部及四肢伸侧，尤其是臀部、足背、手背等处，色素自棕色到蓝色，界线明显，呈圆形或卵圆状小结节，质地坚实，大小约在数毫米内。很少超过 0.5cm，多以单个形式出现，很少恶变(图 17-14)。

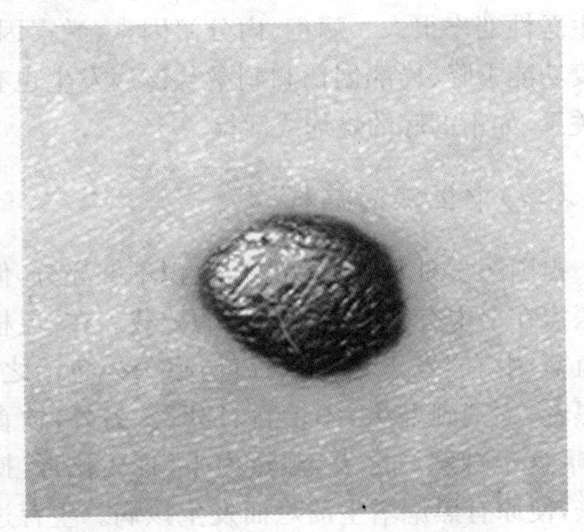

图 17-14　蓝痣

5. 巨痣　又称先天性巨型色素痣，为少见、波及全身、面积巨大的黑痣(图 17-15)。位于躯干肢体的色素痣，如果面积超过 $900cm^2$，即可诊断为巨痣。发生率为 1∶20000 新生儿，不遗传。出生时即有。损害覆盖整个头部、肩部、肢体或躯干的大部分，颜色较深，显棕色、黑色或深褐色不等，有浸润感，表面高低不平、粗糙肥厚，或有疣状或结节状改变，状如兽皮，常见有毛发生长，较正常粗、黑且多，可随年龄增长而增大，外围可见散在有卫星状同样损害。位于脊柱部位者，可伴发脊柱裂、脑脊膜膨出等。有的还可能合并有局部脂肪瘤或神经纤维瘤存在。巨痣症多属混合痣或皮内痣，10%～13%的患者可发生恶性黑色瘤，各年龄均可发生。

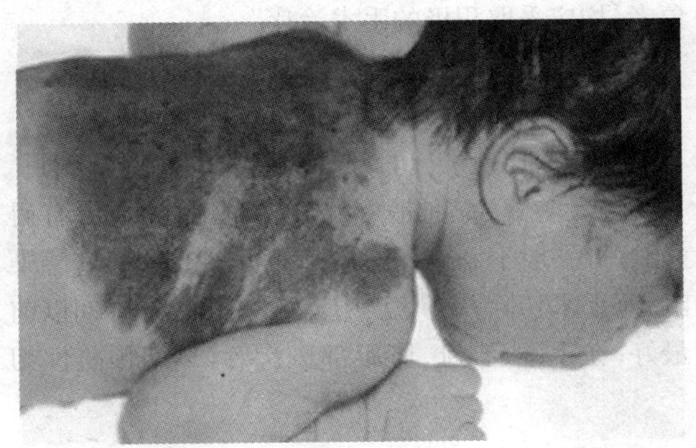

图 17-15　巨痣

6. 幼年性黑痣　又称良性幼年黑素瘤、Spitz 痣。儿童面部发生单个红色或淡红色结节应考虑该病。好发于面部，尤其是颊部、耳部和四肢，常为单个实性结节，呈淡红色、红色或棕红褐色。开始直径数毫米，以后可达 1～2cm，顶圆，表面光滑、无毛，亦可高出皮面，呈乳头状或疣状。轻微外伤可引起出血或结痂，但很少破溃。持续多年后常发展为皮内痣。

三、诊断和鉴别诊断

(一)诊断要点

单纯依靠斑痣的临床形态来诊断它的类型和性质是相当困难的，应重视术后病理检查。除上述各种斑质类型外，还可能出现较少见的其他皮肤上病理性增生物和疣状痣、皮脂腺痣及神经痣等。临床实践经验积累对正确诊断有极大的关系。

(二)鉴别诊断

临床上遇到黑痣有下列情况时可能发生恶性

变:突然的迅速生长,面积增大,异常凸起;表面有溃烂、浆液渗出、出血、脱毛、反复感染;皮肤呈橘皮样改变,出现异常结节;局部淋巴结不明原因肿大等,应加以警惕。早期预防和积极中西医结合治疗。

四、治疗

(一)治疗原则

首先做出有把握的诊断,对交界痣或有恶性征象者,均应采取积极的手术治疗。

(二)西医治疗

西医治疗色素痣的方法有手术和非手术两种。

绝大多数,特别是点状的皮内痣,除少数有碍外貌外,一般不需作任何治疗。但如经常继发感染者,应手术切除;交界痣则应一次切除,青春期以前最好;在手掌、脚趾、脚跟部斑痣者,早期预防性切除并送病理切片检查。男子上唇斑痣易受剃须的刺激,引起恶变的可能性较大,应预防性切除。除手术外还可用二氧化碳雪或液氮的低温冷冻等,三氯醋酸、激光或电解凝固等方法来烧灼一些点状的皮内痣。但注意应用以上方法后就无法做病理切片检查,故必须先做出有把握的诊断后方可实施。

如色素痣面积较大,不能做一次切除缝合,则可考虑做分次切除,再次手术间隔 3～6 个月。

(三)中医治疗

1. 内服法　可服用六味地黄丸,每次 1 丸,每日 2 次。对于无恶性变的黑痣,用中医药治疗可收到一定疗效。

2. 点痣法　可采用五妙水仙膏、水晶膏、取痣饼等点于痣上,不可太过,防止周围组织损伤,待其自然脱落。

3. 敷痣法　用除痣膏取少许敷于痣上即可。

第九节　恶性黑素瘤

恶性黑素瘤通常简称为恶黑,是一种由黑色素细胞引起的恶性程度极高的恶性肿瘤。居皮肤恶性肿瘤第三位,国外统计占所有恶性肿瘤的 1%～2%。在过去的几十年中,该病发病率逐渐升高,并遍及世界各地,恶性黑素瘤正成为皮肤的首位致死性疾病。恶黑类型较多,一般分为两类,即原位恶性黑素瘤与侵袭性恶性黑素瘤。

一、病因病理

(一)西医病因病理

该病病因尚不十分明了,经研究发现与诸多因素有关,其中包括种族、遗传、日光照射、一些癌前病变。恶黑发病率随种族肤色而异,蓝眼、白发、皮肤苍白人种发病率高于黑色皮肤人种。有家族发病倾向,有家族史的黑素瘤患者,占所有黑素瘤患者的 8%～12%,其首次发病年龄较非遗传患者提前 10 年左右。基因连锁性研究已明确,家族性黑素瘤基因位于 9p21。从发病部位显示出暴露于阳光的体表部位比隐蔽部位发病率更高,阳光辐射是浅皮肤人种患黑素瘤的重要病因。黑痣或色素斑发生易受摩擦或损伤部位引起恶性变率高。先天性巨痣、儿童大毛痣、发育不良痣、癌前期黑痣病等发生恶性变率很大。病毒、内分泌因素、激素因素、免疫功能下降、局部创伤和刺激与该病发生也有密切关系,如不彻底的烧灼或活检。

(二)中医病因病机

祖国医学对恶性黑色素瘤认识不够充分,但历代医家在书中有不少类似该病的记载。在《灵枢·痈疽篇》中有"发于足旁,名曰历疽……急治之,去其黑者,不消辄益大,不治百日死"。另外,饮食失节,嗜食辛辣肥厚之人,湿热内生,日久化毒,搏结肌肤,使原有黑痣增生溃烂而发生该病。生育过多或房劳过度,肾精亏损,孤阳独越,体液不得正常代谢,混浊于阳,浊阳结聚肌肤,变生恶性黑色素瘤。

二、临床表现

好发于足跟、头颈及四肢，男女性别无特殊区别，但妇女妊娠期中肿瘤发展较快。任何年龄均可发生，年幼病例预后较好。病变早期多为单发，原有色素性皮肤病在短期内不断增大，色调不均，着色加深，毛囊及皮纹破坏消失。皮损增大，形成斑块结节，表面破溃、出血、结痂，肿块不断发展可出现皮下肿块、结节及卫星状损害。

（一）原位恶性黑素瘤

1. 恶性雀斑痣　常见于老年人暴露部位，初为一边界不规则的色素斑，直径多为几毫米，色素不均。皮损逐渐扩大，有些表现为一边扩大，另一边消退。约1/3皮损经10年以上扩展到4～6cm后才发生侵袭性生长（图17-16）。

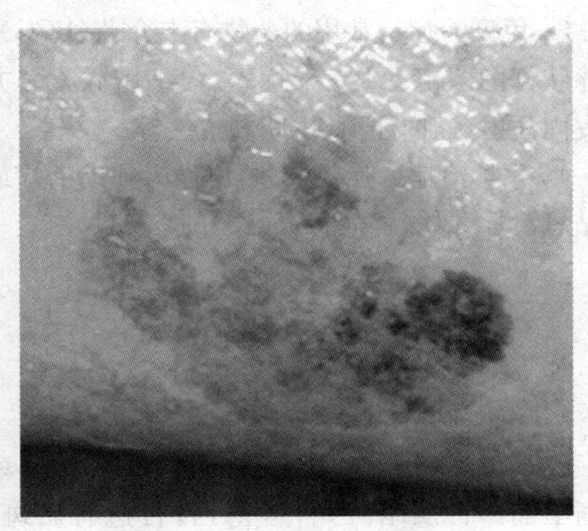

图17-16　恶性雀斑痣

2. 表浅扩散性原位黑素瘤　是白肤色人中最常见的恶黑，约占70%，多发生于中年人的非暴露部位。皮损为边缘不规则的斑，可稍隆起，直径多<2.5cm，呈黄褐色、褐色或黑色，色调不一。可在1～2年内发生浸润，出现结节、溃疡、出血（图17-17）。

3. 肢端雀斑样原位黑素瘤　多见于黑人和黄种人，为我国恶黑好发类型。皮损多见于掌（足）跖、甲床和甲周无毛部位。早期为淡褐色或黑褐色斑，边缘不规则，境界不清楚。此型可很快发生侵袭性生长，应注意早期诊断（图17-18）。

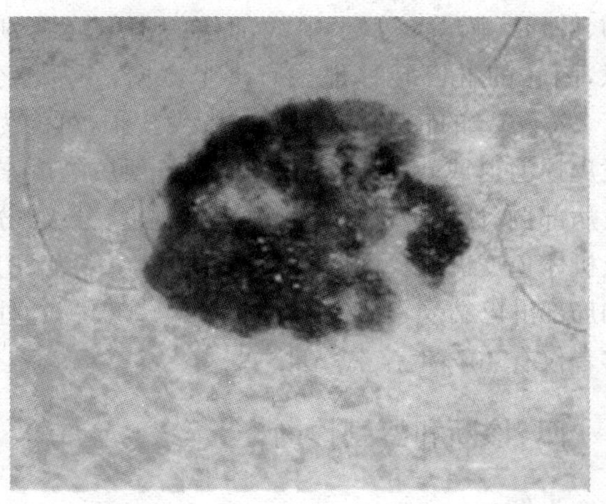

图17-17　表浅扩散性原位黑素瘤

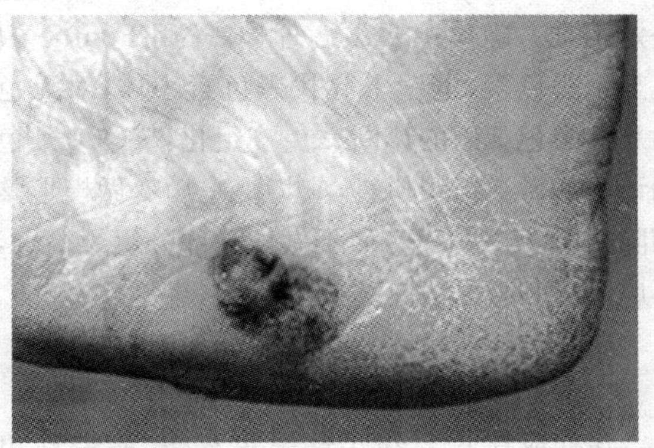

图17-18　肢端雀斑样原位黑素瘤

（二）侵袭性恶性黑素瘤

系当病灶宽度增至4mm或5mm时，非典型黑色素细胞向下侵入真皮并具有恶性行为，此时称为侵袭性恶性黑素瘤。

发展为黑色素瘤的斑痣，多属于交界痣或混合痣，混合痣应随时注意有无变化发生，一般小痣如出现逐渐增大，血管扩张，痣形增加，色素加深，四周有炎性反应，色素向四周正常皮肤侵犯或出现卫星状小黑点等，表示有恶变的可能。此外，如斑痣破溃出血，经常发生感染，发痒疼痛，应注意。黑色素瘤发生溃疡时则多以至晚期，应注意鉴别诊断。有时可因误诊为脓肿，进行切开引流而导致广泛转移。

三、转移和预后

转移极为常见，大部分经淋巴管转移至区域淋巴结，小部分血循环丰富的肿瘤可由血液转移到肺、肝、骨、脑等。躯干中线部位的病变应特别注意，因它的淋巴转移部位有多个方向，不易察觉。有2%～6%的转移灶发现不了原发皮损，可能为原发皮损消退或较为隐蔽。影响恶黑预后的因素有发病部位、性别、年龄，肿瘤的分化程度、分级、分期及机体免疫机能。原位肿瘤的平均生存率为80%，如局部淋巴结受累则生存率为30%～35%，远处转移者仅有10%生存率。

四、诊断和鉴别诊断

(一)诊断要点

主要依据色素变化及临床症状，但有时仍存在一定困难。确诊主要靠病理检查，用Fontno银染色显示黑色素，电镜下寻找黑色素小体，对无色素性恶性黑色素瘤的诊断靠免疫组化(SIOO)染色来确诊。如做活组织检查，应将整个病变做楔形整块切除送检，方为安全，而不做切除部分组织检查，更不应做穿刺吸出法。

(二)鉴别诊断

该病应注意与幼年性黑色素瘤、脂溢性角化病、恶性蓝痣等原发疾病相鉴别。

早期患者或虚胖或消瘦，面色基本正常；后期面色苍白萎黄或黧黑，舌质暗红，苔薄白或厚腻。辨证分型分为：

(1)气滞血瘀型：局部乌黑，郁闷不舒，伴有肌肤甲错，舌质瘀暗。

(2)湿毒浸淫型：肿块乌黑，溃烂流脓血水或黄水，身体呆重，心烦难寐。

(3)气血双亏型：肿瘤生长缓慢，色泽稍淡，溃烂难愈，全身表现为气血不足症状。

(4)肾气亏损型：腰膝酸软，小便频数，五心烦热，心烦不寐。

五、治疗

(一)治疗原则

临床治疗恶黑，除原发性恶黑及病变局限未发生转移者，争取治愈的最好方法是早期局部手术切除。化疗仅适用于晚期患者，免疫治疗仍处于试用阶段。

(二)西医治疗

最好方法是外科手术切除，包括大块切除肿瘤和区域淋巴结清扫术。在指端、足趾作截肢术。放疗治疗不敏感仅能作为手术后辅助疗法，或晚期病例的姑息治疗。化学药物如长春新碱、氮芥等对恶性黑色素瘤有一定疗效，可作为手术前后的综合治疗。

1. 外科手术　早期局部广泛切除是目前争取治愈的最好方法。手术切除物应做不同区域和深度的组织病理检查，以确定是否已将肿瘤彻底切除；否则，应在相应区域再做扩大切除。

2. 放射治疗　对于减轻内脏转移引起的压迫症状、中枢神经系统的转移病灶、骨骼转移引起的疼痛有较好的效果。

3. 免疫治疗　常用的药物有卡介苗(BCG)、短小棒状杆菌菌苗(CP)、干扰素、白细胞介素。方法有皮内注射、瘤内注射、皮肤划痕法等。

4. 化学治疗　疗效较差，可作为辅助治疗或晚期姑息治疗，以缓解症状，延长寿命。

(三)中医治疗

1. 辨证论治

(1)气滞血瘀

【主证】局部乌黑，坚硬疼痛；伴郁闷不适，或有胀痛串痛。舌质暗红，舌苔薄白，舌边有瘀斑，脉细涩。

【治则】活血化瘀，化瘀通络。

【方药】桃红四物汤加味。郁闷不适，胀痛明显，加柴胡、薄荷、玄胡；肿块乌黑，刺痛明显，加三棱、莪术。

(2)湿毒浸淫

【主证】肿块乌黑、溃烂瘤脓血水或黄水，身体困重；或痒、红肿、潮湿、心烦难寐，小便黄赤，舌质红，苔厚腻，脉滑数。

【治则】清热燥湿，解毒消瘀。

【方药】黄连解毒汤合犀黄丸加减。湿邪偏重，局部溃烂不收，加薏米、金钱草、车前草、苍术；热毒扰及心营者，加犀角、生地、芍药、丹皮等。

(3)气血双亏

【证候】倦怠乏力，少气懒言，面色苍白或萎黄，头晕眼花，心悸失眠，舌质淡，苔薄白，脉细弱。

【治则】益气养血，扶正培本。

【方药】八珍汤加味。若瘀毒未尽，加半枝莲、半边莲、白花蛇舌草；若腹胀、纳差、恶心、呕吐者，可加陈皮、焦三仙、半夏、砂仁。

(4)肾气亏损

【证候】腰膝酸软，小便频数，夜尿频数余沥不尽；或伴头晕耳鸣，遗精早泄，或带下清冷，腰部冷痛，舌质嫩红，舌苔薄白，脉沉细或细数。

【治则】补肾益气，壮腰健肾。

【方药】六味地黄丸加味。肾阳虚者，加制附子、肉桂、淫羊藿；肾阴虚者，加麦冬、玉竹、沙参、女贞子；肾精亏损者，加龟板、鹿角胶、兔丝子。

2. 外治疗法　可选用三品一条枪、砒枣散、千金散、砒矾散、桃花散等外用。

六、预防

对于肢端的交界痣，要定期观察，如果有恶变倾向，宜尽早切除。不宜采用化学药物或冷冻治疗。另外，要避免过度日晒和接触煤焦油类物质。

第十节　淋巴管瘤

淋巴管瘤是由淋巴管和结缔组织组成的一种先天性良性肿瘤，主要由淋巴管内皮细胞增生或淋巴管扩张而成。多数于幼年时期出现。但少数在出生时期被发现。淋巴管瘤可分为毛细血管型、海绵状淋巴管瘤、囊状水瘤。此外，与界限性淋巴管瘤不能区别的淋巴管扩张，偶发生于先天性或获得性淋巴水肿。

一、病因病理

(一)西医病因病理

在胚胎期静脉丛中的中胚层裂隙融合形成大的原始淋巴囊，引流进入中心静脉系统，以后淋巴囊逐渐退化或发展成与静脉平行的淋巴管系统。若原始淋巴囊未与静脉系统相连通，就产生囊状淋巴管瘤，如与淋巴管系统主干不相通，可发生海绵状淋巴管瘤，如少量淋巴囊在淋巴管系统形成时被分隔，则形成单纯性淋巴管瘤。因颈静脉淋巴囊形成最早，体积最大，所致颈部发生囊状淋巴管瘤最常见。

(二)中医病因病机

中医将纤维瘤称为肉瘤，因其生于皮里膜外之肉里。中医对纤维瘤病因病机可参考“脂肪瘤”。

二、临床表现

不同类型的淋巴管瘤可有不同的临床表现。

1. 毛细血管型　主要生长于皮肤组织中，由内含内皮细胞的淋巴管扩张而成。淋巴管内充满淋巴液，皮肤表面形成一突出的肿块，常见于面颈部。瘤表面无色、柔软，压迫时稍可缩小，常无自觉症状。

2. 海绵状淋巴管瘤　通常出生时或生后两年内发病。好发于皮肤、皮下组织、肌肉和肌间结缔组织间隙中，多出现在面、颈、唇、舌、口腔黏膜等处。但躯干四肢及外阴亦可发生。可在局部产生巨舌、巨唇、巨肢等畸形。囊肿多显房性囊腔，囊壁较厚，有淋巴液充满其间，压之有伸缩性。表面无色、粗糙不平。发生在面颊及舌唇等部者，表面粗糙不平，有红色透明小刺泡突出。有的深部淋巴瘤常在正常皮肤下，扪出一团较硬的结缔组织块物，触诊时是淋巴结，易与神经纤维瘤相鉴别。

3. 囊状淋巴管瘤　俗称囊状水瘤，多发生于颈部，囊壁薄，被有内皮细胞，囊腔显多房性，互不连接，内含清澈稍淡黄的水样液体。一般为拳头大小，生长缓慢，柔软，囊性，呈分叶状，透光试验阳性(图17-19)。

总之，淋巴管瘤通常无自觉症状，可能发生感染。生长缓慢，但颈部囊状水瘤可在短期内迅速生长扩大，甚至压迫气管、食管，引起呼吸和吞咽困难。肢体者可经常发生丹毒样炎症，还可因此发生全身性发热，当多发囊肿发生感染时，脓液可集聚在某一腔隙，得不到通畅引流，造成瘘管。多次炎症发作后肿瘤可变硬。

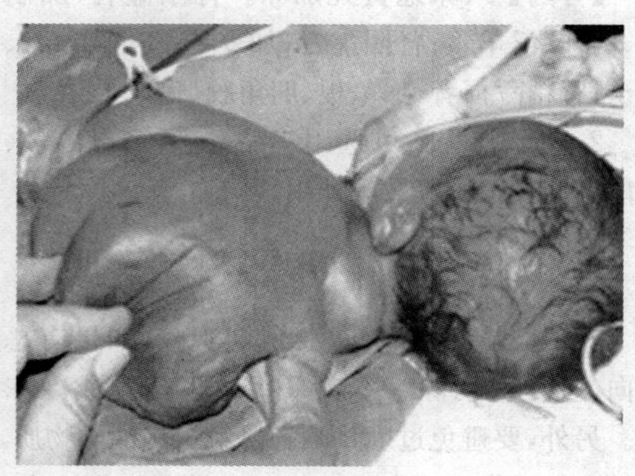

图 17-19　囊状淋巴管瘤

三、诊断

诊断一般无困难，毛细血管型应与毛细血管瘤相鉴别，但有时两者可同时存在，其质地较淋巴管瘤略硬。

四、治疗

（一）西医治疗

手术切除，深在者广泛切除，特别是皮下组织中的深在肌性淋巴管腔，以免复发。表浅者可冷冻或电灼治疗。

局限性者，手术将肿瘤整块切除；弥漫性侵入范围巨大者，局部切除。肢体的淋巴管瘤在手术后亦可能造成局部淋巴漏，使创口经久不愈，腹股沟和大阴唇亦相同，但处理妥善，控制继发性感染，手术创口得到完全愈合还是可能的。肿瘤急性感染时不宜手术切除。

囊状水瘤要广泛手术切除，否则极易复发。

其他方法，如注射硬化剂，放射治疗或同位素效果均不满意。

（二）中医治疗

中医对淋巴管瘤的治疗方法，详见“脂肪瘤”。

（焦　强）

第十八章　颅内肿瘤与椎管内肿瘤

第一节　概　述

颅内肿瘤是神经外科最常见的疾病之一。原发性颅内肿瘤来源于颅内各种组织，如脑、脑膜、脑血管、颅神经、脑下垂体及胚胎残余组织等。身体其他部位的恶性肿瘤转移至颅内或直接侵入者称为转移瘤。

颅内肿瘤可以发生于任何年龄，但不同颅内肿瘤的好发年龄与性别是不同的，除脑膜瘤与垂体瘤以女性发病略多外，其余均以男性发病多于女性。脑胶质瘤的发病年龄高峰为10～49岁，脑膜瘤的发病年龄高峰为30～59岁，垂体腺瘤的发病年龄高峰为21～69岁，神经鞘瘤的发病年龄高峰为20～59岁，先天性脑肿瘤发病年龄高峰为10～39岁，血管性瘤的发病年龄高峰为40～59岁。但总的来说，脑瘤发生在小儿（2岁以下）及老龄患者（70岁以上）均较少见。儿童期肿瘤多发生于后颅窝，主要为母细胞瘤、颅咽管瘤、室管膜瘤和视神经胶质瘤；成年人则以大脑半球胶质细胞瘤为最多，其次是脑膜瘤、垂体腺瘤及神经鞘瘤等；而老年人以胶质母细胞瘤和转移瘤多见。

一、病因

原发于颅内的肿瘤病因目前尚不清楚，近年来通过分子生物学家研究，发现瘤细胞的染色体上存在一个或多个结构上或功能上不正常的基因（称为瘤基因）。在人脑星形细胞瘤中常发现染色体17的短臂上有同位基因的丢失（$17p^-$），后来又发现位于染色体17p上的p53基因常发生点突变，正常的p53基因蛋白具有抑瘤功能，当p53基因发生点突变后，这一功能消失，于是原来的隐性瘤基因转变为显性瘤基因（Brit J Neurosurg，1991）。与显性瘤基因结合的染色体可发生断裂、片段缺失、易位、重排等异常，可使细胞再增殖和分化过程中失去调控，出现去分化和无限制的增殖。由此可见肿瘤的形成可能是原来存在于细胞染色体上的瘤基因的过度表达和/或抑郁p53基因蛋白的表达不足引起。瘤基因可以传给子代，但带有瘤基因的人并不都会发生肿瘤，因它需由突变的p53来带动。研究表明，野生的p53能使另一种分子量为21的p21蛋白与细胞周期依赖性蛋白激酶复合物（cyclin dependent kinase，CDKs）相结合，从而灭活了CDKs，阻止有缺陷的细胞进入细胞周期进行分裂、生长和增殖。突变的p53失去了这一作用，使有缺陷的细胞得以继续分裂和无限制的增殖。近年来又发现一种多肿瘤抑制基因（MTS1和MTS2），其表达的蛋白质为p16，可直接影响CDKs的活性，因此可能对肿瘤的发生具有更大的作用。有关瘤基因的突变学说仍在继续研究中，但这种突变显然是与多种因素，包括物理、化学及生物等因素有关。

（一）物理因素

首先应考虑损伤。Zulch指出，临床上要确定损伤是脑肿瘤的病因必须具备下列条件：①损伤前患者是完全健康的；②损伤当时必须有颅脑组织损害的证据；③损伤部位与肿瘤发生的部位相符；④损伤后应有足够的时间容许肿瘤的发生与发展；⑤肿瘤应有组织学检查证实。

物理因素的另一情况是放射线。Coho指出，临床上确认脑肿瘤是放射线所诱发的应具备下列条件：①肿瘤位于放射野内；②放射前该区肯定不存在该肿瘤；③肿瘤的发生距放射治疗的时间至少应相隔5年;④必须有组织学检查证实。

(二)化学因素

有多种化学物质可以致癌。在动物实验中用以诱发脑肿瘤的化合物有甲基胆蒽(Methylcholanthrene)、二苯蒽(Dibenzanthrene)、苯并芘(Benzpyrene)、N-亚硝酸类化合物如亚硝基哌啶(Nitropiperidine)、二亚硝基哌嗪(Dinitrosopiperazine)、甲基亚硝脲(Methylnitrosourea,MNU)、乙基亚硝脲(Ethylnitrosourea,ENU)等。

近年来国际抗癌研究中心对自然界存在的物质进行动物实验性筛选,发现能使受试动物的半数诱发肿瘤的物质(TD50)已有数百种之多,如霉菌毒素、植物毒素、金属、类金属、结晶硅、石棉、烟草、槟榔、食品的热裂解物、多种药及某些激素等。这些致癌物的目标器官都不相同,一般以肝、肺、肾、膀胱、前列腺、胃、结肠,女性的乳腺、卵巢、子宫内膜等为多。能诱发神经系统肿瘤者较少见。但由于个体差异极大,这些致癌物对神经系统来说绝非安全无害之物。

(三)生物因素

目前已知与发生脑肿瘤有关的病毒有腺病毒、猴空泡病毒(SV40)、Papova病毒及肉瘤病毒(RSV)。SV40可诱发脉络丛或室管膜瘤,诱发率几乎可达100%,诱发时间需90~120天。肉瘤病毒的致瘤性更强,所需时间更短。其他病毒则可诱发脑胶质瘤、脑膜肉瘤、淋巴瘤等。这些病毒侵入动物体内后可与DNA合成期(S期)细胞内的染色体结合,改变染色体上的基因特性,引起细胞的去分化及增殖。

二、中医病因病机

传统中医认为,脑肿瘤的形成是由于内伤七情,使脏腑功能失调,加之外邪侵入,寒热相搏,痰浊内停,长期聚于身体某一部位而成。专家们博采众家之长,经过潜心研究,将脑肿瘤的发病原因概括为内外两种,即内为素质因素或易感因素;外为诱发因素或为助长因素。单一不会发病。

脑肿瘤属中医学的“头痛”、“头风”等范畴,究其发病原因,主要为肾虚不充,髓海失养,肝肾同源,肾虚肝亦虚,肝风内动,邪毒上扰清窍,痰蒙浊闭,阻塞脑络,血气凝滞,“头为诸阳之会”总司人之神明,最不容邪气相犯,若感受六淫邪毒,直冲脑窍或邪气客于上焦,气化不利,经脉不通,瘀血、瘀浊内停,内外全邪,上犯于脑,并留结而成块,发为脑瘤。

三、颅内肿瘤的分类

1993年,世界卫生组织(WTO)将《中枢神经系统肿瘤分类》重新修订,分为十大类。

(1)神经上皮组织的肿瘤:肿瘤起源于原始神经上皮组织,又称神经胶质瘤。根据瘤细胞的分化不同,又分为星形细胞瘤、少突神经胶质瘤、室管膜瘤、脉络丛乳突状瘤、神经元的肿瘤等。

(2)脑(脊髓)神经的肿瘤:肿瘤起源于神经鞘膜细胞,如神经鞘瘤、神经纤维瘤、恶性未分化周围神经瘤等。

(3)脑膜及其有关组织的肿瘤:包括各类脑膜瘤、恶性脑膜瘤、脑膜肉瘤等。

(4)淋巴瘤及造血细胞的肿瘤。

(5)生殖细胞的肿瘤:包括胚胎生殖细胞瘤、胚胎癌、内胚窦瘤、绒毛膜瘤、畸胎瘤及上述各瘤不同成分合成的混合瘤。

(6)中枢神经的囊肿及瘤样病变。

(7)蝶鞍区的肿瘤:包括各类垂体腺瘤、垂体瘤、颅咽管瘤等。

(8)邻近组织肿瘤侵入颅内者:如副神经节瘤(化学感受器瘤)、软骨瘤、软骨肉瘤、耳癌等。

(9)颅内各种继发性肿瘤:包括各种脑转移癌。

(10)未能分化的脑肿瘤。

四、病理

颅内肿瘤可发生于颅内的任何部位。临床上以小脑幕为界,将脑肿瘤的分布分为两大类。发生于小脑幕以上的脑瘤,包括大脑两半球、鞍区、侧脑室、第三脑室周围、四叠体区、颅前窝和颅中窝底部的肿瘤总称为幕上肿瘤。发生于小脑幕以下的肿瘤,包括小脑半球、小脑蚓部、脑桥小脑角区、第四脑室、颅后窝底及脑桥、延髓等部位的脑瘤称为幕下肿瘤。在成人幕上肿瘤要比幕下肿瘤为多,在儿童则幕下肿瘤多于幕上肿瘤。各种不同的肿瘤有其好发部位，如星形细胞瘤好发于大脑半球的各叶，室管膜瘤好发于脑室壁上，神经鞘瘤好发于脑桥小脑角，血管网织细胞瘤好发于小脑半球内，生殖细胞瘤好发于松果体等。临床上常可根据肿瘤所在部位来推测其性质。

脑肿瘤最常见的扩散方式是通过脑脊液的播种，称为种植性转移。发生这种转移的脑瘤多数是暴露于脑脊液中，如位于脑室壁或接近蛛网膜下腔的肿瘤。脱落入脑脊液中的瘤细胞可沉积于远处的脑室壁上、软脑膜上或脊髓的表面，形成种植性的瘤结节。常见的发生种植性转移的脑瘤有室管膜瘤、恶性胶质瘤、髓母细胞瘤、生殖细胞瘤及血管网织细胞瘤等。

脑肿瘤因受到生长的限制可发生继发性病变。常见的继发性病变有：

(1)坏死：常见于生长迅速的恶性肿瘤。由于主要供应血管被迅速生长的肿瘤所挤压或被瘤细胞栓塞等所引起。坏死的范围可大可小，以后形成囊性变。由于周围组织的反应可导致临床症状加重。

(2)出血：较多见于血供较丰富的肿瘤，如胶质瘤、垂体腺瘤、转移瘤等，临床上可引起蛛网膜下腔出血。

(3)间变：肿瘤细胞向退行发育的方向演变，使肿瘤的生物学特性更为恶性化，可见于低恶性的胶质瘤及某些脑膜瘤。

五、临床表现

颅内肿瘤的症状取决于它的部位及其生长速度。生长缓慢的肿瘤因脑组织的顺应性，足以避让肿瘤的压迫，可暂时不出现症状，随着肿瘤的发展，可逐渐出现神经系统症状。生长迅速的肿瘤，因脑组织来不及退缩，较早出现脑组织受压的症状。常见的脑肿瘤症状可概括为三大类。

(一)颅内压增高的症状

1. 原因

(1)肿瘤在颅脑是扩张性或浸润性生长，其所占据的体积超过了颅内的代偿容积即可引起颅内压增高；而老年人由于脑萎缩使颅内的代偿能力增高，症状出现相对较晚。

(2)肿瘤压迫脑脊液通路，如室间孔、导水管、正中孔，造成部分性或完全性梗阻而形成脑积水，颅内压增高。由此可见，颅内压增高不仅取决于肿瘤体积的大小，而更重要的是肿瘤的部位与脑脊液循环通路的关系。

(3)肿瘤压迫较大的静脉或静脉窦，从而发生静脉回流障碍和瘀血，静脉压增高致使颅内压增高。

(4)恶性程度高的胶质细胞瘤或转移瘤，常因肿瘤毒性反应或肿瘤细胞所释放的刺激物质，使肿瘤邻近发生广泛的脑水肿，而造成颅内压力增高。综上所述，颅内压增高的原因是综合性的，并且相互影响。除此之外，在肿瘤发生过程中，有时可发生囊性变，突变成坏死，瘤体组织迅速增大和脑积水突然加剧，使患者出现急性颅内压增高，甚至脑疝，而危机患者生命。

2. 症状

(1)头痛：是颅内压增高的早期症状之一。多为搏动性钝痛或胀痛，呈阵发性或持续性，可时轻时重，严重时伴喷射状呕吐，甚至出现强迫头位，即小脑扁桃体下疝。

(2)呕吐：为颅内压增高的主要症状之一，多因刺激呕吐中枢引起的反射性呕吐，也可因后颅窝肿瘤直接或间接刺激，压迫普通中枢或迷走神经引起。小儿更多见。

(3)视乳头水肿：是颅内压增高的主要征象，严重时可有眼底出血，视力下降，视野缩小，视乳头继发萎缩，甚至失明。这种改变多呈双侧性，但不一定相等，幕上肿瘤一般患侧较重，幕下肿瘤差异不大。值得注意的是，当双侧出现视乳头水肿时，不要轻易诊断为视神经炎，以免延误颅内肿瘤的诊治。

(二)局部症状

1. 精神症状　常见于额叶肿瘤，特别是双侧额叶受侵犯时更为明显，患者表现为反应迟钝，生活懒散，记忆减退。部分患者表现为脾气暴躁，易激动，欣快，个别患者甚至出现妄想等精神症状。

2. 癫痫发作　包括全身大发作和局限性发作，尤其是成年人局限性发作时颅内肿瘤的诊断更有意义。其发作类型可提示肿瘤的部位。如有明显嗅、味等幻觉的精神运动性发作，提示肿瘤位于颞叶的内侧部。有Jackson扩展型癫痫发作者提示肿瘤位于额叶皮质。有内脏性发作者提示肿瘤位于岛叶或边缘系统。有感觉性发作者提示肿瘤位于顶叶。有视幻觉先兆者提示肿瘤位于枕叶。幕下肿瘤很少引起癫痫。

3. 锥体束损害症状　多见于运动区的颅内肿瘤，表现为病变对侧肢体力弱或瘫痪，也可出现单瘫，同时有瘫肢肌张力增高，腱反射亢进，病理征阳性。

4. 失语　分为运动性和感觉性失语两种，见于优势大脑半球肿瘤。当次半球额下回受侵犯时，患者出现运动性失语；而优势半球额上回后部受损时，患者出现感觉性失语。

5. 视力视野和内分泌功能紊乱　蝶鞍区肿瘤患者主要表现为双眼视力下降，双颞侧偏盲。内分泌功能障碍，多数为性腺功能低下。男性表现有阳痿，性欲减退；女性表现为闭经，泌乳；少数激素分泌过盛的患者则表现为巨人症和肢端肥大。

6. 颅内压增高和四叠体综合征　蝶鞍区肿瘤的患者主要表现为双眼正视障碍，瞳孔光反应和调节反应障碍。

7. 颅后窝肿瘤的临床症状　可分为4组：

(1)小脑半球肿瘤患者表现为患侧肢体共济失调，肌张力减退及水平眼震。

(2)小脑蚓部肿瘤表现为躯干共济失调，步态蹒跚如醉汉状，Romkerg征阳性。

(3)脑干肿瘤因病变节段不同而异，中脑受损时表现患侧动眼神经麻痹，桥脑病变可表现为患侧眼球外展及面肌麻痹，咽喉麻痹，舌后1/3味觉消失等。

(4)小脑桥脑角肿瘤患者主要表现为中后组颅神经症状及小脑体征，常见有耳鸣、听力下降、耳聋、眩晕、面瘫及声音嘶哑、饮水呛咳等。

(三)脑功能衰退症状

主要表现为患者的识别能力减退、理解力减弱、思维迟钝、反应缓慢。对语言、记忆、思维、计算、联想活动等都较前退步。因此，患者显得智力衰退，意志消沉，行动懒散，表情冷漠，有的甚至大小便不能自理。

六、诊断

(一)临床检查

首先要全面详细地询问病史、首发症状，特别要注意有无癫痫(尤其是局限性发作)、内分泌功能失调、视力视野改变及一侧听力减退、共济失调、锥体束损害等表现，均应考虑颅内肿瘤的可能。

(二)辅助检查

1. 头颅X线平片　最常用的是颅骨的正位及侧位片，在特殊情况下可摄取特殊角度或特殊部位的照片，如颅底片、眼眶片、蝶鞍片、视神经孔片、内耳孔片、鼻旁窦片等。另外，通过不同的技巧可摄取到切线位片、立体片、分层片、放大片等，以提供更多的有诊断价值的信息。头颅X线平片虽未能显示颅内主要结构脑的图像，但大体上可提供下列异常或病理改变：

(1)颅骨的局部改变，如增生、破坏、受蚀或局部受压的痕迹。

(2)蝶鞍的改变，如蝶鞍的扩大、增深、鞍底及前后床突的吸收、破坏等。

(3)颅骨内板脑回压迹的加深，颅缝的裂开等颅内压增高的迹象。

(4)颅内病理性钙化。

(5)钙化松果体的转移。

(6)颅骨正常结构的缺失如蝶骨小翼缺失。

(7)颅底骨孔的扩大，如视神经胶质瘤中所见的视神经孔扩大，前庭(听)神经瘤中的内耳孔扩大，三叉神经半月节肿瘤的卵圆孔扩大及脑膜瘤中的一侧棘孔扩大等。

(8)颅骨解剖标志的异常，如扁平颅底或颅底凹陷中所见的各种标志线及标志角度的改变等。

2. X线电子计算机断层扫描(CT)　自1970年以来应用于神经外科临床的最主要的一种非侵袭性检查。此检查简便安全，无痛苦，所显示的图像清晰，不仅能将脑断层面上的解剖结构显示出来，还可将病变显示出来，并可多次重复检查，因此深受患者和医生的欢迎。在未经增强的普通CT扫描片中可区别出高密度区、低密度区及等密度区。如给患者静脉内注入造影剂后再扫描，则原来的一些等密度或低密度病变区可以变为高密度，称为增强CT片，极大地提高了病变的分辨率，有助于提高CT对肿瘤的诊断率。

3. 正电子发射断层成像(PET)　这是20世纪80年代以来应用于临床的高级设备。它的问世和正电子发射核素示踪剂的产生开始了人类活体内分子水平的研究，是核生物医学方面的重大进展。脑肿瘤抗体显像，应用碘标记的单克隆抗体作为核素做PET显像，对肿瘤的定位、指导治疗有很大价值。

4. 磁共振断层扫描(MRI)　这是20世纪80年代初期开始用于临床的一种新的影像诊断技术。它与CT不同处在于成像的信号是由人体内释放出来的，实际上是组织内氢核的图像。其成像原理比CT扫描复杂得多，换言之，主要通过肿瘤组织T_1扫像和T_2扫像的不同改变来进行诊断的。如星形细胞瘤多数是T_1相为低信号，T_2相为高信号，脑膜瘤则是T_1和T_2相均为等信号，有人称之为皮质信号。注入造影剂后有明显强化，垂体腺瘤T_1相多为低信号，T_2相为高信号。当肿瘤卒中时T_2相也可为高信号。

5. 脑血管造影　由于CT和磁共振的相继问世，大大提高了颅内肿瘤的诊断率，目前脑血管造影仅作为脑血管疾病的诊断和颅内血管性肿瘤的诊断。如脑膜瘤，可见肿瘤有双重供血即颈内和颈外系统的供血，并可见肿瘤染色。

七、治疗

颅内肿瘤的治疗，和身体其他部位的肿瘤一样，仍以手术治疗为主，但由于神经胶质细胞瘤呈浸润生长，几乎与脑组织间无明显边界，除位于非功能区和肿瘤较小外，一般很难做到全部切除。所以通常采用综合治疗，即手术治疗、放射治疗、化学治疗、免疫治疗、光动力学治疗、热能治疗、基因治疗、中医中药治疗及对症治疗等。

(一)手术治疗

手术切除脑肿瘤应属首选治疗。凡位于脑的非要害区，不论肿瘤是恶性还是良性，均应先做手术切除。良性肿瘤如能完全切除，大多可以得到根治。非良性肿瘤即使只做部分切除，也能明确肿瘤的性质与级别，有利于选择其他辅助治疗及估计预后。肿瘤切除手术又可分为全切除术、次全切除术、部分切除术、病理活检和减压性手术。在条件允许的情况下，应尽量争取多切除肿瘤。随着神经显微外科技术不断发展，全切除率有所提高，手术死亡率及病残率显著减少。但仍有部分病例由于肿瘤涉及脑的要害结构或位于特殊部位无法进行手术切除，可采用姑息手术，目的在于降低增高的颅压，为其他辅助治疗创造条件。常用的姑息手术是脑脊液分流术，如脑室-心房(V-A)分流、脑室-腹腔(V-P)分流。

(二)放射治疗

目前，有关脑肿瘤的放射治疗都主张在手术后进行。有3种治疗方法：

1. 远距离分次放疗　采用的放射源多用直线加速器，发射的为质子束，其能量为4～25MeV。对脑的各种胶质瘤、髓母细胞瘤、原始神经外胚层肿瘤(PNET)、各类生殖细胞瘤、垂体腺瘤、脊索瘤及颅咽管瘤，一般于手术后都可加用放射治疗。

2. 植入性放疗　因需向脑内插入放射包装物且剂量估计复杂，被远距离放疗所替代。

3. 单次立体定向聚焦性放疗　采用的是由201个γ线聚焦而成的γ刀治疗机或直线加速机发射的质子束。

(三)化学治疗

因中枢神经有血脑屏障的保护，很多抗癌化疗药物不能达到脑的病变区而归于无效。经颈动脉注射高渗液能使血脑屏障开放2～12小时，利用这一技术可扩大脑瘤化疗的范围及效果。

(四)免疫治疗

自Bloom等于1960年首次为恶性脑胶质瘤试用免疫治疗以来，赢得了医界的广泛注意和重视。归纳起来脑肿瘤的免疫治疗有4个主要途径。

1. 被动免疫治疗　是指给机体输注外源性效应物质在机体内发挥治疗肿瘤的作用。有用抗肿瘤单抗注入瘤内或鞘内两种注射方法。

2. 过继免疫治疗　主要方法是输给患者经体外用重组白细胞介素-2(rIL-2)激活的免疫细

胞——LAK细胞，或输给患者自体的淋巴细胞经体外用Lectin及rIL-2致敏的称为ASL细胞。通过这些细胞所介导的细胞毒来杀灭瘤细胞。

3. 康复性免疫治疗 是给患者输入可以提高免疫能力的制剂，如细胞因子、白细胞介素-1（IL-1）、肿瘤坏死因子（TNF）、干扰素（IFN）、白细胞介素-6（IL-6）等。

4. 主动免疫治疗 是指机体输入具有抗原性的瘤菌，刺激机体免疫系统产生抗肿瘤的抗体以治疗肿瘤的方法。

（五）中医辨证论治

1. 气滞血瘀

【主证】头痛头胀，面色晦暗，或头痛如锥刺，痛有定处，或伴急躁易怒，睡眠不足，或胸胁满闷，口唇或紫，或指甲瘀斑。妇人可见月经量少，闭经，或色深有块。舌体发黯或有瘀斑瘀点，脉弦涩。

【治则】活血化瘀，散结通络。

【方药】血府逐瘀汤加味：当归15g，生地黄15g，桃仁12g，红花9g，枳壳9g，柴胡15g，丹参24g，川芎12g，赤芍15g，牛膝15g，地龙15g，穿山甲15g，川楝子9g，生石决明30g，莪术10g，甘草6g。

若头痛剧烈，持续不已者加延胡索30g，蜈蚣3条，全蝎9g，以活血搜风，通络止痛；若肝郁化火，口苦咽干，目赤面红，加炒山栀12g，牡丹皮12g，以清肝泻火；若头痛而呕吐，呈喷射状，加益母草15g，泽兰10g，以活血利水，泻浊开窍。

【中成药】血府逐瘀胶囊：每次9g，每日3次。活血化瘀，行气通络。用于气滞血郁证。

小金丹：每次1粒，每日3次。活血化瘀，散结行气。用于气滞血郁证。

大黄䗪虫丸：每次6g，每日3次。活血散结，通络止痛。用于瘀血内结证。

2. 痰浊阻滞

【主证】头痛头晕，肢体麻木，甚则半身不遂，舌强语謇，或时时呕吐，或泛吐清水、黏涎，视物模糊，胸闷痰甚，或痰鸣漉漉，身重倦怠，或神志失常，或癫痫发作。舌苔白厚而腻，脉弦滑有力。

【治则】豁痰燥湿，泻浊开窍。

【方药】涤痰汤加减：清半夏9g，枳实12g，竹茹12g，陈皮15g，茯苓30g，胆南星9g，白术15g，猪苓30g，车前子30g，薏苡仁30g，菖蒲15g，僵蚕15g，全蝎30g，浙贝母30g，甘草6g。

若痰积久化热，痰热内蕴，上扰清窍，狂躁不安，大便秘结者，加黄芩9g，全瓜蒌30g，鲜竹沥液20ml，以清化热痰；若痰浊蒙闭清窍，神识昏迷，不辨外物者，急以苏合香丸1粒研服以开窍醒神；若痰浊壅盛，胸膈痞满，频频呕吐痰涎者，加薤白12g，佛手15g，厚朴15g，炒莱菔子24g，苏子15g，以行气降浊，开痞涤痰。

【中成药】清气涤痰丸：每次6～9g，每日3次。化痰清热，降逆泻浊。用于痰热内结证。

内消瘰疬丸：每次9g，每日3次。化痰软坚，散结消积。用于痰气交结，蕴积成块者。

犀黄丸：每次3g，每日3次。去痰结，化瘀血，消积止痛。用于痰瘀互结者。

3. 肝风内动

【主证】肢体抽搐震颤，语言謇涩，或半身不遂，或视物模糊，可伴头痛头晕，耳鸣目眩，恶心呕吐，或狂躁易怒，甚则昏不识人，或频作癫痫，眼吊复视。舌红少苔，脉弦数。

【治则】镇肝熄风，清热定惊。

【方药】镇肝熄风汤加味：生地龙30g，牡蛎30g，怀牛膝15g，生白芍15g，天冬24g，石决明30g，代赭石30g，玄参30g，川楝子9g，炒山栀子12g，羚羊角粉3g，黄芩9g，钩藤12g，甘草6g。

若肝阴不足，肝阳化风，伴胁痛、颧赤者，加生地黄24g，龟甲24g，菊花12g，枸杞子24g，以养阴敛阳熄风；若风动化火，热邪上炎而见发热，口干口苦，目赤舌燥，大便干结者，加生大黄9g，黄芩12g，龙胆草15g，牡丹皮15g，以清肝泻火，通便降浊；若睡眠不宁，或烦躁不安者，加合欢皮30g，夜交藤30g，酸枣仁30g，以除烦安神。

【中成药】复方羚羊角胶囊：每次3粒，每日3次。清肝热，熄肝风。用于肝热生风，肝风内动证。清开灵胶囊：每次3粒，每日3次。清肝息风、镇静安神。用于肝热生风证。

4. 脾肾阳虚

【主证】精神不振，头昏头痛，倦怠无力，腰膝酸软，形寒肢冷，或肢体偏瘫，或视物不清，气短懒言，大便溏薄，小便清长，男子阳痿不举，女子经闭不行。舌体胖大，边有齿痕，舌质淡，舌苔白或白腻，脉沉细无力。

【治则】补肾健脾，温阳化气。

【方药】肾气丸加减：熟地黄24g，山药30g，山茱萸15g，鹿角胶15g，肉桂6g，炮附子9g，泽泻9g，牡丹皮9g，白术15g，仙灵脾24g，菟丝子30g，党参24g，生黄芪30g，炙甘草6g。

若阳虚水泛，面浮足肿，尿少者，加车前子30g，猪苓30g，桂枝6g，以化气行水，通利小便；若大便溏薄，一日数次不能固摄者，加诃子15g，芡实24g，煨木香9g，煨肉豆蔻15g，米壳8g，以固涩止泻。

【中成药】桂附理中丸：每次1丸，每日3次。温补脾肾。用于脾肾阳虚证。

济生肾气丸：每次1丸，每日3次。温补脾肾，化气行水。用于脾肾阳虚证。

桂附地黄胶囊：每次9g，每日3次。温补脾肾，养阴助阳。用于肾阳不足证。

5. 肝肾阴虚

【主证】头晕目眩，两目干涩，或偏盲、视物不清，或舌强不能语，或足废不能用，耳鸣耳聋，咽干口渴，腰酸腿软，颧红盗汗，五心烦热，女子月经不调。舌质红绛，苔少或无苔，脉细弦。

【治则】滋补肝肾，生精益髓。

【方药】一贯煎合地黄饮子加减：沙参30g，麦冬15g，当归13g，生地黄24g，熟地黄24g，山茱萸15g，石斛24g，枸杞子15g，龟甲24g，鳖甲24g，女贞子30g，白芍15g，川楝子9g，菟丝子15g，五味子12g。

若阴虚火旺，虚火内炽，患者低热不退，骨蒸盗汗，口干不欲饮者，加黄柏12g，知母15g，牡丹皮15g，以清退虚热；若阴血不足，血不养筋，虚阳扰动，患者手足震颤者，加木瓜15g，钩藤24g，羚羊角粉0.6g，以养肝潜阳，熄风止颤；若患者肢体萎废不用者，加炙黄芪30g，牛膝24g，锁阳15g，牛脊髓、猪脊髓各1条，以益精血，养筋脉。

【中成药】六味地黄丸：每次9g，每日3次。滋补肾精。用于肝肾阴虚证。

大补阴丸：每次1丸，每日3次。补益肾精，清退虚热。用于肝肾阴虚，虚火上炎证。

（六）其他治疗

1. 基因治疗　提出这一设想的基础是脑肿瘤细胞的染色体上都有不正常的基因，如能将外源性遗传物质转移至人脑瘤细胞，可望达到改变瘤细胞的生物学特性，使其对体内免疫、酶系、药物的敏感性，甚至瘤细胞自身受体的活性发生改变，从而达到停止增殖，减少侵袭，促使凋亡，或因营养缺乏而坏死消退。

2. 光动力学治疗　用醋酸或硫酸处理过的血卟啉衍生物（HPD）注入患者体内，因其能通过血脑屏障，被瘤细胞所吸入，瘤细胞内的HPD积贮量要比正常脑组织内的大5～20倍，存留在瘤细胞内的时间可长达48小时。

3. 热能治疗　脑瘤细胞对热能较正常神经细胞敏感，如脑温升高至42～43℃时肿瘤细胞可被杀死，而正常脑组织可无影响。

4. 中医中药治疗　中医治法以补肾养髓、平肝化痰、活血化瘀、通络开窍缓解颅内肿瘤引起各种症状。辅以针灸对脑瘤术后的恢复，以及术后神经、运动功能的康复均有极其重要的意义。

5. 对症治疗　适用于直达尚未明确或拒做手术的病例，也可用于术后的病例。目的在于减轻患者的症状，暂时降低颅压。

第二节　颅内肿瘤

一、神经上皮组织肿瘤

来自神经上皮组织的肿瘤又称胶质瘤，占颅内肿瘤的35%～40%。世界卫生组织（WHO）于1999年将胶质瘤分为以下类型：星形细胞瘤、少支胶质瘤、室管膜瘤、混合性胶质瘤、脉络丛瘤、来源不肯定的神经上皮组织肿瘤、神经元及神经元胶质混合瘤、松果体实质的肿瘤、胚胎性肿瘤、神经母细胞肿瘤。其中以星形细胞瘤最多见，约占胶质瘤的75%；其次为少支胶质瘤，约占9.0%；室管膜瘤，约占7.0%；髓母细胞瘤，约占5.0%；其余约占4.0%。

(一)星形细胞瘤

星形细胞瘤是神经上皮组织肿瘤中最常见的肿瘤，多见于20～40岁青壮年，男性多于女性，3/4位于小脑幕上，1/4位于幕下，成年人多发于大脑半球，儿童则以小脑为主。其病理特点是肿瘤常位于白质内，呈浸润性生长，多与脑组织间无明显界限，少数界限清楚，质地较硬。肿瘤呈灰白色或灰红色，可有囊性变，其囊液蛋白含量高，易凝固，肿瘤结节多位于一侧囊壁上。根据肿瘤的生长特性，又可分为弥漫性与局限性两大类。弥漫性的有良性星形细胞瘤、间变型(恶性)星形细胞瘤及胶质母细胞瘤；局限性的有毛细胞型星形细胞瘤、多形性黄色星形细胞瘤及室管膜下巨细胞型星形细胞瘤。星形细胞瘤可因部位不同而有不同的临床表现。

1. 大脑半球星形细胞瘤　多见于成年人，多呈囊性，位于颞顶叶。约有1/3患者以癫痫为首发症状，在疾病过程中出现癫痫者占50%～70%。癫痫的发作类型与肿瘤的部位有关，额叶肿瘤多为大发作，顶叶及中央区肿瘤一般为局限性发作，颞叶肿瘤可出现沟回发作或精神运动性发作，肿瘤累及胼胝体或侵及对侧可出现精神症状，表现为记忆力减退、性格改变、表情淡漠、迟钝或欣快感等症状。此外，依肿瘤所在部位不同，可出现相应的局部症状。如肿瘤位于优势半球的运动性或感觉性语言中枢者，可出现运动性或感觉性语言障碍；位于额叶后部中央前回者，可有不同程度的肢体偏瘫；位于顶叶者可有皮层感觉障碍；其他还可出现失读、失用、失算和命名障碍及幻视和视野缺损等。另有20%位于额极和颞极等静区的患者无局部症状，仅在晚期出现颅内压增高的症状。

2. 丘脑星形细胞瘤　主要表现为对侧感觉障碍，特别是深感觉障碍更明显，位于丘脑的自发性疼痛并不多见。当累及内囊时，可出现对侧肢体偏瘫，部分患者有精神症状和癫痫发作。

3. 小脑星形细胞瘤　多见于儿童和青少年，主要表现为患侧肢体共济运动失调，眼球震颤，肌张力减低，腱反射减弱和构音障碍(暴发性失语)。肿瘤位于蚓部者表现为身体平衡障碍，走路及站立不稳。晚期患者可出现颅内压增高，甚至强迫头位。

4. 脑干星形细胞瘤　因肿瘤的位置不同而表现各异，位于中脑者可有动眼及滑车神经麻痹；位于桥脑者可有三叉、外展及面神经麻痹；位于延髓的患者可有球麻痹，表现为饮水呛咳、吞咽困难、声音嘶哑等；同时脑干肿瘤还可出现对侧肢体运动及感觉障碍，锥体束征阳性。

5. 视神经星形细胞瘤　多见于儿童，偶见于成年人，肿瘤发生于眶内和颅内者可累及视交叉，甚至向对侧视神经及第三脑室前部或向鞍旁发展。临床可表现有患侧眼球突出，视力减退，失明，视野缺损，部分患者视神经为原发性萎缩，部分患者为视乳头水肿；肿瘤晚期则可出现视乳头水肿，也可出现垂体、下丘脑功能障碍。

6. 治疗及预后　星形细胞瘤的治疗一般采用综合治疗的方法，即手术加放射治疗、化学治疗。其中以手术治疗为主，根据肿瘤的位置不同，而行不同的手术入路。如大脑半球肿瘤可行肿瘤及部分脑组织切除(非功能区)充分内减压，小脑半球及脑干肿瘤可在囊内操作，以减少脑重要结构的损伤。

(二)少支胶质细胞瘤

少支胶质细胞瘤可分为两个级别：少支胶质细胞瘤及间变型(恶性)少支胶质细胞瘤。约占胶质细胞瘤的6%，多见于中年人，男多于女，绝大多数发生于幕上，以额叶为主，幕下者罕见。病理特点为肿瘤多位于白质内，呈灰红色，与脑组织间界限较清楚，少数肿瘤有包膜，常有钙化。镜下可见肿瘤细胞密集，小而圆，胞浆透明，胞膜薄，核圆，染色深，居于细胞中央。间质少，有钙化。血运多不丰富。少部分肿瘤分化不良者称为间变型少支胶质细胞瘤。

1. 临床表现

(1)颅内生长大多缓慢，常以癫痫为首发症状，颅内高压症状出现较晚。

(2)部分患者可表现为精神症状，表情欣快或淡漠，当肿瘤侵及功能区时，可出现相应的局部症状和体征，如一侧肢体力弱、偏身感觉障碍等。

2. 辅助检查

(1)头颅X线平片：约有70%的患者可见钙化，

呈点片状或条索状。

(2)CT 脑扫描：病变多显示低密度影，70%有钙化高密度影，病变周围轻度水肿，注射造影剂后有不规则强化。

(3)磁共振(MRI)检查：病变呈长 T_1 和混杂 T_2 异常信号，肿瘤边界清楚，注射 Gd-DTPA 明显增强。

3. 治疗及预后　该病以手术治疗为主，因肿瘤边界清楚，故可以彻底切除，并辅助放射治疗。化学治疗也可采用(PCV)三药联合的治疗方案，即洛莫司汀(CCNU)、长春新碱(VCR)、丙卡巴肼(PCB)。5 年生存率达 52%。有文献报道，个别患者术后生存近 40 年。

(三)胶质母细胞瘤

发病率在神经胶质细胞瘤中占第 2 位，仅次于星形细胞瘤，约占颅内肿瘤的 10%，男性明显多于女性，多见于老年人，儿童和青少年少见。病理特点为肿瘤呈浸润性生长，常累及 2 个或 3 个脑叶，血运丰富，瘤内常有坏死出血，镜下可见肿瘤细胞致密，性状不同，大小不等，无一定排列顺序，细胞核形态亦不一致，核染色质深，核分裂多见，散在有多数单核和多核巨细胞。

1. 临床表现

(1)由于肿瘤恶性程度高，生长快，病程短，所以颅内高压症状出现较早，表现为头痛、呕吐、视乳头水肿。

(2)约有 25%的患者以癫痫为首发症状，10%的患者有精神症状，50%的患者有不同程度的偏瘫，偏侧感觉障碍，失语，偏盲。少数患者因肿瘤出血可使其临床症状突然加重，甚至出现脑疝。

2. 辅助检查

(1)CT 脑扫描：病变形状不规则，边界不清的混杂密度影像，周围脑水肿广泛，脑室及中线位移显著，注射造影剂后，可有明显强化。

(2)磁共振(MRI)检查：T_1 和 T_2 相呈混杂异常信号，周围水肿明显，注射 Gd-DTPA 病变可增强。

3. 治疗及预后　以手术治疗为主，因肿瘤无明显边界，且恶性程度高，血运丰富，所以无法做到全切除，术后给予放射治疗、化学治疗及其他辅助治疗，但 2 年生存率还是很低。

(四)髓母细胞瘤

约占颅内肿瘤的 4%，多见于儿童，男性多于女性，好发于小脑蚓部，组织来源是神经上皮基质层内的外颗粒层细胞，这种细胞最多见于胚胎小脑的髓帆内。可突入第四脑室，肿瘤可随脑脊液播散，特别是在手术后，向椎管内散播。个别患者向颅外转移至肺、骨等。病理特点为肿瘤多呈紫红色，质软，血运丰富，边界不清。镜下可见瘤细胞密集，胞浆少，核多形，染色深，核分裂象多见。

1. 临床表现

(1)由于肿瘤恶性程度高，生长快，又多位于后颅凹，故较早出现颅内压增高、梗阻性脑积水的症状。患者表现有头痛，呕吐，视乳头水肿，幼儿头颅增大，破壶音阳性。晚期可出现强迫头位及枕骨大孔疝。

(2)肿瘤主要破坏小脑蚓部，可表现为平衡障碍，走路及站立不稳，眼球震颤，当累及脑干时，可出现后组颅神经症状，如喝水发呛、吞咽困难、声音嘶哑等。

2. 辅助检查

(1)脑脊液检查：除压力和蛋白量增高外，部分患者可见瘤细胞。

(2)头颅 X 线平片：多显示颅内压增高征，在儿童可以有骨缝分离。

(3)CT 脑扫描：病变显示为高密度影像，边界较清楚，注射造影剂后，病变均匀增强。

(4)脑室造影：第四脑室充盈缺损，三室以上脑室对称性扩大。

(5)磁共振(MRI)检查：肿瘤呈长 T_1 和长 T_2 异常信号，肿瘤边界清楚，注射 Gd-DTPA 后，可有均匀增强。

3. 治疗及预后　以手术治疗为主，应尽量切术肿瘤，打通第四脑室，解除梗阻性脑积水。术后应作局部加全脊髓放射治疗，化学治疗效果不甚明显。该病预后较差。

(五)室管膜瘤

室管膜瘤可分为室管膜瘤和间变型(恶性)室管膜瘤，为脑室膜上皮发生的肿瘤，约占颅内肿瘤的7.6%,3/4位于幕下,1/4位于幕上,多见于儿童及青年,男性多于女性。分化良好的室管膜瘤有3个亚型:细胞型、乳头型、透明细胞型。间变型(恶性)室管膜瘤有2个亚型:黏液乳头型、室管膜下肿瘤。病理特点为肿瘤呈紫红色或灰白色,紫红色肿瘤质软,血运丰富;灰白色肿瘤质硬,血运不丰富,可有囊性变,囊液多为黄色。镜下可见肿瘤细胞多致密,呈立方形或柱形,偶可见核分裂象。用PTAH染色可见生毛体。

1. 临床表现　因肿瘤所居位置不同而表现各异。

(1)侧脑室室管膜瘤:一般病程相对较长,当肿瘤增大影响脑脊液循环时,则出现颅内压增高引起的头痛、呕吐、视乳头水肿等症状和体征。肿瘤侵及邻近组织时,可出现相应的症状,如偏瘫、偏侧感觉障碍、失语、偏盲等。个别患者可有癫痫发作。

(2)第三脑室室管膜瘤:颅内压增高症状出现较早,肿瘤位于第三脑室前部,可出现视神经压迫症状及垂体、下丘脑症状。肿瘤位于第三脑室后部者,可出现双眼上视觉障碍等症状。

(3)第四脑室室管膜瘤:由于阻塞脑脊液循环通路,故而多以颅内压增高为首发症状,表现为头痛、呕吐,部分患者可因变换体位,而出现剧烈头痛、眩晕甚至意识丧失,称为Bruns征。如肿瘤侵及小脑半球及蚓部时,则出现共济失调和眼球震颤。当脑干受影响时,可出现相应的颅神经损害症状,晚期可有强直性体位及枕骨大孔疝症状。

2. 辅助检查

(1)脑脊液检查:脑脊液蛋白明显增高,可达200mg%以上。

(2)头颅X线平片:儿童常见骨缝分离,约有10%可见肿瘤钙化。

(3)脑血管造影:部分患者脑血管造影可见由脉络膜动脉供血的不规则异常肿瘤血管。

(4)脑室造影:可见脑室扩大及肿瘤造成的充盈缺损。

(5)CT脑扫描:显示不均匀的高密度影,注射造影剂后可有增强。

(6)磁共振(MRI)检查:肿瘤呈长T_1和稍长T_2异常信号影,肿瘤边界清楚,注射Gd-DTPA,肿瘤可有增强。

3. 治疗及预后　以手术治疗为主,根据肿瘤发生位置不同,而采取不同的手术入路。侧脑室者可行患侧皮质造瘘,切除肿瘤;第三脑室者可行皮质造瘘,切开室间孔,切除肿瘤,也可经大脑纵裂入路;第四脑室者可做后颅窝中线开颅,切除肿瘤,术中要避免损伤脑干及重要功能区,术后辅助放射治疗为当前首选的治疗方案。该病术后易复发,结合化疗、免疫治疗及中医中药治疗,会提高疗效及生存率。

(六)脉络丛瘤

脉络丛瘤可分为脉络丛乳头瘤和脉络丛癌两大类。脉络丛乳头瘤起源于脑室内的脉络丛组织。多见于儿童,以侧脑室最多。瘤细胞分化良好,形成乳头状结构,生长缓慢。手术可切除,预后良好。脉络丛癌则呈片状或块状生长,界限不清,切除较难,预后较差。

二、脑膜瘤

脑膜瘤的病因尚不清楚。脑膜瘤起自蛛网膜粒或蛛网膜绒毛,发病率仅次于胶质细胞瘤,约占颅内肿瘤的15.31%。发病年龄以成年人居多,老年人和儿童较少,婴幼儿更少。女性略多于男性,也有报道男性多于女性者。肿瘤绝大多数属于良性,恶性或恶性变者仅占1%~2%。颅内脑膜瘤以幕上者多见,占该肿瘤的80%~85%,幕下者占15%~20%。单发者占98%,多发者占2%,既可在同一部位散在数个瘤结节,也可同时生长在脑表面与脑室内、幕上与幕下、颅内与椎管内。肿瘤几乎全部为实质性,囊性者罕见。

(一)分类

世界卫生组织(WHO)的新分类将脑膜瘤分为3级14个亚型。

1. 良性脑膜瘤　组织类型有:脑膜内皮型(合体细胞型);过渡/混合型;纤维型;沙粒型;血管瘤型;微囊型;分泌型;透明细胞型;脊索瘤样型;富于淋巴细胞浆细胞型;化生型,包括黄色瘤型、黏液组织化生型、骨化或软骨化生型等。

2. 非典型脑膜瘤　形态和生物学行为介于良

性脑膜瘤和间变性脑膜瘤之间。

3. 间变性脑膜瘤　①良性脑膜瘤的间变型；②乳头型脑膜瘤。

(二)病理

大体上可分为两种类型：球型和扁平型。球型多见于大脑凸面、矢状窦旁、嗅沟等处。扁平型多见于蝶骨嵴、斜坡、大脑镰、小脑幕等部位。脑膜瘤血运极丰富，多由颈外与颈内(或椎基)动脉双重供血。脑膜瘤与硬脑膜紧密粘连，而在大脑镰生长者可呈哑铃型，肿瘤能侵犯硬脑膜及侵入静脉窦。肿瘤多数较硬，呈灰红色，多有完整包膜，肿瘤周围有不同程度的水肿，但水肿程度与肿瘤大小无明显相关。

(三)临床表现

脑膜瘤的临床表现依赖于生长部位和生长速度，各部位的脑膜瘤有不同的临床特点，但多数肿瘤呈缓慢生长，临床表现是由于肿瘤对邻近脑组织、颅神经的压迫引起。另外，由于瘤体大影响脑部血液回流或阻碍脑脊液的循环与吸收，因而出现颅内压增高的症状，包括头痛、呕吐与视乳头水肿，晚期可致双目失明。局部症状因肿瘤所居位置不同而异。癫痫是最常见的症状，局限性癫痫是中部矢状窦旁肿瘤最常见的症状，大发作常见于颞叶、额叶、枕叶等部位的肿瘤。额叶与前颅窝底脑膜瘤可出现精神症状；蝶骨嵴内 1/3 脑膜瘤与鞍结节脑膜瘤早期即可出现视力减退、视野缺损；大脑中央区域脑膜瘤常引起癫痫和对侧肢体不全偏瘫；小脑桥脑角脑膜瘤可出现第 5～8 颅神经损害及小脑损害症状；位于侧脑室三角区的脑膜瘤，因影响脑脊液循环通路，则出现颅内压增高，而无明显的神经功能损害症状。

(四)诊断

脑膜瘤诊断一般并不困难，根据发病缓慢、病程长等临床特点，特别是成年人的慢性头痛、精神改变、癫痫，以及进行性加重的颅内压增高，应考虑脑膜瘤的可能，并配合以辅助检查，即可确诊。

1. 头颅 X 线平片　约 50%的患者可见病变局部骨质增生、吸收和破坏，以及颅骨血管沟纹扩大和增多。

2. 脑部 CT 扫描　平扫可见病变呈等密度或稍高密度影像，肿瘤以广基底与硬脑膜、颅骨相连，可有部分钙化，常呈点状、星状或不规则形，增强后呈均匀一致强化，边界更为清楚，部分肿瘤周围有低密度水肿带。大型肿瘤常有中线结构移位等占位效应。

3. 磁共振(MRI)　多数脑膜瘤在 T_1 加权相信号与脑灰质相似，二者信号对比度不明显，在 T_2 加权像或质子密度成像呈等信号或较高信号强度或为混杂信号，可看到肿瘤向内压迫脑皮质，使皮质成弓形移位的皮质扣压征，在其周围常有一低信号边缘。在瘤体外发现线状无信号的血管流空现象是诊断脑膜瘤的重要依据。另外，可见到占位效应及肿瘤周围水肿。

4. 脑血管造影　脑血管造影除可根据脑血管的变形、移位进行定位外，当出现肿瘤杂色，除能描绘出肿瘤轮廓精确定位外，并可做出脑膜瘤的诊断。脑血管造影可对肿瘤的血液供应与颅内大血管及静脉窦的关系，以及大静脉窦通畅情况，提供重要信息，对制定手术计划、决定手术入路有重要价值。

(五)治疗

1. 手术治疗　脑膜瘤为脑实质外肿瘤，92%为良性，因此治疗以手术为主。为达到根治的目的，原则上应争取完全切除肿瘤及其侵犯的硬脑膜及颅骨。不同部位脑膜瘤手术所能达到的结果不尽相同，应根据肿瘤所在部位、大小制定不同的手术方案。对位于凸面、嗅沟、矢状窦旁、矢状窦前部、蝶骨嵴、中外侧、部分天幕及颅后窝脑膜瘤应争取全切除；对蝶骨嵴内侧、矢状窦后部及斜坡脑膜瘤不宜强求全切除。

2. 放射治疗　目前，对脑膜瘤行放射治疗仍有争议。但对手术未能切除者，恶性脑膜瘤术后仍主张放射治疗，特别是 γ 刀、X 刀治疗有明显的效果。

3. 激素治疗　因脑膜瘤与雌激素受体有一定关系，因此，有报道使用雌激素受体拮抗药治疗某些手术不能切除的脑膜瘤。

4. 基因及生物治疗　α-2β 白细胞介素可调节 STAT 转录因子明显抑制脑膜细胞的生长，对脑膜瘤有潜在的治疗效果。

（六）预后

脑膜瘤多数为良性，如能根治预后好，术后多数生存质量良好。但位于蝶骨嵴内侧、斜坡等手术困难部位者预后差，手术死亡率高，后遗症多，生存质量差。

（七）不同部位脑膜瘤的特点

1. 矢状窦和大脑镰旁脑膜瘤　矢状窦旁脑膜瘤发生于蛛网膜颗粒，在脑表可以看到，向外下方生长，一般不侵入脑组织。大脑镰旁脑膜瘤从脑镰或下矢状窦长出，在脑表看不到，早期常无症状。矢状窦旁脑膜瘤分为前、后、中 3 部分。从鸡冠到冠状缝为前 1/3 部，多年头痛是主要症状，有慢性进行性加重的人格变化，痴呆、木僵、情感冷漠，偶有出现共济失调及震颤或尿失禁，部分患者会出现癫痫，多为大发作。从冠状缝到人字缝处为矢状窦中 1/3 部，部分病例出现对侧局限性癫痫发作，为运动性亦可为感觉性癫痫发作，出现对侧半身力弱，下肢远端重，上肢轻。从人字缝到窦汇为后 1/3 部，患者常有头痛及颅内压增高，大的肿瘤可出现视野缺损，癫痫不常见。

脑血管造影显示，由镰前动脉、眼动脉脑膜支、脑膜中动脉分支供血，中 1/3 肿瘤压迫胼周动脉使向下移位，前 1/3 肿瘤压迫使其向后移位，镰旁肿瘤使血管移位更明显。利用脑血管造影或磁共振血管造影（MRI）术前了解矢状窦通畅情况，对制定手术方案十分重要。

此区肿瘤多数能做到手术全切除，对肿瘤侵入矢状窦前部或窦已完全闭塞，可连同窦一并切除以求根治。对窦通畅者特别是位于中后段的肿瘤可行肿瘤及受累窦切除后行矢状窦重建术，以达到根治目的。

2. 大脑凸面脑膜瘤　此区肿瘤位于冠状缝下近矢状窦处、翼点附近及中央沟前皮质外，主要由脑膜中动脉供血，颞浅动脉、枕动脉参与大型肿瘤供血，位于冠状缝后者常出现对侧肢体局限性运动性癫痫发作，肌力减退及锥体束征。位于顶叶凸面出现对侧肢体局限性感觉性发作及皮质感觉障碍。颞叶凸面除癫痫发作外，尚可出现对侧面肌瘫痪（中枢性）及上肢力弱。

此区肿瘤多能手术根治。

3. 鞍结节脑膜瘤　从鞍结节长出，在视交叉的前方或其下方，使视神经、视交叉抬高向后移位。主要症状为单眼或双眼视力减退及双颞侧偏盲和视神经萎缩，无眼底视盘水肿、嗅觉及精神障碍，部分患者可出现内分泌紊乱，蝶鞍常不扩大。颈动脉造影颈内动脉向后外移位。

手术应争取全切除。

4. 蝶骨嵴脑膜瘤　此区肿瘤按其所在部位分为内侧部（床突部）、中部（小翼部）及外侧部（大翼部）。临床表现各不相同。内侧肿瘤生长于前床突或蝶骨内侧。多年视力减退为主要症状，因视神经受压出现单眼视力减退或丧失，视交叉受压则出现视野缺损。蝶骨嵴中、外侧脑膜瘤在外侧裂间生长，挤压额叶及颞叶，常见头痛及颅内压增高，可出现癫痫、失语、对侧肢体力弱、锥体束征等。

X 线平片显示蝶骨或眶顶骨增生明显，血管造影见肿瘤多由颈内、外血管供血。

蝶骨中、外侧脑膜瘤常可做到全切除，增厚的颅骨甚至眶顶及受累的硬脑膜也应力争切除；内侧型者常难做到全切除，手术死亡率高，后遗症多。

5. 嗅沟脑膜瘤　肿瘤从筛板长出，接近筛板和蝶骨平台交界处，肿瘤两侧可不对称。其临床表现为精神症状，常有欣快感，注意力不集中，单侧或双侧嗅觉丧失，因肿瘤多较大而出现颅压升高，肿瘤向后生长压迫视神经、视交叉出现视力、视野改变，部分患者有癫痫大发作。脑血管造影可见大脑前动脉向后移位。胼周动脉向上移位。

手术应力争全切除，必要时可连同矢状窦前部一并切除。

6. 小脑桥脑角脑膜瘤　发自岩骨后部内听道附近。常出现听力减退、耳鸣、眩晕、面部麻木或疼痛，头痛亦常见，并可查到面肌力弱、眼球震颤、耳聋，对侧肢体力弱及锥体束征。肿瘤供血主要来自颈动脉虹吸段的分支和脑膜中动脉分支或咽升动脉，偏后的肿瘤由枕动脉和椎动脉脑膜支供血。

手术切除时应尽力避免损伤脑神经，脑干诱发电位监护有助于防止脑神经及脑干损伤。

7. 枕骨大孔区脑膜瘤　该部位脑膜瘤较少见，其基底附着于枕骨大孔附近的硬脑膜，可向颅后窝和椎管两方生长，压迫小脑、延髓和上颈髓，依肿瘤生长部位不同有差别而引起临床症状。肿瘤向上生长者，表现为小脑及延髓损害症状；向下生长者，则表现为上颈髓损害症状。头颅磁共振扫描是该病的最好诊断方法，它可以清楚地显示肿瘤的全貌及生长方向。

手术多采用颅后窝中线开颅，咬开枕骨打孔及环锥后弓，如肿瘤向下生长，可切开颈 2～3 锥板，扩大手术野以利于肿瘤切除。术中切不可损伤椎动脉。

8. 斜坡脑膜瘤　肿瘤发自蝶枕部软骨结合部，斜坡宽度为 3cm，其两侧为第 3～12 对脑神经，其后方为脑干及基底动脉，症状多呈缓慢进展，头痛、步态不稳、听力下降、眩晕、吞咽困难等是常见症状，并常见眼底视盘水肿。

目前多采用改良翼点入路、远外侧入路、经天幕或幕上下联合入路手术，手术困难，难以做到全切除。

9. 小脑幕脑膜瘤　肿瘤可向小脑幕上方亦可向小脑幕下方生长，引起小脑和脑干受压的症状与体征，同时还可引起枕叶或颞叶受压出现癫痫、幻视、视野缺损或颅内压增高等症状。位于小脑幕缘的肿瘤由颈内动脉脑膜垂体干的小脑幕支供血，并可有腓周动脉参与供血。

肿瘤位于小脑幕前方者可经颞部入路手术切除，位于后外侧者可经颞顶部入路手术，位于后部可经枕下入路切除肿瘤。脑神经功能障碍常是术后的主要合并症。

10. 岩骨尖脑膜瘤　临床较少见，因其周围邻近组织有重要血管和神经，故早期即可表现为颅神经损害症状，可出现第 3～6 颅神经麻痹。肿瘤长大，压迫脑干，可出现对侧肢体偏瘫和共济失调，以及颅内压增高等症状。

头颅 X 线平片可见患侧岩骨骨质破坏，CT 脑扫描和磁共振可以确定肿瘤的大小、位置及生长方向。

以往的手术方法是经颞枕入路，切除肿瘤。目前多采用乙状窦前入路，磨开岩骨，直达肿瘤，将其分块切除。肿瘤<3cm 者，可行 γ 刀或 X 刀治疗。

11. 脑室脑膜瘤　儿童多于成人。肿瘤发生于侧脑室三角区的脉络丛。常见头痛、人格变化、视力障碍，部分患者有对侧同侧偏盲、对侧肢体力弱及精神症状，优势半球侧脑室内脑膜瘤半数患者可出现失语。肿瘤由颈内动脉和大脑后动脉及脉络丛动脉供血。

第三脑室前部者可引起下丘脑损害症状；三脑室后部者可出现双眼上视受限与共济失调。第四脑室脑膜瘤从第四脑室室内脉络丛长出，主要症状为头痛、呕吐、眼底视盘水肿等颅内压增高表现，并可查到水平相眼球震颤及出现共济失调。肿瘤由小脑后下动脉供血。

此区手术全切除率高，预后较好。

12. 多发性脑膜瘤　非常少见，约占颅内脑膜瘤的 1%，发病可能与遗传基因有关。肿瘤所在部位可多样化，但多见于大脑凸面或颅底，分散在一个大的脑膜瘤周边，瘤体可小如樱桃，大如鹅蛋，有时还可见肿瘤同时出现于脑室内与颅后窝，或颅内脑膜瘤与椎管内脊膜瘤同存。多发性脑膜瘤的临床表现多样化，根据肿瘤所在位置不同而出现相应的神经系统定位症状，但通常以某一部位脑膜瘤的症状较突出，其他部位脑膜瘤的症状不明显，待前一肿瘤切除后，才显出另一组肿瘤症状。诊断可依据头颅 CT 扫描与磁共振确定肿瘤的数目、发生部位和大小。

治疗可分为两种方式：手术切除，可采取一次手术或分期分区手术；肿瘤直径<3cm 者可用 X 刀或 γ 刀治疗。

13. 恶性脑膜瘤　约占颅内脑膜瘤的 1%。肿瘤可能一开始就显示恶性，也可见于良性脑膜瘤术后复发演变成恶性者。肿瘤常沿脑膜及脑组织浸润性增长，曾有报道个别病例发生远处转移至肺或肝。显微镜下可见瘤巨细胞形成，核分裂较多，核染色质粗糙且深，但仍保留有某些脑膜内皮细胞的特点。术前定性诊断较困难，CT 脑扫描与磁共振仅能定位，而确切的诊断只能依据病理切片。

手术方法与一般脑膜瘤一样，力争全部切除，对不能全部切除者，也应做到充分减压，包括去除骨瓣。术后辅以放疗和化疗、免疫治疗，配合中医药治疗，以延长患者的生存期，提高生存质量。

三、垂体腺瘤

垂体腺瘤是颅内肿瘤中较多见的一种，约占颅内肿瘤的10%。多数表现有一定的特点，诊断并不困难。特别是近些年头颅CT及MRI的广泛应用，使该瘤在早期就能明确诊断。在治疗上，手术和放疗为主，药物治疗为辅，因为垂体腺瘤为一种良性病变，发生癌变的可能性极小，所以早期发现，治疗适宜，预后是比较理想的。

（一）垂体的发生及其解剖结构

1. 垂体的发生　垂体由腺垂体亦称垂体前叶和神经垂体亦称垂体后叶两部分构成，腺垂体由外胚层的拉特可囊分化而来，神经垂体来自前脑底部的神经胚层。妊娠第3周时，口凹顶部靠近口咽膜部的外胚层向上突出，形成一个薄壁小囊，称为拉特可囊，该囊伸向前脑底部，与前脑底向腹侧突出形成的垂体漏斗相结合，两者接触后拉特可囊的远端变细，形成一个细管，称为颅咽管。妊娠6周时，颅咽管消失，拉特可囊不再与原始口凹相连。妊娠3个月时，拉特可囊远端的细胞消失，而近端的细胞在拉特可囊与垂体漏斗相附着处开始增生。囊前壁分化成腺垂体的远侧部，后壁形成中间部，拉特可囊的两侧上外侧部同时向外上方伸展，在垂体漏斗前方融合，形成腺垂体的结节部。

2. 垂体的解剖　垂体呈卵圆形，位于蝶鞍内，约1.2cm×1.0cm×0.5cm大小，平均重量为750mg（男350～700mg，女450～900mg）。女性妊娠期呈现生理性肥大。神经垂体（垂体后叶）由神经部和漏斗组成，漏斗上部连于正中隆起，下部为漏斗，腺垂体的结节部包绕漏斗，共同组成垂体柄。垂体前叶由嫌色性、嗜酸性和嗜碱性3种细胞组成，是垂体腺瘤的好发部位。

3. 垂体的毗邻结构

（1）蝶鞍：蝶鞍前界为鞍结节，后界为鞍背，前外为前床突，后外为后床突。正常人的垂体多为椭圆形，少数为圆形或扁圆形。

（2）鞍膈：垂体窝为硬脑膜所覆盖，是颅底硬脑膜的延续。鞍膈是颅底硬脑膜的反褶，在蝶鞍上方，前后床突之间，鞍膈中央较薄，垂体柄从中通过。蛛网膜和软脑膜环绕垂体柄，不进入鞍内，其间形成视交叉池。

（3）海绵窦：位于垂体两侧，前起框上裂，后达岩骨尖。海绵窦长约2cm，颈内动脉在海绵窦内形成1～3cm。海绵窦外侧壁有第3～6颅神经。

（4）视交叉：距垂体鞍膈上方约10mm，与鞍膈之间形成视交叉池。视交叉上有终板、前连合，后为垂体柄、灰结节、乳头体和动眼神经，下为鞍膈和垂体。

（5）视神经：视神经从视神经孔到视交叉约15mm，视神经管长约5mm，动眼神经在视神经的内下方行走。

（二）病因和发病原理

目前对垂体腺瘤的发生发展过程仍不十分清楚。

1. 垂体学说——垂体基因突变理论　研究表明，绝大多数垂体腺瘤为垂体细胞的单克隆起源。

（1）在对垂体腺瘤研究中发现，部分垂体腺瘤中有Pir-1（垂体特异性转录因子）mRNA的高水平异常表达。

（2）Gs蛋白在跨膜信号传递中很关键，研究证实约40%的垂体GH腺瘤存在Gsα突变为癌基因Gsp，导致Gs蛋白α亚单位上的GTP酶水解活性丧失，使得GH分泌不能正常终止。

（3）蛋白激酶C（protein kinase C，PKC）在跨膜信号传递中起关键作用。

（4）成纤维细胞生长因子（FGF）、血管内皮细胞生长因子（VEGF）、hst、PTTG（垂体瘤转化基因）、碱性成纤维细胞生长因子（bFGF）等基因可诱发垂体腺瘤血管生成，故与肿瘤的侵袭性相关。

2. 抑癌基因失活

（1）人垂体腺瘤细胞中存在Rb基因的杂合性缺失（LOH）及Rb基因第20～24外显子突变。

（2）p16可调控细胞周期和抑制肿瘤生长。研究中发现垂体腺瘤细胞的p16 mRNA及蛋白水平明显低于正常垂体细胞。

3. 下丘脑学说——垂体细胞增殖理论　研究发现，下丘脑激素如GHRH等的异常分泌可诱导正常垂体细胞增殖；其中慢性增殖即为垂体增生，快速增殖的异质垂体细胞可能形成垂体腺瘤。

（三）分类

近年来，由于内分泌激素测定的进步和电子显微镜下观察超微结构及染色方法的改进，已形成形态(组织化学和电镜)和功能(临床表现)相结合的垂体腺瘤的新分类。

1. 催乳素细胞腺瘤(prolactinoma, prolactin-secreting adenoma, PRL 腺瘤)　临床表现：女性为乳溢-闭经(闭经-溢乳)综合征(Forbis-Albright 综合征)，男性为阳痿，性功能减退等。血浆中 PRL 水平升高。瘤细胞多为嫌色性，少数瘤细胞为嗜酸性。

2. 生长激素细胞腺瘤(somatotrophic pituitary adenoma, growth hormone-secreting adenoma, GH 腺瘤)　临床表现为肢端肥大症或巨人症，血浆中 GH 水平升高，并引起全身代谢紊乱。在 HE 染色中，瘤细胞可呈强或弱嗜酸性，橘黄 G 染色(＋)，PAS(－)。

3. 促肾上腺皮质激素细胞腺瘤(ACTH-secreting adenoma, Cushing disease. ACTH 腺瘤，库欣病)　临床表现为皮质醇增多综合征(库欣综合征)，可引起全身脂肪、蛋白质代谢和电解质等紊乱。瘤细胞可为嗜碱性或嫌色性。PAS 染色(＋)，橘黄 G 染色(－)，红素染色(－)。

4. 促甲状腺素细胞腺瘤(thyrosyimulating hormone-secreting adenoma, TSH 腺瘤)　血浆中 TSH 升高，临床表现为甲状腺功能亢进(甲亢)或甲状腺功能减低(甲低)。瘤细胞较小，PAS(＋)。

5. 促性腺激素腺瘤(follicle-stimulating hormone and luteinizing hormone secreting adenoma, GnH 或 FSH/LH 腺瘤)　血浆中性激素升高，临床表现为性功能失调，如阳痿、性欲减退等。

6. 多分泌功能细胞腺瘤(poly-hormone secreting adenoma)　在临床上腺瘤内含有两种或两种以上的分泌激素细胞。有多种内分泌功能失调症状的混合证候。最常见的是 GH＋PRL。

7. 无分泌功能细胞腺瘤(non-secreting or nonfunctioning pituitary adenoma)　包括大嗜酸性细胞腺瘤和未分化细胞瘤，后者又称裸细胞腺瘤。胞质较丰富，染色较淡，无特殊染色颗粒。

8. 恶性垂体腺瘤(pituitary carcinoma, 垂体腺癌)　尚无一致看法。有的把瘤细胞有明显异形性，易见到核分裂，并侵及邻近脑组织或颅内转移者，视为恶性垂体腺瘤。

(四)临床表现

垂体中的各种内分泌细胞可产生相应的内分泌细胞腺瘤，引起内分泌功能紊乱，在早期微腺瘤阶段即可出现内分泌功能亢进征象。随着腺瘤的长大，可压迫、侵蚀垂体组织及垂体、蝶鞍周围结构，产生内分泌功能减低，出现视功能障碍及其他脑神经和脑症状。

1. 头痛　主要位于眶后、前额和双颞部，程度轻，间歇性发作，多系肿瘤直接刺激或鞍内压增高，引起垂体硬脑膜囊及鞍膈受压所致。少数巨大腺瘤向鞍上发展突入第三脑室，造成室间孔或中脑水管梗阻，出现脑积水导致颅内压增高。

2、视力视野障碍　在垂体腺瘤尚未压迫视神经视交叉前，多无视力视野障碍，但个别微腺瘤病例可出现视力减退，双颞侧视野缺损或偏盲。

3. 其他损害　如肿瘤向后上发展压迫垂体柄和下丘脑，出现下丘脑功能障碍，表现为低血压，体温调节紊乱，水、电解质紊乱，心脏及呼吸节律紊乱和意识障碍等晚期表现，因垂体腺瘤导致尿崩症者较为罕见；肿瘤向前方伸展至额叶，可引起精神症状、癫痫及嗅觉障碍；肿瘤向侧方侵袭海绵窦，可发生第 3～6 脑神经麻痹；侵入鞍旁，突向颅中窝可引起颞叶癫痫；肿瘤向后长入脚间池、斜坡，压迫脑干，脑干受压可引起瞳孔、肌张力和呼吸的改变，可出现肢体偏瘫和交叉性麻痹。

4. 垂体功能性腺瘤的表现　腺瘤生长缓慢，所以病程较长，发病年龄以成年人多见，男女比例大致相等。临床表现大体分为内分泌症状和压迫症状，内分泌症状又因肿瘤类型而异。

(1)内分泌异常

1)嫌色性垂体腺瘤：大部分属于催乳素细胞腺瘤。主要表现为性功能低下，性欲减退或消失。男性表现为阳痿，外生殖器变小，胡须少，皮肤苍白细腻。女性表现为月经失调，闭经，腋毛及阴毛稀疏，乳腺增生。

2)嗜酸性垂体腺瘤：大多属于生长激素细胞腺瘤。主要表现为垂体功能亢进症状。如发生在青春期前，骨骼发育旺盛，长骨异常增长而成巨人症。如成人以后发生，因骨骼已愈合，则出现肢端肥大，如颧骨增大，前额及下颌部突出，手脚明显粗大，软组织增生导致面形宽大，鼻粗大，唇舌变厚，皮肤粗糙，色素沉着，约30%患者血糖可升高，晚期亦出现性功能减退。

3)嗜碱性垂体腺瘤：大多为促肾上腺皮质激素细胞腺瘤。主要表现为向心性肥胖，满月脸，色素沉着，毛发增生，重者性功能减退，闭经，乏力。部分伴血压升高，血糖升高。

(2)压迫症状：垂体腺瘤，特别是嫌色性者，常突破鞍膈发展至鞍外，压迫周围神经组织而出现相应表现。

1)视神经受压：初期常表现为一眼或双眼颞上视野缺损，逐渐加重，典型者为双颞侧偏盲。视野缺损同时，视力也渐下降，重则失明，眼底检查可发现视神经乳头苍白，呈原发性萎缩表现。

2)头痛：垂体腺瘤患者常有额或颞部疼痛，嗜酸性垂体瘤较明显。早期疼痛原因是肿瘤生长致使蝶鞍压力增高。另外，肿瘤刺激颅底血管及内分泌紊乱造成颅面骨质增生也是出现头痛的因素。

3)鞍外组织受压：垂体腺瘤侵及海绵窦可出现眼球运动及瞳孔异常变化；侵及颞叶可出现幻觉，甚至癫痫；向额叶发展可出现精神症状；向鞍上后发展可出现颅内压增高或下视丘受损表现。

(五)垂体腺瘤的辅助检查

1. 影像学检查

(1)颅骨X线平片：对诊断垂体瘤十分重要。很小的微腺瘤可正常，大腺瘤大多呈球形扩大，鞍底下移，变薄，有的倾斜呈双底。后床突、鞍背骨质吸收变薄、竖起、后移或破坏，甚至后床突片状游离，晚期可累及鞍结节。前床突上抬。

(2)蝶鞍区CT扫描：CT检查是目前诊断垂体瘤的重要方法。

1)直接征象：多数为鞍内低密度区＞3mm，少数呈高密度，表现为等密度的微腺瘤。

2)间接征象：垂体高度超过7mm；鞍隔饱满或膨隆，不对称；垂体柄移位，偏离中线＞2mm意义更大；神经垂体受压消失；鞍底倾斜，一侧骨质吸收变薄或破坏。

(3)磁共振影像(MRI)：MRI是目前最有价值的垂体腺瘤影像学诊断方法，用矢状及冠状面的T_1相就可做出诊断。对垂体腺瘤的早期诊断有很大帮助，对微腺瘤的发现率高于CT扫描，对大腺瘤可以全面了解其向鞍上和鞍外发展，对垂体腺瘤的鉴别诊断和手术方式的选择及指导手术治疗有重要意义。

(4)脑血管造影：对诊断微腺瘤和大腺瘤有一定帮助。一般脑血管造影对早期垂体腺瘤多无异常发现，如肿瘤向外移，向鞍上、鞍旁发展，可见大脑前动脉弧形上抬，颈内动脉向外移，虹吸部张开。

2. 内分泌检查　垂体激素的测定对垂体瘤的早期诊断，治疗前后的变化，疗效评价，随诊观察和预后判断均有重要意义。垂体激素的分泌呈脉冲性释放，有昼夜节律变化，应多次多时间地测定激素水平，并做有关垂体功能试验。目前常用的检查项目有催乳素(PRL)、生长激素(GH)、促肾上腺皮质激素(ACTH)、促甲状腺激素(TSH)、促性腺激素(GnRH)、促黑色素细胞激素(MSH)，以及靶腺细胞分泌功能如甲状腺、肾上腺、性腺激素等。

(六)垂体腺瘤的诊断

主要依据不同类型腺瘤的临床表现、内分泌检查和影像学检查，绝大部分垂体腺瘤均可得到明确诊断。但是在早期，特别是内分泌功能不活跃的腺瘤，临床表现不明显或不典型时，可被忽视。即使有临床表现或内分泌变化或影像学改变，亦不一定是垂体腺瘤。故需全面了解病情，根据多方面的检查所获资料，综合分析，做出诊断。

(七)鉴别诊断

1. 颅咽管瘤　多发生在儿童和青年。主要表现为内分泌功能低下，性功能减退，阳痿，青春期前因发育迟缓可成侏儒症，约30%患者有尿崩症，视力视野出现异常。影像学上肿瘤多位于鞍上，向鞍后发展，蝶鞍可以无扩大，多为囊性病变，少数为实质性，约2/3以上伴钙化，这是该瘤的特点，在MRI扫描上，可见垂体正常或仅受压而无异常信号改变。

2. 鞍结节脑膜瘤　多见于成年人。常仅表现为视力视野异常，无内分泌障碍。影像学特点是蝶鞍一般正常，鞍结节可见增生，CT扫描呈均匀高密度，注药后强化明显，脑血管造影见肿瘤染色。

3. 脊索瘤　成年人多见。主要表现为多发性颅神经障碍。影像学特点是鞍背、后床突和斜坡广泛性骨质破坏或消失，约 1/2 患者伴钙化。

4. 鞍区动脉瘤　动脉瘤一般在鞍旁或鞍上，鞍内极少见，但在鉴别诊断中很重要，因为术前误诊，则导致患者死亡。可表现头痛、视力视野及内分泌异常，如突然头痛伴动眼神经麻痹，动脉瘤可能性更大，脑血管造影是鉴别诊断的可靠方法。

5. 视神经和视交叉胶质瘤　多见于儿童和青年。单侧视神经胶质瘤患者主要表现为病侧眼球突出，病侧视力下降，视野缩小；视交叉胶质瘤主要表现为视力下降，视野缩小，内分泌异常，头痛。影像学特点是蝶鞍正常，无钙化。

6. 非肿瘤性疾病　如球后视神经炎、视交叉蛛网膜炎、空蝶鞍综合征可出现视力视野异常，垂体脓肿，拉特可囊肿等也可引起内分泌变化和类似垂体腺瘤的临床表现，应综合检查并分析，做出鉴别。

（八）垂体腺瘤的治疗

垂体腺瘤的治疗是以手术治疗为主，辅以放射治疗、药物治疗、中医中药等以缓解患者症状。

1. 手术治疗　垂体腺瘤的手术方式主要包括经颅入路和经蝶窦入路。

（1）经颅垂体瘤切除术

1）经额叶入路：手术适应证主要是较晚期的巨大垂体腺瘤且向鞍上发展，有视功能障碍者。

2）经颞叶入路：用于切除向鞍旁发展的肿瘤，但对鞍内和视交叉后上方的肿瘤显露不理想。

3）经蝶骨翼前外侧入路：适用于向鞍旁和海绵窦、视交叉后上方侵入的垂体腺瘤。术中经视交叉前、视神经旁、视交叉-颈内动脉之间的解剖间隙，可较好地显露并切除位于视交叉下方、后方及后上方的肿瘤。

（2）经蝶窦垂体腺瘤切除术：经蝶窦入路已有多种变异，如经口鼻蝶窦入路、经鼻（单侧或双侧）蝶窦入路、经筛窦蝶窦入路和上颌窦蝶窦入路。目前大多采取 Hardy 改良经口鼻蝶窦入路手术方法。

（3）经蝶窦入路手术的适应证和禁忌证

手术适应证包括：①各种类型的垂体微腺瘤；②各种类型的垂体大腺瘤；③各种类型的垂体巨腺瘤（最大径＞3.0cm），瘤体主要向鞍上或鞍后上伸展，轻度向鞍上前方及轻度向鞍上两侧者；④视交叉前置者；⑤肿瘤向蝶窦生长、向后下生长侵入鞍背、斜坡者；⑥有脑脊液鼻漏者。

手术禁忌证包括：①鼻部感染、蝶窦炎、鼻中隔手术史（相对）；②垂体巨腺瘤明显向侧方、额叶底、鞍背后方发展者（相对）；③有凝血机制障碍或其他严重疾病者。

2. 放射治疗　普通放射治疗适用于不宜手术或手术后可能复发的垂体腺瘤，尤其是复发率高的侵袭性垂体腺瘤，以及原发腺癌或转移瘤病例。

立体定向放射治疗：目前主要为 γ 刀、X 刀，多应用于术后肿瘤残留（尤其是位于海绵窦的病例）或复发的肿瘤，肿瘤距离视神经和视交叉 3～5mm，无视功能障碍者。

3. 药物治疗　包括：溴隐亭治疗催乳素瘤、生长激素瘤和促肾上腺皮质激素瘤；生长抑素或雌激素治疗生长激素瘤；赛庚啶、氨鲁米特、美替拉酮、依托咪酯等治疗肾上腺皮质素瘤。无功能腺瘤及垂体功能低下者，采用各种激素替代治疗。

（九）各种垂体腺瘤的特点

1. 垂体催乳素瘤　多见于 20～30 岁的青年，女性明显多于男性。女性垂体催乳素瘤的典型临床表现主要以催乳素增高、雌激素减少所致的闭经、溢乳、不育为临床特征，又称 Forbis-Albright 综合征。重者乏力、嗜睡、头痛、性功能减退、精神异常、毛发脱落、骨质密度增加、肥胖。男性患者少见，表现为性欲减退、阳痿、乳房发育、溢乳、胡须稀少；重者生殖器萎缩，精子少、活性低、不育。

催乳素瘤诊断的主要依据是临床表现、影像学所见和血浆 PRL 水平升高。

手术治疗仍然是垂体催乳素瘤的主要手段，对于 PRL 大腺瘤首选经蝶窦手术切除治疗，以改善症状，解除肿瘤的占位效应。但对于无明显症状、不要求生育的微腺瘤患者，可暂给予观察，定期随诊。

2. 垂体生长激素瘤　由于肿瘤分泌生长激素（GH）过多，导致肢端肥大症，在青春期骨骺未融合前起病者表现为巨人症。成人软组织增生可导致肢端肥大，临床表现为头颅面容宽大，眉弓凸起，颧骨高，下颌突出延长，鼻肥大，唇增厚，手足肥厚宽大，指趾变粗。

经蝶窦切除术是治疗生长激素瘤的首选治疗手段。

生长激素瘤药物治疗疗效不很理想。溴隐亭对生长激素瘤可减轻症状。

3. 库欣病(Cushing disease)　由于垂体促肾上腺皮质激素瘤或 ACTH 细胞增生,分泌过多的 ACTH,引起肾上腺皮质增生,产生皮质醇增多症,导致的一系列物质代谢紊乱和病理变化。临床表现为库欣综合征。脂肪代谢紊乱和分布异常引起的向心性肥胖、满月脸、水牛背、锁骨上脂肪垫;蛋白质分解代谢高于合成代谢导致皮肤菲薄,结蒂组织减少,毛细血管扩张,皮肤出现紫纹,毛细血管脆性增加,易出现皮下瘀斑,肌萎缩,并可引起骨质疏松,可发生病理性骨折、糖尿病、低血钾、低血氯、高钠血症、性功能异常,继发的肾上腺皮质分泌雄激素增加,可导致痤疮、女性汗毛增多、长胡须、喉结增大。

库欣病首选经蝶窦显微外科切除垂体 ACTH 腺瘤,达到治愈肿瘤而不造成永久性内分泌功能低下。切除肿瘤的同时,大部及次全切除瘤周垂体可以显著提高疗效,而对垂体及靶腺功能无明显影响。对在手术探查时未发现病变的库欣病,考虑做垂体次全切除。

放射治疗多用于术后的辅助治疗。

四、颅咽管瘤

颅咽管瘤是从胚胎期颅咽管残余组织发生的良性先天性肿瘤。儿童最为常见,占鞍区肿瘤的首位。目前,其确切的发生机制尚不清楚。

(一)病理

大体上,肿瘤表面光滑或呈结节状生长,有包膜,边界较为清楚。根据颅咽管瘤与鞍膈、脑室的关系等,将颅咽管瘤归纳为 5 级。

Ⅰ级:肿瘤完全位于鞍内或鞍膈下方。

Ⅱ级:肿瘤位于鞍上池,同时鞍内有或没有肿瘤。

Ⅲ级:肿瘤侵入第三脑室的下半部。

Ⅳ级:肿瘤侵入第三脑室的上半部。

Ⅴ级:肿瘤顶部达到透明膈或进入侧脑室。

(二)临床表现

1. 下丘脑-垂体轴损害症状　出现体温偏低、嗜睡、尿崩症,以及肥胖、生殖无能综合征。下丘脑和(或)垂体轴损害,阻断了催乳素释放抑制因子的分泌,可发生闭经和溢乳。肿瘤压迫垂体前叶组织引起垂体功能低下,使生长激素和促性腺激素分泌不足,出现生长发育障碍,骨骼生长迟缓甚至停止,至青春期常有性器官发育障碍,无第二性征,表现为身材矮小,称为生长激素缺乏性侏儒症(又称垂体性侏儒症)。

2. 视功能及其他脑神经功能障碍　肿瘤向鞍上生长常直接压迫视神经、视交叉和视束,出现视力视野障碍,如双颞侧偏盲、视野缺损或左右不对称的视野缩小。

3. 颅内压增高症状　早期可无颅内压增高,当肿瘤向鞍上发展累及第三脑室前半部,使室间孔闭塞,导致脑积水而引起颅压增高。

(三)辅助检查

1. 影像学检查

(1)头颅 X 线平片:鞍区钙化是颅咽管瘤的常见表现。

(2)颅脑 CT 扫描:囊性颅咽管瘤在 CT 上可显示为鞍上区低密度影,边界清楚,呈圆形、卵圆形或分叶状。

(3)颅脑 MRI:颅咽管瘤的 T_1 加权相可呈低信号、等信号、高信号或混杂信号,这取决于肿瘤本身的内容物;T_2 加权相多呈高信号。

2. 内分泌学检查　术前测定垂体及相关靶腺功能。

3. 视功能检查　包括视力视野检查及眼底检查。

(四)诊断和鉴别诊断

小儿颅咽管瘤诊断相对较容易,发现其鞍区占位并伴有尿崩、发育迟缓、全身乏力、视力视野改变及颅内压增高等症状和体征时,即可确诊。成人的颅咽管瘤多为实质性,有时向鞍内生长的颅咽管瘤难以与垂体腺瘤相鉴别。

(五)治疗

1. 手术治疗　对于肿瘤侵袭范围较小或侵袭范围仅局限于第三脑室底的漏斗部和灰结节处的病例,应首选显微外科手术全切颅咽管瘤,治愈率较高。

2. 放射治疗　根据病情使用分次普通放射治疗或立体定向放射治疗。

五、颅内转移瘤

颅内转移瘤系指身体其他部位的恶性肿瘤转移至颅内结构的肿瘤,可转移至脑、颅底结构、颅骨、软脑膜、颅神经、脑血管、静脉窦等不同部位。

(一)脑转移瘤

1. 发病率　统计资料认为,脑转移瘤占颅内肿瘤的10%。目前统计有20%～40%的癌瘤患者发生脑转移瘤。男性多于女性,男、女比例为1.5∶1,我国男性以来自肺和消化道癌肿脑转移多见(71.6%),女性以来自乳腺、生殖系统癌肿脑转移多见(55.7%)。

2. 病理

(1)原发癌肿部位:脑转移瘤病理与原发癌肿病理改变一致,但仍有11%～49.4%脑转移瘤患者未能发现原发病灶。成人脑转移瘤最常来源于肺、乳腺,依次为胃肠道、泌尿系统癌肿和恶性黑色素瘤。年轻患者中以肉瘤(骨肉瘤、横纹肌肉瘤、尤文肉瘤)和身体其他部位的生殖细胞瘤脑转移多见。

(2)转移途径:恶性肿瘤转移至颅内主要通过以下3种途径。

1)血源性扩散:是脑转移瘤最常见的途径。癌细胞进入血流后首先进到肺,在肺形成转移瘤,部分癌细胞通过毛细血管进入肺循环入左心再进入颅内,故肺癌易发生脑转移。血源扩散的脑转移瘤以大脑中动脉供血区最多见,常位于脑灰、白质交界处。

2)经淋巴扩散:瘤细胞可经淋巴循环沿颅神经周围的淋巴间隙经脑脊液循环进入颅内扩散,消化系统肿瘤易经淋巴系统转移至颅内。

3)直接侵入颅内:鼻咽癌、视网膜母细胞瘤、耳癌、颅骨的恶性肿瘤可直接侵入颅内产生颅内转移。

脑转移瘤可为单发,亦可为多发,并可转移至软脑膜上。脑转移瘤通常呈球形,与周围脑组织边界清楚,在瘤周围有一水肿带,脑水肿范围与肿瘤大小常不成比例。

3. 临床表现　大多数患者是以脑部症状为首发症状,只有15%的患者是继原发瘤确诊治疗后再出现脑症状。其临床表现主要包括颅内压增高和局部症状两方面。

(1)颅内压增高:由于肿瘤生长迅速及周围脑水肿严重,故颅内压增高出现较早。绝大多数患者表现有头痛、恶心、呕吐、双眼底视乳头水肿。约35%的患者合并有眼底出血、视力减退。晚期可出现脑疝及意识障碍。

(2)局部症状:依据瘤体所在位置不同而异。位于额叶者可出现精神症状,常表现为反应迟钝,表情淡漠;位于顶叶者,表现为病变对侧肢体不同程度偏瘫及偏侧感觉障碍。另有10%的患者有失语,5%的患者有偏盲;位于小脑半球者则有眼球震颤及共济失调。部分患者以癫痫为首发症状。

4. 辅助检查

(1)脑脊液检查:大多数患者蛋白及压力增高,部分患者涂片可见瘤细胞。

(2)血液检查:50%的患者可有血沉加快。

(3)脑CT扫描:肿瘤呈类圆形或不规则形,高密度或混杂密度影像,肿瘤周围脑组织大片状水肿,注射造影剂后,可有明显强化。同时还可以显示肿瘤的大小、位置及数目。

(4)磁共振(MRI):病变呈长 T_1 和长 T_2 异常信号,注射Gd-DTPA后可增强。尤其对于颅内多发转移瘤的定位诊断,比CT脑扫描更为确切。

5. 诊断

(1)典型患者在发现原发瘤后数周至数月,出现脑部症状,应首先考虑颅内转移瘤。

(2)40岁以上中老年患者,在短期内出现明显颅内压增高和局部症状,身体一般情况较差者,应考虑该病之可能。由于脑转移瘤来自肺者多见,应照胸片。女性患者还应注意既往有无乳腺癌或子宫绒毛膜上皮癌史。

6. 鉴别诊断

(1)颅内原发性肿瘤:颅内原发性肿瘤特别是

恶性胶质瘤需与脑转移瘤相鉴别。恶性胶质瘤患者年龄较大,病程较短,一般均为单发,无身体其他部位癌肿存在。

(2)脑血管病:脑转移瘤如有出血,病情突然变化,迅速发展,表现为颅内出血,脑转移瘤卒中患者。CT或MRI、脑血管造影等可明确诊断。

(3)脑脓肿:脑脓肿脓腔不规则,周围伴有严重水肿或多发脓肿,易与脑转移瘤相混淆。有的脑转移瘤在瘤腔中抽出脓样液体,但其脓样液无臭味,培养无细菌生长,脑脓肿一般有炎症过程或原发感染灶。

7. 治疗

(1)手术治疗:颅内单发转移瘤,一般情况较好者,可行手术切除,术后可放射治疗和化疗。脑部症状严重,颅内压增高明显者,可先行开颅手术,以缓解脑部症状,而后再行原发病灶切除。

(2)放射治疗

1)全脑放射治疗(whole-brain radiation therapy,WBRT):是治疗脑转移瘤的主要手段,特别适合于治疗多发性脑转移瘤和微小的转移瘤患者,经治疗后15%的患者生存期超过1年。不同病理类型肿瘤对放射治疗的敏感度不同而疗效不同。淋巴瘤、睾丸恶性肿瘤、乳腺癌等对放疗敏感,而黑色素瘤、肾细胞癌和结肠癌脑转移则对放射治疗不敏感。

2)立体定向放射治疗(stereotactic radiosurgery):对各种脑转移瘤无论是单发还是多发的都有效,其放射源是^{60}Co、直线加速器或质子源照射可杀死癌细胞,改善症状,较好地控制肿瘤而副作用小。

目前,使用放射治疗脑转移瘤的病例与日俱增,认为γ刀治疗脑转移瘤的疗效比X刀(linear accelerator,LINAC)好。

(3)化学治疗:目前研究发现,化疗有以下优点:①对某些转移瘤化疗有效;②化学治疗既可治疗脑转移瘤,又可同时治疗原发癌肿;③采取必要手段使血脑屏障开放,可使化疗药物较好地透过血脑屏障。

(4)皮质类固醇激素治疗:皮质类固醇激素对所有脑转移瘤都适合(有糖尿病的患者不适合),它可明显地减轻瘤周围脑水肿,快速缓解症状。常用地塞米松,每日16mg,静脉分4次滴注。

8. 预后 颅内转移瘤预后较差,1年存活率仅为15%,但也有10年以上存活的个案报道。所以对于此类患者还应采取积极的治疗态度。

(二)软脑膜转移癌

软脑膜转移癌有许多名称,如癌性脑膜炎、脑膜癌病和脑膜炎性癌病。

1. 病理 软脑膜转移癌是中枢神经系统(CNS)以外身体其他部位的恶性肿瘤广泛多发种植到软脑膜的特殊疾病。最易转移到软脑膜的癌肿是乳腺癌、肺癌、恶性黑色素瘤和非霍奇金淋巴瘤。有报道称50%恶性淋巴性白血病儿童在治疗过程中发展为软脑膜转移癌。

2. 临床表现

(1)大脑半球病变的症状与体征:患者常有头痛、嗜睡、精神错乱、行为改变、步行困难、癫痫和脑膜刺激征,能与脑实质内受累的症状和体征同时出现,但概率较低。

(2)脊髓和神经根受累的症状与体征:患者常有肌体无力、神经根病、反射改变和括约肌功能障碍。

(3)脑神经受累的症状与体征:常在脊髓受累之后。脑神经或脊髓神经根的症状可能是在蛛网膜下腔癌肿压迫或浸润神经所致。

3. 诊断

(1)神经影像学检查:是诊断该病的重要手段,强化CT或MRI能显示软脑膜呈线性或结节状强化且较广泛。

(2)脑脊液检查:CSF是确诊该病的重要手段,如CSF中发现恶性肿瘤细胞则可确诊该病,阳性细胞学检查在软脑膜转移癌多见,而脑转移患者CSF中发现恶性细胞概率低。

(3)新的诊断方法是用单克隆抗体直接检测肿瘤源,是十分敏感且有特异性的检查方法。

4. 治疗 治疗目的是改进或稳定神经功能状态和延长患者的生存期,改善生存质量,有两种治疗方法可供选择:放疗和化疗。

第三节 椎管内肿瘤

一、概述

椎管内肿瘤是指生长于脊髓本身及椎管内与脊髓相邻的组织结构(如神经根、硬脊膜、脂肪组织及血管等)的原发性及继发性肿瘤的总称。临床上根据肿瘤与脊髓和硬脊膜的关系将椎管内肿瘤分为髓内肿瘤、髓外硬膜下、硬膜外三大类。硬膜外肿瘤多是恶性肿瘤,以转移瘤为多见。髓外硬膜下肿瘤主要是神经鞘瘤和脊膜瘤。髓内肿瘤主要是神经胶质瘤,以星形细胞瘤多见。

根据国内外文献报道,椎管内肿瘤每年每10万人口的发病率为2.5～10人,为神经系统肿瘤的10%～15%,可发生在任何年龄,但以20～50岁者最多见。一般先天性肿瘤多发生在青少年,而脊膜瘤可见于高龄患者。椎管内肿瘤在男性较为多见,按人口发病率计算男女之比为(1.25～1.5)∶1。但脊膜瘤女性患者多,男女之比为1∶5。

按病理分类可分为神经鞘瘤、脊膜瘤、星形细胞瘤、室管膜瘤、转移瘤、肉瘤、血管瘤等,其中以良性肿瘤神经鞘瘤和脊膜瘤最多见。

按肿瘤与硬脊膜、脊髓的关系可分为硬脊膜外、髓外硬膜内、髓内三大类:肿瘤位于硬脊膜外者称为硬脊膜外肿瘤;肿瘤位于硬膜内脊髓外者称为髓外硬膜内肿瘤;肿瘤位于脊髓内者称为髓内肿瘤。

椎管内肿瘤还可按其位于脊髓节段而分为颈段、胸段、腰骶段及马尾部脊髓肿瘤。以胸段最多见。

二、病理生理

脊髓是中枢神经系统传入和传出的通路,其内部有上行和下行的神经纤维及神经细胞群,并构成各种脊髓反射的中心,其功能十分重要。椎管为骨性结构,椎管内容积是一定的,除少数神经鞘瘤可沿椎间孔长至椎管外,其他肿瘤均在椎管内生长。椎管在胸段最窄,在颈段及腰段等可因先天或后天因素形成的狭窄,使椎管与脊髓间的空隙减少,当有肿瘤生长时可早期出现症状。生长于脊髓内部的肿瘤呈扩张性或侵润性生长,直接破坏其邻近的神经细胞、神经纤维及髓鞘,使神经纤维退变,神经细胞坏死,并在肿瘤周围有胶质细胞增生,造成脊髓功能严重障碍。

随着肿瘤在椎管内不断长大,不同程度地阻塞了脊髓蛛网膜下腔,在肿瘤平面以下出现蛛网膜下腔部分或完全梗阻。此时,腰椎穿刺在此平面以下的蛛网膜下腔的压力不随呼吸而波动,奎肯施泰特试验(简称奎氏试验)呈部分或完全性梗阻。由于肿瘤周围的血脑屏障破坏,脑脊液蛋白含量增高,低位椎管内梗阻脑脊液蛋白增高更为明显。

三、临床表现

临床症状的产生,是由于肿瘤进行性压迫脊髓及其神经根所致。因肿瘤生长速度和所在部位不同,其临床表现各异,但在脊髓压迫平面以下产生一些共有的症状和体征,按脊髓压迫的进程可分为3个阶段。

1. 神经根刺激期　神经根受到肿瘤的刺激或压迫,产生剧烈的神经根性疼痛,神经鞘瘤或邻近神经根的脊膜瘤常出现沿一侧神经根分布区的放射性疼痛,并常反复发作,咳嗽、喷嚏、用力排便时因静脉压增高致椎管内压力增高,可诱发疼痛发作或使其加重,疼痛多在夜间,多呈刺痛、灼痛或绞痛,在相应皮节感觉过敏。髓内肿瘤侵犯脊髓丘脑束时可能出现传导束性疼痛或感觉异常,表现为肢体麻木、烧灼、蚁走感、寒冷或痒感等,这种感觉异常可远离病变部位。

2. 脊髓部分受压期　由于瘤体不断增大,进一步压迫脊髓及神经根造成其功能障碍,如脊髓一侧受压则出现半脊髓横断综合征(Brown-Séquard syndrome,布朗-塞卡尔综合征),表现为患侧病变以下的肢体无力或瘫痪,呈上运动神经元损害,腱反射亢进,出现病理反射,同侧深感觉消失,病变对侧1～2皮节以下痛温觉减退或消失,这是髓外肿瘤的特征。

3. 脊髓麻痹期　由脊髓半横断或不完全性瘫痪继续发展,最终演变为完全性瘫痪,病变以下深、浅感觉丧失，肢体完全瘫痪伴有伸肌或屈肌痉挛，大小便功能障碍及自主神经功能障碍。

四、辅助检查

(一)腰椎穿刺检查

脑脊液化验检查及动力学检查在椎管内肿瘤诊断上有重要地位，不仅有助于鉴别诊断，且可为早期诊断提供线索。椎管内肿瘤引起椎管内蛛网膜下腔梗阻后，梗阻平面以下的脑脊液蛋白增加，即或是部分梗阻，亦有不同程度的增加。一般肿瘤部位愈低蛋白含量愈高。

(二)脊柱X线检查

常规脊柱摄片包括相应节段脊柱正侧位及斜位片。自颈髓下段起比相应颈椎高一个椎骨，上中胸髓较相应椎骨高2个椎骨，腰髓位于 $T_{10\sim12}$，骶髓位于第1腰椎水平。主要异常有：

(1)椎骨扩大：椎体后缘受压凹陷及骨质吸收、变薄，椎弓根间距增宽等。

(2)椎间孔扩大：从神经根生长的神经鞘瘤见椎间孔扩大及骨质破坏。

(3)肿瘤内钙化：肿瘤内钙化对诊断椎管内肿瘤很有价值。

(三)脊椎管造影术

脊椎管造影术是诊断椎管内肿瘤的重要手段。当有椎管内蛛网膜下腔梗阻时即可进行此项检查可从肿瘤下方(经腰椎穿刺)或肿瘤上方(经小脑延髓池穿刺)分别注入造影剂，可显示肿瘤的下极或上极，可估计出肿瘤的整个范围，明确肿瘤所在部位，并可判断肿瘤在硬脊膜外、髓外或髓内。

(四)脊柱CT检查

因肿瘤、脊髓与椎管内结构CT平扫时分辨不清，需行强化或向椎管内注射造影剂后再行CT扫描。此种脊髓造影CT检查比普通脊髓造影敏感。髓内肿瘤在脊髓造影CT扫描见脊髓呈局限性增粗，室管膜瘤于强化后可有中央管周围强化。髓外硬脊膜内肿瘤在脊髓造影CT扫描见脊髓受压变形向对侧移位。

(五)磁共振扫描(MRI)

MRI无创、方便、准确，能直接看清脊髓、蛛网膜下腔及肿瘤等。髓内肿瘤 T_1 加权相显示脊髓增粗，肿瘤内可有囊性变，肿瘤与脊髓界限不清。髓外硬脊膜内肿瘤在MRI矢状、冠状或轴位 T_1 加权相上肿瘤呈低信号，T_2 加权相上呈高信号，见到脊髓受压移位情况。

五、诊断

根据临床表现、实验室检查及影像学检查能够明确椎管内肿瘤的诊断，见表18-1。

表18-1 髓内、髓外椎管内肿瘤的鉴别要点

临床特点	硬脊膜外肿瘤	髓外硬膜内肿瘤	髓内肿瘤
常见病理类型	多为转移瘤	神经鞘瘤，脊膜瘤	室管膜瘤，星形细胞瘤
病程	多数病程短，发展快	长，常为几个月到1年，缓慢进展	相对较短
自发性疼痛	明显，常为双侧，可为根痛或局部背痛	为一侧根性疼痛，早期出现，位于神经分布区，有定位价值	较少见，为烧灼感定位不明确
感觉减退或消失	为双侧对称性，从远端向上发展	由下肢远端向上发展，无感觉分离现象	呈节段性感觉障碍或感觉分离，感觉障碍由病变部向下发展，可有会阴区回避现象
运动障碍	出现早，为双侧性，可先于感觉障碍	锥体束征出现较早且明显	锥体束征出现晚，且不明显，肿瘤节段肌肉可出现肌肉萎缩等下运动神经元损害症

续表

临床特点	硬脊膜外肿瘤	髓外硬膜内肿瘤	髓内肿瘤
脊髓半横断综合征	少,多为双侧症状	多见,且典型,病变多从一侧开始	少,多为双侧症状
膀胱直肠功能障碍	晚于感觉运动障碍	出现较晚	较早出现
营养改变	不明显	不明显	明显
脑脊液蛋白	多不增加	明显增加	增高不明显
奎氏试验	梗阻较轻	梗阻出现早且明显	出现较晚且轻
腰穿后反应	无明显变化	腰穿放脑脊液后使症状与体征加重	无明显变化
脊柱压痛	病变局部有压痛	无	无
脊柱骨质改变	可有骨破坏	椎管扩大,椎间根间距增宽,椎间孔扩大	少见
脊髓造影特点	造影中断呈梳状或齿状充盈缺损,椎管内蛛网膜下腔变窄	呈偏心小杯口状充盈缺损,脊髓受压移位,蛛网膜下腔病侧增宽	脊髓呈梭状增粗或呈中心型大杯口状充盈缺损,两侧蛛网膜下腔变窄
CT 扫描	硬膜外肿块可被强化,脊髓造影 CT 扫描可见硬膜囊受压	可见椎间孔扩大或骨质破坏,或伸至椎管外的肿块,脊髓造影 CT 扫描可见肿瘤及脊髓受压情况,病侧蛛网膜下腔扩大	脊髓造影 CT 扫描可见脊髓局限性增粗,蛛网膜下腔变窄,室管膜瘤可见中央管周围强化
MRI	能显示硬膜外转移病灶及硬膜囊受压情况	T_1 加权肿瘤呈低信号,T_2 为高信号,肿瘤与脊髓边界清楚,脊髓受压、移位	T_1 加权相脊髓增粗,瘤内常有囊性变肿瘤与脊髓界限不清,但肿瘤能被 Gd-DIPA 强化

六、治疗

(一)手术切除

手术切除肿瘤是治疗椎管内肿瘤的最有效方法,良性肿瘤全切除后可痊愈,应力争早期全切除肿瘤,获得满意的脊髓功能恢复。对伸展至椎管外的哑铃形神经鞘瘤可一次或分期手术切除椎管外肿瘤。

目前,髓内肿瘤治疗有一定困难。近年来采用显微外科技术、激光刀、超声吸引器等现代新技术。肿瘤全切除率及疗效有很大提高,室管膜瘤及较局限的星形细胞瘤有可能做到肉眼全切除。

(二)放射治疗

颈、腰段可采用普通放疗,亦可应用 X 刀、γ 刀治疗。

(三)化学治疗

化学治疗疗效不肯定,有报道用于复发性髓内肿瘤者。

七、常见椎管内肿瘤的特点

(一)椎管内神经鞘瘤

神经鞘瘤是最常见的椎管内肿瘤,好发于髓外硬膜下,部分位于硬脊膜外,其中半数肿瘤由硬脊膜内伸到硬脊膜外。多生长于脊髓神经根及脊膜,尤多见于脊神经后根,肿瘤多生长于脊髓侧面,好发于 20～40 岁的患者,男女比例大致相等,是疗效比较理想的一种良性肿瘤。

1. 临床表现　依肿瘤所在部位及节段不同其表现不一,一般表现为发展缓慢的良性肿瘤,病程大多较长,多数患者症状体征典型,早期先有神经根痛，以后渐出现脊髓受压，椎管梗阻，出现感觉麻木及运动无力，可呈现脊髓半切综合征，后期可出现括约肌功能紊乱等。病程依肿瘤部位、大小及有无并发症而不同。首发症状，多数表现为神经根痛，依肿瘤所在节段不同临床表现不一。少数患者疼痛表现为束性痛。疼痛作为首发症状可持续时间较长，一般止痛药难以止痛，生长于后根及神经节附近的肿瘤疼痛会更明显。部分患者以感觉异常为首发表现，可表现为感觉过敏或感觉减退。感觉过敏者表现为阵发性蚁行感、发麻、发冷、酸胀感、灼热感或触电感。感觉减退表现为痛、温和触觉部分或联合减退，呈根性或束性分布。少数患者以运动障碍及括约肌功能紊乱为首发表现。神经鞘瘤多是髓外型肿瘤，麻痹一般从远端开始，渐向上发展，呈束带性分布，在早期患者主观感觉异常明显，但客观检查会无阳性体征，进一步发展会出现感觉减退，随后伴同运动功能一起丧失。椎管内神经鞘瘤一般包膜完整，表面光滑，质硬韧，与脊髓组织分界明显，切面均匀，呈乳白色半透明。

2. 诊断

(1)X线平片检查：直接征象主要是肿瘤钙化影，但很少见。间接征象包括椎弓破坏、椎弓根间隙增宽、椎体凹陷或椎间孔扩大，对肿瘤有定位价值。

(2)脑脊液检查：梗阻下端脑脊液的蛋白含量常明显增高，但常规化验细胞数正常，这种现象称为蛋白细胞分离现象，对诊断有重要意义。

(3)椎管内肿瘤脊髓造影的影像表现为：①髓内肿瘤　脊髓直径增大；②硬膜外肿瘤　蛛网膜下腔逐渐变窄；③髓外硬膜下肿瘤　呈杯口形充盈缺损。

(4)脊髓MRI检查：在矢状面及轴面上稍长T_1和长T_2影像，T_1加权相上呈髓外低信号瘤灶，在T_2加权相上呈高信号瘤灶，脊髓受压变形移位。位于腰段的神经鞘瘤由于压迫及占位效应，椎管下段梗阻，脑脊液回流障碍，蛋白含量明显增高，神经鞘瘤同蛋白增高的凝聚液可均呈长T_1、长T_2信号，因此难以分辨瘤体的下界，在临床上应注意。

3. 治疗　椎管内神经鞘瘤多属于良性肿瘤，界清，有包膜，多位于髓外硬膜下，手术治疗比较容易且安全。位于颈膨大及腰膨大的神经鞘瘤，应只切断与肿瘤直接连接的神经根，避免损伤邻近的神经根以影响神经功能。椎管内神经鞘瘤预后良好。

(二)椎管内脊膜瘤

1. 临床表现　椎管内脊膜瘤是椎管内肿瘤最常见的类型之一，发病率仅次于椎管内神经鞘瘤。一般生长于脊髓蛛网膜及软脊膜，少数生长在神经根。肿瘤多位于髓外硬膜下脊髓前方或后方。感觉异常是较为常见的首发症状，表现为肢体末端开始麻木，疼痛也是常见的首发症状之一，疼痛多呈束带样灼痛或刀割样痛。少数患者以运动障碍及括约肌功能紊乱为首发表现。

临床经过可分为刺激期，表现为神经根性疼痛，疼痛包括刺痛、灼痛、刀割样痛、牵拉痒痛等，部位较为固定，可沿相应神经根放散，阵发样发作，很少呈持续性痛，发作时间随病情加重而延长，间隔变短，可因咳嗽、活动、胸腹腔压力增加而疼痛加剧，一般止痛药难以奏效。脊髓不全受压期，表现为脊髓半侧横断综合征——Brown-séquare综合征；脊髓完全受压期，表现为脊髓横断症状。感觉障碍表现为非正常的感觉，如麻木感、束带干、灼烧感、蚁走感、针刺感等。冷热觉、触痛不能分辨或颠倒。感觉障碍的不断发展最终表现为感觉丧失。运动障碍包括肌力减退、肌肉痉挛、反射改变、病理反射阳性以及截瘫等，一般感觉障碍出现得晚。部分患者出现局部脊柱叩痛，或脊柱内疼痛表现，枕大孔区的脊髓瘤可出现Horner综合征，呼吸困难，甚至有眼震、强迫头位等。

肿瘤在病理形态方面同颅内脑膜瘤极其相似，有多种形态，以内皮型和纤维母细胞型者多见，其次为沙粒型。大部分可有钙化，肿瘤包膜完整，与脊髓分界清楚，表面光滑或呈结节状。在脊髓受压部位的远端可出现明显水肿。

2. 诊断　患者脑脊液动力学检查可呈不完全或完全梗阻，脑脊液蛋白含量也会不同程度增高。在脊髓完全受压期的患者，全部出现脑脊液动力学检查不同程度的梗阻征象，蛋白含量也会明显增高。X线平片中很少见有钙化，椎弓根变形和骨质变薄，严重者可见有局限的骨质侵蚀破坏。局限性的椎弓根间隙加宽以及锥体后缘凹陷征。

脊髓造影是目前最具有确诊价值的辅助检查

之一，能准确确定病灶的节段水平、肿瘤位置，梗阻平面多呈杯口状，杯口状的充盈缺损常偏于一侧。

脊髓 MRI 检查：T_1 加权相，同正常脊髓等信号。T_2 加权相，脊膜瘤的信号高于正常脊髓（长 T_2）。手术是治疗脊膜瘤的惟一方法。预后良好，手术死亡率很低。

（三）脊髓胶质瘤

脊髓胶质瘤可分为原发和继发两类。原发于脊髓的胶质瘤（占 90%左右），其中室管膜瘤占60%左右，星形细胞瘤占 30%左右。继发的脊髓胶质瘤是指颅内胶质瘤播散到椎管内的肿瘤。男性患者居多，男女比例约为 3∶2，各年龄阶段均可发生，高峰年龄 10～40 岁，且以 20～30 岁为多见，小儿脊髓胶质瘤约占全年龄组的 1/3。国内资料表明，颈胸段者较多，下胸段、腰段少见。国外文献报告胸腰段较颈胸段者多见。

1. 临床表现　脊髓胶质瘤的病史相差很大，从数周到数年，甚至 10 余年不等，这与颅内胶质瘤不同。儿童组患者平均病史在 10 个月左右，而 40 岁以上患者平均病史可达 5 年之久，因此很难依据病史长短鉴别髓内外肿瘤。一般来说，圆锥马尾部的肿瘤病期较其他部位要长。

同其他椎管内肿瘤一样，以疼痛为首发症状者最多见，文献报告为 60%～68%。引起疼痛的原因是多方面的，如肿瘤压迫脊髓丘脑束的纤维、肿瘤侵及后角细胞、肿瘤压迫神经根、硬脊膜张力增高、脊髓水肿缺血等而致痛，但仍有 1/4 的患者疼痛原因不明。

神经根性疼痛出现于腰段或腰骶段，脊髓胶质瘤多见于颈段，疼痛可较为强烈，单侧或双侧，但往往不如神经鞘所引起的疼痛剧烈。如患者诉神经根性疼痛，其疼痛性质如烧灼痛。刺痛或扭曲痛时，可能是由于后角细胞刺激所致。束带样疼痛在颈胸段脊髓胶质瘤较为常见，且多为双侧性，而髓外肿瘤则较少见。

以运动功能障碍为首发症状者约占 20%，感觉异常者占 18%左右，可以双侧不对称。括约肌功能紊乱作为首发症状则很少见。

各主要症状出现的顺序：疼痛作为首发症状者占 50%以上，作为第 2 症状出现约占 13%，而作为第 3 或第 4 症状者只占 10%。感觉障碍作为首发症状者占 16%～18%，作为第 2 症状者占 30%以上，作为第 3 症状者约占 28%，而作为第 4 症状出现约占 48%。运动障碍作为首发症状者约占21%，作为第 2 症状者约占 43%，作为第 3 症状者约占 28%，而作为第 4 症状出现者只占 5%～6%。括约肌功能紊乱极少以首发症状出现，多以第 2、第 3、第 4 症状出现，分别占 13%、28%和 40%左右。

2. 诊断　同其他椎管内肿瘤的诊断一样，除详细询问病史和反复核实存在的体征以外，还应辅以必要的辅助检查。如脊柱 X 线平片、腰椎穿刺、脑脊液动力学检查及常规生化检查、脊髓造影等，这是目前临床上常用的方法。近年来，脊柱 CT 扫描及脊髓 MRI 检查，对明确病变性质更为有利。

（1）脊柱 X 线平片：可从直接、间接和一般征象三方面观察分析。直接征象为肿瘤钙化影，髓内肿瘤少见。间接征象包括肿瘤压迫引起的椎管扩大、椎弓根间距离加宽或局部骨质变化。一般征象包括脊柱形态改变、脊柱裂等。

（2）脑脊液动力学实验：此检查可显示有无椎管梗阻及其程度，阳性率可达 97%。

（3）脑脊液蛋白测定：80%以上均有蛋白增高表现，且均肯定有蛋白细胞分离现象。

（4）脊髓造影：肿瘤的梗阻平面多不典型，造影可见脊髓直径膨大，梗阻平面呈被口型充盈缺损者，与髓外肿瘤不易鉴别。近年来，脊柱 CT 及 MRI 的检查，对明确诊断更有意义。

（5）脊髓 CT 及 MRI 检查：脊髓造影、注射造影剂后 CT 扫描及 MRI 均可见肿瘤呈梭形膨大。CT 特征为：

（1）脊髓明显局限性增粗或局限性不对称增粗。

（2）蛛网膜下腔变窄、消失或充盈缺损。

（3）硬膜囊脂肪间隙变窄消失。

（4）密度同脑脊膜相似，室管膜瘤呈略低均匀密度。

（5）瘤体一般多无强化，供血丰富者可有强化。

3. 治疗　脊髓胶质瘤的治疗原则要求充分减压，解除肿瘤对脊髓的压迫，尽量切除肿瘤，同时明确病理性质，以供术后放疗或化疗参考。对于脊髓胶质瘤的切除，早年由于担心手术会加重脊髓的损害，或增加截瘫的程度，手术多以单纯减压术或肿瘤部分切除为主，术后行放射治疗。但经过长期的临床实践发现，如肿瘤未作切除，随着肿瘤的发展将会导致完全截瘫，高颈段者甚至迅速危及生命。肿瘤部分切除术后易造成复发。放射剂量过大时，邻近肿瘤的脊髓组织会发生急性或延迟性的水肿、放射性坏死、软化而加重损害。近年来，由于手术显微镜的应用，显微技术的提高，使髓内肿瘤全切或次全切除成为可能。理想的脊髓胶质瘤的治疗方法应是手术全切或次全切除肿瘤，术后辅以必要的放射治疗。

手术切除脊髓胶质瘤的时机及程度取决于肿瘤的性质、肿瘤的部位和患者的症状。切开硬膜时注意避免损伤脊髓，探查确系髓内肿瘤后，沿脊髓肿大处切开蛛网膜。局限性髓内肿瘤在脊髓肿大最明显处背侧中线旁切开脊髓，暴露肿瘤后，即刻行活组织检查。如肿瘤分界不清，浸润性生长，其病理性质较恶性者，行肿瘤大部切除或次全切除，术后辅以放疗。有囊肿或空洞形成时，脊髓背侧纵行切开暴露囊腔，使其与蛛网膜下腔相通，如肿瘤同脊髓分界清楚，病变不太广泛，可全切肿瘤组织，硬脊膜连续缝合。病理性质多属于室管膜瘤、星形细胞等良性的胶质瘤，术后可不必行放射治疗。

脊髓胶质瘤切除时，必须将脊髓切开，将瘤组织从脊髓组织中分离，才能将肿瘤摘除。这些操作会对脊髓造成损伤。对于神经症状轻微的早期患者，在摘除肿瘤后往往症状加重。对于神经功能障碍已明显的患者，比较适合行肿瘤切除。对于早期的症状轻微患者，应在充分了解手术后果的前提下，施行肿瘤切除，必要时应定期随访。高颈段部位的肿瘤术后可能发生呼吸麻痹、中枢性高热等并发症，施行肿瘤切除术时应当慎重。手术操作最好在显微镜下进行，必须细微轻柔，各种操作力求在肿瘤侧进行，以免损伤脊髓。

脊髓胶质瘤患者术前、术后会有一定程度的肢体功能障碍，护理对术后恢复关系极大。患者虽不能死于椎管内肿瘤，但常因呼吸系统、泌尿系统及压疮等并发症而死亡。因此应积极预防并发症的发生，加强疾病及生活护理，进行功能锻炼。必要时请康复医学工作者协作。

4. 预后　脊髓胶质瘤的预后依肿瘤部位、性质、手术切除程度及术后放疗与否而不同。早年多做椎板减压术和活组织病理检查，预后很差。近年来由于显微镜的应用，以及显微技术的提高，使髓内胶质瘤全切或大部切除成为可能。Green-Wood报告10例颈髓肿瘤，8例术后痊愈，经长期随访而无复发。中国人民解放军总医院报道22例，手术全切12例，次全切除7例，部分切除3例；术后死亡3例，出院时症状消失者3例，稳定或好转者7例，加重者2例，结论认为手术切除肿瘤效果满意。北京市天坛医院近年来应用显微手术切除髓内胶质瘤，经临床实践观察，多数患者术后恢复令人满意。

八、常见脊髓胶质瘤的特点

(一)室管膜瘤

室管膜瘤是常见的髓内肿瘤，病变好发于胸段脊髓。肿瘤的组织学形态分别是：乳头型31.7%，细胞型54.9%，上皮型4.9%，混合型8.5%。大多数室管膜瘤较长，可达3～5个脊髓节段，年龄常见于30～49岁。发病率男女大致相等。主要症状：疼痛69.2%，肢体瘫痪8.9%，感觉麻痹12.4%，括约肌障碍4.7%。

室管膜瘤的CT特征为：

(1)成人腰髓与圆锥局限性增粗、密度略低，46%可有囊变，可与蛛网膜下腔相通而渗入造影剂。

(2)供血丰富而强化显影。在MRI的质子密度像或T_1加权相上，实性室管膜瘤呈圆锥形局限性增粗，瘤体呈圆形，边界清楚，信号高于正常脊髓，囊变的室管膜瘤在T_1加权相上呈低信号(长T_1)，边界清楚，脊髓局限性增粗。室管膜瘤适于手术切除，对放疗敏感，预后较好。

(二)星形细胞瘤

星形细胞瘤是常见的髓内肿瘤，占髓内肿瘤的26.8%，儿童最为常见。病变好发于胸、腰节段。主要症状：疼痛57.6%，肢体瘫痪29.4%，感觉麻痹10.6%，括约肌障碍2.4%。疼痛最常见但并不剧烈。患者可有头痛，少数颈段星形细胞瘤患者可有视乳头水肿。

星形细胞瘤典型的CT特征为：

(1)颈胸段脊髓局限性增粗，实体密度与脊髓相似。

(2)注射造影剂后蛛网膜下腔变窄消失。

(3)硬膜外脂肪间隙变窄消失。

(4)可合并有脊髓空洞。在 MRI 的质子密度像或 T_1 加权相上可见颈胸段脊髓局限性增粗，瘤体位于最粗的部分，其信号高于邻近的脊髓。星形细胞瘤的头尾端常会并有囊肿，边界清楚，信号均匀，在 T_1 加权相上呈低信号，肿瘤常呈浸润性生长，手术较难将其完全切除，故手术后宜辅以放疗。预后较差。

（王　广）

第十九章　甲状腺疾病

甲状腺是人体内最大的内分泌腺，甲状腺素对人体起着重要的作用。甲状腺疾病在外科临床十分常见，主要以甲状腺弥漫性肿胀和(或)结节、肿块性病变为特征，其发病原因复杂，某些疾病的发病机制至今仍不清楚。据文献记载，最早成功施行第一例甲状腺切除手术是公元 592 年，手术者是西班牙阿拉伯城市 Zahra 的著名摩尔医师 ALbucasis。

甲状腺疾病在祖国医学文献中属于“瘿瘤”范畴，瘿是发生在颈靥部肿块性疾病的统称。瘿作为病名在公元前成书的《山海经》及《灵枢·刺节真邪篇》中均有记载。甲状腺疾病的发生男女有别，在宋代《圣济总录》中说“瘿瘤妇人多有之，缘忧患恚者有甚于男子也”，其发病原因与情志不畅、忧思气结及饮水水质等有关。依据发病原因及临床表现等，宋代陈无择《三因极——病证方论·瘿瘤证治》将瘿瘤分为气瘿、血瘿、肉瘿、石瘿及筋瘿 5 种类型。在治疗方面，早在《神农本草经》中就有“海藻主瘿瘤气”之记载；晋代葛洪的《肘后备急方》中也有“疗颈下卒结，囊渐大欲成瘿”用“海藻酒方”的论述；宋代王怀隐等编著的《太平圣惠方》中有用猪、羊靥等治疗瘿瘤的记载，这与现代医学应用碘剂和甲状腺素治疗甲状腺疾病有相似之处，后世一直应用昆布、海藻、海蛤等含碘药物治疗甲状腺疾病。此外，前人在近千年前就开始倡用含碘药物改善饮水水质，预防甲状腺疾病的做法。

第一节　甲状腺解剖生理概要

一、甲状腺的大体解剖

(一)甲状腺的胚胎发生

根据胚胎学的研究发现，至胚胎第 3 个月，滤泡腔内出现胶状物，表示滤泡上皮已有分泌功能，滤泡旁细胞是由第 5 对咽囊演化成的腮后体形成，现认为此细胞来源于神经脊。胎儿甲状腺的功能发挥始于胚胎期第 10～11 周，此时在甲状腺内部可检出 T_4、T_3，之后胎儿的血液中可测出 T_4、T_3及促甲状腺素(TSH)。T_4、TSH 不能通过胎盘，胎儿依靠自身的甲状腺提供甲状腺激素。其甲状腺受自身 TSH 的调节而不受母体 TSH 的影响。甲状腺始基作为内胚叶的细胞索向间叶组织的方向内陷呈管状生长，由口底正中下行到颈部前面，而后左右萌出成为双叶憩室，经甲状舌管与咽部相通。此导管在胚胎第 5～6 周退化闭锁，第 8 周完全消失进而憩室实化形成甲状腺。甲状腺始基下行异常可形成异位甲状腺，异位甲状腺最常见的部位在舌根部、胸骨后和纵隔等部位。如果甲状舌管闭锁不全可形成甲状舌管囊肿。

(二)甲状腺的形态与位置

甲状腺形似蝴蝶状，由左右两个侧叶和连接两侧叶的峡部组成，有时在两侧叶之间从峡部向上伸出一个细长的锥状叶。甲状腺位于甲状软骨下方、气管的两旁，两个侧叶上极通常平甲状软骨，下极多数位于第 5～6 气管环，有人可达胸骨上窝甚至伸向胸骨柄后方，此种情况称胸骨后甲状腺。峡部一般位于第 2～4 气管软骨环的前方，少数人缺如。成年人的甲状腺约重 25g，女性的稍重且在月经期和妊娠期会有所增大。

(三)甲状腺的被膜与毗邻

甲状腺质地柔软而有弹性,由两层被膜包裹,内层为纤维囊(即真被膜或称固有膜),包裹甲状腺表面,外层为甲状腺鞘(即假被膜或称外科被膜),由气管前筋膜形成。纤维囊和甲状腺鞘之间形成的间隙即囊鞘间隙,内有疏松结缔组织、血管、神经及甲状旁腺。甲状腺假被膜增厚形成的甲状腺悬韧带将甲状腺固定在气管和甲状软骨上。因此,甲状腺可随吞咽而上下移动。

甲状腺的前面由浅入深有皮肤、浅筋膜、颈深筋膜浅层、舌骨下肌群及气管前筋膜覆盖;两侧叶的后面有上、下两对甲状旁腺;侧叶的后内侧邻近喉与气管、咽与食管及喉返神经;其后外侧与颈动脉鞘及颈交感神经干相邻。

(四)甲状腺的血管与神经

甲状腺具有丰富的血液供应,单位血流量比肾脏多2倍。甲状腺的动脉主要有甲状腺上动脉和甲状腺下动脉,有时尚有甲状腺最下动脉。甲状腺上动脉是颈外动脉的分支,沿喉侧下行,在甲状腺的上极分为前、后两支进入腺体;甲状腺下动脉起自锁骨下动脉,分支进入甲状腺侧叶背面;甲状腺最下动脉起自无名动脉或主动脉弓,在气管前面上行至甲状腺峡部或一叶下极。甲状腺上、下动脉的分支之间,以及甲状腺上、下动脉分支与咽喉部、气管、食管的动脉分支之间,都有广泛的吻合、沟通,故在手术时,虽将甲状腺上、下动脉全部结扎,甲状腺残留部分或甲状旁腺仍有血液供应。甲状腺丰富的静脉网汇成3条主要静脉,即甲状腺上、中、下静脉。甲状腺上静脉与甲状腺上动脉伴行流入颈内静脉,甲状腺中静脉常单行流入颈内静脉,甲状腺下静脉由甲状腺下方流入无名静脉。见图19-1。

甲状腺的淋巴管很丰富,小叶间的淋巴丛汇集成淋巴管伴随静脉走行,注入甲状腺附近的淋巴结,再分别汇入颈深淋巴结的上群、下群及气管前、气管旁淋巴结,亦可直接进入锁骨上淋巴结或胸导管。

甲状腺主要受交感神经和副交感神经支配。与外科手术关系密切的是,走行于甲状腺周围的喉返神经和喉上神经。喉返神经起自迷走神经,走行在气管、食管之间的沟内,向上入喉并分为前、后两支,前支支配声带的内收肌,后支支配声带的外展肌,共同调节声带的运动;一侧后支损伤可无明显临床症状;一侧前支或一侧主干损伤可出现暂时性声音嘶哑;两侧前支或两侧主干损伤,可有或无明显呼吸困难,但将有永久性声嘶或失音;而两侧后支损伤将导致严重呼吸困难甚至窒息,常需行气管切开术及进行神经修复手术;喉返神经多在甲状腺下动脉的分支间穿过,手术处理甲状腺下动脉时应远离腺体背面结扎,以防损伤喉返神经。喉上神经亦来自迷走神经,分内、外两支,内支(感觉支)分布在喉黏膜上,损伤后可产生饮水呛咳的症状;外支(运动支)与甲状腺上动脉贴近、同行,支配环甲肌,使声带紧张,损伤后可导致发音减弱、易疲劳,结扎甲状腺上动脉时,应紧靠腺体结扎,切忌大块结扎,以防损伤喉上神经。

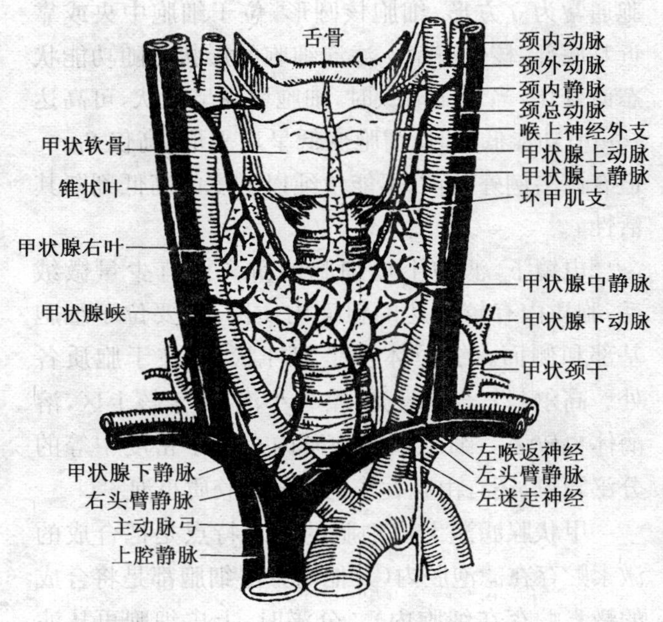

图19-1　甲状腺的血液供应

二、甲状腺的组织结构

甲状腺纤维囊即真被膜深入腺实质将腺体分为大小不等的小叶。血管、神经和淋巴管经过小叶间结缔组织而进出腺体。每小叶内有20～40个滤泡。滤泡周围由结缔组织构成间质。

(一)甲状腺滤泡

甲状腺滤泡是由上皮细胞围成的囊泡,大小不等,直径为0.02~0.9mm,呈圆形、椭圆形或不规则形。滤泡上皮一般为单层立方上皮,基底面有甚薄的基板,外包纤细的网状纤维网架。滤泡腔内充满胶质,呈均质状,胶质是滤泡细胞的分泌物,即甲状腺球蛋白(thyroglobulin,TG)。它是一种糖蛋白,PAS反应阳性。胶质的性质与含量随生理功能状态和饮食中含碘量、环境温度、营养状况而变化,甲状腺不同部位的滤泡胶质也有差异。功能较低的滤泡含多而黏稠的胶质,呈强嗜酸性;功能旺盛的滤泡,腔小,含少量稀薄的胶质,呈弱嗜酸性。围成滤泡的上皮细胞主要是滤泡细胞,也有少量的滤泡旁细胞。

滤泡细胞是组成滤泡壁的主要细胞,有明显的极性,游离面朝向滤泡腔,基底面朝向基板,滤泡细胞通常为立方形,细胞核圆形,位于细胞中央或靠近基底部,核仁清楚。滤泡细胞的形状可随功能状态而变化,当功能活跃时,细胞增高呈柱状,可高达18μm;功能低下时,细胞变低呈扁平形,高仅2μm。但有许多例外,所以不能单纯以上皮的高低判断其活性。

电镜下,滤泡上皮细胞的游离面有少量微绒毛,胞质内有较发达的粗面内质网,主要位于细胞基部和侧面。线粒体多呈细杆状,散在于胞质各处。高尔基复合体发达,富含小泡,位于核上区,溶酶体也较多。细胞顶部胞质内有电子密度中等的分泌颗粒,还有由胞吞作用形成的胶质小泡。

甲状腺滤泡上皮细胞的生理特点是把合成的激素贮存在滤泡腔内(其他内分泌细胞都是将合成的激素贮存在细胞内)。分泌时,上皮细胞再从滤泡腔内吞饮胶质,加以水解,然后将甲状腺激素释放入毛细血管。

滤泡旁细胞又称C细胞,是甲状腺内另一种内分泌细胞,数量少,成群存在于滤泡间或单个散在于滤泡上皮细胞之间,细胞顶端不达滤泡腔。细胞较大,多为卵圆形或多边形,核圆形居细胞中央,在HE染色标本上,胞质着色浅,故又称亮细胞。用镀银法可见胞质内有嗜银颗粒。电镜下,细胞基底部胞质内有许多分泌颗粒。

滤泡旁细胞分泌降钙素,它是一种多肽激素,其主要作用是抑制破骨细胞的活动而增强成骨作用,使钙盐沉着于骨质内,并抑制肾和胃肠道对钙的直接或间接吸收,使血钙降低。应用免疫组织化学方法研究证明,分泌颗粒中除含有降钙素外,还含有生长抑素,它可能与抑制甲状腺激素和降钙素的分泌有关。滤泡旁细胞是体内APUD系统的组成之一。

(二)甲状腺滤泡间质

甲状腺滤泡间质是存在于滤泡间的疏松结缔组织,其中含丰富的有孔毛细血管。血管铸型扫描电镜标本,可见每一滤泡均被单独的篮状毛细血管网所包绕,相邻血管网之间偶见吻合支,提示每一滤泡的功能独立于其他滤泡,而同一滤泡中的全部细胞,其功能是同步的。毛细淋巴管在间质中形成疏松的网,从甲状腺引流的淋巴液,其激素浓度百倍于静脉血,所以淋巴也是甲状腺输出激素的一个重要途径。

甲状腺滤泡间质的神经纤维数量不多,但有3种纤维,即交感、副交感和肽能神经纤维。滤泡上皮细胞分泌T_4和T_3主要受下丘脑-垂体-甲状腺轴的激素调节,神经调节不占重要地位。

甲状旁腺附着于甲状腺两侧叶背面两层被膜之间,略呈棕黄色,总共有4个,一对靠上,一对靠下,呈扁椭圆形,长3~6mm,宽2~4mm,重120~160mg。分泌的甲状旁腺激素具有调节钙磷代谢的作用。手术中如果损伤或影响其血运,可导致低血钙而引起手足搐搦。

三、甲状腺的生理功能

(一)激素的生物合成

甲状腺激素主要为甲状腺素(thyroxine,T_4)和三碘甲状腺原氨酸(triiodothyronine,T_3)。合成甲状腺激素的前体为一碘酪氨酸(monoiodotyronine,MIT)和二碘酪氨酸(diiodotyronine,DIT),皆为含碘的化合物。制造甲状腺激素的主要原料是碘和酪氨酸。酪氨酸在体内一般不缺乏,碘则需不断从食物中获得。

1. 碘的代谢　碘主要随食物和饮水进入体内,

在消化、吸收过程中，绝大部分有机碘和元素碘皆还原成无机碘化合物(I^-)，方能够被小肠吸收。

饮食中摄入的碘量，因饮食习惯及当地土壤和水中含碘量不同而有很大差异。一般饮食情况下，我国每人每日从食物中摄取的碘为100～200μg。按我国的标准，正常成人每日碘的生理需要量为120～150μg，孕妇或乳母为200～250μg，婴幼儿为20～30μg，儿童为50～80μg，青少年为160～200μg。在摄入碘中，只有少部分为甲状腺摄取，大部分经肾脏排出。

正常成人每日对碘的最低需要量为100～150μg。在细胞外液中，碘化物的浓度很低，包含有机碘和无机碘化合物。有机碘占总碘量的90%～95%，且与蛋白结合，又称蛋白结合碘。无机碘化物为0.3～0.5μg/100ml。

甲状腺是摄取细胞外液中碘化物的重要器官。正常甲状腺中含有大量碘，为5000～8000μg，占全身总碘量的80%～90%，每日甲状腺摄取和释放的碘量相平衡。甲状腺每日从细胞外液中摄取的碘为120μg；而每日向细胞外液释放的碘也是120μg，其中有机碘化物(T_4和T_3)约含80μg，无机碘化物约40μg。80μg的有机碘化物有60μg通过肝脏和其他组织代谢为无机碘进入细胞外液，另20μg以有机碘的形式通过胆汁由粪便排出。

正常甲状腺内碘的更新率很慢，每日1%～2%；而细胞外液中碘化物更新率相当快，每日更新数次，因为肾对碘化物的清除率比较高。

人体每日摄入的碘量与排出的碘量相近，也处于平衡状态。极少量的碘化物由皮肤排出，绝大部分(90%以上)由肾排出。每日只有很少的一部分碘(约20μg)以有机碘形式从粪便排出。若每日从饮食中摄入碘500μg，则进入细胞外液的总碘量为600μg(500＋40＋60)，其中甲状腺摄入碘为120μg，占20%；而由尿中排出的碘有480μg，占80%。

在哺乳期间，有相当多的碘(无机碘和有机碘化物)由乳汁分泌，以供婴儿需要。乳汁中碘化物浓度可较血浆中高10余倍至几十倍。

2. 甲状腺球蛋白(thyroglobulin，TG)　是存在于甲状腺滤泡胶质中最主要的蛋白质，是一种碘化糖蛋白，分子量为660 000，含精氨酸约8%，二羧基氨基酸约21%，酪氨酸为3.1%(相当于一分子甲状腺球蛋白含120个酪氨酸残基)，含糖类8%～10%(包括甘露糖、N-乙酰氨基葡萄糖、半乳糖、岩藻糖)及唾液酸等。正常人体内存在的甲状腺球蛋白是有4条多肽链组成的，每条多肽链的分子量约160 000。4条多肽链的聚合形式有2种：一种是这4条多肽链相互以二硫键相连；另一种是2条多肽链先与二硫键相连成为二聚体，后者再以非共价键相连。甲状腺球蛋白保持完整的四聚体结构，可使其分子中的某些酪氨酸残基具有一定的空间位置，这就为酪氨酸残基的碘化和碘化酪氨酸残基的联结提供了必要条件。甲状腺球蛋白的生物合成过程可分为3个阶段，分别在滤泡细胞的不同部位进行。首先，在滤泡细胞的核糖体上合成蛋白质；然后，在高尔基复合体内经糖基化作用接上糖基；最后，在甲状腺过氧化物酶(thyroid peroxidase，TPO)的作用下，催化蛋白质内酪氨酸残基的碘化和碘化酪氨酸残基的耦合作用，此时的甲状腺球蛋白就转变为“成熟”的碘化球蛋白。甲状腺素(T_4、T_3)和碘化酪氨酸(MIT、DIT)都是甲状腺球蛋白分子的组成部分。由此可见，甲状腺球蛋白既是甲状腺激素合成的基本原料和场所，又是甲状腺激素的贮存形式。

甲状腺球蛋白结构的完整性，是合成甲状腺激素的必要条件。有些先天性甲状腺肿，很可能是因为甲状腺球蛋白结构异常而造成甲状腺激素缺乏所致。已经合成的甲状腺球蛋白，经胞吐作用排至滤泡腔中贮存，滤泡腔贮存甲状腺球蛋白的能力很强，按正常每日分泌量计算，贮存的甲状腺激素可供机体利用50～120天。所以在甲状腺功能亢进时，虽然用抗甲状腺药物抑制甲状腺激素的生成，仍需要经过相当长的时间才能收到疗效。

在正常甲状腺中，除甲状腺球蛋白外，还有一种碘化蛋白质，称为S-1碘化蛋白或甲状腺白蛋白，占总的碘化蛋白质的2%～4%，只是碘化酪氨酸残基(MIT和DIT)极少耦合成T_4。

Osotimehin(1978)等报道，正常人血清甲状腺球蛋白均值为18.3ng/ml，女性高于男性。Von-Reuss等(1981)报道，正常新生儿血清甲状腺球蛋白均值为10.9ng/ml。甲状腺功能低下者，血清甲状腺球蛋白下降或测不出。另据报道，甲状腺癌患者血清甲状腺球蛋白浓度升高，手术切除后，血清甲状腺球蛋白恢复正常。大量研究证明，甲状腺球蛋白可作为甲状腺恶性肿瘤的诊断、预后、复发和转移的一个指标。

3. 甲状腺激素的合成　主要包括碘的摄取、碘的氧化、酪氨酸的碘化及碘化酪氨酸的耦合等步骤。

(1)甲状腺对血浆碘化物的摄取：体内的碘来自食物和饮水，以无机碘化物的形式由小肠吸收，只要每日摄入的碘量不低于100～150μg，就不会影响甲状腺的功能。

甲状腺从血液中捕获碘的能力非常强，正常血清中碘化物的浓度只有0.3～0.5μg/100ml，甲状腺内碘的浓度比血清中高20～40倍，甲状腺功能亢进时甚至可高出数百倍。因腺体内碘的浓度远高于血清，而且细胞内侧负电性较细胞外强，故碘进入甲状腺是逆浓度差和逆电位差进行的，是一种主动运转过程。

在一般情况下，甲状腺摄取碘的能力可以反映出甲状腺的功能动态，在甲状腺功能亢进时，摄取碘的速度加快；在甲状腺功能减退时则相反。但食物中含碘量对甲状腺的吸碘率影响很大。甲状腺的强大聚碘能力，是用^{131}I测定甲状腺功能和治疗甲状腺功能亢进的理论基础。当甲亢患者用^{131}I制剂后，^{131}I便被浓集在滤泡内，由于^{131}I不断产生β射线，使部分甲状腺细胞破坏，从而达到治疗的目的。

(2)碘的氧化：浓聚在甲状腺滤泡细胞内的I^-，必须先转化为“活性碘”(I^0)然后才能使甲状腺球蛋白中的酪氨酸残基进行碘化。I^-的活化是一种氧化过程，需要H_2O_2为氧化剂，并受甲状腺过氧化物酶(thyriod peroxidase，TPO)催化。碘的氧化是在细胞顶端的微绒毛处进行的。

某些先天性甲状腺肿患者，在细胞内可能缺乏过氧化酶，或者缺乏适当的H_2O_2，致使无法活化而产生甲状腺功能不足。

(3)酪氨酸的碘化——有机碘化：活化的碘形成后甲状腺滤泡细胞顶部微绒毛附近的滤泡腔内，立即与此处的初生甲状腺球蛋白分子上的某些酪氨残基结合生成一碘酪氨酸(MIT)和二碘酪氨酸(DIT)，这一过程称为有机碘化。正常甲状腺合成的MIT和DIT有一定的比例(M/D＝7∶6)，形成的T_3和T_4也有一定的比例。当缺碘时，甲状腺碘化程度降低，合成的MIT增多，而DIT则相对减少(M/D＝9∶4)，因此，形成的T_3增多，而T_4则相对减少，这是应对缺碘的一种适应机制。

(4)甲状腺激素(T_3、T_4)的形成——耦合过程：经有机碘化作用后形成的MIT与DIT都不具有生物活性，必须互相耦合成T_4或T_3才具有生物活性。碘化酪氨酸的耦合过程也是一个氧化过程，是由TPO催化的。rT_3(反T_3)无生物活性。

综上所述，无机碘的氧化、酪氨酸的碘化及碘化酪氨酸的耦合过程，都是在同一过氧化物酶系的催化下完成的。临床上应用了很多具有阻碍甲状腺激素合成的药物，其中包括抑制TPO药物，用于治疗甲亢。现在已知硫脲类、肼、水杨酸、氰化物都是TPO的抑制剂。

(二)甲状腺激素的释放、运输与降解

1. 甲状腺激素的释放　合成的甲状腺激素仍然连接在甲状腺球蛋白的分子上，因此，甲状腺激素是以甲状腺球蛋白的形式贮存在滤泡腔内的。在大多数动物中，贮存的甲状腺激素可供1～3个月之需。

当腺体受到促甲状腺激素(TSH)刺激后，滤泡细胞顶端向胞腔中伸出伪足，把胞腔中的胶质胞饮于细胞内，并形成含有甲状腺球蛋白的小囊。然后，甲状腺球蛋白被酶溶体中的蛋白酶水解，产生游离的MIT、DIT、T_4及少量T_3。这些低分子物质经扩散作用，从酶体内到达细胞液中。由于甲状腺蛋白的水解，使细胞内局部T_4、T_3的浓度升高，有利于从细胞的基底部进入血液。正常甲状腺释放的激素主要是T_4，而T_3很少。

2. 甲状腺激素的运输　血浆中游离的甲状腺激素很少，绝大部分与血浆中的蛋白质结合，结合量要占血循环总量的99.5%以上。血浆中有3种蛋白质可与甲状腺激素进行特异性结合，即甲状腺素结合球蛋白(thyroxine-binding globulin，TBG)、甲状腺素结合前白蛋白(thyroxine-binding prealbumin，TBPA)和白蛋白(albumin，ALB)。TBG和TBPA都有能与甲状腺激素结合的位点。

在正常生理情况下，血浆中T_4的总量为50～

150nmol/L，其中60%与TBG结合，30%与TBPA结合，其余的10%与ALB结合。T_3的总量为0.9～2.8nmol/L，其中主要与TBG结合（结合量仅为T_4的3%），其次为ALB，与TBPA结合者甚少。游离甲状腺激素与结合甲状腺激素之间维持一定的平衡，当游离甲状腺激素进入组织细胞后，结合的部分就可有一些游离出来。

甲状腺激素与TBG等血浆蛋白结合，不仅有利于缓冲血液中激素浓度的变化，保持血液中游离激素浓度的相对稳定，防止过多的甲状腺激素通过毛细血管壁进入组织细胞，而且可以防止T_4与T_3迅速从肾小球滤过而在尿中丢失。另外还可作为血液中甲状腺激素的贮存库，从而保证机体能及时而稳定地向组织细胞提供足够的游离的甲状腺激素。

T_4和T_3还与肝、肾、肌肉等组织的蛋白质结合，也是确保血浆中甲状腺激素相对稳定的重要因素。

3. 甲状腺激素的降解　T_4的半衰期为6～7天，T_3的半衰期不足2天。T_4在代谢过程中，在外环5位上脱碘形成T_3，而在内环5位上脱碘则形成rT_3。正常情况下，约有40%的T_4转变为T_3，约55%的T_4转变为rT_3。因为T_3的生物活性比T_4大3～5倍，所以认为T_4主要通过T_3发挥生理作用。据估计，甲状腺激素的生物活性至少有2/3是由T_3完成的。血浆中的T_3除一部分来自甲状腺（每日分泌的T_3仅4μg）外，有1/2～2/3是在周围组织由T_4脱碘（每日有27μg）而来。因此甲状腺全切除患者，在服用T_4后，血循环的T_3可达到正常水平，甚至轻度升高。

肝脏中有一种蛋白质与甲状腺激素的结合力很强，当血液流经肝脏时，有1/3的甲状腺激素（T_4、T_3）被肝细胞摄取。在肝细胞内T_4或T_3分子上的羧基与葡萄糖醛酸或硫酸结合，然后把这种结合的激素排入胆汁中。

甲状腺激素还可以经过脱氨、脱羧和脱碘而失去生物活性，其中最重要的方式是脱碘。大多数组织中都含有脱碘酶，脱下的碘除可再供甲状腺利用外，一部分从尿中排出，还有一小部分甲状腺激素直接从尿中排出。

（三）甲状腺激素的生理功能

甲状腺激素在人体内有着广泛的生理作用，其中最主要的是促进组织氧化及产热作用。此外，对人体的生长发育，对神经系统、心血管系统的功能状态及某些物质代谢也起着一定的调节或促进作用。

1. 促进组织氧化和产热作用　基础代谢率是人在基础状态下的产热量，是判断氧化代谢与产热量的临床指标，是根据耗氧量计算出来的。甲状腺激素可以使人体很多组织细胞的氧消耗增加，耗氧直接反映了产热的量。甲状腺激素的产热作用不能完全以线粒体中的氧化磷酸化脱耦联去解释，而可能与通过Na^+、K^+泵活性增加有关。甲状腺激素产热效应的生理意义在于使人体能量代谢维持在一定水平，调节人体的体温稳定。当外界温度降低时（如入冬时），甲状腺激素分泌增加，产热增多，可保持体温不降；反之，气温升高时（入夏时），甲状腺激素分泌减少，使产热减少，可保证体温不受外界温度升高的影响。

2. 对物质代谢的作用　在促进氧化代谢与产热效应的基础上，甲状腺激素对物质代谢有重要作用。具体表现在：

（1）对糖代谢的作用：甲状腺激素可以促进小肠对葡萄糖和半乳糖的吸收，从而使血糖升高；它又可促进糖的分解代谢，加速脂肪、肌肉等外周组织对葡萄糖的摄取和利用，而有降低血糖的作用。甲状腺激素对糖原合成的影响取决于剂量的大小而呈现双向作用，在胰岛素存在的条件下，小剂量的甲状腺素促进糖原合成，而大剂量的甲状腺素则促进糖原分解。

（2）对脂肪代谢的作用：甲状腺激素对脂肪代谢的作用包括合成、动员和降解等方面，但一般是降解作用大于合成作用。它一方面可以促进肝对胆固醇的降解，加速胆固醇从胆汁中排出（通过粪便），使胆固醇降低；另一方面又可促进胆固醇的合成。甲状腺激素还可增加脂肪组织中的脂肪分解，使血浆游离脂肪酸增加；同时对一些有溶脂效应的激素如儿茶酚胺、生长激素、糖皮质激素和胰高血糖素等具有促进或允许作用。

（3）对蛋白质代谢的作用：生理剂量的甲状腺

素对蛋白质合成代谢有促进作用。甲状腺功能低下时，体内甲状腺激素减少，蛋白质合成率比正常人低，从尿中排出的氮量增加。但大剂量的甲状腺激素则促进蛋白质的分解，引起负氮平衡。在这种情况下，如果进食量不增，体内蛋白质与贮存的脂肪因分解代谢亢进而减少，使人体消瘦无力，体重日渐减轻。

(4)对水及电解质代谢的影响：甲状腺激素具有利尿作用，当甲状腺激素缺乏时，水盐潴留，伴有血浆容量减少。由于水盐主要潴留在组织间隙，而大量的黏蛋白沉积在皮下，使皮肤发生特征性的黏液性水肿。甲状腺激素过多时，由于蛋白质分解过多，呈负氮平衡，并对细胞有一定损坏作用，常使细胞内的 K^+ 释放出来，由于 K^+ 的丢失，可以引起肌肉麻痹。甲状腺激素还可使骨溶解加速，使尿中钙、磷排出量增加，而引起钙磷代谢紊乱。

(5)对维生素代谢的影响：甲状腺激素过多或过少都会影响维生素的代谢而造成相对维生素缺乏症。当甲状腺激素过多时，由于代谢亢进，对许多维生素的需要量增加。常出现维生素 B 族、维生素 C 及维生素 A、维生素 D、维生素 E 的缺乏症。当甲状腺激素过少时，由核黄素合成黄素腺嘌呤二核苷酸受阻，于是某些黄素酶的活性减弱；由于烟酸的吸收和利用出现障碍，可出现烟酸缺乏的现象。

3. 对生长发育的作用　甲状腺激素在机体的生长、发育和成熟过程中起着重要的作用，年龄越小，甲状腺激素对生长发育的影响就越明显。在人体的生长发育过程中，甲状腺激素与脑垂体、生长激素起协同作用。胎儿早期缺乏甲状腺激素会影响脑的发育形成呆小症。患儿身材矮小，外貌状态停留在儿童阶段，即使出生后立即给予甲状腺激素，智力也无法恢复。如发病较晚，则出生后的治疗越早，智力改善的几率越高，否则将遗留下永久性的身体发育与智力障碍。儿童期缺乏甲状腺激素，则生长停顿，给予甲状腺激素后恢复生长。

4. 对神经系统的作用　甲状腺激素对中枢神经系统的发育及功能的影响非常重要，在胚胎期或新生儿期，甲状腺激素缺乏对脑组织的损害远较其他组织严重。这种儿童不仅身材短小，更为严重的是脑发育障碍，智力低下而愚笨。如果甲状腺激素治疗在出生后及早开始，可收到较好的效果；反之，如治疗不及时，其智力障碍就难以逆转。甲状腺激素过多，可使大脑皮层的兴奋性增加，成年人甲亢症常有烦躁不安，易激动、多言、失眠等兴奋性增强的表现，甚至可有严重的神经过敏或精神失常；相反，成年人甲状腺激素不足者，其神经系统的发育虽业已完成，智力大体正常，但心里活动迟钝，记忆力减退，表情淡漠，思维能力低下，缺乏主动性，感觉迟钝，反应缓慢，嗜睡等。脑电图显示波平，α 波的振幅和频率降低，以至于消失。嗅、味、听、视觉减退及周围神经的感觉异常。

5. 对各器官系统的作用　甲状腺激素可增加心脏的耗氧量，能与心肌细胞膜上的甲状腺激素受体结合，促进细胞内 cAMP 增多，使心跳加快，增强。当甲状腺功能低下时，心率减慢，心肌收缩无力，心输出量降低，心电图可见 QRS 低电压。甲状腺激素使心输出量增加，就可能增加动脉血压，而另一方面，甲状腺激素使耗氧量增加，使组织相对缺氧和产生过多的体热，又造成外周血管的扩张，这又使动脉血压趋向降低，因此，平均动脉血压通常并不改变，但收缩压升高 1.33～2.66kPa(10～20mmHg)，舒张压却相应降低，从而使脉压加大。

甲状腺激素可增加消化腺的分泌和消化道的运动，并增加肠道对糖的吸收。甲亢患者可能由于消化腺分泌和消化道运动增强而引起饥饿和摄食增加，甚至肠蠕动过速而引起腹泻；反之，甲状腺激素不足时，各种胰酶含量降低，胃酸减少，胃肠蠕动减慢，引起食欲不振、便秘或肠麻痹。

甲状腺激素稍微增加，可使肌肉反应有力，但甲状腺激素过多时，肌肉就会变得软弱无力，人体变得消瘦；甲状腺激素低下时，同样会出现肌肉软弱无力，且肌张力降低。

甲状腺功能不足或亢进都可引起女性卵巢损伤和性周期不规则，甚至闭经、不育。在男性，甲状腺功能低下时，其睾丸精曲小管发生退行性变化，呆小症患者的睾丸、阴茎、阴囊发育不全，睾丸不下降，副性征不出现；甲亢时也会引起睾丸功能紊乱，睾丸减轻，精子产生减少，睾酮分泌降低和阳痿等，还偶有男性乳腺发育。

甲状腺激素的作用是由细胞内的甲状腺受体(thyoid receptor，TR)所介导的。TR 是核受体，属于非甾体激素受体亚类。TR 广泛分布于体内各组织，如垂体、肝、肾和脑等。甲状腺激素与 TR 结合后，通过与核中特定的 DNA 序列——甲状腺激素反应元件（thyoid hormone response element，TRE）结合，并与转录中介因子和其他转录因子相互作用而发挥生物学效应。近年来的研究证实甲状腺激素有多种非基因作用，非基因作用的位点包括细胞膜、细胞骨架、内质网和线粒体，其作用包括血管平滑肌舒张，离子通道的激活和刺激线粒体的氧消耗等。

第二节 单纯性甲状腺肿

单纯性甲状腺肿系指甲状腺肿大而无甲状腺功能亢进或减退症状者。主要由环境缺碘引起，多见于高原内陆地区，我国的内蒙古、西北秦岭和黄土高原、青藏高原、西南的广西、贵州等地区为高发区，又称为地方性甲状腺肿。青春期、妊娠期、哺乳期和绝经期由于甲状腺激素的需要量增加，也可发生弥漫性甲状腺肿大，称作生理性甲状腺肿。该病女性多见，发病年龄以 10～30 岁为高峰期。该病相当于中医的“气瘿”。

一、病因病理

（一）中医

单纯性甲状腺肿属于“气瘿”范畴，为瘿瘤肿块最大者之一，甚至可垂于颈项，病程缠绵，难退难消，亦不溃破。其发病机制早在隋代已有较详细论述，“瘿者，由忧恚气结所生，亦曰饮沙水，沙随气如入于脉，搏颈下而成之”，“诸山黑土中出泉流者，不可久居，常食令人作瘿病，动气增患”。说明山区易流行该病且与饮食饮水有关，情志不舒会加重病情。

1. 情志不畅　忧思恼怒，情志不畅，肝气郁结，气滞则脾失健运，不能运化水湿，致痰湿内停，痰气互结，循经上引，结于颈前而成。

2. 感受山岚瘴气　久居高山地区，或久饮沙水，瘴气及沙水入于脉中，搏结喉下而成。

3. 肾气亏虚　生长发育、妊娠、产后、哺乳可致肾气亏虚，水不涵木，肝旺气滞，加之肾虚易被外邪侵袭；结喉任脉所主，属于肝经及肾经，肾虚肝旺，亦可导致气瘿的发生。

总之，该病的发生外因为平素饮水或食物中含碘不足；内因为情志不畅，忧思郁怒，气机阻滞，痰气互结，内外结合而致病。而素体肾气不足，正气亏损者易患该病。

（二）西医

1. 病因　单纯性甲状腺肿的病因可分为 3 类。

（1）甲状腺素的原料（碘）缺乏：正常人合成充分的甲状腺素每日需要 150μg 碘，内陆高原地区土壤中缺乏碘盐，所以饮水及食物中含碘量很低。由于食物及饮料摄取的碘量不能满足甲状腺激素合成的需要，甲状腺激素的产量不足对脑垂体的反馈抑制作用下降，使脑垂体极力摄取碘，故而甲状腺细胞肥大增生。缺碘是地方性甲状腺肿的主要原因。环境缺碘越严重，地方性甲状腺肿的发生率就越高。目前国内广泛使用食盐中加碘，可明显降低地方性甲状腺肿的发病率。

（2）甲状腺素需要量增加：女性的生殖生理与甲状腺激素的关系极为密切。因此，女性甲状腺肿的发病率较高。青春期、妊娠期或绝经期妇女对甲状腺激素的需要量都会增加，体内原有水平的甲状腺激素必定会显得相对不足而促使 TSH 分泌量增加，引起甲状腺代偿性肿大。一旦去除导致对甲状腺素要求增多的原因如青春期后、终止妊娠、停止哺乳等，可自行恢复。

（3）甲状腺素合成分泌障碍：某些食物、药物或饮水中存在致甲状腺肿因子，有导致甲状腺肿的作用。这就可以解释为什么在没有缺碘和其他致甲状腺肿因素的情况下仍发生甲状腺肿的原因。目前已经发现有上千种化合物可致甲状腺肿。如常见的硫氢化钾、过氯酸盐，对氨基水杨酸等，经常食用木薯、卷心菜、甘蓝等食物，也可导致甲状腺肿。其发病机制不十分清楚，可能是这些物质能干扰正常甲状腺组织合成甲状腺素，使甲状腺素降低而反馈性地导致垂体长期大量分泌 TSH 的结果。某些先天性遗传性疾病，由于甲状腺上皮细胞缺乏合成和释放甲状腺素的酶，可引起先天性甲状腺肿。也有人近期提出 TSH 受体基因突变是导致甲状腺肿的根本原因。此外，据国内外观察研究发现，在沿海地区大量食用含碘食物或用碘剂治疗疾病的过程中，也可以发生甲状腺肿，而终止摄取高碘食物或药物，甲状腺肿可以逆转，称为高碘甲状腺肿。

2. 病理　普遍认为大多数甲状腺肿的病理演化经历了 3 个不同阶段。

(1)增生期：是甲状腺肿的关键病理变化。由于机体缺碘，导致甲状腺合成甲状腺素减少，血液中 T_3、T_4 浓度降低，反馈性地刺激垂体分泌 TSH，使 TSH 在血液中的浓度增高，甲状腺滤泡上皮在 TSH 的刺激下增生，细胞数量增多，甲状腺弥漫性肿大。

(2)静止复旧期：一方面，当甲状腺增生代偿达到内分泌平衡后，TSH 的分泌降低，甲状腺滤泡上皮的增生趋于静止；另一方面，当甲状腺上皮的增生不能代偿而达到内分泌平衡时，甲状腺滤泡上皮增生也将趋于静止而衰竭，继而出现萎缩。如果缺碘的环境继续存在，甲状腺上皮又重复出现增生、静止复旧状态，形成甲状腺肿。

(3)结节形成期：甲状腺上皮在反复增生的过程中，出现一部分上皮细胞代偿性肥大过甚而衰竭，对 TSH 的刺激不敏感而增生较轻。另一部分细胞对 TSH 的刺激非常敏感而出现增生活跃，形成滤泡上皮增生性结节。随着结节的增大，压迫周围的组织，引起纤维组织增生而形成包膜。

二、临床表现

单纯性甲状腺肿女性发病率略高于男性，多于青春期发病。地方性甲状腺肿在流行区可于儿童期发病，表现为两侧比较对称的弥漫性肿大。至结节性甲状腺肿期常常一侧肿大较显著。

1. 甲状腺肿大　表现为甲状腺不同程度的弥漫性肿大，随吞咽活动，早期质地均匀柔软，表面光滑。结节期可扪及大小不等的结节，质地稍硬，囊变的结节较大，突然增大提示囊内出血，常伴有疼痛。

2. 对周围器官的压迫症状

(1)压迫气管：比较常见。肿大的甲状腺可压迫气管出现堵塞感、憋气及呼吸不畅；当气管直径缩小到正常的 1/3 时，可出现呼吸困难，患者常不能平卧。老年人更为明显。单侧压迫可使气管向对侧移位、弯曲；双侧压迫气管扁平变窄可影响呼吸道通畅，尤其是胸骨后甲状腺肿症状更为严重。长期压迫可使气管变性软化，在行甲状腺手术时可因失去支撑而塌陷，有造成窒息的危险。

(2)压迫神经：肿大的甲状腺压迫喉返神经，表现为早期声音嘶哑、痉挛性咳嗽，晚期可为失声。交感神经被压则出现霍纳综合征，表现为眼睑下垂、瞳孔缩小、出汗减少等症状。

(3)压迫食管：比较少见，巨大的甲状腺将气管推向一侧而压迫食管，有的肿大甲状腺伸入气管与食管之间，造成吞咽困难。

(4)压迫静脉：上腔静脉受压引起上腔静脉综合征，表现为面部、头部及上肢浮肿；胸廓入口处狭窄可影响头、颈和上肢的静脉回流，造成静脉充血。当患者上臂举起时这种阻塞表现加重(Pernbentom 征)，患者还可有头晕，甚至晕厥，多见于胸廓上口或胸骨后的巨大甲状腺肿。

继发甲状腺机能亢进或癌变时会出现相应的症状。

三、辅助检查

1. 基础代谢率(BMR)　正常或偏低。

2. 血清蛋白结合碘(PBI)　正常或降低(正常值 4～8μg/dl，0.32～0.63μmol/L)。

3. 血清 TSH 增高或正常　正常值 14～168pmol/L。

4. 血清 T_3 可增高　T_3/T_4 比值上升(正常值 T_3 6.0～11.4pmol/L，T_4 32.5pmol/L±6.5pmol/L)。

5. ^{131}I 摄取率增高　与甲状腺功能亢进的曲线不同，高峰甚少前移，最初几小时摄碘率低，但仍属于正常范围，以后逐渐增高，多在 24～48 小时出现高峰然后骤降，呈碘饥饿状态。

6. 尿碘排除量下降　低于正常值(50～100μg)时有意义。尿碘是反映人体内环境中碘含量多少的可靠指标。

7. X 线检查　可发现不规则的胸骨后甲状腺肿及钙化的结节，还能确定有无气管受压、移位及狭窄等。

8. ^{131}I甲状腺扫描　甲状腺弥漫性增大早期放射性分布均匀，而结节性甲状腺肿放射量分布不均匀，而呈斑片状稀疏缺损或为冷、凉、温、热结节。

9. B超检查　单纯性甲状腺肿表现为对称性、均匀性增大，表面光滑，边缘饱满。明显肿大时可使气管、颈部血管受压、移位。内部回声呈现弥漫性降低，无结节，血流无加速。结节性甲状腺肿超声表现为两侧叶不规则增大，表面不光滑，内有多个大小不等的结节，无包膜回声。腺体内见分布增多的点状血管信号。

10. 间接喉镜　可通过了解声带的活动形态间接地了解喉返神经有没有受到压迫。

四、诊断和鉴别诊断

(一)诊断

根据病史及临床表现一般诊断并不困难。但要判断甲状腺肿及结节的性质，就应仔细收集病史，认真检查，必要时可用细针穿刺细胞学检查以明确诊断。

我国对地方性甲状腺肿制定的诊断标准有3条：

(1)患者居住在碘缺乏的地区。

(2)甲状腺肿大超过受检者拇指末节，或小于拇指末节而有结节者。

(3)排除甲亢、甲状腺炎、甲状腺癌等其他甲状腺疾病。

对于触及到肿大的甲状腺肿或结节要通过测定TSH来判断甲状腺功能；对于结节性甲状腺肿，甲状腺细针穿刺活检有助于确定是否有恶变。

单纯性甲状腺肿在临床上常分为3度：外观没有肿大但能触及者为Ⅰ度；既能看到，又能触及，但是肿大的甲状腺没有超过胸锁乳突肌者为Ⅱ度；肿大的甲状腺超过胸锁乳突肌外缘者为Ⅲ度。

(二)鉴别诊断

1. 甲状腺腺瘤　多发于20～40岁女性，为偶然发现的颈前无痛性肿块，圆形或椭圆形，质韧而有弹性，表面光滑，边界清楚，多为单发，也可多个。肿块生长缓慢，但乳头状囊性腺瘤囊内出血时，肿块可迅速增大，局部出现胀痛、触痛，因张力较大，肿瘤质地较硬，放射性核素检查(^{131}I、^{99m}Tc)图像多为温结节，也可为热结节或冷结节。B超检查可显示瘤体大小、形状、有完整包膜。如实质性者内回声高于正常甲状腺，呈均匀强回声光团；伴有囊性变者，则呈不均匀回声或无回声。

2. 亚急性甲状腺炎　甲状腺常不对称肿大，质硬而表面光滑，疼痛，常始于甲状腺的一侧，很快向腺体其他部位扩展，甲状腺摄^{131}I量显著降低。

3. 慢性淋巴细胞性甲状腺炎　起病缓慢，一般无全身症状，甲状腺弥漫性肿大，质地较硬，摄^{131}I率正常或下降，T_3、T_4正常或下降，甲状腺自身抗体滴度较高。

五、治疗

(一)西医治疗

1. 药物治疗

(1)碘剂：早期轻度甲状腺肿，服用碘化钾10～30mg/d，或复方碘溶液每日3～5滴，一般用3～6个月。

(2)甲状腺激素：对中度以上甲状腺肿者加服干甲状腺素片，常用剂量为40～80mg/d，经6～12个月治疗可使部分患者腺体缩小，结节消失，半数患者可获治愈。但对多发结节型及混合型甲状腺肿仅能缩小，难以完全消失。妊娠、哺乳期适量增加甲状腺素片剂量，每日不超过160mg。

(3)左旋甲状腺素(L-T_4，优乐甲)：该病早期阶段的年轻患者，可每日用100μg，第2个月增至每日150～200μg。年龄较大或长期患结节性甲状腺肿者治疗前宜作TRS(促甲状腺释放激素)兴奋试验或TSH浓度测定，若TSH极低或无反应，提示甲状腺已有自主性功能，不宜用该药治疗。

2. 手术治疗　一般而言，单纯性甲状腺肿无论是散发性还是地方性，均不宜首选手术治疗。但若有以下情况者可考虑行手术治疗：

(1)长期药物治疗无效，年龄较大者。

(2)巨大甲状腺肿影响生活、工作者。

(3)甲状腺肿大引起压迫症状者。

(4)胸骨后甲状腺肿。

(5)结节性甲状腺肿继发功能亢进者。

(6)结节性甲状腺肿疑有恶变者。

为防止术后残留甲状腺组织再形成腺肿及甲状腺功能低下，宜长期服用甲状腺激素制剂。

(二)中医治疗

1. 辨证论治

(1)肝郁痰凝

【主证】瘿肿初起，皮色正常，质软无痛，随情志变化而增减，伴胸胁胀痛或乳房胀痛，舌质淡或红，苔薄白，脉弦。

【治则】疏肝解郁，化痰散结。

【方药】四海舒郁丸加减。

陈皮6g，青皮10g，郁金10，夏枯草15g，海蛤粉10g，贝母10g，海藻15g，昆布15g，海螵蛸20g。

【加减】气郁化火，口苦咽干，舌红者加牡丹皮10g，栀子10g；心悸失眠者加五味子6g，夜交藤15g。

(2)脾虚痰凝

【主证】瘿肿明显，多有结节，伴神疲乏力，嗜睡懒言，胸闷气促，纳呆便溏，或有音哑声嘶，舌质淡，苔白腻，脉濡。

【治则】益气健脾，化痰散结。

【方药】海藻玉壶汤加减。

海藻20g，制半夏10g，茯苓10g，白术10g，党参15g，连翘10g，贝母10g，牡蛎30g(先煎)。

【加减】结节明显者加三棱10g，莪术10g；纳谷不香者加炒谷麦芽各15g，神曲10g。

2. 中成药

(1)五海瘿瘤丸

【药物】海带、海藻、海螵蛸、海蛤粉、煅海螺、木香、川芎、白芷、夏枯草、昆布。

【治则】软坚散结，化痰消肿。

【适应证】用于气滞痰热凝于经络引起的瘦瘤，瘰疬，乳核。

【用法】口服。成人每次服1丸，每日3次，温开水送服。

【处方来源】《古今医鉴》。

(2)内消瘰疬丸

【药物】夏枯草、海藻、天花粉、连翘、地黄、当归、玄参、浙贝母、海蛤粉，熟大黄、桔梗、硝石、大青盐、薄荷、白蔹、甘草、枳壳。

【治则】软坚散结。

【适应证】瘰疬痰核。

【用法】水丸剂。每袋18g，口服。成人每次服6～9g，每日2次，温开水送服。

【处方来源】清·《疡医大全》。

(3)夏枯草膏

【药物】夏枯草(炼蜜成膏)。

【治则】清肝火，散郁结，清头目。

【适应证】经络郁滞引起的瘿瘤痰核、瘰疬鼠疮、痈疖肿痛。

【用法】膏剂，大瓶装60g，小瓶装30g。每日2次，每次15g，温开水送服。

【处方来源】明·《证治准绳》。

3. 针灸治疗

(1)针刺：舒经活血，行气破结。常用穴为合谷、夹脊、天突、曲池、风池。

(2)灸法：常用穴为天突、通天、云门、中封、曲池、大椎、气舍、天府、风池。

(3)耳针：常用穴为内分泌、甲状腺、相应部位。

六、预防与调护

全国各地已普遍进行了甲状腺肿的普查和防治工作，发病率已大大降低。在流行地区，甲状腺肿的集体预防极为重要。

1. 用加碘盐烹调食物　一般每10～20kg食盐中均匀加入碘化钾或碘化钠1.0g即可满足人体每日的需要量。

2. 肌肉注射碘油　碘油在体内吸收很慢，随身体需碘情况可自行调节，故较服用加碘盐更为有效、可靠。成人一次肌肉注射含碘40%的碘油1000mg(2.5ml)，可保证5年内碘供应正常。儿童剂量为：1岁以下125mg，1～4岁250mg，5～9岁750mg，10岁以上同成人量。

3. 在青春发育期、妊娠期和哺乳期，经常用海带或其他海产生物佐餐。

4. 常保持心情舒畅，勿动气郁怒。

第三节　甲状腺炎

甲状腺炎是指发生在甲状腺组织中的各种炎症改变引起的临床表现。通常分为急性、亚急性和慢性甲状腺炎三类，不同类型的甲状腺炎在病因、病理变化、临床特点、治疗和预后等方面各不相同。

急性甲状腺炎

急性甲状腺炎在临床上比较少见，常由化脓性细菌感染引起，故又称为急性化脓性甲状腺炎。甲状腺的急性炎症病变可由附近的感染病灶如口腔、扁桃体等直接侵犯引起，也可以从远处经血行播散而来，还可见于经淋巴管途径、直接创伤或通过残留的甲状腺舌管的炎症而导致。致病菌以葡萄菌为多见，其次为链球菌和肺炎球菌。该病属于中医“瘿痈”范畴。

一、病因病理

(一)中医病因病机

外感风温邪毒，客于肺胃，或肝胃郁热，积热上壅，夹痰蕴结。风性轻扬，火热炎上，风热痰毒蕴结颈靥而成。此外，情志内伤、饮食不节、房劳损伤等内在因素在发病过程中也起到一定的作用。

(二)西医病因病理

化脓性细菌侵入甲状腺后引起甲状腺组织的急性炎症改变，其病变可为局限性或广泛性分布。初期有大量多形核细胞和淋巴细胞浸润，伴组织坏死和脓肿形成。原有结节性甲状腺肿者易形成脓肿，甲状腺原来正常者，可能见有广泛的化脓灶形成。脓液可以渗入深部组织，如纵隔、破入食管、气管等。后期可见到大量纤维组织增生。脓肿以外的正常甲状腺组织的结构和功能往往正常。

二、临床表现

该病可发生于任何年龄，但以20～40岁女性多见。急性化脓性甲状腺炎一般表现为甲状腺肿大和颈前部剧烈疼痛，有时疼痛可放射至两侧枕部、耳部及下颌部，伴畏寒、发热、心动过速，由于局部肿胀而出现气促、咳嗽、吞咽困难等压迫症状。体检：甲状腺单侧或双侧肿大，质地硬，触痛明显，局部皮肤发红，温度升高，颈部淋巴结肿大。脓肿形成时，甲状腺局部触之有波动感。近来由于抗生素的广泛使用，以上典型的临床特征已较少见。

三、辅助检查

(一)血常规

白细胞总数及中性粒细胞数升高。

(二)血培养

血培养可能为阳性。

(三)血沉

血沉加快。

(四)甲状腺摄碘率

感染部位局限时，甲状腺摄碘率可在正常范围。

(五)放射性核素扫描

可见局部有放射性减低区。

(六)钡餐及CT

对反复发生该病者，可行食管钡餐或CT检查，以明确是否有来源于梨状隐窝的窦道或瘘管。

(七)甲状腺功能测定

一般情况下，血清甲状腺激素水平正常，除非甲状腺因化脓而有广泛的坏死。该病愈后不会引起甲状腺功能低下。

四、诊断和鉴别诊断

(一)诊断

根据临床表现及实验室检查一般可作出诊断。

其依据为：急性起病，畏寒发热；白细胞计数及中性粒细胞数升高；颈部可有化脓性病灶；甲状腺肿大，局部红肿疼痛、压痛。

（二）鉴别诊断

1. 亚急性甲状腺炎　起病相对较缓，先前可有上感样症状；可有一过性甲亢症状及 T_3、T_4 升高，而甲状腺摄碘率降低；血沉加快；甲状腺活检可见多核巨细胞或肉芽肿形成；肾上腺皮质激素治疗可在数小时内迅速缓解症状。

2. 甲状腺恶性肿瘤　少数甲状腺恶性肿瘤在局部有坏死时可有类似化脓性甲状腺炎的表现，因此，对年龄较大伴有声音嘶哑，贫血，抗生素治疗无效，甲状腺穿刺液（脓液）培养无细菌生长者要予以足够的重视。

五、治疗

（一）西医

早期使用抗生素，一般效果良好，如能根据甲状腺局部穿刺液（脓液）的培养和药敏结果选择使用抗生素则效果更好。如病情发展形成脓肿则需切开引流。如果是在甲状腺瘤的基础上出现炎症，则应在炎症控制后行甲状腺部分切除。有梨状隐窝窦道或瘘管者，亦应行手术治疗。除此之外，早期配合局部热敷或其他物理治疗，可减轻疼痛，促进炎症吸收。

（二）中医

1. 辨证论治

（1）外感风热

【主证】起病较急，颈前皮肤红热，甲状腺肿胀疼痛较甚，并向耳、枕部放射，局部压痛明显，伴全身发热，咽痛，甚则声音嘶哑，舌质红，苔薄黄，脉浮数。

【治则】疏风清热，解毒消肿。

【方药】仙方活命饮加减：银花、连翘各 20g，白芷、贝母、赤芍、牡丹皮、皂角刺、穿山甲、当归各 10g，陈皮、生甘草各 5g。

大力子汤加减：黄连、黄芩各 6g，连翘、牛蒡子、白芷、玄参各 10g，荆芥、防风各 5g，大黄、甘草各 3g。

（2）肝胃郁热

【主证】颈前红肿灼热，疼痛剧烈，并向耳后、枕部放射，寒战发热，口气热臭，口干苦，舌红，苔黄，脉滑数。

【治则】清肝泄胃，解毒消肿。

【方药】普济消毒饮加减：柴胡、陈皮、桔梗各 5g，连翘、玄参、板蓝根各 20g，黄连、黄芩、僵蚕各 10g，生甘草 3g。

消毒犀角饮加减：牛蒡子、黄芩各 10g，犀角 15g，防风、荆芥各 5g，甘草 3g。

【加减】疼痛甚者加乳香、没药各 6g；持续高热、局部有跳痛者加皂角刺、穿山甲各 10g；小便黄赤者加泽泻、车前子各 10g。

2. 外治法　早期用仙人掌、鲜蒲公英、鲜紫花地丁、鲜野菊花叶等捣烂外敷；或用如意金黄散外敷。成脓时应及时切开排脓，以免脓肿破入气管、食管及纵隔。后期创面可择用九一丹、生肌玉红膏等祛腐生肌收口。

亚急性甲状腺炎

亚急性甲状腺炎又称为亚急性非化脓性甲状腺炎、De Quervian 甲状腺炎、肉芽肿性甲状腺炎、巨细胞性甲状腺炎等。该病常继发于病毒感染，如病毒性感冒、病毒性腮腺炎等，容易与急性甲状腺炎相混淆。多发生于 35～50 岁女性，男女之比为 1：（3～4）。发病率占全部甲状腺疾病的 3%～5%。该病也属中医“瘿痈”范畴。

一、病因病理

（一）中医病因病机

1. 外感风温，虚体受邪，客于肺卫，邪入颈靥，经脉不利，气血凝滞而成。

2. 七情不和，肝脾失调，肝郁蕴热，复感风温，内外合邪而成。

3. 正气不足，气血虚弱，气机不利，聚湿生痰，壅滞颈靥，久蕴化热或复感风温，上壅结喉而致。

4. 素体阳虚，感冒风寒，阳虚寒凝，痰浊积聚，以致瘿痈肿硬胀痛。

（二）西医病因病理

病因尚不明确，但普遍认为与病毒感染有关。其主要依据是：①常在上呼吸道感染或是在病毒流行期间发生；②患者血中病毒抗体的效价滴度增高；③少数患者的甲状腺组织中培养出腮腺炎病毒；④感染期间血中白细胞计数不升高；⑤疾病过程有自限性。也有认为与遗传因素有关，因组织相容性抗原 HLA-BW35 阳性的个体发病率比正常人高 16 倍。

甲状腺因炎症反应而表现为轻、中度不规则肿大，常不对称，质地偏硬，病变可局限于甲状腺的某一部分，也可累及甲状腺的一侧或两侧，包膜与周围组织有轻度粘连。

大体标本切面见病变呈灰白色或淡黄色。显微镜下见病变早期滤泡上皮破坏，胶质外溢，炎性细胞浸润。随后因外溢的胶质激起炎症反应，在其周围有异形巨细胞出现和结核样肉芽肿形成，在病变滤泡周围出现巨细胞性肉芽肿是其特征。病变间显示水肿、淋巴细胞、浆细胞和嗜酸粒细胞浸润。该病常在数周至数月，一般为 3 个月左右自然消退。愈合时，表现为滤泡上皮再生和间质纤维化，有时愈合后可复发。由于甲状腺滤泡被破坏，甲状腺激素的突然释放可引起一过性甲状腺功能亢进症状；继而由于甲状腺激素合成障碍，约有 10%的患者可表现一定程度的甲状腺功能低下。

二、临床表现

多见于中年女性，发病有季节性，夏季是其发病的高峰季节。起病时常有上呼吸道感染症状如发热、怕冷、乏力、纳差等，颈前部疼痛并向耳后、颌下、颈部或枕部放射，吞咽或咀嚼时加重。约有半数患者会有一过性甲状腺功能亢进的表现，如精神紧张、急躁易怒、心悸、出汗、怕热、手颤等症状；后期如发生甲状腺功能低下者，则可见颜面浮肿、畏寒喜暖、行动迟缓等表现。体检：初期甲状腺呈弥漫性肿大，质地硬，表面光滑，病程较长者可扪及结节，颈部淋巴结不肿大。

三、辅助检查

检查内容包括：

1. 血常规　白细胞总数及中性粒细胞数正常或轻度升高。

2. 血沉　明显增快，约 90%以上患者超过 40mm/h，是亚急性甲状腺炎早期的重要特征之一。

3. 血清病毒抗体　滴度增高，半年后逐渐消失。

4. 甲状腺功能检查　血清 TT_3、TT_4、FT_3、FT_4早期升高，TSH 分泌被抑制。甲状腺摄碘率低（<1%），呈现“分离现象”。后期可见血清 TT_3、TT_4、FT_3、FT_4降低，TSH 升高。而甲状腺摄碘率反而升高。

5. 超声检查　早期超声可见甲状腺肿大，甲状腺呈典型的片状（局限）或弥漫的回声低减区。彩色多普勒超声还可显示受累甲状腺组织血流减少。随着病程延长，可见回声低减区开始缩小或消失，代之以高回声光点，血流轻度增加。

6. 放射性核素扫描　可见病变区甲状腺呈现放射性稀疏区或图像残缺。

7. 甲状腺活检　可见特征性多核巨细胞或肉芽肿改变。

四、诊断和鉴别诊断

（一）诊断

根据该病的临床特征和相关的实验室检查，通常可以明确诊断。其依据是：

（1）甲状腺肿大、疼痛及放射痛、触压痛。

（2）常伴有上呼吸道感染症状和体征。

（3）血沉加快，一过性甲亢。

（4）甲状腺摄碘率降低。

（5）TG-Ab 和 TPO-Ab 等抗甲状腺抗体滴度呈一过性轻度升高或正常。

（6）甲状腺活检见特征性的多核巨细胞或肉芽肿样改变。

（二）鉴别诊断

1. 原发性甲状腺功能亢进　亚急性非化脓性甲状腺炎系由于炎症造成了甲状腺的滤泡破坏，使甲状腺激素急速释放入血而产生的甲状腺功能亢进症状，病因并非甲状腺激素合成过多，所以一般甲亢的程度比较轻微。原发性甲状腺功能亢进患者甲亢症状较重，局部则很少有疼痛的感觉，也没有压痛，多有突眼征，血沉不快，碘摄取率明显增加并且高峰前移。

2. 慢性淋巴细胞性甲状腺炎　甲状腺慢性肿大，质地较韧，甲状腺通常没有压痛或有轻微压痛，发热少，血液中抗甲状腺抗体滴度显著增加，碘摄取率一般正常或稍降低，必要时需行针吸活检作病理检查确诊。

3. 甲状腺囊肿或腺瘤样结节急性出血　二者都有颈前部肿块伴疼痛，但后者常在活动后骤然出现疼痛，以后逐渐缓解。甲状腺质地较韧，出血量较大时局部可有波动感。血沉和甲状腺功能正常，超声可见肿块内有液性暗区。

4. 急性化脓性甲状腺炎　典型者甲状腺局部有红、肿、热、痛，或有波动感，周围血象明显增高，抗生素治疗有效。非典型者有时难以鉴别，泼尼松治疗无效及甲状腺穿刺活检可见有大量中性粒细胞加以鉴别。

五、治疗

(一)西医

亚急性甲状腺炎系一种自限性疾病，目前尚无特异性的治疗方法，治疗的目的在于消除症状和纠正甲状腺的功能状态。

对于症状轻微者一般无需特殊处理。症状较重者在适当休息的同时可选择以下治疗方法：

1. 水杨酸制剂或非甾体消炎药　阿司匹林0.5～1.0g或吲哚美辛(消炎痛)25mg，每日3～4次。具体疗程视疼痛和肿大是否缓解而定。通常甲状腺疼痛完全缓解需3～4周，甲状腺肿大消失需7～10周。在甲状腺触诊转为阴性，超声显示回声低减区基本消失时停药。

2. 肾上腺皮质激素　对全身症状重，持续发热，甲状腺明显肿大，触压痛显著，经水杨酸制剂或非甾体消炎药治疗无效时，需用肾上腺皮质激素治疗。通常泼尼松每日20～40mg口服，还应视病情和患者体重而适当增减剂量。服药后可在短期(1～2天)内缓解症状。但一般应维持2个月左右。要遵循逐渐减量的原则，减量过快或停药过早均易复发或转成慢性。一般应在甲状腺疼痛消失，触诊为阴性，超声显示受累甲状腺回声低减区缩小时，开始减少泼尼松5～10mg，以后如无病情反复，可每周减少泼尼松5～25mg。如泼尼松治疗无效，则应重新考虑诊断是否正确。

3. β受体阻滞剂　早期表现有甲状腺功能亢进症状时，不必处理；但如甲亢症状突出、心悸、出汗明显者可用普萘洛尔对症治疗。

4. 甲状腺素　该病甲减期短暂而且常无症状，通常无需使用甲状腺激素替代治疗，除非甲减症状十分明显。但也有人认为在甲减期使用甲状腺激素可消除甲状腺肿大和减轻甲状腺包膜张力。因此，关键是要掌握好甲状腺激素替代治疗的时机。

5. 手术　严重的反复发作疼痛的亚急性甲状腺炎，当其他治疗均无效时，偶尔可考虑手术切除。但手术会加重甲状腺功能低下，必须慎重选择。

(二)中医

1. 辨证论治

(1)外感风热

【主证】甲状腺肿胀、疼痛较甚，并向耳枕部放射，同时伴发热畏寒，头痛咽痛，骨节酸痛，舌质稍红，苔薄黄，脉浮数。

【治则】疏风清热，和营消肿。

【方药】银翘散加减。金银花20g，连翘15g，大青叶15g，板蓝根20g，牡丹皮10g，赤芍10g，牛蒡子10g，柴胡5g，甘草5g。

【加减】发热高、头痛甚者加荆芥6g，薄荷6g；咽痛甚者加玄参10g，桔梗6g；甲状腺肿而有块者加贝母、僵蚕各10g。

(2)肝郁蕴热

【主证】常因情志波动而诱发或加重，甲状腺肿胀疼痛，伴性情急躁易怒，口苦咽干，胸闷不舒，舌苔黄，脉弦数。

【治则】疏肝清热，消肿止痛。

【方药】丹栀逍遥散加减。牡丹皮10g，栀子10g，当归10g，丹参10g，柴胡10g，夏枯草10g，生甘草6g。

【加减】心悸、多汗者加珍珠母15g，牡蛎20g；大便秘结者加全瓜蒌15g；甲状腺疼痛甚者加白芷、炙乳香各10g。

(3)气阴两虚

【主证】甲状腺肿胀疼痛经常反复发作，伴心悸，神疲乏力，五心烦热，易出汗或盗汗，夜寐不宁，舌质偏红，苔薄，脉细数。

【治则】活血消肿。

【方药】生脉饮合四物汤加减。太子参 10g，川芎 10g，生地黄 15g，枣仁 20g，茯苓 12g。

【加减】手颤者加钩藤 10g，珍珠母 20g；性情急躁易怒者加柴胡、黄芩、白芍各 10g；胸闷遏郁者加广郁金、川楝子各 10g。

(4)阳虚痰凝

【主证】甲状腺肿胀隐痛反复发作，病程较长，或甲状腺肿硬，疼痛不甚，可伴有面色㿠白，形体畏寒，手足不温，舌质淡，苔薄白或白腻，脉沉紧。

【治则】阳化痰，消肿散结。

【方药】阳和汤加减。熟地黄、鹿角片、白芥子、当归、党参、茯苓各 10g，麻黄、干姜各 5g，肉桂 3g。

【加减】甲状腺肿硬者加三棱、莪术、穿山甲各 10g；伴有浮肿者加仙灵脾、泽泻各 10g；腹胀纳呆者加广木香、陈皮各 6g。

2. 中成药

(1)银黄口服液：每次 10ml，每日 3 次。适用于外感风热证。

(2)板蓝根冲剂：每次 10g，每日 3 次。适用于外感风热证。

(3)生脉饮：每次 10ml，每日 3 次。适用于气阴两虚证。

(4)雷公藤多苷片：每次 20mg，每日 3 次。适用于阳虚痰凝证。

3. 针刺疗法　合谷、内关，隔日 1 次，留针20～30 分钟。局部肿痛明显者可加用针刺耳穴如神门、交感。

4. 敷贴法

(1)膏药：痰核膏合阴消散外敷。适用于阳虚痰凝证。

(2)箍围药：①金黄膏外敷，适用于外感风热证；②片仔癀 1g，冷开水调化，外敷患处，保持湿润，每日 1～2 次。

六、预防与护理

1. 积极防治病毒性感冒，以免引发该病。

2. 发病后饮食以清淡为宜，忌食辛辣、油腻、煎炸之品。

3. 保持心情舒畅，避免抑郁或易怒。

慢性甲状腺炎

慢性甲状腺炎主要包括：慢性淋巴细胞性甲状腺炎、慢性侵袭性甲状腺炎。80%以上的病例为女性，发病年龄在 35～55 岁。两种慢性甲状腺炎区别很大。产后及流产后甲状腺炎与无痛性甲状腺炎基本相似，可能是一过性免疫反应，越来越引起学者的关注。

一、慢性淋巴细胞性甲状腺炎

慢性淋巴细胞性甲状腺炎由日本学者桥本策首先报道，故又称为桥本病（Hashimoto's disease），是比较常见的自身免疫性甲状腺疾病，是各种甲状腺炎中最多见的一种，也是甲状腺肿合并甲状腺功能减退的常见原因。好发于 30～50 岁女性，男女之比为 1∶(10～20)。

(一)病因

1. 中医病因病机

(1)禀赋不足，后天失调，正气虚弱，气血两虚，虚火上炎，灼津为痰，痰瘀互结，结于颈部发为该病。

(2)情志不畅，肝郁脾虚，气滞血瘀，肝郁化火，灼伤津液，以致气滞、血瘀、痰浊内蕴而致该病。

2. 西医病因病理　该病由遗传因素和环境因素相互作用而成。有家族聚集性，在女性中多发，因而女性的激素可能与该病的发生亦有一定相关性。慢性淋巴细胞性甲状腺炎可能是以细胞介导为主的自身免疫性疾病，表现为抑制性 T 细胞功能的遗传性缺陷。由于抑制性 T 细胞缺陷，辅助 T 细胞($CD4^+$)失去适当的抑制而被激活，并与某种 B 淋巴细胞协作。此外，$CD4^+$产生各种细胞因子，包括 INF-γ，可以诱导甲状腺滤泡细胞的表面表达 HLA-DR 抗原，并使之处于易感状态，容易受到免疫攻击。激活的 B 淋巴细胞产生抗体与甲状腺抗原起反应。除自身免疫机制外，还有各种环境因素也参与了甲状腺细胞的破坏，例如，碘摄入可能启动了自身免疫性甲状腺炎的发生。动物实验证实，饮食中的碘化物和病毒性感染是导致甲状腺炎发生的两个环境因素。

甲状腺多呈弥漫性肿大，包膜完整而增厚，质地坚韧，表面苍白无坏死，切面均匀呈分叶状，黄色或灰白色，也可形成结节。组织学显示甲状腺滤泡被淋巴细胞和浆细胞广泛浸润，并形成淋巴滤泡及生发中心。成人甲状腺内可见特征性的大嗜酸性上皮细胞，称为 Hurthle 细胞或 Askanazy 细胞，为残存滤泡上皮细胞的胞浆嗜酸性病，该细胞对该病具有诊断意义。

（二）临床表现

多见于中年女性，病程长，发病缓慢。早期甲状腺呈弥漫性轻至中度肿大，以峡部明显，质地坚韧，表面光滑，病程较长者可扪及结节。颈部淋巴结不肿大。

部分患者早期可有轻度甲亢表现如急躁易怒、心慌多汗等，但不久便会减轻或消失。另有 25%左右的患者有甲减表现，如头痛失眠、记忆力减退、精神委靡、畏寒乏力等。严重者有黏液性水肿。

可有咽部不适感，如甲状腺肿大明显，引起压迫症状，表现为吞咽不畅、憋气，甚至有轻度吞咽困难和呼吸困难。

（三）辅助检查

1. 血清 T_3、T_4、TSH 变化　与临床甲状腺功能状态有关。病程在甲亢期时 T_4 升高，TSH 下降；在甲减期，则 T_3、T_4 降低，TSH 升高。

2. 95%以上患者的血清中 TPO-Ab 为阳性，50%～80%患者 TG-Ab 呈阳性。因此，测定血清中 TPO-Ab 和 TG-Ab 可对桥本甲状腺炎作出免疫学诊断，尤其是 TPO-Ab 对该病的诊断最有价值。

3. 甲状腺核素扫描　表现为分布不规则的稀疏与浓集区，边界不清。甲状腺扫描可表现为温结节、冷结节或热结节，但后者很少见。如见到冷结节，要特别注意有恶性的可能。

4. 超声检查　可见甲状腺回声减低，但对诊断该病缺乏特异性。

5. 甲状腺碘摄取率正常或减低，极少见到甲状腺碘摄取率升高。

6. 针吸活检对甲状腺自身抗体阴性者可帮助诊断，对单个结节者有助于排除甲状腺恶性肿瘤。活检可见大量的淋巴细胞、滤泡上皮细胞多形性及 Askanazy 细胞。

7. 约 60%高氯酸盐试验阳性。

（四）诊断和鉴别诊断

1. 诊断　凡是中年妇女有质地坚硬的甲状腺肿，特别是伴峡部锥体叶肿大，不论甲状腺功能有否改变，都应怀疑慢性淋巴细胞性甲状腺炎。如血清 TPO-Ab 和 Tg-Ab 显著增高，诊断即可成立。

2. 鉴别诊断

（1）非毒性甲状腺肿及甲状腺肿瘤：甲状腺功能一般都正常，而慢性淋巴细胞性甲状腺炎常有甲状腺功能减退。

（2）弥漫性毒性甲状腺肿：有时甲状腺自身抗体的滴度也较高，鉴别常较困难。弥漫性毒性甲状腺肿大但质地较软，随着甲亢治疗的好转，甲状腺自身抗体的水平逐渐下降。而慢性淋巴细胞性甲状腺炎的抗体水平持续升高，至少持续 6 个月以上。鉴别有困难时可作穿刺活检。

（3）慢性淋巴细胞性甲状腺炎可与甲亢、乳头状癌并存，应注意鉴别。

（五）治疗

1. 西医治疗　慢性淋巴细胞性甲状腺炎目前尚无特异性的治疗方法，对多数无明显临床症状、甲状腺肿大轻微、甲状腺功能基本正常者，无需治疗，可以随访观察。

对临床症状明显及有甲减者，常用甲状腺激素替代治疗。L-T_4 片每日 50～100μg。老年患者或有慢性心功能不全者酌情减量。

对少数甲状腺迅速增大而有疼痛的患者，可用糖皮质激素类固醇治疗。以抑制免疫反应，减轻局部损害，缓解临床症状。起始剂量为泼尼松 20～30mg/d，症状缓解后逐渐减量，持续 4～6 周。

手术治疗：慢性淋巴细胞性甲状腺炎很少需手术治疗，但有以下情况之一者宜采取手术治疗：

（1）甲状腺肿大明显，有压迫症状者。

（2）使用甲状腺激素替代治疗无效者。

（3）不能除外甲状腺恶性病变者。

手术方式可根据不同情况选择甲状腺峡部切除、甲状腺大部切除及根治性切除。手术后大多继发甲减而需长期服用甲状腺激素。

2. 中医辨证论治

(1)气虚血瘀

【主证】多见于该病初期。双侧甲状腺肿大，质中或硬，或有结节，面色少华，不耐疲劳，自汗出，舌质淡红或有紫气，苔薄白，脉细。

【治则】补益气血，活血化瘀。

【方药】四君子汤合桃红四物汤加减。黄芪15g，党参15g，白术10g，茯苓15g，川芎6g，当归10g，丹参15g，桃仁10g，红花10g，牡蛎20g。

【加减】纳谷不香者加山楂、神曲各10g；多汗者加碧桃干、煅牡蛎各10g；心悸气短者加麦冬10g，五味子6g；甲状腺肿胀质硬者加山慈菇、皂角刺各10g。

(2)气阴两虚

【主证】多见于该病中期。双侧甲状腺肿大，质较硬，无压痛，可闻及血管杂音，心悸烦躁，畏热多汗，焦急易怒，食欲亢进，体重减轻，气短乏力，手抖或有突眼，舌质红，苔少，脉细数。

【治则】益气养阴，化痰活血。

【方药】生脉饮加味。党参15g，太子参15g，天冬10g，麦冬10g，五味子10g，玄参10g，生地15g，夏枯草15g，丹参20g，川芎6g，山慈菇20g。

【加减】头昏目眩、手抖者加钩藤10g，珍珠母15g；突眼甚者加谷精草、青葙子各10g；甲状腺肿硬甚者加牡蛎30g，三棱、莪术各10g。

(3)阳虚痰凝

【主证】多见于该病后期。双侧甲状腺肿大，质硬，面色少华，畏寒肢冷，气短乏力，腹胀纳呆，浮肿，或便秘，舌质淡或有齿印，苔薄，脉沉细。

【治则】温阳化痰，扶正消瘿。

【方药】阳和汤加减。熟地黄15g，鹿角胶10g(烊化)，炮姜10g，白芥子10g，党参15g，炙黄芪20g，当归10g，陈皮6g，红花6g，麻黄5g，肉桂3g。

【加减】舌苔白腻者加苍术、厚朴各6g；舌质有紫气者加三棱、莪术、丹参各10g；便秘者加肉苁蓉12g；浮肿甚者加仙灵脾、泽泻各10g；嗜睡者加石菖蒲6g，郁金10g，苏合香6g；血虚者加龙眼肉、何首乌、阿胶(烊化)各10g；伴肾阳虚者加补骨脂、菟丝子各10g。

3. 中成药

(1)黄芪口服液：每次10ml，每日3次。适用于气虚血瘀证。

(2)生脉饮：每次10ml，每日3次。适用于气阴两虚证。

(3)百春胶囊：每次4粒，每日3次。适用于该病各个证型。

(4)十全大补丸：每次9g，每日2次。适用于该病各个证型。

4. 单方验方

(1)昆明山海棠片：每次5片，每日3次。

(2)雷公藤片：每次1片，每日3次。

5. 针灸疗法

(1)针刺法

体针：气阴两虚证，选内关、合谷、三阴交、足三里；阳虚痰凝证，选关元、气海、肾俞、脾俞、丰隆。每日1次，10天为1疗程。

耳针：取甲状腺、内分泌穴，贴埋王不留行籽，每日按压1～2次。

(2)灸法

取穴：同体针疗法，可将其穴位分为4组，每日灸治1次，各组交替使用。一组：内关、合谷；二组：脾俞、肾俞；三组：关元、气海；四组：足三里、三阴交。

【隔药灸】取穴：膻中、中脘、关元；大椎、肾俞、命门。两组穴位交替使用，均用隔白附子饼灸。白附子饼下可加温阳中药粉或益气温阳、活血化瘀中药粉。每穴每次5壮，1～2天灸1次。

6. 敷贴法　消瘿膏贴于颈前患处，5～7天换药1次。以春、秋、冬季用之为宜，用于阳虚痰凝证。

(六)预防与护理

(1)注意劳逸结合，避免过度疲劳。

(2)保持心情舒畅，避免情绪急躁或抑郁。

二、慢性纤维性甲状腺炎

慢性纤维性甲状腺炎又称为慢性侵袭性硬化性甲状腺炎。由于该病为Riedel首先报道，故又称为Riedel甲状腺炎，是甲状腺慢性进行性纤维增生并侵犯邻近组织的炎症性疾病。男女之比为1∶3，以30～60岁多见。该病较为罕见，是甲状腺炎中最少见的一种。

(一)病因

慢性侵袭性甲状腺炎的病因不明,可能与感染或药物有关,也可能与自身免疫有关。该病病程从数月到数年,病情进展到一定程度后可自行停止。因其常与其他部位的纤维性疾病同时存在,如特发性纵隔纤维化、后腹膜纤维化、乳腺纤维化、泪腺纤维化、局灶性肺纤维化、纤维性胆道炎等,提示可能是全身纤维化的一部分。

(二)病理

病变可由甲状腺内开始发生,向外扩散;或者从甲状腺表面开始发生,向内伸展,常超出甲状腺范围而侵袭周围组织,如肌肉、血管、神经、气管、食管。组织切面灰白色,质地坚硬。甲状腺结构破坏,大量纤维组织形成。病变可累及整个甲状腺或局限于一叶或峡部区域。镜下可见甲状腺小叶结构消失,包膜及间质组织均为广泛增生的纤维组织取代,纤维组织致密并常有玻璃样变。甲状腺滤泡大部分破坏,部分区域可见淋巴细胞、单核细胞、浆细胞及少量的嗜酸粒细胞浸润。

(三)临床表现

该病大多见于成年女性,起病缓慢,部分患者有疼痛感。甲状腺不同程度肿大,单侧或双侧肿块,质地坚硬,无压痛,与周围组织紧密粘连,不随吞咽而上下移动。邻近组织器官受压时可出现相应的症状,如咽部异物感、吞咽不适、声音嘶哑、呼吸困难等。压迫症状常很显著,但与甲状腺肿大程度不成正比。颈部淋巴结不肿大。临床上常伴有腹膜后纤维化和硬化性胆道炎。

(四)辅助检查

1. 血白细胞计数、血沉大多正常或轻度升高。

2. T_3、T_4、TSH、碘摄取率一般在正常范围,晚期 TSH 可升高。

3. 抗甲状腺抗体阴性或低滴度。

4. 甲状腺核素扫描　正常或受累及的部分放射性稀疏或无放射线分布。

(五)诊断和鉴别诊断

1. 诊断　根据甲状腺肿大或有肿块,质地坚硬,无疼痛或压痛,与周围组织粘连,不随吞咽上、下移动,有明显的压迫症状,无颈淋巴结肿大,T_3、T_4、TSH、碘摄取率正常等,即可作出初步诊断。但确诊常需依赖甲状腺活检。

2. 鉴别诊断

(1)慢性淋巴细胞性甲状腺炎:甲状腺弥漫性肿大,质地较硬;摄碘率正常或下降,T_3、T_4正常或下降,血清中多种抗甲状腺抗体呈阳性。

(2)甲状腺癌:病史短,病程进展快,早期多为单发结节,结节生长快、质地硬、表面不光滑,不能随吞咽动作上、下移动;甲状腺扫描为冷结节,穿刺抽吸细胞学检查能帮助确定癌的诊断。

(六)治疗

肾上腺皮质激素治疗的疗效不肯定,伴有甲减时可适当给予甲状腺激素。有明显压迫症状时可手术治疗,行甲状腺峡部或部分切除,然后用他莫昔芬(三苯氧胺)治疗。方法为:每日 40mg,分 2 次口服,连续治疗 1~4 年。他莫昔芬是目前治疗慢性侵袭性甲状腺炎最有效的药物。

第四节　甲状腺肿瘤

在内分泌器官中甲状腺发生肿瘤的几率比较高,分良性和恶性肿瘤两类,良性多为甲状腺腺瘤,恶性多为癌。此外,尚有一些罕见的恶性甲状腺肿瘤,如肉瘤、淋巴瘤、鳞癌、转移癌等。

甲状腺腺瘤

甲状腺腺瘤是最常见的甲状腺良性肿瘤。该病好发于甲状腺功能活动期,常发生于 40 岁以下的女性。以 20~40 岁最多见,男女之比为 1:(5~6)。该病有恶变倾向,恶变率在 10%左右。临床特点是：颈前无痛性肿块，质地柔韧，随吞咽动作上、下移动，生长缓慢。该病属中医“肉瘿”范畴。

一、病因

(一)中医病因病机

1. 情志不畅，七情不和，忧思郁怒，肝郁气滞，肝脾失调，痰湿内停，浊气、痰湿循经凝结于颈部发为该病。

2. 正虚邪踞，外邪乘虚侵入，气血阻滞，经络阻塞，血瘀结于颈前，亦可发为该病。

(二)西医病因病理

病因不明，可能与慢性甲状腺激素的刺激、甲状腺放射及缺碘、摄入致甲状腺肿物质等因素有关。

甲状腺腺瘤大体形态上一般为单发的圆形或椭圆形肿块，包膜完整，表面光滑，质韧，多数直径在1～5cm，大者可达10cm，部分可呈囊性或囊实性。切面因组织结构不同而呈黄白色或黄褐色，瘤体可发生坏死、纤维化、钙化和囊性变。常有较薄而完整的包膜。根据甲状腺腺瘤组织形态可分为滤泡状腺瘤、乳头状腺瘤和不典型腺瘤。

1. 滤泡状腺瘤　多见，约占甲状腺腺瘤的90%。发生于滤泡上皮细胞，呈圆形或卵圆形的单发性肿瘤，通常直径在2～5cm，局限于一侧腺叶内，有完整包膜，表面光滑，生长缓慢，合并出血时瘤体可迅速增大。

2. 乳头状腺瘤　良性乳头状腺瘤较少见。瘤体较小，直径为1～2cm，有完整包膜。乳头状腺瘤也是由滤泡上皮细胞发生，因常形成囊腔，并且在囊腔内形成乳头样结构，故又称为甲状腺乳头状囊腺瘤。囊内为棕红色液体，囊腔内可见颗粒状或乳头状突起。乳头状腺瘤即使缺乏细胞异型化也有较大的恶性倾向。

3. 不典型腺瘤　亦较少见。腺瘤包膜完整，质地坚韧，切面细腻而无胶质光泽。镜下细胞丰富、密集，常呈片块状、巢状排列，结构不规则，多不形成滤泡。间质甚少，细胞具有明显的异型性，形状、大小不一致，胞核不规则，染色较深，亦可见有丝分裂相，故常疑为癌变，但无包膜、血管及淋巴管浸润。

二、临床表现

起病缓慢，病程较长，在数月到数年甚至更长时间。多数患者无任何症状，而被偶然发现颈前无痛性肿块。肿块常为单发，圆形或椭圆形，质韧有弹性，表面光滑，边界清楚，与周围组织无粘连，可随吞咽而上、下移动。腺瘤直径一般在数厘米，但当乳头状囊腺瘤因囊壁血管破裂发生囊内出血时，肿瘤可在短期内迅速增大，局部有胀痛和压痛，且因张力较高而肿瘤质地较硬。少数巨大甲状腺腺瘤可产生邻近组织器官受压征象，如呼吸不畅、声音嘶哑等。也有发展为功能自主性腺瘤而引起甲状腺功能亢进。

约有10%的甲状腺腺瘤会发生癌变。有下列临床表现时应考虑恶变的可能性：

(1)肿瘤近期迅速增大。

(2)肿块活动受限或固定。

(3)出现声音嘶哑、呼吸困难等压迫症状。

(4)肿块质地坚硬，表面高低不平。

(5)出现颈部淋巴结肿大。

三、辅助检查

(一)各项功能检查

功能检查多正常。如发展为功能自主性腺瘤时，血FT_3、FT_4升高，TSH下降。

(二)超声检查

可见甲状腺局限性增大，有单个实性肿块，边界清晰，包膜完整，腺瘤囊性变时可见不规则无回声区，呈囊实性改变。

(三)甲状腺核素扫描

多为温结节，也可以是热结节。

四、诊断和鉴别诊断

(一)诊断

根据颈前无痛性单发肿块，质韧光滑，随吞咽而上、下移动，无任何临床症状。甲状腺功能正常，颈部淋巴结不肿大等即可作出诊断。

(二)鉴别诊断

1. 结节性甲状腺肿　甲状腺腺瘤与结节性甲状腺肿的单发结节较难鉴别。前者常见于非单纯性甲状腺流行地区,多年保持单发;结节性甲状腺肿的单发结节经过一段时间后可演变为多发结节,且甲状腺普遍增大。超声波检查提示包膜完整者多为腺瘤,而结节性甲状腺肿的单发结节常无包膜。

2. 甲状腺舌管囊肿　青少年多见,肿块位于颈中线,呈半球形或球形,有囊性感,伸舌时肿块内缩。

3. 甲状腺癌　可发生于任何年龄。早期多为单发结节,病史短,进展快,结节硬,表面不光滑,不能随吞咽动作上、下移动,可有颈部淋巴结肿大,甲状腺扫描为冷结节,穿刺抽吸细胞学检查能帮助确定癌的诊断。

五、治疗

(一)西医论治

由于甲状腺腺瘤有引起恶变和甲状腺功能亢进的可能,故目前主张应早期手术治疗,具体术式要根据病情而定,原则上不论腺瘤大小,均需行患侧甲状腺大部或次全切除术,而不应仅作单纯腺瘤摘除术。原因是临床上甲状腺腺瘤和某些甲状腺癌,特别是和早期甲状腺癌难以区别。此外,尚有25%左右的甲状腺腺瘤为多发,临床上往往仅能查到较大的腺瘤,如行单纯腺瘤摘除会遗留小的腺瘤,导致日后复发。如术中发现腺体与肌肉粘连或血运丰富、血管增粗等,应高度怀疑甲状腺癌,要立即作快速冰冻切片,然后视病理结果作相应处理。

(二)中医论治

1. 辨证论治

(1)气滞痰凝

【主证】甲状腺肿块呈球状或卵圆形,表面光滑,按之不痛,随吞咽动作上、下移动。伴胸闷不舒,颈部发憋,舌苔薄微腻,脉弦。

【治则】开郁化痰,软坚散结。

【方药】海藻玉壶汤加减。柴胡、海藻、昆布、半夏、香附、郁金各10g,山慈菇15g,黄药子、青皮、陈皮各5g。

【加减】脾气虚弱、大便溏者加茯苓、白术10g;舌质紫或有瘀斑、瘀点者加川芎、丹参各10g;伴梅核气症状者加绿萼梅、苏梗各6g。

(2)脾虚肝郁

【主证】甲状腺肿块无疼痛,随吞咽动作上、下移动,伴见精神忧郁,胸闷不舒,善怒易急,咽喉发堵,腹胀纳呆,便溏浮肿,舌淡红,苔薄白,脉弦细。

【治则】疏肝健脾,化痰散结。

【方药】逍遥散加减。柴胡、当归、白术、白芍、茯苓、陈皮、法半夏、夏枯草、海藻、昆布各10g。

【加减】面色少华、气短乏力者加党参、黄芪各12g;腹胀纳呆者加山楂15g,木香6g;浮肿明显者加猪苓、茯苓、泽泻各10g。

(3)肝郁蕴热

【主证】甲状腺肿块突然迅速增大,局部或有胀痛,表面光滑,肿块张力大,伴性情急躁易怒,口干且苦,舌红、苔黄,脉滑。

【治则】疏肝泄热,凉血散瘀。

【方药】龙胆泻肝汤加减。龙胆草、夏枯草、栀子、生地黄、赤芍、牡丹皮、黄芩、海藻、昆布各10g。

【加减】伴头昏目眩者,加菊花、枸杞子各10g;伴大便干结者,加生大黄6g;伴胸闷烦躁、乳房胀痛者,加柴胡、香附各10g;伴心悸、手抖者,加珍珠母20g,钩藤10g。

(4)痰瘀凝结

【主证】甲状腺肿块生长缓慢或相对静止,无明显自觉症状,舌有紫气,苔薄腻,脉弦。

【治则】化痰软坚,活血行瘀。

【方药】活血散瘀汤加减。当归、陈皮、川芎、红花、牡丹皮、赤芍各6g,海藻、昆布、山慈菇、法半夏各10g,乳香、没药各5g,三棱、莪术各15g。

【加减】B超提示甲状腺腺瘤囊性变者,可加穿山甲、皂角刺各10g。

2. 中成药

(1)消瘿片:每次4～6片,每日3次。适用于该病各个证型。

(2)小金丹:每次1～2粒,每日2次。适用于痰瘀互结、气滞痰凝证。

(3)夏枯草膏:每次服15ml,每日2次。适用于肝郁蕴热证。

3. 贴敷法

(1)阳和解凝膏:掺黑退消或桂麝散适量,贴敷于局部,适用于该病各证型。

(2)消核膏:贴敷于局部,适用于该病各证型。

(3)消瘿膏:用生半夏、黄药子、川芎等药材加工成膏,将膏涂于纱布,外敷患处,再以胶布固定,隔日换药。

4. 饮食疗法

(1)黄豆海带海藻汤:黄豆 150～200g,海带、海藻各 30g,同煮汤,用食盐或白糖调味食用。

(2)海带拌三丝:水发海带 150g,与香干 3 块各用沸水淋冲后切丝沥干。水发绿豆粉丝 50g,与绿豆芽 150g 一起用咸沸水焯 1 分钟后沥干,加入酱油、米醋、芝麻酱、精盐、白糖、味精等调料,拌匀即成。

(3)海带绿豆糖饮:海带 60g 切成小片,与绿豆 150g 同入锅,加水煮汤,熟后加红糖调化,饮汁并食海带、绿豆。

六、预防与护理

1. 保持心情乐观,避免性情急躁及抑郁。

2. 饮食宜清淡,忌食辛辣煎炸之品。

3. 适当多食海产品。

甲状腺癌

甲状腺癌是最常见的甲状腺恶性肿瘤,约占全身恶性肿瘤的 1%,占癌症死亡比例的 0.4%。好发于女性,男女比例为 1∶2。甲状腺癌有分化及预后较好的甲状腺乳头状癌、滤泡状腺癌,预后较差的髓样癌,预后极差的未分化癌和罕见的转移癌等。其临床特点是颈前正中或两侧出现质硬、表面高低不平的肿块,不随吞咽动作而上、下移动。该病属中医"石瘿"范畴。

一、病因

(一)中医病因病机

1. 情志内伤,肝脾不调,气机阻滞,以致浊气、痰湿、瘀血凝滞于颈靥而成石瘿。

2. 久居山区、高原地带,水质过偏,亦可形成该病。

3. 先天不足,体质虚弱,虚体受邪,邪火郁遏,结于颈靥而成石瘿。

(二)西医病因病理

1. 病因　甲状腺癌的病因尚未明了,其发生与多种因素有关,如放射性损害(X 线外照射)、致甲状腺肿物质、TSH 刺激、遗传等。致甲状腺肿物质可使人的 TSH 分泌增加,TSH 能刺激甲状腺细胞增生,先引起甲状腺弥漫肿大,而后形成结节、腺瘤、甲状腺癌。甲状腺癌患者应用甲状腺素抑制了 TSH 的分泌,可使其缩小甚至消失,说明与内分泌因素有关。颈部放射线照射是人类甲状腺癌的肯定原因,有报道青少年甲状腺癌中 48%～74%有颈部放射线治疗史;但接受碘治疗的甲亢患者发生甲状腺癌的几率并未增加,这可能与局部大剂量的放射性物质破坏了甲状腺上皮的增生能力有关。地方甲状腺肿的地区甲状腺癌比较多见,但供给碘化食盐后并不能降低甲状腺癌总的发病率,而滤泡性癌减少,乳头状癌增多。在供碘比较充裕的地区或山地,供给碘化食盐后甲状腺乳头状癌却比较多,这可能是供碘时甲状腺的修复性增生的促癌作用所致。甲状腺家族性髓样癌属常染色体显性遗传,平均在 41 岁前发病而出现症状。

2. 病理

(1)甲状腺乳头状癌:起源于甲状腺滤泡上皮细胞,占甲状腺癌的 60%～70%,多发生于 40 岁以前的女性。大体标本通常为灰白色或灰黄色质硬无包膜的结节,部分可形成囊肿,囊内容物为咖啡色或淡黄色液体。镜下显示肿瘤细胞呈乳头样增殖与滤泡结构混合存在,间质中常有微小钙化颗粒,生长缓慢,不过淋巴结转移的发生频度颇高,而且常可发生在早期。临床上常有发现颈部淋巴结转移癌而不能诊断甲状腺内存在有原发灶的情况,以前多认为是淋巴结内的异位甲状腺组织,而不考虑甲状腺癌淋巴结转移,此时原发灶多为同侧腺叶内的甲状腺微小癌。乳头状癌 10 年生存率可达 70%～80%,预后与有无淋巴结转移、癌肿局限在腺体内或向腺体外浸润有关。

(2)甲状腺滤泡状癌:发生率仅次于甲状腺乳头状癌,约占甲状腺癌的 20%。与甲状腺乳头状癌相比，多数患者的年龄偏大，20岁以下罕见。甲状腺滤泡状癌也是分化较好预后较好的分化型癌，有完整的被膜，镜下为异型性滤泡上皮细胞构成的大小不等的滤泡。侵入被膜的深度与预后关系密切，不同于乳头状癌的是淋巴结转移的频度稍低，但血行转移率高于乳头状癌，常转移至扁骨和肺。比乳头状癌的预后稍差，5年生存率为60%。

(3)未分化癌：发生率占甲状腺癌的10%～15%，恶性度最高，多见于60岁以上的高龄患者。生长迅速，常呈浸润性生长而形成巨大肿块。肿瘤占据甲状腺的大部分，多越过被膜浸润周围组织，如气管、食管而不能切除。如癌灶局限在甲状腺腺体内不伴淋巴结转移，积极治疗也有5年以上生存的可能性，如有远处转移平均生存期多在半年以下。与其他甲状腺癌相比，未分化癌对放射治疗较敏感，但疗效也仅为一过性，远期效果并不好。组织学分为小细胞癌、巨细胞癌、纺锤细胞癌和多型细胞癌等。

(4)髓样癌：发生率约占7%，男女发病相似，是一种甲状腺特殊肿瘤。来源于甲状腺滤泡旁细胞(C细胞)，可分泌降钙素。肿块质硬，为灰白色或灰红色，细胞排列呈巢状、束状、带状或腺管状，无乳头或滤泡结构，呈未分化状。可有颈淋巴结侵犯和血行转移。恶性程度中等，5年生存率为40%～50%。

二、临床表现

(一)甲状腺肿块

甲状腺癌早期多无明显症状，多为偶然发现的甲状腺内的单发肿块，少数为多发或累及双侧，病程长短不一，生长速度可快可慢。甲状腺肿块质地坚硬，表面不光滑，边界不清，活动度差。甲状腺在吞咽活动时上、下移动性小。未分化癌肿块增大迅速，触之高低不平而固定。

(二)压迫症状

较大的甲状腺癌肿常可压迫喉返神经、气管、食管，出现声音嘶哑、呼吸、吞咽困难等症状。与良性病变不同的是，上述症状不仅仅是压迫所致，还与肿瘤的直接浸润有关。颈交感神经受压引起霍纳(Horner)综合征(表现为患侧上眼睑下垂，睑裂狭窄，瞳孔缩小，眼球凹陷及面部无汗等)。侵犯颈丛出现耳、枕、肩等处疼痛。颈静脉受压或受侵的可出现患侧面部浮肿、颈静脉怒张等。

(三)转移及扩散

局部转移常在颈部，出现硬而固定的肿大淋巴结，乳头状癌颈淋巴结转移最多，其次为滤泡状癌。远处转移多见于扁骨(如颅骨、椎骨、盆骨)和肺。颈淋巴结转移在未分化癌发生较早。有的患者甲状腺肿块不明显，以颈、肺、骨骼的转移癌为突出症状而就医时，应想到甲状腺癌的可能，需仔细检查甲状腺。

(四)其他

髓样癌常有家族史，癌肿可产生5-羟色胺和降钙素，临床上可出现腹泻、心悸、面色潮红和血钙降低等症状。

三、辅助检查

(一)放射免疫测定

免疫测定血浆降钙素，对髓样癌有诊断价值。

(二)放射性同位素检查

常用的有^{131}I、^{99}Tc、^{131}Cs、^{32}P等。大约70%的甲状腺癌表现为冷结节或凉结节，热结节罕见。

(三)影像学检查

1. X线、CT、磁共振检查　有助于甲状腺癌的诊断，以及详细了解肿瘤侵犯周围器官和远处转移的情况。甲状腺癌钙化率高，细小的沙粒状钙化是恶性肿瘤的特点。

2. B型超声波检查　可检测甲状腺肿块的形态、大小、数目，可确定其为囊性还是实性。超声图像呈现边界不清楚、形态不规则、回声不均匀的肿块，可伴点状或颗粒状钙化斑，部分患者有小的无回声液化区。

3. 甲状腺彩色多普勒血流成像　可显示肿瘤边见较丰富血流，或小动脉血流进入肿瘤内。

(四)细针穿刺细胞学检查与病理切片检查

大量病例证明穿刺不会造成肿瘤的扩散及穿刺道种植,因此用于诊断甲状腺癌者逐渐增多。细针穿刺细胞学检查不但有助于鉴别良、恶性甲状腺肿瘤,而且可以进一步明确肿瘤的细胞类型,确诊率可达80%以上。

甲状腺可以切除的肿块一般不做术前活检,必要时手术中行快速冰冻切片。较大肿块需明确诊断者,若患者无明显呼吸困难,可行针吸或切取活检。颈部疑为因转移而肿大的淋巴结可作切除或切取活检。

四、诊断和鉴别诊断

(一)诊断

如发现甲状腺硬而固定的肿块,与周围器官粘连,局部淋巴结肿大或出现对周围器官的压迫症状;或存在多年的甲状腺肿块,在短期内迅速增大等情况时,均应怀疑为甲状腺癌。血清降钙素测定可协助诊断髓样癌。

甲状腺的临床分期可依据原发灶的局部生长情况(T)、区域淋巴结的转移情况(N)和远处转移的有无(M)三个方面来分期。

T——原发癌

T_x:原发肿瘤难以判定。

T_0:无原发肿瘤的证据。

T_{is}:原位癌。

T_1:肿瘤最大径≤1cm,局限于腺体内。

T_2:肿瘤最大径>1cm,≤4cm,局限于腺体内。

T_3:肿瘤最大径≥4cm,局限于腺体内。

T_4:肿瘤不论大小,扩展到腺体包膜以外。

N——区域淋巴结

N_x:区域淋巴结难以判定。

N_0:无区域淋巴结转移。

N_1:区域淋巴结转移。

N_{1a}:同侧颈淋巴结转移。

N_{1b}:双侧、中线、对侧颈淋巴结或纵隔淋巴结转移。

M——远处转移

M_x:远处转移难以判定。

M_0:无远处转移。

M_1:有远处转移。

上述分期,只是提供手术医师术前对病情的预计,以及对术式选择的参考,确切的病理分期则有待术后的病理切片报告方可确立。对甲状腺癌患者,手术医师在术前有必要对患者的临床分期做出比较准确的预计,尽可能使方案制定得较为合理(表19-1)。

表19-1 TNM分期

分期	乳头状癌,滤泡癌		髓样癌	未分化癌
	≤44岁	≥45岁		
Ⅰ	M_0	$T_1N_0M_0$	$T_1N_0M_0$	
Ⅱ	M_1	$T_{2\sim3}N_0M_0$	$T_{2\sim4}N_0M_0$	
Ⅲ		$T_4N_0M_0$,N_1M_0	N_1M_0	
Ⅳ		M_1	N_1M_1	所有病例均为Ⅳ期

(二)鉴别诊断

甲状腺癌应与慢性淋巴细胞性甲状腺炎、结节性甲状腺肿、甲状腺腺瘤等鉴别。

1. 慢性淋巴细胞性甲状腺炎 表现为甲状腺弥漫性肿大,腺体虽硬,但表面较平,无明显结节,可摸到肿大的锥体叶。颈部多无肿大的淋巴结。虽也可压迫气管、食管,引起轻度呼吸困难或吞咽困难,但一般不压迫喉返神经或颈交感神经节。鉴别困难时,可行细针穿刺细胞学检查。

2. 结节性甲状腺肿 病史较长,多数为双侧腺叶弥漫性肿大,有多个大小不等的结节,表面光滑,质韧或较软，可随吞咽上、下移动，B超检查多为囊性，可有明显钙化区，肿块很少产生压迫症状。

3. 甲状腺腺瘤　甲状腺肿块局限，表面光滑，界限清楚，质坚韧，活动度好，能随吞咽动作上、下移动，生长缓慢，预后好。放射性核素扫描一般为温结节。

五、治疗

(一)西医治疗

不同类型的甲状腺癌其恶性程度和转移途径不同，故其治疗原则也不尽相同。

1. 甲状腺乳头状癌

(1)手术治疗：甲状腺乳头状癌生长缓慢，病变大多局限于颈部，治疗以手术为主，首次治疗恰当，可提高治愈率。具体手术方式和范围目前仍未完全统一，包括甲状腺全切除、次全切除、选择性淋巴结清除等。需要根据患者的性别、年龄、病变大小及数目、部位、腺外侵犯的程度来确定。

1)原发灶的手术治疗：①病变限于一侧腺体者，可选择一侧甲状腺腺叶切除合并峡部切除或甲状腺全切或次全切除术。目前，多数学者赞同对一侧腺叶内病灶直径<2cm或肿瘤包膜完整者，特别是年轻的女性患者，可行腺叶合并峡部切除；对病灶>2cm、多发病灶、肿瘤侵犯甲状腺被膜旁组织、过去有颈部放射病史、伴有对侧甲状腺疾病以及有远处转移者可行全甲状腺或次全切除；②甲状腺乳头状癌侵犯双侧甲状腺者，行甲状腺全切除或次全切除；③肿瘤位于甲状腺峡部者，行连同甲状腺峡部的双侧甲状腺部分切除双侧腺叶前内侧部分，约占腺叶的1/3；④肿瘤侵犯腺外组织者，宜将甲状腺连同受累组织一并彻底切除。

2)颈淋巴结转移癌的手术治疗：①临床上出现颈淋巴结转移而原发病灶可以切除时，应行转移灶加原发灶的联合根治术，称为治疗性颈清扫术。颈部经病理证实为转移性甲状腺癌，即使甲状腺未发现结节，也应行同侧联合根治术。如为双侧颈淋巴结转移，可同时或分期行颈淋巴结清扫术，应保留一侧的颈内静脉。颈清扫术又分为根治性颈清扫、改良性功能性颈清扫和分区性颈清扫等；②对就诊时颈部没有肿大淋巴结，且现有的检查均不能证实有淋巴结转移，临床颈淋巴结阴性者，可行选择性颈淋巴结清扫术，或仅切除原发灶，待颈部出现肿大淋巴结且疑为转移时，再行淋巴结清扫术。

(2)碘治疗：摄碘是甲状腺组织特有的功能，通过甲状腺残留癌或(和)转移癌对碘的摄取，对癌细胞放射性杀伤，而对周围组织影响较小，达到其治疗目的。通常甲状腺癌组织并不像正常甲状腺组织有较强的摄碘功能，为了增强转移灶的聚碘能力，最有效的方法是行全甲状腺切除或次全切除，对残存的少量甲状腺组织可采用碘放射去除。一般滤泡癌和乳头状癌的摄碘率较高，髓样癌很差，未分化癌几乎不能摄碘，而同一病理类型癌摄碘率也常有差异。临床上主要用于滤泡癌和乳头状癌转移灶的治疗。

(3)外放射治疗：甲状腺乳头状癌、滤泡癌和髓样癌均首选手术治疗。由于对放射线敏感性差，放射治疗效果差。对甲状腺乳头状癌和滤泡癌术后微小残留或复发转移灶可行碘治疗。但遇以下情况可考虑外放射治疗：①病变穿透被膜并侵及邻近器官，术后局部复发危险性大；②肿瘤残存明显，手术不能切除，单靠放射性核素治疗不能控制者；③术后残存病灶不吸碘，手术不能切除者。

(4)内分泌治疗：分化型甲状腺癌在TSH升高时，可生长、产生和分泌Tg，并摄取更多的碘；相反，对TSH抑制，可阻止肿瘤的生长和降低Tg。用左甲状腺素抑制TSH产生，能降低分化型甲状腺癌的术后复发率。通常给予左甲状腺素片0.2～0.3mg/d或甲状腺素片每次40mg，每日2～3次。对血清TSH进行监测，以调节左甲状腺激素剂量，使TSH稍低于正常值。

(5)化学治疗：化学治疗主要用于不可手术或远处转移的晚期患者。常用的方案有阿霉素(50mg/m^2)、顺铂(80mg/m^2)联合化疗。

2. 甲状腺滤泡癌　原发灶的治疗基本上同乳头状癌。对于体积较大和伴血管侵犯的滤泡癌、嗜酸粒细胞型滤泡癌或岛状癌和年龄>50岁的患者行全甲状腺切除还是必要的，有利于碘治疗。

颈淋巴结的处理与乳头状癌不同，滤泡癌淋巴结转移少见(岛状癌除外)，一般不作选择性颈清术，除非颈部出现淋巴结转移。

滤泡癌的碘治疗、外放射治疗、内分泌治疗和化疗与乳头状癌基本相同。

3. 甲状腺髓样癌

(1)手术治疗:是治疗甲状腺髓样癌的主要方法。对散发型甲状腺髓样癌,可施行患侧甲状腺叶合并峡部切除术,但术中要探查对侧腺体,如发现多癌灶,则行肿瘤与部分腺体一并切除,要注意保留甲状腺旁腺。如术中发现颈淋巴结转移,则行颈淋巴结清扫。家族性甲状腺髓样癌主张行预防性手术,因遗传型 MTC 家属中 RET 原癌基因突变者,90%以上以后要发展成 MTC,因此一旦检测 RET 阳性则需早期预防性手术以提高疗效。一般认为甲状腺无病灶,降钙素正常者在 6 岁时行全甲状腺切除术。当甲状腺有病灶,或者降钙素升高者或年龄>10 岁时应行全甲状腺切除+中央区淋巴结清扫,不必行颈淋巴结清扫术,因为基因携带者在 10 岁前很少有颈淋巴结转移。自 15 岁起颈淋巴结转移率明显升高,因此当患者>15 岁,有降钙素升高,或怀疑颈淋巴结转移者应行全甲状腺切除+中央区+双颈淋巴结清扫术。对于 MENⅡb,已经发现有侵袭性 MTC 发生在出生婴儿,因此有研究认为不受年龄限制,一旦确诊尽早行甲状腺切除术。家族性甲状腺髓样癌几乎都是多中心和双侧的。因此国内外较多学者主张对甲状腺髓样癌行保留甲状旁腺的甲状腺全切或次全切除。甲状腺髓样癌有早期区域淋巴结转移的倾向,总转移率约 50%,因此,区域淋巴结处理极为重要。处理原则与分化型甲状腺癌相同,对颈淋巴结阴性者不一定行颈清扫,有淋巴结转移或原发灶>2cm 者则行同侧改良性颈清扫,有纵隔转移者则行纵隔清扫。

(2)放射治疗:过去认为甲状腺髓样癌对放疗无效,但近年来有报道对术后残留、切缘阳性、广泛纵隔转移引起食管、气管侵犯者,术后补充放疗虽不能提高生存率,但能控制局部病灶,提高患者生活质量。

(3)化学治疗:在甲状腺髓样癌的早期治疗中无作用,因此仅作为快速发展的有远处转移的甲状腺髓样癌的姑息治疗。常用药物有阿霉素、顺铂、5-氟尿嘧啶、链脲霉素等,单独用药或联合用药。

4. 甲状腺未分化癌　ATC 与其他类型 TC 相比,发展迅速,恶性度最高,预后极差。患者就诊时,大多数已有甲状腺邻近组织广泛受侵或远处转移,手术切除甲状腺常常难以达到治疗目的,少数患者即使行全甲状腺切除和颈清扫术后,仍迅速复发,效果不佳。对很少一部分早期发现的还局限在甲状腺内的 ATC,可考虑行全甲状腺切除术;或者先行放、化疗,使癌瘤缩小、再手术,再加放、化疗的方案。对呼吸困难的患者常需行气管切开术。

术后施行放疗合并化疗,化疗通常使用阿霉素 $50mg/m^2$ + 顺铂 $80mg/m^2$。单一化疗药可选用 ADM、MTX。联合化疗可用 ADM+DDP,BLM+CTX+5-FU。

另外,ATC 摄取放射性碘极少,故用放射性碘治疗疗效不满意,通常采用外放射治疗。放射线 ^{60}Co-γ 射线、4MV-X 射线、6MV-X 射线照射,照射部位包括原发灶、颈部、锁骨上及上纵隔。文献报道,放射治疗的有效率大约为 50%。照射方法有常规分割照射及超分割照射。

5. 原发性甲状腺恶性淋巴瘤　对腺体内病变,可行甲状腺全切除或外放射治疗,辅以化疗。对病变累及甲状腺外者,通常是以放疗为主的综合治疗,放射野通常包括上纵隔和颈部。也可根据不同病理类型决定是否给予化疗,常用的化疗方案有 BACOP 和 CHOP。对低度恶性甲状腺淋巴瘤且肿瘤未侵及甲状腺外者,可行单纯放射治疗;若肿瘤侵及甲状腺外放疗后应辅以 4～6 周的化疗。对中、高度恶性甲状腺淋巴瘤且肿瘤未侵及甲状腺外者,应选用放疗为主,放疗后给予 4～6 周的化疗;若肿瘤侵及甲状腺外应选用化疗为主,4～6 周的化疗后再给予放疗。

6. 甲状腺转移癌　甲状腺转移癌的治疗应该结合患者原发疾病的部位、组织学类型、分期、全身情况和转移癌大小、是否存在并发症等情况制定具体的治疗方案。一般可以采用甲状腺切除术,并行化疗。

(二)中医治疗

1. 辨证论治

(1)气郁痰凝

【主证】甲状腺肿块质硬,边界不清,无明显疼痛,可伴胸闷,女子月经不调,舌苔白腻,脉弦。

【治则】理气开郁,化痰消坚。

【方药】海藻玉壶汤合逍遥散加减。海藻、昆布、香附、郁金各 12g，柴胡、川芎、法半夏各 10g，陈皮、青皮各 6g，牡蛎 30g。

【加减】舌红、苔黄者加夏枯草、黄芩各 10g。

(2)气滞血瘀

【主证】甲状腺肿块质硬，表面不平，活动度差，或伴有疼痛呈针刺样，妇女可见闭经、痛经等，舌质紫黯或有瘀斑。

【治则】理气活血，破瘀散结。

【方药】血府逐瘀汤加减。桃仁、红花、当归各 10g，川芎、柴胡各 6g，石见穿、穿山甲、赤芍、丹参、生地黄各 12g，海藻、山慈菇各 15g。

【加减】甲状腺肿块生长快者加八月札、皂角刺各 15g；伴有淋巴结肿大者加夏枯草 10g，生牡蛎 20g，玄参 12g。

(3)阴虚火郁

【主证】甲状腺肿块日久，质地坚硬，表面不平，活动度差。可伴烦热心悸，头昏目眩，夜寐不宁。舌偏红，苔薄，脉细弦。

【治则】养阴清热，化瘀散结。

【方药】调元肾气汤加减。生地黄、山萸肉、牡丹皮、茯苓、麦冬各 12g，知母、黄柏、泽泻各 10g，龙骨、牡蛎各 15g。

【加减】伴气虚者加太子参、白术各 10g；失眠多梦者加酸枣仁、五味子各 10g。

2. 中成药

(1)夏枯草膏：每次 15ml，每日 2 次。适用于该病各个证型。

(2)小金丹：每次 1 丸，每日 2 次。适用于气郁痰凝及气滞血瘀证。

3. 单方验方

(1)六军丸：蜈蚣、蝉蜕、全蝎、僵蚕、夜明砂、穿山甲各等份，上药共研细末，神曲糊丸，如粟米大，朱砂为衣。每次 9g，每日 2 次，饭后服，酒送下。

(2)琥珀黑龙丹：琥珀、血竭各 30g，京墨、炒五灵脂、海带、海藻、南星各 15g，木香 10g，麝香 3g，上药共研细末，炼蜜为丸，每丸重 3g，金箔为衣。每次 1 粒，每日 2～3 粒，黄酒送服。

4. 敷贴法　可用阳和解凝膏掺阿魏粉敷贴。

六、预防与护理

1. 保持心情乐观，避免性情急躁及抑郁。

2. 饮食宜清淡，忌食辛辣煎炸之品。

3. 适当多食海产品。

4. 有坚强的毅力，增强战胜疾病的信心，以利于延年益寿。

第五节　甲状腺功能亢进症

甲状腺功能亢进症简称甲亢，是一种临床综合征，系指多种病因导致甲状腺功能增强，分泌过量的甲状腺激素，作用于全身组织，机体对其产生生理、生化上的变化，以神经、循环系统及消化系统兴奋性增高、代谢亢进为主要表现的一组疾病的总称。临床上将甲亢分为原发性甲亢（又称为毒性弥慢性甲状腺肿、Graves 病或 Basedow 病、弥漫性甲状腺肿合并甲亢等）、继发性甲亢（结节性甲状腺肿伴甲亢）和自主高功能腺瘤等 3 类。虽然三者均有甲状腺激素水平增高引发的临床症状和许多相同的实验室检查结果，但其发病原因、治疗方法不尽相同。此外，尚有甲状腺癌伴甲亢、甲状腺炎（包括桥本甲状腺炎、亚急性甲状腺炎等）伴甲亢等。

一、病因

(一)中医病因病机

根据甲亢的临床表现，该病属中医“瘿病”、“气瘿”、“中消”等范畴。《济生方·瘿瘤论治》指出，“夫瘿瘤者，多由喜怒不节，忧思过度，而成斯疾焉。大抵人之气血，循环一身，常欲无滞留之患，调摄失宜，气凝血滞，为瘿为瘤”，认为该病多由七情内伤所致。情志不舒，忿郁恼怒则气机郁滞，肝气郁结则精神抑郁，多生闷气，喜叹息；气血津液输布受阻，凝结成痰，痰气相搏，壅结颈前则为瘿病；郁热熏蒸则怕热多汗，灼伤胃阴则消谷善饥；郁久化火，肝阳上亢则急躁易怒，耗伤心阴；心失所养则心悸，心烦，失眠多梦；肝郁犯胃，脾气虚弱则便溏次数增多；肝肾阴虚，肝风内动则手舌颤动。

（二）西医病因病理

1. 病因　在各种致甲亢的原因中，以 Graves 病为最多，多发生于近海地区。腺体的肿大和功能亢进综合征同时出现，占全部甲亢的 85％～90％，表现为弥漫性甲状腺肿大，呈对称性，常伴有眼球突出，又称为突眼性甲状腺肿（exophthalmic goiter），有时伴有胫前黏液水肿，一般认为是自身免疫性疾病。

继发性甲亢（secongdry hyperthyroidism）少见，又称毒性结节性甲状腺肿（nodular toxic goiter）、结节性甲状腺肿伴甲亢（nodular goiter with hyperthroidism）等，多发于单纯性甲状腺肿的流行地区，指在结节性甲状腺肿基础上发生的甲亢。患者先有结节性甲状腺肿，大多病程较长，逐渐出现甲状腺功能亢进症状，年龄多在 40 岁以上，腺体肿大呈结节性，多不对称，无突眼和胫前黏液水肿，容易发生心肌损害。

自主高功能腺瘤（autonomousLy hyperfunction thyriod adenoma），又称 Plummer 病、毒性腺瘤（toxic adenoma），多发生于缺碘地区，是继发性甲亢的特殊类型，见于腺体内单个或多个自主性高功能结节产生大量甲状腺激素。与毒性结节性甲状腺肿不同的是，腺瘤以外的甲状腺组织是正常的或呈萎缩性改变，无突眼和胫前黏液水肿。

随着免疫学研究的不断深入，发现 GD 患者的血液中存在针对甲状腺细胞 TSH 受体的特异性自身抗体，称为 TSH 受体抗体（TSH receptor antibodies TRAb）。它是由甲状腺内 B 淋巴细胞产生的一种异质性特异性免疫球蛋白（IgG），包括两类：一类为甲状腺刺激性抗体（TSAb），或称甲状腺刺激免疫球蛋白（TSI），这类抗体与甲状腺滤泡上皮细胞膜上的 TSH 受体氨基端相结合，通过腺苷环化酶（cAMP）和（或）磷酸酰肌醇-Ca^{2+} 信号传导通路来激活 TSH 受体，导致甲状腺激素合成，分泌大量的 T_3、T_4，模仿 TSH 样的作用；另一类为甲状腺刺激阻断型抗体（TSBAb），或称结合抑制免疫球蛋白（TBII），TBII 则与 TSH 受体胞外羧基端结合，抑制 TSH 与其受体结合，阻断 TSH 的作用。大量的临床和实验研究表明，GD 患者的外周血及甲状腺内抑制性 T 细胞（Ts 细胞）数目和功能低下，可能是辅助性 T 细胞（Th 细胞）和 B 淋巴细胞抗甲状腺的自身免疫反应失控，产生大量的 TSI 而致病。肿大甲状腺及眼球后组织中有大量合成分泌 TRAb 的淋巴细胞及浆细胞浸润，且甲状腺静脉血中活性较外周静脉血高，表明甲状腺是产生 GD 器官特异自身抗体的主要场所。可见 GD 属于 Ts 细胞功能缺陷导致的一种器官特异性自身免疫疾病，在发病中既有体液免疫因素又有细胞免疫因素。

至于继发性甲亢和高功能腺瘤的发病原因，也未完全阐明，血液中受体抗体等的浓度不高。它们是结节内滤泡群自主地无节制地分泌 T_3、T_4，从而导致垂体前叶分泌 TSH 减少，致使结节周围的甲状腺组织功能被抑制而呈萎缩变化。

2. 病理　甲状腺多呈不同程度弥漫性、对称性肿大，或伴峡部肿大，柔软且血管丰富，包膜表面光滑、透亮，也可不平或呈分叶状，切面呈鲜牛肉色或猪肝色。基本的病理改变为甲状腺实质的肥大和增殖，以滤泡增生为主要特征，滤泡大小不等，以小型滤泡为主，滤泡上皮增生肥大，为立方形或高柱状，并向滤泡腔内形成乳头状突起，腔内胶质少而稀薄，滤泡上皮表面的胶质内可出现许多大小不等的空泡。滤泡间质有淋巴细胞浸润和淋巴滤泡形成或出现淋巴组织生发中心。其程度与血液中抗甲状腺抗体水平有关。毒性结节性甲状腺肿的全部组织并非都呈增生现象，而是只有一部分结节、一个结节或另一部分滤泡上皮增生。偶有脾和胸腺的增大，还可引起骨骼肌纤维退化，心脏增大，肝脏脂肪浸润或弥漫性纤维化，骨骼脱钙。

眼病的病理改变除眼球突出外，还有眼球后脂肪组织增生和眼肌肿胀，突眼明显者，可见到球后组织的黏液性水肿，有淋巴细胞、浆细胞和巨噬细胞浸润与肌纤维化。

Graves 病的皮肤特征为皮肤增厚、变硬，皮内可见黏蛋白样透明质酸沉积，伴有肥大细胞、吞噬细胞和含有增大的内质网纤维母细胞浸润。

二、临床表现

该病多见于女性，男女之比为 1∶4～1∶6，各年龄组均可发病，原发性甲亢发病年龄多在 20～40

岁；继发性甲亢和高功能腺瘤的患者，发病年龄多在40岁以上。起病一般缓慢，精神刺激、妊娠等因素可诱发或加重甲亢。不同患者的临床表现、病情轻重有较大的差异。典型的症状、体征包括高代谢证候群、甲状腺肿、内分泌突眼等。老年和小儿患者表现常不典型，老年患者心血管症状及肌病症状较明显，儿童甲亢表现生长增快及骨骼成熟加快。部分患者只有高代谢症状，其他症状不明显。

1. 甲状腺肿大　原发性甲亢患者的甲状腺多呈弥漫性、对称性肿大，肿大的程度与甲亢轻重无明显关系，一般不引起压迫症状。随吞咽动作上、下移动，质软，病程长者质韧。由于甲状腺血管扩张和血流量增多，血流速度加快，在甲状腺两叶上、下极外侧可有震颤或血管杂音，对诊断GD有重要价值。很少引起压迫症状。

2. 神经精神症状　原发性甲亢患者多有交感神经兴奋，表现为神经过敏、紧张多虑、多言多语、失眠、焦躁易怒、思想不集中、记忆力减退，重者有幻觉、多疑、甚则表现为躁狂症或精神分裂症。老年患者可表现为寡言、抑郁、精神淡漠伴焦虑。大多患者怕热、易出汗、皮肤潮湿等。

3. 眼部症状　60%～70%患者有突眼征，女性多见。表现为单侧或双侧眼球突出，眼裂增宽和瞳孔散大，严重者眼睑闭合不完全。突眼的严重程度与甲亢的严重程度不具有相关性。

4. 心血管系统　由于甲状腺激素分泌过多，交感神经过度兴奋，心肌收缩有力，患者可有心悸、胸闷、气促，窦性心动过速，心率、脉率每分钟达100次以上，脉压差增大。脉率增快和脉压差增大常作为判断病情程度和治疗效果的重要指标。休息和睡眠时心率仍快。严重者可发生心律失常或甲亢性心脏病，心律失常以早搏、心房纤颤较常见，部分患者可见心房扑动或房室传导阻滞。老年患者可有心绞痛。

5. 基础代谢　甲亢患者基础代谢率明显增高，其程度与临床症状的严重程度平行，按基础代谢率的不同，可将甲亢分成轻、中、重3度，增高至20%～30%为轻度甲亢，30%～60%为中度，60%以上为重度。大多患者有食欲亢进、多食消瘦、疲乏、腹泻。老年患者可有食欲减退、厌食。

6. 内分泌系统　女性表现为月经失调、受孕几率减少等。男性则表现为性功能障碍和男子乳腺异常发育等。

7. 其他　肌无力、肌萎缩，部分患者可发生周期性麻痹。少数患者可有肢端肥大、杵状指及胫前黏液性水肿。

三、辅助检查

1. 甲状腺摄碘率的测定　正常甲状腺24小时内摄取的碘为人体总量的30%～40%。如果在2小时内甲状腺摄碘量超过人体总量的25%，或在24小时内超过人体总量的50%，且摄碘高峰前移，均可诊断为甲亢。但摄碘率不能区别甲亢的病因，也不能反映甲亢的严重程度。如摄碘率增高而无高峰前移，应作T_3抑制试验，以便与单纯性甲状腺肿的摄碘率增高相区别。

2. 血清T_3、T_4、TSH测定　T_3、T_4高于正常范围对诊断有较肯定的意义。甲亢初期，FT_3比FT_4上升的早而快，生理作用也较强，故T_3的测定值对甲亢的诊断有较高的敏感性。TSH降低为诊断的金标准。

3. T_3抑制试验及TRH兴奋试验可在诊断困难时采用。

4. 彩色超声多普勒　甲状腺弥漫性肿大，腺体内回声均匀，血流丰富，点状条状的血流信号明显增多，有时形成网状。甲状腺动脉内径增宽，血流量明显高于正常者，部分患者甲状腺上动脉及腺体内出现震颤现象。

四、诊断和鉴别诊断

(一)诊断

典型病例依靠临床表现即可作出诊断，早期病例或甲状腺肿大不明显，无突眼征的甲亢需辅助甲状腺功能检查以明确诊断。

基础代谢率测定可帮助判断甲亢的严重程度。一般需用基础代谢测定器，要在患者完全安静和空腹的条件下进行，紧张、情绪不稳定均影响BMR测定结果。正常值－0.10～＋0.10(±10%)，一般情况下BMR＞＋0.20(＋20%)具有诊断价值。＋0.20～＋0.30(＋20%～＋30%)为轻度甲亢；＋0.30～＋0.60(＋30%～＋60%)为中度甲亢；

>0.60(+60%)为重度甲亢。

此外,也可根据脉压和脉率计算。常用公式为:基础代谢率(%)=(脉压+脉率)−111;基础代谢率(%)=0.75[脉率+(0.74×脉压)]−72。同样要求患者安静、空腹,早晨醒后不起床立即检测脉压和脉率。

(二)鉴别诊断

1. 单纯性甲状腺肿　甲状腺肿大,但无甲亢症状及甲状腺血管杂音;摄碘率可升高,但无高峰前移,T_3、T_4检查正常。

2. 亚急性甲状腺炎　甲状腺常不对称肿大,质硬而表面光滑,发热,疼痛,常始于甲状腺的一侧,很快向腺体其他部位扩展。甲状腺摄取碘量显著降低。血沉加快。该病甲亢期系因炎症破坏所致。

3. 自主神经功能紊乱　绝经期或青春期自主神经功能紊乱,有时可伴有单纯性甲状腺肿及碘摄取率升高,易误诊为甲亢,但患者体重不减轻、食欲不亢进,虽可有震颤,但多为不规则粗颤,心动过速于睡眠后消失。

五、治疗

由于导致甲亢的原因尚不十分清楚,因此,目前所采用的治疗方法均不是针对病因的治疗。治疗方法有药物治疗、放射性碘治疗、手术治疗和中医药治疗等。目的是降低甲状腺激素的水平,减低甲状腺的功能。

各种治疗均有其特定的适应证、禁忌证和优缺点。在选择治疗方案时,应根据患者性别、年龄、病情轻重、病因及有无其他并发症等,比较各种方法的有效性和安全性,制订相应的治疗方案。

(一)一般治疗

患者要适当休息,饮食要补充足够热量和营养;有心力衰竭者应该改善心功能;精神紧张、烦躁失眠者应给予镇静剂;突眼明显者应佩戴眼罩或加强眼部护理。

(二)抗甲状腺药物治疗

1. 抗甲状腺药物有效率约50%,药物治疗安全、方便,适应证广,但疗效慢、疗程长,停药后容易复发、对外周血象有影响等,往往不易坚持。

2. 抗甲状腺药物的作用机制

(1)抑制甲状腺过氧化物酶活性,抑制碘化物形成活性碘,继而影响酪氨酸残基的碘化。

(2)抑制酪氨酸的耦联。

(3)抑制甲状腺内抗甲状腺抗体的产生,减轻腺体的炎症反应。

(4)PTU还可以通过抑制脱碘酶来减少外周组织中T_4向T_3的转化。

(5)抑制免疫球蛋白的生成,降低血液中长效甲状腺刺激素的水平。

3. 常用的药物

(1)硫脲类:甲硫氧嘧啶(MTU)和丙硫氧嘧啶(PTU)。

(2)咪唑类:甲巯咪唑(他巴唑,MM)及卡比马唑(甲亢平,CMZ)。

4. 适应证

(1)病情轻、甲状腺较小的原发性甲亢。

(2)新生儿及年龄在25岁以下的甲亢。

(3)妊娠甲亢或伴有严重的心、肝、肾等脏器功能障碍而不能耐受手术者。

(4)甲状腺次全切除术后甲亢复发者。

(5)术前准备。

(6)作为碘治疗前后的辅助治疗。

5. 禁忌证　甲状腺肿大明显、胸骨后甲状腺肿或有血液系统疾病者禁用或慎用此类药物,防止引起或加重腺体的压迫症状或白细胞减少。

6. 用法　治疗分为3个阶段:初治期、减量期及维持期。总疗程达1.5～2年。初治时PTU每日200～450mg,甲巯咪唑或卡比马唑每日20～40mg,分次口服。至甲亢症状缓解或T_3、T_4、基础代谢率回复正常时即可开始减量,每2～4周减量一次,最后以最小剂量维持。如果治疗中突眼恶化、白细胞数显著减少或发生中毒性肝炎,则药物要酌情减量或停药。

(三)放射性碘治疗

功能亢进的甲状腺组织能摄取约80%进入体内的放射性碘,口服碘后被甲状腺摄取并在腺体内放出β射线,破坏甲状腺组织细胞,射线的有效射程为2mm,仅损伤甲状腺局部而不累及周边组织,从而减少甲状腺素的合成与分泌,同时还能减少腺体内淋巴细胞、抗甲状腺抗体的产生,达到治疗效果。因对其不良反应如癌症的发生、白血病、甲减的顾虑而禁用于青少年及妊娠、哺乳期妇女,较常用于甲状腺大部切除术后复发或年龄在40岁以上的原发性甲亢患者。

碘的治疗剂量应根据甲状腺大小、病情轻重、甲亢病因、患者年龄、基础代谢率等因素来综合确定。

1. 适应证

(1)年龄在40岁以上的中度甲亢。

(2)手术后甲亢复发者。

(3)对抗甲状腺药物过敏、疗效甚微或不能耐受手术者。

2. 禁忌证

(1)轻度甲亢。

(2)妊娠甲亢。

(3)年龄在20岁以下者。

(4)甲状腺无摄碘能力者。

(四)手术治疗

外科手术仍然是目前治疗甲亢的最常用而有效的方法,能使90%~95%的患者获得治愈,复发率为4%~5%,手术死亡率已低于1%。

1. 手术方式　目前治疗甲亢的主要术式有3种:

(1)甲状腺全切除术。

(2)甲状腺大部或次全切除术。

(3)一侧腺叶全切除,对侧腺叶大部切除术。

20世纪60年代,国外就有人开始采用甲状腺全切除来治疗甲亢,但国内还没有相关的报道,而甲状腺大部或次全切除则已成为治疗甲亢的标准术式。手术治疗虽可取得满意的疗效,但部分患者可出现甲状腺功能减退等并发症、后遗症,故应严格掌握手术适应证。

2. 适应证

(1)中、重度甲亢,长期服药无效,或停药复发,或不能坚持服药者。

(2)甲状腺肿大显著,有压迫症状者。

(3)胸骨后甲状腺肿,尤其是TRAb水平较高者。

(4)结节性甲状腺肿伴甲亢。

3. 禁忌证

(1)伴严重浸润性突眼者。

(2)合并较严重的心、肝、肾等疾病,不能耐受手术者。

(3)青少年患者或症状较轻,甲状腺肿大不明显者。

(4)妊娠前3个月和第6个月以后。

4. 术前准备　甲亢患者在高代谢率的情况下,手术风险较大,因此,为了保证手术顺利进行和预防术后并发症,术前必须做好充分而完善的准备。术前开始准备的基础条件:①甲亢症状基本控制,情绪稳定,睡眠好转,食量稳定,体重增加等;②脉率稳定在90次/分钟以下;③BMR正常;④连续两次测定T_3、T_4正常;⑤抗甲状腺药物已是维持量阶段。

(1)一般准备:首先要消除患者的顾虑和恐惧心情,精神过度紧张或失眠者,可适当应用镇静和安眠药。心率过快者,可口服利血平0.25mg或普萘洛尔10mg,每日3次。发生心力衰竭者,应予以洋地黄制剂。

(2)术前检查:除全面体格检查和必要的化验检查外,还应包括:①颈部透视或摄片,了解有无气管受压或移位;②详细检查心脏有无扩大、杂音或心律不齐等,并常规作心电图及心脏超声检查;喉镜检查,确定声带功能;测定基础代谢率,了解甲亢程度,选择手术时机。

(3)药物准备:目的是降低基础代谢率,是术前准备的重要环节。方法有3种:

1)甲亢症状明显者,可先用抗甲状腺药物2~4个月,待甲亢症状得到基本控制后即改服碘剂1~2周,再进行手术。

2)碘剂的应用:碘剂能抑制甲状腺球蛋白的分解,减少血循环中甲状腺素的浓度,从而显著缓解临床症状,但作用时间短暂。此外,碘剂尚有抗促甲状腺素的作用,使甲状腺内的血流减少,腺体缩小变硬,以利于手术操作。因此,碘剂通常仅作为甲亢患者手术前的准备用药,以减少术后并发症,并能显著减少术中出血,而不单独用作甲亢的治疗用药。常用的碘制剂为卢戈液(含碘5%,碘化钾10%),每日3次,每次3滴,以后每日每次递增

1滴，至16滴为止，然后维持此量待基础代谢率降至20％以下，体重增加，睡眠好转，脉率降至每分钟100次以下，脉压恢复正常，即可进行手术。部分患者对碘剂不敏感或不耐受，可以加用抗甲状腺药物，因为后者可以使甲状腺充血、肿大，所以停药后还要口服碘剂1周左右，始能手术。

3)对常规应用碘剂或合用抗甲状腺药物不能耐受或无效者，可单用普萘洛尔或与碘剂合用做术前准备。

5. 手术和手术后注意事项

(1)麻醉：一般可用针麻或颈丛神经阻滞，有利于术中了解患者发音情况，避免损伤喉返神经。但精神异常紧张、胸骨后甲状腺肿压迫气管的甲亢患者，应选用气管内麻醉，以保证呼吸道通畅和手术的顺利进行。

(2)手术操作：应轻柔、细致，严格止血，充分暴露甲状腺腺体，注意保护甲状旁腺和喉返神经。切除腺体数量应根据腺体大小或甲亢程度决定，常需切除腺体的80％～90％，并同时切除峡部，每侧残留腺体如成人拇指末节大小为宜(3～4g)。腺体切除过少容易引起复发，过多又易发生甲状腺功能低下(黏液水肿)。必须保存两叶腺体背面部分，以免损伤喉返神经和甲状旁腺。

(3)术后观察和护理：术后当日应密切注意患者呼吸、体温、脉搏、血压的变化。床旁常规配备气管插管、气管切开包、吸引器和供氧设备等。手术野常规放置的引流物一般在术后24～48小时拔除。患者采用半卧位，以利于呼吸和引流切口内积血。帮助患者及时排出痰液，保持呼吸道通畅。术后需继服复方碘化钾溶液，每日3次，每次10滴，共1周左右；或由每日3次，每次16滴开始，逐日每次减少1滴，至每次5滴止。

6. 手术后常见并发症及其防治原则

(1)术后呼吸困难和窒息：多发生在术后48小时内，是术后最危急的并发症。常见原因为：①血肿压迫气管，因手术时止血不完善，或血管结扎线滑脱所引起；②喉头水肿，主要是手术创伤所致，也可因气管插管引起；③气管塌陷，是气管壁长期受肿大甲状腺压迫，发生软化，切除甲状腺体的大部分后软化的气管壁失去支撑；④双侧喉返神经损伤。临床表现为进行性呼吸困难、烦躁、发绀，甚至发生窒息。如颈部肿胀，切口渗出鲜血时，多为切口内出血所引起。发现上述情况时，必须立即行床旁抢救，及时剪开缝线，敞开切口，迅速除去血肿；如此时患者呼吸仍无改善，则应立即施行气管切开；情况好转后，再送手术室进一步检查、止血和其他处理。若系喉头水肿，则快速滴注20％甘露醇250ml，氢化可的松100～200mg，以减轻水肿。气管软化者，应在术中作气管悬吊或气管切开。

(2)喉返神经损伤：发生率约0.5％。大多数是因手术处理甲状腺下极时，不慎将喉返神经切断、缝扎或结扎、牵拉造成永久性或暂时性损伤所致。少数也可由血肿或瘢痕组织压迫或牵拉而发生。一侧喉返神经损伤，引起声音嘶哑，术后虽可由健侧声带代偿性地向患侧过度内收而恢复发音，但喉镜检查显示患侧声带依然不能内收，因此不能恢复其原有的音色。双侧喉返神经损伤，可导致失音或严重的呼吸困难，甚至窒息，需立即作气管切开。由于手术切断、缝扎、挫夹、牵拉等直接损伤喉返神经者，术中立即出现症状。而因血肿压迫、瘢痕组织牵拉等所致者，则可在术后数日才出现症状。切断、缝扎引起者属永久性损伤，常需行神经吻合或拆除缝扎线；挫夹、牵拉、血肿压迫所致则多为暂时性，经理疗等及时处理后，一般可能在3～6个月内逐渐恢复。故在结扎甲状腺下动脉时，应尽量离开腺体背面，靠近颈总动脉结扎其主干，以避免损伤喉返神经。

(3)喉上神经损伤：多发生于处理甲状腺上极时，离腺体太远，分离不仔细将神经与周围组织一同大束结扎所引起。若损伤外支会使环甲肌瘫痪，引起声带松弛，音调降低，说话费力。内支损伤，则喉部黏膜感觉丧失，进食特别是饮水时，容易误咽发生呛咳。若非双侧切断，一般经理疗、针灸多可自行恢复。故结扎、切断甲状腺上动静脉，应紧贴甲状腺上极，以避免损伤喉上神经。

(4)手足抽搐：手术时甲状旁腺被误切、挫伤或血供障碍，导致血钙浓度降低，引起手足抽搐。血钙浓度可降低至2.0mmol/L以下，严重者可降至1.0～1.5mmol/L(正常为2.25～2.75mmol/L)，神经肌肉的应激性显著增高，症状多在术后1～3天出现手足抽搐。轻者只有面部、唇部或手足部的针刺样麻木感或强直感，经过2～3周后，未受损伤的甲状旁腺增生肥大，起到代偿作用，症状便可消失。重者可出现面肌和手足伴有疼痛感觉的持续性痉挛，每天发作多次，每次持续10～20分钟或更长，严重者可发生喉和膈肌痉挛，引起窒息死亡。切除甲状腺时，应注意保留腺体背面部分的完整。切下甲状腺标本时要立即仔细检查其背面甲状旁腺有无误切，发现时设法移植到胸锁乳突肌中等，均是避免此并发症发生的关键。

处理：发生手足抽搐后，应限制肉类、乳品和蛋类等食品（因含磷较高，影响钙的吸收）。抽搐发作时，立即静脉注射10%葡萄糖酸钙或氯化钙10～20ml。症状轻者可口服葡萄糖酸钙或乳酸钙2～4g，每日3次；症状较重或长期不能恢复者，可加服维生素D_3，每日5万～10万U，以促进钙在肠道内的吸收。口服双氢速甾醇（双氢速变固醇，DT_{10}）油剂能明显提高血中钙含量，降低神经肌肉的应激性，是最有效的治疗。还可用显微外科的方法行同种异体带血管的甲状腺-甲状旁腺移植。

(5)甲状腺危象：是甲亢术后的严重并发症，发病机制尚不完全清楚，多因手术操作挤压及应激状态下甲状腺素过量释放进入血液循环和肾上腺皮质功能减退所致。其发生多与术前准备不充分，甲亢症状未能很好控制及手术应激有关。多发生在术后12～36小时内。表现为：高热（>39℃）、脉快（>120次/分），同时合并神经、循环系统及消化系统严重功能紊乱，如烦躁、谵妄、大汗、呕吐、水泻等，若不及时处理，可迅速发展至昏迷、虚脱、休克甚至死亡，死亡率20%～30%。治疗包括：

1)肾上腺素能阻滞剂：可选用利血平1～2mg肌注或胍乙啶10～20mg口服。前者用药4～8小时后危象可有所减轻；后者在12小时后起效。还可用普萘洛尔5mg加5%～10%葡萄糖溶液100ml静脉滴注，以降低周围组织对肾上腺素及儿茶酚胺的反应。

2)碘剂：口服复方碘化钾溶液，首次为3～5ml，或紧急时用10%碘化钠5～10ml加入10%葡萄糖溶液500ml中静脉滴注，以降低血液中甲状腺素水平，或抑制外周T_4转化为T_3。

3)氢化可的松：每日200～400mg，分次静脉滴注，以拮抗过多甲状腺素的反应。

4)镇静剂：常用苯巴比妥钠100mg，或冬眠合剂Ⅱ号半量，肌肉注射6～8小时一次。

5)降温：用退热剂、冬眠药物和物理降温等综合方法，保持患者体温在37℃左右。

6)静脉输入大量葡萄糖溶液补充能量。

7)有心力衰竭者，加用洋地黄制剂。

8)吸氧，以减轻组织的缺氧。

(6)甲状腺功能减退：多因甲状腺组织切除过多或残留腺体的血液供应不足所致。表现为皮肤和皮下组织水肿，面部尤甚，按之不留凹痕，且较干燥；毛发疏落，常感疲乏，神情淡漠，反应迟钝，动作缓慢，性欲减退；脉率慢，体温低，基础代谢率降低。行甲状腺大部切除术时，应保留足够的甲状腺组织（如拇指末节大小）及残留腺体的血液供应。发生甲状腺功能减退时，应给予甲状腺制剂。

（五）中医药治疗

中医药对缓解甲亢的症状有一定效果。临床上对于服用抗甲状腺药物过敏，或因体质、年龄、合并症等不宜手术，以及术后复发者均可考虑采用中医药治疗。

1. 辨证论治

(1)肝郁痰结

【主证】颈部瘿肿，质软不痛，喉感堵塞，胸闷不舒，性急易怒，忧郁怔忡，心悸失眠，眼突舌颤，倦怠乏力，大便溏薄，月经不调，舌红，苔薄腻，脉弦滑。

【治则】疏肝理气，软坚散结。

【方药】柴胡疏肝散加减。柴胡、黄芩各10g，白芍12g，枳壳15g，当归、法半夏、厚朴各10g，黄连6g，生牡蛎30g（先煎）。

【加减】痰多者加茯苓、莱菔子各15g；心悸不安，失眠较重者加酸枣仁、柏子仁各15g。

(2)肝火旺盛

【主证】颈部肿大，眼突肢颤，心烦心悸，急躁易怒，面目红赤，口干口苦，坐卧不宁，怕热多汗，消谷善饥，形渐消瘦，舌红，苔黄，脉弦数。

【治则】清肝泻火，解郁散结。

【方药】龙胆泻肝汤合丹栀逍遥散加减。龙胆草、栀子各10g，柴胡6g，黄芩10g，生地黄15g，丹皮10g，白芍12g，当归10g，玄参15g，郁金10g，夏枯草15g，黄连6g。

【加减】心烦多梦明显者加夜交藤 15g；口干明显者加天花粉、麦冬各 15g；多汗者加浮小麦、五味子各 10g；目赤模糊者加石决明 30g(先煎)，谷精草 15g。

(3)痰结血瘀

【主证】喉有堵塞感，颈前肿块，质地较硬，或有结节，肿块经久不消，胸闷，纳差，便溏，舌质偏红，苔薄白或白腻，脉弦或涩。

【治则】化痰消瘀。

【方药】二陈汤合血府逐瘀汤加减。茯苓 15g，陈皮 10g，法半夏 10g，当归 15g，川芎 10g，三棱 12g，厚朴 10g，连翘 15g，生甘草 3g。

【加减】结节较硬者加炮山甲 10g(先煎)，丹参 15g；胸闷明显者加香附 10g，郁金 15g；烦热，脉数者加夏枯草 15g，丹皮 12g。

(4)阴虚火旺

【主证】头晕眼花，目赤干涩，羞明刺痛，心悸烦躁，少寐失眠，咽干口燥，眼突肢颤，手足心热，食多消瘦，月经不调，颈大有结，舌红，少苔或苔剥，脉细而数。

【治则】滋阴清热，化痰软坚。

【方药】知柏地黄汤加减。生地黄、熟地黄、山药各 15g，山茱萸 12g，茯苓 15g，知母、麦冬、丹皮各 10g，泽泻、夏枯草、酸枣仁各 15g。

清肝解郁汤加减。香附、青皮、陈皮各 9g，栀子、川芎、生地黄、半夏、贝母各 12g，昆布 15g，牡蛎 20g。

2. 中成药

(1)消瘿片：每次服 4～6 片，每日 3 次。适用于该病各个证型。

(2)小金丹：每次服 1～2 粒，每日 2 次。适用于该病各个证型。

(3)夏枯草膏：每次服 15ml，每日 2 次。适用于肝郁化火证。

3. 敷贴法　消瘿膏：用生半夏、黄药子、川芎等药材加工成膏，将膏涂于纱布，外敷患处，再以胶布固定，隔日换药。

六、预防与护理

1. 该病好发于儿童，发现后不必恐惧，先保守治疗。

2. 保持心情乐观，避免性情急躁，以利于康复。

3. 饮食宜清淡，忌食辛辣煎炸之品。

附　颈部肿物的鉴别诊断

颈部肿物临床上非常多见，常常是就诊患者的主要症状或惟一主诉。但是肿块并不是一种疾病，而是许多疾病都可能出现的症状体征之一。因此，明确肿块的性质，及时做出正确的诊断和鉴别诊断是非常重要的。

(一)颈部的解剖分区

颈部被胸锁乳突肌和斜方肌的前缘分为颈前区、颈外侧区及颈后区 3 部分；两侧胸锁乳突肌之间的颈前区又以舌骨和二腹肌为界，分为舌骨上区和舌骨下区；舌骨上区分为一个正中的颏下区和两个颌下区；胸锁乳突肌和同侧斜方肌间的颈外侧区，又以胸锁乳突肌后缘为界，分为胸锁乳突肌区和颈后三角区；颈后三角区又以肩胛舌骨肌为界，分为枕三角区和锁骨上区(图 19-2)。

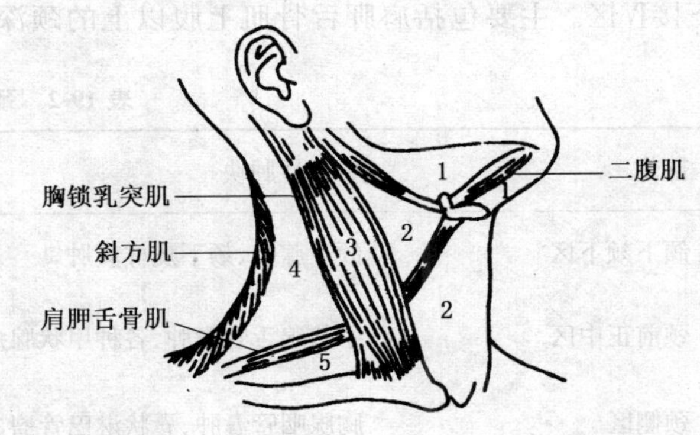

图 19-2　颈部解剖分区

1. 颌下颏下区　2. 颈前正中区　3. 胸锁乳突肌区　4. 枕三角区　5. 锁骨上区

(二)颈淋巴结分区

美国耳鼻咽喉头颈外科学会的颈部淋巴结分区法(图 19-3)：

Ⅰ区(Level Ⅰ)：包括颏下及下颌下区的淋巴结群，又分为 A(颏下)和 B(下颌下)两区。

Ⅱ区(Level Ⅱ)：前界为茎突舌骨肌，后界为胸锁乳突肌后缘上 1/3，上界颅底，下界平舌骨下缘。主要包括颈深淋巴结群上组。以在该区中前上行向后下的副神经为界，分为前下的A区和后上的B区。

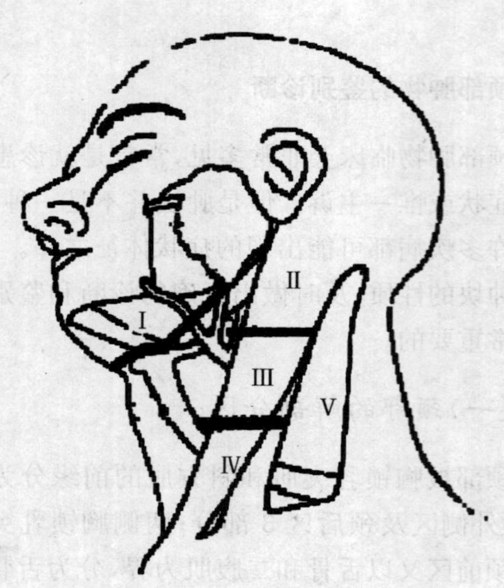

图 19-3 颈部淋巴结分区

Ⅲ区(Level Ⅲ)：前界为胸骨舌骨肌外缘，后界为胸锁乳突肌后缘中1/3，下界为肩胛舌骨肌与颈内静脉交叉平面(环状软骨下缘水平)，上接Ⅱ区，下接Ⅳ区。主要包括肩胛舌骨肌上腹以上的颈深淋巴结群中组。

Ⅳ区(Level Ⅳ)：为Ⅲ区向下的延续，下界为锁骨上缘，后界胸锁乳突肌后缘下1/3段。主要包括颈深淋巴结群下组。

Ⅴ区(Level Ⅴ)：即颈后三角区及锁骨上区。前界邻接Ⅱ、Ⅲ、Ⅳ区后界，后界为斜方肌前缘。以环状软骨下缘平面(即Ⅲ、Ⅳ区分界)分为上方的A区(颈后三角区)和下方的B区(锁骨上区)。包括颈深淋巴结副神经链和锁骨上淋巴结群。

Ⅵ区(Level Ⅵ)：带状肌覆盖区域，上界为舌骨下缘，下界为胸骨上缘，两侧颈总动脉为两边界，包括内脏旁淋巴结群。

Ⅶ区(Level Ⅶ)：为胸骨上缘至主动脉弓上缘的上纵隔区。

Ⅵ区和Ⅶ区与口腔癌的淋巴结转移无密切关系。

(三)颈部肿物的分类

在颈部肿物中，恶性肿瘤、甲状腺疾患及炎症、先天性疾病和良性肿瘤各占1/3(表19-2)。

表 19-2 颈部各区常见肿块

部位	单发性肿块	多发性肿块
颌下颏下区	颌下腺炎、颏下皮样囊肿	急、慢性淋巴结炎
颈前正中区	甲状腺舌管囊肿、各种甲状腺疾病	
颈侧区	胸腺咽管囊肿、囊状淋巴管瘤、颈动脉体瘤、血管瘤	急、慢性淋巴结炎、淋巴结结核、转移性肿瘤、恶性淋巴瘤
锁骨上窝		转移性肿瘤、淋巴结结核
颈后区	纤维瘤、脂肪瘤(也可发生于其他区)	急、慢性淋巴结炎
腮腺区	腮腺炎、腮腺混合瘤或癌	

1. 肿瘤　良性肿瘤多来源于唾液腺如腮腺、颌下腺，其他有血管瘤、神经鞘瘤、舌下囊肿等。恶性肿瘤除有涎液腺癌、甲状腺癌、恶性淋巴瘤等原发性肿瘤外，主要是全身各处的转移癌，原发病灶多在口腔、鼻咽部、肺、纵隔、乳房、消化道等处。

2. 炎症　主要是急性、慢性淋巴结炎、淋巴结结核、涎腺炎等。

3. 先天性肿物　甲状舌管囊肿、异位甲状腺、胸腺咽管囊肿、颏下皮样囊肿等。

(四)颈部肿物的诊断

颈部肿物的诊断要根据肿物的部位、特征，结合病史、体格检查和其他临床资料进行分析。必要时可行肿物活检，活检最好采用切除肿物的方法而不宜作切取。穿刺针吸细胞学检查也有一定的诊断意义。将惯用的颈部肿物诊断程序归纳如图19-4所示。

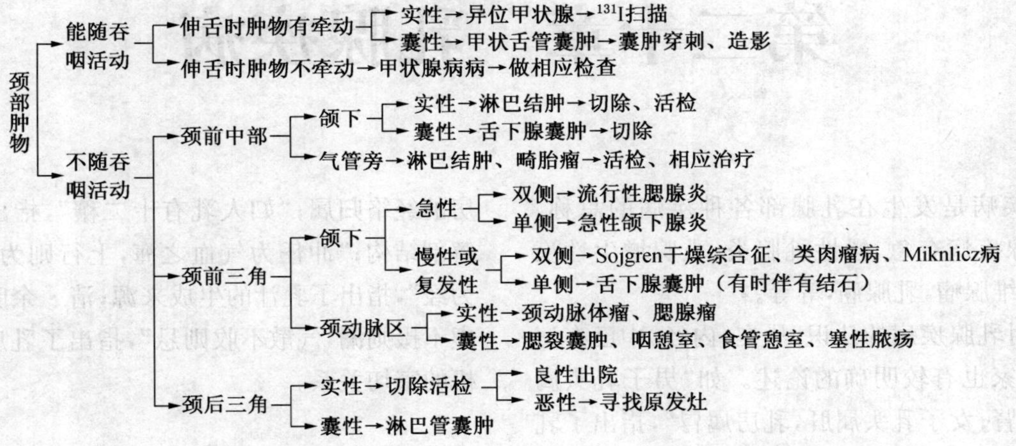

图 19-4　颈部肿物诊断步骤示意图

（朱永康）

第二十章　乳腺疾病

乳腺疾病是发生在乳腺部各种疾病的总称。常见的乳腺疾病有急、慢性乳腺炎，乳腺增生性疾病，乳腺纤维腺瘤，乳腺癌，等等。

中医对乳腺疾病的认识，早在《内经》中已有记载，后世医家也有较明确的论述。如“男子乳头属肝，乳房属肾；女子乳头属肝，乳房属胃”，指出了乳房的经络归属；“妇人乳有十二穰”，指出了乳腺的解剖结构；“冲任为气血之海，上行则为乳，下行则为经”，指出了乳汁的生成来源；清・余听鸿谓，“气虚不摄则漏，气散不收则悬”，指出了乳房疾病与气机的密切关系。

第一节　乳腺的应用解剖及生理概要

一、乳腺的发育及演变

人类在胚胎第 6 周时，躯干前面两侧从腋窝到腹股沟内侧呈现两条带状乳线，在乳线上由外胚层形成 6～8 对乳腺始基。在第 9 周时，除胸部的 1 对外，其余均退化。在第 12 周时，胸部的 1 对乳腺始基向深处间质生长，发展成乳腺管，乳腺管继续增殖，其末端发展成腺小叶，到青春期这些小叶才形成末端乳管和腺泡，在性成熟期，女性乳房迅速发育、增大，一般年轻未生育或生育未授乳的妇女，乳房紧张而有弹性，双侧基本对称；哺乳期的乳房可增大 1 倍左右，哺乳后的乳房趋于下垂而稍扁平；年老妇女乳腺萎缩，乳房体积缩小而松软。

二、乳腺的解剖结构

成年女性的乳房是两个半球形的性征器官，位于胸前第 2～6 肋骨水平的浅筋膜浅、深两层之间，内缘至胸骨旁，外缘达腋中线。乳房内侧 2/3 位于胸大肌表面，外侧 1/3 越过胸大肌腋缘，位于前锯肌表面。在乳房的外上方，腺体向腋窝呈角状伸延，为乳腺的腋尾部。乳头在乳房前方中央突起，神经末梢丰富，感觉敏锐。周围的色素沉着区为乳晕，乳晕上有多个散在结节样的小突起，称为乳晕腺(Montgomery 腺)，它是一种皮脂腺，其分泌物有润滑乳头的作用，妊娠时颜色变深。

女性乳房由皮肤、皮下脂肪组织、乳腺腺体组织构成，乳腺由乳管、腺小叶、腺泡及叶间结缔组织构成。乳腺被脂肪组织和致密结缔组织分为 15～20 个腺叶，每个腺叶又分为 20～40 个腺小叶，腺小叶由 10～100 个腺泡组成。腺叶间、小叶间和腺泡间有结缔组织间隔。腺叶间还有许多与皮肤垂直的纤维束，上连皮肤及浅筋膜浅层，下连浅筋膜深层，称乳房悬韧带(Cooper 韧带)。各小叶内的腺管逐渐汇集成腺叶内乳管，每个腺叶有一汇总的大乳管(又称输乳管)，各大乳管以乳头为中心呈放射状排列，汇集于乳晕，开口于乳头，距乳管开口 2～3cm 的乳头基底部膨大成壶腹部，是乳管内乳头状瘤的好发部位。乳管内衬有上皮细胞，基底层是一层基底细胞(生发层)，导管瘤或乳腺囊性增生病时，此层有明显增生。正常乳房的外上象限乳腺组织最多，此处患病的机会也最多。

男性乳头多位于第 4 肋间，主要由无腺泡的小导管、结缔组织及少量脂肪组织构成，只有腺组织的迹象，而无腺组织的实质。在发生学上，其原基与女性相类似，于幼年时期，男女乳房无差异。

三、乳房的血管分布

(一)乳房的动脉血供

乳房的血液循环十分丰富，供应乳房的动脉主要有胸廓内动脉(2～5 穿通支)、胸外侧动脉(腋动脉的分支)及肋间动脉的穿支。这些动脉为乳房的内侧部、外侧部、后部和下部提供了良好的血运，形成一个丰富的血管网(图 20-1)。

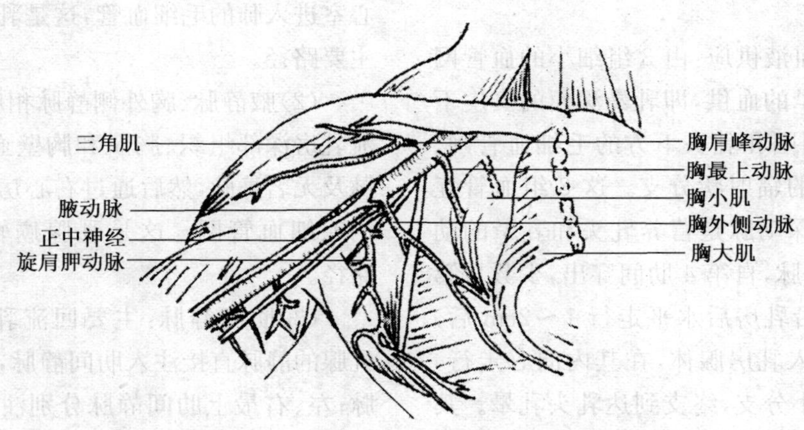

图 20-1　腋动脉分支

1. 胸廓内动脉的穿支　起源于锁骨下动脉的第一段下壁，与椎动脉起始部相对应，沿前斜角肌内侧缘向下内，过锁骨内侧端和锁骨下静脉后方，紧贴胸膜顶前面入胸腔，沿胸骨旁(距胸骨缘 0.5～1.0cm)，经第 1～6 肋软骨、肋间内肌和肋间外韧带的后面、胸横肌的前方下降，达第 6 肋间隙，分为两终末支，即肌隔动脉和腹壁上动脉。胸廓内动脉在胸骨旁相应肋间发出分支。

(1)穿支：有 5～6 支，伴随着肋间神经的前皮支穿相应肋间隙，向前外分布胸大肌和胸前部皮肤。在女性其第 2～4 支比较大，并分出乳房支，分布于乳房。胸廓内动脉的穿支主要供应乳房内侧的血运。

(2)肋间支：分布于上 6 个肋间隙，分支营养肋间肌和乳房。其中第 1、第 2 肋间支分别紧贴第 2 肋软骨的上、下缘，从第 2 肋和第 1 肋间隙穿出，分布于乳房。一般以第 2 肋间穿支最为粗大，据统计，在胸廓内动脉的穿支中，第 2 肋间穿支出现率为 58%；其次是第 1 肋间穿支，出现率为 34%，由于穿支较为粗大，手术时应结扎止血，尤其行乳腺癌根治术时应注意结扎这两支血管。

2. 腋动脉的分支　腋动脉在第 1 肋外缘处续锁骨下动脉，通行于腋窝内，至大圆肌和背阔肌下缘移行为腋动脉。乳房外侧部及上部的血液供应主要来自腋动脉的分支。腋动脉有 6 个分支，其中有 4 支为乳房供血。

(1)胸最上动脉：沿胸小肌上缘下行，向下进入乳房实质。该血管较细，走行不稳定。

(2)胸肩峰动脉：约 68.7%起自腋动脉的第二段，31.3%发自腋动脉的第一段。干粗短，穿出喙锁筋膜后分布于胸大、小肌，经胸肌、三角肌间隙，或在锁骨的下方穿过胸大肌锁骨部的肌束，由深入浅到乳房的皮下组织；其动脉干下行供应乳房的外上部。

(3)胸外侧动脉：起源于腋动脉的第二段，从腋静脉深面穿出，经腋窝沿胸小肌下缘行走，分布于胸大肌、胸小肌、前锯肌及乳房的外侧部和表面的皮肤。

(4)胸背动脉：为肩胛下动脉的直接延续，伴随胸背神经分布于前锯肌、背阔肌。胸背动脉偶尔发出的乳房支，分布到乳房的外侧部。

腋动脉直接发出的乳房支较少，一般沿腋中线或腋前线向下内，营养乳房的外侧部。

3. 肋间动脉的前支　所有肋间动脉均自胸主动脉后壁发出左、右肋间动脉，在脊柱两旁的肋骨小头下缘附近各分为前、后两支。前支经肋间韧带的前面外行，至肋角处进入肋间内外肌之间，分为上、下两支：上支紧贴肋沟行走，而下支则沿下位肋骨上缘外行。第3～7肋间动脉的前支至腋前线发出若干小穿支，营养胸壁肌肉、乳房和皮肤。肋间动脉的上、下两支均与胸廓内动脉和肌隔动脉的相应肋间支吻合。另外，肋间动脉的外侧皮支也发出一些乳房支供应乳房，这些细小的穿支主要供应乳房深部的组织。

乳头和乳晕的血液供应：由3组细小的血管网组成了对乳头和乳晕的血供，即乳晕深面的真皮下血管网、乳腺导管周围和乳头下方的毛细血管网、乳晕周围动脉环上的辐射状分支。这3组血管互相吻合。乳头乳晕深动脉是营养乳头和乳晕的动脉，它发自胸廓内动脉，自第4肋间穿出，少数自第3肋间穿出，较粗，沿乳房后水平走行1～2cm后，自乳房中心附近穿入乳房腺体，在其内向心走行，在不同水平发出细小分支，终支到达乳头乳晕。其起源、走行和分布相对较恒定。乳头乳晕深动脉自胸肌筋膜穿出后，常于乳房后发出1～2支细小的分支参与乳房后动脉网或穿入乳腺组织。

（二）乳房的静脉回流

乳房的静脉回流对乳腺癌的转移有重要作用。因为乳房的静脉常与淋巴管之间有紧密的伴行关系，而乳腺癌转移常常通过淋巴管和淋巴结转移，有时癌细胞也会直接通过乳房静脉回流途径播散引起远处转移。

乳房的静脉分为浅静脉和深静脉两组。浅组静脉即乳房皮下静脉，位于浅筋膜浅层的深面，其静脉回流方向有横走型和纵走型，大部分是横向回流到胸廓内静脉，有的经胸骨边缘穿过中线与对侧吻合；纵向回流向上到颈根部的浅静脉，如颈前静脉。浅静脉在皮下形成浅静脉网，乳晕部围绕乳头组成乳晕环(Haller环)。由于乳房浅静脉位置表浅，妊娠时可见其明显扩张；当乳房内病变(如乳房肉瘤)发展迅速时，乳房浅静脉扩张就更明显，而且此处的皮肤温度也会升高。乳房浅静脉还可因剧烈的重体力劳动、扭伤或做过乳腺的手术等引起闭塞性静脉炎(Mondor病)，受累的静脉略为红肿、压痛，在乳房的皮下触之血管变硬韧，如弓弦状的索条状物，与皮肤粘连，而与深层组织不粘连，因而容易推动。乳房的深静脉随同各动脉及分支一起分别汇入胸廓内静脉、胸外侧静脉、肋间静脉—头臂静脉—经右心—肺血管网。

乳房静脉回流的主要途径有3条：

(1)胸廓内静脉的穿支：是乳房最大引流静脉。乳房内侧的静脉主要回流至胸廓内静脉(即乳房内静脉)，它汇聚同侧的无名静脉后，通过右心房和右心室进入肺的毛细血管，这是乳腺癌转移至肺的最主要路径。

(2)腋静脉、胸外侧静脉相应的各属支：主要引流乳房深部组织、胸肌和胸壁血液，汇入锁骨下静脉及无名静脉，然后通过右心房和右心室再进入肺的毛细血管网。这是乳腺癌转移到肺的第二条路径。

(3)肋间静脉：主要回流乳房深部的静脉血。乳腺的静脉直接注入肋间静脉，经奇静脉和半奇静脉；左、右最上肋间静脉分别注入左、右无名静脉；乳房静脉血进入肋间静脉还与椎静脉系相通。最终回流入上腔静脉，再通过右心房和右心室直接进入肺的毛细血管网。这是乳腺癌转移到肺的第3条路径。

乳房发生癌变时，进入血液的癌细胞或癌栓即经以上回流路径进入上腔静脉，发生肺及其他部位的转移。当癌灶侵及浅筋膜或皮肤时，可经浅组皮下静脉而发生远处转移。此外，乳腺癌血行转移的另一个特殊路径就是椎静脉系统。脊椎周围有丰富的静脉，并与腔静脉并行。按其所在的部位分为椎外和椎内静脉丛。引流脊柱、椎旁、附近肌肉和脊髓的静脉血。它在相应平面与肋间静脉丛有广泛交通。椎静脉丛内压力低，又无静脉瓣，故静脉内血液易发生倒流，当癌细胞侵入肋间静脉时即可转移至脊柱、骨盆、股骨上段、颅骨、肩胛骨、肱骨上段及脑等部位。

四、乳房的神经支配

乳房及胸壁神经参见图20-2。乳腺的外侧皮肤感觉来源于肋间神经的外皮支。乳腺的内侧皮肤感觉来源于肋间神经的前皮支，伴随血管穿支在胸骨旁由胸大肌穿出到乳腺内侧。乳房上部的皮肤感觉来自颈丛3、4颈神经，乳房下部的皮肤感觉来自相应的肋间神经。肋间神经的后侧支在腋前线于前锯肌锯齿间穿出，分布于乳房的外侧皮肤。其前皮支在胸骨旁伴随血管自胸大肌穿出，分布到乳房内侧皮肤。在第3肋间神经的外侧支穿出胸壁后，在腋窝与胸壁内侧皮神经和第2肋间神经外皮支的后侧分支混合组成肋间臂神经。该神经常在腋静脉的下缘横过腋窝，终于上臂内侧皮肤，在乳腺癌根治分离胸小肌时，应确认此神经，不可将神经与血管一起结扎，否则会引起外侧皮瓣的疼痛。但因该神经从腋窝淋巴结间穿过，在乳腺癌根治、清除腋窝淋巴结时，还常需切断此神经，以达彻底清除的目的。总之，切断肋间臂神经或肋间神经会引起所支配区的麻木。但如与血管一起结扎，则引起支配区的皮肤疼痛。麻木可以逐渐消失，结扎而引起的疼痛可长时间的存在，应引起注意。对乳房施行小手术时，采取肋间神经的阻滞麻醉，常可获得较为满意的效果。

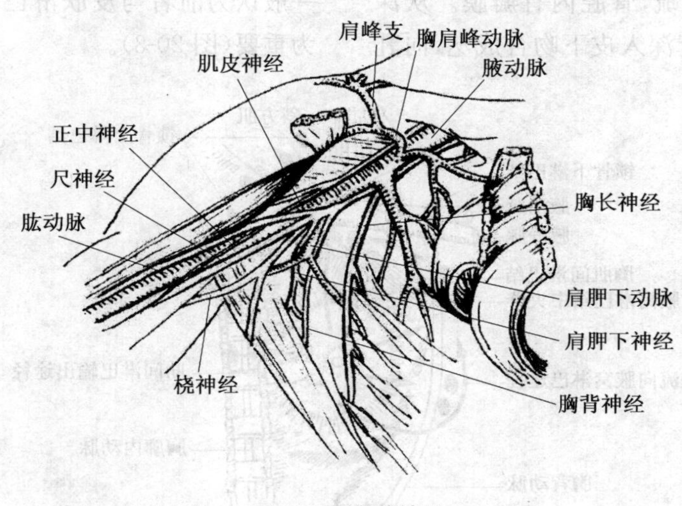

图20-2　胸壁神经

1. 皮神经　乳房上部的皮肤感觉来自颈丛3、4颈神经，下部则为第2～6肋间神经的外侧皮支所支配。这些皮神经在手术中不必保留，但第2肋间神经的外侧皮支很粗大，在腋窝与臂内侧皮神经和第3肋间神经外皮支组合成肋间臂神经，由腋窝进入上臂。此神经在腋窝行进中，有许多淋巴结与其伴行，故在乳腺癌根治术中常需将它切除。术后患者可能会有上臂内侧皮肤麻木的感觉。

2. 胸前神经　臂丛发出的胸前神经分前、后两束，在胸小肌上穿行，到达胸大肌，在乳腺癌根治术中需予以切除，但在保留胸大肌的乳腺癌改良根治术中，则应尽量保留该神经，以便胸大肌功能不受影响。至于臂丛本身常不必解剖，以免损伤。

3. 胸背神经　由颈第7、第8神经纤维构成。沿肩胛骨腋缘到背阔肌，在此神经通道上分布有腋淋巴结中央群与肩胛下群，有时在乳腺癌根治术中需一并切除，并不会导致上肢运动与感觉的障碍。为能彻底清扫伴行的淋巴结，最好能在其从腋静脉穿出处予以切断。

4. 胸长神经　起于臂丛，由腋静脉内1/3处下缘穿出，沿胸侧壁分布到前锯肌。此神经通道上常不伴行淋巴结，故手术中可予以保留。若被切除，可能引起前锯肌的麻痹，表现为患者不能抬高上肢及肩胛骨不能紧贴胸壁呈“翼状肩”。

五、乳房的淋巴回流

乳房的淋巴网甚为丰富，了解乳房的淋巴系统构成及淋巴引流的方向，对乳腺癌的诊断和治疗及探究淋巴转移有重要意义。乳房淋巴系统包括乳房内的淋巴管和由乳房向外引流的淋巴管及区域淋巴结。

（一）乳房的淋巴管

1. 乳房皮肤的淋巴管　乳房的表皮内无淋巴管，真皮下有浅、深两层毛细淋巴管网，在乳头、乳晕和乳晕周围的皮肤处，浅层毛细淋巴管网位于真皮的下层。浅层毛细淋巴管网网眼小，较细而密集，管腔内无瓣膜。浅层毛细淋巴管网与周围皮肤的浅层淋巴管网有广泛的交通，浅层的毛细淋巴管网注入深层的毛细淋巴管网。如果乳腺癌侵犯浅层的毛细淋巴管网或者被癌细胞栓塞时，即可引起淋巴管阻滞，乳房相应的局部皮肤就会出现特殊的表现："橘皮样"改变。当乳腺癌浸润乳腺实质并阻塞乳房皮肤内淋巴管与乳腺实质内淋巴管交通时，或癌细胞累及乳房皮肤时产生淋巴逆流，癌细胞可随乳房皮肤淋巴管内的逆流淋巴液转移到对侧乳腺、对侧腋窝淋巴结或胸腹部皮肤。深层的毛细淋巴管网网眼大，较粗且稀疏，管腔内有瓣膜。从深层淋巴管网发出的淋巴管深入皮下吻合成丛，向乳头方向汇集，形成乳晕下淋巴丛。乳晕周围皮肤深层毛细淋巴管网与浅层毛细淋巴管网发出的淋巴管也形成淋巴管丛，称为乳晕周围淋巴管丛。乳头和乳晕下淋巴丛较乳晕周围淋巴丛致密。此两丛汇集成较大的集合淋巴管，最后回流至局部淋巴结。但乳晕下淋巴管丛远较乳晕周围淋巴管丛丰富，且乳晕下淋巴管丛与乳腺实质的淋巴管相通，一般认为前者与皮肤淋巴液回流的关系较后者更为重要(图 20-3)。

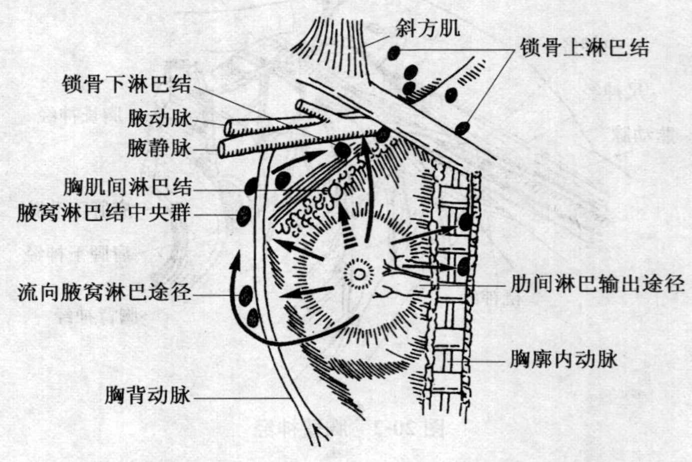

图 20-3　腋窝淋巴引流方向

2. 乳腺实质的淋巴管　乳腺小叶内无毛细淋巴管，但可有淋巴细胞浸润。乳腺实质的淋巴管起自乳腺小叶周围的结缔组织内的毛细淋巴管网，网眼较小但较密集，由该网发出的淋巴管在乳腺小叶周围结缔组织内的血管和输乳管周围吻合成淋巴管丛，其淋巴液回流到乳晕下淋巴丛。乳腺底部的毛细淋巴管较粗，网眼大而稀疏，其淋巴管汇入胸大肌筋膜的淋巴管丛，也可向前注入乳晕下淋巴管丛。乳晕下淋巴管丛对乳腺实质的淋巴引流至关重要。

3. 胸前、外侧壁淋巴管　胸前、外侧壁淋巴管分为浅组淋巴管和深组淋巴管两组。

(1)浅组淋巴管：起自胸壁皮肤的毛细淋巴管网。皮肤的毛细淋巴管网又分为浅、深两层：浅层的毛细淋巴管网注入深层的毛细淋巴管网，深层的毛细淋巴管网发出的淋巴管走行于皮下组织，互相吻合形成淋巴管丛，由该丛发出的集合淋巴管走向局部淋巴结。一般认为，深层的集合淋巴管自脐以上呈扇形分布，向腋窝集中，注入腋淋巴结群。上部的集合淋巴管斜向外下，下部的斜向上外，中部的则横行向外，越过胸大肌下缘或前锯肌表面，走向腋窝。临床上即使是位置较低的乳腺癌，如已侵及乳腺下部的皮肤，其淋巴结也是首先汇入腋窝淋巴结；起自锁骨下方的一部分集合淋巴管则向上越过锁骨，直接注入锁骨上淋巴结；起自胸骨柄前方的集合淋巴管则向上注入颈前淋巴结。此外，胸壁浅组的集合淋巴管有时可越过正中线而汇入对侧的集合淋巴管或注入对侧的局部淋巴结；而上腹部的集合淋巴管则沿肝镰状韧带引流至肝被膜。因此，癌细胞可发生对侧乳房、腋窝、肝脏、腹腔的转移。

(2)深组淋巴管：包括胸大、小肌、前锯肌、背阔肌及肋间肌的淋巴管。胸大肌的上部和胸小肌发出的集合淋巴管经过胸肌间淋巴群直接注入腋窝淋巴结的尖群。胸大肌的下部和前锯肌浅层的集合淋巴管沿胸外侧动脉、静脉走向外上方，注入腋窝淋巴结的前群(胸肌群)和中央群。背阔肌前部的集合淋巴管沿肩胛下血管注入腋窝淋巴结的后群(肩胛下群)。胸大肌的锁骨及胸骨起始部的一部分集合淋巴管,向上注入锁骨上淋巴结和颈前淋巴结。肋间肌前部的集合淋巴管与胸大肌内侧部的集合淋巴管向内侧走行注入胸骨旁淋巴结;肋间肌中后部的集合淋巴管与背部深层肌肉的集合淋巴管则可经肋间中间淋巴结或直接注入肋间后淋巴结。

(二)乳房的区域淋巴结

1. 腋淋巴结　是乳房淋巴回流的主要途径。一般认为腋淋巴结的总数有 30～60 个。根据其位置和接收淋巴的范围及临床需要,目前对腋淋巴结有解剖学和临床两种分组方法。

(1)解剖学分组:分为外侧群、前群、后群、中央群和腋尖群。

外侧群:又称腋静脉群淋巴结,在腋腔的外侧壁,平均 10.7 个。在肩胛下血管的远侧端沿腋静脉排列,收纳除与头静脉伴行的部分淋巴管以外的上肢浅、深淋巴管。

前群:又称胸肌淋巴结,平均 1.8 个。在前锯肌表面、胸小肌下缘,沿胸外侧血管排列,收纳胸前外侧壁、脐以上腹前侧壁、乳房中央部和外侧部的集合淋巴管。输入中央群淋巴结和腋尖群淋巴结。乳腺癌变时,在腋前皱襞深面可扪及该群淋巴结,需与腋尾部肿瘤相鉴别。

(2)临床分组:Berg(1955)按照淋巴结所在部位与胸小肌边缘的关系,将腋窝淋巴结分为胸小肌外侧群(Ⅰ级)、胸小肌深面(Ⅱ级)及胸小肌内侧(Ⅲ级)3 组,并发现乳腺癌转移的位置愈高,预后愈差。这种分组方法,淋巴结分组明确,便于临床应用,对治疗方法的选择及估计预后都有一定的指导意义。目前,这种分组方法已经在国内外得到广泛应用,我国卫生部医政司于 1991 年在《乳腺癌诊疗规范》中已经向全国正式推荐使用。

2. 胸肌间淋巴结　又称 Rotter 淋巴结,该群淋巴结位于胸大、小肌之间,沿胸肩峰动脉的胸肌支排列,平均 1.4 个,收纳胸大、小肌及乳房后部的淋巴回流,输出淋巴管注入腋尖群淋巴结,它是乳腺癌淋巴转移的一个重要部位,乳腺癌改良根治术应包括该组淋巴结的清除并要求彻底。手术时需切除胸大肌才能找到该淋巴结。可手术的乳腺癌中,该群淋巴结的转移率为 10%左右。

3. 胸骨旁淋巴结　又称内乳淋巴结或胸廓内淋巴结。平均 4 个,位于胸骨两旁,沿胸廓内动、静脉排列,分布于上 6 个肋间,但主要位于 1～3 个肋间。通常将胸骨旁淋巴结及其淋巴管合称为内乳淋巴结链。该链位于胸廓内动脉内侧或外侧,距胸骨缘 0.8～1.25cm。收纳腹前壁上部(脐平面以上)、部分膈深淋巴管及乳房内侧部和胸骨外缘附近的胸前壁的浅淋巴管,左右两侧的胸骨旁淋巴结输出管各合成一条纵行的乳房内干,伴胸廓内动脉、静脉上行。左侧乳房内淋巴管注入胸导管,右侧者至右淋巴导管,但也可至支气管纵隔干,少数还可直接注入颈静脉角。故乳腺癌癌肿一旦转移至内乳淋巴结,也就有了一条血行播散的捷径。

4. 肋间淋巴结　分为前、中、后 3 群,一般临床上指肋间后淋巴结。

(1)肋间前淋巴结:位于腋前线之前,肋骨与肋软骨交界处附近的肋间隙内,埋于胸内筋膜浅侧的疏松结缔组织中,在各个肋间隙有 1～2 个,多为圆形,收纳胸前壁的集合淋巴管,向前注入胸骨旁淋巴结。

(2)肋间中间淋巴结:位于肋角至腋前线之间的肋间隙内,沿肋间血管和神经分布,多为圆形,每肋间可见 1～2 个,但有缺如。第 2～3 肋间隙淋巴结的输出管注入腋窝淋巴结。

(3)肋间后淋巴结(肋间淋巴结):位于肋骨小头近脊椎处,沿肋间动、静脉排列,每个肋间有 1～3 个淋巴结,收纳乳房的小部分淋巴回流、胸后壁深淋巴管。其输出管注入胸导管和锁骨上淋巴结。肋间后淋巴结还可收纳胸膜及脊椎的淋巴回流。当癌灶侵及肋间肌时,癌细胞可随肋间集合淋巴管引流到肋间后淋巴结,癌细胞亦可随肋间淋巴结转移到胸膜和脊椎。

5. 锁骨上淋巴结　属颈深下淋巴结的最下群,位于锁骨内 1/3 的后方,沿锁骨下动脉和臂丛排列。一般为 8～12 个。收纳腋尖群淋巴结和胸骨旁淋巴结的大部分淋巴回流,其输出管与颈深下淋巴结输出管合成颈干,汇入胸导管或右淋巴导管,也可直接注入颈静脉角。乳腺癌在伴有锁骨上淋巴结转移时,则很有可能进入静脉,随血循环转移至全身,此时已属晚期。因此,在 1987 年 AJCC/

UICC联合的TNM分类及1997年UICC的TNM分类中，把锁骨上淋巴结转移定为M_1（Ⅳ期）。

（三）乳腺的淋巴回流

乳房的皮肤、皮下结缔组织及乳房实质的淋巴管丛汇合为集合淋巴管，最后汇合为较粗的输入淋巴管进入局部淋巴结。另外，淋巴管之间还相互交通。进入输入管的淋巴液有时可循旁路绕过前面的淋巴结而进入下一站的淋巴结。在淋巴管与小静脉之间亦有许多吻合存在，淋巴液可不经局部淋巴结而直接进入静脉。

乳腺淋巴回流的主要途径：

（1）腋窝引流：最主要的途径，约占乳腺淋巴回流的3/4。乳房外侧部、中央部的集合淋巴管通常汇集为数条集合淋巴管，向外上方走行，经过胸大肌外侧缘，沿胸外侧动、静脉向上注入腋淋巴结的前群（胸肌群）及中央群（中央淋巴结），再达锁骨下淋巴结。

（2）胸内引流：约1/4的淋巴回流来自乳腺内侧和中央的集合淋巴管，向内侧走行，穿过胸大肌和第1～5肋间隙，注入胸骨旁淋巴结，继而改接或经胸导管进入静脉。乳腺内上部的部分集合管有时可穿过胸大肌向上直接注入锁骨上淋巴结，胸骨旁淋巴结沿着胸廓内动、静脉排列，一侧仅有3～4个。

（3）乳腺内下部淋巴（深部淋巴管网）：可沿腹直肌鞘和肝镰状韧带通向横膈和肝，也可经肝脏的吻合皮肤淋巴管、胸部深筋膜淋巴管到对侧乳房或腋窝。

（4）乳房皮肤淋巴网与胸壁、颈部、腹壁的皮肤淋巴网有广泛的联系。因此，一侧乳房的淋巴不仅可以流向对侧乳房，还可以流向对侧腋窝，甚至两侧腹股沟的淋巴结。

（5）乳腺底部的集合淋巴管，穿过胸大肌，经胸肌间淋巴结或直接沿胸小肌上缘注入腋淋巴结尖群，亦可沿胸小肌下缘注入腋淋巴结中央群和前群。另一小部分集合淋巴管向后注入肋后淋巴结。

乳腺淋巴引流虽有以上几条主要途径，但乳腺各部淋巴引流并无恒定的界限。乳腺任何部位的淋巴液均可引流到腋窝淋巴结，也可回流到胸骨旁淋巴结。换句话说，腋窝淋巴结既可接受来自乳腺外侧的淋巴液，又可接受来自乳腺内侧的淋巴液，而胸骨旁淋巴结亦可接受来自乳腺外侧的淋巴液。一般认为，位于乳腺上方和内侧部的乳腺癌，容易发生腋淋巴结胸肌间群和腋淋巴结尖群的转移，癌细胞通过胸大肌转移到腋尖群的淋巴回流途径，比淋巴管先回流到腋前群或中央群，然后再回流到腋尖群（乳腺外侧部乳腺癌的转移途径）的可能性更大。所以，一般认为这是乳腺上方和内侧部乳腺癌转移较早、发展较快且预后不佳的原因。

六、乳腺的生理变化与激素调节

乳腺是机体多种激素和生化物质的靶器官，其中下丘脑-垂体-卵巢这一内分泌轴产生的相应激素对乳腺的生理、病理过程影响最为突出，甲状腺、肾上腺、男性的睾丸所产生的相应激素也会对乳腺产生一定影响。

（一）垂体

垂体分为腺垂体和神经垂体两大部分。脑垂体分泌的多种激素都来自腺垂体。而垂体的分泌功能又受下丘脑及大脑皮层的调控、影响。

1. 腺垂体分泌的生殖调节激素　与乳房发育有关的主要为促卵泡素（FSH）和促黄体素（LH），另外还有催乳素，它虽不直接调节生殖周期，但与之关系甚密。

2. 促性腺激素　主要有FSH和LH，均为同种细胞所分泌，两者均为糖蛋白激素，FSH是刺激卵泡发育的最重要的激素，其作用促使卵泡生长发育成熟，并分泌雌激素。LH的作用是在卵泡期为雌二醇的合成提供底物——雄烯二酮，参与卵泡发育，促进排卵及黄体形成，使黄体分泌孕激素，并参与雌激素的调节。在垂体功能不足时，如席汉病，可见乳房萎缩、闭经等表现。

3. 垂体后叶的激素　即催产素和加压素。催产素主要是促使分娩时的子宫收缩，减少产后出血，并在分娩后促使乳腺管的收缩，有利于乳汁的排出。加压素主要调节体液和渗透压的周转与平衡。

（二）下丘脑的神经内分泌调控

1. 下丘脑的神经分泌功能　下丘脑为中枢神经系统与内分泌系统的转调点，下丘脑细胞与其他神经细胞同样接受中枢神经递质的调控，将信息通过下丘脑细胞的触突直接传递给其他细胞。它将所接受的神经信息在细胞内转化为合成激素的信息，激素合成后还有何时释放入血循环运行至其他内分泌腺的问题。这一转换将过去视为各自独立的神经内分泌调节系统直接联系起来了。

2. 下丘脑的生殖调节激素　下丘脑通过多种肽类物质调节包括生殖功能在内的全身内分泌功能。下丘脑的调节有两种：一为促进其效应细胞合成激素并将其释放入血液循环；二为通过抑制效应细胞的过量合成进行调节。前者为促性腺激素释放激素、促生长素释放激素、促甲状腺素释放激素、促肾上腺素释放因子等，后者为生长素释放抑制因子、催乳素抑制因子等。调节生殖功能的是促性腺激素释放激素和与其关系密切的催乳素抑制因子。

(1)促性腺激素释放激素(GnRH)：主要作用于垂体的促性腺激素分泌细胞，促其合成更多的促性腺激素，同时 GnRH 也促进这些效应细胞产生更多的 GnRH 受体，从而加强其作用。所合成的激素包括 α 和 β 亚单位，但两者间的比例取决于性激素的协同作用。

(2)催乳素抑制因子(PIF)：下丘脑对垂体的催乳素分泌进行抑制调节。在下丘脑的生殖调节区域中有分泌多巴胺的细胞，多巴胺有抑制催乳素分泌功能，多数学者认为它就是 PIF，但也有学者提出有可能 PIF 为多巴胺所激发的专一物质，但尚未被证实。PIF 间接调节并影响生殖功能。

3. 下丘脑调节激素分泌的调控　下丘脑的分泌细胞受中枢神经系统，通过复杂的神经联系及脑内多种神经递质的调控。主要为去甲肾上腺素、多巴胺和 5-羟色胺三类。去甲肾上腺素一般有促进垂体分泌促性腺激素的作用；多巴胺有时起抑制作用，但也有促进分泌作用，两种功能可以转化；5-羟色胺一般对下丘脑的生殖调节激素分泌产生抑制作用。此外，阿片类中的 β-内啡类也对生殖内分泌的调节起抑制作用，导致 GnRH 的脉冲频率减少，幅度降低。雌、孕激素的反馈作用是通过促进阿片类的合成而抑制促性腺激素。

卵巢所分泌的性激素可以逆向地影响下丘脑和垂体前叶的促性腺激素的分泌功能，称为反馈作用。使下丘脑抑制，分泌性激素减少者称为负反馈；而使下丘脑兴奋，分泌性激素增多者称为正反馈。雌激素既产生正反馈也产生负反馈，雌激素与孕激素协同作用时，负反馈影响更著。

垂体的促性腺激素在 GnRH 调节下分泌，但它又可以通过血循环对下丘脑产生负反馈作用。

(三)催乳素

催乳素(prolactin，PRL)，又称泌乳素，主要作用不在于直接调节月经周期，而在于促进乳房生长发育，发动和维持泌乳，从而保证新生儿和婴幼儿的哺养发育。妊娠期中 PRL 的增高与肾上腺皮质醇、胎盘催乳素、雌激素和孕激素协同促进乳房、乳腺管的发育，为哺乳做好准备。PRL 直接作用于乳腺泌乳细胞膜上的受体，激活膜上结合酶及腺苷环化酶的活性而起泌乳作用。乳腺组织中 PRL 受体的数目及其结合能力与泌乳功能有关。在妊娠末期 PRL 的血浓度可达 8mmol/L，但无乳汁分泌，主要是大量雌、孕激素阻止了 PRL 与乳房内受体的结合。分娩后雌、孕激素骤减，乳腺管系统中的 PRL 受体自发增加，即开始泌乳。产后 PRL 逐渐下降，在持续哺乳过程中，PRL 维持在基础水平，婴儿每次吸吮都将促使 PRL 的分泌增加，是为下次哺乳做好生乳准备。PRL 除了促使乳腺生长和乳汁分泌外，还抑制下丘脑-垂体-卵巢性腺轴，使 FSH、LH 和雌激素分泌减少，从而导致闭经。在卵巢和肾上腺有 PRL 受体，PRL 作用在卵巢可使黄体提前溶解并抑制颗粒细胞分泌孕酮，还能减少血睾酮向 DTH 转变；在肾上腺则参与调节肾上腺雄激素的产生。血中 PRL 水平有昼夜节律性变化，夜间入睡后分泌量多，早晨 4～5 时达高峰，以后可逐渐降低。显然，催乳素是乳腺泌乳活动中最重要的激素。但是，催乳素不能使发育不完善或已经退化的乳腺泌乳，当垂体发生腺瘤时，有可能导致催乳素分泌亢进，产生病理性溢乳或出现溢乳-闭经综合征。

(四)卵巢激素

卵巢是女性的性腺，其主要功能除排卵外，还合成分泌孕激素和雌激素，同时亦合成、分泌少量雄激素。而雌激素、孕激素与乳房生长发育、妊娠及泌乳有密切关系。

1. 孕激素　又称黄体酮，卵巢分泌的具有生物活性的主要孕激素是孕酮。绝大部分是排卵以后由卵巢内黄体分泌。天然的孕激素称为黄体酮，它对乳腺的作用主要是在雌激素作用的基础上促使乳腺腺泡的发育，并在妊娠期为泌乳准备条件。

2. 雌激素　由卵泡产生，主要是促使乳腺发育，使乳腺管细胞增生，导管系统增大，乳头、乳晕着色，增加乳房组织中的脂肪积聚。雌激素可使分泌催乳素的细胞肥大。

雌激素与黄体酮是有比例的，当这种比例失调时，如黄体酮的分泌减少，雌激素的量就相对增多，导管末端的上皮细胞发生异常，而引起乳腺增生症。在25岁之前卵巢机能旺盛，乳腺处在生长发育期，如果雌激素过度刺激使导管及间质异常增生，就可能形成乳腺纤维腺瘤。

(五)肾上腺皮质激素

肾上腺皮质是雌激素、孕激素和雄激素的来源。在排卵前产生的孕酮主要来自肾上腺，在绝经后由于卵巢的萎缩，雌激素的主要来源是肾上腺，雄激素前身物质在腺外转化。肾上腺皮质分泌的能调节性征的激素，男性有肾上腺固酮和男性酮，女性有黄体酮和雌酮。当肾上腺皮质发生增生或肿瘤时，可激发幼年期男女乳房发育。如动物在泌乳期被切除肾上腺，泌乳就停止，再注射皮质激素又可恢复泌乳。已去势的乳腺癌患者再复发多认为是肾上腺皮质代偿性肥大产生较多雌激素所致。

(六)甲状腺素

甲状腺对乳腺的作用是间接的。甲状腺激素能刺激全身代谢而促进乳腺的生长发育，还能加强卵巢激素的作用，协同催乳素，间接影响乳腺的发育。甲状腺受促甲状腺素的影响，当促甲状腺素减少时，甲状腺素分泌亦少，乳房发育受影响。有人研究发现，甲状腺素片可治疗乳腺增生症，因甲状腺素可中和过度的雌二醇，抑制催乳素的产生，减轻对乳腺的刺激而达到临床效果。据余建军等人报道，正常人甲状腺细胞部分存在雌激素受体，说明雌激素也有可能直接作用于甲状腺细胞，值得进一步探讨。

(七)胎盘催乳素

胎盘催乳素由合体滋养细胞产生，分泌量随妊娠进展和胎盘增大而持续增加，至孕24周时达高峰，并维持至分娩，产后即迅速下降，产后约7小时在体内即测不出。

HCS的主要功能为：与胰岛素、肾上腺皮质激素协同作用于乳腺腺泡，促进腺泡发育，刺激乳腺上皮细胞合成乳白蛋白、酪蛋白、乳珠蛋白，为产后泌乳做好准备；有促胰岛素生成作用，使母血胰岛素水平升高，增加蛋白质合成；通过脂解作用提高游离脂肪酸、甘油浓度，以游离脂肪酸作为能源，抑制对葡萄糖的摄取，使多余葡萄糖运送给胎儿，成为胎儿的主要能源，也成为蛋白合成的能源。妊娠3个月后，胎盘分泌大量雌激素和孕激素足以替代黄体，使妊娠维持到分娩。已经证明胎盘分泌雌激素、孕激素和一种高效的促乳样激素，为产后泌乳提供动力。

(八)其他激素

1. 胰岛素　胰岛素可通过乳腺的代谢发挥良性刺激作用。实验发现，胰岛素常使乳腺组织的代谢得到改善，提示胰岛素对乳腺的发育影响是通过代谢环节调节的。胰岛素还参与了雌激素促使乳腺上皮杆状细胞的分裂，因而也促进了乳腺的发育。

2. 雄激素　卵巢也分泌雄激素，肾上腺皮质亦可分泌雄激素，微量的雄激素促进乳腺发育，而大量雄激素则起抑制作用。

总之，乳腺的生理活动受垂体激素、卵巢激素及肾上腺皮质激素等的制约，妊娠和哺乳时乳腺明显增生而腺管伸长，腺泡分泌乳汁；哺乳以后，乳腺又处于相对静止状态。平时，在月经周期的不同阶段，乳腺的生理状态也在各种激素的影响下，呈周期性改变。

七、乳汁的分泌

(一)生乳过程

Hartman描述了生乳过程的两个阶段。第一阶段开始于分娩前12周，此时乳糖、总蛋白和免疫球蛋白显著增加，钠、氯减少，准备乳汁的产生，产前分泌的乳汁成分是恒定的；第二阶段开始于产后第2～3天，血浆-乳清蛋白质达高峰（与下乳同时时分泌大量乳汁，乳汁成分也有变化。产后 10 天，成熟乳建立，伴有血流增加，催产素和葡萄糖摄入量增加，以及枸橼酸含量急剧增加。

（二）泌乳过程

1. 泌乳反射 妊娠和哺乳刺激乳头可引起催乳反射，即吸吮刺激通过乳头与乳腺交感神经纤维及第 4～6 肋间神经传递，由脊髓上行到下丘脑，兴奋腺垂体前叶释放 PRL，PRL 经血作用于乳腺细胞使之泌乳，是一种典型的神经内分泌反射（图 20-4）。在泌乳早期，催乳素和乳头刺激程度有一定关系，两侧乳房如果同时喂两个婴儿或用泵吸空两侧乳房，可有催乳素峰值和产生大量的乳汁。有学者报道，婴儿吸吮的好与差之间其催乳素值也有区别，它可影响乳汁的生成，也与吸吮的喷乳反射有关。如不哺乳，产后 5 周左右 PRL 即降到孕前水平，对以后泌乳的持续不一定是必要的，但在哺乳者可维持到产后 3～4 个月。因此，排空乳房在乳汁产生中起重要作用，如果乳汁不排出，毛细血管血流减少，泌乳可被抑制。此外，甲状腺激素、生长激素、促肾上腺皮质激素等对泌乳的发生及维持也有重要作用。

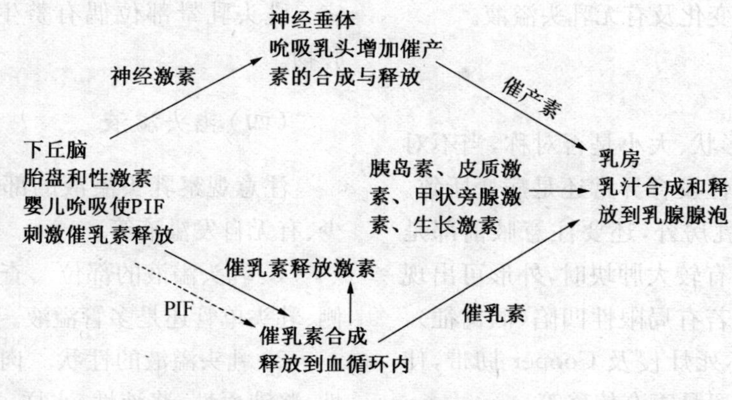

图 20-4 泌乳内分泌反射

2. 立乳反射 乳头亦含有肌纤维，在受刺激时起收缩作用，使乳头皮肤起皱造成乳头立起，便于婴儿含接。

3. 喷乳（或排乳）反射 婴儿吸吮时，吸吮刺激通过乳头及乳晕上的感觉神经末梢将刺激产生的兴奋传至下丘脑的室旁核，引起其中的神经内分泌细胞合成催产素，并从垂体神经部释放出来，进入血循环，到乳腺作用于靶器官，围绕腺泡的肌上皮细胞和乳头平滑肌，使其收缩，快速引起乳汁从腺泡、小导管进入输乳管和乳窦而喷出，这就是喷乳反射。这种反射较快，直接在当次哺乳时生效。

下丘脑-垂体-性腺轴全面调节了催乳素和催产素的水平，对于开始和维持泌乳是非常重要的。神经和内分泌刺激，以及相应的反应引起乳汁排出，需要有传入神经和内分泌的传出神经通道。此外，喷乳反射还取决于乳房小管系统上的受体数目，当小管扩张或收缩时，将激发催产素反射性释放乳头具有催产素和反射性催产素释放的触觉受体，不论吸吮时的正负压或温度变化均可触发喷乳反射，触觉比负压更重要。

乳汁分泌和排出的两个过程是密切配合、共同依存的。影响催乳素释放的因素：

（1）生理性刺激：如睡眠不足，精神过度紧张、创伤、忧虑、烦恼、暴怒、恐惧不安、房事影响等。

（2）药物性抑制：如大剂量抗皮炎素、左旋多巴、麦角、克罗酚胺、单胺氧化酶制剂、前列腺素 E 和 E_2。

（3）药物刺激：如雌激素、致类神经病症状的制剂、TRH、普鲁卡因酸胺衍化物、酚噻嗪。

（4）其他因素：如甲状腺功能低下者，产后乳汁分泌往往不足，胸腰间脊髓横断以后，或乳房区的脊髓神经被切断以后，也会使泌乳停止。切除哺乳动物的肾上腺，泌乳立即停止，注射皮质激素后又可恢复泌乳。

（沈 春）

第二节 乳腺检查法

乳腺检查法包括乳房的望诊、触诊及其他辅助检查。

一、望诊

望诊检查应在光线明亮处，让患者坐正或站直，双上肢自然下垂，解开衣扣或脱去上衣，将两侧乳房完全暴露，以便仔细观察对比双侧乳房的外形、皮肤改变、乳头乳晕变化及有无乳头溢液。

（一）乳房的外形

观察双乳的位置、形状、大小是否对称，当不对称时要注意区分是先天性发育异常还是病变所致。是否有多乳的表现，除乳房外，还要注意腋前部是否有肿大隆起。乳房内有较大肿块时，外形可出现局限性隆起。乳房表面若有局限性凹陷（酒窝征），常是深部癌肿或脂肪坏死灶侵及 Cooper 韧带，使之收缩所致。乳房的位置是否有偏移等。

（二）皮肤改变

皮肤改变包括红肿、皮肤浅静脉曲张、破溃、窦道等。红肿多提示炎症的存在，如产后皮肤红肿灼热多见于哺乳期急性乳腺炎；红肿发生于乳头乳晕附近，多伴有乳头畸形，且常有反复发作史；红肿颜色较暗要注意乳房结核、炎性乳腺癌的可能。肿瘤生长过快可见一侧皮肤浅静脉曲张；乳房皮肤呈“橘皮样”改变是乳腺癌的特征之一；乳腺癌破溃呈“菜花样”改变，并伴污秽血水渗出，有恶臭；因乳房脓肿切开排脓后处理不当，可形成窦道；病毒感染可出现乳房皮肤疱疹等。

（三）乳头乳晕改变

正常乳头双侧对称，高出皮肤，指向前方并略向外方。乳头先天发育不良，包括乳头短小、扁平、分裂、内陷等。乳头短小、扁平不利于婴儿吮吸，给哺乳造成困难。乳头分裂：外观为乳头上有一横沟，似口唇状。乳头内陷分为 3 度：一度，乳头回缩，可见乳头基底有一陷沟；二度，乳头凹陷，为乳头已经陷入乳晕内；三度，乳头内翻，为乳头完全翻入，似手套倒翻样。哺乳期乳头根部有裂口，且小儿吮吸时剧痛，为乳头皲裂症。当乳腺癌发生在乳头乳晕附近时，常可牵拉乳头，使乳头指向改变或内陷，乳晕颜色加深，为单侧性。乳头湿疹时，乳头乳晕处可见皮疹、渗液甚至糜烂等；湿疹样乳癌与乳头湿疹可发生在相同部位，但前者多为单侧发病。乳头乳晕部位偶有赘生物，大多为良胜皮赘肿物。

（四）乳头溢液

注意观察乳头溢液的部位、性状、溢液量的多少、有无自发溢液等。

1. 乳头溢液的部位　查清乳房是单侧还是双侧、乳头单管还是多管溢液。

2. 乳头溢液的性状　肉眼观察大致可分为血性、浆液血性、浆液性、水样、乳样、粉刺样及脓性溢液等。

（1）血性、浆液血性溢液：外观呈红色血性或咖啡水样，如是单侧乳房、单导管溢液，主要由乳腺大导管内乳头状瘤或导管内乳头状癌所引起。也可由导管扩张症、乳腺囊性增生病引起。

（2）浆液性溢液：肉眼呈稀薄透明微黄色，经常将患者内衣染湿，干燥后呈黄色，单侧单管溢液多由乳腺大导管内乳头状瘤或导管内乳头状癌所引起，单侧或双侧多管溢液见于乳腺囊性增生病或乳腺导管扩张症。

（3）水样溢液：呈清水状稀薄无色，单侧单管溢液多由乳腺大导管内乳头状瘤或导管内乳头状瘤所引起，约一半由癌引起，单侧或双侧多管溢液见于乳腺囊性增生病。

（4）乳汁样溢液：呈乳白色似乳样，单侧单管或多管溢乳样液可由乳腺囊性增生病引起；如双侧多管自发性溢乳样液，常为泌乳素分泌过多，或服用雌激素类药物所致。若同时有闭经，则称溢乳-闭经综合征。

（5）粉刺样溢液：乳头单管或多管、单侧或双侧有脂质粉刺样带有臭味的分泌物，多由导管扩张症所引起，患者多有先天性乳头凹陷。

(6)脓性溢液：呈绿色、乳黄色、浓稠、脓样，可带血性，单侧单管或多管溢脓性液，多是炎症表现，常由急性导管炎、急性化脓性乳腺炎、导管扩张症等病引起。

3. 乳头溢液性状与病变类型的关系　血性乳头溢液，特别是绝经后出现的血性乳头溢液大约1/2与导管内乳头状瘤、1/4与乳腺癌有密切关系；浆液性溢液与各种类型病变无特殊相关性；有人认为1/2清水样溢液与癌有关系。

二、触诊

触诊的主要目的在于发现乳房内肿物并决定其性质，明确有无区域淋巴结转移，如腋窝和锁骨上的淋巴结。

(一)乳房触诊的体位

主要有坐位、卧位或由坐而卧变换体位。

1. 坐位　适用于中、小乳房的检查，尤其适用于乳晕区浅层乳腺的检查。患者端坐，脱去上衣，充分暴露上半身。检查乳房内上象限时，双上肢自然下垂，放于身体两侧；检查外上象限时，让患者以手叉腰，肘部向后倾；检查乳房下半部时，双臂上举外展；若检查乳房深部时，可让患者上半身前倾，双臂向前伸直使乳房呈下垂状。

2. 卧位　适用于较大或下垂乳房的检查。患者取平卧位，身体平躺，全身放松，双手抱头，必要时患侧背下垫一枕头使胸部抬高；肿物位于乳腺外侧时可取侧卧位，这样更便于乳房的触诊。

3. 遇可疑肿块或触诊不清时，要由坐而卧或由卧而坐变换体位，仔细检查。

(二)检查乳房的顺序

先健侧后患侧，对比检查。将乳房以乳头为中心划一“十”字，分为4个象限，4个象限及乳腺尾部都要触摸到。也可按乳房内上象限—外上象限—外下象限—内下象限—乳晕区—乳腺尾部—腋窝淋巴结—胸骨旁淋巴结—腋下及外肋缘淋巴结—锁骨上窝淋巴结—锁骨下淋巴结—颈部淋巴结的顺序检查。

(三)乳房触诊的手法技巧

乳房触诊时，除拇指外其余四指自然并拢，用手指指腹的掌面平放于乳房上轻柔地触摸。注意不要用手指抓捏乳房，否则会把抓捏到的正常乳腺组织误认为乳房肿块。一般的规律是先整体法触摸，即用并拢的手先托起乳房，感觉整个乳房的整体结构有无变化，再按次序大体触摸整个乳房，以求较快发现病灶部位；然后用分解法，以指腹重点触摸乳房局部，有时需要反复触摸，并与周围正常组织对照，仔细辨别肿块的部位、数目、大小、形状、边界、表面情况、质地硬度、活动度、有无压痛、与周围组织的关系等。

除此之外，还要了解每位女性乳房的正常类型及遗传基因的个体差异、年龄，生育、哺乳与否、营养状况和保养等诸多因素对乳房发育的影响。

1. 乳房肿块的触诊

(1)部位、数目：首先应确定乳房内肿块的部位和数目，对侧乳腺是否也有，或在一侧乳房不同部位有多个肿块。一般来说，乳癌的肿块多为一个，常位于乳腺外上象限，而其他肿块就可能不只一个。

(2)大小：肿块大小应以确切的尺寸测量其直径，一般用厘米描述，不应以实物代替，应测量其两个直径，即长径和短径，并记录测量日期和大小，以便了解其增长速度。恶性肿瘤增长较快，良性肿瘤增长很慢。

(3)形状：肿块是结节、厚片块、薄片块、肥厚、条索、颗粒等；圆形还是扁平形，盘状还是椭圆形或不规则形。一般乳腺增生症形状多样，乳腺纤维腺瘤常为圆形或椭圆形结节，乳腺癌常为不规则的肿块。

(4)边界：肿块的边界是否清楚甚为重要，良性肿块边界清楚，恶性肿块或炎症性肿块则边界常摸不清。常用边界清形容乳腺良性肿瘤、积乳囊肿等；常用边界尚清形容乳房异常发育症的中央肿块或慢性乳腺炎性包块等；常用边界不清形容乳腺癌、急性乳腺炎性肿块、乳腺增生症等。

(5)表面情况：肿物表面光滑或凹凸不平。乳腺良性肿瘤、积乳囊肿一般表面光滑；乳腺癌、乳腺炎性肿块、乳腺增生症等表面不光滑、凹凸不平。

(6)质地硬度:肿物的硬度也是判断其性质的一方面。评价描述肿块的软硬度方法很多,一般常用3度分级,即低度硬如唇;中度硬如鼻;高度硬如额。囊性病变多有弹性,质地较软或有波动性,若囊内张力过高也可呈坚硬状况。多数乳癌都为实质性肿物,坚实如木块。乳腺纤维腺瘤触之有弹性并且表面光滑、边界清楚。也有人用坚硬—硬—较硬—稍硬—韧硬—韧而稍硬—韧—稍韧—囊韧—软来形容各种软硬程度不同的肿块。例如,乳腺癌肿块无论大小多用坚硬(炎性乳癌、髓样癌例外);乳房纤维腺瘤多用韧硬;乳腺增生症多用韧;积乳囊肿多用囊韧等形容分级。

(7)活动度:检查肿块的活动度是判断肿物性质的重要依据,乳腺纤维腺瘤和囊肿性病变则触之活动度范围较大,用手指稍加压力即可滑脱。乳腺癌肿块因其与周围组织浸润性生长,边界不清,触之不动或摆动。

(8)有无压痛:一般乳腺癌、乳腺良性肿瘤、积乳囊肿等无明显压痛或轻度压痛;乳腺增生症多触痛明显。

(9)与周围组织的关系:临床上疑为乳腺恶性肿块,还应认真检查其前面与皮肤是否粘连,后面与胸大肌浅筋膜是否固定。注意皮肤上是否有"酒窝征",表面是否凹陷或用手托起后是否凹陷,皮肤上是否有"橘皮样"改变,乳头是否回缩或指向改变。检查乳腺肿物深面是否粘连,最简单的方法就是使患者两上肢高举,比较两侧乳腺上抬情况,若无粘连则乳腺上抬明显,若肿块与深面组织有粘连,则乳腺随上肢上举活动范围小,或不活动。或用胸肌收缩状态,观察乳房移动状况,可采用以手叉腰,先观察两侧乳房是否在同一水平,并观察乳头有无退缩现象。然后再用手紧叉腰部,使胸大肌呈紧张状态,再比较两侧乳房活动度,先查健侧,再查患侧,若与胸壁粘连固定,则患侧乳房根本不能活动。患者弯腰达90°时,若胸肌与乳腺有粘连,则乳房下垂范围比较小,且有乳头位置和朝向出现明显改变。

2. 区域淋巴结的触诊　医生与患者相对,用右手检查左腋窝,嘱患者左肩部放松,将上臂弯曲靠近胸壁,前臂自然放在检查者的左前臂上,检查者左手握住患者的左肘部并牵拉,右肘关节屈曲,并拢的手指伸进腋窝顶部,用指腹仔细触摸;或让患者将手放在头顶上,使腋窝前缘的胸大肌和背阔肌松弛,然后用食、中指的掌面触摸。先从腋窝顶部开始,用稳定的滑行移动在胸壁侧面自上而下地触摸中央区组、腋窝前壁胸肌组。再站其身后,让患者上臂向前上方抬起,触摸背阔肌的前内面的肩胛下组。最后站在患者前面,检查患者锁骨上、下淋巴结。轻轻按摸比用力摸到淋巴结的可能性大,常易摸到的部位为腋窝顶部的中央区淋巴结,锁骨下和胸大肌外缘后面的淋巴结不易触及。对增大的淋巴结应注意位置、数目、大小、硬度、散在或粘连融合、活动度、触痛与否、有无波动等。对侧亦然。

三、其他检查

(一)超声检查

B超是一种无创伤性的检查,在乳房病变时列为首选,适合于任何人群,检查部位包括乳房、腋窝、锁骨上下区等。它能比较精确地测量乳房内肿块的大小,显示肿块的细微结构及与周围组织的关系;B超结合彩色多普勒检查进行血供情况观察,通过分析血供情况,提高其判断的敏感性,对肿瘤的定性诊断可提供价值指标,也能检测到致密型乳腺X线检查所不能排除的肿物,尤其在区分实质性肿块和囊肿方面更具有特性,它对乳腺囊肿诊断的准确率可高达95%。无需特殊准备,取仰卧位,充分暴露乳房,高频探头为佳,因其可提高对组织结构的分辨力。检查时用探头在乳房上检查,可有清晰的图像,操作灵活、方便、可重复检查。还可在B超引导下定位穿刺活检。

(二)乳腺钼靶X线

钼靶X线检查具有高频、低放射量的优点,且出相快,成本低。摄片时挤压乳腺可使腺体组织呈片状铺展,以便曝光均匀,散射减少,挤压也避免了腺体对肿块的遮蔽作用,还避免了活动对清晰度的影响。X线的穿透性较弱,便于区别乳房内各种密度的组织,可发现较小的肿块并较为清晰地观察其形态和结构。对于诊断乳腺良、恶性肿瘤准确率达85%以上。良性肿瘤见到的肿块影密度均匀,如有钙化影,常较粗大而分散;周围组织有受推移现象。

典型的乳腺癌的X线表现为密度增高的肿块影，边界不规则或呈分叶状，或有毛刺征，可见颗粒细小、密集的钙化点，泥沙样、针尖样、短线状成簇分布，并可见于肿瘤范围以外的组织中；有时可见增粗的血管影；肿块周围组织可因肿瘤浸润而扭曲变形。邻近皮肤则可有增厚凹陷。数字乳腺钼靶X线检查由电脑操作，可作肿块放大、定向穿刺或切取活检等技术，显著提高乳腺癌的早期诊断率。对年轻、乳腺致密妇女诊断价值不大，35岁以下没有乳腺癌危险因素、无可疑肿块的妇女一般不推荐使用。

（三）磁共振成像

磁共振成像（MRI）技术由于具有良好的软组织分辨率及无辐射危害的特点，非常适用于乳腺检查，基本不受乳腺密度的影响，发现隐匿病灶的敏感性优于乳腺X线片和超声检查，尤其是在乳腺比较致密的年轻妇女。专用乳腺成像线圈及磁共振对比剂的应用和近几年来快速成像序列的开发应用，使得乳腺MRI图像质量有了质的飞跃，对病灶形态学特征的显示更为清晰。对乳腺MRI探查浸润性乳腺癌有很高的敏感性（86%～100%）。脂肪组织在乳房内的比例较大，高信号的脂肪组织易掩盖病灶，尤其对于增强后图像上小强化灶影响较大，因此脂肪抑制技术的应用是非常必要的。动态增强的MRI图像提高了对病灶内部结构的显示，能够分别反映病灶的中心、边缘、周边及正常组织对造影剂在不同时段的增强情况。乳腺癌病灶中心、边缘和瘤旁组织对造影剂的分布显著高于正常组织，其边缘强化较中心快、强化程度更显著，但消退时间也短。边缘环状强化是乳腺癌较特异的征象，对乳腺癌的阳性预测值较高。

肿瘤环型强化的原因，目前认为与下列有关：①恶性肿瘤的周边肿瘤细胞增殖活跃，微血管密度增加且通透性较高，增强后病灶边缘早期呈现明显强化；②血管生长因子的趋化作用，使血管生长类型以边缘快速发展为主；③瘤内压力梯度原因，肿瘤内部的细胞成分减少，胶原基质较多。时间-信号强度曲线切实反映了病灶的血流动力学特点，特别是病灶早期强化程度和出现时间。病灶增强后120秒内达到强化峰值，随后信号便出现下降。MRI动态增强在较好地显示肿瘤整体情况的同时，也能反映肿瘤的血管活性，在评价肿瘤血管生存方面较传统组织学方面更有优势，其在反映解剖的同时反映了病理、生理特点。为乳腺肿瘤的临床预后评估和疗效监测等方面提供了可靠的客观依据。乳腺癌病灶对比剂空间吸收不均匀，表现为不均匀强化，其主要由于肿瘤中心因出现出血、坏死、纤维化等原因。MRI静态增强对瘤体形态学的显示最佳，同时能反映乳腺周围组织的强化情况，对指导手术治疗极有意义。

MRI对乳腺癌诊断有重要的价值，其对病灶的检出率可达100%。若将病灶的信号特点、形态学改变、动态增强的时间-信号强度强化曲线，以及病灶的强化模式等信息综合起来，对其的定性诊断具有较高的准确率。同时MRI对乳腺疾病的检查完全处于自然状态中进行，较真实地反映肿瘤的生长情况。

（四）乳腺导管X线造影

对于乳头有溢液而体检无肿块，X线检查无钙化及其他征象的患者，可行乳腺导管X线造影检查。检查时，经溢液导管口轻轻插入钝头细针，缓慢注入造影剂（30%的泛影葡胺），注入后扎紧乳头避免造影剂流出，同时避免注入气泡，行X线摄片，照像后尽量把造影剂吸出。此项检查可弥补平片之不足，清晰显示乳腺导管的扩张、占位、阻断等征象及乳腺导管内病变的部位和范围，对乳腺导管内的新生物有早期诊断意义。

乳腺癌表现为导管树状结构受压或牵拉移位、结构紊乱，导管内充盈缺损或导管中断，远端扩张，管壁不规则浸润、毛糙、僵硬、狭窄等改变。

（五）乳腺导管内视镜检查

乳管内视镜检查是近几年来开展的一项新的乳管病变检查技术，能在电视屏幕上直接观察乳头溢液患者乳腺导管上皮及管腔内情况，根据直视所见即能做出诊断。乳头单侧单管溢液者可行乳腺导管内视镜检查，可确定病灶部位并取活检作病理检查以明确诊断，并可行辅助治疗。

（六）CT检查

乳腺钼靶X片是常用的诊断乳腺癌的检查方

法，敏感性、特异性较高，但对小病灶（<1.0cm）、病灶位于乳腺腋尾及贴近胸壁、致密型乳腺、乳腺发育较小、乳腺水肿等容易漏诊，而CT检查可以避免这些遗漏。用CT检查乳腺，影像比较清楚，对病灶显示的阳性率高，可发现直径为0.3cm大小的病灶；CT能清晰显示乳腺解剖结构，乳腺的皮肤、皮下脂肪、乳头、导管、腺体组织、乳腺后间隙及Cooper韧带。潘溪江等统计的CT与钼靶摄影的检查阳性率分别为95%、80%。CT也可利用注射造影后做动态扫描，可观察到癌瘤组织对碘有较大的吸收能力。乳腺CT扫描范围从胸骨切迹至乳房下缘，如需要观察肺部，可做全肺扫描；CT检查还可以发现腋窝和乳内区有无肿大的淋巴结，以及胸壁肌肉是否受侵犯。尽可能采取屈膝屈肘俯卧位，去除胸罩，解开衣扣，让乳房自然下垂，有利于观察腺体及周围结构；嘱患者吸气后屏气，扫描。快速阅览全部图片，发现病灶或腺体结构改变，行局部薄层扫描；必要时对病灶用1mm薄层，扫描2～3层，高分辨重建，有利于观察病变是否有钙化灶。由于乳腺受女性体内激素变化影响，尚未绝经的患者，应在上次月经开始后7～14天内作CT检查，以免误诊。因正常乳腺组织也可有较高的碘浓度，容易导致假阳性诊断。

（七）液晶热象图

利用液晶膜可显示异常热区的原理，观察肿块周围的血运及边缘情况。由于恶性肿瘤的代谢增强，血管增多，产热较周围组织高，导致恶性肿瘤的局部温度高于周围正常组织的皮温，因此通过液晶热象图可筛查有无癌变，但由于大多数人双侧乳房的温度不一，且有的肿瘤温度并不升高，其特异性与敏感性较差，现已不用。

（八）近红外线扫描

用红外线透照乳房时，各种密度的组织可显示不同的灰度影，正常乳腺组织对红外线照射透光性好，红外线对血红蛋白敏感度强，可显示肿块周围血管情况。恶性肿瘤组织则大量吸收红外线，从而显示乳房肿块。因此，通过近红外线扫描检查，可显示乳房肿块的阴影深浅与形状、大小和边界状况，对鉴别乳房内肿块的良、恶性有一定的价值，但并非特异性的检查方法。操作简单，适宜普查用。

液晶热象图与红外线扫描往往联合应用，可提高乳腺癌的确诊率，减少单独应用的误差，两者互为辅助。

（1）近红外线扫描对液晶热象图的辅助作用：与产热较高的良性疾病相鉴别；防止年老体弱、免疫力低下、无热表现的乳腺癌漏诊，避免液晶热象图检查呈现一时性的代谢低下及热表达不明显的病例。

（2）液晶热象图对近红外线扫描的辅助作用：近红外线扫描不能穿透或无法检查的病例，液晶则不受限制。鉴别急性乳腺炎和炎性乳癌、某些组织学类型的乳腺癌，对光吸收差无明显暗影的，液晶热象图有辅助作用；对肿块直径较小的乳腺癌（肿瘤≤0.5cm），近红外线显影极淡，不能肯定病变，液晶热象图可以帮助发现。

（九）细胞学和病理学检查

1. 针吸细胞学检查　用细针进行乳房肿块穿刺抽吸，将抽吸取得的组织液行细胞涂片检查，可以判断细胞的良性或恶性。由于癌细胞黏着力低而易被吸出，可以早期发现乳腺癌。此法的诊断符合率为85%左右，但也可出现假阴性和假阳性。

2. 乳头溢液的细胞学检查　乳头溢液有时是最早或惟一的症状，临床上凡有乳头溢液者，均应行溢液涂片检查。

3. 乳头的脱落细胞学检查　乳头和乳晕湿疹样病变可行涂片或刮片检查。由于癌细胞之间黏着力低、易脱落，乳头湿疹样癌的脱落细胞学检查的阳性率可达72.7%，为早期诊断的依据。

4. 活体组织病理检查　是迄今确定肿块性质最准确的方法。活组织切取法促使癌细胞转移的机会较大，故不宜用于乳房肿块。应采用活组织切除法进行活检才会比较安全、可靠，方法是连同少许邻近组织完整地切下肿块送活检。术中应避免挤压，以免扩散。有条件者，可作快速冰冻切片，若证实为恶性肿瘤，应及时施行根治切除手术，以免引起扩散。

（十）乳腺淋巴造影

乳腺淋巴组织极为丰富，有一定的回流规律，将造影剂注射乳房的某一部分，可使一定区域的乳腺组织显影，尚不能使全部乳腺显影。先注射少许麻醉药，然后在乳头、乳晕下及乳腺实质内注射30%～60%的泛影葡胺，可使病灶周围淋巴管或腋窝淋巴结的淋巴管显影。

（十一）放射免疫显像

放射免疫显像是免疫学与核医学、影像学结合的新的肿瘤诊断技术，将^{99m}Tc 等放射性元素标记的肿瘤抗体抗 CEA 单抗 BW431/26 导入人体内，可特异性地与肿瘤细胞相应抗原结合，待肿瘤部位放射性聚集到一定程度时，用 γ 相机或单光子发射式计算机断层照相机（SPECT）进行平面或断层显像，显示肿瘤和转移灶的部位、大小及范围，病变部位可见放射性浓聚。用于乳腺癌患者的术前分期、肿瘤术后复发或转移灶的检测，可诊断<1.0cm 的肿瘤。

（十二）肿瘤标志物检测

癌胚抗原（CEA）、癌抗原 153（CA153）和前列腺特异抗原（PSA）在乳腺癌的诊断和治疗中有参考意义。

（沈　春）

第三节　乳腺炎性疾病

急性乳腺炎

急性乳腺炎是乳腺的急性化脓性感染，是乳腺管外的结缔组织炎症，也是乳腺管内的炎症，中医称为“乳痈”。发生于哺乳期的名“外吹乳痈”，发生于妊娠期的名“内吹乳痈”，发生于非哺乳非妊娠期的名“非哺乳妊娠期乳痈”或“不乳儿乳痈”。若未及时治疗或施治不当，未消散者可以化脓形成脓肿，若溃后脓出不畅，肿势不消，疼痛不减，身热不退，可能形成袋脓，或脓液波及其他乳络形成传囊乳痈。绝大多数发生在哺乳期妇女，且初产妇的发病率比经产妇约高 1 倍。哺乳期的任何时期均可发生，但以哺乳早期产后 3～4 周较常见。临床以乳房结块，局部红、肿、热、痛为特征。本节主要介绍哺乳期急性乳腺炎。

一、病因

（一）西医病因病理

在产后个体抗感染能力下降的基础上，还有以下几方面的原因：

1. 乳汁的淤积　乳汁的淤积有利于入侵细菌的生长繁殖。乳汁淤积的原因有：

（1）乳头过小或乳头内陷：乳头过小妨碍哺乳；乳头内陷者，产妇于产前未完全纠正，致使婴儿吸吮困难。

（2）乳房过度充盈：即乳房内血液、体液和乳汁的积聚，由哺乳不当或哺乳间隔时间过长，或婴儿吸乳少所致。

（3）乳腺管阻塞使排乳困难：如乳腺管本身的炎症、肿瘤及外在压迫，这些均影响了正常哺乳。

2. 细菌侵入　产妇没有良好的哺乳习惯，让婴儿经常含乳头入睡，或婴儿口腔炎症也有利于细菌侵入蔓延至乳管，上行到腺小叶。腺小叶中若有乳汁潴留时，使得细菌容易在局部大量繁殖，继而扩散到乳腺实质。病原菌多为金黄色葡萄球菌，常引起乳房脓肿，感染可沿乳腺纤维间隔蔓延，形成多房性脓肿。少数可为链球菌感染。

3. 乳头皲裂　分娩后产妇未能掌握正确的哺乳技巧，婴儿含吮不正确，过度地在乳头上使用肥皂或乙醇干燥剂之类刺激物，以及婴儿口腔运动功能失调等造成乳头皲裂，细菌直接由乳头表面的破损、皲裂处侵入，沿淋巴管蔓延到腺叶或小叶间的脂肪、纤维组织，引起蜂窝织炎。金黄色葡萄球菌感染常引起深部脓肿，而链球菌感染常常引起弥漫性蜂窝织炎。

4. 其他原因　由于某种原因缩短授乳时间，或减少授乳次数；乳罩太紧、太小；俯卧式睡觉；婴儿对乳汁的需要减少或时间改变，如感冒、长牙和断乳期；情绪紧张、压抑等。

（二）中医病因病机

中医认为"乳痈"之成，外因为产后哺乳，乳头破碎，风毒之邪入络；内因为乳汁过多、厥阴之气不行，阳明经热熏蒸，肝郁与胃热相互影响，引起乳汁郁积，乳络阻塞，气血瘀滞，化热酿毒以致肉腐成脓。

1. 乳汁郁积　是最常见的病因。初产妇乳头较易破碎，或乳头畸形可影响充分哺乳，或哺乳方式不当，或乳汁过多，或断乳不当，均可导致乳汁郁积，乳络阻塞，壅积化热而成乳痈。

2. 肝气郁结　产妇精神紧张，或心情不畅，暴怒忧郁，以致肝气不畅而郁结，致使乳汁分泌不畅，壅滞成块，闭阻乳络而成乳痈。

3. 胃热壅盛　产后气血亏虚，脾胃失于濡养，运化乏力，加之产妇饮食不节，过用膏粱厚味进补损伤脾胃，运化失司，阳明积热，胃热壅盛，导致气血凝滞，乳络闭阻，郁而化热而成乳痈。

4. 邪毒外侵　产后体虚汗出受风，或露胸哺乳外感风邪，或乳儿含乳而睡，热气鼻风吹入乳头乳窍，或乳头破碎，毒邪入侵，均可使乳络阻塞，化热成痈。

二、临床分期

根据乳房局部炎症发展的不同阶段，可分成3期。

1. 急性单纯性炎症期　乳腺组织内大量炎性细胞浸润，病变范围一般较局限，乳腺及导管内有乳汁淤积。治愈后炎症消退，一般不留痕迹。

2. 急性化脓性蜂窝织炎期　炎症进一步发展，引起局部组织破坏，大量中性粒细胞坏死、液化，形成大小不一的感染灶，治愈后可留有纤维性硬结。

3. 脓肿形成期　如炎症继续发展，局部组织大量坏死、液化，大小不一的感染灶相互融合形成脓肿。脓肿可为单房性，但较多为多房性。同一乳房内，炎性病灶先后形成几个脓肿。脓肿可先在一个腺叶内形成，以后穿破叶间隔引起邻近的腺叶形成脓肿，或原来两个相邻的脓肿穿破叶间隔相互穿通，形成所谓"哑铃状脓肿"。根据脓肿发生部位的不同，有乳房皮下脓肿、乳晕下脓肿、乳腺内脓肿。当炎症累及乳房后间隙疏松结缔组织时，可形成乳房后脓肿。如脓肿穿破乳管可自乳头流出脓性乳汁，表浅脓肿可自行向外溃破流出黄白色黏稠脓液（图 20-5）。

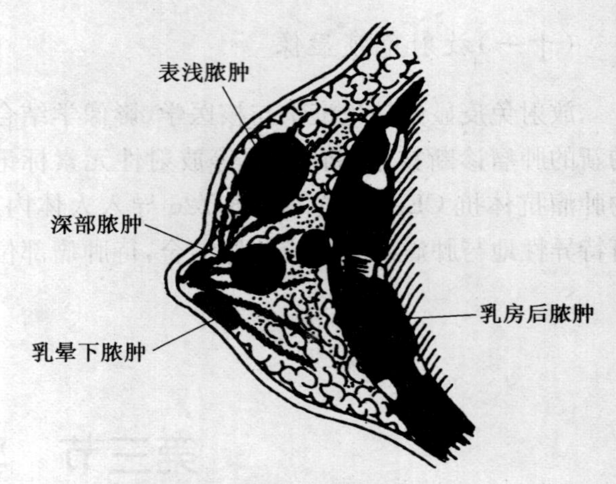

图 20-5　乳腺脓肿的不同部位

三、临床表现

（一）郁滞期

初起常有乳头皲裂，哺乳时感觉乳头刺痛，伴有乳汁郁积不畅或结块，有时可有一二个乳管阻塞不通。继而乳房局部肿胀疼痛，结块或有或无，伴压痛，皮色微红或不红，皮肤不热或微热。全身症状不明显或伴有全身感觉不适，恶寒发热，头痛胸闷，心烦易怒，食纳不佳，大便干结，舌淡红或红，苔薄黄微腻，脉弦或浮数。

（二）成脓期

患乳肿块不消或逐渐增大，皮肤红肿焮热，局部疼痛明显加重，如鸡啄样或搏动性疼痛，患处拒按。伴高热不退，头痛骨楚，口苦咽干，恶心厌食，溲赤便秘，同侧腋淋巴结肿大压痛，舌红或红绛，苔黄或腻，脉弦滑数。此时肿块中央渐软，按之有波动应指感，查血象白细胞计数明显升高，局部穿刺抽吸有脓。

（三）溃后期

急性脓肿成熟时，可自行破溃出脓，或手术切开排脓。若溃后脓出通畅，局部肿消痛减，寒热渐退，疮口逐渐愈合。若脓腔部位较深，或有多个脓腔，溃后脓出不畅，肿势不消，疼痛不减，身热不退，而形成袋脓或传囊乳痈。若久治不愈，乳汁夹杂有清稀脓液自疮口溢出，则成乳漏，收口缓慢，至断奶后方能收口。急性乳腺炎成脓期失于治疗，未能及时控制毒势，以致毒邪扩散，形成脓毒败血症。临床可见皮色暗红，肿胀迅速向周围蔓延，边界不清，并见寒战高热、头痛烦躁、肢软无力，甚则神昏谵语、发痉发厥、气喘胁痛，舌质红绛，苔黄燥，脉洪数。但临床并发脓毒败血症者并不多见。若在成脓期大量使用抗生素或过用寒凉中药，或素体亏虚，不能吸收消散，脓周机化，可形成慢性迁延期炎症。表现为局部肿块皮色不变，韧硬不消，边界不清，不热微痛，无进行性肿大，欲透不透，欲消不消，形成"僵块"。

四、诊断和鉴别诊断

（一）诊断

1. 疼痛性肿块　皮肤不红或微红，排乳不畅，可有乳头破裂糜烂。化脓时乳房肿痛加重，肿块变软，有应指感，溃破或切开引流后，肿痛减轻。如脓液流出不畅，肿痛不消，可有"传囊"之变。溃后不收口，渗流乳汁或脓液，可形成乳漏。多有恶寒发热、头痛、周身不适等症。患侧腋下可有衅核肿大疼痛。患者多数为哺乳妇女，尤以婴儿未满月的初产妇为多见。

2. 血常规检查　初期白细胞计数一般正常，成脓期白细胞总数及中性粒细胞数增加。若并发脓毒败血症时，白细胞总数常在 16×10^9 / L 以上，中性粒细胞常达 85％以上。

3. 局部诊断性穿刺　对于急性乳腺炎是否已形成脓肿，尤其是深部脓肿，可行穿刺抽脓术，有助于确诊并判断脓肿位置。

4. 乳腺钼靶 X 线摄片　乳腺组织由于炎性水肿，X 线上表现为边界模糊的片状密度增高阴影，乳腺小梁结构模糊不清，皮肤增厚，皮下脂肪组织模糊，血管影增多、增粗。各种异常变化在使用抗生素治疗后得到显著改善。

5. B 超检查　炎症区乳房组织增厚，内部回声较正常低，分布欠均匀。当有脓肿形成时，可见数目不一、大小形态不等的无回声区，边缘欠清晰。如脓液较稠厚时，则可见分布不均低回声区，较大脓肿的深部回声较浅部稍高而密，两者之间可见液平面，内部有不均匀的光点或光团。

6. 脓液细菌培养及药敏试验　有助于确定致病菌种类，可针对性地选择抗生素。

（二）鉴别诊断

1. 炎性乳腺癌　该病是一种特殊类型的乳腺癌。多发于青年妇女，尤其是在妊娠期或哺乳期。由于癌细胞迅速浸润全乳，在乳腺皮肤淋巴网内扩散，故表现为炎症样改变。炎性乳腺癌局部征象明显，患乳迅速增大，常累及整个乳房的 1/3 或 2/3 以上，尤以乳房下半部为甚。病变局部皮肤呈一种特殊的暗红或紫红色，皮肤肿胀有一种韧性感，毛孔深陷呈"橘皮样"改变，局部无痛或轻压痛，但未扪及特殊肿瘤性肿块。同侧腋窝淋巴结常有明显转移性肿大，质硬固定。无全身症状或全身症状较轻，体温正常，白细胞计数不高，抗炎治疗无效。该病进展较快，预后不良，甚至于数周后死亡。

2. 乳房部蜂窝织炎　该病多发于平时不注意卫生的哺乳期妇女。发病急骤，来势凶险，病变范围较大。症状较重，局部焮红漫肿，中央颜色较深，四周较浅，且与周围组织分界不清，局部灼热，疼痛剧烈，呈持续性胀跳痛，患部组织迅速坏死、化脓，病程阶段性不能明确分清，全身症状常有寒战、高热等。

3. 发生于妊娠期或哺乳期的乳腺癌　此期乳腺处于生理性肥大状态，隐于乳腺中的癌肿易误诊为乳腺炎性结块或积乳囊肿。因此，当乳儿拒绝吮吸该侧乳房乳汁时，应作进一步检查以明确诊断。

4. 晚期乳腺癌　晚期乳腺癌皮下淋巴管被癌组织破坏，淋巴回流障碍，造成皮肤水肿，癌组织坏死后将近破溃时，其表面皮肤也常有红肿现象，易误诊为乳腺炎。然而晚期乳腺癌一般并不发生在哺乳期，除了皮肤红肿和皮下硬结以外，并无其他局部炎症表现，尤其没有急性乳腺炎的全身反应。相反，晚期乳腺癌的局部表现往往非常突出，如肿块质硬与皮肤粘连、乳头回缩或指向改变等。活组织病理检查或穿刺针吸细胞学检查易鉴别。

五、治疗

(一)药物治疗

1. 选用对金黄色葡萄球菌敏感的药物　首选青霉素,剂量可因症状而定。丁胺卡那霉素 0.2g,每日 2 次肌内注射或氟哌酸 0.1g,每日 4 次口服,效果良好。

2. 局部封闭　用青霉素 100 万 U 加等渗盐水 20ml 在炎块周围注射,也有使早期炎症消散的可能,必要时 4～6 小时重复 1 次。

(二)物理疗法

1. 紫外线照射或超短波照射　炎症初期继续哺乳是安全的。因为乳腺炎既是乳腺管外的结缔组织炎症,也是乳腺管内的炎症,哺乳可以疏通乳管,防止乳汁淤积。

2. 局部热敷　炎症早期,局部可作热敷,每次 20～30 分钟,每日 3～4 次,以利于早期炎症消散。水肿明显者可用 25%硫酸镁湿热敷。另外,也可用中药朴硝外敷以促进吸收。

(三)中医治疗

中医药内治与外治相结合,治疗急性乳腺炎,疗效卓著,优势突出,临床应为首选,关键在于早期发现和早期治疗。中医中药治疗急性乳腺炎具有一定的优势和特色,既有科学性,又有先进性,其疗效目前也处于领先水平,为一线治疗方法。中医治疗该病的特点是辨证施治,内外兼顾。在此基础上,配合中医传统疗法如按摩、外治、针灸等法,系统综合治疗,是中医中药治疗急性乳腺炎的一大特色。乳腺以通为顺,以堵为逆,以塞为因,治疗当以消为贵。郁滞期以通为大法,成脓期以彻底排脓为大法,溃破期以促进愈合为治则。对并发脓毒败血症者,及时采用中西医结合综合疗法,多能取得满意疗效。根据辨证施治原则:郁滞期以疏肝解郁、消肿通乳为治;成脓期以清热解毒、托里排脓为治;溃后期以益气健脾、和营托毒为治;并发脓毒败血症时,以清热降火、凉血解毒为治。

1. 辨证施治

(1)郁滞期

【主证】乳汁分泌不畅,乳房肿胀疼痛,结块或有或无,皮色不红或微红,皮温不高或微高,或有形寒身热,口苦咽干,胸闷不舒,烦躁易怒,食纳不佳。舌质淡红或红,苔薄白或薄黄,脉弦。此期辨证属肝郁气滞。

【治则】疏肝解郁,消肿通乳。

【方药】瓜蒌牛蒡汤(《医宗金鉴》)加减。

全瓜蒌 15g,柴胡 10g,牛蒡子 15g,蒲公英 15g,橘叶 10g,青皮 10g,丝瓜络 15g,鹿角霜 12g,赤芍 15g。每日 1 剂,水煎服。

(2)成脓期

【主证】患乳肿块增大,皮肤灼热,疼痛剧烈,拒按,肿块中央渐软,按之应指。兼见全身壮热憎寒,口干喜饮,烦躁不安,身痛骨楚,溲赤便秘。舌质红或红绛,苔黄腻或黄糙,脉滑数或洪。肿块穿刺有脓。此期辨证属胃热壅盛。

【治则】清热解毒,托里排脓。

【方药】瓜蒌牛蒡汤(《医宗金鉴》)合透脓散(《外科正宗》)。

全瓜蒌 20g,穿山甲 12g(先煎),皂角刺 30g,赤芍 15g,当归 12g,黄芪 15g,牛蒡子 15g,连翘 15g,蒲公英 15g,丝瓜络 12g,柴胡 10g,甘草 9g。每日 1 剂,水煎服。

(3)溃后期

【主证】溃后或切开排脓后,一般寒热渐退,肿消痛减,疮口逐渐愈合。若溃后脓出不畅,肿块不消,疼痛不减,身热不退,则已出现袋脓现象;若脓液侵及其他腺叶,则成传囊乳痈;有时可见乳汁从疮口溢出或脓水清稀,形成乳漏,收口缓慢。此期辨证属气血两虚,余毒未清。

【治则】益气养血,和营托毒。

【方药】托里消毒散(《医宗金鉴》)加减。

黄芪 30g,党参 15g,白术 12g,茯苓 15g,当归 10g,川芎 12g,穿山甲 10g(先煎),皂角刺 30g,蒲公英 15g,白芷 10g,甘草 9g。每日 1～2 剂,水煎服。

2. 中成药

(1)乳疮丸(经验方)

【药物】金银花、连翘、蒲公英、天花粉、赤芍、当归、青皮、穿山甲、川芎、乳香、没药、地黄。

【治则】解毒消肿,消炎止痛。

【适应证】用于乳疮,痈肿初起,灼热作痛,坚硬不消。

【用法】水丸，每次 6g，日服 2 次，温开水送服。

(2)拔毒膏(《海南卫生》)

【药物】大青叶、水胡满、大叶紫珠、黑面神、曼陀罗叶、野颠茄、了哥王根、凡士林。

【治则】清热凉血，消肿止痛。

【适应证】用于乳疮脓肿、无名肿毒等。

【用法】外敷患处，每日换药 1 次。

3. 外治法　乳痈外治法随病程变化而异。郁滞期宜消，成脓期宜溃，溃后期宜敛。

(1)郁滞期

1)外敷金黄散、四黄膏或玉露膏，每日 1 换。

2)黄柏、制乳、没药各 30g，血刀花 30g，共研细末，米醋调成糊状敷患处，每 2 小时更换 1 次，一般~5 天痊愈。

3)六神丸 30 粒研细末，加入适量凡士林调匀，外敷患处，每日 1 换。

4)鲜泽兰叶切细，混合芒硝捣细绒，鲜泽兰与芒硝用量之比为 5：1，将细绒摊于布或敷料上，清洁患乳后包敷，每日换药 2～3 次，一般 2～3 天可痊愈。

5)蟾酥二黄散、太乙膏：局部常规消毒，将蟾酥二黄散、雄黄、蟾酥、制乳香、制没药、樟脑等诸药研极细末和匀敷贴患处，2 天换药 1 次。

(2)成脓期：急性乳腺炎形成脓肿后，于皮薄、波动感及压痛点最明显处及时火针洞式烙口引流排脓或切开排脓。切口应按乳络方向并与脓腔基底大小一致，切口位置应选择脓肿稍低的部位，使引流通畅而不致袋脓，应避免损伤乳络形成乳漏。若脓肿小而浅者，可用针吸穿刺抽脓，并外敷金黄膏。

(3)溃后期：脓肿切开或刺烙排脓后，可用八二丹或五五丹药捻拔毒引流，或用土黄连纱条引流，外敷金黄膏或四黄水蜜。脓尽后改用生肌散收口。若发生袋脓或传囊乳痈，可作辅助切口；或以垫棉法加压，弹性绷带束紧，使脓液不致潴留，促进愈合。若疮口溢乳不止，也可在疮口一侧用垫棉法加压，促使收口。若形成乳房部窦道，可先用五五丹药捻插入窦道以提脓祛腐，至脓尽改用生肌散收口。

4. 终止乳汁分泌

(1)用炒麦芽 60g、川椒 10g，水煎服，每日 1 剂。

(2)己烯雌酚，开始 1～2mg，口服，递增至 5mg，每日 3 次，连服 7 天后递减停药。

(3)排空残留乳汁，可用吸奶器或手法排乳，以后者效果最佳。方法是用食指及中指夹住乳头，以两指第二指节将乳头根部内外推拉，可迅速排空乳汁，且无痛苦。

(四)手术治疗

脓肿形成后必须将脓液排出，才能使炎症消散。

1. 激光打孔　根据单房性、多房性脓肿在波动感最明显的部位打孔并吸出脓液，然后将抗生素注入脓腔。此法创伤小，患者容易接受，而且还免受每日换药之苦。

2. 切开引流术　已有脓肿形成，要及时切开引流。深部脓肿的波动感不明显，需用较粗针头在压痛最明显处试行穿刺，确定其存在和部位后，再行切开。切开引流时要注意：

(1)为避免手术损伤乳管而致乳瘘，应放射状作切口至乳晕处为止。

(2)切开后应以手指深入脓腔轻轻分离多房脓肿的房间隔膜，以利于引流，必要时可作数个切口，或先后行数次手术，脓腔引流用乳胶片最好。

(3)为引流通畅，可以在探查脓腔时，找到脓腔的最低部位，另加切口作对口引流。乳晕部脓肿，位置表浅，可沿乳晕边缘作弧形切口。乳房深部较大脓肿或乳房后脓肿，可在乳房下缘作弓形切口，将乳房与胸大肌筋膜分离后，上翻乳房，切开脓腔，此切口引流通畅，乳管损伤较少，瘢痕不显，但是对肥大、下垂的乳房并不适宜(图 20-6)。

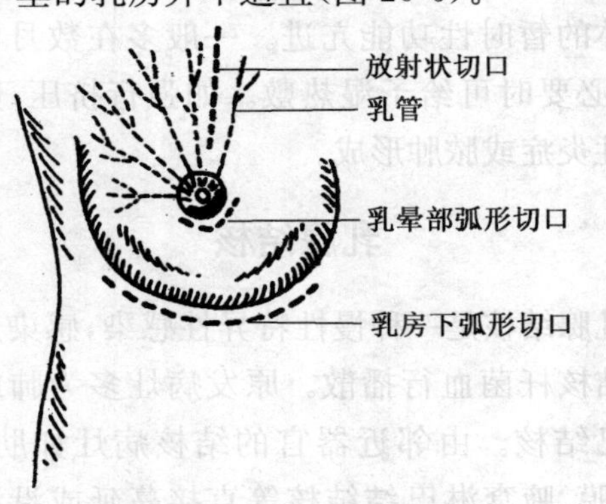

图 20-6　乳腺脓肿的切口

六、预防与调护

急性乳腺炎一般预后较好。该病郁滞期如能得到及时合理的治疗，完全可以消散，否则便易化脓。成脓期如能彻底排脓，即可腐祛肌生，其愈不难。若治疗不当或不充分并发传囊乳痈及乳漏者，则病程延长，但及时采取综合治疗措施，亦可获痊愈。急性乳腺炎成脓期失于治疗，未能及时控制病情，严重时可导致脓毒败血症，甚至危害患者的生命安全，故治疗应给予足够重视。

患病后应以三角巾或胸罩托起患乳，脓未成可减少行动牵痛，破溃后可使脓液畅流，防止袋脓，又有助于加速创口愈合。患者应心情舒畅，注意休息，保持情绪安定、乐观，忌恼怒忧郁。宜食清淡而富于营养之品，如西红柿、鲜藕、丝瓜、牛奶、鲫鱼汤、瘦肉汤等；忌辛辣、刺激、荤腥油腻之品。

妊娠后期宜每天用温水或肥皂水擦洗乳头，使乳头保持清洁及乳头上皮角化增厚，避免产后婴儿吮乳而发生乳头皲裂。乳头内陷者应在产前开始矫正，定时哺乳，保持乳头清洁，避免当风露胸喂乳。每次哺乳需吸尽乳汁，如尚有积乳，应尽量将乳汁排空。发现有乳汁淤积时，即用毛巾热敷，再以手法轻揉按摩，消除淤积乳块。保持婴儿口腔卫生，及时治疗口腔炎，不可让婴儿含乳而睡。

需要提及，在男女两性新生儿中，约有 1/3 在脐带脱落后乳房稍有肿大，质较硬，并自乳头流出少量略呈黄白色的乳样液体，这是由于新生儿自母体获得雌激素所致，无需治疗，都能自行消退。如强行挤出此乳样液体，可引起急性炎症，甚至形成脓肿。类似情况可见于 14～16 岁青春期男孩，表现为乳房略肿大，有压痛，有时有乳样分泌物，原因为垂体的暂时性功能亢进。一般多在数月内自行消退，必要时可给予湿热敷。如强行挤压，则可引起急性炎症或脓肿形成。

乳腺结核

乳腺结核是一种慢性特异性感染，感染途径大都是结核杆菌血行播散。原发病灶多为肺或肠系膜淋巴结核。由邻近器官的结核病灶如肋骨、胸骨、胸膜、腋窝淋巴结结核等直接蔓延或沿淋巴道逆行传播而来，较少见。该病多见于妊娠哺乳期，由于乳房的血运及淋巴循环增加，以及乳汁淤积加上乳头因婴儿吸吮所致损伤，而使结核杆菌逆行传播而致感染和发病。该病属中医“乳痨”范畴。

一、病因

（一）西医病因

现代医学认为，该病是结核杆菌感染所致，可分为原发性和继发性两种。

1. 原发性乳腺结核　病原菌可经乳房皮肤的破损处或经乳头感染，也可能是外伤感染经血行侵入乳腺，也可能是原发灶很小或原发灶已经愈合而未留下痕迹，所以找不到原发部位。

2. 继发性乳腺结核　除乳腺有结核病变外，尚可查到其他器官的结核病灶，乳腺的结核是由于其他部位结核蔓延所致。继发性乳腺结核的感染途径有 3 个方面：

（1）原发灶在肺、肾、骨等部位，结核菌入血经血路蔓延至乳腺。以肺结核的转移最为多见。

（2）邻近组织器官如胸壁、肋骨、胸骨、胸膜的结核直接蔓延，或肺门淋巴结核、结核性脓胸、结核菌穿过胸壁侵入乳腺。

（3）腋下淋巴结结核、锁骨下或颈部或胸腔内结核灶的结核菌经淋巴管逆行感染。

（二）中医病因病机

中医学认为，乳痨多因素体肺肾阴虚，或先患肺痨，而后继发该病。由于素体虚弱，气血不足，表卫不固，复因外感内伤，痰浊凝结而成；肺肾阴亏，加之情志不舒，肝气郁滞，日久化火，偏旺之肝火与固有阴虚之火，两火相合，其火愈炽，炼液成痰；或肝气犯脾，脾虚水液不运则生痰涎，结于乳络而成乳痨。由此可见，肺肾阴虚、脾气虚损、气血不足为致病之本，气郁痰凝为致病之标。

（三）病理改变

1. 肉眼所见　初期主要侵犯腺体组织，为乳内硬结，光滑，边界不清，可推动。随病变的发展，硬结相互融合成更大的肿块，此时切开肿块可见中心发生坏死（干酪样坏死）。有的肿块液化形成脓腔，数个脓腔相互沟通，形成多发性脓肿。脓肿如果自发破溃穿透皮肤便会形成经久不愈的窦道，流出结核性脓液，乳腺组织发生广泛性破坏。如果坏死范围大，则成为结核性溃疡。中年后期的女性乳房结核，多半易发展为硬化性病变，肿物可见纤维组织增生，但中心坏死区不大，多发生在乳晕及其周围，本型病变可侵及淋巴管和乳房悬韧带，出现“橘皮样”改变、酒窝征及乳头凹陷和乳房外型改变。

2. 镜下观察　乳腺组织中央有典型的结核性浸润，可见典型的结核结节，结核结节的中心为无结构颗粒状坏死（干酪样坏死），最外层由淋巴细胞及单核细胞浸润并形成带状包绕，中间为上皮样细胞区，在上皮样细胞区存在着一至数个多核巨细胞（郎罕巨细胞），有时在结核性病变中找不到典型的结核结节，仅在炎性浸润中有较多的上皮细胞及为数不等的干酪样变性。

二、临床表现

乳腺结核发展缓慢，病程由数月到一两年不等，其临床表现主要以局部体征为主，部分伴发结核病全身症状。多单个发生，双乳出现者实为非常罕见。许多患者可能既往有结核病史，或者正患身体其他部位的结核，或者在患者的家庭中有结核病患者。

1. 早期　逐渐缓慢增长的乳房肿块，不痛，质硬。肿块在 2cm 左右时，往往呈球形，活动度较大，边界较清楚，与乳腺的某些良性肿瘤很相似。全身症状不明显。

2. 中期　肿块长大，形状变得不规则，边界不清楚，趋于固定，胸壁和皮肤可以受累，有触痛，局部皮肤水肿，颜色可以发生少许改变。如未得到及时诊治，可以有冷脓肿形成，扪之有波动感，继而发生溃破形成窦道，脓液清稀，其中含白色豆腐渣样物质。如果肿块发生在离乳头较近的部位，可能影响乳头而引起乳头内陷。可有同侧腋下淋巴结肿大，轻微触痛。这时可能出现午后或晚间低热，潮热盗汗，体重减轻，食欲下降等结核感染的全身症状。

3. 后期　局部潜形性空腔，溃口难以愈合。严重的病例，腋下淋巴结可以受累而出现腋下淋巴结结核。全身结核症状变得明显。若有混合感染发生，病情进展会明显加快，脓液也会变得混浊。脓肿破溃后形成经久不愈的窦道和结核性溃疡，窦道常为多发性。若病变邻近或侵及乳晕，则可出现乳头凹陷和位置改变，浸透乳管时即有乳头溢液。

三、诊断和鉴别诊断

（一）诊断

早期乳房的肿块，不易与乳癌相鉴别。因此，可行细胞学检查并作抗酸染色查结核杆菌；晚期在窦道或溃疡形成后，诊断并不难，窦道口或溃疡面呈暗红色、皮肤边缘潜行和枯萎、苍白的肉芽组织，镜检脓液中仅见坏死组织碎屑而无脓细胞，脓液染色后有时可找到结核杆菌，这些都有助于乳房结核的诊断。

1. X线检查　不同病理类型有不同特征。

(1)结节型：最为多见，由多数境界不清的结核脓肿构成多发性结节致密阴影，不容易与普通脓肿和乳腺癌鉴别。也可表现为孤立结节，呈圆形、卵圆形或分叶状，多数直径在 2～3cm。结节的边缘一般光整，周围可见钙化灶，生长很缓慢，从发展速度可以排除癌肿。部分病例因病灶周围纤维组织增生而形成毛刺，其征象有些似癌肿。

(2)硬化型：呈星形结构，有时易与硬癌混淆。

(3)弥漫型：靠近胸壁，沿乳腺基底扩散。早期渗出性病变表现为局限的片状浸润影，以后逐渐弥散。晚期结核片状浸润影较广泛，可夹杂坏死液化区，也可融合成巨大肿块影，皮下脂肪层影消失。有时可见皮肤增厚，此种表现应注意与弥漫性浸润性乳腺癌鉴别。

2. 周围血象　活动期血沉加快，混合感染时白细胞总数及中性白细胞计数升高。脓液、窦道分泌物、乳头溢液涂片或细菌培养检查有可能找到结核杆菌。局部肿块穿刺若为干酪样物对诊断有意义。结核菌素试验呈强阳性者，常提示体内有活动性结核灶。肿块切除作病理检查是诊断乳房结核最确切的方法。此外，还要注意其他部位的组织和器官有无结核病灶及结核菌素实验是否阳性等情况。

（二）诊断要点

1. 患者多较年轻，40 岁以前居多。

2. 多有结核病史，有时可同时合并其他部位结核,可有午后低热、血沉增快等。

3. 病变多呈炎性过程,肿块时大时小,反复发作,抗结核治疗有时有效。

4. 乳房局部可表现为发红、破溃,或窦道形成,肿块触诊部分病例有囊性感。

5. 针吸活检可见结核组织、干酪样坏死组织、脓液或炎细胞。

6. 部分病例伴有脓性乳头溢液,脓液培养有时有结核杆菌生长。

(三)鉴别诊断

乳腺结核因其临床表现多为乳房肿块或慢性瘘管形成,故易误诊为乳癌、乳房脓肿或乳房良性肿瘤等。国内文献报告误诊率在57%~78%。

1. 乳癌

(1)乳腺结核发病年龄较早,以20~40岁为主要发病期,尤以妊娠和哺乳期妇女多见。而乳癌多发生在40~60岁,且发生在妊娠哺乳期的乳癌较少见。

(2)乳腺结核早期病变发展较快,局部反应重,有胀痛,淋巴结肿大出现较早,但质地较软;乳癌相对发展缓慢,但病程较短,多无疼痛,腋淋巴结肿大且硬;乳腺结核肿块软硬不均,乳癌肿块较硬。

(3)乳房结核常形成窦道或局部溃疡,边缘皮肤潜行,肉芽组织苍白,排出物为稀薄有豆渣样的脓液,无恶臭。而乳癌溃疡呈菜花样或边缘高起、基底凹陷的恶性溃疡,有特别的恶臭味,皮肤常有“橘皮样”改变。乳房结核除局部肿块外,还可查到邻近其他部位的病灶。

2. 乳腺纤维腺瘤　好发于性激素活动期,以青年妇女多见,肿瘤一般呈圆球形或椭圆形,表面光滑,与周围组织有明显界限,质地硬韧,可自由推动,腋窝淋巴结不大。而乳房结核的结节状肿块与周围正常组织分界不清,晚期肿块软化形成寒性脓肿,腋窝淋巴结可肿大。

3. 慢性乳腺炎　急性化脓性乳腺炎于早期治疗不彻底,在急性炎症消退后于乳房内留下慢性炎性结节,当全身抵抗力下降时,出现急性炎症发作,结节增大疼痛,经抗炎治疗后肿物可再缩小。根据有急性化脓性乳腺炎病史,反复发作,抗生素治疗有效的特点可与乳房结核鉴别。

4. 浆细胞性乳腺炎　浆细胞性乳腺炎乳头常常可以挤出粉刺样有臭味的物质。若有溃口,窦道的开口常常在乳晕周围,可以见到少许白色脓样物质排除,呈破溃—愈合—再破溃—再愈合,反复发生的状况和乳房结核的冷脓肿不一样,它在急性期的表现有局部红、肿、热、痛,也和乳房结核不同。

5. 乳腺囊肿　乳腺的囊肿也常为球形质地软硬的肿块,早期的乳腺结核与它们之间的鉴别需要用B超进行,或者用细针穿刺获得囊内液后,涂片检查常能帮助诊断。

四、治疗

乳腺结核正确诊断常有一定困难,易被误诊。该病有乳房肿块、表面呈结节样改变、与皮肤粘连、乳头内陷等表现时,易误诊为乳腺癌;哺乳期感染乳房结核后易形成脓肿,易误诊为乳房积乳囊肿或乳腺脓肿而行切开引流,形成慢性瘘管,经久不愈。硬化型乳腺结核病灶小,周围炎症浸润不严重,易误诊为纤维腺瘤。误诊的原因,首先是该病临床少见,患者和医者对乳房结核的认识不够,经验不足,警惕性不高;其次是该病临床表现多样,没有明确的结核病接触史,缺乏特征性的症状和体征,一般辅助检查无特异性征象。该病极少数可以与乳腺癌同时存在,故应高度重视。正确诊断该病,减少误诊,首先要求患者和临床医生重视该病;另外,要根据临床表现和实验室检查全面分析、综合判断。如遇下列情况,要高度重视:一是有原发结核病灶的患者如果出现乳房肿块或脓肿,首先要考虑该病;二是经久不愈的脓肿,出现溃疡、形成瘘管时,经常规治疗效果不好,应考虑该病。脓肿穿刺行革兰染色和抗酸染色检查对诊断该病有一定帮助,脓液的细菌培养和病理学检查是确诊该病的关键手段。

该病采用抗结核杆菌药物,针对性强,再配合外治或手术疗法,可缩短病程,相得益彰。该病一旦确诊,早期、联合、正规、合理地使用抗痨药,能控制全身症状,改善局部症状。在脓肿形成阶段,可行手术切开,引流排脓,清除坏死组织,必要时可行病灶切除术。但术后一般常规用凡士林纱条加抗痨药排脓,虽有一定的抑菌之效,但引流效果差,於无生肌之功,创面多见肉芽苍白,脓水清稀,经久不愈。对多个脓腔、深部脓肿或窦道形成者，更是存在切除不彻底、排脓引流不畅的问题。若加大切口或扩大切除范围，必导致组织损伤过多，愈合困难，延长病期，增加患者痛苦。

1. 药物治疗　乳腺结核是一种全身性疾病，应常规给予抗结核治疗。抗结核治疗必须早期、联合、正规、全程使用。传统应用“三药”联用的方法治疗。

(1)链霉素：开始时每次1g，每日1次，肌内注射。1个月后改为每周2次，每次1g。

(2)异烟肼：每次100mg，每日3次，口服；同时服用维生素B_6，每次50mg，每日2次，以减少异烟肼对末梢神经及肝脏的毒性作用。

(3)对氨基水杨酸钠：每次2～4g，每日3次，饭后口服。

近年来，发现利福平及乙胺丁醇对结核病有较好的疗效。具体用法为：利福平每日600mg，异烟肼300mg，共用2周；继以利福平每日600mg，乙胺丁醇25mg/kg(体重)，共用2周。如此交替使用。

2. 手术治疗　对局限在一处的乳腺结核，可行病灶及相关区域切除术。如果病灶大，范围广，最好将整个乳腺连同腋下淋巴结(不包括胸肌)一并切除，但要尽可能保留皮肤及乳头，一般愈合均良好。仅切开引流或刮创术或切除不彻底都是不可取的。若结核处于活动期，应先作抗结核治疗，至病情稳定时再行手术，注意术后仍应继续配合抗结核药物治疗。

(1)病灶切除术

【适应证】病变局限、经药物治疗无效者。

【操作方法】以病灶为中心行放射状切口，切开皮肤及皮下组织，暴露乳腺组织，辨清病灶境界，楔形切除病变及其周围部分乳腺组织，清除坏死组织，彻底止血，局部以链霉素浸泡。间断缝合乳腺组织，以免残留死腔。伤口缝后不放置引流条，略加压包扎。

(2)单纯乳房切除术

【适应证】对病变范围较大，超过一个象限或占乳房1/3以上，或并发窦道者，可采用本术式。

【操作方法】以乳头为中心环绕乳腺作横向或斜向菱形切口，切开皮肤和皮下组织，并潜行分离皮下组织，皮瓣游离后，沿胸大肌筋膜前自乳腺尾部由上而下将整个乳腺包括乳头、乳晕、周围脂肪组织和部分皮肤一并切除，彻底止血，放置橡皮引流管，要求伸至腋前线，缝合皮下组织和皮肤，固定引流管。术中应注意皮瓣剥离范围限于乳丘边缘，切除时不要遗留乳腺尾部，即腋窝前部、胸大肌外缘的乳房组织。

3. 中医治疗　乳房结核应采用内治与外治相结合的治疗方法。内治法初期宜疏肝解郁，化痰散结，以求其消散；中期宜补肾扶正，托里排脓；后期则益气养阴，清热化痰。外治法初期宜散，中期宜切开引流排脓，后期宜祛腐生肌收口。乳房结核性属阴证疮疡，消、托、补乃是其治疗准则。

(1)气滞痰凝

【主证】多见于初起阶段。乳中结核，形如梅李，硬而不坚，不痛或微痛，皮色不变，推之可移，肿块逐渐增大与皮肤粘连；胸闷，食少纳差；舌淡红，苔薄白或黄，脉弦滑。

【治则】疏肝理气，化痰散结。

【方药】清肝解郁汤(《外科正宗》)加减。

柴胡10g，夏枯草15g，黄芩10g，当归15g，生地黄15g，浙贝母15g，法半夏10g，生牡蛎(先煎)30g，白芍10g，百部15g，丹参15g。

【加减】胸闷不舒、易怒忧郁者加郁金15g，合欢皮15g；食少纳差者加茯苓15g，神曲15g，山楂叶15g；痰多者加昆布15g，海藻15g，僵蚕12g。

(2)正虚邪恋

【主证】多见于化脓或溃后阶段。肿块压痛或隐痛，成脓缓慢，皮色微红微肿，可有乳头溢脓或溢血，溃后脓水稀薄，日久不尽，伴有窦道；全身乏力，面色苍白，食欲不佳；舌淡苔白，脉虚无力。

【治则】扶正托里透脓。

【方药】透脓散(《外科正宗》)加减。

生黄芪30g，党参20g，皂角刺30g，黄芩12g，夏枯草12g，当归12g，川芎9g，丹参12g，百部12g，炮山甲(先煎)10g，茯苓15g。

【加减】神疲乏力、精神不振明显者，加重党参用量至30g；脓腐难尽、脓水稀薄者，加白芷12g，天花粉20g，赤芍15g。

(3)阴虚火旺

【主证】溃后脓水清稀，夹有败絮样物，形成窦道，久不愈合，疮口不敛，腐肉难脱；午后潮热，干咳颧红，形瘦食少；舌红苔少，脉细数。

【治则】养阴清热。

【方药】六味地黄汤(《小儿药证直诀》)合清骨散(《证治准绳》)加减。

银柴胡12g，栀子12g，青蒿10g，丹皮12g，象贝母6g，地骨皮9g，鳖甲(先煎)12g，生地黄12g，淮山药15g，茯苓15g，法半夏10g。

【加减】腰膝酸软者，加菟丝子12g，枸杞子12g；自汗盗汗者，加山茱萸15g，以涩精敛汗；胸闷食少者，加陈皮12g，砂仁10g，以理气醒脾；咽干口燥者，加天花粉20g，沙参30g，麦冬15g，桑椹12g，以生津柔肝。

五、预后及预防

乳腺结核是一种特殊炎症，多由其他器官的结核原发灶蔓延而来，如能及早治愈原发灶，也许不会发展成乳房结核。注意膳食合理、营养均衡，加强体育锻炼，注意顺应四时气候变化，起居有规律，劳逸结合，提高机体免疫力，防止结核病的发生。积极治疗原发结核病灶。

浆细胞性乳腺炎

浆细胞性乳腺炎实质上是以乳晕处集合管明显扩张、管周纤维化、大量炎性细胞特别是浆细胞浸润为特征的病变复杂而多样化的慢性良性炎症性疾病。该病于1925年由病理学家J. Ewing首次提出命名为“浆细胞性乳腺炎”，以后文献中曾用过的病名有“粉刺性乳腺炎”、“化学性乳腺炎”、“乳腺导管瘘”，等等。C. D. Haagensen提出以上所有名称仅仅反映了该病的一个方面或一个时期的特征，认为该病一切病变的基础是乳腺导管扩张，应称之为“乳腺导管扩张症”，而浆细胞性乳腺炎是目前比较通用的病名。其临床特点为在非哺乳期或非妊娠期发病，多数伴有先天乳头凹陷，乳房肿块多位于乳晕部，化脓溃破后脓中夹有脂质样物质，易反复发作，形成瘘管，全身炎症反应较轻，发病率占乳腺良性疾病的4%～5%。该病在中医学称“粉刺性乳痈”。

一、病因

(一)西医病因

西医学对该病的病因尚未阐明。一般认为与导管排泄障碍、异常激素刺激导管上皮分泌及厌氧菌感染有关。先天性乳头畸形、凹陷、不洁或外来毛发或纤维阻塞引起乳孔堵塞，导管发育异常或某一段导管上皮增生引起导管腔狭窄，既往有乳腺炎症或创伤史致使该区域导管中断、闭塞等，均可导致导管内分泌物积聚，继发地引起导管扩张。也有中老年妇女，由于卵巢功能减退，乳腺导管呈退行性改变，管壁松弛，肌上皮细胞收缩力减弱，导致管内分泌物积聚。导管的管壁变薄、破裂，淤积的分泌物或其分解产物外溢，刺激导管壁和导管周围组织产生化学性炎性反应，形成肿块，坏死液化成脓，甚至溃破为瘘。其后期突出的病理变化是导管周围脂肪组织内出现小的脂肪坏死灶；坏死组织周围有大量以浆细胞为主的炎症细胞浸润；可出现由多核巨细胞及上皮样细胞组成的炎性肉芽肿，要注意与结核鉴别。

(二)中医病因病机

该病素有乳头凹陷畸形，复因情志不舒，肝气郁滞，营血不从，气滞血瘀，凝聚成块；郁久化热，蒸酿肉腐而为脓肿，溃后成瘘。亦可因气郁化火，迫血妄行而见乳头溢血。

(三)病理改变

1. 肉眼形态　在乳头及乳晕下区有扭曲扩张的输乳管和大导管，有的形成囊状。受累乳管常为3～4条，多者可达十几条同时受累。扩张的导管直径可达3～4mm或更大。切面见扩张的导管及囊内充满黄褐色、奶油样或豆腐渣样黏稠物。管周有纤维组织增生并透明变性，形成白色半透明的纤维性厚壁。相邻的纤维性厚壁互相粘连成黄白相间的直径为4～5cm坚实而边界不清的肿块。

2. 镜下所见　早期仅见乳晕下输乳管及导管有不同程度的扩张。随着病情进展，扩张的导管上皮细胞受压萎缩、变薄呈单层立方上皮或扁平上皮，部分导管上皮坏死脱落，脱落的上皮细胞与类脂物质充满管腔，在HE染色的切片上呈粉红色颗粒状。若扩张导管内容物外溢或部分管壁破坏，则后期可见管周组织内有大量浆细胞、组织细胞、中性白细胞及淋巴细胞浸润，或出现异物巨细胞反应、结核样小结节或假脓肿形成。此时应注意与结核及乳腺癌相鉴别。在扩张的导管周围,纤维增生使管壁明显增厚,同时可见淋巴细胞、浆细胞和为数不多的泡沫细胞环绕于扩张导管周围。

二、临床表现

该病可发生于青春期后任何年龄女性,偶有男性,均在非哺乳期或非妊娠期发病。多数患者有先天性乳头全部或部分凹陷。常见单侧乳房发病,少数患者也可双侧乳房先后发病。该病发展缓慢,病程可长达数月甚至数年。该病的临床表现复杂多样,大致可分为以下 3 期。

1. 溢液期　乳头溢液是该病的一种早期表现,也可能是少数患者的惟一表现。多为自发性、间歇性乳头溢液,呈水样、乳汁样、浆液性、脓血性或血性,数量有多有少。输乳孔多有白色脂质样分泌物,并带有臭味。患者常常忽视少量、间断的乳头溢液。

2. 肿块期　往往起病突然,发展迅速。患者感觉乳房局部疼痛不适,并发现肿块。肿块多位于乳晕部,或向某一象限伸展,直径一至数厘米不等,个别可达 10cm 以上。肿块形状不规则,质地硬韧,可呈结节样,边界欠清,常与皮肤粘连,但无胸壁固定。继则肿块红肿烘热,疼痛明显,红肿范围扩大,甚至达 1/4～1/2 乳房。乳房皮肤水肿,有的可呈橘皮样变。患侧腋窝淋巴结肿大、压痛。但乳房疼痛及全身炎症反应均较急性乳腺炎轻。也有些患者一直以乳房肿块为主诉,而且肿块逐渐增大,持续时间 3 年、5 年或更长,但始终无明显的红肿表现。

3. 瘘管期　7～10 天,乳房肿块软化,形成脓肿,破溃后流出的脓液中常夹杂粉刺样或脂质样物质。常形成通向输乳孔的瘘管,创口久不收敛,或反复溃破,逐渐局部瘢痕形成,局部组织坚硬不平,乳头更现凹陷。反复红肿溃破,常形成复杂性瘘管。

三、辅助检查

(一)影像学检查

1. 乳腺 X 线钼靶摄片　乳晕下区呈现均匀、致密肿块阴影,边缘轮廓不规则,有时呈星形或火焰状,可与乳腺实质相融合。乳腺索条状结缔组织阴影境界不清。偶尔出现片状钙化。

2. 乳腺导管 X 线造影　用 60%泛影葡胺注入溢液导管内,可见多数乳腺导管扩张,并且往往为不规则扩张。

(二)病理学检查

1. 乳腺肿块针吸细胞学检查　涂片见多种细胞混杂存在,浆细胞较多见,约占细胞总数的 20%,呈散在性分布。尚可有其他炎性细胞,如中性白细胞、淋巴细胞、巨噬细胞、异物巨细胞等。腺上皮细胞分化良好,多密集成群。还有分散或聚集成群的泡沫细胞。

2. 乳头溢液涂片检查　浆液性乳头溢液涂片中往往无细胞,或见少量的泡沫细胞和吞噬细胞、组织细胞、淋巴细胞及浆细胞,腺上皮细胞可因炎症而呈形态上的改变,但无恶性表现。

四、诊断和鉴别诊断

(一)诊断

该病常见于绝经前后,老年女性已经退化了的乳腺内,一般只累及单侧乳腺;偶尔也有在几年内,前后累及两侧乳腺者。早期为乳晕区末端导管单纯性扩张,其直径可达 3～5mm。临床症状不明显,偶因乳腺其他疾病手术时发现乳头有溢液现象。随着病情进展,导管纤维病变使管壁增厚、缩短时,牵拉乳头使乳头平塌、凹陷及乳头朝向发生改变,可为该病最先出现的体征。而后可在病变处出现小肿块,在触诊时于乳晕及其边缘附近可触及一个质地坚硬、略呈圆形的肿物,可与乳腺组织和皮肤有一定的粘连,使肿块活动有一定限制。随着纤维组织变性,浆细胞、淋巴细胞浸润,肿块逐渐增大,数年后直径可达 4～5cm,质地也更加坚实。对该病的诊断主要依靠详细询问病史,了解其临床过程,考虑其发病年龄,再结合下列几点,常可作出正确诊断。

1. 多发生于非哺乳期、非妊娠期或绝经期的女性,常有哺乳障碍史。单侧乳房发病多见,亦有双侧乳房同时受累者。

2. 大多数患者伴有先天性乳头全部或部分凹

陷,并有白色带臭味的脂质样分泌物。

3. 乳头溢液或乳晕部肿块,可发生红肿疼痛,7～10 天化脓。溃破后脓中夹杂脂质样物质,久不收口。或反复红肿溃破,形成瘘管,常与输乳孔相通。乳头溢液有时为该病的首发症状,且为惟一体征。可见单孔或多孔溢液,其性质可为浆液性或血性。乳头溢液常为间歇性,时有时无。

4. 有时乳腺肿块为首发症状,肿块多位于乳晕深部,边缘不清。早期肿块即与皮肤粘连,与乳腺癌极为相似。如肿块已成脓,常伴有同侧腋窝淋巴结肿大,但质地较软,有压痛。随病情进一步发展,肿大的淋巴结可逐渐消退。

5. 红肿化脓时可伴有恶寒、发热等全身症状,一般较轻。有时肿块不红肿,但与皮肤粘连。或反复发作,瘢痕形成,乳头凹陷更明显。

6. 乳腺X线导管造影可清楚地显示扩张的导管和囊肿及病变范围。

7. 肿块针吸细胞学检查常能抽出脓样物或找到中性白细胞、坏死物及大量浆细胞、淋巴细胞及细胞残核,对该病的诊断与鉴别诊断具有很大帮助。肿块切除后行病理学检查是最可靠的诊断依据。

(二)鉴别诊断

1. 乳腺癌　浆细胞性乳腺炎肿块期的炎症表现需与炎性乳腺癌相鉴别。炎性乳腺癌多发生于妊娠期或哺乳期,病变发展迅速,皮肤呈紫红色,没有明显肿块触及,对侧乳房短期即被侵及,转移甚广,患者常于数月内死亡。浆细胞性乳腺炎肿块期还应与硬癌相鉴别。后者发病年龄相对较大,肿块常与胸壁固定,一般无疼痛;乳腺钼靶显示其肿块影密度较高,边界相对清晰且有毛刺,范围常比临床扪及的肿块要小,并可见泥沙样钙化点。一旦溃破则常流血水,与浆细胞性乳腺炎创口流脓或脓血、有时可暂时愈合的特点不同。

2. 乳腺结核　乳腺结核在乳腺内可表现为结节性肿块,质硬、边界不清、活动度较差、病程较长,常形成经久不愈的瘘管,从瘘管中流出干酪样坏死物,瘘管分泌物涂片,如发现抗酸杆菌则可确诊。浆细胞性乳腺炎在脓肿形成后亦可溃破形成瘘管,从瘘管中流出脓性物。涂片检查有脓细胞坏死物、浆细胞、淋巴细胞、泡沫细胞等。如诊断有困难,可将肿物切除行病理活检确诊。

3. 导管内乳头状瘤　二者均有乳头溢液。导管内乳头状瘤常为血性、浆液血性或浆液性,一般仅累及一支导管,按压乳晕区某一"压液点"时乳头才有溢液。而浆细胞性乳腺炎的溢液则多为浆液性,少见血性、浆液血性,常累及多个导管呈多管溢液,按压乳腺不同部位均能使乳头溢液。乳腺X线导管造影显示,导管内乳头状瘤表现为大导管内有圆形或卵圆形充盈缺损,多为单发,也可多发,可引起导管不完全阻塞或中断,近侧导管扩张。而浆细胞性乳腺炎常表现为多个大、中导管扩张,少数可呈囊状扩张,扩张的导管常迂曲走行,呈蚯蚓状。

4. 乳汁潴留囊肿　乳汁潴留囊肿多见于哺乳期,切开囊壁时可见有乳汁流出。病理组织切片中乳汁潴留囊肿的囊周围可见小导管扩张和哺乳期小叶组织。

五、治疗

(一)手术治疗

手术治疗　是治疗该病的有效方法。根据不同的发展阶段,采取不同的手术方法。

1. 乳管切除术　适用于病程早期,乳晕下导管普遍性扩张及乳晕下肿块伴乳头溢液者。其方法是:沿乳晕边缘作弧形切口,保留乳头,从乳头以下切除所有扩张导管,并楔形切除乳晕下的乳腺肿块组织。

2. 乳腺区段切除术　适用于乳晕下肿块且伴有乳腺导管周围炎者。术中应将此区域所属大导管及肿块周围组织切除,以防止术后形成乳晕下囊肿、乳腺瘘管及乳头溢液。

3. 单纯乳腺切除术　适用于病变广泛,肿块过大,特别是位于乳晕下与皮肤粘连形成窦道者。可行经皮下乳腺全切或乳腺单纯性切除术。

(二)中医治疗

中医药对该病的治疗具有良好效果。对溢液期患者,应寻找病因,适当对症处理,轻者也可不予以处理,定期随访。肿块期尚未成脓时,积极治疗可望消散、若肿块未能消散、化脓或成瘘者,采用中医手术疗法。此疗法创伤小，痛苦轻，乳房外形改变少，而且疗效良好，容易被患者接受。

1. 辨证施治

(1)热毒蕴结

【主证】乳房结块红肿疼痛，伴发热、头疼。舌质红，苔黄腻，脉滑数。

【治则】清热解毒，和营消肿。

【方药】瓜蒌牛蒡汤(《医宗金鉴》)加减。乳头有血性溢液者，加茜草炭、生地榆、仙鹤草；乳头溢液呈水样者，加生苡仁、茯苓；脓成者，加白芷、炙山甲。

(2)余毒未清

【主证】溃后久不收口，脓水淋漓，形成乳漏，时发时敛，或红肿溃破，或局部结块僵硬。舌质淡红，苔薄黄，脉数。

【治则】扶正托毒。

【方药】若局部红肿热痛者，选用银花甘草汤(《外科十法》)加减；若气血两虚者，选用八珍汤(《正体类要》)加减。无论何型，均可酌加白花蛇舌草、生山楂、虎杖、丹参等清热活血药物。

2. 中医外治

(1)肿块期

1)肿块红肿热痛者，用金黄膏外敷。

2)肿块红肿不明显者，冲和膏外敷。

3)脓成者，宜切开排脓，八二丹药线引流，红油膏盖贴。

(2)瘘管期

1)切开法：适用于单纯性、复杂性瘘管，必要时配合挂线法或拖线法。单纯性瘘管可用局部麻醉，复杂性瘘管应使用硬膜外麻醉。常规消毒后，在球头银丝探针引导下切开瘘管。

2)挂线法，适用于较深的瘘管。常规消毒、麻醉下，用球头银丝探针探查后，再将橡皮筋引入瘘管，用丝线固定其两端，收紧橡皮筋并固定。

3)拖线法，适用于复杂性瘘管，常配合切开法。常规消毒、麻醉下，先用球头银丝探针探查瘘管，将4号丝线4～6股贯穿瘘管，两端打结，丝线掺八二丹拖入管道内，每日1次。待脓腐脱去，10～14天拆线，垫棉压迫管腔至愈合。

4)手术后创面均需用七三丹或八二丹药棉嵌塞，祛腐蚀管，外盖红油膏纱布，每日换药1次。待腐脱新生时，改用九一丹或生肌散、红油膏盖贴。

六、预防及调护

保持心情舒畅，避免郁怒及思虑过度，忌食辛辣、炙煿之品。避免穿紧身上衣及穿戴过紧胸罩，以免使乳头凹陷。如发现有乳头凹陷，应及时予以纠正。发病后积极治疗，形成瘘管后宜及时手术，以防止病变范围扩大、病情加重。

(沈　春)

第四节　乳腺增生性疾病

乳腺增生性疾病又称乳腺结构紊乱症或乳腺增生病，是临床上常见的一种乳腺疾病。其发病率约占育龄期妇女的50%，常因内分泌紊乱及精神因素所引起。临床特点是乳腺出现肿块及胀痛，每随月经周期变化而表现出相应的症状，且可以加重或减轻，一般在经前加重，经后减轻。该病可发生于青春期以后任何年龄，但以中年妇女多见。属于中医“乳癖”范畴。大龄未婚、已婚未育、已育未哺乳、性格忧郁、易生闷气、急躁偏激者易患此病。其基本病理变化可分为导管及腺泡上皮增生、腺体增生、囊肿形成、上皮化生、间质增生等5种。

长期以来各医家对该病的认识持不一致观点，因此对其命名繁多。1948年，Geschickter首先将该类疾病称为乳腺结构不良，并根据病变的不同、发展阶段及其主要病变表现，将其分为单纯性乳腺上皮增生症(乳痛病)、乳腺腺病、乳腺囊性增生病、乳腺单纯性囊肿。1981年，世界卫生组织(WHO)国际肿瘤组织学分类中仍沿用这一名称。

单纯性乳腺上皮增生症

单纯性乳腺上皮增生症又名乳痛病，是乳腺增生病的早期阶段，在临床乳腺专科就诊的女性中有10%～20%的单纯性乳腺上皮增生是以乳痛为主症的。该病多见于青年女性，特别是大龄未婚、已婚未育、已育未哺乳的妇女。一般女性有经前期乳房胀痛不适，经后常常自然缓解；但有一些女性乳痛变得持续不断或严重妨碍正常工作和生活。另一种情况是部分患者会把乳痛病与乳腺癌联系在一起，其实乳痛与乳腺癌少有联系，而往往与女性体内激素的周期性变化有关。当然，晚期乳腺癌病灶引发的疼痛不在此列。

一、病因

该病病因为长期精神紧张、劳累过度、晚婚晚育、情志不畅、所思不遂等因素作用于丘脑-垂体-卵巢轴，使腺垂体与卵巢的功能调节关系失常，导致内分泌功能紊乱，雌激素和孕激素比例失常，黄体素分泌减少，雌激素、泌乳素分泌增多，导致乳腺组织增生与复旧不全，致乳腺导管上皮、腺上皮及间质纤维组织不同程度的增生，引起乳腺胀痛及结节形成。病因消除可恢复，大多属生理性增生。

二、病理改变

(一)肉眼形态

乳腺增生的病变区质地坚韧，无包膜，与正常组织界限不清，切面呈灰白色小颗粒状外观。

(二)镜下所见

末端乳管和腺泡上皮增生并脱落，使得乳管扩张膨胀而胀痛，引起乳腺导管扩张而形成小囊肿；乳腺小叶内纤维组织可见增生，小叶间互相融合；小叶间质可见淋巴细胞浸润。

三、临床表现

该病主要临床症状为乳房胀痛及肿块，具有明显的周期性和自限性特点。

1. 乳房周期性疼痛　通常发生在月经前期，每月1次，且痛与肿胀感兼有，月经开始后逐渐缓解，且往往两个乳房同时发生，疼痛大多仅限于乳房的某一部分，以外上象限为多，痛处有压痛。疼痛有时很剧烈，有时可以放射到腋下和上臂疼痛，一般是钝痛，个别的夹杂锐痛。这往往是经前期综合征的一部分，患者还可以伴见头痛头晕、烦躁失眠、情绪不宁、浮肿腹泻，或腹胀便秘、神疲乏力等症。病情随情绪波动或劳累、阴雨天气等而加重。患者大多数月经期短，且量稀少，情绪稳定或心情舒畅时，症状可减轻。这种双乳疼痛与女性的雌激素、孕激素和催乳素之间的分泌失衡有关，与乳腺癌无关。

2. 乳内肿块　有半数患者可触及增厚的乳腺肿块，或有结节感，以外上象限多见。经前变大、变硬，经后缩小、变软。

值得注意的是，应把乳痛与肋间神经痛、肋软骨炎引起的疼痛、某些胸壁疾患如带状疱疹，甚至冠心病所致的心前区痛相鉴别。另外，部分乳房疼痛可能与该女性的乳罩或内衣有关。有的乳痛还可能与食品、药品有关。口服避孕药有时也可引起明显的乳痛，但是对一些使用避孕药来帮助建立正常的月经周期的女性来说，避孕药缓解了乳房疼痛。咖啡因和与其相似的化学物质历来被认为对女性乳腺不利。其次，就是有一些乳腺外科手术后的患者，如乳腺肿块切除术后可能会有术后乳房疼痛。

四、诊断

该病是一个症状诊断。一般来讲，以乳房疼痛为主症，经临床体检无任何阳性体征出现，经相关检查等排除了其他乳房疾病，如乳腺炎症、囊性增生、导管扩张症、良性及恶性肿瘤等存在的可能，即可以乳痛作为诊断。

五、治疗

该病的性质属于一种生理性良性病变，而且有一定的自限性，解除患者的思想顾虑后，多数患者一般不需任何治疗。若疼痛剧烈者，可酌情给予小剂量镇静剂或考虑用药物治疗。

1. 激素治疗

(1)达那唑(Danazol)：又名炔睾醇，为17α-乙炔睾醇的衍生物，可作用于丘脑下部、垂体及卵巢，抑制卵巢功能，减少促卵泡激素(FSH)和促黄体素

(LH)的分泌，并能降低血清泌乳素(PRL)水平。每次200～300mg，口服，每日2～3次。1个月后减量为每日100mg，治疗2个月有效者，为减少不良反应可继续减量为每隔日100mg或仅在黄体期内用药。不良反应有体重增加、痤疮、多毛和月经失调等。

(2)三苯氧胺(Tamoxifen)：为合成雌激素受体拮抗剂，竞争性地与雌激素受体结合，阻断过高含量的雌激素对乳腺的增生作用，可按周期给药，在月经后2～5天开始口服三苯氧胺，每次10mg，每日2次。共用药15～20天。一般由小剂量三苯氧胺治疗乳腺增生症，月经后第4天至行经前1天，每日10mg，每日1次，口服，连续服用4个月为1疗程。三苯氧胺的不良反应是月经紊乱、白带异常，并可能提高发生子宫内膜癌的危险性，且疗程结束后部分患者乳腺疼痛和结节复发。因此，对适应证的选择、剂量和疗程，应作进一步研究。

(3)溴隐亭(Bromocriptine)：近年来研究认为，乳腺增生症的病因与血清内泌乳素增多有密切关系。溴隐亭是一种血清泌乳素的抑制剂，它是多巴胺受体的长效激活剂，通过它作用于垂体泌乳细胞多巴胺受体，释放多巴胺来抑制泌乳细胞合成及释放泌乳素。给药方法：采用周期给药，即月经来潮的第11～13天，每次服溴隐亭1.25mg，每日2次，用药时间一般不超过6个月。该药的不良反应有恶心、头晕等症状，还有降低血压的作用，应引起注意。

2. 碘制剂治疗　碘制剂有碘化剂或复方碘溶液，用碘制剂可改善患者的乳痛症状。其作用机制是碘剂作用于腺垂体，使其产生黄体素，降低体内雌激素水平，恢复卵巢正常功能，缓解乳腺所受雌激素的刺激增生作用，但用药时间不宜太长，以免造成体内激素水平紊乱，还可影响甲状腺功能。常用5%碘化钾10ml，每日3次，口服。

3. 中医中药治疗　该病的中医治疗效果很好，通常能在1～3个月内缓解。一般主要分为肝郁气滞和冲任失调两个基本的证型。

(1)肝郁气滞

【主证】乳房胀痛，常与情志有关，可有乳头痛，胸胁满闷，月经时可有经行不畅或伴见痛经，情志多抑郁或烦躁易怒，舌红有瘀斑或稍暗，苔白，脉弦。

【治则】疏肝理气，活血通络。

【方药】柴胡疏肝散(《证治准绳》)加减。

柴胡15g，白芍15g，香附15g，当归12g，川楝子10g，枳壳12g，甘草10g，丝瓜络15g，路路通15g，郁金12g，元胡12g。

【加减】月经期间可考虑停药休息，如有肝郁化火的征象，加栀子15g，牡丹皮10g，淡豆豉15g；如有肝木克土的征象，加白术15g，大枣5枚，茯苓15g。

(2)任失调

【主证】双乳痛，月经前加重，经后缓解，常伴月经不调，腰酸乏力，头晕，舌淡苔薄白，脉沉细。

【治则】调理冲任，通络止痛。

【方药】二仙汤(经验方)合六味地黄汤(《小儿药证直诀》)加味。

山药20g，山茱萸12g，茯苓15g，川楝子12g，牡丹皮12g，香附12g，当归15g，仙茅12g，仙灵脾12g，熟地15g，炙甘草9g，白芍15g，元胡12g，炒麦芽30g。用药以经前2周为主，月经期可停药休息。

另外，也可给予中成药如乳癖消片、乳块消、乳康片或加味逍遥丸等治疗。

乳腺腺病

乳腺腺病是一种常见的乳腺增生病。据1965年王德修等报道的120例乳腺增生病中，发现各型腺病共66例，囊性病46例。66例的平均年龄为35.6岁。其临床症状与单纯性乳腺上皮增生症(乳痛病)相类似，但在体征上与囊性增生病相近似。好发于30～40岁中年妇女。

一、病因

该病病因一般认为和内分泌紊乱及精神因素有关，即卵巢功能紊乱，雌激素与孕激素比例失常，黄体素分泌减少，雌激素、孕激素分泌增多，导致乳腺组织增生而发病。

二、病理改变

(一)肉眼形态

手术切除标本多为灰白色较坚硬的肿块，无包膜，与正常乳腺组织边界不清，肿块常为结节型，可为1个或多个，其大小多在2cm以内。切面呈灰白色或棕色半透明颗粒状改变，有时和乳腺癌难以鉴别。

（二）镜下所见

主要改变可分为3型或3期。

1. 小叶增生型　为腺病的早期形态，主要为乳腺呈小叶状增生、小叶内导管及腺泡均增生、纤维组织轻度增生，数目增多，小叶体积增大，小叶内及小叶间有淋巴细胞浸润，小叶形态不规整或小叶间相互靠近，小叶境界仍保持清楚。此型又可分为：

（1）腺泡型腺病：主要是小叶内腺泡增生，数目增多，腺泡上皮增生成两层或多层并充满腺泡腔中。

（2）腺管型腺病：主要为导管数目增多，小叶内末端导管增生及腺泡导管化，有的导管上皮增生呈乳头状突入腔内。

2. 纤维腺病型　是腺病的中期形态。此时小叶形态为腺管和纤维组织都增生，并伴有不同程度的淋巴细胞浸润。增生的纤维组织将腺管彼此分开，小叶结构紊乱，腺管上皮增生呈多层或形成乳头状、筛状，甚至完全充满管腔，使小叶导管扩张形成微囊。当腺管和纤维组织进一步呈灶性增生时，可形成纤维腺瘤。

3. 硬化性腺病型（纤维化期）　是腺病的晚期表现。其特点是小叶内纤维组织过度增生，致使管泡萎缩乃至消失，只残留萎缩的导管。腺管受挤压扭曲变形，上皮细胞体积变小、深染，但细胞无异形性。

由以上病理分型可以看出，乳腺腺病是由轻到重的渐进性病变过程，是多种形态的病变组合，每一时期是以某一种形态为主要变化，分别出现不同的大体形态和临床表现。

三、临床表现及诊断

该病好发于30～40岁中年妇女，平均年龄在35岁左右，发病至就诊时间2年左右，发病年龄较乳腺囊性增生病早5年左右，乳腺周期性疼痛和肿块为该病的主要表现，即月经前乳腺胀痛加重、肿块增大，行经后疼痛减轻或缓解、肿块变小。此种周期性疼痛常因病变分型而不一，在小叶增生型时，周期性疼痛非常明显，纤维腺病型时则疼痛减轻，硬化性腺病型时几乎无疼痛。疼痛常为针刺样痛、隐痛或胀痛，可向患侧腋窝、肩胛部放射。

乳房肿块常为多个，常累及两侧乳腺，亦可单发，肿块一般较小，直径多在2cm以内。肿块形状不一，呈结节状、片块状和条索状等，边缘不甚清楚，肿块硬度随纤维组织增生的程度而不一。小叶增生型时质韧，纤维腺病型时硬度中等，硬化性腺病型质硬，有时被误诊为癌。肿块触痛以小叶增生型明显，纤维腺病型次之，硬化性腺病时无触痛；小叶增生型患者月经常不规则，经期短，月经量少，乳腺肿块和疼痛常因胸闷不舒、性情急躁等情绪变化而改变，尤其小叶增生型患者当情绪波动生气后疼痛加重，肿块增大、变硬。

该病主要应与乳腺癌相鉴别，特别是在硬化性腺病型时，乳腺出现质硬、边缘不清的无痛性肿块时，容易误诊为乳腺癌。若诊断有困难时可行钼靶X线、肿物细针吸取细胞学等检查，常能协助诊断。

四、治疗

（一）西医治疗

1. 碘制剂治疗　常用5%碘化钾溶液10ml，每日3次，口服；或复方碘溶液（即卢戈液），其液每10ml内含碘0.5g、碘化钾1g，常用量为每次0.1～0.5ml（3～5滴），每日3次，口服。

2. 维生素药物　具有保护肝脏作用，可改善肝功能，从而加强肝脏对雌激素的灭活作用。调节性激素代谢同时，还能改善自主神经功能，达到治疗该病的目的。

（1）维生素A：可促进无活性的过氧雄烯酮及孕烯酮转变成有活性的雄烯酮和孕酮，后两者有拮抗雌激素作用，常用量为每次2万～5万U，每日3次，口服。每次月经结束后连用2周，如大剂量久服，可引起食欲不振、腹泻、四肢疼痛、肝脏增大、嗜睡、呕吐等不良反应。

（2）维生素E：是一种抗氧化剂，可抑制细胞间变，调节卵巢功能，使血清黄体酮/雌二醇比值上升，使黄体细胞增大，成熟卵泡增多，并抑制孕酮氧化，增加了孕酮的作用，从而纠正体内内分泌紊乱。

常用量为每次 100mg,每日 3 次,口服,连用 3 个月。其优点为无不良反应,价格低廉。

(3)维生素 B_6:主要参与蛋白质及氨基酸的代谢。维生素 B_6 缺乏者可引起经前紧张,雌激素过剩。该药对调节性激素平衡有一定作用,每次 20mg,每日 3 次,口服。

3. 激素治疗　一般不主张长期常规使用,因为如用之不当可产生体内激素平衡紊乱,只有其他疗法无效时,或患者疼痛症状较重时,才可应用,但应慎重。

(1)雄激素疗法

1)甲基睾丸素:每次 5mg,每日 2～3 次,口服。每月总剂量不应超过 300mg,长期应用可引起女性患者男性化等不良反应。

2)丙酸睾丸酮:每日 25mg,肌内注射,共 3～4 天,如超量或长期应用,也可引起与甲基睾丸素相同的不良反应。

3)达那唑:每次 200～300mg,每日 2～3 次,口服。

(2)三苯氧胺:对症状较重的患者,采用持续给药,每次 10mg,每日 2 次,口服。对一般患者采用周期性给药,在月经后 2～5 天开始口服三苯氧胺,共用药 15～20 天。但停药后有一定的复发率,服药时间较长的患者,停药后复发率减少,复发时间也较晚。

(3)溴隐亭:据文献报告,总有效率可达 70%～97%。其给药方法可分为:

1)连续性给药:即从月经来潮后第 5 天开始给药,到月经来潮时停止,连续停药 4 天。从小剂量开始,第 1 周前 3 天,每次服 1.25mg,每日 2 次,后 4 天改为每日 3 次;第 2 周前 3 天,每次服 2.5mg,每日 2 次,后 4 天改为每日 3 次,每次服 2.5mg,以后一直维持此剂量不变。

2)周期性给药:即月经来潮后的第 11～13 天,每日用药 1.25mg;第 14 天至下次月经来潮时,每次 1.25mg,每日 2 次,用药时间不超过 6 个月。

4. 手术治疗　经过药物治疗疗效不明显,或临床上不易与乳腺癌相鉴别时,可采用手术治疗。手术方法包括肿块局部切除,肿块较多者可行经皮下乳腺全切术。术中最好做冰冻切片,避免误诊而行不应做的乳腺癌根治术。切除标本送病理活检,以明确诊断。

(二)中医治疗

1. 辨证施治

【治则】疏肝理气,化癖散结。

【方药】经验方:绿萼梅、制香附、当归、柴胡、白芍、青皮、全瓜蒌、桃仁、泽兰、生甘草。

【加减】若肿块痛甚者加炙乳没、元胡;肿块质坚者加三棱、莪术、海藻;月经量少者加益母草、丹参;若月经提前者加黄精、女贞子。

2. 中成药治疗

(1)乳癖消

【药物】蒲公英、昆布、天花粉、鸡血藤、三七、赤芍、海藻、漏芦、木香、玄参、牡丹皮、夏枯草、连翘、红花。

【治则】疏肝理气,化癖散结。

【用法】每次 3 片,每日 3 次,1 个月为 1 疗程。

【生产企业】辽宁省桓仁药业公司。

(2)乳宁颗粒

【药物】柴胡、当归、香附、丹参、王不留行等。

【治则】疏肝养血,理气解郁,用于乳腺增生。

【用法】每次 15g,每日 3 次,20 天为 1 疗程。

【生产企业】南京同仁堂药业公司。

3. 其他

(1)还可选用乳结消贴膏及药物胸罩外用都可有一定疗效。

(2)针灸治疗:可取中脘、肺俞、乳根、足三里为主穴,肾阴虚者加腰腧穴;痰凝者加丰隆、阴陵泉;性情急躁、失眠、月经不调者加三阴交、合谷,每次选主穴 2～3 个,配穴 1～2 个,左右交替选穴,每日 1 次,或隔日 1 次,3 个月为 1 疗程。

乳腺增生病(乳腺囊性增生病)

乳腺增生病又称为乳腺腺病、乳房囊肿病、纤维囊性乳腺病等,是一种非炎性、非肿瘤性疾病,与内分泌紊乱密切相关,本质上是一种生理性增生与复旧不全所造成的乳腺正常结构紊乱,故 WHO 将其命名为良性乳腺结构不良。西方学者多称为“纤维囊性乳腺病”。该病在我国患者中囊性改变较为少见,多以腺体增生为主,故多称为“乳腺增生症”或“乳腺囊性增生病”。由于该病发病率较高,一直被视为是一种癌前病变，所以乳腺增生症的诊断及治疗，尤其是它与乳腺癌的关系一直备受关注。

乳腺增生病是临床最为常见的女性乳房良性疾病，国外文献报道，尸检中有56%～85%的妇女患有该病；因乳房病变而活检的有58%是乳腺增生症。国内报道，患病率为35%～49.8%。但其中真正有临床症状的占53%，城市患病率高于农村。Love则认为在临床上50%女性有乳腺增生症的表现，在组织学上则有89%的妇女可见乳腺结构不良的改变。该病的发病年龄为青春期到绝经期的任何年龄，但以25～45岁多见，以35～40岁为发病高峰，青春期前和绝经期后则少见。据调查发现，乳腺囊性增生症在下列人群中的发病率相对升高：①受教育程度高的女性；②家庭经济收入好的女性；③城镇人口；④吸烟者；⑤怀孕次数少或未怀孕者；⑥受精神刺激或紧张压抑的女性。

一、病因及发病机制

一般认为，以雌激素/孕激素为主的神经-内分泌系统紊乱是导致该病的主要原因，同时催乳激素在其中也起着重要的作用，也有的学者认为与患者的精神状况及饮食习惯有关。

1. 乳腺增生症的内分泌学说　乳腺是一个性腺依赖器官，它的生长发育都依赖于卵巢分泌的类固醇激素，正常的乳腺上皮组织，随着月经周期雌激素及孕激素的变化周而复始地进行“增生—复旧—增生”的过程，一旦雌激素/孕激素的平衡被打破，增生的上皮脱落不完全，久而久之聚集后导致小叶和导管的纤维化，从而出现“包块”及一系列的临床症状。因此，本质上乳腺增生症是一种生理性增生与复旧不全所造成的乳腺正常结构紊乱。

(1)雌激素和孕激素的作用：大量的研究证实，在乳腺增生症患者的外周血中，孕激素的水平相对不足可能是导致该病的重要原因。同时，在一些临床病例中妊娠哺乳期的妇女肿块消失或缩小，症状减轻或消失；而妊娠哺乳终止后，病变及症状又重新出现。另外，据报道，应用口服避孕药可提供外源性孕激素和雌激素，使体内激素保持平衡，从而降低了乳腺增生症的发病率，这又从另一个侧面证实该病与卵巢类固醇激素密切关系。

(2)精神神经内分泌因素：育龄期妇女的精神因素也可直接影响多巴胺能张力，情绪紧张和忧虑可导致乳腺增生症患者处于慢性紧张状态，阿片能张力增高，神经传递介质环境改变，发生雌激素/多巴胺不协调，从而导致不恰当的催乳激素分泌。

(3)催乳激素与乳腺增生症的关系：催乳激素(PRL)是垂体分泌直接作用于乳腺的激素，它可促进乳腺的发育及分泌系统分泌，并具有激发和维持乳腺分泌的功能。在过去的10多年中，已发现乳腺增生症患者的PRL水平有变化，虽然一次PRL的检测结果可能是正常或稍偏高，但其节律性发生了明显变化，如夜间峰值高于正常，其振幅变化及一天的平均值高于正常值，黄体相晨间数值增高，等等。但催乳激素在乳腺增生症的发病过程中究竟起着什么样的作用，还有待进一步研究。

2. 乳腺增生症的非内分泌学说　有的学者认为，乳腺增生症与患者的生活习惯及饮食习惯有关。据文献报道，乳腺增生症患者的甲基黄嘌呤和咖啡因的摄入量明显高于正常妇女，摄入过量的含有咖啡因和甲基黄嘌呤的食物可能是该病的诱发因素之一，同时还应该在治疗过程中禁烟。

总之，乳腺增生症的发病机制尚不十分明确，有待进一步研究，它可能是多种因素的共同作用所致，但内分泌的紊乱可以认为是该病的始动和中心环节。

二、病理改变

乳腺增生症病理形态多样，这些病变既有联系又各有特征，其主要组织学改变可以归纳为基质纤维增生、腺体增生、上皮增生、上皮化生和囊肿形成。这些病变一般均发生在终末小管腺泡单位或小叶本身，共同特点是乳腺组织实质部分的细胞数量增多，组织形态变异。

1. 肉眼形态　一侧或双侧乳腺组织内有大小不等、软硬不均的囊性肿块。囊肿大小不一，大囊肿直径可达1～5cm，呈灰白色或蓝色，又称蓝色圆顶囊肿或蓝顶囊肿。小囊肿多见于大囊周围，直径仅2mm，甚至肉眼见不到，只有在显微镜下可见。切开大囊可见囊肿内容物为清亮无色、浆液性或棕黄色液体，有时为血性液体。其中含有蛋白质、激素(泌乳素、雌激素、雄激素、人类绒毛膜促性腺激素、人类生长激素、卵泡刺激激素、黄体生成素等)、糖类、矿物质及胆固醇，切面似蜂窝状，囊壁可光滑，也可见颗粒状或乳头状瘤样突起，囊壁之间间质增厚，纤维组织增多。

2. 镜下所见　可见5种不同的病变。

(1)导管扩张并囊肿形成：末端导管和腺泡增生，小导管扩张和伸展，末端导管囊肿形成，末端导管上皮异常增殖形成多层，从管壁向管腔作乳头状生长，占据管腔大部分，以致管腔受阻，分泌物储留而扩张，形成囊肿。囊肿可分为：①单纯性囊肿，只有囊性扩张，而无上皮增生；②乳头状囊肿，囊肿可见上皮增生呈乳头状。

(2)乳头状瘤病形成：即在乳头状囊肿的囊性扩张基础上，囊壁上皮细胞多处呈乳头状增生，形成乳头状瘤病。根据乳头状瘤病受累范围、乳头状瘤密度及上皮细胞增生程度，可把乳头状瘤病分为轻度、中度及重度，临床上有实用意义。

(3)乳管上皮增生：扩张的导管及囊肿内上皮呈不同程度的增生，轻者上皮层次增多，重者呈乳头状突起，或彼此相连呈网状或筛状、实体状、腺样。若囊肿上皮增生活跃，常见不典型增生或间变，有可能发展为癌。

(4)腺管型腺病：小叶导管或腺泡导管化，并见增生，增生的上皮细胞呈实性团块，纤维组织有不同程度的增生，而导管扩张及囊肿形成不明显，称为腺病形成。

(5)大汗腺样化生：囊肿壁被覆上皮化生呈高柱状，胞浆丰富，其中有嗜酸性颗粒，似大汗腺细胞，此种细胞的出现，常是良性标志。此外，囊壁、导管、腺泡周围纤维组织增生，并形成纤维条索挤压周围导管产生阻塞，导致分泌物储留，引起导管扭曲或扩张。

以上5种病变是诊断乳腺囊性增生病的镜检标准，其中乳头状瘤病、腺管型腺病和囊肿是主要病变，因组织取材的差异，如果切片中能见到5种病变中的3种，或3种主要病变中的2种，即可诊断。在5种病变中主要是囊肿性乳管上皮增生，乳头状瘤病、腺管型腺病所致的非典型增生，容易导致癌变。

三、临床表现

在临床上，将乳腺增生症定义为：多发性结节并伴有疼痛、压痛，且与月经周期有关，继之，逐步失去其周期性，直至停经才停止发展的临床综合征。

1. 乳腺胀痛　由于个体的差异和病变所处的阶段不同及病变的轻重程度不一，乳腺胀痛的程度也不尽相同。轻者多为胀痛、隐痛，可向上臂、腋窝、肩背部放射，严重者可有剧烈的疼痛，衣服摩擦、行走都可使疼痛加剧。疼痛的最大特点是具有周期性，即疼痛始于月经前期，或在月经前期疼痛加重。但是有的患者乳腺胀痛的周期性并不明显或根本无周期性。

2. 乳腺肿块　该病的病程较长，发展缓慢，乳腺内肿块常为多发性，可见于一侧，但多见于两侧乳腺同时发生。可局限于乳腺的一部分，也可分散于整个乳腺内，乳内可触及条索状或散在、成片的大小不一的结节，质韧，沙粒样感，与周围组织界限不清，与皮肤，胸肌无粘连，活动度大，有压痛。肿块在经前期变硬，增大，月经来潮后症状大多缓解。囊肿者可在乳内触及较大球形肿块，表面光滑，活动，易与乳腺纤维瘤相混淆。当其发展至瘤样变时，可触及一表面光滑、界限清楚、活动的肿块，有时会被误诊为乳腺纤维腺瘤而行手术切除，但术中往往发现肿块与周围组织并无明显界限，触诊可发现乳腺增生症瘤样变时的肿块基底部较大。

3. 乳头溢液　乳头间歇性或持续性溢液，清亮或淡黄色，棕绿色、暗红色血性液均可见。多为自发性溢液或挤压乳头而排出。

四、临床分期

根据临床表现，可将乳腺增生症分为4个阶段。

1. 乳痛症　主要表现为青春期或中青年女性，在经前期有明显的乳房胀痛不适，有时疼痛可延及肩背部，局部常有触痛。经后可自行缓解，并有松弛感。也有的患者并无明显的周期性，这些患者往往乳腺内无明显的结节。该症属于生理变化范围。

2. 小叶增生症　是乳腺增生症最常见的临床阶段，也是我国妇女最常见的乳腺疾病，多见于35～45岁妇女。主要表现为经前期的胀痛不适，同时乳房局部可触及一个或多个大小不等的结节，有时可呈片状组织增厚，月经后结节可缩小变软，组织柔韧，但结节很难完全消退。病变较多分布于乳房的外上象限或呈弥漫性分布。此期在病理中已出现明显的腺上皮增生表现。

3. 小叶增生瘤样变　由小叶增生进一步发展而来。临床表现为整个乳腺常有不均匀的增厚，个别区域可触及边界清楚的小结节，可呈多发性，有一定的活动度，但多无压痛，月经前、后肿块无明显变化。从病理上看，此期以导管上皮增生为主，也有部分病例以腺上皮及纤维组织增生为主，有学者认为可发展为乳头状腺瘤，而该病被认为是一种癌前病变。

4. 囊肿形成或硬化性腺病　西方国家的妇女多以大导管增生为主，故囊肿形成较常见，我国较少见，而多见弥漫性腺体增生，逐渐纤维化，多发生于35岁以上妇女。整个乳房坚实、增厚，或呈扁平状，表面可光滑或呈结节状，多无压痛。囊肿形成后则表现为乳房内有散在、多发的结节。此期患者如出现上皮非典型增生可被视为一种癌前病变。患者常由于扪及肿块而就医，部分患者还可出现浆液性或浆液血性的乳头溢液。

五、诊断和鉴别诊断

(一)诊断

凡中青年妇女在月经前期出现乳房胀痛不适，有随月经周期出现变化的多发小结节，经后症状和体征均有不同程度的减轻；病史长，常为双侧性，或可伴有月经紊乱或有某种妇科疾病者，同时能排除其他肿瘤和炎性疾病者，均应考虑该病的可能。由于该病为一种长期存在、进展缓慢的疾病，加之其形态学上的多样性，以及疾病各个时期症状、体征各有特点，因此除根据病史、症状和体征外，最可靠的诊断和分型依据有赖于病理检查。同时由于该病与乳腺癌的关系密切，鉴别诊断有时比诊断本身更重要。所以，与早期乳腺癌鉴别是乳腺增生症诊断中的重点和难点。乳腺增生症诊断目前在临床上主要还是依据临床症状和触诊，一些辅助检查有助于提高诊断率，但要确诊则往往依据病理检查。

1. 超声波检查　增生的腺体组织增厚，乳腺腺体层结构紊乱，可见粗大的线状或带状强回声，回声不均，有囊性病变时可见大小不等的无回声区，其后回声增强。据此B超检查可发现纤维瘤形成及排除乳腺癌。

2. 乳腺钼靶X线检查　增生的乳腺组织表现为毛玻璃或棉絮状阴影，边界不清，密度增加，但无毛刺现象。较大的囊肿形成时，偶尔可见圆形透亮区或出现“晕环征”。钼靶摄片的目的在于鉴别良、恶性肿瘤。发现有钙化灶，特别是簇状分布的微小钙化，常是乳腺癌的早期征象。

3. 细针穿刺细胞学检查　诊断符合率达85%以上，应多处多点穿刺。若在X线或B超引导下进行细针穿刺吸取细胞作检查，能提高其诊断准确率，且可反复进行，快速而无并发症。细针穿刺细胞学检查较少出现假阴性与假阳性，可以早期发现非典型增生或癌变的存在。有乳头溢液者取溢液细胞学涂片可帮助诊断。

4. 活组织病理检查　对病史长、年龄大、病灶局限、质地坚硬、表面不光滑者、临床或细胞学检查可疑癌变者，行肿块切除组织学检查，以明确诊断和病理分型。对有非典型增生的病例应作长期随访；对一些高度怀疑恶变，但细胞学检查为良性者，可在充分准备后行术中冰冻切片检查，再根据结果选择手术方式。

5. DNA含量及倍体的测定　病变组织细胞核的DNA含量测定可以作为对乳腺增生症分级和判断有无早期癌变的一个客观指标。大量的研究结果证实，乳腺上皮细胞核DNA含量与其增生程度及良、恶性相关。DNA含量增加、出现多倍体和异倍体，常提示乳腺上皮非典型增生或有癌变，而应用DNA含量进行分级比病理分级更客观，对以后的随访及治疗很有帮助，但该项技术一般医院还难以推广，而且要应用于临床，还有待于通过大样本的研究后得出一个确实可行且与该病癌变趋势相关的分级标准后才能得以实现。

(二)鉴别诊断

乳腺增生症晚期与乳腺癌常难以鉴别。临床上可疑为恶性病变时，必须切除行组织病理学检查，乳腺增生症大体标本质地较乳腺癌为软，有柔韧感，肿块无浸润性生长，瘤体中心无出血坏死。小叶原位癌与重度非典型增生，硬化型腺病与硬癌在冷冻切片中也不易鉴别，需经常规石蜡切片检查确诊。

由于乳腺肿瘤生长部位表浅，所以有经验的外科医生通过物理检查所得到的信息可能比很多辅助检查还要多。因此，作为临床医生在乳腺疾病的诊治中要重视病史和物理检查所得到的信息，综合分析各项结果，动态观察其变化，一旦怀疑恶变时应及时行病理检查。

六、治疗

该病的治疗方法虽然很多，但疗效均不满意。部分患者可随着卵巢功能的自我调节或绝经而自愈。由于该病对患者的最大危害是其潜在的乳腺癌危险性，所以对已诊断明确的乳腺增生症患者应坚持长期随访。临床症状轻微者可不用药物治疗，嘱患者3～6个月定期随访，并指导患者自查。

药物治疗的方法很多，但疗效均不十分满意，国外多以激素类药物和维生素类药物为主，而国内多采用各类中成药制剂，可缓解疼痛，部分患者肿块可缩小消散。

(一)西医治疗

1. 激素类药物　目前认为雌激素占优势的假说可视为下丘脑-垂体-生殖腺轴的神经-内分泌控制中复杂变化的一个主要内容。因此，国外已开始应用影响催乳素(PRL)、促性腺激素、卵巢类固醇激素来治疗乳腺增生症，国内近年来有部分医院开始使用此类药物，但涉及此类药物的一些副作用，还未广泛开展。

(1)溴隐亭(Bromocriptine，溴麦角环肽)：是一种半合成的麦角衍生物，具有长效多巴胺能作用，可降低PRL值。溴隐亭除能降低PRL外，还能使乳腺恢复对激素受体(ER)的活性，所以该药对雌激素有间接拮抗作用，但对孕激素、黄体生成素(LH)、卵泡生成素(FSH)、孕酮水平无明显影响。使用溴隐亭一般从小剂量开始，逐渐加量至5～7.5mg/d，分4次口服，3个月为1疗程。

(2)三苯氧胺(Tamoxifen)：是一种ER(雌激素受体)拮抗剂，原用作避孕药，但疗效不佳。目前，该药已广泛用于ER阳性的乳腺癌内分泌治疗。我国近年来也开始使用三苯氧胺治疗乳腺增生症，一般推荐剂量为10mg/d，3个月为1疗程。三苯氧胺的主要副作用有面色潮红(占26%)和白带增多(16%)，前者多发生在年龄偏大的妇女。其他副作用尚有月经不规则或闭经、体重增加、恶心等。虽然三苯氧胺治疗乳腺增生症有一定的疗效，副作用少，但仍存在一些问题，如三苯氧胺通过下丘脑抑制ER，绝经前妇女长期用药会升高促性腺激素水平，增加卵巢类固醇激素的合成，这样该药拮抗ER的作用反被雌激素水平升高而抵消。长期使用可抑制骨钙盐沉积，导致骨质疏松。另外，长期服用还有诱发子宫内膜癌的危险。

(3)达那唑(Danazol，炔睾醇)：是一种雄激素类药物。Greenblett等在治疗子宫内膜异位症时，发现该药对合并的良性乳腺疾病有改善作用。以往认为达那唑的作用机制是通过负反馈机制抑制促性腺激素，但近来发现这一作用仅见于绝经后妇女，而不能改变绝经前妇女的促性腺激素水平。该药主要是通过抑制LH峰值，抑制排卵。药物本身，特别是其代谢产物17-乙炔孕酮有孕激素样作用，还降低SHBG、雌激素和PRL水平，增加睾酮，但对黄体酮无影响。剂量为每日100～400mg，3～6个月1疗程，其症状缓解率高于溴隐亭，乳腺摄片可见小囊肿消失，腺体密度降低，乳腺组织变软。达那唑的副作用较多，其中以月经不规则最为常见。

(4)口服避孕药：由于乳腺增生症患者的乳腺组织对雌激素敏感，所以选用雌激素含量较低的制剂，如Loestrin等。口服避孕药的主要副作用是月经中期出血，多发生在用药最初3～4个月，此后则很少见。

(5)孕激素类药物：可抑制垂体-卵巢功能，拮抗乳腺中的雌激素，在黄体期使用有效率可达85%。安宫黄体酮：每日10mg，在月经后15～25天使用，疗程不少于6个月。如出现月经中期出血，可加用乙炔雌三醇，每日0.02～0.04mg。此类药物治疗乳腺增生症仍有40%的复发率。

2. 维生素类药物　其机制尚不清楚，但有许多病例在接受大剂量的维生素E、维生素B_6和维生素A后，确实有主观与客观上的改善。有的学者认为维生素E可升高促性腺激素，从而调节女性的内分泌达到缓解症状的目的。也有的学者认为维生素B_6和维生素E可能与通过改善肝脏功能，从而加强肝脏对雌激素的灭活有关。用药方法：维生素 B_6 100mg，每日 3 次；维生素 E 100mg，每日 2 次；两者联合应用，连续 3～6 个月。用药后常可有乳房疼痛减轻，结节缩小，乳房松弛。

3. 利尿药与镇静剂　在经前期紧张综合征合并严重的乳房症状者，常可发现其体内雌二醇水平增高以致体内水钠潴留。若服用小剂量的利尿剂与镇静剂，促使水钠排除，可使症状和体征得以改善。

4. 碘剂及甲状腺素治疗　有人认为应用碘剂治疗常可得到良好的效果，原理尚不明确。有的学者认为，患有乳腺增生症的患者常有亚临床症状的甲状腺功能低下。也有的学者认为甲状腺素直接参与乳腺的各个生理过程，甲状腺素在局部组织中的不足可导致乳腺上皮的脱落不全，从而导致导管或小叶增生。常用 5%～10%的碘化钾，5ml 口服，每日 3 次。若于经前期症状明显时使用效果更明显。还可应用小剂量的甲状腺素，具体方法：甲状腺素片 20mg，口服，每日 1 次，或左旋甲状腺素片 25～50μg，口服，每日 1 次。

(二)中医中药治疗

中医治疗乳腺增生症具有良好的效果，目前报道很多，多有 80%以上的总有效率；且市面上也有许多成品药销售，疗效也颇佳。

1. 辨证施治

(1)肝郁气滞

【主证】乳房胀痛，伴质韧块，触痛，经前加重，胸胁胀满，嗳气频频，善叹息，疼痛和肿块每随情志变化而变化，抑郁或发怒后加重，情志舒畅时减轻，舌淡红苔白，脉弦。

【治则】疏肝理气，化痰散结。

【方药】香附 15g，枳壳 12g，夏枯草 15g，生牡蛎 20g，当归 15g，白芍 12g，甘草 10g，丝瓜络 20g，路路通 15g，山楂 15g，郁金 12g，瓜蒌 15g，炒麦芽 30g，薏苡仁 30g，白术 15g，沙参 15g。每日 1 剂，3 个月为 1 疗程，月经期停服。

(2)冲任失调

【主证】乳房疼痛，有质韧块或局部增厚，经前期乳房肿胀不适，疼痛和肿块都变明显，经后缓解或消失，月经不调，腰酸无力，舌淡苔薄白，脉沉细。

【治则】调理冲任。

【方药】香附 12g，鹿角霜 15g，当归 12g，白芍 12g，熟地 15g，川芎 12g，炒麦芽 30g，枳壳 12g，枸杞 15g，甘草 9g，莪术 6g，菟丝子 15g，茯苓 15g，炙黄芪 20g，薏苡仁 30g，丹参 15g，白术 15g。每日 1 剂，连用 3 个月，经期停服。

(3)肝郁血瘀

【主证】乳房刺痛，痛位固定，伴质韧块，有触痛，肿块和疼痛与月经周期有一些关系，胸胁刺痛，喜叹息，经行不畅或色紫黯有血块，舌淡紫或有瘀斑，苔薄白，脉涩。

【治则】疏肝解郁，化瘀散结。

【方药】炒山甲 15g，当归 12g，白芍 15g，郁金 12g，川芎 12g，鹿角霜 12g，柴胡 10g，枳壳 12g，陈皮 12g，路路通 15g，炒麦芽 30g，浙贝 12g，甘草 9g，山楂 15g，鸡血藤 20g，川楝子 12g。每日 1 剂，连用 3 个月，经期停服。

(4)阴寒凝滞

【主证】乳房钝痛，遇冷加剧，得热则缓，伴质韧块，四肢欠温，可伴痛经，舌淡苔白或腻，脉沉迟。

【治则】温里祛寒，通络散结。

【方药】吴茱萸 15g，川芎 12g，炮姜 9g，甘草 12g，仙灵脾 12g，鸡血藤 20g，仙茅 12g，当归 15g，陈皮 12g，丝瓜络 15g，路路通 15g，茯苓 15g，香附 15g，炒麦芽 30g，薏苡仁 30g。每日 1 剂，连用 3 个月，经期停药。

2. 中成药治疗

(1)乳块消

【药物】橘叶、丹参、皂角刺、王不留行、川楝子、地龙。

【治则】疏肝理气，活血化瘀，消散乳块。

【用法】每次 4～6 片，每日 3 次。

【生产企业】北京中医药大学药厂。

(2)乳癖散结胶囊

【药物】夏枯草、川芎、柴胡、赤芍、当归、玫瑰花、莪术、鳖甲、僵蚕、延胡索、牡蛎。

【治则】行气活血，软坚散结。用于乳块疼痛，烦躁易怒。

【用法】每次 4 粒，每日 3 次，45 天为 1 疗程。

【生产企业】西安白鹿制药。

七、预防及调护

调整生活节奏，减轻各种生活压力，改善心理状态；养成低脂饮食、不吸烟、不饮酒、多活动等良好生活习惯；注意防止乳房部的外伤。应在专科医生处确立诊断，并完成规定疗程的治疗，避免自行停药或频繁更换药物。应每3～6个月在专科医生处体检一次。

乳腺单纯性囊肿

一、病因

该病的发生与内分泌失调有关，主要由于黄体酮分泌减少或缺乏，雌激素水平相对增高，刺激乳腺导管上皮增生，管内细胞增多，致使导管伸长、迂曲、折叠。部分管壁细胞坏死，并停止增殖进而形成囊肿，此后管壁萎缩。

二、病理改变

(一)肉眼所见

可见孤立性的大囊，也可见大囊附近有多个小囊，囊内常含有淡黄色液体或棕褐色血性液体，通常囊壁较薄、光滑，带有折光性。

(二)镜下观察

可见小导管囊性扩张，囊壁内衬扁平上皮，上皮无明显增生，大的囊肿因其囊内压力升高而使内衬上皮变扁，甚至全部萎缩消失，其囊壁由肉芽组织构成，常见异物巨细胞反应或泡沫状细胞集聚成团。较小的囊肿，上皮为立方状或柱状，增生不明显。若囊壁上皮有乳头状生长则称为乳头状囊肿；乳头可为没有间质的简单乳头，也可发展为具有纤维脉管间质的复杂分支状乳头。

三、临床表现

发病年龄多在35～50岁，35岁以前及绝经以后均很少见。乳腺囊肿的存在和生长常无明显表现，患者往往突然发现肿块。单发囊肿多呈圆形，密集的多发囊肿或单发多房囊肿常呈卵圆形，边缘呈分叶状。多发囊肿常为双侧性。大小不一，直径自数毫米至数厘米不等，多发与单发的比例为3∶1，囊肿质中，边界清楚，没有波动感，可活动，无皮肤改变及乳头内陷征象。月经来潮前乳腺胀痛，扪及肿块大小没有改变，肿块可逐渐增大，数目增多。如果囊肿所在部位表浅，乳腺皮肤偶可见外凸囊肿，常随着月经周期的改变而逐渐增大。绝经期后妇女的乳腺囊肿往往自行缩小，偶尔甚至可以消失。

四、辅助检查

(一)超声检查

可见典型的液性暗区，明确囊肿的部位及大小，可在B超的引导下行囊肿穿刺。

(二)乳腺钼靶X线片

大多数为圆形或卵圆形、边缘光整、密度均匀的致密阴影，密度与乳腺腺体相似或稍致密。由于囊肿压迫周围脂肪组织，因此在囊肿周围常见透明晕。囊肿内容物如为血性液体，可因含铁血黄素而密度较高。囊壁偶可呈“蛋壳”样钙化或“斑点”状钙化。边缘欠锐利的囊肿提示有炎症存在。囊肿一般边缘光滑，边界清楚，且大多发生在年龄稍大、脂肪含量较多的乳腺内，在脂肪的衬托下易显示。但有时由于周围纤维组织及乳腺条索状结缔组织阴影相重叠，致使部分边缘模糊不清。有的囊肿边缘呈轻度分叶状改变，而不显示光滑的弧形，这种囊肿与纤维腺瘤的鉴别比较困难。

(三)诊断性穿刺

囊肿内可抽得淡黄色液体，细胞涂片可见到腺上皮细胞及较多的泡沫细胞，可明确诊断，且可正确估计囊肿的大小。如在单纯囊肿中抽得血性液体，可排除损伤血管时，应怀疑囊肿内其他病变的存在，应进一步作囊肿内注气造影检查，明确诊断。抽出液体后注入气体，行囊肿内气造影，可以了解囊肿腔内有无隐匿的癌肿、乳头状瘤或囊内上皮增生。抽尽囊肿内容物后，注入空气，亦可注入碘水造影剂，刺激囊肿内壁，促使囊腔自行封闭，同时具有治疗意义。如囊肿内容物的细胞学检查为阴性，一般无需手术切除，3～6个月后复查，了解囊肿是否再发。一般囊肿经穿刺萎缩后，较少再发。

五、诊断和鉴别诊断

乳腺单纯囊肿的诊断主要依靠超声检查及诊断性穿刺，典型的液性暗区及囊肿内抽出淡黄色液体均足以确诊该病，并与其他乳腺肿瘤鉴别。

六、治疗

(一)手术治疗

1. 手术切除的指征

(1)经囊肿充气造影及细胞学检查，报告为囊肿内上皮增生或乳头状瘤，或疑为恶变者。

(2)囊肿内为血性液体，排除由于穿刺损伤血管者。

(3)经穿刺而囊肿仍不萎缩者。

2. 手术方式　行肿块完整切除或区段乳腺切除。

另外，有一种特殊的病症见于年轻女孩，即“乳后囊肿”。这种囊肿与乳腺结构不良无关，而为副乳腺组织的发育畸形。副乳腺组织的乳腺导管通向乳晕而不是通向乳头。在乳晕处可见具有分泌物的小“瘘管”，即为副乳管开口。这种囊肿在乳后区可扪及肿块。如对囊肿进行穿刺，抽出内容物，再注入空气或造影剂，则在乳晕的副乳导管开口可见有造影剂溢出。插管作逆行副乳导管造影，可显出乳后囊肿，囊肿壁偶可钙化，呈圆形、半圆形或点状。治疗上可行手术切除。

(二)中医治疗

中医单独治疗乳腺囊肿有一定效果，如果能和穿刺抽液结合起来，先穿刺释放囊内液，再加服2周到1个月的中药，效果会更理想。

(1)肝郁脾虚

【主证】乳腺肿块，球形，光滑活动，可有疼痛，胸胁满闷，食少纳呆，舌体稍胖，苔白微腻，脉弦，脾脉弱。

【治则】疏肝行气，健脾渗湿。

【方药】逍遥散(《局方》)合参苓白术散(《太平惠民和剂局方》)加减。

茯苓15g，党参15g，青皮12g，苍术12g，当归12g，枳壳15g，白术15g，炒扁豆20g，薏苡仁30g，厚朴12g，木瓜15g，浙贝15g，甘草9g，丝瓜络20g，炒麦芽30g。

(2)冲任失调

【主证】肿块随月经周期而变化，经前肿胀变硬，经后变软，月经期量、色、质不正常，腰膝酸软，舌淡红或红，苔薄白或少，脉细。

【治则】调理冲任。

【方药】首乌地黄汤加减。

山药20g，枸杞子15g，生山楂15g，山茱萸15g，白芍12g，茯苓15g，枳壳12g，何首乌15g，熟地15g，炒麦芽30g，浙贝15g，莪术6g，川芎10g。

(沈　春)

第五节　乳腺良性肿瘤

乳腺纤维腺瘤

乳腺纤维腺瘤是女性乳房中最常见的良性肿瘤，以中青年多见，绝经期妇女如行激素替代治疗，也可发病，妊娠期生长较快。可单发，也可单乳或双乳多发。它由腺组织和纤维组织的异常生长形成。临床肿块可以从1cm以下到15cm(乳腺巨大纤维腺瘤)不等。多见于15～30岁年轻女性。它以无痛性的肿块为特点，常在乳房自我检查和偶然中被发现。

该病发病率较高，在乳腺良性肿瘤中居首位。在普查中此瘤并不少见，估计其发病率要高出乳腺癌几倍到几十倍，但乳腺纤维腺瘤的发病率很难查清，因纤维腺瘤一般无明显的临床症状，尤其是一些微小的纤维腺瘤常不为患者发现。

一、病因

乳腺纤维腺瘤来自于乳腺小叶间质，它有腺上皮组织和结缔组织的成分，是小叶内纤维组织和腺上皮的良性肿瘤。目前，对引起乳腺纤维腺瘤的病因及发病机制尚不甚清楚，但一致认为和以下因素有关：估计与雌激素水平增高或小叶内纤维细胞对雌激素的敏感性异常有关，因为月经初潮前的女性和绝经后的女性基本上不发生，而绝经期后服用雌激素的妇女则可以出现。在青春期，乳腺小叶发育成熟时，作为小叶支架的纤维组织也迅速增长，如果这时雌激素过度刺激，纤维细胞容易在此时过度增长而形成肿瘤，所以临床20～25岁女性的纤维腺瘤的发病率最高。另外，由于局部解剖生理特性的差异，致使不同妇女乳腺组织对雌激素刺激的敏感性不同，对雌激素刺激敏感的妇女才得病。妊娠早期在雌孕激素的作用下，间质再次处于快速生长的阶段，在此期间内，原来隐藏的小的纤维腺瘤可能会快速增长，或可能形成新的纤维腺瘤。另外，高脂饮食可改变肠道菌群，使之将来自胆汁的类固醇在结肠中转化为雌激素，进而刺激乳腺导管上皮及间质纤维组织增生引起该病。

中医认为，该病多由情志内伤，恼怒伤肝，忧思伤脾，肝脾不调，气机不畅，运化失司，致痰浊内生；或因冲任失调，气滞血瘀痰凝，积聚于乳房而成。

二、病理改变

(一)肉眼形态

大多数肿块的直径在1～5cm，形状大多为球形、椭圆形，有的呈分叶状，表面光滑，和正常组织有明显的分界，其质地如橡皮，断面色白或灰白，当上皮成分较多时呈浅棕红色，有黏液感，边缘外翻。周围组织受压而纤维变性，可形成一层纤维包膜。

(二)镜下所见

乳腺纤维腺瘤由乳腺管和结缔组织增生所致，按其增生成分的比例不同，可分为腺瘤、纤维腺瘤、腺纤维瘤3种基本类型。

(1)腺瘤：由大量的小腺管和少量纤维组织构成腺瘤样结构，有包膜，在妊娠、哺乳期内上皮细胞可明显地显示出分泌现象，形成腺泡，腺泡内可见粉染的乳汁。此肿瘤生长迅速，可在短时间内明显增大。

(2)纤维腺瘤：瘤内的纤维组织明显多于腺瘤，与增生的小腺管构成瘤的主要成分。

(3)腺纤维瘤：瘤组织内腺管增生不明显，而以大量增生的纤维组织构成肿瘤的主要成分。

根据其排列方式上的差异，还可将该病分为管内型、管周型、囊性增生型及分叶型。

(1)管内型：亦称管型纤维腺瘤，可见乳管和腺泡上皮下纤维组织增生变厚，可累及一个或数个乳管系统，呈弥漫性增生，增生组织逐渐向乳管突入，充填挤压乳管，将管腔压扁，腺上皮紧密排列成两行。此外平滑肌组织也参与生长，无弹力纤维成分。病变早期上皮下纤维组织呈灶性增生，细胞呈梭形，间质常有黏液变化。病程长的肿瘤纤维组织可变致密，并发生透明变性，上皮萎缩甚至全部消失。

(2)管周型：亦称乳管及腺泡周围性纤维腺瘤，病变主要为乳管和腺泡周围的弹力纤维层外的纤维组织增生，其中也有弹力纤维增生，但无平滑肌，也不出现黏液变性，乳腺小叶结构部分或全部消失，纤维组织由周围挤压乳管及腺泡使其呈小管状。纤维组织致密、红染，还可出现胶原变或玻璃样变，甚至钙化、骨化等。

(3)囊性增生型：由乳腺增生症演变而来。瘤体与周围乳腺组织分界清楚，可有包膜。肿瘤由腺管上皮和上皮下或弹力纤维外结缔组织增生而成。上皮病变包括囊肿形成、导管上皮不同程度的增生、乳头状瘤病、腺管型腺病及大汗腺样化生等。该病与囊性增生病的区别是，后者病变较广泛，与周围组织界限不清，且常累及双侧乳房。

(4)分叶型：亦称巨纤维腺瘤。多见于青春期或40岁以上女性，临床上较少见，约占乳腺纤维腺瘤的2%。大体形态是肿瘤多呈球形，瘤体较大，其直径＞7cm以上。切面见许多较大的裂隙交错，好像将瘤体分隔成叶状。镜下见腺体异常扩大，间质纤维组织增生活跃，但无间变，挤压极度扩大的腺腔而形成较大的裂隙，或呈乳头状腔隙。

三、临床表现

乳腺纤维腺瘤主要发生在女性，偶尔见于男

性,男女比例为1∶200。乳房内缓慢增大的无痛性肿块,偶尔个别病例有轻微疼痛,多在洗澡或体检时发现。单个发生者居多,少数(10%～15%)可多个发生和双乳发生。75%集中于乳房的外上象限,瘤体初期较小,且生长缓慢,纤维腺瘤在妊娠期雌、孕激素的作用下可长大明显。绝经后女性罕见此病。肿块多为球形、椭圆形和分叶状,质硬如橡皮,表面光滑,边界清楚,活动度大,如弹珠,无触痛,与皮肤和基底无粘连,触诊时常有"浮球感",表面皮肤无改变。临床就诊时大小在2～4cm的居多。多数纤维腺瘤与月经关系不大,无经前和经期出现或长大,经后明显缩小或消失的特点。但也有少数与月经周期有关,可以在经前或月经刚来时有局部肿胀感。腋下淋巴结无肿大,无乳头溢液,无酒窝征和"橘皮样"改变,无乳头内陷。

四、诊断

典型的乳腺纤维腺瘤一般不难诊断,对于20～39岁的青年女性,乳腺内触及单发或多发肿块且生长缓慢者,均应考虑该病的可能。临床上大多数患者均是通过体检得以确诊,触诊时可发现乳腺内有单发或多发肿块,质地坚韧,活动度好,边界清楚,多为类圆形。但少数患者需与乳腺癌及乳腺增生症相鉴别。在诊断困难时可参考下述特殊检查加以鉴别。

1. 乳腺钼靶X线检查　一般可见边界光滑、形态规则、圆形、椭圆形或略呈分叶状的、密度均匀与周围组织分界清楚的病灶,病程长者在纤维腺瘤的病灶里也可以发现良性的钙化灶,一般为片状,轮廓不规则,大小为1～25mm,与乳腺癌细颗粒状钙化不同。要注意,当乳腺纤维腺瘤发生在致密型乳腺中时,往往被掩盖而不能发现。

2. B超检查　纤维腺瘤是实质性的病灶,它在B超图像中常常呈均匀的中、低回声区。少数病灶呈现复合的高回声或等回声,一般无强回声的钙化斑,仅病程长者偶尔可见钙化,内部回声均匀,边界清楚,形态规则,多呈圆形、椭圆形或分叶状,包膜完整。

3. 乳腺近红外线检查　肿瘤与附近组织透光情况一致,瘤体较大者肿瘤边界清晰,无血管改变的暗影。

4. 乳腺液晶热象图　两侧乳腺各象限血管热象图分布均匀,肿瘤为低温图像,周围无异常血管走行。

5. 针穿刺细胞学检查　是在术前诊断乳腺纤维腺瘤的较好方法,往往能给治疗提供较好的依据。

五、鉴别诊断

(一)乳腺增生症瘤样变期

好发于30～40岁,典型表现为单侧或双侧乳腺有周期性乳痛,同时在一侧或双侧乳腺可触及单个或多个结节,该结节有时体检时与乳腺纤维腺瘤很难鉴别,有一部分妇女被误诊为乳腺纤维腺瘤而行手术,术中往往发现结节与周围组织无明显界限而无从下手。主要鉴别点有:

(1)病史:乳腺增生症多伴有周期性乳痛。

(2)触诊时,乳腺增生症瘤样变的结节基底较宽,似平卧于乳腺内,而乳腺纤维腺瘤是一种良性肿瘤,它多呈向心性生长,故一般基底较小,为类圆形肿块。同时乳腺增生症瘤样变时周围或对侧乳腺的腺体常常增厚、压痛。

(3)乳腺纤维腺瘤在手术后多数不复发,而乳腺增生症行手术切除后,如不经其他治疗,往往可在原位或其他部位发生肿块。所以,当临床上发现有乳腺纤维瘤切除后又在原位或其他部位复发时,应考虑有无乳腺增生症的可能。

(4)乳腺增生症瘤样变的结节在月经周期的不同时期、大小及质地可有变化,经调节内分泌治疗可软化或缩小;而乳腺纤维腺瘤一般无明显变化。

(二)乳腺癌

主要是和早期的乳腺癌相鉴别。临床上侧重从活动度和酒窝征着手,乳腺癌的活动度即使在早期也往往比纤维腺瘤活动度差,且由于癌肿侵袭了Cooper韧带,即使在早期也可能出现酒窝征。这种酒窝征可能不会明显和典型,有经验的医师会轻微地提捏肿块部位的皮肤,发现隐藏的酒窝征,如果临床体检不能鉴别,就只能用乳腺X线摄影、B超、近红外线透照,甚至MRI、CT、核医学、PET、穿刺活检等鉴别。其中应用近红外线透照的鉴别为:乳腺纤维腺瘤在透照下大部分不显影，个别的可以显出浅灰影；而乳腺癌除非癌灶太小（如1cm以下），较多的都会显出中到深灰影。

(三)大导管内乳头状瘤

多位于乳晕区，肿瘤可有囊性感，大多伴有血性乳头溢液。

(四)乳腺脂肪瘤

乳房脂肪瘤少见，质地稍软，发生的年龄普遍比纤维腺瘤大，绝经期后的女性可见。有时乳腺脂肪瘤易与纤维腺瘤相混淆，多数在手术中发现。乳腺X线摄影和针吸活检，可以帮助鉴别。

(五)乳腺囊肿

在临床上有时难以区别，需要B超帮助鉴别。一般纤维腺瘤与单纯囊肿在B超上容易鉴别，而复合囊肿则有时需要穿刺来确诊。

六、治疗

(一)手术治疗

乳腺纤维腺瘤虽属良性肿瘤，但极少数有恶变的可能性，而且这种恶变的危险性为累积性增加。据报道，乳腺纤维腺瘤5年后患浸润性癌的危险性为0.7%，12年后为2.2%，故多数学者主张，一旦诊断，原则上均应手术切除。各类药物治疗效果多不可靠。妊娠、哺乳期内分泌环境急骤变化时，有的纤维腺瘤会加速生长，故该病患者应在结婚前，至少妊娠前将肿瘤切除，如孕后始发现肿瘤，可于妊娠3～4个月时切除肿瘤，过早手术，担心术前、术后使用药物影响胎儿，5个月后因乳房生理性胀大，会给手术操作带来某些困难。绝大多数患者行局部切除术可以治愈，因该病有时并不完全有明显包膜，故不宜作肿瘤摘除术，应作包括肿瘤及其周围至少0.5cm正常组织在内的局部切除术，或行乳腺区段切除术。少数复发者，或异时性多发者，可按上述方法再次手术切除，效果多良好。手术切口多主张放射状切口，以减少对乳管的损伤，肿瘤位于乳晕附近的，可作乳晕边缘弧形切口。肿瘤较厚、较大或多发者，可作乳腺下方弧形切口，经乳腺后间隙切除肿瘤。不能除外恶性者，设计切口时应考虑根治术切口的需要。临床不乏初步诊断为“纤维腺瘤”而病理报告为癌的事例，也有手术医生过于自信，认为纤维腺瘤肉眼诊断无疑，无需送病理，数月后原切口处广泛复发，严重影响了患者的预后。因此，凡乳腺肿瘤切除标本，均应常规全部送病理科作组织学检查，以明确病理诊断。纤维腺瘤如按上述方法完整切除，多可治愈。由于致病的内分泌环境持续存在，10%～25%患者可同时多发，也可先后多发，不应将这种多发性倾向视为复发。

(二)中医治疗

单纯以中医方式治疗乳腺纤维腺瘤不会获得疗效，最好是手术摘除。对于多发性的或反复发生的乳腺纤维腺瘤患者，可以给予中药治疗以防复发。这类患者多以光滑、活动、无痛的乳腺肿块为特征，许多患者舌脉无明显异常，月经周期也正常。在中医常常以气郁痰凝为辨证要点，治则是疏肝解郁，化痰散结。处方以逍遥散(《局方》)合二陈汤(《太平惠民和剂局方》)加减。

当归15g，白芍15g，浙贝15g，茯苓15g，白术15g，香附12g，莪术10g，陈皮12g，郁金12g，瓜蒌15g，甘草10g，山慈菇12g，夏枯草15g，柴胡10g。月经不调者加仙灵脾12g，仙茅10g；多发性纤维腺瘤者可适当加用生黄芪30g，党参30g。

一般服药时间在肿块切除术后第2天即可开始，服用1～2个月即可。孕妇忌服。

七、预防及调护

乳腺纤维腺瘤是一种生长缓慢的良性肿瘤，手术切除的预后良好，多数不复发，但也有少数患者在乳房的其他部位可新生纤维腺瘤，再手术后的效果同第一次手术。乳腺纤维腺瘤很少恶变，如发生恶变多为纤维肉瘤而极少为癌。建议摄取低脂、高纤维、蔬菜类食品和低咖啡因饮品。对未手术的患者要求自我监控，定期复查。

乳腺导管内乳头状瘤

乳腺导管内乳头状瘤是发生于乳腺导管上皮的良性肿瘤，不多见。根据其组织发生、临床表现和生物学特性不同，可分为大导管内乳头状瘤、囊内乳头状瘤及中小导管内乳头状瘤。发生于乳腺输乳管及乳晕区大导管的乳头状瘤，为单发孤立性，多位于乳头或乳晕下方的乳腺中央区内，多为良性。发生于中小导管的多发性导管内乳头状瘤，常为多发甚至双侧，有较高的恶变率。该病多见于成年女性，尤以40～45岁多见。

该病可发生于各个年龄段，但70%为40～50岁生育过的妇女，发病高峰为40～45岁。由于该病的临床症状不明显，而许多微小的乳头状瘤多在因其他疾病行活检时发现，故很难有确切的统计，一般认为其发病率约为同期乳腺癌发病率的1/15。

一、病因

乳腺导管内乳头状瘤的病因，目前尚不十分明确，多数学者认为与孕激素水平低下、雌激素水平增高有关，是雌激素异常刺激的结果，与乳腺囊性增生病的病因相同。几乎70%的导管内乳头状瘤是乳腺囊性增生病的一种伴随病变。但大多数研究并未得到一致的结果，一般认为该病的发生与更年期女性雌激素分泌紊乱有关。

二、病理改变

乳腺导管内乳头状瘤的病理变化可分为两种。

1. 大导管内乳头状瘤　常发生在乳晕区大导管内，其位置不超过乳晕范围，为自乳管开口部至壶腹以下1.5cm左右的导管。多为单发，也可多发，也可累及乳腺双侧导管。大体形态：肿瘤一般呈黄色、灰白色、鲜红色，颗粒状，数目及大小不等，直径为0.5～2.5cm，有细带长短不一，肿瘤分支较多，质较脆，富薄壁血管，容易出血。肿瘤充塞于扩张的导管腔内，有时可见半流体状物充满管腔，使分泌物潴留，导管呈囊性扩张。镜下见：乳头状瘤由纤维组织、血管构成的蒂茎及其覆盖的增生柱状上皮，其下方的肌上皮细胞所构成。可见蒂柄的纤维组织、血管来自上皮下结缔组织。肿瘤表面呈灶性柱状上皮增生，大汗腺样化生。

2. 中、小导管内乳头状瘤　临床较为少见，常伴有乳腺囊性增生。肿瘤呈白色半透明状小颗粒，附于管壁，有蒂或无蒂。有蒂的表面被覆柱状上皮，无蒂的多为立方上皮或圆形上皮，上皮生长旺盛，属癌前病变，癌变率5%～10%。

三、临床表现

(一)乳头溢液

乳头溢液是导管内乳头状瘤的常见症状。多数患者发现在内衣上有血迹或黄褐色污迹而就诊，无疼痛及其他不适，少数患者以乳头及乳晕区结节或其他症状就诊。据统计发生于大导管的乳头状瘤，约86.4%的患者有此症状，发生于中小导管的乳头状瘤约为35%。大多数乳头溢液为血性，少数为浆液性。多数为单侧、单个乳孔血性溢液，少数为多孔溢液，提示病变多发。临床常见溢液较多者，肿瘤较小或肿瘤位于乳晕附近的大导管内。乳头溢液常为间歇性，量少，有些患者溢液较多，轻挤压乳房便有滴状浆液、血性溢液。少数患者一旦挤出较多溢液后乳内肿块便明显缩小或消失，这是由于大导管被乳头状瘤及其分泌物逐渐充塞，因内压增大而扩张呈囊肿所引起。乳头溢液的乳管开口位置与乳头状瘤的位置有相应的关系，多位于乳头下及乳晕区。正常时乳腺由15～20个乳腺小叶组成，每个小叶的导管均开口于相应的乳头方位上，若用手指沿顺时针方向按压乳晕5点钟处，即见乳头5点钟导管开口处有溢液排出。表示该处为乳头状瘤的部位，又称为“压液点”。此法对乳腺内无肿块触及时更有诊断意义。该病病程长短不一。对乳头溢液而言，有一经发现立即就诊者，也有长达10年的。

(二)乳内肿块

乳内肿块也是导管内乳头状瘤常见的临床症状，约1/3的患者可在乳内触及肿块。这种能触及的肿块大多数是大导管内乳头状瘤，多位于乳头部的大导管或壶腹中，一般不超过乳晕范围，少数距中心5～6cm。肿块多数呈结节状，少数可呈条索状，挤压该处常见少量分泌物从相应的导管开口处溢出。

四、诊断和鉴别诊断

(一)诊断

1. 诊断要点

(1)多单侧,单个导管系统发生病变,多发生于中年女性,40～45 岁多见,偶见于男性。

(2)有乳头分泌物,特别是血性分泌物从乳头溢出是其特征性表现,在良性病变所致的乳头溢液中,有一半以上由导管内乳头状瘤引起,这种乳头溢液是自发性的,可持续存在,也可以间歇性地发生溢液,可以为血性,呈暗红色,也可以呈淡黄色、棕黄色不等,清亮较稀薄。乳腺导管内乳头状瘤的患者有 90%发生或曾发生过血性溢液。部分病例的乳头溢液和乳内肿块有密切关系,即没有乳头溢液时乳内肿块增大,溢液排除后,肿块缩小甚至不能扪及。如果是多发性的导管内乳头状瘤,乳头溢液的症状会相对不太明显。

(3)乳头分泌物仅发生于一个导管开口。轻微的患侧乳房疼痛,有的在乳头分泌物被排除后疼痛缓解。

(4)大导管内乳头状瘤,可能触及肿块。由于它发生在大的乳腺导管,肿块常常位于乳晕内接近乳头的部位。肿块一般较小,在 1cm 以内,且缓慢生长,呈结节样,质地较软,按压肿块时常见少量暗红色液体从乳头溢出。个别肿块较大者,如 2～3cm 大小常是肿瘤阻塞导管后有囊肿形成的缘故。小肿块偶尔会发生在远离乳头的部位,由多发性导管内乳头状瘤所致。

2. 辅助检查　对于只有乳头溢液而触不到肿块的患者,则可采用一些辅助检查,以便明确诊断。

(1)乳腺 X 线摄影检查和选择性的乳腺导管造影:在乳腺 X 线摄影检查下的乳腺导管造影,是乳腺导管内乳头状瘤的常用检查方法,它尤其适合有乳头溢液而临床无肿块表现者。操作方法是用尖端钝的、微小的塑胶导管,由乳头有溢液的导管口插入,注入造影剂(一般选泛影葡胺),立即进行乳腺 X 线摄影。但在决定导管造影开始之前,建议先拍普通的乳腺 X 线摄影图片,以利于与造影后的图像进行对照。在造影前的乳腺 X 线摄影中,体积小的导管内乳头状瘤一般不能被辨别出来,当瘤体较大时可见到导管扩张成条索状影,或局部圆形的密度略高影,边缘光滑,偶见钙化。单发性的导管内乳头状瘤,一般位于乳腺一级导管内,在乳腺 X 线摄影的导管造影图像中,可以见到圆形、类圆形或半月形、边缘光整的充盈缺损区,可见远端导管扩张,亦可见导管梗阻,呈弧形杯口状肿块影,较大的导管内乳头状瘤,可见病变处乳管极度扩张,管壁光滑完整,其间见分叶状肿瘤影。多发性的导管内乳头状瘤位于中小乳腺导管中,在病变导管的远端常见程度不等的扩张,多无梗阻,管壁或管网结构完整,在造影非常成功的图像中,偶尔可以见到微小的充盈缺损区在分支导管中,但绝大多数情况都无法见到。不适合乳房导管造影的情况有:①对造影剂过敏;②以前的乳房手术已经破坏了乳腺导管的连续性;③乳头严重内缩;④对不止一个导管开口有溢液者较麻烦,因乳腺导管造影一般一次仅做一个导管。

(2)细胞学检查:乳腺导管内乳头状瘤乳头溢液细胞学检查,见瘤细胞增生活跃黏着成团,排列成乳头状。瘤细胞多具有一定异形性,常出现泡沫细胞。应注意与乳头状癌相鉴别。近来通过冲洗导管收集溢液及微量细胞学方法检查,其阳性率可大大提高。对于可触及肿块的病例还可采用针吸细胞学检查,以便和溢液细胞学对照,并与乳腺癌进行鉴别诊断。

(3)乳管内视镜检查:正常乳腺导管管壁黏膜光滑呈粉红色,可见微血管。总乳管呈环形结构,从总乳管开始逐级分支。当为有乳腺导管内乳头状瘤时,见导管内有红色、黄色或红黄相间的实性肿瘤。导管内乳头状瘤可表现为单发或多发性病灶,也可同时发生于一侧乳腺的两个腺叶或双侧腺叶,瘤体位置距乳头开口最近距离为 0.5cm,最远为 6cm,平均 2.74cm。提示乳管内乳头状瘤好发于乳腺大导管内。通过以上辅助检查,常可得出乳腺导管内乳头状瘤的诊断。但在临床上,导管内乳头状瘤与导管内乳头状癌很难区别。因为两者都有血性溢液及乳内肿块。所不同者,导管内乳头状癌的溢液细胞学检查可找到癌细胞,选择性乳腺导管造影可见管壁破坏、导管中断,患者病情发展快,年龄偏大。当疑为乳头状瘤恶变时,术中冰冻切片检查常不满意,应行术后病理石蜡切片检查,以便确诊。其次应和乳腺导管扩张症鉴别,导管扩张症乳头溢液多为浆液性,有时也可为血性溢液,在乳晕下常可触及增粗的乳管。导管造影可见扩张的管腔、增粗的管壁,常可做出诊断。

（二）鉴别诊断

1. 乳管内乳头状癌　发生在乳腺大小导管内，有乳头溢血，早期与大导管内乳头状瘤难以区别。但乳头状癌的瘤体一般较大，常＞1cm，表面不光滑，可与表皮粘连，腋淋巴结扪及肿大。导管造影显示导管中断，管壁被破坏，可见致密块影，有的有放射状、毛刺状，与乳头状瘤不同。但有的乳头状瘤由于反复损伤、出血、纤维化，大量纤维结缔组织增生，将乳头状结构和腺管包绕其中，上皮受压变形，状似上皮浸润间质，可误诊为乳头状癌。鉴别要点是：乳头状瘤的细胞呈双层排列，无异型，可见肌上皮细胞和大汗腺化生，被结缔组织包绕的上皮及腺管呈受压状态，其长轴与纤维组织的走向一致。

2. 乳腺囊性增生病　其乳头溢液多为双侧，多个导管开口发生，溢液以浆液性居多，乳房有周期性疼痛，表现为乳房部位而不是乳晕部位的多发性、扁平、结节样、条索状、随月经周期变化的质韧肿块。多发性导管内乳头状瘤发生肿块者与乳腺囊性增生病的肿块之间的鉴别较难，除了观察肿块和疼痛与月经的关系外，考虑用病理活检来鉴别。

3. 乳腺导管扩张症　该病的基本病变是乳腺导管潴留性扩张。乳腺导管扩张症的溢液多为粉刺样有臭味的物质，溢液发生于多个导管开口或双侧同时发生，且多有乳头内陷，其肿块虽多位于乳晕区，但肿块较大，边界不清，常发生红、肿、热、痛等症，可溃破形成窦道。在乳腺X线摄影中常可以鉴别，溢液涂片也可以帮助鉴别。

五、治疗

（一）手术治疗

乳腺导管内乳头状瘤虽属良性肿瘤，但长期存在有恶变可能，临床和乳头状癌也难以鉴别，应尽早手术切除。手术的方式过去一直是乳房单切术。现在对50岁以上的绝经后患者仍然使用乳房单切术。对年轻患者，多主张手术切除肿瘤和病变的导管系统，采取乳腺区段切除术较多。由于肿瘤手术的范围常累及乳头和乳晕，术后患者可能会乳头感觉迟钝或麻木。如果病理检查发现导管上皮增生活跃或有间变者，应单乳切除。若病灶已有恶变，应按照乳腺癌进行治疗。该病在只做了乳腺局部手术的患者可能术后复发，复发后的治疗也是手术治疗。手术切除的难点在于病灶的准确定位。以下方法有助于寻找病变的腺段或导管系统：手术者必须在术前亲自观察到溢血液乳管口的具体位置，并以甲紫或亚甲蓝标记。如果患者入院后未再流血，则手术宜适当延期；自溢血液乳管口置入平头针，缓慢注入亚甲蓝0.5～1ml，该病变腺段将全部蓝染。应以保留在病变导管内的平头针为引导物，辨明该腺段的位置。常用手术方式：

（1）局部切除术：在术前难以确定位置的情况下，局部病灶切除有一定盲目性，有报告复发率达38.4％者，故不推荐局部切除术。

（2）腺段切除术：又称乳腺区段切除术。先从溢液乳管口注入亚甲蓝定位后，行病变导管系统切除术或乳腺楔形切除术。手术范围包括含乳头状瘤的全部腺段组织。对于良性病变，该术式比较彻底，少有复发，对乳腺外形影响不大，已成为该病最常用的手术方式。

（3）经皮下乳腺切除术：经皮下乳腺切除术适用于多管溢液的乳腺导管内乳头状瘤；或临床仅有乳头溢液，而未扪及乳内肿块，术前不能明确定位，术中不能找到病灶；对年龄较大，溢液细胞学检查疑为恶性者，可行经皮下全乳切除术或乳腺单纯切除术。术后病理报告为癌，再行放疗及化疗等综合治疗。治疗中应特别注意，不可将管内乳头状瘤误诊为乳头状癌而行根治术，当冰冻切片不能确定时，可先作乳腺区段切除术，待石蜡切片证实为恶性时，再酌情行适宜的根治术。如果治疗方法正确，该病少有复发，预后良好。由于致病内环境存在，少数患者在其他大导管内新生乳管内乳头状瘤，应视为多发性而非原肿瘤复发。

（二）中医治疗

中医治疗一般很少单独使用，虽然可以缓解乳头溢液的症状，如根据病情辨为气郁化火或脾不统血两种证型，使用相应的治疗，但常不能解决其根本问题，有时还可能因为乳头溢液的症状好转而拖延了对肿瘤进行彻底治疗的时间。所以一般是在手术后加用1个月的中医治疗，可以促进痊愈，也可以帮助预防复发。

【主证】手术后神疲乏力，胸闷气短，动则易出汗，食欲欠佳，舌淡苔白，脉稍弱。

【治则】补气养血。

【方药】当归补血汤合二至丸（《证治准绳》）加味。

炙黄芪 30g，当归 12g，鸡血藤 15g，茜草 15g，茯苓 12g，浙贝 12g，山楂 12g，白芍 15g，女贞子 15g，旱莲草 15g，何首乌 12g，沙参 20g，白术 15g，陈皮 12g，夏枯草 15g。

六、预防及调护

应保持心情舒畅，避免郁怒，在临床观察或药物治疗期间，应遵医嘱定期在专科医生处检查或自查，注意乳腺肿块大小、性状有无改变。

其他良性肿瘤

一、乳腺错构瘤

乳腺错构瘤又称腺脂肪瘤，由脂肪组织、纤维组织、乳腺导管和乳腺小叶几种组织成分混合生长而成，是临床上比较少见的特殊类型的乳腺良性肿瘤。发病年龄 27～88 岁，平均年龄 42 岁。多见于绝经后女性，病程长短不一，最长达 15 年。过去由于对该病认识不足，常被认为是积乳囊肿、纤维腺瘤、乳腺囊性增生病。

（一）病理

该瘤与其他组织器官的错构瘤相同，由于乳腺内的正常组织错乱组合，即由残留的乳腺管胚芽及纤维、脂肪组织异常发育形成瘤样肿块。

（二）病理改变

1. 肉眼形态　肿瘤大小不一，直径 1～17cm，呈圆形、扁圆形，有包膜，质较韧，切面淡黄色，间有灰红色。

2. 镜下所见　肿瘤由乳腺上皮性成分和间叶性成分以不同的数量混合而成。根据上皮性成分和间叶性成分所占比例的多少，分为 3 种类型：①若以上皮成分为主，称为腺性错构瘤；②若以纤维组织占优势者，称为错构瘤；③若以脂肪组织占优势者，称为腺脂肪瘤。这是该病具有特色的一种征象，瘤体内的腺体成分尚保持着分泌乳汁的功能。

（三）临床表现

患者无意中发现乳内有一肿块，肿瘤生长较缓慢，位于左乳内上象限及左乳内下象限者居多，也可位于乳房皮下。瘤体常单个出现，大小不一，呈圆形、扁圆形，界限清楚，活动良好，一般无压痛。位于皮下者，质软，与乳房脂肪瘤很相似；位于腺体内者质地较坚实，似乳腺增生症或乳腺纤维腺瘤，术前不易区分。

（四）诊断

乳腺错构瘤多发生于 40 岁以上女性，肿瘤呈圆形、椭圆形，有包膜，质地较软，不均匀，生长缓慢，有时可停止生长。X 线显示在低密度基础上出现密度不均匀的特点。肿块细针吸取细胞学检查有时可抽出乳汁，以上是该病的诊断基础。但临床上不易诊断，确诊需病理证实。镜下观察必须结合大体标本的肉眼检查。制片时如未取到肿瘤包膜，则镜下诊断较困难。

（五）治疗及预后

该瘤为良性肿瘤，药物及放射治疗无效。有特征性 X 线表现者，诊断明确，无需治疗。无特征性 X 线表现者，建议活检。肿瘤切除后无复发报道，预后良好。

二、乳房皮脂腺囊肿

乳房皮脂腺囊肿常位于乳晕部皮内，因溃破后有豆腐渣样物溢出，又称豆腐渣瘤。又因溢出物似脂粉渣样物，又名粉瘤。常见于青壮年，多因局部污染而合并感染，局部出现红、肿、热、痛，似脓肿所见，破溃后流出脓汁样粉渣样物。一般不发生癌变。

（一）病理改变

1. 肉眼形态　囊肿呈灰白色圆形或椭圆形，大小不等，从豆粒到卵黄大，表面光滑，包膜完整。切面为囊性，内容物为油脂状。

2. 镜下所见　囊肿壁由复层鳞状上皮组成，囊内可见破碎的皮脂腺细胞。

(二)临床表现

可见于乳房各处，但以乳晕部最多见。开始皮内出现似豆粒大小，无触痛，圆形肿块，与皮肤粘连，与皮下组织不粘连，活动度良好。肿物中央有一针尖大小的凹陷，色较深，挤按可见有粉渣样物溢出。肿物生长缓慢，一般无自觉症状。

(三)治疗

以手术治疗为主，可行肿瘤摘除术，术中应将包膜剥离干净，以免复发。对已感染成脓者，则先控制感染后再行囊肿摘除术。

三、乳房脂肪瘤

乳房脂肪瘤是来源于乳腺脂肪组织的良性肿瘤，可见于任何年龄，常发生于 40～60 岁女性，与身体其他部位的脂肪瘤无异，极少发生恶变。该病常见于脂肪丰满乳房较大之妇女，多位于皮下，少数位于乳腺间质中。肿物生长缓慢，有时甚至停止生长，界限清楚，质地柔软。

(一)病理改变

1. 肉眼形态　肿瘤呈圆形或椭圆形，质软，表面呈分叶状，有完整菲薄的纤维性包膜。切面瘤组织与正常乳腺内脂肪相似，颜色略黄。

2. 镜下所见　肿瘤细胞由分化成熟的脂肪细胞构成，并被纤维组织分隔成小叶状，外被有薄层纤维包膜。瘤细胞较大，圆形，胞质内充满丰富脂滴，有的胞核被推往近胞膜处。瘤细胞间可见小血管及少许纤维组织，有时纤维细胞和脂肪组织可发生黏液变性。

(二)临床表现

患者常在无意中发现乳房内无痛性肿块，多为单发，偶见多发。瘤体呈圆形或扁圆形，扪之质地柔软，直径为 3～5cm，病程长者可达 10cm 以上，可移动，与周围组织无粘连。发生于皮下脂肪层者常较浅，可触及；发生于腺体内脂肪组织者则较深，不易触及。

(三)诊断

根据皮下触及圆形或扁圆形肿块，境界清楚，活动度良好，质软，即提示为脂肪瘤。若有疑问时可行肿物细针吸取细胞学检查，针吸抽出脂样物，涂片镜检见成片状分布的分化成熟的脂肪细胞，即可确诊。

(四)治疗

该瘤属于良性肿瘤，生长缓慢的小脂肪瘤危害不大，可暂时观察。生长较快，体积较大且对周围组织有压迫者，可行脂肪瘤切除术。术后常规送病理检查明确诊断。该病预后良好，术后不再复发，罕有恶变。

四、乳房海绵状血管瘤

乳房海绵状血管瘤是由血管组织构成的先天性良性血管畸形，生长缓慢，很少恶变，临床少见。可见于任何年龄，主要发生于乳房皮肤、皮下或腺实质内，大小、深浅不一，可单发或多发，没有包膜，质地柔软有弹性，可以压平，无明显症状。发生在乳腺的血管瘤，依其组织结构、形态特点可分为毛细血管瘤和海绵状血管瘤。

(一)病理改变

1. 肉眼形态　常发生于乳房皮下或腺实质深层，大小不一，质软，切面暗红，可见大小不等的血管腔隙，内含多量血液，腔壁厚薄不均。

2. 镜下所见　肿瘤由大量充满血液的、扩张充血的腔隙或囊构成。内壁上被覆单层内皮细胞，腔隙之间可见少量纤维组织条索或少许平滑肌纤维将其分隔。肿瘤无完整包膜，与周围组织界限不清。

(二)临床表现

肿瘤位于皮下，瘤组织柔软，多为稍隆起的圆形，边界不甚清楚，状如海绵有压缩性，病变处表皮正常。位于浅表的海绵状血管瘤，可透过皮肤看到蓝色团块状瘤，亦可呈青紫色。常与毛细血管瘤并存，构成混合性血管瘤，穿刺可抽出血性液体。

（三）治疗

1. 手术治疗　该瘤常为良性，较小的血管瘤可行肿瘤切除术，较大的海绵状血管瘤，可行乳腺单纯切除术。手术时要注意止血，术后效果良好。

2. X线放射治疗　海绵状血管瘤对X线颇为敏感，一般常用浅层X线治疗机，每周照射1～2次，每次$(1.29\sim2.5)\times10^{-2}$C/kg，总量可达0.2～0.26C/kg。有条件者可用镭盒接触治疗。

3. 硬化剂治疗　可用5%～10%高渗盐水或5%鱼肝油酸钠等作为注射用硬化剂，注入肿瘤下方及周围。切勿注入瘤内或上方，否则可引起破溃。剂量一般不超过0.5～1.0ml，每周1次，数次后见效。

五、乳房平滑肌瘤

乳房平滑肌瘤是一种少见的来源于乳房平滑肌组织的良性肿瘤。发生于乳头的称乳头平滑肌瘤；来源于乳晕区皮肤平滑肌的称浅表平滑肌瘤；来源于乳腺本身血管平滑肌的称血管平滑肌瘤；来源于乳腺本身血管平滑肌和腺上皮共同构成者称腺样平滑肌瘤。该瘤生长缓慢，可对瘤周组织产生压迫，阻碍乳腺的正常功能。该病很少发生恶变。

（一）病理改变

1. 肉眼形态　肿瘤呈圆形或椭圆形，边界清楚或有包膜，实性，质韧，直径0.3～3cm。切面呈白色或浅红色，稍隆起，有编织状或漩涡状结构，偶见黏液样物。

2. 镜下所见　肿瘤由分化成熟的平滑肌细胞构成，但略大于正常平滑肌细胞。瘤细胞呈梭形，胞浆丰富粉染，边界清楚，并可见肌原纤维。胞核呈杆状，位于中央，无核分裂象。瘤细胞平行排列或呈束状交织排列。血管平滑肌瘤尚可见原壁血管或血管腔结构。腺样平滑肌瘤细胞夹杂有乳腺小管结构。

（二）临床表现

1. 乳头平滑肌瘤肿块位于乳头内，直径常<1cm，质较硬，富于弹性，活动度可，生长缓慢，时有疼痛。可有局部压迫症状，影响哺乳并导致继发性乳腺炎。

2. 浅表平滑肌瘤位于乳晕区真皮内，与皮下组织无关，圆形或卵圆形，皮肤表面可隆起呈结节状，直径为1～2cm，边界清楚，质硬，生长缓慢，多无不适。

3. 血管平滑肌瘤可发生于乳房任何部位，以深部居多。肿瘤边界清楚，质地稍软，直径多不超过2.5cm，生长缓慢，无明显不适。

4. 腺样平滑肌瘤多位于乳房皮下较深处，常见于20～40岁女性，直径在3cm以下，生长缓慢，有轻度疼痛感。

（三）治疗及预后

手术治疗是该病惟一有效的方法。术后肿瘤少有复发，预后良好。如瘤体较大或迅速增大并引起疼痛者，提示有恶变可能或是平滑肌肉瘤，更应及时大范围切除。

六、乳房淋巴管瘤

乳房淋巴管瘤甚为少见，多为先天性，胚胎时遗留的淋巴管组织，后天生长成良性肿瘤。初期淋巴管发生扩张，一般为1～3cm，念珠状小球囊内含淋巴液。生长在乳房真皮内的淋巴管瘤与周围组织边界不清，大小不一，质柔软，无包膜，无痛，生长缓慢或可停止生长。该瘤可分为单纯性淋巴管瘤（毛细淋巴管瘤）、海绵状淋巴管瘤、囊性淋巴管瘤（囊性水瘤或淋巴水囊肿）和混合性淋巴管瘤。

（一）病理改变

1. 肉眼形态　毛细淋巴管瘤发生在真皮表面，呈疣状透明小颗粒；海绵状淋巴管瘤可隆出乳腺表皮形成畸形，切面见似海绵的小囊腔；囊性淋巴管瘤由多房性囊腔构成，体积大，不能压缩。

2. 镜下所见　肿瘤由许多大小不等、管壁厚薄不一的淋巴管构成，其腔内含淋巴液。毛细淋巴管瘤腔隙小，肿瘤位于真皮上部；海绵状淋巴管瘤由大而薄的淋巴管及丰富的纤维间质组成；囊性淋巴管瘤多位于真皮深部，可有较大囊腔，囊壁厚含有胶原，有时可见断续平滑肌纤维。

（二）诊断

淋巴管瘤质软，有囊性感或波动感，透光试验阳性，局部穿刺可抽出淡黄色清亮液体，可协助诊断。

（三）治疗

该瘤属于良性肿瘤，但可生长至很大，造成乳房外观改变，亦可继发感染、溃破、肿胀等。毛细淋巴管瘤可应用液氮冷冻或激光治疗，亦可使用低电压短距离X线放射治疗，效果良好。海绵状淋巴管瘤及囊性淋巴管瘤对放射线不敏感，应进行手术治疗，对前者切除范围应较大，否则容易复发。

七、乳房颗粒细胞瘤

乳房颗粒细胞瘤又称为颗粒细胞肌母细胞瘤，其并非来源于乳腺本身，而是来源于乳腺区软组织，是一种少见的乳房良性肿瘤。临床症状不明显，好发于乳房内上象限，肿块大小为0.5～4.0cm，圆形，质硬，表面呈结节或分叶状，较固定，受累皮肤可下陷，易与乳腺癌相混淆。除发生于乳腺外，还好发于舌，其次为皮下、软组织、子宫、胃肠道等。

（一）病理改变

1. 肉眼形态　肿块体积较小，一般不超过4cm，无包膜或有假包膜，与周围组织分界不清，质硬。切面为均匀、黄白色或灰黄色，分叶状，表面受累皮肤可发生凹陷。

2. 镜下所见　瘤细胞体积较大，呈多边形、卵圆形，边界清楚，胞浆丰富，内含均匀分布的嗜伊红颗粒，PAS染色颗粒呈阳性反应，有时可见空泡。核小而圆，大小较一致，瘤细胞呈松散的巢状或条索状排列，其间有多少不等的纤维组织分隔包绕。

（二）诊断和鉴别诊断

该病好发于20～50岁女性，多在无意中或体检时发现乳房皮下肿物，质硬呈结节状，活动度差，常与皮肤粘连，使受累皮肤凹陷或呈假上皮瘤样增生，伴过度角化，易误诊为癌，必须密切结合临床，方能正确诊断。

（三）治疗

乳腺颗粒细胞瘤为良性肿瘤，仅行肿块切除或乳房区段切除即可治愈，术后少有复发，预后良好。

八、乳房神经纤维瘤

乳房神经纤维瘤是乳房神经组织发生的良性肿瘤，临床少见。可分为神经纤维瘤和神经鞘瘤两类，后者又称施万细胞瘤。发生在乳房皮肤或皮下的神经纤维瘤，大部分是神经纤维瘤病的一部分。生长缓慢，一般不会恶变。

（一）病理改变

1. 肉眼形态　一般局限于皮下，无包膜，表面光滑，灰白色，质地坚实，富有弹性；切面呈灰白色，细嫩，实性，肿瘤血管丰富。神经鞘瘤呈球形或圆形，表面光滑，包膜完整，切面为灰黄、黄白色或灰褐色，半透明，质脆，偶见出血坏死。

2. 镜下所见　神经纤维瘤细胞呈长菱形，细胞核细长或椭圆，胞质呈丝状伸出，并相互连接成疏松旋涡状、网状或波浪状，无核分裂象，瘤细胞间穿梭有胶原纤维细胞，而纤维间为黏液样基质，血管很少。神经鞘瘤细胞呈长梭形，边缘不清，呈栅栏状平行排列，似波浪状或漩涡状，胞核菱形或椭圆形，间质浅蓝色，多为疏松水肿栓。还可见小血管扩张、透明变性和血栓形成。

（二）临床表现

该病可见于各年龄段。肿瘤多位于乳晕附近皮下组织中，呈圆形或椭圆形结节状，边界清楚，活动度好。一般仅1～2cm，单发或多发，质稍硬，压之入皮内，手松又复原，也可为乳头、乳晕区域一个或多个褐色悬垂状瘤，偶可有压痛和放射样痛。

（三）治疗

手术治疗是惟一的方法。对于肿瘤体积较小者，可完整切除，多能治愈。如肿瘤较大且与周围组织有粘连，界限不清，在切除肿瘤时应切除周围部分正常乳腺组织，以避免术后复发。

九、乳房汗腺腺瘤

乳房汗腺腺瘤较罕见，是发生于乳房皮肤汗腺的良性肿瘤，肿瘤开始在皮肤上形成透明而散在的小结节，类似小丘疹或粉刺样，质软可压缩。结节位于真皮内，其直径为 0.5～1.5cm。有时肿瘤可高出皮肤，并逐渐增大呈乳头状，最后发生溃破。镜下见肿瘤位于真皮内，由许多小囊性管构成。管腔内充满胶样物质，管壁的表层为高柱状细胞，胞浆丰富可见有顶浆分泌现象，胞核较大，位于细胞的底部，深层为体积较小的立方或扁平状细胞、核小而深染的肌上皮细胞。在囊壁和乳头突起中，常见炎性细胞浸润。乳头状突起的中央为疏松的纤维血管束。

该瘤属于良性肿瘤，手术切除即可治愈。

十、乳腺软骨瘤

乳腺软骨瘤少见。可来自肋骨的骨膜，也可由乳腺内纤维组织化生而来。发病年龄在 25～40 岁，临床无自觉症状，肿物生长缓慢。肿物一般呈圆形或椭圆形，多为单发，质地坚硬。切面呈银白色或淡蓝色，有时可见黏液，镜下见瘤组织由正常软骨细胞样瘤细胞和骨基质构成，可被纤维细胞分成小叶。在基质中瘤细胞分布不均。X 线检查瘤体部呈透光性影，在其间可有沙粒状致密点。

手术切除，一般不复发。

十一、乳腺骨瘤

骨瘤是骨组织上发生的良性肿瘤。乳腺骨瘤甚为罕见，可由乳腺内纤维组织化生而成。多见于老年女性的乳腺纤维腺瘤内。瘤组织呈椭圆形或结节状，灰白色，质地坚硬，表面光滑。切面似骨组织。镜下见骨膜、断续的骨板及排列紊乱的骨小梁，小梁之间可见疏松纤维组织。

手术切除后，一般无复发。

十二、乳房良性间叶瘤

乳房良性间叶瘤可发生于身体任何部位，偶可见于乳腺内，常发生于 20～50 岁女性。由 3 种或 3 种以上分化成熟的间胚叶组织混杂在一起构成的良性肿瘤。两种间叶组织构成者，不属于间叶细胞瘤。肿瘤内间叶组织的成分及比例，在不同患者可以大不相同。其基本成分是血管、脂肪和肌肉。许多学者把肿瘤所含组织成分联合起来命名，如血管脂肪瘤、横纹肌血管脂肪瘤等。由于此肿瘤由成熟的间叶组织构成，某种程度上受机体的制约，表现在肿瘤生长到一定程度，就会减慢生长速度或停止生长。罕见恶变。

临床多无不适，常无意中发现。生长缓慢，可发生于乳房任何部位，肿瘤大小不一，直径为 2～10cm，扁圆形，边界清楚，活动良好，与周围组织无粘连。

肉眼外观似脂肪瘤，但为灰色，切面灰黄色或黄白色，可因其成分比例不同而有异。有薄而完整的包膜。镜下瘤组织由 3 种或更多种成熟的间叶组织构成。最常见的是脂肪、血管、平滑肌，也可有纤维组织、黏液组织等。偶见有良性血管内皮细胞及外皮细胞等成分。

该瘤属于良性肿瘤，手术切除即可痊愈，但切除不彻底则易复发。复发者往往只有原发肿瘤的某一种成分。

（裴晓华）

第六节　乳腺癌

一、乳腺癌

乳腺癌是女性最常郎的恶性肿瘤之一，其发病率逐渐上升。在欧美国家，乳腺癌占女性恶性肿瘤首位，为 25%～30%。我国属于乳腺癌低发区，但近年的发病率增长明显，在许多大城市，乳腺癌的发病率已经上升为女性恶性肿瘤的第一位或第二位，死亡率占第四位或第五位。我国乳腺癌的发病年龄较国外约早 10 年，发病高峰在 40～49 岁。乳腺癌中医称为“乳岩”。

（一）病因

1. 西医病因　乳腺癌的发病机制尚不十分清楚，但下列因素与乳腺癌的发病关系密切。

(1)性别:影响乳腺癌发病的首要因素。男女发病危险相差约100位。

(2)年龄:影响发病的主要因素。年轻女性发病率很低,育龄妇女的发病危险随着年龄的增长而快速上升,在约经前后升势略缓,以后继续升高。

(3)内分泌因素:雌激素中雌醇和雌二醇对乳腺癌的发病率有明显关系。孕酮可刺激肿瘤的生长,也可抑制垂体促性腺激素,被认为既有致癌又有抑癌的作用。催乳素在乳腺癌的发病过程中有促进作用。月经初潮年龄<12岁、闭经>55岁、第一胎足月生产年龄>35岁、产后未哺乳者乳腺癌的发病率较高。

(4)家族史:乳腺癌家庭史是重要的危险因素。一级亲属(母亲、姐妹)患乳癌的妇女,患乳腺癌的机会较正常人群高3~8倍。乳腺癌中约5%为遗传性,主要与BRAC1、BRAC2基因突变有关,特点为高度家庭聚集性、早年发病、双侧发病。

(5)环境和生活方式:不同地区乳腺癌的发病率差别很大,西方工业化国家发病率最高,年发病率可高达100/10万以上;亚洲国家发病率最低,年发病率(10~15)/10万。城镇居民的发病水平也高于乡村居民。生活方式发生变化后,乳腺癌的发病率也会出现差异,推测可能与饮食有关。高脂肪饮食和肥胖可影响组织内脂溶性雌激素的浓度,与乳腺癌的发病率之间有明显的正相关,尤其是绝经后显著肥胖的妇女。

(6)既往患某些乳腺良性病变,病理证明有非典型增生者。

(7)放射线照射:因其他疾病胸部接受过多放射线照射,特别是30岁前接受过多放射治疗者,其乳腺癌的发病率交高。

(8)此外,一侧乳腺癌患者,对侧发病率较正常人高。

2. 中医病因病机

(1)病因:酿痰生热,致经络不通,气血不行,气滞、痰凝、血瘀滞于乳络而生该病,这与现代医学认为饮食结构与肿瘤发生相关的理论是一致的。

1)体质因素:脏腑、经络、阴阳、气血等体质因素在乳腺癌的发生方面起到重要作用。脏腑亏虚,功能失调,气血运行失常,或先天不足,脏腑虚损均是导致乳腺癌发生的重要病理机制。与机体自身免疫功能下降导致肿瘤发生的理论一致。

2)外因:《内经·九针论篇》曰"四时八风之客与经络之中,为瘤病也",提出了外邪停留经络致瘤病的机制,乳腺肿瘤多因肝经不通,外邪侵袭所致。《诸病源候论》曰"有下于乳者,其经虚,为风寒气客之,则血涩结……结核如石",明确指出,正气虚时,外邪入内,结聚于乳络,气血运行不畅,致瘀血内停,痰浊内生,乳癌乃成。

(2)病机:乳癌病性属本虚标实。脏腑亏虚、气血不足为本,气郁、痰浊、瘀血、热毒为标。病位在乳房、肝、肾、脾、胃。因虚致实,因实而虚,虚实夹杂,以致气滞、痰凝、血瘀、邪毒内蕴,结滞于乳络而成乳岩。乳癌晚期因虚致病,因病致虚,日久耗伤精血,元气亏损,造成气血双亏,正虚邪盛,病情发展。

(二)病理分类

乳腺癌的组织学分类方法较多,目前国内采用较为普遍的是全国乳腺癌病理分类协作组研究的分类方法,该分类是在参考WHO的《乳腺癌国际组织学分类》(第二版),同时对4396例乳腺癌根治术标本进行全面分析的基础上制定的。此分类将乳腺癌分为非浸润性癌、早期浸润性癌、浸润性特殊型癌和浸润性非特殊型癌四大类。

1. 非浸润性癌

(1)导管内癌:粉刺样癌;实性型;筛状型;乳头状型。

(2)小叶原位癌。

2. 早期浸润性癌

(1)导管癌早期浸润。

(2)小叶癌早期浸润。

3. 浸润性癌

(1)浸润性非特殊型癌:浸润性导管癌;浸润性小叶癌。

(2)浸润性特殊型癌:髓样癌伴大量淋巴细胞浸润;小管癌;黏液癌;腺样囊性癌;乳头状癌;大汗腺样癌;鳞状细胞癌;Paget病。

4. 其他罕见癌

(1)分泌性癌。

(2)富脂质癌。

(3)印戒细胞癌。

(4)富含糖原的透明细胞癌。

(5)伴嗜银细胞的乳腺癌。

(6)伴化生的癌。

5. 特殊形式的乳腺癌

(1)炎性乳腺癌。

(2)副乳腺癌。

(3)男性乳腺癌。

(三)分期

1. AJCC乳腺癌分期标准(第六版,2002)(表20-1)。

表 20-1　AJCC乳腺癌分期标准(第六版,2002)

原发肿瘤(T)	
T_x	原发肿瘤无法评估
T_0	未发现原发肿瘤
T_{is}	原位癌:导管内癌(intraductal carcinoma in situ,DCIS),小叶原位癌(lobular carcinoma in situ,LCIS)或者无肿块的乳头 Paget 病
在伴有肿块的乳头 Page 病按肿块大小进行分期	
T_1	肿瘤最大径≤2cm
T_{1mic}	微小浸润性癌,最大径≤0.1cm
T_{1a}	肿瘤最大径>0.1cm,≤0.5cm
T_{1b}	肿瘤最大径>0.5cm,≤1cm
T_{1c}	肿瘤最大径>1cm,≤2cm
T_2	肿瘤最大径>2cm,≤5cm
T_3	肿瘤最大径>5cm
T_4	任何大小的肿瘤直接侵犯胸壁(a)或皮肤(b)(胸壁包括肋骨、肋间肌、前锯肌,但不包括胸肌)
T_{4a}	侵犯胸壁
T_{4b}	乳房皮肤水肿(包括橘皮样改变)、溃疡或限于同侧乳房皮肤的卫星结节
T_{4c}	以上两者(T_{4a} 和 T_{4b})同时存在
T_{4d}	炎性乳癌
区域淋巴结(N)	
临床	
N_x	对区域淋巴结不能做出估计
N_0	无区域淋巴结转移
N_1	同侧腋窝能触及活动的转移淋巴结
N_2	同侧腋窝淋巴结转移,互相融合或与其他组织固定,或临床无证据显示腋窝淋巴结转移的情况下,存在临床明显的内乳淋巴结转移
N_{2a}	同侧腋窝淋巴结转移,互相融合或与其他组织固定
N_{2b}	临床无证据显示腋窝淋巴结转移的情况下,存在临床明显的内乳淋巴结转移
N_3	同侧锁骨下淋巴结转移伴有或不伴有腋窝淋巴结转移;或有临床证据显示腋窝淋巴结转移的情况下,存在临床明显的内乳淋巴结转移;或同侧锁骨上淋巴结转移伴或不伴腋窝淋巴结转移或内乳淋巴结转移
N_{3a}	同侧锁骨下淋巴结转移
N_{3b}	同侧内乳淋巴结转移和腋窝淋巴结转移

续表

N_{3c}	同侧锁骨上淋巴结转移
病理(PN)	
PN_x	对区域淋巴结不能做出估计(手术未包括该部位或过去已切除)
PN_0	无区域淋巴结转移,未对孤立肿瘤细胞(ITC)另行检查 注:孤立肿瘤细胞定义为不超过 0.2mm 的孤立或小灶瘤细胞,一般仅通过免疫组化(IHC)或分子方法检测到,但可能由 HE 染色证实。不一定显示恶性行为
PN_0(i－)	无区域淋巴结转移,(IHC)阴性
PN_0(i＋)	无区域淋巴结转移,(IHC)阳性,肿瘤灶不超过 0.2mm
PN_0(mol－)	无区域淋巴结转移,逆转录 PCR(RT-PCR)阴性
PN_0(mol＋)	无区域淋巴结转移,RT-PCR 阳性
PN_1	1～3 腋窝淋巴结转移,和(或)前哨淋巴结解剖发现的内乳淋巴结镜下转移灶,而临床不明显
PN_{1mi}	微小转移(＞0.2mm,≤2mm)
PN_{1a}	1～3 腋窝淋巴结转移
PN_{1b}	前哨淋巴结解剖发现的内乳淋巴结镜下转移灶,而临床不明显
PN_{1c}	1～3 腋窝淋巴结转移和前哨淋巴结解剖发现的内乳淋巴结镜下转移灶,而临床不明显(如伴有 3 个以上的腋窝淋巴结转移,内乳淋巴结转移归入 PN_{3b})
PN_2	4～9 腋窝淋巴结转移,或临床明显的内乳淋巴结转移而无腋窝淋巴结转移
PN_{2a}	4～9 腋窝淋巴结转移(至少一个转移灶＞2.0mm)
PN_{2b}	临床明显的内乳淋巴结转移而无腋窝淋巴结转移
PN_3	≥10 个腋窝淋巴结转移,或锁骨下淋巴结转移,或临床明显的内乳淋巴结转移伴有≥1 个腋窝淋巴结转移;或≥3 个腋窝淋巴结转移伴有临床阴性但镜下转移的内乳淋巴结;或同侧锁骨上淋巴结转移
PN_{3a}	≥10 个腋窝淋巴结转移(至少一个转移灶＞2.0mm),或锁骨下淋巴结转移
PN_{3b}	临床明显的内乳淋巴结转移伴有≥1 个腋窝淋巴结转移;或≥3 个腋窝淋巴结转移伴有临床阴性但镜下转移的内乳淋巴结
PN_{3c}	同侧锁骨上淋巴结转移
远处转移(M)	
M_x	远处转移不能评估
M_0	无远处转移
M_1	有远处转移

说明:"临床明显"是指病灶由影像方法(不包括淋巴显影)、临床体格检查或病理大体标本发现的 PN 分类依据腋窝淋巴结清扫结果,此前可有、可无前哨淋巴结活检,如果进行前哨淋巴结活检而其后位行淋巴结清扫,以(sn)表示前哨淋巴结,如 PN_0(i＋)(sn)。

"临床不明显"是指临床体格检查或影像学检查(除外淋巴显影)不能发现的情况。

2. 乳腺癌的临床分期(表 20-2)。

3. 乳腺癌的组织病理学分级(表 20-3)。

(四)临床表现

1. 乳房肿块　常是乳腺癌的首发症状,多为无痛性肿块,只有 10%～15%的肿块伴有疼痛,或与有疼痛的囊性增生病等共存。乳房外上象限是乳腺癌的高发部位,约占 35%。肿块质地较硬,边界不清,逐渐增大,活动度欠佳。当乳腺癌发展到一定阶段时,可有不同程度的疼痛,为阵发性或持续性的乳房刺痛、顿痛、胀痛或隐痛。

2. 乳房皮肤、外形的改变　肿瘤侵犯皮肤的

Cooper 韧带，使之收缩，使肿瘤表面皮肤凹陷，称为“酒窝征”；如与皮肤粘连广泛，阻塞皮下淋巴管，引起肿瘤表面皮肤水肿，由于皮肤毛囊与皮下组织粘连较紧密，在皮肤水肿时毛囊处即形成很多点状凹陷，形成“橘皮征”；癌细胞沿皮下淋巴网广泛扩散到乳房周围皮肤，形成数个或数十个米粒至豆粒大小结节，称为“卫星结节”。晚期肿瘤可浸润胸肌及胸壁而固定，乳房可因肿瘤浸润收缩而变形，皮肤可呈暗红色，甚至蔓延到背部及对侧胸部皮肤，形成盔甲样，引起呼吸困难。皮肤破溃形成溃疡，常伴恶臭，易出血。

3. 乳头改变　约有 5% 的患者第一症状是乳头溢液、乳头糜烂或乳头回缩。溢液性质可为乳汁样、水样液、浆液性或血性。当肿瘤侵犯大导管，使其硬化、抽缩造成乳头回缩。湿疹样乳腺癌的早期表现常为乳头糜烂。

4. 区域淋巴结肿大　腋窝和胸骨旁淋巴结为乳腺淋巴回流的第一站，锁骨上和纵隔淋巴结为乳腺癌淋巴结转移的第二站。腋窝淋巴结转移最常见，发生率 50%～60%，胸骨旁淋巴结转移率约为 25%。隐匿性乳腺癌可以仅表现为腋窝淋巴结肿大。腋窝转移淋巴结阻塞主要淋巴管，可致上臂淋巴回流障碍引起上肢苍白水肿。肿大淋巴结压迫腋静脉可引起上肢青紫色肿胀，如压迫臂丛神经引起上肢疼痛和运动障碍。

5. 远处转移　晚期乳腺癌常见转移部位依次为骨、肺、肝、胸膜。骨转移中最常见的是脊柱、骨盆和股骨。乳腺癌脑转移较少见，一般发生较晚。

表 20-2　乳腺癌的临床分期

0 期	T_{is}	N_0	M_0
Ⅰ期	T_1^*	N_0	M_0
ⅡA 期	T_0	N_1	M_0
	T_1^*	N_1	M_0
ⅡB 期	T_2	N_1	M_0
	T_3	N_0	M_0
ⅢA 期	T_0	N_2	M_0
	T_1^*	N_2	M_0
	T_2	N_2	M_0
	T_3	N_1	M_0
	T_3	N_2	M_0
ⅢB 期	T_4	N_0	M_0
	T_4	N_1	M_0
	T_4	N_2	M_0
ⅢC 期	任何 T	N_3	M_0
Ⅳ期	任何 T	任何 N	M_1

注：T_1 包括 T_{1mic}。

表 20-3　乳腺癌的组织病理学分级

TNM 名称	组织病理学级别	经 Eiston-Ellis 修改的 Scarff-Bloom-Richardson 分级系统评分
G_x	无法评估	
G_1	低	3～5
G_2	中	6～7
G_3	高	8～9

（五）诊断和鉴别诊断

1. 病史　应从以下方面进行病史的详细采集：

(1)乳房肿块的发现日期、大小、部位、质地、发展速度、与月经周期的关系、是否伴有疼痛及疼痛的性质与时间、是否在妊娠或哺乳期发生。

(2)是否有乳头糜烂、溢液及溢液的性状、量。

(3)发病后的诊疗经过，有无用过激素治疗。

(4)既往有无乳腺炎症、“外伤”、增生性疾病及良、恶性肿瘤史。

(5)月经、婚育、哺乳史。

(6)有无肿瘤家族史，尤其是直系亲属有无乳腺癌病史。

2. 体格检查　仔细检查双侧乳房是否对称、大小、形状，有无肿物；乳头位置及有无内陷或抬高，乳头有无脱屑、糜烂、湿疹样改变；乳房皮肤有无红肿、水肿凹陷及静脉扩张等。嘱患者两手高举过头，凹陷部位可能更明显。如发现肿块，注意肿块的大小、部位、质地、疼痛、活动度及是否与皮肤、胸肌粘连。扪及肿大淋巴结时，要注意其大小、数目、质地、活动度及与周围组织粘连情况。锁骨上淋巴结检查时，注意胸锁乳突肌外侧缘及颈后三角有无肿大淋巴结。

3. 辅助检查　临床检查有一定的误差，配合其他辅助诊断方法以期提高诊断的准确率。常用的辅助诊断方法有：

(1)乳腺钼靶X线摄片：是诊断乳腺癌的最基本方法之一。乳腺癌钼靶X线片表现可分为直接征象和间接征象两大类。直接征象包括：

1)局限性肿块，肿块大小常小于临床触诊，大多数肿块的边界不光整、界限模糊，可见毛刺或浸润。

2)微小钙化，是乳腺癌重要而又常见的X线征象。主要表现又有3种类型：泥沙样钙化、团簇状或丛状微小钙化、小杆状钙化。其中成簇状微小钙化被认为是发现早期乳腺癌最可靠的征象。X线片中在$1cm^2$的范围内见到5个以上≤0.5mm的微小钙化时应提高警惕。钙化可以与肿物同时并存，也可以单独成簇存在。

3)局限致密浸润，乳腺某一区域的密度异常增高，或两侧乳腺比较发现不对称的致密区。

4)乳腺结构扭曲，表现为乳腺实质正常轮廓改变及间质成分产生成角、星状及毛刺样改变。

5)两侧乳腺结构不对称。间接征象包括皮肤增厚或回缩，乳头及乳晕异常、瘤周水肿、乳腺内异常增粗的血管。

乳腺钼靶X线检查也用于乳腺癌高发人群的普查，能发现早期病灶。

(2)乳腺超声检查：超声检查是乳腺X线摄片最重要的补充，两者是乳腺影像学检查的“黄金组合”。乳腺超声检查尤适用于囊、实性肿物的鉴别诊断、致密型乳腺及不适宜行乳腺X线摄片的患者。乳腺癌声像图表现为：肿块边缘不清晰，可呈“蟹足状”，有“边缘角征”、“毛刺征”、“微小分叶征”，无包膜，压迫和改变体位肿块形状不变，内部多见实质低回声及较低回声，可见沙粒状钙化，可有声影。彩色多普勒常显示高流速的血流信号伴有特征性的回波。

(3)乳腺磁共振：比X线、B超能更好地显示肿瘤的形态学和血流动力学特征，有较高的特异性。其主要适应证有：

1)钼靶X线片诊断困难的患者，如致密型乳腺、假体植入的乳腺等。

2)已确诊的乳腺癌拟行保乳手术，需排除多中心乳腺癌者。

3)腋窝淋巴结转移找不到原发病灶时。

4)乳腺癌的高危人群。

5)乳腺癌保乳手术及放疗后X线及B超检查不理想，磁共振有助于显示残余肿瘤。

(4)CT：由于放射量大，不作为主要检查手段，其优势在于观察胸壁的改变，检出乳腺尾部病变、腋窝及内乳肿大淋巴结。是乳腺X线摄片的补充检查方法。

(5)细胞学检查：乳头溢液可将溢液作涂片检查；乳头糜烂或湿疹样改变可作印片细胞学检查。细针穿刺细胞学检查是用细针穿刺肿块，抽取组织作涂片细胞学检查，具有费用低、痛苦小、合并症少的优点，但细胞学检查不能替代组织学检查，对诊断有一定的局限性。

(6)病理检查：近年应用空芯针活检，术前可以明确肿瘤性质及作各种预后指标的检测。切除组织病理检查是最可靠的方法，是其他检查方法不能替代的。

(7)肿瘤标志物：目前没有一种可以单独作为乳腺癌早期诊断的特异性指标。血清癌胚抗原(CEA)可作为评价乳腺癌治疗有效的指标。随着患者治疗的有效，CEA浓度持续下降，当疾病在进展期时CEA浓度持续增加。癌抗原153(CA153)是主要的乳腺癌监测标志物，是乳腺癌病情复发监测的最佳指标，用于治疗后的乳腺癌患者随诊有一定的临床意义，如乳腺癌患者在治疗前CA153升高，经治疗后患者血中CA153的值逐渐下降，提示治疗有效。组织多肽抗原(TPA)是最佳愈后监测指标，尤其在协同其他肿瘤标志物联合检测可提高诊断的阳性率。组织多肽特异性抗原(TPS)有助于晚期转移性乳腺癌的诊断，乳腺癌复发患者血清中有85%TPS升高，与CA153联合应用对转移性疾病的灵敏度更高。

癌基因Her-2/neu(c-erb2)、p53作为指导治疗的标志物。p53是乳腺癌预后的可靠指标之一，阳性程度越高，愈后越差。Her-2/neu(c-erb2)是表皮生长因子受体之一，Her-2/neu水平的高表达不仅提示预后不良，同时对临床治疗方案的选择有重要的指导意义。

4. 鉴别诊断　容易与乳腺癌发生混淆的常见疾病如下：

(1)硬化性腺病：是一种特殊的良性乳腺增生性病变，多见于中年女性，临床表现与乳腺癌相似，常表现为乳腺内界限不清的硬结，体积较小，直径为 0.8～5cm。病理可明确诊断。

(2)乳腺导管扩张症或浆细胞性乳腺炎：为较少见的乳腺良性病变。急性期表现似炎性乳癌，亚急性期表现近似乳腺浸润性癌。多发生于非哺乳期，表现为乳房疼痛、发热，可伴寒战。查体见乳腺水肿，皮肤发红，有明显触痛，乳头可有内陷，乳头可伴溢液，多伴有同侧腋窝淋巴结肿大，抗炎治疗数日后症状缓解，病情进入亚急性期，乳腺肿块缩小，质硬韧，皮肤暗红或不红，有粘连，腋下淋巴结仍可肿大，此期也难与乳腺癌区分。约 3 个月肿块可消失。该病临床表现不易与乳腺癌区分，但病理诊断不困难。

(3)乳腺结核：少见。临床表现为乳腺炎症性病变，可形成肿块，但肿块时大时小，可出现破溃形成窦道，乳头常有脓性或血性溢液，常见同侧腋窝淋巴结肿大。在不出现典型结核体征时，常误诊为癌。病理检查可明确诊断。

(4)脂肪坏死：好发于肥胖患者，可有或无外伤史，病变位置表浅，为局限性无痛性肿块，边界不清，与皮肤粘连。局部表现甚似乳腺癌，常需活检确诊。

(5)腺纤维瘤：极少数中年妇女的腺纤维瘤边界不清，较扁平，临床查体难以鉴别。在乳腺癌中也有一些表现为局限、活动度良好、质韧的肿块，酷似腺纤维瘤，易造成误诊。辅助检查可以助诊，最后诊断需病理证实。

(6)囊性增生病：好发于 40 岁前后的妇女，主要临床表现为乳腺腺体增厚，可伴有不同程度的疼痛，偶合并乳头溢液，多为浆液性，少数间断有血性溢液。触诊乳房腺体局限性增厚，有结节感，与皮肤不粘连，少数有轻压痛。该病有些可以发生癌变，因此对于伴有乳腺癌易患因素的患者，病变长期存在时，应作深入检查，必要时对可疑病变区行切检，以明确诊断。

(六)治疗

1. 治疗原则　乳腺癌具有较多发生血性转移的生物学特性，而且转移癌未被控制已经成为治疗失败的主要因素，因此，合理的治疗对策应是，在局部治疗(外科治疗或放射治疗)的基础上，并用全身治疗(化疗或内分泌治疗等)，才能取得全面控制乳腺癌扩展的效果。

早期的乳腺癌，以手术治疗为主，手术方式可采用改良根治术、保留乳房的手术方式。病灶位于内侧或中央者必要时需同时处理内乳淋巴结，术后根据患者的年龄、病灶部位、淋巴结有无转移及激素受体等决定是否需要辅助治疗。局部晚期乳腺癌病例，采用术前新辅助化疗，使肿瘤降期以后再手术，如肿瘤退缩不明显，必要时可给予放射治疗，手术后继续予以必要的辅助治疗。晚期病例应以化疗及内分泌治疗为主，而手术及放疗作为综合治疗的一部分。

2. 手术治疗　仍为治疗乳腺癌的主要治疗手段之一。术式选择必须严格遵循以根治为主和保留功能及外形为辅的基本原则。

(1)手术指征：临床 0 期、Ⅰ期、Ⅱ期及部分Ⅲ期，无其他内科禁忌证者。

(2)手术禁忌证

1)乳房皮肤有广泛水肿，范围超过乳房面积的一半以上。

2)肿块与胸壁固定。

3)腋淋巴结显著肿大且与深部组织紧密粘连。

4)患者上肢水肿或有明显肩部胀痛。

5)乳房及周围皮肤有卫星结节。

6)锁骨上淋巴结转移。

7)炎性乳腺癌。

8)已有远处转移。

(3)手术方式

1)传统根治术：自从 1894 年 Halsted 建立乳腺癌根治术以来，该术式一直是治疗乳腺癌的经典术式。20 世纪 80 年代以来，此术式明显减少，现为局部晚期癌的适用术式之一。手术切除范围包括患侧全部乳腺组织、覆盖肿瘤的皮肤、胸大肌、胸小肌、腋窝和锁骨下脂肪及淋巴组织并腋动静脉向腋下分支整块切除。胸长神经和胸背神经在不影响手术清除的情况下予以保留(图 20-7)。

2)改良根治术：该术式有保留胸大、小肌的改良根治Ⅰ式(Auchincloss 手术)和保留胸大肌、切除胸小肌的改良根治Ⅱ式(Patey 手术)。切除范围同传统根治术，注意保留胸前神经及其伴行血管，以保障胸大肌功能不受损害，不出现肌肉萎缩。手术切口大都采用横切口，皮瓣分离时保留薄层脂肪。术后可有较好的功能及外形，便于需要时作乳房重建手术。此方式适合于微小癌及临床第Ⅰ、第Ⅱ期乳腺癌。

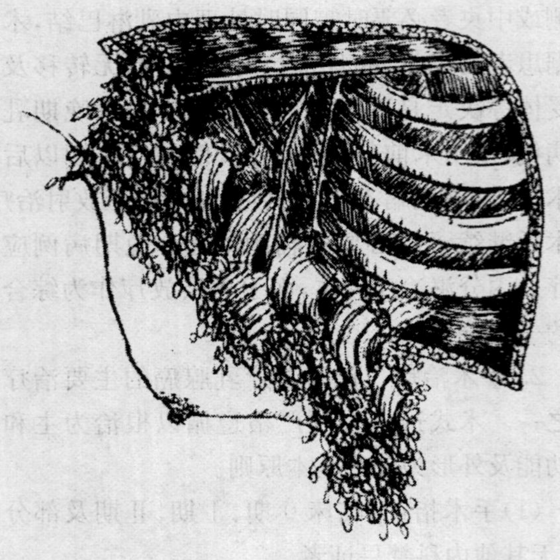

图 20-7 乳腺癌根治术

3)保乳手术:该术式为原发癌局部全切除合并放射治疗。20 世纪 80 年代后对乳腺癌生物学行为的深入了解,认为乳腺癌自发病起即是全身性疾病,局部治疗方法的差异不影响大多数乳腺癌患者的生存率。放射治疗技术的改进,为保留乳腺的手术提供了理论基础和技术保障。

保乳手术的手术指征主要是肿瘤位于乳腺周围,距乳头 2cm 以外,病灶为单个性,直径不大于 4cm,同时没有其他手术及放射治疗的禁忌证。常用的术式有肿瘤广泛切除或象限切除。术时希望做到肿瘤及其周围切缘至少有 1cm 的正常乳腺组织和肿瘤基底的胸肌筋膜一并切除,一般主张行清除腋下淋巴结清除。术后采用超高压射线对乳腺行切线照射。该术式实施的主要目的在于:在缩小手术范围的前提下,取得不亚于根治术的疗效,同时保持完美的乳房外形,满足患者心理需要,因此要严格把握适应证,以达到手术目的。

4)前哨淋巴结活检:原发肿瘤引流区域有一个特殊的淋巴结,叫前哨淋巴结,是发生淋巴结转移必经的第一站淋巴结。前哨淋巴结作为有效的屏障可以暂时阻止肿瘤细胞在淋巴管的进一步扩散。该淋巴结有转移时需行腋窝淋巴结清扫术,该淋巴结阴性时,其他淋巴结有转移的几率<3%,可保腋窝。目前用前哨淋巴结活检方法预测腋窝淋巴结是否有转移的准确性已达 95%~98%。前哨淋巴结活检适用于临床体检腋窝淋巴结阴性的乳腺癌患者。下述患者不适宜行前哨淋巴结活检:乳腺多发病灶,患侧乳腺或腋窝接受过放疗;妊娠哺乳期乳腺癌;示踪剂过敏。活检方式根据示踪剂不同,分为以放射性核素作为示踪剂的前哨淋巴结活检、以蓝色染料作为示踪剂的活检,以及同时运用放射性核素和蓝色染料作为示踪剂的前哨淋巴结活检。

3. 放射治疗

(1)根治术后放射治疗:Ⅰ、Ⅱ期乳腺癌根治术或改良根治术后,原发灶在乳腺外上象限,腋淋巴结检查阴性者,术后不放疗;腋淋巴结阳性≥4 枚时,适合照射内乳区及锁骨上、下区。原发灶在乳腺中央区或内象限,腋淋巴结阴性时,照射内乳区;腋淋巴结阳性时,加照锁骨上、下区。Ⅲ期乳腺癌根治术后,一律照射内乳区及锁骨上、下区,根据腋淋巴结阳性数的多少及胸壁受累情况,考虑是否加胸壁照射。乳腺癌根治术后腋淋巴结清除不彻底或有病灶残留时,考虑补加腋区照射。对术后照射的疗效大多数认为可以减少局部及区域淋巴结的复发,但不改变患者的生存率。

(2)保留乳房手术后放疗:常规需作放射治疗,可以减少局部复发,靶区范围包括整个乳房、腋尾部乳腺组织。胸壁照射可采用双切线野,照射剂量为 46~50Gy,肿瘤床局部可再追加 10Gy,同时做内乳及锁骨上区照射。

4. 化学药物治疗

(1)术后辅助化疗:是乳腺癌治疗中不可缺少的重要组成部分。对淋巴结阳性患者应用术后辅助化疗,均能降低复发率和死亡率,但绝经前患者更为显著。对于淋巴结阴性患者,年龄<35 岁、肿瘤直径>2.0cm、核分级为Ⅲ级、脉管瘤栓、ER 阴性、Her-2 基因高表达及 S 期细胞比例明显增加的患者考虑给予术后辅助化疗。常用方案:

1)CMF(CTX+MTX+5-FU)方案:是最早应用于乳腺癌术后辅助化疗的方案,虽然含蒽环类联合化疗方案优于 CMF,但对于低危患者、有心血管疾患的老年患者或对蒽环过敏者,CMF 方案仍是理想的方案,见表 20-4。

2)含蒽环类联合化疗方案:可使复发和死亡危险降低,且中高剂量疗效好。常用有:

表 20-4　CMF 方案

药物	剂量(mg/m²)	给药途径	给药时间
环磷酰胺(CTX)	600	静滴	第 1 天
甲氨蝶呤(MTX)	40	静滴	第 1 天
5-氟尿嘧啶(5-FU)	600	静滴	第 1、第 8 天

注:每 4 周重复,共 6 次。

CAF(CTX＋ADM＋5-FU)、CEF(CTX＋EPI＋5-FU)、AC(CTX＋ADM),见表 20-5～表 20-7。

表 20-5　CAF 方案

药物	剂量(mg/m²)	给药途径	给药时间
环磷酰胺(CTX)	600	静滴	第 1 天
多柔比星(ADM)	60	静滴	第 1 天
5-氟尿嘧啶(5-FU)	600	静滴	第 1 天

表 20-6　CEF 方案

药物	剂量(mg/m²)	给药途径	给药时间
环磷酰胺(CTX)	600	静滴	第 1 天
表柔比星(EPI)	100	静滴	第 1 天
5-氟尿嘧啶(5-FU)	500	静滴	第 1、第 8 天

注:每 28 天重复,共 6 个周期。

表 20-7　AC 方案

药物	剂量(mg/m²)	给药途径	给药时间
多柔比星(ADM)	60	静滴	第 1 天
环磷酰胺(CTX)	600	静滴	第 1 天

注:每 21 天重复,共 4 个周期。

3)含紫杉类化疗方案:由于紫杉类药物在晚期乳腺癌治疗中有突出疗效,20 世纪 90 年代中期开始应用于术后辅助化疗,经大量临床病例观察,无复发生存率和总生存率均有优势,尤其对腋淋巴结阳性患者显著。因此含紫杉类化疗方案越来越多地用于乳腺癌术后辅助化疗。常用方案:TAC(多西紫杉醇＋ADM＋CTX)、AC 序贯紫杉醇(TAX),见表 20-8、表 20-9。

术后辅助化疗的合理期限应为 4～6 个周期。此外,密集型辅助化疗(将传统的每 3 周成分方案缩短为 2 周重复,辅以 G-CSF 支持)是近年来乳腺癌术后辅助化疗的新方向。

表 20-8　TAC 方案

药物	剂量(mg/m²)	给药途径	给药时间
多西紫杉醇	75	静滴	第 1 天
多柔比星(ADM)	60	静滴	第 1 天
环磷酰胺(CTX)	600	静滴	第 1 天

注:每 21 天重复,共 6 个周期。

表 20-9　AC→TAX 方案

药物	剂量(mg/m²)	给药途径	给药时间
阿霉素(ADM)①	60	静滴	第 1 天
环磷酰胺(CTX)①	600	静滴	第 1 天
紫杉醇(TAX)②	175	静滴(3 小时)	第 1 天

注:①每 3 周重复,共 4 次,然后给予 TAX。

②每 3 周重复,共 4 次。

(2)新辅助化疗:在手术或加放疗的局部治疗前,以全身化疗为乳腺癌的第一步治疗,然后再行局部治疗。局部治疗后继续完成拟订的化疗。新辅助化疗使原发灶及区域淋巴结转移灶缩小,使肿瘤降期,以提高手术切除率及保乳手术成功率。同时癌细胞的活力受到抑制,减少远处转移且对循环血液中的癌细胞及亚临床型转移灶也有一定的杀灭作用。新辅助化疗也可了解肿瘤对化疗的敏感性。所以用于乳腺癌辅助化疗和转移性乳癌的化疗药物及方案都可作为新辅助化疗方案。大量临床随机实验证明,含蒽环类、紫杉类的联合化疗方案效果更佳。

(3)晚期转移后化疗:常用的治疗手段是内分泌治疗和化疗,对于病变发展迅速,有症状的内脏转移、皮肤受侵伴淋巴结转移、受体阴性的患者首选化疗。常用的药物有阿霉素、表阿霉素、紫杉醇、多西紫杉醇、卡培他滨、长春瑞滨与吉西他宾。联合化疗方案有 CAF/FAC、FEC、AC、EC、AT、CMF 等。

5. 内分泌治疗

(1)内分泌治疗的机制:乳腺细胞内有一种能

与雌激素相结合的蛋白质，称为雌激素受体。细胞恶变后，这种雌激素受体可以继续保留，亦可以丢失。如仍保存时，肿瘤的生长和分裂仍受体内的内分泌控制，这种肿瘤称为激素依赖性肿瘤；如受体丢失，肿瘤就不再受内分泌控制，称为激素非依赖性肿瘤。雌激素对细胞的作用是通过与细胞质内的雌激素受体结合，形成雌激素与受体复合物，转向核内而作用于染色体，导致基因转录并形成新的蛋白质，其中包括孕酮受体。孕酮受体是雌激素作用的最终产物，孕酮受体的存在也说明雌激素受体确有其活力。雌激素受体测定阳性的病例应用内分泌治疗的有效率为50%～60%，如果孕酮受体亦为阳性者，有效率可高达70%～80%，雌激素受体测定阴性的病例内分泌治疗有效率仅为5%～8%。

雌激素受体及孕酮受体的测定可以预测治疗的疗效和制定治疗方案。手术后受体测定阳性的病例预后较阴性者为好，此类病例可以选用内分泌治疗，而阴性的病例应用内分泌治疗的效果较差，应以化疗为主。

(2)内分泌治疗的方法：有切除内分泌腺体及内分泌药物治疗两种。

1)切除内分泌腺体：切除内分泌腺体中最常用的方法是双侧卵巢切除或用放射线照射卵巢两种方法，主要用于绝经前雌激素受体阳性的患者。卵巢切除术可以立即使体内 E_2 水平下降，对绝经前病情发展较快、ER 阳性者仍可考虑进行卵巢切除术，主要缺点是造成不可逆绝经。放疗替代卵巢切除见效较慢，有时可能抑制不完全。

2)内分泌药物治疗

A. 竞争性治疗(抗雌激素治疗)：主要用药为三苯氧胺，其作用机制是与雌激素竞争细胞内的雌激素受体，从而抑制癌细胞的生长。目前在乳腺癌内分泌治疗中，此药应用最广，不受年龄和月经状况的限制。一般剂量为每日10mg，口服，每日2次，应用5年。其毒性反应较少，常见为肝功能障碍、视力模糊，少数患者应用后有子宫内膜增厚，长期应用者发生子宫内膜癌的机会增多，因而应用过程中应定期做超声波检查。

B. 抑制性治疗：主要目的是抑制雌激素的产生。包括芳香化酶抑制剂和促生殖腺激素释放激素类似物。芳香化酶抑制剂可以阻断绝经后妇女体内雌激素的合成，用于绝经后晚期乳腺癌的一线或二线治疗及术后辅助治疗。目前常用的为第三代芳香化酶抑制剂，有非甾体类的阿那曲唑，每日1次，每次1mg；来曲唑，每日1次，每次2.5mg口服；甾体类的依西美坦，每日1次，每次25mg口服。副反应不大，常见如恶心等，长期应用可引起骨关节酸痛、骨质疏松。

促生殖腺激素释放激素类似物的作用为抑制垂体促生殖激素的释放，因而在绝经前妇女应用后可起到类似卵巢切除的作用，多数患者应用后可以停经，但停用后可以有月经恢复。药物为诺雷德，每月1次，3.6mg肌内注射。

C. 添加类治疗：现在应用的是孕酮类药物，如甲地孕酮、甲孕酮，对激素受体阳性的病例有一定的疗效，主要用于绝经后的妇女，副反应有体重增加、浮肿、血压升高及阴道出血等。多作为二线或三线用药。

6. 靶向治疗　分子靶向治疗是利用肿瘤细胞可以表达，而正常细胞很少或不表达的特定基因或基因的表达产物，形成相对或绝对靶向，最大限度地杀伤肿瘤细胞，而对正常细胞损伤小。曲妥珠单抗(赫赛汀)即是第一个应用于临床的靶向治疗药物。主要用于治疗 Her-2 阳性的转移性乳腺癌，其作用机制是该药与 Her-2 受体结合后干扰后者的自身磷酸化及阻碍异源二聚体形成，抑制信号传导系统的激活，从而抑制肿瘤细胞的增殖。

7. 中药治疗　中医药治疗以扶正与祛邪相结合为总则。辨明正邪盛衰、病变部位及病程阶段确立不同的治法。乳腺癌患者配合中医药辨证施治，调整机体阴阳、气血、脏腑和经络功能，改善机体物质代谢，增强机体抵抗力，改善临床症状，减轻放、化疗毒副作用，降低肿瘤细胞耐药性，提高患者生存质量。可应用于乳腺癌各个时期。

(1)辨证施治

①肝气郁结

【主证】情志不畅，抑郁或易怒易躁，乳房肿块坚硬，皮色如常，乳房作胀或疼痛，胸闷，两胁胀满，纳谷不香，舌质暗，脉弦或弦细。

【治则】疏肝理气化痰。

【方药】逍遥散加减。

全瓜蒌15g，夏枯草9g，海藻6g，黄药子3g，橘叶 6g，青皮 12g，香附 12g。

疏肝解郁法可贯穿于乳腺癌整个治疗过程。

②冲任失调

【主证】乳中结块，肿块坚硬，表皮不红不热，生育失常，月经不调，经前乳房胀痛明显，腰膝酸软，舌质淡，舌苔薄白或少苔，脉沉、弦细。

【治则】调摄冲任，理气化痰。

【方药】逍遥散和二仙汤加减。

全瓜蒌 15g，海藻 6g，黄药子 3g，王不留行 12g，白芍 12g，当归 9g，柴胡 15g，云苓 15g，白术 15g，薄荷 6g。

气血虚衰者加熟地 15g，鸡血藤 30g，党参 15g，黄芪 30g。

③热毒壅盛

【主证】乳房肿大坚硬，红肿热痛，甚至破溃出血，可伴发热，心烦易怒，面红目赤，胁肋窜痛，口干喜冷饮，大便干结，小便黄赤，舌红，苔黄，脉弦数或洪大。

【治则】解毒逐瘀。

【方药】当归清营饮合五味消毒饮加减。

白花蛇舌草 30g，鹿含草 6g，露蜂房 6g，草河车 6g，蒲公英 15g，柴胡 30g，橘叶 6g，生甘草 3g。

④气血虚弱

【主证】消瘦，乏力，面色苍白，纳呆，舌质淡边有齿痕、苔薄，脉濡细。

【治则】治以调补气血，解毒逐瘀。

【方药】香贝养营汤加减。

党参 15g，炙黄芪 30g，焦白术 15g，生熟地各 15g，当归 9g，丹参 30g，贝母 12g，白花蛇舌草 30g，草河车 12g，生甘草 3g。

(2)中医药在乳腺癌综合治疗中的应用

1)乳腺癌术后，多以气阴两虚证候为主，证见乏力，气短，汗出，舌质淡，脉细弱，治以益气养阴。

【方药】生黄芪 20g，太子参 15g，麦冬 15g，五味子 15g，沙参 15g，天花粉 15g，当归 10g，大枣 5 枚。

2)化疗后恶心、呕吐，治以补益脾胃，和胃降逆。方用六君子汤合旋覆代赭汤加减：旋覆花 15g，代赭石 15g，太子参 15g，生甘草 6g，姜半夏 10g，炒莱菔子 15g，姜竹茹 6g，厚朴 10g，焦三仙各 10g，生姜 3 片，大枣 5 枚。

3)化疗后腹泻，严重者出现水样泻，可伴有乏力，纳差，腹胀，舌淡有齿痕，苔腻，脉细弱。治予健脾化湿止泻。方用参苓白术散合补中益气汤加减：黄芪 30g，党参 10g，炒白术 15g，茯苓 15g，山药 15g，薏苡仁 15g，陈皮 10g，菟丝子 15g，升麻 6g，柴胡 9g。

4)骨髓抑制的患者可给予健脾益肾、益气生血方。方用八珍汤合六味地黄丸加减：黄芪 30g，党参 15g，炒白术 15g，当归 15g，茯苓 12g，山药 15g，熟地 12g，鸡血藤 30g，阿胶(烊化)10g，枸杞子 12g，山萸肉 12g，女贞子 12g，陈皮 10g。白细胞降低，加黄精 30g，菟丝子 15g，紫河车 10g，龟板 15g。贫血加龙眼肉 30g，大枣 10 枚，首乌 15g，黄精 10g。血小板降低加仙鹤草 30g，大枣 10 枚，土大黄 15g。

5)脱发患者在中药中酌加炙首乌、女贞子、枸杞子、黑芝麻、旱莲草等补肾生发。

(3)中医外治

①二黄散

【方药】黄柏 30g，黄连 30g。

【功效】清热燥湿，泻火解毒。

【适应证】用于乳腺癌术后切口感染、皮瓣坏死。

【用法】水煎外洗或冷湿敷。

②三黄散

【方药】大黄、黄柏、黄芩、苦参各等份。

【功效】清热解毒，止痒收涩。

【适应证】放射性皮炎及皮肤破溃流水，瘙痒。

【用法】冷湿敷。

③生肌玉红膏

【方药】当归 60g，白芷 15g，白蜡 60g，轻粉 12g，甘草 30g，紫草 6g，血竭 12g，麻油 500g。

【功效】活血祛腐，解毒镇痛，润肤生肌。

【适应证】放射性皮肤溃烂，术后切口感染或皮瓣坏死，晚期局部肿块破溃。

【用法】置于纱布上敷贴局部。

④红油膏

【方药】凡士林 30g，九一丹 30g，铅丹 4.5g。

【功效】祛腐生肌。

【适应证】手术后切口溃疡，肿块溃烂不愈。

【用法】外涂患处。

⑤海浮散

【方药】乳香(制)、没药各等份，共研极细，备用。

【功效】生肌,止痛,止血。

【适应证】用于乳腺癌溃破。

【用法】将药粉掺于患处,外敷生肌玉红膏或红油膏。

8. 中西医结合治疗

(1)现代中成药

①复方红豆杉胶囊

【药物】红豆杉等。

【功能】祛邪扶正,通络散结。

【适应证】用于气虚痰湿、气阴两虚、气滞血瘀而致的中晚期肿瘤患者的治疗。

【临床应用】临床常用于治疗乳腺癌、卵巢癌、肺癌、宫颈癌、肝脏肿瘤等中晚期患者。

【用法用量】口服。每次2粒,每日3次,21天为1疗程。

【不良反应】近10%的患者可出现轻度胃肠道反应,表现为恶心欲吐,轻度的白细胞计数降低。

【生产厂家】山西省吕梁中药厂。

②乳核散结片

【药物】当归、黄芪、山慈菇、漏芦、柴胡、郁金、昆布、海藻、淫羊藿、鹿衔草。本品为糖衣片,除去糖衣后显棕褐色;味酸、微辛涩。

【功能】疏肝解郁,软坚散结,理气活血。

【临床应用】用于治疗乳腺囊性增生、乳痛症、乳腺纤维腺瘤和男性乳房发育等。

【用法用量】口服,每次4片,每日3次。

【注意事项】脾胃虚弱,气血亏虚者慎用。

【生产厂家】广州中药一厂。

(2)放、化疗辅助用药

①十全大补丸

【药物】人参、肉桂、川芎、地黄、茯苓、白术、炙甘草、黄芪、当归、白芍、生姜、大枣。

【功能】温补气血,扶正培本。

【适应证】用于气血两虚,面色苍白,气短心悸,头晕自汗,体倦乏力,月经量多。

【临床应用】临床用于各种肿瘤放、化疗治疗引起的毒副反应,如食欲下降、全身疲倦、白细胞下降、体倦乏力等。

【剂型规格】大蜜丸剂:每丸重9g;水蜜丸剂;浓缩丸剂,每8丸相当于原生药3g。片剂:每片相当于总药材1g;冲剂,每袋装15g或30g。

【用法用量】大蜜丸剂,每次1丸,每日2～3次;水蜜丸剂,每次6丸,每日2～3次;浓缩丸剂,每次8～10丸,每日3次;片剂,每次6片,每日2次;冲剂,开水冲服,每次15g,每日2次。

【注意事项】内有实热及阴虚火旺者不宜服用。

【处方来源】《中华人民共和国药典》(2000年版)。

②百令胶囊

【药物】发酵冬虫夏草菌丝体干粉。

【功能】补肺肾,益精气。

【适应证】用于肺肾两虚所致咳喘、浮肿等症,亦可用于乳腺癌、卵巢癌、肺癌等肿瘤的辅助治疗。

【临床应用】临床常作为各种肿瘤患者经手术、放疗、化疗后的辅助治疗。另外,常用于治疗免疫功能异常症。

【剂型规格】胶囊。每粒含原粉0.2g,30粒/盒,60粒/盒。

(3)常用中成药

1)逍遥丸:具有疏肝解郁作用,用于心情抑郁、焦躁者。可长期服用。每次6g,每日2次,口服。

2)西黄丸:具有清热解毒、活血化瘀作用,用于手术、放疗、化疗后。每次3g,每日2次,口服。

3)平消胶囊:具有活血化瘀、止痛散结、清热解毒、扶正驱邪作用。每次4～8粒,每日3次,口服。

4)小金丸:散结消肿,化瘀止痛。每次3g,每日2次,口服。

(七)预后及预防

影响乳腺癌预后的因素主要有以下几项(表20-10):

表20-10 预后及预测疗效相关的因素

因素	预后佳	预后差	预测疗效
TNM分期	低	高	—
腋窝淋巴结	无转移	有转移	—
腋窝淋巴结转移数	少(1～3个)	多(≥4个)	—
内乳淋巴结	无转移	有转移	—
锁骨上淋巴结	无转移	有转移	—
骨髓免疫组化细胞阳性	无	有	—

续表

因素	预后佳	预后差	预测疗效
原发肿瘤直径	小	大	—
组织分级	Ⅰ	Ⅲ	—
肿瘤血管生成	低	高	—
雌激素受体	阳性	阴性	+
孕激素受体	阳性	阴性	+
PS_2 蛋白	高	低	—
S期比例	高	低	—
倍体	双倍	非整倍体	—
有丝分裂指数	低	高	—
胸腺嘧啶标记指数	低	高	—
DNA指数	低	高	—
HER-2/neu(c-erb-2)	阴性	阳性	+
p53	阴性	阳性	—
Ki-67	低	高	—
PCNA/	低	高	—
uPA	低	高	—

1. 分期　是最主要的预后因素。期别越早，预后越好；反之，则越差。其中原发肿瘤大小是一个独立预后因素。

2. 病理类型　预后良好的乳腺癌有腺管样癌、筛状癌、黏液样腺癌，预后中等的有髓样癌、浸润性小叶癌，预后不良的包括化生癌、印戒细胞癌、炎性乳腺癌和富脂质癌。另外，肿瘤中心坏死常提示肿瘤侵袭性大，病理分级Ⅲ级比Ⅰ级的患者预后差(表20-11)。微血管密度和血管受侵也是提示预后差的独立预后因素。

3. 雌孕受体　受体阳性的患者预后较好，而阴性患者的预后较差。

4. DNA倍体与肿瘤增值指数　DNA双倍体比非整倍体的乳腺癌患者的预后好，高S期比例的乳腺癌复发率较高。

5. 乳腺癌肿瘤标志物　对乳腺癌患者有利的预后因素有ER和PR阳性、pS2阳性、nM23和p27高表达等。对乳腺癌患者不利的预后因素有Her-2/neu过度表达、p53基因突变、Ki-67和PCNA等增值指数增高、CEA和Cathepsin D阳性等，Her-2/neu可作为一项评估患者预后的独立性指标。

表 20-11　Black 改良核分级法

分级	核大小 (与正常导管上皮细胞核比较)	核膜	染色质	核仁	每10个高倍视野 核分裂数
Ⅰ	相似或略有增大	圆	均质	不可见	0～1
Ⅱ	有2倍差异；大小基本一致， 仅有少数变异	圆 光滑	均质 细	微小	2～5
Ⅲ	有3倍差异	不规则	深染、粗大	巨大	6～10

乳腺癌的早期诊断、早期发现及合理的治疗是控制乳腺癌的关键。对高危人群进行定期检查，增强自我检查意识，提倡母乳喂养等措施对乳腺癌的预防有一定作用。

二、特殊类型乳腺癌

(一)男性乳腺癌

男性乳腺癌发病率较低，占男性恶性肿瘤的0.2%左右。男性乳腺癌的病因尚不清楚，内分泌异常、男性乳腺发育症、放射性损伤、局部创伤、肝病等与该病的发生有关。

1. 临床表现　男性乳腺癌可发生在任何年龄，但多见于50～60岁。病程长，就诊晚是其主要临床特点。乳腺肿块为常见症状，为乳晕下无痛性肿块，一般为单侧。可伴有皮肤发红、瘙痒、湿疹，由于男性乳房小，肿瘤早期即可侵犯乳头和皮肤，引起乳头回缩，皮肤凹陷，甚至破溃，并易侵及胸肌，与胸肌粘连固定。较早期即可出现淋巴结转移。

2. 辅助检查　乳腺钼靶：特征性X线表现为一境界锐利的孤立结节，肿块界限清晰，多位于乳头偏心侧，个别可因癌周围的间质增生而显示肿块边缘模糊或有毛刺样突起，另有皮肤粘连增厚、血运增加等表现。CT对于明确病变部位、范围、腋窝淋巴结转移情况均有重要价值。

3. 诊断和鉴别诊断　男性乳腺无痛性包块，边界不清，质地坚硬，与皮肤或胸肌粘连，乳头回缩、凹陷、变形等，应考虑到乳腺癌的可能。

男性乳腺癌应与男性乳腺发育症鉴别。男性乳腺癌患者多为老年人，单侧肿块，肿物偏心性、质硬、无疼痛。而男性乳腺发育症多见于青春期、肝病患者和老年肥胖者，常见为两侧乳腺肥大或乳腺下盘状肿物，肿块质韧，边界清楚，活动度可，有时有疼痛或压痛，无乳头及乳房皮肤改变。

4. 治疗　男性乳腺癌的治疗原则与女性乳腺癌基本相同。适于手术者争取行手术治疗，并根据情况采用综合治疗，晚期则以化、放疗及内分泌治疗等多种综合治疗为主。

(1)手术治疗：对未侵犯胸肌的患者首选改良根治术。肿瘤已侵犯胸肌的患者，以根治术为主。

(2)放射治疗：男性乳腺癌较早期即可发生淋巴结转移，因此除原位癌或癌灶较小无淋巴结转移的早期患者外，术后行内乳区、腋窝、锁骨上及胸壁放射治疗。Ⅲ期以上病例，行术前放疗，使肿物缩小，有利于手术姑息性切除。

(3)化学治疗：使用原则同女性乳腺癌。

(4)内分泌治疗：男性乳腺癌ER阳性率高于女性，且对内分泌治疗敏感性高，他莫昔芬为常规、首选药物，适用于任何年龄患者，术后服用5年，出现局部复发或远处转移时，无论ER状态均可服用他莫昔芬。睾丸切除术常作为晚期男性乳腺癌的首选治疗方案。第二、第三代芳香化酶抑制剂可用于睾丸切除无效者。

(二)妊娠、哺乳期乳腺癌

妊娠、哺乳期乳腺癌是指在妊娠同时或妊娠结束后1年内，以及哺乳期间发生的原发性乳腺癌。占全部乳腺癌的1%～3%。由于妊娠及哺乳期体内激素水平的改变、乳腺组织增生、充血、免疫力功能降低，使肿瘤发展较快，而且不易早期发现，因而预后亦较差。

1. 临床表现　患者处于妊娠、哺乳期时，乳腺组织增生、充血，使较小的乳房肿块不易被发现，待出现症状时多为晚期，临床表现与炎性乳腺癌类似。

2. 辅助检查　首选乳房超声检查，而乳腺钼靶检查对胎儿有影响，且此期的生理改变使乳腺钼靶检查的特异性及敏感性降低，一般不作为首选的检查方法。不能确诊时，首选手术切除活检方法以明确诊断。

3. 鉴别诊断

(1)哺乳期乳腺炎：表现为乳房弥漫性肿胀、疼痛、体温升高，局部皮肤红、热、压痛明显，肿块中心常有波动感，血细胞检查，白细胞升高。抗感染治疗有效。如乳房皮肤红肿面积广，伴有皮肤“橘皮样”改变，不伴有体温升高者，要考虑哺乳期乳腺癌。

(2)哺乳期积乳囊肿：多为无痛性肿块，发展缓慢，不伴有皮肤的红、肿、热、痛。超声检查常提示肿块为囊性，穿刺可吸出乳汁样液体。

4. 治疗　妊娠及哺乳期乳腺癌的处理关系到患者和胎儿的生命，是否需要终止妊娠应根据妊娠时间及肿瘤的病期而定。

(1)手术治疗：妊娠早、中期，应尽早终止妊娠，并行手术治疗；在妊娠末期可在剖宫产或分娩结束后再行手术治疗。

(2)放射治疗：由于微量的射线即可导致胎儿脑组织发育异常，故妊娠期间禁止放疗。妊娠晚期的患者可先行手术治疗，产后给予必要的放射治疗。

(3)化学治疗：妊娠期乳腺癌化疗前应终止妊娠，方案同非妊娠期乳腺癌。

(4)内分泌治疗：内分泌治疗药物影响胎儿发育，且有致畸性，因此妊娠期乳腺癌患者禁行内分泌治疗。哺乳期时根据激素受体情况而定。

(三)隐性乳腺癌

隐性乳腺癌是指乳房内未扪及肿块而已有腋淋巴结转移或其他远处转移的乳腺癌，占乳腺癌的0.3%～0.5%。

1. 临床表现　发病年龄为45～55岁。患者多以腋淋巴结肿大就诊，呈单发或多发，或粘连固定，质地硬，累及腋窝神经时伴有疼痛，压迫腋静脉可造成患肢水肿。临床查体乳腺内无异常。

2. 诊断和鉴别诊断　女性患者出现腋窝淋巴结肿大，应仔细询问病史，进行全面查体，特别注意有无其他区域淋巴结肿大。以下检查有助于诊断：

(1)乳腺钼靶摄片：对隐性乳腺癌不够敏感。

(2)乳腺 CT 和磁共振(MRI)：MRI 发现可疑病灶后进行 CT 检查对体检和钼靶摄片均不能发现的隐性乳腺癌的术前定位有很大帮助。

(3)其他检查：所有患者均应行胸片、消化道造影、腹部 B 超、妇科及泌尿生殖系统检查，目的是排除乳腺外的原发灶。

(4)转移灶雌激素受体检测：对切除的癌转移淋巴结行雌、孕激素受体检测，阳性提示乳腺癌，约 50%的男性乳腺癌患者表现为雌激素受体阳性。但 ER/PR 阴性不能除外乳腺癌。

3. 治疗　隐性乳腺癌的治疗目前存有争议。可选择的方案有：以手术为主的综合治疗和单纯放疗。

(1)以手术为主的综合治疗：由于隐性乳腺癌在乳腺中的原发肿瘤难以检测，行改良根治术，可使 70%的患者通过乳房病理检查得到明确诊断。术后发现的原发灶直径在 0.5～0.7cm。确切的诊断可使患者有机会选择化疗、放疗、内分泌治疗在内的所有辅助治疗手段，有利于改善患者的预后。

(2)单纯放疗：有确切的腋窝淋巴结转移的隐性乳腺癌可行乳腺放疗，包括同侧腋窝和内乳淋巴结而不进行乳房切除术。但单纯放疗失去了组织学确诊原发灶的机会，而且需对整个乳房进行放疗。

(四)湿疹样乳腺癌(Paget 病)

Paget 于 1874 年首选描述在发现乳腺癌前先出现乳晕部病变，以乳头、乳晕皮疹开始，类似湿疹样变化，多在 1 年后发展为乳腺癌，称为湿疹样乳腺癌。Paget 病病情发展缓慢，恶性程度低，预后较好。发病率为乳腺癌的 0.7%～3%。发病年龄多为 40～50 岁。

1. 临床表现　初期表现为乳头皮肤发红、瘙痒、小丘疹、微痛，同时有少量渗出，日久乳头皮肤变粗、增厚、渗液、结痂或有鳞屑，或有乳头、乳晕皮肤糜烂、溃疡，乳头内陷，偶有乳头血性或血清样溢液。病变侵犯乳腺实质时，部分病例可扪及乳房肿块。少数病例在后期可有腋淋巴结转移。

2. 辅助检查　钼靶摄片有时可发现乳房内肿块，乳晕皮肤增厚、乳头内陷等表现。仅有皮肤改变者，可做病灶皮肤刮片病理检查，或切取皮肤做病理检查。乳头溢液及皮肤渗液涂片见到 Paget 细胞有助于诊断。

3. 诊断和鉴别诊断　该病结合病史、体征及 Paget 细胞检查，诊断不困难。对中年妇女的乳头、乳晕部慢性湿疹及皮肤糜烂等变化，无论有无肿块，应首先考虑该病的可能。

该病需与以下疾病鉴别：

(1)乳头皮肤湿疹：该病多见于中青年女性，有奇痒、皮肤损害较轻、边缘不硬、渗液呈淡黄色，病变皮肤与正常组织皮肤界限不清。按皮肤病治疗，很快奏效。而 Paget 病多见于老年妇女，皮肤增厚，病变皮肤与正常皮肤界限清楚，易出血无奇痒，多为单侧，按皮肤病治疗无效，或反复发作，要考虑该病的可能。

(2)上皮内鳞状细胞癌：临床无明显特点，鉴别主要靠病理检查。如有诊断不明者，应尽早行病理检查，不可长期按皮肤病治疗以免延误诊疗。

4. 治疗　根据乳腺内是否摸到肿块而定。常用的手术方式：病变限于乳头，未累及乳晕且乳房内未扪及肿块者，可行单纯乳房切除术；病变累及乳晕，乳房内未扪及肿块者，行改良根治术；乳房内扪及肿块者的治疗方法同一般乳腺癌。

(五)炎性乳腺癌

临床少见，仅占乳腺癌的 1%左右。多以乳房弥漫性变硬、变大、皮肤红、肿、热、痛和水肿就诊，与炎症十分相似。该病起病急，发展迅速，恶性程度高，预后差。多见于中青年妇女。

1. 临床表现　多以乳房皮肤红、肿、热、痛就诊，皮肤病变范围广泛，约有半数患者伴有乳房肿块。起病急，乳房迅速肿胀，皮肤增厚变硬，皮温高，触之韧感，色紫红，乳头内陷。30%～40%患者在确诊时已出现淋巴结转移。

2. 辅助检查

乳腺钼靶检查可发现皮肤厚度增加，患侧皮下淋巴管不对称性增加和乳腺组织密度增加，血管纹理增加。血常规检查,白细胞升高不多见。空心针穿刺活检或切取活检可确诊。

3. 鉴别诊断

(1)乳腺炎和乳腺脓肿:炎性乳腺癌常被误诊为乳腺炎或乳腺脓肿。乳腺炎和乳腺脓肿常见于哺乳期妇女,且伴有高热和白细胞数升高。

(2)淋巴肉瘤乳腺浸润:通常仅有肿瘤区域的皮肤变红而无炎症表现,但鉴别较为困难,多需组织学检查确诊。

4. 治疗　炎性乳腺癌的病程进展较快,恶性程度高,预后差,治疗主要用化疗及放疗,一般不做手术治疗。

(六)副乳腺癌

副乳腺癌是指发生在正常乳腺以外的异位乳腺的癌肿。副乳腺癌是其中最常见的恶性肿瘤,其发病率约占乳腺癌的0.1%,多发生于绝经期女性,男性极少,但对男性腋下肿块的患者,亦应考虑到副乳腺癌的可能。

1. 临床表现　副乳腺癌的发病年龄与乳腺癌相仿,多在50岁左右,临床多数以局部肿块就诊,表现为副乳腺内有质硬、边界不清的肿块,常与皮肤粘连,皮肤表面也可发生淋巴水肿,晚期可发生溃破。发生在腋窝的副乳腺癌腋淋巴结多有肿大,质硬或呈融合状。腋部钼靶片表现为边界不清的肿块钙化影,与乳腺癌的征象相似。

2. 治疗原则　宜行以外科手术为主的综合治疗。手术方式以根治性切除为主,包括肿瘤、整个副乳腺切除和同侧腋窝淋巴结清扫。由于肿块多位于腋下,较早出现扩散和转移,所以副乳腺癌的预后较乳腺癌差,术后的放、化疗和内分泌治疗应给予重视。

(七)双侧乳腺癌

双侧原发性乳腺癌是指两侧乳房同时或先后发生独立的原发性乳腺癌,分为同时性双侧乳腺癌与异时性乳腺癌。同时性是指发现两侧乳腺癌的时间≤6个月,异时性即发现两侧乳腺癌的时间间隔>6个月。双侧原发性乳腺癌占乳腺癌的1%~7%。资料显示,一侧乳腺癌治疗后发生对侧乳腺癌的几率平均每年增加0.6%~1%。随着诊断技术和治疗水平的提高,单侧乳腺癌生存时间延长,对侧乳腺癌的发病率随之升高。

1. 诊断标准　双侧原发性乳腺癌需要与对侧转移性乳腺癌相鉴别。因为两者的治疗及预后完全不同,前者两侧乳腺癌均为原发癌,可能治愈;后者属于晚期乳腺癌。双侧原发性乳腺癌的诊断标准:

(1)双侧乳腺癌的病理类型不同。

(2)双侧乳腺癌组织中可分别找到原位癌成分。

(3)异时性双侧乳腺癌病理组织学类型虽相同,但先发者无局部复发、淋巴转移及其他远处转移。

(4)原发癌在乳腺实质中,边界不清,常有浸润。转移癌多见于对侧乳腺内侧或尾部脂肪组织中,常为多发。

(5)第一原发性乳腺癌治疗后5年以上对侧发生的乳腺癌。

2. 治疗原则　双侧原发性乳腺癌的治疗原则与单侧乳腺癌基本相同,即以手术治疗为主的综合治疗。双侧同时性乳腺癌同时手术后,综合分析两侧肿瘤的临床、病理和生物学活性等危险因素,按严重者优先原则确定术后治疗方案,异时性双侧原发性乳腺癌的治疗与单发乳腺癌完全相同。

应对一侧乳腺癌的患者建立有效的随诊制度,教会患者做乳腺自我检查,发现问题及时就诊,对侧乳腺有乳腺组织增厚结节状改变时需切除病检。如果发现对侧乳腺多发簇状钙化或广泛非典型增生则可考虑对侧乳腺切除。

(八)乳腺恶性淋巴瘤

乳腺原发恶性淋巴瘤属于结外型淋巴瘤,较少见。发病年龄常较轻,表现为一侧双侧乳房内一个或多个散在的活动性肿块,边界清楚,质韧,与皮肤无粘连,有时伴浅表淋巴结或肝脾肿大。临床检查不易确诊,常需活检才能确诊。治疗可用手术与放疗及化疗综合的治疗方法。

(九)乳腺间叶组织肉瘤

乳腺间叶组织肉瘤较少见,性质与身体其他部位的间叶组织肉瘤相似,其中以纤维肉瘤较多见。

此外，还有血管肉瘤、神经纤维肉瘤等。症状常为无痛性肿块，圆形或椭圆形，可呈结节分叶状，边界清，质硬，与皮肤无粘连，淋巴结转移少见。

治疗应采用手术切除，失败原因常为血道转移，局部切除不彻底时可有局部复发。

（周柯鑫）

第七节　其他乳腺病变

乳腺先天发育异常

乳腺先天发育异常是一种多发病，但由于对机体无太大影响，故患者不到医院就诊，在无意中或身体检查时发现。只有那些临床症状明显，病变对机体发生危害的患者才到医院就诊。据统计，乳腺先天发育异常为正常人群的1.5%～3%，该病的实际发病率较统计的数字为高。

乳腺先天发育异常可分为乳腺和乳头缺如、多乳房及多乳头、乳头内陷等。

一、乳腺和乳头缺如

在人胚6周体长约11.5mm时，腹侧两旁自腋窝至腹股沟中部外胚层增厚形成乳嵴，由外胚层上皮增殖形成6～8对乳头状局部增厚，即乳房始基。出生时除了胸部的一对始基继续发育成乳房外，其余均退化。

胎儿第5个月体长约250mm时，胸部乳房为实索，至妊娠末3个月则实索发育成腔，成为乳房的导管。乳管的末端出现突出的乳头。出生后乳管周围发生许多原基腺泡，出生后不久乳头及乳晕清楚可见。

乳腺缺如系指乳腺完全消失而言，它没有乳头、乳晕，也没有乳腺，又叫做先天性乳腺缺如症。大多数为双侧缺如，单侧缺如者罕见。该病临床较少见，国内外均报道甚少。乳头缺如为一个或两个乳头先天性缺失。乳头缺如很少见，患者有时乳腺发育完好，只是没有乳头，有的连乳头、乳晕一并缺失。

（一）病因

现代医学认为乳腺缺如是由于乳腺在胚胎发育过程中，因某些原因使得胚胎腹面两侧，从腋下到腹股沟的两条上皮嵴，即乳线全部消失，使乳腺芽无法形成，致使乳腺缺失。乳头缺如也是由于乳腺在胚胎发育过程中因某些原因所致，使乳头不能生成的结果。

中医认为，先天之精，禀受于父母，主生长发育。先天之精不足，则生化乏力，诸形不足。

（二）处置及预后

一个发育完好只是没有乳头和输乳孔的乳腺，在临床上应给予高度重视。因为乳腺的发育是受内分泌所控制的，当机体处于月经期、妊娠期或哺乳期等内分泌系统处于活跃状态时，就会促使乳腺表现出腺体增生，体积增大，出现分泌乳汁活动。由于输乳系统发育不完善使泌出乳汁不能排出而潴留在小叶和导管内，就会引起乳汁潴留囊肿，久之乳汁分解产生一种能够致癌的物质——乳汁因子，它会诱导乳腺癌，所以一个没有乳头和乳汁输出管道而发育良好的乳腺，是存在许多危险的，所以应尽早手术切除以防后患。如果有输乳管道使乳汁能够排出，只是没有乳头的乳腺不会对人体造成危害，可以不必介意。

二、多乳房、多乳头

多乳房、多乳头是指胚胎期乳嵴上除了胸部一对乳房始基继续发育成为正常乳房外，双侧乳嵴其余部位的乳房始基不退化，反而继续发育成乳腺组织或乳腺组织、乳头、乳晕健全的乳房。多乳房症又称副乳腺，是乳房先天性发育畸形。该病可一个或数个、一对或数对、单侧或双侧发生。大多发生于胚胎乳房发育线上，亦有学者称之为异位乳腺或额外乳腺。偶有发生于胚胎乳房发育线外者，称之为迷走乳腺。多乳头症是正常乳房所属的乳头以外多出的乳头，分两种类型，一类是指正常乳房的乳头以外的乳晕区乳头；一类是指乳腺上多乳房的乳头及乳腺以外的迷走乳房的乳头。前者为真正多乳头，后者为副乳乳头。

多乳房、多乳头是先天畸形中最常见的一种，几乎可见于任何年龄。在亚洲人群中，其发病率为1%～3%，有人报道可高达6%。女性发病率约为男性的3倍。其发生在腋窝占25%，胸及上腹部63%，腹股沟3%。

（一）病因

现代医学认为其发病是由于乳房始基嵴残留或不完全退化所致，同时受内分泌的影响，特别是雌激素、孕激素和催乳素的刺激。

中医认为该病因母体本虚，肾气不足，冲任失调，致患者胚胎时期发育异常所致；后天情志不畅，肝气郁滞可致副乳疼痛，病位在肾、肝。

（二）病理改变

1. 肉眼所见　多乳房位于腋下，一般是直径为1～6cm的肿块，无包膜，质地较柔软，与皮肤可有粘连。切面可见于脂肪组织中有灰白色或灰黄色、质地柔韧的乳腺组织，其中可见散在的黄色脂肪组织。

2. 镜下观察　可见乳腺导管及由腺泡构成的乳腺小叶，叶间可见明显增生的间质纤维组织和部分乳腺导管增生、扩张，形成类似囊性乳腺病样的结构。也有因大量淋巴细胞浸润者，呈慢性囊性乳腺炎症样改变。

（三）临床表现

多乳房或多乳头最常发生于正常乳房的外上侧，即腋部副乳腺，或正常乳房的下内侧，即在正常乳房与脐之间，于女性生育阶段较多见。多因月经期、妊娠期、哺乳期内分泌变化而使乳腺肿胀、疼痛，甚至分泌乳汁。副乳腺（常为双侧）多发生在腋窝前缘，是一团乳腺组织，常有乳头，在月经周期仍有功能而发生胀痛，有时误认为淋巴结炎。该病多有遗传性。

多乳房多数发育不完善，可以仅有腺体及乳头，或仅有腺体，或仅有乳头，或仅有腺体及乳晕，或仅有乳头及乳晕。其乳腺组织也可发生小叶增生及良、恶性肿瘤，临床上表现为相应的症状，但副乳乳腺癌发生的前提是副乳腺必须有乳腺腺体组织，单侧有乳头或乳晕，或两者均有而无腺体的副乳腺是不能发生副乳癌的，因此临床上应高度重视。

多乳头亦称副乳头，大多数情况下沿乳嵴发生，可出现在乳嵴的任何部位，常位于前胸正常乳头的上、下部位，且不伴有副乳腺发育，可呈家族性，有时被误认为黑痣。多乳头有的仅是在乳腺上一个细小的突起，常常没有乳腺组织。

（四）临床分类与分期

1. 临床分类　副乳腺据其形态分为完全型和不完全型，腺体、乳头、乳晕俱全者为完全型；否则为不完全型。

2. 临床分期

1）婴儿期或发育前期：表现不明显，一般不引起注意。

2）青春期：腺体增大明显，在副乳腺部位可触及质地柔软或中等韧度的块状隆起，与正常乳房一样，可发生周期性变化。月经来潮前副乳腺和正常乳腺一样有肿胀、疼痛感。

3）妊娠期：腺体迅速增大，可在副乳腺发生部位触及一质地柔软或中等韧度的块状隆起，直径多在1～5cm，厚薄不定，一般如核桃或鸡蛋大。

4）哺乳期：如是乳腺、导管、乳头完全，发育良好的副乳腺，哺乳期亦可与正常乳房一样充盈、分泌乳汁，亦可以授乳。

5）哺乳后期：停止哺乳后与正常乳房一样停止分泌，缩小或松弛。此后腺体如不发生增生、癌变等变化则逐渐退化，腺体进一步缩小。

（五）辅助检查

1. 内分泌检查　血清激素（E_2、P、FSH、LH、PRL、T等）测定有助于了解患者的内分泌状况，但目前尚处于临床研究阶段。

2. 钼靶X线片检查　位于乳房部位或腋窝部的副乳腺在钼靶片上可表现为正常的乳腺腺体征象。若发生增生或出现纤维瘤、癌变则出现相应的征象。

3. B超检查　声像图上可呈现为低回声型、高回声型和正常乳腺回声型等多种表现,以低回声型为多见,其次为正常乳腺回声型,高回声型少见。副乳腺增生时可见腺体组织增多、增高、增强的反射波形,结构紊乱。有的腺体呈光条或光斑样回声带,混杂有囊状或管状无回声区。

4. 针吸细胞学检查　对特殊部位有疑问的肿块,拟诊作副乳腺者,可作针吸细胞涂片检查。镜下见到腺上皮细胞者,诊断为副乳腺。

(六)诊断和鉴别诊断

1. 询问病史　体格检查一般不难确诊,但对于其他部位的包块,随月经周期、妊娠期、哺乳期等出现的相应包块,有肿胀、疼痛时应考虑异位乳腺,必要时可做活检确诊。对腋窝附近的副乳腺可通过B超、钼靶X线摄片明确诊断。

2. 异常乳腺组织是指超出正常乳房解剖范围所见的乳腺实质。构成异常乳腺的导管和小叶的结构是正常的,但不如正常乳腺组织完善。从解剖学意义上讲,异常乳腺组织不与乳腺导管系统相连,因此不能等同于正常乳腺组织向周围的伸展。

3. 发育不完全的副乳腺因无乳头及乳晕,易与腋窝脂肪瘤或其他良性肿瘤相混淆。以下几点可资鉴别:副乳腺有随月经周期而变化的胀痛,而脂肪瘤则无;副乳腺可触及结节状较软的团块组织,边界较清;腋窝的副乳腺多为较软的有分叶状或结节状不规则组织块,周界与正常皮下组织无明显界限,与皮肤粘连而不与深部组织粘连;副乳腺触之有腺体感,而脂肪瘤则无。

4. 发生于腋窝部的副乳腺需与腋下淋巴结肿大相鉴别。前者月经期该部乳腺组织亦增大并可能疼痛,但与正常乳腺组织尾部相连接是其主要特点,同时相对应的外侧皮肤上无乳头、乳晕。而后者于月经期时,无胀痛、压痛等。

5. 多乳腺症可因月经、妊娠等生理性变化而发生胀痛、压痛等症状,易与乳腺囊性增生症相混淆,但后者常感疼痛,且不受生理情况改变的影响,约有1/4乳腺囊性增生患者伴有乳头溢液。多乳腺症发生在正常乳腺以外,而乳腺囊性增生病变发生在正常乳腺内。

(七)治疗

1. 中医辨证治疗

(1)肝郁气滞

【主证】腋下结块,经前胀痛,胸闷不舒,性情急躁,月经提前,经量不多,舌质淡,舌苔薄白,脉细弦。

【治则】疏肝理气,散结止痛。

【方药】逍遥散(《局方》)加减。

柴胡9g,当归12g,赤、白芍各12g,青、陈皮各6g,全瓜蒌15g,八月札12g,合欢皮12g,生牡蛎30g,生甘草3g。每日1剂,水煎服。

【加减】结块痛甚加炙乳没各4.5g,延胡索9g;肿块质坚加海藻12g,桃仁12g;月经量少加益母草15g,泽兰12g;月经提前加黄精12g,女贞子12g。

(2)冲任失调

【主证】腋下结块,硬有韧性,疼痛不甚,月经紊乱,经期提前,头晕目眩,神疲乏力,腰膝酸软,舌苔薄质淡,脉细涩。

【治则】补益肝肾,调摄冲任。

【方药】二仙汤加减。

仙茅9g,仙灵脾9g,柴胡9g,熟地黄15g,肉苁蓉15g,当归12g,鹿角9g,白芍12g,炙甘草3g。每日1剂,水煎服。

【加减】腋下肿块增大加山慈菇9g,白芥子9g;经期紊乱加益母草30g,旱莲草12g;月经提前加黄精12g;腰膝酸软加杜仲12g,川断12g;副乳疼痛加制香附9g,延胡索9g。

2. 中成药治疗

(1)乳核散结片:每次4片,每日3次。有疏肝解郁、软坚散结、调理冲任之功效。

(2)乳康片:每次3片,每日2次。有疏肝理气、活血化瘀之功效。

(3)乳增宁片:每次5片,每日3次。功能益肾温经、疏肝解郁、养血益胃、调理冲任、消核散结。

(4)乳癖消胶囊:每次4～5粒,每日3次。有软坚散结、活血止痛之功效。

(5)逍遥散:每次1包,每日3次。功能疏肝理气止痛。

(6)乳疾灵颗粒:每次1～2袋,每日3次。功能疏肝解郁、调理冲任、散结止痛。

3. 西医治疗

(1)副乳腺处理原则

1)完全发育型的副乳腺及不完全型副乳腺,有周期性疼痛、不规则疼痛者,切除为原则。

2)有影响美观的完全型副乳腺或疑恶变及不能与结核等病变区别者,以切除为宜。

3)较大的虽无症状的不完全发育的副乳腺,只要患者有要求以切除为宜。

4)疑副乳恶性肿瘤者按乳腺癌处理。

5)无腺体仅有乳头、乳晕者多不恶变,或虽有哺乳期症状但以后消失者可不行手术。

6)多乳症较小又无明显症状者,可不必处理。

(2)药物治疗

1)激素类药物:可控制副乳的增长,但不能彻底治愈。他莫昔芬10mg,每日2次,于月经后2~5天开始服用,服药15~20天停药,持续2~3个月,可起到一定的止痛作用。

2)维生素类药物:维生素A常用剂量为每次2万~5万U,每日3次,口服,每次月经结束后连用2周。维生素E常用量为每次100mg,每日3次,口服,连用3个月。维生素B_6每次20mg,每日3次,口服。

4. 手术治疗 患者忧郁不安要求手术,可予以切除。如体积过大,或疑有癌变倾向者,应及早行手术切除并病理检测。

(1)手术适应证

1)腺体逐渐增大,疼痛不适者。

2)副乳腺内扪及异常肿块,疑伴发肿瘤者。

3)有乳腺癌家族史者。

4)多乳症明显隆起或乳头肥大、乳晕色素影响美观者。

(2)手术方式:行副乳腺或多乳头单独切除。一般副乳腺体直径<3cm时可选用线形切口切除,对于腺体直径>3cm时采用梭形切口予以切除。

(八)预防及调护

该病对身体多无大碍,不必在心理上产生不安,忧郁或恐惧均会促其发展和产生胀痛。但副乳与正常乳房一样可发生炎性、增生性病变及良、恶性肿瘤,因此在体格检查或自我检查时,均应避免漏诊,发现病变按同类乳房疾病治疗。副乳腺在妊娠期或产后可明显增大,并可有乳汁溢出,需注意局部清洁,避免感染。

三、乳头内陷

女性乳房的乳头如不凸出于乳晕平面,甚至凹入陷于皮面之下,致局部呈火山口状时,称乳头内陷。乳头内陷程度轻者表现为乳头退缩,重者表现为乳头凹入甚至翻转。

乳头内陷是一种较常见的畸形,具有先天性或遗传性。单、双侧均可发生,单侧乳头内陷较少,通常是继发性的,继发于乳房的肿瘤、炎症、外伤或乳房手术后瘢痕的牵拉,或是巨大乳房下垂。

(一)病因

1. 乳头和乳晕的平滑肌发育不良。乳头有15~20个输乳管的开口、输乳管周围有平滑肌纤维,内陷的乳头被围绕输乳管和插入乳头真皮的肌纤维束向内牵拉。这些肌束的质地与输乳管有明显差别。

2. 因输乳管本身发育不全引起的,发育不全的输乳管未能导管化表现为条索。

3. 乳头下缺乏支撑组织的撑托,也是乳头内陷的原因。

(二)临床表现

因乳头内陷使局部清洗困难,容易积存污垢并继发感染,引起慢性炎症,局部经常有渗出物积聚,可致局部皮肤糜烂。

(三)治疗

原发性乳头内陷可先试行保守治疗。

(1)手法牵引,即可作乳头伸展练习,将两拇指平行放在乳头左右两侧,慢慢地由乳头向两侧左右横行拉开,牵拉乳晕皮肤及皮下组织,重复多次,随后将两拇指分别放在乳头上、下侧,由乳头向上、下纵行拉开,每日2次,每次5分钟。

(2)用吸奶器对乳头行负压吸引,或将一个5ml空注射器外管扣在乳头上,用一橡皮管连接在另一5ml空注射器上,抽吸形成负压有助于乳头吸出。

(3)手术治疗:继发性乳头内陷应针对病因进行,如治疗炎症、外伤、肿瘤等。乳头发育完全后,对反复牵拉吸引无效果的乳头内陷进行乳头内陷整复手术。

乳头皲裂

正常乳头表皮富有韧性，哺乳时无痛感。乳头皲裂以乳头皮肤裂伤或糜烂，痛如刀割或奇痒难忍为特征，常可并发乳头炎、乳晕炎和乳腺炎，是哺乳期常见病，常在哺乳的第1周发生，初产妇多于经产妇。

一、病因

现在认为其发生和产后胎盘娩出后雌激素水平的迅速下降有关，雌激素水平减低引起乳头皮肤变薄，加上乳头内陷或过小，使婴儿吸吮困难，吸乳时用力过大，婴儿吮吸刺激或不适当的授乳方式而发生乳头损伤。有时婴儿口腔运动功能失调或口腔有炎症，或有真菌感染时，在哺乳过程中将乳头咬破也可造成乳头皲裂；或由于过度地在乳头上使用肥皂或乙醇干燥剂之类刺激物；亦可因乳汁分泌过多，外溢侵蚀乳头及周围皮肤，引起糜烂或湿疹。如果发生于非哺乳期，要想到Paget病或乳头湿疹的可能。

二、临床表现

病变早期，每当婴儿含吮时，乳头部出现刀割样疼痛，然后在乳头上可出现渗血或淡黄色稀薄的液体渗出，略干燥后就在乳头表面形成结痂，如继续让婴儿吸吮，在乳头表面出现小裂口或溃疡，乳头红肿，哺乳时有剧烈疼痛，结痂亦可浸软，擦损而脱落，裂口随之变大。因哺乳疼痛而减少哺乳次数，造成乳汁淤积或细菌感染而引起乳腺炎或乳腺脓肿。

乳头皲裂可以是环行的或垂直的，环行的皲裂常常在乳头的基底和乳晕连接处，如裂伤深时，乳头可部分断裂。垂直的皲裂严重时，乳头可分成两半。乳头裂口上的细菌可引起乳儿患病。皲裂出血，乳儿将血吸入胃内，形成婴儿假性黑便。

三、诊断

乳头皲裂主要靠临床表现进行诊断。

1. 多见于产后哺乳期的妇女，初产妇多见，在产后的第1周即可以发生。

2. 乳头的裂口可以是环行的或纵行的，环行的皲裂常发生在乳头根部与乳晕结合的部位。纵行的皲裂见于乳头的上部，它们在乳头形成大小不等的裂口，有的小得不能看见，有的甚至溃疡糜烂，有的裂口较深，可以引起出血，也可以见到分泌物的结痂。

3. 乳头疼痛剧烈如刀割，特别是在授乳时，平时可无感觉或时有痛痒交作。

四、鉴别诊断

(一)乳头湿疹

乳头湿疹是乳头局部皮肤的过敏性疾病，可能和穿戴一些化纤织物所制成的内衣或乳罩有关，也和食物药物所致的过敏有关，表现为乳头的潮红、糜烂、渗出、结痂，或红色小丘疹，干燥脱屑，乳头痛痒难忍，病变不但在乳头也常累及乳晕或身体的其他部位，容易复发。

(二)Paget病

乳房Paget病是乳腺癌的一种特殊类型，往往发生在非哺乳期的女性，以乳头部位的潮红、糜烂、渗出、结痂、乳头溃破为特征，病情开始仅局限于乳头表面，逐渐发展到乳头后方有肿块形成，乳头的情况也逐渐恶化，破损和溃疡越来越大，乳头变形，部分缺损，溃破处流血水等。用乳头印片法，或局部取样活检可以得到诊断。

五、治疗

给予医用软膏或油剂局部涂抹润滑，促进愈合。为防止感染发生，也可适当选用一些抗生素软膏使用。疼痛甚者，给予口服止痛剂缓解疼痛。

1. 一般治疗

(1)孕期对孕妇进行母乳喂养宣传教育，要求其建立信心，相信绝大部分母亲都能成功哺乳。对平坦、过小的乳头可在妊娠8个月后指导纠正。

(2)分娩后要让婴儿尽早猛烈地吸吮。如果吸吮位置正确，大多数乳头在婴儿吸吮后其伸展性会有改善。

(3)已出现乳头皲裂者，可清洗乳头后涂红油膏、红霉素油膏等药,也可用食用油涂抹使皲裂处软化,容易愈合,如果乳头皲裂严重,乳头疼痛剧烈,可暂停母乳喂养 24 小时,并应将乳汁挤出或吸出,用小杯或小匙喂养婴儿,同时坚持外用药治疗,还应避免食用刺激性食物。

(4)哺乳前,乳母应取舒适的喂哺姿势,可湿热敷乳房和乳头 3～5 分钟,如果乳房过胀,可先挤出少量乳汁,使乳晕变软,容易被婴儿含吮。哺乳时,先在损伤轻的一侧乳房哺乳,以减轻另一侧的吸吮力。把乳头和大部分乳晕含吮在婴儿口内,哺乳结束后,等到婴儿放下乳头后,再把婴儿抱离乳房。如果由于母亲的原因,不得不中断哺乳时,可先用食指轻压婴儿下颏,温柔地中断吸吮,避免强力牵出,喂哺后,可挤出少许乳汁涂在乳头乳晕上,保护乳头。

2. 中医治疗

(1)肝胆湿热证

【主证】乳头疼痛,口苦咽干,不欲饮水,胁肋胀满不适,尿黄少,舌红苔黄腻,脉滑数。

【治则】清利肝胆湿热。

【方药】龙胆泻肝汤(《兰室秘藏》)加减。

生地 10g,栀子 15g,川楝子 12g,丝瓜络 15g,车前子 12g,通草 9g,甘草 10g,柴胡 12g,元胡 15,黄芩 12g,薏苡仁 20g,冬瓜仁 20g,赤芍 15g,牡丹皮 12g,夏枯草 15g。

(2)肝郁化火证

【主证】乳头疼痛甚,胸胁满闷,心烦易怒,失眠,口干欲饮,面赤,便干尿黄,舌红苔黄,脉弦数。

【治则】疏肝清热。

【方药】丹栀逍遥散加减(《薛氏医案》)。

牡丹皮 12g,栀子 15g,夏枯草 15g,柴胡 12g,玄参 15g,赤芍 15g,香附 12g,青皮 10g,白芍 12g,泽泻 12g,枳实 12g,甘草 10g。

六、预防

在妊娠 5 个月后就开始每日用 75%的酒精涂抹乳头,使乳头的皮肤增强耐力。有乳头内陷的,可以在孕前或孕期用手法帮助使乳头外凸,如果乳头内陷未得到矫正,可选用吸乳器吸出乳汁喂养婴儿。哺乳期避免使用可使皮肤干燥的肥皂、酒精和香水、香料等在乳头部位,授乳时选择方便的体位,授乳完成后保持局部乳头的干燥,授乳时注意让婴儿恰当地吮吸。一般可以在授乳后涂抹少许乳汁在乳头、乳晕区域,用低档的电吹风将其吹干,因为乳汁可以帮助愈合,或者授乳完成后涂抹少许医用软膏在乳头部位,促进愈合。有严重乳头皲裂的患者,应暂时避免患乳直接授乳,可用吸乳器吸出乳汁给婴儿喂食,以免直接授乳使病灶经久不愈或加重。较轻微的患者可以直接授乳,但每次授乳的时间应该缩短,授乳次数增加。局部清洗用清水即可,清洗后用干净的干毛巾蘸干。乳头皲裂在没有明显感染的情况下,对婴儿不会有损伤,哪怕是有出血,也不会有影响,所以不要终止哺乳,不管是用直接的方式或间接的方式。此外,应穿戴棉制宽松的内衣和胸罩,并经常脱掉,有利于空气流通,促进皮损的愈合。

男性乳房肥大症

男性乳房肥大症又称男子女性型乳房,可见于男性不同时期、不同年龄、不同原因,可呈现单侧或双侧乳房肥大。属于中医学“乳疬”范畴。男性乳房发育症以肝肾损伤为本,以痰凝、血瘀、气滞为标。各种因素导致经络失养,气血不畅,血瘀痰凝,阻滞经脉而成。

一、病因及分类

(一)原发性男性乳房肥大症

多见于儿童、青春期,常因内分泌的生理性失调,血浆雌二醇含量比睾丸酮含量高,产生一过性雌/雄激素比例失常,或乳腺组织对雌激素的敏感性增高而引起,又称生理性男性乳房肥大。50～70 岁一侧乳房增大,继而对侧乳房亦增大,乳晕下有肿块,边界清楚,质较硬,常在 1 年内自然消失,少数可遗留小结者,称老年性男性乳房肥大,其原因和睾丸萎缩或功能减退,以致血中睾丸酮含量降低,雌激素含量增多有关。

(二)继发性男性乳房肥大症

可见于青壮年及老年人,可由内分泌疾病和其他非内分泌疾病原因引起。

1. 内分泌疾病

(1)睾丸疾病：因性腺机制减退，雄激素分泌降低，血中睾丸酮、雌激素比例发生改变，引起男子乳房肥大。

1)先天性睾丸发育不全(Klinefelter 综合征)：口腔黏膜性染色质阳性，小睾丸，染色体 47XXY。血睾丸酮低，促性腺激素增高，可出现智力低下，青春期出现乳房肥大及胀痛。

2)完全性睾丸女性化：外阴女性，睾丸在大阴唇内或腹腔内，染色体为 46XY。因雄激素受体量和质的异常，睾丸酮不能发挥作用，血中睾丸酮正常或增高，雌二醇正常，促性腺激素增高，会出现青春期乳房发育或肥大。不完全性睾丸女性化外阴可呈男性，或小阴茎或呈假两性畸形，阴毛正常，亦可出现青春期乳房发育或肥大。

3)Kallmann 综合征：视丘脑下及部分垂体功能减退，促性腺激素降低，伴嗅觉减退，睾丸发育差，出现青春期乳房发育。

4)睾丸炎及睾丸肿瘤：30%睾丸间质细胞瘤、10%～20%睾丸绒毛膜瘤、4%睾丸畸胎瘤及 1%睾丸精原细胞瘤均可有乳房发育。一般睾丸触诊可及结节，质较硬，光滑不痛，有时睾丸未及肿块，可作超声波睾丸检查，或测定睾丸病侧精索静脉液中激素。

(2)肾上腺疾病：如肾上腺皮质增生、良性肿瘤、恶性肿瘤及功能减退，该肿瘤可直接分泌雌激素或产生过多的雌激素前体(如雄甾烷酮)，在组织中转化为有效的雌激素，血雌二醇升高，引起乳房肥大。

(3)甲状腺疾病：如甲状腺功能亢进，血浆中性激素结合球蛋白的浓度增高，结合的雄激素过多，游离的雌二醇升高，雌激素/睾丸酮的比值升高，激素平衡失调，以致刺激乳腺组织增生，导致男性乳房肥大。

2. 其他非内分泌疾病

(1)肝脏疾病：如肝炎、肝硬化、肝癌等，伴有肝功能减退时，常引起乳房肥大。乙醇性肝硬化时，体内雌激素更为增多，容易引起乳房肥大，其原因是肝硬化时肝功能减退，对雌激素的灭活能力减弱，雌激素在体内的含量相对增多；血中结合性甾类球蛋白升高，使血中游离睾丸酮进一步减少；微循环中的雄甾烷二酮和睾丸酮前体转化，产生大量雌激素，因此血中雌激素浓度增高，作用于乳腺组织，引起乳腺增生、肥大。

(2)慢性营养不良恢复期：营养不良时促性腺激素分泌减少。当营养不良纠正后，促性腺激素分泌和性腺功能恢复正常，出现乳房肥大。

(3)支气管肺癌和肺部慢性疾病：如燕麦状细胞癌、肺结核、脓胸等，常伴有睾丸萎缩，或分泌异位激素，导致乳房肥大。

(4)慢性肾衰竭：慢性肾衰竭引起尿毒症的患者，经检测发现血中雌激素相对升高，泌乳素浓度亦升高，导致乳房发育、肥大。

(5)神经系统疾病：如高位脊髓病变引起的截瘫，脊髓空洞症，遗传性运动失调，偶可伴发该症。

(6)淋巴系统疾病：淋巴瘤、恶性组织细胞瘤、骨髓瘤及其他网状内皮系统疾病等，也可出现男性乳房发育，但少见。

(7)家族性男性乳房发育症：可能是一种最轻型的男性假两性同体。

(8)前列腺增生或前列腺癌：患者长期服用雌激素进行治疗时，常可引起男性乳房肥大。

(9)其他：包括心血管疾病(如心脏病、高血压)、严重皮肤病(如麻风、剥脱性皮炎、皮肤成纤维细胞瘤等)、自身免疫系统性疾病(如风湿性关节炎、类风湿性关节炎)、钩端螺旋体病、恶性畸胎瘤、绒毛膜上皮癌等，有时也可伴男性乳房发育。由此可见，男性乳房发育症作为一种常见的、引起患者不安的临床症状，当其出现后，只能把它作为一种体征，必须进一步仔细检查，不可掉以轻心。

3. 药物　许多种药物都可以引起体内的内分泌功能紊乱，从而导致男性的乳房发育。据国内外文献报道，有雌激素、孕激素、睾酮、促性腺激素、氯丙嗪、西咪替丁、甲基多巴、甲氧氯普胺、灭滴灵、异烟肼、乙胺丁醇、利血平、安体舒通、眠尔通(甲丙氨酯)、大麻、灰黄霉素、马利兰(白消安)、美沙酮、苯妥英钠、卡马西平、碘酮、钙通道阻滞剂、抗心律失常药、三环类抗忧郁剂、洋地黄类、苯丙胺类、长春新碱等。一般乳房发育与药物有很明显的相关性，停药后增大的乳房多可恢复。安体舒通、西咪替丁等可能是通过作用于细胞内受体，竞争性置换双氢睾酮，促使乳房发育。

二、中医病因病机

中医认为多因肝肾不足，痰瘀凝结而成。郁怒伤肝，肝之疏泄失常，不能调畅气血，痰瘀互结而致；或因年老体衰，久病及肾，肾之阴阳两虚，不能涵养肝木，肝肾亏损所致。总之，以肝肾损伤为本，以痰凝、血瘀、气滞为标。各种因素导致经络失养，气血不畅，血瘀痰凝，阻滞经脉而成。

三、临床表现

男性单侧或双侧乳腺呈女性发育，增生、肥大、乳头、乳晕发育均好，在乳晕下可触及盘状、质地较硬韧、边缘清楚的弥漫性肿块，直径多在 2～3cm，有一定的活动性，与皮肤无粘连。少数患者有胀痛或轻度压痛，极少数患者还可能有乳头溢液。偶见增生的乳腺不在乳腺中央，而在某一象限，以外上象限多见。根据增生、肥大的乳腺部位及大小不同，临床上又将其分为以下几型：

(1)弥漫型：增生乳腺呈弥漫性，常位于乳晕下呈盘状，不形成孤立结节，伴有轻微胀痛及压痛，体积中等。

(2)腺瘤型：肿块呈孤立性结节，活动良好无粘连，周围界限清楚，体积较小。此型应与男性乳癌相鉴别。

(3)女性型：双侧乳腺呈匀称性肥大，无明显结节，挤按乳头可有白色乳汁样乳头溢液，体积较大，外观颇似青春发育期少女乳房。

四、病理改变

(一)肉眼形态

可见结节性增生或弥漫性增生，前者在乳腺可触及边缘整齐、界限清楚的结节，移动良好，质地较硬的肿块；后者呈弥漫性与乳腺正常组织融合到一起，不形成局限性肿块。切面呈灰白色及粉白色半透明状小颗粒，或偶见针孔大小的小囊。

(二)镜下所见

见增生的纤维组织中，有散在的乳腺导管，但无腺小叶结构形成，导管上皮呈多层增生，成乳头状，管腔扩张并有少许粉红色的分泌物，无腺泡结构。导管周围纤维组织疏松水肿，且有少量淋巴细胞、浆细胞浸润。

五、诊断和鉴别诊断

(一)诊断

1. 结合病史、体格检查、临床症状。

2. 其他辅助检查

(1)钼靶 X 线检查：钼靶 X 线摄片大致可见两种类型。肿块型：摄片上可见密度增高且较为均匀的肿块影，外侧密度稍高而内侧密度偏低；外侧边缘清楚，内侧边界比较模糊，肿块位于乳头中央，皮肤厚度均匀一致，乳头无异常，血管影不增加，很少见钙化点。

腺体型：无明显的肿块影，X 线片上呈现刷状影向四周放射伸入脂肪组织内，可见无边界的密度均匀的致密阴影。

(2)肿块细针吸取细胞学检查：可检出良性上皮细胞、大汗腺样上皮细胞、泡沫细胞、脂肪细胞、多核巨细胞及各种炎性细胞，上皮细胞可见轻度的异形改变。此项检查的目的在于鉴别良、恶性肿瘤。

(3)B 超检查：B 超声像图表现可见强回声细网状结构，其间有低回声暗区，也可见中等回声结节，后壁回声稍增强。

3. 内分泌激素水平测定　应常规测定尿促卵泡素、黄体生成素、催乳素、睾酮、雌二醇，甚至双氢睾酮。一般可见雌二醇含量上升，睾酮含量下降，睾酮/雌二醇比值下降，催乳素有时也可升高。根据不同情况，还可有目的地进行其他内分泌学检查。血尿促卵泡素(FSH)和黄体生成素测定，以便了解睾丸功能低下是否继发于垂体，以及垂体功能状态。血清催乳素(PRI)测定，PRI 分泌增多，可导致男性乳房发育增大。血雌二醇(E_2)测定，可能偏高或正常。血清睾酮测定，患者可能低于正常或正常。24 小时尿 17-羟、17-酮皮质甾族化合物测定，患者排泄量可增高、正常或偏低。血清 T_3、T_4 测定，可了解甲状腺功能状态，可排除甲状腺疾病所致男性乳房发育症。

4. 患者应常规进行胸片、肝、肾功能检查。按不同的情况，可进行头颅蝶鞍断层摄片或头颅 CT，以除外垂体病变。进行精子检查或睾丸活检，以明确诊断。肾周空气造影或肾上腺部位CT多能显示女性化肾上腺肿瘤。必要时可做口腔黏膜细胞染色体分析。

（二）鉴别诊断

1. 假性男性乳房发育症　肥胖的男性乳房常因脂肪堆积而增大，形似男子乳房发育症，故称为"假性男性乳房发育症"。其与真性的最大区别在于，乳房触诊时，用手指压按乳头，可有一种按入孔中的空虚感，常伴有髋部脂肪沉积。X线摄片阴影无明确的边界，片中亦无导管增生影。

2. 男性乳腺癌　凡乳晕下有质硬无痛性肿块，并迅速增大，肿块与皮肤及周围组织粘连固定，乳头回缩或破溃，乳头溢液，尤其是血性者，要考虑乳腺癌可能。如伴腋下淋巴结肿大，则更有诊断意义。X线表现与女性乳腺癌相似。针刺细胞学检查对诊断有一定鉴别意义。在无法确诊时，可行肿块活检。

3. 乳房脂肪瘤　位于皮下，多为单发，边缘清楚，呈分叶状，触之柔软有假性波动感，与周围组织不粘连。

4. 乳房血管瘤　主要见于乳房的皮肤或皮下，可单发也可多发。质地柔软，可以压平，略有弹性，穿刺可抽出血性液体。

5. 乳房淋巴管瘤　少见，与周围组织边缘不清，大小不定，质地柔软，穿刺多为淡黄色液体。

6. 乳房纤维腺瘤　男性少见，乳晕区极少发生，一般肿块质硬，表面光滑，活动度好，不与周围组织粘连，无压痛。

六、治疗

青春期的原发性男性乳房肥大症，常有自愈倾向，大约6个月内可恢复正常。成年及老人原发性男性乳房肥大症，部分可自愈，部分需药物治疗。而继发性男性乳房肥大症，则待明确诊断后，针对其病因进行治疗，当原发病变治愈后，肥大的乳房常能逐渐恢复。

1. 药物治疗

（1）双氢睾酮：200mg，肌肉注射，每2～4周1次，共16周。

（2）三苯氧胺：为抗雌激素药，每次10mg，每日2次，连续服用2～4个月为1疗程。

（3）丹他唑：即炔睾醇，每次200～300mg，每日2～3次，口服，持续3～9个月。

（4）兰他隆：每2周250mg，肌肉注射。

2. 手术治疗

（1）适应证

1）男性肥大乳房，其直径>4cm，长期不能消退者。

2）应用药物治疗后无明显疗效者。

3）怀疑恶变者。

4）乳房肥大明显影响美观者。

（2）手术术式：经皮下乳腺全切除（保留乳头、乳晕），适合于青年患者。乳腺单纯切除术（不保留乳头、乳晕），多适于年老患者。

3. 中医治疗

（1）肾虚痰凝

【主证】起病较慢，病程长，乳房肥大，疼痛不甚，乳中结核较大，但质地不甚硬，多伴有腰酸神疲，舌胖嫩或瘦薄，苔薄腻，脉弦细无力。

【治则】温补肾阳，活血化痰。

【方药】二仙汤加减。

仙茅12g，仙灵脾15g，肉苁蓉15g，当归10g，赤芍15g，郁金10g，浙贝母10g，生牡蛎30g（先煎），海藻30g，泽兰10g，三棱10g，莪术15g。每日1剂，水煎早、晚分服。

【加减】兼肾阴虚者，加天冬15g，熟地黄15g；兼肝郁者，加制香附10g，柴胡10g，枳壳10g。

（2）肝郁化火

【主证】乳房增大，内有结块，质地较硬，按之肿块胀痛，表面不红不热，胸胁胀痛，急躁易怒，心烦，病后更加焦虑不安，口苦咽干，舌尖红，舌苔白或薄黄，脉弦。

【治则】疏肝清火，化痰散结。

【方药】丹栀逍遥散（《薛氏医案》）合蒌贝二陈汤（《太平惠民和剂局方》）加减。

柴胡10g，丹皮10g，栀子8g，青皮10g，陈皮10g，茯苓10g，姜半夏10g，瓜蒌皮15g，夏枯草30g，当归15g，赤芍15g，生牡蛎30g（先煎）。每日1剂，水煎早、晚分服。

【加减】胁痛较甚加郁金12g，延胡索12g；心烦不安，夜寐不眠者，加合欢皮12g，酸枣仁15g，夜交藤15g；血虚加丹参12g，制首乌15g；阴虚加天冬12g，天花粉15g，玄参12g；肾气虚加仙茅15g，仙灵脾15g。

(3)先天不足

【主证】先天不足，精气不充，则可见发育迟缓，在下则睾丸小或内有结节或隐睾，小阴茎，尿道下裂等；在上则乳房发育，声如女性，苔薄，脉细弱。

【治则】补肾益精，活血化瘀。

【方药】左归丸(《景岳全书》)或右归丸(《景岳全书》)加减。

仙茅15g，仙灵脾15g，菟丝子15g，鹿角胶15g，熟地12g，山萸肉15g，枸杞子15g，龟板胶12g，生首乌20g，当归15g，三棱12g，莪术15g。每日1剂，水煎早、晚分服。

【加减】血虚者加大白芍12g，川芎10g；气虚者加黄芪30g，党参12g。

(4)外邪伤肝证

【主证】乳房发育多呈双侧，乳房胀痛，可有结块触及，右胁时痛，口苦而黏，神疲乏力，食纳不佳，大便干溏不一，小便短黄，苔薄黄腻，舌质瘀紫，脉弦细。

【治则】柔肝养肝，理气散结。

【方药】一贯煎(《柳洲医话》)加减。

党参15g，麦冬10g，生地黄15g，枸杞子12g，菟丝子10g，当归15g，川芎15g，浙贝母12g，牡丹皮10g，玄参12g，牡蛎30g，山慈菇15g，夏枯草30g。每日1剂，水煎早、晚分服。

【加减】遗精甚者，可加旱莲草、益智仁、沙苑子、金樱子等；若失眠多梦者，可加酸枣仁、何首乌、夜交藤等。

七、预防及调护

忌烟，限量饮酒，节制房事，合理膳食，避免营养过剩或失衡，避免服用对肝脏有损害的药物及雌性激素类药物。患有肝病及其他慢性病者应积极治疗原发病。

闭经-溢乳综合征

闭经-溢乳综合征(amenorrhea-galactorrhea syndrome，A-G综合征)系非产褥期妇女或产妇在停止哺乳半年后，出现持续性溢乳，且伴有闭经。大多数患者合并高泌乳素血症。绝大多数见于20～24岁女性。A-G综合征包括Chiari-Frommerl综合征，即分娩与流产后出现闭经及溢乳现象；Argoz-del Castillo综合征，即闭经、溢乳不一定发生于产后或流产后，可发生于与妊娠无关的任何时候，以及Firbes-Albright综合征，即闭经、溢乳可能与垂体肿瘤有关。随着各种临床检查与实验室检查手段的发展，揭示出以上3种情况均具有下丘脑-垂体功能失调的共同病理特点。因此，目前统称为"A-G综合征"。

一、病因与发病机制

(一)垂体肿瘤

随着现代肿瘤检查手段的不断改进，对肿瘤的识别率越来越高，不少以往认为的Chiari-Frommerl综合征，经检查具有微腺瘤，使A-G综合征合并垂体肿瘤者的报道日益增多。垂体肿瘤产生高催乳素血症的机制可能为：

(1)肿瘤由分泌催乳素(PRL)的细胞组成，垂体腺瘤瘤细胞能自主分泌催乳素，不受下丘脑催乳素抑制因子(PIF)的抑制。

(2)肿瘤增大压迫垂体柄，使PIF到达垂体的量减少，腺垂体分泌PRL增加。高催乳素血症直接引起溢乳，间接地通过抑制促性腺激素的分泌与卵巢的功能而导致闭经。多数患者垂体肿瘤体积很小，临床无脑系症状。有时症状发生几年后才发现垂体肿瘤。

(二)药物作用

影响PRL分泌紊乱的药物有3类。

(1)神经精神类药物：如吗啡、酚噻嗪、氯丙嗪等通过改变多巴胺的产生、吸收和代谢，抑制PIF的释放，而导致PRL分泌增多，引起溢乳。

(2)抗高血压药：如α-甲基多巴及利血平等亦可引起上述改变。

(3)激素类：如口服避孕药也可引起溢乳与闭经。其中雌、孕激素通过对下丘脑的反馈，而使PIF与LHRH减少。此外，雌激素可能通过直接作用于垂体催乳素细胞，使垂体分泌PRL增多及促性腺激素减少和出现闭经溢乳。

(4)其他药物：如灭吐灵、胃复安等都可直接或间接促使催乳素分泌产生泌乳。但以上皆属造成一时性泌乳，一般在停药后 3～6 个月可恢复正常。

(三)原发性甲状腺功能低下

低甲时，甲状腺激素分泌减少，解除了对下丘脑与垂体的抑制作用，促甲状腺激素释放激素(TRH)分泌增多，从而促甲状腺激素(TSH)分泌增加，也刺激 PRL 的分泌。

(四)功能性原因

高泌乳素血症可分为器质性和功能性两类，器质性即上述的丘脑、垂体肿瘤所致，是持续的；功能性即指产后不哺乳，或停止哺乳后而长期闭经及溢乳，与妊娠有关。一般原因不明，以往称为 Chiari-Frommerl 综合征。有学者认为可能系下丘脑-垂体的功能紊乱，促性腺激素分泌受抑制而 PRL 分泌增多。但有人报道，此种产后闭经溢乳者，可于数年后发生垂体肿瘤。因此，认为这种情况不一定都是功能性的，应严密随访。

(五)其他原因

包括原发性甲状腺功能亢进、肾功能不全、多囊卵巢综合征、子宫内膜异位症、麻醉、手术创伤等可能引起高催乳素血症而出现闭经-溢乳综合征。

二、中医病因病机

传统医学认为，闭经-溢乳综合征属中医学“乳泣”、“闭经”、与“月经不调”范畴，但有差异。其病因、病机可归纳为：

(1)先天不足：先天不足，少女肾气未充，精气未盛，肾水不足，肝木失养，肾虚肝旺，肝经疏泄太过，肾经闭藏不及，气血紊乱乃致闭经溢乳。

(2)七情内伤：素性抑郁，或忿怒过度，肝郁化火，怒火上冲则气血运行紊乱，不循其常道下归血海而为月经，反而随肝气上入乳房变为乳汁。

(3)后天失养：饮食或服药不节，损伤脾气，气血生化之源不足，气血虚弱，气不摄乳，致使乳汁清稀，随化随溢；冲任气血不充，血海不能满溢，遂致月经停闭。或脾失健运，痰湿内生，痰湿壅塞冲任，气血运行受阻，气血紊乱，胞脉不利，气血逆入乳房化为乳汁而为闭经溢乳之证。

(4)劳倦内伤：房劳多产，久病伤肾以致肾精亏损，冲任气血不足致经闭；肾精亏损则肝木失养，肝经疏泄太过，气血逆乱，上行乃致溢乳。

三、临床表现

(一)溢乳与闭经

溢乳与闭经可同时发生或两者先后发生，间隔数月或数年之久。溢乳量多少不一，多表现为双乳房溢乳，乳汁为白色、乳白色、浅黄色，按压可自溢。少数病例乳房充盈，胀痛。闭经常为继发的，表现为月经稀少，或长期闭经。闭经时间长者有外阴萎缩，子宫明显缩小。产后溢乳，闭经多于哺乳停止后持续，偶尔在停止哺乳后泌乳停止、月经恢复，间隔短时间后再出现溢乳、闭经。

(二)并发症状

常有性欲减退、不孕等病史。全身改变属非特异性，可有轻、中度肥胖，多毛或皮脂溢出改变，头痛，视觉减退，或有腰、背痛，精神抑郁，癔症等表现。

四、诊断依据

根据双侧乳头自发性溢乳及不同程度的闭经，即可得出初步诊断，为了进一步确诊病因，常需作如下检查：

1. PRL 测定　用放免方法测定血中泌乳素水平。血清 PRL 基础值及昼夜波动：成年女性血清基础值的正常上限在 25μg/ml，青春期前女性较低。女性平均值为(25±4.96)μg/ml。女性 PRL>30μg/ml 为高泌乳素血症。PRL 分泌的生理规律是随清醒-睡眠节律波动，一般白昼低而深夜最高。大多数患者血中泌乳素水平升高导致丘脑-垂体-卵巢轴功能失调，使垂体促性腺激素释放功能受抑制，PSH、LH 分泌减低。同时卵巢甾体激素 E_2 的分泌亦明显减少，从而产生闭经、乳汁溢出。若血中泌乳素继续升高，常提示垂体肿瘤的可能。

2. 其他激素测定　同时测定促卵泡素(FSH)

和黄体生成素(LH)以了解垂体功能;测定雌二醇(E_2)与孕酮(P)以了解卵巢功能;测定促甲状腺激素(TSH)、T_3与T_4以了解甲状腺功能。FSH、LH值稍低于或等于正常卵泡早期水平;E_2测定低于或等于正常排卵期水平;T_3、T_4低于正常,而TSH高于正常范围。

3. 兴奋试验与抑制试验

(1)常用的兴奋试验:有促甲状腺释放激素(TRH)试验、冬眠灵(氯丙嗪)试验、灭吐灵(甲氧氯普胺)试验等。如氯丙嗪兴奋试验,肌注氯丙嗪25～50mg后,60～90分钟内泌乳素增高1倍,并持续3小时。试验结果阳性表示高泌乳素血症,为功能失调所致。若由垂体瘤引起者则很少受到影响。

(2)抑制试验:有左旋多巴试验及溴隐亭试验等。用药前及用药后测血清PRL,正常反应为刺激后PRL最高值应较基础值增加1倍以上,抑制后PRL最低值应在基础值一半以下。如左旋多巴试验,口服左旋多巴500mg,2～3小时内使血泌乳素水平显著下降至$<4\mu g/ml$,若无明显下降,则为垂体肿瘤的可能性大。

一般说来,任何动态试验只能作为诊断参考,特异性不高,需要配合其他检查综合分析。

4. X线、CT、磁检查　仅部分PRL分泌瘤患者常规蝶鞍摄片可发现异常。对垂体微腺瘤常规摄片帮助不大,即使蝶鞍扩大者,也有可能不是肿瘤,需详细观察蝶鞍形态,必要时做CT扫描检查。CT扫描可检查是否有垂体腺瘤或垂体增生。

5. 眼底和视野检查　了解有无肿瘤压迫引起的眼底或视野改变。

推荐辅助检查方案首先检测PRL值,若血PRL$>60\mu g/ml$则应做蝶鞍及垂体CT或MRI;PRL升高但$<60\mu g/ml$则做TRH试验,异常者做CT或MRI检查;TRH试验正常者做垂体功能、卵巢功能及甲状腺功能检查。

6. 体征　乳房外形一般无改变,可触及结节型或片块型腺体增生。少数病例可有子宫及卵巢萎缩,但阴道涂片细胞学检查多呈女性激素低下改变。

五、鉴别诊断

(一)乳腺导管扩张症

早期首发症状为乳头溢液,常为多个乳管溢液,多为白色或黄色稠厚物。主要体征为乳晕区肿块,边缘规则,直径多<3cm,表面皮肤可呈潮红,早期常与皮肤粘连,可出现同侧腋窝淋巴结肿大。乳腺导管造影显示扩张乳管的部位、程度和范围。乳头溢液或穿刺细胞学检查,可发现大量浆细胞、淋巴细胞、细胞残核及坏死物。多见于40岁以上的非哺乳期或绝经期妇女,常有哺乳障碍史,病变多限于一侧。

(二)乳管内乳头状瘤

主要特点为:溢液脱落细胞学和细针穿刺细胞学检查可找到肿瘤细胞;乳腺导管造影显示1～2级乳管内沙粒大小的充盈缺损,近端导管扩张而无完全中断;非月经期无痛性血性溢液,可为鲜红色或暗红色或棕褐色;约1/3患者可在乳晕区触及肿块,其特征为圆形、质软、光滑、活动,直径<1cm,部分可与皮肤粘连、皱缩;乳腺纤维导管内视镜可在直视下观察到导管壁带蒂瘤体。

(三)乳腺囊性增生

病发多无自觉症状。查体可触及单一或多发囊性肿块,或区段小颗粒状结节;按压乳房周围可出现一个或多个乳管的溢液,多为浆液性,少数为血性;部分患者在早期乳管开始扩张时有乳房疼痛和触痛,月经前加重,经期后减轻。X线摄片可见棉花状或毛玻璃状边界模糊不清的密度增高影,囊肿形成时有圆形透亮区;B超可显示增生部位不均匀低回声区及无回声囊肿。

(四)乳管内乳头状癌

其特点为:溢液脱落细胞学检查可发现癌细胞;乳腺纤维导管内视镜可在直视下观察到导管壁无蒂苍白色增生物,可伴有活动性出血;乳腺导管造影检查可见近端导管扩张,腔内有凹凸不平的充盈缺损,管腔可完全中断,管壁破坏时可出现片状阴影;迁延发病,肿块位于乳晕区或附近,质硬,常与皮肤粘连；约 1/4 患者出现乳头溢液，常为单个导管，多呈鲜红色。

六、治疗

（一）停用相关药物

由药物引起者，找到诱因，停用相关药物，停药 2～7 个月后，泌乳素降至正常，月经恢复，溢乳停止。

（二）西医治疗

1. 甲状腺素　原发性甲状腺功能低下者应用甲状腺素替代治疗，经补充甲状腺素后约 1 个半月，泌乳素恢复正常，溢乳停止。

2. 溴隐亭　适用于垂体微腺瘤伴高泌乳素血症要求生育者，也可用于肿瘤有浸润，手术摘除困难，用药后肿瘤缩小，便于手术；亦可用于手术切除或放疗后血泌乳素水平不降，临床症状不减者。若为较小的垂体肿瘤引起，开始剂量 1.25mg，每日 2 次，4 日后增至 2.5mg，每日 2～3 次。巨垂体腺瘤始服剂量可达 7.5～12.5mg，总剂量为 75～950mg。溴隐亭的主要不良反应为开始服药有恶心、呕吐、头晕、胃不适，经服药 1 周后一般有好转。

3. 氯米芬　对口服避孕药引起的闭经-溢乳综合征，可服用氯米芬，该药可诱发排卵，使下丘脑-垂体-卵巢轴功能恢复，抑制泌乳效果不明显。用法：从月经周期第 5 天开始（或从黄体酮撤药性流血后 5 天），口服氯米芬 50mg，每日 1 次，连服 5 天。如无效，用药量可按每次递增 50mg，最大剂量不超过 250mg/d，或延长用药时间，最长用药时间不超过 10 天。如仍无效应改用其他药物，或与其他药物合并使用。

4. 特发性闭经-溢乳药物治疗　无生育要求者以通经、抑制泌乳为主，有生育要求者需加用诱发排卵药物。一般月经恢复比终止溢乳容易见效。

（1）溴隐亭：作用于下丘脑，增加泌乳素抑制因子的分泌，抑制泌乳素的合成及释放，或直接作用于腺垂体，抑制泌乳素细胞活性，使血中泌乳素水平下降，溢乳中止。另外，溴隐亭能解除泌乳素对促性腺激素分泌的抑制，出现黄体生成激素的周期性释放，恢复排卵功能。首选用于治疗特发性高泌乳素血症性闭经-溢乳，垂体微腺瘤及高泌乳素血症性闭经、不孕患者。

【用法用量】从小剂量开始，逐渐增量。长期服用，开始 2.5mg，每日 1 次，连续 1 周，如无不良反应可增加每日 2 次，每次 2.5mg。连服 1 个月，无排卵者继续以每日增加 2.5mg 剂量递增。最大剂量为每日 12.5mg。连续服用 3～6 个月。间断服用：从月经周期第 5 天开始，每日 2 次，每次 2.5mg，直至排卵后 2 天停止。如未受孕，则从经期第 5 天重复使用至排卵后。但有人认为排卵后停药，黄体期血泌乳素可继续上升，抑制孕酮分泌，对受孕不利。

【效果】一般用药后 2～4 周内溢乳消失或明显减少。连续使用 6 个月无效者，可试用联合治疗，常与氯米芬并用。在经期第 2 天开始服用溴隐亭 2.5mg，每日 2 次，于经期第 5 天加用氯米芬 50mg，每日 1 次，连服 5 天。排卵后停用溴隐亭。如未排卵，在以后周期中调整氯米芬用量。

【副作用】用药开始有轻度恶心、头痛、眩晕、呕吐、便秘或腹泻。偶见体位性低血压。有末梢血管疾患、冠心病、高血压、肝肾功能不全及对麦角过敏者禁用。

（2）左旋多巴：对非垂体肿瘤引起者，可选用左旋多巴。在体内能代谢为多巴胺，作用于下丘脑，促进泌乳素抑制因子活性，抑制催乳素分泌。用药后血泌乳素下降常不明显，而需加大剂量，且停药后症状可再现，因而限制了它的使用。

【用法用量】口服左旋多巴 0.5mg，每日 3 次，连服 6～9 个月，一般患者于用药后 1 个月月经再现，2 个月左右溢乳停止。

（3）雌激素-孕激素序贯疗法：诱发月经，防止性器官萎缩，抑制溢乳作用不明显。为要达到抑制溢乳需增量 2～3 倍。

【用法用量】己烯雌酚 0.5mg，每日 1 次，连服 21 天，于第 14 天开始加用黄体酮 20mg，肌注，每日 1 次，连续 5～7 天。或戊酸雌二醇 10mg，肌注，每周 2 次。同时肌注己酸孕酮 125mg，每月 2 次。由于长期使用雌激素有促进生乳素分泌作用，导致和（或）刺激产生泌乳素的垂体瘤生长，故应慎用。

（4）孕激素：对卵巢尚有一定功能的患者，定期使用孕激素撤退性出血。

【用法用量】黄体酮 20mg 肌注(甲地孕酮 5mg,或炔诺酮 5mg,口服),每日 1 次,连续 5～7 天,停药后 2～7 天发生撤退性出血。于出血后 20 天重复如上治疗。

(5)甲麦角林:系血清素的拮抗剂,作用于下丘脑抑制泌乳素产生,也能直接刺激促性腺激素分泌,导致月经来潮,恢复生育力。

【用法用量】开始剂量口服 2mg,每日 2 次,如无反应,逐渐增量至 12mg/d,连服 3 个月。副作用少见,偶有恶心、呕吐、头痛、眩晕、心动过速等,停药后消失。

(三)手术治疗及放疗

对巨大垂体肿瘤(D＝3～5cm)可施行手术治疗。局限于鞍内肿瘤,单纯手术切除效果良好。向外蔓延的肿瘤需附加放射治疗。治疗后多能自然恢复,如不能恢复再采用药物治疗。对这部分病例有的通过激素测定显示垂体功能低下,是否治疗过量,有待进一步澄清。

(四)中医治疗

1. 辨证治疗

(1)肝郁气滞证

【主证】月经少或闭经,乳头溢液,抑郁嗳气,胸闷胁胀,乳房及少腹胀痛,闭经前常见经行延期、量少及经前乳胀胁痛等症,渐致闭经溢乳,舌淡,苔薄白,脉弦。

【治则】疏肝解郁,和血调经。

【方药】柴胡疏肝散(《证治准绳》引《统旨》)加减。

柴胡 10g,香附 15g,枳壳 15g,陈皮 15g,川芎 10g,当归 10g,桃红 10g,白芍 15g,生麦芽 30g,生地 10g,菊花 10g,栀子 10g,芡实 10g,牛膝 10g,甘草 6g。

【加减】若伴痛经者,加五灵脂 15g,蒲黄 10g,以祛瘀通经止痛;乳房胀痛明显者,加三七 15g;少寐眠差者,加夜交藤 30g,酸枣仁 15g,合欢皮 15g,以镇静安神。

(2)肝经郁热证

【主证】闭经,溢乳量较多,色黄而稠,或乳头疼痛,面红唇赤,心烦易怒,胸胁胀痛,口苦咽干,视物昏花,便燥溲赤,舌红,苔黄,脉弦数。

【治则】疏肝清热,凉血调经回乳。

【方药】丹栀逍遥散(《薛氏医案》)加减。

当归 10g,川芎 10g,生地 15g,小蓟 10g,白芍 12g,柴胡 10g,茯苓 15g,白术 15g,生麦芽 30g,川楝子 10g,丹皮 15g,栀子 15g,川牛膝 15g,龙骨 30g(先煎),牡蛎 30g(先煎),薄荷 9g(后下),甘草 6g。

【加减】口干渴者,去当归、柴胡,加天冬 15g,玄参 10g,养阴生津;大便干结者,加大黄 9g,泻火通便;白带过多,外阴痛痒者,加半枝莲 30g,苦参 9g,清热燥湿止痒。

(3)肝肾亏虚证

【主证】月经延期量少,渐致闭止不行,溢乳量少,质清稀,或乳房胀痛,精神委靡,头晕耳鸣,性欲淡漠,腰膝酸软,尿频或尿后余沥,夜间尿多,大便溏薄,舌质淡,苔薄白,脉沉细无力或沉弦细。

【治则】补肾温阳,养肝调经。

【方药】右归丸(《景岳全书》)加减。

熟地 20g,山药 15g,山萸肉 12g,肉桂 5g,制附子 10g,泽泻 10g,茯苓 15g,炒麦芽 60g,山楂 15g,牡丹皮 6g,当归 10g,菟丝子 15g,陈皮 15g,白芍 15g,甘草 10g。

【加减】腰膝酸软者加杜仲 12g,桑寄生 15g,以补肾壮腰;小腹冷痛,夜尿频多者加益智仁 15g,补骨脂 15g,以益肾固精;手足心热,咽干口燥者加麦冬 12g,玄参 12g,以顾护肾阴。

(4)脾虚痰阻证

【主证】形体肥胖,月经延期,量少,或夹黏液,渐致闭经,乳汁自溢,或多或少,面色浮白,下肢浮肿,口中淡腻,纳呆便溏,舌质淡胖、边有齿痕,苔薄白或白腻,脉弦滑或缓滑。

【治则】健脾燥湿,导痰通经。

【方药】苍附导痰汤(《叶氏女科》)加减。

苍术 10g,香附 10g,半夏 10g,陈皮 10g,茯苓 15g,泽泻 10g,甘草 6g,胆南星 6g,枳实 15g,神曲 30g,石菖蒲 15g。

【加减】脘腹胀满,纳呆便溏者加大苍术到 20g,淮山药 15g,以健脾渗湿;面色萎黄,头晕目眩者加熟地 12g,三七 10g,川芎 10g,以养血活血。

2. 针灸治疗

(1)止乳方,如期门、公孙、足临泣、夹脊穴。通经局部穴,如归来、关元、气海。

(2)肝经郁热者,膻中、大赫、足三里、太冲、百会、关元、太溪、三阴交。

(3)肝肾不足者,足三里、太溪、三阴交、百会、关元、命门、肾俞、肝俞等穴。

(4)气血亏虚者,足三里、百会、关元、气海、三阴交、膈俞、脾俞、肝俞、血海等穴。

七、预防及调护

保持心情舒畅,避免郁怒及思虑过度,平时注意观察乳罩上是否有溢液形成的污渍,不要经常自行挤压乳头,积极治疗原发妇科疾病。

乳房湿疹

乳房湿疹是湿疹的一种类型,是由内外多种因素引起的表皮及真皮浅层炎症性皮肤病。该病多见于哺乳期妇女,皮损发于乳头、乳晕及其周围,表现为丘疹、丘疱疹、红斑、渗出、糜烂、结痂、脱屑、苔藓样变、皲裂等,自觉瘙痒或疼痛,停止哺乳后多易治愈或自愈。中医一般称为"浸淫疮"、"湿痒症"。西医认为该病系迟发性变态反应所致,可能是自身的特殊体质,加之哺乳期婴儿口、脸反复接触、摩擦乳房或接触其他致敏性物质而引发。

一、病因病机

乳房湿疹是内外因素相互作用的结果。患者可能具有一定的遗传素质,加之外界刺激,如炎热、汗、人造纤维、搔抓、衣服摩擦,尤其是婴儿长期反复地吮吸刺激及其面部与乳房的摩擦,激发引起迟发性变态反应而成。精神紧张、失眠、过度劳累、情绪变化、内分泌失调、某些食物等可加重乳房湿疹的病情。

中医认为,乳房湿疹是禀赋过敏,风湿热之邪客于肌肤而成,或因脾胃虚弱,脾失健运,致湿热内蕴,又外感风湿热邪,内外两邪相搏,浸淫肌肤所致。或暴怒或抑郁,肝经火郁不得疏泄,与湿相合化为湿热,蕴阻于乳房肝胃之络,外发于乳房,则为乳房湿疮。还有人认为禀性不耐,婴儿口、脸或乳头刺激,或衣物、胸罩、化妆品等反复接触,毒热侵袭乳房肌肤,发为该病。

二、诊断

(一)急性乳房湿疹

乳头、乳晕或其周围皮肤出现皮损,表现为多形性,先出现红斑,在红斑基础上,出现对称性丘疹、丘疱疹或水疱,基底潮红,伴糜烂、渗出、结痂,自觉剧烈瘙痒,易复发,倾向慢性。合并感染可出现脓疱。组织病理可见表皮内水疱形成,周围一定程度的细胞内或细胞间水肿,表皮内炎细胞浸润,真皮浅层血管扩张,间质水肿。如处理适当,炎症减轻,2～3 周后消退;若处理不当,可转为亚急性或慢性湿疹。

(二)亚急性乳房湿疹

由急性乳房湿疹治疗不当迁延而来,亦可初发即为亚急性。除剧烈瘙痒外,皮损以丘疹、鳞屑或结痂为主,间有少数丘疱疹或水疱及轻度糜烂、渗液。组织病理可见表皮细胞内水肿,海绵形成及少数水疱,轻度表皮肥厚和程度不等的角化不全,真皮内血管周围有较多淋巴细胞浸润。如治疗恰当,数周可痊愈;处理不当,可急性发作或转为慢性湿疹。

(三)慢性乳房湿疹

由急性乳房湿疹发展而来,患处皮肤浸润肥厚,表面粗糙,暗红色或棕红色,伴色素沉着,皮损境界清楚,多为红色斑或斑丘疹,常融合增厚呈苔藓样变,伴乳头皲裂及疼痛,哺乳或衣服摩擦时更甚。组织病理可见棘层肥厚,表皮突显著延长,并有角化过度及角化不全,表皮可能尚有轻度的细胞间水肿。真皮上部显示轻度血管周围以淋巴细胞为主的炎细胞浸润。病程缓慢,长达数月或数年。

三、治疗

(一)西医治疗

该病属Ⅳ型变态反应,故治疗一般首选抗组胺类及非特异脱敏疗法。严重者可短期应用皮质激素。

1. 一般治疗　尽可能寻找病因,隔绝致敏源,避免再接触，禁食酒类、辛辣刺激性食物。避免过度疲劳和精神过度紧张。治疗全身慢性疾患，如消化不良、肠寄生虫病、糖尿病等。

2. 全身治疗　以止痒、抗过敏为目的，选用抗组胺类药，如苯海拉明、马来酸氯苯那敏（扑尔敏）、赛庚啶、曲吡那敏（去敏灵）、阿司咪唑（息斯敏）、西替利嗪等内服。常用 2 种抗组胺药联合应用或交替使用。皮损广泛者可用10%葡萄糖酸钙、10%硫代硫酸钠静脉注射。有继发感染时，应给予有效抗生素治疗。也可用普鲁卡因封闭疗法，2%普鲁卡因注射液，3～4mg/kg，维生素 C 注射液 1.0～3.0g，溶于 5%葡萄糖溶液 500ml 中静脉滴注，每日 1 次，10 次为 1 疗程。如对多种治疗效果不明显者，可考虑短期应用皮质类固醇激素。

3. 局部治疗　急性湿疹无渗液时，可外用炉甘石洗剂或外涂皮质激素霜剂，渗出多时，可选用湿敷剂，如 3%硼酸溶液，1∶5000～1∶8000 高锰酸钾溶液或 1%依沙吖啶溶液湿敷，当渗液减少时，用 3%黑豆馏油、氧化锌糊剂或皮质激素霜剂，伴感染时应选用皮康霜、复方酮康唑乳膏等含抗生素的制剂。慢性湿疹，可选用皮质类固醇激素软膏，如曲安奈德（醋酸去炎松）、尿素软膏、氯倍他索（恩肤）霜、10%～20%黑豆馏油软膏、乙卡脲（乙氧苯柳胺）软膏、莫米松（艾洛松）霜、派瑞松霜等外搽。对皮损面积局限者，可用丁苯羟酸（皮炎灵）、肤疾宁贴膏外贴，或用曲安奈德（醋酸去炎松）混悬液做局部皮内注射。

（二）中医治疗

1. 辨证施治

(1)湿热型

【主证】多表现为急性乳房湿疹，症见舌尖边红，苔黄，脉弦数，情志抑郁或易怒，心烦，口苦。

【治则】清肝泄热，除湿祛风。

【方药】龙胆泻肝汤（《兰室秘藏》）加减。

龙胆草 10g，栀子 12g，黄芩 12g，苍术 12g，苦参 10g，生地黄 12g，赤芍 12g，柴胡 10g，木通 9g，生甘草 6g。每日 1 剂，水煎服。

【加减】如伴糜烂，渗出，剧痒难忍者，加白鲜皮、地肤子各 30g；大便干结者，加大黄 6～9g（后下）；有脓疱者，加蒲公英 30g，紫花地丁 12g，以解毒清热；心烦少寐者，加合欢皮 12g，珍珠母 30g（先煎），重镇安神解郁。

(2)风热型

【主证】相当于亚急性湿疹，皮损以红斑、丘疹丘疱疹为主，糜烂、渗出不明显，瘙痒不止，舌红苔黄，脉浮数或濡缓。

【治则】祛风利湿，止痒。

【方药】消风散（《医宗金鉴》）加减。

荆芥 12g，苦参 12g，蝉衣 15g，知母 10g，甘草 6g，防风 12g，当归 12g，苍术 15g，炒牛蒡子 10g，生地 12g，生石膏 15g，白鲜皮 10g。

或除湿胃苓汤加减。

苍术 12g，白术 12g，厚朴 10g，陈皮 10g，云苓 15g，泽泻 15g，猪苓 10g，苦参 10g，白鲜皮 6g，丹参 10g，黄柏 10g。

(3)血燥型

【主证】相当于慢性湿疹，皮损干燥、粗糙、肥厚，上覆有鳞屑、苔藓样变、色素沉着，口干心烦，夜寐不安，大便干结，舌质淡苔薄，脉细弱。

【治则】养血活血，祛风止痒。

【方药】养血祛风止痒汤加减。

鸡血藤 10g，黄精 9g，乌梢蛇 6g，僵蚕 6g，赤芍 12g，丹皮 12g，当归 10g，白鲜皮 12g，茯苓 12g，竹 10g，甘草 3g。

或四物消风散加减。

当归 10g，川芎 12g，防风 12g，荆芥 12g，赤芍 12g，生地 15g，白鲜皮 15g，生薏苡仁 20g。

2. 中医外治

(1)急性乳房湿疹渗出较多者，可用黄柏 30g 蒲公英 30g，痒甚者，加苦参 20g，煎汤待冷外洗，每次 30 分钟，每日 2 次。

(2)青黛散：青黛 10g，黄柏、黄连各 30g，煅石膏 20g，冰片 15g，共研细，过 120 目筛混匀。外撒于患处，每日 2 次。功能清热燥湿止痒。用于亚急性乳房湿疹和慢性乳房湿疹。

(3)祛湿散：大黄面 30g，黄芩面 30g，寒水石 3g，青黛 3g，混匀。外撒患处，每日 2 次。功能清热解毒，收敛止痒。用于轻度糜烂的急性或亚急性乳房湿疹。

(4)慢性湿疹膏：煅石膏 60g，白及 30g，密陀僧 20g，枯矾粉 9g，加凡士林配成 50%软膏外用，每

2次。用药期间禁止哺乳。

四、预后及预防

乳房湿疹是常见的变态反应性皮肤病，易于临床治愈，但亦易复发。通常如果患者是哺乳期妇女，则大多在停止哺乳后逐渐痊愈。

应注意避免接触致敏源性物质，如化纤类胸罩及各种丰乳化妆品。少食或不食辛辣刺激性食物，及时治疗已患有的其他变态反应性疾病。妇女在产前几天尤其是产后要经常用温水清洗乳房、乳头，及时除去乳渍等污物，禁止挠抓，以免引发该病。

（裴晓华）

第二十一章　胸壁及胸膜疾病

第一节　肋软骨炎

肋软骨非感染性炎症

非感染性肋软骨炎是指一处或多处特发性痛性非化脓性肋软骨肿胀，其病因不明，也称 Tietze 综合征。好发于青年女性。表现为肋软骨增粗。病因不详。可能与慢性劳损或病毒感染有关，也有人认为与内分泌异常有关。组织学检查，肋软骨的组织结构正常，只是发育粗大，故又称肋软骨增生症。

一、临床表现

肋软骨单发或多发隆起，以第 2～5 肋软骨多见，常为单侧，也可为双侧。局部有疼痛和压痛，常见症状是在反复微小创伤或不常做的活动之后出现胸壁疼痛。疼痛的特点是：身体活动、深呼吸和（或）劳累之后加重；减少活动、平静呼吸或改变体位可减轻；疼痛是尖锐的、恼人的或压迫性的；一般是局限性的，但也可以扩散或放射得比较广泛；可以是非常严重的，可以很剧烈，也可以很轻微。皮下组织可存在轻度水肿，表面皮肤正常。疼痛症状可反复发作，迁延数月或数年，时轻时重，但多数症状可自行消失。

二、实验室和影像学检查

没有特异的实验室检查。因肋软骨不能显影，所以 X 线胸片对诊断没有帮助，但对鉴别诊断有意义，尤其可排除胸内病变。

三、诊断和鉴别诊断

主要依靠临床症状和体征，局部触诊有明显压痛和存在非化脓性水肿。而明显的疼痛往往需与上腹部钝器伤、焦虑症、痛风、带状疱疹、心肌梗死、胸锁关节损伤、胸膜炎、纤维肌痛等鉴别。若生长较快，应与肋软骨肿瘤或胸壁结核鉴别。

四、治疗

治疗的目的是减轻炎症反应，因此非甾体类抗炎药（NSAIDs）是非常有作用的。非甾体类抗炎药是一类用于缓解轻到中度疼痛和炎症的代表性药物，虽然 NSAIDs 存在治疗效果个体化差异，布洛芬仍是初始治疗的首选。其他同类药物还包括氟比洛芬、甲芬那酸、酮洛芬和萘普生。

对于严重而不易缓解的疼痛，可进行封闭治疗，如普鲁卡因或利多卡因加泼尼松龙或氢化可的松。这也是直接而最有效的治疗方法。多数患者仅需一两次有效的封闭即可在数年甚至更长时间内不再发病。

中医认为不通则痛，肋软骨局部刺痛和轻微肿胀正是血瘀和气滞的典型表现，故主要治以活血化瘀，通经活络。可给予灸疗（膻中、内关、手三里、阿是穴）、针刺阿是穴（可加火罐吸出瘀血），配合活血化瘀之品如活血止痛胶囊、复元活血汤等，疗效确切。

一般的局部理疗效果欠佳，但配合手法按摩广泛的（尤其包括背部）肌肉放松，可收到较好的疗效。

个别严重的病例可以考虑手术切除肿胀的肋软骨。

五、预后

非常好，不过 1 年后有部分病人仍会感觉不舒服，约1/3病人仍存在压痛。

肋软骨感染性炎症

软骨和骨结构有时会成为胸壁感染的源头，但一般应有明确的外因，如有胸部外伤、静脉用药或接受过胸部手术等。原发性肋软骨感染非常罕见。感染可很快发生，亦可在抗生素的干扰下隐匿于数月甚至数年之后。由于肋软骨的血供较差（仅依赖软骨膜提供血供），使得全身使用抗生素作用欠佳，一个小的无痛的感染灶可以化脓或进展甚至形成瘘道或蔓延至邻近相融合的软骨，随后需要更彻底的清创乃至重建。因此这种状况下需要尽早清创。

一、病因

原发性肋软骨炎致病菌常为结核杆菌、伤寒杆菌或副伤寒杆菌经血运途径而感染。临床上继发感染多见，主要原因为胸部手术后感染。其致病菌主要为化脓性细菌和真菌。

二、临床表现和诊断

主要表现为局部肋软骨区的皮肤红、肿、热和疼痛，病人有发热、白细胞计数升高，软组织坏死形成脓肿，溃破后形成经久不愈的窦道，有时在溃破创面可见到肋软骨。局部换药或抗生素治疗很难奏效。有时发生多处瘘管，产生全身中毒症状。化脓性肋软骨炎应与结核性骨髓炎相鉴别，活检可确诊。

肋软骨炎的早期应与 Tietze 综合征鉴别。胸部X线摄片可排除局限性脓胸，X线碘油窦道造影可显示病变的范围。浅表组织的超声检查，可以早期判断脓肿的形成，也可帮助描述病变范围。

三、治疗

无论中医或西医均以彻底清创，清除死骨为最终的治疗手段。因此应尽早切除所有受累的肋软骨。

第5～10肋软骨因互相连接而导致感染可互相累及，故早期的单个肋软骨炎应考虑分期进行肋软骨分隔手术，以防止炎症扩张蔓延。通常的做法是切除部分正常软骨，保留有血供的软骨膜覆盖软骨切面并与感染区分隔，以达到局限的目的。中药外用药中的箍围药也可达到类似的效果。例如，如意金黄散，在炎症早期，红肿未溃时，以清茶调敷，可使根盘箍围聚集，收束创毒，甚可使其消散吸收。

如已经出现涉及多根肋骨或肋软骨弓的感染，因为一次性切除所有感染的肋软骨范围过广，可能产生胸壁软化和反常呼吸，可作分期切除术。也可考虑使用中药药捻的方式，用白升丹（《医宗金鉴》）做成药捻，沿窦道插入，外敷红油膏或冲和膏，隔日更换敷料，待新鲜肉芽完全覆盖创面。慢性期如无死骨存在，脓液转为黏稠液体时，则应及时停用药线，即使疮口尚深，也不必再用药线，否则不易收口。

配合口服中药大部分患者可以获得很好的疗效。在中医属于“无头疽（附骨疽）”范畴，初起宜清热化湿，行瘀通络，用黄连解毒汤合五神汤加减，有损伤史加桃仁、红花；成脓宜清热化湿，和营托毒，用上方加炙山甲、皂角刺；溃后气血两虚者，调补气血，清热化湿，用十全大补汤，托里消毒散加减；体质不虚者，小金丸每次4粒，每日2次。

四、预后

因为大多数病例是继发的，所以整体预后取决于原发病和患者的一般情况。

对于那些累及多根肋骨尤其是形成复杂窦道的病例，广泛而彻底地清创可以收到很好的疗效，但这也往往预示患者可能会付出更大的代价，有些甚至不能耐受。因此有时需要反复多次的手术和耐心细致的长期换药。

第二节　脓　胸

脓胸是胸腔的一种化脓性感染，是胸腔积液渗出液中最常见的类型。几个世纪以来，脓胸都被认为是一种严重的疾病。大约在公元前500年，希波克拉底就曾经提出应用开放性引流来治疗脓胸。

直到19世纪中期，脓胸的治疗方案一直没有发生明显变化。到1876年，休伊特（Hewitt）描述了一种胸腔闭式引流法，即将一根橡皮管置入脓腔中，通过水封排水来引流脓液。在20世纪早期，出现了手术方式治疗脓胸（如胸廓成形术、胸膜剥除术）。

胸腔积脓，在胸腔穿刺引流出脓液或存在细菌生物体时出现。诊断并不需要培养出阳性结果。

脓胸合并多种肺炎的发病率取决于感染的有机体类型。厌氧菌性肺炎患者胸膜腔通常已被感染。美国的一项研究显示，厌氧菌性肺部感染患者中，有35%存在胸腔积液，其中94%细菌培养阳性，这其中有40%培养结果是需氧菌。一般来讲，40%的细菌性肺炎会出现胸腔积液。

一、病因

在抗生素前时代，约有11%的肺炎球菌性肺炎伴有脓胸，其中64%是由肺炎链球菌造成的，15%的脓胸是由β溶血性链球菌造成，8%是由葡萄球菌造成的。

1. 目前40%的脓胸是由厌氧菌感染所致。

2. 脓胸与肺炎关系最紧密，特别是有厌氧菌存在时。

3. 目前，脓胸越来越多地出现在术后并发症中，约占30%。常见的致病菌为葡萄球菌和革兰染色阴性菌。

4. 创伤性脓胸有可能与胸膜腔的二重感染有关。

5. 如果没有创伤或手术因素，感染微生物可能从血液或其他器官播散到胸膜腔。主要是膈下脓肿（如食管破裂、纵隔炎、骨髓炎、心包炎、胆管炎、憩室炎）。

二、临床表现

（一）病史

类肺炎性胸腔积液和脓胸患者的临床表现很大程度上取决于是否存在需氧或厌氧菌感染。如果在给予抗生素治疗后持续发热48小时以上，提示可能存在类肺炎性胸腔积液或脓胸。

1. 需氧菌性肺炎

（1）伴有需氧菌性肺炎患者的临床表现与细菌性肺炎相似。

（2）患者通常会出现急性发热，伴有胸痛、咳痰和白细胞计数升高。

（3）在给予抗生素治疗后如果持续发热48小时以上，提示并存类肺炎性胸腔积液。

2. 厌氧菌性肺炎

（1）胸膜腔厌氧菌感染的患者通常出现亚急性疾病。

（2）大多数患者症状持续时间超过7天。

（3）约60%患者体重下降。

（4）多数患者口腔卫生不佳，不少患者是因为酒精中毒，其他人则由于多种因素而嗜酒。

（二）体检

1. 患者可以出现发热和酒精中毒表现。

2. 存在明显胸腔积液的体征，包括叩诊浊音和呼吸音消失。

（三）化验检查

1. 对于每个细菌性肺炎病人都应该考虑到类肺炎性胸腔积液的可能性，因为延误常规胸腔引流会导致并发症发生率的增加。

2. 脓痰可以帮助确定细菌种类。

3. 外周血白细胞通常会升高（>15000/μl）。

（四）影像学检查

1. 胸片

（1）胸部侧位片通常可以显示大量胸水的存在。

（2）如果横膈不能显示全长或肋膈角变钝，可行卧位胸片。

（3）胸壁和下肺之间存在少量胸水，如果二者之间的距离超过10mm，应该进行诊断性胸穿。

2. 超声

（1）在普通胸片中胸水内存在分隔时的表现如同胸膜肿物中没有支气管影像。

（2）超声检查可以有效地区分分隔的胸水和渗液。因此，如果怀疑存在胸水分隔，应行超声检查。

3. 胸部CT

（1）胸部增强CT扫描可以提高胸膜表面显像，

帮助显示分隔的胸水。

(2)胸部 CT 扫描还可以发现气道或肺实质的异常，例如支气管内梗阻或肺脓肿。

三、诊断

影像学的检查是最主要的判断依据，结合病史和体检不难诊断，而穿刺是最明确的诊断依据。

四、治疗

(一)内科治疗

个体化治疗每个病人，以肺炎旁胸腔积液的类型或分期来决定。

1. 初始治疗　对于患有肺炎和胸水的患者在初始治疗前先要明确两个主要问题。首先，要选择一种合适的抗生素；其次，要决定是否进行胸腔导管引流。最初的抗生素选择主要看肺炎是社区获得性还是医院获得性，以及患者疾病的严重程度。如果是社区获得性肺炎患者，推荐使用二代或三代头孢菌素类加一种大环内酯类药物；而严重的社区获得性肺炎患者，可以使用一种大环内酯类加一种具有抗假单胞菌活性的三代头孢菌素类药物。革兰阴性肠杆菌经常导致机构获得性肺炎(比如医院、疗养院等)，因此，最初的抗生素治疗应该覆盖到假单胞菌属。

如果决定对患者进行胸穿来检查胸水的性质，应该尽早进行，因为延迟操作会导致胸水分隔。

如果患者在侧卧位 X 线片中提示胸水厚度超过 10mm，必须进行诊断性胸腔穿刺。对于不足 10mm 的患者，通常通过适当的全身抗生素治疗可以解决。

如果诊断性胸穿结果是稠厚的脓液，提示患者存在脓胸。应立即行导管引流术。如果胸水不稠厚，可以参考胸水革兰染色、葡萄糖、pH 和 LDH 水平来决定处理方案。

2. 简单性肺炎旁胸腔积液　如果胸水 pH 值 >7.20，胸水葡萄糖超过 40mg/dl，胸水 LDH< 1000IU/L，胸腔积液是处于渗出阶段，并不需要进一步治疗干预。而如果胸水量增多，或病人出现发热或持续发热，应该重复胸穿检查。

单纯的积液只需要抗感染治疗即可。

简单性肺炎旁胸腔积液的病人可以通过系列射线照相术或仔细的身体检查来记录积液的消退。

3. 复杂性肺炎旁胸腔积液　如果最初的胸穿结果显示胸水 pH 值<7.20 或葡萄糖水平> 40mg/dl，需要立刻进行导管引流术。如果胸水的革兰染色阳性，推荐进行导管引流术。

复杂性肺炎旁胸腔积液患者对适当的抗生素治疗反应各异，有些病人仅靠抗生素治疗就可能治愈。复杂性肺炎旁胸腔积液的患者应按脓胸来治疗。

4. 胸部导管引流　当确诊复杂性肺炎旁胸腔积液或脓胸时应立即行胸部导管引流术，因为延迟治疗会导致胸水分隔形成。根据胸水情况决定导管放置的位置。虽然传统使用大号(32～38F)导管，小号(8.5～16F)导管同样也可以用于胸腔引流。

如果通过临床表现和影像学检查发现胸腔闭式引流对患者有效，留置导管直到胸水引流量< 50ml/24h、引流液变成清亮淡黄色为止。

如果患者从临床表现和影像学检查都没有显示出改善，则需要进行胸腔超声检查或 CT 扫描以确定导管处于恰当的位置。如果发现胸水存在许多分隔，可给予胸膜腔内溶栓治疗。胸腔闭式引流对大约 60%的需氧菌感染病人和 25%的厌氧菌感染病人疗效满意。

5. 胸膜腔内溶栓药物　从 20 世纪 70 年代开始，许多研究都曾报道过胸膜腔内溶栓疗法成功治疗分隔了的复杂性肺炎旁胸腔积液。如果在胸腔积液早期就给予溶栓药物，似乎效果更好。在一项随机临床试验中发现，对于存在众多分隔的胸水患者，使用尿激酶组引流量更多，需要外科干预更少，住院时间更短。

有报道指出，纤维蛋白溶解疗法的成功率可达 70%～90%。链激酶一般使用 250 000IU 溶在 100ml 生理盐水中，每日 1～2 次，在注射完药物后，夹闭引流管 2～4 小时再开放，可以持续应用 14 天。链激酶和尿激酶的效果相似，但链激酶可能会出现一种抗体反应从而产生致敏作用，如果继续全身溶栓治疗会出现过敏反应。对于胸水分隔可采用 CT 扫描引导下插入多根导管引流。

然而 2005 年 Maskell 等人完成的一项前瞻性

随机对照双盲临床试验表明，链激酶250000IU每日2次，使用3天治疗感染性胸水患者，与安慰剂相比，在死亡率、手术率、影像学结果和住院时间方面均没有明显改善，严重副作用(胸痛、发热和过敏反应)更常见。

2006年，Tokuda等人完成了一项有关胸膜腔内溶栓治疗的荟萃分析，结果并不支持对需要胸腔导管引流的脓胸或复杂性肺炎旁胸腔积液患者常规应用链激酶治疗。然而治疗结果存在不均一性，个别患者有可能会受益于此种治疗。

(二)外科治疗

治疗脓胸有多种手术方法。手术治疗的明确适应证是使用抗生素治疗无效的胸膜腔内感染和准备应用胸腔镜进行胸膜腔引流。

1. 胸腔镜检查　对于存在分隔的脓胸，可以使用胸腔镜检查。如果患者存在分隔的胸腔积液，胸腔中的分隔可以通过胸腔镜打散，这样积液就可以被引流得很充分。如果粘连很广泛或肺已被厚厚的胸膜纤维板裹住，胸腔镜可以中转成开放式胸廓造口术和剥除术。2005年，Luh等人报道了使用VATS(电视胸腔镜手术)治疗复杂性胸腔积液和脓胸的研究结果，治疗满意率达86.3%，只有一小部分人需要开胸行剥除术。研究显示，VATS治疗是安全有效的，越早进行VATS临床效果越好。

2. 肋骨切除胸膜腔引流　当胸腔闭式引流胸腔感染不充分，以及患者对胸腔内溶栓治疗反应不佳时就要考虑开放式胸腔引流。这种治疗方案只有在患者太衰弱以至于不能耐受纤维板剥除术时采用。操作时切除脓腔低位的1～3根肋骨，将一根大号引流管放置到脓腔中，导管外接一个结肠造瘘袋。

如果患者接受的是开放式引流，胸壁的开放伤口会持续较长时期。在一项研究中显示，开放引流的伤口愈合时间平均达142天。如果是剥除术，恢复的时间要短得多，但极度虚弱的患者是无法耐受的。

3. 纤维板剥除术　剥除术中要将脏层胸膜上的纤维组织全部去除，同时将胸腔中所有的脓液排空，剥除术是一种胸科主要的手术操作，需要将胸廓全部打开。因此，对于非常衰弱的患者不要进行此种手术。

剥除术的适应证包括通过胸腔闭式引流、胸膜内溶栓治疗，甚至胸腔镜也不能控制的胸膜腔感染。

此种手术的死亡率有报道可高达10%。

剥除术不适合去除增厚的胸膜，因为这些增厚的胸膜常常经过数月可自行缓解。如果经过6个月胸膜仍然保持增厚状态，且患者的肺功能明显下降，影响到活动，可以考虑进行剥除术。

肺切除术后脓胸是一种少见的但是威胁生命的并发症，与支气管胸膜瘘有关。而治疗支气管胸膜瘘取决于众多因素，包括裂开的范围、胸膜受污染的程度和患者的一般情况。早期诊断，积极治疗，包括控制感染、关闭瘘管和无菌的胸腔闭式引流是必需的。目前还有其他治疗方案可供选择，包括反复清创、VATS、内镜下应用组织胶及使用支架。

(三)药物的选择

最初选择抗生素常常是经验性的，包括红霉素、阿奇霉素、克林霉素、头孢西丁、青霉素或头孢呋辛。经验性抗微生物治疗必须综合治疗，覆盖面包括临床上所有可能的病原菌。随后的基础治疗依赖于痰培养、血培养或胸水培养的结果。脓胸的治疗包括临时的胸腔引流联合注射抗生素。对于继发于吸入性肺炎或类肺炎过程的脓胸，要选择对口腔中菌群有活性的抗生素。而对于继发于胸部穿通伤的脓胸，要选择能够覆盖皮肤菌群的抗生素。

1. 抗生素　选择时必须综合全面，要覆盖所有可能的致病菌。

(1)克林霉素：具有林可胺类抗生素效果，作用于需氧和厌氧链球菌(除了肠球菌以外)。可能通过阻断核糖体上肽基tRNA的解离，造成RNA依赖的蛋白合成受阻，从而抑制细菌的生长。

(2)头孢西丁：第二代头孢菌素，可以治疗革兰阳性球菌和革兰阴性杆菌感染，对于耐头孢菌素或耐青霉素的革兰阴性细菌可能有作用。

(3)青霉素G：在细胞活性增殖期间干扰细胞壁黏肽的合成，对易感微生物产生杀菌活性。

(4)阿奇霉素：这类药物可以用来替代红霉素

治疗社区获得性肺炎。覆盖绝大多数潜在的致病菌,包括支原体。新的大环内酯类药物减少了胃肠道不适,减少了服药的频率,从而提高了患者服药的顺从性。它对流感嗜血杆菌的活性也比红霉素强。

(5)克拉霉素:这是另一种用来治疗简单性肺炎的抗生素。和阿奇霉素相比,胃肠道反应更多(比如胃部不适,有金属味等)。可能通过阻断核糖体上肽基 tRNA 的解离,造成 RNA 依赖的蛋白合成受阻,从而抑制细菌的生长。

(6)红霉素:推荐的服用剂量可能会导致胃肠道不适,可以换用另一种大环内酯类药物或改为每日服用 3 次。覆盖了绝大多数潜在的致病微生物,包括支原体。在治疗军团菌时常规的口服给药方案可能会不充分,对流感嗜血杆菌的活性较差。虽然治疗 10 天可能是一种标准方案,但在患者退热后再治疗 3～5 天似乎更合理。可能通过阻断核糖体上肽基 tRNA 的解离,造成 RNA 依赖的蛋白合成受阻,从而抑制细菌的生长。主要用于治疗葡萄球菌和链球菌感染。

(7)羟氨苄青霉素/克拉维酸:对于对大环内酯类药物过敏或不耐受的患者可考虑应用此类药物,通常耐受性好,可以覆盖绝大多数感染微生物。对支原体和军团菌作用不明显,药价高是主要问题。联合治疗耐 β 内酰胺抗生素细菌。

(8)左氧氟沙星:很短时间内成为治疗肺炎很普遍的药物,单药治疗假单胞菌感染和耐多药革兰阴性细菌感染效果很好。

(9)头孢克洛(希刻劳):第二代头孢菌素,可以结合一个或多个青霉素结合蛋白,从而抑制细胞壁的合成,产生杀菌效果。具有第一代头孢菌素抗革兰阳性菌作用,增加了抗奇异变形杆菌、流感嗜血杆菌、大肠埃希菌、肺炎克雷伯菌和卡他莫拉菌活性。患者的状态、感染的严重程度及微生物的易感性共同决定合适的剂量和给药途径。

(10)头孢丙烯(施复捷):同头孢克洛。

(11)头孢呋辛:同头孢克洛。

(12)头孢曲松:第三代头孢菌素,广谱,抗革兰阴性活性较强,抗革兰阳性微生物活性下降,对耐药微生物活性高。可以结合一个或多个青霉素结合蛋白,从而阻断细菌的生长。患者的状态、感染的严重程度及微生物的易感性共同决定合适的剂量和给药途径。

(13)头孢他啶:同头孢曲松。

2. 纤维蛋白溶解药物　通过快速和完全去除没有被内源性纤溶系统溶解掉的腔内病理性血栓或栓子,来恢复出现堵塞的循环系统。

(1)链激酶:和纤溶酶原一起作用,将纤溶酶原转变为纤溶酶。纤溶酶可以降解纤维蛋白凝块及纤维蛋白原和其他血浆中的蛋白。静脉注射链激酶可以增加纤溶活性,降解纤维蛋白原水平达 24～36 小时。从胸腔中吸收。

(2)尿激酶:是纤溶酶原激活物,直接作用到内源性纤溶系统,将纤溶酶原转变成纤溶酶,后者降解纤维蛋白凝块、纤维蛋白原和其他血浆中蛋白。主要用于形成血栓的导管和表浅血管的纤维蛋白溶解。优势是药物不具抗原性,但要比链激酶价格贵,适用范围小。局部纤溶时,可直接局部注射到血栓区域,不能快速给药。药物剂量应该根据溶解血凝块或受累血管通畅情况来调整。

(四)中医治疗

该病应属中医"肺痈"范畴,按病程发展的具体情况,可分为初起、成脓、溃脓、恢复等 4 期。

1. 初起期

【主证】恶寒,发热,咳嗽,胸痛,咳则痛甚,呼吸不利,咳白色黏痰,痰量日渐增多,舌苔薄黄,脉浮数而滑。

【治则】疏风散热,宣肺化痰。

【方药】银翘散加减。银花 12g,连翘 15g,竹叶 9g,芦根 9g,川贝母 9g,牛蒡子 10g,前胡 9g,桔梗 9g,甘草 6g。

若表证重者,酌加豆豉、薄荷、桑叶以疏表;内热较甚者,加生石膏、炒黄芩以清肺;咳甚痰多者加杏仁、桑皮、冬瓜子、枇杷叶以宣肺化痰;胸痛呼吸不利者,加瓜蒌皮、广郁金、桃仁以活血通络理气。

2. 成脓期

【主证】壮热不退,咳嗽气急,咳吐黄稠黏痰,气味腥臭,胸胁疼痛,转侧不利,烦躁不安,口燥咽干,舌质红,苔黄腻,脉滑数或洪数。

【治则】清热解毒,肃肺化痰。

【方药】千金苇茎汤合如金解毒散加减。苇茎

15g，薏苡仁 12g，冬瓜子 10g，桃仁 10g，黄芩 10g，黄连 10g，黄柏 10g，桔梗 12g，甘草 6g。

热毒内盛，可选加银花、连翘、蒲公英、鱼腥草、红藤等药，以加强清热解毒之力；烦渴甚者可加石膏、知母、花粉以清热保津；胸痛甚者，加乳香、没药、郁金、赤芍，以活血通络定痛；咳而喘满，咯痰稠浊量多者，可合葶苈大枣泻肺汤以泄肺逐痰。

3. 溃脓期

【主证】咳吐大量脓痰，或如米粥，或痰血相兼，腥臭异常，胸中烦满而痛，身热面赤口渴喜饮，舌质红，苔黄腻，脉滑数。

【治则】清热解毒，化瘀排脓。

【方药】千金苇茎汤合加味桔梗加减。苇茎 15g，薏苡仁 15g，冬瓜子 12g，桃仁 12g，川贝母 9g，葶苈子 6g，白及 10g，银花 15g，橘红 9g，桔梗 10g，甘草 6g。

痈脓重者，可加鱼腥草、败酱草增加清热排脓之功；痰血多，或有咯血者，加白茅根、藕节，并可冲服三七粉；烦渴者，加知母、天花粉清热生津；热毒瘀结，咯脓浊痰，有腥臭味，可合用犀黄丸，每服 1～3g，每日 2 次，以解毒化瘀。

4. 恢复期

【主证】身热渐退，咳嗽减轻，脓痰日渐减少，或有胸胁隐痛，短气，自汗盗汗，心烦，口燥咽干，舌质红，苔黄、脉细数。

【治则】益气养阴，扶正托邪。

【方药】沙参清肺汤合桔梗汤加减。沙参 15g，麦冬 12g，百合 12g，太子参 15g，黄芪 12g，贝母 9g，冬瓜子 9g，白及 9g，阿胶 12g（烊化），桔梗 9g，甘草 6g。

如有低热，可加青蒿、白薇、地骨皮；如纳食不甘、便溏者，当配白术、山药、茯苓培土生金；咳吐脓血不净，加白及解毒生肌；若邪恋正虚，咳吐腥臭脓痰，反复迁延日久不尽，当扶正祛邪配合解毒法，酌加鱼腥草、败酱草等。

五、预后

脓胸的死亡率与基础疾病的严重程度和当前治疗相关。老年患者和劳累过度人群中，死亡率较高。

抗生素合理治疗的患者和出现发热或胸部影像学提示存在渗出而行胸腔引流的患者预后较好。早期胸腔导管引流被证明是有利的。那些药物和传统治疗无效的患者需要接受胸膜剥除术或开放式引流，这也增加了死亡率。中医治疗是有效的，正确的辨证论治和及早的中医干预可以提高治愈率和缩短住院时间。

第三节　胸壁结核

胸壁结核是继发性结核感染，主要继发于肺或胸膜结核。胸壁结核多发于青少年，但年老体弱者亦可发生。肋骨、肋软骨和胸骨等骨骼与胸壁软组织均可被结核菌感染形成脓肿，或溃破皮肤后形成窦道。

一、病因和病理

结核菌由肺或胸膜结核蔓延至胸壁的途径有：

1. 淋巴径路　这种途径最常见。肺结核或胸膜结核通过胸膜粘连部的淋巴管，累及胸骨旁、胸椎旁和肋间淋巴结，引起干酪样病变，穿透肋间组织，在胸壁软组织中形成结核性脓肿。

2. 直接扩散　由表浅的肺结核或胸膜结核病灶直接扩展至胸壁。手术中可以看到胸壁脓肿直接与肺的结核空洞相通，或通过细的窦道与包裹性结核胸膜炎相通。

3. 血行径路　这种情况比较少见。结核菌经血液循环进入肋骨或胸骨骨髓腔，引起结核性骨髓炎，穿破骨皮质形成脓腔或窦道。

胸壁结核的脓肿来自胸壁的深处，基底固定，边界不甚明确，在胸壁上呈半球状隆起。发病缓慢，质地稍韧硬，逐渐增大变软，内为干酪样物或黄灰白色脓汁，有波动，形成寒性脓肿。当脓肿有混合感染时，皮肤变薄发红，可自行破溃，可因穿刺或切开引流而形成经久不愈的慢性窦道。

二、临床表现及诊断

患者一般有结核感染的反应，如低热、盗汗、虚弱乏力、局部不同程度的疼痛等。胸壁结核的局部表现主要为结核性脓肿，也称寒性脓肿。脓肿可自行破溃，或因穿刺或切开引流而形成经久不愈的慢性窦道。胸壁结核脓肿穿透肋间肌到达胸壁浅层，往往在肋间肌的内外各形成一个脓腔，中间有一窦道相通呈哑铃形；有的脓腔经数条不规则的窦道通向各方；有的窦道细小弯曲，在其远端又进入一小脓腔内；有的窦道可在 2～3 条肋骨的下面，潜行至较远的部位。

结核性脓肿继发化脓感染则呈现局部皮肤红、肿、温度升高、疼痛，并可有急性化脓感染的全身症状。

脓肿穿刺涂片及细菌培养检查：作穿刺时，在脓肿的上部进针，针尖穿透皮肤后再平行前进少许，然后刺入脓腔内抽脓，这样可以避免穿刺针眼形成窦道。抽出无臭、稀薄黄白色脓汁或干酪样物，即可明确诊断，一般脓液细菌培养无普通细菌生长，也不易查到结核菌。

X 线检查：胸部 X 线片，可显示出脓肿的阴影，但一般看不到肋骨的破坏像，局部摄片时，可能发现骨皮质有破坏改变。如有陈旧性胸膜炎的胸膜改变，或有肺结核病灶时，则有助于诊断。

B 超：有助于发现早期位于胸壁深部波动感不明显的脓肿或哑铃形脓肿。

活组织检查：结核性窦道的皮肤边缘多呈悬空现象，肉芽活体组织检查，常能证实有结核病变。

鉴别诊断应与胸椎结核的椎旁脓肿、外穿性结核性脓胸、乳房结核、伤寒性肋骨骨髓炎、肋（胸）骨化脓性骨髓炎、放线菌病及胸壁肿瘤相鉴别。

三、治疗

胸壁结核作为全身结核病的一部分，治疗时应注意全身治疗、加强休息、营养及抗结核药物的应用。若有活动性肺结核、纵隔或肺门淋巴结核，则应在病情稳定后再行胸壁结核的手术治疗。

较小的胸壁结核脓肿及老年体弱的病人，可试行脓腔穿刺排脓，尽量将脓腔内脓汁抽空，腔内注入抗结核药物治疗，并加压包扎。每 2～3 日重复一次，同时配合全身用药，部分病人可获治愈。

胸壁结核病变范围较大，组织破坏较广泛，经局部穿刺及抗结核药物治疗未见效或病灶已穿破形成溃疡或慢性脓窦者，可在原发结核病灶经药物治疗吸收好转或病情稳定后施行手术治疗。如脓肿已有明显混合感染，可先行切开引流，待急性炎症消退，全身无明显中毒反应时，再作病灶清除术。

一般在术前，可根据病人的具体情况行抗结核药物治疗 2～4 周。手术时，若皮肤及浅层肌肉未受病灶侵犯，切口可沿脓肿的长轴切开。如皮肤已受累或已有瘘孔存在，则应按病灶的长轴做梭形切开，切除有病变的皮肤及窦道口。皮肤切开后，将皮肤及肌层向两侧游离，尽量避免过早切入脓腔。如脓腔已破，则吸去脓液及清除干酪样物，显露脓腔。用探针或弯血管钳，探寻窦道及肋骨下面的脓腔。弄清脓腔的情况后，将窦道及遮盖深层脓肿上面的组织，包括肋骨、肋间肌、胸膜等均予以切除，使脓腔完全敞开，并将基底部的肉芽组织及脓腔壁全部切除。根据情况亦可用刮匙把脓腔壁彻底搔刮干净，不留任何残腔，使创腔呈碟形。彻底止血，盐水冲洗创腔，游离切取附近的带蒂肌瓣，充填平铺在创腔内缝合固定。创腔内放入青霉素、链霉素粉，肌层间放置橡皮引流条，缝合皮下组织及皮肤，加压包扎。一般维持 2～3 周使胸壁软组织能和创底紧密贴着愈合，以达到一期愈合。术后继续用抗结核药物治疗半年至 1 年。

总之，手术治疗时应遵循彻底清除病变组织，最大限度保留胸壁软组织，彻底止血，杜绝死腔，有效且足够时间的加压包扎等原则。

第四节　恶性胸水的治疗

恶性疾病是胸腔积液的一个常见病因。大多数恶性胸水是渗出液第二常见病因。转移性乳腺癌和肺癌是导致恶性胸水最常见的疾病，而转移性卵巢癌并非少见。淋巴瘤造成的恶性胸腔渗出液占恶性胸水的 10%～14%。恶性胸水一般细胞学病理检查为阳性，并非所有的恶性胸水都由于直接或转移性胸膜受累所致，也存在其他机制（支气管或淋巴管梗阻、低蛋白血症、膈下病灶刺激累积）。虽然胸水的多次细胞学检查可以达到很高的阳性和阴性检测值，但其局限性也非常重要。在确诊淋巴瘤时其结果不可靠，因为炎症使细胞学检查非常困难，结果不准确，恶性细胞和反应性间皮细胞的表现是相似的。

一、病因

漏出液通常是由于胸膜血管中流体静压与胶体渗透压力量失衡导致胸膜中的血浆超滤液。当然也可以是由于液体从腹膜腔移动过来或由于中心静脉导管移位导致的医源性输注。相反，渗出液是由多种炎性疾病所致，比如胸膜或肺部炎症、胸膜腔淋巴回流受损、腹腔炎性液体跨过横膈运动等，当然也包括恶性胸水，如肺癌、转移癌、淋巴瘤、间皮瘤、胸膜腺癌等。因此，对于渗出液，需要更加广泛的评估和治疗。

二、病理生理

液体通过胸膜的过程是很复杂的，但一般来讲是根据毛细血管交换的Starling定律来决定的。也就是说，液体的流向是由胸膜毛细血管和胸膜腔的胶体渗透压与静水压的平衡来决定的。压力差促使液体从壁层胸膜流向胸膜腔，每天24小时有5～10L液体通过胸膜腔。但正常状态时胸膜腔中的液体量非常少，这是因为压力的平衡使得这些液体又经过脏层胸膜从胸膜腔中重吸收回去。然而，在生理状态下，大部分胸腔内液体的重吸收是通过壁层胸膜的淋巴途径完成的，因为进入胸腔内的蛋白成分不能通过相对不通透的脏层胸膜毛细血管。壁层胸膜及其淋巴系统转移蛋白和液体的能力非常巨大。另外，胸膜腔内的稳态还受到其他因素的影响，包括重力、胸水的黏度、胸膜的厚度，以及通过壁层胸膜淋巴引流区域的分布。胸腔液体蓄积和重吸收的微小失衡都会导致胸腔积液。失衡的机制包括：①静水压增加；②胸膜内负压增加；③毛细血管通透性增加；④血浆胶体渗透压减少；⑤淋巴回流减少或受阻。而恶性胸水形成的原因可能包括以上所有机制。

胸部X线片上出现肋膈角变钝大约需要300ml液体，临床上体检出胸腔积液时至少需要500ml液体。胸腔积液根据液体内蛋白及乳酸脱氢酶(LDH)含量分为漏出液或渗出液。当胸腔内液体平衡发生变化时会产生漏出液，而当胸膜或淋巴系统被破坏或完整性丧失时往往会出现渗出液。

三、临床表现

（一）病史

胸腔积液最常见的症状是呼吸困难，与低氧血症相比，呼吸时横膈和胸壁的变形更为明显。在许多病人中，尽管胸水引流不能明显改善气体交换，但仍可缓解症状。

少见症状包括轻微干咳或胸痛。其他症状可能提示出胸腔积液的病因。严重的咳嗽或脓痰或痰中带血则提示肺炎或支气管内病变。持续胸壁疼痛可能是胸壁病灶如支气管肺癌或恶性间皮瘤的表现。胸膜炎性胸痛提示存在肺栓塞或胸膜炎性疾病。全身中毒症状如发热、体重下降和营养不良则提示存在脓胸。

（二）体检

身体检查，只有当积液超过300ml时才会有表现，包括呼吸音减弱、叩诊浊音、触觉语颤减弱、可闻及胸膜摩擦音。当积液超过1000ml时，纵隔开始向对侧移位。而气管和纵隔移位到积液同侧则是支气管内病变导致肺叶支气管梗阻的重要证据，这可以是由于恶性疾病，很少见的情况下也可以是由于非恶性疾病如异物所致。

（三）实验室检查

1. 初步判断

（1）化脓性胸水提示为脓胸。

（2）恶臭味胸水提示为厌氧菌性脓胸。

（3）乳白色胸水提示为乳糜胸，可以是由于创伤或手术操作导致胸导管损伤或恶性疾病导致淋巴管梗阻所致。

（4）肉眼血性胸水提示需要检查标本的HCT。如果胸水HCT值超过外周血HCT值50%，则提示存在血胸，需要行胸腔导管引流术。

2. 区别渗出液还是漏出液

(1)如果存在以下任一情况则考虑是渗出液：①胸水蛋白与血清蛋白之比>0.5；②胸水 LDH 与血清 LDH 之比>0.6；③胸水 LDH 大于血清正常值上限的 2/3。

(2)上述方法需要同时测量胸水和血液中蛋白及 LDH 含量，而一项由 1448 人参与的荟萃分析显示，联合检查下述胸水指标与上述 Light 等人的标准在鉴别渗出液和漏出液方面具有相似的敏感性和特异性：①胸水 LDH 大于血清正常值上限的 0.45；②胸水胆固醇水平>45mg/dl；③胸水蛋白水平>2.9g/dl。

(3)如果胸水检测结果接近临界值，就需要结合临床来判断。

(4)胸水 LDH 水平高于 1000IU/L，则提示存在脓胸、恶性胸水、风湿性胸水或肺吸虫病。

(5)对于恶性胸水，有报告指出，胸水 pH 值<7.3 与广泛胸膜受累、细胞数量多、胸膜固定术成功率低及生存时间短相关联。

(四)细胞学检查

1. 如果通过临床表现提示或通过化验检查确定为渗出液，应该将胸水标本送检细胞计数、细胞分类、革兰染色、培养和细胞学检查。

(1)胸水中淋巴细胞增多，淋巴细胞数量大于全部有核细胞的 85%，提示可能为结核、淋巴瘤、结节病、慢性风湿性胸膜炎、黄甲综合征或乳糜胸。胸水淋巴细胞为有核细胞 50%~70%时，提示为恶性疾病。

(2)胸水嗜酸粒细胞增多症(PFE)，嗜酸粒细胞占有核细胞 10%以上，见于约 10%的胸腔积液，与外周血嗜酸粒细胞增多症无关。PFE 最常是由于胸腔中的空气或血液造成，胸腔中的血液可能来源于肺栓塞伴梗死或良性石棉性胸腔积液所致。PFE 也可能与其他良性疾病相关，包括寄生虫性疾病(特别是肺吸虫病)、霉菌感染(球孢子菌病、隐球菌病、组织胞浆菌病)和多种药物。PFE 的存在并不能除外恶性胸水可能，特别是那些对恶性疾病有高风险的人群。不过 PFE 一般不与结核性胸膜炎并存，一般不会使肺炎旁胸腔积液向脓胸进展。

(3)在多种胸水中都能发现不同数量的间皮细胞，如果数量超过有核细胞的 5%则可以基本除外结核。

(4)如果间皮细胞的数量明显增加，特别是在血性或嗜酸粒细胞性胸水中时，提示病因是肺栓塞。

2. 当已知是癌症或淋巴细胞性渗出，特别是血性胸水时要考虑到恶性胸水可能。多数情况下可以通过胸水细胞学检查诊断肿瘤直接浸润到胸膜。

(1)肝素化标本如果是血性，1 小时以内不送检则需要冷藏。

(2)细胞学报告的诊断阳性率范围为 60%~90%，取决于胸膜受累的范围和原发恶性肿瘤的类型。

(3)细胞学检查的敏感性与检测的胸水量无关，多送检 50ml 胸水并不能增加细胞学诊断的阳性率。

(4)与间皮瘤有关的胸水细胞学检测阳性率为 58%。

(5)肿瘤标志物，例如 CEA、Leu-1 和粘蛋白，如果在胸水中含量很高则提示为恶性胸水(特别是腺癌)。不过由于敏感性较低，如果含量正常或轻度升高就不能辅助诊断了。

3. 在怀疑结核或恶性疾病时，需要考虑进行胸膜活检。对于不能确诊的渗出性胸腔积液患者，可以在局部麻醉下进行胸腔镜检查，既直观又可以从壁层胸膜上取活检，对于恶性疾病的诊断率更高。封闭细针胸膜活检虽然是盲穿，但可以在床旁进行。其缺点是假阴性率高，辅助诊断的作用弱。不过对于结核，封闭细针胸膜活检(病史加培养)的诊断率与胸腔镜检查相似，是一种有效的替代检查方法。

4. 胸水患者如果在初步诊断中没有确诊，符合下列 6 项临床指标的可以预测为良性疾病，并不需要进一步的评价。

(1)临床表现稳定。

(2)体重没有下降。

(3)PPD 试验阴性，胸水 ADA 值<43U/ml。

(4)没有发热。

(5)胸水细胞分类计数中，淋巴细胞<95%。

(6)胸水占一侧胸腔的一半以下。

5. 对于没有确诊的渗出性胸水患者，约有 20%是存在明确病因的，包括恶性疾病。对于这类患者，在积极使用有创检查方法明确诊断的过程中要权衡利弊，因为发现可治疗病因的可能性很小。

(1)只有在患者存在实质异常或咯血时考虑行支气管镜检查。

(2)对于没有确诊的胸水患者，手术方法包括胸腔镜检查（胸膜腔镜检查）和开胸术，可以发现92%患者的病因。

(3)如果可行，胸腔镜检查既可以诊断又可以治疗，如使用滑石粉使胸膜硬化。

(4)使用胸腔镜检查或开胸术进行手术探查必须要承担全麻的风险，只对有症状且急需明确诊断的患者才可能考虑。

(五)影像学检查

1. 胸片　当胸水超过 175ml 时通常可以在站立位后前位胸片中发现肋膈角变钝。而仰卧位，只有出现中到大量胸水时胸片中才会显示出下肺野密度均匀增高。一侧横膈升高，横膈顶向侧方移位，或左侧横膈与胃泡影之间的距离增加都提示存在肺下积液。

侧卧位影像更容易发现较少的胸腔积液。在侧卧位片中如果分层的液体有 1cm 厚，则提示积液超过 200ml，可以进行胸腔穿刺。如果在侧卧位片中没有发现液体分层，提示胸水可能包裹分隔，或是其他原因导致的胸膜密度增加。

2. CT　对胸水和潜在病因的发现更敏感，增强造影的应用使其适用范围更广，同时，患者单次接受的放射剂量要小。因此，有条件的医院可考虑作胸水的常规检查。

(六)诊断性胸腔穿刺

如果胸水的病因不明或按推测的原因进行治疗效果不理想，可以考虑进行诊断性胸腔穿刺术。而如果胸水过少不能保证被安全抽出，或临床表现稳定的患者，如果可以用潜在的充血性心力衰竭（特别是双侧胸水）解释或最近有过胸部或腹部手术史，则对其胸水并不需要进行诊断性胸腔穿刺术。

诊断性胸腔穿刺术的相对禁忌证包括：胸水量少（在侧卧位片中厚度<1cm）；出血体质或全身抗凝治疗；机械通气及在拟穿刺部位存在皮肤疾病。在胸腔穿刺术后使用呼气末正压通气（PEEP）模式进行机械通气并不增加气胸的风险，但是如果肺被刺破，出现张力性气胸或持续支气管胸膜瘘的可能性会增加。

诊断性胸腔穿刺术的并发症包括：穿刺部位疼痛；皮肤或内在部位出血；气胸；脓胸；肝/脾损伤。

对于量大、移动度好的胸水患者，如果没有胸腔穿刺术的相对禁忌证，可以安全地进行诊断性胸腔穿刺术。

四、治疗

对于恶性胸水最好的治疗方法就是原发疾病（如果可能）和胸水本身特异性处理的联合治疗。如果怀疑恶性胸水，一开始就应该进行胸腔穿刺术来明确诊断（胸水的类型、肺的膨胀性）、指导治疗。如果胸水复发，可以重复进行胸腔穿刺，留置胸腔引流管，或进行电视辅助胸腔镜手术（VATS）来引流。

(一)胸腔穿刺术

治疗性胸腔穿刺术可以去除大部分胸水以缓解呼吸困难，预防炎症反应和纤维化。穿刺部位的选择以胸片为基础，在体检中叩诊出现浊音水平之下 1～2 肋间隙即可。也可在超声定位下选择穿刺点。患者应尽可能直立坐位避免前倾，因为这样做胸水会向前肋膈间隙移动，增加损伤肝或脾的风险。对于虚弱或接受通气支持的患者，不能直立坐位，可以腋中后线第 8 肋间进行穿刺。需要注意：

1. 为避免在抽去大量胸水中产生气胸，进行治疗性胸腔穿刺术时导管不应太锋利，现在有多种类型的穿刺套装可供选择。另外，有一种新型带弹簧的钝头穿刺针可以避免肺损伤。

2. 在胸腔穿刺术中和术后要密切监测血氧，因为动脉血氧分压在胸水引流后可能会下降，患者在操作过程中应吸氧。

3. 只抽取中等量胸水即可，这样可以避免出现肺复张后肺水肿和导致气胸。

(1)胸片中纵隔的位置可以预测患者是否会从操作中获益。纵隔向胸水对侧移位提示存在胸腔正压，对肺组织存在潜在压迫，这时可以通过胸腔穿刺术缓解；相反，如果纵隔向胸水侧移位，说明存在广泛胸膜受累或支气管内梗阻，使得肺包埋，当胸水去除时会妨碍肺复张。

(2)去除400～500ml胸水就可能缓解症状，单次胸腔穿刺术最多推荐限度是1000～1500ml。

(3)如果胸膜腔压力通过测压法监测且保持在$-20cmH_2O$，可以去除更多量的胸水。

(4)如果患者在抽液过程中出现胸憋或胸痛，提示出现生理性肺萎陷，应该停止操作。

(二)导管引流术

只有一小部分少量、可自由移动的胸水可以通过胸腔穿刺术抽吸干净，多数恶性胸水的特点是量大和复涨，所以需要导管引流术来引流。

Slingder技术的广泛应用，使前述套装件在穿刺的同时可以很容易地置入导管。

一般情况下，大口径的胸导管(20～36F)用来引流稠厚的胸水和打破脓胸中的分隔。然而，这类导管并非被所有患者所耐受，且有时并非很容易被正确放入到胸腔中。因此，也可以考虑较小口径的导管(8～14F)，在床旁或影像学导引下直接置入也能够提供适当的引流，甚至可用于部分脓胸。这类导管带来的不适感较少，且更容易成功置入很少量的积液中。使用生理盐水每6～8小时冲洗导管一次，可以防止小口径导管出现梗阻。

在影像学引导下额外再插入导管，或通过导管注入纤溶剂(如链激酶、尿激酶或阿替普酶)，可以帮助引流分隔了的胸腔积液。

(三)胸膜固定术或胸膜硬化术

胸膜固定术或胸膜硬化术最常用于复发性恶性胸水，如肺癌或转移性乳腺癌或卵巢癌。考虑到这些患者预期寿命不长，故治疗的目的只是缓解症状，减轻不适感，减少住院时间和花费。

一般状态较差且预期寿命不足3个月的患者可以接受反复胸腔穿刺治疗以缓解症状。但是，胸水会迅速长出来，反复穿刺引流还会增加并发症的风险。所以，对于这类病人最佳的治疗是在胸膜留置一个有侧孔的导管，这样可以方便地去除胸腔积液。

有多种药物，包括滑石、多西环素、博莱霉素、硫酸锌和盐酸奎纳克林都可以使胸膜硬化，可以有效地预防恶性胸水的复发。

1. 滑石是最有效的致硬化物质，可以通过胸导管或胸膜导管以浆液的形式注入，很少会导致严重的副作用，如脓胸和急性肺损伤，后者可能与胸膜固定术中使用的滑石颗粒大小及总量有关。

2. 多西环素和博莱霉素对于大多数患者也很有效，可以很方便地通过小口径导管注入，不过它们比滑石的效果稍微差一些，而且价格昂贵。

3. 所有致硬化物质都会产生发热、胸痛和恶心。

4. 在给予致硬化物质之前应对患者进行止痛治疗。比如先注射1%利多卡因50ml，可能会减轻疼痛。另有些患者需要联系麻醉医师。

5. 在注入致硬化物质后夹闭胸导管2小时左右。

6. 胸膜硬化术只有在胸腔内胸水被充分引流干净以后，以及肺完全复张使脏层胸膜和壁层胸膜相贴才会取得成功。动物试验显示，全身使用皮质激素会减少硬化期间的炎症反应，造成胸膜固定的失败。

(四)手术治疗

前述的局部治疗并不影响全身疾病的进程，但可以明显缓解症状。这些治疗的合并症包括血胸、胸水分隔、脓胸、胸膜剥脱失败造成胸水复发，以及由于肺不能膨胀导致肺包埋。对于那些其他方法治疗无效和预期有较长寿命的患者可以开胸手术进行胸膜切除或胸膜剥脱。

1. 通过局部麻醉或全身麻醉下VATS可以直视胸膜，同时可以取活检来明确渗液的病因。

2. 除了使用滑石浆液以外，还可以通过VATS对胸膜表面进行滑石的喷洒，来完成胸膜硬化术。

3. 纤维板剥除术常常用于去除厚的无弹性的胸膜纤维板，它会限制通气，造成进展性或难治性呼吸困难。对于慢性、机化性肺炎旁胸腔积液患者，需要手术来引流分隔的积液，消除胸膜腔。

4. 胸膜腹膜分流术是治疗复发性有症状胸腔积液的另一种方案，多数用于治疗恶性胸水，有时也用来治疗乳糜胸。然而，经过一段时间，分流部分可能失去功能，需要手术来修补。

5. 很少见的情况下，需要通过手术来关闭横膈上的缺损（由此可以预防有腹水的患者胸水复发），结扎胸导管以防止乳糜胸的复发。

五、预后

恶性胸水预后较差，生存期一般只有几个月。

第五节　胸壁及胸膜肿瘤

一、胸壁肿瘤

胸壁肿瘤非常罕见，起源于胸壁骨、软骨或软组织。大部分胸壁的骨肿瘤来源于肋骨，小部分来源于肩胛骨、胸骨和锁骨。一般将胸壁的肿瘤分为骨和软组织的良性或恶性肿瘤（表 21-1），恶性肿瘤又可以进一步分为原发性和继发性（转移）肿瘤，肋骨转移瘤最常见，原发性骨肿瘤占所有胸壁肿瘤的7%～8%。

表 21-1　胸壁肿瘤分类

		良性	恶性
骨肿瘤			
	骨	骨样骨瘤	骨肉瘤
		动脉瘤样骨性囊肿	尤文肉瘤
	软骨	内生软骨瘤	软骨肉瘤
		骨软骨瘤	
	纤维	纤维性结构不良	恶性纤维组织细胞瘤
	骨髓	嗜酸粒细胞肉芽肿	浆细胞瘤
	血管	血管瘤	血管肉瘤
软组织			
	脂肪	脂肪瘤	脂肪肉瘤
	肌肉	平滑肌瘤	平滑肌肉瘤
		横纹肌瘤	横纹肌肉瘤
	神经	神经纤维瘤	神经纤维肉瘤
		神经鞘瘤	恶性神经鞘瘤
			原始性神经外胚层瘤（Askin 瘤）
	纤维	硬纤维瘤	纤维肉瘤

胸壁肿瘤的临床表现包括无症状的肿块，疼痛性包块，甚至出现溃疡的团块。出现疼痛常常提示侵及骨膜，多见于恶性肿瘤。胸壁肿瘤的确诊有赖于全面的临床评价（病史和查体）和影像学检查。胸部肋骨像和胸部 CT 有助于明确软组织或骨骼受累情况，MRI 对了解神经和血管侵犯情况有作用，骨扫描则对鉴别有无转移病灶有帮助。

胸壁肿瘤正确的治疗依赖于病理确诊。最好沿肿物周围 1～2cm 进行全切活检，若肿瘤较大也可进行切开活检。通常来讲，手术切除是治疗的一种选择，而常常需要多科合作（包括整形外科、神经外科、骨科和胸外科等）。

二、胸膜肿瘤

（一）解剖

胸膜腔出现在妊娠第 4～7 周，被覆着胚脏壁和胚体壁，也就是以后的脏层和壁层胸膜，它们的血管、神经和淋巴组织结构是不同的。胸膜腔隙实际上是一个潜在的空腔，位于胸壁与肺之间，脏层与壁层胸膜都很光滑，是浆膜层，在肺门和肺韧带处相连续。人类有两个分开的也就是两个独立的胸膜腔，与一些动物不同，这是由于有一个完整的纵隔存在。在正常情况下，胸膜腔里只有一小部分积液。

壁层胸膜分为 4 部分：

（1）胸膜顶，覆盖着半侧胸廓的尖端，延伸到第 1 肋水平与西布森筋膜（Sibson fascia）相连续。

（2）肋胸膜，覆盖在胸骨、肋骨和椎骨内侧面，通过胸内筋膜这层疏松结缔组织与胸壁相连。

（3）纵隔胸膜，覆盖着心包和其他纵隔结构。

（4）膈胸膜，覆盖在横膈表面，与横膈的中心腱紧密相连，形成了胸腔的底。

脏层胸膜被覆着肺脏和所有的裂隙，2 个胸膜腔相互对立，为了容纳心脏而有所不同。正常情况下，壁层和脏层胸膜之间有一薄层液体，起着润滑和在肺与胸壁间传导呼吸力量的作用。这层液体是血浆中的超滤液，包含胸膜间皮细胞分泌的分子，具有表面活性物质的特征。壁层胸膜的血供来源于体循环，包括肋间后动脉、内乳动脉、胸廓内动脉纵隔支和膈上动脉，由相应的小静脉回流到体循环中。脏层胸膜的血供既有体循环也有肺循环，肺的毛细血管组成了脏层胸膜胸膜下供应，而纤维化和炎症会增加支气管动脉根支分布到脏层胸膜的动脉血供。静脉回流只能通过低压力的肺静脉系统。壁层胸膜的淋巴液回流到局部淋巴结，包括肋间、纵隔和横膈淋巴结。而脏层胸膜淋巴管则与肺表面淋巴管网络连接，这种胸膜下淋巴丛继而引流到纵隔淋巴结。壁层胸膜由众多肋间神经支配，除了纵隔和横膈中心壁层胸膜以外，它们由膈神经所支配。脏层胸膜则由迷走神经分支和交感神经系统所支配，感觉迟钝。

(二)分类

胸膜肿瘤分为原发性和转移性两类。大部分为转移性，来源于乳腺、肺、胃、胰腺和子宫等；还有淋巴瘤、淋巴肉瘤等。

原发的胸膜肿瘤包括良性与恶性，良性的局部病变如孤立性纤维瘤或脂肪瘤是很少见的，通常表现为一个边界清楚、包膜完整的肿瘤。典型的病灶常常是在胸部X线片上呈现一个无症状的包块。治疗即手术完整切除。恶性胸膜肿瘤以间皮瘤为主。

胸膜间皮瘤

恶性间皮瘤(MM)是一种非常罕见的肿瘤，来源于间皮细胞，通常排列在体腔，包括胸腔、腹腔、心包和睾丸，可以局部发病，也可以发生扩散。90%左右的恶性间皮瘤发生在胸膜。而绝大多数胸膜恶性间皮瘤与接触石棉有关。

该病的诊断比较困难，是由于从肿瘤的渗液中很难发现肿瘤细胞。男性的发病率明显高于女性，多数出现在50～70岁人群。

(一)病理生理

间皮瘤的3种主要类型分别为肉瘤型、上皮型和混合型。胸膜间皮瘤早期通常会出现许多散在的斑块和小结，然后随着病变的逐渐融合，会形成片状肿瘤。肿瘤通常出现在下胸部，可以侵犯到横膈，包在肺和叶间裂表面。

肿瘤也可以沿引流和胸廓切开通路生长。随着疾病的发展，肿瘤可以扩散至肺间质、胸壁和纵隔。胸膜间皮瘤也可以扩散至食管、肋骨、脊椎骨、臂丛神经和上腔静脉。

(二)病因

石棉，特别是闪石石棉、青石棉和铁石棉，是与发病有关的主要致癌物质。石棉本身并无毒害，它的最大危害来自于它的纤维，这是一种非常细小、肉眼几乎看不见的纤维。当这些细小的纤维释放以后可长时间浮游于空气中，被吸入人体内，被吸入的石棉纤维可多年积聚在人体内，附着并沉积在肺部，造成肺部疾病。接触石棉发生间皮瘤的几率相对较低。与石棉有关的工业包括采矿、船舶制造、石棉水泥制造、陶器制造、造纸、汽车零件制造(石棉制动衬片)、轨道修理以绝缘材料制造等。

(三)临床表现

恶性间皮瘤最常见的临床表现就是呼吸困难和胸壁疼痛，60%～90%的病人有胸痛或呼吸困难的表现。

胸部影像学检查可见横膈不清，胸膜结节样增厚，受累胸腔变小，胸膜片状包裹，或前述表现同时出现。超过一半的病人存在胸腔少量积液，大多数病人的胸膜因积液而变得不清楚。胸部不适、胸痛、疲劳、发热、出汗、体重下降是常见伴随症状。患者也可以无明显不适，有时在体检或胸部影像学检查时偶然发现胸腔积液。目前，该病出现远处转移的并不多见，对侧胸膜异常通常继发于与接触石棉相关的胸膜疾病，较少见于转移性疾病。

虽然在20世纪60年代以来减少了对石棉的使用，但间皮瘤的发病率仍持续上升，主要是因为病人在接触石棉20～40年后才会发病，加上潜伏期长，早期诊断和治疗疾病非常复杂。

(四)体检

间皮瘤发生于胸膜(87%)、腹膜(5.1%)、心包(0.4%)。与右侧胸膜相比，左侧多见，约1.6∶1。

(五)实验室检查

1. 间皮瘤患者的胸水标本检测结果并没有诊

断意义，胸水的比重也没有诊断价值。一般胸水白细胞少于1000个/ml，红细胞很少，蛋白水平升高，乳酸脱氢酶水平正常。细胞学检查仅偶尔能有阳性发现。如果怀疑间皮瘤可行胸腔镜引导下活检，98%的病人可以确诊。

2. 活检标本的常规染色　活检标本的常规染色诊断是有价值的。可以采用免疫组化染色如细胞角蛋白、波形蛋白、人乳脂球蛋白2、抗Leu M1、BerEP4及CEA。

3. 恶性间皮瘤与腺癌的鉴别　高碘酸-希夫染色、黏蛋白胭脂红染色、CEA和Leu M1的结果为阴性；钙视网膜蛋白、波形蛋白和细胞角蛋白的结果是阳性。在电子显微镜下观察，恶性间皮瘤在细胞具有长的微绒毛，而腺癌细胞是短的微绒毛。有一种新型标志物被称为血清间皮相关蛋白(SMRP)，存在于体液或血清中。有报告提出，循环的SMRP水平有84%的恶性间皮瘤在病人中升高，而只有2%的肺癌病人也出现升高。

4. 根据超微结构和免疫表型分析　免疫表型分析发现了4种新的间皮瘤细胞系。这些细胞系表达波形蛋白、细胞角蛋白8和细胞角蛋白18，以及可以被HBME-1单克隆抗体识别的间皮抗原。所有细胞系均存在表面HLA-I和细胞间黏附分子I。

(六)影像学检查

检查方法包括胸部X线片、胸部CT扫描、胸部MRI和PET扫描。其中PET被认为可以帮助鉴别良性肿瘤和恶性间皮瘤。

目前对于最佳术前分期方法仍无统一标准。1996年，Sugarbaker等人建议使用MRI结果作为分期标准，而不同意指出应用胸腔镜检查可以发现疾病侵及的范围，是最好的分期方法。还有人提出PET扫描很有帮助，但在分期中的作用仍需要进一步明确。MRI使用不同的脉冲串和以钆为基础的对照金属可以提高检测肿瘤的范围，特别是胸壁和横膈的肿瘤。PET扫描可以提供代谢和解剖方面的信息，特别是对于存在胸腔外或纵隔远处转移的病灶。然而对于PET扫描在此病中的诊断价值还未确定。

如果患者服从性好，通过腔镜检查或MRI来决定疾病的情况及心肺功能的评价是非常重要的。

(七)分期

到目前为止，间皮瘤共有6种不同的分期方法。现今，被人们所广泛接受的分期系统是由国际间皮瘤学会(the International Mesothelioma Interest Group，IMIG)制定的TNM系统。

Ⅰ期：壁层胸膜的包膜内完整切除，没有腺体病(即先前活检部位局限在同侧胸膜、肺、心包、横膈或胸壁病灶内)。

Ⅱ期：除了Ⅰ期特征以外，切除边缘呈阳性，胸膜内有腺体病，或二者均存在。

Ⅲ期：局部病灶扩散到胸壁或纵隔内，进入到心脏内，穿过横膈或腹膜，或胸腔外淋巴结转移。

Ⅳ期：出现远处转移。

(八)诊断和鉴别诊断

在影像学基础上，通过胸腔镜或胸膜腔镜检查是确诊最主要的手段。为了明确疾病的分期，腹腔镜检查也很重要，且是评价疾病是否存在超过横膈受累的检测手段。

需要鉴别的主要是肺癌，其他疾病还包括：①药物引起的肺反应；②间皮细胞性增生；③其他原发性肺肿瘤或转移癌；④肺纤维化；⑤肺癌感染；⑥反应性气道病。

(九)治疗

治疗恶性间皮瘤包括手术、化疗、放疗和多学科综合治疗。对于病灶局限在胸腔的病人可以考虑手术治疗。

1. 化疗　当前，还没有任何标准治疗方案可以提高生存期，最有活性的药物包括顺铂、蒽环类抗生素类。铂类和烷化物类。每种药物的作用率一般为10%～20%。

联合应用培美曲塞和吉西他滨是治疗腹膜间皮瘤的首选药物，主要用于不能耐受顺铂的病人。还有其他几种联合用药方案，包括顺铂/多柔比星(阿霉素)/丝裂霉素C、博莱霉素/胸膜内注射透明质酸酶、顺铂/多柔比星(阿霉素)、顺铂/吉西他滨、顺铂/长春碱/丝裂霉素C。顺铂/吉西他滨联合方案结果最佳。

2. 放疗　放疗的效果令人不满意。它对于生存期没有作用，只是对伴有胸痛和胸壁转移的患者有50%会起到减轻作用。

3. 手术治疗　由于放疗和化疗被认为对原发疾病治疗无效，故需要依靠手术治疗来切除病灶。目前所使用的2种手术方法分别为胸膜剥除术和胸膜外肺切除术。

(1)胸膜剥除术：是一种相对比较局限的操作，对心肺功能的储备要求较少，操作步骤涉及解剖壁层胸膜，切开壁层胸膜，剥除脏层胸膜，然后重建。其术后并发症的发生率为25%，死亡率为2%。操作过程比较复杂，因为肿瘤把整个胸膜都包裹住，局部复发率比较高。

(2)胸膜外肺切除术：操作范围更广泛一些，死亡率更高一些，最近被降至3.8%左右。操作步骤涉及壁层胸膜，分离肺血管，整体切除肺、胸膜、心包和横膈，然后重建。这种方法的局部复发率最低，因为它将整个胸膜腔和肺实质一起切除了。

4. 三联疗法　即3种标准治疗方案的联合应用(手术、化疗和放疗)。有一种三联疗法包括胸腔外肺切除术联合化疗和放疗。2年总生存率为45%，5年生存率为22%。淋巴结转移是一个明显的负性预测因素。与肉瘤型和混合型相比，上皮型的生存率相对较好(2年生存率，65%∶20%；5年生存率，27%∶0%)。

在三联疗法中有几种不同的化疗方案可供选择，包括环磷酰胺/多柔比星、阿霉素/顺铂、紫杉醇/卡铂、顺铂/甲氨蝶呤/长春碱。

(十)预后

如果不治疗间皮瘤，在4～8个月内会致命。三联疗法治疗后，上皮型5年生存率为46%，其他类型的5年生存率为14%。

(周春宇)

第二十二章　肺部疾病

第一节　支气管扩张的外科治疗

气管扩张是支气管和邻近的肺组织慢性化脓性疾病。由于支气管的反复感染和阻塞，导致支气管壁组织结构遭受破坏，管腔扩张呈柱状和囊状。该病多见于儿童和青年，慢性咳嗽、咳脓痰和(或)咯血是其主要临床表现。手术切除支气管扩张的病肺方能彻底治愈。

一、病因

引起支气管扩张的病因很多，但支气管及其周围组织的感染和支气管阻塞是主要发病因素。婴幼儿时期患的百日咳、麻疹、流行性感冒等，如并发支气管感染未及时治愈，易招致支气管扩张。

支气管反复感染，使管壁各层组织受损变薄，弹性减弱，吸气时胸内负压增加，支气管壁被动扩张，呼气时无力回缩，使分泌物潴留在支气管腔内不能有效排出。感染的支气管黏膜充血、水肿及分泌物增多，造成支气管腔阻塞，加重支气管炎症感染，使管壁进一步遭受破坏。吸入性支气管异物、支气管腺瘤或其他肿瘤引起腔内阻塞或支气管周围肿大淋巴结阻塞或压迫支气管，可引起远端支气管及其周围肺组织感染。感染和阻塞互为因果反复发作，最终导致支气管扩张。支气管周围肺组织病变(如肺结核)形成纤维化瘢痕，瘢痕组织收缩牵拉伴有炎症破坏的支气管壁，助长支气管扩张。

先天性缺陷亦可引起支气管扩张，但临床非常少见。某些先天性因素如支气管树发育不良，呼吸道纤毛发育不全，先天性免疫缺陷引起的 IgA 缺乏症，原发性低或缺乏 γ 球蛋白血症患者，先天性 α 抗胰蛋白酶缺乏也易发生支气管扩张。先天性 Kartagenet 综合征(支气管扩张、鼻窦炎和内脏易位三联征)患者，其支气管扩张发生率约为非此综合征的 40 倍。

二、病理

支气管扩张可分为囊状、柱状及混合状 3 型，支气管扩张是不可逆的病理改变。先天性因素引起的支气管扩张，病灶范围较广泛，多遍及单侧和双侧大部分肺。后天性感染因素导致的支气管扩张多限于部分肺叶，常见于下叶基底段、中叶和舌叶，左下叶支气管细长，与气管形成的角度较大，且受心脏、血管压迫，引流不畅，故左下叶支气管扩张多见。舌叶支气管开口与下叶邻近，容易受到下叶感染的波及，右肺中叶支气管细长，与中间支气管成锐角连接，周围有成串的淋巴结包绕，这些淋巴结一旦肿大，可使支气管受压、扭曲，阻塞导致中叶肺不张和支气管扩张，临床上称之为中叶综合征。上叶支气管扩张以后段常见，多数为结核性。

支气管扩张一般发生在亚段支气管及其远端的细小支气管。支气管壁遭受炎症破坏，黏膜充血，水肿，溃疡形成，肉芽样变，假复层纤毛柱状上皮逐渐化生为鳞状上皮；支气管平滑肌、弹力纤维和软骨遭破坏而被纤维组织取代；管腔及周围肺组织有炎性细胞浸润；支气管壁遭破坏后强度变差，咳嗽排痰增加支气管腔内压力，以及周围肺组织炎症纤维化收缩等综合因素，使支气管管腔扩大呈柱状或囊状；由于黏膜层的纤毛遭破坏，扩张的支气管腔内的脓性分泌物不能有效地排出，使其与炎性破坏形成恶性循环。有的支气管还可因炎症瘢痕及纤维化收缩而闭塞，导致肺不张。支气管壁遭破坏可引起出血，若出血来自支气管动脉，由于支气管动脉来自体循环，压力高，故出血速度快且量多而不易自止。支气管壁破坏及支气管腔内的分泌物潴留，可影响通气功能。周围肺组织实变和肺不张，可导致通气与血流比例失调及弥散功能障碍。

三、临床表现

支气管扩张多见于青少年，绝大多数就诊患者在30岁以内。由于其病变程度和(或)范围各异，临床表现亦不一致。

支气管扩张的典型症状有慢性咳嗽、咳脓痰和反复咯血。咳嗽、咳痰与体位有关，当体位改变如起床或就寝时，痰量增多，严重感染者可咳出大量脓痰，每日痰量可达数百毫升，痰液黏稠，灰黄色，常有恶臭味。收集全天的痰液静置后分为3层，上层为泡沫，中层为混浊黏液，底层为脓性坏死组织及沉淀物。由于抗生素的广泛应用，此种情况临床已少见。约半数患者有咯血，可反复发作或突然大量咯血。咯血量的多少与支气管扩张的病变范围并不一致，轻者为间断性痰中带血，重者可咯全血，大量咯血可导致出血性休克，甚至窒息死亡。

由于长期反复发作的感染可引起食欲减退，消瘦，贫血，体格发育迟缓。化脓性感染局部蔓延可引起肺脓肿，脓胸，心包炎。极少数患者致病菌可经血液循环引起脑脓肿。病变范围广泛者可有肺功能低下表现。

早期支气管扩张可无异常体征。典型的肺部体征是在病变部位闻及干湿性啰音、哮鸣音、管状呼吸音。有些患者因慢性缺氧出现杵状指、关节肿胀等表现。

四、辅助检查

(一)实验室检查

实验室检查示白细胞计数升高，中性粒细胞左移。动脉血气分析可见低氧血症，呼吸性碱中毒。痰液检查可见3层。镜检可见弹力纤维、脓细胞及红细胞碎片。痰细菌培养对临床用药有指导意义。

(二)肺功能测定

肺功能测定为阻塞性通气功能障碍或限制性通气功能障碍，通气/血流比例失调，低氧血症。

(三)胸部X线检查

胸部X线检查常显示一侧或双侧肺纹理粗乱增多，边缘模糊。严重病例肺纹理可呈网状，期间有透亮区，似蜂窝状，提示为纤维组织包围的肺气肿病变。囊性支气管扩张时，见有卷发样阴影，表现为多个圆形的薄壁透亮区，有时囊底有液平面。如有肺实质炎症，可见有小片或斑点状阴影或大片非均匀性密度增高影，一般局限于扩张部位。X线征象可提示支气管扩张的诊断，但不能明确病变的确切范围和程度。

(四)纤维支气管镜检查

纤维支气管镜检查有助于支气管扩张的诊断和治疗。纤支镜检查可查明有无支气管狭窄、异物、肿瘤，通过纤支镜可吸取积痰，摘除异物。对大咯血患者可判断出血来自哪个肺叶肺段，也可行纤支镜注入造影剂行局部选择性造影检查，并可吸取痰液作细菌培养和药物敏感试验。

(五)支气管碘油造影

支气管碘油造影可明确支气管扩张的诊断及显示病变的部位、范围和破坏程度，提供确定手术范围的依据。严重感染者因痰液阻塞支气管，造影剂不能充盈，应控制感染后方可进行。大咯血患者行造影检查，应待咯血停止2周后进行。若患者肺功能不全，全身情况严重衰弱及碘过敏者禁忌此项检查。造影时，麻醉必须稳妥，造影剂顺利注入支气管内，调整体位，拍摄胸部正侧位及左右斜位。支气管碘油造影可见支气管呈柱状扩张或囊状扩张及混合性扩张。

(六)胸部CT检查

胸部CT检查有相当的特异性，特别是目前临床上采用1.5mm薄层切面，更提高了CT对支气管扩张的诊断阳性率。有些学者甚至认为CT在病变解剖定位方面可以取代支气管造影。支气管扩张在CT图像上的表现为柱状支气管扩张时支气管壁增厚，管腔扩张呈管状结构，延伸到外周肺野甚至胸膜下。囊状支气管扩张的支气管远端呈囊状膨大，多表现为蜂窝状成簇的小囊腔，囊腔内充满黏液时似葡萄珠样，合并感染时其内可出现气液平。这是一种无创伤性检查方法，对诊断有良好效果。目前在许多有此检查条件的医院，CT 检查已取代支气管造影。

五、诊断

支气管扩张的诊断应依据病史及临床表现。凡具有长期慢性咳嗽、咳脓性痰、反复咯血等病史者，提示可能为支气管扩张患者，胸部 X 线片及胸部 CT 扫描对诊断有帮助，支气管造影可以明确病变类型、范围及性质，对外科治疗可提供重要依据。

六、治疗

(一)内科治疗

支气管扩张一经诊断，应采取积极的内科治疗。

1. 去除原发病灶　积极治疗呼吸道感染，严格执行百日咳、麻疹等传染病的疫苗接种，根治龋齿、慢性副鼻窦炎及中耳炎等，对预防支气管扩张具有重要意义。

2. 有效排痰　要鼓励患者有效地咳嗽排痰，充分引流痰液。超声雾化吸入，口服祛痰剂和支气管解痉药物，可使痰液稀薄便于咳出。体位引流能促使脓痰排出，根据病变部位，采取不同体位，使支气管扩张的肺叶位置抬高，便于脓痰流入主支气管和气管后咳出。纤维支气管镜吸痰及反复冲洗引流效果更好。同时还可收集痰液作为细菌学检查标本。

3. 控制感染　呼吸道急性感染时，根据最近的细菌培养和药物敏感试验结果，合理应用抗生素。对咯血患者给予止血药物。

4. 支持治疗。

(二)中医治疗

1. 痰浊壅肺

【主证】胸胀满闷，气短喘息，稍劳即重，咳嗽痰多，痰黏或泡沫，倦怠无力，舌暗苔腻，脉滑。

【治则】化痰降气，健脾益肺。

【方药】苏子降气汤(《太平惠民和剂局方》)合三子养亲汤(《韩氏医通》)。

2. 痰热郁肺

【主证】咳嗽喘息，胸闷胀满，烦躁不安，痰黄白，黏稠难咳，口渴微汗，尿黄便干，舌红苔黄，脉滑数。

【治则】清肺化痰，降逆平喘。

【方药】越婢加半夏汤(《金匮要略》)或桑白皮汤(《景岳全书》)。

3. 肺肾气虚

【主证】呼吸浅短，声低气怯，倚息不能平卧，咳嗽无力，痰白如沫，心慌胸闷，形寒汗出，舌淡暗紫，脉沉细或结代。

【治则】补气纳肾，降气平喘。

【方药】补虚汤(《圣济总录》)。

(三)外科治疗

肺切除是彻底治疗支气管扩张的有效手段。手术应兼顾两项基本原则，即尽可能彻底切除病肺和最大限度保留正常肺组织，因此根据病变的性质和范围，结合患者的一般状况施行肺段、肺叶或一侧全肺切除。

1. 手术适应证

(1)支气管扩张的症状明显，病变集中于一叶或两叶或一侧肺，全身情况良好。无手术禁忌证者，可行肺叶或一侧全肺切除。

(2)双侧支气管扩张，若病变范围较局限，可分期手术，先行切除病变较严重的一侧病肺，3～6 个月后再施行另一侧手术。对少数年轻患者，全身情况良好，余肺有足够代偿功能者，可施行双侧病肺同期切除。

(3)反复咯血的患者，如果其病变部位已明确，可在咯血间隙期手术。若咯血不止危及生命者可行紧急手术治疗，以挽救生命，但事先必须定位准确。

(4)经内科正规治疗，症状仍无减轻，病肺位置明确者，应择期手术治疗。

2. 手术禁忌证

(1)一般情况差，心、肺、肝、肾功能不全，不能耐受手术者。

(2)病变范围广泛，切除病肺后可能严重影响呼吸功能者。

(3)合并慢阻肺、肺气肿、哮喘或肺源性心脏病者。

为支气管扩张的患者施行肺切除术，麻醉管理十分重要，宜采用双腔插管，插管后立即尽量吸出气道内分泌物，术中反复吸引，尽量防止手术时病变处分泌物流入正常肺内，减少术后并发症的发生。手术后应加强呼吸管理，保持胸腔引流管通畅，促进余肺尽早充分扩张，继续应用抗生素预防感染，并加强全身支持疗法。手术死亡率低于1%。常见的术后并发症有肺炎、肺不张、支气管胸膜瘘、脓胸及胸内出血等。

总的说来，支气管扩张的手术治疗效果良好，近期疗效在90%以上。近年来，由于麻醉方法及手术技术不断改进与提高，围手术期综合处理条件改善，手术安全性显著提高，手术并发症减少，手术死亡率已很低。

第二节　肺结核的外科治疗

肺结核是由结核杆菌引起的慢性肺部感染，咳嗽、胸痛、咯血、潮热、盗汗、消瘦、血沉增速为其主要临床特征。在人体抵抗力降低的情况下，因感染结核杆菌而发病，具传染性，虽然感染后并非立即发病，一旦感染，终生有发病危险。该病属中医学“肺痨”、“痨瘵”、“肺疳”等范畴。

一、病理

结核菌侵入人体后，可长期寄生而不发病，当机体抵抗力降低时，或受感染病菌量多，或菌的毒力较强时则可发病。呼吸道是传染的主要途径，患者排出带菌的飞沫核，或痰液干燥后随灰尘吸入健康人呼吸道内，大的飞沫核落于上呼吸道，很快被咳出排除，而$<5\mu m$的飞沫核即可在空气中飘浮时间长久，又可达到肺泡中而引起发病。

发病后基本病理变化有渗出性、增殖性和干酪性3种。发病轻者，机体只产生以结核结节为主的局部病理变化，重者可引起机体变态反应性增强，而发生以干酪坏死为主的病理变化，以上病变可因机体免疫力、过敏状态和治疗情况而呈吸收好转、硬结钙化或浸润进展或溶解播散等不同预后。

该病属中医学“肺痨”、“痨瘵”、“肺疳”等范畴。先天禀赋不强，后天嗜欲无节、酒色过度、忧思劳倦、久病体衰时，正气亏耗，为内因，外受“痨虫”所染，邪乘虚而入，而致发病。病位在肺，肺主呼吸，受气于天，吸清呼浊，肺气虚，则卫外不固，水道通调不利，清肃失常，声嘶音哑。子盗母气则脾气受损，而倦怠乏力，纳呆便溏。肺虚肾失滋生之源，肾虚相灼金，上耗母气，而致骨蒸潮热，经血不调，腰酸滑精诸症，若肺金不能制肝木，肾虚不能养肝，肝火偏旺，上逆侮肺，则见胸胁掣痛，性急易怒，肾虚，水不济火，还可见虚烦不寐、盗汗等症。一般来说，初起肺体受损，肺阴受耗，肺失滋润，继则肺肾同病，兼及心肝，阴虚火旺，或肺脾同病，致气阴两伤，后期阴损及阳，终致阴阳俱伤的危重结局。

肺结核的临床表现取决于不同类型、病灶的性质和范围、机体的反应性和肺损害的程度。常见症状为长期低热、盗汗、疲倦乏力、体重减轻。呼吸系统症状为咳嗽、咳痰、咯血、胸痛、气促等。

二、诊断

痰结核菌检查是最可靠的临床诊断依据。由于客观上存在痰菌阴性肺结核患者，因此，必须重视综合诊断方法，以期作出正确诊断。

1. 病史　包括结核病家族史、接触史、卡介苗接种史。有与开放型肺结核患者接触史与/或阳性家族史，以及渗出性胸膜炎、肛瘘、长期淋巴结肿大、结核病过敏性增高证候群史，有反复发作或迁延不愈的“伤风感冒”史及轻微咳嗽，持续3～4周以上，咯血或痰中带血史。

2. 症状　患者持久的咳嗽、咳痰、咯血、全身乏力、消瘦、贫血、盗汗等症状。各种症状的轻重程度因个体抵抗力、病情发展过程等因素而有所不同。

3. 体征　患者可无阳性体征，典型体征是双颊潮红、慢性病容、呼吸及脉搏增快。在病变发生的局部，可闻及湿性啰音，空洞性病变位置浅表而引流支气管通畅时有支气管呼吸音或伴湿啰音。胸水形成或肺实变者，可有叩浊、叩实、呼吸音减弱、呼吸音消失、胸膜摩擦音等肺部体征。

4. 实验室检查

(1)痰的检查:检查痰液有无结核菌,是肺结核最常用的诊断方法,可直接涂片检查,也可浓缩痰液后涂片检查,或作结核菌培养,或用痰液动物接种法检查。

(2)胸部X线检查:肺部透视或摄片可发现肺内病变部位、范围、有无空洞或空洞大小、洞壁厚度。一般而言,肺结核空洞洞壁比较光整,液平少见或仅有浅液平。病期长者则同时出现纤维化和钙化灶。好发于上叶尖后段或下叶背段,具有诊断意义。

(3)结核菌素试验(OT试验):当机体受结核菌侵染后,产生相应的抗体。再用减毒的结核菌素进行皮内注射时,局部可呈红晕反应或发生水疱,按其反应程度,可助诊断。初染者或机体虚衰、免疫力极为低下时虽有结核病,但皮试仍可呈现假阴性反应;而一般成年人,由于大多接受过结核菌的侵犯,故均可呈现阳性反应。反应红晕＞2cm,或发生水疱者为强阳性,是有活动性结核的依据。

(4)血沉检查:血沉速度加快,虽然不是结核病的特有表现,但结核患者血沉加快是普遍现象,故观察血沉速度可协助诊断。

三、治疗

肺结核的外科治疗开始于19世纪晚期。20世纪40年代出现有效抗结核药物(如链霉素、异烟肼等),对手术指征和手术方法的选择,起了决定性作用。采用外科治疗的首要条件是病变通过内科治疗病情已经稳定,不再处于活动进展播散期,但是其中有些病变不可逆转恢复,需要采用外科手术切除病灶或用萎陷疗法促进愈合。必须明确,外科治疗是肺结核综合疗法的一个组成部分,术前术后必须应用有效抗结核病药物配合治疗,同时增强患者的抵抗力,防止和减少手术并发症的发生。

(一)肺叶切除术

近30年来,由于抗结核药物治疗的效果佳,手术适应证也有了很大的改变。国内肺切除术主要用于对药物治疗无效或毁损的结核病灶。

1. 肺切除手术适应证

(1)空洞性肺结核

1)开放性空洞,痰菌阳性,经3～6个月药物治疗无效。建议手术。

2)厚壁空洞,内层有较厚的结核肉芽组织,外层有坚韧的纤维组织,不易闭合。

3)张力空洞,支气管内有肉芽组织闭塞,引流不畅。

4)巨大空洞,病变广泛,肺组织破坏较多,空洞周围纤维化并与胸膜粘连固定,不易闭合。

5)下叶空洞,萎缩疗法不能使其闭合。

6)临床上不能排除癌性空洞的患者,应考虑行肺切除术。

(2)结核球:是一圆形或椭圆形的干酪样坏死组织或结核肉芽组织,周围绕以纤维组织,一般与支气管不相通。小的结核球经长期化疗后,一般可逐渐吸收,纤维化或钙化,终至愈合,故对小的结核球,只要痰菌阴性,不一定急于手术;较大的结核球,直径在2cm以上,因其干酪样病灶不易愈合,有时溶解液化形成空洞,故应切除。有时结核球难以与肺癌鉴别,或并发肺泡癌或瘢痕组织发生癌变,故应警惕及早作手术切除。

(3)毁损肺:有广泛的干酪病变,空洞、纤维化和支气管狭窄或扩张的陈旧性肺结核病灶,肺功能已基本丧失,药物治疗难以奏效,且成为感染源反复发生化脓性或霉菌感染,应根据病情作肺叶或全肺切除。

(4)肺结核并发支气管狭窄或支气管扩张:在慢性肺结核病例,与病灶相通的支气管并发支气管内膜结核,或因肺门淋巴结结核压迫,穿破支气管壁形成溃疡,继发瘢痕增生,造成支气管梗阻,导致肺段或肺叶不张。结核病灶及肺组织纤维化又造成支气管扩张,继发感染,引起反复咳痰、咯血等症状,应行肺切除术。

(5)反复或持续咯血:大量咯血可危及生命,经药物治疗无效,病情危急,经纤维支气管镜检查确定出血部位,可将出血病肺切除以挽救生命。

(6)其他适应证

1)久治不愈的慢性纤维干酪型肺结核,反复发作,病灶比较集中在某一叶内。

2)胸廓成形术后经长期休养和化疗后,空洞仍不闭合,持续排菌或并发咯血等,应建议做肺切除术。

3)合并慢性结核性脓胸的病例,应考虑行脓胸肺切除术。

2. 肺切除禁忌证

(1)肺结核正在扩展或处于活动期,全身症状重,体温、血沉等基本指标不正常,或肺内其他部位出现新的浸润性病灶,不宜手术。

(2)有严重心脏病,如冠心病、哮喘及严重肺气肿,某些重症使患者全身情况难以改善及不能延长寿命者,不能做肺切除术。

(3)临床检查及肺功能测定提示病肺切除后将严重影响患者呼吸功能者。年龄大不是禁忌证,应根据生命重要脏器的功能决定手术。

(4)合并肺外其他脏器结核病,经过系统的抗结核治疗,病情仍在进展或恶化者。

3. 术前准备及术后处理

(1)由于多数患者已经长期应用多种、量大的抗结核药物治疗,因而需要详细询问、统计、分析后,定出初步手术时机和方案。有耐药性的患者,应采用新的抗结核药物做术前准备,必要时静脉滴注。

(2)痰菌阳性者应作支气管镜检,观察有无支气管内膜结核。有内膜结核者应继续抗结核治疗,直到控制稳定。

(3)术后继续抗结核治疗至少 6～12 个月。若肺切除后有胸内残腔,而余肺内尚有残留病灶,宜考虑同期或分期加作胸廓成形术。

4. 肺切除术后并发症　除开胸术后一般并发症外,可能出现支气管胸膜瘘及结核播散。

(1)支气管胸膜瘘:结核病患者的发生率显然比非结核病者高。原因有:

1)支气管残端有内膜结核,导致愈合不良。

2)残端有感染或胸膜腔感染侵蚀支气管残端,引起炎性水肿或缝线脱落导致残端裂开。

3)支气管残端处理不当,如残端周围组织剥离过多导致供血受损,或残端缝合后未妥善覆盖有活力的带蒂软组织促进愈合,或残端过长,导致分泌物潴留感染,或术后残腔未妥善处理,或支气管残端闭合不良,导致残端瘘。

肺切除术后若胸膜腔内有空气液平,经排液10～14 天后仍持续存在,加上患者有发热、刺激性咳嗽,术侧在上卧位时加剧,咳出血性痰液,应疑及并发支气管胸膜瘘。向胸膜腔内注入亚甲蓝液 1～2ml 后,如患者咳出蓝色痰液即可确诊。

瘘的处理取决于术后发生瘘的时间。早期可重新手术修补瘘口,先将残端解剖游离,将支气管口上的上皮去除干净,缝合新鲜的残端,再妥善包埋在附近的组织下。较晚者宜安置闭式引流,排空感染的胸膜腔内液体,及早应用广谱抗生素,加强全身支持疗法。若引流 4～6 周瘘口仍不闭合,需按慢性脓胸处理。

(2)结核播散:若在术前能采用有效的抗结核药物作术前准备,严格掌握手术适应证和手术时机,特别是痰菌阴性者,该并发症并不多见。相反,痰菌阳性痰量多,活动性结核未能有效控制,加上麻醉操作、术后排痰不佳,以及并发支气管瘘等因素,均可导致结核播散。

(二)胸廓成形术

胸廓成形术是将不同数目的肋骨节段行骨膜下切除,使该部分胸壁下陷后靠近纵隔,并使其下面的肺得到萎陷,因而是一种萎陷疗法。它的主要作用:①使病肺松弛和压缩,减小该部呼吸运动幅度,从而使病肺得到休息;②萎陷使空洞壁靠拢,消灭空腔,促进愈合;③压缩减缓该部分的血液和淋巴回流,减少毒素吸收,同时使局部缺氧,不利于结核菌繁殖。

手术可一期或分期完成,根据患者一般情况及所需切除肋骨的数目和范围而定,以避免一期手术创伤范围过大及术后发生胸壁反常呼吸运动造成有害的生理变化。近 30 年来,这种手术由于其治疗肺结核的局限性和术后并发脊柱畸形等缺点,同时肺切除术的普及且具有更满意的疗效,因而已很少采用。但对于一些不宜作肺切除术的患者,以及在无条件作开胸手术的基层单位,胸廓成形术仍不失为一种可供选择的外科疗法。此外,它还可为某些患者创造接受肺切除术的条件。

1. 胸廓成形术适应证

(1)上叶空洞,患者一般情况差不能耐受肺切除术者。

(2)上叶空洞合并中下叶亦有结核病灶。此类患者,若作全肺切除术,则创伤太大,肺功能丧失过多;若仅作上叶切除术,术后中下肺叶可能代偿性膨胀,致残留病灶恶化。可同期或分期加作胸廓成形术。

(3)一侧广泛肺结核灶,痰菌阳性,药物治疗无效,一般情况差不能耐受全肺切除术,但支气管变化不严重者。

(4)肺结核并发脓胸或支气管胸膜瘘,不能耐受肺切除者。

2. 胸廓成形术禁忌证

(1)张力空洞、厚壁空洞,以及位于中下叶或近纵隔处的空洞。

(2)结核性球形病灶或结核性支气管扩张。

(3)青少年患者,因术后可引起胸廓或脊柱明显畸形,应尽量避免施行。

胸廓成形术应自上而下分期切除肋骨,每次切除肋骨不超过 3～4 根,以减少反常呼吸运动。每期间隔 3 周左右。每根肋骨切除的长度应后端包括胸椎横突,前端在第 1～3 肋应包括肋软骨,以下逐渐依次缩短,保留靠前面部分肋骨。切除肋骨的总数应超过空洞以上两肋。每次手术后应加压包扎胸部,避免胸廓反常呼吸运动。

术前准备及术后处理基本与肺切除术相同,一般可获得良好疗效。

第三节　原发性支气管肺癌

原发性支气管肺癌简称肺癌,大多起源于支气管黏膜上皮细胞,因此也称支气管肺癌(bronchopulmonary carcinoma),是最常见的恶性肿瘤之一。近年来,我国肺癌的死亡率显著上升,男性和女性的死亡率分别由 2000 年的 36.7/10 万和 16.1/10 万上升到 2005 年的 41.8/10 万和 19.3/10 万,分别上升了 13.9%和 19.9%。

一、病因

肺癌的病因至今尚不十分明确。经过多年的调查研究,目前公认下列因素与肺癌的病因有密切关系。

1. 吸烟　根据大量调查资料表明,肺癌的病因与吸纸烟关系极为密切。肺癌发病率的增长与纸烟销售量增多呈平行关系。纸烟中含有苯并芘等多种致癌物质。有吸烟习惯者肺癌发病率比不吸烟者高 10 倍,吸烟量大者发病率更高,比不吸烟者高 20 倍。临床确诊的肺癌病例中,每日吸纸烟 20 支以上,历时 30 年以上者,约占 80%以上。长期吸烟可引致支气管黏膜上皮细胞增生,鳞状上皮增生,诱发鳞状上皮癌或未分化小细胞癌。无吸烟嗜好者,虽然也可患肺癌,但腺癌较为常见。

2. 大气污染　工业发达国家肺癌的发病率高,城市比农村高,厂矿区比居住区高。主要原因是由于工业和交通发达地区,石油、煤和内燃机等燃烧后及沥青公路尘埃产生的含有苯并芘致癌烃等有害物质污染大气有关。大气污染与吸纸烟对肺癌的发病率可能互相促进,起协同作用。

3. 职业因素　目前已公认长期接触铀、镭等放射性物质及其衍化物、致癌性碳氢化合物、砷、铬、镍、铜、锡、铁、煤焦油、沥青、石油、石棉、芥子气等物质,均可诱发肺癌,主要是鳞癌和未分化小细胞癌。

4. 肺部慢性疾病　如肺结核、矽肺、尘肺等可与肺癌并存。这些病例癌肿的发病率高于正常人。此外,肺支气管慢性炎症及肺纤维瘢痕病变,在愈合过程中可能引起鳞状上皮化生或增生,在此基础上,部分病例可发展成癌肿。

5. 人体内在因素　如家族遗传,以及免疫机能降低,代谢活动、内分泌功能失调等也可能对肺癌的发病起一定的促进作用。

二、病理

(一)大体分型

肺癌按其好发部位而言,右肺多于左肺,上叶多于下叶,而中叶肺癌少见。肺癌按其肿瘤的发生部位和肉眼形态,把肺癌分为中央型肺癌和周围型肺癌(图 22-1)。

1. 中央型肺癌　肿瘤起源于主支气管、叶支气管或肺段支气管开口以上，位置靠近肺门，一般表现为大小不等不规则的肿块，部分或完全堵塞支气管管腔，阻塞部位远侧常发生感染或肺不张。

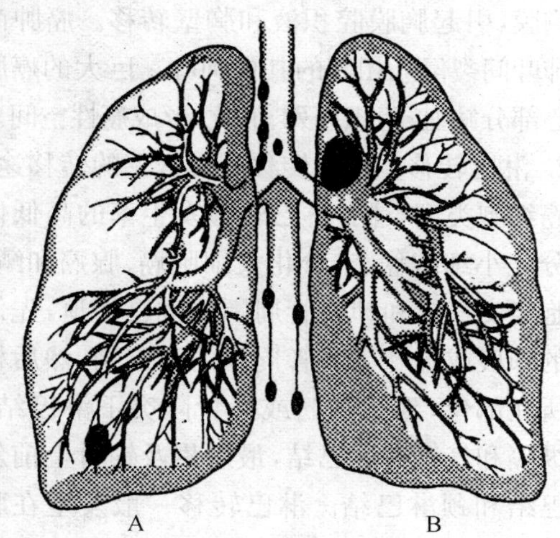

图 22-1　肺癌

A. 周围型　B. 中央型

2. 周围型肺癌　肿瘤起源于肺段支气管开口以下的支气管，位置在肺的周围称周围型肺癌。

(二)肺癌的组织学分型

1999 年，WHO 和 IASLC 联合公布了修订肺和胸膜组织学国际分类，在此基础上，2004 年 WHO 公布了新版组织学分类(表 22-1)。但实际临床上，广泛应用的分类是把肺癌分为小细胞肺癌(SCLC)和非小细胞肺癌(NSCLC)，NSCLC 包括鳞癌、腺癌(包括支气管肺泡癌)和大细胞癌。

表 22-1　WHO 肺恶性上皮性肿瘤组织分类(2004)

鳞状细胞癌(squamous cell carcinoma)
变异型(variants)
乳头状(papillary)
透明细胞型(clear cell)
小细胞(small cell)
基地细胞样(basaloid)
小细胞癌(small cell carcinoma)
变异(variant)
混合性小细胞癌(combined small cell carcinoma)
腺癌(adenocarcinoma)
腺癌，混合亚型(adenocarcinoma，mixed subtype)
腺泡性腺癌(adenocarcinoma acinar)

续表

乳头状腺癌(adenocarcinoma papillary)
支气管肺泡癌(bronchioloalveolar carcinoma)
非黏液型(non-mucinous)
黏液型(mucinous)
混合黏液型及非黏液型或不确定型(mixed mucinous and non-mucinous or indeterminate)
实性腺癌伴黏液(solid adenocarcinoma with mucin production)
变异型(variants)
胚胎型腺癌(fetal adenocarcinoma)
黏液性("胶样")腺癌[mucinous("colliod")adenocarcinoma]
黏液性囊腺癌(mucinous cystadenocarcinoma)
印戒细胞腺癌(singet-ring adenocarcinoma)
透明细胞腺癌(clear cell adenocarcinoma)
大细胞癌(large cell cystdenocarcinoma)
变异型(variants)
大细胞神经内分泌癌(large cell neuroendocrine carcinoma)
混合性大细胞神经内分泌癌(combined large cell neuroendocrine carcinoma)
基地细胞样癌(basaloid carcinoma)
淋巴上皮细胞瘤样癌(lymphoepithelioma-like carcinoma)
透明细胞腺癌(clear cell cystdenocarcinoma)
具有横纹肌样表型的大细胞癌(large cell cystdenocarcinoma with rhabdoid phenotype)
腺鳞癌(adenosquamous carcinoma)
肉瘤样癌(sarcomatoid carcinoma)
多形性癌(pleomorphic carcinoma)
梭形细胞癌(spindle cell adenocarcinoma)
巨细胞癌(giant cell cystdenocarcinoma)
癌肉瘤(carcinosarcoma)
肺母细胞瘤(pulmonary blastoma)
类癌(carcinoid tumor)
典型类癌(typical carcinoid)
不典型类癌(atypical carcinoid)
涎腺型癌(carcinomas of salivary-gland type)
黏液表皮样癌(mucoepidermoid carcinoma)
腺样囊性癌(adenoid cystic carcinoma)
上皮-肌上皮癌(epidthelial- myepidthelial carcinoma)

（三）常见病理类型特点

1. 鳞形细胞癌（鳞癌）　鳞癌是肺癌中最常见的一种，约占50%。患者多为50岁以上的男性，鳞癌约2/3为中央型，周围型鳞癌的中心区容易发生坏死。鳞癌的分化程度差异很大，但生长较为缓慢，肿瘤可以长得很大而患者却无症状，对化学疗法及放疗较敏感，通常先有淋巴转移，晚期也可发生血行转移。

2. 腺癌　大多起源于较小的支气管上皮，因此大多数腺癌位于肺的周围部分，呈球形肿块，靠近胸膜。女性患者较为多见，发病年龄亦较小。分化差的腺癌常发生在陈旧的肺泡瘢痕组织中。一般生长较慢，但早期可有血行转移，淋巴转移发生较晚。细支气管肺泡细胞癌是腺癌的一种亚型，病变在肺野周围，分化程度较高，生长较慢，癌细胞沿细支气管、肺泡管和肺泡壁生长，可经支气管播散到其他肺或侵犯胸膜，淋巴和血行转移发生较晚。形态上可分为结节型和弥漫型两类。

3. 小细胞肺癌　由非常小的未分化癌细胞构成，发病率比鳞癌低（约20%）。好发于较年轻的患者，多见于男性。一般起于较大的支气管，大多为中央型肺癌。细胞形态与小淋巴细胞相似，形如燕麦穗粒，因而又称燕麦细胞癌。小细胞癌分化程度低，恶性程度高，生长迅速，较早出现淋巴和血行转移。小细胞癌可以产生血清素及其他多肽类激素，如促肾上腺素、抗利尿激素、5-羟色胺等，故临床上患者可出现异位内分泌综合征（副癌综合征）。对放射和化学疗法虽较敏感，但在各型肺癌中预后最差。

4. 大细胞癌　大细胞癌是无鳞形细胞、腺细胞和小细胞癌特征的未分化癌。癌细胞大，胞浆丰富，胞核形态多样，排列不规则。此型肺癌甚为少见。大细胞癌分化程度低，恶性程度高，经淋巴道或血道转移发生较早，常在发现脑转移后才被发现，预后很差。

（四）转移

肺癌的扩散和转移，有下列主要途径。

1. 直接蔓延扩散　肺癌可沿支气管壁并向腔内生长，可以造成支气管腔部分或全部阻塞。癌肿向支气管外生长即侵入肺组织，再蔓延扩展侵及邻近的器官组织。中央型肺癌蔓延扩展入肺门、纵隔后即可压迫或侵犯淋巴、血管、神经及位于纵隔的多种器官和组织，靠近肺边缘部位的周围型肺癌则常侵及胸膜，引起胸膜腔积液和胸壁转移。癌肿尚可穿越肺叶间裂侵入相邻的其他肺叶。巨大的癌肿由于中心部分缺血、组织坏死、液化，形成癌性空间。

2. 淋巴转移　淋巴转移是最常见的转移途径。按肺癌细胞类型不同，淋巴转移发生率的高低依次为未分化小细胞癌、未分化大细胞癌、腺癌和鳞癌。癌细胞经支气管和肺血管周围的淋巴管道，先侵入邻近的肺段或肺叶支气管周围的淋巴结，然后根据癌肿所在部位，到达肺门或气管隆突下淋巴结，或侵入纵隔和气管旁淋巴结，最后累及锁骨上前斜角肌淋巴结和颈淋巴结。淋巴转移一般发生在肺癌同侧，但也可以转移到对侧，即所谓交叉转移。肺癌侵入胸壁或膈肌后，可向腋下或上腹部动脉旁淋巴结转移。

3. 血行转移　血行转移是肺癌的晚期表现。小细胞癌和腺癌的血行转移较鳞癌更为常见。通常癌细胞直接侵入肺静脉，然后经左心随着大循环血流而转移到全身各处器官和组织。常见的转移部位有肝、骨骼、脑、肾上腺等（图22-2）。

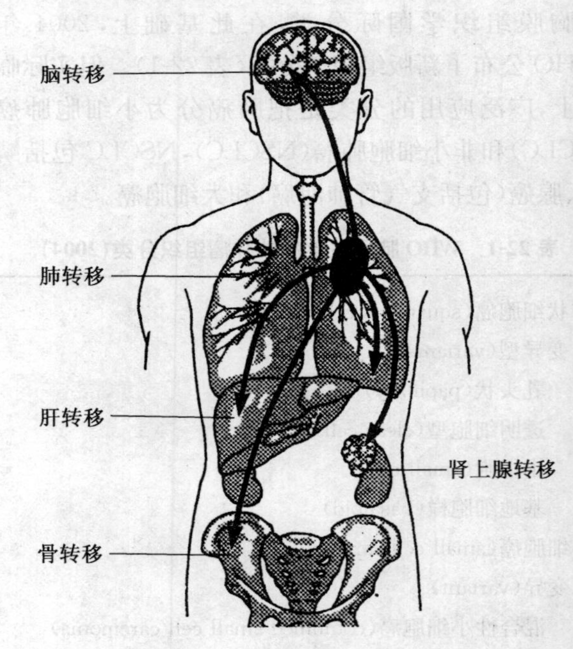

图22-2　肺癌血行转移

肺癌患者在手术时，癌细胞遗留在胸腔内或创口内，有可能发展成癌灶，即形成种植性转移。

三、临床表现

肺癌的临床表现与癌肿的部位、大小、是否压迫或侵犯邻近器官，以及有无转移等情况有密切关系。早期肺癌特别是周围型肺癌往往没有任何症状，大多在胸部X线检查时发现肺部块影。肺癌的症状分为肺部症状、胸内转移症状、胸外转移症状和非特异性症状。

1. 肺部症状　肺癌的肺部症状是由癌肿刺激、浸润、阻塞支气管引起，常见的症状是咳嗽。由于肿瘤刺激支气管引起咳嗽，常产生刺激性干咳或仅有少量白色泡沫痰。当癌肿继续长大影响支气管引流，继发肺部感染时，可有发热和脓性痰。当癌肿造成较大支气管阻塞时引起肺不张，即可出现胸闷、气促、发热、哮鸣等症状。

肺癌另一个常见症状是血痰，通常为痰中带血丝或断断续续地少量咯血。除非晚期肿瘤侵蚀大血管，肺癌患者很少发生大咯血。

胸痛也较常见，常与肺或胸膜受累有关，大多数呈不规则的钝痛，持续而剧烈的胸痛则往往提示癌肿已直接蔓延侵入胸膜和胸壁组织。

2. 胸内症状　肺癌从肺部侵及胸内其他组织器官时，可出现一系列胸内症状：

(1)侵犯胸膜可引起胸膜腔积液，往往为血性积液，大量积液可引起气促。有时癌肿侵犯胸膜及胸壁，可引起持续性剧烈胸痛。

(2)压迫或侵犯膈神经引起同侧膈肌麻痹导致气促。

(3)压迫或侵犯喉近神经，引起声带麻痹，声音嘶哑。

(4)压迫上腔静脉引起上腔静脉综合征，表现为头颈部、上肢和上胸部静脉明显怒张，组织水肿，上肢静脉压升高等。

(5)侵犯心包可引起心包积液，多见于腺癌。

(6)侵入纵隔淋巴结可压迫食管引起吞咽困难，甚至发生气管食管瘘。

(7)肺尖部肺癌，亦称Pancoast肿瘤，常常出现胸部上口受累症状，表现为患侧上肢、手部疼痛，手部肌肉萎缩及同侧上眼睑下垂，眼球内陷，瞳孔缩小，面部无汗等颈交感神经综合征。

3. 胸外转移症状　肺癌的胸外转移以淋巴结、肝、肾上腺、肾、骨和脑最常见，按侵入的器官而产生相应的症状。肺癌发生脑转移可产生颅内压增高症状，出现头痛、呕吐、神志失常等表现。癌肿转移到骨骼常引起局部剧烈疼痛和压痛，并可发生病理性骨折。肝转移者可呈现食欲减退，上腹胀痛，肝肿大，腹水和黄疸。

4. 非特异性症状　少数肺癌由于癌肿产生的内分泌物质，临床呈现多种多样非转移性的全身症状，亦称为副癌综合征，如骨关节病综合征（杵状指、骨关节痛、骨膜增生等）、Cushing综合征、重症肌无力、男性乳腺增大、多发性肌肉神经痛等。这些症状在切除肺癌后可能消失。

四、诊断

早期诊断具有重要意义。只有在病变早期得到诊断、早期治疗，才能获得较好的疗效。为了防治肺癌应广泛开展宣传教育，劝阻吸烟，建立和健全肺癌防治网。对40岁以上成人，定期进行胸部X线普查。对中年以上久咳不愈或出现血痰，以及肺部X线检查发现性质未明的块影或炎症的病例，均应提高警惕，高度怀疑肺癌的可能性，及时进行详细的检查。目前，80%的肺癌病例在明确诊断时已失去外科手术的治疗机会，因此，如何提高早期诊断率是一个十分迫切的问题。

诊断肺癌的主要方法有：

1. 胸部X线检查　胸部X光片由于经济、射线量小、无创，成为筛查肺癌的首选检查手段。肺癌的X线检查所见包括：

(1)肿瘤本身引起的改变。

(2)肿瘤堵塞支气管远端引起的肺实质改变，如肺不张或感染。

(3)肿瘤在胸内扩散引起的改变，如肺门和纵隔淋巴结、胸膜、胸壁及纵隔其他结构的改变等。

1)中央型肺癌：早期癌肿局限在支气管内时，X线平片可无异常征象。当癌肿阻塞支气管，排痰不畅，远端肺组织发生感染，受累的肺段或肺叶出现肺炎征象，治疗后吸收不完全，常反复发作。若支气管腔被癌肿完全阻塞后，可产生相应的肺叶或一侧全肺不张。如癌肿与肺门转移淋巴结融合造成上叶不张时，可见不张肺叶的裂“S”形下缘（图22-3）。

2)周围型肺癌:常表现为肺野周围孤立性圆形或椭圆形块影,直径 1~6cm 或更大。块影轮廓不规则,常呈小的分叶或切迹,边缘模糊毛糙,常显示细短的毛刺影(图 22-4)。周围型肺癌长大阻塞支气管管腔,可出现节段性肺炎或肺不张。癌肿中心部分坏死液化,可显示厚壁偏心性空洞,内壁凹凸不平,很少有明显的液平面(图 22-5)。

弥漫型细支气管肺泡癌的 X 线表现为浸润性病变,轮廓模糊,从小片到一个肺段或整个肺叶,类似肺炎。

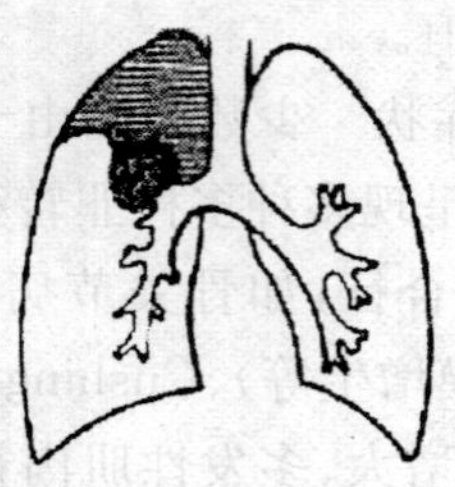

图 22-3 右上叶中心型肺癌

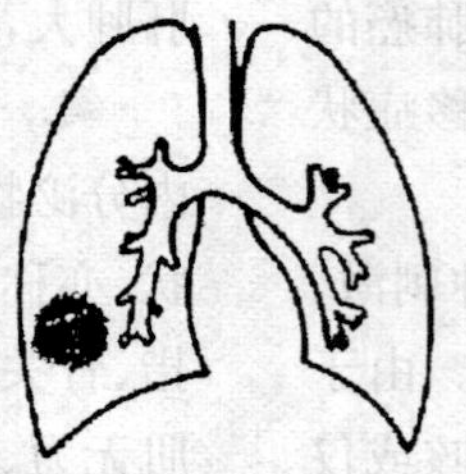

图 22-4 右下叶周围型肺癌

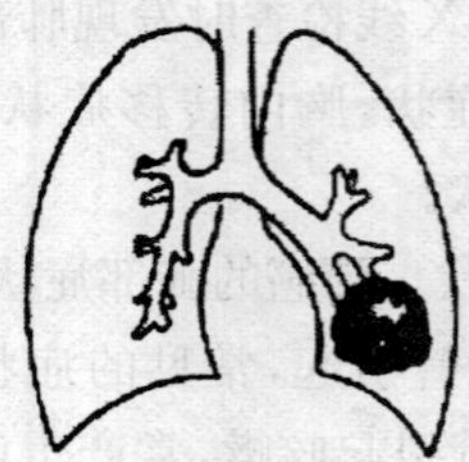

图 22-5 左下叶偏心性空洞

癌肿侵犯胸膜时可见同侧胸腔积液;侵犯肋骨时可见骨质破坏;肺门或纵隔淋巴结转移时,可见肺门区块影或纵隔增宽,边缘不规则。

2. 电子计算机体层扫描(CT) CT 扫描可显示薄层横断面结构图像,避免病变与正常组织互相重叠,密度分辨率很高,能显示肺内直径为 1cm 左右的肿块,并可发现一般 X 线检查隐藏区(如肺尖、隔上、心后、纵隔等处)的早期肺癌病变,对中心型肺癌的诊断有重要价值。CT 可显示位于纵隔内的肿块阴影、支气管受侵的范围、癌肿的淋巴结转移状况,以及对肺血管和纵隔内器官组织侵犯的程度,对支气管肺癌的分期有较大价值,并可作为制定肺癌手术或非手术治疗的重要依据。CT 筛查阳性结果是胸部 X 光片的 3 倍。随着高分辨 CT (high-resolution computed tomography, HRCT)、增强 CT 的广泛应用,小肺癌的早期发现、早期诊断已成可能。尤其是 HRCT 对局灶性毛玻璃样结节的显示对早期肺腺癌的诊断较有意义。在肺癌的早期诊断中,低剂量螺旋 CT(low dose CT, LDCT)已越来越受到关注。LDCT 接受的放射剂量仅是传统剂量的 1/6,由于电流少,辐射量低,适合肺癌的筛查。

3. 痰细胞学检查 痰细胞学检查是肺癌普查和诊断的一种简便有效方法。肺癌表面脱落的癌细胞可随痰咳出,痰细胞学检查找到癌细胞,可以明确诊断,多数病例还可判别肺癌的病理类型。痰检查的准确率在 80%以上,多次痰细胞学检查可提高阳性率。起源于较大支气管的中央型肺癌,特别是伴有血痰的病例,痰细胞学检查的阳性率会更高。但周围型肺癌痰检阳性率则仅 20%左右,因此痰细胞学检查阴性者也不能排除肺癌的可能性。

4. 支气管镜检查 支气管镜检查是诊断肺癌的一个重要手段。目前多采用光导纤维支气管镜检查,通过支气管镜可直接窥查支气管内膜及管腔的病理变化情况,窥见癌肿或癌性浸润表现,可采取小块组织作病理切片检查,亦可刷取肿瘤表面组织或吸取支气管分泌物作细胞学检查,以明确诊断和判定组织学类型。

5. 纵隔镜检查 纵隔镜检查主要用于判明中央型肺癌侵犯纵隔的范围。通过纵隔镜可直接观察气管前隆突下及两侧支气管区淋巴结情况,并可采取组织作病理切片检查,明确肺癌是否已转移到肺门和纵隔淋巴结。

6. 经胸壁肺穿刺活检 对紧靠胸壁的肺部肿块,在应用其他诊断方法未能明确病变性质时,可在 CT 定位引导下,用特殊的穿刺针经皮肤、胸壁穿刺采取活组织作病理检查,阳性率可达 90%左右,但肺穿刺活检可能会产生气胸、胸膜腔出血或感染及癌细胞沿针道播散等并发症,故应严格掌握检查适应证。

7. 磁共振成像(MRI) MRI 是近年来发展起来的一项新的影像诊断技术。MRI 在胸部检查的突出优点是可以进行横断面、冠状面和矢状面的成像，提供了CT横断面不能提供的信息，显示病变范围与其邻近结构的关系。MRI不需造影剂即能鉴别出肿块与大血管。MRI对肺癌的检查主要用于肿瘤的分期，确定肿瘤有无向纵隔延伸，纵隔淋巴结、胸壁、膈肌、锁骨下动脉和臂丛神经是否受到侵犯，以评估手术治疗的可能性。

8. 转移病灶活组织检查　晚期肺癌患者已有锁骨上、颈部、腋下等处表浅淋巴结转移或出现皮下转移结节者，可切取转移病灶组织作病理切片检查，以明确诊断。

9. 超声显像及多普勒技术　常规X线检查很难鉴别肺周围性占位病变的性质，纤支镜检查难以达到周边部位而不易确诊，穿刺活检尚受一些条件限制。超声对肺周围占位病变的良恶性鉴别诊断具有较高的临床价值，经食管超声和多普勒技术可避开骨、气体干扰，明显缩短超声探头与靶器官的距离，从而获得满意的超声窗。

10. 剖胸探查术　肺部肿块经多种方法检查仍未能明确病变的性质，而肺癌的可能性又不能排除时，如患者全身情况许可，应作剖胸探查术。术中根据病变情况或活检结果，给予相应治疗，以免延误病情。近年来开展的电视胸腔镜技术可以代替剖胸探查术行病变窥视和活检，具有创伤小，患者恢复快等优点。

五、临床TNM分期

肺癌的分期对临床治疗方案的选择具有重要指导意义。世界卫生组织按照肿瘤的大小(T)、淋巴结转移情况(N)和有无远处转移(M)将肺癌加以分类，现为目前各国所采用(表22-2，表22-3)。

表22-2　AJCC/UICC肺癌TNM分期(2002年新修订分期)

原发肿瘤(T)

T_x：原发肿瘤不能评价；或痰、支气管冲洗液找到癌细胞，但影像学或支气管镜没有可视肿瘤

T_0：没有原发肿瘤的证据

T_{is}：原位癌

T_1：肿瘤最大径≤3cm，周围为肺或脏层胸膜所包绕，气管镜检查肿瘤没有累及叶支气管近端以上位置[①](即没有累及主支气管)

T_2：肿瘤大小或范围符合以下任何一点：

续表

肿瘤最大径>3cm

累及主支气管，但距隆突≥2cm

累及脏层胸膜

肿瘤扩展到肺门的肺不张或阻塞性肺炎，但不累及全肺

T_3：任何大小的肿瘤已直接侵犯了下述结构之一者：胸壁(包括上沟瘤)、膈肌、纵隔胸膜、壁层心包；肿瘤位于距隆突2cm以内的主支气管，但未侵及隆突；全肺的肺不张或阻塞性炎症

T_4：任何大小的肿瘤已直接侵犯了下述结构之一者：纵隔、心脏、大血管、气管、食管、椎体、隆突；恶性胸腔积液或恶性心包积液；原发肿瘤同一叶内出现单个或多个的卫星结节

区域淋巴结(N)

N_x：区域淋巴结不能评价

N_0：没有区域淋巴结转移

N_1：转移至同侧支气管淋巴结和/或同侧肺门淋巴结，肿瘤直接侵犯肺内淋巴结

N_2：转移至同侧纵隔和/或隆突下淋巴结

N_3：转移至对侧纵隔、肺门淋巴结，同侧或对侧斜角肌或锁骨上淋巴结转移

远处转移(M)

M_x：远处转移不能评价

M_0：没有远处转移

M_1：有远处转移[②]

补充说明：①任何大小的、少见的表浅性肿瘤，只要局限于支气管壁，即使累及主支气管，也定义为T_1。

②绝大多数肺癌患者的胸腔积液是由肿瘤所引起的，但如果胸液的多次细胞学检查未能找到癌细胞，而胸液又是非血性和非渗出性的，临床判断该胸液与肿瘤无关，这种类型的胸液不影响分期；心包积液的分类相同；同侧胸腔发生的非原发肺叶发生的转移性肿瘤结节属于M_1。

表22-3　AJCC/UICC肺癌TNM分期(2002年，第六版)

分期		TNM
隐性肺癌		$T_xN_0M_0$
原位癌0期		$T_{is}N_0M_0$
Ⅰ期	ⅠA期	$T_1N_0M_0$
	ⅠB期	$T_2N_0M_0$

续表

分期		TNM
Ⅱ期	ⅡA期	$T_1N_1M_0$
	ⅡB期	$T_2N_1M_0$
		$T_3N_0M_0$
Ⅲ期	ⅢA期	$T_3N_1M_0$
		$T_1N_2M_0$
		$T_2N_2M_0$
		$T_3N_2M_0$
	ⅢB期	T_4,任何N,M_0
		任何T,N_3,M_0
Ⅳ期		任何T,任何N,M_1

六、鉴别诊断

肺癌按肿瘤发生部位、病理类型和病程早晚等不同情况,在临床呈现的症状和X线征象也多种多样,极易与其他肺部疾病相混淆。

1. 肺结核病

(1)肺结核球易与周围型肺癌相混淆:肺结核球多见于青年人,病变常位于上叶尖后段或下叶背段,一般病程较长,发展缓慢。在X线上块影密度不均匀,可见到稀疏透光区,常有钙化点,边缘光滑,分界清楚,肺内常另有散在性结核病灶。

(2)粟粒性肺结核的X线征象与弥漫型细支气管肺泡癌相似:粟粒性肺结核常见于青年人,发热、盗汗等全身毒性症状明显,抗结核药物治疗能改善症状,病灶逐渐吸收。

(3)肺门淋巴结结核在X线片上的肺门块影可能误诊为中央型肺癌:肺门淋巴结结核多见于青少年,常有结核感染症状,很少有咯血,结核菌素试验常为阳性,抗结核药物治疗有效。值得指出的是,少数肺癌可以与肺结核并存,由于临床上无特殊表现,X线征象又易被忽视,以致延误肺癌的早期诊断。因此,对于中年以上的肺结核患者,在肺结核病灶附近或其他肺野内出现块状阴影,经抗结核药物治疗肺部病灶未见明显好转,块影反而增大或伴有肺段或肺叶不张,一侧肺门阴影增宽等情况时,都应引起结核与肺癌并存的高度怀疑,必须进一步作痰细胞学检查和支气管镜检查。

2. 肺部炎症

(1)支气管肺炎:早期肺癌产生的阻塞性肺炎易被误诊为支气管肺炎。支气管肺炎一般起病较急,发热、寒战等感染症状比较明显。X线片上表现为边缘模糊的片状或斑点状阴影,密度不均匀,且不局限于一个肺段或肺叶,经抗菌药物治疗后,症状迅速消失,肺部病变也较快吸收。

(2)肺脓肿:肺癌中央部分坏死液化形成癌性空洞时,X线片表现易与肺脓肿相混淆。肺脓肿患者常有吸入性肺炎病史,急性期有明显的感染症状,痰量多,呈脓性,有臭味。X线片上空洞壁较薄,内壁光滑,常有液平面,脓肿周围的肺组织或胸膜常有炎性变。

3. 肺部其他肿瘤

(1)肺部良性肿瘤:肺部良性肿瘤如错构瘤、纤维瘤、软骨瘤等有时需与周围型肺癌相鉴别。一般肺部良性肿瘤临床上大多没有症状,病程较长,生长缓慢。在X线片上显示接近圆形的块影,密度均匀,可有钙化点,轮廓整齐,边界清楚,多无分叶状。

(2)肺部孤立性转移癌:肺部孤立性转移癌很难与原发性周围型肺癌相区别。鉴别诊断主要依靠详细病史和原发癌肿的症状与体征。肺转移性癌一般较少出现呼吸道症状和痰血,痰细胞学检查不易找到癌细胞。

4. 纵隔淋巴肉瘤　纵隔淋巴肉瘤可与中央型肺癌相混淆。纵隔淋巴肉瘤生长迅速,临床上常有发热和其他部位表浅淋巴结肿大。在X线片上表现为两侧气管旁和肺门淋巴结肿大,纵隔镜检查亦有助于明确诊断。对放射疗法高度敏感。

七、治疗

肺癌的治疗方法主要有手术治疗、放射治疗、化学药物治疗、免疫治疗、中医中药治疗及其他如冷冻、加热、激光等。然而,目前所有治疗肺癌的方法效果均不能令人满意,必须进行多学科综合治疗以提高肺癌的治疗效果。

非小细胞肺癌和小细胞肺癌在治疗方面有很大区别。一般来讲,凡非小细胞肺癌病灶较小,局限在支气管或肺内,尚未发现远处转移,患者全身情况较好,心肺功能可以耐受者,均应采用手术治疗。并根据手术时发现的情况、病理类型、细胞分化程度、淋巴结转移情况,决定综合应用化疗、放疗和其他治疗。小细胞肺癌常在较早阶段就已发生远处转移,手术很难治愈,以化疗和放疗为主,可采用化疗→手术→化疗、化疗→放疗→手术→化疗或化疗→放疗→化疗及附加预防性全脑照射等积极的综合治疗方法,可使疗效明显提高。

(一)手术疗法

外科手术仍是当前世界公认的非小细胞肺癌的首选治疗方法。尽管 80%的患者就诊时已失去了手术的机会,但是手术治疗仍然是最重要和最有效的手段。术后 5 年生存率一般为 20%~40%。

1. 手术目的

(1)彻底切除肺部原发癌肿病灶和局部及纵隔淋巴结,并尽可能保留健康的肺组织,一期达到临床治愈。

(2)切除大部分癌组织,为放射、化疗免疫治疗创造有利条件。

(3)减轻继发和并发的症状,提高生活质量,延长生命。

2. 手术禁忌证

(1)已有远处转移(如肝、骨、脑等处转移)。

(2)胸外淋巴结转移(如锁骨上淋巴结、腋部淋巴结转移)或对侧胸内转移(如对侧肺或肺门和气管旁淋巴结转移)。

(3)同侧胸内重要脏器受侵,如直接侵犯心脏、压迫食管、累及主动脉、上腔静脉等,虽然可以采用联合脏器切除,但手术风险大,疗效不佳,应慎重考虑。

(4)严重的心、肺、肝、肾功能障碍,全身情况差,不能承受手术的患者。

3. 手术方式　手术切除的范围,决定于病变的部位和大小。主要术式有:

(1)肺叶切除手术:是目前肺癌外科治疗首选的手术方式,适用于病变局限在一个肺叶内的大多数周围型肺癌和一部分中央型肺癌。

(2)全肺切除术:适用于中央型肺癌超出肺叶切除范围者。

(3)袖状肺叶切除术:主要适用于上叶中央型肺癌侵及上叶支气管开口或中间支气管者,将患病肺叶及相连的一段主支气管一同切除,再用支气管成形将余肺支气管与主支气管近端吻合,如此可以保留有用的肺组织。

(4)电视胸腔镜下肺段或肺叶切除:适用于心肺功能欠佳的老年周围型肺癌患者。

无论哪种手术方式,都应常规清除区域淋巴结或肺门或纵隔淋巴结,如确实清除困难太多,可以用金属夹标记,便于术后放射治疗定位。

Ⅰ期肺癌($T_{1\sim2}N_0M_0$):首选治疗为肺叶切除加肺门纵隔淋巴结清扫术,完全性切除的ⅠA 期肺癌,无需辅助化疗或辅助放疗,ⅠB 期推荐辅助化疗。切缘阳性的不完全性切除Ⅰ期肺癌,推荐再次手术,如不能或不愿手术的,术后建议放射治疗加化疗。不宜或不愿手术治疗的Ⅰ期肺癌,推荐单独的放射治疗。总结文献上 19 个单位累计 11083 例病理Ⅰ期的肺癌手术病例,术后 5 年生存期 63%,其中 $T_1N_0M_0$ 为 71%,$T_2N_0M_0$ 为 55%,鳞癌为 68%,腺癌为 61%。

Ⅱ期肺癌($T_{1\sim2}N_1M_0$,$T_3N_0M_0$):N_1Ⅱ期肺癌首选治疗为肺叶切除加肺门纵隔淋巴结清扫术,可行肺叶切除术、双肺叶切除术或全肺切除术,袖状切除更扩大了手术适应证。完全性切除的 N_1Ⅱ期肺癌建议辅助化疗。T_3Ⅱ期肺癌仍以手术切除为主要手段,侵犯胸壁或纵隔或接近气管的 T_3Ⅱ期肺癌,如果术前评价为可切除的病例,首选治疗方法为包括受侵软组织在内的肺叶或全肺切除和纵隔淋巴结清扫术。切缘阳性的不完全性切除 T_3Ⅱ期肺癌,如果再次手术能切除干净的,应考虑再次手术,否则应给予放射治疗。对于肺上沟瘤,如果术前评价为可切除的病例,首选治疗方法为同期放、化疗后的手术切除。总结文献上 11 个单位累计 3011 例病理Ⅱ(N_1)期的肺癌手术病例,术后 5 年生存期 41%,其中 $T_1N_1M_0$ 为 52%,$T_2N_1M_0$ 为 39%,鳞癌为 47%,腺癌为 29%。

Ⅲ期肺癌($T_{1\sim3}N_2M_0$,$T_3N_1M_0$,N_3 或 T_4):对可切除的 N_2 局部晚期肺癌,建议治疗模式为新辅助化疗+手术切除或手术切除+辅助化疗,标准术式为肺叶切除加系统性纵隔淋巴结清扫术。不完全性切除 N_2 局部晚期肺癌,推荐术后放射治疗和含铂方案的化疗。ⅢA 期的 5 年生存期 15%~23%,ⅢB 期仅为 6%~7%。

Ⅳ期肺癌:根据患者情况决定行放射治疗或化学治疗等综合治疗方法,除特殊情况外,一般不宜行手术治疗。

（二）放射治疗

放射治疗是局部杀伤癌肿病灶的一种手段。临床上常用的放射源有深部X线，直线加速器，^{60}Co治疗机、^{192}Ir后装治疗机等。在各种类型肺癌中，未分化小细胞癌对放射线治疗最为敏感，次之为鳞癌，腺癌敏感度最低。单纯放疗的5年生存率不到10%。通常是将放射疗法、手术与药物治疗综合应用，以提高疗效。临床上常采用的是手术后放射疗法，对癌肿或肺门转移病灶未能彻底切除的病例，于手术中在残留癌灶区放置小的金属环或金属夹作标记，便于术后放射疗法时准确定位。晚期肺癌病例并有阻塞性肺炎、肺不张、上腔静脉阻塞综合征或骨转移引起剧烈疼痛者，以及癌肿复发的病例，也可进行姑息性放射疗法，以减轻症状。

放射疗法可引起倦乏、胃肠反应、低热、骨髓抑制、放射性肺炎、肺纤维化和癌肿坏死液化等放射反应和并发症，应给予相应处理。

（三）化学治疗

化疗是一种全身疗法。临床上可以单独应用于晚期肺癌病例，以缓解症状，常与手术、放射、免疫及中药等疗法综合运用，以防止癌肿转移复发，提高长期生存率。临床上小细胞性肺癌对化疗药物的敏感性较好，缓解率高达60%～80%，而非小细胞型肺癌的敏感性相对较差，缓解率在30%～45%，但鳞癌好于腺癌。常用于治疗肺癌的化学药物有环磷酰胺、氟尿嘧啶、丝裂霉素、阿霉素、表阿霉素、长春碱、甲氨蝶呤、洛莫司汀（环已亚硝脲）、顺铂、卡铂、紫杉醇、吉西他宾等，应根据肺癌的类型和患者的全身情况合理选用药物，并根据单纯化疗还是辅助化疗选择给药方法，决定疗程的长短，以及哪几种药物联合应用、间歇给药等，以提高化疗的疗效。

（四）中医治疗

中医学肺癌属"咳嗽"、"咯血"、"胸痛"等范畴，肺癌的中药治疗主要适用于不能手术和放射、化疗的晚期患者，或与手术、放射、化疗相结合，以提高远期疗效和减少副作用。根据患者临床表现、脉象、舌象等，应用辨证论治法则，根据肺癌的不同类型，采用不同的治则。中医辨证分型主要分为阴虚或阴虚内热或阴虚热毒、气虚、气阴两虚、气血两虚、肺脾肾虚、阴阳两虚、气滞血瘀或热毒血瘀、热毒、痰湿等证型。总的病机为正虚与邪盛。治疗上，在扶正祛邪基础上，采用养阴、益气、活血、清热、解毒、补肺健脾益肾、理气、除痰、散结等方法。在遣方用药上主要采用生脉散、六君子汤、四君子汤、四物汤、沙参麦冬汤、百合固金汤、保真汤等扶正，二陈汤、千金苇茎汤、导痰汤、海藻玉太壶丸、血府逐瘀汤、白虎承气汤、复元活血汤、香附旋覆花汤、瓜蒌薤白半夏汤等祛邪。中医联合放、化疗具有增加近远期疗效，减轻毒副作用，提高免疫力，改善临床症状和生活质量的作用。

（五）中西医结合治疗

1. 抗肿瘤现代制剂

(1)岩舒注射液

【药物组成】苦参等多味中草药。

【功能】清热燥湿解毒。

【药理作用】抗癌镇痛，提高免疫功能。

【临床应用】临床常用于治疗肺癌、肝癌、胃癌、食管癌、大肠癌、子宫癌及其引起的疼痛与出血；与放、化疗配合使用，具有增效减毒副作用之功效；对失去手术、放疗、化疗时机的晚期癌症患者，采用本品治疗，可缓解症状，减轻疼痛，提高生存质量。

【剂型规格】注射剂。每盒10支，每支2ml。

【用法用量】①静脉内滴注：以本品12～20ml加入200ml生理盐水中滴入，每日1次，或以本品8～10ml加入100ml生理盐水中滴入，每日2次。滴入速度以每分钟40～60滴为宜。

②肌肉注射：每次2～4ml，每日2次。

③瘤体内注入：视瘤体大小而定，一般每次2～4ml，每周2次。

④小儿用量酌减。

⑤疗程：全身用药以总量200ml为1疗程，可连续使用2～4疗程。

【不良反应】本品无明显全身毒副反应，局部使用有轻度刺激，但吸收良好；严重心肾功能不全者慎用。使用前若发现药液混浊、沉淀，安瓿破裂等现象，请勿使用。

【生产厂家】山西金晶药业有限公司。

(2)康莱特注射液

【药物组成】注射用薏苡仁油。

【功能】益气养阴，消癥散结。

【适应证】适用于不宜手术的气阴两虚、脾虚湿困型非小细胞肺癌及原发性肝癌等恶性肿瘤。

【临床应用】临床上常用于手术前、后和不宜手术的原发性肝癌及非小细胞性肺癌等恶性肿瘤，恶性胸水，晚期肿瘤恶病质。对中晚期肿瘤患者具有一定的抗恶病质和止痛作用。

【剂型规格】水包油型白色乳状液体。100ml(10g)。

【用法用量】缓慢静脉滴注 200ml，每日 1 次，20 天为 1 疗程，间隔 3～5 天，可进下一疗程。

【不良反应】临床偶见脂肪过敏现象，如寒战、发热、轻度恶心；偶见轻度静脉炎。

【生产厂家】浙江康莱特药业有限公司。

(3)鸦胆子油乳注射液

【药物组成】鸦胆子。

【功能】清热燥湿，解毒消癥。

【临床应用】临床上常用于治疗肺癌、肺癌转移、消化道肿瘤、肝癌、癌性腹水、宫颈癌、前列腺癌、肾癌等。

【剂型规格】乳白色的均匀乳状液体。10ml/支；20ml/支。5 支/盒。

【用法用量】静脉滴注一次 10～30ml，每日 1 次。须加灭菌生理盐水 250ml，稀释后立即使用，或遵医嘱。

【不良反应】少数患者有消化道不适或者出现心率、呼吸加快等不良反应，但经对症治疗可以缓解。

【生产厂家】浙江三九邦而康药业有限公司。

2. 放、化疗辅助用药

(1)参芪扶正注射液

【药物组成】党参、黄芪。

【功能】益气扶正。

【适应证】用于肺脾气虚引起的神疲乏力，少气懒言、自汗、眩晕等症。

【药理作用】小鼠炭末廓清试验表明，本品可增强单核巨噬细胞的吞噬功能，与环磷酰胺合用，对小鼠 S_{180} 肉瘤的生长有一定的抑制作用。

【临床应用】临床用于气虚证肺癌、胃癌的辅助治疗。与化疗合用有助于提高疗效、保护血象，可改善患者免疫功能，改善气虚症状及生存质量。

【剂型规格】注射剂，250ml/瓶。

【用法用量】静脉滴注，每次 250ml，每日 1 次，42 天为 1 疗程。

【不良反应】少数患者用药后，可能出现低热、口腔炎、嗜睡。有内热者忌用，以免助热动血。本品应认真辨证用于气虚证者；有出血倾向者慎用；不得与化疗药混合使用。

【生产厂家】丽珠集团利民制药厂。

(2)贞芪扶正冲剂(胶囊)

【药物组成】黄芪、女贞子。

【功能】补气养阴。

【适应证】用于气阴两虚证。症见眩晕耳鸣，气短乏力，自汗盗汗，腰膝酸痛，脉沉细弱。

【临床应用】配合手术、放疗和化疗，促进正常功能的恢复，并有抗衰老和预防感冒的作用。

【剂型规格】冲剂，1 袋 15g；胶囊剂，每 6 粒相当于生药 12.5g。

【用法用量】口服，每次 1 袋，每日 2 次。或每次 6 粒，每日 2 次，开水冲服。

【处方来源】《卫生部药品标准·中药成药制剂分册》。

(六)免疫治疗

近年来，通过实验研究和临床观察，发现人体的免疫功能状态与癌肿的生长发育有一定关系，从而促使免疫疗法的应用。免疫疗法的具体措施有：

1. 特异性免疫疗法　用经过处理的自体肿瘤细胞或加用佐剂后，做皮下接种进行治疗。此外，尚可应用 LAK 细胞、白介素、肿瘤坏死因子等生物制品。

2. 非特异性免疫疗法　用卡介苗、短小棒状杆菌、转移因子、干扰素等生物制品或左旋咪唑等药物以激发人体免疗功能。

(七)其他

1. 冷冻疗法　多在手术中对不能彻底切除的癌肿进行接触法冷冻治疗。除直接杀灭肿瘤细胞外，冷冻后坏死的肿瘤细胞组织有可能激发人体对肿瘤的免疫反应。

2. 热疗　利用高热消灭肿瘤细胞或配合放疗、化疗，可提高疗效。方法有全身热疗和局部热疗，后者现多采用微波、超声加热技术，适用于较为表浅的肿瘤，或在手术中使用。

3. 光敏疗法　利用激光血卟啉技术治疗早期中央型肺癌或晚期患者解除气道阻塞，达到姑息治疗作用。

4. 选择性支气管动脉灌注（BAI）化疗　是近年应用放射性介入学治疗中、晚期肺癌的一种新方法。国内自 20 世纪 80 年代开始应用，近期有效率可达 90%左右。其方法是在 X 线透视下行动脉插管，将管插到供应肿瘤生长的支气管动脉内，注入混有化疗药物的栓塞剂，阻断该动脉血流达到治疗的目的。目前多用于肺癌的术前化疗或不能手术的肺癌患者。

附　肺转移性肿瘤

原发于身体其他部位的恶性肿瘤，转移到肺的相当多见。常见的原发恶性肿瘤有胃肠道、泌尿生殖系统、肝脏、甲状腺、骨、软组织、皮肤肿瘤和肉瘤等。恶性肿瘤发生肺转移的时间早晚不一，大多数病例在原发肿瘤出现后 3 年内转移。有的病例可在原发肿瘤治疗后 5 年，甚至 10 年以上才发生肺转移。临床上也有少数病例，则在查出原发肿瘤之前，先发现肺转移病变。大多数肺转移肿瘤表现为肺内多发性、大小不一、密度均匀、轮廓清楚的圆形病灶。少数病例，肺内只有单个转移病灶，X 线表现与周围性肺癌相似。

（一）临床表现

除原发肿瘤症状外，病变早期大多数患者没有明显的特殊的临床症状，只有在随访原发肿瘤的患者中，进行胸部 X 线检查时才被发现。当肺广泛转移时，患者出现咳嗽、咳痰、气短等症状，如有胸膜转移、上腔静脉梗阻、癌性淋巴管炎，可出现相应的症状及明显的呼吸困难。

（二）诊断

根据胸部的 X 线表现，结合原发肿瘤的病史，一般可诊断肺转移性肿瘤。

胸部 X 线影像学检查是主要的诊断手段。CT 检查可准确发现转移病灶的数目及定位。痰细胞学检查阳性率很低。纤维支气管镜检查除了极少数支气管腔内型转移病灶外，难以窥视到病灶，对诊断意义不大。

（三）治疗

肺转移性肿瘤一般是恶性肿瘤的晚期表现，只能用与原发肿瘤相似的放、化疗方案继续治疗。如果两侧肺出现广泛转移的患者，没有外科手术指征。但对符合以下条件的患者，可进行手术切除，以延长患者的生存期。

（1）原发肿瘤已得到比较彻底的治疗和控制，局部无复发，身体其他部位没有转移。

（2）肺部只有单个转移病灶可行肿瘤局部切除；或虽有几个转移病灶，但均局限于一个肺叶内可行单肺叶切除；或转移病灶虽为两侧和多个，但估计可行局限性肺切除术，患者肺功能还能耐受者。

（3）患者全身情况良好，心、肺功能无手术禁忌者。

由于肺转移性肿瘤手术难以达到根治目的，因此尽可能保守切除，以免再转移到另一肺叶，丢失再次手术机会。一般不做全肺切除，对肺叶切除患者也仅限于肺功能还能耐受者。临床上肺转移性肿瘤患者应根据情况选择肺楔形切除、肺段切除或非典型的局限性肺切除术。

肺单发性转移性肿瘤病例手术切除后可有 30%生存 5 年以上，多发性肺转移性肿瘤手术后也有 20%生存 5 年的报告。

第四节　肺包虫病

肺包虫病又称肺棘球蚴病、肺包虫囊肿、肺棘球蚴囊肿。该病是畜牧区常见的人畜共患的地方性流行性寄生虫病，为细粒棘球绦虫（犬绦虫）幼虫（棘球蚴）在肺内寄生所致。

一、病因

肺包虫病是由细粒棘球蚴绦虫的幼虫在人体肺部引起的寄生虫病。细粒棘球绦虫寄生在犬、狼、狐等终宿主的肠道内。虫卵随粪便排出体外，污染牧区的土壤、水、草。人或家畜等中间宿主吞服后，虫卵在十二指肠肠内经消化液的作用孵化出六钩蚴，钻入肠壁，进入肠系膜小静脉，随血循环进入门静脉系统。大多数幼虫停留在肝脏，发育成棘球蚴即包虫囊。少数幼虫可进入肺，甚至经肺进入体循环，到达全身各处器官组织，发育成包虫囊。包虫囊肿最多见于肝脏，占65%～75%，次之为肺，占15%～30%。此外，也可发生在脑、心包、心脏、纵隔、脾、肾、肌肉、肠系膜、盆腔等处。肺包虫囊肿多为单发性囊肿，也可为多发性。右肺比左肺多见，下叶比上叶多见。

二、病理

肺包虫病的病理特点是一个不断扩张的占位性病变。肺包虫囊肿大小不一，一般1～10cm，巨大囊肿可占据一侧肺野，压迫肺和支气管，并将纵隔推向对侧。包虫囊肿含有外囊和内囊。内囊为虫体，又可分为内、外两层。囊内有囊液。内层为细胞胚层，亦即生发层，具有繁殖能力，外层为角皮层，由生发层细胞分泌物构成，能吸收营养，排出代谢产物，保持囊液数量，起保护生发层作用。外囊是包围内囊的一个纤维组织增生的囊壳，它是由宿主的组织反应和压缩的肺组织所构成，手术时不必切除。

三、临床表现

肺包虫病的临床表现和囊肿的部位、数目及是否产生并发症等有着密切的关系。单纯的肺包虫囊肿在未发生并发症之前，可存在多年，不呈现临床症状。囊肿长大后可刺激或压迫肺和支气管产生咳嗽、胸闷、轻微胸痛、气急等症状，往往程度轻微，易被患者忽视，仅于体检或因其他疾病如肝包虫病等就诊时才被发现。

有并发症的肺包虫囊肿临床变化多端。囊肿破入支气管是最常见的并发症。常有刺激性剧烈咳嗽，咳出大量囊液，内含破碎的内囊和子囊，并可有少量的咯血及皮疹、发热或休克等过敏反应症状。大量囊液溢入呼吸道可能引起窒息。包虫囊肿穿破入胸膜腔时则产生液气胸，继发细菌感染变成脓胸。病情明显恶化，出现全身中毒症状。

体格检查：体积很小的囊肿物理检查不易发现。较大的肺包虫囊肿可在叩诊时在病变部位查到浊音区，呼吸音减弱或消失。巨大囊肿可引起纵隔、气管、支气管和心脏移位。

四、诊断

肺包虫病的诊断依据：

1. 流行病史　患者居住或到棘球蚴病流行区，有牧羊犬接触史。

2. X线胸片或CT　表现为密度均匀、边界清楚的圆形或椭圆形阴影，较大囊肿把肺撑开，周围的肺纹理呈条索状包绕着囊肿的向肺门侧（“抱球征”）。如囊肿破裂分离后可有如下征象：

（1）外囊破裂，空气进入外囊与内囊之间，在囊肿顶部呈现新月形透亮区。

（2）外囊、内囊都破裂，囊液部分排出，空气同时进入外囊及内囊，则囊内呈现液平面，其上方有两层弧形透亮带。

（3）内囊、外囊都破裂，且内囊陷落漂浮于囊液表层，则在液平面上呈现不规则的内囊阴影，犹如水上浮莲。

（4）囊壁破裂，内容物全部排空，则呈现囊状透亮影，类似肺大疱。

3. 超声检查　显示肺内无回声的液平段或液性暗区等典型含液体的囊肿图像。

4. 实验室检查　血常规显示嗜酸粒细胞比例增高，有时可高达25%～30%。棘球蚴液皮内试验（Casoni试验）阳性（阳性反应率可高达70%～90%）。这是一项简单而且很有价值的诊断方法。血清学检查，间接血凝试验（IHA）的敏感性高，阳性率83%～79%，适用于临床诊断和流行病学调查。酶联免疫吸附试验（ELISA）的阳性率为82%，也适用于普查，被认为是最佳的血清学检查方法。乳胶凝结试验的敏感性与间接血凝试验相近。免疫荧光试验（IF）的阳性率高达96%。单克隆抗体竞争性试验（ELISA）为新技术，具有更高的敏感性（92.8%）。在诊断时，除皮内试验外，可考虑选用

2～3 种血清学检查，以提高诊断的正确性。

怀疑肺包虫病时，禁忌用穿刺术作为诊断方法，以避免囊液外溢发生过敏反应和棘球蚴播散等严重并发症。由于肺包虫病的临床征象缺乏特异性，特别是囊肿继发感染、多发性囊肿、巨大囊肿，易与胸内其他类似圆形病灶的疾病相混淆，需与肺癌、肺结核球、肺脓肿等疾病相鉴别。

五、鉴别诊断

（一）肺结核球

肺结核球 X 线表现是多样的，多位于上叶尖后段，球形病灶直径在 1～8cm，边缘不光滑，密度稍高，有散在钙化点，实影周围有卫星灶，呈点片状不均匀。结核球阴影密度是由干酪物质的密度决定的，借此可以估计病灶是否有活动性。参考结核好发部位及临床表现以资鉴别。

（二）肺结核空洞

肺结核空洞患者有结核病史。其空洞可为厚壁或薄壁，可出现大小不等的液平，空洞周围有浸润病灶而边界毛糙，有肺门引流阴影。痰液活检可找到结核菌。

（三）肺脓肿

一般来说，肺脓肿有急性肺炎过程和症状，如咳脓痰，肺脓肿的壁较厚，其周围的炎症改变较多。与肺棘球蚴病的鉴别不难。

（四）肺癌

肺癌块状实影，边缘模糊有毛刺，肿块增长较快。其形状为圆形或卵圆形，分叶状或不定形，大小不定，轮廓多不整，早期就产生短细毛刺，呈离心性向外放射。有时可见偏心性透光区。很少见到钙化影。如有空洞，内缘多凹凸不齐，可见肿瘤组织向洞内生长，另外，可做痰细胞学检查及支气管镜检查。转移癌呈棉花球状改变，多发病灶，增长较快。

（五）肺部炎性假瘤

肺部炎性假瘤的 X 线表现为密度较高，并呈点片状不均匀，不能透见肺纹理，边缘不如包虫界限光滑锐利。肺包虫密度均匀一致的阴影内可见到肺纹理。

（六）肺囊肿

先天性肺囊肿可自幼经常发生上呼吸道感染，压迫支气管引起肺不张，肺囊肿破入支气管也可形成气液平面，但无“水上浮莲征”，可用血清免疫诊断等鉴别。

（七）胸腔积液

胸腔积液 X 线表现为上下均匀一致的阴影。巨大肺包虫可占据一侧大部胸腔，易误诊为胸腔积液，甚至误行胸穿后拍片，出现“水上浮莲征”，但检查包虫头节后始明确诊断。巨大肺包虫密度稍高，但在肺边缘及肋膈角处，仍可发现肺纹理、透光区及密度减弱区，是重要的鉴别点。

六、治疗

目前，肺包虫病，尚无特殊药物治疗。外科手术仍是治疗肺包虫病惟一可靠有效的方法。原则上应在确立诊断后早日手术。目的是完全彻底去除内囊的同时，必须尽最大可能保存肺组织。术中防止囊液污染手术野，以免发生囊液外溢产生过敏反应或棘球蚴播散。

1. 囊内摘除术　适用于无并发症的肺包虫囊肿，开胸显露囊肿后，用纱布垫遮盖囊肿周围之肺组织和胸膜腔，避免囊液外溢进入周围组织，如囊肿巨大，可用穿刺抽出部分囊液后，注入少量 10% 氯化钠溶液以杀灭囊内棘球蚴，15 分钟后切开外囊，将内囊完整取出。如果囊肿不是很大，也可以不穿刺囊肿，小心地切开外囊，在外囊与内囊间隙间细心分离，将内囊完整取出。

2. 囊肿摘除术　适用于较小的无并发症的小包虫囊肿，将外囊与内囊一并摘除，然后缝合肺组织创面。

3. 肺叶肺段切除术　适用于囊肿已破裂，肺组织有严重感染，并发支气管扩张、肺纤维化、脓胸、支气管胸膜瘘的患者。手术中如有可能最好先游离出支气管，钳夹住，避免术中挤压肺组织时，囊肿破向支气管，引起病变播散或窒息死亡。采取相应的肺段或肺叶切除或引流措施。

第五节 肺大疱

肺大疱是因肺泡内压力升高，肺泡壁破裂互相融合，在肺表面或肺实质内形成充满气体的空腔。肺大疱在病因上可分为先天性和后天性两类，但它主要在病理上具有意义，在临床上两类所表现的征象基本相同。往往由于引起自发性气胸或体积巨大需要外科手术以减轻气急症状，改善肺功能。

一、病因

肺大疱一般继发于小支气管的炎性病变，如肺炎、肺结核或肺气肿。临床上常与肺气肿并存。因小支气管发生炎性病变后引起水肿、狭窄，造成管腔部分阻塞，产生活瓣作用，使远端肺泡内空气只进不出，导致肺泡内压力升高。炎症使肺组织损坏、肺泡间隔逐渐因肺泡内压升高而破裂，肺泡互相融合形成大的含气囊腔。尽管大量报道认为肺大疱的病因与吸烟和 α_1 抗胰蛋白酶缺陷有关，但目前引起肺大疱的确切病因尚不详。

二、病理

肺大疱以位于肺尖部及肺上叶边缘多见，疱壁很薄，大小不一，数目不定。既可表现为宽基底座，亦可表现为狭颈体大的大疱。显微镜下可见疱壁为肺泡扁平上皮细胞，有时可仅有纤维膜或纤维结缔组织存在。

肺大疱在病理上可分为肺小疱和肺大疱，肺小疱是在脏层胸膜下，由于肺泡破裂引起的胸膜下气体聚集，包裹在脏层胸膜中，气体通过间质进入胸膜薄弱的纤维层中，逐渐扩大形成一个小疱，此种小疱在临床上很容易发生破裂导致气胸。肺大疱又称大疱性肺气肿，是由于肺泡组织破坏引起的肺实质内充满气体的空腔，其内有纤维壁和残余的肺泡间隔构成的分隔，几乎都是多发，但多局限在一个肺段或肺叶。肺大疱的病理结构分内、外两层，内层由气肿的肺泡退变形成；外层则是脏层胸膜形成的纤维层。Davies 等建议将肺大疱分成 3 型：第一型为小部分肺过度膨胀所形成的肺大疱，特征是有一狭窄的颈部并与胸膜有明显界限；第二型肺大疱浅埋于薄层肺内；第三型肺大疱基底宽大并延伸到肺组织的深部。

大的肺大疱可压迫周围肺组织，造成余肺膨胀不全，影响气体交换。一般常因剧烈咳嗽，屏气或运动，使肺内压力骤然升高，导致大疱突然破裂，形成自发性气胸。还有的可因大疱与胸膜顶粘连形成粘连索带，在突然发生气胸时条索被撕裂，引起出血造成血气胸。

三、临床表现

患者的症状主要与大疱的数目、大小及是否伴有慢阻肺相关。数目少、体积小的单纯肺大疱可无任何症状。体积大或多发性肺大疱可有胸闷、气短等症状。当肺大疱突然破裂形成自发性气胸时，患者可突然出现气急、咳嗽、呼吸困难或有与心绞痛相似的胸痛。体格检查有发绀、气管向健侧移位，患者胸部叩诊呈鼓音，听诊呼吸音消失。

肺大疱继发感染少见，亦很少并发咯血。主要并发症是自发性气胸或血气胸。自发性气胸多见于年轻健康成人，男多于女。多发生在明显用力、剧咳或体力活动之后。

四、诊断

胸部 X 线检查是诊断肺大疱的主要方法。胸片显示无肺纹理的薄壁空腔，大疱周围有受压致密的肺组织影。巨大的肺大疱可占据一个肺叶或整个胸腔，有时难以与气胸鉴别，但后者透亮度更高，完全无肺纹理可见，且肺组织向肺门方向压缩，弧度相反。CT 是有效的诊断方法，能清楚地显示大疱的范围，也有助于与气胸相鉴别。

五、治疗

体积小的肺大疱，特别是患者年龄＞60 岁，伴有慢性阻塞性肺部疾病，呼吸功能低下者不宜手术，治疗多采用非手术疗法，如戒烟、锻炼肺功能、控制呼吸道感染等。除上述情况外，对于体积大的肺大疱，估计术后能改善肺功能者，有外科手术指征。特别是反复发作自发性气胸或继发感染等,应积极考虑外科手术治疗。

肺大疱并发自发性气胸的治疗,除了对呼吸、循环必须维持稳定外,还要求使肺功能损害减少到最低程度。肺受压缩＜30%,症状轻微者,在严密观察下,等待气胸自行吸收,肺受压30%～50%,症状明显,应试用穿刺抽气治疗。若疗效不明显或反复发作时,应放置胸腔闭式引流。肺受压＞50%,发生呼吸循环功能障碍时,需迅速行胸腔闭式引流。经胸穿,胸腔闭式引流等非手术治疗法2～3周肺不能全部复张或继续从引流管内泄漏气泡者,应行剖胸探查手术。反复多次发生的自发性气胸应采用手术方法治疗。合并气胸的患者,若患者有急性失血,短期内出现休克表现或短期内采取非手术措施,如输血、胸腔闭式引流等处理,症状无明显改善时,应果断急诊开胸探查术,彻底止血,修补破口,促使早期恢复,避免并发症。

1. 肺大疱切除术　术式选择应遵循的原则是,保护所有的血管和尽可能保留有功能的肺组织。肺大疱局部切除可最大限度地改善肺功能。胸膜下肺大疱可电凝去除,窄基底的肺大疱可于基底部结扎,切除,基底宽的肺大疱可缝扎或折叠缝合,基底宽而巨大的肺大疱,切开肺大疱后,仔细缝合漏气部位,切除部分多余的疱壁,缝合边缘。对双侧肺大疱,可根据患者情况采用分侧切除或双侧开胸一次完成双侧手术。有条件的可采用电视辅助胸腔镜手术(VATS)治疗肺大疱。除具有治疗效果好、复发率低等效果外,更具有切口小、痛苦少、住院时间短、恢复快等优点。

2. 肺大疱外引流术　对于开胸危险性极大的肺大疱患者,可作为暂时或长远的治疗方法。在肺大疱最紧靠胸壁处切除2～3cm一段肋骨,在胸膜完整的情况下将缝线同时穿过壁胸膜和大疱壁作荷包缝合,插入带气囊的软胶管,充满气囊,牵拉引流管,使大疱壁与胸壁紧贴后,妥善固定引流管。若有气胸,应同时安放胸腔闭式引流。

第六节　肺脓肿

肺脓肿是由于多种病因所引起的肺组织化脓性病变。早期为化脓性炎症,继而局部肺组织坏死、液化形成空腔并积聚脓液形成脓肿。近年来,由于抗生素的普及和应用,多数肺部化脓性感染在急性炎症阶段即可治愈,肺脓肿的发病率已明显降低。

一、病因

(一)西医病因

肺脓肿常为需细菌与厌氧细菌混合感染引起,常见的致病菌有厌氧球菌、杆菌、链球菌、葡萄球菌、肺炎球菌、大肠杆菌、假单胞菌和螺旋体等。最常见的发病机制是细菌被吸入肺部而引起肺脓肿。肺脓肿的发病原理与病因有密切关系,可分为以下几种。

1. 吸入性肺脓肿　肺吸入性感染是引起肺脓肿的最常见病因,如见于醉酒、全身麻醉苏醒期、昏迷、溺水、脑血管意外、癫痫发作、镇静药物过量、上呼吸道和口腔手术及熟睡等情况下,咳嗽反射受抑制,吸入口腔和上呼吸道带有致病菌的分泌物或呕吐物,引起肺化脓性感染,形成肺脓肿。

2. 血行性肺脓肿　皮肤创伤、感染、疖痈、骨髓炎、产后盆腔感染、亚急性细菌性心内膜炎等化脓性病灶产生的感染栓子经循环带入肺部引起小血管梗死,产生化脓性炎症,组织坏死,导致肺脓肿。

3. 继发性肺脓肿　多继发于其他肺部疾病,如金黄色葡萄球菌和肺炎杆菌性肺炎、空洞性肺结核、支气管扩张、支气管囊肿和支气管癌继发感染等。胸部创伤导致肺组织血肿或有异物存留,可继发化脓性感染形成肺脓肿。膈肌或纵隔化脓性感染,如膈下脓肿、肝脓肿、纵隔化脓性炎症,可穿越肺与胸膜间的间隙直接侵入肺组织继发肺脓肿。

4. 阿米巴肺脓肿　多继发于阿米巴肝脓肿,肝右叶顶部的阿米巴肝脓肿易穿破膈肌至右肺下叶,形成阿米巴肺脓肿。

(二)中医病因病机

肺脓肿中医称肺痈,病因主由感受风热,未经发越,停留肺中,蕴结成毒所致。若其人肺经痰热素盛,或嗜酒及喜食辛辣炙煿之物,复感风热,更易聚而成毒,引发肺痈之患。《张氏医通》指肺痈"盖由感受风寒,未经发越,停留肺中,蕴发为热,或挟湿热痰涎垢腻,蒸淫肺窍,皆能致此"。

肺痈的病机,可分为初、中、末3个阶段。始则由于风热外感,肺卫同病,外则邪束卫表,内则热伤肺气,以致化热化火,聚而为毒,热毒从肺经气分浸淫及血分,血为热塑,蕴酿成痈。继则因血脉为热毒所阻滞,血败肉腐,瘀结成脓。终则因热退身凉,邪去正衰,痈肿消散,脓腐尽祛而渐愈。《金匮要略》说,"问曰:病咳逆,脉之何以知此为肺痈?师曰:寸口脉微而数,微则为风,数则为势;微则汗出,数则恶寒,风伤皮毛,热伤血脉。风舍于肺,其人则咳,口干喘满,咽燥不渴,多唾浊沫,时时振寒。热之所过,血为之凝滞,蓄结痈脓,吐如米粥"。

二、病理

细菌侵入肺引起化脓性炎症,肺组织遭受破坏致组织坏死、液化形成脓肿。急性期时,脓腔内壁为纤维脓性物覆盖,周围为肺实质炎性改变,病变处肺小血管大多遭破坏或栓塞,血管破裂可引起不同程度的出血。脓肿形成后,脓液积聚在脓腔内,常呈高热和全身毒性反应。脓肿破入支气管后可以咳出大量脓痰,热度可降低。同时气体进入脓腔,脓腔内兼含气体、液体。一般脓腔局限于一个肺段内,但可穿越肺段界限侵及邻近肺段甚至邻近肺叶,也可侵犯胸膜引起胸膜腔积液或脓胸,脓肿破入胸腔则形成脓气胸,偶尔侵犯纵隔、心包以至于穿破膈肌进入腹腔,甚至可经血循环或椎前静脉丛侵及脑组织,继发脑脓肿。慢性期肺脓肿其脓腔内壁为肉芽组织所覆盖,后期形成瘢痕组织,如脓腔较小,经支气管引流通畅,则瘢痕收缩可促进脓腔消失痊愈。

三、临床表现

肺脓肿的临床表现依其发病机制不同而不尽一致。大多数患者有吸入性肺炎史,起病早期呈现高热、寒战、咳嗽等,继之咳黏液性脓痰,或痰中带血。病变邻近胸膜者可伴有胸痛。感染后约1周左右脓肿浸破支气管后痰量骤然增多,由于多为厌氧菌和需氧菌混合感染,痰液多有恶臭味。脓液得到引流后,急性感染症状减轻,体温下降。如脓液经支气管引流通畅并及时应用足量适当的抗生素治疗,脓腔可逐渐缩小至痊愈。若脓腔经支气管引流不畅,则肺部化脓性感染持续存在,脓肿周围肺组织形成纤维瘢痕演变成慢性脓肿,临床上表现主要有慢性咳嗽、大量脓性痰、有恶臭气味,痰液静置后分成3层:上层呈泡沫状,中层为混浊脓性痰,底层为含坏死组织的沉淀物。并可出现反复咯血、消瘦、贫血等症状。

体检:病初高热期可见呼吸急促,病变所在处胸壁可能有压痛,叩诊呈浊音,听诊呼吸音减低,可闻及干、湿啰音,若脓腔与支气管通畅可听到管样呼吸音。慢性肺脓肿可出现杵状指等体征。实验室检查常显示白细胞计数和中性粒细胞增多,红细胞沉降率增快和轻度贫血。痰细菌学检查包括厌氧菌培养及药物敏感试验有助于了解致病菌和选用抗生素。

四、诊断

肺部急性炎症有寒战、高热、咳嗽、胸痛等症状,继而咳出大量脓臭痰的患者,特别是发病前1周左右有昏迷、溺水、麻醉、口腔等部位手术或异物吸入病史者,均应高度怀疑肺脓肿的可能,胸部X线检查发现肺部脓腔及痰平面,周围肺组织有大片炎症病变,则可明确诊断。胸部CT扫描可清楚病变呈类圆形的厚壁脓腔,腔内可见有液平,脓腔内壁常表现为不规则状,周围肺组织有炎症表现。支气管镜检查可查明支气管内有无异物或肿瘤,同时可取相对未污染的痰液做细菌培养和药敏检验,以指导临床选用合适的抗生素。检查中尽量吸除痰液有助于改善炎变情况和减轻临床症状。

五、治疗

(一)内科治疗

尽早应用敏感抗生素治疗可促进肺部化脓性感染消散吸收,降低肺脓肿的发生率。在肺脓肿形成早期，选用对致病菌敏感的足量抗生素，鼓励患者咳嗽排痰，作体位引流或经纤维支气管镜吸除痰液，并改善营养增强体质，可缩短病程收到治愈的效果。

中医治疗当按初、中、末各期不同的病机，分别采取消托补等治法。肺痈初起，多兼表邪，故治法当以解表肃肺为主；入里蕴热，火化为毒，治法又当以清热解毒为主；若热毒蓄积，脉阻血瘀，使肉腐血败，变生痈肿，则以化瘀排脓为主。若日久气阴大伤，正虚邪恋，则当以益气滋阴为主。在治法中，还要特别强调的，肺痈乃实热之证，毒结有形之血，血结者当排其毒，且宜速攻，迟则贻误病机。肺与大肠相表里，肺中邪气壅甚，不仅当清肺热以存肺气，且当从大肠分消其邪毒，令浊秽脓血日渐下移为妙。

（二）外科治疗

上述治疗未能收效、肺部感染持续存在的少数病例，则需要外科手术治疗。

1. 肺叶切除术　肺叶切除术治疗慢性肺脓肿效果良好。手术适应证有：

(1)经正规内科治疗 2 个月以上不能达到治愈的慢性肺脓肿。

(2)X 线显示厚壁空洞，脓肿周围组织呈大片炎性或纤维化病灶不可逆病变。

(3)范围较广支气管扩张或因支气管狭窄引起的肺不张或张力性空洞。

(4)并发支气管胸膜瘘、脓胸者。

(5)不能排除肿瘤者。

(6)无法控制的大出血及中毒症状而需作急诊手术者。为慢性肺脓肿施行肺切除时，麻醉管理至关重要，宜采用双腔气管插管，并加强吸痰，以免脓液流入健肺内，造成新的感染。由于炎症引起胸腔内粘连，滋养血管较多，分离肺和解剖肺门区时应特别仔细，尽量防止副损伤，减少出血。术毕应清除呼吸道分泌物。术后注意保持胸腔引流通畅，促进余肺充分扩张，并持续应用抗生素 7～10 天。

2. 肺脓肿引流术　对于年老体弱、心肺功能差难以耐受肺切除手术而药物治疗又难以控制中毒症状者，可考虑经胸壁切口作肺脓肿引流术。术前必须做详细的 X 线检查或 CT 检查明确病变部位。选定最靠近肺脓肿的胸壁引流部位。施行肺脓肿引流术可应用局麻或全身麻醉。在预订插管引流处作胸壁切口，在相应处骨衣内截除 5～6cm 一段肋骨，明确该区域胸膜已增厚。粘连后先用穿刺针抽出部分脓液，肯定脓肿的位置和深度，然后用电灼切开肺组织直接脓腔，吸除脓液、清除坏死组织，置入口径较大的引流管并固定好，术后作脓腔负压吸引引流。肺脓肿引流后，体温下降，临床症状改善，脓腔缩小，引流量减少时，可停止负压吸引引流，可改用短橡皮管开放引流。当 X 线检查病变已愈时，引流管也渐浅出，最终可拔除。大多数病例拔除引流管后创口可自行愈合。

（叶圣雅）

第二十三章　食管疾病

第一节　食管贲门失弛缓症

食管贲门失弛缓症，又称贲门痉挛，是食管肌间神经丛功能障碍引起的食管张力蠕动减低和吞咽时食管下段括约肌（LES）不随吞咽相应松弛，造成时轻时重的吞咽困难，食管停滞或反流和近端食管扩张。该病在食管运动功能紊乱疾病中最为常见，属于食管运动功能低下。多见于30～50岁的中、青年人，男女发病率相似，有5%的患者在成年前就已发病。

中医学无食管-贲门失弛缓症病名，根据临床特征，该病属于中医学的"噎膈"、"反胃"、"呕吐"、"食管痹"等范畴。

一、病因

（一）中医病因病机

中医认为该病与饮食不节、情志不畅，而致痰气交阻，阻于食管，于是渐生噎膈，或因气滞肝郁而血行不畅，或痰热伤津，痰瘀互搏，阻滞食管。或长期酒食不节，过食辛香燥热之品，火热伤津，津亏液耗，食管失于濡养，咽管干涩，加之痰浊瘀血致使食管窄隘而发病。

（二）西医病因病理

1. 病因　该病病因尚不明确，目前公认是由于食管运动神经功能失调引起，这种失调与食管的去神经支配有关，当胸段以上迷走神经及其运动核受损时，或当食管壁内肌间神经节受侵时，即可导致食管壁张力低、蠕动消失、食管下段括约肌不完全松弛或松弛消失，引起食管下括约肌痉挛。

2. 病理　病理检查可见食管体部及下部食管括约肌有不同程度的肌肉神经丛病变、Auerbach丛内神经节细胞变性，数量减少或缺失。

二、临床诊断

（一）临床症状

食管-贲门失弛缓症的临床表现包括吞咽困难、胸骨后疼痛、食物反流、体重减轻和呼吸道症状等。

1. 吞咽困难　呈间歇性发作，进食有阻塞感，多发生于进食或情绪波动时，渐渐反复发作可变为持续性，伴有食物咽下困难和疼痛，且食后即吐，食管可有不同程度的扩张。

2. 胸骨后疼痛　胸痛是病程早期常见的症状，发生率为40%～90%，是由于食管平滑肌强烈收缩或食管黏膜炎症而致中上腹、胸背部和胸骨后疼痛，性质可为灼痛、刺痛、闷痛、胀痛等。

3. 食物反流　随着吞咽困难加重，大量内容物潴留于食管内，常有呕吐溢食和食物反流，体位改变时可反流出来，反流物因未进入胃腔，故胃内呕吐物酸臭味不明显。

4. 体重减轻　由于进食困难，患者可出现消瘦、营养不良、脱水、贫血和酸碱代谢平衡紊乱。

5. 呼吸道症状　由于食物溢流入呼吸道引起吸入性肺炎或肺脓疡。

（二）检查

1. 食管影像学检查　是诊断贲门失弛缓症的主要方法，根据病程分为3期。

（1）早期：食管中下端轻度扩张，正常蠕动波减弱或消失，食管下段逐渐变细呈鸟嘴状，钡剂通过贲门比较困难，一般食管宽度在 3cm 以下（图 23-1）。

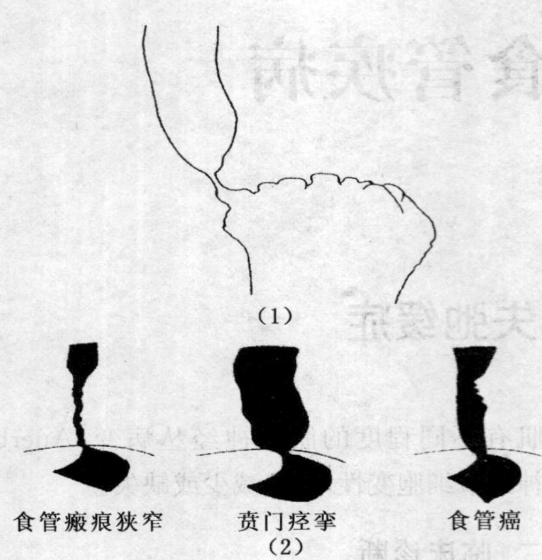

图 23-1　食管钡餐检查图像

(1)贲门失弛缓症食管下端鸟嘴样变化

(2)食管常见疾病钡餐造影特征

食管-贲门失弛缓症应该和食管瘢痕狭窄、贲门痉挛、食管癌相鉴别。在食管吞钡 X 线检查时呈现不同图像。

(2)中期：食管中度扩张下端呈漏斗样改变，边缘尚光滑。一般食管宽度在 3～7cm。

(3)晚期：食管高度扩张伴迂曲延长，呈"S"形，管腔高度增粗，食管壁正常蠕动减弱或消失。

2. 食管镜检查　可见食管上段有食物或液体潴留，下段食管持续性痉挛。食管镜检另一主要目的是鉴别良性狭窄和肿瘤，长期贲门失弛缓者由于长期食物潴留和对食管黏膜的刺激，鳞状上皮细胞癌发生率较普通人群高 7 倍左右。国内文献报道贲门失弛缓症并发食管癌约 4.5%。

3. 食管测压　该病的特征性表现为食管蠕动消失，LES 压力增高，L＞4kPa 或 30mmHg，LES 不能松弛，松弛不完全或虽松弛但时程短暂。

(三)鉴别诊断

1. 食管、贲门癌　恶性肿瘤细胞侵犯食管肌间神经丛，损害节后 LES 的神经支配，或肿瘤侵犯食管，引起类似食管-贲门失弛缓症的表现，但患者除进行性吞咽困难外，还伴消瘦、恶病质。经 X 线钡餐造影和内镜取病理确诊。

2. 食管狭窄并发反流性食管炎　该病反流的内容物与食管-贲门失弛缓症不同，它的内容物可呈酸臭味，有时可含有胆汁。X 线检查，食管下端无典型的鸟嘴样改变，食管测压时 LES 的压力下降而且 LES 压力常较短。

3. 弥漫性食管痉挛　也有疼痛和吞咽困难，但是该病括约肌静止压是降低的，而贲门失弛缓症是增加的，X 线检查食管可出现同轴性狭窄，呈串珠样或螺旋状改变。

4. 食管硬皮病　有类似蠕动缺陷，但典型的皮肤损害及免疫学异常对诊断有帮助。

三、治疗

(一)西医治疗

1. 药物治疗

(1)控制情绪，避免抑郁、烦躁、不吃过冷过热刺激性食物，避免服用胆碱能药物，以免增加 LES 的张力。

(2)进食柔软无渣而多营养的食物和富含维生素食物。

(3)各种解痉挛药物的应用，如阿托品或亚硝酸异戊酯及硝酸甘油等。

(4)服用钙离子通道阻滞剂，可抑制钙离子内流，因 LES 张力取决于细胞内钙离子浓度，若阻断钙离子进入细胞，促使细胞内钙离子耗尽，可降低 LES 张力，使患者的症状减轻。如硝苯地平片，每次 10mg，每日 3 次。

2. 肉毒毒素注射疗法　肉毒毒素是一种神经肌肉胆碱能阻滞剂，它能与神经肌肉接头处突出前胆碱能神经末梢迅速而强烈地结合，从而抑制平滑肌收缩，一般在内镜下分 4 点注射到食管下括约肌区域。有报道，治疗 6 个月后症状缓解率达 65%。

3. 扩张疗法　为贲门失弛缓症首选的非手术治疗手段，可采用气、水或水银扩张器，目前大多经过 X 线及食管镜检查后采用气囊扩张法，使 LES 发生部分断裂，食管远端梗阻症状得以缓解。可采用逐步增加气囊直径的方法，也可逐渐加压，多次扩张，有效率为 65%～80%，但要注意扩张后出现食管穿孔、出血、吸入性肺炎等并发症(6%)。

以下是扩张疗法的禁忌证：

(1)贲门部有溃疡或瘢痕形成者。

(2)不能排除恶性肿瘤者。

(3)贲门失弛缓症伴有食管裂孔疝或有巨大膨出性食管憩室。

4. 手术治疗

(1)适应证:约 30%的患者需要施行手术治疗。

1)婴幼儿扩张危险性较大,可采用手术治疗。

2)不能除外恶性变的可能者。

3)扩张效果不明显,或扩张治疗失败者,如气囊无法通过贲门进入胃内。

(2)手术方法

1)基本术式为食管贲门肌层切开术(Heller 手术)。该术式简单安全,为一种黏膜外的肌肉层单纯切开术,最早的手术方法同时行前部和后部括约肌切开,现已改良为仅行前部的括约肌切开术,通过经腹或经胸途径完成,症状缓解率为 85%~90%,其主要并发症为胃食管反流性疾病。

2)食管胃底吻合术(Heyrovski 法):对手术后因括约肌切开不彻底而复发者,或巨食管术后食管仍难排空者,可考虑行食管胃吻合术(Heyrovski 或 Grondahi 手术)。

3)食管胃吻合术(Grondahi 法):为 Heyrovski 手术的一种变式,不同之处在于食管上的切口经过贲门后再弯向胃底部,整个切口呈"U"形,其他操作步骤与 Heyrovski 法相同。

一般情况下,Heyrovski 或 Grondahi 食管胃吻合术都可获得好的疗效,但有关文献报道这两种术式并发症较多,如反胃、食管炎、食管下端溃疡、吻合口溃疡。因此,Heller 手术既简单更有效且并发症少,目前已成为贲门失弛缓症的典型术式。

(二)中医治疗

1. 中医辨证论治

(1)气滞痰郁

【主证】吞咽发噎或梗阻,嗳气,反胃,食入即吐或呕吐隔宿痰涎,胸膈痞闷,胀满或隐痛,情志舒畅时可稍减轻,口干咽燥,便干,舌质红,苔白腻,脉弦滑。

【治则】疏肝理气,降逆化痰。

【方药】启膈散加减。沙参、茯苓、丹参、川贝母、郁金、砂仁壳、荷叶蒂。

【加减】吞咽发噎者,加全瓜蒌、枳壳、煅瓦楞开郁理气降逆;呕吐痰涎者,加陈皮、姜半夏、竹茹以化痰止呕;胸膈痞闷者,加柴胡、郁金、枳壳、瓜蒌疏调肝气,理气解郁;燥邪伤津者,加天花粉、生地、麦冬、玄参以养阴生津止渴。

(2)津亏热结

【主证】吞咽干涩噎痛,食物难下,口咽少津,多喜饮水,胸脘灼热,肌肤枯燥,五心烦热,大便秘结,小便短少,舌红而干或有裂痕,脉细数。

【治则】养阴生津,清胃降逆。

【方药】益胃汤(《温病条辨》)加减。沙参、麦冬、生地、玉竹、川石斛、竹茹、川连、炒枳壳、生赭石(先煎)、天花粉、瓜蒌皮、生甘草。

(3)虚瘀相兼

【主证】吞咽困难,呕恶时作,面色晦滞,精神委靡,形体消瘦,胸脘胀满,胃脘灼痛,便干结,苔厚腻而平,舌质暗紫或舌光无苔,脉虚细或细涩。

【治则】活血化瘀,益气养阴,和胃降逆。

【方药】六君子汤(《太平惠民和剂局方》)加减。麦冬、玉竹、川石斛、太子参、西洋参、焦白术、云茯苓、陈皮、姜半夏、川郁金、生赭石(先煎)、黄芩、赤芍、丹参、瓜蒌皮。

【加减】呕吐物为血性者加三七粉、仙鹤草或云南白药;脾胃虚寒遇冷病情发作者加附片、炮姜。

2. 中成药治疗 胃苏冲剂用于肝胃气滞者;养胃舒冲剂用于阴虚者;玉枢丹用于呕恶泄泻者;气滞胃痛冲剂或温胃舒冲剂用于脾胃虚寒者;丹参注射液或参麦注射液用于气虚血瘀者。

3. 推拿与针灸治疗

(1)针灸治疗:取合谷、内关、中脘、膈俞、脾俞、胃俞、足三里、丰隆、公孙或阳陵泉穴,针刺用平补平泻法,在饭前 1 小时左右针灸为宜。偏寒者,以灸法为主或针灸配合;偏热者,只针不灸。

(2)推拿治疗:参考针灸穴位,重点以内关穴、胸脘及背部穴位为主,每次留针 30 分钟左右,每日 1~2 次。

第二节 食管癌

食管癌(carcinoma of esophagus)是发生于食管黏膜上皮的恶性肿瘤,是最常见的恶性肿瘤之一。据 Parkin(2002)报道,世界上食管癌发病率居恶性肿瘤的第 8 位,其中男性世界标化发病率 11.5/10 万,居第 6 位;女性世界标化发病率 4.7/10 万,居第 9 位。我国食管癌世界标化发病率最高,男性 27.4/10 万,女性 12.0/10 万,世界标化死亡率为 23.40/10 万,占各种癌症死亡的 23.53%,仅次于肺癌、胃癌,居第 3 位。据最近有关资料统计,我国食管癌的发病率和死亡率仍居世界第一,每年有 16 万~20 万人死于食管癌。我国食管癌高发区为河南林县、太行山区、苏北地区、大别山区、川北地区、潮汕地区及新疆哈萨克族聚居地区。

一、病因

(一)中医病因

食管癌属中医学“噎膈”、“膈中”、“关格”范畴,多由于七情郁结,气滞血瘀,脾胃受损,痰湿不化,日久化火,灼伤津液,痰气互结,阻于食管,上下不通而致。噎膈的病因早在《灵枢・四时气》中就有“饮食不下,膈塞不通,邪在胃脘”的记载。《景岳全书》曰:“噎膈一症,必以忧愁、思虑、积劳、积郁,或酒色过度损伤而成。”《类证治裁・噎膈反胃》曰:“噎者咽下梗塞,水饮可行,食物难入,由痰气之阻于上也。膈者胃脘窄隘,食下拒痛,由血液之槁于中也。”《医学十二种》曰:“噎膈之症,必有瘀血,顽痰逆气,阻隔胃气。”《名医类案・噎膈篇》选录了 24 则医案,提出了该病的致病原因、证型、分类及用药,总结出该病的病因有气郁、血瘀、痰凝、精亏、嗜酒及药石毒 6 种。因此,食管癌的病因是由忧思郁怒、寒温失调、恣食辛辣、酒色过度、劳役所伤,导致脏气不和,气滞血瘀,火郁痰聚,阻隔食管胃口而发该病。

(二)西医病因

目前普遍认为,食管癌的发病是多因素作用、多基因参与、多阶段发展的疾病,其确切的发生和发展机制仍不清楚,但从大量的流行病学和实验室资料显示,某些化学物质(如亚硝胺、真菌毒素、酒精、烟草和毒品)、物理因素(如进食粗糙或过热食物)、生物因素(细菌、病毒、真菌)、营养缺乏(如维生素 A、B 族、维生素 C 和某些微量元素缺乏)、遗传因素等均是食管癌发生的重要影响因素,也由此形成了食管癌病因的多样性和复杂性。

1. 亚硝胺类化合物　目前公认的一类很强的化学致癌物,包括其前体硝酸盐和亚硝酸盐、二级胺和三级胺等,人类主要通过饮食等途径吸收入体内。在经亚硝酸盐处理的肉食品及变质的蔬菜中含量较高,如酸菜、香肠、火腿、咸肉、咸鱼、熏制食品中都含有亚硝胺类化合物,在胃内酸性环境下,尤其在维生素 C 摄入不足时,胺类和亚硝酸盐易合成致癌物质亚硝胺。研究证明,在 100 多种亚硝胺中有 30 余种亚硝胺,可通过胃肠外给药或口服诱发多种动物脏器的肿瘤,其中有 10 多种亚硝胺可特异地诱发动物食管癌,并具有明显的组织亲和性。国内已有人用亚硝化农肥水诱发出鸡咽食管癌、鸡腺胃癌、大鼠小鼠前胃鳞癌及癌前病变,并有学者成功地应用甲基苄基亚硝胺、肌胺酸乙酯亚硝胺和二乙基亚硝胺等诱发出大鼠的食管癌和人胎儿食管上皮癌。

2. 慢性感染　目前的研究结果提示,细菌、病毒、真菌等多种生物因素与人类恶性肿瘤发生有关。局部组织长期受到炎症的刺激,造成了细胞 DNA 的损伤,使其细胞凋亡途径受到抑制,细胞死亡数量减少;而另一方面细胞又大量增殖,这种死亡、增殖的失衡则形成了肿瘤。有统计报道,全球 16%的肿瘤与感染有关,发达国家为 9%,发展中国家为 22%。慢性反流性食管炎患者,尤其是 Barrett 食管症患者,由于胃内容物反流到食管,使食管鳞状上皮细胞被柱状上皮细胞所取代,在反流物的长期刺激下,发展成为食管癌。自从 1982 年 Syrjanen 等提出人乳头瘤病毒(human papilloma virus,HPV)与食管癌的发生有关以来,目前一些研究已证实HPV感染是某些高发区食管癌的重要致病因素，认为食管鳞癌主要与HPV16型感染有关，而食管腺癌则与HPV18型感染有关。幽门螺杆菌(HP)的感染被认为是胃癌的一个重要致病因素，但在食管癌中的作用还存在争议。国内随访研究发现，HP感染是贲门部胃癌和远端部胃癌的危险因素，但与食管鳞癌均未显示出统计学关系。

部分真菌产生的毒素被认为可以诱发多种人类肿瘤。真菌主要通过产生致癌的真菌毒素，如镰刀菌素(fusarinc)、雪腐镰刀菌烯醇分解食物中的氨基酸产生二级胺，还原硝酸盐为亚硝酸盐，辅助亚硝胺的合成。我国食管癌高发区的发病与真菌性食管炎和真菌对食物的污染有关，交链孢菌、黄曲霉菌属于高致癌性物质，镰刀菌、白地霉菌、黄曲霉菌和黑曲霉菌等真菌可将硝酸盐还原为亚硝酸盐，还能增加二级胺的含量，促进亚硝胺的合成。这些真菌广泛存在于霉变的花生、玉米、小麦、大米及豆类食品中，尤以黄曲霉菌 B_1 是目前所知致癌物中毒性最强的一种，它与DNA和RNA的结合能力很强，从而抑制细胞与DNA和RNA的结合，而成为致突变和致癌的原因。腌菜中也含有大量霉菌、亚硝胺、苯比芘和其他多种多环芳烃化合物，研究发现高发区居民每年吃酸菜的月数与食管癌死亡率高低呈正相关，吃酸菜的人数愈多，时间越长，食管癌死亡率越高。

3. 不良饮食和生活习惯　流行病学调查发现，高发区居民有进食过热、过快、过粗、过硬、长期吸烟、饮烈性酒、咀嚼槟榔、烟丝等习惯。常食过热、过硬、辛辣食物可对食管黏膜形成慢性理化刺激，损伤食管黏膜上皮，引起局部上皮细胞弥漫性和局灶性上皮不典型增生，促使癌症发生；常食高温油炸、煎烤食物，可使油脂中绝大部分维生素E被破坏，食品中的维生素B几乎全部损失；油脂反复加热使用还可产生一种有毒成分丙烯醛，增加食管癌发病的风险。香烟的烟雾和焦油中含有多种致癌物，如苯比芘、多环芳烃、亚硝基化合物、环氧化物等，这些物质可直接作用于细胞蛋白质、核酸等成分，造成细胞损伤，引发癌变。长期饮大量烈性酒，不但可刺激食管黏膜而使黏膜受损导致癌变，而且酒精也是致癌物的溶剂，特别是对于既吸烟又饮酒的人，更易促进致癌物进入食管黏膜。

4. 微量元素和营养不平衡　人类30%～60%的肿瘤发生与营养因素有关，许多营养素既是人体生理性所需物质，同时又具有防癌和抗癌作用。在食管癌高发区土壤中的钼、锌，饮水中的钼、铜、钴、锌、锰和铁，粮食中的钼、镍、锰、钛和铁，以及血清、人发、夜尿中的钼、锌与镁的含量均较低发区低，摄入鱼、肉、蛋、新鲜蔬菜和水果也明显少于低发区居民。微量元素的缺乏，可造成硝酸盐的积聚。食物中缺乏维生素A、核黄素和维生素C，就会影响人体内阻断亚硝基化合物合成的功能，易促使食管上皮增生。

5. 遗传因素　食管癌的发生有家族聚集性，一级血缘亲属的遗传度明显高于二、三级血缘亲属，同时一、二级血缘亲属的食管癌发病率或死亡率均高于当地一般人群。

近年来，随着分子生物学研究的不断深入，发现食管癌的发生、发展是一个多阶段的进行性过程，与多种基因失控有关。通过对食管癌组织及癌旁组织鳞状上皮DNA的检测，发现C-myc、Int-z、Cyclin、Her-1等原癌基因的过度表达和扩增，以及肿瘤抑制基因(抑癌基因)，如p53、p16等的缺失或失活，与食管癌的发生密切相关。

二、病机病理

(一)中医病机

1. 忧思郁怒　《风劳臌膈四大证治》中说："夫郁怒则气滞，忧思则气结，痰因气聚而生，气因痰碍而愈结，故为噎膈也"。忧思损伤脾胃，脾失运化，痰湿内停，痰气互结，交阻于食管，上下不通，故成噎膈。郁怒伤肝，肝气郁结，血液运行不畅，气滞久积而成瘀，瘀阻食管，噎膈不通。《医宗必读》也说："悲思忧患，则脾胃受伤，津液渐耗，郁气生痰，痰塞不通，气则上而不下，妨碍道路，饮食难进，噎膈所由成也"。

2. 酒食所伤　饮食不节，嗜酒过度，而致津伤血燥，瘀热停留，酿成痰浊，痰瘀阻滞食管则使食管窄阻，诱发噎膈。

3. 气血亏虚　《景岳全书》中说："噎膈由于枯槁，本非实热之证"。《丹溪心法》中说："噎膈……多由气血虚弱而成"。因此，气血亏虚，导致机体免疫机能低下，则是食管癌发生的重要因素。

（二）西医病理

1. 病理分类

（1）早期食管癌：根据对手术切除大体标本观察，早期食管癌可分为：

1）隐伏型：食管黏膜局部充血，呈粉红色。

2）斑块型：局部黏膜水肿增厚，表面粗糙不平。

3）糜烂型：病变黏膜轻度糜烂。

4）乳头型：病变部黏膜呈乳头或息肉状，表面光滑。在早期食管癌以上分型中，以隐伏型最早，为原位癌，乳头型相对较晚。

（2）中晚期食管癌：目前仍分为蕈伞、髓质、溃疡、缩窄和腔内5型。各型均有其独特的病理特征。

1）蕈伞型：瘤体向腔内突入，呈蘑菇状，与周围食管黏膜境界清楚，食管造影可见局部食管壁呈不对称的蝶形充盈缺损。

2）髓质型：又称巨块型，肿块为卵圆形隆起，常侵及食管壁全层而使其明显增厚，可出现明显梗阻症状。食管造影显示软组织影和充盈缺损。

3）溃疡型：食管黏膜面呈深陷而边缘多平整的大小、形态不一的溃疡，溃疡深达肌层，甚至达食管周围软组织。食管造影可见溃疡龛影，梗阻症状轻。

4）缩窄型：又称硬化型，癌灶侵及食管全部周径，与周围食管黏膜无明显分界，在食管黏膜面呈环状狭窄，狭窄上段食管高度扩张。

5）腔内型：又称息肉型，瘤体形似息肉状，突入腔内，有短蒂，病变段食管扩张，可见椭圆形阴影。

根据国内资料统计，50％～60％为髓质型，腔内型只占5％，其他型分别占10％～15％。

（3）食管癌组织学分类：一般分为鳞状细胞癌、腺癌、小细胞未分化癌和癌肉瘤，其中鳞癌占95％，起源于食管腺体或异位胃黏膜的食管腺癌约占4％，小细胞癌、腺棘癌、癌肉瘤和黑色素瘤较少见。食管癌发生在中段较多，约占50％，下段食管癌占30％，上段食管癌占10％～20％。

2. 我国食管癌临床病理分期　根据食管癌的病变长度、病变范围、淋巴结和器官转移情况分为早、中、晚3期（表23-1）。

表23-1　我国食管癌临床病理分期

分期	病变长度	病变范围	淋巴结和器官转移情况
早期			
0期	不规定	限于黏膜层	（－）
1期	＜3cm	侵及黏膜下层	（－）
中期			
2期	3～5cm	侵及部分肌层	（－）
3期	＞5cm	侵透肌层或有外侵	局部淋巴结（＋）
晚期			
4期	＞5cm	有明显外侵	远处淋巴结（＋）或有器官转移

（三）食管癌的播散方式

1. 直接浸润　癌细胞沿黏膜和黏膜下播散，癌组织沿食管长轴和横径蔓延至肌层、食管纤维外膜，进一步侵犯食管周围相邻组织和器官，如心包、大血管、气管和支气管，当瘤体破溃时可发生严重并发症致死。

2. 淋巴结转移

（1）食管淋巴结命名及分布（图23-2）。

（2）食管癌淋巴结转移方式：癌细胞沿黏膜下淋巴管沿长轴和横轴转移，进入食管旁、纵隔及颈部和上腹部淋巴结，这是食管癌的主要扩散方式，约25％病例的淋巴结转移为跳跃式。

3. 血行转移　多发生于晚期病例，但由于某些病例独特的生化特征，较早期可通过血行转移至肝、肺、胸膜、骨、肾、大网膜、腹膜、肾上腺、胃、心和心包等。

三、临床表现

（一）早期症状

1. 轻度吞咽哽噎感　在早期食管癌中，此症状占50.6％～60.3％，一般在进餐的第一口出现，尤其大口进干食或不易咀嚼的食物时较重，饮水后症状缓解消失，易被误诊为咽炎或食管炎。在食管上、中段癌时，约有14％的患者自觉食管变细、食物下行缓慢并出现停滞感，病理变化可见局部小范围食管黏膜充血、水肿、糜烂、浅表溃疡。

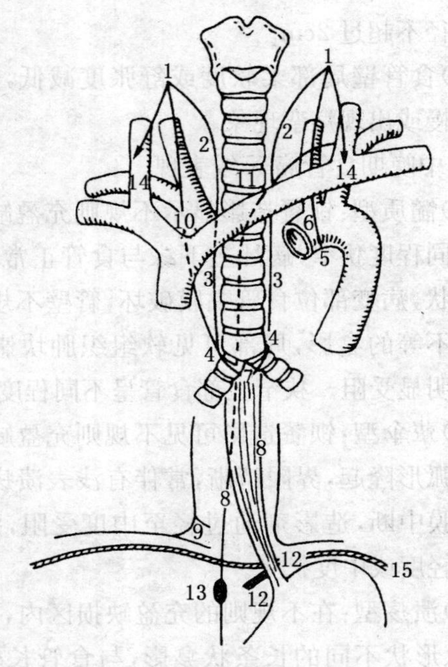

图 23-2 食管周围淋巴结

1. 颈深淋巴结 2、3 气管旁淋巴结 4. 气管、气管支淋巴结 5. 主动脉下淋巴结 6. 主动脉旁淋巴结 7. 气管分支淋巴结 8. 食管旁淋巴结 9. 肺下韧带淋巴结 10. 头静脉旁淋巴结 11. 气管淋巴结 12. 贲门淋巴结 13. 胸导管淋巴结 14. 静脉角淋巴结 15. 横膈膜淋巴结

2. 胸骨后疼痛不适感 此症状约占早期癌症患者的 48%，在大口吞咽粗糙、过热或辛辣刺激性食物时，出现胸骨后疼痛呈针刺样，或有烧灼感，有 13%～18.2%的患者可出现胸骨后闷胀感。食管下端癌时，11.8%～20%的患者可出现上腹部或剑突下疼痛，此类疼痛可能因为咽下食物时，食管下括约肌发生强烈的痉挛性收缩所致，病理变化可见食管病变处黏膜充血、肿胀和糜烂。

3. 食管内异物感或咽喉部干燥紧缩感 有 15.3%～21%的患者吞咽时自觉食管内有异物感，有异物贴附于食管壁上的感觉，原因可能是食管病变刺激深层的神经丛所引起。还有约 30%的患者在吞咽食物时感到咽喉部不适、干燥发紧，尤其在进食粗糙干硬食物时较为明显，可伴有轻微疼痛，其原因可能是食管病变反射性地引起咽食管括约肌收缩而产生的一种异物感觉，也可能由于咽部炎症或食管病变引起咽部腺体分泌减少及食管收缩引起。

(二)中晚期症状

1. 进行性吞咽困难 有 80%～90%的中晚期食管癌患者可出现吞咽困难症状。一般只有当 2/3 以上的食管周径被肿瘤侵犯时，才出现较明显的吞咽困难，这时食管的口径已小于 0.5cm，一般开始为间歇性的，只有进食固体食物时症状才较为明显，最后连进流食、水和唾液都难以咽下，其原因多为肿瘤破坏肌壁并侵犯全周，堵塞管腔，病变段食管丧失弹性，形成不规则狭窄通道。吞咽困难的严重程度与肿瘤的大体病理类型有一定关系，一般髓质型和缩窄型患者症状出现较早且重，而溃疡型则症状出现较晚。吞咽困难的发生与肿瘤的组织学类型也有关系，食管鳞状细胞癌中 93%有吞咽困难症状，而食管腺癌中吞咽困难的发生率仅为 79%。

2. 吞咽疼痛和胸背部及上腹部疼痛 食管癌患者的吞咽疼痛有 3 种情况。

(1)饮酒、橙汁和服用某些刺激性药物，或摄入过热食物时胸骨后出现烧灼样疼痛，是由于癌瘤糜烂、溃疡或肿瘤近端伴有食管炎所致。

(2)在吞咽固体食物时，可出现颈部、胸骨后、剑突下或上腹部的灼痛、刺痛、钝痛等，是由于食物梗阻或嵌塞在僵硬狭窄的食管腔而诱发食管强力蠕动以试图将食物推下所致。有时食管癌患者在化疗、放疗过程中，由于病变组织和正常组织受到物理和化学刺激也可出现吞咽疼痛症状。

(3)在癌肿侵犯椎骨或肿瘤穿孔或即将穿孔时，患者可出现胸骨后、背部持续性隐痛、刺痛、钝痛、灼痛及沉重感，在溃疡型或髓质型伴有溃疡的食管癌患者多见，上腹或左上腹隐痛，可能是肿瘤转移至胃小弯淋巴结或腹膜后所引起。

3. 烧心反酸及呕吐黏液 由于长期的胃食管反流病易并发食管腺癌。有资料提示，Barrett 食管患者发生食管腺癌的比率是正常人的 30 倍，在食管腺癌患者中有 40%左右伴有胃食管反流病的烧心和反酸症状。

呕吐黏液是由于食管癌病变引起病理性唾液和食管分泌物增多，而且因为食管受阻不能入胃而潴留于狭窄段上部，刺激食管逆蠕动而吐出。

4. 上消化道出血 小量出血是由于食管癌肿伴有溃疡，内镜下取活检时的肿物质脆脱落，患者可出现贫血表现；如癌肿形成较大溃疡、瘤灶坏死，形成食管主动脉穿孔时，常可发生致命性的呕血，占2%～3%。有时上消化道出血也可因胃周淋巴结转移、胃内转移侵破胃壁，或放疗引起。

5. 体重下降和恶病质　超过半数的中晚期食管癌患者由于吞咽困难、吞咽疼痛、食欲下降所致的食量减少和肿瘤所伴发的消耗增加，可出现肌肉萎缩、体重下降、营养消耗，机体呈负氮平衡状态，最后出现恶病质表现。体重减轻超过原重量的25%者，手术切除的并发症则明显增加，预后不良。体重减轻小于原来体重的10%者，生存时间则明显超过大于10%者。恶病质是由于肿瘤通过各种途径使机体代谢发生紊乱，造成以浪费型代谢为主的状态，加剧患者食欲缺乏的症状。此外，由于体循环中肿瘤产生的分解代谢因子及其他毒素，宿主免疫系统产生的致炎细胞因子都是其造成恶病质的原因。

6. 肿瘤局部压迫和浸润所引起的症状　晚期食管癌随着病变范围的增大，可向外压迫邻近器官，如向前压迫浸润气管及左主支气管，可引起咳嗽、呼吸困难，还可形成食管-气管、支气管瘘，严重者可致窒息死亡；向外生长浸润纵隔胸膜，引起血性胸腔积液，导致肿瘤的胸膜腔广泛转移，出现气短、胸闷、恶病质等症状。侵及迷走神经可引起心率加快；侵及膈神经，引起呃逆、呼吸困难，严重者可致膈肌麻痹；向后侵及脊椎，可引起剧烈的胸背疼痛，食管癌穿入纵隔可形成急性纵隔炎或纵隔脓肿；穿入心包可引起心包炎和心包脓肿，出现寒战、高热、脉速、胸闷、胸痛、冷汗、面色苍白、血压下降和白细胞计数升高等情况。

四、诊断

随着临床经验的积累和科技的不断进步，食管癌的诊治技术不断发展和完善，由于我国坚持在高发区进行食管癌普查，使食管癌早期发现率提高到80%，目前对食管癌开展的诊断方法有以下几种可供选择。

(一)食管X线钡餐造影

1. 早期食管癌X线表现

(1)病变区黏膜皱襞增粗、迂曲、紊乱和中断。

(2)在中断的黏膜皱襞病灶中，出现0.2～0.4cm的小龛影，或出现小充盈缺损，直径0.5cm，最大直径不超过2cm。

(3)食管壁局部柔软度或舒张度减低，造影剂通过减慢或出现痉挛现象。

2. 中晚期食管癌X线表现

(1)髓质型：钡餐造影显示不规则充盈缺损，管腔呈不同程度狭窄，病灶上下缘与食管正常交界处呈斜坡状，病变部位食管黏膜破坏，管壁不规则，常有大小不等的龛影，局部可见软组织肿块影，造影剂通过明显受阻。狭窄上部食管呈不同程度扩张。

(2)蕈伞型：钡餐造影可见不规则充盈缺损，上下缘呈弧形隆起，界限清晰，常伴有浅表溃疡，病变部位黏膜中断，造影剂通过轻至中度受阻，病变以上食管轻度或中度扩张。

(3)溃疡型：在不规则的充盈缺损区内，可见大小不一、形状不同的长条状龛影，与食管长轴走行一致。切线位可见龛影位于食管壁内或略突出于食管轮廓外，有时溃疡边缘可见环堤，X线表现为半月征，管腔轻度狭窄，造影剂通过无明显受阻。

(4)缩窄型：病变呈典型环形或漏斗状狭窄，狭窄范围多数为2～3cm，局部黏膜消失或纵行皱襞呈束状。边缘光滑，管壁僵硬，与正常食管分界清楚，造影剂通过明显受阻，狭窄上段食管明显扩张。

食管上段癌向上侵犯，可累及梨状窝；向下侵犯可累及贲门、胃底及胃小弯侧；部分病变向外侵犯，可造成局部软组织肿块阴影。

(二)脱落细胞学检查

食管拉网细胞学检查是采集病变部位脱落细胞作细胞学检查，是早期发现食管癌病例而开展的一种有效方法。我国沈琼设计的双腔网囊食管脱落细胞采集器，阳性率可达90%以上，早期食管癌的发现率可达80%。但是脱落细胞学检查难以对食管癌细胞进行准确分级。对食管癌出血或出血倾向，或伴有食管静脉曲张者应禁忌此项检查。对食管癌有深溃疡、放射治疗后、全身状况衰竭、严重高血压或心脏病或晚期妊娠者应慎用。狭窄梗阻严重，不能通过脱落细胞采集器的患者不宜行此项检查。

分段拉网法可协助定位及指导手术，如距门齿25cm以上食管水平发现鳞癌细胞，应做食管大部切除，在颈部做食管胃吻合术；在25～35cm发现癌细胞，应做胸中、下段切除，食管胃弓上吻合术。若在35cm以下水平癌细胞阳性,则只行胸下段食管及贲门部切除,弓下食管胃吻合术。

(三)食管镜检查

食管镜检查是诊断食管癌最可靠的方法,可直接窥见病灶,明确病变部位、形态和范围,当肉眼下见有菜花状、狭窄状或浸润状肿物,便可诊断并可采用活组织供病理切片检查,判定癌肿的组织学类型和癌细胞分化程度。早期食管癌的镜下表现:黏膜局灶性充血、糜烂,黏膜表面粗糙不平,呈小颗粒状或大小不等的斑块,色潮红,有时可见癌肿呈息肉状或蕈伞状向腔内生长。在中晚期食管癌可见累及部分或全周食管壁的菜花样肿物,食管溃疡形成或浸润性狭窄等。

(四)CT扫描检查

胸部CT可观察食管腔是否变形、管壁变厚程度、肿瘤大小,以及与周围脏器如气管、支气管、主动脉弓、心包和心房及降主动脉粘连和被侵犯情况,并可确定肝脏、上腹淋巴结、双肺有无转移,气管旁、主动脉窗和双侧锁骨有无肿大淋巴结。另外,因为对于食管癌切除的困难之处是肿瘤侵犯了胸主动脉及(或)气管-支气管树,CT扫描检查则对判断这两个气管是否受累非常重要,一般认为当胸主动脉与肿瘤间的接触角<45°,则表示胸主动脉未受侵犯;当该角>90°,则表示胸主动脉受侵犯;而当接触角在45°～90°,则无法判断主动脉是否受侵犯。当CT扫描气管后壁内陷或移位,应考虑气管受侵;如果发现气管或支气管内有外突性肿物,伴有或不伴有气管或支气管壁增厚和(或)存在气管-支气管瘘,则表示气管-支气管树已被侵犯。

CT对肿瘤的临床分期和治疗方案有参考价值,尤其是对于食管癌放射治疗计划的合理设计必不可少,但对于肿大淋巴结的性质和直径<1cm的转移灶判断准确性较差。

(五)食管超声内镜检查

将微型高频超声探头安装在内镜顶端,通过内镜既可直接观察食管腔内的形态,又可进行实时超声扫描,从而来判断肿瘤侵犯的深度,是否累及食管邻近组织器官和有无区域淋巴结转移,提高临床分期的准确性,评估肿瘤的可切除性和适宜术式的选择都有着重要的意义。

(六)磁共振(MRI)

该检查对于食管癌能清楚地显示肿瘤的部位、范围,以及肿瘤与大血管的关系,同时还能显示淋巴结病变的大小、范围、与周围器官的关系,有助于肿瘤的分期和治疗方法的选择。

(七)正电子发射体层摄影(PET)检查

PET检查多与CT相结合,构成PET-CT,联合应用,该检查能全面了解全身的情况,对于食管癌的诊断和鉴别诊断,尤其是术前分期和制定治疗方案有重要价值。

(八)食管癌的实验室检查

鳞状细胞癌抗原(SCC)是鳞状上皮癌的诊断指标,特异性较好,但敏感性较低。食管鳞状细胞癌时可见循环血中SCC增高。有资料报道,SCC与Cyfra21-1联合测定可以提高检测的灵敏性,对所有食管癌分期检测的灵敏性为64%,对晚期食管癌(T_3或M_1)检测灵敏性为89%。

五、食管分段及食管癌分期

(一)食管分段

为了明确食管癌的病变部位和长度,以选择手术径路和手术方法,20世纪90年代国际抗癌联盟(UICC)将食管分段如下(图23-3)。

1. 颈段　自环状软骨食管入口,相当于C_6水平到胸骨上切迹(距上门齿约18cm)。

2. 胸上段　从胸骨上切迹到气管分叉水平(距上门齿约24cm)。

3. 胸中段　气管分叉水平到食管胃交界处全长分为二等段的上半段(下界距上门齿约32cm)。

4. 胸下段　为此二等分之下半段(下界距上门齿40～42cm)。

(二)食管癌分期

1. 食管癌的TNM分期(表23-2)。

2. 食管癌的临床分期(表23-3)。

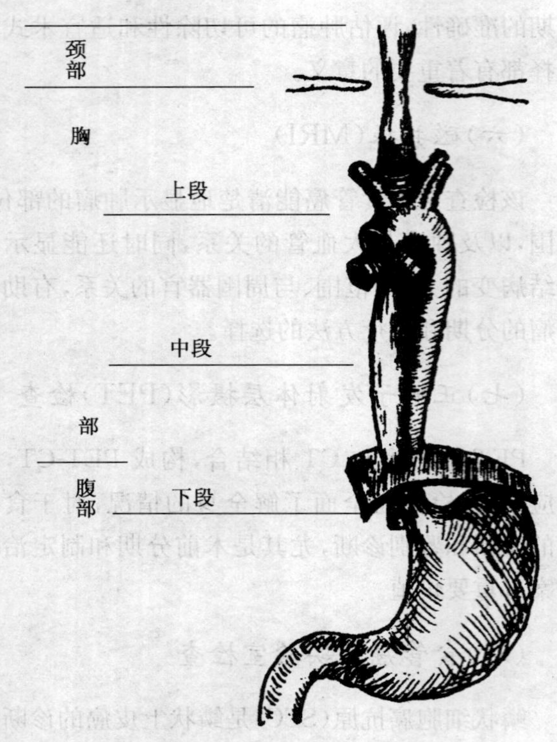

图 23-3 食管分段示意图

表 23-2 食管癌的 TNM 分期（AJCC 分期 2002 年）

原发肿瘤（T）	
T_x	原发肿瘤无法评估
T_0	无原发肿瘤证据
T_{is}	原位癌
T_1	肿瘤侵及固有层或黏膜下层
T_2	肿瘤侵及肌层
T_3	肿瘤侵及外膜
T_4	肿瘤侵及邻近结构
区域淋巴结（N）	
N_x	区域淋巴结转移无法评估
N_0	无区域淋巴结转移
N_1	有区域淋巴结转移
远处转移（M）	
M_x	远处转移无法评估
M_0	无远处转移
M_1	有远处转移
食管下胸段癌	
M_{1a}	腹腔淋巴结转移
M_{1b}	其他远处转移

续表

食管中胸段癌	
M_{1a}	不适用
M_{1b}	非区域淋巴结转移和/或其他远处转移
食管上胸段癌	
M_{1a}	颈淋巴结转移
M_{1b}	其他远处转移
区域淋巴结	
颈段食管	
斜角肌旁淋巴结	
颈静脉旁淋巴结	
上颈区和下颈区淋巴结	
食管旁淋巴结	
锁骨上区淋巴结	
胸段食管——上、中、下	
上食管旁淋巴结（奇静脉以上）	
隆突下淋巴结	
下食管旁淋巴结（奇静脉以下）	
食管胃交界	
下食管旁淋巴结（奇静脉以下）	
膈肌旁淋巴结	
贲门旁淋巴结	
胃左侧淋巴结	
腹腔淋巴结	

表 23-3 食管癌的临床分期

0 期	T_{is}	N_0	M_0
Ⅰ期	T_1	N_0	M_0
Ⅱa 期	T_2	N_0	M_0
	T_3	N_0	M_0
Ⅱb 期	T_1	N_1	M_0
	T_2	N_1	M_0
Ⅲ期	T_3	N_1	M_0
	T_4	任何 N	M_0
Ⅳ期	任何 T	任何 N	M_1
Ⅳa 期	任何 T	任何 N	M_{1a}
Ⅳb 期	任何 T	任何 N	M_{1b}

3. 临床病理分期 我国将食管癌分为 0～Ⅳ期（表 23-4）。

表 23-4　我国食管癌的临床病理分期

分期		病变长度	病变范围	转移情况
早期	0	不定	限于黏膜层	无淋巴结转移
	Ⅰ	＜3cm	侵及黏膜下层	无淋巴结转移
中期	Ⅱ	3～5cm	侵及部分肌层	无淋巴结转移
	Ⅲ	＞5cm	侵及全肌层或有外侵	有局部淋巴结转移
晚期	Ⅳ	＞5cm	有明显外侵	有远处淋巴结或其他转移

六、治疗

(一)西医治疗

1. 外科治疗　食管癌外科治疗已有 200 余年历史，我国是在 1940 年首次成功切除下段食管癌，采用胸内食管胃吻合治疗胸段食管癌，1950 年成功完成我国第 1 例颈部食管胃吻合术。据综合文献报道，我国 20 世纪 90 年代食管癌手术切除率为 58%～92%，并发症发生率为 6.3%～15%，术后 5 年、10 年生存率分别为 8%～30%和 5.2%～24%。食管癌术后严重并发症以吻合口瘘为主，发生率为 3%～25%，而且 17%～25%吻合口瘘的病例最终死亡。随着手术技术的不断提高，科学技术的不断发展，尤其是器械吻合的成功实施，有不少医院已将食管胃吻合瘘的发生率降至 1%以下，使我国食管癌外科一直保持国际领先地位。

(1)手术适应证

1)国际抗癌联盟 TNM 分期中的 0、Ⅰ、Ⅱa、Ⅱb及Ⅲ期中的 $T_3N_1M_0$ 病例。

2)病变长度≤5cm，或＞5cm 无远处转移，估计尚有切除的可能性，全身情况允许。无手术禁忌证者，可行手术治疗，为术后综合治疗创造条件。

3)放疗后未能控制或放疗后复发的病例，只要局部无外侵，无远处转移，周身情况好者，也应争取手术治疗。

4)对于有些病变长 10cm 的Ⅲa 期病例，术后判断可切除的指标是：①食管走向无扭曲；②无背部疼痛；③食管病变段旁的软组织影环绕降主动脉不足 1/4 圈；④病变段溃疡龛影的深度不超出壁外。

5)有严重合并症的病例，术前经合理治疗病情稳定者：①糖尿病，即使胰岛素依赖的病例，血糖控制在 11.2mmol/L 以下，尿糖、酮体阴性者；②高血压，控制血压在 150/90mmHg 以下；③冠心病，经置放冠状动脉支架 2 周后，射血分数＞60%，估计能生存 2 年以上(预激综合征经消融治疗、心动过缓经安放心脏起搏器 1 周后)；④心肌梗死、脑梗死半年后病情稳定者。

6)姑息性切除适应证：对于下列并发症的患者，心、肺、肝、肾功能尚可耐受手术，行姑息性切除，可延长生存期和避免严重并发症发生：①食管完全梗阻；②病变累及心包引起心包大量积液者；③食管气管瘘又不宜安放带膜支架者，术中可同时切除被侵犯的肺叶。

(2)手术禁忌证

1)伴有严重的心、肺、肾疾病，射血分数＜50%，肺功 FEVI＜50%。难以耐受麻醉和手术创伤。

2)癌肿已明显浸润邻近重要器官，如气管、支气管及胸主动脉和肺门大血管，或食管-气管瘘，患者出现呛咳、声音嘶哑等。

3)已有远处转移者，如肝、肺、骨、脑、锁骨上或腹腔内淋巴结转移。

4)已有严重恶病质者。

(3)术前准备

1)早期食管癌，除 X 线食管钡剂造影检查外，还应做食管镜检查，以明确诊断和定位。

2)术前需改善营养状况，纠正贫血、脱水和电解质紊乱。

3)已有严重食管梗阻的病例，术前 2～3 天每晚临睡前用温盐水冲洗食管腔，以减轻局部炎症和水肿。

4)术晨放置胃管，深达病变附近或进入胃内。

5)如考虑应用结肠代食管的病例，术前 3 天起行肠道准备。

(4)麻醉的选择：一般选用静脉复合麻醉，气管内插管。条件允许时，最好选用双腔气管内插管。

(5)手术的基本步骤：1)进行探查，确定癌肿切除的可能性；2)切除肿瘤；3)利用胃、肠的移植重建食管。

(6)食管癌切除的范围和淋巴结清扫原则

1)彻底切除食管癌组织及其转移病灶(称为根治性手术)。

2)行食管部分或次全切除，一般距肿瘤 5cm 以上切除食管标本(切端阴性)。

3)对胸中、下段食管癌切除后，常规清除胸部(主动脉窗、隆突下、左侧纵隔)及上腹肿大的淋巴结。胸上段食管癌切除后，常规清扫颈部淋巴结或双锁骨上区放疗。

(7)食管癌的根治性手术

1)经左胸切除食管后食管-胃主动脉弓下吻合术(图 23-4)

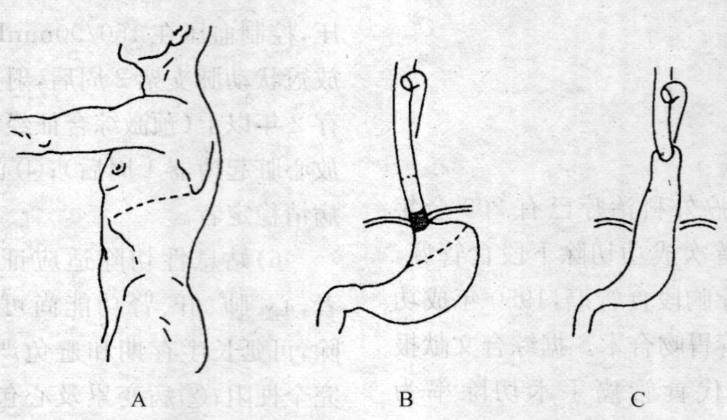

图 23-4　左胸切口行食管癌切除术(主动脉弓下吻合)

A. 左胸侧后切口　B. 食管、胃切除范围　C. 主动脉弓下吻合

【适应证】适用于胸下段食管癌的外科切除，也适用于左肺功能差而不得不保留右肺功能或需同时切除左肺的患者。

【优点】是食管外科的经典手术之一，经左胸-膈联合切口，可充分游离和切除胸腔内主动脉弓水平以下的全部食管，完成腹腔内胃的游离和淋巴结清扫，同期完成胸腔内食管-胃主动脉弓下吻合术。术中不需变换患者的体位，手术时间短，损伤小，对身体状况较差和高龄患者有利。

【缺点】由于主动脉弓的存在和主动脉弓上间隙狭小，很难施行彻底的纵隔淋巴结清扫，在解离食管下段时对心脏有挤压作用；对于高位食管癌，食管胸腔顶部的解离和吻合较困难，且吻合后主动脉弓对替代食管的胃(或结肠等)的位置有一定的影响。

2)经左胸切除食管后食管-胃主动脉弓上吻合术(图 23-5)

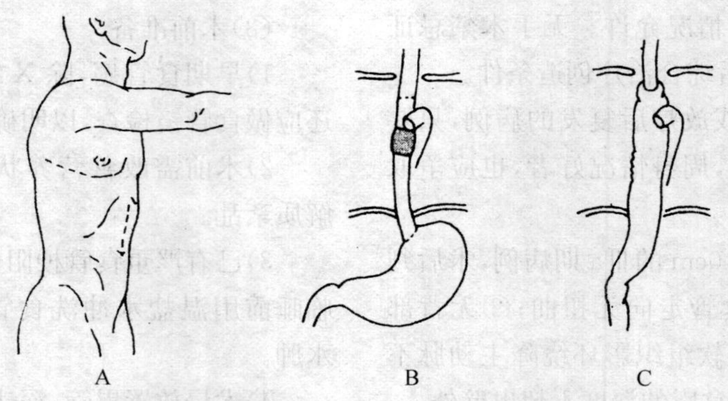

图 23-5　右胸及腹部切口行食管癌切除术(主动脉弓上吻合)

A. 右胸及腹部切口　B. 食管、胃切除范围　C. 主动脉弓上吻合

【适应证】适用于胸下段食管癌的切除。对于胸中段食管癌，很难切除彻底，由于食管癌黏膜下远距离淋巴结转移的特点及胸内吻合口瘘的风险，死亡率高，也有学者提出不论哪段食管癌切除后，均行颈部吻合。

【优点】①只需一个左胸切口施术，简单方便，也可施行多种手术；②术中不需变换患者体位，缩短了手术时间；③可立即进行胸腹腔探查，及时了解其手术禁忌证，减少不必要的操作；④可充分暴露整个胸主动脉，有利于控制大出血等意外情况；⑤切除范围相对较广，更符合肿瘤的外科切除原则。

对于食管胃在主动脉弓上吻合，因为术后吻合口瘘的发生率高于一般的胃肠吻合，目前已广泛应用管状吻合器(适合食管口径的 25 号或 26 号)施行食管胃(肠)吻合。优点是操作简便，缩短手术时间和减少术后吻合口瘘的发生率。

3)经右胸和上腹正中径路切除食管后胸腔内食管-胃吻合术

【适应证】适用于各胸段食管癌外科切除，对于胸中段食管癌最合适。

【优点】①经右胸切口，可充分显露整个胸段食管，进行彻底的纵隔清扫和实施胸腔顶部吻合；②食管的解离和吻合较经左胸切口施术更为方便。

【缺点】①手术过程中需变换患者体位，延长手术时间；②显露胸主动脉较难，若发生胸主动脉撕裂出血等意外情况，处理困难；③胃的提升较左侧困难，发生胃扭转的危险性较大；④对于晚期食管癌，有时难以决定手术的先后顺序，如果先行探查性胸廓切开术，肿瘤可切除时，则只能通过颈部吻合重建消化道；如果先完成腹部操作，变换体位剖胸探查后发现肿瘤已不能切除，这时只能施行姑息性切除术或包括胃管成形的胸-腹双切口"探查术"。

4)切除食管后食管-胃颈部吻合术(图 23-6)

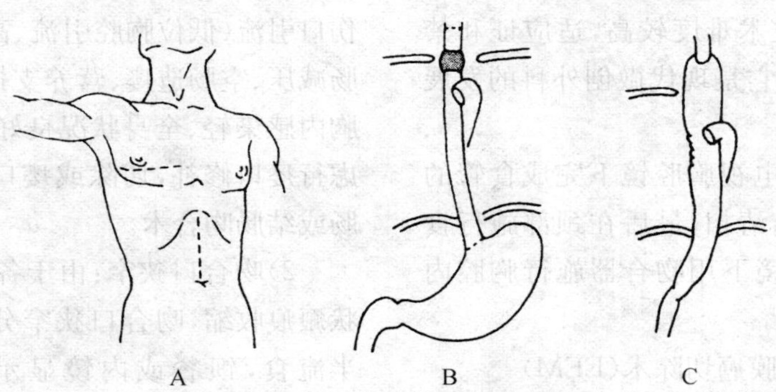

图 23-6　右胸、腹及颈部切口行食管癌切除术(颈部吻合)

A. 胸、腹、颈部切口　B. 食管、胃切除范围　C. 颈部食管吻合术

【适应证】①对于胸中、上段食管癌，如行根治性切除，可行颈部食管-胃吻合；②为防止胸内吻合口瘘并发症发生，有学者主张对各段食管癌切除后均行颈部吻合，目前常用的术式为经右胸、上腹正中和左颈 3 个切口施行食管切除术；③胸段食管癌经检查证实为表浅癌或肿瘤尚未超过食管壁或肿瘤位于腹段，但因年老体弱和肺功能差而不宜经胸施术者；肿瘤位于颈段，该段食管的淋巴引流原则上局限于颈部和上纵隔，并不需常规施行纵隔清除术。对于以上两种情况，有学者主张行胸膜外食管切除术(或称"闭合式食管切除术")。

5)经腹切除胃上部后食管-胃吻合术

【适应证】适用于腹段食管癌、胸-腹段食管交界部癌及贲门癌且患者一般状况较差，经胸施术危险性极高。还可用于某些下段食管癌的姑息性切除及经左胸-膈-腹联合切口施术的食管切除术和闭合性食管切除术。

6)咽-喉-全食管切除术

【适应证】为避免术后复发和上切端阳性，切除食管癌时其切除线距肿瘤上缘至少应有 5cm 的正常食管组织。如果颈段食管癌其上缘距食管起始部不足 5cm，尤其当肿瘤位于食管入口水平，可施行咽-喉-全食管切除术。

7)切除食管后结肠移植食管重建术：用结肠代替切除的食管来重建消化道。大多数学者认为，只有当胃因各种原因不能被使用时，可选择结肠作为食管的替代物，也有少数学者倾向常规用结肠代替食管重建消化道，即把结肠作为代替食管的首选器。

8）电视纵隔镜食管癌切除术：1990年，由德国首先开展了此类手术。1994年，我国成功施行了国内第1例纵隔镜食管癌切除术。

【适应证】肿瘤位于颈段和上胸段，没有明显的外侵及高龄、肺功能差的病例。

【优点】不经胸食管癌切除术，在电视监视下游离食管和清扫淋巴结，创伤小，恢复快。

【手术方法】患者取平卧位或左胸抬高30cm，作腹部切口分离全胃，扩大膈肌食管裂孔，结扎贲门及食管下段血管支。再行颈部切口，插入纵隔镜，在电视监视下处理食管血管，游离食管并尽量清扫淋巴结。切断贲门，在纵隔镜辅助下将胃拉至颈部和完成食管胃颈部吻合。

9）电视胸腔镜食管癌切除术：是20世纪90年代发展起来的新技术，技术难度较高，适应证和禁忌证还需进一步探讨，但它是现代微创外科的发展方向，应用前景广泛。

【优点】不开胸而在电视胸腔镜下完成食管的游离，切除和纵隔淋巴结清扫，最后在颈部施行食管胃吻合。也可在胸腔镜下用吻合器施行胸腔内食管胃吻合。

10）经食管镜食管黏膜癌切除术（EEM）

【适应证】局限在黏膜层的早期食管癌；或食管上皮内癌没有黏膜内淋巴浸润和转移者；癌瘤直径<1.2cm，最大切除宽度为1.5cm。

【手术方法】在两个管道录像内镜下进行，先在内镜直视下辨认黏膜病变，用染色技术帮助判断病变范围，再通过内镜管道进行肿瘤超声探测，判定肿瘤是局限于黏膜层还是已侵犯黏膜下层。对局限于黏膜层的食管癌用钳子夹提起病变部黏膜，再用套扎法或高频电刀切除食管病变部黏膜。

（8）食管癌姑息性手术：对于病变范围广泛不能手术切除的食管癌、贲门癌或全身条件不允许的病例，可通过食管镜于食管腔内置放食管网状金属内支架（带内膜自展型），扩展狭窄段食管，或行食管胃或食管空肠转流吻合术、胃造瘘或空肠造瘘等手术，以解除进食困难，恢复经口进食，有利于维持营养，改善营养状况，提高生活质量。

（9）食管癌手术后并发症和处理

1）吻合口瘘（包括肠管坏死和胃底穿孔）：是食管癌、贲门癌切除食管重建术后最常见的严重并发症，也是术后死亡的主要原因之一。据大组病例报道，发生率为0.87%～5.49%，死亡率在8.23%～56.25%，主要原因是吻合过程黏膜对合不良、感染、贫血、衰竭、蛋白低下，造成黏膜缺失、贫血、坏死穿孔。早期瘘术后3天内出现，消化液外溢多在术后24～48小时出现症状；中期瘘发生在4～14天；晚期瘘发生于术后2周以上。除以上因素外，还与术后胃肠减压不通畅、胃排空功能障碍导致胃过度膨胀、吻合口周围缝线污染、感染未控制有关。患者可出现高热、呼吸循环系统症状、全身中毒症状。查体可见患侧呼吸动度减弱、纵隔向健侧移位，患者胸部叩浊，呼吸音减弱或消失，颈部瘘可见局部切口红肿热痛及波动感。

吻合口瘘一旦确诊，应及时处理，包括有效的伤口引流（低位胸腔引流、高位胸腔冲洗）、抗炎、胃肠减压、空肠造瘘、营养支持。对于早、中、晚期瘘，胸内感染轻、全身状况良好、瘘口较难自愈，也可考虑行瘘口修补，切除或瘘口及残胃切除，行食管空肠或结肠吻合术。

2）吻合口狭窄：由于各种原因导致吻合口的环状瘢痕收缩，吻合口狭窄分为3度：轻度患者能进半流食，钡餐或内镜显示吻合口宽度在0.5～0.7cm；中度只能进流食，吻合口宽度为0.3～0.5cm；重度进流食困难或滴水不入，吻合口宽度<0.3cm或已成盲孔。常用的治疗方法有：①探条扩张治疗；②球囊导管扩张及食管支架治疗；③激光、微波及电化学治疗；④切除食管胃端侧吻合口狭窄，用狭窄上方胃大弯顶端与食管行侧侧吻合术。

3）乳糜胸：多发于后纵隔手术或食管手术，损伤胸导管未及时发现和处理，每天从胸腔丢失大量体液及营养物质，24小时可达3000ml。治疗主要采用：①胸腔闭式引流，促使肺组织尽早膨胀，以达堵塞胸导管瘘口；②禁食，静脉补充营养；③必要时再次开胸，缝扎胸导管。

4）喉返神经麻痹：在食管上、中段手术时易造成喉返神经损伤，有时癌肿侵犯神经需要切断时，尽量避免双侧损伤，单侧可发生声音嘶哑，影响术后咳嗽排痰，双侧损伤则可造成窒息。

5)胃排空功能障碍：由于迷走神经切断的影响，术后可出现餐后胃部饱胀、腹泻、呕吐，可服胃动力药，效果不佳时可考虑辅以幽门成形术。

2. 食管癌放射治疗

(1)根治性单纯放射治疗：适应证 ①一般情况尚可，卡氏评分≥70分；②病变长度不超过8cm；③无锁骨上淋巴结转移，无声带麻痹，无远处转移；④可进半流食或普食；⑤无穿孔前征象(尖刺突出、龛影形成、憩室样变、扭曲成角及纵隔炎)；⑥单独应用根治性放疗的照射剂量为60Gy(6000rad)/(25次·5周)。

(2)食管癌三维适形及调强放疗：据有关资料报道，该治疗是治疗食管癌的有效手段，毒副作用无明显增加，常规+后超适形放疗和(或)与化疗可使食管癌的3年生存率达到20%～51.5%，5年生存率达到18.1%～32%，体现出一定优势，但还有待根据循证医学及远期疗效方面进一步观察。

(3)姑息性放射治疗

1)适应证：①患者一般情况差，卡氏评分在60分以下；②病变长度≥10cm；③有锁骨上和(或)颈淋巴结转移，或声带麻痹；④已有远处转移，但仍有姑息治疗价值者；⑤为了缓解进食困难或由于气管受压造成呼吸困难者。

2)照射范围：射野不宜过大，定位应准，照射方式可视具体情况定。

3)照射剂量：不宜过大，50Gy即可。

4)放射技术：同根治性放疗

5)辅助治疗：姑息性单纯放射治疗的患者往往一般情况较差，进食困难，需要一定辅助治疗，应适当补充液体、蛋白、营养，或其他处理。

3. 食管癌化疗 食管癌对化疗敏感性较差，化疗一般作为手术或放疗的辅助治疗，或用于失去手术或放疗机会的患者。术前化疗可使肿瘤细胞活性降低，不易播散；术后化疗可避免体内残留的癌细胞在原发灶切除后加速生长，减少转移几率。

(1)化疗适应证和禁忌证

1)适应证：①经病理和细胞学确诊；②手术前或放疗前的新辅助化疗；③手术切除后或放疗后的辅助化疗；④癌病变浸润范围广泛或已有远处转移，不宜手术切除及放疗者；⑤手术有癌灶残留或放疗后局部癌灶未控制，或癌细胞分化差，癌组织侵透外膜或伴有食管外淋巴结转移者；⑥能进半流质以上饮食，预计生存期＞3个月；⑦Karnofsky(KPS)计分＞60～70者；⑧骨髓及肝、肾、心、肺功能基本正常；⑨手术切除后或放疗后食管局部复发或播散转移者。

2)禁忌证：①有严重伴随病(如高血压、心脏病、糖尿病等)患者；②食管出血或穿孔患者；③肝、肾及骨髓功能重度受损；④有活动性感染，发热在38℃以上；⑤有明确诊断的精神病患者；⑥严重营养不良及血浆白蛋白低下，体重减轻指数超过15%。

(2)单药化疗：目前对食管癌和贲门癌有效的药物有博莱毒素(BLM)、平阳毒素(PYM)、丝裂毒素(MMC)、多柔比星(ADM)、表柔比星(EPI)、吡柔比星(THP)、5-FU、替加氟(FT-207)、优氟啶(UFT)、甲氨蝶呤(MTX)、洛莫司汀(CCNU)、长春地辛(VDS)、依托泊苷(VP-16)、顺铂(DDP)、异环磷酰胺(IFO)、去甲长春花碱(NVB)、紫杉醇(PTX)、多西紫杉醇(TXT)、伊立替康(CPT-11)等，有效率20%左右，缓解期2～5个月；新的分子靶向药物已开始用于食管癌的治疗，如吉西他滨(GEM)；吉非替尼(易瑞沙，Iressa)250mg，每日1次；厄洛替尼(Erlotinib，特罗凯)治疗晚期食管癌，PR15%，疾病控制率55%。

(3)常用的联合化疗方案

1)PF方案

DDP 75～100mg/m^2，静滴，第1天

5-FU 1000mg/m^2，连续静滴4～5天，第1～4天或5天

28天为1周期

2)TP方案[1]

PTX 135～175mg/m^2，静滴，第1天

DDP 40mg/m^2，静滴，第2、第3天

21天为1周期

3)TP方案[2]

TXT 50mg/m^2，静滴，第1、第15天

DDP 50mg/m^2，静滴，第1、第15天

28天为1周期

4)TPF方案

PTX 175mg/m^2，静滴3小时，第1天

DDP 20mg/m^2，静滴，第1～5天

5-FU 1000mg/m^2，静滴1～5天

21天为1周期

5)CP方案

CPT-11 65mg/m^2，静滴，第1、第8天

DDP 30mg/m^2，静滴，第1、第8天

21天为1周期

6)GP方案

GEM 1000mg/m^2，静滴，第1、第8天

DDP 40mg/m^2，静滴，第8、第9天

21天为1周期

4. 食管癌生物免疫治疗　肿瘤生物治疗(biotherapy)，是应用于现代生物技术及其产品进行肿瘤防治的新疗法，它通过调动宿主的天然防御机制或给予天然(或基因工程)产生的靶向性很强的物质来取得抗肿瘤的效应。

目前生物治疗主要包括体细胞疗法、细胞因子疗法、肿瘤疫苗与树突状细胞、肿瘤分子靶向治疗、放射免疫靶向治疗、肿瘤基因治疗、免疫治疗及生物化学。而目前在临床上开展的生物治疗大多属于免疫治疗，如细胞因子的治疗，包括白细胞介素(IL)、干扰素(IFN)、肿瘤坏死因子(TNF)等，都可以对食管癌患者起到免疫调节及杀伤肿瘤细胞的作用。在食管癌靶向治疗中，抗血管生成治疗在肿瘤的治疗中起到了重要作用，如常用的COX-2抑制剂(包括塞米昔布、罗非昔布、NX-398等)，塞米昔布联合化疗治疗食管鳞癌的有效率可达到19%；贝伐单抗在复发转移的食管贲门癌(腺癌)治疗中，无病进展期时间可达8.3个月，总的疾病控制率达65%，中位生存时间12.3个月。Avastin联合DDP、CPT-11和同期放疗随后手术治疗局部进展期食管癌Ⅱ期临床中，DR60%。埃罗替尼(特罗凯)应用150mg/d在高表达EGFR在食管癌和贲门癌的Ⅱ期临床试验中，总的疾病控制率55%；在西妥昔单抗(爱必妥)联合DDP和CPT-11二线治疗食管腺癌临床试验中显示了明显的疗效，提示爱必妥可作为食管癌的化疗增敏剂。

目前食管癌的基因治疗(包括反义基因治疗、抑癌基因治疗、免疫基因治疗、抗血管生成基因治疗及联合基因治疗)仍是与其他疗法联合应用。

生物反义调节剂(BRMS)配合最佳营养支持治疗，可明显延长食管癌患者的5年生存率；沙培林(OK-432)是细菌性非特异性免疫调节剂，局部注射配合放疗治疗73例食管癌，结果：CR 70%、PR27%，其中T_1期患者的5年生存率高达79.6%、T_2期为41.1%、T_4期为11.6%。

(二)中医辨证治疗

1. 痰气交阻

【主证】胸膈痞满，吞咽时发噎或梗阻，嗳气，口干咽燥，两胁胀痛，情志舒畅时症状可稍减轻，大便干燥，舌质偏红，舌苔薄腻，脉弦滑。多见于食管癌早、中期。

【治则】理气开郁，化痰润燥。

【方药】启膈散加减。郁金、砂仁、沙参、贝母、丹参、荷叶蒂、姜半夏、竹茹、瓜蒌、枳壳、蜂房、白花蛇舌草、旋覆花、代赭石、柴胡、玄参。

2. 瘀毒内结

【主证】吞咽困难，咽下疼痛，食而复吐出，胸膈及上腹部疼痛且固定，形体消瘦，面色晦暗，口渴口臭，大便干结，小便赤，舌质紫黑有瘀点，舌苔黄，脉细涩。多见于食管癌中、晚期。

【治则】滋阴养血，祛瘀止痛。

【方药】通幽汤加减。生地、熟地、桃仁、红花、丹参、赤芍、当归、莪术、夏枯草、冬凌草、五灵脂、旋覆花、代赭石。

3. 津液枯槁

【主证】吞咽困难日渐加重，吞咽时梗死且痛，食入格拒不下，入而复出，甚则水饮难下，五心烦热，肌肤枯燥，形体消瘦，大便秘结，小便短少，舌质偏暗，少苔乏津或干裂，脉沉细弦而数。多见于食管癌中、晚期。

【治则】滋阴清热，养血润燥

【方药】沙参麦冬汤加减。沙参、麦冬、石斛、芦根、生地、火麻仁、肉苁蓉、大黄、当归、熟地、半枝莲、白花蛇舌草、女贞子。

4. 气虚阳微

【主证】吞咽阻噎，水饮不下，泛吐黏液白沫，疲惫乏力，形体消瘦，面浮足肿，腹胀，面色皖白，胸闷形寒，气短，大便溏薄，尿少，舌质淡而干，脉沉细弱。多见于食管癌晚期。

【治则】温补脾肾，益气回阳。

【方药】右归丸加味。党参、白术、黄芪、鹿角胶、山萸肉、肉桂、熟地、当归、川芎、杜仲、菟丝子、枸杞子、薏仁、冬凌草。

(三)中西医结合治疗

近年来,随着科技水平的不断提高,利用中药研制成不同的新药剂型,在肿瘤患者的治疗中取得了良好的效果。根据肿瘤发生的病机,如气血瘀滞、痰湿凝聚、热毒蕴结、正气亏虚、经络瘀阻等,这类药物可以达到理气散结、活血化瘀、化痰软坚、清热解毒、以毒攻毒、益气养血、养阴生津、健脾化湿、补肾培本、利水渗湿、消肿止痛的功效。治疗方面则"急则治其标,缓则治其本"为原则,并达到扶正与祛邪的效果,如扶正就是调动机体的抗病能力,提高机体的免疫功能,增强免疫系统作用,达到防治疾病的目的;祛邪就是抑制、排除、消灭致病因素。

1. 抗肿瘤现代制剂

(1)岩舒注射液:主要成分为苦参、白土苓。肌肉注射,每次 2~4ml,每日 2 次。或以本品 12ml 加入 200ml 生理盐水中滴入,每日 1 次,全身用药以总量 200ml 为 1 疗程,可持续使用 2~4 疗程,具有清热燥湿解毒、抗癌镇痛、提高免疫力之功效。适用于食管癌患者,与放、化疗配合使用,具有增效减毒作用。

(2)消癌平注射液:主要成分为通关藤等。肌肉注射,每次 1~2 支,每日 2 次,用药 30 天为 1 疗程。也可 1~2 支加入 5%葡萄糖注射液 250ml 中滴注,每日 1 次,具有清热解毒、消瘤散结之功效。适用于食管癌患者,也可配合放疗及手术后治疗应用。

(3)平消胶囊:主要由马钱子粉、仙鹤草、五灵脂、白矾、硝石、干漆(制)、枳壳组成。每次 4~8 粒,每日 3 次,连续用药 3 个月为 1 疗程。用药期间忌食生冷,具有活血化瘀、止痛散结、清热解毒、扶正祛邪之功效。适用于食管癌患者。本品可与手术治疗及放、化疗同时应用。

(4)复方天仙胶囊:主要成分为天花粉、威灵仙、急性子、莪术、蜈蚣、蟾酥、龙葵、黄芪、麝香、牛黄、乳香、没药、白花蛇舌草、冰片、白术、女贞子、甘草等。每次 2~4 粒,每日 3 次,用蜂蜜水或温开水送服;每疗程 1 个月,停药 3~7 天再继续服用。孕妇忌服。具有清热解毒、散结止痛、补气养血之功效,适用于食管癌患者。本品与放、化疗配合应用可明显提高疗效,减轻放、化疗引起的毒副作用,还可提高机体免疫功能。

(5)冬凌草片:主要成分为冬凌草提取物制成的片剂。每次 2~5 片,每日 3 次,温开水送服。具有抗肿瘤和抗菌消炎的功能,适用于食管-贲门癌。

(6)增生平片:主要成分为山豆根、拳参、北败酱、夏枯草、白鲜皮、黄药子。每次 8 片,每日 2 次,疗程 6 个月。素体虚寒者及孕妇忌服。忌食辛辣。具有清热解毒、化痰祛瘀散结之功效。适用于食管和贲门上皮增生或食管癌早期,用于术后复发转移,以及与放、化疗联合应用,发挥增效减毒作用。

2. 放、化疗辅助用药

六味地黄胶囊

【药物组成】熟地黄、茯苓、山药、山茱萸、牡丹皮、泽泻。

【功能】滋阴补肾。用于肾阴亏虚,头晕耳鸣,腰膝酸软,骨蒸潮热,盗汗遗精,消渴。

【临床应用】临床用于治疗食管癌、食管上皮细胞增生症、小细胞肺癌等属于肝肾阴虚者。

【剂型规格】胶囊,每粒装 0.3g。

【用法用量】每次 8 粒,每日 2 次。

3. 针灸治疗

(1)体针:在行针灸治疗前,当辨虚实。虚证可针脾俞、气海、膈俞、足三里、公孙,均用补法,劳功穴可用泻法;实证可以理气化痰,开膈行瘀,针刺膻中、巨阙、胃俞、膈俞,均用泻法。一般病灶在食管上段者加气舍、扶突;在中段加俞府、气户;在下段者加不容、期门等。痞塞嗳气,针内关、中脘;气逆痰多加膻中、丰隆;饮食不下、脘腹痞闷者,加灸中魁、大陵;胸背隐痛者针心俞、大陵及胸背阿是穴,手法宜平补平泻,捻转行针 20~30 分钟,每日 1 次,10 次为 1 疗程。

(2)耳针:取穴为食管、脾、胃、肾、神门、内分泌等,留针 20 分钟,每日 1 次,10 次为 1 疗程。

第三节　食管憩室

食管憩室(diverticulum of the esophagus)，可发生于食管的任何水平，多见于成年人，先天性憩室比较少见，是食管壁局部膨出内壁覆盖有完整上皮的盲袋。按发病原因，可分为膨出型和牵引型两类，膨出型憩室发病部位常见于咽部食管，其次为膈上食管，是由于食管腔内压力与其周围结构产生压力阶差，导致食管黏膜通过其外覆肌层的薄弱处疝出，因膨出型憩室壁不包括食管壁全层，故也称为假性憩室。牵引型憩室，发病部位常位于食管中段气管分叉面，其形成是由于气管隆突下或气管旁淋巴结因结核感染或其他炎症引起的淋巴结炎，病变的淋巴结与食管前壁产生粘连，愈合后形成瘢痕，将食管前壁全层向外牵拉而形成憩室，也称真性憩室。

根据解剖部位，临床上又将食管憩室分为3类：①咽食管憩室(Zenker 憩室)，位于咽和食管的交界处，憩室颈部在环咽肌上方，囊袋在食管和脊柱之间；②食管中段憩室，位于食管中段支气管旁；③膈上憩室，位于食管下段和膈上部分。根据食管憩室的发病原因，又可分为膨出型和外牵拉型两大类。

一、膨出型食管憩室

(一)咽食管憩室

1. 发病机制　咽部食管后壁的咽下缩肌纤维从中线向两侧向下斜行，与横行的环咽肌纤维之间有一小三角区，称为 Killian 三角。该区肌纤维稀少，为解剖上一薄弱区。吞咽食物时咽下缩肌收缩，环咽肌即应松弛，使食物进入食管。如两个吞咽舒缩功能不协调，咽下缩肌收缩时环咽肌不能及时松弛或痉挛，导致生理性梗阻，则咽食管腔内压力升高，部分食管黏膜和黏膜下层从肌纤维之间的薄弱部位膨出，先形成局部隆起，并逐渐增大呈袋状，形成咽食管憩室。起初憩室位于食管后壁中线，增大后深入一侧颈部，伸入左侧颈部者较为多见(图 23-7)。

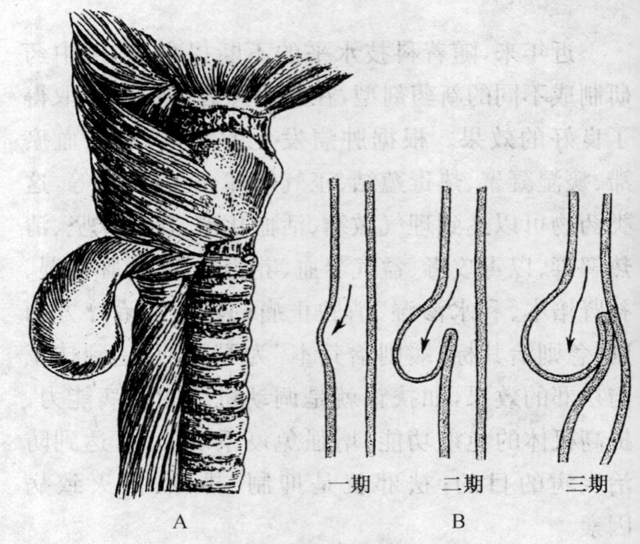

图 23-7　咽食管憩室

A. 憩室的部位　B. 憩室的发展过程

2. 临床表现　起初由于憩室很小，仅有咽物异物感或口涎增多。随着憩室逐渐增大，可压迫食管产生不同程度的吞咽困难，影响进食，患者可出现消瘦、脱水及憩室内淤积的食物产生腐臭气味。并可在进食下咽时反流入口腔及出现异常音响，类似气过水声和嗳气。夜眠时，反流的食物可吸入呼吸道而发生吸入性肺炎和肺脓肿。继发憩室炎者可出现咽下疼痛和少许呕血，由于憩室内淤积的食物和分泌物不断刺激，少数患者可发生癌变。

体格检查一般无阳性征象，憩室巨大伸入颈部者，患侧颈部可能触及囊性、柔软性肿块，进食或吞咽时增大。

3. 诊断　X 线钡餐造影可见到钡剂进入并潴留在憩室内，通过正位、侧位和斜位 X 线摄片可以了解憩室的部位、形态和大小。巨大的憩室可压迫一侧食管。憩室内潴留食物和气体时，X 线胸部平片即可显示边缘光滑的憩室影，内有液平面。

食管镜检查可以发现憩室内口，憩室黏膜有无炎症、溃疡等病变。但应注意造成憩室穿孔的危险。

4. 治疗　诊断明确后，可采用手术切除憩室，术前进半流质食物3天，进食后或睡前多饮水冲洗憩室，伴有憩室炎或吸入性肺炎者，可给予抗生素治疗，待炎症控制之后再行手术。术前于食管内放置软质胃管，有助于术中辨别憩室颈、根部，并可防止过度牵拉憩室。

按憩室所偏颈侧，沿胸锁乳突肌前缘作切口，将胸锁乳突肌和颈动脉鞘向外侧牵引，将甲状腺和肩胛舌骨肌向内侧牵引可显露憩室。细心钝性分离憩室囊袋，但不宜过度牵拉，以免拉出黏膜太多，造成术后食管腔狭窄，若残端保留过长可形成术后复发，在憩室颈部切除囊袋，间断缝合后线结置于食管腔内。黏膜缝合后，缝合食管肌层和周围肌层。伴有环咽肌肥厚者，可同时作纵行切开，横行缝合术。术后在食管缝合处放置引流条，48小时后予以拔除。

(二)膈上食管憩室

1. 发病机制　在伴有食管裂孔疝、贲门失弛缓症、食管下段肌张力过强、食管弥漫性痉挛、食管非特异性运动失调或因反流性食管炎引起纤维瘢痕狭窄的患者，可因食物通过不通畅，下段食管腔内压力增高，导致部分食管壁黏膜和黏膜下层通过下段食管壁先天性肌纤维薄弱部位向外突出，形成膈上憩室。由于胸段食管的膨出型憩室可发生在食管的任何水平，由于多发生在食管下段10cm的部位，故称为膈上憩室。

2. 临床表现　膈上食管憩室较为少见，发病年龄也比咽部食管憩室小，常伴有下段食管或贲门功能性或机械性梗阻。主要症状可表现为因食物淤积在憩室内并发憩室炎引起胸骨后疼痛、少量呕血和伴有食管运动功能失调的症状，如食物反流、上腹部闷胀、胸骨后烧灼感等。

3. 诊断　食管钡餐X线造影可明确诊断，并观察到憩室的大小和位置，同时还可发现下段食管伴有的情况。食管镜和食管测压检查判断食管伴有情况的严重程度，如炎症、出血、痉挛、狭窄、梗阻和裂孔疝等。

4. 治疗　有些患者症状可自行缓解，伴有炎症和少量出血者可给予抗炎及止血处理，症状明显并逐渐加重者可考虑施行憩室切除术。经左侧剖胸切口切除憩室后分两层缝合食管黏膜切口和肌层，对伴有食管功能失调或远端器质性梗阻者，可术中同时给以处治。

二、外牵型食管憩室

该病比较常见，多发生于青、中年患者。

1. 发病机制　食管中段憩室多属外牵型憩室，多发生在食管中段气管分叉平面处。由于憩室小、内口大、囊袋一般不下垂，很少有食物潴留在憩室内。

2. 临床表现　若憩室引流不畅，造成憩室炎和水肿时，可产生胸骨后疼痛及哽咽现象。

3. 诊断　作上消化道X线钡餐造影检查可协助诊断。

4. 治疗　外牵型憩室一般不需特殊治疗，但必须解除患者的忧虑和精神负担。进食后喝水冲洗可防止食物淤积和炎症，若憩室较大、憩室内食物淤积较多、并发憩室炎、出血，甚至有穿孔倾向者，可考虑手术治疗。手术可经右侧剖胸切口显露憩室。大多数病例在分离憩室壁和周围粘连后，食管壁可自行回缩、憩室消失、食管形态自然恢复。少数憩室较大的病例，则需行憩室切除术，但部分病例由于手术后局部重新产生瘢痕牵引，故手术效果不太理想。

（倪孝儒）

第二十四章　腹外疝

第一节　概　述

任何脏器和组织离开其正常解剖部位，通过人体正常或不正常的薄弱点、缺损或孔隙进入另一部位，即称为疝(henia)。疝可发生在人体各部位，最多发生于腹部。腹部疝以腹外疝多见，它是腹腔内的脏器或组织经过腹壁或盆壁的薄弱点或缺损向体表突出而形成，是外科最常见的疾病之一。腹内疝则因腹腔内脏器或组织不正常地进入原有的或因病变或手术而形成的腹内孔隙而发生。属中医“疝气”范畴，包括水疝、寒疝、气疝、狐疝、巅疝、血疝、筋疝。

一、腹股沟区解剖

腹股沟区是指前外下腹壁一个三角形区域，其上界是髂前上棘至腹直肌外缘水平线，内界是腹直肌外缘，下界是腹股沟韧带。临床上常以腹股沟韧带作为判断腹股沟疝和股疝的界线。腹股沟区与腹前壁其他部位不同之处是比较薄弱，其由浅至深有以下各层：

1. 皮肤、皮下组织、浅筋膜。

2. 腹外斜肌腱膜　腹外斜肌在髂前上棘和脐连线以下移行为腱膜，即腹外斜肌腱膜。腱膜下缘在髂前上棘至耻骨结节之间向后上反折并增厚成腹股沟韧带。韧带内侧的一小部分纤维继续向下、向后、向外转折而形成陷窝韧带，附着于耻骨梳上，韧带的游离缘呈弧形，其构成股环的内界。陷窝韧带继续向外延续附着于耻骨梳上的腱膜，称为耻骨梳韧带。这些韧带在疝修补时有重要意义(图 24-1，图 24-2)。

腹外斜肌腱膜的纤维在耻骨结节上外方形成一个三角形裂隙，即腹股沟管外环(皮下环)。正常成人外环口可容一小指尖，其内有精索或子宫圆韧带通过。在腹外斜肌腱膜深面与腹内斜肌浅面之间，有 2 条呈平行的髂腹下神经和髂腹股沟神经通过，有时两者纤维交织连成一条神经，在腹股沟疝修补时应加以保护避免损伤。

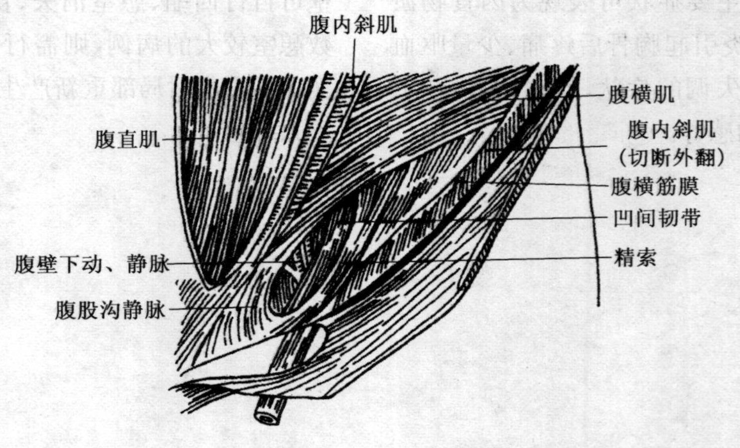

图 24-1　左腹股沟区解剖(前面观)

3. 腹内斜肌、腹横肌　分别起自腹股沟韧带的外侧1/2与1/3，两者纤维向下行走，下缘呈弓状越过精索前方、上方，在精索内后侧止于耻骨结节。在此区，腹内斜肌下缘多为肌肉；其深面的腹横肌下缘多为腱膜，称腹横弓。有5%～10%的病例，腹横弓和腹内斜肌下缘腱膜部分在精索内后侧相互融合形成联合腱，止于耻骨结节。因此，真正的联合腱极为罕见，通常所说的联合腱实际上多是腹横弓的内下部分。

4. 腹横筋膜　在腹横肌及其腱膜下的腹内筋膜称为腹横筋膜。约在腹股沟韧带中点上方2cm，腹壁下动脉外侧处，腹横筋膜有一卵圆形裂孔，即腹股沟管内环（腹环）。精索或子宫圆韧带由此通过，腹横筋膜由该环向下包绕精索，成为精索内筋膜。在腹股沟韧带内侧1/2，腹横筋膜覆盖股动、静脉，并随血管下行至股部。

5. 腹膜外脂肪和壁层腹膜　在此区的腹横筋膜和腹膜之间，有较多的腹膜外脂肪，两者结合疏松，极易分离，体弱极瘦的人也可有一潜在间隙。从解剖结构上看，在腹股沟内侧1/2区，腹内斜肌和腹横弓下缘与腹股沟韧带之间，有一明显的空隙存在，完全没有了强有力的肌肉层。另外，当人站立时，此区所承受的腹内压力比平卧时约增加3倍，这些都成为腹股沟区好发疝的重要原因。

二、病因

（一）西医病因病理

1. 病因　腹外疝的发病原因有腹壁强度降低和腹内压增高两大因素。

（1）腹壁强度降低：潜在的腹壁强度降低最常见于某些组织穿过腹壁的部位，如精索或子宫圆韧带穿过腹股沟管、股动脉穿过的股管、脐血管穿过的脐环等处，其他像腹白线因发育不良也可成为腹壁的薄弱点。此外，手术切口愈合不良、外伤、感染、腹壁神经损伤、老年、久病、肥胖所致肌肉萎缩等也是腹壁强度降低的原因。

（2）腹内压力增高：常见的原因有慢性咳嗽、慢性便秘、排尿困难（如包茎、膀胱结石、前列腺增生）、腹水、妊娠、举重、婴儿经常啼哭等。正常人随时有腹内压增高的情况，但如腹壁完整而维持一定的强度，则不会发生疝。

2. 病理解剖　典型的腹外疝由疝环、疝囊、疝内容物和疝外被盖组成（图24-3）。

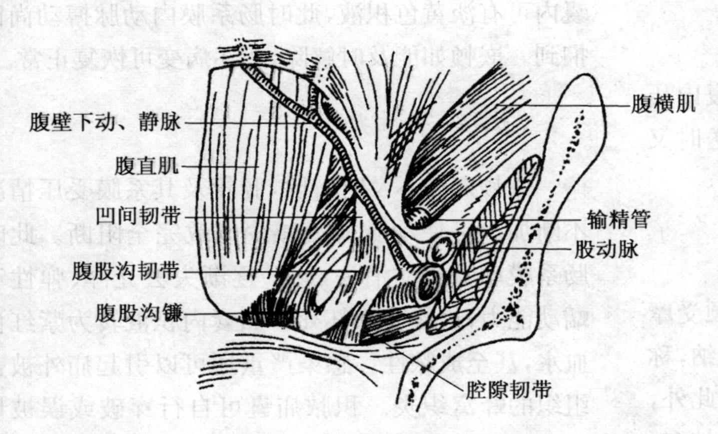

图24-2　右腹股沟区解剖（后面观）

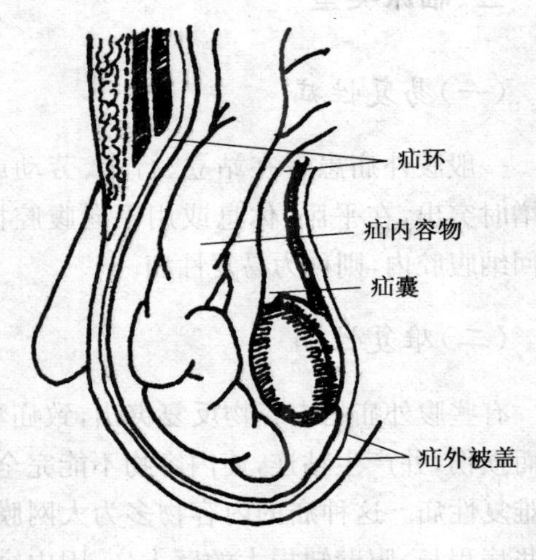

图24-3　疝的构成

（1）疝环：也称疝门，它是疝突向体表的门户，亦即腹壁薄弱点或缺损所在。各种疝通常以疝环所在部位作为命名依据，如腹股沟疝、股疝、脐疝、切口疝等。

（2）疝囊：是壁层腹膜经疝门向外突出形成的囊袋。可分为疝囊颈、疝囊体和疝囊底。疝囊颈是疝囊体与腹腔之间通道的狭窄部分，其位置相当于疝环。疝囊体是疝囊扩大部分。疝囊底为其最低部分。

（3）疝内容物：是进入疝囊的腹腔内脏器或组

织，以小肠最为多见，大网膜次之。此外，如盲肠、阑尾、乙状结肠、横结肠、膀胱等均可进入疝囊，但较少见。

(4)疝外被盖：是指疝囊以外的各层组织。

(二)中医病因病机

中医学认为，疝的发生原因较多，凡房劳、愤怒、劳倦、寒邪而致阴盛塞内、水湿内停、痰热瘀滞、气虚下陷等均可引起。且与任脉、足厥阴肝经有关，故云“诸疝皆归于肝经”。综合有下列几种原因：

1. 情志抑郁，致肝郁气滞，气机失于疏泄，筋脉不利而成；亦可因愤怒嚎哭，气胀流窜，或留于少腹，或注入阴部而成疝气。

2. 久坐寒湿之地，或因寒冬涉水，感受寒湿之邪，以致寒湿凝滞，聚入阴部所致；或素有湿热，复受外寒，湿热之邪不得外泄，寒主收引，使筋脉挛急，搏结而成。

3. 小儿先天不足，妇女生育过多，或老年气血虚弱，咳嗽，腹泻，便秘，或强力举重，操劳过度，劳则气耗，以致气虚下陷，筋脉弛缓，不能摄纳而生。

三、临床类型

(一)易复性疝

一般腹外疝患者在站立、行走、劳动或腹内压骤增时突出，在平卧、休息或用手向腹腔推送时又可回纳腹腔内，则称为易复性疝。

(二)难复性疝

有些腹外疝的内容物反复突出，致疝囊颈受摩擦而损伤，并产生粘连，使内容物不能完全回纳，称为难复性疝。这种疝的内容物多为大网膜。此外，有些病程长、腹壁缺损大的巨大疝，因内容物较多，腹壁已经完全丧失抵挡内容物突出的作用，也常难以回纳。

(三)滑动性疝

少数病程较长的疝，因内容物不断进入疝囊时产生的下坠力量，将疝囊颈上方的腹膜逐渐推向疝囊，尤其是髂窝区后腹膜与后腹壁结合的极为松弛，更易被推移，以致盲肠(包括阑尾)、乙状结肠或膀胱随之下移而形成疝囊壁的一部分，这种疝称为滑动性疝。因其内容物不能完全还纳，也属难复性疝(图 24-4)。

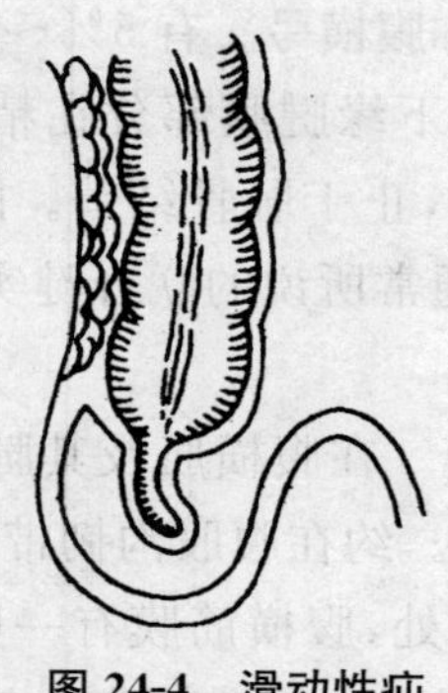

图 24-4　滑动性疝

(四)嵌顿性疝

疝环较小而腹内压突然增高时，疝内容物可强行扩张囊颈而进入疝囊，随后因囊颈的弹性收缩，又将内容物卡住，使其不能回纳，这种疝称为嵌顿性疝或箝闭性疝。疝发生嵌顿后，如其内容物为肠管，则因肠管及其系膜在疝环处受压，先使静脉回流受阻，导致肠壁瘀血和水肿，于是肠管受压情况加重而更难回纳。肠管嵌顿后，疝囊内的肠壁及其系膜逐渐增厚，颜色由正常的淡红逐渐转为深红，囊内可有淡黄色积液，此时肠系膜内动脉搏动尚能扪到。嵌顿如能及时解除，上述病变可恢复正常。

(五)绞窄性疝

嵌顿疝如不及时解除，肠管及其系膜受压情况不断加重可使动脉血流减少以致完全阻断。此时肠系膜动脉搏动消失，肠壁逐渐失去光泽、弹性和蠕动能力，最终变黑坏死。疝囊内积液转为紫红色血水，甚至成脓性。感染严重还可以引起疝外被盖组织的蜂窝织炎。积脓疝囊可自行穿破或误被切开引流而发生粪瘘。嵌顿性疝发展到肠壁动脉血流障碍阶段，即为绞窄性疝。嵌顿性疝和绞窄性疝实际上是一个病理过程的两个阶段，临床上很难截然分开。

(六)其他

肠管受压或绞窄时，临床上还可同时伴有急性机械性肠梗阻。有时嵌顿的内容物仅为部分肠壁，系膜侧肠壁及其系膜并未进入疝囊，肠腔并无完全梗阻，这种疝称为肠管壁疝或 Richter 疝（图 24-5）。如嵌顿的是小肠憩室（常为 Meckel 憩室），则称为 Litter 疝。有些嵌顿的肠管可包括几个肠袢，或成“W”形，疝囊内各嵌顿肠袢之间的肠管可隐藏在腹腔内，这种情况称为逆行性嵌顿疝（图 24-6）。肠管发生绞窄时，不仅疝囊内的肠管可坏死，腹腔内的中间肠袢也可发生坏死，有时甚至疝囊内的肠袢尚存活，而腹腔内的肠袢已坏死。所以，在手术处理嵌顿或绞窄性疝时，必须把腹腔内有关肠袢牵出检查，以测安全。

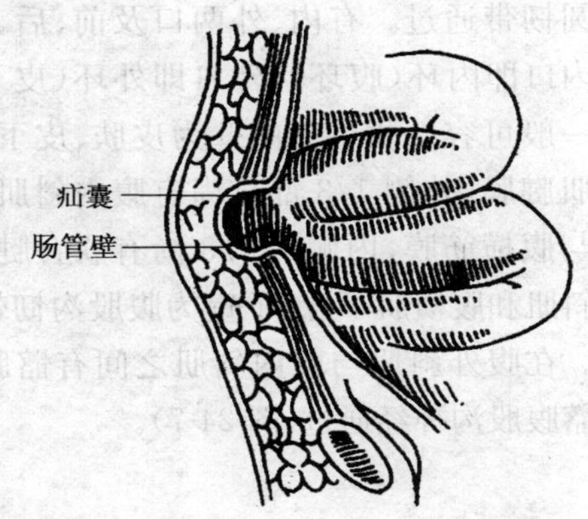

图 24-5　肠管壁疝

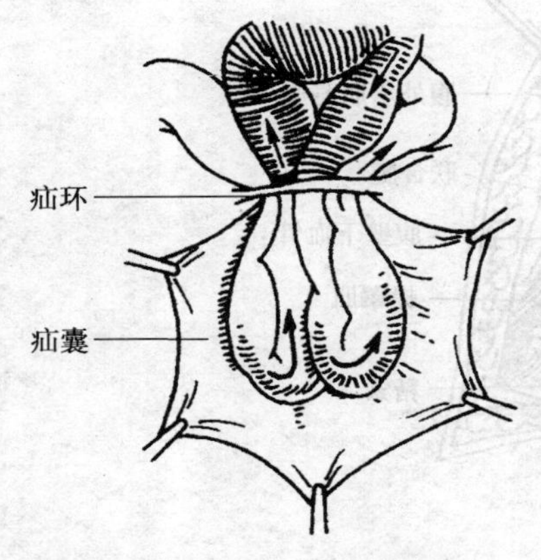

图 24-6　逆行性嵌顿性疝

儿童的疝，因疝环组织一般较柔软，嵌顿后很少发生绞窄。

四、治疗

腹外疝一经确诊，原则上均应手术修补腹壁缺损，方能获得痊愈。但在手术治疗不甚适宜或有禁忌的情况下，可试行非手术治疗。基本原则是疝内容物回纳后，在疝环口处施加压力，以防止疝内容物进入疝囊内。常用治疗方法有以下几种：

1. 贴胶布法　适用于 1 岁以内的婴儿脐疝和成人小的腹壁切口疝。方法是：两条适当长的胶布各宽 2 寸，一条有洞，一条有舌。腹壁涂安息香酸酊。将两条胶布分别贴于腹部两侧，有舌胶布插入有洞胶布内，收紧胶布，致使脐部皮肤有皱褶时方可。有时在贴胶布前，在疝囊底部垫一块小纱布或包有纱布的小纸板，以增加压力强度。胶布 1～2 周更换一次，持续半年以上方可。

贴胶布法对有胶布过敏者不宜使用，此时可用缝有子母扣的、窄的腹带代替。缝在腹带上的子母扣固定腹带牢固、方便和舒适。

2. 疝带法　适用于成人腹股沟疝不能接受手术者。目前疝带多为金属疝带，其弹性好，压迫强度适宜。因婴儿使用疝带不易固定，并可损坏皮肤，故常用棉纱束带压迫法。

有下列情况者不宜使用疝带：

（1）嵌顿疝和绞窄性疝。

（2）伴有精索水肿、睾丸下降不全的腹股沟疝。

（3）巨大疝，特别是疝囊口很宽大的，应用疝带大多无效。

疝带压迫法基本上是一种姑息疗法，特别对成人多数无效，或有时暂时痊愈，隔一段时间又复发。所以对适于手术的腹外疝，应尽量施行手术治疗，以防嵌顿或绞窄而酿成严重后果。

3. 中医中药治疗

（1）辨证论治

①气滞证

【证候】多为小腹或阴囊肿胀偏痛，结滞不舒，缓急无时。常因愤怒、嚎哭、过度劳累而发作。舌淡，苔薄，脉弦。

【治则】疏肝理气，舒筋止痛。

【方药】导气汤加减。

②寒湿证

【证候】结块在阴囊，肿硬而冷，牵引睾丸疼痛，喜暖畏寒。苔白腻，脉弦紧。

【治则】温化寒湿，疏肝理气。

【方药】天台乌药散加减。

③气虚下陷证

【证候】肿块时大时小，劳累时加重，面色萎黄，动则气短，头昏，神疲乏力。舌淡，脉细弱。

【治则】补中益气，升提举陷。

【方药】补中益气汤加减。

(2)成药验方：不论何种类型，均可单用小茴香15g煎汤内服。气虚下陷者，可用补中益气丸，每次9g，每日2～3次。或口服黄芪片，每次5片，每日2～3次。

(3)针刺：穴取大敦，补气海、三阴交，泻急脉、章门、期门、阴陵泉，留针10～15分钟。亦可用灸法或二者兼用。

4. 疝修补术　为手术疗法，具体方法在各节中分述。

第二节　腹股沟斜疝

经过腹壁下动脉外侧的腹沟管内环突出，在腹股沟管内由深到浅、向内下斜行，穿出腹股沟管皮下环，常进入阴囊的疝，称为腹股沟斜疝(indirect inguinal hernia)。腹股沟斜疝的发病率占腹股沟疝的85%～95%。男多于女，男女之比约为15：1。因右侧睾丸下降比左侧晚，故右侧较左侧多见。

一、腹股沟管解剖

腹股沟管并非呈管形，而是腹股沟区肌层间一个潜在的裂隙。位于腹股沟韧带中点上方2cm处，与韧带平行。成人腹股沟管长4～5cm，内有精索或子宫圆韧带通过。有内、外两口及前、后、上、下四壁。内口即内环(腹环)，外口即外环(皮下环)，其大小一般可容一指尖。前壁为皮肤、皮下组织、腹外斜肌腱膜，外侧1/3部分尚有腹内斜肌；后壁为腹膜与腹横筋膜，内侧的1/3尚有联合腱；上壁为腹内斜肌和腹横肌下缘；下壁为腹股沟韧带和腔隙韧带。在腹外斜肌与腹内斜肌之间有髂腹壁下神经和髂腹股沟神经通过(图24-7)。

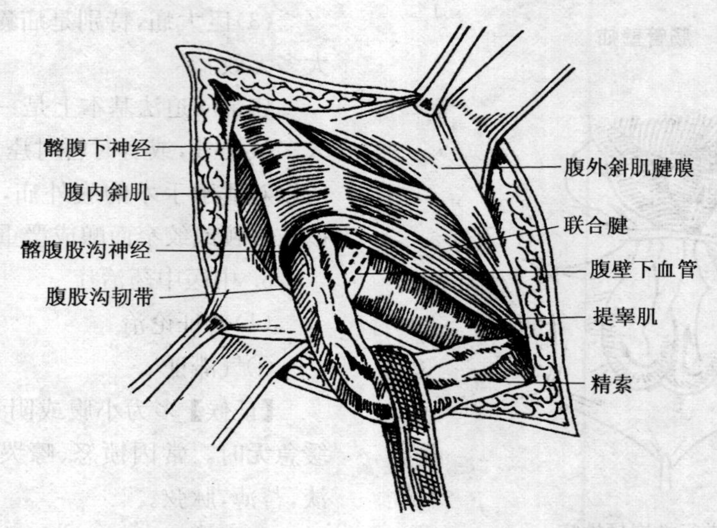

图24-7　正常腹股沟管解剖

二、发病机制

有先天性和后天性两种，以前者多见。

1. 先天性　胚胎期睾丸位于腹膜后第2～3腰椎旁，在发育过程中逐渐下降，在下降至腹股沟管内环处带动腹膜、腹横筋膜的部分肌肉一起下降，于外环处推动皮肤继续下降而形成阴囊。在下降过程中腹膜所形成的鞘状突，婴儿出生后不久其下段与睾丸紧贴成为睾丸固有鞘膜，其余部分则萎缩而成一纤维索带。如鞘状突不闭锁或闭锁不完全，就成为先天性疝(图24-8)。

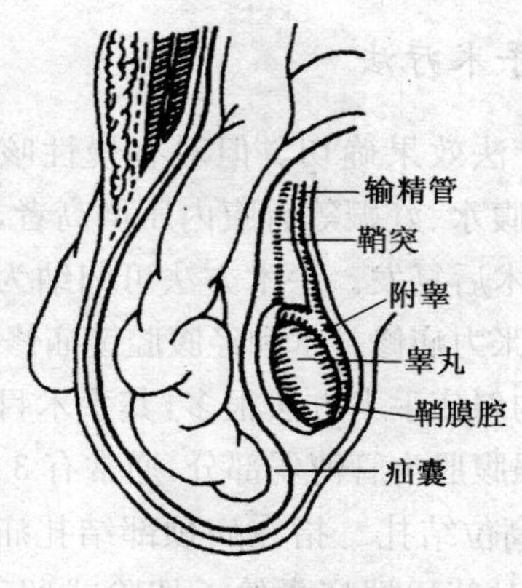

图 24-8　腹股沟斜疝

2. 后天性　正常人有两种情况保持腹股沟管完整，并防止腹内容物经内环膨出的机制。一是腹横肌和腹内斜肌在内环的括约肌作用。当腹横筋膜和腹横肌收缩时，内环内侧的凹间韧带和内环一起被牵向内上方，从而在腹内斜肌深面关闭了内环，阻止了疝的形成。二是腹横弓和腹内斜肌弓状下缘的开闭作用。腹壁松弛时，弓向上突出，当腹压增高时，腹内斜肌和腹横肌同时收缩，不仅使腹股沟管的前后壁紧靠拢，而且弓被拉直变平，并向腹股沟韧带靠拢，使弓状缘下方的半月形缺口接近消失，从而加强了腹股沟管区。如果腹内斜肌和腹横肌发育不全，营养不良或下缘过高，这不但使腹股沟区更加薄弱，而且丧失了保护性机制，易发生后天性斜疝。

三、临床表现和诊断

腹股沟斜疝多见于儿童和青、中年男性。当患者啼哭或站立腹压增高时，腹股沟上段内侧(腹环处)由外上向内下前斜行，突现一圆形或梨形囊性包块。平卧时包块可自行回缩消失。患者仅有局部轻度坠胀感，此时诊断较为困难；如肿块不断增大进入阴囊或大阴唇，此时除坠胀感外可有明显牵引痛，诊断较容易。

1. 易复性斜疝　此型斜疝用手轻按疝囊，嘱患者咳嗽，可扪及膨胀性冲击感。患者平卧或用手法将包块向腹环处推挤，包块可回纳消失。再以手指尖经阴囊皮肤伸入外环，可发现外环扩大，局部腹壁软弱；此时需嘱患者咳嗽，指尖有冲击感。包块消失后用手指紧压腹股沟管腹环处，让患者咳嗽、站立或鼓腹，包块不再出现。若疝内容物为小肠，则包块柔软、光滑、有弹性，叩诊呈鼓音，听诊可闻及肠鸣音，当包块回纳进入腹腔时，可听到“咕噜”声。若内容物为大网膜，则包块坚韧、无弹性，叩诊呈浊音，听诊无肠鸣，回纳不伴“咕噜”声。

2. 难复性斜疝　此型斜疝除坠胀感、牵引痛稍重外，其主要表现为包块不能完全回纳，尚有消化不良和便秘等症状。

滑动性斜疝也属难复性疝，多见于青壮年男性，右多于左，其比例约为 6∶1。虽不多见，但滑入疝囊内的盲肠或乙状结肠在疝手术时容易误当疝囊切开，应予以注意。

3. 嵌顿性和绞窄性斜疝　此型斜疝常发生在强劳动或剧烈咳嗽及严重便秘等腹内压骤增时。主要表现为，包块突然增大，伴有明显疼痛，包块变硬无弹性，触痛明显，不能回纳；如疝内容物为肠管，可出现急性肠梗阻或绞窄性肠梗阻症状，如腹部绞痛、恶心、呕吐、便秘、腹胀等；若疝内容物为大网膜，局部触痛常较轻。

疝一旦嵌顿则自行回纳的机会很少，在临床上嵌顿和绞窄是不能分开的两个发展阶段。一般认为，嵌顿疝超过 24～48 小时，出现毒血症、严重水电解质紊乱与酸碱失衡表现，有包块皮肤水肿、发红等症状者，应考虑为绞窄性疝。当然，临床上也有绞窄性疝在肠袢坏死穿孔时，疼痛可因疝囊内压力骤降而暂时缓解的，所以疼痛减轻而包块仍存在者，不应认为是病情好转。绞窄时间越长者，其疝内容物越易发生感染。感染侵及周围组织，可引起疝外被盖组织的急性炎症，严重者可发生脓毒血症。

四、鉴别诊断

(一)睾丸鞘膜积液

其包块仅限于阴囊内，多呈卵圆形，上缘可清楚地扪及精索；而斜疝多呈梨形，上缘有蒂柄通向腹股沟管。睾丸鞘膜积液时，睾丸位于体液中央，包块呈囊性，不能扪及睾丸；而斜疝可在包块后方扪及睾丸。睾丸鞘膜积液包块从不回纳或消失；斜疝包块可回纳消失或缩小。睾丸鞘膜积液透光试验多呈阳性；斜疝则多呈阴性，婴幼儿斜疝时，因其组织薄，透光试验可呈阳性。

(二)交通性鞘膜积液

其包块外形与睾丸鞘膜积液相似,但常在起床后或站立一段时间后,包块才缓慢地出现并逐渐增大。平卧或挤压包块,因液体被挤入腹腔,包块可慢慢缩小或消失。易复性斜疝时,其包块出现或消失都比较快,而且回纳后,压住腹环,嘱患者站立,鼓腹后包块不再出现。

(三)精索鞘膜积液

其包块一般较小,在腹股沟管内,因此牵拉同侧睾丸时,可见包块上下移动。

(四)睾丸下降不全

其包块较小,挤压时患者有特殊的胀痛感觉。患侧睾丸缺如有助于诊断。

(五)急性肠梗阻

肠管被嵌顿可伴有急性肠梗阻,但因诊断为肠梗阻而忽略了疝的存在,临床时有发生。尤其在患者比较肥胖而疝块比较小时,更易发生漏诊而导致诊疗上的错误。

五、治疗

腹股沟斜疝常可发生嵌顿绞窄而危及患者生命,因此确诊后应及时处理。

(一)非手术疗法

1岁以内婴儿因其腹肌可随身体发育逐渐强壮,疝有消失的可能,故暂不手术,可用棉线束带或绷带压住腹股沟管深环,这样可防止疝块突出,给发育中的腹肌加强腹壁的机会。

老年体弱、因故不适于手术者可用疝带治疗。但长期使用可以刺激致疝颈肥厚、硬韧。疝内容物与疝壁粘连,容易造成嵌顿或绞窄。发生嵌顿如时间较短(不超过2～4小时),且局部压痛不明显,腹部无压痛及腹肌紧张等腹膜刺激症状,估计无肠管绞窄坏死时,可以试行手法复位。手法切忌粗暴,复位后观察24～48小时,注意有无腹膜炎出现,以及肠梗阻是否解除。

(二)手术疗法

手术疗法效果确切。但对有慢性咳嗽、便秘、排尿困难、腹水、妊娠等有腹内压增高者,务必先行处理,以免术后复发。手术方法可归纳为传统的疝修补术、无张力疝修补术和经腹腔镜疝修补术等。

腹股沟斜疝手术方法很多,其手术目的是切除疝囊和加强腹股沟管薄弱部分,通常有3类。

1. 疝高位结扎　指在疝颈部结扎疝囊。可视疝囊大小,对其远端疝囊给予切除或留于原位,这样就堵住了腹内脏器或组织进入疝囊内的通道(图24-9)。结扎应尽量在高的水平进行,如结扎偏低,那只是把一个较大的疝囊转化成一个较小的疝囊,给疝复发创造了条件。单纯的疝囊高位结扎术,只有在腹股沟管薄弱部于发育过程中能够逐渐加强时,疗效才确切,所以该术式多用于婴幼儿。对其他年龄段及绞窄性斜疝患者,如因局部有严重感染,修补易失败时亦可应用。

2. 疝修补术　适用于腹股沟管缺损不大,附近肌腱比较完整的成年患者。其方法是在疝高位结扎的基础上,视薄弱或缺损部位而决定的内环修补和腹股沟管壁修补。

(1)内环修补:适用于内环扩大的病例。如内环仅轻度扩大,将内环的下缘间断缝合数针,能容小指尖通过即可。

(2)腹股沟管壁修补:其方法很多,通常可分为加强腹股沟管前壁或后壁两类。

1)Ferguson法:是加强腹股沟管前壁最常用的方法。高位结扎疝颈后,不游离精索;将腹内斜肌下缘和联合腱在精索浅面缝于腹股沟韧带上,以消灭弓状下缘与腹股沟韧带之间的空隙(图24-10)。此方法适用于腹股沟管后壁发育不全的儿童和青年人较小的斜疝。

2)Bassini法:是修补腹股沟管后壁的方法。在高位疝囊颈结扎后,将精索游离提起,在精索深面将腹内斜肌下缘和联合腱缝于腹股沟韧带上,精索位于腹内斜肌与腹外斜肌腱膜之间(图24-11)。适用于成人斜疝和腹壁一般性薄弱者。

3)Mcvay法:是修补腹股沟管后壁的方法。在Bassini法的基础上,在精索深面将腹内斜肌下缘和联合腱缝于耻骨梳韧带上,可同时加强腹股沟三角间接封闭股环。多用于腹壁重度薄弱的较大斜和复发性疝(图 24-12)。

4)无张力疝修补术(tension-free hernioplas-):分离出疝囊后,如疝囊较小,无需高位结扎或切除,将其内翻送入腹腔。然后用人工材料制成一个圆形花瓣样的充填物,填充在疝的内环处以填补缺损,再将一个合成纤维网片缝合于腹股沟管后壁而替代传统的张力缝合(图 24-13)。

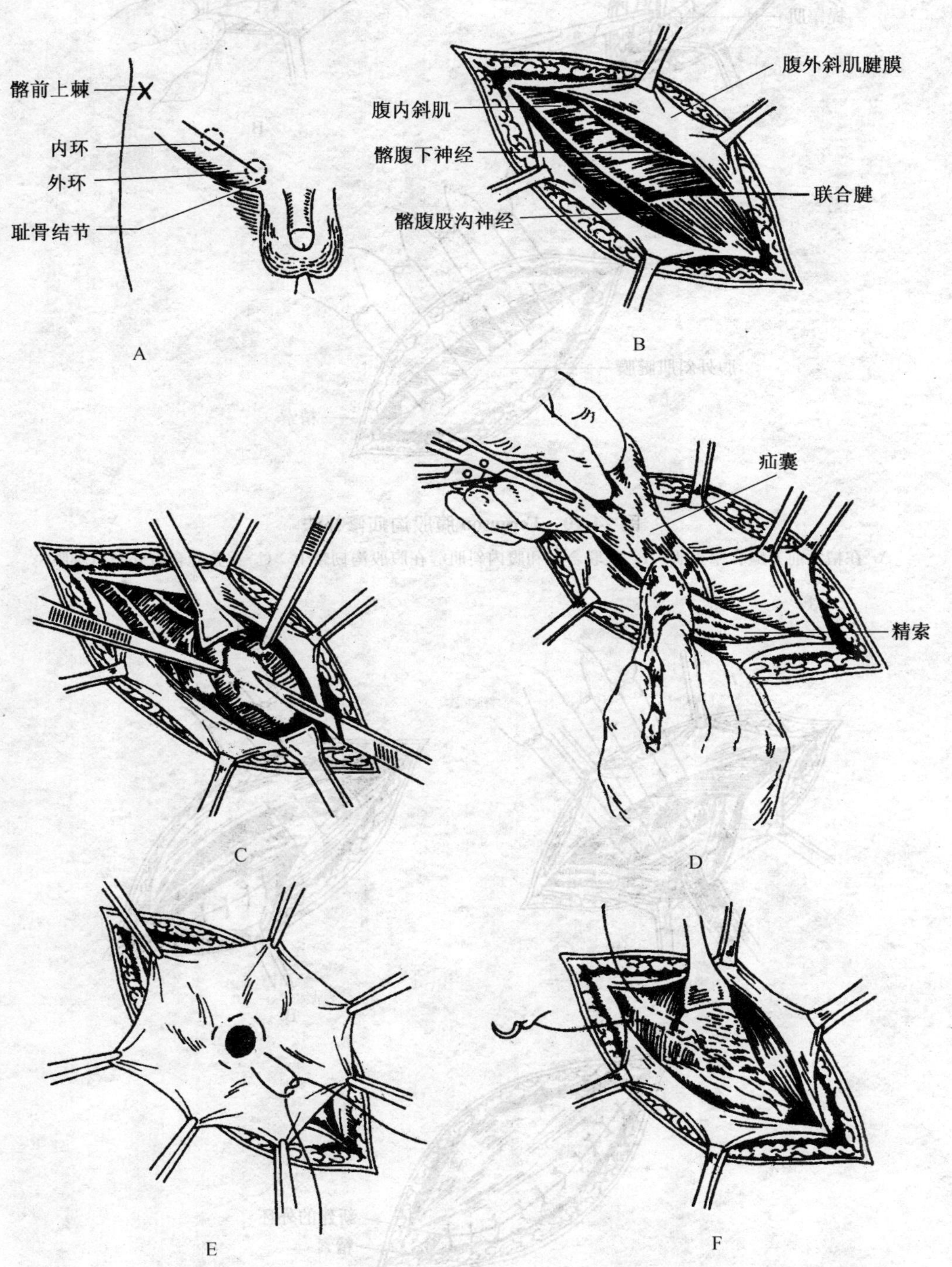

图 24-9　腹股沟斜疝疝囊高位结扎术

A. 皮肤切开(斜切口)　B. 切开腹外斜肌腱膜,显露神经　C. 切开疝囊　D. 疝内容物回纳,剥离疝囊至颈部　E. 疝囊内荷包缝合,结扎疝囊颈　F. 切除荷包缝线以远的疝囊组织,荷包线悬吊在腹内斜肌上

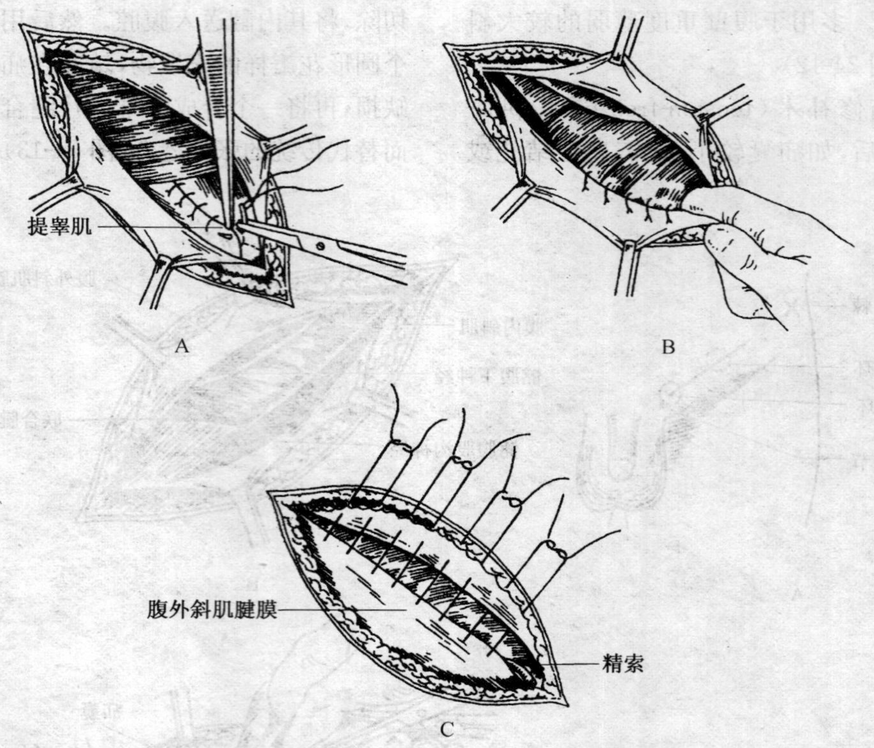

图 24-10 Ferguson 腹股沟疝修补法

A. 在精索前方缝合睾提肌 B. 把联合腱和腹内斜肌缝在腹股沟韧带上 C. 重叠缝合腹外斜肌腱膜

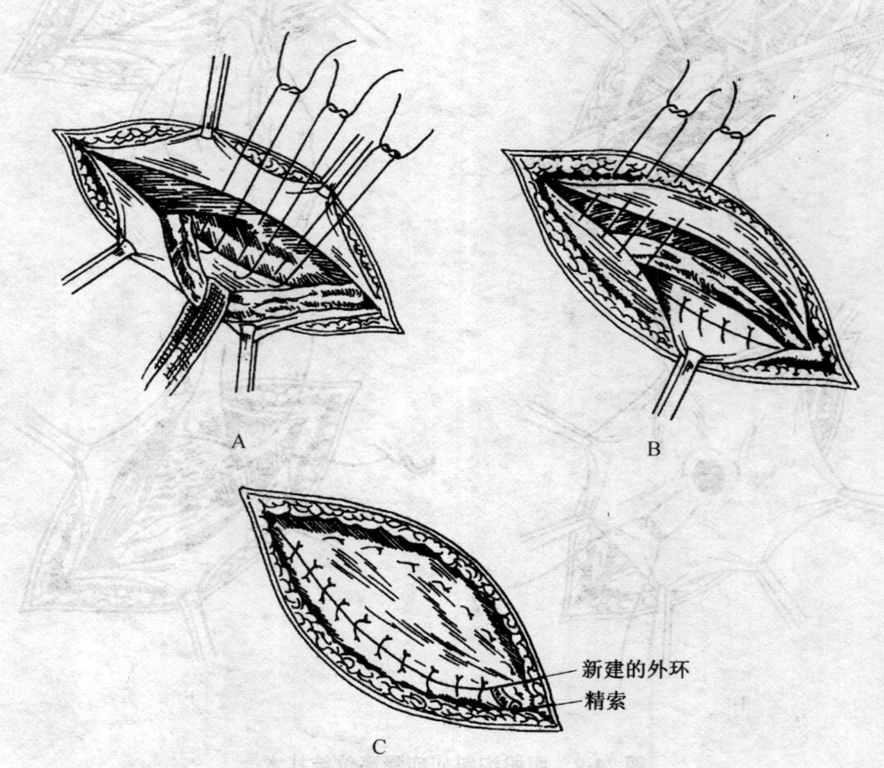

图 24-11 Bassini 腹股沟疝修补法

A. 提起精索，在其后将联合腱和腹内斜肌缝在腹股沟韧带上 B. 在精索前方缝合腹外斜肌腱膜
C. 腹外斜肌腱膜缝合后，在其下内方新建外环

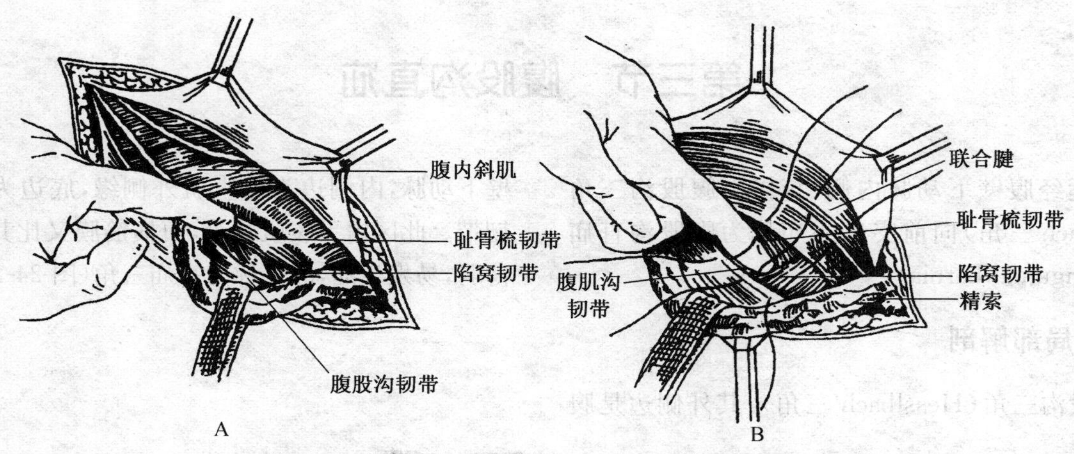

图 24-12 Mcvay 腹股沟疝修补法

A. 显露耻骨梳韧带 B. 将联合腱和腹内斜肌缝合在耻骨梳韧带上

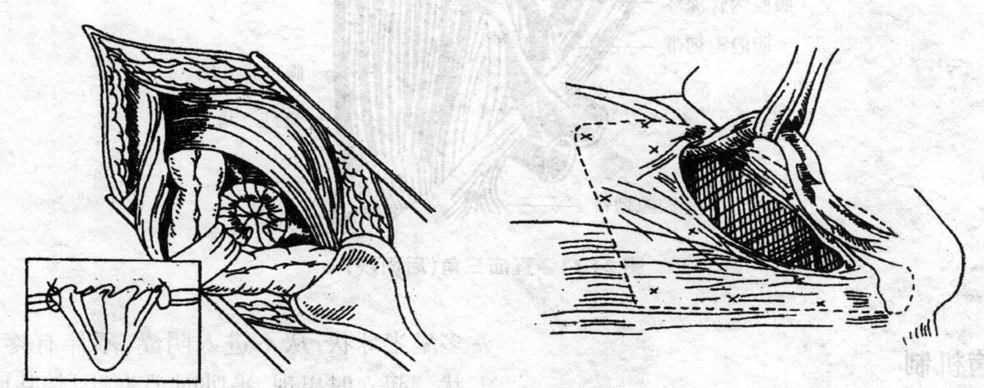

图 24-13 无张力(填充式)疝修补术

(3)疝成形术:巨型疝或复发性疝、腹股沟管后严重缺损等无法利用局部组织进行修补者,应施疝成形术。基本术式按 Bassini 法进行。传统上将同侧腹直肌前鞘瓣向外下翻转,在精索深面缝腹股沟韧带上,或用自体阔筋膜移到腹股沟管后。近年来,人工材料涤纶网、四氟乙烯网、尼龙网的出现为在无张力状态下进行疝修补创造了条,主要用于修复腹股沟区的腹横筋膜缺损。手术点是切除软弱、损坏的腹横筋膜及腹膜外组织,合成纤维网固定于缺损的腹横筋膜边缘深面及股沟韧带上。这克服了传统术式张力大、术后局牵扯感、疼痛较重和组织间愈合差等缺点。

除以上方法外,尚可利用腹腔镜等设备进行手术。

(三)中医治疗

1. 疝气丸(经验方)

【药物】川楝子、橘核、胡芦巴、益智仁、肉桂、高良姜、马蔺花、怀牛膝、沙苑子、淫羊藿、黄芩、虎骨、千年健、红花、冬虫草、甘草、苏合香。

【治则】补肾散寒,理气止痛。

【适应证】由肾气虚寒引起的小肠疝气,睾丸肿胀,少腹抽痛。

【用法】蜜丸,每丸 9g。每次 1 丸,每日 2 次,温开水送服。

2. 疝气内消丸(经验方)

【药物】茴香、肉桂、橘核、荔枝核、炮姜、沉香、川楝子、青皮、吴茱萸、白术、丝瓜炭、附子、补骨脂、大茴香、甘草。

【治则】行气散寒,消肿止痛。

【适应证】由寒湿引起的小肠疝气,睾丸肿大,偏坠抽痛。

【用法】蜜丸,每丸 9g,每丸含药量约 4g,每盒 10 丸。每次 1 丸,每日 2 次。

第三节　腹股沟直疝

疝囊经腹壁下动脉内侧，直接由腹股沟三角(Hesslbach三角)向前突出的疝称为腹股沟直疝(direct inguinal hernia)。

一、局部解剖

腹股沟三角(Hesslbach三角)：其外侧边是腹壁下动脉，内侧边为腹直肌外侧缘，底边为腹股韧带。此区内无腹肌覆盖，腹横筋膜又比其他部薄弱，易发生疝，故又称为直疝三角(图24-14)。

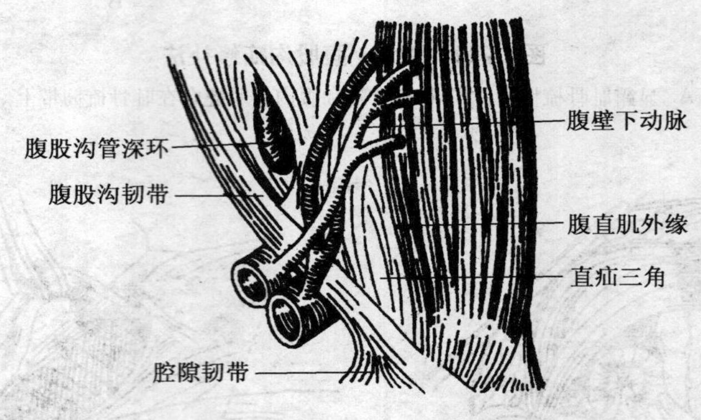

图24-14　直疝三角(后面观)

二、发病机制

先天性因素是腹横肌与腹内斜肌下缘组成的联合腱止点偏高，后天性因素是肌肉退化、萎缩和长期咳嗽、排尿困难等原因引起的腹内压增高，故直疝多见于老年人，常两侧发生。

三、临床表现

多见于老年男性体弱者，其基本表现与斜疝相似，但其包块位于腹股沟内侧和耻骨结节外上方，多呈半球状，从不进入阴囊，不伴有疼痛及其他状。起立时出现，平卧时消失，因其基底部较宽，易还纳，极少发生嵌顿。还纳后指压内环，不能止其出现。如以食指经外环插入腹股沟管内，可及后壁明显缺损。疝内容物常为小肠或大网膜，胱有时可进入疝囊，成为滑动性直疝；如发生粘膀胱即成为疝囊的一部分，手术时应注意。

结合病史和体征，腹股沟直疝诊断并不困但需与腹股沟斜疝相鉴别(表24-1)。

表24-1　腹股沟斜疝与直疝相鉴别

	斜疝	直疝
发病年龄	斜疝多见儿童及青壮年	多见于老年体弱者
突出路径	经腹股沟突出由外上向内下前斜行进入阴囊	腹股沟三角直接由后向前突出，不进入阴囊
疝块外形	椭圆形、梨形、上部呈蒂柄状	半球状，基底部宽
疝块回纳后压住内环	疝块不再突出	疝块仍突出
精索与疝囊关系	精索在疝囊后方	精索在疝囊前方
疝囊颈与腹壁下动脉关系	疝囊颈在其外侧	疝囊颈在其内侧
嵌顿机会	较高	较低

四、治疗

早期可试用疝带治疗，但手术加强腹股沟三角仍是最有效的治疗手段。常用 Mcvay 法，在精索深面将腹内斜肌下缘和联合腱缝合至耻骨梳韧带上。如疝囊颈偏小者，也可采取高位结扎；巨大的疝囊则需连续缝合，以关闭腹腔，然后决定是否应用人工材料进行修补。

第四节　股　疝

疝囊通过股环，经股管向卵圆窝突出的疝，称为股疝（femoral hernia）。女性骨盆宽广，股管上口宽松，加上妊娠等因素，中年以上妇女易发生股疝。其发病率占腹外疝的 3%～5%。

一、股管解剖

股管是腹股沟韧带下内侧一个漏斗形间隙，长1～1.5cm，直径约 1.5cm，有上、下两个口。上口为股环，由股环膈膜覆盖；下口为卵圆窝，卵圆窝是股部阔筋膜上的一个薄弱部分，其浅面由筛状板覆盖，大隐动脉在此处穿过筛状板进入股静脉（图 24-15）。股管前壁是腹股沟韧带，后壁是耻骨梳韧带，内侧是陷窝韧带，外侧是股静脉。股管内被脂肪、疏松结缔组织充填。

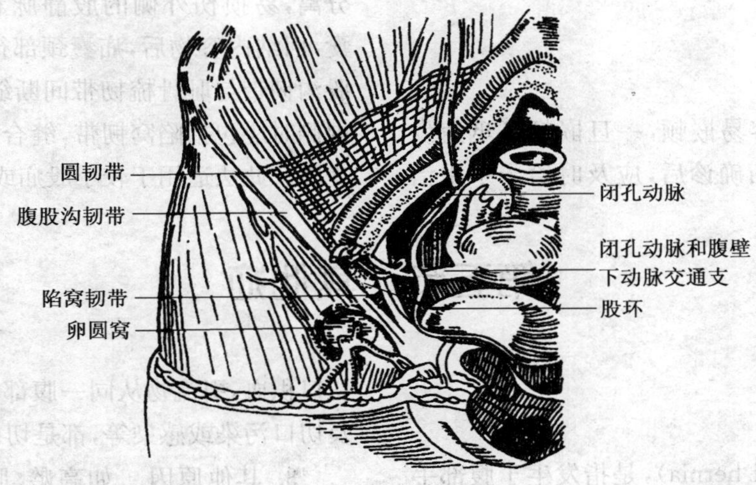

图 24-15　股管的解剖关系

二、发病机制

腹内压力增高时，下坠的腹腔脏器被推向下方，给对着股环上方的腹膜一定压力，使其经股管向外突出形成股疝。疝块逐渐发展，即由股管下口突破筛状板而至皮下。股疝内容物常为小肠或大网膜。

三、临床表现

常在腹股沟韧带下方卵圆窝处出现一半球形肿块，一般约核桃大小，除部分患者在久站或咳嗽时感到患处胀痛外，无其他明显症状，尤其肥胖患者易被忽视。由于股环狭小，同时疝内容物进入股管呈垂直而下，突出卵圆窝后向前转折，构成锐角，因此极容易嵌顿和绞窄，这时可出现剧烈疼痛和急性肠梗阻症状。由于局部表现不明显，易被误诊为腹内原因所致的急腹症。但在肠壁性绞窄性股疝时，可无肠梗阻表现，待肠壁坏死、穿孔，局部形成脓肿或蜂窝织炎时，常被切开引流而形成肠瘘。

四、鉴别诊断

诊断并不困难，但需与下列疾病相鉴别。

1. 腹股沟斜疝　疝块位于腹股沟韧带上方，而股疝则位于腹股沟韧带下方。股疝还纳后，用手指压住腹股沟管浅环，嘱患者咳嗽，肿块仍能出现。也可用手指探查浅环是否扩大，有助于鉴别。

2. 腹部脂肪瘤　脂肪瘤逐渐增大，并无疼痛和压痛，脂肪瘤基底不固定，活动度较大；而股疝基底固定，不能推动。

3. 股部淋巴结炎　单个肿大的淋巴结应与股疝嵌顿鉴别。淋巴结肿大时同侧下腹一般可找到原发性病灶，肿块呈椭圆形；股疝常为半球形，嵌顿时可伴有急性机械性肠梗阻表现。

4. 大隐静脉曲张的结节　大隐静脉曲张的结节状膨大位置较浅，壁薄，下肢伴有曲张静脉，在平卧或抬高下肢后肿块消失。

5. 髂腰部结核性脓肿　腰椎或骶髂关节结核所致的寒性脓肿可沿腰大肌流至腹股沟区，其包块多位于腹股沟的外侧部分，偏髂窝处，且有波动感。X线摄片有助于鉴别。

五、治疗

股疝不能自愈，容易嵌顿，一旦嵌顿可迅速发展为绞窄性，因此股疝确诊后，应及时给予手术治疗。对嵌顿或绞窄性股疝，更应施行急诊手术。常用的方法有两类，即腹股沟上修补法和腹股沟下修补法。

1. 腹股沟上修补法　其基本手术是Mcvay修补法，在切开腹股沟管后壁腹横筋膜后，用纱布推开腹膜外脂肪，找出股静脉，并在其内侧分离疝囊颈部，边分离边向上提出疝囊，必要时在卵圆窝处向上推压，有助于疝囊的完全游离。将疝囊高位结扎切断，将耻骨韧带、陷窝韧带及腹股沟韧带缝合在一起，借以关闭股环；也可采用人工合成材料及腹腔镜修补术。此法适用于较大股疝或嵌顿性股疝。

2. 股沟下修补法　在卵圆窝处作6～7cm直切口或斜切口。切开皮下层及筛状板后，在股静脉内侧显露出疝囊；其外常有一层脂肪，有时不容易分离，易损伤外侧的股静脉和大隐静脉。切开疝囊，回纳内容物后，疝囊颈部行高位结扎；然后将腹股沟韧带与耻骨梳韧带间断缝合，封闭股环。缝合内侧时应包括陷窝韧带，缝合外侧时勿损伤压迫股静脉。此法适用于较小股疝或老年体弱者。

第五节　其他疝

一、切口疝

切口疝(incisional hernia)，是指发生于腹部手术切口处的疝，临床上较多见，其发病率仅次于腹股沟斜疝。尤其是腹部手术切口感染和伤口裂开患者，其发生率可高达10%～25%。

(一)病因病理

1. 除腹直肌外，腹壁所有层次，包括肌肉或筋膜，其纤维大体都沿着水平方向走行。腹部切口，特别是纵行切口，不但切断了这些纤维，而且切口缝合后总处于紧张状态，缝线极易从纤维间滑脱，致使切口开裂；切口处神经被切断，也有损局部肌肉的强度。这是发生切口疝的解剖基础。

2. 切口过长，被切断的肋间神经过多，操作粗暴损伤过大，切口缝合层次错位致对合不佳，浅麻醉下强行缝合引起组织撕裂，止血不彻底所致术后切口积血，引流物从同一腹部切口引出或留置过久及切口污染或感染等，都是切口疝发生的诱因。

3. 其他原因　如高龄、肥胖、贫血、低蛋白血症，以及术后腹胀、剧烈咳嗽、排尿困难、便秘等引起腹内压升高的因素。

切口疝一般发生在手术后几个月内，纵切口较横切口多见，下腹部比上腹部多见。切口疝一般疝环较大，疝囊不完整，因此极少嵌顿，但疝内容物易与腹膜外组织粘连而形成难复性疝，常伴有不全性肠梗阻。

(二)临床表现

腹壁切口处逐渐膨隆，出现包块，患者站立及鼓腹时明显，平卧时缩小或消失。较小的切口疝可无其他症状，较大的切口疝可出现腹部不适和牵拉感，也可出现食欲减退、恶心、腹部隐痛或便秘等。检查时可见切口处有包块，疝囊壁薄弱者可见肠型及蠕动波，包块回纳后可清楚扪及疝环边缘。如系腹壁肋间神经损伤引起的腹壁薄弱所致的切口疝，包块边缘不清，常无明确疝环存在。

(三)治疗

切口疝不能自愈，原则上应手术治疗。术前应明确其发生的原因，有针对性地治疗。既要减低腹内压力，又要修补薄弱的疝环。对有手术禁忌的和暂不宜手术的患者，可试用腹带、弹性绷带包扎以减轻不适。

手术治疗术式：根据疝大小、形态及发病部位而定。中小型切口疝单纯修补即可，缺损较大的切口疝则需行疝成形术，也可采用人工合成材料进行修补。不管采用何种方法，都应在无张力情况下进行，否则容易复发。

二、脐疝

腹内脏器或组织通过脐环突出于体表者，称为脐疝(umbilical hernia)。脐疝多见于婴幼儿。脐环未闭或闭锁不全及脐部感染所引起局部瘢痕组织薄弱者，在腹内压力升高时，即可发生脐疝。其包块一般为 1～2cm，多能自行回纳，很少发生嵌顿和绞窄。未闭锁的脐环一般在 2 周岁以后自行闭合，脐疝也随之消失。因此除发生嵌顿或绞窄外，2 周岁以内的婴幼儿可先采用非手术治疗。具体方法是：用一块纱布或硬币纸片压住脐环，然后用胶布或绷带固定。2 岁以后脐环直径仍＞1.5cm，则应手术治疗。

成人脐疝少见，多发生于中年肥胖的经产妇女，也常见于慢性咳嗽、肝硬化腹水等患者。成人脐疝一般疝环狭小，周围组织较坚韧，因此易发生嵌顿或绞窄，故应采用手术治疗。

脐疝手术仍是切除疝囊，缝合疝环。成人疝环较大的，也可采用横向、分层重叠缝合疝环旁组织。手术治疗应保留脐眼，以免给患者造成心理影响。

三、白线疝

发生在腹壁正中的疝称为白线疝(hernia linea alba)。可发生在腹壁正中的任何部位，但以上腹部多见，故又称为腹上疝。腹白线由两侧腹直肌前后鞘的纤维斜形相互交叉构成。这一结构适应了躯体活动，但神经血管穿过白线处留下的若干薄弱点为腹内压力增高时疝的发生创造了条件。早期的白线疝并无疝囊，只是腹膜外脂肪向外突出。如继续发展，突出的脂肪逐渐扩大白线的薄弱点，并牵拉腹膜向外形成疝囊。白线疝较小，其内容物多为大网膜，易和疝囊粘连，成为难复性疝。

早期疝小而无症状，不易发现。其后逐渐因腹膜受牵拉而出现上腹疼痛，并伴有恶心、呕吐等消化道症状；在腹白线处可扪及包块，平卧或加压时包块可缩小或消失，常在该区扪及缺损的孔隙(疝环)。

小而无症状者无需治疗，较大而有明显症状者应手术治疗。无疝囊白线疝仅切除突出的脂肪，修补白线缺损即可；有疝囊者应高位结扎疝囊颈，切除疝囊，缝合疝环，必要时可重叠缝合腹直肌前鞘；缺损过大者也可采用人工材料修补。

(许　斌)

第二十五章 腹膜、系膜及腹膜后疾病

第一节 气腹、腹水、血腹及腹内异物

气 腹

腹腔内存在气体称为气腹。气腹有时单独存在，但多数情况与腹水同时并存，称为气液腹。临床医生极为重视气腹的发生，因为它是消化道穿孔或腹腔内产气细菌感染的有力证据。

一、病因

1. 上消化道溃疡病穿孔或胃癌穿孔。

2. 肠道穿孔

(1)空回肠穿孔：结核、伤寒、梗阻、憩室、Crohn病、外伤等。

(2)结肠穿孔：阿米巴痢疾、憩室、软疳、外伤、肠癌、Crohn病、溃疡性结肠炎、先天性巨结肠、直肠淋巴肉芽肿等。

3. 腹腔镜充气检查术后 CO_2 充气腹腔镜检查术后4小时可吸收完毕；CO_2 充气后2天完全吸收；空气充气时间较长，一般2～3天完全吸收，少数可长达10天左右。

4. 开腹手术后存气。

5. 逸入空气

(1)经胃肠道逸入空气：胃镜检查损伤、乙状结肠镜检查损伤、气钡灌肠造影损伤、灌肠肛管头损伤。

(2)经女性生殖道逸入空气：输卵管充气造影、阴道镜或子宫镜检查术后、刮宫术后。

6. 腹腔内细菌感染

(1)某些急性胆囊炎。

(2)产气菌造成的急性坏死性胰腺炎。

(3)梭状芽孢杆菌性腹腔炎。

(4)产气菌引起的膈下脓肿。

(5)急性穿孔性阑尾炎。

(6)输卵管脓肿。

二、诊断方法

1. 胸腹部叩诊时，肝浊音界消失或变窄。

2. X线胸透或拍片，膈下呈游离气体。

3. CT可见腹腔内游离气体。

三、影响因素

1. 气体的容量 膈下20～30ml空气，摄片即可显示月牙形气带。但有时需50ml以上气体方可清楚显示。

2. 投照体位

(1)站立位：膈下呈镰刀状或月牙形透亮区。

(2)左侧卧位：重症患者左侧卧位可于右腰部及右髂窝处显示透亮带。

(3)仰卧位：需大量气腹方可于腹壁下显示出透亮区。

3. 投照技术或胶片质量也可影响检查结果。

四、气腹对消化道穿孔的诊断

气腹征对消化道穿孔的诊断价值极大。上消化道溃疡病穿孔气腹征的阳性率可达80%左右。站立位时两侧膈下同时出现游离气体的机会最多，其次是单右侧膈下，左侧膈下单独出现游离气体的机会最少。胃溃疡穿孔两侧气腹的出现率差不多。十二指肠球部穿孔右侧气腹率为左侧的2倍。一般穿孔愈大，气腹率愈高。气腹阳性也不能作为溃疡病穿孔的惟一诊断依据，假阳性的气腹文献多有

报道。

腹　水

由于各种原因引起的腹腔内游离液体的积聚，称为腹水。腹水仅是一种病征，产生腹水的病因很多，比较常见的是腹膜病变、消化道穿孔、腹腔肿瘤、卵巢肿瘤、心血管病、肝脏病、肾脏病等。鉴别内科病引起的腹水还是外科病导致的腹水十分重要，以下主要涉及外科疾病导致的腹水。

一、病因

1. 胃肠道穿孔

(1)胃与十二指肠溃疡病穿孔。

(2)小肠穿孔(外伤、吻合口瘘、Crohn 病、憩室、结核、梗阻等)。

(3)结肠穿孔(外伤、憩室、梗阻、阿米巴痢疾等)。

2. 腹膜炎症　急性非特异性腹膜炎如化脓性或坏疽穿孔性阑尾炎、急性胰腺炎、化脓性胆囊炎等，结核性腹膜炎。

3. 肝脏病变　肝硬变腹水、梗阻性黄疸等。

4. 腹腔静脉回流障碍

(1)门静脉血栓形成。

(2)下腔静脉阻塞综合征。

(3)肝静脉阻塞综合征。

5. 腹腔肿瘤

(1)腹膜播散性转移癌。

(2)腹膜间皮瘤。

(3)卵巢肿瘤:如梅格斯(Meigs)综合征。

(4)腹腔内恶性淋巴瘤。

(5)肝癌

二、诊断和鉴别诊断

(一)诊断

腹水的诊断主要依据腹部叩诊法。少量腹水只能在膝胸卧位叩诊脐部有浊音而确定；中等量腹水则出现显著的移动性浊音；大量腹水可出现蛙性腹及振水感。

超声及 CT 对腹水的诊断极有价值，尤其 B 超可作为首选检查方法。腹腔穿刺亦是一种较简单的检查方法，并且有定性诊断意义。

(二)鉴别诊断

腹腔穿刺液对腹水病因的诊断极有价值。通过漏出液或者渗出液的鉴别，可确定是内科腹水还是外科腹水；腹水离心沉淀可找癌细胞；腹水常规如果有脓细胞可确诊为炎性渗液，进一步细菌培养可找到致病菌；腹水内有食物残渣说明有上消化道穿孔；腹水作淀粉酶定量检测可作为胰腺炎的诊断指标，等等。

血　腹

血腹为腹腔内积存血液，有时伴有其他液体，如胆汁、胰液、肠液等。血液的 pH 值为 7.38，微酸性，对腹膜有一定的刺激性，治疗原则以促进吸收或排出为主。

一、病因

1. 创伤性出血　包括肝脾等实质脏器破裂、肠系膜和大网膜血管破裂等。

2. 自发性出血

(1)妊娠破裂。

(2)卵巢滤泡和黄体囊肿破裂。

(3)动脉破裂:如动脉瘤破裂出血、肝癌及胰腺癌破裂出血等。

(4)脏器扭转:如卵巢囊肿扭转、大网膜扭转、脾扭转等。

(5)出血坏死性胰腺炎。

(6)绞窄性肠梗阻。

(7)肠系膜血管病变。

二、诊断方法

1. 临床症状表现　典型症状为口渴、心悸、黑蒙、头晕、恶心；查体有轻度腹膜刺激征；全身表现为面色苍白、皮肤湿冷、脉快、脉压小、血压下降。实验室检查红细胞下降，血红蛋白下降，早期红细胞压积上升，后期下降。

2. 腹腔穿刺　为最常用或比较可靠的方法。可抽吸出血性液体，一般为不凝血。如果出血量少也可能为阴性结果。对可疑的病例，可以先进行腹腔灌洗，再抽吸灌洗液，检查有无红细胞，可提高诊断的准确率。但需注意除外穿刺时误入血管情况。

3. 阴道后穹隆穿刺　主要用于宫外孕的诊断。

4. 腹腔镜检查　有条件的单位可以采用,不仅可以诊断是否为腹腔内出血,而且可以通过腹腔镜找到出血的部位或原因,同时进行治疗。

腹腔内异物

腹腔异物较少见,发生后临床症状一般较明显,需采用外科手术方法处理。

一、病因

1. 腹部穿通伤　如子弹、弹片、刺刀,或随子弹带入的碎布片等。

2. 腹部手术中遗留　手术用纱布、缝线、针、刀片、钳、剪刀等手术器械,关腹时遗留在腹腔内。

3. 经胃肠道或尿道进入　常见有鱼刺、木片、缝针、玻璃片、尼龙线、大头针等。

二、临床表现

1. 局部反应　小的腹腔异物全身无明显反应,但局部反应较明显。

(1)急性细菌性感染。

(2)无菌性炎症反应:大网膜或腹膜包绕异物,形成无菌性炎性肿块。

(3)形成瘘管或窦道。

(4)腹腔内粘连。

2. 全身反应　腹腔残留纱布可引起全身细菌性感染,如寒战、高热,需紧急外科处理。也可导致肠管粘连梗阻。小的金属异物如火炮子弹在腹腔内常被纤维性组织包裹,不会造成严重后果,不一定强求取出。

第二节　急性腹膜炎

急性腹膜炎是外科常见的一种严重疾病,按病因可分为细菌性腹膜炎与非细菌性腹膜炎;按病变范围可分为弥漫性腹膜炎与局限性腹膜炎;按发病机制可分为原发性腹膜炎与继发性腹膜炎。

一、腹膜的病理解剖

腹膜是一层很薄的浆膜,分为两部分:壁层贴附于腹壁内壁,脏层覆盖在脏器表面,并形成韧带、系膜和网膜。肝与胃、十二指肠之间的腹膜称为小网膜;悬雍垂与胃和横结肠之下、小肠之前者为大网膜。大网膜是腹膜一部分,有丰富的血液供应,活动度大,能够移动到所及病灶处,使炎症局限,损伤修复。腹膜腔是脏层和壁层之间的潜在间隙,可分为大腹腔和小腹腔两部分,小腹腔位于胃和小网膜之后,经由网膜孔与大腹腔相通(图 25-1)。腹膜炎时,为避免脓液流入小腹腔造成治疗困难,应采取半卧位。

腹膜壁层受周围神经支配,痛觉敏感,当壁层腹膜受刺激时引起反射性腹肌紧张,膈肌受到刺激,由膈神经的反射作用可引起肩部放射性疼痛。腹膜脏层受内脏神经支配,痛觉定位差,但对膨胀牵拉、压迫等刺激较为敏感,表现为腹部钝痛为主。

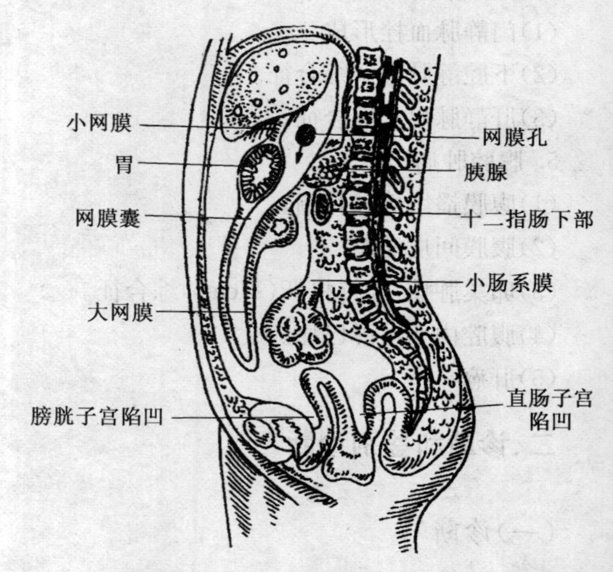

图 25-1　腹膜解剖图

腹腔是体内最大体腔,正常情况下含有少量草黄色清亮液起润滑作用。腹膜有很多皱襞,是有高度渗透性的薄膜,正常情况下仅分泌少量液体,急性炎症时则可分泌大量渗出液,起到稀释毒素和减少对腹膜的刺激作用。腹膜又具有强大的吸收修复能力,吸收腹腔积液、血液,亦吸收腹膜炎所产生的毒性物质,在重症腹膜炎时,由此可导致感染中毒性休克的发生。腹膜具有很强的修复能力,凭借腹膜分泌液中所含有的纤维蛋白沉积在病变周围产生粘连,以防止感染扩散并修复受损组织,由此亦产生腹腔内广泛的纤维粘连,常成为肠梗阻的致病因素。

二、病因

(一)原发性腹膜炎

腹腔内无原发病灶的腹膜炎,以女性、儿童稍多。病原菌多为溶血性链球菌或肺炎双球菌,多见于儿童。多数在机体抗病能力低下时继发于上呼吸道感染,病原菌经血运而达腹腔。女性患者可经输卵管途径而感染。肝硬变并发腹水患者,可因肠道细菌自肠壁渗出而引起腹膜炎。

(二)继发性腹膜炎

继发性腹膜炎在临床上最为常见(图 25-2)。

1. 腹腔内脏器穿孔、损伤破裂　急性阑尾炎穿孔和胃十二指肠溃疡的穿孔是腹膜炎的最常见病因。少数因胆囊管完全梗阻所致的坏疽性胆囊炎可并发穿孔而继发严重的胆汁性腹膜炎;小肠炎症如美尼尔憩室炎、回肠伤寒、Crohn 病等也可继发肠穿孔;肠管因腹部损伤而破裂,迅速形成腹膜炎,是腹部损伤常见的并发症。

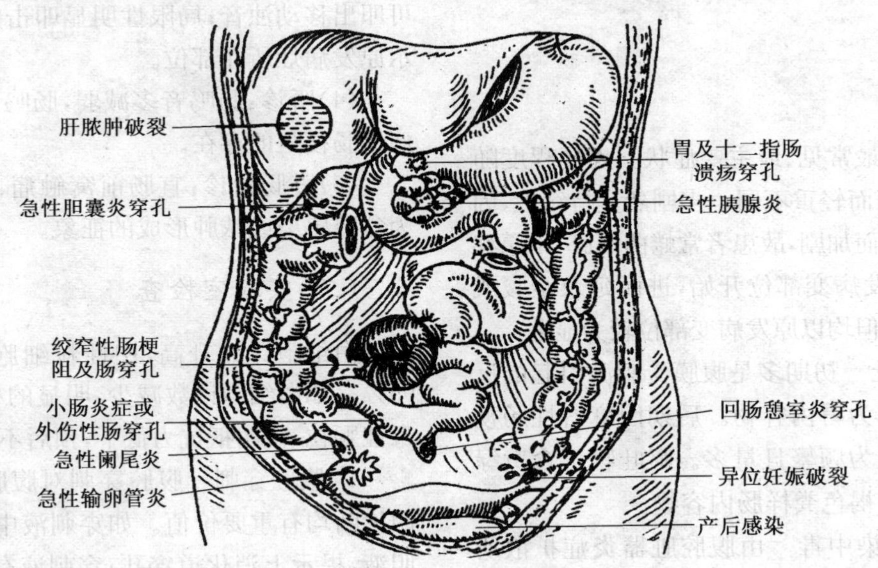

图 25-2　继发性腹膜炎的常见原因

2. 腹内脏器炎症的扩散　如阑尾、胆囊、胰腺、肝脏、女性生殖器等脏器的急性化脓性炎症,含有细菌的渗出液进入腹腔引起腹膜炎;绞窄性肠梗阻因血运障碍引起肠坏死,细菌通过肠壁进入腹腔可导致腹膜炎;前后腹壁的严重感染亦可继发腹膜炎。

3. 手术后继发　腹部手术,尤其是化脓性疾病手术中腹腔的污染;胃肠道手术后吻合口瘘的发生是临床腹膜炎产生的又一常见原因。

继发性腹膜炎的病原菌以大肠杆菌为多见,其次为链球菌、葡萄球菌、厌氧菌,多为混合感染,毒性剧烈。

三、病理

因进入腹腔的胃肠内容物或致病菌的刺激,机体产生抗病反应,腹膜发生充血、水肿及大量浆液性渗出,以稀释毒素及减少刺激。其所含吞噬细胞能吞噬细菌,并有纤维蛋白沉积在病灶周围防止感染扩散,修复组织。其后,由于大量白细胞的出现,坏死组织、细菌和凝固的纤维蛋白的存在,渗出液变成混浊的脓液。由大肠杆菌所致者,脓液呈黄绿色,稠厚,合并厌氧菌者有粪臭味。

腹膜炎形成后,根据患者的抗菌能力和感染的严重程度,产生不同的后果。轻者病变局限于腹腔内的一个部位,成为局限性腹膜炎。以后,渗出物可逐渐完全被吸收,炎症消散而痊愈。也可能未被完全吸收而聚积于膈下、肠袢间、髂窝或盆腔等处,形成局限性脓肿。重者或治疗不当者,感染可迅速扩散而形成弥漫性腹膜炎,进而因水、电解质和酸碱平衡的紊乱及吸收大量毒素而致休克的发生。而麻痹性肠梗阻的继发形成,又因肠管高度膨胀,迫使膈肌上升,影响心肺功能,加重休克,危及生命。

腹膜炎所形成的粘连,多数不产生任何后果,一部分可能在短期内或以后引起机械性肠梗阻。

四、临床表现

因病因不同,腹膜炎可以突发也可以渐发,有的可先出现原发病的征象,而后再逐渐出现腹膜炎的表现。

(一)症状

1. 腹痛　为最常见、最主要症状。疼痛程度随病因、炎症程度等而轻重不同。多剧烈呈持续性,因深呼吸、转动身体而加剧,故患者常蜷曲而卧,不愿移动。疼痛多自原发病变部位开始,进而延及全腹或局限于一定范围,但均以原发病变部位较为显著。

2. 恶心、呕吐　初期多是腹膜受刺激引起的反射性呕吐,呕吐物为胃内容物。后期因麻痹性肠梗阻的出现,呕吐更为频繁且量多。呕吐物可含黄绿色胆汁,甚至为棕褐色粪样肠内容物。

3. 发热与感染中毒　由腹腔脏器炎症扩散所致者(如急性阑尾炎或胆囊炎),体温原已升高,腹膜炎发生后则更见升高;因腹内脏器穿孔所致者(如溃疡病穿孔等),开始时体温正常,以后逐渐升高。脉搏随体温升高而加快。脉快,而体温下降,多为病情恶化征象。

(二)体征

1. 全身症状　患者多呈急性病容,表情痛苦,焦虑,多喜蜷曲或平卧位。重症后期则出现面色萎黄、眼窝凹陷、口干唇燥、四肢湿冷、呼吸急促、脉细数、血压下降等重度脱水、代谢性酸中毒及中毒休克的表现。

2. 舌苔、脉象　早期舌苔薄白,随着病情发展,热盛伤津则舌红绛、苔黄燥,热毒炽盛则舌绛紫。脉象早期弦数,热毒炽盛则脉洪数或滑数,晚期热极伤阴则脉沉细而弱。

3. 腹部体征

(1)望诊:早期腹部平坦,腹式呼吸减弱或消失,后期出现明显腹胀。腹胀加重提示病情发展。

(2)触诊:固定性压痛、反跳痛及肌紧张是腹膜炎的主要体征,称为腹膜刺激征。可限局性,也可遍及全腹,但以原发病灶部位最为显著。腹肌紧张程度因病因及个体情况不同而异。上消化道溃疡穿孔因胃酸胆汁的刺激,引起强烈的腹肌紧张,呈现“板状腹”。老人、幼儿和极度虚弱者,腹肌紧张常不明显。

(3)叩诊:胃肠道穿孔时,因腹腔逸出大量游离气体,使肝浊音界减小或消失;腹腔内积液较多时,可叩出移动浊音;局限性明显叩击痛的存在常可提示原发病灶所在部位。

(4)听诊:肠鸣音多减弱,肠鸣音消失多提示麻痹性肠梗阻的存在。

(5)直肠指诊:直肠前窝触痛、饱满或波动感,为盆腔感染或脓肿形成的征象。

(三)实验室检查

白细胞计数升高,中性粒细胞可高达85%～95%。如白细胞计数减少,明显的核左移或出现中毒性颗粒,说明抵抗力低下,预后不佳。

1. 腹腔穿刺　腹腔穿刺对腹膜炎的确诊及病因诊断均有重要价值。如穿刺液中含有食物残渣、胆液,提示上消化道穿孔;穿刺液有粪臭味,表示下段肠道的炎症或穿孔;脓性液说明有化脓病灶;血性渗出液常见于肠绞窄、出血坏死性胰腺炎;晚期肿瘤、肝脾破裂及子宫外孕破裂可抽出不凝固的血液;腹水淀粉酶的测定有助于胰腺炎的诊断;腹腔穿刺液的涂片、细菌培养及药物敏感试验可确定病原菌,为选择抗生素种类提供一定依据。

2. X线检查　腹部X线检查可见大、小肠普遍胀气和多数气液平面等肠麻痹征象。胃肠穿孔时,多数可见有膈下游离气体。

五、诊断和鉴别诊断

(一)诊断

1. 腹部症状　持续性腹痛,腹部明显的反跳痛、肌紧张等腹膜刺激征，以及肠鸣音减弱或消失。

2. 诊断性腹部穿刺及腹部 X 线检查　急性腹膜炎的诊断一般并不困难，但还应对病变范围与发病原因做出判断。凡腹膜刺激征局限于腹部一个象限范围内，且无扩散趋势者，为局限性腹膜炎；如超过一个象限范围以上，且有扩散趋势为弥漫性腹膜炎。原发性腹膜炎多见于儿童，常有上呼吸道感染病史，如有上述腹膜炎症状与体征，又能排除继发性腹膜炎时即能确诊。临床所见绝大多数为继发性腹膜炎，只要对病史和各种检查材料进行综合分析，不难找出其原发病灶。一部分病例在短期(4～6 小时)非手术治疗下密切观察，进行治疗前后体征及各种检查的对比，即可明确诊断，但对病因实在难以肯定、腹膜刺激征明显、诊断性穿刺有脓液或其他阳性所见者，则应及时进行剖腹探查或诊断性腹腔镜检查。

3. 诊断性腹腔镜检查　在腹膜炎原因不明，或因患者年龄大、体弱、多病或其他原因使医生对是否剖腹探查难下决心时，腹腔镜检查无疑是一种较好的选择。过去认为急性腹膜炎是腹腔镜检查的禁忌证，CO_2 气腹可能会加重菌血症、内毒素血症或脓毒症的风险，现在大量实践证明这种担忧是多余的。有研究表明，在用其他方法难以确诊的急腹症病例中，某些特殊人群如老年、肥胖、危重、免疫力低下的患者尤其能够从诊断性腹腔镜检查中受益。因为对于急性腹膜炎病因的诊断 X 线检查的诊断精确率为 75%，超声为 60%～89%，CT 为 84%～98%，而诊断性腹腔镜检查为 88%～100%。在某些情况下，腹腔镜检查在诊断的同时，还可进行治疗。随着腹腔镜技术的不断进步，对于常见的急性腹膜炎病因，如急性胆囊炎、急性阑尾炎、消化道穿孔等疾病均可在行腹腔镜检查确诊的同时进行治疗，使患者免于常规开腹手术，创伤小、恢复快、住院时间短。如对于女性患者，无法鉴别急性阑尾炎或妇科疾病时，也可采用腹腔镜检查技术。

(二)鉴别诊断

鉴别诊断的目的是要分清腹膜炎的病因和某些相似于腹膜炎的疾病(表 25-1)。

表 25-1　腹腔穿刺液的鉴别诊断

疾病	肉眼外观、嗅味	显微镜检查
原发性腹膜炎	脓性，色白、黄或草绿，均可无臭味	有大量中性粒细胞，革兰染色阳性球菌
胃、十二指肠溃疡穿孔	色黄，含胆汁，混浊，碱性，不臭(淀粉酶含量可高)	有大量中性粒细胞，革兰染色细菌很少
小肠穿孔或破裂	色黄，稀粪样，混浊，稍臭	有大量中性粒细胞，革兰染色有较多阴性杆菌
肠绞窄坏死	血性液，常有腥臭味	大量中性粒细胞及革兰染色阴性杆菌
阑尾炎穿孔	脓性，色白或微黄，混浊，稀，稍臭或无臭味	大量中性粒细胞及革兰染色阴性杆菌
胆囊炎穿孔	色黄，含较多胆汁，混浊，无臭味	中量中性粒细胞及革兰染色阴性杆菌
出血坏死性胰腺炎	暗血性液，一般无臭味(淀粉酶含量很高)	大量中性粒细胞，无细菌粒细胞不多，多为淋巴或单核细胞，染色
急性结核性腹膜炎	草黄色渗出液，易凝固，无臭味	无细菌，浓缩涂片偶可发现抗酸杆菌
肝脾破裂	鲜血，放置数分钟不易凝固	大量红细胞
穿刺误入血管	鲜血，放置 2～3 分钟即可凝固	大量完整红细胞
穿刺误入肠管	黄色粪样，混浊有臭味	无白细胞

1. 内科疾病　肺炎、胸膜炎、心绞痛等都可引起反射性腹痛与上腹部轻度腹肌紧张，但追问疼痛的情况，细致地检查胸部体征，且又无明确腹部体征，再借助心电图及 X 线胸部检查即可鉴别诊断。急性胃肠炎、痢疾、急性肾盂肾炎、糖尿病酮症酸中毒等常有急性腹痛、恶心、呕吐等症状，但均无腹膜

刺激征，应能鉴别。

2. 急性肠梗阻　多数急性肠梗阻初期具有典型的“痛、呕、胀、闭”的临床表现及肠鸣音亢进，无确定压痛与肌紧张等特征，易与腹膜炎鉴别。但如梗阻不解除，可由单纯性肠梗阻发展成绞窄性肠梗阻甚或肠坏死，疼痛从间歇性发展成持续性，无热或低热发展成高热，肠鸣音亢进或有气过水声发展成肠鸣音消失，腹胀逐渐加重，且出现全腹压痛、肌紧张。可通过腹部X线检查予以区别，必要时需作剖腹探查，才能明确诊断。

3. 化脓性阑尾炎穿孔　可出现局限性或弥漫性腹膜炎，有转移性右下腹痛，疼痛呈持续性且逐渐加重，由右下腹扩散到全腹，伴恶心、呕吐等消化道症状，有以右下腹为主的明显压痛、反跳痛、肌紧张的特征。体温开始多不超过38℃，穿孔后才呈现高热。盆腔阑尾炎可经直肠指诊触及右前腹壁有明显触痛点。

4. 胃十二指肠溃疡穿孔　常有溃疡病史，突然发生的上腹持续性刀割样疼痛，以上腹部为主的全腹“板状腹”出现。腹部X线检查可见膈下游离气体，诊断并不困难。

5. 化脓性胆囊炎穿孔　既往多有反复发作腹痛史，剧烈腹痛以右上腹为主，且常放射到右肩背部，常有高热；如并发总胆管的化脓感染及梗阻，可出现腹痛、寒战、高热、黄疸并存的夏科综合征。以右上腹为主的腹膜刺激征，可触及肿大的胆囊，Murphy征阳性。肝胆胰B超可有助于确诊。

6. 宫外孕　多有明显停经史，腹痛以右下腹部为主，阴道常有流血，有明显内出血表现，甚至休克。下腹部为主的腹部压痛、反跳痛及轻度肌紧张，化验血红蛋白下降，尿妊娠试验阳性，盆腔检查，腹部或阴道后穹隆可穿刺出不凝固的血液，有助于确诊。

六、治疗

（一）非手术疗法

1. 原发性腹膜炎或盆腔器官感染所致的腹膜炎；急性腹膜炎有局限化趋势或已形成局限性腹腔脓肿者；某些腹膜炎（如早期单纯的消化道溃疡病穿孔、部分胰腺炎等），病因明确，一般情况较好，腹腔积液不多，无休克表现者。

2. 方法

（1）体位：无休克时，宜取坐卧位，有利于腹内渗出液积聚到盆腔，减轻毒素吸收，并有利于引流。

（2）禁食、胃肠减压：可减少胃肠内容物外溢，减轻胃肠胀气，有利于穿孔的闭合及胃肠功能的恢复。

（3）输液、输血：纠正水、电解质和酸碱平衡的失调，补充血容量，纠正贫血和低蛋白血症，以提高机体抗病能力，防止休克。

（4）选用抗生素：按腹膜炎严重程度及不同的病原菌，必要时参考细菌培养和药物敏感试验的结果选用抗生素。

（5）休克的防治：要注意意识状态、皮肤颜色和皮温、脉搏、血压与呼吸的变化，详细记录尿量。一旦发生休克要在抗休克同时针对病因进行治疗：除补充血容量、纠正酸中毒、酌情应用缩血管或/和扩血管药物外，应考虑应用肾上腺皮质激素，高热不退者应人工冬眠。

（二）手术疗法

1. 适应证

（1）严重病变所致的腹膜炎甚至已继发休克者，如坏疽性穿孔阑尾炎、胆囊炎穿孔、消化道溃疡穿孔、重度坏死性胰腺炎、外伤性内脏破裂、术后吻合口瘘等。

（2）病情严重，一时难以查明引起腹膜炎的原因，又存在明显的腹膜刺激征或腹腔穿刺有阳性所见者；弥漫性腹膜炎经8～12小时非手术疗法，病情不见好转或加重者。

2. 方法

（1）积极的术前准备：包括禁食、胃肠减压、纠正水电解质和酸碱平衡失调、配血、使用抗生素和抗休克治疗。选用合适的麻醉方法。

（2）处理原发病灶：手术的重要目的在于切除病灶或封闭穿孔，如切除坏疽的阑尾、胆囊和坏死的肠段等。胃十二指肠溃疡穿孔则应根据病情施行胃大部分切除术或单纯穿孔修补术。

（3）清理腹腔：腹腔内渗液、脓液应尽量吸出，是否腹腔冲洗要酌情而定，腹腔污染重的，应用大量温生理盐水冲洗腹腔，对已局限或已包裹的腹膜炎，不宜冲洗，以防止感染扩散。

(4)腹腔引流：如坏死器官未能切除(如重症急性胰腺炎)，腹腔内有继续渗血渗液或有吻合口瘘发生的可能，以及局限性脓肿形成者，应放置单管或多管引流，可酌情选用烟卷引流或乳胶管引流。

(三)中医疗法

1. 针刺　有止痛、促进肠蠕动、增强腹膜的修复及消炎能力、促使穿孔脏器的闭合等作用，应根据病情进行辨证选穴。

2. 中药　适用于腹膜炎有局限性趋向或胃肠道穿孔已闭合的患者，目的在于消除腹腔感染，促进胃肠道功能恢复。根据实际病情，辨证论治。治疗总则是行气祛瘀，清热解毒，通里攻下。恢复期可用调理脾胃、补养气血兼清余邪三法治之。

中医关于腹膜炎记载散见于肠痈、腹痛、胃脘痛、结胸等症。从中医辨证分析，急性腹膜炎属六腑实热证，多由气滞血瘀化热，发展到热腐成脓或毒热炽盛阶段。辨证可分 3 个阶段：

(1)正盛邪虚：清热解毒、活血理气治之。方用大柴胡汤加味。

(2)正盛邪实：可热腐成脓形成内痈，导致腑气不通，内结梗阻，清热解毒，通里攻下治之。方用大承气汤加清热解毒药如双花、败酱草、蒲公英、连翘等。

(3)正虚邪陷：由于阴阳不相顺接，产生真热假寒，或热深厥深休克证候，需清热解毒、回阳救逆。方用大黄合生脉饮静脉滴注，口服参附汤救逆。

附　第三类型腹膜炎

对原发性或继发性腹膜炎的早期治疗原则较为明确，但在这两种腹膜炎初期治疗效果不理想时，患者可衍变为腹腔脓肿和腹腔内脏器感染，还可表现为无明显感染灶的腹腔感染。

这类腹腔感染在病因、临床症状、致病菌和诊断治疗方面均明显不同于原发性和继发性腹膜炎。为便于进一步研究与治疗，Rotstain 将其称为第三类型腹膜炎(tertiary peritonitis)，国内早期亦有人称之为第三类腹膜炎或第三期腹膜炎。

第三类型腹膜炎多发生于免疫抑制、高龄、营养不良和慢性脏器功能障碍的患者。Rotstain 对第三类型腹膜炎的定义是：原发性腹膜炎和继发性腹膜炎经引流和抗生素等适当措施治疗 48 小时后，症状无明显缓解，腹腔感染仍然持续或复发称为第三类型腹膜炎。亦可称复发性或持续性腹膜炎。其特点是：发生于重危患者，多伴有脏器功能衰竭，持续的全身感染伴随着反复发作的腹腔感染，致病菌为院内特别是 ICU 内的常居菌，致病力较弱，但多重耐药。

一、病因与特点

(一)病因

1. 原发性或继发性腹膜炎的外科手术不理想，导致感染残留，加之引流不充分，残留的病灶在抗生素的选择作用下，产生了典型的耐药菌株，导致耐药菌株大量繁殖、感染灶扩大，由此导致感染的复发，继而发生第三类型腹膜炎。

2. 第三类型腹膜炎的菌谱分布与医院 ICU 流行菌一致。以肠球菌、念珠菌和表皮葡萄球菌为主。可能是手术所致的腹膜损伤导致这类感染的播散。第三类型腹膜炎的外因是，医院获得性感染所致。

3. 第三类型腹膜炎的致病菌与重危患者上消化道细菌类似，这是由于胃液的碱化导致细菌在上消化道的定殖所致。Marshall JC 认为，肠道细菌的大量定殖与三期腹膜炎的细菌培养结果相关。胃肠道是没有引流有脓腔，是导致多脏器功能衰竭的主要原因。在重危患者胃肠道的屏障功能受到不同程度的破坏，细菌可经胃肠道移位至血液。因此可认为第三类型腹膜炎的第三种原因是肠道菌群的移位。

(二)表现形式

1. 有明确的感染灶。

2. 无明确的感染灶　有一部分患者经 CT 检查后可发现有明确的感染灶，在手术清除感染坏死组织后，大部分患者感染症状迅速消失；但部分患者虽然感染灶虽已清除，但感染症状依然存在，即转为第三类型腹膜炎的第二种形式。

在证实感染存在后，明确腹腔内感染的诊断方法主要有超声和 CT。B 超在诊治腹腔内感染时常会受到腹腔内肠袢积气的影响，但其优点是便于床旁检查，还可在超声引导下行脓肿的穿刺引流。CT 可以克服超声的不足，且可了解感染灶的部位、毗邻脏器的相关变化，甚至肠壁的炎症水肿，膈上、膈下的积液、积气均可一目了然。

（三）特点

1. 以继发性腹膜炎为主。

2. 已行外科手术治疗。

3. 腹膜炎症状持续或复发，伴全身感染症状。

4. 多为弥漫性腹膜炎，也可为局限性腹膜炎。

5. 腹腔感染多为消化道术后，或来源于消化道。

二、治疗

第三类型腹膜炎的并发症发生率与病死率极高，有报告达30%～64%。死亡原因多为难以控制的脓毒症和继发性肺、肾、肝等多脏器功能障碍。其治疗原则包括外科治疗、合理应用抗生素及支持治疗。

（一）外科治疗

1. 经皮脓肿穿刺引流　由于各种原因，第三类型腹膜炎常以腹腔脓肿形式存在，但经治医生往往不愿意再行手术治疗，由此导致脓肿的进一步扩大或破裂，加重腹腔感染。这一问题近年来有了很好的解决方案，这就是经皮穿刺脓肿引流。可在超声、CT和X线的定位导引下行脓肿的穿刺引流，最简便易行的方法是超声导引下的脓肿穿刺引流(percutaneous abscess drainage，PAD)，可在超声室完成，也可在患者床旁进行。

对膈下脓肿、腹腔各间隙的脓肿和实质性脏器的脓肿，均可在超声或CT的导引下行穿刺，在明确诊断的同时，置管以引流和冲洗脓腔。PAD技术是近20年来及今后腹腔脓肿治疗的首选措施，其适应证不断扩大，几乎所有的脓肿均可行穿刺引流。

各种导管和置入技术发展也很快。对于单室脓肿均可治愈，对于多室脓肿，经反复多部位穿刺，治愈率也可达65%～90%。对一般情况极差的第三类型腹膜炎患者还可起到暂时缓解病情，改善脏器功能的目的，为进一步的手术创造时机。

2. 再次剖腹手术与腹腔冲洗　对于极广泛的腹腔感染或脓肿穿刺引流不甚满意的第三类型腹膜炎患者需再次行剖腹手术。通过手术去除感染源，清除坏死组织，去除脓液。在术中还要进行广泛的腹腔冲洗，术中放置引流管以便于术后进行持续的负压冲洗引流。

对于腹腔冲洗，曾经有过争论。原来认为腹腔冲洗会导致感染的扩散，因此反对腹腔冲洗。现在认为，针对腹腔弥漫感染的腹腔冲洗必须量大而且彻底。量大，就是腹腔冲洗使用的生理盐水按体重计要达到300ml/kg。彻底，就是要将腹腔的各个部位包括各潜在间隙进行广泛的冲洗。

3. 注重引流部位与引流方式的选择　第三类型腹膜炎患者经久不愈的另一原因就是引流部位与方式不尽合理。引流不合理，残余腹内病灶甚至是窦道的感染可逐渐发展至第三类型腹膜炎。有些患者仅仅因为改变了引流部位和引流方式，腹腔感染问题就迎刃而解。所以合理的引流部位与方式尤为重要。最理想的引流部位应包括腹腔的各个潜在的腔隙，如左右膈下、肝下、左右结肠旁沟、盆腔及原发病灶附近。特别要重视腹腔感染患者的引流方式。

国内各级医院对于腹部手术后的引流多种多样。但在转为第三类型腹膜炎后，一些引流手段就显不足了。一般的乳胶管、硅胶管极易堵塞，造成引流不畅。烟卷引流在感染伊始就很难达到引流的目的，造成肠液和脓液在体内积聚，加重腹腔感染。此时，应采用可进行冲洗的双套管引流及负压引流。近来出现一种新型的VSD负压引流材料，能够充分彻底地对感染创面进行引流。

（二）合理使用抗生素

第三类型腹膜炎与残余感染引流不充分、广谱抗生素的使用、重症监护病房内获得性感染和肠道菌群易位等因素有关。因此要重视抗生素的合理使用及免疫微生态营养。在腹腔感染手术治疗的同时，要注意抗生素的合理使用。在感染初发时，可根据感染的临床特点与脓液性质及既往的治疗用药，经验性使用抗生素，同时要行有关体液的细菌培养与药敏试验。应用抗生素时，要结合药代动力学与药效学。对浓度依赖型的抗菌药物，可一次全剂量使用，如氨基糖苷类和喹诺酮类抗生素；对时间依赖型的抗菌药物如β内酰胺类，要一天内平均3～4次给药。

常见病原菌为肠杆菌科细菌，如肠球菌、拟杆菌属、绿脓杆菌。经验治疗需选用覆盖需氧/厌氧革兰阴性菌且对肠球菌有效的抗生素。

以后可根据治疗反应和细菌培养结果调整抗生素使用。对于细菌培养结果应定期进行统计分析,供经验性用药参考。在感染得到有效引流的情况下,无需持久给予抗生素以免细菌产生耐药性导致二重感染。

(三)支持治疗

支持治疗中包括早期有效的液体复苏与血管活性药物的应用,以保证组织有效的血供与氧供,减少缺血缺氧对脏器的损害。同时进行肠外营养及肠内营养。

肠道细菌的大量定殖与肠外瘘患者腹腔感染的细菌培养结果相关。胃肠道是没有引流有脓腔,是导致多脏器功能衰竭的主要原因。因此,还应通过肠内营养特别是微生态免疫营养的方法改善菌群失调。通过免疫营养的方式,如谷氨酰胺,改善肠道的免疫屏障和全身的免疫功能。还应提供结肠黏膜的特异能源物质短链脂肪酸或膳食纤维。必要时可提供正常细菌,如乳酸杆菌,通过微生态营养来改善结肠的屏障功能,减少或消除肠道菌群易位的发生。

第三类型腹膜炎的患者与原发性和继发性腹膜炎患者相比,有其共性亦有其个性。第三类型腹膜炎患者若不能及时处理,还会伴随有出血、营养不良等并发症,且会形成恶性循环。去除感染源,治疗感染是阻断这一恶性循环的关键。诸多措施中手术治疗极为关键,也应重视抗生素和微生态免疫营养的合理应用。

第三节　结核性腹膜炎

结核性腹膜炎系由结核杆菌引起的慢性腹膜炎,大多是由肠结核、肠系膜淋巴结结核、盆腔结核等直接蔓延所致,少数由血性播散所致。但有时并不伴有肺、肠或盆腔结核,一般认为这是由于隐性腹膜结核病灶的再激活所引起。该病可发生于任何年龄,但以 20～40 岁最为多见,女性略多于男性。属于中医"痨证"、"臌胀"范围。

一、病因病理

(一)西医病理生理

由于机体反应性、免疫状态不同,入侵之结核菌数量、类型、毒力、感染方式不同,加之治疗措施不同等诸因素的影响,腹膜的病理改变可表现为渗出(腹水)型、粘连型和干酪型。一般以粘连型最多见,渗出(腹水)型居次,干酪型较少见,但亦可两型或三型混合存在。

1. 渗出(腹水)型　腹膜上布满粟粒结节,刺激腹膜充血、水肿和表面出现浆液纤维蛋白渗出物,亦可见许多灰白色或黄白色细小结核结节,相互融合。腹水多呈草黄色,偶亦可呈血性。

2. 粘连型　由于腹水吸收之后,大量纤维蛋白沉着,继之发生纤维化,大网膜、肠系膜、肠管及壁层腹膜之间或与其他脏器形成广泛粘连,肠系膜亦可增厚、缩短,大网膜也可增厚变硬成团块状,严重者腹膜腔可完全闭塞,肠管被包裹和受束带压迫而出现慢性肠梗阻症状。

3. 干酪型(包裹型)　由于肠管、大网膜、肠系膜或腹内脏器之间相互粘连而分隔成多数小房,因而腹腔内出现局限性或多房性积液或积脓。同时有干酪坏死的肠系膜淋巴结亦融合其中,形成结核性脓肿。脓肿可侵蚀肠管、阴道及腹壁,穿破后形成瘘管。

(二)中医病因病机

该病多因禀赋薄弱或气血耗伤,复感痨虫所致。如《古今医统》中说"凡此诸虫……著于怯弱之人,日久成痨瘵证"。痨虫乘虚袭人,导致清阳不升,浊阴不降,清浊混杂,壅阻三焦,气化不利,邪水不得泄泻,而致腹胀,按之如囊裹水;若气血淤阻,壅阻肠腑,可致腑气不畅。

二、临床表现

该病可分为急性、慢性两种类型,以慢性型

多见。

1. 急性型　大多由于粟粒性结核血行播散所致，也可由于腹腔内结核病灶，如肠系膜淋巴结结核突然破裂引起。患者常有急性腹痛，迅速扩散至全腹伴有腹胀、低热，腹部有较广泛的轻度压痛、反跳痛和肌紧张。有时可出现移动性浊音。全身中毒症状和体征不如化脓性腹膜炎严重。白细胞计数一般不高。

2. 慢性型　通常发病缓慢。表现为慢性结核中毒症状，如低热、盗汗、乏力、食欲不振、体重减轻、贫血等。腹水征阳性，粘连型者常以反复出现不完全性小肠梗阻为特征，常有阵发性腹痛、腹胀，伴恶心、呕吐，可触及不规则条状肿块，肠鸣音亢进。干酪溃疡型的临床症状一般比较严重。由于结核病灶干酪坏死和液化，有时可继发化脓性细菌感染，患者可出现乏力、消瘦、贫血、弛张热。有些甚至出现恶病质。常有腹痛、腹泻或腹胀，不排便、不排气等肠梗阻症状。在干酪液化病变溃破腹腔时，继发细菌感染后也可出现化脓性腹膜炎表现。病变向腹壁穿透时，可形成腹壁瘘或脐瘘。

三、诊断和鉴别诊断

(一)诊断要点

典型的结核性腹膜炎，诊断一般不困难，但由于该病的表现多种多样，有时确诊比较困难。

1. 病史

(1)患者常有低热、盗汗、消瘦乏力、食欲不振、贫血、月经不调等，或有原发性结核病史。

(2)常有腹痛、腹胀、便秘或腹泻。腹痛多为持续性隐痛或钝痛，位于病变部位或全腹。

2. 体格检查

(1)全身情况较差，常有结核面容。

(2)腹部有揉面感及弥漫性压痛和不规则的腹部包块。

(3)腹腔穿刺的腹水多为草绿色，偶有混浊、血性，静置可凝结成块，蛋白定量在25g/L(2.5g%)以上，镜检早期以中性粒细胞为主，继而以淋巴细胞和单核细胞为主。腹水浓缩涂片或培养可找到抗酸杆菌，革兰染色一般无其他细菌。有时行动物接种可证实结核的诊断。

(4)X线检查：胸部透视有时可发现肺结核；腹部平片有时可见钙化的淋巴结；钡餐检查有时可发现盲肠部痉挛、激惹、钡剂通过加速或充盈缺损及肠粘连等征象。

(5)腹腔镜检查：可见腹膜充血、水肿，黄白色粟粒性结节或腹膜增厚，较粗大的纤维结节及腹腔内粘连等，也可通过或组织检查做出病理诊断。

(6)B超检查：可显示不同类型的腹膜结核征象。

(7)开腹探查：临床上和恶性肿瘤不能鉴别时，应早做探查。术中取结节及腹膜作冰冻切片检查，可获确诊。应注意有无脏器原发结核病灶，并与癌肿鉴别。对肿大淋巴结应行活检。有时应注意肠系膜淋巴结核亦可与癌肿同时存在之可能。

(二)鉴别诊断

该病应与腹内及盆腔肿瘤、癌性腹膜炎鉴别。对于非典型疑诊患者，可采用足量抗结核药物行诊断性治疗2～4周密切观察疗效再定。

四、治疗

(一)西医治疗

1. 抗结核药物治疗　应早期、足量、长期联合用药。

(1)链霉素：0.75g/d，肌注。

(2)异烟肼：0.3g～0.4g/d。

(3)对氨基水杨酸：8～12g/d。

为防止出现耐药性，上述药物也可联合应用。链霉素3个月后改为每周2～3g，6个月后可酌情停用，继续用其他西药治疗1～2年或更长。如果出现耐药性或效果不显著时，可改用利福平0.45～0.6g/d、乙胺丁醇0.75～1.0g/d和异烟肼0.3g/d联用。如果合并有其他非特异性感染，可加用喹诺酮类药物，因为其是广谱抗生素，同时对结核杆菌亦有一定疗效。

2. 血行播散或重症患者　可酌情加用肾上腺皮质激素，泼尼松15～30mg/d。腹水型结核性腹膜炎经积极抗结核治疗后，必要时可放腹水，并在腹腔内注射链霉素、异烟肼及氢化可的松，每周1～2次，可促使腹水吸收。

3. 手术治疗　对腹内原发病灶，如粘连型腹腔结核合并急性完全肠梗阻，干酪型并发肠穿孔，或局限性腹膜炎致包裹性积脓，或产生腹壁瘘、阴道瘘时，宜手术治疗。手术原则为尽可能彻底切除原发病灶，对肠系膜干酪性病灶可采用切开剔除和搔刮术。

对粘连型腹膜结核并发肠梗阻时可采用粘连松解术。如果某些部分粘连牢固难以分离时，也可在梗阻部的近远侧之间作侧侧吻合术。肠管粘连广泛但能分开时，可行粘连全部松解后行小肠内排列术。

近年来，用经鼻的肠梗阻长导管行小肠内减压进行粘连型腹膜结核并发肠梗阻的治疗，常常能够收到较好的治疗效果。如果不缓解，手术的同时，以肠梗阻长导管行小肠内排列术，治疗效果较好。

若整个腹腔肠管牢固粘连，无法作松解或内排列等手术时，可在梗阻近侧胀大的肠管内作插管造口，使梗阻暂时缓解。待梗阻解除后，可考虑拔除造口管。

一般手术时可在腹腔放入抗结核药物。术后应抗结核 1～2 年。

(二)中医辨证治疗

根据临床表现，一般分为以下两型：

1. 水臌型

【主证】发热，胸腹胀闷，食欲减退，腹痛，腹大胀满，按时如囊裹水，舌苔薄白，脉滑数。

辨证为脾虚蕴热，水湿停聚。

【治则】健脾利湿，清热泻水。

【方药】五皮软、防己黄芪汤合方加减。

2. 瘀滞型

【主证】五心烦热，午后低热，颧红，疲乏，消瘦，纳差，腹胀或腹中有包块，腹痛阵作，大便秘结，舌苔少，舌质暗，有瘀斑，脉细涩。辨证为阴虚血瘀，腑气不畅。

【治则】育阴活血，健脾行气。

【方药】桃红四物汤加减。

【按语】该病属阴证、虚证，但也常有虚中挟实的表现，如水湿停聚、腑气不畅。以上二型的治疗，扶正为主兼用祛邪。

对于高热不退者，加以玳瑁、羚羊角粉；阴虚潮热明显者，加地骨皮、沙参、麦冬、十大功劳；气血两亏明显者，可以八珍汤加减；腹部可触及包块者，加夏枯叶、鬼箭羽。

现代药理研究证实，夏枯草、地骨皮、黄连、百部、连翘等药都具有一定的抗结核杆菌作用。

【附方】

五皮软(《中藏经》)：桑白皮、陈皮、生姜皮、大腹皮、茯苓皮。健脾化湿，理气消肿。

防己黄芪汤(《金匮要略》)：防己、白术、黄芪、甘草、大枣、生姜。益气利水。

桃红四物汤(《和剂局方》)：桃仁、红花、川芎、当归、白芍、熟地。补血调经，活血化瘀。

五、预防

早期发现并积极治疗腹腔外的结核病灶是预防结核性腹膜炎的重要措施。注意勿饮用未经灭菌、消毒或未经煮沸的鲜牛奶也有助于预防。

第四节　肠系膜淋巴结炎

小肠系膜内富有淋巴组织，受细菌或毒素的侵犯，可以产生淋巴结肿大。该病可以分为特异性和结核性两种。按病情可以分为急性和慢性两种。

一、急性非特异性肠系膜淋巴结炎

(一)病因病理

一般认为与链球菌的血行感染有关，也有人认为与肠道炎症和寄生虫病有密切关系。以学龄前儿童常见，又以男孩居多。病因目前尚不明确，但多数儿童近期有上呼吸道感染史。

手术中可发现肠系膜淋巴结普遍充血、肿大，腹腔内有少量炎性渗液。镜下可见淋巴窦扩张，中性粒细胞由小血管进入淋巴窦内吞噬细菌，部分白细胞可变性崩溃，形成细胞碎片，淋巴结内的血管也发生扩张充血，生发中心增生，窦细胞和免疫细胞亦增生。

(二)临床表现

急性肠系膜淋巴结炎多见于学龄前儿童,有咽喉痛、发热、倦怠不适等前期症状,然后出现典型的临床症状,表现脐周、右下腹绞痛,疼痛间歇期患儿感觉良好,伴有恶心、呕吐、食欲不振。查体可有低热、面红、咽部充血、颈淋巴结肿大等。腹部压痛位置较阑尾炎高而偏内侧,左侧卧位时因肠系膜及淋巴结的位置向左侧移位,压痛点也向左侧偏移,此点有助于同阑尾炎相鉴别。白细胞计数可增至 $15\times10^{9}/L$ 左右。

(三)治疗

1. 保守治疗　若病史比较典型,诊断较明确,腹部压痛范围较广泛,无腹肌紧张时,可先行保守治疗,给静脉滴入抗生素。中药应用清热解毒剂,如五味消毒饮、黄连解毒汤等。

2. 手术治疗　如果非手术治疗,病情不见好转,诊断又不明确时,可以剖腹探查。剖腹术诊断为该病,则宜切除阑尾,但不宜切除淋巴结作活检,因活检部位容易发生粘连。

术后呼吸道并发症的发生率较高,应予以重视。

二、结核性肠系膜淋巴结炎

(一)病因病理

该病可以是原发性,结核菌可通过血行播散或肠黏膜进入系膜淋巴结;也可以继发于肺结核或者肠结核。一般在身体虚弱时染病。

受累淋巴结数目多少不一,大小不等;呈浅黄色、灰白色或粉红色,易融合成块,与肠管、腹膜、大网膜粘连成团,几乎均有干酪样变;有时可坏死液化破溃至腹膜或肠腔,或穿破腹壁外溢。痊愈后可留下大小不一的钙化点。

(二)临床表现

1. 急性结核性肠系膜淋巴结炎　患者持续性低热,倦怠不适,右下腹或脐部常有持续性隐痛、阵发性加剧,也可表现为急腹症、绞痛、恶心、呕吐、腹泻或便秘。体检时可触及右下腹肿大的淋巴结。

2. 慢性结核性肠系膜淋巴结炎　有慢性中毒症状或营养不良表现。

(三)治疗

1. 中医临床辨证

(1)毒热型(相当于急性肠系膜淋巴结炎):治以清热解毒、活血化瘀为主,方以普济消毒饮加减。

(2)血瘀型(相当于慢性肠系膜淋巴结炎):治以健脾和胃、破瘀散结为主,方以少腹逐瘀汤加减。慢性期还可选服活血消炎丸、小金丹、醒消丸等。

2. 西医主张急性高热明显者,可静脉滴注抗生素及对症处理。

第五节　腹腔脓肿

腹腔脓肿是急性局限性腹膜炎的一种类型,是腹腔内某一间隙或部位因组织坏死、液化,被肠管、内脏、腹膜、网膜或肠系膜所包裹,形成局限性脓液积聚。包括膈下脓肿、盆腔脓肿和肠间脓肿,其中右下腹占半数左右。

一、病因

1. 脏器炎症　如急性阑尾炎穿孔、急性胆囊炎、肝脓肿、急性盆腔炎、坏死性胰腺炎等。

2. 消化道穿孔　如胃十二指肠溃疡穿孔、小肠及结肠穿孔、回肠及结肠憩室炎穿孔。

3. 腹部手术后腹腔感染　如脾切除后,十二指肠残段瘘。

4. 腹部外伤后期。

二、临床表现

(一)全身表现

全身中毒症状的程度与细胞毒素的毒力有关,以及身体抵抗力的强弱。一般均有发热,呈弛张热，常伴有寒战，多汗，心率加快，脉滑数，舌质红有瘀斑，舌苔黄燥或厚腻。局部症状或体征因脓肿部位不同而有很大差异。

（二）膈下脓肿

患者多有上腹部及下胸部钝痛，有时放射至肩部，有不同程度的呼吸受限，常有呃逆、咳嗽。下胸部可见膨胀，后期病例可见胸部皮肤水肿、充血，局部深压痛或叩击痛，肝浊音界下移。晚期可查出同侧肺底呼吸音减弱及啰音，说明肺底感染。如果呼吸音消失及叩诊浊音，可能为反应性胸腔积液。X线检查可显示患侧膈肌升高而活动减弱，肋膈角或心膈角模糊。超声波可显示液性暗区，可在B超指导下穿刺确诊。

（三）盆腔脓肿

盆腔脓肿多发生在急性阑尾炎、急性盆腔炎之后。因盆腔腹膜面积较小，吸收毒素少，故全身症状较轻。直肠和膀胱激惹症状为盆腔脓肿最常见的症状。如大便频数，里急后重感，常伴有黏液，尿频、尿急、排尿困难也较常见。肛门指诊，肛门括约肌松弛，直肠前壁饱满隆起，有明显触痛或波动感。超声波检查可见膀胱后较大液性暗区，经直肠前壁穿刺可抽出脓性液体。

（四）肠间脓肿

肠间脓肿多为腹膜炎后，脓液积聚肠间，被肠管、系膜、网膜所包裹，可形成单个或多个脓肿。临床表现主要是发热、腹痛，并伴有全身中毒症状，因炎性肠粘连，可引起肠梗阻症状，如腹胀、阵发性腹痛、大便及排气不畅、恶心、呕吐等。局部可触及包块，压痛明显。腹部X线拍片可发现肠壁间距增宽及局部肠袢积液积气。B超有液性暗区，CT亦可确定脓肿的部位及范围。

三、治疗

（一）非手术治疗

1. 合理选用抗生素　抗生素的选择可在细菌培养加药敏的指导下应用，因为腹部感染多为革兰阴性细菌，故常选用甲硝唑及头孢类药物。

2. 穿刺抽液　可在X线及B超或CT引导下进行。穿刺抽脓后置管持续引流，可代替手术切开引流术。随着超声介入和X线介入技术的广泛开展，对于大部分脓肿都能够在X线及B超或CT引导下进行穿刺引流。

3. 体弱者要加强支持疗法，如间断输血、血浆、白蛋白和脂肪乳剂等，注意维持水、电解质平衡。

（二）手术切开引流

切开引流排脓是外科治疗的基本原则。盆腔脓肿选择直肠引流，在直肠镜检时于直肠前壁穿刺，抽出脓液后，用钳撑大穿刺口，置乳胶管经肛门引出，持续引流脓腔。部分患者经反复多次直肠抽脓，不置管也可吸收消散。

膈下脓肿切开引流术可分为腹膜外及腹膜内两条路径。腹膜外途径又分为后路和前路。后路要切除十二肋骨，经十二肋骨床进入，推开腹膜到达脓腔；前路为肋缘下斜切口，将腹横肌膜和壁层腹膜分开，经膈下直达脓腔。经腹膜内途径有污染腹腔播散感染的危险，应尽量避免使用。

（三）中医中药治疗

中医中药治疗可加强身体的抗病能力，清热解毒促进脓液的吸收。

治疗法则一般为清热解毒法、通里攻下法、疏肝理气法联合应用。当热象已退，脓肿缩小时，可重用活血化瘀法或破血散结法，以促进脓腔的吸收消散。

方用复方大柴胡汤、黄连解毒汤、龙胆泻肝汤、膈下逐瘀汤（膈下脓肿）、复方承气汤、芍药汤、八正散（盆腔脓肿）等。

（四）合理应用理疗

对于行脓肿引流后的残余感染灶，在应用活血化瘀法或破血散结中药的同时，可结合局部的理疗，促进炎症的吸收。

第六节　肠系膜血管疾病

一、肠系膜上动脉栓塞

(一)病因病理

1. 西医病因病理

(1)病因：肠系膜上动脉(superior mesenteric artery,SMA)栓塞发生与其解剖特殊因素有关，SMA是一大口径的动脉，由腹主动脉发出，呈锐角，脱落的栓子极易进入SMA内。肠系膜上动脉栓塞时，栓子的来源有：

1)心源性：如风湿性心脏瓣膜病变处的赘生物和左心耳、左心房附壁血栓的脱落，心肌梗死后的附壁血栓，亚急性细菌性心内膜炎的瓣膜赘生物，人工瓣膜置换术后形成的血栓脱落。

2)血源性：如血管粥样硬化的附壁血栓，或粥样斑块脱落。

3)细菌源性：肺脓肿或脓毒血症的细菌栓子等。

(2)病理：栓子堵塞肠系膜上动脉，引起肠道急性缺血，可导致：

1)组织缺氧，血管壁通透性增加，血浆渗出到肠壁，局部水肿而全身有血液浓缩、血容量减少情况。

2)肠壁缺血坏死，首先发生肠黏膜缺血坏死，继而肠壁梗死。

3)酸中毒，是缺氧和肠壁无氧代谢的结果，水和电解质通过肠壁向肠腔和腹腔大量丢失，缺水的结果进一步加重酸中毒，后期出现休克。

4)弥漫性血管内凝血，与细胞溶解后，肠道产生的大量5-羟色胺进入血循环引起血小板的聚集有关，也和缺水、血液浓缩及肠道细菌透过肠壁进入腹腔引起感染相关。

2. 中医病因病机　中医认为血管的栓塞内因为脾气不健，情志内伤，肝肾不足，脏腑机能失调，长期导致正气虚损，痰瘀凝集，阻滞脉络，血行不畅，旧血不去，新血难至。外因为寒邪客脉，使络脉痹阻不通，气血流通不畅而成。

(二)临床表现

临床表现为急性缺血性肠痉挛，患者感到剧烈的突发上腹痛，伴有肠管痉挛所致的恶心、呕吐、排便等症状。初起时腹软，压痛不明显，肠鸣音存在，与腹痛程度不相称。往往患者呕吐出血性水样物或排出暗红色血便后，腹痛有所减轻，但却出现腹部压痛、反跳痛，腹肌紧张，直至发生休克。单凭临床症状及体征不易做出早期诊断，待到发生肠梗死而体征明显则为期已晚。后期可出现腹胀、脉数无力、唇紫、指端暗青、皮肤凉湿等周围循环衰竭情况。

(三)诊断

该病男性较女性多见，年龄在40～60岁。大多数患者伴有风湿性心脏病史。腹穿可抽出血样腹水有助于明确诊断。实验室检查如白细胞计数升高，血清淀粉酶、乳酸脱氢酶、肌酸磷酸激酶、无机磷增高等也有助于诊断。CT或MRI血管成像有较高的诊断价值。选择性肠系膜上动脉造影是确诊的方法。

(四)治疗

1. 非手术治疗　多需手术，但个别病例当栓子较小时，未出现腹膜炎、肠坏死时，可以行非手术治疗。在行肠系膜上动脉造影时，如发现栓子和血管痉挛，可用输液泵向动脉内持续输入罂粟碱30～60mg/小时，尚可试用溶栓治疗，选择性动脉插管注入链激酶溶解SMA栓子，有时因为栓子前进，只阻塞部分分支血管，使肠管可以依靠某侧支供血，症状可以缓解而不发生坏死。也可采用介入方法进行取栓。

2. 手术前处理　一经确诊，手术前应补足血容量及纠正酸碱平衡，并静脉应用抗生素。同时应用肝素等以防止进一步加重栓塞。由于大多数患者有心脏病，故有时需用一些强心药，如多巴胺等。但一般不应用洋地黄，因为它会使SMA的平滑肌收缩。

3. 动脉取栓术 手术施行越早越好。应在输血、输液、抗休克、抗感染的情况下尽快施行。如果栓子取出后，发现肠壁已经发生坏死，则需进行肠切除术，如果累及广泛不能确定肠切除的范围，可于取栓后24～48小时第二次手术；或者切除明显坏死的肠段，肠吻合后外置腹膜外，48小时后再回纳腹腔。术后为预防继发血栓，应给予抗凝治疗，如持续滴入肝素。

4. 中医药治疗 中医认为气虚、寒凝是该病的根本原因，故应用温化通补法当属对证。方用补阳还五汤加减：黄芪60g，当归20g，赤芍15g，川芎15g，桃仁15g，红花15g，枳壳20g，地龙15g，桂枝15g，三棱15g，穿山甲15g，双花30g，莪术15g。

因欲通之，必先充之，脉道充盈，方可化瘀通脉。方中归、芍、芎、桃、红养血和血，黄芪补气，枳壳行气，山甲窜经，桂枝通阳，三棱、莪术破瘀散结，双花清热解毒，诸药通力活血化瘀、通脉散结。

以下情况疗效不佳：超过24小时者；肠管大量坏死者；SMA主干阻塞者；心脏病严重者。

二、肠系膜上静脉血栓形成

(一)病因病理

1. 西医病因病理

(1)病因：肠系膜血栓形成多累及肠系膜上静脉，发生于肠系膜下静脉者，因临床症状不明显而不易发现。肠系膜静脉血栓形成(mesenteric venous thrombosis，MVT)的原因有如下几方面：

1)门脉高压症引起的门脉系统充血、血流淤滞不畅。

2)腹腔内化脓性感染引起血液高凝状态，以及静脉炎症和细菌栓子，如坏疽性阑尾炎引起的门静脉炎。

3)某些血液流变学异常，如真性红细胞增多症，避孕药造成的高凝血状态。

4)外伤或手术创伤，如肠系膜血肿、脾切除、右半结肠切除等。

(2)病理：静脉血栓形成后，可向近远端继续蔓延。受累的肠管静脉回流受阻，则肠壁充血、水肿、浆膜下瘀血，之后扩散为广泛出血。肠壁和肠系膜增厚、水肿，导致出血性坏死。血性液体渗出到腹腔和肠腔，最后导致低血容量休克，或感染性休克。

2. 中医病因病机 中医认为脉络不通，不管证在四肢还是内脏，皆因正气虚弱，脏腑功能紊乱，营卫气血运行失调，加之寒冷、外伤、劳累、吸烟过多等因素，外邪客于经脉，引起气滞血瘀，脉络受阻，瘀血内存，患者或血便或膨胀，最终导致亡阴亡阳。治应活血化瘀，温经散寒。

(二)临床表现

急性MVT的症状和一般急腹症表现一样，以腹痛为主，占90%以上，其他症状有恶心、呕吐，亦可有消化道出血，便潜血试验阳性。最初表现为腹部不适、便秘或腹泻。病情逐渐加重，伴有消化道出血症状，如腹泻、血便、压痛深在而不固定，腹胀及肠鸣音减弱，如果有广泛压痛、反跳痛、腹肌紧张等腹膜刺激征表现，则说明已经有肠坏死情况。腹部穿刺可抽出血性腹水，X线平片可显示受累小肠扩张充气，伴有气液平面，透视时肠蠕动消失。

亚急性MVT是指数周至数月缓慢地发展，常表现为慢性腹痛、恶心、呕吐、间歇腹泻。体检可有腹部压痛，但实验室检查常无任何发现，这是由于有新的侧支循环形成之故，但若再有新的血栓形成，仍可出现急性MVT症状。

慢性MVT可全无症状，直至肠系膜上静脉血栓蔓延至门静脉时，则出现肝外门静脉高压症，食管静脉曲张出血，甚至可能有血性腹水、脾大等。

(三)诊断

较SMA的诊断困难，常常出现肠梗阻腹膜刺激征时或抽出血性腹水时，才考虑到该病，有时需要通过手术探查才能得到确诊。彩色超声多普勒及CT或MRI血管造影或选择性血管造影有一定的帮助。

当出现前述症状且病史有肢体深静脉血栓形成时，应考虑有MVT的可能。

(四)治疗

1. 非手术治疗 以肝素静脉滴注抗凝疗法最为常用，也可用尿激酶溶栓疗法。对病情进展缓慢者也可口服抗凝药物。同时给予胃肠减压，补充血容量，给予广谱抗生素预防感染。

2. 手术治疗　疑有肠坏死时，立即施行剖腹探查术，切除坏死的肠管连同含有血栓的全部系膜，以免血栓继续蔓延，累及其他肠管，术后抗凝治疗6～8周。

3. 中医药治疗　静脉血栓形成主要病因为寒湿、瘀血阻络，故活血化瘀、利湿通络为治疗该病的关键。选方猪苓、泽泻、鸡血藤、桃仁、红花、丝瓜络、穿山甲等药。方中重用桃仁、红花、鸡血藤活血化瘀，疏通脉络。因该病有水津外溢，湿与瘀血交错致病，故加用猪苓、泽泻逐水化湿，消肿止痛；穿山甲破瘀通络；丝瓜络通经活络。诸药相伍，使瘀血得消，湿聚得散，络阻得通。

第七节　原发性腹膜后肿瘤

一、病理分类

腹膜后肿瘤主要来自腹膜后间隙的脂肪、结缔组织、筋膜肌肉、血管神经、淋巴组织及胚胎残留组织。并不包括原在腹膜后间隙的各器官的肿瘤。约80%是恶性的。

原发性腹膜后肿瘤可分为良性、恶性两大类。良性肿瘤中最常见的是纤维瘤、神经纤维瘤、囊性畸胎瘤；恶性肿瘤以纤维肉瘤、神经纤维肉瘤、恶性淋巴瘤为多见。见表25-2。

表 25-2　腹膜后常见原发肿瘤

来源	良性	恶性
神经组织	神经鞘瘤	恶性神经鞘瘤
神经鞘及神经束衣	神经纤维瘤	神经纤维肉瘤
	神经节细胞瘤	成神经细胞瘤
交感神经节		神经母细胞瘤
副神经节（化学感受器）	嗜铬细胞瘤	神经节母细胞瘤
	非嗜铬性副神经节瘤	恶性嗜铬细胞瘤
	（化学感受器瘤）	恶性非嗜铬性副神经节瘤
间叶组织	脂肪瘤	脂肪肉瘤
脂肪组织	纤维瘤	纤维肉瘤
平滑肌	平滑肌瘤	平滑肌肉瘤
横纹肌	横纹肌瘤	横纹肌肉瘤
纤维组织	血管瘤	血管内皮肉瘤
淋巴管	血管外皮瘤	血管外皮肉瘤
淋巴网状组织	淋巴管瘤	淋巴管肉瘤
血管	假性淋巴瘤	恶心淋巴瘤
原始间叶	淋巴错构瘤	黏液肉瘤
混合型（多成分间叶组织）	间充质瘤	恶性间充质瘤
	纤维组织细胞瘤	恶性纤维组织细胞瘤
来自肌纤维母细胞	黄色瘤	包括部分良性、恶性黄色肉芽肿

续表

来源	良性	恶性
泌尿生殖系残余	黏液瘤 囊肿	癌
胚胎残余组织	囊肿 畸胎瘤 脊索瘤	恶性畸胎瘤 精原细胞瘤 滋养细胞瘤 胚胎行癌 恶性脊索瘤
组织来源不明或不能分类	良性上皮性或非上皮性肿瘤	未分化癌 异位组织癌 未分化肉瘤 其他恶性肿瘤(不能区分癌或肉瘤)

二、临床表现

腹膜后肿瘤种类繁多,除少数腹膜后肿瘤,如嗜铬细胞瘤能分泌化学介质产生明显的临床症状易被早期发现外,绝大多数腹膜后肿瘤初起时无症状。当肿瘤逐渐长大,产生压迫症状,或被患者偶尔发现时才就医检查。最常见的症状是腹部包块、腹痛,以及相应脏器受压迫和刺激所产生的症状。

腹部包块常是被患者偶然发现,不伴其他症状。少数患者是于腹痛同时发现腹部包块。随肿瘤部位、大小及腹壁厚薄不同,腹部包块可小如胡桃、苹果,巨大者犹如胎头,甚至占据 1/4 腹腔。腹部包块固定,大多为广基,不能推动。囊性肿瘤常有囊性感。一般无压痛和腹肌紧张。

腹痛的性质大多为胀痛或隐痛,很少出现绞痛。肿瘤压迫下肢神经干或神经根时可引起臀腿痛,背痛者不多见。肿瘤内出血、坏死时,体积可突然增大,出现剧烈疼痛,伴有低热。肿瘤增大引起毗邻器官的压迫和移位时,随部位不同,可产生相应的症状。压迫和刺激胃可产生进食后上腹饱胀、恶心、呕吐;压迫小肠引起慢性陈发性脐周腹痛、腹胀等不完全性肠梗阻表现;刺激直肠产生排便次数增多、里急后重,甚至肿瘤向肠腔溃破而引起便血;压迫输尿管引起肾盂积水,双侧受压时间较长后尚可出现肾衰竭、尿毒症;压迫和刺激膀胱产生尿频,每次排尿量少和排尿急迫感;压迫静脉和淋巴管引起回流障碍时,尚可引起下肢浮肿、腹壁静脉扩张、阴囊水肿、精索静脉曲张等症状;压迫动脉时还可听到血管杂音。

有分泌功能的肿瘤,如嗜铬细胞瘤,因能分泌儿茶酚胺类物质,可出现阵发性高血压。巨大的纤维组织肿瘤可分泌胰岛素类物质,引起低血糖症状。有的罕见的功能性间叶瘤可引起低血磷性抗维生素 D 软骨病。

恶性肿瘤生长到一定时期,可出现消瘦、乏力、纳差、贫血、发热、腹水、黄疸,甚至恶病质。

三、鉴别诊断

由于腹腔内特别是腹膜后器官的疾病和肿瘤可产生与该病类似的症状,故常需与脾肿大、胰腺囊肿或肿瘤、肾脏肿瘤、肾上腺肿瘤、肾盂积水和肝肿瘤鉴别。应用各种辅助检查技术的主要目的是了解肿瘤的部位、范围及与毗邻器官的关系,有时尚可确定肿瘤的性质。腹部平片发现肿瘤内有骨骼、牙齿等结构,则可判断为畸胎瘤。纤维内瘤、神经纤维瘤或恶性神经鞘瘤有时可出现钙化。椎间孔扩大,甚至有骨质破坏,应考虑是神经纤维肿瘤。胃肠钡餐或钡灌肠检查有助于确定肿瘤与胃肠道的关系,主要征象是胃、肠移位或受压。为了解肿瘤是包绕还是推移肾脏、输尿管,常需作静脉肾盂造影,必要时做逆行尿路造影,甚至留置输尿管导管,以便术中辨认输尿管。以往曾应用腹主动脉造影、下腔静脉造影、腹膜后充气造影等侵袭性检查技术对肿瘤定位，由于超声和CT的普遍应用，这些检查对大多数患者已似无必要。因为CT能对肿瘤确切定位，明确肿瘤与周围脏器及大血管的关系，尚可早期发现术后肿瘤局部复发。

四、治疗

外科手术是主要的治疗方法。通常肿瘤长到一定程度始被发现，当肿瘤包绕重要血管、神经时，处理非常棘手。因此，术前宁可把困难想得多一点，准备工作做得充分一些，如肠道准备、血管吻合材料和器械的准备等。术中首先要确定肿瘤的良、恶性，必要时行冰冻切片检查。其次确定肿瘤的切除范围，肿瘤能切除者应争取整块切除，忌作分块切除和残留部分肿瘤组织。如腹主动脉壁有部分缺损时，可应用修补或用人造织物加固，以免术后形成假性动脉瘤破裂。肠系膜上动脉主干需同时切除时，可行脾动脉肠系膜上动脉吻合，或腹主动脉、髂总动脉与肠系膜上动脉搭桥吻合，肿瘤侵犯下腔静脉时，如范围局限，可切除部分静脉壁，用自体颈内静脉片修补。有时可行肝下肾静脉段下腔静脉切除，同时切除右肾，结扎左肾静脉根部，依靠左肾静脉的侧支仍可保存左肾功能。嗜铬细胞瘤切除，术中特别要注意控制血压和补充血容量。

有些原发的未分化癌、淋巴肿瘤，术后尚可行放射治疗。恶性淋巴瘤则可行化疗。

第八节　腹腔间质瘤

腹腔间质瘤主要是胃肠道间质瘤（gastrointestinal stromal tumors，GIST）。GIST是一类起源于胃肠道间叶组织的肿瘤，占消化道间叶肿瘤的大部分。间质瘤作为一个较新的概念，应该涵盖了以前所谓的“胃肠道平滑肌瘤”或“胃肠道平滑肌肉瘤”。但作为间叶组织发生的肿瘤，胃肠道平滑肌瘤或肉瘤的概念并未被排除，只不过在目前的临床病理诊断中，这类肿瘤只占胃肠道间叶源性肿瘤的少部分。

研究历史及命名：胃肠道间叶源性肿瘤在胃肠道肿瘤中只占少数，但种类繁多，形态复杂。过去由于病理学技术的限制，胃肠道许多混有平滑肌纤维或神经束的梭形细胞肿瘤，常被诊断为平滑肌源性肿瘤或神经源性肿瘤。现在的研究认为其中大多数为c-kit阳性或CD34阳性，类似Cajal间质细胞（interstitial cells of cajal，ICC）的间叶性肿瘤，即目前定义的胃肠道间质瘤；而平滑肌源性或神经源性肿瘤只占极少数。

1960年，Matin等首先报道了6例胃壁的胞浆丰富的圆形或多角形细胞肿瘤，命名为胃上皮样平滑肌瘤。1962年，Stout报道了69例胃的间叶性肿瘤，称之为“奇异型平滑肌瘤”或“平滑肌母细胞瘤”；1969年，在WHO的肿瘤分类中称之为上皮样平滑肌母细胞瘤，虽因电镜下也未找到平滑肌的证据有所怀疑，但未给予足够重视。1983年，Mazur、Clark发现大多数胃肠道间质瘤缺乏平滑肌细胞的特征，提出胃肠道间质瘤概念，将GIST定义为包括生物学行为与起源不明的全部胃肠道梭形细胞肿瘤。自此，胃肠道间质瘤（GIST）概念渐为多数人认识和接受。1998年，Kindblon等研究表明，GIST与胃肠道肌间神经丛周围的Cajal细胞相似，均有c-kit基因、CD117、CD34表达阳性。ICC为胃肠起搏细胞，因此，有人又将其称为胃肠道起搏细胞肿瘤（gastrointestinal pacemaker cell Tumor，GIPACT）。但GIST可发生于胃肠道外，如大网膜、肠系膜等，且GIST瘤细胞无ICC功能，因此目前认为GIST可能不是起源于ICC，而是起源于与ICC同源的前体细胞（间叶干细胞），这也可解释部分瘤细胞中局灶性肌源性标记表达。因此，目前大多数学者不赞同用GIPACT命名来取代GIST命名。现阶段用GIST命名比较恰当。

一、病理学特点

（一）大体形态

肿瘤大小不一，为0.2～44cm，起源于胃肠道壁固有肌层，可向腔内、腔外或同时向腔内。腔外生长。向腔内生长可形成溃疡，因此根据肿瘤主体位置可分为腔内型、壁内型、哑铃型、腔外型和腹内胃肠道外型。大多数肿瘤呈膨胀生长，边界清楚，质硬易碎；切面呈鱼肉状，灰红色，中心可有出血、坏死、囊性变等继发性改变。肿瘤数目可为多个。

(二)组织学特点

GIST主要是由梭形细胞和上皮样细胞构成，两种细胞可同时出现于不同的肿瘤中，但形态学变化范围大。依据两种细胞的多少可分为梭形细胞型、上皮样细胞型及梭形和上皮细胞混合型。肿瘤细胞的排列也呈多样化，以束状和片状排列居多。胃与小肠的形态学变化大，直肠的形态学变化小，大部分为梭形细胞型，交叉束状排列多。肿瘤细胞分化不等，可出现核端空泡细胞和印戒样细胞。

(三)免疫组化特点

GIST免疫组化研究表明，CD117(c-kit)和CD34为其重要标志物。80%～100%的GISTs的CD117呈弥漫性表达，而平滑肌细胞和神经纤维不表达CD117。60%～80%的GIST肿瘤细胞中的CD34呈弥漫阳性表达，并且良性GIST的CD34表达较高。CD34表达特异性强，在区别GIST与平滑肌瘤或神经源性肿瘤时具有重要价值。CD34阳性表达时，往往CD117也呈阳性表达。CD117、CD34的表达与肿瘤位置、生物学行为、细胞分化及预后无明显关系。此外，GIST也可有肌源性或神经源性标志物的表达，如2-SMA、Desmin、S-100等。但阳性率低，且多为局灶阳性。

二、临床表现

GIST是胃肠道最常见的间叶源性肿瘤，占胃肠道恶性肿瘤的1%～3%，估计年发病率为1～2/10 000，多发于中老年患者，40岁以下患者少见，男女发病率无明显差异。大部分GIST发生于胃(50%～70%)和小肠(20%～30%)，结直肠占10%～20%，食管占0～6%，肠系膜、网膜及腹腔后罕见。

GIST的症状依赖于肿瘤的大小和位置，通常无特异性。胃肠道出血是最常见症状。而发生在食管的GIST，吞咽困难症状往往也常见。部分患者因肠穿孔就诊，可增加腹腔种植和局部复发的风险。GIST患者第一次就诊时11%～47%已有转移。转移主要在肝和腹腔，淋巴结和腹外转移即使在较为晚期的患者也较为罕见。转移瘤甚至可发生在原发瘤切除后30年。小肠GIST的恶性程度和淋巴结转移率最高，而食管GIST的恶性程度低。因此，严格来说，GIST无良性可言，或至少为一类包括潜在恶性在内的恶性肿瘤。

CT、超声内镜、消化道造影等可协助GIST的大小、局部浸润、转移、位置等的判断。

根据患者消化道出血或临床表现，结合内镜检查如胃镜、肠镜检查的非黏膜发生肿瘤结果，CT或内镜超声显示的发生于胃肠道壁的肿瘤，可做出初步诊断。消化道造影可帮助诊断肿瘤在胃肠道的确切位置及大致范围。但临床诊断不足以确诊GIST。GIST的确诊最终需病理切片及免疫组化的结果。典型的GIST免疫组化表型为CD117和CD34阳性。近30%病例中SMA阳性，少部分病例S-100和Desmin肌间蛋白阳性。但少数病例(＜5%)CD117阴性，且存在一些CD117阳性的非GIST肿瘤。因此，GIST的免疫组化诊断也并非绝对的，尚需结合临床和一般病理结果，有时需通过免疫组化排除其他肿瘤。

三、治疗

传统的GIST治疗以手术治疗为主，虽然最近在GIST病理及基础研究方面取得了很大的进展，新的化疗药物研究也取得了一定的进展，但手术治疗仍是目前取得临床治愈的最佳治疗方法。

(一)手术治疗

由于GIST的潜在恶性，对临床怀疑GIST均应按恶性肿瘤手术原则进行，由于GIST往往质地脆，血供丰富，且通过血液及腹膜转移，手术时应特别注意避免肿瘤破溃及挤压，对肠道GIST应先结扎供应和回流血管。术中对可疑病例也不应切取活检，除非肿瘤不能根治。

GIST一般不宜肿瘤摘除，胃的GIST，如果肿瘤直径＜3cm的可行局部切除或行楔形切除，切缘距肿瘤至少3cm；肿瘤直径3～5cm宜行楔形切除或胃大部切除术，切缘距肿瘤至少5cm；肿瘤直径＞5cm的应按胃癌D2清扫范围手术。小肠GIST

因报道的淋巴结转移率达 7%～14%，故主张常规行淋巴清扫，肠段切除至少距肿瘤 10cm。对于直肠 GIST，特别是下段 GIST，有时手术处理十分困难，由于术前难以判断其恶性程度，对于直径＜3cm 者，可考虑尽量保肛；对于直径＞5cm 或术后复发者，应在术前充分征求患者意愿前提下，在保肛与扩大手术中作出选择。对于有局部浸润或远端转移的应在可根治前提下行联合脏器切除术。

随着腹腔镜技术的普及和提高，腹腔镜下行胃肠道的 GIST 手术逐渐增多，由于其有损伤小、恢复快、住院时间短等优势，逐渐为患者所接受。

(二)化疗

传统的化疗把 GIST 当做平滑肌肉瘤治疗，常用方案为阿霉素＋顺铂(AD 方案)，临床缓解率＜10%，疗效不佳。

伊马替尼(Imatinib)化疗：伊马替尼是 c-kit 激酶活性抑制剂，已于 2000 年第一次应用于临床，主要用于不能根治手术的患者，也有用于高危 GIST 的报道。应用方法为 400～800mg/d，连续 12～24 个月。伊马替尼用于 GIST 新辅助化疗，也有小样本成功的报道。

第九节　大网膜的解剖与应用

一、大网膜的解剖

(一)大网膜

大网膜是脏层腹膜由胃移行到横结肠的部分，向下折叠形成大网膜，覆盖在肠袢的前面。大网膜在上方附于胃大弯，下方游离，左缘与脾韧带相连而无明显分界，右缘伸展至十二指肠起始部。大网膜的上部形成网膜囊前壁的一部分，在其跨越横结肠处是否与横结肠前面融合并不一定。在此处融合者形成网膜囊前壁的一部分，即构成胃结肠韧带。网膜囊的下界即止于融合处。这种情况下的大网膜，在横结肠以上的部分有 2 层腹膜，在横结肠以下的部分有 4 层腹膜。呈门帘状遮于腹腔下部器官的前方。大网膜疏薄，含有多少不等的脂肪，常呈筛网状。有的人大网膜在跨越横结肠处并不与其融合，即不形成为结肠韧带，网膜囊经横结肠前方向下延伸进入大网膜中的一段距离。大网膜前两层与后两层的融合常在右侧较为明显，左侧较差，因而网膜囊伸入大网膜左侧方的机会较多，特别是左上部。

胃网膜左、右血管走行在大网膜的前两层之间，仅靠胃大弯的附着处，并分支向下分布于整个大网膜中，故大网膜前两层和后两层内均有丰富的动、静脉，并有淋巴管和不同程度的脂肪组织，具有较大的吸收、粘连、修复和局限感染的能力。特别是因大网膜血运丰富，易与其他组织粘连愈着，并在两者间建立血液循环的特点，用于修补某些部位的缺损，效果良好。

(二)大网膜的血液循环

大网膜的血供主要来自胃网膜左、右动脉及其分支。胃网膜左、右动脉通过胃网膜动脉弓，网膜左、右动脉和大网膜边缘动脉弓组成一个完整的大网膜动脉环，由该环上再发出许多小支以供养大网膜。

大网膜的静脉系统与同名动脉伴行，静脉壁菲薄，吻合操作时要特别仔细。

在一般情况下，胃网膜右动、静脉均比胃网膜左动、静脉外径大(前者成人平均各为 2.8mm 及 3.2mm；后者为 1.8mm 及 2.4mm)，且少数的胃网膜左、右动脉没有直接吻合，即无胃网膜动脉弓，分布至大网膜的多数网膜前动脉支，是由胃网膜右动脉直接发出。故无论带蒂的大网膜移植或吻合血管的大网膜移植，多首选胃网膜右血管。

移植大网膜时，要分离延展大网膜，可按图 25-3 所示的方法进行。在保留胃网膜右动脉或胃网膜左动脉血供来源的前提下，按大网膜血管环的分布规律予以剪裁，这样既可延展大网膜，又有足够的血供。

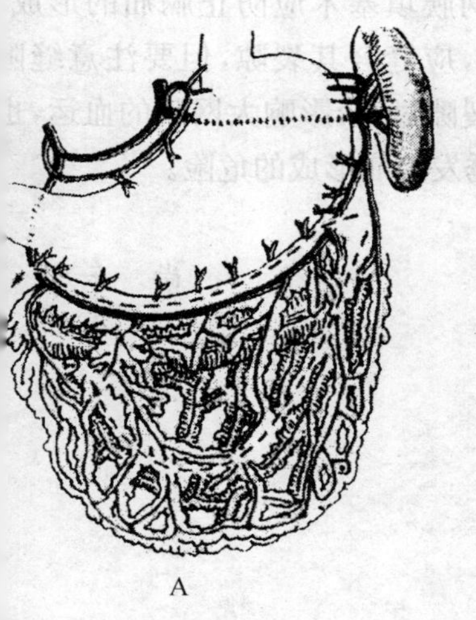

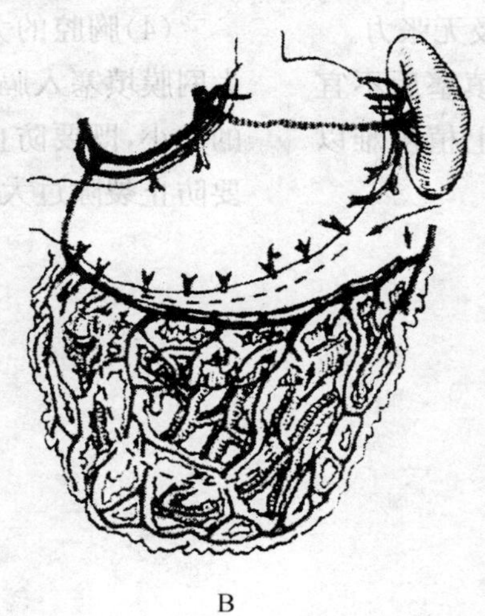

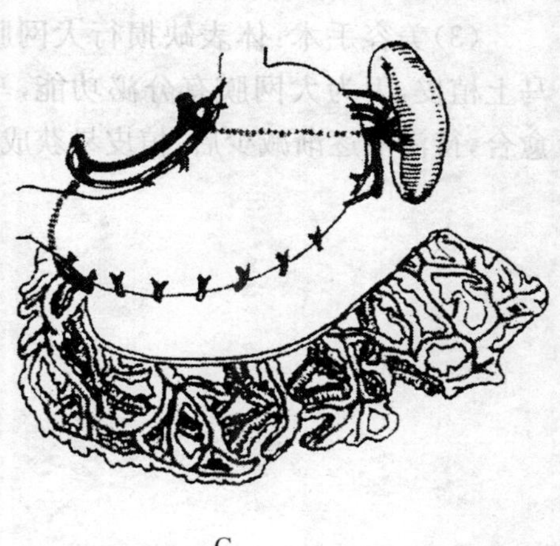

A　　　　B　　　　C

图 25-3　按血管分布规律延展大网膜

二、大网膜的应用

大网膜组织内含有吞噬细胞，有重要的防御功能。当腹腔器官发生炎症时，大网膜的游离部向病灶处移动，并包裹病灶以限制其蔓延。小儿大网膜较短，故当下腹部器官病变时（如阑尾炎穿孔），由于大网膜不能将其包围局限，常导致弥漫性腹膜炎。由于大网膜有可以切断、结扎、粘连可以剥离，可以再生及反复利用的特点，所以在外科中应用非常广泛。

1. 预防粘连　腹部手术关腹时，可将大网膜覆盖于切口下方，防止术后肠管粘连。

2. 有利于二次手术　在肝胆外科手术中，将之覆盖于胆管的表面和“T”形管的周围，把胃肠与肝胆总管隔离开来，给下次手术松解粘连，显露胆道，防止对周围组织器官的损伤提供了便利，并缩短了手术时间。因此，手术区域给予大网膜填塞可以收到很好的临床效果，对肝胆的再次手术有极其重要的临床意义。

3. 填塞止血　在肝脾手术中，应用大网膜填塞或覆盖于创面，可以有效进行止血。特别是对于保脾手术。

4. 吸收包裹　由于大网膜的吸收作用很强，在肝囊肿、肝脓肿的开窗引流等手术中，常常将其填塞于囊肿或脓肿腔内，有利于液体的吸收，并防止感染扩散。

5. 预防吻合口瘘　吻合口瘘是外科医生最为关心的问题。除了应努力提高吻合技术外，外科医生常常利用大网膜的填塞或包裹预防吻合口瘘，往往能够收到满意的疗效。故凡担心吻合口或残端愈合不良者均可利用大网膜进行黏附或填塞，从而能够预防吻合口瘘或残端瘘的发生。对于消化道穿孔及阑尾切除残端包埋不理想者，也可用大网膜进行填塞或包裹，促进其愈合。

6. 填塞缺损　在美容手术及乳腺等手术中，对于缺损部位，可利用大网膜填塞缺损。

7. 防止肿瘤细胞脱落扩散　在晚期的肿瘤手术中，肿瘤往往侵及浆膜层，为了防止肿瘤细胞的脱落，除了用纱布覆盖、涂抹生物胶或电灼外，应用大网膜覆盖外侵的肿瘤有一定的优点，如取材方便，可塑性大，覆盖严密，不妨碍手术等。

【应用方法】利用附近的大网膜进行覆盖或修剪后形成带蒂的大网膜牵拉至所需部位进行覆盖或填塞、黏附，可以用生物胶进行粘连，也可用手术缝线加以固定。

三、注意事项

尽管游离、切断、填塞大网膜的手术操作并不复杂，但在手术过程中仍需注意如下问题：

（1）确保大网膜的血供。一般胃网膜右动脉比胃网膜左动脉粗且恒定，故选用胃网膜右血管为主干较为稳妥。为了确保胃的血供不受影响，修剪大网膜时应尽量在胃血管弓外进行操作，并借助无影灯的投影作用来了解网膜血管的走向。

（2）带蒂网膜应无张力，顺应性好，不扭曲，防止血运障碍或压迫肠管，引起肠梗阻。特别是小儿大网膜薄而短，故修剪时更应注意血运及无张力。

(3)美容手术：体表缺损行大网膜填塞后不宜马上植皮，因为大网膜有分泌功能，马上植皮难以愈合，待渗液逐渐减少后，植皮易获成功。

(4)胸腔的大网膜填塞术应防止膈疝的形成。大网膜填塞入膈后，应缝合其裂隙，但要注意缝隙的大小，既要防止裂隙过小，影响大网膜的血运，也要防止裂隙过大，诱发膈疝形成的危险。

（尚　东）

第二十六章　胃、十二指肠疾病

第一节　先天性肥厚性幽门狭窄

先天性肥厚性幽门狭窄(congenital hypertrophic pyloric stenosis),是由幽门肌层先天性肥厚引起的梗阻,是婴儿常见的一种先天性畸形,多在出生后3～12周发病,发病率约为1/350,男女之比为4∶1。

一、病因病理

病因未明。有学者提出由于胃肠激素代谢异常,导致幽门括约肌处于持续收缩状态;幽门肌间神经丛和神经节细胞减少导致副交感神经功能异常也可能是该病发生的原因。

主要病理改变是幽门环肌先天性增生肥厚,呈橄榄状,长2.0～3.0cm,直径1.0～1.5cm,肌层厚0.4～0.7cm,而正常新生儿幽门肌层厚度仅0.2cm。肿块表面光滑,色泽灰白,质地如硬橡皮,幽门管较正常细长,肥厚的环肌逐渐向胃端变薄,在十二指肠端肥厚肌层突然终止,与十二指肠有明显界限。黏膜受肥厚肌层挤压突向腔内形成较深的皱褶,使管腔显著缩小,黏膜即使轻度水肿也会引起梗阻。镜下观察可见肌层增生肥厚,尤以环肌明显,肌纤维排列紊乱。

临床以呕吐为主要临床表现。呕吐多在出生后2～3周开始,奶汁刺激幽门黏膜,加重水肿引起梗阻。出生后2周内或2个月后出现症状者较少见。发病初期吸奶后15～30分钟出现呕吐,随后呈进行性加重。吸奶后即刻发生呕吐,呈喷射状,呕吐物不含胆汁。后期呕吐物带咖啡色提示黏膜炎症伴出血。呕吐后患儿有较强饥饿感及觅食反射,吸奶有力。

患儿早期因呕吐频繁出现尿少、便秘、脱水。数天后逐渐出现体重下降,皮下脂肪减少,皮肤松弛,甚至明显营养不良。出现代谢性碱中毒时,呼吸浅而慢,由于此时血中游离钙下降可出现手足抽搐及喉痉挛。腹部检查可见上腹膨胀,吸奶后呕吐前常可见左肋下向下向右的蠕动波。呕吐后胃内容物排空,反复仔细检查约有90%的病例可在右上腹扪及橄榄样肿块,质地较硬,可活动。

二、诊断和鉴别诊断

呕吐是典型症状,出生后2～3周出现,呈喷射状,不含胆汁,呕吐后伴很强饥饿感表现。体检时上腹扪及橄榄状肿块即可初步诊断。X线钡餐检查可见胃扩张,幽门管变细、增长,呈“鸟喙状”,钡剂通过幽门时间及胃排空时间显著延长。目前,B超已代替X线检查成为首选方法,不仅可明确诊断,还可明确环肌肌层厚度及狭窄程度等。

非典型病例需与以下疾病鉴别:

1. 幽门痉挛　呕吐可在出生后即发生,为间隙性、无进行性加重,呕吐量较少亦不规则,体检未触及肿块。使用镇静剂、解痉剂后症状缓解明显。X线和B超检查无特殊发现。

2. 喂养不当　喂奶过快,特别是伴空气吸入胃后,常引起胃部刺激而呕吐。调整喂养方法后明显好转。

三、治疗

明确诊断后应尽早实施手术,术前准备包括纠正脱水及电解质紊乱,初步纠正营养不良。

Fredet和Ramstedt在20世纪初即采用幽门肌切开术(图26-2)治疗先天性肥厚性幽门狭窄,沿用至今。手术方法：作右肋缘下 1cm 右腹直肌外缘向外长 2～3cm 横切口进入腹腔，将橄榄状肥厚的幽门置于手术野，术者左手拇、食指将肿块固定，切口靠近胃端，在无血管区切开幽门浆膜及肌层，用幽门钳撑开肌层，显露黏膜。幽门黏膜近端达胃，远端到十二指肠，自然膨出。

采用腹腔镜行幽门环肌切开术也已用于临床。术后 1 小时可饮水，24 小时可喂奶。少数病程较长的患儿术后仍有呕吐，为呕吐中枢兴奋所致，数日后可逐渐停止。

四、术后处理

术后处理较简单，大多数患者术后数小时即可开始少量进食，术后 3～4 天即能恢复正常饮食。如术中损伤黏膜并进行修补，则需在术后给予胃肠减压，以利于愈合。

（陈　铭）

第二节　胃、十二指肠溃疡的外科治疗

胃、十二指肠黏膜的局限性圆形或椭圆形全层黏膜缺损，称为胃、十二指肠溃疡。胃、十二指肠溃疡或更广义地称为消化性溃疡，多见于和胃酸接触部位的食管下端、胃和十二指肠、胃空肠吻合术后的空肠侧或具有异位胃黏膜的憩室。

该病是常见疾病之一，虽然其准确发病率仍不清楚，但多数国内外学者报道其发病情况比 20 世纪初明显降低。随着强效制酸药物 H_2 受体拮抗剂（如法莫替丁）和质子泵抑制剂（如洛赛克）的问世，内科治疗效果不断提高，需要外科治疗的溃疡患者已减少了一半，与 10 年前相比其选择性手术例数也显著减少。据上海瑞金医院外科统计，与 70 年代早期比较，因顽固性十二指肠溃疡而手术的例数几乎降低了 1/2。相反，因溃疡病并发症急症手术例数无明显降低，尤其是胃十二指肠溃疡并发穿孔的发生率增加了 15 倍。并发症的死亡率仍相当高。

部分胃、十二指肠溃疡患者因出血、穿孔、瘢痕性幽门梗阻及癌变等合并症需要外科手术治疗。另外，长期随访资料证明 H_2 受体拮抗剂停药后，溃疡复发率高达 80%，因此，胃、十二指肠溃疡依然是一个常需外科治疗的疾病。

一、解剖生理

（一）胃的解剖生理

1. 胃的形态　胃是位于腹腔左上方的空腔器官，上连食管处称为贲门，下连十二指肠处称为幽门，胃有前后两壁，上下两缘，上缘偏右，凹而短，称胃小弯；下缘偏左，凸而长，为胃大弯。小弯的长度为大弯的 1/3，胃小弯近幽门处的角状弯曲称为角切迹（亦称为幽门窦切迹）。

2. 胃的分部　临床上常将胃分成 3 个部分：胃底部，为胃的最上部分，位于贲门左侧，是高于贲门水平的部分；胃窦部（幽门窦），位于角切迹右方；胃体部，胃底部与胃窦之间的部分（图 26-1）。

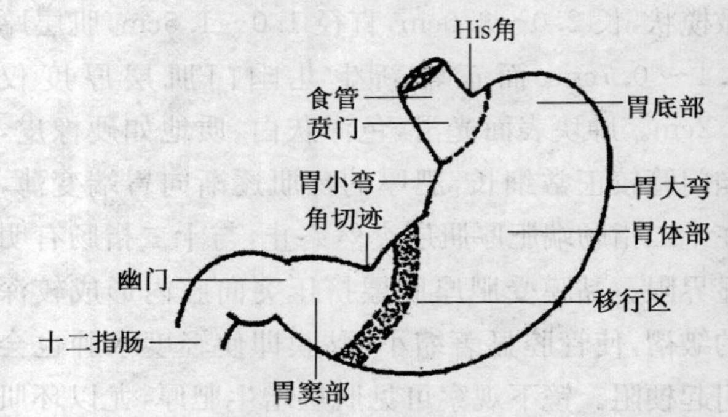

图 26-1　胃的结构及分区示意图

3. 胃壁的组织结构　胃壁可分为 4 层。

（1）黏膜层：是胃壁的最内层，胃空虚时呈皱襞状。正常情况下，胃黏膜皱襞有一定的样型。胃壁有病变时，黏膜皱襞的正常样型发生改变，可以用钡餐经 X 线检查看出。胃黏膜有丰富的胃腺体，分泌胃液，主要由 3 种不同功能的分泌细胞组成：主细胞（或称胃酶原细胞）分泌胃蛋白酶原和凝乳酶原；壁细胞（或称盐酸细胞）分泌盐酸和水；黏液细胞分泌碱性黏液，有保护黏膜对抗胃酸腐蚀的作用。

(2)黏膜下层：由疏松结缔组织和弹力纤维所构成，内有丰富的血管和淋巴网。

(3)肌层：有 3 层肌纤维，走向分别为内层斜行、中层环行、外层纵行。

(4)浆膜层：即脏层腹膜，有润滑保护作用。

4. 胃的血管　胃的动脉组成了两条动脉弓，沿着胃小弯、胃大弯走行。胃小弯的动脉弓由胃左动脉（源于腹腔动脉干）和胃右动脉（源于肝动脉）组成；胃大弯的动脉弓由胃网膜左动脉（源于脾动脉）和胃网膜右动脉（源于胃、十二指肠动脉）组成。胃底部尚有胃短动脉（源于脾动脉）。胃大、小弯的动脉有许多小分支供应胃壁的血运，且这些分支彼此之间有广泛的吻合（图 26-2）。

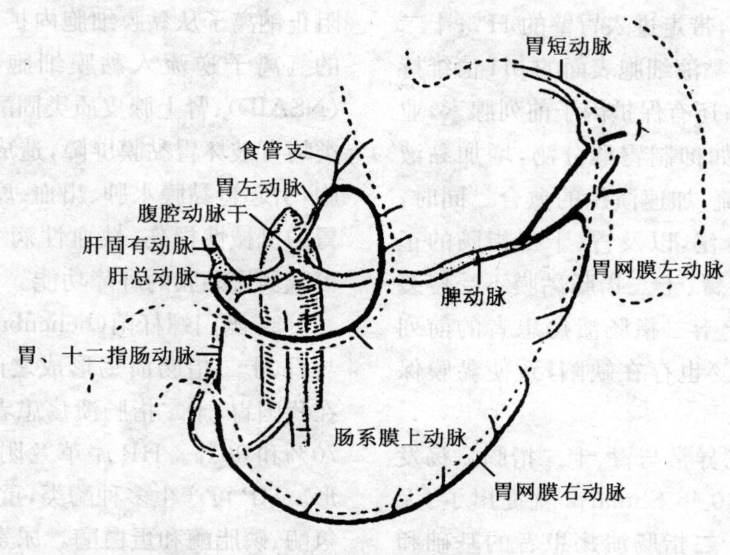

图 26-2　胃的动脉

胃的静脉和同名动脉相伴行，胃的静脉血液最终均汇流至门静脉。

5. 胃的淋巴结　胃壁的各层都分布有丰富的淋巴毛细管，它们起自黏膜而分布在黏膜下层和肌层中，胃的壁内淋巴集合管在浆膜下汇合成较大的淋巴集合管后，离开胃壁沿着胃大、小弯通过胃周围一系列相应的淋巴结，继续与腹腔动脉所属分支伴行汇入腹腔淋巴结，最终注入乳糜池或左右腰干。胃的壁外淋巴管整个行程中需要经过 3～4 个淋巴结，这些构成屏障的淋巴结在胃的周围不仅有其相对特定的位置，而且胃壁各部分的淋巴回流也均有相应的引流区。胃的淋巴结分布，在胃癌转移的诊断和治疗上有重要的临床意义。

6. 胃的神经　来自交感神经和副交感神经。前者的作用为抑制胃的运动，减少胃液的分泌；后者则促进胃的运动，增加胃液的分泌，二者的作用是对立又统一的，共同调节胃的正常功能。交感神经来自腹腔神经丛的分支，副交感神经来自左、右迷走神经。

(二)十二指肠的解剖

十二指肠是小肠的首段，位于幽门和空肠之间，呈"C"形，长约 25cm，分为 4 个部分。第一部分（球部）较短，大部分由腹膜遮盖，较活动，为十二指肠溃疡的好发部位。第二部分（降部）与第一部分呈锐角下行，固定于后腹壁，仅前外侧由腹膜遮盖，内侧与胰头紧密相连，胆总管和胰腺管的总开口位于其中下 1/3 交界处的后内侧，称为十二指肠乳头。第三部分（横部），自降部向左平行，完全固定于后腹膜。第四部分（升部）先向上，然后呈锐角向前、向下与空肠相接，形成十二指肠空肠曲。

十二指肠的血液供应来自胰十二指肠上、下动脉，两者彼此吻合。

二、发病机制

该病的病因和发病机制目前尚未完全阐明。

大量的临床实践和实验研究证实，胃酸的存在是消化性溃疡发生所必需的条件，但其发病方面也反映了多种因素的参与，且其作用在不同部位溃疡和不同个体有明显差异。

正常的胃、十二指肠黏膜有一系列的防护机能，包括胃黏膜分泌含有多种黏多糖、糖蛋白的黏液，具有润滑、保护、抵御 H^+ 向黏膜的逆向弥散胃蛋白酶的作用；胃壁具有丰富的血液供应，给黏膜提供充足的氧气和营养，带走进入胃壁的 H^+；十二指肠分泌的重碳酸盐使黏液细胞表面的 pH 值维持中性并对抗 H^+ 的侵入；还有保护因子前列腺素，业已证明具有多种功能，如抑制胃酸分泌，增加黏液分泌，增加黏膜下的血流，加速溃疡的愈合。同时，正常的肠抑胃泌素的分泌，以及胃、十二指肠的正常排空功能等都是维持胃、十二指肠黏膜不受侵袭的保护因素。而事实上十二指肠溃疡患者的前列腺素分泌降低，黏液分泌也存在缺陷，致使黏膜保护大受影响。

1. 胃酸　胃酸分泌异常与胃、十二指肠溃疡发病关系密切。早在 1910 年 Shmartz 就提出了“无酸则无溃疡”的观点，十二指肠溃疡患者的基础和餐后胃酸分泌均高于正常人。近百年来虽然在胃、十二指肠溃疡病因学方面取得了一些进展，但胃液酸度过高，激活胃蛋白酶原，黏膜产生自家消化仍然是胃、十二指肠溃疡的主要发病机制。胃酸分泌受迷走神经和胃泌素的调控，即所谓的神经性胃酸分泌和体液性胃酸分泌。

(1)神经性胃酸分泌：迷走神经兴奋时通过两种机制刺激胃酸分泌，一是通过释放乙酰胆碱直接刺激胃壁细胞；二是作用于胃窦部黏膜促其释放胃泌素。所以切除胃窦部不仅可以消除体液性胃酸分泌，还可以降低部分神经性胃酸分泌。对视觉、嗅觉和味觉的刺激，胃的膨胀及血糖降低到 2.8mmol/L 等都可刺激迷走神经中枢兴奋，引起胃酸分泌的增加。胃蛋白酶是胃液中的主要酶类，具有消化蛋白质的作用。当胃液 pH>4.5 时，胃蛋白酶处于非激活状态，而当胃液 pH 达到 1.5～2.5 时，胃蛋白酶消化蛋白质作用最强。

(2)体液性胃酸分泌：进食后胃窦部黏膜受食物刺激产生胃泌素，胃泌素经血液循环作用于胃壁细胞并促其分泌胃酸。胃泌素的分泌和释放受胃液酸度的调节。pH 降低到 3.5 以下时，胃泌素分泌释放减少；达到 1.5 以下时，则完全不释放。除胃窦部产生的胃泌素外，食物进入空肠上段后也可促其释放肠胃泌素刺激胃酸分泌，但这种作用较小。

2. 胃黏膜屏障　由胃黏液和黏膜柱状上皮细胞的紧密连接构成。胃黏液除具有润滑作用外，还有中和、缓冲胃酸的作用。胃的黏膜上皮细胞能够阻止钠离子从黏膜细胞内扩散入胃腔，以及胃腔内的氢离子逆流入黏膜细胞内。非甾体性抗炎药(NSAID)、肾上腺皮质类固醇激素、胆汁酸盐、酒精类均可破坏胃黏膜屏障，造成氢离子逆流入黏膜细胞，引起胃黏膜水肿、出血、糜烂，甚至溃疡。此外胃的机械性损伤、缺血性病变、营养不良等因素都可减弱胃黏膜的屏障功能。

3. 幽门螺杆菌(helicnbactcr pylori，HP)　HP与胃、十二指肠溃疡形成之间的关系已得到公认。在我国胃、十二指肠溃疡患者的 HP 检出率分别为70%和 90%。HP 属革兰阴性杆菌，呈弧形或“S”形。HP 可产生多种酶类，重要的有尿素酶、过氧化氢酶、磷脂酶和蛋白酶。尿素酶能分解胃内的尿素产生氨和碳酸氢盐。氨一方面可破坏胃黏膜，另一方面能损伤细胞及线粒体，导致细胞破坏。过氧化氢酶分解过氧化氢使之不能形成单氧与羟基根而抑制中性粒细胞的杀菌作用。磷脂酶和蛋白酶可分别降解脂类与蛋白质，使黏液层脂质结构改变和粘蛋白多聚体降解，破坏了胃黏液屏障功能。此外，约 1/2 的 HP 菌株能产生细胞空泡毒素(VacA)和毒素相关蛋白(CagA)，可使真核细胞发生空泡变性，HP 致胃十二指肠溃疡的确切机制尚未完全清楚，可能与 HP 损伤胃、十二指肠黏膜和黏膜屏障，导致氢离子内渗，影响碳酸氢盐、胃泌素及胃酸分泌，改变胃血流等有关。HP 感染发展成胃、十二指肠溃疡的累积危险率为 15%～20%。HP 被清除后，胃炎和胃、十二指肠溃疡易被治愈且复发率低，也能降低胃、十二指肠溃疡大出血患者的再出血率。

4. 胃溃疡与十二指肠溃疡　胃溃疡与十二指肠溃疡患者基础与最大胃酸分泌分别是正常人的 2.2 倍和 1.6 倍。造成胃酸分泌过多的主要原因有：迷走神经过度兴奋、壁细胞较正常人多，以及排空过快致酸性胃液损伤了十二指肠球部黏膜。临床上治疗消化性溃疡的手术均以减少胃酸分泌为主要目的。因为胃溃疡患者的胃酸常正常或低于正常，所以难以用上述发病理论解释，对此有以下几种观点：

(1)胃潴留：胃内容物的滞留刺激胃窦黏膜分泌胃泌素或胃内的低酸环境减弱了对胃窦黏膜分泌胃泌素的抑制作用，使胃溃疡患者血胃泌素水平较正常人增高，刺激了胃酸的分泌。施迷走神经切断术的患者若不同时行胃引流术，则很多患者会因胃排空不畅而引发胃溃疡。临床上复合性溃疡的患者95%左右是先有十二指肠溃疡，当因幽门痉挛或球部狭窄致胃潴留时，胃溃疡就易发生。上述现象从另一个方面说明了胃潴留在胃溃疡形成中的重要作用。

(2)十二指肠液反流：反流液中的胆汁、胰液等既能直接损伤胃黏膜细胞，又能破坏胃黏液的屏障功能，促进氢离子的逆向扩散，导致黏膜出血、糜烂与溃疡形成。临床上发现胃溃疡多合并胃窦炎，且越靠近幽门，炎症越重，也说明胃溃疡的发生与十二指肠液反流有关。

(3)壁细胞功能异常，分泌的胃酸直接排入黏膜内，造成了胃黏膜的损伤。

5. 其他　精神因素如过度的精神紧张、焦虑、忧伤都与溃疡病发病有关。十二指肠溃疡还多见于O型血者，且易并发出血，胃酸分泌呈亢进状态。大多数人(75%)分泌的水溶性血型抗原进入唾液、胃液、尿液，其余5%分泌入体液，即路易斯抗原，这些人称非分泌型，比分泌型更易发生十二指肠溃疡；O型血者与非分泌型者的结合使十二指肠溃疡的危险因素增加。还有，不节制的吸烟也是致病因素。

此外，十二指肠溃疡患者常伴有其他一些疾病如肝病，尤在分流术后持续高钙血症、肝功能衰竭、大段小肠切除术后胰腺功能不足和慢性肺部疾病等。总之，十二指肠溃疡患者的侵袭因素更为突出，有高酸分泌存在、壁细胞总数明显增多，对乙酰胆碱和胃泌素的敏感性增加，胃酸分泌的反馈抑制消失，胃蠕动亢进，胃排空过速等都是十二指肠溃疡形成的主要因素。

总之，迷走神经张力过高引起胃酸分泌增多是十二指肠溃疡形成的主要原因。各种原因异致的胃黏膜屏障功能减弱、氢离子逆向扩散或胃潴留也是胃溃疡形成的主要原因。HP感染与胃、十二指肠溃疡的形成都有一定的关系。

三、病理学基础

(一)溃疡的分布

胃溃疡和十二指肠溃疡大多为单发，但胃溃疡者5%为多发性，十二指肠溃疡则有25%呈多发性，如球部的对口溃疡，一个溃疡在前壁，一个溃疡在后壁。又如一个溃疡在球部，另一个在球后部。胃和十二指肠同时有溃疡者称为复合性溃疡，约占15%。胃溃疡多位于小弯侧、幽门腺区与胃底腺区的接合处。

(二)溃疡的形态

溃疡口多呈圆形，但亦有呈椭圆形、肾形和不典型三角形等。而溃疡形态多为垂直或斜行漏斗状。

(三)溃疡的深度

有人将溃疡分成4度：Ⅰ度者又称糜烂，仅为黏膜的缺损；Ⅱ度者黏膜、黏膜下层缺损，故称溃疡；Ⅲ度者溃疡底达肌层；Ⅳ度者肌层已断裂，溃疡中央的瘢痕组织已突出而形成胼胝性溃疡。Ⅱ～Ⅳ度溃疡治愈后仍有瘢痕残留，Ⅳ度则更明显。

(四)溃疡的基底组织

1. 渗出层　为最浅层，急性期增厚，慢性期此层缺如。

2. 类纤维素退行变性层　也称坏死层，急性溃疡此层缺如。

3. 肉芽层　主要为肉芽组织。

4. 瘢痕层　即最外(最深)层，炎症消失，仅见结缔组织，形成胼胝，往往比溃疡基底范围更大，在肉芽层或此层可见到溃疡底部的动脉，其内膜形成闭塞性内膜炎，神经断端形成神经瘤。溃疡底明显与周围脏器如大网膜、肝、胰、肠管、腹壁等愈着者则形成穿透性溃疡；否则成为溃疡穿孔，胃、十二指肠内容进入游离腹腔，导致腹膜炎。

四、临床表现

十二指肠溃疡可见于任何年龄，但多见于 30～40 岁，男性为女性的 4 倍。临床表现为上腹部或剑突下烧灼样或钝痛。疼痛多在进食后 2～4 小时发作，或呈饥饿痛。凌晨常被痛醒。饥饿痛和夜间痛与基础胃酸分泌量过高有关。服用抗酸药物或进食能使疼痛停止或缓解。体检可有右上腹压痛。十二指肠溃疡腹痛有周期性发作的特点，好发季节为秋、冬季，可反复发作并渐加重。X 线钡餐和纤维胃镜检查可帮助确诊。

五、实验室检查

(一)X 线钡餐检查

十二指肠球部溃疡大多数表现为间接 X 线征象，如球部激惹征、球部畸形(可呈"山"字形、花叶形、不规则切迹等形态)、幽门痉挛和局部压痛等。炎症性水肿和瘢痕化可致球部偏离幽门管中央，或假憩室形成。少数可见到点状龛影及周围黏膜纹向龛影集中的表现。

(二)纤维胃镜检查

对症状持续而 X 线表现不典型者宜进一步作此项检查。十二指肠溃疡以球部前壁最多见，其次为后壁、小弯侧及大弯侧。胃镜中可见到溃疡的形态、大小、活动期或愈合期等变化。在伴有上消化道出血时，更可确定出血部位及其他出血原因，甚至可预示再出血的可能。

六、治疗

(一)手术治疗

随着人们生活水平的提高、卫生知识的普及，以及 H_2 受体拮抗剂、质子泵抑制剂、抗 HP 制剂等药物应用于临床，绝大多数十二指肠溃疡患者得到了有效的治疗。只有在十二指肠溃疡并发各种严重合并症，如急性穿孔、急性大出血和瘢痕性幽门梗阻，或经内科治疗无效的十二指肠溃疡，即顽固性溃疡，才采用外科治疗。内科治疗无效一般指应用包括抑酸药和抗 HP 药在内的正规治疗 3 疗程后，胃镜复查溃疡仍未愈合的患者。从局部病变看，顽固性溃疡多数为直径＞2cm 或穿透肠壁并与胰腺、胆道等周围组织广泛愈着的溃疡、形成较多瘢痕的胼胝性溃疡和十二指肠球后溃疡。如前所述，由于药物治疗的有效性，这种顽固性十二指肠溃疡已不多见。因此治疗效果不佳时，除应考虑顽固性溃疡的可能外，还应注意除外有无其他上腹部疾病及胰源性因素等。

需要强调的是，十二指肠溃疡不仅仅是一个局部疾病，手术治疗也并不是非常理想的治疗方法，其本身就具有一定的风险且术后常有后遗症状，乃至溃疡复发。因此，应严格掌握手术适应证，只有符合下列条件的患者方可考虑行手术治疗：

(1)多年的十二指肠溃疡病史，症状渐趋加重，发作频繁，每次发作持续时间长，疼痛剧烈，影响身体营养与正常生活、工作者。

(2)经过系统的内科治疗，包括正规应用 H_2 受体拮抗剂和质子泵抑制剂的抗酸治疗与抗 HP 治疗，治疗效果不佳或短期内又复发者。

(3)X 线钡餐检查发现溃疡较大、十二指肠球部严重变形或溃疡位于十二指肠球后，以及有穿透至十二指肠壁以外的影像。

(4)曾有过十二指肠溃疡穿孔或反复大出血的病史，而溃疡仍在活动，说明有再发生急性合并症的可能。需指出的是，有时判断溃疡病或胃肠道出血的患者是否必须手术很困难，无绝对规律，应结合患者个体情况考虑。

(二)手术原则与手术方式

胃、十二指肠溃疡的手术方式包括胃大部切除术和迷走神经切断术两种。

1. 胃大部切除术

(1)治疗机制：胃大部切除术包括切除远侧胃的 2/3～3/4 和部分十二指肠球部。其治愈胃、十二指肠溃疡的理论基础在于：①切除了胃窦部，消除了由 G 细胞分泌胃泌素引起的体液性胃酸分泌；②切除了大部胃体，因壁细胞数量减少使神经性胃酸分泌也有所降低；③切除了溃疡的好发部位，即十二指肠球部和胃窦部；④切除了溃疡。其中前 3 条是重要的，后 1 条并非绝对必需。

(2)胃肠道重建的基本要求

1)胃的切除范围：诚然胃切除范围越大，降低胃酸效果越好，但切除过多会造成胃容积过小，而不利于患者的术后营养。一般认为，切除60%并根据患者的具体情况适当调整是适宜的。具体来说，十二指肠溃疡应比胃溃疡切除的范围要大一些，术前胃酸高者也应适当多切一些；反之，则不必过多切除。60%胃切除范围的标志是胃小弯胃左动脉第一分支的右侧至胃大弯胃网膜左动脉第一个垂直分支左侧的连线(图26-3)。

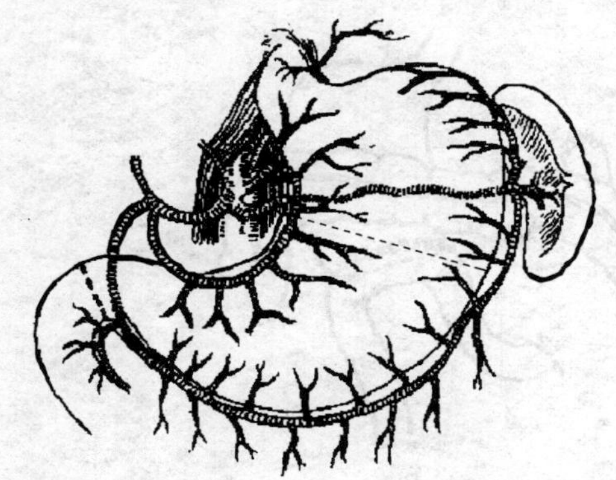

图26-3　胃大部分切除范围(虚线以内)

2)溃疡的切除：一般应将溃疡同时切除。对十二指肠溃疡如切除难度大时则不必勉强，可改行Bancroft溃疡旷置术。因为术后胃酸减低、食物改道，使溃疡常可自愈。

3)吻合口的大小：因为食物通过吻合口的速度主要取决于空肠肠腔的口径，所以吻合口口径相当于空肠肠腔的口径(3～4cm)即可。吻合口过大易引起倾倒综合征，过小则可能导致胃排空障碍。

4)吻合口和结肠的关系：结肠前和结肠后吻合对治疗效果无明显影响，如操作正确合并症均很少发生，术者可根据习惯选择之。

5)输入袢的长短：因为靠近十二指肠的空肠抗酸力强，术后不易发生吻合口溃疡，以及输入袢过长易扭曲引发输入袢综合征，所以在保证吻合口无张力的前提下，吻合口至Treitz韧带的距离，结肠后术式以6～8cm、结肠前术式以8～10cm为宜。

6)空肠输入袢与胃大小弯的关系：空肠输入袢吻合于胃大弯或胃小弯侧对胃空肠蠕动排空的影响不大，重要的是空肠输入、输出袢不要形成交叉，以免发生输入袢梗阻。

(3)消化道重建术式：有Billroth Ⅰ式(毕Ⅰ)吻合、Billroth Ⅱ式(毕Ⅱ)吻合、胃空肠Roux-en-Y吻合术(图26-4)。

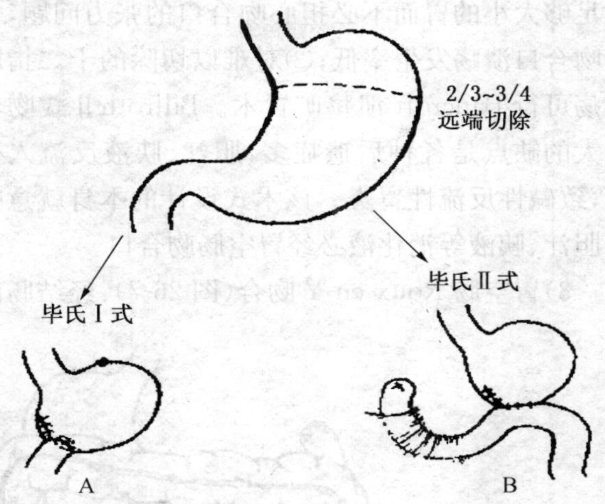

图26-4　胃大部分切除术后消化道重建的方式

A. Schoemakeer　B. Hoffmeister

1)Billroth Ⅰ式吻合(图26-5)：即残胃与十二指肠直接吻合。其优点是：①吻合方法简单，符合生理；②能减少或避免胆汁、胰液反流入残胃，从而减少了残胃炎、残胃癌的发生；③胆囊收缩素分泌细胞主要位于十二指肠内，Billroth Ⅰ式吻合术后食物经过十二指肠，能有效地刺激胆囊收缩素细胞分泌胆囊收缩素，降低了手术后胆囊炎、胆囊结石的发病率。Billroth Ⅰ式吻合的不足在于常因溃疡粘连、吻合口张力大等原因难以完成，此时若顾及吻合而切除不足，则易引起溃疡复发。

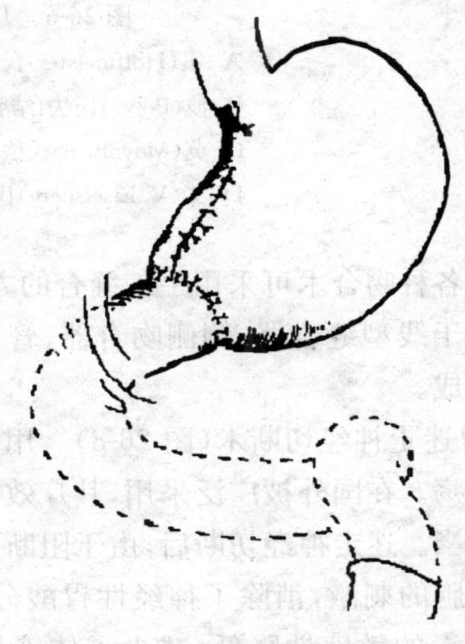

图26-5　毕Ⅰ式胃大部分切除术

2)BillrothⅡ式吻合(图 26-6):将残胃与近端空肠相吻合,十二指肠残端关闭。优点是:①可以切除足够大小的胃而不必担心吻合口的张力问题,术后吻合口溃疡发生率低;②对难以切除的十二指肠溃疡可行 Bancroft 溃疡旷置术。BillrothⅡ式吻合最大的缺点是各种后遗症多,胆汁、胰液反流入残胃,致碱性反流性胃炎。该术式设计的本身就意味着胆汁、胰液等消化液必经胃空肠吻合口。

3)胃空肠 Roux-en-Y 吻合(图 26-7):经结肠前或结肠后将空肠长臂与残胃吻合,空肠短臂在 Treitz韧带下 15cm 左右与空肠长臂行端侧或侧侧吻合。该法的优点在于能较好地预防胆汁反流。空肠间的吻合夹角越小,其抗反流效果越佳。两个吻合口之间的距离应在 40cm 以上,过短则难以发挥抗反流的作用。手术操作较繁琐,如不同时切断迷走神经,易引发吻合口溃疡是其主要缺点。此外,胃切除术后的后遗症也并未减少,因而只能适用于部分患者。

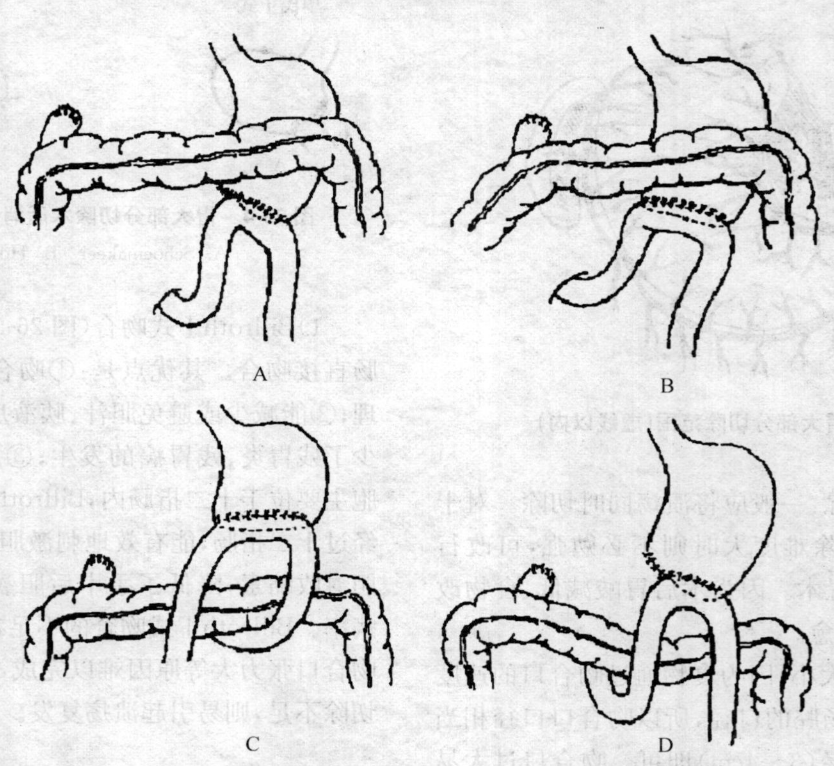

图 26-6 几种国内常用的毕Ⅱ式胃大部分切除术

A. 霍(Hoffmeister)氏法:结肠后,部分胃断端与空肠吻合,输入段对小弯侧

B. 波(Polya)氏法:结肠后,全部胃断端与空肠吻合,输入段对小弯侧

C. 莫(Moynihan)氏法:结肠前,全部胃断端与空肠吻合,输入段对大弯侧

D. 艾(V. Eiselsoerg)氏法:结肠前,部分胃断端与空肠吻合,输入段对小弯侧

上述各种吻合术可采用手工缝合的方法完成,也可借助于线型缝合器、侧侧吻合器、管型吻合器等器械完成。

2. 胃迷走神经切断术(图 26-8) 用于治疗十二指肠溃疡。在国外被广泛采用,其疗效与胃大部切除术相当。迷走神经切断后,由于阻断了迷走神经对壁细胞的刺激,消除了神经性胃酸分泌,壁细胞对胃泌素的敏感性降低,减少了体液性胃酸分泌,使胃酸分泌显著减少,达到治愈溃疡的目的。胃迷走神经切断是否完全可用胰岛素试验(Hollander 试验)进行判断,方法如下:胰岛素 0.2U/kg 皮下注射,使血糖降至 2.8mmol/L 以下,刺激迷走神经引起胃液分泌。如低血糖刺激胃酸分泌的反应消失,基础胃酸<2mmol/h,注射后胃酸分泌上升<1~5mmol/h,表示迷走神经切断完全;如胃酸分泌量上升超过 5mmol/h,表示迷走神经切断不够。

按迷走神经切断的部位不同分为以下四类。

(1)迷走神经干切除术(truncal vagotomy):在

食管膈肌裂孔附近切除迷走神经前、后干各约2cm。术后因腹腔失去了全部迷走神经支配，故也称全腹腔迷走神经切断术。虽然迷走神经干切断术可降低胃酸分泌的近80%，但是由于胃的收缩、扩张与蠕动等生理功能受损，术后易发生严重的胃潴留，因此必须附加幽门成形术（图 26-9）、胃空肠吻合术、胃窦部或半胃切除术等胃引流术。

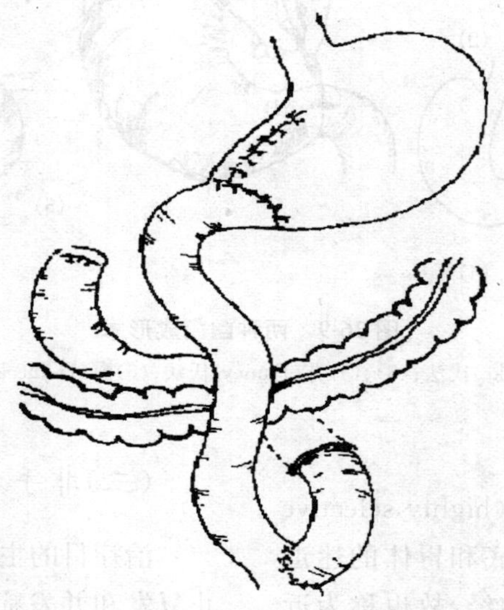

图 26-7　胃空肠 Roux-en-Y 吻合术

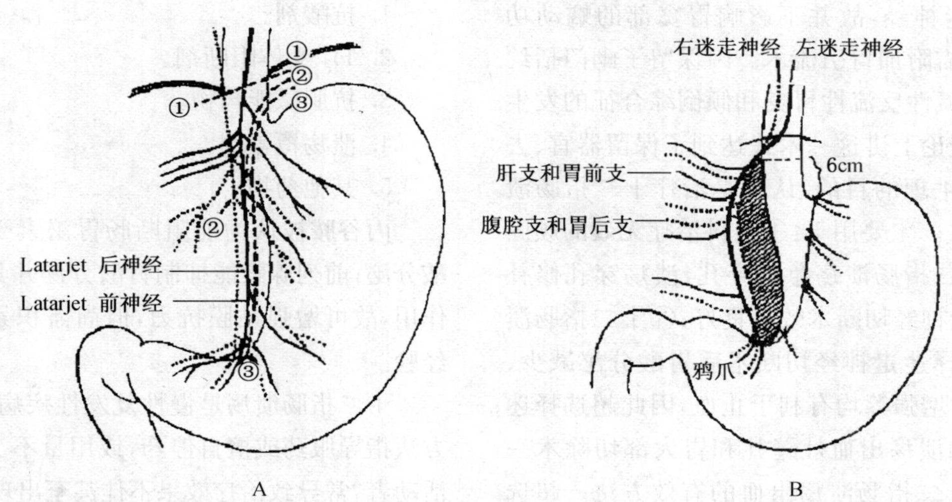

图 26-8　迷走神经切断术示意图

A. 3 种迷走神经切断术示意图：①迷走神经干切断术；②选择性迷走神经切断术；③高选择性迷走神经切断术　B. 高选择性迷走神经切断术示意图（胃小弯分离由影线表示）

此外，附加胃引流术后丧失了幽门括约肌的功能，导致术后碱性反流性胃炎和倾倒综合征的发生。鉴于此，现已很少采用该术式治疗十二指肠溃疡。

(2)选择性迷走神经切断术（selective vagotomy）：在迷走神经前干肝支以下、后干腹腔支以下切断胃前、后支主干。因支配胃的迷走神经全部被切断，该术式抑酸效果显著，且因保留了迷走神经的肝支和腹腔支，所以也称全胃迷走神经切断术，避免了发生其他内脏功能紊乱的问题。但由于支配胃，尤其是支配胃窦部的迷走神经也被切断，所以仍不能解决胃潴留的问题，仍需附加前述的胃引流术。与迷走神经干切断术相比，该术式术后合并症发生率近似且操作复杂、切除难以完全，所以现也

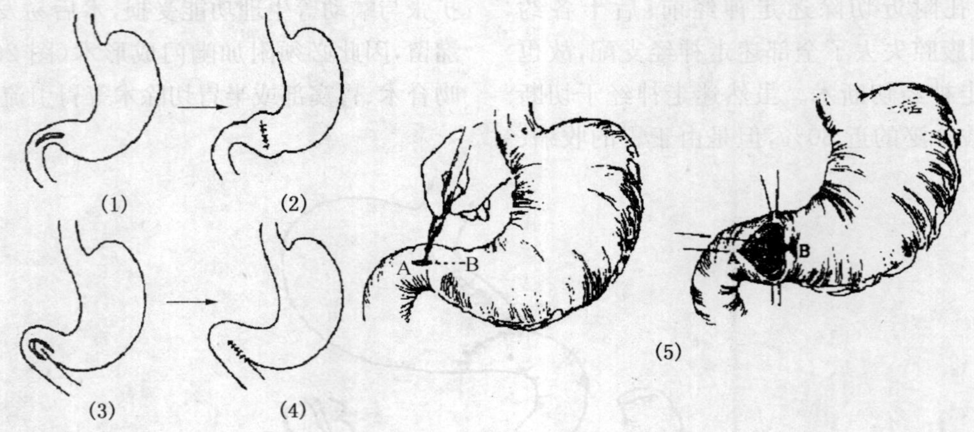

图 26-9　两种幽门成形术

(1)、(2)海(Helnecke)氏法;(3)、(4)芬(Finney)氏法;(5)海(Helnecke)氏法幽门成形术

已少用。

(3)超选择性迷走神经切断术(highly selective vagotomy):该术式仅切断支配胃底和胃体的迷走神经,保留了支配胃窦部的迷走神经,故也称为近侧胃或壁细胞迷走神经切断术。由于保留了支配胃窦部的迷走神经,故并不影响胃窦部的蠕动功能,切断后不需附加胃引流术。因保留了幽门括约肌,也降低了碱性反流性胃炎和倾倒综合征的发生率。因此从理论上讲这一术式达到了保留器官、去除病因、符合生理的目的,认为是治疗十二指肠溃疡的合理方法。主要用于:①内科治疗无效的顽固性溃疡;②十二指肠溃疡急性穿孔,溃疡穿孔修补加超选择迷走神经切断术效果良好;③十二指肠溃疡出血,超选择迷走神经切断术后胃酸分泌减少、交感神经张力增强等均有利于止血,因此超选择迷走神经切断加溃疡出血灶缝扎和胃大部切除术一样都是治疗十二指肠溃疡出血的有效方法。超选择迷走神经切断术后溃疡复发是其主要的不足,复发率可高达 20%～30%。复发的主要原因是迷走神经切断不彻底和切断后迷走神经再生,HP 与溃疡复发也有一定的关系。此外,对胃溃疡的疗效不如十二指肠溃疡。

(4)保留交感神经的壁细胞迷走神经切断术:为近年来在超选择性迷走神经切断术基础上开展的新术式。该术式有针对性地切断壁细胞区域的迷走神经,而保留了胃的血管和交感神经,减少了对机体的损伤,降酸效果更佳,是治疗十二指肠溃疡更为合理的术式。

(三)非手术治疗

治疗目的主要是解除疼痛和促进溃疡愈合,防止复发和并发症的出现。当前治疗主要在于降低侵袭因素,而提高黏膜抗力的方法还不多。

1. 抗酸剂。
2. H_2 受体阻断剂。
3. 抗胆碱能药物。
4. 溃疡覆盖剂。
5. 其他药物。

丙谷胺被认为能阻断肠胃泌素受体而减少胃酸分泌;前列腺素能抑制胃酸分泌并具有细胞保护作用,故可增强黏膜抗力,但尚需积累更多的临床经验。

十二指肠溃疡是慢性复发性疾病,若不按正确方法指导服药或擅自停药,或用量不当尤其对溃疡活动者,常导致治疗效果不佳甚至出现并发症。

(四)中医治疗

中医学认为,胃和十二指肠溃疡属于“心痛”、“心下痛”、“胃脘痛”范畴,辨证论治分为 5 型:

1. 寒邪犯胃

【治则】散寒止痛。

【方药】良附丸合厚朴温中汤加减。

2. 肝气犯胃

【治则】疏肝理气。

【方药】柴胡疏肝汤加减。火郁犯胃以疏肝泄热为法。处方化肝煎合左金丸加减。方中有陈皮、青皮、白芍等。

3. 脾胃虚寒

【治则】健脾温中。

【方药】黄芪建中汤加减。

血络瘀滞以化瘀通络为法。处方失笑散加味。方中有蒲黄、五灵脂等。

4. 单方成药

(1)鸡蛋壳、乌贼骨或螺丝壳，任选一种烘干，研成细粉末(粉末粗时反能损伤胃黏膜)，每次 3g，每日 3～4 次。

(2)蒲公英 30g，红枣 10 颗，煮服；或加龙葵 30g，生香附、橘皮各 9g 同煎。

(3)徐长卿晒干研粉，每次 1.5g 左右，日服 3 次。

(4)延胡索粉 1 份、乌贼骨粉 3 份、枯矾粉 4 份，用蜂蜜 3 份调成糊状，每次 1 汤匙左右，日服 3 次。

5. 针灸疗法

【常用穴】中脘、内关、足三里。

【备用穴】阴陵泉、三阴交、肝俞、脾俞、胃俞。

【治法】一般在疼痛发作时，可针刺中脘、内关、足三里。如仍不能止痛时，还可针刺脾俞或胃俞，或在脊椎两侧压痛点处进行针刺；亦可再选取阴陵泉、三阴交等穴配合。

(陈　铭)

第三节　胃、十二指肠溃疡急性穿孔

胃、十二指肠溃疡急性穿孔(acute perforation of gastroduodenal ulcer)，是指溃疡活动期逐渐向深部侵蚀，将胃、十二指肠穿破，其内容物进入腹腔。为溃疡病常见的严重并发症之一。溃疡穿孔的发生率每年为 7～10/10 万，约占所有溃疡住院病例的 7%。穿孔多发生在 30～60 岁，占 75%，约 2%十二指肠溃疡患者以急性穿孔为首发症状，男性发病率明显多于女性。

胃、十二指肠溃疡急性穿孔发病急、变化快，需紧急处理，如不及时治疗可因腹膜炎、感染中毒性休克而危及生命。中医对该病也早有关于"胃脘痛"、"心腹痛"、"厥心痛"、"结胸"等记载。近 30 多年来，我国采用中西医结合方法治疗溃疡病穿孔，改变了过去以手术疗法为主的状况，有 50%～70%的患者可经非手术疗法治愈。实践证明，中西医结合非手术治疗溃疡急性穿孔不失为一可行的有效疗法。

一、病因

(一)西医病因病理

1. 病因　胃、十二指肠溃疡在活动期可逐渐加深，由黏膜至肌层，再至浆膜，最终导致穿孔。由于精神紧张、劳累过度而增加迷走神经兴奋，致使溃疡加重而穿孔；饮食不当、胃内压力增高，可使溃疡穿孔；长期使用激素和非类固醇抗炎药物、钡餐检查、洗胃、腹部大手术、严重烧伤、慢性阻塞型肺疾病、多器官功能障碍，以及胃幽门螺杆菌感染，常常是引起溃疡病加重甚至穿孔的诱因。

十二指肠溃疡穿孔多于胃溃疡穿孔，穿孔多为单发，罕见多发。绝大多数穿孔位于十二指肠前壁，穿孔直径一般在 0.5cm 左右。胃、十二指肠后壁的溃疡在侵犯至浆膜层之前，多已与邻近器官发生粘连而表现为慢性穿透性溃疡，较少出现急性穿孔，即使发生急性穿孔，也易被胰腺表面的腹膜粘连而封闭，漏出的胃肠液也限于小网膜囊，量少而范围局限，因而临床表现也较轻，往往无急性弥漫性腹膜炎的症状。

2. 病理　溃疡穿孔后，呈高度酸性或碱性的胃肠内容物突然流入腹腔内，对腹膜产生强烈的刺激而引起化学性的腹膜炎，出现剧烈的腹痛甚至休克。3～5 小时后，由于消化液分泌被抑制，胃肠的漏出液减少，加上腹膜渗出液的稀释，腹膜的化学性刺激症状可减轻。穿孔 8～12 小时后，细菌在腹腔内开始逐渐繁殖，而演变为细菌性的腹膜炎。若感染逐渐加重可发展为严重的弥漫性腹膜炎。

穿孔后病情发展和转归取决于人体抗病能力、

穿孔的性质和部位及大小、穿孔时胃内容物的质和量、粘连闭合的条件和能力、治疗方法是否适当等。如患者体质好、穿孔小、空腹穿孔或穿孔部位迅速被邻近组织堵塞、胃肠的漏出液少、患者就医早及治疗方法积极有效,则腹膜刺激症状轻且局限,穿孔多能闭合,渗出被吸收而愈。相反,患者全身情况差、抗病能力低、穿孔大、饱餐穿孔、腹腔渗液多而污染严重、治疗不够及时等,则感染中毒症状明显,可发展成弥漫性腹膜炎,后期出现肠麻痹、水电解质平衡失调、中毒性休克,甚至死亡。

(二)中医病因病机

溃疡病急性穿孔的诱因为饮食不节、寒温失调、情志不畅或其他因素。饮食不节、寒温失调可伤及脾胃;情志不畅、肝失条达则横逆犯胃,遂致脾胃不运。胃失和降,脾胃受损,形成溃疡病急性穿孔。穿孔后胃肠内容物从穿孔处流入腹腔,壅塞中焦,气机郁闭,不通则痛,气闭于内则胀,阳气不能输布运行,则见面色苍白、肢冷、气促、脉细数等气脱证候;气血凝滞,郁湿化热,故出现发热、全腹疼痛拒按等实热症状;热盛伤阴,阴损及阳,则出现中毒性休克的热厥表现(图 26-10)。

二、临床表现

临床表现根据病程的演变可有所不同,自穿孔起至细菌性腹膜炎形成止,可分为穿孔期、反应期和腹膜炎期 3 个阶段。

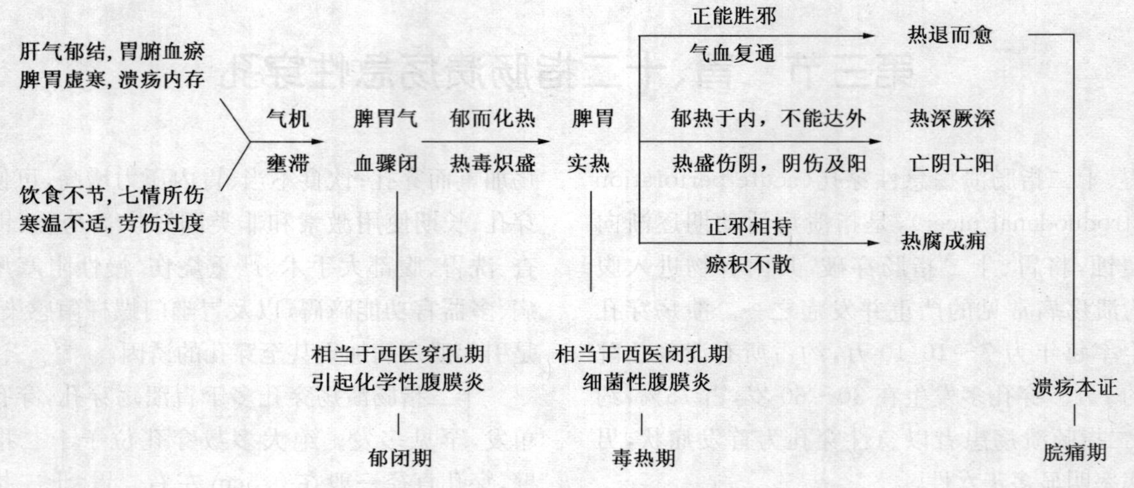

图 26-10 溃疡急性穿孔病机图

1. 穿孔期 突发性的剧烈腹痛是穿孔后最主要的症状,一般位于上腹部或右下腹,常呈烧灼样或刀割样持续性疼痛,阵发性加剧,恶心呕吐,面色苍白,腹壁强直,不久压痛可波及全腹,腹膜受到剧烈的化学刺激后可出现脉搏细数,血压降低,神经性休克等。临床症状的程度,主要与穿孔的大小和腹膜污染的严重性,以及患者的反应强弱有关,一般持续 3～5 小时。

2. 反应期 穿孔 3～5 小时以后,患者的腹痛可减轻,休克症状亦可好转,但呼吸浅促,腹部体征局限。如处理不及时或不正确,可使病程发展,引起细菌性腹膜炎。

3. 腹膜炎期 一般在穿孔 10～12 小时开始,是穿孔后的最后表现,腹膜症状更加明显。查体可见全腹壁的强直和压痛、反跳痛,由于腹腔大量渗液,有出现移动性浊音、腹腔穿刺阳性;由于肠麻痹,可见患者腹部膨隆,肠鸣音减弱;并可出现脉搏细数,体温升高,血象粒细胞核左移,毒血症等现象。

三、实验室及其他辅助检查

(一)实验室检查

白细胞总数及中性粒细胞增多。

(二)X 线检查

约 80%的患者在立位腹部透视或摄片时,可见半月形的膈下游离气体影,对诊断有重要意义。但约有20%的患者可无气腹X线表现，故检查时未发现气腹，并不能排除溃疡病穿孔的可能性。

（三）超声波检查

可帮助判断腹腔渗液量多少，有无局限性积液及脓肿形成，作为穿刺引流的定位等。在鉴别诊断中也有所裨益。

（四）腹腔穿刺

可疑病例可行腹腔穿刺，阳性者有助于诊断，并可推断腹腔渗液的多少及腹腔污染的轻重，对选择治疗方法也有参考价值。

四、诊断和鉴别诊断

（一）诊断要点

1. 多数患者有溃疡病史，且近期有溃疡病活动症状。

2. 突然发生的持续性上腹部剧烈疼痛，迅速发展到全腹，并常伴有轻度休克症状。

3. 检查时有明显的腹壁压痛和板样强直，并多有肝浊音界缩小或消失。

根据以上特点，诊断一般不难。如X线检查发现膈下有游离气体，应能确诊。必要时可行腹腔穿刺检查。

（二）鉴别诊断

确定诊断时，应与下列疾病鉴别：

1. 急性胰腺炎　该病也可出现上腹部突然剧烈疼痛，伴有呕吐及早期腹膜刺激征，但其发病不如溃疡病穿孔急骤，腹痛开始时有由轻而重的过程，疼痛位于上腹部偏左，常向腰背部放射，早期腹膜刺激征不如溃疡病穿孔明显，无气腹征，血、尿淀粉酶升高，腹腔穿刺液可为血性。

2. 急性阑尾炎穿孔　胃、十二指肠穿孔时，漏出物可沿升结肠外侧沟流至右下腹，引起右下腹疼痛和压痛，易与急性阑尾炎的“转移性右下腹痛”相混淆。但急性阑尾炎起病不很突然，腹痛是逐渐加重的，疼痛性质也不如溃疡病穿孔剧烈，体征以右下腹为甚，无气腹征。

3. 急性胆囊炎　重症胆囊炎伴腹膜炎者，体征与溃疡病穿孔相似。但急性胆囊炎一般炎症反应较重，体征主要集中在右上腹，有时可触及肿大的胆囊，Murphy征阳性。X线腹部透视膈下无游离气体，B超检查即可作出鉴别。

4. 胃癌穿孔　胃癌急性穿孔引起的腹内病理变化与溃疡穿孔相同，因而症状和体征也相似，术前难以鉴别，有的甚至术中也难以确认溃疡是否已有癌变，或根本就是胃癌穿孔。因两者在预后和处理上有很大区别，所以对老年人，特别是无溃疡病史，而近期内有胃部不适、消化不良或消瘦贫血等症状者，出现溃疡急性穿孔的症状及体征时，应考虑到胃癌穿孔的可能，术中需仔细检查穿孔部位的病变情况，并做活检以确诊。

其他尚需鉴别的疾病有其他胃肠道穿孔性疾病、肠系膜血管栓塞或血栓形成、绞窄性肠梗阻、宫外孕破裂等。有时还需与大叶性肺炎、胸膜炎、心肌梗死等内科疾病相鉴别。

五、治疗

（一）治疗原则

对该病的治疗目前主要有非手术疗法和手术疗法两类。非手术疗法主要是采用中西医结合的治疗措施。临床上应根据患者的具体情况，本着因人因情而异的原则来选择治疗方法，以达到闭合穿孔，消除腹腔感染，修复或根治溃疡的目的。

（二）非手术治疗

1. 适应证

(1)穿孔小或空腹穿孔，就诊比较早，腹腔积液少，无腹胀，一般情况好，感染中毒症状不明显，不伴有休克及重要脏器严重病变者。

(2)单纯性溃疡穿孔，无合并出血、梗阻、癌变或再穿孔等溃疡病的严重并发症。

(3)年龄较轻，溃疡病史不长，非顽固性溃疡。

(4)就诊时腹腔炎症已有局限趋势者。

2. 治疗方法　根据其病理发展及中医辨证，将溃疡病急性穿孔的非手术治疗分为3期。

(1)第一期（穿孔期）：即从穿孔发生到穿孔闭合为治疗的第一期，一般在12～24小时之内。治疗的目的在于促进穿孔闭合，减少消化液外溢，减轻疼痛，增强机体的抗病能力。

1)胃肠减压与禁食：放置胃管进行持续有效的负压吸引，减少胃肠液继续外漏，使胃壁松弛，有助于穿孔的闭合，减少腹腔感染，是非手术疗法的一项非常重要的措施。

2)针刺：常取中脘、足三里、内关、天枢等穴，强刺激，留针30～60分钟，每15分钟捻转刺激1次。使用电针效果更佳，每2小时1次，维持30分钟。病情好转后，可逐渐延长间隔时间。针刺疗法有明显缓解疼痛的作用，并能促进穿孔粘连闭合，调节全身机能状态以抗炎，调整胃肠运动和分泌功能。

3)半卧位：使腹腔感染内容物局限在盆腔，防止膈下脓肿的发生，但如有休克则先取平卧位，待情况好转后改半卧位。

4)输液：补充热量和维生素，维持水、电解质与酸碱平衡，防治休克。

5)防治感染：合理地使用各种抗生素，或静脉注入清热解毒、抗菌消炎的中药制剂。

6)穿刺抽液：对于腹腔内有较多积液的患者，可反复腹腔穿刺抽液或行套管针引流，注入抗生素药物，可加速腹膜炎症的吸收。

(2)第二期(闭孔期)：从穿孔闭合到腹腔渗液完全吸收为治疗的第二期，一般需要2～5天。治疗的目的在于清除腹腔的渗液和感染，促进胃肠道功能恢复。

1)停用胃肠减压：拔除胃管后，可开始进食少量流质饮食，以后逐渐增加。

2)输液：继续补充热量、蛋白质和维生素等，提高机体的抗病能力。酌情选用抗生素。

3)针刺：取穴同前，每日2次。

达到以下指标时即可转入第三期的治疗：①食欲恢复，大便畅通；②自觉症状消失或仅有溃疡病症状；③腹肌紧张及压痛消失或仅在剑突下，右上腹轻度压痛；④体温及白细胞计数恢复正常。

(3)第三期(康复期)：此期炎症已消失，治疗的目的在于修复溃疡。治疗重点是应用中西医疗法进一步治疗溃疡病。继续使用抑酸剂，对幽门螺杆菌阳性者应加用抗该菌的药物治疗。

3. 注意事项

(1)保证治疗措施确实有效。持续有效的胃肠减压，是非手术治疗能否成功的关键。胃管在胃内位置要适当，应处于最低位，并要定时检查胃管有无堵塞或扭曲，确保吸引管腔的通畅，以达到满意的引流效果。针刺、半卧位等治疗措施也应确保有效。

(2)严密观察病情变化。对患者的血压、脉搏、呼吸、体温和腹膜炎的体征等应定期仔细观察，及时了解治疗效果及判断病情的进展。

(3)中转手术。对少数经非手术治疗后症状及体征不减轻或有加重的患者，应及时改用手术治疗。中转手术的依据一般可参考下列指征：出现精神淡漠或烦躁不安者；脉搏加快达100次/分钟以上，血压下降者；体温突然升高或有寒战者；腹胀及腹膜刺激征加重者；有移动性浊音，腹腔穿刺抽出大量黏稠混浊液者；经针刺等非手术治疗6～12小时无效者。

(4)经非手术治疗穿孔闭合痊愈者，应行胃镜检查，了解溃疡愈合情况及排除胃癌。

(三)手术治疗

1. 适应证

(1)不适合非手术治疗的患者。

(2)经过非手术治疗6～12小时，症状体征不见缓解者。

2. 方法

(1)单纯穿孔缝合术：缝闭穿孔，中止胃肠内容物继续外漏，并彻底地清除腹腔内的渗出液，对溃疡病穿孔引起的严重腹膜炎有确切的疗效。其优点是：操作简单，危险性小。但约有2/3患者以后仍有溃疡病症状，或部分需再次施行根治手术。近年来开展了经腹腔镜行穿孔缝合术。

(2)急诊根治性手术：根治性手术包括胃大部分切除术、十二指肠穿孔行迷走神经切断加胃窦切除术，或缝合穿孔后行迷走神经切断或胃空肠吻合术，或高选择性迷走神经切断术等。其优点是：一次手术同时解决了穿孔和溃疡两个问题，可免除以后再次手术，但相对来说，操作较为复杂，危险性大，因此需要严格掌握适应证。一方面要考虑施行手术的必要性，另一方面也要注意考虑患者对手术的耐受性。

选择手术的方式应根据患者的耐受性、穿孔的部位和大小、是否复杂性穿孔及腹腔污染的程度等条件来决定。如患者一般情况好，有幽门梗阻或出血史，胃溃疡穿孔有恶变可能，穿孔在12小时以内而腹腔内炎症和胃、十二指肠壁水肿较轻，腹腔渗液少于1000ml者，可行根治性手术，否则行穿孔缝合术。

(3)经腹腔镜治疗溃疡病穿孔：腹腔镜手术不但能对术前诊断不明确的急性腹膜炎患者进行探查，而且对溃疡病穿孔诊断明确后，通过腹腔镜进行相应的治疗，包括腹腔镜下溃疡穿孔的间断缝合，外加大网膜敷贴缝合固定，腹腔冲洗后、渗液和外溢消化道内容物的吸出；胃大部分切除和高选择性迷走神经切断术，手术创伤较小，而治疗效果相似于传统手术。

(四)中医辨证治疗

1. 第一期(穿孔期)　此期属气滞血瘀型，是由于脾胃气机壅滞，气血骤闭所致。

【证候】起病急，剧痛难忍，发自胃脘，迅及全腹，腹肌硬紧，拒按拒动，甚者出现面色苍白，四肢厥冷，冷汗气短，舌淡红，苔薄白或薄黄，脉弦紧或细数。

【治则】清热解毒，通里攻下，疏通气血。

【方药】复方大承气汤加味。本期不宜口服中药，以防加重病情，可选用通腑汤灌肠。处方：生大黄、芒硝、厚朴、枳壳、川楝子、炒莱菔子、蒲公英、当归、白芍、木香、败酱草、连翘。浓煎至200ml保留灌肠。

2. 第二期(闭孔期)　此期属毒热炽盛型，是由于郁久化热，脾胃热盛所致。

【证候】腹痛持续，由胃脘渐及脐周、右下腹、下腹乃至全腹，腹紧如板，便秘或便闭，发热，恶心呕吐，尿短赤；苔黄，脉洪数。

【治则】清热解毒，疏肝行气，泻下湿热。

【方药】复方大柴胡汤加味。第一剂中药常由胃管分次注入，夹管观察2～4小时，如无不适反应，即可拔除胃管，改用口服，每日2次。

3. 第三期(康复期)　该期中医辨证属脘痛型，可因脾胃虚寒，肝气郁结或胃腑瘀阻等所致。

(1)脾胃虚寒

【证候】脘腹隐痛或冷痛，遇冷痛甚，得热痛减，或饥时痛甚，餐后痛减，畏寒肢冷，舌淡，苔薄白，脉濡缓或沉细无力。

【治则】温中散寒，调理脾胃。

【方药】黄芪建中汤加减。纳差，食后腹胀者，加鸡内金、麦芽等；泛酸者，加吴茱萸、瓦楞子；吐清涎，四肢不温者，加法夏、干姜等；面色萎黄、唇色具淡者，加何首乌、阿胶、当归等。

(2)胃腑血瘀

【证候】脘腹胀闷或痛，刺痛固定不移，痛处拒按或有呕血、黑便，眼周晦暗，舌紫，脉弦或迟涩。

【治则】活血化瘀。

【方药】少腹逐瘀汤加减。瘀痛甚者，加桃仁、红花、王不留行等。

(3)肝胃郁热

【证候】脘腹胀满及灼痛，攻窜不定，反酸嘈杂，郁怒则加剧，小便短赤，烦渴，口干口苦，舌红苔黄，脉弦或数。

【治则】疏肝泄热和胃。

【方药】化肝煎加减。

六、预防及调护

1. 避免暴饮暴食，饮酒过度。

2. 要性情愉快，避免暴怒、忧郁等精神刺激。

3. 宜劳逸结合，防止受凉劳累，注意保暖，可用热水袋温敷胃脘部。

4. 治疗原发病。

5. 如需作消化道钡餐或纤维胃镜，应尽可能安排在穿孔闭合1个月后进行。

(陈　铭)

第四节　胃、十二指肠溃疡大出血

胃、十二指肠溃疡出血是溃疡病的常见严重并发症之一，约占溃疡病住院患者的1/10，溃疡出血多于溃疡穿孔约4倍。溃疡灶的渗血和小量出血不足以引起临床症状，只在检查大便隐血试验时才会出现阳性。如一次性出血量>500ml时，称为大出血。临床上除了可能呕血外，主要症状是解柏油样大便，同时伴有不同程度的贫血和休克症状，死亡率约在8%。与溃疡的发病率相似，男女性别发生溃疡大出血的比例约为(4～5)：1。对于年龄>60岁的患者，由于年老血管脆弱硬化，收缩与舒张功能低下，出现大出血后，难以自愈，往往需要手术的干预。对于年老反复多次出血者，由于循环系统的代偿功能差，也应早期采用手术治疗。该病属中医的“呕血”、“便血”范畴。

一、病因病理

(一)西医病因病理

溃疡大出血是因溃疡基底小动脉被侵蚀破裂所致，溃疡侵蚀过程中使毛细血管、微小静脉破裂则表现为渗血和少量出血。通常位于胃、十二指肠前壁的溃疡易穿孔，而位于胃、十二指肠后壁及胃小弯的溃疡易引起大出血。因此，溃疡出血的来源常为胃左动脉、胃右动脉的分支或肝胃韧带中的较大血管。十二指肠溃疡出血多来自胰十二指肠上动脉。

溃疡大出血引起的病理生理变化与失血量的多少及失血的速度有直接关系。出血量在50ml以上即可引起黑便，而持续大量的失血导致血容量下降、贫血、组织缺氧，直至循环衰竭及死亡。积聚在胃肠道内的大量血液可引起一系列化学变化：由于血红蛋白被分解、吸收，导致血液中非蛋白氮增高；伴有休克的患者由于肾血流不足，可导致肾功能受损。

(二)中医病因病机

中医认为该病多因饮食不节，胃中积热，湿热内蕴；或肝火扰动，脉络瘀阻，邪逆乘胃；或劳伤久病，脾胃虚弱，气不摄血；或久病入络，血络损伤所致。中医病机如图26-11所示。

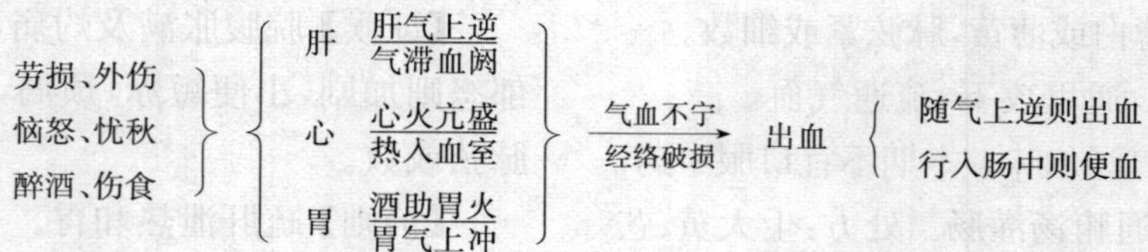

图26-11　胃、十二指肠溃疡出血病机

二、临床表现

消化性溃疡出血最常见于60岁左右，临床表现随出血量不同而异。

1. 主要症状　最常见的表现是呕血和黑便，多数患者有柏油样便而无呕血，如出血量大且迅猛，则可发生呕血。出血前常无预兆，呕血前则有恶心、反胃感觉；便血前多突然产生便意，排便前后可能有乏力、眼发黑等感觉，排便中或排便后可发生晕厥，有时也可发生在排便完起立时。

2. 主要体征　少量慢性出血，一般无明显体征。当失血量达到400ml以上，可以产生循环系统代偿现象，如面色苍白、脉搏快但无力，血压维持正常。当继续失血达到800ml以上时，出现明显的休克体征，如出汗、皮肤湿冷、脉搏细速、血压下降、呼吸急促等。

腹部体检一般仅有上腹部压痛，部分患者有胃脘部胀满感。肠鸣音活跃，通常并不亢进。约半数患者体温轻度升高。

三、辅助检查

(一)实验室检查

住院或观察患者，应定期作红细胞计数、血红蛋白及血球压积的测定，进行性的下降提示出血增多。出血后24～48小时测定非蛋白氮及血清胆红质，可有不同程度的增高。

(二)纤维胃镜检查

上消化道出血时可行急诊胃镜检查，可直接观察溃疡的部位、大小、深度，并可发现明显的出血部位，并可在镜下行电凝止血或局部用止血药止血。

四、诊断和鉴别诊断

(一)诊断

有典型溃疡病发作史或过去检查曾证明有溃疡病的患者，如果发生胃肠道出血，最大的可能为溃疡出血，绝大多数诊断可确立。结合纤维胃镜检查及实验室辅助检查，可以明确诊断。

(二)鉴别诊断

1. 胃癌出血　近年来，胃癌的发生率上升较快，胃癌伴出血者逐年增加，当发生上消化道大出血时，应予以警惕。胃癌患者常有上腹部持续胀痛、食欲减退、进行性消瘦等表现。胃癌在浸润过程中穿透、穿破血管时即可发生呕血、便血，当出血量达到一定程度时，可伴有失血性休克，应用药物止血效果不佳。体检时少数患者可在上腹部摸到肿块，癌肿晚期可有恶病质，在左锁骨上可触及肿大的转移淋巴结，做胃肠钡餐摄片可见钡影残缺，癌性龛影狭窄或梗阻，并可见胃壁僵硬，蠕动不对称和黏膜皱襞消失。作纤维胃镜检查可见典型的恶性溃疡表现，活检可明确诊断，作癌肿标志物检查，有明显升高，提示癌肿存在。

2. 食管与胃底静脉破裂出血　有慢性肝炎、肝硬化病史的患者，突然发生出血且伴有腹痛，提示出血来势凶猛，常以呕血为主，并很快出现失血性休克。实验室检查常可见肝功能异常，全血细胞减少。纤维胃镜检查可见食管下段和胃底布满曲张静脉，并可见到出血部位。

3. 当干呕或呕吐后突然发生出血须警惕食管贲门部黏膜撕裂征(Mallory-Weiss tear)。食管裂孔疝亦可引起大出血。

4. 急性胃黏膜出血　出血前有烧伤、损伤或严重感染等病史，或者有长期服用固醇类激素药物者，应高度怀疑急性胃黏膜出血。呕血和便血均可发生，但以呕血为主，反复间歇发生，持续时间可达数日，应用药物止血效果较好，急诊胃镜检查可见胃内散在性浅表溃疡，黏膜糜烂，有时可见到出血灶，此时可做镜下止血，效果较确切。

5. 胆道出血　有胆道疾病史者，可出现周期性反复出血，呕血、便血均可发生，但以便血为主，大多发生在胆绞痛缓解后，间歇期约为1周。X线胆道造影有时可对确诊该病性质和出血原因有帮助，但由于X线胆道造影本身的局限性，多数患者还需手术探查方能找到病因。

五、治疗

溃疡性大出血的治疗原则是止血，补充血容量，防止复发及对溃疡本身的治疗。大多数患者经内科治疗，出血可以停止，但仍有少部分患者仍继续出血，如不及时施行手术止血，会因失血过多而死亡，死亡率可达6%～7%。

(一)内科紧急处理

1. 建立输液通道，快速补充循环血容量，以改善休克状态，纠正低血容量休克，纠正水、电解质及酸碱失衡。

2. 应用止血药物　常用的有立止血、脑垂体后叶素等静脉滴注，去甲肾上腺素及中药白及、三七粉的口服等，均能收到一定效果。但须注意对于活动性出血者，不能完全指望应用上述止血药物达到完全止血的效果。

3. 抗酸、抗溃疡治疗　常用H_2受体拮抗剂如西咪替丁、雷尼替丁、法莫替丁等，以及质子泵抑制剂，其代表为奥美拉唑和米索拉唑。也可用碱性抗酸药。治疗虽不对出血起直接作用，但通过抗溃疡可使溃疡愈合，并达到防止复发的目的。

4. 经胃管注入冰的生理盐水，一般每500ml中加去甲肾上腺素6～8支，使胃内降温，并可使胃局部血管收缩，以达到止血效果。

5. 经选择性动脉造影栓塞止血。

6. 纤维胃镜下应用激光、电凝止血。

(二)外科治疗

内科治疗期间，应定期观察脉搏、血压，并测定血红蛋白等变化，及时观察胃管内容物变化。若治疗有效，则上述指标有所改善，即脉搏减慢，血压上升或稳定，血红蛋白无快速下降趋势，胃管内无大量新鲜血液或颜色变浅，用少量生理盐水冲洗无积血或无新鲜血液，患者无腹胀，肠鸣音不活跃。稍后做直肠指检，内为积血，无新鲜血液。如出血继续或加重，则上述观察指标出现明显变化。

1. 急症手术的适应证

(1)急性大出血，短期内出现休克征象者。

(2)反复多次出血，尤其近期反复大出血者。

(3)出血后经6～8小时内输血600～1000ml，休克症状无明显好转或虽一度好转，但很快又重新出现休克症状者。

(4)在内科严格治疗期间出现大出血者。

(5)大出血合并有梗阻、穿孔，或者曾有梗阻、穿孔病史者。

(6)患者年龄偏大(>50岁以上)，有高血压、动脉硬化及肝肾疾病，估计出血难以自愈者。

(7)近期胃镜或钡餐检查证实溃疡位于胃小弯侧及十二指肠球部后壁，或检查发现溃疡基底部出血呈喷射状者。

2. 手术方式的选择　一旦决定手术，即应准备或先输入大量的血液，以纠正低血容量性休克，待休克好转，血压、心率等指标稳定以后再进入手术室。当手术中间发现活动性动脉出血，伴有休克症状时，应先作暂时性止血，纠正休克后继续进行手术。

手术方式的选择有赖于以下方面的综合考虑：

(1)若患者耐受力良好，则可考虑行根治性手术，即胃大部切除术。除了切除出血部位外，连同溃疡病灶一并切除，可达到根治目的。

(2)若患者情况很差，估计较难忍受长时间的手术者，则尽量采用简单有效的方法，如切开胃前壁，对出血部位的血管作“8”字缝合，确定不再出血后再将前壁缝合。

(3)若患者耐受力尚可，但估计难以承受胃大部切除术者可以选择溃疡局部切除术，也可施行迷走神经切断加幽门成形或胃空肠吻合及溃疡出血点缝扎术。

总之，通过手术的目的一是止血；二是预防再次出血；第三是治疗溃疡本身。但有一个先决条件，即是在保证患者生命安全的基础上施行手术。只有在综合考虑了以上各方面的因素后，才能最后做出采取哪种正确方法的决定。

(三)中医中药

1. 胃热内盛

【证候】胃脘胀满且有灼热感，口干口臭，喜冷饮，呕血色淡红，夹杂血块，大便如柏油状，奇臭，舌质红，苔黄或黄糙，脉滑数。

【治则】清泻胃火，凉血止血。

【方药】泻心汤加茜草根、侧柏叶、白及、石斛、乌贼骨、仙鹤草等。

2. 肝火犯胃

【证候】胁痛脘胀，头痛目赤，心烦易怒，失眠多梦，口干口苦，吐血色暗红，大便色黑，舌红或红绛，苔黄，脉弦数。

【治则】泄肝清热，降逆止血。

【方药】龙胆泻肝汤加丹皮、白芍、生大黄、乌贼骨、藕节炭等。

3. 脾虚不摄

【证候】胃脘隐痛，面色㿠白，唇甲色淡，头晕目眩，神疲乏力，心悸，吐血色暗淡，大便溏黑，时发时止；舌质淡，苔白，脉细弱。

【治则】益气健脾，温中止血。

【方药】黄土汤加地榆炭、乌贼骨、黄芪、党参、仙鹤草等。

(陈　铭)

第五节　溃疡瘢痕性幽门梗阻

幽门梗阻(pyloric obstruction)是胃、十二指肠溃疡常见的并发症之一，80%的幽门梗阻由慢性十二指肠溃疡或幽门管溃疡引起。幽门梗阻比消化道出血和穿孔较少见，但在手术治疗的溃疡病患者中瘢痕性幽门梗阻占5%～20%。幽门梗阻常由两种原因所致：一是瘢痕挛缩引起幽门管狭窄、扭曲变形；二是由于幽门口的水肿所造成。后者所致梗阻经非手术治疗往往能获得较满意的疗效，但即使可一时缓解,以后还会反复发作,最终约有 3/4 的患者需手术治疗。

一、病因

(一)西医病因病机

幽门部位的溃疡可使幽门括约肌反射性痉挛,引起间歇性梗阻;同时溃疡的炎性水肿可使幽门出口狭小,待炎症水肿消退或减轻,梗阻可得到暂时性缓解。此外,溃疡在愈合过程中,可致纤维组织增多,使幽门变形或扭曲、狭窄,这种梗阻是持续的、机械性的。上述 3 种情况可以同时存在,但梗阻的程度可有不同。对于瘢痕狭窄所致的幽门梗阻,必须手术治疗才能解除。

幽门梗阻发生后,进食及饮水困难,发生频繁呕吐,使细胞内液容量减少,有效血浆容量降低,呕吐又使大量胃液丧失,其中包括氯化钾和氯化物,导致低钾、低氯性碱中毒。同时由于不能摄食,使脂肪不能完全氧化而出现酮血症,脱水及尿量的减少,组织蛋白分解的代谢产物不能完全排出体外而出现氮质血症等。

(二)中医病因病机

该病是因为饮食不节,或因中焦阳气不振,寒自内生;或脾虚不运,湿聚生痰;或久病入络,瘀血阻滞等致使胃失和降,食积不化,逆而上出成病。总之,该病是脾弱气虚,寒饮相搏而胃气不降,逆上呕吐为病。

二、临床表现

(一)主要症状

患者有长期溃疡病反复发作史,近来有发作征象。梗阻早期可以是不完全性的,逐渐出现食欲减退,恶心,上腹部饱胀及沉重感。当出现完全性梗阻时,呕吐频繁,呕吐量大且多含积存的宿食,有酸臭味,呕吐物中不含胆汁,呕吐后上腹饱胀减轻,腹痛消失,过一段时间又可出现类似呕吐,且全身情况逐渐恶化,消瘦及脱水明显。

(二)主要体征

由于患者长期不能进食,明显消瘦,伴有严重脱水,故有严重营养不良,皮肤干燥松弛,皮下脂肪消失,上腹部隆起,有时可见到上腹部的胃蠕动波、胃型,振水声常为阳性。少数患者胃扩张至极度,下极可达下腹部,易被误认为是肠梗阻或胀大的膀胱。

三、辅助检查

(一)实验室检查

呈血液浓缩状,血清钾、氯化物和血浆蛋白均低于正常,二氧化碳结合力和非蛋白氮增高,尿比重升高,偶可见尿酮。

(二)X 线钡餐检查

最明显的征象是巨大而无力状的胃,内有大量潴留物,并可见清晰的 3 层:空气、液体和潴留物(钡剂和食物残渣),有时可见胃小弯低于两侧髂嵴连线数厘米,呈胃下垂状。

(三)纤维胃镜检查

检查时胃镜插入的深度可长达 70～80cm 以上,而不是通常的 50～60cm,至胃窦部可见到大量潴留物,如已抽空胃液,吸净残余物,则可清晰地看到幽门口狭窄情况。

四、诊断和鉴别诊断

(一)诊断

根据长期溃疡病史及典型的胃潴留症状,配合以实验室检查和 X 线钡餐检查等辅助检查,一般诊断溃疡所致瘢痕性幽门梗阻并无困难。

(二)鉴别诊断

1. 痉挛性和水肿性幽门梗阻　这种梗阻常为间歇性,有溃疡病的疼痛发作,虽有呕吐但不剧烈,亦无胃扩张,呕吐物中很少有宿食,常为当日所摄食物。经过内科治疗,疼痛可减轻,梗阻可缓解。

2. 胃癌所致幽门梗阻　胃幽门部肿瘤可以引起幽门梗阻,若为癌肿晚期所引起的幽门梗阻,可有恶性肿瘤的全身症状及癌胚抗原等标记物的异常,或可见远处转移的迹象(如左锁骨上淋巴结肿大、癌性腹水及固定而偏硬的腹部癌块等)。通过钡餐和胃镜检查、活组织检查等，往往都能获得确诊。

3. 十二指肠球部以下梗阻性病变　如胰头壶腹部肿瘤压迫十二指肠所致梗阻，往往有阻塞性黄疸出现，CT等检查可见该部位的占位及浸润；十二指肠肿瘤所致梗阻常有便血表现；肠系膜上动脉压迫综合征者可有呕吐，但一般不为宿食，呕吐物中有胆汁。钡餐检查可确定梗阻的部位，这类患者在餐后俯卧15～30分钟，可使食物通过而使症状缓解。

五、治疗

主要采用手术治疗，目的在于解除梗阻，使食物和胃液进入小肠，从而改善全身营养及纠正水、电解质与酸碱失衡。同时，减少胃酸分泌以去除溃疡病形成的原因也是治疗的目的。

(一)手术治疗

1. 手术前处理　处理的初期包括建立胃肠减压，洗胃，纠正血容量、水电解质和代谢紊乱，降低胃酸分泌，并开始肠外营养支持。对已明确诊断的幽门梗阻，应当在胃肠减压后用大量生理盐水予以冲洗。目的在于：①吸尽胃内潴留液与食物残渣，减轻术中污染；②生理盐水或适当浓度的盐水使胃壁幽门部的组织水肿减轻或消退，有利于术中胃肠道的缝合重建。针对幽门梗阻后体内所产生的低钾、低氯性碱中毒，应补充大量的含氯化钾的生理盐水，严重低血钾时额外补充氯化钾，但应注意输入钾的速度与浓度，因而应当避免经中心静脉输注。对术前较长期不能进食的患者，应当输注适当的血浆和白蛋白，并且给予足量的肠外营养支持。

2. 手术方式　国内目前仍以胃大部切除术为主，也可采用迷走神经干切断加胃窦部切除。对全身情况极差的患者和老年患者，可以做胃空肠吻合术以解除梗阻，也可加做迷走神经干切断术以减少胃酸的分泌。

(二)中医辨证论治

1. 脾胃虚寒

【证候】上腹饱胀，食后较甚，朝食暮吐，暮食朝吐，吐出物为宿食残渣及清稀黏液，吐后则舒，畏寒喜热，神疲乏力，大便溏少，舌质淡红，苔白或白滑，脉沉弱。

【治则】温中健脾，和胃降逆。

【方药】丁香透散加减。

2. 痰湿阻胃

【证候】脘腹胀满，进食后加重，胸膈痞闷，呕吐频繁，吐出物为食物残渣及痰涎白沫，伴有眩晕、心悸，舌质淡红，苔白厚腻或白滑，脉弦滑。

【治则】涤痰化浊，和胃降逆。

【方药】导痰汤加减。

3. 胃中积热

【证候】脘腹胀满，餐后加重，朝食暮吐，暮食朝吐，吐出物为食物残渣及秽浊酸臭之黏液，心烦口渴，欲进冷饮，小便黄少，大便干结，舌质红少津，苔黄燥或黄腻，脉滑数。

【治则】清泄胃热，和中降逆。

【方药】大黄黄连泻心汤加减。

4. 气阴两虚

【证候】病程日久，反复呕吐，形体消瘦，神疲乏力，唇干口燥，小便短少，大便干结，舌红少津，脉细数。

【治则】益气生津，降逆止呕。

【方药】麦门冬汤加减。

（陈　铭）

第六节　应激性溃疡

应激性溃疡是机体在遭受严重创伤、大面积烧伤、大手术、严重全身性感染、休克及严重心理障碍等应激状况时发生的胃和十二指肠黏膜糜烂、溃疡等病变，并出现上消化道出血或穿孔症状，甚至危及患者生命。应激性溃疡的发生，是综合因素的结果，由于它发生在胃，因此，在多器官功能障碍综合征(MODS)中，胃也是属于多器官中一个器官的功能障碍或衰竭。临床上对不同应激因素所引起的应激性溃疡可有不同的命名，由重型颅脑损伤引起者称为Cushing溃疡，发病率为10.4%～73.6%；

而由严重烧伤后引起者称为 Curling 溃疡，发病率为 18.9%～37%。

临床上也有因服用非甾体抗炎药物、糖皮质激素及酗酒引起的急性胃黏膜损害出血，属于化学性或损伤性胃黏膜损害，可称之为急性出血性胃炎或急性胃黏膜损害，也有根据不同病因称之为非甾体抗炎药相关性胃炎、阿司匹林相关性胃炎、酒精相关性胃炎等。

中医对于应激性溃疡虽无详细文字记载，但根据其临床表现，可归于“血证”、“呕血”范畴(呕血是指由胃或食管等上消化道而来，经口呕出或吐出的病症，可有肝胃积热、脾气虚弱、瘀血阻滞等多种原因，使胃络受损，胃失和降所致。其病位在胃，与肝脾密切相关)。

一、发病机制

(一)胃黏膜保护因素和损伤因素失衡

机体在正常状态下，胃黏液和碳酸氢盐的分泌、胃黏膜血流、黏膜屏障、快速的上皮修复和更新、胃黏膜保护介质如前列腺素等构成了胃黏膜的保护因素，而机体在遭受多种损害因素后的应激状态下，内源性的胃酸、胃蛋白酶分泌增加、胆汁逆流和溶血卵磷脂形成，使二者之间失去平衡而导致急性胃黏膜病变。

危重患者由于长时间无法进食而引起肠黏膜萎缩、运动功能障碍、胃内容物潴留、细菌滋生，尤其是幽门螺旋杆菌(HP)等损害胃黏膜，有时还可出现含有胆汁的十二指肠液逆流，且胆汁中的胆盐和溶血卵磷脂不仅破坏胃黏膜屏障，增加黏膜对胃酸的通透性，还可溶解上皮细胞的脂质，抑制上皮细胞的 ATP 酶，从而造成胃黏膜的严重损伤。

在各种应激状态下的神经内分泌失调与急性胃黏膜病变的发生关系密不可分，中枢神经系统一般通过 3 条途径影响胃酸分泌和胃动力，即下丘脑前部—迷走神经系统、下丘脑后部—交感神经系统、下丘脑后部—垂体—肾上腺系统。在应激状态下，由于该系统对应激的整合机能紊乱，而使甲状腺释放激素、5-羟色胺、儿茶酚胺等中枢介质可能参与并介导了急性胃黏膜病变的发生。

其中，胃黏膜缺血和黏膜屏障损害是导致形成急性胃黏膜病变的关键因素。应激状态下，胃黏膜血管收缩，动静脉短路开放使胃黏膜微循环障碍和血流量下降，引起黏膜能量代谢和上皮修复减弱，胃黏液和碱分泌下降，胃黏液-黏膜屏障结构对损害因素的防御能力明显下降，黏膜缺血还可促进氧自由基生成，加速了细胞膜和细胞器的损伤，严重而持久的缺血造成黏膜坏死，加上大量胃酸和胃蛋白酶的消化作用而加速了溃疡的发生。

(二)代谢产物和其他因素作用

在胃黏膜的细胞中，尤其是上皮细胞的更新加速，使膜磷脂的代谢产物花生四烯酸增加，在环氧化酶的催化下可合成生物活性很高的前列腺素(PGI_2 和 PGE_2)，不但可以抑制胃酸分泌，还可保护胃黏膜和改善其血液循环，酒精和阿司匹林等正是由于影响 PG 的合成，在应激状态时，加重缺氧和胃黏膜缺血。此时还会产生一些像花生四烯酸代谢后形成的血小板激活因子(PAF)及白三烯。这些炎症介质更加重了胃黏膜缺血性损害，如 PAF 可造成血小板的聚集，白三烯可使血管收缩。另外，胃黏膜下的肥大细胞(MC)，在应激和缺血的刺激下，也可释放更多的炎性介质，如粒细胞趋化因子、组胺、PAF、白三烯等，都可诱发急性胃黏膜损伤和促使应激性溃疡的发生。

二、病理

胃黏膜病变由于损害的程度不同可分为糜烂和溃疡，在病变早期可见黏膜点状或片状苍白、缺血。随着病情发展，可见黏膜充血、水肿、糜烂，点状或片状出血，病变越过基底膜至黏膜下和肌层，可形成溃疡，如损伤基底裸露的小血管，可发生出血或大出血。病变可呈局部或弥漫性分布，以胃体和胃底多见；其次才是胃窦部，但有时全部胃黏膜均有病变。病变还可波及到食管下端、十二指肠和空肠。

三、临床表现

急性应激性溃疡多发生在严重创伤或大手术后 2～3 天，患者可出现上消化道出血，一般为间歇性，由于出血速度和出血量不同，临床症状也不同。急性出血不仅有呕血，胃内还可积存大量血液，患者出现面色苍白、烦躁、心悸和血压下降，甚至出血性休克，少量缓慢的出血可有大便中隐血或柏油样便。

四、诊断

该病的诊断主要依靠病史和临床表现，胃镜检查为确诊的主要手段。凡在应激状态下突然出现上消化道出血，均应考虑应激性溃疡的可能。但必须排除消化性溃疡，食管、胃底静脉曲张破裂出血和胃溃疡破裂出血。对于近期有腹部大手术的患者，还应考虑胃肠吻合口出血、胆道出血、血管消化道内瘘可能。还应排除近期大量饮酒，服用吲哚美辛、阿司匹林等药物引起急性出血性胃炎的可能。对于活动性、持续性出血而无法行胃镜检查者，也可行选择性腹腔动脉 DSA 造影检查，其诊断阳性率为 50%～77%。

五、治疗

对于应激性溃疡，一般出血不严重的黏膜糜烂可先行保守治疗，若无效或出血量大的深溃疡可考虑行外科治疗。

(一)西医治疗

1. 一般治疗　胃黏膜的表浅溃疡出血不严重者，用胃冷却法，即冰盐水不断灌胃洗去胃内存血，冷却胃壁黏膜，不但可使胃壁收缩以制止出血，还可立即进行胃镜检查，判断出血程度和治疗效果。可给予各种止血药，如维生素 K、凝血酶、氨甲苯酸等。合并有凝血机制障碍的患者，可输注血小板悬液、凝血酶原复合物。

2. 内镜治疗　急诊内镜检查确定出血部位和病变性质后，可内镜下局部注射无水酒精肾上腺素混合液，高频电凝或微波凝固治疗，喷洒止血药物等。

3. 介入治疗　如出血量大，可行 DSA 选择性动脉内灌注血管收缩药及止血药，或在动脉内注入碘化油或明胶海绵碎块进行动脉栓塞止血。

4. 手术治疗　对于应激性溃疡大量呕血或便血，血压下降，快速输血 800～1200ml。血压仍无法维持在正常状态下，可考虑手术治疗，其原则为应尽量减少手术打击和有效止血。

(1)胃迷走神经切断、幽门成形或胃迷走神经切断加胃大部切除：切开胃前壁探查后，如出血灶主要分布在胃底和胃体，数目不多，可行局部缝扎或电灼，然后行迷走神经干切断或选择性迷走神经切断，附加幽门成形术，但再出血发生率在 55%～80%。如出血灶比较集中于胃远侧，可行迷走神经切断加胃大部切除术，术后再出血的发生率在 8%～50%。

(2)选择性胃血流阻断术或全胃切除术：对于出血灶集中在胃底或胃体部，可行近侧半胃除血管术，将胃左动、静脉和胃网膜左动、静脉的胃支全部结扎，但除血管的范围不能超过 1/2，以避免造成胃缺血。对于胃黏膜广泛性出血，波及到幽门或贲门，出血无法控制时，才考虑行全胃切除术。

(二)中医辨证论治

1. 胃热炽盛

【证候】吐血量多，色红或紫黯，常夹有食物残渣，伴见脘腹胀闷，甚至疼痛，口臭便秘，或大便色黑，舌质红，苔黄，脉滑数。

【治法】清胃泻热，凉血止血。

【方药】泻心汤合十灰散加减。

【中成药】牛黄清胃丸和云南白药等。

2. 肝火犯胃

【证候】吐血色鲜红或紫黯，嘈杂反酸，胃脘痞胀灼热，心烦易怒，胁痛口苦，大便色黑如柏油状，舌质红，苔黄，脉弦数。

【治法】泻肝清胃，凉血止血。

【方药】龙胆泻肝汤加减。

【中成药】龙胆泻肝丸合云南白药加减。

3. 瘀血阻络

【证候】吐血紫黯，胃脘疼痛，固定不移，痛如针刺，口干不欲饮，或便血紫黯，面色暗滞或黧黑，或见赤丝蛛缕，肋下癥块，舌质紫或有瘀斑，苔白脉涩。

【治法】活血通络，化瘀止血。

【方药】化血丹加味。

【中成药】云南白药等。

六、预防

急性应激性溃疡重在预防，存在高危因素的患者则为预防的重点。

(一)积极处理原发病

去除应激因素，改善患者的危重状态，积极抗休克，及时有效引流脓肿或积液，控制感染，解除胃肠道梗阻，纠正水、电解质紊乱，纠正低蛋白血症，缓解黄疸，防治颅内高压，保护心、脑、肝、肾等重要脏器功能。

(二)胃肠道监护

充分有效胃肠减压，定期定时检测胃液 pH 或作 24 小时胃内 pH 检测，及时应用质子泵阻滞剂，静脉滴注 H_2 受体拮抗药如西咪替丁或雷尼替丁降低胃酸和保护胃黏膜，防止应激性溃疡的发生。目前也有学者应用人工合成的八肽生长抑素来抑制包括胃酸在内的消化道液，为了提高胃腔内 pH，也有经鼻胃管灌注 5%碳酸氢钠 20～30ml，半小时后再吸出来，降低应激性溃疡的发生。

(三)保护和增强胃黏膜屏障

在患者胃肠道功能恢复后，应早期进食和给予胃肠内营养，改善胃黏膜屏障功能和防止肠道细菌及内毒素移位。也可适当服用或经胃管内注入硫糖铝(蔗糖—铝复合物)，在 pH<4 时，可在黏膜表面形成黏附性多聚体，与带正电的蛋白质结合，构成一层保护膜，阻止胃酸及蛋白酶和黏膜表面接触，有助于上皮再生，防治溃疡发生。此外，硫糖铝还可和胆盐结合，减少胆盐对黏膜的损伤。

(倪孝儒)

第七节　十二指肠憩室

十二指肠憩室(duodenal diverticulum)是一种较常见的病变，由于 90%左右的憩室没有明显的临床症状，因而不易及时发现和进行精确的发病率统计。国外有报道在 10 923 例胃肠道的 X 线检查中，发现各部憩室 328 例，其中十二指肠占 31.4%，仅次于结肠(63.5%)而居第二位。在 X 线钡餐检查中，十二指肠憩室的发生率为 1.7%(0.164%～5%)，尸体解剖时十二指肠憩室的发现率为 11.6%～14.5%。

该病可分为原发性和继发性(假性)，继发性憩室多是由于慢性十二指肠溃疡所引起。90%原发性十二指肠憩室是单个的，80%发生于十二指肠第二部(降部)的凹面，也有发生在十二指肠第三部或第四部(水平部或升部)。40～60 岁的中年人多见，40 岁以下和 60 岁以上比较少见，女性发病率略高于男性。

一、病因

(一)中医病因

该病系由先天不足引起，后天饥饱无常，饮食失节，损伤脾胃及十二指肠。或长期服用药物、刺激性食物使十二指肠受到侵蚀，脉络受损，加之情志不畅，肝郁气滞，使脾胃日渐虚弱，中土不运而致十二指肠发生病变。

(二)西医病因

十二指肠壁上先有局限性薄弱，再加上肠腔内压力升高，或者肠壁外有粘连的牵引，是形成该病的主要原因。不同类型的憩室，其病因也不同。

1. 先天性憩室　在出生时即存在，是一种先天性的发育异常，憩室壁结构与肠壁结构完全相同。

2. 原发性憩室　肠壁的局部有先天性或解剖上的缺陷，肌层组织大都缺如或不发达，肠壁的黏膜或黏膜下层组织由于肠内压力升高向外突出形成憩室，常发生在十二指肠乳头附近或血管所在区。

3. 继发性憩室　多数是由于胃、十二指肠溃疡所形成的瘢痕牵引而产生，也称为假性憩室，多发生在十二指肠第一部。如胆囊炎粘连到十二指肠后，一旦发生纤维收缩，也可引起肠壁的憩室。

二、病机病理

(一)中医病因病机

先天不足,脾胃虚弱是该病发生的病理基础。胃、小肠为“受盛之官”,有泌别清浊的作用,十二指肠与胃相连,水谷在胃中腐熟后,则先进入十二指肠分清泌浊,其功能直接受到胃的腐熟、脾的运化功能的制约影响,长期饮食生硬,饥饱不调,加之寒热之邪侵袭,损伤脾胃之气,运化水谷腐熟功能失调而致十二指肠发生病变,其基本病机属本虚标实。

(二)西医病因病理

原发性十二指肠憩室主要是黏膜突出,憩室壁结构主要含有黏膜、黏膜下层和浆膜,而无肌层。多数十二指肠憩室从十二指肠第二部(降部)内侧突出,靠近乳头部开口,在解剖上与胰管和胆管邻近,多数憩室伸向胰腺后方或穿入胰腺组织。也有胆总管和胰管开口于憩室者。由于憩室可大可小,形态各异,呈球形或楔形突出,开口较小,食物一旦进入憩室则不易排空,可形成下面几种并发症:

1. 憩室炎症　可引起憩室本身溃疡、穿孔、出血及内瘘,或引起憩室周围炎、十二指肠炎或胆管炎。

2. 梗阻　憩室可压迫十二指肠本身或者压迫胆总管和胰管,引起相应的阻塞症状。

3. 结石　憩室内可形成粪石或胆石。

4. 癌变　憩室壁也可发生癌变。

三、临床表现

十二指肠憩室无典型临床症状,仅5%～10%的十二指肠憩室因为并发症而出现一定的症状,如食物在憩室内潴留引起憩室炎时,出现上腹的不适或胀痛和深部压痛。憩室内潴留的食物腐败或感染后可引起腹泻。胀满食物的憩室有时可引起十二指肠不完全性梗阻,出现恶心、呕吐及嗳气等症状。十二指肠乳头附近的憩室可使胆汁及胰液排出受阻,而发生消化不良、腹泻、黄疸等。如果憩室合并急性出血或穿孔时,可出现呕血、便血及急性弥漫性腹膜炎。部分患者可有舌炎、贫血和消瘦等。

四、辅助检查

(一)实验室检查

一般无明显异常,但合并憩室炎症出血时,大便隐血试验阳性。

(二)X线检查

小的憩室在X线检查时多不易发现,宜取俯卧位或仰卧位。对于较小隐蔽的憩室,一般应用十二指肠低张造影很容易发现。

(三)内镜检查

纤维内镜检查可确定憩室的位置,黏膜是否粗糙、充血、水肿、糜烂、出血、有无结石等。

五、治疗

(一)西医治疗

1. 治疗原则　无症状的憩室无需治疗,有症状的憩室没有合并其他病变时,可先行内科治疗,包括饮食的调理,给予制酸剂、解痉剂和抗生素等,利用体位引流加上腹部的按摩,避免和排出憩室内淤积。由于憩室多位于十二指肠第二部内侧壁,手术切除时易损伤胆、胰管和引起十二指肠瘘。因此,仅在经内科治疗无效并屡发憩室炎和出血、穿孔及十二指肠梗阻时,才考虑手术治疗。

2. 手术适应证

(1)憩室颈部狭小,引流不畅,X线检查发现钡剂进入憩室6小时后仍未排空,并伴有疼痛或出现十二指肠压迫梗阻症状者。

(2)憩室出现出血、感染坏疽、脓肿形成或穿孔者。

(3)憩室直径＞2cm,压迫和引起胆、胰系统疾病者。

(4)憩室内存在异物或有恶变倾向者。

3. 手术方法　原则上以单纯憩室切除和治疗憩室的并发症为主,同时注意保护和避免误伤胆总管和胰管,以及预防术后十二指肠瘘和胰腺炎的发生。

(1)十二指肠降部外侧和横部、升部憩室的手术

1)憩室较小者，可单作内翻术，颈部缝合结扎，既可避免肠瘘的并发症，也不致造成肠梗阻。

2)有炎症、结石、溃疡的憩室切除后，应与肠曲的长轴相垂直的方向内翻缝合肠壁切口，以免发生肠腔狭窄。为避免十二指肠瘘，术中可将鼻胃管放置于十二指肠内，术后持续减压引流。也可以在切开十二指肠后，用纱布填塞憩室腔内，再将憩室内黏膜层完全剔除后，缝合肠壁黏膜。

3)多发憩室显露、切除时有可能损伤胆总管、胰管或十二指肠时，可行 Roux-en-y 憩室空肠吻合或胃空肠吻合术，也可行 BillrothⅡ式胃空肠吻合术。

(2)十二指肠乳头旁憩室和胆胰管开口于憩室内的手术

1)对于十二指肠乳头旁憩室，可经十二指肠作胆总管括约肌切开成形术，胆总管和胰管内放置支架，再切除憩室。

2)胆管胰管开口于憩室腔内，造成胆总管梗阻，而又切除困难者，可行胆总管十二指肠吻合术。

(3)憩室穿孔的手术：如术中发现十二指肠旁腹膜后积气、炎性水肿和胆汁黄染，可考虑为憩室穿孔，则切开十二指肠侧腹膜，将肠管向左侧翻转，找到穿孔的憩室后，清除脓性渗液。若全身或局部条件允许时，可行憩室切除，腹膜后放置引流物；否则，可将导管插入十二指肠内做减压性造口，同时做空肠造口保证营养供给，或缝合幽门做胃空肠吻合术。

(4)如憩室癌变，或胰腺内十二指肠憩室并发严重出血，憩室无法切除时，也可行胰十二指肠切除术。

(二)中医论治

有一定的临床症状而未发现其他病变，症状为憩室所致者，应审证求因、辨证论治。该病治疗以健脾和胃为基本治法。

1. 肝气郁结，气滞血瘀

【主证】胃脘胀满不适，食后尤甚，攻窜两胁，每遇情志不舒加重，苔薄白，脉沉弦。

【治则】疏肝理气，活血化瘀。

【方药】柴胡疏肝散加减。

【加减】痛较甚者加川楝子、元胡理气止痛；反酸者加乌贼骨、瓦楞子以敛酸；或上方加左金丸、黄芩、竹茹以清肝泄热，和胃止痛。

2. 脾气虚弱，胃阳不足

【主证】食纳减退，倦怠乏力，胃脘灼痛，固定不移，或胀满嗳气，口干唇燥，大便干或溏，舌质淡红，苔少或剥苔，脉弦细。

【治则】益气养阴，和胃降逆。

【方药】麦门冬汤加减。

加减：若胃脘疼痛加重，舌暗少津有瘀斑，或见便血为阴虚夹瘀；可加失笑散活血化瘀；黑便者加椿根皮、生藕节、白及以凉血止血。

（倪孝儒）

第八节　良性十二指肠淤滞症

良性十二指肠淤滞症，亦有人称之为慢性十二指肠梗阻，是指各种原因引起的十二指肠远端或十二指肠空肠交界处狭窄、梗阻，以至于十二指肠内容物经常性的或间歇性的停滞，最终造成十二指肠扩张而产生的一种临床综合征。其主要表现为上腹部胀满、恶心、呕吐、腹痛，严重者可伴有脱水和营养不良等症状。

引起十二指肠淤滞症的原因是多方面的，有先天性因素和后天性因素，后天性因素包括功能性和机械梗阻性原因。在机械梗阻性因素中，由于肠系膜上动脉压迫十二指肠而引起的梗阻，即所谓肠系膜上动脉压迫综合征并不少见，因此亦称为良性十二指肠淤滞症。该病可发生于任何年龄，以 20～40 岁女性为多见。

该病属中医“胃脘痛”、“反胃”、“呕吐”、“痞满”等范畴。

一、病因

(一)中医病因

中医认为该病由于邪阻胃肠，胃气郁滞，气血不畅，腑气不得通降所致。如湿邪内阻，阻遏气机或湿浊蕴久，郁而化热，导致湿热蕴阻胃肠、气机不畅或因饮食失节而致宿食积滞胃肠可使该病频发或加重。情志失调，肝失疏泄，胃失和解，损伤脾胃，宿食积滞胃肠而致胃肠气机阻滞，血脉瘀阻，蕴积不通而发为该病。

(二)西医病因

1. 先天性因素　如由于神经发育不全而引起的先天性巨十二指肠。

2. 后天性因素

(1)功能性因素：如十二指肠下段溃疡，胆道疾患发作或者在腹部手术后，可引起十二指肠暂时性扩张。一旦基本病变好转，十二指肠的功能和形态也随即恢复正常。

(2)机械梗阻因素：如十二指肠良性肿瘤；十二指肠溃疡瘢痕牵拉变形；胆石和寄生虫；因先天性或后天性粘连而致十二指肠、十二指肠空肠曲发生扭曲梗阻；因小肠或结肠的回转不全，致盲肠可以横在十二指肠水平部的前面而引起压迫梗阻；环状胰腺引起的十二指肠降部梗阻；十二指肠受肠系膜上动脉、回结肠动脉或右结肠动脉的压迫，其中肠系膜上动脉引起的十二指肠水平部或升部受压，即肠系膜上动脉压迫综合征在临床比较多见。

肠系膜上动脉压迫综合征(superior mesenteric artery syndrome, SMAS)，也有人称为十二指肠血管压迫征、十二指肠麻痹、胃肠系膜麻痹、肠系膜上动脉十二指肠压迫综合征或 Wilkie 病。其主要病因为：

1)十二指肠水平部在第 3 腰椎水平横行跨越脊柱和腹主动脉，肠系膜上动脉恰在胰腺颈下缘从腹主动脉发出，自十二指肠第三部前面越过。而当两动脉之间形成夹角过小，仅 8°～10°，正常角度为 30°～41°，则肠系膜上动脉将十二指肠水平部压向椎体或腹主动脉造成肠腔狭窄和梗阻。

2)Treitz 韧带过短，十二指肠空肠曲被悬韧带固定的位置较高。

3)小肠系膜与后腹膜的固定过紧，或肠系膜上动脉的起点过低。

4)腰椎前突，消瘦或高分解状态致腹主动脉与肠系膜上动脉夹角间的脂肪垫消失等(图 26-12)。

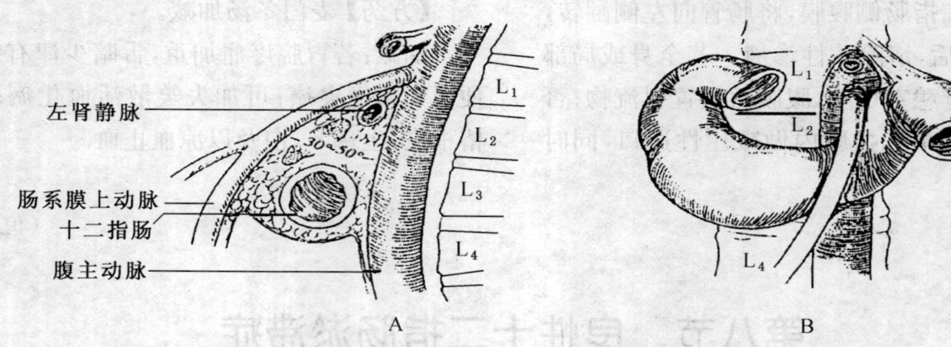

图 26-12　十二指肠淤滞症

A. 十二指肠第三部与腹主动脉与肠系膜上动脉之间的关系

B. Treitz 韧带过短，肠系膜上动脉压迫十二指肠第三部

二、病机病理

(一)中医病机

良性十二指肠淤滞症以胃痛、呕吐、痞满等为主症，其发病机制主要在于气机失于通降，邪阻胃肠，腑气不得疏泄，横逆犯胃；或气滞日久，病及血分，气血瘀于胃肠，胃失和解；或湿浊内蕴，阻遏气机，继而化热，湿热中阻；或饮食失节，食积胃肠，均可导致胃肠气机壅滞，邪积中脘，清浊逆乱，而出现以上症状。

胃肠气机失于通降，则有虚有实，且虚实相杂。

如脾胃虚弱，食入不化，则食积中脘，或脾阳虚，胃不腐熟，肠失传导而致脏腑壅阻，气滞血瘀；或脾运化无力，脾虚下陷，气机郁滞，升降失司，清气不升，浊气不降；或阴津亏虚，胃肠失于濡养，气失和降，运纳无权，而导致该病的发生。

（二）西医病理

由于十二指肠有机械性梗死的原因存在，十二指肠在经常或间歇性梗阻情况下，梗阻近端的十二指肠壁可变肥厚，幽门往往伴有舒张现象，胃亦可扩大，而梗阻远端的肠管出现萎陷状况。由于梗阻的存在，患者可以呕吐以缓解症状，病期愈长，症状愈严重，最后可出现脱水、消瘦及全身营养不良。

三、临床表现

（一）症状

1. 上腹部疼痛　多在进食或进食不久后出现以胀闷痛为主，疼痛的部位多在上腹部近脐处，可向右上腹、剑突下及背部放射，在俯卧位或膝胸卧位时疼痛可减轻或缓解。

2. 呕吐　进食后呕吐是该病最早出现的症状，呕吐可在餐后即刻或数小时后发生，呕吐物较多，常嗳出大量气体和呕出带苦味的胆汁样液后症状缓解。

以上症状的严重程度和持续时间取决于引起十二指肠梗阻的原因和梗阻的程度，且具有周期性加重的特征。阵发性加剧的症状，表现为剧烈的腹痛与呕吐，长期反复发作可导致频繁呕吐造成严重的水、电解质紊乱，酸碱平衡失常，消瘦，贫血和严重营养不良。

（二）体征

发作间歇期患者可无十二指肠梗阻的表现，可见无力型体型、消瘦、贫血貌、腹壁松弛和右肾、肝脏等内脏下垂症状。症状发作时可见上腹部饱满、压痛，有时可见十二指肠肠型、胃型及蠕动波。肠鸣音亢进及上腹部振水音。

四、辅助检查

（一）胃液检查

胃液检查中可发现胆汁，在禁食 16 小时后抽取十二指肠液，仍有滞留的食物残渣。患者可有贫血，严重呕吐后造成的低钠、低氯和低钾血症等。

（二）X 线检查

十二指肠低张造影：①钡剂在十二指肠水平部脊柱中线处中断，可见整齐的类似笔杆压迫的斜行切迹（“笔杆征”），钡剂在此处受阻；②近端十二指肠及胃扩张，有明显的十二指肠逆蠕动；③切迹远端肠腔瘪陷，钡剂在 2～4 小时内不能排空；④侧卧或俯卧时，钡剂可迅速通过十二指肠水平部进入空肠。

（三）DSA 血管造影

可显示十二指肠上动脉和十二指肠之间的解剖位置关系。

（四）超声波检查

可测量肠系膜上动脉与腹主动脉之间的夹角，正常为 30°～50°，有淤滞症者＜13°；夹角内肠系膜上动脉压迫处十二指肠腔前后径＜1.0cm，而近端十二指肠腔前后径＞3.0cm。

（五）CT 检查

CT 结合动脉造影或螺旋 CT 三维图形构建可以显露肠系膜上动脉与十二指肠之间的关系，以及在这一部位上的梗阻。

五、诊断和鉴别诊断

对反复发作呕吐胆汁与胃内容物的患者，尤其是在体位改变后症状减轻者，可根据病史、体征及辅助检查得出诊断。在鉴别诊断方面，要同十二指肠溃疡、十二指肠憩室、慢性胆囊炎、肠系膜淋巴结结核、胃下垂症、先天性腹内粘连及神经官能症等加以区别。

六、治疗

(一)西医治疗

1. 急性发作期可采用非手术治疗

(1)禁食,胃肠减压,腹部按摩。

(2)给予解痉镇吐药。

(3)静脉补充营养,维持水、电解质平衡,纠正酸碱平衡失调。

(4)症状缓解后,可给予少量流食或放置鼻肠管行肠内营养支持,食后采取左侧卧位、俯卧位或膝卧位。因脊柱前突压迫十二指肠者,可校正脊柱前突以改善症状。

2. 手术治疗　病情反复发作,非手术治疗无效者,特别是有机械性梗阻或怀疑为肿瘤病变者,可行手术治疗。

(1)如为肿瘤性病变,行相应的肿瘤切除,消化道重建术。十二指肠机械性梗阻手术目的是解决梗阻,恢复肠道的通畅。具体手术方式需根据致病原因、病理解剖变化和术中探查结果来综合判断决定。

(2)肠系膜上动脉压迫综合征:常采用的手术方式有胃空肠吻合术、胃大部切除术、胃空肠吻合术、十二指肠血管前移位术、十二指肠环形引流术、Treitz 韧带松解术和十二指肠空肠吻合术等。其中胃空肠吻合术因不能有效解决十二指肠内容物的潴留,目前已基本弃用。由于该病有时并发十二指肠球部溃疡或胃溃疡,胃大部切除术、胃空肠吻合术不仅解决了十二指肠梗阻问题,也同时解决了溃疡病问题。

十二指肠血管前移位术:尽管该术式操作较为复杂,吻合术后可发生吻合口水肿及易损伤胰腺,但优点是:①解剖上解除了肠系膜上动脉对十二指肠的压迫,而且吻合后的肠道接近正常解剖生理功能,不会造成术后肠道功能紊乱;②该术式不切断十二指肠环形肌,不影响十二指肠蠕动功能;③可避免十二指肠空肠吻合术的吻合口与梗阻部位造成的盲端,不会形成盲袢综合征及内容物的潴留。

十二指肠环形引流术:该术式虽不能从解剖上解除对十二指肠的压迫,但能减轻习惯性逆蠕动造成的频繁呕吐。该术式创伤较大,切除大部分胃体可引起术后小胃症状,幽门括约肌切除后可发生胆汁反流性胃炎。

而 Treitz 韧带松解术和十二指肠空肠吻合术手术比较简单,治疗效果好,最为常用。通过腹腔镜成功完成这两种术式,国内已有不少报道。

(二)中医论治

1. 肝气犯胃,胃失和降

【主证】胃脘胀满疼痛,攻窜两胁,恶心呕吐,嗳腐吞酸,胸闷食少,排便不畅,得嗳气或矢气则舒,情志不舒病情可复发或加重,舌边红苔薄白,脉弦。

【治则】疏肝解郁,和胃降逆。

【方药】柴胡疏肝散加味。

【加减】若肝郁化火者,去香附、旋覆花,加黄连、栀子以清胃泄热;食滞加山楂、神曲、炒莱菔子以消食导滞;便秘者加大黄通腑降逆。

2. 脾虚气滞,瘀血内阻

【主证】胃脘胀痛,胃痛隐隐,食后腹痛加剧,窜及胸胁,嗳气频作,痛有定处,痛时拒按,病程较长且反复发作,并可见形体消瘦、乏力,舌质暗、苔白,脉沉弦。

【治则】健脾益气,活血化瘀。

【方药】香砂六君子汤合膈下逐瘀汤。

【加减】气虚甚者加黄芪以益气升阳;脘腹胀满者加厚朴以理气散满;呕吐明显者加半夏、竹茹、代赭石;便血者加三七、炒蒲黄。

(倪孝儒)

第九节　急性胃扩张

急性胃扩张是指非机械性梗阻性胃和十二指肠腔急性极度扩大,使腔内容物大量潴留,并伴有溢出性呕吐,而出现进行性脱水和少尿或无尿及电解质紊乱,甚至可因衰竭而死亡。根据早年的文献报道，急性胃扩张的手术死亡率高达75%。近年来，由于对急性胃扩张的病理生理及病因有了进一步认识，早期诊断和及时治疗已使其死亡率明显降低，但暴饮暴食所引起的急性胃扩张死亡率仍在20%左右。

急性胃扩张多属中医“伤食”、“胃反”、“食瘕”、“胃痞”和“胀满”范畴。病变部位多在胃脘，病变脏腑在脾胃。

一、病因

(一)中医病因

中医认为，该病有虚实之分，如伤寒表邪未解，邪气内陷，阻遏中焦；饮食无度，饥饱失常，积谷难消，阻滞胃脘；情志郁结，气机阻滞，升降失调。脾胃气虚，运化无力，升降失司均可诱发该病。

(二)西医病因

急性胃扩张约70%的病例是继发于腹腔手术后，也可发生于头面部、肢体及泌尿系手术等。如手术时牵扯、腹膜后引流物或血肿的刺激、麻醉时吸入大量气体、腹腔内炎症或损伤、剧烈疼痛和情绪波动、暴饮暴食过度撑张胃壁等都可引起神经反射，促使胃壁肌肉发生麻痹，胃十二指肠扩张后可将小肠推向下方，使小肠系膜和肠系膜上血管拉紧，压迫十二指肠，使胃十二指肠内容物和咽入空气大量潴留。由于分泌物及渗出物的进一步增加，胃十二指肠扩张的程度显著加重，这样又进一步牵拉肠系膜刺激内脏神经，加重胃十二指肠的麻痹，这种恶性循环的结局导致了胃十二指肠的急性重度扩张。

在其他非手术的疾病如急性传染病(伤寒、肺炎、败血症等)或慢性消耗性疾病(糖尿病、结核、慢性尿毒症、肝硬变等)所产生的毒素也可造成该病。

二、病机病理

(一)中医病机

脾胃为仓廪之官，胃为水谷之海，主受纳和腐熟水谷；脾为胃行其津液，脾胃表里相合，久饥或禁食之后多食多饮超过量者胃肠受戕，如《素问·痹论》所言“饮食自倍，胃肠乃伤”，是为“伤食”；因身体瘦弱，劳倦过度，久病重病，使脾胃失运，或因腹部手术之后，暴饮暴食，使胃气阻滞，饮食停聚，胃气不降而成。以呕吐、脘腹疼痛和触及痞块为主要表现的积聚为“食瘕”，因胃肠病变日久，或因手术损伤，或腹内肿瘤等，使痰食气血壅滞，胃气上逆所致。以宿食不化，脘腹痞胀，朝食暮吐，暮食朝吐，或食入不久即吐为主要表现的内脏痹病类疾病为“胃反”。因长期食少，胃部痞胀，腹泻，消瘦乏力或因胃病日久，脾胃气虚，胃络失养而胃萎缩为主要表现的内脏痿病类疾病为“胃痞”。

(二)西医病机

胃十二指肠极度扩张时，几乎占据整个腹腔，胃十二指肠壁由于过度扩张变得极薄和非常脆弱，黏膜上出现小糜烂和出血点，皱褶消失，胃内有大量积气和黑褐色液体，胃壁由于炎性水肿而增厚，病情进一步发展胃壁可因缺血而发生坏死及穿孔，引起急性腹膜炎。由于大量分泌液潴留于胃十二指肠内和吸收不良，造成体内脱水和大量电解质丢失，出现酸碱平衡紊乱，血容量减少和周围循环衰竭。

三、临床表现

(一)症状

多数发生在术后第二天或第三天，以及进食水后，也有术后第二周或第三周发生。主要症状有腹胀、呕吐、脱水和电解质紊乱等。

1. 腹胀　可不自觉地逐渐发生，也可突然发生。初期仅有上腹部膨胀和恶心，然后可波及整个腹部。腹痛不剧烈，由于胃胀是麻痹性的，所以肠音鸣音弱、蠕动差，严重者全腹胀痛。

2. 呕吐　是一种频繁的溢出性呕吐，可呕吐出大量液体和嗳出大量气体。呕吐物最初为无色，多混有胆汁，最后可为黑褐色或咖啡色。但不会是粪液样的。

3. 脱水和电解质紊乱　若患者未得到及时诊治，病情继续加重则出现中毒、脱水、休克症状等。患者面色苍白，大汗淋漓，眼眶凹陷，皮肤厥冷，体温低，脉搏快速微弱，呼吸浅速。由于大量出汗及频繁呕吐，大量液体丧失，口渴、尿少，此时血氯降低和出现碱中毒症状。

(二)体征

1. 望诊　初期上腹胀满膨隆，可逐渐出现全腹膨隆，但无胃肠蠕动波。

2. 触诊　全腹有弥漫性压痛，穿孔后可有腹肌强直、反跳痛等腹膜炎征象。

3. 叩诊　如胃中仅有胀气，则腹部和左下胸部可呈鼓音；如胃中胀满的是液体，上腹或整个腹部叩为实音，且有振水音。

4. 听诊　肠鸣音减弱和消失。

四、辅助检查

化验检查可了解脱水及电解质紊乱的程度，一般会出现血红蛋白增高、低钾血症、低钠血症及高氯血症。酸碱平衡紊乱则决定电解质紊乱的程度，可出现碱中毒或酸中毒。

在腹部X线平片上见左上腹部有弥漫性一致性阴影，胃气泡水平面增大及侧位有充气扩张的十二指肠。

五、诊断和鉴别诊断

(一)诊断

急性胃扩张多发生于手术后初期或有损伤、感染、重病，过分饱食后，出现上述症状、体征及辅助检查特征，如出现上述溢出性呕吐，呕出大量棕黄色或咖啡样液体，腹部振水音阳性，但没有肌紧张及蠕动波，胃肠减压时胃内可抽出大量的气体和液体，患者迅速发生脱水和中毒症状。除以上腹部X线平片特征外，腹部B超显示胃腔内大量积液时应该考虑急性胃扩张的诊断。

(二)鉴别诊断

急性胃扩张应与高位机械性肠梗阻、弥漫性腹膜炎和肠麻痹进行鉴别。

1. 高位机械性肠梗阻　除了有腹胀外，还有肠绞痛和肠蠕动的亢进，其呕吐为喷射状，胃内一般没有大量气、液体积存，在胃内积液吸空后，症状也并不立即减轻。在术后肠梗阻患者，腹胀最明显的部位是腹中部，而急性胃扩张的腹胀主要位于上腹部。

2. 弥漫性腹膜炎　发热和白细胞计数增多比较常见，腹膜刺激征明显，肠腔内普遍性气胀，肠蠕动消失，呕吐也不如急性胃扩张剧烈，呕吐物量也少。但有时急性腹膜炎可以继发急性胃扩张，急性胃扩张伴胃壁坏死穿孔也可引起腹膜炎，应注意二者之间的鉴别。

3. 肠麻痹　肠麻痹主要累及小肠下端，腹胀以腹中部最为明显。在肠麻痹患者，胃内不会有大量的积气和积液，而且抽空胃内容物后病情好转也不明显。

六、治疗

(一)西医治疗

避免暴饮暴食，尤以在长时间饥饿和疲劳后不要过分饱食。重视围手术期的治疗和护理，在腹部大手术前后常规插胃管进行减压，至术后胃肠暂时性麻痹消失、蠕动恢复时为止。选用恰当的麻醉，手术中操作轻柔，尽量避免不必要的组织和器官损伤，注意术后卧式的变换。常用治疗方法如下。

1. 禁食，置入胃肠减压管及时抽吸和冲洗　将胃内的气体和液体完全吸空，以后每隔半小时用温等渗盐水洗胃1次，直至24～48小时后排除液体量逐渐减少、颜色变淡、臭味逐渐减轻，胃的情况恢复正常为止。并经常变换卧位姿势，减轻和解除对十二指肠水平部的压迫，在病情允许时采用俯卧位和略抬高身体下部，可以减轻小肠系膜的紧张和防止对十二指肠的压迫。

2. 纠正脱水、电解质及酸碱失衡　由于患者大量呕吐和出汗，可造成严重脱水，在静脉注射生理盐水的同时，输入5%～10%的葡萄糖溶液维持水分的平衡。如有低钾性碱中毒，除补充水和氯化物外，还需补充钾盐。必要时输入适量的胶体溶液或血浆，保护心肾功能，每日记录水、盐出入量，定期监测血气分析和血电解质，及时纠正电解质紊乱和酸碱失衡。

3. 手术治疗　如经胃肠减压和洗胃、中药或温肥皂水灌肠后腹部膨胀未明显减轻，或胃内大量食物不能吸出，腹腔感染、气腹，或已发生胃壁坏死穿孔者，可考虑及时手术治疗，切开胃壁并清除其内容物。手术方法以简单有效为原则，术后继续胃肠减压或行胃造瘘术。

(二)中医中药治疗

1. 中药治疗　急性胃扩张属于中医脾胃病，食滞中焦，升降失司。急则治其标，应先抽空全部胃内容物后，再给予中药灌肠治疗。

【主证】胃脘胀满，呕吐频作，宿食不化，溢出棕绿色液体，吐后腹胀不减，口渴，气短乏力，尿短赤，舌苔白腻，脉滑数。

【治法】理气导滞，健脾和胃。

【方药】小承气汤加味。

对症处理及在中药灌肠治疗后，胃肠功能有所恢复，可以"缓则治其本"为原则，以理气导滞为主，治宜攻补兼施，给予辨证论治。

(1)对病机为肝失疏泄，横逆犯胃的肝胃不和证，治以疏肝解郁，理气和胃。用四逆散加减。

(2)对病机为暴饮暴食，中焦失运的饮食停滞证，治以消食和胃，行气消痞。用枳实导滞丸加减。

(3)对病机为湿热内蕴，肝失和降的脾胃湿热证，治以清热化湿，理气和胃。用连朴饮合六一散加减。

(4)对病机为脾虚气滞，胃气上逆的脾胃虚弱证，治以健脾和胃，降逆除满。用香砂六君子汤加减。

(5)对病机以寒热错杂，脾失健运的寒热错杂证，治以清热散寒，健脾和胃。用半夏泻心汤加减。

2. 针灸与推拿治疗　因该病有虚实之分，如脾胃气虚，运化无力，升降失司所成之痞，属于虚证；痞满不能食，或食少不化，大便溏薄者为虚；痞满能食，大便闭结者为实。痞满时减，喜按喜揉者为虚；痞满不减，按之满甚为实。

(1)针灸

虚证：取背俞、任脉、足太阴脾经、足阳明胃经穴位为主，毫针刺，用补法。常取脾俞、胃俞、内关、中脘、足三里等穴。

实证：取足阳明胃经、足厥阴肝经穴位为主，以毫针刺，用泻法。常取内关、中脘、期门、天枢、气海、足三里、阳陵泉等穴。

(2)推拿按摩

虚证：患者取俯卧位，取胃俞、脾俞、小肠俞、大肠俞、长强等穴。用㨰法，从上至下，往返 4～5 遍，至局部有热胀感出现为佳。

实证：患者取仰卧位，取天枢、中脘、气海、关元等穴。用一指禅推法缓慢从中脘推至气海，往返 6～7 遍，每日 1 次。

(倪孝儒)

第十节　胃下垂

胃下垂是指人直立位时，胃的下缘(大弯)达盆腔，而胃小弯弧线的最低点降至髂嵴连线以下的位置，同时伴有排空缓慢者。一般认为，由于胃支持韧带(胃膈韧带与胃肝周围韧带)的松弛，以及腹壁肌肉松弛等原因引起。该病多见于体型瘦长无力的女性、经产妇、多次腹部手术而伴腹肌张力消失者，消耗性疾病进行性消瘦者。主要表现为脘腹饱胀、隐痛、有下坠感，饭后加重，伴嗳气、厌食、腹泻或便秘等症状。

胃下垂归属于中医"胃缓"、"胃痞"、"虚劳"、"中气下陷"等范畴。

一、病因

(一)中医病因

中医认为，该病多因先天禀赋不足，或长期饮食失调、饥饱失节或大病之后，失于调养，邪气久羁，正气耗损；或七情内伤，劳倦过度，致脾胃虚弱，脾虚则运化失司，气血化源不足，中气升举无力，而成虚损，中气下陷而发病。常伴有肝、肾等内脏下垂。

(二)西医病因

胃下垂可分为先天性或后天性。先天性胃下

垂常是内脏全部下垂的一部分。腹腔脏器维持其正常位置主要取决于以下 3 个因素：①横膈的位置及膈肌的正常活动力；②连接脏器有关韧带的固定作用（胃结肠韧带、胃脾韧带、肝胃韧带）；③腹内压的维持，正常胃体可在一定的范围内向上下、左右或前后方向移动，如膈肌悬吊力不足，支持腹内脏器的韧带松弛，腹内压降低，则胃的移动度增大而发生下垂。

胃壁具有张力和蠕动两种运动性能，胃壁本身的弛缓也是一个关键因素。按照胃壁的张力情况将胃分为 4 个类型（图 26-13）。在正常张力型，幽门位于剑突和脐连线的中点，无张力胃和张力低的胃易发生下垂。

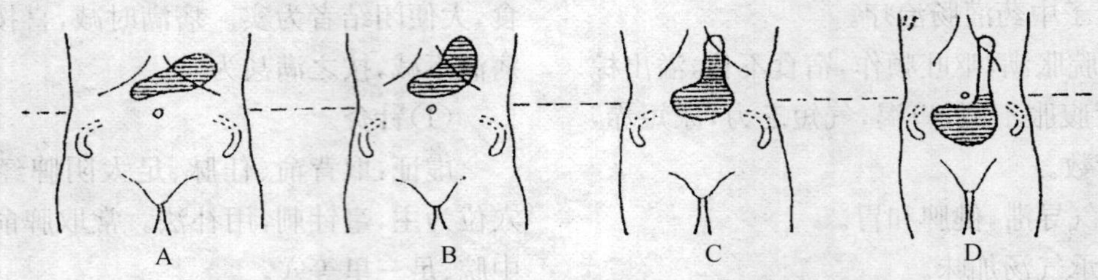

图 26-13　胃的不同张力类型

A. 高张力型（牛角形）　B. 正常张力型（"J"形）　C. 低张力型（鱼钩形）　D. 无张力型（鱼钩形）

二、病机病理

（一）中医病机

胃下垂患者由于先天不足，后天失养，积劳损伤，久虚不复而呈一派虚象，脾虚不能化生精微，四肢筋脉失养，故见神疲乏力，形体消瘦。脾主运化，主肌肉，喜燥恶湿主升；胃主受纳，主腐熟水谷，喜润恶燥主降。若劳累过度，饮食失节，久病耗伤，使脾胃功能失调而产生食后饱胀，嗳气不舒，恶心呕吐，消瘦便秘等症。气虚血亏可见面色萎黄，舌淡，脉濡软无力。

此外，肝之木气太过或不及可使脾胃失制；脾胃虚弱又可使肝木乘土，而使脾运不及，胃气不和，致使下陷益甚，因此胃下垂既有脾胃虚弱诸证，又有肝气郁滞之证。

（二）西医病理

由于横膈位置低下，膈肌悬吊力不足，胃周围韧带松弛，腹压下降及腹肌松弛，使胃难以固定在原有的位置上，以至于直立时下垂，下垂的胃排空常较缓慢，甚至会出现明显的食物潴留情况，潴留之食物常会发酵和导致继发性胃炎病变。

三、临床表现

（一）症状

轻度下垂者症状不明显，明显下垂者可伴有胃肠动力低下和分泌功能失调表现，如恶心、嗳气、厌食、上腹不适、易饱胀，有时呕吐含有陈旧的食物残渣及有酸腐味。上腹不适多见于餐后，因劳累和长期站立而加重。由于胃排空缓慢，食物潴留出现胃炎表现，还可出现消瘦、便秘、晕厥、低血压等症状。

（二）体征

体检可见肋下角<90°。体型多瘦长，由于胃排空延缓腹部可测得振水音。常可同时发现肝、肾和结肠等其他内脏下垂的表现。

四、辅助检查

（一）饮水超声波检查

饮水超声波检查可测知胃下缘移入盆腔内。

（二）X 线检查

进钡餐后可见胃呈鱼钩形，张力减退，其上端细长，而下端则显著膨大，胃排空缓慢，可伴有钡剂滞留现象。根据 X 线摄片检查，一般将胃下垂分为 3 度。

轻度：胃角切迹位于髂嵴连线。

中度：胃角切迹低于髂嵴连线以下1～5cm。

重度：胃角切迹位于髂嵴连线以下5cm以上，整个胃几乎位于腹腔左侧。

五、治疗

（一）西医治疗

1. 药物治疗

(1)助消化剂：多酶片，3片，每日3次。

(2)促胃动力药：甲氧氯普胺（胃复安）5～10mg，每日3次，口服；多潘立酮（吗丁啉）10mg，每日3次，餐前30分钟口服。

(3)必要时用腹带和胃托辅助治疗。

2. 手术治疗　以上保守治疗不能收到预期效果时，有些胃重度下垂患者可考虑行外科治疗——胃固定术，但这类手术属于非生理性的，并不能获得极好的效果。

(1)Eyea法：将胃的小网膜用间断的丝线折叠缝起，使它缩短，因而将胃吊起以纠正胃下垂。

(2)Erthes法：利用肝圆韧带穿过胃小弯的肌层，然后将肝圆韧带缝固在前腹壁上。由于韧带的悬吊，胃下垂得到了纠正。

(3)胃下垂合并重度胃炎或胃与十二指肠溃疡者，也可考虑行胃部分切除术。

（二）中医药治疗

1. 辨证施治　胃下垂从病位上看当属脾胃，涉及肝、肾和肠等脏腑。以脾胃虚弱、中气下陷为主，但肝胃不和，痰饮阻肺，脾胃阴虚者亦不少见。临床常见证型辨证论治如下：

(1)脾胃虚弱，中气下陷

【主证】形体消瘦，神疲乏力，面色萎黄，不思饮食，胃脘隐痛，胀满，餐后加重，喜按喜温，大便溏薄，舌质淡黄苔白，脉细弱无力。

【治则】健脾和胃，升举中气。

【方药】补中益气汤（《脾胃论》）加减。

【加减】腹胀纳呆者加炒莱菔子、焦三仙、鸡内金；恶心呕吐者加姜半夏、竹茹、砂仁；嗳气吞酸、胃脘疼痛者加黄连、吴茱萸、木香、瓦楞子；大便溏薄者加茯苓、山药、炮姜、附子。

(2)肝郁气滞，胃失和降

【主证】情志不畅，心烦易怒，胃脘胸胁胀满疼痛，食后更甚，食纳呆滞，嘈杂反酸，郁闷烦躁，善太息，苔薄白或薄黄，脉弦细。

【治则】疏肝理气，健脾和胃。

【方药】柴胡疏肝散（《景岳全书》）加减。

【加减】口苦酸者加左金丸、炒山栀；食入不化者加焦六曲、生谷麦芽；血虚者加当归、熟地；兼血瘀者加丹参；胃阴不足者加沙参、麦冬、石斛；大便不畅者加大腹皮、炒枳实。

(3)脾失健运，痰饮阻胃

【主证】胃肠胀满，胃内有振水音，肠间辘辘有声，时时反呕，呕吐清水痰涎，脘腹坠胀，食后尤甚，心悸气短，苔薄滑，脉弦滑或弦细。

【治则】健脾和胃，化痰逐饮。

【方药】小半夏汤合苓桂术甘汤。

【加减】脾虚者加党参、山药；血虚者加当归、熟地；肝郁加枳实、香附、元胡；中寒较甚者加附片、干姜；恶心反胃者加厚朴、旋覆花。

2. 针灸

【取穴】上脘、中脘、下脘、气海、关元、脾俞、胃俞、大肠俞、肾俞、足三里、中极等穴。

针刺后卧位休息15分钟，治疗期间不宜过饱。

【灸法】每日施灸2次，每穴5～10壮，10天为1疗程。灸后可用右手托胃底部，用力缓慢向上推移，反复数次。

3. 敷脐疗法　五味子3g，五倍子3g，肉桂1g，捣烂用黄酒或米醋调和如饼状，敷于脐中。外用麝香止痛膏固定，每晚1次，晨起去之，可以同时加热敷30分钟，3～4日更换药物。

六、预后及预防

绝大多数胃下垂患者宜用内科疗法，可获得较好的预后，但也因不同体质、多种慢性疾病等因素的影响和不及时治疗而发生胃扭转、胃扩张、心悸、低血压和直立性晕厥。

预防胃下垂应平时饮食有节，不暴饮暴食，注意热量和营养摄入；避免餐后剧烈活动，餐后宜右侧卧位30分钟；坚持适当的体育锻炼，可试用气功和太极拳疗法，仰卧起坐，两脚向上模仿蹬自行车动作等，加强对腹肌锻炼，以增强腹肌张力。

（倪孝儒）

第十一节　胃扭转

各种原因使胃按某一轴心旋转，造成胃本身及邻近器官的移位，如大弯向上、小弯向下、幽门旋向脊柱左侧等，并导致胃内容物排空障碍和一系列生理改变时称为胃扭转。该病可发生于任何年龄，以40～60岁居多，男女发生率大致相等。并可有急慢性发病，急性胃扭转发病迅速，常因扭转严重而阻碍血运，造成严重后果。而慢性型的症状不典型，也不易及时发现。

该病属于中医“呕吐”、“反胃”、“痞满”、“胃脘痛”等范畴。

一、病因

(一)中医病因

《灵枢·胀论》中有“胃胀者，腹满胀，胃脘痛，鼻闻焦臭，妨于食，大便难”；《素问·厥论》又曰“太阳之厥，则满腹䐜胀后不利，不欲食……”。其描述症状与该病相似，该病发生多系先天不足或脾胃功能虚弱，中气下陷，复因气滞、寒湿、痰热之邪及劳倦或饥饱无常等因素进一步损伤脾胃，导致气机升降失常而出现胃气失降，腑气不通之证候。

(二)西医病因

胃扭转的病因分解剖学异常和病理因素两个方面。胃的正常位置如胃近端的主要固定点是在食管裂孔处的食管下端，远端由肝十二指肠韧带、胃胰韧带和幽门胰韧带将幽门固定在腹后壁。此外，肝胃韧带对小弯的活动度，胃结肠韧带和胃脾韧带对大弯的活动度都起到固定和限制作用。但在解剖异常如胃周围韧带松弛或缺如，内脏下垂，先天性膈肌缺损及腹壁松弛等，使贲门与幽门之间的距离缩短，胃活动度明显增大而发生扭转。其次，腹腔内某些器官畸形或变异，如食管裂孔疝、膈疝、膈肌麻痹、肺切除术后或膈神经抽出术后的膈肌抬高，某些韧带缺损或畸形，也可使胃活动度增加而突然发生扭转。

慢性胃扭转多为继发性，除膈的病变外，胃本身或上腹邻近内脏的病变如胆道感染、肝脓肿、膈创伤、穿透性溃疡等也可使部分胃壁向上或向左右粘连固定于异常位置出现不完全扭转或慢性扭转，成为促进慢性胃扭转的诱因。急性胃扩张、急性结肠胀气、暴饮暴食、剧烈呕吐和胃的逆蠕动等则是胃的位置突然改变的动力，故认为是促发急性胃扭转的诱因。

二、病机病理

(一)中医病机

胃为水谷之海，主受纳和腐熟水谷，以通降下行为顺。若素体虚弱，脾胃受损，中气下陷，则中焦气机不畅；或因饮食不节，饥饱失常则胃气不降，胃肠气机痞塞阻滞而发病。如胃胀攻撑连胁，嗳气频繁，或呕吐吞酸，多由情志抑郁，肝失疏泄，横逆犯胃。脘腹疼痛痞满，嗳腐不食或呕吐，便结，舌苔厚腻者，多饮食失节损伤脾胃，胃失和降所致。脘闷疼痛，胀满不适，呕吐痰涎较多，苔白腻多为脾失健运，痰浊内停，胃气不降形成。胃脘灼痛，烦躁而怒，或呕吐反酸，口干苦，大便秘结者，每由气郁化火，邪热犯胃，肝胃郁热，气逆于上所致。若痛加剧，痛有定处拒按，舌质紫黯者为气滞日久，脉络拘急，可使胃体发生扭转，胃痛暴作。

该病病位虽在胃，因胃肠相连，胃之腑气不通，不仅导致脘痛，胀满呕吐，而且常易波及肠道，导致大、小肠气机阻滞，化物传导失司，而出现腹胀痛，便秘不通之肠道功能失调之症。

该病日久不愈，耗气伤阴或脾失健运，气血生化不足，形成虚实相杂之证，致病情缠绵不愈。

(二)西医病理

1. 按扭转的性质

(1)急性扭转具有急腹症的临床表现。

(2)慢性扭转病程较长，症状反复发作。

2. 按扭转的程度

(1)胃全部扭转：是指除与横膈相贴的胃底部

分外，整个胃向前向上的扭转。由于胃贲门部具有相对的固定性，胃全部扭转很少超过180°。

(2)部分胃扭转：是指胃的一个部分发生扭转，通常是胃幽门部，偶尔可扭转360°。

(3)按扭转轴线旋转的方向可分为两种类型：

1)系膜轴扭转：又称横轴型，是较常见的类型。胃随着胃大、小弯中点连线的轴心(横轴)发生旋转。多数是幽门沿顺时钟方向向上、向前、向左旋转，有时幽门可达贲门水平。胃的前壁自行折起而后壁则被扭向前。幽门管常因此发生阻塞，贲门也可以有梗阻。右侧结肠常被拉起扭转到左上腹，形成一个急性扭曲而发生梗阻。少数情况下，胃底部沿逆时钟方向向下、向右旋转。但更多的胃系膜轴扭转是慢性或部分型的。

2)器官轴扭转：又称纵轴型，是少见的类型。胃体沿着贲门、幽门连线的轴心(纵轴)发生旋转。多数是向前扭转，即胃大弯向上、向前扭转，使胃的后壁由下、向上翻转到前面，但偶尔也有相反方向的向后扭转(图26-14)。贲门和胃底部的位置基本无变化。

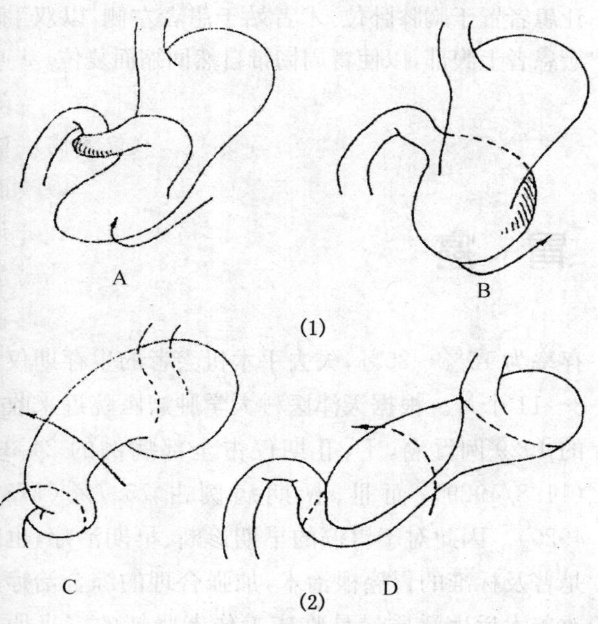

图26-14　胃扭转的类型

(1)系膜轴扭转：A. 向前扭转；B. 向后扭转

(2)器官轴扭转：C. 向前扭转；D. 向后扭转

三、临床表现及诊断

急性胃扭转起病急，病情发展快。临床表现和急性溃疡病穿孔、急性肠梗阻或急性胰腺炎相似，与急性胃扩张不易鉴别。完全扭转者常表现为急性腹痛，疼痛剧烈，常牵涉至背部或下胸部，频繁的呕吐和嗳气，呕吐物中不含胆汁，胃近端有明显梗阻者则为干呕。一般将上腹局限性膨胀性疼痛、重复性干呕和胃管不能插入胃内的Brochardt三联征作为诊断胃扭转急性发作的依据，但此三联征仅在伴有较完全贲门梗阻的胃急性扭转才出现。在腹部X线平片中常可见充满气、液体扩大的胃泡阴影。有部分胃扭转而无阻塞者，症状一般较轻，表现为间歇性发作的上腹部胀痛、呃逆、消化不良，可因进食量少而乏力和消瘦，与溃疡病和慢性胆囊炎相类似。系膜轴扭转型的X线特征是左膈抬高，膈下有扩张的胃底、胃体所形成的两个大液平面的胃腔，幽门旋向贲门处在相近平面。器官轴扭转型X线显示食管远端梗阻，腹食管段延长，食管与膈分离，食管与胃黏膜呈“十”字形相交，胃大弯朝膈面，胃小弯向下，后壁向前呈倒置胃，左膈上抬，有时可见双囊双液平面，钡餐检查还会发现胃溃疡、食管裂孔疝等病变。

胃扭转的内镜主要表现为胃腔扭转，折叠，胃底、胃体扩张，胃潴留明显；还可见胃底、胃体双黏液湖征象，胃黏膜皱襞呈螺旋状，内镜不易通过。

四、治疗

(一)西医治疗

(1)对于急性胃扭转或慢性胃扭转急性发作时，尽量放置胃管，吸出积聚气、液体，缓解症状。

(2)术前诊断不明确，仅以急腹症诊断而需施行手术，由于胃的显著膨胀和脏器位置改变，造成手术困难者，可施行胃穿刺，抽吸尽胃内气、液体后进一步明确病变性质。

(3)胃扭转的诊断明确后，根据其对胃扭转进行相应手术，如胃溃疡和肿瘤可做胃部分切除术，食管裂孔疝和膈疝可进行修补术，粘连带进行分离切断等。

(4)未能找到特殊病因病理者，可考虑给予胃镜复位或造口，使胃前壁与腹壁形成粘连，起到固定胃和防止扭转复发的作用。也可剖腹后将胃结肠韧带和脾胃韧带较致密地缝到前腹壁腹膜上，自脾下极起到胃幽门上，以防扭转再次复发。

腹腔镜下胃扭转复位和固定手术，近年来在临床上也取得了与传统手术相似的疗效，而且具有创伤小、住院时间短等优势。

(二)中医治疗

该病多因中焦气机不畅，气滞则血瘀。根据“六腑以通为用”和“气通则血活”的原则，用理气活血为主，兼以益气健脾和胃为辅。

1. 辨证治疗

(1)慢性胃扭转

【主证】呕吐反酸，纳差，脘腹胀满疼痛，食后加重，头晕，气短乏力，面色萎黄，精神委靡，舌淡苔白，脉细弱。

【辨证】中气不足，胃失和降。

【治则】补中益气，降逆和胃。

【方药】四君子汤合厚朴、半夏、生姜加减。若中气下陷者，用补中益气汤加减；手足不温，可用大建中汤合芍药甘草汤加减；嗳气不除，心下痞硬，可用旋覆代赭汤加减。

(2)急性胃扭转

【主证】胃脘胀满膨隆，疼痛难忍，干呕剧烈而无呕吐物，或呕不能食，嗳腐吞酸，大便闭，尿短赤，舌质暗红或有瘀斑，舌苔白腻，脉滑数。

【辨证】气滞血瘀，食滞中焦。

【治则】理气活血，健脾导滞。

【方药】膈下逐瘀汤加减。胃脘刺痛血瘀明显者加当归、川芎、丹参；呕吐严重者加竹茹、旋覆花、代赭石。

2. 针灸、推拿治疗

(1)针灸：对慢性胃扭转取天枢、足三里穴，用补法。脾胃虚弱加用胃俞、脾俞，用补法加灸。每日1次，留针30分钟，10次为1疗程。

耳针：取胃、脾、肝、大肠、交感、皮质下、肾上腺。

对于急性胃扭转因中药无法内服，胃管不易插入者，可先采用针刺治疗。取穴：中脘、内关、天枢、足三里。采用泻法，强刺激，加用电脉冲以增强效果。气滞加太冲；食滞者加胃俞、脾俞。

(2)按摩与颠簸疗法：按摩时采用与胃扭转方向相反，逆时针方向重复推压按摩复位。颠簸疗法是让患者置于胸膝卧位，术者站于患者左侧，以双手颠簸患者上腹部，以使胃周韧带自然回缩而复位。

(倪孝儒)

第十二节 胃 癌

胃癌(gastric carcinoma)是源自胃黏膜上皮的恶性肿瘤，约占胃全部恶性肿瘤的95%，是全世界常见的恶性肿瘤，每年新发病例934 000例，是全世界第二大肿瘤死亡原因，每年死于胃癌者达70万人之多。近年来，随着人们生活水平的提高，饮食结构的改善，胃癌的发病率在世界范围内有明显下降趋势。但有关资料显示，我国胃癌死亡率仍居恶性肿瘤死亡首位。

随着新技术的应用及手术技术的提高，加之化疗、放疗、中医药治疗、内分泌治疗、生物基因治疗和分子靶向治疗等，胃癌的治疗有了明显进步。但是我国胃癌的早期诊断率比较低。根据有关资料，按TNM分期，胃癌患者被确诊时，大约有35%为Ⅰ期或Ⅱ期，25%为Ⅲ期，40%为Ⅳ期，总体5年生存率为15%～20%，失去手术机会者的生存期仅为3～11个月。根据天津医科大学肿瘤医院近来收治的4929例胃癌，Ⅰ、Ⅱ期仅占全部病例的24.3%(1198/4929)；而Ⅲ、Ⅳ期病例占75.7%(3731/4929)。因此对于胃癌的早期诊断、早期治疗，也就是普及标准的胃癌根治术，加强合理的综合治疗，改善术后生活质量是临床工作者坚持的三大原则和努力的目标。

一、病因

(一)中医病因病机

根据胃癌的临床表现，属于中医学“反胃”、“噎膈”、“胃脘痛”、“癥瘕积聚”等范畴。《金匮要略呕吐哕下利》说"朝食暮吐，暮食朝吐，宿谷不化，名曰胃反。脉紧而涩，其病难治。"《景岳全书·反胃》说"治反胃之法，当辨其新久及所致之因，或以酷饮无度，伤于酒湿，或以纵食生冷，败其真阳；或因七情忧郁，竭其中气。总之，无非内伤之甚，致损胃气而然"。《难经·五十六难》说"心之积名曰伏梁，起脐上，大如臂，上至心下。久不愈，令人病烦心。"《灵枢·四时气》说"饮食不下，膈塞不通，邪在胃脘。"

中医学认为，该病发生多因忧思恼怒，情志不遂或过食生冷，饮食不节，常食炸烤、腌制及霉变食品，饮酒无度，损伤脾胃，运化失职，痰湿内生，郁久化热，气血瘀滞，痰瘀互结，聚而成形，可发为该病。

胃癌的病机一般分为3个阶段：早期多因情志不畅，肝气不舒，饮食不节而损伤脾胃，引起肝胃不和，脾胃气滞等变化；中期是早期病程进一步发展，由肝郁气滞，气机失调发展到气结痰凝，血瘀阻络，痰瘀互结，日渐成积；若此期病程未控制，病情迁延，久则气阳耗损，瘀结加重，气血生化无源，导致机体虚损加重，此时多属晚期阶段。

故胃癌临床表现属于本虚标实之证，病位以脾胃为主，涉及脾、肾、肺。中医对胃癌的治疗应分辨病因，分清"新病"、"久病"，轻重缓急。根据兼证分辨证型，辨证论治以扶助"胃气"为主，建立扶正祛邪的治疗原则。

（二）西医病因

胃癌是多种因素综合作用的结果，一般将可能直接作用于胃黏膜细胞的启动致癌因子称为病因因素。以下因素可能与胃癌的发生有关。

1. 环境因素　有关资料显示，胃癌低发区多位于石灰岩地带。高发区多在火山岩和变质岩地带。高发区水土中镍、钴、硒含量高，硫酸盐的含量也较低发区高，而钙与硫酸根比值低于低发区。火山岩中含有的3,4-苯并芘高达5.4～6.1μg/kg，泥炭中有机氮等亚硝胺前体含量较高。某些职业暴露如石棉、橡胶、煤矿行业工人中胃癌相对高发。有关移民流行病学资料显示，从日本移民到夏威夷的第一代人中胃癌发病率和死亡率基本与日本相同；而在夏威夷的第二代日本移民中，其发病率和死亡率则明显低于日本。这一现象也表明了胃癌发病的环境因素。

2. 饮食因素　经常食用熏、烤、烘、炸、鱼肉类食物，可使3,4-苯并芘含量增加；摄入较高的盐腌食品（盐浓度＞15%），如腌肉、咸鱼、腌菜、鱼露等，由于含亚硝基化合物前体物，如硝酸盐，二级、三级胺这类前体物可在胃内合成亚硝基化合物。当胃黏膜发生病变如胃腺体萎缩，壁细胞减少，胃液pH值升高时，胃内细菌可加快硝酸盐还原为亚硝酸盐，并形成较多的亚硝基化合物。流行病学调查同时发现，含有巯基类的新鲜蔬菜，如洋葱、大蒜、大葱、韭菜、蒜苗和新鲜水果具有降低胃癌危险的作用；β胡萝卜素具有抗氧化作用，在小肠内可转化为维生素A，维持细胞生长和分化，可使上皮细胞的癌前病变逆转，有预防胃癌的保护性作用。维生素C、维生素E能将亚硝酸盐还原成氧化氮，抑制胃内亚硝胺类化合物形成。这类维生素很可能通过阻断致癌和增加细胞修复能力达到降低胃癌的目的。另外，适量食用新鲜蛋类、乳品、豆制品也可降低胃癌的发病率。

3. 遗传因素　胃癌在少数家族中显示有聚集性，胃癌患者家族中的胃癌发病率比对照组高4倍；一级血缘亲属胃癌比例明显高于二级、三级血缘亲属，相对危险度为2.0～4.0；也有单卵孪生兄弟都患有胃癌的频率大于双卵的文献报道。

在胃癌与血型的研究中发现，A型血的人中患有肠上皮化生和异型性增生的比例高于其他血型，因此他们的胃癌危险度高于其他血型20%～30%。

4. 幽门螺旋杆菌（HP）感染　自1983年澳大利亚人Marshall成功从胃黏膜中分离并培养出该菌以来，HP的感染和环境、饮食、遗传等因素交织形成了炎症相关的胃癌发病模式。HP为长有鞭毛的革兰阴性杆菌，在正常胃黏膜中很少能分离到，而随着胃黏膜病变加重，HP感染率增加，在慢性浅表性胃炎或正常胃黏膜人中感染率为19%；在轻度慢性萎缩性胃炎人中为40%，在重度慢性浅表性胃炎人中可高达63%。也有学者估计，35%～55%的胃癌可能与HP的感染有关。HP可产生多种酶类和细胞毒素相关基因（Cag A），造成细胞DNA损伤，引起胃黏膜炎症损伤，胃液中抗坏血酸浓度降低，游离自由基增加，使细胞过氧化损伤，导致一些抑癌基因减弱和癌基因表达产生内源性突变物，通过复制错位基因突变而发生癌变。HP又有较强的尿素酶活性，使胃液中氨浓度增高，长期的HP感染可导致萎缩性胃炎，胃酸分泌减少及细菌过度繁殖，胃内pH值升高，有利于分解硝酸盐的细菌繁殖，造成亚硝酸盐与N-亚硝基化合物等致癌物形成增加。

由于胃癌的形成是一个多阶段的复杂过程，HP的发现无疑给胃癌病因的研究提供了一条新的途径。但HP感染主要作用在起始阶段，是一个重要的始发因素，而不是决定性因素。

5. 癌前病变与癌前疾病　癌前病变是指某些易发生癌变的胃黏膜病理组织学变化，是一个病理组织学概念；癌前疾病是指某些具有癌变倾向的胃良性疾病，是一个临床概念。

(1)癌前病变：其主要特征是胃黏膜上皮异型增生(DYS)，可见于很多癌前疾病如胃溃疡、慢性萎缩性胃炎、胃息肉等。WHO将DYS分为轻、中、重3度，前2度的异型增生只要经过适当治疗，多数可减轻或复原到正常；重度DYS常与分化较高的早期胃癌不易鉴别，因此DYS是胃癌的癌前病变，也被称为临界癌。多见于胃角和胃窦部，在胃癌高发区检出率为10%～20%。一般DYS分为增生型和腺瘤型两类，增生型与分化较差的胃癌有关；腺瘤型则与高分化胃癌有关。

(2)癌前疾病

1)胃息肉：有近50%的胃息肉是在与息肉症状无关的胃镜检查中发现的，胃镜检出率约8.7%，腺瘤性息肉的恶变率在6%～75%，增生性息肉的恶变率在1.5%～3.0%，直径超过2cm的腺瘤性息肉具有恶变的潜能。

2)慢性萎缩性胃炎：慢性萎缩性胃炎(CAG)的特征是胃黏膜的慢性炎症和腺体的萎缩，常伴有不同程度的胃黏膜肠上皮化生，为胃癌的危险因素，相对危险度为2.0～2.9，其癌变率在7%～10%。

3)胃溃疡：通过长期大量的临床随访和病理观察，发现慢性胃溃疡周围常伴有慢性萎缩性胃炎及上皮异型增生，其发生癌变率在5%以内，尤其对于溃疡直径>2.0cm者，更应早期行胃切除手术。

4)残胃：因胃的良性疾病而施行胃大部分切除术，尤其是BⅡ式，残胃癌的发生率很高，其发生原因可能是由于胃肠吻合术后，碱性肠液和胆汁反流入胃，使胃内pH值升高，细菌滋生，产生亚硝酸等致癌物；其次，由于胆汁内含有胆酸，在胃内细菌的作用下，产生脱氧胆酸和石胆酸，两者都有致癌作用。残胃癌的发生时间一般在距首次术后5年左右，但时间越长，发生率越高，绝大多数发生在术后10～15年之后。因此胃大部切除术后应定期行胃镜检查和随访。

6. 癌基因与抑癌基因　目前发现在胃癌细胞中高表达的基因有C-H-ras、C-met、akt-2、C-erbB2、myc、K-sam及EGFR等。由于存在于正常细胞的原癌基因(protooncogene)，具有调控细胞生长和分化的功能，当受到一些化学、物理和生物因素的影响时，这些原癌基因就发生结构或功能上的改变成为癌基因(oneogene)。这些癌基因的激活可使其过度表达产生结构异常的表达产物，引起一系列代谢过程和细胞分裂、分化的异常，最终导致细胞癌变。

抑癌基因(tumer suppression gene)，又称抗癌基因(anti-oncogene)，是细胞正常增殖分化的稳定因素，也存在于正常细胞中，具有维持染色体稳定、诱导细胞分化和控制细胞增殖的作用，现已发现的抑癌基因有p53、p16、Rb、APC、DCC、Mcc及nm等。它们的存在和表达使机体不易形成肿瘤，它们的缺乏或突变，将使该基因功能丧失，而导致肿瘤发生和细胞恶变。

以上两种基因构成了细胞生长的正负调控两个方面，分别作用于癌肿发生和发展的整个过程中的不同阶段。

(三)西医病理

1. 胃癌的好发部位　绝大多数胃癌起始于胃小弯，少数位于胃大弯，一些高发国家的胃癌以胃远侧部多见，占50%～60%。国内资料显示，胃下部胃癌占48.8%～52.5%；胃上部占16.1%～20.6%；胃体部占14%～14.8%；呈弥漫性分布者占7.3%～16.6%；多灶性占3.5%。近年来，在我国发生于贲门区的胃癌比率有逐渐增加趋势。在吸烟与酗酒者中尤为明显。

2. 形态学改变

(1)早期胃癌(early gastric cancer，EGC)：癌灶

浸润深度局限于黏膜或黏膜下层。根据内镜下形态可分为3型(图26-15)。

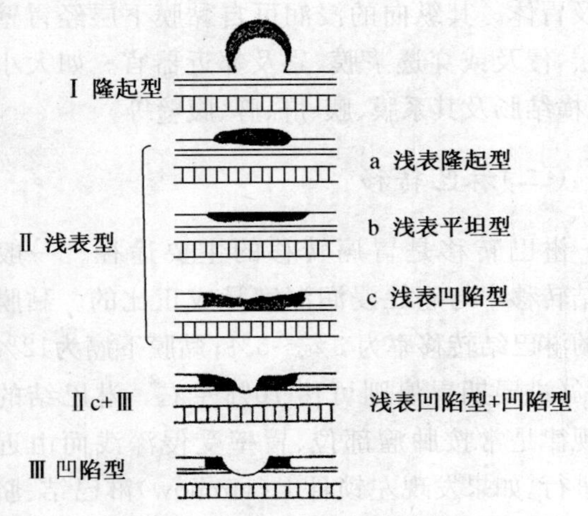

图 26-15　早期胃癌内镜下分型

1)Ⅰ型(隆起型):癌灶隆起高度大于正常黏膜2倍以上,有蒂或无蒂,有时呈乳头状、结节状。该型约占早期胃癌的10%。

2)Ⅱ型(浅表型):病变较平坦,境界不清,呈斑块状或糜烂状,约占70%,可分为3个亚型,即浅表隆起的Ⅱa型、浅表平坦的Ⅱb型、浅表凹陷的Ⅱc型。

3)Ⅲ型(凹陷型):病变不规则,表面经常有出血和污秽的渗出物覆盖,常见其边缘黏膜中断。该型约占20%。

此外,还有一些特殊类型的早期胃癌,如浅表广泛性早期胃癌(病灶直径>4cm),约占早期胃癌的13.8%;微小胃癌(病灶直径<5mm),又称一点癌,约占5%;多发早期胃癌(多于2个以上癌灶),占6%～10%。

(2)进展期胃癌:癌灶组织已超越黏膜下层的胃癌,由Borrmann于1923年提出以下分型方法。该分型较好地体现了胃癌的形态学特征,反映了胃癌的部分生物学特性,目前仍为病理学家,临床医生所应用。

Ⅰ型(息肉样型):该型较少见,占进展期胃癌的5%～8%,癌灶主要向胃腔内生长,隆起明显,呈息肉状,基底较宽,境界较清楚,病变较局限,溃疡少见。内镜观察其浸润范围一般不超过1cm,预后较好。

Ⅱ型(局限溃疡型):占30%～40%。癌灶中央坏死,溃疡形成,边缘隆起明显,境界较清楚,内镜观察其浸润范围多在2cm以内。

Ⅲ型(浸润溃疡型):该型较常见,占45%～55%,癌组织在胃内浸润明显。癌灶中有明显溃疡形成,其边缘部分隆起,部分被浸润破坏,境界不清,癌灶在黏膜下的浸润范围超过肉眼所见的肿瘤边界。

Ⅳ型(弥漫浸润型):占10%左右,癌组织沿胃壁各层呈弥漫性生长,胃壁增厚变硬,黏膜皱襞消失,有时伴浅溃疡,累及全胃时整个胃壁僵硬,胃腔狭窄,如皮革状,称皮革胃(linitis plastica);恶性程度最高,发生淋巴转移早。全国胃癌协作组将其分为9型:①结节蕈伞型;②盘状蕈伞型;③局限溃疡型;④浸润溃疡型;⑤局限浸润型;⑥弥漫浸润型;⑦表面扩散型;⑧混合型;⑨多发癌。

进展期胃癌常有淋巴、远处转移或邻近组织器官的播散。

3. 胃癌组织学分类

世界卫生组织(WHO)的组织学分类见表26-1。

表 26-1　胃癌组织学分类(WHO,1990)

上皮性肿瘤
腺癌
乳头状腺癌
管状腺癌
低分化腺癌
黏液腺癌
印戒细胞癌
腺鳞癌
鳞癌
未分化癌
不能分类的癌
类癌

4. 细胞组织学特征

(1)腺癌

1)乳头状腺癌:癌细胞构成常呈高柱状,形成大型腺管。表面有明显的乳头状结构,具有纤维轴心,多数为早期癌,分化较好。诊断时需注意将高分化的癌与乳头状腺瘤相鉴别。

2)管状腺癌:癌细胞呈低柱状或立方状,形成小型或较大腺管,根据分化程度又可分为高分化和中分化两个亚型。此癌生长方式向胃腔内突出或向深层浸润，常见于溃疡型癌。

3)低分化腺癌：呈髓样癌、单纯癌、硬癌和索状癌等结构，癌细胞以立方形为主，呈单层或多层排列，有形成不规则腺管或腺泡倾向。

4)黏液腺癌：癌细胞产生大量黏液，排出细胞外，在间质中聚集成黏液池，癌细胞可漂浮在大片黏液中，大体标本常呈半透明的胶冻状，也称胶样癌或黏液癌。与印戒细胞癌比，其预后较好。

5)印戒细胞癌：又称黏液细胞癌，癌细胞产生黏液，但不分泌至细胞外，导致胞质内大量黏液将细胞核挤压于细胞一侧，呈戒指状。该型有弥漫浸润倾向，间质纤维化则形成皮革状胃，淋巴和血行转移率较高。

(2)其他组织学类型

1)腺鳞癌(腺棘癌)：是指癌灶内同时有腺癌和鳞癌组织，多数表现为腺癌中伴有鳞状分化的肿瘤细胞。也有人认为该型为腺癌的鳞状化生。腺鳞癌的生物学行为主要取决于腺癌的分化程度。

2)鳞癌：癌灶周围必须都是胃黏膜，才能诊断为胃的鳞癌。癌灶累及食管末端者，应考虑为食管的原发性鳞癌扩展至胃。

3)未分化癌：癌细胞呈未分化形态。为卵圆形或多边形，弥散成片，无腺样结构，该型根据间质多少，可分为硬癌、单纯癌和髓样癌。

二、胃癌的扩散方式和转移途径

(一)直接浸润

直接浸润是胃癌的主要扩散方式，癌细胞侵入黏膜下层后，可经黏膜下淋巴网扩散，贲门部的胃癌向上可直接扩展侵犯食管下端，向下可累及胃体；胃的远端癌向下可侵犯十二指肠球部，向上可侵及胃体。其纵向的浸润可自黏膜下层经胃壁的肌层，侵及或穿透浆膜，累及邻近器官。如大小网膜、横结肠及其系膜、胰、肝、脾、腹壁等。

(二)淋巴转移

淋巴转移是胃癌转移的主要途径。一般淋巴结转移率与癌灶浸润深度是成正比的。黏膜内癌的淋巴结转移率为3%～5%；黏膜下癌为12%～15%；进展期胃癌则可达70%左右。淋巴结的转移规律是常按肿瘤部位、胃壁受侵深浅而由近及远进行。如果发现左锁骨上(virchow)淋巴结、脐周(Mary-Joseph)淋巴结转移，说明病情已属晚期。

由于胃不同部位的癌肿向不同区域的淋巴结转移，因此掌握胃的分区与相应区域的淋巴结分组和分站知识，对胃癌的手术治疗及预后判断很重要。

1. 胃的分区　日本胃癌研究会制定的胃分区法见图26-16。

2. 胃淋巴引流的分区　胃的淋巴管引流一般是沿着腹腔动脉的4个主要分支排列和分布的，由于各部分的淋巴引流方向与动脉血流方向一致，所以淋巴的名称与动脉名称相同。以下是该处胃癌转移的主要途径。

(1)胃小弯(No.3)→胃左动脉(No.7)→肝总、脾、腹腔动脉(No.8、No.9、No.11)→腹主动脉旁(No.16)。

(2)胃大弯(No.4)→幽门下(No.6)→分为两支：A支，经肠系膜上动脉旁(No.14)→No.16；B支，跨过胰表面→No.8、No.9、No.11→No.16。

将胃小弯及胃大弯分为三等份：连接胃小弯，胃大弯的对应点后，即可得到胃的3个分区：

上部(U区—upper)；

中部(M区—middle)；

下部(L区—lower)；

贲门部以“C”表示；食管下端以“E”表示；

幽门下十二指肠球部以“D”表示；癌灶只局限于一区分别以U、M或L表示；如果累及两个区域以上时，则先写出主要分区，再写累及的分区，如UM、LM、ML、MUL、UE、LD等。

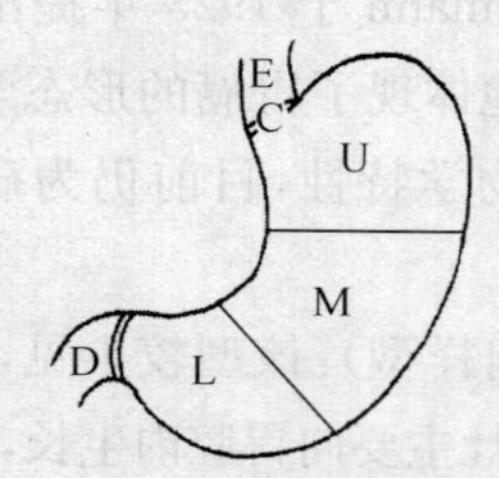

图26-16　胃分区法及示意图

(日本胃癌研究会制定)

(3)胃上部上 1/3→No. 11 及脾门(No. 10)→No. 16。

(4)贲门旁(No. 1、No. 2)→沿左上膈血管→No. 16。

3. 胃癌的淋巴结分组与分站

(1)胃淋巴结分组及部位(图 26-17)。

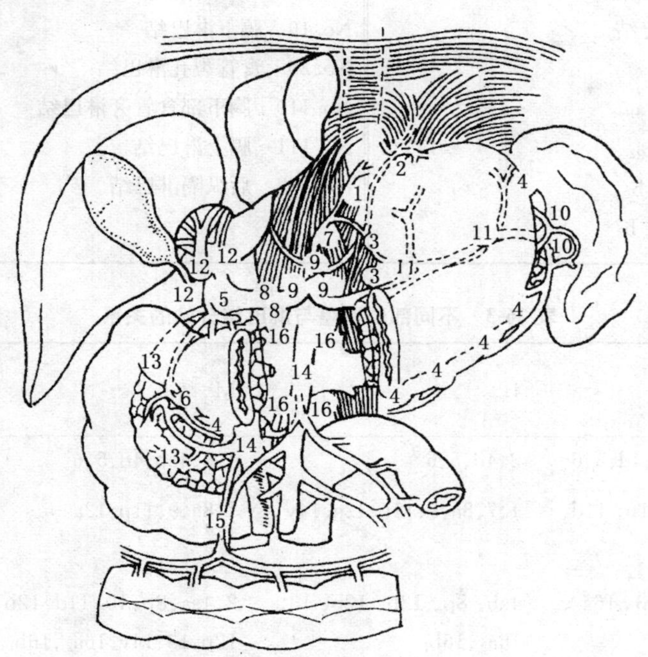

图 26-17　胃的淋巴结分布

1. 贲门右淋巴结　2. 贲门左淋巴结　3. 小弯淋巴结　4. 大弯淋巴结　5. 幽门上淋巴结　6. 幽门下淋巴结　7. 胃左动脉旁淋巴结　8. 肝总动脉淋巴结　9. 腹腔动脉周围淋巴结　10. 脾门淋巴结　11. 脾动脉淋巴结　12. 肝十二指肠韧带内淋巴结　13. 胰十二指肠淋巴结　14. 肠系膜根部淋巴结　15. 结肠中动脉周围淋巴结　16. 腹主动脉旁淋巴结

(2)胃癌各部位淋巴结分组及名称(表 26-2)。

4. 不同部位胃癌与淋巴结分站　第 13 版胃癌处理规约(1999)与第 12 版相比,在淋巴结分组分站上做了较大修改。第 13 版把区域性淋巴结分为 3 站,即 N_1、N_2、N_3,将超出区域性的淋巴结列为远处转移(M),去掉 N_4,并将第 11 组淋巴结分为脾动脉近侧淋巴结(11p)、远侧淋巴结(11d)两个亚组;将第 12 组淋巴结分为沿肝动脉(12a)、门静脉(12p)、胆管(12b)3 个亚组;将第 14 组淋巴结分为沿肠系膜上静脉(14v)和沿肠系膜上动脉(14a)两个亚组。肿瘤部位与淋巴结分站的相应关系,亦做了相应的修改,见表 26-3。

表 26-2　胃癌各部位淋巴结分组及名称

编号	名称	编号	名称
No. 1	贲门右淋巴结	No. 8a	肝总动脉干前淋巴结
No. 2	贲门左淋巴结	No. 8p	肝总动脉干后淋巴结
No. 3	胃小弯淋巴结	No. 9	腹腔动脉旁淋巴结
No. 4sa	大弯淋巴结左组(沿胃短血管)	No. 10	脾门淋巴结
No. 4sb	大弯淋巴结左组(沿胃网膜左血管)	No. 11p	脾动脉干近侧淋巴结
No. 4d	大弯淋巴结右组(沿胃网膜右血管)	No. 11d	脾动脉干远侧淋巴结
No. 5	幽门上淋巴结	No. 12a	肝十二指肠韧带内淋巴结(沿肝动脉)
No. 6	幽门下淋巴结	No. 12b	肝十二指肠韧带内淋巴结(沿肝管)
No. 7	胃左动脉旁淋巴结	No. 12p	肝十二指肠韧带内淋巴结(沿门静脉)

续表

No. 13　胰后淋巴结	No. 17　胰前淋巴结
No. 14v　肠系膜上静脉旁淋巴结	No. 18　胰下淋巴结
No. 14a　肠系膜上动脉旁淋巴结	No. 19　膈下淋巴结
No. 15　结肠中动脉旁淋巴结	No. 20　食管裂孔淋巴结
No. $16a_1$　腹主动脉旁淋巴结 a_1	No. 110　胸下部食管旁淋巴结
No. $16a_2$　腹主动脉旁淋巴结 a_2	No. 111　膈上淋巴结
No. $16b_1$　腹主动脉旁淋巴结 b_1	No. 112　后纵隔淋巴结
No. $16b_2$　腹主动脉旁淋巴结 b_2	

表 26-3　不同部位胃癌与淋巴结分站的关系

肿瘤部位淋巴结(N)	UML	L	M	U
N_1	1、2、3、4sa、4sb、4d、5、6	3、4d、5、6	1、3、4sb、4d、5、6	1、2、3、4sa、4sb、4d、5、6
N_2	7、8a、9、10、11p、11d、12a、14v	1、7、8a、9、11p、12a、14v	7、8a、9、11p、12a	7、8a、9、10、11p、11d、12a
N_3	8p、12b、12p、13、$16a_2$、$16b_1$、19、20	4sb、8p、12b、12p、13、$16a_2$、$16b_1$	2、4sa、8p、10、11d、12b、12p、13、14v、$16a_2$、$16b_1$	8p、12b、12p、13、$16a_2$、$16b_1$、19、20
N_4	14a、15、$16a_1$、$16b_2$、17、18、110、111、112	2、4sa、10、11d、14a、15、$16a_1$、$16b_2$、17、18、19、20、110、111、112	14a、15、$16a_1$、$16b_2$、17、18、19、20、110、111、112	13、14a、15、$16a_1$、$16b_2$、17、18、110、111、112

(三)血行转移

由于癌肿侵及局部血管，癌细胞和癌栓可进入血液，并随着血流而到达其他脏器和部位(癌细胞经过黏附、降解、移动和血管生成 4 个阶段)，逐渐形成一个新的转移癌灶，多发生于癌的晚期。首先转移到肝、肺，其次则为骨、脑、肾上腺、肾、脾、甲状腺、皮肤、卵巢或睾丸等。

(四)腹膜种植转移

由于胃癌组织侵及浆膜后，癌细胞可自浆膜面脱落，成为腹腔内的游离癌细胞，或在手术切除原发肿瘤时，癌细胞和癌栓可从淋巴管、组织间隙和被切断癌周静脉溢入腹腔，形成癌性腹膜炎，常伴有大量的血性腹水。有文献报道，此时腹腔内游离癌细胞检出率为 15%～48%。腹膜种植最易发生于上腹部，肠系膜之上，后壁的肿瘤可种植于小网膜囊及盆腔内。行肛门指诊时可触及直肠前壁的腔外肿块。若发生卵巢转移时，可形成 Krukenberg 瘤；但这种卵巢的转移也可由淋巴逆流或血行转移而来。

三、胃癌的临床病理分期

(一)TNM 分期

胃癌病灶的浸润深度和淋巴结转移程度是两个重要的预后因素，也是评估疾病进展，制定合理的治疗方案和统计、评价治疗效果的重要依据(表 26-4)。

表 26-4　TNM 国际分期(UICC,2002)

T	原发肿瘤
T_x	原发肿瘤无法评估
T_0	无原发肿瘤证据
T_{is}	原位癌：上皮内癌未浸润固有膜
T_1	肿瘤侵及固有膜或黏膜下层
T_2	肿瘤侵及肌层或浆膜下层*
T_{2a}	肿瘤侵及肌层

续表

T_{2b}　肿瘤侵及浆膜下层

T_3　肿瘤穿透浆膜（脏层腹膜），未侵及邻近结构**，***

T_4　肿瘤侵及邻近结构**，***

注：*　肿瘤穿透肌层，进入胃结肠或肝胃韧带，或进入大网膜、小网膜，但未穿透覆盖这些结构的脏层腹膜，这种情况肿瘤为T_2；如果穿透了这些结构的脏层腹膜，就为T_3。

**　胃的邻近结构包括脾、横结肠、肝、膈肌、胰腺、腹壁、肾上腺、肾、小肠和后腹膜。

***　肿瘤由胃壁延伸到十二指肠或食管，由包括胃在内的浸润最严重处的深度决定。

N　区域淋巴结

N_x　区域淋巴结无法评估

N_0^*　无区域淋巴结转移

N_1　有1～6个区域淋巴结转移

N_2　有7～15个区域淋巴结转移

N_3　大于15个区域淋巴结转移

注：*不论切除及检查的淋巴结总数，若所有的淋巴结都没有转移，定为N_0

M　远处转移

M_x　远处转移无法评估

M_0　无远处转移

M_1　有远处转移

（二）胃癌分期与死亡率

依据以上TNM分期，将胃癌分为Ⅰ期（ⅠA、ⅠB）、Ⅱ期、Ⅲ期（ⅢA、ⅢB）、Ⅳ期（表26-5）。

表26-5　胃癌分期与死亡率

分期				5年生存率（%）
0期	T_{is}	N_0	M_0	89
Ⅰ期				
ⅠA期	T_1	N_0	M_0	78
ⅠB期	T_1	N_1	M_0	58
	$T_{2a/b}$	N_0	M_0	
Ⅱ期	T_1	N_2	M_0	34
	$T_{2a/b}$	N_1	M_0	
	T_3	N_0	M_0	

续表

分期				5年生存率（%）
Ⅲ期				
ⅢA期	$T_{2a/b}$	N_2	M_0	20
	T_3	N_1	M_0	
	T_4	N_0	M_0	
ⅢB期	T_3	N_2	M_0	8
Ⅳ期	T_4	$N_{1\sim3}$	M_0	7
	$T_{1\sim3}$	N_3	M_0	
	任何T	任何N	M_1	

四、临床表现

（一）症状

早期胃癌常无明显症状，随着病程发展可出现一些非特异性上消化道症状，如进食后上腹饱胀不适或隐痛，反酸、嗳气、恶心，时有呕吐及黑便，类似胃炎或胃溃疡。进展期胃癌除了以上症状外，还可出现上消化道出血及梗阻症状。癌灶位于幽门部可出现幽门梗阻症状，呕吐宿食。位于贲门时可出现进行性吞咽困难，胸骨后及心前区疼痛。上腹部疼痛和体重下降是常见症状。进展期胃癌常伴有胃酸低下或缺乏、厌食、消瘦、乏力等症状。严重者常伴发热、下肢水肿、贫血、恶病质等。肿瘤一旦侵及胰腺、腹后壁、腹腔神经丛，可出现上腹部持续性剧痛，并可向腰背部放射。

（二）体征

早期胃癌体征不明显，中晚期胃癌体征比较明显，上腹部有压痛，位于胃窦或胃体的进展期胃癌可扪及质地较硬的肿块。癌灶浸润邻近组织或脏器时，肿块常固定，不易推动，提示手术切除的可能性很小。伴有幽门梗阻者上腹部可见胃型及胃蠕动波，并可闻及振水音，腹膜转移时出现腹水，小肠或系膜转移可使肠腔缩窄。溃疡型胃癌穿孔可导致弥漫性腹膜炎，胃癌腹腔广泛转移可造成肠浸润粘连而出现部分或完全性肠梗阻。发现肝转移时可触及结节性肿块，肝十二指肠韧带、胰十二指肠后淋巴结转移或癌灶直接浸润压迫胆总管时，可出现梗阻性黄疸；经肝圆韧带转移至脐部时在脐孔下处可触及质硬结节；经胸导管转移可出现左锁骨上淋巴结肿大（Virchow 淋巴结）。女性患者在中下腹部扪及肿块常提示为 Krukenberg 瘤。

（三）发展及转归

胃癌的转归一般与其病理类型、临床分期、生物学行为、机体的免疫功能及治疗方法的实施有密切关系。一般情况下，肿瘤呈团块状浸润或膨胀性生长者，机体免疫力较强，淋巴结转移率较低；而呈浸润性生长者，癌周免疫活性细胞反应不明显，淋巴结转移率较高。

五、诊断

胃癌的早期发现、早期诊断、早期治疗是提高其治疗效果的关键。目前我国早期胃癌术后 5 年生存率可达 80％～90％，但诊断率却在 10％以下，进展期胃癌的临床诊断常不困难，但其术后 5 年生存率仅为 30％左右。因此提高早期胃癌的确诊率是影响治疗效果的关键。目前胃癌的检查诊断方法主要有以下几种：

1. X 线造影检查　包括胃钡餐造影法和胃气钡双重造影法。常规的 X 线钡剂检查可显示其病变大小、位置、类型、范围和病灶与全胃关系。对判断手术切除可能性及预后有重要意义。X 线诊断的原则是根据检查部位显示阴影进行分析，结合临床进行综合诊断。

传统的 X 线钡餐造影对发现早期胃癌比较困难，而气钡双重造影法可清晰显示胃黏膜的微小病变，对早期胃癌的确诊率可达 87％。进展期胃癌的 X 线表现常与其大体分型相一致，如肿块型胃癌常表现为胃腔内不规则的充盈缺损；溃疡型胃癌时，其周围黏膜可有中断现象，胃壁内有龛影且多数＞1cm，其周围胃型常呈僵硬状态。浸润型胃癌主要表现为胃壁僵硬，黏膜皱襞的蠕动波消失，胃壁缩小时可形成皮革状胃。

2. 胃镜检查　是发现早期胃癌最有效的检查方法，它能直接观察黏膜病变、病变状态、部位及病变范围，又能同时作病理活检而获确诊。目前日本在临床上对于早期胃癌的确诊率已达 30％～40％。

胃镜下的早期胃癌征象，可见从小的浅表性黏膜病变到隆起状的小溃疡或小息肉。进展期胃癌可见典型的癌性溃疡、广泛的癌性巨块或巨大的息肉样肿物。癌性溃疡边缘常呈堤状隆起，基底常发生坏死，癌性浸润常使胃壁僵硬，蠕动波减弱或消失；弥漫性浸润则使胃腔缩小，形成皮革状改变。

3. 超声波诊断　超声对胃癌的诊断研究目前已受到临床的重视，由于水充盈胃腔法及胃超声显像液的应用，超声可实时显示胃壁蠕动状况，肿瘤大小、形态、内部结构、生长方式，癌变范围，并可显示肿瘤在壁内浸润的深度及向壁外浸润转移状况，弥补了 X 线及内镜的不足。

4. 超声内镜检查　超声内镜（endoscopic ultrasound，EUS），是将内镜与微型彩色多普勒超声探头相结合，不但可观察到胃腔内的病变，还可通过胃壁超声灰度、血流频谱的变化，清楚地观察血供情况和准确地判断病灶的范围、侵犯深度及各部淋巴结的转移情况。EUS 能较为清楚地显示胃壁各层结构，引导细针对病灶的穿刺活检。一般正常胃壁可显示 5 层结构：第 1 层高回声带，相当于界面波或黏膜层；第 2 层低回声带，相当于黏膜肌层；第 3 层高回声带，相当于黏膜下层；第 4 层低回声带，相当于肌层；第 5 层高回声带，相当于浆膜层或外膜层及与周围产生的界面波。

EUS 对胃癌 T 分期诊断的准确率为 80％～92％，对胃癌 N 分期诊断的准确率为 77％～90％，M 分期诊断的准确率为 45％，可作为胃癌术前分期的重要手段。EUS 对 TNM 综合分期的准确率为 78％，分期标准如下：T_1，第 1 层和第 2 层缺损、中断、不规则；T_2，第 3 层中断，第 4 层不规则增厚，但第 5 层尚光滑，无断裂；T_3，第 5 层向外突出，高低不平；T_4，邻近结构受侵犯，包括食管、十二指肠、胰腺等。由于 EUS 只能沿消化道进行检查，限制了超声探头的活动范围，而且超声波仅能穿透 10cm，对腹膜后及远处脏器的转移无法准确进行扫描，所以 EUS 目前尚不能完全取代一般胃镜及 CT 检查，对胃癌的治疗及手术方式还需结合上述检查进行综合分析。

5. CT 检查　CT 最常见的征象是胃壁增厚，胃腔肿块、溃疡和胃腔狭窄。胃壁增厚可为局限性或呈弥漫性，其增厚度为 0.5～4cm。有学者认为胃壁增厚，超过 2cm 的病变即已穿透胃壁。CT 扫描也可以显示肝、肝胃韧带、脾、胰腺、膈肌等邻近器官有无侵犯，以及转移癌灶大小。女性患者必要时行盆腔CT检查，以除外卵巢转移。

CT检查还可以发现胃周淋巴结，常从淋巴结的大小来判断是否已有淋巴结转移，作为临床治疗的重要参考。

美国胃肠道协会曾对胃癌CT表现分为4期。

Ⅰ期：腔内肿瘤，没有胃型增厚，胃壁厚度<1cm，肿瘤未超出胃本身，无转移。

Ⅱ期：胃壁增厚，厚度>1cm，肿瘤无直接扩散和转移。

Ⅲ期：胃壁增厚，伴有直接侵犯至邻近器官，但无远处转移。

Ⅳ期：胃壁增厚伴远处转移，不论有无肿瘤对邻近器官的直接侵犯。

6. PET-CT　PET显像是利用肿瘤组织代谢旺盛的特点，清楚地显示葡萄糖代谢增高的肿瘤病灶或葡萄糖代谢减低的其他病灶，是目前鉴别良恶性肿瘤、进行术前分期和发现转移灶的最佳方法。PET-CT技术则是将组织细胞的功能活动与解剖定位有机结合，达到定位清晰、精准锁定病灶的目的。由于18F-FDG-PET对胃癌诊断灵敏度高，对肝、骨骼转移灶远处淋巴结探测效率高，对制定胃癌的治疗方案有重要参考价值，所以在2000年NCCN指南中已将PET-CT作为胃癌的诊断方法，主要用于发病时的初始评估（原发灶与分期诊断）、手术后及放化疗后的重要分期。国外有文献报道，PET对胃癌的诊断敏感性为70%～94.74%，特异性则为69%～100%。

7. 腹腔镜检查　可直接观察腹内病变和远处转移（M）及进行活检，对胃癌分期有一定意义，能正确诊断腹膜播散，进行腹膜转移的分期（P）。但其不足之处是，如果肿瘤未侵透浆膜时，则很难评价肿瘤的浸润深度；对转移淋巴结尤其是胃后部淋巴结（N）的判断易产生分期过度；还可导致戳孔处肿瘤种植转移危险。

8. 腹腔镜超声检查　该检查分辨率高，可检出5mm的肿瘤病灶，较正确判断肿瘤的浸润深度，准确率达91%～92%；检测胃的全部16组淋巴结，准确率在86.7%～92%；对远处转移亦达89%，因此对综合评价胃癌的TNM分期，腹腔镜超声要优于内镜超声。

9. 腹腔洗液检测　腹腔洗液检测包括检测腹腔洗液中的脱落细胞：CEA、CEAmRNA和hTERT（端粒逆转酶）mRNA，来指导选择手术方式和判断预后。

腹腔灌洗液细胞学（peritoneal lavage cytology，PLC）检查，是指手术进入腹腔后，在灌洗液中寻找脱落的癌细胞，腹腔内游离癌细胞的发现提示早期腹膜种植及后续的腹膜转移。在日本第13版《胃癌处理规约》中已明确把腹腔游离癌细胞作为Ⅳ期胃癌的诊断指标，传统PLC方法也一直被视为诊断腹膜游离癌细胞的金标准，但近来发现，传统PLC方法的准确率和特异性虽然较高，但敏感性却较低，且有一定比例的假阴性。目前在PCR检测技术基础上有2种能实时发现腹腔洗液内癌细胞的方法。检测腹腔洗液内的CEA和CEAmRNA，其敏感性（84%）及特异性（94%）均分别高于传统PLC检查（56%及91%）。检测hTERT mRNA也能获得比较灵敏的结果。荧光定量实时RT-PCR能够实时和定量检测到微量的mRNA，因此能够更精准地间接提示腹腔内存在游离癌细胞。

10. 胃癌的生化、免疫指标检测　肿瘤标志物是指肿瘤细胞在癌变过程中产生的抗原和一些生物活性物质，对肿瘤的临床诊断、疗效观察、复发监控和预后判断有一定意义。

目前临床常用胃癌的肿瘤标志物有癌胚抗原（CEA）、甲胎蛋白（AFP）、胃蛋白酶原（PG）、糖链抗原（CA19-9、CA242、CA125、CA50、CA15-3）及组织多肽抗原（TPA）。根据有关资料，早期胃癌血清肿瘤标记物水平较低，而在胃癌进展期，已有肝与淋巴结转移，不能切除或术后复发患者，血清CEA、CA19-9、CA50、CA15-3的阳性率明显增高。

六、胃癌的治疗

胃癌的治疗仍是以手术为主的综合治疗，根治性手术切除是可能治愈胃癌的重要方法。诊断一旦明确，只要患者全身情况及局部解剖条件允许，应尽早进行手术治疗。对于中晚期胃癌，由于存在临床转移病灶并有较高的复发率和转移率，手术前后可辅以放化疗、免疫治疗、中医中药治疗，综合治疗应根据病期患者身体状况及肿瘤的生物学特性等因素综合考虑。

(一)手术治疗

1. 手术原则　根据胃癌的不同分期，主要有内镜下黏膜切除、微创手术、标准性 D_2 根治术、扩大超根治术等。应遵循治疗方法个体化，更注意保存功能，治疗手段以更科学的原则进行。对于根治性胃癌手术应按照以下 3 方面进行：确保切缘和残胃无癌残留；彻底切除可能已被肿瘤侵及的邻近组织器官和清除可能被肿瘤侵犯的胃周相关区域性淋巴结；清除腹腔内残存癌细胞。

2. 不同分期胃癌的术式选择　在争取治愈的原则下，实施微创及保存功能的个性化手术治疗方案，是当前肿瘤外科的发展趋势。

(1)胃癌各种胃切除术式

1)胃改良切除 A：胃切除范围＜2/3，可施行 D_1 术式加 No. 7 淋巴结清扫，迷走神经可保留。

2)胃改良切除 B：胃切除范围＜2/3，可施行 D_1 术式加 No. 7、No. 8a、No. 9 淋巴结清扫，可保留幽门。

3)标准切除术：胃切除范围≥2/3，可施行 D_2 术式。

4)扩大切除术：胃切除范围≥2/3 或行脏器联合切除术，可施行 D_1 或 D_2 术式。

(2)日本 TNM 分期：对于Ⅰ期胃癌，根据浸润深度、肿瘤大小、淋巴结转移情况，可施行不同术式(表 26-6)；对于进展期胃癌，根据其临床分期及 TNM 分期，可选择不同术式(表 26-7)。

表 26-6　Ⅰ期胃癌手术方式

期别	浸润深度	大小(cm)	淋巴转移	术式
ⅠA	黏膜内，分化	≤2.0		EMR*
	黏膜内，其他			MGA**
	黏膜下，分化	≤1.5		MGA
	黏膜下，其他			MGB
ⅠB	T_1	≤2.0	N_1	MGB
	T_1	≥2.1cm	N_1	标准术式
	T_2		N_0	标准术式

注：ENR：内镜下黏膜切除术；MGA：改良胃切除术。

表 26-7　进展期胃癌手术方式

期别	TNM	术式
Ⅱ	T_1N_2、T_2N_1、T_3N_0	标准根治术
ⅢA	T_2N_2、T_3N_1	标准根治术
	T_4N_0	扩大根治术
ⅢB	T_3N_2	标准根治术
	T_4N_1	扩大根治术
Ⅳ	$T_{1\sim3}N_3$、$T_4N_{2\sim3}$	扩大根治术
	M_1	姑息手术及放、化疗、支持疗法

(3)内镜下黏膜切除术(EMR)：一般作为早期胃癌的术式之一，根据日本大宗 EGC 的病理检查材料分析，淋巴结转移率为 8.9%，其中黏膜内癌为 2.5%，黏膜下癌为 17.6%。故应严格掌握以下适应证：①癌灶局限于黏膜层(ⅠA)；②直径＜2cm 的隆起型癌灶或＜1cm 的平坦或凹陷型癌灶；③单一癌灶，无溃疡或溃疡瘢痕；④癌细胞分化良好。

(4)胃癌的根治性切除术：对于进展期胃癌，因为病变已超越胃黏膜下层，有些甚至超越浆膜层，且常伴有不同程度的淋巴结转移，所以根治性手术必须有足够范围的胃切除、区域性淋巴结的清扫和胃切除后合理的消化道重建 3 个环节。

1)胃切除范围：术前的超声、胃镜和影像学虽能帮助确定癌肿边缘，但仍需考虑胃癌的生物学行为和胃壁内浸润范围，BorrmannⅠ型、Ⅱ型癌灶均较局限，其胃切缘可定于癌灶边缘外 3～4cm 处。Ⅲ型癌灶一般与正常组织界限不清，黏膜浸润范围可达 3cm 以外，故胃切除应在癌灶边缘以外 5～6cm 以上。Ⅳ型癌灶病情发展迅速，癌灶浸润范围广泛，大多数已侵及浆膜层外，但组织类型多以低分化、未分化为主，一般考虑行全胃切除术。

2)淋巴结清扫的要求：目前以 D(dissection)来表示做根治手术时的淋巴结清除站别，第一站淋巴结未完全清除者为 D_0，完全清除者为 D_1，同样第二站、第三站淋巴结全部清除分别为 D_2、D_3。根治手术或程度根据病变范围或程度而分为 A、B、C 三级。A 级的标准是指淋巴结清除范围超过已有转移的淋巴结站别(D＞N)，如仅第一站淋巴结有转移(N_1)，而第二站淋巴结已被完全清除(D_2)，同时在胃切缘 1cm 范围内无癌灶浸润；淋巴结清除范围仅及已有癌转移的淋巴结站别，即使胃切缘无癌灶浸润，但在 1cm 范围内已有癌浸润则为 B 级（D=N）；C 级则是指切缘已有癌灶浸润或已有转移淋巴结，其他转移灶仍遗留体内。为了提高胃癌的治疗效果，胃癌根治术应争取达到 A 级标准。

根据 2002 年版日本《胃癌治疗规范》，目前绝大多数专家和学者已将 D_2 根治术称为“标准胃癌根治术”，是指在 M_0 的情况下，根据肿瘤大小、部位，切除近、远端 2/3 的胃或全胃加上清扫与肿瘤相应的第一站和第二站的区域淋巴结。推荐 D_2 根治术的适应证是：ⅠB 期、Ⅱ期、ⅢA 期及部分ⅢB 期胃癌。

如以胃下部癌为例，D_2 淋巴结清除范围应包括 1、3、4、5、6、7、8、9 共 8 组淋巴结，其中 3、4、5、6 组属第一站淋巴结；1、7、8、9 组属第二站淋巴结。该手术的要点是必须在根部结扎切断血管，才能保证相应区域的淋巴结彻底切除；术时施行网膜囊外剥离技术，即胃下部癌必须将大网膜连同横结肠系膜前叶及胰腺被膜一并整块地从相应脏器上剥下，这样才有可能从根部结扎胃左及胃网膜右血管。小弯侧也应从贲门沿肝脏面切开肝胃韧带直至肝十二指肠韧带，连同其前叶一并向胃侧解剖，才能在根部结扎胃右血管及清除贲门右淋巴结群。肝总动脉干则需切开包绕其外的神经纤维，才能切除该组淋巴结群。如果作胃下部胃癌切除术，由于十二指肠黏膜下的淋巴网虽较少，但浆膜下的淋巴网比较丰富，肿瘤若侵及胃下部的浆膜，就很容易向十二指肠浸润，所以应该切除十二指肠第一部 3～4cm 为宜。

为进一步提高进展期胃癌的治疗效果，对Ⅲ期、Ⅳ期胃癌行淋巴结扩大清除术（D_3 术式），清除范围超越 N_3，包括 No. 12、No. 14a、No. 16b2，甚至 No. 19 及 No. 112 淋巴结。但日本国立癌症中心研究结果指出，只有当胃下部癌 No. 14 或 No. 16 淋巴结有转移时，施行淋巴结扩大清除术，才有可能获得 5 年生存率。另外，在 D_3 术中应注意保护腹腔动脉旁的神经节，应避免该神经节损伤后出现腹泻、腹痛及营养不良等并发症。

（5）腹腔镜下胃部分切除术（LPG）和胃癌根治术：随着腔内外科及微创手术的发展，腹腔镜下不但可以施行胃良性病变的胃局部切除术，同样也应用于胃癌手术。LPG 适应证限于：部分ⅠA 期、ⅠB 期患者或病变局限于胃前壁，可施行保留迷走神经或幽门功能保存性切除术；癌灶为隆起型者，直径＜2.5cm，若是凹陷型，直径＜1.5cm。

腹腔镜下胃癌根治术：目前已有不少在腹腔镜下施行 D_2 标准胃癌根治切除术的报道，也有在腹腔镜下施行全胃及脾、胰体尾联合切除术者，此类手术的优点在于术后疼痛轻、反应小、排气早、住院时间短等。但应严格掌握适应证，除严格控制早期胃癌病例外，还要注意术中细致的操作，尽量减少术中癌细胞播散的机会。

（6）联合脏器切除术：该类术式适用于进展期胃癌已经侵犯到邻近组织或器官（T_4），为了使淋巴结清除更彻底而联合切除相应脏器，如肝、脾、胰腺、十二指肠和横结肠等。据日本有关资料报道，在全部胃癌手术病例中，联合脏器切除术占 25.4%，其 5 年生存率在无远处转移的病例中占 30%。在各类联合脏器切除术中，以联合脾切除的疗效最好。其 5 年生存率：脾为 48%；胰为 35%；胰十二指肠为 10%；胰脾为 32%；结肠为 29%；左上腹为 21%。

（7）胃癌姑息性手术：主要分为 4 类

1）以缓解症状为目的的姑息性部分胃、全胃或联合脏器切除术。

2）以缓解梗阻为目的的短路吻合或造口术。

3）以明确诊断为目的的剖腹探查或病理活检术。

4）以区域性靶向化疗为目的的动脉插管或腹腔置管术。

对Ⅲ期、Ⅳ期胃癌患者，有些虽已发现有第三站淋巴（N_3）转移，或已有肝腹膜等远处转移（M_1），但只要患者全身情况允许，局部解剖条件尚可，都应争取行原发病灶切除（或姑息性胃大部分切除术）和对于梗阻的各种短路手术。姑息性手术不但可以消除肿瘤梗阻、出血、穿孔等危及生命的并发症，而且在切除术后配合各种治疗，有的仍可获得较长的生存期。有资料报道，在各种原因行姑息性切除的病例中，由于局部原因做姑息性切除者疗效最好，明确有局部浸润者为 10.3%，有切端癌的 5 年生存率为 18.2%。因此，对局部广泛浸润者行姑息性切除较有远处转移或第三站淋巴结有转移者更有意义。

(8)胃癌切除术后的消化道重建术

1)远端胃次全切除术后 BillrothⅠ式消化道重建:常用于胃窦癌。该吻合方法简单,食物通过符合生理途径,可明显减少胆汁、胰液反流入胃,可预防或减少残胃炎及残胃癌的发生;而且,十二指肠、胰头游离后残胃与十二指肠对端吻合不致紧张。因此该法是最常用的胃肠重建方式。

2)远端胃次全切除术后 BillrothⅡ式或 Roux-en-Y 形消化道重建:对于胃癌侵犯幽门或十二指肠,一般不宜行 BillrothⅠ式吻合术,应该施行 BillrothⅡ式吻合术。此术式能充分切除十二指肠首段,也适用于体形肥胖、十二指肠术野过深、Ⅰ式不便的患者。Roux-en-Y 形重建术适应证与 BillrothⅡ式相同,如有横结肠系膜肥厚、短缩或行胃次全(>4/5)切除术者。此术式的胃空肠吻合口与肠肠端侧吻合口距离必须>40cm,重建术时宜采用结肠前式。

3)近端胃次全切除术后消化道重建:胃上部癌根治性切除后理想的消化道重建方式应符合以下几点:①残胃及"代胃"具有接近正常人的储存容量及混合食物的作用;②手术创伤小,操作简单,并发症少,远期疗效好,不易发生反流性食管炎和倾倒综合征;③残胃及"代胃"经过正常生理通道排空顺利,增加食物的消化吸收和有利于营养物质铁、维生素 B_{12} 的利用;④具有食管与穹隆部所成角(His 角)样作用。

4)食管胃重建常用术式

①食管残胃大弯侧吻合术:适用于胃上部较小的局限型癌和早期贲门癌;残胃保留须在全胃的1/2以上。食管残胃吻合口应在残胃大弯侧切缘下2～3 横指处的胃前壁,以保证吻合口的胃壁血供。可同时行贲门成形术,以防止术后发生反流性食管炎。

②近侧胃切除,食管残胃空肠间置术:适用于胃上部癌切除后残胃小于全胃的 1/2 者。在 Treitz 韧带下 10～15cm 开始,向下取空肠段 25～30cm,在结肠后将保留系膜血供的空肠间置于食管和残胃间,行食管-空肠-残胃端端吻合,也可行食管-空肠 P 袢端侧和残胃断侧端端吻合术,同时可行贲门成形术。

③全胃切除消化道重建:全胃切除术后消化道重建方式是近年来研究的一个焦点问题,自 1897 年 Schlatter 完成首例全胃切除、食管空肠吻合术以来,迄今为止已有 70 余种术式。重建术式是否需经十二指肠途径、有无建立贮袋的必要性、切断空肠的生理后果等问题仍是目前争论的焦点。临床上,各种消化道重建术式对术后生活质量、营养状况,以及疗效的影响也有不同观点。众多的重建术大致可分为以下几种类型:

A. 食物经过十二指肠同时构建贮袋。

B. 食物经十二指肠,但不重建贮袋。

C. 食物不经过十二指肠也不重建贮袋。

D. 食物不经过十二指肠但重建食物贮袋,如 Kulamba 法、P 式空肠贮袋 Roux-en-Y 吻合法。

E. 不切断空肠经或不经十二指肠径路的重建术,如全胃切除术后经十二指肠改良空肠间置法,以及不经过十二指肠改良空肠间置法。

F. 结肠间置代胃术及结肠袢代胃术。

(二)胃癌的化疗

化疗在胃癌的治疗中占有重要的地位,多项临床研究证明,化疗与最好的支持治疗相比,可延长晚期胃癌患者的无进展生存期和总生存时间。自 20 世纪 60 年代,氟尿嘧啶(5-FU)开始用于胃癌的治疗,经过 40 余年的发展,胃癌化疗方案经过 FAM(5-FU、多柔比星 ADM、丝裂霉素 MMC)、FAMTX(5-FU、ADM、甲氨蝶呤 MTX)、EAP(依托泊苷 VP-16、ADM、顺铂 DDP)、ELF、(VP-16、亚叶酸钙 CF、5-FU)、FUP(5-FU、DDP)、ECF(表柔比星 EPI、DDP、5-FU)等演变至今,化疗总有效率在 20%～50%,晚期胃癌患者中位生存时间不超过 10 个月。

有资料报道:DDP/5-FU(FUP)方案治疗晚期胃癌有效率(RR)40%～50%,中位生存时间(MST)9～10 个月;5-FU 持续静脉滴注 48 小时联合亚叶酸钙(CF)的著名 CF、5-FU2 方案目前已被广泛采用。近年来,在 CF、5-FU2 方案基础上联合新药奥沙利铂(L-OHP)、伊立替康(CPT-11)、紫杉醇(PTX)和多西紫杉醇(DTX)治疗晚期胃癌的临床研究取得了满意的结果。Ⅱ期临床研究发现有效率可达65%。其他药物，包括5-FU衍生物替吉奥胶囊(TS-1)、卡洛他滨(CAP)有可能作为标准的持续灌注5-FU治疗的替代方法。CAP与DDP治疗晚期胃癌有效率可达45%～68%，分子靶向治疗和抗血管生成治疗药物在胃癌治疗中也在进行探索。2005年，ASCO报道单药厄洛替尼(erlotinib，特罗凯，Tarceva，OSI774)，每日口服150mg治疗复发耐药的胃癌和食管结合部癌，总有效率12%。

1. 术前化疗　又名新辅助化疗(neoadjuvant chemotherapy)。目的是企图降低期别，便于切除及减少术后复发。一般用于局部病期较晚的患者。根据WHO化疗评定标准要求，实体瘤的增殖周期为40～60天，故新辅助化疗至少需要2～3周期以上(40～60天)，由于术前化疗时间长，静脉化疗的全身毒副作用较重，尤其是骨髓抑制缓解较慢，因此，易延误手术时机。这也是术前化疗目前在国内难以推广的重要原因。

2. 术后化疗(EDIC)　胃癌术后腹腔内游离癌细胞及残留的微小癌灶，以及胃癌术后腹膜转移是胃癌术后复发、影响术后5年生存率的重要因素。因此，对于癌肿侵及浆膜或浆膜外者、腹腔存在游离癌细胞或腹膜有种植转移者、术后腹膜复发或有癌性腹水者，均适合于腹腔化疗。目前腹腔化疗用于临床的主要方法有：腹腔灌注化疗(EPIC)、腹腔温热灌注化疗(IPHC)、腹腔温热持续灌注化疗(CHPP)、腹腔缓释化疗等。

3. 联合化疗方案

(1)FUP方案

DDP：75～100mg/m²，ivgtt，第1天，每4周1次。

5-FU：1000mg/(m²·d)，ivgtt，连滴24小时，第1～5天，每4周1次。

PTX＋DDP＋5-FU方案

PTX：175mg/m²，ivgtt，第1天，每4周1次。

DDP：20mg/m²，ivgtt，第1～5天，每4周1次。

5-FU：750mg/m²，ivgtt，连滴24小时，第1～5天，每4周1次。

(2)FOLFOX4方案

OXA：85mg/m²，ivgtt，2h，第1天，每2周1次。

5-FU：400mg/m²，iv，推注，第1、第2天，每2周1次；600mg/m²，civ，22h，第1、第2天，每2周1次。

LV：200mg/m²，ivgtt，第1、第2天，每2周1次。

(3)XELOX方案

OXA：130mg/m²，ivgtt，第1天，每3周1次。

Capecitabine：1000mg/m²，po，bid，第1～14天，每3周1次。

(4)IF方案

CPT-11：80mg/m²，iv，每周1次，6周为1疗程。

LV：500mg/m²，iv，每周1次，6周为1疗程。

5-FU：2000mg/m²，ivgtt，连滴24小时，每周1次，6周为1疗程。

(5)DCF方案

DXT：75mg/m²，ivgtt，第1天，每3周1次。

DDP：75mg/m²，ivgtt，第1天，每3周1次。

5-FU：750mg/(m²·d)，ivgtt，连滴24小时，第1～5天，每3周1次。

(三)放射治疗

放射治疗是进展期胃癌的治疗手段之一，局部辅助性放疗有可能提高疗效，目的在于减少术后局部复发。

1. 适应证及禁忌证　未分化癌、低分化癌、管状腺癌、乳头状腺癌均对化疗有一定敏感性；癌灶小而浅在，无溃疡者疗效最好，可使肿瘤完全消退；有溃疡者亦可放疗，但肿瘤完全消退者少见。黏液腺癌及印戒细胞癌对放疗耐受，为放射治疗禁忌证。

2. 术前放疗　进展期胃癌病灶直径＜6cm者适宜术前放疗，＞10cm者则不宜。术前放疗剂量以40Gy/4周为宜，可使60%以上患者原发肿瘤有不同程度的缩小，提高手术切除率5.3%～14%，根治性切除率提高3.7%～20%，5年生存率提高7%～14%，局部复发率明显降低。术前放疗与手术的间隔以2周为宜，最迟不超过3周。

3. 术中放疗　术中放疗的适应证为：①Ⅱ期、Ⅲ期胃癌原发灶已切除；②无腹膜及肝转移；③淋巴结转移在2个结点以内；④原发灶侵及浆膜面或累及胰腺。剂量以一次性照射20～30Gy为宜，尤其对有浆膜浸润及有淋巴结转移效果更显著，能减少术后局部复发和远处转移，提高生存率。

4. 术后放疗　在我国术后放疗一般不作为胃癌的常规辅助治疗手段，但在美国，由于不进行广泛淋巴结清扫，主要依靠术后放疗来提高疗效。他们认为可以和 D_2 手术效果相似而手术并发症少。对姑息性切除者，应在癌残留处以银夹标记定位，术后经病理证实其组织学类型非黏液腺癌或印戒细胞癌者可行局部补充放疗。剂量一般为 50Gy/5周。

由于胃的周围有对放射线敏感的易造成损伤的肝、胰、肾、小肠及脊髓等脏器限制了安全地进行放疗，故可利用先进的外照射技术、三维适形放射治疗(3D-CRT)，它能使高剂量区包绕三维靶体积，同时使周围正常组织接受最小剂量的照射。该技术需要借助三维治疗计划及射束适形装置完成，每一照射的射束强度是均匀的，或者通过楔形板补偿滤过方式进行简单的射束强度调节。如果经济条件允许，还可采用束流调强放射治疗(IMRT)，它是3D-CRT 的高级形式，通过计算机优化技术使射束强度能按要求进行调整，照射野的射束强度是非均匀的。IMRT 采用逆向治疗计划系统优化靶区内剂量分布，来完成对复杂几何形状靶体积的高度剂量适形，以及对周围正常组织和器官的保护。

(四)中医治疗

中医对胃癌辨证分型，目前尚未统一。一般按6个分型进行辨证施治。

(1)肝胃不和：多见于早、中期胃癌及胃癌术后患者。

【主证】胃脘胀满，时时作痛，窜及两肋，心烦易怒，气郁不畅，胸胁痛重，善太息，嗳气陈腐，气逆不降，大便黏而不爽，苔白或黄，舌苔红，脉细弦。

【治则】疏肝和胃，降逆止痛。

【方药】逍遥散合旋覆代赭石汤加减。方中柴胡、郁金、芍药、陈皮疏肝理气；旋覆花、代赭石一升一降疏通肝胃之气；半夏、生姜降逆止呕；白术、茯苓健脾和胃；木香、佛手、元胡理气止痛。

(2)脾胃虚寒：多见于中、晚期胃癌。

【主证】胃脘隐痛，绵绵不断，喜按喜温，时出清水，食热则舒，食凉则痛，食久复出，朝食暮吐或暮食朝吐，面色苍白无华，神疲乏力，四肢不温，大便溏泄，苔薄舌淡胖，脉沉缓或细弱。

【治则】温中散寒，健脾和胃。

【方药】附子理中汤加减。方中附子、干姜温中散寒；人参、白术、甘草健脾益气；陈皮、郁金、杭芍疏肝理气和胃；大便溏薄加赤石脂、禹余粮、补骨脂；面色苍白，头晕目眩加黄芪、当归；呕吐加半夏。

(3)胃热伤阴：多见于早、中期胃癌及放疗患者。

【主证】胃脘灼热，口干咽燥，纳差喜凉，胃脘嘈杂，痞满吞酸，食后痛剧，五心烦热，大便秘结，小便短赤，苔黄或无苔，舌红绛，脉细数。

【治则】养阴清热，和胃止痛。

【方药】竹叶石膏汤合玉女煎加减。方中沙参、麦冬、生地、元参养阴；生石膏、知母清热；生地凉补阴血；柴胡、郁金、元胡、木香和胃止痛；佐以白花蛇舌草、半枝莲解毒抗癌；便秘加生大黄、火麻仁、郁李仁；食欲不振加生山楂、麦谷芽、鸡内金。

(4)脾虚痰湿：多见于中、晚期胃癌合并贲门或幽门梗阻者。

【主证】胸膈满闷，呕吐痰涎，进食发噎，痰核累累，疲乏无力，腹胀便溏，小便清而频，面黄浮肿，下肢肿沉，苔滑腻，舌淡有齿痕，脉细滑或沉细无力。

【治则】健脾化湿，软坚散结。

【方药】参苓白术散合二陈汤加减。方中党参、白术、茯苓、苍术、生薏仁健脾化湿；半夏、贝母、南星、陈皮、夏枯草化痰散结；海藻、牡蛎软坚；佐以龙葵、白花蛇舌草抗癌；胃脘胀痛加枳壳、延胡索；大便溏薄加煨益智仁、菟丝子、补骨脂。

(5)痰毒内阻：多见于进展期胃癌患者。

【主证】胃脘刺痛，痛处不移，心内痞块，呕吐血水，肌肤甲错，大便乌黑，上腹触及肿块，固定不移，坚硬如石，舌暗紫有瘀斑，脉沉涩或弦滑。

【治则】活血祛瘀，解毒抗癌。

【方药】失笑散合桃仁四物汤加减。方中桃仁、红花、蒲黄、五灵脂活血化瘀；当归、川芎、白芍、元胡活血止痛；莪术、蜂房、徐长卿活血抗癌；草河车、半枝莲解毒抗癌；口干加麦冬；便干结加生大黄(后下)；呕血、便血去当归、桃仁、红花、五灵脂，加生地榆、三七粉(冲服)、侧柏叶。

(6)气血两亏：多见于晚期胃癌患者。

【主证】心悸气短，头晕目眩，疲乏无力，虚烦不眠，自汗盗汗，胃胀纳呆，面色皖白，消瘦贫血，苔少舌淡而胖，脉沉细无力，重取则无。

【治则】补气养血。

【方药】十全大补汤加减。方中四君子汤健脾益气；四物汤养血补血；黄芪加强补气；肉桂补肾；盗汗加糯稻根、浮小麦；心悸不寐加淮小麦、红枣、柏子仁；血虚加阿胶；纳食乏味加炒麦芽、鸡内金。

（五）中西医结合治疗

在胃癌的不同病期和化疗过程中，也可配合应用一些经过科学提炼加工而成的不同剂型，不但能调和机体免疫功能，抑制肿瘤生长，预防肿瘤复发转移，而且还能提高化疗药物的效果，减轻化疗药物的毒副作用，即所谓的“增效减毒”。这也是近年来中西医结合治疗肿瘤的成果。

1. 抗肿瘤现代制剂

(1)羟基喜树碱注射液

【药物组成】植物喜树中提取得到的微量天然生物碱。

【功能】解毒消癥散结。

【适应证】治疗胃癌、直肠癌、原发性肝癌、膀胱癌等恶性肿瘤。

【剂型规格】针剂，2ml:5mg 安瓿装。

【用法用量】胃癌：静脉注射，每日 5mg，用氯化钠注射液 20ml 稀释后，缓缓注射，或遵医嘱。

直肠癌：腹壁下动脉插管术，进入 25cm 左右，相当于肠系膜下的管分支上方，以羟基喜树碱 5mg 加入 5% 葡萄糖液 500ml，动脉滴注，每日 1 次，15～20 次为 1 疗程。

【不良反应】对消化系统、造血系统、泌尿系统有轻度副作用，但停药后逐渐消失。

【生产厂家】黄丽飞云制药有限公司。

(2)白花蛇舌草注射液

【药物组成】白花蛇舌草提取物。

【功能】清热、解毒、利湿。

【适应证】常用于治疗肿瘤，如胃癌、食管癌、淋巴瘤、乳腺癌等。

【剂型规格】注射剂，2ml/支。

【用法用量】肌肉注射，每次 2～4ml，每日 2 次。

【处方来源】《卫生部药品标准·中药成分制剂分册》。

(3)参莲胶囊

【药物组成】苦参、山豆根、半枝莲、防己、三棱、莪术、丹参、补骨脂、苦杏仁、乌梅、白扁豆。

【功能】清热解毒，活血化瘀，软坚散结。

【适应证】用于中、晚期胃癌及肺癌患者。

【剂型规格】胶囊剂，每粒装 0.5g。

【用法用量】口服，每次 6 粒，每日 3 次。

【处方来源】《卫生部药品标准·新药转正标准》。

2. 放、化疗辅助用药

(1)参芪扶正注射液

【药物组成】党参、黄芪。

【功能】益气扶正。

【适应证】用于肺脾气虚引起的神疲乏力，少气懒言，自汗，眩晕等症。

【药理作用】小鼠炭末廓清试验表明，本品可增强单核巨噬细胞的吞噬功能，与环磷酸酰胺合用，对小鼠 S180 肉瘤的生长有一定的抑制作用。

【适应证】临床用于气虚证肺癌、胃癌的辅助治疗。与化疗合用有助于提高疗效，保护血象，可改善患者免疫功能，改善气虚症状及生存质量。

【剂型规格】注射剂，250ml/瓶。

【用法用量】静脉滴注，每次 250ml，每日 1 次，42 天为 1 疗程。

【不良反应】少数患者用药后，可能出现低热、口腔炎、嗜睡。有内热者忌用，以免助热动血。本品应认真辨证用于气虚证者；有出血倾向者慎用；不得与化疗药混合使用。

【生产厂家】丽珠集团利民制药厂。

(2)百令胶囊

【药物组成】发酵冬虫夏草菌丝体干粉。

【功能】补肺肾，益精气。

【适应证】用于肺肾两虚所致咳喘、浮肿等症，亦可用于慢性支气管哮喘、慢性肝炎、肾病及肿瘤的辅助治疗。

临床常作为各种肿瘤患者经手术、放疗、化疗后的辅助治疗。另外，常用于治疗慢性肾炎、糖尿病肾病、肾衰竭及免疫功能异常症。

【剂型规格】胶囊。每粒含原粉 0.2g，30 粒/

盒,60粒/盒。

(六)胃癌的免疫治疗

胃癌的发病、病理类型、淋巴结转移程度、预后都与机体的免疫状态有关。胃癌的免疫治疗是刺激和增强机体免疫反应的治疗方法,达到抑制和杀灭肿瘤细胞的目的。免疫疗法大致可分为以下几种:

1. 异性主动免疫疗法　是通过某些具有免疫刺激作用的物质增强患者的免疫功能而达到治疗目的。

(1)香菇多糖(Lentinan):是从香菇子实体提取的一种高分子结构的葡聚糖,能诱导和产生杀伤性吞噬细胞、细胞毒性T淋巴细胞(CTL)和增强体内自然杀伤细胞(NK)功能,增强机体免疫功能,为一种有效的药物调节剂,与化疗药物同时应用可延长晚期胃癌患者的生存期。对癌性腹水和胃癌伴有肝转移也有一定疗效。

(2)云菇多糖(PS-K):常配合放化疗药物使用,PS-K配合FT-207应用后明显提高5年生存率。毒副反应小,每日6g,口服。

(3)溶链菌制剂(OK-432):是溶血性链球菌A组3型的低毒素变异株,经加热和青霉素冻结干燥处理后的无毒细菌制剂,具有抗癌作用,与化疗药物组合,可提高疗效。

2. 同性主动免疫疗法　是用肿瘤细胞或亚细胞成分制成的肿瘤疫苗,用以诱发患者的免疫反应达到治疗效果。目前与胃癌相关研究的肿瘤疫苗有:

(1)肿瘤抗原肽疫苗:是用肿瘤相关抗原(TAA)或肿瘤特异性抗原(TSA)进行主动免疫治疗方法,对胃癌细胞具有较强的杀伤作用。

(2)肿瘤细胞疫苗:是最早应用于临床的肿瘤疫苗,目前已成功导入肿瘤细胞的细胞因子有IL-2、IL-4、IL-6、TNF、INF、GM-CF等。

(3)病毒疫苗和病毒重组疫苗:目前研究与胃癌相关的主要是CEA病毒疫苗,治疗晚期或复发性的CEA分泌性肿瘤,可显示有CEA特异性的T细胞增殖,从而控制病情。

(4)独特型抗体疫苗:独特型抗体(AID),具有模拟抗原及免疫调节的双重作用,能代替肿瘤性抗原诱发特异性主动免疫。

(5)热休克蛋白(HSP)疫苗:HSP是细胞受应激源刺激后产生的一种组织保护性蛋白,能够维持细胞蛋白的稳定和结合受体调节细胞周期性作用。现已有人工合成的抗肿瘤HSP疫苗面世,国外已有用HSP疫苗治疗Ⅰ期、Ⅱ期胃癌的临床报道。但疗效尚未肯定。

(6)树突状细胞疫苗(DCS):目前DCS作用体内最强的抗原提呈细胞是肿瘤治疗的研究重点,以DCS为中心的肿瘤疫苗,是否能应用于胃癌的临床生物治疗,尚处于动物实验阶段。

3. 因子疗法及过继性免疫疗法　晚期胃癌患者的免疫功能低下与NK、LAK巨噬细胞的吞噬功能相应降低有关,输入外源性细胞因子(包括IL-2、LAK细胞或干扰素、TIL细胞等)后能使体内CTL、TIL和LAK等细胞增殖,起到杀伤肿瘤细胞作用。有报道认为应用IL-2能延长晚期癌肿患者的生存时间,用LAK细胞治疗胃癌腹水,可使腹水中癌细胞数量减少,腹水缓解,二者合用疗效明显提高。

4. 导向治疗　是以肿瘤的特异性抗体为载体,携带细胞毒性药物、放射性核素、毒素等,高选择性地将抗癌物质聚集于肿瘤病灶内达到肿瘤细胞凋亡的作用,如抗人胃癌单抗可直接引起胃癌细胞凋亡。自从国外开展放射性免疫导向手术研究30年以来,国内不少学者相继用^{125}I术前注射于胃癌病灶周围黏膜下,术中用核素探测仪指导淋巴结清扫术,提高了治疗效果。

(七)胃癌的基因治疗

将治疗基因导入肿瘤细胞,或是将有功能的基因置换或增补肿瘤细胞缺陷的基因,从而达到使肿瘤缩小或消除的目的。用于肿瘤治疗的理想载体,应具有安全性、靶向性、高效性、大容量的可调节性等特点。目前用于研究基因治疗的方法主要有:

1. 置换治疗　p53基因置换、GCF基因置换。

2. 基因治疗　反义bcl-2基因、反义HER-2/nen基因、PCNA反义CDMA基因、NSK-tk基因、CD基因、UPRT基因。

3. 因子基因治疗　IL-2等,其中IL-24正成为肿瘤治疗的新靶点。

目前胃癌的基因治疗仍处于摸索阶段，除第一代的反义寡核苷酸已进入临床试验阶段、胃癌细胞株和动物模型的研究有报道外，尚未见到应用基因治疗胃癌的太多报道。其原因有：①尚未有基因治疗肿瘤的理想载体；②因为胃癌个体化特点比较特殊，尚有待设计出特异性的基因治疗方案。

七、胃癌的预防

目前对于胃癌的发病机制尚未完全明了。据有关资料统计，国内一些大城市胃癌发病率有所下降，而农村则呈上升趋势；近端胃癌、贲门癌、胃小弯癌发病比例增加。胃癌的防治现状为"一高三低"，即发病率高，早期诊断率低（10%以下），手术切除率低（40%～70%），5 年生存率低（30%～40%）。但根据发达国家近年发病率和死亡率下降的因素分析，胃癌可从下列几方面预防。

（一）一般措施

1. 养成良好的生活习惯，提高生活质量。

2. 多吃新鲜蔬菜水果，以增加维生素 C、维生素 A、维生素 E 的摄入。

3. 少食烟熏、烤、炸和腌制食品，多食新鲜食品，食物以冷冻保鲜储藏为佳，以减少亚硝胺类物质的摄入。

4. 适当增加蛋白质、乳制品和新鲜禽肉类食品，减少薯类、谷类食物和食盐的摄入。

5. 不吸烟，不饮烈性酒。

（二）积极治疗癌前疾病

开展胃镜随访观察，必要时给予积极治疗（药物、手术），防止癌变。

（三）在胃癌高发区定期开展普查工作

积极开展普查工作，以利于早期发现、早期诊断和早期治疗，提高胃癌的治愈率。

（倪孝儒）

第二十七章　小肠疾病

第一节　肠梗阻

肠梗阻(intestinal obstruction)，是指肠内容物不能正常顺利通过肠道，为外科常见的急腹症，发病率仅次于急性阑尾炎及胆道疾病，居第三位。引起肠梗阻的病因多种多样，其中以粘连性肠梗阻居首位，占 40%～60%，主要病因为手术后粘连(80%)，据统计 3.5%～5%的开腹手术后发生粘连。急性肠梗阻具有病因复杂、病情严重、发展迅速等特点，并可引起一系列局部和全身的病理变化，若处理不当，可危及生命。

急性粘连性肠梗阻的治疗方法很多，但均有其局限性和不足，特别是在非手术治疗后梗阻的复发和开腹手术后的再次粘连梗阻是长期难以解决的问题。

近数十年来，随着中西医结合治疗急腹症的广泛开展，对肠梗阻病理生理的认识不断加深及治疗方法的改进，使治疗效果有了显著提高，但严重的绞窄性肠梗阻的死亡率仍在 10%左右。

肠梗阻属中医“关格”、“腹痛”、“肠结”范畴。

一、解剖生理

(一)小肠解剖

小肠包括十二指肠、空肠和回肠，成人小肠平均长度为 3～5m，但个体差异很大。空肠与回肠之间无明显的解剖标志，长度之比约为 2∶3。空肠和回肠完全位于腹膜腔内，仅通过小肠系膜附着于腹后壁，具有活动性大的特点，是小肠容易发生扭转的解剖基础。小肠肠管由上而下逐渐变细、肠壁逐渐变薄。小肠肠壁分为 4 层，由外向内依次为浆膜层、肌层、黏膜下层和黏膜层。小肠系膜由两层腹膜组成，其中有血管、神经、淋巴组织和脂肪。因小肠系膜根部长度只有 15cm，远不如小肠的长度，故小肠系膜呈扇形。

小肠的血液供应来自肠系膜上动脉，静脉血经肠系膜上静脉回流入门静脉。小肠神经起源于腹腔神经丛。交感神经兴奋使肠蠕动减弱，血管收缩；迷走神经兴奋使肠蠕动增强和肠腺分泌增加，对血管收缩并无明显影响。

(二)小肠生理

小肠的主要生理功能为食物的消化与吸收。小肠黏膜的腺体分泌含有多种酶的碱性肠液与胰液、胆汁一起将食糜分解为葡萄糖、氨基酸、脂肪酸等而被吸收，消化液中的水和大量电解质也在小肠内吸收入血循环中。小肠的运动功能包括使食糜在肠腔内向下运动的蠕动和使食糜混合并与肠黏膜密切接触，以利于吸收的局部动作，即有节律地分节运动和紧张性收缩。

二、肠梗阻分类

由于肠梗阻是多种不同的复杂因素所造成，并且可发生在肠管的任何部位，故可以把肠梗阻分为以下类型。

1. 按发病的基本原因分类

(1)机械性肠梗阻：最为常见，是由于机械因素而使肠腔狭窄，甚至完全阻塞引起肠内容物通过障碍。其原因有：①肠腔堵塞，如蛔虫团、粪便、异物、结石等；②肠壁病变，如炎症狭窄、肿瘤、肠套叠、肠道先天畸形等；③肠管受压，如肠管扭转、粘连带、嵌顿疝、肠道外肿瘤压迫等。

(2)动力性肠梗阻:亦称神经性肠梗阻,是因支配肠道正常运动的神经功能发生障碍,使肠的收缩与舒张功能失常,导致肠内容物不能正常运行,但无器质性的肠腔狭窄。可分为:①麻痹性肠梗阻,常因急性弥漫性腹膜炎、腹部大手术、低血钾等引起;②痉挛性肠梗阻,较少见。多为暂时性的,如肠道功能紊乱和慢性铅中毒引起的肠痉挛。

(3)血运性肠梗阻:因肠系膜血管血栓形成或栓塞,引起肠管血循环障碍而发生肠麻痹,甚至肠坏死与肠穿孔。

2. 按肠壁有无血运障碍分类

(1)单纯性肠梗阻:只有肠内容物通过受阻,而无肠管血运障碍者。

(2)绞窄性肠梗阻:肠梗阻同时伴有肠壁血运障碍者。可因肠系膜血管受压,血管内血栓形成、栓子栓塞,或肠管高度扩张所致。

3. 按梗阻部位不同分类　可分为高位梗阻(如空肠上段)、低位梗阻(如回肠下段和结肠)。

4. 按梗阻程度分类　可分为完全性肠梗阻和不完全性肠梗阻。

5. 按梗阻进展速度分类　可分为急性肠梗阻和慢性肠梗阻。还有一种梗阻类型称为闭袢性梗阻,是由于某一段肠管两端均发生阻塞所致。

上述分类不是绝对的,由于肠梗阻会不断出现不同的病理变化,类型也可以互相转化,如不完全性变为完全性、单纯性变为绞窄性等。

三、病因病理

(一)局部病理生理改变

1. 肠蠕动变化　机械性肠梗阻表现为梗阻上段肠管的蠕动增强,这是机体企图克服通过障碍的一种抗病反应。麻痹性肠梗阻则肠蠕动减弱或消失。

2. 肠腔膨胀,积气积液　肠腔内的气体70%是咽下的,30%则由血液弥散至肠腔内和肠腔内细菌发酵所产生。液体来源于胃肠、肝、胰所分泌的消化液和饮入的液体。梗阻进一步发展,这些气、液体不能顺利通过肠道及肠黏膜吸收功能障碍,造成梗阻上段肠管大量积液和积气,肠管随之逐渐扩张,肠壁变薄,梗阻以下肠管则塌陷空虚。

3. 肠壁充血水肿,通透性增加　若梗阻进一步发展,肠内压力逐渐增高,压迫肠壁血管,导致肠壁静脉回流受阻,引起肠壁充血水肿。由于血运障碍,肠壁通透性增加,肠壁出现小出血点,并有血性渗出液渗入肠腔和腹腔。

4. 肠壁坏死穿孔　当出现动脉血运受阻,血栓形成,肠管可发生缺血坏死、溃破及穿孔。

(二)全身病理生理改变

1. 体液丧失　是肠梗阻很主要的病理生理改变。正常胃肠道每天的分泌液约8000ml,绝大部分被肠道再吸收回到全身循环系统。肠梗阻时,由于不能进食且频繁呕吐,大量的液体潴留在肠腔,以及肠壁静脉回流受阻使肠壁水肿和血浆渗出肠腔或腹腔内,同时正常的再吸收功能丧失,可迅速导致严重缺水、血容量减少和血液浓缩,甚至出现休克。

2. 电解质紊乱和酸碱平衡失调　液体大量丢失的同时,也带来大量电解质的丢失和酸碱平衡失调。其变化可因梗阻部位的不同而有区别。一般低位的小肠梗阻,丧失的液体多为碱性或中性,钠、钾离子的丢失较氯离子为多,在低血容量和缺氧情况下酸性代谢产物增加,加之缺水、少尿可引起严重的代谢性酸中毒,大量的钾离子丢失,可加重肠麻痹,并可引起肌无力、心律紊乱等。

3. 感染和中毒　梗阻肠腔内的细菌数量明显增加,并产生多种毒素,通过变薄或坏死穿孔的肠壁渗入腹腔引起严重的腹膜炎,导致全身感染中毒,甚至休克及重要器官功能衰竭而死亡。

四、中医病因病机

中医认为,该病多因饮食不节,寒邪凝滞,热邪郁闭,气血瘀阻,燥屎内结等多种因素,导致肠道通降功能失常,肠腑传化障碍,食下之水谷精微不升,浊气不降而积于肠内,引起肠梗阻。

1. 饮食不节　由于暴饮暴食,嗜食膏粱厚味,或过食黏腻,致湿邪食滞交阻,使肠道气机失其疏利,通降功能失常,壅滞上逆而引起。

2. 寒邪凝滞　寒邪凝滞肠间,血不得散,小肠急引,导致肠管气血痞结,通降功能失常,壅滞上逆。

3. 热邪郁闭　由于外邪侵入肠中,导致经络阻塞，气血凝滞，瘀积日久，化热化火，热邪郁闭肠腑，或肠腑瘀久化热，伤阴损阳而致。

4. 气血瘀阻　气血运行于周身，循环全身而不息，若情志不畅，郁怒伤肝，气机逆乱致脏腑功能失调，络脉瘀滞而成。

5. 燥屎内结　过食辛热厚味致肠胃积热或热性病后余热留恋，津液不足致肠道燥热，或病后、产后及年老体弱，气血亏虚，气虚则大肠传道无力，血虚则津枯不能润肠，因而大肠干枯，燥屎内结，而致肠腑气血痞结，肠腑传化障碍，食下之水谷精微不升，浊气不降，积于肠内而成。

6. 蛔虫聚团　由于蛔虫堵塞肠道，引起肠腑通过障碍，气机逆乱而成。

总之，该病的病机演变，可有痞结-瘀结-疽结 3 个阶段。病之初为肠腑气机不利，滞塞不通，痰饮水停，呈现痛、吐、胀、闭四大症状；病变进展，肠腑瘀血阻滞，痛有定处，胀无休止，甚至瘀积成块或血不归经，而致呕血、便血；进一步发展气滞血瘀，郁久而化热生火，热与瘀血瘀积不散，热甚肠坏，血肉腐败，热毒炽盛，邪实正虚，正不克邪，而产生亡阴亡阳之厥证（图 27-1）。

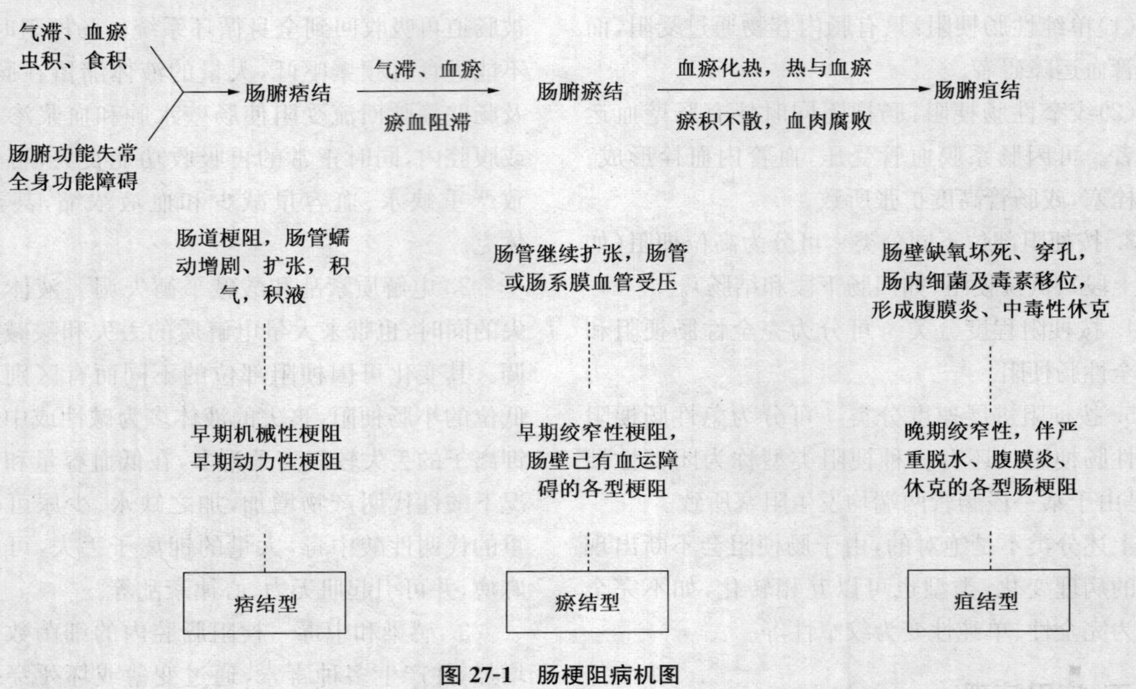

图 27-1　肠梗阻病机图

第二节　急性肠梗阻

肠梗阻是指肠内容物不能正常运行或通过发生障碍，是常见的急腹症之一。该病可发生于任何年龄，性别也无明显差异。随着对肠梗阻病理生理认识的不断深入和治疗方法的改进，特别是开展中西医结合治疗，其效果显著提高，约 2/3 的患者可经非手术疗法而治愈，但病情较严重者死亡率仍可达 10%左右。该病是由气、血、寒、热、湿、食、虫等多种因素造成的肠腑通降功能失常，气血痞结、滞塞上逆而发病，主要表现为腹痛、腹胀、呕吐、便秘，具有发病急、变化快、病情重等特点。《医学衷中参西录・治燥结方》曰："饮食停于肠中，结而不下作疼，故名肠结。"《内经》、《灵枢・四时气》曰："腹中肠鸣，气上冲胸，喘不能久立，邪在大肠。"故该病属中医"肠结"、"关格"、"肠痹"、"腹胀"范畴。

肠管包括十二指肠、小肠、结肠、直肠和肛管。十二指肠上连胃幽门，下于十二指肠悬韧带处与空肠相接，大部分固定于腹膜后。小肠包括空肠和回肠，成人小肠长度平均为 3～5m。由小肠系膜附着于后腹壁，系膜中有血管、神经和淋巴管。肠系膜根部长15～16cm，起自左上腹平第1、第2腰椎左侧，斜向右下腹。小肠长而游离，肠系膜根部附着短而固定的特点是小肠容易发生扭转的解剖基础。盲肠大部分是被后腹膜覆盖而固定于后腹壁，也有少数盲肠系膜过长而呈游动状态，可以发生扭转。乙状结肠系膜长而基部附着处短，所以容易发生扭转。

肠管的血液供应比较丰富，当肠管发生绞窄时，局部可淤滞大量血液，造成全身有效循环血量不足，容易发生休克。扭转复位后，大量细菌毒素经静脉回流，容易发生感染性休克。肠管是人体消化食物、吸收养分、排泄废料的器官。在正常情况下，胃肠道每日分泌消化液约8000ml，绝大部分水和电解质被再吸收，仅有100～200ml作为粪便的一部分排出体外。肠管的运动功能，包括节律性的分节运动、蠕动和摆动。其运动使食糜和消化液充分混匀，便于消化吸收，且使食糜向前推进。

一、中医病因病机

(一)中医病因

肠腑气机痞塞，肠道不通，不通则痛；气阻于中，滞塞不通，水谷精微不得上升，浊物又不得下降，则腹痛痞满膨胀；肠腑闭阻，胃肠之气上逆，则呕吐涌溢，虽口渴欲饮，但滴水不得下胃，甚至粪便也从口呕出；肠气即闭，大肠传导失司，则大便矢气闭结不通，故痛、吐、胀、闭是该病的四大特征。如病情进一步变化，气滞继而血瘀，瘀血阻滞，则痛有定处，胀无休止，甚至淤积成块或血不归经而便血，或者气滞血瘀，郁而化热，热血相煎，血肉腐败，导致亡阴、亡阳等一系列变化。

(二)中医病机

该病按气滞血瘀、正邪盛衰的发展阶段，可分为3期。

1. 痞结期　腹痛阵作或持续胀痛，恶心呕吐，停止排便排气，肠鸣音可闻及，腹软，苔白薄，脉平或脉弦。病机为肠腑因气机痞塞不通，属正盛邪轻阶段。病理相当于部分肠梗阻，早期机械性单纯性肠梗阻或早期动力性肠梗阻。

2. 瘀结期　症现腹痛、腹胀加重，可有压痛或痛性包块，腹中度膨胀，可吐咖啡色液。病机属血瘀实结而胀满，为正盛邪实阶段。病理相当于有轻度血运障碍的各类肠梗阻。

3. 毒结期　症现病情恶化，腹胀痛持续不止，腹胀如鼓，腹皮硬，拒按，先烦躁而后神萎或恍惚，呕吐声微，吐物有臭味，四肢厥冷，冷汗出，苔干黑或舌净无苔，舌质苍老干枯，脉沉细而数或沉伏。病机为肠腑瘀疽肉腐而厥逆，致肠腑瘀毒之证，邪实而正虚，终至正不胜邪，伤阴损阳，最后亡阴亡阳。病理相当于有明显血运障碍的绞窄性肠梗阻及伴有严重脱水、腹膜炎、中毒性休克的其他肠梗阻。

二、西医病理分类

(一)西医分类

1. 按病因分类　按肠梗阻发生的基本原因可分为3类。

(1)机械性肠梗阻：最为多见的一种类型。系由于各种原因导致肠腔变狭小，因而使肠内容物通过发生障碍。其原因有：

1)肠腔堵塞，如食积、寄生虫、粪块、结石、异物等。

2)肠管受压，如粘连带压迫及牵扯、肠管扭转、肠管嵌顿于疝囊颈、肿瘤压迫等。

3)肠壁病变，如先天性肠道闭锁、炎症性狭窄、肿瘤等引起。

(2)动力性肠梗阻：由于神经反射或毒素刺激引起肠壁肌功能紊乱，使肠蠕动丧失或肠管痉挛，以致肠内容物不能正常运行。急性弥漫性腹膜炎、腹部大手术、腹膜后血肿或感染引起的麻痹性肠梗阻；或肠道功能紊乱、慢性铅中毒引起的肠痉挛，都属于肠管动力学改变。

(3)血运性肠梗阻：由于肠系膜血管栓塞或血栓形成，使肠管血运发生障碍而失去动力，肠管虽无阻塞，但内容物运行不能正常进行。

2. 按肠壁血运有无障碍，可分为2类。

(1)单纯性肠梗阻：只是肠内容物通过受阻而肠管并无血运障碍。

(2)绞窄性肠梗阻：肠腔不通同时伴肠壁血运

障碍。可因肠系膜血管受压、血栓形成等引起，也可由于肠管高度膨胀，肠壁小血管受压所致。

3. 其他分类　肠梗阻还可按梗阻部位分为高位（如空肠上段）和低位（如回肠末端和结肠）。根据梗阻程度，又可分为完全性和不完全性肠梗阻。此外，按发展过程的快慢，还可分为急性肠梗阻和慢性肠梗阻。若一段肠袢两端完全阻塞，如肠扭转，则称闭袢性肠梗阻。

（二）病理变化

肠梗阻发生后，肠管局部和机体全身将出现一系列复杂的病理变化。

1. 局部变化　机械性肠梗阻一旦发生，梗阻以上肠蠕动增强，这是机体克服通过障碍的一种抗病反应。肠梗阻发展的另一现象为肠腔积液，这是由于梗阻以上肠黏膜出现吸收障碍，分泌的消化液不能吸收而积聚于肠腔所致。肠梗阻时的腹痛使食管上段括约肌反射性松弛，使经口吞下的空气增加，加之肠内细菌发酵产生的气体而表现为大量积气。积气、积液的结果，使肠管膨胀；肠梗阻部位越低，时间越长，肠管膨胀越明显。梗阻以下肠管则塌陷或存积少量粪便。急性完全性梗阻时，肠管迅速膨胀，肠壁变薄；而在慢性肠梗阻，肠壁呈代偿性肥厚。在肠管膨胀同时，肠腔内压不断升高，肠壁的毛细血管及小静脉瘀血，肠壁充血、水肿、增厚，且呈暗红色。由于组织缺氧，毛细血管通透性增加，肠壁上有出血点，并有血性渗出液进入肠腔和腹腔。又由于肠壁变薄、缺血和通透性增加，肠内容物及细菌可渗入腹腔，引起腹膜炎，这时，腹腔内出现带有粪臭的炎性渗出物。最后，肠管因缺血坏死而溃破穿孔。

2. 全身变化　主要是由于体液丧失、肠膨胀、毒素的吸收和感染所致。

（1）体液丧失：体液丧失及因此而引起的水、电解质紊乱与酸碱失衡，是肠梗阻的重要病理变化。急性肠梗阻发生后由于腹痛，不能进食及频繁呕吐，大量丢失胃肠道液，使水、电解质大量丢失，尤以高位肠梗阻为甚。胃肠道的分泌液每日约为8000ml，低位肠梗阻时，这些液体不能被吸收而潴留在肠腔内，等于丢失体外，造成严重脱水，并导致血容量减少和血液浓缩。由于大量碱性消化液丢失，以及在低血容量和缺氧情况下代谢产物剧增，加之缺水少尿所造成的肾排酸障碍，可引起严重的代谢性酸中毒，血中钠、钾浓度和二氧化碳结合力降低。严重缺钾会加重肠胀气，并可引起肌无力和心律失常。另外，肠管过度膨胀，影响肠壁血运，渗出大量血浆至肠腔和腹腔内；如有肠绞窄存在，更丢失大量血液，使血容量下降。

（2）感染和中毒：由于梗阻以上肠腔内细菌大量繁殖，产生多种强烈毒素，细菌和毒素渗透至腹腔内引起严重的腹膜炎和中毒症状。

（3）休克：严重的缺水、血液浓缩、血容量减少、电解质紊乱、酸碱平衡失调、细菌感染中毒等，可引起严重休克。当肠坏死、穿孔，发生腹膜炎时，全身中毒尤为严重。最后可因急性肾功能及循环、呼吸功能衰竭而死亡。

（4）呼吸和循环功能障碍：肠梗阻时腹压上升，肠管膨胀使膈肌上升，腹式呼吸减弱，影响肺内气体交换，同时妨碍下腔静脉血液回流而导致呼吸、循环功能障碍。

三、临床表现

（一）症状

1. 腹痛　机械性肠梗阻多为阵发性痉挛性肠绞痛，疼痛多在腹中部，也可偏于梗阻所在部位。腹痛发作时可伴有肠鸣，自觉有"气块"在腹中窜动，并受阻于某一部位。有时能见到肠型和肠蠕动波。听诊为连续高亢的肠鸣音，或呈气过水音或金属音。如果腹痛的间歇期不断缩短，以致成为剧烈的持续性腹痛，则应警惕可能是绞窄性肠梗阻的表现。

2. 呕吐　高位肠梗阻时，呕吐早而频繁，吐出物主要为胃及十二指肠内容物；低位肠梗阻时，呕吐出现迟而少，吐出物可呈粪样。结肠梗阻时，呕吐到晚期才出现。呕吐物如呈棕褐色或血性，是肠管血运障碍的表现。麻痹性肠梗阻时，呕吐多呈溢出性。

3. 腹胀　高位肠梗阻因呕吐频繁，腹胀不明显，但有时可见胃型。低位肠梗阻及麻痹性肠梗阻则呈全腹膨胀。结肠梗阻时，如果回盲瓣关闭良好，梗阻以上结肠可成闭袢，则脐周膨胀显著。腹部隆起不均匀对称，是肠扭转等闭袢性肠梗阻的特征。

4. 停止排气排便　完全性肠梗阻发生后，多数患者不再排气排便。高位梗阻，梗阻以下部位的气体或粪便可自行或在灌肠后排出。若发生肠绞窄可有血便。

(二)体征

1. 一般情况　单纯性肠梗阻早期，患者全身情况无明显变化，体温、脉率、白细胞计数常为正常，脉象多弦、滑、紧，舌苔多白薄。梗阻晚期或绞窄性肠梗阻，可表现唇干口燥、眼窝内陷、皮肤弹性消失、尿少或无尿等明显缺水征，脉细数无力，苔黄燥或舌质红绛。严重缺水或绞窄性肠梗阻患者，可出现脉细数、血压下降、面色苍白、四肢发凉等休克征象。

2. 腹部检查　需反复多次进行，以便比较病的发展变化。

(1)视诊：机械性肠梗阻常可见肠型和蠕动波。肠扭转时腹胀多不对称，麻痹性肠梗阻腹胀多均匀。多次测量腹围，有助于判断腹胀的增减。

(2)触诊：单纯性肠梗阻因肠管膨胀，可出现轻度压痛，但无腹膜刺激征。绞窄性肠梗阻时，可有固定压痛和明显腹膜刺激征。痛性包块，常为受绞窄的肠袢。蛔虫性肠梗阻时，常能触及条索状团块。

(3)叩诊：绞窄性肠梗阻时，腹腔有渗液，移动性浊音可呈阳性。

(4)听诊：肠鸣音亢进，有气过水声或金属音，为机械性肠梗阻表现。麻痹性肠梗阻时，肠鸣音减弱或消失。

3. 直肠指检　如直肠或乙状结肠下端肿瘤可触及包块；肠套叠极度发展则可触及套入的肠管前端；腹膜炎时，直肠前壁可有触痛或有炎性浸润包块，指检所得粪便送隐血试验，有时可获得重要线索。

(三)实验室及其他检查

1. 血常规检查　血液浓缩时，血红蛋白及红细胞计数升高。有腹膜炎时，白细胞计数及中性粒细胞比例明显升高。

2. 尿常规检查　脱水时，尿量减少，尿比重升高；后期肾功能不全时，尿常规异常。

3. 血液生化检查　脱水、电解质紊乱及酸碱平衡失调时，血细胞压积，二氧化碳结合力，非蛋白氮，血钾、钠、氯离子的测定都会异常。

4. X线检查　单纯性机械性肠梗阻站立位腹部透视或摄片，可见多个气液平面，均匀分布于中上腹，呈阶梯状。小肠扭转时，可见气液平面大小不等，分布不均，其中可能有一固定阴影或一大液平面；空、回肠的正常分布起变化，回肠移至左上腹，而空肠移向右上腹。怀疑肠套叠或乙状结肠扭转时，可作钡剂或空气灌肠检查，回结肠型或回盲结肠型肠套叠时，可见钡剂受阻，呈杯口状。乙状结肠扭转时，可见钡剂呈鹰嘴或圆锥状狭窄。

四、诊断和鉴别诊断

(一)诊断

典型的肠梗阻具有痛、呕、胀、闭四大症状，肠鸣音亢进，全身脱水等体征，结合腹部X线检查，明确诊断并不困难。但有时不具备这些典型表现，特别是早期某些绞窄性肠梗阻诊断有一定困难，可能与其他一些疾病混淆，如急性坏死性胰腺炎、输尿管结石、卵巢囊肿扭转等，需做与各病有关的各项检查以排除这些疾病的可能。

从中医角度讲，该病是以痛、吐、胀、闭为主证的急性梗阻性疾病，以脏腑阻结为其关键。故其依次可见肠腑气滞、肠腑血瘀的气血瘀滞证及肠腑热结、肠腑寒凝、肠腑湿阻、食阻中焦、虫积阻滞等证，临床必须仔细审察。

在肠梗阻诊断过程中，必须辨明下列问题：

1. 明确肠梗阻是否存在　根据痛、呕、胀、闭四大临床症状及体检情况，必要时结合X线检查，明确肠梗阻的存在是比较容易的。

2. 区别机械性与功能性　二者区别较重要，机械性有时需要考虑手术，功能性一般不需要手术治疗。机械性肠梗阻具有上述典型临床表现。麻痹性肠梗阻的特点是没有肠蠕动亢进的病史和体征，且多继发于腹腔内感染、出血、后腹壁损伤、重型胰腺炎或腹部大手术后。X线检查麻痹性肠梗阻可见大、小肠全部均匀地胀气；而机械性肠梗阻，即使在晚期并发肠麻痹，结肠也不至于全部胀气，小肠肠袢的膨胀也大小不一。

3. 区别单纯性与绞窄性肠梗阻　这点极为重要，是决定手术与非手术治疗的重要依据之一。二者区别有时不很容易，凡肠梗阻有下列临床表现者，应考虑到绞窄性肠梗阻的可能。

(1)腹痛持续严重或逐渐加重，没有缓解时间。

(2)病情发展迅速，早期出现休克现象，脉率快(每分钟超过100次)，体温、白细胞计数骤升。

(3)腹部出现腹膜刺激征，肠鸣音消失或极微弱。

(4)腹胀不对称或扪及痛性包块。

(5)呕血性或棕褐色液，血性腹泻或直肠指检指套上染有血迹。

(6)X线检查可见单独胀大突出的肠袢，不同于其他肠曲；或小肠位置改变，空肠移至右下腹，回肠移至左上腹；闭袢肠管，因有液无气，呈一假肿瘤阴影。

(7)经胃肠减压后，腹胀减轻，但腹痛发作无显著减轻；经液体补充治疗后，缺水、血液浓缩现象改善不明显。

4. 区别高位与低位梗阻　高位肠梗阻的特点是呕吐早而频繁，腹胀不明显。低位肠梗阻则呕吐晚而次数少，并可吐粪样物，腹胀明显。

5. 区别完全性与不完全性梗阻　完全性肠梗阻呕吐频繁，继而完全停止排气排便。不完全性肠梗阻则呕吐可有可无，且有多次少量排气排便。

6. 辨别肠梗阻的原因　年龄与各种原因引起的肠梗阻的发病有一定关系。新生儿以肠道先天性畸形为多见。2岁以内小儿，以肠套叠最为常见；嵌顿性腹外疝也有相当高的发生率。3岁以上儿童以蛔虫团所致的肠梗阻居多；青壮年以肠粘连、绞窄性腹外疝及小肠扭转较多；老年人以肿瘤、乙状结肠扭转及粪块堵塞为多见。

(二)鉴别诊断

1. 胆道感染与胆石病　中、右上腹部剧烈绞痛，并向肩背放射，中、右上腹压痛，肌紧张，或可触及肿大胆囊；常伴发热或畏寒发热，或有黄疸。

2. 肾及输尿管结石　腰腹部阵发性剧烈绞痛，向外生殖器放射，腹部无肯定的压痛，腰部叩击痛明显，或沿输尿管有轻压痛；尿内有红细胞、白细胞。

3. 卵巢囊肿扭转　一侧下腹部阵发性剧烈绞痛，腹部无肠型，肠鸣音不亢进，患侧下腹部有压痛、反跳痛；盆腔检查可发现囊肿。

五、治疗

急性肠梗阻具有病因复杂、病情多变、发展迅速等特点，因此，选择正确的治疗方法是最为关键的。原则上粘连性肠梗阻、麻痹性肠梗阻、蛔虫性肠梗阻可优先采用中医药治疗。肠扭转及肠套叠的早期、高位肠梗阻、疑有血运障碍的粘连性肠梗阻可先用中药治疗，力争解除梗阻，并密切观察，经4～6小时积极治疗后，梗阻仍不能缓解，且腹胀加重，肠鸣音减弱，脉搏增快，即应手术。一般而言，急性肠梗阻治疗时间不超过24小时。如已超过，症状即使未加重亦宜手术治疗。绞窄性肠梗阻、先天性畸形及肿瘤所致的肠梗阻，上述二型屡攻不下或转化为血运障碍的各类肠梗阻，均应采用手术治疗。

根据中医“腑痛以通为补，六腑以通为用”的原则，在中医治疗方面，该病以通里攻下，行气止痛，活血化瘀为大法。其中肠中有积液者，宜攻水逐饮，如甘遂、大戟、芫花等，并宜随证加减。如发热者应佐以清热之品，如连翘、黄芩、黄连等；恶心、呕吐者宜加降逆止呕药，如半夏、代赭石。若因虫而引起梗阻，当宜安蛔、散结、驱虫。如虫动腹痛势急，则暂安之伏之，痛缓后驱之杀之，虫下后调之补之。

另外，热敷法、灌肠法、肛点法、针刺法等对肠梗阻有一定疗效，临床上可根据具体情况选用一种或多种进行治疗。当治疗无效时，必须及时采用手术治疗。

肠梗阻的治疗要审因论治，且用药的剂量要大，中病即止，特别要密切观察腹痛的变化，严格掌握非手术治疗与手术治疗的适应证。

(一)非手术疗法

1. 禁食　非常重要，直至梗阻解除为止。

2. 胃肠减压　是治疗肠梗阻的重要方法之一。通过胃肠减压，吸出胃肠道内的气体和液体，可以减轻腹胀，降低肠腔内压力，减少肠腔内的细菌和毒素，改善肠壁血循环，有利于改善局部病变和全身情况，还可将中药从胃管注入，减少呕吐。

3. 输液输血　纠正水、电解质的紊乱和酸中毒是治疗肠梗阻的一个重要环节。首先输等渗盐水纠正细胞外液的丢失，改善血液循环，必要时用碱剂纠正代谢性酸中毒。可在有尿之后（每小时排尿30～40ml）再考虑补充氯化钾，以弥补呕吐和不能进食所造成的缺钾，纠正缺钾有利于加强肠蠕动。

有血运障碍而失血的肠梗阻，尚须输血或血浆代用品，以提高血浆渗透压，增加血容量，保证有效循环。

至于细胞内液的丢失，可用5%～10%葡萄糖液逐步纠正。

4. 防治感染和中毒　应用抗生素对于防治细菌感染，从而减少毒素的产生有一定作用。一般单纯性肠梗阻可不应用，但对单纯性肠梗阻晚期，特别是绞窄性肠梗阻及手术治疗的患者，应该使用。

（二）中医论治

1. 辨证论治

（1）气滞血瘀

【证候】腹痛阵作，胀满拒按，恶心呕吐，无排气排便；舌质淡红，苔薄白，脉弦或涩。

【治则】行气活血，通腑攻下。

【方药】桃仁承气汤：桃仁、大黄、芒硝、桂枝、甘草。若气滞较甚者，加炒莱服子、乌药、川楝子行气止痛；血瘀重者，加赤芍、牛膝、当归活血祛瘀；如口渴，去桂枝，加山栀清热泻火。

（2）肠腑热结

【证候】腹痛腹胀，痞满拒按，恶心呕吐，无排气排便，发热，口渴，小便黄赤，甚则神昏谵语，舌质红，苔黄燥，脉洪数。

【治则】活血清热，通里攻下。

【方药】复方大承气汤：莱菔子、枳实、黄连、厚朴、半夏、桃仁、丹皮、大黄、芒硝。

（3）肠腑寒凝

【证候】起病急骤，腹痛剧烈，遇冷加重，得热稍减，腹部胀满，恶心呕吐，无排气排便，脘腹怕冷，四肢畏寒，舌质淡红，苔薄白，脉弦紧。

【治则】温中散寒，通里攻下。

【方药】温脾汤：大黄、人参、附子、干姜、甘草。

（4）水结湿阻

【证候】腹痛阵阵加剧，肠鸣辘辘有声，腹胀拒按，恶心呕吐，口渴不欲饮，无排气排便，尿少，舌质淡红，苔白腻，脉弦缓。

【治则】理气通下，攻逐水饮。

【方药】甘遂通结汤：甘遂末（冲）、大黄、桃仁、赤芍、厚朴、牛膝、木香。

（5）虫积阻滞

【证候】腹痛绕脐阵作，腹胀不甚，腹部有条索状团块，恶心呕吐，呕吐蛔虫，或有便秘，舌质淡红，苔薄白，脉弦。

【治则】消导积滞，驱蛔杀虫。

【方药】驱蛔承气汤：大黄、芒硝、槟榔、川楝子、木香、苦参、乌梅。

2. 其他疗法

（1）热熨法：吴茱萸、粗盐各250g，加热，用布包好热熨腹部天阙穴和肠型处，变凉即换，不可间歇，以腹软或矢气为度。

（2）肛滴法：大黄（后下）15g，枳实15g，厚朴15g，芒硝10g（冲），莱菔子15g，木香10g。加水1000ml，煎至300ml。灌肠前将芒硝放入药液中溶解。置于输液瓶中，经肛管滴入，每分钟80滴，每日1次，连续治疗3～5天。

（3）灌肠法：中药大承气汤，水煎至200～300ml，从肛管缓慢注入或滴入作保留灌肠，能加强通里攻下作用。

3. 中药用法　以口服或胃管注入为主，如果腹胀及呕吐频繁，胃内难以存药，也可以中药高位直肠缓慢滴入。具体用法如下：

（1）口服或胃管注入法：中药水煎200ml，口服或抽空胃液后经胃管注入，夹管2～3小时，密切观察病情发展，给药4小时后如未缓解，可再次给药。

（2）高位直肠滴入法：将中型导尿管插入肠内20～30cm（不能折叠），连接一次性输液器，中药浓煎200ml，1小时内滴毕，药液不可外溢。

4. 针刺推拿治疗

（1）针刺疗法：体针取足三里、内庭、天枢、中脘、曲池、合谷为主穴。呕吐加中脘、内关；腹痛加内关、章门；痉挛者耳穴取神门、大肠、胃、小肠。得针感后强刺激，留针30～60分钟，4～6小时1次。

(2)推拿按摩:患者仰卧,术者双手掌涂上滑石粉,轻而有力地紧贴腹壁按摩。先按顺时针或逆时针方向进行,然后按患者自觉舒服乐于接受的方向继续进行。如疼痛反而加剧,应立即改变推拿方向。

(3)颠簸疗法:取膝肘位,使上下肢距离加大,充分暴露腹部,让患者放松腹肌,术者双掌轻托患者腹部两侧,由上而下反复颠簸或左右颠簸震荡,震度由小到大,以患者可以忍受为度,每次进行 5~10 分钟,根据病情可反复应用。

(三)手术治疗

1. 适应证

(1)绞窄性肠梗阻、肿瘤及先天性肠道畸形引起的肠梗阻。

(2)非手术治疗无效的患者,均应手术治疗。

2. 手术方式

(1)膨胀肠管彻底减压术。

(2)肠切除肠吻合术。

(3)短路手术及肠造口或肠外置术等。

六、预防

1. 饮食有节,饱餐后避免立即剧烈地劳动或运动,对重体力劳动者,在安排两餐之间的劳动量时,应按"轻—强—轻"安排,是预防小肠扭转的重要措施。

2. 早期治疗各种腹外疝。

3. 纠正便秘,预防和及时治疗肠蛔虫病。

4. 早期发现和治疗肠道肿瘤。

常见的几种肠梗阻

一、粘连性肠梗阻

(一)粘连性肠梗阻临床特点

粘连性肠梗阻(adhesion of intestinal obstruction)是由于腹腔粘连导致肠道内容物通过障碍,是临床上最常见的一类肠梗阻。在我国其发病率占各类肠梗阻的首位,达 20%~40%,多因腹腔手术、炎症、创伤、出血、异物等引起。极少数先天性肠粘连可能是由于机体发育异常或胎粪性腹膜炎所致。肠粘连的发病机制与个人的体质反应及局部状态有关。

但肠粘连的存在不一定发生肠梗阻,只有在一定条件下才会发病。如肠袢间紧密粘连成团或固定于腹壁,使肠腔变窄或影响了肠管的蠕动和扩张;肠管因粘连牵扯扭转成锐角;粘连带压迫肠管(图 27-2);肠袢套入粘连带构成的环孔或因肠袢以粘连处为支点发生扭转等。在上述病变基础上,肠道的功能紊乱、暴饮暴食、突然改变体位等,往往是引起梗阻的诱因。

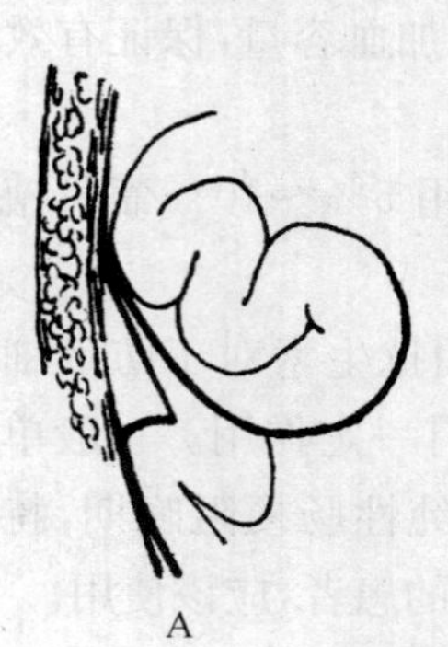

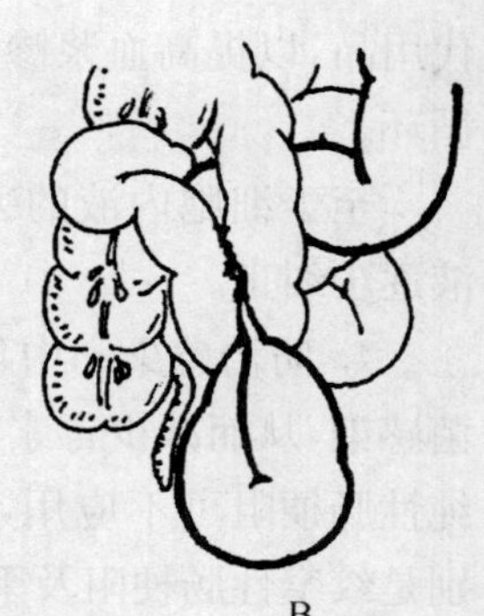

图 27-2 粘连性肠梗阻

A. 粘连牵扯肠管成角 B. 粘连带压迫肠管

粘连性肠梗阻的临床表现与一般机械性肠梗阻的表现一致。常有下列特点:①多数患者有腹腔手术、腹部外伤或腹腔感染病史;②以往有慢性梗阻症状和多次反复急性发作者,多为广泛粘连引起的梗阻;③长期无症状,突然出现急性梗阻症状,腹痛较重,出现腹部局部压痛,甚至腹肌紧张者,即应考虑是粘连带等引起的绞窄性肠梗阻。应该注意,没有上述情况也不能排除粘连性肠梗阻,临床上最重要的是鉴别绞窄性与单纯性肠梗阻。

中西医结合非手术疗法是治疗粘连性肠梗阻的重要措施,一般首先应选择非手术治疗,多数患者能得到缓解。如非手术治疗无效,或发现有肠绞窄或有绞窄倾向时,需采取手术治疗。常用的手术方式有粘连松解术、肠切除术、短路手术、小肠折叠排列术等。

(二)中西医结合微创治疗粘连性肠梗阻

急性粘连性肠梗阻的治疗方法很多,但均有局限性和不足,特别是非手术治疗后的复发及开腹术后高达 30%的复发率是长期难以解决的问题。

中西医结合治疗急性粘连性肠梗阻具有鲜明的中国特色。近年来,随着中西医结合治疗理论的不断完善、诊断和治疗方法的发展,中西医结合治疗取得了十分理想的效果,表现在非手术治疗成功率不断提高,中转手术率明显下降,病死率显著降低。

传统开腹粘连松解术由于术后还会发生新的粘连,且粘连的面积越来越大,程度越来越重,使传统手术方法应用困难。腹腔镜手术由于有微创及体外操作的特点,引发粘连的因素较少,能够明显地减少粘连的再发生。近年多中心研究的结果表明,腹腔镜松解术再粘连梗阻的发生率为 0～15%,较开腹手术有显著减低,有望成为治疗粘连性肠梗阻的首选方法。

针对急性粘连性肠梗阻的治疗现状,天津南开医院秦明放教授提出微创联合治疗急性粘连性肠梗阻的三阶段方案(图 27-3)。

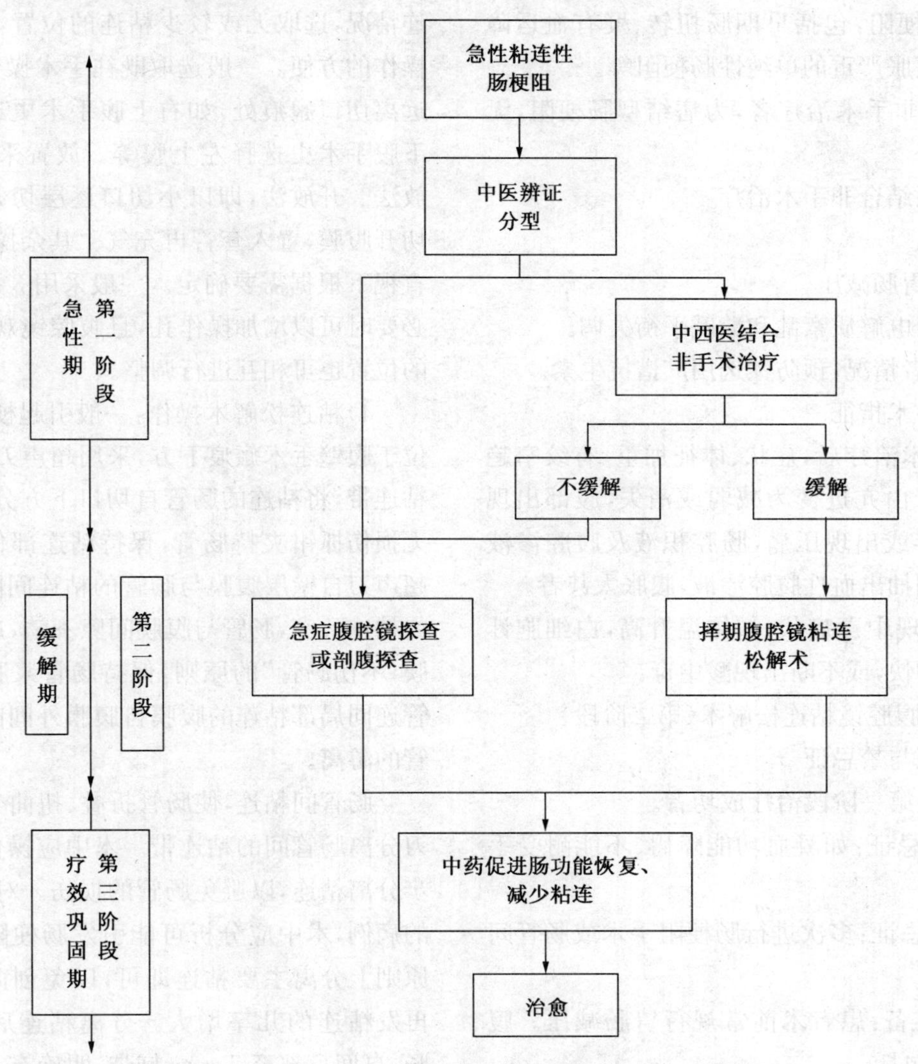

图 27-3 中西医结合分阶段微创治疗急性粘连性肠梗阻

第一阶段:急性期采用中西医结合非手术治疗解除梗阻(梗阻未解除者行急症腹腔镜探查或剖腹手术)。

第二阶段:缓解期梗阻解除者行腹腔镜粘连松解术,去除引起肠梗阻的病因。

第三阶段:疗效巩固期中药治疗促进肠功能的恢复,减少肠粘连的发生。

通过三阶段联合治疗的开展、临床资料的总结和长期随访,明确三阶段中西医结合微创联合治疗的优越性,形成系统的治疗方案。

1. 急性期治疗方案(第一阶段)

(1)患者分类:急性期治疗方法的选择要根据局部的病理改变、部位、程度和患者的周身情况决定。治疗中分为3类:

1)需立即进行手术治疗者,经过适当的积极准备应尽快手术。为疸结型肠梗阻,包括绞窄性肠梗阻及非手术治疗不缓解。

2)在严密观察下试用非手术治疗者,做好术前准备,如病情不见好转,应早期转为手术治疗。多属于瘀结型肠梗阻,包括早期肠扭转、疑有血运障碍及病程长、腹胀严重的单纯性肠梗阻等。

3)适用于非手术治疗者,为痞结型肠梗阻,无血运障碍。

(2)中西医结合非手术治疗

1)禁食水。

2)有效的胃肠减压。

3)纠正水、电解质紊乱和酸碱平衡失调。

4)根据患者情况,预防性选用广谱抗生素。

(3)中转手术指征

1)经非手术治疗后,症状、体征加重,有绞窄趋势者,如肠鸣音由亢进变为减弱或消失,腹部出现固定肠型、肠袢或出现压痛,肠腔积液及腹腔渗液增加,腹腔穿刺抽出血性腹腔渗液,腹胀太甚者。

2)全身出现中毒症状,如体温升高,白细胞计数升高,脉率增快,或不断出现酸中毒。

2. 缓解期腹腔镜粘连松解术(第二阶段)

(1)适应证与禁忌证

1)适应证:第一阶段治疗成功者。

2)共同禁忌证:如凝血功能障碍、不能耐受手术等情况。

3)相对禁忌证:多次进行肠梗阻手术或肠管间广泛粘连者。

(2)术前准备:患者术前常规行胃肠减压。腹腔镜器械准备包括:

1)常规器械:必需的设备和常用操作器械,包括10mm 30°腹腔镜。

2)特殊器械:超声刀、5mm电凝剪刀、无损伤胃肠抓持钳、缝合器械。

3)手术床:应可调节,术中根据需要随时调节头部升降及身体向左右倾斜,以使操作部位周围的肠袢、网膜等因为重力作用而离开,以获得更好的术野显露。

(3)腹腔镜手术操作

1)麻醉:采用气管内插管的静脉复合麻醉。

2)体位:一般采用仰卧位,术中调节手术床倾斜方向和角度,使肠管、网膜等组织因重力作用移到低位,使手术操作区域能够清楚地显露。

3)操作孔位置:第一个操作孔位置的选择十分重要,是手术能否成功的关键。术前应根据既往手术史和腹壁切口瘢痕的位置,初步判断腹腔内的粘连情况,选取无或较少粘连的位置,同时兼顾手术操作的方便。一般选取既往手术操作部位的对侧,远离切口瘢痕处,如右上腹手术史选择左下腹,右下腹手术史选择左上腹等。放置采用穿刺法或开放法。开放法,即以小切口逐层切开腹壁,直视下切开腹膜,置入套管再充气。其余操作孔在腹腔镜直视下根据需要确定。一般采用3孔法或4孔法。必要时可以增加操作孔,且腹腔镜观察孔和操作孔的位置也可相互进行调整。

4)粘连松解术操作:一般引起梗阻的主要粘连位于腹壁手术瘢痕下方,采用超声刀或电剪刀切断粘连带,将粘连的肠管自切口下方分离。术中使用无损伤抓钳夹持肠管,保持粘连部位的一定张力,超声刀自壁层腹膜与肠管的粘连间隙处分离粘连。如粘连致密,肠管与腹膜间隙不清,应遵循“宁伤腹膜,不伤肠管”的原则,保持肠管浆膜的完整,将肠管连同局部粘连的腹膜自腹膜外间隙分离,恢复肠管的游离。

肠管间粘连,使肠管折叠、扭曲变形,使用超声刀分离肠管间的粘连带。术中应操作轻柔,分层逐步分离粘连,以避免肠管的损伤。对粘连部位较多的病例,术中应分析可能引发肠梗阻的主要粘连,原则上分离主要粘连即可,以免创面过大,使术后再发粘连的几率增大。分离粘连后,检查全部小肠,自回盲部至Treitz韧带,明确有无肠管损伤、尚未去除的可引起梗阻的粘连。如分离引起肠管局部破损,可在腹腔镜下缝合修补破损的肠管。

5)术中防粘连措施:术中大量生理盐水冲洗腹腔,吸尽冲洗液,并在分离创面处涂布透明质酸钠。

3. 疗效巩固期(第三阶段) 中药治疗恢复肠道功能,预防术后肠粘连发生。

【方剂】肠粘连松解汤。

【组方】川朴 10～15g，木香 10g，乌药 10g，炒莱菔子 10～15g，桃仁 10g，赤芍 10g，芒硝 10g（冲服），番泻叶 10g（泡服）。

疗效巩固期自术后第一天起口服，连续服用2周。

二、肠扭转

肠扭转（volvulus）是由于一段肠袢沿其系膜长轴旋转而造成的闭袢性肠梗阻。若同时有系膜血管受压迫则为绞窄性肠梗阻，若不及时处理，后果极为严重。多因肠系膜过长、系膜根部附着过窄、肠段内重量增加、肠管动力异常、体位姿势突然改变等因素而导致该病发生。临床上以顺时针方向旋转多见，扭转程度轻者在 1 圈以下，严重的可达数圈，多发生于小肠、乙状结肠。

肠扭转的临床表现为急性机械性肠梗阻。根据其发生部位的不同，临床上各有特点：

(1)小肠扭转多见于青壮年，常有饱食后剧烈活动史，发病急骤，腹痛剧烈，呈持续性疼痛阵发性加重，可向后腰部放射。患者不能平卧，呕吐频繁，腹部有时可扪及压痛的扩张肠袢，常伴有休克。X线腹部平片示小肠胀气，并有多个液平或出现空回肠换位现象，或排列成多种形态的小跨度蜷曲肠袢。

(2)乙状结肠扭转多见于男性老年人，常有习惯性便秘，或以往有多次腹痛发作经排便排气后缓解的病史。临床表现除腹部绞痛外，有明显腹胀，呕吐一般不明显，低压灌肠，一般不足 500ml 便不能再灌入。钡剂灌肠 X 线检查见扭转部位钡剂通过受阻，尖端呈“鸟嘴”形。腹部平片可见极度扩张的“马蹄铁”状乙状结肠肠袢。

肠扭转常在短期内发生肠绞窄、坏死。治疗的目的是尽早使扭转的肠袢复位，除了部分没有血运障碍的早期轻度扭转患者可在严密观察下进行中西医结合非手术治疗外，一般应及时手术治疗。非手术的复位方法可采用颠簸疗法、推拿疗法、经乙状结肠镜插管复位法等。手术方法有扭转复位术、复位加侧腹膜固定术、复位加系膜折叠缝合术、肠切除吻合术等。

三、肠套叠

肠管套入其相连的肠管腔内称为肠套叠（intussusception），其发生常与肠管解剖特点（如回肠活动度大）、病理因素（如肠息肉、肿瘤）及肠管蠕动功能紊乱有关。按照发生的部位可有不同类型，如回盲部套叠（回肠套入结肠）、小肠套叠（小肠套入小肠）与结肠套叠（结肠套入结肠）等型。肠套叠是小儿肠梗阻的常见病因，80％发生于 2 岁以下的儿童。最多见的为回肠末端套入结肠（图 27-4）。

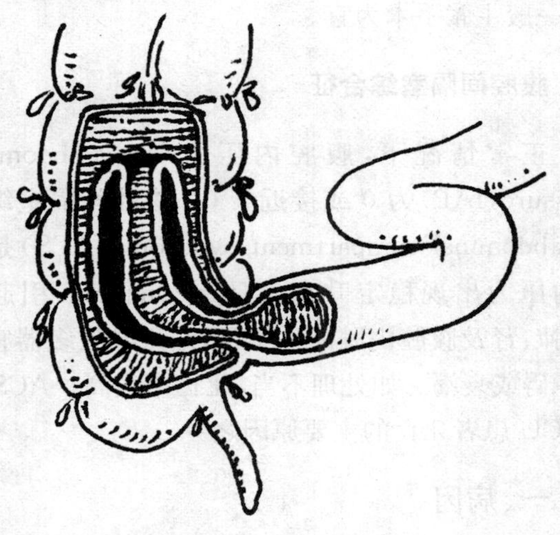

图 27-4　回盲部肠套叠

临床上小儿肠套叠多为功能性，称之为原发性肠套叠；成人肠套叠多有器质性疾患，称之为继发性肠套叠。肠套叠的三大典型症状是腹痛、血便和腹部肿块。表现为突然发作的剧烈阵发性腹痛，患儿阵发哭闹不安、面色苍白、出汗，伴有呕吐和果酱样血便。腹部检查常可在腹部扪及腊肠形、表面光滑、稍可活动、具有一定压痛的肿块，常位于脐右上方，而右下腹扪诊有空虚感。腹胀等其他一般肠梗阻症状，随着病程的进展而逐步出现。空气或钡剂灌肠 X 线检查，可见空气或钡剂在结肠受阻，阻端钡影呈“杯口”状，甚至呈“弹簧状”阴影。

除急性肠套叠外，尚有慢性复发性肠套叠，多见于成人，其发生原因常与肠息肉、肿瘤等病变有关。多呈不完全梗阻，故症状较轻，可表现为阵发性腹痛发作，而发生便血的不多见。由于套叠常可自行复位，所以发作过后检查常为阴性。早期可用空气（或氧气、钡剂）灌肠复位，疗效可达 90％以上。

一般空气压力先用经肛管灌入结肠内，在X线透视再次明确诊断后，继续注气加压至80mmHg左右，直至套叠复位。如果套叠不能复位，或病期已超过48小时，或怀疑有肠坏死，或空气灌肠复位后出现腹膜刺激征及全身情况恶化，都应行手术治疗。手术方法有手术复位、肠切除吻合术。对手术复位失败，肠壁损伤严重或已有肠坏死者，可行一期肠切除吻合术。如果患儿全身情况不良，则可先切除坏死肠管，将断端暂置切口外，关闭腹壁，以后再行二期肠吻合术。成人肠套叠多有引起套叠的病理因素，一般主张手术为宜。

附　腹腔间隔室综合征

正常情况下，腹腔内压力（intra-abdominal pressure，IAP）为0或接近于0。腹腔间隔室综合征（abdominal compartment syndrome，ACS）是腹腔内压力出现稳定升高并且＞20mmHg，引起少尿，肺、肾及腹腔内脏灌注不足，结果导致多器官功能障碍或衰竭。如处理不当，死亡率很高。ACS也是ICU患者死亡的主要原因之一。

一、病因

（一）西医病因

外科临床上急性腹内压升高常见于急性腹膜炎、急性胰腺炎、急性肠梗阻等重症腹腔内感染伴感染性休克，重症腹部外伤、腹主动脉瘤破裂、腹腔内急性出血或腹膜后血肿、腹腔填塞止血术后、失血性休克，大面积烧伤，经足量液体复苏后急性进行性内脏水肿，气腹下腹腔镜手术、复杂的腹部血管手术和术后正压机械通气等。

（二）中医病因

中医认为，该病多因寒邪凝滞，热邪郁闭，气血瘀阻，燥屎内结等多种因素，导致肠道通降功能失常，肠腑传化障碍，食下之水谷精微不升，浊气不降而积于肠内，引起阳明腑实证。经络阻塞，气血凝滞，瘀久化热，伤阴损阳，终致阴阳离绝，亡阴亡阳。

二、病机病理

（一）西医病理

腹膜和内脏水肿、腹腔积液致腹内压急剧升高引起腹腔室隔综合征时，可损害腹内及全身器官生理功能，引发一系列病理生理变化，导致器官功能不全和循环衰竭。

1. 腹壁张力增加　腹内压升高时，腔壁张力增加，严重时可致腹膨胀、腹壁紧张。

2. 心动过速，心排出量减少　腹内压升高后明显降低每搏输出量，心排出量也随之下降。心排出量下降原因有静脉回流减少、胸腔压力升高所致的左室充盈压增加和心肌顺应性下降，全身血管阻力增加。静脉回流减少主要由毛细血管后小静脉压与中心静脉压压差梯度下降、下腔静脉受压萎陷、回流血减少、胸腔压力升高等所致。

心动过速是腹腔内压升高最先出现的心血管反应，以代偿每搏输出量的降低而维持心排出量。如不足以代偿降低的每搏输出量则心排出量急剧下降，循环衰竭将随之发生。

3. 胸腔压力升高和肺顺应性下降　腹腔高压使双侧膈肌抬高及运动幅度降低，胸腔容量和顺应性下降，胸腔压力升高。胸腔压力升高一方面限制肺膨胀，使肺顺应性下降；另一方面，使肺血管阻力增加，引起通气/血流比值异常，出现低氧血症、高碳酸血症和酸中毒。用呼吸机支持通气时，需要较高压力方能输入足够潮气量；如腹腔高压不及时解除，机械通气使胸腔压力继续升高，上述变化将进一步恶化。

4. 肾脏血流减少　腹内压升高最常见的临床表现是少尿。腹内压升高时尿量减少也是多因素所致，包括肾表浅皮质区灌注减少、肾血流减少、肾静脉受压致肾血管流出部分受阻、肾血管阻力增加、肾小球滤过率下降、肾素活性及醛固酮水平上升。

5. 腹内脏器血流灌注减少　腹内压升高时，肝动脉、门静脉及肝微循环血流进行性减少，肝动脉血流变化较门静脉血流变化更早、更严重；肠系膜动脉血流和肠黏膜血流及胃十二指肠、胰和脾动脉灌注均减少。总之，除肾上腺外，所有腹内脏器血流灌注均减少。

(二)中医病机

主要表现为阳明腑实证。所谓阳明腑实证是指在外感热病过程中所出现的邪热内炽，又伴有腹部实证症状的一组全身性综合证候。

症见微热，或发热、谵语、心烦、烦躁，或郁郁微烦，或心中懊恼，甚或出现“若剧者，发则不识人，循衣摸床，惕而不安，微喘直视”、“独语如见鬼状”，“睛不和”等重笃症状。这些都是全身性的毒热证候，是邪热内炽的反应。

腹胀满，腹满痛，腹痛拒按，大便不通，燥屎内结，出现痞、满、燥、实之证。痞，是指胸脘腹硬坚；满，是指腹胁急满、胀；燥，是指大便燥结坚硬，口干舌燥；实，是指宿食与邪热结滞肠中，腹痛，大便不通。这是邪热与糟粕相结、腑气壅滞不利所致。

三、临床表现

(一)腹膨胀和腹壁紧张

此为腹腔内容量增加导致腹腔高压的最直接表现。开腹减压可见肠管高度水肿，涌出切口之外，术毕肠管不能还纳。

(二)呼吸功能不全

早期表现为呼吸急促、PaO_2下降，后期出现$PaCO_2$升高和气道压峰值增加。吸气压峰值增加＞8.34kPa(85cmH_2O)，是横膈上抬、胸腔压力升高、肺顺应性下降的结果。因机械通气不能提供足够肺泡通气量，难治性低氧血症和高碳酸血症，而致动脉血氧分压降低，CO_2潴留。开腹减压后，上述改变可迅速逆转。

(三)肾功能不全

其特点是尿量减少甚至无尿。由肾血流灌注不足，醛固酮和ADH增高引起。此时对液体复苏，使用多巴胺及髓袢利尿剂(速尿)均不会使尿量增加。

(四)循环功能不全

最早出现心动过速，可代偿每搏输出量降低而维持心排出量；此后失代偿，由于回心血量不足则心排出量相应下降，血压下降但中心静脉压(CVP)和肺毛细血管嵌入压(PCWP)升高。

四、诊断

(一)根据腹内压诊断的标准

腹内压升高到何种程度才发生ACS尚无统一意见，因腹内压急性增加时顺应性个体迥异。根据现有资料，可将IAP升高分级如下：轻度升高1.33～2.67kPa(10～20mmHg)，当时间较短、全身情况良好时能代偿，无明显临床症状；中度升高2.67～5.33kPa(20～40mmHg)，机体已失代偿；重度升高≥5.33kPa(40mmHg)，机体已发生严重生理紊乱。

最广泛应用的测定IAP的方法是用Foley尿管经尿道测定膀胱压或直接穿刺膀胱置管测压。腹部手术后，IAP一般在3～15mmHg，此压力低于10mmHg属于正常范围。

(二)根据临床特征诊断的标准

1. 病史　有引起腹内压增高的病因。失血性、感染性休克输入液体量足够(＞12 000ml)。

2. 腹部体征

(1)腹部高度膨隆，腹壁高度紧张。

(2)术毕肠管高度水肿、膨胀不能还纳，强行还纳导致心、肺、肾功能不全。

(3)开腹减压可见肠管高度水肿涌出切口之外，减压后心、肺、肾功能不全出现逆转。

3. 器官功能

(1)心率加快，血压下降。

(2)呼吸急促，吸气压峰值上升＞8.34kPa(85cmH_2O)，低氧血症。

(3)出现少尿或无尿，利尿药无效。

病史必备，腹部体征三者居其一，器官功能不全三者齐备，即可诊断为ACS。目前大多数外科医师根据临床表现综合分析诊断腹腔室隔综合征。

五、治疗

(一)非手术疗法

一般监测和治疗：

(1)在危重患者抢救中应常规留置尿管检测膀胱压,了解 IAP 是否增加。血气分析,心肺器官功能的监测。

(2)一般来说,慢性 ACS 无需特殊处理,去除病因即可。

(3)对症治疗包括禁食和胃肠减压,使用镇静剂和肌松剂,补充血容量,纠正酸中毒,充分供氧,处理凝血异常,合理应用抗生素等。

(二)中医药治疗

在我国采用中药通里攻下、行气泻热、荡涤胃肠积滞,治疗急腹症引起的 IAP 取得了较好疗效。大承气汤是中医下法的代表方剂。在于其能通过通里泻热,荡涤积滞,消除肠麻痹及肠胀气,减轻腹内脏器水肿及积液,从而降低腹压,缓解或消除 ACS 的临床症状。大承气汤中用枳实消痞散结,用厚朴除满行气,用芒硝软坚润燥,用大黄清热泻下。再配合应用清热解毒、活血化瘀等药会相得益彰。

现代研究表明,以大承气汤为主的通里攻下中药还有改善腹内脏器血液循环、纠正 TXA_2/PG_{I2} 比值、抗氧自由基、抗内毒素、抗感染、保护肠屏障、降低腹部病变时过度的全身炎症反应、抑制胰酶活性等作用,从而直接缓解或消除 ACS 的病因,对 SAP 或其他急腹症并发的 ACS 有较好的治疗作用。

(三)手术治疗

1. 腹腔减压术　腹腔减压能够有效逆转器官功能障碍。当腹腔压超过 25mmHg 时就应进行腹腔减压。常用的减压措施有穿刺引流、手术减压、腹腔镜减压、血液超滤或促进肠蠕动。当药物治疗、引流减压不能阻止 ACS 的进程时,在出现心血管系统损害和少尿之前,出现腹部膨胀和气道压力增加的情况下应及时开腹减压。腹腔内压降低后,心、肺、肾功能会立即改善。

2. 暂时性关腹　ACS 患者经腹腔减压术后,由于内脏及腹膜后水肿,严重腹腔感染或者腹腔内纱布填塞止血,腹腔很难在无张力的情况下关闭甚至无法关腹,若强行关腹可产生爆发性 ACS。因此产生了很多种暂时关腹的方法,包括筋膜开放法、巾钳关闭法等。将硅橡胶"Bogota"袋(一种 3L 的 Foley 冲洗袋)缝合固定于腹壁切口两侧的筋膜或皮肤上而暂时关腹,是最简单有效且经济实惠的方法。用膀胱压来指导外科手术后的关腹,并根据对 IAH 的客观估计和发生 ACS 的可能性来选择伤口的关闭方法。

3. 确切关腹　通常是在 IAP 降到正常水平、血流动力学稳定后,如尿量增多、水肿开始消退、凝血障碍纠正、止血彻底后,一般是术后 3～4 天内,最长不超过 14 天关腹而重建腹壁的完整性。

第三节　肠炎性疾病

肠结核

肠结核(tuberculosis of intestine)是结核杆菌侵犯肠道引起的慢性特异性感染。肠结核多见于青壮年,女性略多于男性。中医认为该病先发于肺,久则传于肠腑,肠腑受邪,痰瘀互结,故腹内结块,属中医"痨证"范围。

一、病因

(一)中医病因

该病内因为气血不足,外因是痨虫传染。宋代以前就提出了"痨证有虫,患者相继,诚有是理"之说,《外台秘要》中曾论述痨瘵"或腹中有块……"等证,是对该病由肺累及肠腑的描述,痨虫内舍肠腑,以致肠道气血瘀结,传导失司,日久致气血亏虚。

(二)西医病因

肠道感染结核菌的途径有 3 个方面:

(1)多继发于肺结核,原发较少见。结核杆菌侵入肠道的途径大多从口入,开放性肺结核咽下自己的痰液,与肺结核患者共饮共食而未采用消毒的食具,空气当中带有结核菌,随食物或唾液下咽,未经消毒的牛奶等,都是肠结核发病的可能原因。

(2)粟粒性结核的患者,结核菌可以通过血液播散而感染肠道,肠结核只是全身性结核病的一部分。

(3)附近脏器结核病灶的直接蔓延,如来自盆腔结核、肾结核等。

二、病机病理

(一)中医病机

肠结核病位在肠腑,由于气血瘀滞不通,故见腹痛。素体阳虚,加之起居失调,饮食不慎则可致寒凝积冷于肠胃,脾阳受遏,气机阻滞,故见腹痛,如日久不愈,可致脾肾两虚,寒从中生,症见腹痛绵绵。脾阳不足,运化失司,清阳之气不升,浊阴不降,津液挟糟粕出大肠则为泻;气血凝滞于肠道,大肠传导失司,而见腹泻。气滞血瘀,痰湿内生,而见腹内肿块,痛或不痛,推之不移,形成积聚。

(二)西医病理

肠结核的好发部位在回肠末端和回盲部,占85%～90%,其他部位依次为升结肠、空肠、横结肠、降结肠、十二指肠、乙状结肠等处。

肠结核在病理形态上有两种类型,即溃疡型、增殖型。溃疡型以黏膜局限性坏死和溃疡形成为主,大多伴有活动性肺结核。增殖型以结缔组织增生和肠腔狭窄为主。

1. 溃疡型肠结核　病变多发生在回肠末端,在肠壁的集合淋巴组织和孤立淋巴滤泡呈充血、水肿等渗出性病变,随后发生干酪样变,最后表面黏膜坏死脱落,形成溃疡,溃疡大小不一,形态各异。溃疡为多发性,呈节段性、区域性分布,溃疡的边缘与基底动脉多有闭塞性的炎症,故引起出血的机会较少。在慢性发展的过程中,病变肠曲和附近肠外组织紧密粘连,所以溃疡一般不导致急性穿孔。晚期患者常有慢性穿孔,形成腹腔脓肿或肠瘘,在修复过程中,因有大量纤维组织增生和瘢痕形成,可使肠段收缩畸形,并导致肠腔环形狭窄。

2. 增殖型肠结核　病变绝大多数发生在回盲部,包括盲肠、升结肠、回盲瓣和回肠末端,大量结核肉芽肿和纤维组织高度增生,肠壁厚度可达3cm以上,使肠壁有局限性增厚与变硬。往往可见瘤样肿块突入肠腔,使肠腔变窄引起梗阻。

三、临床表现

(一)症状

1. 腹痛　疼痛多数位于右下腹部或脐周部,多为隐痛、钝痛,进食后加重,排便后减轻。增殖型结核并发肠梗阻时,有腹部绞痛,常位于下腹部。

2. 腹泻与便秘　腹泻是溃疡型肠结核的主要症状之一。一般每日2～4次,多为糊状便,轻者仅含少量黏液,严重者腹泻每日可多达10余次,便中有黏液及脓液,血便较少见。增殖型肠结核的主要表现是便秘。偶有腹泻和便秘交替出现,是肠功能紊乱的结果。

3. 全身症状　溃疡型肠结核多有结核毒血症,出现午后低热、不规则热、弛张热或稽留热,伴有盗汗、乏力、食欲不振、消瘦、面色苍白、营养不良等结核病的全身症状。增殖型肺结核则全身症状较轻,一般病程较长。

(二)体征

一般无肠型和蠕动波,但增殖型肠结核伴梗阻时,常于右下腹出现绞痛,伴有全腹出现肠型,蠕动波及胀大的肠袢。右下腹压痛,反映肠结核好发部位。上腹或脐周压痛,多系回盲部病变引起的牵涉痛。腹部肿块主要见于增生型肠结核,肠壁局部增厚形成肿块。当溃疡型肠结核和周围组织粘连,或并有肠系膜淋巴结结核等,均可形成肿块而被扪及。腹块常位于右下腹,中等硬度,可有轻压痛,有时表面不平,移动度小。如出现穿孔,可出现腹膜炎症状。伴有梗阻时可出现气过水声,高调肠鸣音,叩诊呈鼓音等肠梗阻征象。

四、实验室检查

(一)一般检查

白细胞总数一般正常,淋巴细胞数常偏高,红细胞及血红蛋白数常偏低,呈轻、中度贫血,以溃疡型患者为多见。在活动性病变患者中,红细胞沉降率常增快。结核菌素试验呈强阳性。

(二)粪便检查

增生型肠结核粪便检查多无明显改变。溃疡型肠结核粪便镜检可见少量脓细胞和红细胞。对于痰菌阴性患者,如果粪便浓缩找到结核菌,则有诊断意义。

(三)X线检查

钡餐造影或钡剂灌肠对肠结核诊断有重要价值。溃疡型肠结核,钡剂在病变肠段有激惹现象,排空快,充盈不佳,病变上下两端的钡剂则充盈良好,称X线钡剂跳跃征象。回肠末端可有钡剂潴留和淤滞。增殖型肠结核主要表现为盲肠或升结肠近段、回肠末端的增生性狭窄、收缩与畸形,可见钡影充盈缺损,黏膜皱襞紊乱、僵硬,结肠袋形消失,有大小不一的龛影。

(四)纤维结肠镜检查

可观察盲肠、回盲部的情况,对诊断该病有重要意义,可以通过活体组织明确诊断。

五、诊断和鉴别诊断

(一)肠结核的诊断

1. 青少年患者有肠外结核,主要是肺结核的证据。

2. 临床有腹痛、腹泻、发热、盗汗等症状。

3. 右下腹压痛、肿块,伴有不明原因的梗阻。

4. 胃肠X线检查发现回盲部激惹、充盈缺损或狭窄等征象。

(二)鉴别诊断

1. Crohn病　该病的临床表现、X线征象与肠结核极为相似。可根据以下特点鉴别:一般无肺结核、肠结核或其他肠外结核的病史;病程比肠结核更长,不经抗结核治疗可有缓解与复发的过程;局限性肠炎无结核中毒症状,且抗结核药无效;粪便中找不到结核菌;X线检查病变以回肠末端为主,有多段肠曲受累,呈节段性分布;可行纤维结肠镜及活组织病理检查进行诊断。

2. 右侧结肠癌　结肠癌多发于40岁以上,无肠结核的临床表现,病程较短,呈进行性发展;往往消瘦,贫血较为明显;腹部包块开始出现时移动性稍大且无压痛,但较肠结核肿块表面坚硬,结节感明显;X线检查病变局限,不累及回肠,主要表现钡剂充盈缺损;纤维结肠镜及病理检查可确诊结肠癌。

3. 阿米巴或血吸虫病性肉芽肿　肠阿米巴或血吸虫病可形成肉芽肿病变,在鉴别诊断上应注意。该类疾病无结核病史,脓血便较常见,粪便中发现有关的病原体,直肠及结肠镜常可证实诊断,相应的特异性治疗有效。

4. 其他疾病　除上述疾病外,肠结核尚应与下列疾病鉴别:以腹痛、腹泻为主要表现者,应与腹型淋巴瘤、肠放线菌病相鉴别;以急性右下腹剧痛为主要表现者,应注意避免误诊为急性阑尾炎;以慢性腹痛牵扯上腹部者,易与消化性溃疡、慢性胆囊炎混淆;有稽留高热者,需排除伤寒。

六、治疗

(一)非手术疗法

1. 抗结核药物的应用　以全身治疗为主,选用链霉素、雷米封、利福平、乙胺丁醇等药物。

2. 支持疗法　根据全身情况,加强支持疗法,补充营养,如蛋白、多种维生素等。

3. 对症治疗　对于腹痛、腹胀,根据情况对症治疗。

(二)中医论治

该病的辨证施治应按其病情发展的不同阶段进行治疗。脾失健运,痰湿瘀滞于肠道是肠结核的病机,病久可出现气血虚衰或气阴两虚证候,所以治疗应围绕着病机进行。

1. 脾虚气滞

【主证】腹痛,腹胀,喜按,喜暖,肠鸣泄泻,大便软硬交替出现,面色萎黄,微肿,神疲乏力,舌体胖,苔白,脉沉细。

【治则】温阳健脾,理气燥湿。

【方药】厚朴温脾汤或理中丸。

2. 痰蕴血瘀

【主证】腹胀,腹痛,痛有定处,右下腹可触及包块，便秘腹泻交替，舌淡红，苔薄白，脉弦滑。

【治则】化痰散瘀，软坚散结。

【方药】膈下逐瘀汤加减。

3. 气阴两虚

【主证】腹痛，腹胀，潮热盗汗，头晕，耳鸣，乏力，大便不调，舌尖红，脉沉细。

【治则】滋阴益气，清热降火。

【方药】沙参麦冬汤或知柏地黄汤加减。

(三)手术疗法

溃疡型结核应兼用内科治疗，增殖型结核并发肠梗阻、肠瘘等可采取手术治疗。

适应证：小肠瘢痕性梗阻；急性穿孔；回盲部或结肠增殖型结核；肠瘘；诊断不明确，不能除外恶性肿瘤。

手术可采用右半结肠切除，若病变炎症较重、粘连固定时，可采用短路手术解除梗阻。在抗结核药物治疗下，手术效果较为理想。

七、预防及预后

有效地治疗肺结核对肠结核的预防和治疗有重要意义。特别是开放性肺结核患者，不要吞咽自己的痰液，注意饮食、空气等隔离措施，肠结核的综合治疗可获得较为理想的效果。

克罗恩(Crohn)病

Crohn病是一种慢性非特异性胃肠道炎症性疾病。消化道各部均可累及，但好发于末端小肠和邻近结肠。因病变部位和病理的不同，曾有“末端回肠炎”、“局限性肠炎”、“小肠结肠炎”、“肉芽肿性肠炎”、“瘢痕性肠炎”等名称。由于Crohn首先描述此病，1973年世界卫生组织将该病定为Crohn病。主要表现为腹痛、腹泻、瘘管形成、肠梗阻、发热和营养障碍等，病程迁延。病属中医“泄泻”、“腹痛”、“积聚”、“关格”范畴。

一、病因

(一)中医病因

该病是由于外感时邪，或饮食不节，或情志失调，或素体虚弱，致使气血瘀滞，瘀血内停，脾胃运化失司，脾胃虚弱等。故见腹痛、腹泻、肠结、癥瘕、发热等。

(二)西医病因

发病可能与自身免疫、遗传、病毒感染有关，确切机制还不清楚。该病多见于美国、西欧等国家和地区，我国少见。该病可发生在任何年龄，但好发于青壮年，60%的患者<40岁，女性多于男性。

1. 感染学说　Mitchell等人于1970年将病变组织的匀浆过滤接种于动物，可引起肉芽肿性病变，说明此种可滤性感染病源可能是病毒。又从切除的组织中分离出一种核糖核酸病毒，提示病毒感染可能是该病的原因，但还需进一步研究。

2. 遗传学说　在同一家族中的发病率较高，约占20%，提示发病情况可能与遗传有关。

3. 免疫学说　多数学者认为，发病机制与免疫反应有关。其理由是：其一，主要病理改变是肉芽肿性炎症，而肉芽肿性反应是迟缓型变态反应的组织学表现；其二，患者对结核菌素和2,4-二硝基氯苯皮试为阴性，提示免疫功能低下；其三，多数患者血清中存在抗结肠上皮细胞抗体，病变组织内可查到抗原抗体复合物；其四，在组织培养中，一些患者的淋巴细胞对结肠上皮有细胞毒作用；其五，该病的肠外表现如关节炎、虹膜炎、胆管炎等经用肾上腺糖皮质激素治疗能使病情缓解，提示免疫反应在该病的作用。

二、病机病理

(一)中医病机

脾胃互为表里，是后天之本，均位于中焦，是气血生化之源，脾失健运，水湿内停。《景岳全书·泄泻》中说“泄泻之本，无不由脾胃”，脾胃功能障碍可致泄泻。《时病论·泄泻》中说“食泄者，即胃泄者，缘于脾被湿困，不能健运，阳明胃腑失其消化，是以食积太仓，遂成便泄”，该病往往发生于脾虚患者，加之肝郁恼怒，肝木克脾土，脾胃运化失司出现泄泻。《景岳全书·泄泻》又言“凡遇怒气者，心生怒时挟食，致伤脾胃，故但有所犯，即随触而发，此肝脾二脏之病是”，此病缠绵，劳倦内伤均出现脾胃虚弱，无法受纳水谷，运化精微，升降失司，上为呃逆，下为泄泻，脾虚失统，气滞血瘀，血行不畅，脉络阻滞，不能统血，血溢脉外，可出现便血、出血等证。

（二）西医病理

病变可累及整个消化道的任何部位，最常见于回肠末段，故又称“末端回肠炎”；其次为右侧结肠。此外，可见于阑尾、近段回肠、肛门、直肠、空肠、幽门、十二指肠、胃、食管及口腔。病变局限在结肠者较少见，直肠受累者不及半数。结肠受累者又称为肉芽肿性结肠炎，因常同时累及回肠，又称回结肠炎。病变可局限于肠管的一处或多处，呈节段性分布。其病理特征为肉芽肿性炎症病变。肉芽肿炎症自黏膜下层开始，逐渐发展，阻塞肠壁小淋巴管，导致肠壁水肿，黏膜呈卵石状隆起，有匍行性纵行裂隙样溃疡，与肠轴平行，沿肠系膜侧分布。病变肠段与正常肠段之间分界清晰，形成典型的跳跃区。肉芽肿炎症扩展到浆膜或溃疡穿透至浆膜时，即引起浆膜炎性反应，导致邻近肠袢粘连或腹腔内脓肿。该病后期，肉芽肿逐渐被纤维组织代替，肠壁各层增厚，肠腔狭窄，呈管状强直，受累的肠系膜也有水肿、增厚和肠系膜淋巴结炎性肿大。病变肠袢间及与周围组织器官互相粘连成团，可引起部分肠梗阻。溃疡穿透肠壁破入腹内其他器官或腹壁、会阴等处形成内瘘或外瘘。

三、临床表现

（一）症状

多见于青年人，最初发病年龄为10～20岁，临床表现与发病急缓、病变部位和范围及有无并发症有关。一般起病缓慢，病史多较长。

1. 腹痛　为最常见症状，占80%～90%，多见于右下腹部或脐周，间歇性发作，常为痉挛性阵痛，伴腹鸣。腹痛常在餐后发生。腹痛的发生可能与进餐引起胃肠反射或肠内容物通过炎症、狭窄肠段，引起局部肠痉挛有关。40%左右的患者因肠壁水肿、纤维组织增生、肠粘连，使肠腔狭窄，可出现肠梗阻症状，但多为不完全性。若持续性疼痛表明炎症波及腹膜，有少数患者表现全腹剧痛伴肌紧张，是病变肠段急性穿孔引起腹膜炎所致。少数患者发病情况与急性阑尾炎极为相似。

2. 腹泻　常见症状之一，占80%～90%。因炎症刺激使肠蠕动增加和肠道吸收不良造成，常伴有腹痛。大便每日2～6次，粪便多为糊状，一般无脓血和黏液，无里急后重，若病变始于结肠远端，则便血是首发症状之一。病变累及下段结肠或肛门直肠者，可有黏液血便和里急后重。

3. 发热　占5%～40%，常为间歇性低热或中等度热，少数呈弛张高热伴毒血症。发热与肠道炎症活动及继发感染有关。少数患者以发热为主要症状，也有较长时间发热后才出现胃肠症状。

（二）体征

1. 全身表现　可有乏力，食欲减退，贫血，消瘦，低蛋白血症和水、电解质平衡失调。少年出现生长发育障碍。少数部分患者可有杵状指。

2. 腹部肿块　10%～20%患者可出现腹部肿块。肿块边缘不清，有压痛，有粘连则固定。以右下腹与脐周部多见，由于肠粘连，肠壁和肠系膜增厚，肠系膜淋巴结肿大或局限性脓肿形成所致，部分患者有肛门直肠周围瘘管和脓肿形成及肛裂等病变。

3. 肠外表现　口腔黏膜溃疡、皮肤结节性红斑、关节炎及眼病等为常见。

四、实验室及其他检查

（一）血液检查

可有贫血和白细胞总数增多，红细胞沉降率升高，严重者白蛋白，血钾、钠、钙可降低，凝血酶原时间延长。

（二）大便隐血试验

大便隐血试验阳性，脂肪颗粒增多，可有黏液、脓血。

（三）X线检查

钡餐或钡灌肠检查，病变肠段黏膜皱襞粗乱、消失，纵行性溃疡或裂沟，肠腔内可见广泛的卵石样充盈缺损，肠轮廓不规则，边缘可呈小锯齿状，肠腔狭窄等。典型的病变是回肠末端肠腔狭窄，管壁僵硬，黏膜皱襞消失，呈边缘不整齐的细条状阴影，称线样征(string sign),对诊断该病有价值。部分患者有瘘管和肠梗阻的X线征,病变呈节段性分布。

(四)纤维结肠镜检查

直肠乙状结肠黏膜正常,回肠末端、回盲部可有黏膜水肿、充血、卵石样隆起,有圆形、线状溃疡和肠腔狭窄,假息肉形成,病变肠段之间黏膜正常。结肠镜检查直视下观察病变,对该病的早期识别、病变特征的判断、病变范围及严重程度的估计较为准确,并且可取活检。X线与结肠镜检查的相互配合,有助于提高Crohn病的诊断水平。

五、诊断和鉴别诊断

(一)诊断

凡青壮年患者有慢性右下腹痛或脐周痛、腹泻、发热、右下腹压痛或肿块等要考虑该病的可能。1978年,全国消化系统学术会决定诊断依据如下:

(1)非连续性的区域性病变。

(2)卵石样表现或纵行溃疡。

(3)全层性炎症病变(增厚或狭窄)。

(4)类肉瘤样非干酪性肉芽肿。

(5)裂沟或瘘孔。

(6)肛门病变(难治性溃疡):非定型的瘘管或肛裂。

依据世界卫生组织(WHO)推荐的诊断要点,在排除肠结核、阿米巴痢疾、耶尔森菌感染等慢性肠道感染,肠道淋巴瘤,憩室炎,缺血性肠炎及白塞病等疾病的基础上,可按下列标准诊断Crohn病。

WHO的诊断标准是:①非连续性或区域性肠道病变;②肠黏膜呈铺路卵石样表现或有纵行溃疡;③全层性炎性肠道病变,伴有肿块或狭窄;④结节病样非干酪性肉芽肿;⑤裂沟或瘘管;⑥肛门病变,有难治性溃疡、肛瘘或肛裂。

具有WHO诊断要点①②③者为疑诊,再加上④⑤⑥项中任何一项可确诊。有第④项者,只要加上①②③项中任何两项亦可确诊。

(二)鉴别诊断

1. 急性阑尾炎　多有转移性右下腹痛病史,但少有腹泻,右下腹麦氏点压痛,血中白细胞计数升高较显著。

2. 肠结核　绝大多数继发于肠外结核,回盲肠大多同时受累,少有瘘管形成,无节段性分布。抗结核治疗有效,结核菌素试验对患者鉴别有帮助。

3. 急性出血坏死性小肠炎　该病呈节段分布,表现与Crohn病极为相似。但该病多见于青少年或儿童,有地区性与季节性,发病前有暴饮暴食史,腹痛以左中上腹为主,便血多见,呈血水样变或暗红色糊状粪便,具有大便腥臭、中毒症状明显、病程短、复发少的特点。

此外,还应与小肠淋巴瘤、结肠癌、阿米巴痢疾相鉴别。

六、治疗

原则上对急性期无并发症患者采用内科治疗,亚急性、慢性患者也要先采取内科治疗,如果无效可采取外科手术治疗。目前手术治疗效果不十分满意,复发率较高。

(一)非手术疗法

内科治疗主要是改善全身营养状况,增强抵抗力,以及药物治疗。

1. 全身治疗　充分休息,加强营养,高热量、高蛋白、高维生素、少渣饮食,必要时输血、血浆或白蛋白,以矫正贫血和低蛋白血症。

2. 药物治疗

(1)对氨基水杨酸制剂,偶氮磺胺吡啶适用于病变局限在结肠的轻、中度患者。

(2)糖皮质激素,在急性期有缓解症状的作用,但可能引起出血、穿孔等并发症。不宜长时间大剂量应用。

(3)免疫抑制剂,如硫唑嘌呤1.5~2.5mg/(kg·d),每日1次,3~6个月后症状开始改善,1年左右疗效最好,维持用药可至3年或3年以上。适用于对激素治疗无效或对激素依赖的患者。甲酰偶氮磺胺吡啶,对增生的结缔组织有特殊亲和力和一定疗效,可与肾上腺皮质激素联合使用。

(4)抗菌药物:适用于有继发感染或病变活动者。可选用硝基咪唑类(如甲硝唑)、喹诺酮类(如环比沙星),或其他抗生素类,但对病变本身无作用。

(5)对症治疗:减轻腹痛、肠痉挛、腹泻等症状。

约30%患者在内科的综合治疗下,症状基本消失。

(二)中医论治

该病属中医学的"泄泻"、"腹痛"、"积聚"、"便血"范畴,可依据四诊八纲、脏腑辨证综合分析,依法判断,进行治疗。

1. 脾虚湿阻

【主证】大便溏泄,完谷不化,饮食不振,面色萎黄,形体消瘦,神疲乏力,腹痛喜暖、喜按,舌质淡,苔白,脉滑细。

【治则】健脾益气,化湿止泻。

【方药】参苓白术散加减。

2. 肝郁脾虚

【主证】脐周或右下腹胀痛,痛则欲便,便后痛减,大便稀溏,胸胁胀闷,嗳气食少,抑郁或情绪紧张时易发生腹痛,腹泻,肠鸣,舌淡红,苔薄,脉弦。

【治则】疏肝理气,健脾化湿。

【方药】痛泻要方加减。

3. 脾肾阳虚

【主证】病程迁延日久,反复泄泻,黎明腹痛,肠鸣即泻,泻后痛减,形寒肢冷,腰膝酸软,舌质淡,脉沉涩。

【治则】温肾健脾,化湿止泻。

【方药】四神丸加味。

4. 气滞血瘀

【主证】腹部积块,固定不移,腹部胀痛或刺痛,大便溏泄,胃纳不佳,形体消瘦,神疲乏力,舌质紫黯或有瘀斑,脉细涩。

【治则】理气活血,通络消积。

【方药】膈下逐瘀汤加减。

(三)手术疗法

1. 手术治疗的适应证

(1)肠梗阻。

(2)性穿孔或大出血。

(3)慢性肠穿孔后形成的腹腔脓肿。

(4)肠内瘘或肠外瘘。

(5)不能除外癌肿、结核等。

2. 手术的具体方案

(1)急性期误诊为阑尾炎手术时,发现Crohn病,如无梗阻、穿孔等并发症,不宜切除病变肠段及阑尾,阑尾切除后有形成肠瘘的可能。

(2)慢性期并发肠梗阻,行肠段切除、肠端端吻合,切除病变范围包括近远侧肉眼观正常肠管3cm,作端端肠吻合。

(3)多发性病变的切除应注意保留足够的正常肠管,如病变集中,剩余的小肠有足够的长度,可以一同切除,否则分段切除。

(4)病变部位有脓肿存在,宜在短路手术后另做切口引流。

七、预防及预后

由于病因尚不清楚,目前缺乏具体预防方法。注意饮食卫生,预防肠道感染,对该病有帮助。

急性坏死性肠炎

急性坏死性肠炎(acute necrotizing enteritis),是以小肠急性广泛性出血性、坏死性炎症为特征的消化系统急症,又称急性出血性坏死性肠炎、急性坏死性小肠结肠炎或节段性肠炎。该病是以突发性腹痛、便血、发热、呕吐、腹胀等为特点的急腹症,由于起病急骤、病势凶险、病变迅速,伴有中毒症状、休克、肠穿孔、腹膜炎、肠麻痹等症,故死亡率较高。急性坏死性肠炎好发于儿童、青少年,男女之比为3∶1。一般多发生于夏秋季节。该病属于中医学"脏毒"、"肠风"、"血证"等范畴。多因饮食不节,饥饱无度,复感时邪,灼伤肠络,发为该病。

一、病因

(一)中医病因

该病多因饮食不节,饥饱无度,寒热混杂,复感受暑湿热毒,蕴结于肠腑,以致胃肠气血阻滞,传化失司,气滞不通则腹痛阵作,清浊不分则肠鸣泄泻。毒邪灼伤肠络,导致血溢肠道,胃肠功能紊乱而发为该病。

(二)西医病因

该病病因目前尚不十分清楚,可与下列因素

有关。

1. 细菌感染　肠道细菌感染,特别是C型产气荚膜杆菌感染为主要致病原因。发病前均有进食生冷不洁饮食史,同时与平素卫生习惯不良、感染肠蛔虫也有关系。

2. 变态反应　该病发展迅速,肠道出现广泛坏死、水肿、出血,组织内嗜酸粒细胞浸润,血管壁内胶原纤维呈纤维素样改变,是典型的变态反应性病变。机体对细菌及毒素的变态反应与该病的发生有密切关系。

3. 患儿胰蛋白酶活性降低　C型产气荚膜杆菌产生的B毒素可被肠内胰蛋白酶水解而失去致病作用。长期蛋白质营养不良和(或)经常食用甘薯、玉米等含丰富胰蛋白酶抑制物的食物,均可使肠内胰蛋白酶活性显著降低而使患儿易于发病,这可解释为什么该病在农村贫困地区发病较高。

二、病机病理

(一)中医病机

该病多发生在夏秋季节,正值暑湿当令,因饮食不节,进食生冷、发霉不洁之物,复感时邪则易发生该病。食滞内阻,湿热毒邪蕴结肠腑,阻塞中焦气机运行,致气滞血瘀,不通则痛,故见腹胀腹痛;中焦气机壅塞,浊邪不降,上逆则吐,脾失健运,热邪下迫肠道,则为腹泻,其味恶臭,热毒炽盛,灼伤络脉,血溢肠道则呕血、便血,若失血量大,气血大伤,气随血脱,则出现昏迷;毒热炽盛,热深厥深则有高热、谵语等证。耗气伤阴,可致亡阴亡阳,甚则阴阳离决等危重证。

(二)西医病理

病变部位主要是回肠和空肠,甚至整个小肠,偶有发生在结肠或胃。肠管呈单一或多发节段性,病变与正常肠管之间分界明显。病变肠管常呈节段性肠壁充血、水肿、出血、坏死和溃疡形成。肠壁增厚并轻度扩张,肠系膜水肿,淋巴结肿大。肠腔内有暗红色的血性液和坏死物质。腹腔内有混浊或血性渗出。镜下所见早期为黏膜出血和溃疡,黏膜下层水肿、出血,小血管胶原纤维肿胀和大量淋巴细胞、浆细胞、单核细胞、嗜酸粒细胞和中性粒细胞浸润,后期坏死区域内有小脓肿形成。病理变化自黏膜下层开始,继之累及浆肌层,越接近空肠近端病变越严重。

三、临床表现

(一)症状

起病急骤,主要症状为急性腹痛、发热、呕吐、腹泻和血便等。

1. 腹痛　多为阵发性绞痛,或持续性疼痛伴有阵发性加剧。多由脐周或上腹开始,以后局限于病变部位,约90%以上患者均有腹痛。

2. 腹泻和便血　发病后不久即出现呕吐、腹泻。大便初为水样,含黏液,后即变为血便。部分患儿无腹泻,腹痛1～2天后即开始便血,便血量不等,大量便血者均为暗红色,伴有腐败腥臭味,呈洗肉水或红果酱样。有些患儿于发病数小时后即出现血便。80%以上患者有血便,便血为诊断该病主要线索,常发生于腹痛当日或数日。腹部检查可有不同程度的腹胀、腹肌紧张和压痛,肠鸣音一般较弱。

3. 中毒症状　肠管明显坏死时,全身中毒症状、腹膜炎和肠梗阻症状加重,可出现发热、昏迷、谵妄、嗜睡、休克等症状。发热在38℃左右,中毒严重者体温可高达39～40℃以上或低于正常。婴幼儿症状多不典型,脱水、酸中毒症状明显,有些可先出现肠道外症状,如黄疸、咳喘、肝脾大及惊厥等。

由于肠壁各层病变程度不同,临床上可出现轻重不同的症状,表现为以下几种类型:

(1)腹泻便血型:以黏膜渗出性病变为主,腹软无压痛。

(2)肠梗阻型:肠管肌层受严重侵害而肿胀,肠管僵直,丧失蠕动,临床出现机械性肠梗阻症状。

(3)腹膜炎型:浆膜层有大量炎症细胞浸润与渗出,腹腔内有大量炎性渗液,或因坏死而为血性液。临床表现为腹膜炎症状。

(4)中毒休克型:此型患儿全身中毒症状较严重,早期即出现面色苍白、精神委靡、无力、四肢厥冷、脉搏细数,血压低甚至测不到。舌质红,稍带暗紫,舌苔黄腻,有时伴有少量血便、脱水及电解质失衡。

(二)实验室检查

1. 血常规检查　白细胞总数及中性粒细胞增高并有核左移、中毒颗粒等;血小板多降低,重症病例更明显。

2. 大便常规和隐血检查　可见大量红细胞,少量白细胞,隐血试验强阳性。

3. 大便培养　多数可分离出产气荚膜杆菌。

4. 凝血机制检查　凝血时间常延长,凝血酶原时间延长,血浆鱼精蛋白副凝试验多阳性,凝血因子有不同程度的减少。

5. 电解质检测　低血钠、低血钾、低氯及酸中毒等。

6. 腹腔穿刺液检查　血性和炎性渗液证明有肠坏死。

7. X线检查　腹部仰卧正位和立位,X线平片是确诊该病的主要方法。因该症有肠穿孔危险,故禁作钡餐和钡灌肠检查。腹平片卧位可见小肠扩张积气,肠间隙增宽,空肠黏膜皱襞粗糙,立位可见少数液平段,有时在肠段坏死的部位可见不规则的致密阴影团。气腹是肠管穿孔的X线特征。游离气体在前腹壁与充气肠管之间呈一倒置的三角形透亮影。

四、诊断和鉴别诊断

(一)诊断

急性坏死性肠炎的诊断依据如下:

(1)夏秋季发病率高,儿童、青少年发病率高。

(2)起病急骤,病前常有饮食不洁史,急性腹痛,开始多在脐周或上腹部,后局限病变部位。

(3)腹泻和便血,大便腥臭,次数增多,多为血便、稀便。

(4)中毒症状:严重者早期出现中毒性休克、麻痹性肠梗阻、弥漫性腹膜炎等。

(5)白细胞总数升高,常有中毒颗粒。

(二)鉴别诊断

1. 中毒性菌痢　由于急性坏死性肠炎中毒症状较重,又有腹泻,常误诊为中毒性菌痢,但后者起病更急,开始即发热,惊厥,神志不清,面色苍白,重者血压下降,数小时后即可出现脓血便、黏液多,次数频繁,有里急后重,大便培养可发现痢疾杆菌。

2. 绞窄性肠梗阻　该病腹痛剧烈,伴有呕吐、便血,可能出现休克,常有腹膜刺激症状。往往急性出血性肠炎便血较重,绞窄性肠梗阻以呕吐、腹胀较重,而便血不多。另外,绞窄性肠梗阻为完全性肠梗阻,X线立位平片见有高张力肠积气的液平面及结肠无气。

此外,急性出血性肠炎还需与节段性肠炎、肠阿米巴病等病症进行鉴别。

五、治疗

一般采用非手术疗法及对症处理。总的原则为加强全身支持疗法,纠正水、电解质紊乱,缓解中毒症状,抗休克治疗,应用广谱抗生素、甲硝唑等抗感染治疗,以及防治其他并发症。

(一)非手术疗法

1. 内科治疗　正确做出诊断后,早期应在严密的观察下采用药物治疗。

(1)全身综合治疗:禁食,胃肠减压,维持电解质平衡,防止酸碱平衡紊乱,适量补充血及血浆,以维持营养。

(2)抗生素的应用:控制肠内细菌感染,有利于减轻肠道损害,如应用卡那霉素、甲硝唑,可考虑1～2种以上,以静脉给药为宜。

(3)肾上腺皮质激素:可以减轻中毒症状,也可以抑制炎症反应,常于病情早期应用,时间不宜过长。常用药物有地塞米松、氢化可的松。

(4)对症治疗:给予止血药物如止血敏、维生素K、对羧基苄胺等。

(5)抗休克治疗:该病易发生休克,是死亡的主要原因,因此早期诊断与积极治疗休克是治疗该病的关键。如补液、补血或血浆代用品,血压仍不上升,可考虑使用升压药物。

(二)中医论治

根据患者的全身情况综合分析,辨证论治,从而得出具体的治疗方法。

1. 湿热瘀结

【主证】发热,便血,高热,谵语,突发腹痛,阵阵加剧，呕吐频发，偶吐蛔虫，果酱样便，下痢奇臭血便，舌质红，苔黄，脉洪数。

【治则】清热除湿，凉血解毒。

【方药】葛根芩连汤加减。

2. 气滞血瘀

【主证】腹痛，腹胀，阵发性发作、持续性加重，大便频泻，果酱样便，舌质红，苔黄，脉弦滑。

【治则】清热解毒，行气化瘀。

【方药】桃仁承气汤加味。

3. 气阴双亏

【主证】神志淡漠，乏力，烦躁不安，面色苍白，皮肤干燥，尿少，气粗短促，大便溏泄，高热口渴，舌质红，苔黄，脉细数无力。

【治则】益气养阴。

【方药】生脉散加味。

此时单纯依靠中药是不够的，还需全力施行综合治疗。

（三）手术疗法

1. 手术治疗适应证

(1)明显腹膜刺激症状，怀疑有肠坏死和穿孔。

(2)多次较大量肠道出血，不能自行停止。

(3)肠梗阻症状经非手术治疗不能缓解，反而加重。

(4)经内科积极治疗，全身中毒症状更为恶化，出现休克，临床上难以确诊，须剖腹探查。

2. 手术方法

(1)肠系膜根部封闭：手术中如发现病变肠段无坏死、穿孔或大量出血的情况，可用0.25%普鲁卡因溶液作肠系膜根部封闭。

(2)肠切除吻合术：对于已有肠坏死、穿孔或伴大量出血时，如病变局限，应作病变肠段切除吻合术。切除的范围应达到正常肠黏膜的部位。

(3)肠造口术：如患者全身情况较差或病变过于广泛无法全部切除，则病变严重部分可肠段切除并作肠造口术，以后再作二期吻合。

术后应行积极的药物及支持疗法。

六、预防及预后

该病预后较差，死亡率达25%～30%，应注意饮食卫生，调整饮食结构，积极防止该病的发生。

第四节　小肠肿瘤

小肠肿瘤的发病率较胃肠道其他部位，如胃、食管、大肠等为低，约占胃肠道肿瘤的2%，且大部分肿瘤为恶性。检查方法有一定限度，因此诊断比较困难，治疗上容易延误，值得高度重视。

中医根据症状、体征等临床表现，将此类疾病归于“气滞血瘀”、“癥瘕积聚”、“关格”、“脾胃不和”、“痰浊”等范畴。

一、病因

（一）中医病因

中医学《诸病源候论》说“积聚者，由阴阳不和，脏腑虚弱，受于风邪，搏于脏腑之气为也”。《医宗必读·积聚候》说“积之成者，正气不足，而后邪气踞之”。

小肠肿瘤与其他部位肿瘤一样，是全身性疾病，外因为六淫不正之气，内因为七情刺激，导致脏腑功能障碍，经络阻塞，气血运行障碍。痰浊内生，血瘀于小肠而形成癥瘕积聚，肠管痞结不通，通降失调而成关格。

（二）西医病因

发病原因尚不清楚，有人认为是胆酸经细菌作用分解为致癌物质，长期作用于肠壁而致小肠肿瘤发生。另一种看法是，在肠道慢性炎症的基础上，加上胆酸分解物的长期刺激而导致小肠肿瘤的发生。

二、病机病理

（一）中医病机

小肠肿瘤主要为正气不足，抗病能力弱，脾胃虚弱，饮食不节，加之暴怒喜悲思虑之气久不得解。日久气滞血瘀，痰血凝聚，日积月累，导致小肠肿瘤的发生。

(二)西医病理

小肠肿瘤有良性及恶性两类。其中约 1/4 为良性，3/4 为恶性。良性较常见的有腺瘤、平滑肌瘤、脂肪瘤、纤维瘤和血管瘤等，恶性的以恶性淋巴瘤、腺癌、类癌等比较多见。腺瘤、腺癌多见于十二指肠，其他则多见于空肠及回肠。

1. 小肠平滑肌瘤和平滑肌肉瘤　良性肿瘤中小肠平滑肌瘤是最多见的一种，常为单发，呈圆形或椭圆形，有时呈分叶状，直径小的不到 1cm，大的可达 10cm 以上。可分腔内、壁间、腔外 3 型，有时向腔内外突出成哑铃型，一般质地坚韧，有时可发生变性或囊性变。较大的肿瘤可出现中心缺血、坏死引起溃疡、穿孔、出血。约 15％的病例可发生恶变。

小肠平滑肌肉瘤发病率略低于恶性淋巴瘤及小肠癌，占第三位。平均年龄 50 岁，男性多于女性。平滑肌肉瘤起源于小肠壁肌肉层，主要向肠壁外生长形成较大的肿块，常伴有中心坏死，而引起肠壁溃疡、出血或穿孔。穿孔部位以回肠为多，其次为空肠、十二指肠。转移部位为肝、腹膜及淋巴结。

早期症状不明显，常见症状主要为腹痛，多为隐痛、胀痛，形成梗阻后为绞痛。穿孔后为剧烈腹痛。其次为黑便或血便。可伴有消瘦，食欲不振，近 3/4 患者可触及包块，一般中等硬。大便隐血阳性。X 线检查，钡餐造影不易发现肿瘤。

2. 淋巴瘤　小肠恶性淋巴瘤占小肠肿瘤的 59.7％，其中淋巴肉瘤为最多，年龄以 20～40 岁居多，男性多于女性。小肠恶性淋巴瘤发生于黏膜下淋巴滤泡中，病变可为单发或多发，回肠发生率最高。小肠恶性淋巴瘤肉眼形态可分 5 种：息肉型、溃疡型、浸润型、动脉瘤型、缩窄型。病理学分型，一般为淋巴细胞型、混合细胞型、网织细胞型和霍奇金型。小肠恶性淋巴瘤比小肠癌病程短，发病至入院平均 3～6 个月，初发症状以腹痛常见，多为隐痛，并发肠梗阻引起绞痛，其次为消瘦，恶心、呕吐、贫血、发热、食欲减退。临床诊断较为困难，如不明原因的腹痛，体重下降，腹部包块是诊断该病的重要依据。X 线钡餐造影可协助诊断，肠管变形，狭窄，肠动力减弱。

3. 小肠腺癌　发病部位以十二指肠为多，其次为空肠、回肠，发病年龄为 50 岁左右。临床分肿块型和缩窄型。易发生淋巴结转移，也可转移至肝、胰、结肠、盆腔。随肿瘤增大可出现腹痛、消瘦、呕吐、贫血，20％患者可发生消化道出血、穿孔、梗阻。

临床诊断主要根据是贫血、腹部压痛、腹部包块、大便隐血阳性，并借助 X 线钡餐检查和纤维十二指肠镜检查。

三、临床表现

小肠肿瘤多发于中年，1/5 病例无症状。其主要临床表现如下：

1. 腹痛　腹痛是最常见的症状，可为隐痛、胀痛乃至剧烈绞痛。并发肠梗阻可出现剧烈腹部绞痛。肿瘤牵拉、肠蠕动紊乱、瘤体中心坏死可致感染、溃疡、穿孔、出血而引起腹痛。

2. 肠梗阻　约 1/3 病例并发梗阻，其中多数为慢性复发性肠套叠，少数为肠扭转或肠腔狭窄所致。表现为复发性绞痛、呕吐、腹胀、腹部包块、肠鸣音亢进。

3. 消化道出血　约 1/4 病例有消化道出血表现，少数呕吐血性物或咖啡色液，有时持续少量出血致慢性贫血；有间断性血便、柏油便。大便隐血试验阳性。

4. 腹部包块　约占 30％的病例，检查时可扪及腹部肿物。一部分病例以腹部肿物为主诉，多见于平滑肌瘤、纤维瘤、神经纤维瘤等。良性肿瘤表面光滑，一般不伴有压痛，活动度大且不固定。恶性肿瘤质地较硬，活动度小，约 1/3 病例肿瘤较为固定。

5. 肠穿孔　多见于小肠恶性肿瘤。肿瘤坏死破溃导致肠穿孔。急性穿孔导致腹膜炎，慢性穿孔则形成肠瘘。

6. 类癌综合征　类癌大多无症状，小部分患者出现类癌综合征。由于类癌细胞产生 5-羟色胺和血管舒张素的激活物质缓激肽所引起。主要表现为阵发性面部、颈部和躯体上部皮肤潮红，腹泻，哮喘和因纤维组织增生而发生心脏瓣膜病。常因饮酒、情绪激动或肿瘤受到按压而激发。

四、诊断

小肠肿瘤的诊断主要依靠临床表现及X线钡餐检查。成人有复发性肠套叠病史，活动性肿物与其他脏器无关，复发性柏油便，大便隐血持续阳性，如伴有腹痛、消瘦、食欲不振、呕吐、腹泻，应考虑小肠肿瘤的可能。X线钡餐可出现黏膜紊乱，多发性小肠充盈缺损，肠壁僵硬。近年来应用纤维十二指肠镜、纤维小肠镜、胶囊内镜、十二指肠低张造影及选择性动脉造影等检查方法对小肠肿瘤的诊断均有一定帮助。对于怀疑类癌的患者，测定患者尿中5-羟色胺的降解物5-羟吲哚乙酸(5-HIAA)，有助于确定肿瘤的性质。必要时剖腹探查才能最后确诊。

五、治疗

(一)非手术疗法

临床上广泛应用中西医结合治疗小肠肿瘤，中医采用攻、消、补三法，其中以补为主。健脾益肾，理气和胃，以保证手术、化疗、放疗的进行。在治疗中常出现两大副反应，一是白细胞数下降；二是纳差、恶心、呕吐。中医针对此证辨证用药，保证治疗如期完成。

小肠癌选用氟尿嘧啶、丝裂霉素、长春新碱等药。平滑肌肉瘤试用三嗪咪唑胺、更生霉素治疗。恶性淋巴瘤可选用氮芥、环磷酰胺、长春新碱等，淋巴瘤对放疗较敏感。

目前升白细胞的惠尔血，治疗呕吐的枢复宁被临床广泛采用，疗效卓越，但价格昂贵。

(二)中医论治

中医认为小肠肿瘤与其他肿瘤一样，多属本虚标实，治疗原则为急则治其标，缓则治其本或标本同治。概括起来治疗有二：一是祛邪，选用攻坚破积，活血化瘀，软坚散结，以毒攻毒等；二是扶正，应用补益药物，扶助正气，以利扶正祛邪，调理脏腑，提高生存质量，延长带癌生存期。

1. 活血化瘀法　腹部肿物，痛有定处，舌有瘀斑，脉弦涩，宜活血化瘀。

2. 清热解毒法　发热，心烦，口渴，尿赤，便秘，苔黄，质红，脉数，宜清热解毒。

3. 化痰散结法　癥瘕积聚，坚硬难化，苔白腻、脉滑，宜化痰散结。

4. 舒肝止痛法　胁痛，郁闷不舒，苔薄白，脉弦，治宜舒肝理气。

维护正气是治疗肿瘤的一大法则，使脾胃生化之源不竭，营养充沛，才能耐受毒邪的伤害，延长生存期，减轻或解除化疗、放疗的毒副反应。中西医结合治疗可发挥各自的优势。

(三)手术治疗

良性肿瘤为防止恶变及并发症发生，可手术治疗。

恶性小肠肿瘤病变局限，应行根治术，清除淋巴结，肿瘤边缘离断不少于10～15cm。如远处已有转移，应争取对原发病变行姑息切除。如肿瘤固定不能切除，应行短路手术，以解决肠梗阻。

六、预防及预后

小肠肿瘤的早期诊断有一定的困难，故预后较差。恶性淋巴瘤对治疗较为敏感，故5年生存率较小肠癌及平滑肌肉瘤为高。平滑肌肉瘤发生转移较晚，有的患者可带瘤生存数年。

为提高生存率，解决早诊断、早治疗是获得良好预后的关键。

第五节　小肠瘘

因各种病因所形成的胃肠道内两段肠管之间、肠管与其他器官之间或一段肠管与体表之间的病理性通道称为肠瘘。临床上又根据其是否开口于体表而分为外瘘和内瘘。本节主要讨论发生在小肠的外瘘。小肠瘘发生后，由于水、电解质和酸碱平衡紊乱及营养的大量丢失，以及感染、出血，常在临床上造成一系列病理生理紊乱及严重的并发症，治疗上难度较大、死亡率也较高，必须认真对待。中医认为应中西医合治急性肠瘘，以健脾托里生肌为法。如肠瘘日久不愈，可致脱证。阴脱者，可静滴生脉注射液益气养阴；阳脱者，静滴参附汤回阳救逆。

一、病因

(一)中医病因

肠瘘也属刀伤、战伤、手术所致的肠液外溢，源于火毒、气滞血瘀、经络阻隔、血瘀化热、热腐成脓、破溃成瘘、气阴两伤。

(二)西医病因

1. 非创伤性　炎症、肠绞窄所致穿孔，肿瘤破溃穿孔致小肠瘘。小肠瘘形成前有腹膜炎及脓肿过程，穿破或切开后成小肠瘘。

2. 创伤性　外伤、火器伤、刀伤致开放性损伤是主要原因。手术是最常见的原因，偶有放射损伤所致。

二、病机病理

(一)中医病机

该病属中医的“疮疡”、“瘀证”、“瘘管”等范畴，多致气阴两伤，重者阴脱，阳脱。毒热内蕴，日久成脓，破溃成瘘，痰热内结，气滞血瘀，瘀久化热，热腐成脓，脓溃成瘘，正虚邪实，日久亡阴亡阳。

(二)西医病理

1. 分型

(1)小肠外瘘：按肠道持续性存在与否分类，可分成侧瘘和端瘘。前者仅部分肠管壁缺损成瘘而仍保持肠道的连续性；后者则连续性完全中断，其近侧端与体表相通，故又称完全瘘。

(2)根据外瘘局部瘘口的形态，又可分成管状瘘和唇状瘘。前者是指在肠壁瘘口与腹壁瘘口之间有瘘管形成；后者是指肠壁直接与皮肤粘连成瘘，瘘口处肠黏膜上皮与皮肤愈着并外翻成唇状。一般来说，管状瘘比唇状瘘非手术治疗有一定的治愈率，但仍有多数需手术治疗。

(3)按瘘口离 Treitz 韧带的距离，可分高位瘘和低位瘘。位于该韧带 100cm 近侧者称为高位小肠瘘，以远者称为低位小肠瘘。前者病理生理改变较严重，处理比较困难，预后也较差。

(4)按每日排出瘘口液体量的多少，可分为高流量瘘和低流量瘘。若每日排出消化液量超过 500ml 者，称为高流量瘘。少者为低流量瘘。

总之，高位的高流量瘘，早期即出现明显液体丢失，营养吸收障碍明显，皮肤腐蚀糜烂和炎症反应剧烈，临床症状明显，对患者危害较大。高位瘘较低位瘘死亡率高。

2. 病理过程　小肠瘘的病理过程大致可分为 4 期：腹膜炎期、局限性腹内脓肿期、瘘管形成期和瘘管闭合期。

3. 病理生理紊乱　主要有 4 种。

(1)消化液丢失，引起水、电解质丧失及酸碱平衡紊乱：正常情况下，每天通过小肠的消化液有 8000ml，其中含有各种电解质、消化酶及蛋白质等营养物质。肠瘘发生后，消化液过早地经瘘口排出体外，引起脱水和电解质丧失，而且还可由于大量碱性肠液的排出造成代谢性酸中毒等酸碱平衡紊乱、循环量锐减、肾功能障碍、氮质血症，最终发生周围血循环及肾衰竭等严重合并症，导致低血容量性休克，甚至危及生命。

(2)营养不良：随着消化液的不断排出，不仅因其中营养物质的丢失引起营养不良，还因为消化液不足出现肠道消化吸收功能障碍而加重营养不良。患者日见消瘦、体重减轻、器官萎缩。若肠瘘长期不愈合，又得不到营养支持治疗，患者可因过度消耗而出现恶病质，最终引起死亡。

(3)消化酶的腐蚀作用：肠液外溢，其中含有大量消化酶而对周围组织及皮肤具有很强的消化腐蚀作用，引起瘘管周围组织和皮肤出现糜烂并继发不同程度的炎症。也可因消化酶腐蚀至血管而引起瘘口周围、腹内或消化道出血等严重并发症。

(4)局部及全身性感染：消化道内的细菌污染可引起不同程度的局部及全身性感染，如腹膜炎、腹腔脓肿或腹壁深部感染等。感染不断加重，可引起脓毒症等严重并发症。

三、临床表现

有肠液、气体及食物从创口排出，或从创面直接观察到破裂的肠管。外翻的肠黏膜是肠瘘的主要表现。深部瘘口较小的小肠瘘，表现为感染性窦道，有少量肠液、气体排出。

上段空肠瘘与十二指肠瘘表现相似。肠液为稀蛋花样液体，含大量胆汁、胰液，腐蚀性极强，引起皮肤的糜烂和组织的腐蚀，甚至出现感染。食物可从瘘口排出，体液丢失量大，脱水、酸中毒、低血钾、营养不良、肾功能障碍等均可出现。瘘口位置越高、瘘口越大或瘘口远端有梗阻者，流出的消化液越多，症状越严重。下段空肠流出的肠液胆汁含量减少，在临床上症状均较上段小肠瘘为轻。回肠流出的肠液较稠，对皮肤的刺激性较小，食物基本消化，水、电解质丧失和酸碱平衡紊乱较轻。

四、诊断

有腹部手术、腹部创伤、腹腔内感染、炎性肠病、肿瘤等病史。腹部切口、创口或引流口有肠液、粪便和气体溢出，观察有肠黏膜外露，肠瘘诊断可以确立。但应进一步了解瘘的部位，肠道的连续性，瘘远端肠曲有无梗阻，肠瘘附近肠曲的情况，有无未引流的脓肿。可行下述检查：

1. 口服炭剂或亚甲蓝　观察有无染料从瘘口排出，并根据排出的时间推测瘘的部位高低，排出染料数量的多少也可作为推测瘘口大小的一个因素。

2. 瘘管造影　有助于明确瘘的部位，瘘的大小，瘘管与脓肿的范围。一般在瘘发生3～5天，可行造影。一般用水溶性造影剂，如泛影葡胺、12.5%碘化钠或碘油等，刺激性小，显影清楚。

3. 胃肠道钡剂检查　可行钡餐或钡剂灌肠检查，重点观察瘘远端肠曲有无梗阻及瘘附近肠曲的情况。

4. B超和腹部摄片检查　观察有无腹腔或膈下脓肿或膈下游离气体，有阳性发现应予以引流。即使无阳性结果仍不能除外，可做腹腔穿刺以证实临床诊断。

5. 瘘管组织活检　有无特异性感染或肿瘤，从而明确肠瘘形成或不愈合的原因。

五、治疗

肠瘘的治疗包括非手术疗法和手术疗法。治疗时既要照顾到局部情况，也要照顾到全身情况，中西医并重，才能提高治愈率，降低死亡率。

（一）非手术疗法

1. 肠瘘的局部处理　肠瘘的局部应保持引流通畅。治疗的顺序是先“吸”后“堵”，必要时再补。

（1）吸法：瘘口处于“由小变大”的过程中，应用吸引的方法，及时除去肠液的腐蚀作用，使感染迅速消退，用双套管负压吸引，并加用液体冲洗瘘的部位，稀释中和肠液。在手术引流脓腔时，正确放置引流及冲洗管十分重要。注意事项如下：

1）引流管内径适当大，以保证通畅的引流，日后可逐步更换细的。

2）引流管的顶端尽可能放置在肠壁内口的附近，如发现瘘口，则应将引流管的顶端放置在肠液流出的最高处。

3）引流管腹壁的出口尽可能接近肠壁的内口，以便日久形成短而直达内口的瘘管。脓腔的引流另用引流管放置在脓腔的最低位。

4）引流管避免直接压迫肠袢及其他脏器，以免发生损伤、新的肠瘘及瘢痕，减少日后肠梗阻的形成。

5）冲洗管及引流管之间应有一定距离。既可起到维持引流通畅的作用，又可达到中和、稀释肠液的作用。

6）瘘管已经形成，无腹腔感染问题，引流管可直接放在瘘管内。

7）瘘口周围皮肤可外涂复方氧化锌软膏，以保护皮肤，减轻漏出的消化液对瘘口周围皮肤的腐蚀作用及继发感染，减轻疼痛等。

经上述处理，肠液显著减少，患者感到舒适，瘘口逐渐从大到小。如局部有胀感，体温升高，应更换引流管，继续吸引。如大部分肠内容进入瘘远端肠内，由肛门排便、排气，即可进食，不影响肠瘘愈合。开始进食后可辅以中药，健脾托里、生肌，可加速体质恢复、瘘管愈合。

（2）堵法：用机械的方法将瘘管堵住，使肠液不能外溢，便于进食、进中药。营养情况显著改善后，愈合力增强，部分肠瘘可自然封闭愈合。适合在瘘管形成期，感染已有所控制，患者体质相对较好，瘘管已形成及引流通畅。

堵分两类：

1)外堵：适宜瘘口 1cm 以内的管状瘘。使用医用生物蛋白胶注入瘘管内填塞、粘合。如瘘管仍难愈合，可外用化腐生肌的中药，如京红膏、珍珠膏。

2)内堵：用乳胶片或乳胶管，从肠腔内堵瘘口的方法。适合于唇状瘘及瘘口大的管状瘘，对可能引起的瘘口扩大、感染加重、胶片嵌顿、黏膜损伤，应严密观察、及时处理。

2. 全身治疗　总的原则是积极控制感染，充分引流脓肿，采取呼吸支持和循环监护，维持水、电解质及酸碱平衡，积极提高机体的营养状况。应根据血气分析、化验检查，随时调整治疗方案。

(1)胃肠道补充营养的方法

【口服法】肠瘘患者进食量及漏出量的关系是一个“少吃多漏，多吃多漏，多吃少漏”的发展过程，这一过程的长短与肠瘘位置的高低、瘘口的大小有关。位置越高，瘘口越大，需要的时间越长。肠瘘患者口服营养的处理也应该按照这一变化加以调整，原则上是“多漏少吃，少漏多吃”。由于肠瘘发生后，大量消化液丢失导致吸收不良，此时若仍照常经口进食不但不能保持营养，反而因进食刺激引起消化液分泌增加而加重消化液丢失，加重营养不良。此外，大量消化酶因食物刺激而分泌增加，引起腐蚀组织等的危害，也不利于瘘的闭合。因此，在肠瘘形成后的初期漏出液很多时，原则上应中断经口进食，也可使用生长抑素减少消化液的分泌。

【管饲法】一般认为如病情平稳，漏出量不大的肠瘘也可采用管饲的方法。小肠瘘中的高位瘘，如十二指肠瘘应从瘘口插入饲管至空肠或从空肠造口插管。注入有营养的管饲饮食，如有腹泻应调整食物品种及黏稠度；对于低位瘘则可以利用瘘以上的肠管吸收营养，经鼻放入硅胶管持续滴入“要素饮食”，即不需消化的高浓度葡萄糖、氨基酸（或水解蛋白）、电解质、维生素等。

(2)静脉补充营养的方法有 2 种。

【周围静脉输入】输入 5%～10%的葡萄糖、电解质、水解蛋白或氨基酸、血液、血浆、维生素等，可补充一定的营养，但难以满足肠瘘患者的需要。

【中心静脉供给高价营养】基本上解决了从周围静脉补充营养的不足和困难。方法是从锁骨下静脉插入细硅胶管至上腔静脉，输入高价营养素，纠正负氮平衡，促进肠瘘的愈合。适宜用于高位、高流量肠瘘的初期，不能代替胃肠道营养的方法。应用时严格注意血气胸、菌血症等并发症的发生。

(二)中医论治

中医学中无小肠瘘这一专用病名，此病属于“疮疡”、“瘘”、“瘀证”等范畴。致病原因多由于正气不足、邪实过盛，毒热之邪乘虚而入，其发病及演变是正邪相互斗争的过程。临床表现不尽一致，虚实夹杂，错综复杂，但总的原则是急则治标、有毒解毒、有瘀化瘀、不通则下；缓则治本、益气养血托里生肌。

中医治疗分消、托、补三法。

早期：正气未衰，邪气过盛，以消法为主，清热解毒为主要方法。

中期：以托为主，托毒外出。

晚期：正气已伤，以补为主，益气托里生肌。

根据全身及创面情况，仔细辨证，有时重用一法，有时二法或三法同用，多有侧重，灵活应用，对管状瘘有良好的治疗效果。

清热解毒的处方有五味消毒饮、薏苡败酱散，加赤芍、丹皮、元参、花粉化瘀，补托方剂有八珍汤、十全大补、归脾汤、人参健脾、补中益气汤等。有时标本同治。如有脱证，阴脱给参脉饮，阳脱给参附汤治之。

(三)手术疗法

1. 适应证　瘘的手术疗法也称为补法。适用于非手术治疗 2～3 个月仍不能自行愈合的肠瘘。此时，局部炎症已经控制，周围渗出粘连也逐渐吸收松解，便于手术操作。术前应行各种造影检查以明确病情，做好充分术前准备。瘘口过大、瘘管较短、与较大脓腔相邻、瘘的远端肠管有梗阻、合并复杂的内瘘等均需手术治疗。

2. 手术方式

(1)局部瘘管切除、肠壁楔形切除及肠壁缺损修补术：适合于瘘内口较小、瘘管较细的肠瘘。

(2)肠段部分切除、对端吻合术：适合于瘘口大的肠瘘，愈后良好，成功率高。

(3)肠瘘旷置、肠管短路端端吻合术：适合内口深、周围仍有感染的管状瘘，或瘘管周围肠袢粘连成团切除困难者。旷置的肠瘘及肠段可行二期手术。

第六节　短肠综合征

短肠综合征(short bowel syndrome)，是因小肠被广泛切除后，小肠吸收面积不足导致的消化、吸收功能不良的临床综合征。最常见的病因是肠扭转、肠系膜血管栓塞或血栓形成和 Crohn 病行肠切除术所致。广泛小肠切除可致短肠综合征，Preston 认为其广泛的定义是小肠切除超过 200cm。Jackson 认为小肠切除 2/3 以上。其主要的临床表现为早期的腹泻和后期的严重营养不良。

中医将此类疾病归于大病之后气血两亏、脾虚泄泻、心脾两虚、日久伤肾。中西医结合治疗有较好的疗效。

一、病因

(一)中医病因

广泛小肠切除导致脾胃虚弱，功能障碍，不能运化水谷精微，水谷停滞，清浊不分混杂而下，泄泻日久多属虚证。

(二)西医病因

肠系膜上动脉的血栓形成及栓塞、肠系膜静脉血栓形成、各种原因的绞窄性肠梗阻、节段性肠炎、小肠肿瘤、外伤、手术损伤等原因。

二、病机病理

(一)中医病机

脾主运化，主统血；胃主受纳，主腐熟。脾胃互为表里，共同完成消化、吸收、输布。手术致脾胃功能受损，因而呃逆、泄泻均可发生。由此而引起生化之源衰少，全身不得滋养，营养不良。脾气虚弱，气不摄血，血证由此而生，水湿停留为饮为肿。

(二)西医病理

1. 营养消化吸收障碍　小肠排空时间缩短，小肠内容不能充分消化吸收。体重迅速减轻。大便中钙丢失过多，导致负钙平衡，引起骨质疏松。另外，其他成分大量丢失，如水、钾、钠的丢失引起嗜睡；镁的缺乏可致癫痫样抽搐。

2. 产生症状的程度取决于

(1)肠切除量。

(2)切除肠的部位。

(3)患者的年龄和代谢状况。

(4)残留小肠的血循环状况，切除 50%～70% 功能可以代偿。

3. 切除肠段的部位不同，引起的变化不同　切除十二指肠引起贫血及骨质软化症；切除回肠远端中断胆盐的肝肠循环，阻碍脂肪吸收，胆盐刺激结肠引起脂痢、水样腹泻，切除回盲部结肠内容反流可致肠炎、腹泻，加重吸收不良，引起叶酸、维生素吸收障碍，造成大细胞性贫血。

4. 小肠广泛切除后的代谢改变　运动变慢，体重减轻，代谢变慢，使蛋白质及热量的需要相对减少。

5. 残留小肠的代偿改变　表现为残留小肠黏膜高度增生，绒毛变长、肥大，肠陷凹加深，肠管增粗延长，使吸收面积及能力增加。食物的直接刺激可使小肠代偿性增生。代偿期需 1～2 年，有半数患者可望完全得到代偿，恢复饮食并能够维持正常营养。

三、临床表现

(一)症状

临床表现取决于营养障碍的程度及持续时间。

第一阶段：1～3 周，不同程度的水样腹泻，多数患者并不十分严重，少数患者每天排出水量可达 2.5～5.0L，可出现脱水、血容量下降、电解质紊乱及酸碱平衡失调。

第二阶段：1～3 个月，主要为失水、负氮平衡。表现为腹泻，脂肪痢，消瘦，浮肿，代谢、血压降低，肾上腺功能不足，贫血，低蛋白血症。

第三阶段：3 个月以后，腹泻次数逐渐减少，生命体征平稳，胃肠动力开始恢复，但消化吸收功能极差。若无特殊辅助营养支持措施，患者的营养不良症状加重。维生素 B_1 缺乏致末梢神经炎。由于胆盐吸收障碍，影响肠肝循环，胆汁中胆盐浓度下降，加之胆囊收缩素等胃肠激素分泌减少，使胆囊收缩变弱，易发生胆囊结石（比正常人高 3～4 倍）。钙、镁缺乏可使神经、肌肉兴奋性增强和手足搐搦。由于草酸盐在肠道吸收增加，尿中草酸盐过多而易形成泌尿系结石。钙及维生素 D 的吸收不良，可致骨质疏松，甚至病理性骨折。长期营养不良，可导致多器官功能衰竭。

（二）实验室检查

钠、钾、钙、镁、血浆蛋白、凝血酶原、胆固醇均降低，有核巨细胞性贫血。

四、治疗

由于对短肠综合征代谢变化的充分认识，以及日趋成熟的营养支持治疗和促代谢措施，该病的治疗效果较以往大有改善。

（一）非手术疗法

总的目的是保证术后有足够的营养，纠正水和电解质失衡。中西医结合治疗，度过急性期，尽早发挥其代偿功能。第一阶段重点纠正水、电解质、酸碱平衡紊乱。第二阶段重点调整饮食，保证营养供给。第三阶段仍以饮食调理为主。中药治疗在治疗始终均可应用。

1. 维持水、电解质及酸碱平衡　仔细记录水的 24 小时出入量，每日测定血清电解质，作为补充水及电解质的依据。静脉补充晶、胶体溶液及电解质。若有代谢性酸中毒，应补充 5%碳酸氢钠溶液。

2. 胃肠外营养　待患者生命体征稳定后，则应尽早开始肠外营养（PN）支持，以补充患者所需的营养物质，包括能量物质（葡萄糖、脂肪乳剂）、蛋白质合成的原料（复方氨基酸溶液）、各种电解质及维生素等。对短肠综合征尤为适合，可纠正负氮平衡，同时抑制胃肠道的分泌及蠕动，延缓排空时间，减少耗损。如果残留小肠仅为 0～30cm，其中相当多的患者最终难以代偿，以致单纯经口摄食无法维持正常的营养状态，必须长期依赖肠外营养的支持。这种长期肠外营养支持常可在患者家中实施，患者及其家属必须先接受培训，掌握无菌术及营养液配制技术。

3. 应用止泻剂　应用鸦片类止泻剂及抗胆碱类药物，减慢蠕动，延长肠吸收时间。

4. 饮食疗法　肠道功能恢复后尽早进食，少量多餐，进易消化、富含营养的饮食，有条件者给予要素饮食，术后分泌乳酶的上皮细胞数下降，故口服大量牛奶可加重腹泻。

5. 补充足够的维生素　特别是脂溶性维生素，同时补充钙和镁。

6. 间断应用抗生素　残余小肠内细菌繁殖，应间断应用有效抗生素。

7. 术后胃酸分泌亢盛，应用不含氢氧化镁的制酸剂，避免加重腹泻。回盲部切除常有胆酸吸收障碍，发生腹泻应用消胆胺、肾上腺皮质激素，可改善小肠对脂肪、脂溶性维生素的吸收，有制止腹泻的作用。

8. 特殊物质　有些特殊物质对小肠功能的代偿具有显著促进作用，如谷氨酰胺、短链脂肪酸、纤维素、生长激素及胰岛素样生长因子等，都已开始临床应用。几种物质的联合应用渴望使短肠综合征的代偿过长提早完成。

（二）中医论治

脾为后天之本，肾为先天之根，相互滋养，相互为用。脾虚化源衰少则五脏之精少而肾失所藏。临床表现多为虚证。中药对建立小肠功能，增强胃、大肠的代偿功能，改善短肠综合征有明显效果。常用方剂为四君子汤、人参健脾汤等，随证加入理气药或涩肠药。

1. 脾阳虚衰

【主证】面黄少华，肌肤瘦削，腹泻，四肢不温，少气懒言，舌质淡，苔白，脉濡弱。

【治则】温运中阳，补中益气。

【方药】理中汤加补中益气汤。

2. 脾肾阳虚

【主证】除脾虚之证外，还有腰膝酸软，五更泄泻，脉沉细。

【治则】健脾温肾。

【方药】附子理中、四神丸等加减。如有兼症随证加减用药。

(三)手术治疗

手术处理的目的在于延长小肠的排空时间，达到维持营养的目的。如中西医结合治疗无效，营养不能维持者适合手术治疗。

1. 小肠移植术　该方法被认为是治疗短肠综合征最彻底的方法，但移植术后严重的排斥反应至今尚难克服，故目前还无法广泛应用于临床。

2. 倒置肠管术　利用倒置肠管，产生逆蠕动，起到生理瓣膜作用，以延长小肠排空时间。

手术适应证：

1)切除小肠 2/3 以上或保留小肠不到 120cm。

2)小肠切除不到 2/3，但回盲部未保留者。

3)短肠综合征，保守治疗无效者。

3. 残留小肠环式吻合术　适于远端小肠广泛切除后。将保留空肠端与空肠本身作端侧吻合，形成肠袢圆，延长吸收时间。

4. 环形小肠吻合与肠倒置联合应用。

环形小肠吻合与肠倒置联合应用具有上述两种术式的优点。

短肠综合征有相当比例患者经采用中西医合治疗后，可恢复一定工作能力。手术应从严选择，肠管倒置术效果较为肯定，其他方法临床应用不多。

五、预防

尽量避免过多切除小肠，是预防短肠综合征发生的关键。

第七节　盲袢综合征

因腹腔手术或病变形成小肠盲袢，以致肠内容潴留，细菌过度繁殖，引起脂肪下痢、腹泻、维生素 B_{12} 缺乏等营养吸收障碍一系列综合征，称为盲袢综合征，为胃肠道手术的并发症。

一、病因

(一)中医病因

中医对此病无确切记载，但根据临床病证而言属“泄泻”、“下痢”。《临证指南医案》中说“泄泻，注下症也。经云：湿多或五泄：日飧、日溏、日骛、日濡、日滑，飧濡之完谷不化，湿兼风也；溏泄之肠垢污积，湿兼热也；骛溏之沉清溺白，湿兼寒也；濡泻之身重软弱，湿自胜也；滑泻之久下不能禁固，湿盛气脱也”。该病之腹泻、腹痛、血虚等表现，是因湿热下注肠道，使脾胃运化吸收功能失司，肠道吸收营养物质受阻，气血化生无源所致。

(二)西医病因

由于外科手术引起胃肠道解剖变异形成盲袢，如小肠端侧吻合术后，吻合侧方留下过长的盲袢，以致肠内容充盈，排空较差，引起小肠内细菌生长；小肠侧侧吻合术后，远端肠袢扩大潴留影响排空，细菌繁殖；小肠端端吻合术后，吻合口狭窄，近端肠袢扩张淤滞，可有如上结果；小肠倒置术，倒置肠管过长可引起部分梗阻；小肠环形吻合术，肠内容多次循环，可引起细菌繁殖；胃空肠吻合，幽门无梗阻，形成多次循环；胃大部切除术，毕氏Ⅱ法，十二指肠、输入袢空肠形成盲袢；术后或疾病所致胃结肠瘘、胃空肠结肠瘘，均可引起肠内细菌繁殖。

二、病机病理

(一)中医病机

中医对盲袢综合征的认识是虚实夹杂之症。手术损伤脾胃，运化失常，水谷不化精微，湿浊内生，混杂而下，发生泄泻。盲袢引起肠道壅塞，气血与湿热搏结于肠中，使肠道传导失司，脉络受伤，气机不畅，腑气不通，所以腹痛泻痢。

（二）西医病机

小肠的正常蠕动是控制肠腔内细菌数的主要机制。如小肠盲袢形成后，发生局部肠内容潴留或多次循环，原肠道清除细菌的机械作用减弱或消失，肠腔内细菌显著繁殖，多数菌种与结肠相似，其浓度可达到结肠内的细菌数量，这种小肠内细菌变化是产生盲袢综合征的主要病机。

肠腔内细菌过度增殖后，其主要变化有维生素 B_{12} 吸收不良、脂肪泻痢、腹泻、营养不良4个方面。

三、临床表现

形成盲袢的原因不同，临床症状不尽相同。临床表现为贫血，营养不良，腹泻和腹胀，厌食，消瘦。

细菌消耗维生素 B_{12}，可导致维生素 B_{12} 缺乏，引起巨红细胞性贫血；盲袢内溃疡形成、出血或有胃结肠瘘时，因慢性失血而同时有低色素小细胞性贫血；脂肪吸收不良而致脂痢，以致维生素K缺乏。骨质软化，甚至低钙而致手足搐搦。

肠侧侧吻合所致的盲袢综合征，主要症状有小肠部分梗阻的症状，又有排便次数增多，这种矛盾现象是盲袢综合征的典型症状。

营养不良是盲袢综合征的重要表现，患者常有低蛋白血症及营养不良性水肿。

患者可有水样腹泻，其原因可能是细菌使脂肪酸形成羟基脂肪酸，导致肠上皮损伤而影响水钠的吸收，并引起腹泻及肠黏膜糜烂出血，严重者发生穿孔或肠瘘。

四、诊断

胃肠道手术后，如发生腹泻、腹胀、腹痛、恶心、呕吐及营养不良、贫血等，可初步诊断此病。应追询下述问题：手术方式，是否行肠切除，吻合方式，有无盲袢形成，盲袢长度。

（一）X线检查

疑有盲袢综合征者，应做全消化道钡剂造影，对诊断有一定帮助。肠切除端侧吻合术，可见吻合口外侧有一长而大的盲袢。肠转流术后可见狭窄部位和侧侧吻合口之间的肠段扩张。必要时应做钡灌肠检查，以除外胃结肠或胃空肠结肠瘘。

（二）实验室检查

1. 加有内因子维生素 B_{12} 吸收试验　当肠内有明显细菌生长，维生素 B_{12} 的吸收即受妨碍，即使加有内因子，也不能改善维生素 B_{12} 的吸收。

2. 木糖耐受试验　部分患者有木糖吸收降低。

3. 小肠内细菌培养　可进行细菌定性、定量试验。

4. 空肠内游离胆盐测定　健康人空肠内有少量游离胆盐。由于细菌能分解胆盐，当肠内细菌显著繁殖时，结合胆盐即减少，游离胆盐浓度增高。有脂痢者，总胆盐浓度常减少。

5. 血清胆酸测定　可能由于胆盐在肠腔内经细菌分解后被再吸收，并迅速与血清蛋白结合，而致血循环中游离胆酸浓度增高，用抗生素治疗后，游离胆酸浓度可迅速下降。

6. 抗生素试验治疗　可试用抗生素5～7天，效果良好者，大便中脂肪测定和维生素 B_{12} 吸收可显著改善，肠道内细菌数也应减少。

7. 小肠黏膜活检　肠黏膜有不同程度的斑状病变，固有膜有淋巴细胞及浆细胞浸润，有时有嗜中性白细胞浸润，肠黏膜绒毛有轻度增生变钝。

五、治疗

凡诊断为腹部手术所致的盲袢综合征，均应予以手术治疗。但患者一般营养较差，因此术前应给予一定时间的中西医结合非手术疗法，以增加手术的安全性。

（一）非手术疗法

盲袢综合征如能积极治疗，严密观查，不断调整治疗方案，可以取得好的效果。

1. 维持水、电解质及酸碱平衡。

2. 少量多次输血。

3. 静脉高营养，补充各种维生素，尤其是脂溶性维生素，肌注维生素 B_{12}，在食物中补充中链脂肪酸。

4. 抗生素治疗非常重要。广谱抗生素连续1周。甲硝唑对厌氧菌有效。可根据药物敏感试验选用抗生素。

经过中西医结合治疗，做好手术的准备。

(二)中医辨证论治

1. 湿热下注

【主证】病变初期发热，腹痛，腹泻，里急后重，粪便挟有脓血，肛门灼热，小便短赤，舌质红，苔黄腻，脉滑数。

【治则】清热利湿。

【方药】葛根芩连汤(《伤寒论》)加减。

2. 脾胃虚弱

【主证】腹部隐痛，经久不愈，肠鸣腹泻，或粪便中夹有不消化食物，纳呆胸闷，疲乏无力，舌淡苔白，脉濡缓。

【治则】健脾和胃。

【方药】参苓白术散(《太平惠民和剂局方》)加减。

3. 气血两虚

【主证】腹部隐痛、绵绵不断，面色不华，少气乏力，消瘦，头晕目眩，心悸失眠多梦，舌质淡，苔白，脉细弱无力。

【治则】补气摄血。

【方药】八珍汤(《正体类要》)加减。

(三)手术疗法

根本目的在于去除盲袢综合征的原因，包括切除盲袢、修补内瘘，胃切除术后输入袢功能不全者可改用毕氏Ⅱ吻合。如果是因为治疗短肠综合征而做的小肠倒置术或环形吻合术的盲袢综合征采用手术或长期抗生素治疗，需慎重考虑。

(陈海龙)

第二十八章 阑尾疾病

第一节 解剖生理概要

一、胚胎学和解剖学

阑尾位于盲肠下端后内侧，约在回盲瓣下2.5cm，为一蚯蚓状突起之盲管。阑尾近端管腔与盲肠相通，其交界处有半月形的黏膜皱襞，称为Gerlach瓣。此瓣缺如或闭锁不全时，粪便可进入阑尾腔内。阑尾远端为盲端。阑尾起自盲肠顶端3条结肠带汇合处，手术时可沿盲肠结肠带向回肠寻找。一般长6～8cm，直径为0.6～0.8cm。

盲肠是大肠的上升起始部，回肠入盲肠部有黏膜皱襞形成的回盲瓣，盲肠在回盲瓣以下仍有一突出的盲袋，阑尾即开口在盲袋上。盲肠通常被腹膜完全覆盖，一般活动度不大，但也有形成系膜而活动度较大者，临床上称为“移动盲肠症”。盲肠主要起承上启下的传导作用，其功能紊乱或因炎症而影响其功能时，临床可出现“盲肠淤滞症”，属于结肠功能紊乱的一种。在盲肠袋中经常有粪渣存留，容易形成慢性炎症。炎症波及阑尾开口处时，可以造成阑尾开口的狭窄、梗阻。由此可见，盲肠的功能和阑尾炎有着一定的关系。盲肠在胎生时如果发生旋转异常，可形成异位，一般有腹中位、肝下位等，也有全内脏异位而盲肠位于左下腹者。阑尾也随着盲肠的改变而出现异位。异位阑尾发炎后，往往造成诊断上的困难。

阑尾系膜与末端回肠系膜相连，多呈三角形。系膜中有阑尾动脉、静脉、淋巴管及神经走行（图28-1）。

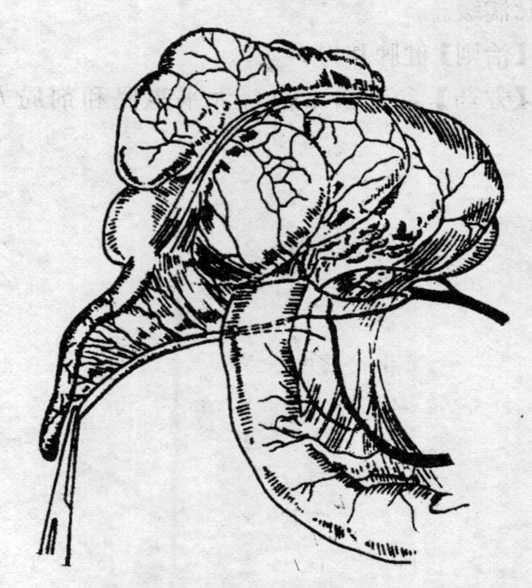

图 28-1 阑尾系膜的构成和阑尾血管的分布

三角形的阑尾系膜，在末段回肠的后面与回肠系膜合而为一，系膜中的阑尾动脉是回肠结肠动脉的一支，自回肠末端的后面行走，分出几条终末血管分布到阑尾

胚胎学上阑尾是盲肠一部分，阑尾的组织结构和结肠相似，有黏膜层、黏膜下层、肌肉层、浆膜层。黏膜上皮有杯状细胞，分泌黏液。肌层亦分纵肌与环形肌，纵肌平均分布在环形肌之外，且与盲肠的结肠带相连续。有时在阑尾的某一部分肌层仅有少许纤维，致黏膜突出形成憩室。阑尾一旦发炎，炎症易自憩室向腹腔扩散。

阑尾动脉由回结肠动脉分出，属终末血管，如出现梗死可导致血运障碍而发生阑尾坏死。约10%的人有阑尾副动脉，是盲肠后动脉的壁间支，经盲肠壁间抵达阑尾，走行于阑尾系膜缘。阑尾切除时若未结扎阑尾残端，而仅行单纯的荷包缝合，可致阑尾副动脉出血。

阑尾静脉回流至回结肠静脉，经肠系膜上静脉注入门静脉。化脓性阑尾炎时，细菌栓子可经门静脉入肝，引起门静脉炎与肝脓肿。

阑尾的淋巴组织极为丰富，黏膜下层含大量淋巴滤泡，壁内有丰富的淋巴网。过去一向认为阑尾仅在儿童期具有细胞免疫功能，至成人期此功能消失，因此切除阑尾对机体无不良影响。近年来证明阑尾除具备发育完好的淋巴器官形态特征外，尚具备体液免疫与细胞免疫功能。此外，阑尾所衍化的免疫球蛋白能对抗致癌的病毒，削弱其致癌作用。多数学者发现，阑尾切除后死于癌的患者明显多于其他疾患。淋巴滤泡高度增生可压迫阑尾腔导致梗阻。

阑尾的神经源于肠系膜上动脉周围的交感神经丛，进入脊髓第10胸节。

二、阑尾位置变异

阑尾是人体内惟一没有固定解剖位置的器官。胚胎期间属于中肠，在发育过程中随中肠的回转而逐渐下降到右髂窝。中肠回转不全时阑尾位置亦随之停止于腹腔的任何部位。此外，由于阑尾的长短与系膜的宽窄均不一致，阑尾即使位于右髂窝，其尖端亦可因指向不同方向而呈不同位置，如盲肠内位、盲肠下位、盲肠后位及盆腔位等多种位置。Wakeley统计盲肠后位所占比例最大（65.28%），阑尾在盲肠后位时因位于盲肠和升结肠后方，且常在腹膜外，手术时应仔细操作。阑尾在回肠后位时，因急性炎症刺激回肠可出现肠梗阻症状。盆腔位阑尾急性炎症需注意与右侧附件炎症鉴别。阑尾的位置除随盲肠的位置可以有所改变外，在盲肠位置正常时，由于阑尾尖端是游离的，可以有以下几种不同位置（图28-2）。

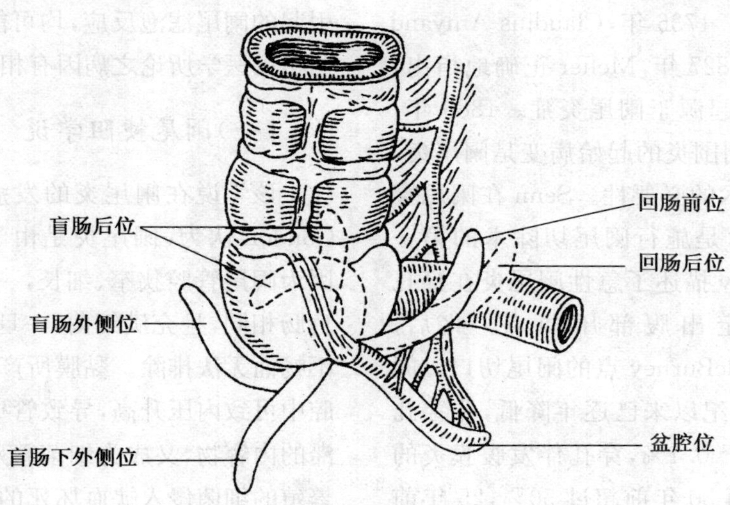

图28-2 各种阑尾解剖位置

1. 盲肠后位 阑尾在盲肠和升结肠的后方，少数还可以位于腹膜外腹后壁。

2. 盲肠侧位或下外侧位 阑尾位于盲肠和侧腹壁的沟中，尖端向上即为侧位，尖端向下则为下外侧位。

3. 回肠前位或回肠后位 阑尾尖端指向脾脏，但有的在回肠前面，有的在回肠后面。

4. 盆腔位 阑尾尖端伸向盆腔。

三、阑尾的功能

阑尾是人类的退化器官，基本上是没有功能的，所以切除它不会引起任何功能障碍；但也有人进行研究探讨，认为阑尾可能有以下功能：

1. 免疫功能 由于阑尾的黏膜下有丰富的淋巴滤泡，尤其在儿童和青年时期，犹如胸腺一样，为细胞免疫生成器官，因而在机体的免疫方面可能起一定作用。

2. 促进肠蠕动功能 有人认为，阑尾黏膜能分泌一种激素，进入血液后可促进肠管蠕动。在部分阑尾切除的患者中出现便秘，可能与此种激素的缺乏有关。

3. 水分吸收功能 这一功能虽很微小，但粪便进入阑尾后，水分被吸收，可形成粪石。粪石可堵塞阑尾腔，促进阑尾炎的发生。

第二节 急性阑尾炎

急性阑尾炎(acute appendicitis)是阑尾最常见疾病,也是外科急腹症中最常见的疾患(约占1/4),在一般医院中常占急腹症之首位,发病率为1∶1000左右(即每1000人中,每年约有1人罹患)。而据Moloney的统计,发病率为1∶700。阑尾炎可发生在任何年龄,大多为青少年,3岁以下者少见。30岁以下的患者约占70%,50岁以后的发病率逐渐下降,60岁以上的发病率仅3%。青春期以前,男女发病率相等,从青春期至25岁,男与女的发病率比例为2∶1～3∶1,25岁以后的男女发病率相等。16世纪时文献上始有记载,称为盲肠周围炎,认为炎症起源于盲肠。1736年,Claudius-Amyand行首例阑尾切除术。1827年,Melier正确地指出,右髂窝的化脓性包块起源于阑尾炎症。1886年,Fitg始确定所谓盲肠周围炎的起始病变是阑尾炎,并指出行阑尾炎切除术的必要性。Senn在阑尾穿孔前即做出正确诊断,是施行阑尾切除术的第一人。1889年,McBurney描述了急性阑尾炎在穿孔前的临床表现,并定出腹部压痛点。此后,McArthur设计了经McBurney点的阑尾切口。阑尾炎的死亡率自20世纪以来已逐年降低,非穿孔性阑尾炎的死亡率小于0.1%,穿孔伴发腹膜炎的死亡率在1%～5%,而50年前超过50%,25年前则超过25%。切口感染率近年来随着抗生素的合理应用与手术方法的改进也有明显降低。例如,阑尾穿孔的切口感染率10年前为40%～50%,现已降低至3%。

急性阑尾炎与种族、气候或地理条件无关,但与饮食有密切关系。据统计,在亚洲边远农村、中太平洋岛屿和非洲许多地区的土著居民中,阑尾炎几乎不为人知。但这些地区的居民迁居城市及发达国家后不久,阑尾炎也成为他们的多发病。由此可知,多食富含纤维素食物,是避免发生急性阑尾炎的重要因素。

祖国医学关于阑尾炎的记载,归属“肠痈”范畴。肠痈之称,始见于《素问·厥论》。东汉张仲景在《金匮要略》中曾描述,“肠痈之为病,其身甲错,腹皮急,按之濡,如肿状”,与阑尾周围脓肿之体征很近似。隋代巢元方在《诸病源候论》中对肠痈的病因病机做了最早的论述。明代《外科正宗》对该病的缘由、病机、证候及治疗均有较详细的论述。

一、病因

急性阑尾炎的病理改变为细菌感染性炎症。其病因则有几种学说,如梗阻学说、细菌感染学说及神经反射学说。粪便中的残渣,如植物纤维、果核等异物,落入阑尾致使阑尾梗阻;消化道功能障碍引起的便秘,腹泻;急性呼吸道感染与肠道感染引起的阑尾滤泡反应,均可能成为病因。这些观点与祖国医学所论之病因有相符之处。

(一)阑尾梗阻学说

该学说在阑尾炎的发病机制中占重要地位。Condon认为,阑尾炎是由于梗阻继而发生感染。因为阑尾管腔狭窄、细长,一端为盲端,其内容物与盲肠相同,且充满细菌,一旦梗阻,容易因盲端排空不畅而无法排除。黏膜所产生的分泌物,积滞在死腔中可致内压升高,导致管壁血运障碍。在腔内积滞的内容物,又成为细菌繁殖的良好培养基。大量繁殖的细菌侵入缺血坏死的阑尾壁,可迅速导致阑尾化脓、坏疽与穿孔。梗阻导致的阑尾炎,病变发展既快又严重。手术发现,在化脓与坏疽性阑尾炎中,80%～90%以上均可见到阑尾梗阻。阑尾梗阻的原因,主要有以下几种:

1. 粪石与粪石块　植物纤维进入阑尾腔内刺激黏液分泌,黏液内含多量钙,浓缩后附着在植物纤维上,沉积逐渐增多,终致粪石形成。大的粪石直径可达1cm。由于有钙质沉着,在X线平片上可呈现不透光的阴影。粪块是干燥坚硬的粪便块,呈豆粒状,因含钙量少而在X线下不能查知。

2. 阑尾扭曲　阑尾较长且系膜过短,时常致阑尾曲折扭转、索带或病理性粘连,也可致阑尾曲折牵拉。

3. 管腔狭窄　多见于复发性阑尾炎。急性阑尾炎经保守治愈后，其黏膜溃疡瘢痕化、阑尾周围炎继发的粘连压迫，均可致阑尾管腔狭窄而成为炎症复发的原因。

4. 淋巴滤泡增生压迫　青少年阑尾壁有大量淋巴滤泡，由于多种疾病引起的普遍性淋巴反应，均可导致淋巴滤泡增生，如急性呼吸道感染、麻疹、单核细胞增多症、肠道感染等疾病。

其他如寄生虫、阑尾肿瘤、盲肠与升结肠肿瘤造成的肠道梗阻等。Roberf 统计，黏膜下淋巴滤泡增生引发阑尾炎的约占 60%，粪石与粪块引发的占 35%，4%为其他异物，1%为管腔狭窄或肿瘤。因此青少年中，滤泡增生者占第一位，成人中粪石与粪块占第一位。

(二)细菌感染学说

急性阑尾炎的切除标本中，如未见梗阻因素，应考虑为细菌感染的结果。细菌侵入的方式可为阑尾腔内的细菌直接侵入黏膜损伤部位，亦可经由血运或因邻近脏器感染阑尾被脓液浸渍而继发炎症。此类阑尾炎的标本可见炎症主要部位在阑尾壁而腔内并无脓液积聚。急性上呼吸道感染、急性支气管炎、急性扁桃体炎与急性副鼻窦炎均可继发阑尾炎，应考虑是血行感染的结果。

(三)神经反射学说

由于消化道功能障碍(便秘、腹泻等原因)导致阑尾肌肉及血管发生痉挛。肌肉的痉挛，可使原已狭窄的管腔梗死加重；血管痉挛则可能造成黏膜局部缺血坏死，给细菌感染创造条件。

阑尾炎的发病过程往往是复杂的，用单一学说解释常难免不够完善。阑尾细长而游离，容易扭曲梗阻；位居盲肠下端常易被粪块、寄生虫等异物所堵塞；阑尾血管为单一终末分支，无交通侧支循环，一旦发生血供障碍很容易影响阑尾壁的生机。这些都是阑尾容易发炎的内在解剖因素。在发病过程中，神经反射、管腔梗阻和细菌感染 3 种因素可相继出现，且互相影响。其中，神经因素无疑是经常存在，而且是最先和不断起作用的，机体内、外环境的很多改变，如冷热的刺激、情绪的波动、机体的劳逸、饮食不调等，均能影响肠道功能改变，尤其是盲肠及阑尾的功能障碍，包括运动机能障碍和血液供应障碍，均可成为促使炎症发生的始因。当然，腹泻、便秘、腹胀等也都可促使肠内容物流入阑尾腔，形成粪石或粪块堵塞阑尾腔。阑尾腔的梗阻在阑尾炎的发病中是一个值得重视的问题，管腔的梗阻和血运障碍既可以是发病的条件，也可以是初期病理变化的结果，但只要有梗阻因素存在，其炎症往往是严重的。据手术发现在化脓和坏疽性阑尾炎的患者中，其手术标本 80%～90%以上可发现阑尾腔的梗阻。凡存在梗阻因素者，病变发展迅速而严重且容易反复发作。梗阻后造成阑尾腔内高压，压力达到一定程度后就可影响阑尾壁血运而发生坏死；反之，如果阑尾腔的梗阻得以解除也能促使炎症消退。细菌感染是阑尾炎的必备条件，但正常阑尾腔内存在的细菌并不致病，一定还要有全身的或局部的其他致病因素参与。机体抵抗力的降低、阑尾血循环状态的障碍、解剖形态的变化等，往往成为细菌致病的有利条件。感染发生后，又可进一步加重梗阻、血运障碍。

总之，3 个发病因素互相影响而发病。在一些有利的抗病条件下，三者之间也可互相影响走向痊愈的结果。

二、中医病因病机

急性阑尾炎属中医“肠痈”范畴，为饮食不节，寒温不适，情志不畅，暴急奔走或跌打损伤致肠道传化失司，气机痞塞，气血瘀滞，湿热内阻，血肉腐败而成肠痈，进而脓溃穿破导致肠痈性腹痛急性发作(图 28-3)。急性阑尾炎病位在肠腑，属里、热、实证。其发病的原因有：

1. 饮食不节　由于暴饮暴食，嗜食膏粱厚味，或恣食生冷，致脾胃功受损，导致肠道功能失调，传导失司，糟粕积滞，生湿生热，遂致气血瘀滞，积于肠道而成痈。

2. 寒温不适　由于外感六淫之邪，外邪侵入肠中，导致经络阻塞，气血凝滞，郁久化热而成。

3. 情志不畅　由于郁闷不舒，致肝气郁结，气机不畅，导致肠道传化失职，易生食积，痰凝瘀积壅塞而发病。

4. 暴急奔走或跌仆损伤　由于劳累过度，或饱食后暴急奔走，跌仆损伤，致气血违常，败血浊气壅遏肠中而成痈。

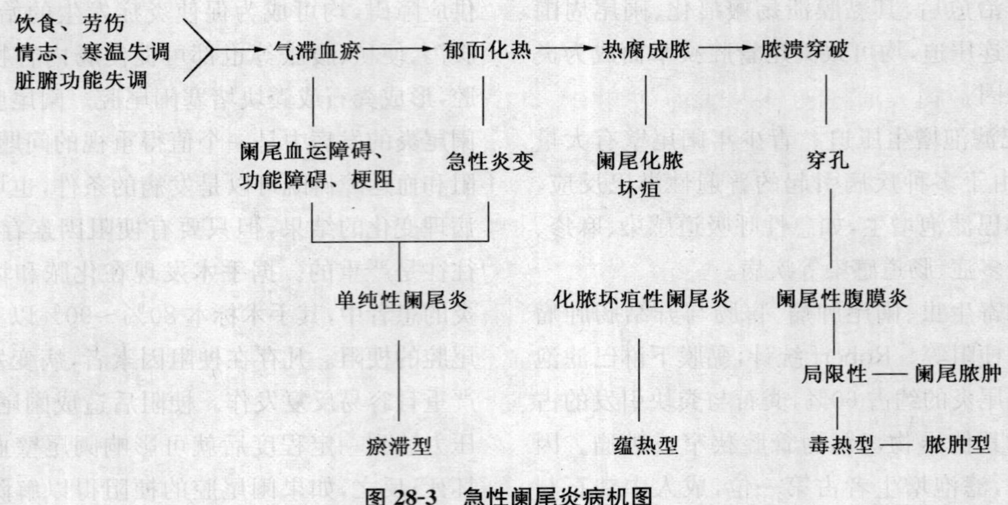

图 28-3　急性阑尾炎病机图

三、病理

急性阑尾炎的基本病理改变为管壁充血水肿，大量炎症细胞浸润，组织不同程度的破坏，因此分为单纯性、化脓性和坏疽性 3 种类型。三者通常是炎症发展的 3 个不同阶段，并发穿孔后，也可合并有局限性或弥漫性腹膜炎，使阑尾炎病理复杂多变化。

阑尾腔内细菌种类与结肠一致。结肠内含大量细菌，1ml 结肠内容物含菌 10^{12} 以上。结肠中厌氧菌与非厌氧菌的比例超过 3000∶1，其中脆弱类杆菌是结肠细菌中的主要菌丛，也是重要的腹内感染致病菌。急性阑尾炎的感染细菌种类，一般与结肠所含细菌一致，多属于混合感染，其中厌氧菌感染占很大比例。据报道，阑尾切除后，阑尾腔内培养 78%为类杆菌属。感染脓液所具之恶臭，即为厌氧菌所致。大多数单纯性阑尾炎属于非梗阻性，发展较平顺，宜保守治疗。而阑尾梗阻为典型的闭袢性梗阻，因腔内压力的急剧升高，迅速发生坏疽与穿孔。其病理变化取决于阑尾腔梗阻的程度、腔内容物积存的严重程度、黏液持续分泌及缺乏弹性的阑尾浆膜这 4 种因素相互作用的结果。大致可分为淋巴引流受阻、静脉回流受阻、动脉血供障碍及穿孔 4 个阶段。阑尾发生梗阻后，因黏液积聚，使阑尾内压升高及细菌感染。黏液持续分泌，使腔内压进一步增高，而导致淋巴引流受阻，引起阑尾水肿、细菌外渗及黏膜溃疡形成。黏膜继续分泌及腔内压不断上升，使静脉回流受阻与血栓形成，致使阑尾更加肿胀。细菌感染急速扩展，腔内积脓至阑尾浆膜而出现右下腹部定位性疼痛。腔内压力继续升高，终至动脉血供受阻。血运最差时，阑尾对肠系膜侧及受粪石压迫部位则出现坏疽，腔内细菌经此进入腹腔，腔内高压的积液也自穿孔处溢出。坏疽发展至穿孔时，即形成局限性或弥漫性腹膜炎。

(一)单纯性阑尾炎

单纯性阑尾炎属淋巴引流受阻阶段，阑尾轻度肿胀，浆膜面充血，常附少量纤维素性渗出物，腔内少量炎性渗出，有时呈稀薄脓性。阑尾壁多层组织均水肿及中性多形核白细胞浸润，以黏膜及黏膜下层最为明显。黏膜除肿胀充血外，尚可发现暗棕色散在出血坏死区，灰绿色片状坏疽或小溃疡。

单纯性阑尾炎的切除标本，常不能发现明显的梗阻，细菌感染亦不严重，常属于急性阑尾炎早期。

(二)化脓性阑尾炎

化脓性阑尾炎亦称蜂窝织炎性阑尾炎，阑尾明显肿胀，浆膜高度充血，表面多附着大量纤维及脓性分泌物，阑尾周围常有少量脓性渗出，阑尾常与周围组织呈炎性粘连或被大网膜包裹。镜下见阑尾壁多层组织内大量白细胞浸润，小脓肿形成，黏膜溃疡坏死明显，腔内充满脓液。

(三)坏疽性阑尾炎

阑尾壁全层坏死。可在部分或大部分肠壁部

位，多为粪石所在处、梗阻远端，或于对肠系膜侧，有时全阑尾坏死。坏死之阑尾壁变薄变黑，黏膜大部分已溃烂。腔内大量脓液，多呈黑褐色或红色，常有明显臭味。因壁薄且腔内压高而极易破溃穿孔，阑尾周围有脓性渗出，多被大网膜包裹。

（四）阑尾炎并发穿孔

阑尾壁于坏疽部位穿孔，脓液溢至腹腔。穿孔处因位于阑尾梗阻远端，一般不至与盲肠相通。穿孔后之病理变化：

1. 弥漫性腹膜炎　脓液多，细菌毒力强，病情进展快。儿童则因大网膜下降不完全等，均可使阑尾周围未能形成有效的保护屏障，脓液可进入游离腹腔，刺激腹膜分泌大量渗出液。脓液虽可被腹腔渗出液稀释，但亦因使炎症波及全下腹乃至全腹，形成以右下腹为主的弥漫性腹膜炎。手术中多见右下腹腔脓液远较腹部其他部位之脓液黏稠，臭味亦较明显。腹腔脏器充血、肿胀，表面覆以纤维素性渗出物，亦以右下腹为重。

2. 局限性腹膜炎　阑尾周围保护屏障较严密，使穿孔后腹膜炎局限于右下腹，或弥漫性腹膜炎经治疗2～3天后，病情好转。除右下腹外，腹腔其他部位的炎性渗出液吸收。

3. 腹腔脓肿　弥漫性腹膜炎经2～3天后，逐渐局部包裹，而在腹腔的不同部位形成脓肿。脓肿可位于右髂窝、盆腔、肠间、肠下等不同部位，数量亦不等。

位于阑尾周围的脓肿，通称为阑尾脓肿。其中也有以炎性粘连团块为主，而脓液较少，或无明显脓液者，应称阑尾周围炎性包块为宜。

4. 门静脉炎及脓毒败血症　化脓、坏疽性阑尾炎时，细菌栓子经血运进入门静脉系统，则可导致感染性门静脉炎，甚至肝脓肿，极少数患者因细菌栓子入肺引发肺脓肿，或进而引起全身性脓毒血症。

四、转归

（一）炎症消散

各类急性阑尾炎经非手术疗法治愈后，其阑尾结局如下：

1. 大部分急性单纯性阑尾炎痊愈后，可不留解剖上的明显改变，少数黏膜损害较重者，可遗留瘢痕，也可以形成阑尾腔的狭窄。

2. 轻型化脓性阑尾炎治愈后，可不形成管腔狭窄；但化脓炎症重者，常可造成阑尾腔狭窄或闭塞。

3. 阑尾坏疽或阑尾周围脓肿因为组织破坏严重，痊愈后阑尾可能形成无腔的纤维条索或被吸收而消失，也可因阑尾根部坏死后管腔闭塞，阑尾远端形成纤维增生管壁变厚的炎症肿块。

4. 形成腹膜炎者，除阑尾本身改变外，还可发生腹腔内粘连。

（二）炎症扩散

1. 化脓性门静脉炎和肝脓肿　此种恶性感染并发症已少见。当阑尾化脓或坏疽时，细菌或脓栓沿回结肠静脉进入门静脉系统，可引起广泛肝内门静脉炎症，临床上出现寒战、高热、黄疸、肝肿大、肝区疼痛，甚者可发生肝内多发性脓肿，因其一旦出现可导致严重后果，故应引起重视。

2. 毒血症和中毒性休克　在严重感染时，细菌产生内毒素，造成毒血症而出现高热，白细胞极度升高，并可出现中毒颗粒，还可以出现贫血，严重者可出现中毒性休克。

五、临床表现

（一）症状

1. 腹痛　腹痛是阑尾炎的主要症状，且相当典型，即所谓“转移性疼痛”。

腹腔脏器的神经支配为内脏神经，脏器梗阻发生内压升高，以及炎症、肿胀等病理改变时，刺激内脏神经而反射性引起不同部位的腹痛。阑尾的神经为脊髓胸8、9节，有时为胸7、8节或胸9、10节，因此，疼痛部位大多位于脐上或脐周。炎症发展至阑尾浆膜时，刺激壁层腹膜而出现定位痛。此时，阑尾周围炎症加重，蠕动减弱，反射性疼痛亦随之消失。疼痛由脐上、脐周转移至右下腹的这一过程，即所谓“转移性疼痛”。急性阑尾炎有转移性疼痛者占70%～80%，亦有统计仅占55%者。其实其他腹腔脏器的炎症亦有此转移性疼痛过程，但因脏器在腹腔的位置与反射性内脏疼痛的部位接近，患者往往感受不明显。炎症由轻到重的发展过程，需要一定的时间，因此转移性腹痛也有一定的时间，一般在2小时以上，有时甚至达1～2天。少于2小时的转移性疼痛很少，尤其在半小时以内时，应多考虑其他疾病。

早期的脐周、脐上痛，定位不大清楚，疼痛的轻重亦不尽相同，常与阑尾有无梗阻有关。一般多为钝痛，可有阵发性加重。阑尾有梗阻时，因阑尾的剧烈蠕动可出现上腹、脐周剧烈的绞痛，程度似胆绞痛及肠绞痛而难以忍受。少数患者的疼痛始于左上腹部，甚至其他部位。慢性阑尾炎因阑尾曾发作炎症而蠕动减弱或消失，急性发作时的转移性疼痛常不明显。

阑尾炎的定位疼痛因阑尾在腹腔中的位置不同而异，绝大多数位于右下腹。疼痛性质呈持续性，可以耐受。应注意阑尾因位置不同而致疼痛部位不同，如阑尾为盆腔位时，可刺激膀胱出现尿频、尿痛等泌尿症状，出现率达20%，属手术指征。刺激直肠而有里急后重、下坠。阑尾位于腹膜后时，可有右腰痛出现。患者因反射性疼痛程度不同而感觉定性疼痛较之加重或减轻。

阑尾穿孔时，少数因阑尾腔压力骤减而觉疼痛一过性减轻，但多因脓液进入腹腔刺激腹膜而感觉疼痛明显加重。

2. 消化道症状

(1)食欲不振：一般均有不同程度的食欲不振。如无食欲不振应对是否阑尾炎有怀疑。

(2)恶心呕吐：属于神经反射性，为早期症状。约90%的患者均有不同程度的恶心。呕吐所占比例较少，大多仅呕吐1～2次，为胃内容物，且均在腹痛之后发生。阑尾炎症越重者，呕吐发生的机会越多。儿童和青少年常发生呕吐，而老年人可以无呕吐，但这对阑尾炎的诊断并无大意义。

(3)便秘、腹泻：约有半数以上的患者出现便秘或腹泻，其中多数为便秘。据统计，便秘出现率达70%以上，而腹泻占少数。阑尾穿孔前便秘或腹泻，多因炎症所致之肠功能失调，应与肠炎相鉴别。

阑尾穿孔后之便秘，则多为肠麻痹，腹泻可为肠间脓肿的刺激或盆腔脓肿刺激盲肠的结果。

3. 全身症状　一般并不明显。阑尾炎体温正常者15.5%，一般多为轻度升高，待阑尾化脓后，体温可升高在38℃时，应注意到有坏疽、穿孔或其他并发症之可能。发展到弥漫性腹膜炎及门静脉炎时，可出现寒战、高热、反应迟钝或烦躁不安。同时出现血容量不足与脓毒血症的症状，涉及心、肺、肾、肝等生命器官的功能衰竭。

(二)体征

1. 一般征象　在体位上，因炎症刺激，平卧时其右髂常呈屈曲位。

2. 腹部压痛体征

(1)压痛：是最主要体征，以阑尾所在部位最著。即使在早期，疼痛尚在反射痛阶段，局部也可有局限压痛。正确的体检，常是诊断的关键依据。

注意检查的手法应轻柔，不宜突然重压。轻柔的检查，既可减少患者的痛苦与精神紧张，又有助于发现压痛与肌紧张的确切部位。

(2)压痛部位：绝大多数压痛部位在麦氏点附近(McBurney)，盆腔位则以兰氏点(Lanz)为明显。麦氏点位于右髂前上棘与脐连线1/3交界处。腹膜后位压痛点多偏上偏外，甚至在右腰部。早期阑尾压痛点可局限，甚至可仅以指尖定位。穿孔后虽压痛随腹膜炎范围而扩大，但仍应以右下腹压痛为最著(图28-4)。

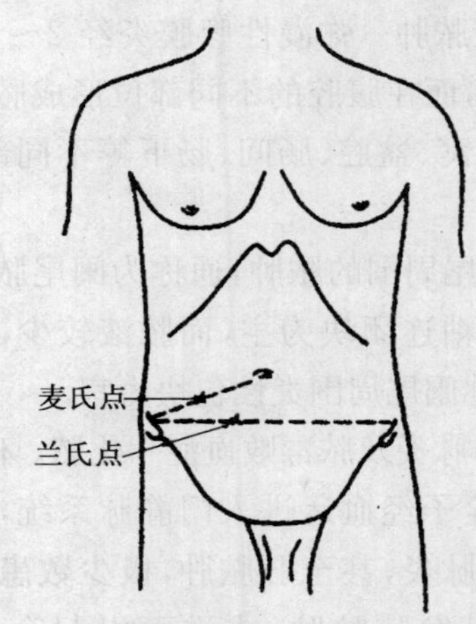

图28-4　急性阑尾炎腹部压痛点

(3)咳嗽痛：在腹膜炎出现前不会有呼吸限制，但令患者作深呼吸及咳嗽，常能诉说炎症局部出现腹痛，此检查又名Derver征。

(4)叩痛：作腹部叩诊，炎症部位叩痛阳性。咳嗽痛与叩痛，均为腹腔局限性炎症的表现，对诊断阑尾炎有帮助。

(5)反跳痛:为炎症波及腹膜时的表现,在化脓性阑尾炎时即可出现,随炎症的加剧而增重。但因反跳痛给患者带来较大痛苦,为减少不必要的刺激,不应试图验证而寻找有无反跳痛。

(6)肌紧张:虽在阑尾坏疽、穿孔后出现腹膜炎时肌紧张较明显,但在化脓性阑尾炎时,肌紧张即可出现。有人认为,急性阑尾炎时出现肌紧张可达50%～80%。检查的关键在于仔细在腹两侧作对比触诊,此时常可发现右下腹的轻度肌紧张。

中医对阑尾炎的体征也有记载,大致描述如下:早期可见舌象为薄白苔,化脓后为黄苔及黄腻苔。脉象方面,早期呈弦、弦急,化脓后为数脉,常兼弦、滑、洪。在体位上右腿锁曲不伸,即所谓"缩脚肠痈"的表现。

3. 直肠指检　阑尾位置低,位于盆腔者,直肠指检时常可有直肠右前壁触痛。有时可触及肿大呈条索状的阑尾,且伴疼痛。此外,直肠指检对除外消化道其他疾患与妇科疾患均有帮助,故此检查不可缺。

4. 特殊体征

(1)Aaron 征:持续压迫右下腹麦氏点,可引起上腹、脐周牵拉痛。此征在早期阑尾炎尚无右下腹明显定位性疼痛时,可以对诊断有助。

(2)Rovsing 征:医生以手按压左下腹时因结肠加压,出现右下腹痛时为阳性。

(3)腰大肌试验:患者左侧卧位,右下肢伸直,医生以左手扶住患者右髂部,右手握患者小腿向后伸展,以使髋关节过伸而拉紧右侧腰大肌。如患者感右下腹疼痛,则为阳性。说明阑尾位于腹膜后,对腰大肌有刺激。

(4)闭孔内肌试验:患者平卧,右髂及右膝关节屈曲。医生左手扶患者右膝,右手持其小腿作右髋关节内旋动作,以拉紧右侧闭孔内肌,如右下腹痛为阳性。说明阑尾位于盆腔位,炎症浸润刺激闭孔内肌。

腰大肌试验与闭孔内肌试验,只在发炎的阑尾刺激并粘连到腰大肌或闭孔内肌部位或附近时,方有阳性表现。阳性时对诊断阑尾炎有参考价值,阴性时不能除外阑尾炎。

六、实验室检查

(一)血常规

白细胞计数多升高,常在(10～15)$\times 10^9$/L,中性白细胞比值也随之增加。阑尾坏疽时,白细胞多在 15$\times 10^9$/L 以上。有穿孔腹膜炎或门静脉炎等并发症时,白细胞计数常高于 20$\times 10^9$/L,10%～20%患者白细胞计数低于 10$\times 10^9$/L,但多数仍有核左移。年老体弱患者,因机体反应差,虽炎症已发展至坏疽穿孔,白细胞计数和中性白细胞比值可仍在正常范围,对此尤应注意。

(二)尿常规

患者尿中可发现少量红细胞与白细胞,多为阑尾炎症刺激输尿管、膀胱所致。自主排尿作离心镜检发现红细胞多于 30/10×40,白细胞多于20/10×40 时,应考虑泌尿系原发病。尿沉渣中如找到大量细菌,说明有泌尿系感染。

(三)其他特殊检查

急性阑尾炎仍存在一定的误诊率,将其他急病误诊为阑尾炎而手术的发生率目前仍高达 10%～30%,尤其在育龄期妇女,剖腹探查的阴性率可达30%～50%。另外,因诊断延误而发生阑尾穿孔者,亦屡见不鲜。为提高阑尾炎诊断率,近年来提出一些新的诊断手段,具有一定价值,在诊断有困难时,可参考应用。

1. 钡灌肠　钡灌肠时,无需肠道准备。急性阑尾炎的诊断标准为:①阑尾持续不显示,或部分显示(包括排空后摄片);②盲肠受压性缺损(如同时伴有阑尾不充盈,则此条诊断标准最可靠);③盲肠和末端回肠激惹、痉挛。

当①阳性,并伴有②与③中之一项为阳性时,阑尾炎的诊断即告成立。有人强调在作钡灌肠时,腹部受压部位与钡灌肠所见一致,诊断最可靠。Fergli 共做 101 例钡灌肠检查,诊断正确率有91.5%,无一例不良反应。在对阑尾炎的诊断有疑问时,钡灌肠可将剖腹探查率降至 7.2%。

2. 超声显像　将超声探头放在右下腹部,缓慢逐渐压迫,使腹腔中的脂肪组织与肠管移位或受到挤压,同时推开肠腔中气体的干扰,也可缩短探头到阑尾的距离。若用高频探头,可得到更满意的影像。

超声显示阑尾直径≥7mm时,可确诊为阑尾炎。可见阑尾在推压时较固定,壁水肿增厚。超声对非穿孔性阑尾炎的正确诊断率可达87%～96%。但穿孔性阑尾炎的正确诊断率仅55%,可能系因腹膜炎致肌紧张,使探头压迫受限,且因肠麻痹积气而掩盖阑尾有关。

3. 同位素扫描　应用^{99m}Tc六甲基丙烯氧化铵(HMPAO)或^{111}In-羟喹啉标记自体白细胞,再将被标记的白细胞输回体内,以Gamma相机或大视野Anger相机作腹部扫描,可在右下腹见到示踪剂浓集灶,正确诊断率为89%～95%。

4. CT　可显示阑尾的蜂窝织炎、脓肿、周围炎症、邻近组织器官的病变及腹部其他病变。在阑尾炎症时,阑尾壁增厚,阑尾腔消失或扩张,腔内积脓,阑尾外壁因周围炎症而变得模糊与界限不清。文献报道,阑尾结石、阑尾炎性改变及盲肠周围炎性肿块是阑尾炎的特征表现,诊断正确率为93%。

5. 腹腔镜检查　应认为是急性阑尾炎诊断手段中得到结果最肯定的一种方法。可通过下腹部插入腹腔镜,可以直接观察阑尾有无炎症,也能分辨与阑尾有相似症状的邻近其他疾病,对明确诊断可起决定作用。但一般情况下,除非采用腹腔镜进行手术,否则无此必要。

七、诊断和鉴别诊断

(一)诊断

典型阑尾炎的诊断并不困难,但非典型阑尾炎的诊断则相当困难,误诊率平均在20%～30%,育龄女性甚至有报告误诊率高达30%～50%。发生误诊的重要原因,多由于对阑尾炎不够重视,以致在询问病史与体格检查时很草率。此外则因对多种腹腔脏器疾病的认识不够清晰,从而鉴别困难。现代医学检查手段高度发展的隐患之一,即医生越来越忽视最基本的物理检查手段,这是应予以注意的。

转移性右下腹痛,伴右下腹局限与固定的压痛是典型阑尾炎的最基本表现,其次是消化道伴随症状及白细胞计数升高。炎症严重时,少数患者亦可高烧至39℃,但体温上升必然在腹痛之后。

应强调,转移性右下腹痛是阑尾炎症逐渐加重过程中,内脏神经的反射性痛过渡为体壁神经的刺激性痛的表现。其特点为:

(1)早期上腹与脐周疼痛虽可较剧烈,但上腹与脐周并无压痛,反而在右下腹常可触及轻压痛,或存在Aaron征。

(2)腹痛转移至右下腹后,上腹疼痛消失,亦无压痛。

(3)转移性痛一般在2小时以上才发生。

如果掌握以上几点,即易与消化性溃疡穿孔、急性胰腺炎等急腹症鉴别。

异位阑尾炎中最常见的是高位阑尾炎与盆腔阑尾炎,尤其高位阑尾炎,不易问出疼痛转移的过程。此时可拍摄腹部X线平片,从积气的盲肠位来推测阑尾的位置,运用超声显像以除外其他脏器炎症,如能测知肿大阑尾,对诊断更有帮助。

(二)鉴别诊断

应与阑尾炎相鉴别的疾患至少在40种以上,现介绍几种常易与阑尾炎混淆的疾患。

1. 消化道疾患

(1)消化性溃疡穿孔:典型的溃疡穿孔较易鉴别。问题常发生在溃疡的小穿孔时,仅有少量消化液从上腹沿右结肠间沟聚在右髂窝,此时腹肌紧张不明显,肠鸣音未消失,若在溃疡前再有1～2天上腹痛病史,则更易与转移性腹痛混淆。鉴别要点为:

1)80%患者有反复发作的溃疡病史。

2)腹痛不是转移而是扩大,穿孔瞬间,上腹特别右上腹有剧烈腹痛,然后很快出现右下腹痛,此时上腹痛虽可减轻,但不会消失,在上腹及右上腹疼痛部位仍存在压痛与肌紧张(可较轻,应仔细触诊)。

3)腹部X线平片,膈下常有少量游离气体。

4)腹腔诊断性穿刺。有经验的医师可能抽出少量稀薄炎性渗出液。

(2)急性水肿型胰腺炎:在伴有小网膜腔内渗出时,渗出的液体可经过网膜孔(Winslow孔)流出而积聚在右下腹,症状可酷似转移性右下腹痛,但亦如消化性溃疡穿孔,在胰腺部位必然存在压痛,常伴饱满感,鉴别时应注意检查血、尿淀粉酶。有疑问时作超声显像,必要时可作CT检查。

(3)美克尔憩室炎：其临床表现与阑尾炎相似，但转移性腹痛不明显，压痛多靠近脐部或偏中下腹部，应注意询问，既往有无憩室出血而致黑便史。

(4)盲肠憩室炎：在我国并不少见，发病年龄可从18岁至72岁。过去常误认为盲肠炎，症状与体征难与阑尾炎鉴别，仅少数患者在病前曾因行钡灌肠偶然发现盲肠憩室，而在憩室炎发作时做出正确诊断。

(5)急性肠炎：可因继发性肠系膜淋巴结炎而伴有右下腹痛及压痛，但该病以腹泻为主，腹泻时常伴有肠绞痛，且无转移性腹痛，右腹如有压痛亦较轻，且不伴有肌紧张。

(6)节段性肠炎(Crohn病)：因多发于回肠末段，故常有右下腹痛及压痛，需与阑尾炎鉴别，但病程长，反复发作，以慢性腹泻为主要症状，伴腹痛、压痛、体重下降等。肠管出现狭窄时，可表现出肠梗阻症状，右下腹有时可触及肿大的肠管。

2. 妇科疾患　育龄妇女的许多疾病常与阑尾炎混淆而致误诊，甚至妇科医师也难以作出诊断，至手术中才能确诊，但如仔细询问病史及认真检查，仍能提高诊断率。

(1)急性输卵管炎：多由淋球菌引起，其他细菌亦可致病，尤其厌氧菌感染占重要地位。患者多有不洁性交史，平时白带过多，急性发作常在月经来潮前，无转移性腹痛，部位较阑尾炎为低，常伴有腰部疼痛、肛诊时，宫颈举痛明显，阴道内常有脓性分泌物，涂片可能找到淋球菌，全身症状较阑尾炎明显，早期即可有明显发热。

(2)卵巢滤泡或黄体破裂出血：多发生在青春期。卵巢破裂，多在月经中以前，于月经后12～14天；黄体破裂则在月经中期以后，即下次月经来潮前14天以内。腹痛突然发生，开始即在下腹，右下腹痛，多呈持续性。血性液刺激直肠而出现便意，体检发现压痛在右下腹、下腹，位置偏低，范围亦较广泛，肌紧张不明显，因失血可致心率增快，失血量不大时，血红蛋白无变化，腹腔实验性穿刺，可抽出不凝固之血性液，超声显像在盆腔可发现积液。

(3)宫外孕破裂：出血量少，仅有右下腹痛及压痛者需与阑尾炎鉴别。患者月经过期，腹痛前可有阴道不规则流血历史。开始即在下腹，一般无发热及白细胞数增多，但常有心率增快。妇科检查，除有早孕表现外，右下腹可触及附件肿大伴压痛，后穹隆穿刺抽出血液。妊娠试验阳性，超声显像可协助诊断。

(4)卵巢囊肿扭转：右侧卵巢扭转发病突然疼痛剧烈，呈持续性伴阵发性绞痛样加重。因脏器扭转而致明显腰痛。双合诊发现右下腹痛性包块，超声显像呈囊性肿物。

3. 急性肠系膜淋巴结炎　多发生在儿童及青少年，发病前先有上呼吸道感染或肠炎，常伴明显体温升高。腹痛多无明显转移性，但亦有报告发现约有10%以上患者存在转移性痛者，压痛常较靠近脐部，有时沿肠系膜走行，可从右下经脐至左上腹均有压痛，但一般无肌紧张。应注意的是，由于阑尾炎可继发于上呼吸道感染，故不可轻易诊断为肠系膜淋巴结炎，以免延误治疗。

4. 右侧输尿管结石　疼痛为剧烈绞痛，沿右大腿内侧，阴囊部放射，有时伴有腰痛，右下腹无或仅有轻压痛，右腰部明显叩痛。体温正常，尿中可发现较多量红细胞，超声显像可发现结石或右肾盂积水。

八、治疗

在阑尾炎的治疗原则上，应强调手术治疗，因阑尾炎症状不典型而予以观察的方式，有相当大的危险性，常因此而导致阑尾炎穿孔，而阑尾炎穿孔的死亡率较未穿孔阑尾炎的死亡率高10倍以上，因此应在症状尚轻微时即行手术。单纯阑尾切除术是相当安全的，也可同时发现其他病因。Robert认为，“企图用抗生素来避免或推迟手术，是忽视急性阑尾炎的致病因素是梗阻的这一事实”。Rodney更强调“未穿孔的急性阑尾炎的治疗方法是立即作阑尾切除术”。从Fetz起，切除未穿孔之阑尾，始终是无争议的治疗方法，虽然强有力的化学治疗当前已普遍应用，但对这一论点，迄今仍无争议。

虽然中西医结合治疗阑尾炎取得的疗效是无可非议的，在我国也有继续应用的价值与地位，但是并不能取代手术治疗阑尾炎，对此应有清晰的认识。非手术疗法与手术疗法的适应证：①急性单纯性阑尾炎和轻型化脓性阑尾炎均可采用非手术疗法；②复发性阑尾炎，经常多次发作者症状虽然不重，但往往存在阑尾过长粪石堵塞或寄生虫等病理解剖基础，因此需手术治疗；③坏疽性阑尾炎、重型或有梗阻因素的化脓性阑尾炎，应即时进行手术治疗。

（一）手术疗法

绝大多数急性阑尾炎诊断明确后均应采用手术治疗，一是去除病灶以利于迅速恢复；二是去除反复发作的因素。

1. 术前准备　由于未穿孔的阑尾炎一般很少有脱水，多数无需补液。在切皮前2小时应用针对革兰阴性和厌氧菌的抗菌药物，对预防切口感染有相当作用。严格的无菌操作技术与精细的手术技巧，是手术成功与预防感染的关键。

2. 手术切口　常用右下腹斜切口（McArthur-McBurney切口）。典型切口经麦氏点，与髂前上棘与脐连线垂直，切口1/3在麦氏点上方，2/3在麦氏点下方。但临床上发现，在盲肠位置偏高时，此切口对处理阑尾根部有一定困难，如改为麦氏点上、下各长1/2，则较为方便。应注意不可盲目追求小切口而追求美观，应以便于手术操作为原则。

横切口：位于脐下1～3cm，以锁骨中点与腹股沟中点连线为中心。切口沿皮纹方向走行，此切口显露阑尾较好，尤其适于盲肠后位阑尾或肥胖者。缺点是一旦阑尾位置偏高时，延长手术切口有困难。

直切口：即经腹直肌切口，在诊断不明确探查时，以及阑尾穿孔，腹腔多量积液时，可应用之，但易被污染而感染，采用时应慎重。

3. 手术处理的原则和操作要点

（1）找寻、暴露阑尾：找寻阑尾可通过视、触、提三步来完成。阑尾发炎后大网膜常游集于右下腹或粘连在阑尾上，因此，查网膜之所在，常是发炎的阑尾所在；继则用手指伸入腹腔进行轻轻触诊，阑尾发炎后变硬，触诊多可发现肿而硬的阑尾，再沿根部轻慢地分离粘连。急性炎症的粘连一般容易钝性分开，但用力过大也会使阑尾穿孔，脓液流入腹腔。如果仍找不到或因粘连不能提出阑尾时，则可提出盲肠，沿盲肠带寻找阑尾根部，循根部进行游离阑尾，如仍难以分离，可逆行切除阑尾。

（2）阑尾的切除：概括阑尾切除方法有3种。

1）顺行阑尾切除术：是最广泛应用的常规切除方法，先切断结扎阑尾系膜和阑尾动静脉，后切断结扎阑尾根部。结扎后的残端再做荷包缝合理入盲肠内（图28-5）。

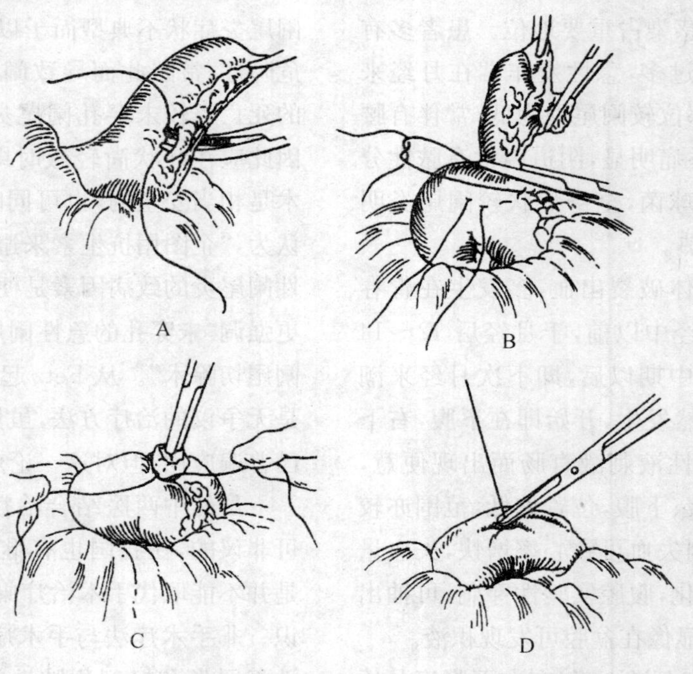

图28-5　阑尾手术操作要点

A. 处理阑尾系膜　B. 切除阑尾　C. 荷包缝合　D. 剪除荷包结扎线

2）逆行阑尾切除术：此法适用于阔尾体部和尖端部因粘连而不能分离提出的病例。操作时先提出盲肠沿结肠带找到阑尾根部，先切断结扎阑尾根部，再由根部向尖部分离切断结扎阑尾系膜。

3)浆膜下阑尾切除术:仅在整个阑尾因粘连或先天畸形而全部被包埋的情况下才适用。操做时先找到盲肠带集合点,分出阑尾根部,环形切开根部浆膜,将阑尾根部分离出一段结扎切断,再沿浆膜下向尖端分离,卷袖状由浆膜下游离切除全部阑尾。因先天畸形阑尾位于盲肠壁内时,则可沿阑尾纵轴全长切开浆膜层再由浆膜下分离出阑尾,再切断结扎阑尾根部。

(3)阑尾残端的处理

1)残端结扎后埋入盲肠壁内:此法因形成一个盲肠壁内的死腔,易致感染,积脓或形成黏液囊肿,即"阑尾残端炎"。

2)残端不结扎,内翻入盲肠的单纯包埋法:因阑尾残端不结扎,又内翻入盲肠而形成内引流,盲肠壁内不会形成死腔,而避免了阑尾残端炎,应注意在切断阑尾前,于阑尾根部系膜侧作深入肌层的"8"字缝合,以结扎其盲肠后动脉壁间支,防止术后出血。阑尾残端内翻后可以荷包缝合或二层缝合包埋。单纯包埋法始于 Dawbasn(1895),北京宣武医院从 1966 年应用至今,曾统计 5960 例,术后出血仅 4 例,均为小量出血而自行停止。

3)根部单纯结扎、不包埋:阑尾残端可仅结扎与缝扎各一次,不予内翻,也无需以网膜或系膜覆盖。此法多用于盲肠壁肿胀、包埋又困难时。

(4)切口关闭:如何预防切口感染与切口关闭方法密切相关。未穿孔阑尾炎切口感染率平均为 3%左右,坏疽穿孔阑尾炎切口感染率高达 30%~50%。切口感染部位一般均在肌层,原因在于肌层内的潴留液引流不畅。因此,预防感染的关键在于如何引流肌层切口间隙,不潴留液体。对此,不缝合腹膜是极具科学性的措施,可使潴留的液体逐渐渗入腹腔而被吸收,从而明显降低切口感染率。文献报道切口的总感染率从缝合腹膜的 8.8%降至 1.18%。近 10 年来,因不缝合腹膜,未穿孔的阑尾手术切口感染率已为 0.28%,穿孔性阑尾炎手术切口感染率为 3.01%。

4. 术后处理　阑尾切除木后,最初 24 小时,因为不能进饮食需给以静脉补液。24 小时后麻醉恢复即可鼓励患者早期下床活动,术后可给予理气消胀、活血通便中药或针刺,以促使胃肠功能早日恢复,胃肠功能依复后,可根据食欲情况逐步给予饮食。因急性单纯性或慢性阑尾炎而行阑尾切除术者,术后可不用抗生素。而术前体温高,腹腔已有粘连和渗液的重型阑尾炎,术后仍应给予抗生素治疗,抗生素的选择应以对革兰阴性杆菌有效的广谱抗生素为主,足量应用,待体温正常,胃肠功能恢复即可停止使用,不宜无原则久用。

5. 阑尾切除术后并发症的防治

(1)切口感染:为阑尾切除术后最多见并发症,特别是重型阑尾炎或穿孔伴腹膜炎的手术切口感染率更高。

切口感染的最常见原因为术中切口的污染,切口牵拉损伤过重和伤口积血也是造成感染的有利因素。因此,术中妥善保护切口创缘是防止切口感染的重要措施。对已污染切口或有渗血、渗液的切口应放置创口引流。术中应避免强拉切口,缝合前清除创口内渗液和残血。

术后体温升高、切口的静止疼痛,常常是切口感染的早期征象。术后应即时定期检查切口,如果发现切口皮下有分离现象或切口内有红肿积液时,应即时拆线引流,不要延误拖延以免感染范围进一步扩散。

(2)内出血:较多见原因为系膜处理不当(误扎或止血不全)或系膜水肿变脆,结扎过紧而断裂出血,常造成早期腹腔内出血;其次为阑尾残端结扎不牢而脱落或过紧而断裂,术后可出现便血;较少见者尚有盲肠壁血管损伤而出现肠内或腹腔内出血:损伤腹腔内血管(刺伤髂动脉静脉或肠系膜血管或拉破大网膜血管等)。至于因分离粘连造成的渗血一般多能自止。

鉴于以上造成出血的原因,术中应当仔细妥善处理好阑尾系膜和残端,为防止术后扎线脱落可用双重结扎或缝扎;对可能发生出血的病例,尤其出凝血机制有障碍的患者,应放置腹腔引流,以便即时发现出血。一旦发现有持续出血或因出血而出现休克时,应立即进行开腹止血。

(3)肠梗阻:急性单纯性阑尾炎术后出现肠梗阻应当考虑少见的特殊原因所致,而坏疽性阑尾炎或合并腹膜炎的病例术后则可能出现腹胀或肠梗阻,其原因多为腹腔炎症刺激致肠管运动障碍所致,有时也合并早期粘连因素,特别放置腹腔引流后更易发生;也有少数深层创口感染影响邻近肠管出现粘连和麻痹而出现腹胀或肠梗阻者，以上均为早期术后并发的肠梗阻，多可经非手术疗法而治愈。术后晚期出现的肠梗阻则为粘连所致，放置腹腔引流的较不放引流的粘连性肠梗阻的发生率为高。随着中西医结合非手术疗法的开展与香烟式腹腔引流的减少，近年来术后肠梗阻的发生率已大为降低。

(4)腹腔内脓肿：常发生在穿孔性阑尾炎手术后，多因腹腔脓液较多、清除不净、当引流而未置引流或引流物放置不当或术后引流管拔除过早所致。

对腹腔脓液多、污染重、炎症较重的病例可采用剖腹探查切口，以便彻底清洗腹腔，以防术后腹腔脓肿的形成。

腹腔内脓肿一经确定应以引流为原则。可根据不同部位施以不同的引流方法，膈下或腹腔内脓肿可采用穿刺抽脓或穿刺置管引流的方法；对盆腔低位脓肿可经直肠或阴道引流，而盆腔高位脓肿在处理上较为困难，可根据患者具体情况采取穿刺置管引流或开腹引流。

(5)肠瘘：为较少见术后并发症，过去往往发生在阑尾脓肿手术病例。目前阑尾脓肿绝大多数可用非手术治疗，故此并发症已大为减少。仅发生在个别阑尾根处理极为困难或一些特异性感染病例。

附　腹腔镜阑尾切除术

腹腔镜阑尾切除术，近年来国外已屡有报道，国内亦开始施行。此手术的最大优点是能良好显露处于任何位置的阑尾，并能彻底探查腹腔其他部位，对明确诊断有较大好处。此外，切口小，疼痛较轻，易为患者接受。但至今在并发症、住院日上，与常规阑尾切除术相比并无差别，此外因需要配置精密仪器，目前尚不能广泛开展，有关腹腔镜阑尾切除术的一些技术问题，也尚待改进。

(二)中医辨证论治

1. 辨证论治

(1)瘀滞证

【证候】转移性右下腹痛，呈持续性、进行性加剧，右下腹局限性压痛或拒按；伴恶心、纳差，可有轻度发热；苔白腻，脉弦滑或弦紧。

【治则】行气活血，通腑泻热。

【方药】大黄牡丹皮汤合红藤煎剂加减。气滞重者加青皮、枳实、厚朴；瘀血重者加丹参、赤芍；恶心加法夏、竹茹。

(2)湿热证

【证候】腹痛加剧，右下腹或全腹压痛、反跳痛，腹皮挛急；右下腹可摸及包块；壮热，恶心，纳差，便秘或腹泻；舌红苔黄腻，脉弦数或滑数。

【治则】通腑泻热，利湿解毒。

【方药】大黄牡丹皮汤合红藤煎剂加败酱草、白花蛇舌草、蒲公英。湿重者，加藿香、佩兰、苡仁；热甚者加黄连、黄芩、蒲公英、生石膏；右下腹包块加炮山甲、皂刺。

(3)热毒证

【证候】腹痛剧烈，全腹压痛、反跳痛，腹皮挛急；高热不退或恶寒发热，恶心，纳差，便秘或腹泻；舌红绛苔黄厚，脉洪数或细数。

【治则】通腑排毒，养阴清热。

【方药】大黄牡丹皮汤合透脓散加减。若持续性高热或寒热往来，热在气分者加白虎汤，热在血分者加犀角地黄汤；腹胀加青皮、厚朴；腹痛剧烈者加元胡、广木香；口干舌燥加生地、玄参、花粉；大便秘结加甘遂末1g，冲服。

2. 外敷药物　常用双柏散（大黄、侧柏叶各2份，黄柏、泽兰、薄荷各1份，研成细末），以水蜜调成糊状热敷右下腹，每日1次。或用消炎散（芙蓉叶、大黄，黄芩、黄连、黄柏、泽兰叶、冰片，共研细末），以黄酒或75%乙醇调成糊状，按照炎症范围大小敷于患处，每日2次。

3. 针刺　取足三里、上巨虚、阑尾穴，配合右下腹压痛最明显处的阿是穴，每日2次，强刺激，每次留针30～60分钟。加用电针可提高疗效。

4. 中药灌肠　采用通里攻下、清热化瘀的中草药煎剂200ml或通腑泻热灌肠合剂250ml（大黄、龙胆草、山栀子、芒硝、莱菔子、忍冬藤、虎杖）作保留灌肠，每日2次。能充分发挥中药的局部和整体的治疗作用，抗炎消肿，并能促进肠蠕动，预防肠粘连和并发症的发生。

5. 腹腔穿刺抽脓及穿刺置管引流　对较大和脓液多的阑尾周围脓肿，除药物治疗外，可进行脓肿穿刺抽脓，或在合适的位置放入引流管，以减少脓肿的张力，改善血循环，并能进行冲洗或局部应用抗生素，有利于脓肿的吸收消散。应用超声波或CT可以准确地选择穿刺点。

（三）中西医结合治疗

中西医结合疗法在我国已应用多年，并取得了良好疗效。非手术疗法，适用于急性单纯性阑尾炎。复发性阑尾炎因存在着阑尾炎复发的病理基础，如瘢痕、狭窄、粪石、粘连、扭曲等因素，以手术切除为宜。重型化脓性阑尾炎与坏疽性阑尾炎应立即手术。

1. 一般治疗　卧床，禁食，水电解质和热量的静脉输入，应用必需的抗生素及对症处理（止痛、镇静、止吐等），如二代、三代头孢菌素与甲硝唑联合应用。

2. 分期治疗

(1)瘀滞期

【病理特点】以气滞血瘀为重点，热象不显著，此期可表现气滞重和血瘀重两种类型，临床该期多属单纯性阑尾炎或阑尾包块后期。

【临床病象】不寒不热或仅有微热，嗳气纳呆，脘腹胀闷，恶心反胃。气滞重则腹痛绕脐走窜，腹胀便结；血瘀重则痛有定处，病处拒按或出现包块。尿清或黄，脉象弦紧或涩或细，舌苔白，舌质正常或有紫斑。

【治法处方】以行气活血为主，清热解毒为辅。阑尾化瘀汤主之：川楝子 15g，元胡索、丹皮、桃仁、木香各 10g，金银花 15～20g，大黄 9g（后下）。血聚成块者加红藤 30～50g。

(2)蕴热期

【病理特点】在气滞血瘀的基础上已进入化热阶段，热蕴肠中。由于化热的基础不同，可有湿热和实热两种不同表现。该期多为轻型化脓性阑尾炎或阑尾脓肿早期。

【临床病象】低热或午后发热，口干渴，腹痛重，口臭，便结，尿黄，脉弦数，舌苔黄干舌尖红，湿热重可伴有头眩晕，热而不扬，恶心较重，口渴而不欲饮，胸脘痞闷，四肢无力，便溏而不爽，尿黄浊，脉弦滑或滑数，舌苔黄腻。

【治法处方】以清热解毒和行气活血并举，辅以通里攻下或渗湿利尿药物。阑尾清化汤主之：金银花、蒲公英各 30g，丹皮、大黄各 15g，元胡索、赤芍各 10g，桃仁、生甘草各 9g。湿热重者可加黄连、黄芩各 9g；大便燥结者可加番泻叶 9g；湿重者可加白蔻、防风、留梗、木通、滑石等利湿药。

(3)毒热期

【病理特点】此期为化热炽盛阶段，热甚腐脓，有脓毒症的表现，并容易出现变证。该期多属坏疽性阑尾炎或阑尾穿孔并腹膜炎的患者。

【临床病象】发热或恶寒发热，少数可有寒战高热，口干渴，口臭，面红目赤，唇干舌燥，呕恶不能食，腹胀痛拒按，甚者腹皮硬，大便秘结，小便亦涩，尿少或尿痛，脉洪滑数或弦数，舌苔黄燥或黑苔，舌质红绛或尖红。

【治法处方】以清热解毒、通里攻下为主，行气止痛为辅。阑尾清解汤主之：金银花 30～60g，蒲公英30g，大黄 20～30g（后下），丹皮 15～20g，冬瓜仁 30g，木香 6g，元胡索 9g，生甘草 9g。大热大渴者加生石膏 30g；肠结腑实者加甘遂末 1～2g（冲服）。

中药服法本着"病重药重，病轻药轻"的原则，采用不同服法。瘀滞期一般每日 1 剂中药顿服或早、晚分服；蕴热期多采用每日 2 剂中药，早、晚 2 次分服；毒热期则可每日多剂分多次服用。

瘀滞期患者可吃半流质或普通饮食。蕴热期可根据患者病情给予流质或半流质饮食，卧床休息，适当限制活动，酌情补充液体。毒热期则需禁食、输液、绝对卧床，采用半卧位，根据有无肠麻痹决定是否应用胃肠减压，根据病情决定是否应用抗生素，该期病情较重，需密切观察病情变化，有脱水或酸碱失衡者应予以纠正。

3. 其他中医疗法

(1)外敷药物：外敷药主要用于配合治疗，一般腹膜炎患者可外敷消炎散，阑尾脓肿包块可外敷双柏散。具体用法如下：

1)消炎散：芙蓉叶、大黄各 120g，黄芩、黄连、黄柏、泽兰叶各 250g，冰片 10g。共研细末备用，用时用黄酒或 75％乙醇调成糊状，按照炎症范围大小敷于患处，每日更换 1～2 次。

2)双柏散：大黄、侧柏叶各 2 份，黄柏、泽兰、薄荷各 1 份，共研细末，以水蜜调煮成糊状，外敷于肿块处的腹壁上，范围要大于肿块，还可配合热敷。

(2)中药灌肠:中药大承气汤水煎至200～300ml,从肛管缓慢注入或滴入作保留灌肠,能加强通里攻下作用。

(3)针刺疗法:对单纯性阑尾炎可用做主要疗法,对其他各类阑尾炎可用做配合疗法。

常用穴位:急性单纯性阑尾炎可取足三里、上巨虚或阑尾穴,配右下腹压痛最明显处的阿是穴。恶心、呕吐重者可加上脘、内关;发热者可加曲池、合谷。急性腹膜炎可加取中脘、天枢。阑尾周围脓肿可取肿块正中处阿是穴,配足三里或阑尾穴;也可取肿块周围围刺,一般可针刺3～4点。见图28-6。

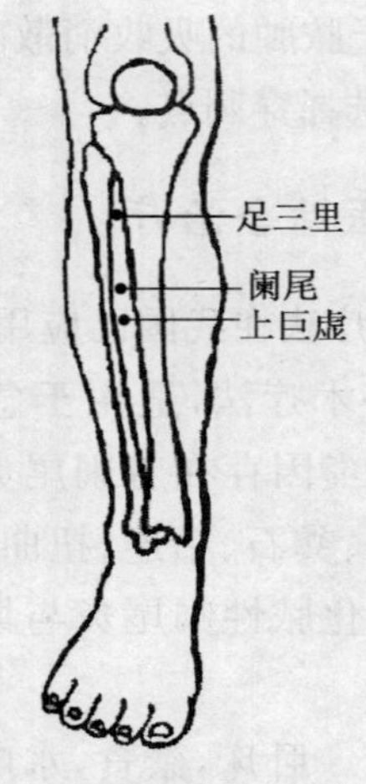

图28-6　急性阑尾炎常用针刺穴位

第三节　急性阑尾炎性腹膜炎

急性阑尾炎性腹膜炎(peritonitis due to acute appendicitis),是病情较重或病情进展的结果。

一、病理

(一)穿孔性腹膜炎

该类系阑尾化脓穿孔或坏疽溃破所致,为临床最多见的类型。形成化脓性腹膜炎后,临床上根据脓液多少、蔓延范围的大小及发展的趋向,常分为局限性和弥漫性腹膜炎两种。

(二)渗出性腹膜炎

该类为阑尾炎症轻重的表现,腹腔内有炎性渗出液,也可有细菌和毒素渗入腹腔,一般臭味不大,脓液清稀。临床上多表现为局限性腹膜炎。

(三)脓肿性腹膜炎

阑尾脓肿早期炎症剧烈波及邻近腹膜,临床可有局限性腹膜炎表现,也有个别因脓肿溃破而形成腹膜炎者。

急性阑尾炎并发腹膜炎是病情发生了质的变化,大大增加了病情的严重性。弥漫性腹膜炎如不给予特殊有效治疗,死亡率可高达25%～40%。近年来,由于抗生素的发展和手术经验的积累,疗效已有很大提高,但死亡率和并发症发生率仍较高,据近年报告死亡率最低者为0.7%～2.8%,高者仍达3.5%～9.1%。并发症发生率为31.1%～35.7%。

二、临床表现

(一)初期临床表现

90%以上患者有典型急性阑尾炎病史,病史长短不一,长者可达2～3天,短者仅5～6小时。阑尾坏死穿孔后,腹痛可有一时性缓解。但总的病情不见减轻,反而逐渐加重。腹痛范围扩大,腹痛转为持续性,可伴有阵发加重。有的患者此时还可出现腹泻、尿频,这是脓液刺激肠管和膀胱所致。体温增高,脉搏加快,恶心呕吐也可能加重,白细胞计数升高。此时体检多可发现左、右下腹或全腹有明显压痛或反跳痛,并有不同程度腹肌紧张。早期肠鸣音减弱或正常,可有轻度腹胀,腹腔渗液多者在右下腹或左下腹可叩出浊音区,直肠指检在直肠周围可有触痛。

(二)中期临床表现

经过12～24小时后,初期症状进一步加重。体温升高可达39℃左右,有65%左右患者可出现恶寒、发热。恶心、呕吐进一步加重,肠鸣音减弱或消失,腹胀逐渐加重。部分患者可出现明显的肠梗阻症状和体征,呕吐物由食物或胃液变为黑绿色或黄褐色臭液,腹部可查出震水音。此时可出现肠鸣音亢进并伴气过水声,这种肠梗阻是因为局限性肠麻痹及早期肠粘连所致。此期实验室检查不仅白细胞计数增加,且可发现代谢性酸中毒。

(三)后期临床表现

绝大部分患者经过正邪斗争和积极治疗,病情可有不同程度好转。肠麻痹开始恢复,随着大便通下腹胀减轻。成功的通下应有4～5次腹泻,泻出大量稀便,并有排气,腹胀完全缓解,腹痛明显减轻,腹膜炎体症局限或消失,体温下降。有35%左右的患者在右下腹可出现肿块。开始边界不清,随着炎症的局限而越来越清楚,最后消散而痊愈。也有60%以上患者可不出现肿块,腹膜炎迅速吸收而痊愈。

在少数正虚邪实的情况下,病情可进一步恶化,或肠梗阻不得缓解而死亡,或炎症不能局限而出现败血症、中毒性休克,或出现门静脉炎、肝脓肿等严重并发症,或局限成腹腔多发性脓肿。对这些患者如能处理得当,及时清除病灶,引流腹腔,是不会发展到上述严重后果的。

三、诊断和鉴别诊断

(一)诊断

具有典型病史及体征者,诊断不甚困难,但还要判明腹膜炎的范围、腹腔内脓液的多少和腹膜炎的轻重。根据腹膜炎的范围可分为局限性腹膜炎和弥漫性腹膜炎两种。

1. 急性阑尾炎伴局限性腹膜炎　综合病史及体征,阑尾炎的诊断明确,并具有腹膜炎体征,其体征范围局限在右下腹或下腹部,不超过腹部两个象限,及无扩散趋势者。

2. 急性阑尾炎伴弥漫性腹膜炎　腹膜炎体征遍及全腹或超出两个象限且有扩散趋势者。

对腹腔内脓液多少和性质的判断很重要,除根据体征进行分析外,还可通过腹部超声波检查和腹腔穿刺检查来帮助判断。超声检查如发现腹腔内有散在液性暗区,可能腹腔脓液较多未能局限;如有局限性液性暗区,则有指导腹腔穿刺的价值,且可帮助判断是否已有脓肿形成。腹腔穿刺点可选在右下腹叩浊区,也可由超声波指导选定穿刺点。

(二)鉴别诊断

在鉴别诊断中包括腹膜炎原因的鉴别和类似疾病的鉴别,需鉴别的疾病有以下几种:

1. 胃、十二指肠溃疡病穿孔　溃疡病穿孔患者多数有溃疡病史,且多有近期溃疡病症状加重现象;发病突然,开始于上腹,迅速延及全腹,开始多剧烈,逐渐可有所缓解。这些病史和阑尾炎不同。此外,还可配合X线透视或照片检查,必要时可做腹腔穿刺。溃疡病穿孔的腹腔渗液多为黄色或绿色液体,测定淀粉酶可升高,臭味不大,而阑尾炎穿孔的脓液多为臭味的黄色脓液。

2. 伤寒肠穿孔　有伤寒病史,患者一般状况也较差,常有面容晦暗,淡漠无情,四肢酸软无力。如果再有白细胞计数减少和缓脉,则更有鉴别意义。必要时配合腹腔穿刺,肠穿孔多抽出肠内容物样液体,镜检可发现食物残渣和虫卵。

3. 子宫外孕破裂　已于“急性阑尾炎节”叙述。

4. 绞窄性肠梗阻　除从病史上详加鉴别外,如仍有困难则需照腹部平片或做腹膜穿刺。绞窄性肠梗阻在腹部平片上梗阻远端肠管一般无气体存在,而阑尾炎性腹膜炎,结肠往往有积气现象。腹腔穿刺液在绞窄性肠梗阻多为血性腹水,不同于阑尾炎穿孔的脓液。

5. 原发性腹膜炎　多发生于少年女性,病起下腹,体征也以下腹为主,右下腹阑尾点压痛不突出。腹腔穿刺抽出稀黄草绿色米汤样脓液,臭味不大。镜检可见双球菌,如为链球菌感染,脓液可为粉红色稀脓,臭味也不大。

6. 坏疽性胆囊炎或胆囊穿孔　除从病史加以鉴别外,坏疽性胆囊炎或胆囊穿孔的患者,一般情况较重,常伴有休克,腹腔穿刺可抽出黄色含胆汁样腹水或黑绿色胆液。

7. 结核性腹膜炎　多有结核病史或结核接触史,往往有颧红、盗汗等结核中毒症状。腹部压痛较广泛,但程度不重,腹壁有柔韧感,腹腔穿刺可获血性无臭味的腹水或淡黄澄清腹水。

四、治疗

(一)非手术疗法与手术疗法的选择

1. 一般情况好，腹腔脓液不多，脓液较稀，臭味不大者，可采用非手术疗法。

2. 腹腔脓液多者，需手术治疗。

3. 坏疽性阑尾炎有局限性腹膜炎表现者，应手术治疗。

4. 腹膜炎已有阑尾周围脓肿形成者，应先试用非手术疗法。

5. 腹腔脓液稠浊或呈巧克力色，且有粪臭味者，应考虑手术治疗。

6. 一般情况差或重要器官有病变者，在选择疗法时应权衡利弊，术者不应因循延误时机；不能手术者，应采用一切有效的非手术措施。

7. 腹膜炎原因不能肯定者，不宜盲目试用非手术疗法。

(二)非手术疗法

1. 一般治疗　急性阑尾炎并腹膜炎患者，开始病情较重需禁食、输液、绝对卧床、半坐位，对已有腹胀肠麻痹者需应用胃肠减压，以后根据病情逐步给予饮食，一般不需应用抗生素。对不能手术而感染又严重者，则需给予足量有效的抗生素。

2. 分期治疗　见本章第二节“辨证论治”。

3. 非手术疗法中的问题

(1)通利二便，导邪外出，治疗腑病应贯彻“以通为用”的原则。在急性阑尾炎性腹膜炎的治疗中，除了行气活血外，还要通利大小便，尤其是通便下热最为重要。通便可以起到泻积滞、降逆气、祛实热等作用，因而，很多患者随着大便通下，腹痛缓解，体温下降，体征减轻。早期通里攻下以大黄为佳，大黄有下胃肠积滞和泻血分实热的功能。对已有明显腹胀的患者，用甘遂或巴豆峻下，效果较好。

(2)早期积极治疗，避免病情反复。按照“病重药重，病急治急”的原则，结合患者具体情况，可采取多种措施综合治疗。中药的用法，可采取重剂分服的办法，每4小时服药半剂，每日可用2～3剂中药，以不间断地维持药效。待病情明显好转后，再减少药量及服药次数。

(3)并发症的预防和治疗

1)肠梗阻：阑尾炎性腹膜炎可出现不同程度的肠麻痹，其中少数可发展成为肠梗阻。其梗阻原因可为早期粘连所致，但一般不出现肠绞窄。肠梗阻不仅给腹膜炎的治疗造成困难，而且也影响腹膜炎非手术疗法的预后。肠梗阻时间过久易形成腹腔多发脓肿及后期肠粘连，因此，首先应预防肠梗阻的发生。预防肠梗阻的方法是早期进行通里攻下，诸如应用巴黄片、巴黄丸、甘遂等。一旦肠梗阻发生，应以解除肠梗阻为治疗前提，治疗方法可采用综合措施，以内服中药为主，用甘遂迢结汤加减。经胃肠减压后把中药一次或分次注入，待2小时左右，肠蠕动亢进或有便意时，配合中药溜肠。灌肠中药多用复方大承气汤。梗阻解除后再继续按分期治疗。

2)盆腔感染或盆腔脓肿：少数患者可出现被腔感染毒状，如尿频、尿急、尿痛、便溏、里急后重、大便有黏液等湿热下注征象，大部可经非手术疗法治愈。

以尿频、尿急、尿痛、尿黄等脾脏湿热证为主者，可加用清热利尿药，如木通、滑石、车前子、瞿麦、萹蓄、甘草等；以腹泻、便溏、里急后重等大肠湿热证为主者，可加用燥湿导滞药，如黄连、黄柏、木香、杭芍等。

盆腔感染可用中药做保留灌肠疗法，已形成盆腔脓肿，直肠指检可触及波动性肿物或超声证实有脓肿形成者，应即时做引流治疗。

(三)手术疗法

1. 切口选择　腹腔脓液多需清洗腹腔者和腹膜炎原因尚未肯定需探查腹腔者，宜采用右侧剖腹探查切口(右侧经腹直肌的直切口)。除以上情况外，则多可采用麦氏切口。

2. 阑尾的处理　除非一般情况极差，病情十分危笃，只能简单引流腹腔的个别病例外，原则上应将阑尾切除，以去除原发病灶。

3. 腹腔清洗　对清除腹腔脓液、减少毒素吸收、减经腹腔炎症、预防术后肠麻痹和腹腔脓肿均有积极作用。适合于腹膜炎早期、腹腔脓液较多的病例，而腹腔炎症重，有大量脓苔附着腹膜表面者，单纯清洗就显得不够。为了彻底清洗腹腔，必须有足够大的腹直肌探查切口和良好的麻醉，以及患者一般状态较稳定等条件，否则难以做到满意的腹腔清洗。冲洗液用大量温盐水即可，对高热患者也可用冷盐水冲洗。冲洗应分次进行，反复多次清洗直达清洗液较澄清为止。最后吸出和蘸净腹腔内液体，特别要吸净膈下和盆腔等部位。

4. 引流物　在阑尾炎穿孔腹膜炎手术中，主要有两种引流：一为创口引流；一为腹腔内引流。

(1)创口引流：手术中应注意保护切口，以免切口被脓液污染。尽管如此，仍有很多情况难免切口被污染。被污染的切口，企图通过应用抗生素加以防止感染化脓，经验证明常常是徒劳的。目前在处理被污染切口的方法中，放置创口内引流是常用的行之有效的方法，确可起到缩小创口感染范围和程度，缩短创口愈合时日。创口引流最常用引流物为橡皮条。在缝合切口时置于肌肉层内，末端从切口下缘引出，放引流条部位各层组织不宜缝扎过紧，以保持橡皮条有较大松动为宜，引流条末端结扎固定于皮肤缝线上。术后 24～48 小时可拔除引流物，拔除时应沿切口挤压排出残液，并由原口改用凡士林纱布条引流，不要任其引流口闭合，否则皮肤口过早闭合，仍可发生深层化脓感染。用凡士林纱条引流 1 周左右。待有肉芽生长后则可逐渐变浅，最后完全愈合。

(2)腹腔内引流：腹膜具有渗出和吸收能力，对腹膜内感染有较强抗御能力。引流本身为异物，将可能引起局部严重粘连，其术后粘连性肠梗阻发生率高出不放引流病例的几倍甚至几十倍。因此，笔者主张腹腔内引流应当控制减少使用，使用时要有明确指征：①采用麦氏切口的患者，如果腹腔脓液较多难以吸净者，可在积脓较多的右肝下膈下区或盆腔区放置引流管，以便术后继续使脓液流出；②腹腔感染严重，有大量脓苔和坏死组织或有早期脓肿形成者；③患者一般情况很坏，腹腔脓液多而又不允许清洗或吸出脓液者；④炎症坏死严重，残端处理不满意，有可能发生出血或肠瘘者。

引流管放置位置应恰当，创口缝合不能过紧。可用做引流的引流物很多，但以医用胶管和硅胶省力最好。选择引流物以质地较软、内腔较大，并可较长时日放置在腹腔内而难变形变质者为宜。卷烟式引流物只能引流出渗液，且有放置时间限制，故应用范围较小。

5. 腹腔灌洗术　20 世纪 70 年代后，国外将腹膜腔灌洗术应用于重症化脓性腹膜炎术后治疗中，取得一定效果和经验。

第四节　阑尾周围脓肿

阑尾周围脓肿(periappendiceal abscess)，指因阑尾急性炎症以后，在阑尾周围所形成的脓肿或炎性包块，可因阑尾位置不同而出现在腹部的不同部位。最常见部位是右下腹髂窝部，也可发生在盆腔、右腰侧盲肠后侧位、腹膜后部位和右肝下区域，发生在不同部位可有不同的临床表现和发展变化过程。

一、临床表现

一般多有典型的阑尾炎病史，形成脓肿后，腹痛较开始时可有不同程度的减缓。由于炎症局限程度不同和脓液多少差异，临床表现可有很大差别。体温在 37.5～38℃，甚者可达 39℃；白细胞计数可在 1 万～1.5 万，周身无力，食欲不佳，舌苔黄腻或干黄，舌质发暗或有瘀斑，脉象弦数、滑数或细数，尿黄。多数患者有大便燥结等炎症性全身表现，少数迁延日久的晚期患者，则常表现低热、消瘦、贫血、精神不佳、表情淡漠、皮肤粗糙、脱水等中毒消耗症状。

(一)髂窝部阑尾周围脓肿

为最常见的阑尾周围脓肿，多在急性阑尾炎病后 2～7 天出现肿块，炎症重或局限不良的早期患者，右下腹可有腹肌紧张伴局部压痛和反跳痛，而肿块的界限不清楚，炎症局限良好的则在右下腹可触及界限清楚的肿块。阑尾周围脓肿肿块的特点是：有压痛；不活动；脓肿外侧紧贴侧腹壁，因而无明显边缘，所以肿块多呈半圆形。脓液较多的脓肿多呈圆形，平滑，张力较大，有囊性感。脓液少的炎性包块则呈质地较硬、实性、表面不平的肿块。脓肿大小不一，小者如鸡卵大，大者可超过腹部一个象限，有时经过非手术治疗服药后，大便通下，而肿块明显缩小。这可能和积粪的排出、肠胀气的减轻或炎症水肿消散有关。有时巨大脓肿溃入肠腔，脓液经肠道排出，肿块很快缩小。

（二）盆腔位阑尾周围脓肿

多因盆腔位或腹股沟部位的阑尾发炎穿孔后形成的脓肿。此类脓肿不同于一般位于膀胱直肠窝内的盆腔脓肿。盆腔位阑尾周围脓肿多位于耻骨上或膀胱后盆口部位，位于耻骨上的在腹部可查出肿块；而位于盆腔口部的脓肿，在腹部常不能查出。较大者在阴道或肛门和腹部双合诊时可发现，故临床常依赖超声波检查来确定脓肿和判断脓肿的大小、部位及脓液的多少。除一般炎症和脓肿表现外，有时还可出现尿频、尿痛或尿化验发现白细胞和蛋白等泌尿系炎症症状；也有的出现黏液便、腹泻、腹胀等肠道受炎症刺激的症状。此种脓肿实为临床难以处理的脓肿，主要因为部位深在隐蔽，非手术疗法难以奏效，经直肠或阴道引流又难以达到脓肿部位。

（三）右腰侧及盲肠后侧位的阑尾周围脓肿

此种脓肿的形成多为盲肠后位或盲肠侧位阑尾发炎、化脓坏疽所致。因此，多无阑尾炎穿孔腹膜炎的过程。

起病后有典型阑尾炎症状，且炎症反应较著，但因阑尾位置深在而体征不重。有的表现右侧腰部有压痛，腰大肌紧张试验为阳性，或右腿不能伸直，表现为“缩脚肠痈”。如果不能对病情做出正确判断和即时采取手术治疗，则往往随时日迁延而在右侧腰腹即逐渐出现肿物。此种脓肿非手术疗法及抗生素疗法均难以奏效，最终常需引流。

（四）腹膜后阑尾周围脓肿

为盲肠后腹膜外的异位阑尾炎所致的脓肿，因而极为少见，但可导致炎症在腹膜后的扩散，以致造成毒血症或败血症等严重后果，并可造成阑尾炎临床的疑难情况，应引起临床的注意。

（五）肝下位阑尾周围脓肿

为肝下位阑尾发炎所致，因其位置异常高位故常造成临床的延误诊治。笔者曾遇一例以右上腹痛、肿物、发热症状为主的患者，反复多次发作，均诊为胆道感染，历时达几年，最后手术证实为肝下位阑尾炎。

二、诊断和鉴别诊断

具有典型急性阑尾炎病史，在右下腹部可触及典型肿块，一般不难诊断，但放早期诊断和鉴别脓肿与包块，以及了解脓肿大小、范围及脓肿液体多少，则应普及应用超声诊断。在临床诊断仍需和一些相似疾病加以鉴别。

（一）盲肠结核

盲肠结核可在右下腹出现肿块，但盲肠结核多有较长病史，大便不规律，腹泻和便秘交替，便中有黏液，并有午后潮热、夜间盗汗、食欲不振等症状，虽然右下腹可出现肿块，但一般炎症反应不重，肿块中等硬，可有一定活动度，有时在腹部可触及肿大的淋巴结。钡灌肠检查可发现不规则充盈、缺损等。

（二）阑尾类癌

该病常可并发阑尾炎，检查时右下腹有肿块，鉴别较困难。凡遇右下腹实质性肿物，逐渐长大，无脓或少脓者，应提高警惕，必要时可手术做病理探查。

（三）盲肠癌

虽然右下腹有肿块，但多无急性阑尾炎病史，其他炎症表现也不明显。钡餐或钡灌肠检查多能确诊。

（四）回盲部溃疡

个别病例可因溃疡炎症形成粘连肿块，单从肿块和病史上有时难以鉴别，但大便中常有隐性出血。钡剂灌肠或光导纤维结肠镜检查可有帮助。

（五）右侧卵巢囊肿蒂扭转

右侧卵巢囊肿蒂扭转后可移位于右下腹，但囊性感明显，多有向下或向左的移动性。虽然有腹痛及右下腹肿块，但一般炎症表现轻微，盆腔检查多有阳性发现，腹部超声检查很有价值。

（六）肠套叠

成人肠套叠可表现为右下腹肿块，并有腹痛，但成人肠套叠肿块多有一定移动性，其软硬度也随肠蠕动而有软硬不同的变化，局部一般无腹膜炎体征。钡剂灌肠检查可以确诊。

三、治疗

阑尾周围脓肿应以非手术疗法为主。中医中药疗法对阑尾周围脓肿有较满意疗效，近期治愈好转率达 98.5%，远期疗效属于良好和尚好者也在 85%以上。从治疗过程及住院天数看，中西医结合的治疗方法明显优于手术疗法和抗生素疗法。

（一）非手术疗法

以内服中药汤剂为主的非手术疗法，仍按急性阑尾炎分三期的辨证治疗方法。患者应绝对卧床休息，取半卧位；一般可给予流质或半流质饮食，而炎症较重有腹胀者则应禁食；凡发热和进饮食不足者，可适当补液；抗生素的应用可根据具体情况决定，一般不需应用抗生素。

1. 针刺疗法的应用　针刺主要用为配合疗法，局限良好的阑尾周围脓肿或包块可配合使用针刺。针刺取穴。围绕肿块周边取 2～4 穴，炎性包块也可在肿块中央取一穴，针刺捻转得气即止，不留针，每周 2 次。

2. 外敷药疗法　阑尾周围脓肿早期，炎症表现较明显时可配合外敷消炎散。

3. 活血药物的应用　右下腹肿块在中医辨证属热血相结而成，所以，治疗当以消热、凉血、活血化瘀为主。一般病程早期炎症表现仍较明显时可在三期辨证用药的基础上加清热、凉血、活血药物，如红藤、丹皮、赤芍等。当进入瘀滞期则可逐步减少清热解毒药物，分级加用活血化瘀消肿的药物。一般用红藤、丹皮、桃仁、红花、赤芍等即可很快使肿块缩小，当病理后期炎症已不明显仅留下硬肿块时则可加用三棱、莪术，以加强破血消块的力量。如果用活血化瘀药肿块消散较慢时，则需根据辨证做一些药味加减，表现气滞明显者加木香、厚朴、香附等理气药；有气血虚弱表现者可加生黄芩、当归等补气养血药物。根据辨证加减后，可加快肿块的消散过程。

（二）穿刺抽脓及穿刺置管引流术

非手术药物疗法对脓肿大、脓液多、张力大的脓肿疗效较差。经过抽脓减压后则能更好地发挥中药治疗效果。过去因为受诊断检查手段的限制，穿刺往往有一定盲目性，应用超声检查后可以较好地选择穿刺点，并能选择距皮较浅，有利于引流的合适位置，因而能满意地置入引流管。经引流管可以进行冲洗或局部应用抗生素。引流脓液减少后，可经管造影，脓腔消失即可拔管。内服中药再配合穿刺抽脓或置管引流绝大多数脓肿均可治愈。

（三）手术疗法

1. 适应证

(1)反复出现阑尾包块，经 X 线检查、超声检查证实或高度疑及有较大粪石、蛔虫或阑尾瘘者。

(2)阑尾包块经久不消，疑有肿瘤可能者。

(3)脓肿部位深在，穿刺有困难，且炎症中毒症状明显者。

2. 手术方式

(1)脓肿引流术：适用于深在脓肿。引流时应妥为保护避免污染腹腔，吸尽脓液后放置引流管。这种情况一般难以切除阑尾，故不宜勉强切除。

(2)肿块切除或右半结肠切除术：反复出现的阑尾包块或疑及肿瘤者，常需做肿块切除或右半结肠切除。

第五节　结肠癌与阑尾炎的关系

结肠癌与阑尾炎的关系，目前归纳有3种：结肠癌与阑尾炎并存；阑尾炎是结肠癌的一种临床证候；阑尾切除后结肠发生癌变。

结肠直肠癌与急性阑尾炎同时存在，并以急性阑尾炎为一临床征象，并非罕见。北京协和医院收集4家医院起因于近端结肠癌和回盲部癌的急性阑尾炎共54例，都无典型的阑尾炎病史，术前都误诊，绝大多数患者施行阑尾切除，而遗漏结肠癌。Armbjorsson 报道40岁以上患急性阑尾炎行阑尾切除术的病例561例，其中术后3年内因结肠直肠癌而复诊者有16例，占2.9%。

1. 病因　阑尾炎是结肠癌的临床表现，就是说结肠癌早已存在，发生机制可能为：

(1)盲肠癌直接侵犯阑尾根部，阑尾腔产生压力性梗阻。

(2)癌细胞转移至阑尾淋巴或血液回流障碍。

(3)回盲瓣及阑尾基底狭窄的解剖因素受结肠癌影响，导致阑尾梗阻。

(4)结肠癌引起闭袢性梗阻。

(5)结肠癌引起部分梗阻后，近腔肠腔内发生菌群改变。

(6)结肠癌坏死并感染时，炎症直接或间接扩散。

(7)免疫功能异常，增加了阑尾的易感性。

2. 诊断与治疗　结肠癌合并急性阑尾炎时，多诊断为急性阑尾炎将阑尾切除，而忽视了结肠癌的诊治。10%～15%的右半结肠癌患者在早期因结肠症状而切除了阑尾。误诊原因：对结肠癌与阑尾炎可能并存认识不足；在阑尾切除术后，因结肠癌引起腹痛、低热、不全肠梗阻等症状，临床常易用阑尾术后的肠粘连或腹腔残留感染来解释。

因此在诊治急性阑尾炎时应注意以下几点：

(1)对40岁以上阑尾炎患者，应详细询问病史，常规行直肠指诊及大便潜血试验，如若可疑，应行钡灌肠或纤维结肠镜检查。手术时采用右下腹直肌切口为宜。

(2)对青年人症状不典型阑尾炎，或伴有慢性腹痛、腹胀、大便习惯改变者，需行有关肠道检查。

(3)对老年人的急性阑尾炎，如有大便习惯改变、便血及慢性腹痛史，都应警惕有结肠癌的可能。

(4)对经长时间保守治疗，症状不能缓解的阑尾炎患者，在改行手术前，争取作有关肠道检查，术中要探查回盲部。

(5)阑尾切除术中，若发现阑尾病变与症状不符，必须探查回盲部，甚至远端结肠，以寻找真正病变。

(6)阑尾术后仍有腹痛、腹胀、腹泻、便血、切口不愈及贫血者，要警惕结肠肿瘤的存在，不应仅想到“肠粘连”等一般术后常见并发症。

第六节　慢性阑尾炎

在阑尾切除术中，除各种急性阑尾炎外，慢性阑尾炎(chronic appendicitis)居第二位原因。据天津市南开医院估算约占20%。据曾宪九(1959)报道，因慢性阑尾炎而行阑尾切除的病例中，有35%术后症状不见好转，甚而有加重者。造成预后不满意的主要原因为诊断不准确。可见慢性阑尾炎虽为临床常见病，但确诊并不容易，不适当地扩大阑尾切除术，其结果不但不一定满意，甚至可给患者造成痛苦，故应引起临床注意。

一、病因病理

造成以右下腹痛为主要症状的慢性阑尾炎的病因是较复杂的。

(一)阑尾的先天异常

如阑尾绸长或阑尾弯曲扭结，管腔或开口部狭窄等均可造成阑尾腔排空障碍，潴留的内容物刺激黏膜可导致慢性炎症。

(二)急性炎症的迁延

急性阑尾炎后，可遗留下阑尾形态学的改变，如管腔狭窄或闭塞，阑尾壁炎性细胞浸润和组织增生，炎症粘连扭曲。

(三)阑尾本身及周围组织其他病变的影响

如血吸虫病，蛲虫在阑尾的寄生，粪石或其他异物的刺激或阻塞，结核、肿瘤和其他炎性肠病等均可成为慢性阑尾炎的病因。

(四)盲肠功能失调

因移动盲肠或盲肠慢性炎症致盲肠功能失调，盲肠经常有气体和粪便潴留，容易产生阑尾腔的逆流而引起慢性炎症。

在临床上，慢性阑尾炎系指因阑尾病变而引起的右下腹慢性或反复性疼痛，但病理上的改变并不完全一致，常表现为两种类型：

1. 慢性炎症型　镜下可见淋巴细胞浸润，纤维组织增生，大体标本可见阑尾变硬，阑尾壁增厚，管腔狭窄。

2. 急性炎症型　镜下表现为白细胞浸润，血管充血；肉眼可见黏膜充血或有小血点。

二、临床表现

慢性阑尾炎的临床病程有两种：

(一)急性迁延型

过去有不同类型的急性阑尾炎病史，非手术疗法治愈后，由于炎症病理损害的结果，不断有右下腹腹痛发作，临床往往称为“复发”。如果发作时具有急性阑尾炎的所有表现，则称为复发性急性阑尾炎；如果发作时仅表现为右下腹痛，不发热，白细胞计数不升高，在右下腹仅有局限性深部压痛，则诊为复发性慢性阑尾炎。这种急性阑尾炎后迁延下来的慢性阑尾炎，临床误诊机会较少，手术治疗效果也多满意。

(二)慢性发作型

临床表现主要为发作性右下腹痛，多发生于饱食及暴急奔跑之后，发作时右下腹绞痛，少数为胀痛，有时可伴轻度恶心或呕吐。发作时右下腹可有轻度压痛及反跳痛，但从无急性炎症表现。此种类型经过一般鉴别诊断，误诊率也不高。

除以上两种类型外，临床常能见到表现为右下腹持续绵绵作痛，痛疼范围较大，症状持续时间很长，有时或伴有低热、便秘、腹胀或腹泻，还有的患者伴有月经失调、食欲不佳或周身不适。腹部压痛部位不固定，或压痛范围较广。这种右下腹痛常常导致临床误诊，手术效果也不好，故不能轻率做出慢性阑尾炎的诊断。

三、诊断和鉴别诊断

(一)诊断

慢性阑尾炎在老年人和小儿发病率较低，发病率的高峰为20～40岁青壮年男女。临床确立诊断的主要依据为典型的右下腹疼痛和局限的右下腹麦氏点压痛。对以往有明确的急性阑尾炎病史，以后有不断的右下腹疼痛和局限的麦氏点压痛的病例，一般诊断不难，而那些症状不典型或症状较复杂的病例，则诊断很难确定。遇此类病例应通过鉴别诊断排除相似疾病，以确立慢性阑尾炎诊断。常需鉴别的疾病有：

1. 肠道系统疾病　肠道结核病、肠系膜淋巴结炎、克隆病、慢性结肠炎、慢性痢疾、盲肠淤滞症等。

2. 肠道外疾病　慢性输卵管炎、慢性盆腔炎、输尿管结石、精索慢性炎症、睾丸神经痛、慢性前列腺炎等。

(二)鉴别诊断

在鉴别诊断中，除一般化验检查外，在必要时还可选用下列辅助诊断手段。

1. X线检查　钡剂灌肠造影为常采用的辅助诊断力法。当疑及结肠病变时采用此项检查可帮助排除结肠病变，钡剂灌肠还可了解盲肠位置和功能，观察阑尾充盈与否，对诊断有一定的参考价值。当阑尾充盈显影时，则可看到阑尾位置、长短、形态，是否有压痛，是否有扭曲，排空是否有障碍。如果阑尾不能充盈，而在盲肠端相当于阑尾部位有压痛时，则有助于慢性阑尾炎的诊断。

2. B型超声检查　在鉴别盆腔炎症或肿瘤时较有价值。

3. 腹腔镜检查　在与盆腔疾病和腹腔结核病相鉴别时有一定价值。

慢性阑尾炎的诊断确立后，还应分析辨别原发与继发。因急性炎症的迁延，或急性炎症后的病理损害所导致的慢性阑尾炎，皆为原发性慢性阑尾炎，手术治疗效果良好。因盲肠结核、肿瘤、炎症所致阑尾梗阻而形成慢性阑尾炎为继发性慢性阑尾炎，必须同时对原发病给以相应治疗。继发于胃肠道功能紊乱，尤其是盲肠功能不良者，如只行阑尾切除常不能完全缓解症状，故应对胃肠功能紊乱给予恰当治疗。

四、治疗与预后

明确诊断的慢性阑尾炎可行阑尾切除术，一般能获满意效果，但应避免草率诊断、盲目切除阑尾的错误态度和做法。术前一定做好鉴别诊断，对症状较重，而确诊又实属困难，又有手术治疗指征者，可选用剖腹探查切口，以利于彻底探查和处理腹内其他病变。

第七节　阑尾肿瘤

阑尾肿瘤(tumors of the appendix)较少见。阑尾虽小，但可发生各种良性和恶性肿瘤。在临床上发现的阑尾肿瘤以恶性者多见，而在尸检中发现的阑尾肿瘤以良性者较多。

在阑尾良性肿瘤中有平滑肌瘤、纤维瘤、神经瘤、脂肪瘤、神经节细胞瘤等。在恶性肿瘤中最常见者为类癌，其次为腺癌，肉瘤也可发生。阑尾类癌将在肠道类癌一节中讨论。

一、临床类型

(一)阑尾腺癌

阑尾腺癌(adenocarcinoma of the appendix)的发病率不高，在大肠癌中不足 1%。Collins 在 12 813 例阑尾标本中，腺癌只占 0.082%。Warren 报告的 6797 例阑尾标本中仅发现 2 例腺癌。阑尾腺癌在发病年龄和性别方面与结肠癌相似，发病年龄较大，平均发病年龄为 55.6 岁。

临床阑尾腺癌有 2 种不同类型：

1. 囊肿型阑尾腺癌　此型肿瘤为分化较好具有分泌黏液功能的腺上皮细胞构成，为阑尾腺癌中多见的类型。肿瘤在腹内形成软的肿块，内含大量黏液物质，但肿瘤细胞很少，肿瘤细胞可在腹膜面直接种植播散。临床有约 25%在手术时已发生腹膜播种转移，故预后较差。

2. 结肠型阑尾腺癌　为少见型腺癌和结肠癌相似，有肿块型、溃疡型和浸润型。晚期常发生淋巴或血行转移。

(二)阑尾肉瘤

阑尾肉瘤(sarcoma of the appendix)较为罕见。据 Collins 报道在 12 813 例阑尾标本中，网织内皮组织肉瘤占 0.022%，滤泡形成淋巴细胞肉瘤占 0.018%，淋巴肉瘤占 0.014%，纤维肉瘤占 0.01%。肉瘤的发病年龄为 2～74 岁，平均低于癌的发病年龄。肿瘤在阑尾可呈结节状或弥漫型，肿瘤可导致阑尾腔闭塞，可同时并发急性阑尾炎。

二、诊断与治疗

阑尾肿瘤的术前确诊是困难的。Sierack 和 Jesluks 的病例中有 2/3 病例术前被误诊为急腹症，其中多数初诊为阑尾炎，这是因为肿瘤症状酷似阑尾炎或并发阑尾炎之故。

阑尾肿瘤的治疗应依据肿瘤侵犯的范围而定。肿瘤局限于黏膜层者，行阑尾切除术同样可获得较好远期疗效，故不必常规施行二期右半结肠切除术。如果肿瘤已侵及阑尾全层或侵及盲肠或已有局部淋巴结转移者，则应行右半结肠切除术并剔除结肠肠管附近的淋巴结。已发生远隔部位转移者，则预后不良。

第八节 临床特殊类型阑尾炎

特殊类型的急性阑尾炎包括异位阑尾炎、小儿、妊娠期和老年人阑尾炎等。这一类阑尾炎在临床表现上往往有别于一般成年人急性阑尾炎，因而诊断及治疗上可能遇到困难。尤其妊娠期阑尾炎涉及母子两方面的安全，故在治疗上更应慎重。

一、异位急性阑尾炎

异位阑尾炎是指阑尾的位置不在正常情况下的右下腹，可在右上腹，甚至左侧腹部，这是由于胚胎时中肠发育异常，盲肠下降不全所致。该类阑尾炎较少见，临床表现多种多样，诊断与治疗较为困难，但也有一定的规律可寻。较为多见的异位阑尾炎有以下 4 种。

1. 盆腔内急性阑尾炎　由于盲肠位置过低，阑尾亦位于盆腔。当阑尾发生炎症时，一般在右下腹没有明显压痛。当阑尾邻近膀胱或直肠时，发炎的阑尾可刺激这些器官而发生排尿困难或疼痛，并有屡欲排便的感觉。肛门指诊可发现右侧有明显的触痛。女性患者需与盆腔炎相鉴别。

2. 盲肠后腹膜外急性阑尾炎　这是较为常见的一种异位阑尾炎。临床上可有转移痛，但转移痛局限部位不很确切，而且腹部压痛较轻微，肌紧张常不明显，甚至发生阑尾坏疽或穿孔时，亦不十分明显，但右侧腹及侧腰部髂嵴以上部位有显著深部压痛。若穿孔后，可在上述部位形成脓肿。

3. 肝下区急性阑尾炎　因盲肠下降不全，停留于右上腹部。这种阑尾一旦发炎，则在右上腹出现压痛、反跳痛或肌紧张，很容易误诊为急性胆囊炎。

4. 左位急性阑尾炎　可因先天性转位，或粘连使盲肠固定于左侧腹所致。其临床表现与一般的阑尾炎相同，只是局部体征位于左下腹。进行全身检查时，如发现先天性内脏转位，则要考虑到左位阑尾炎。

由于异位阑尾炎的诊断较为困难，需要详细地询问病史、查体，必要时借助 X 线、超声波等辅助检查方法。

异位阑尾炎的治疗，可按一般阑尾炎的治疗原则，选择非手术与手术疗法。在诊断有怀疑又有手术指征时，宜采用手术探查。手术切口要选择靠近阑尾的位置。

二、小儿急性阑尾炎

小儿阑尾炎是指 14 岁以下儿童发生的阑尾炎。该病是小儿急腹症中常见的疾病。它的确切发病率尚难统计，因为在城市中，多收入到专科或儿童医院治疗。据文献报告，小儿阑尾炎占全部阑尾炎的 5％左右(2.5％～10.0％)。

小儿阑尾炎从 5 岁左右逐渐增加。据北京儿童医院统计，新生儿至 3 岁以内的阑尾炎占小儿全部阑尾炎的 3.5％，3～7 岁占 23.2％，7～12 岁为 51.5％，12～14 岁为 22.2％；其中 12～14 岁的百分率较低可能与有的儿童被收入成人综合性医院有关。

(一)病因病理

小儿阑尾炎的病因病理与成人相比具有很多特点。这些特点是：

1. 阑尾炎的发病与机体抵抗能力降低的关系较密切。在上呼吸道感染、扁桃体炎、咽峡炎等发病率较高的季节，小儿急性阑尾炎的发病率也升高。此外，也与消化不良、疲劳等诱因有关。可能这些因素或疾病均能降低小儿的机体免疫功能，从而促进阑尾炎症的发生。

2. 小儿的阑尾管腔较细，阑尾壁上有丰富的淋巴组织，容易发生管腔梗阻。一旦发生梗阻，由于阑尾壁较薄又容易引起血运障碍，故出现缺血、坏死和穿孔。

3. 小儿大网膜发育不完全，较成年人相对短小，因而一旦发生阑尾穿孔，则对炎症的局限能力很差。

(二)临床表现

小儿阑尾炎的临床特点有：

1. 临床症状常不典型

(1)腹痛虽为常见症状,但多无明显的转移性腹痛,腹痛位置也常不在右下腹,而是在脐周或遍及全腹,并常常被发热、呕吐、腹泻等症状所遮盖。

(2)恶心、呕吐等消化道症状常较明显,或同时伴有腹泻。

(3)发热常出现较早,且常高达39～40℃。

2. 临床体征常不典型

(1)腹部压痛位置相对较成人为高,或靠近脐周围,或为全腹,多无固定压痛点。

(2)腹肌紧张与年龄有关,年长患儿有肌紧张者多,乳幼儿则不明显。

3. 并发症多,死亡率高　由于小儿阑尾炎的确诊多较晚,病变常较严重,机体的抵抗能力也差,因此并发症较多造成较高的死亡率。

(三)诊断和鉴别诊断

小儿阑尾炎的诊断与鉴别诊断十分重要。年长儿童多无困难,年龄较小者因不能提供准确的病史,或查体不合作,给诊断带来困难。因此,文献报告小儿阑尾炎的误诊率可达70%。在诊断时,要注意以下几点:

(1)对小儿发热、恶心、呕吐、腹胀和腹痛同时存在者,要想到急性阑尾炎的可能。

(2)查体要仔细,不合作者可给予少量镇静剂,再进行腹部检查。必要时,需反复进行检查,一般是每2～4小时检查一次。

(3)重视肛门指诊和腹腔穿刺:在较大儿童中,肛门指诊在直肠前方可发现明显触痛;在怀疑有腹膜炎存在时,腹腔穿刺若发现有炎性渗液或脓液,涂片发现大量脓细胞或查到细菌时,多可确定腹膜炎的诊断。

(4)其他辅助检查:白细胞计数可有明显的增加,中性细胞计数也升高。腹部X线检查,如腹平片等。

在鉴别诊断上,需与内、外科常见的小儿疾病相鉴别。内科疾病有肠痉挛、肠蛔虫病、急性肠系膜淋巴结炎、急性胃肠炎、原发性腹膜炎、上呼吸道感染、急性肾盂肾炎等。外科疾病有肠套叠、美克尔憩室炎、腰大肌脓肿、右髂窝淋巴结炎等。

(四)治疗

根据以往的经验,小儿急性阑尾炎主张一旦确诊,则早期施行手术治疗。这是因为小儿阑尾炎病情发展迅速,发生阑尾穿孔的机会多且不易局限,多数患儿又不合作等。

自从开展中西医结合治疗急腹症以来,小儿阑尾炎的治疗也取得了新的进展。非手术疗法适用于急性单纯性阑尾炎、轻度化脓性阑尾炎和阑尾脓肿。手术疗法适用于重型化脓性阑尾炎、坏疽性和梗阻性阑尾炎、穿孔性阑尾炎,对婴幼儿阑尾炎则采用手术疗法。

非手术治疗方法,可参照成年人急性阑尾炎的治疗。中药的剂量适当减小,通里攻下等药物不可用之太过。非手术治疗过程中,更要注意观察病情,不见好转时,应及时中转手术。

三、妊娠期急性阑尾炎

妊娠期急性阑尾炎多发生在25～35岁。其发病率并不高,约占全部阑尾炎的1%～2%,占女性阑尾炎的2%～3%,占住院产妇的0.3%～1%。妊娠期急性阑尾炎的诊断与治疗有时十分困难,危险较大,死亡率较高。据统计,该病的孕妇死亡率为2%,并发腹膜炎的孕妇死亡率可达20%,胎儿的死亡率高达20%。但近些年的报告,发生流产和早产者已降到5%。

妊娠期阑尾炎可发生在妊娠期的任何时期,似乎发生在早期者略少于中期及后期。

(一)病因病理

妊娠期阑尾炎的病因、病理与一般阑尾炎无大差别,但由于妊娠期的生理变化,可有一些特点。这些特点是:

(1)阑尾的位置:随着妊娠月份的增加逐渐上移。

(2)阑尾的炎症进展较快:由于妊娠期盆腔器官及静脉充血,又受到胀大子宫的压迫,容易发生阑尾坏死与穿孔。

(3)阑尾炎穿孔后腹腔对炎症的局限能力差,发生分娩与早产后炎症更容易扩散。这是由于胀大的子宫将大网膜与小肠推向上外侧,所以不容易局限。在妊娠中期和晚期的阑尾炎,一旦发生早产和分娩,子宫突然缩小,已经局限的炎症容易扩散,形成弥漫腹膜炎。

(二)临床表现

妊娠期阑尾炎的临床表现与一般性阑尾炎的症状相同,但在体征上有所差别。

1. 阑尾的压痛点　一般从妊娠的第3个月以后,阑尾逐渐上移,至5个月后即达髂嵴水平,7～8个月后移至髂嵴上3cm,直至分娩后10余天,阑尾方恢复到原来的位置。若盲肠位置固定,或因阑尾炎症而粘连固定,阑尾可被胀大的子宫所遮盖,从而增加临床诊断的困难。

2. 妊娠中期与后期阑尾炎的压痛点及肌紧张多不明显,常常表现为右腰部或季肋部疼痛,腹部压痛则较深,肌紧张不明显。

(三)诊断和鉴别诊断

妊娠期阑尾炎的诊断与鉴别诊断在典型病例中不困难。主要根据阑尾炎的典型病史和腹部压痛点的逐月升高,参考白细胞计数,必要时结合X线检查和B型超声波检查。腹膜炎时,可行腹腔穿刺术。

妊娠期阑尾炎在妊娠早期时,要与急性输卵管炎、卵巢囊肿蒂扭转、异位妊娠、妊娠恶阻相鉴别;妊娠中期者,应与急性肾盂肾炎、肝胆疾病相鉴别;妊娠后期者,应与临产宫缩、胎盘早期剥离、子宫破裂相鉴别;分娩后需与产褥热、宫内感染相鉴别。

(四)治疗

对妊娠期阑尾炎,一向认为应早期手术治疗。其原因有:①妊娠期阑尾炎的死亡率高于非妊娠期阑尾炎的10倍;②随着妊娠月份的增长,阑尾炎对孕妇的危害愈大。如子宫的收缩可破坏已形成的粘连,使炎症扩散,胀大的子宫占据了盆腔,妨碍渗液在盆腔中局限;③发生胎儿死亡的可能性较大。

中西医结合治疗妊娠期阑尾炎改变了以往的以手术治疗为主的局面,并根据病情分别采用非手术或手术疗法。

非手术疗法用于急性单纯性阑尾炎、轻度化脓性阑尾炎和阑尾脓肿。坏疽性、梗阻性和穿孔性阑尾炎,应采用手术疗法。复发性阑尾炎只要病情不发作,亦可推迟到分娩后进行。

非手术疗法以中药为主,中药方剂应根据病情的不同而有所区别。

(1)里实热证者,以清热解毒为主。为了减少流产或早产的发生,在用药时应慎重,特别是对妊娠早期的患者更是如此。如病情需要,可酌用通里攻下之剂,但药量不宜过大,药力不宜过猛。活血化瘀及理气开郁等药亦要慎重使用。常用方剂有阑尾清化汤或肠痈汤(唐山工人医院经验方)或清肠饮(辨证奇闻方)。

1)肠痈汤组成:双花30g,蒲公英30g,川楝子10g,桃仁10g,丹皮10g,大黄10～15g。水煎服,每日1剂,分2次服。重症每日2剂。

2)清肠饮组成:金银花30g,当归10g,地榆10g,麦冬10g,元参15g,薏苡仁15g,黄芩10g,甘草10g。水煎服,用法同上。

(2)气血兼虚者,治以补气养血,清热解毒。可用千金托里散(千金方):党参10g,黄芪10g,当归10g,杭芍10g,桂枝10g,防风10g,白芷10g,桔梗10g,天冬10g,连翘10g,忍冬30g,甘草10g,生姜3片(减去原方之川芎)。

妊娠期阑尾炎的手术疗法还要注意:①麻醉的选择,以局部麻醉或硬膜外麻醉为好;②切口采用麦氏切口,可根据阑尾上移情况和腹部压痛部位而确定。采用右侧经腹直肌切口时,要注意伤口感染,防止切口疝发生;③开腹后尽量避免对子宫的牵拉与刺激,或以纱布垫将胀大的子宫保护好;④腹腔内尽量不放引流,如必须引流时,可选择较软的胶管;⑤手术后要预防流产或早产。

四、老年人急性阑尾炎

老年人阑尾炎系指60岁以上的老年患者。该病的发生率不高,约占全部阑尾炎的1%～4%,随着人们的平均寿命延长,其发病率可能会增加。老年人急性阑尾炎随着年龄的增长,其死亡率也逐渐增加。

(一)病因病理特点

1. 常伴有全身性疾病　常见者有心血管疾病、肺疾病或糖尿病等,因此机体常处于生理功能紊乱状态,抗病能力往往低下。

2. 极易出现阑尾坏死、穿孔　由于老年人的阑尾滤泡萎缩,阑尾壁变薄、变脆,血管又有硬化或退行性变,所以一旦阑尾发炎时,容易发生坏死及穿孔。据文献报道,老年人急性阑尾炎的穿孔率为60%～80%。

3. 术后并发症多,且较严重　术后常见的并发症有肺炎、泌尿系感染、下肢深部静脉血栓形成、肠系膜血管栓塞等。

(二)临床表现

1. 临床表现常不典型　该病的主要症状也是腹痛、恶心、呕吐、发热、便秘等,但具有典型急性阑尾炎的病史者,据统计只占半数左右。因此,误诊率较高。

2. 临床表现与阑尾炎实际病变程度不一致　由于老年人反应能力差,临床症状与体征多轻微,但阑尾病变常较严重。有时出现坏死、穿孔后,症状与体征仍不明显。

3. 全身反应较成年人差　体温、脉搏、白细胞计数多在正常范围之内,甚至在发生阑尾穿孔后,全身反应也常很轻微。

(三)治疗

对老年人急性阑尾炎多主张手术治疗,但中西医结合治疗改变了以手术为主的治疗原则。对于一般情况较好、病变较轻的单纯性、轻度化脓性阑尾炎、阑尾脓肿可采用非手术疗法。若在非手术治疗过程中出现脉搏加快(100次/分钟以上)、血压偏低,多表示病情恶化,宜尽快施行中转手术。对于梗阻、坏死性阑尾炎、全身情况较差、腹腔积液较多者,不宜采用非手术疗法。

非手术疗法主要包括中药、针刺,必要时配合使用抗生素。中药方剂可根据辨证选用阑尾化瘀汤、阑尾清化汤和阑尾清解汤,但要注意中药攻下剂用之不可太过太久,得利则减,以免耗伤气血;中药清热解毒剂应用时间要稍长一些,以期炎症得到较好的控制;治疗后期要注意调补,有气血虚者要补气血,有脾胃不和者当健脾和胃。

老年人阑尾炎的手术疗法也要从安全角度出发,考虑到麻醉的选择、切口、腹腔引流、抗生素的应用等。手术后应用中药可以减少并发症的发生。

中西医结合治疗急性阑尾炎还有一些问题有待解决:

(1)在诊断方面,还有可能发生误诊。常见的误诊可能有以下3种情况:①其他疾病误诊为阑尾炎;②阑尾炎误诊为其他疾病;③忽视阑尾炎和其他疾病的同时存在。中医辨证的规律也有待进一步提高。此外,也要做好治疗中的动态观察。

(2)进一步摸索治疗规律,掌握好手术与非手术适应证的选择,使中转手术率降低。非手术治疗病例的疗程也要进一步缩短,减少不顺利恢复过程,加速阑尾脓肿或包块的吸收速度。

(3)提高远期疗效,降低复发率。目前各地报道复发率在10%～20%,这是开展急性阑尾炎中西医结合诊治的最大障碍。从不同角度去研究复发的原因,不断改进手术与非手术疗法适应证的选择,改进非手术治疗方法,仍是今后需要长期努力的工作。

(4)治疗阑尾炎的有效方剂与药物的剂型改革工作,还有待于加强。只有在剂型改革方面取得更大的进展,才便于非手术疗法的普及与推广。

(崔乃强　崔云峰)

第二十九章　结肠、直肠、肛门疾病

第一节　概　述

肛门直肠疾病(diseases of anus and rectum)，是外科中最常见的疾病，包括痔、肛隐窝炎、肛裂、肛门周围脓肿(肛痈)、肛瘘(肛漏)、直肠息肉(息肉痔)、直肠脱垂(脱肛)和肛管直肠癌(锁肛痔)等。中医文献统称为"痔"、"痔瘘"。

一、肛门直肠解剖

(一)肛门、肛管

肛门是肛管的外口，中医称作"魄门"。位于臀部正中线、会阴与尾骨之间，两侧坐骨结节横线的交叉点上。肛缘与坐骨结节之间的范围称为肛周。平时肛门收缩呈椭圆形，排便时肛门松弛呈圆形，直径约 3cm。肛管是消化道的终端，上端与直肠相连，下端终于肛门缘。解剖学家的概念是指肛门缘到直肠末齿线的 1.5cm 这一段为肛管；临床外科医生则认为肛管上自肛管直肠环，下至肛门缘，故肛管长 3～4cm。肛管周围无腹膜遮盖，有内括约肌和提肛肌环绕。肛管表层为皮肤，上部为移行上皮，下部为鳞状上皮。其起源于外胚层，受脊神经支配，对刺激非常敏感。

(二)直肠

直肠是消化道的末段，位于盆腔内，上端在第 3 骶椎水平面，为乙状结肠的延续部分，在骶骨前下行，下端在尾骨尖稍下方，与肛管相连接，形成肠道末端近 90°的弯曲，称为肛直角。直肠全长 12～14cm，其上端与乙状结肠粗细相同，下端则扩大为直肠壶腹，是暂时存积粪便的部位；其下端与口径较小的肛管相连。肠管上 1/3 前面与两侧为腹膜遮盖，中 1/3 前面腹膜向前反折成为直肠膀胱或直肠子宫陷凹，下 1/3 无腹膜遮盖。直肠起源于内胚层，表层为黏膜，受自主神经支配，无疼痛感觉。直肠黏膜较厚，有 3 个横的半月形皱襞，内有环肌纤维，称为直肠瓣，主要作用在于防止粪便逆行(图 29-1)。

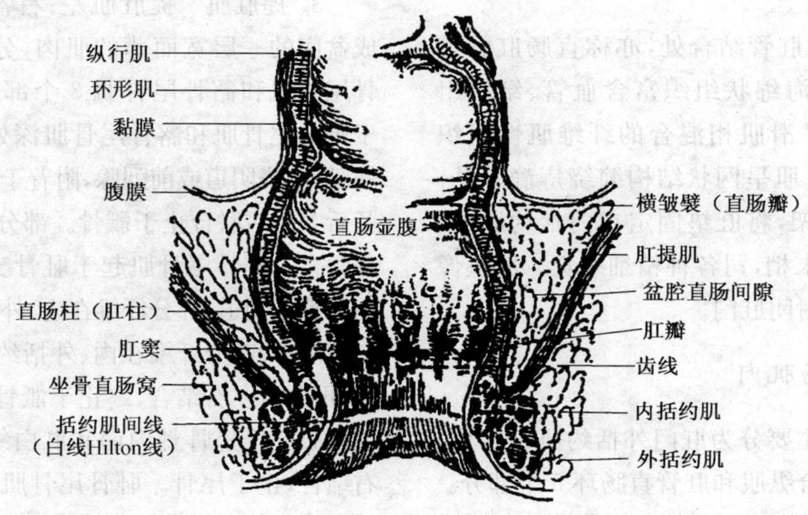

图 29-1　肛管直肠纵向解剖示意图

(三)肛隐窝、肛乳头、齿线

由于直肠下端与口径较小的肛管相接,在直肠黏膜与肛管皮肤交界处黏膜呈6～10个纵行皱褶,称为直肠柱或肛柱。两个直肠柱下端之间有半月形黏膜皱襞,称为肛瓣。肛瓣与直肠柱之间的肠壁黏膜形成向上开口的袋状间隙,称为肛隐窝或肛窦。肛窦口向上,深3～5mm,底部有肛腺的导管开口,此处常存积粪屑杂质,易致损伤及感染,引发肛隐窝炎及各种肛肠疾病。肛瓣与直肠柱的基底在直肠与肛管的连接处形成一条不整齐的交界线,称为齿状线。齿状线上有三角形乳头状突起,称为肛乳头。齿状线是胚胎期内、外层的交界处,齿状线上下的组织结构明显不同,是临床上的重要标志线,约85%的肛门直肠疾病发生在此附近。其主要区别如表29-1。

表29-1 齿线上、下的解剖差异

部位	齿状线以上	齿状线以下
组织	黏膜	皮肤
动脉供应	直肠上、下动脉	肛门动脉
静脉回流	直肠上静脉丛回流入门静脉	直肠下静脉丛回流入下腔静脉
淋巴回流	腹主动脉周围或髂内淋巴结	腹股沟淋巴结或髂外淋巴结
神经支配	自主神经支配、无痛觉	阴部内(脊)神经支配、痛感敏锐

(四)肛垫

肛垫位于直肠、肛管结合处,亦称直肠肛管移行区(痔区)。该区海绵状组织富含血管、结缔组织、弹性纤维及与平滑肌相混合的纤维肌性组织(Treitz肌)。Treitz肌呈网状结构缠绕痔静脉丛,构成一个支持性框架,将肛垫固定在内括约肌上。肛垫内含丰富神经末梢,司各种精细感觉。肛垫像一胶垫协助括约肌封闭肛门。

(五)肛门直肠肌肉

肛门直肠肌肉主要分为肛门外括约肌、肛门内括约肌、提肛肌、联合纵肌和肛管直肠环5个部分。

1. 肛门外括约肌　外括约肌有环形肌束和椭圆形肌束,环绕肛管下端,分为皮下部、浅部和深部3个部分。皮下部是环形肌束,位于肛门缘皮下,内括约肌外下方,只环绕肛管下端,不附着于尾骨,在肛门后与外括约肌浅部纤维合并;在会阴前侧与外括约肌浅部、球海绵体肌或阴道括约肌相连。内、外两括约肌之间有一括约肌间沟,又称肛门白线。直肠指检时能扪及此线。手术时常切断皮下部,但无肛门失禁的危险。浅部是椭圆形肌束,位于皮下部与深部之间,起于尾骨,在内括约肌水平面处分为两束,环绕内括约肌,在前方合而为一,附着于球海绵体肌和会阴浅横肌的中央间缝或阴道括约肌。其与尾骨相连部分形成坚强韧带,称为肛尾韧带。深部也是环形肌束,位于浅部的外上方,不附着于尾骨,后半部附着于提肛肌的耻骨直肠部,前方附着于对侧坐骨结节。

外括约肌受脊神经支配,为随意肌,手术时若全部切断外括约肌,则会引起排便不完全性失禁,失去对稀便和气体的控制;若切断外括约肌皮下部和浅部,一般不影响排便的自控作用。

2. 肛门内括约肌　内括约肌是肛管部肥厚的直肠环肌,属平滑肌,上起肛直环平面,下至括约肌间沟,环绕肛管上部2/3,在最肥厚的下端形成一条环状游离缘。指诊时在括约肌间沟处可触及此缘。

内括约肌受自主神经支配,为不随意肌,在受到有害刺激时容易产生痉挛,肛裂、肛门狭窄等可致内括约肌持续痉挛,产生排便困难和剧烈疼痛,此时若切断部分内括约肌,可解除痉挛。内括约肌切断后,不会引起排便失禁。

3. 提肛肌　提肛肌左、右各一,是直肠周围形成盆底的一层宽而薄的肌肉,分为耻骨直肠肌、耻骨尾骨肌和髂骨尾骨肌3个部分。耻骨直肠肌位于耻骨尾骨肌和髂骨尾骨肌深处,起于耻骨和闭孔筋膜,围绕阴道或前列腺,附着于直肠下部两侧,在直肠后方左右联合止于骶骨。部分纤维与外括约肌深部联合。耻骨尾骨肌起于耻骨支后面,围绕尿道及前列腺或阴道,部分纤维在内、外括约肌之间交叉,止于会阴;大部分纤维在内、外括约肌之间止于肛管两侧,再向后左右结合,终止于骶骨下部和尾骨。髂骨尾骨肌起于坐骨棘内面和肛白线后部,向下向后左右结合,止于尾骨。耻骨尾骨肌与髂骨尾骨肌在深处形成一坚强韧带,对肛门括约肌有重要作用。

提肛肌受第 2～4 骶神经、肛门神经或会阴神经支配，是随意肌，构成盆膈，载托盆内脏器，防止脱垂等作用。

4. 联合纵肌　直肠纵肌与提肛肌在肛管上端平面汇合后，形成集平滑肌纤维、少量横纹肌纤维、大量弹力纤维的混合肌束，称为联合纵肌。其具有固定肛管和协调排便的作用，如联合纵肌松弛或断裂，则会引起肛管外翻和黏膜脱垂。

5. 肛管直肠环　由外括约肌浅部、深部及提肛肌的耻骨直肠肌和内括约肌的一部分组成一围绕肛管的肌环，称为肛管直肠环(图 29-2)。其具有十分重要的临床意义。如手术时完全切断此环，必将导致肛门失禁。

(六)肛门直肠周围间隙

1. 骨盆直肠间隙　左、右各一，位于直肠与骨盆之间的左右两侧，提肛肌以上，腹膜反折以下，前面在女性以阔韧带为界，在男性以膀胱和前列腺为界，后面是直肠侧韧带。该间隙处于自主神经支配区，痛觉反应不敏感，所以感染化脓后，常不易被发现(图 29-3)。

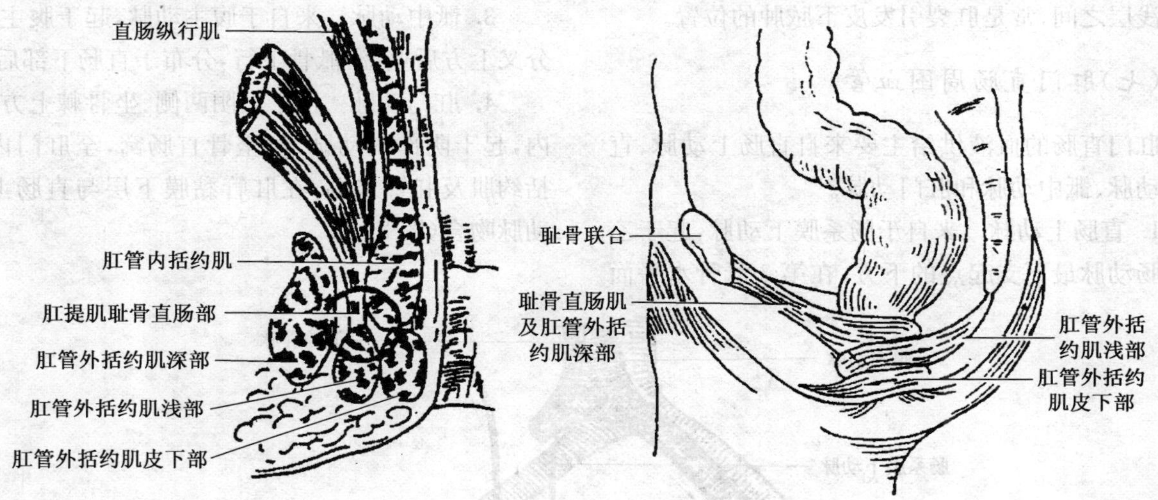

图 29-2　肛管直肠环

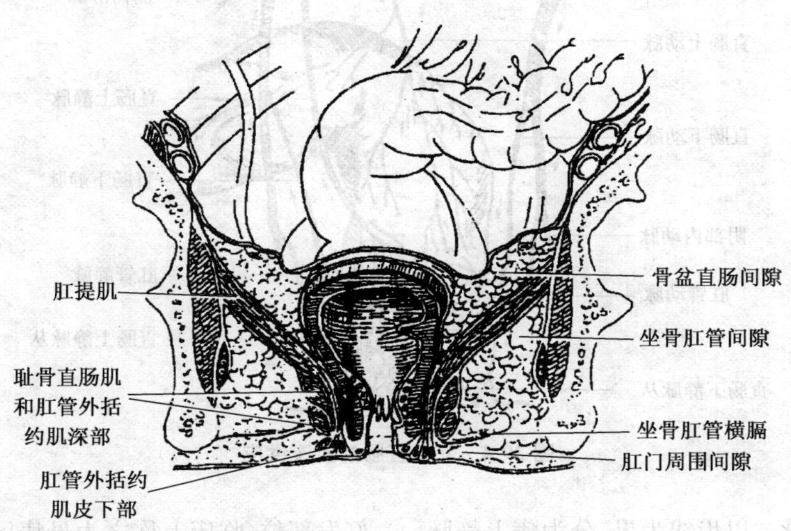

图 29-3　肛管直肠周围间隙

2. 直肠后间隙　又称骶前间隙，位于直肠与骶前筋膜之间，下界为提肛肌，上界为腹膜反折。其可与两侧骨盆直肠间隙相通。

3. 直肠膀胱间隙　位于直肠与前列腺、膀胱或阴道之间，上界为腹膜，下界为提肛肌。

4. 黏膜下间隙　位于直肠黏膜与内括约肌之

间，上界为直肠黏膜下层。

5. 坐骨直肠间隙　又称坐骨直肠窝，左、右各一，位于肛管两侧，外界为闭孔内肌筋膜，内界为肛门括约肌，上界为提肛肌，前界为会阴浅横肌，后界为臀大肌下缘。

6. 肛门后间隙　位于肛门后方，外括约肌浅层将此间隙分为深浅两层。深部介于外括约肌浅层与提肛肌之间和肛尾韧带深层，可与两侧坐骨直肠窝相通。所以，坐骨直肠窝脓肿可通过肛门后间隙蔓延至对侧形成马蹄形瘘。浅部位于皮肤和外括约肌浅层之间，常是肛裂引发皮下脓肿的位置。

(七)肛门直肠周围血管

肛门直肠的血液供给主要来自直肠上动脉、直肠下动脉、骶中动脉和肛门动脉。

1. 直肠上动脉　来自于肠系膜下动脉，起于乙状结肠动脉最下支起点的下方，在第3骶骨水平面与直肠上端背面分为左、右两支，沿直肠两侧下行，穿过肌层至黏膜下层，与直肠上动脉和肛门动脉吻合。直肠上动脉在齿线上黏膜下层的主要分支位于左前、右前和右后。指诊时常在上述部位摸到动脉搏动，是内痔的好发部位，也是痔手术后大出血的常见部位，同时，还是注射硬化剂的主要部位。

2. 直肠下动脉　来自于髂内动脉，起于髂内动脉前干的一个分支，位于骨盆两侧，经骨盆直肠间隙至直肠下端，与直肠上动脉、肛门动脉在齿线上、下相吻合。

3. 骶中动脉　来自于腹主动脉，起于腹主动脉分叉上方后壁，沿骶骨下行，分布于直肠下部后壁。

4. 肛门动脉　位于会阴两侧、坐骨棘上方肛管内，起于阴部内动脉，经坐骨直肠窝，至肛门内、外括约肌及肛管末端，在肛管黏膜下层与直肠上、下动脉吻合(图29-4)。

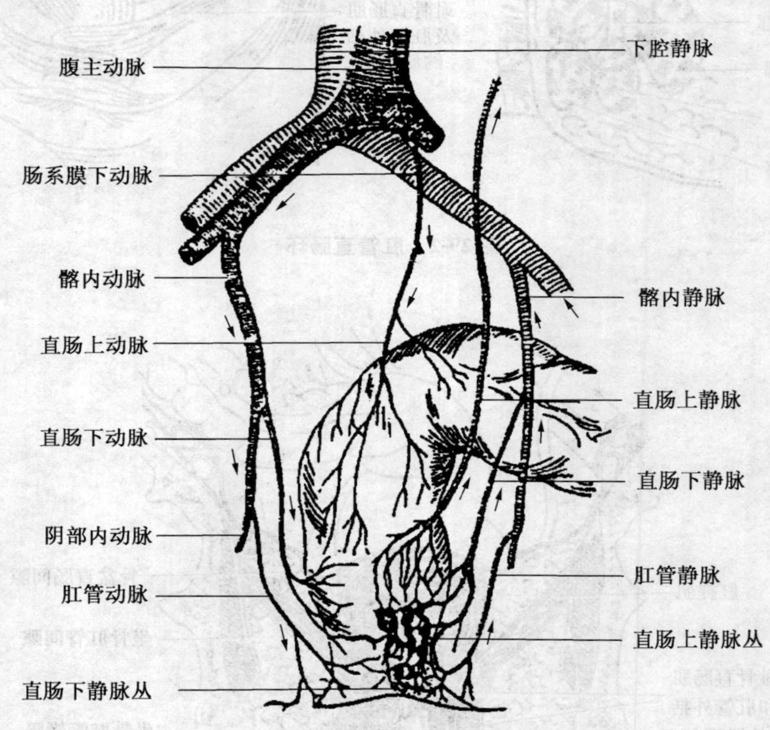

图29-4　肛管直肠的血液供应

5. 肛门直肠静脉　以齿线为界，分为痔上静脉丛和痔下静脉丛。

(1)痔内静脉丛：位于肛管齿线以上的黏膜下层内。静脉内因无瓣膜，易扩张形成内痔，且在肛管的左侧、右前和右后分布较显著，是原发内痔的好发部位，临床上称之为母痔区。痔内静脉丛汇集成分支后穿过直肠壁，集成直肠上静脉，经肠系膜下静脉回流入门静脉。

(2)痔外静脉丛：位于齿线下方的肛管皮肤下层，是外痔的发生部位。痔外静脉丛汇集成静脉分支后，经直肠中静脉直接流入髂内静脉或经直肠下静脉、阴部内静脉而流入髂内静脉。

(八)肛门直肠淋巴组织

肛门直肠淋巴组织分为上、中、下 3 组。上组汇集全部直肠和肛管上部的淋巴管，向上、向下、向两侧 3 个方向引流。多数经直肠旁淋巴结，部分直接沿直肠上动脉，注入直肠系膜内直肠上动脉起始部的淋巴结，是直肠癌转移的主要途径。中组汇集上组下缘至齿线部的淋巴管，多数沿直肠下动脉经提肛肌上注入直肠下动脉起始部淋巴结。下组汇集肛管下部，肛门和括约肌周围淋巴管，沿肛管壁向上经齿线与上组吻合，使直肠淋巴管与肛管及肛门淋巴管交通。其主要经会阴及大腿内侧皮下注入腹股沟淋巴结，经髂外、髂总淋巴结和闭孔动脉旁流至髂总旁淋巴结(图 29-5)。

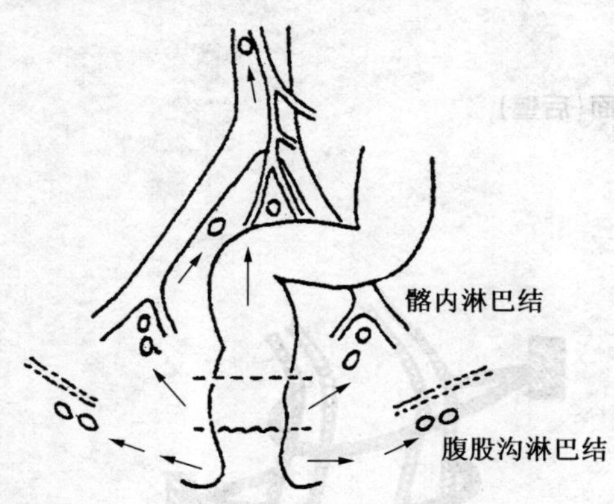

图 29-5 肛管直肠的淋巴回流

(九)肛门直肠神经

直肠由自主神经支配，故齿线上黏膜无痛感；肛管由脊神经支配，所以肛管和肛门周围感觉异常敏锐，而且肛门部受刺激时可引起反射性提肛肌和外括约肌痉挛。

(十)肛门直肠生理

肛门直肠的生理功能主要是贮存和排泄粪便。除此之外，还具有消化食物、吸收水分和分泌液体的功能。

二、解剖生理学新概念

近 20 多年来，肛肠基础理论研究进展较快，在此过程中，一些被普遍接受的解剖学内容不断被肯定、改变或否定，并发现了许多新东西，这些成果使我们对肛门直肠功能关系有了进一步了解，同时引出了一些解剖生理及病因学的新概念。下面对主要的概念做简要介绍。

(一)肛直窦和肛直带

1980 年，埃及开罗大学外科的 Shafik 通过对新生儿至 52 岁成人的肛管齿线区的组织学观察，提出了一个胚胎学的新概念，即肛直套叠(anorectal invagination)。它是指肛管形成过程中在胚胎发育期，原肛凹向上套入后肠的下端，在套叠处形成两个环状间隙。外侧为肛直窦(anorectal sinus)，内侧为肛旁隙。肛直窦是后肠黏膜的折叠部分；肛旁隙位于肛管上皮与肛直窦之间。以后肛直窦闭合，肛管壁外移，并逐渐与直肠壁融合，结果肛旁隙消失，肛管腔变宽，肛管形成。肛直窦是肛直套叠的显著标志，随着年龄的增长，有由下而上逐渐闭合和消失的趋势。肛直窦的闭合意味着原肛与后肠融合的结束。若出生后肛直窦继续保留或部分闭合，则在肛管黏膜下可形成上皮性管状结构，即所谓肛腺，实际上它是肛直窦的剩件，不是腺组织，这是对肛腺来源提出的新见解。肛直窦可以完全闭合而残留为纤维上皮带，即肛直带(anorectal band)。它位于肛壁黏膜下层内，沿内括约肌内侧面向下延伸。如果肛直带发育良好，在肛壁黏膜下可形成纤维性狭窄管。排便时致使肛管不能自由扩张，肛管上皮屡为粪块摩擦损伤而成肛裂。痔静脉丛在肛直带与粪块之间受到挤压，引起充血扩张形成痔。肛直窦及其上皮附件可以解释一些特发的直肠颈部病变的发病机制，如直肠周围脓肿和瘘、慢性肛裂、肛门瘙痒、痔、囊肿、直肠颈部腺癌等(图 29-6)。

(二)肛门外括约肌

1975 年，Shafik 根据外括约肌的肌束方向、附着点和神经支配的不同，提出外括约肌三袢系统学说(triple-loop system)，认为外括约肌由 3 个“U”形肌袢组成。3 个袢是可以分辨的，每个袢都有自己的附着、肌束方向和神经支配，而且彼此之间有筋膜相隔(图 29-7)。

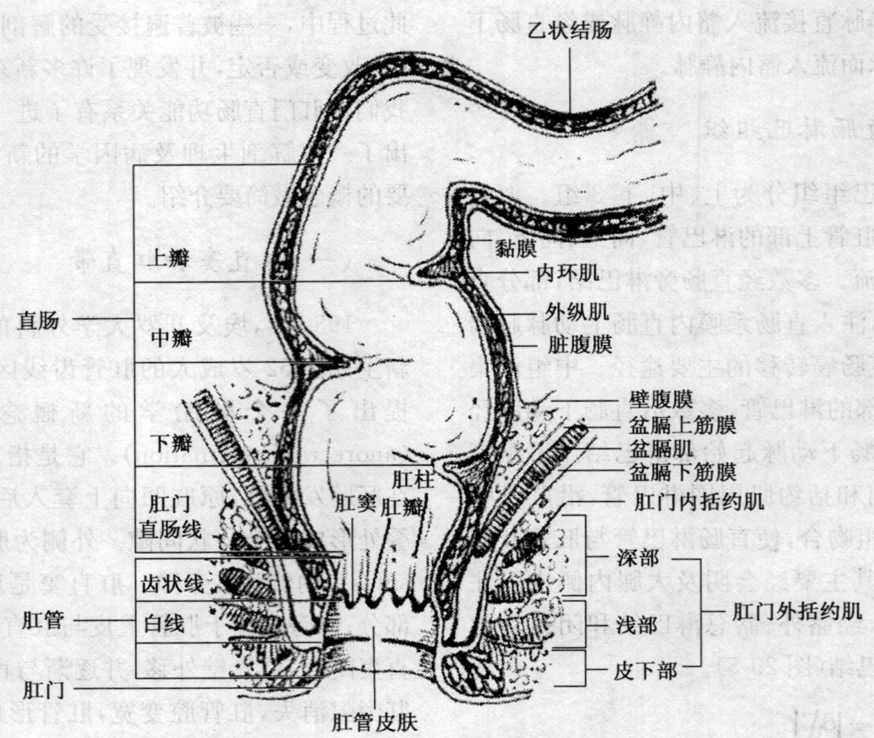

图 29-6　直肠与肛管冠状断面(后壁)

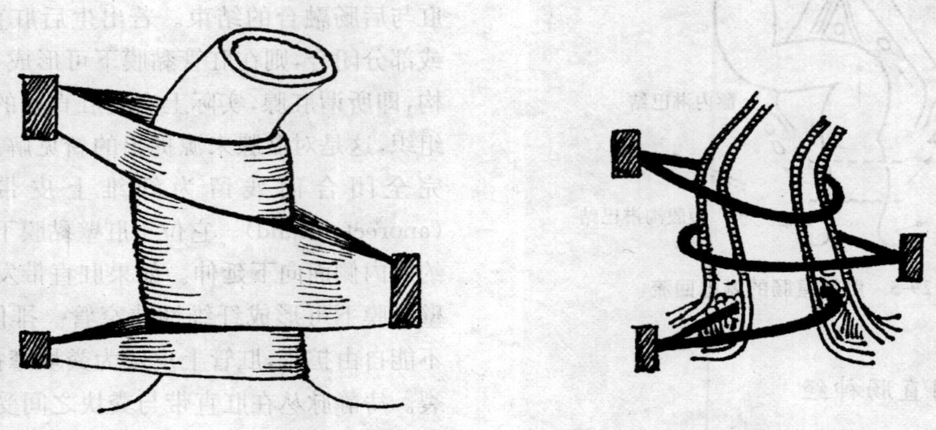

图 29-7　外括约肌三肌袢系统

顶袢(top loop),由外括约肌深部和耻骨直肠肌组成,彼此融合在一起,其肌束呈袢状环绕在直肠颈上部,向前附着在耻骨联合上,它发出纤维沿直肠颈向下,参与直肠纵肌的构成。它由痔下神经支配。

中袢(intermediate loop),即外括约肌浅部,围绕直肠颈中部的前面,向后止于尾骨尖,由第 4 骶神经的会阴支支配。

底袢(base loop),即外括约肌的皮下部,它环绕直肠颈的下部,向前止于近中线的肛周皮肤,由痔下神经支配。

外括约肌通过两方面的作用来达到随意控制排便的作用。

(1)防止内括约肌松弛的“随意抑制作用”(voluntary inhibition action)。排便时由于直肠收缩引起内括肌呈反射性松弛状态,若此时因某种原因必须立刻中止排便,则通过外括约肌随意性收缩,压迫处于松弛状态的内括约肌,后者通过逆向反射抑制直肠收缩,直肠因而扩张,粪便停滞,便意消失。

(2)对直肠颈部直接压迫作用,或称"随意性机械作用"(voluntary mechanical action)。由于外括约肌为横纹肌,它不能长时间收缩来维持肛门机械性自制。因此,机械性压迫作用是暂时的。

Shafik 还提出单袢自制(single loop continence)学说,认为每一肌袢部可作为独立的括约肌行使功能。肛门自制可由单袢收缩来维持,任何一袢受损,不会引起肛门失禁。

(三)肛直角

肛直角(anorectal angie),是指直肠下段与肛管轴线形成的夹角。近年来认为维持正常的肛直角是控制排便的重要因素,用肛直角作为判断肛门自制功能的一项客观指标,也深受人们的重视。但由于要准确地划出直肠的轴线有一定困难,所以因各家测量的方法不同,肛直角正常值的报道也各异(图 29-8)。

对于肛直角的作用机制目前尚不完全清楚。1965 年,Phillips 和 Edwards 提出"翼状阀门"(futter valve)学说,认为肛门自制与胃贲门的抗逆流作用机制相似。Parks 对此学说做了修正,提出拍击阀门(flap valve)学说,认为由于耻骨直肠肌向前牵拉肛直肠角呈直角,任何原因引起的腹内压增高,总伴随着耻骨直肠肌反射性收缩使该角度变小。排便时耻骨直肠肌放松,肛直角增大,肛门直肠开放呈漏斗状。

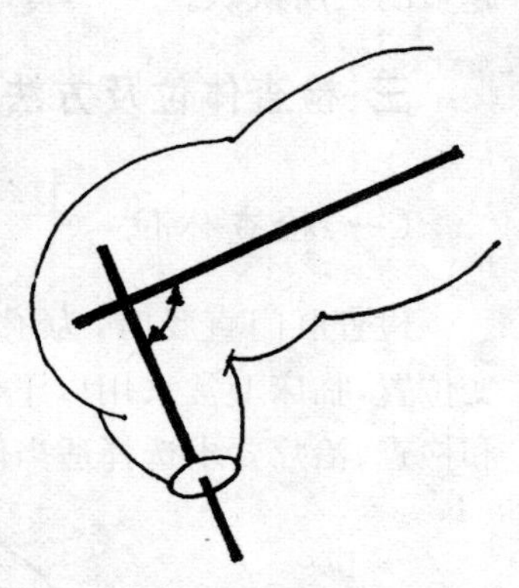

A. 排便前平均91.96°

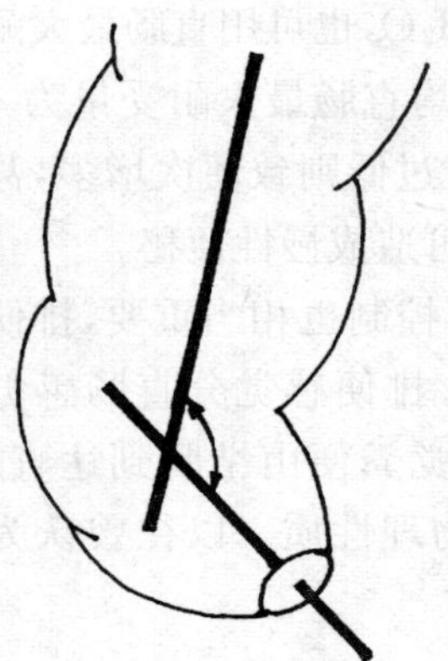

B. 排便时平均136.76°

图 29-8　正常肛直肠角

肛直角重建对治疗肛门失禁有一定疗效。近年来,国内医生根据肛直角原理,在 Miles 手术后为永久性人工肛门设计了多种肛门成形术,改变了传统的腹部人工肛门,做原位或会阴部人工肛门。

(四)排粪机制

正常的排粪从便意开始,便意感觉的主要感受器可能是位于耻骨直肠肌内的张力感受器。耻骨直肠肌被伴随内括约肌松弛的直肠压力波所牵张,如果这时客观条件允许排便,则肛提肌、耻骨直肠肌和肛门外括约肌松弛,盆底肌肉的松弛使肛直角增大,由静息时的平均 92°增加到用力排便时的平均 111°～137°。髋关节完全屈曲的蹲位要比只屈曲 90°时肛直角的增加更大。排便时会阴平均下降 1.7cm,在排便时直肠压力升高到平均 70～107cmH_2O。一旦用力排便的动作停止,则盆底肌角的活动性重新出现。

在模拟排便动作中,肛门外括约肌的反应是不一致的。有些研究显示,肛门外括约肌的活动性减低,但一些研究则显示其活动性增加或完全无变化。

对肛门顺应性的研究说明在排气时所需要的直肠压力较低,真正的肛门静息压(指没有任何异物在肛管内时的肛门静息压)要比肛门测压时测得的压力低得多,因此气体通过时只需要肛管略微扩张即可。在粪便通过时需要较高的直肠压力以使肛门括约肌进一步扩张。

粪便的形态和硬度对排便也有影响。排出一个固体球状物所需要的时间与球状物的直径成反比。从直肠里排出体积小而硬的粪便要比排出大而软的粪便更费力。其原因很可能是小的粪便较难产生足够的直肠压力。有研究发现理想的粪便直径在成人约为 2cm。

正常人大便频率平均为每周 6.3～7.5 次。

(五)排便控制机制

排便的控制是一个复杂的生理过程,其中有多个组织器官参与,其功能协调才能维持肛门自制。这些组织器官包括直肠、肛提肌、耻骨直肠肌、外括约肌、内括约肌等。

直肠功能的良好对于粪便的控制是至关重要的。而另一方面,良好的直肠顺应性的形成与括约肌功能健全是密切相关的。在正常的婴儿,其直肠的适应功能在 3 岁以前逐渐形成。直肠顺应性的维持也有赖于肛门括约肌。正常人的直肠顺应性为(15.6±6.8)ml/cmH_2O,也可用直肠最大耐受量来简单代表,正常人平均直肠最大耐受量为 406ml (280～540ml)。顺应性过低则致便次增多,甚至大便失禁;顺应性过高则可造成慢性便秘。

排便感觉对于粪便控制也相当重要,排便感觉缺失可导致大便失禁。排便感觉分直肠感觉和肛管感觉,直肠感觉能发觉粪便由结肠到达直肠,肛管感觉能辨别粪便的物理性质。以往曾认为排便感觉的感受器位于齿线上 10～15mm 处的上皮内,现通过多方面研究已否定这种观点,而认为排便感受器在直肠壁外,位于耻骨直肠肌或盆底组织内。直肠的充胀感觉反射性引起内括约肌暂时松弛,同时外括约肌收缩,肌管压力下降的片刻,允许直肠内容物进入肛管,与异常敏锐的感受器相接触,有助于辨认粪便是固体、流体还是气体。这种反射在睡眠时的无意识状态下使排气后无粪便漏出。

盆底肌及外括约肌的反射性收缩对粪便控制的作用不容忽视。咳嗽、讲话和改变体位都可兴奋这些肌内的牵张感受器,反射性地引起肌张力增强。

目前对肛门括约肌对粪便控制的作用机制的认识尚不统一,而肛直角对肛门自制的作用被越来越多的人所认识。

三、检查体位及方法

(一)检查体位

检查肛门直肠时,为了方便检查,充分暴露病变位置,临床上常采用以下体位。可根据患者情况和检查、治疗要求选择适当体位(图 29-9)。

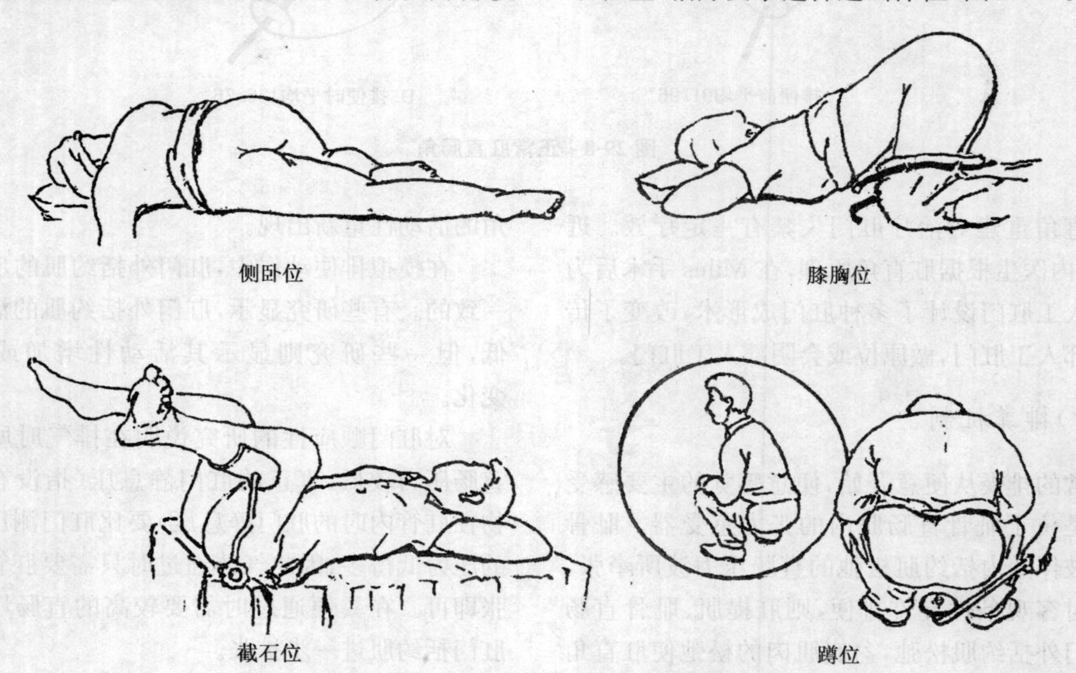

图 29-9 常用检查体位

(1)侧卧位:患者侧卧,两腿屈曲贴近腹部。适用于身体虚弱的患者。该体位是检查肛门直肠疾病及治疗时最常用的体位。

(2)膝胸位:患者俯卧,双膝屈起跪伏床上,胸部着床，臀部抬高。该体位是乙状结肠镜检查的常用体位。

(3)截石位：患者仰卧，两腿放在腿架上，屈髋屈膝，将臀部移至手术台边缘。

(4)倒置位：患者俯卧，两臂放于头前，两膝跪于床端，臀部高起，头部稍低。

(5)蹲位：患者下蹲用力增加腹压。该体位是检查内痔脱出、脱肛和息肉脱出的常用体位。

(6)弯腰扶椅位：患者向前弯腰，双手扶椅，露出臀部。该体位是普查肛门直肠疾病的常用体位。

(二)检查方法

1. 视诊　嘱患者侧卧于检查床上，对好灯光，查看肛门部有无红肿、血液、脓液、黏液、粪便、瘢痕、结节、溃疡、湿疹及肛门形态等，以了解肛门局部病变情况。

2. 直肠指诊　先戴上指套，涂上润滑剂，轻轻按摩肛门缘，使肛门括约肌松弛，然后再以指腹为先慢慢将手指探入肛门直肠内；检查时嘱患者张口呼吸，不要用力憋气；切忌暴力插入，以免肛门括约肌因突然受刺激而痉挛产生疼痛，使患者惧怕指诊而影响检查效果；检查时注意有无肛门紧缩、肿块、结节、凹陷、条索状物，指套上有无血迹和脓液，可以帮助早期发现肛裂、痔核、肛瘘、直肠癌等。

3. 探针检查　主要用于肛瘘检查。操作方法：患者取侧卧位，将球头探针从瘘管外口轻轻插入，沿管道走行至内口，另一手食指伸入直肠内引导探针的尖端通过。如果探针通过受阻，可能是管道狭窄、阻塞或弯曲，此时应调整变换探针方向，切忌强行探入，造成假道，影响诊断及治疗。

4. 肛镜检查　肛门狭窄和妇女月经期不宜作此检查。操作方法：患者取侧卧位，先将肛镜外套及塞芯装在一起，涂上液体石蜡油，嘱患者张口呼吸，然后将肛门镜慢慢插入肛门内，插入时应先向患者腹部侧方向伸入，待通过肛管后，再向尾骨方向推进，待肛镜全部插入后抽去塞芯，在灯光下仔细观察有无溃疡、息肉，再将肛镜拔出至齿线附近，查看有无内痔、肛瘘内口、乳头肥大、肛隐窝炎等。

5. 乙状结肠镜检查　肛门狭窄和妇女月经期不宜作此检查。操作方法：检查前先清洁灌肠一次，镜检时嘱患者取膝胸位，将闭孔器装入镜筒内，在镜筒表面涂上液体石蜡油，然后将镜筒慢慢插入肛内，开始时指向腹部，待进入肛门后，向前推进至进入直肠5cm深度时拿掉闭孔器，开亮电灯，装上目镜和橡皮球。一面查看，一面打入空气，一面慢慢推进直肠镜至直肠壶腹部，再将镜端指向骶骨，距离肛门8cm处可见直肠瓣。距离肛门15cm处可见肠腔缩窄，即直肠与乙状结肠交界处，再调转方向，在直视下将镜筒放入乙状结肠，可以放入30cm深度。检查时注意黏膜颜色，注意有无充血、出血点、分泌物、息肉、结节、瘢痕、溃疡、肿块等病理改变。对于息肉、溃疡、肿块可作活体组织检查，以便进一步明确诊断。

6. 化验检查　根据患者的具体情况，可做必要的化验检查，如血常规、出凝血时间、大便检查、血沉、肝功能或其他检查。对一般内痔和轻度肛瘘患者可仅做血色素、白细胞和出凝血时间即可。

7. X线检查　可疑肺部病变和为排除肛肠系统的病变，以及肿瘤转移，均应做胸部摄片。钡剂灌肠拍片可以看清直肠和结肠形状，肠内容物是否通过顺利；有无梗阻或狭窄；直肠和结肠的外部病变。如骶前畸胎瘤，可以通过X线摄像见直肠移位；高位复杂性肛瘘瘘管不清，内口不明可作碘造影；直肠与乙状结肠部位的息肉、肿瘤均可通过钡灌肠拍片发现病灶。

四、病因病理

肛门直肠疾病中常见的致病因素有风、湿、热、燥、气虚、血虚等。

1. 风　《证治要诀·肠风脏毒》说“血清而色鲜者，为肠风……”，《见闻录》说“纯下清血者，风也”，说明风邪可引起便血。因风多挟热，热伤肠络，血不循经而下溢，风又善行而数变，故由风邪引起的便血，其色泽鲜红，下血暴急呈喷射状。

2. 湿　湿性重浊，常先伤于下，故肛门疾病中因湿而发者较多。湿与热结，致肛门气血纵横，经络交错而发内痔。又因湿性秽浊，热伤肠道脉络，则下血色如烟尘，正如《见闻录》所说“色如烟尘者，湿也……”。湿热蕴结肛门，阻塞经络，使气血凝滞，则易形成肛门周围脓肿；湿热下注大肠，肠道气机不利，经络阻滞，瘀血凝聚，则易发为直肠息肉。

3. 热　《丹溪心法·痔疮》说“痔者，皆因脏腑本虚，外伤风湿，内蕴热毒……”。热积肠道，耗伤津液，致热结肠燥，大便秘结，使气血不畅，瘀血阻滞，结而为痔；热盛灼伤肠络或迫血妄行，血不循经，下溢而为便血；热与湿结，蕴结肛门而致肛门周围脓肿。

4. 燥 《医宗金鉴·外科心法要诀·痔疮》说“肛门围绕，折纹破裂，便结者，火燥也”。燥热耗伤津液，大肠失润，则大便干结；或素体阴虚，肠道失于濡润，大便干燥，排便努挣，常使肛门裂伤或擦伤痔核而致便血等。

5. 气虚 《疮疡经验全书·痔漏图》说“又有妇从产育过多，力尽血枯，气虚下陷，及小儿久痢，皆能使肛门突出”，说明气虚也是肛门直肠疾病发生的因素之一。脾胃本虚，功能失调，以致中气不足而为痔；或因妇从生育过多，小儿久泻久痢，年老气血衰退，以及某些慢性疾病等，导致中气不足，气虚下陷，无以摄纳而引起直肠脱垂不收，内痔痔核脱出不纳；气虚，统摄失司则下血。

6. 血虚 在肛门直肠疾病中常见痔疮出血。失血过多，或脾胃虚弱，生化无源，或忧思抑郁，皆可导致血虚。血虚生燥，无以濡润肠道，则大便燥结。因气血同源，无论气虚，还是血虚，最终导致气血两虚，使抗病能力降低，每易发生肛门直肠周围脓肿，其初起症状不明显，蕴脓慢，溃后脓水稀薄，久不收口。

上述致病因素既可单独致病，也可多因素并存，亦可相互转化。如风多挟热、湿热相兼等。在病程中，有实证、虚证，也有由实转虚，或虚中夹实。故临证时宜审证求因，全面分析。

五、辨证

(一)症状

肛门直肠疾病常见症状有便血、肿痛、脱垂、流脓、便秘、分泌物等。由于病因各异，表现的症状就轻重程度也不同。

1. 便血 便血是内痔、肛裂、直肠息肉、直肠癌的常有症状，多表现为血与大便不相混，附于大便表面，或滴血，或射血。便血多而无疼痛者，多为内痔；便血少而有肛门疼痛者，多为肛裂；儿童便血，大便次数和性质无明显改变者，多为直肠息肉；血与黏液相混，色晦暗，肛门有重坠感，应考虑有直肠癌的可能。便血鲜红如射线状，伴口渴、便秘、尿赤、舌红、脉数等，多为风热燥火所致；便血色淡，伴面色无华、心悸、神疲、乏力、舌淡、脉沉细等，多为血虚肠燥所致。

2. 肿痛 常见于外痔、内痔嵌顿、肛门周围脓肿、肛裂等。便时即发，呈周期样，痛如撕裂，多为肛裂；便时用力努挣，突发刺痛，伴青紫肿块，为血栓性外痔；肛门肿痛，灼热，伴恶寒发热，多为肛门周围脓肿；肛门肿痛，肛旁有异物感，多为炎性外痔；肛门剧烈疼痛，伴肿物脱出，多为内痔嵌顿；肿胀高突，疼痛剧烈，伴胸闷腹胀，体倦身重，食欲不振，发热，苔黄腻，脉濡数，为湿热阻滞。微肿微痛，伴发热，神疲乏力，头晕心悸，便溏或结，舌淡红，苔黄或腻，脉濡细，为气血不足兼湿热下注之虚中挟实证。

3. 脱垂 常见于内痔脱出、直肠脱垂、直肠息肉脱出等。脱出物呈颗粒状，为内痔脱出；脱出物呈长圆形而带蒂，为直肠息肉；脱出物较长，呈环状或花斑状，为直肠脱垂。脱出伴面色无华，头晕眼花，心悸气短，自汗盗汗，舌淡，脉沉细弱，为气血两虚，中气下陷。内痔脱出嵌顿，肿痛，局部糜烂，伴恶寒发热，口干喜饮，大便秘结，小便短赤，舌红，苔黄或腻，脉弦数，为湿热下注，气血瘀滞。

4. 流脓 常见于肛门周围脓肿、肛瘘等。脓出黄稠，多为肛门周围脓肿；脓出稀薄，或微带粪臭，多为肛痈并发肛瘘的象征；脓出稀薄，夹有干酪样组织者，多为结核性肛瘘。脓出黄稠带粪臭味，伴发热，口苦，身重体倦，食欲不振，小便短赤，苔黄或腻，脉弦或数，多为湿热蕴结，热腐血肉所致。脓出稀薄不臭，或微带粪臭，伴低热，面色萎黄，神疲纳呆，自汗盗汗，舌淡红，脉濡细，为气血虚弱所致。

5. 便秘 常见于内痔、肛裂、直肠癌等。惧怕大便而引发出血者，为内痔；惧怕大便而引发疼痛者，为肛裂；便秘，粪便变细变扁，带有黏液或血液者，多为直肠癌。腹满胀痛，拒按，大便秘结，伴面赤，口臭，身热，心烦，小便短赤，舌红，苔黄燥，脉数有力，为燥热内结、津伤肠燥所致。腹满作胀，喜按而大便燥结，伴有面白无华，头晕心悸，神疲乏力，舌淡，脉细数无力，为血虚肠燥所致。

6. 分泌物 常见于内痔脱出、直肠脱垂、肛瘘等。肛门潮湿有局部肿痛，口干，食欲不振，胸闷不舒，便溏或结，小便短赤，舌红，苔黄或腻，脉弦滑或数，为湿热下注或热毒蕴结所致。

（二）部位

肛门直肠疾病所发生的部位有一定规律，一般取膀胱截石位，以肛门为中心，按时钟面的12个点来描记，即将肛门分为12个方位，前正中线（会阴部）为12点，后正中线（尾骶部）为6点，左侧正中为3点，右侧正中为9点，其余依次类推。内痔好发于肛门齿线以上3点、7点、11点处，结缔组织外痔好发于6点、12点处，血栓性外痔好发于肛缘3点、9点，肛裂好发于6点、12点处。肛瘘瘘管外口发生于3点、9点前面的其管道多为直行，内口多在与外口相对应的肛隐窝内；发生于3点、9点后面的，其管道往往弯曲，内口多在6点附近；一般瘘管外口距肛缘近的，其管道亦短（指通向肛门）；瘘管外口距肛缘较远的，则其管道亦长；环肛而生的马蹄形瘘，其内口往往在6点附近。肛肠疾病的病历记录，一般均需将病变部位用图标记（图29-10）。

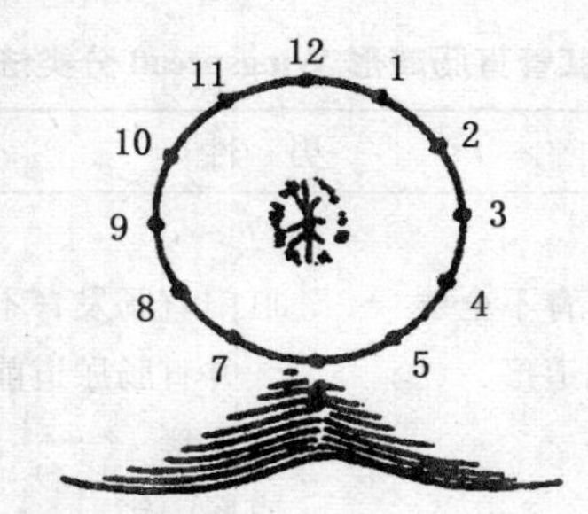

图29-10　时钟定位法（截石位）

六、治疗

（一）内治

适用于一期内痔；或年老体弱；或二、三期内痔兼有其他严重疾病；或血栓性外痔初起和一切肛门炎症初起阶段等。

（1）清热凉血：适用于风热肠燥便血，血栓外痔初起。方用凉血地黄汤或槐角丸加减。

（2）清热利湿：适用于肛周脓肿实证。方用萆薢渗湿汤或龙胆泻肝汤加减。

（3）清热解毒：适用于肛周脓肿实证、外痔肿痛。方用黄连解毒汤或仙方活命饮加减。

（4）补气养血：适用于素体气血不足或久病气血虚弱者。方用八珍汤或十全大补汤加减。

（5）泻热通腑：适用于热结肠燥便秘者。方用大承气汤或脾约麻仁丸加减。

（6）生津润燥：适用于血虚津乏，大便秘结者。方用润肠汤或五仁汤加减。

（7）补中益气：适用于小儿体虚，年老体弱或经产妇气虚下陷的直肠脱垂、内痔脱出等。方用补中益气汤加减。

（二）外治

1. 熏洗　以药物加水煮沸或用散剂冲泡，先熏后洗，或用毛巾蘸药汁趁热敷患处，冷则更换。此法具有活血、消肿、止痛、止血、收敛等作用。适用于内痔脱垂、嵌顿，结缔组织性外痔肿痛，血栓性外痔初期，脱肛，术后水肿等。方用五倍子汤或苦参汤煎水熏洗；或用食盐30g，芒硝30g，花椒3g加开水冲泡熏洗；或用1∶5000高锰酸钾溶液坐浴。

2. 敷药　即以药物敷于患处，每日大便后，先坐浴，再外敷药物。此法具有消肿、止痛、生肌、收敛、止血等作用。适应证同熏洗法。方用九华膏、五倍子散、黄连膏、消痔膏等。此外，尚有清热消肿的金黄膏；提脓化腐的九一丹；生肌收口的生肌散、白玉膏等。

3. 手术　详见有关肛门直肠疾病的手术治疗。

七、预防

1. 锻炼身体，增强体质，促进全身气血流通，增加肠道蠕动。

2. 注意饮食卫生，少食辛辣刺激食物，多吃蔬菜水果，保持大便通畅。

3. 养成定时排便习惯，切忌长期服用泻药。

4. 保持肛门清洁卫生，经常浴洗，保持干燥，便纸要柔软，以防止擦伤肛门。

5. 及时治疗肛门部痈、疖、虫积和湿疹疾患，防止诱发肛裂、肛瘘、肛门瘙痒等肛肠疾病。

（张书信）

第二节　直肠肛管先天性疾病

先天性肛管直肠畸形

先天性肛管直肠畸形是最常见的小儿消化道畸形，其发病率占新生儿的1/1500～1/5000，男婴直肠畸形为多，女婴以肛管畸形多见。此症往往可合并有消化道、泌尿道、生殖道、心血管、骨骼或神经系统发育异常。

一、病因

胚胎期，人体的原始消化管称原肠，随着胚体增长，原肠分为前肠、中肠和后肠。肛门与直肠在发生来源方面不同，直肠来自后肠，属内胚层；肛门来自原肛，属外胚层。两者结合成一整体，必须经过一系列衍变过程。首先是泄殖腔的分隔，在胚胎早期，泄殖腔为一个膨大的腔，是尿囊根部、后肠和尾肠三者汇合之处。胚胎发育至第5周时，在泄殖腔的两侧外面各有中胚层皱襞呈纵行的凹沟和内有内胚层板增生的嵴相融合成尿直肠隔。此隔逐渐向尾侧推进，最后与泄殖腔膜相连，形成一厚隔板，将泄殖腔分成背腹相通的两腔，背侧为直肠，腹侧为尿生殖窦，泄殖腔膜也被分隔成背侧的肛膜和腹侧的尿生殖膜。胚胎第7周时出现原始会阴，同时在肛门部形成一外胚层凹陷，称为原肛，借肛膜与原始直肠相隔。大约在胚胎第8周时肛膜破裂，原肛与直肠相通，即成为正常的肛管和直肠。胚胎第4个月时，会阴向前后方向迅速增长，使肛门移到正常位置。

先天性肛管直肠畸形的原因主要有两个，一是泄殖腔分隔不全；二是肛膜不能及时破裂造成贯通不全。

二、病理及分类

肛门直肠的发育要经过一个分隔、贯通和套叠的过程。若泄殖腔分隔不全，可形成直肠与膀胱、尿道或阴道间的瘘管，大致可分两类：①直肠闭锁合并瘘管通向外界，即直肠与会阴、阴囊、包皮或阴道口附近之间存在有先天性管道；②直肠闭锁合并有瘘管通向邻近器官，如直肠与膀胱交通成直肠膀胱瘘，直肠与尿道交通成直肠尿道瘘，直肠与阴道交通成直肠阴道瘘，直肠与子宫交通成直肠子宫瘘，直肠与输尿管交通等。若肛门直肠贯通不全可形成肛管直肠闭锁和狭窄。

先天性肛管直肠畸形的分类方法较多，如Ladd-Gross以解剖形态学为基础，将畸形分为4型：①肛门和直肠狭窄；②肛门膜状闭锁；③直肠闭锁；④肛门闭锁。该症的国际分类法是1970年在墨尔本召开的国际小儿外科会议上制定的，它根据闭锁肠管与耻骨直肠肌的关系，将先天性肛管直肠畸形分为肛提肌上型——高位、经肛提肌型——中间位、肛提肌下型——低位，3型之下又分为27种亚型。1984年，Stephens等将国际分类法加以简化，形成Wingspread分类法（表29-2）

表29-2　肛管直肠畸形Wingspread分类法（1984）

女　性	男　性
高位	高位
肛门直肠发育不全	肛门直肠发育不全
并直肠阴道瘘	并直肠尿道前列腺瘘
无瘘	无瘘
直肠闭锁	直肠闭锁
中间位	中间位
直肠前庭瘘	直肠尿道球部瘘
直肠阴道瘘	无瘘的肛门发育不全
无瘘的肛门发育不全	低位
低位	肛门皮下瘘
肛管前庭瘘	肛门狭窄
肛门皮下瘘	少见畸形
肛门狭窄	
一穴肛畸形	
少见畸形	

三、临床表现

（一）症状

肛管直肠畸形的类型不同，则症状不同。大多数患儿出生后有呕吐、腹胀、脱水等低位肠梗阻表现，呕吐物呈粪汁样。男婴常合并直肠泌尿道瘘，出现尿中混有胎便；女婴则以直肠生殖道瘘为多，瘘口大者，排便通畅，腹部不胀，常表现为阴道及会阴部红肿，或出生半年后排便困难和腹胀。

（二）体征

肛管直肠畸形的类型不同，其体征各异。一般肛门处只见痕迹，而无开口，闭锁位置低，括约肌发育好者，坐骨结节处臀部较丰满，哭闹或针刺见肛门部轻微收缩，或有盲端突出之感，如提睾反射敏感，说明骶神经发育较好。会阴部瘘管常开口在中线上，瘘管内充满胎粪时呈蓝黑色易于发现。瘘管小者常被分泌物堵塞，经探针检查方能确定。男婴应仔细检查会阴部，肛门闭锁应检查尿内有无胎粪，若会阴部见一个开口，应分辨是会阴前肛门，还是肛门皮下瘘管，或肛门或直肠狭窄。女婴须仔细检查会阴、前庭及阴道有无瘘管。

（三）实验室及其他检查

临床上辅助检查的目的在于了解畸形的解剖及位置高低，骶神经发育情况，肛提肌与外括约肌的发育情况及是否有其他畸形并存。检查的方法主要有以下几种：

1. 倒立侧位平片　将一金属标记置于患儿肛门皮肤凹陷处，并将患儿髋关节屈曲 90°，倒置 2～3 分钟，常以股骨大粗隆为中心，做前后位及侧位片。在侧位片上确定 P 点（耻骨中心）、C 点（骶尾关节）、I 点（坐骨下缘）。确定直肠盲端的高度，可将 P 点与 C 点连线（PC 线），此线标志肛提肌位置。再经 I 点做一平行于 PC 线的 I 线，充气盲端于 PC 线之上为高位畸形，盲端低于 I 线者为低位畸形，于两线之间者为中位，如发现盆腔前方，直肠盲端之下有充气或带液平的膀胱阴影，即可确定直肠和泌尿道相通，一般为高位畸形。

2. 骶骨平片及排尿控制试验　高位闭锁常合并骶尾骨畸形，骶神经和括约肌肌群发育不全。故需作骶骨平片，排尿控制试验包括肛门收缩、提睾反射及会阴部的感觉等。

3. 瘘管或盲端直接造影　后者可用 20～22 号带塑料套管的静脉穿刺针，局部消毒后在肛门痕迹中心刺入，边抽边推进，抽出气体或胎粪则已达盲端，针头进入的深度即为盲端与皮肤间距离，此时可退针芯，将外鞘向内推进，由塑料套管内注入含碘造影剂后拍片。

4. 超声波检查　应用 B 超测量盲端与皮肤间距离。此方法简单，无损伤，对诊断很有帮助。

5. CT 及 MRI 检查　可较准确地判断肛管直肠畸形的位置及解剖，还可判断肛提肌和括约肌情况。

6. 其他　全面检查主要了解是否并存有泌尿系统、循环系统及其他部位畸形。

四、诊断

根据患儿症状及特征，结合理化检查，即可作出诊断。诊断时需仔细判断畸形的类型及周围组织器官的发育情况。

五、治疗

以手术治疗为主，治疗的目的是建立一个括约功能良好的肛门。治疗的主要原则是充分利用耻骨直肠肌环和括约肌，尽可能减少对骨盆神经的损伤，很好地利用肛门皮肤。治疗方法因畸形位置的高低、病情轻重及合并畸形而不同。

（一）低位（肛提肌下型）

1. 肛门扩张法　适用于肛门狭窄者，用扩张器每日扩张 1 次，每次 10～15 分钟，1 个月后隔日扩张 1 次，3 个月后每周 2 次，维持 6～9 个月。逐步扩至成人食指大小。

2. 肛门成形术　用于低位肛门闭锁。方法是在肛门痕迹处作“十”字形切口，长约 2cm，形成 4 个皮瓣。伸入血管钳向上找到盲端，沿肠壁轻柔分离直肠后壁及两侧，使盲端无张力地突出于皮肤切口外。注意不损伤尿道，避免分破盲端使胎粪外溢。“X”形切开盲端，将其浆肌层与外括约肌间断缝合，肠管全层与皮肤切缘交错缝合。切口愈合后应扩肛。对合并瘘管者，可根据不同情况将瘘管切除、切断或结扎。

（二）中间位及高位（经肛提肌或肛提肌上型）

国外学者对中间位及高位肛门闭锁多主张先

做肠造口术，待患儿情况好转，体重增加达8kg再分期作肛门成形术。国内肠造口的指征是：①早产或低体重患儿；②就诊时间晚，病情重，已有休克、脱水、肺炎等并发症者；③合并严重多发畸形，不能耐受一期手术者。造口部位可选横结肠左侧或乙状结肠，多数学者主张双筒式乙状结肠造口。

目前治疗高位或中间位肛管直肠畸形的术式较多，各有优缺点。

1. 骶会阴或腹骶会阴直肠成形术　经骶尾部切口，尿道或阴道内置金属探子作标志。直肠经骶会阴(中间位)或腹部(高位)游离，通过耻骨直肠肌环后与肛门皮瓣缝合。瘘管从直肠内处理。其优点是直肠基本通过直肠肌环，不从直肠外分离瘘管，对神经无损伤，但由于切口所限，非直视下盲目游离耻骨直肠肌环及外括约肌，有时可能找不到肌环或未从环中心通过，甚至损伤尿道。

2. 经腹会阴直肠成形术　左下腹直肌切口游离直肠及乙状结肠，钝性分离骶前至会阴皮下，使会阴部肛门痕迹处“十”字切口与盆腔隧道相通，由此伸入血管钳通过耻骨直肠肌环将直肠引出到肛门处缝合。扩张盲端，必要时部分切除。此术式优点是肠管游离充分，可切除巨大盲端，但很难准确分离耻骨直肠肌，外括约肌也不能充分暴露。

3. 会阴前直肠成形术　1975年，Mollard等在预定成形肛门前方的会阴部作一弯形横切口，在尿道或阴道后方显露出瘘管、耻骨直肠肌及肛提肌。经腹部切口游离直肠，作远端直肠黏膜下袖套状剥离，将新成形的直肠经肌鞘内拖出至肛门外缝合。此术式对耻骨直肠肌及尿道暴露清楚，但外括约肌不能完全显示，直肠脱垂率高。

4. 后矢状肛门直肠成形术或尾路纵切口直肠肛管成形术(posterior sagital anorec toplasty devries及PENA手术)　术前置导尿管，取俯卧位抬高臀部，经皮肤电刺激，决定外括约肌中心。从髋骨中段到肛门凹陷处作纵切口，术中随时以电刺激观察两侧肌肉收缩。全部手术过程均保持在中线以上进行，此处有一矢状薄筋膜层，注意保持其完整性。在皮下可见外括约肌纵行纤维，其下可见肠管。于肠管中线两侧作两牵引线，切开直肠，切口向远端延长，可见瘘管或直肠盲端的黏膜皱褶。直肠前壁和尿道或阴道在瘘管上方有长1～2mm的共同壁层，紧密相连，分离时注意勿损伤阴道或前列腺、精囊、输精管。在距瘘管2～3mm处作一系列牵引线以便游离直肠。当直肠与尿道瘘完全分离后，用可吸收缝线缝合尿道瘘。直肠需充分游离，使呈曲线状到达会阴部才能无张力。靠电刺激确定耻骨直肠肌群的大小及部位，若肠管末端增厚，从肌群中引出有困难时可将末端直肠适当修剪，使肌群足以包绕成形的直肠。为避免瘘管复发，修剪部位应在直肠后方。新肛门需位于外括约肌中央。对高位畸形需剖腹游离直肠，结扎修补瘘管。此术式的优点是能准确显示全部肌层及瘘管，避免神经损伤，防止直肠脱垂。

六、预后及预防

先天性肛管直肠畸形经手术治疗后并发症的出现率较高，是影响预后的主要问题，这些并发症有直肠黏膜外翻、肛门狭窄、便秘、肛门失禁、瘘管复发等。另外，多发畸形也是影响预后的重要因素。手术治疗的死亡率据英国利物浦医院统计，低位畸形为12.1%，高位者为34.7%。一般在20%左右，手术直接死亡率为2%。

先天性巨结肠

先天性巨结肠又称肠管无神经节细胞症。1886年，Hirschsprung首先描述该病，因而又称Hirschsprung病。其主要表现是出生后即有便秘、腹胀，并逐渐加重。先天性巨结肠在胃肠道先天畸形中发病率居第二位，约每5000个成活的新生儿中有1例发生。该病发病率男性高于女性。男女之比与病变累及肠段的长短有明显关系，病变肠段越长，女婴发病比例越高。

一、病因

(一)中医病因

中医学认为，先天禀赋不足，脾肾不足，气血不充是引起该病的原因。

(二)西医病因

先天性巨结肠是一种多因子遗传性疾病，即遗传和环境因素联合作用的结果，其遗传度约为

80%。但有关该病的遗传问题尚待进一步研究。胆胎学认为，由于各类原因导致神经母细胞移行时中途停顿，即可造成肠壁无神经节细胞症。停顿的时间越早，病变的部位越高。由于直肠、乙状结肠在消化道的最远端，所以受累的机会最多。但关于神经节细胞缺如及发育障碍的原因，仍不能作出肯定的解释。

二、病机病理

(一)中医病机

祖国医学认为脾主运化，肾司开合，先天脾肾不足，气血不充，则运化传导无力，气机郁滞不畅，则大便不通。气血两虚，津血枯竭，则大便干燥，更加难以排出，出现腹大如鼓之症。

(二)西医病理

先天性巨结肠患者直肠和乙状结肠壁肌间神经丛发育异常，在纵肌和环肌之间的神经丛和黏膜下神经丛内，神经节细胞完全缺如或极少。在这些神经丛内，节前纤维增多并变粗，紧密交织成束，节后纤维减少。神经节细胞缺乏导致该段肠管痉挛，没有肠蠕动，使粪便通过困难，近端肠管则因远端肠管慢性梗阻，逐渐肥厚扩张，而形成巨结肠。

三、临床表现

(一)症状

1. 不排胎粪或胎粪排出延迟　正常新生儿均于生后 24 小时内排出黑色黏稠胎粪，先天性巨结肠患者多数在出生后 36 小时不排胎粪。由于胎粪不能排出，发生不同程度的梗阻症状，往往需经洗肠或其他方法处理方可排便，但数日后症状复发，便秘进行性加重。腹部逐渐膨隆，伴肠鸣音亢进。有时也可能出现腹泻，或便秘、腹泻交替。患儿常合并低位梗阻症状，严重时可有呕吐，但次数不多，其内容多为奶汁或食物。

2. 腹胀　患儿都有不同程度的腹胀，其程度根据病情发展及家庭护理是否有效而定。患儿腹部呈蛙形，腹围明显大于胸围。腹胀严重时膈肌上升，影响呼吸，患儿呈端坐呼吸，不能平卧。

3. 肠梗阻　由于无神经节细胞肠段持续痉挛狭窄，使患儿长期处于不完全性低位梗阻状态，随着便秘的加重和排便措施的失效，可转化为完全性肠梗阻，需立即行肠造口术以缓解病情。

(二)体征

腹部高度膨大，腹壁变薄，缺乏皮下脂肪，并显示静脉曲张。稍有刺激即可出现粗大的肠型及蠕动波。腹部触诊时有时可扪及粪石。听诊肠鸣音亢进。肛门指诊常可查出内括约肌紧缩，壶腹部有空虚感。如狭窄段较短，有时可触及粪块。当手指从肛管拔出时，常有气体及稀便排出。

(三)并发症

小肠结肠炎是该病的严重并发症，也是引起死亡的常见原因。据文献统计，约 1/3 患儿并发小肠结肠炎，其死亡率约 30%，肠炎可发生于各种年龄，但以 3 个月以内的婴儿发病率最高。90%的肠炎病例发生在 2 岁以内，以后逐渐减少。有严重肠炎时，患儿频繁呕吐，水样便，高热，腹部异常膨隆，并出现脱水症状，进而可发生呼吸困难，全身反应极差。对小肠结肠炎应重视早期诊断，及时住院治疗。

(四)实验室及其他检查

1. X 线检查　腹部平片可见低位肠梗阻征象。钡灌肠下见痉挛段结肠袋消失变直，结肠无蠕动，移行段呈漏斗状或猪尾状，扩张段结肠肠腔扩大，袋形消失，蠕动减弱。24 小时后观察仍有大量钡剂滞留肠腔。注意在检查前不应洗肠，尤其对新生儿，以免因肠内容物被洗出后，扩张肠段消失影响诊断。

2. 直肠活检　在距齿线 2cm 以上切开黏膜，取出直肠壁全层，检查有无神经节细胞，如无神经节细胞存在，即可诊断为该病。

3. 直肠黏膜组织化学测定　巨结肠痉挛段内乙酰胆碱酶活性明显增高，可作为诊断依据。一般愈邻近肛门处酶的活性愈强。正常小儿肛门 3cm 内神经节细胞较少，胆碱脂酶测定可为阳性，故同时取距肛门 6cm、9cm、11cm 的黏膜进行酶活性测定。巨结肠患儿乙酰胆碱脂酶总量较正常结肠高

2～3倍。

4. 肛门直肠测压　正常情况下直肠壶腹受到压力刺激时，反射性引起内括约肌松弛，直肠内压力下降，称为直肠肛门抑制反射。先天性巨结肠患儿，则无此反射。

5. 肌电图　通过肌电图可判断肠壁肌肉有无神经节细胞支配。正常儿童肠道肌电活动是慢波规律地发生，叠加在慢波上的峰波呈周期性出现。峰波的产生是慢波与局部肠管兴奋和抑制相互作用的结果。当神经节细胞缺乏时，峰波就不能产生。

6. B超　检查前清洁洗肠，将水注入直肠和乙状结肠，即可观察肠管的容量和形态，也可做出巨结肠的诊断。

四、诊断和鉴别诊断

(一)诊断

通过新生儿排胎粪延迟、腹胀、便秘逐渐加重的病史，结合X线，直肠测压，直肠黏膜乙酰胆碱脂酶活性检查等，可以达到诊断目的。

(二)鉴别诊断

1. 特发性巨结肠　多见于儿童，病儿出生后胎便排出正常，后来由于其他原因造成顽固性便秘，病儿直肠壁内可找到正常的神经节细胞。

2. 继发性巨结肠　先天性肛门直肠畸形，引起排便不畅可继发巨结肠，这些患儿神经节细胞存在，病史中有肛门直肠畸形及手术史。

3. 神经系统疾病引起的便秘　先天愚型，大脑发育不全或腰骶部脊髓病变者常合并排便障碍，便秘或失禁。这些患儿有典型症状和体征，不难鉴别，必要时可行黏膜组织化学检查等辅助检查，以帮助鉴别。

4. 内分泌疾病引起便秘　甲状腺机能不全，或甲状旁腺功能亢进均可引起便秘。经内分泌及其他检查可以确诊。

五、治疗

(一)中医治疗

1. 辨证分型

(1)肠燥便秘：大便不通，腹大如鼓，或热结旁流。治当润肠通便为法。方用五仁丸或麻仁润肠丸。

(2)脾肾两虚：大便不畅，粪稀奇臭，不思饮食。治当补益脾肾，健脾消食。方用补中益气汤加肉苁蓉、厚朴、木香等。

(3)气血俱虚：大便不通，口渴口干，肌肤不润。治当补益气血为主，佐以行气活血，润肠通便。方用八珍汤加减。

2. 单验方

(1)九香虫3g，党参6g，黄芪6g，巴戟天10g，枳实10g，厚朴10g，广木香6g。

(2)郁李仁6g，二丑6g，厚朴10g，枳壳10g。

(3)生大黄粉适量冲服。

(二)中西医结合治疗

针刺耳穴肾、交感、皮质下、直肠下段等穴位，每日1次，每次半小时。穴位封闭：肾俞及大肠俞穴注射人参注射液、新斯的明，每日1次，交替注射。配合扩张法，每日扩张肛管直肠一次，扩张器通过狭窄段，每次半小时。

(三)手术治疗

治疗先天性巨结肠的手术方法主要有两类：一类是结肠造口术；一类是巨结肠根治术。由于结肠造口术不易为家属所接受，因此多用于有肠穿孔，腹膜炎或小肠结肠炎时，多为暂时性造口。巨结肠根治术的方法很多，各术式的区别在于保留无神经节细胞肠管的形状和多少，直肠肛管及内括约肌切除的程度，是否分离盆腔及新建肛管是否有盲袋和闸门。

1. 拖出型直肠乙状结肠切除术(Swenson术)

【适应证】普通型或长段型巨结肠。

【操作方法】左下腹旁正中切口，探查腹腔了解狭窄肠管部位及扩张肠管的范围。沿直肠壁向下分离直肠至肛门附近，向上游离乙状结肠，降结肠至脾曲，使正常结肠在无张力情况下能拖出肛门。由肛门置入长血管钳夹住直肠切断后向外翻出，在肛管前壁距肛门上2～3cm处作横切口，长钳由此切口进入腹腔将结肠切端拖出，将直肠前半壁与结肠前半壁两层肠壁对正缝合，后半壁直肠边切开边与结肠后半壁缝合。前壁保留 2～3cm，直肠后壁保留 0.5～1cm。

该手术腹会阴联合操作，分离广泛，损伤较大，容易发生休克及术后严重并发症，死亡率较高，目前国内已较少采用。

2. 结肠切除、直肠后结肠拖出术（Duhamel 术）

【适应证】普通型或长段型巨结肠。

【操作方法】切口及腹腔探查同 Swenson 术。在腹膜反折处切开直肠两侧腹膜，保护输尿管。游离乙状结肠、降结肠至脾曲，在耻骨缘上 2cm 切断直肠，残端封闭缝合两层。在直肠后正中线分离骶前疏松结缔组织直至会阴部皮下，然后转至会阴部操作，扩肛后在肛门两侧约 0.5cm 处各缝一针牵引线。距皮肤 1cm 处切开肛管后半环，然后用血管钳沿肛管分离外括约肌，继续向上分至原从盆腔已分开的直肠后间隙。用长钳由此通道进入，夹住结肠残端暂时闭合的缝线，助手将结肠放正徐徐推送，术者将结肠缓缓拖出肛门后方切口。结肠后半部浆肌层均匀地与肛门皮下组织缝合。打开结肠残端缝合线，将结肠后壁全层与皮肤缝合，剪去多余的结肠。结肠后半部与结肠前半部对齐紧贴，用两把 Kocher 钳呈“A”形钳夹。钳之一臂放入直肠腔内，另一臂放在拉下的结肠内，两钳尖端可稍交叉。Kocher 钳放入深度 3～4cm。约 1 周钳子自行脱落，形成一个新的肠腔。其前壁为原直肠前壁，后壁为具有正常功能的结肠。术者操作会阴部时，助手可将直肠盲端与结肠前壁缝合数针，并修复盆腔腹膜，然后将结肠系膜固定于后腹壁，以防形成内疝。

该术式操作比较简单，不作广泛解剖，而且保留了直肠前壁，避免了膀胱生殖器神经损伤引起的功能紊乱，又保留了直肠的排便反射。吻合口破裂的危险较少。其缺点在于腹腔内切除直肠，增加了污染腹腔的机会；直肠残端保留过多形成盲袋，盲袋内积粪无法排出可压迫结肠导致便秘复发；盲袋后壁可使直肠结肠交通口径变小，形成“闸门”，出现排便困难，称“闸门综合征”；术后下肢需固定，不便护理。

近年来，国内外学者针对 Duhamel 术的缺点做了许多改进，形成了自己的术式。国外较典型的是 Ikerda 术式（直肠后拖出，直肠结肠“Z”形吻合术）；国内有张金哲的直肠后结肠拖出，直肠结肠前壁钳夹术；赖炳耀的直肠内结肠套出，直肠结肠斜行吻合术；余亚雄的直肠远端不封闭，套叠式钳夹吻合术等。这些改进的主要目的在于消除盲袋及“闸门综合征”。

3. 直肠黏膜剥离、结肠直肠鞘内拖出术（Soave 术）

【适应证】普通型及长段型巨结肠。

【操作方法】开腹及探查显露直肠结肠同前。在直肠乙状结肠狭窄段，用 0.5 普鲁卡因或生理盐水纵行注入浆肌层与黏膜层之间，将直肠黏膜推离，再切开浆肌层，分离浆肌层与黏膜层间隙，手指游离向下达肛门处，勿损伤黏膜，在肛门口于齿线上 1cm 处环形切开黏膜，向上分离肌层与黏膜层，使之与盆腔内分离间隙沟通。将完全游离的管状黏膜由肛门口拖出，并将结肠拖出至正常肠段为止。经腹腔将直肠上端浆肌层与结肠壁缝合，逐层关腹。结肠留一段外置，10 天后用电刀切除。术后半个月开始扩肛，每日 1 次，坚持 3 个月。目前，多改用切除多余肠段立即吻合，不需外置后再切除。

该手术不需游离盆腔，不易发生吻合口瘘，对神经血管损伤也小。但它保留了直肠的无神经节细胞肠管浆肌层，术后应较长时间扩肛，否则肠肌收缩仍可便秘。另外，若直肠黏膜剥离不完全，可造成术后夹层内分泌黏液并可继发感染。

4. 经腹结肠直肠切除，结肠直肠吻合术（Rehbein 术）

【适应证】普通型或长段型巨结肠。

【操作方法】扩肛使内括约肌松弛，开腹后在腹膜反折处沿直肠周围切开腹膜，向远端分离，婴儿分至肛门 3～5cm 以下，儿童分至 5～7cm 以下，并在此高度切断直肠。游离乙状结肠、降结肠至脾曲，切除肥大结肠，然后将结肠直肠端端吻合。

该手术盆腔基本未分离，无肛门失禁等并发症，但它保留了 5～7cm 的无神经节细胞肠段，未能解除内括约肌失弛缓性痉挛所致的便秘。术后需长时间（半年）扩肛。

5. 回肠降结肠、乙状结肠侧侧吻合术（Martin 术）

【适应证】全结肠无神经节细胞症。

【操作方法】开腹后先在回肠远端取活检，快速检查有无正常神经节细胞存在，证明确属正常肠管时，切断回肠并缝合关闭近端。分离直肠后间隙至齿线，然后术者转至会阴部操作，扩肛后于齿线处切开肛管后半环。用长型血管钳将回肠拖出肛门外，用两把有齿钳作"A"形夹住直肠后壁及回肠前壁，然后转回腹部操作，在脾曲切断结肠，将降结肠、乙状结肠与回肠行侧侧吻合直至下方钳夹部。再切除其他结肠，修补腹膜后关闭腹腔。

该术式新建肠腔半壁为保留的降结肠乙状结构，有吸收功能，另半壁为拖下的正常回肠，有蠕动功能。这样既维持正常排便，又防止大量水电解质丢失。

6. 直肠后壁内括约肌切除术(Thomas 术)

【适应证】短段、超短段型巨结肠症。

【操作方法】肛门后纵行或弧形切口，分离肛门尾骨筋膜，显露耻骨直肠肌后牵开之，然后显露直肠远端的内括约肌。将其由肛管黏膜外分开，切除1～2cm 宽的内括约肌，长度依狭窄长度而定。应注意保持黏膜完整，以防粪便泄漏和形成肠瘘。如有损伤应立即修补。内括约肌切除后，黏膜凸于两侧肌沟内，不应缝合，将耻骨直肠肌放回原处，缝合肛尾筋膜，置放引流管并逐层缝合伤口，24 小时后可拔除引流管。术后应连续扩肛 3 个月。

六、预后及预防

该病自然转归预后差，多因营养不良或发生小肠结肠炎等死亡。据报道，6 个月内死亡率达50%～70%，未经治疗者，活至成人罕见。根活性手术目前仍有 3%～5%手术死亡率，10%的再手术率和 2.2%～4.5%的晚期死亡率。另外，手术并发症的发生率也仍较高，需进一步总结经验教训，使疗效不断提高。

第三节　溃疡性结肠炎

溃疡性结肠炎(ulcerative colitis, UC)，是一种原因不明的炎症性肠病。1875 年，由 Wilks 和 Moxon 首先描述。1903 年，Wilks 及 Boas 定名为溃疡性结肠炎。1920 年起被世界卫生组织公认为特殊的临床病症。该病主要累及结肠黏膜层，其病变常自直肠、乙状结肠向上发展，甚至累及全结肠。临床上多表现为腹痛、腹泻、黏液和脓血便等，并有发病缓慢，缠绵难愈，反复发作等特点。该病在欧美等发达国家发病率较高，而我国较低。但近年来随着社会发展、生活方式改变及饮食结构的变化和检测技术的提高，其发病率在我国也呈明显增加的趋势，已引起医学界的重视。

一、病因

(一)中医病因

中医古籍中无结肠炎的病名，根据该病的症状特点，可归为中医"肠澼"、"痢疾"、"久泻"等病的范畴之内。正如《素问·太阴阳明论》中所说"食饮不节，起居不时者，阴受之"，"阴受之则入五脏……入五藏则(䐜)满闭塞，下为飧泄，久为肠澼"，其病因主要是饮食失调，起居不时，情志不和。

(二)西医病因

对于溃疡性结肠炎病因的讨论可以很简短也可以很长。简而言之，就是目前还不清楚其发病原因。对于其病因的深入探讨则需要遗传学、微生物学、免疫学等方面的广泛知识。

1. 感染因素　在该病患者粪便中，虽然未能检出相同的病原体，但有人认为该病与其他感染性肠炎相似，有时粪便中也能培养出一些致病菌，大部分患者应用抗生素有不同程度的疗效，因而认为该病与感染有关。此外，很多学者从大批病例随访中确实发现有 0.5%～8.2%的菌痢患者演变为该病，尤其我国肠道感染病很多，这一点与欧美不同。是否由肠道感染引起自身免疫，值得进一步研究。

2. 遗传因素　在溃疡性结肠炎的双胞胎中，有27%的单合子双胞胎是共同患病，而没有双合子双胞胎共同患病；而且该病与某些 HLA 有关联性，这些说明遗传因素在该病发生中有一定作用。

3. 过敏因素　有人发现该病患者的肠黏膜对机械性刺激有过敏现象，肠黏膜中肥大细胞增多，刺激后能释放出大量组胺类物质；在临床上也发现一些人禁忌牛奶类饮食后，症状可得缓解。这些都提示该病与过敏有一定关系。

4. 自身免疫因素　近来这方面的研究较多，以下几点说明自身免疫因素在该病发生中有重要作用。

(1)临床上该病常伴有自身免疫性疾病。

(2)体液免疫：患者血清中存在多种自身抗体，如抗结肠抗体(主要为 IgM)，其抗原是结肠上皮细胞内的脂多糖，虽然对胎儿等结肠上皮细胞无细胞毒作用，但它能介导抗体依赖性细胞毒细胞，发挥向导作用，使细胞毒细胞杀伤靶细胞——结肠上皮细胞；血清中还可能含有与结肠上皮抗原起交叉反应的抗大肠杆菌 O_{14} 型抗体；血清中还常含有一种抑制巨噬细胞移行的移行抑制因子。

(3)细胞免疫：患者的淋巴细胞与正常成人或胎儿结肠上皮细胞共同培养，使结肠上皮受损，说明患者的淋巴细胞已被致敏，出现了细胞毒作用。细胞毒作用对该病是重要的致病因素。

(4)免疫复合物存在：患者结肠固有膜中有 IgG、补体 C_3 的 F 及 S 表型和纤维蛋白质沉积的免疫复合物。血循环中的免疫复合物，很可能是引起该病肠道外病变的因素。

(5)肠壁黏膜局部含有大量的 IgG 细胞，此系 T_8(抑制性)细胞减少，T_4(辅助性)细胞增多的结果。

(6)免疫器官胸腺：可以发生增生和肿大，显示淋巴滤泡及上皮细胞 B 细胞聚集，还可发现有逆病毒颗粒，可以由 B 细胞诱导传播至其他细胞。

(7)肾上腺皮质激素治疗有良好的疗效。

5. 环境因素　不吸烟者患该病的危险性增加，但目前还没有人提倡让溃疡性结肠炎患者继续抽烟或开始抽烟。

6. 精神因素　多为该病诱因，不能单独致病。

二、病机病理

(一)中医病机

中医认为，该病的发生主要是饮食失调，起居不时，情志不和。其发病之本为脾肾虚弱，脾胃乃后天之本，主运化水谷，肾为先天之本，司二阴开合而主水液，其性潜藏为固摄之本。脾肾虚弱则水湿运化失调，停聚肠内，或从寒化，或郁久化热，寒湿或湿热蕴结大肠，导致大肠充血水肿糜烂溃疡而出现黏液脓血便。病久入络，气滞血瘀或虚寒而见腹痛，气不摄血或血热妄行则便血。便血过多而生化乏源可见血虚。故该病以脾肾虚弱为本，湿热、气滞血瘀、血虚等为标。

(二)西医病理

该病的特点在于溃疡形成，但其病程中结肠黏膜常只有炎性改变而无肉眼可见的溃疡，或溃疡愈合只留下肉眼上的炎性改变。该病主要侵犯黏膜层，很少达黏膜下层。但某些严重病例也可累及肌层甚至浆膜。

1. 肉眼所见

(1)活动期：黏膜皱襞消失，呈剥脱状；黏膜充血水肿，组织脆，易出血；黏膜炎性渗出增多，血管走向不清；黏膜附有白色透明或黄色黏液，严重者呈脓血状黏液，黏膜糜烂或有大小不等的多形性浅溃疡形成。溃疡之间黏膜可因水肿炎症而形成假息肉。

(2)静止期：黏膜苍白、粗糙有颗粒感，肠壁增厚，肠腔狭窄和短缩，有的存在炎性息肉。

2. 组织病理　该病的基本病理改变为：腺体排列紊乱，基底膜断裂或消失；各种炎性细胞浸润；隐窝脓肿形成；黏膜下水肿及纤细化；再生和修复。

(1)活动期组织病理所见：重度中性细胞浸润，淋巴细胞、浆细胞也较多；腺上皮间中性炎细胞浸润；杯状细胞减少；隐窝炎症或脓肿形成；其他固有膜血管炎等。

(2)静止期组织病理所见：肠腺细胞排列不规则，隐窝数减少，既有瘢痕组织，又有基底膜增厚；杯状细胞渐增多；黏膜下层纤维化加重，可见淋巴管扩张；固有膜层圆细胞浸润明显或大淋巴滤泡出现。

三、临床表现

该病起病多数缓慢，少数可急性起病。病程呈慢性经过，迁延数年至10余年，常有发作期与缓解期交替，或呈持续性并逐渐加重，偶见急性暴发性过程。精神刺激、劳累、饮食失调常为发作诱因。

临床表现和病程长短、病变范围、病期早晚及有无并发症等有关。

(一)消化系统表现

1. 症状

(1)腹泻:一般均有腹泻,但其轻重不一。轻者每日排便2～3次,或腹泻与便秘交替出现。重者排便次数频繁,可每1～2小时排便一次。大便多呈糊状,混有黏液脓血,亦可只排黏液脓血而无粪质。

(2)腹痛:轻型或病变缓解期可无腹痛,或仅有腹部不适。一般有轻至中度腹痛,常为绞痛性质,部位多局限于左下腹或下腹,亦可遍及全腹,常有痛即欲泻、泻后痛减的特点,并可伴有腹胀。若并发中毒性巨结肠或炎症波及腹膜,有持续性剧烈腹痛。

(3)其他症状:因该病经常累及直肠,里急后重极为常见。严重病例可有食欲不振、恶心、呕吐。该病发热较少见,急性期或急性发作期可有低热或中度发热,重症可有高热。病程发展中可出现衰弱、消瘦、贫血、水与电解质平衡紊乱、低蛋白血症及营养障碍等表现。

2. 体征　轻型病例除左下腹有轻压痛外,无其他阳性体征。重症和暴发型患者可有明显鼓肠、腹肌紧张、腹部压痛或反跳痛。在部分病例可能扪及痉挛或肠壁增厚的乙状结肠或降结肠。

(二)肠外表现

临床上将炎症性肠病全身性的系统损害称为肠外表现。该病可有一般自身免疫性疾病常见的其他系统病损,包括结节性红斑、关节炎、脊柱炎、眼色素层炎、葡萄膜炎、虹膜炎、口腔黏膜溃疡、慢性活动性肝炎、小胆管周围炎、硬化性胆管炎、溶血性贫血等。

(三)并发症

1. 中毒性巨结肠　多发生在暴发型或重症患者,结肠病变广泛而严重,累及肌层与肌间神经丛,导致肠壁张力减退,结肠蠕动消失,肠内容物与气体大量积聚,引起结肠急性扩张,尤以横结肠更为严重。常因低钾血症、钡灌肠,使用抗胆碱能或鸦片酊等药物而诱发。临床表现为病情急剧恶化,毒性症状明显,出现鼓肠、腹部压痛、肠鸣音消失。腹部平片见结肠腔扩大,结肠袋形消失。并发症预后很差,易引起急性肠穿孔。

2. 结肠穿孔　多在中毒性巨结肠基础上发生,并引起急性弥漫性腹膜炎。

3. 直肠结肠癌变　国外报告该病有5%～10%发生癌变,但国人的发生率较低。癌变主要发生在重症病例,病变累及全结肠,呈慢性持续病程的患者。

4. 其他并发症　包括直肠、结肠大量出血、局部狭窄、假性息肉,有时出现瘘管形成、肛门直肠周围脓肿等。

四、实验室及其他特殊检查

(一)血液检查

可有贫血、白细胞计数升高及血沉加快。严重者有凝血酶原时间延长、凝血因子Ⅷ活性增加、血清白蛋白及钾、钠、氯降低。缓解期如有血清α_2球蛋白增加,常是病情复发的先兆;发作期如有血清γ球蛋白降低,则提示预后不佳。

(二)粪便检查

常有黏液、脓血便,显微镜检有红细胞、白细胞及巨噬细胞,反复检查(包括常规、培养、孵化等)无特异性病原体发现。

(三)X线检查

钡剂灌肠是诊断本病的重要手段之一,早期表现为病变肠段张力与蠕动增高致使钡柱在局部中断,黏膜皱襞紊乱。有溃疡形成时,可见肠壁边缘呈锯齿状,后期由于肠壁纤维组织增生以致结肠袋消失,管壁平滑变硬,肠腔变窄,肠管短缩乃至呈水管状。有假息肉形成时,可见肠腔有多发的小圆形缺损。钡灌肠对轻型的或早期病例帮助不大。气钡双重造影可显示微小溃疡及糜烂,亦可显示黏膜的微小颗粒象。在病情严重者,特别是疑有急性结肠扩张者,X线钡剂灌肠检查应属禁忌。

(四)内镜检查

内镜检查对该病的诊断具有重要价值。因病

变多在直肠和乙状结肠，故直肠、乙状结肠镜检查可解决多数病例的诊断问题。用纤维结肠镜观察全结肠，对确定病变范围有重要意义。镜检可见黏膜呈弥漫性充血、水肿，黏膜下树枝状小血管变为模糊不清或消失，黏膜表面呈颗粒状，脆性增加易出血。常有糜烂或表浅溃疡，附着黏液脓性渗出物；重症患者的溃疡较大，多发性散在分布，或大片融合而呈不规则边缘。后期可见假性息肉，黏膜较苍白，有萎缩斑片，肠壁僵直而乏膨胀性，结肠袋消失。

(五)病理组织学检查

在行内镜检查的同时，可取结肠黏膜进行组织病理学检查。目前多数学者认为有必要将此检查用来充实完善该病的诊断。这样有利于癌前状态和早期结肠癌的诊断，有利于治疗，也有利于总结经验。

五、诊断和鉴别诊断

(一)诊断

根据腹泻、黏液脓血便、反复粪便检查无病原体，并经仔细鉴别而排除有关疾病后，即可作出初步诊断。诊断有困难时，可作X线钡剂灌肠和结肠镜检查。具体诊断可参照于杭州召开的全国消化疾病学术会议制定的有关该病的诊断标准。

(二)鉴别诊断

该病需和结肠Crohn病鉴别，同时要注意和慢性菌痢、阿米巴结肠炎、血吸虫病等鉴别。

1. 结肠Crohn病　病变主要侵犯回肠末端，腹痛多位于右下腹或脐周，里急后重少见，粪便常无黏液脓血，腹部常有肿块，瘘管形成。肛门及直肠周围病灶较多见；X线钡剂造影检查于回肠末端可见线样征；乙状结肠镜检多属正常，若累及直肠和结肠时，可见病变部分黏膜呈卵石样隆起，有圆形、纵行线状或匍匐行性溃疡，多无渗出性或接触性出血。病变呈节段性分布。

2. 慢性细菌性痢疾　常有痢疾病史，抗生素治疗有效，粪便培养可分离出痢疾杆菌。

3. 慢性阿米巴肠炎　病变主要侵犯右侧结肠，亦可累及左侧结肠，有散在性溃疡，溃疡较深，边缘潜行，溃疡间的黏膜多属正常。粪便中可找到阿米巴滋养体或包囊。通过结肠镜采取溃疡面渗出物或溃疡边缘处的活体找阿米巴，阳性率较高。

4. 血吸虫病　有与疫水接触史，脾脏常肿大，粪便中查虫卵或孵化毛蚴可阳性，乙状结肠镜检取活检有时可发现虫卵。

5. 大肠癌　多见于中年以后，直肠癌多数在直肠指检时能触及肿块，结肠镜与X线检查对鉴别诊断有价值，应注意区别溃疡性结肠炎引起的癌变。

6. 肠道易激综合征　慢性病程，有间歇性腹泻伴腹痛，粪便中可以有黏液，但无脓血。结肠镜检及活检均无异常，钡灌肠大多示结肠痉挛，肠袋形增多。

7. 伪膜性结肠炎　多发生于病情严重的腹部手术后或采取多种抗生素治疗的患者。临床上有高热、水样泻、粪便恶臭合并黏液、脓液，出血仅偶有。患者很快发生失水、少尿、休克。结肠黏膜表现覆盖着坏死组织、纤维蛋白、炎细胞和细菌组成的棕黄色伪膜。

六、治疗

(一)中医治疗

目前中医药治疗该病的报道较多，一般疗效较好，其治疗方法有辨证论治、协定方、单验方治疗。给药途经也有口服、保留灌肠、口服配合灌肠、栓剂及结肠镜给药等多种形式。

1. 以辨证论治为主的内服药治疗　目前对该病的辨证分型颇不统一，归纳起来主要有以下几种证型。

(1)湿热下注：多见于该病初起或发作时，证见发热、腹痛、腹泻或里急后重，脓血黏液便，苔黄腻，脉滑数。治以清利湿热。方用白头翁汤加减，轻症者以葛根芩连汤加减。

(2)脾虚挟湿：证见脘腹胀满，大便日行数次，呈黏液便或脓血便，肛门灼热，腹痛下坠，身重倦怠，胃纳差，小便短赤，舌尖红苔腻，脉濡而无力。治以健脾燥湿。方选补脾通用方(黄芪、党参、白术、山药、茯苓、白芍、山楂、木香、砂仁、甘草)加白头翁、黄连等。

(3)脾胃虚弱:证见腹泻肠鸣,便中夹有不消化食物或肠垢败血,腹痛绵绵,纳呆乏力,面色无华,舌淡胖有齿痕,苔白,脉沉缓。治以健脾益气。方用参苓白术散加减或补中益气汤加减。

(4)脾肾两虚:证见久病不愈,腹泻肠鸣或五更泄,形寒腹冷,少食肢倦,遇寒加重,腰膝酸软,面晄白,舌淡苔白,脉沉细弱。治宜健脾温肾。方用十全大补汤,或附子理中汤合四神丸、参苓白术散合四神丸加减。

(5)脾虚肝郁:腹泻多发于情绪紧张或激动后,腹痛即泻,泻后痛减,伴胸胁胀痛,脘闷纳呆,苔薄白,脉弦细。治宜疏肝理脾。方用痛泻要方加减。

(6)血瘀肠络:证见少腹疼痛,泄泻不爽,常有黏液或挟有脓血,而色晦暗,舌紫黯或有瘀斑,脉细或涩。治宜活血化瘀。药用当归、赤芍、桃仁、丹参、滑石、川朴等。

(7)寒热相兼:证见腹泻,黏液血便,腹部隐痛,遇冷痛泻甚,口苦少食,舌淡苔白腻,脉沉数或弦滑。治宜清热暖寒。方用当归四逆汤加减。

(8)气阴两虚:午后低热,头晕目眩,失眠乏力,舌红少苔,脉细数。治宜气阴双补。用补中益气汤合一贯煎加减。

(9)脾虚肠燥:证见腹泻便秘交替,腹胀纳呆,舌淡苔白,脉弱无力。治宜益气润肠。方用黄芪、党参、玉竹、石斛、火麻仁、杏仁、白芍、川朴、枳实、三棱等。

2. 以保留灌肠为主的局部用药治疗　常用的灌肠药物有锡类散、云南白药等。对于湿热证可考虑用白头翁、野菊花、贯众、公英、败酱草、黄连等;血瘀证可加用丹皮、白及、槐花、三七、血竭等。

(二)西医治疗

1. 药物治疗　由于该病的病因及发病机制尚未完全明了,且临床表现复杂,合并症多,药物治疗没有固定的方案。治疗的目的在于尽快控制疾病发作,防止复发。目前用于治疗溃疡性结肠炎的药物可大致分为四类:氨基水杨酸类、皮质类固醇类、免疫抑制剂及抗生素类。

(1)氨基水杨酸类——柳氮磺胺吡啶(Sulfasalazine):这种20世纪30年代后期发明的用于治疗类风湿性关节炎的药物,后来被广泛用于溃疡性结肠炎的治疗,至今仍是治疗该病的基础药物,许多人主张将其作为溃疡性结肠炎的首选药物。该药适用于轻度或中度溃疡性结肠炎,或重度溃疡性结肠炎经皮质激素类药物治疗已得缓解者。该药在结肠内经细菌分解为5-氨基水杨酸(5-ASA)和磺胺吡啶,前者对消除炎症起主要作用。用药方法为发作期每日4～6g,分4次口服;病情缓解后改为每日2g,维持用药1～2年。目前5-ASA也被广泛用于临床,较柳氮磺胺吡啶作用强,副作用少。国外目前应用的氨基水杨酸类药物有Azulfidine, Azulfiine EN-tab, Diperttim, Colazide, Asacol, Claversal, Salofalk, Pentasa等,临床应用各有特点。

(2)皮质类固醇类:20世纪40年代后期,皮质类固醇类药物被介绍后不久就用于溃疡性结肠炎的治疗。这类药物适用于重症患者,可控制炎症,抑制自体免疫反应,减轻中毒症状,一般有较好疗效。常用药物有促肾上腺皮质激素(ACTH)25～50U,或氢化可的松200～300mg,或地塞米松10mg,静脉滴注,每日1次;1周后可改用泼尼松或泼尼松龙,每日40～60mg,分4次口服,病情控制后,递减药量为10～15mg,维持数月再逐渐减量,然后停药。

(3)免疫抑制剂:这类药物的代表药有硫唑嘌呤和6-巯基嘌呤(6-MP),可减轻结肠黏膜炎症,适用于慢性持续或反复发作病例,特别是对磺胺、肾上腺皮质激素类药物无效的患者。一般用药为每日每公斤体重1.5mg,分次口服,疗程约1年,可使病情持续缓解,但停药后多有复发。临床上应注意该类药物的副作用。国外目前应用的免疫抑制类药物还有口服及静脉应用的Cyclosporine, Methotrexate等。

(4)抗生素类:由于该病并非因细菌感染所致,故抗生素类药物不宜作为该病的常规治疗。但临床上为控制继发感染,可以应用氟哌酸、庆大霉素、甲硝唑等抗生素。某些患者经此类药物治疗症状也可以有所好转,但此类药物不宜长期应用。

2. 手术治疗　由于溃疡性结肠炎的病因不明,因此用药物获得永久性治愈是不可能的,然而药物控制常常可以避免手术。尤其在我国,由于中医中药和中西医结合治疗该病有明显优势,可获得满意的疗效,因此手术治疗率远低于西方国家。同时在西方国家目前采用手术治疗的也比以前有所减少。对于溃疡性结肠炎的手术治疗常在两种情况下进行，一种是采取急诊手术来治疗威胁生命的急性并发症；另一种是多种原因采取的择期手术。对于溃疡性结肠炎的手术指征目前还不统一。

(1)急症手术：多用于暴发性结肠炎出现中毒性巨结肠或大量出血不能控制者。与择期手术不同，急症手术的目的不是去除所有有炎症或发育不良的结肠黏膜，而是使患者摆脱威胁生命的状态。因此，溃疡性结肠炎急症手术一般采取结肠次全切除术加 Brooke 端式回肠造口术。直肠切除和吻合术在没有充分肠道准备的急症患者是禁忌的。在急症条件下进行全结肠直肠切除术死亡率较高。中毒性结肠炎急症手术的死亡率见表 29-3。

表 29-3　中毒性结肠炎急症手术的死亡率

学者	无穿孔(%)	伴有穿孔(%)
Fazio	4	29
Greenstein 等	2	44
Binder 等	5	50

有关远段肠管的处理仍存在一些争论，一些外科医师倾向于 Hartmann 式直肠或直肠及远端乙状结肠残端，而另一些人则倾向于将关闭的直肠乙状结肠外置，还有的人主张将直肠乙状结肠残端开放留成黏膜瘘。Carter 等人的研究认为，将闭合的直肠乙状结肠残端外置是最理想的方法，这样可减少盆腔感染，也有利于再次手术时的直肠分离。

(2)择期手术：溃疡性结肠炎择期手术的适应证包括内科治疗失败，急性发作不能缓解，反复发作并逐渐加重，慢性健康不良，症状(包括肠外症状)不能控制，儿童生长缓慢，癌变或发育不良等。

择期手术的术式较多，较经典的方法是全结肠直肠切除加端式回肠造口术(TPC)。其他术式尚有全结肠切除加节制性回肠造口、腹部结肠切除加回肠直肠吻合术(IP)、直肠结肠切除加回肠肛门储袋(IAR)等。

多数医生认为全结肠直肠切除加端式回造口术是溃疡性结肠炎治疗的标准手术，其优点是患者术后再无结肠炎的顾虑，无结直肠癌的可能，患者健康恢复快。其惟一缺点是腹部留有永久性回肠造口。其他一些术式也各有其优缺点，如回肠直肠吻合术其优点为没有盆腔的分离，没有肠造口，但缺点为仍有结肠炎的可能，并有癌变的可能。

(三)中西医结合治疗

中西医结合治疗溃疡性结肠炎已取得良好的成绩。其治疗的主要方法是中医治疗采用辨证论治，口服和/或灌肠治疗，西医治疗采用抗炎、免疫抑制剂、激素等，药选泼尼松、柳氮磺胺吡啶、氢化可的松、氟美松等灌肠、口服、肌注或静注。如有报道用中药紫草根、白头翁各 15g，茜草、仙鹤草各 10g，诃子 6g，米壳 3g，水煎剂，另用等量青黛和白及粉剂混入调成稀糊状灌肠，另加服柳氮磺胺吡啶 0.5～1.5g，每日 3～4 次，共治疗 30 例，结果 18 例痊愈，17 例好转，仅 1 例无效。治愈率为 60%，总有效率为 96.6%。

七、预后及预防

溃疡性结肠炎病程一般呈慢性迁延过程，预后一般良好，但反复急性发作者预后较差，暴发型、有并发症尤其有癌前病变或癌变者，预后甚差。

该病的预防主要是调节饮食，避免感染，调畅情志，坚持用药，定期复查。忌生冷及刺激性食物。

(张书信)

第四节　大肠癌

在西欧、北美等发达国家，大肠癌为最常见的恶性肿瘤之一。据国际癌症研究机构统计，世界 105 个国家和地区大肠癌平均发病率为 15.83/10 万，其中男性为 16.75/10 万人，女性为 14.90/10

万人。男性大肠癌居男性全部恶性肿瘤的第3位，仅次于肺癌和胃癌；女性大肠癌居女性全部恶性肿瘤的第4位，仅次于乳腺癌、宫颈癌和胃癌。在我国十大恶性肿瘤的分布中，男性大肠癌居第5位，女性居第6位。大肠癌虽然遍及全世界，但各地发病率相差非常悬殊。大体上看，大洋洲、欧洲发病率较高，亚洲、非洲发病率较低。一般认为，西方发达国家大肠癌的发病率明显高于发展中国家。大肠癌的发病部位，欧美以结肠癌居多，我国则以直肠癌多见。搜集我国北京、上海、杭州、广州、哈尔滨、西安等城市5744例大肠癌的资料，其部位分布如图29-11。大肠癌的城乡差异也很显著，城市的发病率高于农村。城市越大，大肠癌的死亡率越高。各种调查显示，大肠癌是一种典型的环境生活方式癌，环境因素的作用大于种族和遗传因素，其发生与现代化的生活方式和膳食结构即生活“都市化”程度紧密相关。

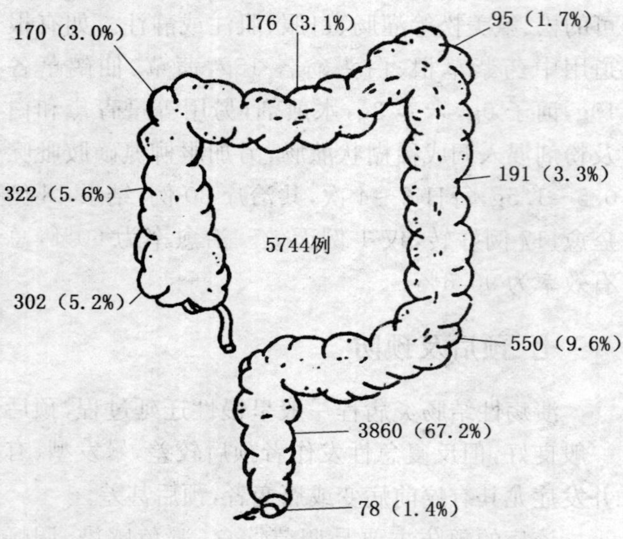

图29-11　大肠癌发病部位分布情况

一、病因

(一)中医病因

中医学认为，癌瘤形成的原因主要是内伤情志、外感邪气及饮食劳倦等。

中医认为“百病生于气”，突然强烈的或长期持久的情志刺激，能使人体的生理、脏腑气血的功能紊乱，导致大肠癌的发生，其中尤其是忧思郁怒，不仅可以致病，而且在疾病发展过程中，往往可使病情加重，引起恶化。

另外，起居无常，饮食不节，营养缺乏，长期的机械刺激，房事不节等，与大肠癌的发病也有一定关系。

(二)西医病因

1. 饮食因素　大肠癌与饮食因素的关系极为密切，可以说，肠癌在很大程度上与所摄入的食物有关。有资料表明，常吃肉类罐头制品、动物肝脏及高动物脂饮的人易患大肠癌，而常吃蔬菜、水果及仅用植物油烹饪菜肴的人很少患肠癌。

(1)高脂饮食与大肠癌：大肠癌的发病率与高脂饮食有明显关系。在大肠癌高发地区，如加拿大、英国、美国、丹麦、瑞士、澳大利亚等国家，平均每人每日食物中所含脂肪在120g以上。发病率居中位的西班牙、芬兰、中国香港等地，每人每日脂肪消耗量在60～120g。而大肠癌发病率较低的地区如斯里兰卡、哥伦比亚及非洲，每人每日脂肪消耗量只有20～60g。由此可见，大肠癌的地区发病率与脂肪摄入量呈正相关。关于高脂饮食导致大肠癌的机制，多数认为脂肪刺激胆汁分泌，其胆盐与脂肪酸经肠道内厌氧菌作用而形成致癌因子，导致大肠癌的发生。

1)胆汁酸：是由肝脏分泌经胆囊浓缩的胆汁中存在的具有类固醇结构的有机酸，它能促进脂肪的消化与吸收。高脂肪、高蛋白饮食能增加胆汁酸的生物合成，促进胆汁酸进入肠道，抑制小肠对胆汁酸的重吸收，从而使胆汁酸在大肠中的浓度增加，随胆汁进入肠道内的胆固醇浓度也增加。高浓度胆汁酸在肠腔中的促癌机制迄今尚不清楚。有学者认为，胆汁酸能改变肠黏膜细胞的形态与动力学，促进肠道上皮增生，这些增生细胞对致癌物的易感性增加；初级胆汁酸与次级胆汁酸能不同程度地增加某些胺合成限速酶的活性，而多胺与肿瘤发生有密切关系。

2)胆固醇：高脂饮食中胆固醇量增加，胆固醇有促进肿瘤组织迅速增长的作用，癌的发展需要胆固醇。癌组织中胆固醇含量增加，而且愈是迅速增生的恶性肿瘤，含胆固醇愈多。但肠癌与胆固醇的关系仍有待进一步证实。

3)肠道菌群与细菌酶的活性：高脂肪饮食习惯的结肠癌高发人群粪便成分与低脂肪饮食习惯的

结肠癌低发人群粪便成分相比有明显的区别。前者粪便中厌氧菌多，需氧菌少，酸性与中性胆固醇含量高出数倍，而且成分更为降解，厌氧菌中尤其是梭状芽胞杆菌较多。具有核脱氢作用的梭状芽胞杆菌能从胆汁酸产生不饱和胆固醇，形成多环芳香烃。许多研究还指出，肠菌群可把饮食成分转化为具有生物学活性的化合物、致癌物，也可以把内源性分泌物转化成该类化合物，还可以从前体中产生特殊的致癌毒素。但也有资料表明，结肠癌高危险与低危险人群粪便菌群的组成并无明显区别，高脂肪饮食主要是改变肠道细菌酶的代谢活性。这些酶（如B-葡萄糖苷酸酶等）在形成多环芳香烃过程中起着重要作用。

综上所述，高脂饮食与大肠癌的关系如图29-12。

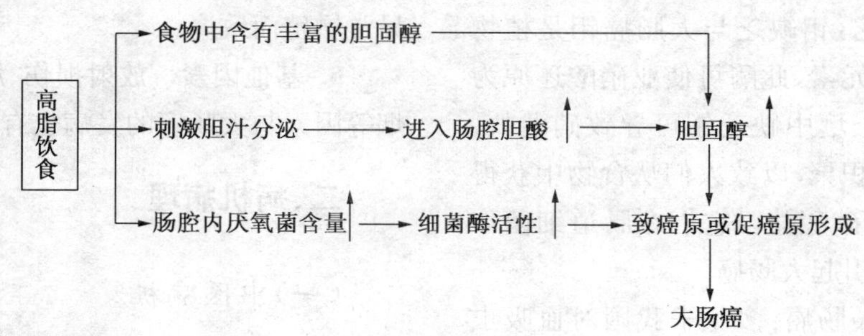

图29-12　高脂饮食与大肠癌的关系

(2)纤维素与大肠癌：在以粗糙食物为主的民族中，大肠癌发病率低。进食高纤维素食物，自食物摄入到大便排出需14小时左右，而摄入精制食物则需28小时左右。进高纤维素饮食者，每日排便约460g；而进食精细食物者，每日排便量仅为115g左右。黑人每日排便2～3次，而经济发达地区的白人则2～3天排便一次。当大便量增加、排空加快时，胆固醇类与细菌的作用时间缩短，对大肠的刺激随之减小，大肠癌发病率下降。另外，食物中的纤维素能刺激大肠黏液细胞发挥正常作用。如食物中纤维素下降则大肠内黏液减少；肠黏膜长期在碱性环境中裸露，受刺激导致肠上皮增殖变性。纤维素与大肠中致癌物质结合，减少致癌物质对大肠黏膜的刺激，从而使大肠癌发病率降低。纤维素与大肠癌的关系如图29-13。

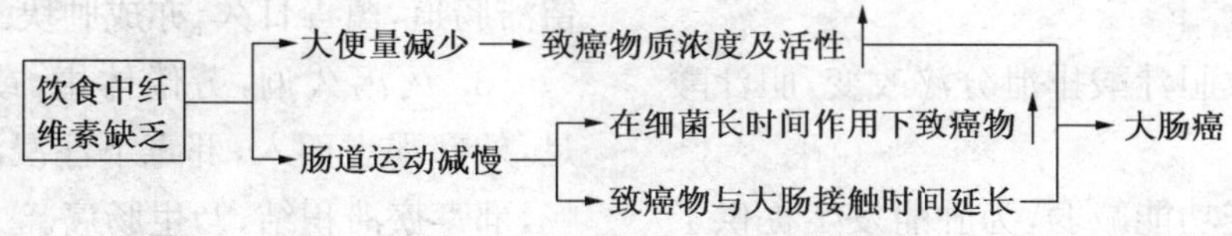

图29-13　维生素与大肠癌的关系

(3)高动物蛋白与大肠癌：蛋白质高温变性，如肉、鱼、蛋类经高温油煎炸而产生甲基芳香胺，此类物质可诱发大肠癌。含高动物蛋白饮食中的氨基酸经细菌分解后可产生致癌物质或形成辅助致癌物而致肠道肿瘤，如有报告发现色氨酸和吲哚可诱发肠道肿瘤。

(4)维生素A与大肠癌：维生素A对于上皮组织的分化有相当大的调控作用，它可使上皮组织细胞的发育导向成熟的非角质化细胞。当缺乏维生素A时，可将上皮细胞分化导向角质化而形成鳞状细胞，最终发展成癌。有证据表明，维生素A至少能对抗8种癌结肠癌、直肠癌就在其中。可见维生素A对肠黏膜的癌变具有一定的拮抗作用。

(5)钙与大肠癌：摄入富含钙质的食物如牛奶、鱼和蔬菜，或直接补充钙剂，可减少大肠癌的危险性；摄入维生素D和钙质最多的人，患大肠癌的危险性最小。有人认为钙能减少患肠癌的机制为钙剂，能使分裂异常迅速的结肠黏膜细胞增生减慢，足量的钙还可以与脂肪酸或胆汁酸结合形成不溶性纯合物排出体外，有对抗脂肪及胆汁酸的作用，从而减少患大肠癌的危险性。

(6)亚硝胺与大肠癌：亚硝胺类化合物中不少

为强致癌物，在动物实验中几乎可诱发各个器官的肿瘤。一般小剂量长期接触便可致癌。20 世纪 70 年代后，亚硝胺类化合物在大肠癌发生中的作用引起重视。Lijinsky 认为，亚硝胺类化合物在肠道细菌的作用下可转化为肼类物质，肼类物质可引起动物的大肠癌。

2. 环境因素

(1)土壤中钼缺乏：钼缺乏与大肠癌钼是植物亚硝酸还原酶的组成元素，此酶可使亚硝酸还原为氨，解除其致癌性。土壤中缺乏钼可导致硝酸盐、亚硝酸盐在农作物内积聚，以致人们从食物中获得较多量的硝酸盐及亚硝酸盐。它们在肠道细菌作用下可转化成致癌物引起大肠癌。

(2)血吸虫病与大肠癌：多年来我国对血吸虫病与大肠癌的关系进行了长期、广泛而深入的研究，发现我国血吸虫病地理分布与大肠癌的地理分布呈显著正相关。但血吸虫病引起肠癌发病机制尚不完全明确。一般认为有以下几方面：

1)虫卵的物理作用：大肠黏膜长期有血吸虫卵沉积，造成反复的黏膜溃疡、修复，以及慢性炎症等病变，大肠黏膜出现腺瘤样增生，在腺瘤基础上发生癌变。

2)虫卵的化学作用：从新鲜的虫卵中可分离出吲哚和胆固醇样物质，吲哚是 DNA 损伤剂，胆固醇为潜在的化学刺激物。

3)血吸虫感染致胆汁酸排泄分泌改变，胆汁酸具有致癌性。

4)机体细胞免疫功能减弱，为肿瘤发生提供了条件。

3. 精神因素　随着医学模式的转变，精神因素与癌症之间的关系越来越被重视。大量流行病学资料提示，长期沮丧、焦虑、苦闷、恐惧、悲观甚至绝望等不良情绪的人好发癌症。其主要原因在于不良情绪会造成肾上腺素和肾上腺皮质激素分泌增加，引起心率加快，血管收缩，血压升高，胃肠蠕动减慢，使食物残渣在肠腔内停留对间延长，使更多的致癌毒物被吸收而致大肠癌。另外，长期过度的精神刺激可导致大脑皮层兴奋与抑制功能失调，使抵御癌细胞的免疫能力减弱，对某些突变的上皮细胞的监视清除能力丧失而形成大肠癌。

4. 癌前病变　目前已公认的大肠癌癌前病变有大肠腺瘤与腺瘤病、溃疡性结肠炎等。此类患者中大肠癌的发病率比正常人高出几倍到几十倍，而且随着病程的延长，其癌变危险性加大。

5. 遗传因素　据统计，在大肠癌患者中 1/4 有癌性家族史，其中 1/2 为消化道肿瘤。由于正常细胞其因发生突变而产生易感性，基因改变的传递可表现为癌瘤的家族性，在后天因素的作用下，细胞异常增殖而致癌。

6. 基他因素　放射损伤、肠道 pH 值、肥胖、吸烟等因素与大肠癌的发病也有一定关系。

二、病机病理

(一)中医病机

中医认为正气虚弱，脾肾不足是发病的根本。情志失调，饮食不节或不洁，感受外邪是发病之外因。二者相结合，则发生该病。正如《景岳全书·积聚》说“凡脾肾不足及虚弱失调之人，多有积聚之病。盖脾虚则中焦不运，肾虚则下焦不化，正气不行，则邪滞得以居之”。

1. 忧思郁怒，气机不畅，胃肠不和，运化失常，湿热内生，气滞血瘀，久则成块。

2. 嗜进膏粱厚味，或酒食无度，或进食不洁之品，伤及脾胃，运化失司，酿湿生热，湿热乘虚下注，留滞肠道，蕴毒日久，亦成肿块。

3. 久泻久痢，劳倦体虚，或年老体弱，肝肾不足，外邪乘虚而入，邪毒下注浸淫肠道，气血运行不畅，邪毒瘀滞积结，乃生肠癌。

4. 湿热壅滞肠中，气机受阻，传导失常，故见腹痛、腹胀、里急后重，或泻或秘。湿热熏灼肠道，血络受损，瘀毒内结，则见肿块，下利赤白相杂，或见脓血。湿热久稽，下利无度，气血虚弱，津液耗损，则见形体瘦削，面色萎黄，腰膝酸软，气短乏力等脾肾阳虚、肝肾阴虚之象。

(二)西医病理

1. 大体分型(图 29-14)

(1)隆起型：癌组织突出于肠腔内，依其形态不同又可分为隆起息肉型及盘状型。隆起息肉型者肿瘤与周围组织分界较清楚，浸润较为浅表局限，盘状型者肿瘤向肠腔作盘状隆起，边界清楚，表面有浅表溃疡，其底部一般高于周围肠黏膜。切面见肿瘤边界多较清楚，局部肠壁肌层虽可见肿瘤浸润，但肌层结构仍可辨认。

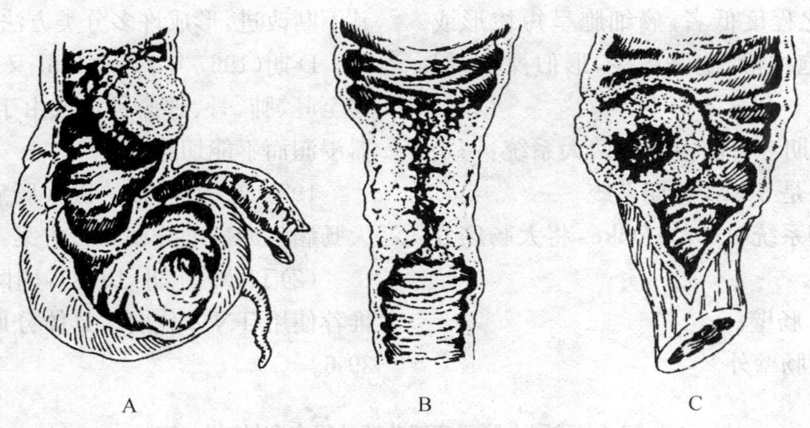

图 29-14　结肠癌大体分型

A. 肿块型　B. 浸润型　C. 溃疡型

(2)溃疡型：肿瘤表面形成明显的溃疡，依其溃疡外形及其生长方式又可分为局限性溃疡型及浸润溃疡型。前者一般由隆起型盘状癌肿发展而来。盘状肿物表面坏死崩解时，肿块中央形成局限性溃疡，外观似火山喷口状，底部为坏死组织，边缘呈围堤状隆起于黏膜面，肿瘤底部浸润深层肠壁，与周围边界多较清楚。后者癌肿向肠壁深层浸润生长，中央坏死，形成较大溃疡，底大，边缘多无围堤状隆起之肿物组织而系正常肠黏膜覆盖的癌组织，与周围分界不清。

(3)浸润型：癌肿在黏膜面并不形成明显或较大的肿块，而是由黏膜面向黏膜下及肠壁深层环绕肠腔浸润生长，常累及肠管全周，使局部肠壁增厚，表面粗糙，一般无明显溃疡。若肿瘤伴纤维组织异常增生时，可使肠管周径明显缩小，而形成环状狭窄。

(4)胶样型：癌肿外形不一，或隆起，或伴有溃疡形成，外观及切面均呈透明胶冻状。主要发生于直肠，多见于30岁以下青年患者，预后较差。

2. 组织学分型

(1)腺癌：腺癌占大肠癌绝大多数，依其分化程度不同，呈不同程度的腺样结构。高分化者癌细胞多排列成腺管状，但其腺体轮廓不规则，腺癌细胞单层或双层，分泌功能减少或消失；中分化腺癌腺腔结构虽存在，但大小不一、形态不规则，癌细胞分化较差，大小不一，呈假复层，细胞核分裂象较高分化者增多；低分化腺癌则缺乏腺腔结构，癌细胞多形成大小不一、形态不规则的实性团块，癌细胞分化更差，异型性明显；细胞核极性消失，浓染，核仁大而清晰，核分裂象多见。

(2)黏液腺癌：黏液腺癌占结直肠腺癌的10%～20%，以40岁以下青年患者多见。其黏液成分占全部癌组织的60%以上。根据黏液的分布可分为3种类型：

1)囊腺状结构：癌细胞分泌大量黏液至腺腔内，使腺腔扩大成囊，囊壁腺上皮细胞分化良好，呈高柱状，单层排列。

2)黏液湖样结构：由癌细胞分泌大量黏液至间质内形成，其中漂浮散在小堆细胞。

3)印戒细胞样结构：细胞内充满黏液，将核推移至一边，呈戒指状，弥浸成片，分化差，细胞随意分布，不形成腺管状结肠。

(3)未分化癌：未分化癌细胞不形成腺样或其他组织结构，癌巢主要为实体的条索状或片状，由不规则的较小细胞构成，有时甚至不形成明显的癌巢，呈比较弥散的浸润。

(4)鳞状细胞癌：鳞状细胞癌大体形态与一般腺癌无明显区别。镜下呈典型的一般鳞癌结构，其分化程度较低，角化现象不明显或少见。

(5)类癌：大肠的类癌很少见，占所有大肠癌的0.3%。主要见于直肠，其次为右半结构，然后是横结肠、乙状结肠等。类癌体积较小，一般直径<

1.5cm,极少超过 4cm。分化程度高者,癌细胞呈现多边形,胞质中等、核圆、染色浅,细胞大小、形态、染色均匀一致;分化程度低者,癌细胞呈短梭形或卵圆形,或淋巴细胞样形,胞浆极少,形似裸核,似燕麦。

3. 大肠癌的分期　目前主要有两大系统:一是 Dukes 分期系统;一是 TNM 分期系统。

(1)Dukes 分期系统(1932):Dukes 将大肠癌分为 3 期。

A 期:癌局限于肠壁。

B 期:癌穿透至肠壁外。

C 期:癌转移至附近淋巴结。

这就是最初的 Dukes 分期。其后各国学者将其不断改进,形成许多分类方法。

D 期(1967 年,Turnbull 又增加了 D 期):癌转移至肝、肺、骨、肿瘤种植或由于周围浸润或附近脏器浸润而不能切除者。

1978 年,中国第一次大肠癌会议,确定了全国大肠癌临床病理分期试行方案。见表 29-4。

(2)TNM 分期(1978):国际抗癌协会会议上,推荐使用 TNM 分期。具体分期情况见表 29-5、表 29-6。

表 29-4　我国大肠癌病理分期试行方案(杭州,1978)

分期		病灶扩散范围
Ⅰ Dukes A	0	病变限于黏膜层(原位癌)
	1	病变侵及黏膜下层
	2	病变侵及肠壁肌层
Ⅱ Dukes B		病变侵及浆膜,或侵及周围组织器官,但尚可一起作整块切除
Ⅲ Dukes C	1	伴病灶附近淋巴结转移(指肠壁旁或边缘血管旁淋巴结转移)
	2	伴供应血管与系膜边缘附近淋巴结转移
Ⅳ Dukes D	1	伴远处脏器转移(如肝、肺、胃、脑等处转移)
	2	伴远处淋巴结转移(如锁骨上淋巴结转移)或供应血管根部淋巴结广泛转移,无法全部切除者
	3	伴腹膜广泛播散,无法全部切除者
	4	病变已广泛浸润邻近器官而无法全部切除者

表 29-5　大肠癌国际 TNM 分期

T——原发肿瘤	N——区域淋巴结	M——远处转移
T_x:原发肿瘤无法估计	N_x:区域淋巴结无法估计	M_x:远处转移情况无法估计
T_0:无原发肿瘤证据	N_0:无区域淋巴结转移	M_0:无远处转移
T_{is}:原位癌	N_1:1～3 枚结肠周围或直肠周围淋巴结转移	M_1:远处转移
T_1:肿瘤侵及黏膜下层	N_2:4 枚或 4 枚以上结肠周围或直肠周围淋巴结转移	
T_2:肿瘤侵及固有肌层	N_3:转移至伴随着供应血管根部的淋巴结	
T_3:肿瘤侵及浆膜或侵及没有腹膜化的结肠周围或周围组织		
T_4:肿瘤穿透脏层腹膜或直接侵及其他脏腑或组织		

表 29-6　结直肠癌 TNM 标志的含义

分期	TNM 标志	病变情况
0	T_{is} N_0 M_0	组织学证明为原位癌
Ⅰ		
ⅠA	T_1 N_0 M_0	癌限于黏膜或黏膜下层，无区域淋巴结转移，无远处转移
ⅠB	T_2 N_0 M_0	癌侵犯肌层，但未侵出浆膜，无区域性淋巴结转移，无远处转移
	T_2 N_x M_0	
Ⅱ	$T_{3\sim5}$ N_0 M_0	癌穿透肠壁或浆膜，无区域性淋巴结转移，无远处转移
	$T_{3\sim5}$ N_x M_0	
Ⅲ	任何 T，N_1 M_0	任何深度的肠壁侵犯，区域淋巴结有转移，无远处转移
Ⅳ	任何 T，N_1 M_1	任何深度的肠壁侵犯，区域性淋巴结或无转移，但有远处转移

（三）扩散和转移

1．局部浸润　与其他恶性肿瘤一样，大肠癌的局部浸润也是多维的和全方位的。可以沿肠壁的纵轴上下蔓延，但纵向浸润多在 2cm 以内，2～3cm 者较少，很少超过 3cm。除纵向浸润外，还有环行浸润，一般认为此种方式比纵向蔓延更快，一些直肠壶腹癌侵犯肠周 1/4 需 6 个月，侵犯全周一般需 18～24 个月。在纵横方向浸润的同时，也逐渐向肠壁外方向浸润，依次穿过黏膜下层、肌层、浆膜层，向周围脏器扩展。大肠癌穿透浆膜层后，可与邻近器官或大网膜粘连。

2．淋巴转移　一旦肿瘤侵犯至黏膜下层，癌细胞便有机会进入附近的小淋巴管特别是毛细淋巴管。结肠癌癌细胞在侵入淋巴管后，首先发生壁内淋巴结和结肠旁淋巴结的转移，然后引流至中间结肠淋巴结，再进入肠系膜上下动脉旁淋巴结。由于结肠旁淋巴的输出管与肠系膜上下动脉旁淋巴存在直接交通，亦可发生跳跃性转移。直肠癌或肛门癌一旦侵入淋巴网，均可通过 2～3 条途径扩散。上方转移的流向为：直肠旁淋巴结—直肠上动脉旁淋巴结—肠系膜下淋巴结—腹主动脉旁淋巴结；侧方转移途径是：沿肛提肌表面走行的淋巴管汇入直肠中动脉旁淋巴结或穿过肛提肌汇入闭孔淋巴结，再入髂内、髂总淋巴结；下方转移可通过所在部位的淋巴结汇入腹股沟淋巴结，再依次汇入髂外淋巴结、髂总淋巴结(图 29-15)。

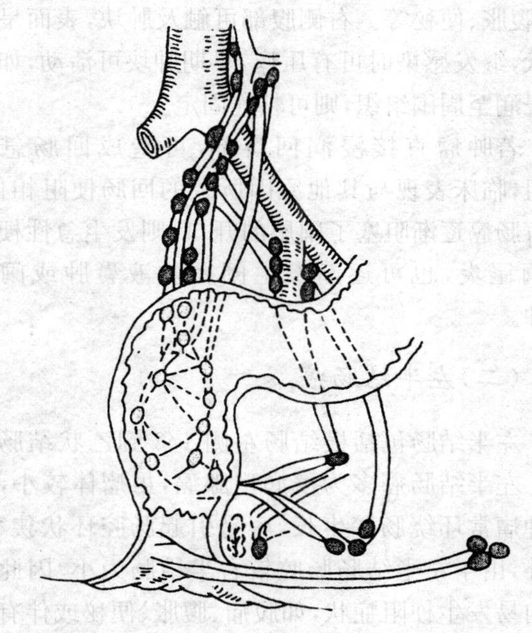

图 29-15　直肠淋巴结分布

3．血行转移　是大肠癌发生远处转移的主要途径。癌细胞可侵入毛细血管和小静脉，随血循环转移到肝、肺、脑、骨等部位。

4．种植转移　癌细胞因某种原因自原发部位脱落可发生种植转移，分腹腔内种植和肠腔内脱落接种两类。腹腔内脱落的癌细胞可种植在壁层或脏层腹膜上，生长成为转移癌结节，一般 1～2cm 大小、色白、质硬，可弥漫全腹，外表与粟粒性结核结节有时不易区别。广泛的腹膜种植转移常伴有腹水。女性患者累及卵巢者不少见。肠腔内癌细胞脱落可引起腔内创面种植，如吻合口种植。

结肠癌

一、临床表现

(一)右半结肠癌

右半结肠包括盲肠、升结肠及横结肠右半。由于右半结肠癌的瘤体较大,易发生溃疡、出血及感染,常有肠道刺激症状,如腹部持续性隐痛,不规则排便,粪便带有黏液,血与粪便混合,常不引起患者注意。因为右半结肠吸收能力强,可产生明显的中毒症状,如乏力、发热、消瘦、贫血及体重减轻。又因右半结肠肠腔大,粪便稀,早期很少有梗阻症状,随着病情发展可能出现慢性结肠梗阻,如右下腹隐痛、腹胀、便秘等。右侧腹部可触及肿块,表面呈结节状,继发感染时可有压痛,早期肿块可活动,如肿瘤浸润至周围组织,则可粘连固定。

若肿瘤直接浸润回盲部,可造成回肠急性梗阻,临床表现与其他原因所致的回肠梗阻相似。若盲肠癌逐渐阻塞了阑尾的开口,则发生急性梗阻性阑尾炎,也可逐渐发生阑尾黏液囊肿或阑尾脓肿。

(二)左半结肠癌

左半结肠包括横结肠左侧 1/3 到乙状结肠下段。左半结肠癌多为浸润型腺癌,虽瘤体较小,但因肿瘤常环绕肠壁生长,容易引起肠腔环状狭窄。另外,由于左半结肠肠腔较右半结肠为小,因此肠腔内易发生梗阻症状,如腹痛、腹胀、便秘或伴有血便等。有时可以发生急性完全性结肠梗阻。左侧腹部可能触及肿块,粪便淤积时肿块可能胀大,排便后肿物随之缩小。

生长很快的肿瘤,由于退行性坏死穿孔,可破裂到腹腔,但因肿瘤常与周围组织有粘连,因此游离性穿孔少见。肿瘤坏死穿孔后可以导致结肠周围脓肿形成。另外,由于肿瘤阻塞肠腔后,大量粪便嵌塞可以引起肿瘤近端的肠管穿孔。

二、实验室及其他检查

(一)大便潜血试验

结肠癌患者在临床其他症状出现之前,就可以有大便潜血试验阳性。因此许多学者认为,早期发现结肠癌要靠大便潜血试验。由于此检查简便易行,不失为防癌普查的好方法。在无肉多渣饮食条件下,连续取 3 天大便进行潜血试验,阳性者应作进一步检查。需要注意的是,该试验常有一些假阳性或假阴性情况。假阳性多见于:未禁肉类食物;服用过阿司匹林类止痛药(因可致胃炎或应激性溃疡);用过抗凝剂;月经血污染大便;非肿瘤性疾病。假阴性可见于:未吃大量纤维性食物;大便涂在玻片上太少;肿瘤不出血;服过维生素 C(因维生素 C 为抗氧化剂,影响反应);大便存放时间久,已干燥,无反应。这些情况在临床上需注意鉴别。

(二)钡灌肠检查

钡灌肠或气钡双重造影是结肠癌的必要检查项目,可观察有无癌变和病变的大体形态。在癌肿部位可发现不变的充盈缺损、黏膜破坏、肠壁僵硬、肠腔狭窄等改变。结肠有梗阻时不能做钡餐检查,因钡在结肠干结后可使梗阻变为完全性,且不易清除,对手术也不利。但结肠梗阻时不禁忌钡灌肠检查,而且在急性梗阻时,钡灌肠是确定梗阻原因和部位的重要方法,但检查后应将钡剂洗出。

(三)纤维结肠镜检查

纤维结肠镜检查是诊断结肠癌的重要方法,检查中可以看清整个结肠肠腔内的情况,并可以进行摄影、活检。对于息肉样病变,可经内镜摘除。结肠癌经钡灌肠检查诊断后,有条件者都应争取进行纤维结肠镜检查,对病变部位进行直接观察并取组织进行病理检查,此外还可以检查其他部位有无小息肉或多原发癌。凡 X 线检查不能确定病变性质时,纤维结肠镜检查常可确定诊断。

(四)B 超检查

B 超检查不能直接诊断结肠肿瘤,但可协助诊断肠腔内有无占位性病变及肠内有无肿块。

(五)CT 检查

虽然在一些临床诊断不明的病例用 CT 检查可

以首先发现结肠肿瘤，但CT检查的主要目的是对已知的肿瘤进行分期，作为选择治疗方案的依据；诊断手术并发症；确定有无肿瘤残留复发或转移。目前CT检查已作为首选的术后复查方法，可用于观察术后短期并发症如吻合口瘘、腹膜炎、腹腔脓肿和血肿等。另外，由于复发的肿瘤多位于肠腔外，所以钡灌肠及结肠镜检查的诊断价值有限，CT检查不但可发现有无复发，且可观察肿瘤累及的范围及有无转移。

(六)细胞学检查

结肠癌的最终诊断要靠组织细胞学检查。一般采用经内镜采集标本进行细胞学检查。

(七)肿瘤标志物检查

肿瘤标志物是指在癌变过程中由癌细胞产生、分泌或释放的细胞成分，并以抗原、酶、激素或代谢产物的形成存在于细胞或宿主体液中。与大肠癌有关的标志物很多，比较重要的有以下几种：

1. 癌胚抗原(CEA)　目前对CEA在大肠癌诊断中的价值看法尚不统一。一般认为血清CEA对中晚期大肠癌有一定诊断价值，而无早期诊断价值，不能用于普查。连续测定血清CEA可用于观察手术或化疗效果，手术或化疗后CEA明显降低，表示治疗效果良好；如手术不彻底或化疗无效，血清CEA常维持在高水平。大肠癌患者治疗前血清CEA水平与术后复发有关。术前CEA水平＞10ng/ml时，复发的可能性增加。CEA测定临床应用最有价值的是监测手术后患者有无复发或转移，临床上复发的病例半数以上是由CEA升高首先指示的。因此许多医院已将CEA检查作为结直肠癌复查的一个必要项目。

2. 组织多糖抗原(TPA)　TPA作为一种广谱肿瘤标志物，与CEA一样，对大肠癌缺乏特异性，尤其对伴有消化道良性疾病的患者。但TPA检测的敏感性远高于CEA，两者的联合应用对大肠癌诊断的帮助更大。

3. 其他　CA-19-9，CA-50，CA125等检测对结直肠癌的价值尚需进一步探讨。

三、诊断和鉴别诊断

(一)诊断

结肠癌早期症状多较轻或不明显，易被忽视，故多数结肠癌患者就医时，癌肿已属晚期。因此早期诊断的关键是提高患者和医务人员对大肠癌的警惕性，对可疑的患者进行必要的检查。凡30岁以上的患者出现下列症状时即应考虑到有结肠癌的可能：①近期出现持续性腹部不适、隐痛、胀气，经一般治疗后症状不缓解；②无明显诱因的大便习惯改变，如腹泻、便秘或两者交替等；③粪便带脓血、黏液或血便，而无痢疾、溃疡性结肠炎等病史；④结肠部位出现肿块；⑤原因不明的贫血或体重减轻。

结肠癌的诊断中辅助检查的作用十分重要，尤其是钡灌肠、纤维结肠镜及组织病理学检查对明确诊断有极其重要的作用。

(二)鉴别诊断

有许多结肠病变的临床症状与结肠癌相似，常见导致误诊的有以下症状：

1. 腹痛伴发热　结肠癌伴腹痛者较多，多为隐痛，剧痛者少见。右下腹痛常易误诊为阑尾炎。肝曲结肠癌需与慢性胆囊炎相鉴别。大多数结肠癌不伴发热，如有腹痛伴发热，常易误诊为肠结核、阑尾脓肿、Crohn病、结肠霍奇金病。其中局限增生性肠结核多发生在回盲部，易与癌肿混淆。

2. 便血与腹泻　便血与腹泻虽为结肠癌的常见症状，但并非特有症状。有不少结肠癌患者兼有内痔出血，如不作系统检查即满足于内痔的诊断，常造成误诊。慢性痢疾、慢性结肠炎症状有时与结肠癌相似，需仔细检查方可鉴别。

3. 腹部肿块　晚期结肠癌患者腹部常可触及肿块，一般以右半结肠癌为多。盲肠癌可在右下腹触及肿块，如伴有压痛及发热，往往可误诊为阑尾脓肿或回盲部结核。横结肠癌可在脐部或上腹部触及肿块，易误诊为胃癌。肝曲结肠癌所形成的肿块位于右季肋下，每易误诊为肝癌。

4. 肠梗阻　结肠癌并发肠梗阻者并不少见。因此对于中老年患者，如反复发作阵发性腹痛，并逐渐加重，同时有间断便血，突然发生肠梗阻时应首先考虑有结肠癌并发肠梗阻的可能。梗阻部位以左半结肠及乙状结肠为多见。

四、治疗

(一)西医治疗

1. 手术治疗

(1)结肠癌手术的肠道准备：大肠内充满粪便，粪便内含有大量的细菌，富含细菌的大肠内容物污染创面是术后感染的重要原因。充分的肠道准备，减少肠道细菌数量，是降低术后感染率，保证吻合口良好愈合，减少术后死亡和术后并发症的关键之一。

大肠手术的肠道准备要求去除肠管内所有的粪便，使肠管空虚并尽量减少肠道内细菌的数量。为达到此要求，需要采取两种措施：①彻底清洁肠道；②应用能迅速而有效杀灭肠道病原菌的抗生素。这两种措施必须同时进行，缺一不可。

1)彻底清洁肠道：清洁肠道包括两方面，即降低食物中的含渣成分；应用泻剂或灌肠来清除粪便。

2)常规方法：①手术前3～5天开始进少渣半流食，术前2～3天进无渣流质，手术前1天晚开始禁食；②手术前3天服用缓泻剂，每晚服50%硫酸镁30ml或蓖麻油30ml，或液体石蜡30ml，每日3次；③术前3天每晚灌肠1次，术前1天晚清洁灌肠至排出液中无粪质；④术前1天适当补液及电解质，尤其是钾离子。

3)口服甘露醇法：术前2天进少渣饮食，术前1天禁食。术前1天下午口服甘露醇。一般用10%高张液。一次用量50～100g，以70g为最好。用500ml温开水冲服，15分钟后再饮白开水1000ml，2～3小时后即可排尽粪便。术前1天患者应静脉输液。此方法准备时间短，基本不影响患者术前的饮食，但由于甘露醇可能为大肠杆菌的营养物，用甘露醇清洁肠道后肠道内大肠杆菌数量较多，因而增加了手术感染的机会。另外，此方法也不适于年老体弱及已有肠梗阻的患者。

4)全肠道灌洗法：术前可不限制饮食，术前1天下午开始灌洗。灌洗前数小时禁食。先肌注胃复安10mg和安定10mg，然后插入胃管，患者坐于带便桶的靠椅上。将生理盐水温至37℃左右，然后以50～70ml/分钟的速度注入胃管，每小时注入3000～4000ml。灌入后半小时开始排便，90分钟后即可排出不含粪渣的清亮液体。再继续灌注1小时，灌洗停止后半小时肛门停止排液。总灌洗液量6000～12 000ml，需2～4小时。此方法使用初期用生理盐水作灌洗液，较易发生水、电解质紊乱，以后改用平衡电解质溶液，即每升液体中含 Na^+ 125mmol，K^+ 10mmol，HCO_3^- 20mmol。全肠道灌洗法所需时间短，基本不影响术前正常饮食，而肠道清洁效果好，是一种较理想的肠道准备方法。我国一些大医院使用后证明效果良好，绝大多数患者可以耐受。但此方法对患者体力消耗较大，且较易引起水钠潴溜，因而不适于年老体弱，有心、肾功能不全及有肠梗阻者。

(2)应用抗生素：大肠内细菌有需氧菌和厌氧菌，此外还有真菌。其中厌氧菌是需氧菌的1000倍。临床上术后感染常是厌氧菌与需氧菌的混合感染。在术前准备选择抗生素时需考虑这一细菌学特性。

自20世纪70年代以来，各国学者对肠道细菌进行了大量研究，观察了数十种抗生素对肠道细菌的杀灭效果。最后逐渐明确：对肠道需氧菌，口服卡那霉素或新霉素有着极好的控制作用；对于厌氧菌，口服红霉素或灭滴灵有着强而有效的杀灭作用。因此目前主要从这两组抗生素中各选一种进行配对使用。

关于给药途径，过去认为使用肠道不吸收的抗生素才能充分发挥作用，现在则认为只有既口服肠道不吸收的抗生素，又同时口服肠道能吸收的抗生素或肌注、静注抗生素，使围手术期患者血液和组织中抗生素有一定的浓度，才能取得切实可靠的预防感染的效果。

关于给药时间，以前认为至少应使用3天，现在则认为，术前应用1天抗生素的效果并不比应用3天的差，且可防止长期应用抗生素引起的菌群失调。因此主张仅术前1天应用抗生素。

2. 手术治疗原则　不同发展阶段的大肠癌，应采取不同的手术方式。一般对局限于黏膜层和黏膜下层的早期大肠癌，应采取根治性局部切除；对癌肿浸出肌层以外、常伴有淋巴转移但尚无远处转移的进展期大肠癌应采取根治性切除；对于已有远处转移、不能根治的晚期大肠癌应采取姑息性手术。

大肠癌根治术需遵循以下一些基本原则：

(1)必须坚持先探查后切除的原则。探查的目的是确定病期，查明是否有可能将所有肿瘤包括在术野范围，以便正确地选择术式。详尽的腹腔探查，术者必须了解癌肿的部位、大小、数量、侵犯肠壁的深度、区域脏器的累及程度、癌肿所属淋巴结的状态、腹膜播散程度及腹腔其他脏器的转移情况等。

在探查时为避免挂一漏万，又不因忙乱而反复操作可能造成的医源性播散，必做到有章可循，即由远而近地进行。一般顺序是：

1)开腹后首先探查腹腔内有无腹水，腹膜有无转移结节。

2)探查肝脏是否有转移结节，必要时进行术中B超探查，以发现肝实质深处的早期转移灶。

3)探查胃、胆囊、胰腺等脏器有无病变。

4)探查癌肿所在部位以外的全部大肠，检查有无多原发癌、息肉及其他病变。

5)检查肠系膜根部及腹主动脉周围有无肿大的淋巴结。

6)探查盆腔与盆底腹膜有无转移结节，女性患者卵巢与子宫有无病变。

7)为防止医源性扩散，应最后探查癌肿的局部情况。以大纱布垫将其他脏器隔开，只显露出癌肿，观察其部位、大小，是否已浸出浆膜、癌肿与周围组织粘连情况及局部淋巴结的肿大情况，以判断能否切除及淋巴清扫的范围。

在探查过程中，对明显固定的肿瘤在未行肿瘤固定部位的试分离前，不应轻易放弃手术，因为这种固定常为炎症反应所致，广泛分离常可使部分患者获得根治性切除的机会。另外，肿瘤体积大而与周围粘连，意味着癌周淋巴结反应强而限制瘤细胞扩散，预后并不一定差。

(2)防止医源性播散的原则。恶性肿瘤在其发生、发展过程中具有自然播散的潜力，在肿瘤的诊断和治疗过程中医护人员的某些操作也能引起或促进肿瘤的播散，这种扩散形式称为医源性播散。早在1885年，Gerster首先提出了外科手术可使癌播散的问题。1932年，Barnes推荐结肠癌手术触摸癌所在的肠管前先结扎引流的血管。1954年，Cole建议在手术时先结扎肿瘤所在肠管的上下端以减少癌细胞的肠内扩散。1967年，Turnbull提出大肠癌手术的“无癌操作”技术（non-touchtechnique)，很快得到了广泛的响应。

大肠癌医源性播散的机制有：检查治疗中引起肿瘤组织内挫伤、破裂，使癌细胞进入血管、淋巴管引起转移；导致肿瘤内压力升高，促使癌细胞渗入血管和淋巴管，引起转移；使癌细胞脱落于创面或体腔，引起癌细胞的种植性转移；各种因素使机体对癌细胞的抵抗力下降，使肿瘤生长转移加快。

为防止术中造成医源性播散，应认真遵守无瘤操作技术，主要注意以下方面：

1)探查应严格按程序进行，最后探查受累器官和原发肿瘤，探查肿瘤后应更换手套及一些与肿瘤接触的物品。

2)隔离脏器：用大盐水纱布将腹腔内其他脏器尽量与手术野隔开。严防不需切除的肠管进入术区。

3)隔离肿瘤：若肿瘤已浸出浆膜或有浸出浆膜的可能，需用纱布或塑料膜包裹肿瘤，使之不再与外界发生接触。

4)以纱布条结扎癌肿两侧的肠管，并连同边缘血管弓一起扎住，并将两结扎点之间的主干动静脉的分支及伴行的淋巴管也早期结扎。其目的之一是为防止肠腔内脱落的癌细胞在术中沿肠管黏膜向远侧肠管播散，减少吻合口复发的机会；二是防止术中因挤压而使癌栓进入血液与淋巴管，减少术后血行转移和淋巴复发的发生。

5)术中手与器械尽量不接触癌肿，尤其当癌肿已侵犯浆膜时。一旦手套或器械接触了癌组织，应及时冲洗或更换。

6)由于肠管的蠕动，癌肿远侧肠管黏膜的表面常存在着脱落的癌细胞，所以癌肿切除后进行肠吻合前，应以大量蒸馏水或洗必泰溶液对远侧肠管进行充分冲洗，以尽量降低吻合部位脱落癌细胞的数量，减少术后吻合口复发。

7)手术结束前，应以大量蒸馏水或洗必泰溶液冲洗腹腔及腹壁切口，以大量减少游离于腹腔及切口的脱落癌细胞，防止种植性复发的发生。

(3)整块切除的原则。癌根治术必须遵守整块切除的原则，即应将原发癌肿及其所属淋巴结和淋巴结之间的淋巴通道连同包在其外面的一定范围的正常组织，一起从健康组织中完整切除，使癌组织与术后留下的健康组织不发生接触，以减少术后局部复发。对于大肠癌来说，一方面癌肿的口侧和肛侧都必须切除足够长度的正常肠管，一般结肠癌两侧均需切除 10cm 以上的正常肠管；另一方面癌肿的壁侧也必须充分切除，在癌肿边缘到手术切离面之间要保证有足够厚度。当大肠的癌肿浸润到周围脏器时，不能仅将癌肿从周围脏器上剥下，而应行周围脏器的合并切除。结肠后壁的癌肿，当其未浸出浆膜时，应将 Toldt 筋膜连同癌肿一起整块切除，当癌肿已侵出 Toldt 筋膜时，应将 Toldt 筋膜下面的腹膜下筋膜一起整块切除。对大肠癌的淋巴清扫也应遵守整块切除的原则，避免采用将淋巴结逐个摘除的方法。由于大肠的淋巴结都走行于系膜或筋膜内，应将包在淋巴组织两侧的系膜或筋膜完整游离，使之如包布一样包住其内的淋巴组织行整块切除。

(4)彻底清扫淋巴结的原则。淋巴转移是大肠癌转移的一个主要途径。大肠的淋巴系统包括边缘淋巴结、中间淋巴结和主淋巴结，即第 1、第 2、第 3 站淋巴结。大肠癌根站术应彻底清除癌肿所在部位的这 3 组淋巴结，达到根 3 式切除术的要求。由于大肠癌的淋巴转移有跳跃式转移的特点，当第 1 站淋巴结有转移时，有可能越过第 2 站而发生第 3 站淋巴结的转移。因此除早期癌外，所有进展期大肠癌均应进行根 3 式淋巴清扫术。

3. 手术方式

(1)右半结肠切除术

【适应证】盲肠癌、升结肠癌、结肠肝曲癌。

【切除范围】①切除盲肠、升结肠、右 1/3 横结肠和末段回肠；②在根部切断回结肠动静脉和右结肠动静脉，并在结肠中动脉右支根部和胃结肠静脉干结肠支根部切断，清除相应的系膜及系膜内的血管与淋巴组织；③切除与横结肠相连的相应的大网膜(图 29-16)。

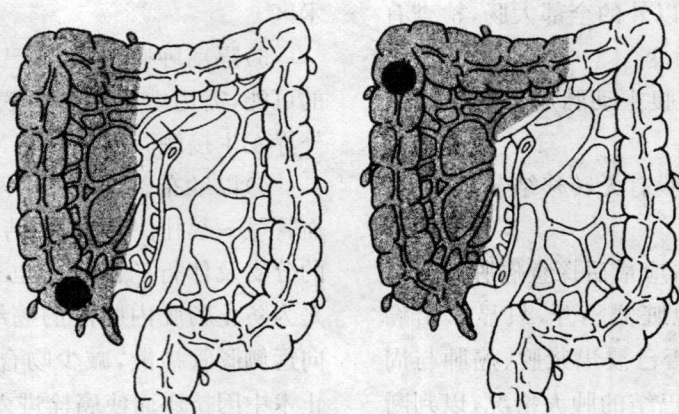

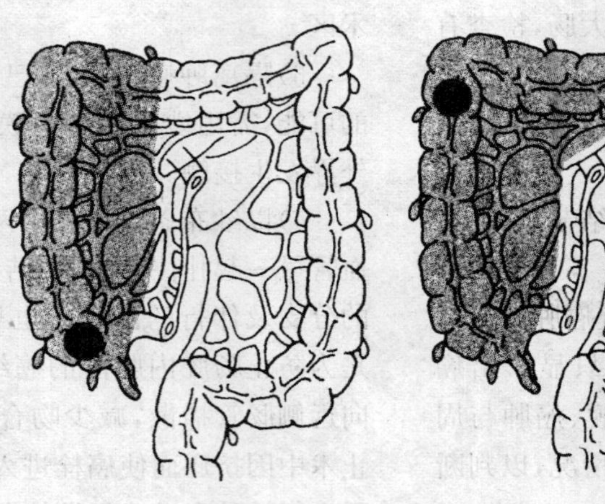

图 29-16　右半结肠切除范围

【操作方法】右经腹直肌切口或右旁正中切口，详细探查腹腔后，显露癌肿。在距升结肠与腹后壁腹膜相融合的白线外方数厘米切开侧腹壁腹膜，向下绕过盲肠下方，沿小肠系膜下方切开达右髂总动脉处，向上剪开侧腹膜达膈结肠韧带下方。提起升结肠和盲肠，自外向内剥离右 Toldt 筋膜，使升结肠后壁完全游离。距回盲部 15cm 切断回肠，沿回肠断端向回结肠动脉根部切开升结肠系膜前叶，显出回结肠动脉根部，继而向上切开，显露出肠系膜上静脉外科干全长。结扎切断主干血管根部后，沿胃结肠静脉干找到其结肠支，于结肠支根部切断结扎；切断结肠中动脉右支，于横结肠右 1/3 处上方切断大网膜，使横结肠游离，游离肝曲，当全部游离完毕后，选择横结肠切断处切断横结肠，移去标本。然后行回横结肠吻合。肝曲结肠癌时，应于横结肠中左 1/3 交界处切断横结肠；结肠中动脉也要从根部切断，清除结肠中动脉根部淋巴结；胃结肠静脉干也要从根部切断；大网膜也要相应切除右 2/3，并于根部切断胃网膜右动脉，清除幽门下淋巴结。

(2)横结肠癌切除术

【适应证】进展期横结肠癌。

【切除范围】①横结肠，结肠肝曲和结肠脾曲，必要时还要切除升结肠上部和降结肠上部；②完整清除横结肠系膜和与相连的胰十二指肠前筋膜，以及部分升结肠系膜和降结肠系膜，在根部切断结肠中动脉，完整清除引流横结肠的3组淋巴结，以及右结肠升支淋巴结和左结肠升支淋巴结；③清除大网膜，紧贴胃网膜血管下方予以清除，当癌肿已浸出浆膜时，要切除胃网膜右血管，清除幽门下淋巴结(图29-17)。

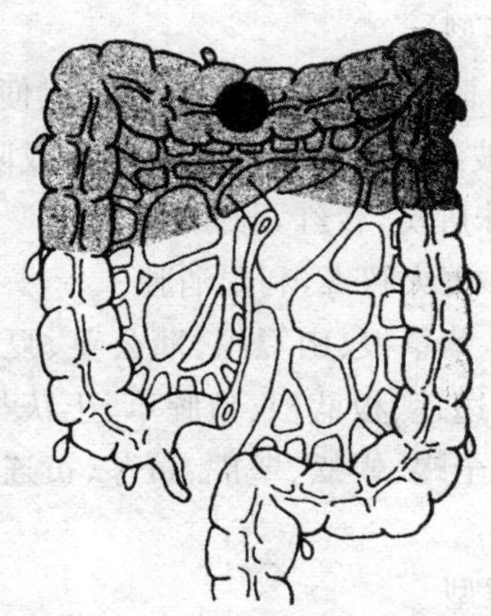

图29-17　横结肠切除范围

【操作方法】上腹正中切口或两肋弓下横切口。探查后游离结肠肝曲，切除大网膜，游离脾曲，切断横结肠系膜根部，切断胃结肠静脉干结肠支，当边缘淋巴结已有转移时，须从胃结肠静脉干根部切断结扎，并清除该部淋巴结。从根部切断结肠中动脉，清除该部淋巴结，继而向上探查胰腺下缘以下的肠系膜上动脉周围，清除肿大的淋巴结。切除横结肠后将升降结肠端端吻合。对于脾曲结肠癌，要切除横结肠的左2/3及全部降结肠，行横结肠乙状结肠吻合。

(3)左半结肠切除术

【适应证】进展期降结肠癌，降结肠乙状结肠交界处癌。

【切除范围】①横结肠的左1/13，结肠脾曲，降结肠和乙状结肠的上2/3；②在根部切断结肠中动脉左支、左结肠动脉和上两支乙状结肠动脉，在胰腺下缘切断肠系膜下静脉，清除相应的淋巴结。若边缘淋巴结已有转移，则需在肠系膜下动脉根部切断；③完整切除左Toldt筋膜、上2/3乙状结肠系膜及左1/3的横结肠系膜与大网膜(图29-18)。

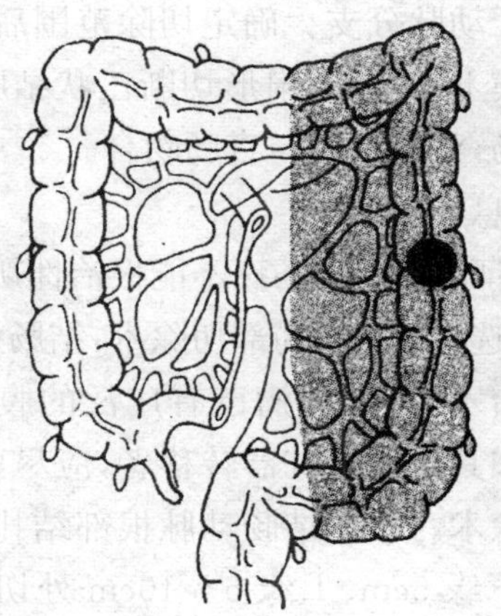

图29-18　左半结肠切除范围

【操作方法】下腹部正中切口绕脐左向上或左旁正中切口，探查腹腔后显露肿瘤。用“无瘤操作技术”，将与癌肿部位有关的主干动静脉予以结扎，切开侧腹膜游离腹后壁向下达乙状结肠陷凹，向内达腹主动脉左侧，游离脾曲后，提起全部被游离的结肠，结扎切断左半结肠的主干血管。切除左半结肠后将横结肠与乙状结肠端端吻合。

(4)乙状结肠癌切除术

【适应证】进展期乙状结肠癌。

【切除范围】①切除距癌肿边缘10cm以上的肠管；②在根部切断肠系膜下动静脉，清除主淋巴结及乙状结肠淋巴结、直肠上淋巴结及左结肠降支淋巴结；③完整切除乙状结肠系膜(图29-19)。

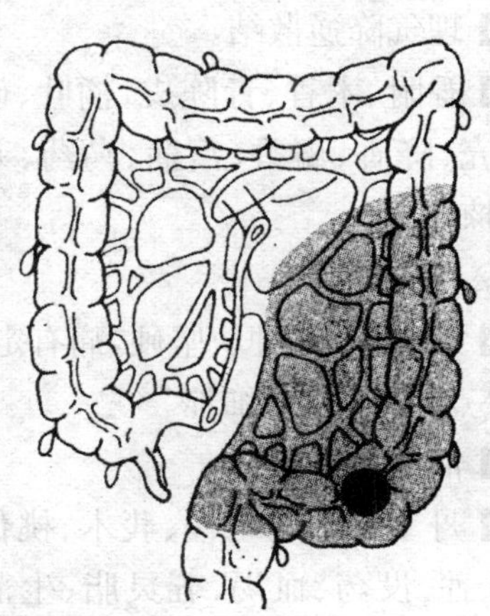

图29-19　乙状结肠切除范围

【操作方法】下腹部正中切口绕脐左向上或旁正中切口，探查腹腔，显露癌肿并以纱垫覆盖，距癌肿两侧各5cm结扎肠管。结扎在肠管结扎范围内的所有主干动脉分支。确定切除范围后游离肠管，切断肠系膜下动静脉，扇形切断乙状结肠系膜后切断乙状结肠，将降结肠与直肠吻合。

(5)姑息性手术

【适应证】晚期结肠癌不能根治性切除者。

【术式选择】肿瘤局部切除术：结肠癌晚期确实无法行根治术者，如肿瘤已有广泛的腹膜种植，或已有肝脏和其他远处脏器转移者，应尽可能行姑息性局部切除术。不在结肠动脉根部结扎结肠动脉，仅在肿瘤下缘5cm、上缘5～10cm处切断肠管，同时处理所对的系膜，吻合肠管，修补系膜裂孔。如有肝转移，可同时行肝叶切除或肝脏局部切除术。

肿瘤旷置术：对肿瘤固定，有梗阻症状或已有广泛腹膜种植的患者，可用肿瘤旷置(结肠短路吻合)术。如右半结肠肿瘤可进行回肠末段与横结肠侧侧吻合术；脾曲或降结肠肿瘤不能切除同时伴有梗阻者，可行结肠与结肠间侧侧吻合术。

结肠造口术：晚期结肠癌所采用的造口术有横结肠造口及乙状结肠造口两种。具体方法又有袢式结肠造口及双腔式结肠造口两类。

(二)中医辨证治疗

1. 气滞型

【主证】胸闷胁痛，郁闷不适，腹胀嗳气，腹部窜痛，恶心呕吐，脉弦滑或弦细，舌苔薄白或薄腻。

【治则】理气降逆散结。

【方药】香附、木香、青陈皮、橘叶、砂仁、沉香、白蔻仁、枳壳、降香、麝香、菖蒲、乌药、元胡、苏梗、荔枝核、川楝子等。

2. 血瘀型

【主证】局部肿胀，肿块坚硬，痛有定处，舌紫黯或有瘀斑瘀点，脉细弦或细涩。

【治则】活血化瘀。

【方药】丹参、当归、三棱、莪术、桃仁、红花、赤芍、三七、乳香、没药、血竭、五灵脂、生蒲黄、土元、水蛭、鸡血藤等。

3. 湿阻型

【主证】胸脘痞满，食欲不振，四肢水肿，大便溏薄，小便短少，舌苔厚腻，脉濡缓。

【治则】芳香化湿，佐以健脾。

【方药】苍术、白术、厚朴、藿香、佩兰、薏苡仁、茯苓、泽泻、车前子、商陆、牵牛子、大腹皮、甘遂、杏仁、萹蓄、木通等。

4. 痰结型

【主证】咳嗽吐痰或泛吐黏涎，颈部、乳房或肢体有较小肿块，舌苔腻，脉滑。

【治则】化痰软坚。

【方药】生半夏、生南星、全瓜蒌、贝母、海藻、昆布、海蛤壳、皂刺、僵蚕、青陈皮、连翘、当归、川芎、玄参、枳壳、桔梗、白芥子、山慈菇、海浮石等。

5. 热毒型

【主证】除肿块外，有发热疼痛，大便秘结，小便短赤，病灶破溃有脓血，或咳脓性痰，或阴道排液黄赤相杂，气味腥臭，舌红，脉弦数。

【治则】泻火解毒，利湿消肿。

【方药】紫草根、山豆根、蒲公英、夏枯草、金银花、红藤、半边莲、板蓝根、鱼腥草、土茯苓、贯众、干蟾皮、蜂房、全蝎、蜈蚣、壁虎、黄芩、黄连、白花蛇舌草等。

6. 气虚型

【主证】面色皖白，气短，形寒乏力，自汗，舌淡苔少，脉细。

【治则】益气健脾。

【方药】党参、太子参、黄芪、白术、茯苓、炙甘草、山药等。

7. 血虚型

【主证】面色萎黄，头晕眼花，心悸失眠，舌淡苔少，脉细。

【治则】益气养血。

【方药】当归、熟地、枸杞子、白芍、桑椹子、何首乌、龙眼肉、阿胶、黄精、鸡血藤等。

8. 阴虚型

【主证】虚火上炎，五心烦热，口干咽燥，心悸，舌质红绛或舌光无苔，脉细数。

【治则】养阴生津。

【方药】生地、天冬、麦冬、北沙参、元参、龟板、鳖甲、玉竹、天花粉、知母等。

9. 阳虚型

【主证】无热寒战，四肢厥冷，面色晦暗，神疲乏力，舌质淡胖，舌苔润滑，脉沉无力。

【治则】温肾补阳。

【方药】附子、肉桂、鹿角、仙茅、仙灵脾、肉苁蓉、巴戟天、补骨脂等。

（三）中西医结合治疗

1. 抗肿瘤现代制剂

（1）岩舒注射液

【药物组成】苦参等多味中草药。

【功能】清热燥湿解毒。

【临床应用】抗癌镇痛，提高免疫功能。用于治疗各种癌症如大肠癌、肺癌、肝癌、子宫癌；与放、化疗配合使用，具有增效减毒作用；对晚期的癌症患者可缓解症状，减轻疼痛，提高生存质量。

【剂型规格】注射剂。每盒10支，每支2ml。

【用法用量】静脉内滴注：本品12～20ml加入200ml生理盐水中滴入，每日1次。滴入速度以每分钟40～60滴为宜。

肌肉注射：每次2～4ml，每日2次。

疗程：全身用药以总量200ml为1疗程，可连续使用2～4疗程。

【不良反应】本品无明显全身毒副反应，局部使用有轻度刺激；严重心肾功能不全者慎用。

【生产厂家】山西金晶药业有限公司。

（2）莲花片

【药物组成】半枝莲、七叶一枝花、莪术、蜈蚣、山慈菇、田七、牛黄。

【功能】清热解毒，疏肝活血，祛瘀消癥。

【适应证】早、中期肝癌，亦可用于肝癌手术后的综合治疗。

【临床应用】本品对瘤细胞有一定的抑制作用。

【剂型规格】片剂，每片重0.7g。

（3）金星散：用于肠癌初起。药用郁金、白矾、火硝、重楼、蟾酥、红硇砂、鸡蛋壳、料姜石、仙鹤草、天南星，将上药共研为细粉。每次服1～6g，每日3次。

2. 放、化疗辅助用药

（1）参麦注射液

【药物组成】红参、麦冬。

【功能】益气固脱，养阴生津。

【适应证】治疗气阴两虚及气血津液不足诸症。

【临床应用】用于放、化疗患者及骨髓造血功能低下致红细胞、白细胞、血小板减少者。

【剂型规格】微黄色至黄色澄明液体。每毫升注射液相当于生药：红参0.1g，麦冬0.1g。2ml/支，10ml/支；50ml/瓶，100ml/瓶。

【用法用量】静脉滴注：每次50～200ml，用5%～10%葡萄糖注射液1～4倍量稀释后使用。

肌肉注射：每次2～4ml，每日1～2次。或遵医嘱。

【不良反应】对本类药品有过敏或严重不良反应病史者禁用；本品不宜与中药藜芦或五灵脂同时使用。

（2）莲花片

【药物组成】半枝莲、七叶一枝花、莪术、蜈蚣、山慈菇、田七、牛黄。

【功能】清热解毒，疏肝活血，祛瘀消癥。

【适应证】可用大肠癌、肝癌手术后放、化疗患者的综合治疗。

【临床应用】本品对瘤细胞有一定的抑制作用。

【剂型规格】片剂，每片重0.7g。

（四）化学药物治疗

化学药物治疗主要用于手术切除后预防复发和治疗未切除的结肠癌，一般Dukes A期根治术后不需用化疗。化疗药物中以5-氟尿嘧啶（5-FU）效果最好，应用最广泛。其他用于治疗大肠癌的化学药物还有丝裂霉素（MMC）、环甲基亚硝脲（Me-CCNU）、氟尿嘧啶脱氧核苷（5-FUDR）、甲氨蝶呤（MTX）、顺氯氨铂（DDP）、环磷酰胺（CTX）等。具体用药方法有：

1. 单一药物化疗

（1）5-FU：其有效率为15%～22%，缓解期限为4～5个月。给药方案目前很不统一，给药途径多采用静脉给药方法。5-FU的治疗量与中毒量之间的范围较小，一般认为在治疗过程中出现轻微毒性反应，才是发挥抗癌作用的指标，如毫无毒性反应则其有效率也较低。

（2）MMC：治疗大肠癌的存效率在10%～18.5%，与5-FU接近，其缓解期限平均为3个月左右。

（3）亚硝脲类：临床常用的有BCNU、CCNU和

Me-CCNU 3 种，其毒性以 BCNU 最大，Me-CCNU 最小，疗效以 Me-CCNU 为优。三者的疗效不及 5-FU，但对 5-FU 治疗失败者可以选用亚硝脲类。

2. 联合化疗　多种化学药物联合治疗大肠癌，有效率较单一药物化疗有所提高。但总的生存期限没有明显延长。联合化疗的方案较多，如 MOF 方案（Me-CCNU ＋ 5-FU ＋ VCR）、MFC 方案（MMC ＋ 5-FU ＋ Ara-C）、MF 方案（5-FU ＋ MMC）等。

3. 肝动脉插管化疗　1964 年，美国威斯康辛大学首先采用肝动脉内连续输注化疗药物治疗胃肠道癌肝转移，获得了 55％的缓解率。其后的大量临床应用表明，肝动脉插管化疗对肝转移的疗效大大高于 5-FU 静脉给药的疗效。

4. 术中辅助性肠腔化疗　手术时先将准备切除肠段的两端各距肿瘤 8～10cm 处用布带环扎肠管，然后向有肿块的肠腔内注入 5-FU 30mg/kg（溶于 50ml 盐水中），30 分钟后再结扎切断供应肠段的动静脉，以使药物沿肠系膜静脉及淋巴管吸收时能杀死所接触的癌细胞。目前认为这是减少吻合口复发的措施之一。

5. 动脉插管化疗　用于晚期大肠癌无法行根治术或姑息性手术后经短期内复发或转移者。

（五）放射治疗

除乙状结肠直肠癌外，放疗在结肠癌治疗中不起主要作用，但有骨转移时，放疗可减轻疼痛。另外，放疗对晚期结肠癌的姑息性疗效也是无可争议的。

（六）免疫治疗

大肠癌免疫治疗的理论是根据结直肠癌患者可能有免疫缺陷建立的，其目的在于使免疫缺陷患者恢复免疫力，防治由手术、放疗或化疗引起的免疫抑制，诱导和加强潜在的特异性肿瘤免疫。免疫治疗包括主动免疫治疗和被动及过继免疫治疗两大类。常用的免疫治疗剂有：卡介苗（BCG）、转移因子（TF）、干扰素（IFN）、白细胞介素-2（IL-2）、肿瘤坏死因子（TNF）、LAK 细胞、香菇多糖、OK-432，等等。目前对免疫治疗疗效的报告很不一致，因此免疫治疗仍处于辅助治疗的地位。

直肠癌

一、临床表现

直肠癌早期病变仅限于黏膜，有的无症状或仅有排便习惯改变。便血是常见症状，血量多少不等，但大出血少见。癌肿发展后，中间部分溃破，继发感染，症状开始明显。主要有 3 类症状：①直肠刺激症状，如便意频繁及排便不尽感；②病变溃破感染症状，如大便带有黏液和脓血；③肠壁狭窄梗阻症状，如便前腹痛，排便次数增多，而每次粪便量不多，排便困难，粪便变细等。

直肠癌一般无疼痛，但如肿瘤浸润至肛管和括约肌，则疼痛明显。由于括约肌功能丧失，脓血便经常从肛门流出。男性直肠癌可侵犯后尿道、前列腺或膀胱后壁，出现尿频尿急、排尿开始时困难。女性直肠癌可侵犯阴道后壁。病程晚期，肿瘤可侵及骶神经丛，致使会阴部和骶部有剧烈和持续性疼痛，并可牵涉下腹部、腰部及大腿部。癌肿转移至肝和腹膜时，可出现肝大、黄疸、腹水等。另外，患者常伴有消瘦、贫血、水肿等恶病质现象。

二、诊断和鉴别诊断

（一）诊断

1. 直肠指诊　是诊断直肠癌的最主要方法，约 80％的直肠癌可在直肠指诊时被发现。而在延误诊断的直肠癌病例中，约有 80％是由于未做直肠指诊。虽然许多医生都能做直肠指诊，但要达到高质量的直肠指诊，即力争使高位、早期、微小的直肠癌及其癌前病变，能及早通过指诊首先发现，则需注意以下几点：

（1）检查前详细询问病史，做到检查前心中有数，检查时有重点，而不致漏诊与误诊。

（2）食指要全部插入直肠内，并有次序地从右、前、左、后方向触诊，顺逆 2 次，特别要注意仔细检查直肠后壁，否则易漏诊高位或后位直肠癌。

（3）直肠指诊有疑问时，可变换体位（由膝肘位改为膝直立位或截石位）再进行检查，常可增加指诊检查长度。

（4）若手指抽出后指套上有血迹，经改变体位后仍未触到肿块，应立即做乙状结肠镜检查，及时检查有无高位直肠病变。

2. 直肠镜或乙状结肠镜检查　通过直肠镜或乙状结肠镜检查，可直接观察癌肿的大小、形态、部位，同时对可疑病变可取活检作病理检查。检查中影响对病变观察的原因有：肠镜插入深度不够、粪块堵塞视野、肠内分泌物过多，以及息肉等细微病变隐藏在黏膜皱褶中。如排便不净，可在排便后再复查；如仍有困难，应在清洁灌肠后再检查。小的干粪块可擦去或将肠镜越过粪块进行检查，分泌物过多时可用长吸引器吸净，观察细微病变可注入少量空气使肠腔扩张、黏膜舒展后检查，凡有可疑病变，应立即活检。取活组织必须在溃疡边缘不同部位取 2～5 块，以确定肿块性质，有时需多次和多处检查方能确定诊断。必要时可行纤维结肠镜检查以明确有无多发性癌。

3. 组织病理切片检查　直肠癌的最后确诊有赖于病理证实。根据细胞分化程度及其形态、组织结构等变化情况，除明确诊断外，同时还有助于指导治疗和判断预后，对检查结果为阴性者，应重复检查。

4. 钡灌肠检查　钡灌肠检查对于直肠癌诊断价值不大，但对于排除结肠中多发性癌及直肠癌肿上方是否有其他病变方面起着重要作用。因此，直肠癌患者应常规进行钡灌肠或气钡对比造影检查。

5. 其他检查　女性患者应作阴道和盆腔检查。男性患者有排尿异常时，应作膀胱镜检查，以确定是否有肿瘤浸润。疑有肝转移时应行 B 超检查。同时应注意全身情况和腹部检查，有腹股沟淋巴结肿大时，应行淋巴结活检。

（二）鉴别诊断

应与直肠癌相鉴别的疾病主要有以下几类：

1. 直肠炎性疾病，如溃疡性直肠炎、直肠 Crohn 病、细菌性痢疾、阿米巴痢疾、放射性直肠炎。

2. 肛门疾病，如痔核、肛瘘、肛裂、肛窦炎等。

3. 直肠其他良性肿瘤或恶性肿瘤，如直肠息肉、直肠平滑肌瘤、淋巴肉瘤等。

4. 直肠良性狭窄或肉芽肿，如阿米巴肉芽肿，梅毒性、结核性或血吸虫性肉芽肿，各种原因所致的直肠狭窄。

5. 直肠邻近器官肿瘤，如宫颈癌、前列腺癌及种植在盆腔的其他恶性肿瘤。

上述各种疾病，经详细询问病史，认真的直肠肛门指诊，内镜检查及病理组织检查，与直肠癌不难鉴别。

三、治疗

（一）中医治疗

1. 内治法　初期及中期直肠癌多属热毒壅滞，表现为大便次数增多，便时带有脓血和黏液，臭秽异常，腹部胀满，胃纳不佳，舌苔黄腻，脉细数或弦细。治疗当清热解毒，活血化瘀。处方用白花蛇舌草、龙葵、半枝莲、忍冬藤、败酱草红藤、蒲公英、槐角、地榆等。便血者，加槐花炭、侧柏炭；大便次数增多明显者，加木香、赤芍、黄连。

晚期患者多表现为五脏大衰，面色苍白，少气懒言，神疲体倦，粪形变细，腹胀纳呆，舌淡、苔薄，脉濡或沉迟。治疗当攻补兼施。处方用黄芪、党参、当归、桃仁、麻仁、半枝莲、白花蛇舌草、凤尾草、八月札、制香附、元胡等。出血量多者，加云南白药、槐花等；剧痛者，加生乳香、生没药。

2. 外治法

（1）灌肠法：败酱草 30g，白花蛇舌草 30g，水煎至 80ml，保留灌肠，每次 40ml，每日 2 次。

（2）纳药法：《疡科选粹》中记载用水银枣子治疗直肠癌。方法是：水银 30g，枣肉 60g，共研之，至水银不见星，捻成枣形，瓷瓶收贮备用。上药用薄棉花一层包裹，纳入肛内。

3. 外用中药　儿茶根 6g，乳香 5g，没药 5g，冰片 7.5g，蛇床子 2g，轻粉 3g，蟾酥 0.6g，硼砂 6g，雄黄 6g，三仙丹 6g，血竭 5g，白矾 27g。上药分别研成细末，先将白矾用沸水溶化，最后将其他药混匀，制成分币大小药片，放于癌肿处，每次放 1 片，隔 2～3 天换 1 次。

（二）西医治疗

大肠癌的治疗原则仍是以手术治疗为主，配合化疗、放疗、免疫治疗及中医中药治疗，以提高大肠癌的治疗效果。

1. 手术治疗

(1)直肠癌的术式选择：直肠癌的手术方法较多，一般认为上段直肠癌(瘤缘距肛缘12～16cm)施行前切除术；下段直肠癌(瘤缘距肛缘3.5～7.5cm)作经腹会阴切除术(Miles术式)；中段直肠癌(7.5～12cm)在保留足够切除的前提下，一般可采用保肛手术，如低前切除术、拉出术、经腹骶切除等。保肛手术瘤缘距肛缘的长度有争议，徐文怀等提出低位直肠癌保留肛门括约肌手术适应证：①瘤缘距肛缘至少不低于5～6cm，以保证远切缘不少于3cm；②乳头腺癌或分化Ⅰ～Ⅱ级腺癌；③直肠周围软组织中无明显癌浸润。

另一类是会阴部肛门再造术，即在Miles手术的前提下行肛门括约肌再造术，如股薄肌肛门成形术、臀大肌肛门成形术、结肠套叠式人工肛门等。

(2)直肠癌手术清扫原则：必须掌握无瘤技术，手术野的显露十分重要，所以切口应有充分的长度。直肠癌盆底清扫要彻底、完整。为此，自肠系膜下动脉以下显露腹主动脉及下腔静脉、髂总动、静脉、髂内动、静脉，整块切除周围的脂肪及淋巴组织。切断骶骨正中动脉，使骶前脂肪组织及淋巴组织清扫干净。显露骶前静脉丛，并保护免于破裂出血，一旦出血可用图钉排列按压或大纱布填塞止血。继续顺髂内动脉清除两侧盆壁脂肪及淋巴组织，切断结扎臀上动脉及臀下动脉分支。显露直肠中动脉及下动脉、膀胱上动脉及闭孔神经，将动脉周围的脂肪组织及直肠侧韧带中的淋巴结彻底清扫，直达提肛肌平面。

应该特别注意，直肠癌手术同样应该遵守“整块”切除原则。清除区域淋巴结、淋巴管时不应中间切断，应呈立体状“整块”切除。切除之肠系膜及其周围组织应呈扇形或倒三角形。

(3)术前准备：大肠癌的术前准备十分重要，其目的是清洁肠道，减少肠道内的细菌数量，减少术后炎症引起的并发症。术前准备包括口服肠道抗菌药物、泻剂及清洁灌肠措施。术前口服链霉素1.0g，每日4次，共2天；或口服新霉素1.0g，每日4次，共2天；术前口服甘露醇250ml，每日1次，共2天；或番泻叶代茶饮，共2天。术前1天禁食，术前晚清洁灌肠，对预防术手并发症均有重要意义。

(4)手术方式：大肠癌的手术方式应根据癌肿的部位、病变程度、是否伴有肠梗阻的情况等决定。病变局限者，应作彻底根治性手术；已有广泛浸润或转移者，只能作姑息性手术，以改善症状，缓解病情；无法切除并伴有肠梗阻的患者，只能考虑作肠吻合或结肠造瘘术，以维持肠道通畅。

(5)手术方法

1)腹、会阴联合切除术(Miles手术)

【适应证】癌肿下缘位于腹膜反折以下的进展期直肠癌。

【切除范围】①切除全部直肠、肛管及癌肿上缘15cm以上的肠管，行腹部永久性人工肛门；②于根部切断肠系膜下动脉，同一平面切断肠系膜下静脉，切除直肠上动脉和远侧1～2支乙状结肠动脉，扇形切除大部分乙状结肠系膜，切除大部分盆腔后壁腹膜，清除直肠旁淋巴结、部分乙状结肠旁淋巴结、直肠上淋巴结、1～2支乙状结肠淋巴结和肠系膜下淋巴结；③清除髂血管鞘，切除直肠侧韧带，清除膀胱侧间隙内脂肪淋巴组织，将Denonvil liers筋膜游离至拟切除的直肠侧，清除髂总淋巴结、髂间淋巴结、髂内淋巴结、髂外淋巴结、闭孔淋巴结、直肠中动脉根部淋巴结、直肠中淋巴结和部分膀胱下淋巴结；④切除肛门和一定范围的肛周皮肤，于根部切断直肠下动脉，彻底清除坐骨直肠窝内脂肪，清除直肠下淋巴结，于近盆壁处切断肛提肌(图29-20)。

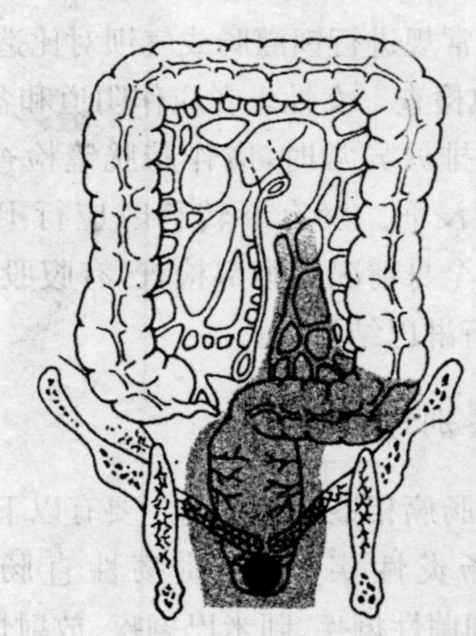

图29-20 Miles手术切除范围

【操作方法】用全麻或连续硬膜外麻醉，取截石位，骶部垫以薄枕，使会阴部悬于手术台边缘，开腹探查后将手术台摇成中度头低臀高位。术前应选好预定人工肛门位置，并插入Foley导尿管，肛内塞入干纱布一块，以粗丝线作两个荷包缝合缝闭肛门。取下腹正中绕脐右切口，开腹探查后显露肿瘤，提起乙状结肠，于癌肿上方以细纱布条将直肠连同直肠上动脉一起结扎。游离乙状结肠时先将其向右上提起，于侧腹膜移行的最低处剪开。向上达左结肠外侧沟，必要时可达脾曲，向下至盆腔膀胱直肠陷凹或子宫直肠陷凹最低点，将乙状结肠从后腹壁向中线游离，注意保护左输尿管和性腺血管，然后将乙状结肠向左上拉紧张开，在拟定的乙状结肠切断处向根部切开乙状结肠系膜右叶，暴露出肠系膜下血管，在左结肠动脉分出的下方，结扎切断直肠上动脉及伴行静脉，然后在结扎的血管处继续沿乙状结肠系膜根部向下剪开达膀胱直肠陷凹或子宫直肠陷凹，与对侧会师。乙状结肠及其系膜游离完毕后，将其向上提起，沿其系膜切口向下在腹主动脉分叉处切开后腹膜，向下分离直肠后壁，注意勿损伤骶前静脉丛。后壁游离完毕，将乙状结肠向上拉向腹后壁，深拉钩拉起膀胱或子宫，显露已剪开的陷凹反折腹膜切口，沿膀胱、输精管、精囊后壁、前列腺在直肠生殖膈平面或宫颈、阴道后壁用钝性及锐性分离直肠前壁，至前列腺尖端平面，游离前后壁后，进一步游离直肠两侧，切断结扎两侧侧韧带。直肠盆腔部分游离完成后，在乙状结肠近端选择切断点切断肠管，待与会阴组联合去除标本，冲洗腹、盆腔后，作腹壁结肠造口。会阴部操作取以肛门为中心的梭形切口，前达会阴中心腱，后至尾骨尖，两侧至坐骨结节内侧缘。在尾骨前切断尾骨直肠韧带，分离提肛肌及直肠后间隙，切断阴部血管分支向两侧分离，沿坐骨结节和臀大肌内侧缘平面加深两侧切口，并切除坐骨与肛管间脂肪组织，由后向前，靠近骨盆壁钳夹切断肛提肌；向前牵拉肛管，横行切开骶前筋膜，进入直肠后的骶前间隙，继续向两侧扩大，以卵圆钳自尾骨前伸入盆腔，在腹组医生协助下拉出远端结肠，分离前壁，切除标本。联合冲洗后，骶前置引流管，逐层间断缝合伤口。

2)保留肛门括约肌的直肠癌根治术：Miles 手术开创了直肠癌治疗的新时代，但由于其无论什么部位的直肠癌都必须切除全部直肠并行腹部永久性人工肛门，而人工肛门为许多患者所厌恶，这就促使人们研究避免腹部人工肛门的手术方法。至今已创造出许多保留肛门括约肌的手术方法，限于篇幅，在此只能扼要介绍其中一些术式及其适应证。

A. 经骶前切除术(Dixon)

前切除术的适应证一般限于距肛缘 8cm 以上的直肠癌或直肠乙状结肠交界处癌。目前由于吻合器的使用，使某些更低位的直肠癌得以完成低位或超低位吻合，因而认为所有距肛缘 5～6cm 或其以上癌肿切除后吻合口能位于肛管直肠环上 1cm 以上的直肠癌，都可通过前切除术得以切除吻合(图 29-21，图 29-22)。

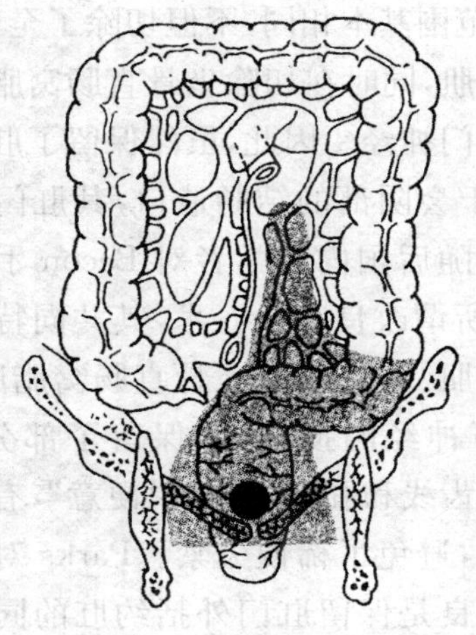

图 29-21 Dixon 手术切除范围

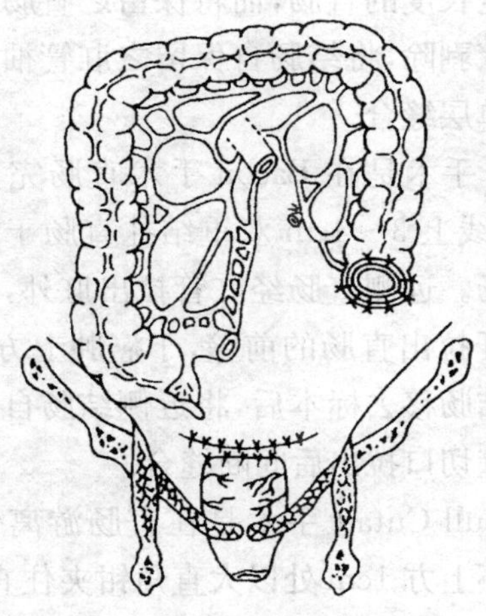

图 29-22 Hartmann 手术切除范围

直肠切除后，Dixon 的原法是行结肠直肠端端吻合，而 Baker 于 1950 年倡用结肠直肠端侧吻合，以使术后排便功能更好一些。吻合可用手缝，也可用器械吻合，吻合器吻合对低位前切除有独特的优越性。此类手术优点是最符合生理性要求，术后肛门功能良好。其最大缺点是吻合操作较为困难，尤其在有肥胖、身材短小等不利因素时。

B. 拖出式直肠癌切除术

拖出式直肠癌切除术适用于病变位于肛缘上方 6cm 以上者，以及病理条件适用于前切除而吻合技术困难者。

拖出式手术种类较多，可分为两大类：一类为直接拉出式直肠切除术，以 Bacon 手术为代表；一类为套叠拉出式直肠切除术，以 Welch 手术和 Turnbull-Cutait 手术为代表。

Bacon 手术范围除保留了肛门外括约肌外，与 Miles 手术范围基本相同，不但切除了全部直肠，也切除了肛提肌，同时在切除坐骨直肠窝脂肪时又很容易损伤肛门神经。因此，虽然保留了肛门外括约肌，几乎等于会阴部的结肠造口，其肛门功能往往多欠理想。随后国内外学者对 Bacon 手术做了不少改进，即所谓改良 Bacon 术，其共同特点是保留了内外括约肌、肛提肌及坐骨直肠窝脂肪组织，避免了直肠下神经的损伤，并保留了部分“直肠便意”，保留了齿线和肛管的“急锐便意”，有助于鉴别排便与排气，避免了稀便失禁。Parks 对 Bacon 手术进行的改良是保留肛门外括约肛的同时保留了内括约肌，谓之肛管袖套内结肠肛管吻合术，其要求保留一定长度的直肠，而将保留之直肠残端黏膜自齿状线上剥除，将结肠自保留之肛管袖套内拖出与肛管行单层缝合。

Welch 手术是在 Bacon 手术直肠完全游离伸直后，于齿线上 3～4cm 双重结扎直肠于结扎线之间切断直肠。远侧直肠经肛管拉出肛外，于距齿线 2cm 处切开拉出直肠的前壁，于癌肿上方 10cm 以上处切断结肠移去标本后，将近侧结肠自切开的远侧直肠前壁切口拉出后间断缝合。

Turnbull-Cutait 手术是在直肠游离伸直后于肛管直肠环上方 1cm 处以大直角钳夹住直肠，远侧直肠肛管冲洗消毒后于直角钳下方切断直肠，切除癌肿标本后，食指插入肛管内，沿肛门内括约肌与耻骨直肠肌及肛门外括约肌之间进行剥离，达肛管下部使远侧直肠翻出肛门外。扩肛后再切去 1cm 的翻出直肠，使手术的切除平面正位于肛管直肠环水平。将近侧结肠经翻出的直肠拉出，拉出结肠断端至翻出直肠断端距离 6～7cm，将翻出直肠断端全层与拉出结肠的浆肌层间断缝合。拉出结肠断端作荷包缝合，插入肛管约 10cm 深，收紧荷包固定肛管。术后 10 天左右行二期手术，于直肠和结肠缝合固定处稍上方切断直肠和结肠，然后行结肠断端与直肠断端全层缝合。

C. 经腹骶直肠切除术

经腹骶直肠切除术主要用于直肠癌肿位于腹膜反折水平或更下方，如行前切除吻合较困难的病例。

Pannett 于 1935 年倡用经腹经骶行直肠切除吻合。Best 于 1949 年对癌肿位置较低行前切除术结肠直肠吻合较困难的直肠癌倡用经腹骶直肠切除术。由于此手术能在直视下对低位直肠癌进行切实可靠的切除吻合，因而疗效较好，术后肛门功能也好。但 Best 手术术中需变换体位，因而 1973 年 Localio 倡用右侧卧位行腹骶直肠切除。近年来，由于吻合器技术迅速发展，使过去需行经腹骶切除才能完成的直肠癌手术行前切除后用吻合器却能完成吻合，且手术更简单，更省时，因此经腹骶直肠切除术的使用已大大减少。

3）腹会阴联合切除原位肛门直肠重建术：在我国直肠癌距肛门 7cm 以下者约占 80%。虽然由于保肛手术的开展使一部分患者免于切除肛门，但仍有大量患者尤其病情较晚期者仍需行腹会阴联合切除。但腹壁结肠造口给患者生理和心理带来严重创伤，并对相关人群造成不良影响，因此人们开始探索腹会阴联合切除术后肛门直肠原位重建问题，取得了一些可喜成果。

目前较为成熟的术式有股薄肌原位肛门直肠重建术、带蒂臀大肌原位肛门直肠重建术、结肠套叠式肛门直肠重建术、球海绵体肌原位肛门直肠重建术和“新直肠角”原位肛门直肠重建术。

4）姑息性手术：如直肠癌已有广泛浸润及远处转移或是患者一般情况极差，不能行根治性切除者，可考虑行姑息性手术。其手术原则是应尽量利用局部切除，恢复肠道的连续性，保留肛门的功能。癌肿不能切除者，可考虑做结肠造口术，减少痛苦，其手术方式有直肠癌经会阴部切除、腹部人工肛门手术、直肠癌经阴道会阴切除术。也可配合电凝或冷冻治疗。

2. 放射治疗　是目前直肠癌辅助治疗的重要

手段。直肠癌应用放疗有以下几种情况：

(1)术前放疗：原则上所有的直肠癌患者均可应用术前照射，但对下列情况的患者可能更有价值：①高度恶性病例(如未分化癌)；②手术边缘病例(如 Dukes B 期和 C 期病例)；③肿瘤巨大或并发感染者；④年龄特大者。

术前放疗的目的是使肿瘤缩小，提高手术切除率，减少或消除淋巴结转移，减少局部复发机会，减少由于手术操作而引起的血行转移，从而提高远期疗效。

术前放疗多用体外照射，剂量有以下 3 种：小剂量(20～30Gy)，放疗结束后 1～2 天内手术；中剂量(约 40Gy)，放疗结束后 2～3 周手术；大剂量(60Gy)，放疗结束后 4～6 周手术。

(2)术后放疗：主要用于

1)手术切除不彻底者。

2)术后证实为 Dukes B 期或 C 期病例。

3)有人认为肿瘤位于直肠下 2/3 的病例术后照射有价值。术后放疗可降低局部复发率，改善生存率。

(3)不能手术的患者放疗：晚期直肠癌不能手术者，少数在接受一定量放射治疗后可使原来不能手术的转变为可手术者，多数可以达到减轻症状，特别是镇痛的目的。

3. 化学药物治疗

(1)单一药物疗效

1)5-FU：为大肠癌者选化疗药物之一。用法：按体重计 15mg/kg，每日 1 次，连用 5 天，然后改为 7.5mg/kg，隔日 1 次，总量 7～10g。或每日 500mg，连用 5 天后，休息 7 天，再用 5 天，有效率为 21%左右。

2)MMC：为抗生素类化疗药物，临床常用，每次 6～8mg，每周 1～2 次，总量 36～48mg，有效率 16%左右。

3)Me-CCNU：近年来应用于大肠癌的治疗，有效率 18%左右。100～120mg 口服，6～8 周重复 1 次。

4)5-FUDR：为 5-FU 衍生物，对大肠癌有效率 23%左右，毒副作用较 5-FU 为低。

5)FT207：200mg 口服，每日 3 次，20～30g 为 1 疗程。或 UFT 200mg，口服，每日 3 次，20～30mg 为 1 疗程，有效率为 10%～26%。

(2)联合化疗方案

1)FMV 方案：MMC 4mg/次，静脉注入；5-FU 500mg/次，静脉滴入；VCR 1mg/次，静脉注入。上述方案每周 2 次，连用 5 周，2 个月后可重复使用。化疗过程中可配合扶正固本药物，如参芪注射液等。

2)FMC 方案：MMC 4mg/次，静脉注入；5-FU 500mg/次，静脉滴入；Ara-C(阿糖胞苷)40mg/次，静脉注入。上述方案每周 2 次，连用 5 周，2 个月后可重复使用。

3)5-FU＋Me-CCNU＋VCR 方案：5-FU 500mg/次，每周 2 次，静脉滴入；VCR 1mg/次，每周 2 次，静脉注入，5～6 周为 1 疗程。Me-CCNU 100～120mg，最后 1 周口服 1 次。

4)MMC＋MTX＋5-FU 方案：MMC4mg/次，静脉注入，每周 2 次；MTX 10mg/次，静脉滴入，每周 2 次；5-FU 500mg/次，静脉滴入，每周 2 次。5～6 周为 1 疗程。

(三)中西医结合治疗

中西医结合治疗大肠癌有独特的优势，主要体现在两个方面：一是对化疗药物有增效减毒作用；二是在围手术期的术前准备和术后处理中有良好的效果。

1. 减轻放疗、化疗的毒副作用　放疗及化疗目前在临床中广泛应用，对某些肿瘤已经取得了显著的疗效。人们期待着化疗药物的进展将会解决肿瘤治疗中的根本问题。但目前化疗中存在两大根本问题：一是化疗药物的效价还不够高；二是毒副作用过大影响药物的应用，中医药的扶正固本法及其补益药物，不仅对放化疗有一定的增效作用，而且有较好的减毒作用。常用的方药如下：

(1)参芪扶正注射液：由北京中医药大学东直门医院与广东利民制药厂联合研制。为中药静脉输液型大液体，有效成分为多糖类、皂苷类及黄酮类物质。该药可以保护骨髓造血系统，提高机体免疫活性，改善患者的生存质量，延长生存期。已经批量生产，投入市场。

(2)补脾益肾方：由北京长城制药厂生产，有较好的补脾益肾作用。主要成分为黄芪、女贞子等，已广泛应用于临床。

(3)鹿角胶及阿胶冲剂:有较好的补血养血作用,也是一种免疫功能调节剂。

2. 术前准备及术后处理中的应用

(1)番泻叶代茶饮:是理想的肠道清洁剂。番泻叶攻逐积滞,通泻大便,以达推陈致新的目的,此法“简、便、廉、验”,没有清洁灌肠增加肠压引起肿瘤细胞扩散的危险,也无肠管痉挛、逆向蠕动的弊病。番泻叶10～15g代茶饮,术前3天服用,每日1剂,可视大便情况酌量加减,保持大便每日2～3次为度。

(2)“赛霉汤”:具有肠道消毒作用。清热解毒方药“赛霉汤”由生大黄、败酱草、白花蛇舌草、黄连、地榆、桃仁等组成,有抑菌、杀菌、抗病毒的功效,又有抗渗出、解毒的作用。术前3天开始服用,每日1剂,分2次顿服。

(3)罂粟壳代茶饮:治疗术后顽固性腹泻。直肠癌术后或结肠癌过多切除肠段,术后可发生刺激性顽固腹泻或者短肠综合征,严重者可产生缺水和酸中毒,临床治疗颇为棘手。单味中药罂粟壳5g代茶饮,酌情调节饮药次数,可保持每日大便1～2次。临床验证,止泻效果极为显著,并有镇痛,缓痉作用,深受患者欢迎。

(4)“复方白及散”:治疗术后肠道溃疡性出血。消化道肿瘤术后,有时发生吻合口溃疡出血或者应激性溃疡出血,单纯静点止血药物疗效欠佳,局部涂布复方白及散(白及粉2份、三七粉1份、大黄炭粉1份)疗效很好。用药方法:上消化道出血,口服白及散糊剂后,再服用少许发泡剂,增强白及散的涂布;下消化道出血,用肛管灌入白及散糊剂后,肛门用注气囊注入空气,将药糊均匀涂布在肠道黏膜上。溃疡出血创面被药物覆盖后,既可有物理性封闭止血作用,又有药理性收敛止血作用,配合全身用药,一般达到止血的目的。

(5)“肛门洗药”:治疗肛门部手术后疼痛。低位直肠癌、肛管癌、肛门部复发癌,多因术后切口感染、癌灶侵及骶前神经丛而引起剧烈疼痛,有时需频繁使用吗啡制剂,方能短暂缓解,严重影响患者的生存质量。东直门医院肿瘤外科使用“肛门洗药”(蛤蟆草、朴硝、野菊花、马齿苋、五倍子、薄荷、冰片),坐浴熏洗,消炎止痛效果显著。方中蛤蟆草、野菊花、马齿苋清热解毒、消炎止痛;朴硝、五倍子收敛止痛;薄荷、冰片辛凉消肿止痛。上方煎煮半盆液,先熏后洗,坐浴半小时,每日2～3次。也可将药液制备后,300ml袋装,用时倒入半盆开水中,熏洗坐浴。

3. 单方、验方

(1)半枝莲代茶饮:半枝莲15g,代茶饮,常年服用,有一定疗效,并有治愈病例报道。此法方便并且价廉。

(2)外用栓剂:硇砂3g,鸦胆子9g,乌梅肉15g,冰片1.5g,上药为3个栓子量,加赋形剂而成,每次1粒,每日2～3次。

(3)消瘤片:对大肠癌有一定的疗效。

(4)常用有效抗癌中草药:半枝莲、败酱草、薏苡仁、白花蛇舌草、山豆根、山慈菇、黄药子、刺蒺藜、蚤休、诃子肉、乌梅、铁树叶、槐角、马齿苋、徐长卿等。

肛管癌

一、临床表现

肛管癌的临床表现大致可分为3类。

1. 肛门部刺激症状　早期肛管癌可无症状,至溃疡形成后可出现局部疼痛。疼痛常是肛管癌的主要特征,疼痛呈持续性,便后加重。另外,常有肛门不适、异物感、瘙痒等。累及肛门括约肌时可出现便意频频、里急后重、排便困难、大便失禁,同时有粪条变细变窄,粪中有黏液及脓血等,开始有少量便血,随着病情发展而逐渐加重。

2. 肛门部肿块表现　初起时肛管部出现小的硬结,逐渐长大后表面溃烂,形成溃疡,其边缘隆起,并向外翻转,呈紫红色,有颗粒结节,底部不平整,呈灰白色,质地较硬,有触痛。也有的呈息肉状或蕈状。

3. 晚期消耗衰竭及转移症状　晚期患者有消瘦、贫血、乏力等恶病质表现。腹股沟淋巴结肿大。若转移至肝脏、肺及侵犯前列腺、膀胱、阴道后壁、宫颈等周围组织器官时,可出现相应症状。

二、诊断和鉴别诊断

(一)诊断

1. 对有肛门刺激症状、肿块结节等或原有肛门部疾患者，局部出现硬结或溃疡时应考虑到有该病的可能性而进行进一步检查。

2. 肛门部视诊、肛门指诊、肛门镜检查可见肛管部有硬结或癌性溃疡，晚期肛门括约机功能松弛，肛门指诊可明确癌肿的性质、扩展范围及固定程度等。

3. 该病的最后确诊有赖于肿块的活组织检查，阳性者即可确定诊断。

4. 腹股沟淋巴结触诊检查，若发现淋巴结肿大而坚韧者，应进行淋巴结活检，明确其性质。

（二）鉴别诊断

该病应注意与下列疾病相鉴别。

1. 直肠癌　直肠癌可以侵犯到肛管，甚至可以到达齿线处。诊断要靠病理检查。但直肠腺癌的预后较鳞状细胞癌为佳。

2. 肛瘘　感染性肛瘘的表现有时类似肛管癌，肛瘘多在肛管后、前正中处，并与齿线处相连，肛管黏膜完整，探针检查有助于鉴别。

3. 恶性黑色素瘤　该肿瘤在肛管处少见。典型的黑色素瘤外观似血栓性痔，但触诊为硬性结节，偶有压痛。若表面有色素及溃疡，则诊断不难，但半数黑色素瘤无色素，易误诊，活检可明确诊断。

三、治疗

（一）中医治疗

1. 早期肛管癌早期正盛邪实，局部出现肿块，舌脉大多如常，饮食起居正常。治则以清热解毒消肿，理气活血散瘀。方用乌龙散或消瘤散，局部敷二味拔毒散。

2. 中期正虚邪实，癌肿不断扩大，形体日渐消瘦，倦怠无力，饮食日减，大便或溏或结，小便短赤，舌淡，脉细无力。治则以扶正为主，兼以祛邪。全身用消瘤散合归脾汤加减。局部用二味拔毒散加皮癌散，未破溃者用凡士林调敷，已溃破者，药面干撤，每日1次。

3. 晚期正气衰败，癌肿坚硬如石，身体消瘦、面黄食少，精神衰弱，呈恶病质状态。治则以扶正为主，方用人参养荣汤加白头翁、大麦芽等。局部可用二味拔毒散加艾粉散。

（二）西医治疗

1. 手术治疗　手术治疗是治疗肛管癌的主要方法。影响术式选择的因素主要有肿瘤大小、浸润深度、淋巴结转移及患者全身情况等。

(1)局部切除术：原发瘤≤2cm 的肛管癌行局部肿瘤切除，多可获治愈性效果。但目前，临床诊断时肛管癌原发瘤＜2cm 者仅占少数。尽管局部肿瘤切除是患者最易接受的术式，但作为肛管癌治疗的惟一手段（不加术后放疗等）时应严格掌握其指征。对原发瘤＞2cm 者，效果不理想。

(2)腹、会阴联合切除：对大多数肛管癌来说，腹会阴联合切除是标准而有效的治疗手段。其手术切除范围与直肠癌腹会阴联合切除相似。但肛管癌的淋巴转称移途径有上方向、侧方向和下方向3个方向，其上方向的淋巴转移率较直肠癌为低，且多发生于左结肠动脉分支以下。但其侧方向的淋巴转移明显，且还有相当数量的下方向的腹股沟淋巴结转移。这种淋巴转移方式决定了肛管癌根治术与直肠癌根治术不可能完全相同。肛管癌的腹会阴联合切除术对上方向的淋巴清扫只清除到左结肠动脉分支以下即可，而对侧方向的淋巴清扫则必须彻底。对于下方向淋巴清扫首先要充分切除肛周的皮肤，至少要切除肛门周围 3cm 以上的皮肤。一般前方应切至阴囊基部与皮肤交界处，女性为阴道口与肛门之间的中点，若癌肿位于肛管前壁，应将阴道后壁一并切除。后方应切至尾骨，两侧切至坐骨结节内侧，皮下组织及坐骨直肠窝内脂肪也应充分切除。

对于肛管下方向的腹股沟淋巴结转移，由于腹股沟淋巴清扫术后常发生淋巴瘘、下肢水肿、下肢感染、会阴部肿胀等明显影响生活质量的并发症，因此一般不主张常规作腹股沟淋巴结清扫。对无明显淋巴结转移者，原发瘤治疗后对腹股沟淋巴结随诊即可，一般术后6个月内应每月检查1次，6个月后至2年内应每2个月复查1次。对临床已有腹股沟淋巴结转移可疑的病例，局限的腹股沟淋巴结清除加术后放疗并不比扩大的髂腹股沟淋巴结清除效果差，但可明显降低下肢水肿等并发症。

2. 放射治疗　20 世纪 70 年代以前，放射治疗仅作为那些不能手术的晚期或复发后病例的姑息性治疗。近年来，随着放射技术发展及对肛管癌自然病史及其对放疗敏感性的新认识，放疗在肛管癌治疗中的地位又受到重视。越来越多的放射治疗结果显示其对肛管癌的良好疗效及其保留肛门功能方面的作用。对于 T_1、T_2 及较小的 T_3 期肿瘤，放疗治愈率较高。对于较大的肿瘤，采用放疗加手术的联合治疗方法可使部分病例达到根治目的。

在放疗技术方面，由于组织间置入放疗对局部区域淋巴结的作用是有限的，因此必须与外照射联合应用不同学派及肿瘤分期的放射治疗方法有所不同。

3. 化疗　肛管癌对化疗有一定敏感性。常用的化疗药物有 5-FU、MMC、争光霉素、博莱霉毒等。5-FU 作为放疗的增敏剂可明显延长无瘤生存期及远期生存率。5-FU 与 MMC 联合应用可减少单药的剂量而提高局部控制率及远期生存率。

(三)中西医结合治疗

目前中西医结合治疗该病的方法多是用中药配合放疗和/或化疗，以减少放、化疗的毒副作用，增强机体免疫力。中药多以扶正培本为基本法则，在此基础上辨证论治。

四、大肠癌的预后及预防

大肠癌预后因素很多，涉及到临床、病理特点、治疗方法等多个方面。总体看来，大肠癌术后 5 年生存率为 50%左右。

(一)一般临床情况与预后

1. 年龄　年轻患者预后较年长者差。Recio 分析 4430 例大肠癌患者，年龄 30 岁以下者 5 年生存率为 19.5%，而 30 岁以上者 5 年生存率为 34.7%。

2. 性别　多数报告女性患者比男性患者预后好。

3. 主要症状　据 Thomas 报道，以出血为主要症状就诊者，5 年生存率为 54%；而以肠梗阻和穿孔为主症就诊者，5 年生存率分别为 28%和 11%。

(二)肿瘤特点与预后

1. 位置　Steistnger 报告，升结肠肿瘤预后最好，直肠肿瘤预后最差。还有人认为腹膜反折处是判断预后的重要标志，腹膜反折以上者比反折以下者 5 年生存率高 10%。

2. 浸润深度与肠管周径受累程度　浸润超过黏膜下层或累及肠周径广泛者，存活率减低。

3. 癌肿分化程度　分化程度差者预后不良。

4. 组织学类型　黏液腺癌患者存活期只有非黏液腺癌患者的一半。类癌预后较好，未分化癌、鳞癌预后最差。

5. 临床病理分期　目前认为 Dukes 分期是评价结直肠癌预后的较好参考指标之一。Dukes A、B、C 期 5 年生存率分别为 60%～95%、40%～55%、20%～35%。

6. 淋巴结转移　无淋巴结转移患者 5 年生存率可达 70%以上，而癌组织转移至淋巴结者 5 年生存率不足 30%。结直肠癌患者淋巴结转移数目越多者，预后越差。

7. 远处转移　大肠癌有远处转移时预后差。

(三)其他因素

患者身体素质、心理素质及治疗方式等也是影响预后的重要因素。

总之，大肠癌的预后取决于早期诊断和及时手术根治。

对大肠癌的预防应注意防治大肠癌的前期病变，对结肠腺瘤性息肉，特别是家族性结肠息肉瘤，应及早予以切除，积极治疗溃疡性结肠炎和血吸虫病对该病的预防也有一定意义。此外，应避免高脂食谱，多进含纤维素多的食物，注意保持排便通畅，保持良好的心理状态，避免不良情绪刺激。

（张书信）

第五节 结肠、直肠息肉

结肠、直肠息肉又称大肠上皮瘤，是指结肠和直肠黏膜表面局限性隆起突向肠腔的病变。无论其形态和大小如何，一般在未确定其病理性质之前统称为息肉。因此“息肉”一词只是对肿物外形描述，而不能说明其性质。在这个意义上讲，不管是上皮性还是非上皮瘤，也不管是良性还是恶性，都可统称为息肉。但为了便于研究和讨论，一般只把来源于结、直肠上皮组织的良性肿瘤称为结直肠息肉。结直肠息肉可以单发也可多发，而息肉病是指具有多数息肉同时伴有全身疾病综合征者。但至今对多发性息肉与息肉病仍无明确的定义。有人将伴有综合征者称为息肉病，而将多发的息肉叫做多发性或散发性息肉，也有人建议将100个以上息肉者称息肉病，小于100个者称多发性息肉，并认为前者有明显的遗传性，而后者无明显遗传因素。结肠、直肠息肉可发生于结直肠任何部位，但以直肠和乙状结肠最为多见。

祖国医学对结直肠息肉很早就有认识。《灵枢·水胀》曰“寒气客于肠外，与卫气相搏。气不得荣，因有所系，癖而内著，恶气乃起，息肉乃生”。后世对“珊瑚痔”、“樱桃痔”及“息肉痔”的描述与直肠息肉的形态相似，“肠覃”则相当于结肠息肉。

一、病因

（一）中医病因

中医学认为，该病的产生主要是由于饮食失调，湿热内生，下注大肠，外感湿浊之邪，搏结肠内所致。

（二）西医病因

引起结肠、直肠息肉产生的确切原因尚不清楚，可能与下列因素有关。

1. 炎性刺激　肠黏膜长期炎性刺激可引起肠黏膜的息肉状肉芽肿。这是由于在炎症病变过程中，肠黏膜溃疡面中央尚残存有充血水肿的黏膜区，周围溃疡愈合之后形成瘢痕，逐渐收缩，使残留的黏膜面突出呈息肉状，或是溃疡面的肉芽组织增生突起。炎性刺激是炎性息肉产生的主要原因。另外，由于肠黏膜的慢性炎症，使腺体阻塞，黏液潴留也可形成息肉。

2. 遗传因素和基因突变　息肉的形成与遗传因素和基因突变关系密切，如家族性结肠息肉病即属于常染色体显性遗传，系基因突变引起。流行病学研究表明，一些多发性息肉也有较明显的遗传性。

3. 饮食因素　饮食因素与结直肠息肉的产生有一定关系，尤其是细菌和胆汁酸的相互作用可能是腺瘤性息肉形成的基础。另外，幼年型息肉的产生与小儿多进少渣饮食，大便秘结刺激肠黏膜，引起上皮组织局限性增生有关。

4. 机械损伤和粪便刺激　粪便中粗渣和异物及其他有关因素造成大肠黏膜损伤，或粪便长期刺激，促使肠黏膜上皮细胞增生过快，导致息肉产生。

5. 病毒感染　在幼年型息肉中，可以找到含有脱氧核糖核酸胞质包涵体。而这种包涵体可在传染性软疣中发现，因而认为病毒感染可能是幼年型息肉产生的原因之一。

二、病机病理

（一）中医病机

中医学认为，体内蕴积湿热之邪，下注于大肠，与外来湿浊之气相搏，使气机阻滞，瘀凝肠分，则隆起为息肉。

（二）西医病理

1. 结直肠息肉分类　1981年，全国大肠病理专业会议制定了我国结直肠息肉的分类方法。如表29-7。

表29-7　直肠息肉分类表

	单发性	多发性
新生物性	管状腺瘤	家族性结肠腺瘤病
	绒毛状腺瘤	Gardner综合征
	管状绒毛状腺瘤	Turcot综合征

续表

	单发性	多发性
错构瘤性	幼年性息肉	幼年性息肉病
	Peutz-Jepher 息肉	Peutz-Jepher 综合征
炎症性	炎性息肉	假息肉病
	血吸虫卵性息肉	多发性血吸虫卵性息肉
	良性淋巴样息肉	良性淋巴样息肉病
化生性	化生性(增生性)息肉	化生性(增生性)息肉病
其他	黏膜肥大性赘生物	
	脂肪瘤、平滑肌瘤、血管瘤等	

2. 临床病理学

(1)管状腺瘤:管状腺瘤较小,直径多在 1cm 以下,绝大多数呈圆形或椭圆形,部分呈不规则形,表面光滑,有时表面可见一条或数条横沟,或呈分叶状。镜下见其主要由腺管结构组成,腺管增生延长,并出现不同程度的异型性,部分管状腺瘤表面可见上皮细胞呈乳头状结构,但其范围不超过表面的 1/5。

(2)绒毛状腺瘤:绒毛状腺瘤体积较大,一般直径在 2cm 以上,多呈圆形,灰红色,表面呈绒毛状,无蒂,多为单发,也可多发,偶可累及一段结、直肠的大部分黏膜,尤其是直肠。镜下见瘤组织呈指状或分支状由黏膜面突起,表面由一至数层变长的柱状上皮细胞构成,排列规则,核位于基底部;间质为富含血管的疏松纤维结缔组织,其中可见一些炎性细胞浸润,有时可伴水肿。绒毛状腺瘤多伴有异型增生。

(3)管状绒毛状腺瘤:由管状及绒毛状两种成分构成。其绒毛状成分占腺瘤的 1/5～4/5。

(4)幼年性息肉:幼年性息肉绝大多数位于乙状结肠及直肠。一般呈圆形或椭圆形,直径多在 1cm 左右,颜色淡红或暗红。镜下见息肉由多数腺体构成,黏膜表层基本与正常大肠黏液分泌细胞的形状和排列一致,细胞核较小,位于基底部。在蒂接近息肉处,黏膜上皮转为肉芽组织。息肉有急慢性炎性细胞浸润现象。

(5)Peutz-Jegher 息肉:Peutz-Jegher 息肉外观类似于管状腺瘤,常有蒂。镜下无明显组织学结构异型性。常见黏膜肌层呈树枝状伸入腺管之间。

(6)炎性息肉:炎性息肉是由炎症所致的结节性息肉样病变,表面可形成溃疡,也可覆以正常或再生的上皮。间质由炎性细胞浸润或肉芽组织形成,也可以胶原纤维增生为主。

(7)血吸虫卵性息肉:见于慢性血吸虫病晚期,以乙状结肠最多见,其次为直肠及降结肠,呈多发性,直径一般不超过 1cm。镜下可见血吸虫卵沉积。

(8)化生性息肉:化生性息肉体积小,直径＜1cm,无蒂。镜下见腺管增生延长并明显扩张,杯状细胞减少,胞浆红染,其腺上皮细胞形态与吸收上皮相似。

三、临床表现

(一)症状

1. 便血　便血是结肠、直肠息肉的常见症状,出血量可多可少,少者仅表现为大便潜血阳性或粪便镜检有红细胞,出血量较多时可出现肉眼血便。息肉位置较高,数量较多时,血常与大便相混;若息肉位置较低或体积较大,出血量多时,则血与大便不相混合。长期便血可继发贫血、营养不良等症。

2. 排便习惯改变　排便习惯改变包括便秘、腹泻、黏液脓血便、里急后重等。个别患者由于长期腹泻继发水、电解质紊乱。

3. 息肉排出体外或脱出肛外　部分长蒂息肉由于蒂扭转,缺血断裂,使息肉脱落,随粪便排出体外。部分直肠息肉可在排便时脱出肛门外,排便后自行缩回或需用手还纳。

4. 腹痛　一般小的息肉无腹痛,息肉较大时可出现腹痛,多为坠胀性隐痛,伴发肠套叠时则疼痛加剧。

5. 腹胀息肉较大或较多时,可出现腹胀。

6. 其他症状　Peutz-Jegher 综合征可见口唇、口腔黏膜、颜面或其他部位的色素斑,呈褐色或黑色。Gardner 综合征可见皮脂囊肿、纤维瘤、骨肿瘤等。

(二)体征

肛门直肠指诊对直肠息肉的诊断很有价值,指诊时应注意息肉的大小、硬度、活动度,是否有蒂,是否光滑，是否出血。

（三）实验室及其他检查

1. 大便潜血检查（FOB）　大便潜血检查可作为有症状者及高危人群的初筛检查。

2. 内镜检查　通过直肠镜、乙状结肠镜、纤维结肠镜等内镜检查，可以确定息肉的大小、部位、形态、数量，并可以取活检进行组织学诊断。

3. X线检查　钡灌肠检查是诊断结肠、直肠息肉的重要手段之一，但普通钡灌肠检查一般不易发现直径＜1cm 的息肉。气钡对比造影的诊断率要高一些，但对直径＜1cm 的息肉漏诊率仍在 10％～30％。高质量的低张双重对比造影有时可检查出用其他 X线检查甚至结肠镜检查无法检出者。

4. 活组织检查　对于息肉应常规进行活组织检查，以确定病变的性质。为进一步治疗提供参考依据。

四、诊断和鉴别诊断

（一）诊断

根据患者便血，排便习惯改变及其他症状，结合内镜及 X线检查，即可对息肉做出诊断。通过组织学检查，即可明确病变性质。

（二）鉴别诊断

详见表 29-8。

表 29-8　几种消化道息肉综合征的鉴别诊断

综合征	组织学	分布	其他表现	恶变率	遗传性
家族性结肠腺瘤病	多个腺瘤性息肉	结肠	无	高	＋
Gardner	散在腺瘤性息肉	结肠，偶在胃与小肠	多发性骨瘤病，多发性体表软组织肿瘤	高	＋
Turcot	散在腺瘤性息肉	结肠	中枢神经系统肿瘤	高	＋
Peutz-Jepher	黏膜肌层错构瘤	胃、小肠、结肠	黏膜皮肤色素沉着	无或很少	＋
Gronkhite-Canada	幼年性息肉	胃、小肠、结肠	有外胚层缺陷，如脱发，指甲营养障碍，皮肤色沉，蛋白质丧失	无	—

五、治疗

（一）中医治疗

1. 内治法　内服中药治疗结肠、直肠息肉的效果，尚难以确定。常用的治法有清利湿热，软坚散结，活血化瘀等方法。炎性息肉，通过内服中药可以消失。多发性息肉黏膜充血水肿时，服药后可使炎症减轻，也有息肉消失者。常用的方药有秦艽苍术汤（秦艽、桃仁、苍术、防风、黄柏、当归、泽泻、槟榔、大黄）、复方乌梅丸（乌梅炭、僵蚕、蜂蜜）、椿皮酒醋煎、少府逐瘀汤等加减。

2. 外治法

（1）灌肠法：可用复方乌梅汤保留灌肠，每日 1 次。药物组成为乌梅 12g，海浮石 12g，五倍子 6g，五味子 6g，牡蛎 30g，夏枯草 30g，贯众 15g，紫草 15g。浓煎 150～200ml，每次 50ml，做保留灌肠。

（2）结扎法：如息肉能脱出肛外，可在直视下单纯结扎或贯穿结扎。结扎后不必将息肉剪下，纳入肛内待其自行脱落。如不能脱出可在麻醉后进行结扎。如为多发息肉，可将生长密集区之息肉连同部分正常黏膜一并结扎之。结扎时将丛生息肉提起，于其下正常黏膜处穿针引线即可。此法可同时结扎几处，愈后再结扎他处，直至结扎完为止。

（3）注射法：取侧卧位，局麻后消毒肠腔，然后用 6％明矾或其他硬化剂注射于息肉基底部，每点注入 0.3～0.5ml，使息肉自蒂部脱落。

（二）西医治疗

1. 治疗原则　结直肠息肉（图 29-23）的治疗，总的原则是应把息肉去除。具体方法应根据息肉大小、形状、部位、数量及组织学类型而定。对直径在1cm以下者一般可经内镜摘除。直径＞4cm时，应考虑手术切除。带蒂息肉容易经内镜摘除，广基的较大息肉应手术切除。如息肉数量较多，可先取一枚或数枚行组织学检查，然后再确定治疗方案。增生性、错构瘤性息肉虽常为多发性，但很少有恶变倾向，应尽量经内镜摘除，而绒毛状腺瘤恶变率高，应以手术切除为宜。

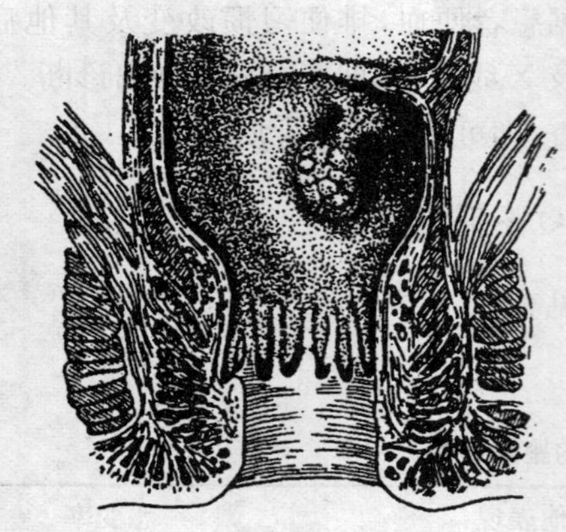

图 29-23 直肠带蒂息肉

2. 治疗方法

(1)经结肠镜息肉摘除术：随着内镜治疗技术的不断发展，经结肠镜息肉摘除已成为一种安全有效的结肠、直肠息肉治疗方法。治疗方法有圈套后电凝切除、电灼切除、激光凝结切除等。

(2)经肛门息肉切除术(图 29-24)：主要用于直肠内息肉。麻醉后充分扩肛，暴露息肉。在基底部缝扎后，将息肉切除。

(3)经骶直肠息肉切除术：主要适用于腹膜反折以下的直肠息肉。麻醉后取抬高耻区的俯卧位，自骶尾至肛口上2～3cm正中切口，暴露骶尾骨，剥离切除尾骨或将其翻转。结扎切断骶中动脉，分开肛提肌后暴露直肠后壁并纵行切开，显露出息肉，并将其分离切除。如为良性息肉，则可缝合黏膜，横行缝合肠切口。术中尽量不切断括约肌，如已切断应予以修补，以防肛门失禁。

(4)经腹息肉切除术：适用于距肛门18cm以上，较大，广基、无蒂的绒毛状腺瘤及疑有恶变可能的腺瘤。开腹后充分游离息肉所在的肠段。对有恶变可能的息肉应行肠段切除，一期肠吻合，对质软蒂长的息肉，可切开肠壁，将息肉结扎切除后缝合肠壁。在手术过程中可经断端插入纤维结肠镜，以了解息肉分布情况及确定治疗方案。

(5)全结肠切除术：主要用于家族性结肠腺瘤病、Gardner综合征及结肠多发性腺瘤病变。操作方法较多，如全结肠直肠切除、永久性回肠造口术，此术式完全避免了息肉恶变的可能，但在一定程度上降低了患者生存质量；全结肠切除、回肠直肠吻合术，保留了正常的排便动能，但同时也保留了大肠癌的高发部位；全结肠切除、直肠黏膜剥脱、回肠贮袋、经直肠肌鞘内回肠肛管吻合术，则取上述两种术式的优点，避免了其缺点，但此术式仍有操作复杂、术后并发症较多等不足。

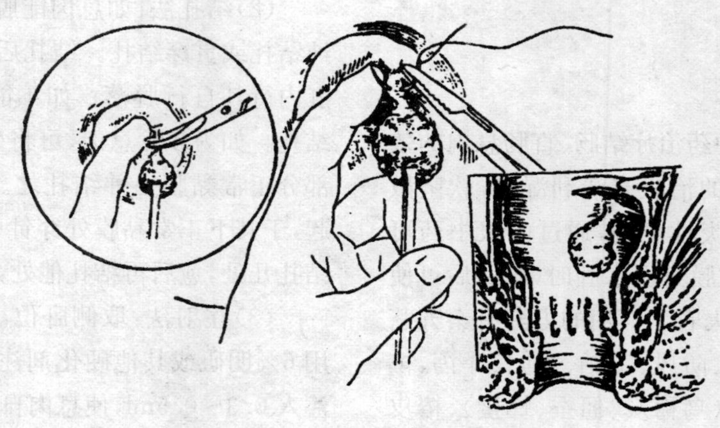

图 29-24 肛门镜下带蒂息肉切除术

六、预后及预防

结肠直肠息肉的预后主要取决于其组织学分型，腺瘤性息肉恶变率较高，其中又以绒毛状腺瘤恶变率最高，故对腺瘤性息肉，一经发现应积极治疗。炎性息肉也有一定的恶变率，而错构瘤性息肉极少恶变。

预防结肠、直肠息肉,应积极控制肠道炎症,少食刺激性食物以减少对肠道的刺激,多食富含纤维素的饮食,保持大便通畅,减少肠道有害物质的吸收。同时,应注意养成良好的排便习惯。

(张书信)

第六节 缺血性结肠炎

缺血性结肠炎是由于肠系膜血管闭塞或狭窄,引起结肠局限性肠壁梗死或相对缺血,继而并发细菌感染而形成的结肠炎。该病在 1966 年 Marston 正式命名之前,曾用过结肠坏死、结肠节段性梗死、坏死性结肠炎、急性节段性溃疡性结肠炎、结肠可逆性血管闭塞症、肠系膜动脉功能不全等许多名称。供血不足是该病肠壁的主要病变,而炎症是继发改变。因此严格地讲,它不属于炎性疾病,但其临床表现易和其他炎症性肠病相混淆。该病主要表现为结肠黏膜的坏死和溃疡形成,重者可累及肌层。该病任何年龄都可发病,但绝大部分为 70 岁以上的老年人。该病在中医学中属于"腹痛"范畴。

一、病因

(一)中医病因

中医学认为,该病产生的原因主要是由于年老体弱,脏腑虚弱,气虚血瘀,或湿热瘀滞,气机不畅及外来伤害,瘀血内阻等。

(二)西医病因

1. 血管病变 肠道的血供主要靠腹主动脉的三大分支,即腹腔动脉、肠系膜上动脉和肠系膜下动脉。缺血性结肠炎最容易发生在血供较差的区域,如肠系膜上、下动脉交接处、脾曲和左半结肠。据文献报道,150 例中左半结肠占 71%,回盲部和升横结肠仅占 29%。

当动脉粥样硬化、血栓闭塞性脉管炎、风湿性二尖瓣狭窄、亚急性感染性心内膜炎等原因引起动脉血栓形成或栓塞,真性红细胞增多症、血小板增多症、长期口服避孕药、胰腺炎、胰腺癌、腹腔脓毒血症、主动脉造影术后等原因引起静脉血栓形成或高凝状态,糖尿病、结节性多动脉炎、硬皮病、系统性红斑狼疮等原因引起的小血管病变时,均有可能继发内脏血管病变,引起结肠缺血,导致该病发生。

2. 肠系膜血流灌注不足 造成肠系膜血流灌注不足的原因较多,如休克时微循环障碍,有效循环血量不足,为保证重要生命器官的血供,关闭一些次要脏器的血供,导致肠系膜血流灌注不足。另外,心衰、洋地黄中毒等也可导致肠系膜血流灌注减少。

3. 医源性因素 手术时结扎或损伤肠系膜下动脉是导致该病的常见医源性原因。

二、病机病理

(一)中医病机

气虚、湿热内蕴等各种原因引起瘀血内阻,不通则痛是该病的主要病机。

(二)西医病理

由于缺血发生缓急不同,程度不同,持续时间各异,因此病理改变各不相同。一般情况下,轻型病例的病变主要在肠系膜侧,呈局限性。重型可损及结肠全周,病变长度不等,受累范围可从节段性至全结肠。

当结肠急性缺血时,其缺血肠段先收缩后扩张,对血运敏感的黏膜发生斑块状坏死和不规则型溃疡,黏膜下层出现充血水肿、炎性细胞浸润,可累及肌层及浆膜层。在受累肠段浆膜面有渗出和纤维素沉着,血管内可有多数血栓形成。当严重缺血时,受累肠段可发生坏疽。缺血性结肠炎的病理改变有如下特点:①不累及回肠;②病变范围大小不一,只累及一段肠管,无"跳跃征"改变;③黏膜无炎性息肉样改变、无铺路石样改变;④肠壁很少形成隐窝脓肿及肉芽肿;⑤黏膜下血管有内膜改变,栓塞和明显出血。

当急性缺血解除后,大多数病例可恢复,但可导致缺血后损害;肠壁局限性增厚。损害部位结肠袋消失,假性憩室形成,黏膜下层及肌层纤维化,炎性细胞浸润,肠壁终末动脉内膜增厚、纤维化、管腔狭小、闭锁、侧支循环建立,肠管发生狭窄。轻型病例或缺血短暂者,血管及肠管可不发生组织学变化。

三、临床表现

(一)症状与体征

该病在临床上多表现为突发性腹痛、腹胀和便血。阻塞性缺血性结肠炎的腹痛表现是初为绞痛,后为持续性痛,并可有定位性痛,可伴有恶心、呕吐。而非阻塞性缺血性肠炎的腹痛多为间歇性急性腹痛,常发生于食后 15 分钟左右,可持续 1~3 小时,饱餐后因血供需要增加引起平滑肌痉挛使腹痛加重,服制酸剂无效,但硝酸甘油可缓解。该病初期一般腹胀轻,后期有 56%~80%患者出现腹胀。便血约占 50%,有时为肉眼血便,有时则肉眼血便不太明显。其他症状尚有腹泻、便秘、厌食等。

该病体征随病情轻重有所不同。当肠道坏死穿孔时,则可出现腹膜炎的典型体征。

(二)实验室及其他检查

1. X线检查　腹部平片常可见肠道积气,结肠扩张。肠管黏膜不规则,可呈锯齿状,由黏膜水肿、浅表溃疡、扩张度减低变硬引起。可出现"指压痕",又称假肿瘤征,1963 年,Boley 首次描述表现为突入肠腔内透光的圆形充盈缺损,呈弧形切迹,一般在发病后 1~2 天内出现,数日后消失。肠管狭窄常见于疾病晚期,因反复发作使肠壁纤维化。与肠腔狭窄相伴,可有囊袋形成:结肠黏膜呈浅而宽的小囊或假憩室样变。节段性痉挛与横嵴出现是早期局限性痉挛影象,为该病特征性影像之一,随着疾病转归,可在短期内消失。

选择性腹腔动脉造影对于该病的确诊有很大价值,可显示缺血肠管的血管弓充盈不良,或终末血管狭窄及不充盈影像。然而血管造影阴性时不能排除该病,因非血管闭塞者有时无异常发现。

2. 内镜检查　该病部位在直肠以上,应行纤维结肠镜检查。内镜下可见病变部位黏膜水肿出血,呈暗红色,向肠腔内突出。病变严重,范围广者黏膜表面凹凸不平,有时可见暗红色血疱。发病后 2~3 天黏膜可坏死脱落,形成纵向糜烂、溃疡,溃疡面常有脓苔。发病数日后,出血可停止,黏膜肿胀消退,可见到黏膜修复区。若病变继续加重,溃疡加深,到溃疡愈合过程中可见黏膜集中或出现瘢痕性狭窄。

四、诊断和鉴别诊断

(一)诊断

根据患者年龄、发病特点、症状体征,结合 X 线及内镜检查,即可做出诊断。

(二)鉴别诊断

1. 阻塞性与非阻塞性肠系膜动脉病变的鉴别(表 29-9)。

表 29-9　阻塞性与非阻塞性肠系膜动脉病变鉴别

表现	阻塞性	非阻塞性
原有疾病	无	常有(休克、心衰等)
低血压	无	通常有
病变范围	局限	广泛
常见部位	脾曲降结肠	小肠、结肠
疼痛	开始突然发作	不常见
鲜血便	通常有	不常见
腹泻	后期出现	早期出现
腹胀	早期可见	较不常见
累及直肠	少见	常见
X线检查	有帮助	价值小
预后	较好	较差

2. 缺血性结肠炎与溃疡性结肠炎(UC)、Crohn病(CD)的鉴别(表 29-10)。

表 29-10　缺血性结肠炎与 UC、CD 鉴别

表现	缺血性结肠炎	UC	CD
起病	极快	缓慢,偶尔快	缓慢
年龄 75 岁	80%	<10%	<5%
直肠出血	一次量多	每次大便带血	少见
狭窄形成	常见	罕见	常见

续表

表现	缺血性结肠炎	UC	CD
原有心血管病	常有	罕有	罕有
疾病进展	急性，变化快	慢性	慢性
节段受累	常见	罕见	常见
最常受累部位	脾曲、左半结肠	直肠、结肠	末端回肠
钡灌肠有拇指印	常见	罕见	不常见

五、治疗

(一)中医治疗

中药治疗该病，应以活血化瘀为主，配合辨证论治。方用少腹逐瘀汤加减。常用药物如小茴香、干姜、元胡、乳香、没药、当归、川芎、丹参、蒲黄、五灵脂等。如伴身热不扬、胸闷不饥、四肢怠惰、舌苔黄腻者，可加用清热利湿、化浊解毒之品，如藿香、连翘、黄芩、菖蒲、半夏、茯苓等。

(二)西医治疗

1. 阻塞性缺血性结肠炎的治疗　对于阻塞性缺血性结肠炎，以前曾有人先用溶血栓药物链激酶或尿激酶，然后继以抗凝血药物如肝素等，但其治疗价值很难肯定。近来多主张手术治疗，多数学者认为早期行肠系膜上动脉切开取出栓子是最理想的方法。除坏疽穿孔或狭窄引起肠梗阻外，不主张同时行肠切除术，其理由主要有两方面，一是有时难以确定肠管是否已坏死；二是切除后的肠管端端吻合有时不可靠。若阻塞的原因是由于肠系膜上动脉粥样硬化血栓形成所致，动脉内膜剥离有困难，可行血管旁路手术，如髂动脉、腹主脉与肠系膜上动脉远端行搭桥术。同时应积极进行支持治疗，纠正休克及水、电解质紊乱，及时控制感染。

2. 非阻塞性缺血性结肠炎治疗　处理原则主要包括两方面，一是使用血管扩张药物，解除血管痉挛，改善微循环，如补液、输血，应用低分子右旋糖酐、654-2 等；二是积极治疗引起肠系膜动脉血流灌注不足的原发疾病，如纠正休克、改善心功能等。

六、预后及预防

缺血性结肠炎常发病突然，来势凶猛，加之患者为老年，多合并其他疾病，故死亡率较高。

该病的预防较困难，主要是积极治疗产生该病的原因，如动脉硬化和血管疾病等。

(张书信)

第七节　直肠脱垂

直肠脱垂是直肠黏膜、直肠全层，或合并有部分乙状结肠向下移位的疾病。该病可发于任何年龄，但以小儿、老人、经产妇及体弱的青壮年为主。其中小儿多见为直脱黏膜脱垂，成人和老年人常见直肠全层或合并有部分乙状结肠脱垂。

我国是世界上最早记述直肠脱垂的国家。《五十二病方》中有“人州出不可入者……倒县(悬)其人，以寒水戋(浅)其心腹，入矣”的记载，其中“人州出”即直肠脱垂。中医文献中多将该病称为“脱肛”。

一、病因

(一)中医病因

历代医家对脱肛的病因多有记述，如《诸病源候论》中说“脱肛者，肛门脱出也。……大肠虚而伤于寒痢，而为气呕，其气下冲，则肛门脱出，固谓脱肛也”。《千金要方》有“若脏伤寒，则肛门开，大行洞泄，肛门凸出，良久乃入”的记载。对于直肠脱垂的病因论述最详细的古代医籍当推《景岳全书》，其中说“大肠与肺为表里，肺热则大肠燥结，肺虚则大肠滑脱,此其要也。故有久泻久痢,脾肾气陷而脱者;有因中气虚寒,不能收摄而脱者;有因劳役吐泻,伤肝脾而脱者;有因酒湿伤脾,色欲伤肾而脱者;有因肾气本虚,关闭不固而脱者。然热者必有热证,如无热证,便是虚证。且气虚即阳虚,非用温补,多不能效。凡小儿元气不实者,常有此证”。《疡科心得集》中说“老人气血已衰,小儿气血未旺,皆易脱肛”。

从以上论述中可以看出,中医认为直肠脱垂的原因主要是各种原因导致气血亏虚、脏腑衰弱而引起。

(二)西医病因

1. 不完全性直肠脱垂病因

(1)新生儿及婴儿的骨盆小而发育不良,呈圆锥形、骶骨几乎垂直,骨盆上口平面呈水平位,这是婴幼儿容易发生直肠脱垂的重要的解剖学原因。

(2)肛门括约肌无力及直肠周围脂肪含量过少,失去对直肠的支撑能力,是老年人发生不完全性直肠脱垂的重要原因。

(3)肛门直肠损伤:因手术、创伤或肿瘤侵蚀等原因导致肛门部肌肉、神经的损伤也是产生直肠脱垂的重要原因。

除此之外,还有一些因素常被认为是直肠脱垂的相关因素:①不良排便习惯(特别是便秘);②神经疾病;③女性(尤其经产妇);④直肠乙状结肠过长;⑤Douglas 陷凹深;⑥肛门松弛;⑦呕吐;⑧咳嗽;⑨排尿费力;⑩营养不良;⑪腹泻。

2. 完全性直肠脱垂的病因　成人完全性直肠脱垂的病因尚不完全清楚,因而有许多学说提出,目前比较普通接受的学说有两种。

(1)滑动性疝学说:1912 年,Moschcowitz 提出直肠脱垂实际上是直肠在直肠膀胱(子宫)陷凹的滑动疝,在腹腔内脏器的压力下,盆腔陷凹的腹膜逐渐下垂,发病初期可摸到疝。腹膜下垂后,直肠上段前壁被压入直肠壶腹内,形成肠套叠,并从肛门向外突出。

(2)肠套叠学说:1968 年,Broden 和 Snellman 认为直肠脱垂实际是肠套叠。这种类型的肠套叠开始于乙状结肠和直肠的交界处。若乙状结肠交界处的固定点受到损伤或固定点组织薄弱,腹内压持续增加时,乙状结肠可套入直肠,于是产生一种将交界处固定点下拉的力。由于病情的发展,直肠和乙状结肠被下拉,最终造成侧韧带损伤,使直肠从肛门向外突出,其特点是直肠脱垂的前壁和后壁长度相等,脱出肠段的肠腔位于中央。1970 年,Thenerkauf 用特殊的 X 线活动摄影术证实了这一学说。1975 年,Starleg 认为肠套叠学说和滑动疝学说基本上是一致的,滑动疝是肠套入的早期表现,而肠套叠是滑动疝的后期结果。

二、病机病理

(一)中医病机

祖国医学认为,直肠脱垂的发生主要是先天不足、年老体弱及吐泻劳伤等原因致使气血不足,脏腑虚损,造成气虚下陷,升提无力,固摄失职,而发生该病。其病位虽在大肠肛门,但与脾、肾、肺等脏器关系密切。其主要病机以“虚”为主。

(二)西医病理

直肠黏膜脱垂表现为直肠黏膜下移,黏膜与肌层分离翻于肛门外,黏膜颜色淡红,有水样或粘稠的黏液。直肠黏膜脱垂与排便密切相关。早期脱垂的黏膜能自行复位,随着病情的发展,脱出部分逐渐增长,便后不能自行纳回肛内,需用手助其复位,此阶段的黏膜脱垂常因摩擦刺激,黏膜面充血水肿,甚至发生散在小溃疡。

直肠全层脱垂的特点是肛门外呈卵圆形脱出,其上有一系列环形皱襞,呈不规则排列,早期为淡红色,以后转变为深红色,脱出物因充血水肿而增大,表面的环状皱襞消失,出现分散的糜烂、溃疡,其分泌物多而臭。

直肠脱垂的分类方法很多,1975 年在我国首次全国肛肠学术会议上,将直肠脱垂分为 3 度。

Ⅰ度:排便或增加腹压时,直肠黏膜下移,脱于肛门外,长度在 3cm 左右,便后脱出部分自行复位,无自觉症状者。

Ⅱ度:便时直肠全层外翻脱出,长度在 4～8cm,必须用手压迫复位,触摸脱出的包块肥厚有弹性,肛门括约肌较松弛者。

Ⅲ度:便时肛管、直肠和部分乙状结肠外翻脱出，长达 8cm 以上，用手推压较难复位，脱出部分的黏膜糜烂，触之肥厚失去弹性，括约肌松弛，手法复位后可见肛门闭合不紧者。

三、临床表现

(一)症状

1. 脱出　直肠脱出是该病的最主要症状。轻者在排便时脱出，便后可自行还纳；重者除在大便时直肠脱出外，走路、咳嗽、久站、劳累时也可脱出。

2. 排便异常　可在脱出的同时，伴有便秘、腹泻、大便失禁等排便异常(图 29-25)。

3. 局部症状　由于肛门括约肌松弛，黏液可外溢，刺激肛周皮肤，出现瘙痒、坠胀疼痛、尿频等症状。

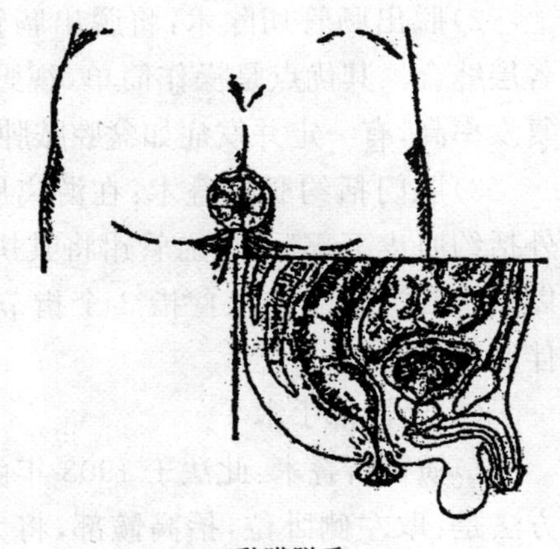

A. 黏膜脱垂

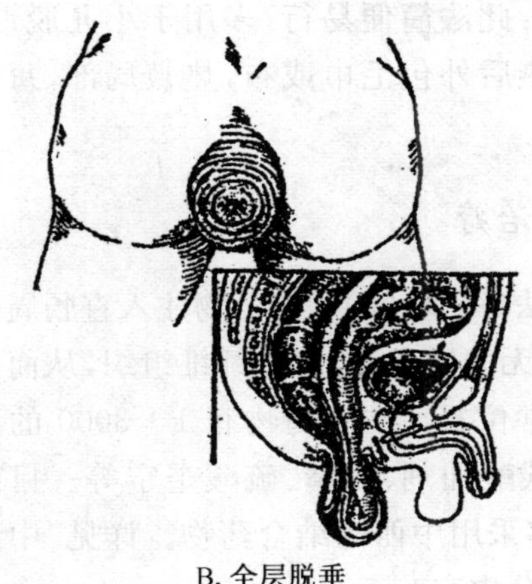

B. 全层脱垂

图 29-25　直肠脱垂

(二)体征

直肠脱垂脱出的包块经常呈一倒置的圆锥形，脱垂的长度不定，其表面为直肠黏膜，可为正常黏膜或伴有炎症或溃疡。脱出圆锥形物顶端为肠腔的孔，若孔偏向后方，则圆锥形前方较其后方长而大，为直肠全层脱垂，属于滑动性脱垂。若肠腔的孔在圆锥形顶部，前后壁等长，则属于肠套叠脱垂。

手指沿包块外表上行，若发现包块与肛门之间有一环形沟，说明脱出包块是直肠，为直肠全层脱垂。若包块与肛门之间不存在沟，在肛门外脱出肠段可见到齿线，说明突出的包块是肛管和直肠。若脱出的包块薄而成半球形，说明为直肠黏膜脱垂。若为黏膜脱垂，其长度一般不超过 4cm，有放射状黏膜沟。若为直肠全层脱垂，一般在 5cm 以上，黏膜皱襞呈环状沟。

四、诊断和鉴别诊断

(一)诊断

根据肛门部有包块脱出的症状，结合对脱出物的视诊检查，诊断不困难。

(二)鉴别诊断

主要应与痔核脱出相区别。内痔脱垂各痔核间多有明显分界，痔黏膜充血，色鲜红或暗紫。有时直肠黏膜脱垂可伴发内痔脱垂。

五、治疗

(一)中医治疗

1. 内治法　对直肠脱垂的内治法，清代高锦庭《疡科心得集》中有很精辟的论述，“治脱肛之证，不越乎升举，固摄、益气三法。如气主虚下陷而脱者，宗东垣补中益气汤举陷为主；如肾虚不摄而脱者，宗仲景禹余粮石脂丸及熟地、五味子、兔丝辈，固摄下焦阴气为主；如肝弱气陷，脾胃气虚下陷而脱者，用滋阴益气，兼以酸苦泄热为主，如老年阳气下陷，肾真不？而脱者，又有鹿茸、阳起石、补骨脂、人参等提阳固气一法……有气热血热而肛反挺出者，宜用芩、连、槐、柏及四物、升、柴之类，苦味坚阴。然斯证虽多,但苦寒之味不可恃为常法耳”。目前,临床上治疗直肠脱垂,仍以补虚和升提为根本大法。

2. 外治法

(1)熏洗法:多用收敛固涩之剂,如明矾、五倍子、乌梅、石榴皮、苦参、枳壳等,煎汤熏洗。

(2)敷药法:用收敛固涩类药物,如赤石脂、五倍子、诃子肉、煅龙骨等研为细末,干撒或水油调涂。

(3)熨灸法:此法简便易行,多用于小儿脱肛。现多以砖块烧热后外包毛巾或布,热敷局部,每次约半小时。

(二)西医治疗

1. 注射疗法(图 29-26)　将药物注入直肠周围间隙,引起局部无菌性炎症,形成纤维组织,从而保持直肠壁在正常位置。常用药物有 1∶3000 的稀盐酸溶液,5%碳酸油剂、酒精、硫酸奎宁等。目前国内注射疗法多采用中西医结合药物。详见“中西医结合治疗”部分内容。

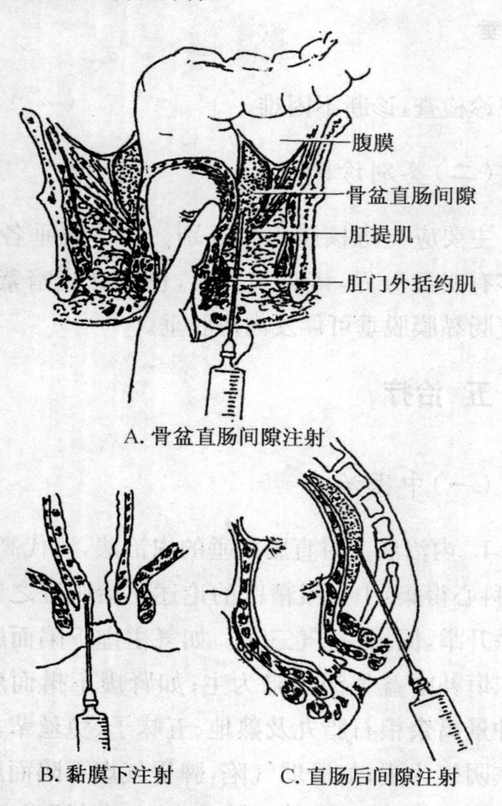

图 29-26　脱肛的注射疗法

2. 手术疗法　凡采用非手术疗法治疗失败的病例都应考虑手术治疗,国外认为直肠全层脱垂是手术疗法的绝对适应证。手术的方式很多,可根据患者的不同情况选用不同的手术方法。迄今为止,还没有一种公认的手术方法可适用于所有的直肠脱垂。

(1)经会阴术式

1)肛门紧缩术:肛门紧缩术治疗直肠脱垂最早由 Thiersch 于 1892 年提出,即用银丝埋于肛门部皮下环绕肛门,使肛门紧缩,以防止脱垂。此方法操作简便,损伤小,尤其适用于年老体弱者(图 29-27)。

2)脱出肠管切除术:将脱出肠管切除,然后将各层缝合。其优点是操作简单,视野清楚。缺点是复发率高,有一定并发症如盆腔脓肿、直肠狭窄等。

3)肛门括约肌折叠术:在游离肌缘皮瓣,显露外括约肌皮下部后,用血管钳将其挑起,折叠缝合,以缩小肛门至能进入食指 3 个指节大小。适用于伴肛门松弛者。

(2)经骶部手术

1)横行折叠术:此法于 1903 年由 Tuttle 报道。方法是:取左侧卧位,抬高髋部,将大腿曲向腹部,将直肠拉出肛门。助手将直肠托位拉紧,于尾骨和肛门正中间作一弯形切口,将肛提肌纵行分开,将2～3 指插入伤口内,将直肠后面和上面的直肠系膜附着处及两侧的侧韧带附着处分离。助手将直肠推入肛门,并用插入肛门的手指将直肠的后方翻入伤口内,一系列缝线横行穿过肌层,尽可能包括更多的直肠周径,通过伤口至直肠与骶骨分离的最高点,穿过直肠每侧的软组织,结扎缝线,而将直肠提高。

2)经骶修补术:由 Thomas 于 1965 年首先提出。方法是:屈曲俯卧位,切除尾骨和末两节骶骨,切开骶前筋膜,游离并拉紧直肠。切开腹膜,将乙状结肠下段和直肠上段提出切口,切除部分乙状结肠与直肠,但应保留直肠下段 5～7cm,使直肠后移,紧贴骶前筋膜。在直肠前,缝合肛提肌和盆底筋膜,再将乙状结肠推向前,缝合腹膜。

(3)经腹术式

1)Ripstein 手术:1965 年,Ripstein 根据直肠脱垂的肠套叠学说,提出直肠悬吊固定术。方法是:开腹后切开直肠两侧腹膜,将直肠由骶前游离并向上牵拉,将宽 5cm 的涤纶网带包绕直肠上部,两端缝于子骶骨岬下方的骶前筋膜和骨膜上,并将网带两侧缝于直肠前壁及侧壁,缝合直肠两侧腹膜切口,关腹。此法疗效可靠,手术简单,复发率低。

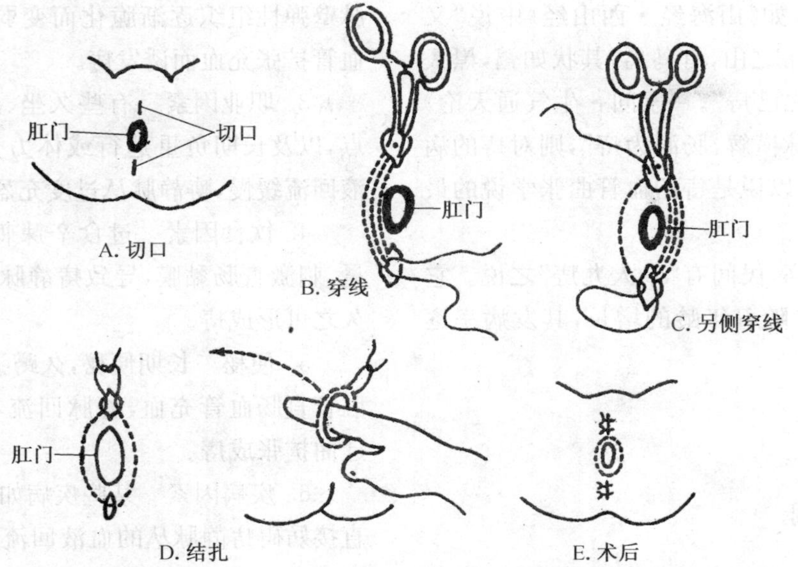

图 29-27 肛门紧缩术

2)沈氏手术:此术式于 1953 年由沈克非首次提出,又称"直肠前壁折叠术"。其方法是:头低仰卧位,显露膀胱直肠窝,沿直肠一侧腹膜向下作切口,横过窝的最低处至直肠一侧,再沿直肠至另一侧,在腹膜上延长切口向上,使整个腹膜切口呈弧形,于骶前筋膜前方钝性分离腹膜后疏松组织至尾骨尖,然后分离直肠前疏松组织到肛提肌边缘。将膀胱(或子宫)直肠窝切口前覆盖的腹膜切缘提起,用细丝线间断缝合于已提高的直肠前上壁,使新建成的膀胱直肠窝底部位于尽可能高处。另用中号丝线缝合分离出的两侧肛提肌,以加强其括约功能。继续将直肠上段和乙状结肠下段向上牵拉,于直肠前壁和乙状结肠下段前壁自下而上施行数层横行折叠缝合,每层折叠 2~3cm 间断缝合 5~6 针,不得穿过肠腔,折叠的两层间最好相隔 2~3cm。

(三)中西医结合治疗

目前国内采用中西医结合注射疗法治疗直肠脱垂取得了可喜成果,注射液如 6%明矾注射液、消痔灵注射液等。注射方法采用多个部位注射,首先是脱垂黏膜的点状注射;其次是黏膜下柱状注射;最后为肛门直肠周围间隙注射。注射疗法对直肠黏膜脱垂疗效较好,对完全性直肠脱垂有时需配合其他方法,如肛门紧缩术等。

六、预后及预防

小儿直肠脱垂多有随生长发育而自愈者,成人直肠脱垂一般不能自愈,并常有脱垂日渐加重趋势,故应及早采取治疗措施。

预防直肠脱垂的方法主要是积极防治腹泻、便秘、咳喘等疾病。另外,经常作提肛运动,对加强括约肌功能,预防直肠脱垂也有一定作用。

(张书信)

第八节 痔 病

痔是一种常见的肛门疾病,也是人类所特有的疾病。它是指直肠末端和/或肛管皮下的静脉丛发生扩大、曲张而形成的柔软的肿块。根据其发生部位不同,又可分为内痔、外痔、混合痔。痔的主要症状是便血和脱出,伴有炎性水肿时可有疼痛。

中国医学中有关痔的记载相当丰富。痔的病

名首见于《山海经》,如《山海经·西山经》中说"又西三百五十里曰天帝之山,有鸟焉,其状如鹑,黑文而赤翁,名曰栎,食之已痔"。《素问·生气通天论》中说"因而饱食,筋脉横解,肠澼为痔",则对痔的病因病机做了概括,可以说是痔的血管曲张学说的最早提出者。

痔的发病率很高,民间有"十人九痔"之说。它可发生于任何年龄,随着年龄的增长,其发病率逐渐增加。

一、病因

(一)中医病因

祖国医学对痔的病因的论述颇为详尽,认识亦较全面。既重视整体因素和内因,又注意局部因素与外因。

1. 整体与内因　祖国医学认为整体的阴阳失调,脏腑本虚,气血亏损,情志内伤及遗传等因素是导致痔形成的内因。

2. 局部与外因　中医对痔形成的外因的认识较为全面,主要有以下几方面:

(1)湿、热、风、燥四邪相合而致病。

(2)热邪伤阴、血热妄行及热毒蕴积。

(3)过食辛辣炙煿、肥腻生冷或饮酒过度、饥饱不均等饮食失调。

(4)久坐久站,负重远行,或房事过度。

(5)长期便秘,泻痢日久,妊娠分娩等。

(二)西医病因

痔发生的原因,多年未能形成一致意见。综合起来,大概有以下几方面。

1. 解剖学因素　由于肛门直肠位居人体的下部,直肠上静脉及其分支无静脉瓣,静脉血液向上回流困难,容易形成静脉丛的瘀血扩张。直肠血管在下段不同高度穿过直肠肌层和肛门括约肌,由于肌肉收缩,粪便压迫及腹内压增高的影响,容易使静脉扩张。另外,由于痔内静脉丛位于直肠末端黏膜下疏松组织内,缺乏弹力纤维组织的支持作用,容易造成静脉丛血液淤滞,血管曲张成痔。

2. 感染因素　肛门部的感染使肛门直肠的皮肤黏膜受到刺激,引起痔静脉丛的急、慢性炎症,静脉壁弹性组织逐渐脆化而变弱,抵抗力不足,继发血管扩张充血而诱发痔。

3. 职业因素　有些久坐、久站、久蹲的职业特点,以及长期负重远行或体力劳动,均可使盆腔血液回流缓慢,痔静脉丛过度充盈而成痔。

4. 饮食因素　过食辛辣刺激性食物或饮酒过量,刺激直肠黏膜,导致痔静脉丛充血和扩张,久而久之可形成痔。

5. 便秘　长期便秘,久蹲强努,腹压增加,导致肛管直肠血管充血,静脉回流不畅,久之则静脉丛迂曲扩张成痔。

6. 疾病因素　某些疾病如肝硬化、心脏病等可直接妨碍痔静脉丛的血液回流,静脉回流受阻则曲张成痔。

二、病机病理

(一)中医病机

中医历代医家对痔的病机多有论述。《素问·生气通天论》中云"因而饱食,筋脉横解,肠澼为痔"。明代陈实功《外科正宗·痔疮论》中说"夫痔者,乃素积湿热,过食炙煿,或因久坐而血脉不行,又因七情而过伤生冷,以及担轻负重,竭力远行,气血纵横,经络交错;又或酒色过度,肠胃受伤,以致浊气瘀血流注肛门,俱能发痔"。《疡医大全》中说"总不外乎醉饱入房,膏粱醇酒,负重致远,以致湿热风燥,浊气瘀血流注肛门,俱能生痔。妇人产后用力太过,瘀血凝滞,亦能致此。……皆由母食酒面烤炙,在胎受之,或因后天失调,心经蕴热,热传于肺,注于大肠而成……痔漏之源,受病者,燥气也,为病者,湿热也,皆由酒色过度,湿而生热,充于脏腑,溢于经络,坠乎谷道左右,冲突为痔。虽见证于大肠,实阴虚而火实所致"。

综上所述,中医认为痔的病机是由于各种致病因素作用于人体,致使气血失调,经脉阻滞,瘀血浊气下注而成。病位在大肠肛门,涉及肺、脾、肾等脏腑。

(二)西医病理

目前对痔的形成机制尚不完全清楚,因而出现许多学说。主要有静脉曲张学说、血管增生学说、衬垫下移学说等。

1. 静脉曲张学说　早在公元前就有人提出痔是由肛管黏膜下静脉曲张所致。其主要根据是：

(1)肛门直肠血液循环的解剖学特点。直肠上静脉行程长而无静脉瓣，使静脉血入肠系膜下静脉到门静脉回流困难。位于直肠下端黏膜下层的直肠静脉丛，以及位于齿线、肛管上皮、肛缘皮下的肛门静脉丛缺乏支持作用的弹性纤维易引起直肠静脉丛和肛门静脉丛的血管扩张。

(2)1749 年，Morgagni 强调静脉曲张与人类直立姿势有关，他还同意 Boerhaave 的主张，认为排便时用力下挣，可将腹腔内增高的压力传至肛门直肠静脉。1954 年，Taylor 和 Egbert 在鞍麻下使患者处于平卧位和直立位，分别测定痔核静脉压，结果平卧位为 230～250mmH_2O，当直立时迅速上升至 600～750mmH_2O。

(3)痔组织内观察到有扩张的静脉。

然而，许多学者的工作证明，从初生婴儿到健康成人，痔静脉丛的静脉扩张现象都是始终存在的，并指出此处扩张静脉是正常结构。因此，静脉曲张学说尽管流行很久，但现在逐渐被一些新的认识所代替。

2. 血管增生学说　17 世纪，欧洲许多学者认为痔是一种勃起组织化生而成。Ailingham 提出痔的本质是血管瘤。其根据是痔组织与海绵体组织之间在结构上有相似之处。肛管黏膜下组织非常厚，Bourgery 将其比作“勃起组织网”，内有动静脉吻合。1980 年，Henrich 将上述勃起组织称为直肠海绵体，它是由大量血管、平滑肌、弹力纤维和结缔组织所组成。当括约肌收缩时，它像一个环状气垫一样协助关闭肛管内腔，所以直肠海绵体也是肛门自制器官的重要组成部分。他认为此种组织增生和肥大即可形成痔。海绵体的血管不是静脉而是扩大的动脉，除肛门指诊时可触到动脉搏动外，血气分析也证明痔血为动脉血。

然而，1975 年，Thomson 检查了 25 例痔核切除的标本，切片观察在结缔组织基质内有大量的血管，并混杂着一些平滑肌束。所有标本中，多少都能发现大的血管间隙，与没有痔核的尸体相比，肛管黏膜下层是相同的，没有见到血管增生的现象。可见此学说尚缺乏组织学证据。

3. 衬垫下移学说　1975 年，Thomson 在前人研究基础上，提出了衬垫下移是痔核发生的原因。他用直肠镜检查 42 例正常人，发现肠壁从直肠镜四周挤入，形成一个具有“Y”形裂缝的包块，这一发现证明肠壁并非均匀性增厚。根据裂缝位置，无一例外地将包块分为右前、右后和左侧 3 个部分，也正属于肠壁增厚的部分。他称这 3 个增厚区为“肛门衬垫”。他又检查了 95 例肛直肠尸体标本，并与痔核切除标本进行了比较，发现切除的痔核与肛门衬垫组织学形态基本相同，都是由血管、平滑肌(Treitz 肌)、弹性纤维和结缔组织构成。同年，他又检查了 25 例成年人、10 例婴儿的标本，发现 Treitz 肌形成网状缠绕痔静脉丛的静脉、放散至肛周皮肤、绕过内括约肌下缘或穿越肌肉最下端与联合纵肌再次联合 3 种方式。Treitz 肌束中有大量的弹力纤维，可见衬垫是由 Treitz 肌、弹力纤维和结缔组织环所支持。如果这些组织发生退行性变，衬垫将失去支持而下移，便时易被粪便挤出肛门。另外，便时用力下挣，可加重已扩张的静脉充血，使衬垫肿胀，更易被挤出。Thomson 根据以上研究提出了衬垫下移学说，并获得许多临床佐证。目前此学说被多数人接受，但仍存在一些不足，如衬垫下移与直肠黏膜脱垂的区别，内痔一期出血如何解释等问题。

其他学说尚有痔疝形成学说、动脉分布学说、细菌感染学说、肛管狭窄学说、压力梯度学说等。

三、临床表现

(一)症状

痔核多发于 30 岁以后的成年人，婴幼儿罕见。其主要症状表现如下：

1. 便血　便血是内痔的常见症状，早期内痔常以便血为主。痔出血的特点是出血发生在排便时，但并非每次解便都可发现，这种出血常呈间断性，出血量多少不定，或点滴而出，或粪便带血，或手纸带血，严重者出血可呈喷射状。一般呈鲜血，与大便不相混。出血原因系粪便擦破隆起的曲张痔静脉及用力排便，血管内压力增高所致。在粪便干硬时最易发生。

2. 脱出　脱出是二、三期内痔的主要症状，混合痔的内痔部分也可脱出。最初脱出表现为用力排便时肛内有物脱出，便后可自行回纳，逐渐发展到每次便后脱出，甚至在劳累、活动或咳嗽时肛内也有物脱出，需用手送回或卧床休息后方可复位。

3. 黏液溢出　多见于痔脱出阶段。反复脱出引起慢性炎症，引起黏膜杯状细胞分泌黏液较多，肛门周围湿润。

4. 肛门瘙痒　多由于黏液分泌过多，肛缘皮肤受到刺激、增生，局部湿疹样变，引起肛门瘙痒。

5. 肿痛　内痔一般无疼痛，但脱出后不能回纳，形成嵌顿绞窄，则可以作肿作痛。另外，血栓性外痔和炎性外痔常以肿痛为主要症状。

6. 贫血　贫血为痔出血的继发症状。反复多次出血，则可逐渐出现贫血。表现为面色苍白，唇睑色淡，头晕眼花，心悸气短，记忆力减退。严重者可有食欲减退、恶心、腹胀、四肢水肿等。

(二)体征

1. 视诊　观察肛门的外形，肛缘突起的位置、多少和颜色，突起包块是否红肿，肛内脱出物能否回纳，有无出血。

2. 触诊　戴消毒手套或指套，轻压肛周，有无触痛，突起的包块的硬度、大小、有无触痛等。指诊肛管直肠注意有无包块、形状、活动度、硬度等。抽出手指后，观察指套是否染血迹。

3. 内镜检查　用肛门镜或直肠镜检查，观察直肠黏膜色泽，有无溃疡、包块。齿线上紫红色的大小不等的黏膜隆起，即为内痔。应注意其部位、数目、大小、有无出血点、有无糜烂和溃疡。

四、诊断和鉴别诊断

(一)诊断

根据患者的病史、症状，结合肛门部局部检查，不难作出正确诊断。对内痔应区分其是一期、二期还是三期内痔。外痔应区别其性质。对于混合痔，也应判断其内痔和外痔部分各属何种性质(图 29-28)。

1. 一期内痔　排便时带血，无脱出，齿线上黏膜呈结节状隆起。

2. 二期内痔　排便时带血，滴血或射血，也可无便血，便时痔核脱出，便后自行还纳。

3. 三期内痔　便血可有可无，脱出痔核不能自行还纳，需用手还纳或卧床休息后还纳。

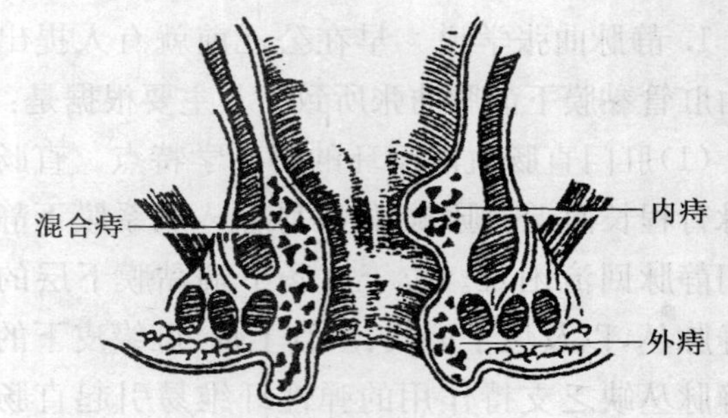

图 29-28　痔的分类

4. 静脉曲张外痔　久蹲或经内痔吸引后肛缘有肿胀隆起的较正常皮肤色深或紫黯的柔软肿块，不能立即消散。肿块覆以皮肤，皮下为弯曲扩张的静脉团。

5. 血栓外痔　肛缘皮下有暗紫色血块，触之较硬，疼痛和触痛较重。

6. 结缔组织外痔　又称皮赘痔，一般无明显症状，痔呈结缔组织改变，无明显静脉曲张。

7. 炎性外痔　各种外痔如发生急性炎症，均可称为炎性外痔。临床以红肿、疼痛为主要表现。

(二)鉴别诊断

便血、脱出及肛门部肿物为痔的主要症状。临床上注意与下列疾病鉴别。

1. 直肠息肉　多见于儿童，可有便血，常混有黏液，便时肿物脱出，多为单个脱出，乳头状，有蒂，质坚实，活动范围广，表面呈肉红色。

2. 直肠脱垂　脱垂呈环状，脱出的黏膜或直肠呈圆锥状，有环形沟，表面光滑柔软，色淡红，常伴有黏液溢出，一般无出血。

3. 直肠癌　多见于中年以上者，有排便习惯的改变，排便次数增多或便意频繁，大便中带有黏液脓血，血色一般暗污。指诊可触及坚硬肿块，表面凹凸不平，易出血，指套上常带有血迹。

4. 肛裂　便血伴肛门周期性疼痛，检查见肛管皮肤裂伤或形成溃疡，括约肌紧张。

五、治疗

(一)中医治疗

1. 内治法　主要适于一期、二期内痔，内痔脱出嵌顿，血栓外痔和炎性外痔，也可用于因年老体弱或合并其他严重疾病，不宜手术者。临床上可以根据不同症状进行辨证论治。

(1)凉血止血:痔疮便血,血出如箭,证属血热者。方药如凉血地黄汤、槐角丸等。

(2)清利湿热:用于痔疮肿痛,或渗出黏液。方药如黄连解毒汤、止痛如神汤等。

(3)益气升提:用于年老体虚,中气下陷,痔核脱出不纳者。常用方药如补中益气汤。

(4)润肠通便:用于排便困难者。方药如麻仁丸、济川煎、五仁丸等。

(5)气血双补:用于痔疮出血日久,气血两虚者。常用方药如八珍汤、十全大补丸等。

2. 外治法　中医治疗痔疮的外治方法较多,如纳药、外敷、熏洗、枯痔等。

(1)纳药法:此法是用药物制成栓剂、丸剂或膏剂,直接塞入肛内,发挥局部作用。常用药物如痔疮栓、化痔栓、痔疮宁栓、九华膏等,具有止血消肿及收涩作用。

(2)敷药法:此法是将药物直接涂敷于痔核表面发挥药效,多用于痔核肿痛者。常用药物如五倍子散,消痔散、化毒散膏、消肿膏,具有清热利湿,消肿止痛之功效。

(3)熏洗法:此法是中药水煎后先熏后洗患处,多用于痔核嵌顿、水肿疼痛、血栓痔等。常用方药如祛毒汤、洗痔肿痛方、洗痔枳壳方、蛤蟆草洗剂等,具有清热解毒、利湿消肿、活血化瘀等功效。

(4)贴脐法:此法是用药物贴敷于脐部,达到治疗痔疮的目的。常用药物如荣昌肛泰,据观察,对痔的出血和肿痛有一定效果。

(5)枯痔法:枯痔法是中医传统治疗痔疮的主要方法。因剂型和用药方式不同又分为枯痔散疗法、枯痔丁疗法和枯痔液疗法。所用枯痔药物又有含砒(砷)和不含砒之别。其作用机制是通过药物引起组织坏死,痔核脱落;或引起局部纤维组织增生,痔核硬化萎缩。主要适用于二、三期内痔及混合痔的内痔部分。

1)枯痔散疗法:以枯痔散用水或油调涂于内痔表面,使痔核逐渐坏死脱落而愈。如内痔能脱出则易敷药,如不能脱出,可用棉球蘸枯痔散塞肛内,使内痔变大脱出。涂枯痔散前,先用护痔膏涂于内痔周围或用凡士林纱条围于内痔周围,以防腐蚀正常组织。根据枯痔散作用大小,确定涂药次数,每日涂一至几次不等,亦可隔日1次。至痔核干枯变黑即可停药,待其自脱,后以生肌类药物收口。此法因疗程长,痛苦较大,目前已较少采用。

2)枯痔丁疗法:此法是以枯痔药丁插入痔核内使痔萎缩或枯死。药丁插法较多,有稀插法、较密插法和基底插法。前两法药丁与肠壁呈一定倾斜刺入痔核,后法药丁顺肠壁直接插入痔基底部,刺入药丁排列成行,使整个痔核由基部坏死脱落。在此仅简要介绍较密插法的操作方法。患者取骑伏位或侧卧位,常规消毒麻醉,以手或组织钳将内痔牵出后固定,药丁与肠壁呈15°～45°倾斜,手持药丁向一方旋转插入或直接插入痔内,至适当深度时,一般插入半根或少半根,剪去药丁余端,药丁外露部分应离痔面1～2mm。小指端大小痔核一般插4～5半根,痔多同时治疗时,用药总量以20～30半根为宜。术毕将痔体纳入,上九华膏或消炎止痛膏,后每日换药一次至痊愈。

3)痔液疗法:此法实为注射疗法。详见"注射疗法"部分内容。

(二)西医治疗

1. 注射疗法　由于其操作简便,疗效较好,故在临床上应用愈来愈多。近年来出现了许多可选择的药物,大致上分为两类:一类是硬化剂,注射后使痔血管丛发生慢性无菌性炎症,血管丛闭塞,结缔组织增生,达到使痔核硬化萎缩的目的;另一类是坏死剂,注射后使痔核坏死后脱落。硬化剂注射较坏死剂安全,患者痛苦小,故应用较坏死剂广泛得多。在临床上除了选择合适的药物外,操作是关键,它直接影响治疗效果

【适应证】各期内痔,近期无腹泻及炎症者。

【操作方法】由于所选药物不同,其操作方法各异。一般是在肛门镜下显露痔核,消毒后用5号长针头按治疗要求进行痔蒂部、痔底部和痔体部注射,将药物注射到黏膜下层。勿过深和过浅(图29-29)。

2. 结扎法　通过结扎痔核基底部,阻断血流供给,使痔核产生缺血性坏死,通过创面修复达到治愈。

(1)单纯性结扎法

【适应证】Ⅱ期、Ⅲ期内痔。

【操作方法】截石位或侧卧位,局麻后消毒肛管。设计好结扎部位后用组织钳将内痔拉出肛门

外，用止血钳夹紧痔核基底部，在齿线处皮肤黏膜交接处剪开一小口，用10号丝线在止血钳下方结扎，或用圆针作“8”字贯穿结扎。一次可同时结扎2～3个痔核。

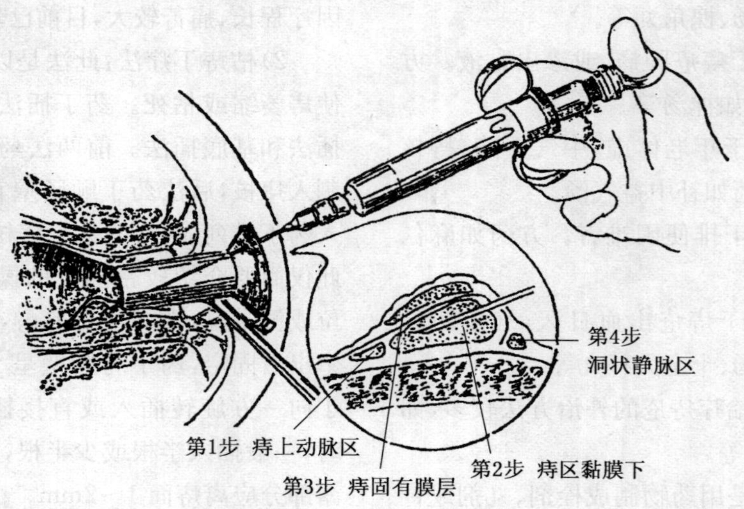

图 29-29 内痔四步注射法

(2)分段齿形结扎

【适应证】环状混合痔。

【操作方法】1)合理设计结扎分段面：按痔体自然凹陷处两侧作为选择分段切断线，一般分4～5段，以右前、右后、左侧3个母痔区为重点设计切割线。切断线应与肛管平行。

2)齿形分离结扎：在分离环状混合痔各段时，有意识地根据痔核的排列位置，将痔核的下端和结扎的顶端部上下错开切离结扎，使上下的创面都错开如齿形，不要在同一水平面上，这样创面愈合后就不会形成肛管狭窄。具体方法是在切断线的两侧各夹一把止血钳，在两钳之间切断痔核组织，并分离相邻痔核下端，再分别从齿线上下0.3cm处开始，于痔核基底部向上分离达齿线上0.5cm，以间隔保留部分齿线上方组织，使痔核下端的分离线呈长瓣状曲线，而不使创面下缘在同一水平面上。痔核分段切离完成后用7号丝线结扎，结扎的顶点连线也和下端一样，呈长瓣状曲线。邻近两痔核结扎线之间要留有2mm的间隔，作为黏膜桥，于结扎线下端将痔核剪去(图29-30)。

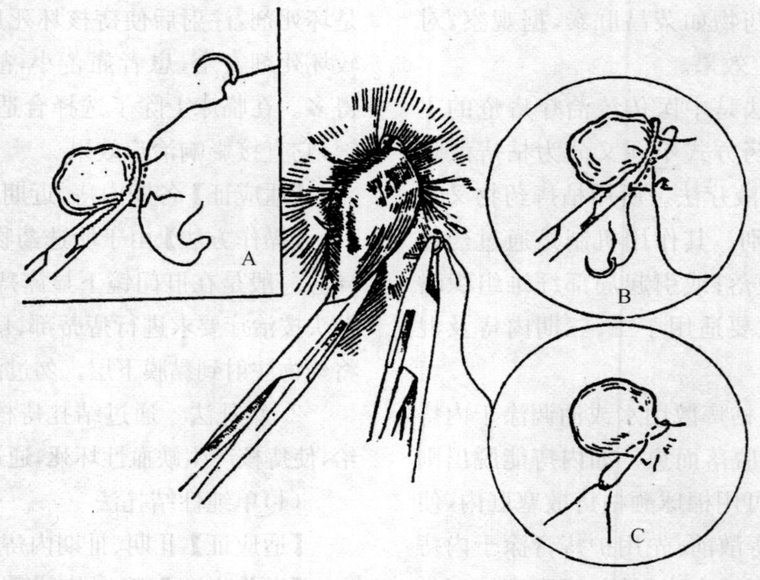

图 29-30 内痔结扎法

A. 钳处痔核 B. 套绕橡皮筋 C. 橡皮筋紧痔核

(3)外剥内扎术

【适应证】各种混合痔。

【操作方法】局麻后钳夹外痔顶部向外牵拉，暴露内痔，另用组织钳夹持内痔基底部，二钳合并提起，在外痔两侧皮肤作"V"形切口，在皮下静脉丛与内外括约肌之间剥离至齿线上 0.3cm，以 10 号丝线自夹持内痔的组织钳下方内痔根部结扎。同法剥离结扎其他痔核(图 29-31)。

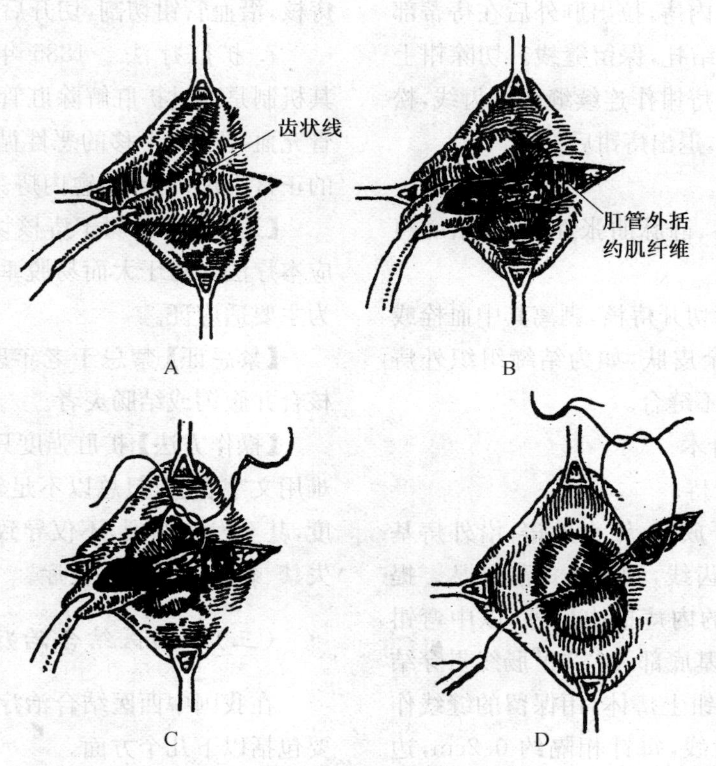

图 29-31 混合痔外剥内扎术

3. 套扎法 通过特制的胶圈套扎在痔根部，利用胶圈张力阻止血循环，使痔核缺血坏死，脱落而治愈(图 29-32)。

【适应证】Ⅱ期、Ⅲ期内痔及混合痔的内痔部分。

【操作方法】1)血管钳套扎法：将内痔牵出肛门外，将胶圈套入血管钳，在距齿线上 0.5cm 处将内痔基底部扎紧，用另一把止血钳夹住胶圈的一侧提起拉长，绕过痔核上端。将胶圈套扎在痔的基底部，于齿线附近切一小口长 0.2～0.5cm，将胶圈嵌入切口内，去掉血管钳，将痔核送回肛内。

2)套扎器套扎法：在偏口肛门镜下将痔核暴露清楚后将套扎器顶端套扎筒伸入肛门内，对准固定所要套扎的痔核，扳动吸引器，将痔核吸入套扎器内，并通过套扎器的放大镜观察控制套入痔核，同时将胶圈推出，套扎在痔核基底部。一次套扎不宜超过 3 枚痔核。

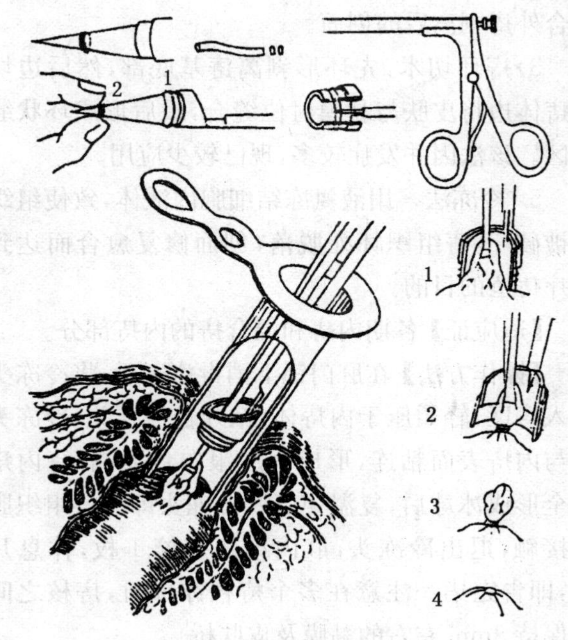

图 29-32 内痔套扎法

4．痔切除术

(1)内痔切除缝合术

【适应证】Ⅱ期、Ⅲ期内痔。

【操作方法】麻醉后将痔钳伸入肛内，沿直肠纵轴，避开齿线夹住全部内痔，拉出肛外后在痔蒂部用"2-0"肠线作两针缝合结扎，保留缝线。切除钳上内痔，用保留的缝线围绕痔钳作连续缝合至齿线，松开痔钳，边退边抽紧缝线，退出痔钳后打结。

(2)外痔切除术

【适应证】血栓外痔、静脉曲张性外痔、结缔组织外痔。

【操作方法】麻醉后切开痔核，剥离其中血栓或曲张的静脉丛，去除多余皮肤，如为结缔组织外痔可直接切除。切口一般不缝合。

(3)混合痔切除缝合术

【适应证】各种混合痔。

【操作方法】1)半开放式：钳夹外痔，沿外痔基底两侧作"V"形切口至齿线，剥离外痔静脉丛。提起剥离的外痔，将相连的内痔拖出肛外，以中弯钳沿直肠的纵轴夹住内痔基底部，用"2-0"肠线贯穿结扎痔蒂，保留缝线，切除钳上痔体，用保留的缝线作绕钳连续贯穿缝合至齿线，每针相隔约 0.2cm，边退边抽紧缝线，在齿线处打结。

2)完全闭合式：在半开放式的基础上，再间断缝合外痔剥离后的创面。

3)痔环切术：先环形剥离痔基底部，然后边切除痔体边将皮肤与黏膜对位缝合，最后形成环状缝合区。该法因并发症较多，现已较少应用。

5．冷冻法　用液氮冻结细胞内液体，致使组织膜被破坏，痔组织坏死脱落，创面修复愈合而达到治疗痔疮的目的。

【适应证】各期内痔和混合痔的内痔部分。

【操作方法】在肛门镜下消毒痔区后，将冷冻头伸入痔区，轻柔压于内痔体，掀开自控开关，冷冻头即与内痔表面粘连，形成一层银白色冰晶，待内痔完全形成冰球后，复温 40 秒，冷冻头即与痔组织脱离接触，退出冷冻头，肛内纳痔疮栓 1 枚，休息片刻，即告完毕。注意在多个痔核冰冻时，痔核之间应保持 3mm 左右的黏膜及皮肤桥。

6．激光法　利用激光束的高温作用，快速切开组织，刺激纤维增生，使伤口愈合。

【适应证】各期内痔、混合痔。

【操作方法】消毒后充分显露痔核，用弯止血钳夹住痔的基底部。钳下方垫温盐水纱布以保护邻近组织，将痔核与周围组织分开，再用激光器对准痔核，沿血管钳切割，切开后用油纱条覆盖创面。

7．扩肛疗法　1885 年，Verneuil 首先提出。其机制是通过扩肛解除肛管的狭窄，切断肛垫内血管充血、阻塞、下移的恶性循环状况，恢复肛管直肠的正常生理机能，治愈内痔。

【适应证】凡属于痔核切除术指征的病例均适应本疗法。对于大而易脱垂的痔核，又难于回复者为主要适应证。

【禁忌证】禁忌于老年患者，肛门松弛，孕妇痔核合并腹泻或结肠炎者。

【操作方法】扩肛强度只能来源于实践经验，很难用文字表述，但总以不足较过度为佳。若扩张过度，甚至发生撕裂，不仅导致手术失败，而且可引起失禁、黏膜脱垂等并发症。

(三)中西医结合治疗

在我国中西医结合治疗痔核的报道很多，其主要包括以下几个方面。

1．中药注射疗法　中药注射是中药与注射疗法相结合治疗痔疮。目前在我国此方法已被广泛采用，其代表药物是消痔灵注射液。它是一种硬化剂，适用于内痔出血、各期内痔及三期内痔发展成静脉曲张型混合痔者。消痔灵注射疗法与其他注射疗法有所不同，它一般采取四步注射法，即内痔核以上直肠上动脉区、痔区黏膜下层和黏膜固有层，以及齿线稍上的洞状静脉区分别注射。

2．吻合器痔上黏膜环切术(PPH)(图 29-33)。

3．枯痔疗法与手术疗法相结合　此种方法多适用于混合痔，将内痔部分行枯痔注射，外痔部分切除或剥离结扎。

4．中药配合手术　术前应用中药治疗为手术创造条件，如炎性外痔或嵌顿性混合痔先用中药内服、外敷或熏洗以消肿止痛。痔术后应用中药以治疗或预防并发症的产生，如中药润肠通便以防治术后便秘或粪便嵌塞；中药活血利湿解毒以防治术后肛缘水肿；中药止血粉以防治术后出血；中药生肌散、生肌膏外用以促进伤口愈合，等等。

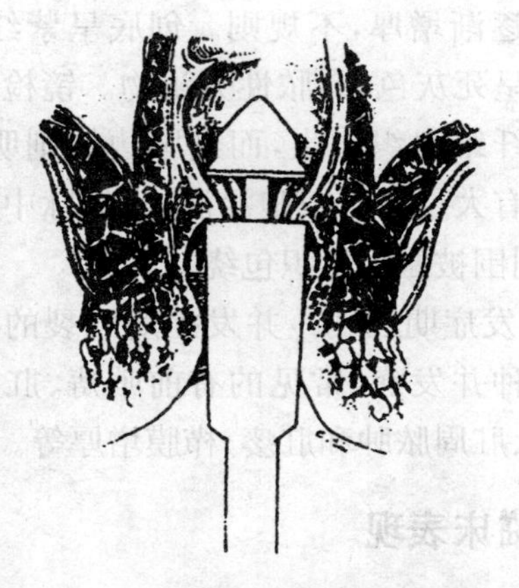

图 29-33　吻合器痔上黏膜环切术(PPH)

六、预后及预防

痔的预后良好。其预防应注意以下方面：防止便秘，保持大便通畅；及时治疗肠道炎症和肛门周围炎症，如腹泻、痢疾等；忌大量饮酒及过食辛辣炙煿之品；避免久站久坐；及时治疗肝、心、肺等全身性疾病；早晚坚持作提肛运动等。尤其重要的是，要养成良好的排便习惯，忌久蹲强努。

（张书信）

第九节　肛　裂

肛裂是指肛管皮肤裂伤并形成梭形溃疡，是一种常见的肛门疾病，好发于青壮年，女性多于男性。肛裂部位一般在肛门前后正中。临床上主要表现为便血和肛门疼痛，常伴有便秘。中医多将该病归在痔门，称为“钩肠痔”、“裂痔”等。

一、病因

（一）中医病因

中医古籍中有关肛裂方面的论述不多，《医宗金鉴·外科心法要诀》中说“肛门围绕，折纹破裂，便结者，火燥也”，指出了该病的发生主要与燥邪和火邪有关。燥邪与火邪的产生除外感外，主要与饮食失调，过食辛辣炙煿之品有关。另外，情志不畅，气机郁滞，日久化火也与该病的发生有一定关系。

（二）西医病因

现代医学认为，肛裂的形成与下列因素有关。

1. 解剖学因素　肛门外括约肌浅层后方附着于尾骨，其纤维向前组成两条肌束，绕肛管两侧。至肛管前方附着于会阴体，在肛管前后方各形成一个“Y”形区，成为生理上的薄弱区。肛管直肠成直角连通，排便时，肛管后壁承受的压力最大；肛管表层为复层扁平上皮，血液供应差；肛管为身体敏感区之一，受伤后容易导致肛门括约肌痉挛，影响局部血运和伤口引流。这些都是肛裂发生的解剖学因素。

2. 外伤　肛管的外伤是肛裂形成的直接原因。干硬粗大的粪便擦伤，妇女分娩时撕裂肛管，肛门指诊、扩肛术或器械检查等损伤肛管。另外，肛交、异物等也可以造成肛管的损伤而引起肛裂。

3. 感染　肛管内原有病变如肛窦炎、肛腺炎、肛乳头炎、直肠炎、梅毒、结核等感染性病变，均可引发肛管溃疡，形成肛裂。

4. 先天性肛管狭窄　1854 年，Allingham 提出先天性肛门狭窄是形成肛裂的重要原因。肛管狭窄者便时易造成擦伤或撕裂伤引起的肛裂。

二、病机病理

（一）中医病机

中医学认为肛裂的形成主要是患者过食辛辣炙煿之品，火热内生，耗伤阴液，造成大肠津液亏虚，肠燥便秘，用力排便，损伤肛门，出现便血及肛门疼痛。因肛门位居人体下部，易受湿热之邪侵袭，湿热留恋不去，则易形成慢性肛裂。

（二）西医病理

根据肛裂的发生发展可分为以下 3 期。

1. 急性期肛裂　发生初期为急性期，肛管表层裂开，破口深度不一，有的仅皮肤裂开，有的深至皮下，甚至深达括约肌。由于括约肌的收缩，破口呈线型。创缘整齐，界限清楚，基底浅，伤面清洁，色鲜红，分泌物少，有时深裂口内可见肌纤维横过，镜检见病灶处充血，间质中小静脉瘀血，白细胞浸润和间有出血现象(图 29-34)。

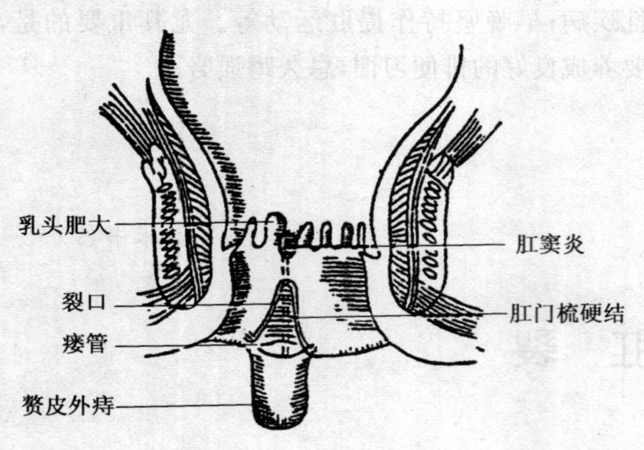

图 29-34　肛裂的病理改变

2. 慢性期肛裂　初期未能获得适当的治疗，则可逐渐变成慢性。肛裂成为慢性的主要原因是括约肌痉挛和裂口反复受到粪便的污染和刺激。肛门括约肌痉挛影响伤面的引流。同时影响创面局部的血运，加之粪便不断刺激，致使裂口久不愈合。裂口边缘逐渐增厚，不规则。创底呈紫红色，顽固的病例则呈死灰色，有脓性分泌物。镜检可见创口皮肤边缘纤维组织增生，而黏膜边缘则明显充血，溃疡周围有大量淋巴细胞浸润，小静脉中有血栓形成，溃疡周围被瘢痕组织包绕。

3. 并发症期肛裂　并发症期肛裂的炎性变化可导致多种并发症，常见的有前哨痔、肛窦炎和肛乳头肥大、肛周脓肿和肛瘘、栉膜增厚等。

三、临床表现

(一)症状

1. 疼痛　疼痛是肛裂的主要症状。典型肛裂的疼痛特点是周期性疼痛。所谓周期性疼痛，是指当粪团进入直肠壶腹时产生便意，肛门括约肌也开始活动，患者可能感到不适或轻微疼痛。粪便通过肛管时，扩张肛管引起撕裂样疼痛，便后疼痛短暂缓解，称疼痛间歇期，时间一般在 5 分钟左右。随后括约肌持续性痉挛收缩，疼痛再次加重，甚至较排便时更剧，称疼痛发作期，持续时间 1 小时至数小时不等，之后疼痛逐渐缓解。再次排便时，又出现周期性疼痛。肛裂疼痛的程度和时间长短可因人而异，因肛裂的深度和范围而异(图 29-35)。

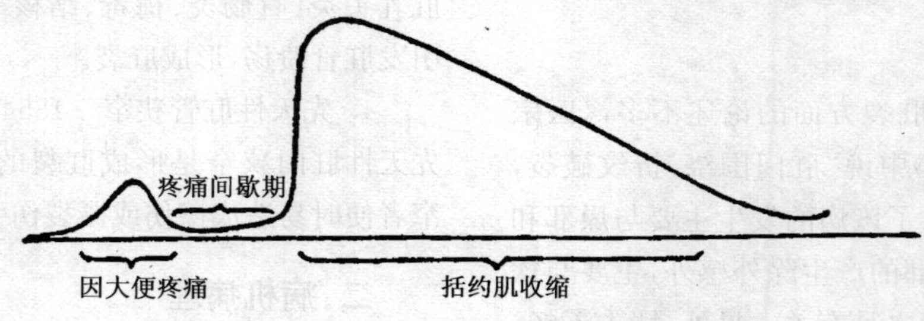

图 29-35　肛裂的疼痛周期

2. 出血　肛裂的出血不规则，时有时无。一般出血量不多，便时有鲜血点滴而下，有时粪便表面带血，有的仅手纸带血。出血的产生是由于排便时裂口中的小血管被撕裂所致。

3. 便秘　肛裂患者因恐惧排便时肛门剧痛，往往有意延迟排便时间，减少排便次数，结果粪便在肠腔内存留时间延长，水分被完全吸收，致使粪便干硬，出现便秘。便秘形成后进一步加重排便时的肛门疼痛，形成恶性循环，影响肛裂的愈合，这也是肛裂常形成慢性的原因。

4. 瘙痒　由于肛裂分泌物对肛周皮肤的刺激，形成湿疹可引起肛门瘙痒。另外，肛裂引起肛窦炎、肛乳头炎或皮下瘘也可刺激肛腺，使腺体分泌增多，肛周潮湿不洁，引起瘙痒。

(二)体征

肛裂的体征较明确，为肛管皮肤的全层裂开，部位多位于肛门后方和前方(截石位 6 点、12 点处)。肛门括约肌痉挛，指诊时肛门疼痛。陈旧性肛裂可见前哨痔、肛乳头肥大等并发症。

四、诊断和鉴别诊断

(一)诊断

根据患者病史，特别是与排便有关的周期性疼痛、出血、便秘等典型症状，肛裂的诊断并不困难。

肛裂的检查以视诊为主，用手指轻轻将肛缘皮肤向两侧分开，观察肛管皮肤是否有裂伤。急性期肛裂的特点是在齿线下缘至肛门皮缘之间可见一新鲜裂口，色红，底浅，边缘柔软。慢性期肛裂的裂口多呈梭形，色灰白，底深，裂口边缘不整齐，质硬，有结缔组织增生，常会形成隆起的前哨痔。指检和肛门镜检查因能引起剧痛和肛门括约肌痉挛，因此如能通过病史和视诊确定诊断，就不必再做指诊或肛门镜检查。如有必要时可先用1%利多卡因涂于肛裂表面，5分钟之后再作检查。指检时要注意肛裂基底部有无皮下瘘和内口。肛门镜检查要注意肛裂上方齿线处有无肛乳头肥大、内痔、息肉等。如有皮下瘘形成，应作探针检查。

(二)鉴别诊断

1. 肛管结核性溃疡　肛管结核性溃疡的特点是溃疡面可见干酪样坏死，底不平，色灰，潜行性边缘，呈卵圆形，有脓性臭味分泌物，疼痛不明显，出血量很少。活检可明确诊断。

2. 肛管上皮癌　肛管上皮癌发生溃疡时，溃疡形状不规则，凹凸不平，表面覆盖坏死组织。持续性疼痛，常有腹股沟淋巴结肿大。活检可明确诊断。

3. 肛门皲裂　多由于肛门湿疹、皮炎、肛门瘙痒等皮肤革化后继发。裂口为多发，位置不定，一般较表浅，疼痛轻，出血少，冬春季加重，夏季较轻。该症不会引起前哨痔和肛乳头肥大等并发症。

4. 梅毒性溃疡　患者多有性病史，溃疡不痛，常位于肛门侧面，对触诊不敏感。一般溃疡呈圆形或梭形，微微突起，较硬，有少量分泌物。双侧腹股沟淋巴结肿大。Wassermann试验阳性。

五、治疗

(一)中医治疗

1. 内治法　适用于各期肛裂。根据患者的不同症状进行辨证论治。临床上一般分为4型。

(1)血热肠燥

【证候】大便干结，便时疼痛剧烈，甚则面赤汗出，大便滴血，色鲜红，小便短赤，舌红，苔黄燥，脉滑实有力。

【治则】泻热通便，养阴凉血。

【方药】凉血地黄汤合麻仁丸。

(2)湿热蕴结

【证候】大便不畅，肛门疼痛，便中带血或滴血，肛门部潮湿，身倦怠，口苦，舌苔黄腻，脉濡数。

【治则】清利湿热。

【方药】止痛如神汤加减。

(3)阴虚燥热

【证候】大便干燥，便时疼痛或出血，口干咽燥，欲饮不多。舌红少苔，脉细数。

【治则】养阴生津，润肠通便。

【方药】增液汤加减。

(4)血虚肠燥

【证候】面色无华，唇甲苍白，大便干燥，便时疼痛或出血，或头眩心悸。舌淡脉沉细。

【治则】补血养阴，润肠通便。

【方药】润肠丸加减。

2. 外治法

(1)熏洗坐浴：便后用中药祛毒汤、消肿汤、止痛汤等熏洗肛门，可以缓解括约肌痉挛，减少粪便对肛裂伤口处的刺激，达到减轻肛门疼痛的作用。

(2)敷药法：熏洗之后，可用生肌玉红膏、九华膏等敷于裂口部位，达到祛腐生新，愈合肛裂的作用。

(二)西医治疗

1. 封闭疗法　应用普鲁卡因或利多卡因加亚甲蓝注射液进行局部封闭注射，肛门皮肤消毒后，在肛裂两侧缘0.5cm处进针，呈扇形均匀地注射在肛裂基底周围。也可在患者长强穴作扇形注射，隔日1次，5次为1疗程。

2. 扩肛法　早在1829年Recamier曾报告用扩肛法治疗肛裂。目前此方法多用于急性肛裂的治疗。方法是：患者取截石位或侧卧位，常规消毒皮肤，局麻下肛管直肠消毒，术者双手戴无菌手套，涂以润滑油，先以双手食指轻轻伸入肛内，向上下扩张肛管2～3分钟，然后向左右扩张，并逐渐伸入两手中指，四指扩张肛管3～5分钟。肛内放凡士林纱条，包扎固定。

应用扩肛法时要注意动作轻柔，切忌粗暴，扩肛后溃疡面扩开，引流通畅，创面很快愈合。但此法可并发出血、肛周脓肿、痔脱出甚至引起肛门失禁。另外，据报道此法复发率较高，可达10%～16%(图29-36)。

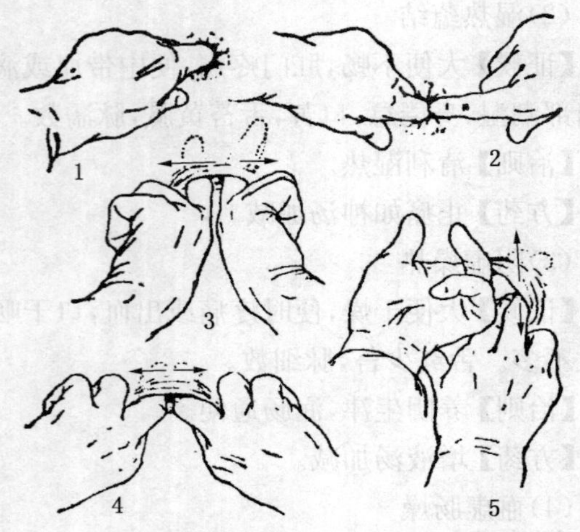

图29-36　肛裂扩张术(手指扩张法)

3. 手术治疗

(1)肛裂切除术

【适应证】陈旧性肛裂伴前哨痔、肛乳头肥大或潜行瘘者。

【操作方法】取截石位，在局麻下于肛裂正中作纵行切口，上自齿线，下至肛缘外与尾骨尖之间的外2/3处，切断栉膜及部分内括约肌。将前哨痔、肥大肛乳头、瘘道全部一次切除。再将溃疡边缘的潜行部分和增生的结缔组织切除，创缘修剪整齐，然后用油纱条止血粉压迫，敷料固定。术后每次便后坐浴换药至痊愈(图29-37)。

(2)纵切横缝术

【适应证】陈旧性肛裂伴肛管狭窄者。

【操作方法】取截石位，消毒局麻后，上自齿线下至肛缘将肛裂及其下病理组织切除，切断栉膜带和部分内括约肌，同时切除前哨痔、肥大乳头、瘘道。潜行分离切口边缘皮肤及黏膜，然后用三角针将黏膜与皮肤横行缝合3～5针，但缝合张力不宜过大。如切除组织多、张力大时，可在肛缘外1.0～1.5cm处与缝合口平行做一减张切口。每次便后坐浴，5～7天拆线。

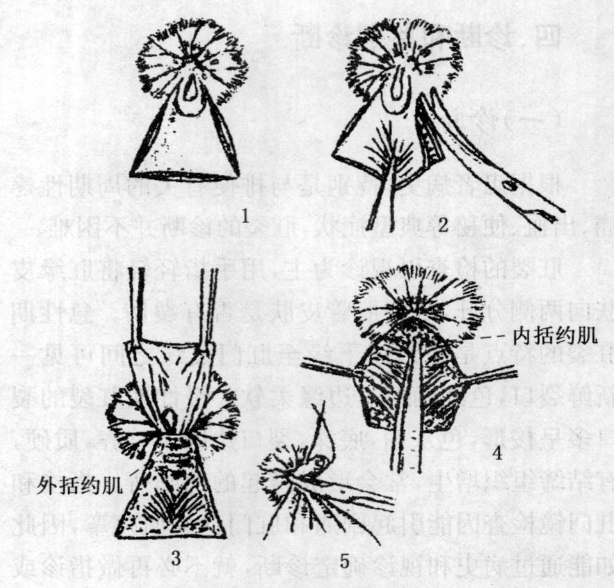

图29-37　肛裂切除术

(3)侧切法

【适应证】肛裂无明显前哨痔、无乳头肥大及瘘道者。

【操作方法】肛裂侧切术的方法很多。常用的有：1)皮下潜行切断内括约肌法：选择肛门后方的一侧，距肛缘1.5cm处作放射状切口，长约5mm，深达皮下，用直止血钳沿肛管皮下向直肠方向分离至齿线，然后将直止血钳退至肛白线，恰在内括约肌下缘处向肛门内括约肌外侧分离至同一高度。再将止血钳退至肛白线，张开止血钳，穿入前两次分离的间隙中，直至齿线，夹住分离的肛门内括约肌，缓缓向外牵拉，沿止血钳的两侧切断肛门内括约肌及栉膜带。然后作指诊扩肛使切断的内括约肌断端距离加大，此时侧切部位的肛白线消失。切口缝合1针，无菌敷料固定。每次便后换药。术后5天拆线。

2)内括约肌挑出切断法：在肛门后方一侧距肛缘1.5cm处作一横切口，长5mm，深达皮下，用弯止血钳沿肛管皮下分离至齿线，然后将止血钳退至肛白线的内括约肌下缘，在内括约肌外侧分离至齿线，然后将已被分离的部分内括约肌由切口内挑出切断，切口缝合1针。指诊扩肛后覆盖无菌敷料。每次便后及时消毒换药，5天拆线。

3)肛管皮下切断内括约肌法：用眼科尖刀在肛管的一侧肛白线处刺入肛管皮下至齿线，然后由内向外切断内括约肌的一部分。

(三)中西医结合治疗

用中药内服和外用配合手术治疗肛裂，以减少患者痛苦，缩短疗程，防止并发症的产生，是目前中西医结合治疗肛裂的常用方法。

六、预后及预防

肛裂预后良好，慢性肛裂如不积极治疗，常可继发肛瘘。

肛裂的预防主要是保持大便通畅，预防和治疗便秘；肛诊时忌粗暴损伤肛管；积极治疗肛门部的炎性疾患。

(张书信)

第十节　肛管直肠周围脓肿

肛门直肠周围间隙发生急慢性化脓性感染而形成脓肿，称为肛管直肠周围脓肿。主要表现为肛旁突然的红肿疼痛，并逐渐加重，成脓破溃后易形成肛瘘。该病任何年龄均可发病，但以 20～50 岁青壮年发病最高，其中男性多于女性。

中医学文献中对肛周不同部位的脓肿有不同的名称，如“穿档发”、“坐马痈”、“跨马痈”、“上马痈”、“下马痈”、“悬痈”、“脏毒”等。明清以后多称之为“肛门痈”。

一、病因

(一)中医病因

《外科正宗》中云“夫脏毒者，醇酒厚味，勤劳辛苦，蕴毒流注肛门结成肿块”。《医宗金鉴・外科心法要诀》中说“此证有内外、阴阳之别。发于外者，由醇酒厚味，勤劳辛苦，蕴注于肛门，两旁肿突，形如桃李……发于内者，兼阴虚湿热，下注肛门。内结壅肿，刺痛如锥”。由此可见，肛管直肠周围脓肿的病因主要是过食醇酒厚味和外感湿热之邪。

(二)西医病因

现代医学认为，肛管直肠周围脓肿的形成主要与下列因素有关：

1. 解剖学因素　肛窦容易潴留粪便残渣，具有适宜的温度、湿度，为病菌的繁殖提供了有利的条件。加以肛腺经肛导管通入肛窦，病菌可沿导管的肛腺深入到肛门内括约肌和直肠纵肌之间，形成肌间感染，导致脓肿形成。

2. 损伤　局部损伤是肛管直肠周围感染的常见原因，损伤的种类较多，如干硬粪块通过肛管时的擦伤，粗暴的检查或局部手术等，均可能使皮肤和黏膜失去屏障作用，成为细菌入侵的途径。

3. 肛门周围皮肤病和一些全身性疾病肛周化脓性汗腺炎、毛囊炎、粉瘤、结核病、糖尿病、白血病、Crohn 病等也常可成为肛周脓肿的病因。

二、病机病理

(一)中医病机

中医学认为，该病多因饮食不节，过食肥甘厚味，辛辣炙煿，以致气血壅滞，脏腑不和，湿热下注肛周。阻滞经络，结成肿块，郁久化热，热盛肉腐成痈；或因肛门破损染毒，致使经络阻塞，气血凝滞而成；亦有因脏腑本虚，肺、脾、肾三阴亏损，湿热搏结，壅聚于肛门大肠而发。

(二)西医病理

基于肛窦的解剖结构，既容易积存粪便又容易遭受损伤，使局部水肿，导致肛腺引流不畅，积聚其中的粪渣通过细菌作用而酵解，增加肛腺管内压力，有利于其中繁殖的细菌进入周围的血管和淋巴管内，使感染向远处扩散。若肛腺及导管内压力继续上升，可胀破肛腺，感染向周围直接扩散。此外，内外括约肌间隙内有丰富的淋巴组织和静脉，是炎症扩散的重要途径。病菌侵入肛门或直肠下段周围组织后，局部出现红肿热痛的炎症变化，导致局部组织缺氧，理化性质改变，酸性产物堆积，酶系统障碍，白细胞大量死亡，释放出各种酶，造成局部组织坏死，液化而形成脓肿(图 29-38)。

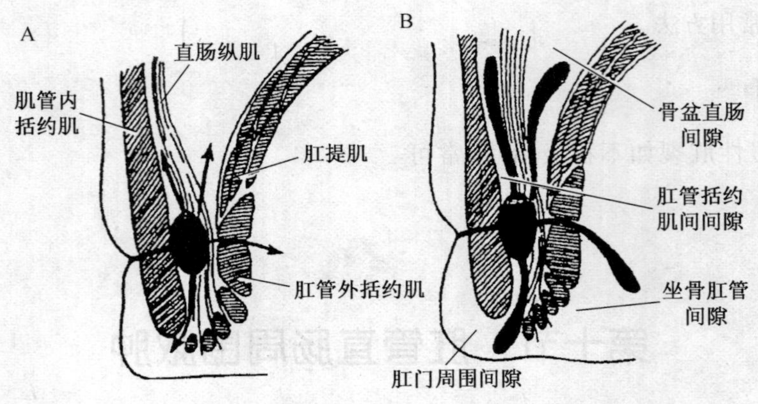

图 29-38　肛管直肠周围间隙的感染途径

三、临床表现

(一)症状

肛管直肠周围脓肿的主要症状是肛门疼痛，起初可为隐痛，逐渐变为持续性胀痛，成脓后可出现跳痛、坐卧不安、发热、全身倦怠，疼痛的部位与脓肿所在部位相同。另外，可见有大便困难、口渴等症状。

(二)体征

该病初起指诊可触及小硬结或硬条索状物，随着病情的发展，硬结逐渐增大成硬块，压痛明显，成脓后局部可触及波动感。另外，肛周局部可见红肿，皮温增高。但是深部脓肿如骨盆直肠间隙脓肿或直肠黏膜下脓肿则肛门外观多无异常，而症状较重。

四、实验室检查

白细胞计数升高，嗜中性粒细胞升高。如淋巴细胞升高应考虑结核性病变或并发有混合感染。脓液培养和药敏试验可以查出致病菌的种类和对抗生素的敏感程度。必要时可做病理组织检查。

五、诊断和鉴别诊断

(一)诊断

根据患者肛周疼痛和发热等症状，结合局部红、肿、热、痛的特征，一般肛管直肠周围脓肿的诊断不难。但是深部的脓肿有时因局部外观无明显异常时常造成漏诊。必须根据病史，实验室检查综合分析，必要时进行穿刺，方能做出正确诊断。

目前肛管直肠周围脓肿的分类尚不统一。一般根据脓肿所在部位，以肛提肌为界可分为肛提肌上脓肿和肛提肌下脓肿(图 29-39)。

1. 肛提肌上脓肿

(1)骨盆直肠间隙脓肿：位于肛提肌以上，腹膜反折以下，为肛管直肠间隙脓肿中容量最大者。

(2)直肠后间隙脓肿：位于直肠和骶骨之间。其上方为腹膜，下方为肛提肌，与双侧骨盆直肠间有直肠侧韧带相分隔。

(3)直肠黏膜下脓肿：位于直肠黏膜与内括约肌之间，即黏膜下间隙内。

2. 肛提肌下脓肿

(1)坐骨直肠间隙脓肿：位于肛管与坐骨结节之间。

(2)肛门后间隙脓肿：位于肛管与尾骨之间。

(3)肛门周围皮下脓肿：位于肛管皮下及肛门周围皮下组织内。

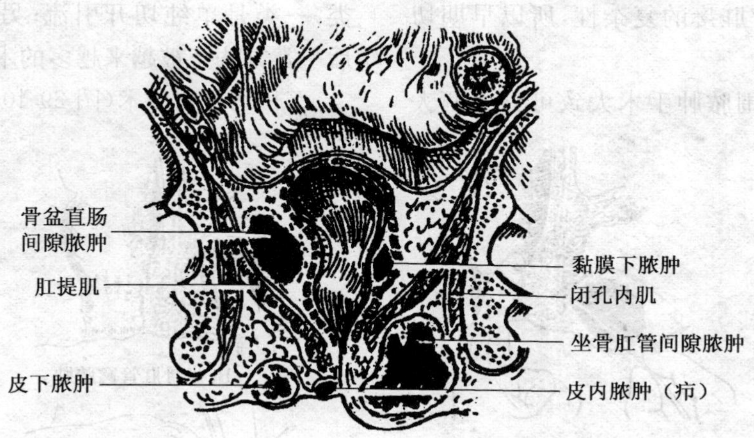

图 29-39　肛管直肠周围脓肿的类型和位置

（二）鉴别诊断

1. 毛囊炎　好发于尾骨及肛门周围，有排脓的外口和短浅窦道。特征是在外口内有毛发和小毛囊。

2. 肛旁粉瘤感染　多在疼痛出现之前先有圆形皮下肿物，表面光滑，发病缓慢，并发感染后可红、肿、热、痛，但与肛内无联系，破溃后流出粉粥样内容物，不遗留肛瘘。

3. 化脓性汗腺炎　好发于肛周皮下，有广泛的病区和多个流脓的疮口，疮口之间可彼此相通，形成皮下瘘道，但瘘道不与肛门齿线及直肠相通。病变部位皮肤增厚，有广泛慢性炎症和瘢痕形成。

4. 放线菌性脓肿　多发生在肛门周围皮下或直肠黏膜下，脓肿浅在，脓汁稀薄，混有米粒大小的黄色颗粒菌块，全身中毒症状重。

六、治疗

（一）中医治疗

1. 内治法

(1)实证

【主证】局部红、肿、热、痛，病情发展迅速。溃后脓液黄色稠厚而带粪臭味。伴全身不适，寒热交作，大便秘结，小便短赤，舌苔黄腻，脉弦滑数。

【治则】清热解毒，消肿止痛。

【方药】仙方活命饮加减。

(2)虚证

【主证】局部红、热、肿、痛不明显，成脓较慢，溃后脓液淡白稀薄，不臭或微带粪臭味，溃口凹陷。全身倦怠无力，一般不发热或有虚热，舌苔薄腻，脉弦细或濡缓。如属肺虚者，可兼见咳嗽咳血，骨蒸盗汗；属脾虚者，兼见神倦纳呆，大便溏薄。

【治则】养阴清热祛湿。

【方药】青蒿鳖甲汤合三妙丸加减。

2. 外治法　应根据病情发展阶段的不同，虚实的不同，采用不同的外治法。

(1)实证者用金黄膏、黄连膏外敷；虚证用冲和膏外敷。

(2)成脓期：脓已成，宜早期切开引流，但应根据脓肿部位深浅和病情的缓急选择手术方法，或一次切开，或切开挂线。

(3)溃后：用九一丹纱条引流，脓尽后改用生肌散纱条，日久成瘘者，按肛瘘处理。

（二）西医治疗

1. 药物治疗　以消炎抗菌药为主，最好根据脓培养和药敏结果选择有效的抗菌药物治疗。

2. 手术治疗　肛管直肠周围脓肿明确诊断后，应尽早实行手术治疗，手术目的是正确处理原发病灶，使之得到通畅的引流，以防止并发症的产生。手术的方法因脓肿的部位而异。与其他部位的脓肿不同，肛管直肠周围脓肿经自溃或切开排脓后，仍存在原发感染病灶，不能自愈，多形成肛门直肠瘘，需再次手术；肛管直肠周围有丰富的血管、淋巴、脂肪等疏松组织，被肛提肌、筋膜、肌纤维分成许多间隙。当发生急性感染时，炎症常局限在某一间隙内，但到后期可扩散到邻近间隙，成为多房性脓腔，增加了以后治疗肛瘘的复杂性，所以早期切开排脓非常重要。

目前肛管直肠周围脓肿手术大致可分为两大类，一类是单纯切开引流；另一类是一次根治术。后一类方法正被越来越多的术者所采用。

(1)切开引流术(图 29-40)

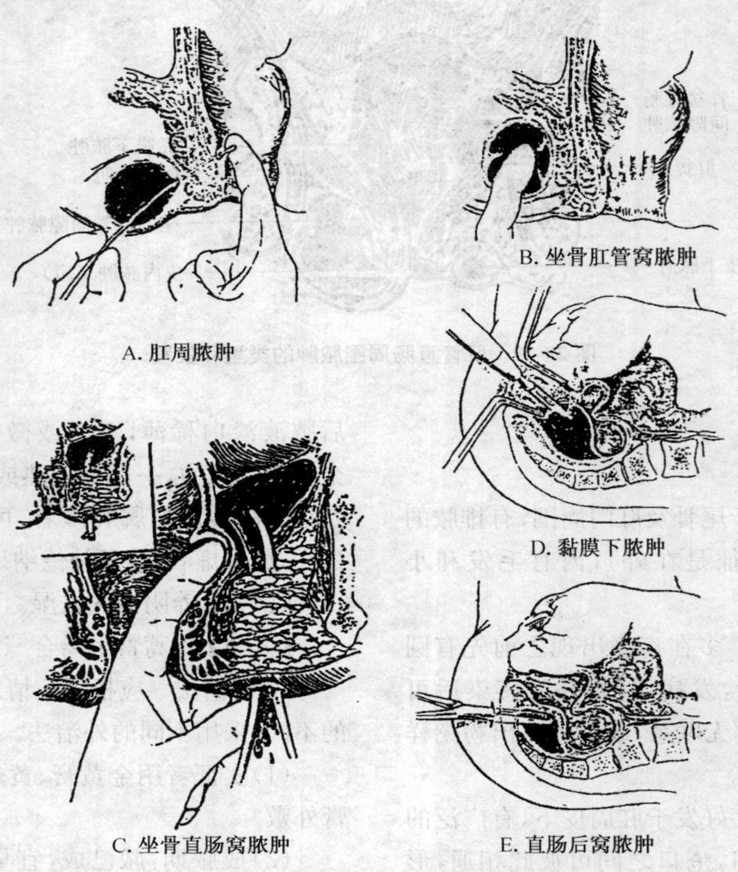

图 29-40　肛管直肠周围脓肿切开引流术

【适应证】各种肛管直肠周围脓肿。目前多用于高位脓肿或找不到准确的感染内口的脓肿。

【操作方法】取脓肿隆起波动最明显处做放射状切口或弧形切口，切口大小与脓肿大小相适应，先以止血钳扩创，再用食指分离脓腔间隔，适当修剪创缘，脓腔内填凡士林纱条引流，包扎固定。术后每日坐浴，之后换药。待形成肛瘘后按肛瘘处理。

(2)一次切开法

【适应证】内口明确的浅部脓肿。

【操作方法】采取放射状切口，长度与脓肿等长，使引流通畅，同时寻找到内口，将切口与内口之间的组织切开，并搔扒清除坏死组织。术后每日坐浴换药。

(3)一次切开挂线法

【适应证】内口明确的深部脓肿。

【操作方法】在腰俞麻醉下，患者取截石位，消毒后于脓肿波动明显处或穿刺抽脓指示部位，作放射状或弧形切口，或多切口，充分排脓后，以食指分离脓腔间隔，然后用双氧水或生理盐水彻底冲洗脓腔，修剪切口扩大成梭形(可取脓腔壁送病理检查)。然后以球头探针自切口探入沿脓腔轻柔地探查内口，另一食指伸入肛内引导协助寻找内口，探通内口后，将球头探针拉出以橡皮线扎于球头部，通过脓腔拉出切口，将线两端收拢结扎，创口内填凡士林纱条，包扎固定。术后每日坐浴换药。挂线一般 7～10 天脱落，若 10 天后仍不脱落，可酌情紧线。

在肛管直肠周围脓肿手术时应注意以下几点：①定位要准确，一般在脓肿切开引流前应先穿刺，俟抽出脓液后，再行切开引流；②浅部脓肿可行放射状切口，深部脓肿应作弧形切口，以免损伤括约肌；③切开脓肿后要用手指探查脓腔，分开脓腔内的纤维间隔以利于引流；④术中应仔细寻找内口，尽量行一期根治，避免遗留肛瘘；⑤引流伤口要里小外大，以防止皮肤过早粘合而影响引流。

七、预后及预防

肛管直肠周围脓腔经积极治疗预后良好，但自行破溃后多形成肛瘘。深部脓肿如不及时引流有可能导致败血症。

肛管直肠周围脓肿的预防主要应防治便秘和腹泻，及时治疗肛隐窝炎和肛乳头炎，及时治疗可能引起肛周脓肿的全身性疾病，如 Crohn 病、肠结核等。另外，应注意保持肛门周围清洁，对预防感染也有重要意义。

（张书信）

第十一节　肛　瘘

肛瘘又名肛门直肠瘘，是肛管直肠周围脓肿破溃后的后遗疾患。一般由原发性内口、瘘管和继发性外口 3 部分组成，亦有仅具有内口或外口者。内口为原发性，绝大多数位于肛窦内，外口是继发的，在肛门周围皮肤上，可以不止一个。肛瘘的特点是肛周破溃流脓水，反复发作，日久不愈。

肛瘘是一种常见的肛门直肠疾病，任何年龄均可发病，但以青壮年为主。男性多于女性。我国是最早认识"瘘"病的国家，瘘之病名，最早见于《山海经·中山经》，其中即有"食之不痈，可以已瘘"的记载。在中医学文献中，该病常被称为"痔瘘"、"漏疮"、"肛漏"、"偷粪老鼠疮"等。

一、病因

（一）中医病因

历代医家对肛瘘的发病原因有很多论述，金·窦汉卿《疮疡经验全书》云"脏腑所发，多由饮食不节，醉饱无时，恣食肥腻，胡椒辛辣，炙煿醲酒，禽兽异物，任情醉饱，耽色不避，严寒酷暑，或久坐湿地，恣意耽着，久忍大便，遂致阴阳不和。关格壅塞，风热下冲，乃生五痔"。元·李杲《东垣十书》"因饮食行房忍泄，前阴之气归于大肠，以致木乘火势而侮燥金，以火就燥也，则大便必闭而痔漏作矣"。明·李梴《医学入门》中说"痔漏及五痔，皆因酒色过度……轻则肠风下血，重则变为痔漏，或醉饱入房，精气脱泄，热毒乘虚下注，或淫极入房，过甚伤筋，忍精停毒，甚则以男交男，致伤膀胱与肝肾经脉……出脓血水者，热胜血也"。

综上所述，肛瘘形成的原因主要有饮食不当（过食辛辣肥甘醇酒），性事不当（醉饱入房，忍精不泄，以男交男）和治疗不当（痔久不愈）。

（二）西医病因

1. 解剖因素　齿线附近的肛窦、肛腺在肛瘘的发病中有重要意义。肛窦的窦口朝上，粪便易潴留在肛窦内，引起局部感染，肛腺是分支的管状腺，腺管口与肛窦相通，腺管终末为盲端，肛窦的感染很容易沿肛腺蔓延，而肛门周围的脂肪组织丰富，并形成多个间隙，抵抗力差。另外，肛门周围的汗腺和皮脂腺特别粗大，排列成丛，肛周清洁度差，又容易被擦伤，肛管表层内血循环较少，一旦受伤不易愈合，这些都是形成肛瘘的解剖学因素。

2. 病理因素　病理性致病因素主要包括肛门及其附近的局部病变和全身性疾病，肛瘘 95%以上继发于肛管直肠周围脓肿。其他病变如肛门直肠损伤、肛裂、会阴部手术、溃疡性结肠炎、Crohn 病、肛管直肠癌等，皆可成为肛瘘的病理性原因。另外，一些全身性疾病，如糖尿病，或其他使机体抵抗力降低的疾病，也可成为肛瘘形成的原因。

二、病机病理

（一）中医病机

中医学认为，该病多由于过食醇酒厚味，脏腑受伤，元气耗损，致使邪热壅滞，气血不宣，湿热之邪下注肛周,郁而化生毒热,肉腐成脓,破溃成漏,因湿热之邪留恋难尽,故漏口久不闭合。

(二)西医病理

肛瘘的形成和发展,一般可分为 3 个阶段:①早期细菌入侵阶段,当细菌经过肛管处的损伤口或在其他毒素作用下侵入组织后,局部出现吞噬细胞积聚、充血水肿等炎症反应,这类炎症反应常发生于肛腺和肛窦内,以后成为瘘管的内口;②脓液形成阶段;③瘘管形成阶段,脓肿形成后,往往向薄弱区穿透,进入附近器官、组织或皮肤,形成继发性外口。

瘘管形成后不易愈合的原因主要是原发内口持续感染,直肠内的污染物不断从内口进入感染病灶;长期慢性炎症及反复感染,使局部病灶形成纤维化管壁,管道常弯曲狭窄,致使引流不畅;肛门直肠周围支持组织,特别是括约肌的收缩可致管道排脓不畅,使感染沿括约肌间隙蔓延。

三、临床表现

(一)症状

1. 瘘口处溢脓　局部破溃处流脓水是肛瘘的主要症状,脓水流出的多少与炎症情况有关,急性炎症流脓多,且常有臭味。由于瘘管弯曲,分支多,引流不畅,常有积脓。慢性炎症期流脓少,时有时无,脓汁稀淡或呈米泔样分泌物。

2. 肛门湿痒　由于分泌物刺激,使肛门部潮湿、瘙痒,有时形成湿疹。

3. 疼痛　一般无疼痛,当外口闭合时,脓汁存积,排出不畅,局部可产生肿胀疼痛。

4. 排便不畅　多见于复杂性肛瘘或蹄铁形肛瘘,炎症浸润肛门括约肌或肛管直肠环,导致纤维化或肛管直肠狭窄,影响括约肌的功能,使粪便排出不畅。

5. 全身症状　在急性炎症期可有发热恶寒、倦怠乏力等全身症状,长期化脓的复杂性肛瘘可见消瘦、贫血等症状。

(二)体征

一般在肛周可见到外口,根据外口形态,可判断肛瘘的性质。瘘管外口小且高突于皮肤多为非特异性肛瘘;外口大而凹陷且不规则,多为特异性肛瘘。根据外口的位置,可粗略判断肛瘘的形状,通过两坐骨结节作一横线,当外口在横线之前且距肛缘 4cm 以内,其内口多在与外口相对的齿线处,瘘管多为直行;如外口距肛缘 4cm 以外,或外口在横线后,内口多在肛管的正中齿线处,其瘘管多为弯曲或呈蹄铁形。指诊检查一般可沿瘘管走行触及硬条索状物,在内口处一般可扪及凹陷的小硬结,有压痛。

(三)其他检查

1. 探针检查　探针检查的目的是确定内口的部位和瘘管的走行。检查时先将探针自外口处轻轻插入,沿瘘管走向缓缓深入,另手食指伸入肛内,如与探针相接触即可确定内口部位。若瘘管弯曲,则应将探针折成与瘘管相似的弯度进行检查,探查应细心、动作轻柔,以免造成假道或人工内口。

2. 色素检查　常用亚甲蓝或甲紫溶液,从外口注入。在注入前先用一块干纱布塞入肛门内,如纱布着色,即可帮助确定内口的部位。

3. 碘油造影　有时对于复杂性肛瘘,因病变复杂,瘘管分支多,内口又不清楚,可采用碘油造影。患者在清洁灌肠后,在 X 线透视下,从外口注入造影剂(如碘化油或复方泛影葡胺),一面注入造影剂,一面观察瘘管走行,即可了解病变范围。拍片时要拍正、侧位片。

4. 病理检查　如发现瘘管有恶变倾向,应做病变组织的病理检查。

四、诊断和鉴别诊断

(一)诊断

根据病史、症状和体征,一般诊断并不困难。困难主要在分类。目前肛瘘的分类方法很多,国内多采用 1975 年全国肛肠会议制定的肛瘘分类标准进行分类(图 29-41)。

1. 低位肛瘘

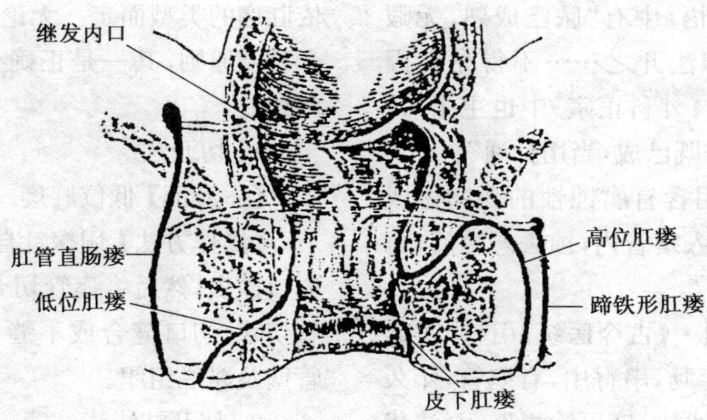

图 29-41　肛瘘分类

(1)低位单纯性肛瘘：内口在肛门隐窝，仅有一个管道并通过外括约肌深层以下。

(2)低位复杂性肛瘘：内口在肛门隐窝，管道在外括约肌深层以下，外口和管道两个或两个以上。

2. 高位肛瘘

(1)高位单纯性肛瘘：内口在肛门隐窝，仅有一个管道，走行在外括约肌深层以上，侵犯耻骨直肠肌或肛提肌以上。

(2)高位复杂性肛瘘：有一个或两个以上内口，有两个以上管道并有支管空腔。其主管通过外括约肌深层以上，侵犯耻骨直肠肌或在肛提肌以上。

(二)鉴别诊断

1. 肛周化脓性汗腺炎　多在肛周皮下有几个或十几个溃口，大小不等。病变皮肤与皮下组织明显增厚变硬，部分有炎症浸润，部分形成瘢痕，病变范围广，脓液黏稠，有臭味，由于反复感染，病变可蔓延到臀部及下肢。

2. 骶尾部窦道　此病多因外伤或毛囊感染等原因，在骶尾部形成脓肿，溃后形成窦道。其特点是病变与肛内无联系，无内口。

3. 骶尾部畸胎瘤　此病是胚胎发育异常的先天性疾病，破溃在肛门后方尾骨尖附近，腔内有时可见毛发、牙齿、骨片等不同的胚叶组织。探针检查活动范围广，走行不固定，碘油造影可见钙化点阴影。

4. 会阴尿道瘘　尿道球部与皮肤经瘘管相通，排尿时尿液由瘘口流出，尿道瘘不与直肠相通，常有外伤史和尿道狭窄。

五、治疗

(一)中医治疗

1. 内治法　中国古代医家对内服药物治疗肛瘘做过许多探索，总结出许多验方，其中以《外科正宗》中所载“胡连追毒丸”和“黄连闭管丸”最为著名，疗效也较好，认为可以免除针刀和挂线之苦。然而据临床观察，此类药物治疗肛瘘并非完全有效。有些患者服药后虽可闭管，但仍存在复发率较高的缺陷。

目前，内治法多用于手术前后，以增强体质，减轻症状，控制炎症发展，缩短疗程。临床上多分为实证和虚证两大类，其中实证多见于化脓性肛瘘，虚证多见于结核性肛瘘。

(1)实证

【证候】一般局部可扪及硬条索状物，外口呈凸形，脓水较稠厚，或伴有口干、发热便秘、小便赤、舌红苔黄、脉弦滑数等症状。

【治则】清热利湿。

【方药】二妙丸、萆薢渗湿汤加减。

(2)虚证

【证候】局部无硬条索状物扪得，外口凹陷呈潜行性，脓水稀薄，伴有虚热、盗汗、舌质淡红、脉细数等症状。

【治则】养阴清热。

【方药】青蒿鳖甲汤加减。肺虚加沙参、麦冬；脾虚加白术、淮山药；气血两虚加八珍汤。

2. 外治法

(1)切开法：古代医家很早就提出用刀针治疗

成脓的疾患。如《医学心悟》中有“脓已成熟，无暇待灼艾火照者，即宜用刀法开之……不得姑息因循，俾毒气越烂越深也”。《外科正宗》中也主张“凡疮毒既已成，当托其脓，脓既已成，当用针通”。

(2)脱管法：此法是用含有腐蚀性的药物做成药条或钉状，直接将药插入瘘管内，蚀去恶物后，再用生肌类药物收口。

(3)挂线法：首见于明·《古今医统》引《永类钤方》挂线术。“至于成漏穿肠，串臀中，有鹅管，年久深远者，必用永类钤方挂线法，庶可除根”。至清代《外科图说》又创造出探肛筒、过肛针、弯刀等，使挂线法更为完善。

(二)西医治疗

西医治疗本病主张采用手术治疗。手术方式依肛瘘的类型而定。无论何种手术，都必须遵循两个重要原则，其一是正确处理内口；其二是保留肛门功能。

1. 切开法

【适应证】低位肛瘘。

【操作方法】用探针自外口探入，找到内口并从内口探出，然后将瘘管切开。可根据情况将整个瘘管切除，切口缝合或不缝合，或切开瘘管后仅搔扒管壁及腐烂组织。

2. 切开挂线法

【适应证】各类肛瘘，尤其适于高位肛瘘。

【操作方法】用探针自外口探入，找到内口并探出，切开内外口之间皮肤及皮下组织，将括约肌层挂橡皮线(图 29-42)。

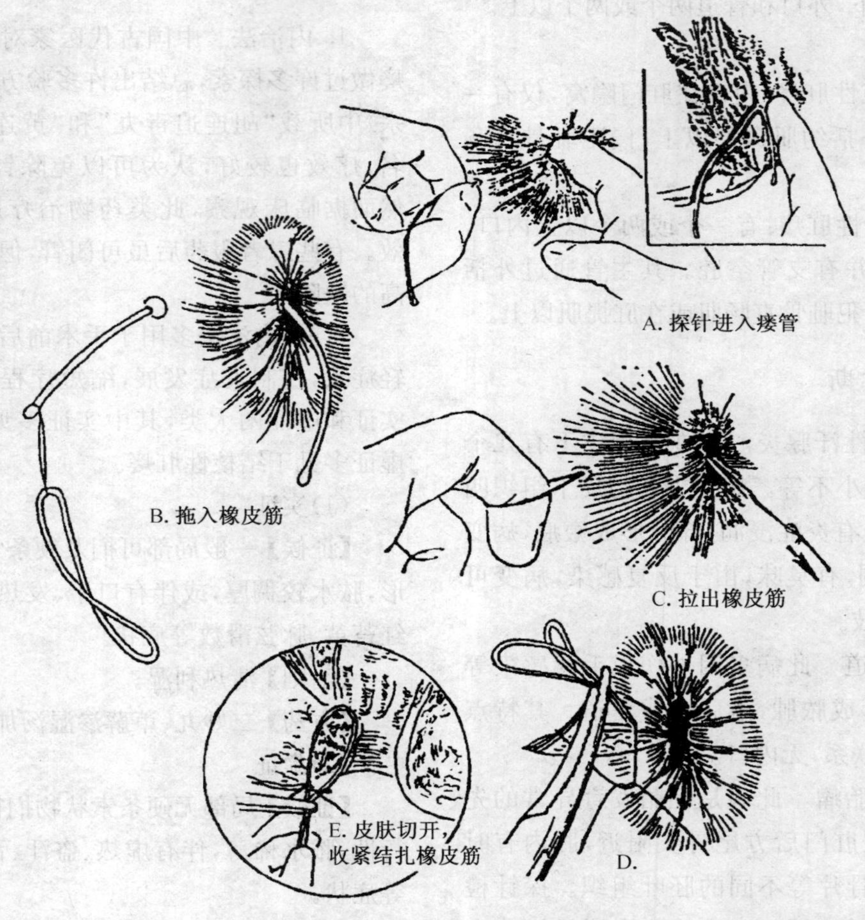

图 29-42　肛瘘的橡皮筋挂线疗法

3. 截根术

【适应证】多发外口肛瘘，数个外口通于一个内口者。

【操作方法】选择距肛门最近的一个外口纳入探针寻找内口，切开挂线，然后清除各支管内的腐肉，填引流纱条。这样可以减少皮肤和肌肉的损伤。

4. 改道挂线术

【适应证】　蹄铁形瘘。

【操作方法】(以后蹄铁形瘘为例)以探针自一侧外口探入,寻到截石位 6 点齿线处内口,穿出肛外系以皮筋,然后自截石位 6 点距肛缘约 1.5cm 处皮肤作切口与探针相交通退出探针,从切口拉出皮筋,纵向切开皮筋间皮肤,扎紧皮筋后,将两侧弯形瘘管搔扒,与切口交通,挂浮线对口引流。术后 7~10 天去除引流浮线。

(三)中西医结合治疗

目前中西医结合治疗肛瘘主要是采用中药配合手术的方法。如内口切开药线引流术,此法由李雨农在 1983 年报道,对复杂性肛瘘,疗效满意。其手术方法是侧卧位,常规消毒,在肛缘点状麻醉下,再用含有少量肾上腺素的普鲁卡因或利多卡因浸润麻醉瘘道周围、内口、外口及其附近组织。用混有双氧水的亚甲蓝从外口注入使瘘道染色。切开内口,肛隐窝和肛门内括约肌的一部分,并开放肛门后间隙;内口在其他部位者只切开内口、肛隐窝及肛门内括约肌一部分。为便于引流,一般将肛门外括约肌皮下层横行切断。用圆头探针自外口处缓缓探入,可从染色的内口穿出,以特制挖耳或刮匙搔刮瘘道,刮尽已染色的管壁肉芽,抽出探针并顺势将药线引入瘘道,将药线两端松松结扎,下垫干纱布,后用吸水棉垫包扎,胶布固定。术后每日热盐水坐浴。术后 2 日换药线一次,再留置,2 日抽去药线。切口每日用九华膏纱布换药,直至伤口愈合。

药线的制作方法:江子油 1 瓶,生枝子 12g,生南星 12g,大生地 12g,黄柏 12g,黄连 12g,苦参 38g,白砒 12g,犀牛黄 9g,梅片 3g,金墨 1 锭,甘草 12g。用 2 两 8 号粗丝线,浸泡于江子油中 24 小时,取出晒干备用。将白砒、犀牛黄、梅片磨细备用,将其他药物煮沸,熬浓,将研细的白砒等混匀,加入熬浓的药液中,用金墨在药液中缓慢磨动,直至全部药水变黑,将晒干备用的丝线入内,让全部浸湿后,取出晒干,再浸入直到药水浸完为止。丝线晒干后,可放入密闭瓶中,加少许麝香保存备用。

六、预后及预防

肛瘘的自然愈合率低,近年来有关肛瘘癌变的报道日渐增多。

预防肛瘘,主要是经常保持肛周清洁,养成良好的卫生习惯,每晚睡前温水坐浴。积极预防和治疗肛周脓肿,防止遗留肛瘘。

(张书信)

第十二节　排便障碍

便秘(constipation)并不是病名,只是消化道多种疾病因素形成的原发性或继发性排便障碍的一类证候群,既非指一时性便秘,又非指单一疾病的诊断。可由各种原因导致肠道运输功能降低或粪便输出通道受阻等引起,同时也包括出口处疼痛性疾病引起的便秘。

综合国内外文献,健康人群中约 10%的人有不同程度或不同阶段及类型的排便障碍,其中至少有 3%为青年人;在老年人群中,则可高达 20%~50%的人有各种原因的排便困难,说明排便障碍随年龄增长而增加。对自认为无排便障碍的健康人来说,排便频率也变异甚大,一般来说排便的正常频率在 3 次/日至 3 次/周。李实忠曾对上海地区 433 位成人自然排便频率集体问卷调查分析,符合正常排便频率者 358 人占 82.7%,但也有少数人多日排便一次,并无任何不适。上海陈腾统计的大量资料中还发现,便秘女性比男性多见。Everhart 等人的研究发现男性发病率为 8%,女性为 20.1%,妊娠妇女则为 38%。有人分析了因便秘主诉而就诊的患者中女性为男性的 2 倍,其原因可能是:女性肠激惹综合征较男性高、女性直肠前突发病率高、月经周期的孕激素变化对肠道运输的抑制性影响等。同时,男性排便频率较为固定,与正常排便频率一致,其他频率分布较少;而女性排便频率则比较分散,尤其以女青年学生为明显。这提示女性排便反射的稳定性较男性稍差，但随着年龄的增长，女性排便规律可趋于稳定。刘世信报告了天津市区人群中便秘患病率的流行病学调查，以随机抽样方法入户问卷调查 2030 人，获取便秘者 90 人，患病率为 4.43%，标化率为 3.68%。结果表明，便秘与性别、年龄、职业、膳食结构、饮水量、家族史、文化程度、健康状况等有着显著关系($P<0.05$)，而与吸烟、饮酒、生育等无关系。

在美国每年 400 万人患有便秘。美国国立卫生咨询调查机构(NHIS)总结了 1957—1985 年间，每年超过 10 万人的随机调查结果，显示便秘的发病率为 2%；但也有小样本的研究报告患病率为 12.8%。其中，每年有 200 万～300 万名便秘患者依赖泻剂辅助排便，而住院患者的出院诊断中有便秘一项者占 92 万人，约 900 人死于便秘或与便秘有关的疾病。Bommelaer 等报道，法国人群中便秘患病率为 6.3%。由于北美与西欧等发达国家在饮食习惯及生活方式等方面较为接近，加上 NHIS 的流行病学研究时间跨度大、人数多，2%相对较客观地反映了发达国家便秘发病率。另有文献报道，第三世界国家中便秘发病率较发达国家低。但 Sandler 等研究发现，在美国黑人便秘发病率却比白人高，分别达 17.3%及 12.2%；NHIS 的调查结果也显示非白色人种便秘患病率为白人的 1.3 倍。我国的研究结果显示便秘的患病率为 3.7%左右。同时有资料提示，便秘患病率随着文化程度的增高而降低，分析原因，可能是与对便秘的认识差异和是否重视有意识摄入高纤维食品有关。

日本高野报道在肛肠中心就诊的患者中有 40%为慢性便秘者。而俞宝典曾对 1185 例(男 548 例，女 637 例)中医肛肠科入院患者(除急诊手术患者及老年痴呆患者、婴幼儿外)常规作排粪造影检查，结果发现中医肛肠科 1129 例(95.27%)的患者有不同程度的出口梗阻性便秘的体征存在，而主诉有便秘史的患者仅 516 例(43.54%)，与日本高野报道相似。1185 例排粪造影中比例明显增多的前三位病种依次是：PD1029 例(86.84%，其中男 428 例，女 601 例)、IRI792 例(66.84%，其中男 353 例，女 439 例)、RC627 例(52.91%，其中男 104 例，女 523 例)，且分别为二征或三征并发。

一、病因病机

排便是人体的一种复杂生理活动和多系统准确协调的生理反射机能。但也常因为消化道自身的原因和其他系统的原因均可导致排便障碍，引起排便秘结。

(一)中医病因病机

中医学对认识并治疗便秘的理、法、方、药已历史悠久。早在春秋战国时期(公元前 770—前 220 年)，如《内经》中对“大便难”已提出了指导性原则，“其下者引而竭之，中满者泻者内”，又主张治疗便秘应以“五谷为养，五果助之，五畜为益，五菜为充”。张仲景在《伤寒论》中，将便秘分为阳结、阴结，并提出辨证施治。

中医观察便秘发生的症状主要是：大肠传导功能障碍，不能传导粪便；大肠津液亏乏，不能濡润粪便，故而造成粪便干燥秘结。但中医整体观念认为，无论是大肠传导失常还是大肠津液亏乏，均与人体五脏六腑、气血阴阳、寒热虚实的变化密切相关。如饮食劳倦，内伤脾胃；气滞血瘀，通降不利；热燥伤津，大肠失濡；阴寒凝滞，运化困阻；虚损耗精，传导无力；年高体亏，运化失润；“关格”、“肠结”，肠腑闭阻等均可引起便秘。因此，中医施治务必从整体观念出发，从而调节人体的阴阳、气血、脏腑功能，即从对人体的表里、虚实、寒热、阴阳乃至气血、津液的平衡调理着手，达到治疗便秘的目的。

辨证论治是中医治疗任何疾病的基本法则。通过中医的八纲辨证、脏腑辨证、六经辨证及卫气营血精津辨证，可对便秘作出具体定位。如热灼津液为“热结”、脾阴虚肠津亏为“脾结”、气滞郁结为“气秘”、阴寒凝滞为“阴结”、肠燥便坚为“阳结”、血虚津枯为“血虚秘”、肺虚失降为“气虚秘”、肾阳虚损为“阳虚秘”，等等。此外，膏粱厚味、肝郁少食、好逸恶劳、久卧少动、痔裂恐便等亦都可成为便秘的病因，导致各种秘结的证型。辨证的目的是为了审因论治，而并非只用通里攻下一法。正如李杲所说，“治病必究其源，不可一概用巴豆牵牛之类下之”。至于中医理、法、方、药的具体运用或是药物治疗、针灸、推拿、体育疗法、单方验方等则内涵丰富，必须详加辨析。如张仲景曾首创了肛内栓剂——蜜煎导方；晋·葛洪还发明了以“木瓜根捣汁，筒吹入肛内中，取通”的灌肠术。后世医家又根据症因的辨证不同，提出“五秘之患”，如《济生方》说“夫五秘者，风秘、气秘、湿秘、寒秘、热秘是也”。《神农本草经》更是记载有许多治疗便秘的药物。

（二）西医病因病机

现代医学观点认为，排便是一个由多系统协调参与又受多因素制约影响的复杂生理过程。在食物消化吸收过程中由于内容物在小肠中迅速通过（仅占全肠道通过时间的10%左右），所以一般不着重将小肠原因介入便秘的病理过程。当食物残渣到达结肠后，结肠一边继续吸收其中的水分和电解质等，一边以每小时5cm的速度缓慢向前推动。同时结肠中的各类菌群也借助食物残渣作培养基，使自身菌群大量繁殖。其数量可迅速增殖至结肠中粪便量的1/2左右。结肠每日能吸收水350～2500ml，钠400～460mmol，也同时吸收少量钾、氯、胆酸、尿素和氨基酸等。结肠内壁上的结肠袋既可贮存残渣，又能产生细小的非推进性收缩运动，称为“分节运动”。由于像织布机上的梭动一样，故也称“结肠袋梭动”，能使肠腔内容物往返移动，有利于水、电解质、少量葡萄糖、胆汁酸及一些气体的充分吸收。同时在“分节运动”的再吸收过程中，使残渣浓缩成粪便。因此，任何影响结肠平滑肌结构和肠壁神经丛功能的疾病，必然是可能构成结肠型便秘的主要原因，这类疾病常导致结肠平滑肌细胞数量的减少，而渐渐代之以纤维化，使结肠壁变薄，动力下降。有些可发展为巨结肠、巨直肠症。此外，影响结肠功能的因素还有结肠的内压力变化，结肠的蠕动方式、神经系统、激素、调节肽等。

研究表明，固态粪便平时贮存于乙状结肠或降结肠中，而直肠一般则呈空虚状态。当乙状结肠收缩时，可将粪便推进至直肠。直肠中则有多个直肠瓣，加之耻骨直肠肌收缩形成的肛管直肠角，可以阻止粪便直接进入直肠肛管。结肠除了缓慢运动外，还有一种强力推进粪团进入直肠的“集团运动”，通常是在起床后（结肠反射）或餐后特别是早餐后（胃-结肠反射或十二指肠-结肠反射）引起可迅速将粪便从横结肠送入乙状结肠，然后进入直肠。当粪便以一定量和一定的速度向直肠推进时，直肠壁上的压力感受器即受到刺激，产生有效的神经传入冲动，这种冲动信息由盆神经和腹下神经通向脊髓腰骶段内的“初级排便中枢”，同时上传到大脑皮层的“排便反射高级中枢”，并由该中枢发出便意信号，引起便意。据研究，正常人当肛门内粪便量达到150～200ml，或压力达到5.87～7.33kPa（44～55mmHg）时，即引起便意和排便反射。而排便反射的传出冲动沿盆神经传出，使降结肠、乙状结肠和直肠收缩，肛门内外括约肌舒张，骨盆肌肉松弛，同时产生腹肌收缩，膈肌收缩下降，闭口鼻屏气后，用力向肛门努挣，协同动作，在增高腹压下直肠收缩，肛管舒张，压迫并排空直肠内的粪便。由此可见，排便动作是在大脑皮层影响下进行的。但意识可以加强或抑制排便，甚至可以抑制排便冲动传至腹下神经，使肛门括约肌紧张性增高，不让粪便进入肛管，同时直肠、乙状结肠亦分别舒张，使直肠内压下降，粪便可在逆蠕动驱使下返回上方结肠，从而解除便意。待环境条件允许或下一次便意下达时再行排便。所以，排便反射是包括随意和不随意双向活动的。

综上所述，从排便生理过程可以得出推论：

（1）排便活动的神经反射是可以利用主观有意识培养建立正常排便规律的。

（2）排便活动是由腹直肌、膈肌、盆底肌等多组肌群协调动作而完成的。假如这些肌群部分虚弱无力，就可能促使便秘发生；相反，加强体育锻炼，增强肌肉强度和协调就可以防治便秘。

（3）便意和排便反射可受大脑皮层控制而双向活动，因此，一般情况下，不要随意抑制便意，以免造成直肠功能感觉下降。见图29-43。

二、临床分类

1. 病程分类　病程分类分急性便秘、慢性便秘。

（1）急性便秘：急性便秘是指病急或突发便秘，如肠套叠，肠扭转、肠蛔虫、粪嵌塞、肠肿瘤等引起急性结肠梗阻而致便秘；或是急性胆囊炎、胰腺炎、胆结石、肾结石、腹膜炎、阑尾炎等而致反射性抑制肠运动导致便秘，以及急性热病引起的便秘等。

（2）慢性便秘：慢性便秘是指发病日久缓慢，逐渐加重的便秘，如老年人便秘、习惯性便秘；慢性器

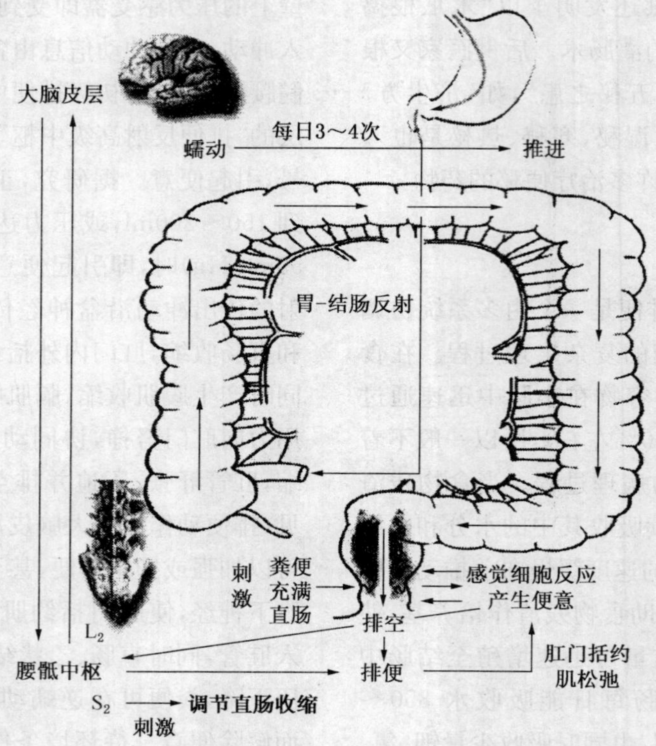

图 29-43　胃-结肠反射图

质性便秘，如甲状腺机能减退、甲状旁腺功能亢进、席汉征、慢性铅中毒等。

2. 病因分类　病因分类为原发性便秘、继发性便秘。

(1)原发性便秘：是指在无器质性病变下出现的便秘，也称“单纯性便秘”。通常包括习惯性便秘、胃肠神经官能症便秘等。如饮食过少、过精，消化吸收后残渣过少，不足以激发结肠的“集团运动”；或有排便反射受紧张学习工作影响而忽视便意；情绪焦虑、忧郁而抑制便意等，均可发生便秘。

(2)继发性便秘：是指由于胃肠道系统或人体其他系统器质性疾病所导致的便秘。如肠道肿瘤、巨结肠症、肠结核、疼痛性肛门疾病、神经系统病变如脑血管病变、脑肿瘤、脊髓病变等影响了排便反射活动；内分泌及代谢性疾病如糖尿病、甲减、甲亢等。此外，药物性引起的便秘也称药物性继发性便秘。所以，继发性便秘有时也可以称为症状性便秘。

3. 部位分类　部位分类为结肠型便秘、直肠型便秘。

(1)结肠型便秘：是指结肠（升结肠、横结肠、降结肠、乙状结肠）运动弛缓或痉挛，导致粪便在结肠内停留时间过长，水分过度吸收，粪便干硬，排出困难的便秘。多分别由肠平滑肌张力低下或肠痉挛引起的两类便秘。前者又称张力减退性或迟缓性便秘，如老年人习惯性便秘；疼痛性疾病过多使用镇静药，晚期肿瘤、肾绞痛等经常或连续应用吗啡、哌替啶、樟脑酊、阿托品等。镇静药引起的便秘及腹腔感染、腹膜炎等引起肠麻痹的便秘等。后者如肠易激综合征造成结肠痉挛，以致肠蠕动障碍的痉挛性结肠便秘。

(2)直肠型便秘：是指因直肠病变，引起直肠平滑肌弛缓，或直肠黏膜感受器敏感性减弱、直肠反射迟钝（虽然粪便被结肠的集团运动推至直肠，但不能激发直肠排便反射，使粪便长时间积留在直肠内，不能排出体外）。如依赖刺激性强的泻剂或经常灌肠通便者，可使直肠黏膜感受器敏感性下降直肠反射迟钝。

4. 病理分类　病理分类为功能性便秘、器质性便秘。

(1)功能性便秘：包括

1)神经、精神因素：有意识忍便、痔裂疼痛习惯忍便、精神病、脑病、癔症便秘等。

2)肠道紧张性降低：老年性便秘、卧病、产后、甲亢、甲减、肥胖症、糖尿病、低血压、内脏下垂、营养缺乏、食量不足，甚至截瘫、脊椎炎、腰骶损伤等脊髓和神经根病变等(因为肠肌神经丛兴奋性降低，所以肠壁肌紧张性降低，造成肠管弛缓，运动减弱)。

3)肠道运动机能失调(又称痉挛性便秘或运动失调性便秘)：因为自主神经系统失调，导致支配肠道副交感神经系统亢进，导致肠肌运动异常，如肠易激惹综合征、慢性结肠炎、过敏性肠炎等。

4)化学药物：如铅、砷、汞、磷等中毒；氢氧化铝、阿托品、普鲁本辛、阿片等解痉药、镇痛药；抗胆碱药类；长期服用泻剂使大肠自身蠕动减弱，久之可诱发结肠慢传输型便秘。

(2)器质性便秘：包括

1)肠腔狭窄：肠道良性肿瘤(巨大息肉、脂肪瘤、平滑肌瘤)、肠道恶性肿瘤(结肠、直肠癌)、肠道慢性炎性疾病(溃疡性结肠病、Crohn 病、肠结核等导致增生、痉挛性狭窄)、先天性肠腔狭窄(巨结肠症、先天性肛门狭窄)、肠外压迫(卵巢囊肿、子宫肌瘤、妊娠、子宫后倾、子宫内膜异位症、内脏下垂、肠疝、膀胱脱垂、前列腺肿瘤、腹水等)、手术后并发肠腔狭窄或肛门狭窄(吻合口狭窄、肠粘连及部分肠梗阻、性病淋巴肉芽肿引起进行性直肠狭窄)等。

2)出口梗阻：直肠内套叠(IRI)、直肠前壁内脱垂(AMP)、直肠前突(RC)、耻骨直肠肌综合征(PRS)、盆底肌痉挛综合征(SPFS)、会阴下降(PD)、肠疝(EC)、内脏下垂(SP)、骶直分离(S-RS)直肠脱垂(ERP)等。

三、诊断

(一)诊断要点

1. 结肠慢传输型便秘(STC)

(1)弛缓性：因结肠传输异常缓慢或结肠冗长造成，多见于老年体弱者。极少数可因结肠壁神经丛退化萎缩等引起。特殊检查为结肠慢传输试验。

(2)痉挛性：多见于结肠肿瘤、炎症、扭转、肠激惹综合征等造成，多见腹痛、腹胀、里急后重。特殊检查为钡灌造影、纤维结肠镜。

2. 直肠出口梗阻型便秘(OOC)

(1)直肠前壁黏膜内脱垂(AMP)：残便不尽、肛坠欲便。检查：排粪造影、肛指诊。

(2)直肠黏膜内套叠(IRI)：同上。

(3)直肠前突(RC)：粪便向阴道方向潴留，常需手助排便。检查：排粪造影、肛指诊。

(4)耻骨直肠肌综合征(PSR)：因耻骨直肠肌(PRM)增生肥厚成搁架症、力排时肛直角(ARA)反变收缩。检查：排粪造影、肛指诊。

(5)会阴下降(PD)：整个盆腔及会阴松弛，下垂，臀沟变浅外突，肛坠胀堵。检查：排粪造影、视诊。

(6)括约肌失弛缓症(ASAI)：排便中内括约肌不能松弛，肛坠、酸胀感。检查：盆底肌电图检查。

(7)盆底肌痉挛综合征(SPFS)：盆底肌肥厚、肛管狭长、搁架征或伴直肠后突。检查：排粪造影、盆底肌电图、肛指诊。

(8)子宫后倾位：子宫后倒，压迫直肠前壁致肠腔变窄，排便不畅、腰酸。检查：肛指诊。

(9)肠疝(EC)：肛坠，便意不尽。检查：排粪造影。

(10)内脏下垂(SP)：肛坠，便意不尽。检查：排粪造影。

(11)骶直分离(S-RS)：便意不尽。检查：排粪造影。

(12)直肠脱垂(ERP)：肛坠，便意不尽。检查：排粪造影。

(二)排便障碍诊断的注意事项

由于便秘不是独立的疾病，而只是多种病因引起的一组证候群，因此，对便秘的诊断，应着重病因诊断而并非证候诊断。因为仅作证候诊断往往是不完全的、有偏颇的。故而必须经过系统询问病史，包括起病时间、排便过程、粪便性状、生活习惯、宿疾用药等，并进行全身体格检查，再选择相关的特殊检查，找出原发病灶，排除其他器质原因后才能确诊，以避免如内分泌性、代谢性、肿瘤性、急腹症、精神神经性，甚至药物性便秘等原因而引起误诊、漏诊，造成事与愿违的后果。

必须注意到，通常所指的顽固性便秘是指结肠型便秘(即结肠慢传输型便秘 STC)、直肠型便秘(出口梗阻型便秘 OOC 或称盆底肌功能不良型便秘 PFD)、肠激惹综合征(IBS)及混合型便秘(可分别是 STC＋PFD 或 PFD＋IBS 或 STC＋IBS 或 STC＋PFD＋IBS)。关于各型便秘在临床所占的比例,喻德洪曾引证 Pemberton 通过对 277 例严重便秘者分析,将其分为 4 类:

(1)STC29 例(10.5%)为结肠运动异常缓慢。

(2)PFD 37 例(13.3%)为结肠运动正常,盆底肌功能异常。

(3)STC＋PFD 14 例(5.1%)为结肠运动异常缓慢,盆底肌功能异常。

(4)IBS197 例(71.1%)为结肠运动和盆底肌功能均为正常,暂定名为肠激惹综合征,归属内科疾患,多不需手术治疗。并指出顽固性便秘者适宜手术治疗者并不多,以往未对便秘病例进行分类,以至于各家报道的手术效果差异很大。因而无论从诊断还是治疗上均须慎重鉴别,并对复杂病因的便秘尚宜综合治疗。

四、相关检查

(一)常规各系统体格检查

体格检查是在详细病史询问基础上,有重点地顺序进行,以免忽略胃肠系统以外的相关疾病造成便秘的病因。

(二)肛门直肠专科检查

1. 肛门视诊　排除痔病、瘘管、肛裂、肛周炎性疾病,肛内外肿物脱出或会阴下降(可见盆底以肛门为中心明显向外突出,臀沟变浅),若再嘱受检者收缩提肛,盆底神经明显受损者可发现提肛收缩力减弱或消失。

2. 肛管直肠指诊　肛门直肠指诊常称“指诊眼”,操作宜轻柔润滑、深浅详察。正常肛肠可容一指顺利通过,有中等紧张度,当嘱受检者作排便努挣时,可感觉内外括约肌有明显放松感;反之,肛管不能通过一指或排便努挣时,肛管紧张度反而增高,则提示肛管有器质性狭窄,或出口梗阻性病灶存在。若直肠壶腹部可扪及多量粪便甚至硬结粪团时,多为粪嵌塞;若如此还伴毫无便意,则提示直肠无力;直肠黏膜内脱垂,内套叠患者,可扪及直肠内黏膜松弛,堆积壅塞感;直肠前突者,可扪及直肠前壁齿线上阴道后壁中下段部位形成明显的深而宽的囊袋状薄弱区,多为直肠前突的“疝囊顶部”;盆底失弛缓综合征者,嘱作排便努挣时可明显感到盆底肌、耻骨直肠肌、外括约肌个别部位不松弛,甚至可扪及肥厚僵硬的直肠环,肛管紧张度增高,伴有压触痛。

3. 肛门镜、直肠镜检查　当指诊扪及异常包块硬结、息肉、触痛或血污染指等情况时应继以肛门镜或直肠镜检查,因其相对比较简单方便。只需排空粪便不必特殊准备。一般可鉴别肛管直肠内的痔核、肥大肛乳头、直肠内各种形态的息肉或肿瘤,黏膜色泽、充血水肿或糜烂程度、是否与直肠内套叠相关。如直肠中有不明来源的陈旧血迹由上而来,应警觉更深肠段有异常病灶存在。

(三)实验室检查

对便秘病变的诊治,肛肠科应配备开展相关检验项目的专科实验室,进行除粪检以外的特殊检查。

1. 血液生化检查　主要针对与便秘相关因数的检验,如肿瘤疾病、内分泌疾病、代谢性疾病的检测。胡伯虎、陈腾等介绍了近几年国外开始研究胃肠道激素与便秘的关系,虽尚未有明显结论,也可给国内外研究提供一些启发。见表 29-11。

表 29-11　胃肠道激素对结肠运动的影响

结肠运动效应	胃肠道激素
抑制	内源性阿片肽(β 内啡肽、脑啡肽等)
刺激	内源性阿片肽、胃肠蠕动素、胆囊收缩素、胃泌素
无效应	胃抑素、胰多肽、分泌素
不详	血管活性肠肽、神经降压素、P 物质

2. 内镜检查　常用内镜包括各型号的乙结肠镜及纤维大肠镜,有的均可配制摄录像及显示屏装置,其主要检查目的是排除肿瘤、息肉、炎性病变、狭窄、憩室,以及结肠黏膜有无黑变病(多见常期服用含蒽醌类泻药者)、黏膜有无水肿及血管纹理不清(多见长期用肥皂水灌肠者)。此外,对可疑病变

还可留下录像，取出活检。对孤立、偏小或带蒂息肉者还可做镜下摘除和电凝止血处理。

3. X线钡灌造影　是诊断结肠器质性病变的主要方法之一。可判定结肠冗长、结肠增宽（一般在侧位片上，骨盆入口处的乙直肠宽度＞6.5cm，可以认为增宽异常）；如肠腔仅紧张变细呈锯齿状或铅管状，提示痉挛性便秘可能；如结肠冗长，扩张增宽或下垂，提示弛缓性便秘可能。此外，还可发现直肠扩张、肠道肿瘤、扭转、憩室、息肉、溃结或慢性结肠炎等器质性病变。

4. 排粪造影　目前国内大多采用卢任华创制的DS-Ⅰ型排粪造影装置和测量尺开展该检测工作，并可以取得优质、准确影像及数据，在诊断出口梗阻性便秘即直肠型便秘中获得较全面、准确的动态排便X线记录（包括静坐、提肛、强忍、初排与力排正侧位5种状态排便运动过程影像），从中可测得肛直角（ARA）、肛上距（DUAC）、肛管长度（ACL）、乙耻距（DSPC）、直肠骶前间距（DSR）等多项解剖生理指数，从中可了解并诊断出直肠前壁黏膜内脱垂（AMP）直肠黏膜内套叠（IRI、武士帽征、杯口状）、耻骨直肠肌综合征（PSR、搁架征）、直肠前突（RC、伴PSR时可鹅头征）内括约肌失弛缓征（肛管不开放、肛管直肠交界处呈“萝卜根征”、力排后钡剂排不尽）及会阴下降（PD）、肠疝（EC）内脏下垂（SP）、骶直分离（S-RS）、直肠脱垂（ERP）等一系列出口梗阻性便秘疾病。因而本项检查对排便障碍的诊断、部位与程度确定、治疗前后对比及手术定位等均有十分重要的意义。近年来，通过同时显影泌尿生殖道或腹腔造影，提高了排粪造影的实用价值。排粪造影也可以对某些肛瘘的窦道显示部位走向具有一定的临床诊断意义。

5. 结肠慢传输试验　该检查是在口服20粒不透X线的（无毒、不吸收、15mg/粒）硫酸钡胶体标志物（MCKC）后，每24小时定时摄一次X线腹部平片，连续追踪72小时内排出80％（16粒）以上结肠传输功能则为正常。若72小时后标志物受阻于结肠为结肠慢传输型便秘可能。值得注意的是，做本项试验前2天不得服泻药，但可据实际情况清洁灌肠导便一次，以排空直肠内阻塞物，防止出口不畅，造成结肠运时延长；检查前及检查中应正常饮食和排便，也不得服用任何通利药品或食品；假如在72小时内仍滞留相当多的标志物，一般可以继续坚持观察摄片至第7天（168小时），以耐心追踪阻力部位。因此，通过追踪标志物在结肠中运行速度、受阻部位，可以判断结肠传输功能。对考虑做结肠性便秘手术的患者，则应重复该试验，以确定部位。

6. 球囊排出试验　是一种模拟排便试验。即将连一球囊的导管插入直肠壶腹部，然后从导管向球囊注气100ml，让受检者作排便动作，5分钟内能排出气囊者为正常；超过5分钟仍排不出可视为患有出口梗阻疾患。有人同时检测球囊内压和肛管压，认为这种方法对出口梗阻型便秘的诊断和鉴别，比单纯球囊排出试验和分析侧卧位直肠空虚状态下用力排便时的括约肌活动更有价值。球囊排出试验对粪便控制功能的评估说明了直肠的贮存功能、感觉功能和括约功能。该试验还可以为评价生物反馈训练、括约肌修补术和其他失禁患者的治疗效果提供客观指标。

7. 肛管直肠压力测定　是通过生理压力测试仪，检查内外括约肌、盆底、直肠功能状态及其之间的协调情况，对判断便秘与上述结构的功能失常具有重要意义。检测指标有直肠静息压、肛管静息压、肛管缩窄压、括约肌功能长度、直肠肛管抑制反射和直肠顺应性等指标。

8. 盆底肌电图检查　该检测是应用电生理技术，分别检测盆底肌、耻骨直肠肌、外括约肌3部分横纹肌的静息状态、轻度收缩、用力收缩及作排便动作时其肌电活动的功能状态及其支配神经的功能状态。从波形上分析其位相、时程、频率及波幅等，记录肛门内括约肌的肌电频率。该检测有助于评价盆底肌肉神经支配情况和分析肛门失禁的原因。需注意的是，该项检查技术要求较高且系创伤性检查，也易诱发保护性放射而造成假阳性，以致经验不足者判断失误。

9. 组织病理学检查　该检测是对内镜或手术中取下的活检组织或切除组织进行组织病理学检查，如手术对耻骨直肠肌综合征切除的肥厚组织判定，对疑为先天性巨结肠症术中组织活检等。

10. 直肠内超声　可用于判断括约肌的缺损情况及直肠内外的异常病变。

五、治疗

(一)中医治疗

1. 内治法　中医治疗讲究治病求本，审证求因为原则。正如“实则泻之，虚者补之”体现了“扶正祛邪”的原则。对治疗便秘也应如此。总体说来，治法有三：一为通下法；二为补虚法；三为通补兼施法。但都是围绕调和阴阳、补虚泻实之法，同时予以“保胃气，存津液”的原则，合理投药，反对滥用攻泻，以致伤气耗津。《圣济总录》中曰“阴阳之气不平，寒热相盛，或气实塞而不通，或气虚损而遗泄，或燥而结或热而秘，皆阴阳不和之病也”。

(1)实热便秘

①大承气汤

【组成】大黄 10g(后下)，厚朴 12g，枳实 15g，元明粉 9g(冲入)。水煎服。

【功效】峻下泻热通便。

【主治】阳明腑实，便结不通，腹痛拒按，脘腹痞满，烦热口苦，咽干溲赤，热结旁流，舌红苔黄燥起刺，脉弦滑。

②小承气汤

【组成】大黄 10g(后下)，厚朴 12g，枳实 12g。水煎服。

【功效】轻下热结通便。

【主治】阳明腑实，便结难下，潮热口苦，脘腹胀满，舌红苔黄，脉滑数。

③调胃承气汤

【组成】大黄 10g(后下)，元明粉 10g(冲入)，甘草 6g。水煎服。

【功效】缓下清热通便。

【主治】胃热肠燥，便秘腹痛，口渴心烦，舌红苔黄，脉滑数。

(2)虚寒便秘(大黄附子汤)

【组成】大黄 9g(后下)，附子 9g，细辛 3g。水煎服。

【功效】温阳散寒，泻下通便。

【主治】阳虚之体，因寒结于里而便秘，见腹痛脘胀、喜温畏寒、形寒肢冷、舌淡苔白、脉沉紧者。

(3)肠燥便秘

①麻仁丸(脾约麻仁丸)

【组成】麻子仁、大黄各 500g，白芍、枳实、厚朴、杏仁各 250g。上药研细末，炼蜜为丸，温水服每次 9g，每日 1～2 次。

【功效】润肠通便，行气泻热。

【主治】胃热肠燥，津液亏虚，便干难行，口苦咽干，腹胀心烦，舌红苔薄少津，脉细弦。

②五仁丸

【组成】桃仁、杏仁、柏子仁、松子仁、陈皮各等份，将上药研细末，炼蜜为丸，温水服，每次 9g，每日 1～2 次。

【功效】润肠通便，生津滑肠。

【主治】津亏液少，肠燥便结，排便艰难，食少纳呆，口干咽燥，舌淡苔薄津少，脉细。

(4)正虚邪实便秘(增液承气汤)

【组成】玄参 30g，麦冬、生地各 25g，大黄 9g(后下)，元明粉 5g(冲入)。

【功效】滋阴生津，泄热通便。

【主治】热病伤阴耗液，燥屎不利，热结阴亏，便秘痔血，发热口干，烦燥头晕，腹胀便难，舌红苔黄脉细数。

(5)正虚津亏便秘

①气虚便秘

【方药】补中益气汤加味。

【组成】黄芪 12g，党参 12g，升麻 10g，当归 10g，陈皮 8g，白术 12g，甘草 5g，柴胡 8g，麻子仁 8g，松子仁 8g。水煎服。

【功效】益气润肠通便。

【主治】脾胃气虚，运化无力，大肠失濡，便燥难行，头目昏花，气短纳少，肢冷神疲，舌淡苔白，脉沉细。

②血虚便秘

【方药】四物汤加味。

【组成】当归 10g，熟地 12g，川芎 10g，白药 12g，松子仁 8g，麻子仁 8g，肉苁蓉 10g，黄芩 6g。水煎服。

【功效】补血润肠通便。

【主治】血虚生热，精枯少津，大肠失濡，便燥难行，面色萎黄，眼目昏花，夜寐不安，心烦乏力，食少纳呆，口干咽燥，舌淡苔白，脉细数。

③阴虚便秘

【方药】六味地黄丸合增液汤。

【组成】生地 12g，山药 12g，山萸肉 10g，茯苓 10g，泽泻 10g，玄参 12g，麦冬 10g，丹皮 8g。

【功效】滋阴润肠通便。

【主治】阴虚内热，津枯肠燥，便难溲赤，五心烦热，咽干少气，颧红潮热，舌红苔燥，脉细数。

④阳虚便秘

【方药】八味地黄丸加味。

【组成】熟附子 8g，熟地 12g，肉桂 8g，泽泻 10g，山萸肉 12g，丹皮 10g，肉苁蓉 12g，核桃仁 10g，麻子仁 8g。

【主治】脾肾阳虚，命门火衰，形寒肢冷，运化无力，神疲气短，腹痛便结，腹胀纳呆，舌胖齿印无苔，脉沉弱者。

无论临床病因为寒、热、虚、实、阴、阳、气、血何型便秘，审因论治，辨证选方，随证加减。同时医嘱患者，调饮食，适寒热，畅情志，慎起居。

此外，尚有中药单、验方：①番泻叶（每剂 3g），沸水 250ml，冲泡代茶饮。观察 50 例，总有效率 96%。由于小剂量可起缓下作用，故对老年人较适宜；②白术 30～120g，水煎服，专治气虚便秘，剂量宜大；③望江南 30g，桃仁 10g，水煎服，每日 1 剂，治疗 20 例，全部治愈，认为本方缓泻治本，治愈后不易复发。

2. 现代中成药研究　应用现代药物研究，结合中药剂型改革，一些临床经验方经过反复筛选，通过工艺流程制作，生产出现代通便中成药。列举如下：

(1)苁蓉通便口服液

【组成】肉苁蓉、何首乌、枳实、蜂蜜等。

【功效】补肾养血，润肠通便。

【特点】本方具有良好的补肾、生精血之功，对津液不足型便秘尤为适宜。口服剂型方便。适宜老人、虚人、病后、产后、血虚、津液不足，肾虚便秘者。

(2)玫瑰润肠茶

【组成】知母、天花粉、枳实、厚朴、肉苁蓉、玫瑰花、生甘草等。

【功效】滋阴补肾，芳香健脾，理气泻火，润肠通便。

【特点】本方研粉装袋，制成袋泡茶型，无论虚证、实证便秘患者均适用，方便宜控。也可作为肛肠病术后调摄通便之用。

(3)耄塞通丸（验方）

【组成】黄芪、当归、肉苁蓉、何首乌、草决明、大黄、枳实。

【功效】益气健脾，润肠通便。

【特点】临床研究表明，本方通便降脂，故对高血脂、动脉硬化有较好疗效。

(4)便秘通口服液（验方）

【组成】白术、枳实、肉苁蓉。

【功效】健脾理气，滋阴通便。

【特点】本方具有调节肠管功能，加强结肠节律性推进，促进肠蠕动而排便。

3. 外治法

(1)灌肠通便法：酌选焦盐少许，温水冲化或生大黄粉水溶液或肥皂水各 100～200ml 灌肠 10 分钟后通便。

(2)坐药：甘油栓、蜜煎导栓纳肛外用通便。

(3)外敷：大黄粉 500g，加温水调成膏状，仰卧下敷于神阙穴（脐内），15～20g/次，外加胶布固定，每日 1 次，连敷 1 周。可活血通里，理气行滞。

(4)耳穴贴压配足三里针刺法：取耳穴——大肠、小肠、交感、肺、脾、皮质下；体穴——足三里。耳廓局部常规消毒后，取 5mm 见方胶布，中央放王不留行籽一粒，贴于双侧耳廓穴位上，用手指按压籽粒，感胀、热、痛为止，每日 2～3 次，每次 3～5 分钟，两耳交替，每日按 1 次，10 次为 1 疗程。

(5)按摩指压法

1)按摩法：仰卧位两腿屈伸，将一手或双手伸展放于右下腹部，顺结肠方向顺时针按摩推揉，每日 1 次，每次 15 分钟。不能自理者也可由家人代劳。

2)指压法：取迎香穴，患者每临厕排便时，用一手拇指和食指顶端按压两侧迎香穴，当局部感觉胀时，能感到肠蠕动亢进，产生便意，即显效。

（二）西医治疗

在西医药中，通便泻下药种类颇多，药理机制也不尽相同，但都不宜长期使用，因为易引起医源性便秘，故应避免滥用、久用。主要分为两类：

1. 刺激性泻药　这种药通常刺激结肠黏膜、肌间神经丛、平滑肌，以增强肠蠕动和黏液分泌而发挥作用。大黄、番泻叶由结肠细菌水解成活性成分后见效。缺点：刺激性太强，引起腹痛及盆腔充血，故月经期、孕期禁用；且这类药含有蒽醌，若经常服用可引起“结肠黑变病”。但停药后一般可消失。此外，酚酞、蓖麻油也属于刺激性泻下药。长期使用都可导致水、电解质紊乱及酸碱平衡失调，从而引起“泻性结肠”，产生“成瘾性”。

2. 机械性泻药

(1)盐类泻剂：如硫酸镁、硫酸钠因口服不吸收，用后使肠腔渗透压升高阻止了水分吸收，致使肠道内容物容积增大，而刺激肠蠕动并且作用快，口服后0.5～3小时生效通便；也可直肠给药，5～15分钟起效，用于急性便秘，见于粪嵌塞。缺点：不宜长期使用。

(2)膨胀性泻药(充肠剂)：可长期使用，如小麦麸皮、玉米麸皮、车前子制剂、琼脂类、甲基纤维素等。此类制剂所含的高植物纤维素吸收水分后，形成柔软的凝胶并刺激肠蠕动，使粪便蓬松，容易排出。当纤维素摄入不足或妊娠期不能使用刺激性泻下剂时，应注意多饮水，可以应用本泻下剂。

(3)润滑剂：如石蜡油(口服后6～8小时起效)，该类制剂在肠道中不被消化吸收，故能润滑肠腔，帮助排便。缺点：长期使用可妨碍脂溶性维生素吸收。故不宜作为慢性便秘者经常治疗使用。

(4)高渗性泻剂：如甘油直接灌肠(或1/2水)，约10分钟起效，可刺激肠蠕动，兼可润肠通便。此外，口服20%甘露醇250ml，也可达到肠道高渗性泻剂目的，但应饮入3～4倍水，1～2小时内开始通泻，并时常连续水泻数次，故必须每泻一次，立即增加水分或流汁饮食。故心脑血管疾病患者更应注意，补充电解质和水分，并切勿口服甘露醇过量。

六、预防

1. 纠正不良饮食习惯　注意每日高纤维素饮食，每日饮水量应>200ml，节制过量浓茶及咖啡。

2. 纠正不良排便习惯　极力培养定时排便习惯，避免“忙而忘”、强忍便、久蹲厕、依赖泻药、灌肠通便、开塞露等。

3. 纠正不良生活习惯　纠正无规律作息、过少运动、情绪忧郁等。

(赵宝明)

第十三节　肛门失禁

肛门失禁又叫排便失禁，是指肛门丧失或部分丧失控制排便的随意功能。根据失禁的程度不同，可分为完全性失禁和不完全性失禁。对于干的大便能随意控制，但对于稀的大便或气体失去控制能力，称为不完全性失禁。干便和稀便都不能控制，肛门闭合不严，呈圆形张开，咳嗽、走路、下蹲或睡眠时常有粪便黏液外流，污染内裤，使肛门部潮湿和瘙痒者称为完全性失禁。中医称该病为“大便滑脱”或“遗矢”等。

一、病因

(一)中医病因

中医认为中气下陷，气血衰退，外伤或治疗不当是肛门失禁的主要原因。

(二)西医病因

引起排便失禁的原因很多，也很复杂，大致分类如下：

1. 大便稠度改变——腹泻状态

(1)肠道激惹综合征。

(2)炎症性肠病。

(3)感染性腹泻。

(4)滥用泻药。

(5)吸收不良综合征。

(6)短肠综合征。

(7)放射性肠炎。

2. 存储功能或顺应性减低

(1)炎症性肠病。

(2)保留括约肌手术未作直肠储袋。

(3)直肠缺血。

(4)胶原性血管病。

(5)直肠新生物。

(6)直肠外压迫。

3. 直肠感觉异常

(1)神经性疾病状态,包括多发性硬化,脑或脊髓的损伤或新生物、痴呆、脊髓痨等。

(2)流溢性失禁,如粪便嵌塞等引起的流溢性失禁。

4. 括约肌或盆底功能异常

(1)括约肌缺损:因产伤、肛门直肠手术、新生物或炎症等造成括约肌的损伤。

(2)盆底神经支配异常。

(3)先天性畸形。

(4)其他原因,如年老体弱、直肠脱垂等。

二、病机病理

(一)中医病机

中医认为,肛门失禁的主要病位在脾与肾,脾主肌肉,主升提,肾主水液,司二阴开阖,因先天禀赋不足,或后天久泻久痢,或遭受外来伤害,治疗不当,致使脾肾亏虚,肛门收缩无力而出现大便失禁。

(二)西医病理

因肛门失禁并非一个独立的疾病,而是多种疾病都可出现的一个临床症状。故因不同的疾病可以有不同的病理。但不论在任何情况下,只要破坏了大便的存储功能,直肠反射弧的完整性及括约肌功能三者中的任何一环,都会引起不同程度的肛门失禁。

三、临床表现

(一)症状

该病的主要症状是不能自主控制粪便和气体的排出,但临床表现上有程度的不同。完全性失禁表现为排便毫无规律,大便随肠蠕动从肛门排出,咳嗽、喷嚏等腹压增加时也可以有粪便流出,睡眠时大便不知不觉地流出肛外。不完全性肛门失禁则仅在粪便稀薄时不能自控,大便干燥时无失禁现象。

(二)体征

肛门失禁患者肛门松弛或洞开,肛管直肠环收缩无力,部分患者可触摸到括约肌断端中的瘢痕。因神经系统病变而造成的肛门失禁,则常以神经系统体征为主,并以神经疾患就诊。

(三)实验室检查

1. 肛门直肠测压　肛门内括约肌和外括约肌的压力变化与直肠内压力变化有密切关系,是一系列连续性反射活动的结果。先天性高位肛门闭锁、肛门括约肌缺如可表现为直肠肛管压力均减低,高压带消失,直肠肛门反射减弱;内括约肌、外括约肌或耻骨直肠肌被切断后,可见肛管收缩压下降,直肠肛门反射减弱。

2. 肛门括约肌肌电图　虽然肛门直肠测压可以判断肛门括约肌的强度,但它不能判断神经肌肉的完整性。肛门括约肌肌电图可以用于这方面的判定。

3. 其他检查　用于肛门直肠功能测定的其他检查如排粪造影(defecography)、肛内超声检查(anal endosonography)及磁共振成像(MRI)等,对于肛门失禁的诊断也很有帮助。

四、诊断和鉴别诊断

因肛门失禁只是一个症状,因此具备此症状即可诊断。肛门失禁的原因诊断较复杂,需结合病史、体检及一些特殊检查方可做出。一般新生儿排便失禁或肛门闭锁手术后肛门失禁,系因先天发育不良或损伤括约肌所致。高位肛瘘、复杂性肛瘘、肛管直肠周围脓肿、直肠癌手术后肛门失禁多系手术时切断肛门括约肌或肛提肌所致。直肠脱垂伴不完全性肛门失禁系括约肌收缩无力所致。老年人或病后肛门失禁,多系肛门括约肌萎缩和收缩无力所致。中风、休克、截瘫后失禁,应考虑神经因素引起的肛门失禁。

五、治疗

(一)中医治疗

1. 中药治疗

(1)气虚下陷

【主证】大便不时流出，甚至脱肛不收，形体消瘦，精神委靡不振，少食体倦，舌淡胖，脉沉细无力。

【治则】益气升提。

【方药】补中益气汤合真人养脏汤加减。

(2)脾肾亏虚

【主证】年老体弱或久后亏虚，房劳伤肾，致肛门失约，粪便黏液不觉流出，畏寒怕冷，四肢不温，食少腹胀，小便清长，舌淡胖，脉沉细。

【治则】补脾益肾。

【方药】四神丸合六柱饮加减。

2. 针灸治疗　可选用百会、长强、肾俞、命门、足三里、三阴交等穴位进行针灸，采用补法。也可对上述穴位进行按摩。

3. 提肌运动　是一种肛门保健锻炼，每日 2～3 次，每次提肛 100 次。长期坚持，有助于肛门功能的恢复。

(二)西医治疗

1. 保守治疗　主要用于非肛门局部因素引起的肛门失禁，以治疗原发疾病为主。配合应用饮食疗法、肛门功能锻炼、生物反馈疗法等。

2. 手术治疗

(1)肛门括约肌折叠术

【适应证】肛门括约肌松弛无力但未断裂者。

【操作方法】在肛门前方 2cm 处沿肛缘作一半圆形切口，切开皮肤及皮下组织，显露外括约肌，用丝线将其间断缝合 3～4 针，使括约肌折叠，以肛门能容纳一指为宜。最后缝合皮肤。

(2)肛门括约肌修补术

【适应证】肛门括约肌断裂引起的肛门失禁。

【操作方法】术前先通过指诊，确定肛门括约肌断裂的部位，然后在断裂部位的外侧作一半月形切口，分离皮瓣，显露括约肌断端瘢痕，切开断端的瘢痕组织，游离出各组括约肌的断端，然后进行括约肌端端缝合或端侧缝合。

(3)肛门括约肌成形术

【适应证】直肠癌术后无肛门括约功能及括约肌破坏或松弛不能用以上两种方法治愈者。

【操作方法】1)股薄肌移植肛门括约肌成形术：在连续硬膜外麻醉下，取截石位，沿长内收肌内侧缘，可摸到股薄肌上缘。在肌肉上 1/3 与肌肉平行做一长 5cm 切口，切开筋膜，找到股薄肌，用手指和刀柄钝性分离肌肉上 1/3，此时注意保护血管和神经，于肌肉深面穿过一导尿管牵引肌肉，在膝上与肌肉下 1/3 平行做一长 3～4cm 切口，在缝匠肌后方找到股薄肌，向上将股薄肌全肌游离，沿肌腱向下分离，最后在胫骨上方内侧做一长 4～5cm 斜切口，肌腱在此变为扁平，呈鱼尾状止于胫骨，由股下部切口牵拉肌腱，可以看到股薄肌在缝匠肌下方的止点，将止点由骨膜处切断，保持鱼尾状末端完整性，以备固定之用。此时，股薄肌已全部游离，由股上方切口拉出，用盐水纱布包裹，以备移植。然后在肛门前、后正中稍偏一侧，距肌缘约 2cm，各做一纵行成弧形切口，围绕肛门做一可容两指的隧道，遇有瘢痕组织，用钝钳或手指强行剥离。如采用右腿股薄肌，应按顺时针方向围绕肛门通过，如用左腿股薄肌，应按逆时针方向围绕肛门通过。但应注意在肛门前交叉时一定要在股薄肌深面通过。远端在深面通过，不影响移植的股薄肌血运，同时可起滑车作用。股薄肌经隧道由耻骨结节切口牵出，将患者改为平卧位，尽量内收下肢，拉紧肌腱，使肛门闭紧，一般能伸入指尖即可。肌腱末端可固定在耻骨结节骨膜上，亦可固定在腹股沟韧带、陷窝韧带或内收长肌起点处。

2)臀大肌移植肛门括约肌成形术：先在肛门后方做一弯形切口，由一侧坐骨结节到对侧坐骨结节，将臀大肌显露。由两侧臀大肌内缘各分离出一条约 3cm 的肌肉片，后端不分离，使其仍与尾骶骨附着，将肌片在肛管后方交叉，绕过肛管，并在肛管前方交叉缝合，使与会阴体肌附着，然后缝合创口。

(4)肠道造口术。如果以上多种方法治疗不能取得满意效果，可以考虑采用结肠造口术，以改善患者的生活质量。

六、预后及预防

肛门失禁给患者生活带来诸多不便。非肛门局部因素引起的肛门失禁可随着原发疾病的治愈而愈。而因肛门局部因素导致的失禁，如不手术治疗，很难得到治愈。

肛门失禁的预防主要是在肛门部手术时注意解剖关系，避免损伤括约肌。

（张书信）

第十四节　藏毛窦和藏毛囊肿

藏毛窦和藏毛囊肿统称为藏毛疾病（pilonidal disease），是发生在骶尾部软组织内的一种慢性窦道炎或囊肿。其特征是内藏毛发，一般表现为骶尾部囊肿，继发感染可形成急性脓肿，破溃或引流后形成慢性窦道，或暂时愈后，终又破溃，如此反复发作。由于该病在脓腔或窦道内面有上皮及毛囊存在，故常由毛干或毛丛从开口处伸出，并常有分泌物自开口渗出。该病好发于年轻人，平均发病年龄为21岁，但任何年龄均可发病，男性较女性发病率高。本病属中医"鹳口疽"、"尾闾发"、"锐疽"范畴。

一、病因

（一）中医病因

中医学认为，该病是由于先天不足，局部正气虚弱，湿热蕴结，复感外邪所致。《外科正宗》云"乃三阴亏损，督脉之经浊气湿痰流结而成"。《外科启玄》中说"得之奔走劳伤，或久坐血凝气滞者易治，得之酒色过度，忍精强战，督脉亏损者，破必成漏，难以收功"。

（二）西医病因

对该病病因学认识方面存在两种主要观点，一种是先天发育异常学说；另一种是后天获得性学说。目前比较流行的观点认为该病是一种获得性病变。但有些情况如未发生感染的藏毛囊肿等不能完全用获得性病变来解释。总之，目前对该病的病因认识尚存分歧。

二、病机病理

（一）中医病机

中医认为该病的发生主要是先天正气不足，后天过食肥甘炙煿，酒色过度，三阴亏损，加之奔走劳伤，复感外邪，致使湿热蕴结，痰湿浊气流结，日久酿生毒邪，腐肉成脓。脓毒湿浊留恋不尽，故常反复发作，缠绵不愈。

（二）西医病理

后天获得性学说认为该病与骶尾部损伤、异物刺激和慢性感染引起的肉芽肿及手术有关。由于毛发长入皮肤或皮下组织使囊肿容易感染，窦道不易愈合。先天发育异常学说认为由髓管残留或骶尾缝发育畸形导致皮肤的包涵物，青春期后毛发生长和皮脂腺分泌增加，且常有感染，故可发生脓肿或窦道。

三、临床表现

（一）症状与体征

无继发感染时可无症状，通常主要和首发症状是骶尾部急性脓肿，红肿热痛，多自行破溃或手术切开引流后炎症消退。引流口可以完全闭合，但多反复发作，常流脓水，形成窦道或瘘管。原发管道多在骶尾部中线，其内壁是鳞状上皮，管道在皮下延伸一段距离，一般为2～3cm，可有小脓腔或支管。常见有与周围皮肤不相连的毛发从窦口长出。藏毛腔多位于正中线，多呈直线方位，长1～15cm，腔壁由坚韧纤维组织构成。继发管道可从主腔分出到皮下组织，常有分泌物溢于皮肤表面，并可形成多个窦口。

（二）实验室检查

1. X线检查　行窦道造影以了解窦道与骶尾骨和肛门直肠的关系，并可了解分支情况。

2. 病理检查　如病理检查发现窦内被以鳞状、柱状上皮或有毛发和上皮碎屑则有助于诊断。

四、诊断和鉴别诊断

（一）诊断

根据患者年龄、性别、病史，结合症状体征，一般比较容易做出诊断。必要时可结合X线检查或病理检查以帮助诊断。

（二）鉴别诊断

1. 肛瘘　肛瘘有肛周脓肿史，瘘管通向肛内，有内口位于肛门直肠。但该病误治后如与直肠内相通，则可继发肛瘘。

2. 骶尾部疖肿　其特点是以毛囊皮脂腺为中心的圆形硬结，局部隆起，红肿疼痛，破溃后有少量脓液，易于收口。

3. 结核性肉芽肿　有结核病史，X线检查显示有骨质破坏。

五、治疗

（一）中医治疗

1. 内治法　初起宜滋阴除湿汤和之；已成未溃者，和气养荣汤托之；溃而不敛者，滋肾保元汤补之；久而成漏者，琥珀蜡矾丸兼先天大造丸服之甚妙。

2. 外治法　一般采用化腐生肌法，先用三品一条枪、甲字提毒药捻，白降丹、提毒粉等药物腐蚀去窦道内面的上皮组织，使其坏死脱落，然后再用生肌收口类药物如珍珠散、生肌散等促使正常组织新生，使疮口愈合。

（二）西医治疗

急性脓肿期的治疗比较简单，可在局麻下切开引流。术后经常检查创口，如有可能将其内毛发等彻底清除。有些患者可一期愈合。

对于慢性藏毛窦需要进行根治性手术，但迄今为止尚没有一种方法被证实是完全成功的。过去曾用过广泛切除术，但创口愈合缓慢。目前多倾向于较保守的术式。仅切除病变组织，尽量保留正常皮肤和皮下组织。优先方法是袋形手术，即切除窦道壁的表面部分和上盖皮肤，缝合窦道残腔与皮肤切缘。这样可缩小创口以促进愈合，对侧支窦道需分别切至末端，同样袋形化，一般用羊肠线或可吸收人造缝线。术后处理颇为重要，常是愈合的关键。过多的肉芽生长可刮除或用硝酸银烧灼，定期随访直至完全愈合，偶有经久不愈，可经常抓刮、冲洗。对复发性窦，不必广泛切除，可作类似原手术的袋形手术，同样有效。

（三）中西医结合治疗

在手术扩创的基础上，应用中药化腐生肌的方法进行治疗，具有操作简便、痛苦小、复发率低等特点，也易被患者接受。

六、预后及预防

该病治疗不彻底则常反复发作，缠绵难愈。恶变率极低，但有过引起鳞状细胞癌、基底细胞癌和腺癌等的报告。

该病预防很困难，如果发现局部特征性表现，应在未感染前行囊肿切除。

（张书信）

第十五节　便血的鉴别诊断

便血是指由肛门排出血液或粪便带血，其外观可为鲜红、暗红或柏油状，血可与粪便混合，或附在粪便表面，或便后滴鲜血。便血的颜色及其与粪便的关系取决于出血的部位、出血量及血液在肠道停留的时间。上消化道出血可出现黑粪或暗红色血液。小肠出血量多、速度快时，血便可呈暗红色、鲜红色或紫红色血块；当小肠出血量小、血液在肠道停留时间长时，可出现柏油样便。结肠和直肠出血时，由于血液在肠道内停留时间较短，往往排出较新鲜的血液。上位结肠出血时，血常与大便混合，乙状结肠或直肠出血时，可有新鲜血液附着于成形的大便表面。便后滴鲜血则常见于肛门直肠疾病，如痔疮、肛裂、直肠息肉等。

一、病因

引起便血的原因有全身性疾病和消化道疾病两大类，消化道疾病又包括上消化道疾病和下消化道疾病。

1. 全身性疾病

(1)血液系统疾病：如原发性或继发性血小板减少性紫癜、白血病、再生障碍性贫血、血友病及各种原因所致的弥漫性血管内凝血等。

(2)维生素缺乏症：维生素 K、维生素 C 缺乏症等。

(3)急性传染病：流行性出血热、暴发性肝炎、伤寒、副伤寒、斑疹伤寒、副霍乱、细菌性痢疾、钩端螺旋体病、新生儿败血症等。

(4)寄生虫病：钩虫、血吸虫、恙虫病及阿米巴痢疾等。

(5)食物过敏：如牛奶蛋白过敏。

(6)中毒：植物中毒、化学毒物、尿毒症等。

(7)结缔组织疾病：系统性红斑狼疮、皮肌炎及结节性多动脉炎等。

(8)药物副作用：最常见的为止痛药，如阿司匹林、消炎痛、炎痛喜康、布洛芬等。

2. 上消化道疾病

(1)食管疾病：食管静脉曲张破裂出血、食管炎、食管癌等。

(2)胃十二指肠、胆道疾病：胃十二指肠溃疡、急性胃炎、胆道出血、肿瘤出血等。

3. 下消化道疾病

(1)肛门疾病：痔、肛裂、肛瘘等。

(2)直肠疾病：直肠炎症(溃疡性大肠炎、放射性直肠炎等)、直肠肿瘤(癌、类癌、乳头状腺瘤、息肉等)、直肠损伤(异物、刺伤、坚硬粪块擦伤、器械和活组织检查致损伤等)。

(3)结肠疾病：感染与寄生虫(细菌性痢疾、阿米巴肠病、血吸虫病等)、炎症(溃疡性大肠炎、Crohn 病、放射性结肠炎、结肠憩室炎和憩室溃疡等)、肿瘤(结肠癌、恶性淋巴瘤、平滑肌瘤、纤维肉瘤等)。

(4)小肠疾病：感染(伤寒与副伤寒等)、炎症(急性出血性坏死性肠炎、Crohn 病、憩室炎及憩室溃疡)、肿瘤(恶性淋巴瘤、癌、平滑肌肉瘤、血管瘤等)。

二、诊断和鉴别诊断

与其他疾病一样，便血的鉴别诊断也是根据临床表现结合理化检查做出的。

1. 病史

(1)性别年龄：痔核出血多见于成年人，息肉出血多见于儿童及青年，肛裂出血多见于年轻女性，恶性肿瘤出血以中老年为多。

(2)发病特点：痢疾常有不洁饮食史，血吸虫病、流行性出血热及钩端螺旋体病均有来自疫区或接触疫水史，放射性结直肠炎有放疗史，上消化道出血引起便血的患者常有胃病或胆系疾病史。

(3)血色与伴随症状的关系：便血的颜色和伴随症状对便血的鉴别诊断有极其重要的价值，必须仔细询问。详见表 29-12。

表 29-12 症状与血色的关系

	鲜血便	脓血便	紫红色血便	黑便
腹痛	炎症性肠病	细菌性痢疾	晚期大肠癌	上消化道出血
	血吸虫肠病	阿米巴肠病		
		炎症性肠病		
		大肠憩室炎		
发热	肠结核	细菌性痢疾		
		阿米巴肠病		
		炎症性肠病		

续表

	鲜血便	脓血便	紫红色血便	黑便
肛门痛	肛裂 肛窦炎	肛周脓肿 肛瘘 肛窦炎 肛门疖肿	晚期肛管癌	
无痛性便血	内痔 直肠脱垂 大肠息肉 大肠憩室 早期大肠癌		早期大肠癌	
皮下出血	血小板减少性紫癜 再生障碍性贫血 汞、砷等中毒 败血症等			

2. 体格检查

(1)全身检查：重点是腹部检查，溃疡性大肠炎可在左下腹触及香肠形肿块，为挛缩而增厚的结肠。Crohn病可有右下腹固定性肿块。腹部坚硬而边缘不整齐的肿块常见于晚期结肠癌。若有全身性皮下出血及其他部位的出血，应考虑血液系统疾病。

(2)肛门指诊：肛门指诊是便血鉴别诊断中不可缺少的内容。若扪及肿物及指套带血，则应考虑直肠癌、息肉等。

3. 实验室及其他检查

(1)粪便检查：包括大便常规检查、镜检阿米巴原虫、血吸虫卵、粪便致病细菌培养等。

(2)血液及骨髓检查：注意血小板计数，出凝血时间，凝血机制的有关检查。必要时进行骨髓涂片检查。

(3)内镜检查：包括肛门镜、乙状结肠镜、纤维结肠镜、胃镜等内镜检查。必要时通过内镜进行活组织检查以助鉴别诊断。

(4)胃肠钡餐及钡剂灌肠检查：对于诊断溃疡、憩室、息肉、肿瘤、狭窄等病变很有帮助。气钡对比造影对结直肠病变的诊断尤具价值。

(5)核素扫描：核素扫描对出血的正确定位有重要意义。该法常用 Tc 胶性硫和^{99m}Tc 标记红血球和其盐等示踪剂作腹部荧光扫描。放射性核素能查出速度为 0.1ml/分钟的消化道出血，是很敏感的。Tc 胶性硫由体内网状内皮系统将其消除，故骨髓外肝脾亦显示，而肠道一般不显示，当带有同位素的血液出血管入肠腔不参与循环时，停留在肠腔的同位素在扫描中，可在出血部位出现“热原”。根据热点的部位和运动方向，即可鉴别出血的部位。但由于有肝脾同时显像，故可影响肝曲和脾曲的观察。Tc 标记红血球可以显示全消化道出血的情况，也无肝脾的影响。此外，在一次用药之后，可在超过 24 小时后重复扫描，更易查出间歇性出血患者的出血部位。由于锝酸盐与胃黏膜有较强的亲和力，在 Meckel 憩室出血的儿童或成人中，憩室内往往有异位的胃黏膜，因此发生溃疡出血。同位素锝酸盐扫描，可查出 Meckel 憩室出血。

(6)选择性腹腔动脉及肠系膜上下动脉造影：便血时可通过血管造影帮助寻找原因，造影时间一般以急性活动性出血时最好。消化道出血量 0.5ml/分钟以上时，阳性率可达 70%以上。若出血已停止则不易发现出血部位，因此在继续出血时进行才有效。腹腔动脉造影可发现胃十二指肠病变。肠系膜上动脉造影可发现屈氏韧带以下小肠到结脾曲的病变。肠系膜下动脉造影可发现结肠脾曲到直肠出血的部位。

造影的阳性表现为：①肠腔内有造影剂停留；②血管畸形；③肿瘤征象，异常血管影，营养血管及毛细血管的增加或减少及肿瘤实质的阴影等；④炎症性肠病时在肠壁小动脉有异常的血管影像。

选择性动脉造影的禁忌证为：心血管疾患，凝血机制障碍及碘过敏者。主要并发症是血栓形成，常发于穿刺部位，偶可发生于远端，半数以上患者可因此而截肢，所幸发生率仅在0.7%左右。其他并发症有假性动脉瘤和小血栓形成。

三、便血鉴别诊断程序

临床上遇到便血患者，可按图29-44顺序进行鉴别诊断。

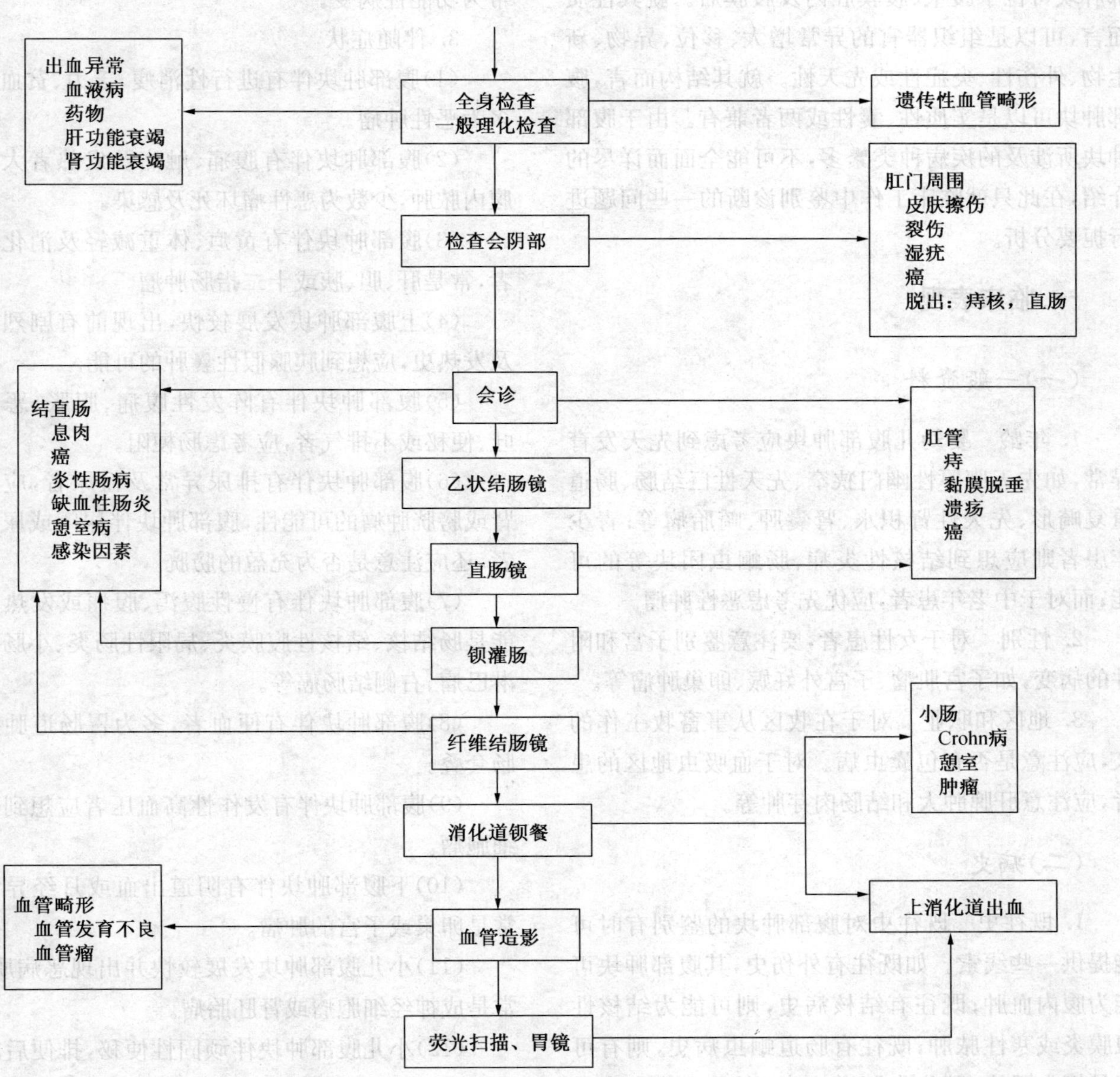

图29-44　便血的诊断程序

第十六节　腹部肿块的鉴别诊断

腹部肿块是腹部检查中常见的体征，是许多疾病都可发生的临床表现。对腹部肿块的鉴别诊断在外科诊断治疗过程中具有十分重要的意义。腹部肿块可位于腹壁、腹膜腔内及腹膜后。就其性质而言，可以是组织器官的异常增大、移位、异物、新生物、外伤性、炎症性或先天性。就其结构而言，腹部肿块可以是实质性、囊性或两者兼有。由于腹部肿块所涉及的疾病种类繁多，不可能全面而详尽的介绍，在此只就临床工作中鉴别诊断的一些问题进行扼要分析。

一、临床表现

（一）一般资料

1. 年龄　婴幼儿腹部肿块应考虑到先天发育异常，如先天肥厚性幽门狭窄、先天性巨结肠、肠道重复畸形、先天性肾积水、肾囊肿、畸胎瘤等；青少年患者则应想到结核性炎症、肠蛔虫团块等的可能；而对于中老年患者，应优先考虑恶性肿瘤。

2. 性别　对于女性患者，要注意鉴别子宫和附件的病变，如子宫肌瘤、子宫外妊娠、卵巢肿瘤等。

3. 地区和职业　对于在牧区从事畜牧工作的人，应注意是否有包囊虫病。对于血吸虫地区的患者，应注意肝脾肿大和结肠肉芽肿等。

（二）病史

1. 既往史　既往史对腹部肿块的鉴别有时可能提供一些线索。如既往有外伤史，其腹部肿块可能为腹内血肿；既往有结核病史，则可能为结核性腹膜炎或寒性脓肿；既往有肠道蛔虫病史，则有可能是蛔虫团块；既往有胆道病史，则有可能为胀大的胆囊；既往有胰腺炎病史，则腹部肿块有可能为胰腺囊肿；既往有腹部手术史，则有切口疝的可能，等等。

2. 肿块的形成与变化情况　腹部肿块发病急而病程短者，可能为急性炎症或空腔脏器的梗阻；而发病缓慢，病程较长者，应多考虑慢性炎症和肿瘤。肿块长期保持原形或生长缓慢者，多为良性病变；而肿块增长较快，伴全身症状如贫血、消瘦、乏力者，多为恶性病变；肿块时有时无、时大时小者，常为功能性病变。

3. 伴随症状

（1）腹部肿块伴有进行性消瘦、乏力、贫血者大多为恶性肿瘤。

（2）腹部肿块伴有腹痛、触痛及发热者大多为腹内脓肿，少数为恶性瘤坏死及感染。

（3）腹部肿块伴有黄疸、体重减轻及消化障碍者，常是肝、胆、胰或十二指肠肿瘤。

（4）上腹部肿块发展较快，出现前有剧烈腹痛及发热史，应想到胰腺假性囊肿的可能。

（5）腹部肿块伴有阵发性腹痛、腹胀、恶心呕吐、便秘或不排气者，应考虑肠梗阻。

（6）腹部肿块伴有排尿异常及血尿者，应考虑肾或膀胱肿瘤的可能性，腹部肿块伴尿闭或尿失禁者，还应注意是否为充盈的膀胱。

（7）腹部肿块伴有慢性腹泻、腹痛或发热者可能是肠结核、结核性腹膜炎、局限性肠炎、小肠恶性淋巴瘤、右侧结肠癌等。

（8）腹部肿块伴有便血者，多为胃肠道肿瘤或肠套叠。

（9）腹部肿块伴有发作性高血压者应想到嗜铬细胞瘤。

（10）下腹部肿块伴有阴道出血或月经异常者常是卵巢或子宫的肿瘤。

（11）小儿腹部肿块发展较快并出现恶病质者，常是成神经细胞瘤或肾胚胎瘤。

（12）小儿腹部肿块伴顽固性便秘，排便后肿块缩小或消失者，提示为巨结肠。

（三）体格检查

1. 全身检查　如考虑结核应注意检查肺及胸膜有无结核，如考虑恶性肿瘤则应注意检查淋巴结、肝、肺有无转移。

2. 腹部检查

(1)视诊：应注意腹部轮廓是否对称，有无局部突出，突出部位是否随呼吸及体位而变化，突出部位有无搏动等。

(2)触诊：触及腹部肿块，需仔细了解其位置、活动度、有无压痛、肿块质地、肿块数量、肿块边缘是否规则、表面是否光滑、是否有搏动。另外，有些特殊触诊检查方法也对鉴别诊断有一定帮助，如屏气起坐试验，若为腹内肿块则变得不明显，而腹壁的肿块则变得更明显。又如肘膝位俯卧检查，若肿块变得更清楚，则为腹腔内肿块；若变得更不清楚，则可能为腹膜后肿块。

(3)叩诊：腹部肿块时，叩诊应注意与腹水相鉴别。

(4)听诊：对腹部肿块的鉴别一般帮助不大，肿块影响到胃肠道的通过时可有高调肠鸣音出现，腹主动脉瘤时可闻及血管杂音。

二、辅助检查

各种辅助检查对于腹部肿块的鉴别诊断有着十分重要的意义，有些检查可作为确定诊断的依据。

(一)实验室检查

血尿便常规检查对鉴别诊断有很大帮助，除此之外，还应有目的地进行一些其他项目的检查。怀疑胰腺病变时，应查淀粉酶；怀疑肝癌、卵黄囊瘤、肝母细胞瘤时，应查甲胎蛋白；怀疑妊娠子宫、宫外孕或绒毛膜上皮癌时，应查妊娠试验；怀疑神经母细胞瘤时，应查血及尿中儿茶酚胺及其代谢产物的含量；怀疑卵巢肿瘤者，可查雌激素、孕激素等。

(二)穿刺试验

肿块穿刺试验可以帮助鉴别诊断，但在对人体发生危险如可能发生肿块破裂、大出血或过敏反应时，禁忌穿刺。

(三)超声检查

超声波探查无痛苦，无副作用，检查前无需复杂的准备，因而现已成为诊断腹部肿块时的首选方法。它可以判断出肿块是实质性还是囊性，并可查明肿块的大小、位置及与邻近器官的关系等。尤其对肝、肾、胰、脾、膀胱、子宫、卵巢等部位的肿块鉴别具有很大的参考意义。

(四)X线检查

1. 腹部平片　对于肠梗阻、畸胎瘤或腹膜后肿块的诊断有很大参考价值。

2. 钡餐及钡灌肠　可以查明胃肠道内肿块的大小及位置，对诊断胃肠道外的肿块也有较大帮助。如胆总管囊肿或癌肿，可见胃受压向左、向前移位，十二指肠向前移位，十二指肠框扩大，且有弧形压迹，结肠肝曲及横结肠被推向前、下、左侧。胰腺癌或囊肿时，可压迫周围的胃肠道，可能使十二指肠框扩大，胃向上、向前移位，横结肠向下移位。肝囊肿或肝癌有时可见肿块掩盖在十二指肠前方。钡灌肠对诊断下腹部，特别是骶前的肿块有较大帮助，可显示出肿块大小、形态及位置，也可观察直肠是否受侵犯。

3. 静脉肾盂造影　对于肾脏的内外肿块鉴别常应用静脉肾盂造影。

4. 动脉造影　对于诊断动脉瘤、血管瘤最有价值，可证实肿瘤的大小、位置及侧支循环情况。对诊断其他恶性肿瘤时，可帮助查明肿块的血液供应及解剖位置。

5. CT　CT检查可准确显示肿块的位置、结构及与邻近器官的关系。对于用其他方法不能明确诊断的腹部肿块，可以作CT检查。

6. 其他　如腹膜后充气造影可帮助鉴别腹膜后肿块。排泄性膀胱造影，可检查膀胱内肿块的大小、形状和位置。

(五)内镜检查

胃与十二指肠镜、纤维结肠镜、直肠镜、肛门镜、胆道镜、膀胱镜、腹腔镜等内镜检查对于腹部肿块的鉴别诊断也很有价值，主要用于诊断腔内肿块的大小、部位及性质。可根据不同情况选择不同的内镜检查。

(六)同位素扫描

同位素扫描主要用于肝、胰腺等部位肿块的诊断。

(七)活检与手术

取肿块组织作病理检查可最后确定肿块的性质。手术探查可鉴别腹部肿块的大小、部位及性质。

三、综合判断

(一)肿块属正常结构还是器质性病变

属于正常结构的"肿块"可能有:

(1)充盈膀胱。
(2)妊娠子宫。
(3)乙状结肠。
(4)肠道积气或积粪。
(5)发达的腹直肌。
(6)肝脏。
(7)腰椎(瘦弱体型者)。
(8)腹主动脉。

(二)腹部肿块位置(表29-13)

表29-13 腹壁、腹壁内、腹膜后肿块鉴别

	腹壁	腹腔内	腹膜后
病史	无内脏受累史	常有内脏功能受影响史	多无内脏受累史
检查	不活动,屏气起坐试验时更清楚	常位于上腹或右下腹,常有较大活动度,肘膝位俯卧检查时边界更清楚	多位于一侧腰窝,固定,不活动;肘膝位俯卧时,更不清楚
X线检查	多无发现	侧位片可见肿块阴影靠近腹前壁,钡餐造影可见内脏器官移位	钡餐造影消化道被推向前方,肾盂造影或腹膜后充气造影可见泌尿器官移位和肿块阴影

(三)腹部肿块性质判断(表29-14)

表29-14 腹部肿块性质判断

性质	临床特点	代表疾病
先天性	多在儿童时期发现	原发性胆总管囊性扩张,腹膜后恶性肿瘤
炎症性	有腹腔炎症史,如发热、白细胞升高等	阑尾脓肿
损伤性	外伤史,可有低热	肠系膜血肿,肝脾破裂积血
潴留性	表面光滑无压痛,多能活动,多为良性	胆囊胀大,胰腺假性囊肿,肠系膜囊肿
肿瘤性	质地坚硬,表面不平,无压痛,多为恶性	消化道癌,肿瘤

(四)肿块的内脏来源

腹部肿块的内脏来源与其表面位置有一定关系。详见表29-15。

表29-15 腹部肿块的内脏来源与其表面位置

腹部划分	常见肿块
右上腹	肝癌,胆囊与胆管疾病,肝曲结肠癌,左肾疾病
上腹部	肝左叶肿瘤,胰头癌,胃癌,横结肠癌,右肾疾病
左上腹	脾肿大,脾曲结构癌,左肾疾病
右中腹	升结肠癌,右肾疾病
脐周	小肠恶性肿瘤,肠系膜结核或囊肿
左中腹	降结肠癌,左肾疾病
右下腹	阑尾疾病,盲肠癌,Crohn病,回盲部结核,右侧卵巢与输卵管疾病
耻骨上	膀胱肿瘤,子宫疾病
左下腹	乙状结肠癌,左侧卵巢与输卵管疾病

四、腹部肿块鉴别诊断中应注意的问题

腹部肿块部位常是肿块起源的器官或组织所在部位，但也并不完全如此，如胃下垂伴有肿瘤者，小肠、肠系膜及大网膜肿瘤或囊肿，游走肾、游走脾及有蒂卵巢囊肿等移动性较大，有时不易确定其发生部位。移动盲肠，过长的乙状结肠，胆囊系膜过长、肠蛔虫团块等也有移动性，因此不能只根据肿块所在部位来诊断。

腹部肿块大多是单发的，多发者有肠系膜淋巴结结核、肠系膜多发性囊肿、结核性腹膜炎，腹腔有转移癌、粪块等。

一般某一脏器肿大，如肝肿大或脾肿大等容易鉴别，但如肿瘤过大占据整个或大部分腹腔时，有时难以鉴别，如巨结肠、腹膜后脂肪瘤、黏液瘤、卵巢囊肿、肠系膜囊肿、胰腺囊肿、肾积水、肾胚胎瘤等，这时需结合病史及其他辅助检查来鉴别。

（张书信）

第三十章　消化道类癌和恶性淋巴瘤

第一节　消化道类癌

消化道类癌是起源于肠腺腺管基部颗粒细胞的一种低度恶性肿瘤，组织学结构与腺癌不同，生长缓慢、分化较好，很少发生转移，故称为"类癌(carcinoid)"。1889年，Lubarsch在解剖标本时首次发现回肠部类癌。1897年，Kultschitzsky发现类癌细胞内的颗粒对银具有明显亲和力，故类癌细胞又称为嗜银细胞或Kultschitzsky细胞，该肿瘤又被称为嗜银细胞瘤或嗜银细胞癌。1914年，Gossett发现嗜银细胞属于内分泌系统的颗粒细胞。1953年，Lembeck从类癌肿瘤中提取出5-羟色胺(5-HT)，并证实5-羟色胺是产生类癌综合征的主要物质。1963年，Williams等根据胃肠胚胎发育又将类癌分为前肠类癌、中肠类癌和后肠类癌，根据癌细胞对染色的反应分为亲银性类癌和非亲银性类癌。1969年，Pearse发现类癌细胞内含胺，并具有摄取胺类前身物质的能力，可进行脱羧反应，产生具有生物活性的小分子多肽或肽类激素，Pearse又称类癌细胞为胺前体摄取和脱羧细胞(amine precursor up take and decarboxylation cell，APUD细胞)。近年来，通过电镜下观察发现，类癌细胞含有大量由各种多肽或胺构成的神经内分泌颗粒。为此，Kloppel等人曾建议用"神经内分泌肿瘤"这一名词来代替"类癌"。

与其他恶性肿瘤相比，类癌相对少见，总的发病率仅为1.3/10万，美国类癌的发病率为1～2/10万，瑞典的发病率为8.4/10万。类癌占全部恶性肿瘤发病率的0.05%～0.2%，在胃肠道恶性肿瘤中占0.4%～1.8%。类癌可发生在从食管至直肠的整个消化道中，发生在阑尾、小肠、结、直肠的占大多数，也可发生在甲状腺、纵隔、肺、胸腺、肝、胆、胰腺、肾、卵巢和睾丸等处。Check报告3718例类癌，发生于消化道的3684例，约占99.1%；Godwin总结2837例类癌资料，其中2456例发生于消化道，约占86.6%；Orloff收集3000例胃肠道类癌病例，其中，阑尾类癌占47%、小肠类癌占30.3%、直肠类癌占12%；但最近美国的一项多中心统计结果显示，在过去的25年中，尽管类癌的发病率明显升高，但阑尾类癌所占比例呈现下降趋势(16.7%)，小肠和直肠类癌的比例明显上升(44.7%和19.6%)。国内关于类癌的报道也以消化道为多，约占85%。余宏绍等分析412例胃肠道类癌，其中直肠类癌占64.1%，阑尾类癌占12.1%，小肠类癌占2.2%。

该病的发生年龄从出生10天到92岁，以40～60岁多见，阑尾类癌的发病年龄平均在40～50岁，其他部位类癌的平均发病年龄在50岁左右。类癌具有多发病变的特点，有报告约为13.6%，小肠类癌常见多发性病变，可高达30%，直肠占2%～18%。此外，类癌还常同时伴发其他肿瘤，比例为25%～50%。故在临床诊断及手术时应认真排查多发病及伴发病变的存在。

类癌早期可无任何症状，晚期可因肿瘤生长而出现梗阻、出血等。类癌起源于神经内分泌细胞，可分泌5-HT、组胺、肽类激素等，在不同的器官，引起不同的症状，临床上称为类癌综合征。Thorson于1954年首次对类癌综合征进行详细描述，后来也被称为Thorson-Biorck综合征，主要表现为皮肤潮红、腹痛、腹泻、哮喘和心瓣膜损害等征象。

类癌的来源、大小、生长类型和内分泌依赖性是独立的预后判断指标，所分泌的神经肽和胺的数目及生物活性无预后判断意义。消化道类癌的预后较腺癌好，但来自垂体、甲状腺、肾上腺和胰腺等内分泌腺的类癌为高度恶性。

该病中医属于“肠蕈”、“肠风”、“脏毒”、“癥瘕”、“积聚”、“下痢”、“便血”、“腹痛”等范畴，其主要病机为气机阻滞，致血脉不通，湿热瘀毒积结肠道而成。《黄帝内经》有相似的描述。《灵枢·水胀篇》云“肠蕈如何？岐伯曰：寒气客于肠外，与卫气相搏，气不得营，因有所系，癖而内著，恶气乃起，息肉乃生。其始生也，大如鸡卵，稍以益大，至其如成杯子之状，久者离岁，按之则坚，推之则移”。

一、病因病理

(一)西医病因病理

1. 病因 类癌的确切病因目前尚未阐明，一般认为与某些致癌物质及机体免疫功能减退有关。近年研究发现胃类癌与胃酸缺乏、萎缩性胃炎有关。还有一些研究发现在消化道类癌的发生和恶性演变中 p27 蛋白起重要作用，类癌的发生还与 p16 基因缺失相关，CD44 表达减弱也与类癌转移密切相关。研究还发现胰腺、回肠的类癌中 K-ras 基因和 C-mys 基因过度表达，阑尾类癌的发生可能与 p53 基因异常有关。

2. 组织学特点 根据类癌的组织学特点可分为高分化类癌和低分化类癌，大多数类癌为高分化类型。1963 年，Williams 等按照胚胎起源将胃肠道类癌分为前肠、中肠、后肠类癌，前肠类癌发生于胃、胰、十二指肠和上段空场；中肠类癌发生于下段空肠、回肠、盲肠、阑尾及结肠近端；后肠类癌发生于远端结肠及直肠。由于类癌胚胎学特点，不同部位的类癌具有不同的病理、生化及临床特征，前肠类癌为亲银性，缺乏芳香氨酸脱羧酶，5-HT 生成较少，而 5-色氨酸含量较高；中肠类癌为亲银性，比前肠和后肠类癌更易分泌 5-HT、缓激肽、前列腺素、P 物质等，这也是中肠类癌出现类癌综合征较多见的原因。其中 5-HT 可引起腹痛、腹泻，胺类可引起面部潮红、支气管痉挛、心脏瓣膜病损害等；起源于结肠、直肠等后肠的类癌，大多属于非亲银性肿瘤，不产生生物活性胺类，无类癌综合征表现。由于消化道类癌起源于 APUD 细胞系统中的肠嗜铬细胞，多具有内分泌功能，为此，世界卫生组织于 1980 年将类癌归入神经内分泌肿瘤范畴，但胰岛细胞瘤、甲状腺髓样癌、嗜铬细胞瘤、小细胞肺癌和皮肤默克尔细胞瘤除外，同时按银和其他颗粒染色技术将类癌再分成肠嗜铬细胞类癌(即典型的类癌或嗜银细胞瘤)、胃泌素(G)细胞瘤和其他类癌三大类。

3. Kloppel 分类方法

(1)根据肿瘤的原发部位，在胃肠的神经内分泌肿瘤分成胃、十二指肠、小肠和结肠等的类癌。

(2)根据其分子生物学行为分为良性、低度恶性和高度恶性，且肿瘤的大小与预后有明确的关系。判断标准是根据其组织学分化程度、血管侵犯、直接浸润和转移及肿瘤的大小而定。

(3)根据肿瘤细胞有无内分泌功能，又可分为功能性和非功能性。有的肿瘤产生大量激素而表现出临床症状，即所谓的功能性。有的临床上少有激素相关症状，而称之为非功能性。这一分类法不包括内分泌-外分泌混合性肿瘤。

胃肠道类癌多生长缓慢，具有潜在恶性，80% 表现为良性生物学特性，在细胞学区别良性与恶性类癌非常困难，主要是取决于肿瘤的部位、大小、浸润组织的深浅及是否有转移等，但转移灶是癌肿播散的标志，并非癌肿早期征象。典型的类癌位于胃肠黏膜下，形态差异甚大，呈黄色、棕黄色、灰色的小结节状，单发或多发，突向肠腔，有的呈息肉状，也有的呈环状。75%的类癌病变<1cm，边界清晰，常呈现明显的良性特征，发生转移者仅 2%；病变介于 1～2cm 者，出现转移的几率可达 50%；当病变>2cm 时，常呈现明显的恶性特征，转移率达 80%～90%，病变多侵犯肌层以下组织，继而侵及浆膜，也可直接侵入邻近系膜脂肪及淋巴结，经淋巴管扩散至区域淋巴结和肝脏，从肝脏最终扩散至肺。在非常晚期的病例，可转移至脑、骨等脏器，在因心力衰竭死亡的病例中，可发现右心扩大伴肺动脉瓣、三尖瓣纤维化增厚。

类癌大体标本的剖面呈淡黄色橡皮样，周围有不完整纤维膜，可浸润至浆膜层。镜检下几乎均为良性结构，很少有间变、分裂，但通常在黏膜下有小的圆形或多边形细胞组成的巢状结构，胞浆内有特殊的颗粒，类癌细胞的嗜银染色可呈阳性，但也有呈阴性。

4. 类癌的组织分型 类癌组织结构多样，一般分为4型。

(1)腺样型：癌细胞排列呈腺管样、菊团样、带状等，大多数类癌属此型。

(2)条索型：癌细胞排列呈实性条索状，间质反应明显。

(3)实心团块型：癌细胞排列呈实心团块状。

(4)混合型：即上述3型之任意混合。但这些不同结构类型不是类癌所特有的，消化道其他内分泌肿瘤如胰岛素瘤、胃泌素瘤，在普通染色和光学显微镜下与类癌不易鉴别。

5. 类癌综合征 类癌是起源于神经内分泌细胞的肿瘤，分泌物质主要有5-HT、缓激肽、组胺、肾上腺素、前列腺素及多种胃肠多肽等。可引起皮肤潮红、腹痛、腹泻、支气管痉挛和心脏瓣膜损害证候群，临床上称为类癌综合征。

Feldman发现类癌综合征患者典型的生化异常是尿中5-HT含量正常或稍增高，而5-羟吲哚乙酸(5-HIAA)的含量明显升高。正常情况下，进食中99%的色氨酸用于合成烟酸和蛋白质，而类癌细胞内含有色氨酸羟化酶，人体摄入色氨酸的一半以上被5-羟色胺酸羟化酶转化为5-羟色氨酸(5-HTP)，经多巴胺脱羧酶，将5-HTP转为5-HT，5-TH主要贮存在肿瘤的神经分泌颗粒中，释放入血后经门静脉进入肝脏，经过单胺氧化酶(MAO)等作用转为5-HIAA，经尿排出。有些类癌细胞缺乏多巴胺脱羧酶，不能将5-HTP转为5-HT，肿瘤分泌的5-HTP也可在肾脏脱羧酶作用下以5-HT形式排入尿中，部分5-HTP也可直接排入尿中。

5-HT对肺、支气管血管和周围血管有强烈的收缩作用，刺激胃肠道迷走神经节前和神经节细胞，促使胃肠蠕动增强。类癌细胞分泌的缓激肽，具有强烈的扩血管作用，可引起皮肤潮红。类癌细胞还可分泌肾上腺素、前列腺素、组胺及多种胃肠多肽，包括血管活性肠肽、P物质、神经激肽A、神经激肽B、神经激肽K、胃泌素、胆囊收缩素、神经降压素、酪神经肽、脑啡肽、甲状旁腺激素、ACTH及绒毛膜促性腺激素，并且多数类癌可分泌2种或2种以上的激素，类癌患者在不同时期还可表现出不同的内分泌症状，少数类癌表现为典型的内分泌肿瘤综合征。在多数情况下，类癌所产生的多种肽类激素并不产生相应的临床症状。

(二)中医病因病机

中医认为该病的内因为脾胃的功能失常，外因为六淫浸侵，日久成积，另为情志失调。祖国对该病的病因在历代医籍多有记述，在最早的医学经典著作《黄帝内经》中就有描述。《灵枢·四时气》云“饮食不下，膈塞不通，邪在胃脘”。《难经·五十五难》中“故积者，五脏所生；聚者，六腑所生”。说明该病的发生是脏腑失调所致。《诸病源候论·积聚病诸候》中“积聚者，有阴阳不和，脏腑虚弱，受之风邪，博于脏腑之气所为也”，将该病的原因归结为正气虚弱，外感风邪，内外合邪所致。而《卫生宝鉴》云“凡人脾胃虚弱，或饮食过度，或生冷过度，不能气化致积聚结块”。《景岳全书》亦云“脾胃不足及虚弱失调之人，多有积聚之病”。以上两书指出，正气不足是该病发生的根本原因。在《诸病源候论·结气候》中指出“结气病者，忧思所生，心有所存，神有所止，气留而不行故结于内”。金代《儒门事亲》载“积之成之，或暴怒喜悲思恐之气”，可见五志过极，亦可致聚结。总之，该病的病因概括有三：一是正气虚，尤其是脾胃虚弱，饮食劳逸致病；二是外感六淫之邪，内外合邪而致聚结；三是情志所伤，五志过极皆能致生聚结。

二、临床表现

消化道类癌早期很少有症状，有的表现为不明确的、与受累器官相关的非特异性症状，如轻度的腹痛、间歇性的肠梗阻等，多数类癌均为手术时偶然发现，这使类癌的诊断时间相对较晚，文献报道从类癌发病到确诊的时间平均为9年以上。位于不同部位的类癌可出现不同的症状。来自前肠的类癌表现为各种内分泌肿瘤特征；中肠的类癌多表现为类癌综合征，即使只有银币大小的类癌灶，也能引起类癌综合征的全部症状，而且类癌综合征可表现为严重的全身症状；后肠的类癌在临床上多呈静止状态。

(一)临床局部症状

1. 腹痛 阑尾类癌阻塞阑尾腔，常出现类似急性阑尾炎症状。表现为右下腹疼痛。阑尾类癌常是意外发现或在急性阑尾炎手术时发现，阑尾类癌发生转移或引起类癌综合征者极为罕见；结肠、直肠类癌可有慢性腹痛、腹泻、便秘、便血、低位肠梗阻等症状；胃类癌可与胃癌症状相似，又可似消化性溃疡，但不能通过制酸剂缓解。在大部分患者中，十二指肠类癌产生与消化性溃疡相似的症状。

2. 肠梗阻症状 类癌是空肠、回肠中最常见的肿瘤，越靠近回肠越多见。小肠类癌可引起肠痉挛和肠绞痛，肿瘤增大穿透浆膜，可引起纤维组织反应，产生粘连带以致肠梗阻。临床上可出现腹痛、腹胀、恶心、呕吐等症状。

3. 腹块 少数类癌可表现为腹块，类癌侵犯周围组织发生转移时常出现腹块。

4. 消化道出血 胃或十二指肠类癌可发生上消化道出血，肠道类癌也可有便血或潜血，可引起贫血的临床表现。

（二）类癌综合征的表现

1953 年，Lembeck 等从类癌中分离出生物活性胺类，其中 5-HT 能引起腹痛、腹泻，当循环系统中 5-HT、组胺、速激肽和缓激肽等多肽物质过量时，可引起面部潮红、腹痛、腹泻、心动过速、低血压、支气管痉挛、毛细血管扩张、心脏瓣膜病损等临床表现，通常可由活动或进食含酪氨酸高的食物如奶酪、巧克力、饮酒等诱发。类癌的肠嗜铬细胞具有产生 5-HT 的能力，在肝脏内代谢为 5-HIAA 后排泄到患者的尿中。类癌综合征的表现除腹痛外，还包括糙皮病等。类癌细胞分泌的物质作用于肺或心血管系统，引起支气管痉挛和血压低，对于围手术期患者可能是致命的，治疗起来也非常棘手。

1. 皮肤潮红 23%～25%的类癌综合征患者出现皮肤潮红，最明显的部位是面部颧骨、前额和颈部暴露区，严重时可涉及胸、腹部、肢体，常伴流泪。皮肤潮红分为 4 种类型：Ⅰ型，红斑为主，局限于面、颈部，持续 1～2 分钟；Ⅱ型，局部有持续性紫斑，潮红持续时间比Ⅰ型长，发作期鼻部呈紫色，面部有扩张的静脉和蜘蛛痣；Ⅲ型，面潮红伴腹泻，持续数小时至数天，常伴流泪，低血压；Ⅳ型，潮红伴痒感，发生在颈根部及胸壁。

2. 腹泻 约 32%的患者可出现突发腹泻，腹泻为水样，每日可达 20～30 次，伴肠鸣音亢进，无脓血便。有时难以和细菌性腹泻区别。

3. 哮喘 出现哮喘的表现较少，常随潮红症状发生，多在外科手术全麻时出现。

4. 心脏症状 疾病后期常累及心脏，发病率为 60%～72%，主要为右心内膜下斑块样纤维样增厚，继发心脏瓣膜功能不全，影响瓣膜的次序依次为三尖瓣、肺动脉瓣和二尖瓣，有时也可累及主动脉瓣，累及左心的几率不到 10%。病理变化为瓣膜纤维化，进行性增厚，腱索缩短或粘连。临床上可在这些瓣膜区听到杂音，肺动脉瓣的狭窄与扩张不全，导致右心衰竭，浮肿或腹水，且心脏病受累者血中的 5-HT 及尿 5-HIAA 均较高。

5. 其他 类癌综合征患者可出现糙皮病及智力障碍，腹膜及腹膜后的纤维化，关节病变，肠系膜血栓；在代谢和内分泌方面，类癌综合征还可引起糖耐量降低和胰岛素分泌损害，血浆生长激素和血清黄体酮类激素值升高。甲状腺类癌和髓样癌还可分泌降钙素、前列腺素 E 等。此外，在非类癌性肿瘤如卵巢囊性畸胎瘤、胆管和胰腺肿瘤及肺癌患者也可出现功能性类癌综合征表现。

三、实验室检查

（一）血铬粒素测定

大多数神经内分泌肿瘤含有铬粒素 A（chromogranin A，CGA），少数肿瘤含有铬粒素 B（chromogranin B，CGB）。铬粒素是目前认为最有价值的神经内分泌肿瘤的标志物，血清 CGA 对于类癌诊断特异性为 95%，敏感性为 80%。PCR 分析显示，与正常黏膜比较，阑尾类癌 CGA 的 mRNA 水平明显升高。但在多发性骨髓瘤患者，约有 40%的假阳性率。检测方法为放射免疫分析法，正常人血 CGA 为 50～100μg/L。

（二）血清 5-HT 测定

正常值为 11～51μmol/24 小时，患者常明显升高。

（三）尿 5-HTAA 测定

测定 24 小时尿中 5-HT 代谢产物 5-HIAA 有

助于转移性类癌诊断，正常值低于 97.1μmol/24h，患者一般在 156.9～313.8μmol/24h。但在热带口炎性腹泻、Whipple 病及小肠梗阻等疾病，其水平也可以升高；服用利血平、噻嗪类、甘油醚及杏仁酸衍生物等药物，进食香蕉、核桃、番茄、茄子、菠萝等食物均可影响尿 5-HTAA 水平。此外，在某些非典型类癌中 5-HIAA 水平可能在正常范围。

(四)分子生物学检查

中肠和后肠类癌中可有 18q 染色体表达消失。国内林岩等研究发现，类癌组织中基质金属蛋白酶-2(MMP-2 蛋白)在低分化类癌中表达增高，在高分化类癌中 p21 蛋白高表达。随着肿瘤的浸润和淋巴结转移，MMP-2 阳性表达率显著增加，p21 阳性表达降低。

(五)血清 CEA

类癌患者血清 CEA 一般在正常范围。

(六)潮红激发试验

对于尿 5-HIAA 测定，阳性患者可选用此试验。具体方法是：以 1μg 肾上腺素静注，若 60～90 秒内患者出现面部潮红，甚至发生低血压和心动过速为阳性。若阴性可每次以 1～2μg 递增至 5～10μg 重复试验，如仍无面部潮红则可排除类癌综合征。血钙升高亦可诱发面部潮红，可用葡萄糖酸钙静滴，剂量为 5～10mg/(kg·d)，4 小时内静脉滴注完毕，观察是否出现面部潮红。

(七)生长抑素受体闪烁扫描(SRS)

因为 80%～85%的类癌表达生长抑素受体。采用生长抑素受体闪烁扫描来诊断类癌的敏感性和特异性分别为 75%和 100%，其原理是类癌组织中有生长抑素高亲和位点。用放射性同位素标记生长抑素类似物奥曲肽进行闪烁扫描，对原发肿瘤和肝脏转移的敏感性达 90%，还可发现 CT 或 MRI 漏诊的肿瘤。对于类癌综合征患者，敏感性达到 90%以上，生长抑素受体闪烁扫描对＞2cm 的原发病灶及肝转移的诊断价值与 B 超和 CT 扫描相似，但 SRS 有助于对肝外和腹腔外转移灶如淋巴结和骨骼的诊断。除＜1cm 直径的阑尾类癌外，生长抑素同类物可用于受体阳性患者的治疗。

(八)影像学检查

影像学检查有助于肿瘤的定位诊断和判断有无转移。消化道造影可显示胃肠道黏膜增厚、肠腔狭窄等，小的类癌在消化道造影表现为小充盈缺损，形态较规则，边界清楚，肿瘤生长较大时形态多不规则，肿瘤内组织坏死，表面溃疡和内部囊腔形成，造影检查可见龛影；＜1cm 类癌在常规 CT 检查时难以发现，但通过肠腔内注水作为对比剂可以改善显影。当出现黏膜下类癌溃疡时，CT 对比扫描可发现病变或“牛眼征”。但这种改变并非类癌特征表现，CT 检查对确定有无类癌肝脏或肠系膜转移也有良好价值。类癌肝转移病变的血管丰富，CT 影像有特异性，尤其在静脉内对比之后的动脉相。类癌在 MRI 的影像表现与 CT 图像相似。近年来因为内镜结合活检技术的发展，很多类癌在早期被检出。内镜超声扫描不仅可用来诊断类癌，还可评估类癌的浸润深度及是否有淋巴结转移。

四、诊断和鉴别诊断

(一)诊断

类癌的诊断较为困难，缺乏特有症状。常被误诊为阑尾炎、息肉、肠癌或肉瘤等。术前诊断低，约 85%以上的类癌发生在胃肠道，约 2%的胃肠道类癌是恶性的。当类癌较大，血供丰富和发生转移，尤其出现类癌综合征表现时，同时 24 小时尿中 5-HIAA 明显升高，诊断较易确立。根据病情可进一步选择影像学检查：胃肠道类癌可经气钡双重对比胃肠检查检出，但阑尾类癌易漏诊，CT 扫描可检出较大的肿瘤和转移的淋巴结。肝转移均可用 B 超、CT、同位素扫描肝动脉造影和磁共振成像检出，浅表肿瘤可在 B 超或 CT 引导下经穿刺活检。还可通过内镜取活组织做病理检查，但因类癌大都发生于黏膜下，活检时易因钳夹覆盖肿瘤表面的黏膜而漏诊。常规 HE 染色，类癌有时很难与一般腺癌区别，可用银染技术，进一步可用电镜或免疫组化检查。

(二)鉴别诊断

类癌生长缓慢，自然病程较长，无特异性临床症状，多数在有症状时达数月或数年后，多易诊为息肉、肠炎、胃肠道肿瘤等，且类癌在发展过程中，依病变部位可出现相应并发症，发生于胃及十二指肠可致溃疡、出血甚至穿孔，应与溃疡病鉴别。而小肠及结肠的类癌可致肠套叠、肠梗阻，应与相应部位的肿瘤鉴别。甲状腺髓样癌、卵巢畸胎瘤、小细胞肺癌也可引起类癌综合征症状，但 24 小时 5-HIAA 大致正常，应注意与类癌综合征相鉴别。

五、治疗

(一)西医治疗

1. 外科治疗

(1)手术切除原则：目前为止，手术切除仍是治疗类癌和类癌综合征的主要手段，早期切除原发病灶仍然是最有效的方法。一般来讲，类癌局部切除已经足够，阑尾类癌可做阑尾切除，其他部位的类癌可做局部肿瘤切除术，如直肠类癌可经肛门做肿瘤局部切除，但切除时至少应切除部分肠壁肌层，术中冰冻切片检查，有浸润者提示为恶性，应按恶性施行根治性切除术。对类癌综合征的治疗应尽可能做根治性切除术，即使有远处转移，也不应放弃手术治疗，因为手术切除类癌组织是解除类癌综合征的最有效方法。手术后，患者的症状可明显缓解，患者的生存期和生存质量都得到改善。

(2)麻醉及术前准备：手术时应用麻醉药物或手术操作可引起类癌综合征发作，引起严重的低血压和气管痉挛。因此，类癌患者的手术最好行气管内插管麻醉，慎用硫喷妥钠及氟烷作诱导剂，一般不用硬膜外麻醉。预防措施包括：术前应做好充分准备，可给予大剂量的抗 5-HT 药物，术中使用生长激素释放抑制激素等；术中应尽量避免使用儿茶酚胺类药物，同时加强围手术期的监护和治疗。

(3)方式：手术方式依据肿瘤部位、大小及浸润深度进行选择。

1)不同部位的胃肠道类癌，其生物学特征不同，小肠和结肠的类癌发生转移的比率高，预后差，主张采用与恶性腺癌相似的手术方式。

2)类癌直径＜1cm 者，可采用局部切除，但切缘距肿瘤应＞1cm，有淋巴结转移者，至少要清扫第二站淋巴结。

3)病灶浸润肌层或黏膜下层且直径在 2cm 以上的类癌，一般作肿瘤根治术和区域性淋巴结清扫术。

4)对有广泛转移者，应尽可能作病灶切除，可解除或预防肠梗阻、肠套叠、出血和缓解症状等。

5)对肝转移者尽可能切除，对于局限肝脏边缘的转移灶，可采用楔形切除或肝部分切除，对肝内多发病灶，可行肝动脉结扎、肝动脉介入治疗等。

6)类癌具有多发性和伴有其他恶性病变的特点，手术时应全面探查，查找多发或并存的肿瘤。

(4)手术注意问题

1)手术中对肿瘤的挤压可促使类癌分泌物质的释放入血增多，导致血压变化和气管痉挛，故操作应轻柔。

2)手术前后测定 24 小时尿中 5-HIAA，对于估计手术的彻底性有一定帮助，术后远期测定 5-HIAA，对于估计检测类癌的复发有一定的帮助。

2. 化疗与放疗

(1)化疗：恶性类癌对化疗一般不敏感，疗效不理想。化疗只用于肿瘤晚期，以及肿瘤未切净、淋巴结或血道转移或类癌综合征症状时。常用药物有 5-氟尿嘧啶(5-FU)、阿霉素(ADM)、甲氨蝶呤(MTX)、环磷酰胺(CTX)、氮烯咪胺(DIC)、顺铂(DDP)、链脲霉素(STZ)等。较有效的为链脲霉素，500mg/m^2 连续 5 天，间歇 6 周重复应用。对肝多发转移病例，可经肝动脉插管，用 5-FU 局部灌注治疗。化疗对转移性类癌的疗效令人失望。ADM、5-FU、DIC、DDP、CTX、STZ 等药物单药化疗有效率为 0～30%，疗效持续时间很短，一般少于 1 年。联合化疗对转移性类癌的疗效并不比单药化疗好。

(2)放疗：类癌对射线不敏感，对骨转移、中枢神经系统转移病变和肝转移可能通过照射获得姑息性治疗，但效果有限。

3. 肝动脉介入　在不能手术的类癌肝转移病例，肝动脉栓塞疗法是首选方法，至少有半数患者可获暂时缓解，死亡率约 5%。

4. 对症治疗　主要是对有激素分泌的患者服用激素拮抗剂，如 5-HT 受体阻滞和胆酸螯合剂控制腹泻症状，烟酸替代品治疗颜面潮红及类癌综合征相关的糙皮病样变，有的患者采用组胺阻滞或使用肽拮抗药物对抗肿瘤所分泌的肽物质。生长抑素(somatostatin, SST)受体广泛分布于中枢神经系统和周围组织，也存在于类癌组织中。SST 及其类似物如奥曲肽与受体结合后，既可降低其多肽的病理性分泌，缓解症状，又能抑制其生长，奥曲肽治疗剂量 300～2500μg/d。

(1)腹泻和吸收不良的治疗：可选用甲基麦角胺 2～4mg，每日 4 次，麦角新碱对哮喘和腹泻的疗效较好，副作用是可引起水钠潴留和腹膜后纤维化；甲基多巴 250～500mg，每 6 小时 1 次，甲基多巴能抑制芳香族 L-氨基酸脱羧酶活性，阻断 5-HT 合成，减轻腹痛、腹泻等类癌综合征，副作用是可引起血压降低。氯酚丙氨酸通过阻断羟化酶使色氨酸无法转化成 5-羟色胺酸。该药可以减轻腹泻、潮红，降低尿 5-HIAA。不良反应有过敏和精神障碍，不适于长期应用。也可使用 5-羟色胺受体拮抗剂治疗腹泻等胃肠症状。腹部痉挛与腹泻者可同时服用复方苯乙哌啶、复方樟脑酊或鸦片制剂等药物，也可使用生长抑素同类物奥曲肽缓解腹泻症状，及时纠正脱水，电解质、酸碱平衡紊乱。

(2)减少皮肤潮红：长时间面部潮红者需紧急处理，使用泼尼松 10～40mg，氯丙嗪 25～50mg，每日 4 次；苯氧苄胺 10～50mg，赛庚啶 4～12mg，每日 3 次。生长抑素同类物奥曲肽亦可缓解面色潮红，也可应用 α 受体阻滞剂酚妥拉明、酚苄明等来阻抑潮红发作。

(3)支气管哮喘：对支气管哮喘样发作的类癌患者，可服用赛庚啶 4～12mg，每 6 小时 1 次，赛庚啶有抗胆碱和抗组胺作用，用于支气管哮喘的治疗；可口服喘定或应用氨茶碱和肾上腺皮质激素，如泼尼松、地塞米松等，但禁用肾上腺素。

(4)危象预防及治疗：类癌危象是类癌综合征的严重并发症，包括低血压、意识模糊，重者昏迷。对常规治疗缺乏反应，处理较困难。生长激素释放抑制激素，100～500μg 皮下注射，可预防危象的发生，一旦治疗中发生类癌危象，可静脉给予 SMS 100μg，应用肾上腺皮质激素可改善全身症状。

5. 其他药物治疗

(1)α 干扰素：抑制肿瘤生长，使肿瘤转移灶的大小保持稳定，延长生存时间。单用干扰素治疗的患者，生存时间可达 80 个月，联合化疗并不延长生存时间。多数患者能耐受干扰素治疗，剂量一般为 300 万～900 万 U，每周 3 次。

(2)膳食中应注意补充尼克酰胺，出现心衰时应使用利尿剂；哮喘时可口服沙丁胺醇或氨茶碱。

6. 支持治疗　加强营养，补充维生素和蛋白质，贫血者应输血，有心力衰竭要强心利尿。

(二)中医治疗

类癌应根据原发部位不同，而选择不同的治疗原则，一般采用与原发部位癌相同的治疗方法。类癌综合征中医治疗则根据病发的主要临床症状辨证论治，可如下分型施治。

1. 肝胃不和

【主证】腹胀腹痛，或痛及两胁，嗳气或呃逆，甚至呕吐反胃，或粪水挟气，水气俱下，舌淡红苔薄白，脉沉或弦细。

【治则】疏肝和胃，理气燥湿。

【方药】逍遥散(《太平惠民和剂局方》)和平胃散(《太平惠民和剂局方》)加味。药用：柴胡、白芍、当归、白术、茯苓、甘草、苍术、厚朴、陈皮。

2. 气滞血瘀

【主证】腹中积块，固着不散，刺痛拒按，痛有定处，推之可移，纳食减少，大便或秘或溏，重者面色晦暗，体形消瘦，肌肤甲错，舌暗紫或有瘀斑，脉弦或细涩。

【治则】行气活血，祛瘀止痛。

【方药】膈下逐瘀汤(《医林改错》)加减。药用：五灵脂、当归、川芎、桃红、丹皮、赤芍、乌药、延胡索、香附、枳壳、琥珀粉、三七粉、甘草。重者大黄䗪虫丸(《金匮要略》)。

3. 阴虚火旺

【主证】颧红，午后潮热，骨蒸劳热，口渴盗汗，五心烦热，心悸不宁，耳鸣腰酸，舌红，少苔或无苔，脉细数。

【治则】滋阴降火。

【方药】都气丸(《医宗己任编》)合秦艽鳖甲散(《卫生宝鉴》)加减。药用：地黄、山茱萸、山药、茯苓、丹皮、泽泻、五味子、鳖甲、秦艽、龟板、地骨皮、知母、青蒿、当归、甘草。

4. 脾肾阳虚

【主证】腹泻，五更泻，精神不振，腰膝酸软，或四肢厥冷，动则喘息气促，冷汗淋漓，或颧赤心烦，口烦咽干，舌苔淡白，脉浮大无根或沉细，或舌红少苔，脉浮大无根或细数。

【治则】健脾止泻，温肾固涩。

【方药】四神丸(《证治准绳》)加减。药用：补骨脂、肉豆蔻、五味子、附子、炮姜、肉苁蓉、党参、白术、茯苓、薏米、赤石脂、芡实、粳米。重者阳气外脱，急宜回阳救逆，用四逆汤(《伤寒论》)加减。

(三)中西医结合治疗

中西医在治疗肿瘤上各有所长，中医药可以提高免疫力，减轻放、化疗的毒副作用，配合西医治疗，可起到扶正祛邪、增效减毒的作用。

六、预防及预后

主要避免情绪激动，避免饮酒及摄取刺激性食物。

所有类癌均具有潜在恶性，但类癌进展缓慢，预后相对较好。预后视原发部位、有无转移、转移的范围和程度及手术治疗的效果而定。手术时无转移者，5 年生存率达 95%，有区域淋巴结转移者为 83%，有远处转移者为 38%。无转移类癌的预后与下列因素有关：

(1)部位：阑尾类癌的预后优于回肠类癌。

(2)肿瘤分型：Ⅰ、Ⅱ型类癌预后好，Ⅲ型类癌预后差。

(3)原发肿瘤的直径：较小的类癌预后较好。

(4)肿瘤浸润深度：浸润至浆肌层者的预后较差。

附　消化道不同部位类癌的特点

(一)阑尾类癌

阑尾类癌是最常见的阑尾肿瘤，占切除阑尾标本中的 4%，也是胃肠道类癌中最常见的一种，约占消化道类癌的 47%。女性多于男性，发病年龄40～50 岁。阑尾类癌属亲银性类癌，主要位于黏膜下层，一般体积小，多为单发，少数为多发，多数直径＜2.0cm，70%～90%的肿瘤直径＜1cm，阑尾类癌是恶性肿瘤，但其生长较为缓慢，可侵犯肠系膜或腹膜，淋巴结转移率很低，有 4%阑尾类癌发生转移，而远处转移率仅约 0.7%，转移与肿瘤的大小相关，如＜1cm、1～2cm 和＞2cm 肿瘤的转移率分别为 0、0.5%～0.7%和 20%～85%。大约有 75%的阑尾类癌位于阑尾远端，较少因肿瘤而致梗阻，故不足 10%的患者有临床症状。引起临床症状的阑尾类癌较多位于阑尾中部，表现为体、根部增厚，阻塞阑尾腔引起急性阑尾炎。阑尾类癌生长较慢，很少发生症状，多数患者也是因阑尾炎手术而意外发现，甚至仅在显微镜下才能发现。阑尾类癌本身临床上极少出现类癌综合征，仅 0.3%的患者产生类癌综合征。当遇到有转移性或固定性右下腹疼痛、压痛或肿块的患者，合并颜面潮红、腹泻、哮喘样发作、肝肿大、肝内多发转移结节及右心瓣膜病变等表现时，提示该病可能。手术方式更多地取决于肿瘤大小、位置和浸润深度及有无远处转移，患者的一般情况也应考虑。当阑尾类癌直径＜1cm 时，几乎不发生远处转移，行单纯阑尾切除已足够；至于肿瘤直径在 1～2cm 者，可视为交界性肿瘤，仍有转移可能，无周围扩散者，仅行单纯阑尾切除即可，也有学者认为只要能耐受右半结肠切除者，都应行根治性手术。但多数学者认为这组患者转移发生率低，对年轻患者可行较为广泛的切除手术，而对于老年患者以局限切除为妥。

在下列情况下，需行根治性右半结肠切除术：①直径＞2cm 的类癌；②已侵及阑尾系膜、回盲部肠壁的类癌；③位于根部并已侵及盲肠的类癌；④区域淋巴结肿大，快速活检证实有转移的类癌。有时术中并未发现，术后病理意外发现阑尾类癌时，年轻患者可考虑再次手术；年迈体弱患者可进行观察而不必再次手术，因类癌可随患者年龄增长而发生退化。类癌合并有肝转移时，应根据原发病灶及肝转移的情况，决定是否一期切除或分期切除。阑尾腺类癌是阑尾类癌的少见类型，其组织学与生物学特征介于类癌与分化好的腺癌之间。手术方式可参照阑尾类癌。类癌对放、化疗不敏感，对于晚期的阑尾类癌，可采用链脲霉素、5-FU、多柔比星及β干扰素等药物联合应用。对已发生肝脏或腹腔广泛转移者，特别是生长抑素受体闪烁扫描阳性者，可应用生长抑素治疗。阑尾类癌的 5 年生存率与肿瘤转移与否关系密切，无转移者存活率为94%以上；仅有局部转移则为85%；远处转移时降至34%。

(二)小肠类癌

小肠类癌占手术切除小肠肿瘤的1/3，约占消化道类癌13.1%，小肠类癌属中肠，呈亲银性，以回肠部位多见，多位于回肠末段，常呈多灶状，约有30%的病例为多发性类癌。小肠类癌起源于小肠黏膜下产生5-HT的内分泌细胞，细胞过度增生导致小肠类癌发生，患者多发于60～70岁，类癌综合征的发生率为5%～7%，多见于晚期患者，特别是伴有肝转移者。小肠类癌一般为圆形稍隆起的黄色结节，表面黏膜完整，很少溃烂。小肠类癌生长慢，病程较长，腹痛起病隐匿，早期约70%的患者可毫无症状，随着肿瘤的缓慢增大可出现腹痛、腹泻、食欲减退、消瘦、肠梗阻等，出血及穿孔少见。皮肤潮红多见于面、颈与上半身，伴有发热感、心悸、低血压，多为发作性，可持续数分钟或数小时，数日或数周发作一次，也可多至一日多次。患者出现症状至确诊一般都超过2年，该病术前诊断极困难，大多数诊断时已有淋巴和肝脏转移。约50%的患者诊断时肿瘤已不能切除。

小肠类癌主要通过淋巴道转移，大约44%病例有淋巴结转移，转移与肿瘤大小有关，有些病例肿瘤<5cm，但已有远处转移。转移灶大小常常数倍于原发肿瘤。小肠类癌以手术治疗为主，小肠类癌直径<1cm者可将癌灶连同周围部分肠壁作局部切除；若>1cm，应作肠切除及系膜淋巴结清除。位于回肠末端的类癌，凡病灶直径>2cm者亦应作右半结肠切除。对有肝孤立性转移者，宜将原发灶及孤立转移灶一并切除。20%～40%小肠类癌曾多中心型，小肠类癌还可同时伴其他部位的胃肠道肿瘤，术中要仔细探查。由于肠系膜广泛纤维化、肠系膜缺血，故小肠及相应肠系膜切除要广。预后与肿瘤大小和转移有关，5年生存率为50%～60%。

(三)大肠类癌

大肠类癌在胃肠道恶性肿瘤中占0.4%～1.8%，结肠和直肠类癌一般发生年龄在50～60岁，男女发病率基本相同。自20世纪70年代防癌普查以来，大肠类癌发现率明显增加。大肠类癌发展缓慢，其生物学行为有如良性肿瘤，但在肿瘤直径>2cm时，常侵入肠壁肌层，可发生转移。大肠的肠嗜铬细胞大多位于肠腺的基底部，因此类癌发生时，一般均已侵及黏膜下层。

1. 结肠类癌　结肠类癌较少见，结肠类癌占结肠肿瘤的比例不到1%。2/3结肠类癌位于右半结肠，其中大部分在盲肠，可能与右半结肠，尤其是盲肠中肠嗜铬细胞数较多有关。结肠类癌多属非亲银性类癌，可有散在的含5-HT和生长抑素的细胞，产生类癌综合征的情况少见。结肠类癌早期常无症状，通常在60岁左右出现食欲减退和消瘦、腹痛、腹泻、便血、腹胀、呕吐，约半数可触及腹部腹块，易误诊为结肠癌。结肠类癌出现症状时多为中晚期，其中约50%的患者已经发生转移，转移病变常在肠系膜或腹膜淋巴结、肝脏。肿瘤>2cm时，约有1/3发生远处淋巴结转移，手术时2/3患者已有淋巴和肝脏转移。与其他部位类癌相比，结肠类癌体积通常为5cm大小，有转移灶的中位直径为6.1cm，无转移的中位直径为4.7cm，肿瘤表现出恶性生物行为，呈外生性生长，多数仅能进行化疗，少数可行姑息性手术，手术方式与结肠癌的根治术相同，结肠类癌的5年存活率在无转移、局部转移、远处转移患者分别为70%、44%和20%。

2. 直肠类癌　占整个直肠恶性肿瘤的1%～2%。直肠类癌起源于肠黏膜隐窝深部的肠腺嗜银细胞，直肠类癌常含有胰高糖素(glucagon)和肠高血糖素(glicentin)相关肽而非5-HT，直肠类癌无类癌综合征表现。仅50%直肠类癌患者出现症状，肛管直肠部不适(50%)、便秘(10%)、肛门出血(10%)、大便习惯改变(10%)、腹泻(5%)，直肠类癌大多位于距齿状线上4～20cm直肠前壁或侧壁，直肠指检常可触及肿块，呈圆形、光滑、可移动、质硬之结节；溃疡形成者黏膜破坏呈溃疡状，较固定。直肠类癌一般较小，多数直径<1cm，内镜检查时可见肿物呈孤立的、扁圆形、圆形、淡黄色黏膜下息肉样肿物，表面的黏膜光滑完整，但色泽较苍白，类癌>2cm时可见呈溃疡或外生隆起状肿块，基底可因肿瘤浸润肌层而固定，病灶亦可成环形生长，与一般直肠腺癌难以区别。直肠内超声：类癌呈低回声的黏膜下结节，边界清晰，外形光滑。直肠内超声还可确定类癌浸润肠壁的深度，局部淋巴结有无转移等。直肠类癌常转移至局部淋巴结和肝脏，肺、骨转移少见，转移与肿瘤大小有关，当肿瘤＜1cm时，发生转移的几率低于5%；如果肿瘤达到2cm，几乎都有转移。局限于黏膜下层肿瘤的转移率远比浸润深层者为低。对直肠类癌以手术治疗为主，＜1cm者仅作局部切除即可，在内镜下用高频电圈套摘除，或经肛门局部切除，切缘距肿瘤0.5cm。肿瘤为1～2cm时，应行内镜超声检查或MRI检查，如证实确切没有肌层浸润或局部转移，则应选择肿瘤局部切除而不是直肠切除，但如果病变侵及肌层、有明显症状或病灶有溃疡都提示不良预后，应作扩大的局部切除术，切缘应距离病灶边缘1cm，深度应达肠壁肌层，并且术中送冷冻切片，确保切缘无瘤。肿瘤＞2cm，或明显侵及肌层以外，有淋巴结转移，或反复多次行局部切除复发者过去通常作低位前切除或经腹会阴联合切除。

近年对＞2cm的直肠类癌是否需作低位前切除或经腹会阴联合切除提出了质疑，因为回顾性研究发现接受这些大手术的患者并不比局部切除的患者显著延长生存期，手术范围的确定更需要因病例的具体情况而定。对非典型的类癌即属于广义的神经内分泌癌，不论肿瘤的大小，均应切除直肠。肿瘤并发肠梗阻而无法切除者，可行肠造口术。发生肝转移，如能切除者，应尽可能切除。对于未发生转移的类癌，手术切除是最好的选择。＜1cm的直肠类癌可通过内镜切除，切除标本应行病理检查以除外肌层浸润，直径在1～2cm的肿物如不能切除，可用5-FU＋链脲菌素治疗，或经肝动脉插管栓塞疗法，但直肠类癌对放、化疗不敏感，转移复发者也可以用生长抑素治疗，开始2周内，每日剂量从100mg逐渐增加到600mg，每日分2次或4次皮下注射。也可用α干扰素治疗。直肠类癌总的5年及10年生存率可达80%和85%，无转移、局部转移、远处转移患者的5年存活率分别为81%、47%和18%。

（四）十二指肠类癌

十二指肠类癌约占消化道内分泌肿瘤的2%，其中胃泌素瘤约占60%，肿瘤多位于十二指肠第一、第二部，直径多＜1cm，具典型的类癌特征，1/3伴有卓艾综合征，血清胃泌素值升高，易发生转移，且转移病灶常较原发灶为大，多数有淋巴结转移，少有肝转移，肿瘤生长缓慢，恶性度低，手术切除后，10年生存率达85%。富含生长抑素的十二指肠类癌占15%～30%，多无功能，常发生在十二指肠降部，易引起梗阻性黄疸，手术可采用局部切除或胰十二指肠切除术。十二指肠类癌的少见类型为神经纤维瘤，多位于胰腺壶腹及其周围，病灶＞2cm，多为良性，预后好。有的十二指肠类癌还可产生5-HT、P物质等，这些肿瘤多位于十二指肠近端，多为良性，仅少数为低度恶性，可局部切除或行胰十二指肠切除术。发生在乳头周围的十二指肠类癌，应行胰头十二指肠切除术。

（五）胃类癌

胃类癌约占胃肿瘤的1%，国内报道占消化道类癌的11.6%，英美占2.5%～2.9%，日本约占27.9%。胃类癌临床上可有腹痛、贫血、呕血或黑便等表现，症状和体征与胃腺癌无明显差别。手术前难以明确诊断，但比较容易引起消化道出血及消化不良。对于50岁以上有慢性腹泻、消化不良尤其有上消化道出血史患者，应常规胃镜检查。胃类癌分成Ⅰ型（慢性自身免疫性胃炎相关的胃类癌）、Ⅱ型（伴卓艾综合征和多发性内分泌肿瘤）和Ⅲ型（散发性）。Ⅰ型多发年龄为60～70岁，女性多于男性，多位于胃体、底部，超过一半的患者病灶为多发，肿瘤呈息肉状，瘤体多＜1cm，局限于黏膜和黏膜下，患者常有低胃酸、高胃泌素血症。这些患者常因腹痛、贫血就诊，内镜后明确诊断，肿瘤一般＜1cm。＜1cm的肿瘤可胃镜下切除；肿瘤＞1cm，且多灶，则应作胃大部或全胃切除，胃窦切除可能使高胃泌素血症正常化。如果病灶较大且有远处转移，应尽量切除原发灶，肝转移也应尽量切除以消除转移类癌引起类癌综合征。在Ⅱ型肿瘤占5%～10%，其中男女各半，平均45岁，70%肿瘤直径＜1.5cm，分化一般良好，多发，低度恶性，预后介于Ⅰ～Ⅲ型，平均生存期为84个月。在Ⅲ型肿瘤中，男性多见，平均63岁，肿瘤多＞1cm，该型可有不典型的阵发性潮红等类癌综合征表现，散发型胃类癌浸润性强，出现症状多数已浸润至深层并伴转移，此型预后最差。类癌常伴其他部位恶性肿瘤，文献报告高达29%。因此应详细检查以发现可能存在的非类癌肿瘤病灶。胃类癌总的5年生存率约52%,甚至姑息性切除,部分患者也有较长的生存时间。

(六)肝类癌和转移性肝类癌

原发性肝类癌少见,可能起源于肝内胆管上皮散在的神经内分泌细胞,也可起源于肝内异位胰腺或肾上腺组织。与转移性肝类癌不同,原发性肝类癌多无内分泌功能,类癌综合征少见,临床需全身检查甚至手术探查经皮肝穿刺才能得到诊断。在治疗采取肝切除,严重的需要行肝移植。肝脏转移性类癌如病灶局限,可手术切除获得治愈,还可采用肝动脉栓塞治疗、冷冻消融术和射频消融疗法,肝移植治疗转移性肝类癌的疗效有限,复发率高。对肝转移患者也可使用生长抑素及类似物奥曲肽,不仅能抑制肝转移灶生长,抑制肿瘤血管生长,诱导细胞凋亡,而且能抑制类癌过度分泌激素引起的相关症状。目前普遍认为其在治疗类癌综合征方面,已经取代了抗组胺药物,能有效缓解颜面潮红、腹泻等症状。α干扰素可抑制类癌生长。有学者报道,α干扰素与奥曲肽联合应用可增强奥曲肽的作用。肝类癌的化疗,目前多为联合应用链脲霉素、5-FU和环磷酰胺。

总之,类癌具有恶性特征,可产生生物活性物质,肿瘤多发及较高的转移率。闪烁法和放射学的进展使得原发类癌和转移病灶得以诊断。手术是非转移类癌的主要治疗方法,生长抑素类似物、α干扰素对缓解症状有一定帮助,其他手段包括化疗等有一定作用,但类癌对治疗的反应和患者的生存期仍不容乐观。随着关于类癌治疗新药和综合治疗的应用,类癌的预后将会逐步改善。

第二节　消化道恶性淋巴瘤

恶性淋巴瘤是起源于网状淋巴系统内免疫细胞的一种恶性增生性疾病,有淋巴细胞和/或组织细胞的大量增生,恶性程度不一,可呈结节状、息肉状或者弥漫性浸润,可单发也可多发。临床上以无痛性、进行性淋巴结肿大最为典型,发热、肝脾肿大也常见,晚期有恶病质、贫血等表现。1955年,Gall根据细胞学特点将恶性淋巴瘤分为霍奇金淋巴瘤(Hodgkin's lymphomas,HL)和非霍奇金淋巴瘤(non-Hodgkin's lymphomas,NHL)两类,1966年将非霍奇金淋巴瘤进一步分为结节型和弥漫型。国内外关于恶性淋巴瘤的研究已经有百余年的历史,研究数据表明,恶性淋巴瘤约占全部恶性肿瘤的5%,居恶性肿瘤发病率的第11～13位。西方国家恶性淋巴瘤的发病率较我国高,美国的发病率约为15/10万人,中国约为5/10万人,男性比女性易发病。近年来的研究还发现霍奇金淋巴瘤的发病率有降低趋势,而非霍奇金淋巴瘤的发病率逐渐增加,在中国,恶性淋巴瘤的发病率近年来有增长的趋势,并且城市高于农村。恶性淋巴瘤可发生在任何年龄,在西方国家,恶性淋巴瘤的发病率有两个高峰,20～24岁为第一个高峰,75～84岁为第二个高峰,在全部消化道恶性肿瘤中,恶性淋巴瘤的比例占1%～4%,占结外淋巴瘤的30%～40%。在中国,恶性淋巴瘤的发病年龄多在40岁左右,且20%～30%的淋巴瘤发生在淋巴结以外的组织和器官,以消化道受侵犯最为常见。胃肠道淋巴瘤以胃为多见,小肠次之,而小肠淋巴瘤以末段回肠为多见,可能与该处具有丰富的淋巴组织有关。恶性淋巴瘤病理研究证实,95%的霍奇金淋巴瘤来源于B细胞,但非霍奇金淋巴瘤可来源于B细胞、T细胞和NK细胞,二者在组织形态上亦有显著的差别,恶性淋巴瘤的诊断对于该病的治疗及预后都有非常重要的影响,60%～80%的霍奇金淋巴瘤可以治愈,约50%以上的非霍奇金淋巴瘤经过治疗可以获得长期生存。

在祖国医学名著中,对石疽、恶核、失荣、瘰疬等病的描述与恶性淋巴瘤相似。《医宗金鉴》曰"失荣症生于耳之前后及肩项,其症状初起如痰核,推之不动,坚硬如石,皮色如常,且渐长大。日久难愈,形色渐衰,肌肉瘦削,愈溃愈硬,色现紫斑,疮口开大,胬肉高突,形似翻花瘤症"。高秉钧在《疡科心得集》中强调"失荣者,犹树之石,硬无情,推之不肯移动，如钉着肌肉是也。不寒热，不疼痛，渐渐肿大。后遂隐隐疼痛，痛着肌骨，渐渐溃破”。又云“失营者，由肝阳久郁，恼怒不发，营亏络枯，经道阻滞，如树木之失于荣华，枝枯皮焦故也”。公元1740年，清·王维德《外科证治全生集》中记述“阴疽之症，皮色皆同，然有肿与不肿，痛与不痛，有坚硬难移，有柔软如绵，不可不为之辨。不痛而坚，形大如拳者，恶核失荣也。不痛而坚如金石，形如升斗，石疽也。此等证候尽属阴虚，无论平塌大小，毒发五脏，皆曰阴疽。重按不痛而坚者，毒根深，固消之难速”。又说“恶核与石疽初期相同，然其寒凝甚结，毒根最深”，描绘石疽为“初发如恶核，渐大如拳，如迟至大如升头，仍如石硬不痛，久患现红筋则不治”。以上记载说明祖国医学对淋巴结肿大的疾病早有认识，其中石疽、恶核、失荣之中均包括与恶核淋巴瘤的临床表现有一致之处，中医指出毒发五脏，速长难消。这些肿块因皮色不变，无痛无痒，中医认为都属于“阴疽”范畴。建国后，我国对恶性淋巴瘤的研究不断发展，通过B超和核素扫描对淋巴瘤进行筛查，较早地开展双下肢淋巴造影等；在治疗上，采用中西医结合联合治疗方案，结合放疗等先进手段，目前对恶性淋巴瘤治疗效果也达到了国际先进水平。本节重点介绍消化道恶性淋巴瘤的病因、病理、临床表现、诊断和治疗。

一、病因

（一）西医病因

尽管对恶性淋巴瘤的研究已有百余年的历史，但目前为止，对恶性淋巴瘤发病原因和机制尚未达成一致。

1. 病毒感染 在动物中，Rous肉瘤病毒能引起家禽的淋巴瘤。人类有两种病毒与淋巴瘤有关，即EB病毒和人类T细胞淋巴瘤/白血病病毒（HTLV-1）。Epstein和Barr于1964年从非洲儿童的非洲伯基特（Burkitt）淋巴瘤的细胞核中分离出Epstein-Barr（EB）病毒，这类DNA疱疹型病毒可引起人类B淋巴细胞恶变而致Burkitt淋巴瘤，Burkitt淋巴瘤高度恶性，属B细胞非霍奇金淋巴瘤。80%以上的Burkitt淋巴瘤患者，血清EB病毒抗体升高，对照组仅为14%，但发生于非洲以外地区的同类型淋巴瘤确未发现与EB病毒有关。1980年和1982年，美国Gallo和日本昭赖夫等分别从T细胞淋巴瘤和白血病细胞分离出一种独特的C型逆转录RNA病毒（C型RNA病毒），命名为人类T细胞淋巴瘤/白血病病毒，与1976年日本所发现的成人T淋巴细胞白血病病毒（ATLV）是同一种病毒。人类T细胞淋巴瘤/白血病病毒可以引起T细胞发生瘤样转化而导致成人T细胞淋巴瘤/白血病；人类获得性免疫缺陷病毒（human immunodeficiency virus，HIV）感染后，患者免疫功能极度低下，非霍奇金淋巴瘤的发病率明显增高，发生霍奇金淋巴瘤的几率也比普通人群提高8～10倍。美国另外一项研究显示，HIV感染后，患者在3年内发生恶性淋巴瘤的概率增加165倍。

2. 免疫功能障碍 研究发现，淋巴瘤患者免疫功能明显受抑。Filopvidi等发现在肿瘤患者中，原发性免疫缺陷者的非霍奇金淋巴瘤发病率的比例远高于非免疫缺陷人群。遗传性免疫缺陷者如毛细血管扩张性共济失调、Wiscott Aldrich综合征、遗传性丙种球蛋白缺乏症患者的淋巴瘤发病率明显增加。近年来，随着器官移植的迅速发展，移植后的患者大量使用免疫抑制剂，导致移植后患者发生肿瘤的几率增加，其中非霍奇金淋巴瘤约占1/3。比如，肾移植后长期接受免疫抑制剂的患者易发淋巴瘤，自身免疫性疾病如干燥综合征、系统性红斑狼疮等患者也易患淋巴瘤。

电离辐射和化学试剂：1945年日本广岛和长崎原子弹爆炸后，流行病学研究发现，受到1Gy以上辐射的人群中，恶性淋巴瘤的发生率比未接受辐射的正常人高出2倍。烷化剂、多环芳烃类化合物、芳香胺类化合物和各种除草剂、杀虫剂等，均可引起淋巴瘤发病率增加。还有报道，淋巴瘤发病与染发剂的使用有密切关系。

3. 遗传因素 流行病学调查发现，霍奇金淋巴瘤的发病表现出明显的家族聚集性，淋巴瘤患者的家族成员患病的几率比无家族史者高出5～9倍。同卵双生的双胞胎发生率具有明显的相关性，但双卵双生的双胞胎却没有明显相关性。进一步的基因研究发现，90%的淋巴瘤患者染色体易位区域常是细胞增殖调控基因所在的位点，如C-myc（8q24），bcl-2（18q21）。在成人非Burkitt淋巴瘤中,约50%的患者有bcl-2基因异常。

4. 细菌感染 Marshall及Warren于1984年首次从胃幽门黏膜中分离出幽门螺旋杆菌(helicobacter pylori,HP),随后的研究发现HP感染与胃黏膜相关组织(mucosa associated lymphoid tissue,MALT)淋巴瘤的发生有关。在胃的MALT淋巴瘤患者中,HP的感染率达92%,普通人群HP的感染率为50%~60%。正常胃黏膜内没有淋巴组织,HP感染后导致胃黏膜淋巴样组织累积,出现淋巴滤泡改变,常有淋巴上皮灶形成。临床研究表明,通过药物清除HP后,胃淋巴瘤患者的病情可获得缓解。

人类的免疫活性细胞分为两类:一类是T淋巴细胞,来自胸腺,即胸腺依赖淋巴细胞,在机体中发挥细胞免疫的功能;另一类是B淋巴细胞,来自腔上囊和骨髓等,在人体中发挥体液免疫功能。许多学者认为淋巴瘤发生的可能机制为:在遗传性或获得性免疫障碍的情况下,淋巴网状系统长期受到外源性、内源性抗原的刺激或者慢性感染,引起不同类型、不同阶段的免疫活性细胞在特定抗原的刺激下或者细胞调控机制受到干扰,可转化为不同类型的淋巴细胞,出现无限制的增殖,最后导致恶性淋巴瘤的发生。

(二)中医病因

中医认为该病多与情志有关,如七情内伤,忧思郁怒,肝失条达,气虚血瘀。清代王洪绪说“阴疽为腠理寒痰凝滞。色之不明而散漫,乃气血两虚,恶核寒凝甚结,毒根最深”,或脾虚运化失司,水湿津液凝聚为痰,痰瘀凝结少阳、阳明之经所致。

二、病理

(一)西医病理

1. 恶性淋巴瘤的分类 恶性淋巴瘤的病理形态复杂,Thomas Hodgkin于1832年首次对淋巴瘤进行了描述,到2001年,世界卫生组织(WHO)仍将淋巴瘤分为霍奇金淋巴瘤(Hodgkin's lymphoma,HL)及非霍奇金淋巴瘤(non-Hodgkin's lymphoma,NHL)两大类(表30-1)。

表30-1 WHO淋巴造血系统恶性肿瘤分类(2001)

B细胞淋巴瘤
- 前B细胞肿瘤
  - 前B淋巴母细胞性白血病/淋巴瘤(B-ALL)
- 成熟(外周)B细胞淋巴瘤
  - 慢性淋巴细胞性白血病/小淋巴细胞性淋巴瘤(B-CLL/SLL)
  - 前淋巴细胞性白血病(B-PLL)
  - 淋巴浆细胞性淋巴瘤(LPL)
  - 脾边缘区B细胞淋巴瘤(SMZL)
  - 毛细胞白血病(HCL)
  - 浆细胞骨髓瘤/浆细胞瘤(PCM/PCL)
  - MALT型结外边缘区B细胞淋巴瘤(MALT-MZL)
  - 淋巴结边缘区B细胞淋巴瘤(MZL)
  - 滤泡性淋巴瘤(FL)(分Ⅰ、Ⅱ、Ⅲ级)
  - 套细胞淋巴瘤(MCL)
  - 弥漫性大B细胞淋巴瘤(DLBLC)
    - 变型:中心母细胞性、免疫母细胞、富于T细胞和组织型、淋巴瘤样肉芽肿型、间变性大B细胞型、浆母细胞型
    - 亚型:纵隔(胸腺)、血管内、原发性渗出性淋巴瘤
  - 淋巴瘤(BL)

T细胞淋巴瘤
- 前T细胞肿瘤
  - 前T淋巴母细胞淋巴瘤/白血病(T-LBL/ALL)
- 成熟T细胞和NK细胞肿瘤
  - T细胞前淋巴细胞性白血病(T-PLL)
  - T细胞颗粒淋巴细胞性白血病(T-LGL)
  - 侵袭性NK细胞白血病(ANKCL)
  - 成人T细胞淋巴瘤/白血病(ATCL/L)
  - 结外NK/T细胞淋巴瘤,鼻型(NK/TCL)
  - 肠病型T细胞淋巴瘤(ITCL)
  - 肝脾γδT细胞淋巴瘤
  - 皮下脂膜炎样T细胞淋巴瘤
  - 蕈样肉芽肿/Sezary综合征
  - 原发皮肤间变性大细胞淋巴瘤(ALCL)
  - 外周T细胞淋巴瘤,非特定型(PTCL)
  - 血管免疫母细胞T细胞淋巴瘤(AITCL)
  - 间变性大细胞性淋巴瘤(ALCL)

霍奇金淋巴瘤
- A. 结节性淋巴细胞为主型(NLPHL)

续表

B. 经典霍奇金淋巴瘤
　结节硬化型霍奇金淋巴瘤，1级和2级(NSHL)
　富于淋巴细胞典型霍奇金淋巴瘤(LRHL)
　混合细胞型霍奇金淋巴瘤(MCHL)
　淋巴细胞削减型霍奇金淋巴瘤(LDHL)

2. 恶性淋巴瘤的细胞特点

(1)霍奇金淋巴瘤的细胞特点：在霍奇金淋巴瘤可找到一种特殊的细胞，该细胞的特点是细胞体积大，直径20～50μm，细胞呈椭圆形，稍嗜酸性或嗜碱性，细胞核大，可双核或多核。染色质粗糙，沿核膜聚集呈块状，核膜厚而清楚，核内有一直径与红细胞相当的核仁，周围有空晕，该细胞一般见于淋巴瘤患者骨髓象涂片，又称为里-斯(Reed-Sternberg，R-S)细胞。R-S细胞分为两大类：一类称为诊断性R-S细胞；另一类是变异R-S细胞。1966年，美国纽约Rye会议上将霍奇金淋巴瘤分为4个亚型，即淋巴细胞为主型；结节硬化型；混合细胞型；淋巴细胞消减型。WHO于2001年将霍奇金淋巴瘤分为结节性淋巴细胞为主型(NLPHL)和经典型(CHL)，将后者又分为4个亚型。各型的细胞学特点：

1)淋巴细胞为主型淋巴瘤：形态呈结节状或弥漫状。其特点是散在分布的R-S细胞，典型R-S细胞不易找到。中、小淋巴细胞增生为主，小淋巴细胞丰富，有时以组织细胞增生为主，缺少中性粒细胞和嗜酸粒细胞。

2)结节硬化型淋巴瘤：淋巴瘤内见胶原纤维束将淋巴组织分隔成大小不一的结节，结节内可以找到陷窝型R-S细胞，该细胞具有特征性分叶核和小核仁，胞浆丰富，呈淡色，典型R-S细胞罕见。淋巴瘤内可见到小淋巴细胞、组织细胞、浆细胞、嗜酸粒细胞和中性粒细胞。

3)混合细胞型淋巴瘤：此型的特点是淋巴瘤内典型的R-S细胞多，病变为弥漫性或有模糊的结节状，炎性细胞明显增多，伴血管增生和纤维化。淋巴瘤内可见到小淋巴细胞、组织细胞、嗜酸粒细胞、浆细胞、中性粒细胞。

4)结节性淋巴细胞型淋巴瘤：淋巴结构部分或全部为结节性和弥漫浸润性病变。肿瘤细胞散在分布，细胞体积大，胞浆少，细胞核大，有薄的核膜，核仁呈多形性。染色质多且呈小泡状。结节中主要为小淋巴细胞，也可有组织细胞和上皮样细胞。

5)淋巴细胞消减型淋巴瘤：淋巴瘤中R-S细胞增多，淋巴细胞减少。除典型的R-S细胞外，还可有多形性R-S细胞或弥漫性纤维组织增生。

(2)非霍奇金淋巴瘤的细胞特点：非霍奇金淋巴瘤的细胞形态和功能非常复杂，本型肿瘤呈高度异质性，病理形态各有特点，恶性程度差别较大，但相似的病理特点是受侵犯的淋巴组织的正常结构消失，取而代之的是不同类型的淋巴瘤细胞。分述如下：

1)前B淋巴母细胞性白血病/淋巴母细胞性淋巴瘤：肿瘤由小到中等大的母细胞组成，胞浆稀少，染色质中等致密至稀疏，核仁不明显，可累及骨髓和外周血，也可原发于淋巴结或结外部位。淋巴母细胞在涂片中变化很大，小细胞胞浆少，染色质致密，核仁不明显；大细胞的胞浆中等，染色质弥散，核仁清楚数量多。在骨髓活检中，淋巴母细胞相对一致，染色质稀疏，核呈圆形、椭圆形、带凹陷，核仁通常不明显。

2)成熟B细胞淋巴瘤：是不同分化阶段的B细胞发生克隆性增生而诱发的肿瘤。成熟B细胞肿瘤在免疫表型及细胞形态方面与正常B细胞的分化阶段一样，但由于肿瘤细胞起源的异质性，某些肿瘤与相应B细胞在分化阶段上不相对应，如浆细胞瘤不一定起源于浆细胞，可能是发生恶性转化的肿瘤细胞分化到了浆细胞阶段，具有浆细胞的生物学和形态学特点。

3)前T淋巴母细胞性白血病/淋巴母细胞性淋巴瘤：是一种定向于T细胞系的淋巴母细胞的肿瘤。细胞学特点为由小到中等大的淋巴母细胞组成。染色质中等致密至稀疏，核仁不明显。

4)成熟T细胞和NK细胞肿瘤：是起源于成熟T细胞或胸腺后T细胞的恶性肿瘤。T细胞与NK细胞肿瘤具有部分相同的免疫表型和功能。T细胞淋巴瘤的细胞大小和形态变化很大。细胞变化范围从轻微异型的小细胞到间变性大细胞。细胞学的异型性与T细胞淋巴瘤的临床生物学行为没有必然的联系，肿瘤的分类在很大程度上依赖于临床特点而非依赖于形态学。很多结外细胞毒性T细胞淋巴瘤和NK细胞淋巴瘤具有明显凋亡和/

或坏死，伴有或不伴有血管侵犯，EB病毒的存在与解剖部位和地理因素相关。

(3)消化道淋巴瘤的病理特点：在胃肠道淋巴瘤中，常见的病理类型是B细胞来源的弥漫性大B细胞淋巴瘤，约占胃原发淋巴瘤的55%及小肠和结直肠的67%～69%。其次为MALT淋巴瘤，其他少见类型还有肠病型T细胞淋巴瘤及高度恶性的Burkitt淋巴瘤等。胃肠道淋巴瘤和淋巴结淋巴瘤在某些方面有不同之处，胃肠道淋巴瘤常显示有明显的多形性，如地中海淋巴瘤（免疫增生性小肠病），可以认为是B细胞淋巴瘤的一种变异型，肿瘤细胞主要包括浆细胞和淋巴浆细胞样细胞，然而浆细胞淋巴瘤在肠道非常罕见，再如滤泡型淋巴瘤为淋巴结最常见的淋巴瘤，很少发生在肠道。T细胞淋巴瘤通常发生在近端小肠，瘤体内主要为反应性细胞，主要是组织细胞，肿瘤细胞常常较少。Burkitt淋巴瘤通常发生在儿童，多见于回肠末端。

(二)中医病机

多因外邪侵袭或饮食失调，致寒痰凝结，或七情内伤，忧思恼怒，肝郁气结，生痰化火及气滞血瘀，积而成结，日久而致病。

1. 邪毒郁热　外感六淫之邪，日久化热化火，火热伤气，灼烧脏腑，是为邪热火毒蕴于内，日久发为癌瘤。

2. 寒痰凝结　平素脾胃虚弱，水湿运化失常，水聚于内，津不四布，久成湿毒，湿毒泛滥，侵淫生疮，流水流脓，经久不愈，火邪熬津，遂凝结为痰，久而成癌。

3. 气滞血瘀　忧思气滞，肝郁气结，气机不畅，气滞其中，阻碍血行，积而成结，日久成瘤。

4. 气血两亏　正气虚弱，肝肾亏损，而致五脏俱损，日久脏腑失调，伤津败血，损及元气而发癌瘤。

5. 肝肾阴虚　病邪积聚体内日久，致肝肾亏损，由脏腑内虚，正气损伤，而致癌瘤。

三、临床分期和预后评价

(一)临床分期

1970年，Ann Arbor会议制订的恶性淋巴瘤分期系统称为Ann Arbor-Colswolds临床分期。包括：

Ⅰ期：病变涉及一个淋巴结区（Ⅰ）或一个淋巴系统以外的器官或部位局部侵犯（ⅠE）。

Ⅱ期：病变涉及膈肌一侧的两个以上的区域淋巴结（Ⅱ）或一个以上的区域淋巴结伴发一个结外器官或组织的局部侵犯（ⅡE）。

Ⅲ期：病变涉及膈肌两侧的局部淋巴结（Ⅲ）或伴发结外器官或组织的局部侵犯（ⅢE）或脾脏的侵犯（ⅢS），或两者都受侵犯（ⅢES）。

Ⅳ期：有一个或一个以上淋巴结以外的器官或部位的弥漫性病变，伴有或不伴有淋巴结受侵。如侵犯脾(S)、腹部淋巴结(N)、骨骼(O)、肺实质(L)、骨髓(M)、肝脏(H)、胸膜(P)、皮肤(D)等。

另外按症状分为A、B两类。

A：无症状。

B：发热，盗汗，半年内体重减轻超过10%。

Ann Arbor分期方法最早应用于霍奇金淋巴瘤，之后用于非霍奇金淋巴瘤，并且得到国内外的广泛认可。但是，由于霍奇金淋巴瘤与非霍奇金淋巴瘤临床表现明显不同，当Ann Arbor分期用于非霍奇金淋巴瘤分期，尤其是用于结外淋巴瘤分期时会出现许多问题。

(二)预后评价

国际恶性淋巴瘤预后因素研究组应用多因素回归方法，分析侵袭性非霍奇金淋巴瘤的预后，称为国际预后指数（international prognostic index，IPI），预后指数(IPI)包括年龄（>60岁）、临床分期（Ⅲ～Ⅳ）、血清乳酸脱氢酶（LDH）水平（>正常）、一般状况(ECOG≥2)、结外器官受侵犯数目（>1）等5个因素。IPI分组的原则：低度危险组（0～1因素），低中度危险组（2个因素），高中度危险组（3个因素），高度危险组（4～5个因素）。应用预后指数分析患者的预后时，各组的预后有很大差别。低危组患者的缓解率为87%，5年生存率为73%；而高危组患者的缓解率只有44%，5年生存率为26%。

四、临床表现

恶性淋巴瘤为全身性疾病，可以侵犯到患者身体的任何组织和器官，其临床表现非常复杂；既有一定的共同特点，又根据不同受侵部位、范围和不同的病理类型，临床表现又会出现非常大的差异。

(一)一般症状和体征

恶性淋巴瘤患者可出现原因不明的发热、盗汗、消瘦及贫血等全身症状。由于淋巴瘤可以侵及骨髓,贫血可发生在淋巴结肿大之前,到淋巴瘤晚期时,贫血更常出现。恶性淋巴瘤的局部表现以颈部、腋下、腹股沟等处淋巴结肿大为最常见症状。淋巴结肿大表现为无痛、活动、质韧、光滑、均匀,早期孤立或散在,晚期则相互融合,与皮肤粘连,活动度差或形成溃疡。纵隔也是好发部位之一。腹部和盆腔的淋巴结也是淋巴瘤常见的侵犯部位,包括腹膜后、肠系膜、髂窝等部位淋巴结,单纯的淋巴结肿大不易早期发现,过去多在术中探查时发现。目前采用影像学检查如CT、核磁等,可获得较高的检出率。淋巴瘤的结外侵犯可以是原发的,也可以是继发的,包括胃肠道、皮肤、鼻腔、骨髓、中枢神经系统、睾丸、肺、骨、肝、肾、甲状腺、乳腺、卵巢、子宫、眼附属器官等部位。下面分别叙述霍奇金淋巴瘤和非霍奇金淋巴瘤的临床特点。

1. 霍奇金淋巴瘤　多易侵犯颈部、锁骨上窝、腋下淋巴结等浅表淋巴结,少数侵犯腹股沟淋巴结,有时也可侵犯纵隔、腹膜后、肠系膜等深部淋巴结,淋巴结的受累多为连续性,依次侵及邻近部位的淋巴结,如首发颈部淋巴结肿大,依次出现腋下、纵隔淋巴结受侵。

患者有发热、出汗、体重减轻和瘙痒等全身症状,典型的热型为间歇热,常有大汗或夜间盗汗。国外资料纵隔淋巴结肿大的发生率为50%,年轻女性最高可达70%,肿大的淋巴结可压迫上腔静脉和气管,引起上腔静脉综合征或者气道阻塞,晚期可累及肺脏和胸膜,出现咳嗽、胸闷、胸痛及胸腔积液的症状和体征;累及骨骼者,出现局限性疼痛和压痛,但少有病理性骨折发生。偶可形成硬膜外肿块,引起脊髓受压的症状。累及神经者,可产生各种相应的神经系统症状。累及脾脏者,引起脾脏肿大。特别是早、中期患者,累及到胃肠道、泌尿系统或中枢神经系统,可有骨髓浸润。晚期还可侵犯肝脏引起黄疸。

2. 非霍奇金淋巴瘤　首先表现为浅表淋巴结受侵者也超过一半,受侵的淋巴结部位为跳跃性的、无一定规律,结外淋巴组织或器官受侵者也较多见。约1/3患者以结外病变引起的症状为初诊时的主述。

非霍奇金淋巴瘤全身症状少见,累及内脏淋巴结可引起胸腔积液和心包积液,积液可呈乳糜性。局部压迫可引起声音嘶哑、霍纳综合征、上腔静脉压迫综合征等。淋巴瘤容易侵犯消化道,出现胃肠道症状。原发于肺和胸膜者罕见。纵隔和肺门淋巴结肿大较少见。非霍奇金淋巴瘤的纵隔受侵低于20%。累及皮肤,可出现皮疹,引起皮肤瘙痒。30%~45%的病例可有脾大,其中多伴有肝浸润,出现纳差、厌油腻、呕吐、黄疸等症状。但肝区痛少见。累及泌尿系统可出现肾盂积水。10%患者可发生于骨骼,易累及长骨、骨盆、脊椎、胸骨等,引起溶骨性改变。侵犯神经系统,引起面瘫;侵犯脑膜引起脑膜炎的症状和体征;易侵犯骨髓,可引起相应的改变。

(二)消化道症状和体征

消化道淋巴瘤在发病初期常无症状,随着肿瘤的进展,逐渐出现一些非特异的消化道症状。

1. 腹痛　发作性腹痛为最常见的症状,腹痛为绞痛或隐痛,症状时轻时重,总的趋势是逐渐加剧。发生在胃的淋巴瘤出现的腹痛,进食后症状可减轻,但肠淋巴瘤患者进食后腹痛可能会加剧。

2. 腹部肿块　患者常以发现腹部可活动的肿块而就诊,也有因病情发展,出现梗阻症而来医院,触诊时可发现肿块,少数在开腹探查后才触及肿块而明确诊断。

3. 营养不良、贫血　消化道淋巴瘤的病程中多伴有不同程度的吸收不良,尤其是小肠淋巴瘤尤为明显,患者消瘦,体重减轻。有些患者因贫血而就诊,晚期患者可出现不同程度的贫血。

4. 出血、穿孔　淋巴瘤患者可因消化道穿孔或出血而就诊,大多伴有不完全梗阻表现。

(三)消化道不同部位的临床表现

1. 胃淋巴瘤　胃淋巴瘤患者可在各个年龄段发病,老年多见,多数患者早期隐匿发病,早期可无明显症状,病程进展缓慢,逐渐出现上腹痛,多为钝痛。可有厌食、反酸,服用制酸剂可暂时缓解症状,但体重仍持续下降。幽门梗阻时可出现恶心、呕吐,当肿瘤明显增长后,可使覆盖黏膜发生坏死和溃疡,引起胃肠道出血,甚至发生胃穿孔,少数患者可有不规则低热,晚期也可出现全身性转移和恶液质。体检:上腹部患者就诊时腹部有压痛,少数患者可触及腹部肿块,偶见脾大、周围淋巴结肿大。

2. 小肠淋巴瘤　临床上小肠淋巴瘤的表现变化较大,最常见的表现为腹部发作性绞痛及活动的肿块,有的表现为不完全肠梗阻,还有的表现为吸收不良、消瘦、脂肪痢和贫血等症状,发热、皮痒很少见。

3. 结肠、直肠淋巴瘤　结肠、直肠淋巴瘤较少见,肿瘤好发于右半结肠和盲肠,表现为腹痛、腹胀、腹泻、血便、腹部肿块、体重下降及低位肠梗阻等。

五、实验室和影像学检查

(一)一般检查

恶性淋巴瘤患者的血中白细胞偏低或正常,混合细胞型和淋巴细胞削减型周围血中淋巴细胞减少,血色素降低,血沉增快,肿瘤侵及肝脏可引起转氨酶增高和血清碱性磷酸酶升高,结核杆菌试验阴性。

(二)骨髓检查

霍奇金淋巴瘤病变广泛时,易侵犯骨髓,骨髓穿刺对患者的分期意义重大。

(三)免疫组化

常规检查淋巴细胞表面标志物,免疫球蛋白重链(IgH)或轻链(IgL)重排检测,有助于提高原发性胃肠道淋巴瘤诊断的准确性。

(四)影像学检查

1. 上消化道造影　胃淋巴瘤有多种表现:

(1)病灶广泛。

(2)单发或多发龛影,有时可见巨大溃疡穿孔的征象。

(3)息肉样改变,边缘与胃壁分界明显。

(4)胃黏膜皱襞增厚变形,紊乱迂曲。

淋巴瘤病变主要在黏膜下层,所以病变虽然比较广泛,但是胃蠕动往往存在,胃腔不狭窄,这是与胃癌鉴别的重要征象。如果肿瘤侵犯胃壁较弥漫并侵及肌层,胃蠕动消失。

2. CT检查　CT表现为胃肠道壁环形光滑或小结节样增厚。CT能发现肝门、肠系膜、腹腔动脉等处的淋巴结,淋巴结>1.5cm即认为增大,小的密集淋巴结也考虑为阳性。非霍奇金淋巴瘤的CT检查常显示淋巴结融合成块;如侵犯肝脾,则出现密度减低区。

3. 核磁　由于核磁具有高度软组织分辨及多层面扫描的功能,能清楚地分辨出多发细小黏膜下病灶及其与周围组织的关系,对于恶性淋巴瘤的分期有帮助。

4. 超声　超声可以发现肝脾肿大及肝脾的肿瘤结节,腹腔内2cm以上的淋巴结可以通过超声检查发现,但难以确定其性质。近年来发现超声内镜(EUS)可特异性显示胃壁浸润层次和淋巴结转移情况。淋巴瘤在内镜超声下分为四型:表面播散型;弥漫浸润型;肿块型;混合型。超声内镜的TNM分期:T_1期肿瘤位于黏膜层、黏膜下层;T_2期肿瘤位于肌层;T_3期肿瘤侵至浆膜层;T_4期肿瘤突破浆膜,侵至邻近组织。

5. 内镜检查　内镜下淋巴瘤以多灶性、多形性及弥漫性病变为特征,少数仅表现为一般的炎症及糜烂。因为原发病变位于黏膜深层,内镜下应多次、多点、深凿活检及使用圈套器等方法,使活检标本中含有黏膜下组织,以提高活检阳性率。

6. 下肢淋巴结造影　下肢淋巴结造影主要用于恶性淋巴瘤的分期,判断放疗的疗效与判断复发等。

7. ^{67}Ga扫描　^{67}Ga扫描对纵隔病变敏感,但对腹膜后淋巴结敏感性低。

六、诊断和鉴别诊断

(一)诊断要点

恶性淋巴瘤是全身性疾病,诊断包括:详细询问全身淋巴结肿大的部位、大小、时间、有无疼痛、发热、盗汗、皮肤瘙痒及体重减轻等。仔细检查全身浅表淋巴结,包括枕后、颌下、腋下、锁骨上下、颈部、耳前、腘窝、腹股沟等处。检查肝脾是否肿大、腹部肿块等。实验室检查如血常规、血沉、碱性磷酸酶、乳酸脱氢酶和肝肾功能,结合影像学、内镜检查、超声和骨髓穿刺、活检等检查,综合分析,明确诊断。

消化道淋巴瘤的诊断有各自的特点。胃淋巴

瘤的诊断应有检测到幽门螺杆菌感染的证据，通过超声内镜(EUS)可以观察胃壁侵犯范围和淋巴结受累情况，其特异性 90%～100%，敏感性 39%～44%，X 线检查、CT、MRI 检查可以发现胃或肠壁的异常，CT、MRI 检查还可以发现腹腔淋巴结、腹膜后淋巴结、网膜淋巴结及邻近脏器受侵。胃镜检查，可以取活检，对于淋巴瘤的诊断帮助较大。对于小肠淋巴瘤，在有手术指征的情况下，可进行诊断性剖腹探查，应用病理检查确定淋巴瘤的诊断及分型。PCR 技术和其他分子生物学技术鉴定单克隆群体、免疫表型、基因改变等有淋巴瘤的而诊断，对分期和判断亦有重要价值。

(二)鉴别诊断

恶性淋巴瘤最常见的症状为淋巴结肿大，故应与慢性淋巴结炎、淋巴结核、肿瘤的淋巴结转移、急慢性淋巴细胞性白血病等疾病鉴别。

消化道淋巴瘤主要与胃肠道炎症和肿瘤相鉴别。一般来说，消化道淋巴瘤发病年龄较低，起病较慢，病变广泛，临床症状由轻到重，不断进展，如胃 MALT 淋巴瘤常需要与胃炎、胃溃疡及胃癌相鉴别。胃淋巴瘤病变比较广泛，皱襞紊乱或增大，溃疡边缘模糊，多样病灶，多发小结节病变，胃腔不狭窄，胃蠕动往往存在，但如果肿瘤较弥漫并侵及胃壁肌层，胃壁除显僵硬不规则外，蠕动消失，如果发现胃的结节或溃疡病变延伸过幽门，侵及十二指肠时，应考虑为淋巴瘤的可能。内镜下发现胃 MALT 淋巴瘤患者的胃内常可见扁平的浸润灶或非特异性胃炎伴糜烂或溃疡，较大或较深的浸润块少见，因此，依据临床表现和影像学很难对淋巴瘤进行鉴别，消化道淋巴瘤的诊断还需要病理学及免疫组化支持。

七、治疗

(一)西医治疗

目前对于消化道恶性淋巴瘤的治疗方法和疗效评估尚有争议。消化道淋巴瘤与发生在其他部位相应类型的淋巴瘤的治疗原则基本相同，多主张采取综合治疗，合理使用各种治疗手段，早期(Ⅰ、Ⅱ期)患者，常采用手术切除治疗，术后辅助放疗±化疗。对于 HP 感染的胃 MALT 淋巴瘤，应当用抗 HP 治疗。由于晚期(Ⅲ、Ⅳ期)患者的病变具有多灶性的特点，手术后易复发，治疗则以化疗为主，也可以选择手术±化疗±放疗的综合治疗方法。但对原发于肠道的淋巴瘤患者，手术切除病变肠管对于诊断和预后都非常重要。

1. 手术

(1)淋巴结活检：应尽量取颈部的淋巴结，动作要轻柔，减少对淋巴结的挤压，以免影响细胞形态的观察。

(2)淋巴结外恶性淋巴瘤的手术治疗：对原发于骨骼、骨髓、脑、脊髓、甲状腺、腮腺、纵隔和肺等部位的较局限的病灶可考虑手术切除。

(3)泌尿生殖系恶性淋巴瘤的手术治疗：对原发于肾脏、膀胱、睾丸、卵巢和子宫的恶性淋巴瘤，均应早期手术摘除。

(4)脾脏恶性淋巴瘤的手术：对于脾脏恶性淋巴瘤伴有脾功能亢进者行脾脏切除术。

(5)胃肠道恶性淋巴瘤的手术治疗：手术在胃肠道淋巴瘤的治疗中占据重要地位，胃肠道淋巴瘤在病情发展和治疗过程中易发生出血、穿孔等较为严重的并发症，因此，对于比较局限的早期淋巴瘤，可以手术切除，切除的标本进行病理分析，明确诊断及分期。但对于早期胃淋巴瘤的治疗，选择手术切除或者化疗联合放疗，能够取得同样的生存率。

2. 放射治疗　放射治疗是恶性淋巴瘤重要的治疗手段，且可与化疗联合使用，同时能够保全器官功能，放射治疗可以用于各期淋巴瘤患者，也可用 H pylori 根治无效或者不适用抗 H pylori 治疗的胃 MALT 淋巴瘤患者，对于术后是否行放射治疗仍有争议。

3. 化疗　近年来，化疗是恶性淋巴瘤重要的治疗方法之一。化疗可用于消化道淋巴瘤的各个分期，对于早期淋巴瘤，可以结合手术，综合治疗。对于播散的晚期淋巴瘤，化疗成为主要的治疗手段，化疗可以减少消化道淋巴瘤的远处复发，明显延长患者生存期，疗效优于单纯手术治疗。对于早期淋巴瘤，联合应用化疗与放疗后，效果明显，不需要手术，起到保留器官功能的作用。下面介绍各类型淋巴瘤常用的化疗方案。

(1)常用的联合化疗方案(表 30-2)。

表 30-2　霍奇金淋巴瘤常用的联合化疗方案(ABVD 方案)

药物	剂量	用法
ADM	25mg/m²	静脉冲入,第 1、第 15 天
BLM	10mg/m²	静脉注射,第 1、第 15 天
VLB	6mg/m²	静脉注射,第 1、第 15 天
DTLC	150mg/m²	静脉注射,第 1、第 15 天,28 天为 1 周期

(2)非霍奇金淋巴瘤常用的化疗方案(表30-3～表 30-5)。

表 30-3　低度恶性非霍奇金淋巴瘤的 COP 方案

方案	药物	剂量	用法
COP	CTX	600mg/m²	静脉注射,第 1、第 8 天
	VCR	1.4mg/m²	静脉冲入,第 1、第 8 天
	PDN	40mg/m²	顿服,第 1、第 14 天,21 天为 1 周期,2～3 周期为 1 疗程
FND	Fludarabine	25～30mg/m²	静脉注射,第 1、第 2、3 天
	MIT	10mg/m²	静脉注射,第 1 天
	DXM	20mg/d²	口服或静脉注射,第 1～5 天,28 天为 1 周期

表 30-4　低度恶性非霍奇金淋巴瘤的 CHOP 方案

方案	药物	剂量	用法
CHOP	CTX	750mg/m²	静脉注射,第 1 天
	ADM	40mg/m²	静脉冲入,第 1 天
	或 EPI	30mg/m²	静脉冲入,第 1、第 8 天
	VCR	1.4mg/m²	静脉冲入,第 1、第 8 天
	PDN	40mg/m²	顿服,第 1～第 5 天,21 天为 1 周期,2～3 周期为 1 疗程

表 30-5　中度非霍奇金淋巴瘤的 ProMACE-CytaBOM 方案

药物	剂量	用法
CTX	650mg/m²	静脉注射,第 1 天
ADM	25mg/m²	静脉冲入,第 1 天
VP-16	120mg/m²	静脉滴注,第 1 天
PDN	60mg/m²	口服,第 1～14 天
Ara-C	300mg/m²	静脉滴注,第 8 天
BLM	5mg/m²	静脉注射,第 8 天
VCR	1.4mg/m²	静脉冲入,第 8 天
MTX	120mg/m²	静脉滴注,第 8 天(4 小时)
CF	25mg/m²	口服从 MTX 后 24 小时开始,6 小时 1 次,共 4 次,每 21 天重复 1 次

近年来,国内外对恶性淋巴瘤的化疗已由静脉全身化疗逐步发展成为结合介入的多途径给药治疗。如经足背淋巴管内注入化疗药物,治疗腹股沟、腹膜后、盆腔等部位的恶性淋巴瘤,可收到较好的疗效,同时可以减少药物的副作用。

淋巴瘤化疗的主要并发症为急性胃肠出血和穿孔,大约为 5%。主要原因是化疗药物的作用后,肿瘤缩小速度过快,超过正常组织的修复,导致出血、穿孔发生。因此,对较大的胃肠道淋巴瘤病灶进行化疗时,化疗应从小剂量开始,逐渐增至标准剂量,同时密切观察患者的病情变化,避免并发症的发生。

4. 生物治疗　生物治疗在霍奇金淋巴瘤的治疗中发挥越来越重要的作用。对于初次化疗未达完全缓解淋巴瘤患者,可以使用造血干细胞辅助化疗,在化疗的同时可行自体造血干细胞回输,加速骨髓重建,巩固化疗效果,可明显提高缓解率,从而延长生存期。临床上有资料在 CHOP 方案化疗中联合使用干扰素,可明显提高患者 5 年生存率。研究还发现,干扰素对低度恶性淋巴瘤疗效较好,但其他协作研究组联合使用干扰素与化疗药物治疗淋巴瘤,完全缓解率未见提高,但复发率降低。无病生存得到改善。

5. 单抗治疗　美罗华(Rituximab)作为第一个得到 FDA 批准上市的单抗类药物,能特异性地与表达 CD20 的肿瘤细胞结合,通过诱导肿瘤细胞凋亡，通过补体介导的细胞毒作用和抗体介导的细胞毒作用等方式杀伤肿瘤细胞。有些类型淋巴瘤细胞高表达CD20，应用美罗华单药治疗后明显缓解，同时美罗华联合化疗，疗效优于单用化疗。资料显示，美罗华联合CHOP方案治疗非霍奇金淋巴瘤，总缓解率达90%以上。

6. 观察和等待　对于晚期(Ⅲ/Ⅳ期)恶性淋巴瘤患者，尤其有骨髓浸润者，目前尚无确定的治疗措施，研究发现积极放疗，联合化疗或综合治疗的结果与观察等待，在总生存率上并无区别，过度治疗不但不会延长生命，反而会降低生活质量，可以建议患者"观察与等待"，但当患者出现全身症状、肿瘤负荷大引起梗阻、病变侵犯重要脏器等情况下，可以考虑适度治疗。

7. 胃黏膜相关组织淋巴瘤(MALT)的治疗　MALT淋巴瘤的治疗方法包括手术、抗幽门螺杆菌治疗、放疗和化疗等，因MALT淋巴瘤进展缓慢，无论采用哪种治疗方法，5年生存率都可以达到80%以上。具体治疗方案如下：

(1)抗HP治疗：胃MALT淋巴瘤患者中约有90%病例有HP感染。2008年，美国国家综合癌症网络(National Comprehensive Cancer Network，NCCN)的胃MALT淋巴瘤治疗指南中，推荐HP阳性早期患者首选抗HP治疗；HP阴性患者也可试用该疗法。有资料表明，胃MALT淋巴瘤病变局限表浅，同时合并HP感染时，抗HP治疗后，HP清除率达90%，约75%的胃MALT淋巴瘤患者可获得完全缓解。但清除HP后3个月须进行血清学和内镜随诊，以后每6个月1次，持续2年。对于HP根除治疗后病变没有消退的病例，目前没有达成共识，治疗上可有多种选择，包括手术、化疗、放疗等。值得注意的是，胃MALT淋巴瘤总的存活率非常高，因此在治疗方案的选择上，必须兼顾治疗及生活质量两个方面。

(2)手术治疗：长期以来，外科治疗是治愈胃原发性淋巴瘤的主要手段，手术直接切除肿瘤，可以明确诊断，指导化疗和判断预后等。全胃或胃大部切除术后5年生存率达80%以上，但是，随着抗HP治疗数据的积累，使保留胃功能成为可能，手术的作用需重新评价，手术治疗一般用于无HP感染证据或抗HP治疗失败，以及患者发生出血、梗阻和穿孔等并发症时。

(3)化疗：早期胃MALT淋巴瘤病灶比较局限，多属于低度恶性，同时多有HP感染，单纯化疗应用的很少，但由于MALT淋巴瘤的多中心发病特性，手术不能保证切缘根治，术后常需要联合放疗或化疗。可使用单一化疗药物，如环磷酰胺、苯丁酸氮芥、氟达拉宾等，而多药联合化疗，如COP、CHOP、FND等方案可以治疗上述治疗仍然无效的患者。大多数胃MALT淋巴瘤都表达CD20，可以应用美罗华单药治疗胃MALT淋巴瘤。临床资料显示，美罗华治疗后整体有效率可高到64%，完全缓解率为29%。

(4)放疗：对于抗HP根治无效或者不适用抗HP治疗的患者，此时应考虑放疗，放疗的照射野应包括全胃及胃周淋巴结。如果食管下端或者十二指肠也受到侵犯，放射野应该相应的扩大，治疗剂量通常为30Gy左右。一些研究显示，早期胃MALT淋巴瘤低剂量放疗是安全有效的，并可保留胃功能。

总之，对胃MALT淋巴瘤生物学研究的深入，使得治疗策略发生改变，一部分患者可以免除胃的手术，而应用抗HP治疗能阻断肿瘤进程，也开创了肿瘤治疗的一个新途径。

(二)中医治疗

恶性淋巴瘤的特点是本虚标实。本虚多为肝肾阴虚，气血双亏；标实多由痰浊凝滞，气郁痰结，血燥风热为患。故应清热润燥，温阳化痰，祛瘀散结，疏肝健脾，补益肝肾，益气补血等。

1. 寒痰凝滞

【主证】形寒肢冷，面色㿠白，喜温喜暖，形体瘦弱，疲惫乏力。初起见颈项耳下肿核，不痛不痒，皮色不变，核硬如石，口中不渴，纳少纳呆。舌淡苔白，脉沉细。

【治则】温化寒痰，解毒散结。

【方药】阳和汤加减(《外科证治全生集》)。药用：熟地、麻黄、白芥子、肉桂、炮姜、生甘草、鹿角胶、天南星、皂刺、夏枯草、生牡蛎、草河车。

2. 气滞毒瘀

【主证】胸闷不舒，两胁胀痛，脘腹瘤结，全身多处作核累累，局部痛有定处，刺痛明显，小便短赤，舌质暗红或瘀点，苔薄黄，脉沉弦或弦滑。

【治则】理气疏肝，化瘀解毒。

【方药】柴胡疏肝散加减(《景岳全书》)。药用：柴胡、陈皮、川芎、香附、枳壳、赤芍、甘草、桃仁、红花、桔梗、牛膝。

3. 血燥风热

【主证】口干燥热，时有发热恶寒，鼻衄咽痛，皮肤瘙痒，红斑，硬结，尿黄量少，大便秘结，舌质红，苔黄，脉滑数。

【治则】养血润燥，疏风清热，解毒散结。

【方药】清肝芦荟丸加减(《外科正宗》)。药用：生地、当归、白芍、川芎、天花粉、沙参、女贞子、芦荟、丹皮、青皮、黄连、牛蒡子、防风、连翘。

4. 肝肾阴虚

【主证】骨蒸劳热，口干咽燥，虚热盗汗，头晕眼花，腰膝酸软，五心烦热，食少纳呆，多处淋巴结肿大，质硬，舌红，苔薄白，脉沉细数。

【治则】益肾补肝，解毒散结。

【方药】知柏地黄丸加减(《医宗金鉴》)。药用：熟地、山萸肉、山药、丹皮、土茯苓、知母、黄柏、女贞子、枸杞子、蚤休、白花蛇舌草、鳖甲、生牡蛎。

5. 气血双亏

【主证】面色皖白，少气懒言，心悸气短，四肢浮肿，纳呆，舌淡胖有齿痕，苔薄白，脉细弱无力。

【治则】益气补血，健脾补肾。

【方药】八珍汤加减(《丹溪心法》)。药用：熟地、白芍、川芎、当归、人参、白术、茯苓、炙甘草、夏枯草、浙贝母、半枝莲、草河车、白花蛇舌草、砂仁、鸡内金、生黄芪。

(三)中西医结合治疗

中西医结合治疗恶性肿瘤的优势，主要体现在放、化疗过程中，中医药有增效和减毒作用，即能增加放化疗的效果，并减少放化疗的副作用。手术后由于患者遭受术中创伤，大部分患者都具有气血双亏等虚损证候，此时扶正固本中药能发挥显著疗效。

1. 抗肿瘤现代制剂

(1)消癌平注射液

【药物组成】乌骨藤。

【功能】清热解毒，消癥散结。

【临床应用】主要用于治疗肺癌、食管癌、胃癌、肠癌、宫颈癌及恶性淋巴瘤、白血病等多种恶性肿瘤，也可配合放、化疗及手术后治疗应用。

【剂型规格】针剂，2ml/支。

【用法用量】肌肉注射，每次1～2支，每日2次。用药30天为1疗程。

【不良反应】个别患者在用药期间有低热多汗、游走性关节疼痛等，一般不需特殊处理。

【生产厂家】吉林省通化神源药业有限公司。

(2)天花粉蛋白注射液

【药物组成】天花粉蛋白。

【功能】清热散瘀，清肿排脓。

【临床应用】临床常用于治疗恶性葡萄胎、绒毛膜上皮癌、肺癌、肝癌、乳腺癌、食管癌、恶性淋巴瘤等癌瘤属热毒壅盛、阴液亏损者。

【剂型规格】注射液，1.2mg/ml。

【用法用量】静脉注射，每次10mg溶于500ml生理盐水缓慢滴注。

【不良反应】天花粉蛋白有较强的抗原性。注射用药后常引起发热、头痛、咽喉痛、皮疹、关节酸痛、颈项活动不利等。肌注有局部红肿疼痛。

【生产厂家】上海市金山制药厂。

2. 放、化疗辅助用药

(1)补中益气丸

【药物组成】黄芪、炙甘草、人参、当归、陈皮、升麻、柴胡、白术。

【功能】益气升阳，调补脾胃。

【适应证】用于脾胃虚弱，中气下降而致的体倦乏力、食少腹胀、久泻、脱水、子宫脱垂等症。

【临床应用】临床常用于治疗各种肿瘤放、化疗引起的毒副反应，如食欲不振、全身倦怠、白细胞下降、贫血、低蛋白血症等。

【剂型规格】颗粒剂，3g/袋，每盒9袋。

【用法用量】口服，每次3g，每日2～3次。

【生产厂家】北京汉典制药有限公司。

(2)六味地黄胶囊

【药物组成】熟地黄、茯苓、山药、山茱萸、牡丹皮、泽泻。

【功能】滋阴补肾。

【适应证】用于肾阴亏虚，头晕耳鸣，腰膝酸软，骨蒸潮热，盗汗遗精，消渴。

【临床应用】临床用于治疗食管癌、食管上皮细胞增生症、小细胞肺癌、鼻咽癌等属于肝肾阴虚者。

【剂型规格】胶囊，每粒装0.3g。

【用法用量】口服，每次8粒，每日2次。

八、并发症及处理

（一）上腔静脉综合征（SVC）

SVC是由于纵隔恶性淋巴瘤压迫上腔静脉引起的急性并发症，表现为颈部和胸部静脉怒张，眼、面、颈及上胸壁水肿及充血，呼吸困难或端坐呼吸；严重时可出现嗜睡、神志模糊、抽搐等，需要及时治疗。首选放疗，最初可给予3～4Gy。如纵隔病变广泛而全身情况差，可给姑息放疗量。或放疗与化疗同时应用，并辅以利尿剂和激素治疗。

（二）感染

由于患者长期应用化疗，肾上腺皮质激素及放疗等，使机体免疫力明显下降，容易引起细菌、病毒和霉菌感染，可给予相应的对症治疗。

（三）心脏损害

大多数霍奇金淋巴瘤患者受到40Gy放疗后，可发生心肌弥漫性间质纤维化和急性心包炎。对于心包积液或缩窄性心包炎，应行心包开窗或切开手术。AMD与放疗并用，可加重心脏损害。

（四）骨髓侵犯

淋巴细胞消减型和混合细胞型霍奇金淋巴瘤易侵犯骨髓。在非霍奇金淋巴瘤中约50%有骨髓侵犯。伴骨髓侵犯的病例中，约65%有脑膜转移。故对骨髓侵犯和中枢神经系统侵犯，并有白血病血象者，应给予必要的中枢神经系统的预防性治疗。

九、预后

恶性淋巴瘤的预后与患者的年龄、肿瘤位置、肿瘤大小、分化程度、浸润深度、是否突破浆膜及有无淋巴结转移等因素有关。原发肿瘤直径＜5cm者预后较好。B细胞淋巴瘤的预后较T细胞为好。男性、高龄患者的预后差。肿瘤侵及黏膜、黏膜下层或肌层对患者的长期生存影响不大，而一旦累及浆膜外组织、邻近淋巴结和组织器官，则预后较差。结外浸润病灶愈多，预后愈差。

（李月廷）

第三十一章　肝脏疾病

第一节　概　述

一、肝脏的解剖生理

(一)大体解剖

熟悉肝脏解剖是认识肝脏疾病和开展肝外科技术的重要基础。肝脏一向被称为外科手术的"禁区",其主要原因之一是肝脏解剖复杂,贯穿整个肝脏外科问题要面对肝内复杂的立体管道,以及"出血"和"止血"问题。早在四五千年前,巴比伦王国时期已有肝脏的解剖意识,并以泥土制成上半肝模型。公元前 2000 年,祖国医学经典著作《黄帝内经》中有肝脏的记载,但无具体解剖描述。1654 年,Francis Glisson 著《肝脏解剖》,描述肝内门静脉和肝静脉的分布及关系,为肝外科奠定了基础。1897 年,Cantlie 提出肝脏双侧性概念,把肝脏划分为左、右两半。1954 年,Couinaud 把肝分为 8 个肝段。此外,Gans(1955)和 Reifferscheid(1956)等对肝内管道的认识做出重要贡献。我国肝脏解剖研究较晚,1959 年才有文献报告,虽然起步晚但发展迅速,其中外科前辈夏穗生、裘法祖、吴孟超等发挥了重要作用。经过无数学者长期不懈的努力,复杂的肝脏解剖取得重大进展,从平面解剖到立体解剖成像,从静态的局部解剖到动态的临床手术的解剖实施等,解剖的含义已对传统的概念赋以新的内涵。因此,临床医生学习、研究肝脏解剖十分重要。

首先,肝脏是人体最大的实质性脏器,重 1200～1500g,左右径 25cm,前后径 15cm,上下径约 6cm。正常肝脏外观呈红褐色,质地柔而脆,呈一不规则的楔形。肝脏大部分位于右上腹部,外观可分为左、右、前、后四缘和膈、脏两面。肝上面叫做膈面,有肝圆韧带与腹前壁相连,镰状韧带、冠状韧带及左、右三角韧带使肝脏与膈肌和前腹壁固定,肝圆韧带起自脐切迹与镰状韧带相连,内有脐静脉,肝叶切除时需切断肝圆韧带并妥善结扎,将其向下牵拉肝脏以利于术野显露;镰状韧带是肝左内叶与左外叶分界的表面标志,较薄且有一定宽度,行左肝外叶切除时常用其覆盖残肝断面;冠状韧带分左、右部分,由镰状韧带向左、右两侧伸展贴附于横膈而形成,分前、后两层,之间即为肝裸区,右半肝的裸区较大而左侧很小,裸区是肝的最薄弱部分,肝脓肿常向这一部分发展甚至经此溃破;左三角韧带含有扩张的周围肝内小胆管和小血管,因此行左肝切除、切断左三角韧带时需妥善结扎。

肝的脏面有肝十二指肠韧带和肝胃韧带,前者包含门静脉、肝动脉、胆总管、淋巴管、淋巴结和神经,又称为肝蒂;阻断肝十二指肠韧带的方法称为 Pringle 手法,是最常用的入肝血流阻断方法,操作简单可行;有时胃左动脉发出一支副肝动脉或迷走肝动脉,经肝胃韧带入左肝,故行左半肝或左肝外叶切除需行入肝血流阻断时,要注意检查肝胃韧带是否存在来自胃左动脉的异常左肝动脉。肝脏面有两个纵沟(矢状沟)和一个横沟,构成"H"形的肝裂;右纵沟由胆囊窝和下腔静脉构成,左纵沟由肝圆韧带和静脉韧带构成。横沟连于两纵沟之间,Glisson 纤维鞘包裹肝动脉、门静脉、肝胆管在其内走行,故也称第一肝门。肝右叶上面与膈肌相对,下面与十二指肠上曲相邻,前部与结肠右曲相邻,后部邻右肾及肾上腺,方叶下部接幽门;左叶下面与胃前壁相邻,后上部邻食管腹部。

（二）肝内管道系统及肝的分叶、分段

1. 肝内管道　包括Glisson系统和肝静脉系统。Glisson系统由互相伴行的门静脉、肝固有动脉、肝管的各级分支被结缔组织所包绕而构成，是肝分叶、分段的基础。一级分支所管辖的肝实质称为半肝，二级为肝叶，三级为肝段。

肝静脉系统是肝血液的流出管道，其分布与门静脉系统不一致，3条主要的肝静脉在肝后上方的静脉窝进入下腔静脉，此处也称第二肝门，是肝外科面对的复杂而颇具风险的解剖位置。进行安全的肝静脉解剖和有效的肝静脉血流控制，是开展涉及第二肝门手术的重要基础。

2. 肝的分叶、分段　通过对肝内血管、胆管的分布规律研究，看到肝内有若干平面缺少管道的分布，这些平面为肝内分区的自然界限，称为肝裂。以正中裂为界，将肝划分为左、右两半，叫做左、右半肝。左半肝以左叶间裂为界，划分为左内侧叶和左外侧叶，后者又分为上段和下段。右半肝以右叶间裂为界，划分为右前叶和右后叶，后者又分为上段和下段。尾状叶恰为正中裂所经过，将之分为左、右两段。

此外，临床上还常用以肝裂及肝静脉在肝内分布为基础的Couinaud分段法，将肝分为8段，相当于尾状叶为Ⅰ段，左外叶为Ⅱ、Ⅲ段，左内叶为Ⅳ段，右前叶为Ⅴ、Ⅷ段，右后叶为Ⅵ、Ⅶ段（图31-1，图31-2）。

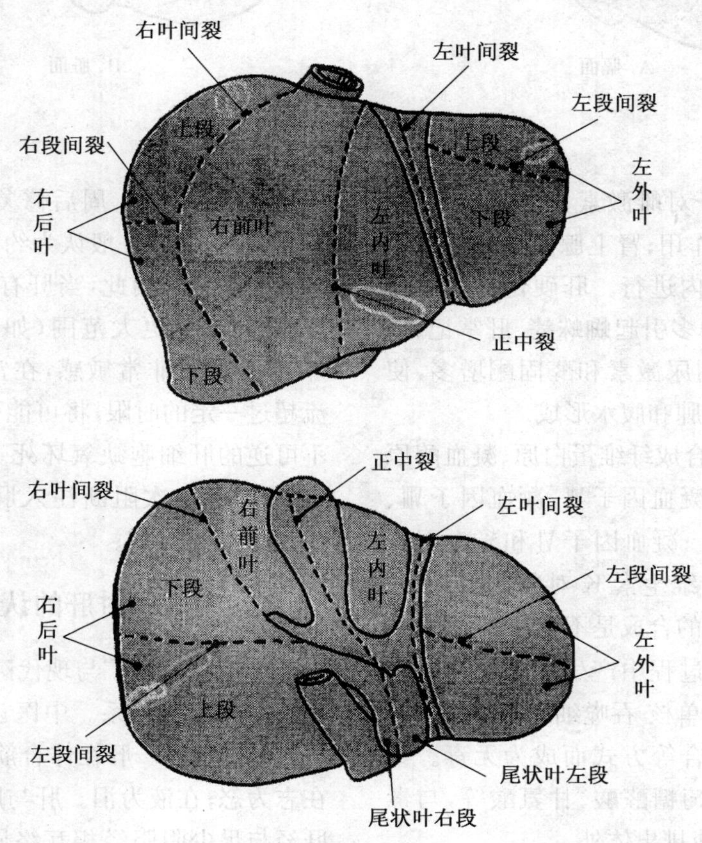

图31-1　肝脏分区

（三）肝脏的生理功能

相对于肝脏大体解剖渐趋明了，肝脏代谢及功能仍然存在许多未知数。肝脏为生存必需器官，有重要而复杂的生理功能。目前确定的生理功能有：

1. 分泌胆汁　每日持续不断地分泌胆汁600～1000ml，其中一半进入胆囊贮存，另一半经胆管流入十二指肠，帮助脂肪消化及脂溶性维生素A、维生素D、维生素E、维生素K的吸收。

2. 代谢功能　肝能将碳水化合物、蛋白质和脂肪转化为糖原，贮存于肝内。当糖原减少时，又将糖原分解为葡萄糖，释入血流。

在蛋白质代谢过程中，肝主要起合成、脱氨和转氨作用。蛋白质经消化液分解为氨基酸而被吸收，在肝内再重新合成人体所需要的各种重要的蛋白质。体内代谢产生的氨是对人体有毒的物质，肝能将大部分氨合成尿素，经肾排出。肝细胞内有多种转氨酶，能将一种氨基酸转化为另一种氨基酸，以增加人体对不同食物的适应性。肝在脂肪代谢中起重要作用，并能维持体内各种脂质(包括磷脂和胆固醇)的恒定性，使之保持一定浓度和比例。肝也参与多种维生素代谢。肝内胡萝卜素酶能将胡萝卜素转化为维生素A，并加以贮存。肝还贮存维生素B族、维生素C、维生素D、维生素E和维生素K。

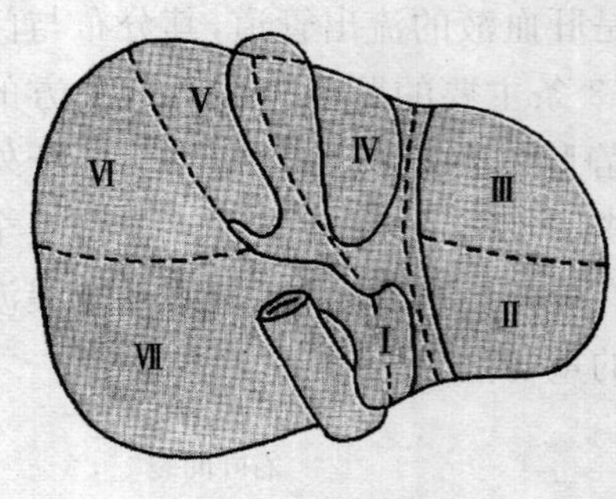

A. 膈面　　B. 脏面

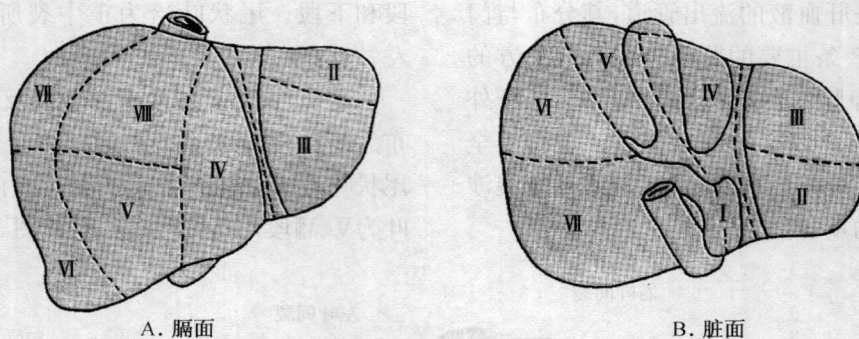

图 31-2　肝脏 Couinaud 分段

在激素代谢方面，肝对雌激素、垂体后叶分泌的抗利尿激素具有灭活作用；肾上腺皮质酮和醛固酮的中间代谢大部在肝内进行。肝硬化时灭活作用减退，体内的雌激素增多引起蜘蛛痣、肝掌记、男性乳房发育等现象；抗利尿激素和醛固酮增多，使体内水和钠潴留，引起浮肿和腹水形成。

3. 凝血功能　肝除合成纤维蛋白原、凝血酶原外，还产生凝血因子Ⅴ、凝血因子Ⅶ、凝血因子Ⅷ、凝血因子Ⅸ、凝血因子Ⅹ、凝血因子Ⅵ和凝血因子Ⅶ。另外，贮存在肝内的维生素K对凝血因子Ⅶ、凝血因子Ⅸ、凝血因子Ⅹ的合成是不可缺少的。

4. 解毒作用　代谢过程中产生的毒物和外来的毒物，在肝内主要通过单核-吞噬细胞系统进行吞噬，通过分解、氧化和结合等方式而成为无毒。参与结合方式的主要是葡萄糖醛酸、甘氨酸等，与毒物结合后使之失去毒性或排出体外。

5. 吞噬或免疫作用　肝通过单核-吞噬细胞系统的Kuffer细胞的吞噬作用，将细菌、抗原抗体复合物、色素和其他碎屑从血液循环中除去。

此外，肝内有铁、铜、维生素 B_{12}、叶酸等造血因素，故间接参与造血。肝又贮存大量血液，当急性失血时，有一定调节血液循环的作用。

肝的再生能力和潜力很大。动物试验证明，将正常肝脏切除70%～80%，仍可维持正常的生理功能，切除后能在6周后修复生长到将近原来的重量。但在人体，一般认为约需1年后才能恢复到原来肝的重量。因此，当肝有局部病变时，可施行肝段、肝叶乃至更大范围(如右三叶)肝切除术。另外，肝对缺氧非常敏感，在常温下阻断注入肝的血流超过一定的时限，将可能引起严重的血压下降和不可逆的肝细胞缺氧坏死。故在肝外科临床实践中，常温下一次阻断注入肝的血流一般不应超过15～20分钟为宜。

二、中医学对肝的认识

中医学的“肝”与现代医学的肝虽然不等同，但也存在一定的关系。中医认为肝的生理功能是主藏血和主疏泄。肝在体合筋；其华在爪；在窍为目；在志为怒；在液为泪。肝与胆的联系不仅是足厥阴肝经与足少阴胆经相互络属于肝胆之间而互为表里，而且肝与胆本身也直接相连。肝胆的证候可以概括为虚实两类，根据肝的生理功能和特性又以以下证型多见：肝血虚证；肝阴虚证；肝郁气滞证；肝火炽盛、肝阳上亢证；肝胆湿热证；寒滞肝脉证；胆郁痰扰证；肝风内动证。

肝在五行中属木，在阴阳为阴中之阳，与脾的关系密切。《素问·灵兰秘典论》说“肝者，将军之官，谋虑出焉”。所谓将军者，是指肝脏能保卫机体，抵抗外邪，具有应付“突发事件”的能力。肝为“将军之官”，是机体处于应激状态的启动者。在腹部围手术期应激中，疾病正邪相争，自稳调节的正气与致病因素邪气相互作用。手术早期应激状态中，肝脏起着防卫与适应作用，机体在应激状态下所产生的一系列代谢和功能的改变，有积极防御意义。但亢则为邪，郁则为邪，应激过度，能致气血紊乱，肝失疏泄，木旺乘土，影响脾胃功能，表现为肝郁气滞、肝郁血瘀、肝郁脾虚、肝火炽盛等证。

第二节　细菌性肝脓肿

细菌性肝脓肿是指肝脏受到细菌感染后，因未及时处理而形成脓肿。临床以发热、肝区疼痛、肝肿大为特征。该病属于中医学“肝痈”范畴。

一、病因

(一)西医病因病理

全身性细菌感染，特别是腹腔内感染时，细菌容易侵入肝脏；若患者抵抗力低下，便可发生肝脓肿。细菌可从胆道系统、肝动脉、门静脉系统、淋巴系统、肝外伤继发感染、邻近脏器感染直接蔓延等途径进入肝脏。细菌性肝脓肿经胆道及门静脉系统感染的致病菌多为大肠杆菌，其次为链球菌，经肝动脉及“隐源性”感染的致病菌多为葡萄球菌。肝脓肿可以是单发，也可以是多发。由于肝脏血运丰富，在肝脓肿形成发展过程中，大量毒素被吸收后呈现较严重的毒血症，患者出现寒战、高热、精神委靡，病情笃重。肝脓肿可以向膈下、腹腔、胸腔穿破。当脓肿为慢性后期，脓腔四周肉芽组织增生、纤维化，此时临床毒血性症状减轻或消失。

(二)中医病因病机

中医学认为，该病多为感受疫毒，或嗜酒肥甘而生热，或阳亢肝郁而化火，致火热成毒，瘀滞于肝，使血肉腐败而成内痈。清·陈士铎说，“恶寒发热，继而胁痛，手不可按，火盛灼乎肝血，此肝叶生疮也”，简明扼要地讲明了肝痈的症状和病机。

二、临床表现

起病较急，多在原发感染性疾病的基础上突然加重，骤起寒战、高热、大汗，肝区或右上腹痛。体温常可高达 39～40℃，多数为弛张热，并伴有厌食、乏力和体重减轻等症状。查体肝区有压痛及叩击痛。若脓肿位于右肝下部，常可见右上腹饱满，且能触及肿大肝脏或波动性肿块，并有明显的触痛。肝脓肿严重者可出现黄疸、腹水等表现。有的患者可发现右肺呼吸音减低、啰音、叩诊呈浊音等。

实验室检查白细胞计数及中性粒细胞增多，有核左移现象或中毒颗粒。肝功能检验可出现不同程度的肝损害。急性期约有 1/3 的患者血液培养呈阳性。X 线检查可见右膈肌升高，运动受限；肝影增大或局限性隆起；有时伴有反应性胸膜腔积液。B 型超声检查能分辨肝内≥2cm 的脓肿病灶，为脓肿穿刺点或手术引流进路提供方便，可作为首选的检查方法。肝放射性核素扫描、CT、MRI 及选择性肝动脉造影对诊断肝脓肿的存在和定位有一定价值。

三、诊断和鉴别诊断

根据病史，临床上有寒战、高热、肝区压痛、肝肿大，以及血常规检查、B 超或 CT 等影像结果，多可确诊；必要时在 B 超引导下行诊断性穿刺，抽出脓液即可确诊。

细菌性肝脓肿常需与以下疾病相鉴别：

1. 阿米巴性肝脓肿　常有阿米巴性肠炎和脓血便病史，病程较长，全身状况较轻，但贫血较明显。粪便中找到阿米巴包囊或滋养体，有助于诊断(表 31-1)。

2. 右膈下脓肿　多继发于化脓性腹膜炎或上腹部大手术后。全身反应如寒战、发热等和局部体征常不如肝脓肿严重，但右肩部牵涉性痛较著，深吸气时尤重。X 线检查右膈下常有气液面出现，右侧横膈升高，膈肌运动受限。当肝脓肿穿破合并膈下脓肿时，其鉴别较困难。

3. 肝癌　与脓肿相比，肝癌无急性感染表现。肝脏呈进行性肿大坚硬、表面高低不平而无明显压痛。血清甲胎蛋白测定常呈阳性，超声波检查等有助于鉴别。但当肝癌并发高热或癌块坏死合并感染时，可导致误诊。

表 31-1　细菌性肝脓肿与阿米巴性肝脓肿的鉴别

	细菌性肝脓肿	阿米巴性肝脓肿
病史	常继发于胆道感染或其他化脓性感染、外伤后	继发于阿米巴痢疾
症状	病情急剧严重，全身脓毒症状明显，有寒战、高热	起病较缓慢，病程较长，可有高热或不规则发热、盗汗
血液检查	白细胞及中性粒细胞升高，血细菌培养可阳性	血清学阿米巴抗体检测阳性，白细胞可升高，不继发细菌感染者血细菌培养阴性
粪便检查	无特殊发现	部分可查到阿米巴滋养体
影像检查	脓肿较小，常多发	单发，较大，常见右肝
穿刺脓液	黄白色脓液，培养可见细菌	巧克力样，无臭，部分可见滋养体，合并细菌感染者可培养出细菌
诊断性治疗	抗阿米巴无效	抗阿米巴治疗好转

四、治疗

(一)非手术疗法

对于急性期但尚未局限的肝脓肿和多发小肝脓肿，宜采用非手术治疗。

1. 抗感染　应使用较大剂量抗生素。由于肝脓肿的致病菌以大肠杆菌和金黄色葡萄球菌最为常见，在未确定病原菌之前，可首选对此两种细菌有效的抗生素，然后根据细菌培养和抗生素敏感试验结果选用有效的抗生素。

2. 外治法　可使用四黄散、金黄散等箍围药局部外敷，促使痈毒收束局限或消散。

3. 辨证论治　早期病证多属肝胆郁热，治宜疏肝利胆，凉血清热，方选清营汤合柴胡疏肝散加减；中期多属火毒蕴盛，治宜泻火解毒，佐以透脓，方用黄连解毒汤合透脓散加减；后期多正虚邪恋，治宜扶正托毒，方用香砂六君子汤或加味四妙汤加减。

4. 支持疗法　给予充分营养，纠正水和电解质及酸碱平衡失调。必要时多次小量输血和血浆，以增强机体抵抗力。

(二)手术治疗

对于较大的肝脓肿，应施行脓肿穿刺或切开引流。病程长的慢性局限性厚壁脓肿，也可行肝叶切除或部分肝切除术。手术治疗中应注意脓肿已破入胸腔者，应同时引流胸腔；胆道感染引起的肝脓肿，应同时妥善处理胆道病变和行胆道引流；若为血源性肝脓肿，应积极治疗原发感染灶。

术后辨证论治以透托或补托为大法，方选透脓散或托里消毒散加减；后期肝肾不足者用六味地黄汤；脾胃虚弱者用香砂六君子汤加减；肝阴不足，余毒未清者用一贯煎，可酌加鱼腥草、败酱草等清热解毒之品。

第三节　阿米巴性肝脓肿

阿米巴性肝脓肿是指肝脏受到肠道阿米巴感染后的并发症。典型的临床表现有恶寒发热(多为弛张热)、肝区疼痛、体重减轻、中毒症状。该病属于中医学“肝痈”范畴。

一、病因病理

阿米巴性肝脓肿是肠道阿米巴感染后常见的并发症。阿米巴原虫经过结肠溃疡侵入门静脉所属分支进入肝内发病。绝大部分呈单发，以右肝多见，典型的脓肿液呈巧克力色，较黏稠，无臭味；脓液中很难找到滋养体，脓液培养多为无菌。脓肿壁上常可找到滋养体，若脓肿破溃，可形成膈下脓肿或腹膜炎；穿破膈肌甚至心包、肺组织可形成脓胸、心包积液、支气管瘘等使病情复杂化。

二、临床表现

(一)症状

多见于青壮年，常继发于阿米巴痢疾。表现为恶寒发热、肝区持续性胀痛、可向右侧肩背部放射，常伴食欲不振、消瘦等。

(二)体征

消耗性体质、肝大、肝脏触痛、叩击痛明显；右上腹或右侧胁部膨隆，肋间隙增宽。

(三)实验室检查

血常规可见白细胞计数升高，中性粒细胞比例升高，可伴贫血；血沉加快；反复粪便检查可能查到阿米巴滋养体或包囊；溶组织血清阿米巴抗体检查对阿米巴性肝脓肿的诊断及鉴别诊断有重要意义。

(四)影像学检查

1. 超声波检查　可显示肝内不均匀性液性暗区，与周围组织分界清楚，可在B超引导下穿刺出巧克力色脓液。

2. X线检查　或可发现肝脏阴影增大、右侧膈肌抬高，可发现右侧胸膜反应、胸腔积液等。

3. CT检查　对肝脓肿可见边界清楚的低密度圆形肿块，中央呈液性暗区，增强强化不明显。

4. 纤维肠镜检查　可发现结肠黏膜慢性溃疡病灶，活检发现阿米巴滋养体对诊断有帮助。

三、诊断和鉴别诊断

(一)辨病

根据病史、临床症状体征（如寒战、高热、肝区疼痛、肝肿大、触痛、叩击痛）及上述理化检查，诊断治病并不困难。必要时结合超声引导下的诊断性肝穿刺帮助确诊。

应当与下列疾病相鉴别：

(1)细菌性肝脓肿：详见本章第二节内容。

(2)原发性肝癌：多伴有乙型肝炎及肝硬化病史，肝呈进行性肿大且坚硬，表面高低不平而无明显压痛。血清甲胎蛋白测定多明显升高；B超、CT及MR检查有助于鉴别。

(3)膈下脓肿：常见于化脓性腹膜炎或腹部大手术后。全身炎症反应如寒战、发热等和局部体征常不如肝脓肿明显，但右肩背部牵涉痛较明显，深呼吸时加重。B超及X线检查对膈下脓肿诊断有帮助。

(4)胆道感染：多有右上腹部绞痛、发热甚至黄疸，压痛多在胆囊区，肝肿大及压痛不甚；B超、CT及MRI检查有助于鉴别。

(5)右下肺炎：有右侧胸痛、咳嗽、呼吸急促，肺部听诊可闻及湿性啰音；胸部X线检查对诊断有帮助。

(二)辨证

同“细菌性肝脓肿”。

四、治疗

阿米巴肝脓肿首先应考虑非手术治疗。予以抗阿米巴药物，穿刺抽吸脓液及支持治疗为主，多可取得良好疗效。对于非手术治疗效果不佳者，可考虑手术治疗。

1. 抗阿米巴药物治疗　常用甲硝唑、氯喹啉、碘喹啉、双碘喹啉等。

2. 抗生素治疗　可根据细菌学培养及药敏检查结果用药。穿刺或手术前可参照常见病原菌配伍抗生素使用。据近年来的一般统计，25%为大肠杆菌，25%为其他杆菌，30%为革兰阳性菌，20%为厌氧菌，混合感染与单一感染发生几率比为3∶1。常用的药物为甲硝唑配伍青霉素类、头孢霉素类、氨基糖苷类等。

3. 反复穿刺抽脓　适用于脓腔较大或病情较重者，穿刺可在B超引导下进行，避免进入胸腔引起胸腔感染，注意无菌技术，避免继发感染；可考虑脓腔置管引流，可注入抗生素或抗阿米巴药物。

4. 支持治疗　肝脓肿消耗较大，注意护肝治疗，维持正氮平衡。

5. 手术治疗　一般仅限于有继发感染及已经破裂进入胸腔或腹腔者。下列情况可考虑行切开引流：

(1)脓肿继发细菌感染，经过综合治疗不能控制感染者。

(2)脓肿已经破裂进入胸腔或腹腔引起脓胸或腹膜炎者。

(3)左外叶肝脓肿经过抗阿米巴治疗无效，穿刺容易损伤腹腔脏器或污染腹腔者。切开引流后应置入双套管或多孔橡胶管引流，也可维持负压引流。手术治疗应当积极抗阿米巴治疗并加强支持疗法。对于慢性厚壁脓肿、药物治疗无效、引流后引流腔不易闭合或形成难以治愈的残留死腔或窦道者，若全身及肝脏情况许可，也可考虑行肝部分切除术或肝叶切除术。

6. 中医辨证施治　同“细菌性肝脓肿”。

第四节　肝囊肿

肝囊肿(cyst of liver)是一种比较常见的肝脏良性疾病，它可分为寄生虫性和非寄生虫性肝囊肿两类(前者见“第五节　肝包虫病”)。非寄生虫性囊肿有以下 4 种类型：①肝单纯性囊肿，是指不与胆管相通的浆液性囊肿，常为多发，女性多见，中老年多发；②先天性多囊肿，又称为肝纤维多囊性病。根据出现的时间又可分成人型和儿童型，女性多见。约有 1/3 的患者合并多囊肾，亦可同时有胰、脾、肺等器官的囊性病变；③肝囊腺癌，比较少见，只占肝单纯性囊肿的 1/100～1/200；④Caroli 病，是一种先天性肝内胆管囊性扩张性病变。此病包括有多种病理情况，亦称 Caroli 征。本节介绍前两种。

中医认为，肝囊肿属“胁痛”、“肝郁”的范畴。《金匮要略》说“肝郁胁痛者，悲哀恼怒，郁伤肝气”。故该病由郁怒伤肝，肝气不达，疏泄不利，脉络闭阻而致。肝郁不达，脾土失去肝木的疏泄，脾运不健，故胁痛而纳差食少，倦怠乏力，面萎黄，大便稀溏；肝气久郁化热，脾运不健生湿，肝热蒸蕴脾湿，酿成湿热，迫胆汁外泄，故右胁痛而恶寒发热，或出现黄疸。可见该病由肝气郁结，脾土失其疏泄，或肝郁化热，蒸蕴脾湿所致。

单纯性肝囊肿

单纯性肝囊肿约有 20%为多房。囊内被覆有分泌功能的立方形上皮组织。囊液可为浆液性、黏液性、血性、胆汁样或乳糜样。囊肿与胆道系统互不相通。

一、临床表现

(一)症状与体征

肝单纯性囊肿很小时，多没有临床症状，巨大的肝囊肿可有邻近脏器受压症状。出现上腹隆起、饱胀、压迫感，影响进食和身体活动，囊内初起时可致腹痛。体检上腹部可扪及肿块时，多见囊肿较大，边界圆钝，有触痛。小囊肿多无体征。

(二)实验室检查

肝肾功能多不受影响，血胆红素升高极少。门冬氨酸氨基转移酶(AST)升高，碱性磷酸酶(ALP)轻度升高。血生化、电解质多属正常。囊内出血或感染时，血象升高或贫血。

(三)影像学检查

超声波检查是肝囊肿诊断最佳方法，表现为圆形或椭圆形，边界清楚，无回声的液性暗区。CT 检查表现为肝内球形病灶，轮廓清楚，壁薄、光滑、规则，水样密度，CT 值在－10～10HU。增强扫描无强化现象，一般容易确诊。

二、诊断和鉴别诊断

(一)诊断

单纯性肝囊肿如已致内脏邻近器官受压并出现临床体征时，借助 B 超及 CT 检查可明确诊断。

（二）鉴别诊断

1. 先天性多囊肝的鉴别诊断比较容易，B超可以显示多囊肝和多囊肾。

2. 肝囊性腺瘤的诊断主要靠B超或CT，肿瘤向囊内突起，晚期可侵犯肝脏，若为囊腺癌可向远处转移。

3. Caroli病　为先天性广泛肝内胆管扩张。诊断并不困难。

4. 寄生虫囊肿　患者有牧区生活史或（和）家畜接触史。B超发现囊肿处有厚壁，内有子囊，包虫试验阳性。

5. 肝脓肿　多有发热、寒战和肝区痛，虽有脓腔但非完全性液性暗区，穿刺可见脓液。

三、治疗

（一）手术治疗

1. 适应证　无临床症状的肝囊肿不需治疗。极大肝囊肿有明显压迫症状，囊肿迅速长大有恶变倾向，囊内出血和感染均是手术治疗的指征。

2. 术式

（1）腹腔镜下囊肿开窗引流术：凡囊肿液清而无胆汁者，可用此法。切除部分囊壁后酒精破坏残留囊壁上皮，放置引流管引流囊液。该方法创伤小，恢复快，为临床常用。

（2）囊肿切除术：单纯性肝囊肿为非浸润膨胀性生长。囊肿的边界清楚，囊内有一定张力，囊肿的切除并不困难。术中注意囊壁和肝实质间血管，特别是囊肿的滋养血管，可用超声刀离断，避免术后出血。

（3）囊肿部分切除术：接近肝门区的囊肿难以全切除，可行囊肿次全切除，用电刀、激光或乙醇破坏残留囊壁上皮后行袋形缝合，可获得良好效果。

（4）囊肿空肠吻合内引流术：近年已不主张应用。但囊肿与胆管系统相交通，仍可选择Roux-en-Y囊肿空肠吻合术。

（二）非手术治疗

经皮肤肝囊肿穿刺术：在B超定位引导下经皮肤囊肿穿刺抽吸囊液后注入酒精硬化剂治疗，其优点是安全可靠，风险小，可重复抽吸，并发症少。

（三）中医辨证施治

该病因肝气郁结，脾运不健，进而肝郁化热，蕴蒸脾湿，乃至肝胆湿热而胁痛。临床常见以下证型。

1. 肝郁气滞

【主证】右胁胀痛，脘腹胀满，精神抑郁，嗳气频作，或伴月经不调，乳房胀痛，舌淡红，苔薄白，脉弦。

【治则】疏肝理气，化瘀散结。

【方药】柴胡疏肝散加减。

2. 肝郁脾虚

【主证】右胁胀痛，精神抑郁，纳差食少，倦怠乏力，面色萎黄，大便溏，舌质淡，苔薄白，脉弦细无力。

【治则】疏肝健脾，化瘀散结。

【方药】逍遥散加减。若肝气郁结较甚，加佛手、香附、青皮，以疏肝理气；若脾虚较甚，可加党参、黄芪、莲子，以益气健脾。

3. 肝胆湿热

【主证】右胁胀痛或绞痛，寒热往来，身目俱黄，其色鲜明如橘皮，口苦，腹部可触及重大的肝脏，舌红，苔黄腻，脉弦滑而数。

【治则】清热利湿，活血解毒。

【方药】茵陈蒿汤合黄连解毒汤加减。

多囊肝

多囊肝（polycystic diserse of liven，PLD）和遗传有关。如新生儿和儿童期的先天性多囊性肝纤维化。尸检检出率为0.25%～0.5%。成人常表现为多脏器囊性变（肾、肝、胰、脾、卵巢、肺）。PLD多见于40～60岁女性，囊肿可散布于全肝，也可密集于肝的一叶，以右肝为多见。囊肿大小不一，小者如绿豆大或只能在显微镜下可见。大者容量可达1000ml以上。大体标本的切面呈蜂窝样改变。

PLD一般无临床症状，肝功能正常。少数巨大的多囊肝压迫邻近器官，可表现脾大、腹水，平卧时呼吸困难，腹部胀痛，下肢肿胀，胃肠道不完全梗阻，活动受限。严重的并发症有下腔静脉、肝静脉流出道的压迫梗阻，门脉高压产生顽固性腹水甚至黄疸，还可以有囊肿破裂、出血及感染。超声、CT检查可以明确诊断。有症状、同时影响生活质量的多囊肝，可经腹行囊肿袋形缝合，也可用囊内酒精腐蚀法、肝囊肿开窗术治疗。少数病例局限的巨大多囊肝可行规则性肝叶切除，PLD 切除治疗失败者，肝功能不佳也可选用肝移植治疗。其中医治疗与单纯肝囊肿相似。

第五节　肝包虫病

肝脏是包虫病的好发部位。肝包虫病（hydatid disease of liver），又叫肝寄生虫性囊肿，最主要的是肝棘球蚴病（echnococcosis of liver），在我国西北和西南牧区均有流行。迄今为止共发现 5 种棘球绦虫，其中有 2 种能感染人和牲畜，即细粒棘球绦虫和多房棘球绦虫，前者比较多见。肝包虫病以肝右叶发生最多，约占 85%，常为单发型，亦有多发型。最常见的是细粒棘球蚴引起的单房性肝包虫病；多房性棘球蚴引起的多房性肝包虫病比较少见，二者的比例为 36∶1。肝包虫病的囊大者可盛有 16 000ml 囊液，小者呈颗粒状。囊液透明，呈弱碱性，含有大量头节和子囊，以及大量无机盐和蛋白质，当囊液渗出囊壁外，为人体吸收而致敏，如囊肿破入体腔，大量囊液被吸收，可产生过敏性反应或休克，甚至造成死亡。囊肿亦可继发感染。

一、病因

（一）西医病因病理

犬绦虫最主要的终宿主为犬，中间宿主主要为羊、牛、马，人也可作为中间宿主。犬绦虫寄生在犬的小肠内。虫卵随粪便排出，常黏附在犬、羊的毛上。当人吃了被虫卵污染的饮水或食物，即被感染。吞食的虫卵在人的十二指肠内，经消化液的作用蚴即脱壳而出，穿过肠黏膜进入门静脉系统，大部分蚴被阻而留在肝内（约 75%）；少数可通过肝随血流而到肺（约 15%），甚至通过肺而散布到全身各处（如脑、眼眶、脾、肾、肌肉等）。蚴在体内便发育为包虫囊。

进入肝内的棘球蚴，先发育为小的空囊，即初期的包虫囊肿，其中不含头节。随着囊体逐渐增大，形成包虫囊肿，亦即内囊。内囊又可分为内、外两层，外层为多层的角皮层，有弹性，如粉皮样，呈白色半透明；内层为生发层，很薄，实际上是包虫的本体，能产生很多头节和生发囊。生发囊脱落后，形成与母囊结构相同的子囊；子囊又可产生孙囊。头节绝大部分附着于囊壁或沉积在囊底形成“包虫囊沙”。在包虫囊肿生长过程中，由于人体组织的防卫反应，在其周围形成一层纤维性包膜，称为外囊，其厚度为 3～5mm，可发生钙化。

（二）中医病因病机

肝包虫病属祖国医学“积聚”的范畴。临床常见右胁下痞块，右胁胀痛。《金匮要略·五脏风寒积聚脉证并治》说“积者，脏病者，终不移；聚者，腑病也，发作有时”，即指出了积聚的性质。《诸病源候论》论述“积聚者，由阴阳不和，脏腑虚弱受于风邪，搏与脏腑之气所致也”，即指出此病先脏腑虚弱，再感受外邪所致。与现代医学的肝包虫病是人体感染细粒棘球绦虫，其幼虫寄生于肝脏，造成疾病发生的认识相近似。总之，该病由脏腑虚弱，外感毒邪，或郁怒伤肝，肝气郁结，不能鼓动血行，致气滞血瘀，积久成痞块，毒邪亦不解，日久化热所致。

二、临床表现

患者常有多年病史，就诊年龄以 20～40 岁为最多。初期症状不典型，当偶然发现上腹肿块开始引起注意。发展至一定阶段时，可出现上腹部胀满感。轻微疼痛或压迫邻近器官而出现如胃肠道症状，如上腹不适、食欲减退、恶心、呕吐和腹胀等，位于肝膈面囊肿时可出现膈肌抬高，压迫肺而影响呼吸，压迫肝门和胆道可引起黄疸、胆绞痛、胆囊炎等压迫门静脉和下腔静脉，可出现腹水脾肿大和下肢浮肿。

在发病过程中，患者常有过敏反应史，如皮肤瘙痒及荨麻疹、呼吸困难、咳嗽、发绀、呕吐和腹痛等，该病主要的并发症是囊肿破裂，其次是继发细菌感染。如囊肿破裂，腹部便突然发生剧烈疼痛，腹部肿块骤然缩小或消失，常伴有胸闷、恶心、腹泻等过敏反应，甚至出现休克。溢入腹腔内的发生层、头节、子囊经数月后，又逐渐发育成多发性包虫囊肿。如果原来囊肿已合并细菌感染或胆管相通，则穿破后可引起严重的腹膜炎。

继发性细菌感染大多由于胆管破入囊肿而引起。临床表现为细菌性肝脓肿的症状，但因有厚韧的外囊，故中毒症状一般较轻。

中医辨证：

(1)肝郁脾虚：右胁痞块，脘痞纳呆，情志忧郁，肢倦神疲，面色萎黄，舌淡红苔薄白，脉弦。

(2)毒蕴肝胆：寒热往来，恶心呕吐，右胁痞块，疼痛拒按，身目俱黄，其色鲜明，大便秘结，小便色黄，舌质红，苔黄腻，脉弦滑数。

(3)毒火内炽：右腹绞痛，寒战壮热，身目俱黄，其色鲜明，大便干结，舌红，苔黄，脉沉滑数。

三、诊断和鉴别诊断

(一)诊断

初起临床表现不明显，应询问是否有与犬、羊等接触史。除注意上述临床表现外，下列检查可明确诊断。

1. 包虫囊液皮内试验(Casoni 试验) 阳性率可达 90%～95%，泡状棘球蚴病阳性率更高。其方法是用手术中获得的透明的包虫囊液，滤去头节，高压灭菌后作为抗原，一般用 1∶10～1∶100 等渗盐水稀释液 0.2ml 做皮内注射，形成直径 0.3～0.5cm 的皮丘，15 分钟后观察结果。皮丘扩大或周围红晕直径超过 2cm 者为阳性。有的在注射 6～24 小时后才出现反应，称为延迟反应。

2. 补体结合试验 阳性率为 80%～90%，淡棘蚴已死或包虫囊肿破裂，此种试验不可靠。切除囊肿 2～6 个月后，此试验转为阴性。

3. 间接血凝法试验 特异性高，罕见假阳性反应，阳性率可达 81%。摘除包囊 1 年以上，常转为阴性，可借此确定手术效果及有无复发。

4. 嗜酸粒细胞计数 通常在 4%～12%，囊肿破裂尤其破入腹腔者，嗜酸粒细胞计数显著升高，有时可达 30%以上。

5. B 超检查 能显示囊肿的大小和所在的部位。

6. X 线检查 有时肝区显示圆形、密度均匀、边缘整齐的阴影，或有弧形钙化囊壁形成。同时，CT 检查对囊肿定位、周围血管受压有诊断性帮助。

7. 放射性核素肝扫描 肝内可见有边缘整齐，边界清楚的占位性病变，对定位诊断有帮助。

8. 需要指出，疑有包虫囊肿的可能时，严禁做诊断性穿刺，以免囊液外漏。

(二)鉴别诊断

1. 非寄生虫性囊肿

(1)肝单纯性囊肿：是指不与胆管相通的浆液囊肿。常为多发，女性多见，多无明显症状。

(2)先天性多囊肝：又称为纤维性多囊性病，根据其出现的时间又分为成人型和儿童型，女性多见。约有 1/3 的患者合并多囊肾，同时有胰、脾、肺等器官的囊性病变。

(3)肝囊腺瘤：比较少见，只占肝单纯性囊肿的 1/100～1/200。分为肝细胞腺瘤、胆管细胞腺瘤(即胆管腺瘤和胆管囊腺瘤)和胆管肝细胞腺瘤(即混合腺瘤)。肝腺瘤可单发(约占 71%)，也可多发(约占 29%)。肿瘤有完整包膜，少数无包膜者易恶变。

(4)Caroli 病：为先天性广泛肝内胆管扩张，可伴有肝内结石。诊断并不困难。

2. 细菌性肝脓肿 肝包虫病并发感染后，可能被误诊为细菌性肝脓肿；但后者无接触史，起病较急，多在原发感染性疾病的基础上突然加重，骤起寒战、高热、大汗，肝区或右上腹痛，并伴有厌食、乏力和体重减轻等症状。查体肝区有压痛及叩击痛。结合 B 超及 CT 等不难鉴别。

3. 肝癌 肝包虫若在 CT 检查显示肝内呈大小不等、边界模糊的低密度区和散在斑点状钙化影，晚期多出现肝区疼痛、黄疸、门脉高压，容易误诊为肝癌。但肝癌多有乙肝或原发肿瘤灶，发展快，AFP 呈阳性，包囊虫试验阴性，CT 表现为实性肿块，鉴别不难。

四、治疗

(一)非手术治疗

目前强调药物对肝包虫病的治疗作用,近期报道甲苯咪唑疗效明显,常用剂量200～400mg/d,持续8周,囊肿萎陷和完全钙化率为40%～80%。新的苯并咪唑药物丙硫哒唑更容易被胃肠道吸收,对细粒棘球蚴合并感染的病例更有效。常用剂量200～400mg/d,共6周。

(二)手术治疗

1. 适应证　一经确诊,均应早期手术。手术治疗以完整清除脓肿壁为主,避免遗留导致复发。

2. 术前准备　除按一般肝手术的术前准备外,还应准备5%甲醛溶液50ml,以备术中用。还应根据囊肿有无继发细菌感染而采用不同的手术方法。为了预防在手术时囊肿破裂,囊液溢入腹腔引起过敏性休克,可在术前静脉滴注氢化可的松100mg。

3. 包虫囊肿内囊摘除术　临床上最常用,适用于无继发感染者,显露包虫囊肿后,用厚纱布垫严密保护切口与周围器官,以免囊内容物污染腹腔。用粗针穿刺并尽量抽吸囊液减张,在无胆瘘的情况下,向囊内注入适量20%的高渗盐水并浸渍10分钟以破坏蚴虫头节和囊肿,如此反复2～3次,再用吸引器将囊内容物吸净,过于黏稠或有大量子囊,可用匙淘尽。然后切开外囊,摘除内囊,并用浸有10%甲醛溶液的纱布擦抹外囊壁,以破坏可能残留下来的生发层、子囊和头节,再以等渗盐水冲洗干净。术中如发现囊液呈金黄色,表明存在胆瘘,为避免大量甲醛溶液进入胆管引起严重反应,应将胆瘘缝合,并需在腔内置管引流,且作肝总管切开T管引流。最后将外囊内翻缝合,如囊残腔较大不易封闭时,可用带蒂大网膜填塞。

4. 包虫囊肿合并感染　子囊和头节均已死亡,可切开外囊壁,清除内容物,摘除内囊后用双套管负压引流,术后配合抗生素治疗。若残腔大,外囊壁厚不能塌陷以消灭残腔时,可行外囊与空肠作侧Y形吻合术,建立内引流通道。

5. 术后囊腔长期不闭合,或多个囊肿在肝的一叶,或巨大囊肿已将某叶肝严重破坏,或局限于肝左外叶囊肿继发感染已形成慢性壁厚肝脓肿,可做患叶肝部分切除或肝叶切除。

第六节　肝良性肿瘤

肝肿瘤(tumor of liver)分良性和恶性两种。良性肿瘤比较少见,分别有血管瘤、肝细胞和胆管细胞腺瘤、纤维瘤、脂肪瘤、黏液瘤、错构瘤、畸胎瘤和肝局部结节增生、肝脏炎性假瘤等。这里介绍相对常见的肝血管瘤、肝细胞腺瘤、局灶性结节性增生、肝脏炎性假瘤。

肝血管瘤

肝血管瘤是由被覆正常内皮的血管腔组成的常见肿瘤,分为毛细血管瘤和海绵状血管瘤两种。前者较小,少见。后者较大,多见。肝海绵状血管瘤(cavernous hemangioma of liver,CHL),是最常见的肝良性肿瘤。上海有关资料报道此种血管瘤占临床肝良性肿瘤的41.6%,尸检发现率为0.4%～7.3%。多为单发,多发者仅占10%。常见于中年患者,性别发病有差别。女性多于男性,经产妇更为常见。左、右肝的发生率大致相等。

一、病因

(一)西医病因病理

肝血管瘤的病因不明,多为先天性。可能由胚胎性肝内血管错构芽所致。早年欧洲的葡萄酒酿造业工人发病最多,可能与灭菌流程中应用三氯化二砷(砒霜)有关。另有报道,妊娠和口服雌激素可使血管迅速增大,这可能与雌激素的分泌有关。肝脏海绵状血管瘤多为单发,直径1～4cm。边界清楚,不规则分叶状,紫红色或黑紫色。少数位于肝被膜下,质地柔软富有弹性,多数在肝实质内。侵及全肝的巨大血管瘤和多发病灶也并非罕见。单发巨大血管瘤，则健侧肝组织可代偿增大。显微镜下可见大小不等的囊状血窦，血窦壁内衬有一层内皮细胞，血窦内布满红细胞，有时有血栓形成，但多缺乏纤维结缔组织支持。亦有纤维组织较多的，血管腔隙受压或消失，称硬化血管瘤。

（二）中医病因病机

肝血管瘤常见右胁胀痛，嗳气腹胀，纳差食少等症状，属中医"胁痛"范畴。因内有血管瘤，考虑为瘀血阻络或痰湿凝聚而成块，故又属中医"积聚"范畴。该病由于情志不畅、肝气郁结，不能鼓动血行，血液瘀结，脉络阻塞，凝结成块而成，或肝郁不舒，不能疏泄脾土，脾运不健，痰湿凝结成块，所以肝气郁结致血液瘀结，痰湿凝聚而成。

二、临床表现

（一）症状

肝血管瘤一般无明显症状，肿瘤生长缓慢，病程可达数年以上。瘤体小时多无症状，增大后多表现为肝肿大或邻近脏器压迫所引起的症状，如上腹部不适、腹胀、嗳气、腹痛等症状。肝海绵状血管瘤最危险的并发症是肿瘤破裂引起腹腔急性大出血，常可导致死亡。

（二）体征

肝脏肿块是血管瘤的主要体征，但肿块很大时才能扪及，可有压缩感。当血管栓塞或纤维化时，质地也随之变硬。因为肝血管瘤极少和肝硬化同时存在，所以，肝脏质地一般良好。

（三）实验室检查

小儿肝血管瘤可有贫血、血小板减少和低纤维蛋白原血症等。

三、实验室检查

（一）B超检查

在肿瘤处可出现小而散在的液性暗区，有的表现蜂窝状结构，也有呈"花环状"或圆形或椭圆形，强回声光团。

（二）CT

平扫为低密度病变，注射造影剂后，即在病灶周围出现增强的深环，继之向病灶中心弥散，直至整个病灶呈过度填充状态。其密度明显高于正常的肝组织，CT增强扫描对肝血管瘤的诊断具有肯定意义。

（三）MRI

具有特殊的意义，一般不会遗漏小的肿瘤。T_2加权时呈高信号密度区，称之为"灯泡征"改变。

（四）ECT和肝血管造影

对血管瘤的诊断也具有重要价值。

（五）X线片

可发现软组织影、膈肌抬高、胃和结肠移位等。

四、诊断和鉴别诊断

（一）诊断

肝血管瘤发展缓慢，病程长，临床表现随肿瘤大小、部位及有无并发症而不同。早期多无症状，多在体检或腹部手术时偶被发现。如发现肝血管瘤破裂出血，则可出现明显的急腹症临床表现。

（二）鉴别诊断

如出现腹部肿块压迫邻近器官，此时应与下列疾病相鉴别。

1. 原发性肝癌（表31-2）。

表31-2　肝血管瘤和肝癌的鉴别

	肝血管瘤	肝癌
生长	慢	快
AFP	（－）	（＋）
HBV	（－）	（＋）
AKP	正常	升高
r-GT	正常	升高
肝硬化	无	有
BUS	大多数强回声	大多数低音回声

续表

	肝血管瘤	肝癌
CT 增强	过度填充	无
ECT 血池	过度填充	无
MRI T_2 加权	高信号区	低信号区

2. 肝脓肿　细菌性或阿米巴性肝脓肿有不同程度的发热，穿刺抽出脓液，培养前者有细菌生长，而后者涂片可发现阿米巴滋养体。影像学检查均有脓腔，与血管瘤不难鉴别。

3. 肝囊肿　无论哪一种囊肿影像学检查都为囊性改变。而肝血管瘤是实质性占位。

4. 肝腺瘤　肝腺瘤常位于肝实质内，有完整的包膜，质地较硬，易破裂出血。而肝血管瘤呈蜂窝状充满血液，瘤体有假包膜，常有血栓形成和钙化现象。

五、治疗

(一)西医治疗

临床资料证明，肝脏海绵状血管瘤发展极慢，很少有并发症发生，一般不需手术。肿瘤破裂出血常是因穿刺或取活体组织而造成，为此应严禁穿刺检查。

1. 手术切除　是治疗肝海绵状血管瘤最有效的方法，可根据病变范围作肝部分切除或肝叶切除。病变广泛不能切除者，可行肝动脉结扎或肝动脉栓塞。血管瘤切除的关键是有效控制肝断面大出血。选择最佳显露切口，结扎瘤体相应的肝动脉，间歇阻断肝门，若选择性半肝完全性血流阻断效果更佳，肝切线应在靠近瘤体的正常肝组织。切忌在瘤体切开或缝扎。

2. 肝血管瘤捆扎术　肝血管瘤在 15cm 以下可以采用血管瘤捆扎术。方法是阻断肝十二指肠韧带使瘤体变软缩小后，捆扎瘤体，控制发展，达到治疗目的。

3. 肝动脉结扎或肝动脉栓塞术　对侵犯肛门部无法手术切除者采用此法，术后还可采用放疗，小孩肝血管瘤对放疗敏感。尤其近年来介入治疗进展很快，对肝血管瘤治疗取得一定疗效。

(二)中医辨证施治

1. 气滞血瘀　治宜理气疏肝，活血化瘀。方药用柴胡疏肝散合丹参饮加减。

2. 痰湿留滞　治宜涤痰散结，理气健脾。方药用二陈汤合消瘰丸加减。

3. 气虚痰瘀　治宜益气涤痰，化瘀通络。方药用香砂六君子汤合丹参饮加减。若气虚较甚，可加黄芪以补气。

肝细胞腺瘤

肝细胞腺瘤是由类似肝细胞的细胞构成的良性肿瘤。

一、病因病理

(一)病因

肝细胞腺瘤(hepatic adenomas)罕见，尸解中发现率仅 0.004%，90%为 30～40 岁女性。该病的真正原因不明，但 1973 年 Baum 首次报道肝腺瘤与口服避孕药的关系。1989 年，Nichols 综合分析大量临床资料，明确提出长期服用避孕药增加肝细胞腺瘤的发生。同时与肝硬变、肝细胞结节增生有密切关系。

(二)病理

肝细胞腺瘤多见于肝右叶，多为单发病灶，圆形或椭圆形。腺瘤常位于肝实质内，有完整的包膜，少数无包膜者易恶变，质地较硬，很少有蒂。腺瘤大小不一，小腺瘤血管丰富，易破裂出血，瘤体呈暗紫色或棕黄色。镜下可见肿瘤由 2～3 个细胞厚的肝小梁构成，其间由衬以内皮细胞的肝窦分隔。胆小管正常或扩大。腺瘤细胞略大于正常肝细胞，形态大小较一致；胞浆和胆小管内可见胆汁；通常瘤组织所含糖原明显多于正常肝组织；胞浆包涵体少见，细胞核小且大小一致，染色质细匀，核仁不明显，少见有丝分裂。瘤内可见出血或梗死。腺瘤由没有正常腺泡结构的正常肝细胞组成。瘤体内缺乏胆管上皮和正常肝血管结构，肝窦间巨噬细胞减少。近期采用免疫过氧化酶染色溶菌酶标记巨噬细胞，证明瘤体含有 Kupffer 细胞，少数腺瘤中有肝癌细胞。

（三）临床表现

多见于育龄女性。临床表现为腹块，偶见因破裂出血而就医者。亦有因偶查超声而发现。实验室检查多正常，肝腺瘤发展慢，病程长，早期无任何临床表现。肿瘤生长到一定程度时可发现上腹部肿块和邻界脏器受压迫症状，如上腹部胀满不适，恶心，食欲减退或轻微腹痛等症状。多无阳性体征。如肿瘤较大时，触及瘤体表面光滑，质硬，多无压痛。如腺瘤破裂出血，则会出现急腹症；表现为右上腹痛、贫血、黄疸、发热；白细胞计数升高，ALT、AST、ALP、GCT 轻度升高，AFP 阴性。结合 B 超、CT、放射性核素肝扫描，肝动脉造影等检查，还可以借助细针肝穿刺做出定性诊断。

二、诊断和鉴别诊断

1. 长年服用避孕药的女性多见。对上腹肿块，或有邻近器官受压应高度重视。

2. B 超、CT、放射性核素扫描对术前诊断有帮助。

3. 因肝腺瘤有破裂出血倾向时，可行腹腔镜或开腹探查取活体组织进行病理学检查。

4. 与 AFP 阴性肝癌鉴别的要点是：病程长，多无肝炎、肝硬化背景，育龄女性又有口服避孕药史，肝功能正常，AFP 阴性，Tc-PMT 强阳性。肝细胞腺瘤恶变较少，停用避孕药或类固醇后，腺瘤可能缩小或消退。

三、治疗

目前对无症状小肝腺瘤的手术治疗有争议，因肝腺瘤术前难以与肝恶性疾病鉴别，又有自发破裂出血倾向和 10%的恶变率。为此，疑诊肝腺瘤仍以早期开腹探查、手术切除为宜。

1. 肝叶或半肝切除　对肿瘤侵犯肝的一叶或半肝，术后预后好。对孤立性腺瘤，尤其近第一、第二肝门者，不能完整切除时，也可以做包膜内肿瘤挖除术。近期效果满意。

2. 肝动脉结扎　对巨大肝腺瘤位于肝门部无法局部切除术。肝动脉结扎也有延缓肿瘤生长和预防肿瘤破裂出血的作用。

3. 服用避孕药的肝腺瘤患者，必须停止服药，停药后肿瘤可明显缩小。

局灶性结节性增生

局灶性结节性增生（focal nodular hyperplasia，FNH），是由增生的肝实质构成的良性病变，其中央瘢痕含有血管和放射状间隔。

一、病因病理

病因尚未完全清楚。有人认为蜘蛛样血管变异是 FNH 的基础。病理特点：多数 FNH＜5cm，中央常见星状瘢痕，向外放射，将病变分为较小的结节。中央瘢痕常见有明显厚壁的动脉。纤维间隔和肝实质间有胆小管，肝实质缺乏腺泡结构，其细胞板为双层细胞。间隔内可有炎性细胞。常见慢性胆汁淤积。

二、临床表现

FNH 可发生癌于各年龄组，女性略多。多无症状，大多为体格检查或超声偶查发现。少数有腹部不适或上腹肿块。多无肝炎肝硬化背景，乙肝/丙肝标记和 AFP 多阴性。超声显像示均匀高或低回声区。CT 平片为边界清楚密度稍低的占位，少数为等密度占位；增强后动脉相呈明显增强，少数可见中央瘢痕和动脉支供应。鉴别诊断虽不十分困难，但常难以完全排除肝癌，故应十分谨慎。

三、治疗

由于 FNH 的诊断难以完全排除肝癌，故手术切除仍有指征。对确诊为 FNH 、瘤体小而一时不愿接受手术者，也可密切随访。

肝脏炎性假瘤

肝脏炎性假瘤是类似于肿瘤的单发或多发炎性病变。

一、病因病理

病因尚不清楚。可能与非特异性炎症或变态反应有关。病理特点：病变可单发或多发，小者仅 1～2cm，大者达 10cm 以上。肿块边界清楚，切面光滑，呈灰白色。镜下病变包括纤维组织，大量炎性细胞，尤其是浆细胞和散在的巨细胞。常见血管炎。

二、临床特点

该病可发生于儿童或成人。肿块小者临床可无明显表现，常为体格检查或偶然超声检查发现。如有症状亦大多轻微，主要为低热、上腹部不适，偶可扪及腹块。实验室检查白细胞可略多、血沉可略快。根据目前经验，诊断并不困难。患者多无乙型/丙型肝炎或肝硬化背景，AFP 不高。超声显像示低回声或不均匀等回声灶，边界清楚，常呈分叶状，无晕圈；彩色超声示肿块内无动脉血流。螺旋 CT 呈低密度影，无论动脉相或静脉相均无增强。MRI 检查 T_1 加权为低信号，T_2 加权为均匀性高信号，其表现与肝脓肿相似，而周围实质水肿不如脓肿明显。

三、治疗

小的或多发的炎性假瘤如诊断明确，也可随访观察。药物治疗无效。但如肿块较大，或缓慢增大，或出现症状，或难以排除肝癌者，可手术排除。通常局部切除即可。

第七节　原发性肝癌

肝癌是常见的恶性肿瘤，又可分为原发性肝癌和继发性（即转移性）肝癌两种。

原发性肝癌（primary liver cancer，PLC），是指发生于肝细胞与肝内胆管上皮细胞的癌变，肝细胞癌占 90%以上，是我国最常见的恶性肿瘤之一。全世界每年新发病的肝癌病例，约 45%在我国大陆。根据我国 20 世纪 70 年代的普查资料，肝癌的年死亡率为 70/10 万人，仅次于胃癌、食管癌，居第三位。近年来我国肝癌的发病率有上升趋势，1995 年卫生部统计，肝癌年发病率已达 20.40%，升居第二位。地区分布特点：东南地区高于西北地区，沿海高于内地，东南沿海各大河口及近陆岛屿和广东扶绥地区，形成一个狭长的肝癌高发带。任何年龄都可发生肝癌，以 30～50 岁为高发组；男性多于女姓，男女之比为 3∶1。临床可表现为肝区痛、上腹部肿块、进行性消瘦等。具有起病隐匿、潜伏期长、高度恶性、进展快、侵袭性强、易转移、预后差等特点。该病属于中医学“胁痛”、“积聚”、“黄疸”等范畴。

一、病因

（一）中医病因病机

原发性肝癌中医属“肥气”、“肝积”、“膨胀”、“癖黄”等范畴。《难经》曰，“肝之积，名曰肥气，在胁下如覆杯，有头足，久不愈，令人四肢不收，发黄疸，饮食不为”。祖国医学认为其病因主要是寒邪、湿热及虚邪等侵袭人体，加之饮食不洁，脾胃损伤，或情志郁滞，气滞血瘀，结而成积；脾虚湿困，湿郁化热，致脏腑气血亏虚，气滞血瘀，湿热痰毒等互结于肝所致。总之，肝癌的重要病因是寒、湿、郁、瘀，继而化热化毒而成积，而气滞脾虚又是重要的病机变化，最终形成虚实夹杂的复杂局面。

（二）西医病因

原发性肝癌的病因迄今未完全清楚，倾向于多种致癌因素联合作用的结果。可能与以下因素有关：

1. 肝硬化　肝癌合并肝硬化的发生率比较高，日本占 70%，非洲在 60%以上，我国为 53.9%～85.0%，欧美比较低，占 10%～20%。肝癌中以肝细胞癌合并肝硬化的发生率最高，占 64.1%～94%；而胆管细胞癌很少或不合并肝硬化。

2. 肝炎病毒　肝癌患者常有急性肝炎→慢性肝炎→肝硬化→肝癌的发病过程。近年来研究与肝癌相关的病毒有乙型肝炎病毒（HBV），可能是肝癌的主要的病因，75%～90%的肝癌与 HBV 感染相关。1993 年，我国肝病学会指出，丙型肝炎（HCV）和丁型肝炎（HDV）与肝癌的关系也很密切。

3. 黄曲霉毒素　主要是黄曲霉毒素 B_1（AF B_1）。研究认为黄曲霉毒素与 HBV 在肝癌发病中起协同作用。发生率达52.9%,采集肝癌高发区居民常用的含黄曲霉毒素的玉米、花生等饲养动物能诱发肝癌。黄曲霉素可能导致肝细胞中p53的特征性突变,使其失去促凋亡活性。也有报道认为暴露于黄曲霉素代谢产物 M_1(AFM_1)在肝癌危险因素中占重要地位。

4. 水土因素 肝癌的分布与地区的关系密切,在肝癌高发地区的地理环境特点中显示出水土因素与肝癌的发病关系密切。高发区的居民以饮用死水、塘水为主,其中所含的水藻毒素,如微囊藻毒素是一种强促癌物质。而非高发区的居民则以饮用井水、大河水为主。

5. 遗传因素与相关基因 临床中发现部分肝癌患者有家庭史,如龚惠民等对江苏启东县1065户肝癌家庭进行调研,结果发现41.59%的家庭中出现2例以上的肝癌,有22户家族中祖孙三代连续出现肝癌病例,离开原住地20年以上的家族成员中,肝癌的发病率并无下降趋势。实验研究肝细胞癌的发生与癌基因的异常表达有密切关系,至今发现肝癌基因谱至少由7种癌基因及相关基因组成。

6. 其他 长期饮酒、营养不良及肝吸虫感染等许多因素均与肝癌的发生有关。

二、分型

(一)大体分型

1. 传统分法将肝癌分成巨块型、结节型和弥漫型。

2. 我国肝癌病理协作组提出将肝癌分为块状型、结节型、小癌型、弥漫型。

3. 按肿瘤大小分型

(1)微小肝癌:直径≤2cm。

(2)小肝癌:直径>2cm,≤5cm。

(3)大肝癌:直径>5cm,≤10cm。

(4)巨大肝癌:直径>10cm。

(二)组织学分型

1. 肝细胞肝癌 此型最常见,占80%~90%,近85%伴有肝硬化,此型癌细胞多少保留着肝细胞的特点,常排列成巢状或索状。

2. 胆管细胞型肝癌 此型较少见,约占7%,此型在女性中较多见,占女性肝癌的30.8%。癌细胞多呈柱状排列,形成腺体,癌细胞多来自小胆管上皮,也有来自大胆管的。

3. 混合型肝癌 此型占7%~8%,在同一病例中,有两种细胞成分。

4. 分化程度 分为4级:Ⅰ级为高分化;Ⅱ级、Ⅲ级为中分化;Ⅳ为低分化。

(三)扩散途径

肝癌以肝内血行转移为多见,也可发生肝外转移,但很少直接浸润到邻近组织。肝细胞癌多发生肝内转移,而胆管细胞癌则常早期就发生广泛的肝外转移,多经淋巴道转移到局部淋巴结,向锁骨上淋巴结及纵隔淋巴结转移的较少见。在肝静脉内形成的癌栓可转移到肺,肝癌也可发生种植性转移,如转移到腹膜、大网膜、肠系膜和卵巢等部位。

三、临床表现

肝癌临床表现变化多端,有些为体检时发现肝占位而无不适,有些前期可无临床症状及至发现时已为晚期。掌握该病的临床特点十分重要。

(一)症状

肝癌早期无明显症状,一旦出现症状多为中晚期。常见症状为:肝区疼痛(多为持续性钝痛、刺痛或胀痛)和全身及消化道症状如乏力、消瘦、食欲减退、腹胀等,部分患者可伴有恶心、呕吐、发热、腹泻、异位激素综合征等症状。早期症状往往不明显而未引起注意,晚期则出现贫血、黄疸、腹水、下肢浮肿、皮下出血及恶病质等。为了能够做到肝癌的早期发现,及时诊断,应对平时不太注意的一些症状给予重视,如患者较长时间不明原因的发热;偶然发现上腹部肿块;右上腹突然剧痛而未能证实为胆囊炎、胆结石等胆道疾病;右肩痛按关节炎治疗无效者;原患肝病的中年人不明原因的腹泻等应怀疑患肝癌的可能,及时进行有关检查。如病变位于右肝,可表现为右上腹及右季肋部疼痛;位于左肝则常表现为胃痛;位于膈顶部疼痛,可放射至肩胛或腰背部,如肝癌结节破裂后可发生突然剧烈腹痛并伴有腹膜刺激征和休克。

(二)体征

1. 肝肿大　是否触及肝肿大或包块与肝肿瘤大小、部位、病期等有关。大多病例典型而突出的体征是进行性肝肿大，肝质地坚硬，表面及边缘不规则，可触及大小不等的结节或巨块，大多伴有明显压痛。右上部肝癌常可致肝上界浊音区明显上升，右下部肝癌常可触及肿块，左叶肝癌常在剑突下扪及肿块。

2. 黄疸　约1/3的病例在发病过程中出现黄疸，是由于肝细胞损害或由于癌块压迫或侵犯胆总管所致。一旦出现黄疸，表明病情已属晚期。

3. 腹水　约占43%，为晚期表现。由于门静脉主干癌栓或肝癌结节破裂所致，腹水可呈草黄色或血性，积聚十分迅速，利尿剂难以控制。

4. 临床分型

(1)单纯型：临床和化验无明显肝硬化表现者。

(2)硬化型：有明显肝硬化的临床和血液学改变者。

(3)炎症型：病情发展快，伴有持续性高热或谷丙转氨酶持续升高在1倍以上者。

(三)并发症

肝癌的并发症可由肝癌或肝硬化引起。

1. 上消化道出血　可由肝硬化或门静脉癌栓引起的门静脉高压所致；也可由凝血功能障碍等原因所致。上消化道出血约占死亡原因的15%。

2. 肝昏迷　严重肝功能衰竭的表现，常常由消化道出血、感染、大量放腹水、利尿剂的应用等原因诱发。肝昏迷约占肝癌死亡原因的35%。

3. 肝癌结节破裂　因肿瘤坏死或偶然的外伤所致。

(四)实验室辅助检查

1. 血清甲胎蛋白(AFP)　除病理诊断外，AFP是各种实验室检查中最有价值的诊断方法。对自然人群及高危人群普查AFP可发现亚临床肝癌的存在，因而常用于早期诊断；同时监测AFP的浓度变化还可以反映疗效和预测肝癌术后是否复发。

2. 肝功能测定　血清胆红素增高，多表示为肝病活动期、有梗阻性黄疸或肝癌病期已晚。通常胆红素＞30μmol/L者不宜进行外科手术；＞20μmol/L者，行范围大的肝癌切除也要谨慎。白蛋白下降或球蛋白升高，多为肝癌晚期大量肝细胞受侵坏死或合并肝硬变所致；血清谷丙转氨酶、谷草转氨酶升高多因肝癌伴肝活动性病变或因肿瘤坏死及介入治疗、放射治疗等引起。凝血酶原时间的延长及纤维蛋白原的异常升高提示肝功能损害。

3. B超检查　是普查与定位诊断最常用的检查方法。可检出1～2cm的肝脏占位性病变。

4. CT检查　是诊断肝癌的常用检查方法。

(1)了解肿瘤大小、部位、数目，还可了解肿瘤内的出血与坏死。

(2)提示病变性质，尤其增强扫描，有助于鉴别血管瘤。

(3)螺旋CT双期动态扫描可增加对小肝癌检出的敏感性。

(4)了解肝周围组织器官是否有癌灶。

(5)疗效的评价。

5. MRI检查　可三维成像，从不同切面观察病灶并准确定位，可检测出1～1.5cm以上的肝内病灶。特别与血管瘤的鉴别优于CT，且无需增强即可显示肝静脉和门静脉的分支。

6. 选择性肝动脉造影检查　对血管丰富的癌肿，其分辨率低限约1cm，对＜2cm的肝癌其阳性率可达90%，是目前小肝癌定位诊断的各种检查方法中最优者。

7. 肝穿刺行针吸细胞学检查　肝穿刺行针吸细胞学检查有确定诊断意义。目前多采用在B型超声导引下行细针穿刺，有助于提高阳性率。

四、诊断和鉴别诊断

(一)诊断

从20世纪30年代到现在，肝癌的诊断经历了“死后诊断”、“临床诊断”和“亚临床诊断”3个阶段。尤其是近年肝癌标志物的出现和影像技术的进步，大大提高了肝癌的诊断水平。

在肝癌的临床诊断过程中，首先询问病史和体格检查，然后进一步做化验、超声、放射、CT、血管造影等检查。

1. 常用检查方法

(1)甲胎蛋白(AFP)检测:对原发性肝癌的诊断价值很大,特异性较高。一般正常成年人,血清中的AFP含量在25ng/L以下,如果AFP≥200ng/L,且不伴有明显肝病活动证据者,应警惕是否患有肝癌;AFP≥500ng/L,且持续1个月以上,排除妊娠、生殖腺胚胎癌和肝病活动证据者,基本可诊断为原发性肝癌。

(2)甲胎蛋白异质体:主要用于AFP升高患者的鉴别诊断。若同时检测AFP和AFP异质体,可使肝癌的阳性率提高至92%。

(3)其他肝癌血清标志物:主要用于AFP阴性肝癌的诊断,如γ-谷氨酰转肽酶同工酶(γ-CT-Ⅱ)、5-核苷酸磷酸二酯酶同工酶Ⅴ(5-NpaseV)、α_1抗胰蛋白酶(A_1AT)、醛缩酶同工酶(ALDA)、异常凝血酶原(APT)、α-L-岩藻糖苷酶(AFU)和酸性同工铁蛋白等。

(4)肝炎病毒感染指标和肝功能检查:我国绝大多数肝癌患者HBsAg阳性,HBcAb阳性率更高,HBV阳性为肝癌诊断的重要依据,用PCR方法检测HBV-DNA,可了解HBV感染程度。肝功能检查中,血清胆红素、血/球蛋白比例,谷丙转氨酶(ALT),γ-谷氨酰转肽酶(γ-GT)等指标有一定诊断意义。

(5)超声检查、电子计算机X线断层摄影(CT)、磁共振显像(MRI)、肝血管造影、磁共振血管成像(MRA)、正电子发射断层显像(PET)、放射性核素肝扫描、腹腔镜检查、肝穿刺活组织检查。

2. 肝癌诊断标准 在1997年我国肝癌诊断标准的基础上,近年修订的肝癌诊断标准如下:

(1)病理诊断:组织学证实为原发性肝癌。

(2)具备下列条件之一者:①如无其他肝癌证据,甲胎蛋白对流法阳性或放射免疫法≥500ng/L持续1个月以上,或≥200ng/L持续2个月以上,并排除妊娠、活动性肝病(或SGPT、胆红质、凝血酶原时间等异常)、生殖腺胚胎性肿瘤等;②有肝癌临床表现,加上超声显像、CT、肝动脉造影、核素扫描、X线横膈征、酶学检查等有3项肯定阳性,并能排除继发性肝癌及肝良性肿瘤者;③有肝癌临床表现,加上肯定的远处转移灶(如肺、骨、锁骨上淋巴结等),或肉眼所见血性腹水或腹水中找到癌细胞者。

3. 临床分期

(1)在我国,1977年制定的分期标准如下:

Ⅰ期:无明显肝癌症状和体征。

Ⅱ期:超过Ⅰ期标准而无Ⅲ期证据。

Ⅲ期:有明确恶病质、黄疸、腹水或远处转移者。

(2)国际抗癌联盟于1987年颁布的原发性肝癌的TNM分期(表31-3)。

表31-3 肝癌TNM分期

分期	T	N	M
Ⅰ期	T_1	N_0	M_0
Ⅱ期	T_2	N_0	M_0
Ⅲ期	T_1	N_1	M_0
	T_2	N_1	M_0
	T_3	N_0,N_1	M_0
ⅣA期	T_4	任何N	M_0
ⅣB期	任何T	任何N	M_1

原发肿瘤(T)

T_x:无法评价原发肿瘤。

T_0:无原发肿瘤的依据。

T_1:孤立肿瘤最大直径≤2cm,无血管浸润。

T_2:孤立肿瘤最大直径≤2cm,伴血管浸润;或多发肿瘤限于一叶,最大直径无一超过2cm,无血管浸润;或孤立肿瘤最大直径>2cm,无血管浸润。

T_3:孤立肿瘤最大直径>2cm,伴血管浸润;或多发肿瘤限于一叶,最大直径无一超过2cm,伴血管浸润;或多发肿瘤限于一叶,最大直径任一超过2cm,有或无血管浸润。

T_4:多发肿瘤超出一叶,或一个或几个肿瘤侵犯门静脉或肝静脉的主要分支。

局部淋巴结(N)

N_x:无法评价局部淋巴结。

N_0:无局部淋巴结转移。

N_1:局部淋巴结转移。

远处转移(M)

M_x:无法评价远处转移。

M_0:无远处转移。

M_1:远处转移。

(3)组织病理学分级(G)

G_x:无法分级。

G_1:分化好。

G_2:中度分化。

G_3:分化差。

G_4:未分化。

(二)鉴别诊断

原发性肝癌主要注意与继发性肝癌、肝血管瘤、肝硬化、肝脓肿等相鉴别。

1. 继发性肝癌　多无乙型或丙型病毒性肝炎、肝硬化背景,可发现原发灶,发展较慢。AFP、乙肝或丙肝标记常阴性。影像学检查常无肝硬化表现,肝内实质性占位性病灶常为多个。

2. 肝血管瘤　女性较多,发展慢,病程长,临床表现轻。CEA 、AFP 均阴性。乙肝和丙肝标记常阴性,多无肝硬化背景。超声显像可单个或多个,小者常为高回声光团;大者可呈低回声灶,内有网状结构。CT 静脉相常见自外向中心的水墨样增强。核素肝血池扫描阳性。亦可参照表 31-2。

3. 肝硬化　有肝炎病史,病程长,进展慢;早期肝肿大;后期肝脏变小变硬,有门脉高压表现;AFP 阴性或假阳性;B 超、CT、MRI、DSA 有助于鉴别诊断。

4. 肝脓肿　常有肝外(尤其胆道)感染病史。常有炎症的临床表现,如寒战、发热、肝区痛、白细胞总数及中性粒细胞增多。超声、CT 见液平。穿刺有脓液。

五、治疗

肝癌是全身性疾病,特别是在伴有肝硬化的情况下,治疗应从整体出发,注意局部与整体的关系。若情况许可,外科手术治疗仍是最优选的手段。不能外科手术切除者,多可采用肝动脉栓塞、肝动脉灌注化疗及中医药综合辨证论治等方法,有一定的疗效。关键是早期诊断,早期治疗。

(一)西医治疗

1. 手术治疗　随着肝外科技术的巨大进步,肝癌手术也取得长足进展。过去认为不能手术的巨大肝脏肿瘤,某些特殊部位如紧贴下腔静脉或主肝静脉的肿瘤,现已能施行手术,而且手术的安全性增加,术后长期生存率亦上升。目前认为肝癌的外科治疗是成功的途径之一。

对于肝肿瘤的切除,大小已不是绝对障碍。对癌肿局限于某一肝段或肝叶而未侵犯肝门、膈肌、腹膜或邻近器官,若肝功能基本正常,无心、肺、肾等重要脏器严重并发症,不属重度肝硬化者,可行肝癌切除术。手术方式根据病变的部位决定,有下列几种手术方式:肝区段切除术、左右半肝切除术、肝中叶切除术和左右肝三叶切除术等(图 31-3)。手术方法可选择根治性肝切除或姑息性肝切除。

对于不能切除的肝癌,可考虑行肝动脉结扎或肝动脉抗癌药灌注术等疗法,待肿瘤缩小后行外科手术切除。

2. 姑息性外科治疗　一般指姑息性肿瘤切除和非肿瘤切除性外科手术。

(1)姑息性肿瘤切除:也称为减体积性肝癌切除术,包括切除部分或大部分肿瘤组织。

(2)肝动脉结扎(或插管化疗)术:目前通过实验研究和临床观察,肝内恶性肿瘤的血供 90%以上来源于肝动脉,而正常肝组织的血供大部分来源于门静脉,所以通过对肝动脉的永久性或暂时性阻断,可使肿瘤缺血、缺氧坏死,而不致引起肝功能严重损害。肝动脉栓塞化疗,则指术中肝动脉内置管,术后经导管进行化疗药物灌注和栓塞,可使抗癌药高浓度首先集中于肝脏,局部作用大而全身反应小。

3. 肝移植术　随着新型免疫抑制剂的出现和外科技术的发展,肝癌已作为肝移植的适应证之一。一般认为,大肝癌和弥漫型肝癌移植术后疗效极差,如同时合并血管侵犯或肝外转移则为移植禁忌,而合并肝硬化、肿瘤单发,直径<5cm 或肿瘤数<3 个且肿瘤直径<3cm,无大的血管侵犯和肝外转移的肝癌患者,比较适合肝移植治疗。

4. 介入治疗　肝癌的介入治疗是指借助于影像技术的引导,在区域性血管内或瘤体内进行物理/化学等非手术治疗,可分为放射介入治疗和超声介入治疗两类。

(1)放射介入治疗:主要指经导管动脉化疗栓塞(TACE),兼有肿瘤诊断和治疗作用,主要适用于不能切除的(如肿瘤太大、多结节、累及左右肝,或较大的肝门部肿瘤)、非晚期(无明显黄疸、腹水、远处转移)而肝功能尚好者(Child A 或部分 Child B)。

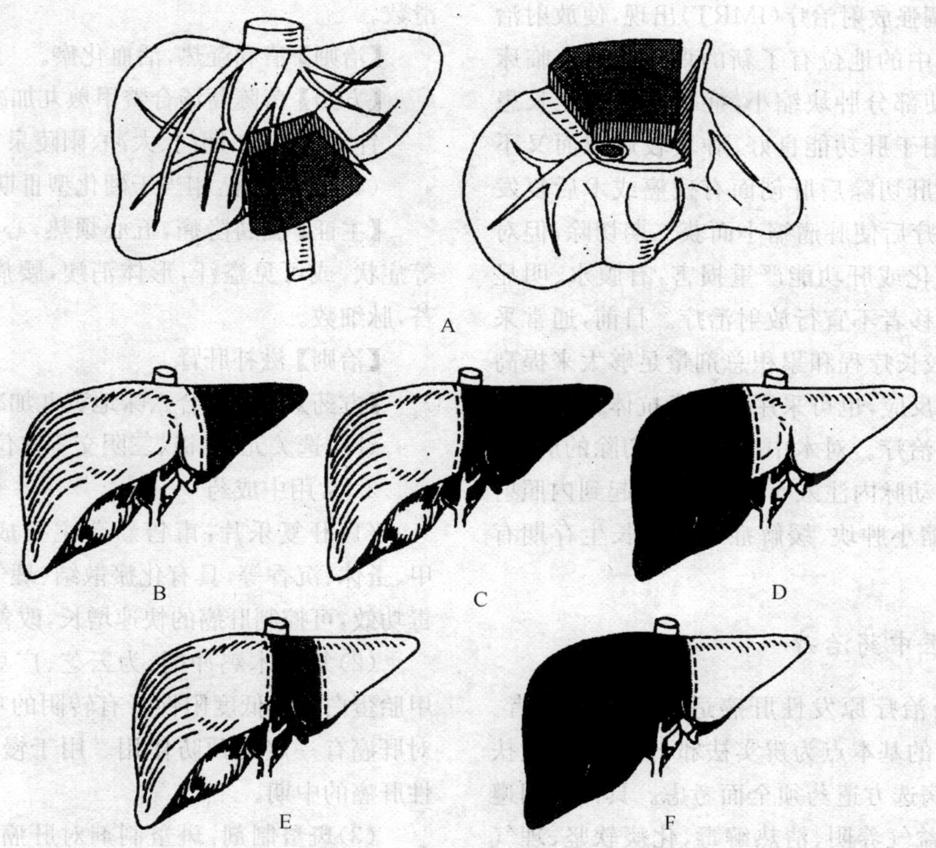

图 31-3　肝癌切除术

A. 肝Ⅳ6 区段切除术　B. 左外叶切除术　C. 左半肝切除术　D. 右半肝切除术　E. 右中叶切除术　F. 肝右三叶切除术

(2)超声介入治疗：包括 B 超引导下经皮无水乙醇注射治疗、经皮射频消融、微波固化、激光、高功率超声聚焦等的热凝、氩氦刀冷冻等。

1)经皮无水乙醇注射(PEI)：适用于直径<3cm 以下因严重肝硬化不能切除肝癌的治疗。

2)射频消融治疗(RFA)：是肿瘤局部透热治疗的一种。对于小肝癌，伴有重度肝硬化、肝实质内或位于肝门区靠近大血管的小肝癌，疗效好且损伤小。对于较大肝癌，应与 TACE 等方法联合应用。

3)微波固化(MCT)治疗：研究认为，该治疗对单个直径<3cm 以下肿瘤疗效较好，与射频治疗效果相似。

4)高功率超声聚焦：是一种既能定位，又能瞬间产生高温的非创伤性技术。对于肝癌治疗尚处于研究阶段。

5)氩氦刀冷冻：是借助氩气使肿瘤组织快速冷冻，瘤体内温度可迅速降为－180℃，又借助氦气可使温度迅速升至 20～45℃，这种冷热逆转疗法对肿瘤摧毁比较彻底，并可调控肿瘤抗原，激活机体抗肿瘤免疫反应。其适应证同微波和射频，对直径>5cm肿瘤也有效。

5. 生物治疗　最近研究发现了一些生物治疗方案，如肝癌特异性抗原，通过抗原呈递细胞可制备成肝癌疫苗，可主动性免疫患者或在体外诱导细胞毒性 T 细胞后再回输给患者。肿瘤新生血管的形成是肿瘤快速生长的重要物质基础。目前研制出对抑制新生血管的药物如沙利度胺、IL-12、Marimastat(金属蛋白酶抑制剂)、TNP47(烟曲霉素衍生物)、CAI 临床试验。

目前临床上比较常用的生物治疗方法是细胞因子如干扰素的应用，如 α 或 γ 干扰素治疗可延缓肝硬化向肝癌的发展，结合其他疗法对肝癌术后复发具有一定抑制作用。其他一些非特异性免疫增强剂如胸腺素(肽)、细菌或植物的提取物也广泛应用于临床。

6. 放射治疗　随着三维逆行放射治疗(3D-

CRT）和束流调强放射治疗（IMRT）出现，使放射治疗在肝癌治疗中的地位有了新的评估。目前临床观察认为，可使部分肿块缩小，症状缓解并延长患者生存期，适用于肝功能良好、肿块较局限而又不能手术切除或肝切除后肝创面有残癌或术后复发者。也有经放疗后使肿瘤缩小而获二期切除，但对伴有明显肝硬化或肝功能严重损害，有腹水、明显黄疸及远处转移者不宜行放射治疗。目前，通常采用较小剂量、较长疗程和累积总剂量足够大来提高疗效和减小副反应，也可采用单克隆抗体携带放射性物质的导向治疗。对术中探查无法切除的肝癌，可在术中经肝动脉内注入γ球形微粒，起到内照射治疗作用，对缩小肿块、缓解症状和延长生存期有一定意义。

（二）中医中药治疗

中医中药治疗原发性肝癌适合于各期患者。肝癌中医治疗的基本点为辨实祛邪不伤正，辨虚扶正以达邪，辨病选方遣药须全面考虑。具体应用遵循疏肝健脾、益气养阴、清热解毒、化痰软坚、理气活血等原则。

1. 中医辨证论治

(1)气滞血瘀：相当于Ⅱ期的单纯型。

【主证】两胁胀痛或刺痛，痛处固定拒按，脘腹胀满，舌紫黯或有斑点，脉弦涩等。

【治则】疏肝理气，活血化瘀。

【方药】小柴胡汤合大黄䗪虫丸加减；亦可选柴胡舒肝散合膈下逐瘀汤。

可针刺肝俞、脾俞、足三里、太冲等穴以理气活血止痛，用泻法。

(2)脾虚湿困：相当于单纯型Ⅱ期或硬化型Ⅱ期伴有腹水。

【主证】脘腹胀满，胁痛肢楚，神疲乏力，纳呆便溏，四肢肿胀，舌淡胖大，苔白或腻，脉弦而滑。

【治则】益气健脾，化湿祛痰。

【方药】四君子汤合逍遥散加减。

针刺足三里、脾俞、章门、阳陵泉、胃俞等穴以调补脾胃。

(3)肝胆湿热：相当于炎症型Ⅲ期。

【主证】胁下积块，腹大如鼓，黄疸日深，纳呆乏力，小便短赤，腹水肢肿，舌红或绛，苔黄或糙，脉弦滑数。

【治则】清利湿热，活血化瘀。

【方药】茵陈蒿汤合鳖甲煎丸加减。

针灸选肝俞、期门、太冲、阳陵泉等穴，用泻法。

(4)肝肾阴虚：相当于硬化型Ⅲ期。

【主证】胸胁隐痛，五心烦热，心悸，眩晕，耳鸣等症状，或可见盗汗，形体消瘦，腰痛酸软，舌红少苔，脉细数。

【治则】滋补肝肾。

【方药】一贯煎合六味地黄丸加减。

针灸选关元、中极、三阴交等穴位，用补法。

2. 常用中成药

(1)肝复乐片：市售新药主要成分为党参、鳖甲、蚤休、沉香等，具有化瘀散结、理气健脾、清热解毒功效，可控制肝癌的快速增长，改善临床症状。

(2)复方木鸡冲剂：为云芝、广豆根提取物，对甲胎蛋白持续低度阳性者有转阴的功效，从而提示对肝癌有一定的预防作用。用于慢性肝炎及原发性肝癌的中期。

(3)斑蝥制剂：斑蝥制剂对肝癌的治疗作用临床报道较多，剂型也多种多样，如斑蝥素片、羟基斑蝥胺片、复方斑蝥片、复方斑蝥素胶囊、羟基斑蝥胺注射液等，有效成品已提纯，广泛用于肝癌的治疗。

(4)莲花片：主要成分是蚤休、半枝莲、山慈菇、莪术、三七等。每片0.5g，每次6～8片，可连服数月至1年，该药在各地应用较久，适用于肝热血瘀而正气未衰的肝癌患者。

（三）中西医结合治疗

1. 抗肿瘤现代制剂

(1)华蟾素注射液

【药物组成】中华大蟾蜍。

【功能】清热解毒，消肿止痛，活血化瘀，软坚散结。

【临床应用】临床常用于治疗多种中、晚期肿瘤，如肝癌、食管癌等。

【剂型规格】针剂：2ml×10支；5ml×10支；10ml×5支。

【用法用量】①静脉滴注：每日或隔日1次，每次10～20ml，用5%葡萄糖注射液500ml稀释后缓慢滴注。每疗程4周，用药1周后休息1～2天。或遵医嘱。

②肌内注射：每日2次，每次2～4ml。疗程同静脉滴注。

【不良反应】个别患者可能出现发冷、发热现象，10分钟后即恢复正常；少数患者长期滴注后有局部刺激感或静脉炎，极个别患者还可能出现荨麻疹、皮炎等。

【生产厂家】安徽金蟾生化股份有限公司。

(2)得力生注射液

【药物组成】红参、黄芪、蟾酥、斑蝥。

【功能】益气扶正，消癥散结。

【适应证】用于中、晚期原发性肝癌气虚瘀滞证。

【临床应用】对放、化疗不敏感的腺癌，得力生注射液有较好的抑制作用，如肝癌、食管癌等。

【剂型规格】每支10ml。

【用法用量】静脉滴注。成人每次40～60ml，稀释于5%葡萄糖注射液500ml中，每日1次，每疗程45天。

【不良反应】少数患者用药后可能出现尿频、尿急的泌尿系刺激症状，偶可致血尿和蛋白尿。如出现上述不良反应，必须停药。

【生产厂家】北京凯环制药厂。

(3)榄香烯乳注射液

【药物组成】榄香烯。

【功能】活血解毒，消癥止痛。

【临床应用】临床主要用于治疗癌性胸腹腔积液，对肺癌、肝癌、胃癌、食管癌、脑瘤等。

【剂型规格】注射用乳剂。5ml:25mg，10支/盒；20ml:100mg，8支/盒。

【用法用量】①静脉注射：每日1次，每次400～600mg，15天为1疗程。选取较粗静脉血管，两臂交替使用，最好使用套管针。

②胸腔注射：用套管针(闭式)引流，尽量放尽胸水后，先注入10ml普鲁卡因注射液再按200～300mg/m^{2}体表面积的剂量注入胸腔。注药后，嘱患者多次改变体位，以增大药液接触面积，1～3次为1疗程。

【不良反应】有极少数患者会产生过敏或胃肠道反应，采取对症处理即可。

(4)复方木鸡冲剂：为云芝、广豆根提取物，对甲胎蛋白持续低度阳性者有转阴的功效。用于慢性肝炎及原发性肝癌的中期。

(5)斑蝥制剂：斑蝥制剂对肝癌的治疗作用临床报道较多，剂型也多种多样，如斑蝥素片、羟基斑蝥胺片、复方斑蝥片、复方斑蝥素胶囊、羟基斑蝥胺注射液等，有效成品已提纯，广泛用于肝癌的治疗。

2. 放、化疗辅助用药

(1)百令胶囊

【药物组成】发酵冬虫夏草菌丝体干粉。

【功能】补肺肾，益精气。

【适应证】用于肺肾两虚所致咳喘、浮肿等症，亦可用于慢性肝炎、肾病及肿瘤的辅助治疗。

【临床应用】临床常作为各种肿瘤患者经手术、放疗、化疗后的辅助治疗。肾衰竭及免疫功能异常症。

【剂型规格】胶囊。每粒含原粉0.2g，30粒/盒；60粒/盒。

(2)补中益气丸

【药物组成】黄芪、炙甘草、人参、当归、陈皮、升麻、柴胡、白术。

【功能】益气升阳，调补脾胃。

【适应证】用于脾胃虚弱、中气下降等症。

【临床应用】临床常用于治疗各种肿瘤放疗、化疗引起的毒副反应，如食欲不振、全身倦怠、白细胞下降、贫血、低蛋白血症等。

【剂型规格】颗粒剂，3g/袋，每盒9袋。

【用法用量】口服，3g/次，每日2～3次。

【生产厂家】北京汉典制药有限公司。

3. 围手术期辨证论治　从肝炎、肝硬化及肝癌众多症状分析，多与中医的脾胃有关。在整个肝癌发展过程中，脾虚始终存在。从生理病理角度看，肝脾同处中焦，“肝为将军之官”作为功能模型概念，“肝藏血，主疏泄，喜条达”则是它的生理学基础。手术早期应激状态中，肝脏起着防卫与适应作用。脾为后天之本与稳态屏障功能，《金匮要略》指出“见肝之病，当知传脾”。

进一步分析其病情特点，在手术初期，因创伤、胃肠运动及消化功能受到抑制，兼瘀血败浊蕴腹中，术后早期常有腹胀欲呕、腹痛阵作等气滞腑实表现，若气郁化热则见口干口苦、发热等症；其次，肝癌切除为大型手术，有不同程度失血，患者元气受挫，并有引流、渗出等致津液损耗，因而呈现虚实夹杂的病机变化。

(1)术前准备

1)疏肝解郁治疗：肝病本受七情干扰，兼面对肝脏大手术，大多有害怕焦虑的心理，肝失疏泄，谋虑失焉，决断无常则肝气郁结。患者多表现为情绪消沉、郁闷不乐，宜疏肝解郁为治则，配合心理辅导，以减轻手术应激不良反应。

2)健脾益气养血：肝癌体质患者多表现疲倦、虚弱、贫血等虚损症，应用健脾益气养血，给予四君子汤加味，以扶脾土抑肝木，增强抗病能力，减轻应激反应。

术前必须做好肠道准备，中医下法具有除满消胀、荡涤肠胃、推陈致新的作用。体质壮实者可用大承气汤，体弱者予以五仁汤加味，服后大便 3～4 次即可。

(2)术后处理：治病求本，以人为本、正气为本，即以恢复患者的正气为目标。肝为刚脏，体阴而用阳，肝气肝阳常有余，肝阴肝血常不足，肝又存在阴柔一面，易致郁结，故论治时宜刚柔辨证；其次本病虽为肝病，但五脏相关，尤其注意肝脾关系密切。临床应用注意以下几点：

1)继续健脾益气：肝癌病例病情复杂，虽然选择无黄疸腹水、肝功能 A 级的病例施手术，但国内患者 80%合并肝硬化，多存在脾虚证，术中多需行肝门血流阻断。存在再灌注损伤，应继续健脾益气治疗，术毕即可滴注参芪扶正注射液、参麦注射液等补气扶正。

2)术后出现发热、腹胀、尿赤便结、苔黄脉数等腑实化热证候，初用针刺足三里、内关，并以大承气汤灌肠，待腑气通后口服大柴胡汤疏肝泄热。

六、预后

通常肝癌从发现到死亡不超过 6 个月，及早发现、及早治疗，可使 5 年生存率明显提高。

第八节　肝脏转移癌

转移性肝癌又称继发性肝癌(secondary liver cancer)。肝脏是恶性肿瘤转移最常见的靶器官。在欧美发达国家，由于原发性肝癌少见，转移性肝癌可多于原发性肝癌几十倍。而我国转移性肝癌与原发性肝癌的发病率相近；近年在我国均有明显上升的趋势，为此我国转移性肝癌也必将增多。许多脏器癌肿均可转移到肝，尤以腹部内脏的癌肿如胃癌、结肠癌、胆囊癌、胰腺癌、子宫癌和卵巢癌等较多见。全身各种组织器官的恶性肿瘤均可通过血道、淋巴或直接浸润而转移至肝，但主要是通过门静脉或肝动脉。根据原上海医科大学 150 例转移性肝癌尸检统计，来自消化道肿瘤(以结肠、直肠癌肝转移多见)者占 30.0%，来自造血系统肿瘤者占 29.3%，胸部肿瘤(肺、食管)占 18.7%，其余依次为泌尿系、女性生殖系、头颈部、乳腺、软组织等。继发性肝癌常以肝外原发性癌肿引起的症状为主要表现，一般临床表现轻，病程发展缓慢，血清 AFP 测定多为阴性。继发性肝癌可能为单个结节，但多数为多个结节，且病变既已转移到肝，说明原发癌肿已到晚期，一般多已不能手术切除，预后差。

一、临床表现

转移性肝癌可在恶性肿瘤(特别是腹腔脏器恶性肿瘤)手术前或手术时发现，也可在术后随访时发现。可因癌转移至肝出现症状而发现。也可在定期随访过程中通过肿瘤标记(如癌胚抗原 CEA、CA19-9 等)和/或影像医学(超声显像、CT 等)的检测而发现。少数以肝转移癌为首发症状就医而发现。也有发现转移性肝癌后至死未能查清原发癌者。

转移性肝癌可出现与原发性肝癌相仿的临床表现。但转移性肝癌多无肝病背景，多不合并肝硬化，故临床表现常较轻而不易早期发现。随着肝转移癌的增大，可出现肝区疼痛、上腹胀、乏力、消瘦、发热、食欲不振及上腹部肿块等。扪诊时肝软而癌结节相对较硬。其中不少患者有不明原因低热。晚期也可出现黄疸、腹水、恶病质等。

患者可出现原发癌相关的临床表现。如原发

癌来自大肠，患者可能同时有黑便、脓血便、贫血、腹部扪及肿块等。如原发癌来自肺，可出现咳嗽、痰中带血等。如原发癌来自胰腺，可能出现背痛、腹块、黄疸等。

二、实验室检查

(一)实验室检查

由于多无肝病背景，故乙型和丙型肝炎病毒标记常阴性。早期肝功能检查大多正常，晚期可出现肝功能异常。甲胎蛋白(AFP)检查常阴性，但少数消化道癌(如胃癌、胰腺癌)的肝转移AFP可出现低浓度升高。结肠、直肠癌肝转移者，癌胚抗原(CEA)常异常升高。由于转移性肝癌来自结肠、直肠癌者最多，故一旦疑为转移性肝癌者，CEA和CA19-9、结肠镜等应作为常规检查。在大肠癌手术后，CEA的定期检测是早期发现肝转移的重要手段。

(二)影像学检查

影像学检查是转移性肝癌诊断不能或缺的。最常用者为超声显像。通常可检出1cm左右的肝转移癌。转移性肝癌在超声显像中常表现为散在多发的类圆形病灶。小的转移癌多为低回声灶，大的肿瘤则多为高回声灶，有时可见中心为低回声，称“牛眼症”。彩色超声提示多数转移性肝癌的动脉血供较原发性肝癌少。超声造影对转移性肝癌的诊断亦有帮助。电子计算机X线断层显像(CT)多不可缺少，它可提供更为全面的信息。转移性肝癌在CT上常表现为多发散在类圆形低密度灶。由于多数转移性肝癌的血管不如原发性肝癌丰富，注射造影剂后，病灶增强远不如原发性肝癌明显，有时仅见病灶周围略增强。MRI也常用。

(三)原发癌的寻找

临床上一旦怀疑为转移性肝癌，如原先明确的原发癌史，应在治疗前设法寻找原发癌。除上述CEA等外，如怀疑来自大肠癌者，可查大便隐血、纤维肠镜或钡剂灌肠。如怀疑来自胃癌者，可查胃镜或钡餐。如怀疑来自胰腺癌者，可查超声显像和/或CT。如怀疑来自肺癌者，可查痰脱落细胞、胸片或CT。如怀疑来自乳腺癌者也应不难发现。

三、诊断和鉴别诊断

(一)临床诊断

1. 有原发癌史或证据。

2. 有肝肿瘤的临床表现。

3. CEA升高，而AFP、HBsAg或抗HCV常阴性。

4. 影像学检查证实肝内实质性占位性病变，且常为散在分布、多发、大小相仿的类圆形病灶。细针穿刺活检证实为与原发癌病理相同的转移癌。

(二)鉴别诊断

1. 原发性肝癌　多有乙型或丙型病毒性肝炎、肝硬化背景，但无原发癌史。AFP、乙肝或丙肝标记常阳性。影像学检查常有肝硬化表现，肝内实质性占位性病灶常为单个，或主瘤旁有卫星灶，瘤内动脉血供常较丰富，有时可见门静脉癌栓。

2. 肝血管瘤　无原发癌史。女性较多，发展慢，病程长，临床表现轻。CEA、AFP均阴性。乙肝和丙肝标记常阴性，多无肝硬化背景。超声显像可单个或多个，小者常为高回声光团；大者可呈低回声灶，内有网状结构。CT静脉相常见自外向中心的水墨样增强。核素肝血池扫描阳性。

3. 局灶性结节样增生　无原发癌史。CT动脉相和静脉相均明显增强，有时可见动脉支供应。

4. 炎性假瘤　无原发癌史。超声显像常呈分叶状低回声灶。CT动脉相和静脉相均无增强。

5. 肝脓肿　无原发癌史，常有肝外(尤其胆道)感染病史。常有炎症的临床表现，如寒战、发热、肝区痛、白细胞总数及中性粒细胞增多。超声、CT见液平。穿刺有脓液。

四、治疗

转移性肝癌的治疗主要有手术切除、经手术的姑息性外科治疗、不经手术的局部治疗、药物治疗及对症治疗。

转移性肝癌的治疗选择应考虑以下方面：

(1)原发癌的情况：如原发癌已经作根治性切除，对转移性肝癌的治疗应采取较积极的态度。如原发癌未治疗，通常应首先治疗原发癌，然后考虑转移性肝癌的治疗。如原发癌已广泛播散,通常只对症治疗。

(2)转移性肝癌的情况:除原发癌情况需首先考虑外,如转移性肝癌为单个病灶,应争取手术切除。如为2～3个月病灶,仍可考虑手术切除。如为3个月以上病灶,则考虑切除以外的经手术或不经手术的局部治疗。

(3)全身情况:如全身情况较好,对转移性肝癌应采取积极的态度。如全身情况很差,则只宜作对症治疗。

(一)手术切除

1. 切除指征

(1)原发癌可彻底性切除,肝仅为孤立的转移性癌结节或癌结节仅于一叶有可能作一期切除者。

(2)原发癌已经切除,肝转移癌为单个病灶或局限于半肝,或虽累及左右肝而结节数不超过3个,且转移灶的大小和所在部位估计技术上能二期切除者。

(3)肝转移癌切除后较远期的单个复发性肝转移碍而无其他转移灶者,肝继发性癌可再次手术切除;原发性肝癌已切除一定时期后出现肝内转移,局部病灶符合切除条件。以上情况,若无其他脏器转移灶且全身情况许可,可考虑手术切除。

2. 手术方式　手术切除方式与原发性肝癌者相仿。由于转移性肝癌多不伴肝硬化,故可耐受较大范围的肝切除,包括扩大半肝切除,术中肝门阻断的时间也可延长。但通常有足够切缘的局部切除已能达到要求,过分强调规则性切除常弊多利少。

3. 手术时机　如可切除的转移性肝癌的手术可同期或分期进行。凡患者能耐受者,可同期切除。如估计患者不能耐受,或二者的手术均较大,或不能确定肝转移癌为单个或3个以内,宜分期进行。通常在原发癌切除后数周待患者基本恢复后进行。

4. 手术切除的疗效　近年随着诊断技术(尤其是肿瘤标记和影像学)的提高,特别是对原发癌术后随访的重视,不少转移性肝癌已能在尚无症状的亚临床期发现,使转移性肝癌的切除率明显提高,手术死亡率明显下降,切除的疗效也逐步提高。

(二)切除以外的局部治疗

对不能切除的继发性肝癌,可根据患者情况及原发癌的病理性质,选择肝动脉结扎术、肝动脉置管化疗术、肝动脉介入化疗栓塞术等治疗。

1. 经手术的局部治疗　通常在腹部原发癌手术时发现有转移性肝癌而不宜切除者,可酌情作肝动脉结扎、插管、术后行化疗灌注或化疗栓塞。由于转移性肝癌的血供不少来自门静脉,也可合并门静脉插管,术后作化疗灌注。如转移灶数目不多,肿瘤不太大。亦可作术中液氮冷冻治疗、术中微波治疗或术中无水乙醇瘤内注射。

2. 经导管动脉内化疗栓塞(TACE)　对多发转移性肝癌或肿瘤巨大而不能切除者,或患者不能耐受手术者,目前多采用TACE。TACE的疗效常取决于肿瘤的动脉血供和对化疗药物的敏感度。如动脉血供较多,碘化油在瘤内的浓聚程度也较好,疗效将好于动脉血供少者。化疗药物的敏感性则取决于原发癌的种类。通常转移性癌用TACE治疗的疗效常不如原发性癌的TACE治疗的疗效。TACE对转移性癌在部分患者可延长生存期,但远期疗效多不理想。

3. 经皮瘤内无水乙醇注射　对转移性肝癌数目较少、肿瘤较小者可用此法,但需施行多次。个别患者疗效不错。

4. 射频治疗　近年出现的射频治疗,其肿瘤坏死的程度常优于无水乙醇注射。对转移性肝癌数目不多、肿瘤不太大者可选用。具体方法有经皮射频治疗、腹腔镜下行射频治疗等。

5. 放射治疗　如转移性肝癌病灶比较局限,也可选用放射治疗。放疗的疗效也取决于肿瘤对放疗的敏感性。

(三)全身化疗、生物治疗

除个别原发癌对化疗敏感(如恶性淋巴瘤)者外,全身化疗对多数转移性肝癌疗效甚差。对来自消化道肿瘤的转移性肝癌,也可试用口服5-氟尿嘧啶类药物,如喃氟啶、氟铁龙等。生物治疗如α干扰素(IFN)也可试用,对肿瘤血管较多的肿瘤,INF有抑制血管生成的作用。其他如IL-2/LAK细胞治疗等也可试用。近年还有胸腺肽等,有助于增强免疫功能。

（四）中医治疗

对不能切除的转移性肝癌，有时采用中医辨证治疗，有助提高免疫功能、改善症状、甚或延长生存期。具体可参考原发性肝癌的辨证治疗。

五、预后

原发癌已切除的转移性肝癌，除单个或 3 个以下能切除者外，大多预后较差。转移性肝癌的预后取决于原发癌的部位、原发癌的切除与否、原发癌的生物学特征、转移性肝癌的数目和肝脏受侵范围的程度及治疗的选择等。如来自消化系统肿瘤的转移性肝癌，通常来自大肠癌者预后最好，来自胃癌者较差，来自胰腺癌者更差。

（谭志坚）

第三十二章　门静脉高压症

门静脉高压症(portal hypertension)是指门静脉血液回流受阻和内压升高而引起的证候群。门静脉压力正常值为1.27～2.36kPa(13～24cmH_2O)，比肝静脉压力的0.45～0.88kPa(5～9cmH_2O)要高。如其压力高于此界限，则定义为门静脉高压症。其主要表现有脾肿大、脾功能亢进、腹水、食管胃底静脉曲张继而破裂出现消化道出血等。祖国医学属于"臌胀"、"癥瘕"、"单臌胀"范畴。

一、解剖概要

门静脉与其他部位静脉相比有3个特点：

(1)门静脉主干的两端均为毛细血管，一端为胃肠道、脾、胰腺、胆道等的毛细血管，另一端为肝小叶内的毛细血管网(肝窦)。

(2)门静脉主干中少有静脉瓣存在(但婴儿时可达50%左右)。

(3)门静脉与腔静脉系统之间存在多处交通支，这些交通支在正常情况下都很细小，血流量也少，甚至处于闭合状态，但门静脉压力升高时，交通支扩张成为血液分流的渠道。

门静脉与腔静脉之间有4个交通支(图32-1)：

(1)胃底、食管下端交通支，是门-腔静脉之间的主要交通支。门静脉血流可经胃冠状静脉和胃短静脉，通过食管静脉丛与奇静脉相吻合，流入上腔静脉。

(2)直肠下端肛管交通支，门静脉血流经过肠系膜下静脉、直肠上静脉，与直肠下静脉和肛管静脉相吻合，流入下腔静脉。

(3)前腹壁交通支，门静脉(左支)血流经脐旁静脉与腹壁上和腹壁下的深静脉相吻合，分别流入上、下腔静脉。

(4)腹膜后交通支(Ketzius静脉)，肠系膜上、下静脉有许多个小分支，在腹腔后与下腔静脉相吻合。

另外，还有肝膈部分交通支(Sappey静脉)。在肝脏膈顶部无腹膜区，肝静脉与膈静脉(腹腔静脉系统)之间交通支相吻合。

在这些交通支中，最为重要的是胃冠静脉与奇静脉间交通支。胃冠静脉有3支，即胃支、食管支与高位食管支(或异位高位食管支)。这些交通支主要分布在胃底黏膜下和食管下端的黏膜下层。在门脉压力增高情况下，或有黏膜糜烂等症时，由于这些交通支距门腔静脉主干近，压力差相对较大，容易发生上消化道大出血。

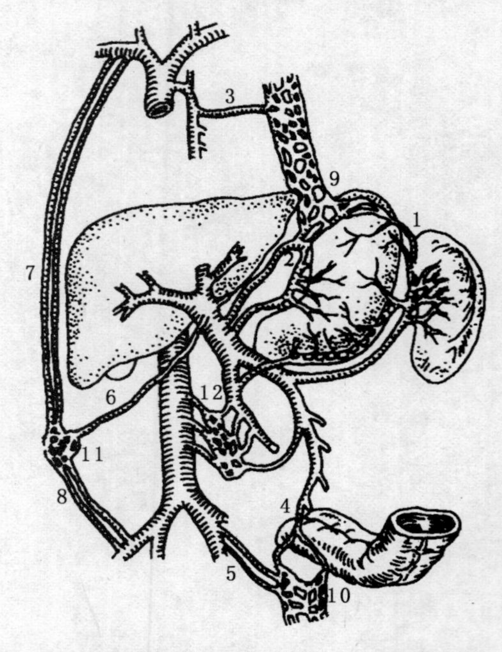

图32-1　门静脉与腔静脉之间的交通支

1. 胃短静脉　2. 胃冠状静脉　3. 奇静脉　4. 直肠上静脉　5. 直肠下静脉、肛管静脉　6. 脐旁静脉　7. 腹上深静脉　8. 腹下深静脉　9. 胃底-食管下段交通支　10. 直肠下端、肛管交通支　11. 前腹壁交通支　12. 腹膜后交通支

二、病理生理

(一)病理变化

门静脉无瓣膜，其压力通过流入的血量和流出

阻力形成并维持。门静脉血流阻力增加和高动力循环是肝硬化门静脉高压症发生、发展的两个决定性因素，前者是门静脉高压症形成的启动因素，而后者对门静脉高压症的维持和发展有重要作用。近年来，我国应用彩色多普勒流速剖面技术检测表明，肝硬化患者门静脉是处于阻力升高和高动力循环并存状态，但不同部位有不同的侧重表现。

肝脏由于肝动脉和门静脉共同供血，肝脏血流平均每分钟 1500ml，占心排出量的 1/4，其中20%～30%来自肝动脉，70%～80%来自门静脉。门静脉系统血流的调节主要发生在 2 个部位，即内脏的毛细血管前部分和肝血窦前部分。前者决定门脉的血流量，后者决定门脉血流在肝内所受到的阻力。门脉压力取决于门脉的血流量和阻力及下腔静脉的压力。肝动脉的血液在肝窦内与门静脉的血液混合。肝血窦相当于其他组织的毛细血管，管壁内皮细胞间空隙极大，通透性高，故大量血浆蛋白质可渗出血窦。肝淋巴蛋白质含量是各器官淋巴中最高的。肝动脉即门静脉分支进入肝血窦处口径狭小，有一定阻力，故正常门静脉比一般静脉压稍高。在正常情况下，肝动脉的压力为门脉的8～10 倍(图 32-2)。肝动脉进入肝窦前先经过多次分支形成毛细血管，因而使其压力大幅度下降。终末门小静脉和终末肝小静脉均有平滑肌内皮细胞，可以调节进入肝窦的血液、血流量和阻力。肝窦壁的 Kupffer 细胞及其出口处的内皮细胞均可胀缩以改变其突出于腔内的程度，调节流出至肝静脉血液的流量和阻力。毛细血管进入肝窦后突然变宽。肝血窦轮流开放，平时只有 1/5 的肝血窦有血流通过。肝总血流增加时，更多的肝血窦开放，以容纳更多的血液，起缓冲作用，减少门脉压力变化。肝血窦血流变缓，有利于细胞与血液间的充分物质交换。

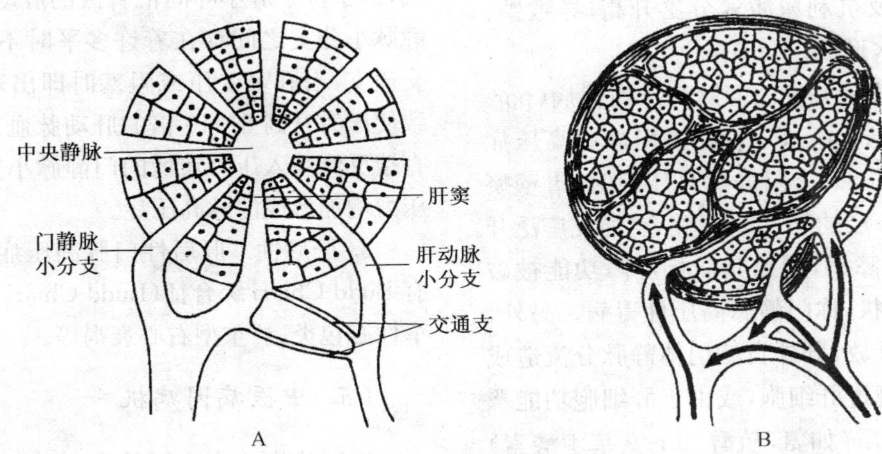

图 32-2　门静脉、肝动脉小分支间交通支在门静脉高压症发病中的作用

A. 正常时，门静脉、肝动脉小分支分别流入肝窦，其交通支细而不开放

B. 肝硬化时交通支开放、压力高的肝动脉注入压力低的门静脉，使门静脉压力增高

门脉高压症形成后，可以发生下列病理变化：

1. 门体静脉开放，交通支扩张　由于正常肝内静脉通路受阻，门静脉又无静脉瓣，上述门-体静脉交通支平日关闭，当门静脉压力增高时，则出现扩张、开放、扭曲形成静脉曲张。临床上最有意义的是曲张的食管下段，胃底静脉，它离门静脉主干最近，压力差最大，因而受门动脉高压的影响也最早，最显著。加之胃与食管交界处 5cm 长的远端食管，其静脉主要位于固有层而不是黏膜下层，这是形成曲张静脉的组织结构基础。门脉高压时血管内血容量增加，管壁张力增大，覆盖表面的黏膜就变薄。肝硬化患者易胃酸增多，胃酸的刺激腐蚀，或坚硬粗糙食物机械性磨损，造成局部反流性食管或黏膜糜烂，当恶心、呕吐、咳嗽、负重等使腹压突然增加时，门静脉压力也随之不成比例地大幅度升高，使食管下段胃底静脉破裂而引起急性上消化道大出血。

2. 脾肿大(splenomegaly)，脾功能亢进(hypersplenism)　门静脉血流受阻，脾脏长期处于充血、水肿状态，首先出现充血性脾肿大。继而脾窦扩张，脾内纤维组织增生，单核、吞噬细胞增生和吞噬红细胞现象。由于脾功能亢进引起对红细胞破坏功能增加，临床上出现外围血细胞减少，即血细胞及血小板减少。长期脾肿大可出现慢性脾周围炎，侧支血管形成。

3. 腹水

(1)门静脉系统毛细血管床滤过压增加：腹腔内血液仅有5%经腔静脉回流，其余均经门静脉回流。门静脉压力升高使门静脉系统毛细血管床的滤过压增加，同时肝动脉血流增加，动静脉短路开放使血流动力改变。

(2)低蛋白血症：肝硬化引起的低蛋白血症，血浆胶体渗透压下降，以及淋巴液的生成增加，促使肝表面及肠系膜漏入腹腔而形成腹水。

(3)继发性醛固酮及抗利尿激素升高：肝动脉血流增加，动-静脉短路使得高血流动力改变，血流量增加，阻力增大，但中心血流量却是下降的。继发性刺激醛固酮及抗利尿激素分泌升高，导致钠、水潴留而加剧腹水形成。

约有20%的患者并发门静脉高压性胃病(portal hypertensive gastropathy)，约占门静脉高压症并上消化道出血的5%。门静脉高压症时，胃壁淤血、水肿、胃黏膜下层的静-动脉短路，交通支广泛开放，胃黏膜微循环障碍，导致其防御屏障功能被破坏，形成一系列症状，称门静脉高压性胃病。另外，由于动静脉短路开放，肝外自然门体静脉分流造成大量门静脉血流绕过肝细胞，或由于肝细胞功能严重受损，使有毒物质(如氨、硫醇和r-氨基丁酸素)不能代谢和解毒而直接进入体循环，从而对脑产生毒性作用并出现精神神经综合征，称为肝性脑病(hepatic encephalopathy)或门体性脑病(portosystemic encephalopathy)。自发性肝性脑病的发生率则不到10%，常因胃肠道出血、感染、过量摄入蛋白质、镇静药、利尿剂而诱发。

(二)门静脉高压症分型

按照静脉阻力增加的不同部位，可分为肝前型、肝内型和肝外型。

1. 肝前型

(1)常见原因：肝外门静脉血栓形成(如脐炎、腹腔感染急性阑尾炎、急性胰腺炎及腹部创伤等所致，或瘤栓)。

(2)外在的压迫(转移性癌肿、胰腺炎症或肿瘤)。单纯的脾静脉血栓多见于胰腺炎或肿瘤，此时肠系膜上静脉和门静脉的压力正常，左侧胃网膜静脉成为主要支循环血管，胃底静脉曲张较食管下段静脉曲张显著，这是一种特殊类型的门脉高压症(左侧门脉高压症)。

这种类型患者的肝功能多半正常或仅有轻度损害，预后比肝内型较好。

2. 肝内型　肝内型门脉高压症又可分为窦前、窦后和窦型。在我国，肝炎后肝硬化是引起肝窦和窦后阻塞性门脉高压症的常见原因。

肝炎后肝硬化时所引起的门静脉高压症，首先，由于肝小叶发生纤维组织增生与肝细胞再生，已形成的纤维组织结节必然挤压肝小叶内的肝窦，使其变窄或闭塞。这种肝窦或窦后的阻塞可使门静脉血流量受阻，门静脉压力也就随之而升高。其次，由于位于肝小叶间汇管区的肝动脉小分支与门静脉小分支之间存在着许多平时不开放的动静脉交通支，当肝窦受压或阻塞时即出现大量的开放，致使压力升高8～10倍的肝动脉血不再向前流动，直接反流注入压力较低的门静脉小分支，使门静脉压力增加形成门脉高压症。

3. 肝后性　肝后性门脉高压症发病常见原因有Budd-Chiari综合征(Budd-Chiari Syndrome)、缩窄性心包炎、严重型右心衰竭等。

(三)中医病因病机

中医认为该病多因饮食不洁、情志所伤，肝瘅之后，肝着日久，肝体积损，肝络瘀滞；或长期纵酒，酒毒湿热，内伤肝脾；或感染蛊毒，虫毒结聚，使肝脾受伤，络脉瘀塞；或因心阳不振，行血无力，血瘀于肝。多因素引起肝、脾、肾三脏受损，病机涉及全身而非独肝之疾(病之早期多属肝脾气滞、血瘀，实证为主当属肝积；至中、后期腹水已成，多属脾虚肝弱，气血凝滞，阻于肝脾脉络，水湿停聚不化，为正虚邪实之证；及至晚期，多累及肾，或脾肾阳虚，或脾肾阴虚，或阴阳俱虚，病邪多已深结而积重难返)。导致气滞、血瘀、水停而成积聚、臌胀，或久病入络，血脉瘀阻，血不循经而导致吐血、便血。

三、临床表现

门静脉高压症多发生于中年男性，病情发展比较缓慢。其临床症状因病因不同而有所差异,但主要表现为脾肿大、脾功能亢进、呕血或柏油样黑便、腹水及非特异性全身症状(如乏力、嗜睡、厌食、腹胀等)。肝硬化患者中仅有40%出现食管胃底静脉曲张,而这些患者中有50%～60%并发大出血。一旦破裂,则为突发性急性大出血。由于肝功能损伤凝血机制障碍,血小板减少症,往往出血不易自止。大出血更加重肝组织缺血缺氧,故导致肝昏迷。

查体可触及脾肿大,肿大可达脐下。如有黄疸腹水和前腹壁静脉曲张特征,提示门静脉高压严重,肝细胞损害严重,可及肝质地硬边缘钝而不规则,或肝脏缩小难以触到。可见蜘蛛痣、肝掌、男性乳房增生及睾丸萎缩等。

四、诊断和鉴别诊断

(一)诊断

根据病史和临床表现,其诊断并非困难,结合以下辅助检查有助于诊断。

1. 血象　脾功能亢进时,血细胞计数减少,白细胞计数降至 3×10^9/L 以下,血小板计数减少至 $(70\sim80)\times10^9$/L 以下。

2. 肝功能　血浆蛋白降低而球蛋白增高,球蛋白/白蛋白倒置。凝血酶原时间延长。天门冬氨酸转氨酶和丙氨酸转氨酶若超过正常值的 3 倍,提示有明显肝细胞坏死;碱性磷酸酶和谷氨酸转肽酶显著升高,提示有淤胆。在没有输血因素影响下,血清总胆红素超过 51μmol/L(3mg/dl),血浆蛋白低于30g/L,说明功能严重失代偿。肝功能储备可用 Child 肝功能分级评价(表 32-1)。

表 32-1　Child 肝功能分级

项目	A	B	C
血清胆红素(μmol/L)	34.2	34.2～51.3	>51.3
血浆白蛋白(g/L)	≥35	30～35	≤30
凝血酶原时间延长(s)	1～3	4～6	>6
SGPT(金氏单位)	<100	100～120	>200
(赖氏单位)	<40	40～80	>80
腹水	无	少量,易消退	大量,不易控制
肝性脑病	无	轻	昏迷
营养情况	好	尚可	差(消耗性)

3. X 线　上消化道造影显示食管及胃底静脉曲张,表现为食管、胃底黏膜紊乱,呈蚯蚓状蚕食样。

4. 内镜检查　最好在出血 24 小时内进行,获阳性率高,可观察食管及胃底静脉曲张程度范围及曲张静脉数目等。必要时可行硬化疗法,也可测定曲张静脉的压力,此压超过 4kPa 时易发生曲张静脉破裂出血。同时还可见有无十二指肠溃疡存在。

5. B 超检查及多普勒测定　肝脏弥漫性改变或体积缩小。脾肿大,门静脉及脾静脉直径增宽,并可显示有无腹水。体外测定门静脉直径和血流速度,即可得出门静脉血流量。可反复检查,是目前最方便的测定方法。

6. 特殊检查

(1)肝活检:仅能测定肝病的活动性,不能了解门静脉高压症的严重程度。

(2)免疫学检查:IgA 升高多见于酒精性肝硬化,IgG 升高见于自身免疫性较差的肝炎活动期,IgM 升高多见于原发性胆汁性肝硬化。大多数原发性胆汁性肝硬化病例存在抗线粒体抗体,自身免疫性慢性肝炎是活动期存在抗核抗体、抗平滑肌抗体和抗线粒体抗体。

(3)脾静脉造影:在左侧第 9 肋或第 10 肋间与腋中线交叉点经皮穿刺脾脏,行脾静脉造型。可确定脾静脉有无阻塞及其阻塞部位,即可以确定是肝内型或肝外型。但由于充血脾大的脾髓质极脆,凝血功能障碍,穿刺后引起出血,所以脾穿刺造影往往在手术前进行,以防意外。

有人提倡,若术前准备做脾-肾分流术,应行肾排泄性造影。由于脾、肾静脉吻合术后,可能影响左肾功能,所以,手术前应首先了解双肾功能。

7. 门静脉压力的测定　术前及术中测定门静脉压力,对诊断选择手术方法及其预后判断均有帮助。

(1)手术前后测定方法

1)经皮脾穿刺脾髓测压(SP):用针经皮刺入脾脏内测压,门静脉有阻塞时压力均升高。

2)经皮肝穿刺肝内门静脉分支测压(PVP):肝前性门静脉高压症其压力不高,肝内或肝后性门静脉高压症其门脉压均升高。

3)肝静脉插管测压:穿刺股静脉将导管经下腔静脉插至肝静脉主干,或穿刺肘静脉插导管经右心房、下腔静脉至肝静脉主干,此时测得压力为游离肝静脉(FHVP),继续插入导管,至此导管头堵住肝静脉开口,所测得的压力为肝静脉楔压(WHVP),正常直为 1.33～3.99kPa(10～30mmHg)。由于肝静脉直通肝血窦,所以肝静脉楔压反映肝血窦压。正常人的游离肝静脉压与肝静脉楔压或脾内压接近。窦前阻塞时肝静脉楔压不升高,窦后阻塞时则肝静脉契压升高。肝静脉楔压与肝静脉压之差提示肝血窦压增高的程度,称为肝静脉压梯度。

(2)术中测压方法

1)门脉压:直接穿刺门静脉主干(FPP)或门静脉分支,如大网膜静脉。

2)术中暂时钳夹门静脉,测得压力为肝侧门静脉闭锁压(HOPP),正常为 0.49～0.98kPa(50～100mmH_2O),在阻断脏侧门静脉测得的压力为脏侧门静脉闭锁压(SOPP),正常值为 3.92～5.58kPa(400～600mmH_2O)。SOPP 与 HOPP 的压力差相当于门静脉入肝血流的最大灌注压(MPP),反映门静脉入肝的血流量。HOPP＞SOPP 时,门静脉血离肝逆流,门静脉高压时 SOPP 与 FPP 之差代表门静脉侧支开放的程度,差值愈小分流愈大,向肝血流量愈小。

正常　　FHVP≈WHVP≈FPP(SP)

肝前梗阻　　FHVP≈WHBP＜FPP(SP)

肝内窦前梗阻　　FHVP≈WHVP＜FPP(SP)

肝内窦后梗阻　　FHVP＜WHVP≈FPP(SP)

(二)鉴别诊断

1. 出血的鉴别　凡有急性大量消化道出血者,首先要考虑到胃十二指肠溃疡、食管胃底曲张静脉破裂出血和胃癌这 3 个最常见的原因;其次为胃黏膜的急性炎症病变等。

(1)溃疡病大出血:有典型的溃疡病史,出血前往往有突然加重或失去原来的疼痛规律;胃溃疡以呕血为主,最终会出现柏油便。而十二指肠溃疡以柏油便为主,往往有大量呕血,呕吐的血多为咖啡色,出血量大时,便血呈紫红色,出血后上腹部疼痛可以缓解或减轻。患者的肝功能应为正常,很少有腹水;钡餐造影和胃镜检查可以明确诊断。

(2)胃癌出血:一般病史较长,有类似溃疡病史,食欲减退、消瘦、贫血、上腹部隐痛可逐渐加重。早期持续小量出血,粪便潜血试验持续阳性,侵犯大血管时可发生呕血、便血及休克。有时可在上腹部触到包块及左侧锁骨上淋巴结肿大。往往患者在呕血前有较长时间的便血史。若有腹水,可在腹水中找到癌细胞;钡餐摄片可见钡影残缺,癌性龛影,胃壁僵硬,蠕动和黏膜皱襞消失。胃镜下可见到典型的恶性溃疡和肿瘤表现,活检可以明确诊断。胃癌患者出血后,原来的症状持续存在或进一步加重。

(3)胆道出血:有肝胆疾病或外伤病史,如胆道感染、肿瘤、胆道系统血管损伤等,并有典型的胆绞痛发作史,可有黄疸,但一般很少有肝硬化,当胆绞痛发作时,肝区疼痛加剧。呕血、便血均可发生,但以柏油样便为主,多在胆绞痛发作之后出现;可有周期性反复出血,间隔期多为 1 周左右。出血后肝区的疼痛不仅不减轻,反而加重,但肿大的胆囊可缩小。患者右上腹部可有明显的压痛,有时可以出现肌紧张。白细胞可有明显的升高,中性粒细胞也升高。胆道造影可以明确病变的部位及出血的原因。B 超与 CT 检查对诊断有很大的帮助。

(4)急性胃黏膜病变:一般有重症感染、损伤、烧伤等病史。可有呕血或血便,但以呕血为主,反复出现,间歇期可达数日。出血前常在原有的重症感染与损伤基础上出现非特异性胃肠道症状。出血后胃肠道症状不仅不减轻甚至加重。钡餐检查多无阳性发现,气钡双重造影可见黏膜呈斑块状糜烂、局限或广泛性出血灶,呈片状或条索状分布,有时可见黏膜明显的水肿。

(5)Mallory-Weiss 综合征:简称为 M-W 综合征,在消化道出血中所占的比例有上升趋势。其在临床上典型的表现为酗酒呕吐后随之而来的呕血,多为食管内压力急剧上升，食管与胃连接部的黏膜撕裂伤。表现为大量的无痛性出血，可伴有胸骨后烧灼样感，频繁地呕吐及柏油样便。往往易与上消化道出血的其他疾病相混淆，给临床诊断带来一定的困难。多需剖腹探查时方能够明确诊断。所有遇到胃内有积血而又无原发病灶时，就应考虑到该病的可能。要结合其他辅助检查和门静脉高压症所致的食管下端、胃底静脉曲张破裂出血进行鉴别。

2. 脾肿大和脾功能亢进的鉴别　可分为原发性和继发性两大类：

(1)原发性有原发性血小板减少性紫癜，先天性溶血性贫血，原发性白细胞减少症和全血性血细胞减少症，一般先有某血细胞减少，继而脾肿大，但骨髓涂片则有相应的血细胞增生过盛现象。

(2)继发性脾功能亢进，一般均有某些前驱疾病，如血吸虫病、疟疾、黑热病、白血病等引起脾肿大后，因脾功能亢进而有不同的血细胞减少现象，无肝病，肝功能正常。但不能确诊为肝硬化的早期表现或肝外型门脉高压症，有时需要做肝活检和门脉压力测定。

3. 腹水的鉴别　门静脉高压性腹水一般为漏出液，应与腹腔炎性渗出性、肿瘤性、心源性及肾性腹水相鉴别。

(1)心源性腹水：如风湿性心脏病所致二尖瓣狭窄、缩窄性心包炎等心脏病在发生心力衰竭时往往出现腹水，易与肝硬化腹水相混淆，但若详细地询问病史，细致地进行心脏听诊，再结合心电图及X线检查，一般进行鉴别并不太困难。

(2)肾源性腹水(慢性肾炎)：慢性肾炎很容易发生腹水而被误诊为肝硬化。但慢性肾炎合并有全身浮肿、血尿、高血压、尿中有大量蛋白、管型，结合病史，诊断并不困难。

(3)腹腔内肿瘤：腹腔内肿瘤可以压迫门静脉或癌栓在门静脉内形成血栓而使血液回流受阻，致使门静脉出现高压及腹水。此时大部分已属肿瘤晚期，可有血液及淋巴远位转移，也可有腹腔内大量种植，要详细询问病史及查体。钡餐造影、B超、CT检查有鉴别价值。同时进行腹水内查找癌细胞更有助于诊断。

五、治疗

外科治疗主要是针对门静脉高压症的并发症的处理。最常见的是食管胃底静脉破裂出血的处理。其治疗方案要根据门静脉高压症的病因、肝功能的储备、门静脉系统主要血管的可利用情况和医师的操作技能及经验。评价肝功能储备，可预测手术的效果和非手术患者的预后。常用Child肝功能分级评价肝功能储备。A级、B级、C级患者的手术死亡率分别为0～5%、10%～15%和超过25%。

(一)非手术治疗

食管胃底曲张静脉破裂出血，尤其是肝功能储备Child C级患者，尽可能采用非手术治疗。

1. 补充血容量　严密观察血压、脉搏变化，同时立即输液、输血，防治休克。收缩压低于0.7kPa(80mmHg)，估计失血量超过800ml，应快速输血。

2. 血管加压素

(1)使内脏小动脉收缩，门静脉血流量减少。常用剂量：每分钟0.2～0.4U持续静脉滴注，出血停止后减至每分钟0.1U，维持24小时。使门静脉压力下降约35%，一半以上者均可控制出血。与硝酸甘油联合应用可以减轻血管加压素的副作用。

(2)生长抑素可收缩内脏血管，减少门静脉血流，对控制曲张静脉出血与血管加压素效果相似，但无后者对心血管系统的副作用。

3. 内镜治疗

(1)经纤维内镜注射硬化剂：国内多选用鱼肝油酸钠，直接注射入曲张静脉腔内，使曲张静脉闭塞，其黏膜下组织硬化，以治疗食管静脉曲张出血和预防再出血。长期疗效优于血管加压素和生长抑素。主要并发症有食管溃疡、狭窄或穿孔。食管穿孔是最严重的并发症，其发生率约1%，但死亡率高达50%。

(2)经内镜食管曲张静脉套扎术：比硬化疗法操作相对简单和安全。方法是经内镜将要结扎的曲张静脉吸入到结扎器中，用橡皮圈套扎在曲张静脉基底部。硬化剂注射疗法和套扎术对胃底曲张静脉无效。

4. 三腔管压迫止血　原理是利用充气的气囊分别压迫胃底和食管下段的曲张静脉，以达止血目的。通常用于对血管加压素或内镜治疗无效的患者。该管有三腔，一腔通圆形气囊，充气后压迫胃底；另一腔通椭圆形气囊，充气后压迫食管下段；还有一腔通胃腔，可进行吸引，冲洗和注入止血药。Minnesota 管还有第四个腔，用以吸引充气气囊以上口咽分泌物。用法见“第三十六章　上消化道大出血　图 36-1”。

三腔管压迫可使 80%患者得以控制，但约一半患者排空气囊后再次出血。再者，气囊压迫装置其并发症发生率也有 10%～20%，并发症有吸入性肺炎、食管破裂及窒息。故应用三腔管止血的患者，应进行监护，注意以下事项：患者应侧卧或头部侧弯，便于吐出痰液，吸尽患者咽喉部分泌物，防止发生吸入性肺炎；要严密观察，防止气囊上滑堵塞咽喉引起窒息；三腔管一般放置 24 小时，如出血停止，可先排空食管气囊，再排空胃气囊，再观察 12～24 小时，如确已止血，再拔管。放置三腔管时间不宜超过 3～5 天，否则使食管胃底黏膜受压太久而发生溃烂、坏死和食管破裂。因此，每隔 12 小时应放空气囊 10～20 分钟；如出血再充气压迫。

5. 经颈静脉门体分流术(transjugular intrahepatic portosystemic shunt，TIPS)　是采用介入放射方法，经颈静脉途径在肝内肝静脉与门静脉主要分支建立通道，置入支架实现门体分流，展开后的支架口径通常为 7～10mm。TIPS 适用于食管胃底曲张静脉破裂出血，经药物和内镜疗法无效，肝功能失代偿不宜行急诊门体分流手术的患者(图 32-3)。主要并发症包括肝性脑病和支架狭窄或闭塞。由于 TIPS 一年内支架狭窄和闭塞发生率高达 50%，因此限制了它在预防再出血中的应用。

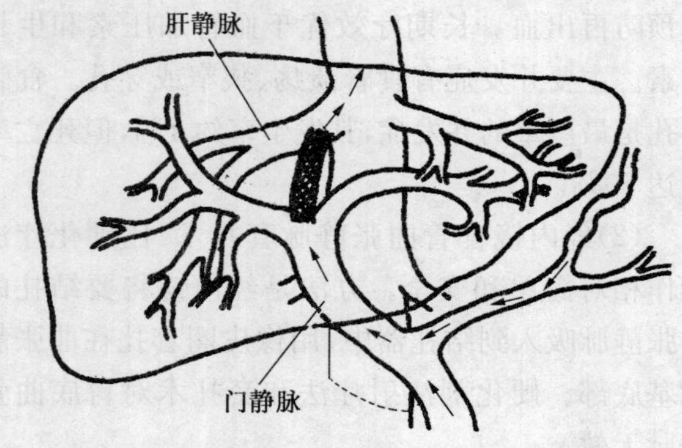

图 32-3　肝内门体通道建立后，门脉血分流进入肝静脉

(二)手术治疗

可在急性大出血时进行急诊手术，也可择期手术。手术方法大体分两类：通过各种分流术降低门静脉压力；阻断门奇静脉间反常流血，而达到止血目的。

1. 分流术　可分为非选择性门体分流术和选择性门体分流术(包括限制性分流)两类。

(1)非选择性门体分流术：将肝的门静脉血完全流入体循环。代表术式包括：门静脉与下腔静脉端侧分流术。将门静脉肝端结扎，防止发生离肝门静脉血流；门静脉与下腔静脉侧侧分流术：离肝门静脉血流一并转流入下腔静脉，减低肝窦压力，有利于控制腹水形成。非选择性门体分流术治疗食管胃底曲张破裂出血效果好，但肝性脑病发生率高达 30%～50%，易引起肝衰竭。由于破坏了第一肝门的结构，为日后肝移植造成困难。非选择性门体分流术还包括肠系膜上静脉与下腔静脉“桥式”(H 型)分流术和中心性脾-肾静脉分流术(切除脾，将脾静脉近端与左肾静脉端侧吻合)。术后血栓发生率较高。

(2)选择性门体分流术：旨在保留门静脉的入肝血流，同时降低食管胃底曲张静脉的压力。代表术式是远端脾-肾经脉分流术，即将脾静脉远端与左肾静脉进行端侧吻合(图 32-4)，同时离断门-奇静脉侧支，包括胃冠状静脉和胃网膜静脉。优点是肝性脑病发生率低。但有大量腹水及脾静脉口径较小的患者，一般不选择术式。

(3)限制性门体分流：目的是充分降低门静脉压力，制止食管胃底曲张静脉出血，同时保证入肝血流。代表术式是限制性门腔静脉血流(侧侧吻合口在 10mm)和门腔静脉“桥式”(H 型)分流(桥式人造血管口径为 8～10mm)(图 32-5)。前者随着时间的延长，温和口径可增大，如同非选择性门体分流术；后者，近期可行成血栓，需要取血栓或溶栓治疗。

2. 断流术　断流手术方式很多，阻断部位和范围有所不同，其中贲门周围血管断流术最有效，不仅离断食管胃底静脉侧支，还保留门静脉入肝血流。这一术式还适合于门静脉循环中没有任何可供体静脉吻合的通常静脉，肝功能差，既往分流手

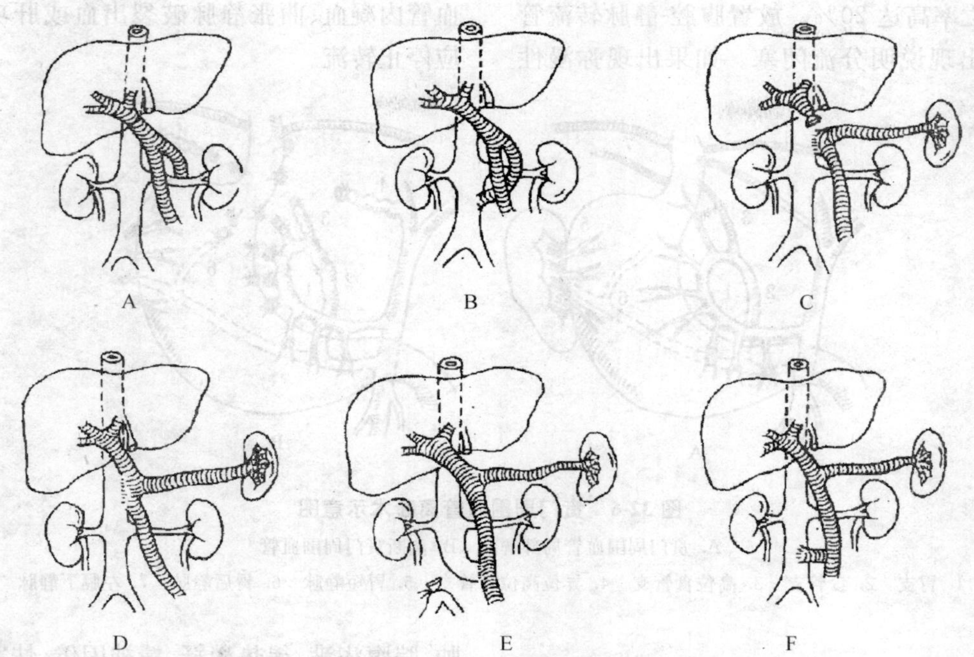

图 32-4　降低门静脉压力的分流术

A. 端侧脾-肾静脉分流术　B. 端侧脾-腔静脉分流术　C. 端侧门-腔静脉分流术　D. 侧侧门-腔静脉分流术　E. 端侧下腔静脉-肠系膜上静脉分流术　F. 下腔静脉-肠系膜上静脉间桥式吻合术

术和其他非手术疗法失败而又不适合分流手术的患者。在实行此手术时，了解贲门周围解剖十分重要。贲门周围血管可分成 4 组：

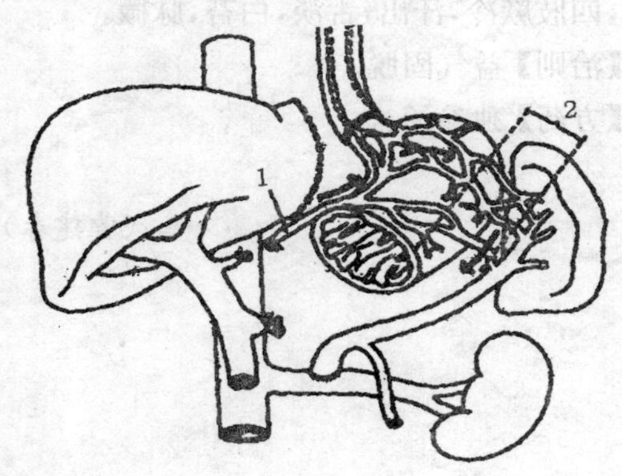

图 32-5　远端脾-肾静脉分流术

1. 胃冠状静脉　2. 胃短静脉

(1)冠状静脉：包括胃支、食管支和高位食管支。胃支较细，沿着胃小弯行走，伴着胃右静脉。食管支较粗，伴着胃左静脉在腹膜后注入脾静脉；其另一端在贲门下方和胃支吻合而进入胃底和食管下段。高位食管支源自冠状静脉食管支的凸起部，距贲门右侧 3～4cm 处，沿食管下段右后侧行走，于贲门上方 3～4cm 或更高处进入食管肌层。特别指出的是，有时还出现"异位高位食管支"。它与高位食管同时存在，起源于冠状静脉主干，也可起源于门静脉左干，距贲门右侧更远，在贲门以上 5cm 或更高处才能进入肌层。

(2)胃短静脉：一般为 3～4 支，伴行胃短动脉，分布于胃底前后壁，注入脾静脉。

(3)胃后静脉：起始于胃底后壁，伴同名动脉下行，注入脾静脉。

(4)左膈下静脉：可单支或分支进入胃底或食管下段左侧肌层。

门静脉高压症时，上述静脉显著扩张，高位食管支的直径常达 0.6～1.0cm。彻底切断上述静脉，包括高位食管支或同时存在的异位食管支，同时结扎、切断与静脉伴行的同名动脉，才能彻底阻断门奇静脉间的反常血流，称"贲门周围血管离断术"(图 32-6)。

3. 转流术　对于肝硬化引起的顽固性腹水，有效治疗方法是肝移植。其他疗法包括 TIPS 和腹腔-静脉转流术。放置腹腔-静脉转流管，有窗孔的一端插入腹腔，通过一个单项瓣膜，使腹腔内的液体向静脉循环单一方向流动，管的另一端插入上腔静脉。尽管放置腹腔-静脉转流管并不复杂，然而有报道手术死亡率高达20%。放置腹腔-静脉转流管后腹水再度出现说明分流闭塞。如果出现弥漫性血管内凝血、曲张静脉破裂出血或肝功能衰竭，就应停止转流。

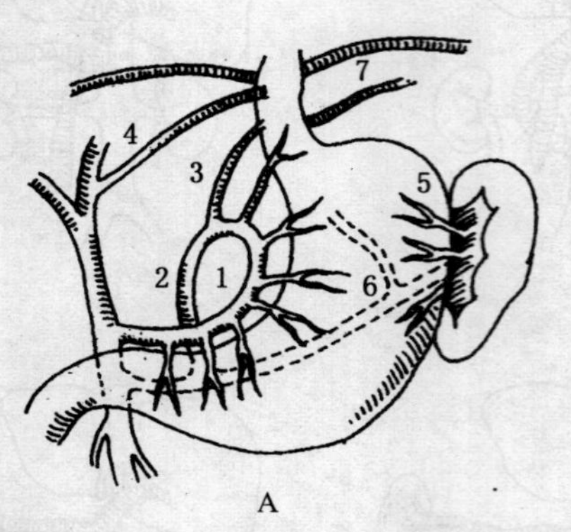

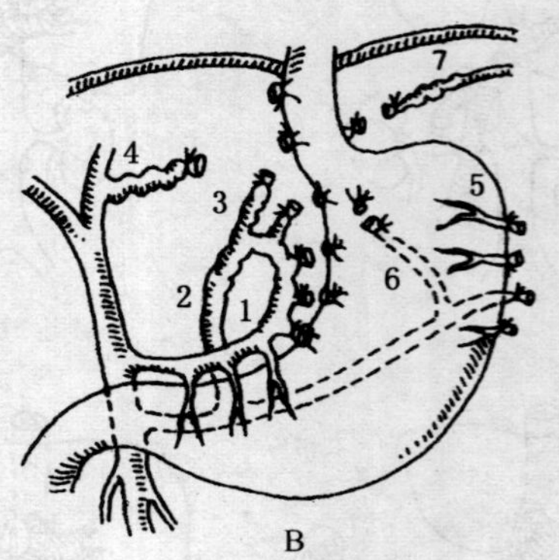

图 32-6 贲门周围血管离断术示意图

A. 贲门周围血管局部解剖 B. 离断贲门周围血管

1. 胃支 2. 食管支 3. 高位食管支 4. 异位高位食管支 5. 胃短静脉 6. 胃后静脉 7. 左膈下静脉

(三)中医辨证论治

1. 瘀血内结

【主证】腹部积块明显，硬痛不移，面暗消瘦，纳减乏力，时有寒热，女子或见月事不下，舌边暗紫或见瘀点，苔薄，脉弦涩。

【治则】祛瘀软坚，兼调脾胃。

【方药】膈下逐瘀汤加减。

2. 寒湿困脾

【主证】腹大胀满，按之如囊裹水，甚则颜面浮肿，脘腹痞满，得热稍舒，精神困倦，怯寒懒动，小便少，大便溏，或身目发黄，面色晦暗，舌苔白腻，脉缓。

【治则】温中健脾，行气利水。

【方药】实脾饮加茵陈。

3. 气随血脱

【主证】患者突然大量吐血及便血后，出现面色苍白，四肢厥冷，汗出，舌淡，白苔，脉微。

【治则】益气固脱。

【方药】独参汤。

（曹建春）

第三十三章 胆道疾病

第一节 胆道系统解剖生理概要

一、胆道系统解剖

胆道系统包括肝内胆管、肝外胆管、胆囊及 Oddi 括约肌等部分(图 33-1)。根据感染或结石发生的部位分别称为胆囊炎、胆管炎、胆囊结石、肝内胆管结石和肝外胆管结石。

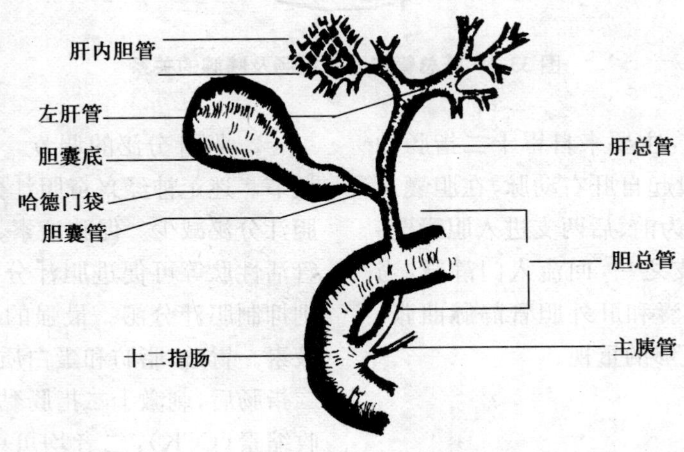

图 33-1 肝内、外胆道系统

1. 肝内胆管 起自毛细胆管,继而汇集成小叶间胆管,肝段、肝叶胆管及肝内部分的左右肝管。

2. 肝外胆道 左右肝管出肝后,在肝门部汇合成肝总管。肝总管直径 0.4～0.6cm,长 2～4cm,其下端与胆囊管汇合成胆总管。肝总管位于肝动脉的右侧,门静脉的前方。胆总管长 7～9cm,直径 0.6～0.8cm。若直径超过 1cm,应视为病理情况。根据其行程和毗邻关系,胆总管分为十二指肠上段、十二指肠后段、胰腺段和十二指肠壁内段 4 个部分。85%的人胆总管与主胰管在肠壁内汇合形成一共同通道,并膨大形成胆胰壶腹,亦称乏特(Vater)壶腹。壶腹周围有括约肌(称 Oddi 括约肌),壶腹末端通常开口于十二指肠降部下 1/3 或中 1/3 的十二指肠大乳头。Oddi 括约肌具有控制和调节胆总管和胰管的开放,防止十二指肠内容物反流的重要作用。当因结石、炎症或肿瘤而导致胆胰共同通道梗阻时,胆汁可逆流入胰管或使胰液逆流入胆管,而发生胰腺炎或胆囊炎(图 33-2)。

3. 胆囊 为囊性器官,呈梨形,位于肝脏脏面的胆囊窝内,长 8～12cm,宽 3～5cm,容积约 50ml。胆囊分为底、体、颈、管 4 个部分,胆囊颈上部呈囊性扩大形成哈德门袋(Hartmann 袋),哈德门袋常与胆总管或十二指肠因炎症而形成粘连,遮蔽胆囊管,胆囊结石往往容易嵌顿在此处。胆囊颈部逐渐变细与胆囊管相接,胆囊管长 2～3cm,直径 0.3cm。胆囊起始部内壁黏膜形成螺旋状皱襞,称 Heister 瓣,有防止胆囊管扭曲和调节胆汁进出胆囊的作用。胆囊管大多呈锐角在肝总管右侧壁与之汇合,但它的位置变异颇多可在肝总管的前方、后方或在左侧与之汇合，汇合点有时很高，有时很低，手术时应格外注意，防止胆管损伤。

胆囊三角(Calot 三角)：由胆囊管、肝总管与肝下缘围成的三角形区域，80%的胆囊动脉在此区内通过，是胆道手术极易发生误伤的区域。胆囊三角区内近胆囊颈部有一个大淋巴结，叫做前哨淋巴结。70%的胆囊动脉在其下方通过，这是胆道手术中安全处理胆囊动脉的重要标志。

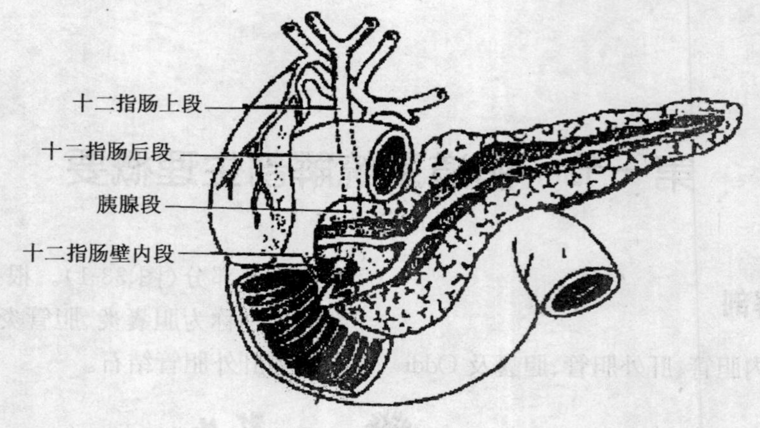

图 33-2　肝总管与十二指肠及胰腺的关系

4. 肝外胆道的血管　主要来自胃十二指肠动脉的分支。胆囊动脉一般起自肝右动脉，在胆囊三角内通过，于胆囊颈部分为前、后两支进入胆囊壁。胆囊静脉是门静脉的属支之一，回流入门静脉，当门静脉高压时，可导致胆囊和肝外胆管静脉曲张，施行胆系手术时需予以足够的重视。

二、胆道系统生理

胆道系统具有分泌、贮存、浓缩与输送胆汁的功能，对胆汁排入十二指肠起着重要的调节作用。

1. 胆汁的生成　成人每日由肝细胞、胆管分泌胆汁 800～1200ml。胆汁中 97%是水，其他成分主要有胆汁酸与胆盐、胆固醇、磷脂酰胆碱(卵磷脂)、胆色素、脂肪酸、氨基酸、酶类、无机盐、刺激因子等。胆汁呈中性或弱碱性，其主要生理功能是：

(1)乳化脂肪，胆盐随胆汁进入肠道后与食物中的脂肪相结合使之形成能溶于水的脂肪微粒而被肠黏膜吸收，并能刺激胰脂肪酶的分泌和使其被激活，水解脂类，促使脂肪、胆固醇和脂溶性维生素A、维生素 D、维生素 E、维生素 K 的吸收。

(2)胆盐有抑制肠内致病菌生长繁殖和内毒素形成的作用。

(3)刺激肠蠕动。

(4)中和胃酸等。

2. 胆汁分泌的调节　胆汁分泌受神经内分泌调节。迷走神经兴奋胆汁分泌增加，交感神经兴奋胆汁分泌减少。促胰液素、胃泌素、胰高糖素、肠血管活性肽等可促进胆汁分泌；生长抑素、胰多肽等则抑制胆汁分泌。最强的促进胆汁分泌的是促胰液素。胃酸、脂肪和蛋白质的分解产物由胃进入十二指肠后，刺激十二指肠黏膜分泌促胰液素和胆囊收缩素(CCK)，二者均可引起胆囊平滑肌收缩和 Oddi 括约肌松弛。

3. 胆汁的代谢　胆汁中有重要临床意义的是胆汁酸(盐)、胆固醇、胆色素、磷脂酰胆碱的代谢及其含量的变化。胆固醇不溶于水而溶于胆汁。因为胆汁中的胆盐和磷脂酰胆碱形成的微胶粒将胆固醇包裹于其中，而使其溶解。在胆汁中还存在着一种由磷脂酰胆碱和胆固醇按同等比例组成的球泡，亦称胆固醇磷脂泡，其中无胆盐。球泡溶解胆固醇的能力比微胶粒大 10～20 倍，可溶解 70%～80%的肝胆汁内的胆固醇，而仅有少于 30%的胆固醇是以微胶粒形式溶解的。但球泡的数量随胆盐浓度的增加而减少，当胆汁中胆盐浓度超过 40mml/L 时，球泡消失。胆汁中球泡愈少，胆固醇愈不稳定，易析出而形成结石。成石胆汁中，球泡和微胶粒可同时存在。当胆盐浓度增高时，胆固醇以微胶粒的形式溶解；当胆盐浓度降低时，胆固醇则以球泡的形式溶解。

4. 胆囊的吸收、分泌和运动功能　胆囊可将肝胆汁浓缩4～10倍并贮存起来，在进食时开放。胆囊有调节胆道内压力的作用。胆囊黏膜有炎症时其吸收、浓缩功能可被影响。胆囊的运动功能受神经和激素的支配，神经反射、食物和激素等多种因素都可影响胆囊的运动功能。高脂饮食特别是蛋黄和奶油刺激胆囊收缩的作用最大，这也就是胆囊疾病往往因高脂肪餐而诱发的原因。蛋白质对胆囊排空的刺激作用较小，而碳水化合物则完全没有刺激胆囊排空的作用。胆囊黏膜每日约分泌20ml的黏液，起保护胆囊黏膜并使胆汁易通过胆囊管排出的作用。当胆囊管完全阻塞时，胆囊内胆汁的胆色素被吸收或氧化，而胆囊分泌的黏液则积存在胆囊内，无色透明，称作“白胆汁”。积存“白胆汁”的胆囊称为胆囊积水。

5. 胆汁的排放　与肝脏的分泌压、胆囊收缩、胆总管末端括约肌的协调作用及十二指肠的运动相关联。迷走神经兴奋可使胆囊收缩，Oddi括约肌松弛；而交感神经兴奋则胆囊收缩功能被抑制。食物进入十二指肠，可刺激肠黏膜释放胆囊收缩素促使胆囊收缩，胆道末端括约肌松弛使胆汁排放入肠道参与消化活动。

第二节　先天性胆道疾病

先天性胆道异常的发生与胚胎发育密切相关。胆囊与胆管均来自胚胎原始前肠腹侧的实心原芽，随着胚胎发育逐渐演化成完整的空腔。在胚胎的发育过程中，如果原芽发育受阻或变化过程中上皮增生不匀或原芽分枝过多，均可造成胆道的形态、数量等的异常。胆道的先天性异常尽管不一定构成疾病，但有些异常的后果非常严重，必须重视。由于先天性胆道疾病主要包括先天性胆道闭锁与先天性胆道扩张，而其他畸形极为罕见，本节着重介绍这两类常见的先天性异常。

胆道闭锁

胆道闭锁是一种肝内外胆管出现阻塞并可导致淤胆性肝硬化而最终发生肝功能衰竭的疾患，是小儿外科领域中最重要的消化外科疾病之一，其发病率占成活新生儿的1/12 000～1/10 000。以女性为主(男女之比为0.64∶1.0)，亚洲人的发病率高于欧美白人。目前有学者认为胆道闭锁并不是一种先天性畸形，而是一种获得性病变。

一、病因

目前对于胆道闭锁的病因仍不完全清楚，一般认为胆道闭锁由多种原因引起。根据现在的研究，胆道闭锁的发生有几种学说：

(1)某些基因的先天性异常，如MDR3、Inversin基因突变，引起胚胎期胆道的管道化过程停止，发生胆道闭锁。

(2)病毒感染学说，包括肝炎病毒、轮状病毒、肠病毒及巨细胞病毒等，这是目前研究最多，也是普遍认为胆道闭锁的主要原因之一。

(3)炎症和免疫调控失调学说，可继发于病毒，患儿免疫系统异常，使胆管上皮细胞凋亡或坏死，胆管受损、炎症和纤维化。

(4)妊娠妇女接触有毒物质。

(5)胎儿肝胆系统发育过程中血管发育异常。

大多数研究表明，先天性胆道闭锁不是单因素性疾病，很有可能是不同病因而有共同临床表现的疾病。

胆道闭锁至少有两种类型。第一种是围出生期形成的，较常见，其形态发生过程正常而围产期出现纤维化阻塞，出生时基本正常，体重和大便颜色均正常，在2～6周时才逐步被发现黄疸。第二种是胎儿期形成的，较少见，出生时即有胆汁淤滞，并常伴有其他畸形。

二、病理

胆道闭锁可发生在肝内胆管、肝总管、胆总管、胆囊及胆囊管的任何部位，也可累及整个肝内外胆管系统。由于胆管的闭锁，可造成胆汁淤积，从而引起进行性的肝脏损害，病理表现为肝门部附近的胆道系统狭窄、闭锁或缺如，肝内病变呈进行性，早期胆管增生，随后发生纤维化。肉眼可见肝脏体积增大，质地坚硬，表面有结节，呈暗绿色，进而发展为胆汁性肝硬化，发生门静脉高压症。临床上大多可伴有脾肿大、腹水等表现。

根据胆道闭锁的范围，病理可分成以下类型：

1. 整个肝内外胆管（肝内胆管、肝管、胆囊、胆总管）完全闭锁。

2. 有胆囊，但肝内胆管、肝管、胆总管都闭锁。

3. 有胆囊、胆总管，但肝总管及肝内胆管闭锁。

4. 有胆囊、肝总管及胆总管，但肝内胆管闭锁。

5. 有肝内胆管、胆囊及胆总管上段，胆总管下段闭锁。

6. 有肝内胆管、肝总管及胆囊管，胆总管闭锁。

7. 有肝内胆管与肝总管上段，但下段闭锁，胆囊、胆总管也闭锁。

8. 仅有肝内胆管，肝总管、胆囊、胆总管全闭锁。

以上1～4型主要是肝总管以上的胆管闭锁，肝细胞分泌的胆汁无法排出，手术效果不满意，称为不能吻合型。5～8型肝内胆管内充满胆汁，可以手术治疗，称为可吻合型。位于肝门部的胆管是炎症和闭锁最为多见的部位。肝门部微细胆管的直径在150μm以上，胆汁有可能排出，可尝试手术；肝门部微细胆管的直径在150～200μm以下，则胆汁排出的可能性极小。

三、临床表现

（一）症状

患儿在生后不久或1个月内出现黄疸，并呈进行性加重；粪便色变浅、淡黄色，甚至持续性白陶土色粪便；尿色深黄。超过3个月患儿黄疸呈深黄色，巩膜可表现深黄绿色，白陶土色粪便又转为淡黄色。如不及时治疗，患儿逐渐而迅速发生淤胆性肝硬化，肝脾肿大，腹水，消化道大出血，甚至死亡。

（二）体征

体格检查可发现早期患儿腹部无明显膨隆，肝大仅在右季肋下触及，表面光滑，界限清楚，边缘较钝。随着病情进展，肝脏体积渐增大，可达脐部甚至超越中线，触之表面不平整，边缘钝，几乎均有不同程度脾大。

（三）检查

1. 实验室检查　可发现血清胆红素升高，碱性磷酸酶在出生3个月后升高，凝血酶原时间延长，1/3患儿有贫血，血清总蛋白早期一般在正常范围内，后期明显降低。

2. B型超声波检查　是一种首选无创伤检查，在胆道闭锁时肝外胆道不能探出或呈线形条索状，胆囊不显影或呈痕迹瘪小胆囊影像，肝常常增大并伴脾大。这对早期鉴别诊断有帮助。

3. 磁共振成像（MRI）检查　胆道闭锁MRI征象包括：

（1）多方位观察均见不到明显的肝外胆道或能见到肝外胆道，但不连续。

（2）冠状面T_2WI肝门部出现三角形的高信号区。

（3）门静脉周围增宽，肝门部出现条索状长T_2信号。

（4）小胆囊或无胆囊。

（5）肝、脾大，但肝实质信号在T_1WI和T_2WI均无明显异常。

4. 单光子发射计算机断层扫描（SPECT）　口服肝酶诱导剂苯巴比妥进行胆汁促排，1周后复查肝胆显像，排除新生儿肝炎综合征，这种方法可降低假阳性率，但延长患者诊断和治疗时间。为达到这种目的，可在首次显像前均予以苯巴比妥，这样既可降低假阳性率，又可缩短诊断时间，为早期治疗争取时间。

5. 腹腔镜检查　可观察肝脏大小、形态、颜色。若胆囊呈痕迹外观或呈苍白瘪小，多确诊为胆道闭锁；如还有困难，也可用一细针穿刺经肝胆囊造影，若造影剂显示出肝内外胆管，并有造影剂流入十二指肠，就可排除先天性胆道闭锁。该检查为创伤性检查，不作为常规检查，只有在诊断非常困难，并做好手术准备时可考虑。

6. 肝穿刺病理组织学检查　早期鉴别诊断有一定困难，胆道闭锁主要的改变表现为胆小管明显增生和胆汁栓塞，以门脉区域纤维化为主。

四、诊断和鉴别诊断

根据胆道闭锁的典型临床表现，出生后 2 周进行性加重的黄疸，伴有白陶土色粪便，以及体格检查和实验室检查。结合上述特殊检查，大多数可诊断。

胆道闭锁需要与新生儿肝炎、新生儿溶血症、胆管囊状扩张及哺乳性黄疸等鉴别。因此，对患儿动态观察、观察有无该病的上述典型临床表现和实验室检查结果，结合上述特殊检查，大多数可鉴别。

五、治疗

胆道闭锁若不手术，大多数患者将在 1 年内因为肝功能衰竭而死亡，手术是治愈的惟一方式。一般主张在出生后 2～3 个月时进行手术，即抓紧在患儿全身情况和肝脏情况尚好的时机进行。手术治疗前需做好充分准备，包括改善营养，纠正低蛋白血症和贫血，保护肝脏，改善凝血功能和预防感染等。目前主要的治疗方法主要有肝门空肠吻合术和肝移植术两种。当诊断明确或强烈提示胆道闭锁症时，应尽快剖腹探查。手术的早晚，与手术后效果有明显关系。

肝门空肠吻合术（Kasai 手术）由日本的 Kasai 和 Suzuki 于 1959 年首先报告。其手术要点是：在肝门平面横切闭锁的胆管，当发现有细微的胆汁渗出时，将一段 Y 式空肠与肝门周围的纤维组织缝合，使微细的胆汁直接进入空肠，再将此空肠与另一 Y 式空肠吻合，后者的近端作皮肤造口，即空肠双 Y 式吻合，把胆汁引流至体外，这样既可观察胆汁引流情况，还可减少逆行性胆道感染。等 1～3 个月后，再将此段造口的空肠还纳入腹腔。手术能否成功，一是取决于胆汁是否能通畅地引出；二是取决于胆道感染能否有效控制。

对肝门空肠吻合术失败或明确诊断时年龄超过 2 个月，以及终末期肝功能损害的患儿，可行减体积性同种异体肝移植或亲属活体部分肝移植手术，其 1 年生存率可达 98%，5 年生存率可达 95%，高于成人肝移植。

六、预后

胆道闭锁的预后总体来说很差，约 88% 的病例其胆管闭锁类型属于无法矫治的，仅有约 12% 的胆道闭锁可使用手术矫治。手术的成功率与出生后手术的时间有关，出生后 2 个月内手术者，手术的成功率较高；出生后 4 个月才手术者，几乎均失败。即使是手术矫治的病例，术后仍易发生感染，或肝硬化及门脉高压而死亡。肝移植手术治疗胆道闭锁的近期效果较好，远期效果有待观察。

胆管囊状扩张症

胆管囊状扩张症指胆道系统的某一部分或全部呈球形扩张或囊状扩张。该病可发生于肝内、外的任何部分。多见于女性和儿童，也可见于成年人，男女之比为 1∶4。先天性胆管扩张症在远东地区发病率远高于西方，日本报道较多，约占全世界病例的 1/3。

一、病因

胆管囊状扩张症的病因尚未完全清楚，发病原因有多种学说，并各自有其临床或实验依据。归纳起来主要有以下方面：

1. 胆道胚胎发育异常　胚胎期源自实心原芽的胆道在空化过程中，如上皮增生不匀，可造成先天性胆管扩张。

2. 胰胆管合流异常　大多数学者认为胰胆管合流异常是该病的主要原因。由于胰胆管合流异常使胰液逆流至胆道，活化的胰酶损伤胆管壁进而形成胆管囊肿。但临床上一些病例胰胆管显像有明显的合流异常，经多年随访并未发生胆管囊肿；而有些胆管囊肿患者并不存在胰胆管合流异常，说明胰胆管合流异常或许不是该病的独立因素，囊肿形成另有其他因素共同作用。

3. 胆管壁自主神经发育不全　先天性胆管壁发育异常：胚胎期胆管发育过程中，胆管末段狭窄，近段胆管壁发育不良、软弱。胆管末段狭窄可能与神经节缺乏有关，Kusumoki 等在胆管囊肿患者的狭窄段发现神经节较对照组少，提示发病机制类似贲门痉挛和先天性巨结肠病。有研究认为神经节的改变可能与病毒感染有关，也可能是病毒感染引发的免疫反应使得胆管末段纤维化狭窄。

4. 胆道压力升高　有学者提出该病既有先天性胆管壁薄弱的因素，又有后天因素的综合作用。

但胆总管远端梗阻，可使胆汁排入肠道障碍，胆道压力升高，造成胆总管的继发性扩张。形成胆总管远端梗阻的原因包括：①胆总管呈异常的S状扭曲进入十二指肠壁；②胆总管远端先天性狭窄或闭锁；③炎性纤维瘢痕形成。另外，Oddi 括约肌功能失调也会造成胆总管末端梗阻，胰液向胆管逆流，损伤胆管壁，促使胆管囊肿形成。

二、病理

正常胆管有4层组织：黏膜、纤维肌肉组织、浆膜下致密弹力纤维和浆膜（或腹膜）。胆管囊状扩张症的病理特点是缺乏中间两层支持组织，囊肿上皮明显增生，伴有圆形细胞浸润，纤维层中腺体组织增多，分泌黏液；或囊壁主要为纤维组织增生，无上皮结构或圆形细胞浸润。囊状扩张处管壁可因炎症而充血或纤维化增厚甚至钙化，局部可有出血点甚或溃疡。囊状扩张处可含无菌胆汁，继发感染后变混浊，可培养到细菌，或在扩张胆管处有胆道结石。

肝脏可因瘀胆而肿大，囊性扩张处可继发感染，引起肝内胆管炎，甚至出现多发性肝脓肿。长时间胆管梗阻和胆道感染，部分甚至发展成胆汁性肝硬化、门静脉高压症。

胆管囊状扩张症有一定的癌变率，报道在2.5%～15%，一般癌变发生在成年患者。胰液反流和反复发作性胆管炎，使囊性扩张之胆管壁反复溃疡与修复，可能是促使癌变的原因。也有人认为系因胆汁内某些正常排泄物不能及时排出，代谢转化为促癌物质刺激扩张囊壁而致癌变。

该病的病理分类有多种，目前较多采用 Flanigandi 的五型分类法。

Ⅰ型：孤立的肝外胆管梭型囊肿或称胆总管囊性扩张症，为最常见类型，占85%～90%，其中80%为女性患者。一般左右肝管及肝内胆管正常，胆囊管汇入囊肿。此型又可分为3个亚型：①局限性胆总管囊肿；②节段性胆总管扩张；③弥漫性胆总管梭形扩张。

Ⅱ型：胆总管憩室型，多起自在胆总管侧壁。

Ⅲ型：胆总管末端膨出，少见。

Ⅳ型：有两个亚型：Ⅳa 型，肝内和肝外多发性囊肿；Ⅳb 型，多发性肝外胆管囊肿。

Ⅴ型：肝内胆管单发或多发性囊肿，又称 Caroli 病。此型有4个特点：①肝内胆管节段性囊状扩张；②胆管结石和胆管炎发生率高；③无肝硬变和门静脉高压症；④常伴肾小管扩张和多囊肾。

三、临床表现

（一）症状

胆管囊性扩张症多见于婴儿及儿童，亦可见于成年人。胆管囊性扩张症最典型的症状为上腹部肿块、腹痛、黄疸三联征。但临床上具有该三联征者仅占少数，且多发生在儿童患者的急性发作期。约85%的少儿患者具有三联征的两项，而成年患者仅为25%。婴儿期出现症状者以黄疸、发热、粪便灰白为最常见。症状在儿童期出现则以腹部肿块和黄疸为主。成人临床表现中以腹痛为主约占87%；黄疸占43%；腹部肿块占33%。约3/4病例在20岁以前出现症状。

腹痛位于上腹部或右上腹，多为隐痛或胀痛，有时可呈绞痛，多提示有梗阻、感染。

（二）体征

有腹部肿块者肿块多位于右上腹，囊性扩张巨大者肿块可扩大到右下腹。肿块一般光滑，囊性感，可左右推动，无压痛，如继发感染则肿块局部有压痛。黄疸多呈波动性，在婴儿期黄疸也较胆道闭锁轻且进展缓慢。黄疸深浅与胆管梗阻和继发感染程度有关。病变进展到后期，患者可出现胆汁性肝硬化、门静脉高压症、胰腺病变（胰腺假性囊肿、慢性胰腺炎）的症状和体征。

胆管囊性扩张症的主要并发症有胆管炎、胆石症、胰腺炎、胆源性肝硬化和癌变。胰腺炎多与胰胆管合流异常有关。胆源性肝硬化多见于婴幼儿，是长期胆道梗阻、胆汁淤积的结果。囊肿癌变与胰液逆流相关，多见于有胰胆管合流异常的成年患者，但已有儿童患者癌变的报道。少见并发症如囊肿破裂导致胆汁性腹膜炎，几乎都是婴幼儿患者。

（三）检查

1. 实验室检查　胆管囊性扩张症患者的实验室检查结果，常显示胆管梗阻的改变，主要有总胆红素升高，以直接胆红素升高为主，转氨酶轻或中度升高等。

2. B型超声波检查 B超由于其无创、简便、价廉等优点是首选的检查方法。检查时可发现右上腹巨大液性暗区及其中的结石光团，并能区分扩张胆管与其近端胆管之关系。胎儿期B超检查能正确诊断胆管囊性扩张症者仅15%，主要是难以与胆管闭锁鉴别。有报道显示连续定期B超检查可提高正确诊断率。如胎儿期能诊断该病，则有助于在并发症出现之前早日外科手术。

3. 磁共振胰胆管成像（MRCP） 可显示胆管囊肿和胰胆管解剖有否结石及肿块，与ERCP类似，而且具有无创和无明显并发症的优点。因而，MRCP在一定程度上可替代ERCP，但MRCP在发现胰胆管合流异常方面不及ERCP。另外，小儿MRCP诊断效果不及成人。

4. 计算机断层扫描（CT） 是常用的诊断方法之一，也是确定手术方案的重要依据之一。它不但可了解囊肿的位置、形态和大小，还能清楚显示囊内的结石和囊壁的厚度，是否有恶变等情况。

5. 内镜逆行胰胆管造影（ERCP） ERCP是诊断该病最佳的检查手段，它不但能诊断胆管囊肿，更能清楚显示胆道的整体解剖和胰胆管合流的状况。但ERCP为有创检查，可发生急性胰腺炎等并发症。

四、诊断和鉴别诊断

诊断主要依据幼年起间歇发作的上腹疼痛、腹部肿块和黄疸三联征等典型表现，结合上述特殊检查，一般诊断不难。但由于三联征同时出现者相对较少，且不少患者（尤其是成人）临床表现并不具特异性，易与胰腺囊肿、肝包虫囊肿、肠系膜囊肿、大网膜囊肿及右侧肾盂积水等混淆而误诊。随着影像学的发展，胆管囊性扩张症的诊断已不困难。

五、治疗

外科手术是治疗胆管囊性扩张症的根本方法。胆管囊性扩张症诊断一旦确立，手术应尽早施行，以减少并发症发生的机会。新生儿患者亦要尽早手术，以预防或减轻肝脏损害。完全切除囊肿和建立胆肠引流是理想的手术选择，不主张单纯行胆肠吻合的术式，但在全身情况难以耐受切除手术或年龄太小的患者，可作为过渡性手术，待Ⅱ期再行切除囊肿重建胆肠引流的根治性手术。手术方式应根据胆管囊性扩张症的类型进行选择。

1. Ⅰ型胆管囊肿 基本术式是尽可能彻底切除囊肿，并行胆管空肠Roux-Y吻合术。因患者常合并胰胆管合流异常，可在术中行胆道造影和检测胆汁淀粉酶证实之。囊肿的下部应尽可能低位切除，残端缝闭，但注意不要损伤胰管。为了减少术后并发症，胆肠吻合可采用抗反流术式，如折叠瓣、人工乳头、矩形瓣等。吻合口狭窄是该手术的重要并发症，所以要保证足够大的吻合口。手术时使胆总管切缘成喇叭口状，既方便吻合，又减少了吻合口狭窄的机会，这样或许有少许囊肿壁残留于肝总管的断端，但目前尚未见到此部位癌变的报道。

2. Ⅱ型胆管囊肿 Ⅱ型胆管囊肿少见，手术方式也相对简单，仅行囊肿切除或附加胆管成形术即可，手术效果较好，预后优良。

3. Ⅲ型胆管囊肿 Ⅲ型胆管囊肿癌变者罕见，治疗方面，无症状者可密切观察而不手术，其原因是：术前难以与十二指肠重复畸形囊肿区别；此型囊肿术后病理检查囊壁内膜多为肠上皮而非胆管上皮，而前者通常是无需手术的。有症状者以EST或囊肿开窗引流术为常用。

4. Ⅳb型胆管囊肿 Ⅳb型胆管囊肿术式选择与Ⅰ型相同。Ⅳa型处理上较为复杂，应根据不同情况选择相应术式。如肝内胆管囊肿局限于一叶肝脏，可以考虑肝外胆管囊肿切除，同时行病变部位肝部分切除术。如果肝内为弥漫多发性囊肿，可按Ⅰ型方案处理，肝内病变严密观察。如肝内囊肿发生反复感染、结石、肝脏严重损害可考虑肝移植术。选择先处理肝外病变的一个理由是一些患者在切除肝外胆管囊肿后肝内胆管扩张自行缓解，表明这部分病例可能是Ⅰ型，其肝内胆管扩张为继发性。

5. Ⅴ型胆管囊肿 Ⅴ型胆管囊肿处理上很困难，如病变局限于一侧肝脏，应选择部分肝切除术，可达到治愈的目的。对两叶肝内病变者，如临床症状明显，可考虑左半肝切除，右肝管空肠吻合术。病情较重者，肝脏移植可作为一种选择。如胆管囊肿已发生癌变，则应按胆管癌处理，近肝门部者，宜按肝门部胆管癌行根治术；于胆管中下部者，则应行胰十二指肠切除术。胆管囊肿应尽可能完全切除,但因种种原因可能会有囊壁残留,文献报道残留囊壁恶变率仅为 0.7%,癌变既可以发生在胰腺内残留的囊壁,也可以发生在Ⅳa 型未完全切除的肝内病灶。所以,胆管囊肿应尽可能彻底切除,以防后患,但Ⅲ型者可属例外。

6. 肝移植术　对于病灶散在的Ⅳa 型和Ⅴ型病变,肝移植术应是最为理想的治疗方法。近年来,随着肝移植术在我国的普遍开展,其用于胆管囊状扩张症的病例逐渐增多,但较高的费用和并发症发生率是其缺点。

六、预后

在胆管囊状扩张未造成严重并发症前,施行囊肿切除和建立有效的胆肠引流术治疗,一般认为治疗效果优良。仅作囊肿空肠引流术治疗者,远期可出现多种并发症,如吻合口狭窄、胆道感染、囊肿癌变等,再次手术率约 40%,治疗效果相对较差。

(石承先)

第三节　胆道炎症

胆道炎症是指胆道系统受到物理、化学及生物性致病因素损害而引起的急性或慢性炎症,是临床常见的腹部疾病。本节重点讨论几种最为常见的胆道炎症疾病。

急性胆囊炎

急性胆囊炎是指由于胆囊排空障碍引起的胆囊急性炎症。急性胆囊炎约 90%有结石,10%左右无结石。急性胆囊炎按有无结石,分为急性结石性胆囊炎和急性非结石性胆囊炎。急性结石性胆囊炎系因胆囊结石阻塞胆囊管并继发感染而引起。急性非结石性胆囊炎尽管所占比例不高,但由于该病隐匿、临床症状不典型且进展快,易发生胆囊坏死或穿孔,故应注意。因此,急性结石性胆囊炎较为常见,急性非结石性胆囊炎相对较少。急性胆囊炎多见于中老年人,女性发病率高于男性,男女之比约为 1∶4。该病在中医学中属"胁痛"、"胆胀"等范畴。

一、病因

(一)中医病因病机

中医学对胆道系统早有一定认识。早在《灵枢·本枢篇》中就说"肝合胆","胆者,中精之府"。至元代《脉诀刊误》中,又有"胆之精气,则因肝之余气溢入于胆"的记载。后世医家均认为,胆为六腑之一,主贮藏和疏泄精汁(胆液)而不传化水谷和糟粕,因而称"奇恒之腑"。胆液来源于肝,肝与胆相表里,共司疏泄功能,以"中清不浊"和"通降下行"为顺。该病的发病,一般来说,人体肝胆气机紊乱和整体机能失调是发病的内因;而饮食不节、蛔虫上扰或情志刺激等因素是发病的外因,外因通过内因而起作用。该病发病以后,病机发展变化多端,常是气郁、血瘀、湿热和实结四个病理环节互相兼夹,互相转化,并多反复发作,迁延缠绵,甚至变证百出。

该病的病因常见的有以下 3 种:

1. 饮食不节　脾胃共司水谷精微的运化。若饮食不节,恣食油腻,则能克伤脾胃,致使运化失健,湿浊内生。脾胃之湿浊可阻碍肝胆气机疏泄,肝胆气郁,进而化热。肝胆郁热再与脾胃湿浊蕴蒸,即促成该病。

2. 蛔虫上扰　蛔虫具有喜温恶寒的习性,蛔虫病患者若因各种因素导致脾胃虚寒,蛔虫遇寒则搔动不安,上扰入"膈",致肝胆气机不畅。肝胆气郁而化热。其热与脾虚所生之湿热蕴蒸,可酿成该病。

3. 情志刺激　肝主疏泄,性喜条达。胆附于肝,肝胆经脉互相络属而为表里,以疏泄通畅为顺。若情志刺激,导致肝胆疏泄不畅,肝胆气郁,一方面克犯脾胃,脾失健运,湿浊内生;一方面气郁化热,肝胆之热与脾胃之湿蕴蒸,则发为该病(图 33-3)。

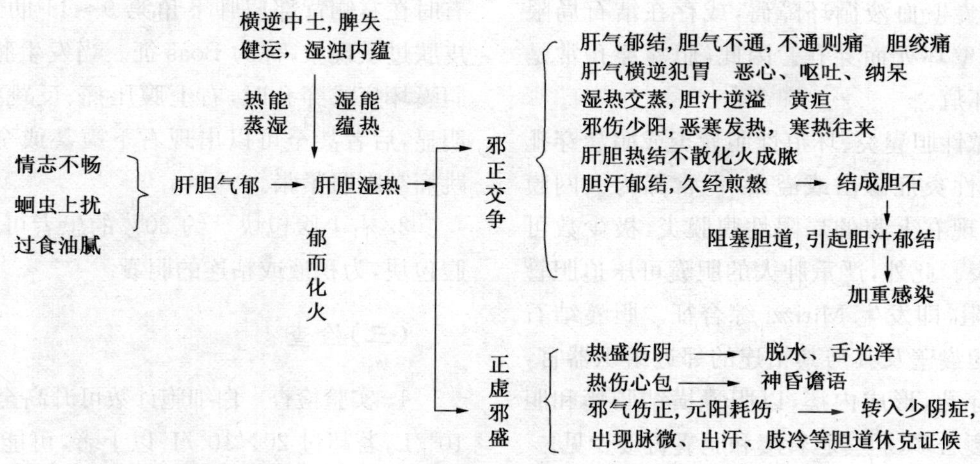

图 33-3 急性胆道感染病机图

（二）西医病因病理

1. 病因

(1)胆囊管口梗阻：结石梗阻是主要原因，因为绝大多数急性胆囊炎均存在结石。在胆囊运动过程中，结石可以引起胆囊管或胆囊管口梗阻。此外，胆囊管过长、扭曲、胆囊管螺旋瓣的异常、炎性水肿或纤维化，肿瘤阻塞或压迫，胆囊管寄生虫、肿瘤阻塞等也可以导致胆囊管梗阻。胆囊管口梗阻使胆囊内胆汁淤积，开始引起非细菌性急性胆囊炎，继而发生细菌感染，发展为细菌性急性胆囊炎。细菌来源多数为由肠道经过胆道而入，当胆囊管口梗阻时，使感染发生和发展。

(2)原发性细菌感染：指肠道细菌由门静脉进入肝脏，细菌未被消灭并随胆汁排入胆囊，或肠道细菌经过淋巴管侵入胆囊，在抵抗力低时引起急性胆囊炎。老年人常发生便秘或消化不良，使肠菌失调，肠黏膜屏障功能降低，引起肠菌经门静脉或淋巴管易位至肝胆系统，也可发生急性胆囊炎。

(3)化学刺激：当胆囊管梗阻时，浓缩胆汁、逆流的胰液和溶血卵磷脂等，对细胞膜有毒性作用和损伤作用，可引起胆囊黏膜的炎症反应。

(4)其他因素：长期禁食、长期静脉营养、某些重症患者、手术创伤或老年人等，由于胆汁瘀滞或胆囊局部血液循环障碍等变化，也可以引起胆囊炎症。这是急性非结石性胆囊炎的主要原因。

一般而言，急性结石性胆囊炎和急性非结石性胆囊炎病因的共同环节均存在不同程度的胆囊内胆汁淤积。不同的是，急性结石性胆囊炎的急性发作多以机械性梗阻为多见，而急性非结石性胆囊炎则以胆囊动力性梗阻或胆囊局部血供障碍为主。

急性胆囊炎时胆囊胆汁的细菌培养阳性率可达80%左右，包括需氧菌与厌氧菌感染，其中需氧性革兰阴性杆菌最常见，链球菌次之，厌氧菌约占15%。

2. 病理 急性胆囊炎的病理改变，主要分为5种类型。

(1)急性单纯性胆囊炎：多见于炎症早期，且多以化学性炎症为主，随着胆囊内胆汁淤积的延长，胆囊内压增加或胆囊壁血液循环障碍，可继发细菌感染。胆囊急性炎症的病理改变，起初表现为黏膜充血，水肿及白细胞浸润，有时也仅以明显组织水肿为主。

(2)急性化脓性胆囊炎：急性单纯性胆囊炎进一步发展，胆囊壁充血，水肿及白细胞浸润加重，胆囊壁明显增厚或伴有广泛的溢血，胆囊积脓，或胆囊壁发生小脓肿。

(3)急性气性胆囊炎：指由产气荚膜杆菌和魏氏杆菌混合感染引起的急性胆囊炎。这种急性胆囊炎主要是由于胆囊壁血液循环障碍，组织缺氧，厌氧菌在胆囊壁内滋生并产生气体，造成胆囊壁内及胆囊周围组织内积气。

(4)坏疽性胆囊炎：胆囊表现为严重的急性炎症反应，胆囊出现出血和坏死，这是由于胆囊壁血液循环障碍所致。

(5)胆囊穿孔：坏疽性胆囊炎进一步发展，胆囊内压增加，胆囊壁血液循环障碍，或存在结石局限性压迫，胆囊壁坏死而穿孔。因此，胆囊穿孔常是继发于胆囊坏疽。

急性化脓性胆囊炎、坏疽性胆囊炎或胆囊穿孔时，可出现急性炎症渗出或溢出，但常因为大网膜的包裹，而出现右上腹的局限性腹膜炎，极少数可引起全腹膜炎。此外，严重肿大的胆囊可压迫胆管造成胆管梗阻，即发生 Mirizzi 综合征。胆囊结石局限性压迫胆囊壁及其与其粘连的邻近组织器官，引起坏死并穿孔，形成内瘘，以胆囊横结肠瘘和胆囊十二指肠瘘居多，胆囊胆管瘘和胆囊胃瘘少见。

二、临床表现

(一)症状

急性胆囊炎的主要临床表现有腹痛、恶心呕吐或发热，黄疸少见。

1. 腹痛　发生于右上腹或上腹，呈持续性疼痛，阵发性加剧，70%以上的患者常在暴食、高脂肪饮食或情绪波动后发作，与胆囊收缩，结石滑向胆囊颈部，易造成胆囊管梗阻有关。约半数患者腹痛可放射至背部或肩部，系胆囊炎症累及胆囊壁浆膜，分别经内脏神经和肋间神经传至胸 8～10 脊髓段，经膈神经反射到颈 3～5 脊髓段有关。出现气性胆囊炎和胆囊坏疽时，右上腹呈持续性疼痛，且不为药物所缓解。一旦穿孔，可发生由右上腹延至右下腹乃至全腹疼痛。

2. 恶心呕吐　约 1/3 的患者发生，乃由于胆囊强烈收缩所致；也有可能与胆囊结石排入胆总管后，引起胆总管梗阻而急性扩张或诱发急性胰腺炎有关。后者呕吐较频繁，且呕吐后腹痛症状不缓解。

3. 畏寒发热　若出现畏寒发热，提示并发气性胆囊炎、胆囊积脓、坏疽或穿孔。

4. 黄疸　15%～20%的患者出现轻度黄疸，是由于肿大胆囊或胆囊结石或胆囊三角区淋巴结肿大压迫肝总管或胆总管，出现 Mirizzi 综合征，或继发或合并胆总管结石。

(二)体征

1. 压痛　右上腹压痛，Murphy 征常呈阳性，有时在右侧背部肩胛下角第 9～11 肋骨区域出现皮肤过敏现象，称为 Boas 征。当发生脓性胆囊炎、胆囊坏疽或穿孔时，右上腹压痛、反跳痛和肌紧张明显，后者甚至可以出现右下腹甚或全腹压痛、反跳痛与腹肌紧张。

2. 右上腹包块　约 20%的患者可触及有右上腹包块，为积液或粘连的胆囊。

(三)检查

1. 实验检查　白细胞计数可升高至$(10\sim12)\times10^9/L$，若超过$20\times10^9/L$以上者，可能存在胆囊积脓或穿孔。肝功能化验多数正常，若出现肝功能损害(包括谷丙转氨酶和血清胆红素升高等)，常提示肝胆总管被压迫或继发或合并胆总结石或胆囊感染严重。如继发急性胰腺炎，可出现血、尿淀粉酶增高。

2. B 型超声波检查　急性胆囊炎时可见胆囊增大、囊壁增厚>3mm，或胆囊周围有渗液，或合并结石，诊断正确率达 95%以上。

3. 磁共振胆管成像　急性胆囊炎时可见胆囊增大、囊壁增厚，或胆囊周围有渗液，或合并结石，亦可以发现胆管内有无结石。诊断正确率达 98%左右。

4. X 线检查　在 X 线平片上约 20%的患者胆囊区内可见胆囊阳性结石影。如胆囊内或胆囊周围存在气体影，多提示发生气性胆囊炎或胆肠内瘘。

5. 电子计算机断层扫描电子计算机断层扫描(CT)　CT 对发现胆囊积液、胆囊壁增厚或结石亦有帮助。

三、诊断和鉴别诊断

患者由于饮食等诱因引起的右上腹或上腹疼痛，伴背、肩放射痛，右上腹压痛和 B 型超声或 MRI 或 CT 的检查结果，急性胆囊炎较易诊断。但需要明确的是，患者是否合并有其他疾病，胆囊是否有坏疽或穿孔、积脓或内瘘，是否有气性胆囊炎。

需要鉴别的疾病主要有高位阑尾炎、十二指肠溃疡穿孔、右侧大叶性肺炎、右侧肾盂肾炎等。

高位阑尾炎常有转移性右腹疼痛，右中下腹压痛，同时伴有发热，无右上腹压痛，仔细分析，不难鉴别。

十二指肠溃疡穿孔，常有溃疡病史，迅速发生的右上腹至右中下腹或全腹疼痛，板状腹，膈下出现游离气体等，也可鉴别。若鉴别困难，可进行右下腹诊断性穿刺，如抽到含有胆汁的渗液，则为胆囊穿孔所致，对鉴别诊断有帮助。

右侧大叶性肺炎发病时有明显发热，右侧胸痛，仔细肺部听诊和胸部照片多能鉴别。

右侧肾盂肾炎疼痛主要在腰部，且常伴膀胱刺激症状，尿检查等有助于区别。

四、治疗

急性胆囊炎的治疗包括非手术和手术疗法两方面。对急性非结石性胆囊炎，部分可经非手术方法治疗缓解。但是，急性非结石性胆囊炎多见于中老年人，常伴有其他疾病，特点是病情发展迅速，并发症率高，病死率也高，要特别重视。非手术治疗方法，是一种有效的治疗方法，它既可使不少患者的急性炎症消退，也可作为一种必不可少的术前准备与术后处理，用于部分需要手术治疗的患者。

对急性结石性胆囊炎，部分可经非手术控制，但由于此类患者易发生胆囊结石的并发症和反复发作，多数最终仍选择手术治疗。尤其是老年急性胆囊炎易并发为气性胆囊炎、胆囊坏疽或穿孔，对非手术疗法反应较差，故手术治疗往往成为最终选择的治疗手段。

(一)非手术治疗

1. 适应证

(1)急性胆囊炎初次发作，一般情况较好者。

(2)非手术治疗中病情迅速缓解者。

(3)临床症状不够典型者。

(4)发病超过3天，非手术治疗中症状减轻者。

2. 控制饮食　对症状较轻者，可进食易消化不含脂肪和蛋白质之流质；炎症严重者禁食，待炎症减轻后由易消化流质逐渐过渡到半流质。如恶心呕吐和腹胀明显者，则放置胃肠减压。

3. 抗感染治疗　抗菌谱应覆盖革兰阴性需氧菌和厌氧菌。常用氨苄青霉素3～4g/d，甲硝唑1g/d。前者对大肠杆菌抗菌效果较好，后者可控制厌氧菌。感染较重者，可用头孢类菌素。如头孢噻肟1～6g/d，其对革兰阴性菌、厌氧菌和革兰阳性菌均有较强的抗菌能力，在胆道中分布较多；或选用头孢哌酮，2.0～4.0g/d，每12小时1次，其对革兰阴性菌的抗菌力强，绿脓杆菌特别敏感，对革兰阳性菌的抗菌力弱于第一、第二代头孢菌素。也可根据细菌培养结果选用抗生素。由于老年人中有部分肾、肝功能储备不足，应注意调整剂量。

4. 解痉止痛　有阵发性腹痛者，肌注阿托品或654-2，如疼痛剧烈，可合并应用哌替啶。或用异山梨醇(消心痛)口含。若无胃炎或消化性溃疡，可加口服消炎痛，每次25mg，每日2～3次，其可阻断前列腺素合成，从而达到止痛目的。因为前列腺素是胆囊炎的重要炎症介质。

5. 支持治疗　由于发病时常进食不足，故要注意补充水、电解质、维生素、能量及蛋白质，以利于康复。

6. 其他　合并中毒性休克者，应予氢化可的松100～300mg/d，或地塞米松10mg/d，一般用1～3天，可减轻中毒反应。若为蛔虫所诱发，可口服驱蛔灵，每日75mg/kg，成人睡前1次服用，连用2天；蛔虫排出困难者，亦可按胆石总攻方案治疗，以促进蛔虫自胆囊或胆道排出。

(二)手术治疗

1. 适应证　急性胆囊炎并发胆囊积脓、坏疽或穿孔，急性结石性胆囊炎、急性无结石性胆囊炎经非手术方法治疗后仍反复发作或加重，并无严重重要器官病变及凝血功能障碍者。

多数学者认为，急性胆囊炎发生胆囊积脓、坏疽、穿孔或压迫胆总管引起重症胆管炎者，在非手术治疗过程中，临床症状或腹部体征加重者，出现腹膜炎体征者，存在化脓性胆囊炎，伴寒战、高热者，60岁以上老年患者症状较重者，应经过短期的积极准备(6～12小时)急诊手术。也有主张发病72小时以内、胆囊炎症不严重、无重要器官功能障碍并能耐受手术者，经24～48小时治疗后急诊手术。除此之外，应选择非手术方法控制感染，改善患者全身状态，择期手术治疗。

2. 胆囊切除术　急诊手术时，若胆囊炎症不重、解剖关系清楚，患者能耐受手术，一般选用胆囊切除术。近年来，随着腹腔镜胆囊切除术技术的日益提高，不少医院开展了急诊腹腔镜胆囊切除术治疗急性胆囊炎。择期手术一般是在准备较充分的情况下进行，故常以胆囊切除术为目的；若剥离胆囊困难，也可在处理好胆囊管和胆囊动脉后，切除胆囊前壁，后壁黏膜以碘酒或电凝烧灼，亦可缩短手术时间。

3. 胆囊造瘘术　如胆囊局部炎症严重、解剖关系不清楚、患者危重不能耐受胆囊切除术者或手术条件限制时，以胆囊造瘘术为宜；若胆囊管已闭塞，也可在切开胆囊时，以碘酒、酒精或电凝烧灼胆囊黏膜，然后置管于其中，不再切除胆囊亦可。因为去除黏膜的胆囊最后可形成瘢痕，不再发生症状。术后体温正常，2 周后无引流液时拔管；若术后 2 周仍有胆汁流出，可经造瘘管行术后胆道逆行造影，无结石和梗阻者，术后 3 周拔管；如存在胆道结石，可通过经十二指肠内镜取石，亦可 3～6 个月后再手术。

4. 介入治疗　若胆囊出现积脓、坏疽等严重并发症，患者发热不退，并因全身状态不允许手术和未排除其他急腹症时，有条件也可选用经皮经肝胆囊造瘘术或内镜经壶腹部胆囊引流术，均可达到引流胆囊、缓解症状的目的。前者的主要并发症为胆瘘、出血和导管脱出，发生率约为 6.5%。

（三）中医辨证治疗

1. 辨证论治

(1)蕴热证（肝胆蕴热）

【证候】胁腹隐痛，胸闷不适，肩背窜痛，口苦咽干，腹胀纳呆，大便干结，有时低热，舌红苔腻，脉平或弦。

【治则】疏肝清热，通下利胆。

【方药】金铃子散合大柴胡汤加减。

(2)湿热证（肝胆湿热）

【证候】发热恶寒，口苦咽干，胁腹疼痛难忍，皮肤黄染，不思饮食，便秘尿赤，舌红苔黄，脉弦数滑。

【治则】清胆利湿，通气通腑。

【方药】茵陈蒿汤合大柴胡汤加减。

(3)毒热证（肝胆脓毒）

【证候】胁腹剧痛，痛引肩背，腹拘强直，压痛拒按，高热寒战，上腹饱满，口干舌燥，不能进食，大便燥急，小便黄赤，甚者谵语，肤黄瘀斑，四肢厥冷，鼻衄齿衄，舌绛瘀斑，苔黄开裂，脉微欲绝。

【治则】泻火解毒，通腑救逆。

【方药】黄连解毒汤合茵陈蒿汤加减。

2. 针刺疗法　用于止痛、止吐、排石。可选用足三里、内关、期门、胆俞、中脘等穴。耳针可刺交感、神门、肝胆区。一般留针 30 分钟至 1 小时，每日针刺 2～3 次。也可采用足三里穴位注射山莨菪碱等以解痉止痛。

五、预后及预防

非手术积极治疗后多数患者可缓解继续生活工作，但若遇饮食不节、心情不畅等亦可再发作。如存在结石性胆囊炎者，全身情况允许，应尽早择期手术治疗。为预防再发作，日常应科学饮食，避免暴饮暴食，保持心情舒畅，起居有常。

慢性胆囊炎

慢性胆囊炎是指胆囊因长期或间断性地受到刺激而产生的慢性炎性改变及功能障碍。根据病因和病理变化的不同，可分成两类：慢性结石性胆囊炎与慢性非结石性胆囊炎。临床上最为多见的是慢性结石性胆囊炎，约占 90%，仅少数为慢性非结石性胆囊炎。胆囊的急性炎症消退后遗留下来的病理状态，是慢性胆囊炎最常见的类型。

一、病因

引起慢性胆囊炎的因素主要有以下几种：

1. 结石刺激和梗阻因素　绝大多数患者常并存胆囊结石。结石既可直接造成胆囊排空受阻、胆汁瘀滞，也可长期压迫胆囊黏膜造成局部溃疡而导致瘢痕修复，或形成胆囊颈部狭窄，影响胆囊胆汁排空，易继发细菌感染。

在非结石性胆囊炎中，胆囊排空障碍是主要因素。如胆囊管狭窄或扭曲、胆囊管黏膜瓣肥大、漏斗萎缩、胆囊腺窦炎、胆囊颈肿大淋巴结压迫、周围脏器肿瘤或炎症的直接压迫与浸润，以及因胆总管内病变引起的胆汁排空障碍所继发的胆囊排空障碍等均可引起慢性胆囊炎。

2. 化学刺激　胆汁成分的改变对胆囊黏膜是一种长期刺激，如胆囊内存在胆盐浓缩刺激和胰液消化酶的刺激等化学性刺激，可产生慢性炎性改变。

3. 感染　主要是细菌感染，可通过血液、淋巴、肝脏下行和肠道上行感染，以及上腹腹膜炎感染而来，也可继发于胆汁的瘀滞。

二、病理

胆囊组织可出现显著的慢性炎性改变，胆囊壁单核细胞浸润和纤维组织增生，黏膜上皮糜烂、溃疡形成或萎缩，壁层小血管硬变和栓塞。胆囊因反复炎性病变而不断发生瘢痕组织增生，纤维增生肥厚而使胆囊萎缩，囊腔缩小，功能丧失。当胆囊管因结石或炎症粘连而完全闭塞，胆汁不能进入胆囊，胆色素被吸收，而胆囊壁仍不断分泌无色黏液，则成为"胆囊积液"。也可形成 Aschoff-Rokitansky 窦，这是由于腺体扩大、增生，形成不同的囊窦，窦内可有胆固醇颗粒晶状体。慢性胆囊炎的这些病理变化，反过来又是促使胆结石形成和促进胆结石生长的病理条件。

三、临床表现

(一)症状

慢性胆囊炎缺乏特异的临床症状与体征。临床表现可有急性胆囊炎或胆绞痛病史，右上腹或剑突下隐痛或饱胀不适、嗳气、反酸、纳差等，可伴有恶心、呕吐，疼痛可向背部放射，常在高脂肪高蛋白饮食或暴饮暴食或情绪波动等诱发，但较急性胆囊炎为轻。

(二)体征

检查时右上腹仅有深压痛，无肌紧张及反跳痛。除胆囊积液或积脓外，一般扪及不到肿大的胆囊。

(三)检查

1. 实验室检查　急性发作时血白细胞和胆红素轻度升高或正常。在非发作期，常无异常发现。

2. B型超声波检查　表现为胆囊壁增厚或毛糙、胆囊萎缩、功能丧失或同时存在结石等。诊断正确率达 90％以上，是首选的非创伤性检查。

3. 计算机断层扫描(CT)检查　表现为胆囊壁增厚，多呈均匀一致性，最厚与最薄之比＜2∶1，胆囊壁较柔软，胆囊黏膜线完整存在。

4. 磁共振成像(MRI)检查　慢性胆囊炎一般表现为胆囊体积缩小，胆囊壁均匀或不均匀增厚，增厚的胆囊壁均匀强化，但是强化程度不如急性胆囊炎。值得注意的是，慢性胆囊炎的胆囊壁增厚需与胆囊癌鉴别，前者壁的强化通常是均匀的、缓慢的，有延时强化；后者胆囊壁的增厚都很显著，一般超过 5mm，且不规则，胆囊变形，胆囊壁僵硬，强化开始较早，并有延时强化。

5. 其他检查　根据需要作胃镜或肠镜等检查，以利于与消化性溃疡、结肠炎等鉴别。

四、诊断和鉴别诊断

慢性胆囊炎临床表现差异较大，诊断主要根据病史与临床表现，并结合上述一些检查，有助于该病诊断。但应注意与消化性溃疡、十二指肠炎或憩室、结肠炎、慢性胰腺炎、慢性阑尾炎、肝炎等消化道疾病鉴别。

五、治疗

慢性胆囊炎的治疗主要有药物和手术等方法。药物治疗慢性结石性胆囊炎多数可缓解症状，但最终多因反复发作而手术，因此，慢性结石性胆囊炎的治疗，在全身情况允许的条件下，应该以手术为主；慢性非结石性胆囊炎的药物治疗效果较好，仅少数需要手术治疗。

(一)非手术治疗

1. 控制饮食　根据患者具体情况控制饮食，一般主张进食低脂肪高碳水化合物的食品，不宜过饱，禁食动物的脑、肝、肾及蛋黄、鱼籽等，以免发作。

2. 中医辨证论治　中医大多将慢性胆囊炎辨证为气郁型和湿热型(详见本节"胆道系统疾病的中医辨证论治")。

3. 针刺治疗　针刺阳陵泉、胆俞、日月、天枢、中脘等，诸穴合用具有促进胆汁排泌，消除收缩，缓解胆区疼痛功效。

4. 利胆药物治疗　常用的利胆药物有去氧胆酸、利胆醇等，可按不同病情选择使用。

5. 解痉药物　酌情使用东莨菪碱、阿托品、普鲁本辛等药物，解除患者胁肋疼痛之不适。或用异山梨醇(消心痛)口含。

(二)手术治疗

对慢性结石性胆囊炎有症状者，如无手术治疗的禁忌证，应选择手术治疗。慢性非结石性胆囊炎诊断确立者，若治疗效果不理想或症状发作影响正常工作、生活和学习，并鉴别症状不是由其他疾病引起，且无明显手术治疗的禁忌证，也可选择手术治疗。治疗该病的基本术式是胆囊切除术，目前大多数选择腹腔镜胆囊切除术。

六、预防及预后

预防慢性胆囊炎反复发作的关键是注意饮食节制，保持心情舒畅，若有轻微症状可服用一些利胆作用的中西药物，大多数很少发生明显发作。诊断明确并经胆囊切除术治疗者，如无手术并发症，一般多能获得痊愈。极少数病例术后症状不缓解或仅轻微减轻，多数与存在胆道结石或 Oddi 括约肌功能障碍或是由非胆道疾病所致，必须做进一步检查证实。

急性胆管炎

急性胆管炎是胆道外科常见疾病，约占胆道住院患者的 8.8%。该病病理特点是胆道存在不同程度的梗阻，以及细菌引起的急性感染。临床特点是发病急骤，病势凶险，变化快，并发症多，易并发中毒性休克和脑病等脏器功能障碍。该病病死率为 5%～13.3%，是胆道良性疾病的主要死亡原因。

一、病因

急性胆管炎是在胆道梗阻基础上，继发感染所引起。实验发现，仅有感染胆汁而无胆道梗阻，或有胆道梗阻但无胆汁感染，均不能形成急性胆管炎。梗阻因素主要为结石、蛔虫、狭窄、肿瘤，如胆管癌、胰头癌等。

1. 胆道结石　约占 70%。过去以原发性胆道结石为多见，可见于肝内外胆道结石。近 10 多年来，继发性胆道结石逐渐增多，以肝外胆道结石为主。

2. 胆道狭窄　约占 15%，也有报告高达 28%，肝内外均可发生，以肝外胆道狭窄为多见。此类患者多有胆道手术史。

3. 胆道寄生虫　约占 15%，以胆道蛔虫病最为多见。胆道内的中华枝睾吸虫也可引起该病。

4. 其他　近年由于肿瘤梗阻和介入诊疗技术等所致感染有上升之势，约占 10%，也有报告高达 30%。肿瘤梗阻者常见于中老年人。

急性胆管炎常见的致病菌为大肠杆菌、克雷伯杆菌、粪链球菌、变形杆菌、沙门菌属等，少见为绿脓杆菌、葡萄球菌。厌氧菌感染近年有上升，其中主要有类杆菌、脆弱类杆菌等。大肠杆菌约占 50%，厌氧菌感染率约 25%。

感染细菌主要经十二指肠逆行进入胆道，其他尚有经淋巴液播散，或经门静脉、肝动脉而引发感染。老年人在便秘、饮食不调、胃酸降低、消化不良等时，肠黏膜屏障被破坏，细菌可易位，经肠壁进入门静脉或淋巴管至肝胆系统，引起胆道感染。

二、病理

在胆道梗阻基础上发生急性胆管炎，胆管黏膜充血、水肿、化脓，甚或出现糜烂和溃疡，或出血，使胆管内压升高，梗阻近端胆管明显扩张。胆管及其周围组织有中性多形核白细胞及淋巴细胞浸润。当胆管溃疡破溃至邻近的肝动脉支而形成肝动脉胆管瘘，或肝脓肿破溃至肝内胆管、门静脉、肝动脉，可发生胆道出血。但少数患者因过去慢性胆管炎反复发作使胆管壁增厚、变硬而扩张不明显。也有胆管病变仅累及某个肝段或肝叶，引起局部肝段或肝叶萎缩，或局限性胆管扩张，从肝表面就可触及结石或抽吸到脓性胆汁。胆道高压可引起感染胆汁进一步向近端发展，汇管区发生炎症反应，邻近肝脏亦可出现相似改变，甚至小灶状肝坏死。肝坏死也可破坏毛细胆管与肝血窦间的胆血屏障，使胆汁中的细菌、内毒素、炎症物质，甚至胆汁中的胆砂反流入血，出现胆血反流现象。严重者在肺毛细血管、肝窦、肾毛细血管、肾上腺内可出现细菌；或肺毛细血管、肺动静脉内含有胆血症、内毒素血症、败血症，使重要器官造成不同程度的损伤，甚至多器官功能衰竭。因此，严重的急性胆管炎是一种重症，病死率较高。

肝脏多呈充血、水肿而肿大或脓肿形成。镜下显示肝细胞肿胀，胞浆疏松不匀，肝细胞极紊乱，肝窦扩张，肝窦及其周围组织有中性多形核白细胞及淋巴细胞浸润，胆汁郁滞，严重者可有大片肝细胞坏死以及多发性小脓肿。肝表面的脓肿可与膈肌粘连，甚至穿破膈肌形成肺脓肿、脓胸。

三、临床表现

(一)症状

1. 上腹痛　半数以上的患者有上腹痛，结石引起者多为上腹持续性疼痛伴有阵发性加重，常向背部或肩部放射，结石或狭窄梗阻于胆总管者，可有上腹或右上腹胀痛乃至绞痛；梗阻为肿瘤者，可无痛或仅胀痛。肝内梗阻则有肝区胀痛。

2. 恶寒、发热　为约 90% 患者的主诉。此乃系胆道内细菌或毒素、胆汁成分，在胆汁高压下间歇性经肝细胞间隙或淋巴管进入血液之故。其中的内毒素、白细胞和巨噬细胞等释放的肿瘤坏死因子及其他炎症介质等是较强的致热原，其作用于体温调节中枢而发热；皮层下或下丘脑后部寒战中枢兴奋，出现寒战。故又称此种胆管炎为毒性胆管炎(toxic cholangitis)。

3. 恶心、呕吐　腹痛后发生，若为胆道蛔虫者，可呕吐蛔虫。

4. 黄疸　约 70% 的患者有不同程度的黄疸，结石引起者，黄疸可有波动；而肿瘤梗阻者，黄疸可进行性加重。一侧肝内梗阻可无黄疸，因为一侧正常肝脏可以处理并排泄由红细胞破坏生成的胆红素。

5. 休克或神志障碍　约 5% 的患者出现中毒性休克或神志障碍，如嗜睡、神志模糊、谵语、精神错乱或昏迷。仅有腹痛、发热、黄疸者称为 Charcot 三联征；同时合并有休克及神志障碍为 Reynolds Dargan 五联征。

值得注意的是，老年急性胆管炎有时仅表现为恶寒、发热、中毒性休克和神志障碍，而上腹痛和黄疸较轻。

中毒性休克和神志障碍发生的原因：一是由胆道逆流入血的细菌及其毒素、胆红素等直接损伤肺、肾、肝、心、脑等重要器官，使这些器官能量代谢障碍，进而影响器官功能；二是细菌内毒素等可刺激白细胞、淋巴细胞、单核细胞等释放大量细胞因子，其中包括肿瘤坏死因子、白细胞介素Ⅰ、花生四烯酸代谢产物——前列腺素及血栓素、白三烯，以及血小板激活因子等，并激活补体和凝血系统；内毒素及某些细胞因子等还可刺激交感肾上腺素系统和损伤毛细血管内皮细胞，使激肽、组胺和 5-羟色胺释放，最终结果是组织器官微循环障碍，组织缺血、缺氧，细胞代谢障碍及内环境失衡，进而引起休克以致多器官功能不全甚或衰竭，其中包括中枢神经系统。此外，动物实验还证明，胆红素可进入血脑屏障，抑制脑组织摄取氧和氧化磷酸化过程，使脑代谢障碍。这也可能是发生神志改变的原因之一。

(二)体征

检查时，腹部体征主要有剑突下或偏右压痛，肝肿大并触痛。若为胆道末端肿瘤或胰腺肿瘤或胰腺肿瘤压迫梗阻者，有时可触及肿大光滑之胆囊。此与黄疸合称 Courvoisier 征。右上腹反跳痛往往提示急性胆管炎较严重。右上腹至右下腹或全腹压痛较少见，除非有胆道穿孔。非重症者，肠鸣音可正常；严重时，肠鸣音减弱甚或消失。

全身体征主要有皮肤巩膜黄染，严重者可出现烦躁不安、心率加快、四肢湿冷、血压下降等休克表现，或神志障碍严重者可在数小时之内发生死亡。

(三)检查

1. 实验检查　周围血白细胞计数及中性白细胞均升高，79% 的患者在 $10\times10^{2}/L$ 以上，甚或白细胞内出现中毒颗粒。血清碱性磷酸酶明显上升。血清总胆红素可升高，其中直接胆红素升高为主。尿胆红素阳性，尿胆元减少。

2. B 型超声波检查　可发现胆管扩张、结石光团，或低密度肿块或狭窄、蛔虫等。其诊断胆管结石的正确率约为 70%。

3. 磁共振胆胰管成像(MRCP)　对明确胆管梗阻的解剖位置、病变性质有较大帮助。结石主要表现为单发或多发的充盈缺损。胆管肿瘤多呈胆管边缘不光滑、僵硬的狭窄或阻塞。良性狭窄主要表现为自然、边缘光滑的狭窄。蛔虫则为条状中心较淡的缺损。其中对胆管结石诊断的正确率可达98%,尤其是该检查为无创伤性检查,患者最易接受。

4. 电子计算机断层扫描(CT)检查　对发现胆管扩张、结石、肿瘤等有一定帮助。尤其对发现胰头肿瘤和肝内胆管扩大张有益,对前者的阳性率约90%。

5. 内镜逆行胰胆管造影(ERCP)　对发现胆管梗阻的解剖位置、病变性质有较大帮助。结石主要表现为单发或多发的充盈缺损。胆管肿瘤多呈胆管边缘不光滑、僵硬的狭窄或阻塞。良性狭窄主要表现为自然、边缘光滑的狭窄。蛔虫则为条状中心较淡的缺损。

6. 经皮肝穿胆道造影(PTC)　与ERCP相同,对发现胆管病变位置、性质等有帮助。病变表现与ERCP相同。若胆管扩张,其成功率在90%左右。诊断正确率约为95%。主要并发症有出血、胆瘘、感染、脏器损伤等。

ERCP和PTC在急性胆管炎体温升高的72小时内一般不宜施行,若需紧急胆管减压时,可先抽取部分胆汁后,控制压力注入小量造影剂,以确定导管位置;或在使用鼻胆管引流或经皮肝穿刺胆道引流(PTCD)3天后再作胆道造影术;也有推荐在造影剂内加抗生素,以预防胆管炎加重;也有主张在急性胆管炎时,用药物控制感染后,在间歇期再作ERCP或PTC。

四、诊断和鉴别诊断

患者有右上腹或剑突下疼痛和恶寒发热,体检时发现剑突下或偏右压痛,肝肿大并具触痛,或有黄疸,B型超声见胆管扩张、结石、肿块或狭窄、蛔虫等,急性胆管炎多数可诊断。但对部分老年急性胆管炎仅表现为中毒性休克、神志障碍和轻度黄疸,而上腹痛及发热不重者,应警惕。要进一步明确急性胆管炎的病因,需借助MRCP或ERCP或PTC或CT才能确定。

老年急性胆管炎是常见急腹症,有时甚为严重,应一边检查诊断,一边治疗,以免贻误治疗时机。诊断过程中,在选择检查方法时,一般应是从简单到复杂,由无创伤到有创伤,只有在诊断困难时才选择创伤性检查。若根据患者症状或体征,初步诊断为急性胆管炎时,首先应做B型超声和上述相关生化检查。如明确病因有困难,再酌情选择MRCP或CT或PTC或ERCP。PTC检查偶可发生出血或胆瘘或器官损伤,故在检查前应常规做术前检查及准备,以应付可能发生的并发症而急诊手术。尤其是老年人,在选择PTC时,必须认真估价患者是否能耐受手术,一旦发生急诊手术,若不能耐受急诊手术,应放弃此项检查。

目前对急性胆管炎多倾向于分型诊断,这有利于选择治疗方式。急性胆管炎的分型诊断标准,意见不完全一致。1993年中华外科学会胆道组推荐分二种类型:急性胆管炎(AC)和重型急性胆管炎(ACST)。ACST诊断的标准为:有胆道梗阻的表现,并出现休克(收缩压<9.3kPa,即70mmHg),或有下列6项指标中2项表现者:①精神症状;②脉搏>120次/分钟;③白细胞计数$>20\times10^9/L$;④体温超过39℃或低于36℃;⑤胆汁为脓性伴有胆管内压明显增高;⑥血培养阳性。重型急性胆管炎相当于传统所称的急性梗阻性化脓性胆管炎。急性胆管炎也有称为轻型急性胆管炎(ACLT),指有右上腹痛伴发热或黄疸、胆道梗阻表现,且全身状态较好者。

在鉴别诊断方面,因某些疾病如右下大叶肺炎、右侧胸膜炎、急性病毒性肝炎、肝脓肿、胃十二指肠溃疡急性穿孔、高位阑尾穿孔、重症胰腺炎等,在发病初期的临床表现中有时很难与ACST区别。但详细询问病史和仔细体格检查,并结合上述相关检查,大多数多能鉴别。

五、治疗

急性胆管炎的治疗包括非手术和手术疗法两方面。轻型急性胆管炎多数可经非手术控制,再根据病因选择是否介入治疗或手术处理,重型急性胆管炎常以非手术方法作为基础,而后根据情况选择介入疗法或手术。

(一)非手术治疗

1. 一般处理　轻型急性胆管炎,一般状态较好者,可进食易消化无脂流质或半流质。重型急性胆管炎多需禁食,有局限性腹膜炎伴腹胀者,予以胃肠减压。

2. 抗感染　根据细菌培养结果选用抗生素为最佳方案，但多数在就诊时难以获得细菌培养结果，由于急性胆管炎主要为来自肠道的需氧菌和厌氧菌的混合性细菌感染，主张采取联合、大剂量、静脉注射的抗生素治疗。临床上一般采用氨苄青霉素 3～4g/d，联合用甲硝唑 1.0g/d。严重者可选用第二代或第三代头孢菌素，如头孢噻肟，1～6g/d，其对革兰阴性菌、厌氧菌和革兰阳性菌均有较强的抗菌能力，在胆道中分布较多，或选用第三代头孢哌酮 1～2g/次，每日 2～4 次，其对革兰阴性菌的抗菌力强，绿脓杆菌特别敏感，对革兰阳性菌的抗菌力较弱。

3. 中医辨证治疗　中药缓解症状较好，详见本节“胆道系统疾病的中医辨证论治”。亦可口服利胆排石中成药，使大便每日 1～2 次为宜。

4. 解痉利胆　消心痛（异山梨醇）5～10mg 舌下含服，每日 2～3 次，其可松弛胆囊和 Oddi 括约肌，降低胆道压力。有绞痛者，给予山莨菪碱 10mg 肌注，严重者加地西泮 10mg 或哌替啶 50mg。但对有呼吸功能不全者，应禁用哌替啶，以免抑制呼吸。亦可针刺胆俞、期门、阳陵泉，留针 15～30 分钟。

5. 支持治疗　注意水、电解质和酸碱平衡，注意全身支持治疗。

若存在休克，应积极抢救处理。老年人重要器官常存在不同程度老化，一旦休克袭击，易发生损伤以致衰竭。处理包括：补充有效循环量，补液与中青年人不尽完全相同。一般生理需要量为 2500～3000ml/d，已欠量应分 3～4 天补充，并根据反应状态及时调整，因为老年人对水的负荷能力也不及其他年龄；纠正酸中毒；合理选用血管调节药物，以多巴胺为宜，其既可使周围血管收缩，又可增加内脏血流，包括冠状动脉和肾血流，还可增强心肌收缩力，较适于老年人，一般用 20mg 加入 5%葡萄液静滴，每分钟最大剂量为 10μg/kg，过大易诱发心律失常；短期内使用糖皮质激素，可提高老年人对中毒性休克的耐受力，一般用地塞米松 10mg/次，用2～3天。

（二）介入治疗

包括内镜 Oddi 括约肌切开术、内镜鼻胆管引流术、经皮经肝胆道引流术（PTCD）、经皮经肝胆囊造瘘术。这些引流术可减轻胆道内压，缓解胆道梗阻，为进一步根除病因创造条件。胆道减压体温正常 3 天后，可进行胆道造影，以明确梗阻病因。适于重型急性胆管炎、无严重凝血功能障碍和重要器官病变者。由于这些介入治疗偶尔可发生需急诊手术的并发症，故应在治疗前做好常规术前准备，以应付发生急诊手术。也正因为这些介入治疗偶有发生严重并发症，故 ACST 时是否常规首选选择介入治疗，意见不完全一致。由于近年技术的发展，对老年人而言介入治疗比急诊胆道手术的死亡率（2.6%～16%）要低，故多数认为这些介入治疗对老年人较安全。

1. 内镜鼻胆管引流术（ENBD）

【适应证】由胆总管结石、炎性狭窄、经内镜胆管内支撑引起的胆道感染。

主要并发症为胆管炎或急性胰腺炎，发生率约为 1.8%，有效率在 95%左右。但对肝内多发局限性或分隔性梗阻引起的重型急性胆管炎，ENBD 难以达到引流效果。

2. 内镜 Oddi 括约肌切开术（EST）

【适应证】胆总管末端炎性狭窄（＜2cm）或结石嵌顿者。若合并肝内狭窄或结石者，可与 PTCD 联合应用。

主要并发症为切口部位出血、穿孔、胆胰瘘或急性胰腺炎，发生率 1.3%～2.5%。

3. PTCD

【适应证】对肝内或胆总管内有梗阻的急性胆管炎。

一般采用经腋前线第 8、9 肋间进针约 10cm，也有采用经锁骨中线第 6、7 肋间进针 5～6cm，抽有胆汁时证明在胆管内，取出针芯后固定。最好在电视透视下进行，若无此设备时，术前须摄胸片并超声定位，以确定进针深度及位置，以防止损伤周围器官。若肝门部梗阻，也可以分别在左右肝管穿刺置管。

主要并发症为出血、胆瘘、损伤周围器官、继发感染等。胆管扩张者，成功率约 95%。

4. 经皮经肝胆囊造瘘术

【适应证】对有胆囊肿大而胆囊管通畅者。

并发症与 PTCD 相同。

对 ACST 而言，急诊胆道探查引流术的并发症和病死率(约 14.2%)是高于上述介入治疗的。因此值得注意的是,对无肝内多发局限性或分隔性梗阻引起的 ACST,急诊胆道探查引流术又有较高风险者,上述介入治疗为缓解病情,将急诊转变为择期的进一步处理无疑是较好的选择。但是,对能耐受急诊胆道探查引流术的 ACST 者,而介入治疗又不能有效地减压胆道时,选择急诊胆道探查引流术是适宜的。

(三)手术治疗

1. 适应证　ACLT 在治疗中加重,或 ACST 经 12～24 小时系统治疗无缓解,或出现精神症状或预示出现脓毒性休克;出现弥漫性腹膜炎如肝脓肿破裂、胆管穿孔等;或入院时伴中毒性休克,经抗休克处理使休克基本纠正时,无严重凝血功能障碍和重要器官病变者,需行急诊胆道探查引流术。有报道指出,急性胆炎发病 24 小时内手术者,病死率仅 17%,而发病 24～72 小时手术者,病死率高达 50%,因此正确选择手术时机非常重要。

2. 急诊手术的原则　手术尽可能简单,引流必须有效,引流管能达到梗阻以上部位。术中如发现梗阻在肝外胆管,胆道探查引流术常可使急性胆管炎得以缓解。若系肝内外胆管梗阻,仅胆道探查引流术常难以使急性胆管炎得以缓解,需要注意同时引流肝内外胆管。若系肝内梗阻,应分情况待之,不要仅限于肝外胆管探查引流,原发肝内病灶未予以引流,使术后急性胆管炎依旧。肝内梗阻为结石、蛔虫或膜状胆管狭窄时,取石、取虫和扩张狭窄,即能引流,后者也可在肝内胆管放置"U"形引流管等,以达到减压引流梗阻近端胆管的目的。肝门部肿瘤或三四级肝管梗阻者,急诊手术常不能解决病因,可在直视下经肝插管胆道引流,梗阻方能缓解。难以在急诊术中解决的肿瘤、严重胆管狭窄及肝内梗阻,应分情况待之,对肝外肿瘤或复杂的肝胆管结石者,待急诊引流使患者度过急性期后,再酌情于术后 2 周或 3 个月作根治性手术;如为肿瘤,病变在胆总管下端或胰头者,患者能耐受手术,可选择胰头十二指肠切除术;病变在胆总管上段或肝总管下段者,可切除病变,作胆肠吻合术;胆管狭窄者,应扩张整形后作胆肠吻合术。

应当注意的是,老年急性胆管炎易发展为 ACST,并发重要器官功能不全。此外,老年急诊胆管探查术的并发症和死亡率为 0.4%,而>70 岁者为 7%～29%。因此,对老年急性胆管炎,中毒症状较重者,应尽早胆道减压,保护重要器官。另一方面,对需要急诊手术者,除较详细检查胆道系统外,需尽可能对全身状态有较全面了解,并做至少 3～4 小时的支持治疗,提高患者对手术的耐受力,以减少并发症和死亡率。

六、预后

ACST 发病急,病势凶涌,变化快,死亡率高,若诊断或治疗不及时,均可导致严重后果。此外,即使通过抢救缓解了急性症状,但由于该病极易复发,因此在发作间隙期抓紧对肝胆管的病理改变进行处理(如取石、建立通畅胆肠引流通道、切除病灶等),是预防复发、改善患者预后的关键。

原发性硬化性胆管炎

原发性硬化性胆管炎(PSC),又称硬化狭窄性胆管炎、狭窄性胆管炎、慢性纤维性胆总管炎,是一种以炎症、管腔闭塞及肝内和(或)肝外胆管纤维化为特征的慢性淤胆性肝病,进展缓慢,最终演变为肝硬化和肝功能衰竭,癌变率较高(7%～13%),预后差,平均生存时间为 12～17 年。文献报道多发生于青壮年男性,男女之比为(2～3):1。

一、病因

病因不清,可能与慢性病毒感染、细菌感染、胆汁酸的毒性作用、缺血性血管损伤、遗传、自身免疫等有关。目前认为是在遗传易感的基础上,环境因素诱发了免疫应答的异常,从而导致胆管上皮或同时累及结肠上皮的慢性炎症,最终导致胆汁淤积。目前主要有以下几种学说:

1. 遗传因素　家族成员集中发病现象和 PSC 与人类白细胞抗原(HLA)密切相关的事实,提示遗传易感性在 PSC 发病中起着重要作用。HLAI 类单倍型 B8、DR3 与 PSC 密切相关,分别见于 60% 和 56%的 PSC 患者,亦有研究发现 DRw52a 见于 52%～100%的患者,而 DR2 与发病年龄有关,DR4 与病情恶化密切相关。

2. 感染学说　临床和动物实验证明,慢性肠道感染所造成的少量低毒的门静脉菌血症，可能是引起该病的主要原因。有人推测细菌毒素和毒性胆酸通过受损肠黏膜进门静脉，激活 Kupper 细胞，产生过量肿瘤坏死因子（TNF），引起类似 PSC 病理变化的胆管破坏和增生，最终导致纤维化发生。然而迄今不能解释在没有胆道梗阻的情况下，微生物是如何形成感染的。因此，门脉菌血症不是 PSC 产生的决定因素，肠道炎症有可能作为启动因素存在。此外，也有学者认为该病是病毒感染所致，理由是本病缺乏胆道黏膜的损害，推测胆管的炎症性改变是病毒感染的局部反应。

3. 自身免疫学说　目前研究发现，PSC 患者同时存在体液免疫和细胞免疫异常。PSC 的发生有免疫介导的血管炎可能。细胞免疫包括循环 $CD8^+$ T 细胞绝对数减少，CD4 与 CD8 比值增高。γ-Δ-T 细胞比例和绝对数的增加可能参与 PSC 的免疫损伤。胆管上皮细胞跨膜糖蛋白 CD44 蛋白阳性率增高及 HLAI 类抗原（包括 DR3）的异常表达，可能诱导免疫攻击破坏胆管上皮。此外，细胞间黏附分子（ICAM-1）在胆管上皮的表达亦增加。

4. 其他　有学者发现该病与类圆线虫感染、酒精中毒、体内铜代谢异常等有关。

5. 综合病因　根据目前临床观察所见和实验研究所知，PSC 的发生不是单一因素所致，而是综合因素复合作用的结果。

二、病理

PSC 患者肝脏病理学表现多种多样，最具特征的病变为“洋葱皮”样纤维化，表现为纤维组织围绕小胆管呈同心圆样排列，但该表现的阳性率仅为 50%。根据病理学表现可将 PSC 分为 4 期。

Ⅰ期：表现为胆管上皮的变性退化，伴淋巴细胞的浸润和汇管区瘢痕形成，可以有胆管增生及特征性的“洋葱皮”样改变。

Ⅱ期：胆管消失更为突出，炎症和瘢痕样改变延伸至肝实质。

Ⅲ期：可出现汇管区之间的纤维化。

Ⅳ期：肝硬化期。

根据 PSC 病理改变累及的范围，一般分成以下 3 种类型：

弥漫型：病变波及整个胆管系统（包括肝内与肝外胆管），胆管腔呈均匀一致地缩窄、变细、僵硬，失去弹性，管壁增厚，呈枯枝样改变。

局限型：病变累及部分胆管，肝外胆管最常累及（又称肝外型），肝外胆管管腔呈一致变细、僵硬，狭窄长度在 2～3cm 以上，狭窄胆管的近端偶有轻度扩张。

节段型：较为少见，病变呈“跳跃式”，胆道系统多处同时受累，呈囊枝状改变。

Longmire 和 Thompson 则将该病分为以下 4 型：

Ⅰ型：主要累及远端胆总管。

Ⅱ型：急性坏死性胆管炎后迅速发生的 PSC。

Ⅲ型：慢性弥漫性 PSC。

Ⅳ型：合并有炎症性肠疾病的慢性弥漫性 PSC。

三、临床表现

（一）症状

PSC 大多起病缓慢，病程长，早期症状不明显，随着病情发展可出现典型的临床表现，往往以黄疸、瘙痒、体重减轻、非特异性腹痛和肝脾肿大等就医。以肝内胆管病变为主者，主要表现为黄疸，无胆管扩张，常伴转氨酶升高，易误诊为病毒性肝炎；病变以远端胆总管为主者，除黄疸外，常伴有肝肿大、胆囊肿大。也有部分患者有慢性结肠炎的表现，如慢性腹泻等。约 15% 的患者起病时只有胆管炎的症状，如发热、夜汗、畏寒、上腹痛明显。

（二）体征

常见的体征：患者多有消瘦，皮肤和巩膜明显黄染，右上腹压痛，较少有反跳痛与肌紧张，肝肿大质硬，表面光滑，有时可扪及肿大脾脏。部分患者可伴脱水、营养不良表现。病程较长者可有肝硬化和门静脉高压的体征。此外，部分患者可合并自身免疫性疾病如风湿性关节炎、甲状腺炎、自身溶血性贫血等。

（三）检查

1. 实验室检查　PSC 的实验室检查可发现以下变化：

(1)血象提示不典型淋巴细胞和嗜酸粒细胞增多。

(2)血胆红素升高,以直接胆红素升高为主。

(3)HLA-Bs 升高和 IGM 增高,但抗核抗体、抗线粒体抗体、平滑肌抗体及 HBsAg 均阴性。

(4)碱性磷酸酶(AKP)增高。

(5)伴溃疡性结肠炎者常伴有贫血和低蛋白血症。

(6)30%~80%患者中性粒细胞胞浆抗体阳性,心磷脂抗体阳性。

2. B 型超声波检查　典型的 PSC 图像为:

(1)胆管腔明显狭窄,多均匀一致,一般为 4mm。

(2)胆管壁明显增厚,多在 4~5mm。

(3)肝内胆管回声增强。

(4)累及胆囊可见胆囊壁增厚、功能减退。

(5)无肿瘤或结石病变发现。

(6)总胆管生理弯曲消失,表现为强直性,管壁回声偏强,3~5mm,内壁显示表面不平滑或高低不平。

3. 磁共振胆胰管成像(MRCP)检查　MRCP 显示胆管纤细且僵硬,梗阻近端胆管增粗,胆汁淤积,上段增粗之肝胆管呈枯枝状。部分病例胆管壁见炎性结节呈附壁状缺损。

4. 电子计算机断层扫描(CT)检查　表现依病变发生部位和范围不同而异,如以肝内胆管梗阻为主者,表现为肝内分散的低密度扩张的胆管,且不与中央胆管相通,较长胆管无分枝呈修剪样征象,部分则呈枯树枝样改变;若以肝外胆管梗阻为主者,则可见肝外胆管壁呈结节状增厚,常为 3~4mm,一般不超过 5mm,管腔呈局灶性或弥漫性狭窄。肝内外胆管梗阻其管壁增强扫描均无明显强化。

5. 内镜逆行胰胆管造影(ERCP)或经皮肝穿胆道造影(PTC)检查　ERCP 是重要的影像学诊断方法。ERCP 可显示出以下典型的图像:

(1)十二指肠乳头呈扁平型,有韧硬感。

(2)胆管明显狭窄、纤细、稀疏、僵直、似枯枝样,或肝内胆管分枝减少变细,可有串珠样改变。

(3)胆管壁僵硬,缺乏弹性,呈铅管状。

PTC 的穿刺成功率较低,但如穿刺成功,通过胆管造影可清晰显示病变情况。

四、诊断和鉴别诊断

根据该病的发病特点,结合上述影像学检查,目前大多数 PSC 在未经手术的情况下一般可以初步诊断。

1. 诊断依据(Maycr)

(1)进行性无痛性黄疸。

(2)无胆道结石。

(3)原无胆道手术史。

(4)胆管树弥漫性增厚与狭窄。

(5)长时间随访未发现恶性病变征象。

(6)活组织检查排除原发性胆汁性肝硬化。

(7)可伴有后腹膜纤维化、炎症性肠疾病等病变。

2. 非手术病例(郑显理)

(1)进行性、无痛性黄疸。

(2)无胆结石。

(3)无胆道手术史。

(4)通过适当随访无恶性肿瘤。

(5)B 型超声的典型图像。

(6)ERCP 有典型特征。

(7)能除外传染性肝炎、胆汁性肝硬变等疾病。

3. 手术病例

(1)胆管变硬呈索条状,外径不粗,但胆管壁增厚,管腔细,可有胆管周围组织硬化。

(2)胆管壁病理检查有典型的组织学变化。

(3)肝组织活检能除外胆汁性硬变。

鉴别诊断包括胆管结石致细菌性胆管炎、炎症性胆管炎、胆道闭锁、胆管癌等,尤其要注意与胆管癌鉴别。鉴别诊断需要全面了解病史和仔细体格检查,相关实验室检查及上述影像学诊断是重要的鉴别依据。

五、治疗

中西医结合治疗 PSC 的目的:减轻黄疸,控制感染,保护肝脏。主要适应对象为:

(1)病变表现为弥漫性肝外胆管内腔$<$4mm 者。

(2)长期胆管梗阻、闭塞造成肝功能不良并出现腹水、水肿者。

(3)已行手术治疗的患者,为提高手术治疗的疗效。

(一)非手术治疗

1. 激素治疗　有抑制炎症反应,减轻胆管壁纤维化,并兼有利胆、降低胆红素的作用。一些小样本试验提示激素治疗有效,但尚无大规模的试验报道。也有研究报道该治疗方法不但无效,而且使胆汁内菌落阳性率升高。

2. 免疫抑制治疗　有报告指出使用甲氨蝶呤治疗 PSC 有效;也有报道试用环胞菌素治疗 PSC,认为该药通过抑制自身免疫而起作用。

3. 抗生素治疗　有人认为 PSC 与来源于胃肠道的细菌或其产物有关,因而使用抗生素抑制肠道细菌活性可能是一种治疗方法。主要作用是控制和预防感染,有助于防止复发性胆管炎。

4. 抗组胺治疗　有抗过敏之作用,但用药剂量要小。

5. 利胆药物治疗　熊去氧胆酸(UDCA)除了可替代疏水性胆汁酸外,还能特异性调节凋亡阈值。此外,UDCA 还能保护线粒体膜免受干扰,从而抑制凋亡,对生化指标、组织学的纤维化与胆管造影表现有一定改善。

6. 其他药物　应用消胆胺能缓解瘙痒症状,但不能改变 PSC 病程。其他如保肝药物和助消化药物也都有一定的改善症状效果。有报道使用青霉胺治疗 PSC,通过促进尿酮排泄来达到治疗效果。近年来也有报道使用秋水仙碱治疗 PSC,以阻止肝纤维化的发生,但疗效尚未肯定。

7. 中医辨证治疗　根据中医对 PSC 辨证,通常按初期、中期、后期三期不同的临床特点进行施治。

(1)初期

【主证】正气尚存,主要以脾胃湿热症状为主,肌肤发黄,黄如橘色,尿赤,舌红等。

【治则】清热利湿。

【方药】常用药物为黄芩、龙胆草、蒲公英、茵陈、山栀、丹皮、泽泻等。

(2)中期

【主证】此期开始出现正气不足之病象。临床上症见舌胖、苔剥或光,脉细等。

【治则】清热利湿,补气扶正。

【方药】除选用清热利湿之品外,常佐以党参、黄芪、白术、枸杞子、生地、熟地、当归等补益类药物。

(3)后期

【主证】表现为邪实正虚。临床有肌肤泛黄,黄而晦暗,水臌浮肿,神志恍惚等症,多为危象。

【治则】健脾理气,活血利湿。

【方药】常用党参、黄芪、白术、枸杞子、熟地、麦冬、沙参、木香、川朴、青皮、乌药、杭芍、柴胡、茵陈、黄芩、栀子等,随证加减。

(二)内镜和介入治疗

常用胆管扩张支撑引流术,约 20%PSC 患者其肝外胆管有明显狭窄,可经内镜施行气囊扩张或放置支架支撑引流术治疗,以解决胆管狭窄所致的梗阻,并需配合药物治疗。术后影像学和肝功能可得到改善。少数可发生胆管炎,术前需给予抗生素,预防继发细菌性胆管炎。

(三)手术治疗

PSC 一旦出现梗阻性黄疸,以中西医结合非手术治疗无效,即是手术治疗的适应证。手术目的在于解除梗阻,保护肝功能,阻止胆汁性肝硬化的发生。然而,由于 PSC 病理类型复杂多样,手术方式难以规范统一,手术效果很不理想。治疗 PSC 常用手术方式为:

1. 胆管狭窄切除术和胆管内膜剥出术　适用于肝外局限型胆管狭窄的病例,手术难度较高,只有少数患者能采用此术式治疗。

2. 胆肠内引流术　对胆管下段狭窄,在无切除可能时,根据不同部位 PSC 病变,酌情选择胆囊十二指肠吻合、胆总管十二指肠吻合、胆总管空肠吻合或肝内胆管空肠吻合术。

3. 肝移植术　内科治疗无效的 PSC,肝移植是惟一的选择。肝移植的适应证为:食管静脉曲张或门脉高压性胃病引起的出血,顽固性腹水,细菌性胆管炎反复发作,肌肉进行性消瘦,肝性脑病。只有黄疸而无其他肝衰竭的征象,不是肝移植的绝对适应证。对于 PSC,肝移植者的生存期明显高于未作肝移植患者,目前倾向于早期作肝移植。肝移植后常见的问题是移植的胆管发生狭窄。

六、预后及预防

PSC的预后较差，尚无有效的药物可以改善患者的远期预后。绝大多数PSC患者死于复发性细菌性胆管炎、胆汁性肝硬化、肝功能衰竭、门静脉高压症并发上消化道大出血、肝肾综合征及胆管癌等。内镜、介入治疗及姑息性手术仅能消除并发症，不能改善原有的基础病变，肝移植是晚期PSC患者惟一有效而能延长生命的治疗手段。该病目前尚无确切的预防措施。

胆道系统疾病的中医辨证论治

一、病因病机

中医认为，"胁痛之病，本属肝胆二经，以二经之脉皆循胁肋故也"。肝胆互为表里，胆为中清之腑，主胆汁输藏，以疏泄为顺。若因情志所伤、饮食不节、寒热失常，或虫疾上扰，以致肝郁气滞，肝失疏泄而发病。肝郁日久，则湿热内蕴，日久煎熬成石，阻塞胆道，不通则痛，痛于胁肋；湿热熏蒸，胆汁不能循其道，溢于肌肤而发黄；或热积不散，瘀而成脓，毒热炽盛，正虚邪陷，可出现热厥之危候。

二、临床分型

中医对胆道疾病的辨证分型各家不一。遵义医学院和天津南开医院均分为3型。前者分为气郁型、湿热型和脓毒型；后者分为气结型、湿热型和实火型。气郁型与气结型相似，二者湿热型基本相同，脓毒型与实火型较接近。

中医分型一般主要是根据八纲辨证、气血津液辨证和脏腑辨证等进行。在辨证同时，还应与西医辨病相结合，以便做出较确切的诊断和分型，有利于治疗。

1. 气郁型

【主证】右胁串痛或绞痛，间歇期如常人，口苦咽干，食欲不振，尿清利或微黄，大便干，无明显寒热，无黄疸或轻度黄疸，舌苔薄白或微黄，脉平或弦。

此型相当于慢性胆囊炎、单纯急性胆囊炎、无并发症的胆囊结石、不伴有明显感染和梗阻的胆总管及肝胆管结石。

2. 湿热型

【主证】右侧胁肋持续性胀痛或绞痛，阵发性加剧，畏寒发热，口苦咽干，恶心呕吐，不思饮食，身目发黄，尿黄赤，大便秘结，舌质红，苔黄腻，脉弦滑或滑数。

此型相当于急性化脓性胆囊炎、急性轻型胆管炎、胆总管和肝胆管结石引起的梗阻与轻度感染。

3. 脓毒型

【主证】上腹持续性剧痛，寒热来往，神昏谵语，声音低沉，全身晦黄，甚或有出血倾向，尿黄量少，大便秘结，舌质绛红，舌苔干枯或无苔，脉弦数，或沉细而弱。

此型相当于坏疽性胆囊炎、胆囊积脓、胆汁性腹膜炎、重型急性胆管炎，或并发中毒性休克或神志障碍。

三、治疗

1. 气郁型　常用疏肝解郁兼清利湿热方法治疗。中药方剂有胆道排石汤5号或清胆承气汤，用后大多可缓解症状。但对经B型超声、PTC、ERCP等检查证明有胆囊结石，1cm以上胆管结石或伴胆管狭窄者，一般常需手术去除病因，才能最后痊愈。

胆道排石汤5号：金钱草50g，木香15g，枳壳15g，黄芩15g，川楝子15g，大黄10g。

清胆承气汤：柴胡、黄芩、郁金、木香、枳壳、香附、元胡、白芍、大黄、半夏、芒硝。

2. 湿热型　用清热利湿，行气止痛，解毒通下法则处理。使用的方剂有胆道排石汤6号或清胆利湿汤，再配合西医抗感染、全身支持治疗等，多数亦可使症状消失。但若经12～24小时积极处理症状不缓解，或反而加重，或检查证明为胆囊胆石，1cm以上胆管结石或伴胆管明显狭窄者，以选择手术治疗为宜。

胆道排石汤6号：虎杖50g，木香20g，枳壳20g，大黄10g，金钱草50g，栀子15g，元胡20g。

清胆利湿汤：木香、郁金、柴胡、黄芩、木通、栀子、车前子、茵陈、大黄。

应当指出的是，由于老年人反应较差，有时虽然局部病变较重，但腹部体征较轻，全身反应如发热、白细胞计数等改变不明显，因此要特别仔细观察，以求把握局部病变实质，使辨病确切，与辨证结合，设计治疗方案。在辨证治疗中，要密切观察，以防发生严重后果。此外，老年人对药物耐受量较小，体液亦比中青年人含量少，需泻下时，以润下为宜。若需攻下，也应减量。攻药常用大黄、芒硝，以5g为宜，且应只选择其中一种，保持每日大便2次左右为宜，尽量避免几种攻下药同时使用，以免引起脱水和电解质紊乱，影响重要器官功能。润下药一般选择火麻仁或郁李仁等。由于老年人急诊胆道手术的并发症和死亡率明显高于择期手术，故若检查发现有上述需手术处理的病理改变时，使用中医辨证论治，减轻局部病变，改善全身状态，将可能需急诊的手术转变为择期手术，可减少并发症和降低死亡率。

脓毒型患者的胆道往往存在较严重的病理改变，仅单纯使用中药常难缓解，必须手术处理。关于此类患者的手术适应证、术前准备、治疗和手术方式，详见本节"急性胆管炎"。

3. 术后气血两虚　术后患者大多数存在不同程度的气血两虚，表现为气短自汗，少气懒言，面色㿠白或萎黄，口唇舌淡，肢体倦怠，舌质淡，苔薄白，脉虚大无力或沉细。治疗以八珍汤加减：人参5g，当归10g，熟地10g，白芍12g，白术12g，黄芪15g，茯苓10g，阿胶10g，陈皮6g，桑椹10g。

4. 术后伴有阴虚　若同时有阴虚表现，如咽干口渴，烦躁易怒，失眠盗汗或舌红津少，可在上方中加北沙参12g，生地10g，麦冬10g，鲜石斛15g。

5. 术后伴有阳虚　如有阳虚表现，如畏寒肢冷，下利清谷，舌体胖有齿痕，可加肉桂6g，菟丝子10g。

6. 胆囊癌和胆管癌　胆囊癌和胆管癌的治疗原则是以手术为主的综合疗法。对手术之后和不能手术者，患者多存在正气虚弱，可用中药扶正治疗。方用八珍汤加半枝莲15g，白花蛇舌草20g，莪术15g等。对缓解症状，延长生命有一定帮助。

（石承先）

第四节　胆石病

胆石病是我国的常见病和多发病。据尸检资料报道，胆石病的发生率约为7%。从近年的发病情况分析，在我国部分城市中胆石病的发病率已达18%，而80岁以上的老年人中胆石病的发病率高达23%。由于胆结石常造成胆道系统的梗阻与感染，临床上因胆绞痛、胆道感染等急性发病症状而住院的胆石病，已占外科急腹症的第2、第3位。对胆石病的防治研究，是当前胆道外科的重要课题之一。

胆结石可发生于胆囊、胆总管、肝总管及肝内胆管各处。在胆囊内形成的结石，称为胆囊结石。在肝外胆管（指肝总管、胆总管）内存在的结石，如同时伴有胆囊结石者，其胆管结石可能是胆囊结石降入胆管的结果，称为继发性胆管结石；如不伴有胆囊结石，则称为原发性胆管结石。在肝内胆管中存在的结石，无论是否伴有胆囊结石，均称为原发性胆管结石。我国胆石病的特点是原发性肝内、外胆管结石的发病率相对较高。

一、病因

（一）西医病因

胆道结石的病因和形成机制十分复杂，一般认为是多种因素综合作用的结果。现将比较重要的因素和结石形成的过程简述如下：

1. 代谢因素

(1)胆固醇：胆汁内过饱和的胆固醇是形成胆固醇结石的主要物质基础。人体内的胆固醇主要来源于各组织的合成，一部分由食物中摄取。食物中的自由胆固醇可直接由小肠黏膜吸收，而胆固醇酯则需经胰胆固醇酯酶水解为自由胆固醇后才能被吸收。含胆固醇高的食物主要是肉类、蛋黄、鱼籽、动物内脏和脑组织。每100g肉类含胆固醇100mg(肥肉高于瘦肉)，每100g动物内脏含胆固醇为300～600mg，脑组织和蛋黄含胆固醇最高，每100g含胆固醇2300～3000mg。食物中的植物固醇和纤维素能减少胆固醇的吸收，而脂肪及某些药物则可促进胆固醇的吸收。肠道对胆固醇的吸收并不完全，吸收食物中胆固醇总量的30%～60%，食入胆固醇过多时，吸收率虽有下降，但总吸收量仍增多而使血和胆汁内的胆固醇增高。

体内胆固醇的合成主要在肝脏(约为总合成量的75%以上)，其次在小肠(占总合成量的15%以上)。肝脏对胆固醇的合成受多种因素影响，肝细胞对负反馈现象很灵敏，食入高胆固醇食物可抑制肝细胞对胆固醇的合成速度，但小肠黏膜细胞对胆固醇的合成几乎不受反馈的调节，故食入高胆固醇食物后血及胆汁内的胆固醇就会升高。

(2)胆色素：胆汁中的胆色素主要是由血红蛋白、肌红蛋白分解而成的胆红素及其氧化物组成，胆汁中只有极少量的游离胆红素(约为总胆红素的4%)，绝大部分为结合胆红素(酯型)，其中约80%为胆红素葡萄糖苷酸酯，10%为硫酸酯型，与其他酸基结合者约10%；胆红素葡萄糖苷酸酯又分为胆红素双葡萄糖苷酸酯和胆红素单葡萄糖苷酸酯及其异构体。胆红素是极性分子，需要酯化后才能溶存于水中，胆红素双葡萄糖苷酸酯水溶性大，单酯者水溶性小，而游离型胆红素则几乎不溶于水。当游离型胆红素浓度高时，即可析出，发生自行结聚或与钙离子结合为胆红素钙而沉淀。

(3)胆汁酸：胆汁酸在肝内生成后随胆汁进入肠道，大部分在肠道内被吸收经门静脉重新返回肝脏，称为胆汁酸的肠肝循环。每餐中肠肝循环可进行2～3次，每天共进行6～10次。小部分未被吸收的胆汁酸随大便排出体外，还有极少量的胆汁酸进入体循环经肾脏由小便排出。排出体外而损失的胆汁酸由肝脏生成来补偿，以维持胆汁酸的相对平衡。胆汁酸为双亲性分子，含有亲水基团和疏水基团，此种结构使其具有特殊的功能，可将脂肪酸、胆固醇等疏水分子包裹于其胶团内而溶存于胆汁中，如果肝脏转变胆固醇为胆汁酸的功能减退，则胆汁酸的生成减少；回肠病变或被手术切除，使胆汁酸的吸收减少；胆囊排空障碍可使胆汁酸的肠肝循环减少，这些因素均可使胆汁对胆固醇的溶存能力降低，导致胆固醇的超饱和而产生结晶、沉淀、结聚成石。

(4)磷脂：胆汁内的磷脂主要是卵磷脂，还有少量脑磷脂、神经磷脂及溶血性卵磷脂。卵磷脂是双亲性物质，其在胆汁内的溶解度也较低，它不能单独形成胶团，但可与胆汁酸一起形成混合胶团并明显提高胆汁酸对胆固醇的溶存能力。正常情况下，胆固醇与胆汁酸和卵磷脂有较合理的比例，以保持胆固醇能很好地溶存于胆汁酸和卵磷脂共同形成的混合胶团之中(三者最理想的比例为3.5：25：10)。若胆固醇增多或胆汁酸、卵磷脂减少，就使胆固醇呈过饱和状态(称致石性胆汁)而发生结晶、沉淀、结聚成石。

(5)其他：胆汁中含有多种蛋白质和无机离子，蛋白质可增加胆汁的黏稠度，特别是由大肠杆菌产生的硫酸糖蛋白具有很强的凝聚钙盐和胆固醇的性能；胆汁内的无机离子中最值得注意的是钙离子。胆囊黏膜既可吸收，也能分泌钙离子，故胆囊胆汁中钙离子的浓度差别很大。正常胆汁中的钙大部分与胆汁酸形成可溶性复合物，或与胆汁酸和卵磷脂形成混合胶团，只有小部分为游离钙。当胆汁中钙离子增高，特别是游离钙增高时，钙离子即易与胆红素结合形成胆红素钙，或与碳酸根、脂肪酸根结合形成钙盐而析出、沉淀，再与硫酸糖蛋白结聚而形成结石。除钙离子之外，镁、铁、铜等金属离子，也可与胆红素形成络合高聚物，参与结石的形成。

2. 胆汁淤积　是指胆汁的流通、排出障碍而言。按其发生部位通常分为肝内淤积和肝外淤积两类。单纯的肝内胆汁淤积多为药物性和病毒性，少部分为原发性和家族性。肝外胆汁淤积则以胆囊收缩功能不良，胆囊管狭窄，胆总管结石、寄生虫、炎症和胆总管的狭窄及肿瘤等为多见。无论由何种原因引起，凡胆汁淤积均可导致以下结果：

(1)肝脏对胆固醇的合成增多，且使胆固醇转变为胆汁酸的速度减慢，从而导致胆固醇与胆汁酸的比例失调，使胆固醇成为过饱和状态。

(2)胆汁淤积严重时发生阻塞性黄疸，胆汁酸进入体循环的量增加，由尿中排出的量增多，从而使胆汁酸的量减少。

(3)胆汁酸的肠肝循环减慢、减少，使胆汁酸的比例降低，从而也降低了胆固醇在胆汁中的溶解度。

(4)胆汁过于浓缩,黏稠度增高,更增加了胆汁排出的阻力;淤积过久还可使胆汁成分的比例失常。

(5)胆汁淤积易于发生继发性细菌感染。

(6)胆固醇含量增高可沉积于胆囊黏膜,刺激胆囊分泌黏蛋白。黏蛋白具有较强的黏合、凝聚胆固醇结晶和胆红素钙的作用,从而易形成相应类型的胆结石。

(7)胆汁淤积使结晶、析出的胆固醇或胆红素钙等获得较多凝聚、增大的时间。因为在胆汁排出流畅情况下,较难形成结石;即便是胆固醇产生了结晶、析出,或胆红素钙发生了沉淀、形成微小的结石,大多也可随胆汁的流动而排入肠道,并不导致疾病。故胆汁淤积被视为胆结石形成的重要因素。

3. 感染因素

(1)细菌感染:由肝脏刚分泌的胆汁偏于碱性(pH7.4),贮存于胆囊而被浓缩的胆囊胆汁,因碳酸氢盐被吸收而呈弱酸性(pH6.8)。遭受细菌感染后胆汁的酸度增加,胆固醇的溶存性降低,因而易于析出、沉淀。大肠杆菌或厌氧菌可产生大量的β-葡萄醛酸酶,使结合胆红素转变为不溶于水的非结合性胆红素,然后与钙离子结合为胆红素钙而沉淀。另外,胆汁酸在细菌作用下可转变为游离型胆汁酸而易被胆囊黏膜吸收,使胆汁内胆汁酸减少,从而降低了胆汁对胆固醇的溶存能力;感染还可使胆囊黏膜反应性地增加黏液分泌,使胆汁黏度增高,排胆阻力增大;胆囊管或胆总管也可因炎症而狭窄,导致胆汁淤积。再者,细菌、炎性细胞和脱落的上皮均可成为结石的核心,使沉淀的胆固醇和胆红素钙围绕其周围而凝聚成石。

(2)寄生虫感染:寄生虫尸体之碎片或虫卵可成为结石的核心。尤其是蛔虫的侵入常引起继发性细菌感染。胆道蛔虫曾是我国胆石病主要病因之一。在胆管结石标本中发现蛔虫尸体碎片或虫卵者占30%～50%,以往曾有报道高达84%者。

4. 有关疾病

(1)溶血:如溶血性贫血、先天性球形红细胞病、镰状细胞贫血等疾病。由于溶血而产生过量的非结合型胆红素,使胆汁中的非结合型胆红素增高而与钙离子等形成非水溶性复合物沉淀,产生胆色素结石。

(2)肝病:肝病与结石形成的关系主要有以下几个方面:

1)胆汁酸减少:由于肝病使胆固醇转变为胆汁酸的功能减退,导致胆汁中胆汁酸的含量减少。

2)白蛋白减少:肝脏合成白蛋白的功能降低,白蛋白减少而间接影响胆固醇及胆红素的代谢。

3)慢性溶血:肝病常导致脾功能亢进而产生慢性溶血。

4)肝内胆汁淤积:多数肝病都可轻重不等地导致肝内胆汁淤积。

(3)高胆固醇血症:凡能引致胆固醇增高的疾病,如糖尿病、甲状腺功能减退、肾病综合征等患者,均易患胆固醇性结石。

(4)胆道异物:如手术遗留的线头或组织碎块,可成为结石的核心。

(5)胆道畸形:先天性畸形或创伤、手术所致畸形均可导致胆汁淤积。

5. 其他因素

(1)性别:成年女性胆固醇结石发生率可为男性的2～4倍,而胆色素结石则无明显差别。可能与雌性激素使胆汁酸含量减少、妊娠后期血及胆汁内胆固醇含量增高,以及产前、产后胆道运动功能不良而致胆汁淤积有关。

(2)年龄:胆固醇结石一般以40岁以上发病率为高,可能是由于年龄增长后活动减少,胆囊收缩功能减退及胆固醇偏高等因素有关。

(3)饮食:在胆固醇代谢中已有叙述不再重复。

(4)药物:如可的松类激素、肾上腺素、去甲肾上腺素等可使胆固醇增高;氯丙嗪、甲睾酮、某些雌性激素及抗生素可导致肝内胆汁淤积。

(5)流行病学资料提示,不同地区、人种、家庭的胆石发病也有差别。

研究者通过对人群、家系和动物研究提示胆固醇结石病具有遗传性。致石基因产物使肝脏过度分泌胆固醇进入胆汁,最终导致胆石的形成。研究表明,致石基因的候选基因存在于调控胆固醇代谢的各个环节中。近年来,在胆固醇代谢中发挥重要作用的蛋白,如ABCA1、BI类清道夫受体、ABCB11、MDR、ABCG5/ABCG8等,已经成为胆石成因研究中的焦点,编码这些蛋白的基因也被认为是致结石基因最可能的候选基因。

当前胆石病成因的研究，有关肝脏胆固醇代谢导致胆汁胆固醇过饱和机制及致石基因的研究是重点。随着研究的深入，并与其他一些相关的代谢性疾病如冠心病、糖尿病等研究的渗透，若能明确关键基因的定位、功能及调节，即有望实现胆石病的预测；针对有关基因研制有效的药物可能实现对胆石病的预防。成核机制及胆囊功能与胆石病关系的研究是另一个重要的主题。由于新的技术，细菌在成石中的作用将成为有关研究的一个新方向。只要研究者坚持不懈地努力，胆石病研究将进入一个新的阶段。

(二)胆石形成的机制

胆结石的形成机制极为复杂，尽管已经认识到胆固醇类结石和胆色素类结石这两类主要的结石在形成过程中有各自的特殊性(图 33-4)，但在具体环节中的一些机制迄今尚未彻底阐明。对于胆结石的形成机制，目前国内外学者初步认识是多因素而非单一因素作用的结果。

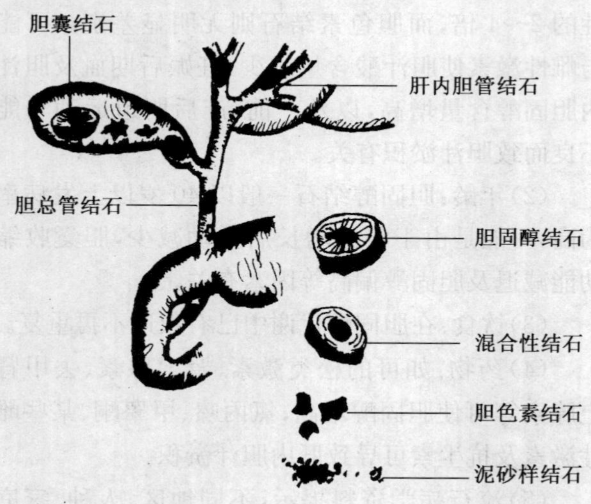

图 33-4　胆结石的类型

1. 胆固醇类结石的形成机制

(1)经典学说：经典学说认为这类结石的形成与胆固醇代谢障碍有关。胆固醇结石发生在胆囊中，它的主要成分是胆固醇单水结晶，以及把胆固醇结晶聚集在一起的糖蛋白基质，可夹杂有少量胆红素钙。胆固醇分子几乎不溶于水，在胆汁中溶解依赖于胆汁酸和磷脂形成的分子聚集物。这些聚集物称为混合脂类微胶粒和胆固醇磷脂泡。正常胆汁是一种由胆盐、卵磷脂、胆固醇按一定比例组成的混合微胶粒溶液。早在 1968 年，Admirand 和 Small 用胆固醇、胆汁酸、磷脂三者的摩尔百分数来表示它们各自在胆汁中的相对浓度，于是，任何一份胆汁标本都可以在三角形坐标中用一个相应的点来表示，并在出现胆固醇结晶的过饱和胆汁和无胆固醇结晶的非饱和胆汁之间出现一个明确的分界线；还可以用胆固醇饱和指数(cholesterol saturation index，CSI，)来定量地描述胆汁的饱和程度。CSI 是指胆汁标本内胆固醇量和含有相同的胆盐与卵磷脂的摩尔浓度比及相同总脂质浓度的人工胆汁里在平衡时微胶粒胆固醇量的比。借微胶粒助溶和借囊泡助溶的胆固醇之间存在着动态平衡。当胆汁呈非饱和状态(CSI<1)时，胆固醇全赖微胶粒助溶；当胆汁呈饱和状态(CSI>1)时，胆固醇借微胶粒助溶。胆囊胆固醇结石患者的胆汁均为超饱和胆汁，即 CSI>1。但是研究发现单纯的胆汁胆固醇过饱和并不足以使胆固醇结晶形成，于是，又产生了“泡”的概念和成核学说。

(2)“泡”的概念：传统的微胶粒学说不能解释胆固醇过饱和胆汁中，超过溶解范围的胆固醇未马上沉淀形成结晶的现象。20 世纪 80 年代，Somjon 和 Lee 通过对胆汁类脂热力学平衡体系的研究发现，胆固醇在胆汁中不但以微胶粒形式溶解运载，也以另一种“泡”的形式溶解与转运。在人胆汁中发现除微胶粒以外的又一胆固醇溶解形式，称之为囊泡或称球形大泡。它比微胶粒大 20～30 倍，直径 50～100nm，囊泡由同等比例的胆固醇和磷脂组成，其中无胆汁酸盐。以胆固醇—磷脂—胆盐聚合而成的微胶粒与以胆固醇—磷脂复合而成的泡，在胆汁中形成一个热力学平衡体系，互相联系，互相转换，对胆固醇的溶解与析出起着调节作用。

泡中的胆固醇不如在微胶粒中稳定，经过一定时间后，单个泡便会聚集成聚合体，小的聚合体进一步聚集成大的聚合体(直径可达 30μm)，此后从泡的巨大聚合体中析出胆固醇结晶。胆固醇对磷脂的克分子比在泡中一般为 1∶1，最高可达 5∶2；在微胶粒中为 1∶(2～5)。当这一比值在泡中>3∶2，在微胶粒中>1∶3 时，胆汁便呈亚稳态，有可能析出胆固醇。研究发现，只有泡沫是胆固醇成粒的载体，而微胶粒中的胆固醇并不直接聚合成胆固醇晶核。当胆固醇从肝脏分泌时，仅与磷脂结合成泡的形式进入毛细胆管，这是一种载体介导的转运过程。当泡进入胆汁后，才与胆盐相互作用，部分脂质与胆盐结合形成微胶粒。由于磷脂较胆固醇更易从泡转运到微波粒，结果使泡的胆固醇含量升高，泡相胆固醇与磷脂的含量比值（Ch/pL）增高。在某些情况下，如胆汁中胆固醇含量升高，胆盐分泌减少时，胆汁胆固醇又可从微胶粒向泡转移，使Ch/pL增高，泡体积增大。当泡相 Ch/pL＞1 时，泡处于不稳定状态，易发生聚集融合并析出胆固醇晶核，这就是胆固醇成核的初始阶段。有人称泡相Ch/pL 为泡相胆固醇饱和度（VC-SI），它从分子水平更确切地反映了胆汁类脂热力学平衡体系的状态和成石胆汁的特性。因为泡相胆固醇先通过泡的聚集融合并发展形成胆固醇晶核（含 4～8 个胆固醇分子），之后多个胆固醇晶核聚集形成胆固醇单水结晶。胆固醇单水结晶是胆固醇类结石的基本成分，单水结晶的生长和凝聚则是胆固醇类结石的雏形，其生长到一定大小则从胆汁中沉淀析出，由此产生胆固醇单水结晶进而形成结石。

(3)成核学说：胆汁中溶解状态的胆固醇形成胆固醇单水结晶（cholesterol monohydrate crystals，CMC）的过程，称为成核。有均质成核和异质成核两种类型。胆汁中 CMC 的成核通常是均质成核。在胆固醇低程度过饱和状态下，非脂类物质的引入诱发了成核均质成核。成核时间是指胆汁在保温孵化条件下，出现胆固醇单水结晶所需的时间。

肝分泌的胆汁通常是过饱和的，但胆固醇结石很少在肝胆管内生成，主要在胆囊内形成是因为胆囊内胆汁中存在促成核因子。正常人胆汁有 40%～80%是过饱和胆汁未形成结石，其原因是胆汁中又存在抗成核因子。经研究胆汁蛋白载脂蛋白-A_1（apolipoprotein A_1，APO-A_1）有明显的抗成核作用，是一种抗成核因子。正常人胆汁中两种因子处于平衡状态。胆固醇结石患者胆囊胆汁出现 CMC 时间要比相同过饱和胆汁的正常人的胆汁短得多。其原因可能是胆汁的感染、糖蛋白和黏液增多的影响，加快成核时间；也可能是 APO-A_1 抗成核因子的作用减少。

随着越来越多的促/抗成核因子的不断发现，人们一度期待将这些成分分离出来并最终用于胆囊胆固醇结石的预防和治疗。遗憾的是，这一目标始终没能实现。近年来，促/抗成核因子的确切作用也受到质疑。有研究者认为，由于大部分促/抗成核因子都是在体外实验中确认的，并不能真正反映生理条件下的真实情况。实验中，在模拟胆汁中添加的蛋白浓度往往不是生理条件下的浓度。而且，胆汁中蛋白成分的改变是导致胆石形成的原因抑或是胆石存在的继发结果，目前是很难鉴别的，依然需要大量探索性研究。

(4)前列腺素（PG）和溶解磷脂酶（lysolecithin）的成石作用：研究证实，胆囊中前列腺素的合成和溶解磷脂酶的产生，加速了早期大鼠胆固醇结石的形成，因此两种物质可刺激胆囊壁黏膜分泌黏液物质增多，促进了过饱和胆汁的成核作用。前列腺素和溶解卵磷脂酶两种物质在胆囊内相互伴随着，均可促使胆囊黏膜分泌黏液物质，致使胆囊内过饱和胆汁中的胆固醇单水结晶聚集、融合而形成结石。

(5)胆泥学说：胆泥是结石的前身物质，系黏着力强的黏液凝胶。其为黏液物质所形成的网架包绕着胆固醇单水结晶及胆色素钙颗粒，尚含有卵磷脂和胆固醇的液态结晶，此乃胆固醇结晶的前身物质。研究发现在胆泥中，结合胆红素转变为非结合胆红素的单体葡萄糖醛酸胆红素，此为非结合性胆红素的前身物质。此种物质很易被内源性葡萄糖醛酸苷酶作用而演变成非结合胆红素，因此，胆结石核心均含有色素及黏液物质。

(6)细菌的作用：细菌感染与胆色素结石的关系早就为人们所熟知。过去由于对胆固醇结石所作的细菌培养结果并没有证实细菌的存在，因此，一直认为细菌不参与胆固醇结石的形成。但是近年由于分子生物学的发展，国内外许多研究者应用PCR 方法检测的结果证明，多数胆固醇结石内有细菌 DNA 残留，其中包括大肠杆菌、绿脓杆菌和痤疮丙酸杆菌等。胆汁细菌感染究竟是发生在胆石形成之前还是之后尚未明了，但可以肯定胆固醇结石并非是无菌的。关于细菌影响胆固醇结石形成的机制存在一些假说，但是至今尚无明确结论，有待于进一步研究证实。

(7)胆囊在胆固醇结石形成中的作用：肝脏分

泌过饱和的胆汁是形成胆固醇结石的重要条件，但部分正常人的胆汁也可以呈过饱和状态。此外，几乎所有胆固醇结石均原发于胆囊，因此，作为一特殊内环境的胆囊，与胆固醇结石的形成必定存在着密切关系。

1)胆囊黏膜和结石形成的关系：吸收水分、浓缩胆汁是胆囊最重要的生理功能，但这一作用使得胆汁内的脂类、蛋白质的浓度显著增高，从而促进成核过程。由于吸收是在黏膜进行，因此越靠近黏膜的胆汁中各种成分的浓度也就越高，形成一个自胆囊中心趋黏膜表面的浓度梯度，该梯度随吸收速率的增加而升高，导致胆汁的分层现象。脂类、黏液蛋白在黏膜面的浓度最高，所以最容易沉积于黏膜皱褶中，最终导致结石的形成。

2)胆囊收缩功能的变化：胆囊运动正常时，即使胆汁内存在微小结石也能随胆囊排空活动而排出胆外。但当胆囊收缩减弱时，留滞的微小结石可能逐渐增大。另外，动物试验表明，胆囊收缩功能的减弱可导致过饱和胆汁的形成，而过饱和的胆汁又能抑制 CCK 之促胆囊收缩作用。同时，胆囊收缩功能低下还能导致胆囊管阻力增加及胆囊分泌的前列腺素 E 和前列腺素 E_2 明显升高。有研究显示全胃肠外营养(TPN)、胃肠道手术后禁食、胃大部分切除、孕激素和应用生长抑素等，都会影响胆囊收缩，导致胆囊结石的发生率明显增加。

2. 胆色素类结石的形成机制　胆色素类结石可分成两类：一类为胆红素钙结石(又称棕色结石)；另一类为黑色结石。这两类结石由不同的结构和化学组成。胆红素钙结石呈黄褐色或褐色，剖面层状或年轮状，多发生在胆管内，常有胆道寄生虫或细菌感染，主要成分为胆红素钙和胆固醇，总胆红素含量占结石总量的 28%～79%，平均 50%；胆固醇含量占 2%～28%，平均 10%；未知成分残渣占 12%。此外，棕榈酸和硬脂酸盐和钙也占一定比例。黑色结石为黑色不定形状，多发生在胆囊内，常见于溶血性贫血、肝硬化充血性脾肿大、脾功能亢进等患者中，结石的主要成分为胆色素多聚物、磷酸钙和/或碳酸钙。黑色结石中胆红素钙或胆红素与其他金属离子结合形成的盐，在与蛋白结合构成聚合体方面，其聚合程度高于棕色结石。黑色结石含钙及钙盐多，未知成分残渣含量也较棕色结石为高。

正常人胆汁中由于存在双葡萄糖醛酸胆红素而呈黄绿色，这种胆红素是结合型的而呈水溶性，胆色素类结石是因为胆汁中非结合型胆红素含量增高，并与钙离子结合产生胆红素钙颗粒沉淀，在黏液物质的凝聚下所形成的结石。实际上正常人胆汁中也有一定量的非结合型胆红素(UCB)，占胆汁胆红素总量的 0.5%～15%(平均 10%)，UCB 为脂溶性而完全不溶于水。此外，常人胆汁中也有较难溶于水的单结合胆红素(MCB)。之所以存在 UCB 与 MCB 而未发生沉淀，是因为正常情况下这两种胆红素结合到胆盐单体或少倍体及微胶粒上。研究证明，胆汁酸是一种助溶物质，在有胆盐微胶粒的条件下，胆汁中可有相对稳定的过饱和 UCB 存在；胆汁酸能使胆汁中游离钙比例降低，从而使胆汁中 UCB、碳酸、磷酸、棕榈酸、脂肪酸等与游离钙结合形成不可溶性盐的比例也降低。

日本学者慎哲夫于 20 世纪 60 年代提出胆道感染是形成胆色素类结石的主要原因。当胆道发生感染后，胆汁中的细菌产生大量 β-葡萄糖醛酸酶(β-G)，并使 β-G 在胆汁中的活性增强，超过了正常胆汁中葡萄糖二酸-1,4-内酯对 β-G 抑制能力，破坏了正常胆汁中两者的平衡关系，从而使胆汁中结合型的双葡萄糖醛酸胆红素被水解为 UCB。不溶于水的 UCB 可与胆汁中的钙离子结合而沉淀为胆红素钙。胆红素钙往往以蛔虫残体、虫卵或脱落的胆管上皮细胞为核心，在胆汁中粘蛋白的粘合作用下，不断沉积而形成结石。在胆道感染情况下，胆囊黏膜排出钙的能力增强，胆汁中黏蛋白含量也增加，这些均有助于促进胆红素钙结石的形成和不断增大。

但黑色素结石的形成与胆道感染并无密切关系，主要与代谢因素和胆汁淤滞有关，故有人称黑色结石为第三结石。溶血性贫血时的高胆红素血症、肝硬化脾肿大脾功能亢进使红细胞大量破坏、心脏瓣膜替换术后机械瓣膜造成的瘀血、肝功能不良时高胆红素血症等，均是形成黑色结石的代谢紊乱因素，而胃大部切除术后发生的胆囊黑色结石，更可能与胆囊内胆汁的瘀滞因素有关。此外，在营养不良(尤其是低蛋白饮食)情况下发生的代谢紊乱，涉及到肝脏分泌和排泄功能的障碍，包括胆汁酸分泌减少和胆汁酸池缩小、胆汁中葡萄糖醛酸内酯含量降低、β-G 活性增加、胆汁流量降低、胆汁糖蛋白分泌增加及结合胆酸数量与比例失衡等，由此促使这类结石的生成。

国内北医三院外科在多年一系列实验研究基础上，提出了胆色素类结石形成的胆红素钙沉淀—溶解平衡学说。此学说在阐述这类结石形成机制方面的要点是：

(1)胆石中胆红素和糖蛋白都是与钙、镁等金属离子结合而形成的难溶化合物。

(2)UCB 分子中有两个羧基，它与钙离子结合生成胆红素钙的反应服从溶度积原理。UCB 与钙离子任何一方浓度升高都能使两种离子的浓度积增大，当离子浓度积超过其条件溶度积常数(Ksp)时，可导致胆红素钙沉淀生成，离子浓度积随之降低，直到与其 Ksp 相等，达到新的平衡为止。反之，可防止减少胆红素钙的沉淀。这一平衡是胆色素类结石形成与预防的关键，胆汁中其他成分都是通过对这一平衡的影响而起促进成石和预防结石的作用。

(3)各种胆汁酸盐都能与钙离子结合形成可溶物而降低钙离子浓度，从而防止或减少胆红素钙沉淀；β-G 促使胆红素水解成 UCB 而促进成石；糖蛋白通过与胆红素钙结合而阻止已形成的胆红素钙及糖蛋白本身的溶解，以此促进平衡向沉淀方向移动。这些说明胆汁成分都通过影响 Ksp 平衡维系或破坏胆汁的稳定性。

(4)胆总管狭窄可诱致豚鼠胆色素结石，加饲胆汁酸盐(降低胆汁中钙离子浓度)、肝泰乐(抑制 β-G 活性)、阿司匹林(抑制前列腺素合成以减少胆汁中糖蛋白)等可降低胆总管狭窄后的成石率，且动物成石率与 UCB 和钙离子浓度变化成正比。

(5)已知超氧负离子自由基(O_2^-)和羟自由基(OH)都能使胆红素钙生成沉淀的 Ksp 减小，反应速度加快，促使平衡向沉淀生成方向移动，而应用维生素 E 和维生素 C 等抗氧化剂，通过提高胆汁对 O_2^- 的清除能力，使平衡向溶解方向移动。

(三)中医病因病机

中医学对胆道系统早有一定认识。早在《灵枢·本输篇》中就说“肝合胆”，“胆者，中精之府”。至元代《脉诀刊误》中，又有“胆之精气，则因肝之余气溢入于胆”的记载。后世医家均认为，胆为六腑之一，主贮藏和疏泄精汁(胆液)而不传化水谷和糟粕，因而称“奇恒之腑”。胆液来源于肝，肝与胆相表里，共司疏泄功能，以“中清不浊”和“通降下行”为顺。该病的发病，一般来说，人体肝胆气机紊乱和整体机能失调是发病的内因；而饮食不节、蛔虫上扰或情志刺激等因素是发病的外因，外因通过内因而起作用。该病发病以后，病机发展变化多端，常是气郁、血瘀、湿热和实结 4 个病理环节互相兼夹，互相转化，并多反复发作，迁延缠绵，甚至变证百出。

该病的病因常见的有以下 3 种：

1. 饮食不节　脾胃共司水谷精微的运化。若饮食不节，恣食肥甘油腻，脾胃为厚味所困，致使运化失健，湿浊内生。脾胃之湿浊可阻碍肝胆气机疏泄，肝胆气郁，进而化热。肝胆郁热再与脾胃湿浊蕴蒸，久则转化成石。

2. 蛔虫上扰　蛔虫具有喜温恶寒的习性，蛔虫病患者若因各种因素导致脾胃虚寒，蛔虫遇寒则搔动不安，上扰入“膈”，初则阻碍肝胆气机，致肝胆气机不畅，肝胆气郁而化热，久则蛔积成核，可酿成该病。《医学入门·蛔厥》中说“虫逆上膈而出……或下利脏塞，则蛔亦上于膈”。中医所称的膈即肝胆部位。

3. 情志刺激　肝主疏泄，性喜条达。胆附于肝，肝胆经脉互相络属而为表里，以疏泄通畅为顺。若情志刺激，导致肝胆疏泄不畅，肝胆气郁，一方面克犯脾胃，脾失健运，湿浊内生；一方面气郁化热，肝胆之热与脾胃之湿蕴蒸，则发为该病。

二、病理

(一)胆囊结石的病理

1. 慢性胆囊炎症的病理改变　胆囊结石患者70%左右伴有慢性胆囊炎，故其病理改变亦与之相似(见慢性胆囊炎之病理)。

2. 胆囊穿孔之改变　结石黏着于囊壁，使囊壁局部受压、缺血、坏死、破溃而穿孔，导致化学性腹膜炎；胆囊向肝脏面穿孔，可形成胆囊周围包裹性囊肿；穿入肝脏内可形成肝脓肿，若穿向十二指肠或横结肠可形成胆瘘而产生相应的病理改变。

3. 胆囊积液、积脓　若结石嵌顿于胆囊颈或胆囊管内产生粘连，导致胆囊颈或胆囊管的梗阻。可形成胆囊积液，继发感染可形成胆囊积脓。

（二）肝内胆管结石的病理

肝内胆管结石造成的病理改变与结石的部位、大小、分布范围、病程长短密切相关。处于小肝管之结石，因其造成的梗阻范围小，若结石不多且无明显细菌感染，常无明显症状，受阻之肝管可有扩张，结石附近小肝管可有轻度的炎症改变。阻塞较久，局部肝细胞可发生变性，逐渐发展为局灶性肝萎缩；若结石存在于较大之肝管（如 1 级、2 级肝管），则梗阻范围大，受阻肝管扩张，管壁增厚，有炎症细胞浸润，甚至因反复感染而变硬以致出现管腔变窄的病理损害，并可导致阻塞性黄疸、胆源性肝脓肿。也可因长期梗阻而发展为继发性胆汁性肝硬化。

（三）肝外胆管结石的病理

肝外胆管结石的病变基础主要为胆流障碍及胆道的炎症、感染。当胆道因结石梗阻，胆流排通障碍时，由于胆汁淤积而致胆管内压升高，肝内外胆管扩张，管壁增厚。病程长者，胆总管可扩大如肠管。当并发感染时，胆汁可呈脓样，胆管黏膜充血、水肿，黏膜面可有多数溃疡，感染上行可发生肝内胆管炎和肝脓肿。由于胆流反向及细菌感染，血胆屏障功能丧失，从而有大量胆汁成分和细菌及其毒素等进入体循环，引起严重的脓毒血症或败血症。由于结石梗阻、胆汁停滞、小胆管和胆管周围纤维组织增生，病程长者，可发生胆汁性肝硬化，最终发生门静脉高压症。胆囊呈不同程度的炎症改变，急性发作时，胆囊壁水肿、增厚。如结石在胆总管下端，胆囊常增大。结石嵌顿在乏特壶腹时，感染的胆汁可逆流入胰管，引起急性胆源性胰腺炎。

结石阻塞胆总管后，胆汁的分泌受抑制，排出受障碍。血中胆色素、碱性磷酸酶和胆固醇等随之增高，形成阻塞性黄疸。如果完全性梗阻而无感染，胆红素不能进入肠道接受细菌作用，因而不能转变为尿胆原，故尿及大便中尿胆素原呈阴性。由于肠内胆汁缺乏，影响维生素 K 吸收，而肝细胞因阻塞受到损害，影响凝血酶原的合成。因此，凝血酶原时间延长，容易发生出血现象。

三、临床表现

有相当一部分患者在发现胆石时尚未出现任何症状，这些无症状的胆石病例多数是被 B 超或 X 线检查发现，少数是在其他疾病剖腹手术时意外发现。国外报告无症状的胆囊结石病例 70%～80% 的人经过长达 15～20 年随访，一直未出现症状；至于肝内、肝外胆管结石的无症状病例，或迟或早终将出现胆道梗阻急性症状，且绝大多数是发生急性胆管炎，对生命威胁甚大。

胆石病的临床表现与胆石的部位、大小，有无胆管梗阻和梗阻程度及有无并发症等因素有关。胆结石在“静止期”（即无胆道梗阻与感染的时期）可无明显的症状与体征，或仅表现为一些非特异性的消化道症状，如肝区或上腹部钝痛、厌食油腻食物、反酸、嗳气、烧心、腹胀等所谓的“消化不良”或“慢性胃病”症状。当胆结石阻塞胆道和继发感染时，则可出现腹痛、恶心、呕吐、发热、寒战及黄疸等症状，严重感染时全身出现感染中毒征象。

一般而言，胆石发生在胆道的不同部位时，其症状并不完全相同。现按胆囊结石、肝外胆管结石及肝内胆管结石分别描述其临床表现。

（一）胆囊结石的临床表现

1. 胆绞痛或上腹痛　胆绞痛是一种内脏性疼痛，多数是因胆囊管被结石暂时性梗阻所致。如果胆囊有急性炎症并存时，则胆囊壁可有不同程度的充血、水肿或增厚等病理表现。在典型病例，患者常有反复发作的上腹部疼痛，常位于右上腹或上腹部，重者表现为绞痛，疼痛可因进食而加重。部分病例疼痛可于夜间发作。绞痛发作多见于缺乏体力活动或缺乏运动者（如长期卧床者）。胆绞痛的典型发作多表现为在 15 分钟或 1 小时内逐渐加重，然后又逐渐减弱。约有 1/3 的患者疼痛可突然发作，少数患者其疼痛可突然终止。如疼痛持续 5～6 小时以上者常提示有急性胆囊炎并存。约半数以上的患者疼痛常放射到右肩胛区、后背中央或右肩头部。胆绞痛发作时患者常坐卧不安。疼痛发作的间歇期可为数天、数周、数日甚至数年，在发作的时间上无法预测是胆绞痛的一个特点。

2. 恶心与呕吐　多数患者在胆绞痛发作的同时伴有恶心与呕吐，重者伴出冷汗。呕吐后胆绞痛常有一定程度的减轻。呕吐的持续时间一般不会很长。

3. 消化不良　表现为对脂肪和其他食物不能耐受。常表现为过度嗳气或腹部膨胀，餐后饱胀及早饱、烧心等症状。消化不良症状的发生可能与胆石的存在或并存有胆囊炎等有关。

4. 畏寒、发热　当并发急性胆囊炎时，患者可有畏寒、发热。当胆囊积水继发细菌感染形成胆囊积脓或坏疽、穿孔时，则寒战、发热更为显著。

5. 黄疸　单纯胆囊结石并不引起黄疸，只有当伴有胆总管结石或炎症（胆管炎），或胆囊结石排入胆总管引起梗阻时可出现黄疸，部分患者伴有皮肤瘙痒。

6. 右上腹压痛　部分单纯胆囊结石患者在体检时，右上腹可有压痛。如并发急性胆囊炎时，则右上腹明显压痛，肌紧张，有时可扪及肿大的胆囊，Murphy 征阳性。

7. 胆心综合征　因胆囊结石等胆道疾病，反射性引起心脏功能失调或心律的改变，而导致的一组临床证候群称为胆心综合征。而患者的冠状动脉或心脏并无器质性病变。胆石症引起冠心病样症状的机制是由于胆石症、胆道梗阻、胆管内压升高时，可通过脊髓神经反射（胆囊与心脏的脊神经支配，在胸 4～5 脊神经处交叉），即经内脏—内脏神经反射途径，引起冠状血管收缩、血流量减少，重者可导致心肌缺氧而发生心绞痛、心律失常或心电图改变等。

（二）肝外胆管结石的临床表现

肝外胆管结石是指发生在肝总管及胆总管内的结石，最多见的是胆总管结石。约有 15％的胆囊结石患者可并存有胆总管结石，且随着年龄的增长，二者并存的比例增高；反之，约 95％的胆总管结石患者并存有胆囊结石。胆总管结石者，其结石多位于胆总管的下端及十二指肠壶腹部。当胆石引起胆总管梗阻即可产生典型的症状与体征。其临床表现主要与胆道阻塞、胆管内压力升高、胆汁排泄受阻及胆汁并发细菌感染等因素密切相关。典型症状有胆绞痛、寒战高热及黄疸，称之为胆总管结石的三联征，即 Charcot 征。

1. 上腹疼痛或绞痛　约 90％以上的胆总管结石患者有上腹部或右上腹部疼痛或绞痛，可放射至右肩背部。发生绞痛的原因是结石嵌顿于胆总管下端壶腹部后，胆总管梗阻并刺激 Oddi 括约肌和胆管平滑肌所致。绞痛可在进食油腻食物后诱发，或体位改变、身体颠簸后诱发。重者可伴有冷汗、面色苍白、恶心与呕吐等症状。

2. 寒战与高热　约 75％的胆总管结石患者，在发作胆绞痛后，因并发胆道细菌感染而引起寒战与高热，体温可达 40℃。寒战、高热的原因是感染向肝内逆行扩散，致病菌及其毒素经肝血窦、肝静脉至体循环而导致全身性感染的结果。少数胆总管结石者，如为急性胆管梗阻，同时伴严重胆管内感染而引起急性化脓性炎症时，则称为急性化脓性胆管炎或重症急性胆管炎，可出现低血压、中毒性休克及败血症等全身中毒的临床表现。

3. 黄疸　约 70％的胆总管结石患者，在上腹绞痛、寒战、高热后 12～24 小时即可出现黄疸。发生黄疸的机制是因结石嵌顿于乏特壶腹部不能松动，胆总管梗阻不能缓解所致。常伴有皮肤瘙痒，尿呈浓茶色。粪便色泽变淡或呈陶土色。多数患者黄疸可呈波动性，在 1 周左右可有所缓解，系因胆管扩张以后，结石有所松动之故，或系结石经松弛的括约肌排入十二指肠的缘故。有学者认为，黄疸呈间歇性出现或表现为时深时浅是胆总管结石的特征。

4. 上腹部压痛　体检时在剑突下和右上腹有深压痛，炎症重者常伴腹肌紧张，肝区可有叩击痛。如胆囊管通畅者，有时也可扪及肿大的胆囊。

（三）肝内胆管结石的临床表现

原发于左右肝管分叉处以上部位的结石称为肝内胆管结石。结石可广泛分布于肝内胆管系统，也可散在于肝内胆管的某一分支内，也可发生在某一肝叶或肝段的胆管内。大量资料表明，结石发生于左侧肝内胆管者多见。主要临床表现有：

1. 上腹部疼痛　肝内胆管结石的症状常不典型。散在于肝内胆管的较小结石通常不引起症状或仅表现为右上腹和胸背部的持续性胀痛或钝痛。

一般不发生绞痛。

2. 黄疸　一般的肝内胆管结石不出现黄疸，只有当双侧或左、右叶的胆管均被结石阻塞时才出现黄疸，此时多数可伴有胆绞痛或较剧烈的疼痛。如并发胆道感染时，也可出现寒战与高热。重者亦可发展为急性化脓性胆管炎。

3. 上腹部压痛　体检时常可触及肿大的肝脏并有压痛，少数可有肝区叩击痛。多数资料表明，肝内胆管结石常与胆总管结石并存，所以当患者有胆石症的典型症状（绞痛、寒战高热、黄疸）时，常是胆总管结石的症状。

四、实验室与辅助检查

（一）血液检查

急性发作期白细胞计数和中性粒细胞显著升高，重症时可达 20×10^9/L 以上，多数患者白细胞升高的程度与合并感染的轻重相并行；血培养为阳性，胆道感染可导致肝损害使 GPT、AKP 值增高，胆管梗阻时血胆红素值增高且以直接胆红素增高为主；尿中胆红素增高，而尿胆原减少，黄疸严重时出凝血时间及凝血酶原时间延长，合并胰腺炎时，尿淀粉酶可增高。

（二）十二指肠引流

经口腔或鼻腔将十二指肠引流管放入十二指肠，抽出肠液，注入 33% 的硫酸镁 50ml，钳闭引流管。5～10 分钟后开放引流管，胆汁自然流出，即为 A 组胆汁，A 组胆汁来自胆囊及胆管，色泽金黄，为 5～30ml；B 组胆汁 25 分钟内流出，是来自胆囊，色泽暗褐浓稠，约 40ml；C 组胆汁为最后流出，来自肝胆管的色淡而稀薄的胆汁。根据各组胆汁的色泽、透明度、镜检有无胆固醇结晶、虫卵、脓细胞等综合分析判断疾病性质和部位。

（三）其他检查

1. B 型超声波检查　B 型超声波是分析人体不同组织、病灶对声波反射形成的回声强弱对比所反映在显示屏上的脏器切面像的一项技术。B 型超声波可准确地测定胆囊的大小、胆囊壁厚度、胆管的直径、厚度及胆结石的大小、数量和位置，具有检查方便、无创伤性、可反复多次、诊断准确率高等优点，无论患者处于急性发作期还是间隙期，都是首选的检查方法。无论是胆囊结石、肝外胆管结石还是肝内胆管结石，在 B 超声像图上，结石表现为回声增强的光团或光斑，其后方常伴有声影。胆囊中未嵌塞的结石还可伴随体位变动而活动。对胆囊结石的正确率在 95% 以上。肝总管结石或位于十二指肠上段胆总管内的结石也多能被超声发现。但胆总管的下段位于十二指肠后，因受气体干扰，超声探查常难作结论。对肝内胆管结石的诊断准确性较差。因肝内血管壁钙化等多种因素可导致假阳性，肝内胆管中缺乏足够的胆汁与胆石对比，胆石体积又比较小，容易造成假阴性。一般认为，B 超诊断胆囊结石的正确率可达 95%～97%，诊断胆总管结石的正确率为 53.30%～84%，肝内胆管结石的正确率为 80%～90%。

临床上可在 B 超引导下行经皮肝穿刺胆管造影、引流和取石等介入性治疗。此外，术中 B 超检查也有较高的应用价值。术中可将特制的超声探头放置在肝和胆管表面进行直接检查，因其不受脏器组织和胃肠气体的干扰，可提高肝胆疾病的诊断率，并及时发现残留结石，指导手术取石，降低术后结石残留率。

2. X 线平片检查　对急性发作期或间隙期的患者都可采用。含钙的混合性结石在 X 线平片上可能显影，而单纯胆固醇性结石和胆色素性结石在 X 线平片上不能显影。在胆囊结石中仅 1/3～1/2 的病例其结石在 X 线平片上显影，肝内、外胆管结石几乎全不显影。故未发现结石影并不能排除胆结石的存在。

3. 口服胆囊造影　只适用于间隙期的患者。X 线阴性的胆囊结石可在显影的胆囊中表现为充盈缺损，并能了解胆囊的功能、结石形态、大小、数目及结石是否漂浮等。如果胆囊不显影，在排除了肠道对造影剂吸收不良和肝功能障碍等原因后，表明胆囊无功能。虽不能肯定结石的存在，但却是胆囊切除的手术指征。在术中多能发现胆囊或胆管结石。

4. 静脉法胆道造影　缓慢静脉注射 30% 胆影葡胺 20ml；或将 30% 胆影葡胺溶于 10% 葡萄糖液 250ml 中缓慢静脉滴注，于 120 分钟内滴完，造影剂经肝分泌入胆汁进入胆道系统。正常时 15～30 分钟胆管显影，60 分钟时更清晰；1～2 小时内胆囊亦显影。可观察胆管有无狭窄、扩张、充盈缺损等病理改变。本法显影常不清晰，且受多种因素影响，现已为核素胆道造影、经皮肝穿刺胆管造影、内镜逆行胰胆管造影所代替。

5. 经皮肝穿刺胆管造影（percutaneous transhepatic cholangiography，PTC）　是在 X 线电视或 B 超监视下，利用特制穿刺针经皮穿入肝内胆管，再将造影剂直接注入胆道而使肝内、外胆管迅速显影的一种顺行性胆道直接造影方法。本法可清楚地显示肝内、外胆管的情况，包括病变部位、范围、程度和性质等，有助于胆道疾病特别是黄疸的诊断和鉴别诊断。本法操作简便，成功率高，有胆管扩张者更易成功，检查结果不受肝功能和血胆红素浓度的影响，且并发症少，是当前胆道外科的一项重要诊断技术，已在临床广泛应用。本法为有创性检查，有可能发生胆汁漏、出血、胆道感染等并发症，术前应检查凝血功能及注射维生素 K 2～3 天，必要时应用抗生素，特别是有感染症状者。应做好剖腹探查前的各种准备工作，以备及时处理胆汁性腹膜炎、出血等紧急并发症。另外，必要时可通过造影管行胆管引流（PYCD）进行治疗。

6. 内镜逆行胰胆管造影（endoscopic retrograde cholangiopancreatography，ERCP）　是在纤维十二指肠镜直视下通过十二指肠乳头将导管插入胆管和（或）胰管内进行造影。本法可直接观察十二指肠及乳头部的情况和病变，可以获得胆囊、胆管和胰管的清晰影像。对胆道疾病，特别是黄疸的鉴别诊断有较大价值，尤其适用于不适于 PTC 检查者。但可诱发急性胰腺炎和胆管炎，术后应密切观察。ERCP 亦可用于治疗，如行鼻胆管引流治疗胆道感染；行 Oddi 括约肌切开治疗 Oddi 括约肌狭窄，以及胆总管下端结石取石及胆道蛔虫病取虫等治疗。

7. 磁共振检查（MRI）或磁共振胆胰管造影（MRCP）　磁共振成像是 20 世纪 70 年代在国际上发展起来的一门崭新的成像技术，为影像诊断学开拓了一个新领域。MRI 是以人体在磁共振中发生的共振信号（电磁波）为参数，通过计算机和图像重建技术，对人体在磁场作用下受激发而产生的信号进行处理，获得磁共振图像。胆囊在空腹时由于胆汁浓缩，胆盐沉积而呈较强信号。进食后由于胆汁排空，显示为低信号。因此有人提出可以此作为胆囊功能的测定。胆石在 MRI 中显示为低密度。肝内外胆管在正常情况下多不显示，当胆管扩张时，扩张的胆管系统呈现低密度分支线条状结构。由于 MRI 检查能清楚显示肝内、外胆管扩张的范围和程度，结石的分布，肿瘤的部位、大小，胆管梗阻的水平及胆囊病变等，并具有无损伤、安全、准确的特点，目前已成为一种极为重要的诊断方法。

8. 电子计算机 X 线体层扫描（CT）　可获得人体体层切面像，能分辨很小的组织密度差别，将内脏病变准确地描记下来，必要时注射碘剂作增强扫描。CT 不受胃肠道气体的影响，也是一种无损伤性的检查方法，简便、安全、准确，对肿瘤的诊断价值尤为突出，目前已成为临床一种极为重要的诊断方法。在胆道系统的诊断应用中，其对肝脏肿瘤、胆总管下端结石、胰腺和壶腹部肿瘤的显示较 B 超检查更令人满意。尤其对胆道系统的恶性肿瘤不仅能作直接诊断，而且能了解肝脏及胆道外淋巴结有无转移，为治疗方案的选择提供参考依据。

CT 扫描可明确有无胆道梗阻，以及梗阻的范围、部位和可能的梗阻原因。胆道梗阻时，扩张的肝外胆管表现为扩张的环状低密度影，同时肝脏内可见到明显扩张的二级、三级胆管。当梗阻部位位于胆囊管汇入胆总管水平以下时，可以同时见到明显增大的胆囊。

胆囊结石可在 CT 图像上清晰显示，表现为胆囊内的高密度阴影，结石内钙的含量越高，则结石影的显示越清晰。胆管内结石在 CT 上较难显示，但当结石阻塞其所在胆管时，则可在结石上方见到不同程度的胆管扩张。

9. 放射性核素 ^{99m}Tc-IDA 扫描　用核素闪烁扫描技术诊断疾病，目前已广泛应用。从效果上看，核素闪烁扫描对各脏器疾病的诊断效果并不相同。对于胆道疾病的诊断，目前还很不理想。

胆道系统常用的核素为 ^{131}I 孟加拉玫瑰红和 ^{99m}Tc，经由静脉注射后，由肝实质细胞摄取，再排泄入胆道，再经胆管系统排入肠道。在此过程中，用 γ 照相机进行动态照相，就可将肝胆系的功能及各部位形态的时相变化记录下来，以观察有无异常。

核素扫描在胆道系统疾病的诊断中，对功能性疾病的诊断较好，对器质性疾病的诊断较差，对急性胆囊炎的诊断最理想。扫描时主要表现为胆囊不显影，而肝脏和胆道的其他部位显影的时相、功能和形态完全正常，其诊断准确率较 B 型超声检查更为可靠。对慢性胆囊炎的诊断效果较差。核素对胆管疾病的诊断较差，只有当胆管梗阻时，胆管梗阻段上方才有较好的显影，且时相延长，而梗阻远端胆管则不显影。核素对胆瘘的诊断较为优良，可显示胆瘘良好的影像，因此对于胆道术后疑有胆瘘的患者，用核素扫描，可得到明确的结论。

由于对核素扫描图像的解释往往存在很大的误差，且对于胆道器质性疾病诊断不很理想，因此对于胆道疾病的诊断，核素扫描仅能作为参考，而不能作为惟一的诊断依据。

10. 术中及术后胆管造影　胆道手术时可经胆囊管插管、胆总管穿刺或置管行胆道造影，了解有无胆管狭窄、结石残留及胆总管下端通畅情况，有助于确定是否需行胆总管探查及手术方式。凡行胆总管 T 管引流或其他胆管置管引流者，拔管前应常规经 T 管或置管行胆道造影。

五、诊断和鉴别诊断

(一)诊断

1. 胆囊结石的诊断　有急性发作史的胆囊结石，一般根据临床表现不难做出诊断。但如无急性发作史，诊断则主要依靠辅助检查。B 超检查能正确诊断胆囊结石，显示胆囊内光团及其后方的声影，诊断正确率可达 95%。口服胆囊造影可示胆囊内结石形成的充盈缺损影。在十二指肠引流术中所取得的胆囊胆汁中(即 B 胆汁)发现胆砂或胆固醇结晶，亦有助于诊断。

2. 肝外胆管结石的诊断　有典型的 Charcot 三联征，特别在过去有胆囊结石病史者，胆总管结石的诊断一般并不困难。但如仅表现为三联征中的 1 个或 2 个症状者，诊断常须借助于一些辅助检查方法。对无黄疸的患者可作静脉胆道造影，能显示胆管内结石影和扩张的胆管。而在有黄疸的患者必须与肿瘤或肝内胆汁淤积症所致的梗阻性黄疸，以及肝病或肝炎等所致的肝细胞性黄疸作鉴别。在肿瘤(如胰头癌或壶腹癌)阻塞胆管，黄疸一般呈进行性加深，体检时常可扪及肿大和无压痛的胆囊，并常有恶病质表现。而肝病或肝炎引起的黄疸，一般较深，并且不伴有腹部绞痛史，肝功能试验常有明显异常。肝内胆汁淤积症一般也无腹痛史，可能有服用特殊药物史。后两种疾病的 B 超检查均显示胆囊和胆管无扩张现象而胆管结石所致的胆管梗阻，除有胆绞痛外，尚有典型的波动性黄疸史。如无感染时，肝功能一般在正常范围内。在诊断困难时，应用 PTC、CT、ERCP、MRCP 及同位素肝胆显像图等检查，常有助于诊断鉴别。

3. 肝内胆管结石的诊断　肝内胆管结石的诊断较复杂，除上述临床表现外，以往的手术发现和 X 线造影的结果，常为确定诊断的依据。X 线造影中主要应用直接胆管造影法，如 PTC 和 ERCP 能清楚地显示肝内胆管结石的分布情况，以及了解有无肝内胆管狭窄、完全阻塞或局限性扩张，对诊断和指导治疗有很重要意义。但由于 PTC 检查属于损伤性检查，且并发症较多。近年来 MRI 胆管成像能清楚地显示胆管树的图像，了解肝内外胆管的情况，可替代 PTC 的检查。B 超检查虽不如 PTC、ERCP 的确诊率高，但在诊断肝内胆管结石仍有 80%的准确性，其最大优点是方法简便且为无损伤性检查，故目前常作为肝内胆管结石的首选诊断方法。CT 平扫能显示扩张的肝内胆管和密度较高的结石影，以及结石的部位和数量，对决定治疗方案很有帮助。

(二)鉴别诊断

1. 有胆绞痛者应与下列疾病相鉴别

(1)急性胰腺炎：疼痛常在暴饮暴食后诱发。疼痛多呈持续性上腹部剧痛，有时呈刀割样痛，常向左腰部放射，呈束带状牵引痛。患者血、尿淀粉酶常明显升高；B 型超声波检查可见胰腺呈弥漫性或局限性肿大；CT 或 MRI 检查也可发现胰腺肿大，对诊断均有重要价值。如患者出现休克、腹腔穿刺抽出血性腹水，其中淀粉酶含量显著升高时，则可诊断为急性出血坏死性胰腺炎。必须指出，有时胆总管结石可诱发急性胰腺炎(称胆源性胰腺炎)，此时两者的症状可发生混淆，故应加以警惕。

(2)胆道蛔虫症：单纯的胆道蛔虫症多见于青

少年，常表现为突然发作的剑突下绞痛或呈钻顶样痛，少数患者采取膝胸卧位时疼痛可有所减轻，疼痛常阵发性发作，缓解期与常人一样可毫无症状。多数患者伴有呕吐，甚至有呕吐出胆汁者，也有呕吐出蛔虫者。疼痛发作期症状虽很重，但腹部常缺乏体征，这是胆道蛔虫症的特点。如行B超检查，有时在胆管内可发现虫体影像。一般而言，根据疼痛特点及B超检查，该病的确诊率可达90%以上。

(3)消化性溃疡穿孔：上腹部剧痛并迅速遍及全腹，体检发现腹肌板样强直，全腹有压痛与反跳痛，肝浊音界缩小或消失。X线透视或平片可发现膈下游离气体。结合既往有溃疡史等诊断不难确定。

(4)心绞痛或急性心肌梗死：少数心绞痛或急性心肌梗死患者可表现为上腹剑突下剧痛，且疼痛可向左上腹和右上腹放射。严重者常有烦躁不安、冷汗、有恐惧感或濒死感。心电图检查可发现深而宽的Q波、ST段抬高及T波倒置等改变。血清肌酸磷酸激酶(CPK)、谷草转氨酶(AST)、乳酸脱氢酶(LDH)及肌钙蛋白、肌红蛋白升高等对诊断极有帮助。

(5)急性肠梗阻：急性肠梗阻时，其疼痛部位多位于脐周，可呈阵发性加剧。肠鸣音亢进呈气过水声或金属音调。麻痹性肠梗阻时，则肠鸣音减弱或消失。X线腹部透视或平片检查肠腔内发现有阶梯状、宽度不等的液气平面，梗阻上方的肠管呈显著性扩张时可确定诊断。B超检查胆囊常显示正常，更有利于鉴别。

(6)其他疾病：胆石症还需与急性肠扭转、急性阑尾炎并发穿孔、肠系膜血管栓塞或血栓形成、女性宫外孕及卵巢囊肿蒂扭转等疼痛性疾病相鉴别。

2. 有黄疸者应与下列疾病相鉴别

(1)急性病毒性肝炎：多有食欲减退、乏力及低热等前驱症状。黄疸出现快、逐渐加深，1～2周达到高峰。多伴有肝脏肿大和压痛。B超检查可排除梗阻性黄疸的声像图表现，仅见肝脏稍增大，肝实质回声增强、密集等一般征象。血清酶学检查常有ALT、AST显著升高。多数患者可检查出肝炎的病毒标志物。

(2)胰头癌：以男性多见，发病年龄一般较大。黄疸常呈进行性加深，上腹部疼痛多与体位有关，平卧位时疼痛加重，而身体前倾时疼痛可减轻或缓解。十二指肠低张造影可发现十二指肠曲扩大、移位及胃肠受压等征象。B超、胰管造影(ECP)及CT或MRI等检查均可发现胰头部的肿块影。

(3)乏特壶腹癌：黄疸常为首发症状，多呈进行性加深。胃肠钡餐低张造影、胃镜或十二指肠镜检查、B超、CT或MRI等检查均可发现壶腹部的肿块，对诊断极有帮助。内镜下结合活组织检查可做出病理诊断。

(4)其他疾病：胆石症还需与胆总管癌、原发性肝癌转移至肝门部淋巴结(肿大的淋巴结可压迫胆总管而致黄疸)、原发性胆汁性肝硬化(PBC)、原发性硬化性胆管炎(PSC)等黄疸性疾病相鉴别。

六、治疗

(一)手术治疗

手术治疗是胆石病治疗中一项极其重要的治疗手段。胆道外科手术已有百余年历史，随着手术经验的积累，手术治疗是目前治疗胆石病疗效最为肯定的一种方法。正确掌握手术适应证和选择合理的手术时机与手术方式，是提高手术治疗效果的关键。

1. 胆囊结石的手术治疗　自从1882年Langenbuch成功实施首例开腹胆囊切除术以来，手术并发症和死亡率不断下降，疗效与安全性不断提高，已成为治疗胆囊结石病的经典手术。胆囊切除术不但去除结石，消除症状，同时切除了结石的发生地，预防结石复发，而且胆囊切除术的安全性也大大提高。目前，开腹胆囊切除术的胆管损伤率低于1%，胆总管隐性残石率2%左右，总的并发症发生率低于5%，手术死亡率低于0.1%。这一术式已经成为治疗胆囊结石安全有效的方法之一。1991年2月间，国内首次引进腹腔镜下胆囊切除技术，此项治疗方法受到国内外科医生的欢迎，当前国内绝大部分医院都有受过训练的医生和相应的设备，基本上90%的胆囊切除术可在腹腔镜下施行并较安全，胆管损伤率和胆道并发症率均低于1%。当今迅速发展的医疗技术、微创外科的兴起和腹腔镜胆囊切除术的发展，使传统的胆道外科技术在治疗胆囊疾病上已失去其为“金标准”的地位。

治疗胆囊结石的手术主要有胆囊摘除术和胆囊造瘘术，而这两种术式均可在腹腔镜下进行。

(1)开放胆囊切除术

1)手术指征：有症状胆囊结石患者，急、慢性结石性胆囊炎；胆囊已失去功能的胆囊结石，如胆囊积水、萎缩性胆囊炎等；并有胆管结石或狭窄的胆囊结石；胆囊结石同时怀疑有胆囊肿瘤者；虽无症状但有胆囊壁钙化、胆囊结石＞2.5cm、胆囊造影不显影者；需进行 TPN 治疗的患者；曾有胰腺炎病史；60 岁以上老年患者虽无症状但合并糖尿病、心血管病等终身疾病；虽有全身伴随病但无麻醉禁忌者。

凡有胆囊切除指征者，无论是急诊还是择期手术，均可施行开腹胆囊切除术。术中均应仔细触诊检查胆总管，必要时应进行术中超声或胆道造影检查，对有胆总管探查指征者应同时行胆总管探查。至于手术时机，应根据病变的不同情况决定，原则上应尽量避免急症手术而选择择期手术。

2)术前准备：对于急诊手术者，虽然时间比较紧迫，但术前的积极准备也是必要的，尤其要注意全身情况及主要脏器的功能，抓住主要问题进行重点准备。术前准备主要包括纠正水、电解质平衡失调，给予广谱抗生素治疗。如有黄疸，可能由于凝血机制不佳引起术中创面渗血等，注意补充维生素K、备血。对主要脏器如心、肺、肝、肾进行必要的检查。

择期胆囊切除术的患者要妥善准备。我国胆囊切除患者中大多为中、老年人，并经长期保守治疗，具有病程较长、发作频繁等特点，并常伴有其他器官疾病，尤其是伴有心脑血管疾病。所以术前要对主要器官功能进行了解和处理，纠正贫血，给予高蛋白、高碳水化合物食物，如有出血倾向给予纠正。对近期曾有急性胆囊炎、胰腺炎或黄疸病史及75 岁以上患者应预防使用抗生素。

3)术后处理：胆囊切除术后一般采取半卧位，有利于患者的呼吸和腹腔引流；严密观察术后并发症，如出血、胆瘘等，检查血压，注意有无腹膜炎表现，腹腔引流物的性状等；术后禁食 24～48 小时，如肠蠕动恢复便可进食。如采取腹腔镜胆囊切除方法，手术当日有些患者便可进食；补充液体并对电解质及血液酸碱度进行监测，纠正失衡情况；必要的抗生素治疗；如有腹腔引流，一般在 48 小时内拔出；鼓励患者早期离床活动。

4)手术要点：胆囊切除术的要点包括将胆囊从肝的胆囊窝中游离出来，同时切断其血运，封闭与胆管系统的通连。通常按上述步骤的先后分成顺行和逆行性胆囊切除术两种。前者先解剖和显露胆囊管，再处理胆囊动脉，分别结扎切断后，最后剥离胆囊，将胆囊切下后缝闭胆囊床。后者则先剥离胆囊，再处理胆囊管和胆囊动脉。顺行性胆囊切除术出血少、手术方便。但在急性炎症期胆囊周围粘连严重、胆囊动脉及胆囊管暴露有困难时，应采用逆性切除。也有的医生先按顺行性切除的步骤操作，但只把胆囊管用丝线结扎一道，再行胆囊剥离，等把胆囊颈分离清楚并确认无误后，再将胆囊管结扎切断。此即所谓顺逆结合的切除法。需要指出的是，不论采用哪种方式都要注意，胆道的解剖变异十分常见，准确认清胆囊管、肝总管和胆总管三管的关系及胆囊动脉的走行是顺利完成胆囊切除术的关键。因此，在未辨明解剖关系前，不应随便结扎和切断任何位于胆囊 Calot 三角内的血管或胆管；结扎胆囊管时注意不要过分牵拉胆囊管，以免伤及胆总管，应在无张力条件下距胆囊管汇入胆总管 0.5cm 处切断为宜；发现有右侧副肝管或右肝管走行较低时，要仔细辨认它们和胆囊管的关系，不要盲目地把位于右侧的胆管一律当作胆囊管切断；要仔细分离胆囊动脉，注意不要在胆总管左侧结扎任何血管。术中发生活动的大出血时，切忌盲目钳夹或缝扎出血点，应将左手食、中指插入网膜孔，拇指放在肝十二指肠韧带上压迫肝动脉以止血，同时吸出积血，待手术野显示清楚后，轻轻放松压迫点，看清楚出血处后，再行止血。

(2)腹腔镜胆囊切除术：较之开腹胆囊切除术具有创伤小、痛苦小、康复快等优点，在临床上逐步得到患者的欢迎，从相继进行的机体应激、免疫及代谢方面的研究中也不断得到证实。腹腔镜胆囊切除术，由开腹手术的立体视觉变成平面视觉，由手指直接触觉变成遥控长杆器械等缺陷而在开展初期走过一段弯路，胆管损伤发生率曾一度高于开腹手术数倍甚至 10 余倍。但随着各项技术的不断完善及规范化培训的加强，腹腔镜专科医生的胆管损伤率已降至开腹手术的水平(0.5%以下)，有些可达到0.1%以下。选择性地应用术中胆道造影，特别是术中超声可部分弥补直接触觉的丧失，避免或减少胆管损伤的发生，进一步增加手术安全性。

1)手术指征：随着该项技术的不断成熟和不断规范化，手术指征逐步扩大。在开展初期一些相对禁忌证(如急性胆囊炎、胆囊萎缩、腹部手术后腹腔粘连、肥胖等)逐步变成适应证，甚至大多数并发心肺疾病不能耐受气腹的患者，也因非气腹腹腔镜技术不断完善而能承受腹腔镜胆囊切除术。训练有素的腹腔镜外科医生，95%有胆囊切除指征者均可采用腹腔镜胆囊切除术。

2)术前准备：除了与开腹胆囊切除术一样常规进行血生化、胸透、心电图、腹部B超等基本检查外，还应因人而异补做必要的特殊检查。如心肺疾病患者、老年患者，宜补做动脉血气分析、肺功能检查、24小时Halter动态心电图检查等。此外，为预防腹腔镜手术特有的气腹及戳口并发症，并为了清理肠道内的积气及内容物，应于术前1天服用缓泻剂(甘露醇250ml或番泻叶10～20g)，习惯性便秘患者术前2天开始口服至出现腹泻即停止，不但有利于术中使用较低的气腹压(10～12mmHg，1.33～2.66kPa)，较好地暴露手术野，也有利于术后患者胃肠功能的早日恢复。此外，术前还要常规放置胃管、尿管。

3)麻醉与体位：麻醉一般采用气管内插管全身麻醉，以便术中控制通气，减轻高碳酸血症的不良反应。也有人采用连续硬膜外麻醉。手术体位与术中变动方式通常是先仰卧位，腹腔镜探查后改为头高左倾位。脐部上缘或下缘1cm纵切口，Veress气腹针常规造气腹，相继应用测压管试验、抽吸注水试验、最初充气压试验、容量试验和改良探针试验共5个试验方法以确保安全，使腹内压达到预设的10～12mmHg(1.33～2.66kPa)。置入首枚10mm穿刺套管后先做“呼啸声”试验，以确定头端是否已进入高压的游离腹腔。插入10mm腹腔镜，首先探查脐下腹内脏器有无出血、肠内容物外溢等意外穿刺伤的征象，继而从肝胆区顺时针或逆时针探查全腹腔。

4)手术要点：直视下先在剑突下平肝门部肝下缘水平置入10mm或5mm直径穿刺套管作为主操作孔，接着置入右侧肋缘下和腋前线上的两枚5mm穿刺套管，引入5mm抓钳进一步探查胆囊区有无粘连及胆囊张力、炎症程度等。如遇胆囊颈部结石嵌顿、胆囊积液或急性发作期、胆囊积脓等特殊情况，应先用Veress气腹针穿刺胆囊减张，然后分别向上外、下外牵引胆囊底和哈氏囊(两器械恰成“十”字交叉)，展开Calot三角与肝门部，必要时先用电钩分离胆囊颈部前后叶的肝床系膜以松解Calot三角，再用可转杆弯分离钳接电凝，撕剥与电凝相结合，紧靠胆囊颈部分别解剖出胆囊管和胆囊动脉，直至明确看到两者在胆囊壁上的管脉分离征。先在胆囊管远端尽量在胆囊一胆囊管交界处施夹，以尽可能减少胆囊内结石或脱落之息肉被挤至胆管内的机会。如胆囊动脉为一主干型，则先在其近端双重施夹或内打结法结扎一道后补施钛夹；如胆囊动脉为多分支型，则逐一近端施夹，远端均靠近胆囊壁电凝离断。如胆囊动脉与胆囊管靠得很近，则可将两者一并结扎，其远端也靠近胆囊壁电凝离断。处理胆囊动脉后，胆囊颈向胆囊管衍变的“惟一管征”则清晰可辨。此时再在胆囊管近端结扎(采用体内或体外打结法，耗时多在1分钟以内)1～2道。如胆囊管直径<5mm，近端结扎一道，施夹一枚；如胆囊管直径>5mm，则双重结扎其近端。在近、远端结扎的中远1/3处剪开一半胆囊管，进一步确认为单一管腔后再完全离断。认清层次后电钩分离胆囊床，分离过程中如发生抓破胆囊，则及时吸除外溢的胆囊内容物并处理破口，然后认真冲洗胆汁污染过的手术野，以尽可能减少其污染范围及持续的时间。将完整切除的胆囊标本装入用医用手套自制的标本袋内，用5mm胆囊抓钳将胆囊颈部拉入10mm套管内，或将标本袋口送至10mrn套管口内(10mm腹腔镜已逐步退至套管内)，最后随着套管和腹腔镜的同步拔出，胆囊颈部也被送至脐部戳口。用血管钳夹住胆囊颈部或标本袋口，抽回5mm抓钳。以大弯血管钳适度扩撑脐部戳口的筋膜层，必要时剪开扩张。胆囊颈部周围用纱布保护戳口后，尽量远离胆囊管开口处(以免台上常规检查胆囊颈部的解剖时造成困难)。剪开颈部，以开腹手术用的普通吸引器尽可能地吸除胆囊内胆汁。用带槽纹的小头卵圆钳尽量取出胆囊内结石。取出标本即检查胆囊解剖，确认无胆管损伤后将10mm套管外缠绕一块湿纱布(以防扩张后的戳口漏气)，重新在导引棒帮助下置入脐部戳口，恢复气腹，插入腹腔镜。充分冲洗手术野，仔细检查肝门及胆囊床有无活动出血或胆汁渗漏。胆囊颈部无胆囊动脉主干而呈多分支者尤应注重胆囊床上可能存在的迷走动脉(肝穿通支)，一般分布于胆囊底体部，对胆囊床常规进行“地毯式”电凝，使胆囊床残余组织发生蛋白凝固、变黄，可达到尽可能降低迷走胆漏或迷走动脉迟发出血目的。如有活动渗血或怀疑有胆漏，则经 10mm 套管送入纱布条(为防遗落腹内并便于取出，可在其尾端系上7号的丝线，留在套管外的线尾以血管钳固定)，冲洗吸引器直接在纱布上吸引，既安全又快捷，不仅免除了网膜、脏器堵塞吸引孔的烦扰，还可避免直接吸引创面血瘀造成新鲜出血的问题。检查纱布无黄染，或用纱布压迫止血满意后，取出纱布条，冲洗至吸引液清亮为止。在分离胆囊、手术野曾有活动渗血，或胆囊解剖有变异及术者认为有需要时，则考虑放置腹腔引流管。适度放宽置管指征，不仅有利于术后动态监察手术野情况、引流创面渗血渗液、减少术后抗生素的花费，而且可在发生并发症后最大限度地减轻其危害。放管方法一般是将5mm 胆囊抓钳经剑突下套管插入腋前线套管内并随之引至体外，夹住带螺旋负压的 Penrose 引流管头端并拉回腹腔(引流管的长度在体外以腋前线戳口至剑突下戳口，再到剑突为宜)，用肋缘下抓钳夹住腹腔内引流管的中外 1/3 部引向肝下与肝右侧间隙的交汇处，引流管头端则先引向 Winslow 孔，继而置于胆囊体部的肝床。将引流管呈反“S”形放置于肝床、肝肾间隙和结肠肝曲右侧后，体外及时缝合固定引流管。首先逐一拔出 3 个 5mm 套管并检查戮口无活动出血后，在逐步解除气腹的同时先拔出 10mm 套管，直接用腹腔镜观察脐部戳口有无活动出血。如戳口有活动出血，应使用闭戳针在皮下次全层缝合腹壁，或使用 Foley 球囊尿管压迫止血，直至获得满意止血效果。“8”字缝合脐部筋膜，在收紧缝线之前以左手食指尖探查戳口内确无网膜或肠管病入方可紧线打结。以白色可吸收缝线或 3-0 丝线呈倒“U”形缝合皮下 2～3 针，对合好戳口皮肤。每个戳口皮下及筋膜注射利布合剂(利多卡因 10ml＋布比卡因 5ml，加生理盐水稀释 1 倍)5～10ml。擦干戳口周围血迹及皮肤，创可贴拉合皮肤裂口。

5)术后处理：除应常规持续低流量吸氧外，其余与开腹胆囊切除术基本相同。至于术后胆管残余结石的处理，目前可经内镜下十二指肠乳头括约肌切开取石术来解决。

(3)胆囊造瘘术：开腹胆囊造瘘术，目前主要用于急诊手术时患者全身状况差而难以耐受长时间麻醉和手术，以及局部解剖不清、操作困难超出术者处理能力时。由于胆囊造瘘术仅能起到减压、消炎、清除胆囊内结石、引流胆汁的应急目的，并未根除病灶，所以随着手术及麻醉技术的不断进步，胆囊造瘘术应用得越来越少。

1)手术适应证：胆囊结石继发急性化脓、坏疽性胆囊炎或胆囊穿孔合并中毒性休克、败血症及多器官功能不全；胆石症继发急性胆囊炎、病区炎性水肿严重、不易解剖分离，胆囊切除有困难或术中患者血压不稳无法耐受胆囊切除术者；术中发现由肿瘤等其他原因引起的胆道下段梗阻，作为胆道引流的临时措施。

2)手术要点：包括排空胆囊、放置造瘘引流管经腹壁戳口引出。注意：要排空胆囊、取出结石，除用取石钳外，若胆囊颈、管处有结石嵌顿，推荐用手帮助推挤取出；造瘘管要固定牢靠；引出腹腔时应垂直于腹壁并注意不要扭曲，以利于引流。

2. 肝外胆管结石的手术治疗

(1)手术适应证：反复发作急性胆管炎症状，经影像学检查确定为肝外胆管结石且不符合中西医结合非手术治疗适应证或非手术治疗无效者，原则上均应采用手术治疗。此外，胆囊结石行手术治疗时，如发现有以下情况，宜作胆管探查手术：①在胆总管中可以触及结石；②黄疸合并胆管炎；③术中胆道造影显示胆管结石；④术前影像学检查已证实有胆管结石。对于有黄疸病史和胰腺炎病史，胆总管直径超过 1.2cm，胆囊内仅有一个多面形结石及胆囊多发小结石的患者，也应酌情考虑作胆管探查术。

(2)方式及其选择作用

1)胆囊切除、胆总管探查 T 管引流术

手术指征：胆总管内触到结石；胆总管扩张，直径≥1.5cm 以上；胆总管壁异常增厚；胆总管胆汁呈脓性、血性或胆汁内有泥砂样颗粒或沉渣；胆囊管增宽、胆囊内有多发性直径<3mm或单发但呈多面性小结石；术中造影示胆总管内结石或胆总管有狭窄与扩张或有解剖位置异常等；患者术前有Charcot三联征或既往有胰腺炎史；术前或术中见胆总管扩张及囊状改变等。

手术要点：首先应在肝十二指肠韧带内仔细触诊胆总管的直径大小、管壁硬度、厚度及有无结石，然后沿肝十二指肠韧带右缘或循胆囊管走行找到胆总管，在胆囊管与胆总管交汇点下方0.5～1.0cm处前方正中，在两针牵引线中间纵向切开胆总管1～2cm。先用取石钳取净结石，然后用10号尿管分别向上、向下冲洗，再用金属尿道探子分别探查胆总管远、近端情况。了解左、右肝管和二级肝管是否通畅及金属探子能否顺利进入十二指肠。如有狭窄应争取做胆管直接造影。探查完毕，应在确保引流通畅的前提下放置"T"形引流管，保持外引流管臂与腹壁垂直，以利于术后残留结石的进一步治疗。当括约肌下端结石发生嵌顿时，应设法用取石器具将其取出或可视情况用手术或十二指肠镜行Oddi括约肌切开取石术。若胆总管下端存在轻度狭窄，则行括约肌切开取石后，可使用扩张器稍加扩张，但切忌过度用力，一般不超过0.8cm。适用于胆总管扩大不明显，肝内无结石及胆总管下端通畅的第一次手术的胆管结石患者。

2)经十二指肠Oddi括约肌切开成形术：适用于壶腹部嵌顿性结石、肝内无结石、胆总管下端有狭窄、胆总管扩张，但直径不超过1.5cm的胆管结石患者，尤其适合有胰腺炎反复发作病史者。随着EST等内镜治疗技术的进步和发展，此手术方式大多被取而代之，目前较少应用。

3)胆总管十二指肠吻合术：适用于胆总管结石复发、胆总管扩张、直径超过1.5cm、肝内结石的患者，尤其适合于老年患者和全身条件较差的患者。由于容易造成反流性胆管炎等诸多并发症和后遗症，此术式目前已很少采用。

3. 肝内胆管结石的手术治疗

(1)手术适应证：治疗肝内胆管结石的手术较为复杂，手术前需通过影像学检查对肝胆管系统的病理改变进行详细了解，并对患者全身情况结合实验室检查资料作出全面分析。肝内胆管结石的手术适应证主要有：

1)合并有肝外胆管结石梗阻。

2)并发急性化脓性胆管炎及肝胆管炎未能得到有效控制。

3)有频繁发作的梗阻及胆道感染症状。

4)位于一侧肝胆管及肝叶胆管内结石。

5)双侧主要肝胆管内结石。

6)肝胆管梗阻、黄疸。

7)肝左外叶结石。

8)并发膈下脓肿、胆瘘等并发症。

一般认为，对于在肝胆管二级分支以上的肝内结石，若未并发严重感染，尤其在右侧肝内，原则上不作为必须手术的适应证。

至于手术时机，通常认为在可能的范围内，尽量选择择期手术，即使是急性发作患者，可先选作经皮肝胆管穿刺置管引流(PTCD)以缓解急性症状后择期手术。这样做有两大好处：其一避免急诊条件不够只能作简单外引流手术的缺点，并能为选择性手术创造较好的条件；其二可在术前做清楚的多方位肝内、外胆管造影，明确结石所在部位和胆管狭窄的所在，从而能在术前制定合理的手术方案。

(2)手术方式及其选择：我国胆石病的特点是肝内胆管结石常见而且治疗困难，远期疗效差。肝内胆管结石对患者的主要危害是阻塞胆管引起急性化脓性胆管炎，给患者带来痛苦甚至危及生命。因此，治疗的目的在于制止胆管炎复发。为了达到这个目的，迄今广为接受的治疗原则是：①取净结石，需直接暴露肝内胆管；②去除病灶，行局部肝段、叶切除；③解除狭窄，切开(除)狭窄、扩大胆管成形；④通畅引流，采用各种胆肠内引流；⑤为手术后的辅助治疗创造条件。

目前治疗肝内胆管结石常用的手术方式有4种：

1)胆管引流术：主要是针对初次手术治疗及急诊手术患者条件较差被迫进行这种简单的手术方式，由于肝内胆管结石病变主要在肝内，单纯在病变下方做胆管引流效果往往不够理想。因此手术时应争取尽可能将引流管插至结石梗阻近端。

2)胆肠吻合术：空肠胆管Roux-Y式吻合是最常用的基本术式。在遵循肝内胆管结石外科手术原则的基础上，为了达到清除结石的同时纠正胆管狭窄病变的目的，近年主张胆肠吻合口应酌情尽量向左、右肝管延伸和扩大，保证通畅引流。在保持胆肠吻合口引流通畅的同时，还需重视胆肠反流引起胆管炎的问题，故常需再添做引流肠袢的抗反流辅助手术，如乳头成形、空肠袖套式吻合等。

3)肝叶切除术：结石位于一侧肝叶内不易清除，肝实质又同时有纤维化者，选择此术式疗效最为理想。

4)皮下盲袢建立：这不仅是胆肠吻合术时的一个辅助术式，而且近年认为这是避免再次手术的重要手术方式，针对我国肝内结石发病率高，且对这类结石尚缺乏根治术式的情况，采用皮下盲袢的建立，无疑有积极的防治意义。

(二)非手术治疗

近百多年来手术治疗一直是治疗胆石病的主要方法，然而由于手术可能造成的众多并发症及单纯手术对相当一部分胆石患者难以达到根治目的，于是，非手术治疗也就成为胆道外科探索与研究的主题之一。我国从20世纪50年代起通过几代人的不懈努力，胆石病的治疗已由单一外科治疗转入多种治疗或综合治疗。其中非手术治疗逐步形成具有我国特色的中西医结合疗法，目前已基本形成“碎、排、溶、取”四大类综合治疗体系。尽管非手术治疗方法还需不断发展与完善，但从已经取得的临床疗效来看，胆石病中西医结合治疗的发展前景令人乐观。

必须强调，中西医结合非手术治疗的各种方法在应用上各自存在着相对局限性，只能用于相应的适应范围。因此，临床上必须依据胆结石的类型，在胆道中的位置及有无并发症等具体情况，正确选择适应证并有机地组合利用不同方法，以提高中西医结合的治疗效果。

1. 溶石疗法　早在20世纪30年代Rewbridge曾应用胆盐治疗2例胆囊结石取得满意的溶石效果。至70年代继Danzinger用鹅去氧胆酸口服溶石取得成功后，溶石疗法已取得较大进展，其中胆石病治疗中的地位也日益受到重视。针对不同类型和不同部位的胆结石，溶石治疗目前主要分口服溶石与局部灌注溶石(直接溶石)两大类。

(1)口服溶石治疗：主要适用于胆囊内的胆固醇类结石。

1)胆汁酸制剂：临床疗效比较确切的制剂有鹅去氧胆酸(CDCA)与熊去氧胆酸(UDCA)。这类药物主要适用于溶解胆固醇类结石，至于一些含胆固醇量＞60％的胆色素混合结石也可试用。其作用机制是扩大胆汁酸池，提高胆汁中胆汁酸的浓度，并能抑制HMG-CoA还原酶，降低肝脏的胆固醇分泌，使胆汁中胆固醇转变为不饱和状态，从而取得溶解胆固醇结石的疗效。

【适应证】①胆囊内胆固醇类结石，X线显示透光，无钙化或结石外周已钙化，结石形态非角状或不规则形，不是多发性或大小不等之结石，结石呈漂浮状且直径＜1cm；②胆囊显影好，无畸形，脂餐后收缩功能好；③无继发性肝胰功能损害；④青年患者为宜。

【禁忌证】①常规溶石适应证；②妊娠、炎症性肠疾患、活动性消化性溃疡及有肝脏疾病；③治疗过程副作用明显且不缓解；④过饱和胆汁的结石；⑤治疗半年以上，胆汁生化与影像检查无改变；⑥急性胆管炎有绝对手术指征者。

【用药方法】CDCA常规剂量为每日300～600mg，UDCA为每日400～600mg，一般主张每日用药量于临睡前顿服，6～12个月为1疗程，结石直径＞1cm者需用药2年甚至更长时间。也可CDCA与UDCA联合用药，剂量每日各300mg，分3次于餐后服用，用药需半年以上为1疗程。

【溶石效果】在服药治疗期间，需动态随访测定胆汁生化指标、肝功能及结石的影像学变化。一般治疗后胆汁由过饱和变成不饱和，提示有溶石成功希望。如经6～12个月治疗无溶石证据，应考虑终止治疗。由于溶石成功病例在停药2年内复发率高达50％，且胆汁可再度变为过饱和，故溶石成功后必须使用UDCA，每日200～300mg，作维持治疗，同时注意消除诱发结石的因素。

【副作用】UDCA副作用不明显，但CDCA治疗中常可引起一系列副作用，包括：①腹泻，主要因CDCA在肠内浓度过高，刺激引起大量电解质进入肠腔所致，这可能与CDCA改变肠黏膜细胞的超微结构及黏膜环核苷酸有关。腹泻一般与药物剂量成正比；②结石移动，治疗过程中可因结石缩小易移动而导致胆绞痛发作甚至结石嵌顿；③脂质变化，或许因为CDCA阻断胆固醇转化为胆汁酸的过程，使体内胆固醇增加而易患动脉粥样硬化；④肝脏毒性，可出现一过性轻度 SGPT 升高，偶见 LDH 与 AKP 轻度升高，这可能与胆酸损害作用有关。部分患者肝活检提示有小胆管增生，门脉系统炎症性细胞浸润等。

【影响疗效的因素】以下情况会影响胆石的溶石疗效，包括：①药物用量不足；②用药时间不够；③溶药适应证掌握不严；④患者的体质性因素，如肥胖、减肥、糖尿病及胰岛素治疗等；⑤药物与饮食，如应用避孕药、降血脂药物等使胆汁内胆固醇饱和度增高，摄入过多脂质和胆固醇也使胆汁饱和度升高；⑥肝脏有病变者因胆汁酸分泌与排泻延迟而促进致石胆汁的形成。

【提高疗效的辅助措施】不少学者介绍采用以下方法能提高溶石疗效：①合用 CDCA 与 UDCA；②用胆碱，以提高卵磷脂合成量达到促进胆固醇溶解疗效；③并用鲁米那，可提高 7α-羟化酶活性，扩大胆汁酸池，降低胆汁的致石性；④用 β 类固醇，可减少胆固醇吸收，降低胆汁饱和度；⑤用甘油磷酸盐，促使胆汁胆固醇饱和度下降；⑥并应用维生素 C，以增加胆汁酸池；⑦与胆固醇合用，可增强结石溶解的能力；⑧限制胆固醇的摄入，尤其对肥胖者，每日胆固醇摄入量限制在 100mg 以下。

2）非胆汁酸制剂：Rowachol 为含 6 个环状单萜结构的萜类制剂，该药能抑制 HMG-CoA 还原酶，能降低胆汁中胆固醇含量和溶解胆石，包括溶解部分胆管内结石。该药可单独应用或与 CDCA 联合应用。常用剂量：每日 4 次，每次 2 粒，口服。

近年研究证实，临床上用于治疗胆石病的疏肝利胆通下药物如茵陈、山栀、青皮、陈皮、香附、麦芽、谷芽、大黄等，均有较好的溶石、利胆、改变胆汁致石性等药理作用。近年研制成功的一些中成药制剂如胆宁片，经临床前瞻、随机、对照研究发现，中药制剂在消炎、利胆、溶石、促进碎石后碎片排出等方面，取得与国际公认的利胆、溶石药物相似的治疗效果。

（2）局部溶石疗法：20 世纪 70 年代以来，随着胆道外科介入治疗的发展，局部溶石治疗的作用日渐增强，局部溶石主要适用于胆囊结石而胆囊功能良好或胆固醇为主的胆管残余结石。通过介入疗法或内镜治疗途径，也可用于治疗未曾手术过的胆管结石患者。一般认为，有胆囊管阻塞、胆囊胆管急性炎症及有严重肝、肾、胰疾病者不宜采用局部溶石治疗。根据以往的经验，在应用局部溶石药物作灌注溶石时，如发现结石体积缩小，宜联合应用中西结合排石或取石措施，以期缩短疗程，减少局部溶石药物对机体的潜在损害。常用的局部溶石药物有：

1）单辛醇（又名单辛酸甘油酯，Monooctanoin）：含 70％甘油单辛酸盐，30％甘油二辛酸盐及微量甘油三辛酸和辛酸。主要用于溶解胆固醇结石，一般用量每日 20～50ml，以每小时 3.5～4.5ml 滴速经胆道外引流管注入，通常 2 周左右为 1 疗程，有效率 60％～80％。治疗过程中可出现腹痛、腹泻、恶心、呕吐、背部不适及一过性 SGPT 升高等反应。

2）甲基叔丁醚（methyl tertiary butyl ether，MTBE）：为一脂族乙醚，主要用于溶解胆固醇结石。一般每日用量 8～11ml，分 2 次 3～6 小时内经胆道外引流管注入，以 2～3 天为 1 疗程。由于该药系一强有力的有机溶剂，能迅速溶解橡胶，故治疗用胆道引流管需用 Teflon 管。在使用该药时还需注意其毒副作用，常见的副作用包括腹部烧灼感，发生十二指肠急性炎症、出血、溃疡，肝组织坏死，溶血，肝肾功能衰竭，出血性肺炎及视神经毒害作用。鉴于 MTBE 的毒副作用，有人研制成乙基叔丁醚，尽管后者溶石能力与速度均略差于 MTBE，但安全性提高，据报道是一种较有前途的局部灌注溶石药物。

3）桔油复方乳剂：系国内裴德恺等继复方胆酸纳灌注溶石成功后，又研制成的制剂。该药使用方法为以每分钟 6 滴速度，将 50ml 药液在 2～3 小时内缓慢经胆道引流管滴入，滴完后夹管 1 小时，每日或隔日 2 次，7～10 次为 1 疗程。据一组 134 例应用结果分析，胆石全溶占 38.8％，胆石减少或变小占 44.8％，总有效率 83.6％。用药过程可能出现能忍受的腹部胀痛、恶心或大便变稀。

4）其他：临床应用有效的局部溶石药物还有右旋苎烯、胆酸盐溶液、复方胆酸钠液、肝素、六偏磷酸钠等。上述溶石药物溶石作用还不理想，且多有一定的副作用，使用时必须注意。

2. 排石疗法

(1)适应证

1)胆管结石直径<1cm,胆管下端无狭窄。

2)胆管或肝管多发小结石。

3)手术后胆管残余结石。

4)较小的胆囊结石,胆囊舒缩功能较好者。

(2)中药排石:目的在于控制胆道感染,促进胆汁分泌和改善胆道功能,以促进胆石的排出。国内临床上用于排石的常用中药处方有:

1)胆道排石汤(天津南开医院方):用于各型之胆石病,可随证略作加减。

方剂组成:金钱草、茵陈、郁金各 30g,木香、枳壳各 10g,生大黄 6~10g(后下)。

2)排石汤 5 号(遵义医学院方):用于胆石病的缓解期。

方剂组成:金钱草 30g、木香、枳壳、黄芩、川楝子各 10g,大黄 6g。

3)排石汤 6 号(遵义医学院方):用于胆石病发作期。

方剂组成:虎杖 30g 或三棵针、木香各 15g,枳壳 10g,金钱草 30g 或茵陈、栀子各 12g,元胡、大黄各 15g。

4)胆道排石汤Ⅰ号(青岛市立医院):用于胆石病间歇期或合并慢性胆道感染者,即气滞型患者。

方剂组成:柴胡、郁金、香附各 12~30g,广木香 18g,枳壳 12g,大黄 30g。

5)胆道排石汤Ⅱ号(青岛市立医院):用于胆石病并发急性胆道感染者,即湿热型和脓毒型。

方剂组成:双花、连翘、金钱草、郁金、茵陈各 30g,广木香、黄芩、枳实各 10g,大黄 30g,芒硝 3g。

从上述方剂中,可以看出金钱草、茵陈、郁金、木香、枳壳、黄芩、大黄等是治疗胆石病的主药,但无论使用哪一方剂,都要注意随证加减。

(3)电针排石:电针除了能消炎止痛,使胆道感染的症状得以控制外,也可促使排出胆石。

主要穴位:右侧耳穴有神门透腹、交感,胆囊、胆囊下(在胆囊穴下约 0.2cm)透十二指肠,左侧耳穴胰透十二指肠。同时针刺双侧体穴阳陵泉及胆囊(体虚者取足三里);或在胆径上找压痛点,进行针刺,有恶心呕吐者加内关。当针刺有针感后,用电针仪通电 20~45 分钟,负极接耳针,正极接体针,逐渐加大电量和强度,以患者能耐受为限,一般每日针 1 次,连续 3~5 次为 1 疗程。电针同时可口服 33%硫酸镁 40ml 或 100ml,每日 1 次。

针刺日月、期门两穴后接针灸仪,通电 60 分钟,电流强度以患者最大耐受量为度,每日针 1 次,重者针 2 次。针后服 50%硫酸镁 30ml,排石率达 84.6%。

(4)"总攻"排石疗法:该疗法是以中药排石汤为主,配合其他对胆道有影响的药物进行综合排石疗法,希望在较短的时间内促使胆石排出的方法,是我国胆石病治疗的特色之一。应用舒肝利胆的中药促进胆汁大量分泌,造成一时性的胆汁潴留,胆囊胀大,内压升高,继而再用药物或针灸等促使 Oddi 括约肌突然舒张,胆囊有力的收缩,借助于胆汁迅速排出的冲洗作用,促进结石的排出。

综合排石疗法的具体实施:遵义医学院最早提出综合了"总攻"方案(表 33-1)。

表 33-1 胆石病的中西医结合"总攻"排石方案

时间	措施
8:30	中药方剂 200ml,口服
9:30	吗啡 5mg,皮下注射
10:10	阿托品 0.5mg,皮下注射
10:15	33%硫酸镁 40ml,口服
10:20	5%稀盐酸 30mg,口服
10:25	脂餐(油煎鸡蛋 2~3 个),口服
10:30	电针:右胆俞(-),日月、中脘、梁门(+)

该疗法一般排石率在 70%左右,排净率在 20%左右,其中胆管结石排石率较高,而胆囊结石则较低,这与胆囊的解剖特点有关。由于排石需要胆囊的作用,因此,胆囊功能良好者排石率高,而胆囊功能不良者排石率较低。严格掌握适应证是总攻排石疗法成功的关键。小块结石排出时患者往往无反应,大块结石排出时,可出现胆绞痛、发热、黄疸等症状,称为排石反应。排石反应后突然腹痛消失,体温恢复正常,黄疸消退,是排出结石的现象。排石反应持续加重应及时中止总攻排石,必要时转行手术治疗。总攻排石费时,而且消耗患者的体力,可根据患者的身体状况每周进行 1~3 次,4~6 次为 1 疗程。实行"总攻",起到"因势利导"的作用,有助于结石排出,但病情危重者禁用。

3. 碎石疗法 体外冲击波碎石(ESWL)是利用液电、压电或磁电效应产生冲击波，经介质传导和聚焦，进入人体后粉碎体内结石的一种新技术，已成为肾结石治疗史上划时代的转折，开创了治疗结石病的新纪元。在ESWL治疗胆结石方面，也进行了大量的研究。西德墨尼黑大学于1986年最早将ESWL应用于胆囊结石的治疗，这是一项胆结石非手术治疗的突破性进展。我国从20世纪80年代后期引进这项技术后，迄今已在全国范围内得到广泛应用。

震波是一种压力梯度很大的压力波，它在物体内传播时会引起很高的拉伸内应力。由于人体组织近似弹性体，能承受较高的拉伸应力，而胆结石为脆性材料，其所承受的拉伸应力太小。因此，只要调整好震波至适当的强度，就能达到既不致对人体组织造成明显损伤，又能使结石粉碎的目的。在超声或X线监视下，将压瓷或液电等震波发生器所产生的震波，通过超球体反射或用声透镜聚焦的方法，使震波在进入或经过人体时强度较低，减少对人体的损伤，而在结石处聚焦后强度增大，使结石易于击碎。

(1)ESWL治疗的适应证(主要是胆囊结石)

1)系无钙化的胆固醇结石。

2)单发结石或最多不超过3个的多发结石，最大直径不超过2.5～3cm。

3)当体位变动时，可见结石移动或结石呈漂浮状。

4)胆囊功能较好，适合于口服溶石治疗者。

(2)ESWL的主要禁忌证

1)结石数目多于3个。

2)胆囊管梗阻。

3)结石直径超过3cm或＜0.5cm。

4)X线显示结石钙化。

5)B超阴性结果。

6)结石性胰腺炎。

7)合并胆管结石。

8)有严重心肺肝肾疾病史或有凝血机制障碍。

9)妊娠。

10)胆囊位置变异或畸形，难以定位者。

(3)在临床经验积累的基础上，不少单位也将ESWL应用于胆管结石，但必须掌握其适应证

1)胆管手术后残余结石或胆管结石曾引起胆管炎症状而需积极治疗者。

2)经B超或胆管造影检查证实存在结石者。

3)结石定位无困难者。

4)无ESWL治疗禁忌证者。

(4)ESWL治疗胆管结石的禁忌证

1)胆管炎急性发作期。

2)胆管内充满结石者。

3)胆管有狭窄或畸形需经手术矫治者。

ESWL尽管是一种非侵入性治疗，但仍属于一种有损伤的治疗。震波可造成肺、肝、胆囊、肠道、肠系膜、肾包膜及肾实质的损伤。震波损伤的面积大小与震波时入机体的途径和身体的体位有关；震波损伤的程度与震波冲击的能量、冲击次数及定位的准确程度有关。临床上对ESWL治疗后的患者应注意观察有无皮下瘀斑、血尿、血便、血丝痰、一过性腹痛、心律紊乱、急性胰腺炎等不良反应，酌情及时处理。

ESWL治疗后的关键是对碎石片的处理。一般主张在碎石后须配合其他辅助治疗，以提高结石碎片的消溶。常用的辅助措施主要着眼于排石与溶石。临床上常用以下方法作ESWL后治疗：①服用胆汁酸制剂，包括单独服用CDCA、UDCA或CDCAA＋UDCA；②应用推按运经仪排石治疗；③磁疗；④中药排石；⑤总攻排石；⑥综合治疗。据报道如ESWL适应证选择得当，于ESWL前后服用胆汁酸制剂治疗，碎石片的完全消溶率3个月后为20%，6个月为50%。但碎石后18个月结石复发率约为16%，2年后复发率为20%。对于碎石后是否立即配合排石治疗，目前尚有争议。多数认为辅助排石疗法，可望提高碎石治疗的效果。但需注意胆囊内结石片在排出过程中可能受到阻碍而产生胆绞痛、胆管梗阻和胰腺炎等并发症。在碎石治疗后近期，震波造成的胆道局部组织区存在出血、水肿等创伤反应时，更易发生上述并发症。笔者认为在碎石后近期除服用一般的排石药物外，又宜采用总攻排石治疗。

据上海中山医院637例患者的资料统计，结石破碎率96.2%，再碎石治疗率28.4%，6个月结石消失率46.2%，1年结石消失率52.4%，并未发现严重的不良反应。随着国产碎石机的普及，全国有百余家医院开展了这项治疗工作，在碎石后的辅助

性治疗措施上，也大有发展和创新。

4. 内镜治疗　随着工业技术的高度发展，内镜性能得到不断改进与提高，当今的内镜技术不仅提供诊断资料，亦已经成为一项重要的治疗手段——内镜外科。内镜技术与介入治疗的有机结合在胆石病的治疗中正发挥愈益明显的作用，内镜治疗几乎涉及各种不同类型和不同部位的胆石病。综合内镜治疗胆石病的方法主要有：

(1)溶石治疗：通过纤维十二指肠镜或经皮肝胆道镜直接或插管，将局部溶石药物注入胆道，作局部接触溶石治疗。

(2)排石治疗：对于存在胆总管下端狭窄的肝内、肝外胆管结石患者，经纤维十二指肠镜作十二指肠乳头括约肌切开(EST)，促进胆结石的顺利排出。

(3)取石治疗：经纤维十二指肠镜取石治疗胆总管结石，一般需先作 EST，然后以网篮或取石钳取石。胆道镜取石则可通过经皮经肝穿刺途径或经胆道术后 T 管引流瘘道治疗肝内、外胆管结石。

(4)碎石治疗：在作内镜取石治疗时，如遇结石过大难以取出，可配合应用局部碎石技术治疗，使结石粉碎易于取出或自行排出。局部应用的碎石方法有机械碎石、液电碎石及激光碎石等。

(三)中医辨证论治

根据胆石病属于发作期和静止期的不同，采取不同的治疗方法。

1. 静止期中医辨证治疗　临床上主要分为肝气郁结和肝阴不足两型治疗。

(1)肝气郁结

【主证】右中上腹时有隐隐作痛，食入作胀，胃纳不馨，嗳气，便秘，发作多与情绪变化有关，口不干，舌淡红，苔薄腻，脉平或弦。此型胁痛证因肝胆气郁，疏泄失常，肝木克土，横逆脾胃，运化失司所致。

【治则】疏肝利胆，健脾和胃。

【方药】胆宁汤加减。药物组成：茵陈、虎杖、生大黄、青皮、陈皮、郁金。

(2)肝阴不足

【主证】胁下胀满或隐痛，头目眩晕，口舌咽干欲饮，纳谷不馨，食入胀甚，妇女可见经少、经淡，舌尖红刺或裂纹或见光剥，脉细弦。此型胁痛证因肝失柔养，用刚太过，疏泄失职，脾胃受伐所致。

【治则】养肝柔肝，疏肝利胆。

【方药】养肝宁胆汤加减。药物组成：生地黄、何首乌、枸杞子、茵陈、虎杖、生大黄、生山楂、鸡内金、麦芽、玫瑰花、佛手、绿萼梅。

2. 发作期的中医辨证治疗　发作期主要根据病邪热化的程度，分为不同的 3 个病变阶段，采用中医治疗。

(1)蕴热期

【主证】胁脘隐痛，闷胀痛或窜痛，可牵引及肩背，口苦咽干，食少腹胀，大便失调(多干结)，无热或低热，无黄疸，右上腹有微触痛，舌质微红，舌苔薄腻带黄，脉平或弦。证因肝胆气滞，疏泄失常，邪热蕴阻，运化失司所致。

【治则】疏肝清热，通下利胆。

【方药】大柴胡汤合金铃子散加减。药物组成：柴胡、黄芩、枳壳、茵陈、栀子、木香、川楝子、元胡、金钱草、生大黄、元明粉。

(2)湿热期

【主证】胁脘疼痛如掣、如绞，拒按，手不可近，或可触及痛性包块，发热或寒热往来，口苦咽干，恶心呕吐，不思纳食，有时颜面及全身黄似橘色，便秘溲赤，舌质红，舌苔黄腻，脉弦滑或滑数。证因肝胆气滞，郁而化火或热结不散而趋热腐或成脓，并与脾湿交蒸，湿热蕴结而致。

【治则】清热利胆，化湿通下。

【方药】茵陈蒿汤合大柴胡汤加减。药物组成：茵陈、虎杖、栀子、黄芩、蛇舌草、金钱草、茯苓、薏仁、青陈皮、柴胡、生大黄、元明粉。

临证酌情加减：对禀性不耐、素体阴亏者而言，进入湿热期后热邪很易燥化，出现发热不退、口干、舌红光而干、脉细数等邪恋阴伤症象，治疗时应警惕勿使这类患者气阴更为耗伤，以免病期延绵或毒邪鸱张病情恶化。如患者右上腹有肿块者，宜加三棱、莪术、赤芍；热盛伤阴者加生地、石斛、天花粉。

(3)热毒期

【主证】胁脘痛重，痛引肩背，持续不解，范围较广，腹肌强直，压痛拒按或存包块，伴高热，口干唇燥，面目红赤或全身深黄，大便燥急，小便黄赤，甚至神昏谵语，皮肤瘀斑，鼻血、齿血，以致四肢厥冷，舌质红绛或紫有瘀斑，舌苔黄干、灰黑或无苔，脉微欲绝。证因肝胆热积不散，热毒化火，热腐成脓，火毒逆传心包(营血),出现热深厥深。

【治则】泻火解毒,养阴利胆。

【方药】茵陈蒿汤合黄连解毒汤。药物组成:茵陈、虎杖、栀子、黄芩、黄连、龙胆草、生地、生石膏、青陈皮、生大黄、元明粉。

临证酌情加减:热极伤阴,口干舌绛者,加元参、麦冬、石斛;如热深厥深,肢冷自汗,脉象沉细者,加人参、知母、甘草;如亡阳出现休克者,改用人参、制附子、龙骨、牡蛎先治,待回阳后再按辨证原则施治。

(张静喆)

第五节　胆道寄生虫病

胆道寄生虫病是指由寄生于胆道的寄生虫或寄生于其他部位的寄生虫进入胆道所引起的胆道疾病。根据寄生虫侵犯胆道方式的不同,可分为寄生于胆道的寄生虫,如中华分支睾吸虫;寄生于肠道的寄生虫进入胆道,如蛔虫、蓝氏贾弟鞭毛虫、姜片虫等;其他间接影响胆道的寄生虫,如包虫、血吸虫等。在影响胆道系统的寄生虫感染中,最常见的寄生虫有蛔虫(似蚓蛔线虫)、肝吸虫(华支睾吸虫)、布氏姜片虫、血吸虫(日本裂体吸虫)等,其中以蛔虫感染最为常见。

蛔虫(似蚓蛔线虫)是寄生于人体内最大的线虫之一,雌雄异体。成虫呈乳白色,有时微带粉红色。头尾两端较细,形似蚯蚓。雄虫较小,尾端卷曲有交合刺两枚。雌虫较大,尾部垂直。虫卵有受精卵及未受精卵之分,只有受精卵才能进一步发育、具感染能力。虫卵能耐干燥与寒冷,对一般消毒剂不敏感,但加热55℃15分钟即死亡。

蛔虫不需中间宿主。受精卵随粪便排出,若温度(22～24℃)和湿度合适,25～26天后即具有感染性。感染性虫卵在湿土内可活1～5年。此种虫卵被人吞食后,大部分被胃酸杀死,仅少数进入小肠,卵壳易被肠液消化,幼虫脱壳而出,侵入肠黏膜经毛细血管入门静脉,经肝、下腔静脉、右心达肺。幼虫在肺泡内发育,然后顺小支气管、气管,向上移行至咽喉部再被吞下,经胃到达小肠,发育为成虫。自吞食感染性虫卵至成虫产卵需2个月左右。蛔虫在人体内的生存期为1～2年。

祖国医学早在公元前300～前200年就有关于蛔虫的记载。《黄帝内经》称为"蛟蛕",如《灵枢·厥病》中云"肠中有虫瘕及蛟蛕……心肠痛,憹作痛,肿聚,往来上下行,痛有休止,腹热,喜渴涎出者,是蛟蛕也"。隋代巢元方《诸病源候论》中谓"蛔虫者,是九虫内之一虫也。长一尺,亦有长五六寸"。胆道蛔虫病是由肠道蛔虫钻入胆道所致的一种急腹症,属于一种比较常见的异位蛔虫症。该病多发于儿童和青少年。祖国医学称为"蛔厥"。早在公元3世纪初,汉代张仲景在《伤寒论·厥阴篇》就有详细的描述,"蛔厥者,其人当吐蛔。今病者静,而复时烦者。此为藏寒,蛔上入其膈,故烦,须臾复止,得食而呕。又烦者,蛔闻食嗅出,其人常自吐蛔。蛔厥者乌梅丸主之"。

一、病因

(一)西医病因

蛔虫成虫一般寄生于小肠,以肠道中半消化的食物为食。蛔虫喜碱恶酸,有钻孔和打结的习性,当受到激惹时,如体温升高、食入某些药物、饥饿、腹泻、饮食不节、胃酸降低等引起肠道功能紊乱,寄生环境发生变化,蛔虫成虫可上窜至十二指肠,钻入碱性环境的胆道内,即可发生胆道蛔虫病,导致一系列病症。例如,蛔虫在胆道中产下的虫卵、炎性渗出物或蛔虫死亡后的虫体残片均可成为胆结石的核心,诱发胆石症。蛔虫钻入胆道后,由于其身体含有从肠道中携带的细菌,因此还可引起化脓性胆管炎、胆囊炎甚至细菌性肝脓肿等。但是蛔虫的钻入一般很少引起胆道的完全性梗阻。当Oddi括约肌舒缩功能失调时,蛔虫更易钻入。引起Oddi括约肌舒缩功能失调的主要原因有:

1. 胃肠功能紊乱　发热、恶心、呕吐、腹泻、妊娠等可引起胃肠功能紊乱，肠管蠕动失常，激惹虫体异常活动而上窜。

2. 胃酸过低　由于蛔虫成虫有喜碱恶酸的习性，当机体因疾病造成胃酸分泌低下状态时，蛔虫可钻入碱性环境的胆道中。

3. 服用驱虫药物不当　因服用驱蛔药物剂量不足，或者因为服用的单一驱虫药物不能起到很好的麻痹蛔虫的作用，蛔虫受到药物刺激，可上窜至十二指肠，甚至进入胆道。

4. 胆道功能紊乱　胆道下端 Oddi 括约肌因炎症、结石、功能失常而处于松弛或关闭不全时，蛔虫易钻入胆道。

(二)中医病因病机

蛔虫上窜入胆道，致肝胆疏泄失常，肝胆气郁。若蛔虫扰动，肝胆脉络挛缩拘急，气机逆乱，阴阳不相顺接则四肢厥冷，大汗出，而形成蛔厥。如横逆脾胃，可使脾胃运化失司，胃气上逆而致恶心呕吐、吐蛔，虫从口鼻而出。蛔虫滞留胆道不去，则可滞久化热，邪热蕴阻，或热结不散而趋热腐成脓，并与脾湿交蒸，致使湿热蕴结，甚或胆液排出失常，不循常道，外溢肌肤而发黄疸。由于肝胆热结不散，则热盛化火，热腐成脓，热入营血，出现热深厥深、脏衰等危笃证候而危及生命。如蛔虫退出胆道，则肝气得以疏泄，气机得以调畅，机体得以恢复。

(三)病理

蛔虫钻入胆道时，由于机械性刺激，可引起Oddi括约肌的强烈痉挛，而导致患者剧烈的腹痛。由于 Oddi 括约肌的痉挛，钻入的蛔虫成虫可能会嵌顿于括约肌当中，出现一半虫体钻入胆道，一半虫体留于十二指肠内的情形，若此时解除 Oddi 括约肌的痉挛，蛔虫躯体可钻入胆道内，或退出至十二指肠内，此时，绞痛可突然停止。蛔虫进入胆管后，可因其活动刺激胆道壁而产生阵发性腹痛。若同时并发十二指肠的阵发性痉挛，可出现恶心、呕吐等消化道症状。进入胆道内的蛔虫数目可以从一条到数十条，甚至数百条，可以停留在胆总管内，或继续向上至肝内胆管，以左侧肝胆管较为常见。进入胆道内的蛔虫还可继续向肝内胆管上窜，甚至有报道可钻破肝包膜至腹腔，引起胆汁性腹膜炎。但是蛔虫经过胆囊管进入胆囊腔内者则较少见。这些蛔虫偶尔可以阻塞胆管造成胆管扩张，胆汁瘀滞，但在大多数情况下不会引起梗阻性黄疸。

蛔虫钻入胆道同时，可将肠道内的细菌也带入胆道，细菌主要是大肠埃希菌、产气杆菌等，从而引起急性化脓性胆管炎、胆囊炎甚至肝脓肿等。蛔虫堵塞胆总管下端或钻入胰管内还可引起急性胰腺炎。由于感染及蛔虫活动的刺激，还可引起胆道出血。儿童的胆管壁较薄，多条蛔虫进入胆道内时，可引起胆总管壁的坏死、穿孔。钻入胆道的蛔虫是否能自行退出或只是在死亡之后随胆汁排出胆道，尚未有定论。雌虫产出的虫卵或死亡的虫体残留于胆道内，还可成为胆道内胆色素结石的核心。

二、临床表现

(一)腹痛

大多数患者发病急骤，患者常突发剑突下钻顶样剧烈疼痛，疼痛可向右肩背部放射，患者常手捧腹部，俯卧床上，大汗淋漓。疼痛持续时间可长可短，间歇期时间长短不一，患者间歇期时可如常人，此亦为该病特点之一。胆道蛔虫的疼痛程度通常与钻入胆道的蛔虫数目有关，单条蛔虫钻入时，疼痛可较剧，当多条蛔虫钻入时，由于蛔虫之间比较拥挤而活动受限，患者疼痛可暂时减轻。蛔虫如死于胆道中或被药物麻痹时，疼痛可突然停止。

(二)呕吐

起病后早期患者常有恶心、呕吐，甚至吐蛔。

(三)黄疸

胆道蛔虫症患者一般很少出现黄疸，少数患者可出现轻微黄疸。

(四)寒战、发热

该病早期多无发热、畏寒等表现，一般在蛔虫侵入胆道 1～2 天后，由于蛔虫滞留胆道而合并胆道感染，此时可伴有寒战发热。

(五)腹部体征

该病早期体征不多，即使在剧烈腹痛时也仅有剑突下及右下方轻度压痛，无肌紧张及反跳痛。间歇期腹部一般无阳性体征，这种腹痛剧烈与腹部轻微压痛的体征不相符的现象亦为该病特点之一。

三、实验室检查

（一）血常规

多属正常，或仅有轻度白细胞计数升高及嗜酸粒细胞计数增加。

（二）大便镜检

直接涂片或集卵法找虫卵可发现蛔虫卵，阳性率极高。一般一份样本涂3次片为宜。

（三）钡餐上消化道造影

可见十二指肠内有蛔虫影，并见管状透明影指向十二指肠乳头处。

（四）十二指肠镜检查和逆行胆胰管造影术（ERCP）

可直观看到蛔虫在胆管中的部位及数目。如蛔虫虫体有一半钻入胆管内，则可利用十二指肠镜将蛔虫夹拽出胆总管，从而达到诊断及治疗的目的。

十二指肠引流采集十二指肠引流液在显微镜下检查可发现蛔虫卵。

（五）腹部B超及其他影像学检查

肝胆系B超检查可发现胆管内条索状光带，有时可观察到虫体蠕动。MRI和CT等影像学检查，也可提供该病相应的诊断依据。

四、诊断和鉴别诊断

分析整个发病过程、症状、年龄、既往类似发作史与近期蛔虫病病史，根据上腹部阵发性钻顶样剧痛和剑突右下方轻度压痛这一临床症状与体征不相符合的特点，一般均可做出正确诊断。当诊断有困难时，可借助上述辅助检查，一般诊断不难。

该病常需和其他引起上腹部剧烈疼痛的疾病相鉴别，如胆石症、急性胰腺炎、急性肠梗阻、胃十二指肠溃疡穿孔、胃痉挛及心绞痛、心肌梗死等。一般通过详细的病史询问，全面的体检，辅以上述特殊检查方法，常不难鉴别。

五、治疗

该病以非手术治疗为主，仅在非手术治疗无效或出现严重并发症时才考虑手术治疗。

（一）中医药治疗

根据中医辨证论治原则，该病可分为以下4型，采用相应方药加以治疗。

1. 蛔滞型

【主证】相当于单纯性无并发症之蛔虫病。症见上脘顶痛，汗出肢冷，恶心、呕吐或见吐蛔便虫，痛时腹软喜按，痛止如常人，苔白或白腻，脉弦紧或沉弦。

【病机】因脾胃虚寒，蛔虫上窜入胆，致肝胆气郁，气机不利，并可有肝气横逆犯胃。

【治则】安蛔止痛，温中驱虫。

【方药】乌梅丸加减（《伤寒论》）。药物组成：乌梅、黄连、黄柏、人参、当归、附子、细辛、桂枝、蜀椒、干姜等。

2. 蛔热型

【主证】相当于伴有胆道感染之胆道蛔虫病。症见除上述蛔滞型表现外，尚伴有发热或寒热往来，口苦咽干，肌肤发黄，大便干结或不爽，小便短少或黄赤，右胁肋部及上脘部痛重拒按，苔黄或黄干，脉弦滑或滑数。

【病机】蛔虫入胆，肝胆气滞，滞久化热，或与湿热蕴结。

【治则】清热利湿，利胆驱蛔。

【方药】驱蛔承气汤加减（天津医学院附院经验方）。药物组成：槟榔、使君子肉、苦楝根皮各30g，乌梅15g，金钱草30g，川朴、枳壳、大黄、芒硝各9g。可随证加减，如腹痛重时加元胡、川芎、当归，发热甚者可加连翘、丹皮等。

3. 蛔火型

【主证】相当于胆道蛔虫病并发急性梗阻性化脓性胆管炎。症见除蛔热型表现外，另有高热寒战，身目黄染，神昏谵语，腹部胀满，大便燥结，可有呕血、便血等，腹部痛重，腹部僵硬拒按，或腹部有块，甚至四肢厥冷，舌红绛，苔黄燥，脉微欲绝。

【病机】热盛化火,热腐成脓或热毒进入营血,热伤血络。

【治则】通里攻下,清热解毒。

【方药】茵陈蒿汤(《伤寒论》)合黄连解毒汤(《肘后备急方》)加减。药物组成:茵陈、虎杖、乌梅、槟榔、使君肉、山栀、黄芩、黄连、黄柏、生大黄、生石膏、元明粉、龙胆草等。随证加减,如有右上腹肿块加三棱、莪术、赤芍;热极伤阴加石斛、天花粉、麦冬、元参;热甚肢冷汗出加人参、石膏、知母;亡阳而见脉微欲绝、四肢厥冷、冷汗淋漓者加人参、附子、龙骨、牡蛎;高热神昏谵语者,可加服安宫牛黄丸。

4. 蛔隐型

【主证】相当于蛔虫进入胆道后处于安静状态或已死亡,未造成胆道梗阻及胆道感染。症见上腹部饱胀感或无明显不适,局部可有轻度压痛或无压痛。

【病机】蛔虫进入胆道后,伏而不动,或已麻痹死亡,肝胆气滞,胆液疏泄暂时恢复正常。

【治则】疏肝利胆,排虫防石。

【方药】胆宁汤(上海龙华医院方)合乌梅丸(《伤寒论》)加减。药物组成:茵陈、虎杖、生山楂各12g,乌梅、郁金、生大黄各9g,青陈皮、川椒各6g,细辛3g。

(二)对症治疗

主要用于解痉止痛,患者腹痛症状明显。

1. 针灸治疗

(1)鸠尾透日月,迎香透四白,毫针刺法,每日针2~3次,每次留针1~2小时。治疗胆道蛔虫绞痛。

(2)内关、足三里、胆囊穴、合谷,毫针泻法,用强刺激手法,患者产生气感,疼痛缓解时,再留针30分钟到1小时,每隔10分钟捻转1次,必要时可重复。

(3)耳针:取交感、神门、肝、胆、肾上腺、十二指肠等穴,用电针、皮下埋针或耳压王不留行籽等,或用毫针泻法,至疼痛缓解,留针15~30分钟。

(4)穴位注射法:取局部阿是穴、足三里(右侧)、胆囊穴(右侧),用普鲁卡因或维生素K_3等穴位注射,每穴位注射1~2ml,每日1~2次。

2. 火罐法　在剑突下压痛区留置火罐2~3小时,需大号火罐,也可用大的空罐头瓶代替,强负压吸拔,用于突发腹部绞痛而无其他急救措施时。

3. 西药解痉止痛

(1)轻者口服颠茄合剂10ml,每日3次,加33%硫酸镁10~20ml,每日3次。重者肌注阿托品0.5mg或654-2 10mg,每6~8小时1次。

(2)肌注维生素K_3。

(3)如仍不能镇痛,在排除腹膜炎的基础上可肌注哌替啶50mg。

(三)十二指肠镜取虫

当蛔虫有一半在十二指肠时(B超证实),可用此法取出蛔虫。

(四)驱蛔治疗

1. 阿苯达唑　系苯并咪唑类衍生物,在体内可迅速代谢为亚砜、砜醇和2-胺砜醇。对选择性及不可逆性地抑制肠道线虫的葡萄糖进行摄取,使虫体内源性糖原耗竭,并抑制延胡素酸还原酶,而阻止三磷酸腺苷的产生,引起虫体死亡;还可引起虫体肠细胞胞浆微管变性,并与其微管蛋白结合,造成细胞内运输堵塞,胞浆逐渐溶解,虫体死亡;还可部分杀死蛔虫卵。因此本品系广谱驱虫药,更适用于多种肠线虫混合感染者。

用于治疗蛔虫病,每日400mg顿服转阴率为100%,每日300mg顿服转阴率为88.8%。本品无明显副作用,少数可见头痛、恶心、呕吐、腹泻等。孕妇忌用,有蛋白尿、化脓性皮炎及各种急性疾病者不宜用,有癫痫史者慎用。

2. 双羟萘酸噻嘧啶(噻嘧啶)　本品是去极化神经肌肉阻滞剂,具有明显的烟碱样活性,能使蛔虫产生痉挛。另外,可使虫体单个细胞去极化,肌张力增加,使虫体失去自主活动。与哌嗪不同的是,本品作用快,先显著收缩,后麻痹不动。本品亦为广谱驱虫剂,更适用于十二指肠钩虫病混合感染,对美洲钩虫感染疗效差。

治疗蛔虫感染,成人每次剂量为10mg/kg(一般成人用量为500mg),晚间顿服,疗程为1~2天。本品副作用轻微,偶尔可引起头痛、恶心、呕吐、腹泻等。孕妇、1岁以下儿童、肝功能不正常者禁用

(可使AST升高),冠心病、严重溃疡病、肾脏病患者慎用。营养不良、贫血患者应先给予支持治疗后,然后用本品。

3. 甲苯达唑　本品与阿苯达唑的作用机制类似,可抑制肠道寄生虫对葡萄糖的摄取,导致虫体内贮存的糖原耗尽,虫体三磷酸腺苷形成减少,并可使虫体肠细胞胞浆中微管变性,引起虫体死亡。还具有部分杀死蛔虫卵的作用。本品为广谱驱虫药,可使虫体麻痹,但作用较缓慢,因此可引起蛔虫游走与骚动,服药后可有吐蛔虫现象,故宜与左旋咪唑合用,以提高疗效,保证安全。

治疗蛔虫病,成人每次200mg顿服,疗程为1～2天。4岁以下儿童减半量应用。本品副作用轻微,极个别病例在服药后第2～3天出现轻微头昏、上腹不适等,不予处理可自行消失。有过敏史者及孕妇禁用,肝肾功能不全者慎用。

4. 左旋咪唑　本品是四咪唑的左旋体。对虫体的延胡素还原酶有抑制作用,还可使虫体的神经肌肉去极化,肌肉发生持续收缩而致麻痹。本品的拟胆碱作用还有利于虫体的排出。

治疗蛔虫病,成人一次口服100～200mg。儿童按每千克体重2～3mg计算,临睡前1次顿服,或早晚2次分服。本品的副作用少而轻微,有恶心、呕吐、腹痛等,少数可出现疲惫、头晕、头痛、失眠、神志混乱、发热、流感样证候群、血压降低、味觉障碍、过敏等,停药后即消失。肝肾功能不全、肝炎活动期、妊娠早期或原有血吸虫病者禁用;干燥综合征患者慎用。

5. 哌嗪(哌哔嗪,Piperazine)　本品具有麻痹蛔虫肌肉的作用,使虫体不能附着宿主肠壁,随肠蠕动排出体外。其作用机制不明,可能是在虫体神经肌肉接头处发挥抗胆碱作用,阻断神经冲动的传递,使肌肉麻痹。本品对蛔虫蛲虫无作用,对哺乳动物的肌肉作用亦很微弱。

常用制剂有枸橼酸盐(即驱蛔灵)和磷酸盐等。枸橼酸盐哌嗪120mg约相当于磷酸哌嗪100mg。成人每次量3～3.5g,睡前一次服用,连服2天;或每次1g,每日3次,连服3天。儿童按每日150mg/kg计算,每日总量不超过3g。体弱儿童剂量酌减。本品毒性低,副作用较轻,偶可引起恶心、呕吐、腹痛、腹泻、头痛等,停药后可恢复。过量用药时可发生眼球震颤、共济失调、肌阵挛性收缩或锥体外系综合征等,偶可见病毒性肝炎样表现。本品与氯丙嗪有协同作用,还可拮抗赛嘧啶的驱虫作用,故应避免合用。基于阿苯达唑等问世,目前本品已少应用。

6. 伊维菌素　本品原为治疗盘尾丝虫病的主要药物,国外已将其作为治疗蛔虫病的次选药物,剂量为100～200μg/kg,餐前1小时顿服。3天为1疗程。

(五)手术治疗

1. 手术适应证　手术治疗仅限于有并发症的胆道蛔虫病或非手术治疗无效的病例。当有下列情况出现时,应考虑手术治疗:

(1)胆道蛔虫病并发严重胆道感染,如急性化脓性胆管炎、胆囊炎,经非手术治疗无效时。

(2)胆道蛔虫病并发蛔虫性肝脓肿,胆囊穿破、胆管出血、急性重症胰腺炎或中毒性休克等严重并发症时。

(3)急性发作虽已治愈,但曾顽固性反复发作,或合并胆道结石、蛔虫残体难以排尽者。

2. 手术方式　常用的手术方式主要有以下几种:

(1)胆总管切开取虫,T管引流术。术中常规按摩肝脏,并反复检查胆总管无蛔虫为止。

(2)术中可采用胆道镜下取虫,这是取尽蛔虫的最有效手段之一。

(3)合并肝脓肿者可采用肝脓肿穿刺引流术及穿刺置管引流术或者肝脓肿切开引流术。多数微脓肿应行网膜静脉插管给予抗生素,合并胆道出血应结扎肝固有动脉或行肝动脉栓塞术,有腹膜炎者应行腹腔引流。

胆道华支睾吸虫病

胆道华支睾吸虫病是由中华分支睾吸虫寄生于人体肝内胆道系统的一种慢性寄生虫病。该病流行地区分散于世界各地,主要见于中国、日本、印度、朝鲜、菲律宾、越南等东南亚国家。目前在我国,该病主要流行于水网分布广泛的地区,如广东、福建、四川、贵州、湖南、安徽、江西、江苏、山东、河南、河北、北京、黑龙江及台湾等。但是此寄生虫病除在青海、宁夏、新疆、内蒙古、西藏尚无报道外，其他北方地区均有不同程度的流行。华支睾吸虫卵、第一中间宿主淡水螺和第二中间宿主淡水鱼、虾同时存在于水体是该病流行和感染的重要因素。在流行地区，人们因生食鱼、虾而受感染，成虫大小长1.0～2.5cm，宽3～5mm。寄生在胆道内的成虫可多至数百条，因而可引起胆管梗阻，出现肝胆系统损害；寄生虫可引起继发的胆道感染；寄生虫对胆管黏膜的刺激，可引起黏膜上皮增生、胆管和门脉周围结缔组织增生。此外，有报道提示华支睾吸虫感染与胆管上皮癌、肝细胞癌的发生有一定关系。死亡的虫体、虫卵可成为原发性胆总管结石及肝内胆管结石的核心，胆石多分布在左侧。

一、病因

(一)西医病因

该虫发育过程可分为虫卵、毛蚴、胞蚴、雷蚴、尾蚴、囊蚴、成虫等几个阶段。虫卵产出后随胆汁进入消化道，混于粪便排出体外。虫卵进入水中，被淡水螺吞食后，在其消化道内孵化成毛蚴。毛蚴继续在淡水螺体内依次发育成胞蚴、雷蚴，最后形成大量尾蚴。尾蚴进入水中，侵入淡水鱼、虾体内发育成囊蚴。人或动物食入含有活的囊蚴的鱼、虾后，囊蚴内的虫体在十二指肠内逸出钻进胆总管，并沿胆总管移行至肝内胆管。虫体也可经血管或穿过肠壁经腹腔进入肝内胆管，最终在肝内胆管中发育为成虫。

(二)中医病因病机

因饮食不洁或偏嗜，脾胃功能减弱，虫邪趁虚而入，致中气虚弱，脾胃运化失常，营养失调，阴阳失衡，正气受损，气机紊乱，终致肝胆气机不畅，肝胆疏泄异常，终致该病。

(三)病理

该病发病与否及病变程度与寄生在胆道中的寄生虫数量有关。如果感染虫数不多时可无临床症状及病理变化。若虫数过多，则肝内胆管及其分支都可被虫体与虫卵所充满。由于虫体的分泌、代谢产物及虫卵的刺激可引起组织病变，导致胆管上皮细胞和结缔组织增生，而使胆管逐渐变窄，发生阻塞。长期重复感染则引起广泛病变，最终可导致肝硬化、肝功能衰竭。虫体和虫卵还可流至胆总管及胆囊，造成机械性梗阻与炎症，出现梗阻性黄疸、急性胆囊炎和胆管炎。虫卵还可成为胆色素结石的核心，从而诱发肝内外胆管结石或胆囊结石。虫体还可寄生于胰腺管内，引起胰管炎症和胰腺分泌不良的症状。

二、临床表现

该病的临床表现的有无、轻重常与感染程度及人体反应有关。感染轻者可无症状，也可略有食欲不振、胃部不适、轻度腹泻、易疲乏及精神不振。感染重者常有慢性胆管炎、胆囊炎的症状，也可伴有全身水肿、消瘦、心悸、眩晕、贫血、失眠、神经衰弱等症状。但当重度感染时则可呈急性发病，可出现寒战、高热、肝肿大、脾肿大、巩膜轻度黄染、嗜酸粒细胞升高等。

该病可并发急性胆囊炎、胆总管梗阻、食管静脉曲张破裂、急性胰腺炎甚至肝细胞性或胆管性原发性肝癌，此时可出现相应的症状和体征。

三、实验室检查

(一)虫卵检查

十二指肠引流液中或粪便中找到华支睾吸虫虫卵者，可以确诊。

(二)血常规检查

提示贫血及嗜酸粒细胞计数升高，严重感染者白细胞总数与嗜酸粒细胞比例均明显增高。

(三)皮肤实验

以成虫的盐水冷浸液为抗原(稀释度1：15 000～1：30 000)作皮内试验，阳性率可高达97.9%，常作为普查或辅助诊断的依据。

(四)接血凝试验(PHA)或酶联免疫吸附试验(ELISA)

前者在本病患者中的阳性率为53.7%，后者的阳性率可高达98.3%。目前此两种方法已广泛应用于临床，但在鉴别患者是属于初次感染还是感染已经治疗患者方面无实际意义。

(五)B超检查

早期见不到明显改变，随着病情的发展可出现光点增粗增强，肝内小胆管扩张及特征性的小等号光带。严重患者可见到肝硬化的征象。

四、诊断和鉴别诊断

该病的诊断依据主要有以下几点：

1. 流行病学依据　患者来自流行地区或曾经有疫区接触史，有生食淡水鱼、虾的习惯。

2. 临床表现　有消化系统的症状尤其是肝胆系统疾病的表现。

3. 辅助检查依据　十二指肠引流液或粪便中找到虫卵，或多项其他辅助检查的结果阳性。

在非流行地区，该病早期常需与无黄疸性肝炎相鉴别；出现黄疸应与其他阻塞性黄疸或黄疸性肝炎相鉴别；出现肝硬化时，需与原发性肝癌或其他原因引起的肝硬化相鉴别；还需与其他寄生虫病相鉴别，如血吸虫、胆道蛔虫病、肝片吸虫病等。

五、治疗

(一)中医辨证治疗

该病早期一般无特征性症状，所以很少引起患者重视，只有当出现胆道梗阻或急性胆道感染等并发症时才被发现和诊断。临床上的辨证论治主要围绕并发症来进行。

1. 肝郁脾虚

【主证】相当于早期感染或轻度感染无胆道并发症的阶段。症见食欲不振，胃脘不适，腹胀，轻度腹泻，神疲乏力，伴或不伴肝区疼痛，舌淡红苔白，脉缓或弦。

【病机】虫卵侵袭人体，内舍于肝，化为成虫，阻滞肝气，肝失条达，肝郁乘脾，脾失健运，故见食欲不振、胃脘不适等症。

【治则】健脾疏肝，利胆驱虫。

【方药】肝吸虫甲方、乙方。甲方：党参、云苓、扁豆各12g，白术、郁金、使君子各10g，山药15g，槟榔25g，甘草5g。乙方：郁金10g，苦楝根白皮15g，榧子肉、大枣、槟榔各25g。

先服甲方，每日1剂，水煎服，连服3～4天；再服乙方，服法同甲方，连服5～7天为1疗程。1疗程未愈者再接服第2疗程，服至临床痊愈。

2. 肝胆湿热

【主证】相当于伴有慢性胆管炎、胆囊炎、胆总管梗阻等并发症的阶段。症见身目小便黄，口干口苦心烦，脘闷呕恶，身倦，神疲乏力，肝区痛甚，便结灼热，舌红，苔黄腻，脉弦滑。

【病机】虫体阻碍气机，肝失疏泄，胆汁不循常道则见身目小便黄，土虚木晦，则见神疲乏力，脘闷呕恶，脾虚则不能运化水湿，湿蕴化热，故见苔黄腻、脉弦滑等。

【治则】利胆退黄，除湿清热。

【方药】茵陈蒿汤加减(《伤寒论》)。药物组成：茵陈30g，山栀子、大黄各15g，枳实、丹皮、柴胡、黄芩各10g，金钱草20g，云苓、泽泻、丹参各15g。

3. 气血亏虚

【主证】相当于长期感染，无胆道并发症的阶段。症见周身浮肿，形体消瘦，大便溏泄，心悸，头晕，失眠多梦，面色㿠白，舌淡，苔薄白，脉细弱。

【病机】感染日久，耗伤脾气，脾虚不能运化水谷，气血生化无源，则形体消瘦，心悸，头晕，失眠多梦，面色㿠白；气虚不能摄纳水液，见周身浮肿，肠道气虚，则大便溏泄。

【治则】健脾利湿，益气养血。

【方药】八珍汤或补中益气汤合归脾汤加减。药物组成：党参、白术、白芍、当归、生地、云苓、山药、黄精、炙甘草各10～15g。

对于慢性重度感染后期出现肝硬化、腹水等症状者，参见“臌胀病”、“胁痛”的诊治。

(二)手术治疗

适于有并发症者。如合并急性或慢性胆囊炎可行胆囊切除术；合并胆管炎、胆管结石可行胆总管探查取石引流术；对合并有肝硬化、门脉高压、食管胃底静脉曲张出血者，可行脾切除、门体分流术等。

其他胆道寄生虫病

肝包虫病是人体感染了棘球绦虫的幼虫寄生

于肝脏所引起的疾病。肝包虫囊肿穿破入胆道可致梗阻性胆管炎。

血吸虫侵入人体后，寄生于肝门脉系统。其虫卵可随血流进入肝脏，部分抵达肝内门静脉分支，部分经胆总管排入肠道，虫卵在门静脉及胆总管中可引起变态反应，形成肉芽肿，导致胆总管血吸虫病肉芽肿梗阻。

姜片虫寄生于小肠内，人多因生食水生植物如红菱、荸荠等而被感染，成虫偶尔可侵入胆道引起机械性梗阻或化脓性感染。

但以上几种胆道寄生虫病均较少见，中医治疗可参照胁痛、黄疸、癥积、臌胀等病的治疗。对于有胆道症状者应行胆总管探查引流术及相应驱虫、抗感染、解痉治疗。其中胆囊包虫罕见，易被误诊为胆囊结石，可行胆囊切除。

（张静喆）

第六节　胆道系统肿瘤

胆囊癌

一、病因

（一）胆囊结石

70%～90%的胆囊癌并存有胆囊结石。胆囊结石的长期刺激损伤可引起胆囊黏膜上皮细胞出现化生和异型增生，且发生率随着年龄增长发生癌变的危险性也增加。

（二）化学刺激

胆汁成分代谢异常，可能会产生致癌物质直接作用于胆囊黏膜，如产生胆蒽和3-甲基胆蒽等致癌物质。研究证实，在有结石损害胆囊黏膜的情况下，致癌物质的致癌作用加强。

（三）其他因素

该病的发生也可能与饮食因素、细菌感染（尤其是厌氧菌感染）、寄生虫感染等多种因素有关。胆囊腺肌增生、黄色肉芽肿性胆囊炎等亦可发生癌变。

（四）胆囊癌发病高危因素

1. ＞50岁以上的女性胆囊结石患者。
2. 胆囊结石病程＞5年。
3. B超提示胆囊壁有局限性增厚。
4. 结石直径＞2.0cm。
5. 胆囊颈部嵌顿结石。
6. 胆囊萎缩或囊壁明显增厚。
7. 合并有胆囊息肉样病变。
8. 合并胰胆管汇合异常。
9. 继往曾行胆囊造瘘术。

二、病理

胆囊癌多发生在胆囊体和胆囊底部，胆囊管、胆囊颈等部位也可发生。一般早期形成局部肿块，后期形成弥漫性浸润病变。从大体标本观察，可分成两种病理类型：

1. 浸润性硬性癌　胆囊壁广泛增厚、变硬、高低不平，并向周围组织浸润。有时肉眼观察与慢性炎症的纤维增生相似，需病理检查才能证实。

2. 乳头状癌　胆囊外观无明显改变，触之有异物感，癌肿突出于胆囊腔内，切开胆囊可清楚观察到乳头状癌肿，早期有蒂。如浸润至周围组织，则无明显蒂。

胆囊癌的组织学分类主要有：

（1）腺癌：最常见，占70%～90%。腺癌中包括硬性腺癌、黏液癌和乳头状腺癌3种。

（2）未分化癌：约占6%。

（3）鳞状上皮癌：约占3%。

（4）混合性癌：约占1%。

胆囊癌的恶性程度一般较高，早期即可有局部或区域的转移，除淋巴管、血管播散外，可直接侵犯周围血管、器官如肝、结肠肝曲、十二指肠及向胆总管和肝门部侵犯。淋巴转移首先转移至胆囊淋巴结和胆总管周围淋巴结，再向下转移至胰上淋巴结、胰头后淋巴结、肠系膜上动脉淋巴结和主动脉旁淋巴结。直接侵犯和淋巴转移是发生肝转移的主要原因，也可通过胆管和静脉转移至肝脏。此外，胆囊癌的腹膜种植也不少见。

胆囊癌细胞的生物学行为及其进展阶段对判断预后非常重要。Nevia 将胆囊癌分为 5 期。

Ⅰ期：黏膜层内原位癌。

Ⅱ期：癌肿侵入黏膜和肌层。

Ⅲ期：癌肿侵及胆囊壁全层。

Ⅳ期：癌肿侵及胆囊壁全层并伴胆囊淋巴结转移。

Ⅴ期：癌肿侵犯或转移至肝或其他部位。

胆囊癌分期不仅可判断预后，也有助于确定手术方式。

三、临床表现

(一)症状

胆囊癌的临床表现与慢性胆囊炎相似，常有右上腹疼痛不适、食欲不振、腹胀等。当肿瘤侵犯阻塞胆囊颈和胆囊管后可表现为急性胆道疾病症状，如右上腹阵发绞痛、畏寒、发热、黄疸及出现右上腹压痛等急腹症体征，这时与急性胆囊炎、胆囊结石病极为相似。肿瘤广泛转移可表现为腹痛、黄疸、恶心、呕吐、体重减轻、腹部包块、腹水等。

(二)体征

早期仅有与慢性胆囊炎相似的体征，右上腹深压不适或压痛。中晚期可出现皮肤巩膜黄染、右上腹部包块或腹水等。

(三)检查

1. 实验室检查　早期实验室检查可无特殊改变，晚期可因梗阻性黄疸、肝功能损害而有异常发现，如血清胆红素升高、碱性磷酸酶及 γ-谷氨酰转肽酶增高等。CEA、CA19-9、CA125 在胆囊癌均可呈阳性，但无特异性。

2. B 型超声波检查　可观察到胆囊壁上向囊腔内突出之肿块回声，不伴声影，并能了解胆囊受侵犯程度及是否伴有结石等情况，是目前各种影像诊断方法中对胆囊癌诊断率较高的一种检查，应列为首选。但 B 超检查对定性诊断和分期帮助不大，易受到肥胖和胃肠道气体干扰。近年发展的超声内镜检查法（EUS）、彩色多普勒超声、超声血管造影等正被用来作为胆囊癌的诊断方法，并有较高的检出率。

3. 电子计算机断层扫描（CT）检查　CT 在发现胆囊的小隆起样病变方面不如 B 超敏感，但能显示肿瘤所在部位、胆囊大小、肿瘤侵犯程度等，定性优于 B 超，对胆囊癌确诊率高于 B 超。有人提出采用定时动态 CT 扫描技术，明显提高胆囊癌的检出率，使之高达 90%以上。

4. 磁共振成像（MRI）检查　MRI 对无胆道梗阻的胆囊癌效果不如超声检查，但能显示肿瘤所在部位、胆囊大小、肿瘤侵犯程度等，并对并发胆道梗阻时有很高的诊断价值。

5. 内镜检查　常规对胆囊癌行内镜下逆行胰胆管造影（ERCP）检查意义不大，仅适用于鉴别肝总管或胆总管的占位病变或采集胆汁行细胞学检查。由 ERCP 发展而来的胆囊双重造影采用十二指肠镜经乳头胆囊内插管（ETCG）注入二氧化氮和造影剂，显示细微的胆囊黏膜结构。该方法对胆囊癌的诊断意义重大，尤其对于早期胆囊癌显示出其他检查不能替代的优越性，是诊断Ⅱ期 b 型早期胆囊癌的有效手段。

6. 细胞学检查　通过内镜或 B 超定位下穿刺活检或抽取胆囊胆汁作检查，对定性诊断有帮助。尽管此项检查阳性率不高，但与上述检查结合仍对半数患者有诊断价值。

7. 正电子发射断层扫描（PET）　该技术已应用于胆囊癌的早期诊断。近年研究发现 FDG-PET 对胆囊癌的鉴别诊断能起到重要的辅助作用，其诊断胆囊癌的敏感性和特异性分别为 75%和 87.5%，并且在隆起型胆囊癌患者中 FDG 聚集更明显。

四、诊断和鉴别诊断

由于胆囊癌的早期症状不典型，因此目前大多数患者都是在手术中或术后标本的病理检查后确立诊断的。但是胆囊癌的预后取决于早期诊断、早期治疗。随着现代影像技术的发展与普及，对临床可疑病例应积极采用上述辅助检查，或许可提高早期诊断率。尤其是对有胆囊癌发病高危因素者，术中应尽可能作术中胆囊冰冻病理检查，以便发现早期胆囊癌，早期施行根治切除治疗。

鉴别诊断方面，主要需与慢性胆囊炎、胆囊结石、结肠肝曲肿瘤等。

五、治疗

胆囊癌的治疗是以手术为主的综合治疗，其中还包括化学疗法、放射治疗、介入性治疗、生物疗法及中医中药治疗等。

(一)手术治疗

手术方法主要取决于肿瘤临床病理分期，但是也要综合考虑患者的全身情况，尤其是选择胆囊癌扩大根治术时更应慎重。

(1)单纯胆囊切除术：仅适用于 Nevin Ⅰ期患者。

(2)胆囊癌根治性切除术：胆囊切除加肝床楔形切除及淋巴清扫，适用于 Nevin Ⅱ～Ⅳ期患者。

(3)胆囊癌扩大根治术：除上述根治切除范围外，进一步切除胃、胆管、肝叶、横结肠等，仅适用于部分 Nevin Ⅴ期患者。

(4)姑息性手术：主要是指各种减黄手术。如梗阻性黄疸作胆肠内引流或放置记忆合金支架引流，有幽门梗阻者作胃空肠吻合术，或放置动脉导管供术后行介入治疗等。

也有将胆囊癌手术按下述三类方式处理：

(1)隐匿型胆囊癌的手术：指术前术中均未确诊，而在胆囊切除标本的病理检查发现的胆囊癌。这类患者由于大多属Ⅰ、Ⅱ期癌肿，一般行胆囊切除术治疗即可。但对于胆囊颈、胆囊管的癌肿，应再次手术切除胆囊床处 3～5cm 楔形肝组织，并清扫肝十二指肠韧带上的淋巴结。

(2)术中明确诊断为胆囊癌的手术：无论有无局部转移，只要全身条件允许，无明显手术禁忌，就应行根治性手术。胆囊癌的根治性手术应包括胆囊切除、部分肝切除及肝十二指肠韧带淋巴结清扫。术中还应根据肿瘤扩散范围，选择做较大的肝叶切除、胰十二指肠切除门静脉重建等手术。

(3)胆囊癌已扩散到胆管，并有多数肝内转移的手术：应以减轻痛苦、提高生活质量为原则，争取做一些姑息性手术。如梗阻性黄疸作胆肠内引流或放置记忆合金支架引流；有幽门梗阻者作胃空肠吻合术等；或放置动脉导管供术后行介入治疗。

胆囊癌的淋巴结转移早，Nevin Ⅰ期转移率可达 60%，且随肿瘤侵犯深度增加而上升，总发生率为 20%～85%，因而有学者认为对早期病例亦有施行根治切除的必要。对于 Nevin Ⅴ期病例，是否行根治切除目前仍有争议。胆囊癌根治时应注意淋巴结清扫范围：第一站为胆管旁淋巴结、肝门淋巴结(包括肝动脉、门静脉周围淋巴结)；第二站为胰头、十二指肠、肠系膜上动脉、腹腔动脉周围淋巴结；第三站为腹主动脉和腔静脉周围淋巴结。

手术治疗效果与胆囊癌的分期关系密切，Ⅰ、Ⅱ期胆囊癌仅作胆囊切除即可获得长期生存。只是临床上该病以中晚期患者居多，手术切除率一般仅半数左右，相当多的患者只能作姑息性手术。

(二)中医辨证治疗

中医治疗原则是活血破瘀，疏肝健脾，消瘤散结，补消并举。常用柴胡、黄芩、半边莲、半枝莲、白花蛇舌草、郁金、川楝子、丹皮、茵陈、栀子等。详见“第二节　五、胆道系统疾病的中医辨证论治”。

(三)联合化疗和放射治疗

胆囊癌对全身化学疗法不敏感。放射治疗可略延长生存期，但由于胆囊癌易发生腹腔转移，故使放射治疗受到限制。

六、预后

胆囊癌总的预后仍然不够好，胆囊癌切除术的 3 年治愈率仅 10%左右，这是由于早期诊断较困难。因此，提高胆囊癌的疗效，首先应尽可能早期诊断，才可能提高生存率。

(石承先)

胆管癌

原发性胆管癌系指原发于左右肝管、肝总管、胰腺上胆总管及胆管末端的恶性肿瘤。临床上，一般将胆管癌分为上段胆管癌、中段胆管癌和下段胆管癌。将肝内胆管癌归入原发性肝癌中讨论。上段胆管癌指左右肝管及肝总管上部癌，中段胆管癌指肝总管下部及胆总管十二指肠上部癌，下段胆管癌指胆总管十二指肠后部至 Vater 乳头部癌。

我国胆管癌的发病年龄分布在 20～89 岁，平均 59 岁，发病的高峰年龄为 50～60 岁。胆管癌男性多于女性，男性与女性发病率之比为(1.5～3.0)：1。

胆管癌具有一定的种族及地理分布差异，如美国发病率为 1.0/10 万，西欧为 2/10 万，以色列为 7.3/10 万，日本为 5.5/10 万，而同在美国，印第安人为 6.5/10 万。在泰国，肝吸虫病高发区的胆管癌发病率高达 54/10 万。我国华南和东南沿海地区发病率相对高。

一、病因

胆管癌的发病原因尚未完全明了，据研究可能与下列因素有关。

1. 胆管结石　约 1/3 的胆管癌患者合并胆管结石，而胆管结石患者的 5%～10%将会发生胆管癌。流行病学研究提示了胆管结石是胆管癌的高位因素，肝胆管结石合并胆管癌的发病率为 0.36%～10%。病理形态学、组织化学和免疫组织化学等研究已经发现，结石处的胆管壁有间变的存在和异型增生等恶变的趋势，胆管壁上皮细胞 DNA 含量增加，增殖细胞核抗原表达增高。胆管在结石和长期慢性炎症刺激的基础上可以发生胆管上皮增生、化生，进一步发展有可能成为癌。

在肝内胆管结石基础上发生胆管癌尤其应该引起注意，因为肝内胆管结石起病隐匿，临床表现不明显，诊断明确后医生和患者大多首选非手术治疗，致使结石长期刺激胆管壁，引起胆道反复感染、胆管狭窄和胆汁淤积，从而诱发胆管黏膜上皮不典型增生，最终导致癌变。

2. 胆总管囊状扩张　胆总管囊状扩张具有一定癌变倾向。由于该病大多合并有胰胆管汇合异常，胰液反流入胆管，胆汁内卵磷脂被磷脂酶氧化为脱氧脂酸卵磷脂，后者被吸收造成胆管上皮损害。在胰液的作用下，胆管出现慢性炎症、增生及肠上皮化生，导致癌变。囊肿内结石形成、细菌感染也是导致癌变发生的主要原因。有报告 2.8%～28%的患者可发生癌变，成年患者的癌变率远高于婴幼儿。

过去认为行胆肠内引流术后反流性胆管炎是严重并发症之一，但近年来报告接受肠内引流手术的患者发生胆管癌者逐渐增多。行囊肿小肠内引流术后，含有肠激肽的小肠液进入胆管内，使胰液中的蛋白水解酶激活，加速胆管壁的恶变过程。有调查表明，接受胆肠内引流术后发生的胆管癌与胆管炎关系密切，因此，对接受胆肠内引流术并有反复胆管炎发作的患者，要严密观察术后远期可能出现的胆管癌。

3. 原发性硬化性胆管炎　原发性硬化性胆管炎组织学特点是胆管壁的大量纤维组织增生，与硬化型的胆管癌常难以区别。一般认为，原发性硬化性胆管炎是胆管癌的癌前病变。在印度因原发性硬化性胆管炎而死亡的患者尸解和行肝移植手术的病例中，分别有 40%和 9%～36%被证明为胆管癌。

4. 溃疡性结肠炎　有 8%的胆管癌患者有慢性溃疡性结肠炎，慢性溃疡性结肠炎患者胆管癌的发生率为 0.4%～1.4%，其危险性远高于一般人群。慢性溃疡性结肠炎患者发生胆管癌的平均年龄为 40～50 岁，比一般的胆管癌的发病时间提早 10～20 年。

5. 生虫病　华支睾吸虫病是日本、朝鲜、韩国和中国等远东地区常见的胆道寄生虫病，泰国东北地区多见由麝猫后睾吸虫所引起的胆道寄生虫病。吸虫可长期寄生在肝内外胆管，临床病理学上可见因虫体梗阻胆管导致的胆汁淤积和胆管及其周围组织之慢性炎症。有报道此种病变持续日久可并发胆汁性肝硬化或肝内外胆管癌，因而认为华支睾吸虫具有作为胆管细胞癌启动因子作用的可能性。研究发现，胆管细胞癌发生率与肝吸虫抗体价效、粪便中虫卵数量之间呈显著的相关性。其致癌机制可能是：①虫体长期寄生在胆管内，其吸盘致胆管上皮反复溃疡和脱落，继发细菌感染，胆管长期受到机械刺激；②虫体代谢产物及成虫死亡降解产物所致的化学刺激；③与其他因素协同作用，如致癌物(亚硝基化合物等)和遗传等因素导致胆管上皮细胞发育不良及基因改变。

6. 其他　过去认为，丙型肝炎病毒(HCV)是肝细胞病毒，病毒复制及其引起的细胞损伤局限于肝脏，但近年来研究发现，HCV 可以在肝外组织如肾、胰腺、心肌、胆管上皮细胞等存在或复制，并可能通过免疫反应引起肝外组织损伤。HCV感染可致胆管损伤，胆管上皮细胞肿胀，空泡形成，假复层化，基底膜断裂伴淋巴细胞、浆细胞和中性粒细胞浸润。目前认为，HCV的致癌机制是通过其蛋白产物间接影响细胞增殖分化或激活癌基因、灭活抑癌基因而致癌，其中C蛋白在致癌中起重要作用。C蛋白可作为一种基因调节蛋白，与癌基因在内调节细胞生长分化的一种或多种因子相互作用，使正常细胞生长失去控制形成肿瘤。

有报告结肠、直肠切除后，慢性伤寒带菌者均与胆管癌的发病有关。有的放射性核素如钍可诱发胆管癌。另外，一些化学致癌剂如石棉、亚硝酸胺，一些药物如异烟肼、甲基多巴肼、避孕药等，都可能和胆管癌的发病相关。

二、病理

胆管癌的病理解剖学分类比较多。临床上用得比较多的是三段分类：上段胆管癌、中段胆管癌、下段胆管癌。发生于左右肝管、汇合部及肝总管上部的癌肿称为上段胆管癌，上段胆管癌最多见，占50％～70％。中段胆管癌指肝总管胆囊管汇合部以下，以及胆总管中段的癌肿。胆总管下段及胆总管的胰腺段，胆总管十二指肠壁内段的癌肿，则为下段胆管癌；中段癌及下段癌占10％～25％。从治疗角度上分析，上段胆管癌治疗最困难，预后差，中、下段胆管癌的手术切除率明显高于上段胆管癌。

病理细胞学检查胆管癌大多属于腺癌，约占95％。分为：①乳头状腺癌；②高分化腺癌，此型最常见，约占胆管癌的2/3以上；③低分化腺癌，即分化差的腺癌；④未分化癌，少见，浸润弥漫。其他还有鳞癌、黏液表皮样癌、平滑肌肉瘤、横纹肌肉瘤、囊腺癌、类癌和粒细胞肿瘤。

病理大体形态上胆管癌分为：①乳头-息肉型；②结节型；③硬化型；④弥散型。前三型一般细胞分化较好，弥散型胆管癌属低分化性的，恶性程度最高，预后不良。

Bismuth-Corlette根据病变发生的部位，将肝门部胆管癌分为如下5型，现为国内外临床广泛使用。

Ⅰ型：肿瘤位于肝总管，未侵犯汇合部。

Ⅱ型：肿瘤位于左右肝管汇合部，侵犯左、右肝管。

Ⅲ型：肿瘤位于汇合部胆管并已侵犯右肝管（Ⅲa）或侵犯左肝管（Ⅲb）。

Ⅳ型：肿瘤已侵犯左右双侧肝管。在此基础上，国内学者又将Ⅳ型分为Ⅳa、Ⅳb型。

目前临床上多使用国际抗癌联盟（UICC）的TNM分期标准（表33-2），对衡量病情、确定治疗策略和评估预后是一个重要参考。

表33-2　UICC制定的原发性胆管癌TNM分期

TNM分期	T	N	M
0	T_{is}	N_0	M_0
Ⅰ	T_1	N_0	M_0
Ⅱ	T_2	N_0	M_0
Ⅲ	T_1或T_2	N_1或N_2	M_0
Ⅳa	T_3	任何N	M_0
Ⅳb	任何T	任何N	M_1

注：T：原发肿瘤；T_{is}：原位瘤；T_1：肿瘤侵及胆管壁 T_2：肿瘤侵及胆管肌层外结缔组织；T_3：肿瘤侵犯邻近组织；N：区域淋巴结；N_0：无区域淋巴结转移；N_1：肝十二指肠韧带内淋巴结转移；N_2：其他区域淋巴结转移；M：远处转移；M_0：无远处转移；M_1：有远处转移。

三、临床表现

胆管癌的临床表现归纳起来有四大症状：黄疸、腹痛、皮肤瘙痒及其他相关症状。

（一）症状

1. 黄疸　胆管癌患者早期缺乏典型症状，大部分患者多因黄疸而就诊。黄疸是胆管癌最早也是最重要的症状，有90％～98％的胆管癌患者都有不同程度的皮肤、巩膜黄染。黄疸的特点是进行性加重，且多数无痛性，少数患者黄疸呈波动性。上段胆管癌黄疸出现较早，中、下段胆管癌因有胆囊的缓冲，黄疸可较晚出现。

2. 腹痛　半数左右的患者有上腹部胀痛或不适、体重减轻、食欲不振等症状，这些症状常被视为胆管癌早期预警症状。腹痛一开始，有类似胆石症、胆囊炎的疼痛。据临床观察，胆管癌发病仅3个月，便可出现腹痛和黄疸。

3. 皮肤瘙痒　可出现在黄疸病发前或后，也可伴随有其他症状如心动过速、出血倾向、精神委靡、乏力和脂肪泻、腹胀等。皮肤瘙痒是因血液中胆红素含量升高，刺激皮肤末梢神经而致。

4. 其他症状　有恶心、呕吐、消瘦、尿色深黄如酱油或浓茶样，粪便色浅黄甚至陶土色等。晚期肿瘤溃破时，出现胆道出血时可有黑便。

（二）体征

1. 巩膜、皮肤黄染　早期可能仅有巩膜黄染，而后发展到皮肤黄染。

2. 上腹部压痛或不适，也有无压痛。

3. 胆囊肿大　对判断肿瘤部位有帮助，一般上段胆管癌胆囊肿大不明显，中段胆管癌在体检时可扪及肿大胆囊，而下段胆管癌则可扪及较显著肿大的胆囊。

4. 肝肿大　癌灶位于左、右肝管汇合部或肝总管时，肝脏会出现肿大。

5. 脾肿大　晚期出现胆汁性肝硬化而同时有门脉高压时可出现脾脏肿大或腹壁静脉曲张等。

6. 其他　部分患者在检查时可观察到皮肤抓痕、皮下出血等。

（三）检查

1. 实验室检查　由于胆道梗阻之故，患者血中总胆红素（TBIL）、直接胆红素（DBIL）、碱性磷酸酶（ALP）和 r-谷氨酰转移酶（r-GT）均显著升高，而转氨酶 ALT 和 AST 一般只出现轻度异常，借此可与肝细胞性黄疸鉴别。另外，维生素 K 吸收障碍，肝脏合成凝血因子受阻，凝血酶原时间延长。晚期肿瘤溃破时，出现胆道出血时可有大便潜血试验阳性，甚者可出现贫血。

2. 超声波检查　B 超是首选的检查方法，具有无创、简便、价廉的优点。可初步判定：①肝内胆管是否扩张，胆道有无梗阻；②梗阻部位是否在胆管；③胆管梗阻病变的性质。彩色多普勒超声检查可以明确肿瘤与其邻近的门静脉和肝动脉的关系，在术前判断胆管癌尤其是肝门部胆管癌患者根治切除的可能性。但常规超声检查易受肥胖、肠道气体和检查者经验的影响，有时对微小病变不能定性，而且对手术切除的可能性判断有较大局限性。近年发展的超声内镜检查法（EUS）通过内镜将超声探头直接送入胃十二指肠检查胆道，不受肥胖及胃肠道气体等因素干扰，超声探头频率高，成像更清晰，对病灶的观察更细微，能弥补常规超声的不足。

3. 磁共振成像（MRI）　MRI 与 CT 成像原理不同，但图像相似，胆管癌可表现为腔内型、厚壁型、肿块型等。磁共振胰胆管成像（MRCP），是根据含有大量水分且有较长的 T_2 驰豫时间，利用 MR 的重 T_2 组织信号，使含有水分的胆道、胰管结构显影，产生水造影结果的方法。

（1）肝门部胆管表现

1）肝内胆管扩张，形态为“软藤样”。

2）肝总管、左肝管或右肝管起始部狭窄、中断或腔内充盈缺损。

3）肝门软组织肿块，向腔内或腔外生长，直径可达 2～4cm。T_1、T_2 均为准信号，增强后呈轻度或中等强化。

4）肝内多发转移可见散在低信号影，淋巴结转移或血管受侵有相应的表现。

（2）中下段胆管癌表现

1）肝内胆管“软藤样”扩张，呈中到重度。

2）软组织肿块，T_1 呈等信号，T_2 呈稍高信号，增强后呈轻度强化。

3）MRCP 表现肝内胆管和梗阻部位以上胆总管扩张，中到重度，梗阻段胆总管呈截断状、乳头状或鼠尾状等，胰头受侵时胰管扩张呈“双管征”。

4. 计算机断层成像（CT）　CT 是诊断胆管癌最成熟、最常用的影像学检查方法，能显示胆管梗阻的部位、梗阻近端胆管的扩张程度，显示胆管壁的形态、厚度及肿瘤的大小、形态、边界和外侵程度，也可了解腹腔转移的情况。

（1）直接征象：受累部胆管管腔呈偏心性或管腔突然中断。

1）肿块型：局部可见软组织肿块，直径 2～6cm，边界不清，密度不均匀。

2）腔内型：胆管内可见结节软组织影，凸向腔内大小为 0.5～1.5cm，密度均匀并可见局限性管壁增厚。

3）厚壁型：表现为局限性管壁不均匀性增厚，厚度为 0.3～2cm，内缘凹凸不平，占管壁周径 1/2 以上。

增强扫描后病灶均匀或不均匀强化，肝门区胆管癌肿瘤低度强化，但胆总管癌强化低于正常肝管强化程度，胆总管末端肿瘤强化低于胰头的强化程度。值得注意的是，胆管癌在CT增强扫描中延迟强化的意义，在动态双期扫描中呈低密度者占大多数，但是经过8～15分钟时间后扫描，肿瘤无低密度表现，大部分有明显强化。

(2)间接征象

1)胆囊的改变：肝总管癌如累及胆囊管或胆囊颈部，可使胆囊壁不规则增厚，胆囊轻度扩张；晚期累及胆囊体部表现为胆囊软组织肿块。胆总管以下的癌呈现明显的胆囊扩大，胆汁淤积。

2)胰腺的改变：胰段或Vater壶腹癌往往胰头体积增大，形态不规则，增强扫描受累部低度强化，常伴有胰管扩张。

3)十二指肠的改变：Vater壶腹癌可见十二指肠壁破坏，并可见肿块突入十二指肠腔内。

4)肝脏的改变：肝门部胆管癌直接侵犯肝脏时表现为肿块与肝脏分界不清，受累的肝脏呈低密度；肝脏转移时表现为肝脏内多发小的类圆形低密度灶。

5. 经皮肝穿刺胆道造影(PTC)和内镜逆行胆胰管造影(ERCP)　经B超或CT检查显示肝内胆管扩张的患者，可行PTC检查，能显示肿瘤部位、病变上缘和侵犯肝管的范围及其与肝管汇合部的关系，诊断正确率可达90%以上，是一种可靠实用的检查方法。但该法创伤大，且可能引起胆漏、胆管炎和胆道出血，甚至需要急症手术治疗，因此PTC检查要慎重。PTC亦可与ERCP联用，完整地显示整个胆管树，有助于明确病变的部位、病灶的上下界限及病变的性质。单独应用ERCP可显示胆总管中、下段的情况，尤其适用于有胆道不完全性梗阻伴有凝血机制障碍者。胆管完全梗阻的患者单纯行ERCP检查并不能了解梗阻近侧的肿瘤情况，故同时进行PTC可以弥补。

PTC在肝外胆管癌引起的梗阻性黄疸具有很高的诊断价值，有助于术前确定肿瘤确切部位、初步评估能否手术及手术切除范围。虽然影像学诊断发展了许多新的方法，但不能完全代替PTC。行PTC时如能从引流的胆汁中做离心细胞学检查找到癌细胞，即可确诊。还可以在PTC的基础上，对窦道进行扩张以便行经皮肝胆道镜检查(PTCS)，观察胆管黏膜情况，是否有隆起病变或黏膜破坏等。PTCS如能成功达到肿瘤部位检查有很高价值，确诊率优于胆道造影，尤其是早期病变和多发病变的诊断。

6. 选择性血管造影(SCAG)及经肝门静脉造影(PTP)　可显示肝门部血管情况及其与肿瘤的关系。胆管部肿瘤多属血供较少，主要显示肝门处血管是否受侵犯。如肝动脉及门静脉主干受侵犯，表示肿瘤有胆管外浸润，根治性切除很难。

7. 细胞学检查　术前行细胞学检查的途径有PTCD、ERCP收集胆汁、B超引导下经皮肝胆管穿刺抽取胆汁或肿块穿刺抽吸组织细胞活检，还可以行PTCS钳取组织活检。国外还有人用经十二指肠乳头胆管活检诊断肝外(下段)胆管癌，报告确诊率可达80%。

8. 肿瘤标志物检测　胆管癌特异性的肿瘤标志物迄今为止仍未发现，故肿瘤标志物检测只能作为诊断参考，要结合临床具体分析。

(1)癌胚抗原(CEA)：CEA在胆管癌患者的血清、胆汁和胆管上皮均存在。检测血清CEA对诊断胆管癌无灵敏度和特异性，但胆管癌患者胆汁CEA明显高于胆道良性狭窄患者，测定胆汁CEA有助于胆管癌的早期诊断。

(2)CA19-9和CA50：血清CA19-9＞100U/ml时对胆管癌有一定诊断价值，肿瘤切除患者血清CA19-9浓度明显低于肿瘤未切除患者。因此，CA19-9对诊断胆管癌和监测疗效有一定作用。CA50诊断胆管癌的灵敏度约为94.5%，特异性只有33.3%。有报道用人胆管癌细胞系TK进行体内和体外研究，发现组织培养的上清液和裸鼠负荷胆管癌组织的细胞外液中，有高浓度的CA50和CA19-9。

(3)白细胞介素-6(IL-6)：在正常情况下其血清值不能测出。研究发现，92.9%肝细胞癌、100%胆管癌、53.8%结直肠癌肝转移和40%良性胆道疾病患者的血清可测出IL-6，从平均值、阳性判断值、灵敏度和特异性等方面，胆管癌患者显著高于其他肿瘤。IL-6可能是诊断胆管癌的肿瘤标志物之一。

胆汁脱落细胞检查、经胆管造影用的造影管和内镜刷洗物细胞学检查、胆汁的肿瘤相关抗原检查、DNA流式细胞仪分析和ras基因检测等方法，可提高定性诊断率，但阳性率不高。故在临床工作中不要过分强调术前定性诊断，如无手术禁忌证，应及时手术探查治疗，术中活检达到定性诊断的目的。

四、诊断和鉴别诊断

胆管癌可结合临床表现、实验室及影像学检查做出初步诊断。术前确诊往往需行胆汁脱落细胞学检查，但阳性率较低。肝外胆管癌术前诊断的目的包括：①明确病变性质；②明确病变的部位和范围；③确定肝内外有无转移灶；④了解肝叶有无萎缩和肥大；⑤了解手术切除的难度。

胆管癌的鉴别诊断，临床上胆管癌需与原发性硬化性胆管炎、黄疸性肝炎、胆总管结石、胰头癌、肝内胆汁淤积引起的黄疸相鉴别。

原发性硬化性胆管炎主要为胆管非特异性炎症与纤维变性，病变广泛累及肝外胆管，也可波及肝内胆管，管腔变窄壁厚。临床表现为慢性进行性阻塞性黄疸。通过 MRCP、ERCP 或 PTC 检查，能显示出肝内外胆管呈弥漫性串珠样带状狭窄。

黄疸性肝炎起初即表现为黄疸，但伴有肝功能明显损害，ALT 增高显著，胆囊不大。而肝区疼痛、乏力、厌油、厌食等症状明显，B 超和 MRCP 检查肝内外胆管不扩张，有助于鉴别诊断。

胆总管结石也表现为阻塞性黄疸，且为波动性，往往伴有寒战、高热、胆绞痛，为典型的“三联征”，胆囊一般不肿大。而胆管癌为无痛性黄疸，B 超和 MRCP 检查等可协助诊断。

胰头癌与下段胆管癌极为相似，临床上有时很难鉴别。B 超或 CT 检查，有明显胰头增大。

五、治疗

胆管癌的治疗是以手术为主的综合治疗。手术是治疗胆管癌的首选方法，可根据早期、中期、晚期的不同，分别选择作根治性切除、姑息性胆管内引流及体外引流等手术。但由于目前对胆管癌的早期诊断存在困难，手术切除率低，为 21%～51%。其中位于上段胆管的肿瘤能切除的可能性最小，手术死亡率与术后并发症发生率均高，因此姑息性手术仍然占有较高的比例，采用内镜或术中置管，术后近距离放疗，也可以收到一定疗效。术后中西医结合治疗也是提高远期疗效和延长生存期的重要措施。

（一）手术切除术

手术方式的选择取决于肿瘤的部位、侵犯范围、程度、年龄和一般情况等。

1. 上段胆管癌　由于此部位的肿瘤位于肝胆管分叉或汇合部（肝门部），故也称 Klatskin 肿瘤，因其所在的部位特殊，周围邻近的均为重要组织。癌肿常以浸润形式累及门静脉、肝动脉和肝门区的肝实质，故对此处的肿瘤处理更困难。各家报道的切除率不一，为 10.1%～55.0%。

Ⅰ期癌肿较小，且仅局限于肝总管内，可行左右肝管起始部加肝总管、胆囊、胆总管切除，在肝门部行肝管空肠 Roux-Y 吻合。

Ⅱ期行肝门部分切除加两侧肝管切除，行肝管空肠吻合或肝管胆总管吻合。

Ⅲ期作肝门部分肝叶切除加肝内胆管空肠吻合。

Ⅳ期作胆管广泛切除加肝门部分肝叶切除，然后作肝内胆管空肠 Roux-Y 吻合。

2. 中段胆管癌　切除率可达 32%。此处的肿瘤生长较慢，较少发生转移。当癌肿较小时，可行胆囊胆管切除，之后行胆管端端吻合或肝管空肠吻合。对有根治可能而又能耐受手术的患者，要行胰十二指肠切除及胆总管（或肝总管）空肠吻合术。如患者一般情况较好，病变浸润范围较广，如门静脉、肝动脉已受累时，可考虑同时进行血管切除和血管重建术。但如果患者情况欠佳时，只能行胆囊十二指肠吻合或肝总管空肠吻合术。

3. 下段胆管癌的切除　切除率为 50%～75%。对患者一般情况较好，病变范围不大者，可行 Whipple 手术，即胰十二指肠联合切除术；对不能耐受 Whipple 手术的患者，可行 Hmt 手术，即经十二指肠乳头切除术；对于癌肿浸润范围较大不能根治的患者，可行胆囊十二指肠或胆囊空肠 Roux-Y 吻合术。

（二）姑息性引流术

当术前检查发现有下列情况时，不能切除瘤体，只能行姑息性引流术：胆管多发病变或双侧肝管广泛受侵；门静脉干受侵及双侧门静脉分支受侵；两侧肝动脉受侵；一侧肝血管受侵而对侧肝胆管造影显示广泛病变；全身营养状况差。此时病变已属晚期，无法切除，只能行姑息性手术。

手术的目的是通过有效的胆管减压和胆汁引流，解除胆道梗阻，恢复胆管的通畅，以减轻患者的症状和延长生命。关于手术引流的方法一般有以下两种。

(1)在肿瘤上端切断胆管作肝管空肠吻合术：即当术中发现高位胆管癌不能切除后，因不能做胆肠吻合术时，可在肝包膜下用细针穿刺找到小胆管，沿小胆管用探针探入靠近肝表面的大胆管，将一段空肠与胆管作 Roux-Y 侧侧吻合。如发现肿瘤无法分离切除时，则结扎肿瘤远侧胆管，将空肠越过肿瘤，在肿瘤上方的胆管上行 Roux-Y 内引流术。胆肠引流是首选的姑息手术方法，原则是胆肠吻合口应尽量远离病灶，可根据 PTC 检查显示胆管扩张的情况，从而选择胆肠吻合的部位。

(2)经瘤体间隙扩张胆管并留置 T 管或 U 管支架术：当术中发现不能行胆肠吻合术时，可切开胆管并用扩张器向上扩张，通过肿瘤间隙将引流管引入，作“U”形或“T”形管支撑引流。

最近有人主张，可以在电视 X 线监视下或 B 超引导下，行经皮肝穿刺胆管置管引流(PTCD)，即外引流术。一般认为内引流术好于外引流术，后者病灶浸润较前者严重，且长期胆汁引流损耗，引起水、电解质紊乱及消化酶缺乏，影响消化吸收，继而营养不良。

手术并发症，胆管癌术后常并发胆管炎、败血症、胆漏、门脉高压、肝功能衰竭等，常威胁生命，应积极处理。

(三)中医辨证治疗

胆管癌的中医施治，根据病程和正邪关系，一般发病期多为湿热蕴阻、肝气不舒，正气尚未损伤，治疗时当分清湿热、气滞、热毒的偏盛，分别采用舒肝清热、利湿退黄、凉血清热、散结消瘤等法；病程进一步发展或素体虚弱，则表现为脾阳衰微、湿从寒化，治宜健脾温中，利湿退黄消积。由于该病虚实挟杂，故治疗需注意攻补兼施，补虚不忘实，泄实不忘虚。中医治疗结合手术、放化疗等综合治疗，可以提高胆管癌的疗效。

(1)湿热蕴蒸

【主证】右上腹胀痛或隐痛，可向腰背部放射，甚或右上腹可扪及包块，身目黄色鲜明，口渴或不渴，纳减恶心，小溲短赤，大便秘结，舌苔黄腻，脉弦数。

【治则】舒肝利胆，清热利湿。

【方药】大柴胡汤合茵陈蒿汤加减。药用茵陈、虎杖、生山栀、黄芩、生大黄(后下)、白花蛇舌草、枳实、木香、金钱草、玉米须、郁金、茯苓、泽泻等。

(2)热毒炽盛

【主证】发病急骤，身如金黄，高热烦渴，腹胀满疼痛，神昏谵语，或衄血、便血、右上腹积块痛不可触，口苦口干，大便燥结，舌质红绛，苔黄而燥，脉弦数或细数。

【治则】清热解毒，凉血养阴

【方药】犀角散加减。犀角研粉冲服(目前均用水牛角替代)，另用黄连、山栀、茵陈、土茯苓、垂盆草、苦参、白花蛇舌草、半枝莲、丹皮、金钱草、泽泻、白芍、谷麦芽等。

(3)寒湿郁滞

【主证】右胁腹隐痛或胀痛，右上腹包块明显，黄疸晦暗，纳少畏寒，舌质淡苔腻，脉象濡缓。

【治则】温里助阳，利湿退黄

【方药】茵陈四逆汤加减。药用茵陈、附片、干姜、柴胡、当归、白术、白芍、泽泻、半枝莲、甘草等。

(4)脾阳虚衰

【主证】形体消瘦，右胁腹隐痛，可扪及包块，身目俱黄，黄色晦暗，肌肤不泽，神疲畏寒，肢软乏力，纳差少眠，大便溏薄，舌质淡苔腻，脉细或濡。

【治则】健脾温中，补养气血。

【方药】小建中汤加减。药用茵陈、桂枝、芍药、黄芪、淮山药、白术、白扁豆、薏苡仁、白花蛇舌草、野葡萄根、茯苓、砂仁等。

随症加减，如恶心呕吐者可加半夏、竹茹、生姜；胸闷腹胀者加积壳、大腹皮；便溏者加白术、淮山药、茯苓等。食滞者加山楂、谷麦芽、炙鸡金、六曲等；胁痛者加香附、川楝子、白芍；面浮足肿者加白扁豆、薏苡仁、山药、茯苓、猪苓等；肿块明显加夏枯草、鳖甲、昆布、海藻、生牡蛎等。

(四)放射治疗

据国内资料统计，无法手术的胆管癌，放疗可提高疗效，对延长生存率有一定帮助。放疗是解除局部疼痛和梗阻性黄疸的有效措施，胆管癌比胆囊癌对放疗更为敏感。手术时不能切除的病变，行术中照射或用金属作标记定位，术后放疗及分期内照射，照射范围较标记野略大，至 40Gy 时局限于标记范围内照射，总量 60Gy，用高能射线以对穿野为主，也可使用楔形和小野照射新技术，或腔内及局部放疗，对晚期胆管癌有一定的疗效。

（五）化疗

1. 一般认为化疗对胆管癌的疗效不理想，但对部分患者仍有效，用于治疗胆管癌的药物有 5-FU、阿霉素、顺铂、丝裂霉素等。据报道，单用丝裂霉素对胆管癌的有效率为 16.9%。

2. 经肝动脉灌注化疗　在探查术中，经肝动脉插管或经股动脉穿刺选择性肝动脉插管。可用 5-FU、MMC 灌注化疗。

3. 经胆管引流灌注化疗　如为 U 管引流，可连续滴注灌洗；如为 T 管，则经 T 管注药后夹管 3 小时，每周 2 次。胆道给药时对肝损伤小，且使用方便。

六、预后及预防

胆管癌的总体预后比较差。影响胆管癌预后的相关因素很多，多与胆管癌的位置、病理类型、转移情况、肿瘤的生物学特性、治疗方法等有关。改善预后的关键主要在于早期诊断和及时有效的综合治疗。虽然近年来胆管癌在外科治疗上有很大进展，手术切除率及术后 5 年生存率有所提高，但远期疗效仍不够满意，预后极差，多数患者在确诊后 3 个月死亡。即使做根治性切除者，长期存活的仍很少。一般 5 年生存率<2%。上端胆管癌切除困难，但乳头状腺癌切除率高，故上段胆管癌预后差，下段胆管癌预后较好。手术切除组一般平均生存 13 个月，如单作胆管内或外引流，其平均生存期仅 6 个月。未经治疗的胆管癌在出现临床症状后平均存活时间为 3～4 个月。但是，患者最终多因肿瘤扩散，胆道阻塞引起胆管炎反复发作，肝肾功能衰竭而死亡。

预防方面，要养成良好的生活习惯。饮食应合理，不宜过食油腻，注意高蛋白、维生素及碳水化合物等食物的搭配，做到营养合理。积极治疗胆石症、慢性胆管炎、胆管腺瘤等。定期进行体格检查，力争做到早发现，早诊断，早治疗。

（石承先）

第七节　胆道出血

由于损伤或感染等原因，导致肝内或肝外的血管与胆道相通，形成病理性内瘘，血液经胆道流入十二指肠而发生的消化道出血，称胆道出血（hemobilia），是上消化道出血的原因之一，占上消化道出血的 1.3%～1.5%。Lichtma 报道在胆道病变中有 1%～5%发生胆道出血。胆道出血可发生于任何年龄，国内报道以中年最多，男多于女。1654 年，Glisson 的肝脏解剖学中已有关于胆道出血的描述。1848 年，Owen 第 1 次报告外伤性胆道出血，并指出大量呕血及黑便来自胆道。1984 年，Sandblom 定名为胆道出血综合征（hemobilic syndrome）。胆道出血在上消化道出血中居第 5 位，其发病率仅次于胃、十二指肠溃疡出血，门静脉高压症引起的食管胃底静脉曲张破裂出血，应激性溃疡或急性糜烂性胃炎出血，胃癌出血。尤其在胆道蛔虫病及胆管结石病高发地区，胆道出血更为常见。出血源主要在肝内，其次是胆囊、肝外胆管和胰腺。西方国家多由于肝脏创伤、肝内外的肿瘤和胆结石所致；在我国则以肝胆化脓性感染最常见，胆道结石、胆道蛔虫次之。胆道出血量多少差异极大，出血量少者仅表现为消化道隐血，出血量多者可造成包括出血性休克在内的一系列特殊症状，病死率可高达40%～50%，须引起重视。该病以右胁部绞痛伴消化道出血及黄疸为主症，属中医学“胁痛”、“血症”、“黄疸”范畴。

一、病因

(一)西医病因

胆道出血可来自肝内胆管系统、胆囊和肝外胆道，可发生于胆道感染、肝外伤、胆石压迫、肝血管疾病、肝胆肿瘤、手术损伤等情况下，并以胆道感染为最常见原因。

1. 创伤　各种创伤造成肝胆道外伤、肝内血肿等。创伤是西方国家胆道出血的主要原因，国外报道占55%～90%。

(1)肝脏创伤

1)中央型肝损伤：常是肝内小动脉支破裂、出血形成搏动性血肿。肝组织坏死、继发感染及血肿内压力不断升高，血肿破溃至邻近的肝胆管内，发生胆道出血。

2)肝撕裂伤：由于手术未能清除全部失活的肝组织及彻底结扎损伤的血管和胆管，而仅缝合肝表面的伤口，以致肝实质内留有残腔，血液不断聚集，残腔内压不断升高，迫使血液经断裂的肝胆管进入十二指肠。

(2)手术创伤：通常是在施行胆道、胃、十二指肠及胰腺手术时，损伤了肝动脉而引起假性动脉瘤或肝动脉胆管瘘，发生胆道出血。手术粗糙是手术创伤的主要原因。如胆囊切除术胆囊动脉结扎不妥常造成腹腔内出血，而同时误伤胆管致胆道出血罕见。

(3)医源性创伤：近十年来，随着经皮肝穿刺胆道造影和引流的广泛开展，以及经皮肝穿刺门静脉造影和介入放射学在胆道外科的应用，医源性胆道出血的发病率略有增高。据报道，PTC后胆道出血的发病率在4%左右。

1)胆总管探查T管引流术后，因胆管壁止血不彻底，或取石器械反复损伤胆管，也可由于胆管炎致胆管黏膜充血、水肿、溃疡而出血。

2)逆行胆道造影术后，由于造影剂刺激、加压注射诱发胆管炎。

3)PTC、PTCD或肝胆管“U”形管引流术穿刺到较大的肝动脉、门静脉或肝静脉分支。

2. 感染　多由于胆道黏膜受物理的或化学的刺激引起。可为一般单纯性细菌感染，但大多数为胆道蛔虫、结石或狭窄等其他因素造成继发感染。化脓性肝胆管炎、肝脓肿、肝胆管黏膜的炎症及糜烂溃疡往往是出血原因。这种病例的胆汁培养中，常有革兰阴性杆菌生长。感染后，在肝细胞轴索处，发生化脓性胆小管炎、胆小管周围炎，并由此在汇管区形成小脓肿。在此脓肿中，由于炎症性溶解、侵蚀，使胆管、血管的管壁破溃，致小叶间静脉与胆管相通，或因胆管壁发生溃疡，出现出血。在弥漫性肝内感染的病例中，可发生多发性肝内小脓肿，导致广泛出血，形成胆道大出血。

(1)急性化脓性(尤其是坏疽性)胆囊炎：胆囊急性感染后，囊壁可出现多发性糜烂，局灶性或广泛的坏死和出血。但由于胆囊管阻塞，较少引起胆道出血。

(2)肝脓肿：细菌性炎症波及胆管周围组织时，发展为大小不等的脓肿，当腐蚀到胆管周围的门静脉或肝动脉时，即引起胆道出血。胆源性肝脓肿侵犯肝胆管及血管；弥漫性肝胆管炎并发多发性小脓肿，肝组织坏死液化形成多发性肝胆管血管瘘。

(3)化脓性胆管炎：胆管壁因而发生溃疡出血，穿透性溃疡可引起伴行肝动脉瘤破溃大出血，约占胆道出血85%。

3. 结石、蛔虫　国外报道以创伤最为多见，其次是炎症及胆结石。国内资料与欧美不同，绝大多数(90%以上)由炎症引起，其中尤以胆道蛔虫继发感染为首位，胆石症继发感染引起者占第二位。胆道结石引起胆道出血，虽可因结石的机械性压迫，损伤胆道内膜，发生溃疡，导致出血，而实际上结石与胆道蛔虫，是促进胆道感染的更为重要的原因。随着人们卫生知识的普及和生活水平的提高，我国胆道蛔虫病的发病率已明显下降，胆道蛔虫继发感染进一步并发胆道出血的发生率相应减少；饮食结构的改变使胆道结石的类型有所改变，肝胆管结石引起胆道出血逐渐减少。另外，我国工农业飞跃发展，交通运输日趋繁忙，高层建筑的大量兴建，使意外损伤引起的胆道出血有增加趋势。加之胆道外科的普及和诊治技术发展，医源性胆道出血有所增加。所以，我国胆道出血的特点已出现逐渐与国外接近的变迁趋势。

4. 肿瘤 胆道出血中，来自肿瘤比例较小（约占 6%），包括肝、胆道、胆囊、胰腺、乏特壶腹的恶性或良性肿瘤。出血原因除肿瘤本身破溃外，还可见于肿瘤侵蚀胆管或胆囊壁内膜形成溃疡，肿瘤压迫胆管外部，瘤栓阻塞胆管内部发生继发感染，损伤管壁发生出血。肿瘤导致的胆道出血中以癌瘤多见。原发性肝癌、转移性肝癌、肝胆管多发性息肉病及胆囊癌，可向胆管内穿破引起胆道出血。肝胆管结石经多年慢性刺激，引起胆管癌，亦会并发胆道出血。肝海绵状血管瘤，多单发，属良性，常在迅速增大时引起自发性出血。乏特壶腹部癌引起胆道出血较为少见，易于漏诊。

5. 血管病变 肝内、肝外动脉的动脉瘤破裂，是发生血管性胆道出血的主要原因。肝脏血管性疾病，如肝动脉瘤、肝海绵状血管瘤及门静脉高压等引起的胆道出血也不在少数，约占 10%。其中肝动脉瘤发生破裂，血液流入胆道或胆囊，发生胆道大出血较为多见；肝内血管瘤破裂和胆囊动脉硬化性血管破裂亦可见到；胆囊动脉假性动脉瘤破裂及门静脉高压胆道黏膜下静脉曲张破裂引起胆道出血者较为少见。

6. 其他 胆道出血也可能是肝硬化、凝血功能异常、DIC 等全身性出血性病变的局部表现。急性胰腺炎、胰腺假性囊肿及胆壁异位的胰腺组织亦可引起胆道出血。出血性素质、血友病 B 等也可引起胆道出血，不过临床上较为少见。

（二）中医病因病机

1. 中医病因 常因感染外邪或虫体所致肝胆炽热，也因内伤致使阴虚生内热，热盛损伤脉络，血不循经或瘀阻脉络，故而出血；或因素体亏虚，气血虚弱，不能摄血而出血。

2. 中医病机 根据中医理论分析，该病急性大量胆道出血多属实证，常是肝胆炽热，脉络受损，血不循经所致，也可因瘀血内阻，脉络受损破裂出血所致；慢性少量出血多属虚证，常是脾虚不能统血、气虚不能摄血所致，也可因阴虚内热，迫血妄行所致。

3. 中医辨证分型

(1)肝胆实火：外邪侵袭、结石梗阻或虫蛊内扰，日久蕴热化火；或情志过极而火动于内，火热之邪灼烧肝胆之络，络脉受损，血溢脉外，随胆汁泻入肠中，致便血或吐血；胆络受损，胆汁不循常道而外溢可出现黄疸。

(2)阴虚内热：素体阴虚，又加之过食辛辣、情志不遂、劳欲过度，或久病使阴精伤耗，以致阴虚火旺，迫血妄行而致胆道出血。

(3)气血亏虚：多因肝郁日久，横克脾土，土虚不运，气血生化无源；或久病不愈，气血两伤，气虚不能摄血，以致血溢于外而致胆道出血。

(4)瘀血内阻：瘀血停积，胁络痹阻；或强力负重，脉络受损，瘀血停留，阻塞胁络，血不循经而随胆汁泻入肠道则可出现黑便或便血。

（三）病理

肝内胆管与肝动脉和门静脉分支密切伴行是引起胆道出血的解剖基础。胆管炎症、胆管壁破溃是造成胆道出血的常见病理基础。胆管和胆囊黏膜糜烂也可引起出血，但一般出血量较小。胆道出血主要来自动脉，其次是静脉。因肝动脉压力高，故肝动脉支出血多于门静脉支。出血部位中，约 50%位于肝内，胆囊与肝外胆管各约占 20%多，只有少数（约 2%）由胰腺出血进入胆道的。当血管与胆道病理性沟通时，血可直接经胆管发生消化道出血，也可在胆道内形成血凝块，血凝块的大小和数量决定症状出现的时间和频率。血凝块还可能成为色素结石的核心。造成胆道大量出血的病理基础，主要在肝内，是涉及一个肝段叶或几个肝段叶的感染性炎症，蛔虫和胆石本身并不会引起大量出血，但是它们容易并发炎症，由炎症过程的病理损害导致大量出血。

1. 感染性胆道出血 常因感染造成胆管黏膜糜烂溃疡形成而引起胆道出血；也可因肝内胆管炎症时，周围组织形成大小不等的脓肿，当胆管周围血管被腐蚀后，则可造成胆道出血。在我国，因胆道感染引起的胆道出血占首位因素，其中又以蛔虫引起胆道感染出血为主，结石引起的胆道感染出血次之。感染造成胆管黏膜糜烂、溃疡而引起胆道出血；当肝内胆管炎症时，其周围组织形成大小不等的脓肿，表现为结节样肿块，肝表面有纤维素性渗出，与横膈粘连；组织切片能见到多发性细小肝脓肿，镜检可见到汇管区有多核白细胞浸润，并有结缔组织增生和肉芽组织形成。出血多在化脓性胆管炎的基础上，致病菌多为大肠杆菌。胆道内的细菌、蛔虫及其所分泌的毒素和代谢产物，都会加重胆道的炎症、感染及脓肿形成，如果感染灶与血管相通，则会导致患者发生败血症，肝功能异常，凝血机制障碍，增加胆道出血病理过程的复杂性。

感染性胆道出血的发病机制主要有以下 3 种类型：

(1)肝内弥漫性小胆管炎、胆管周围炎、多发性小脓肿：病变主要在汇管区，在汇管区形成小脓肿时，因静脉壁薄而缺少弹力纤维，区间小叶管与小叶间静脉沟通，形成多个小胆管血管瘘，虽然出血量属于毛细血管性或小血管性，但由于脓肿系多发性，广泛的小胆管出血汇集成胆管大出血。

(2)肝脓肿、多发性胆源性肝脓肿腐蚀肝动脉或门静脉分支，引起胆道出血：脓腔壁有异物肉芽及蛔虫卵沉着，腔内为脓肿、血块或蛔虫，推测脓肿是由蛔虫引起的肝胆管严重感染性炎症，导致管壁组织破坏扩张，然后腐蚀周围的肝内血管所致。被腐蚀的血管以门静脉分支较多，因门静脉壁较肝动脉壁薄且缺少弹力纤维，故易被腐蚀引起出血，扩张肝胆管的远侧常呈炎性狭窄，引流不畅，甚至近于闭塞，大脓肿的周围可有散在的小脓肿。

(3)肝胆管溃疡、急性梗阻性化脓性胆管炎时，肝胆管黏膜上皮脱落形成溃疡：溃疡可穿透邻近肝动脉、门静脉而发生胆道大出血。胆道广泛炎症时，滴注造影剂或其他药物，可刺激黏膜激发出血。若胆管内有狭窄或异物时，加压下注入的药物一时不能排空、持续刺激更易发病，此出血虽然是毛细血管性的，但因出血面广泛而其量亦可很多。

2. 创伤性胆道出血　常因外伤造成肝内或肝外胆管与血管一起撕裂，血液从胆管断端流向胆管远端而造成胆道出血；也可因外伤造成肝内血肿，血肿继发感染，腐蚀肝内胆管引起胆道出血；医源性损伤引起胆道出血多见于肝组织穿刺活检术及PTC后，这是由于穿刺造成胆管血管瘘所致。肝脏外伤后常造成被膜下破裂，即可出现胆道出血，但更多见的是在受伤后 4 天至 6 个月，平均 4 周以后才发生胆道出血。可能先产生血肿，形成假性动脉瘤，而后破裂出血，形成动脉胆道瘘，血液流经肝外胆管入十二指肠。此种创伤性胆道出血多见于肝右叶。肝穿刺作胆管造影或活组织检查也是创伤性胆道出血的原因之一。受伤肝组织坏死、液化，血管、胆管破溃，出现出血、血肿、胆汁溢出，假性动脉瘤穿通于胆管，形成肝内动脉-胆管瘘，继之感染，胆汁血液流入胆道、肠道，引起胆道出血。也可因殴击胸腹部、滑冰跌倒、弹片侵入肝内，导致肝内血管胆管损伤，引起胆道出血。

3. 肿瘤性胆道出血　常因恶性肿瘤的浸润坏死，引起胆道出血；肝脏的良性肿瘤如血管瘤等，也可因血管瘤破裂引起胆道出血。

4. 血管性胆道出血　胆道出血约 10%是由于肝血管性疾病，最常见的是动脉瘤、动脉瘤有动脉粥样硬化引起的真性动脉瘤、霉菌炎性动脉瘤及损伤性假动脉瘤。急性化脓性胆管炎时，炎症波及汇管区的门静脉或肝动脉分支，可形成感染性门静脉扩张或假性动脉瘤。这些血管瘤样结构可能突入肝胆管内，糜烂溃破后，即可发生胆道出血。

尽管各种原因引起的胆道出血机制不同，但都与胆管和血管之间特殊解剖关系有关。即出血灶流出的血液经胆道由近端向远端引流，进入胃肠道而表现出胆道出血。因肝内胆管和血管的关系密切，故肝内胆管出血比肝外胆管出血多见。

二、临床表现

胆道出血的临床表现随病因不同和出血量多少及速度快慢而异。病因不同，致病到发病的时间间隔各有差异。如肝动脉瘤破裂的患者，动脉瘤破裂后很快出现胆道出血。损伤引起的胆道出血，受伤至发病的时间为 1 天至 2 年，一般为 4 周。出血量少者，仅表现为黑便或大便潜血试验阳性。胆道大量出血的典型临床表现为三联征，即消化道出血(呕血、便血)、胆绞痛、黄疸。但实际上具有完整的三联征者仅有 40%。胆绞痛和黄疸系因血凝块堵塞胆管而致。另外，还可伴有恶寒、发热与腹部包块。出血量大时可出现失血性休克表现。Oddi 括约肌功能完整者，胆道出血可自行停止，但可反复发作，呈周期性，间隔 1～2 周发作一次。

1. 胆绞痛　胆道出血的腹痛常始于右上腹或剑突下，开始仅为不适和灼热感，随后发生阵发性胆绞痛或刺痛，并向右肩背放射。腹痛时由于凝血块堵塞胆管、胆总管下端，引起 Oddi 括约肌强烈痉挛所致。当胆道内压力升高后，凝血块可排出胆总管，而使腹痛暂时消失。有的病例，无胆道梗阻性绞痛，亦无呕血现象，只凭十二指肠引流和血红蛋白测定判断。

2. 消化道出血　随腹痛发作，血液排入肠道，即表现为消化道出血现象。通常以呕血为多见，随后可见黑便。呕吐物内有管条状血块时对诊断有很大帮助。患者有周期性呕血与便血的特点，发作间歇期为 5～14 天。一般发生在外伤后 4 天至 2 周左右，症状有所好转时，突然出现大量黑便或呕血，或在出现剧烈腹痛后发生大呕血甚至休克。而呈长期小量出血或大便潜血时，则易导致贫血。胆道出血往往呈周期性，一般 1～2 周发作一次，这是由于出血后，血容量少，血压下降，出血的血管收缩，血凝块堵塞，使出血自行停止。以后血容量逐渐得以补充，血压恢复及胆管内炎症所致血块液化脱落而再度出血。医源性胆道出血常在肝、胆管术后 2 周左右从引流管或 T 管中突然涌出鲜血，常无上腹绞痛，或仅感右上腹胀痛。

3. 黄疸　胆道出血时，由于血凝块堵塞胆道可造成不同程度的胆道梗阻，因此通常会有黄疸。黄疸程度深浅随胆总管是否完全阻塞而定。黄疸轻重不等，系胆管受阻或破溃，胆汁泛滥所致。患者可有皮肤瘙痒，便色变白，尿色深褐。多伴随腹痛、出血，且反复出现。梗阻缓解，出血停止，黄疸减轻或消退，个别可无黄疸。由于病因不同，有的可在长时间黄疸后发病。部分病例，会出现肝功能不正常。

4. 恶寒、发热　胆道出血患者可有不同程度的胆道感染，以及血瘀胆道、肠道的吸收热，故可出现轻重不一的发热或恶寒。

5. 腹部包块　胆道出血时，会有右上腹部包块，可为肝胆系原发性癌、肝海绵状血管瘤、肝外动脉瘤、肿大的肝脏或胆囊。如有外伤史，典型三联征出现峻急，应考虑动脉瘤破裂出血；如平时无胆囊炎或胆石病史，外伤后突然胆囊肿大，典型症状出现，出血源可不在胆囊或肝外胆道。病史较长，全身情况好，肝脏大而软，听诊可有静脉音，压迫出现凹痕且静脉音变弱时，可诊为肝海绵状血管瘤，此瘤在迅速增大时，可引起自发性出血。肝癌表面凹凸不平、质硬、病程短、迅速恶化，晚期易破裂或受损而出血。

6. 特殊表现　少数非感染、非外伤所致的胆道出血，可无上述胆道感染症状，而保留其原发病变的固有表现，如门静脉高压的肝硬化、肝肿大，肝癌的肝肿块，DIC 的全身出血倾向和血象。

7. 体格检查　患者精神委靡、表情淡漠、肝脏肿大、压痛、肝区叩痛、黄疸、肠鸣音亢进，长期反复出血者呈贫血貌，大量出血者甚至引起失血性休克及继发性感染。

三、实验室检查

(一)血常规

红细胞计数和血红蛋白下降，白细胞计数及分类、中性粒细胞常可升高。

(二)尿常规

尿胆红素阳性，尿胆原减少。

(三)大便常规

大便中发现管型血凝块，大便潜血试验阳性。若为蛔虫性者，大便可发现虫卵。

(四)肝功能

血清总胆红素升高，以结合胆红素升高为主；谷丙转氨酶、r-谷氨酰转肽酶及碱性磷酸酶可有增高。

四、诊断和鉴别诊断

(一)诊断

根据患者的病史、典型的症状与体征，加上特殊检查方法，该病常不难诊断。对诊断上有困难者应做其他辅助检查，目前诊断不仅要确定胆道出血，而且要明确出血部位。

1. 病史　胆道出血患者多有以下病史特点，应注意掌握收集。

(1)胆道感染、肝胆手术(外伤)和出血性疾病史。

(2)胸腹部外伤史、胆道手术史、肝穿刺或插管等介入治疗史。

(3)胆道疾病病史,尤其是胆道蛔虫病与胆石症病史。

(4)胆道手术后胆道引流管中周期性的有血液引出。

(5)有周期发作的上腹疼痛、便血及(或)呕血、黄疸。

(6)上消化道出血而无肝硬化、门静脉高压或消化性溃疡病史者。

2. 症状及体征　见"临床表现"。

3. 辅助检查

(1)X线造影检查

1)选择性血管造影:选择性肝动脉造影和(或)肠系膜上动脉造影,是了解胆道出血最有价值的诊断和定位方法。胆道出血的直接表现为动脉期造影剂呈团状或柱状外溢,肝实质内出现片状造影剂等动脉-胆道瘘征象。间接表现为假性动脉瘤,呈囊状或圆形,显影早,消散较晚。由于这种检查方法显影率高,定位准确,可重复检查,以及能清楚显示肝动脉的解剖,为手术及选择肝动脉栓塞止血提供依据。在剖腹探查时对那些难以发现的肝中央部病变具有特殊的诊断价值,并且可通过它进行栓塞止血治疗。近年来,经皮选择性肝动脉造影是诊断胆道出血、确定出血部位的首选方法。由于用数字减影血管造影检查,造影剂用量少,对肾脏损害小,诊断准确率高达85%～90%,所以在选择性血管造影快速摄片后,再行数字减影血管造影(DSA)显示血管结构更清楚,可进一步提高病变检出率。

2)胆道造影:口服胆囊造影、静脉胆道造影、术中胆道造影、术后T管造影、PTC、ERCP等如能显示造影剂与肝内血肿、动脉瘤或肝腔隙相通;发现血凝块堵塞肝胆管充盈缺损;肝胆管有狭窄、囊性扩张、结石或肿瘤等,有助于胆道出血的定位诊断,可以发现肝内肝外动脉瘤,肝内出血部位和损伤情况,肝内肝外动脉-胆道瘘等,是目前诊断和处理胆道出血的最佳方法。

3)钡餐检查:钡餐透视,对胆道出血,多无直接发现。可发现食管、胃、十二指肠癌及溃疡。腹部平片上,偶可见肝动脉的钙化斑,或胆道胆囊中的钙结石。部分病例可见因充满血凝块而扩大的胆囊和胆总管在十二指肠球部出现压迹。钡餐检查还可排除食管、胃底曲张静脉破裂和溃疡病引起的出血。

4)脾门静脉造影:当选择性腹腔动脉造影无发现时,胆道出血可能起源于门静脉分支,经脾穿刺行门静脉造影,以发现胆道-门静脉瘘或脾脏-胰管瘘。

(2)超声检查:B超用于寻找胆道出血的原因,可发现胆道的结石、蛔虫、胆囊增大与胆管扩张及肝脓肿、肝血管瘤、癌肿等。还可观察胆道内血液凝结及血块等演变情况。其优点在于方便易行、无损伤性、可反复测试。

1)超声波检查:可检出胆石、扩张的胆管或血管、肿瘤、有空腔的囊肿、脓肿、血肿和动脉瘤。

2)超声波诱导穿刺:应用瞬间超声波探头中装有诱导用针孔,能准确地进行经皮经肝穿刺、造影等。

3)内镜超声检查:用超声内镜对胆总管和壶腹部进行近距离超声检查,不受气体干扰,准确率高,并可进行活检。

(3)内镜检查:内镜检查应列为胆道出血患者的常规检查,因为它可排除其他来源的上消化道出血。因胆道出血为周期性出血,在发作间歇期不能看到活动出血,故内镜检查应在出血期进行。可在直视下看见鲜血或血凝块从十二指肠乳头处排出,同时也可排除胃肠道黏膜糜烂或溃疡等其他原因引起的出血。胆管无急性炎症时,可经纤维十二指肠内镜行逆行胰胆管造影。成功的造影可显示出胆管中血凝块的充盈缺损,造影剂与肝内血肿、动脉瘤或其他间隙相通,从而获得胆道出血的定位诊断。

1)常规内镜检查:用以排除食管、胃、十二指肠溃疡,炎症,癌,食管静脉瘤破裂,贲门黏膜撕裂症和急性胃黏膜病变等的出血。十二指肠镜检查可直接看到十二指肠乳头有血流出而确诊胆道出血,并可排除胃十二指肠黏膜糜烂或溃疡等其他原因的上消化道出血。如只有乏特乳头开口部鲜血或凝血条排出,胆道出血的诊断可以肯定。如只在十二指肠降部有鲜血而其他部位黏膜正常,又无血液时,应高度怀疑胆道出血,须进一步检查。

2)逆行性胰胆管造影检查:经十二指肠大乳头插管,进行胆管、胆囊和胰管造影。或进一步进行胆管胰管微小内镜(母子内镜)检查,可以发现造影中胆管、胰管的狭窄、变形、梗阻、移位，阴影缺损等。也可窥视到胆管胰管黏膜有无出血、溃疡、结石、肿瘤、糜烂等改变。

(4)CT 扫描、磁共振成像(MRI)及 MRCP：CT 扫描和 MRI 检测仪对引起胆道出血的原发病灶的定位和定性诊断有帮助，可发现胆道肿瘤、结石情况。据报道，胆道疾病 CT 定位诊断正确率胆总管病变为 82.4%，对肝胆管及胆囊病变均为 66.7%；定性诊断正确率胆管疾病为 70.6%，胆囊疾病为 66.7%，肝胆管病变为 55.6%。CT 或 MRCP 扫描多用于外伤性患者，明确损伤的脏器和严重程度，以供临床上判断外伤与胆道出血的关系。典型的影像学表现体现在：在胆管和胆总管内由于大量血凝块的存在，因此往往会出现不规则充盈缺损，且随着体位的变化而出现形态上、充盈缺损大小等方面的改变，对于胆道出血患者，充盈缺损与胆管壁分界清楚。经造影剂增强后胆管内可见明显增强现象，表现有胆道“瘘血”现象。

(5)核素显像：Whelan 认为核素(核素^{99m}Tc)肝胆显像显示肝胆系肿瘤、外伤、血肿、炎症，对胆道出血的病因检查有特殊的诊断价值。Shapior 曾提出在胆道出血率仅 0.1ml / h，采用^{99m}Tc 标记的红细胞法即可被检出。但该法的致命性缺点是阳性率不高，且完全定位于胆道出血较困难，也不能进行合适的止血治疗。该方法目前的诊断作用尚存在争议，因此目前在临床上尚未被大量采用。目前超声检查、核素显像和 CT 扫描，均不能确定胆道出血的部位。

4. 剖腹探查　经上述方法均不能确定胆道出血的部位时，剖腹探查是明确出血部位的惟一途径。术中依序探查胃、十二指肠、肝、胰、脾，排除其他原因的出血后再探查胆道。剖腹术中胆道探查是诊断胆道出血的最直接方法，术中借助胆道镜常可清楚观察出血部位。探查肝脏对诊断出血的部位和判断病变的类型很有帮助。肝动脉扪诊有震颤，可作为判断胆道出血的参考。胆总管切开探查是术中诊断胆道出血最简单有效的方法。必要时尚可行术中胆道造影、术中肝动脉造影、术中 B 超探测、胆道镜协助寻找出血病灶。

(1)剖腹探查：可直接了解和发现外伤后肝及胆囊、胆管情况，包括肝表面炎症、充血、肿胀、小脓肿、肿瘤的有无、胆囊胆道的色调、结石、胆囊内充有血液的情况、肝动脉震颤、肝外动脉瘤的有无、异位起始的肝动脉有无等。

(2)术中肝动脉造影：因为胆道出血病因复杂，出血部位常常难以定位，所以近年来有学者推行术中肝动脉造影，用于探查难以确定的病灶。

(3)术中胆道镜检查和胆道冲洗：可以了解胆道内炎症、溃疡及有无肿瘤等情况。

在临床上，首先要排除胆道出血以外的出血源，进行内镜检查，进一步肯定出血部位，进行选择性腹腔动脉造影或术中肝动脉造影，确定出血部位，这是有效治疗的关键。胆道出血误诊原因有如下几种情况：①对胆道出血临床表现认识不足；②忽视外伤、手术和原发病的病史；③首先考虑消化道出血来自常见的溃疡病，反复钡餐检查延误诊断；④原发病为急性化脓性胆管炎，因感染中毒症状严重，误诊为应激性溃疡出血；⑤出现黄疸又误认为是大量输血致血清性肝炎或溶血所致；⑥有手术史又考虑为手术损伤，止血不完善及出血倾向等；⑦胆道出血量不太多，具有较长时间的间歇期再发作，易被忽视。

(二)鉴别诊断

胆道出血单凭临床表现常难以与其他消化道出血性疾病相鉴别，但通过病史及辅助检查，则能明确诊断。临床上主要与下列疾病相鉴别。

1. 肝硬化　患者有病毒性肝炎病史，或长期大量饮酒史；B 超检查有肝脏体积缩小，肝被膜呈锯齿状，门静脉增宽，脾脏肿大；钡餐透视有胃底或食管静脉曲张；肝功能异常，血浆白蛋白降低。而胆道出血缺乏上述异常改变。

2. 胃及十二指肠球部溃疡　患者常有规律性胃痛，伴胃灼热、泛酸，制酸药治疗有效，胃镜检查可明确出血部位。

3. 食管静脉曲张破裂　患者常因门静脉高压所致，无胆绞痛样剧痛、周期性反复出血和黄疸。

4. 胆囊炎、胆石症　患者虽可有右上腹疼痛不适及黄疸，但无大量出血和反复出血。

5. 过敏性紫癜　患者有过敏原，有全身性所见，无反复周期性大量出血，无黄疸。

五、治疗

随着对胆道出血病因、病理等认识的加深和诊疗经验的积累，对其治疗大致经历了非手术治疗→手术治疗→介入放射和选择性手术治疗的发展过程。

(一)非手术治疗

1. 适应证　以下情况可以首先考虑采用非手术治疗。

(1)出血量少。

(2)无高热、寒战、黄疸及感染性休克者。

(3)患者情况不能耐受手术。

2. 全身治疗

(1)支持疗法：包括输血输液扩容治疗，积极防治休克，注意维持水、电解质和酸碱平衡及营养支持等措施。

(2)抗感染：必须积极地早期、足量、联合应用抗生素治疗，这是非手术治疗的关键措施。控制胆道感染，酌情选用广谱抗生素，对于感染性胆道出血尤其适合。出血停止后，仍应抗感染治疗 10 天以确定治愈。

3. 止血治疗

(1)药物止血

1)止血剂治疗：临床常用的止血剂有酚磺乙胺(止血敏)、氨甲苯酸(止血芳酸)、维生素 K、巴曲酶(立止血)、凝血酶原复合物等止血药物治疗。

2)血管加压素治疗：可促使内脏小动脉收缩，减少血流量达到止血作用；但对高血压和有冠状血管供血不足的患者不适用。近年来多应用特利加压素，能以稳定速率释放加压素，产生的副作用较轻。

3)生长抑素治疗：生长抑素是近年临床上用于治疗上消化道出血较为有效的药物，如施他宁或善宁等药物治疗胆道出血，以达到降低门静脉压力而控制出血的目的，取得较好效果。

(2)ERCP 下鼻胆管引流冲洗止血：对临床上高度怀疑胆道出血的患者，应积极急诊行 ERCP 下鼻胆管引流术。术后应密切观察鼻胆管引流液的色泽和量，若引流液含血性液体过多，应行鼻胆管冲洗，一方面可以了解胆道出血并给予积极止血治疗；另一方面可预防胆道继发性感染。在鼻胆管内给予去甲肾上腺素、凝血酶等止血药物进行胆道冲洗，给予抗生素，如庆大霉素、甲硝唑等进行胆道冲洗，预防继发性胆道感染。

(3)经胆道镜 Fogarty 球囊导管介入治疗胆道出血：将充液球囊压住渗出血部位，以达到止血目的。在临床上常采用经腹手术或经 T 管窦道入路插入胆道镜。经腹手术者先切开胆总管，吸进胆总管内的胆汁、脓性絮状物，取出血凝块；经 T 管窦道者应先仔细认真阅读 T 管胆道造影 X 线片，观察 T 管在腹内行径及肝内外胆管病灶部位，然后拔出 T 管。前者将胆道镜直接插入胆总管，后者经 T 管窦道插入胆总管。边注水边观察，依次检查肝内胆管、肝总管及胆总管，确定出血来源部位，寻找原发病。镜下常见出血来源好发在左肝管和(或)右肝管，进一步检查可发现胆管黏膜明显充血、水肿，局部可见瘀斑糜烂、血管网增加。术中可采取镜下阻断第一肝门，观察出血有无停止趋势。如仍不能达到止血目的，则将 Fogarty 球囊导管经胆道镜，在直视下置于胆管出血部位，然后注入生理盐水扩张球囊，使充液的球囊直接压迫在胆管的出血处，剪去球囊导管尾端，拔出胆道镜。也可以将导管自 T 管侧壁引出体外，妥善固定后，重新注入生理盐水扩张球囊。术后每隔 4～6 小时抽空球囊内生理盐水，留置观察有无胆道继续出血征象。并用含有双氧水和抗生素的生理盐水交替经 T 管冲洗胆道，促使炎症消退。同时加强全身抗感染及支持疗法。如胆道出血停止后又再度出血，还可重新注入生理盐水扩张球囊，如此反复，最终达到胆道止血的目的。一般在临床上，留置 Fogarty 球囊 2 周左右，待胆道炎症基本消退，出血灶多能自愈，然后考虑拔管。在治疗中需要注意的是，注入球囊的生理盐水要适度，约 3ml，不宜过分压迫胆管壁。术后间断排空球囊，防止胆管壁持续、长期压迫引起缺血、坏死及胆汁不能引出等，加重原有的胆道感染症状。间歇期间，反复用双氧水及含抗生素的生理盐水交替冲洗胆道，以加强局部抗感染治疗及止血的效果。

(4)局部用药：术后有 T 管者，可采用经 T 管直接向胆道内注入止血药物进行止血治疗。止血药物常选用肾上腺素、去甲肾上腺素、过氧化氢溶液、安络血、灭菌凝血溶液及孟氏溶液等。注药时压力不宜过大，注药后要夹管适当时间。一般药物经稀释后注入胆道并夹管30～60分钟，以防药物外流呀，可根据胆道出血的情况每隔3～4小时重复治疗。

(5)动脉栓塞疗法：是近年来介入放射学发展后的新疗法。一般在选择性肝动脉造影发现出血来源之后，即将不锈钢弹簧圈和明胶海绵碎片送至出血部位，往往能收到立刻止血效果。该法对患者全身情况扰乱较小，尤其适合于病情危重、手术后出血、肝外伤后出血、肿瘤性出血和复发性出血的患者。

(二)中医治疗

如前所述，按中医辨证原则，胆道出血可分为肝胆实热、阴虚内热、气血亏虚及瘀血内阻四类，分别采用不同方药进行治疗。临床证实采用中西医结合治疗其控制感染、止血等疗效均较单纯应用西药有所提高。论治原则为"急则治其标"、"缓则治其本"或"标本兼治"，酌情灵活处理。

1. 肝胆实热　多见于胆道出血的早期患者，患者体质尚强壮。症见口苦胁痛，发热，吐血色红或紫黯，发热，口干口苦，尿赤，便结，舌红苔黄或腻，脉弦或数。治宜清肝泻胆，宁络止血。

(1)中药汤剂：龙胆泻肝汤(龙胆草、黄芩、山栀、木通、车前子、泽泻、当归、生地、柴胡、甘草)加减。酌情加用止血药物如花蕊石、白茅根、蒲黄、藕节炭、棕榈炭、三七等。也可选用大柴胡汤、黄连解毒汤、金铃子散等合十灰散加减治之。

(2)其他药物：消炎利胆片，每次4片，每日3次；清火栀麦胶囊，每次2粒，每日3次；清开灵冲剂，每次1～2包，每日2次。

(3)因蛔虫所致者，配合驱蛔治疗。伴结石者，参考胆石症的治疗。

(4)针灸疗法

1)体针：取期门、支沟、阳陵泉、足三里、太冲等穴，用泻法。配阴都、阴谷、中极、血海穴以清热止血。

2)耳针：肝、胆、神门、胸，用强刺激，留针30分钟或埋皮内针。

2. 阴虚内热　多见于阴虚阳亢的患者。症见眩晕耳鸣，腰膝酸软，口干口苦，面红耳赤，舌红绛干裂，脉弦细数。治宜益气养阴，清热凉血。

(1)中药汤剂：旋覆代赭汤合犀角地黄汤加减，酌情加入止血药物如旱莲草、茜草、大小蓟、侧柏叶等，同时合用沙参、麦冬、花粉、玉竹、西洋参等以生津液养胃阴。也可选用茜根散加减。

(2)其他药物：知柏地黄丸，每次1丸，每日2次；大补阴丸：每次6g，每日2～3次。

(3)针灸疗法：取合谷、三阴交、曲池、血海、太溪、复溜，用补泻兼施。

3. 气血亏虚　多见于病程已久或体质素虚患者。症见吐血缠绵不止，时轻时重，血色暗淡，黑便或潜血阳性，面色苍白或萎黄，少气乏力，精神不振，头晕眼花，动则气喘，舌质淡，苔薄白，脉沉细无力。治宜益气健脾，养血摄血。

(1)中药汤剂：归脾汤(黄芪、人参、白术、茯苓、甘草、当归、酸枣仁、龙眼肉、远志、木香)加减。酌情加入止血药物如茜草、大小蓟、仙鹤草、乌贼骨、炮姜等。亦可选用八珍汤、十全大补汤、柴芍六君子汤加减治之。

(2)其他药物：八珍颗粒，每次1袋，每日3次；四君子合剂，每次30ml，每日3次；人参归脾丸，每次6g，每日3次。

(3)针灸疗法：选肝俞、脾俞、关元、三阴交、足三里、百合等穴针灸并用，以补益气血，养血摄血。针用补法。

4. 瘀血内阻　多见于于胆道外伤、肝内血肿或医源性胆道损伤出血患者。症见右胁刺痛，痛处固定不移，吐血紫黯或含有凝块，或见黄疸，大便色黑，质稀薄，舌质紫黯或有瘀斑、瘀点、脉涩。治宜活血止血，利胆止痛。

(1)中药汤剂：膈下逐瘀汤加减(红花、川芎、桃仁、当归、赤芍、丹皮、延胡索、炒灵脂、枳壳、香附、乌药、甘草)。酌情加蒲黄、藕节炭、三七粉、茜草、大小蓟等以止血。亦可选用血府逐瘀汤、失笑散、复原活血汤加止血之品治疗。

(2)其他药物：活血王加止血宝；三七片配云南白药。

(3)穴位注射：以丹参注射液双侧足三里穴及胆囊穴每日每穴注射1ml，7～10天为1疗程。

(4)针灸疗法：选期门、支沟、太冲、膈俞、三阴交，用泻法。留针20分钟，每日1次，6次为

1疗程。

5. 非手术治疗的注意事项

(1)本病系上消化道出血中病情凶险、死亡率高的一种,因此治疗期间必须密切观察病情变化。若出血持续不止,出血多致使休克难以纠正;或感染症状不能控制者,宜及时中转手术,中转手术的时机十分重要,应根据病情慎重考虑。

(2)本病的特点是周期性反复出血。因此非手术疗法止血后,宜继续用药巩固10天以上,以防止再度出血和促使残余血块排除出。有T管者,可用肾上腺素生理盐水冲洗胆道,清除血块,一般不会引起出血。

(3)血止后仍需作进一步检查,如胆道造影、B型超声、同位素扫描或CT等,明确出血病因和病灶部位,制定和实施确定性治疗,以根治疾病。

6. 关于隐性胆道出血 隐性胆道出血(occult hemobilia)是指不伴有明显胃肠道出血的胆道出血,按照传统的定义,这部分病例不在胆道出血之列。有人统计,约25%的胆囊结石患者、37%的胆总管结石患者、3%~7%的经皮肝穿刺患者大便潜血呈阳性,属隐性胆道出血之列。由于隐性胆道出血量较少,进入胆道后在未与胆汁混合前即可形成稳定的难以溶解的血凝块。一旦血凝块堵塞了胆管,则难以被流动的胆汁冲刷掉,以致血凝块在胆道内长期存留,引起酷似肝胆管结石的症状,甚至有可能将其误诊为胆道残余结石。因此,在对上述情况进行胆道造影检查时,可发现胆道内血凝块溶解,胆道恢复通畅。用药的途径,可以通过"T"形管直接给药,对未置放"T"形管的患者,可采用经内镜逆行胆道插管的方法给药。病情严重者,应施行手术,切开胆总管将血凝块取出。

胆道出血是许多疾病的严重并发症,病死率高。如能保持高度警惕,胆道出血的诊断并不困难,尤其是肝胆系外伤、肝内操作、严重胆道感染病例。在大出血病例,应首先考虑行内镜检查,以排除食管、胃、十二指肠出血;明确出血后,首先置管行胆道引流,即行鼻胆管引流,观察引流量和颜色,估计出血量,同时鼻胆管内给予止血药物和抗生素冲洗治疗。也可行血管造影,定位后行TAE止血治疗。如上述措施无效或失败才考虑手术治疗。

(三)手术治疗

手术治疗的目的除了直接控制出血外,建立通畅的胆道内、外引流,更重要的是进行病因治疗,尽可能清除病灶。胆道出血的病因治疗,不容忽视,包括外伤处理、控制感染、纠正休克,止血剂应用和对症治疗。若患者有外伤病史,则应该积极处理外伤情况;若由于肝胆系统出现严重感染者,应加强胆道抗感染治疗等。

1. 适应证 下列情况应选择手术治疗:

(1)反复发作大出血,特别是出血周期愈来愈短,出血量愈来愈大者。

(2)合并严重胆道感染需手术引流者。

(3)胆肠内引流后发生胆道大出血者。

(4)原发疾病需要外科手术治疗者,如肝胆肿瘤、肝血管疾病、肝脓肿等。

2. 探查与定位 术中首先要探查出血的部位,一般分为下列3个步骤。

(1)鉴别上消化道出血是否来自胆道:在急性大出血期间剖腹探查时,要进一步与食管静脉曲张破裂、溃疡病出血鉴别。如发现胆总管扩大,试探性穿刺有血液,或胆囊充盈,内有大量血液,即可证实为胆道出血。

(2)鉴别胆道出血来自肝内抑或肝外病灶:一般来说,鉴别出血来自肝内或肝外胆道并不困难。肝、胆肿瘤不难从肝、胆表面看出。肝内的肝动脉瘤,可以从小网膜上有搏动性肿块而做出诊断。肝内炎性病变好发于左外叶和右后叶顶部,在该处可扪及包块。当肝内感染合并胆囊炎症时,鉴别出血来自胆囊抑或肝内感染则较困难。切除胆囊后,切开胆总管探查。

(3)肝内胆道出血灶的定位:肝内肿块或肝表面与周围组织粘连处,常提示为出血灶的部位,必要时,切开胆总管进行探查,取净血块,观察出血来自左侧或右侧肝管口。若出血已止,可加压冲洗以激发出血,确定出血来源。经探查仍不能确定出血灶,可以采用术中B超、术中肝胆管造影,更有助于出血病灶的定位。

3. 手术方式 手术应确定出血部位和原因,根据病情选用胆囊切除、胆总管探查、T管引流、肝动脉结扎、病变肝叶(段)切除术,也可采用选择性肝动脉造影，明确出血部位后行高选择性肝动脉栓塞治疗。

(1)胆囊切除术：只限于确立为胆囊本身病变(出血性胆囊炎、胆囊癌)所引起的胆道出血。主要适用于胆囊结石或蛔虫造成的囊壁糜烂、出血性胆囊炎、胆囊癌、腺样增生性胆囊炎、胆囊动脉瘤等胆囊疾病所致的胆道出血。胆道出血时，胆囊充满血液而明显胀大，囊内压明显升高，严重者伴有溃疡及出血，甚至坏死，因此手术时一般将胆囊附带切除为妥。对肝内胆管出血者，仍应根据胆囊病变决定是否切除胆囊。由于此类病变的发病率不高，故企图胆囊切除治疗胆道出血，一般都达不到预期目的。为了便于手术后观察和处理，通常需切开胆总管放置 T 管引流。既切除了出血病灶，又可去除胆总管血凝块或结石，同时 T 管引流，解除了梗阻，充分引流了感染的胆汁，还可应用抗生素局部反复冲洗，从而达到治疗出血的目的。

(2)胆总管探查加 T 管引流术：适用于因结石、蛔虫嵌顿于胆总管内导致胆总管黏膜炎性溃疡糜烂出血。手术去除结石、蛔虫后，对溃疡面用石碳酸和硝酸银稍加烧灼即可止血，是处理胆道大出血的基本术式，因为出血的定位一般都需经过胆总管探查、造影、胆道镜检查。该术式有利于探查出血来源，去除梗阻因素；引流胆汁，减低胆道内压，减轻腐蚀性出血，有助于控制感染，减轻黄疸，促进出血灶的愈合和改善肝功能；观察术后再出血；可经 T 管注入抗菌药物或造影剂；部分因胆道黏膜炎症溃疡引起的出血可望治愈。一般出血量不多或出血来源于胆管黏膜的炎症溃疡，引流后出血可逐渐停止，大量出血单纯引流达不到止血目的。多数学者认为胆总管引流术仅适用于严重胆道感染和一般情况差而不能耐受复杂手术的患者，不能作为主要的手术方式。因此，此法常与胆囊切除、肝动脉结扎等联合施行。

(3)肝动脉结扎术：适用于不能耐受切肝，合并弥漫性肝内感染、肝外广泛粘连、局限性胆管炎性出血、已不能切除的肝癌所引起的胆道出血、患者有胆道系统原发灶而一般情况差或出血部位不明确者。主要是结扎肝固有动脉和肝叶动脉，该术式目前尚有许多争论，争论焦点主要是其疗效还不够理想，动脉结扎后肝脏血供受影响而使肝功能受损，动脉结扎后不能控制感染，甚至加重感染。尽管如此，该术式仍是治疗胆道出血的重要手段。

在以下情况时，可以考虑应用：①活动性肝内胆道出血，由肝动脉属支出血引起者；②双侧性肝内胆道出血，而肝内无明显局限性病灶可见者；③手术中出血已停，未能查到出血病灶者；④肝癌、胆管癌引起的胆道出血，肿瘤已不可能切除或不能耐受手术者。结扎部位最好选择患侧(肝左或肝右)动脉，在不能确立来自何侧出血时，则以肝固有动脉结扎为宜，一般不宜结扎肝总动脉。在肝动脉结扎之前，可试阻断肝动脉血流，若阻断后出血停止，说明肝动脉结扎有效。结扎后应观察到血肿压力降低，血肿变软搏动消失，以切开血肿后出血停止证明动脉结扎是正确的。肝固有动脉结扎或右肝动脉结扎后，可能发生胆囊坏死。故不少学者提出肝动脉结扎术时应作胆囊造瘘，最好是胆囊切除，以预防术后胆囊坏死。

(4)选择性肝动脉造影栓塞术：此法是 20 世纪 70 年代介入放射在胆道外科应用上的新进展，经股动脉穿刺采用 Seldinger 技术插管作超选择性肝动脉造影了解出血部位及解剖情况后即注入栓塞剂或栓塞物(如明胶海绵、人硬脑膜、异丁基-乙氰-丙烯酸、弹簧金属圈等)，是对外伤性胆道出血的首选疗法。对合并肝动脉假性动脉瘤或肝动脉胆管瘘者效果较好。在选择性肝动脉造影协助下，确定病灶部位，将导管尽可能靠近出血部位，以获得高选择性节段性栓塞，动脉栓塞后 48 小时即可恢复血运，使肝坏死的范围降到最低限度。该术式仍应配上胆总管探查加 T 管引流术，以解除胆道梗阻和引流感染性胆汁。本术式具有快捷、安全、创伤小和止血准确可靠等优点，是近年来急性胆道出血的首选方法，但门静脉栓塞者禁用。

(5)肝部分或肝叶切除术：对身体条件尚可而病灶局限定位明确的患者，尤其是曾做过胆总管探查引流、肝动脉结扎术等仍有反复出血者或肝脓肿引起出血，病灶局限肝脏一叶或一侧时，可考虑部分切除肝部分或肝叶切除术。包括非规则性肝右叶切除术、左半肝切除术、左外叶切除术、清创性肝切除术等。肝叶切除术或部分区、段切除对肝内胆道大出血既能达到止血的目的，又可去除原发病灶，是最理想的治疗方法。其缺点是创伤较大，手术死亡率高,大出血又合并休克者难以耐受。

对处于失血和感染双重侵袭下的危重患者来说,肝叶切除确有一定的危险性,应充分考虑。应严格掌握适应证:

1)可切除的肝癌肝功能良好者。

2)良性肝血管瘤及其他肝良性肿瘤。

3)局限性肝内慢性感染。

4)肝损伤时清创性肝叶切除。

5)已肯定出血来自一侧的肝,尤其是左外叶,但未能明确病灶性质。

6)全身情况能耐受手术创伤,余肝能维持代谢功能。

(6)其他术式:由于造成胆道出血的原因复杂,故应根据病因采取恰当的手术方式。

1)清创缝合术:肝内出血灶血管缝扎。肝内胆管壁切口边缘或切端出血,可行胆总管壁出血点缝扎止血术。由于手术时,并非所有断裂的血管都在出血,确定和结扎肝内腔隙中出血的血管比较困难,因此有人主张同时作肝动脉结扎,以提高治疗效果。

2)胰腺坏死病灶清除和胰十二指肠上动脉结扎术:适用于重症胰腺炎合并胰十二指肠上动脉破裂者。

3)动脉瘤切除术:如果肝外、肝内动脉瘤破裂出血,可将动脉瘤近、远端血管结扎或动脉瘤切除。切除的肝动脉可行端端吻合重建肝动脉血供,亦可不作动脉重建。

4)肝切开腔内止血术:主要适用于肝中央部位病变,经血管造影定位后,切开肝内空腔,在腔内缝扎受累的动脉和胆管,止血后,缝合空腔并留置引流管于腔内。

5)门静脉结扎术:1973 年,钱礼曾提出结扎门静脉治疗胆道出血的设想,但多年来一直未有人付诸实施,对确系门静脉分支所致胆道出血者,可能有一定疗效,是否将引起其他严重并发症与后遗症,有待于进一步研究。

6)肝内腔隙填塞术:由于易继发感染及发生延迟性出血,故已弃用。

六、转归和预后

胆道出血经恰当的中西医结合非手术疗法及必要的手术治疗,多能得到控制,预后较好。但对发病急骤者如未能及时做出判断或治疗不当,常会导致死亡或需反复手术。预防胆道出血首先要注意消除其病因。在我国由于胆道出血多为胆道寄生虫及胆道结石所致继发感染引起,因此积极防治寄生虫病,及时正确地治疗胆道结石病,是防止胆道出血的最为关键措施。凡上消化道出血除考虑食管、胃十二指肠等外,应想到是否有胆道出血。一旦出血,因病情凶险,应立即治疗。初发病时应给予内科治疗,如输血、止血、中药内服,抗感染及支持治疗。近年来采取了介入法选择性肝动脉栓塞,是一种新的治疗手段,避免开刀手术,效果较好。防治休克是关键。但反复大量出血超过 2 个周期者,且出血性休克不易纠正者,或查明出血病源较严重,估计用非手术疗法不易治愈者,应考虑手术治疗。

胆道出血经治疗后死亡率国外报道为 25%～50%,国内报道为 7.2%～35.7%。提高治愈率和降低死亡率的关键是预防胆道出血。预防措施有以下几个方面:

(1)正确处理肝损伤:肝损伤时常有胆管和血管壁破裂、肝组织坏死、肝内血肿和继发感染等。手术治疗时在清除全部失活肝组织后,应仔细缝扎肝创面的血管和胆管,畅通引流。

(2)肝穿刺针吸活检要用细针,尽量避免反复多次穿刺。

(3)预防 PTC 和 PTBD 后胆道出血。

(4)重视肝胆管结石、蛔虫和胆道感染的治疗。

(5)及早诊断和治疗肝脏肿瘤与血管瘤。

(6)仔细手术操作:行肝脏手术、肝门部或邻近器官手术,术时应充分暴露,仔细分离,避免发生医源性胆道出血。

(张静喆)

第八节 黄疸的鉴别诊断

黄疸是指由于高胆红素血症而引起巩膜、皮肤、黏膜及其他组织和体液的黄染。正常胆红素的上限是 17.1μmol/L(1.0mg/dl),高于此数值称为黄疸。但是当血清胆红素浓度为 17.1～34.2μmol/L(1.0～2.0mg/dl)时,肉眼看不出明显黄疸,称为隐性黄疸;当血清胆红素浓度超过 34.2μmol/L(2.0mg/dl)时,可出现肉眼可见黄疸,称显性黄疸。

黄疸是临床上常见的一种症状和体征,大多数肝胆系统疾病及某些血液疾病都可引起黄疸。但是黄疸的诊断较为复杂,正确的诊断需要建立在对胆红素代谢紊乱的理解的基础之上。黄疸的分类方法很多,以前多沿用病因学分类,根据胆红素的来源将其分为溶血性、肝细胞性、胆汁淤积性黄疸。近年来,根据增高的胆红素的性质,常将其分为非结合型胆红素(UCB)增高为主型的黄疸及结合型胆红素(CB)增高为主的黄疸;还有根据发病环节,将其分为肝前性黄疸、肝性黄疸和肝后性黄疸;还可从治疗的角度对其进行分类,可分为外科性黄疸与内科性黄疸两大类等。

黄疸在祖国传统医学中又称"黄瘅",作为内科的一种疾病,黄疸很早就为古代医家所重视。祖国医学对黄疸的论述,始见于《内经》,该书首创"黄疸"之病名,提出了该病的临床主症,如《素问·平人气象论》云"溺黄赤安卧者,黄疸。……目黄者曰黄疸",又《灵枢·论疾诊尺篇》云"身痛而色微黄,齿垢黄,爪甲上黄,黄疸也",指出了黄疸的三大主症是目黄、身黄、小便黄。至汉代,张仲景在《内经》基础上,进一步深化了对黄疸的认识,初步形成了理法方药,首创黄疸辨证论治之先河。至隋唐宋元时期,许多医家对黄疸的病因、病机及证候分类,进行了更为详细的论述。如隋代巢元芳在《诸病源候论》中设黄疸之专论,首次提出"阴黄"之说,并创"急黄"之新说。元代罗天益在《卫生宝鉴》中,进一步将阳黄与阴黄的辨证论治系统化了。明清时期,对黄疸的认识渐臻完善,形成了较为完整的理、法、方、药。明代张景岳在《景岳全书》中首次提出"胆黄"这一病名;清代沈金鳌《沈氏尊生书·诸疸源流》还认识到了某些黄疸具有传染性。

一、病因

(一)西医病因病理

1. 病理因素

(1)溶血性黄疸:引起溶血性黄疸的原因很多,主要分为两大类:一类是引起先天性溶血性贫血的原因,如珠蛋白生成障碍性贫血、遗传性球形红细胞增多症;另一类是引起后天性获得性溶血性贫血的原因,如自身免疫反应、不同血型输血后的溶血、中毒、感染、药物因素等。

(2)肝细胞性黄疸:病毒性肝炎、肝硬化、中毒性肝炎、败血症等各种导致肝细胞广泛损害的疾病均可引起黄疸。

(3)胆汁淤积性黄疸:又称阻塞性黄疸,可分为肝内性胆汁淤积及肝外性胆汁淤积。引起前者的主要因素有肝内胆管结石、癌栓、寄生虫如华支睾吸虫感染、原发性胆汁性肝硬化、毛细胆管型病毒性肝炎、药物性胆汁淤积、妊娠期复发性黄疸等;引起后者的主要因素有胆总管结石、狭窄、胆总管寄生虫如蛔虫阻塞、肿瘤、壶腹部癌等。

(4)先天性非溶血性黄疸:多由先天性胆红素代谢发生障碍导致。本组疾病在临床上均较少见,如 Gilbert 综合征、Crigler-Najiar 综合征、Rotor 综合征、Dubin-Johnson 综合征。

2. 发病机制

(1)胆红素生成过多:胆红素是体内铁卟啉化合物的主要分解代谢产物,其主要来源是衰老的红细胞中血红蛋白的分解,占总胆红素的 80%～85%,其余部分来自肝内含铁卟啉酶类如过氧化物酶、过氧化氢酶、细胞色素氧化酶及骨髓幼稚红细胞的血红蛋白的分解,这些胆红素又称旁路胆红素,占总胆红素的 15%～20%。正常成人每日产生 250～350mg 胆红素,当疾病如溶血性贫血、旁路胆红素生成过多等形成大量的非结合胆红素,超过肝细胞的代谢能力时,使非结合胆红素在血中潴留,超过正常水平而出现黄疸。

(2)胆红素在肝脏中的摄取、结合障碍：血中胆红素以胆红素-清蛋白复合体的形式运送到肝脏，进入肝脏后，胆红素与清蛋白分离，前者透过细胞膜进入肝细胞后，与胞浆中的Y蛋白和Z蛋白两种载体蛋白结合形成复合物，之后被转运至滑面内质网。经UDP-葡萄糖醛酸基转移酶催化，生成葡萄糖醛酸胆红素酯，又称结合胆红素，此胆红素为水溶性的。当肝细胞内Y蛋白或Z蛋白载体蛋白缺乏时，肝细胞摄取胆红素发生障碍，血清非结合胆红素升高而发生黄疸；或者肝细胞内葡萄糖醛酸基转移酶不足或缺乏，或葡萄糖醛酸基转移酶受到抑制时，可引起胆红素与葡萄糖醛酸基转移酶受阻而发生黄疸。

(3)胆红素在肝脏中的排泄障碍：胆红素在肝脏中的排泄机制目前尚未完全明了，主要认为结合胆红素在肝细胞中经主动转运，在内质网、高尔基体、肝毛细胆管微突等细胞器的参与下，排入毛细胆管而随胆汁排出。当内质网、高尔基体或肝毛细胆管微突功能障碍或病变时，胆红素排泄异常，反流入血而致黄疸。

(4)胆道排泄胆汁受阻：正常情况下，胆汁经胆道排泄入肠道，其中的结合胆红素在肠道中转化为胆素原之后，部分胆素原可被重新吸收入血进入肝脏，形成胆素原的肝肠循环。当胆道由于某种原因狭窄或堵塞时，可使胆道内压力升高，结合胆红素反流入血而引起黄疸。这些原因主要包括胆道阻塞、胆道压迫性狭窄、胆道壁病变性狭窄等，如结石、癌栓、寄生虫病(胆道蛔虫、华支睾吸虫等)、胆管癌、壶腹部癌、原发性胆汁性肝硬化、毛细胆管型病毒性肝炎、胆道感染等。

(二)中医病因病机

祖国传统医学中将黄疸作为一个独立的病种来对待，对应于现代医学的病毒性肝炎、胆道疾病、溶血性黄疸、肝硬化等有黄疸症状的疾病。黄疸的病因总的来说不外内、外两方面，外因多由感受时邪，饮食失节所致；内因多与脾胃虚寒，内伤不足有关，内外二因互为因果。

1. 感受外邪　外感暑湿、湿热或疫毒，由表入里，或直中于里，郁遏不达，困阻中焦，脾胃运化失常，湿热熏蒸于肝胆，不能泄越，以致肝失疏泄，胆汁外溢，浸淫肌肤，上染睛目，下流膀胱，致身黄、目黄、小便黄。若湿热挟疫毒伤人，则病势急骤，且多具传染性，热毒炽盛，迫使胆汁不循常道而致黄疸，伤及营血，内陷心包，则可出现出血或神昏等症，成为“急黄”或“瘟黄”。如《诸病源候论·急黄候》指出，“脾胃有热，谷气郁蒸，因为热毒所加，故卒然发黄，心满气喘，命在顷刻，故云急黄也”。若为素体阳虚，外感寒湿或感受湿邪，湿从寒化，阻遏中焦，阻滞肝胆气机，胆液外泄，亦可致黄疸。如《伤寒论·太阳篇》说：“伤寒发汗已，身目为黄，所以然者，以寒湿在里不解故也”。

2. 饮食所伤　饮食不洁，或饥饱失常，或嗜酒过度，或饮食偏嗜，皆可损失脾胃，以致脾胃运化功能失职，水湿不运，困阻气机，郁而化热，熏蒸肝胆，迫使胆汁外溢，浸渍肌肤而发黄。如《金匮要略·黄疸病》说“谷气不消，胃中苦浊，浊气下流，小便不通……身体尽黄，名曰谷疸”，又如宋代赵佶《圣济总录·黄疸门》说“大率多因酒食过度，水谷相并，积于脾胃，复为风湿所搏，热气郁蒸，所以发为黄疸”。

3. 脾胃虚寒　素体脾胃阳虚，或劳倦过度，或病后脾阳受损，津液失其运化，聚而成湿，湿从寒化，寒湿阻滞气机，中焦气机运化失司，胆液排泄失常，溢于肌肤而发为黄疸。如《类证治裁·黄疸》云“阴黄系脾脏寒湿不运，与胆液浸淫，外渍肌肉，则发而为黄”。

4. 积聚转化　积聚阻滞胆道，日久不消，瘀血内阻，胆汁排泄无门，被迫外溢而产生黄疸。如《张氏医通·杂门》云“有瘀血发黄，大便必黑，腹胁有块或胀，脉沉或弦，大便不利，脉稍实而不甚弱者，桃核承气汤，下尽黑物则退”。

综上所述，引起该病的因素很多，但主要是湿邪为患，如《金匮要略·黄疸病》云“黄家所得，从湿得之”。因此，可谓湿邪为黄疸之病机关键。从黄疸病变之脏腑来看，不外脾胃肝胆，且常由脾胃而及肝胆。因脾主运化，为阳明燥土，胃主受纳，腐熟水谷，脾胃同主中焦气机，为气机升降之枢纽。肝主疏泄，调畅气机，胆主贮藏胆汁。故前人曾云，脾胃无病则无湿，肝胆无病则无黄。

二、鉴别诊断

(一)中医鉴别诊断

临床上黄疸的辨证要与萎黄相区别,还应注意区分阳黄、阴黄与急黄。具体如下:

1. 萎黄 萎黄多由虫积食滞导致脾胃虚弱,运化无权,水谷不能化生精微,气血生化无源,或由失血、病后气血不足所致。临床上可见肌肤发黄,但两目及小便可无黄染,据此可与黄疸相鉴别。

2. 阳黄 阳黄以湿热为主,临床上主要表现为身目俱黄,黄色鲜明。当热重于湿,以热为主时,可见发热口渴,心中懊恼,小便短少黄赤,大便秘结等内热为主之征象。舌苔多黄腻,脉多弦数。当湿重于热,以湿为主时,可有头身困重、胸脘痞满、食欲减退、恶心呕吐或大便溏薄等湿浊之征象。舌苔多厚腻微黄,脉弦滑或濡滑。

3. 阴黄 阴黄以寒湿为主,多由阳黄失治,迁延日久,或过用苦寒之品,损伤脾阳所致。临床上主要表现为身目俱黄,黄色晦暗,或如烟熏。可伴有寒湿阻滞脾胃之征象,如纳少脘闷、大便不实等。患者多有神疲畏寒,口淡不欲饮,舌淡苔腻,脉多濡缓或沉迟。

4. 急黄 急黄多由湿热夹毒,热毒炽盛,迫使胆汁外溢肌肤所致,为黄疸中之急症。多发病急骤,黄疸迅速加深,色如金,伴邪热内盛之象,如高热烦渴、神昏谵语或见出血等。舌质红绛,苔黄燥,脉弦滑数或细数。该证相当于西医的重型病毒性肝炎。

(二)西医鉴别诊断

临床上对于疑诊黄疸的患者,首先,应明确究竟有无黄疸,也即判断是真性还是假性黄疸。一般来说,通过仔细观察皮肤、巩膜,结合血清胆红素的检测,大多能得出正确的结论。其次,必须对引起黄疸的原因和疾病做出鉴别。从临床外科角度,尤其要区别出究竟是“外科性黄疸”还是“内科性黄疸”,因为这涉及黄疸患者的治疗选择、疗效和预后。这里所谓的外科性黄疸,是指以肝内外梗阻为主要原因(发病基础),造成胆汁引流障碍而产生黄疸的一系列疾病,其中大部分通过外科手术、微创介入等治疗手段能解除梗阻、通畅胆流、消除黄疸,缓解或治愈疾病。而所谓的内科性黄疸,是指那些因胆红素代谢和分泌等诸多环节先天或后天异常而导致的黄疸,并且现阶段还只能主要依赖药物或其他非手术治疗的一系列疾病。本节主要根据以上思路,简述不同类型黄疸相关疾病的临床鉴别要点。

1. 假性黄疸 可见于胡萝卜素过量摄入或服用某些药物如抗疟疾药米帕林等,主要表现是皮肤黄染,巩膜颜色正常,胆红素也正常。对于老年黄疸患者,还需注意其巩膜黄染是否由于球结膜脂肪蓄积所引起。其主要表现是除巩膜黄染外,皮肤多无黄染,胆红素水平亦正常。临床上较易鉴别。

2. 外科性黄疸

(1)肝内胆管结石:此病的发病率在我国较高,且多伴有肝外胆管结石,但一般很少发生黄疸,只有当双侧胆管均出现梗阻或胆汁性肝硬化晚期时,才会出现黄疸的表现。患者常有肝区和(或)胸背部的持续性疼痛,也可无症状,但当结石部位的胆管并发感染时,可致急性梗阻性化脓性胆管炎。该病诊断一般不难,临床上可有肝区叩痛及肝肿大的表现,依据肝胆系B超一般就可以确诊。但对病史较长、年龄较大并有进行性消瘦的患者,要结合上腹部CT、MRI、MRCP等影像学检查以帮助排除其他合并的占位性病变,如肝胆管癌等。

(2)肝外胆管结石:以胆总管结石最为常见,主要包括原发性胆总管结石和继发性胆总管结石两类。21世纪以前,我国原发性胆总管结石的发病率较高,主要是由胆道寄生虫感染引起的,近年来该病的发病率明显降低。随着胆囊结石发病率的增加,继发性胆总管结石的发病率有增加的趋势,但二者的临床表现基本一致。胆总管结石临床上典型表现为腹痛、寒战、高热和黄疸等,即Charcot三联征。但有不少患者临床上不出现完整的三联征表现。临床上多数患者可出现剑突下偏右部突发性的绞痛,并放射至右肩背部,但亦有少数患者可完全无痛,仅感上腹闷胀不适。体格检查可有剑突下和右上腹深压痛,胆囊可触及肿大,尿色一般变深,粪色变浅。实验室检查可有白细胞及中性粒细胞计数升高,转氨酶或碱性磷酸酶可升高,尿胆红素升高,尿胆原降低或消失,粪中尿胆原减少。

B超诊断为首选，一般可以确诊。如诊断困难，还可借助CT、MRCP或ERCP等手段，临床上需与壶腹部癌相鉴别。

(3)壶腹部癌：包括胆总管末端、Vater壶腹部和十二指肠乳头部的恶性肿瘤，好发于中老年人，男性发病率偏高，以60～80岁为多见。有尸检资料统计该病的发病率为0.06%～0.21%。该病在临床上有90%以上患者早期可出现阻塞性黄疸，当患者病程中出现黄疸颜色的深浅呈波浪式变化，以及胆囊肿大、上消化道出血时，要考虑此病的可能。辅助检查中大便隐血可以为阳性；肿瘤标志物检查中，有报道70%的患者可出现CEA阳性，ERCP的诊断符合率可达90%以上，其次为MRCP、CT检查等。

(4)胰头癌：胰腺癌的恶性程度很高，多发于中老年，男性的患病比例稍高于女性，胰腺癌的多发部位为胰头部，约占胰腺癌的3/4；临床上该病的表现多不典型，发现时一般已经是晚期了。临床上，出现无痛性、进行性黄疸并伴有消瘦等症状时，要考虑胰头癌的可能；体格检查中可触及肿大的无压痛性胆囊，晚期患者右上腹还可触及固定而质硬的肿物。辅助检查中，有报道B超对于>2cm以上的胰腺癌诊断阳性率约为90%；而对于2～3cm胰腺癌，CT的诊断阳性率要高于B超；至于1cm以下的小胰腺癌，采用内镜超声(EUS)检查有一定的帮助。ERCP、PET、细胞学检查等诊断技术的应用，对胰腺癌的诊断也有一定的帮助。

(5)肝脏恶性肿瘤：发生于肝门部或肝门附近的胆管细胞癌可压迫胆管引起黄疸。患者多有乙肝或丙肝感染病史，并有进行性消瘦。体格检查可有肝脏肿大，肝区压痛。肿瘤指标中AFP常呈阳性，B超、CT、MRI等检查可以明确肝内占位，不难鉴别。

(6)肝外胆道肿瘤：如原发性胆囊癌、肝外胆管癌等，这类占位性病变可压迫或堵塞胆管，出现阻塞性黄疸。这类疾病近年发病率有所上升，据报道与胆结石和慢性胆系炎症等发病有一定关系，临床上需注意鉴别。这类患者临床症状开始较隐匿，或表现为与一般胆道慢性炎症相似的症状，或因并发急性胆道感染而去急诊就诊而发现。一旦出现黄疸，病变大多已处于中晚期，CEA、CA19-9等肿瘤标志物检测可供参考。B超、ERCP、CT、MRCP等影像检查有助于诊断。

(7)急性重症胆管炎(ACST)：又称急性梗阻性化脓性胆管炎，典型的表现为右上腹痛、发热和黄疸(即Charcot三联征)，以及休克和神志改变(称Reynolds五联征)，体检可有上腹部及右上腹部压痛、肝脏肿大等，实验室检查可有白细胞升高，可达20×10^{9}/L。B超、CT、MRCP等检查手段可以帮助确诊梗阻部位。

(8)急、慢性胰腺炎：有报道称，25%左右的急性胰腺炎可出现黄疸，可能是由于胰腺水肿压迫或胆管结石阻塞胆总管所致；慢性胰腺炎出现黄疸也可能是由于胰头部慢性炎症压迫胆总管所致。诊断上可参见急、慢性胰腺炎的相关内容。

(9)寄生虫病引起的肝内胆管梗阻：如华支睾吸虫病，十二指肠液引流与粪便检查中发现虫卵一般可以确诊。

(10)胆道损伤：该类疾病引起的黄疸主要是由于胆管损伤后所致的胆管狭窄。按照引起创伤因素可将其分为创伤性胆道损伤和医源性胆道损伤两大类。创伤性胆道损伤常合并上腹部的其他脏器损伤，有明显的外伤史，诊断一般不难。近年来，随着腹腔镜胆道手术的普遍开展，医源性胆道损伤的发生率有明显升高趋势，损伤部位最常见为右肝管及肝总管，其次为胆总管下端。术中发现胆汁漏出或术后有高热、黄疸、腹胀、胆汁外溢等表现的患者要考虑医源性的胆道损伤。具体可参见“胆道出血的诊断和鉴别诊断”。

(11)Mirizzi综合征：是指因胆囊颈或胆囊结石嵌顿压迫而引起肝总管狭窄，或同时有胆管炎症，甚至合并化脓性胆管炎，导致梗阻性黄疸和肝功能损害的综合征。该病的发病率占胆石症患者的0.7%～1.1%。有研究显示发生此类疾病的患者大多有胆管解剖上的变异，如胆管低位开口导致的胆囊管与肝总管平行等。该病的术前诊断率一般较低，大多数是在术中得以诊断。术前诊断主要依据肝胆系B超、MRCP、ERCP、PTC等影像学检查的结果来进行综合判断。

(12)先天性胆道闭锁症：是一种以特发性、进行性、坏死性炎症及黄疸为主要表现的一种儿科疾病。患儿多于出生时或者出生后2～6周出现黄疸。可有大便颜色呈陶土样，甚至出现肝硬化、肝脾肿大、腹水等表现。辅助检查 B 超可见“三角形绳扣征”，据证实该方法的敏感性可达 98%，准确率可达 93%。MRCP 检查也有助于该病的诊断。临床上该病还需要与新生儿肝炎及先天性黄疸相鉴别。

(13)Caroli 病：又称肝内胆管囊状扩张症或交通性肝内胆管囊状扩张症。该病系常染色体隐性遗传病，多发于男性，一般青年期发病，也可终身不发病，目前该病的具体病因仍不清楚。临床上常有脾肿大、门静脉高压、上消化道出血等表现，除有先天性肝内胆管扩张外，还可伴发肾小管囊性扩张和其他脏器的囊性改变，且易伴发胆囊炎、胆管炎和胆结石等。诊断主要依靠影像学的手段，B 超、CT、MRCP 等对于该病的诊断有确切的意义。

(14)先天性胆总管囊肿：又名先天性胆总管囊性扩张。该病好发于儿童和青年人，有报道以女性为多见，儿童患者多有典型的腹痛、黄疸、腹部包块的三联征表现，成人多不典型。临床上诊断可依据 B 超、CT、MRCP、ERCP 等，有报道 B 超的确诊率可达 94%。

(15)十二指肠球后溃疡：主要是由于溃疡瘢痕导致胆总管狭窄，或者由于炎症刺激，引起 Vater 壶腹部乳头水肿或 Oddi 括约肌痉挛等引起胆总管下端堵塞，引起黄疸。临床上具有十二指肠溃疡的症状，并可有午夜痛及背部放射痛等表现及消化道出血。

(16)Lemmel 综合征：又称十二指肠乳头旁憩室，是一种起自十二指肠乳头周围的外向性囊袋状突起。该病好发于中年以后的患者，临床上多无明显症状。目前认为该病可能与先天性因素有关，有报道称该憩室好发于十二指肠薄弱处；后天因素中的憩室炎症刺激，可影响 Oddi 括约肌功能和结构，引起胆道狭窄或梗阻、黄疸等。临床上如发现十二指肠降段有憩室存在，有黄疸或胆总管扩张但无结石因素，原因不明的反复发作的胆道感染或胰腺炎，应考虑此病的可能性。依据 B 超、ERCP、MRCP 等手段可以诊断，临床诊断时需排除壶腹部周围癌的可能。

3. 内科性黄疸

(1)溶血性黄疸：溶血性黄疸一般皮肤与巩膜轻度黄染，呈浅柠檬黄色，可伴有皮肤黏膜苍白等贫血症状。急性溶血时可有发热、寒战、头痛、呕吐、腰痛等，严重者还可出现急性肾衰竭。其诊断除依据临床表现外，还要参考以下一些实验室检查，如胆红素代谢检测，血清总胆红素(STB)增加，伴非结合胆红素(UCB)明显增高，结合胆红素基本正常，尿中尿胆原明显增加，尿胆红素一般阴性；粪便检测，粪便颜色一般为深黄色，粪胆原定性试验阳性；血常规检测，网织红细胞增多，血清铁含量增加，骨髓红细胞系列增生旺盛等。

(2)黄疸型病毒性肝炎：急、慢性病毒性肝炎均可导致肝细胞损伤，而致肝细胞对胆红素的摄取、结合及排泄功能降低，出现黄疸。该病的主要诊断依据是：①患者有倦怠、乏力、纳差和肝区隐痛等症状；②伴有巩膜黄染甚或全身皮肤黄染，肝肿大及肝脏触痛；③肝功能检查示谷丙转氨酶升高。满足其中两项即可诊断。但是具体属于何种类型的肝炎病毒感染，要结合免疫学检测。

(3)原发性胆汁性肝硬化(PBC)：该病的病因目前尚未明了，病理上以肝内细小胆管进行性非化脓性破坏、汇管区炎症、慢性胆汁淤积、肝纤维化为特征，最终可发展为肝硬化和肝衰竭。该病多见于中年女性，起病比较隐匿、缓慢，早期症状较轻，主要有乏力和皮肤瘙痒及胆汁淤积性黄疸的临床特征，可有中度或以上的肝肿大及脾肿大；实验室检查有 ALP、GGT、IgM 显著升高，线粒体抗体滴度呈强阳性。临床的确诊需依赖肝脏组织病理学检查。临床上肝脏的组织病理变化可分为 4 期，依次为胆管炎期、细小胆管增生期、瘢痕期、肝硬化期。

美国肝病研究协会的建议诊断标准为：①胆汁淤积的生化指标升高＞6 个月；②B 超或胆管造影检查示胆管正常；③AMA 或 AMA-M_2 亚型阳性；④肝穿刺组织学检查符合 PBC。

(4)原发性硬化性胆管炎(PSC)：是一种少见的、原因未明的胆管炎症性狭窄性疾病，主要表现为肝内外胆管系统的弥漫性纤维性增厚、管腔狭窄。肝内胆管扩张合并肝内胆管闭塞是其特征性改变。该病多见于 20～50 岁患者，男性多见。临床主要表现为持续性无痛性黄疸、瘙痒、发热等，有时可伴有胆管炎症状。

目前临床诊断尚无统一标准，Myers 提出的诊断标准可作为参考：①持续性梗阻性黄疸；②无胆道结石、无胆道手术史，③排除胆道先天性异常；④排除肝胆系统恶性肿瘤可能；⑤除外传染性肝炎、原发性肝硬化等；⑥血清胆红素、ALP、γ-谷氨酰转肽酶升高；⑦ERCP检查可见肝内外胆管呈“串珠”状狭窄、胆管壁僵硬，呈“疏、枯、秃”状。近年来，随着MRCP在临床上的应用，对该病诊断的准确率可达90%以上。

(5)药物性黄疸：除黄疸外，尚有发热、皮疹等过敏性反应的表现，有明确的近期用药史。常见的引起药物性黄疸的药物有氯丙嗪、硫氧嘧啶、甲巯咪唑、对氨水杨酸、氯磺丙脲、呋喃妥因、氯噻嗪、磺胺类药物、红霉素丙酸脂十二烷基硫酸盐等。另外，长期服用甲基睾酮和口服避孕药者也容易发生胆汁淤积性黄疸。

(6)黄疸型传染性单核细胞增多症：传染性单核细胞增多症(infectious mononucleosis)，是一种由EB病毒感染所引起的急性单核-巨噬细胞系统增生性疾病。该病的患者肝功能异常者常达2/3，其中，5%～15%的患者可出现黄疸。临床表现主要有不规则发热(38.5～40℃)、淋巴结肿大(约占60%)、肝脾肿大(约10%患者出现肝肿大，绝大多数患者可出现脾脏轻、中度肿大)、皮疹(约占10%)、神经系统症状(极少数)、咽峡炎(约占50%)等。该病具有传染性，流行病学资料、典型血象[发病后10～12天白细胞计数升高，最高可达(30～60)×10^9/L；发病3周内可见异常淋巴细胞]及嗜异性凝集试验阳性(一般认为效价在1∶80以上)是该病的主要诊断依据。临床上应注意与急性黄疸型病毒性肝炎相鉴别。

(7)巨细胞病毒感染性黄疸：巨细胞病毒感染的病原体为人巨细胞病毒(HCMV)，其特征性病变为受感染细胞的体积增大，胞核和胞质内可见包涵体，故又名巨细胞包涵体病(CID)。该病毒可经母体感染妊娠初期的胎儿，特别是初次感染的母体，因此对胎儿的危险性很大。但对于曾经感染的母体，由于其体内已产生抗体，再次妊娠时胎儿感染的机会较少。儿童及青壮年则以隐形感染居多。典型重症先天性感染(胎内感染)的患儿可表现为黄疸、肝脾肿大，还可出现小头畸形、中枢神经系统病变如运动障碍、内耳和眼脉络膜视网膜炎等表现，其中，黄疸、肝脾肿大可逐步缓慢消失。对于儿童及成人的感染，多为隐形，可出现类似单核细胞增多症的表现，也可伴有轻度黄疸。在可疑患者的体液或活组织中检测到病毒或病毒组分，或在细胞中找到包涵体时可以确诊。另外，血清学检测中检测到特异性的抗HCMV的IgG与IgM也具有诊断意义。该病在临床上还常被误诊为传染性单核细胞增多症。成人的巨细胞病毒感染嗜异性凝集试验多为阴性，而由EB病毒引起的传染性单核细胞增多症的嗜异性凝集试验多为阳性，据此可以对二者进行鉴别。

(8)钩端螺旋体病：是由各种不同型别的致病性钩端螺旋体引起的全身性感染性疾病。属于人畜共患病，鼠类和猪为主要传染源。可引起黄疸的钩端螺旋体病多由出血血清型钩体引起。临床上以黄疸、出血为主，病死率较高。一般于病后3～7天出现黄疸，据报道约80%的病例可出血不同程度的出血症状。主要的脏器损害是肝脏及肾脏，可出现高胆红素血症，一般超过正常5倍以上，而肝功能检测中，AST值升高一般不超过正常值的5倍。肾脏的损害轻重不一，轻者可见蛋白尿、管型尿、血尿等，一般10天左右可恢复正常，但严重时可发生肾功能不全，甚至肾衰竭。此病的主要诊断依据是：

1)流行病学史。

2)临床表现：早期可有急性发热伴畏寒及寒战(可高达39℃，弛张热或间歇热)，肌痛(尤以腓肠肌、颈肌、腰背肌、大腿肌、胸腹肌为常见)，眼结膜充血，全身浅表淋巴结肿大；中后期可伴有肺、肝、肾、脑等脏器损害的表现。

3)病原体检测：在发病10天内从血液及脑脊液中分离出钩体，或于第2周在尿中检出钩体可以确诊。

4)血清学检测：对于目前已知类型的钩体感染，采用酶联免疫吸附试验或间接红细胞溶解试验等方法均具有较高的特异性，并能做到早期诊断。

5)钩端螺旋体DNA探针技术及DNA基因扩增技术对早期诊断也具有较高的特异性，近年来也被广泛应用。

在鉴别诊断方面，应注意与急性黄疸型病毒性肝炎及重症病毒性肝炎相鉴别，流行病学史及病原学与血清学的检测可以鉴别。

(9)中毒性肝损伤:引起中毒性肝损伤的因素很多,主要有:

1)某些药物,如氟烷、甲基多巴、磺胺类药、抗真菌类药、抗结核药(如异烟肼、利福平)等。

2)大多数重金属也可引起肝脏损伤,如铅、汞、锰、砷、铬等。

3)有机化合物类,如苯类、酚类、甲醛、乙醇、四氯化碳等。

4)农药类,如有机磷酸酯类农药、有机氯、百草枯等。

5)植物毒中毒,如苍耳子、棉子、毒蕈中毒等。

此类疾病的诊断一般不难,患者多有明确的毒物接触史,且发病潜伏期短。

(10)妊娠肝内胆汁淤积综合征:此型黄疸的病因不明,有学者提出该病的发生与妊娠期间体内雌激素水平升高或对其敏感性增强有关。此病的诊断需排除口服避孕药或其他药物性黄疸的可能。

(11)旁路高胆红素血症:该症的血清非结合胆红素增高是由于肝内含铁卟啉酶类如过氧化物酶、过氧化氢酶、细胞色素氧化酶及骨髓幼稚红细胞的血红蛋白的分解代谢异常所致。其主要的特点是:血清间接胆红素水平升高、血清铁含量增加、血中网织红细胞增多、尿中尿胆原增多,但红细胞渗透脆性试验正常、红细胞酶活性正常、肝功能正常。

(12)Gilbert 综合征:又称体质性肝功能不良性黄疸,系由肝细胞摄取非结合胆红素(UCB)功能障碍或肝细胞微粒体内 UDP-葡萄糖醛酸转移酶不足所致。分为轻、重两型,轻型是由于肝细胞内 Y 蛋白缺乏所致;重型系肝细胞内 Y 蛋白缺乏合并 UDP-葡萄糖醛酸转移酶缺乏。此类患者的黄疸可在出生时或成年时出现,常发于青年时期,以男性多见,为常染色体显性遗传病。黄疸常持续多年,随着年龄的增长,黄疸可逐渐减退。其主要临床表现为慢性波动性黄疸,肝脾一般不肿大,常在疲劳、情绪波动、饮酒或感染等情况下出现轻度黄疸。血清生化检测,胆红素常升高,主要是非结合胆红素升高,血清胆红素定性试验可呈间接反应,但肝功能一般正常,且尿内尿胆原和粪中粪胆原均不升高,血清絮状反应和转氨酶活性一般正常。

诊断依据主要是:①慢性间歇性黄疸病史,且有家族病史,无其他消化系统症状;②生化检测除轻度黄疸外,无其他异常,肝脾无多无肿大,肝活检正常;③排除溶血性、肝细胞性与阻塞性黄疸。

(13)Dubin-Johnson 综合征:系由肝细胞毛细胆管膜上的多耐药性相关蛋白 2(MRP2)基因发生变异及 MRP2 缺乏,导致肝细胞对结合胆红素(CB)及某些阴离子(如口服 X 线造影剂等)在肝细胞内的转运和向毛细胆管排泄发生障碍所致。多发病于青少年,为常染色体隐性遗传病。主要临床表现是慢性或间歇性黄疸,患者多诉有肝区疼痛,约一半的患者可有肝脏肿大,并有肝脏触痛,患者可因外因诱发而出现黄疸或使黄疸加深。血清生化检测可有血清絮状与浊度反应阳性,但马尿酸试验、转氨酶活性、血清白蛋白及球蛋白均在正常范围。碱性磷酸酶一般也在正常范围,尿中尿胆原排量增加及胆红素阳性,粪中粪胆原排量正常。

诊断依据主要是:①慢性或间歇性黄疸,并有家族史;②生化检测血清絮状与浊度反应阳性,马尿酸试验、转氨酶活性、血清白蛋白及球蛋白、碱性磷酸酶在正常范围,尿中尿胆原排量增加及胆红素阳性,粪中粪胆原排量正常;③口服造影剂胆囊不显影;④磺溴酞钠试验呈异常潴留,表现为注药后 45 分钟的滞留量为 10%～20%,而 60 分钟和 120 分钟时的滞留量却>10%～20%,呈现出第二次上升高峰。由于该方法有致死性过敏的可能,国外已不推荐使用,临床上使用时需注意;⑤肝脏活组织检查可见肝细胞内棕褐色或绿褐色的色素沉着,无肝细胞坏死等病变。

(14)Rotor 综合征:临床上比 Dubin-Johnson 综合征更为罕见。该病系由肝细胞内谷胱甘肽 S-转移酶 2 活性降低,使肝细胞对摄取非结合胆红素(UCB)和排泄结合胆红素(CB)的先天性障碍所致。多见于青少年,为常染色体隐性遗传病,与性别无关,但有报道该病具有男性多发的倾向。主要临床表现是轻微的慢性波动性黄疸,肝脾无肿大,碱性磷酸酶活性偏低,血清絮状反应和转氨酶活性一般正常。磺溴酞钠试验有一定的潴留,但无 Dubin-Johnson 综合征时的第二次上升峰,据此可以与 Dubin-Johnson 综合征相鉴别。

该病的诊断依据主要有:①轻微的慢性波动性黄疸,无其他自觉症状;②具有家族史;③磺溴酞钠试验45分钟的潴留量显著增加；④除外其他3种先天性胆红素代谢功能缺陷性黄疸。

(15) Crigler-Najjar综合征：由肝细胞缺乏UDP-葡萄糖醛酸转移酶，致使非结合胆红素不能转化成结合胆红素，导致血中非结合胆红素增多而致病。多见于新生儿，为常染色体隐性遗传。黄疸一般在婴儿出生后即可出现，并伴有轻度肝肿大，可产生核黄疸，引起胆红素脑病，出现神经系统病变的表现。该病的预后一般极差，患儿多死于核黄疸。在诊断时，须排除新生儿溶血性黄疸所致的核黄疸。

（张静喆）

第三十四章 胰腺疾病

第一节 急性胰腺炎

急性胰腺炎(acute pancreatitis,AP)是临床上常见的一类急腹症,其发病率仅次于急性阑尾炎、急性胆囊炎、溃疡病急性穿孔,且随着近年来人们生活水平的提高和饮食习惯的改变,发病率亦随之增加。AP 多发生在 20～50 岁的青壮年,女性略多于男性,男∶女之比为 1∶1.7。该病病因多样,病理变化复杂,临床治疗困难,病死率高居各类急腹症之首,成为腹部外科中的一个疑难病症。

一、病因

(一)西医病因

急性胰腺炎的病因比较复杂,确切的病因至今未阐明,已知多种危险因素参与急性胰腺炎的发生,而且在不同的国家和地区这些危险因素也不相同(表 34-1)。在欧美国家急性胰腺炎的发生多与酗酒有关,而在亚洲地区,特别是我国,则以胆道疾病引起的胰腺炎为最多见。在临床上胆道疾病与酗酒构成急性胰腺炎危险因素的 70%～80%,其他则与胰管狭窄、高脂血症、ERCP 术后、感染、创伤、高钙、药物、妊娠等有关,尚有 5%～10%的患者找不到明确的致病危险因素,称之为特发性胰腺炎(idiopathic pancreatitis)。有学者将急性胰腺炎的致病危险因素概括为机械性、代谢性、缺血性、感染性、遗传性、混合性和特发性等几类。下面就常见的急性胰腺炎的危险因素分别做介绍。

1. 胆道疾患 胆胰管“共同通路学说”(common channel theory)是胆源性急性胰腺炎发生的解剖基础,早在 1901 年 Opie 发现结石嵌顿胆管下端造成感染性胆汁反流到胰管里,从而引起急性胰腺炎。胆道疾病是我国急性胰腺炎发生最常见的病因,约占 50%以上。胆管炎症、结石、寄生虫、水肿、痉挛等病变使壶腹部发生梗阻,加之胆囊收缩,胆管内压力升高,胆汁通过共同通道反流入胰管,激活胰酶原,导致胰腺自身消化而引起胰腺炎。故有学者提出“结石迁移理论”(gallstone migratory theory),即胆管结石移动经过 Vater 壶腹,刺激壶腹黏膜引起乳头水肿和 Oddi 括约肌痉挛,致使胆汁反流入胰管而引起急性胰腺炎的发生。一些研究注意到“胆道微结石”即直径 2～3mm 的胆固醇结晶、胆红素颗粒和碳酸钙颗粒等更容易引起急性胰腺炎发作,并且大部分患者的胆道微结石利用 B 超、ERCP 及 MRCP 难以发现,常被误诊为特发性

表 34-1 急性胰腺炎的病因

常见病因	少见病因	罕见病因
胆石症(包括微结石)	胰腺分裂	病毒感染(柯萨奇病毒、腮腺炎病毒、HIV 等)
酒精	壶腹周围癌	
高脂血症	胰腺癌	自身免疫性疾病(系统性红斑狼疮、干燥综合征)
高钙血症	壶腹周围憩室	
ERCP 术后	血管炎	α_1-抗胰蛋白酶缺乏症
手术及外伤	Oddi 括约肌功能紊乱	特发性(原因不能确定)
感染(如胆道蛔虫)	药物和毒物	

胰腺炎。此外，胆石、胆道感染等疾病尚可造成Oddi括约肌功能障碍，十二指肠液反流入胰管，激活胰腺消化酶诱发急性胰腺炎。

2. 酒精　尽管酒精介导的急性胰腺炎的机制尚不清楚，但毫无疑问酗酒和急性胰腺炎的发生有明确的关系。酒精性胰腺炎可以是急性发作，但大多数为慢性经过。急性胰腺炎的发生与摄入酒精量有明显相关性，如果每周摄入酒精超过420g，则发生胰腺炎的风险大大增加。在西方国家，酒精中毒是急性和慢性胰腺炎的主要原因。美国每年有1/2～2/3的急性胰腺炎与酒精中毒有关。据国外资料统计，酗酒者中0.9%～9.5%发生胰腺炎，有17%～45%在病理上有胰腺炎证据。实验研究和临床观察发现，酒精可能通过以下途径引起急性胰腺炎：

(1)刺激胃窦部G细胞分泌胃泌素，增加胃酸分泌，进而引起十二指肠内酸化，促使促胰液素分泌增加，引起十二指肠内压升高。

(2)Oddi括约肌痉挛，乳头水肿，导致胰管内压升高。

(3)影响胰腺外分泌功能，在胰管内产生蛋白沉淀物，阻塞胰管而引起胰腺炎发生。

3. 代谢异常　主要包括高脂血症和钙代谢异常。

近年来，作为急性胰腺炎的病因高脂血症越来越被人们重视，血清脂质颗粒阻塞胰腺血管，导致胰腺微循环障碍，胰腺组织缺血、缺氧。血清甘油三酯水解释放大量有毒性作用的游离脂肪酸，引起局部微栓塞形成及毛细血管内膜损害。有报道多种原因(如药物、糖尿病、遗传、妊娠及家族性高乳糜微粒血症)所致的高甘油三酯血症占急性胰腺炎病因的6.9%。但我国很多地区，如四川、东北、华北等地，由于饮食结构的变化，高脂血症性胰腺炎已经成为胰腺炎的主要病因，加之一些患者同时饮酒，酒精性与高脂血症性胰腺炎在病因上难以区分，因此我国高脂血症性胰腺炎的发生比例要远高于此比例。

高钙血症如甲状旁腺机能亢进、多发性骨髓瘤、妊娠期或维生素D中毒时，钙离子可刺激胰腺分泌、激活胰酶，在碱性胰液中易形成结石、钙化，阻塞胰管，肾细胞癌因甲状旁腺素样多肽物质水平增高亦可诱发急性胰腺炎。

4. 缺血　胰腺对缺血极为敏感，各种原因引起的胰腺缺血性损伤是急性胰腺炎发生的直接因素。除严重低血容量性休克引起胰腺缺血外，胰腺动脉栓塞和血管炎引发的微小栓子也可引起胰腺缺血、梗死和急性胰腺炎。缺血引起的急性胰腺炎在临床上诊断较难，常易误诊，在特发性胰腺炎的鉴别诊断时应重视。

5. 感染　有些病毒如腮腺炎病毒、柯萨奇病毒及巨细胞病毒等也可引起急性胰腺炎。据报道某些急性传染病如伤寒、猩红热、败血症等，均有可能成为急性胰腺炎的病因。

6. 手术和创伤　腹部钝伤挤压胰腺实质或胰腺穿透伤、腹腔手术操作损伤胰腺，均有可能引起胰液外溢或胆液肠液反流而引起急性胰腺炎。

逆行胰胆管造影(ERCP)与经内镜括约肌切开术(EST)引发的胰腺炎在临床上占0.5%～5%。多由于注射造影剂过多、压力过高或EST时产生热效应引起。多数患者属于轻型胰腺炎而自愈；但有少部分患者可发展为重型胰腺炎，甚至引起死亡，应引起重视。

7. 药物　药物引发的急性胰腺炎近年来在临床报道越来越多，常用药物如氢氯噻嗪、糖皮质激素、磺胺类、硫唑嘌呤、华法林、拉米夫定、斯塔夫定、印地那韦、丙戊酸(VPA)、他汀类药物等可导致急性胰腺炎。

8. 肿瘤或寄生虫　胰腺或十二指肠乳头附近的良、恶性肿瘤压迫胆胰管致梗阻、缺血或直接浸润，激活胰酶可诱发急性胰腺炎。有些寄生虫如蛔虫、华支睾吸虫感染引起胆胰管梗阻也是胰腺炎发生的原因。

9. Oddi括约肌功能障碍(sphincter of Oddi dysfunction，SOD)　是一种造成Oddi括约肌痉挛的良性疾病，常导致急性胰腺炎。这类疾病常发生在年轻女性，多由于情绪变化而诱发。

10. 遗传性　遗传性急性胰腺炎临床比较少见，最早于1952年报道，通常为常染色体显性遗传，已证实为阳离子胰蛋白酶原N21和R117H基因突变所致。

11. 特发性胰腺炎　约10%的急性胰腺炎未能发现明确病因者，临床上称之为“特发性胰腺炎”，其发生率国内外报道差异较大，但其中部分经进一步检查能够发现明确病因如胰管小结石、SOD、胰腺分裂或其他少见病因如遗传性胰腺炎、囊性纤维化、胆总管囊肿、环状胰腺、胰胆管合流异常等。

（二）发病机制

近年来有关急性胰腺炎发病机制的研究取得不少进展，特别是在分子基因水平也有了许多新发现，但急性胰腺炎发病机制迄今尚未完全阐明，仍有许多基础研究与临床诊断治疗中的问题亟待解决，应该认为急性胰腺炎的病因是不能用一种学说来解释其病理生理过程的。

1. 共同通路学说　1901 年，Opie 提出了“共同通路学说”，该学说认为急性胰腺炎的发病是由于胰、胆管在十二指肠 Vater 壶腹有一共同通道是胆汁和胰液的汇流处，流经此通道的胰液所含的胰酶可被胆汁激活。导致胰液反流的病因有胆石、胆囊炎、胆道蛔虫、Oddi 括约肌痉挛等，被激活的胰酶可反流入胰腺引起胰腺组织自身消化，发生急性胰腺炎。

2. 十二指肠反流学说　其基本观点与共同通道学说类似，强调的是肠液反流胰管而激化胰蛋白酶原，引起胰腺自身消化。

正常情况下，胰腺具有多重自我保护机制，防止腺体发生自身消化。胰腺中消化酶，如淀粉酶、脂肪酶和核糖核酸酶等，大部分以无活性的酶原形式存在，如胰蛋白酶原、糜蛋白酶原、前弹性蛋白酶和前磷脂酶等。正常状态下，胰腺有一系列保护机制以避免胰腺实质被自身产生的酶所消化、损害。当胰液进入十二指肠后，首先激活胰蛋白酶原，形成胰蛋白酶，在胰蛋白酶作用下各种酶原被激活为有生物活性的消化酶。任何原因造成酶原在胰腺腺泡中被提前激活都是发生急性胰腺炎的始动因素。胰腺自身防御机制被破坏后，胰腺腺泡细胞内钙稳态异常，激活胰蛋白酶原等消化酶原，进而导致胰腺自身消化；胰腺细胞的坏死又增加了消化酶释出，形成恶性循环，这就是急性胰腺炎发生的“自身消化”学说。引起组织损伤的主要活化酶是磷脂酶 A_2、激肽释放酶、胰舒血管素、脂肪酶和弹性蛋白酶等，它们能导致胰腺及其邻近组织炎症、水肿、出血、坏死等改变。消化液和坏死组织液经血循环、淋巴管途径输送到全身则可引起全身多脏器损害。急性胰腺炎时，这些消化酶的水平升高，并与疾病严重程度密切相关。

3. 胰腺微循环障碍学说　作为急性胰腺炎的启动、持续和加剧损害的因素，胰腺微循环障碍的作用近年来已越来越受到重视。胰腺的解剖学特点决定了胰腺易发生缺血和坏死。胰腺小叶是胰腺循环形态学的基本单位，其血供进入小叶后呈树枝状分支，相邻小叶内动脉之间及其分支之间无吻合支存在，属终末动脉，所以小叶内微动脉易因高脂血症、动脉粥样硬化、胰动脉血栓、结节性多动脉炎、系统性红斑狼疮和恶性高血压等疾病引起痉挛、栓塞、血栓形成或间质水肿而出现所支配区组织供血不足，这可能是急性胰腺炎发病的始动因子。而胰腺持续缺血则是急性胰腺炎持续恶化的重要因素，大量的血管活性物质如缓激肽（BK）、血小板活化因子（PAF）、内皮素（ET）、一氧化氮（NO）等均在胰腺微循环障碍中起重要作用。目前临床上通过使用低分子右旋糖酐、复方丹参等药物来改善胰腺微循环灌流、抗血栓形成以治疗急性胰腺炎的理论依据就在于此。

4. 炎症介质　1988 年，Ringerknecht 等首次对传统观点胰蛋白酶激活引起急性胰腺炎全身表现提出质疑，并提出吞噬细胞过度刺激中性粒细胞导致毒性物质，如氧自由基、白三烯和肿瘤坏死因子（TNFα）的产生能造成不同程度的全身炎症反应，进而导致多器官衰竭。随后大量研究阐明急性胰腺炎的发病不仅局限于胰腺本身，还累及全身，这些改变可使体内单核巨噬细胞、中性粒细胞和淋巴细胞产生多种细胞因子，加剧了胰腺和全身反应，这就是白细胞过度激活学说的基本内容。参与这个病理病程的主要炎症介质和细胞因子包括氧自由基、前列腺素/环氧合酶、NO/NOS、胰血管舒缓素/激肽系统、白三烯、补体、黏附因子、单核细胞趋化蛋白-1、IL-1、IL-2、IL-6、IL-8、IL-10、IL-18、PAF、TNF 及其受体、NF-κB 等。

在众多的细胞因子中，由单核细胞、巨噬细胞、T 细胞和肥大细胞所产生的 TNFα 是胰腺炎最早升高的因子，起核心作用。低浓度的 TNFα 主要作为白细胞和内皮细胞的调节物调节炎症反应和促进组织修复；过量的 TNFα 进入血循环，不仅自身激活，还能促其他细胞因子的产生，引起连锁和放大反应，即所谓的“瀑布样”级联反应。

IL-1是一种由胰腺产生的前炎症细胞因子，在疾病早期起重要作用，在重症急性胰腺炎动物模型中，使用IL-1受体拮抗剂可使病死率下降30%，而且使用IL-1受体拮抗剂亦可明显降低IL-6和TNFα的浓度。IL-1由前IL-1经IL-1转换酶(ICE)作用产生，它和TNFα具有许多相同的生物活性，如致热作用、促进细胞分解代谢、产生急性反应期的蛋白，以及使内皮细胞分泌PGI_2和血小板活化因子等，这将导致炎症面积的扩大及炎性介质、破坏性酶类、氧自由基分泌的增加，可协同TNFα加重诱发器官损伤，它对粒细胞具有趋化和激活作用，还可通过自分泌或旁分泌刺激其他炎性介质如IL-8和IL-6等炎性细胞因子的产生。

IL-6主要由单核巨噬细胞产生，有广泛的促炎作用，如促进B细胞活化、增生并最终分化为浆细胞，增加免疫球蛋白合成，并能促进T细胞分化增生，促进急性期反应，导致组织损伤。血清中的IL-6水平可反映急性胰腺炎的严重程度，无并发症的急性胰腺炎与有并发症的患者IL-6水平相比有显著性差异，IL-6水平>140U/L时可视为重症急性胰腺炎的指标。

IL-8是一种主要由中性粒细胞产生的强有力的中性粒细胞趋化因子和活化因子，它由单核/巨噬细胞、内皮细胞产生，具有激活诱导T细胞、B细胞分化，增强NK细胞杀伤靶细胞，促进吞噬等功能，在中性粒细胞介导的组织损伤中起重要作用。目前认为TNFα、IL-1、IL-6诱发的炎症反应很大程度上是通过诱导以IL-8为代表的趋化因子的产生而实现的。

最近研究发现，与急性胰腺炎关系较密切的TNFα、IL-1、IL-6及IL-8等炎性因子的基因启动子上都有NF-κB的结合位点，因此其表达在基因水平上受到NF-κB的调控。NF-κB是一个广泛存在于细胞中具有多向性转录调节作用的蛋白质因子，它能与多种细胞因子、黏附分子基因启动子部位的κB位点发生结合，增强这些基因的转录和表达，导致TNFα、IL-1、IL-6、IL-8、ICAM-1和P-selectin等基因的过度表达。因此，NF-κB在重症急性胰腺炎发病中的作用日益引起人们的关注。

5. 细胞凋亡　在急性胰腺炎的发展过程中，如细胞以坏死方式死亡，则会伴随剧烈的炎症反应，易产生“瀑布样”级联反应，病情严重，并向重症胰腺炎发展；如果胰腺腺泡细胞以凋亡方式死亡，伴随炎症反应轻微甚至不伴有炎症反应，病情向轻症胰腺炎发展，可见细胞凋亡程度与胰腺炎的病情呈负相关。不少动物实验已证实用诱导细胞凋亡的方法可以减轻急性胰腺炎的病情。

6. 胰腺腺泡内钙超载　近年来一些学者把研究的重点放在胰腺细胞内变化，尤其是细胞内Ca^{2+}超负荷在重症急性胰腺炎的病理生理中的作用受到普遍重视。

在静息状态下，胰腺腺泡细胞内Ca^{2+}稳定在150mmol/L水平左右，刺激状态时Ca^{2+}呈波动性变化。腺泡细胞依赖Ca^{2+}稳态的各种调节机制(环磷酸鸟苷、磷脂酶C、三磷酸肌醇、细胞膜及内质网膜的钙-镁ATP酶)，维持细胞膜内外Ca^{2+}的电化学梯度差(细胞外Ca^{2+}约是细胞内的100倍)。因此进一步研究急性胰腺炎早期细胞活动中Ca^{2+}稳态的异常对胰腺细胞结构和功能的作用，为重症急性胰腺炎的发病机制提供客观依据，也为预防和治疗胰腺炎提供方向。

7. 其他诱发和重症化因素　磷脂酶A_2(PLA_2)在胰腺自身消化和胰腺组织出血坏死过程中也起重要作用。PLA_2可使胆汁中的卵磷脂和脑磷脂变为具有细胞毒性的溶血卵磷脂和溶血脑磷脂，破坏细胞膜的磷脂成分，使细胞坏死而导致胰腺组织破坏。

氧自由基在重症急性胰腺炎发病机制和疾病进展中也起重要作用。急性胰腺炎时氧自由基产生增加且清除系统功能下降，胰腺组织内氧自由基增多，机体处于严重的氧化应激状态而产生一系列病理生理变化。

8. 基因研究　急性胰腺炎发病机制的研究已进入了分子水平。急性胰腺炎相关的基因突变或基因开放对于急性胰腺炎的诱发、急性胰腺炎的病理生理过程，以及急性胰腺炎与慢性胰腺炎的潜在关系具有不可忽视的作用。

目前已经发现与胰腺炎发生相关的基因有胰腺炎相关蛋白(PAP)基因、谷氨酸合成(GS)基因、胰腺内白细胞介素-1β(IL-1β)基因和肿瘤坏死因子(TNF)基因、阳离子胰蛋白酶原基因等。这些基因在急性胰腺炎发生时表达升高或降低，并且与组织特异性及胰腺损伤和炎症严重程度相关。但目前研究结果并不相同，究竟这些基因在急性胰腺炎发病中会起什么作用仍处于探索阶段。

9. 神经因素 胰腺的神经支配来自迷走神经、肠-胰神经等，具有交感、肽能及胆碱能的神经冲动输出。近年来不少研究发现神经因素参与急性胰腺炎的发病机制。

研究发现中枢神经系统产生的NO可减少交感神经中枢传出冲动，降低支配胰腺小动脉血管的交感神经兴奋性；分布在胰腺末梢血管周围的非肾上腺能与胆碱能神经元内NO合成酶催化精氨酸产生NO，增加局部NO释放量，扩张局部血管。研究业已证实急性胰腺炎时内源性NO合成减少，其对急性胰腺炎的保护作用明显减退。

综上所述，重症急性胰腺炎是由多种因素参与的复杂的病理生理过程，各因素之间既相互独立又相互渗透，共同促进疾病的发生发展。但目前仍缺乏对重症急性胰腺炎发病机制和病理变化的足够认识，因此应不断深入研究重症急性胰腺炎的启动因子和重症化因素，以及它们之间的相互关系，这对于急性胰腺炎的病因学和治疗学研究有着深远的意义。

(三)病理和分类

急性胰腺炎发生的基本病理过程是胰腺腺泡细胞破裂、胰酶外溢、酶原被激活而引起胰腺及胰周组织被消化，从而导致局部的乃至全身的炎症反应过程、水肿、出血和坏死。急性胰腺炎的病理改变差异较大，由腺叶间质水肿到胰腺实质和胰周组织的广泛坏死，且病理变化的严重程度往往反映了临床过程的严重程度，并与预后关系密切。急性胰腺炎按病理学分类分为两大类：

1. 急性水肿性胰腺炎(或称急性间质水肿性胰腺炎) 胰腺局限或弥漫性水肿、肿大变硬、表面充血、包膜张力增高，可有胰周小积液。镜下可见腺泡、间质水肿，腺小叶常被水肿的组织隔开；组织间有大量炎细胞浸润，小叶间隔内可见少量散在脂肪坏死灶，血管变化常不明显，渗液清亮。

2. 急性出血坏死性胰腺炎 胰腺明显肿大变硬，呈深红或紫黑色，被膜下有出血斑或血肿；胰腺周围组织水肿明显，常有胰腺及周围组织的广泛坏死，坏死的胰腺组织呈棕褐色、发软，小网膜囊和腹膜后可形成含有坏死组织的液体积聚；腹腔内可有血性渗液，大网膜和肠系膜增后并形成皂化斑、坏死。镜检：胰腺组织呈大片出血坏死，腺泡和小叶结构模糊不清；坏死灶附近的胰腺腺泡和导管呈不同程度的扩张，偶有囊肿形成。坏死灶周边有一定数量的白细胞和单核细胞浸润；血管坏死，弹力纤维崩解，可见血栓形成。胰腺内、外脂肪灶性坏死，分解出的脂肪酸与钙结合形成局部钙化；脂肪坏死灶内可见中性粒细胞浸润，这些细胞最终将被泡沫细胞所取代。胰腺坏死灶可继发感染，称为感染性胰腺坏死。肉眼表现为胰腺腺体增大、肥厚，呈暗紫色；坏死灶呈散在或片状分布，大小不等，呈灰黑色。镜下可见脂肪坏死和腺泡严重破坏，血管被消化，大片状出血，腺泡及小叶结构模糊不清，坏死分布呈灶状。小叶间隙处破坏最大，终致整个小叶被破坏，胰腺导管扩张，动脉有血栓形成，坏死灶外有炎性细胞围绕。

出血坏死型胰腺炎按照镜下出血、坏死、水肿等病变程度不同分为轻、中、重三级(表34-2)。

表34-2 急性出血坏死性胰腺炎病理分级标准

病变	轻	中	重
坏死	坏死灶局限于一叶内	坏死灶超越一叶	多叶成片坏死
出血	红细胞少许外渗	红细胞成片外渗	出血成团，冲毁正常组织
水肿	组织部分分离	组织全部分离	腺泡成岛状
浸润	少许散在炎细胞	炎细胞弥漫	成片成堆炎细胞

急性胰腺炎的病理组织学改变是以“波浪式”不断扩展，胰腺坏死多由小叶间隙扩展到腺泡，最后整个腺泡被破坏；静脉内有血栓形成，伴有静脉炎和坏死性淋巴管炎；而动脉的损害可引起大片出血坏死，因此水肿型胰腺炎可发展为出血坏死型胰腺炎。

临床上急性胰腺炎的分类是基于病理组织学改变而分为上述两型，后来有多次国际会议讨论急性胰腺炎的分类。1963年，在法国马赛召开的第一届国际胰腺炎分类会议上，将胰腺炎分为：急性胰腺炎、急性复发性胰腺炎、慢性复发性胰腺炎、慢性胰腺炎。

1984 年，在马赛召开的第二届国际胰腺炎分类会议上，重新把胰腺炎分为急性胰腺炎和慢性胰腺炎，而对临床上各种情况加以具体说明。1992 年，在美国亚特兰大召开的国际胰腺疾病研讨会，更强调从临床出发的胰腺炎分类方法，将胰腺炎分为：急性胰腺炎、重型急性胰腺炎、轻型急性胰腺炎、急性液体积聚、胰腺坏死、急性胰腺假性囊肿、胰腺脓肿。

这次分类强调将胰腺脓肿和胰腺坏死组织感染分开，因为二者处理方法不同，预后也不同。

我国中华医学会外科学会胰腺外科学组于 1991 年制定了我国《急性胰腺炎的临床诊断及分级标准》，并于 1996 年 10 月在贵阳召开的第六届胰腺外科学术会议上对其进行了修订。我国也采用了亚特兰大会议的分类方法，将急性胰腺炎分为七类，显示了我国急性胰腺炎的分类分级方法已和国际接轨。

(四)急性胰腺炎的自然病程

急性胰腺炎的自然病程与病理生理变化相关，轻型急性胰腺炎多为自限性疾病，而重症者常表现为局部的和全身的炎症反应，并能导致多脏器功能不全(MODS)。尽管基础实验与临床研究阐述了急性胰腺炎发病早期阶段的病理生理变化，但仍有一些病理过程未阐明，如炎症级联反应、受到首次打击后腺泡细胞与导管细胞的功能变化，等等。从病理形态学上看，急性胰腺炎严重程度不同，轻者仅表现为胰腺间质水肿，重者可有胰腺、胰周及腹膜后组织坏死。20 世纪 80 年代初，德国 Ulm 大学按照病理形态学和细菌学指标，将急性胰腺炎分为间质水肿型胰腺炎、无菌性坏死性胰腺炎、感染坏死性胰腺炎、坏死性胰腺炎伴胰周和腹膜后脂肪坏死、胰腺脓肿及急性期后假性囊肿形成共六类。而胰腺坏死的形态特征往往又是胰腺炎严重程度与患者总体生存率的主要决定因素，因为胰腺病理形态变化程度与机体局部和全身并发症发生率相关，而且局部和全身并发症发生的严重程度与频率又随胰腺内和腹膜后组织坏死范围的扩大而增加。

急性胰腺炎通常突然起病，在饱食或酗酒后出现上腹部疼痛，并放射到背部，伴有恶心和呕吐。80％的患者有血清淀粉酶、脂肪酶和弹性蛋白酶的升高。大约 2/3 的患者表现为轻型经过，恰当给予液体补充、止痛、连续肠内营养结合短期的胃肠外营养治疗后，临床症状均能改善，极少出现多脏器功能不全。但也有小部分间质水肿型胰腺炎会发展成多脏器功能不全，如呼吸功能和肾功能不全等，此时重症监护治疗尤显重要。起病的 24～48 小时内是急性胰腺炎的关键时期，实验研究与临床观察发现这一时期的特征是机体低灌流状态，产生的原因主要是大量液体潴留在胰腺内、胰周及腹膜腔内，20％～30％的患者会表现为重症过程，如早期的低血压或休克、过度炎症反应引致的肺、肾、心血管、肝功能及消化道功能不全等，而这些重要脏器功能不全是急性胰腺炎严重度的全身性表现。坏死性胰腺炎早期，胰腺对损伤的反应导致促炎细胞因子、化学趋化因子和其他生物活性物质(如 PGF、儿茶酚胺、皮质类固醇等)的大量释放，同时局部炎症反应又能产生抗炎细胞因子，这些生物活性物质共同存在于血液循环。大量动物实验与临床研究发现循环的细胞因子与生物活性物质的水平与机体多器官功能不全，乃至多脏器功能衰竭的发生密切相关。胰腺组织坏死的存在又能增加机体产生局部及全身并发症的机会，绝大多数急性胰腺炎患者发展为早期或晚期脏器功能衰竭多与胰腺坏死有关；而尸检也发现 80％死亡的病例中有胰腺坏死存在。尽管间质水肿型胰腺炎也会有胰腺实质的坏死，但坏死范围并不显著。有一项研究对 205 例急性胰腺炎病例行术前增强 CT 和术中测定来评估胰腺坏死范围，结果表明 39％的病例表现为局灶性坏死(坏死范围＜30％的胰腺实质)，其病死率仅为 8％；37％的病例坏死范围占据了 30％～50％的胰腺实质，其死亡率达到 18％；25％的病例坏死范围超过 50％的胰腺实质，此时的死亡率能达到 26％。除了胰腺实质坏死外，胰外腹膜后脂肪组织的坏死，如小肠和结肠系膜间隙、肾周间隙、结肠旁和结肠后间隙脂肪坏死，是影响疾病过程的主要决定因素，既决定着病情的严重程度，又与患者的并发症发生率和病死率有关。横结肠系膜的坏死和结肠壁的穿孔预示着坏死性胰腺炎预后不良。不论是胰腺实质坏死，还是腹膜后脂肪组织坏死，均能增加坏死组织细菌污染的风险。

在临床上，有部分病例在发病72小时内就出现单个脏器功能衰竭，甚至多脏器功能衰竭(MOF)，称之为早期重症急性胰腺炎(early severe acute pancreatitis, ESAP)，这与国内学者称之为暴发性胰腺炎(FAP)相同。这些病例常有胰腺的广泛坏死，虽经积极的重症监护治疗，仍有30%～50%的患者对治疗无反应并最终并发MOF，死亡率极高。重症急性胰腺炎早期死亡的主要原因是全身炎症反应综合征并发的早期MODS。根据增强CT扫描和血清CRP检测，坏死性胰腺炎发生全身炎症反应的时期在发病的第1周左右。一旦患者度过了危险的第一期，就进入感染并发症期，主要表现为感染性胰腺组织坏死所导致的脓毒败血症，致病微生物来源于肠道G^-细菌移位。胰腺感染的定义包括几种不同的病理形态改变，如坏死组织感染、胰腺脓肿和感染性胰腺假性囊肿。根据病理形态学和细菌学观察，坏死性胰腺炎感染期出现的峰值一般在发病的第3周，而且有70%以上的病例能观察到感染性坏死的存在，但临床上只有17%的患者表现出明显的感染性坏死症状。

重症胰腺炎肠粘膜通透性增高而致G^-细菌、G^+细菌和内毒素的移位是引起胰腺坏死组织感染的主要病因，术中或经皮穿刺抽吸细菌培养和涂片均提示来自肠道的G^-杆菌是常见的致病微生物，如大肠杆菌，其次为肠球菌和克雷伯菌属。坏死性感染中有一半病例是单一微生物感染，1/3的病例是多重微生物感染，在不及20%的病例中可以有肠杆菌、葡萄球菌、厌氧菌和真菌的感染。研究发现细菌移位的途径中，通过肠道的淋巴经路是最主要的途径，其他途径还包括横结肠的微穿孔、血源性感染、巨噬细胞和多形核白细胞的带菌迁移等。前瞻性临床研究发现，坏死性胰腺炎过程中感染的发生率随时间的推移而增加，在发病的第1周只有25%，第2周时达到44%，第3周时达到高峰，为60%。一旦有坏死组织的感染，即使给予强有力抗生素、早期肠内营养和液体治疗，死亡率仍较无菌性胰腺坏死明显升高。然而广泛的无菌性坏死患者也容易并发全身并发症，甚至多脏器功能衰竭，其死亡率介于35%～68%。

坏死性胰腺炎后期的并发症发生率很高，胰腺外分泌功能不全的发生率超过70%，其中有一半患者需要长期的胰酶替代治疗。Halonen等在对283例重症急性胰腺炎患者的长期随访中发现，在随访的66个月中，有87%的患者恢复劳动；在随后的多年随访中，10%的患者死亡，主要死于酗酒和胰腺炎相关并发症，特别是糖尿病。重症胰腺炎患者的住院病死率为25%，后期死亡率为10%，提示1/3的患者最终死于该病。在欧洲发达国家，酒精性胰腺炎是主要的病因，相当一部分患者出院后继续饮酒，这是导致并发症发生率与病死率高的原因。

(五)中医病因病机

1. 病因

(1)饮食不节：凡嗜食油腻，过饮酒浆，生冷不清，易克伤脾胃而发为该病。

(2)精神因素：凡情志不畅，暴怒伤肝，均可致肝失疏泄，而肝气郁结，横克脾胃，致胃气不降，脾失健运，脾胃功能失调而诱致该病。

(3)蛔虫上扰，胆道石阻：因虫扰石阻胆道，致肝胆气滞血瘀，脾胃运化失司而发病。

(4)创伤、手术、妊娠：均可导致肝胆气郁，脾胃气机升降失常，郁而化热，湿热阻于中焦。

2. 病机　急性胰腺炎的主要病理过程为肝胆气滞。肝胆气滞不但可以横克脾胃，亦能化热传脾。胃失和降，脾失运化，则湿从内生，湿阻蒸热，湿热阻于脾胃而呈脾胃湿热或脾胃实热之候。若病进，正虚邪陷，则呈现气血败乱之厥脱症；脾胃热盛，化火传入营血，可致热深厥深；胃热化火，可迫血妄行；热水相结，则结胸里实；热血相搏，瘀血腐脓或血瘀成块；热去温留，则湿邪困脾；邪去正伤，脾阳虚衰(图34-1)。

急性胰腺炎为急腹症之常见，属中医“胁痛”、“结胸”范围。中医学虽无重症急性胰腺炎病名，但对其症状、体征亦有详尽的描述，并提出了明确的治疗原则。急性胰腺炎病机主要是肝脾气机郁滞，导致热、湿、瘀蕴结中焦。因其主症是腹痛，故“腑气不通”在发病机制中具有重要作用。在各种诱因作用下，最初出现肝胆脾胃功能失调，疏泄不利，升降失和，而致气机不畅；继而气滞血瘀，生湿郁热，导致有形之邪壅塞，表现为脾胃湿热或实热蕴结为主的证候。如正不胜邪，可发生厥脱、血证等危象。

从六经辨证看，该病多属少阳病证、少阳阳明合病证或阳明腑实证。若少阳之邪传入阳明之腑，可出现燥热与糟粕互结的腑实证；少阳枢机不运，三焦水液代谢失职，水湿内生与阳明之燥热相合，则致湿热蕴结，从而出现肝胆湿热证；阳明腑实，燥热之邪与血搏结，则出现热毒血瘀证；少阳枢机不运，三焦水液代谢失职，水饮之邪与阳明燥热之邪互结，则出现水热互结胸膈之热实结胸证。

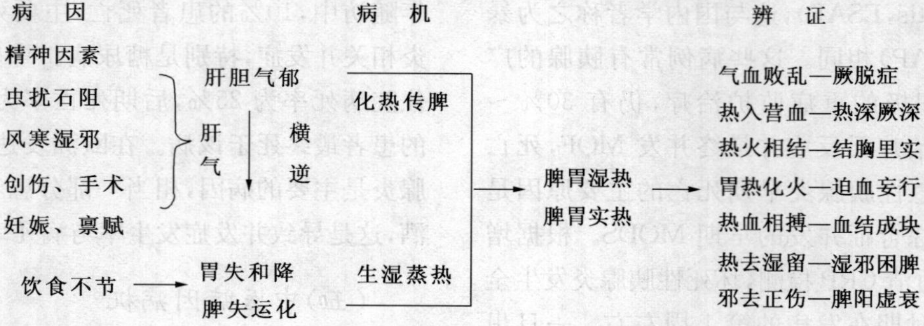

图 34-1　急性胰腺炎的病机图

急性胰腺炎的主要病理环节与其他急腹症有共同之处，即郁（气机郁滞）、结（实邪结聚）、热（实热内盛或湿热内蕴）、瘀（血行瘀阻）、厥（气血逆乱），5 个环节可互相兼夹或转化。这与西医对急腹症的主要病理是机能失调、梗阻、炎症、血运障碍及感染等变化的认识颇为一致。其病程可分为早、中、后期 3 个阶段：早期正盛邪浅，多为枢机不运与燥热内郁相兼；中期正盛邪实，常以结、热、瘀兼夹转化为主；晚期邪去正虚，余热不尽，气阴亏虚。SAP 并发 MODS 发病机制中强调器官功能损害的“序贯性”，这与中医理论中脏腑疾病的“传变”有着相似之处。

崔乃强等通过临床观察与实验研究，提出了重型急性胰腺炎按病程可划分为初期、进展期和恢复期 3 个阶段，其间体现了少阳病证、少阳阳明合并证、阳明腑实证之间的传变理论，见表 34-3。

表 34-3　重症急性胰腺炎的病程

病程分期	病期	病理改变	临床表现	中医见证	中医治疗要点
初期（全身反应期）	7 天左右	胰酶血症，缺血再灌注，炎症反应，胰腺坏死	腹膜炎，肠麻痹，SIRS/MODS	少阳阳明合病或阳明腑实证	清胰陷胸汤
进展期（全身感染期）	4～6 周	胰腺/或胰周坏死组织感染	败血症 MODS/MOF	毒热炽盛，气营同病，气血同病、热结腑实	清胰汤或清胰承气汤
恢复期	感染控制后	内分泌紊乱，外分泌不足，残留胆胰系统疾病	体质虚弱，残留胆胰疾病	邪去正虚	辨证方剂

重症急性胰腺炎发生、发展变化中存在着少阳病证、少阳阳明合并证、阳明腑实证的动态变化。阳明腑实证时，燥热之邪与肠中糟粕相结而成燥屎，影响腑气通降，胃肠道内 G^- 菌过度繁殖且菌种比例变动，菌群失调，毒力剧增，细菌内毒素经由淋巴或门静脉大量吸收入血而形成肠源性内毒素血症。内毒素血症反过来又可使胃肠功能紊乱，肌张力下降，肠蠕动减弱，肠管扩张，毛细血管通透性增加，大量炎性渗出，肠道细菌透过肠壁黏膜屏障而发生移位，出现更为严重的胀满和疼痛症状，使腑实证进一步加重。因此，阳明腑实证和内毒素血症互为因果，形成恶性循环。这个恶性循环如果不能及时打破，病证将不会出现转机。

（六）病理生理表现

亚特兰大会议后，国内外普遍将急性胰腺炎分为轻型胰腺炎(MAP)和重型胰腺炎(SAP),由于其病理生理的演变及预后截然不同而又相互关联,因此分别阐述。

1. 轻型急性胰腺炎的病理生理特点 按照急性胰腺炎的发病机制,其病理生理通常分3期。第一期主要为胰腺腺泡细胞内胰蛋白酶过早活化,几种不同的机制参与其中,包括腺泡细胞钙信号系统崩溃,溶酶体水解酶组织蛋白酶-β致胰蛋白酶原裂解为胰蛋白酶,胰腺细胞内胰蛋白酶抑制因子活性下降。一旦胰蛋白酶原活化,将激活各种损伤性胰消化酶。第二期为不同的机制和途径发生胰腺内炎症、充血、水肿、组织坏死。第三期主要表现为胰腺外炎症。后两期中,细胞因子和其他炎症因子介导4个重要环节:①炎症细胞活化;②活化的炎症细胞对微循环的化学趋化作用;③活化的黏附分子使炎症细胞与内皮结合;④活化的炎症细胞迁移至炎症区域。

组织病理上,轻型胰腺炎表现为胰腺普遍性增大、水肿、变硬,包膜张力增高,周围渗出较少。镜下可见腺泡、间质水肿,腺小叶常被水肿的组织隔开;组织间有大量炎细胞浸润,小叶间隔内可见少量散在脂肪坏死灶,血管变化常不明显,渗液清亮。在病理生理上,无明显的器官功能障碍,无大量腹腔渗液引起的全腹腹膜炎,不发生严重的代谢紊乱,对液体治疗反应良好,临床经过顺利。

2. 重症急性胰腺炎的病理生理特点 任何疾病都有其病程演进的自然过程,它是客观存在的,而对病程的分期是人为的,是人们在临床实践中逐渐积累起来的对疾病的认识,而这种认识是否能够真正揭示疾病发展的客观规律,则取决于人类认识的不断深化和完善。在重症急性胰腺炎的整个病程中,各种并发症的发生是疾病本身、患者机体的反应及治疗因素综合作用的结果,它们反映了病程不同时期的临床特点。通过多年来对重症急性胰腺炎并发症的观察、总结,人们逐步认识了其病程演进的大致规律,将其病程分为3个阶段。

(1)急性反应期:为发病最初阶段,10天左右,主要并发症为ARDS、急性肾衰竭、脑病、休克。由于异常激活的胰酶,在造成胰腺本身损伤的同时,激活了机体炎症细胞,释放大量炎性介质、细胞因子,包括IL-1、IL-2、IL-6、TNF、OFR等,触发了机体一系列的炎症免疫反应,释放出溶酶体酶、弹力蛋白酶等,引起细胞代谢紊乱,正常的血液动力学遭到破坏,全身血管通透性改变,组织器官的灌注、供氧不足,又加剧了机体的炎症反应,使机体处于一种应激反应状态,导致全身各器官系统的功能障碍。因此,该期的主要临床表现为休克、肾衰竭、ARDS、脑病等,这也是早期患者死亡的主要原因。在病程的前10天是出现ARDS、肾衰竭、休克、脑病的发病高峰。部分患者经积极的抗休克,改善血液动力学变化,腹腔灌洗稀释胰酶,减少酶的损害,胰休息治疗,抗胰酶制剂的使用,全身支持治疗,以及预防性抗生素治疗等,及时纠正了一系列的病理生理改变,度过了急性反应期。但肠道黏膜屏障的损害却很难逆转,在合并机体免疫力降低的情况下,肠道细菌和毒素发生易位,侵入门静脉的全身血循环,发生内源性感染,病程进入全身感染期。

(2)全身感染期:继急性反应期之后为全身感染期,持续约2个月,以全身细菌感染及随后的深部霉菌感染或双重感染为临床特点,此期主要并发症为全身性细菌感染、深部霉菌感染,还有其他一些并发症,如局部创口出血、胃肠道出血、胰瘘、胃肠瘘、胆瘘等,但发病率均较低。肠道易位的细菌可激活巨噬细胞、中性粒细胞,以及多种血浆蛋白的级链反应,释放多种细胞介质,再度加剧组织缺氧、微循环障碍。同时,内毒素通过TNF、OFR等细胞因子的作用产生一系列有害反应。由此,感染触发了病程中期的多器官功能障碍/衰竭(MODS/MOF),表现为ARDS、休克、肾衰竭、脑病的再次发病高峰,而MODS/MOF的发生则加剧了机体感染的严重度,且往往难以控制。此期,外源性感染主要源自手术操作、腹腔灌洗或深静脉导管等。全身性感染是此期病例的主要死亡原因。这一阶段出现一定程度的消化道瘘及残余感染的发生,主要是由于病程发展到这一阶段,患者多有营养不良及免疫力低下,若合并手术引流不彻底,或加重感染等因素存在而引起。

(3)残余感染期:此期发生在2～3个月后,临床表现为严重的全身营养不良,低热,手术后引流口长期不愈,造影证实有腹膜后残腔,瘘道外口虽只有1个或2个,但瘘道常是多数的、网状的,往往合并有胰瘘或胃肠道瘘。多数病例经过全身感染期的积极抗感染及适时的手术引流，可获得痊愈，而部分病例的感染未得到完全控制，病程迁延至此期。残余感染都是由于引流不畅(尤其是胰外侵犯区)而产生的腹膜后残腔。胰瘘、肠瘘、胃瘘多与患者营养状态不佳有关，但术后引流管放置时间过长、引流管压迫亦是引起消化道瘘不容忽视的方面。

目前临床上对重症急性胰腺炎病程的分期是基于对其病理生理机制的不断认识，以及结合人们多年来治疗的体会而人为地进行的划分，但是，疾病是渐进性发展的，而且机体间存在着较大的个体差异。因此，各个阶段可以相互渗透，不可能截然分隔，也不可能千篇一律，应以辨证的观点来看待疾病的分期。

二、临床表现

急性胰腺炎因病理变化不同而临床表现差异很大，且大多临床表现无特异性，故尚难做到快速早期诊断，临床上仍有误诊的病例。腹痛、腹胀、恶心、呕吐是多数患者表现的症状，压痛、反跳痛及肌紧张也是常见的体征。

1. 腹痛　是急性胰腺炎最主要的症状，其发生主要与胰管梗阻、胰腺肿胀所致的胰腺包膜牵扯或渗液刺激有关。腹痛多突然发生，呈持续剧烈痛，并可逐渐加重。腹痛的位置与病变的部位有关，如病变主要在胰体、尾部，则腹痛以上腹部偏左为主，并向左肩部放射；若病变在胰头部，或为胆源性胰腺炎，则以右上腹痛为主，并向右肩部放射；若病变累及全胰，则腹痛范围较广，患者常感上腹部及腰背部束带状疼痛并向背部放射。

一般水肿性胰腺炎腹痛程度较轻，针刺或解痉药物能缓解；而出血坏死性胰腺炎腹痛十分剧烈，一般止痛方法不能凑效。

2. 腹胀　多与腹痛同时存在。水肿性胰腺炎腹胀较轻或无腹胀；而坏死性胰腺炎由于组织坏死、腹腔渗液、炎性渗出物刺激腹膜产生炎性反应或腹膜后炎症、出血，造成肠麻痹致肠道积气、积液，而发生严重腹胀，从而引起腹腔间隔室综合征(acute compartment syndrome，ACS)。腹膜后炎症越严重，腹胀越明显，腹腔渗液增多则加重腹胀。位于胰头部的急性炎症可造成十二指肠梗阻，横结肠也会因炎症刺激而麻痹。腹胀发生后患者多停止排气排便。

3. 恶心、呕吐　2/3的患者有此症状，发病初期发作频繁，为反射性呕吐，呕吐物多为食物和胆汁。与胃肠道疾病不同，呕吐后腹痛不能缓解。晚期多由于麻痹性肠梗阻引起，酒精性胰腺炎患者的呕吐常于腹痛时出现，胆源性胰腺炎患者的呕吐常在腹痛发生之后。水肿性胰腺炎患者多有恶心，呕吐不严重；而坏死性胰腺炎呕吐频繁、剧烈，有消化道出血时呕吐物常为咖啡色物。

4. 发热　在急性胰腺炎早期，发热并非由于感染所致，而是由于组织损伤的产物所引起的机体炎症应激反应。胆源性胰腺炎伴有胆道梗阻者，可有寒战、高热，但应注意这是因胆道感染所致。胰腺坏死伴有感染时，高热为主要症状之一，体温多在38.5℃以上。

5. 黄疸　约20%的急性胰腺炎患者可出现不同程度的黄疸。黄疸的发生可因胰头部水肿压迫胆总管引起，但大多数情况下是由于胆总管结石和胆道感染引起胆汁排泄受阻所致。肝功能受损时也可出现黄疸，且黄疸深提示病情重，预后不良。

6. 腹膜炎体征　急性胰腺炎的腹膜炎体征与病变程度相一致，水肿性胰腺炎一般仅有上腹部压痛，常无明显反跳痛和肌紧张；急性出血坏死性胰腺炎腹部压痛明显，伴有反跳痛和肌紧张。压痛部位也与病变部位一致，胰头炎症者压痛主要在上腹及剑突下，炎症在胰尾时压痛在左上腹；炎症累及全腹时，全腹均有压痛。坏死性胰腺炎腹腔渗液较多时，全腹有压痛、反跳痛及肌紧张，移动性浊音阳性，肠鸣音减弱或消失。一侧或双侧腰肋部压痛或肿胀也是急性胰腺炎较为特异的体征。

7. 腹部瘀斑　急性出血坏死性胰腺炎患者可因含胰酶的渗出液经腹膜后途经进入腹壁肌间隙、腰肋部皮下，或由镰状韧带到达脐周皮下，溶解脂肪组织造成皮下出血，在腰部、季肋部出现紫蓝色瘀斑(Grey-Turner 征)或在脐周出现瘀斑(Cullen征)。这些患者多有血性腹水。

8. 全身表现　出血坏死性胰腺炎可出现心率增快、呼吸频数、血压下降等循环不稳表现，严重者可因大量液体外渗、肠麻痹肠腔内积液、大量呕吐等致循环血量不足而出现休克。伴急性肺功能损害时可出现呼吸困难和发绀；肾功能受损时可出现少尿或无尿；有胰性脑病者可出现抽搐、感觉迟钝、意识障碍乃至昏迷等精神症状。急性胰腺炎患者的手足抽搐多是由于血钙降低引起。

急性胰腺炎病情变化快，临床表现复杂多样，有的临床上无明确的症状，只在尸检时发现，为“无痛性胰腺炎”；有的呈暴发性发作，发病后数分钟或数小时内死亡，临床上很难得到确诊，更得不到及时抢救；更有的一开始就表现为肺、心、肾、脑等重要脏器功能衰竭，故许多学者认为急性胰腺炎是一种变幻莫测的全身性疾病。

三、诊断和鉴别诊断

(一)诊断

急性胰腺炎的临床诊断主要是根据骤起的上腹痛或左上腹痛，疼痛向左肩背部放散。伴有消化道症状(如恶心、呕吐等)，实验室检查可有血、尿淀粉酶升高，血清脂肪酶升高即可诊断为急性胰腺炎；根据急性胰腺炎的严重程度，血清C-反应蛋白(CRP)呈不同程度升高；腹部CT显示胰腺肿大及可能有坏死的区域、胰周组织的炎性反应(如水肿、坏死、液体积存)等改变可判断出急性胰腺炎的严重程度。

1. 常规化验检查　白细胞计数一般在(10～20)×10^9/L，核左移。因呕吐或大量腹腔渗液，血液有浓缩，血球压积往往升高，超过50%。出血坏死性胰腺炎可有血色素降低。病情严重时，尿常规化验可见蛋白、红细胞和管型。

2. 酶学检查　胰酶测定是诊断急性胰腺炎最主要的手段。

(1)血、尿淀粉酶测定：90%的急性胰腺炎患者血清淀粉酶升高，一般在发病1～3小时即开始升高，24小时达峰值，持续4～5天后降至正常。尿淀粉酶在24小时后才开始升高，48小时高峰，下降缓慢，一般可持续1～2周。如淀粉酶持续不降，或下降后复升，提示已有并发症出现。淀粉酶升高的幅度与疾病的严重程度不一致，有些坏死性胰腺炎因胰腺组织大量破坏，淀粉酶反而不升高。

(2)淀粉酶同工酶：血清中的淀粉酶有3个等电点同工酶峰值，胰腺来源的淀粉酶为P型同工酶，通常情况下只占循环血中的40%，但诊断急性胰腺炎的特异性和敏感性均高于一般血淀粉酶的检测。如果血清淀粉酶升高，而P型同工酶不升高，则基本可以排除急性胰腺炎的诊断。

(3)淀粉酶-肌苷清除率比值(ACCR)：正常情况下，肾脏的淀粉酶清除率和肌苷清除率大致平行，ACCR为2%～4%；急性胰腺炎时肾脏对淀粉酶的清除率增加，ACCR增加，＞6%有诊断价值；如果ACCR＞20%，提示可能是重症。但最近资料表明ACCR特异性差，肾功能不全、糖尿病酮症、心脏手术等亦可升高，因而认为其实用价值不大，需与其他指标结合起来才能提高诊断价值。

(4)血清脂肪酶：主要来源于胰腺，在急性胰腺炎时升高，针对急性胰腺炎的敏感性和特异性均高于血清淀粉酶。发病24小时后升高，但持续时间长，对病程较长的患者诊断更有意义。

3. 其他实验室检查指标

(1)血清炎症反应标志物：CRP是组织损伤和炎症的非特异性标志物，急性胰腺炎时CRP升高且与疾病的严重程度相关，是急性胰腺炎预后的独立影响因素。当CRP＞150mg/L时，对于诊断胰腺坏死的敏感性达67%～100%。IL-6在急性胰腺炎早期即可升高，动态监测有助于识别重型急性胰腺炎并可判定预后。

(2)生化检测：低血钙有助于急性胰腺炎的诊断，并可判定病情严重程度和预后。高血糖与急性胰腺炎关系密切，也有助于临床诊断急性胰腺炎。肝功能异常，包括转氨酶升高、胆红质升高等，对急性胰腺炎的诊断有帮助。

(3)正铁血红蛋白(MHA)、胰腺炎相关蛋白(PAP)、胰蛋白酶原活性肽(TAP)，是实验室研究发现的与急性胰腺炎发生有关的一些多肽，对诊断急性胰腺炎、评估病情严重度有帮助，但尚未证实这些指标在诊断急性胰腺炎方面优于临床常用的酶学指标的价值。

4. 诊断性腹腔穿刺　腹腔穿刺抽出渗出液并检测淀粉酶含量对诊断急性胰腺炎有辅助确诊意义，特别是对出血坏死性胰腺炎。若抽出血性混浊液体，淀粉酶含量明显升高时，结合临床症状和体征，一般可确诊。

5. 影像学检查

(1)腹部B超：是首选的影像学检查方法。B超检查可见胰腺肿大和胰内及胰周回声减低，有时可见胰管扩张；出现粗大的强回声提示有出血坏死的可能。若B超发现胆道结石或胆总管扩张，提示急性胰腺炎可能为胆源性。另外，B超在发现腹水及对急性胰腺炎后期局部并发症如胰腺脓肿、胰腺假性囊肿的诊断方法亦有价值。

(2)胸、腹部X线检查：胸片可见膈肌抬高、胸腔积液、肺下叶不张等征象，见图34-2。腹平片可发现一段小肠或横结肠扩大充气、十二指肠环扩大、结肠中断征等。

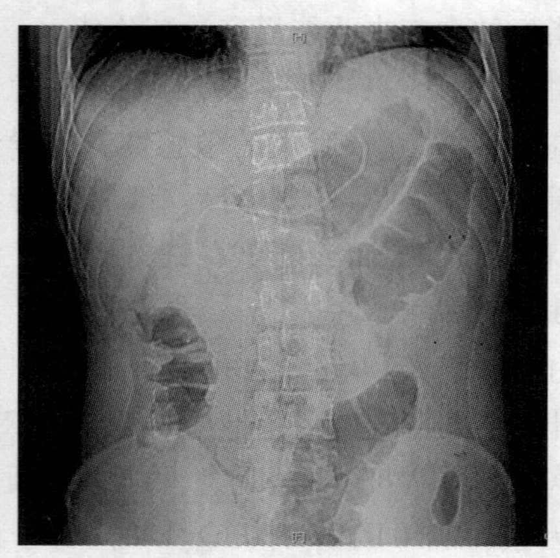

图34-2 重症胰腺炎X线表现

(3)CT检查：迄今CT扫描仍然是诊断急性胰腺炎并区别轻、重型胰腺炎的金标准。增强CT(尤其是增强薄层多排CT)是排除疑似胰腺炎病例、判断急性胰腺炎严重程度及确认胰腺炎并发症的最佳影像学检查。胰腺炎的CT表现包括胰腺肿大伴弥漫性水肿、胰腺实质密度不均、胰腺边缘模糊及胰周积液。通过静脉注射造影剂，可确诊胰腺坏死，见图34-3。此外，增强CT可提供病因诊断线索，如偶尔直接观察到胆总管结石；胰腺钙化提示饮酒或其他原因所致的慢性胰腺炎。

(4)磁共振成像(MRI)和MRCP：诊断胰腺炎和判断病情轻重的价值并不优于CT，在显示胰管解剖结构和检测胆总管结石方面优于CT。

(二)诊断标准

长期以来，众多学者致力于从急性胰腺炎发生的疾病过程总结出具有特征性的指标用于急性胰腺炎的判定。现将目前国际、国内公认的最重要的急性胰腺炎的诊断标准和严重度评估系统总结归纳如下。

1. 1992年亚特兰大会议诊断标准

(1)急性胰腺炎(AP)：是胰腺组织的急性炎症过程，可同时累及其他局部组织或远隔器官。常起病急骤，伴有上腹部疼痛及各种腹部体征，从轻微的触痛到反跳痛不等。急性胰腺炎常伴有呕吐、发热、心动过速、白细胞增多，以及血和/或尿中胰酶水平的升高。

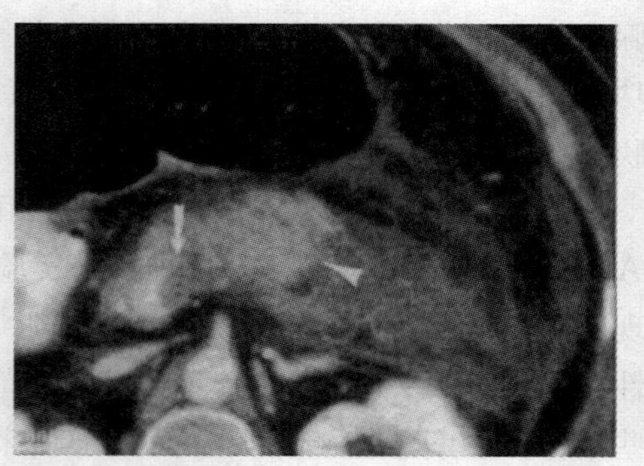

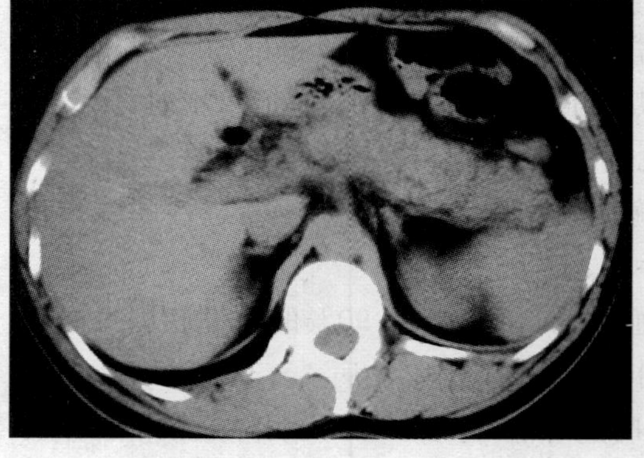

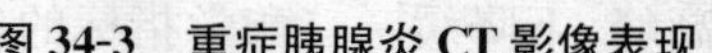

图34-3 重症胰腺炎CT影像表现

(2)重症急性胰腺炎(SAP)：指急性胰腺炎伴有脏器衰竭和/或局部并发症，如坏死、脓肿及假性囊肿等。腹部体征包括明显的腹痛、反跳痛、腹胀、肠鸣音减弱或缺失。上腹部可触及肿块。少数情况下可见胁腹部皮肤青紫色斑(Grey-Turner征)，或脐周皮肤青紫(Cullen征)。SAP需符合Ranson诊断指标≥3项，或符合APACHEⅡ诊断标准≥8分。

(3)轻型急性胰腺炎(MAP)：指急性胰腺炎只

有极少数脏器功能下降，且预后良好，无重症急性胰腺炎的上述特征。MAP 患者只要给予适当的输液治疗，其体征和化验结果就会很快恢复正常。治疗 48～72 小时之内无明显改善时，应注意观察是否有胰腺炎并发症。胰实质在动态 CT 对比增强检查时通常正常。

2. 2002 年曼谷会议标准

(1)急性胰腺炎：胰腺的急性炎症。

(2)轻症急性胰腺炎：无明显的器官功能障碍，对液体治疗反应良好。

(3)重症急性胰腺炎：具下列之一者，局部并发症(胰腺坏死、假性囊肿、胰腺脓肿)；器官衰竭；Ranson 指标≥3 项；；APACHE Ⅱ评分≥8。

(4)急性液体积聚：胰腺内或胰周液体积聚，发生于病程早期，并缺乏完整包膜。

(5)胰腺坏死：增强 CT 检查发现失活的胰腺组织。

(6)急性假性囊肿：有完整包膜的液体积聚，包含胰腺分泌物。

(7)胰腺脓肿：胰腺内或胰周的脓液积聚。

3. 我国急性胰腺炎诊断标准　中华医学会外科学会胰腺学组于 1996 年制定的我国急性胰腺炎的临床诊断及分级标准如下：

(1)定义：急性胰腺炎是胰腺的急性炎症过程，在不同病理阶段，可不同程度地波及邻近组织和其他脏器系统。

(2)临床表现：通常呈急性起病，表现为上腹疼痛，伴有不同程度的腹膜炎体征。常有呕吐、腹胀、发热、心率加快、血白细胞计数上升、血或尿淀粉酶升高。

(3)病理特点：病理变化程度不等，从显微镜下所见的间质水肿和脂肪坏死，到肉眼可见的胰腺实质或胰周坏死和出血。

(4)中华医学会消化病学分会根据 1992 年美国亚特兰大会议和 2002 年泰国曼谷急性胰腺炎国际专题研讨会所颁布的标准并结合我国具体情况于 2003 年拟定了我国急性胰腺炎诊治指南(草案)。简述如下：

1)AP：临床上表现为急性、持续性腹痛(偶无腹痛)，血清淀粉酶活性增高≥正常值上限 3 倍，影像学提示胰腺有或无形态改变，排除其他疾病者。可有或无其他器官功能障碍。少数病例血清淀粉酶活性正常或轻度升高。

2)轻症 AP(MAP)：具备 AP 的临床表现和生化改变，而无器官功能障碍或局部并发症，对液体补充治疗反应良好。Ranson 评分＜3 项，或 APACHE-Ⅱ评分＜8，或 CT 分级为 A、B、C。

3)重症 AP(SAP)：具备 AP 的临床表现和生化改变，且具有下列之一者：局部并发症(胰腺坏死、假性囊肿、胰腺脓肿)；器官衰竭；Ranson 指标≥3 项；APACHE-Ⅱ评分≥8；CT 分级为 D、E。

同时建议临床上不使用病理性诊断名词“急性水肿性胰腺炎”或“急性坏死性胰腺炎”，除非有病理检查结果。临床上废弃“急性出血坏死性胰腺炎”、“急性出血性胰腺炎”、“急性胰腺蜂窝炎”等名称。临床上 AP 诊断应包括病因诊断、分级诊断、并发症诊断。AP 临床分级诊断如仅临床用，可应用 Ranson 标准或 CT 分级；临床科研用，必须同时满足 APACHE-Ⅱ评分和 CT 分级。推荐的 AP 诊断流程如下(图 34-4)。

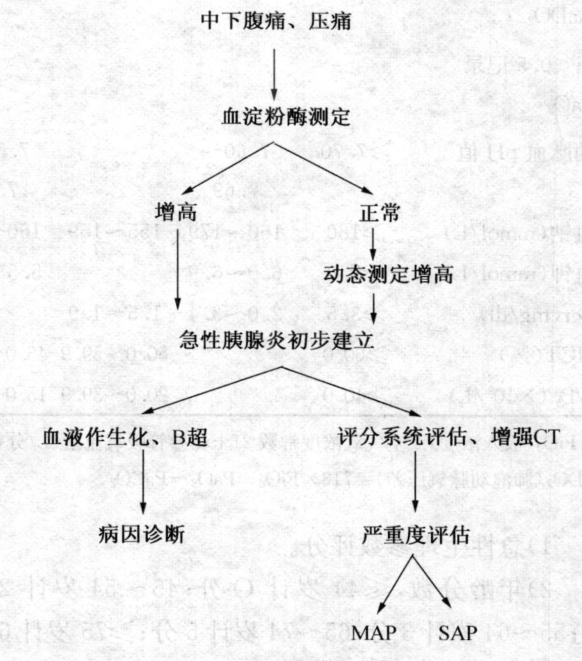

图 34-4　急性胰腺炎诊断流程图

(5)Ranson 标准：创建于 1974 年，共有 11 项指标。其中 5 项是在入院时评估，另外 6 项则须在入院 48 小时后，即入院时：①年龄＞55 岁；②WBC＞16×10^9/L；③血糖＞11.1mmol/L；④LDH＞350U/L；⑤AST＞250U/L。入院 48 小时内：①血

细胞容积下降＞10%；②BUN 上升＞1.8mmol/L；③血钙＜2mmol/L；④ PaO_2＜8kPa；⑤剩余碱＞4mmol/L；⑥隔离液体＞6L。上述指标中 2 项阳性者死亡率 1%，3～4 项阳性者死亡率 14%，5～6 项阳性者死亡率 38%，而 7～8 项阳性者很难生存。≥3 项为重症急性胰腺炎。

(6)APACHEⅡ评分：Knaus 创立的急性生理学和慢性健康评估系统（Aeute Physiology and Chronic Health Evaluation，APACHE），是一项根据生理测量值改变、年龄和以往健康状况来评估疾病严重性的方法（表 34-4）。APACHEⅡ评分系统用于评估疾病最初的严重程度和以后出现并发症的概率大小。APACHEⅡ评分包括：

表 34-4　APACHEⅡ急性生理评分系统

急性生理评分(A)	高于正常上限					低于正常下限			
	+4	+3	+2	+1	0	+1	+2	+3	+4
肛温(℃)	≤41.0	39.0～40.9		38.5～38.9		34.0～35.9	32.0～33.9	30.0～31.9	≤29
平均动脉压(mmHg)	≥160	130～159	110～129	70～109			50～69		≤49
心室率(/分)	≥180	140～179	110～139		70～109			55～69	40～
呼吸频率(/分)	≥50	35～49		25～34	12～24	10～11		6～9	≤5
氧合情况									
FiO_2>0.5 记录 $AaDO_2$	≥500	50～499	200～349		＜200				
Fi＜0.5 记录 PaO_2				>70	61～70			55～60	＜55
动脉血 pH 值	≥7.70	7.60～7.69		7.50～7.59	7.33～7.49		7.25～7.32	7.15～7.24	＜7.14
血钠(mmol/L)	≥180	160～179	155～159	150～154	130～149		120～129	111～119	＜110
血钾(mmol/L)	≥7.0	6.0～6.9		5.5～5.9	3.5～5.4	3.0～3.4	2.5～2.9		＜2.5
Ber(mg/dl)	≥3.5	2.0～3.4	1.5～1.9		0.6～1.4		＜0.6		
HCT(%)	≥60.0		50.0～59.9	46.0～49.9	30.0～45.9		20.0～29.9		＜20.0
WBC($\times10^9$/L)	≥40.0		20.0～39.9	15.0～19.9	3.0～14.9		1.0～2.9		＜1.0

注：FiO_2（吸入浓度）＝空气氧浓度常数 21＋鼻导管吸氧流量(L/分钟)×4%；
$AaDO_2$（肺泡动脉氧压差）＝713×FiO_2－PaO_2－$PaCO_2$。

1)急性生理参数评分。

2)年龄分数，≤44 岁计 O 分；45～54 岁计 2 分；55～64 岁计 3 分；65～74 岁计 5 分；≥75 岁计 6 分。

3)慢性健康状况评分。如患者有严重器官衰竭病史或存在免疫抑制的病史，按如下规定：

A. 非手术或急诊手术后，记 5 分。

B. 拟择期手术，记 2 分。

病史中的严重脏器不全或免疫抑制必须符合以下标准：

A. 肝：穿刺活检证实的纤维化或门脉高压症、食管曲张静脉破裂出血或肝功能衰竭/肝性脑病病史。

B. 心血管：达到纽约心脏协会的Ⅵ级标准。

C. 呼吸：严重限制性、阻塞性、心血管性肺疾病所致活动严重受限，如不能上楼梯、做常规家务、慢性缺氧、高碳酸血症、红细胞增多症、肺动脉压＞40mmHg、呼吸机依赖。

D. 免疫抑制：患者接受免疫抑制剂治疗/化疗/放疗/长期或大量糖皮质激素治疗，患有免疫功能抑制的疾病，如白血病等。总 APACHEⅡ分数＝A＋B＋C。

对于急性胰腺炎，APACHEⅡ达 8 分或 8 分以上为重症病例，但许多分数较低却有并发症产生的病例也应属于重症。

(7)Balthazar CT 分级系统：1985 年，Balthazar 提出了 CT 检查的 5 项指标，以胰腺大小、轮廓、密度和胰周改变作为分级依据，将 AP 的严重程度分为 5 级。根据胰腺炎症分级和胰腺坏死范围的两方面所得积分评定三级严重度(表 34-5)：Ⅰ级，0～3 分；Ⅱ级，4～6 分；Ⅲ级，7～10 分。急性胰腺炎患者的并发症发生率和病死率随着累计评分的增加而明显增加，＜2 分时无死亡，7～10 分的病死率为 17%，＞7 分可以做手术治疗。A、B 级无并发症，C、D、E 级时脓肿发生率为 34.6%，D 级病死率为 8.3%，E 级病死率为 17.4%。

表 34-5　Balthazar CT 分级系统

分级	胰腺组织影像改变	积分
A	胰腺显示正常	0
B	胰腺局限性或弥漫性增大(包括轮廓不规则，胰管扩张，局限性积液)	1
C	除 B 级病变以外，还有胰腺周围的炎症改变	2
D	除胰腺病变外，胰腺还有单发性积液区	3
E	胰腺或胰周有 2 个或多个积液积气区	4

(三)鉴别诊断

尽管目前诊断急性胰腺炎有规范的标准，但临床工作中仍有急性胰腺炎被误诊的病例。除了鉴别急性胰腺炎的轻重度外，还应与下列疾病鉴别：

1. 胆石症、急性胆囊炎或胆道蛔虫　常有绞痛发作史，疼痛多位于右上腹，多有右肩牵涉痛；发作时可伴黄疸，Murphy 征阳性；可有右上腹压痛、反跳痛和肌紧张。影像学检查可见胆囊炎和胆结石的征象。若血淀粉酶超过正常值的 3 倍，提示同时合并急性胰腺炎。

2. 急性肠梗阻　常有腹部阵发性绞痛，疼痛位于脐周，伴呕吐、腹胀、肛门排气及/或排便停止；肠鸣音高亢，可见肠型。X 线腹部立位平片显示气液平面等肠梗阻征象。

3. 消化性溃疡穿孔　多有消化性溃疡病史，起病突然，腹痛剧烈，腹肌紧张呈板状腹，肝浊音界消失。X 线腹部立位平片可见膈下游离气体，血淀粉酶可升高，但一般不超过正常值的 2 倍。

4. 心绞痛或心肌梗死　常有冠心病史，疼痛多在心前区或为压迫感，疼痛也可位于上腹部，酷似急性胰腺炎，但血、尿淀粉酶正常；而心电图显示心肌缺血或心肌梗死改变，心肌酶如 CPK、AST、LDH 在心肌梗死时升高。

5. 肠系膜血管栓塞　多见于老年人，常有高血脂或心脏病等基础疾病。起病急骤，有剧烈腹痛、腹胀、发热、便血、血性腹水、休克和腹膜刺激征，肠系膜血管造影可显示血管阻塞征象。

6. 其他　尚需与高位阑尾穿孔、肾绞痛、脾破裂、异位妊娠破裂及伴有急性腹痛的糖尿病酮症酸中毒、尿毒症等鉴别。

四、治疗

(一)治疗原则

急性胰腺炎的治疗手段随着对该病认识的不断深入而不断改变。在 20 世纪 50 年代前，急性胰腺炎的手术率较高，但死亡率也高。50 年代以后随着对急性胰腺炎发病机制的不断了解，急性胰腺炎的治疗理念发生了转变，逐渐认识到外科治疗对重型胰腺炎的贡献是有限的，绝大多数胰腺炎患者接受内科治疗，只有少数病情严重、诊断不清或有并发症者才施行手术治疗，这期间的手术率降低，而且病死率也有所下降。20 世纪 90 年代以后，随着对急性胰腺炎发病机制、病理生理的深入阐明，以内科保守治疗为主的综合治疗成为治疗急性胰腺炎的主体，特别是采用辨证分期、分期论治的中西医结合治疗，使急性胰腺炎总的病死率降为 1%～2%，远低于同期国外报道的 10%。

国际胰腺病学会(International Association of Pancreatology，IPA)于 2002 年 6 月在德国 Heidelberg 召开会议，对急性胰腺炎的外科治疗原则进行了讨论，并根据循证医学的方法得出如下 11 项建议：

1. 轻型急性胰腺炎不是外科手术治疗的适应证。

2. 预防性应用广谱抗生素可以减少CT证实的坏死性胰腺炎感染发生率，但不能提高患者存活率。

3. 对于有感染综合征(sepsis syndrome)的患者应该采用细针抽吸细菌学检查(FNAB)来鉴别无菌性胰腺坏死和感染性胰腺坏死。

4. 在有感染临床症状和体征的患者中，感染性胰腺坏死是手术或介入引流的适应证。

5. FNAB检查阴性的无菌性胰腺坏死患者应该采用保守治疗方法，仅在有选择的患者中进行介入治疗。

6. 对坏死性胰腺炎患者，除非有特别指征，不建议在发病后14天内进行早期手术。

7. 手术和各种介入治疗方法选择上，以在清创或坏死灶切除的同时能够最大程度保留存活胰腺组织的方法为好，加强术后处理从而尽可能引流出腹膜后渗液和坏死碎片。

8. 为了避免胆囊结石相关急性胰腺炎的复发，应该进行胆囊切除术。

9. 对胆囊结石相关的轻型急性胰腺炎患者，胆囊切除术应该在患者恢复后尽早进行，最好在同次住院期间完成。

10. 对胆囊结石相关的重症急性胰腺炎患者，胆囊切除术应该延期至胰腺炎症反应充分消退和完全临床恢复后进行。

11. 对不适合进行胆囊切除术的患者，为了降低胆囊结石相关急性胰腺炎复发的危险性，可以选择内镜下括约肌切开术，但是在理论上存在将感染带入无菌性胰腺坏死的危险。

(二)非手术治疗

1. 非手术治疗适应证　轻型急性胰腺炎。对于急性胆源性急性胰腺炎，亦尽可能采用非手术治疗，待急性炎症消退后，明确胆道的病理变化，再施行择期手术。对于重要生命体征平稳、腹腔渗液局限、年龄<60岁的患者，开始采用非手术治疗。

2. 非手术治疗措施

(1)发病初期的监护和处理：目的是纠正水、电解质紊乱，支持治疗，防止局部及全身并发症。常规禁食，对有严重腹胀、麻痹性肠梗阻者应进行胃肠减压。在患者腹痛、腹胀减轻或消失、肠道动力恢复或部分恢复时可以考虑开放饮食，开始以碳水化合物为主，逐步过渡至低脂饮食，不以血清淀粉酶活性高低作为开放饮食的必要条件。

(2)补液：补液量包括基础需要量和流入组织间隙的液体量。应注意输注胶体物质和补充微量元素、维生素。积极的静脉液体补充对于纠正低血容量至关重要。

低血容量可累及胰腺微循环，也是坏死性胰腺炎发生的主要原因。血容量减少导致血液浓缩、心动过速、低血压、尿量减少和肾前性氮质血症。现有大量实验证据显示，早期的积极补液和改善氧供可防止或最大程度减少胰腺坏死并提高生存率。尽管缺乏对照性临床研究，但急性胰腺炎时积极补液的重要性已广为接受。临床上液体补充是否充分应通过监测生命体征、尿量、入院后12小时和24小时HCT(尤其是入院时血液浓缩者)。中心静脉压检测通常并非必需。低血容量的另一不良后果是肠缺血。有证据显示肠缺血导致肠道对细菌、细菌产物和内毒素的通透性增加。细菌移位是继发胰腺感染的重要原因。细菌产物和内毒素移位也是细胞因子释放的强效刺激因子，并升高NO，而NO可加重胰腺损伤和器官衰竭(尤其是呼吸衰竭)。

(3)止痛：急性胰腺炎时的疼痛刺激导致呼吸频率加快、缺氧，增加非显性的体液丢失，肺通气量减少，阻碍肺功能并增加静脉血栓形成的危险；而且剧烈疼痛可诱使Oddi括约肌痉挛，因此止痛治疗是治疗急性胰腺炎的原则之一。在严密观察病情下，可注射盐酸哌替啶。不推荐应用吗啡或胆碱能受体拮抗剂，如阿托品、654-2等，因前者会收缩壶腹乳头括约肌，后者则会诱发或加重肠麻痹。

(4)抑制胰腺外分泌和胰酶抑制剂应用：生长抑素及其类似物(奥曲肽)可以通过直接抑制胰腺外分泌而发挥作用，主张在重症急性胰腺炎治疗中中短期应用。H_2受体拮抗剂或质子泵抑制剂可通过抑制胃酸分泌而间接抑制胰腺分泌，还可以预防应激性溃疡的发生，主张在重症急性胰腺炎时使用。蛋白酶抑制剂主张早期、足量应用，可选用加贝酯等制剂。

(5)血管活性物质的应用:由于微循环障碍在急性胰腺炎发病中起重要作用,推荐应用改善胰腺和其他器官微循环的药物,如前列腺素 E_1 制剂、血小板活化因子拮抗剂、活血化瘀中药制剂等。

(6)预防性抗生素使用:急性胰腺炎发病早期,继发感染的发病率高,即使没有明确的细菌感染,也应给予抗生素以预防感染。抗生素的应用应遵循:抗菌谱为革兰阴性菌和厌氧菌为主、脂溶性强、有效通过血胰屏障等三大原则。临床上多选用甲硝唑联合喹诺酮类药物为一线用药。日本的胰腺炎指南推荐有胰腺坏死者应用亚胺培南(泰能)。国内指南推荐应用疗程为7~14天,特殊情况下可延长。由于在接受预防性应用抗生素治疗的患者有时发生真菌二重感染的报道,国外资料推荐将抗生素应用时间限制在5~7天内以避免该并发症的发生。要注意真菌感染的诊断,临床上无法用细菌感染来解释发热等表现时,应考虑到真菌感染的可能,可经验性应用抗真菌药,同时进行血液或体液真菌培养。

(7)营养支持:轻型胰腺炎患者只需短期禁食,一般于住院3~7天内可恢复进食,并不需要营养支持。重型胰腺炎患者常需先施行肠外营养(PN),待病情趋向缓解,则考虑实施肠内营养(EN)。EN的实施系指将鼻饲管放置Treitz韧带远端,输注要素营养物质,如能量不足可辅以PN,并观察患者的反应,如能耐受则逐渐加大剂量,应注意补充谷氨酰胺制剂。对于高脂血症患者应减少脂肪类物质的补充。进行EN时应注意患者的腹痛、肠麻痹、腹部压痛等胰腺炎症状和体征是否加重,并定期复查电解质、血脂、血糖、总胆红素、血清白蛋白水平、血常规及肾功能等,以评价机体代谢状况,调整EN的剂量。目前认为,早期EN并不会明显刺激胰腺的外分泌,反而有助于防治肠道功能衰竭,降低肠道菌群易位和胰腺坏死组织感染率并能满足早期患者的能量需求。关于肠内营养的应用时机,包括欧洲、日本、美国在内的多个指南均认为应当及早应用EN。TPN只在不能耐受肠内营养或2~4天内不能达到足够营养量的患者应用。

(三)中医中药治疗

由于该病的病机主要是肝郁气滞、脾胃湿热或脾胃实热,故治疗上应以通为用,分别采用疏肝理气、清热燥湿、通里攻下、活血化瘀等法,根据疾病的不同类型和不同发展阶段选方用药。

1. 肝郁气滞(轻型水肿性胰腺炎)

【证候】腹中阵痛或窜痛,恶心呕吐,无腹胀,上腹仅有压痛,无明显腹肌紧张,舌质淡红,苔薄白或黄白,脉细或紧。

【治则】疏肝理气,兼以清热燥湿通便。

【方药】柴胡清肝饮、大柴胡汤、清胰汤Ⅰ号。

2. 脾胃实热(较重水肿型或出血坏死型胰腺炎)

【证候】上腹满痛拒按,痞寒腹坚,呕吐频繁,吐后腹痛无减,大便干结,气便不通,小便短赤,身热口渴,舌质红,苔黄腻或燥,脉弦滑或洪数,重者厥脱。

【治则】清热泻火,通里逐积,活血化瘀。

【方药】大陷胸汤、大柴胡汤、清胰合剂。

3. 胃湿热(胆道疾患并发之胰腺炎)

【证候】脘胁疼痛,胸脘阻满、拒按,气痛阵作,口苦咽干,泛恶不止,或有身目俱黄,便于溲赤,舌红绛,苔黄腻,脉弦滑数。

【治则】清热利湿,行气通下。

【方药】龙胆泻肝汤、清胰汤Ⅰ号。

4. 蛔虫上扰(胆道蛔虫引起的急性胰腺炎)

【证候】持续性上腹疼痛,剑突下阵发性钻顶样剧痛,或伴吐蛔,苔白或微黄而腻,脉弦紧或弦细。

【治则】清热通里,制蛔驱虫。

【方药】清胰汤Ⅱ号、乌梅汤等。

(四)中西医结合治疗

我国中西医结合工作者经过数十年的努力,根据中医的脏腑辨证和病因病机辨证,对重型胰腺炎的非手术治疗积累了大量经验。临床治疗抓住3个关键性环节:①维持循环系统的稳定性,及时纠正酸中毒与水、电解质平衡的紊乱;②早期有效地运用通里攻下法,保护肠屏障;③注重器官保护,防止并发症的发生。

重症急性胰腺炎临床分为三期,即初期(结胸里实期)、进展期(热毒炽盛期)、恢复期(邪去正虚期)。根据每期西医病理特征不同,分别采用清胰陷胸汤、清胰承气汤加减治疗。

1. 清胰汤

【证候】肝郁气滞,脾胃湿热,上腹满痛拒按,痞寒腹坚,呕吐频繁,吐后腹痛无减,大便干结,小便短赤,身热口渴,舌质红,苔黄腻或燥,脉弦滑或洪数,重者厥脱。

【治则】疏肝理气,清热燥湿通便。

【方药】清胰陷胸汤加减(清胰汤加大陷胸汤)。药物组成:柴胡 15g,黄芩、木香、胡连、元胡各 10g,杭芍 15g,大黄 15g(后下),芒硝 10g(冲),甘遂。

【用法】每日 1 剂,水煎服,重者每日 2 剂。本方用于肝郁气滞,脾胃湿热,以及便结腑实的各型胰腺炎。

【加减法】热重者,加双花、连翘;湿热重,加栀子、茵陈、胆草;呕吐重者,加代赭石、竹茹;食积者,加莱菔子、焦三仙;胸满者,加厚朴、枳实;有瘀块者,加山甲、皂刺,甚者加三棱、莪术;肩背痛者,加全瓜蒌、薤白;体虚中寒者,去清热解毒及通里攻下药,加附子、干姜。

【附】清胰片。天津市南开医院采用清胰片治疗急性水肿型胰腺炎取得较满意效果,因服药方便,患者易接受。清胰片组成:柴胡、黄芩、胡连、木香、元胡、杭芍各 9.4g,生大黄 15.6g。制成片剂。每日 3 次,每次 4 片。

2. 三期分期治疗　初期(结胸里实期)以全身炎性反应综合征(SIRS)为特征,有效地通里攻下保护肠屏障,防止细菌与内毒素移位,减少了由 SIRS 向进展期(全身感染期)发展,称之为跨期治疗(图 34-5)。进展期以内热炽盛表现,当以清热解毒之剂治之,由于此时正气多已逐渐衰败,应加用扶正中药,活血化瘀法在各期治疗中都应适当应用。发病后期则以扶正培本、调理脾胃为主的辨证方剂。

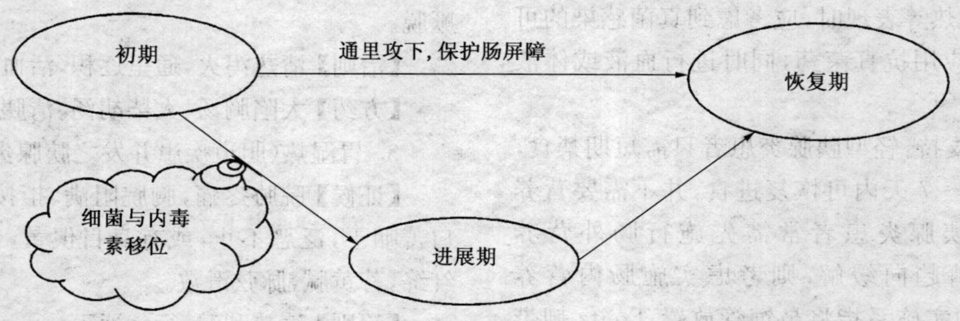

图 34-5　有效的通里攻下法治疗使病程不经过进展期直接进入恢复期

3. 针灸疗法

(1)体针:常用穴有足三里、下巨虚、内关;中脘、梁门、阳陵泉、地机;脾俞、胃俞、中脘等。可任选一组,或几组交替选用。强刺激手法,留针 30 分钟,每日 3 次;也可埋针保留。

(2)穴位注射:选用足三里或下巨虚,每穴 10% 葡萄糖液 5~10ml,每日 1~2 次。

(3)耳针:选穴胆区、交感、神门、胰区、内分泌,于上述穴位压痛明显处选 2~3 穴重刺激,留针 30 分钟,每日 2 次。

(五)手术治疗

尽管中西医结合非手术治疗已经成为治疗急性胰腺炎的主要手段,但手术干预在重症胰腺炎感染期的治疗中仍具有不可替代的作用。

1. 适应证

(1)胆源性急性胰腺炎,伴有结石嵌顿、急性胆道感染等。

(2)急性胰腺炎晚期胰腺和胰周组织坏死并继发感染。

(3)处理胰腺炎各类并发症,如出血、瘘、局限性脓肿或假性囊肿。

2. 手术时机

(1)急诊手术:患者情况危急,如暴发性急性胰腺炎,虽经积极抢救治疗,病情仍不断加重,同时伴有胆道梗阻及急性化脓性胆管炎时,应及早外科干预。当不能除外腹部其他病因所致的急腹症时,也是急诊外科治疗的指征。

(2)早期手术：主要用于非手术治疗不见好转或坏死性胰腺炎有发展趋势者。早期手术何时施行没有严格的时间限制，一般在重要脏器功能紊乱得到基本纠正后进行为宜，尽量不在发病四周内手术治疗。

(3)后期手术：主要用于胰腺炎后期出现的各种并发症，如胰腺脓肿、胰腺囊肿、消化道瘘等，多在疾病后期，发病4～6周以后。

3. 手术方式　急性胰腺炎的手术方法常无固定形式，往往需要根据患者的病情及术中情况决定。临床上大致分为直接手术（针对胰腺进行的手术）和间接手术（即针对胰腺外围组织采取的手术）两种；又根据手术时限的不同分为针对急性期采取的手术和针对后期并发症所采取的手术。急性期主要针对胰腺外围脏器的手术包括胆囊切除术、胆道T管引流术、胃造瘘、营养性空肠造瘘。后期针对急性胰腺炎各类并发症所采用的直接手术方式有胰腺脓肿引流、胰腺囊肿内引流及胰瘘手术，而间接手术方式主要是针对消化道瘘而采取的措施。

因胆道疾病而引发的急性胰腺炎，临床上常称为急性胆源性胰腺炎（ABP）。处理原则是：首先要鉴别有无胆道梗阻，凡伴有胆道梗阻者，应该行急诊手术或早期手术，解除胆道梗阻。手术方法可作经纤维十二指肠镜行Oddi括约肌切开取石及鼻胆管引流，或作开腹手术，包括胆囊切除，胆总管探查，进一步明确胆总管下端有无阻塞，根据需要可加作小网膜胰腺区引流。凡无胆道梗阻者先行非手术治疗，待病情缓解后，估计局部炎症已消退时，再为患者作胆石症手术。可采用腹腔镜胆囊切除术或开腹胆囊切除术，术中行胆道造影，发现或怀疑有胆总管内结石者，应探查胆总管，以免复发。

4. 急性胰腺炎并发症的治疗原则

(1)急性液体积聚：95%的液体积聚可以自行吸收，无需手术，也不必穿刺，使用中药芒硝外敷可加速吸收。

(2)胰腺及胰周组织坏死：坏死感染，经加强治疗观察24小时，反应不佳，一般情况继续恶化时需作手术，手术为坏死组织清除术加局部灌洗引流；对无临床症状的无菌坏死，严密观察，一般不要急于穿刺或手术治疗。

(3)急性胰腺假性囊肿：囊肿＜6cm，无症状，暂不作处理，随访观察；若出现症状或体积增大可以先行经皮穿刺引流术，若继发感染则需要行外引流术；囊肿＞6cm，作B超、CT、MRI检查证实确实无感染坏死组织块者，可作经皮穿刺引流术。囊肿经过3个月仍不吸收者，可选择作内引流术。

(4)胰腺脓肿：胰腺及胰外侵犯区经临床及CT证实确有脓肿形成者，应立即作手术引流。

(5)胰瘘和肠瘘：胰瘘、十二指肠瘘或空肠瘘可采用持续三腔管低压负吸引流，有自愈的可能。少数不能自愈的，大多有残腔，需要手术引流。结肠瘘宜行近端完全性造瘘以减轻胰周病灶的感染，后期行结肠造瘘还纳。

附　胰腺假性囊肿

胰腺假性囊肿其发病率很低，发病率为1.5%～4.3%，是胰腺囊性疾病中最多见的，占胰腺囊性病变的30%以上，也有报道所占比例为70%～80%。假性囊肿多是胆源性、酒精性、创伤性胰腺炎的非肿瘤性并发症。在慢性胰腺炎患者中有30%～40%合并有胰腺假性囊肿。同时，据国外有关报道，酒精性胰腺炎患者更多合并假性囊肿。

当胰周脂肪坏死组织吸收后，产生了一个积聚坏死组织碎屑的空间，并富含胰腺外分泌酶。假性囊肿可以达到数厘米，而病理变化主要由假性囊肿所处疾病形成的具体阶段决定。囊肿包含坏死脂肪组织、酶、清除细胞、类胆红素染料、胆固醇碎屑及中性粒细胞。囊肿周围无上皮被覆，而邻近的间质可能是多细胞的。坏死组织周围最初被肉芽组织包裹，而后转化成纤维组织包裹。根据胰腺炎的严重程度和持续时间，假性囊肿可以自行吸收或长期存在。持续存在的假性囊肿往往需要外科的干预治疗。

胰腺假性囊肿临床表现不典型，多为腹痛和恶心、呕吐，也有无临床症状者。诊断多要依靠影像学检查，CT检查对该病的诊断很有帮助。超声内镜的应用可以更好地对假性囊肿与胰腺囊性肿物进行鉴别。

胰腺假性囊肿常要和其他胰腺囊性病变相鉴别（见“第三节　胰腺外分泌肿瘤”），由于假性囊肿和其他胰腺囊性肿物的治疗及预后截然不同，因此二者的鉴别尤为重要。

胰腺假性囊肿是不会恶变的，因此不建议干预治疗，如果患者出现临床症状或出现感染、出血、对周围器官压迫造成黄疸，则要采取有效治疗。据国外报道，胰腺假性囊肿绝大多数可自行吸收，不必外科干预。6cm 以下囊肿可以自行吸收，而 10cm 以上囊肿常需要外科治疗，以预防有可能出现的感染和出血。外科治疗主要为囊肿引流，包括经皮穿刺或内镜穿刺引流、手术引流和随着超声内镜发展而出现的超生内径导向下引流。随着大量的临床对照研究表明，超声内镜下引流其治疗效果更优越。

（崔乃强）

第二节 慢性胰腺炎

慢性胰腺炎（chronic pancreatitis，CP），是指由于各种不同原因引起的胰腺组织的进行性慢性炎症性疾病，胰腺腺泡和胰岛组织萎缩、胰腺实质广泛纤维化的病理过程，常伴有钙化及假性囊肿形成，临床上主要表现为腹痛、腹泻或脂肪泻，消瘦及营养不良等胰腺功能不全的证候，去除病因后仍然存在功能性障碍。慢性胰腺炎可发生于任何年龄，以 30～50 岁为多见，男性远较女性多见。目前，随着人们生活水平的不断提高，慢性胰腺炎的发病率有不断提高的趋势，最近西方学者对 CP 进行流行病学研究后报道 CP 的发病率为 3.5～4/10 万人，日本为 14.5/10 万人。该病是一种难治疾病，后期并发症多，很难根治，预后一般不良，因此，CP 一直是治疗的难点。深入研究 CP 的病因、病理过程及发病机制具有十分重要的意义。

一、病因

慢性胰腺炎的发生受地理环境、经济状况、生活习惯等多种因素的影响，不同国家和地区的致病因素有所不同，发病率有较大差异，疾病亦各具特点。酒精、胆石病、代谢因素，如代谢异常、内分泌障碍、营养不良、高钙血症、高脂血症、血管病变、肝脏疾病、遗传性因素及免疫功能异常等也可引起该病。少数患者的病因不明，称为特发性慢性胰腺炎。综合 20 世纪 80 年代欧美国家的统计资料，主要病因依次为：酒精性（41%～78%）、特发性（9%～45%）、胆石性（0～8%）。据日本 1986 年全国 4719 例调查资料，病因与欧美基本相同，其中酒精性占 59%，特发性占 27%，胆石性占 8%。我国的文献显示，国内的慢性胰腺炎以胆石性最为常见，急性胰腺炎引起的继发性胰腺结构破坏，炎症的持续，胰管结石、寄生虫等，亦常可导致慢性胰腺炎。CP 的发病机制迄今尚未完全明确。但近年来由于细胞和分子生物免疫学的发展，已揭示了炎性细胞和胰腺实质细胞之间复杂的作用，可导致慢性胰腺炎的发生。绝大多数 CP 标本中发现各种生长因子及其受体明显增加。遗传学研究发现某些基因突变可能会导致 CP 的发生，至少会降低 CP 发病阈值。另外，细胞凋亡在 CP 的发生发展中也可能起重要作用。进一步的分子生物免疫学研究将加深对 CP 发病机制的了解，从而有利于 CP 的早期诊断和治疗。

（一）酒精性慢性胰腺炎

目前认为酒精导致慢性胰腺炎的发生主要是通过代谢产物的毒性作用、乙醇致敏作用、遗传易感性和胰腺星形细胞等途径。

1. 酒精代谢产物对胰腺的损伤作用 研究显示，胰腺乙醛还原酶（ADH）、细胞色素 P4502E1 等参与酒精在胰腺中的氧化代谢。氧化代谢产物乙醛对胰腺腺泡细胞具有直接毒性作用，且细胞内氧化还原状态的改变及氧化应激也对细胞产生损害。动物实验提示乙醛能抑制胰腺腺泡分泌，其效应可能是乙醛通过与促分泌受体结合或微管功能不全导致的。脂肪酸乙酯（FAEE）是乙醇在胰腺代谢中的另一个产物，可以直接损伤细胞膜；FAEE 合成酶水解作用释放出的游离脂肪酸可损伤线粒体，使胆固醇增加，导致溶酶体膜不稳定，最终导致胰腺水肿、腺泡空泡变性、胰蛋白酶原激活及增加腺泡细胞溶酶体不稳定性。

2. 乙醇致敏作用　乙醇在酒精性慢性胰腺炎的发病机制中具有致敏作用。乙醇能够通过PKC通路增强CCK-8刺激的NF-κB活性，同时通过Ca/神经钙蛋白通路调节胰腺腺泡NF-κB的基础活性。对NF-κB活性的不同效应是乙醇致敏作用的关键机制。

3. 遗传易感性　酒精并不是酒精性慢性胰腺炎发生的惟一因素，其中遗传易感性可能参与其发病机制。酒精代谢酶基因中的CYP2E1基因多态性和其发生相关。谷胱甘肽-S-转移酶(GSTs)中的亚型GSTM1缺失能防止饮酒者特别是年轻女性患慢性胰腺炎。

4. 肌成纤维细胞、星形细胞与纤维化　纤维化是慢性胰腺炎代表性的组织病理改变之一。肌成纤维细胞在纤维化中扮演了重要的作用，其机制可能是由于酒精的摄入在胰腺细胞周围胶原生成的始动阶段激活了肌成纤维，具体激活通路目前还不是很清楚。胰腺星形细胞(PSCs)在慢性胰腺炎的早期就被活化。酒精激活星形细胞诱导慢性胰腺炎的发生机制还不清楚。

5. 全身微循环的改变　乙醇具有全身毒性，高浓度的乙醇可以直接降低胃肠道和胰腺血流，还可以增加血管活性物质如内皮素、TNF-α和NO的作用，进而改变了微循环的状态，诱导慢性胰腺炎的发生。

(二)胆源性慢性胰腺炎

胆源性慢性胰腺炎的致病机制尚不是很清楚。大多数学者认为，胆道系统疾病，特别是位于胆胰管共同开口处的炎症、肿瘤、结石等，使得胰液排出通道发生炎性水肿、痉挛，甚至狭窄、梗阻，由此导致胰管内高压，长期的胰腺腺泡损伤使胰腺蛋白合成和分泌减少，引起了蛋白沉淀和钙离子过饱和，最终导致胰管和胰腺实质逐渐发生钙化、纤维化而引起了慢性胰腺炎。

(三)自身免疫性慢性胰腺炎

自身免疫性慢性胰腺炎是一种类似硬化性胆管炎、腹膜纤维化的纤维增殖性疾病，它是IgG4相关硬化性疾病。可累及胰腺外多个脏器，包括胆囊、肺、甲状腺、肝、骨髓、关节和胃肠道。内镜下表现为黏膜增厚，固有层IgG4阳性浆细胞，CD4和CD8淋巴细胞浸润。

发生机制可能有以下几种可能：

(1)体液免疫与靶抗原：胰腺可能和其他外分泌腺如唾液腺、胆道、肾脏等存在共同抗原，机体产生针对这些抗原的自身抗体而致病。

(2)细胞免疫及效应细胞：研究发现，HLA-DR＋和CD45RO＋的CD4＋及CD8＋T细胞在自身免疫性胰腺炎中明显增多。T细胞有可能通过分泌IL-2、IL-4、IL-5、IL-6、IL-10和TNF-γ等因子，这些细胞因子参与慢性胰腺炎的发生。

(3)遗传学病因：有研究表明，在日本人中DRB10405-DQB10401单倍体基因表型与慢性胰腺炎相关。

(四)热带性慢性胰腺炎

热带性慢性胰腺炎是一种多见于热带发展中国家青少年的慢性非酒精性钙化性胰腺炎。其发病机制可能是多种因素综合作用的结果，主要包括以下4个方面：①营养不良；②木薯毒性(氰毒性)；③家族、遗传因素；④微量元素缺乏和氧化应激。

(五)遗传性胰腺炎

遗传性胰腺炎较为少见，属于染色体显性遗传病，具有一定的家族集聚性。早期人们发现遗传性慢性胰腺炎患者第7号染色体长臂(7q35)上的阳离子酶蛋白原基因(PRSS1)突变，之后另外两种常见突变基因B122H和N29I也被发现。

(六)特发性慢性胰腺炎

特发性慢性胰腺炎是指没有明确病因的胰腺炎。其发生率国内外报道差异较大，考虑与对该病的了解和诊断水平的差异有关。发病机制尚不清楚，目前考虑与CF跨膜传导调节因子(cystic fibrosis transmemberane inductance regulator，CFTR)基因和胰分泌蛋白酶原抑制因子(pancreatic secretory trypsin inhibitor，PSTI)基因突变有关。随着EUS(超声内镜)、基因学等技术的提高和临床普及，Oddi括约肌功能障碍的研究，部分特发性胰腺炎的病因会被发现。

随着我国人们生活水平的提高和饮食生活方式的改变，CP的病因结构也在发生着变化，胆道疾病引起的CP呈下降趋势，而酒精性CP则逐年升高，应引起我们的警惕，加强对人们的宣传教育与指导，改变不良的饮食结构（如高脂、高蛋白饮食）和生活方式（如酗酒、吸烟）等。目前尽管对CP的发病机制并不十分清楚，但随着理想CP动物模型的建立和分子生物学及遗传学的飞速进展，必将使CP的病理生理学研究趋于深入。

二、组织病理学和发病机制

慢性胰腺炎的基本病理变化包括不同程度的腺泡破坏、胰腺间质纤维化、导管扩张、囊肿形成等。CP典型的病理表现为胰腺间质纤维化，其本质是以胶原为主的细胞外基质（ECM）合成增多、降解减少，致使过多ECM沉积所致。不同因素导致的慢性胰腺炎其病理改变类似，但病变程度可轻重不一，这主要取决于病程的长短。

（一）病理变化

1. 大体变化　病变早期，胰腺可无明显改变。随着疾病的进展，腺体开始肿大、硬化，呈结节状。胰腺被膜可增厚并有隆起的白点，硬化的区域质地变硬如橡皮，当形成局限性肿块时，则难与胰腺癌相鉴别。这种炎性肿块多发生在胰头部，称为槽状胰腺炎（groove pancreatitis）。由于炎症反复发作，局部可有水肿。切面可见各级胰管屈曲、不同程度扩张，管腔内可见结石形成，胰腺实质也可出现斑片状钙化。因胰管的狭窄、梗阻，可形成多发性潴留囊肿，胰腺周围尚可见较大的假性囊肿形成，囊壁常附有一些坏死组织。当胰腺逐渐发生萎缩，体积变小时，提示慢性胰腺炎已发展到终末期。

2. 显微镜检查

（1）早期：可见散在的灶状脂肪坏死，坏死灶周围的腺体正常，小叶及导管周围纤维化，胰管分支内有蛋白栓及结石形成。

（2）进展期：胰管可有狭窄、扩张改变，主胰管内可见嗜酸性蛋白栓和结石。导管上皮萎缩、化生乃至消失，并可见大小不等的囊肿形成，甚至出现小脓肿。随着纤维化的发展，可累及小叶周围并将实质小叶分割成不规则结节状，而被纤维组织包裹的胰岛体积和数量甚至会有所增加，偶尔会见到残留导管细胞形成的类似于胚胎发生时的胰岛细胞样组织，与肝硬化时假小叶的形成相似。

（3）晚期：病变累及胰腺内分泌组织，导致大部内分泌细胞减少，少数细胞如A细胞和PP细胞相对增生。随着病变的进一步发展，多数胰岛消失，少数病例胰岛细胞显著增生，呈条索状和丛状，有时很像恶性肿瘤。免疫组化染色，可见各主要类型的胰岛细胞。不规则扩张的胰管被浓缩的透明蛋白物质所填塞，胰腺导管上皮呈扁平状，可伴有鳞状上皮化生，部分导管上皮，尤其是中、小导管上皮亦可显著增生形成上皮内瘤变（intra-epithelial neoplasia，IN）。这一概念是用来描述上皮非典型增生至原位癌这一系列癌前病变的连续过程，根据增生的程度和细胞异型性不同，上皮内瘤变分化程度亦有不同。

（二）慢性胰腺炎的发病机制

慢性胰腺炎的病理改变是与其发病机制密切相关的，所以我们结合慢性胰腺炎的病理改变探讨其发病机制。

1. 胰腺的纤维化　近年来，国内外学者在对慢性胰腺炎的研究中不断提高对胰腺纤维化的认识。在整个进程中，精确的纤维化启动和发展机制尚不十分清楚，但也形成了一些初步的认识。胰腺的损伤是纤维化过程的起始事件。不同的病因会引起胰腺组织中不同细胞的损伤，如间质细胞、导管细胞和腺泡细胞。继发炎症反应或氧化反应，引起细胞发生坏死或凋亡，从而激活了胰腺星状细胞（pancreatic stellate cell，PSC），使之发生大量增殖，并转变为成肌纤维细胞，后者分泌大量细胞外基质（extra cellular matrix，ECM）如Ⅰ型、Ⅲ型胶原蛋白、纤维结合素和层粘连蛋白等，同时降解ECM减少，最终导致胰腺纤维化的发生。在这一过程中，PSC的活化是胰腺纤维化过程中的重要环节，成为众多学者关注的焦点。

（1）PSC的活化：对于PSC的研究最早可追述到20世纪80年代。1982年，日本学者Watari等在鼠和人的胰腺组织中发现了贮维生素A细胞，能自发蓝绿色荧光；在酒精性胰腺炎模型中，观察到该细胞位于胰腺纤维化区，细胞形态与肝星状细胞相似。1998年，德国学者Bachem等从人和大鼠胰腺基质中分离出能产生Ⅰ型、Ⅲ型胶原、纤维结蛋白和层粘连蛋白等ECM细胞，该细胞位于胰腺小叶间和腺泡周围区，围绕邻近腺细胞基底部，约占胰腺细胞总数的3.99%，与前者发现相似，命名为PSC。在未损伤的胰腺组织中，PSC呈静止状态，结蛋白染色阳性；当胰腺受损后，PSC活化转化为成肌纤维细胞，α-平滑肌动蛋白(α-smooth muscle actin，α-SMA)表达阳性，细胞大量增殖，分泌ECM增多。PSC的活化受到细胞因子、化学因子、氧化应激等多种因素的调节。目前关于细胞因子活化PSC的研究进行了大量报道，其中研究较多的有TGF-β_1(transforming growth factor-β_1)和PDGF(platelet derived growth factor)、IL-1(interleukin-1)、IL-6、IL-10、TNF-α(tumor necrosis factor-α)等。

1)细胞因子与PSC的活化

TGF-β_1：TGF-β_1在生理状态下主要由淋巴细胞、巨噬细胞、血小板分泌，但在慢性胰腺炎时TGF-β_1也可由PSC、胰腺腺泡细胞通过旁分泌和自分泌，进而激活PSC。其主要作用包括：①活化细胞外基质组成成分的转录，如胶原蛋白Ⅰ、Ⅲ和粘连蛋白促进ECM的合成与沉积；②抑制PSC分泌基质金属蛋白酶及刺激PSC分泌蛋白酶抑制因子，而减少ECM降解。但TGF-β_1也可以诱导基质降解蛋白酶如MMP-2、MMP-9和MMP-13的表达，而促进ECM的降解；③上调PSC表达TGF-β_1及TGF-β_1受体产生自身放大效应，提高PSC的活性和胶原蛋白及其他细胞基质成分的表达；④调节PDGF、FGF-1等细胞因子的生成。由此可见，TGF-β_1在细胞外基质的生物合成和转化中发挥了重要的作用，是胰腺纤维化细胞因子网络调节中的一个关键因子。

PDGF：慢性胰腺炎时，PDGF和PDGF受体除在血小板、腺泡细胞、胰管、血管和胰岛的内皮细胞中表达外，在PSC和单核/巨噬细胞中也广泛表达，PDGF及其受体同时过度表达的现象提示PDGF通过旁分泌和自分泌而激活PSC。研究表明，其具有促进PSC增殖，促进ECM合成与沉积的作用。

TNF-α：慢性胰腺炎时主要定位表达于胰腺腺泡细胞和单核/巨噬细胞内，通过旁分泌而激活PSC。研究表明，TNF-α可刺激PSC的增殖，诱导α-SMA的表达和胶原合成。

IL：IL种类繁多，研究显示多种IL可能与慢性胰腺炎的发生有关。IL-1主要来源于胰腺中的单核/巨噬细胞，发挥促炎作用。体外与PSC共育可促进α-SMA的表达，但无确凿的参与PSC激活的证据。IL-6的表达受IL-1的刺激而增加。有研究显示，IL-6作用于PSC后可抑制PSC的增殖并减少胶原的合成，但增加了α-SMA的表达。IL-10可抑制IL-1、IL-6的合成。但有实验显示，外源性IL-10可促进PSC中胶原的合成，但内源性IL-10可抑制纤维化的进程。在对IL的研究中发现的这些矛盾现象似乎反映了细胞因子对于PSC激活的复杂作用，尚有待于进一步深入的研究。

其他细胞因子：单核/巨噬细胞还可以释放EGF(epidermal growth factor)、bFGF(basic fibroblast growth factor)等，刺激ECM的合成及PSC的激活。NGF(nervous growth factor)可选择性介导激活的PSC发生细胞凋亡。总之，细胞因子经过复杂的自分泌、旁分泌的调控网络影响PSC的激活，它们发生协同、拮抗或补充作用构成了一个复杂的体系。进一步研究细胞因子的作用机制及相互关系将有助于从整体上了解胰腺纤维化。

2)化学因子与PSC的活化：化学因子明显与慢性胰腺炎早期白细胞的化学趋化紧密相关。单核细胞迁移到胰腺是胰腺纤维化形成的早期事件之一。尤其单核细胞化学趋化蛋白-1(M慢性胰腺炎-1)是慢性胰腺炎进展过程中的一个促纤维形成因子。M慢性胰腺炎-1是C-C化学因子家族中的成员，在细胞浸润中发挥了重要作用，通过向上调节TNF-β_1的表达促进了纤维化形成。

趋化因子CX3CL1是CX3CL化学因子家族中的成员。最新报道趋化因子CX3CL1表达为跨膜黏附分子，可以从细胞表面分离产生可溶性化学趋化因子。趋化因子的表达见于PSC的表面。在炎症组织，表达了趋化因子受体(CX3CR1)的炎细胞募集和积聚到受损组织的表面。可溶性趋化因子作为化学因子募集炎细胞表达趋化因子受体，还可激活整合素，使整合素黏附到ICAM-1，提高细胞的黏附性。Tetsuhide等甚至研究发现，在慢性胰腺炎患者体内惟有 CX3CL1 较正常对照组是明显升高的。

3)氧化应激与 PSC 的活化：关于氧化应激引起 PSC 激活的研究目前报道的还很少。在慢性酒精性胰腺纤维化中，体外研究显示有两条途径活化 PSC：一条途径即通过细胞因子的作用；另一条途径即通过乙醇或乙醇经乙醇脱氢酶代谢合成的乙醛活化 PSC 而合成 ECM。有研究显示这条途径通过激活 AP-1(activator protein-1)，且其作用可被抗氧化剂 N-乙酰半胱氨酸阻断，从而说明氧化应激在 PSC 胰腺纤维化中的作用。Yoo 等在用蛙皮素诱导大鼠慢性胰腺炎的模型中发现 PSC 的 α-SMA 表达阳性，而髓过氧化物酶、iNOS 均表达升高，细胞保护蛋白 HSP 表达下降，从而说明氧化反应参与了 PSC 的活化过程。也有报道指出长期的酒精摄入可增强胰腺细胞色素 P4502E1(CYP2E1)的活性，介导活性氧和自由基对胰腺造成损害。虽然这方面的研究还鲜有报道，但也为我们研究胰腺纤维化提出了一个方向。

(2)胰腺纤维化过程的信号转导通路：目前对于胰腺纤维化的研究已深入到分子水平，PSC 的活化、细胞增殖、合成 ECM 等都涉及细胞内信号转导。其中已有研究主要包括 Smads 和 MAPK(mitogen-activated protein kinase)信号转导通路。

1)Smads 信号转导通路：TGF-β_1 首先与细胞膜 TGF-β_1 Ⅱ型和Ⅰ型受体结合，形成 II 型受体-TGF-β_1-Ⅰ型受体三聚体复合物，再作用于胞浆中的 Smad2 或 Smad3，使之发生磷酸化而激活，并与 Smad4 结合形成复合物，转移进入胞核内，作为转录因子与靶基因的特异序列相结合，同时核内的转录共激活因子如 CBP/P300 和转录共抑制因子如 Ski/SnoN 家族与 Smad3/Smad2-Smad4 复合物竞争结合，共同调节靶基因的转录，发挥生物学作用，如上调 I 型、III 型胶原基因的转录，促进胶原的合成等。当外界信号结束后，Smad3/Smad2-Smad4 复合物迅速去磷酸化，胞浆和核内的 Smads 蛋白也主要通过泛素-蛋白酶体系统迅速代谢而恢复到信号作用前的水平。Smads 家族是转导通路中的重要信号分子，其中 Smad2、Smad3 是受体调节型蛋白，Smad4 是共同调节型蛋白，而 Smad7 是抑制型蛋白。TGF-β_1/Smads 信号转导通路还可以通过正负反馈调节环路实现自我调控。TGF-β_1 通过 Smads 激活核内 TGF-β1 启动子，自我诱导内源性 TGF-β_1 的表达，促进细胞自分泌 TGF-β_1。同时，TGF-β_1 还上调Ⅰ型、Ⅱ型受体的表达，通过 Smads 通路放大信号，形成正反馈调节环路；与此相反，TGF-β_1 还通过 Smads 激活核内 Smad7 的启动子，瞬时上调 Smad7 表达，Smad7 能通过竞争性结合活化的Ⅰ型受体，阻止 Smad2/Smad3 的磷酸化来抑制 TGF-β_1 的信号转导；之后，TGF-β_1/Smads 还通过抑制 Smad3 基因的表达，抑制自身的信号传递，而此抑制作用与 TGF-β_1 的剂量和作用时间呈正相关。由此可见，TGF-β_1 通过激活 Smad7 和下调 Smad3 的表达形成负反馈环路抑制自身的信号转导。

Smad2、Smad3 和 Smad7 作为信号通路中的关键蛋白，已成为基础研究的重点。它们之间的关系提示，调节 Smads 蛋白的比例来调控信号传导的结果具有广阔的前景。研究初步发现，TGF-β_1、TGF-β_1 Ⅱ型受体和 Smad3 在慢性胰腺炎大鼠表达升高，提示在 CP 的发生和发展的过程中存在 Smads 信号转导通路的是调控，但由于 Smad 还有更多的功能未被发现，详细的作用机制尚需进一步研究。

2)MAPK 信号转导通路：MAPK 属于蛋白丝/苏氨酸激酶，是接受膜受体转换与传递的信号并将其带入细胞核内的一类重要的分子。在未受到刺激的细胞内，MAPK 为静止型，在接受上游分子 MAPK 的磷酸化调控信号后，成为活化形式。目前 MAPK 上游至少存在 3 种激酶，分别为 ERK、JNK、P38。在 PSC 活化的 MAPK 途径中，ERK 可能参与了 PSC 的增殖，JNK 可能参与了 ECM 的合成，P38 和 α-SMA 的表达有关。

3)其他信号转导通路：在由 PDGF 活化 PSC 的途径中，PDGF 受体是一类酪氨酸激酶，受到 PDGF 刺激后发生自动磷酸化和二聚体化作用而激活。磷酸化的酪氨酸协同细胞内信号分子，包括磷脂酶 C、磷脂酰肌醇激酶 PI3K 等，激活 caspase 级连反应，发挥促进 PSC 的增殖作用。此外，还发现基质金属蛋白酶的分泌与 ERK 激酶有关；过氧化物酶增殖激活受体 γ(peroxisome proliferator-activated receptor gamma，PPAR-γ)参与抗纤维化的作用；单核细胞趋化因子-1 也与纤维化信号传导有关。总之,纤维化的研究涉及许多分子,信号转导通路的研究有待于进一步深入。

2. 胰腺腺泡细胞萎缩消失　目前认为慢性胰腺炎腺泡细胞的萎缩可能通过凋亡途径发生。凋亡是一种具有特定形态学和生物化学的程序性细胞死亡过程,在上皮细胞生理学中有非常重要的作用。慢性胰腺炎中腺泡细胞凋亡和增生指数都高于正常对照组,但在慢性胰腺炎动物模型中,凋亡与增生的过程是不平衡的,因此最终导致腺泡细胞数量减少。凋亡在慢性胰腺炎腺泡细胞减少中发挥重要作用。在各种大鼠模型中如酒精摄入和低蛋白饮食、胰管结扎都可以观察到胰腺细胞的凋亡,最终导致胰腺萎缩。

很多因素参与胰腺腺泡细胞的凋亡。最近报道T细胞,可能是CD8+的T细胞参与大鼠慢性胰腺炎凋亡的诱导。中性粒细胞的低黏附性受体p75(p75NTR)及TNF-相关的凋亡诱导配体及其受体在胰腺凋亡中是重要的中介因子。目前研究者又提出血管紧张素2可以诱导胰腺腺泡细胞的凋亡,在活体是由血管紧张素Ⅰ受体(AT1R)介导的,最终导致胰腺外分泌的萎缩。

3. 胰岛细胞的凋亡　胰岛细胞凋亡在慢性胰腺炎中相对较低,这可以用来解释腺泡细胞广泛破坏而胰岛相对保存的病理学基础。研究表明,在慢性胰腺炎中,腺泡和胰岛上皮细胞的凋亡指数的不同决定了在慢性胰腺炎过程中组织学改变和病变过程的不同。在研究中发现,慢性胰腺炎过程中T淋巴细胞大量浸润腺泡细胞,而胰岛细胞鲜有累及。Kloppel等研究正常对照组与慢性胰腺炎患者的胰岛细胞表面都有Fas和Fas配体的强表达,这表明胰岛细胞一定拥有抑制自身Fas和Fas配体激活诱导凋亡机制。总之,胰岛细胞Fas配体的表达可以影响T淋巴细胞在腺泡细胞和胰岛细胞的分布,这是胰岛细胞能相对幸存的原因。

三、慢性胰腺炎的分类

早在1963年3月的马赛会议把胰腺炎分为4种类型,即急性、复发性急性、慢性复发性、慢性。1988年罗马会议又把慢性胰腺炎按其病理变化分为慢性阻塞性、慢性钙化性和慢性炎症性3个类型。由于这类患者在临床上不易取得胰腺组织活检,故此分类对临床帮助不大。以后Owyang提出按病因可分为酒精性、胆道疾病相关性、遗传营养不良性、外伤或急性坏死性胰腺炎后、甲状旁腺功能亢进高钙血症性及其他等6种类型。这一分类方法沿用较广。我国没有统一的慢性胰腺炎分类,有人按临床症状进行分类,提出反复发作型、脂肪痢型及无症状型3种临床分类,似在临床上对指导治疗有一定帮助,但仍未能解决复发性急性及慢性反复发作性胰腺炎未出现胰功能不全临床表现时的临床区别。

四、临床表现

慢性胰腺炎症状繁多而无特异性,一般认为慢性胰腺炎的主要表现为腹痛、脂肪泻和糖耐量异常。典型病例可出现五联征,即上腹疼痛、胰腺钙化、胰腺假性囊肿、糖尿病及脂肪泻,但同时具备上述五联征者并不多,临床上常以某一或某些症状为主要特征。诊断主要依靠病理和影像学检查,常规血液生化检查价值不大。

1. 腹痛　腹痛是慢性胰腺炎最突出和最常见的症状,60%~90%的患者有程度不等的腹痛。初为间歇性后转为持续性腹痛,性质可为隐痛、钝痛、钻痛甚至剧痛,多位于上腹或左、右上腹,可放射至后背、两肋部。疼痛发作频度和持续时间不一。无痛期间,上腹部常持续不适或隐痛。患者取坐位,膝屈曲位时疼痛可有所缓解,但躺下或进食时疼痛加剧。

2. 胰腺外分泌与内分泌障碍　慢性胰腺炎的后期,由于胰腺外分泌功能障碍引起腹胀、食欲减退、恶心、嗳气、厌食油腻、乏力、消瘦、腹泻甚至脂肪泻,引起维生素A、维生素D、维生素E、维生素K缺乏时,可出现夜盲症、皮肤粗糙、手足抽搐、肌肉无力和出血倾向等。约半数慢性胰腺炎患者,当胰岛β细胞分泌受到严重影响时,还可出现糖尿病的表现。

3. 其他　腹部压痛与腹痛不相称,多仅有轻度压痛。当并发假性囊肿时,腹部可扪及表面光整的包块。当胰头肿大和纤维肿块及胰腺囊肿压迫胆总管,可出现黄疸。少数患者可出现腹水和胸水、消化性溃疡和上消化道出血、多发性脂肪坏死、血栓性静脉炎或静脉血栓形成及精神症状。

4. 实验室和其他检查

(1)胰腺外分泌功能试验

1)直接刺激试验：胰泌素可刺激胰腺腺泡分泌胰液和碳酸氢钠。静脉注射胰泌素1U/kg，其后收集十二指肠内容物，测定胰液分泌量、胰酶活性及碳酸氢钠浓度。

2)间接刺激试验：间接试验是利用试餐等方法刺激胃肠激素分泌，再刺激胰腺分泌。有标准试餐试验、甲酰-酪氨酸-对氨基苯甲酸试验等。粪便试验、核素胰腺外分泌功能试验等也有用于评价外分泌功能，但诊断CP的价值有限。目前这些检查应用于临床尚不多。

(2)吸收功能试验

1)粪便脂肪和肌纤维检查：慢性胰腺炎患者因胰酶分泌不足，脂肪和肌肉的消化不良，粪便中性脂肪、肌纤维和氮含量增加。

2)维生素 B_{12} 吸收试验：应用 ^{58}Co 维生素 B_{12} 吸收试验显示不正常时，口服碳酸氢钠和胰酶片后被纠正者，提示维生素 B_{12} 的吸收障碍与胰分泌不足有关。

(3)淀粉酶测定：慢性胰腺炎急性发作时，血、尿淀粉酶和Cam/Ccr%比值可一过性升高。严重的胰外分泌功能不全时，血清型淀粉酶同工酶大多降低。

(4)胰腺内分泌测定

1)血清胆囊收缩素(CCK)。

2)血浆胰多肽(PP)。

3)空腹血浆胰岛素水平。

五、影像学检查特点

影像学检查是近年来诊断慢性胰腺炎的重要手段。

(一)腹部超声检查

1. B型超声　经腹B超检查具有简便、经济、无创的优点，是诊断CP的首选影像学诊断方法，但其敏感度不高，可作为CP的初筛检查手段。在CP病程中，当胰腺有外分泌功能障碍但尚未形成明显的形态学异常改变，或因受仪器条件和胰腺毗邻组织的影响时，B超容易过度评价胰腺的回声改变。

日本消化系病学会制定的CP超声诊断标准可作为参考。CP诊断所见：①胰腺萎缩或局部肿大；②胰腺内有粗大的斑点回声；③胰腺周边或胰管壁不平整或回声增强。可疑CP所见：①胰管扩张等于或超过3mm；②胰腺组织内有囊肿。确诊CP所见：①胰腺内有伴有点状或弧状强回声(结石)；②胰管扩张3mm以上并伴有胰管壁不平整，与胰腺小囊肿相连呈断续状或胰腺萎缩或局限性肿大后3种情况之一。彩色多普勒血流显像(彩超)能直观地显示胰腺病灶的血液供应情况，能区分血管或扩张的胆管、胰管，弥补了灰阶超声的不足，并且通过彩色多普勒闪烁现象观察胰腺实质的细小钙化灶，有助于CP的早期诊断。最近几年发展起来的超声造影二次谐波动态成像也已用于胰腺疾病的诊断，特别适用于CP和胰腺肿瘤的鉴别诊断。总体来说，腹部超声检查诊断CP受其他因素的影响较大，特异度仍然较低，故超声检查结果考虑CP的病例，有必要行其他影像学检查以进一步确定。

2. 超声内镜　是将内镜与高频超声相结合的诊断方法，1980年首次应用于胰腺成像，克服了体外超声易受肥胖、气体等因素影响的缺点。现在，超声内镜是早期诊断CP最有希望的成像方法。在腹部超声和经十二指肠镜逆行胰胆管造影(endoscopic retrograde cholangiopancreatography, ERCP)检查正常或没有特征性改变的患者中，超声内镜往往能显示胰腺实质的改变，有助于CP的早期诊断。

超声内镜能够显示CP的早期改变，然而由于缺乏诊断早期CP的"金标准"，超声内镜是否存在过度诊断有待进一步的研究。超声内镜早期诊断CP较肯定的价值是能清楚地显示胰腺实质的改变。随着超声内镜技术和仪器的进步，对CP的超声内镜特征也逐渐形成共识，即：①胰实质改变表现为局灶性低回声，强回声灶，直径>3mm，胰腺小叶结构增强，囊肿；②胰管改变表现为胰管管壁回声增强，主胰管狭窄，主胰管扩张，分支胰管扩张。超声内镜具有显示胰腺实质回声及病灶的优点，对胰腺增强、增粗的回声显示率达100%，但对于作为炎性改变的胰腺实质内低回声区和新生肿块的低回声鉴别仍有一定的困难。对主胰管狭窄的显示超声内镜也不如ERCP，这可能与超声内镜显示胰头和体尾需分别在十二指肠和胃内分段显示，易使某些在头体交界处胰管狭窄的病例漏扫有关。

（二）CT

CT对CP的诊断价值与腹部B超相似，在造影剂的辅助下，可清晰显示胰腺的轮廓和内部结构，是发现胰腺钙化（胰腺钙化是CP的特征性改变）的最佳非侵入性影像学手段，对CP的诊断有确定价值（图34-6）。CT诊断CP的敏感度为55%～90%，特异度为55%～85%。可疑所见：主胰管扩张，胰腺囊肿；局限性肿大及胰实质密度不均；胰腺萎缩，局限性肿大及边缘不规则。确诊所见：胰腺钙化，主胰管扩张，胰腺萎缩或局限性肿大。多层螺旋CT使薄层、覆盖范围和扫描速度三者达到很好的统一，三维软件对扫描图像进行立体重建，能清晰显示CP患者的胰管管壁不规则、假性囊肿的形态、囊肿与胰管之间的关系及汇合情况，并能提供多种肿瘤的准确信息，有助于CP和胰腺肿瘤的鉴别诊断。CT增强扫描使用含碘对比剂限制了其在部分碘过敏患者中的使用，且其显示小胰管和胰腺实质早期改变仍有一定困难，所以对早期CP的诊断价值有限。

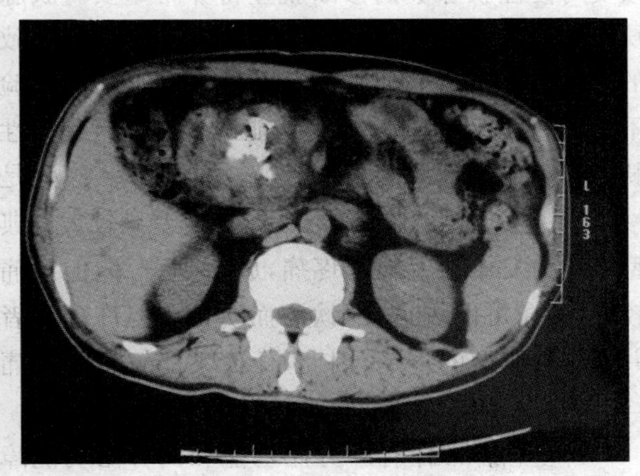

图34-6　CT示胰头不规则增大伴有胰头钙化

（三）经十二指肠镜逆行胰胆管造影（ERCP）

早在20世纪70年代，ERCP即被引入CP的诊断，曾被认为是诊断CP的“金标准”，也是仅次于组织学检查的最佳方法，大量研究提示ERCP的诊断准确性优于腹部超声检查和CT。早期CP表现为分支胰管扩张或狭窄、不规则的内层、充盈缺损和小结石；而到晚期，主胰管也出现异常，可呈局限性或弥漫性改变。ERCP可见胰管扭曲变形、狭窄和扩张、结石及梗阻等。

1995年，日本胰腺病学会做出有关CP的ERCP诊断标准。确诊所见：①胰腺分布不均匀，分支胰管可见度不均一，不规则扩张；②主胰管内有胰腺结石、蛋白栓等阻塞而变狭窄，乳头侧的主胰管及其分支不规则扩张。

参考诊断所见：①主胰管和分支胰管单纯扩张；②主胰管或分支胰管水平的囊肿，主胰管中断、局限性狭窄、扭曲、蛇行；③分支胰管中断或狭窄，胰管僵直、粗细不均及胰腺段总胆管狭窄。

ERCP还可以直观评估Qddi括约肌功能及明确诊断胰腺分裂，从而对CP的发病因素进行探讨。当然，作为一项有创检查，ERCP具有一定的风险，术后可出现胰腺炎、败血症、出血、穿孔等并发症，部分病例插管不成功。此外，由于CP代偿期在临床上仅有腹痛症状，主胰管无明显变化，主要表现为末梢分支胰管异常，ERCP对此阶段的CP诊断较困难。

（四）磁共振成像（MRI与MRCP）

2005年，我国制定的CP诊治指南认为，磁共振对CP的诊断价值与CT相似，但对钙化和胰腺结石的诊断价值逊于CT。磁共振具有无辐射、无需使用含碘对比剂的优点。

慢性胰腺炎可累及整个胰腺，也可局限在胰头。累及整个胰腺的慢性胰腺炎，影像学上表现为胰腺萎缩及体积缩小，胰腺实质内可见斑点状钙化影，在CT上呈现明显高密度而易诊断，但在MRI上钙化显示不如CT敏感，在T_1WI和T_2WI上均呈现低信号。多数情况下慢性胰腺炎者合并有胰管的不同程度扩展，表现为跳跃状或串珠状而非全程进行性扩展，这种影像表现特点有利于与胰头恶性肿瘤所致的导管扩张相鉴别。MRI的T_2WI及MRCP对显示胰管扩张非常敏感，表现为水样异常高信号。慢性胰腺炎有时还可以并发假性囊肿，呈现圆形或类圆形，在CT上表现为水样低密度，MR的T_2WI上呈现均匀高信号；T_1WI呈低信号，囊壁光滑完整，无分隔。

MRCP对诊断CP有较大价值，可清晰显示主胰管全段，发现 CP 的特征性改变，如主胰管及分支胰管扩张、狭窄、不规则，还能清晰显示主胰管内结石，表现为充盈缺损，在某些病例还能显示假性囊肿和主胰管是否相通（图 34-7）。胰泌素、磁共振胰胆管造影（secretin stimulated magnetic resonance cholangiopancreatography，SS-MRCP），是经静脉注射胰泌素 5～10 分钟后进行 MRCP。特别适合主胰管正常或不扩张及 ERCP 失败的患者。SS-MRCP 和另一种新的成像方法——弥散加权磁共振成像，可能成为新的无创的检测胰腺外分泌功能的手段，可发现胰管的早期病变并同时评估其外分泌功能。

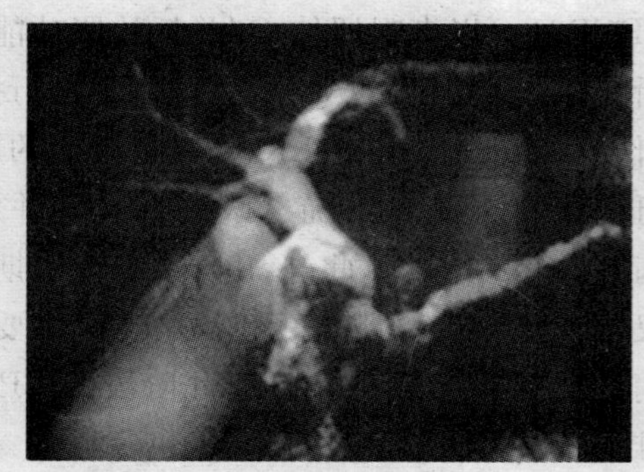

图 34-7　MRCP 示胰管扩张，呈串珠状

（五）其他

X 线腹部平片是一种简单的 X 线检查手段，CP 时表现为胰腺钙化，胰管结石，尤其是第 1～3 腰椎左侧胰腺区出现点、片状或固定外形的钙化灶，常提示钙化性慢性胰腺炎。上消化道造影可显示“C”袢扩大，胃、十二指肠受压征象。胰管镜检查可直接观察胰管内病变如狭窄、血块阻塞及病变部位等，同时还能进行活组织检查、细胞学刷检及胰液收集，对不明原因的胰腺损害有鉴别诊断价值，尤其适用于只有胰管口径改变而无胰实质损害患者。胰管内超声是将超声探头经十二指肠乳头逆行插至主胰管中，可对主胰管有局灶狭窄的良、恶性胰腺疾患进行鉴别诊断，对 CP 有一定诊断价值。正电子发射体层成像是近年发展起来的一项新的影像学诊断技术，对恶性肿瘤诊断的准确率高，可作为 CP 与胰腺癌鉴别的首选诊断方法。

六、诊断和鉴别诊断

（一）诊断

慢性胰腺炎临床表现变化多端，且无特异性，仅凭临床表现难以确诊。有胆道疾病及长期饮酒史，出现持续性上腹痛、体重减轻等应疑为该病。结合实验室检查及影像学检查后才能肯定。

在排除胰腺癌的基础上，建议将下述 4 项作为 CP 的主要诊断依据：①典型的临床表现（腹痛、胰腺外分泌功能不全症状）；②病理学检查；③影像学上有 CP 的胰胆改变征象；④实验室检查有胰腺外分泌功能不全的依据。①为诊断所必需，②为阳性可确诊，①＋③可基本确诊，①＋④为疑似患者。

对伴有胰管结石和胰管扩张并有典型临床表现的慢性胰腺炎，诊断比较容易。但对早期、临床症状轻微，并且无明显胰腺形态改变的慢性胰腺炎的诊断，可能十分困难。虽可以借助组织学做出诊断，或结合组织形态学和胰腺功能的改变及临床表现做出诊断，但是侵入性的胰腺组织活检可能带来一些并发症，有时患者也难以接受，因此影像学的改变对慢性胰腺炎的诊断就显得非常重要。胰腺功能试验可以对慢性胰腺炎的功能损害做出大致的评估或作为诊断的补充。仅依赖胰腺功能试验不能诊断慢性胰腺炎，因为功能试验不能区别慢性胰腺炎和无慢性胰腺炎的胰腺功能低下。腹痛是慢性胰腺炎重要的临床症状，但表现差异较大。典型表现为发作性上腹部疼痛，放射到背部，但压痛较轻，腹痛可能因进食、饮酒而诱发。但许多患者并无这种典型的疼痛，因此，任何不能解释的腹痛均应考虑该病的可能。

许多患者常伴有外分泌功能和内分泌功能障碍，表现为消化吸收不良、腹泻、脂肪泻、体重减轻及糖尿病。部分患者可能存在各种并发症，如胰腺假性囊肿、胆管梗阻、十二指肠梗阻、胰源性门脉高压、胰性腹水等。

临床诊断标准：①有明确的组织学诊断；②X 线检查可见确实的胰腺钙化影；③有显著的胰腺外分泌功能降低；④胆道或胰实质造影显示特征性损害。

如果具有①～③项中 1 项，临床上就可以诊断为 CP。

（二）鉴别诊断

1. 胰腺癌　在 CP 的诊断中，最重要也是最困难的是与胰腺癌的鉴别，两者的临床表现、实验室、影像学检查相似，常规检查难以鉴别。部分 CP 患者可在患病后 10～15 年发生胰腺癌，CP 患者发生癌变的比例高于正常人群，故有学者认为 CP 是胰腺癌的癌前病变，应对 CP 患者密切随访。另外，胰腺癌患者也可能合并胰腺炎。近年来，胰腺癌的肿瘤标志物研究已有较大进展，但尚无 1 种筛选早期胰腺癌的理想标志物。糖链抗原 CA19-9 是目前最有诊断价值也是应用最多的一种标志物，敏感度可达 90%，但特异性较低，约为 75%。影像学检查均对胰腺癌的诊断有价值，其中以 ERCP 的敏感度和特异性最好，还可同时做胰液细胞学或刷片细胞学检查。在超声或 CT 导向下穿刺活组织检查对诊断有决定性价值。超声内镜也有较高的诊断准确性，明显优于腹部 B 超检查和 CT。对直径＜2cm 的胰腺癌，超声内镜检查是最敏感的影像学检查方法。在超声内镜引导下行细针穿刺试验，胰腺癌的检出率接近 100%。当各种联合检查都难以鉴别 CP 和胰腺癌时，应考虑行剖腹探查术，行活检或施行部分胰腺切除术。

2. 其他疾病　CP 的腹痛要和引起上腹部疼痛的消化性溃疡、胆道疾病、急性复发性胰腺炎等相鉴别，内镜和影像学检查等有助于鉴别。慢性胰腺炎压迫胆总管出现梗阻性黄疸时，常与壶腹部肿瘤、总胆管结石等相混淆。逆行胰胆管造影、B 超检查有助于鉴别，但有时需剖腹探查才能明确诊断。CP 出现脂肪泻时需和引起腹泻的良、恶性肠道疾病等鉴别。在出现胰腺假性囊肿时，需和其他囊性病变如外伤后囊肿、囊性腺瘤、寄生虫性囊肿鉴别。胰性腹水、胸腔积液有淀粉酶和脂肪酶的明显升高，而其他病变引起的腹水、胸腔积液中的淀粉酶一般不升高。CP 导致的糖尿病较少出现视网膜病变、肾病和动脉硬化等，而神经病变和肌病较多见，根据病史和上述改变可与原发性糖尿病相鉴别。

七、治疗

CP 的治疗以缓解疼痛，解除胰、胆管梗阻，减缓病程进展和补充胰腺内、外分泌功能不足为主。CP 的处理以控制症状、改善胰腺功能和治疗并发症为重点，如病因明确，应进行病因治疗。

（一）西医治疗

CP 患者须绝对戒酒，避免暴饮暴食。发作期间应严格限制脂肪摄入。必要时可给予肠外或肠内营养治疗。对长期脂肪泻患者，应注意补充脂溶性维生素和维生素 B_{12}、叶酸，适当补充各种微量元素。

西医治疗包括去除病因（如有胆囊炎、胆石病者应处理胆道疾病；酒精性胰腺炎者应戒酒；有人应用缩胆囊素八肽治疗慢性胰腺炎，发现胰分泌功能明显改善，症状明显减轻）；积极治疗胆道疾病，防止急性发作。

1. 急性发作期的治疗　在慢性胰腺炎时，其急性发作期的临床表现与急性胰腺炎相似，治疗也与急性胰腺炎基本相同。

2. 胰腺外分泌功能不全的治疗　对于胰腺外分泌功能不全所致的腹泻，主要采用外源性胰酶制剂替代治疗并辅助饮食疗法。此外，胰酶制剂对缓解胰性疼痛也具有重要作用。应选用含高活性脂肪酶的超微粒胰酶胶囊，低活性的胰酶制剂用于治疗胰腺外分泌功能不全疗效差。

保持胰酶活性的最佳 pH＞6.0（pH＜4.0 时，脂肪酶等会失活）。故在服用胰酶制剂的同时可给予质子泵抑制剂、H_2 受体拮抗剂等抑酸药，以增强胰酶制剂的疗效，并加强止痛效果。应限制患者的脂肪摄入并提供高蛋白饮食，脂肪摄入量限制在总热量的 20%～50%，一般不超过 50～75g/d。严重脂肪泻患者可静脉给予中长链三酰甘油（MCT/LCT）。

3. 胰腺内分泌功能不全的治疗　慢性胰腺炎胰腺内分泌功能受到损害，导致患者糖尿病发生，许多学者称之为第三型糖尿病，其治疗可按糖尿病处理原则。

4. 慢性胰腺炎疼痛治疗

（1）一般治疗：对轻症患者，多数情况下戒酒、控制饮食便可使疼痛减轻或暂时缓解。

（2）止痛药物：使用抗胆碱能药物对轻症者可能达到止痛效果。疼痛严重者可用麻醉镇痛药。

(3)抑制胰酶分泌:胰酶制剂替代治疗能缓解或减轻腹痛。生长抑素及其类似物、H_2受体拮抗剂或质子泵抑制剂对减轻腹痛有一定疗效。

(4)抗氧化剂:对于酒精性CP患者,应用抗氧化剂(如维生素A、维生素C、维生素E、硒、甲硫氨酸)可缓解疼痛。

(5)对于疼痛顽固剧烈、药物治疗无效者,可在CT、EUS引导下作腹腔神经丛阻滞治疗,对合并胰管狭窄、结石者,可在内镜下做相应治疗。

(6)上述方法无效时,应考虑手术治疗。处理腹痛应合理应用麻醉镇痛药,尽量先用小剂量非成瘾性镇痛药,配合口服胰酶和抗酸药,对顽固性疼痛进行腹腔神经丛阻滞或内脏神经切除术,以及内镜下胰管排除蛋白栓子或结石。

5. 营养不良的治疗　营养不良者应注意补充营养、脂溶性维生素及维生素B_{12}、叶酸、铁剂、钙剂及多种微量元素。严重吸收不良应考虑要素饮食或全胃肠外营养。胰腺钙化可口服枸橼酸治疗,胰外分泌功能不全时,应采用高蛋白、高碳水化合物、低脂肪饮食。

(二)内镜治疗

CP的内镜治疗主要用于胰管减压,以缓解胰性疼痛,提高生活质量。有胰管结石者可切开取石,并发胰腺假性囊肿者可作内镜下引流术或胰管支架置入。内镜治疗CP简单、有效、微创且可重复,在一定程度上可替代手术治疗,并已取得了较好的效果。有学者对大样本CP患者进行了回顾性分析和长期随访,结果显示经内镜治疗后85%的患者疼痛明显缓解,仅24%的患者需继续行手术治疗。

(三)手术治疗

1. 急诊手术适应证　假性囊肿出现并发症,如感染、破裂和出血时。

2. 择期手术适应证

(1)顽固性疼痛经内科治疗无效者;凡慢性胰腺炎患者经内科治疗3~6个月疗效不显著者,应考虑早期手术。

(2)并发胰腺假性囊肿、胰瘘或胰管结石者内镜治疗无效,或不能实施内镜治疗者。

(3)伴有可手术治疗的胆道疾病,如结石、胆管狭窄。

(4)CP引起难以消退的阻塞性黄疸。

(5)不能排除胰腺癌者。

3. 手术方法　有胰管内引流、胰腺远端切除术、胰十二指肠切除术、全胰切除术、胰腺支配神经切断术、迷走神经及腹腔神经节切除术,以及针对病因的有关手术等。

近年来,国内外学者对慢性胰腺炎手术治疗非常关注。慢性胰腺炎患者主要因剧烈的腹痛而寻求治疗,造成慢性胰腺炎腹痛的主要原因是胰腺导管压力升高和胰腺周围神经损伤,而手术治疗。临床上有三类手术治疗慢性胰腺炎造成的疼痛:减压手术;神经切除术;切除手术。其中,切除手术其术后的治疗效果较好,同时,疼痛复发率较低。除上述切除手术外,保留十二指肠的胰头切除术在国内外广泛开展,主要为Beger式和Frey式手术。国外学者新近采用的胰头部剜除术也取得了很好的临床效果。

(四)中医中药治疗

小柴胡汤等对改善CP症状肯定有效,有否抗纤维化作用,需不断研究。

1. 病因病机认识　CP属中医"腹痛"、"泄泻"、"瘕"等范畴。由于症状不典型,多与胁痛、胃脘痛相混淆而未能引起重视。中医古代文献中未明确胰腺为一脏或一腑,中医基础理论中也并未论及胰腺。有学者认为胰腺位居中焦中心,与三焦气机运化有关,与肝胆、脾胃关系密切。胰腺有病,则中焦枢机不利,瘀积不通。故CP多表现为中焦瘀积,肝郁气滞,夹湿生痰。刘淑清等认为胰腺的病证应属中医学"脾病"的一部分,脾与肝关系极为密切,肝脾二脏在生理上互相依存,在病理上互相影响。CP的临床表现属"土虚木郁"证,若迁延失治,或治不如法,必然气血俱虚,湿停血瘀。因此,调治肝脾是治疗CP的关键。

2. 辨证治疗　CP以脾胃虚弱、肝脾不调为主,或兼有痰瘀阻结,湿热积滞未尽,为本虚标实、虚实夹杂之证。临床表现为上腹持续不适或胀痛、痞满,餐后明显,嗳气,纳差,泄泻甚至脂肪泻,消瘦,腹部症块,舌质淡或紫黯,有瘀斑,脉沉细无力或弦软。治疗以健脾益气、疏肝导滞为主。常用党参、白术、茯苓、炙甘草、柴胡、香附、白芍、枳壳、木香、砂仁、焦山楂、麦芽等。兼湿热者加黄连、黄芩；食滞重者加莱菔子、槟榔；疼痛甚者加延胡索、制乳没活血定痛；泄泻甚者加肉豆蔻、莲肉、诃子涩肠止泻；脾虚甚者加黄芪，以红参易党参；血虚者加当归、熟地；伴消渴者加葛根、北沙参、玉竹养阴生津；伴黄疸者加茵陈、虎杖、郁金利胆退黄；腹部积块或CT提示胰腺增大明显者加三棱、莪术、土鳖虫、浙贝母、瓦楞子破血消，化痰软坚。

孙恒青等对肝郁气滞型CP患者口服康胰胶囊Ⅰ号(药物组成：茵陈、大黄、莪术、海螵蛸、炒白芍、苏梗、木香、鸡内金、延胡索、甘草)，痰湿夹瘀型口服康胰胶囊Ⅱ号(药物组成：茵陈、大黄、莪术、海螵蛸、生山楂、半夏、白术、茯苓、苏梗、鸡内金、甘草)。

林长春等将CP分为3型：

(1)肝郁气滞，脾胃失和：治宜舒肝理气，消导和中。方用舒肝汤加减：柴胡、白芍、白芥子、郁金、厚朴、延胡索、山楂、生大黄(后下)、甘草。

(2)气滞血瘀，脾虚失运：治宜行气活血，健脾助运。方用柴胡疏肝散加减：柴胡、赤芍、枳壳、香附、川芎、砂仁(后下)、茯苓、神曲、党参、白术、白芍、甘草。

(3)肝胆蕴阻中焦：治宜舒肝利胆，清泻湿热。方用龙胆泻肝汤加减：龙胆草、黄芩、栀子、泽泻、木通、生地、车前子、当归、茵陈、芒硝、甘草、柴胡、七叶莲。

3. 单药或单方治疗　邱建强等以柴胡疏肝散加味：柴胡、香附、枳壳、炙甘草、川芎、赤白芍、延胡索、鸡内金、炒薏苡仁、丹参、焦山楂。李厚根以升阳益胃汤化裁，方药由党参、生黄芪、炒白术、黄连、法夏、生甘草、陈皮、茯苓、泽泻、防风、白芍、柴胡等组成。腹痛明显加川楝子、玄胡、丹参、枳壳；手足抽搐加僵蚕、生牡蛎；腹泻加山楂、车前草。其他应用单药或单方的有复方丹参注射液、参苓白术散、大黄虫丸。

中医认为CP病位在胰，与肝胆脾胃关系密切。病因主要为饮食不节(恣食肥甘、嗜酒)和情志不舒，致肝脾功能失调。病理因素为食积、气滞、血瘀、湿热、痰浊。但临床研究存在诊断不明确，缺乏随机对照，疗程长短不一(7天至2个月)，疗效判定无标准(如以症状、B超、大便常规、胰分泌功能、血尿淀粉酶、随访等判定疗效)等缺点。

(五)慢性胰腺炎纤维化治疗的进展

目前对于慢性胰腺炎的治疗主要围绕在抗炎、对症治疗等方面，但对于慢性胰腺中重要的胰腺纤维化的治疗，尚无确切的治疗手段，寻求有效但无明显不良反应的治疗方法尚需不断努力。由于篇幅限制，主要叙述对于胰腺纤维化的治疗。

1. 调节细胞因子　针对慢性胰腺炎纤维化的进程中细胞因子的重要作用，以细胞因子为靶向的治疗策略具有重要的应用价值。有实验表明，应用TGF-β_1中和抗体可降低PSC的增殖，应用PDGF中和抗体可降低ECM的合成。使用细胞因子受体的拮抗剂，如TGF-β_1受体的拮抗剂。使用一些具有抑制纤维化进程的细胞因子，如IL-10等。

还有一些药物可通过调节细胞因子的生成发挥作用，如Candesartan是一种血管紧张素Ⅱ受体拮抗剂，它可通过抑制自发性胰腺炎大鼠TGF-β_1的表达而阻止PSC的活化。

Thiazolidinedione derivatives是PPAR-γ的配体，它可通过抑制自发性胰腺炎大鼠TNF-α的表达而抑制PSC的α-SMA表达阳性及Ⅰ型、Ⅲ型胶原蛋白和纤维结合素的沉积。维生素E可通过降低由蛙皮素诱导的慢性胰腺炎大鼠中的TGF-β_1表达而抑制ECM沉积和细胞增殖。我国的传统中药小柴胡汤可通过抑制TGF-β_1的表达发挥抗纤维化的作用。

2. 调节化学因子　针对化学因子在PSC活化及慢性胰腺炎纤维化中的重要作用，Tetsuhide等研究了其在DBTC诱导的大鼠纤维化模型中的重要作用。随后Tetsuhide等使用基因疗法阻断DBTC诱导的大鼠纤维化中M慢性胰腺炎-1的表达，该基因疗法使用M慢性胰腺炎-1氨基末端缺失突变体(mM慢性胰腺炎-1)，在氨基酸2～8号的氨基末端缺失，并作为强效的显性负作用M慢性胰腺炎-1拮抗剂。mM慢性胰腺炎-1的基因疗法可以抑制慢性胰腺炎早期的炎症和以后的胰腺纤维化，并引起血清中M慢性胰腺炎-1浓度、胰内羟脯氨酸、α-SMA表达的降低，提高胰淀粉酶和蛋白酶的含量。mM慢性胰腺炎-1也可以抑制细胞因子和化学因子的表达，一系列结果表明通过抑制 M 慢性胰腺炎-1 表达可以抑制慢性胰腺炎胰腺纤维化的发展。Gibo 等也报道了使用口服蛋白酶抑制剂（camostat mesilate，CM）可以通过抑制单核细胞产生的 M 慢性胰腺炎-1 和 TNF-α 及 PSC 中产生的 M 慢性胰腺炎-1，从而抑制 DBTC 诱导的大鼠慢性胰腺纤维化。研究表明，CM 的作用主要在于抑制单核细胞与 PSC 的活性，尤其是化学因子 M 慢性胰腺炎-1 的产生。实验结果支持了 CM 在治疗慢性胰腺炎甚至其在急性进展期中的有效作用。

3. 中药治疗　国内王彩花等研究了大黄素对大鼠慢性胰腺炎模型胰腺纤维化的干预作用及可能机制。使用胰管内注射三硝基苯磺酸（TNBS）制备大鼠慢性胰腺炎模型，用不同剂量（20mg/kg、40mg/kg、80mg/kg）的大黄素鼻饲干预，生理盐水作为对照。经放射免疫法检测血清透明质酸（HA）和层粘连蛋白（LN）水平发现小剂量、中剂量、大剂量大黄素处理组血清透明质酸水平均显著低于模型对照组；观察大鼠胰腺组织的病理学变化，大黄素处理组胰腺纤维化程度轻于模型组，且随大黄素剂量的增加，纤维化程度呈减轻趋势，大剂量大黄素组纤维化减轻程度与模型对照组相比大剂量大黄素组低于模型对照组，大黄素具有抗大鼠慢性胰腺炎模型的胰腺纤维化作用，此作用与 TGF-β 蛋白表达有关。

苏式兵等探讨桂枝汤、柴胡桂枝汤、小柴胡汤和卡莫司他对大鼠自发性慢性胰腺炎的干预作用。研究中使用了 57 只雄性 4 周龄 wBN/Kob 大鼠，随机分为模型组、桂枝汤组、柴胡桂枝汤组、小柴胡汤组和卡莫司他组，每组大鼠均予以相应药物干预，共 12 周。每 4 周取大鼠胰腺组织观察胰腺湿重；HE 染色观察胰腺组织病理学改变；RT-PCR 技术检测大鼠胰腺胰腺炎相关蛋白（pancreatitis-associated protein，PAP）mRNA 的表达水平；免疫组织化学方法检测胰腺 PAP 蛋白的表达。结果发现模型组自 12 周龄起胰腺组织发生胰腺炎病理学改变；桂枝汤组未观察到胰腺炎病理学改变；小柴胡汤组和卡莫司他组在 16 周龄时，胰腺组织均发生明显的胰腺炎病理学改变。桂枝汤组抑制 PAP mRNA 表达的作用大于其他各中药干预组。桂枝汤组和柴胡桂枝汤组在 12 周龄时，未发现胰腺 PAP 的表达。实验证明，桂枝汤、柴胡桂枝汤、小柴胡汤和卡莫司他对大鼠自发性慢性胰腺炎具有不同程度的防治作用，其中以桂枝汤的作用最为明显。

刘华升等观察中药胰泰复方（人参 15g，白术 15g，柴胡 15g，红花 10g，甘草 10g 等）对慢性胰腺炎胰腺纤维化大鼠血清超氧化物歧化酶（SOD）含量的影响。研究中使用 13.3% L-精氨酸行左下腹腔注射制备大鼠慢性胰腺炎模型，10 天后给予灌胃治疗，2 个月后取血清测定 SOD 的含量。研究发现慢性胰腺炎模型组 SOD 含量明显低于空白对照组、中药对照组（清胰利胆冲剂）及中药治疗组，中药治疗组 SOD 含量高于中药对照组。实验证明，胰泰复方能提高血清中 SOD 的含量，对慢性胰腺炎胰腺纤维化具有恢复作用。

4. 抗氧化　绿茶中的茶多酚可通过抑制 PSC 细胞膜的脂质过氧化反应，提高 SOD 活性，降低 ECM 的沉积，并抑制了 $TGF-\beta_1$ 分泌对 PSC 的激活。抗氧化剂 DA-9601 可通过降低髓过氧化物酶、iNOS、提高细胞保护蛋白的表达而抑制 α-SMA 的表达及胶原的沉积。

5. 影响信号传导的有关分子　人工合成的丝氨酸蛋白激酶抑制剂 FOY-007 对 $TGF-\beta_1$ 和 PDGF 激活的 PSC 可以抑制其增殖及 ECM 合成，作用呈剂量依赖性。FOY-305 具有部分抑制增殖作用。

6. 其他方法　如通过诱导 ECM 降解的增加，诱导活化的 PSC 凋亡，抑制胰腺腺泡细胞的凋亡等，这些策略都具有良好的应用前景，目前尚等待更为深入的研究。

综上所述，慢性胰腺炎是一个十分复杂的过程，所涉及的病变过程、调节机制及信号传导等还有很多值得探索的地方，进一步加强基础研究，找出 PSC 活化和致纤维化关键的细胞因子、信号传导通路，可能为今后探索新的有效治疗方法提供依据。

八、预后

积极治疗可缓解症状，慢性胰腺炎尚无特效治疗方法，且慢性胰腺炎胰腺的持续纤维化可增加胰腺癌发病的危险。晚期多死于并发症，极少数转变为胰腺癌。

Ammann 对慢性胰腺炎进行了长达 10 年的观察，将胰腺炎无并发症时期分为 3 期：第 1 期，典型胰腺炎发作数天至 1 周左右，交替出现持续数月无症状的间歇期，该期无病理形态学改变。大部分酒精性胰腺炎患者的平均年龄为 36.2 岁。第 2 期，继第 1 期以后发生明显的胰腺内外分泌功能不足过度进入第 2 期，一般从发病到此期约需要 5.5 年。临床上疼痛发作不典型，发作频率减少。第 3 期在发病后平均 6.8 年，临床上以内、外分泌功能丧失为特征，形态学上表现为胰腺完全破坏、瘢痕化。从第一次发作的 1～12 年内可出现典型糖尿病。

慢性胰腺炎性糖尿病与胰腺钙化密切相关。有 50%的非钙化性胰腺炎患者有糖耐量异常，而 90%的钙化性胰腺炎患者可出现糖耐量异常。明显的特征性低血糖不稳定状态常会发生。随着病情发展，可能会出现难以控制的疼痛，从而导致麻醉药物成瘾。

经外科治疗的慢性胰腺炎患者的预期寿命和生存状况不仅依赖于病因和外科治疗的选择，很大程度上也取决于患者重新调整生活方式上的密切配合。

慢性胰腺炎作为胰腺癌的癌前病变，目前还不能做出定论。胰腺癌与慢性胰腺炎常同时存在。从炎症和癌发生的生物学机制来看，二者间存在着一定的联系。一些流行病学资料表明，慢性胰腺炎与胰腺癌确有联系，但大多数资料存在一些方法学缺陷。酒精作为慢性胰腺炎最主要的病因，与胰腺癌并无明确的关系。临床上尚无任何迹象表明慢性胰腺炎向胰腺癌恶变的存在。二者在鉴别上也有一定的困难。

（崔乃强）

第三节　胰腺外分泌肿瘤

胰腺癌

胰腺癌（pancreatic cancer），又称胰腺外分泌癌，是消化道常见肿瘤。其发病率和死亡率位居全部恶性肿瘤的前十位，特别是近几年，胰腺癌的发病率呈逐年增加的趋势，世界上每年新发病例约 20 万人，其发病率与死亡率相似。

中国胰腺癌死亡率为 1.48/10 万，其中男性 1.65/10 万，女性为 1.29/10 万，占全部恶性肿瘤死亡的 1.38%，位居全部恶性肿瘤死亡的第 9 位，其中男性为第 8 位，女性为第 11 位。

胰腺癌的年龄分布特点为：任何年龄均可发生胰腺癌，但不同年龄组的死亡率差异很大，40 岁前发病率很低，然后随着年龄的增长而迅速增长。其男女比例为 1.4∶1。

胰腺癌在不同地区的死亡分布各有其特点，就世界范围而言，胰腺癌死亡率在不同国家之间、同一国家不同地区之间、城市和农村之间都存在着差异。胰腺癌死亡率在发达国家明显高于不发达国家。例如，在美国，2000 年估计有 28300 例新发病例出现，并且占所有消化道肿瘤死亡人数的 22%，占所有癌症死亡人数的 5%，其男女死亡率均占恶性肿瘤死亡率的第 4 位。90%患者在诊断后 1 年内死亡。自 1960 年以来，所有胰腺癌病例的相对 5 年生存率由 1%上升至 5%。

一直以来，胰腺癌的发病率与死亡率在世界范围内一直处于上升趋势，特别是发展中国家，虽然我国胰腺癌的死亡率水平与世界其他国家相比还处在中下等水平，但也有逐年增加趋势。

由于胰腺位于腹膜后和出现临床症状较晚，对其诊断能力和治愈率的提高被阻碍。然而，在过去的 20 年中，其诊断率和治愈率均有一定提高，这主要是因为影像学和手术技术的进步及对患者管理水平的提高。

一、病因病机

虽然胰腺癌的病因学还不清楚，但是许多危险因素和遗传学变化已经被发现，胰腺肿瘤的发病率随年龄持续增高,大部分病例出现在60～80岁。在美国,其发病率具有种族差异,无论男女,黑人的发病率及致死率均高于白人。胰腺癌男多于女,但在过去的20年中男性的发病率和致死率均有所下降,而女性有所升高。其他危险因素与种族、社会经济地位低、居住在工业社区有关。

各种可鉴别的宿主和环境因素与胰腺癌的危险性增高有关。主要危险因素有:

1. 吸烟　经多项研究证实,吸烟是胰腺癌主要危险因素,也是惟一持续影响胰腺癌的危险因素,同时与吸烟的量呈正相关。一般来讲,吸烟者患胰腺癌的危险性是不吸烟者的2倍,甚至更高。美国的一份报告,对5万名大学生跟踪调查发现大学期间吸烟者患胰腺癌的危险性比大学期间不吸烟者高出2.6倍。吸烟导致胰腺癌的机制还不清楚,香烟中的亚硝胺在动物模型中可诱导胰腺癌的发生。

2. 饮食因素　已被研究,但没有得出一致的关系,许多临床学者提出过度摄入脂肪和胆固醇及减少纤维素水果和蔬菜的摄入均增加危险性。但过多摄入蛋白质对胰腺癌的影响说法不一。

3. 咖啡和酒精　国内外的研究较多,但咖啡是否会增加胰腺癌的危险性尚无定论,但多数研究表明咖啡与胰腺癌的发生没有关系或很弱。咖啡和饮酒对胰腺癌的影响可能与吸烟等其他因素共同作用有关。

4. 生育因素和激素　一些研究表明,胰腺癌可能与多生育和初次生育年龄早有关,这主要是由于患者有较高的雌激素受体水平。此外,还有胃肠道激素、胆囊收缩素、胃泌素和胰岛素等可能都对胰腺癌产生直接或间接影响。

5. 环境因素　一些职业如化学家、煤气工,还有那些在金属皮革纺织工业和缓慢暴露于 dichlorodiphenyl trichloroethane(通常成为 DDT),与胰腺癌发病有关。多项研究表明,暴露于氯化烃类溶剂的职业人群胰腺癌的发病率明显增高,其他有可能影响的环境因素包括铬、镍、石棉、甲醛、柴油等。

6. 其他疾病与胰腺癌的相关性

(1)糖尿病:糖尿病患者的恶性肿瘤发生率并不比同年龄段的患者增高,但其合并胰腺癌者却高出一般人。同时,胰腺癌患者常合并糖尿病,因而曾认为糖尿病可能是胰腺癌发病的一个因素,虽然其间关系尚难以解释。胰腺癌可引起患者的糖耐量异常,糖尿病往往是胰腺癌发生的早期症状,因此老年人新近出现糖尿病可能是胰腺癌的危险信号。一些研究表明,若将伴随胰腺癌出现的糖尿病摒除,则糖尿病患者出现胰腺癌的概率并不特别高。但是,近3年内新出现糖尿病的患者,胰腺癌的危险性升高。研究同样表明,只有非胰岛素依赖型糖尿病才能增加胰腺癌发生的危险性。

(2)慢性胰腺炎:慢性胰腺炎能否诱发胰腺癌,在何种情况下慢性胰腺炎更容易癌变等问题仍存在不同意见。较多的统计学资料显示,慢性胰腺炎的胰腺癌发病率增高。由于癌对胰管阻塞引起的慢性胰腺炎与原发性胰腺炎不同,临床上应特别注意早期胰腺癌合并胰腺炎的假象。慢性胰腺炎的癌变率及其在胰腺癌的病因上所起的作用如何,由于慢性胰腺炎和胰腺癌病两者都不常见,据现有资料还难以得出结论。胰腺钙化是慢性胰腺炎合并胰腺癌的重要现象,胰腺钙化在遗传性慢性胰腺炎中比较常见,因而胰腺癌的发生率可能升高,但梗阻性慢性胰腺炎癌变者非常少见。胰腺钙化和胰腺结石与胰腺癌变的关系已引起重视,但由于病例较少,尚不能代表一般的关系。一些特殊类型的慢性胰腺炎与胰腺癌的关系是比较明确的,如热带型慢性胰腺炎和胆胰管合流异常并发的胰腺癌。慢性胰腺炎合并胰腺癌的早期诊断困难,患者多因为腹痛持续加剧而就医,但此时多已达晚期,癌组织侵犯至腹膜后,包围肠系膜上血管和腹腔动脉干,故难以做到根治性切除。

(3)胆囊疾病和其他疾病:胆囊切除能导致胆囊收缩素分泌的增加,而动物模型中,胆囊收缩素有营养和刺激胰腺分泌的作用。胆囊手术能导致胆汁和十二指肠液的持续流动,不断刺激胰腺上皮而产生潜在的致癌物。同时,恶性贫血、部分胃切除、囊性纤维化和变态反应性疾病都可能与胰腺癌的发生有关。

分子病源学研究表明,像其他恶性疾病一样,胰腺癌有遗传性和需要基因突变的特点,它与多种肿瘤抑制基因和一种癌基因 k-ras 的激活有关(表34-6)。胰腺癌遗传学改变的证据已经从染色体组型、比较基因组杂交和等位基因组型中获得。有些研究已发现高频率染色体臂的丢失,包括 1p、9p (p16)、18q(p53)和18q(DPC4)。位于这些染色体位置上一些已知的抑癌基因在发生胰腺癌时被证实失活或突变。特别是位于17p染色体臂的抑癌基因p53在50%～75%的胰腺癌病例中出现失活。这种失活将导致对细胞增殖和细胞程序化死亡-凋亡调控的丢失。位于9p染色体臂的p16(或MTS1)在90%的胰腺癌中失活，它的基因产物在细胞周期调控中起重要作用。而位于18q染色体臂的抑癌基因DPC4在大约50%的胰腺癌病例中失活，它在胰腺癌中具有相对的特异性。最近报道，位于17q上的MMK4抑癌基因失活见于4%的胰腺癌，2%通过纯合性缺失，2%通过杂合性丢失合并基因内突变而失活。在对肿瘤进行切除治疗时，我们可以观察到不同的肿瘤基因的失活，这也说明，在肿瘤被诊断时，已有一定数量的基因突变产生。

表34-6　胰腺癌的遗传学改变和相关综合征

散发改变	家族性综合征
癌基因	遗传性非息肉性结肠癌(HNPCC)
k-ras	
抑癌基因	乳腺癌(BRCA2)
p53	
p16	遗传性胰腺炎
DPC4	Ataxia-talangiectasia综合征
BRCA2	Peutz-Jeghers综合征
MMK4	家族性非典型性多发痣-黑色素瘤综合征

k-ras基因是胰腺癌中最常见的突变基因，点突变导致k-ras的基因功能受损，80%～100%的胰腺癌病例报道有k-ras的点突变，通常位于12密码子。通过临床标本检验k-ras突变的是相对简单的，通过这一发现，胰腺癌基因基础检查变得很有潜力，但仍需进一步研究。

一些家族遗传性综合征已被证实增加胰腺癌风险。遗传性非息肉性结肠癌(HNPCC)是因为一个DNA的错配修复基因组突变造成的。在一些遗传性非息肉性结肠癌宗族中易合并胰腺癌已被报道。然而，错配修复基因缺失仅在2%～3%的胰腺癌中出现。BRCA2的基因组突变不仅提高了乳腺癌和卵巢癌的风险，也提高了患胰腺癌的风险。Ataxia-talangiectasia综合征、Peutz-Jeghers综合征、家族性非典型性多发痣-黑色素瘤综合征同样也提高了患胰腺癌的风险，同样提高患病风险的还有一种少见疾病——遗传性胰腺炎。

在一些已知的遗传性综合征以外，仍有一些家族性胰腺癌的病例，提示仍有一些未发现的易患病的遗传学基础，对其进一步研究将有助于遗传学筛查和发现有效的治疗方法。

二、病理特征

随着现代分子生物学技术的发展，通过胰腺癌病理学和病理生物学的研究，目前对胰腺癌的发生和发展已有较深入的认识。

(一)大体标本

胰腺恶性肿瘤根据组织学类型可分为上皮性肿瘤(癌)和间叶组织肿瘤(肉瘤)，上皮性肿瘤可再分为实性和囊性肿瘤。最常见的胰腺外分泌的恶性肿瘤是导管腺癌，大约占95%的胰腺原发性恶性肿瘤(表34-7)。一些少见的实体肿瘤包括腺磷癌、滤泡细胞癌、巨细胞癌和胰腺母细胞瘤。

表34-7　胰腺实性非内分泌肿瘤

肿瘤	好发年龄	特征
导管内腺癌	70岁	最常见胰腺肿瘤；男性多见 60%出现在胰头；易转移
腺鳞癌	70岁	发病率低，多有放化疗病史；预后相对较差
滤泡癌	高龄，极少出现于儿童	占胰腺恶性疾病的1%；胰腺各部位发病率相等
巨细胞癌	70岁	占胰腺恶性疾病5%胰腺各部分发病率相等；预后差
胰腺母细胞瘤	10～20岁	少见；预后较浸润性导管癌好

习惯上将胰腺分为头(包括钩突)、颈、体、尾几部分，实际上没有明显的边界标志。60%的导管腺癌发生在胰头部，其他原发于胰体和胰尾部，或弥漫整个腺体。镜下可见肿胀的腺体被浓密的反应性纤维组织包裹。据我国1008例胰腺癌统计，792例(78.6%)为胰头癌，155例(15.4%)为胰体尾癌，

61例(6.0%)为全胰腺癌。来自胆管上皮的癌其生物学特性可沿导管扩散,故较小的癌也可有全胰的播散,如胰头的导管癌,甚至在无淋巴结转移的情况下,可沿胰管伸展,一直到达胰腺尾部,这可能是经典的胰十二指肠切除术(Whipple手术)后癌复发的一个原因。胰腺癌具有刺激周围组织反应性纤维组织增生的特点,影像学上属于少血供的表现;检查时手感坚硬与周围组织无明显界限,切面是灰白色,很少有明显钙化。

囊性的胰腺肿物由于其生物学特性和结果不同,应与实性肿物分开。浆液性囊腺瘤在女性中更常见。患者多为70岁左右,伴有体重下降、腹痛和可扪及的腹部肿物。多数浆液性肿物是良性的,但有恶性行为(浆液性囊腺癌)的报道。相对来说,黏液性囊腺瘤具有恶性的潜质,它的治疗要与浆液性肿物区别。黏液性囊腺瘤女性多见,同时多发生在50岁左右。治疗需要完整切除,5年生存率为40%~50%,这与胰腺导管腺癌是不同的。其他少见的囊性肿物包括导管内乳头状黏液瘤和囊实性乳头状肿物。

间叶性肿瘤是相当少见的。

胰腺也可出现转移性疾病,可包括于白血病和淋巴瘤。

(二)显微镜下所见

胰腺癌包括多种组织类型的恶性肿瘤,其中约80%为来自胰导管上皮。肿瘤主要由异型细胞形成不规则,有时是不完整的管状或腺样结构,伴有丰富的纤维间质。高分化导管腺癌主要由分化好的导管样结构构成,内衬高柱状上皮细胞,有的为黏液样上皮,有的具有丰富的嗜酸性胞质。胰腺癌的腺管常常不规则、分枝状、上皮呈假复层、癌细胞和极向消失。中分化者由不同分化程度的导管样结构组成,有的与高分化腺癌相似,有的可出现实性癌巢。低分化腺癌则仅见少许不规则腺腔样结构,大部分为实性癌巢。细胞异型很大,可从未分化的小细胞到瘤巨细胞,甚至多核瘤巨细胞,有时可见到梭形细胞。肿瘤的间质富含有Ⅰ型和Ⅳ型胶原及纤维粘连蛋白。前期的胰管病变被称为胰腺上皮内癌前性病变,一系列证据表明这些导管内病变将发展为浸润的导管腺癌。随着影像技术的发展,使部分小胰腺癌得以早期诊断,获得了手术切除。

(三)胰腺癌的转移

胰腺癌早期发生的局部和全身转移,将严重影响治疗效果。据统计,约半数患者在入院时便有远处转移,其中,胰导管癌侵袭性最高。胰腺癌与其他上皮来源肿瘤一样,容易出现淋巴道转移。常见转移部位为肝、区域淋巴结、腹膜和肺,也可出现肾上腺、十二指肠、肾、胃、胆囊、小肠、脾、胸膜和膈肌。

与其他肿瘤不同的是,胰腺癌组织沿神经丛侵犯播散是另一重要的转移途径。癌细胞一旦突破胰腺包膜,则可沿神经纤维束的神经纤维鞘膜浸润,在神经束间蔓延,并可突破神经束膜,在膜外形成转移性癌灶。腹腔丛是最大的内脏神经丛,位于腹主动脉的前方,围绕腹腔动脉和肠系膜上动脉的根部,并发出副丛沿血管分布到各个脏器。有学者指出,胰腺癌沿神经转移的发生率高达60%以上。胰腺癌发生神经转移多在腹腔干、肝总动脉、脾动脉、肠系膜上动脉和腹主动脉周围,这种转移是胰腺癌腹膜后侵犯的基础,也是造成术后肿瘤残留的重要原因。

在决定胰腺癌切除治疗结果的病理学因素方面,有下列情况者,一般预后较差:①肿瘤直径>2cm;②有血管侵犯;③有淋巴结转移。

凡有以上1个因素者预后均较差。目前胰腺癌手术切除后5年生存率较好的可达25%,但是,就总体而言,总的5年生存率<5%。淋巴结转移是诸多因素中最具有预后意义的一项,若无淋巴结转移,中位生存期达到50个月;但若淋巴结为阳性,中位生存时间缩短至11个月;然而,原来淋巴结为阳性者,仍有50%最后死于癌复发。

三、临床表现

胰腺癌早期症状不典型或很轻微,通常胰腺癌在疾病晚期才能明确诊断。最常见的症状包括黄疸(出现在50%以上的病例)、体重减轻和腹痛。

1. 黄疸 如果肿物位于总胆管附近,肿物很小就将导致胆管梗阻,而早期产生黄疸。胰腺癌的典型无痛性、渐进性黄疸实际并不多见,常伴有不同程度的腹痛，可能由于胰管阻塞、胰管高压造成。胰体尾部癌出现黄疸，常提示有肝脏转移。

2. 疼痛　疼痛可能由于肿瘤侵犯腹腔和肠系膜神经丛造成，但这也说明肿瘤已发展到晚期，早期出现的腹痛是因为肿瘤阻塞了胆管或胰管，使胆汁或胰液排泄受阻造成。腹隐痛46%在心窝部，其他则相当均匀分布在上、下腹和左、右上腹象限之间，60%的患者有背痛，而31%是作为首发症状出现。有些患者可有典型的不间歇腰背部痛，常使患者不成眠；胰体尾部癌的疼痛更为典型，常像“束带”样持续疼痛，患者往往被动体位弯腰蹲坐，以求有所减轻，疼痛可自左腰背放散至左下腹。

3. 体重下降　体重下降者占67%，常为一些患者的突出表现，食欲不振(伴或不伴恶心)者占62%，患者可出现明显厌食油腻和动物蛋白饮食。患者常明显消瘦，常由于营养物质吸收障碍，静息能量消耗增加造成。同时，患者由于疼痛、紧张等也造成消瘦的加剧。此外，约有1/3患者诉心窝部胀闷不适，伴随全身软弱和疲乏。

4. 其他　除了上述三大症状外，胰腺癌尚可出现恶心、呕吐、腹泻、黑便、发热等症状。胰腺癌的继发性症状包括肠道习惯改变(由于胰腺导管阻塞、外分泌功能不足而导致脂肪泻)，葡萄糖耐量下降出现在20%～40%胰腺癌患者中，常表现为糖尿病或糖尿病加重。

肿瘤的位置影响患者的症状和体征。现已注意到，胰头部肿瘤将导致胰管和胆总管的梗阻，潜在性导致较早期的诊断。胰体尾部肿瘤可能生长得很大，因而侵及周围结构而引起临床症状。

除了黄疸，胰腺癌的症状和体征是非特异的，因此需要临床工作者具有高度的警惕性，施与适当的诊断检查。梗阻性黄疸伴有胀大的胆囊，常被认为是诊断胰腺癌的典型体征，也就是人们所称的“Couvoisier定律”。Couvoisier在分析87例胆总管结石所致梗阻时，发现70例(80.4%)胆囊萎缩，17例(19.6%)胆囊肿大；但在其他原因所致黄疸和胆总管梗阻100例中，只有8例有胆囊萎缩，92例出现胆囊肿大。故认为，在胰腺癌或胆管下端癌造成的胆管梗阻中，多伴有胆囊肿大。一些学者认为Couvoisier定律应作为胰腺癌诊断的“金标准”。

由于胰腺位于腹膜后，位置深在，前方有胃、结肠等器官，腹部包块很难触及。约有10%的胰头癌和20%的胰体尾癌可以触及腹部包块，但这常为晚期征兆。

腹水为肿瘤晚期表现，常是肿瘤腹膜转移的结果。肿瘤的肝脏转移和胆道梗阻也会影响到肝脏功能，导致腹水的产生。

四、实验室检查

(一)影像学检查

对可疑的胰腺癌患者最初的诊断性检查是螺旋CT扫描。随着这种影像技术的提高，提高了诊断的准确性，同时提供了可切除肿瘤标准的建立，通过对适于切除的胰腺癌的扫描，估计肿瘤对周围大血管的侵犯和栓塞，鉴别胰腺周围组织和肝脏的侵犯。螺旋CT要求：薄层扫描。整个过程从肝门到胰腺的扫描只需持续20～30秒，患者只需憋一口气，同时还可以进行三维重建，在胰腺癌患者的分期中准确率在90%以上。在对可疑患者检查中，可疑有胰腺癌发生的证据包括肿块(96%病例中出现)、可疑病例的胆管和胰管中出现“双管征”，提示胰头部占位、邻近肿瘤部位的胰管扩张、肿瘤远端的胰腺组织萎缩。不可以切除疾病的指征包括肿瘤对腹腔干或脾、肝、肠系膜上动脉血管的侵犯。对门静脉、肠系膜上静脉的侵犯，同样也是切除的禁忌证，然而肿瘤邻近这些血管时是可以切除的，但是要做血管的重建，如果发现肝脏转移，是不能切除的。可切除肿瘤据有的CT检查证据包括：①未发现胰腺外疾病；②无肠系膜上血管和门脉血管的栓塞；③肿瘤未侵犯下腔静脉和肠系膜上动脉。螺旋CT扫描可以提供三维的动脉解剖重建，由此可以提高外科医生对肿瘤周围血管的了解。CT扫描同时可以应用于对胰腺癌患者复发和转移的随访。

磁共振对CT不能诊断或不能准确诊断的病例，T_1和T_2加权相对肿瘤的鉴别都是有帮助的。MRI胆胰管造影，可以鉴别胆总管和胰管的阻塞，这将提供阻塞性肿瘤的线索。

内镜对于估计和诊断胰腺肿物是很重要的。ERCP对于胆总管和胰管的成像对疾病诊断是有帮助的，同时可以通过胆管刷获得活检组织或细胞学标本。在胆管内放置引流管,可以对梗阻胆总管起到减压的作用,同时对于不可切除的姑息性治疗是有帮助的。

内镜超声已经应用于对胰腺肿物的评估和检测,研究表明这种检查手段的感敏性在90%或更高。内镜超声对于鉴别肿瘤的大小和局部浸润是有帮助的,超声内镜造影引导的针吸活检,已经被用来诊断胰腺和淋巴结病变,但是它的临床应用价值还需确定。

经皮针吸活检无论是在CT或超声导向下,均有很高的敏感性和特异性,但在胰腺癌的诊断中,经皮针吸活检只有在外科不能确诊时才能进行。经皮针吸活检有导致肿瘤播散的可能,而且应该小心地应用于有可能做切除手术的患者中。

上消化道造影对早期胰腺癌的诊断准确性较低,仅在中晚期方可出现一些见解征象。如十二指肠环扩大、"倒3征"等。低张力十二指肠造影可提高诊断的阳性率。主要表现为十二指肠内侧壁僵直、黏膜中断、肠腔狭窄、小齿状或结节状凹陷等改变,对诊断有重要意义。

选择性动脉造影能较早期发现肿物的位置、范围、性质及与大血管的关系。对预测肿瘤能否切除很有价值。小癌肿可使动脉牵直,或被推移而弯曲,或呈不规则扩张。大的癌肿可侵犯邻近动脉,如胃十二指肠动脉、肝总动脉及肠系膜上动脉。胰体癌可侵犯脾动脉、腹腔动脉、胃左动脉和肠系膜上动脉。

(二)实验室及组织学检查

相关的实验室检查对胰腺肿物的评价也是有用的。肝功能检查可以鉴别梗阻性的疾病,在伴有胰腺炎的时候常发现淀粉酶的水平升高。最常用于胰腺癌诊断的肿瘤标志物是CA199,CA199比其他的标志物,如癌胚抗原在胰腺癌的诊断中更敏感。CA199的准确性与所选择的参考指标有关,应采用>100U的指标。CA199还用于判断胰腺癌患者的预后,最近一些报道可切除患者其手术前的CA199水平如低于100U,将会有较好的预后。并且CA199可以用来监测对手术治疗和辅助治疗的反应,于是更多的学者要求重新判断它的临床价值。在发生胰腺及肝脏的良性疾病和胆道梗阻时,往往也伴有CA199的增高,但其增高程度不如胰腺癌时显著,胰腺癌手术前的CA199的检测应在胆道加压后进行。

胰腺癌的分期最好采用TNM分期系统(CAJJ,2002)。分期有赖于对肿瘤和淋巴结的已知组织学分型,但临床分期适用于肿瘤不可切除的患者,原发性肿瘤用CT估计其大小和长径。腹腔镜检查被一些专家推荐,用于鉴别腹膜的种植和肝表面的转移,这些是CT扫描所看不到的,腹腔镜检查最大的优点是避免了对那些肿瘤转移患者的破腹探查手术。通过腹腔镜检查发现,胰腺癌肝脏和腹膜转移的发生率是24%。

腹膜的细胞学检查对预后是有影响的,它是一个标准的分期的延伸。细胞学冲洗液在开腹手术中被收集起来,阳性的细胞学发现,与腹膜和肝脏的转移是一致的。近年来的回顾性研究表明,腹腔冲洗液细胞学检查阳性与肿瘤可否切除是不完全一致的,但在不能切除肿瘤中,腹腔冲洗液有更高的细胞学阳性率。为了提高对腹膜细胞学标本的恶性细胞的检查,还应用了免疫组织PCR来发现k-ras的基因突变。

针吸活检(fine-needle aspiration,FNA)组织学检查不是外科治疗前所必需的,但对实行新辅助化疗的患者是必需的。内镜超声(EUS)导向下的针吸活检产生针道和腹腔种植的风险要比CT导向下经皮针吸活检小得多。对于是否为肿瘤性病变的胰腺囊性病变的鉴别,内镜超声导向的针吸活检是很有帮助的。

在行ERCP检查时,可进行胰管刷或活检,其组织学发现往往与胰腺癌是一致的。临床和影像学检查高度怀疑的胰腺癌,即使阴性的组织学结果,也应手术治疗。

五、分期和鉴别诊断

胰腺癌的早期诊断有赖于临床医生的高度警惕性,重视对患者早期症状的分析和研究。凡40岁以上患者,在短期出现持续性上腹部痛或闷胀,食欲明显减退,消瘦,经一般检查已排除胃肠、肝脏疾病,则应高度怀疑胰腺癌的可能,应进行详细检查;而上腹部持续性隐痛、进行性消瘦、胆囊肿大乃至黄疸出现则是胰腺癌中、晚期的临床表现。

通过对可疑患者进行影像学和肿瘤标志物的检查，进一步明确诊断，同时对患者进行准确分期。能否手术治疗进行评估，手术治疗仍是当前惟一有望治愈胰腺癌的手段，但由于该病起病隐匿，多数患者就诊时已是中晚期，无手术根治可能，能够接受手术切除治疗的患者只占总体胰腺癌患者的20%左右。

（一）分期

1. UICC/AJCC的TNM分期（2002）

原发性肿瘤（T）

T_x：原发性肿瘤无法估计

T_0：无原发性肿瘤的证据

T_{is}：原位癌

T_1：肿瘤局限于胰腺，最大直径＜2cm

T_2：肿瘤局限于胰腺，最大直径＞2cm

T_3：肿瘤侵犯胰腺周围，但未侵及下腔静脉和肠系膜上动脉

T_4：肿瘤侵及下腔静脉和肠系膜上动脉（不可切除原发性肿瘤）

区域淋巴结（N）

N_x：区域淋巴结无法估计

N_0：无区域淋巴结转移

N_1：区域淋巴结转移

远处转移（M）

M_x：远处转移无法估计

M_0：无远处转移

M_1：有远处转移

分期

分期	T	N	M
0期：	T_{is}	N_0	M_0
ⅠA期：	T_1	N_0	M_0
ⅠB期：	T_2	N_0	M_0
ⅡA期：	T_3	N_0	M_0
ⅡB期：	T_1	N_1	M_0
	T_2	N_1	M_0
	T_3	N_1	M_0
Ⅲ期：	T_4	任何N	M_0
Ⅳ期：	任何T	任何N	M_1

2. JPS分期（日本胰腺学会） JPS的分期着重于手术中发现的局部淋巴结转移情况。

Ⅰ期：T_1，＜2cm，N_0，S_0，Rp_0，PV_0

Ⅱ期：T_2，2～4cm，N_1，S_1，Rp_1，PV_1

Ⅲ期：T_3，4～6cm，N_2，S_2，Rp_2，PV_2

Ⅳ期：T_4，＞6cm，N_3，S_3，Rp_3，PV_3，远隔转移

（S：胰前包膜侵犯；Rp：胰后侵犯；PV：门静脉侵犯）

3. 组织学分级

G_x：分级无法估计

G_1：分化良好

G_2：中等分化

G_3：分化不良

G_4：未分化

（二）鉴别诊断

在鉴别诊断方面，要注意与以下情况鉴别：

（1）上腹部隐痛或饱胀不适，应与胆囊炎、胆囊结石、慢性胃炎、慢性胰腺炎等鉴别。

（2）出现黄疸时，应与黄疸性肝炎鉴别。胰头癌患者被误诊为肝炎者屡见不鲜。在临床检验中，肝炎与胰头癌在黄疸初见时都可见到转氨酶和血清胆红素升高，随着时间的推移，胰头癌患者的转氨酶逐渐下降，而胆红素继续上升，出现胆酶分离现象。这有助于与肝炎的鉴别。超声及CT都有助于对此进行鉴别，肝炎患者的肝脏可表现为肿胀，但肝内胆管不扩张，而胰头癌患者暗道系统多有扩张。

（3）黄疸时，需与胆石、胆道良性狭窄、急慢性胰腺炎相鉴别。超声、CT和ERCP检查能为鉴别诊断提供依据。

（4）胰腺癌出现腹部肿块时，应与腹膜后肿瘤、肾肿瘤鉴别。

六、治疗

（一）外科治疗

1. 可切除疾病的治疗 外科切除术提供了惟一的治愈胰腺癌的机会，然而只有10%～20%的患者适合外科切除手术。手术前的准备包括：给予足够的热量；纠正电解质的缺失；补充维生素K。同时术前引流梗阻的胆道，以利于恢复适当的肝功能。通常采用内镜或经皮穿刺胆道引流，但是术前的胆道引流被证明并没有减少手术的危险性和病

死率。因此，一些学者认为，患者身体状况比梗阻性黄疸更危险，可切除肿瘤的限期手术没有减黄治疗的必要。但同样有一些回顾性研究表明，手术前减黄的患者比直接手术的患者在并发症出现率和围手术期的病死率上都有下降。因此，也有一些学者建议对有明显胆道感染和延期手术患者进行手术前减黄，能有效降低手术期并发症出现率。作为术前对机体功能的判断，心血管系统的监测是必需的，营养的补充对于适合做手术但严重缺乏营养的患者是非常重要的，生理状况条件很差甚至比年龄更有切除禁忌。

胰腺癌可切除标准仍不统一，这可能需要多学科共同协商，拟定可切除标准。NCCN 发布的可切除标准包括（NCCN 2008）：①无远处转移；②肠系膜上动脉和腹腔动脉周围脂肪组织清晰；③肠系膜上静脉和门静脉通畅。

Whipple 手术在 1935 年被报道，是对一例壶腹癌患者进行了全十二指肠的切除，这是基于对十二指肠功能进一步认识的基础上出现的。现在有几种手术的方式被采用，最常用的是保留幽门的胰十二指肠切除手术，在这种手术中十二指肠在距幽门 2cm 被切断，远端的胆管和胆囊一并切除，空肠切除至屈氏韧带，胰腺在颈部切除。保留幽门的胰十二指肠切除术相对于将胃窦切除的经典的 Whipple 手术提高了营养的保持，但有术后胃潴留的可能。同时，有几种吻合小肠的方法存在，特别是与胰腺残端的吻合。对传统 Whipple 手术的改进包括 Child 方法，是将胰腺残端套入空肠断端内，并将吻合口放在胃肠道重建时的最高点，这样更容易进行胰肠吻合的操作，同时发生胰瘘时更容易处理。在一些回顾性研究中发现，根治性手术阴性的手术切缘对患者的预后是非常重要的。AJCC 推荐的根治性手术根据其切缘可分为：R0 切除，切缘在镜下无癌细胞浸润；R1 切除，切缘在肉眼下无癌细胞浸润；R2 切除，切缘在肉眼下有癌细胞浸润。

由于整个胰腺吻合要求有阴性的胰腺切除残端，包括在整个腺体的多发性肿瘤，阴性的切缘是不可以获得的。在这些患者中，常要行全胰切除，其术后胰岛素依赖型的糖尿病常有发生。在过去门静脉受侵是不能行胰腺切除的，然而一些学者认为肿瘤局部侵犯门静脉可以行限制性的门静脉切除，进行门静脉切除的患者，其预后与经典的胰腺切除手术是一样的。

在过去的 20 年中，Whipple 手术的术后病死率急剧下降，由过去的 15% 下降至 5% 左右，现报道胰十二指肠切除术病死率少于 4%，而最近对 650 例手术的研究表明，30 天的病死率少于 1.4%。病死率的降低与操作技巧、外科经验和更多的病例有关。最近多中心的回顾性研究表明，病死率和并发症出现率与各中心的年手术例数明显相关，更进一步说明外科经验和手术技巧的重要性。

理论上讲，达到无癌转移淋巴结残留、无腹膜后癌灶残留、切除标本边缘 5mm 以上无显微镜下癌瘤存在，即为根治性切除。但实际上尚无公认的界定范围。因此，根治性切除或扩大切除，除采用的名称多种多样外，切除的范围也不一致。界定胰头癌根治性切除，一是需要做到骨骼化肝门区三管、腹腔干、肠系膜上动脉和肠系膜下动脉，将腹腔干上缘至肠系膜下动脉之间（即右肾下极平面以上）的腹主动脉前面及右侧包括神经纤维和淋巴结在内的腹膜后软组织一并切除；二是清扫的淋巴结站组超过已经转移的淋巴结站组，如第一站组有转移，需要清扫到第二站组（D_2），而第二站组淋巴结有转移，则需要清扫到第三站组（D_3）。为保证包括神经丛纤维和淋巴结软组织的彻底切除，需要切实将上述血管骨骼化，这必须通过打开血管鞘方能完成。

具体讲，是在 Whipple 手术基础上，除传统切出范围外，还包括：

（1）从肝缘解剖肝十二指肠韧带，切断肝总管，切除肝十二指肠韧带的腹膜及软组织和 12a、12b、12p 淋巴结，切断胃十二指肠动脉，切除其周围的组织及 13a 和 17a 组淋巴结，切除肝固有动脉、脾动脉近端、胃左动脉近端和腹腔干周围的软组织和 7p、8p、9p、11p 淋巴结，将肝动脉和门静脉彻底"骨骼化"。

（2）在门静脉-肠系膜上静脉左侧切断胰腺体部，整块切除标本时，连同 13b、17b 组淋巴结一并切除。

（3）切除脾静脉汇入肠系膜上静脉平面以下至右肾下极平面以上和腹主动脉以右的软组织及淋巴结（16a），包括右肾前面的脂肪囊和肾血管前及下腔静脉前的脂肪组织和结缔组织，以及腹主动脉和下腔静脉间的软组织及淋巴结。

(4)切除肠系膜上动脉根部和肠系膜上静脉之间的软组织和淋巴结(14v、14a)。

(5)如果肠系膜血管受累，受累血管一并切除后重建。因为传统的胰十二指肠切除术创伤较大，消化道重建的步骤较多，导致并发症发生率较高。由于创面更大、手术更长，根治性切除是否有更高的并发症发生率和围手术死亡率是人们普遍担心的问题。

一些相关报道显示无论并发症发生率，还是围手术期死亡率与传统的胰十二指肠切除术相比，并没有因手术扩大而增加。从手术过程也了解到，增加的手术部分并不涉及消化道，因此最常见的局部并发症如胰瘘、胆瘘等并不会随手术范围扩大而增加。实际手术中，包括血管骨骼化的手术操作，一般极少发生胰腺周围血管的损伤。而在清扫中，发生肾血管的损伤则常有报道。因此，只要术中细致操作，避免损伤肾血管和肠系膜上血管，就可以避免并发症的发生及由此导致的手术死亡。

根治性手术包括以十二指肠切除术、保留幽门的胰十二指肠切除术、全胰切除术、胰体尾切除术、区域性胰腺切除术等，而肿瘤大小、有无淋巴结转移、阴性切缘、肿瘤细胞DNA倍体数对手术后生存时间有影响，而与肿瘤的分化程度无关。

胰腺与空肠的吻合一直受到关注，因为良好的吻合将减少术后胰瘘的发生。一些研究表明，无论是端侧吻合、端端吻合还是胰管与黏膜吻合，只要吻合良好，其术后出现瘘的可能是一样的，但必须保证吻合口良好的血供，这将是影响术后胰瘘的重要因素。

门静脉受侵一直是胰腺癌手术切除的禁忌证。对于门静脉侵犯的病例，是否进行门静脉切除和血管置换，许多学者有不同见解。但总的来说，门静脉切除扩大了可手术切除病例的范围，有一些报告认为，门静脉切除可以获得近似根治性切除的治疗效果。区域淋巴结清扫的利弊也是存在争执，日本学者认为，区域淋巴结清扫可以获得更好的预后效果，而在美国的一些研究表明，淋巴结清扫不会增加手术并发症发生率，其预后与不进行淋巴结清扫是一样的，但延长了手术时间。因此，建议仅对术中发现有区域淋巴结转移的患者进行区域淋巴结清扫。

随着肿瘤的早期发现和手术技巧的提高，胰十二指肠切除术后5年生存率由过去的5%提高到20%左右。但由于胰腺肿瘤的生物学特性，其预后仍不能达到满意。

2. 并发症　总的来说，根治性手术并发症发生率在41%，也有报道近似35%。在Johns Hopkins医院的报道中，最常见的并发症有胃排空延迟、胰瘘、手术感染；低于5%的并发症有腹腔内感染、胆瘘、吻合口溃疡；最致命的并发症是胰腺吻合口瘘。最常见的是胃排空延迟，但通过应用胃排空促进药物降低了并发症的出现率。

(1)胰瘘：胰十二指肠切除术后并发胰瘘多出现在术后第5天，主要临床表现为患者体温升高、心率加快、腹膜刺激征、腹痛和呼吸紧迫；不少患者合并有左侧胸腔积液。当前，胰十二指肠切除术后并发胰瘘的发生率有所下降，但仍难以避免。根据资料报道，术后胰瘘的发生率为5%～25%，这与操作者的手术技巧和熟练程度是相关的，与吻合方式无关。术后奥曲肽的应用并不能完全防止术后胰瘘的发生。若已发生胰瘘，则需调整腹腔引流管为加负压吸引，保持引流通畅，防止胰液在腹腔内积聚。一些资料表明，胰瘘约有1/3将合并感染或出血，常需要再次手术治疗。术中清理腹腔，改善引流，若发现胰肠吻合口破裂时，应补救行全胰切除术。这将有效降低并发症引起的手术后病死率。胰肠吻合口瘘时，胰液中消化酶被激活，故有强烈的组织消化作用，引起感染、出血，病情常较严重。但自一部分切除术时发生的胰瘘，如胰体尾切除术后或胰外伤后，由于胰酶未被激活，临床经过常较平稳，经过妥善引流后，胰瘘将在3个月内闭合。

(2)出血：是胰十二指肠切除术后的严重并发症，发生率仅次于胰瘘，为2%～18%。手术后出血包括腹腔内出血和消化道出血，当大量出血时，常需再次手术治疗。胃肠道出血常见于胃肠吻合口出血，也可发生于严重黄疸患者的应激性溃疡。患者首先应接受胃镜检查，以除外胃黏膜和肠吻合口出血。若发现出血部位，可行激光或注射疗法止血。若胃镜未发现出血部位，而出血持续存在，应考虑开赴探查。腹腔内出血可能为手术操作技术原因引起，也可能为胰瘘、感染、血管破溃的继发性出血。胰瘘合并出血是术后严重并发症，其死亡率在50%以上，因此应积极处理胰瘘。出血最常发生的血管是胃十二指肠动脉，其次为胰十二指肠动脉，血管造影及栓塞治疗可以使出血得到控制，但成功的机会并不大。若出血量大，应再次手术探查才能挽救患者生命。

(3)胆汁瘘：胰十二指肠术后单独胆汁瘘出现的机会并不大，多为胆汁瘘与胰瘘同时出现。T管造影可了解胆道情况，若无胆道吻合口离端，支撑管位置良好，胆瘘多能自愈；如果吻合口已经破裂分离，则需病情稳定时再次手术。

胃排空延迟是胰十二指肠术后最常见并发症，特别是保留幽门的胰十二指肠切除术。临床上早期应用红霉素制剂有一定治疗作用，因红霉素可与胃壁的胃动素受体结合，起到胃动素激动剂的作用。

(4)其他并发症包括腹腔内感染、脓肿形成、胃肠吻合口瘘等，有时也需再次手术治疗。

3. 不可切除疾病的治疗　因为只有少数患者能够进行胰腺癌根治性切除治疗，姑息性治疗在大多数患者中是重要的，姑息性治疗可以提高患者的生活质量，但在一些回顾性研究表明，姑息性治疗并不能延长患者的生存时间。胰腺癌的晚期症状主要为梗阻性黄疸、十二指肠梗阻和顽固性腹痛，姑息性手术或非手术技术治疗对缓解症状都是有帮助的。

梗阻性黄疸是最常见的症状出现在大约70%的患者中，渐进性肝功能衰竭和早期死亡的出现是黄疸逐渐加重而未得到治疗造成的，并且恶心、营养不良等也与黄疸有关，因此，减轻梗阻提高了这部分人的生存质量，尽管能否延长生存时间仍有争议。

最常用的方法是梗阻胆管引流的非手术技术，包括两种方法：经皮或内镜放置引流管。可以应用不同类型的引流管，多数是聚乙烯管，但这些引流管受到长度的限制，同时，其时间通常平均只有30天。最近记忆金属支架被应用，提高了支撑的长度，同时，其通畅时间较聚乙烯管引流明显延长，但由于这种引流管的置入是永久性的，一旦出现梗阻，无法更换或再通。胆道的支架引流可以有效治疗梗阻性黄疸，但由于其胆道下端括约肌功能遭到破坏，常有十二指肠液反流入胆道，引起反流性胆管炎，同时由于胆道感染的发生，引流管常发生胆泥阻塞，38%的非手术患者，将再次出现黄疸。同时也有肿瘤通过金属支架间隙生长进入胆管而造成胆道阻塞。因此，如果估计患者生存期仍超过半年以上者，应使用能够更换的聚乙烯管引流。金属引流管因梗阻而无法更换，而且价格昂贵。

常用的胆道内引流术包括胆囊空肠吻合术(胆囊空肠袢式吻合和Roux-en-Y吻合)及胆总管小肠吻合术(胆管小肠Roux-en-Y和胆总管十二指肠吻合)。在Johns Hopkins医院的118名未能行切除手术的壶腹周围癌病例中，胆肠吻合术后总的平均生存期为7.7个月，总的住院死亡率为2.5%。

胆囊空肠吻合手术方法简单，且因胆总管下端梗阻时，胆囊胆管都呈扩张状态，所以早期效果较好，但到后期，可能由于肿瘤沿胆管壁向上生长，阻塞胆囊管开口，或由于胆囊管本身炎症而致狭窄，使黄疸再次出现。手术时穿刺胆囊，若穿刺出白色胆汁或浅色黏液胆汁，应认为是利用胆囊内引流手术的禁忌证。

胆总管十二指肠吻合术方法最简单而直接，引流效果好，适用于十二指肠无侵犯、身体情况较差、预计生存时间较短的患者，十二指肠侵犯和胆总管受癌侵犯时手术禁忌证。

比较各种姑息性手术的优劣，多数学者认为胆管小肠Roux-en-Y吻术，因为术后很少出现梗阻，尽管其手术并发症和手术死亡率较高，但有较好的引流效果。

姑息性手术与非手术姑息治疗相比，有较高的治疗并发症率和围手术期死亡率，但由于减黄效果好，黄疸不易复发，因此在患者一般情况允许时，建议手术治疗。

胃肠吻合主要是解决胰腺癌对十二指肠侵犯引起梗阻，常见于胰体尾部肿瘤侵犯十二指肠第三、第四段，胰钩突部肿瘤侵犯十二指肠第三段，胰头癌侵犯十二指肠第二段，因而多是发生在疾病后期或终末期，有的患者已濒危或兼有腹腔广泛转移及多处肠道梗阻无法手术，故需要施行胃肠吻合术的患者远较胆道内引流手术者少。十二指肠梗阻非手术技术不能解决，在胰腺癌的疾病过程中13%～21%不能切除的患者将出现十二指肠梗阻。一系列的回顾性研究讨论了患者是否应该进行预防性胃空肠吻合来避免将会出现的十二指肠梗阻，在这些研究中，支持那些因手术而发现无法切除的患者进行预防性胃空肠吻合。另外最近的前瞻性研究，同样建议预防性胃空肠吻合应该常规实行。胰腺癌时胃空肠吻合术多采用吻合口位于胃大弯的后缘，顺蠕动型。

最有影响的症状是疼痛，虽然疼痛仅在30%～40%患者出现，但大多数不可切除的患者，会出现剧烈的疼痛。为了阐明这一观点，术中化学神经干烧伤，在随机的前瞻性研究中被讨论，50%的酒精20ml或安慰剂注射在腹腔干水平的主动脉两侧以完成化学性神经干阻断，结果表明在注射酒精的实验组中疼痛有很大的减轻，笔者得出结论，化学性神经干阻断术将被常规地应用于不可切除的患者的剖腹探查手术中。但化学性神经干阻断术对于止痛是有效的，但不能持久，外科的腹腔神经节切除术可获得持久止痛，但在晚期患者手术不易进行。对于不做手术的患者，口服药是常规的，长效药物应和短效药物治疗暴发性疼痛相结合。

（二）辅助治疗

手术仍是目前惟一有希望治愈胰腺癌的措施，但由于缺乏早期诊断手段，只有20%的患者就诊时适宜手术切除，这部分患者仅占胰腺癌患者总数的一小部分。70%～80%的患者由于肿瘤无法切除，必须通过非手术治疗来改善生活质量并延长生存期。即使是肿瘤切除的患者，术后辅助放化疗可以提高生存时间。用这种治疗方法使平均生存时间由未治疗的13.5个月延长到治疗后的19.5个月。有趣的是，一组接受了更大强度的放化疗，并没有表现出生存时间的延长。在一项对61例患者回顾性研究，辅助放化疗也提高了生存时间。生存时间的获益并没有在三期患者中观察到，只在一期患者中存在，这些试验的结论强烈表示出对不同分期的疾病进行放化疗，所取得的治疗效果是不同的。

既往十几年的随机对照研究也证明扩大手术范围和广泛淋巴结清扫不能进一步提高胰腺癌的存活率。重视胰腺癌的非手术治疗是提高胰腺癌存活率的一个重要环节。

胰腺癌的非手术治疗主要包括化疗、放疗或放化疗，现在还有免疫治疗、基因治疗、疫苗治疗、靶向治疗等。在很长时间里，临床医学界认为以化疗为主的非手术治疗效果不比支持治疗好。近年来，对非手术治疗的价值有了新的认识，新的荟萃研究分析发现化疗组的死亡危险较支持治疗组下降了36%。但目前尚无标准的胰腺癌非手术治疗方案，大西洋两岸的观点也不相同，欧洲倾向于采用单纯化疗，而美国则推崇联合放化疗。

1. 化学药物治疗　化学治疗对胰腺癌的疗效有限，仅作为胰腺癌的姑息性治疗。5-FU是胰腺癌化疗中应用最广泛的药物，但近年来采取更客观、准确的影像学检查来评估病灶变化，5-FU有效率则明显降低。

吉西他滨是一种新的核苷酸类似物，由于其药物毒性低，副作用小，近年来已逐渐成为治疗胰腺癌的一线药物。美国Memorial Sloan Kettering肿瘤中心的Ⅱ期临床研究中，随机对照研究证实吉西他滨对初治的晚期胰腺癌疗效优于5-FU，中位生存期分别为5.6个月和4.4个月，1年存活率分别为18%和2%。联合化疗已被证明可提高多种实体肿瘤的疗效，GERCOR/GISCAD研究组的随机研究一组为使用吉西他滨加奥沙利铂，另一组为单用吉西他滨，结果缓解率分别为25.9%和16%，中位无进展生存期和1年生存率联合治疗组均明显优于单药组（25∶16周，26%∶13%）。但对于这一联合方案，有些学者持相反的态度。

随着对肿瘤发生、发展分子机制研究的进展，已有一些新的药物和吉西他滨联合使用治疗胰腺癌的Ⅲ期临床试验，如酪氨酸激酶抑制剂、选择性环氧合酶-2（COX-2）抑制剂、拓扑异构酶Ⅰ抑制剂伊立替康（Irinotecan）、法尼酯转移酶抑制剂R115777和基质金属蛋白酶抑制剂马立马司他（Marimastat）等，这些药物与吉西他滨联用对肿瘤的反应性、缓解时间和中位生存时间均有明显改善作用，而毒副作用无明显增强。关于给药途径，近年来采用经动脉灌注化疗药物使晚期胰腺癌的疗效有一定提高。Cantore等对96例不宜行切除手术的胰腺癌患者进行区域性动脉灌注治疗，结果显示，中位生存期为9.9个月，其中按UICC分类的Ⅳ

期患者为6.8个月。Jame等对12例不宜行切除手术的晚期胰腺癌患者实施了动脉灌注治疗联合体外血液过滤。癌灶区药物浓度比静脉给药高3～4倍,中位生存期为13个月,部分患者获得了手术切除机会。

2. 放射治疗　是胰腺癌重要的辅助治疗手段之一,虽然不能明显延长胰腺癌患者的平均生存期,但可以缓解腰痛及背痛等临床症状,改善患者的生存质量。常规外照射(external beam radiotherapy,EBRT)结合化疗是治疗胰腺癌经常采用的方法,对于可以手术切除的患者,根治术结合术前或术后放化疗可以改善胰腺癌患者的预后;对于失去手术切除机会的患者,放射治疗可以改善患者的预后及生活质量。Shinchi等报道了31例不能手术切除的胰腺癌患者,其中一组($n=16$)接受常规外照射(50.4Gy),同时联合使用5-FU持续灌注化疗;而另一组($n=15$)没有接受联合放化疗。通过两组的对比试验显示,接受联合放化疗组的中位生存期为13.2个月,1年生存率为53.3%;而未治疗组的中位生存期为6.4个月,生存率为0($P=0.0009$)。治疗组中10例患者治疗前曾有疼痛,治疗后8例缓解,缓解期平均持续5.2个月。

另外,术前行联合放化疗可以提高胰腺癌的手术切除率,使某些被认为难以切除的患者重新获得手术切除的机会。

术中放疗(intraoperative radiotherapy,IORT)的优点是使病灶区域得到一次高剂量的照射,并保护了邻近正常组织。Ishikawa等报道26例,Ⅱ～Ⅲ期16例,Ⅳ期10例,IORT 25～30Gy,术后外照射31～60Gy;中位生存期Ⅱ～Ⅲ期11.5个月,Ⅳ期6.5个月;结果表明,对不能手术切除的患者,IORT加姑息性的外科切除,可改善患者的生存质量。Cienfuegos等报道认为,由于远处转移的发生,IORT并不增加远期生存率,但可减少局部复发,放疗或化疗可作为IORT后的辅助治疗。

适形放射治疗(conformal radiotherapy,CRT)是采用立体定向放疗技术,使得高剂量区分布的形状在三维方向上与靶区的形状一致,最大限度地将放射线剂量集中于病变区域,而使周围正常组织减少或避免不必要的照射,提高局部控制率。Ceha等报道了CRT54例局部进展不能手术而又无远处转移的胰腺癌患者,照射剂量70～72Gy,随访25个月,结果疼痛缓解率68%;3个月复查CT肿瘤缩小占27%,稳定的占20%,局部病灶进展的占40%,中位生存期11个月。

立体定向适形放射治疗是目前肿瘤放疗的新进展,关于如何在治疗胰腺癌时选择最佳照射剂量,分割方式和与其他治疗方法有机结合等方面还需要进一步的临床研究。

3. 介入治疗　介入治疗也可作为术后辅助治疗的重要手段,巩固手术治疗的效果,延缓局部复发及远处转移,提高生存率。在尽量提高胰腺癌早期诊断率的前提下,利用现代影像学技术尤其是多排螺旋CT多期像扫描、三维血管重建对胰腺癌患者进行详细的临床评估。对于胰腺肿瘤在5cm以下、无腹腔重要血管大范围侵犯、无广泛转移者,仍以早期及时根治性手术为宜,不建议术前介入治疗,以免错过最佳手术时机,因为介入治疗要耽误手术时间3～4周。对临床分期已晚、失去根治性手术机会或一般情况差、无法耐受根治性手术的患者,在及早利用微创外科技术解除胆道或/和胃肠道梗阻的前提下,进行介入治疗,并动态观察评估治疗效果,为胰腺癌二期手术切除创造条件。

胰腺癌区域性动脉灌注介入治疗方法主要是腹腔动脉干灌注(CAI)。Seldinger法经皮股动脉穿刺插管至腹腔动脉干开口,DSA下定位导管。可经导管一次性灌注化疗药物或滞留数天后再次灌注药物治疗。导管尾端还可外接于药盒,埋植在皮下,每日经药盒连续灌注化疗药物。为了提高肿瘤局部药物浓度,可利用微导管行胰周超选择性插管灌注,甚至可在脾门处行脾动脉栓塞以促进药物在胰腺中的作用。近年来采用健择(1000mg/m^2)和其他化疗药物如5-FU联合应用,在血管造影的引导下于腹腔动脉干内注入2/3的药物和于肠系膜上动脉内注入另1/3的药物,多次化疗后根据影像学结果决定手术时机。对于健择药物是否选择介入途径至今仍有争论,因为该药物必须通过肝脏代谢后才能对胰腺肿瘤细胞产生杀伤效应,因此,我们主张对该药可采用周围途径化疗。另外,介入灌注化疗时可加用明胶海绵,可增加药物的滞留,其本身的栓塞作用也可减少肿瘤的供血。

肠系膜上动脉灌注(SMAI):SMAI操作方法

与CAI相同，常与CAI同时应用，尤其适用于肿瘤已侵犯腹腔动脉干难以进行CAI的患者。此外，SMAI后化疗药物的肝肠循环能使门静脉系统得到灌注，有利于胰腺癌肝转移的控制。但部分患者会产生胃肠道反应，如腹痛、腹泻等。其他还有腹主动脉断流灌注、隔离低氧灌注、门静脉灌注等方法，在临床上较少使用。

4. 其他治疗　基因疗法被认为是继手术、化疗、放疗等传统疗法之后的崭新领域。基因疗法就是用基因工程的方法来校正或修补与胰腺癌发生相关的基因，或改变某些生物学特性，通过直接细胞杀伤作用、免疫调节及纠正遗传错误来逆转肿瘤的恶性状态，从而达到治疗肿瘤的目的。研究的基因包括免疫基因、自杀基因、抑癌基因及反义基因。目前常用的策略有反义基因治疗、自杀基因治疗、免疫调节基因治疗、抗血管形成基因治疗及肿瘤裂解病毒基因治疗等。相对于单基因缺陷所导致的遗传性疾病，胰腺癌的基因治疗更具有挑战性。胰腺癌的发生发展是多种基因改变、多步骤的复杂过程，因此单一基因治疗难以奏效。目前基因治疗已经渗透到肿瘤生物治疗的各个方面，并且相互融合，未来将成为肿瘤综合治疗的重要手段之一。但到目前为止，胰腺癌的基因疗法大多处于动物实验和人体外实验阶段，尚无标准的临床基因疗法。随着胰腺癌分子生物学研究的深入，以及病毒载体学、免疫学和细胞生物学等相关学科的进步，将有助于推动胰腺癌基因治疗的发展，使其真正成为胰腺癌临床治疗的重要组成部分。

利用分子技术和基因技术进行免疫治疗的研究也日益增多，单用单克隆抗体、单克隆抗体＋免疫调节剂的免疫治疗，目前使用的单克隆抗体有BM494、CO17-1A、MAb17-1A等。国内外还有一些用抗雌激素治疗胰腺癌有效的报告，常用药物为他莫西芬(Tamoxinfen)。

目前对胰腺癌治疗的共识为综合治疗，首选的治疗仍是手术切除，但切除后仍需辅以放疗和/或化疗，甚至其他治疗，方可提高远期疗效。胰腺癌是恶性程度极高、预后极差的肿瘤之一，其治疗现状尚远不能尽如人意。

七、预后及随访

胰腺癌手术切除后的预后效果不佳，对1980年的回顾显示，只有不到5%的5年生存率。但随着各医疗中心对该手术经验的不断积累，5年生存率有了大幅度增长。一项对201例手术切除胰头癌患者的随访发现，1970—1990年的5年生存率为21%。整体胰腺癌的生存率低于5%。

导致胰腺癌治疗效果不佳的原因主要有以下方面：

(1)除了无痛性黄疸外，早期的胰腺癌患者几乎没有任何症状和体征，而超过90%患者一开始即表现为局部进展期或已有远处转移。

(2)对于没有症状的患者目前还缺乏有效的检测手段，早期诊断极为困难。

(3)即使在手术后接受辅助治疗的早期病例中亦有较高的复发率，尽管手术切除仍是目前惟一可能的治愈方法，但实际上能够真正做到根治性切除的病例低于10%，而在这部分可切除的病例中，5年生存率也仅在20%左右。

手术后每3～6个月进行CT和CA199的检查，以发现肿瘤的复发和转移，手术后2年可每年检查一次。也有一些调查得出不同结论，这种监测即使早期发现复发和转移，也并不能提高治疗效果。

八、临床研究进展

随着外科手术技巧和围手术期处理技术的日益完善，腹腔内多数恶性肿瘤的预后均得到不同程度的改善。然而胰腺癌的预后却远远不能令人满意，其总体的5年生存率仍旧低于5%，每年的胰腺癌新发病例数与死亡病例数几乎相等。目前有关胰腺癌的发病危险因素我们还知之甚少，仅知5%～10%有明确的遗传学相关因素，吸烟与胰腺癌的关系也较为密切。

(一)胰腺癌早期诊断的研究进展

胰腺癌的治疗效果及预后有赖于对该疾病的早期诊断。随着影像学的发展和分子生物学对肿瘤标志物的检测，使越来越多的胰腺癌早期被发现。

1. 肿瘤标志物的检测　对于肿瘤标志物检测一直是有望早期诊断胰腺癌的重要手段，但由于单一的标志物检测敏感性和特异性不高，当前的理论建议行多种肿瘤标志物的联合检测。肿瘤标志物包括癌基因和抑癌基因及端粒酶。

癌基因与抑癌基因的失衡导致了胰腺癌的发生。这些癌基因和抑癌基因肿瘤标志物在早期诊断胰腺癌方面具有一定的敏感性和特异性，联合检测这些基因肿瘤标记物有助于胰腺癌早期诊断。

主要标志物：

k-ras：癌基因 k-ras 定位于 12p12，编码 GTP 连接蛋白，通过和细胞膜上酪氨酸激酶受体结合，进一步激活胞浆激酶，影响基因转录。胰腺癌最常见的基因异常是 k-ras 基因突变，＞90％的病例出现该基因突变，且几乎全部表现为 k-ras12 密码子点突变。但是在胰腺正常上皮组织中检测阳性率为 19％～38％，慢性胰腺炎中阳性率为 18％～62.5％。检测胰液或十二指肠液中 k-ras12 密码子点突变，是胰腺癌早期诊断有价值的新方法。

其他主要肿瘤标志物：

EGFR(epidermal growth factor receptor)表皮生长因子，胰腺癌中阳性表达率为 50％。

HER-2/neu (heregulin, neuregulin or gliai growth factor receptor)：应用免疫化学方法，HER-2/neu 基因高表达阳性率为 21％～80％，用免疫组学方法，HER-2/neu 基因高表达阳性率为 27％。

丝/苏氨酸激酶 2 基因(serine/threonine kina 2,AKT2)：在胰腺癌中有 20％过表达，并且有 59％的胰腺癌中可见 AKT2 产物磷酸化激活。

14-3-3 sigma(stratifin)在胰腺癌与癌周围组织检测结果相比存在高表达，说明 14-3-3 sigma (stratifin)在作为胰腺癌早期诊断肿瘤标志物中有很好的特异性。

SMAD4/DPC4 基因：是近年来发现的一种新的抑癌基因，约 50％的胰腺癌有 SMAD4/DPC4 的丢失或失活，约 30％为纯合性丢失，约 20％为点突变，而 SMAD4/DPC4 在其他肿瘤中的失活率通常＜10％。

p53 基因：在人类细胞生长过程中对细胞 DNA 状态起监控作用，p53 基因在胰腺癌中突变率达 81％。

CDKN2A (cyclin dependent kinase inhibitor 2A)：周期依赖性激酶抑制剂突变就会导致细胞周期异常，从而影响细胞增殖，在胰腺癌癌前病变，胰腺上皮内瘤样形成(pancreatic intraepithelial neoplasia, PanIN)中 CDKN2A 突变可达 30％，可用作胰腺癌早期诊断。

乳腺癌易感基因 2(breast cancer susceptibility gene 2, BRCA2)的突变可增加胰腺癌发病的危险性，并且在散发性胰腺癌中 BRCA2 的阳性率为 7％，在 PanIN-3 中也有 BRCA2 的缺失。

LKB1/STK11 基因 (serine/threoninekinase LKB1/STK11)突变在散发性胰腺癌中阳性率为 7％。

端粒是染色体末端的一种特殊结构，真核生物染色体末端端粒的进行性缩短或丢失与细胞老化及细胞周期调控有关。在基因突变和肿瘤形成时，端粒可能表现缺失、融合和序列缩短等异常，造成遗传物质不稳使细胞无限增殖，并导致肿瘤发生。端粒酶可阻止体细胞的端粒缩短，使其避免死亡，而具有无限增殖的能力。在正常人体组织中，仅在造血干细胞、激活的 T 细胞、淋巴细胞、睾丸和卵巢的生殖细胞及一些生理性再生的上皮细胞出现少量的端粒酶活性，而 90％以上的恶性肿瘤细胞、一些癌前病变和部分良性肿瘤细胞中可检测出该酶，95％的胰腺癌端粒酶检测为阳性，在胰腺癌诊断中敏感性及特异性均较高；而且测定胰液端粒酶活性有助于胰腺良恶性疾病的鉴别诊断，端粒酶活性和癌组织分化、转移及肿瘤分期密切相关。因此，端粒酶是胰腺癌早期诊断的重要标记物。

2. 影像学的发展　许多新的影像学检查手段已逐渐开始应用于胰腺癌早期诊断，如内镜超声、胰管镜、胰管内超声、动态螺旋 CT＋三维重建、PET 等，可使越来越多的小胰癌得以及早发现。已有研究表明，PET 对于胰腺癌手术后局部复发、腹腔转移灶及肝外转移的诊断价值优于 CT 和 MRI，但是对于肝脏转移灶的诊断价值不如 CT 和 MRI。内镜超声下对于可疑的病灶行细针穿刺有可能发现更多的早期病灶，但目前仍受病变部位的限制。对于早期胰腺癌的诊断，一个较为重要的线索就是重视对糖尿病患者的筛查，因为在糖尿病患者群中的胰腺癌发病率高于普通人群约 300 倍。

(二)胰腺癌治疗进展

1. 根治性手术治疗　与其他肿瘤不同的是，胰腺癌组织沿神经丛侵犯播散是另一重要的转移途径。癌细胞一旦突破胰腺包膜，则可沿神经纤维束的神经纤维鞘膜浸润，在神经束间蔓延，并可突破神经束膜，在膜外形成转移性癌灶。腹腔丛是最大的内脏神经丛，位于腹主动脉的前方，围绕腹腔动脉和肠系膜上动脉的根部，并发出副丛沿血管分布到各个脏器。有学者指出，胰腺癌沿神经转移的发生率高达60%以上。胰腺癌发生神经转移多在腹腔干、肝总动脉、脾动脉、肠系膜上动脉和腹主动脉周围，这种转移是胰腺癌腹膜后侵犯的基础，也是造成术后肿瘤残留的重要原因。因此，切除胰腺周围沿动脉血管分布的神经丛纤维组织成为根治性手术的重点之一。胰腺癌的切除如果未包括胰周区域的神经纤维板的整块切除，不能称为根治性的切除。

在目前尚缺乏更为有效的胰腺癌治疗的情况下，根治性切除无疑是提高长期生存率的期望。一些大宗病例的回顾性研究提示，无残留的根治性切除可以提高患者的长期生存概率。但遗憾的是，截至目前尚无前瞻性的大宗病例随机对照研究和多中心研究的报道，而小样本的研究结果也是充满矛盾的。现在对有关胰腺癌淋巴结清扫的认识已经趋于一致，并受到重视。但相关胰周神经组织的切除则缺乏系统的研究和重视。

由于胰腺癌的隐匿性和早期转移的特性，大宗病例报告的 Whipple 手术后胰头癌的 5 年生存率只有 5%～15%，如果采用根治性切除能在此基础上提高 10%，而达到 15%和 25%的 5 年生存率，这是非常有临床价值的结果。但如果得到临床研究的证实和取得统计学的结果，则临床试验需要纳入的样本量约为每组数百例胰腺癌患者。可见如此大的样本量，一个单位在有限的时间内是难以纳入足够的患者来进行前瞻性临床随机对照试验的。因此，组织多个单位参加的多中心试验才有可能证明根治性切除是否可以提高长期生存率，我们期望这个工作目标能顺利进行和完成。进一步规范胰腺癌的根治性手术，并做到准确的分期，才能进一步地提高我国胰腺癌治疗的水平，造福于胰腺癌患者。

2. 综合治疗的进展　美国的一项三期临床研究表明，对局部进展期胰腺癌患者，联合应用放疗和 5-FU 或丝裂霉素(MMC)未见有明显的放疗增敏作用。而另外一项研究则表明，术中联合放射治疗未见有明显的治疗作用。在胰腺癌的化疗方面，吉西他滨仍旧是目前最有效的治疗药物，多数研究均致力于吉西他滨与其他化疗药物的联合应用。虽然有些研究提示联合应用其他药物能够带来一定的预后改善，但尚无肯定的结论。目前多项研究正在积极探索吉西他滨与分子靶向药物(如针对 VEGF 和 EGFR 的分子靶向药物)联合应用以期能带来光明前景，相信未来的突破口可能就在此方面。

胰腺囊腺瘤和囊腺癌

胰腺的囊性腺瘤(cystadennoma of the Pancreas)比较少见，估计占胰腺所有囊性肿物的 10%～15%(表 34-8)。而囊腺癌只约占胰腺恶性肿瘤的 1%。近年来，随着影像诊断技术的进步，临床上发现此类患者逐渐增多，因此在其诊断和治疗上的问题引起了多方注意。这类囊性肿瘤，无论其良恶性，预后均比上述实性癌好。

表 34-8　胰腺囊性病变的比例

分类	疾病	比例(%)
无上皮被覆	胰腺炎相关的假性囊肿	30
真性上皮被覆	黏液性	
	导管内乳头状瘤	20
	黏液性囊腺瘤	10
	浆液性	20
	其他(腺泡、鳞状、内皮细胞)	<5
肿瘤组织坏死或退变	实性假乳头状瘤	<5
	囊性导管腺癌	<5
	其他(内分泌瘤、转移癌等)	<5

一、浆液性囊腺瘤和囊腺癌

以女性多见，约半数病变发生在胰腺头部，囊肿的大小不等，但多为 2mm 至 2cm 的小囊，故在超声诊断上常诊断为实性肿物。囊肿生长缓慢，直径多在 10cm 以下，但亦有较大囊肿发生，较大囊肿引起胆道梗阻，临床患者出现梗阻性黄疸。

浆液性囊肿其囊内液体为浆液性，由于其囊腔小，直径多在2cm以下，故又常称为微囊型囊腺瘤。其生物学行为较好，生长缓慢，极少恶变。然而，临床上常见有胰腺囊腺瘤伴有同时或异时性其他器官恶性肿瘤。据有些报道称，其同时或异时合并恶性肿瘤可以占到16%～43%。大体肿瘤分界清晰，切面呈蜂窝状，由多个1～2cm小囊构成。纤维间隔可形成特征性中心瘢痕，偶尔有钙化。囊内有透明液体，但无黏液。光镜下见囊壁由浆液单层立方上皮衬覆，细胞浆透明，并且细胞内糖原含量较高，CEA阴性。有时上皮呈现小乳头，上皮细胞核小圆形，有时染色体很深，无核仁，无核分裂(表34-9)。

表34-9　胰腺囊性肿瘤特点

肿瘤类型	发病年龄	临床特点
浆液性囊腺瘤	多发于70岁	女性多见，多数良性，极少恶变
黏液性囊腺瘤	多发于50～60岁	女性多见，潜在恶性，建议完全切除肿瘤，预后良好
导管内乳头状黏液瘤	多发于70岁	男女发病率相等，与胰腺导管相通
实性和囊性乳头状瘤	多发于30岁	女性多见，建议完全切除

浆液性囊腺癌与浆液性囊腺瘤很难区分，其临床表现与影像学检查很难做出准确诊断，只有在组织学上看到恶性病灶才能明确诊断，由于其常为部分恶变，其术中冰冻误诊率达到20%。因此，对怀疑胰腺囊性肿瘤者，如果发现囊肿壁内乳头状或菜花状的肿瘤区，应该反复取材活检，以利于进一步确立诊断。有些学者认为，胰腺囊腺瘤也应作为恶性疾病加以重视。

二、黏液性囊腺瘤和囊腺癌

大囊性黏液性囊腺瘤，也是胰腺少见肿瘤，其发生率与胰腺浆液性囊腺瘤相当，多见于中年以后女性(约占80%)，以位于胰体尾部较多见，其体积一般较大，但在大囊内可有大小不等的囊，囊间有间隔，成分隔状，故临床上有时误认为胰腺假性囊肿而行囊肿内引流术。由于黏液性囊腺瘤常有恶病可能，故目前常把黏液性囊腺瘤与黏液性囊腺癌统称为黏液性囊性肿瘤。

大体肿瘤常很大，囊内充满黏液，某些囊可与主胰管相通。镜下可见，粗大的纤维间隔可有小囊存在，囊壁内衬有高柱状黏液上皮。上皮可呈乳头状、假复层或形成实性细胞巢，上皮细胞间可见散在内分泌细胞。大多数细胞分化良好，但多次取材可见到不典型增生的上皮，甚至浸润性癌灶。上皮CEA和CA199常呈阳性。胰腺黏液性囊性肿瘤生长缓慢，分界清楚，一般易于切除，偶尔发生转移。多数人认为，1～3cm，无不典型增生和分裂象，多为良性；5cm左右伴中度不典型增生，为交界性；超过8cm者异型明显，核分裂象多见，多为恶性。

三、外科治疗

囊性肿瘤的主要临床表现为腹部不适和腰背痛，上腹可扪及包块。同时，也有胰头部囊性肿物压迫胆道，造成梗阻性黄疸。

手术切除是该病惟一有效的治疗手段，由于其肿瘤常有包膜，与周围组织浸润粘连较少，其手术切除率可达到75%。根据肿瘤所在位置、与周围组织关系，可选择单纯囊肿摘除、胰体尾切除加脾切除、胰十二指肠切除。日本的Nagakawa(1997)报道，对胰头部囊性肿瘤施行保留十二指肠的胰头切除术，现已被胰腺外科广泛接受。

浆液性囊腺瘤为良性疾病，而且很少恶变，因此对于其手术方式仍在探讨。胰头部浆液性囊腺瘤是否施行胰十二指肠切除术仍有不同观点。黏液性囊腺瘤由于其恶变率较高，因此已形成一致性意见，应进行积极的手术治疗。

囊腺癌的治疗原则与胰腺癌相同，应尽量在限期行根治性手术治疗。未发生转移的囊腺癌其手术预后明显好于胰腺癌，术后5年生存率50%以上。而囊腺癌已发生转移，则其过程与一般胰腺癌相似。Mayo Clinical 120例胰腺囊腺癌患者的手术治疗结果表明，行根治性切除与姑息性切除的5年生存率分别为68%和14%。

胰管内乳头状瘤

此瘤少见，主要见于女性，病变可局灶性或弥漫性累及壶腹部。近年来，病理学家提出胰腺上皮内瘤变(pancreatic intraepithelial neoplasias，PanINs)和胰腺导管内乳头状黏液性肿瘤(intraductal papillarymucinous neoplasms，IPMNs)是胰腺癌发生过程中的重要阶段。许多研究证实了高级别PanINs和IPMNs是胰腺癌的癌前病变，因此对于该病的研究已广泛开展。

胰腺导管内乳头状黏液性肿瘤是最近几年认识的一种胰腺囊性肿瘤。早在1982年，Ohhashiet便提出胰腺导管内乳头状黏液性肿瘤——一种发生于胰腺导管内的独特病变。以后曾陆续有一些报道对该肿瘤进行不同的命名，如产黏液癌、高分泌黏液癌、导管内乳头状肿瘤、导管高分泌黏液肿瘤、导管内癌、导管产黏液肿瘤、导管扩展型黏液性囊腺瘤和囊腺癌、黏液性导管扩展症、胰管扩展型产黏液肿瘤、胰腺导管内乳头状黏液性肿瘤等。2006年国际胰腺病学协会(international association of pancreatology，IAP)又出台了新的标准，IPMNs指发生于主胰管或分支胰管内由上皮细胞瘤性生长形成大体可见的、乳头状、产黏蛋白的肿瘤，并伴随有不同程度的胰管扩张，常见病变直径≥1cm，病变中包含多种类型细胞，并伴有不同程度的细胞及组织结构异型性(表34-10)。

表34-10　黏液性囊腺瘤与导管内乳头状黏液瘤的鉴别诊断

特征	黏液性囊腺瘤	导管内乳头状黏液瘤
年龄	50岁	68岁
性别	女性>95%	女性多见
内镜发现	无	黏液自乳头溢出
放射检查	多腔的厚壁囊	囊性扩张的导管
位置	胰尾(>90%)	胰头(>80%)
与主胰管交通	无	有
组织学特征	卵巢型的间质	囊性扩张导管伴绒毛状结节

按异型程度分型：可分为IPMN腺瘤(IPMN adenoma，IPMNa)，形成规则的乳头结构，细胞核无明显异型，核分裂几乎不存在；IPMN交界瘤(IPMN borderline，IPMNb)，不规则的乳头结构，细胞中度异型，胞核形状不一，核分裂多见；IPMN黏液癌(IPMN carcinoma，IPMNc)，重度细胞异型，上皮出现不规则的芽突和间桥表现，同时根据是否累及导管周围胰腺组织，可将IPMNc分为浸润癌和非浸润癌。

按病变部位分型：可分为主胰管型(main duct type)，主胰管扩张而肿瘤主要存在于主胰管内；分支胰管型(branch duct type)，分支胰管扩张而肿瘤不存在于主胰管；混合型(combined type)，肿瘤既存在于主胰管又存在于分支胰管。主胰管型IPMNs增殖活性大，表现为大的病灶，镜下常表现为肠型上皮特征，分级多为交界瘤或原位癌，进展为浸润癌的几率较大(25%～50%)；分支胰管型IPMNs表现为小病灶、导管轻度囊性扩张，镜下表现为胃型上皮特征，分级常为腺瘤，进展为癌的几率较小(<20%)。主胰管型IPMNs胰头分布(57%)多于胰体尾(43%)，分支胰管型IPMNs以胰头分布为主(93%)。

按乳头形态分型：2005年，Furukawa提出IPMN可分为胃型、肠型、胰胆管型和嗜酸细胞型。不同分型之间存在一定的对应性，即透明细胞型一般为胃型，暗细胞型为肠型，而密集细胞型对应嗜酸细胞型。其中，胃型和肠型是公认的两个主要类型，而胰胆管型和嗜酸细胞型较少见。

1. 胃型　瘤性上皮由透明或轻度嗜酸的立方形或柱状细胞形成，胞核呈圆形或卵圆形，细胞排列少有假复层结构出现，类似于胃小凹上皮。表现为轻度异型。

2. 肠型　瘤性上皮由暗嗜酸细胞或透明柱状细胞形成，胞核呈卵圆形或梭形，细胞排列常出现假复层结构，形成类似于肠绒毛状腺瘤的绒毛状或乳头状结构。

肠型表现为中到重度异型，病理分级主要为交界瘤和原位癌，其进展为浸润癌的发生率较高，常形成较大的肿瘤，而幽门腺样结构和低级别瘤变样复合体结构少见。

3. 胰胆管型　复杂的乳头状结构被覆核大、偏心的立方细胞，类似于胆道乳头状肿瘤，表现为重度异型。

胰胆管型常表现为重度异型，病理分级主要为原位癌，其进展为浸润癌的发生率较高。不同亚型进展形成的肿瘤类型也不相同，肠型常进展为浸润性胶样癌(invasive colloid carcinomas),而胰胆管型为浸润性管型癌(invasive tubular carcinomas)。

4. 嗜酸细胞型　又称为“导管内嗜酸性乳头状瘤”(intraductal oncocytic papillary neoplasm, IOPN),罕见,常为重度异型。胃型常表现为轻度异型,病理分级主要为腺瘤,其进展为浸润癌的发生率较低,常形成较小的肿瘤。肿瘤成分中常出现幽门腺样结构和低级别瘤变样复合体结构。

许多针对IPMNs黏蛋白(mucins)表达的研究证明,IPMNs主要存在3种组织类型,即胃型、肠型和胰胆管型。它们在MUC1、MUC2和MUC5AC的表达上存在一定的排他性表型,这些不同组织类型的IPMNs往往进展为病理学上不同的胰腺癌类型。尾侧型同源转录因子2(CDX2)是人体肠道中特异表达的核转录因子,CDX2在食管和正常胃黏膜上皮中不表达。在IPMNs亚型中CDX2主要表达于肠型,再次证实IPMNs不同亚型具有不同的组织起源。

随着影像学检查水平的提高,越来越多的无症状性IPMNs被早期发现。这种无症状的IPMNs常为良性病变,在其进展为侵袭性肿瘤之前可被有效治疗;并且大量研究证明非侵袭性IPMNs患者的预后显著优于侵袭性IPMNs患者,因此准确判断IPMNs的良恶性、严密随访IPMNs的进展将有效指导临床治疗及预后判断。Kawamoto分析了46例IPMNs患者的胰腺CT资料,发现主胰管受累、主胰管扩张、弥漫性或多发性病灶、壁内结节、肿瘤大小、胰管阻塞等都可作为判断肿瘤恶性行为的指标。Sahani提出肿瘤>5cm,主胰管直径>15mm,管壁结节>10mm提示恶性。Kubo研究认为,主胰管型IPMNs,扩张胰管直径>10mm,分支型,肿瘤直径>40mm,肿瘤壁结节>10mm,高度提示恶性。另外,黏蛋白在IPMNs中的表达除了对IPMNs分型有重要意义,而且对IPMNs的鉴别诊断及生物学行为判断具有重要作用。MUC1阳性提示侵袭性表型,MUC2阳性提示惰性表型。MUC1过表达提示侵袭性IPMNs最敏感、最特异的标记。MUC2对诊断IPMNs虽然特异,但敏感性不强。常规肿瘤标志物CEA、CA199在这种早期IPMNs中常为正常水平。新近研究发现,染色体倍性形态与病变的生物学行为、恶性倾向及预后有关。染色体成二倍型提示良性病变。

IPMNs一旦诊断明确,手术切除仍是首选的治疗方法,但并非所有的IPMNs患者均需手术治疗,不同IPMNs亚型的治疗方案不同。Tanaka建议所有的主胰管型和混合型IPMNs应手术治疗,而分支型IPMNs的治疗相对复杂,通常认为,<1cm的病变可保守治疗并定期MRI或CT随访;1～3cm的病变应进行EUS联合MRCP或ERCP检查综合判断;主胰管直径增加>6mm并有壁内结节的高风险患者应手术切除。而非手术治疗患者的随访周期取决于病灶大小,如果病灶<10mm,则随访周期为1年;10～20mm的病灶,随访周期为6～12个月;>20mm的病灶,随访周期为3～6个月。IPMNs手术治疗方法包括全胰切除术、保留幽门的胰十二指肠切除术、保留十二指肠胰头切除术、保留脾脏的胰体尾切除及胰腺部分切除术等。最佳手术方式的选择取决于对病变部位及病变程度的准确判断,但目前很难正确判断肿瘤在胰管内的侵犯范围,主要依靠术中切除标本的快速冰冻结果。此方法适用于主胰管型和混合型,因为大部分肿瘤在胰管内呈连续生长;相反,分支型经常为多灶性和低度恶性,因此应进行局部切除。

判断IPMNs预后的因素主要包括组织学类型、浸润成分、淋巴结转移、血管浸润、神经浸润、肿瘤大小、是否有壁内结节及胰腺导管扩张程度。总的来讲,IPMNs预后较好,IPMNs进展为胰腺癌的总的发生率是10%～20%;IPMNs术后5年生存率>55%,其中非浸润癌术后5年生存率为88%,而浸润癌为36%。一般认为,主胰管型和混和型较分支型IPMNs恶性程度高,但有研究认为主胰管型和分支胰管型的预后无统计学差异。另有研究认为,虽然IPMNs常常为单一病灶,但仍有30%的IPMNs表现为多病灶,这就意味着单一病灶可发展为多病灶,并且良性IPMNs也会进展为恶性,定期影像检查可监测良性IPMNs进展至恶性肿瘤的过程,如经腹超声检查发现主胰管直径增加>2.2mm/年,或囊腔直径增加>11.3mm/年,或壁内结节增大超过3.3mm/年,以及新出现的壁内结节时,可高度怀疑恶性肿瘤并及时进行有效治疗。

关于IPMNs的诊疗特别是对早期病变的诊

断，我们要建立有足够敏感性和特异性的方法在无症状患者中进行筛查，以尽可能发现早期病变，并采取有效治疗，改善预后。

（崔乃强）

第四节　胰腺内分泌肿瘤

胰腺是人体内同时具有外分泌与内分泌功能的腺体。胰腺内分泌肿瘤（pancreatic endocrine tumor，PET）属于神经内分泌肿瘤，又称 APUD 瘤（神经内分泌细胞能摄取胺及其前体，并使其脱羧基转变为胺类物质）。胰腺的内分泌肿瘤并非源于胰岛细胞的疾病，常少见，国外统计资料年发病率约为 4/100 万，占胰腺肿瘤发病率的 0.1%～0.3%。胰腺内分泌肿瘤的分类主要依据肿瘤的功能，可分为功能性和无功能性两大类，并根据其所释放的特殊激素和引起的特殊临床综合征来命名。所有的胰腺内分泌肿瘤中，15%～30%是无功能性的，胰岛细胞瘤是最常见的胰腺内分泌肿瘤，其次是胃泌素瘤。VIP 瘤（肿瘤产生血管活性肠肽）、高血糖素瘤和生长抑素瘤局较少见。

消化系统神经内分泌肿瘤的预后受诸多因素的影响，早期诊断和规范治疗至关重要。胰腺恶性内分泌肿瘤的诊治有一定的自身特点：肝转移是其主要的恶性表现；治疗原则与胰腺外分泌肿瘤有明显区别，局部浸润和远处转移并不是胰腺恶性内分泌肿瘤的手术禁忌证，联合辅助治疗后，患者的生活质量及生存期都有明显提高，5 年生存率可达 25%～50%。对该类患者应积极手术，采用以手术治疗为主的综合治疗，可以改善患者的生活质量，延长其生存时间。随着新诊治技术的发展，将会有更多患者受益。

一、病理学基础

胰腺内分泌肿瘤可发生于任何年龄，但儿童少见，其性别差异通常不明显。组织学上功能性和无功能性内分泌肿瘤无明显差异。临床上主要根据临床症状不同将二者进行区分，功能性胰腺内分泌肿瘤由于较早出现症状，就诊时病变较小，而所谓的无功能性内分泌肿瘤不出现典型的内分泌症状，多由于肿块较大出现压迫症状时才来就诊。功能性胰腺内分泌肿瘤包括胰岛素瘤、胃泌素瘤、胰高血糖素瘤、生长抑素瘤、血管活性肠肽瘤、胰多肽瘤等，根据分泌的激素不同临床往往出现不同的症状。成人胰岛内主要有 B 细胞、A 细胞、D 细胞和 PP 细胞等。

一般认为胰岛素由 B 细胞分泌，高血糖素由 A_2 细胞分泌，胃泌素由 A_1 细胞分泌，生长抑素由 D 细胞分泌，血管活性肠肽由 D_1 细胞分泌，胰多肽由 D_2 细胞、F 细胞和 PP 细胞分泌。在胰腺功能性内分泌肿瘤中以胰岛素瘤最为常见，其次为胃泌素瘤，而高血糖素瘤、生长抑素瘤、血管活性肠肽瘤、胰多肽瘤均为少见或罕见肿瘤。应该指出的是，临床部分患者胰岛细胞增生往往也出现胰岛细胞瘤的表现，而影像学检查无异常改变。无功能性内分泌肿瘤发生在胰头部者稍多，多数较大，可恶变。单从组织学角度鉴别胰腺内分泌肿瘤的良恶性是不可能的，这也是胰腺内分泌肿瘤的特点。恶性疾病的诊断主要依赖于该肿瘤是否转移。

二、影像学检查

虽然胰腺功能性内分泌肿瘤从理论上而言，其激素过度分泌可产生各种特殊临床综合征，但由于其发病率低、临床表现不典型或多样时易与其他消化系统等疾病混淆，且非功能性胰腺内分泌肿瘤几乎没有特异临床表现，故医师对此认识不够，误诊漏诊率较高。而早期诊断、早期手术治疗对于胰腺内分泌肿瘤的预后有很大关系，所以有必要提高对此病的认知与诊治水平。

影像学检查的目的主要是肿瘤的确切定位，以便及早且准确地给予手术治疗。文献报道 90%的功能性 PET 直径常≤2cm。功能性 PET 可发生在胰腺的任何部位，约 80%发生在胰体、尾部，特别是胰岛素瘤以胰尾和胰体多见，90%的胃泌素瘤位于胃泌素瘤三角区，即上起胆囊管和胆总管交界处，下至十二指肠第三部，内至胰颈体部交界处。约70%为散发，30%属多发性内分泌肿瘤Ⅰ型(multiple endocrine neoplasia，MEN-Ⅰ)。约5%PET可合并多发性内分泌肿瘤，仅2%的PET发生于异位胰腺组织。无功能性PET不产生相应的激素或产生激素过少，因此早期常无症状，待肿瘤生长至一定大小，压迫周围邻近脏器和结构，才会产生相应的临床症状，所以当临床发现时肿瘤常较大。另外，单纯从病理改变来判断PET的良恶性也有一定的限度，肿瘤良恶性的区别主要取决于有无转移和(或)浸润周围脏器和(或)组织。现在常用的影像学检查有以下几种：腹部B超、超声内镜、CT、MR、血管造影、经皮肝穿门静脉采样、动脉内钙离子激发试验及肝静脉采样检查等。

1. 腹部B超　因其相对经济、无创，故被推荐为首选的影像学检查方法，通常胰腺内分泌肿瘤在超声上表现为相对于正常胰腺组织的低回声病灶，呈类圆形，边界清楚，有时可显示其高回声的包膜。有时肿瘤也可呈等回声或高回声。但其也有一定的局限性，首先，其受肿瘤的位置和大小影响较大，尤其对胰尾部的检测，而PET又好发于胰腺体尾部，故降低了腹部B超对PET检测的准确性；其次，其对超声设备和检查者的依赖程度较高，检出的敏感性仅为60%左右；再者，PET与周围胰腺的组织密度差异较小，所以一些小而深的肿瘤易被遗漏。当然，腹部B超对胰腺的大体解剖显示及分辨率均不及CT、MR，尤其是患者体胖、手术后及胃肠道内气体等的干扰问题也不容忽视。但值得注意的是，术中超声往往可以得到满意的效果。Machado等报道通过术中手法扪诊结合术中超声发现了全部肿瘤。Norton等报道运用该方法对隐匿性胰岛素瘤发现率亦达100%。

2. 超声内镜(EUS)　胰腺内分泌肿瘤大多呈边界清楚的低回声病灶，表现为类圆形，其内回声均匀，高血供的病灶后方可有增强表现。EUS探头可置于与胰腺紧邻的胃和十二指肠内，探头距胰腺表面不超过1.0cm(胃肠壁通常厚0.5cm)，减少了胃肠道气体及其他软组织对胰腺检查的遮挡和干扰，提高了胰腺成像的清晰度，使胰腺小病灶的检出成为可能。有文献报道超声内镜可检出2～3mm大小的内分泌肿瘤。文献报道EUS对胰岛素瘤检出的敏感性高达90%以上，对直径1.0cm以上的病变检出率则更高。但EUS对患者的耐受性、操作医师的技术依赖性和经验要求很高，同时检出病灶的准确率与肿瘤位置和大小也有关，由于十二指肠和胃在解剖结构上与胰腺毗邻，胰腺头部和体部在EUS探查时范围覆盖较为完整，而胰尾部可能落在探查范围之外，且胰尾部相邻组织结构较多，这可能是导致EUS对胰尾部肿瘤诊断准确率偏低的原因。同时，EUS对PET的远处转移，特别是肝脏转移，远不如腹部B超及CT、MR敏感。但当患者不适合手术等情况时，可以通过EUS下进行穿刺活检来加以明确病理。

3. CT　近年来，随着医学影像设备的发展，许多较小的胰腺内分泌肿瘤得以发现，特别是多层CT的临床应用，实现了胰腺的多期或流动扫描，有望提高胰腺内分泌肿瘤诊断的敏感性。

(1)胰腺内分泌肿瘤的CT检查技术：对于胰腺内分泌肿瘤的检查，CT要相对优于普通的腹部超声检查。功能性胰岛细胞瘤较小时就可出现症状，因此，患者就诊时病变较小，CT检查不仅需要较高的空间分辨力，还需要注射造影剂后把握较好的扫描时机。快速CT扫描设备(包括螺旋CT、多层螺旋CT或电子束CT等)为功能性胰岛细胞瘤的检查提供了较好的客观条件。由于病变多表现为血管丰富的肿瘤，所以，更强调动脉期扫描，部分病变血供与胰腺实质相仿，采用同层动态扫描技术更有利于发现小的病变。平衡期由于病变与胰腺实质相同，无诊断价值。螺旋CT问世以前，采用CT诊断胰岛细胞瘤几乎是不可能的。CT检查时应饮水以充盈肠道，确保邻近胃肠道明显强化的小病灶能清晰显示。如采用高密度碘溶液充盈肠道则可因伪影或容积效应而影响诊断。胰腺CT的精细检查应包括平扫、三期增强扫描(动脉期、实质期、静脉期)及薄层技术(层厚2～3mm)。CT增强扫描应强调足量的对比剂(2ml/kg，300mg/ml)和快速的静脉推注(3～4ml/s)技术，以确保病灶良好的强化效果。无功能性胰岛细胞瘤由于缺少典型的临床症状，患者多由于肿块增大就诊或体检发现病变。双期或多期扫描的目的主要是为了定性和鉴别诊断，特别是血管性病变，观察病变与相邻血管CT值的变化情况易与实质性肿瘤进行鉴别。

(2)胰腺内分泌肿瘤的CT表现:CT平扫时胰腺内分泌肿瘤通常呈现为等密度,肿瘤直径<15mm时,胰腺的外形常无明显变化,位于胰腺边缘的肿瘤可呈边缘凸出或分叶状表现,有时肿瘤内可见到细小的线状或结节状钙化,注射对比剂后多数胰腺内分泌肿瘤在动脉早期即可有明显的增强,随着胰腺实质的增强,这种强化可变得不明显,典型者可出现环状强化。CT也有助于检出肿瘤对周围组织的侵犯和远处转移。近年来使用多层螺旋CT动态扫描,可以把握肿瘤—胰腺密度对比的最佳时期,进一步提高小胰腺内分泌肿瘤的检出率,为诊断提供更多的影像学信息。无功能性胰岛细胞瘤可表现为类圆形或分叶状,较小时可位于胰腺内,较大时可完全凸出于胰腺外,CT平扫时呈等密度或低密度,瘤内可见斑片状或不规则钙化(钙化往往是肿瘤恶变的征象),注射对比剂后病灶可有较明显的强化,其内密度可不均匀,主要是肿瘤内可存在出血、坏死和纤维组织。病变边缘较清晰,实质性无功能性胰岛细胞瘤应与胰腺癌鉴别,前者强化明显,瘤内可见钙化,边缘清晰,胰头区肿瘤很少侵犯胰管和胆总管出现双管征。囊性肿瘤在CT检查时常可显示其囊壁和其内分隔的囊状结构。

4. MRI 年来随着高场MR和各种快速序列的应用,其在内分泌肿瘤检测方面的作用不可忽视。采用SE序列及呼吸补偿,在呼吸间期的梯度回波序列可明显减少呼吸伪影,加上脂肪抑制可增强正常胰腺的信号并提高分辨率,由于肿瘤组织和正常胰腺间存有较好的对比,加之注射MR对比剂后肿瘤出现增强,都有利于内分泌肿瘤的检出。有学者认为MR在检测内分泌肿瘤方面,其敏感性要高于CT。另外,MR在检测肝脏转移等方面也较敏感。

选择性胰腺动脉造影及动脉内的激发试验和肝静脉内采样检查对胰腺内分泌肿瘤的检测具有一定的作用。胰岛细胞肿瘤对有些促其分泌的物质较敏感,受这些物质的刺激后可释放出大量的激素,如促胰液素可使胃泌素瘤的分泌增加,钙离子可导致胰岛素瘤迅速释放胰岛素。Doppman于1991年应用动脉钙刺激静脉采血(ASVS)的方法定位胰岛素瘤,即将促胰岛素分泌剂葡萄糖酸钙分别注入供应胰腺的大动脉内,同时在注射前后从胰腺静脉回流的终末端肝静脉取血测定胰岛素水平。由于肿瘤细胞对钙剂刺激后的胰岛素分泌反应明显强于周围处于相对受抑制的胰岛细胞,因而出现胰岛素浓度变化的差异,肿瘤的营养动脉经刺激后胰岛素水平与其注射前的基础值相比将产生一个高峰,根据出现峰值的动脉所供应的胰腺分布即可明确肿瘤所在的区域。

上述各种影像学检查方法各有所长和不足,彼此可作为互补检查。对临床和生化检查已明确或怀疑胰腺内分泌肿瘤的病例,检查方法应从易到难,先行非侵入性超声,再行薄层团注动态增强CT检查;如仍为阴性,则考虑选择性血管造影或ASVS检查,最后为手术探查联合术中超声检查。

三、临床表现

胰腺内分泌肿瘤的临床表现复杂多样,因肿瘤类型和所分泌的激素而异,必须了解各种胃肠激素的生理作用,才能对其临床表现有充分的理解和认识,从而做出及时正确的诊断。半数左右的胰腺内分泌细胞产生或分泌多种激素,其中有一种是主要的,对临床表现起决定作用,而其他伴随激素或无明显生理意义,或可能在不同程度上影响及改变患者的临床表现、演变过程和预后。2%~7%的患者在不同时期可发生不同类型的内分泌肿瘤。各种内分泌肿瘤及其综合征特点见表34-11。

表34-11 内分泌肿瘤及其综合征特点

肿瘤类型	主要激素	发病率(%,100万人计)	恶性率(%)	部位	症状或综合征
胰岛素瘤	胰岛素	0.8~0.9	5~15	胰腺	低血糖
促胃液素瘤	促胃液素	0.4~1.0	60~90	胰腺(30%~40%)	高胃酸、腹泻、消化性溃疡
VIP瘤	VIP	0.04~0.2	80	十二指肠(30%~40%) 其他(10%~20%)	水泻、低血钾、低或无胃酸、皮肤潮红

续表

肿瘤类型	主要激素	发病率(%,100万人计)	恶性率(%)	部位	症状或综合征
生长抑素瘤	生长抑素	罕见	60	胰腺(90%)、肾上腺神经节胰腺(56%)、上段小肠(44%)	糖尿病、胆石症、腹泻或脂肪泻
胰高血糖素瘤	胰高血糖素	0.01~0.1	50~80	胰腺	游走性红斑、疱疹性皮炎、糖尿病、腹泻
胰多肽瘤	胰多肽	0.5~1.0	>60	胰腺	腹痛、黄疸
生长激素释放因子瘤	GRF	不详	>30	胰腺、肺、小肠、其他	肢端肥大、腹痛
ACTH瘤	ACTH	不详	100	肺、甲状腺、胰腺	库欣综合征

(一)胰岛素瘤

胰岛素瘤(insulinomas)是功能性胰腺内分泌肿瘤中最常见的一类,占胰腺内分泌肿瘤的70%~75%。多数为良性,约占90%,仅少数为恶性。90%的肿瘤为单发,约10%为多发。胰岛素瘤大小不一,多数肿瘤大小在1~2cm,常有完整的包膜,质硬,肉眼上呈黄色至暗红色,与正常胰腺组织分界清楚。胰岛素瘤在胰头部,胰体部和胰尾部的分布大致相等,但以胰腺体、尾部略多。异位胰岛素瘤少见。胰岛素瘤肿瘤由大小不等的B细胞组成,排列成索状、团块状或小泡状。在形态学上鉴别胰岛素瘤的良、恶性较为困难,诸如瘤体较大,有出血坏死,包膜不完整,瘤细胞呈异型性等形态学指标并不能有效判断其良、恶性,有时较大的肿瘤术后长期无复发和转移迹象。出现远处转移和肿瘤细胞广泛侵犯邻近组织则是判断恶性肿瘤的可靠指标。

胰岛素瘤可发生于任何年龄,但以40~60岁为多,20岁以下极少见,男性较女性多见。因胰岛素分泌过多而引起低血糖综合征。反复发作性低血糖是该病的特征,往往发生于空腹或剧烈运动后,表现为心慌、出汗、头晕、乏力、恶心、手颤等,严重时可出现明显的中枢神经系统症状。恶性者低血糖更严重,多伴有肝脏肿大、消瘦、腹泻、腹块、腹痛等。胰岛素瘤的典型临床表现为:①阵发性发作的低血糖或昏迷、精神神经症状;②发作时血糖低于2.78mmol/L;③口服或静脉注射葡萄糖后,症状立即消失。这三项称为Whipple三联征或胰岛素瘤三联征。低血糖症状多于清晨、空腹、劳累后或情绪紧张时发作,间隔时间为数日、数周或数月发作1次不等。但并非所有患者都有非常典型的症状,有的表现为慢性低血糖症状,如性格改变、记忆力减退、步态不稳、视物不清,有时出现狂躁、幻觉、行为异常,以致被误诊为精神病。通常胰岛素瘤患者可呈现4组症状:

(1)交感神经兴奋的表现:为低血糖引起的代偿性反应,如面色苍白、四肢发凉、出冷汗、心悸、手颤腿软。

(2)意识障碍:因低血糖所致脑细胞缺乏葡萄糖引起,如精神恍惚、嗜睡、昏迷等;也可表现为头脑不清、反应迟钝、智力减退等。

(3)精神异常:为低血糖反复发作,大脑皮层受到进一步抑制的结果,症状多种多样。严重者有明显的精神症状,有时被误诊为精神病患者,或患者反复就诊于精神病院。

(4)颞叶癫痫:与癫痫大发作相似,为最严重的精神神经症状,发作时知觉丧失、牙关紧闭、四肢抽搐、大小便失禁。

胰岛素瘤一般较小,90%<2cm,头、体、尾分布均等。在超声检查时,胰岛素瘤大多表现为胰腺内的均匀低回声结节,其边界清楚。胰岛素瘤为富血供肿瘤,CT平扫检查时肿瘤呈低密度或等密度,常难以检出,增强后在动脉期即有明显均匀的强化,肿瘤边界清楚,有时可突出于胰腺边缘,在实质期和静脉期肿瘤可持续强化或变成等密度,故动脉期的检测相当重要。CT所检测出的胰岛素瘤约70%其直径<1~5cm,约5%<5mm,90%以上为实质性肿瘤,部分肿瘤可在增强后出现边缘环状强化。

采用多层 CT 三期扫描其对小肿瘤检出的敏感性已有明显提高。在 MR 检查时，胰岛素瘤在 T_1 加权脂肪抑制时呈类圆形的低信号，用 Gd-DTPA 增强后肿瘤可有明显的强化，有时呈环状强化，T_2 加权相上肿瘤大多呈高信号，有时可呈等信号。

(二)胃泌素瘤

胃泌素瘤(gastrinomas)发病率在胰岛素瘤中仅次于胰岛素瘤，也名卓-艾综合征(Zollinger-Ellison syndrome，ZES)，是 1955 年 Zollinger 和 Ellison 首先描述的，伴有高胃酸分泌和胃溃疡的临床综合征。胃泌素瘤来自胰岛 A_1 细胞，肿瘤生长缓慢，但原发灶呈多中心倾向。胃泌素瘤中恶性约占 60%，良性腺瘤约占 35%，其余为胰岛细胞增生。75%的肿瘤呈多发性，多为恶性，单发肿瘤则大多为良性。

恶性胃泌素瘤诊断时约有 80%的病例已发生转移。胃泌素瘤主要发生于胰腺，但也可发生于其他部位，如十二指肠壁、胃、空肠等，约 90%位于以胰头和十二指肠降部、水平部之间的三角区域。其大体病理形态和胰岛素瘤类似细胞可呈团状或小腺腔样排列。

该病以男性略多见，男性占 60%，女性占 40%。该病可发生于任何年龄，但以中年人居多，特别是 40～50 岁的患者，主要症状为顽固性胃十二指肠溃疡，大多有上腹部疼痛，溃疡的并发症常见，消化道出血的发生率近 50%，约有 30%的患者发生腹泻，多为水样便。另外，患者还可有内分泌功能紊乱等症状。做血清胃泌素测定常有明显的升高。

胃泌素瘤 60%为多发，约 30%发生在胰腺外，通常较小为 1～2mm。所以给诊断带来很大的困难。可分为散发性疾病和家族性疾病。另外，约有 25%的患者会合并有Ⅰ型多发性内分泌肿瘤(multiple endocrine naoplasia，MEN)。胃泌素瘤一般为富血供肿瘤，但其血供程度与胰岛素瘤相比要略少。在超声检查时表现为边界较清楚的低回声病灶，其内回声欠均匀。胃泌素瘤在 CT 平扫检查时呈低密度或等密度，由于病灶较小，可表现不明显，在 CT 增强扫描动脉期病灶强化常不明显，在静脉期肿瘤强化变得明显，其强化程度不及胰岛素瘤，其内常呈不均匀强化，主要是由于肿瘤内有较明显的纤维化。在 MR 检查 T_1 加权脂肪抑制序列上，肿瘤表现为低信号，Gd-DTPA 增强后肿瘤有轻度强化，在 T2 加权相上肿瘤呈高信号。

(三)胰高血糖素瘤

胰高血糖素瘤(glucagonomas)起源于胰岛 A 细胞，肿瘤可发生于胰腺任何部位，以发生于胰尾和胰体部为多，发生在胰头部较少，发现时有 60%～80%为恶性，并可出现转移，以肝脏和局部区域淋巴结转移最为常见，肿瘤细胞通常呈巢状或网状结构排列。病理学诊断主要依据免疫组化染色等，如肿瘤内含有免疫染色阳性胰高糖素颗粒，可认为肿瘤来源于胰岛 A 细胞。恶性肿瘤含有丰富的血管。胰高血糖素瘤发病年龄平均为 50～55 岁，女性较男性为多见，男女比约为 2∶3，约 60%有家族史。该病罕见，在 1990 年前有文献报告的约在 150 例左右，一般病史较长，典型的临床表现为游走性和周期性发作的皮肤红斑、糖尿病、体重下降和舌炎。95%的患者有糖尿病，但大多症状较轻。实验室检查可见血糖升高和糖耐量试验异常，血浆胰高糖素测定可见有明显升高，一般都在 1000～2000pg/ml 以上。

胰高血糖素瘤体积一般较大，常超过 5cm，单发较多，肿瘤富含血管，约有 50%的肿瘤位于胰尾，可自边缘突出。在超声检查时呈不均匀的低回声。CT 平扫时大多呈不均匀的较低密度，增强后可有较明显的强化，其内密度不均匀，肿瘤内可有坏死。由于肿瘤较大，检测时比较容易发现。

(四)生长抑素瘤

生长抑素瘤(somatostatinoma)起源于胰岛 D 细胞，大多为恶性，肿瘤呈圆形，边界较清楚，瘤细胞呈索状或团状排列，形态多不规则。该肿瘤相当罕见，1977 年文献中才开始见及报道。迄今有文献报道的约 100 例，肿瘤发生在胰头较多，胰体次之。肿瘤＞2cm 者常伴有转移，以肝脏和胰周淋巴结转移多见。

生长抑素瘤患者大多患有糖尿病、胆囊炎、胆石症，并可出现腹泻、脂肪痢、消瘦、贫血等临床表现。血浆生长抑素放免测定可见血生长抑素值有明显升高。这类肿瘤在诊断时由于体积较大，易被发现。肿瘤在超声检查时呈低回声，CT检查时在增强后肿瘤大多有较明显的强化。

(五)血管活性胰肽瘤

血管活性胰肽瘤(vasoactive intestinal peptide vipomas)，最早在1958年由verner和Morrison描述，伴有严重腹泻和低血钾的临床综合征，是起源于胰岛D_1细胞的内分泌肿瘤。90%的VIP瘤发生于胰腺，其中有一半为恶性，并可发生转移。最常见的转移部位为肝脏和局部淋巴结，也可转移至肺，胃和纵隔等。多数肿瘤直径≥3cm，约80%的肿瘤发生在胰腺体尾部。

该病可发生于任何年龄，以中年居多，女性略多于男性，由于过量分泌舒血管肠肽，可导致一系列的临床证候群。典型的临床表现为严重的水泻、低血钾症和低胃酸，80%以上的病例每日水泻次数可达20～30余次。测定血清VIP值可见升高，VIP值也是该病主要的定性诊断指标。依据典型的综合临床表现，VIP瘤的诊断一般不难作出，但有些病例也可在临床上无很典型的表现。

由于肿瘤体积较大，经超声，CT和MR检查大多可发现肿瘤的存在。肿瘤在超声上呈等低回声，CT平扫时大多表现为等密度或稍低密度，增强后可出现强化，有时肿瘤位于胰尾部，平扫时可类似增大变异的胰尾，因此对于胰腺内分泌肿瘤动态增强非常重要。

(六)无功能性内分泌肿瘤

无功能性内分泌肿瘤(non-functioning endocrine tumors)由于不具有特异性的生物学机能，临床上通常无明显内分泌功能紊乱的症状。无功能性肿瘤在大体上可分为实性、囊性和混合性3种，肿瘤通常较大，呈圆形或类圆形，表面大多数光整，可呈分叶状，肿瘤与胰腺组织常有明显的分界，并常向胰腺外生长。无功能性肿瘤由于无明显的内分泌症状，缺乏特异性的临床表现，患者大多因肿瘤增大压迫推移周围脏器或转移产生症状而前来就诊。某些患者则因体检作超声或CT检查时偶尔发现，肿瘤一般较大，大多在5cm以上，大的肿瘤直径可超过10cm。无功能性肿瘤发生恶性的概率较高，有学者认为无功能性肿瘤中有70%～80%的肿瘤为恶性或潜在恶性，但其预后要比胰腺癌好。无功能性肿瘤可表现为类圆形或分叶状，较小时可位于胰腺内，较大时可完全凸出于胰腺外，在超声检查时肿瘤通常表现为比较均匀的低回声，CT平扫时呈等密度或低密度，注射对比剂后病灶可有较明显的强化，其内密度可不均匀，主要是肿瘤内可存在出血、坏死和纤维组织。囊性肿瘤在CT检查时常可显示其囊壁和其内分隔的囊状结构。

四、诊断和鉴别诊断

(一)诊断

胰腺内分泌肿瘤的诊断包括以下方面：

1. 临床诊断　根据临床症状和相应激素的病理生理，初步作出判断。

2. 生化诊断　根据血浆激素测定或激发试验进行诊断，并判定肿瘤类型。

3. 定位诊断　通过影像诊断和其他手段，包括介入性影像诊断或激发试验，进行肿瘤定位。

4. 病理诊断　通过穿刺、组织活检或病理标本，进行形态或免疫组化检查，对神经内分泌肿瘤进行确诊并确定其类型。

(二)鉴别诊断

胰腺内分泌肿瘤常要与胰腺癌及其他胰腺囊性病变相鉴别，如囊腺瘤(癌)、胰腺癌囊变、胰腺实性-假乳头状瘤、胰腺假性囊肿及胰腺结核等。

神经内分泌肿瘤的治疗目的是改善临床症状，控制肿瘤进展，改善生活质量延长生存期。

五、治疗

(一)手术治疗

手术治疗是消化系统神经内分泌肿瘤治疗的首选方法。切除胃肠道内的原发灶常可以治愈肿瘤。手术中应进行全面细致的探查，以排除多中心病灶和转移灶。对于已转移的病例应该尽可能地行根治术，对不能根治的也应该尽量做减瘤术。

除术中切除肿瘤的方法外，还有射频消融和冷冻治疗。胰腺恶性内分泌肿瘤同样具有较高的手术切除率，原发灶切除率为77.8%。有荟萃分析表明肠神经内分泌肿瘤患者在接受肿瘤减灭术和肝脏转移灶部切除术后5年生存率达50%；原位肝移植治疗神经内分泌肿瘤5年生存率50%，中位生存期为5年。

(二)非手术治疗

介入化疗为主的辅助治疗不仅可以巩固手术治疗效果，还可以作为无法切除病灶患者的主要治疗手段。针对胰腺恶性内分泌肿瘤共同的生物学特性，可采用联合5-FU、丝裂霉素、表柔比星、IL-2的化疗方案；功能性肿瘤还可以应用生长抑素、质子泵抑制剂(PPI)等药物。

1. 生长抑素及其类似物　大多数神经内分泌源性肿瘤及其转移灶细胞表面均有生长抑素受体(SSTR)高表达。生长抑素及其类似物与消化道生长抑素受体结合发挥作用，可以抑制胰腺和肠道激素的分泌。适用于有功能性分泌的肿瘤，如胃泌素瘤、胰高血糖素瘤、血管活性肠肽瘤，特别是生长抑素受体显像阳性的患者。常用奥曲肽(Octreotide)。奥曲肽100～300μg，每日3次皮下注射，症状严重者每日最大剂量可用至1500～3000μg。奥曲肽长效制剂(Octreotide long acting repeteable，LAR)的使用，令治疗效果更满意，使用更方便，也无特别不良反应。只需每3～4周注射10～30mg，最多60 mg。近年来新型生长抑素类似物SOM-230问世，其作用持续时间长，疗效强，在国外已用于临床治疗难治的类癌。

2. 干扰素治疗　干扰素可抑制细胞周期，上调生长抑素受体，从而达到抑制肿瘤的目的。IFN-a2b也用于临床，与生长抑素合用具有协同作用，能使单药无效的肿瘤缩小率达25%。

3. 细胞毒药物治疗　化学疗法也是治疗消化系统神经内分泌肿瘤的一种手段。总体有效率并不高为30%～50%，联合用药疗效高于单药治疗。常用药有链左霉素、阿霉素、5-FU。国外卡培他宾也有使用。

4. 分子靶向药物治疗　近年来，分子靶向药物问世，使肿瘤治疗有了新的手段。血管生成抑制剂，表皮生长因子抑制剂和单克隆抗体越来越多地用于临床。神经内分泌恶性肿瘤细胞中有血管生成因子高表达。国外有报道使用血管生成抑制剂作为转移或进展的消化系统神经内分泌肿瘤的治疗方法之一。近年来，新的靶向性药物索坦(Sutent)，是一种多靶点酪氨酸激酶抑制剂，已在美国、欧盟和日本等国家和地区获准治疗晚期肾细胞癌和胃肠道间质瘤。Sutent在治疗晚期胰腺内分泌肿瘤的Ⅲ期临床实验中达到了主要临床终点，即患者在病情无恶化的情况下生存期得以延长。此前，Sutent在治疗该症的Ⅱ期临床实验中也获得了成功，这是它后来能顺利进入Ⅲ期临床的重要基础，两次实验的受试者为同一批人员，为66例晚期胰腺内分泌肿瘤患者。他们使用Sutent进行治疗后应答率为16.7%，达到预定目标，68%的患者病情可保持稳定，体内肿瘤出现恶化的平均时间为7.7个月，而其中81.1%的患者生存期能达到1年。

5. 选择性动脉栓塞化疗　对于有肝脏转移的消化系统神经内分泌肿瘤患者，进行选择性动脉栓塞化疗可减轻症状。在治疗前出现肝脏转移疾病进展的患者约有一半肿瘤缩小。

6. 放射性核素标记生长抑素类似物治疗　大多数消化系统神经内分泌肿瘤细胞都表达生长抑素受体。利用这一特点将放射性核素标记的奥曲肽导入体内，使其与肿瘤表面特异性受体相结合将治疗剂量的放射性核素导向肿瘤部位达到定向治疗的目的。国外数据，用[177Lu-DOTAL，Tyr3]标记奥曲肽进行生长抑素受体显像，对转移和进展期的神经内分泌肿瘤进行治疗。患者的肿瘤有缩小，生活质量及生存期均得到改善。

下面针对几种多发的胰腺神经内分泌肿瘤的诊断和治疗进行详述。

胰岛素瘤

一、诊断

胰岛素瘤根据典型的Whipple三联征诊断多无困难：①自发性周期性发作低血糖症状、昏迷及其精神神经症状，每天空腹或劳动后发作者；②发作时血糖低于2.78mmol/L；③口服或静脉注射葡萄糖后，症状可立即消失。但是，有些患者的症状并不典型，可做血糖测定、胰岛素测定、甲磺丁

(D860)激发试验、胰高血糖素实验、L-亮氨酸试验、钙剂激发试验、血清C-肽测定等都对胰岛素瘤的诊断有帮助，并有助于排除其他低血糖的原因。

由于胰岛素瘤瘤体较小，位置不恒定，可做B超、电子计算机断层扫描(CT)、磁共振(MRI)、腹腔动脉造影、选择性门静脉系统分段取血(SPVS)、选择性动脉注射亚甲蓝等定位诊断技术的检查，可正确判断肿瘤的位置。

二、辅助检查

(一)化验室检查

1. 空腹血糖测定　禁食15小时，空腹血糖在2.78mmol/L以下者，可确诊为胰岛素瘤。对一些轻症患者，禁食可延长至24～48小时以上，以诱时发作。该病患者多在禁食15～36小时内出现低血糖症状，如果禁食60～72小时仍不发作，可排除胰岛素瘤。

2. 胰岛素测定　测定患者的空腹或发作时周围静脉血胰岛素水平，是确诊为胰岛素瘤的直接依据。正常人空腹周围血胰岛素水平为5～30μU/ml，平均低于24μU/ml。患者不仅胰岛素水平显著升高，即使在低血糖状态下胰岛素水平仍然高(可达100～200μU/ml)，为该病最特异试验。

除了空腹测定外，还可在手术中经门静脉取血测定胰岛素。方法为：手术中在办理输葡萄糖液前用细针穿刺门静脉主干取血，测定血糖和胰岛素水平。如门静脉主干血的胰岛素＞100μU/ml时，应考虑有胰岛素瘤存在的可能；如胰岛素值＞200μU/ml，可诊断为胰岛素瘤。此法在诊断上的特异性优于周围静脉血所测定的结果，也可用于判断胰岛素瘤是否已切除完全。

3. 空腹周围静脉血胰岛素浓度与葡萄糖浓度的比值(IRI/G)诊断法　该疾病的诊断通常需要同时测量胰岛素水平和血糖。正常情况下，胰岛素血糖比低于0.4，当＞0.4时常提示胰岛素瘤的可能。患者禁食15～72小时，再检测周围静脉血胰岛素和葡萄糖水平，并计算胰岛素(IRI)和葡萄糖(G)比值。该方法比单独测定胰岛素或血糖更为准确。

4. 甲磺丁(D860)激发试验　甲磺丁可刺激胰岛释放胰岛素，产生持续3～5小时的低血糖。

(1)静脉法：早晨空腹抽血测血糖后，静脉注射甲磺丁(20～25mg/kg体重，溶于20ml生理盐水中)，于注射后5分钟、15分钟、30分钟、45分钟、60分钟各测血糖1次，第2、第3小时每半小时测血糖1次，观察血糖变化。正常人在用药后半小时血糖达最低值，1.5～2小时恢复正常。胰岛素瘤患者注药后5～15分钟出现明显低血糖，且2～3小时后低血糖仍不恢复。

(2)口服法：口服甲磺丁和碳酸氢钠各2g，然后每半小时测血糖1次，连续5小时。正常人于服药后1～3小时内血糖达最低值；胰岛素瘤患者可早期出现血糖最低值，且持续3～5小时血糖不回升，血浆胰岛素含量升高。

试验时应注意以下几点：①对甲磺丁不敏感者可出现假阴性；②空腹血糖低于2.78mmol/L时不宜做此试验；③肝硬变患者可能引起低血糖昏迷。

5. 胰高血糖素试验　静脉注射胰高血糖素1mg，每30分钟测血糖和血浆胰岛素水平。30分钟内血糖迅速升高，而胰岛素浓度下降；注射后1～1.5小时血糖降至正常，2小时后出现低血糖，而胰岛素含量升高。如果血糖低于2.5mmol/L，胰岛素＞100μU/ml，即可明确诊断。该试验阳性率达80%，且较甲磺丁法安全，准确性更大。

6. 胰岛素原与胰岛素比值测定　正常人胰岛素原与胰岛素的比值不超过25%；而胰岛素瘤患者的比值增高，有恶性变时更显著。

7. 其他试验　L-亮氨酸试验、钙剂激发试验、血清C-肽测定等都对胰岛素瘤的诊断有帮助，并有助于排除其他低血糖的原因。

(二)定位检查

1. 无创性检查

(1)B超：由于B超检查具有简便、无创和费用低廉等优点，有一定的应用价值。Mayo医院报道一组胰岛素瘤患者，术前B超的定位诊断率为59%。而Michigan大学报道的阳性率仅为25%。因此，不能单纯依靠B超进行胰岛素瘤的术前定位诊断。

(2)电子计算机断层扫描(CT)：在胰岛素瘤的定位诊断中，CT是应用最广泛的无创性检查方法，且增强扫描比平扫的敏感性更高，能更好地了解肿瘤与胰腺、胆总管之间的关系。但是各家报道的阳性率也有很大差异，Broughan、Dunnick 报道 CT 对胰岛素瘤的定位诊断率>60%，而 Mayo 医院的资料是 35%，Vinik 等报道仅为 15%。

(3)磁共振(MRI)：随着磁共振检查的逐步推广，也已开始用于胰岛细胞瘤的定位诊断。由于本项技术开展较晚，而胰岛素瘤又十分少见，故目前尚无大宗检查应用报道，一般认为其敏感性与 CT 相仿。

(4)EUS：胰岛素瘤大多呈边界清楚的低回声病灶，表现为类圆形，其内回声均匀，高血供的病灶后方可有增强表现。EUS 对胰岛素瘤检出的敏感性高达 90%以上，对直径 1.0cm 以上的病变检出率则更高。由于十二指肠和胃在解剖结构上与胰腺毗邻，胰腺头部和体部在 EUS 探查时范围覆盖较为完整，而胰尾部可能落在探查范围之外，且胰尾部相邻组织结构较多，这可能是导致 EUS 对胰尾部肿瘤诊断准确率偏低的原因。但当患者不适合手术等情况时，可以通过 EUS 下进行穿刺活检来加以明确病理。

2. 有创性检查

(1)性腹腔动脉造影：由于胰岛素瘤含有丰富的血供，通过高选择性腹腔动脉造影(脾动脉或胃十二指肠动脉)，能清楚地显示肿瘤的位置，尤其是结合运用数字减影(DSA)等新技术，可使准确定位率更高。多数学者报道腹腔动脉造影对于胰岛素瘤的定位诊断率达 80%(Fraker 和 Norton84%，Fulton 等 88%)，但也有的稍低一些，仅为 52%。

(2)经皮肝穿刺门静脉系统置管分段取血(percutaneous transhepatic portal catheterization sampling，PTPC)测胰岛素：又称选择性门静脉系统分段取血(selective portal venous sampling，SPVS)。其方法是经皮经肝穿刺肝内门静脉分支，并将导管插入至脾静脉，分段抽取胰腺引流血管的血，测量其胰岛素含量。各段的测值做一曲线，激素峰值所在的区段就是肿瘤的位置所在。应用 PTPC 判断肿瘤部位具有很高的符合率，Vinik 和 Roche 等报道其定位符合率分别为 81%和 95%，而 Fraker 和 Norton 的数据则达到 100%。国内曾宪九等自 1981 年开始应用此法定位胰岛素瘤，检测的 6 例患者均获得成功。

(3)术中 B 超：该方法对于位于胰腺头部、位置深、体积小的肿瘤的诊断尤为适用。胰岛细胞瘤容易与周围的胰腺实质相区别；也有助于识别肿瘤与周围大血管、胰腺管和胆总管之间的关系。Grant 等对 36 例胰岛素瘤患者进行术中 B 超检查，定位诊断率为 90%。

(4)选择性动脉注射亚甲蓝(selective arterial methylenebluein jection)：由于胰岛细胞肿瘤能选择性地结合亚甲蓝等生物染料，通过动脉或静脉注射亚甲蓝，有助于寻找胰岛素瘤的所在部位。Fedorak 等介绍在手术当天早上进行超选择性腹腔动脉插管，将一根 5.0F 号动脉造影管留置在胃十二指肠动脉或脾动脉。术中将 2ml 消毒亚甲蓝快速注入导管，15 秒内整个动脉供血范围内的组织全被染成蓝色，2 分钟后，肿瘤以外的正常胰腺组织均已褪色，而肿瘤部位的染色可持续 15 分钟以上。Cordon 报道从周围静脉滴注亚甲蓝(5ml/kg 体重)，溶于 1000ml 糖盐水内，半小时注完，1 小时后观察，正常胰腺组织染色浅蓝色，肿瘤则为深红蓝色。但国内少数单位进行类似检查，未能取得类似结果。

三、治疗

胰岛素瘤恶变率为 10%，常因为有转移而明确恶性诊断，因此，胰岛素瘤的诊断一经明确，没有转移，均应及早手术治疗，切除肿瘤。因为长期共存反复发作低血糖昏迷，可使脑组织，尤其是大脑造成不可逆的损害。有 10%的胰岛素瘤为多发性肿瘤，因此应排除 MEN1 的诊断，在手术时应探查整个胰腺。

(一)手术治疗

麻醉采用全身麻醉或持续硬膜外阻滞麻醉。切口选用左上腹旁正中切口或上腹部弧形切口。无论术前检查中是否已确定肿瘤部位，术中均应仔细全面地探查整个胰腺，了解肿瘤的部位、大小、数目、深浅及有无肝脏转移。为此，应作 Kocher 切口，游离十二指肠和胰头部；切开胰体、尾部上、下缘腹膜，游离胰体、尾部；沿肠系膜上血管切开并分离腹膜后组织，以探查胰腺钩突部；必要时还需探查有无异位胰腺。术中 B 超结合手术探查，可使探查更为准确。手术方式应视肿瘤部位、数目而定。

1. 单纯肿瘤切除术　对浅表、体积小、单发的良性胰岛素瘤,行单纯肿瘤切除即可。

2. 胰体尾部切除术　当肿瘤位于胰腺体、尾部、体积较大较深、多发或良、恶性难以鉴别者,可行胰体、尾部切除术。

3. 胰头部的良性胰岛素瘤　胰头部的良性胰岛素瘤,可采用楔形切除法,但切缘应距肿瘤0.5～1cm。术中应避免损伤胰管。一旦损伤胰管,应行胰腺空肠Roux-Y吻合术;如果胰管与胆总管均被损伤,则应行胰十二指肠切除术。胰头部巨大恶性胰岛素瘤也应行胰十二指肠切除术。

4. 盲目胰体尾部切除术　对于虽经全面、仔细探查而仍找不到肿瘤者,可行盲目胰体尾部切除术,因为胰岛素瘤位于体尾部者占2/3以上。近年来许多人则采用渐进式胰尾部切除术,其方法为:由胰尾部开始分段切除,每切一次均送冰冻切片检查及测血糖和血胰岛素含量。如冰冻切片已证实为胰岛素瘤,而血糖仍低,血胰岛素含量不降,就可能为多发性肿瘤,应继续切除部分胰腺组织,直至血糖水平升高、血胰岛素含量下降,方可停止手术。对这种隐匿的胰岛素瘤,一般不主张行全胰切除术。如果病理检查证实为胰岛细胞增生,往往需要切除80%以上的胰腺组织。

5. 转移灶的切除　胰岛素瘤切除也同样有助于已发生转移的患者的治疗。对于选择性患者进行肝转移灶的切除,对患者的预后及改善症状是有益的。

(1)手术中注意事项

1)术中强调无糖输液和随时监测血糖的变化。

2)肿瘤组织全部切除后,血糖可比未切除前升高2倍,未见升高者需等待90分钟后才能认为肿瘤未完全切除。

3)有时病理切片对良、恶性胰岛素瘤也很难鉴别,这时应仔细检查有无肝脏或胰周淋巴结转移,若有转移即为恶性肿瘤。

(2)术后处理

1)术后5天内每日测定血糖和尿糖,部分患者可出现术后高血糖,且有尿糖,可通过调节葡萄糖液的输入量和速度来控制,少数患者需用胰岛素控制。一般可在15～20天内下降。

2)部分患者在肿瘤切除术后症状重新出现,可能为多发性肿瘤术中有遗漏或术后肿瘤再生。

3)术后常见并发症有胰瘘、假性胰腺囊肿、术后胰腺炎、膈下感染等。

(二)非手术治疗

对少数不能手术的患者,可长期服用氯苯甲嗪(Diazoxide),以抑制胰岛素的分泌。增加餐次、多吃糖类,也可缓解低血糖症状。

对于恶性肿瘤,或已有肝转移者,可采用二氧偶氮(Nitrogen Dioxide)或链脲霉素(Streptozotocin),该药对胰腺B细胞有选择性损害,对转移性胰岛细胞癌也有一定疗效。左旋门冬酰氨酶(L-asparaginase)、链黑霉素(Streptonigrin)对恶性胰岛素瘤也有作用。

胃泌素瘤

一、诊断

对具有相应的临床症状,X线可见十二指肠或球后溃疡并伴有大面积水肿性胃和十二指肠皱襞及胃内大量潴留液,基础胃酸分泌率过高(非手术患者＞10mmol/h)或以往做过手术的患者达5mmol/h,使用最大刺激剂量的组胺、氨乙吡唑或五肽胃泌素后所分泌的胃酸量＞60%)的患者,应疑及Zollinger-Ellison综合征。

对Zollinger-Ellison综合征最可靠的检查是用放射免疫测定方法测定胃泌素。所有患者的血清胃泌素含量均高于150pg/ml,如还有相应临床表现和胃酸分泌过多的患者,其血清胃泌素水平显著升高,超过1000pg/ml则可确立该病的诊断。然而高胃泌素血症可见于低胃酸状态(如恶性贫血、慢性胃炎),肾功能不全胃泌素的清除下降时,大部全肠切除和嗜铬细胞瘤。

对于无明显高胃泌素血症的患者,激发试验可能有助于诊断。快速静注胰泌素(每小时2U/kg)并同时测定血清胃泌素。Zollinger-Ellison综合征的特征性反应是胃泌素含量明显升高,在非Zollinger-Ellison综合征其反应相反。胃窦部G细胞增生患者具有胃窦组织和血清的胃泌素升高,胰泌素刺激时胃泌素含量是降低的,一般的消化性溃疡患者对胰泌素的反应则不出现反常性增高。

超声内镜可检出 50%十二指肠胃泌素瘤和 75%～90%的胰腺胃泌素瘤，是最敏感的影像学检查方法。其他方法敏感性较差，包括奥曲肽扫描(50%)、腹部超声(20%～30%)、CT(20%～30%)，但有助于排除转移灶。因为技术要求和敏感性与 CT 相似，所以不推荐进行选择性门脉取样和胃泌素梯度测定以定位胃泌素瘤。在手术时，十二指肠切除术和术中内镜透照术或超声有助于定位。

二、治疗

胃泌素瘤有 50%～60%为恶性，主要出现 1 周淋巴结转移和肝转移，而其良、恶性不能从组织学来判断，而需要有转移的出现才能明确恶性诊断。过去认为胃泌素瘤主要出现在胰腺，现在的观念认为，胃泌素瘤主要出现于十二指肠和胰头周围的淋巴结。近期报道，胃泌素瘤主要起源于十二指肠壁。

H^+、K^+-ATP 酶抑制剂奥美拉唑可以显著减少胃壁细胞的 H^+ 分泌。它可改善症状，促进溃疡愈合，是目前选择的治疗方法。最初剂量是每日口服 60mg，但 30%患者需要更大的剂量，尤其是有严重的反流性食管炎、曾行胃手术、多发性内分泌肿瘤。大的或转移的肿瘤患者，除非经手术治疗(可能有 25%非家族性 Zollinger-Ellison 综合征患者)，否则都需服用奥美拉唑，生长抑素类似物也能降低胃酸的产生，可作为对奥美拉唑无效患者的治疗。

对胃泌素瘤的手术治疗，主要包括胰体尾切除术治疗胰体尾肿瘤。近期有学者推荐全胰切除术，因为术后可获得阳离子泵的成功抑制。对于散发的胃泌素瘤大约 70%经根治手术可治愈，而对于 MEN1 患者的治疗，仍存在争议。一部分患者由于反复出现溃疡合并消化道大出血，可能需要施行全胃切除术，尽管很少出现营养缺陷性并发症，但患者需要用维生素 B_{12} 每月 100μg 肌注，并每天补充铁和钙。在肿瘤无法切除和有转移的患者中，用链脲菌素进行针对胰岛细胞肿瘤的化疗，可能能够缩小肿瘤体积(在 50%～60%患者中)和降低血清胃泌素的浓度，是奥美拉唑或全胃切除术有效的辅助治疗。

Vip 瘤

一、诊断

Vip 瘤(Vipoma)诊断需要证实分泌性腹泻(粪便的渗透压接近血浆渗透压，所有经过测定的粪便渗透压等于粪便中 Na 和 K 浓度之和的 2 倍积)。分泌性腹泻的其他原因尤其是滥用轻泻药必须被除外。可施行动脉造影术和超声检查，但在 66%患者中见不到肿瘤。用放射免疫法测定血液中的血管活性肠肽明显升高可以确定诊断，但在短肠综合征和感染性疾病中，其值会轻度升高。因为血管活性肠肽很容易降解，故可导致假阴性结果出现。胃酸分泌往往偏低，但其值正常并不能排除该症的诊断。胰液的分泌，空肠的活检和粪便内的脂肪均属正常或轻度异常。在绝大多数患者中，诊断是通过剖腹检查时发现胰腺肿瘤或神经肿瘤而确定的。

二、治疗

治疗从一开始就必须补充液体和电解质。为防止酸中毒，必须给予碳酸氢盐以补充该离子从粪便中丢失。因为当再水化完成时，粪便中丢失水分和电解质会增加，所以继续静脉补充可能变得较为困难。奥曲肽可有效控制 80%患者的腹泻，但可能需要大剂量。

对局限性肿瘤患者，肿瘤切除可治愈 30%的患者。对伴有转移的患者，手术切除能见到的全部肿瘤，可使得症状暂时缓解。50%～60%患者，应用链脲菌素，可能减轻腹泻和缩小肿块。化疗是不能治愈的。

胰高血糖素瘤

一、诊断

血液中免疫反应性胰高血糖素的水平升高，伴有胰岛细胞瘤的典型血管造影表现可以诊断胰高血糖素瘤，剖腹探查可以证实诊断。

二、治疗

首先，应改善代谢异常，包括初期的完全胃肠外营养改善营养不良，应用奥曲肽降低循环血糖水平使更好地对完全胃肠外营养产生反应。

肿瘤切除常应用胰体尾切除术，切除肿瘤可以减轻所有的症状。当肿瘤不能切除，转移或复发时，链脲菌素应用可使循环血液中免疫反应性胰高血糖素水平下降和症状改善，改善率是50%，但不能改善生存。奥曲肽可部分抑制胰高血糖素的产生，使皮疹消失，但因奥曲肽抑制胰岛素的生成，故葡萄糖耐量可降低。应用奥曲肽能迅速逆转因胰高血糖素过度分解代谢作用所引起的厌食和体重减轻。局部应用，口服或胃肠外锌剂可能导致皮疹的消失，但单纯补液或静脉应用氨基酸或脂肪酸后也可使皮疹消失，这提示皮疹不只是锌缺乏所引起的。

生长抑素瘤

一、诊断

生长抑素瘤的临床表现常不特异，需要发现血浆中异常增高的生长抑素来明确诊断。该病的平均诊断年龄为50岁，75%的肿瘤出现在胰腺，其他病灶可出现在上段小肠。肿瘤主要出现在胰头部，而80%肿瘤在发现时已出现其他器官转移。CT检查有助于明确肿瘤的部位。

二、治疗

治疗主要包括控制血糖，改善营养，外科切除。手术中都应施行胆囊切除，不管有无胆囊结石。因为，该肿瘤为恶性肿瘤，而且在诊断该病时可能出现转移，因此细胞毒性药物治疗是有必要的，但在各地其临床报道疗效差距很大。

或静脉应用氨基酸或脂肪酸后也可使皮疹消失，这提示皮疹不只是锌缺乏所引起的。

无功能性胰岛细胞瘤

一、诊断

该肿瘤无特异性临床综合征，主要表现为上腹痛、体重减轻和类似于胰腺癌的梗阻性黄疸。血浆胰多肽可能升高，但不会引起临床症状，但可作为切除术后复发和内科药物治疗反应的标志物。这类肿瘤主要位于胰头、胰颈及钩突，50%～90%为恶性。CT检查常可发现病灶及肝转移。

二、治疗

首选外科肿瘤切除手术，但局限切除肿瘤常很难办到，因此临床上常采用胰十二指肠切除术或胰体尾切除术。该肿瘤生长较缓慢，预后较胰腺癌好，5年生存率达50%。对于不可切除肿瘤，采用链脲霉素和多柔比星联合化疗，也可以明显改善预后。

（崔乃强）

第三十五章 脾脏疾病

第一节 解剖结构和生理概要

一、解剖概要

(一)脾脏的解剖结构

脾脏是一个实质脏器,质软而脆,富于血供,呈暗红色。我国成人正常男性脾长平均为13.86cm,宽8.64cm,厚3.07cm,重174.08g;成年女性脾长平均为13.09cm,宽8.02cm,厚3.05cm,重149.62g;形似蚕豆,外侧膈面呈圆穹状,内侧脏面微凹,内前缘有切迹。脾脏位于左季肋部深处,在胃的左侧,膈肌的下方,左肾的前侧和结肠脾曲的上方,其长轴自左后向右前斜行,约与第10肋平行。整个脾脏被第9、第10、第11肋所掩盖,在肋弓下难以触及。脾脏肿大时,可向上伸展,抬高膈肌,向下可伸入左上腹;巨大的脾脏甚至可达左髂部。除了脾门外,整个脾脏都被腹膜所掩盖。脾周围腹膜反折形成多个韧带与邻近脏器相连,对脾脏起支持和固定作用。脾脏内侧前方与胃大弯之间为胃脾韧带,内有胃短动、静脉和胃网膜左动、静脉;此韧带的上段往往较短,使脾脏上极与胃底大弯侧十分靠近,手术切断此韧带时,稍有不慎,容易损伤胃壁。脾脏上极后方与膈之间为膈脾韧带。脾脏下极与结肠脾曲之间是脾结肠韧带。脾脏内侧包围着脾蒂的是脾肾韧带,与左肾前的后腹膜相连;在脾蒂浅面覆盖着的部分后腹膜又称脾胰韧带:脾蒂包含有脾动、静脉,脾门淋巴结及伴随血管进入脾门的交感神经和迷走神经纤维等;胰尾常伸入脾蒂,紧贴脾门,在行脾切除术钳夹处理脾蒂时,常易损伤。上述诸韧带中除含有脾动、静脉、胃短动、静脉和胃网膜左动、静脉以外,较少有其他血管,但当存在门静脉高压时,往往出现广泛、丰富而扩张的侧支血管,手术分离或切断时容易引起严重的渗血(图35-1)。

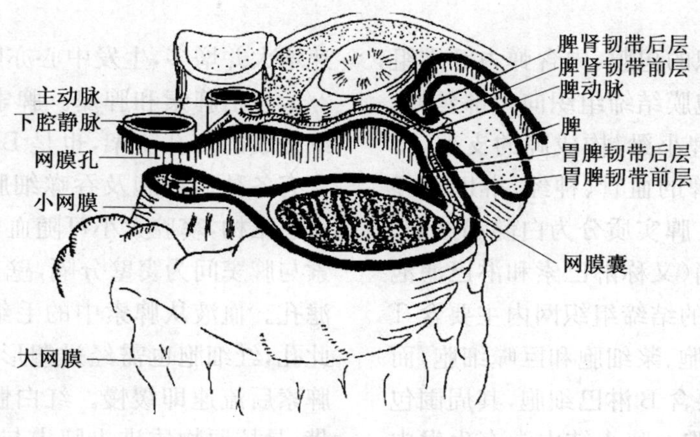

图35-1 脾脏毗邻关系

脾动脉来自腹腔动脉，沿胰腺上缘向胰尾行走，在接近脾门处分出胃网膜左动脉和数支胃短动脉；脾动脉在进入脾门前多先分上、下两支或上、中、下 3 支，再分为二级或三级分支进入脾门。脾静脉为 2～4 支，常盘绕伴行于脾动脉前后，在脾门处汇流而成主干，在胰腺背侧、脾动脉深面下方右行，在胰腺颈部处先后与肠系膜下静脉和肠系膜上静脉汇合成门静脉。脾动脉除主干发出的分支外，尚可有一支独立的上极动脉和下极动脉，前者常发自脾动脉的胰段，后者可由胃网膜左动脉或脾动脉的下支发出。根据脾动脉分支情况，最常见的类型为 2 叶 4 段型(图 35-2)，即脾上叶、脾下叶，分为脾上段、中上段、中下段和下段。脾动脉分支进入脾实质后为节段动脉，进而分为小梁动脉，最后形成终末动脉，故脾实质由内到外可划分为脾门区、中间区和周围区。相邻脾叶(段)之间动、静脉的吻合甚少，形成一个近乎无血管区的不很规则的平面。这些认识为开展不同的脾脏手术提供了解剖学基础。脾脏的淋巴引流汇集于脾门淋巴结，然后沿脾血管右行，进入腹腔动脉旁淋巴结(图 35-3)。

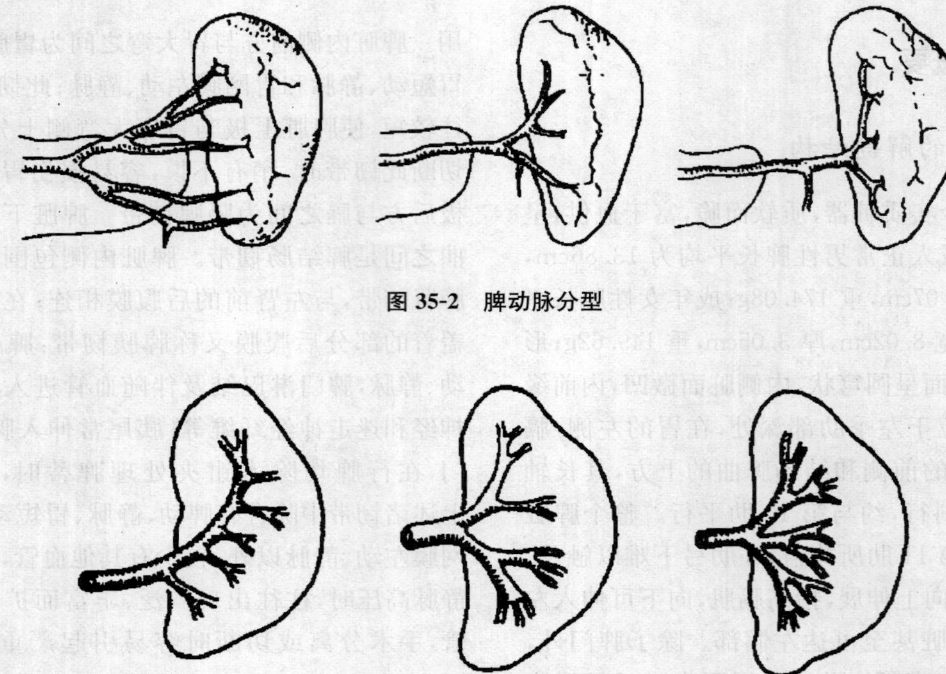

图 35-2　脾动脉分型

图 35-3　脾动脉分支

脾脏表面有结缔组织的包膜，内含弹力纤维组织和少量平滑肌组织。包膜结缔组织向内部延伸，形成粗细不等的条索状脾小梁，构成脾的支架，将脾实质分成许多小叶。脾的血管、神经、淋巴管经脾门沿着小梁进入脾内。脾实质分为白髓和红髓。白髓由动脉周围的淋巴鞘(又称淋巴索和淋巴滤泡或脾小结)构成。淋巴鞘的结缔组织网内主要含 T 淋巴细胞，偶见 B 淋巴细胞、浆细胞和巨噬细胞，而不含红细胞。脾小结主要含 B 淋巴细胞，其周围包绕 T 淋巴细胞和巨噬细胞。脾小结内常有生发中心，其中可见树突状细胞和巨噬细胞。

受抗原刺激引起体液免疫反应时，淋巴小结迅速增大并增多，生发中心亦明显。红髓占脾实质的 2/3，包括脾索和脾窦。脾索是网状细胞及网状纤维构成的多孔支架，也是 B 淋巴细胞的集合处，并含有各种血细胞及吞噬细胞。脾窦是迂曲成网的管道结构，窦腔大小可随血容量的多少而改变。脾索与脾窦间为窦壁分隔，壁上附有直径 2～3μm 的滤孔。血液从脾索中的毛细血管进入脾窦需流经此孔，红细胞也需经过塑形才能通过，故血液进入脾索后流速即缓慢。红白髓之间的移行区称边缘带，是抗原物质进入脾内与各种细胞接触，引起免疫应答反应的重要场所。

脾脏具有独特的微循环系统，脾脏动脉毛细血管有的直接开口于脾窦内；而另一种形式则是血液先经脾索再流入脾窦。这种循环使血液中的血细胞和其他颗粒物质沿着脾索，通过脾窦壁的滤孔，再进入静脉，使脾脏能过滤吞噬细菌、不正常或衰老的红细胞和其他颗粒物质。脾脏有极丰富的血液循环，实际上是位于脾动脉与脾静脉间的一个大血窦；脾脏又是体内最大的淋巴器官，约占全身淋巴组织总量的25%，内含大量的淋巴细胞和巨噬细胞，其功能和结构上与淋巴结有许多相似之处，故脾脏又是一个重要的免疫器官。

中医学对脾的解剖也早有论述，最早有文献记载的是《素问·太阴阳明论》，"脾与胃以膜相连"。《医贯》中有对脾的形态结构的描述，"其色如马肝紫赤，其形如刀镰"，《医学入门·脏腑》中则说"扁似马蹄"，《医纲总枢》称"扁似马蹄，形如犬舌，状如鸡冠，生于胃下，横贴胃底，与第一腰骨相齐，头大向右至小肠，尾尖向左连脾肉边，中有一管斜入肠，名曰珑管"。"扁似马蹄"、"形如刀镰"是指脾而言，"犬舌"、"鸡冠"是指胰而言。从脾的位置、形态看，可知脏象学说中的"脾"作为解剖学单位就是现代解剖学中的脾和胰，但其生理功能又远非脾和胰所能囊括。

(二)副脾和脾发育不全

副脾(accessory spleen)是指在正常的脾脏以外，存在与正常脾脏结构相似、功能相同的组织。其发主可能因胚胎期脾始基芽融合不全或异位脾芽形成，或部分脾组织脱离主脾块发育而成。它可与正常脾脏完全分离或有结缔组织相连，多呈球形，并具有单独的动、静脉，大小自直径数毫米至数厘米不等；常为3个，也可多达4～5个以上。其发生部位有报道70%位于脾门和胰尾，然后依次为大网膜、胃脾韧带、脾结肠韧带、脾动脉周围(图35-4)。此外，如小肠或结肠系膜、骶前、左侧附件或左侧睾丸周围等。副脾发生率的统计结果很不一致，根据手术及大组尸检统计，其发生率为10%～25%，并且可随年龄增长而退化；但在因先天性溶血性贫血等血液疾病而行脾切除术者，其发生率较高。在这种情况下，必须同时切除副脾，否则将因术后副脾增生而使原有疾病复发。

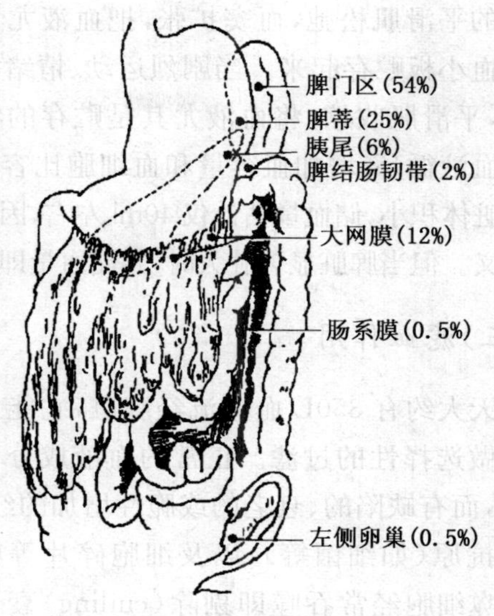

图35-4　副脾发生的部位

脾发育异常还可表现为表面呈深凹的裂口，呈分叶脾(lobulated spleen)，在腹内出血手术中可误认为脾破裂；也可完全隔离呈双脾状或多个几乎大小相同的脾。此外，还可因发育不全而完全无脾，或仅有多个发育不全的脾组织而正常部位的脾脏缺如，在这种情况下常合并先天性心血管畸形及内脏异位等，称先天性脾综合征。常致婴儿早夭。

核素脾扫描及选择性腹腔动脉造影可作为检查副脾存在的手段，但直径＜3～4cm者仍难以发现。

二、生理功能

(一)造血

胚胎发育早、中期，脾脏是生成各种血细胞的造血器官。到第21周其造血功能被骨髓代替，淋巴组织成分逐渐增多，逐渐从髓样器官变为淋巴器官。出生后，脾脏仍能产生淋巴细胞和单核细胞，而无其他造血功能。但脾内含有少量干细胞(约为骨髓的10%)，在严重贫血、某些白血病、破坏血细胞的药物中毒及某些传染病时，脾索内可重新出现造血现象，产生各种血细胞，称为髓样化生。

(二)储血

脾脏通过血窦发挥储血作用。脾的被膜及小梁中含有大量弹力纤维和少量平滑肌细胞，当休息时脾脏的平滑肌松弛，血窦扩张，把血液尤其是红细胞和血小板贮存起来。当剧烈运动、情绪激动或失血时，平滑肌收缩，将血液尤其是贮存的红细胞输送至血液循环，增加血容量和血细胞比容。正常人的脾脏体积小，储血量估计仅 40ml 左右，因此并无重要意义。但当脾脏显著肿大时，其储血量即增加。

（三）滤血作用

每天大约有 350L 血液流经脾脏，它能对血液的内容做选择性的过滤。正常的血液成分可以迅速通过，而有缺陷的、衰老的或脆性增加的红细胞、颗粒性抗原（如细菌等），以及细胞碎片等则被清除。巨噬细胞经常吞噬即剔除（culling）衰老的红细胞。但衰老的红细胞并不是全部在脾脏内被破坏，多数是在血液循环中破成微屑。放出的血红蛋白在脾内被巨噬细胞吞噬并分解，释出胆红素和铁；前者在血液内与蛋白质结合后被运到肝细胞，而铁则被输送到骨髓以合成新的血红蛋白。正常成人每天经脾脏约清除 20g 红细胞。

除了选择性过滤剔除以外，还能清除红细胞内的铁颗粒、Howell-Jolly 小体、Heinz 小体、疟原虫等，称除核作用（pitting）。故当脾丧失后，外周血中出现较多含 Howell-Jolly 小体等异常结构的红细胞，畸形和不成熟红细胞，如痘痕红细胞、有核红细胞等增多。此外，血小板经正常生存期后亦在脾脏内被清除。

（四）免疫功能

脾脏参与免疫包括特异性和非特异性细胞的及体液的防御反应。脾脏白髓与红髓交界的边缘区及脾索的组织结构为多孔隙的网状支架，含有大量巨噬细胞、淋巴细胞及浆细胞，血流在此很缓慢，血液中的颗拉抗原、异物、细菌及原虫等在此滤过，并被巨噬细胞吞噬清除。脾脏也是淋巴细胞居留和增殖的场所，含有 T 细胞、B 细胞、K 细胞、NK 细胞和树突状细胞，并产生免疫球蛋白（特别是 IgM）、补体、调理素等免疫成分，以及主要是在脾脏产生的一种粒细胞、单核细胞和巨噬细胞激活因子 Turftsin 及补体旁路激活系统中的重要组成部分：备解素。此外，还能合成一种能直接杀伤肿瘤细胞的内源性细胞毒性因子。

一个正常的脾脏可贮藏血小板循环总量的 1/3，并于需要时将其释入血循环内；血小板经正常生存期后亦在脾脏内被清除。脾切除术后，周围血液中白细胞和血小板计数在几小时内即可迅速上升，扁平红细胞和靶形红细胞明显增多，这个现象有认为是由于脾脏有控制血细胞自骨髓释放入血流循环的功能。

临床上脾脏移植治疗血友病甲获得成功，说明脾脏还是产生和贮存抗血友病球蛋白（第Ⅷ凝血因子活性部分）的重要场所。

三、中医学对脾脏功能的认识

祖国医学对脾的生理功能论述与西医学的脾生理功能不尽相同，不仅有造血系统的功能，还具有消化系统的功能，而更多地强调消化功能。

1. 脾主运化　包括两个方面，

（1）运化水谷精微：指脾有消化吸收、转输水谷精微的功能。食物经过消化后，脾将其中精微上输于肺，由肺贯注心脉流灌全身，以营养五藏六腑、四肢百骸、肌肉皮毛各个组织器官。这种功能正常时，消化吸收良好，气血旺盛，精力充沛，肌肉丰满。

（2）运化水湿：指脾有促进和调节水液代谢的作用。水谷精微为机体利用后，脾在肺肾协助下，将水液废浊下输膀胱，排出体外，从而维持体内水液代谢的平衡。若脾虚运化失常，水谷消化吸收、转输发生障碍，可见纳差、腹胀、便溏、肌肉瘦削、四肢无力、面黄唇淡；若运化水湿功能失常，可见水湿内停等证。水湿停于胸膈，则见胸闷呕恶，停于肌肤则见水肿；停于肺则见痰饮，停于腹则见腹水，停留肠道则见泄泻。所以《素问·至真要大论》说“诸湿肿满，皆属于脾”。

2. 主统血　脾统血有两个方面的含义。

（1）摄血：指脾气有统摄和控制血液在脉道中正常运行，不溢于脉外的功能。

（2）生血：血液来源于水谷精微，经过生理变化而成，故《灵枢·决气篇》说“中焦受气取汁，变化而赤，是谓血”。说明脾能益气，又能生血，故有“脾为气血生化之源”的说法。如果脾气虚，既能使气血生化无源，血质改变，又能使气不摄血，致血液溢于脉外，出现贫血、便血、崩漏、皮下出血等症状。因此，脾和胃又称作后天之本，水谷之海。

第二节　脾功能亢进

脾功能亢进(hypersplenism)是各种不同疾病或病因导致脾脏体积增大,而出现一系列相关的临床症状与体征。临床表现为脾大(splenomegaly)、外周血一种或多种细胞减少而骨髓中却是相应细胞系的幼稚细胞过度增生,脾切除后可使血象正常或接近正常,症状缓解。脾亢分为原发性脾亢和继发性脾亢两大类。原发性脾亢由于病因不明,很难确定该组疾病是否为同一病因引起的不同后果,或为相互无关的独立疾病。继发性脾亢一般有较明确的病因。该病属祖国医学的“积聚”、“虚劳”、“血证”范畴。《诸病源候论》中“积者,脏病也,阴气所生也;聚者,脏病也,阳气所成也,虚劳之人,阴阳伤损,血气凝涩,不能宣通经络,故积聚于内也”,说明虚劳亦能致积。

一、病因病机

(一)病因

1. 原发性脾亢　原发性脾增生、非热带性特发性脾肿大、原发性脾性粒细胞减少、原发性脾性全血细胞减少、脾性贫血或脾性血小板减少症。由于病因不明,很难确定该组疾病系同一病因引起的不同后果,或系相互无关的独立疾病。

2. 继发性脾亢

(1)充血性脾肿大:各种原因所致的门静脉高压症(Banti 综合征、肝硬化和肝外门静脉闭塞症);门静脉血栓形成;脾静脉血栓形成;肝外静脉阻塞(Budd-Chiari 综合征)及充血性心力衰竭、缩窄性心包炎和风湿性瓣膜病。

(2)感染性疾病:疟疾、血吸虫病、黑热病、病毒性肝炎、亚急性细菌性心内膜炎、传染性单核细胞增多症等。

(3)造血系统疾病:慢性粒细胞白血病、慢性淋巴细胞白血病、毛细胞白血病、恶性淋巴瘤、恶性组织细胞病、骨髓纤维化、重型珠蛋白生成障碍性贫血、遗传性球形细胞增多症、镰形细胞性贫血、地中海贫血等。

(4)类脂质沉积症:戈谢病、尼曼-皮克病。

(5)结缔组织病:系统性红斑狼疮有 10%～20%的病例伴有脾大。类风湿性关节炎,其亚型 Still 病半数病例伴有脾肿大;另一亚型 Felty 综合征则伴有脾大和血细胞减少。

(6)脾脏疾病如脾囊肿或假性囊肿。

(7)其他尚有脾动脉瘤及海绵状血管瘤等。

中医认为,外感六淫、内伤七情、气滞、血瘀、痰凝、湿滞、虚劳、及饮食不节等皆可引起该病。

(二)发病机制

脾功能亢进引起血细胞减少的机制目前尚未完全阐明,主要有以下 4 种学说:

1. 过分阻留和吞噬作用　与动物不同,人类的正常脾脏很少有红细胞或白细胞的贮藏作用,但是约 1/3 血小板却被阻留在脾脏。但当脾脏有病理性增大时,不但血小板而且红细胞也可在脾内滞留。脾肿大与纤维血管增生有关,伴有小梁增粗,其中可见巨噬细胞及原纤维细胞增生,因而脾内血细胞阻留也见增多。据估计,当脾脏显著肿大时,50%～90%血小板和 30%以上的红细胞被阻留在脾脏,导致外周血液中血小板及红细胞减少。外周血中衰老的红细胞及受抗体、氧化剂、化学毒物或物理因素损伤的红细胞大多在脾脏内破坏。由于脾内循环系统的特殊结构(终末动脉可直接开放至脾索),红细胞在迂曲的脾索内缓慢前进,滞留较久,因能量耗尽而碎裂分解。也有些红细胞因受巨噬细胞影响,损失部分细胞膜,多次吞噬后表面积逐渐减少,以至于形成球形细胞。这种球形红细胞可塑性极差,无法通过基膜小孔进入脾静脉窦,大多在脾索中心为巨噬细胞所吞噬,即所谓剔除作用(culling)。

另有一些红细胞浆内有变性珠蛋白小体、异常血红蛋白包涵物或疟原虫等,由于这些小体僵硬不易变形,常被阻挡在仅有 2～3μm 的基膜小孔而无法进入脾窦,最后包涵体为脾窦周围巨噬细胞所吞噬,称为挖除作用(pilling)。

当脾脏内单核-巨噬细胞系统过度活跃或脾索内异常红细胞明显增多如遗传性球形细胞增多症或自体免疫性溶血性贫血等，上述“剔除”或“挖除”作用均显著加强，以致大量红细胞在脾内破坏而最终导致贫血。

2. 自体免疫反应　脾脏是 IgM 的主要生成器官，也可能是很多病理性抗体的来源。脾脏肿大时这种免疫作用更为突出。当脾脏切除后，抗体虽仍有生成，但出现较晚且抗体效价较低。因此，也有人认为脾亢可能是一种自体免疫反应。脾内单核-巨噬细胞系统由于各种不同原因发生了异常的免疫反应，导致自体抗体的产生，破坏自体血细胞而引起一种或多种血细胞减少。

此外，脾对血浆容量及白蛋白合成有一定的控制作用。慢性脾脏明显肿大时，血浆容量明显增多；而切脾后 6 个月，血容量才恢复正常。因此，脾亢患者血象降低也有稀释性因素的参与。

3. 体液学说　脾脏可能产生某些体液因子抑制骨髓的造血功能及成熟血细胞的释放。抑制因子一旦消除，骨髓造血功能即恢复正常。临床与动物实验中观察到：①给动物注入同类的脾浸出液，可使其血细胞减少；②切除脾脏后患者在接受放疗及化疗时血细胞的降低程度较小，推测可能是消除了与脾有关的体液因素的结果。

4. 稀释学说　脾脏对血浆容量有一定控制作用，当脾肿大时，血浆容量明显增多，造成血液稀释而表现为血细胞减少。脾切除后，血浆容量逐渐恢复正常。所以也有人认为脾功能亢进时外周血象降低和血液稀释因素有关。

（三）中医病机

1. 情志所伤　若情志抑郁，肝气不畅，气为血之帅，气滞血瘀，不能率血畅行，以致瘀血内停，脉络受阻，结而成积。

2. 感受寒湿　寒湿侵袭内伤于脾，使脾阳不运，气滞痰阻，障碍血行，使脉络瘀滞而成积症。

3. 他病转归　黄疸病后，或黄疸经久不退，湿邪留恋，阻滞气机，或久疟不愈，湿痰凝滞，脉络痹阻，血液内瘀，肝脾气血不畅，血络瘀滞等均可导致气滞血瘀，结而成块，以致成积。

4. 脾气亏虚　气血不足，正虚邪留，脾虚统血无权，血不循经而引起各种血证。

5. 外邪侵袭或饮食所伤　血热互结，郁久化热，内外合邪而出现热毒炽盛之象，或血热妄行之证。

二、临床表现

脾功能亢进大多为继发性，往往以原发病为首发症状，当继发脾亢时可有：

1. 脾肿大　大多在肋缘下 3～6cm，少数可达盆腔，并越过中线，明显肿大时可产生左上腹沉重感，以及因胃肠道受压而出现消化不良的症状。

2. 血细胞减少　可一系也可多系。可因红细胞、白细胞、血小板的减少而产生贫血、出血、易感染等临床表现。

三、诊断标准

诊断脾功能亢进有赖于以下各项指标：

1. 脾脏肿大　几乎大部分病例的脾脏均肿大。对于肋下未触到脾脏者，应进一步通过其他检查，证实是否肿大。应用 ^{99m}Tc、^{198}Au 或 ^{113m}In 胶体注射后脾区扫描，有助于对脾脏大小及形态的估计。电子计算机断层扫描也能测定脾大小及脾内病变。但脾肿大与脾功能亢进的程度并不一定成比例。

2. 血细胞减少　红细胞、白细胞或血小板可以单独或同时减少。一般早期病例，只有白细胞或血小板减少，晚期病例发生全血细胞减少。

3. 骨髓呈造血细胞增生象　部分病例还可同时出现成熟障碍，也可能因外周血细胞大量被破坏，成熟细胞释放过多，造成类似成熟障碍象。

4. 脾切除的变化　脾切除后可以使血细胞数接近或恢复正常，除非骨髓造血功能已受损害。

5. 放射性核素扫描　^{51}Cr 标记血小板或红细胞注入体内后体表扫描，发现脾区的 ^{51}Cr 量大于肝脏 2～3 倍，提示血小板或红细胞在脾内破坏过多。

在考虑脾亢诊断时，以前 3 条尤为重要。

四、治疗

（一）中医论治

脾功能亢进中医属于虚劳、积证，大多为虚实夹杂之证，治疗需根据其病机演变过程，正邪盛衰的趋势以治之。积之初期，邪气方甚，正气未虚，治宜散邪消积为主；中期邪气虽甚，正气亦虚，治当攻补兼施；末期邪虽盛实但正气大虚，故应扶正为主，配以祛邪消积。同时攻伐之药不可过度，以免伤正气造成不良后果。热毒炽盛者，又当解毒凉血，先治其标。在疾病发展过程中可出现脾不统血之血证，因此要揆度阴阳，随证治之。

1. 积证

(1)气滞血瘀

【主证】面色少华，双目暗黑，唇痿，但欲漱水不欲咽，纳呆食少，两胁胀满疼痛，左上腹部有积块，大便稍干，小便赤黄，皮肤见有瘀斑，或有衄血，舌质淡，色暗或有瘀斑，脉弦。

【治则】理气活血，化瘀软坚。

【方药】鳖甲煎加减。

(2)气血双亏

【主证】面色苍白或萎黄，唇色淡白，少气懒言，精神不振，动则气喘，头晕眼花，心悸失眠，舌质淡，苔少，脉细无力。

【治则】益气养血。

【方药】八珍汤加味。

(3)脾肾亏虚

【主证】面色苍白，体倦乏力，少气懒言，形寒肢冷，腰酸腿软，便血、尿血，崩漏，面浮肢肿，腹水，舌淡胖，苔白，脉细沉。

【治则】健脾补肾，补气摄血。

【方药】真武汤合归脾汤加减。

(4)热毒炽盛

【主证】壮热口渴，烦躁神昏，面红唇赤，气促鼻煽，头晕头痛，尿短赤，便干结，舌红绛，苔黄燥，脉洪数或弦数。

【治则】清热解毒凉血。

【方药】五味消毒饮合黄连解毒汤。

2. 血证

(1)血热妄行

【主证】皮肤出现青紫斑点或斑块，或伴有鼻衄、齿衄、便血、尿血、口渴、便秘、舌质红，苔黄，脉弦数。

【治则】清热解毒，凉血止血。

【方药】十灰散加减。

(2)阴盛火旺

【主证】皮肤出现青紫斑点或斑块，时发时止，常伴鼻衄、齿衄或月经过多，颧红，心烦，口渴，手足心热，或有盗汗，舌质红，苔少，脉细数。

【治法】滋阴降火，宁络止血。

【方药】茜根散加减。

(3)气不摄血

【主证】反复发生肌衄，久病不愈，神疲乏力，头晕目眩，面色苍白或萎黄，食欲不振，舌质淡，脉细弱。

【治法】补气摄血。

【方药】归脾汤加减。

(二)西医治疗

原发性脾功能亢进罕见，对继发性脾功能亢进，应首先治疗原发疾病。随着原发疾病治疗，有时可使脾脏缩小，脾功能亢进减轻，甚至消失。如经治疗后脾功能亢进无改善，且原发疾病又允许，可在治疗原发疾病的同时采用脾区放射治疗、脾部分栓塞术、脾次全切除术或脾切除术进行治疗。其中以脾切除术采用最多。

1. 脾切除

(1)脾切除术的适应证

A. 血液疾病

1)先天性溶血性贫血：由于红细胞的先天性缺陷，使其生存期缩短，破坏速度增快，超过了骨髓造血补偿的能力而引起的贫血。分为下列几种类型：

①遗传性球形细胞增多症：又称先天性溶血性黄疸。其特点除有家族史外，外周血涂片中可见球形的红细胞。此病并非罕见，为国内遗传性红细胞膜缺陷病中最多见者，男女均可得。由于红细胞内在的缺陷，使其形态和功能异常，导致红细胞过早地在脾脏内破坏。在形态上表现为血液中小而厚的球形红细胞显著增多，这类细胞的变形性能比正常红细胞差。在功能上球形红细胞的胞膜对钠离子通透性增高，为了排出进入细胞内过多的钠离子，加速细胞代谢，因而大量的糖和三磷腺苷被消耗，导致红细胞过早衰老。当这种红细胞在脾内通过脾索与脾窦间比它直径小得多的基膜小孔时，由于其变形性能差，不易通过，在脾内被阻留淤积而易遭破坏。临床表现为贫血、黄疸和脾肿大。于幼年时即可出现，也有直至成年或中年因症状加重始

引起注意。病情缓慢，常伴有急性发作。发作可因感染激发，但常可无明显诱因。一般情况下，贫血并不严重，但出现溶血危象时，血红蛋白可突然下降，且有寒战、发热、呕吐、心动过速和肝、脾疼痛、黄疸加深等，症状可持续数日至十数日不等。由于肝脏排泄胆红素增多，胆汁中胆红素浓度增高，30%～60%患者并发胆石症。但在10岁以前极少见。此外，偶可并发下肢溃疡。

脾切除是治疗该病最有效的方法，可获明显疗效，手术后黄疸和贫血在短期内很快消失，贫血可得到完全、持久的纠正。但血液中的球形红细胞仍然存在，细胞膜的通透性和脆性仍增高。如伴有下肢溃疡，术后通常迅速愈合。鉴于胆石症并发率较高，脾切除术前应进行B型超声检查，如有胆囊结石存在，条件允许，可考虑一并行胆囊切除术。由于幼儿脾切除后易发生感染，故除非严重贫血，明显发育障碍或反复出现溶血危象等以外，一般4岁以下儿童不宜施行脾切除。

②遗传性椭圆形细胞增多症：为少见疾病，有家族性，大部分为常染色体显性遗传，男女两性都有。血液中出现大量异形红细胞，有椭圆形、卵形、腊肠形或棒形，以椭圆形细胞为主。多数患者无溶血情况，症状也不明显。少数可有溶血性贫血和黄疸。可施行脾切除，对消除贫血和黄疸有效，但血液中椭圆形细胞依然增多。一般4岁以下儿童不宜行脾切除。

③丙酮酸激酶缺乏：是一种非球形红细胞的遗传性溶血性贫血。在新生儿期即出现症状，黄疸和贫血都较重。此病主要由于红细胞内缺乏丙酮酸激酶，红细胞内糖酵解减慢，使三磷腺苷的产生降低，缩短了红细胞的生存期。这是红细胞破坏增多的主要原因。常伴脾肿大。脾切除虽不能纠正贫血，但有助于减少输血量。胆石症是常见并发症。如条件允许而需手术治疗时，可考虑与脾切除一并进行。

④镰形细胞性贫血：是血红蛋白病的一种，由于异常血红蛋白——镰状细胞血红蛋白(HbS)而使红细胞呈镰状。这种镰形细胞容易附聚形成栓塞，常可引起脾梗死。临床表现为慢性溶血性贫血，可伴黄疸和肝脾肿大，由于血管栓塞可多次发生急性腹痛，以及骨与关节疼痛、血尿、下肢溃疡和各种神经系统症状等。部分患者有脾肿大和脾功能亢进，或早期即发生溶血危象。脾切除可解除脾肿大、脾功能亢进、脾梗死，减少输血量。部分患者症状可得到改善。

⑤珠蛋白生成障碍性贫血：原称地中海贫血，是一组遗传性贫血，也是血红蛋白病的一种。具有临床意义的是血红蛋白的α链或β链合成障碍者。开始认为该病只局限于地中海沿岸民族，以后发现该病分布于世界很多地区。我国广东、广西、四川亦多见，长江以南各省、区多有散发，北方少见。该病多见于儿童。重型者出现黄疸，发育迟缓，精神委靡，肝脾肿大，颅骨增厚，额部、顶部隆起，颧骨高耸，易患感染，下肢可能出现溃疡。血液检查为小红细胞、低血红蛋白性贫血，红细胞呈环形或靶形，红细胞的渗透性、脆性降低。血清胆红素轻度升高。约25%患者伴有胆石症。脾切除主要是减少红细胞在脾脏中的破坏，延长红细胞的生存期，对减轻溶血和减少输血量有帮助。一般适应于贫血严重需长期反复输血或巨脾并有脾功能亢进的重型患者。但多数主张也应在4岁以后手术为宜。

根据国内资料血红蛋白H病脾切除疗效优于β珠蛋白生成障碍性贫血。

⑥红细胞生成性血卟啉病：是一种严重的罕见病，多为5岁以下儿童。主要是由于红细胞中的卟啉合成障碍，导致溶血。临床上主要表现是由于光感过敏，引起红斑、大疱性皮炎等皮肤损害。

2)自体免疫性溶血性贫血：是因为免疫功能紊乱产生某种抗体吸附于红细胞表面的抗原上或激活补体促使红细胞过早地破坏而发生的溶血性贫血。该病按病因可分为原发性和继发性，后者如继发于感染、骨髓增殖性疾病、恶性肿瘤及某些药物引起。按血清学特点又可分温抗体型和冷抗体型，以温抗体型为多见。

临床上除溶血的一般特征外，表现多样，有急性型和慢性型两种。大部分患者有慢性贫血及脾肿大，抗人球蛋白试验直接反应阳性，贫血较重者多有轻至中度黄疸，但最轻者也可无贫血或任何症状。急性型多见于小儿，有突然寒战发热、头痛、腹痛、腰背酸痛、呕吐、黄疸、血红蛋白尿等。

3)血小板减少性紫癜

①特发性血小板减少性紫癜：亦称免疫性血小

板减少性紫癜，由于血小板减少而引起全身出血性疾病。特征是外周血中血小板减少，血小板寿命缩短，骨髓中巨核细胞增多。目前多认为该病与免疫有关。有人将患者的血浆输给健康人，可使受血浆者的血小板减少，甚至发生紫癜；如将健康人的血小板输给患者，输人的血小板也迅速被破坏。现已知这种抗体是一种 7Sγ⁻球蛋白，属 IgG。患者脾脏是产生血小板抗体的主要部位。脾脏对血小板的破坏也起重要作用。以 ^{51}Cr 标记的血小板注入患者体内，发现大多数血小板在脾脏内潴留，其次在肝脏。当患者行脾切除后，血小板计数可迅速上升。

临床上可分为急性和慢性两型：急性型多见于儿童，常在发病前有感染病史，起病急骤，全身皮肤出现瘀斑，牙龈、口腔、鼻腔黏膜出血，胃肠道和泌尿系也可出血，严重者可发生颅内出血，血小板显著减少，常在发病数周内得到缓解，少数可迁延半年左右，亦有发展为慢性者。慢性型较常见，以青年女性为多。起病缓慢，出血症状一般较轻，主要为持续或反复发作的皮肤淤点或局限于某个部位出血，如鼻衄；女性患者也可以月经过多为主要症状。实验室检查：血小板计数常在 $50\times10^9/L$ 以下，急性型可低于 $20\times10^9/L$，出血时间延长，血块收缩不良，但凝血象检查正常，骨髓中巨核细胞数量增多或正常，少数患者可有脾肿大。

②血栓性血小板减少性紫癜：罕见，病理形态为动脉终末支及毛细血管内有透明的嗜酸性栓塞物。目前认为可能是由于自身免疫引起，临床表现为皮肤、黏膜出血，溶血性贫血、发热，并可出现神经症状和肾功能不良。病情急起者，呈进行性恶化，可于数周内死亡。单纯应用糖皮质激素或单纯行脾切除，均可使少数患者获得缓解；而联合应用糖皮质激素和脾切除术治疗，可提高疗效。

4)原发性脾原性中性粒细胞减少症和全血细胞减少症：原因不明，是一个综合征，或称原发性脾功能亢进。主要表现为单纯性中性粒细胞减少或全血细胞减少，骨髓正常或增生。临床上大都为慢性病程。除苍白、乏力外，可有发热、反复感染、出血性紫癜和左上腹痛等。脾脏都增大。脾切除有时有良好疗效。

5)白血病

①慢性粒细胞白血病：脾脏曾被认为是慢性粒细胞白血病细胞株的发源和繁殖部位之一，在急变之中起重要作用。但近年来报道脾切除与不切除的预后、急变发生率、急变后存活期并无差异。目前认为该病如伴脾功能亢进、血小板明显减少，巨脾引起的明显症状或因脾梗死引起脾区剧痛，全身情况允许，可考虑脾切除术。

②慢性淋巴细胞白血病：约有 10%的患者只有脾肿大而无淋巴结肿大。这类患者的预后较有淋巴结肿大者为好，而且其贫血和血小板减少的原因由脾功能亢进引起较骨髓浸润导致的可能为大。如果化疗效果不佳，脾脏肿大较显著，而采用糖皮质激素治疗，效果不明显者可考虑脾切除。

③毛细胞白血病：也是一种少见的慢性白血病。有明显脾肿大，在脾、骨髓、淋巴结中有白细胞增生，此种白细胞边缘不整齐，呈伪足或细毛状突起。大多数患者全血细胞减少。该病化疗和放疗无显著效果。当全血细胞减少，反复出血或由于粒细胞减少反复出现感染，以及巨脾等，脾切除可使血象迅速改善，生存期明显延长，故仍有主张行脾切除作为治疗手段。

B. 恶性淋巴瘤

1)霍奇金病：根据疾病分期，采用各种放疗或化疗方法后，已显著延长霍奇金病的无病存活期，并提高了治愈率。由于临床分期常与实际疾病分期有所出入，有些学者建议剖腹及切脾时根据受侵范围进行准确的临床分期。有 30%～45%的病例在手术后修正了术前疾病分期。切脾后病理标本除可提供较全面的病理组织学结构以供分期参考外，尚可去除脾亢因素，提高周围血象，有利于术后化疗和放疗。文献报道切脾后，患者对放疗和化疗的耐受性较术前有明显提高。相当一部分病例临床虽无脾肿大，但手术时发现脾脏或脾门淋巴结已受侵犯，有脾侵犯的为 1/3，同时有肝脏累及。所以剖腹及切脾有助于探明腹部病变的累及程度，以利于制订合理的放、化疗方案。此外，剖腹尚可在病变部位安置金属标记，协助确定放射部位。女性可做两侧卵巢固定，防止放射后不育症。由于剖腹及切脾都有一定危险性而且不是所有霍奇金病（特别是晚期）患者都必须经剖腹才能进行分期，所以迄今对诊断性剖腹探查术的适应证各学者尚有争论。

诊断性剖腹探查术仅限于某些必须经正确的病理组织学诊断后才能制订切实有效的治疗方案的患者。随着霍奇金病自然发展史的进一步了解及治疗方案的不断创新，诊断性剖腹及切脾的需要性应逐渐趋向于减少。

2)非霍奇金淋巴瘤：由于该病较多发生在年龄较大者而且诊断时都已属晚期，因此诊断性剖腹的指征不强，对非霍奇金淋巴瘤患者切脾主要为了解除显著脾肿大和同时伴有的脾功能亢进，并为以后的化疗和放疗创造条件。

C. 骨髓纤维化：脾脏常是该症骨髓外造血的主要器官，一般切脾对患者不利，但有以下情况时有相对的切脾适应证：

1)巨脾有压迫症状或脾梗死引起持续性疼痛者。

2)脾功能亢进而引起顽固性贫血或血小板减少症，药物疗效不佳，且需反复输血而骨髓造血功能未完全丧失。

3)伴有门静脉高压，尤其是并发食管静脉曲张破裂出血。切脾后有使肝脏迅速增大或血小板急骤增多，以及导致血栓形成的可能，故应审慎。切脾后需适量服用化疗药物以防止肝脏肿大。

D. 感染性疾病

1)慢性感染：如反复发病的疟疾、黑热病、结核病等，可伴有单核巨噬细胞系统增生、脾肿大和脾功能亢进等。如有明显的脾功能亢进现象，可施行脾切除。

2)人类免疫缺陷病毒(HIV)感染可伴发血小板减少，它属于人类免疫缺陷病毒感染的一种并发症，原因不清，与典型的免疫性血小板减少性紫癜十分相似，但发生致死性出血的较少见。对糖皮质激素持续治疗无效或因长期服用引起副作用者，有主张行脾切除。多数患者术后血小板迅速上升，临床出血症状消失。有报告淋巴细胞及CD4＋亚群计数增加，但CD4＋/CD8＋比率无改变，对HIV感染和AIDS病情的进展可见明显影响。认为脾切除治疗 HIV 感染伴免疫性血小板减少性紫癜是安全、有效的。

E. 充血性脾大：充血性脾大和脾功能亢进都是由于门静脉高压所引起，国内多见为肝炎后肝硬化和血吸虫病肝硬化所致。可实行脾切除或降低门静脉压力的各种分流术进行治疗。脾切除术既解除了脾大，又可纠正脾功能亢进。

F. 类脂质沉积病：是一类遗传性代谢疾病，都是脂类代谢障碍。与外科有关的疾病是脑苷脂网状内皮细胞病(Caucher 病)，由于在单核巨噬细胞系统积蓄大量大分子的脑苷脂和神经磷脂，引起脾大和脾功能亢进。多见于幼儿，慢性病例可见于青年或中年。脾大和脾功能亢进明显者，可行脾切除，对症状改善有帮助。有学者观察到手术后脾外器官内的代谢细胞明显增多，故主张行部分脾切除治疗。

G. 风湿性疾病：有两种病与脾切除治疗有关。

1)类风湿性关节炎：病程在数年以上，如伴有脾肿大和中性粒细胞减少，即 Felty 综合征。如果用糖皮质激素治疗不能持久时，脾切除不但能纠正严重的白细胞减少，也可改善关节炎，但易于感染的倾向仍可能持续存在。

2)系统性红斑狼疮：可伴有自身免疫溶血性贫血和血细胞减少，当用糖皮质激素治疗效果不好时，有主张可行脾切除术。术后血细胞上升，贫血得到纠正。

(2)脾切除的要点及围手术期管理

A. 术前准备

1)具有脾切除手术指征的门静脉高压继发脾功能亢进的患者，手术最好选择在病情稳定期进行。术前宜做适当的准备以改善患者的全身状况，尽可能使肝功能达到 Child B 水平(国内肝功能标准：Ⅱ)，以确保手术的安全和减少术后并发症。通常要求患者的血红蛋白＞80g/L，白细胞＞1×10^9/L，血小板＞50×10^9/L，血浆白蛋白＞30g/L。如果低于此标准，可给以成分输血，使其达到要求。

2)原来已有出血倾向者应根据其病因及发病机制尽可能纠正凝血缺陷，如输注新鲜血液、凝血酶原复合物或纤维蛋白原等。骨髓纤维化有血小板增多者，术前应进行血小板置换术或应用烷化剂使血小板降至正常范围。血友病甲患者手术当日晨静脉输注Ⅷ：C 因子，将Ⅷ：C 因子水平上升至50%以上时准备手术。原发性血小板减少性紫癜患者主要变化为血小板低下，低于 10×10^9/L 时可适当补充血小板悬液。自身免疫性溶血性贫血可输注洗涤红细胞等。而某些慢性溶血性贫血患者，术前已适应慢性贫血，可考虑不予输血。

3)对原发性血小板减少性紫癜患者，术前3天应用肾上腺皮质激素，以静脉滴注可的松疗效最快，剂量为每日100～300mg。

4)禁止使用抑制血小板功能的药物，如已应用，要在停药1周以后才能进行手术。

5)全身情况衰竭，尤其是白细胞减少者，术前1天开始预防性应用抗生素。

6)术前3天行肠道准备，进无渣饮食，口服甲硝唑、氟哌酸和润便剂等药物，调整胃肠功能，控制肠道细菌数量。

7)术前要留置胃管、尿管。

B. 手术要点

1)切口选择：脾亢患者通常脾脏体积增大，经常应用的上腹纵行切口包括上腹部正中切口和左侧腹直肌切口。此切口进腹快、损伤小，尤其适合于外伤性脾破裂患者。但不适用于巨脾的患者。此类患者肋弓被明显撑大或呈钝角，脾周围粘连较重，往往将切口从其下端向左横行延长，成为"L"形；切口的上端应足够高，直达肋弓缘，这样就能较好地显露左膈下区，并便于处理脾胃韧带的上段。对于位置较高的肿大脾脏，即肋弓下显露的脾块较少者，也可采用沿左肋弓下大弧形切口，对脾脏显露及手术操作都较腹直肌切口为佳，但是其创伤较直切口大，愈合较慢，但裂开机会小。放置胃管，抽空胃内容物，甚有利于显露、分离脾脏。

2)对巨脾患者，在切除脾脏前先结扎脾动脉，对脾脏进行按摩使脾脏有所缩小，对改善手术操作和减少失血都有一定效果。从结扎点以远脾动脉注射0.5mg稀释的肾上腺素溶液，2～3分钟后即可见脾脏缩小，潴留于脾内的大量血液经脾静脉回流到体循环中。此种脾脏自体输血作用可减少400～800ml出血量，对于循环系统可耐受肾上腺素者是非常有用的辅助措施。

3)脾慢性肿大时常与周围组织形成十分严重的粘连，正确处理脾周围粘连，充分游离脾脏，是顺利施行脾切除的关键。特别是晚期血吸虫病的巨脾，常与左膈面、肝左外叶、后腹膜、侧腹壁有广泛和紧密的粘连。粘连有两种：一种是血管性粘连，多呈网织状，坚韧而密集，含有丰富的侧支血管，严重者可使脾和膈面紧密粘连在一起，无法插入手指；另一种是纤维性粘连，呈膜状或束状，较松散，多不含血管，常可用手指钝性分离，一般不会引起大出血。对于广泛、紧密的血管性粘连，强行钝性分离会造成灾难性的大出血。因此，在术前要尽量正确估计脾脏粘连的情况。一般来说，如果病史中常有脾区疼痛，或在腹部扪诊时发现脾脏的活动度不大，常为粘连较重、较广的表现。在术中则应首先仔细探明脾脏周围粘连的程度，明确其性质和范围。对于粘连广泛、严重者，应立即延长切口，保证显露良好。用长血管钳逐一钳夹切断粘连，加以结扎或缝扎止血。脾与膈面或侧腹壁广泛粘连时，有时显露十分困难，则需进行开胸，切开膈肌，在良好的显露下进行分离。应该特别提出的是，当遇到脾周围有严重粘连时，不创造良好显露的手术野和获得足量输血的条件，就不应该将手术勉强进行下去。

4)术中应仔细寻找可能存在的副脾，同时予以切除。脾功能亢进患者的副脾发生率为16%～19%，以1～2个最为多见。常见部位为脾门、脾蒂、胰体尾附近、肠系膜根部和大网膜等处，也可位于胃及十二指肠附近者。有些学者认为，副脾残留是造成脾亢等病情复发的主要原因之一。

5)有广泛粘连者可先控制脾蒂，膈面粘连致密可在包膜下分离脾组织，在膈面留下一片包膜，渗血反易处理。在脾切除后的剥离面上极易发生渗血。尤其是膈下和后腹膜，故应彻底止血。对出血点可用电凝止血或用"8"字折叠缝合法逐一缝扎，直到满意为止。剩下少量渗血可用热盐水纱布垫热敷、压迫等止血。如最后仍有少量渗血(无明显出血点可见)，可在左膈下放置闭合式负压引流，以免造成膈下积血和膈下感染。

6)脾窝引流：脾切除后创面虽经严格止血，但由于肝硬化，脾功能亢进的患者多有出血倾向，术后仍易渗血；而且脾窝积血常易继发感染。因此，要常规地在脾窝放置1根多孔、腔大、质较软的橡胶管，经左外侧腹壁引出，接入无菌引流袋；要特别重视引流管的通畅，一般引流24～48小时，使膈下积血完全流出后，即可拔除。

7)对术前长期应用激素的患者，术中应补充激素，并比原用剂量适当增大。

附 腹腔镜脾切除术

自20世纪80年代腹腔镜技术在临床广泛推广以来，由于手术器械和手术技巧的提高，腹腔镜技术普遍应用于腹部器官的手术。国外于1992年首次报道了腹腔镜脾切除术，国内胡三元等也于1994年报道了用腹腔镜为10岁血液病患儿施行了脾切除术，而后这方面的报道相继出现，特别是手助腹腔镜脾切除次术已经是脾脏外科手术的一个重要手段。

(1)腹腔镜脾切除的适应证

1)继发性脾功能亢进需行脾切除者。

2)外伤性脾破裂，术前诊断明确，非复合伤，需行脾切除者。

3)门静脉高压脾脏中等程度肿大者，并可同时进行食管胃底静脉曲张的断流术。

4)脾脏定性的占位病变。

(2)腹腔镜脾切除的禁忌证

1)脾功能亢进巨脾者，因脾脏巨大，术中显露困难。国内多位学者报道称，当脾大超过20cm时，应作为腹腔镜脾切除的禁忌证。

2)血液病伴有明显的出血倾向，有难以纠正的凝血功能障碍者。

3)脾大伴有腹腔感染、脾脓肿。

4)膈疝、外伤性脾破裂，病因复杂，腹腔内有其他复合伤者。

5)术前患者有长期左上腹疼痛，有慢性感染症状，证实脾周粘连严重，严重门静脉高压，脾周广泛静脉曲张者。

腹腔镜脾切除具有腹壁创伤小，术后恢复快，患者痛苦少的优点。因为是器械操作，可对血清传染性疾病如血清传染性肝炎、HIV等疾病有一定的控制其传染的作用。但是由于脾组织质脆，术中容易破裂形成不易控制的出血，对操作技巧要求高；对手术器械要求高，一般要有电凝效果确切的超声电刀，可以连续钳夹的夹持钳。明显不足的方面是：术中探查受到限制，对有副脾的病例术中不易发现，而副脾的存在是术后脾功能亢进复发的主要原因之一；手术时间长，术中出血相对较多。Federico和Gigst报道，目前腹腔镜脾切除手术最短时间是90分钟，平均为174分钟和180分钟。

C. 术后处理

脾切除术后常见的近期并发症有出血、感染、胰腺炎、血小板增多致血栓形成等，故手术后应严密观察病情，积极预防并发症。一旦发生，应及时予以相应处理。

1)出血：是脾切除术后严重的并发症，常见的有广泛渗血或急性出血。渗血往往发生在膈下及后腹膜的剥离面。由于创面大，虽然渗血速度不快，但累计的失血量是可观的。急性出血常由于结扎脾蒂的线结脱落或切割引起。分离胃脾韧带时，胃大弯处的胃短血管内缩，未予结扎，也是术后大出血的一个原因。临床上都表现为内出血，其严重程度依据失血量和失血速度而定，一般不难做出诊断。如有留置引流者，更能从引流液中反映出来。当高度怀疑或已确诊为内出血者，均需及时剖腹探查和止血。脾切除效果不佳者，术后鼻衄、皮肤、伤口等部位出血并不罕见，临床发现后，及早采取措施甚为重要，一般经成分输血、糖皮质激素的应用和静脉滴注丙种球蛋白等处理后，多数病例可获缓解。

2)感染：常见部位为左膈下，往往先有膈下积血或积液，继发细菌感染后可以形成膈下脓肿。临床表现为术后发热、白细胞增高、左季肋区疼痛。当病情进展，可表现左季肋区肋间饱满，局部软组织水肿和叩痛等。X线透视可发现左侧肋膈角变钝或有左侧胸腔积液，左侧横膈抬高，活动受限制。超声和CT对诊断和定位意义很大，可显示脓腔大小、具体部位及与邻近器官的关系。

处理方法：预防重于治疗，脾切除手术过程、切除后的引流及抗生素的应用均要合理。如膈下脓肿已形成，应依据脓肿部位经胸腔或经腹引流。也可在超声和CT导引下经皮穿刺置管引流，对无明显坏死组织碎片者，引流效果良好，可避免手术和由此再产生的并发症。也可由导管注入造影剂观察治疗效果，如果导管被堵塞，可利用导丝重新更置导管。如果引流效果不佳，则改做手术引流。

3)血小板增多和血栓形成：脾切除术后2周白细胞和血小板均增多，血小板计数＞400×10^9/L，血栓发生率达6%，而血小板计数＜400×10^9/L者血栓发生率约为0.4%，以肠系膜上静脉和下肢深静脉及颅内矢状窦静脉等部位为常见。一旦肠系膜上静脉血栓形成，可导致肠管广泛坏死，后果十分严重。下肢深静脉血栓形成引起下肢高度肿胀，如果血栓脱落，可导致肺栓塞以致死亡。因此，脾切除术后应严密观察血小板变化，如果血小板＞800×10^9/L时，应给予阿司匹林0.3g，每日1次，口服；双嘧达莫(潘生丁)100mg，6小时1次，口服。血小板过高的患者，还可应用抗凝药物。此外，应鼓励患者早期起床活动，对减少血栓形成很有裨益。

4)脾切除术后的暴发性感染(overwhelming postsplenectomy infection，OPSI)：OPSI由Diamond于1969年命名，其临床特征为突然起病、高热、头痛、腹痛、呕吐、谵妄或昏迷、感染性休克，发病数小时至24小时内可死亡，常并发弥漫性血管内凝血(DIC)和肾上腺皮质出血，多发生于手术后1～2年内，有的可间隔长达25年，发病率为0.58%～0.86%，年龄越小，发生率越高，手术与暴发性感染的间隙期也越短。常见的致病菌为肺炎球菌，其次为流感嗜血杆菌和脑膜炎双球菌。目前普遍认为，这种暴发性感染与脾切除后的机体免疫功能减退有关，对此应引起重视，并对脾切除术后的患者按不同年龄提出相应的预防措施。在3岁以前应尽量避免切脾。如必须切脾，则预防性应用抗生素至少2年。在7岁以前因造血系统疾病而需切脾者，也要应用预防性抗生素。抗生素以长效青霉素为首选。青少年至成年患者脾切除术后，应予以接种疫苗，多价疫苗对脾切除后患者有很好的保护作用。一旦发生，则应积极应用大剂量抗生素，输血，输液，纠正水、电解质紊乱等。

5)创伤性胰腺炎、胰腺损伤：脾切除术时在处理脾动、静脉时对胰腺挤压可导致术后胰腺炎的症状，而胰腺损伤是指在切脾分离脾血管时将胰腺分破，或切脾时将胰尾切除一部分或将胰尾挤碎，而术后出现胰漏，因此术中应仔细操作。脾切除后检查胰尾，若发现损伤应予以缝合，并在断面周围放置引流，且不能过早拔除。

6)激素应用：凡术前应用过或长期应用激素的脾切除患者，除术中给予氢化可的松外，术后头3天内，应每天补充激素或增加激素剂量，以免发生激素危象或戒断(撤除)综合征。数天以后，视患者以往使用激素的剂量、持续的时间及全身情况而逐渐递减激素用量，达到维持量或完全停用。

7)脾热：脾切除后2～3周内患者常有发热，但一般不超过38.5～39℃，发热很少超过1个月，无需治疗即可消退。对这类不明原因的发热称为"脾热"。脾热的机制至今尚未完全明了。一般而言，手术越大，损伤越重，发生脾热的机会就越大，持续的时间越长。有人观察到7例脾切除后无明显感染的患者存在白细胞凝集抗体，并与体温降低同步消失。这种抗体也能导致兔的类似发热发作。据此推测脾热与免疫因素有关，此外也有人认为脾静脉血栓形成、胰尾的损伤、腹腔包裹性积液等均可导致发热。如果发生发热，首先应排除感染因素、排除所有原因后诊断才能成立。无需治疗，发热可自行消退。

2. 介入治疗

(1)选择性脾动脉栓塞术(partial splenit embolization，PSE)：1973年，Maddison首先报道采用患者自身血凝块做全脾动脉栓塞治疗1例肝硬化门脉高压症脾亢患者，获得脾脏缩小及外周血细胞迅速改善的效果。但全脾栓塞后脾实质大量梗死常常带来极为严重的并发症，非手术干预病死率非常高。1979年，Spigos等采用部分脾动脉栓塞法，成功地治疗脾功能亢进，并明显减少了全脾栓塞所引起的并发症。其理论基础是栓塞剂栓塞了破坏红细胞的主要场所——脾脏红髓，而保留了含有大量淋巴组织的白髓，从而保留了脾脏的免疫功能。栓塞区的脾组织发生广泛灶性梗死，最终被纤维组织增生所代替，这种不可逆性的病理改变，削弱了脾脏的吞噬和破坏血细胞的能力，破坏了脾内血管，减少了脾内阻滞，使外周血得到改善，同时门脉高压时脾静脉血流量可占门静脉血流量的55%，部分脾组织缺血梗死脾脏减容后必然会使门静脉血流减少，从而降低门静脉压力和减少曲张静脉破裂出血的风险。可视为相似于部分脾切除术，被用于临床。

A. 脾动脉栓塞术的适应证

1)适应脾切除治疗的各种原因所致的脾大、脾功能亢进。

2)适应脾切除治疗的良性血液疾病。

3)外伤性脾破裂出血。

4)脾恶性肿瘤(化疗栓塞)。

5)脾脏动脉瘤、动静脉畸形等疾病。

B. 选择性脾动脉栓塞方法

1)脾动脉主干栓塞:使用较大体积的栓塞材料如不锈钢微螺圈、可分离球囊等,于脾动脉主干(导管头须超过胰背动脉开口)进行栓塞。由于栓塞后脾实质可通过胃短动脉、胃左动脉及胃网膜动脉分支形成侧支循环供血,不致产生脾梗死。但对脾功能亢进的影响很小,故一般仅用于治疗脾破裂出血和脾动脉瘤。

2)脾段动脉栓塞:选用适当大小的栓塞材料如明胶海绵条等栓塞一定大小的脾内动脉分支,使其分支远端的脾梗死。一般通过造影证实使脾梗死范围在40%～70%。此法比较安全,并发症较少。

3)脾动脉末梢性栓塞:采用细小颗粒性栓塞材料(聚乙烯醇),一般可通过分次选择插管至某一脾动脉支进行栓塞和反复造影比较,可根据血流速度改变的估计等方法,以控制栓塞范围的大小。应用此法未栓塞区的脾组织解剖结构及功能仍保持正常,但栓塞部分完全梗死,继而容易产生纤维化。

C. 常见并发症

1)栓塞后综合征:不同程度一过性发热、左上腹不适、腹痛、食欲不振等,经用抗生素及对症治疗,多可在1周左右消失。

2)脾外栓塞:栓塞剂反流误栓塞胃、胰的动脉,严重者可导致急性胰腺炎,轻度者一般经抗生素可治愈。重要的是栓塞过程中要避免栓塞剂反流和误栓。

3)左下胸腔积液及左下肺炎:多因脾上部栓塞后局部反应刺激左膈及左下胸膜所致,可用抗生素、局部理疗和对症治疗处理。

4)脾脓肿:可因栓塞剂污染或继发感染引起。可经抗感染,脓肿穿刺引流治疗。

5)术后复发:由于使用明胶海绵颗粒治疗,明胶海绵在2周后被吸收,并由于其入血后膨胀很难达到脾红髓小动脉内,达不到功能区栓塞的目的,故复发率高。可选择永久性栓塞材料聚乙烯醇。

(2)射频消融术(radiofrequency ablation, RFA):主要利用射频电极裸露端将射频仪产生的射频波(460～500kHz)传导至目标组织,并激发组织中离子运动,离子间的碰撞和摩擦产生热量导致组织局部的高温(50～110℃),射频产生的高温能直接导致局部脾脏组织凝固性坏死,并造成周围组织血栓性梗死(即"旁观者效应"),同时,热能沉积导致血管、脾窦内皮受损,累及整个脾脏,远离凝固性坏死灶的外观正常的脾组织也发生"残脾实性变",但反映脾脏免疫功能的淋巴细胞生发中心——白髓的结构并未受到影响。"实性变"的残脾体积明显缩小,血流量减少,从根本上逆转了脾亢时血窦扩张、瘀血的"血液过分阻留"致血细胞减少的病理生理基础。既可有效预防脾亢的复发,又可减少脾静脉血液回流降低门静脉压力。射频热能除了引起脾脏组织局灶性凝固性坏死外,对脾脏的"旁观者效应"及"残脾实性变"亦是RFA毁损足够脾体积和脾脏缩小从而有效纠正血细胞减少的主要机制。脾脏消融术的毁损范围一般掌握在全脾体积的50%～60%为佳。

与射频机制相近的还有微波消融、激光消融和高强聚焦超声消融等方法,微波技术最初应用于临床是以辅助外科手术的方式出现的。微波刀主要用于各种术中凝固止血或为肿瘤切除设定安全的凝固边界。近年来该项技术也已应用于肾肿瘤、肾上腺肿瘤、外周肺肿瘤、骨肿瘤、胸腺肿瘤、前列腺肿瘤和脾功能亢进的治疗,微波具有升温速度快、热效率高、热场稳定可调控、良好的止血效果及凝血能力强等特点,在治疗脾亢时更具有优势。而激光消融和超声消融也是利用不同形式的热效应使病理脾的体积缩小,也可视为部分脾切除。

A. 适应证

1)适应脾切除治疗的各种原因所致的脾大、脾功能亢进。

2)适应脾切除治疗的良性血液疾病。

3)外伤性脾破裂出血。

4)脾恶性肿瘤。

B. 脾脏消融术的治疗途径及方式选择

1)经皮穿刺脾脏消融术:对单纯脾功能亢进,不能耐受大手术无上消化道出血病史,凝血功能差者,可选择经皮脾穿刺射频治疗。该治疗有创伤小、术后并发症少、可多次进行的优点,但由于脾脏射频消融术局部热凝、气化干扰超声定位,对毁损范围不易控制,针道出血不易发现。术后应严密观察患者生命体征变化,对可能出现的腹腔内出血要及早发现、及时处理。

2)经腹腔镜脾脏消融术:对于无上消化道出血

病史，能够耐受全身麻醉者可选择经腹腔镜射频消融治疗。该操作在直视下进行，对可能出现的针道出血可及时处理，对毁损范围易于掌握，还可对并发食管静脉中重度曲张的患者考虑在腹腔镜下联合行胃冠状静脉或贲门周围血管离断术。具有创伤较小、恢复快、术后并发症少的优点，但对于脾上极、脾门后方脾脏毁损情况不易观察。

3）开腹术中脾脏消融术：适用于能够耐受手术的脾功能亢进的患者。对门静脉高压食管静脉重度曲张、原发性肝癌合并脾亢的患者，可先行贲门周围血管离断术或肝癌切除或肝癌射频消融术，再于结扎或阻断脾动脉情况下行脾脏消融术。具有显露清晰，易控制毁损范围，有效保护周围器官、组织，阻断脾动脉后射频消融术时间明显缩短，穿刺针道不出血等优点。

C. 消融术常见并发症

1）术后发热，原因为组织破坏的吸收热，以及感染发热。

2）术后血尿。

3）术后腹痛。

4）术后左侧胸腔积液。

5）术后针道出血及皮下出血。

因此，妥善选择病例，根据患者情况选择适当的方式和途径；术前加强支持治疗，改善患者凝血功能；术中谨慎操作，避免损伤周围组织，如胃、结肠膈肌、胰尾、肾等，腹腔镜直视下尤其应实时观察射频治疗对脾脏周围组织影响；如果避开脾上极操作，减轻对膈肌的炎症刺激，可以消除或减轻胸腔积液的发生；拔针后压迫或术后加压包扎避免皮下瘀血；术后大量输液、利尿，并应用广谱抗生素。

第三节 脾脏疾病外科治疗进展

1549 年，Zacaccli 成功实施第 1 例脾切除术以来，脾脏长期被认为是一种无保留价值的器官。脾切除很长一段时间作为治疗外伤脾和病理脾主要的治疗手段。1911 年，Kocher 在《外科手术学》中写道，“脾切除术后对机体没有危害，因此当脾损伤时就应该切除这个腺体”。1919 年，Morris 和 Bullock 通过临床观察，发现脾切除后患者对感染的易感性增加，提出对脾切除要慎重。1929 年，O'Donnell在《大不列颠医学杂志》中首先报道了 1 例患儿切除脾脏后发生“暴发性脓毒症”而后在鼠疫杆菌感染的实验鼠中发现，脾切除的实验鼠的死亡率为 80%，非脾切除者仅为 38%，从而证实了脾切除后的实验动物对感染的易感性。1952 年，King 和 Shumacher 的报道报告 5 例因先天性溶血性贫血行脾切除的儿童，在 2 年内突然发生脾切除术后凶险感染（OPSI），造成 2 例儿童死亡，引起医学界广泛重视。大量资料表明，脾切除术后不论是儿童还是成人，都有可能发生 OPSI。在事实面前迫使医学界从探索 OPSI 入手，重新评价脾脏的功能及脾切除后对机体的影响，并对沿用数百年的经典脾切除指征提出质疑。学者从机体的整体出发，将脾脏这一人类进化过程中保留下来的神秘器官与其他器官功能有机地结合起来，不仅研究有脾和无脾状态下的区别，更重要的是研究不同病理状态下脾脏功能的变化。

一、脾脏免疫功能的再认识

脾脏作为全身最大的周围淋巴器官，其结构和功能复杂，以往认为脾脏的功能主要集中在滤血、免疫、造血和储血方面，近年来随着免疫学、分子生物学等相关学科的发展，对脾脏结构和功能有了更深入、全面、系统的认识。

（一）血脾屏障的抗原滤过作用

血脾屏障（blood spleen barrier，BSB），这一概念最早由 Weiss 等提出，他们将脾动、静脉间对衰老变性的红细胞和被疟原虫感染红细胞的滤过作用称为 BSB。我国学者蒋登金和朱安龙等分别于 2002 年和 2005 年通过对大鼠尾静脉注入碳末和新型隐球菌在不同时段观察脾脏变化和脑组织变化的实验研究，确立了 BSB 的概念和结论。血脾屏障位于脾边缘区，环绕白髓存在，由窦周血管内皮细胞及其基膜、巨噬细胞、网状细胞和网状纤维（网状组织）及胶原纤维组成的生物屏障，它通过细胞间较致密结合的机械屏障作用和巨噬细胞的生物吞噬作用而对抗原进行滤过，维持白髓的内环境稳态。巨噬细胞主要分布在红髓，白髓内仅见散在分布，而富含淋巴细胞，在边缘区形成了围绕白髓的环状分布，这一区域含有B淋巴细胞和巨噬细胞，吞噬抗原的巨噬细胞向白髓集中，然后穿过血脾屏障游走至白髓内，完成抗原的递呈，是脾内捕获抗原、识别抗原和诱发免疫应答的重要部位。边缘区巨噬细胞通过吞噬作用和机械阻挡，参与BSB的功能发挥。

BSB与血脑屏障、血胸腺屏障等体内其他生物屏障的结构相比，结构相对松散，没有细胞之间的紧密连接，但它的组成成分多。因此，阻挡和吞噬异物的细胞种类较多。血脾屏障的功能是：

(1)早期的机械屏障作用。对生物源性和非生物源性生物或异物有明确的屏蔽作用，防止抗原进入脾脏的白髓，这一点与脑组织及软脑膜所见到的情况极为相似，说明血脾屏障的“机械”屏障功能良好。

(2)中后期吞噬细胞在边缘区吞噬抗原物质，非生物源性抗原出现早而生物源性抗原出现晚。估计与吞噬调理素有关，因为巨噬细胞吞噬细菌常常需要吞噬调理素的参与，而细菌刺激机体产生吞噬调理素有一时间过程。这种吞噬、清除现象是血脾屏障的积极主动的生物活性屏障作用。

(3)传递抗原信息。边缘区的巨噬细胞是血脾屏障系统中的重要构成部分，因此，该处巨噬细胞的作用应视为血脾屏障的重要功能之一。淋巴滤泡是产生特异性免疫应答的重要场所，有效的免疫应答依赖于有效的抗原信息，巨噬细胞向淋巴滤泡迁移，达生发中心，较长时间停留在生发中心(国内观察28天，国外报道180天)，这种现象很可能是在为特异性免疫细胞传递抗原信息。

(4)维持白髓内在微环境的恒定。由于血脾屏障的“机械”屏障和生物屏障作用，使来自血液循环中的颗粒、抗原等不能直接透过边缘区的血脾屏障到达白髓，从而有效地维持了白髓内在微环境的恒定，确保白髓内T、B淋巴细胞的特异性免疫应答有序进行。

(5)特异性免疫应答调控。通过巨噬细胞传递抗原信息来实现特异性免疫应答的调控。脾脏的这种特有的组织结构为其发挥生理功能奠定了基础。

(二)特异性免疫活性细胞的作用

脾脏是接受抗原刺激产生免疫应答的重要基地。凡静脉进入机体的抗原几乎首先进入脾脏发生免疫应答。机体的免疫功能不仅是抗感染的问题，而且更重要的是识别“自己”与“非己”抗原，最终将非己抗原排斥、破坏。脾中常见特异性免疫细胞有：

1. 巨噬细胞　由骨髓干细胞分化而来，当形成单核细胞后就离开骨髓进入血液，然后通过毛细血管进入脾、肝、淋巴结，分化为巨噬细胞。主要功能是：

(1)能非特异性吞噬和杀死多种微生物，清除体内衰老、损伤或死亡细胞，并能杀伤肿瘤细胞。

(2)识别、处理和传递抗原信息，巨噬细胞提供抗原能力很强，并促使淋巴细胞主生免疫应答。在淋巴因子和抗体的作用下参与特异性细胞免疫和特异性体液免疫的免疫应答。

(3)贮存抗原、参与免疫调节，巨噬细胞可合成和分泌多种巨噬细胞因子，具有重要的免疫调节作用，如白细胞介素-1(IL-1)，可促进T细胞分化增殖，以及诱导辅助性T细胞(T_H)产生TL-2和B细胞产生抗体。

2. T淋巴细胞　脾脏约占全身淋巴组织的25%，其中T淋巴细胞占30%～40%，主要分布在中央动脉周围，边缘区亦有一定数量。当机体受到抗原侵袭时巨噬细胞摄取和加工抗原，并把处理的抗原信息传递给T细胞。T细胞携带着抗原信息在脾脏及其他组织的胸腺依赖区增生分化为致敏细胞，一部分通过血液到达抗原所在部位；部分进入其他淋巴组织诱导产生更多的致敏细胞。同时释放趋化因子、移动抑制因子、巨噬细胞激活因子、巨噬细胞武装因子、促有丝分裂因子、干扰素等，与吞噬细胞共同清除抗原、异物。

3. B淋巴细胞　在脾脏储量最多，占淋巴组织的50%～60%，主要分布在脾小节、边缘区和红髓。B细胞在抗原的刺激下，转化为浆细胞，产生具有特异性免疫功能的球蛋白IgG和IgM，发挥特异性体液免疫作用。脾脏是IgM产生的主要场所，由于其分子较大，主要分布在血管内，因此，它在防止发生菌血症方面起着重要作用。若 IgM 缺陷，往往发生败血症。

脾脏内含有许多 T 和 B 的免疫记忆细胞。这此细胞具有重循环性能，每天至少可以重循环 40 次以上。因此这些细胞再次接触相应抗原的机会增多，受抗原作用后，能迅速增殖发挥免疫作用，对防御二次感染具有重要意义。

4. 自然杀伤细胞(NKC) 它在红髓中分散存在，在白髓中限于脾小节的生发中心，还存在于骨髓和外周血中，为天然杀伤细胞，是构成机体非特异免疫中的一个重要组成部分。它是与 T、B 细胞不同的另一类杀伤细胞。它无需抗原预先刺激，在无抗体参与的情况下，能在体内、外杀伤肿瘤细胞，起到免疫监护抗感染作用。NKC 也是一种重要的免疫调节细胞，它对 T、B 细胞、骨髓干细胞等功能均有调节作用。

5. 抗体依赖性杀伤细胞(K 细胞) 在脾脏中占少数，它能杀伤被抗体覆盖的靶细胞，这种作用称为抗体依赖细胞介导细胞毒性作用，故 K 细胞又称抗体依赖性杀伤细胞(ADCC)。它所杀伤的靶细胞一般是较大的、不易吞噬的病原体。

6. 淋巴因子活化杀伤细胞(LAK) 1982 年新发现的一种杀伤细胞，由于它是在白细胞介素-2(IL-2)的作用下形成的故称为 LAK 细胞，其最突出的特点是具有广谱的抗肿瘤效应，不但能溶解 NKC 敏感的靶细胞，而且也能溶解 NKC 不敏感的各种自体和同种异体的实体瘤细胞。

7. 树突细胞(LDC) 占脾脏有核细胞的1%～2%。其特征是一条很长的突起。具有明显的黏附性。脾脏中这类细胞几乎都具有丰富而稳定的 Ia 抗原，具有吸附、保留和提呈抗原的作用。特别是对可溶性抗原，此过程中树突状细胞能发挥很大的辅助作用。

(三)非特异性免疫功能

脾脏具有重要的非特异性免疫功能，这种功能主要通过吞噬作用来体现，髓索和血窦中含有大量的巨噬细胞，可直接清除血液中的病原体(如细菌)和异物颗粒及衰老、死亡的红细胞。有人报道大鼠切脾后其肺泡吞噬细胞对肺炎球菌的吞噬能力明显下降，这说明了脾脏能产生一些因子间接激活单核-巨噬细胞系统发挥吞噬作用。这些因子主要有：

1. 特有免疫因子(Tuftsin) 是 Nsjjar 等在 1970 年于美国 Tuftsin 大学首次发现并因此而得名，又称促吞噬激素，是一种人体自然存在的天然性生理四肽，其分子质量为 500，位于 IgG 重链 Fc 段 C_{H2} 区域残基 289-292 部分。其结构为苏-赖-脯-精氨酸(Thr-Kys-Pro-Arg)，是一种重要的生物活性物质，作用非常广泛，其有促进吞噬和调节免疫的作用。吞噬细胞、多形核白细胞、巨噬细胞和单核细胞在其细胞膜上含有 Tuftsin 的专一受体，当 Tuftsin 与其特异受体结合后，即可发挥其促吞噬、杀菌、抗肿瘤及其他生物活性作用。由于 Tuftsin 的产生需要经过位于吞噬细胞膜上的白细胞膜酶(leokoininase)和脾脏产生的内羧基肽酶(endocarboxypeptide)两步酶的作用，因此仅产生于脾脏的四肽，与脾脏关系密切。其主要作用：

(1)增强巨噬细胞的吞噬功能。

(2)巨噬细胞溶解瘤细胞作用增强。

(3)增强了巨噬细胞的过氧化酶作用。

(4)激活巨噬细胞分泌骨髓刺激因子，使白细胞总数增多。

(5)增强杀伤 T 细胞活性，增强单核细胞和中性粒细胞毒性。

(6)使 NK 细胞活性增强。

2. 备解素(properdin) 是补体旁路激活系统中的一个重要组成部分，现称为 P 因子。主要在脾脏合成。P 因子是一种糖蛋白，相对原子量(分子量)为 190 000～220 000。现在已公认 P 因子在旁路激活途径中起稳定 C_3、C_5 转化酶的作用，增强了 C_3 旁路活化功能，发挥抗感染能力。脾切除后外周血 P 因子水平降低。

3. 调理素(opsonin) 调理素的含义是促进吞噬细胞吞噬功能，这一过程又称为调理作用(opsonization)。吞噬细胞表面具有特异性抗体的 F 受体，因此特异性抗体具有促进吞噬细咆的吞噬功能。吞噬细胞表面除具有 F 受体外，尚有 C_3b 受体。补体 C_3b 片段亦有特异性抗体的类似作用，因此目前把具有调理吞噬功能的物质统称为调理蛋白。脾脏是产生抗体的主要场所，补体中许多成分如 C_1、C_2、C_4、C_5、C_8 等均由脾脏产生。脾脏被切除后，机体的吞噬微生物的功能明显下降。

4. 纤维结合蛋白(fibronectinFN) 亦称纤维联接素，是一种高分子糖蛋白，相对原子量(分子量)为40万～50万，由纤维母细胞、血管内皮细胞、巨噬细胞及肝细胞等产生。它存在于血浆和体液中，而且广泛分布于细胞表面、基底膜和结缔组织中，是维持机体完整和防御的重要物质。血浆的FN主要起调理作用，促进吞噬细胞及中性粒细胞吞噬清除细菌、纤维蛋白凝集物、胶原纤维碎片、免疫复合物、肿瘤细胞、衰老细胞及其他异物等，增强机体抗感染和抗肿瘤的作用。

5. 补体(complement) 脾脏是合成补体某些组成的重要场所。David等报道，在切脾小鼠体内用眼镜蛇毒素(cobra venum)耗尽C_3后，肺炎球菌感染死亡率明显升高。但亦有相反意见，如Nielson等回顾性研究了切脾后补体系统的变化，发现血清CH_{50}、B因子、C_3d等均无明显变化，部分有C_5水平增高，少数C_2水平降低，故认为切脾后OPSI的发生与补体系统无直接关系。总之，有关切脾后补体系统的变化尚待进一步研究。

6. 环磷酸腺苷(cAMP)和环磷酸鸟苷(cGMP) cAMP是位于细胞膜上的腺苷酸环化酶催化细胞内的三磷酸腺苷分解而成，而cGMP由特异性的鸟苷酸环化酶催化三磷酸鸟苷生成。现今认为它们是某些激素的“第二信使”，除了肿瘤、心血管和哮喘等疾病与之有关外，与免疫的关系亦受到人们的重视。有人发现增加淋巴细胞内cAMP的药物，对E玫瑰花结形成有抑制作用，而增加cGMP则反之。实验还发现生理浓度的cAMP(10^{-8}～10^{-6} mol)能刺激培养中的胸腺淋巴细胞增生，而高浓度($>10^{-6}$mol)时则抑制。张昌菊等(1987)研究了肿瘤动物和癌肿患者淋巴细胞内cAMP和cGMP的情况，证明其变化与癌肿有密切的关系。脾脏是一个重要的免疫器官，脾切除后对于血清cAMP和cGMP有无影响？何双悟等(1989)报道切脾组与正常对照组比较，cAMP差别无显著意义，而cGMP的水平比对照组低，且切脾组中肝硬化组较脾破裂组水平更低，说明脾切除后血清中cGMP降低，亦可能是引起免疫功能低下的原因之一，而肝硬变组下降显著，其机制尚不清，有待进一步研究。

(四)脾脏在感染中的免疫作用

脾脏切除后会发生严重感染，尤其是肺炎球菌的感染。这种感染伴随着DIC及暴发型脑膜炎球菌败血症(华-弗综合征)。DIC和华-弗综合征是儿童暴发性感染的常见症状，成人较少见，但Whitaker回顾性研究了77例成年人严重的肺炎球菌感染(急性脑膜炎或败血症)，其中有10%(8例)缺乏脾脏功能，6例患者最后死亡。国内容兑熙报道118例血红蛋白病患儿行脾切除术后OPSI发病率高达11.18%，且全部死亡。发生肺炎球菌败血症一般在脾切除后1.5～14年，平均5年，这些患者均有出血倾向。另有人报道19例华-弗综合征病例中，14例没有脾脏或其脾脏萎缩。对比523例非肺炎球菌感染者，只有1例没有脾脏。这些结果有力地证明了脾脏是主要抵抗肺炎球菌败血症，包括发生DIC及华-弗综合征。为什么脾切除后对肺炎球菌感染特别敏感，其机制则还不十分清楚，可能因脾脏是产生肺炎球菌特异性抗体即调理素的主要场所，并且是一个良好的滤菌器，DIC的发生主要由于脾脏网状内皮系统的阻断或切脾后促进高凝状态，而不能廓清活性凝血因子产物之故。因此，切脾患者应长期注意预防呼吸道感染，尤其要预防暴发性肺炎球菌败血症的发生，有人建议在脾切除前1～2周，使用肺炎球菌疫苗作为预防。对小儿脾切除术后引起OPSI的说法亦有争论，少数学者持否定意见，如浙江医大一附院及北京儿童医院则否认小儿脾切除术后有OPSI存在。曾达才还研究2例9岁地中海贫血患儿行脾切除术，于术前和术后不同时期行免疫功能测定，结果术前及术后不同时期的免疫功能均正常，与成人所得结果基本一致。Thugman等学者于1963年对100例血液病患儿进行研究，其中73例施行脾切除，27例未行脾切除，术后均进行随防，时间为2～24年，全部存活，无1例发生脾切除后严重感染。赵玉元等随访84例脾切除术后患儿，发现IgA、IgG、IgM有暂时性下降，但3～6个月后正常或接近正常。

(五)脾脏抗感染的方式

1. 脾脏的免疫廓清作用 脾脏对血流的滤过功能是脾脏免疫廓情的重要一环，由于每日有大量的血液流经脾脏，每分钟流经脾脏的血液有150～250ml。脾脏具有复杂的循环通道为滤过血液提供了有利的条件，对侵入血中的微生物、肿瘤细胞或其他异体物可进行过滤清除。脾脏所产生的调理素，是一重要的体液因子，它促进中性粒细胞和巨噬细胞对异物的吞噬作用，已知脾脏可产生多种类似的体液因子，如Tuftsin、备解素等，并在多个吞噬清除环节中发挥作用，如果侵入的细菌等抗原物与脾脏所产生的特异抗体相结合，调理素的作用就更为明显，尤其当机体既往曾遭受过该种抗原的侵袭，再次刺激免疫系统后，免疫反应就更易发生，抗体合成更为迅速，抗体与抗原的结合实质上是为吞噬细胞对抗原的作用起一桥梁作用，而吞噬细胞表面又含有抗体IgG和补体C_3b的受体，结合补体C_3b后的吞噬细胞，其吞噬活性再次增强；补体的活化产生C_3b，是依赖于IgM和IgG与异体抗原结合后通过经典途径，此时需要产生足够的IgG；补体的活化尚可在异体抗原的直接刺激下通过C_3途径，后者需要非特异性抗体$F(ab)_2$片段的结合，脾脏所产生的调理素对这一系列过程均有一定的作用。

2．特异性抗体　肝脾是网状内皮系统两个重要的器官，两者在发挥免疫效应时具协同作用。肝脏具强大的吞噬功能，但最大功能的发挥需有特异性抗体的存在，后者主要在脾脏内合成。据Rothbery报道，当血循环中出现异体抗原，大约16小时内就在脾内有IgM合成，临床早年就有报道切脾后IgM降低，并且IgM降低是切脾后感染的主要原因之一。Rouley曾观察切脾对人类免疫应答过程中初次反应的作用，他采用静脉注射绵羊红细胞诱导免疫应答反应，结果仅能引起切脾者很弱的初次反应。Sullivan以噬菌体为抗原，获得相似的结果。但当有学者加大抗原物的量分别注射于切脾患者的皮下、皮内、肌间或腹腔等多部位，则引起了正常的初次反应，说明脾脏在免疫应答初次反应抗体形成过程中，对血循环中抗原的处理具有重要作用。同样脾脏在免疫应答的再次反应中对抗体的形成也具主导作用，Walker统计OPSI幸存者再次发生OPSI就说明了这一问题。他的动物实验证实，脾脏可促进B细胞对抗原信息的记忆，切脾后B细胞对抗原记忆减弱，导致免疫应答的再次反应大大受损。脾脏在抗体形成过程中，对抗原的摄取处理是重要的一环，抗原物随丰富的脾血流进入脾脏，被特殊的网状组织结构过滤后，很快经内皮细胞巨噬细胞及树突状细胞将抗原信息呈交给脾小结的生发中心及边缘区，此处有大量的B细胞，约占脾内淋巴细胞总数的55%。B细胞受抗原刺激后，能分化增殖为富有粗面内质网的浆细胞，从而合成免疫球蛋白，形成特异抗体。Wissler用绵羊红细胞加植物免疫家兔后，发现脾脏内规律地出现浆细胞反应，而且浆细胞反应的曲线和血清中抗体滴度的曲线呈平行关系，并可见浆细胞反应的高峰出现在血清抗体滴度的高峰之前。树突状细胞在脾内淋巴组织中含量最多，该细胞虽无吞噬能力，但有一条很长的突起，具有明显的吸附性，表面有丰富而稳定的Ia抗原，它不仅有吸附和保留抗原的作用，同时利用酶将抗原裂解为小片段，并与Ia抗原结合，从而具有很大的辅助提呈抗原作用。

3．合成活化补体　经典途径中多种补体成分由肝、脾内巨噬细胞合成，功能或解剖上无脾，血浆补体水平下降。早年也有人认为，切脾后，旁路途径中的某些补体成分降低，活化功能受损。脾脏富含吞噬细胞，因而必然是补体系统多种组分的重要产地之一。最近有人证实，脾脏尚能产生补体C_2，但系何种细胞合成尚未阐明。脾脏内巨噬细胞可合成B因子、D因子、备解素、C_3b灭活因子等。对补体的活性具调节作用。备解素是一种γ球蛋白，对C和CS转化酶的活性有稳定作用，它与B因子、D因子一同可从旁路途径促使补体系统活化，从而能在抗原物质（如细菌）侵入机体后，在抗体和致敏T细胞尚未发现之前发挥补体系统的免疫作用。

4．其他　脾脏对T、B细胞的生成与成熟，对K细胞、NK细胞和LAK细胞的生成，脾脏所产生的Tuftsin、iRNA、IL-1、IL-2、IL-3和内源性细胞毒性因子，均在抗感染免疫中发挥重要作用。

（六）脾脏抗肿瘤免疫的机制

1．脾脏产生特有免疫因子　为脾脏抗肿瘤免疫主要机制之一。特有免疫因子（Tuftsin）又称促吞噬激素，属γ球蛋白的亲白细胞段，必须由白细胞激肽酶和脾脏内羧肽酶两者的共同作用才能使Tuftsin游离，游离后的Tuftsin才具有生物功能。实验表明，Tuftsin可激活多形核白细胞、单核细胞、巨噬细胞和NK细胞，并明显提高它们的吞噬、游走和产生细胞毒功能，它不仅在试管内能增加上述细胞的杀瘤细胞活性，在活体中也可抑制肿瘤细胞的生长。Kawase发现腹腔内注射同种异体鼠脾细胞能显著延长荷瘤鼠（腹水瘤）的生存期。笔者认为这是由于注入的脾细胞使腹腔内的巨噬细胞抗瘤活性增强所致。Rosset给老龄白鼠注射Tuftsin后，发现其抗体依赖细胞介导的细胞毒性（ADCC）和杀伤T细胞活性均可明显增加。国内杨永康的动物实验也证明了Tuftsin的抗肿瘤作用。

2. 脾脏调节T、B淋巴细胞活性　脾脏是体内最大的淋巴器官，含大量淋巴细胞，控制淋巴细胞的体循环量，促进淋巴细胞的成熟。Kinetics以标记淋巴细胞体内注射，发现脾脏含循环T淋巴细胞总数的25%，循环B细胞的10%～15%，并发现两者在脾脏内存留的时间分别为4～6小时及20小时以上，它们不仅停留在相应依赖区，并同时在边缘区存留数小时。实验证明，T细胞在外周为肿瘤抗原致敏后，可在脾内增殖活化使产生淋巴因子或促使浆细胞产生抗瘤抗体，再次进入循环，通过细胞免疫和体液免疫双重机制杀伤肿瘤细胞。此外，Gupta等发现脾脏可调节T细胞亚群的量。控制T_H与Ts的比例，切脾Ts增多，T_H减少，有利于肿瘤的生长；并且切脾后，IgM、C_3的减少可降低补体依赖细胞毒抗体对血液播散癌细胞和术后残留癌细胞的杀伤作用。

3. 脾脏通过K细胞、NK细胞、LAK细胞发挥抗肿瘤免疫　这3种细胞在脾脏内分布较多分别以不同途径发挥抗肿瘤活性。K细腔仅在有抗体（IgG）参与的情况下才对肿瘤细胞有杀伤作用，因K细胞表面有IgG的Fc受体，只有当IgG与肿瘤抗原结合后，K细胞才能与多Fc受体结合，继而通过抗体介导发挥其活性，所以称其为抗体依赖性肿瘤杀伤细胞（ADCC）。NK细胞又称天然杀伤细胞，在脾脏红髓内散在分布，在白髓中限于脾小体的生发中心。它无需肿瘤抗原预先致敏，不需要特异抗原的参与，也不要补体协助即能在体外溶解和杀伤肿瘤细胞，因此NK细胞在早期抗肿瘤免疫中起重要作用。LAK细胞是1982年新发现的一种杀伤细胞，它是在白细胞介素-2（IL-2）的作用下形成的，故称为淋巴因子活化性杀伤细胞。它最突出的特征是具有广谱的抗肿瘤效应。不但能溶解对NK敏感的肿瘤细胞，而且也能溶解NK不敏感的各种实体瘤细胞。

4. 激活巨噬细胞　巨噬细胞在脾内广泛分布，含量较多，此细胞不仅对微生物等有清除作用，而且还能浓缩、加工肿瘤抗原，由于脾脏内巨噬细胞多具Ia抗原，因而提呈抗原的能力很强，促使淋巴细胞产生免疫应答，此后在淋巴因子和抗体的作用下又参与细胞免疫和体液免疫，发挥强有力的吞噬作用和细胞毒作用，从多途径发挥抗肿瘤活性。近年发现此种细胞还可合成分泌多种巨噬细胞因子，尤其重要的是白细胞介素-1（IL-1），它或促进T细胞分化增殖及诱导辅助T细胞（T_H）产生IL-2和B细胞产生抗体，杀伤肿瘤细胞，并且激活的巨噬细胞内的溶酶体可直接转移到肿瘤靶细胞内杀伤肿瘤细胞，还可释放各种水解酶使肿瘤细胞溶解，从而参与杀伤肿瘤细胞。临床观察，如肿瘤周围有明显的巨噬细胞浸润，则肿瘤扩散转移的发生率低，预后也较好。

脾脏抗肿瘤的机制可归纳为两方面：其一，脾脏红髓的滤过和吞噬作用。电镜观察显示脾脏具有特殊的滤过结构，尤其红髓内网状的脾索是由网状纤维织成的一种多孔织支架，这些网眼内充满巨噬细胞、淋巴细胞和浆细胞。血流进入脾索后流动非常缓慢，从而有利于巨噬细胞的吞噬，这种特殊的微循环结构使脾脏有充分的时间吞噬细菌、异源颗粒和异常细胞而发挥抗感染和抗肿瘤的免疫作用。其二，脾脏参与机体的细胞免疫，脾脏是淋巴细胞停留与增殖的场所，它含有大量的T、B淋巴细胞。机体一旦接受肿瘤抗原刺激，T、B淋巴细胞大量分裂增殖，其中致敏的T细胞接触肿瘤细胞后直接发挥细胞毒作用，特异地将肿瘤细胞杀伤。脾脏含有大量的NK细胞、K细胞和巨噬细胞，其中NK细胞的抗瘤作用无需预先致敏，也不要T_H的协助就能在体外溶解和杀伤肿瘤细胞。

5. 脾脏肿瘤免疫的双向性和时向性　脾脏抗肿瘤免疫的研究近几年提出了一个新的问题：就是脾脏的抗瘤作用并非一成不变，而是具双向调控作用。早年对此学术界就具有不同的观点，与前述结果完全相反的是，有人发现切除脾脏者肿瘤生长减慢，他们认为脾脏可抑制免疫反应，促进肿瘤生长；

也有人发现接种肿瘤后不同时间切除脾脏结果不一,接种肿瘤早期切除脾脏后肿瘤生长加快,接种晚期切脾后肿瘤生长缓慢,表现为双重影响。经过多年对此的深入研究,最后可为多数人接受的观点及上述各种现象的合理解释是:脾脏的抗肿瘤免疫作用是可以肯定的,这是机体整个抗肿瘤免疫的一个组成部分,但是脾脏的抗肿肿瘤免疫作用并不充分,不完善。随着肿瘤的生长,机体可产生抑制免疫因子,肿瘤本身亦可产生许多抑制状态,其抗瘤作用逐渐减弱,甚至发生逆转。这就是脾脏的抗瘤双向调控作用。如果能够完整切除进展期的恶性肿瘤,免疫抑制因素消失,脾脏对残留在体内的癌细胞仍可发挥抗癌免疫作用。因此对于非脾脏肿瘤的手术,在可能条件下不同时切除脾脏是有益的。

二、保脾与切脾争论的焦点

脾脏是机体最大的淋巴器官,也是一个脾功能器官,对机体多个系统有调节作用。国内外研究的结果表明,脾脏不仅具有明显的抗感染功能和免疫调节的重要作用,并且参与了肝硬化的形成,对肿瘤的发生具双向调控作用。同时脾脏又有滤血功能,是一个良好的滤器,能有效地清除血液中的细菌、颗粒抗原等,还能清除衰老红细胞及异形细胞,以及具有储血、调节血容量等功能。近年证实脾脏可产生抗血友病因子,与内分泌激素、细胞因子及炎性介质均具有一定的关系。至今对脾脏免疫调节的机制,以及脾脏与内分泌、与肿瘤的关系等尚不甚清楚。因此,脾脏丧失后对机体远期的影响仅能根据文献来源和临床观察的报道或来源于实验室资料的分析判断,其中有许多问题尚有待今后继续深入研究和探讨。

(一)失脾后机体免疫改变

随着人们对脾脏功能认识的不断深入,脾脏外科学有了长足的发展。目前,对于外伤性脾破裂,“抢救生命第一,保留脾脏第二”的观念被学者普遍接受。在患者病情允许的情况下,进行保脾或保脾功能的手术方法以避免因脾切除丧失免疫功能而对机体产生不利影响,此观点在外伤性脾损伤的治疗上已达成共识。但对于病理状态下脾脏,切除与保留还存在一定争议。

1952 年,King 等报道了 5 例遗传性球形红细胞增多症的儿童脾切除后引起严重的全身性感染,其中有 2 例死亡,后来称之为 OPSI。1985 年,在武汉召开的首届脾外科学术会议上,中山大学附属医院刘唐彬报道了 12 例脾切除后感染儿童。在接下来的第 2 届脾外科学术会议上,武汉同济医院和上海金山县人民医院分别报道 17 例和 29 例,此后对于 OPSI 的报道屡见不鲜。可见脾脏在抗感染上有着很重要的作用,同时证实了脾切除术后患者免疫功能出现了改变。

涂彦渊等认为小儿免疫系统未发育完全,脾切除可能是致命的打击,所以儿童 OPSI 的发病率更高,且一旦发生,病死率可达 50%~80%。有文献报道,OPSI 多见于 4 岁以下患儿。4 岁前切脾 OPSI 发生率为 4 岁以后的 3.5 倍。曾达才对 8 例小儿脾切除术后随访 1~13 年,发现 OPSI1 例。患儿 3 岁,因地中海贫血作脾切除术,术后 1 年出现 OPSI 而死亡,因此他认为小儿脾切术后易发生 OPSI。容兑熙报道 118 例血红蛋白病脾切除术后 OPSI 发病率高达 11.8%,且全部死亡。

段雅琦认为 OPSI 的发生还与脾切除的原因有关。脾外伤切除者 OPSI 的发病率最低,血液病次之,肝硬化、门脉高压患者发病率最高。王育瑞等在分析 71 例不同原因行脾切除患者的临床资料中发现,33 例病理性脾切除患者中发生 OPSI 者 4 例(占 12.1%),均死亡;38 例正常脾切除患者中有脾外伤 29 例,发生 OPSI 1 例(占 3.4%),最终死亡。Bisharat 等研究 19680 例脾切除患者,发现 OPSI 的总发病率为 3.2%,病死率为 1.4%,其中,因血液病(地中海贫血)行脾切除者的 OPSI 发病率高达 8.2%,这组患者病死率为 5.1%。曹苇等研究外伤性脾破裂脾切除者与肝硬化脾切除者术前、术后及远期免疫球蛋白、T 细胞、自然杀伤细胞(NK 细胞)和白细胞介素-2(IL-2)水平的变化及感染情况,发现术后 1 周脾破裂组 T 细胞亚群明显下降,肝硬化组也下降,但仍明显低于脾破裂组;术后 1 年脾破裂组 T 细胞亚群回升但仍低于术前水平,肝硬化组仍低且明显低于脾破裂组。郑文博比较脾亢脾次全切和全脾切除术后免疫功能的变化,发现保脾组手术前后 IgG、IgA 和 IgM 均无明显变化,而切脾组术后 IgM 明显下降。保脾组手术前后 NK 细胞活性无明显变化，术后 2 周 T 淋巴细胞转化率显著低于术前水平，术后 3 个月及以后与术前无差异，而全切组至术后半年 NK 细胞活性和 T 淋巴转化率均低于术前水平。

也有学者认为脾切除对成人患者影响不大，尽管脾脏是一个重要的免疫器官，但它不是惟一的免疫器官，脾切除后机体的其他免疫功能可增强，从而可代偿失去脾脏后的免疫功能。曾达才研究了 20 例脾切除术前、术后免疫球蛋白、补体及 C 反应蛋白的变化，发现在术前、术后，患者免疫功能均在正常范围，且术前、术后无显著变化。

综上所述，脾脏在人体并非一个无足轻重的器官，尤其在免疫功能上有重要的作用。目前脾切除术前、术后免疫功能的变化尚存在争议。多数学者认为脾切除术后会造成患者免疫功能低下，由此增加 OPSI 的发生率和病死率。不同病因的脾切除对免疫功能的影响不同，外伤性脾破裂脾切除者，免疫功能影响较小，OPSI 的发生率较低。而肝硬化至巨脾及血液病病理情况下的脾切除术后，患者免疫功能低下，不容易代偿，OPSI 的发生率和病死率较高。另外，儿童与成人的情况又有不同。儿童免疫功能发育不全，脾切除术后更容易导致 OPSI，并造成死亡。具体脾切除与保脾治疗的孰优孰劣尚欠缺进一步循证学的证据。

(二)充血性脾亢时脾功能变化

1549 年，Zaccarelli 首次对脾肿大患者成功施行全脾切除术。在我国是从 1953 年开展全脾切除术治疗门静脉高压症脾亢。脾切除加分流或断流术是门静脉高压症脾亢的主要治疗手段。脾切除后脾亢现象迅速得到纠正，门静脉压力下降，并及时控制了出血，取得了较好疗效。因此，全脾切除术治疗门静脉高压症脾功能亢进成为外科治疗的首选方法。但随着人们对脾脏的深入研究，尤其对门静脉高压症脾大、脾功能亢进脾亢治疗经验的不断积累，脾外科的发展出现了一个新的课题：门静脉高压症脾脏的切除与保留问题。该问题近年来是脾功能研究的重要内容之一。

Moze 等认为脾切除会增加肝硬化患者的危险性，资料证明门静脉高压症患者行脾切除比外伤患者行脾切除的手术死亡率及并发症发生率明显增加，因此提出保留病理性脾脏的观点。在我国，由于门静脉高压症是临床常见病，比国外研究更容易形成特色。全国第一次脾外科会议，有单位报道了不同的巨脾保留方法，多数主张最好保留脾脏。全国第二次脾外科会议中，保留巨脾的单位明显增多，方法也有所改进，基本肯定了巨脾保留的临床价值，并出现了多种门静脉高压症巨脾的保留方法。综合国内外文献资料，其保留方法主要有：巨脾大部切除；脾脏部分栓塞；脾动脉结扎；脾片大网膜移植。研究发现，门静脉高压症可引起脾大的脾功能亢进；反之，脾脏也参与了肝硬化的形成。

(三)恶性肿瘤时的脾脏免疫

脾脏肿瘤免疫的双向性和时向性已被多数人接受。当机体发生恶性肿瘤进入晚期时，特别是进展期胃癌，在手术时是保留脾脏还是切除脾脏在业内争论很大，许多学者做了深入的临床观察和实验研究，得出 3 种结果。

1. 胃癌进展期　脾脏对肿瘤的生长不但没有抑制作用反而有促进生长作用，充当着免疫抑制的角色，主张进展期胃癌行胃癌根治术中应常规联合脾切除。其最有代表性的是，日本癌研会附院 238 例胃癌根治手术中合并胰体、尾及脾脏切除病理数据：No. 10 组、No. 11 组淋巴结转移率分别是 23. 1%和 14. 7%。所以无论 No. 10 组、No. 11 组淋巴结有无转移，均应行全胃及预防性脾、胰体尾切除术。后来，在实践中发现该术式的并发症较多、生存期无明显延长，故从 20 世纪 90 年代起，保留胰腺、联合脾及脾动脉干切除的 D_2 全胃切除术在日本开始出现。2003 年，日本胃癌学会出版了《胃癌治疗指南》修订版，指出淋巴结转移在 N_2 以下、胃周脏器受侵、远隔脏器无转移时，应行 D_2 淋巴结清扫加受侵脏器的联合切除，此为标准胃癌根治术。戴秋冬的研究结果显示，胃上、中部癌 No. 10 淋巴结转移率及微转移率总和高达 44. 9%。保留脾脏的脾门淋巴结清扫后，淋巴结残留率达 74. 7%。吴福宁等对收治的 27 例进展期胃癌进行了术前及术后免疫功能检测，检测结果显示胃癌根治术联合切脾患者术后淋巴细胞转化率、血清 C_3 含量，免疫球蛋白 IgG、IgA、IgM 的含量平均水平均高于术前，但低于正常人水平，说明进展期胃癌在行胃癌根治术同时切除脾脏，有利于患者免疫功能在术后得到恢复，或使其免疫抑制状态术后有所缓解。因此主张对进展期胃癌在行肿瘤根治术同时联合切除脾脏，除能对脾门附近淋巴区做彻底清扫外，尚对改善患者的免疫功能有利。钱忠亚等回顾性分析根治性全胃切除的胃近端癌联合脾脏切除手术 87 例，结论认为胃大弯侧及胃底部进展期癌 No. 10、No. 11 组阳性率分别达 43.6%及 45%。切除脾脏有助于脾门淋巴结清扫的胃癌整块切除，其 5 年生存率达 39.5%，较只行姑息切除的 6.8%明显提高。因此，对此部位肿瘤如有根治可能应持积极态度。联合脾脏切除有利于提高根治率，且各种强化监测及营养处理的进步可以确保患者度过围手术期。行联合脾脏切除的扩大根治术应视为常规。国内学者在其各自的临床观察中得到类似的结论。

2. 脾在进展期　恶性肿瘤时呈免疫抑制状态，但这种免疫抑制现象的根本因素在于肿瘤，保留脾脏有利于患者免疫恢复。Cho 等认为，全胃联合脾切除对患者的循环 T 淋巴细胞亚群的术后量变并不发挥重要作用。进展期胃癌全胃切除联合脾切除对患者的生存预后和肿瘤复发并无益处。Okinaga 等通过实验证明保脾并接受免疫治疗的患者，外周血淋巴细胞(PBL)的 NK 细胞的活性、PBL 的白细胞介素-2 的功能明显要高于脾切除无免疫治疗的患者。这说明，脾脏保存可能有利于接受术后免疫化疗的胃癌患者。Shen 等通过对 449 例胃癌患者的分析认为，脾切除术不但没有避免围术期输血对胃癌患者预后的不良影响，而且可以增加胃癌患者围术期输血术后复发率。朱正纲等分别对 90 例进展期胃癌患者按年龄、性别、肿瘤部位、临床病理分期等进行配对，研究了 R_2 保脾与 R_3 联合切脾胃癌根治术前后，患者外周血 NK 细胞活性与 T 细胞亚群的变化，结果与正常人相比，进展期胃癌患者的术前 $CD8^+$ 细胞值明显升高，而 NK 细胞活性、$CD4^+$ 细胞、$CD4^+/CD8^+$ 细胞比值均显著降低。同时无论施行 R_2 或 R_3 术后，患者的 NK 细胞、$CD4^+$ 细胞、$CD4^+/CD8^+$ 细胞比值均见回升，但 R_3 术后者，患者的 $CD8^+$ 细胞值亦有明显下降；无论术后近期(10～14 天)或远期(2～4 年)，R_2 或 R_3 术患者之间的 NK 细胞活性与 T 细胞亚群均无差异，提示 ACG 患者的免疫功能因肿瘤负荷而受到明显抑制；但是，切除癌灶可对机体正性免疫功能的恢复起决定性作用。

3. 脾外晚期　肿瘤手术时联合切脾不能提高患者术后生存率。尽管许多晚期肿瘤在手术时为保证腹腔淋巴结廓清效果而行联合脾切除，达到了彻底根治的目的，但是经大量临床病例分析，这种术式并不能有效延长患者术后生存时间，故对于晚期恶性肿瘤如无脾脏侵犯则保脾为佳。具有代表性的是，美国国家综合肿瘤网络(National Comprehensive Cancer Network)在最近的胃癌治疗指南中提出，在联合脏器切除中，强调尽量避免脾切除。Wanebo 等总结了 3477 例根治性切除胃癌，其中联合脾切除者 912 例(26.2%)，保脾者 256 例，结果显示，保脾和切脾组间的手术病死率差异无显著性(分别是 8.6%和 9.8%)，而保脾组的 5 年生存率显著高于切脾组(分别是 31%和 20.9%，$P<0.001$)；按分期比较，切脾后，生存期降低在Ⅱ、Ⅲ期最明显；切脾组远处转移率高于保脾组(分别为 29%和 15.5%)。因此，该学者认为，Ⅱ、Ⅲ期胃癌应避免作脾切除，而对于可切除的胃近端胃癌(Ⅳ期)，或肿瘤侵犯脾脏，胰腺或脾门有肉眼淋巴结转移者，则有必要作脾切除。林超鸿等采用保留脾胰、清除脾门和脾动脉干淋巴结方法治疗 61 例胃癌患者，观察其术后并发症发生率和生存率。结果保脾胰法的术后并发症发生率、死亡率均较保胰法和胰脾联合切除法低，而生存率较高，认为保脾胰法是一种安全、切实可行的胃癌手术疗法。即便是对已发生脾门或脾动脉干淋巴结转移者，联合脾切除也未能显示生存优势。Kunisaki 等对 118 例已经确定为脾门淋巴结转移的胃贲门癌患者进行了研究，认为脾切除术应限于患者胃贲门部肿瘤已侵犯脾脏或已有转移性淋巴结延伸至脾脏。虽然脾外晚期恶性肿瘤行肿瘤与脾联合切除术后生存期下降的因素不只是脾切除，可能还存在其他因素，但陈俊强等回顾性分析 7 年间 79 例中上部胃癌行根治性全胃切除术患者的临床病理资料。79 例中，17 例(21.5%)行脾切除(切脾组)，62 例(78.5%)不行脾切除术(保脾组)。两组患者在术后并发症发生率、复发率等方面无显著性差异($P>0.05$)。切脾组中位生存期为(507.5±318.6),而保脾组为(849.4±672.9),两组间差异有显著性($P=0.046$)。切脾组患者1年、3年、5年生存率分别为61.18%、8.23%和0%,而保脾组分别为81.56%、48.28%和30.62%。多因素回归分析显示,保脾或切脾是惟一影响患者预后的危险因素($P=0.007$)。结论认为,切脾与否对术后并发症和复发率无明显影响。脾切除术不能延长中上部胃癌根治性全胃切除患者的术后生存时间和提高其生存率,保脾手术则可延长患者的术后生存时间和提高其生存率。脾切除术可能仅适用于胃癌直接侵犯脾脏者。

晚期脾外恶性肿瘤联合脾切除没有延长患者的生存优势,甚至降低,且手术时间长,手术期失血增多,术后感染几率高,并且在一定程度上增加了术后其他并发症。因此,近年来多数学者认为,脾外晚期恶性肿瘤手术联合切脾的手术指征应是肿瘤侵犯脾脏者。

(四)保脾手术的应用

1. 保脾手术的意义 保脾手术是通过外科手段,在可能达到治疗原发病效果和目的情况下,使需要手术治疗的外伤脾或病理脾的形态及其功能得到全部或部分保留,从而免去或降低脾切除术后所带来的失去脾脏功能的不良影响。最早施行保脾手术的是Dorsch,在1787年为一名34岁男性外伤性脾破裂的患者成功地施行了脾大部切除术,该患者术后存活23年。1952年,Kina和Schumacker首先提出脾切除后可导致严重的全身性感染,即脾切除术后凶险性感染(OPSI)。基于上述认识,研究脾脏的功能及脾切除后对机体的影响成了热门课题,如何在临床上尽量保留脾脏的手术也应运而生。

(1)保脾手术的分类

1)脾破裂缝合术。

2)脾破裂粘合凝固止血术。

3)部分脾切除术。

4)自体脾组织片网膜囊内移植术。

5)带血管自体脾移植术。

6)脾动脉结扎术。

7)脾栓塞术。

8)脾网罩包裹止血及捆扎术,等等。

(2)脾保留手术的选择原则

1)先保生命后保脾脏:通过对脾脏解剖生理的深入研究,以及大量的临床资料表明,脾保留手术对于某些脾脏疾病在理论上是有根据的,实际上也是完全可行的。因为脾脏是生命中必不可少的器官,在脾手术中要遵守先保生命后保脾脏的原则。在外伤性脾破裂病例中,如患者出血迅速循环不稳定的情况应行保全生命的脾切除术。待生命体征平稳后,进行自体脾移植术。

2)年龄小者优先选择保脾手术:1952年,Kina和Schumacker首先提出脾切除后可导致OPSI,Singer在1973年总结23篇文献中收集的2796例儿童脾切除患者,OPSI的发病率和死亡率是4.25%和2.5%,因脾损伤施行脾切除后发生OPSI的危险性比5岁以内未切脾的儿童发生细菌性脑膜炎或败血症者高50倍。Makinodan等曾用不同年龄供体小鼠脾脏细胞注入超剂量射线照射后淋巴细胞已被破坏的小鼠体内,与此同时注入大鼠红细胞抗原,结果发现脾细胞形成抗体的活性随年龄的增长明显下降。说明脾脏的这种功能在其他免疫器官尚未发育完善的幼龄时期更突出。同时小儿脾脏具有结缔组织比重大、较易缝合的特点,使小儿保脾手术的可行性和安全性加大。

3)根据病情需要选择不同方法的保脾术式:外伤脾要根据脾破裂的程度恰当地采用非手术治疗,脾脏缝合、粘合、部分切除等方式;病理脾则需要根据脾功能亢进的严重程度采用脾动脉结扎、脾部分切除、脾脏消融或微波治疗等方法,控制保脾体积。

4)保脾手术后要严密观察,防止并处理可能出现的术后并发症,并定期随访,了解治疗效果。

2. 手术术式 对外伤性脾破裂可采用多种方式保脾手术。在不能保脾的情况下可行不同方式的脾移植。首先要对外伤性脾破裂进行分型和分级,根据不同类型的损伤采用不同的治疗方法。对病理性脾脏手术要根据病情实行脾部分切除;脾动脉结扎或行脾脏消融治疗。

(1)脾破裂的分型:脾破裂传统上分为3型。

1)中央破裂:系脾实质的深部破裂,而脾浅实质及脾包膜完好,而在脾髓内形成血肿,致脾脏逐渐增大,略显隆起。这类脾破裂转归有三:一是如出血不止,血肿不断增大,裂口加长以致破裂;二是血肿继发感染；三是血肿可逐渐吸收或机化，不留痕迹。

2)包膜下破裂：系脾包膜下脾实质周边部分破裂，包膜仍完整，致血液积聚于包膜下。临床上仅有左上腹不适或轻度疼痛，没有腹腔内出血迹象，不易觉察。如出血停止，则血肿可逐渐被吸收，形成纤维化肿块或外伤性脾囊肿；如脾实质继续出血，导致血肿张力超过包膜承受力或由于患者活动及轻微外伤使包膜破裂，突发急性大出血。

3)真性（完全性）破裂：系包膜与实质同时破裂，发生腹腔内大出血，占临床所见脾破裂的85%以上。出血量一般与破裂程度成正比，大的撕裂或粉碎性破裂伤及脾门及脾蒂血管者可发生大出血，导致患者在短期内死亡。

(2)脾破裂的分级：脾脏损伤的分级是选择保留性手术的病理学依据，国内外都有自己的分类。

1)Schackford 5级法

1级：包膜撕裂或轻度的脾实质裂伤。

2级：包膜撕脱。

3级：严重脾实质破裂或穿透性弹伤或刺伤。

4级：严重的实质星状破裂或横断或脾门损伤。

5级：脾粉碎性或多发性损伤。

2)Buntain(1985)应用CT显像的4型法

1型：脾包膜局限性破裂或包膜下血肿，无明显脾实质损伤。

2型：脾包膜单处或多处破裂并伴有脾实质（横行或行形）破裂，但未伤及脾门或大血管，或有实质内血肿。

3型：脾单发或多发性深部（纵行或横行）断裂伤，伤及脾门及脾段主要血管。

4型：脾脏完全破裂、断裂或脾蒂离断。

并用A表示不伴有；B表示伴有腹腔内其他脏器损伤；B_1表示伴有实质性脏器损伤；B_2表示伴有空腔脏器损伤；E表示伴有腹外脏器损伤。

3)我国第六届全国脾脏外科学术研讨会确定的新的脾脏外伤程度分级标准

Ⅰ级：脾被膜下破裂或被膜及实质轻度损伤，手术所见脾裂伤长度≤5.0cm，深度≤1.0cm。

Ⅱ级：脾裂伤总长度＞5.0cm，深度＞1.0cm，但未累及脾门；或脾段血管受损。

Ⅲ级：脾破裂伤及脾门部或脾脏部分离断；或脾叶血管受损。

Ⅳ级：脾广泛破裂，或脾蒂、脾动、静脉主干受损。

对脾中央破裂和包膜下破裂未形成真性脾破裂者可在严密观察下行非手术治疗。在观察期间注意以下几点：①采用非手术治疗前必须明确诊断脾破裂的类型，排除腹腔空腔器官破裂；②安静卧床，镇静，镇咳，禁食，支持治疗；③严密监护，及时监测红细胞容积、血色素检查及B超检查；④做好中转手术的准备，有充分的血源储备；⑤住院3周以上，限制剧烈运动1个月；⑥医生体检时动作要轻柔，尽量减少腹部检查。

对真性脾破裂根据脾破裂分级采取不同的治疗方法（图35-5）。

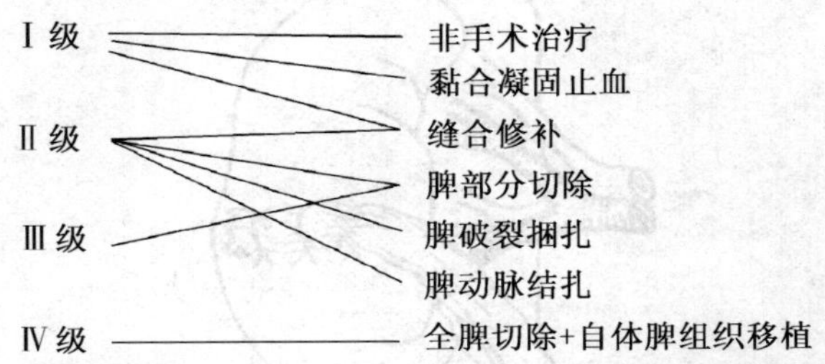

图35-5 真性脾破裂的分级及治疗方法

(3)脾破裂缝合术

1)手术切口同脾切除手术，但应有充分的暴露。只有充分暴露才能达到彻底止血严密缝合的目的。

2)探查脾脏及腹腔其他器官，要准确判断脾损伤的分级，排除其他器官有无损伤。

3)控制出血：伤情明确后，如此时患者脾脏出血速度快时，术者在探查的同时用食指探入脾蒂后方，捏住脾蒂，控制出血，并彻底吸净腹腔内积血更方便探查（图35-6）。

4)充分暴露：不能因行脾脏缝合术而不注意暴露，脾脏缝合术对术野的暴露比行脾脏切除的暴露要更充分，否则在缝合中会造成副损伤。术者应将脾脏托出脾窝，脾窝内填入大纱布垫，防止脾脏滑入。

5)缝合脾脏：直视下进行，用粗号不吸收缝线缝合脾裂口，一般用贯穿间断缝合法，先入针置线，后一起打结，打结前可填入大网膜或止血海绵以增加止血效果。对较深的裂口，可先行水平褥式缝合，再行结节缝合（图35-7）。

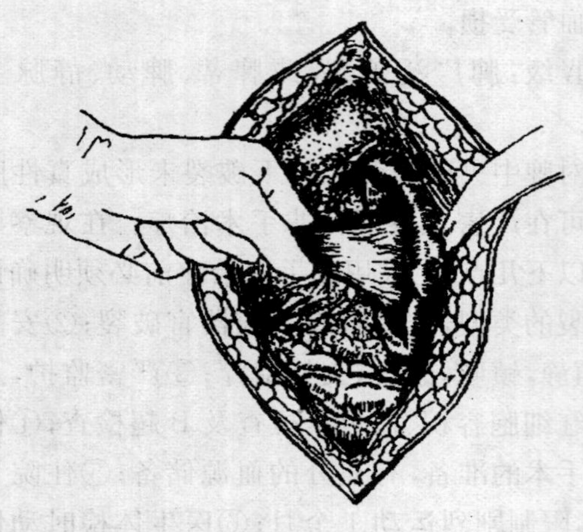

图 35-6　手指控制出血

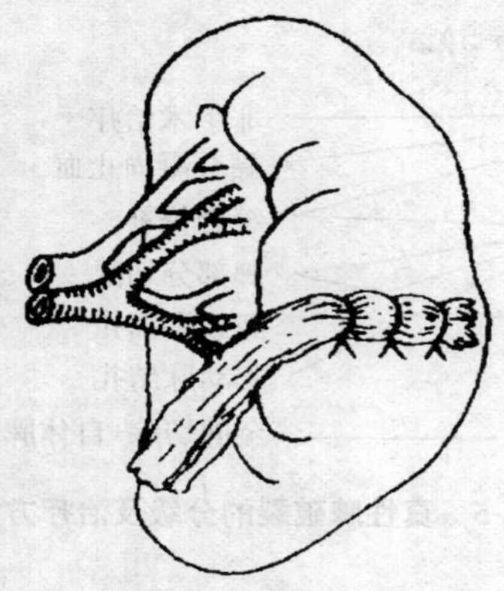

图 35-7　脾脏带网膜缝合术

6）缝合满意后，小心将脾脏放回原位，冲洗腹腔后，在脾周放置引流管，充分引流。

7）对可以使用脾缝合术的病例可以同时配合生物粘合胶粘合或微波电凝、超声电凝等物理凝固止血，以增加止血效果。

（4）部分脾切除术：通过对脾脏解剖，特别是脾脏血管节段性分布的研究，已使部分脾切除术（partial splenectomy）具有临床实用价值。它既可用于外伤性脾破裂，也可用于不同类型的病理性脾肿大，由于人们对脾免疫功能的认识进一步深化，脾外伤保留部分脾脏的手术已在国内展开。对于病理性脾肿大，国内学者也在探索进行。郑文博等对52例患者施行脾动脉干结扎及大部切除和断流术，结果保留了脾脏的免疫功能，脾亢表现消失。曹秀峰等对30例肝硬化门静脉高压患者施行了不结扎脾动脉脾大部切除术亦取得了同样效果。史乃民等对20例门静脉高压患者行脾动脉部分结扎脾部分切除，并与切除脾组行组间对照，术后脾脏的生理功能及血清免疫球蛋白含量测定：术后与术前比较对照组IgM术后下降明显（$P<0.01$），两组IgA、IgG及甲组IgM差异无统计学意义（$P>0.05$）。Tuftsin实验组手术前、后无明显差异，切脾组下降明显，影像学检查：术后1～5年B超显示残脾无明显增大。上消化道钡餐检查：两组患者的食管下段周围静脉曲张现象均消失。

部分脾切除术可分为规则性和非规则性两类。前者系依照脾脏血管分布规律先行处理血管后，行相应的脾段、叶或半脾切除术。但当脾破裂时，常很难辨清和处理脾门血管分支。此时可根据脾组织血供及活力情况加以判断和施行非规则性切除。但正如非规则性肝切除一样，术者仍应熟悉并遵循其血管分布等解剖学的基本规律处理。

1）适应证：①脾上或下极Ⅱ或Ⅲ级破裂；②局限在脾脏某一部位的良性囊肿；③非恶性肿瘤的病理性脾肿大；④脾脏深而大，经缝合术失败或缝合后出现局部血运障碍者。

2）切口选择：同脾切除术。但不论是左上腹旁中线经腹直肌切口，还是肋弓下大弧形切口，其切口上端最好高达剑突左旁，有利于显露脾上极。

3）保留脾脏相应的侧支血管：同脾切除术一样，需要充分游离脾脏并将其托到腹部切口处，便于操作。不同的是，做部分脾切除时应保护相应的脾脏侧支血管。例如，在做保留脾脏上极的部分脾切除时，不要切断脾胃韧带，以便保留胃短血管和脾上极血管支。如上极处有血管性粘连，也不必离断。由于脾下极血管有时可从胃网膜左血管分出，所以在做保留脾脏下极的部分切除时，应保留脾胃韧带下段和脾结肠韧带。正常的脾脏（如因脾破裂），往往只要离断脾肾韧带和脾膈韧带，轻轻分离后腹膜的疏松组织，便可容易地将脾脏从外后方翻起，托到切口处。

4）结扎脾动、静脉分支：在脾门处仔细分辨并结扎、切断拟切除脾块的动、静脉分支，是手术的重要步骤。一般脾动脉主干在脾门处多分为2～3个分支，再分为二级或三级分支后进入脾实质；脾静脉分支则常盘绕伴行着动脉，操作时稍一不慎，常易损伤静脉引起出血。对于仅保留上极或下极脾块时，更应细心，因为有的上极或下极血管长可达

15cm，却很细，极易损伤。辨清脾门血管分支后，将所拟切除脾段、叶的脾动、静脉分支予以结扎。

5）切除方法：拟切除脾块的动、静脉分支结扎后，等待数分钟，脾脏表面有血供区域与缺血区域的界线分明后，便可进行切除。为了确保保留脾块的活力，应在离交界线的有血供侧1cm左右，用刀切开脾被膜。再用手术刀柄切割进入脾实质，切口应由脾脏前后缘向内略呈"V"形，并逐渐向脾门深入。脾门处切缘应稍远离脾血管分支进入脾实质处，以免缝合后由于组织张力关系，压迫而影响血流通过。在脾部分切除的整个过程中，术者应始终以左手拇指和食指握持压迫脾切缘，并固定脾脏。这样能有效地控制和减少术中出血，从容不迫地进行手术。脾脏切面少量渗血，不必特殊处理；小的动脉或静脉断离后常退缩于脾实质内，由于脾实质很脆，血管壁薄，一般不宜用血管钳钳夹，可用细丝线缝扎，或待缝合切缘后即可止血。

脾破裂施行部分脾切除术时，可采用非规则性切除法。先用无损伤的方法暂时阻断脾蒂血管，有利于手术进行。拟切除部分脾块的相应血管分支，可在紧靠脾门处处理。

呈"V"形的切口有利于脾脏前后切缘的合拢。脾脏实质虽脆，但脾被膜仍有一定韧性，只要缝合和打结时操作得当，并不会引起撕裂。通常以距离切缘断面1cm处用长的直针或肝针粗丝线作水平褥式缝合及间断对合缝合，一般并无困难，且能获得有效的止血（图35-8）。

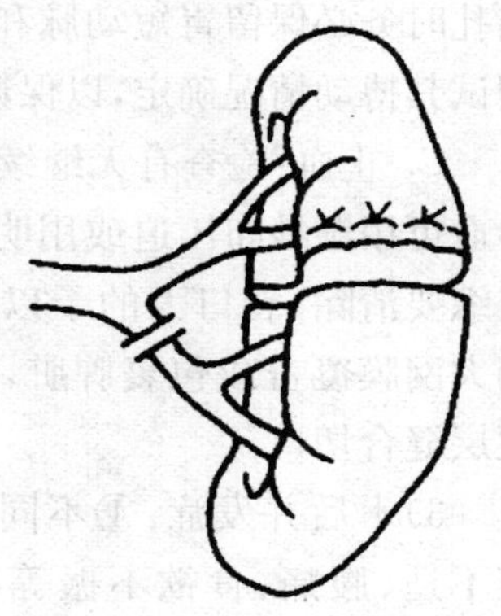

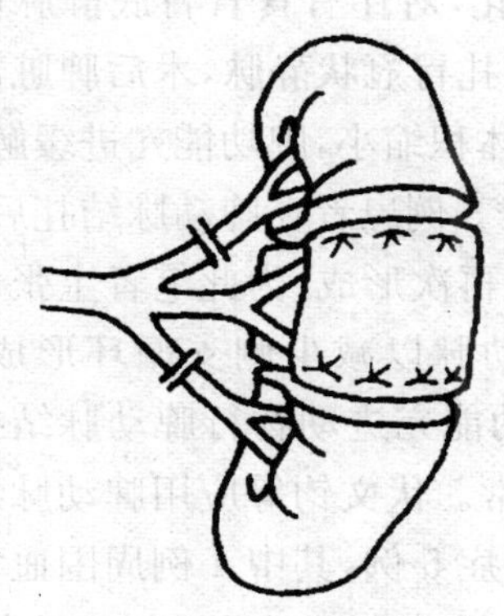

图35-8　脾切缘缝合方法

缝合后的创面如尚有少量渗血，可配合应用生物或合成黏合材料行黏合凝固止血。脾创面也可用大网膜等覆盖固定。

根据脾脏叶、段解剖，部分脾切除可分为1/3、半脾、大部（2/3）和次全切除。脾破裂时有切除上、下（叶）各1/3，而仅保留中1/3的。此外，尚有报道切除破裂的中1/3，然后用纤维蛋白黏合剂将上、下1/3脾脏黏合或缝合连接的（图35-9）。

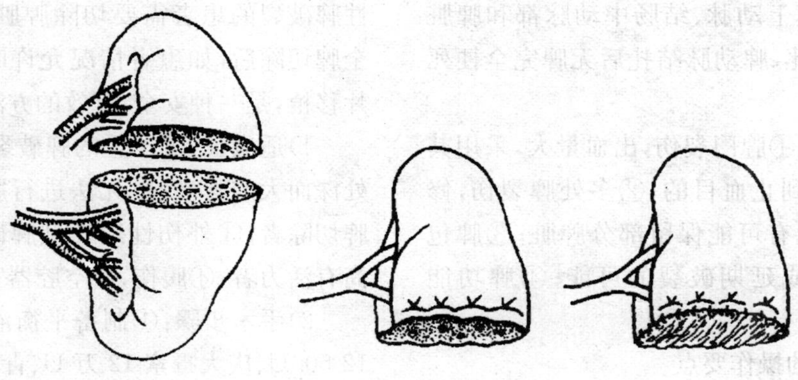

图35-9　部分脾切除

保留脾脏下极的手术较保留上极为容易，但后者无需附加固定手术；而保留脾脏下极者因血管蒂较长，应妥善用大网膜包裹固定，以免术后发生脾蒂扭转。

部分脾切除术的脾窝引流和术后处理，同脾切除术。

(5)脾动脉结扎术：脾动脉结扎术的特点是保存了脾脏的完整结构。通过结扎脾动脉主干，降低脾动脉压力，减少脾脏的血流量，张力减低，有利于缝合、修补脾脏治疗外伤性脾破裂；脾动脉结扎后，脾脏部分梗死，有功能的脾脏体积缩小，周围血象好转，脾功能亢进缓解。因此亦可用来治疗脾功能亢进等疾病。Writeman(1976)在动物实验基础上用于临床，除结扎脾动脉外，切断全部或部分胃短动脉，治疗了8例肝硬化，对伴有食管胃底静脉曲张或破裂出血者同时结扎胃冠状静脉，术后脾脏部分梗死，有功能的脾脏体积缩小，脾功能亢进缓解，周围血象好转。然而有3例患者在脾动脉结扎后，因侧支循环脾功能亢进再次形成，为此笔者主张尽量靠近脾门部结扎脾动脉以减少侧支循环形成。Alwmark实验证明脾功能亢进动物行脾动脉结扎后，血小板逐渐转为正常。伏文钧等应用脾动脉结扎治疗小儿脾功能亢进症5例，其中4例周围血象均维持正常达3年以上，有1例已随访7年无异常。张昌营等对5例肝炎后肝硬化脾功能亢进和上消化道出血的患者采用脾动脉结扎联合断流术治疗，术后随访1年半，效果满意。实验和临床均证明脾动脉结扎的确可以降低肝门静脉压力，缓解脾功能亢进症状。

脾脏有丰富的侧支循环，胃短动脉、膈动脉、胃网膜左动脉、肠系膜上动脉、结肠中动脉都和脾脏形成侧支循环。因此，脾动脉结扎后无脾完全梗死之虞。

1)手术适应证：①脾门裂伤，出血量大，采用其他手术方法不易达到止血目的；②多处脾裂伤，修补困难，脾动脉结扎有可能保留部分脾脏；③脾包膜下血肿，有破裂或延期破裂的可能；④脾功能亢进。

2)脾动脉结扎的操作要点

A. 探查：取上腹部探查切口，外伤性脾破裂要详细探查脾脏的损伤程度，为使术野显露充分，术野清晰，可先试行阻断脾动脉，吸净腹腔内积血，观察破裂的脾脏出血情况，再决定是否结扎脾动脉。如病理性脾肿大，为保证脾脏的血液供应，上极不要过分游离。

B. 结扎脾动脉：脾外伤出血主要来自脾动脉。可用手指触摸脾蒂的搏动处，或在胰尾部上缘定位，然后切开血管鞘，游离脾动脉，结扎其主干，一般都可迅速控制出血。若脾外伤局限于脾脏的上半部或下半部时，则可仅结扎其上或下终末支血管。不论结扎脾动脉主干或其终末支，结扎前都要以手、束带或无损伤钳将其做暂时阻断。证实其可能完全止血，而脾又无缺血表现(色泽暗红甚至紫黑)，则可用粗丝线做永久性结扎；也可用吸收性肠线，在一定时间后裂伤已愈合时再通。施行脾动脉结扎时务必保留胃短动脉和胃网膜左动脉，可通过测试其搏动情况确定，以保证脾有足够的血供。

C. 止血：检查有无继续出血和失活组织，少量渗血可用湿纱布压迫或用明胶海绵敷贴，失活的脾组织要清除，裂口大的予以缝合，无法缝合的创面用大网膜覆盖或包裹脾脏，并置放软质胶管引流，逐层缝合切口。

3)术后并发症：①不同程度吸收性发热、左上腹不适、腹痛、食欲不振等，经用抗生素及对症治疗，多可在1周左右消失；②可能出现左下胸腔积液及左下肺炎，多因脾梗死坏死的局部反应刺激左膈及左下胸膜所致，可用抗生素、局部理疗和对症治疗处理；③脾脓肿、脾梗死局部坏死感染所致。

(6)自体脾组织片大网膜移植术(图35-10)：自体脾组织片大网膜移植是对切脾后脾功能丧失的一种补偿，其临床效果已得到肯定，鉴于50%外伤性脾破裂的患者需要切除脾脏以保全生命。因此全脾切除后，如患者情况允许时，进行自体脾组织片移植，是一种安全、有效的方法。

1)适应证：①严重的脾破裂，出血迅猛者；②多处深而大的脾破裂，无法进行脾缝合、修补或部分脾切除者；③外伤性迟发型脾破裂，但部分脾组织尚有活力者；④腹伤，伴空腔器官破裂者。

2)手术步骤：①制备平衡液1000ml，内加肝素12 500U、庆大霉素12万U、青霉素160万U，保持4℃备用；②常规脾切除，并把切下的脾脏放入常温的平衡液中；③制备脾组织片，选择健康未损伤的脾组织，一般应离开外伤部位 5cm 以外；“十”字型切开脾包膜 4cm，沿包膜下向四周分离，以 4℃平衡液洗脾组织，洗净脾脏中血液，用钝性加锐性的方法剥除脾被膜，并制成大小为(2～4)cm×(2～3)cm×0.4cm 的薄片，一般取 10 余块即可，放入配好的液体中漂洗；④移植，将大网膜展平，于大网膜血管丰富区提起大网膜前叶剪开一小孔，将脾组织片自小孔放入，缝合网膜前叶，缝合时将脾组织固定1～2针，将脾片均匀植入后再将大网膜展平。

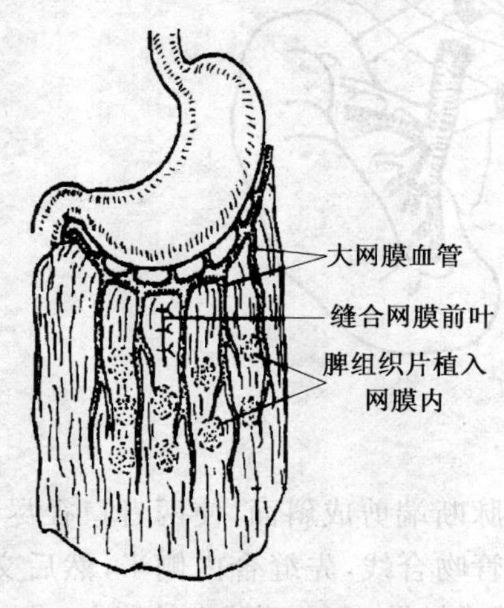

图 35-10　自体脾组织片大网膜移植术

(7)带血管的自体脾脏移植术

1)适应证：①局限性严重的脾门或主要分支血管破裂，出血迅猛，在原位不能缝合，不能做部分切除者；②严重游走脾，各韧带松弛过度，有发生脾蒂扭转的可能，做各韧带紧缩又恐伤及脾血管，影响脾血供者。

2)术前准备：①制备无菌等渗盐水冰块；②备用移植器官冲洗液 WMO-Ⅰ液(表 35-1)；③灌洗乳胶管，细硅胶管，9 号钝针头；④血管吻合器，如萨氏钳、无损伤血管吻合针线。

表 35-1　移植器官冲洗液 WMO-Ⅰ号液

成分	质量(mg/L)	电解质(g/L)
枸橼酸三钠	177	Na^+ 10
氯化钠	787	K^+ 110
碳酸氢钾	792	Mg^{2+} 25
磷酸二氢钾	9700	Ca^{2+} 1.5
磷酸氢二钾	2400	HCO_3^- 8.0
葡萄糖酸钙*	300	SO_4^{2-} 25
硫酸镁*	3050	PO_4^{2-} 102
葡萄糖*	50 000	$C_6H_5O_7^{3-}$ 8.2
三磷酸腺苷*	160	Cl^- 2.0

注：①pH>7.0(15℃)，MOSm：480/L；②灌洗前临时在灌洗液中加入普鲁卡因酰胺 50mg/500ml；③另外，消毒、使用时才混合。

3)手术步骤：切口选择有两种，一是左侧经腹直肌切口上至肋弓，下至同侧耻骨结节上 3cm 处向左侧延长切口，长约 5cm，使切口成“L”形。此切口的优点是切脾与脾移植为同一切口，比较方便、省时；不足之处是切口较长，损伤较大。移植脾在左侧，与乙状结肠毗邻。另一种切口是脾切除与脾移植分别另行切口。脾切除根据需要可选择左侧肋缘下切口或左侧经腹直肌切口。脾移植选择右侧髂窝部斜行切口。特点是手术创伤小，显露满意，脾脏移植到相对较空虚的右髂窝，不足之处是需要两个切口。

【脾切除】同常规脾切除。但要注意保护脾脏，特别要保护脾蒂血管，并将脾动、静脉游离清楚，离体脾脏上要保留相对较长的脾血管。避免对外伤脾实质造成新的损伤。将切除之脾脏置入 4℃的平衡液中。

【灌洗脾脏】至脾静脉流出的液体清亮为止。灌洗完毕后，切除脾脏的撕裂部分，缝合创面，修整残脾。

【游离髂血管】以右下腹斜行切口为例。切口上从髂骨上方 3cm 开始，向下斜达耻骨结节上方，逐层切开腹外斜肌筋膜与肌纤维和腹内斜肌，注意勿切开腹膜，如切开立即缝合，将腹膜向上、向左推开，随之将右半结肠推向内侧，进入腹膜腔后间隙，达到下腔静脉，显露髂总血管，分别游离髂内动脉和髂总静脉。游离过程中，要注意结扎所有淋巴管，以免术后发生淋巴渗漏或形成淋巴囊肿，同时还要注意选择质量好的血管段。

【供脾的置入】供脾经灌洗和血管修剪以后，放入预制的双层纱布袋中，脾蒂血管从纱布袋的剪洞处露出，便于吻合。两层纱布间放入适量冰屑。用血管钳夹提纱布袋口。脾上极仍然向上，进行翻转使脾门向左，脾静脉在脾动脉前面，然后将供脾置入髂窝最合适的位置，一般不必固定。

【血管吻合】常规先吻合静脉，后吻合动脉，这样可使部位较深的静脉吻合的操作容易些。

①脾静脉吻合法(图 35-11)：脾静脉与髂总或髂外静脉行端侧吻合。从髂总(外)静脉前壁偏外侧处，以萨氏钳钳夹部分静脉壁。参照脾静脉切端直径的大小切除髂总(外)静脉上一片稍大的椭圆形静脉壁。用 3-0 血管吻合线，以连续缝合法分别缝合后壁及前壁。

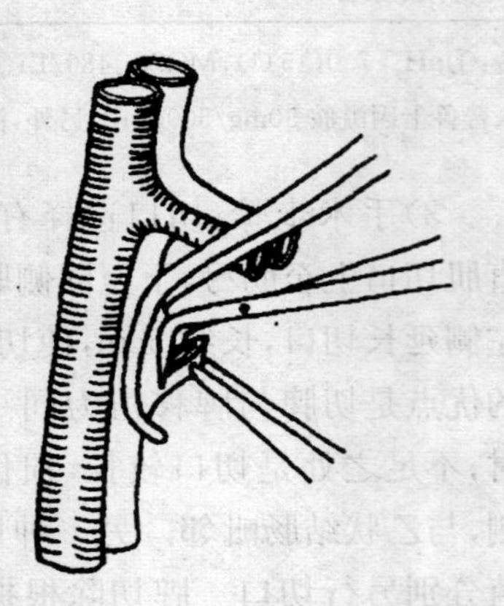

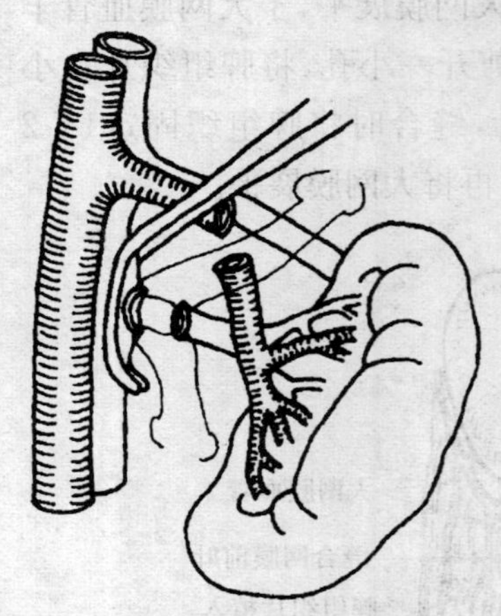

图 35-11　脾静脉吻合法

②脾动脉吻合法(图 35-12)：脾动脉与髂内动脉行端端吻合。先用无损伤钳阻断髂内动脉近心端，结扎缝扎髂内动脉远心端。根据脾动脉与髂内动脉口径决定髂内动脉离断的角度，并予以切断，或将脾动脉断端剪成斜面，使两者口径尽量一致。用 5-0 血管吻合线，先缝合内侧半，然后交换固定线，使血管沿轴转 180°，再缝合外侧半。

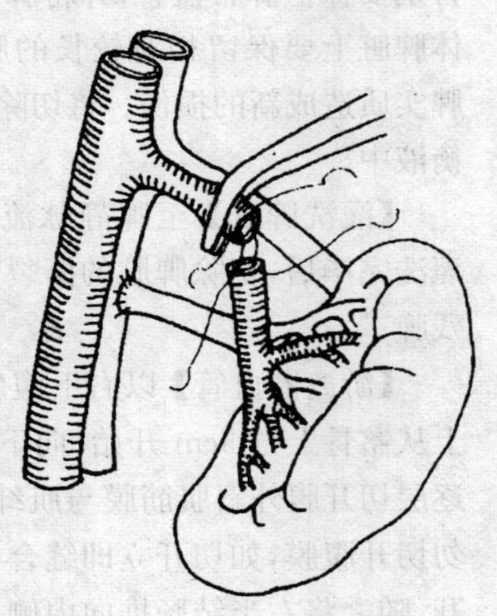

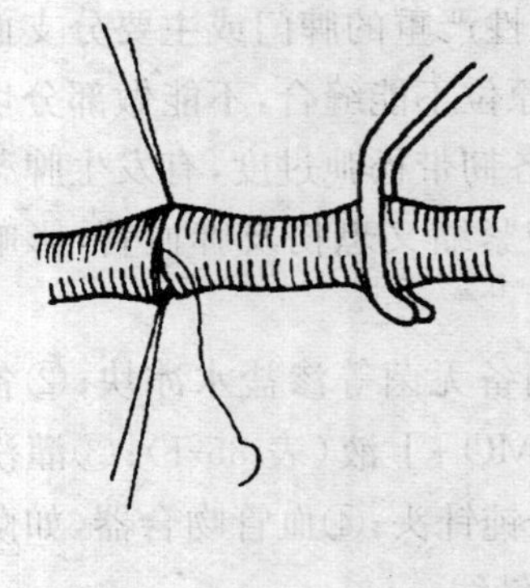

图 35-12　脾动脉吻合法

③恢复血流：血管吻合完毕后，先开放阻断静脉的钳子，后除去夹在髂内动脉上的钳子，移植的脾脏色泽迅速转为红润，并重新出现饱满状态。

④血管吻合注意要点：a. 用萨氏钳阻断髂总静脉时，所放钳子的位置要适当，即达到吻合处血流完全阻断，又不影响下肢静脉的回流；b. 通过动脉端的修剪，尽量使动脉吻合处两动脉端口径一致；c. 吻合时缝针的间距要适当，以免吻合口漏血，在吻合动脉时必须将内、中、外膜全层一并缝合；d. 髂静脉内有许多瓣膜，在吻合脾静脉时应避开静脉瓣，防止因静脉瓣而阻塞吻合口；e. 血管吻合完毕以前，要用肝素溶液认真冲洗，以防气栓发生，特别

是动脉的吻合尤为重要；f. 血管开放后有明显漏血时，可加强缝合数针，小的渗血可用热生理盐水纱布热敷片刻即止；g. 如发生动脉痉挛，可用细针穿刺，注入普鲁卡因以获得缓解；h. 必要时，可固定脾脏数针，以防脾扭转。

【术后处理】除注意抗凝治疗及床边 B 超监视外，其他同手术术后护理。

【术后常见并发症】①脾扭转：植脾因保留血管过长（脾蒂），或未妥善固定而致扭转、坏死，应予以手术切除；②吻合口血栓：吻合口血栓易发生脾梗死，术后加强抗凝治疗；③腹膜后血肿：剥离创面大，又未进行认真止血及恰当引流；④淋巴囊肿：在游离脾血管时，未注意结扎血管周围的淋巴管而致。

（石建华）

第三十六章 上消化道大出血

消化道大出血(massive hemorrhage of digestive tract),为在临床上常见急症。一般以 Treitz 韧带为界限划分为上、下消化道出血。由于空肠和回肠引起出血的疾病较少,故下消化道出血主要来源于结肠。虽然近年来医疗水平迅速提高,许多新的诊断技术和治疗手段不断丰富,大多数消化道出血可早期发现,得到正确的处理,但部分病例的出血原因和部位仍无法明确,因此消化道大出血的死亡率仍高达 10%左右。

急性上消化道大出血是常见的外科急症,发病率及死亡率均很高。上消化道是指十二指肠悬韧带以上包括食管、胃、十二指肠、胰管及胆道。急性上消化道大出血是指成年人一次出血量超过 800ml 以上或出血量占总循环量的 20%;3 天内出血量占全身总血量 30%以上(成人 3 天内出血量超过 1500ml);短期内血色素下降至 70g/L 以下;收缩压<80mmHg,心率>100 次/分,有低血容量的症状和体征,或需输入 2～3U 血液后血压才能稳定者。其临床表现为呕血和黑便。中医学称为“呕血”和“吐血”。

呕血(红色或咖啡色)或黑粪症是上消化道大出血(massive hemorrhage of upper digestive tract)的特征性表现。呕血的颜色取决于出血量的多少和血液在胃内停滞时间长短。如出血量大而未经胃酸充分混合即呕出者,为鲜红色或带有血块;如血液在胃内潴留时间较长,经胃液酸化而呈咖啡色或棕褐色血液。大量上消化道或上段空肠出血后则排出的大便呈黑色或柏油状,柏油便性状黏稠黑亮且伴恶臭,一般是血液在胃肠道停留时间较长(8 小时以上),在胃酸、细菌的作用下使血红蛋白的铁与硫化物结合成为硫化铁所致。如出血量大,速度快,大便也可呈暗红色甚至鲜红色,容易误诊为下消化道出血。该病属中医学的“吐血”、“呕血”或“下血”、“肠风”、“脏毒”或“结阴”的范畴。

一、病因病理

(一)西医病因病理

引起上消化道大出血病因很多,在不同的国家、不同的地区都不一致。国内资料统计常见原因有:

1. 消化性溃疡　胃、十二指肠溃疡出血,占上消化道出血的 30%～50%,有 20%～30%的患者为严重出血或反复出血。其中,大多为十二指肠溃疡出血。十二指肠后壁溃疡出血机会较胃溃疡多;高龄患者出血机会多,且自然止血机会少;表现为呕血者较多,黑粪症者较少见,单独黑粪症者仅占 40%左右。

2. 血管病变

(1)食管下段胃底静脉曲张破裂出血:约占 25%,多为各种原因引起的肝硬化、门静脉血栓形成、门静脉瘤栓、布-加综合征等导致的门静脉高压症的并发症。

(2)主动脉瘤及脾动脉瘤破裂出血。

(3)胃壁动脉瘤、血管瘤、胃窦血管扩张症(西瓜胃)。

(4)胃恒径动脉出血(Dieulafoy):1898 年,因法国外科医生 Dieulafoy 发现并报道而得名,是少见的上消化道出血的原因,但近年来报道增多。约占出血原因的 5%,以中老年为主,男女比例为 3.8∶1。

3. 各型胃黏膜病变

(1)急性应激性溃疡:在应激状态下,胃和十二指肠及偶尔在食管下端发生的急性溃疡。应激因素常见有烧伤、外伤或大手术、休克、败血症、中枢神经系统疾病及心、肺、肝、肾衰竭等严重疾患。严重烧伤所致的应激性溃疡称柯林(Curling)溃疡。颅脑外伤、脑肿瘤及颅内神经外科手术所引起的溃疡称库欣(Cushing)溃疡。临床主要表现为难以控制的出血，多数发生在疾病的第 2～15 天。因患者已有严重的原发疾病，故预后多不良。

(2)急性糜烂性胃炎：应激反应、酗酒或服用某些药物(如阿司匹林、消炎痛、利血平、肾上腺皮质激素等)可引起糜烂性胃炎。病灶表浅，呈多发点、片状糜烂和渗血。

4. 肿瘤

(1)良性肿瘤：如胃平滑肌瘤、息肉、蓝色橡胶痣综合征。

(2)恶性肿瘤：胃癌、平滑肌肉瘤、淋巴瘤、类癌、黑色素瘤等。肿瘤组织缺血坏死，发生糜烂、溃疡或侵蚀破坏血管出血，占 2%～4%。

5. 胆道和胰腺疾病

(1)胆道出血：胆道的感染或肿瘤导致血管腐蚀破溃出血，经胆道进入十二指肠的出血。

(2)胰腺肿瘤、壶腹癌破溃出血经胰管或胆管进入十二指肠。

(3)急性胰腺炎出血。

6. 少见原因

(1)食管炎、憩室炎、食管-贲门黏膜破裂综合征(Mallory-Weiss 综合征)、食管裂孔疝。

(2)胃手术后吻合口出血。

(3)胃黏膜脱垂。

7. 全身性疾病　如白血病、流行性出血热、血友病、过敏性紫癜等。

(二)中医病因病机

1. 饮食所伤　暴饮暴食，恣嗜醇浆，过食辛辣炙煿，积热于胃，热伤胃络，迫血外溢血随胃气上逆则成吐血。如《临证指南医案·吐血》"酒热壮胃之类，皆能助火动血"，《症因脉治·内伤吐血》"内伤吐血之因，或积热伤血，血热妄行，或失饥饱，胃气伤损，或浩饮醉饱，热聚于中，或盐醋辛辣，纵口不忌"等可致脾胃失和，酿湿生痰，痰火扰动胃络而引发吐血。

2. 情志所伤　忧思恼怒，情志失调，郁怒伤肝，气郁化火，横逆犯胃，灼伤胃络，或素有胃热，复因肝火扰动而致血随气火上逆，遂成吐血。如《素问·举痛论》"怒则气逆，甚则呕血"，《医家四要》"呕血者因于气怒伤肝，肝热内炽，逼血上逆所致"。

3. 劳倦过度　劳伤脾胃，脾气虚弱不能统血摄血，而致血溢脉外上逆而成吐血。如《医贯·血症论》"胃者，守营之血，守而不走，契于胃中，胃气虚不能摄血，故令人呕血，从喉而出于口也"。

4. 久病或热病之后　一是胃病或肝病日久不愈，久病伤络，气滞血瘀，血脉瘀阻；二是久病或热病使正气亏损，导致气虚不摄，或阴津亏耗，阴虚火旺迫血妄行，均可发呕血。

总之，病位在胃，与肝、脾功能失常有关。气郁火热多为实，脾虚气弱多为虚。血出之后，气随血脱，可致气血大亏，甚或血竭气脱阳亡而危及生命。

二、诊断

(一)临床诊断

1. 病史

(1)与饮食有关的或有周期性、节律性慢性上腹痛病史；有促进溃疡活动诱因的出血，应考虑溃疡病出血，但有 10%～15% 溃疡病出血可无溃疡病史。

(2)有长期大量饮酒或有肝炎病史、血吸虫病感染病史，表现为肝区疼痛、肝大、脾大、肝功能亢进者，应考虑门脉高压症出血，其出血量大而猛，以呕血为主，常达休克程度。

(3)反复有上腹疼痛、畏寒、发热、黄疸的出血者考虑胆道出血。

(4)有严重外伤或长期服用肾上腺皮质激素、水杨酸制剂、利血平类药物及嗜酒者多为胃黏膜病变出血。

(5)上腹部疼痛无规律，以夜间痛为主，短期内体重减轻、上腹不适、食欲减退、呕吐、大便隐血，试验检查阳性者考虑消化道肿瘤。

(6)确定消化道出血，必须注意区别鼻咽部出血或因咯血进入消化道出现的黑粪症。要识别由于服用铁剂、铋剂、炭片、美鼠李皮、中草药等，以及进食富含动物血食物所致的黑便。一般药物所致的黑便缺乏光泽而不具柏油样。

2. 体检　体格检查时，首先应注意生命体征的变化，要做好全身各系统检查。若失血性休克同时伴有蜘蛛痣、肝掌、脾肿大、腹壁静脉曲张、腹水征考虑为食管或胃底静脉曲张破裂出血；黄疸、发热、右上腹疼痛胆囊肿大、肝区叩痛为胆道出血；消瘦、低热、中上腹有质硬包块者为恶性肿瘤；多数性皮下出血斑或出血点应考虑出血性疾病或有凝血障碍；肛门指诊可发现盆底有无转移肿瘤等。

3. 实验室检查　血红蛋白、红细胞计数、血小板计数、血细胞比容、嗜中性粒细胞计数；乙肝两对半、丙肝抗体、肝功能(胆红素、碱性磷酸酶、清蛋白、转氨酶)；凝血功能(血小板计数、凝血酶原时间、纤维蛋白原、部分凝血活酶时间)；血液生化(其中血尿素氮/血肌酐比值，若>25∶1，提示出血可能来自上消化道)，这些检查对诊断上消化道出血有重要价值。必须指出，上消化道出血丧失的是全血，出血后要通过一定时间才能使血浆容量平衡，因而在血常规的某些改变不能立即反映出来，血小板计数要在活动性出血后1小时才开始升高，白细胞计数要在2～5小时才增多。再者，血中尿素氮的升高是由于血液在消化道中分解吸收，或低血压引起尿素氮清除率降低造成。75%的上消化道出血患者，在出血数小时后血尿素氮可增至11.9mmol/L。氮质血症的时间的长短与出血量、肾功能是否受损、有无继续出血、血循环量是否足够等关系密切，这些方面应引起注意。

4. 辅助检查

(1)鼻胃管或三腔二囊管检查：鼻胃管抽吸对判定出血部位、速度有一定价值，门齿至食管贲门长度为40cm，将鼻胃管放入贲门部位，然后轻轻抽吸，如有血液提示血液来自食管、胃；若将鼻胃管放入胃中，抽吸出清亮胃液表明血液不是来自上消化道，此法简单安全，但应注意假阳性(约10%)。三腔二囊管放入胃后，在胃气囊、食管气囊注气切实可靠情况下，经胃腔注入生理盐水洗尽胃内存血，不再有血液抽出，提示为食管、胃底静脉曲张破裂出血，如果仍有血液抽出则表示可能为胃、十二指肠溃疡出血、胃黏膜或胃肿瘤出血。由于门脉高压症患者，常有门脉高压性胃病(portal hypertensire gastropathy)或并发胃、十二指肠溃疡(10%～15%)，因此门脉高压症引起食管下段胃底静脉曲张破裂出血时，要考虑其这种可能性存在。三腔二囊管检查简单易行，但切记粗暴，要求患者镇静合作。

(2)内镜：在急性上消化道出血时进行纤维或电子胃镜检查是安全可靠的，是当前首选的检查手段。检查阳性率高达80%～90%以上。胃镜检查不但可以直接观察、确定出血部位，同时也是一种紧急止血的治疗措施。内镜检查应注意以下几点：

1)胃镜检查：最好在出血后24～48小时之内进行，若延误时间，一些表浅胃黏膜损害会全部或部分修复，影响检查效果。国内一些报道认为，内镜检查距离出血时间愈近，诊断阳性率愈高(80%～90%)。只要没有严重的并发症、血液动力学相对稳定的上消化道出血患者都可以立即做纤维或电子胃镜或十二指肠镜检查。内镜可确切发现出血部位，有经验的医师可在短时间内完成，不会增加患者危险。陈毅斌对118例急性上消化道大出血的患者进行了急诊胃镜检查，结果表明，不同急诊胃镜检查时间病因检出率不同，检查时间<12小时与12～24小时相比，活动性病灶检出率无显著性差异($\chi^2=0.41$，$P>0.05$)；12～24小时与25～48小时相比有显著性差异($\chi^2=12.25$，$P<0.01$)。姜俊等通过对624例急性上消化道大出血的患者进行胃镜与治疗得出相同的结果。因此在急诊胃镜检查时机问题上，目前多数观点认为只要病情许可，无明显的禁忌证，镜检时间提倡越早越好，以提高出血病因确诊率。

2)处于失血性休克的患者，应首先补充血容量，待血压稳定后再做胃镜检查。

3)检查前应做好充分的准备，必须有强大的外科支持必要时中转手术治疗。

4)如患者精神焦虑，这是胃镜检查失败的原因之一，也是术中大出血的原因，在这种情况下，可在术前静脉应用咪唑安定或异丙酚镇静麻醉，以增加检查的安全性。

5)检查前不必洗胃或留置胃管，但若出血过多，可在术中经胃镜喷洒冰盐水，冲洗后再检查。

6)不能满足于发现一处病灶，有时多处病灶同时出血，要全面、仔细、谨慎。

(3)X线钡餐检查：应在出血停止后36～48小时进行，出血期不宜应用。阳性率达30%～61%。气钡对比检查可提高阳性率。

(4)选择性动脉造影：当消化道出血经内镜检

查或 X 线检查不能做出明确诊断时，应进行选择性动脉造影。当出血速度>0.5～1ml/分钟时，可见到出血血管部位的造影剂溢出血管征象，以此确定出血部位，此种方法最适宜活动性出血的检查，阳性率可达 50%～77%。对肿瘤血管影像或血管畸形具有诊断价值。

(5)放射性核素检查：常用^{99m}Tc 或^{51}Cr 标记红细胞，经静脉注射，施行腹部示踪扫描，当出血速度达 0.05～0.1ml/分钟，核素即可在血管出血部位溢出显像，对胃肠道出血比较敏感，注射一次^{99m}Tc 标记红细胞，可以监视患者消化道出血 24 小时，但出血定位的精确度有限。

(6)吞线试验：方法简单，一般用普通白线，吞下一端后 30 分钟，取出后根据染血距门齿部位来判断出血所在。Pittman 介绍荧光带试验，用以诊断上胃肠道出血；于咽下带子的一端后，静脉注射荧光素，然后拔出带子在紫外光下观察荧光素染血的部分，计算距门齿的长度而判断出血的位置。

(二)不同出血原因的临床特征(表 36-1)

1. 消化性溃疡出血　出血是消化性溃疡常见的并发症，其中以十二指肠球部溃疡出血为多。出血前多有上腹疼痛加重病史，但 10%～15%无加重表现或无溃疡病史；一次出血一般不超过 500ml；并发休克者少见，致命性出血多属十二指肠后壁溃疡出血或胃小弯穿透性溃疡腐蚀黏膜下小动脉或静脉所致。部分患者可有典型的周期性、节律性上腹部疼痛，出血前数日疼痛加剧，出血后减轻，这些症状对消化性溃疡出血的诊断很有帮助。高龄患者出血机会多，且自然止血机会少；表现为呕血者较多，黑粪症者较少见，单独黑粪症者仅占 40%左右。

2. 食管下段胃底静脉曲张破裂出血　多数有肝硬化的典型病征，有门静脉高压的表现及肝功损害的证据。主要是呕鲜血或血凝块，而呕吐物为咖啡色者少见；出血量大而猛，一次出血量可达 500～1000ml，常伴休克，先黑便后呕血者少见；第一次出血后可在一日内或数日内再次呕血，三腔二囊管压迫切实可靠可使出血立即停止，处理不及时可引起死亡。

Dieulafoy 病出血：又称单纯性溃疡，曾称 Dieulafoy 动脉瘤或黏膜下血管径持续扩大症。一般认为是胃内供血动脉在进入胃黏膜下不是逐渐变细形成毛细血管，而是一直保持黏膜下动脉径不变，故称恒径动脉，属先天发育异常的一种形式。在病理上，动脉内膜、肌层、外膜均正常，不同于其他血管畸形的血管病变，是异常的黏膜下大血管出血，出血常凶猛且反复发作。很多病例是在初次胃镜检查中因没有明显的溃疡性病变而不易观察到，约 83%病灶位于距胃食管交界处 6cm 内的胃体后、前壁且近小弯侧，主要来源于胃左动脉分支。也有报道发生于胃窦、十二指肠、空肠和结肠。活动性出血时重复内镜检查可以发现病变。

3. 胃黏膜病变　包括两型，即急性应激性溃疡和急性糜烂性胃炎。前者与应激状态有关(如严重损伤、感染性休克、烧伤、大手术、尿毒症、肺功不全等)，由于交感神经兴奋使胃黏膜血管痉挛收缩，迷走神经兴奋使胃黏膜下动静脉短路开放而加重胃黏膜缺血缺氧；同时胃酸、胃蛋白酶分泌增高，从而使胃黏膜自身消化形成胃黏膜糜烂而出血，甚至会穿透胃壁形成穿孔。后者是应用某些药物(阿司匹林、胆酸、四环素等)、嗜酒等致使胃黏膜屏障破坏，H^+游出，形成黏膜多数损害的结果。病损主要为胃、十二指肠黏膜出血、水肿、多数溃疡出血。出血前多无先兆，量多少不定，一次大出血较少见，一般无胃病史，非手术治疗多可止血，止血后可复发出血。

4. 胆道出血　国人多因肝内、外胆管结石或胆道蛔虫反复感染，侵蚀肝动脉形成动脉胆管瘘，或肝癌、肝外伤、肝血管瘤破裂引起。多数具有胆道感染的 Charcot 三联征。以便血多见，一次大出血致休克少见。若为胆道梗阻感染造成，多有明显周期性，形成机制是出血时血凝块可阻塞胆道，使出血暂停，待胆汁自溶作用逐渐增加胆道加力使血凝块排出胆道而再度出血，每 1～2 周出血一次。肝肿瘤出血常有甲胎蛋白阳性，B 超肝扫描、CT 及腹腔动脉造影可有阳性发现。

5. 上消化道恶性肿瘤　除不同部位肿瘤本身症状外，还可出现肿瘤所产生压迫相应部位的表现(如压迫胆道可有黄疸、胆囊肿大)。出血表现以隐血多见，呕血少见，若侵蚀大血管可有大量出血，可有相应部位肿块出现(如胃、胰有包块)或腹水、恶病质等晚期表现。

表 36-1 常见上消化道出血的临床特征

	溃疡性出血	食管与胃底静脉破裂出血	胃癌出血	胆道出血	急性胃黏膜出血
病史	有溃疡病史	慢性肝炎、肝硬化、肝肿大病史	有类似溃疡病史，食欲减退，消瘦	肝脏疾病或腹部外伤史	严重感染、白血病、损伤、烧伤等严重疾病史
出血原因	溃疡基底血管被侵蚀破裂而致	因曲张静脉被粗糙食物损伤或胃液腐蚀而致	肿瘤组织侵蚀血管破裂或组织缺血所致	因胆道感染、肿瘤、外伤等，损伤胆道系统血管所致	因广泛胃黏膜损害所致
出血先兆	溃疡病史加重或失去原有的规律性	常突然发生或有上腹突然疼痛	上腹部症状加重	胆绞痛发作肝区疼痛加剧，或胆囊肿大	出血前常出现非特异性胃肠道症状，一般上述严重疾病1周后出现
出血特征	胃溃疡以呕血为主，最终会出现柏油样便；十二指肠溃疡以柏油样便为主，极少有呕血，呕出的血液为咖啡色，出血量大，便血呈紫红色	以呕血为主，来势凶猛；出血量大很快出现休克；呕出的血液色暗，有时有血块；如有便血开始为柏油样，以后可能与呕吐的血液一致	早起持续少量出血，粪便潜血实验持续阳性，侵蚀大血管可发生呕血、便血及出血性休克，药物止血多无效	呕血、便血均可发生，但以便血为主，多发生在胆绞痛缓解后，可出现周期性反复出血，间隔期为1周左右	呕血、黑便均可发生，以呕血为主，反复发生，间歇期可达数日。药物止血效果良好
出血后情况	原来加重的上腹疼痛等症状可缓解	脾脏缩小，但容易发生腹水和肝昏迷	原来症状持续存在或加剧	肝区疼痛加剧，原来肿大的胆囊可缩小	原有特异性胃肠道症状不能缓解而加重
体检特征及实验室检查	局限性上腹疼痛，肝功能、血氨正常、白细胞、血小板计数正常	肝硬化体征，可能有肝昏迷前期症状，肝功能异常，血氨可增高，全血细胞减少	上腹部扪及肿块，可扪及左锁骨上淋巴结肿大，胃液分析有胃酸缺乏，晚期可有恶液质	黄疸，右上腹压痛有时有肌紧张，可扪及肿大的胆囊，白细胞计数增高	无特异性表现，一般上腹部有压痛
X线检查	钡餐摄片可见典型的溃疡病变（如龛影）	钡餐摄片见食管下端及胃底有虫蚀样改变	钡餐摄片见钡影残缺，癌性龛影狭窄或梗阻，可见胃壁僵硬，蠕动和黏膜皱襞消失	胆系造影可明确病变所在及出血原因	钡餐摄片常无阳性发现，气钡双重造影，可发现糜烂或表浅的小溃疡
纤维胃镜检查	可见典型的良性溃疡表现，活检可确定诊断	可见到食管下端及胃底布满曲张静脉，可见到出血部位	可见典型的恶性溃疡表现，活检可明确诊断	无特殊临床意义，可排除其他出血原因	急诊时胃镜检查可见黏膜糜烂；局限或广泛的出血灶，成点状、片状或条状分布，有时可见黏膜水肿
剖腹探查所见	有典型溃疡瘢痕组织，胃内有积血	门静脉压力增高，肝硬化，肝肿大	典型肿瘤肿块周围淋巴结及腹腔脏器转移	肝损伤，胆总管增粗，胆囊肿大，穿刺可抽出血性液体	胃肠内积血，切开胃壁可见广泛散在的溃疡

6. 食管裂孔疝　多属食管裂孔滑动性疝，病变部位胃经膈肌上的食管裂孔进入胸腔。由于食管下段、贲门部位反流的保护机制丧失，易并发食管黏膜水肿、充血、糜烂甚至形成溃疡。食管炎及疝囊部位的胃出现炎症而出血。以慢性出血多见，有时可大量出血。多发生于50岁以上的人群。患者

平时常有胸骨后疼痛或剑突下烧灼感，并向左肩、颈、前胸放射，伴反酸、嗳气。在饱食后、负重、弯腰或平卧时易发作，站立走动后症状缓解。

7. 食管-贲门黏膜撕裂症　该症是引起上消化道出血的重要病因之一，约占8%。酗酒是重要的诱因。有食管裂孔疝的患者更易并发该症。多数出血发生在剧烈干咳或呕吐后，造成贲门或食管下端黏膜下层的继发性裂伤，有时可深达肌层。常为单发，也可多发，裂伤长度一般在0.3～2cm。出血量大时也可出现休克。

8. 胃肠吻合口出血　常于术后24小时之内发生，可从胃管引流出大量鲜血。

9. 其他　同时也应注意有无其他疾病引起的出血，如过敏性紫癜、遗传性出血性毛细血管扩张病(Rendu-Qsler-Weber)、血友病、白血病、血小板减少性紫癜、尿毒症、流行性出血热、钩端螺旋病等。

(三)出血部位及原因分析

上消化道出血的部位一般可分为3区：

1. 食管胃底区出血(曲张静脉破裂)　一次出血量在500～1000ml，常伴休克，以呕血为主。

2. 胃、十二指肠球部溃疡、胃黏膜病变、胃癌出血　一次出血量少于500ml，可表现为呕血，也可以黑便症为主。

3. 肝内胆道出血　一次出血量在200～300ml，主要以黑便症为主。通常认为幽门以下多为黑便症，幽门以上多数为呕血；呕血或黑便症主要取决于出血速度和出血量，而出血部位的高低是次要的，如果出血量多，速度急快，即使幽门下病变也可为呕血，幽门上病变出血量少、速度慢也可表现为便血。血液在胃肠道停留时间的长短决定了呕血或黑便症的颜色，若停留时间长，经胃肠液作用，呕出的血常呈棕褐色，便血多呈柏油样或紫黑色；若停留时间短、量大，呕血常为鲜红色，或有血凝块，甚至有鲜红色大便。必须指出，不同部位疾病的出血特征对诊断出血的原因有重要价值，病史、体检、实验室检查或特殊检查的综合分析是不可缺少的部分。

(四)出血程度的评估(表36-2)

1. 一般情况　成人消化道出血每天超过5～10ml即可有大便隐血试验阳性；每日出血量50～100ml可出现黑便症。胃内积血量在250～300ml可引起呕血。失血量少于400ml以下，可由组织液及脾贮血来补偿，循环血量在1小时内即可得到改善，故可无自觉症状(如头昏、心悸、乏力等)。当出现头晕、心慌、冷汗、乏力、口干等症状时，表示急性失血在400ml以上；如果出现晕厥、四肢厥冷、尿少、烦躁不安时，则表示出血量在1200ml以上；若出现上述症状加之神志恍惚、无尿、气短，则表示出血量应在2000ml以上。

表36-2　上消化道出血程度的诊断标准(全国消化会议,1978)

分级	失血量	血压	脉搏	血红蛋白	症状
轻度	占全身总血量的10%～15%(成人<500ml)	基本正常	正常	无变化	可有头晕
中度	占全身总血量的20%左右(成人800～1000ml)	下降	100次/分钟	70～100g/L	一过性头晕，口渴，心悸，少尿
重度	占全身总血量的30%以上(成人>1500ml)	<80mmHg	>120次/分钟	<70g/L	冷汗，四肢厥冷，尿少，神志恍惚

2. 脉搏　脉搏改变是失血程度的重要指标。急性失血时血容量锐减，最初的机体代偿功能是心率增快。小血管反射性收缩使肝、脾、皮肤、血窦的储血进入循环，增加回心血量，调整体内有效循环血量，保证心、肾、脑等重要器官的供血。如失血量过大，机体代偿不足时就可能休克状态。所以当大量出血时，脉搏快而弱(或脉搏细弱)，每分钟增至100～120次/分钟以上，则估计短期失血量在800～1600ml；脉搏细弱，甚至触摸不清时，失血量已达1600ml以上。出现体位性脉率增快，并出现头晕、冷汗、乏力、口干，表示失血量大。

3. 血压　血压和脉搏都是估计失血量的可靠

指标。当失血量在800ml左右时，收缩压正常或稍升高，脉压差变小，尽管此时血压尚正常，但已进入休克前期，应密切观察血压改变。急性失血在800～1600ml时（占血容量的20%～40%），收缩压可降至80mmHg以下，脉压差减小。急性失血在1600ml以上时，收缩压可降至50mmHg以下，甚至测不到。出血严重程度可以通过计算休克指数来确定。休克指数＝脉率/收缩压（mmHg）。正常为0.45～0.5；＞1.0，失血量约为1000ml以上；＞2.0，失血量约为2000ml以上。

4. 血象　血红蛋白测定、红细胞计数、血细胞压积可以帮助估计失血的程度。但在急性失血的初期由于浓缩及血液重新分布等代偿机制，上述数值可以暂时无变化。当组织液渗入血管（自身输血）完成后，即失血后3～4小时，才会出现血液稀释，血红蛋白下降，平均在出血后32小时，血红蛋白可被稀释到最大程度，如果患者出血前无贫血，血红蛋白在短时间内可下降至70g/L以下，表示出血在1200ml以上。大出血后2～5小时，白细胞计数可增高，但通常不超过15×10^{9}/L。

5. 尿素氮　上消化道大出血后数小时，血尿素氮即可增高，1～2天到达高峰，3～4天内降至正常。如再次出血，尿素氮可再次增高。尿素氮增高是由于大量血液进入小肠，含氮产物被吸收。如患者肾功能正常，则血尿素氮升高的程度可反映出血量的多少。而血容量减少导致肾血流量及肾小球滤过率下降，则不仅尿素氮增高，而且肌酐也可同时增高。如果肌酐在133μmol/L以下，而尿素氮＞14.28mmol/L时，则提示失血量在1000ml以上。

（五）有无继续出血的分析

临床上由于肠道内的积血一般需数日（通常为3天）才能排尽，每出血1000ml，柏油便可持续1～3天，大便潜血可达1周；出血2000ml柏油便可持续4～5天，大便潜血可持续2周。每次出血后血红蛋白的下降需要有一个过程，即血红蛋白的稀释过程。因此不能用短期内继续有无黑粪症或血红蛋白下降程度作为继续再出血的指标，但有下列情况应认为有继续出血：

1. 反复呕血、黑便增多，或排出暗红色甚至鲜红色血便。

2. 胃管抽出较多的鲜血。

3. 在24小时内经内科积极治疗输血、输液，血压、脉搏、一般情况未见明显改善；或虽暂时好转而又恶化；中心静脉压仍有波动，稍稳定后又再下降。

4. 血红蛋白浓度、红细胞计数与血细胞比容继续下降，网织红细胞计数继续升高。

5. 肠鸣音活跃。该指征仅作为参考，因肠道内有积血时肠鸣音也可活跃。

6. 周围循环衰竭的表现经补液、输血稍纠正，尿量已足够，但血尿素氮持续升高或再次升高等提示有继续出血可能。

7. 通过集中输液试验（即出血后在1～2小时内输入含盐等渗液1000～1500ml）如循环动力指标（BP、P、CVP）继续变坏，提示仍在出血。若输600～1000ml血后脉率仍快或收缩压仍只能维持在90mmHg以上等均提示有持续出血或再出血。

临床经验证明，多数上消化道出血病因通过上述分析可以明确诊断。对部分不确切原因者应注意：①溃疡病既往可以没有临床症状；②门脉高压可以食管静脉曲张不明显，也没有明显肝硬化体征；③无症状的早期胃癌多由小弯溃疡而来；④出血性胃炎的出血，出血前多无先兆，量多少不定。最后再考虑少见的外科病如贲门黏膜撕裂综合征、食管裂孔疝、胃息肉等。

三、治疗

（一）西医治疗

凡是有呕血或黑粪症都应住院治疗。任何原因的上消化道大出血都应遵循下列基本处理原则：①迅速纠正低血容量休克；②迅速有效地制止出血；③对病因应尽力采取根治性措施，防止发生再度出血。

1. 迅速补充血容量　大出血后患者血容量不足，可处于休克状态，此时应首先补充血容量。应立即建立两条静脉输液通道，最好建立锁骨下静脉通路或颈内静脉通路，达上腔静脉，以便作中心静脉压监测。因患者急性失血后，血流缓慢，血液浓缩、黏稠，此时补血并不能改善患者微循环灌注和缺血缺氧状态，应先输入平衡盐溶液或血浆代用品改善微循环，同时做好输血准备。当其患者有体位性晕厥、血压下降，收缩压＜90mmHg（或基础血压下降 25%）；血红蛋白＜70g/L，血细胞比容＜25%，或有休克等表现应立即输血，并通过尿量、中心静脉压监测调节输液量及速度。当收缩压＞90mmHg 时应减慢补血、补液的速度。输入库存血较多时，每 1000ml 血应静脉补充葡萄糖酸钙 10ml。对肝硬化或急性胃黏膜病变的患者应采用新鲜血。对于有心、肺、肾疾患者及老年患者，要防止因输液、输血过快、过多导致急性肺水肿。因此，必须密切观察患者的一般情况及生命体征的变化，最好通过测定中心静脉压来监测输入量。

2. 维持循环系统功能　失血的刺激，可通过交感肾上腺素的作用而使血管收缩。因此，在休克发生后是否应用血管收缩药物，仍有争论。一般认为，对出血性休克应用血管收缩药无济于事，但在补充血容量不及时的情况下，为避免低血压时间过长，主张应用血管收缩药的仍不少。如果心率不超过 140 次/分钟，可用 1～5mg 异丙肾上腺素加入 500ml 生理盐水或其他溶液中静脉滴入，以增强心肌收缩力，降低静脉压和周缘阻力，并有轻度扩张血管作用。输液量大时须用洋地黄支持心脏功能，以防止发生充血性心力衰竭，常用的为毛花苷 C（西地兰）或毒毛旋花子素 K。毛花苷 C（西地兰）每次 0.1～0.2mg 静脉滴入，一天量不超过 1mg。

3. 矫正酸中毒　如 pH＜7.35，PCO_2＞6.13kPa（46mmHg），说明有呼吸性酸中毒，须使呼吸加深，充分换气，以排出存积的二氧化碳。必要时用呼吸器辅助呼吸，甚至作气管内插管以控制呼吸。若二氧化碳结合力偏低，存在代谢性酸中毒，应当按计算静脉输入适量碳酸氢钠溶液。为避免钠离子过多产生组织水肿，可用三羟甲基氨基甲烷（THAM）静脉滴注，既能纠正代谢性酸中毒，亦能纠正呼吸性酸中毒。

4. 止血

（1）非食管静脉曲张出血的治疗

1）局部药物止血：去甲肾上腺素 4～8mg 加于 100ml 生理盐水中，口服或经胃管注入，使胃内血管暂时性收缩而起止血作用。10～15 分钟可重复 1 次。孟氏液（Monsells solution）是由硫酸亚铁粗粉经硫酸和硝酸的处理加热后，制成的一种碱式硫酸亚铁［$Fe_4(OH)_2(SO_4)_5$］溶液。纯液呈棕红色，是一种强力收敛剂。溃疡病出血时一般稀释于生理盐水制成 5%溶液应用。孟氏液不能口服，须从胃管注入。每次用 30～50ml，隔 1～2 小时重复，可用 2～3 次。用药后偶尔可出现恶心、呕吐及胃部痉挛性疼痛，用解痉药可缓解。冰水洗胃曾流行一时，每次经胃管注入冰水或冰盐水 250ml，然后轻轻缓慢吸出，总量可用到 10L 的冰水。一般洗至 20～30 分钟，抽出的水变清亮为止。尚有人建议经胃管滴注 1mmol/ml 的碳酸氢钠溶液，以每日 1000mmol 的速度滴入，兼有中和胃酸的作用。也有的主张在冰水中加入去甲肾上腺素者。

2）全身药物止血：组胺 H_2 受体阻断剂和抗酸剂能减少基础胃酸分泌，有助于溃疡病出血的止血和溃疡的愈合。尽管对其疗效仍有不同意见，但作为一种辅助止血疗法仍应用于临床。西咪替丁（甲氰咪胍）0.4～0.6g，稀释于 500ml 10%葡萄糖液中，每日 2 次静滴。雷尼替丁 0.1g 溶于 500ml 葡萄糖液中，12 小时 1 次静滴，其药效可持续 10～12 小时。法莫替丁药效持续可达 24 小时，故一般 20mg（100ml）每日 1 次静滴。洛赛克是质子泵阻滞剂，可有效抑制胃酸分泌，每次可用 20～40mg 静脉输入，每日 1 次。

3）内镜下止血：随着内镜检查治疗技术的进展，溃疡病出血内镜止血取得良好效果。

A. 局部压迫止血：对于较小部位明确的出血，内镜检查时用活检钳直接压迫出血部位可起暂时止血作用。但对于大出血则较困难。

B. 局部药物喷洒止血：通过内镜活检孔插入塑料管，对出血部位直接喷洒药物。常用药物有 1%肾上腺素液 8mg 加入等渗盐水 20ml 喷洒在出血部位，有效率可达 80%；5%～10%孟氏液有效率达 85%～90%，每次 50～100ml。

C. 局部药物注射止血及温热止血：可以局部注射血管收缩剂如 1∶10 000 的肾上腺素作出血灶周围组织注射，使周围组织收缩达到暂时止血作用，再注射硬化剂使血管闭塞。还可以经内镜高频电凝止血、微波止血和激光止血。

（2）食管静脉曲张出血的治疗

1）三腔二囊管压迫止血：将三腔管之先端及气囊表面涂以液体石蜡，从患者鼻腔插入，达 65cm 处用注射器先注入胃气囊空气 250～300ml，使胃气囊充气，即用止血钳将此管腔钳住。然后将三腔管向外牵引，感觉有中等弹性阻力时，表示胃气囊已压于胃底部，适度拉紧三腔管，系上牵引绳，再以0.5kg重沙袋(或盐水瓶)通过滑车固定于床头架上牵引，以达到充分压迫的目的。经观察仍未能压迫止血者，再向食管囊内注入空气100～200ml，然后钳住此管腔，以直接压迫食管下段的扩张静脉。首次胃囊充气压迫可持续24小时，24小时后必须减压15～30分钟。减压前先服石蜡油20ml，10分钟后，将管向内略送入，使气囊与胃底黏膜分离，然后去除止血钳，让气囊逐渐缓慢自行放气，抽吸胃管观察是否有活动出血，一旦发现活动出血，立即再行充气压迫。如无活动出血，30分钟后仍需再度充气压迫12小时，再服石蜡油、放气减压，留管观察24小时，如无出血，即可拔管。拔管前必须先服石蜡油20ml，以防胃黏膜与气囊粘连，并将气囊内气体抽净，然后才能缓缓拔出。以后每压迫12小时松管一次。但要加强护理，床头应备一把剪刀，如胃囊滑脱，堵塞呼吸道有窒息可能，如出现则立即剪断胃管放气(图36-1)。

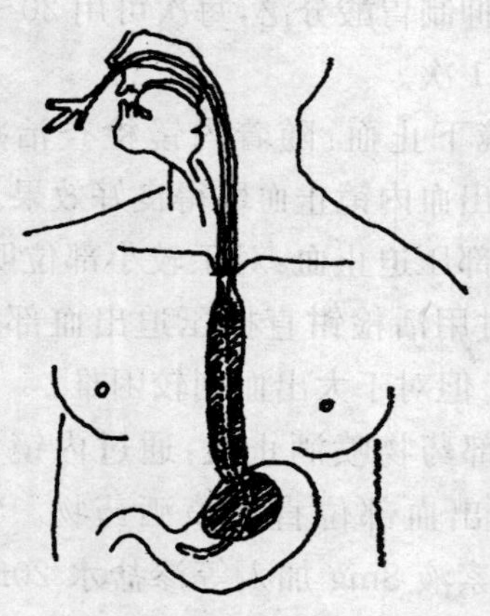

图36-1　三腔管压迫止血法

2)全身药物止血

A. 垂体后叶素：通过对内脏血管收缩，减少消化系统血量，使门静脉压力下降30%～50%，用于消化道门脉高压症出血，一般可用20U加入5%糖水200ml内20～30分钟内滴完，应注意副作用(腹痛、血压升高、心律失常、心绞痛等)，对冠心病患者忌用。可同时应用硝酸甘油0.6mg舌下含服，每30分钟一次，以减少副作用。

B. 生长抑制素：近年来用于治疗食管胃底静脉曲张出血。研究表明，生长抑制素可明显减少内脏血容量，并可使奇静脉血流明显减少。临床上有14肽天然生长抑素，用法为首剂250μg静脉注射，继以每小时250μg持续静脉注射。8肽生长抑素同类药物奥曲肽半衰期较前者长，首剂量100μg静脉注射，继以每小时25～50μg持续注入。

3)食管胃底静脉曲张的套扎和结扎：通过内镜行食管、胃底曲张的静脉及出血部位结扎或套扎，是目前对食管胃底静脉曲张破裂出血进行止血的好方法。

4)选择性血管造影介入法：在作选择性用腹腔动脉造影诊断上消化道出血病因的同时，可以进入介入治疗，必要时作胃左动脉、胃十二指肠动脉、脾动脉或胰十二指肠动脉区域的出血灶经导管注射垂体加压素、后叶素或去甲肾上腺素，使小动脉收缩以止血。如失败可选用选择性动脉栓塞方法达到止血目的。

5)经颈静脉肝内门、腔分流术(TIPS)：此法可降低门静脉压力以治疗内镜套扎失败的静脉性出血的病例，并能减少腹水产生治疗顽固性腹水。但此法在治疗后6个月内，有40%的患者会发生TIPS分流管的狭窄堵塞现象。为预防静脉曲张再度出血，需重新作TIPS或其他方法治疗。

5. 外科治疗　上消化道大出血的病例，20%～25%需行外科手术治疗。疗效比较满意，且易成功，因此手术指征一般较宽，问题在于手术的时机。往往遇到一些转来外科较晚，出血时间较长，血红蛋白仅2～3g的患者。按常规应待出血停止，血红蛋白提高到6～8g后再行手术。若出血仍不停止，只有被迫作紧急手术，这种情况危险性很大。

(1)手术指征

1)大量出血不止，经积极扩容止血治疗无效，有休克倾向。

2)出血后6～8小时内经静脉补血600～1000ml全血后，休克症状无明显改善，收缩压仍不能维持在90mmHg。

3)出血量虽不大，但经长期保守治疗无效或正在接受正规内科治疗时出血者。

4)溃疡病史长，过去有合并穿孔或幽门梗阻症状。

5)年龄在50岁以上者。

6)如经两次内镜止血治疗后仍持续出血或反复出血,应根据病情需要选择外科手术治疗。

7)如经各种检查仍未能明确诊断而出血不能停止者,应行外科手术探查,针对性处理。

术前准备和手术的选择在大量出血情况紧急时,往往不允许术前做好完善的准备工作,但对全身情况的了解是必要的。配血、输液和取血检查应该在进手术室前完成。插胃管洗胃、测中心静脉压、留置导尿管,来不及时可以入手术室后再做。至于补充血容量、矫正电解质紊乱和酸中毒,可与手术同时进行。在彻底止血后所输的血,对提高血红蛋白才生效。当然,如非情况紧急,这一切能在未进手术室前完成,必然更合乎要求。

(2)手术方式

1)消化性溃疡:慢性胼胝性溃疡、胃溃疡或巨大溃疡,适于做胃大部切除术。手术应尽量切除溃疡,但十二指肠的胼胝性溃疡有时很难切除,强行切除有可能损伤胆总管等重要结构。此时可在妥善止血后作旷置溃疡的胃大部切除术。但要特别强调,必须将缝合止血后的溃疡面隔离在胃肠腔外,而不能将旷置的溃疡留在胃肠腔内;否则,7～8天后止血缝线脱落时可发生致命的再出血。为此,可用 Nissen 法。出血的胼胝性溃疡常位于十二指肠壶腹部的后、内侧壁,而与溃疡相对的十二指肠前、外侧壁则是正常的。可贴溃疡的近侧边缘切断十二指肠的后、内侧壁,而与溃疡相对的前、外侧壁则留长一些。将前、外侧壁的切缘缝于溃疡的远侧边缘,为第一层缝合。再将前外侧壁的浆肌层缝于溃疡基底作为第二层,溃疡两侧的黏膜妨碍第二层缝合时,可适当剔除。最后将十二指肠前外侧壁的浆肌层与溃疡的近侧边缘(切缘)或胰腺被膜缝在一起成为第三层缝合。于是,缝合止血后的溃疡基底便被隔离在胃肠腔外。

凡是病史较短,溃疡小而柔软,浅表且易缝合,尤其是年轻人,适合作选择性迷走神经切断术。有幽门梗阻或为止血已切开幽门者,应同时作幽门成形术。旷置溃疡之胃切除术或缝扎止血后之迷走神经切断术,未能将缝扎止血后的溃疡面隔离在胃肠腔之外者,为防止再出血,可加结扎相应的动脉。如幽门附近的溃疡,结扎胃十二指肠动脉;高位胃小弯溃疡,结扎胃左动脉。所谓盲目胃次全切除术,对止血的效果很不可靠,力求发现出血的病灶并切除此病灶,或彻底止血,才能算是成功的手术。

2)门脉高压症:应根据门脉高压病因、肝硬化类型、肝功能分级、门静脉血流动力学特点选择手术方法,有断流术和分流术两类。急诊分流术止血率高,但并发症死亡率也高。脾切除加胃底贲门周围血管离断术或胃底横断术,操作简单,效果较好。而选择性手术治疗宜用于肝功较好,没有黄疸、腹水患者。如因脾静脉栓塞导致的孤立性脾静脉曲张,则可行脾切除术。

3)出血性胃炎:一般不宜手术疗法,通过非手术疗法无法止血者,可作胃大部切除或加选择性迷走神经切断术,胃癌大出血者可酌情作根治性胃大部切除或全胃切除术。

4)胆道出血:根据情况可通过胆道镜、术中胆道造影确定部位。根据出血部位,作相应出血病灶的肝动脉结扎或作肝叶切除,同时建立通畅的胆道引流。

5)剖腹探查:由于科学技术的进步,各种止血药物和止血方法不断改进,80%的上消化道出血患者可以通过非手术治疗止血。当出血原因诊断不明,非手术止血方法失败,病情许可者,可作剖腹探查术。手术的首要目的是止血,条件允许时可针对病因作治愈性手术。

手术应在直视下进行,切口要有足够长度,可同时借助内镜协助检查;探查应按顺序,细致全面进行;若胃或十二指肠内有积血者可作胃前壁纵行切开探查胃腔,找不到出血原因时也不宜作盲目胃大部切除术。最后必须注意有无多个出血病灶,在决定手术方式时避免遗漏。

(二)中医论治

1. 急诊处理

(1)止血

1)大黄粉:每次 3g,每日 3 次。

2)血宁冲剂:每次 1 包,每日 4 次。

3)云南白药:每次 0.5～1g,每日 3 次。

4)三七粉或白及粉:每次 3g,每日 3 次。

5)紫地宁血散:每次 8g,每日 4 次,口服;或用该药按 240g 溶于 1500ml 开水中,置于冰箱内降至 3～4℃,每次经胃管注入胃内 500ml

(2)支持治疗：如有脱证，给以参麦液静脉补入；如有厥证，参照回阳救逆法治疗。

2. 辨证论治

(1)胃热伤络

【主证】吐血量多，血色鲜赤或紫黯，胃脘灼热疼痛，恶心，口干苦，喜凉饮，口泛秽臭，便干或黑便，溲短赤，舌红，苔黄燥，脉滑数。

【治则】清胃泄火，凉血止血。

【方药】大黄、黄连泻心汤加味。方用：大黄10g，黄连10g，黄芩10g，地榆15g，紫草10g。呕吐加代赭石、竹茹；胃痛加三七；泛酸加乌贼骨；胃热伤阴加石斛、天花粉。此外，将药汁冷服或冰冻后服止血效果会更好。

(2)肝火犯胃

【主证】来势急迫，吐血鲜红量多，口苦胁痛，心烦易怒，寐少多梦，烦躁不安，舌红绛，苔黄燥，脉弦数。

【治则】清肝泻火，和胃止血。

【方药】龙胆泻肝汤加味。方用：龙胆草10g，栀子10g，丹皮10g，黄芩15g，生地15g，白芍12g，夏枯草10g，茜根10g，侧柏叶15g，旱莲草10g。胁痛加郁金；嗳气频作者加陈香；吐酸者加左金丸。

该证也可用大黄、黄连泻心汤。

(3)阴虚火旺

【主证】吐血色红量多，脘腹疼痛，面色潮红，盗汗，咽干，心烦不寐，耳鸣，大便黑，舌红少苔，脉细数。

【治则】滋阴清热，凉血止血。

【方药】茜根散加减。方用：茜根10g，阿胶10g，侧柏叶10g(化服)，生地15g，麦冬15g，旱莲草10g，茯苓12g，甘草6g。潮热者加地骨皮、白薇、青蒿、鳖甲；盗汗者加糯稻根、浮小麦、煅牡蛎；气虚者合生脉散。

(4)脾气虚弱

【主证】黑便，或久延不愈，或便血量多而色淡，伴体倦神疲、面色无华、心悸、头晕，舌淡苔白，脉沉细无力。

【治则】益气健脾，养血止血。

【方药】归脾汤加减。方用：党参10g，白术10g，黄芪10g，茯苓10g，炒地榆15g，血余炭6g，白及10g，阿胶10g(烊化)，炙甘草6g。偏于阳虚者加炮姜、制附子、灶心黄土，或用黄土汤加减；兼郁者加柴胡、佛手、郁金。

(5)胃络瘀阻

【主证】吐血紫黯有瘀块，胃脘刺痛，痛处固定而拒按，面色晦暗，舌紫黯或有紫斑，脉涩。

【治则】活血化瘀止血。

【方药】化血丹加味。方用：花蕊石6g(先煎)，三七粉3g(冲服)，血余炭6g，丹参15g，绛香5g，茜根10g，地榆12g。胃脘刺痛者加延胡索、乳香、没药；兼热者加大黄、虎杖；兼寒者加艾叶、干姜；兼气虚者加党参、黄芪；兼血虚者加当归、鸡血藤。

(6)气虚血脱

【主证】出血暴急量多，盈盆盈碗，或呕血便血并见，伴面色苍白、冷汗出、手足冷、神萎或表情淡漠，舌淡苔白，脉细无力，或脉微细难以触摸。

【治则】益气固脱。

【方药】独参汤或参附龙牡救逆汤。

该证应按休克给予紧急处理。

3. 辨证施护

(1)吐血期间密切观察患者的脉搏、血压、肢温、神志、尿量及大、小便情况，以便及早发现因失血引起的气随血脱的重证。

(2)吐血时应取头低脚高位，防止血液流入气道引起窒息，又可保证患者脑部血液充足。呕吐物及污染物品要及时处理，以免恶臭刺激发生呕吐，同时帮助患者用盐水漱口，保持口腔清洁。

(3)吐血属火热证者，可多给具有清热、凉血、止血的食物，如鲜藕汁加食盐、雪梨汁、蔗汁、藕粉等；属虚寒吐血者，则要注意加强营养，食物不宜过于寒凉，以免恶脾。属肝郁化火者，还应加强患者的精神护理，劝导患者消除情志因素的干扰，怡情悦志，配合治疗。

四、预防

严重创伤、颅脑损伤、烧伤面积＞30%、尿毒症、呼吸衰竭患者注意应用抗酸药或硫糖铝(Sucralfate)，H_2受体拮抗剂等静脉注入，对预防上消化道出血有一定效果。预防和治疗长期服用非甾体抗炎药引起的胃、十二指肠出血可用奥美拉唑。食管静脉曲张严重可能出血者应口服普萘洛尔缓解心率，对预防出血有一定效果。

中医学主张饮食疗法，常用方法有：

(1)三七蛋羹：适用于胃热或肝火未清者。用鲜藕汁1小杯，加水适量，煮沸，三七粉3g与生鸡蛋1个调匀入沸汤中，加食盐调味服用。

(2)银耳玉竹煲兔肉：适用于胃阴亏虚者。银耳6g，玉竹15g，兔肉250g，加适量水同时煲熟，加盐调味服食。

(3)桃仁瘦肉粥：适用于胃络瘀阻。桃仁15g，猪瘦肉150g，粳米适量，加水共煲熟，盐调入味服食。

(4)黄芪红枣龙眼炖牛肉：适用于吐血后气亏虚的调补。黄芪30g，龙眼肉15g，红枣10个(去核)，牛肉250g，将上品放入碗内加适量水，盖严隔水炖熟，盐调入味服食。

平时避免情志刺激，调摄生活起居，节制饮食，忌辛辣生冷、暴饮暴食，防止疾病复发。

(石建华)

第三十七章　下消化道大出血

下消化道出血(massive hemorrhage of lower digestive tract)，是指十二指肠悬韧带以下的消化道，包括空肠回肠、结肠及直肠病变引起的出血。习惯上不包括痔、肛门裂引起的出血。临床上主要表现为便血。绝大多数患者(85%)呈急性的、自限性出血，而无明显血流动力学改变，约有15%的患者可能出现严重的持续性便血，并有血流动力学改变，可以为黑色、暗红色、果酱色或鲜红色、与粪便相混合或不混合的血便。发病率较上消化道出血低。在诊断上有时比较困难，内镜、CT、磁共振的出现为下消化道出血的诊断与治疗展现了广阔的前景。

中医学将血从大便而下者称为便血，又称下血、泻血。《金匮要略》将便血分为远血和近血，谓先便后血为远血，先血后便为近血。后世医家又称之为肠风、脏毒、结阴等。

一、病因病理

(一)西医病因病理

按照出血的原因，下消化道出血可分为原发于消化道疾病的出血和继发于其他系统疾病的出血；按解剖部位分为小肠、结肠、直肠出血。引起下消化道出血的病因很多，但外科临床工作中以肠道恶性肿瘤、息肉及炎症性疾病引起的出血最为常见；急性出血的部位中以结肠病变最为多见。

1. 肠道肿瘤　结肠癌、肠道淋巴瘤、肉瘤、肠道转移癌、小肠腺癌等。

2. 息肉病变　结肠、直肠息肉、小肠息肉、家族性结肠息肉病、Piutz-Jegher综合征。

3. 炎症性肠病　慢性溃疡性结肠炎、Crohn病、放射性肠炎、急性坏死性小肠炎、肠结核、非特异性结肠炎、结肠阿米巴、药物性肠炎、缺血性肠炎。

4. 血管性疾病　肠系膜动脉栓塞、肠系膜静脉血栓形成、肠血管畸形、先天性毛细血管扩张症、结肠静脉曲张、小肠海绵状血管瘤、毛细血管瘤。

5. 憩室病变　美克尔憩室、结肠憩室病、小肠结肠憩室。

6. 全身性病性疾病　过敏性紫癜、血小板减少性紫癜、血友病、恶性网状细胞增多症、血吸虫病、钩虫病、流行性出血热、伤寒、维生素缺乏症、钩端螺旋体病。

7. 绞窄性肠梗阻　腹内疝、肠扭转、大肠缺血性肠病。

(二)中医病因病机

1. 火热伤络　酗酒过度或暴饮暴食，以致热伤肠络，迫血妄行，渗入大肠发为便血。《临证指南医案·吐血》中邵新浦按“酒热戕胃之类皆能助火动血”。

2. 湿热蕴结　外感风热，或久居湿地，风热湿毒，壅塞胃肠；或饮食不节，过食醇酒厚味，胃肠积热，湿热郁积，灼伤血络发为便血。《医学入门·下血》指出“酒面积热，触动脏腑，以致营血失道，渗入大肠”。

3. 脾胃虚寒　劳倦过度，久病失养，或七情内伤致脾气受损，气不摄血，血无所归，离经而发便血。《金匮要略·心典》云“失其统御之权，而血为之不守”，并认为血清色鲜，血在粪前，为风热所致，大肠气分受邪者发为肠风；血浊而色黯，多在粪后，热结小肠血分者称为脏毒；血随大便渗出，为寒积下焦，三阴脉络不和阴气内结，伤及血分者为结阴。

二、临床表现

便血为经直肠排出鲜红色血，是下消化道出血的常见症状。引起便血最常见的病变部位在左半结肠。果酱色便表现为与黑便混合的紫酱色便，这常常是下消化道出血的特点(尤其是右半结肠出血时）。然而，上消化道出血或小肠出血时若肠道内血液排空较快时也可出现果酱色便。右半结肠病变出血时，如肠蠕动缓慢也可出现黑便，但出现黑便通常意味着上消化道出血或小肠出血。但并非所有黑色的大便均黑便，因为铋剂、活性炭、甘草及铁制剂等都可以使大便变黑。

下消化道出血量小者可无任何症状，或仅在检验粪便潜血试验时才发现；小量而反复的出血可引起贫血，大量而持续的出血则可引起休克。由于病因很多，其临床症状也不一致。各种不同病因导致的下消化道出血的特点为：

1. 肠道肿瘤　远端结肠癌的患者可能会注意到近期内出现大便习惯的改变，可因病变造成梗阻而于近期出现便秘；近端结肠癌仅有液性粪便，并出现腹泻。有些患者可有体重减轻，腹部检查或肛门指诊时触到腹部肿块或直肠肿物。无腹痛但大便带血是最常见的症状。结肠、直肠肿瘤的患者10%～20%会有急性大出血。肠道淋巴瘤、黑色素瘤、良性平滑肌瘤也可引起消化道出血，但明显少于结肠癌引起的出血。

2. 结肠息肉　结肠息肉好发于40岁以内的人群，儿童为多，一般为少量或中等量反复多次的出血，血液附着于粪便表面，个别患者出血量大，血色鲜红。

3. 肠道炎症性疾病　慢性溃疡性结肠炎并发大出血者少见，约占4%，出血前已有腹痛、腹泻、黏液性血便或脓性便。好发于20～50岁，多有排便后腹痛缓解的特点。急性坏死性小肠炎，多发生于儿童，是一种急性暴发性疾病，有腹痛、腹泻、便血和毒血症4个主要症状，血便呈暗红色或鲜红色糊状，具有特殊的腥臭味，有时出血相当严重。Crohn病可发生在消化道任何部位但以末端回肠多见，临床表现可有便血，但以反复腹痛、无里急后重的腹泻为主，伴有腹块、压痛，严重影响生长发育。出血前常有低热、腹泻、腹部疼痛及压痛等症状与体征。

4. 肠道憩室　以美克尔憩室出血多见，当其小动脉破入憩室，可引起憩室出血。美克尔憩室若发炎常与阑尾炎相混淆，甚至发生穿孔可引起腹膜炎。憩室出血多数为鲜红色或果酱色，少数表现为慢性出血或大便潜血，结肠憩室表现为无痛性血便，但有时也会有左下腹部轻度不适。该病是老年人下消化道出血的常见原因之一，发病率与性别无关。出血多为自限性，偶有大量出血。憩室出血多为急性，出血量远多于肠道血管发育不良引起的出血。80%的患者出血可以自行停止；25%的病例可以反复出血。

5. 血管发育不良　小肠的血管发育不良少见，但随着小肠镜的运用，有关小肠血管发育不良病例的报道不断增多。有报道称Dieulafoy病也可发生于空肠甚至结肠，结肠血管发育不良又称结肠血管扩张或动静脉畸形，系一种老年人的退行性病变。病变直径一般在0.5cm以下，多位于盲肠及升结肠，镜检所见的病变均由扩大的静脉、小静脉和毛细血管组成，起始于黏膜下层，逐步累及黏膜层最后使整个黏膜层充满扩大和变形的血管。临床表现为便血，出血量一般不多，但易反复发作，约15%病例可有大量出血，但没有因此导致休克的。

6. 遗传性出血性毛细血管扩张症　又称Osler-Weber-Rendu病，呈常染色体显性遗传，表现为皮肤、黏膜和内脏器官毛细血管扩张，造成反复出血。病灶为紫红色上点，呈星状或结节状，最初的出血症状为鼻衄，约15%患者在30～40岁出现肠道出血的症状。

7. 缺血性肠病　缺血性肠炎是一组具有一定临床特点的独立性疾病，是由于各种原因引起肠壁血流减少所致肠壁缺血性疾病。病变部位在大肠，也可在小肠，临床表现为腹痛、腹泻和出血，严重者可发生肠梗阻、肠坏死甚至中毒性休克。肠镜及肉眼所见，病变处黏膜发红、充血，可有多处不规则糜烂或纵行溃疡形成。组织学所见包括肠黏膜充血、出血、水肿、变性、坏死及溃疡形成。坏死可为局灶性或大片状。较深的坏死可导致穿孔。由于静脉阻塞引起的坏死，常有明显的瘀血、出血及水肿，且坏死常不彻底，可见残存的正常或萎缩的腺体。该病以左侧结肠多发特别是结肠脾曲，以老年人特别是患有全身动脉硬化或冠状动脉硬化、缺血引起的心功能不全者多见。

8. 肠套叠出血　多见于小儿，套入部坏死后可发生出血，多为果酱色大便，常伴有肠梗阻表现，可扪及腊肠型包块；成人肠套叠同时多有肿瘤存在。

9. 门静脉高压常见部位的静脉曲张　门静脉高压症引起静脉曲张最多见于食管及胃底，偶可发生于自空肠至直肠的罕见部位，如曲张的静脉破裂可引起下消化道大出血，同时有肝脾肿大等门静脉高压症表现。

三、诊断

下消化道出血大多数由来自消化道疾病本身所致，少数病例可能是全身性疾病的局部出血现象，故病史询问和体格检查仍是必要的诊断步骤。一般来说，出血部位越高，便血的颜色越暗；出血的部位越低，出血的颜色越鲜红，或表现为鲜血。但还要取决于出血的速度和量，如出血速度快和出血量大，血液在肠道停留时间短，即使是上消化道出血，也可能有颜色较鲜的血便。仔细收集病史和阳性体征观察血便中血与便的关系对判断出血的原因及部位很有帮助。鲜血在排便后滴下，与粪便不相混，多见于内痔、直肠息肉、肛门裂引起的出血；中等量以上便血多见于肠系膜及门静脉血栓形成、急性出血性坏死性肠炎甚至上消化道疾病的出血；血与便相混杂，并伴有黏液者应考虑结肠癌、结肠息肉病、慢性溃疡性结肠炎；血便伴有剧烈腹痛，甚至出现休克现象，应考虑肠系膜血管急性栓塞或血栓形成、出血坏死性肠炎、肠扭转；血便呈果酱样，并伴有腹痛，腹部包块则要考虑肠套叠的可能。

血管扩张一般多见于老年患者(平均年龄在69岁)，点位病变则多见于年龄较轻的患者(平均年龄51岁)。通常血管扩张症的发病率有随年龄增长而升高的趋势，病变为多发，可发生于肠道的任何部位(典型部位是在右半结肠)，而且与患者的基础疾病有关。占位性疾病如息肉、腺癌、淋巴瘤、平滑肌肉瘤、类癌多为慢性出血。

四、实验室检查

(一)胃管吸引

如胃液不含血液物质，同时有胆汁，应诊断为出血来自下消化道。

(二)内镜检查

1. 乙状结肠镜　直接观察到乙状结肠区域的出血性病变，但对于直肠区域的病变可能被硬式乙状结肠镜所遗漏，因此要加作直肠镜检查。

2. 纤维结肠镜　目前已广泛应用于结肠疾病的检查及下消化道出血原因的诊断，具有直观的优点。在急性出血期间可以进行，但在严重出血伴休克的病例应稍推迟检查时间。结肠镜检查通常较为安全，可以检查整个结肠，包括盲肠乃至末端回肠。可以明确诊断出血部位和出血性病变。对血管发育不良引起的出血可以通过电凝、注射肾上腺素等方法给以治疗。对息肉可以经电凝切除。对肠黏膜下表浅病变的诊断更优于钡灌肠造影检查。但结肠镜检查并不能完全取代X线检查。因为结肠镜检查存在一些盲区，在结肠镜检查中约有20%的病例不能到达回盲部。

3. 推进式小肠镜　消化道出血患者经胃十二指肠镜及纤维结肠镜检查后，仍有3%～5%未发现明确出血病灶。其中80%以上位于小肠，由于小肠长而弯曲，特殊检查方法不多，故在定位诊断上有一定困难。小肠由于位置深在、长度长、弯曲多等解剖特点，在推进式小肠镜问世以前，一直缺乏敏感性和特异性好的检查手段。小肠镜的出现为小肠疾病的诊断提供了有效的手段，许多小肠疾病经此得到了较为明确的诊断和恰当的治疗。但是推进式小肠镜是一种侵入式检查手段，操作时间较长，清醒状态施行检查具有一定痛苦，患者难以耐受，因此需在麻醉状态下进行检查。在推进式小肠镜检查过程中，文献报道有消化道穿孔、急性胰腺炎、麻痹性肠梗阻等并发症的发生。在肠道黏膜多发弥漫性病变如活动性炎症，溃疡的患者应限制进镜深度及时间，以避免相关并发症的发生。

4. 胶囊式小肠镜　胶囊式小肠镜是20世纪90年代由以色列科学家开发设计，2001年在美国上市，2002年进入我国，获SDA认证。胶囊内镜是一种小而可成像胶囊，没有连线与外部相连接，患者服下后被肠蠕动推进，在消化道内前进，同时向其附近的视频捕捉器有规律地传递信息。Scapa等用胶囊内镜评价隐性胃肠道出血及可疑的小肠病变，诊断明确率提高，未发现明显副作用，且所有患者的胶囊均被排出体外，与X线相比可明显提高小肠疾病的诊断率；为小肠疾病的诊断开辟了新途径，特别是对不明原因消化道出血和疑似肠道Crohn病的诊断率较高，它无创、适应证广、无交叉感染，易为患者接受；克服了推进式小镜必须在麻醉状态下进行的缺陷，是一种安全、无痛、可移动性强的有效诊断方法。但是由于胶囊运动的不可控制性和无活检及治疗功能，在一定程度上影响临床的诊断和应用。

(三)钡灌肠和结肠注气双对比造影

可检查出位于结肠乃至直肠的病灶，并能观察结肠的功能，有利于对下消化道出血疾病给以全面的评估。

(四)选择性血管造影

经对腹腔动脉、肠系膜上动脉、下动脉的检查可以发现活动性出血的部位，其阳性率可达12%～69%。并可对出血的血管进行栓塞治疗，达到止血的目的。

对于急性下消化道出血的诊断，应先作纤维结肠镜检查，钡灌肠造影仅适用于出血已经停止的病例。小肠镜也只能用于出血缓慢，或慢性下消化道出血的患者。当下消化道大出血时，由于肠道内积存大量血液，胶囊式小肠镜的投照视野会受到限制，不能得到清淅的图像，放射性核素检查的特异性差，显示出血部位常不确定，价值不大。因此，当内镜、下消化道造影不能找出病变者，鉴别是肠道血管畸形、血管发育不良者选择性血管造影尤其具有突出诊断和治疗优势。

(五)吞线试验

经口吞入末端系有重物的棉线或硅、塑胶管，12小时后拉出，根据染色部位及隐血监测或经硅、塑胶管抽吸血液或注入造影剂，来判断出血病变肠管的位置，阳性率可高达80%。

五、治疗

(一)西医治疗

1. 一般性处理　同上消化道急性大出血初步处理，有针对性地给以扩容、抗休克、支持治疗。

2. 内镜治疗　在内镜确定出血部位与病因后，根据不同病因采取不同的治疗方法。

对血管发育不良、血管瘤等出血性病变，可用双极电凝、高频电刀、激光等进行烧灼，可以控制急性出血。但约有20%的病例可能再次发生出血，并需要在一段时间内重复结肠镜下止血治疗。但以上治疗有结肠穿孔的危险，穿孔发生率约1%。

对炎症性肠病出血可经内镜可以局部注射血管收缩剂如1∶10 000的肾上腺素作出血灶周围组织注射，使周围组织收缩达到暂时止血作用。再注射硬化剂使血管闭塞。

对结肠息肉出血可经内镜行息肉电切达到止血目的。

3. 介入治疗　常与选择性血管造影同时进行。

(1)加压素动脉内注射：在动脉造影发现造影剂外溢时，即在该处经动脉导管滴入垂体加压素，首次剂量为0.2U/分钟，在灌注20分钟后复查血管造影，以明确出血是否停止。如出血已停，继用上述剂量维持12～24小时，然后减量或停止使用。如出血不止，则增加垂体加压素的剂量至0.4U/分，如仍无效，则要停止使用。一般有效率可达53%～91%。

(2)动脉栓塞疗法：可采用不同材质的暂时性或永久性栓塞材料，如对于溃疡、糜烂、憩室或外伤撕裂等出血可采用短暂的栓塞剂止血；而对动、静脉畸形、血管瘤、静脉曲张等症则要用永久性栓塞材料。短暂性栓塞材料为明胶海绵、自体的血凝块，注入供血血管，达到暂时止血作用。一般在1～3周后被吸收，减少栓塞部位的损伤。永久性栓塞材料是用PVA粒子和金属线圈来栓塞血管瘤及血管畸形。而多聚物、硅胶、无水乙醇可阻塞末梢血管的出血。但以上方法有发生肠壁缺血坏死的可能，应谨慎使用。

4. 手术治疗　对于持续严重便血，且活动出血无法控制的患者，可进行外科手术探查。手术适应证为：已进行内镜检查、血管造影或核素检查并确定出血部位的患者；或已经内镜治疗、血管介入治疗再次出血的病例。手术方式要根据出血病因来选择。在急症手术时，手术目的是控制出血，在患者情况允许的条件下进行较彻底的病灶清除。对于出血部位不明的下消化道出血，盲目手术探查是不可取的，盲目手术探查下消化道出血的手术失败率高达60%～70%，且在术中切开肠管，逐段寻找出血灶会造成严重的腹腔污染，有时仍会失败。因此，对部位不明确的下消化道出血进行剖腹探查术时要严格掌握手术指征。

(二)中医治疗

1. 急诊处理

(1)止血:便血量多,病情紧急,可致气随血脱,应以止血为先。

1)生大黄粉 3g,每日 3 次,口服。

2)云南白药 1g,每日 3 次,口服。

3)三七粉 3g,每日 3 次,口服。

4)十灰散 6g,每日 3 次,口服。

5)地榆 15g 冲服,每日 2 次。

6)止血汤:仙鹤草 30g,白药 3g,地榆炭 30g,生槐花 15g,每日 1 剂。煎服。

(2)急治变证

1)气虚欲脱,气息短促,汗出肢冷,脉微细。生脉注射液 4ml,生理盐水 500ml,静脉滴注。

2)阳气衰微,手足逆冷,头晕气短,汗出脉微。参附注射液 30ml,生理盐水 500ml,静脉滴注。

3)津气耗伤,身体倦怠汗多,气短,唇红口干,舌质红,脉微弱。参麦注射液 30ml,生理盐水 500ml,静脉滴注。

2. 辨证论治

(1)胃肠蕴热

【主证】便血色紫黑,口干苦,口中臭秽,胃脘疼痛,大便秘结,舌燥苔黄,脉弦数或细数。

【治则】清胃泻火,止血化瘀。

【方药】泻心汤合十灰散。方用:大黄 10g,黄连 6g,黄芩 15g,大蓟 30g,小蓟 30g,荷叶 10g,侧柏叶 30g,茜草根 15g,茅根 30g,山栀子 10g,丹皮 10g。胃热伤津加石斛、花粉;大便秘结加元参、生地、麦冬。

(2)湿热蕴蒸

【主证】下血鲜红,先血后便,大便不畅或稀溏,或伴腹痛,肛门灼痛,舌红苔黄腻,脉濡或滑数。

【治则】清热化湿,凉血止血。

【方药】槐花散合地榆散加减。方用:槐花 15g,侧柏叶 30g,荆芥炭 10g,炒枳壳 10g,地榆 15g,茜草根 15g,黄柏 12g,当归 10g,山栀子 10g。便秘加大黄;肛门肿痛加银花、连翘、苦参;若湿热滞留,下血污浊或大便稀溏,或合用黄连、阿胶、干姜、赤芍、秦皮等。

(3)脾虚不摄

【主证】便血紫黯,持续不愈,腹痛隐隐,面色无华,精疲懒言,头晕目眩,便溏,舌质红,脉细弱。

【治则】补中健脾,益气摄血。

【方药】归脾汤加减。方用:党参 30g,黄芪 20g,白术 15g,茯苓 15g,木香 10g,当归 10g,酸枣仁 10g,龙眼肉 10g,远志 9g,甘草 10g,白及 10g,丹参 15g,三七粉 3g(冲服)。

(4)脾胃虚寒

【主证】下血紫黯或紫黑,先便后血,脘腹隐痛,喜按喜温,畏寒肢冷,面色无华,纳呆便溏,舌质淡,苔薄白,脉细弱无力。

【治则】温阳健脾,坚阴止血。

【方药】黄土汤加味。方用:干生地 15g,白术 10g,制附片 15g,阿胶 10g(烊化),黄芩 12g,甘草 10g,灶中黄土 250g。若便血不止,加花蕊石、三七粉;下血日久不愈,导致脾肾阳虚,加仙茅、补骨脂并加重附片用量。

六、调护

1. 精神安慰　消除紧张、恐惧心理,排除忧虑、烦恼等精神刺激,积极配合医生治疗。

2. 调理饮食　出血患者饮食宜清淡,忌食辛辣及烟酒,出血期给予软少渣易消化的食物,少食多餐。切忌粗纤维的食物及辛辣之品。

3. 严密观察病情　定时检测和记录血压、脉搏、脉象,注意精神意识的变化,及时发现休克的发生。

(石建华)

第三十八章　周围血管疾病

第一节　周围血管疾病检查方法

一、概述

周围血管疾病是一类常见的疾病，随着检查设备和技术的发展，周围血管疾病的检查手段也在不断的进步。由早期的仅凭病史、体格检查及有创血管造影做出诊断发展到现在多种无损伤检查手段相结合，大大减轻了患者的痛苦，提高了诊断的准确性。临床常用的无创性血管检查方法有双功超声扫描（duplex ultrasound scan）、多普勒超声（Doppler ultrasound）、多种容积描记（plethysmography）、经皮氧分压测定（transcutaneous oxygen tension，$tcPO_2$），以及激光多普勒血流测定（laser Doppler flow measurement）等。目前，某些无创性血管检查技术在某些血管疾病的诊断上正挑战着血管造影的金标准地位，成为临床上首选的检查方法。然而，无创性血管检查技术仍然无法完全替代血管造影术。本节主要介绍周围血管疾病常用的无创性血管检查技术和有创检查方法及其临床应用。

（一）解剖结构

1．四肢动脉解剖结构

（1）上肢的主要动脉：上肢动脉的主干包括锁骨下动脉、腋动脉、肱动脉、桡动脉和尺动脉。

左锁骨下动脉从主动脉弓发出，右锁骨下动脉发自无名动脉。锁骨下动脉的重要分支包括椎动脉和乳内动脉。锁骨下动脉穿过锁骨和第1肋之间的间隙成为腋动脉。腋动脉在越过大圆肌外下缘后成为肱动脉。肱动脉的主要分支为肱深动脉。

肱动脉在肘部分成桡动脉和尺动脉。桡动脉走行于前臂外侧至腕部并与掌深弓相连接；尺动脉则走行于前臂内侧至腕部并与掌浅弓相连接。

（2）下肢主要动脉：下肢动脉的主干包括股总动脉、股浅动脉、腘动脉、胫前动脉、胫腓干及胫后动脉和腓动脉。下肢动脉的主要分支包括股深动脉和膝关节动脉。

股总动脉在腹股沟韧带水平续于髂外动脉。股总动脉在腹股沟分叉成股深动脉和股浅动脉。股深动脉位于股浅动脉的外侧，其分支为大腿部肌肉供血。股深动脉的分支与盆腔动脉及腘动脉均有交通，是髂股动脉闭塞后的重要侧支循环动脉。

股浅动脉走行于大腿内侧，向下走行进入腘窝成为腘动脉。股浅动脉在大腿段无重要分支。腘动脉经膝关节后方下行，并发出膝上内、膝上外、膝下内、膝下外动脉。当股浅动脉及腘动脉闭塞时，膝动脉成为重要的侧支循环动脉。

胫前动脉在膝下从腘动脉分出，向前外方穿过骨间膜后沿小腿前外侧下行至足背成为足背动脉。足背动脉行于踇长伸肌腱和趾长伸肌腱，位置较浅可触及其搏动。

腘动脉分出胫前动脉后成为胫腓干。胫腓干又分叉为胫后动脉和腓动脉。胫后动脉沿小腿浅、深肌间下行，经内踝后方转入足底并分成足底内侧动脉和足底外侧动脉。足底外侧动脉与足背动脉的足底深支吻合，形成足底弓。足底弓发出数支趾足底动脉再分布于足趾。腓动脉沿腓骨的内侧下行，至外踝上方浅出，分布于外踝和跟骨的外侧面。

2. 四肢静脉解剖结构

(1)上肢主要静脉

1)上肢主要深静脉:上肢深静脉走行于深筋膜的深面并与同名动脉伴行。上肢主要的深静脉顺血液回流方向主要为桡静脉、尺静脉、肱静脉、腋静脉和锁骨下静脉。

桡静脉和尺静脉常成对,并伴行于同名动脉两侧。于肘窝处分别合并成一条桡静脉干和一条尺静脉干,并向上延伸为成对的肱静脉,或先合并为一条总静脉再分为成对的肱静脉。

肱静脉成对伴行于肱动脉两侧,接收与同名动脉分支伴行的静脉属支,向上至腋窝处汇合为腋静脉。

腋静脉多为单根,很少成对出现,几乎汇集了上肢所有的静脉血,通常在大圆肌下缘处由肱静脉和贵要静脉汇合而成。在第 1 肋骨的外侧缘延续为锁骨下静脉。通常腋静脉在肩胛下肌下缘高度内有一对静脉瓣。

锁骨下静脉少数人可见成对出现,由腋静脉直接延续而成。锁骨下静脉接收颈外静脉后和颈内静脉汇合形成头臂静脉,双侧头臂静脉在右侧第 1 肋软骨与胸骨结合处后方汇合形成上腔静脉。

2)上肢主要浅静脉:有头静脉、贵要静脉和肘正中静脉。

头静脉起于手背静脉网桡侧,沿前臂桡侧上行,在肘窝外侧经肘正中静脉与贵要静脉相交通,经三角胸大肌间沟穿过深筋膜,注入腋静脉或锁骨下静脉。

贵要静脉起于手背静脉网的尺侧,逐渐转至前臂屈侧,行至肘窝处接收肘正中静脉,然后沿肱二头肌内侧间沟上行至臂中点的稍下方穿深筋膜,并伴随肱动脉的内侧上行至大圆肌的下缘高度与肱静脉汇合后形成腋静脉。

肘正中静脉粗而短,变异较多。通常在肘窝处连接贵要静脉与头静脉,吻合成"N"形,并且也与深静脉相连接。

上肢静脉病变发生较下肢静脉少得多,但在腋静脉及锁骨下静脉有形成血栓的可能,多是因为深静脉置管所致。

(2)下肢主要静脉

1)下肢主要深静脉:包括胫前静脉、胫后静脉、腓静脉、小腿静脉、腘静脉、股静脉,是下肢静脉回流的主要途径。所有下肢深静脉均与同名动脉伴行,临床检查时可以相应动脉作为向导。

胫前静脉、胫后静脉及腓静脉均成对伴行于同名动脉的两侧,成对的静脉汇合后称为静脉干。胫后静脉与腓静脉干于腘窝处汇入腘静脉,而胫前静脉则于外侧垂直汇入腘静脉。在腓肠肌内侧头中有大静脉丛即腓肠肌静脉丛直接汇入腘静脉。另外,比目鱼肌静脉是胫后静脉或者腓静脉的重要属支,倾斜走行于比目鱼肌内。这些静脉均是小腿静脉血栓的好发部位。

腘静脉自大腿内侧绕行至膝部后方,走行于腘动脉浅面,约有 25%的人具有双腘静脉。

在腹股沟韧带水平处,髂外静脉延续为股总静脉,在稍远处,股总静脉接收两条属支——股深静脉和股浅静脉。股总静脉、股深静脉和股浅静脉均走行于同名动脉的深处。股浅静脉是下肢静脉系统中一条主要的通路贯穿大腿部。约 25%的人具有双股浅静脉。

2)下肢主要的浅静脉:包括小隐静脉和大隐静脉。

小隐静脉沿小腿后面上行,经腓肠肌两头之间到达腘窝后注入腘静脉。

大隐静脉起自足背静脉弓内侧端,经内踝前方沿小腿、大腿内侧上行,在腹股沟韧带下方约 4cm 处汇入股静脉。

(二)四肢血管的体表投影

1. 上肢动脉的体表投影　当上肢外展 90°,手掌向上时,从锁骨中点至肘横纹中点下方 2cm 处的连线,为腋、肱动脉的体表投影,大圆肌下缘为两动脉的分界标志。从肘窝中点下方 2cm 处,分别至桡骨茎突前方和豌豆骨桡侧的连线,为桡、尺动脉的体表投影。

2. 下肢动脉的体表投影

(1)股动脉:从腹股沟中点到内收肌结节连线的上 2/3 为股动脉的体表投影,距腹股沟韧带下 5cm 处,股动脉从外侧发出股深动脉,股深动脉以近为股总动脉,以远为股浅动脉。

(2)腘动脉:以内收肌结节为上端,下端在腓骨小头以下约 2.5cm,腘窝中线以外 0.9cm 处,上、下端的连线为腘动脉体表投影。

(3)胫前动脉、胫后动脉：自腓骨小头内侧，胫骨结节外侧到两踝之间的中点划一线，即相当胫前动脉的走行。胫后动脉的走行相当于小腿后面的中线，向下行于内踝与跟腱之间。

3. 四肢静脉的体表投影　通常四肢静脉与相应的动脉伴行，故可以对应的动脉作为标志。

二、彩色多普勒超声检查的应用价值

(一)概述

1. 超声检查设备的进展　20 世纪 40 年代，超声技术开始应用于人体，这就是最早的 A 型超声仪。到 50 年代，B 型超声成像设备开始出现，这就是目前仍广泛应用于临床的二维灰阶超声的前身。随着计算机技术和电子技术的发展，B 型超声成像技术日臻成熟，并在显示组织和器官的形态、结构和内部回声等方面显示出巨大的优势，因而在临床得到了广泛的应用。在周围血管疾病中，B 型超声主要用于观察血管及其周围组织的二维结构，同时还可显示血管走行和血管壁。

然而 B 型超声在血管疾病中被广泛应用的同时人们也发现了它的局限性。血管内流动的是血液，而 B 型超声却无法显示管腔内血流的情况。当多普勒超声技术开始应用于临床后，这一问题得到了很好的解决。多普勒超声的基本原理是多普勒效应，根据多普勒效应可以探知血流的情况(目前应用于临床的周围血管专科检查设备——多普勒血管检测仪正是基于这一原理产生的，其具体应用将在本节中专门论述)。

20 世纪 80 年代，随着计算机技术的飞速发展，双功多普勒超声设备产生了，它的诞生使得实时显示血管结构和血流动力学参数成为了可能，也使得血管超声检查进入了一个崭新的时代。而目前在临床应用较多的彩色多普勒则比之前“黑白”的双功多普勒更能直观地通过红色和蓝色来区分血流相对于探头的方向。

2. 彩色多普勒超声的应用　彩色多普勒超声仪(CDUS)是集灰阶超声(BUS)、脉冲多普勒(PW)、彩色多普勒血流成像和能量多普勒(CDE)于一体的检测设备。具有很高的表浅组织分辨能力和准确的血流显示能力。彩色多普勒检查可以观察血管内径、血管壁有无连续中断、管腔有无狭窄、血管走行及形态等，脉冲多普勒可以记录最大血流速度、平均血流速度、血流积分、血流方向及通畅情况。目前在周围血管疾病的诊断治疗中应用非常广泛。

3. 检查方法　探头多采用 5～10MHz，体位根据检查部位略有不同。四肢血管检查以仰卧位为主，对腘动脉、静脉的检查可采用俯卧位。上肢血管检查时被检肢体外展位检查腋动静脉。观察顺序一般自肢体近端向远端逐一观察。先以灰阶超声观察血管的一般结构、管腔情况，然后加用 CDFI、PW、CDE。观察时，横切面容易确定血管的位置和准确的测量管径及截面积，矢状面有利于观察血管的全貌和管腔内的情况。探头压力要适当，尤其是静脉检查时探头应轻放，血管分叉处及关节附近血管应重点观察，双侧对照。Valsalva 试验或探头加压试验和远侧肢体挤压等有助于静脉疾病的显示。

(二)外周动脉彩色超声多普勒检查结果

1. 正常人下肢动脉声像图表现　正常下肢动脉左右对称，管径由上至下逐渐变细，管壁可显示内膜、中层和外膜，内膜光滑，连续性好。正常下肢动脉的内径见图 38-1，表 38-1。

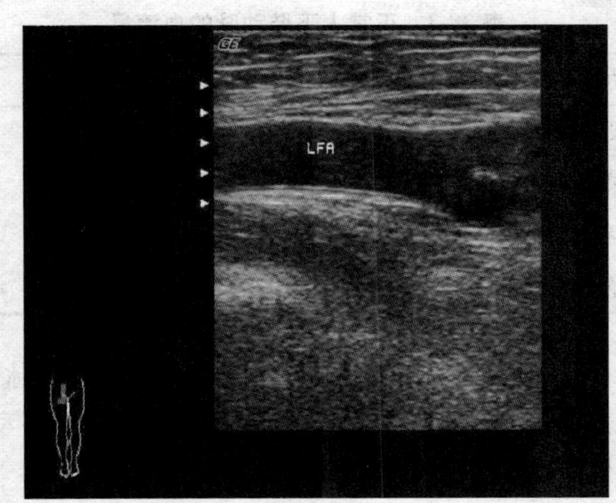

图 38-1　正常人股动脉超声表现

表 38-1　正常人下肢动脉内径

动脉名称	内径(cm)±标准差(cm)
髂总动脉	0.82±0.14
髂外动脉	0.79±0.13

续表

动脉名称	内径(cm)±标准差(cm)
股浅动脉(近端)	0.60±0.12
股浅动脉(远端)	0.54±0.11
腘动脉	0.52±0.11

2. 正常人下肢动脉血流速度　脉冲多普勒测量血流速度可以补充声像图的不足。正常人的下肢动脉血流速度见表 38-2。

3. 正常人下肢不同部位的血流量　根据已知的动脉内径可以计算出血管的横截面积,面积与平均血流速度的乘积即为血流量。正常人下肢不同部位的血流量如表 38-3。

表 38-2　正常人下肢动脉血流速度

动脉名称	收缩期最大血流速度(cm/s)
髂总动脉	114
髂外动脉	119
股浅动脉(近端)	91
股浅动脉(远端)	94
腘动脉	69
胫后动脉	58
胫前动脉	57

表 38-3　正常人下肢动脉的血流量

动脉名称	血流量(ml/min)
股总动脉	371
腘动脉	140
胫后动脉	16
胫前动脉	11

4. 正常人外周动脉的频谱　正常下肢动脉血流为层流,红细胞沿着平行于血管壁的方向移动,从壁层到轴心层每层红细胞的流速逐渐加快。层流主要见于管径基本一致的血管,频谱形态为三相波,频谱轮廓清晰,频谱较窄,存在频窗。第一个尖锐的上升波峰,由血流快速上升所致,然后又快速下降,在舒张期可下降至基线以下,形成短暂的逆向血流,在舒张末期又形成第二个波峰,但波峰圆钝,速度、幅度减低,当外周动脉充血时,以上 3 种信号特征均消失,多普勒声频信号响亮而高,随后第二、第三部分声频较低,音量较小,第二部分为收缩末期及舒张早期,第三部分为舒张末期(图 38-2)。

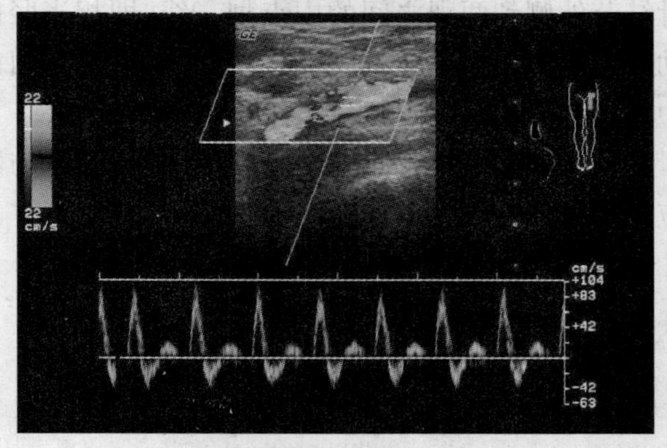

图 38-2　正常人股动脉频谱

5. 异常动脉频谱形态　动脉狭窄或阻塞时,其血流的多普勒频移信号有明显意义。动脉狭窄处上端,血流频谱只有主峰,次峰及逆向血流波峰往往会消失;接近动脉狭窄处,血流频谱为不规则的滞流波形,为宽带型;狭窄处血流声频信号为高频的噪音型,此为通过狭窄处的血流加速并有湍流出现所致;狭窄下端血流声频信号减低或消失,如侧支循环能使狭窄或闭塞远端外周动脉血流维持正常,其多普勒频谱可无明显变化(图 38-3,图 38-4)。

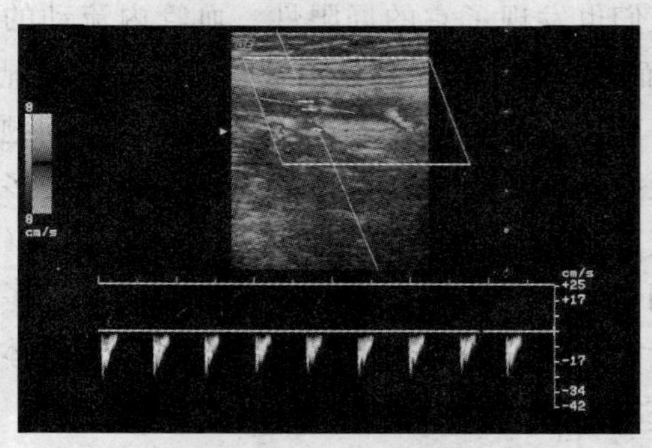

图 38-3　动脉狭窄前频谱

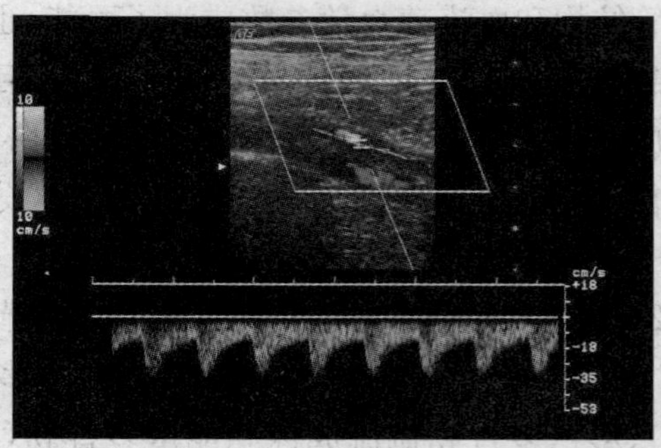

图 38-4　动脉狭窄后频谱

6. 动脉狭窄程度分级　动脉狭窄或闭塞性病变可显示收缩期和舒张期血流速度加快，紊流和病变远端的血流速度减慢。根据血流速度和波型的变化可以将动脉狭窄程度分为5级，如表38-4所示。

表38-4　动脉狭窄程度分级标准

狭窄程度	诊断标准
正常	三相波形，无频带宽
直径减少1%～19%	三相波形，频带轻度增宽，流速增加<30%，近远端频谱正常
直径减少20%～49%	三相波形，负波减小，频带增宽，"窗"消失，流速增加30%～100%，近远端频谱正常
直径减少50%～99%	负波消失，单相波形，频带增宽明显，流速增加>100%，远心端频谱为单相波形
闭塞	无血流信号，远端频谱为单相波形

7. 血流波峰中各种测量数据及其意义

(1)最大峰值：是血管截面积中最大血流速度，峰值越大流速越快(单位：cm/s)。

(2)反向血流：低于基线的波峰，心脏射血后压力使下肢动脉扩张，心脏收缩末期压力减少，血管回弹，一部分血液回流。如果动脉发生病变，动脉壁增厚、僵硬或粥样斑块导致管腔狭窄、阻塞，血管壁弹性减退，下段血管不能扩张，反向血流就会减弱或消失(单位：cm/s)。

(3)平均血流：反映1个心动周期的平均血流速指标，动脉张力、管腔直径、外周阻力、血管弹性等因素都会影响该指标。一般该值低于最大峰值。如果某部位动脉血流速增快，平均血流增加并接近最大峰值，说明此处动脉有狭窄。

(4)脉动指数PI：峰-峰值(正向血流速＋反向血流速)与平均血流速的比值即为PI。PI正常时，依股动脉、腘动脉、胫后动脉、足背动脉的顺序逐渐增加。如果近端PI高于远端PI视为异常。当动脉硬化严重、动脉狭窄或闭塞时，PI下降。

(5)加速时间：自波形开始到波峰最高处所需要的时间即为加速时间(单位：s)。

(6)减速时间：自波峰最高处下降至基线所需要的时间为减速时间(单位：s)。减速时间越长说明动脉阻力越大，严重时波峰不能降至基线，时间延长至下次周期开始。

(7)加速度AC：最大峰值与加速时间的比值(单位：cm/s^2)。

(三)外周静脉彩色多普勒检查结果

1. 正常人静脉声像图表现　正常人静脉壁薄、光滑，管腔内无回声，有时可见呈云雾状流动的血流。静脉内径较相伴动脉的内径宽，深吸气时可使管径增宽，有时可见静脉窦或活动的静脉瓣膜。横扫时用力加压探头可将静脉压瘪，管腔变小或消失(图38-5)。

2. 正常人静脉频谱形态　脉冲多普勒显示静脉血流频谱为随着呼吸运动变化的单相血流，深吸气或做Valsalva动作时，较大静脉内血流可停止，挤压远端肢体时肢体近端静脉血流加速，而挤压近端肢体时远端无反流，立位时挤压小腿后放松亦无反流。静脉血流多普勒频移信号为逐渐增大后逐渐减小的风暴声。随呼吸而变化，吸气时血流减少，呼气时血流增加(图38-6)。

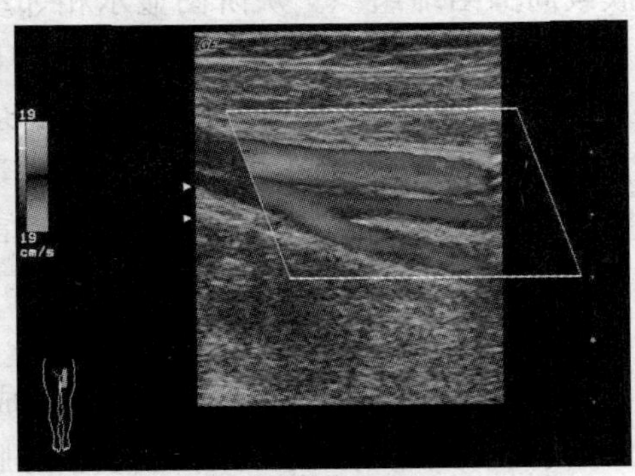

图38-5　正常股静脉彩色多普勒超声

(蓝色部分为股静脉)

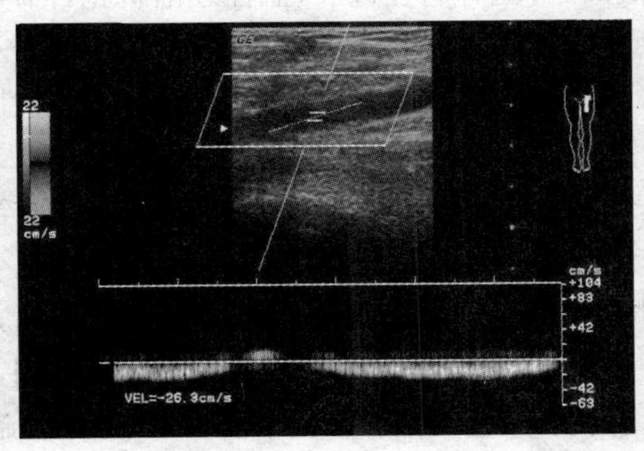

图38-6　正常股静脉频谱

(四)常见周围血管疾病的彩色多普勒超声表现

1. 动脉疾病

(1)动脉硬化闭塞症(ASO):多见于髂动脉及其水平以下的各级动脉。动脉硬化早期内膜增生形成粥样斑块,后期有斑块钙化、溃疡形成及中膜病变等。随着斑块的增大,可使管腔发生不同程度的狭窄,甚至管腔完全闭塞,或继发血栓形成,从而导致血流动力学改变。该病常为慢性过程,病变部位周围可形成侧支循环。CDUS 能较清晰直观地显示自管壁向管腔内突出的粥样斑块。局限性狭窄腔内血流彩色亮度增加,呈五彩血流。闭塞段管腔内则可无血流信号,或变线为点状不连续血流信号,闭塞部位远心端 CDFI 呈少量五彩血流,CDE 表现为单一颜色(图 38-7,图 38-8)。

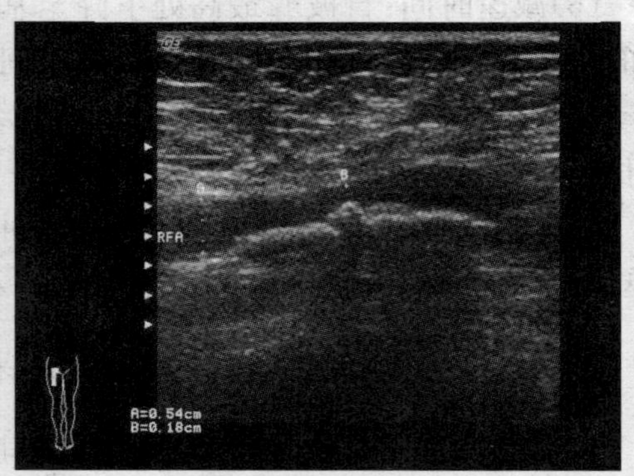

图 38-7 股动脉内斑块超声

二维超声表现:管壁正常三层结构消失,内膜不平,不规则增厚,可见形态不一、大小不等的硬化斑块,管腔不同程度狭窄

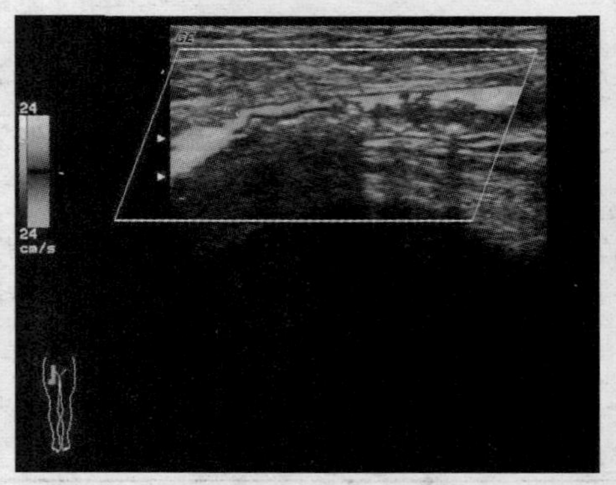

图 38-8 股动脉硬化超声

彩色多普勒表现:病变处彩色血流充盈缺损,血流束变细,边缘不整齐。狭窄处彩色血流色彩明亮或色彩倒错。完全闭塞时,彩色血流于阻塞部位突然中断

(2)急性肢体动脉栓塞:栓子多位于动脉分叉处,下肢较上肢多见。最常见的病因是心房纤颤导致栓子脱落。脱落的栓子致动脉管腔部分或完全阻塞而引起动脉痉挛、继发血栓形成等病理改变,继发血栓位于栓子远端管腔内。病变早期 CDUS 灰阶图可看到管壁清晰,有时可见栓子在管腔内轻度上、下浮动。继发血栓形成早期,管腔内可见均匀性低回声,随着病程进展,血栓逐渐机化,回声会逐渐变强而不均匀。

(3)血栓闭塞性脉管炎(TAO):是一种慢性复发性中小动脉和静脉的炎性闭塞性血管疾病。其病理改变为血管全层非化脓性炎症,常伴有血栓形成。动脉病变呈节段性,病变段之间血管正常。病史较长的患者,原闭塞的动脉有可能出现再通,管壁增厚、毛糙、回声增强,腔内血流纤细、不规则,边缘呈锯齿状,颜色混杂。在狭窄段,PW 探及血流均是低速单向波。

(4)动脉瘤:当动脉壁局部薄弱或结构遭破坏形成永久性异常扩张或膨出时即形成动脉瘤。动脉瘤可发生于任何部位,但以股动脉、腘动脉多见,可为先天性动脉壁发育不良,也可为创伤、动脉硬化、感染等原因所致。CDUS 灰阶图可显示瘤腔和瘤壁,若瘤内有血栓形成,灰阶图可见到瘤腔内有低至中等回声的块状物。动脉瘤破裂或动脉管壁破裂均可在动脉旁形成假性动脉瘤,其瘤壁是动脉外膜或周围结缔组织。灰阶图显示相邻动脉可有受压改变。动脉瘤和假性动脉瘤 CDFI 均显示为腔内位置、形态和色彩不断变化的五彩混杂血流信号;CDE 显示瘤腔内信号更丰富;PW 呈紊乱而不规则的动脉涡流频谱,附壁血栓处无血流信号。

动脉闭塞性疾病的鉴别诊断见表 38-5。

2. 静脉疾病

(1)深静脉血栓形成:深静脉血栓形成(DVT)多发生于下肢深静脉,偶可累及上肢腋静脉和锁骨下静脉。急性期内血栓为低回声,极少数可为无回声,管径增粗,内无血流信号或在血栓周围有少量

血流信号围绕。随着病情的进展，血栓可机化再通，管腔恢复一定程度的通畅，CDFI 及 CDEA 显示血流绕行于血栓周围或中间。深静脉血栓的患者，超声检查时，探头加压于病变血管时，静脉管腔不能被压瘪或不能完全压瘪。深吸气或 Valsalva 试验后，静脉管径变化不明显。

表 38-5　动脉闭塞性疾病的鉴别诊断

鉴别要点	ASO	TAO	急性肢体动脉栓塞
临床表现			
一般情况	中老年患者多见	青壮年男性多见	与年龄性别无直接关系
病史	高血压、高血脂等	吸烟、寒冻等	心房纤颤
主要症状	肢体慢性缺血	肢体缺血，可合并游走性浅静脉炎	急性肢体缺血
好发部位	髂动脉、股动脉、腘动脉	中小动脉多见	股动脉多见
彩色多普勒超声			
血管壁	增厚、毛糙、回声强、粥样斑、钙化斑	增厚、模糊、回声低	无变化
血管腔内	混杂回声	低回声	多为低回声
血管外径	多无变化	变小	正常或变小
侧支循环	有	有	无
其他	多合并其他部位动脉硬化	多无心脑等合并症	可合并有其他部位动脉硬化

1）急性期：1～2 周内的血栓。静脉管腔内有实性回声，但几小时或几天内的血栓可以无回声，脉冲多普勒部分不能探及血流信号，彩色多普勒显示“充盈缺损”或无血流信号（图 38-9）；病变血管管径增粗明显，探头加压管腔不能被压瘪，瓣膜被血栓固定，不能活动。

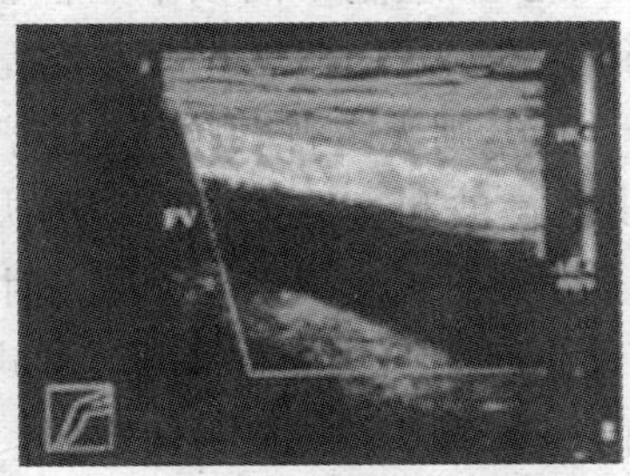

图 38-9　股静脉血栓形成急性期
彩色多普勒超声

股静脉血栓形成急性期，股静脉内无血流信号

2）亚急性期：2 周至 2 个月的血栓。血栓回声增强；由于血栓的收缩和溶解，使其体积缩小，静脉管腔也随之变小；脉冲多普勒或彩色多普勒在血栓再通的位置可显示血流信号，如图 38-10。

3）血栓后期：数月的血栓。病变静脉管腔内强回声和低回声混杂，有间断血流信号，管壁部分或弥漫增厚，若管腔没有再通，在声像图上表现为条状强回声。

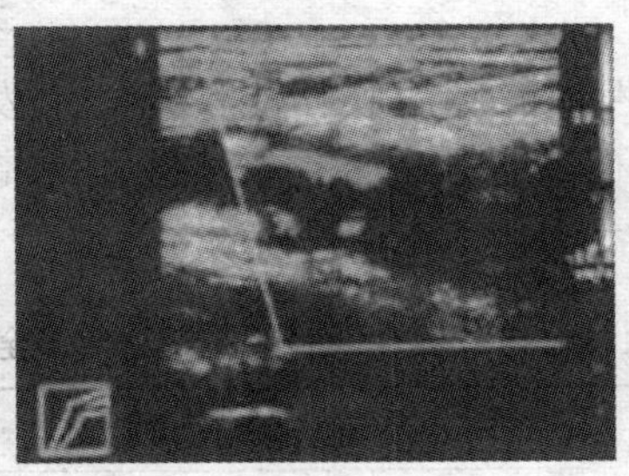

图 38-10　股静脉血栓形成亚急性期
彩色多普勒超声

亚急性期，股静脉内充满实性中等强度回声，管腔周边可见较细的流速较慢的血流

4）后遗症期：发病后数年甚至几十年。在部分病例中，静脉内径比正常小，有的可能由于静脉被瘢痕组织代替而无法显示。通过彩色多普勒检查可以间接显示静脉管壁呈不规则状和管腔内有充盈缺损或间断的点状血流信号。静脉可被探头压瘪，竹节状消失或呈直筒状，瓣膜短小或消失并关闭不全，深吸气或 Valsalva 试验后有静脉反流现象。

（2）静脉反流性疾病：包括浅静脉曲张、原发性深静脉瓣膜功能不全和继发性深静脉瓣膜功能不全。下肢浅静脉曲张多发生于大隐静脉，其次为小隐静脉；继发性深静脉瓣膜功能不全多继发于深静脉血栓形成，超声检查时除判断有无静脉反流，同时应注意观察静脉管腔内是否存在残留的静脉血栓。CDUS 检查瓣膜功能时可采用站立位或头高足低卧位。正常静脉血流信号随挤压远端肢体而增强。突然放开挤压后血流信号消失。放开远端肢体挤压后，静脉反流信号持续 1 秒以上提示静脉瓣膜功能不全（正常静脉反流时间不超过 0.5 秒）。彩色多普勒超声检查可通过相对探头不同方向的血流颜色判断静脉是否反流（图 38-11）。

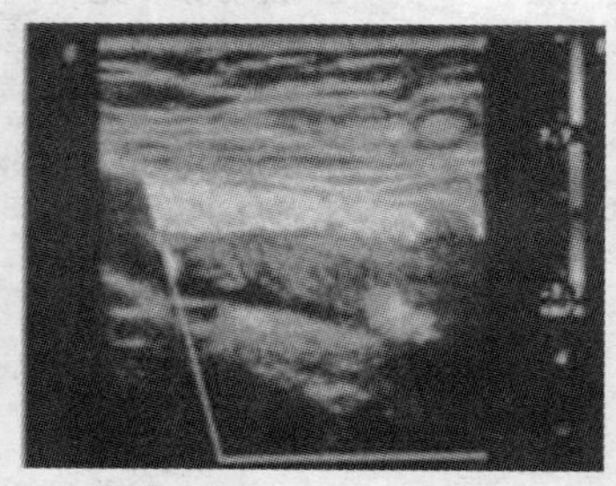

图 38-11　深静脉血栓形成后再通时，瓣膜功能不全彩色多普勒超声

血栓形成后再通，管腔内可见血流信号，但瓣膜受损关闭不全，Valsava 动作后，可见反流（血流呈蓝色）

原发性深静脉瓣膜功能不全与继发性深静脉瓣膜功能不全在 CDUS 检查中略有不同。表 38-6 表述了如何对二者进行鉴别诊断。

表 38-6　原发性与继发性深静脉瓣膜功能不全的鉴别诊断

鉴别点	深静脉瓣膜功能不全	
	继发性	原发性
管腔	透声不良，可有小附壁血栓	透声良好，无血栓
管径	不定	增大
静脉瓣	破坏消失或厚短，回声强	薄而纤细或显示不良
CDFI	血流柱多不规则	血流柱规则
PW	正常频谱，受呼吸影响小	正常频谱，受呼吸影响大

（3）动静脉瘘：是指不经过毛细血管网的动静脉间的异常通路或分流。CDUS 可观察血管瘘口情况，瘘口处动、静脉内彩色多普勒显示五彩血流束，并可探及双期湍流频谱，脉冲多普勒可记录到高速充填及形态失常的频谱，声频为粗涩吹风样。

三、多普勒超声的临床应用

（一）原理

多普勒效应是指声波遇到物体时所发生的反射频率变化。当物体静止时，反射频率与发射频率相同；当物体运动时，如向着声源运动反射频率增高，如背离声源运动，则反射频率降低。发射波与反射波之间的频率变化称为频移，频移的程度与物体运动的速度成正比。超声是指频率超过 0.1～15kHz 人的听力范围的声波，一般高于 20kHz。血管检查用的超声频率为 2～10kHz。多普勒超声检测仪的探头中有两块压电晶体，其中一块为发射晶体，受固定频率振荡器的电信号继发而产生超声波束，此超声波束在进行血管检查时，遇到血流中移动的红细胞产生反射波及频移，被探头中的另一块接收晶体接收后转变为电信号。多普勒频移变化可以由多普勒方程表达，式中 Δf＝频移；V＝血流速度；f_0＝发射频率；φ＝探头与血管的角度；c＝超声波在组织中传播的速度。

$$\Delta f=\frac{2f_0V\cos\varphi}{c}$$

从上式可以看出，如果血流速度不变，发射频率越高所得到的频移越大，但是频率越高穿透组织能力越低，因此，在应用不同频率多普勒探头检查时要考虑到上述问题。多普勒频移与运动速度 V 成正比，若 $V=0$，则无多普勒频移。多普勒频移值与探头发出的声波和血流方向之间的夹角的余弦函数（cos）成正比。在应用多普勒检查时，为获得最强的信号，检查时应调整探头的角度使声束与血流方向尽可能平行，探头与皮肤的角度应＜45°。

基于以上原理，低频探头（4MHz）能穿透组织较深，适用于检查深部的血管如髂动脉等；高频探头（8MHz）则适用于检查浅部的血管如足背、胫后等动脉。双向多普勒超声探头能同时探及同一血管内的正向和反向血流。正向血流发生在心脏的收缩期，如探头指向心脏，则血流方向与探头指向相反，所描记的波形在基线以上为直立正向波，见图 38-12。如探头指向背离心脏，血流方向与探头指向一致，故所记波形在基线以下为倒立波，见图 38-13。

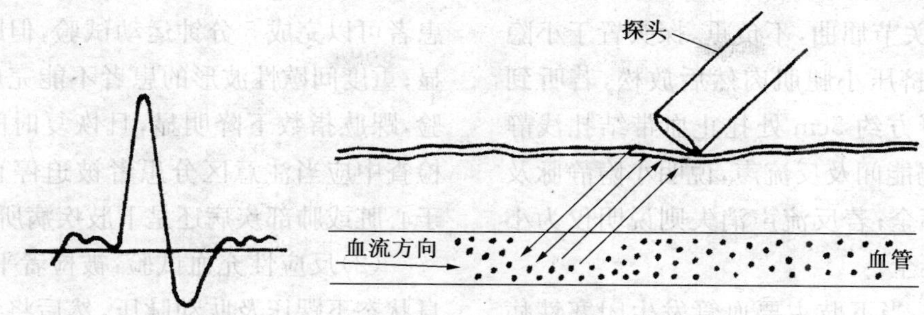

图 38-12　探头与血流方向相向时，其波形方向为正向波

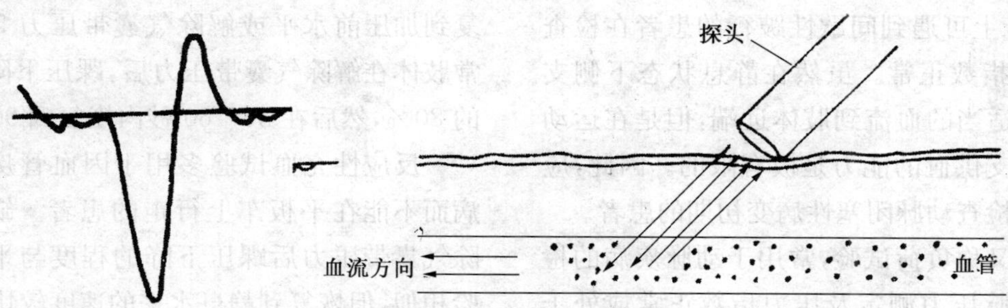

图 38-13　探头与血流方向一致，其波形为倒立波

由于超声波在空气中不容易传播，因此检查时要在探头与皮肤之间接触的部分涂以耦合剂，以利于声波传导。

(二)检查方法

1. 动脉检查法　患者取仰卧位，做下肢动脉检查时，将多普勒探头置于足背、胫后、股浅、股总、髂外动脉体表投影处听诊及描记波形，然后改为俯卧位或侧卧位，于腘窝内、腘动脉体表投影处听诊及描记波形。上肢动脉检查将探头置于桡动脉、尺动脉、肱动脉、腋动脉及锁骨下动脉体表投影处听诊及描记波形。检查时应注意两侧肢体对比。

肢体动脉节段压力测定：测定下肢动脉节段压力时，于踝上、膝关节下、膝关节上及大腿部分别绑缚血压袖带，将探头置于足背、胫后动脉搏动体表投影处，测量各节段动脉压。若足背、胫后均无法探及血流信号，则可将探头置于胫骨外侧胫前动脉搏动处测量膝下段及膝上各段动脉压。若胫前动脉仍无法探及，则可在患者改变体位后将探头置于腘动脉处测量膝关节上各段动脉压。测量上肢动脉压时将血压袖带绑缚于小臂及前臂，探头分别置于桡动脉、尺动脉搏动处，测量各段动脉压力。

2. 静脉检查法　下肢静脉多普勒检查主要可以判断静脉是否通畅，同时可以在站立位通过静脉血流声音随挤压小腿的变化来判断深、浅静脉是否存在反流。探头置于正常人肢体静脉的体表投影处可闻及吹风样静脉血流声，且随着被检查者呼吸节律呈周期性变化，当检查者挤压远端肢体而后放开时可闻及突然增强的血流声。当静脉发生阻塞时，静脉血流的节律性变化会发生改变甚至消失。当静脉瓣膜功能不全发生静脉血反流时，挤压远端肢体放松后仍能听到血流声。

(1)大隐静脉及股总静脉瓣膜功能检查：患者站立位，患侧肢体外旋屈曲，不负重，探头置于股总静脉体表投影处，如闻及反流声则于腹股沟韧带下方扎止血带结扎浅静脉；再次检查，若仍能听到反流声说明股总静脉及大隐静脉瓣膜功能不全；如反流声消失则表示仅存在大隐静脉瓣膜功能不全。

(2)股浅静脉瓣膜功能检查：体位同上，探头置于股内侧中部，可先移动探头寻找股动脉，而后探头略移向内侧闻及静脉血流声后挤压小腿肌肉放松后，如闻及反流声则说明股浅静脉瓣膜功能不全。

(3)小隐静脉及腘静脉瓣膜功能检查：患者面

对检查床背对检查者站立位，双手置于检查床，被检肢体向后伸，膝关节屈曲，不负重，探头置于小隐静脉体表投影处，挤压小腿肌肉然后放松，若听到反流声则于腘窝下方约5cm处扎止血带结扎浅静脉；再次检查，若仍能闻及反流声，说明小隐静脉及腘静脉瓣膜功能不全；若反流声消失则说明仅为小隐静脉瓣膜功能不全。

3. 应激试验　当下肢主要血管发生闭塞性病变时，血流可以通过阻力很高的侧支循环到达肢体远端，这样在静息状态下可使踝部血压几乎没有变化。因此，临床上可遇到间歇性跛行的患者在检查时踝压和踝肱指数正常。虽然在静息状态下侧支循环可以提供适当的血流到肢体远端，但是在运动状态下这些侧支供血的能力是极有限的。因此，应激试验可用于检查动脉闭塞性病变初期的患者。

应激试验又称负荷试验，常用于动脉疾病的检测。多用于动脉压力测定及压力指数正常或处于临界状态而又有临床表现的患者。常用的有两种，即平板运动试验和反应性充血试验。

(1)平板运动试验

1)原理：正常人运动后血压升高，上肢和下肢的血压同时升高，因此，踝肱指数不会发生变化。在下肢缺血的患者，血压的改变是不均衡的。上肢血压增加与下肢血压增加不相匹配，而且下肢血压还可能不升反降。此时，如果检测运动后的踝肱指数，我们会发现该值会下降，其下降程度与狭窄的严重程度相关。同时，运动后踝肱指数的回复也需要较长的时间，这是因为在缺血性病变的患者运动所导致的血管扩张持续时间较长。

2)检查方法及结果判定：检查前让被检者休息15～20分钟，平卧位测量两侧踝压和踝压指数，让患者在倾斜度为5°、速度为3km/h的平板车上行走5分钟(250m)。如果在运动过程中出现严重下肢疼痛或胸闷、气急、乏力等症状，应提早中止运动并记录下中止运动的原因和行走的距离总和。此外，在运动过程中应记录下肢症状出现时已行走的距离，即跛行距离。停止运动后，让患者平卧，随即测量踝压和踝压指数，然后于运动后的2分钟、5分钟和10分钟分别重复测量踝压及踝压指数，且与静息状态下的数值进行比较。运动后，踝压指数下降0.15以上具有临床意义。正常人完成5分钟运动试验没有困难，踝肱指数正常；轻度间歇性跛行患者可以完成5分钟运动试验，但踝肱指数下降明显；重度间歇性波形的患者不能完成5分钟运动试验，踝肱指数下降明显，且恢复时间超过10分钟。检查中应当注意区分患者被迫停止运动试验是由于心脏或肺部疾病还是下肢疾病所致。

(2)反应性充血试验：被检者平卧，首先测量静息状态下踝压及肱动脉压，然后将气囊带环绕于大腿部并加压至动脉收缩压水平以上，5分钟后解除气囊带压力，以30秒为间隔测量踝压，直至踝压恢复到加压前水平或解除气囊带压力5分钟后。正常肢体在解除气囊带压力后，踝压下降到静息水平的80%，然后在30～60秒内恢复到90%水平。

反应性充血试验多用于因血管疾病或其他疾病而不能在平板车上行走的患者。缺血肢体在解除气囊带压力后踝压下降的程度与平板车运动试验相似，但恢复到静息水平的速度较快。

(三)检查结果

1. 动脉检查结果　对于多普勒动脉检查需要结合听诊、波形及节段压测定3方面综合判定。

(1)听诊：多普勒动脉血流声的音调与被检查血管内的血流速度成比例，血流速度快则音调高，慢则音调低，而音量的大小与血流量成比例。正常动脉的血流声可听到第1、第2音和第3音。第1音代表心脏的收缩期，音调突然上升至高峰；第2音和第3音代表舒张期的两个下降声。动脉的血流声是随着心脏的周期而变化的。

如果在梗阻动脉的近端听诊，其血流声短促而无第2音及第3音；如在梗阻动脉的远端听诊，可以听到异常的侧支循环声，为连续的低音调且无第2、第3音；如在刚过狭窄的下方听诊，其特点是高音调加连续的低频率血流声，这代表局部狭窄处的血流加快和湍流的存在。

(2)动脉波形描记：正常动脉多普勒描记的波形是三相形，与听诊的三声相对应。第一相最大的波代表收缩期的向前血流；第二相是由于舒张早期反流造成的负波；第三相代表舒张晚期大动脉弹回波，是向前的血流仍为正波，如图38-14所示。如近端动脉有狭窄，首先第二、第三相波变小(图38-15)。随着动脉狭窄程度加重或闭塞，第二、第三相可完全消失变为单相波，同时第一相波幅降低，波峰变圆钝(图 38-16)。如正在狭窄下方记录，波形显示第一相波的快速上升与下降，而无第二、第三相波。

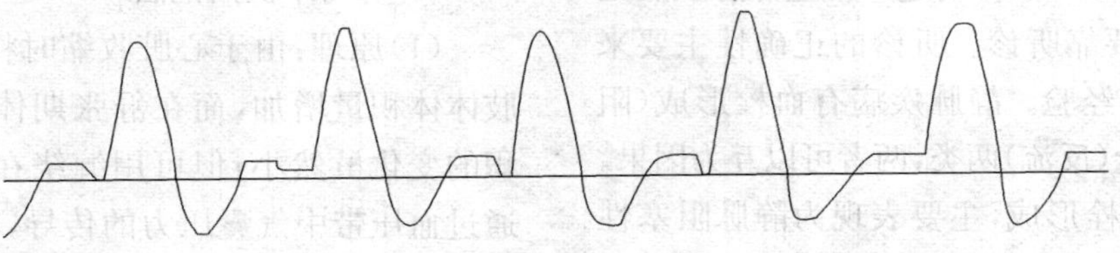

图 38-14　股动脉正常波形

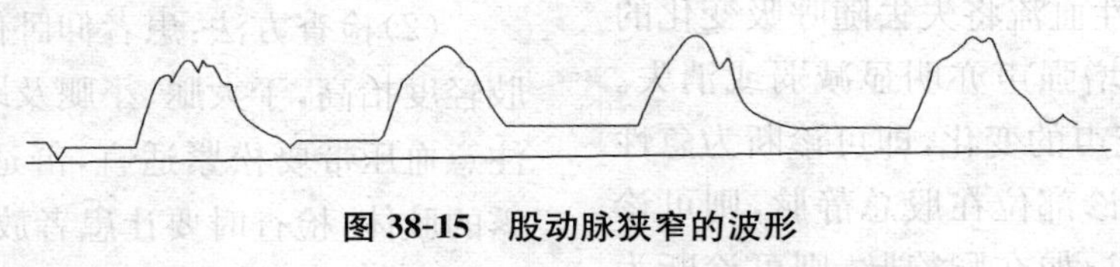

图 38-15　股动脉狭窄的波形

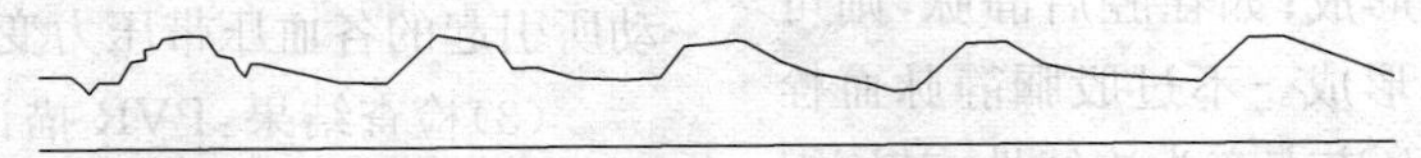

图 38-16　股动脉闭塞的波形

(3)踝压及踝压指数：目前，各种无创方法测定肢体动脉压力均为收缩压，因收缩压比舒张压反映早期动脉狭窄性病变更为敏感。踝部压力的绝对值在临床判断肢体是否会发生缺血性坏疽中具有一定的价值。踝压＜60mmHg 时，肢体发生坏疽的可能性约为 77％；而踝压＞60mmHg 时，肢体存活的可能性达到约 86％。

踝压指数与下肢动脉病变的程度相关，一组数据显示，踝压指数正常值为 1.0～1.3；当踝压指数在 0.6～0.8 时，可能出现下肢的间歇性跛行；在 0.4～0.6 时，可能已经出现静息痛；当这一数值在 0.4 以下时，即可能出现坏疽。当踝压指数用来评价治疗前后的疗效时，变化＞0.15 才具临床意义。

(4)节段压力及压力指数：下肢动脉节段压力的绝对值可能随着主动脉压而发生改变，因此临床用节段压力与上肢压力的比值表示肢体供血情况，使检查结果趋于标准化。测量下肢动脉压，应首先测量双侧踝压，如踝压指数(踝收缩压/肱动脉收缩压比值)≥0.97，则可确定下肢动脉无明显狭窄性病变，不需要进一步测定下肢节段动脉压。虽然踝压和踝压指数的下降可以提示存在动脉闭塞性疾病，但很难判断病变累及的动脉节段，通过测定节段性压力即可判断病变节段。通常情况下相邻节段压力差≤20mmHg，若压力差＞30mmHg，则认为相邻动脉节段存在闭塞性病变。

(5)趾压及压力指数：在严重的动脉硬化患者，尤其是一些糖尿病患者，动脉钙化严重，测定下肢节段压力时可能出现气囊压力超过 270mmHg 都不能将该段动脉压闭的情况，或者是由于动脉钙化，导致节段压力异常升高，该阶段的压力指数＞1.3。此时就需要通过测定趾动脉压力及压力指数来评价下肢动脉情况。

1)检查方法：测量趾压时将宽度为趾径 1.2 倍的气囊带环绕于足趾近端，然后采用多普勒超声探头或光电容积描记仪探头或激光多普勒探头探测其远端趾动脉血流并测定动脉收缩压。

2)结果判定：据慢性重症下肢缺血的第二次欧洲一致文件，踝部血压低于 50mmHg 或趾压低于 30mmHg 提示下肢重度缺血。趾端压力低于踝部压力时，表明末梢血管阻塞；当踝部血压难于监测时，趾压(＜30mmHg)将作为评估重度缺血的惟一指标。趾压低于 60～70mmHg 时，创伤较难愈合。

对于糖尿病动脉钙化出现假性高压的患者，趾压测定虽然在一定程度上能替代踝压及踝压指数。但随着研究的深入，也有部分学者认为趾动脉在一定能够程度上也存在钙化问题，因此不能完全通过趾动脉压力及压力指数作为评价下肢缺血的指标，而是要通过分析波形和压力及压力指数综合判定。

2. 静脉检查结果　多普勒超声检查静脉疾病是一种定性方法，主要靠听诊。听诊的正确性主要来源于不断的实践和经验。静脉疾病有血栓形成（阻塞）和瓣膜功能不全（反流）两类，两者可以互为因果。

急性深静脉血栓形成，主要表现为静脉阻塞性回流障碍，与外压性阻塞难以区别。由于造成血流速度的改变，因而血流声亦随之改变，如将探头置于阻塞部位以远，自发性血流将失去随呼吸变化的相性而成连续性，血流增强声亦明显减弱或消失。因此根据上述两种血流声的变化，即可诊断为急性深静脉血栓形成，如听诊部位在股总静脉，则可诊断为髂股静脉血栓形成；如在腘静脉，则可诊断为股腘静脉或腘静脉血栓形成；如在胫后静脉，则可诊断为小腿深静脉血栓形成。不过股腘静脉血栓形成也可造成股总静脉血流声变为连续性，其原因是深静脉阻塞后，远端的高压静脉血经大隐静脉大量涌入股总静脉，使股总静脉血流声变为连续性，容易错诊断为髂股静脉血栓形成。结合彩色多普勒超声检查可以明确血栓形成的部位。

多普勒超声对诊断深静脉血栓形成后综合征也有很大帮助。因为深静脉血栓形成后，由于血栓的吸收、机化和再通，破坏了深静脉内的瓣膜，使股静脉、腘静脉或交通静脉的瓣膜发生功能不全。因为用多普勒超声在上述任何部位均能查出深静脉的瓣膜功能不全，特别是在股浅静脉或腘静脉如查出深静脉瓣膜功能不全，再结合自发血流声和血流增强声的变化常可确诊静脉血栓形成后综合征无疑。小腿深浅静脉交通支的瓣膜功能不全常是造成小腿慢性溃疡的原因，确定小腿深浅静脉交通支瓣膜的位置，具有一定的临床意义。检查小腿深浅静脉交通支瓣膜功能不全，患者应取平卧位，抬高患者排空浅静脉后，在检查区域的两侧各扎一条止血带，将探头置于检查区域内，挤压止血带外小腿肌肉，如能听到血液反流声则可确定为交通支静脉瓣膜功能不全。

四、容积描记法

（一）肢体动脉体积描记法

常用的有两种方法即空气体积描记法（air plethysmography 或 pulse volum recorder，PVR）和光电体积描记法（photoplethysmography，PPG）。

1. 空气体积描记法

（1）原理：由于心脏收缩时将血液打入肢体，使肢体体积量增加，而在舒张期体积又恢复，这种体积的变化虽然小，但可用缠绕在肢体上的血压带，通过血压带中气囊压力的传导，将肢体体积的变化转换为压力变化，经过处理后描记为动脉波形。可用于辅助诊断动脉闭塞性疾病及病变累及的范围。

（2）检查方法：患者仰卧位，足跟下垫枕使双下肢轻度抬高，于大腿、小腿及踝上分别缠绕血压带，注意血压带要松紧适宜，舒适平整，最好缠绕在裸露的肢体，检查时要让患者放松，不要说话，并保持室内温度。将血压带充气至 65mmHg，记录动脉搏动所引起的各血压带压力变化。

（3）检查结果：PVR 描记的正常波形是双相形的，有一个主峰波和在该波的降支中段出现的一个重搏波，在两个波之间形成一个切迹。升支曲线陡直，波峰尖锐，降支曲线凸向基线。根据波形变化可分为轻、中度和重度异常。轻度异常时，收缩波峰正常，切迹消失和降支曲线背离基线，可见于流出道或远端血管有狭窄或阻塞性病变。中度异常是收缩峰变平，切迹消失和上升支与下降支坡度变小接近相等。重度异常是指波幅进一步降低，升支与降支相等无切迹，常见于近端动脉有明显狭窄或阻塞性病变。

2. 光电体积描记法

（1）原理：PPG 探头中有一发射红外线的二极管，发出红外线进入皮下组织后，被皮下的毛细血管中移动的红细胞吸收并反射回探头内的另一光敏晶体管，其信号经过放大处理后显示为动脉波形，波形的大小与局部微血管中红细胞数量成正比。波形越高表示该处组织内血运越正常。因此，PPG 用于测定皮下浅层微循环的血流量，也用于测定多普勒检查有困难的如足趾、手指的血压等。

（2）检查方法：PPG 用于检查手指、足趾动脉时，将 PPG 探头用尼龙带或胶布固定于手指或足趾末节的掌侧面，使探头与皮肤接触的部位松紧适中，如太紧则可能压迫梗阻皮肤血流，如太松则可能使室内的光进入探头。检查前室温需恒定在 20～25℃，患者需静卧 10～15 分钟，检查时嘱患者安静，不要说话。若温度过低，则可能造成指（趾）动脉波形异常，需保暖10分钟后再行检查。

（3）检查结果：正常PPG波形为双波形无负波，升支快速升高，波峰尖锐，在降支的中部有重波，两波之间形成一切迹（图38-17）。当微血管的血流减少，轻度缺血时波形的切迹消失；缺血加重后波峰变圆钝，升支曲线轻度弓向基线，而降支则轻度背离基线，此为中度异常（图38-18）；重度异常是收缩波峰的波幅进一步减低，直至最后波形几乎消失变为平线（图38-19）。在评价指（趾）动脉时除波形外还应结合压力及压力指数综合评价。

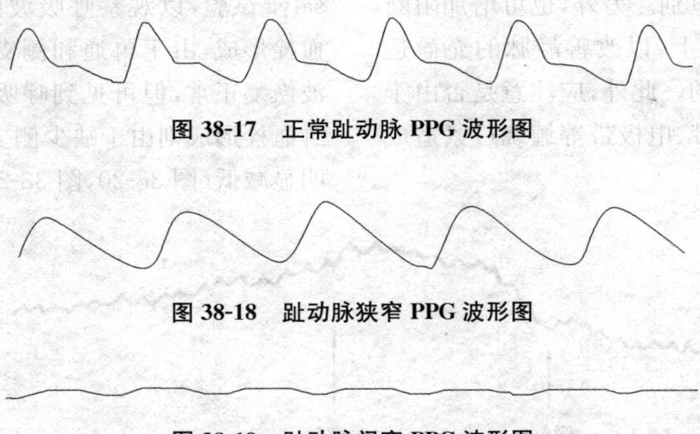

图38-17　正常趾动脉PPG波形图

图38-18　趾动脉狭窄PPG波形图

图38-19　趾动脉闭塞PPG波形图

（二）肢体静脉体积描记法

1. 光电体积描记法（PPG）　根据检测踝关节内侧静脉再充盈时间来判定下肢静脉瓣膜功能的方法。

（1）原理：正常小腿肌肉运动后，静脉血流量和压力迅速降低，如果静脉瓣膜功能完好，毛细血管再充盈仅靠动脉血流入，需要时间较长。若存在静脉瓣膜功能不全，由于静脉反流使得再充盈时间缩短。

（2）检查方法：患者坐于检查床边，双下肢下垂，不负重，将PPG探头固定于被检肢体内踝后方，注意避开溃疡、动脉及曲张静脉处。检查开始，先记录一段平稳基线，约2分钟，让患者用力做足背屈运动5次，约每秒1次。若患者难以配合，检查者可用双手挤压小腿肌肉5次，以排空小腿内静脉血，观察记录静脉再充盈至最高点，平稳后即为终点，测量自运动停止后至终点所用时间。一般重复试验3～5次，取平均值。

（3）检查结果：若再充盈时间≥20秒，则为正常；若再充盈时间＜20秒，则考虑存在下肢瓣膜功能不全。

2. 阻抗体积描记法（impedance plethysmography，IPG）

（1）原理：通过测量肢体电阻抗的变化来反映肢体内血容量变化。根据欧姆定律，电阻＝电压/电流。血流是机体内导电的良好导体，当肢体血流增加时，阻力减少。这种方法主要用于诊断急性深静脉血栓形成，肢体容量的增加可以使测到的电阻降低。

（2）检查方法：IPG检查可以在病床或检查床上进行，患者仰卧位，身体重心放在受检侧的臀部，下肢抬高于心脏的水平以利于静脉回流。可在受检肢体的小腿和足跟下垫枕，但应避免足高于膝水平，以防减慢小腿静脉回流。下肢需外旋和屈膝15°，以避免膝关节伸直造成对腘静脉的压迫。然后将特制血压带缠绕在受检下肢的股上部，血压带不宜缠绕过紧，否则会阻碍静脉回流而造成假阳性结果。首先在电极带的电极上涂少量导电胶，然后将第一个电极带缠绕在小腿膝下3cm处，第二个电极带缠绕在第一个电极带下缘10～15cm小腿处。如患肢水肿，则可能减低电压，故需将下方电极带自动充气至50～60mmHg，阻断远端的静脉回流，测定小腿静脉容积增加程度，并开始记录小腿阻抗变化的曲线。一般大约需要45秒曲线可到达最高点，然后迅速排空血压带内的空气，测量3秒静脉流出量，曲线随之迅速下降。由于阻断静脉的目的是使远端静脉得到最大充盈，如阻断45秒时曲线未达到最高点而有继续上升的趋势，可延长阻断时间为2分钟以上。若有异常的实验结果出现时，应常规阻断至2分钟以确保静脉有最大的充盈，并重复2～3次。正常肢体由于肌肉紧张或疼痛、寒冷、休克或由于心脏排出量减少或肢体动脉闭塞而使血量减少，可出现异常试验结果，此时可通过重复试验和延长阻断时间来鉴别。另外，也可增加阻断静脉压力到60mmHg以上，以改善静脉的充盈达到改善静脉排出量的目的。此外，应注意是否由于患者的体位不当和血压带、电极带等缠绕过紧造成异常结果。

如果患者过去有深静脉血栓形成史，用IPG检查结果有异常时，常难判断此异常结果是由于陈旧的深静脉血栓形成还是新形成的血栓所致，此时可另作呼吸波试验。其方法是，解除股部血压带，保留小腿部的电极带，取下肢略低于心脏的位置，在描记小腿部的阻抗记录时让患者作深吸气或Valsalva试验，以观察呼吸波的变化。陈旧性深静脉血栓形成，由于再通和侧支循环，虽然不能使呼吸波恢复正常，但可见到呼吸波有恢复的变化，而新鲜血栓形成则由于缺少侧支循环，呼吸波可消失或明显减低(图38-20，图38-21)。

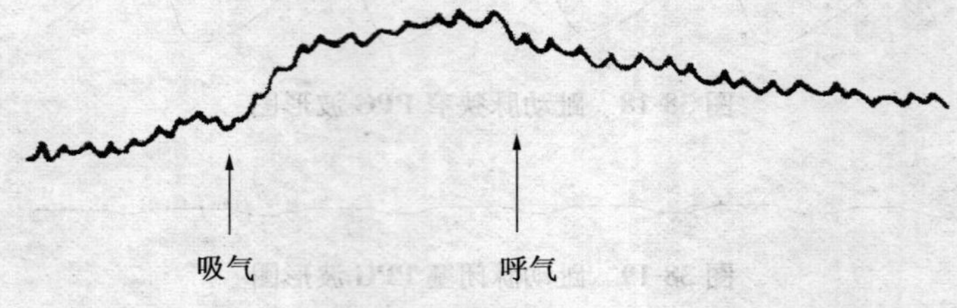

图38-20　正常呼吸波

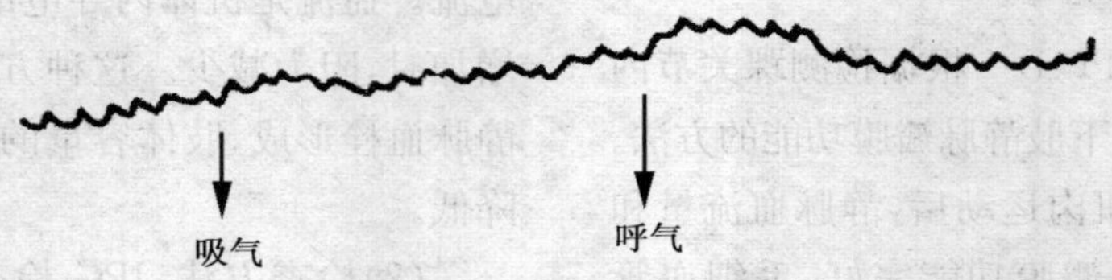

图38-21　异常呼吸波

(3)结果：判断IPG试验结果是否正常，主要根据两项客观指标：一项是测量血压带充气阻断静脉回流后所描记的上升波的最高值，它反映阻断以远肢体静脉血容量的增加，即静脉容量(VC)；另一项是测量当血压带放气，阻断静脉回流解除后所描记的3秒内下降的毫米数，此项数值反映静脉的回流量(VO)，直接与静脉阻塞程度有关(图38-22)。将以上两个数值以VC为水平轴，VO为垂直轴，在坐标中定位，可判断其结果是正常、异常还是可疑(图38-23)。

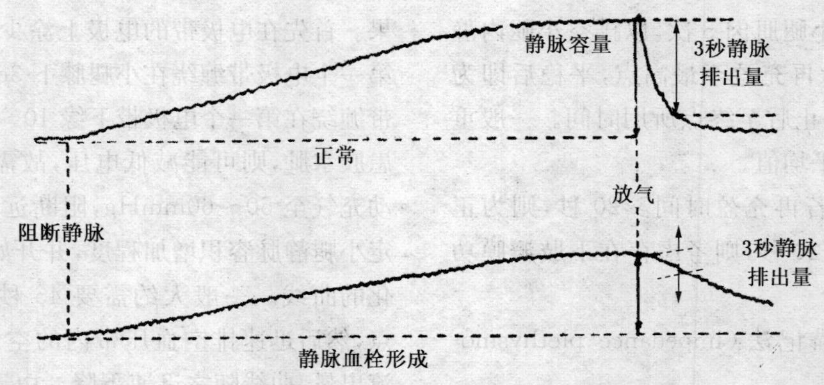

图38-22　IPG检查正常与异常的静脉容量和3秒静脉排出量

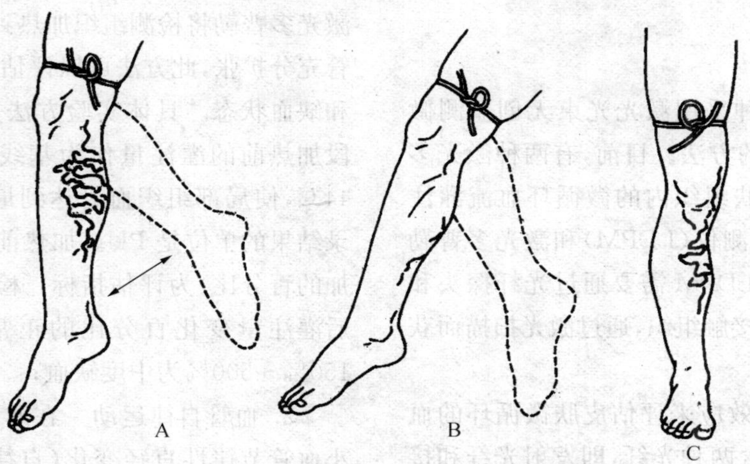

图 38-23　深静脉通畅试验(Perthes 试验)

A. 大腿中段扎止血带　B. 运动后浅静脉曲张程度减轻,张力减弱,无不适

C. 运动后浅静脉曲张更加明显,张力增高

3. 应变体积描记法

(1)原理:使用两根密封的硅胶细管,内装导电合金镓和铟的混合体作为张力量具,固定在一条尼龙粘带上,将其围绕在被检查的肢体上,其导线连接到描记放大控制器的一个输入轨道上,使量具内的导电合金的电路变长而薄,从而使量具的电阻增加。由数学公式得知,电阻增长的百分率等于张力量具所放大的容积增加的百分率。通过放大器转变为信号,即可将体积(周径)容积变化百分比所产生的电阻变化记录下来,称为应变体积描记法(SPG)。

(2)适应证:下肢静脉回流障碍性疾病,如下肢深静脉血栓形成、布-加综合征等。

(3)检查方法:患者仰卧位,在受检侧下放置一垫枕,使受检肢体抬高 20～30cm,膝关节轻度屈曲,用特制的宽大可充气袖带(宽 12～22cm,长 40～70cm)缠绕在大腿上部,然后将张力量具缠绕在小腿最粗部位,将袖带充气至 50～55mmHg,阻断下肢静脉的回流而不影响动脉血流,从而造成小腿体积(周径)和静脉压力的逐渐增加,记录到小腿体积变化曲线随之逐渐升高,持续约 2 分钟,小腿内的静脉压力也将达到 50mmHg。此时,体积不再增加,曲线也不再升高,迅速排除袖带中的气体,使下肢静脉血液迅速排空,小腿体积(周径)逐渐变小,记录到体积变化曲线下降。该曲线自基线开始上升至最高点的高度代表小腿体积变化的最大增加,叫做静脉最大容积(MVC)。在曲线开始下降处划一下降曲线的正切线,代表小腿体积的变小,叫做最大静脉回流量(MVO)。常以放气后 2 分钟计算最大静脉回流量。

(4)结果:正常肢体阻断静脉回流后,小腿体积可增加 2%～3%,如有急性静脉血栓形成,则增加不到 2%,其原因是由于部分静脉已被血栓占据。另外,由于静脉近端被血栓阻塞后,远端压力增高已使静脉扩张,因而再进一步扩张则受限制。因为小腿静脉容量(VC)可受多种因素影响,故单独使用 VC 作为诊断标准往往是不可靠的。静脉回流量 VO 直接与小腿静脉和下腔静脉的压差成正比,而与静脉本身的阻力成反比。因为小腿的静脉压为充气袖带阻断静脉的压力,而近端压力又低,所以静脉回流率在有深静脉血栓形成时可以减低,如回流率以每分钟 20ml/100ml 为正常与异常的分界线,急性深静脉血栓形成的敏感率为 91%;如以 2 秒的回流率计算,膝上血栓形成的敏感率为 90%,膝下敏感率为 60%。

五、激光多普勒的临床应用

激光多普勒(LDF)是一种结合其他监测手段来预测局部创伤监护效果、判定截肢水平或确认是否需要进行血管再造的常用诊断工具,它能够在无创或微创的条件下成功地评估下肢动脉阻塞性疾病。

(一)原理

激光多普勒是一种采用激光光束无创监测微小组织内血细胞运动的方法。目前,有两种激光多普勒仪器可以评估皮肤组织内的微循环血流灌注量:激光多普勒血流监测仪(LDPM)和激光多普勒灌注成像仪(LDPI)。LDPM需要通过光纤探头和皮肤接触;而LDPI不接触组织,通过激光扫描而获得二维血流灌注图像。

LDF采用多普勒效应来评估皮肤微循环的血细胞运动。探头内包含两种光纤,即发射光纤和接收光纤。发射器发射的特定波长的激光进入组织后发生散射,遇到移动的血细胞的激光频率会发生改变,称为多普勒频移。散射的激光被接收光纤接收到后转换为电信号,可分析血液灌注量、移动血细胞的浓度及血细胞移动的平均速度。

(二)临床应用

早在1972年,Riva就应用激光多普勒进行过视网膜血流的检测。1975年,Stern第一次将激光多普勒用于皮肤血流的评估。1991年,Nilsson和Essex分别独立研发了能够控制激光连续扫描的激光多普勒成像仪。1992年,Dwars和Van den Broek使用压力袖带和激光多普勒检测了毛细血管床对压力的反应性充血状态,建立了最低截肢水平的参考标准。

LDF常常用来评估移植皮瓣的血供,评价烧伤深度和面积,确定截肢水平,诊断例如周围毛细血管病等的组织缺血状态。越来越多的医生认识到LDF在创伤及高压氧治疗中的作用。真空辅助关闭法(VAC)能够去除创伤部位淤积的液体,结合激光多普勒,Morykwas发现增加伤口附近的血流可以监测到周围水肿的减少。

1. 评价皮肤灌注量 激光多普勒技术常用于趾端血压、皮肤灌注压或微循环血流的检测。阻断、加热和体位的改变(抬高或降低肢体)是最常用的刺激手段。如果不采用刺激手段,微循环的血流呈现动态性,与微循环的扩张和收缩程度有关。由于不同情况下有很大的差异,在不采用刺激情况下将很难区分正常和病变组织。

LDF和加热刺激相结合是一种新的技术。用激光多普勒将检测组织加热到44℃,使局部组织血管充分扩张,此方法可以评估组织血管的储备能力和缺血状态。具体实验方法如下:用LDF记录一段加热前的灌注量作为基线,然后将探头加热到44℃,使局部组织血管达到最大程度充血水平,记录结果的单位是PU。加热前后的变化值(LDF增加的百分比)为评估指标。检查结果:LDF加热前后灌注量变化百分比的正常参考值应>500%;150%~500%为中度缺血;<150%为重度缺血。

2. 血管自律运动 在非刺激组织内常常存在小血管节律性直径变化(自律运动)。糖尿病患者外周血管自律运动呈现无序性,可能原因是外周血管的异常导致低频血管收缩的丧失。这一指标可用来评价外周神经和血管的功能。

3. 阻断刺激

(1)阻断后反应性充血(PORH):PORH是进行3~5分钟动脉阻断(典型情况是将袖带放置于踝部,激光多普勒探头放于足背或大脚趾上)袖带的压力突然释放后,灌注水平陡增,通常高于基础水平几倍。检测参数包括与基线相比的百分比变化、上升时间、峰值、斜率和到达峰值时间。用此方法可以评价吸烟引起的微血管急性损伤,也可用于监测血管重建术的效果。

(2)皮肤灌注压(SPP)或毛细血管压:将激光多普勒探头放在袖带下面,对袖带充气,压力线性减少,回归的血流值的压力就是皮肤灌注压。在不截肢、不进行血管重建术的情况下,当SPP值为15mmHg时,仅有8%的患者能够愈合;当SPP值达到30mmHg时,有85%的患者能够愈合(表38-7)。

表38-7 SPP与创伤愈合的关系

SPP值(mmHg)	在不截肢、不进行血管重建术的情况下,愈合率(%)	创伤愈合的可能性
30	85	非常大
25	55	有可能
20	23	比较小
15	8	很小

在评估创伤时,可以同时结合激光多普勒和经皮氧分压($tcPO_2$)进行监测。当炎症和急性水肿时,$tcPO_2$值极低。LDF值可以帮助判断上述情况:

当LDF值也降低时，创面很难愈合。

六、经皮氧分压的临床应用

经皮氧分压（transcutaneous oxygen pressure，$tcPO_2$）测定是将加热的氧敏电极置于拟检测部位用以测定局部组织氧分压，了解组织血流灌注情况。20世纪60年代，首先有学者报道用无创方法检测皮肤动脉氧，这一方法最早应用于新生儿科、麻醉科，以后逐渐扩展至产科、整形外科等。1978年，首见将此法用于下肢血管疾病诊断的报道。

（一）原理

正常情况下，皮肤毛细血管内的血氧弥散进入组织间隙，一部分包绕在细胞周围，参与细胞代谢；其余部分则散布于整个皮肤组织内，由此形成的氧压称为"皮肤氧压"。通过弥散，自毛细血管到达皮肤表面的氧含量，反映了皮肤血氧输送及皮肤细胞代谢消耗的相对速度。由于皮肤氧的消耗较小，为一相对恒定的常数，因而在皮肤血流与$tcPO_2$间存在如下关系：当皮肤血流速度较快时，血氧输送大大超过细胞代谢的消耗，此时$tcPO_2$接近于动脉血氧值；当皮肤血流速度缓慢时，$tcPO_2$随之下降；当血流极缓慢时，$tcPO_2$值则明显下降。

$tcPO_2$检测仪采用的是克拉克电极，该电极的阳极和阴极一同置于电极膜后的电解液中，电极中还包含一个加热部件和一个电热调节器，可通过预设电热调节器，将温度保持在42～45℃。在此温度时，毛细血管血液动脉血化程度达到最大化。皮肤加热后，毛细血管扩张，氧离血红素曲线右移，并允许氧气从皮肤扩散进入接触液。加热可以溶解死亡的上皮脂质层，改善气体透过皮肤的弥散性。已通过皮肤的氧气溶解在接触液中，然后降低到可测量的气流量。该气流量等于皮肤溢出的氧量，因此，加热10～15分钟后测量接触液中的氧分压，相当于电极应用于皮肤皮下组织中的氧压力。在上述检测条件下，由于消除了局部血管扩张因素对血流的影响，$tcPO_2$测定值取决于下列因素：①毛细血管灌注压；②毛细血管通畅性；③血液黏稠度；④有无动静脉瘘；⑤其他变化因素。

（二）检查方法

检查时，受检者平卧，休息数分钟后，将电极片黏贴于检测部位，注意电极边缘与周围空气需隔离。加热电极至42～45℃，待读数稳定后5～10分钟记录结果。同时应在躯干上方如前胸壁处，另置一测试电极，测定$tcPO_2$值作为自身对照。肢体的$tcPO_2$值与躯干$tcPO_2$值的比值即局部灌注指数（RPI），RPI测定的意义与踝肱指数相似。

检测时可附加以下辅助方法，有助于提高对局部皮肤血流状况的准确评估：

（1）吸入高浓度或纯氧提高血液氧分压值，比较血氧饱和状态下$tcPO_2$值的变化。此时，正常部位的$tcPO_2$值明显增高。在缺血区域，由于动脉供血不足，即使血氧升高，$tcPO_2$值难以有大幅增高。

（2）经静脉注入血管扩张药，测定结果与前者相反，在缺血区域由于血管扩张，供血不足得以相对改善；而正常部位注入血管扩张药物前即呈饱和状态，因此在注射血管扩张药物后，缺血部位$tcPO_2$较非缺血区域明显升高。

（3）$tcPO_2$阻断后恢复时间，即肢体血流阻断后$tcPO_2$值恢复至原基线水平所需时间。该法有助于判断供血动脉阻塞程度，阻塞程度越严重，$tcPO_2$阻断后恢复时间越长。

（4）运动试验，比较运动前后$tcPO_2$值差别。由于运动时的代谢加快，耗氧增加，因此运动后病变肢体的$tcPO_2$值较正常肢体明显下降。常用运动方法有原地踏步、下蹲起立和平板行走等。

（5）皮肤血流灌注张力试验。首先测定平卧位$tcPO_2$值，然后抬高下肢30°，持续3分钟后记录结果。

经皮氧分压测定一般不受血管钙化的影响，因此对糖尿病周围血管病变的患者具有一定得诊断价值（表38-8）。

表38-8　$tcPO_2$、RPI测试结果的意义

缺血程度	平卧值		改变体位（抬高下肢30°）	
	cPO_2	RPI	$tcPO_2$	RPI
正常或轻度缺血	＞40mmHg	＞0.60	＞30mmHg	＞0.40
中度缺血	＞40mmHg	＞0.60	＜30mmHg	＜0.40
严重缺血	＜40mmHg	＜0.60	—	—

（三）$tcPO_2$的应用

1. 下肢动脉缺血性疾病的诊断　平卧静息状态下，$tcPO_2$值＜40mmHg时，肢体存在明显缺血性病变。进一步的定位主要依靠对同一肢体不同平面的检测结果加以比较。虽然 $tcPO_2$ 测定难以明确哪一支动脉阻塞,但对动脉缺血性疾病的诊断有很高的准确率。应用 $tcPO_2$ 值判断膝上动脉阻塞准确率约为 86%,膝下动脉阻塞则高达 91%。临床研究表明,经血管造影确诊的动脉阻塞性疾病患者,静息状态下 $tcPO_2$ 值均有明显下降,辅以运动试验等其他检测手段,对下肢缺血性疾病的诊断准确率可以达到 100%。

2. 动脉阻塞程度的判断　应用 $tcPO_2$ 可以较为准确地判断动脉阻塞性病变的严重程度。在无症状或仅有轻症者,$tcPO_2$ 及 RPI 可无明显异常;间歇性跛行患者静息平卧位 $tcPO_2$、RPI 有不同程度下降,但仍可达到正常界限,此类患者需辅以运动试验、皮肤血流灌注张力试验等手段加以判定。对于静息痛患者,静息状态下已有严重缺血表现,平卧位 $tcPO_2$ 和 RPI 明显下降;经动脉重建术处理病例,术后 $tcPO_2$ 检测能客观反映手术效果和肢体血流改善的程度。

3. 截肢平面的选择及对溃疡或坏死愈合可能性的评估　一般认为电极加热至 45℃,测定静息状态下平卧位 $tcPO_2$ 值,如检测结果＞40mmHg,单纯非手术治疗可能获得治愈。若测定值＜20mmHg,下肢皮肤溃疡通常难以愈合,非手术治疗效果不佳。提示应选用血管重建术或其他改善血运的方式予以治疗。若 $tcPO_2$ 值为 20～40mmHg 时,预后及治疗结果应结合其他检查手段加以综合分析判断。

4. 微血管病变的判定　$tcPO_2$ 检测能反映毛细血管的血流状态。在皮肤血流的直接测定中,$tcPO_2$ 与激光多普勒血流仪测试结果相一致。在糖尿病性动脉硬化时,皮肤微血管血流通常受累,$tcPO_2$ 值降低具有重要的诊断价值。

七、周围血管疾病常用的影像学检查

(一)X 线平片检查

常规的 X 线平片检查虽然是最简单的影像学检查方法,但仍具有一定的临床意义。其缺点是血管及周围组织的对比度和清晰度有一定的局限。其应用范围是可以初步判定血管病变的位置、大小、范围,以及血管病变所引起的周围或病变血管所供组织器官的继发病变。

1. 血管病变的阴影　平片上局限的团块状阴影可能是局限的海绵状血管瘤,广泛的不甚规则的团块状软组织影可能是范围广泛的海绵状血管瘤或蔓状血管瘤。肢体均匀的软组织增生肥厚阴影可能是静脉回流障碍或淋巴水肿,或是软组织有肥厚静脉畸形(K-T 综合征)的 X 线征象。大动脉炎患者常见主动脉弓和弓降部凸出扩张,降主动脉狭窄常伴有搏动减弱或消失,心脏增大,多以左心室为主。

2. 骨性畸形及病变　肢体长骨过长,骨皮质增厚,骨骺早期闭合是 K-T 综合征的特征。邻近动脉瘤或先天性动静脉瘘,可有骨皮质损害的征象。慢性肢体缺血性病变可见患肢骨质普遍疏松,如足部有坏疽或溃疡时,可见骨髓炎、骨破坏。

3. 血管钙化点和钙化斑块　闭塞性动脉硬化患者主动脉弓突出,在主干动脉路径上,尤其是腹主动脉解剖部位沿纵轴呈片状的钙化斑块,肢体动脉可有不规则串珠样钙化斑点。

(二)周围血管造影检查

周围血管造影术是将造影剂通过动脉或静脉途径注入循环系统,使血管显影进行 X 线诊断的检查方法。

1. 周围血管造影技术的临床应用进展　X 线被应用于临床,使临床诊断水平得到了大大的提高。100 多年前,有学者在离体上肢的动脉内注入白垩溶液,从而完成了动脉造影的最初尝试。1923 年,德国的 Berberich 和 Hirsch 应用血管内注射溴化锶的方法,成功实行了四肢动脉和静脉造影。1924 年,美国学者 Brooks 采用麻醉下暴露股动脉,直视下穿刺并注入碘化钠,成功实现了股动脉造影。1929 年,葡萄牙学者经腰腹主动脉穿刺造影成功。1936 年,Nuvoli 经胸主动脉穿刺造影成功,使动脉造影技术应用扩大到心脏及大血管疾病的领域。静脉造影技术的开展要晚于动脉造影:1938 年成功报道了经外踝浅静脉穿刺下肢静脉造影术,该技术是现代顺行下肢静脉造影的原型。3 年以后,Luke 首先完成了经股静脉逆行注入造影剂的方法,用以观察下肢深静脉,成为逆行下肢静脉造影的基本方法。随着造影技术的日臻完善,器械设备的不断更新,以及更为有效的造影剂的研制成功,造影技术得到了更多临床医师的认可。尤其是20世纪50年代由Seldinger设计循导引钢丝插入导管的插管技术,使经皮血管穿刺完成造影术更为简便易行,创伤更小,迅速为临床医师接受。

随着检测设备技术的进步,计算机断层扫描(CT)、磁共振(MRI)的普及,以及数字减影血管造影的应用,普通动脉造影目前已经很少应用于临床。静脉造影仍是静脉疾病的重要诊断手段。

2. 周围血管造影的基本技术

(1)造影剂:水溶性造影剂应用至今已近1个世纪,碘化钠是最先合成的水溶性造影剂。随着化学技术的发展,1950年三碘化物问世,提高了含碘浓度,且性质稳定,大大降低了碘的毒性,达到了造影剂含碘浓度高而毒副作用小的要求。至1970年,非离子造影剂问世,该制剂是分子溶液,在水溶液中不会解离,渗透压接近血浆,较好地解决了与毒性有关的离子化和高渗性问题,为目前较理想的一种造影剂。

造影剂根据含碘量可以分为低浓度(含碘<350mg/ml)、中浓度(含碘在350～400mg/ml)、高浓度(含碘>400mg/ml)三类。通常,周围血管造影一般使用低浓度造影剂即可获得良好的显影效果。

常用的非离子型造影剂有碘普罗胺(商品名为优维显),适用于CT、血管造影;碘苯六醇(商品名为欧乃派克、碘海醇),适用于所有血管、脊髓及蛛网膜下腔造影。

造影剂的用量:成人上肢动脉造影一般使用20～30ml/次;单侧下肢造影30～40ml/次;双侧下肢60～70ml/次,一般单次注射量不超过1～1.5ml/kg。儿童动脉造影,可按上肢每次0.5～1ml/kg,下肢每次1～1.5ml/kg体重计算。静脉造影的造影剂用量较动脉造影为大,但浓度较低,成人上肢每侧40～60ml,下肢每侧80～120ml,总剂量不超过5ml/kg。

(2)穿刺器具

1)穿刺针:常用的有金属套管针和塑料套管针,由可拔出的针芯和套管组成。通常以“G”(Gauge)表示管径,如16G、18G等,数字越大表示管径越细。也有以“号”表示管径的,如7号、8号、9号等,分别表示针杆外径为0.7mm、0.8mm、0.9mm。二者的对应关系为:7号—22G,8号—21G,9号—20G,12号—18G,16号—16G,20号—14G。

在肢体远端浅静脉作穿刺的四肢静脉造影、颈静脉穿刺造影和其他局部穿刺造影可选用20～22G静脉穿刺针;经皮穿刺导管法造影,成人一般选用16～18G穿刺针,儿童选用18～19G穿刺针。

2)导丝:或称导引钢丝。除对导管插入血管起引导和支撑作用外,还有利于导管选择性或超选择性地插入特定血管。导丝的一端钢丝芯细于其他部分,使该段导丝柔软可卷曲。使用时以导丝的柔软端插入血管,可避免损伤血管内膜。

3)扩张器:顶端渐细呈锥形,末端膨大呈喇叭状。使用扩张器可以扩张皮肤切口、皮下组织及血管上的穿刺孔,使导管易于插入,并可减少血管的损伤。

4)导管:可在X线下显影,便于插管时透视观察。根据导管顶端的开孔位置可以分为顶孔导管,顶、侧孔导管和侧孔导管。常用的导管的长度有50cm、80cm、100cm和125cm等。导管的粗细一般以“F(French)”表示,如4F、5F等。1F＝0.333mm,因此,5F、6F代表导管外径分别为1.7mm和2.0mm。一般儿童选用3～6F导管,成人选用4～8F导管。

5)导管鞘:常与相应导管或扩张器配套使用。穿刺后,经导丝连同导管或扩张器一同插入血管腔,常用于需多次更换导管,或需插入特殊导管,如带囊扩张导管、侧孔导管等的检查。

3. 周围血管造影的适应证及禁忌证

(1)动脉造影的适应证

1)动脉硬化:动脉硬化闭塞症、动脉扩张或扭曲、动脉瘤、夹层动脉瘤。

2)免疫性血管炎:血栓闭塞性脉管炎、多发性大动脉炎。

3)动脉血栓或栓塞:急性动脉栓塞、动脉血栓形成。

4)动脉创伤:动脉裂伤或断裂、假性动脉瘤、创伤性动-静脉瘘。

5)动脉先天性畸形:动脉异位、先天性动-静脉瘘。

6)动脉受压性疾病:胸廓开口综合征、腘动脉挤压综合征。

7)动脉舒缩功能障碍性疾病:雷诺病和雷诺综合征。

8)肿瘤:骨软组织肿瘤、腹腔、盆腔内脏肿瘤。

9)其他疾病:血管腔内操作造成的动脉内膜剥脱、血管腔内异物。

10)动脉疾病治疗后随访。

(2)静脉造影的适应证

1)静脉阻塞性疾病:血栓形成和栓塞、肿瘤侵蚀或外压、外伤。

2)了解静脉曲张的范围、交通支静脉及瓣膜功能。

3)寻找阻塞的原因和部位:原因不明的下肢水肿、小腿慢性溃疡,先天性血管发育畸形等。

(3)血管造影的禁忌证

A. 血管造影的一般禁忌证

1)对造影剂过敏或有显著过敏性疾病。

2)急性肝肾疾病或严重肝肾功能不全。

3)急性和严重心功能不全。

4)重度全身性感染。

5)严重凝血功能不全或正在抗凝治疗中。

6)穿刺部位炎症或特殊感染。

7)恶性甲亢和多发性骨髓瘤等。

B. 血管造影的其他禁忌证

1)穿刺动脉的近端有严重的狭窄或阻塞,则应改在其他部位穿刺,如腋-锁骨下动脉阻塞时,不能经肱动脉穿刺造影,而应作股动脉穿刺插管至主动脉弓或锁骨下动脉完成造影。

2)经临床检查常规穿刺部位为动脉瘤,是明确的穿刺禁忌证,应改用其他途径。

3)对于肾动脉上腹主动瘤或夹层动脉瘤、主动脉广泛的粥样硬化、高位主动脉移植术后,均为经腰腹主动脉穿刺造影的禁忌证,应选择经上肢动脉逆行插管造影。

(4)血管造影并发症及其处理

1)造影剂反应:是较为常见的并发症,轻症表现为一过性咳嗽、恶心、干呕、荨麻疹等,一般不需要特殊处理。较为严重的并发症有严重的呕吐、球结膜充血水肿、全身性荨麻疹、咳嗽气急、胸痛、头痛等,常需要小剂量激素及抗过敏药物治疗。严重并发症虽然少见,但往往会危及生命,如过敏性休克、肺水肿、昏迷、抽搐、喉头水肿及心跳骤停,需大剂量皮质激素,并需及时有效的抢救。

2)皮下瘀血或血肿:常发生在动、静脉穿刺部位,尤其是腋动脉、肱动脉及股动脉为多见。表现为皮下局限性或广泛性瘀血、局部血肿甚至假性动脉瘤等。皮下瘀血及局限性血肿,经物理治疗后可自行吸收。严重的上臂血肿,可能引起上肢缺血性挛缩,需及时减压处理。搏动性血肿或假性动脉瘤需手术修复血管壁缺损。

熟练的穿刺技术,避免多次穿刺和更换导管,减少血管壁损伤是防止并发症发生的主要措施。造影结束拔除穿刺针或导管时,应正确地持续压迫穿刺点数分钟,然后置沙袋压迫并卧床休息 4 小时以上。

3)局部皮肤损害:造影剂外渗可能造成局部皮肤红斑、灼热感,随后出现疱疹,严重者可导致皮肤坏死。操作时应注意尽量避免造影剂外渗,一旦发生立即停止注射。

4)静脉炎:静脉顺行造影时常发生因造影剂而致的无菌性静脉炎,以沿静脉走行的红肿、疼痛为主要表现。造影完毕抬高被检肢体,局部轻柔按摩,滴注葡萄糖液等措施可使静脉腔内造影剂迅速稀释和排空,可以减少静脉炎的发生。

5)血栓形成和栓塞:反复穿刺造成的动脉壁损伤,穿刺插管引起的血管痉挛,均可导致血栓形成。插管过程中引起的粥样斑块脱落,导管折断于血管腔内,拔除导管时导管外壁附着的血栓脱落均可造成栓塞。血栓或栓塞发生在口径较大的血管时需及时外科手术治疗。

造影前仔细检查导管有无损伤及腔内是否存在异物;熟练穿刺技术,避免粗暴操作致血管损伤;导管留置血管腔内时,保证正确、有效的抗凝;血管穿刺部位良好的浸润麻醉避免血管痉挛等均可有效地避免血栓形成和栓塞。

6)动脉内膜剥离或动脉瘤破裂:导丝、导管误插入动脉内膜下,或导管顶于动脉瘤中,当高压注射造影剂时,前者将造成内膜广泛剥离,后者可导致动脉瘤破裂。因此,在高压注射造影剂前,应首先手推少量造影剂,确定导管确在管腔内且在预定位置。另外，避免粗暴操作也是有效的预防措施。

7）中枢神经损伤：大剂量造影剂进入脑或脊髓血管，可造成脑或脊髓损伤，主要见于主动脉弓上血管造影及腹主动脉造影。脑组织损伤时可出现头痛、烦躁甚至昏迷、抽搐等临床表现；脊髓损伤可表现为感觉或运动障碍甚至瘫痪。一旦发生，目前尚无有效治疗方法，应用大剂量皮质激素和脱水剂，以期望水肿消退。选用低渗造影剂，避免大剂量造影剂进入椎动脉，腹主动脉造影时避开腰椎1～2平面等措施可减少中枢神经损伤的发生率。

8）造影剂肾损伤：造影剂使用剂量超过100ml，连续进行造影检查或治疗均可能导致造影剂肾损伤，这种损伤包括了急性和慢性肾功能不全。需要注意的是，在术前评价肾功能正常（血清肌酐水平正常）的患者也会出现造影剂肾损伤，这是因为血清肌酐的水平不能完全准确地评价肾功能，尤其是在高血压、肥胖、糖尿病患者。这类患者往往对碘造影剂具有病理性肾内血管收缩反应，加之可能在使用抗血栓药物等的传统治疗时产生过多的毒副作用，因此，在使用大剂量造影剂后，可能加重肾脏的损伤。

让患者大量饮用水，使术后6小时的排尿量在150ml/h以上，达到水化状态；使用低渗非离子造影剂（碘克沙醇——威视派克）；将造影剂剂量控制在100ml以内；每次造影间隔至少10天；口服两次N-乙酰半胱氨酸600mg（在造影前、后各一次）等方法可以预防造影剂肾损伤。

（5）常用周围血管造影方法

A. 颈动脉造影

1）经皮穿刺颈动脉造影：局麻下将穿刺针斜向头端45°直接穿刺颈总动脉。确定已进入动脉腔后，退出针芯，接上注射器，用50%～60%葡铵盐类造影剂8～10ml，以每秒4ml速度手推或用高压注射器注入。每秒摄片1～2张，连续摄5～6张。如无压力注射器装置，应用手推注药时，宜在造影剂注毕前摄片。该法可显示颈动脉远端的病变，如需显示颈总动脉近心端病变或动脉全貌，应选择经股动脉插管的方法。

2）经皮股动脉穿刺插管法：经股动脉穿刺，插入5F或6F长100cm以上的端孔导管。循导丝将导管插入颈动脉，证实导管在动脉内后注入造影剂。造影剂用量、注射速度和摄片程序同上。该法可显示颈动脉全程。如需显示颈动脉起始部位及主动脉弓上各主干动脉，可将导管退至主动脉弓造影，即可达到上述目的。

B. 上肢动脉造影：经皮穿刺腋动脉（腋窝皮肤皱褶远端约1cm）或肱动脉（上臂内侧1/3），注入50%～60%浓度的造影剂15～18ml，注射速度为每秒5～6ml，每秒摄片1～2张，连续摄4～8张，可以显示同侧上肢动脉。由于上肢动脉口径较小，穿刺易造成动脉痉挛，因此必须在穿刺前做良好的动脉周围浸润麻醉。在技术条件许可时，可采用选择性上肢动脉造影，方法同上述经皮股动脉穿刺插管法。当导管位于升主动脉后，通过手法使导管进入锁骨下动脉，用50%～60%浓度的造影剂20～25ml，以每秒8ml速度注入，然后摄片。

C. 下肢动脉造影：下肢动脉疾病往往累及双侧，即使临床表现为一侧，双侧下肢同时显影仍是必要的，其可为诊断提供更多的对比依据，尤其在下肢动脉硬化闭塞症患者，主-髂动脉常同时累及。因此，下肢动脉造影常包括腹主动脉、双髂动脉。常选择股动脉搏动明显的一侧作为穿刺点，按前述股动脉穿刺插管法，将导管置于腹主动脉分叉的近心端，用76%浓度的造影剂60～70ml，以每秒10～12ml速度注入。分段拍摄主-髂动脉、股动脉、腘动脉、小腿动脉影像。

D. 下腔静脉造影

1）经皮股静脉穿刺插管法：当髂-股静脉通畅时，可采用本法。插入的导管置于下腔静脉远心端，相当于第4～5腰椎平面，用50%浓度的造影剂50ml，以每秒15～20ml速度注入，注射开始后1秒摄片，每秒摄1张，连续摄5～7张。

2）经上肢静脉插管法：选择贵要静脉或肘正中静脉穿刺插管或切开皮肤直视下插管。导管选择长100cm以上者，插管至下腔静脉远端或闭塞平面近端1～2cm处。按上法注入造影剂并摄片。如果是布-加综合征，应作股静脉与上肢静脉联合插管造影，以显示下腔静脉阻塞的形态和范围。

E. 下肢静脉造影

1）顺行法：经下肢远端浅静脉注入造影剂，造影剂可顺血流方向充盈下肢静脉，既符合正常生理途径，又能观察下肢静脉全貌。操作步骤：做足背浅静脉穿刺，以拇指根部背侧为最佳穿刺点，被检者取头高足低30°斜立位，对侧足底垫高使受检下肢悬空，踝上扎止血带，松紧以阻断浅静脉回流为度。在3～7分钟内，将含造影剂的生理盐水注入，自下而上分别拍摄小腿正侧位、膝关节平面正侧位、大腿正位和骨盆片，以获得自小腿静脉至下腔静脉的X线影像。为判断股静脉瓣膜形态和功能，大腿段应分别摄取平静呼吸及Valsalva试验时X线影像，瓣膜下出现透亮区是瓣膜关闭功能良好的依据。若股静脉管径扩大、瓣窦不鼓出、瓣膜显影模糊、瓣膜下无透亮区或造影剂密度普遍降低，是瓣膜关闭不全的征象。

2)逆行法：经髂静脉注入造影剂，造影剂将逆行充盈远端静脉。此法用于确定深静脉瓣膜的关闭功能。操作步骤：平卧位做经皮股静脉穿刺，穿刺针头端置于髂-股静脉，或插入导管位于髂外静脉。改头高足低60°斜立位，在1～2分钟内持续注入造影剂，在电视监视下，自近侧向远侧摄片。根据造影剂逆向充盈的范围，下肢深静脉瓣膜功能可分为5度：0度，无逆流；Ⅰ度，造影剂逆向充盈股静脉中段以上；Ⅱ度，造影剂逆向充盈至膝关节以上；Ⅲ度，造影剂充盈至膝关节以远；Ⅳ度，造影剂充盈至小腿深静脉远端。0度为瓣膜关闭正常；Ⅰ～Ⅱ度需结合临床表现方可诊断，Ⅲ～Ⅳ度可诊断为瓣膜关闭不全。

（三）计算机断层摄影

计算机断层摄影（computer tomography，CT）是计算机与X线检查技术相结合的产物。自CT问世以来，其检查装置不断更新，越来越多地在临床得到应用。CT的血管检查包括了CT平扫、增强扫描和血管造影三维重建。

1. CT在周围血管疾病中的应用

(1)CT平扫：能显示大血管轮廓及与其周围组织、器官的毗邻关系，对显示血管壁增厚、扩张、钙化有一定的帮助。

(2)增强扫描：经静脉注入水溶性有机碘剂，如60%～76%的泛影葡胺60ml后再行扫描。血内碘浓度增高后，器官与病变内碘浓度产生差别，形成密度差，可使病变显影更为清晰。

(3)CTA：经血管快速注入造影剂后，应用螺旋CT或超高速CT对检测部位进行薄层、充电横断面大容积扫描，通常厚2～3mm层，1～2mm重叠，连续扫描40～60cm层次，利用重建软件从一次扫描数据里算出几次以上的CT图像，可得到冠状面、矢状面重建，等等。适用于颈动脉、肾动脉、髂动脉和股动脉等阻塞性疾病及夹层动脉瘤的检查。

2. CT的优缺点

(1)优点：非创伤性，对体衰、病重及外伤性患者较为适宜；具有高分辨率，有助于区分各种病变的性质，如血管性、实性或囊性等；与常规X线技术比，CT横切面解剖图对重叠的结构来说有无可比拟的优点，在决定病灶的确切范围、位置及周围组织关系方面更具有优势；CTA与超声多普勒相比具有能提供一套血管概况的整体图像的作用，它同时可显示血管周围毗邻关系，可为外科手术方案设计提供参考。

(2)缺点：检查范围有限，仅对区域性病灶检查效果理想；对大血管及脏器主干血管的病变易诊断，而对分支血管不易观察，小的病灶（直径$<$1cm）易漏诊；对动脉扩张、扭曲及动脉瘤的CT易误诊。

3. 正常血管的CT表现　正常血管在CT中显示的位置较恒定，各血管大小有一定比例，结构具有特征性。动脉断面呈圆形，轮廓光整。在平扫图上，没有钙化病灶的动脉壁与其腔内的血液无法区别，贫血患者除外。正常人动脉内血液的CT值为50～70HU，而贫血患者其CT值明显降低。因此，在平扫图上若能显示出无钙化的动脉壁则提示有贫血存在。增强后，动脉腔内的CT值可增加到450HU。大静脉呈卵圆形或椭圆形，密度与动脉相似。不同的是静脉壁很薄，即使在严重贫血患者也很少能与其他结构区分。当有病灶存在或血管走行变异而不能确定某一结构是否为血管时，只需应用适量造影剂即可鉴别。

4. 常见周围血管疾病的CT表现

(1)动脉粥样硬化：CT平扫表现为血管壁毛糙且不规则，管壁内可见钙化斑，表现为沿管壁的弧形或环形高密度影，管腔狭窄或轻度扩张，血管扭曲度增加，偶尔可显示管腔面溃疡形成。增强扫描后可发现低密度粥样斑块及血栓。

(2)动脉瘤：正常人主动脉内径存在个体差异，特别是老年人动脉迂曲扩张。通常认为胸主动脉内径≥4.5cm，肾动脉平面以上的腹主动脉内径≥4cm，肾动脉平面以下腹主动脉直径≥3.5cm；或者超过病变近端主动脉内径1/3以上的可诊断为主动脉瘤。CT可清楚显示动脉瘤管径大小，并可确定动脉瘤的近远端范围。动脉瘤内常有附壁血栓，CT平扫时主动脉内开放管腔与血栓的密度差异多不明显，增强后主动脉开放管腔明显强化而血栓则为低密度，无强化。如血栓内有钙化形成，则在低密度中见高密度影，而无强化改变。附壁血栓的形成可为新月形、半月形或环形。当动脉瘤发展到一定大小后，可压迫、推移周围邻近组织器官，如胸主动脉瘤可压迫推移气管、食管、上腔静脉和肺动脉等，也可压迫胸骨或胸椎造成侵蚀性缺损。巨大腹主动脉瘤可以压迫推移下腔静脉、十二指肠、胆总管及输尿管等。

（3）布-加综合征：为肝静脉血栓形成，或肿瘤压迫下腔静脉及肝静脉，或下腔静脉肝段阻塞并导致肝静脉闭塞。临床病程较长，可同时存在下腔静脉阻塞和继发门静脉高压，表现为下肢肿胀、下肢及腹壁静脉曲张、肝大、腹水、黄疸及食管静脉曲张等。CT平扫和增强扫描可显示下腔静脉肝段缺如，下腔静脉受压变扁或血栓形成。肝静脉不显影，可累及1支、2支或3支肝静脉。由于肝脏尾叶的静脉血由肝短静脉直接回流到下腔静脉，尾叶的体积保持正常或代偿性增加，增强后其密度高于肝脏其他区域。此外，还可见脾大及附壁浅静脉曲张等门静脉高压表现。

（四）磁共振成像（MRI）

1. 磁共振成像原理　将受检物体置于强磁场中，某些质子的磁矩沿磁场排列并以一定的频率围绕磁场方向运动。在此基础上使用与质子运动频率相同的射频脉冲激发质子磁矩，使其发生能级转换，在质子的弛豫过程中释放能量并产生信号，MRI的接收线圈获取上述信号后通过放大器进行放大，并输入计算机进行图像重建，从而获得磁共振影像。

2. 磁共振血管造影原理　液体流动可以引起磁共振信号改变，这是因为：①在氢质子运动过程中有自旋磁矩的位置变化；②沿梯度方向的氢质子运动引起横向磁化矢量的相位移动。在一般自旋回波序列中，这两种现象只产生运动伪迹，随着扫描技术的发展这两种现象被应用来进行血管造影成像。血管造影成像技术包括快速流动时间效应和运动相移流动成像。

（1）流空效应（flowing void effect）：血管内迅速流动的氢质子在扫描层内被激发，但在信号探测之前就迅速流出这一层面，所以探测不到信号而呈黑影。利用流空效应可以显示心腔和大血管影像。一般采用自旋回波序列，心电门控单回波技术，其脉冲重复时间（TR）等于R-R间期，回波时间（TE）为30ms左右，射频脉冲（RF）由心电图R波触发，层厚一般为7～10mm，层间间隔10mm。

（2）时间迁移效应（time of flight effect）：在氢质子移动过程中，自旋磁矩发生变化，因而在激发脉冲间磁化矢量纵向成分的幅度也发生变化。在快速扫描的连续脉冲之间，扫描层面内的静止组织反复受激发，氢质子的纵向磁矩不能充分弛豫而处在饱和状态，其信号很弱；而扫描层面外的氢质子则处于完全磁化状态，血管内充分弛豫的氢质子在射频脉冲之间进入扫描层面，取代了处于饱和状态的氢质子，并产生较强的信号，使血管与周围组织形成鲜明的对比。

（3）相位效应（phase effect）：血管内运动的氢质子流过梯度磁场时，其横向磁化矢量的相位发生变化，自旋磁矩的相位变化与运动速度成正比，氢质子运动速度的变化引起其横向磁化矢量间的相位逸散，使信号强度下降。静止组织处在固定的磁场强度上，自旋磁矩未经梯度变化，其信号相应保持一致且信号较强。此时，血管与静止组织形成良好的信号对比。为了补偿自旋质子沿梯度磁场运动引起的相位逸散，可在扫描中施加一个双极梯度脉冲，使所有因氢质子运动引起的相位变化重新置于"0"位。这样，在不同成像方向上施加3个梯度脉冲，经适当的时间和幅度，所有匀速运动的自旋磁矩在取回波即被重新聚合而取得一致相位，从而获得最强的信号，并与静止组织区别开来，该技术称为梯度运动重聚。使用该技术可以获得流动增强图像。相反，通过校正梯度脉冲，使所有运动的自旋磁矩在取回波时丧失相位一致而产生相位逸散，完全失去相谐共振，使运动中的氢质子信号完全消失，这个图像称为流动抑制图像。

3. MRI的临床应用

（1）主动脉夹层：MRI对主动脉内膜分离造成的夹层具有独特的显示能力。由于内膜分离，使主动脉内出现真、假两个腔隙。当两者的血流速度都很快时，因流空效应而呈无信号的黑色，分离的内膜片则显示为中等信号强度的线形结构。如假腔内血流较慢，内膜片通过一侧无信号的增强和另一侧异常血流信号的假腔勾画出其线形结构；但当假腔内血流很慢，或有血栓形成完全闭塞时，内膜片则难以辨认。

通过多方位成像，MRI能正确地判断主动脉夹层的类型、部位、向远端延伸的范围及分支受累情况。此外，应用心电门控、多次回波或相位显示技术有助于判定真、假腔，区别假腔内缓慢血流或栓子，从而提高主动脉夹层诊断的准确性。采用三位增强MRI的多平面重建可以更详细分析分支血管开口于假腔或真腔，并可清楚地显示夹层病变波及的分支，还可以清楚地显示真、假腔之间的沟通，确定内膜撕裂的出入口。MRI还可显示是否伴有胸腔积液或心包积液。

（2）动脉瘤：MRI除了能发现主动脉壁变形及管腔局限性扩张外，并能较正确地显示动脉瘤的大小、范围、腔内血栓和粥样斑块情况。常规的动脉造影只能显示动脉瘤部位血管腔的局限性扩张，MRI则可显示动脉瘤的外壁及动脉瘤与周围脏器的关系，如腹主动脉瘤与下腔静脉间有无粘连或压迫移位等，对术前估计手术难度有较大的意义。由于MRI显像不受肠道气体重叠的影响，又能多方位成像，因而在确定腹主动脉瘤及其与肾动脉的关系时优于超声显像和CT。但对动脉瘤壁钙化斑块和附壁血栓的显影不如CT敏感。

三维增强MRI较普通MRI可更清楚地显示血管解剖结构的整体情况，特别是对动脉瘤与主动脉分支开口的关系。残留在血液内的造影剂可以帮助区分流动的血液和血栓，同时还可以显示动脉壁。

（3）动脉创伤：严重的动脉创伤，如主动脉外伤性破裂等，早期确诊和及时手术对挽救生命具有重要的意义。MRI可显示主动脉撕裂的形态、范围、血流速度、损伤部位与主动脉分支及周围脏器的关系。MRI还能清楚地显示创伤造成主动脉夹层、夹层真假腔和腔内慢速血流，或假性动脉瘤，以及动脉瘤的内外壁。由于新鲜而静止的血液将产生一个高强度的MRI信号，故可识别急性出血和血肿。

（4）肢体血管瘤：肢体血管瘤传统的X线诊断方法是动脉或静脉造影。MRI与血管造影比较，不仅能更精确地显示血管瘤的范围，而且能明确血管瘤与邻近神经、肌腱及肌肉等组织的解剖关系，因而对估计手术范围及手术完全切除的可能性有很大帮助。MRI还能对低流量海绵状血管瘤和高流量蔓状血管瘤及动静脉畸形等做出鉴别。

（5）动脉硬化闭塞症：MRI不仅同常规的血管造影一样能显示周围血管造影的解剖形态，还与超声检测相似可以获得血流方向和速度等生理参数。因而对动脉硬化闭塞症的诊断，尤其对腹主动脉、颈动脉及腘动脉等血管病变的诊断较为理想。与常规血管造影比较，上述部位的MRI检测正确率可达95.5%。由于MRI能较敏感地显示附着在动脉壁上的散在斑块，有助于早期发现动脉粥样改变。此外，MRI可较敏感地反映血流速度的变化与血管通畅性的关系。在动脉转流术后，当移植血管内出现血流慢并发展为管腔闭塞时，动态MRI可发现移植血管腔内的信号密度增加，提示移植血管内血栓形成。然而，当周围动脉粥样硬化伴有动脉扭曲时，弯曲血管段如无法投影到同一平面上，可由此造成动脉闭塞的假象。此外，狭窄性病变的远端因湍流和平均流速下降可导致MRI信号丧失，或因血管斜行进入扫描层面可引起自旋恢复延迟而造成动脉过窄假象。有学者对一组周围动脉硬化闭塞症的患者进行MRI和常规血管造影的对比，发现两者的总符合率为71%。

4. MRI的优缺点　其优点在于此项检查基本属于一种无创性检查方法，给患者造成的痛苦小；不存在电离辐射，对机体无不良反应；MRI是从三维立体分布图变换而来，可根据不同要求直接做出横断面、矢状面和各斜面的体层图像；不受骨组织的干扰；具有潜在的检测机体生化成分、代谢和病理状态的作用。

缺点主要表现在：成像所需时间较长，为使图像清晰，患者需较长时间保持体位不变，因此对重症患者及儿童有一定困难；对可形成磁性的物体，如起搏器、体内金属置入物和生命支持监护系统等不能带进检查室；检查费用相对较高。

（五）数字减影血管造影

数字减影血管造影（digital subtraction angiography，DSA），是计算机与常规血管造影相结合的一种检查方法。它将所检测到的X线影像信息输入计算机，然后经数字化和各种减影处理及再成像等过程显示血管系统。

1. 发展历程　X射线自1895年发现以来，历经百年的发展已逐渐成为临床影像学诊疗中不可缺少的重要组成部分。最初，人们直接利用X线的穿透作用、荧光作用及感光作用来透视、拍摄X线片，得到的图像多是二维平面图，所有组织、器官均重叠显像于同一张照片或透视像上。由于肺组织、骨骼与周围软组织相比具有明显的密度差别，吸收的X线量差别极为显著，故普通X线片即可很好地显示组织。但是对于软组织为主的全身绝大多数器官、血管及被骨骼包围的脑组织等，X线平片就很难清晰地显示。为了解决这一问题，人们开始尝试采用不同能量的X线来获得不同部位的平片，比如钼靶片观察乳腺，高千伏摄片观察胸部高密度影内有无肿块等；另外，人们同时在尝试导入人工对比剂（造影剂）以显示平片难以观察的组织。随着造影技术及造影剂的改进，血管造影的准确度和清晰度得到了很大的提高，但是，普通血管造影片仍然是多种组织重叠在一张片子上，当与骨骼组织重叠时，血管显示仍不能令人满意，除非增加造影剂的用量或提高注射速度，但这样势必增加危险性。基于以上问题，人们开始了新的探索：1962年，Ziedses des Plantes发明了X线照片减影术，主要用于脑血管造影，即保留两张或更多张充盈造影剂的脑血管造影片，而将其他非血管结构背景消除，但操作费时且分辨率低；20世纪70年代电子计算机技术高速发展，使数字减影技术得到发展并日臻完善，1977—1978年，德国的Heintzen Brennecke教授领导的研究小组，研制成了第一台可实时减影的设备，对狗的心脏进行了数字减影，而Wisconsin大学的Mistreta教授在1970—1978年研究了各种数字减影方法，如时间减影、时间合成、碘的K缘成像和能量减影及其他与减影有关的重要因素，对DSA技术的研究与发展起到了极大的促进作用；1980年，Christenson和Crummy等将DSA技术逐渐推广应用于临床，并对造影剂注射方式及投照技术进行了研究，商业性的DSA设备开始出售，并且随着计算机技术的发展，DSA变得可操控，图像质量及后期处理功能均得到了明显的改善。

2. 数字减影血管造影的基本原理　DSA技术是常规血管造影技术与电子计算机处理技术相结合的产物，与光学减影相似其也需要将两次或多次影像相减，去掉“多余”部分而仅留下血管造影图像，但其减影不是通过图像直接进行，而是将图像信息先数字化再减影，最后通过数模转换，将所得到的减影显示出来。简言之，在造影前后X线通过人体后在荧光屏上显示出来的图像是经影像增强器增强后被电视摄像管采集而形成视频信号，再经对数增幅及模数转换而形成数字信号，这些数据输入电子计算机后经过减影、对比度增强及数模转换，即可产生数字减影图像。

3. 常用的减影方法

（1）时间减影（temporal subtraction）：在造影剂到达前—高峰期—廓清后这一段时间内，从兴趣区内摄取足够的数字影像，然后将不含造影剂的影像——素象（又称蒙片，mask）与含造影剂的影像——造影像分别输入计算机的两个运算器和存储器内进行处理，再将二者顺次减影而成。因两张影像是在不同时间获得的，故称为时间减影。时间减影最大的缺点是摄影过程中兴趣区运动造成移动伪影（即减影匹配不佳）。

（2）能量减影（energy subtraction）：利用X线通过碘与周围软组织间不同的能量衰减特性来减影的。碘的衰减系数在33kEv左右出现锐利的不连续性，此临界水平称为K缘（K-edge）。而软组织无此特点，故当采用脉冲式发生器产生两种不同能量的X线——分别低于和高于K缘进行投照时，则可分别获得造影剂到达前后的高千伏及低千伏两组数字图像，两者相减即可得到单纯含造影剂的减影图像。能量减影最大的缺点是难以消除骨骼影，故有人研究出一些改进技术，如合成再蒙片、匹配滤过及递推滤过等。

（3）混合减影（hybrid subtraction）：将基于不同物理变量的减影方法相互结合起来的减影技术称为混合减影。目前主要是基于时间与能量两种变量，首先由 Brody 于 1981 年提出，方法是先作高千伏及低千伏的双能曝光，并对每个曝光能量减影，从而消除了软组织背景而保留碘(造影剂)及部分骨骼影。然后将能量减影过的蒙片与能量减影过的造影片再做一次时间减影，形成第二次减影像，进一步消除骨骼影。混合减影对消除移动伪影及匹配不良很有效，但由于部分造影剂信号也被减除，故小血管显示欠佳。若在能量减影后先行匹配滤过，将能量减影后的碘信号加权放大，再行时间减影，则可以得到补救并改善图像质量。

(4)数字体层摄影减影(digital tomographic subtraction)：是在递推或脉冲减影技术基础上，结合普通 X 线体层摄影术，即在造影时 X 线球管进行一定程度的移动，影像增强器随之反向移动(以兴趣区层面为轴线)，这样就可以获得一系列数字合成的体层摄影减影片，通过减影过程消除非血管结构，防止血管重叠，获得清晰的直径<1mm 的血管影像，但其主要缺点是“深度”分层不完全。

4. 数字减影血管造影的优势

(1)实时显像：与普通血管造影相比，DSA 不是将造影图像直接在 X 光胶片上感光显示出来，而是通过摄像管将增强器上的图像摄取，再经模数转换成数字信号后存于计算机内进行处理，最后通过数模转换在显示器上显示出来，这一系列程序在造影时同时进行，所以 DSA 可以实时显像。同时，因为信息存储于计算机内，所得图像可以回放检索、动态观察，如夹层动脉瘤裂口处射血(造影剂)情况，可通过回放程序一帧一帧地观察。

(2)路途作用：目前使用的 DSA 机大多能提供“路径图(roadmap)”，在此状态下，注射造影剂后透视，可将血管的图像(白色)存留于荧光屏上，再透视时，可沿着所示的血管送导丝，从而可以选择性地进入靶血管。

(3)追踪功能：在装有追踪功能的软、硬件的 DSA 机可以在造影时，通过造影床跟随造影剂头端向远端移动，从而完成兴趣区的全程血管造影，这样可以减少因分段造影造成的造影剂使用量，同时也可以减少 X 线曝光量。

(4)后处理功能：DSA 存储的图像为数字图像，所以可以通过机器上的计算机系统对图像进行处理，使其达到最佳效果，如进行对比度调节、黑白反转、边缘增强、图像放大等，还可进行各种测量如管腔扩张或狭窄程度的测量，为选择合适的器材提供依据。

(5)其他：因为 DSA 为实时显像，具有高对比分辨力，故只需较少剂量的造影剂即可获得清晰的图像，与普通血管造影相比，造影剂量约减少一半。做诊断性造影的同时可选择性进行介入治疗，避免再次穿刺，造成患者的痛苦。

(杨博华)

第二节　血栓闭塞性脉管炎

血栓闭塞性脉管炎(thromboangitis obliterans，TAO)，是一种原因不明，以侵犯四肢中小动静脉为主的全身性非化脓性血管炎性疾病。具有慢性、节段性、周期性发作的特征。该病多见于男性青壮年，亚洲地区发病率明显高于欧美，我国各地均有发病，但北方较多。该病于 20 世纪 70 年代在亚洲呈高发趋势，近年来该病发病率呈下降趋势。威尼斯病理学家 Felix von Winiwarter 于 1879 年描述一“不寻常的动脉内膜炎和静脉内膜炎伴足坏疽”病例。1908 年，纽约西奈山医院外科医生 Leo Buerger 开始认识该病，故也称 Buerger 病。

中医学记载该病最早见于《内经》的《灵枢·痈疽篇》，“发于足趾，名曰脱痈，其状赤黑，死不治；不赤黑不死。不衰，急斩之，不则死矣”。“脱痈”即是该病中医最早命名。最早的外科专著《刘涓子鬼遗方》及晋代皇甫谧的《针灸甲乙经》中将该病更名为“脱疽”。故该病属中医“脱疽”范畴。

近年来发现该病发病率降低，就医的患者多来自贫困地区，城市的发病率明显下降。

一、病因病理

目前该病病因虽尚未明确，但与下列因素有密切关联。

(一)西医病因

1. 烟草致敏学说　吸烟与该病有着密切的关系，综合国内资料，血栓闭塞性脉管炎有吸烟史的占患患者数的88.7%～98.2%，烟草浸出液可使实验动物的动脉发生炎性病变，烟草中尼古丁可引起小血管痉挛，吸烟还可使交感神经兴奋，肾上腺素、去甲肾上腺素和5-羟色胺等血管活性物质增多，引起血管痉挛及损伤内皮细胞。烟雾中的一氧化碳与血红蛋白亲和，降低血氧，也加重了内皮细胞的损害。戒烟可使病情缓解，再度吸烟病情常复发。国外资料提到了吸可卡因与血栓闭塞性脉管炎之间有着紧密的病因学联系的观点。

2. 寒冻潮湿学说　该病在寒冷潮湿地区较南方温暖地区发病率高，而且许多TAO患者有过冻伤史，寒冷刺激下血管呈痉挛状态，致使血管中滋养血管炎性变性。机体对寒冷的适应能力差及其反应敏感者，易诱发该病。但是在长期寒湿冰冷环境下工作的人群却不发病，因此机体内部对寒冷的耐受也是发病的基础。

3. 免疫学说　近代免疫学研究表明，该病是一种自身免疫性疾病。患者血清中有抗核抗体存在，并在罹患动脉中发现免疫球蛋白(IgM、IgA、IgG)及C_3复合物。有学者认为，该病的发生是在以烟草过敏为主的作用下，体液和细胞免疫反应所形成的免疫复合物损害血管的结果。最近有学者研究证明，血栓闭塞性脉管炎可能是一种细胞传递的对Ⅰ型及Ⅱ型人胶原蛋白敏感的自身免疫性疾病，这种胶原蛋白是组成血管的成分。国内学者从体液免疫、细胞免疫和免疫病理观察血栓闭塞性脉管炎的免疫学变化，结果发现体液免疫中有外周血免疫复合物增高，γ球蛋白明显升高，IgE升高。细胞免疫提示外周血T细胞百分率下降，B细胞百分率显著升高，白细胞移动抑制加强，免疫荧光、免疫酶标ABC与免疫金银技术均观察到血管壁上有散在沾有胶原分布的免疫复合物。光镜显示管壁有淋巴细胞、中性粒细胞等聚集，可能是免疫复合物激活了，产生过敏毒素(C_3a、C_5a)和趋化因子(C_{567}、C_3a、C_5a)，而使中性粒细胞聚集，并在中性粒细胞吞噬免疫复合物后释放溶解酶，导致内皮受伤。

4. 激素学说　临床上该病几乎为青壮年男性，女性极少见，一方面雌激素对血管有保护作用；另一方面青壮年男性多发生前列腺功能紊乱，此时前列腺素丧失过多，而前列腺素有舒张血管和抑制血小板凝集的作用。因此，考虑激素紊乱亦为该病发病的一种可能因素。

5. 血液高凝学说　有研究表明，血栓闭塞性脉管炎患者对肝素耐受性增高，优球蛋白溶解时间延长。有研究还表明，vWF:Ag(Ⅷ因子抗原)升高及AT-Ⅲ(抗凝血酶)下降。全血黏度高，红细胞电泳时间延长，血小板黏附实验(PAdT)增高，血小板聚集实验(PagT)，纤维蛋白(Fg)在疾病时体现。

6. 遗传因素　有学者发现，人类的白细胞抗原(HLA)与脉管炎发病有关，在日本发现其中有HLA的特殊亚种点HLA-J-1-1，在血栓闭塞性脉管炎患者中指标明显增高，其阳性率很高。英国Mersey-Side地区的血栓闭塞性脉管炎患者中，HLA-Ag和HLA-B_6抗原明显高于正常。C Diehm指出，脉管炎HLA-A_9和HLA-B_5(抗弹力蛋白抗胶原AK)有升高趋势。故遗传因素可能与脉管炎的发病有关。

7. 其他　外伤、血管神经调节障碍、霉菌感染等也是可能诱发该病的原因。

总之，凡是能使周围血管长久地处于痉挛状态的因素都可能是TAO发病的原因。

(二)中医病因病机

该病多由素体脾气不健、肾阳不足，加受寒邪侵袭而发作。脾气不健、化生不足，则气血亏乏，内不能壮脏腑，外不能濡养四肢。肾阳亏损，不能温煦四末。脾肾阳虚，寒邪侵袭，四肢经脉气血不足寒凝血瘀发病。

寒邪侵袭致肢体怕冷，温养不足故而麻木，行走无力，跛行。寒客经脉，血凝不畅，经脉不通，不通则痛。四肢气血失于畅通则濡养不足，皮色淡白，皮肤干燥，肌肉萎缩，趾甲错厚，毳毛脱落。

若寒邪郁而化热则可红肿；热盛则可肉腐为脓；寒邪盛极，血凝脉闭，则可见肢体失荣枯黑坏疽。久病可致气血双亏而致全身消瘦、无力、倦怠、纳呆甚至衰竭。

（三）病理

早期多侵犯中小动静脉，病情进展可波及腘动脉、股动脉、髂动脉和肱动脉，侵犯腹主动脉及内脏血管者罕见。

病变呈节段性分布，两段之间血管比较正常。可分为急性期和慢性期，在急性期为急性动静脉炎和其周围炎，并可波及伴随神经。血管全层有广泛的内皮细胞和成纤维细胞增生，并有淋巴细胞侵润，中性粒细胞浸润较少，还可见血管内皮增生和血栓形成。慢性期管腔内血栓机化，内有新生细小血管再通，含有大量成纤维细胞，并与增生的血管内膜融合粘连。动脉内弹力层显著增厚，动脉各层有广泛的成纤维细胞增生。动脉周围显著纤维化，呈炎症性粘连，使动脉、静脉、神经包裹在一起，形成坚硬的索条。呈周期性发作，故具有急、慢性变化。

当血管闭塞时，都会有侧支循环建立，如果代偿不足血管炎症病变，使侧支血管痉挛，即可引起肢体循环障碍，而出现发凉、麻木、疼痛、溃疡和坏疽。

有人把该病分成急性期、亚急性期、慢性期。急性期病变呈节段性分布，管腔内可见炎性血栓，血管壁的炎性反应较轻，多形核白细胞、微脓肿和多核巨细胞可能存在；亚急性期可见动脉和静脉内逐渐机化的血栓，如血管内只有机化的血栓和纤维化则考虑为慢性期。

二、临床表现

（一）症状

1. 疼痛　疼痛是 TAO 患者最突出的症状，大约有 1/10 的患者在开始患病时就有疼痛，其原因为初期血管痉挛，血管壁和周围组织神经末梢感受刺激而产生。当病情进一步发展为动脉闭塞时，则产生更为严重的缺血性疼痛。早期患肢伴随发凉、麻木和足底弓疼痛，患者行走一段路程后，小腿部及足弓部肌肉发生胀痛或抽痛，如继续行走时疼痛加重，最后被迫止步，休息后症状缓解，再行走后症状又出现，即所谓“间歇性跛行”。中医认为这是由于下肢经脉闭塞不通、瘀滞的表现。如病情继续加重，则动脉缺血更为严重，甚至肢体处于休息状态时，疼痛仍不缓解，且以夜间尤甚。患者常抱膝而坐，彻夜不眠，或将肢体下垂，此时即所谓 TAO 患者的静息痛，其疼痛常会因为情绪刺激及局部受冷而加重。

2. 发凉　患肢发凉、肢冷、自觉凉感，往往在夏季也要加穿袜子和鞋，即使这样亦感发凉。中医认为这是阳气不足或寒凝血瘀的表现。发凉是 TAO 早期的常见症状。

3. 感觉异常　此为末端神经因缺血而致。患肢（趾、指）可出现发痒、胼胝感、针刺、麻木、灼热、酸胀感等，甚或在足部或小腿有部分感觉丧失区，这是气血虚少或气血瘀滞之表现。

（二）体征

1. 皮肤颜色改变　初发病时患肢因缺血皮肤苍白，当抬高患肢时此苍白变得更为明显，进一步可呈发绀色，接近坏疽或坏疽时呈紫黯色。

2. 游走性血栓性浅静脉炎　约有半数患者早期或整个病程中反复出现此症。具体表现为浅静脉区皮肤沿静脉走行处可见发硬、红肿的硬结或索条，伴有压痛及灼热感，以足部及小腿处多见，大腿偶可出现。病变呈迁移性发作，可单处亦可数处同时发病。每次发作时局部病变长度为数毫米至数十毫米，时间 1～3 周，消退后往往残留色素沉着痕迹。

3. 营养障碍　病变部位由于缺血、营养不良而致皮肤干燥、皲裂、脱屑、少汗或无汗，趾背、足背及小腿汗毛脱落，趾（指）甲变厚、变形，生长缓慢，小腿肌肉萎缩等。这是由于气血不足肢体失养所致。

4. 动脉搏动减弱或消失　足背动脉与胫后动脉通常触及不到或减弱，腘动脉及股动脉常减弱或消失，有时可累及上肢的桡动脉、尺动脉，其搏动不能触及。

5. 雷诺现象（Raynaud 现象）　TAO 患者早期受情绪刺激或受寒冷呈现指（趾）由苍白、潮红继而发绀的颜色变化。原因为末梢小动脉痉挛所致。

6. 坏疽和溃疡　当肢体脉管阻塞依靠其侧支循环亦难以维持局部营养，或因加温、药物刺激或损伤等，均可诱发局部坏疽或溃疡。溃疡部位可位于甲旁、趾间或足的侧面，或趾（指）关节，并可波及整个趾(指)甚或整个足(手)部。大多发生干性坏疽,待部分组织坏死后脱落即形成溃疡,此时如继发感染即变为湿性坏疽。根据坏疽或溃疡的范围,可将其分为3级。

Ⅰ级:坏疽、溃疡只限于趾部。

Ⅱ级:坏疽、溃疡延及跖趾(掌指)关节或跖(掌)部。

Ⅲ级:坏疽、溃疡延及全足背(掌背)或侵及跟踝(腕)关节或腿部。

三、实验室检查

(一)彩色多普勒肢体血流超声检查

通过彩色多普勒超声和直接反映动脉流速、内膜、狭窄等直观指标;同时连续频谱可有动脉缺血样改变或闭塞样改变,往往描记足背及胫后动脉时可出现直线波形,显示动脉搏动波形降低,往往只有主峰,缺乏次峰和第三峰,监听器中搏动声消失或减弱,并有踝压指数等灵敏数据的改变。新型超声可直接显示血管的闭塞程度和管径大小及血流速度等相关指标,是血栓闭塞性脉管炎首选的无创检查。

(二)皮肤温度测定

在室温下(15～25℃),患者的温度较正常体温低2℃时,则表示血液供应不足,TAO患者患肢皮温降低。

(三)肢体光电容积描记(PPG)

过光电容积描记可反映肢体缺血样波形改变。

(四)阻抗血流图(IPG)

IPG可反映血管功能状态及血流状况,TAO患者血流量减少,并有趾(指)动脉压力等数据的改变。显示峰值幅度降低,提示血流速度减慢,降支下降速度减慢,提示血液流出,流出阻力增加。

(五)红外热象仪测定

可明确肢体缺血的"冷区"、"暖区",根据缺血情况判断肢体的缺血情况和范围。

(六)血液流变学检查

有全血黏度增高、红细胞压积增高等改变。

(七)甲皱微循环测定

可有甲皱毛细血管袢轮廓不清,排列紊乱,管袢变短、变细、扩张瘀血及畸形表现。

(八)血液凝固学检测

可有血小板黏附和聚集、纤维蛋白原增高等血液高凝表现。另外,还可测定凝血酶原Ⅲ(AT-Ⅲ)、纤维蛋白溶解酶原(fibrinoben)、α_2-巨球蛋白(α_2-macroglobulin)等,能更好地了解血液是否存在高凝状态。

(九)免疫球蛋白检测

免疫球蛋白及其复合物,以及T细胞亚群检测均可出现增高或阳性表现。

(十)动脉造影

可进一步判定阻塞部位及情况、侧支循环情况等,为手术提供资料。现在有条件的医院可在计算机数字减影仪(DSA)下进行。

(十一)足背动脉血氧饱和度测定

肢体末梢动脉血多缺氧而致足背动脉血氧饱和度降低。

(十二)磁共振动脉成像(MRA)

MRA可以直观地反映血管的通常情况。

(十三)CT血管成像(CTA)

与MRA有相似的效果。

(十四)Buerger试验

令患者平卧,下肢抬高45°,3分钟后观察足部皮肤色泽变化,阳性者足部特别是足趾和足掌部皮肤呈苍白蜡黄色,以手指压迫后更为明显,有自觉麻木或疼痛;然后让患者坐起,下肢自然地下垂于床旁(避免床缘压迫腘窝),足部皮肤色泽逐渐出现潮红或斑块状发绀,提示病肢有严重循环障碍而供血不足。

（十五）Allen 试验

少数脉管炎病变则可发生在上肢，为判断手部动脉闭塞情况，可做 Allen 试验。方法是：压住桡动脉，令患者做数次手拳开闭运动，运动后如果手指染色迅速恢复，说明尺动脉远端到指动脉的动脉连续性存在，提示侧支健全。若有血色恢复慢的部分，即说明自尺动脉到该部分之间有动脉闭塞。用同样方法查出桡动脉的血流通畅情况。

四、临床分期

目前根据西医的病理变化，可分为 3 期。

第一期（缺血期）：表现为患肢麻木、发凉、怕冷、酸胀、沉重及轻度间歇性跛行、皮肢温度低、皮色苍白、足背动脉或胫后动脉搏动减弱，可有游走性浅静脉炎的表现。此期相当于中医的寒湿凝滞经脉。

第二期（营养障碍期）：此期除麻木、发凉、肢冷、酸胀沉重加重外，间歇性跛行明显，并出现静息痛，以夜间尤甚，皮温下降，皮肤出现紫斑潮红，趾（指）甲变厚，汗毛脱落，足背及胫后动脉消失，腘动脉及股动脉可减弱。此期中医认为是瘀血经脉闭阻所致。

第三期（坏死期）：患者诸症加重，由于严重缺血可出现趾（指）端发黑、干瘪坏死、溃疡、疼痛加剧，抱膝而坐、彻夜不眠，消瘦、贫血可出现中毒感染症状。此期中医认为是热毒炽盛所致。

五、诊断和鉴别诊断

（一）诊断

1. 常见于 20～40 岁青壮年男性，多有吸烟史。

2. 病程长，早期患肢发凉、怕冷、麻木、疼痛、间歇性跛行、静息痛或发生溃疡及坏疽。

3. 患肢皮肤苍白、潮红、紫红或青紫。

4. 游走性浅静脉炎表现。

5. 患肢足背动脉、胫后动脉减弱或消失，甚至腘动脉、股动脉搏动减弱或消失。侵犯上肢者，尺动脉、桡动脉搏动减弱或消失。

6. 除外闭塞性动脉硬化症、大动脉炎等疾病。

7. 实验室及其他检查支持。

（二）鉴别诊断

1. 肢体动脉硬化闭塞症

（1）该病年龄 45 岁以上，男女均可发生。

（2）常伴有高血压、动脉硬化或糖尿病。

（3）发病部分可以是髂动脉等大血管，其次为腘动脉及其他部位动脉血管。

（4）同时可伴血脂升高，X 线中显示动脉有钙化斑点。病理检查可证实。

2. 痛风　本身为一种代谢性疾病，男女均可发病，但其疼痛往往为关节疼痛，血尿酸值升高，肢体无缺血表现，抗痛风药（如秋水仙碱）等治疗有效。还常伴有肾结石、耳垂下结石（痛风结晶析出）。

3. 糖尿病性坏疽　具有糖尿病的特征，血糖升高坏疽疮面常呈湿性。

4. 红斑肢痛症

（1）青壮年，女性多于男性。

（2）常发于手或足部。

（3）表现为肢端皮肤发红、充血、灼痛，遇热加重，或高举患肢侧症状减轻。

（4）患肢皮肤温度高而发红，动脉搏动增强。

5. 颈肋和前斜角肌综合征

（1）青年女性居多。

（2）见上肢发凉、麻木、疼痛，皮肤苍白或青紫，桡动脉搏动减弱或消失。

（3）严重时可发生肢体营养障碍或坏疽。

（4）X 光摄片可见颈肋存在，或提拉前斜角肌时症状加重。

（5）血栓闭塞性脉管炎大多数先发生在下肢，以后才累及上肢，该点亦可供鉴别。

6. 动脉栓塞

（1）发病急，进展快。

（2）常见血压下降，甚或休克。

（3）并有心脏病、心脏手术、心房纤颤等血栓来源的发病基础，阻塞段面也较高。

（4）肢体 5P 征：疼痛（pain）、苍白（pallor）、麻痹（paralysis）、感觉异常（paresthesia）、无脉（palsesseness）。

六、治疗

血栓闭塞性脉管炎是一种疑难疾病，在治疗上应以中医为主、中西医结合为主要方法，通过中医中药结合现代医学的手段治疗有较满意的疗效。

(一)手术治疗

1. 腰交感神经节切除术 目的是切除腰交感神经节，使患者产生“失交感效应”，使动脉痉挛迅速缓解，血流量增加，促进侧支循环。一般认为，该手术适用于动脉病变不广泛，侧支循环基本建立，血流仪检测出搏动血流和临床表现趋于改善的患者。同时对侧(健侧)应没有明显缺血的状态，切除腰2、腰3、腰4神经节方为手术成功的关键。动物实验已证明，手术一侧肢体的血容量增加24.4%，而70%的对侧肢体血容量减少27%，故选择良好的适应证是手术成功的前提。

2. 血管重建术 包括动脉血栓内膜剥脱术和经皮腔内血管成形术，亦包括静脉动脉化手术。后者术式从1902年开始，国外学者试图尝试。1981年，我国学者提出3种不同的动静脉转流术，其基本原理是：利用高压的动脉血来扩张静脉，使转流远端的瓣膜关闭不全，试图使动脉血液沿静脉流向肢体的远端，以改善缺血肢体的血液循环。当药物和其他方法无法解决肢体远端动脉闭塞时，可以考虑施行这一手术。

3. 大网膜移植术 其主要的意图为：将大网膜带蒂(即网膜原供血血管保留)或不带蒂(即将大网膜血管离断原位后，在肢体处吻合于股动脉或腘动脉、腘静脉上)，并经过科学裁剪，使大网膜可以铺植于缺血肢体筋膜下，使筋膜肌肉和皮下组织之间，利用大网的血管形成一个“生物性旁路再血管化”，同时远端肢体组织能够获得更多的血液供应。

4. 截肢(趾、指)术 当患者采取多种手段未见明显效果，发生坏疽、溃疡，适合截肢(趾、脂)条件时，予以截肢(趾、指)术。注意的是，这类患者的循环是侧支建立的结果，在腘以下截(趾)肢时，要遵循依势而定，即坏死的组织清除时要轻柔，不要使周边残留组织挫伤和碾挫、压榨等；否则，残留组织很快就会发黑坏死。

5. 神经压榨术(Smithwick术) 在局麻下根据病变部位，施行胫神经、腓浅神经、腓深神经压榨术。多数患者有立即止痛的效果。

6. 干细胞移植术 干细胞是具有分化潜能的细胞，可以分化为各种组织细胞。最近研究发现，干细胞移植可以治疗恶性血液病、实体肿瘤、遗传代谢性疾病、自身免疫性疾病等多种疾病。干细胞可分化为血管内皮细胞，进一步分化形成新生毛细血管。

自体外周血干细胞移植和骨髓干细胞移植正是利用这一原理，将外周血中的干细胞或骨髓中的干细胞移植到缺血的肢体肌肉中，使其分化、形成新生毛细血管，改善和恢复下肢血流，达到治疗下肢缺血的目的。

干细胞主要存在于骨髓造血中枢，在外周血内的含量很少。为了增加干细胞含量，提高干细胞移植的疗效，应用基因重组人G-CSF刺激骨髓中的干细胞增殖、释放入外周血，增加外周血中干细胞数量。一般在应用G-CSF后4～6天，外周血WBC计数达到2.0×10^{10}/L，即可分离干细胞。在之后3天左右，外周血WBC即降至正常水平。说明G-CSF只能一过性升高外周血白细胞数量，在停药后可很快恢复至正常，对于患者的造血系统无大影响。

近年来，随着生物细胞实验技术和其他生物医学技术的发展，干细胞研究取得了突破性进展，成为生命科学中最受重视的学科之一，干细胞移植在难治性疾病等临床应用中的优势和潜能日益明显。

(二)非手术治疗

由于该病原因不明，故缺乏根治方法。中医中药在该病的治疗方面起着很重要的作用，疗效也是确切的。在肢体坏疽并发感染时，应以中西医结合治疗为主。在该病治疗上，中西医结合取得良好评价，其目的主要是建立侧支循，以改善病变区供血。西医的原则为扩血管、抗凝、祛聚、对症治疗解决和改善侧支循环。中医治疗原则为温经通活、清热解毒、活血化瘀和补气补血等。

1. 一般治疗 严格戒烟，患肢保暖，防止外伤，避免情绪激动或紧张，适当锻炼。

2. 西医治疗

(1)扩血管药物

1)妥拉苏林：口服25～50mg，每日3～4次；也可25～50mg，肌肉注射，每日2次。

2)罂粟碱：可显著解除血管痉挛，口服或注射用量为30～60mg,每日3次。

3)烟酸:50～100mg,口服,每日3次。

4)丁咯地尔:0.2g加入生理盐水或葡萄糖250～500ml,每日1次,静脉滴注。

5)麦全冬定(Vedrin):口服,每次150～300mg,每日3次。

(2)抗血小板聚集药

1)阿司匹林:50～100mg,每日1次,能有效地防止血小板聚集。

2)双嘧达莫:50～100mg,每日3次。

(3)改善微循环药物

1)前列腺素E_1(PGE_1):目前常用的剂型为脂微粒球载体的LipoPGE_1,国内有曼新妥和凯时两种,常用量10～20μg加入20ml生理盐水中静脉推注,每日1次,可用药10～14天。

2)己酮可可碱:本类药物可加强红细胞变形能力,改善组织缺氧。200～600mg,口服,每日3次。

3)止痛剂:可选用非甾体类抗炎止痛作用药物和新型麻醉剂止痛剂等,一般遵循三价梯原则。

4)抗生素:在坏疽、溃疡时可适当选用。

3. 高压氧疗法　目前有条件的医院进行此疗法取得一定疗效。

4. 中医治疗

(1)辨证论治

①寒湿证

【主证】由于寒邪过盛,寒凝血滞,经络阻塞,阳气不能畅达所致。表现为面色暗淡无华,喜暖怕冷,患肢沉重、酸痛、麻木感,小腿抽痛感。常伴有间歇性跛行,趺阳脉搏动减弱或消失,局部皮色苍白,触之冰凉、干燥,苔白腻,舌淡,脉沉细而迟,其他症状不显著,或伴有迁移性静脉炎。

【治则】温阳通脉,祛寒化湿。

【方药】阳和汤加减。疼痛甚者加元胡、忍冬藤;湿重者加萆薢、云苓。

②血瘀证

【主证】病期较长,络脉阻塞所致。表现为患肢暗红、紫红或青紫,下垂时更甚,抬高则见苍白,足趾毳毛脱落,皮肤、肌肉萎缩,趾甲变厚,并可有粟粒样黄褐色瘀点反复出现,趺阳脉搏动消失,患肢持久性静息痛,尤以夜间痛甚,患者往往抱膝而坐,或患肢悬垂在床边,不能入睡,苔薄白,舌质红或紫黯,脉沉细而涩。

【治则】活血化瘀,通络止痛。

【方药】桃红四物汤加减。夹有寒湿者加肉桂、白芥子;睡眠不佳者加远志、酸枣仁。

③热毒证

【主证】由于气滞血瘀,日久化热所致。表现为患肢皮肤暗红而肿,趺阳脉搏动消失,患肢如煮熟之红枣,皮肤上起黄疱,渐变为紫黑色,呈浸润性蔓延,甚则五趾相传,波及足背,肉枯筋萎,色黑而干枯溃破腐烂,疮面肉色不鲜,疼痛异常,如汤泼火烧样,彻夜不得安眠,常需弯膝抱足按摩而坐,并伴有发热、口干、食欲减退、便秘、尿黄赤、舌质红、苔黄腻、脉洪数或细数等症状。

【治则】清热解毒,化瘀止痛。

【方药】四妙勇安汤加减。该证多兼有血瘀,可加川芎、桃仁、红花等;若发热重可加犀角、生地、公英等。

④气血两虚

【主证】由于久病体衰、元气虚弱,表现为面容憔悴,萎黄消瘦,神情怠倦,心悸气短,畏寒自汗,患肢肌肉萎缩,皮肤干燥脱屑,趾甲干燥肥厚,坏死组织脱落后疮面生长缓慢,经久不愈,肉芽暗红或淡而不鲜,舌质淡,脉沉细而弱。

【治则】补养气血,益气通络。

【方药】十全大补丸加减。可适当加赤芍、王不留行等活血药;同时加玄参、双花等清热解毒药。

⑤肾虚

【主证】大多见于寒湿症、血瘀症和热毒症之久病后,兼见精神委靡不振,面色晦暗无华,上半身热而下半身寒,口淡不渴,头晕腰痛,筋骨萎软,大便不爽,脉沉细无力等。

【治则】肾阳虚者,温补肾阳;肾阴虚者,滋补肾阴。

【方药】肾阳虚者附桂八味丸加减;肾阴虚者六味地黄丸加减。

(2)专病专方

1)口服成药:如通塞脉片、复方丹参片、脉血康胶囊、大黄䗪虫丸等。

2)静脉药物:常用药物脉络宁30ml,每日1次,静脉滴注;川芎嗪120～200ml,每日1次,静脉滴注;血栓通注射液175～350mg,每日1次,静脉滴注；疏血通 4～8ml，每日 1 次，静脉滴注；银杏叶制剂等。

(3)经验方剂

1)舒脉宁：黄芪、党参、丹参、石斛、红花、双花、连翘、制附子、肉桂、乳香、没药等。

2)解毒通络汤：双花、元参、石斛、当归、生黄芪、甘草、牛膝、赤芍、桃仁、红花、丝瓜络等。

3)维尔迈：白芥子、麻黄、制附子、细辛、桂枝、黄芪、川芎、鹿角胶、玄参、水蛭等。

(4)其他疗法：还可用中药离子导入法、按摩等。

(5)针灸治疗：上肢取合谷、内关、曲池；下肢取足三里、血海、三阴交、阳陵泉、复溜为主穴。昆仑、太溪为主穴，配以昆仑、太溪、委中穴。强刺激，留针 15～20 分钟。

(6)外治

1)中药熏洗：选用红花、川芎、威灵仙、透骨草、艾叶、桂枝等药物，水煎后先熏后洗，注意不要过热，以免加重组织坏死。

2)中药外敷：有脓和腐肉者，选用冲和膏或黄连膏等，将局部消毒后外敷，其功效为祛腐生肌。坏疽面腐肉已去、肉芽新鲜时，可选用玉红生肌膏或紫草油，制成油纱条外用，作用为生肌长肉。局部换药时要注意"蚕食"原则，即换药祛腐时要一点一点清理，不可大部清创，否则清理后的局部会再坏死。如果出现浅静脉炎时，可选用金黄膏外敷，作用为活血化瘀。

(郭伟光)

第三节　动脉硬化性闭塞症

动脉硬化性闭塞症(arteriosclerosis obliterans，ASO)，是一种由于大、中动脉硬化、内膜出现斑块，从而引发动脉狭窄、闭塞而导致下肢慢性缺血改变的周围血管常见疾病。它是全身性疾病，多发生于大中动脉，临床以下肢慢性缺血性改变为主。临床特点为：下肢发凉、麻木、间歇性跛行、皮色苍白或潮红紫黯、肢端营养不良等。男性占绝大多数，年龄大多 45 岁以上，目前该病发病率有上升趋势。西方国家发病率较高，在美国 70 岁以上人群发病率在 10%左右。随着我国人们生活水平的提高和饮食结构的改变及老龄化等因素，发病率上升很快，成为我国常见的老年疾病。

该病属祖国医学中"脱疽"、"脉痹"、"脱疽"、"血瘀"范畴，在古典文献中多有记载。如《外科理例》报道 15 例"脱疽"中，就有"……年愈 50 亦患者，色紫黑，脚痛"。《外科正宗》描述 6 例"脱疽"中，就有"中年妇女，肥胖，生渴三载，右食指麻痹，月余后发黑"。

一、病因

目前该病的病因和发病机制尚未完全清楚，但是高血压、高脂血症、吸烟、糖尿病、肥胖等是其高危因素。

(一)西医病因

1. 年龄　Walterbusch 报道动脉硬化闭塞症的平均年龄为 61.5 岁，我国不完全资料报道平均年龄 58.5 岁。国内外一致把动脉硬化闭塞症和血栓闭塞性脉管炎的界定年龄为 45 岁，实际上，该病在多在 50～70 岁，随着年龄的增长而发病率愈高。如在一定的年龄期内，血脂含量与年龄呈正相关，血脂增高是动脉硬化闭塞症的发病重要原因之一。另外，随着年龄的增长，动脉的结构和功能处于逐渐衰退状态，所以，临床上绝大多数为 45 岁以上的中老年患者。

2. 性别　动脉硬化闭塞症患者男性明显多于女性，国内资料统计为 8∶1 左右，女性发病年龄较男性要迟 5～10 年，这可能和雌激素对血管的保护作用有关。还有女性绝经后低密度脂蛋白胆固醇开始升高，所以动脉硬化发生率逐渐增高。

3. 饮食　饮食中动物脂肪多的国家和地区，动脉粥样硬化和动脉硬化闭塞症的发病率较高。国内外大量资料显示，呈动脉硬化症的的动脉所含胆固醇量比正常人高出 10～20 倍，闭塞性动脉硬化症患者的血清胆固醇含量比正常人高。用含高胆固醇的食物饲养实验动物，可建立与人类相似的动脉硬化闭塞症的动物模型。所以，高脂肪、高热卡、高糖、高盐饮食都可能是该病的发病原因之一。

4. 职业　一些调查表明，该病的发病率脑力劳动者明显高于体力劳动者。Tapee 认为，动脉硬化首先是调节血循环和血管壁营养神经装置的疾病，在该病的发生上，有主导意义的事起始于大脑皮质引起自主神经装置的血管神经支配发生紊乱，因此凡能使神经系统过度紧张或弱化的因素均促进动脉硬化。所以长期的过虑、焦躁等可影响自主神经系统的功能，使外周血管长期处于一个紧张收缩状态、代谢及血凝系统紊乱，发生动脉硬化闭塞症。

5. 吸烟　动脉粥样硬化与吸烟的关系已引起人们的普遍关注，动脉硬化闭塞症患者中有吸烟史者 80％以上。吸烟可使肾上腺素和去甲肾上腺素分泌增多，使血管收缩和动脉内皮损伤。再者，烟草和焦油中含有促凝血物质(芦丁蛋白)，使血液处于高凝状态。另外，烟草中还含有较多的金属镉，随烟雾进入机体后可沉积在血管壁上促使动脉硬化发生。吸烟对脂质的正常代谢产生有害的影响，加速动脉硬化闭塞症的形成。吸烟能明显增强血小板凝聚和释放功能，促进平滑肌细胞增殖，增加血液黏度和纤维蛋白原水平；同时影响脂质代谢，HDL 明显降低，抑制 PGI_2 生成，增加 TXB_2 生成，血液呈高凝状态，在动脉粥样硬化基础上形成血栓提供了条件。

6. 高血压　50％～70％的动脉硬化闭塞症患者有高血压发生，高血压是动脉硬化闭塞症的重要原因之一。高压血流对动脉壁产生张力性机械损伤，内膜的生理屏障功能降低，动脉结构发生变化，有利于动脉粥样硬化的形成。

7. 糖尿病　糖尿病患者并发动脉硬化闭塞症的机制极其复杂。资料显示，糖尿病患者发生该病的比率比非糖尿患者高 10～11 倍，目前认为高血糖患者的神经和血管系统功能障碍引发了动脉硬化闭塞症。

8. 遗传　常染色体显性遗传所致的家族性高血脂的家族成员，临床中可见兄弟、父子同时发病的现象。

(二)中医病因病机

中医学认为该病与饮食失节、脏腑亏虚、经脉瘀阻有密切关系。经脉闭塞，气血则凝滞；脉道以通，气血乃行，饮食膏粱厚味，致油甘肥腻之物大过，久之瘀于脉道，又由于年老体衰、脏腑亏虚，心、脾、肾功能失司而致病。劳倦思虑过度伤于心，而心血耗伤，血脉不畅，则脉道不通渐致脉道闭阻；其脾主四肢及运化，脾气虚不得散精，气血难达四末；肾藏精生髓主骨，肾气虚衰，精气不足卫外不固，易受寒湿之邪侵袭寒凝血瘀而致经脉闭塞。因气血不通和肢体失濡养，故见疼痛，手足发冷，四肢麻木，甚或坏疽等。

二、病理

其发病机制目前有如下 3 种学说：其一，血管内膜损伤及平滑肌细胞增殖学说，这一理论认为高血压、血流动力学改变、血栓形成、激素或化学物质刺激、免疫复合物、细菌病毒、糖尿病及低氧血症等可损伤动脉内膜，继而刺激平滑肌细胞向内膜移行，随后发生增殖。增殖时细胞生长因子释放，导致内膜增厚及细胞外基质和脂质积聚。其二，脂质浸润学说，脂质增多和代谢紊乱与脉硬化有十分密切的关系，它导致脂质浸润并在动脉壁沉积而发生动脉狭窄或闭塞。其三，血流动力学说，血流冲击在动脉分叉部位形成切力，或某些特殊的解剖部位，由于切力影响引起血管内皮细胞破坏、脱屑及平滑肌细胞增殖，对动脉壁形成慢性损伤同时还可引起血流分层和瘀滞，促使动脉斑块形成，动脉中膜变性或钙化，使腔内继发血栓导致管腔狭窄、闭塞。严重者引发肢端坏死。

1. 血管内膜损伤及平滑肌细胞增殖学说　1852 年，Rokitansky 最早提出动脉硬化发病过程中的损伤反应学说，各种原因造成的动脉内膜损伤是发生动脉硬化的使动因素。动脉内膜主要由内皮细胞构成。完整的内皮细胞(VEC)是动脉的生理屏障，基于它的扩血管、抗凝、抗血小板、抗脂质沉积和抗缩血管物质的综合作用，才能够保证动脉血液的正常流动，防止血栓和动脉硬化的形成。如果内皮细胞遭受广泛和严重的损害，就会出现与之相反的病理生理变化，特别是在高血脂的情况下，动脉内膜损伤就成为动脉硬化形成关键的始动因素。内皮细胞损伤的原因较多，近年来脂质过氧化的致损伤作用已引起广泛注意。动物实验表明，脂质过氧化可引起内皮细胞结构和功能的改变，使内皮细胞收缩，生物膜系统损伤。高脂血症作为动脉硬化的一种危险因素，主要在于氧化的低密度脂蛋白(ox-LDL)对内皮细胞的损伤作用，VEC受ox-LDL损伤后，细胞内Fe^{2+}释出，促进OH^-形成，同时激活嘌呤氧化酶，产生氧自由基，加重VEC的损伤，继而活化的血小板黏附于损伤处并释放生长因子，进而促进平滑肌细胞、单核/巨噬细胞和成纤维细胞增生及内膜下迁移，并可以促进血浆中脂质进入血管，增生的平滑肌细胞和巨噬细胞摄取脂质增加，而成为泡沫细胞，从而形成脂纹性纤维动脉粥样硬化斑块。动脉粥样硬化病灶或动脉粥样硬化患者或实验动物血浆中的脂质过氧化物含量异常增高，表明脂质过氧化与动脉粥样硬化的密切关系。

2. 脂质浸润学说　Brown等人报道，细胞表面存在着HDL受体，HDL与受体结合后被运送到细胞内进行蛋白水解，然后，释放氨基酸到中膜。1862年，Virchow发现动脉硬化斑块内的主要成分是脂质。1912年，前苏联学者用胆固醇喂养家兔获得了动脉硬化模型。1933年，Anitschkow提出脂质渗入学说，并不断被人证明和充实。在病理学检查中，可看到内皮细胞吞噬脂类物质。同位素^{131}I示踪的低密度脂蛋白(LDL)可在动脉壁内出现，尤在内膜损伤处明显。当血中抗动脉硬化形成的HDL减少时，LDL和VLDL在动脉内膜脂蛋白酶的作用下，将其分解为碎片渗入到动脉壁内。滞留和沉积在动脉壁内的脂质如不能被吞噬，就会形成动脉硬化组织。实际上，在动脉硬化的过程中，低密度脂蛋白主要积聚在动脉内膜。导致的原因为，动脉内膜的通透性改变，使LDL渗入增多；血管细胞代谢LDL能力低下；内膜组织间隙增加；从内膜运送LDL到中膜的过程受阻；血浆中LDL增高；内膜LDL与结缔组织复合物的特异性结合。老年人动脉壁中粘多糖减少，有助于LDL渗入，动脉壁内酶活性减退，也有利于胆固醇沉积。

3. 血流动力学说　在动脉损伤后，局部就会出现血小板聚集、纤维蛋白生成，并和白细胞一起形成血栓。在血栓上覆盖一层内皮细胞，成为内膜的组成部分。如果血栓机化，纤维素浓缩，血小板和白细胞便发生退行性变，继而脂质沉积，形成动脉硬化斑块。在斑块上又有血栓形成，就会使斑块联合或扩大，导致动脉管腔狭窄或阻塞，于是在临床上出现相应的缺血症状。如果在动脉硬化斑块上有急性的血栓形成，或者血栓脱落后引起了远端动脉栓塞，在肢体的远端就有急性缺血改变。这两种情况在临床上并不少见。

关于动脉粥样硬化斑块形成的机制，脂质特别是胆固醇代谢紊乱起到重要的作用，已为大家所公认，但是粥样斑块的形成，不仅仅是脂质的堆集。冠心病的临床表现也不完全取决于斑块的大小。据研究，一半以上的急性心肌梗死其管腔的狭窄<50%。近年来的研究推出了炎症的学说，认为粥样硬化是一种慢性炎症。炎症学说的依据是，大量的依据来自实验病理学。R. Ross早在1973年对粥样硬化斑块形成的机制提出了“损伤-修复”的假说，受到人们的重视。20世纪80年代后他修正了“损伤”一词改为“内皮功能受损”。90年代，Lippy和Ridker等人进行了大量的有关炎症因子、炎症标志物的研究，认为炎症参与了粥样斑块的形成，Ross也承认(1999)粥样硬化是一种炎症过程。动物实验表明，在饲以高脂肪食物后，动脉内膜上成片的细胞表面出现选择性黏附分子，特别是一种“血管细胞黏附分子-1(VCAM-1)。它能和单核细胞、T淋巴细胞相结合，它们正是出现在早期粥样斑块中最主要的白细胞。在动脉分叉处由于异常的切应力降低了内皮防护功能，VCAM-1增加尤为明显。这些白细胞黏附于内皮细胞表面后，在化学吸引分子如单核细胞化学吸引分子(MCP-L)的作用下，单核细胞(T淋巴细胞同此)即穿过表层进入内皮下启动了局部的炎性反应，分泌出诸多的炎性因子。单核细胞在巨噬细胞集落刺激因子(MCSF)的作用下，演变为巨噬细胞。它具有清道夫受体，摄取脂质成为泡沫细胞。T淋巴细胞也分泌炎性细胞因子，如Y干扰素、肿瘤坏死因子(TNF-β)，它们进一步激活巨噬细胞、内皮细胞及平滑肌细胞，并释放出成纤维介子、生长因子，促使胶原生成和平滑肌细胞增殖，形成成熟的粥样斑块。

炎症不但参与粥样斑块的形成和发展，在急性冠状动脉综合征中还起着重要的作用。典型的不稳定斑块具有一个薄弱的纤维帽，在那里聚集着大量的巨噬细胞，后者产生蛋白溶酶，使胶原组织降解，同时T淋巴细胞分泌的干扰素也阻止胶原的合成，结果是纤维帽变薄，易破裂。巨噬细胞产生的组织因子还参与斑块内的血栓形成。因此，认为炎症参与了动脉粥样斑块的形成和发展的各个阶段，在急性冠状动脉综合征中也起着重要的作用。

动脉硬化的形成过程中，炎症学说越来越受到重视，重点是急性冠脉综合征(ACS)时动脉粥样硬化斑块如何被破坏，即如何从稳定的斑块变成不稳定的斑块，直到斑块破裂。

动脉硬化闭塞症(ASO)是全身动脉粥样硬化在肢体动脉的局部表现，是动脉硬化病变进一步发展的结果，可分为内膜水肿期、脂纹期或脂斑期、粥瘤期、粥瘤溃疡期、粥瘤钙化期、动脉瘤期。

三、临床表现

动脉硬化性闭塞症的表现与动脉硬化闭塞的程度、部位和侧支循环的多少有密切关系。

1. 症状　早期的症状主要为肢体发凉、间歇性跛行，可有肢体麻木、沉重无力、酸痛、刺痛及烧灼感，继而出现静息痛。

如病变在主-髂动脉者，其闭塞位置较高，引起双下肢、双臂、髂、大腿后侧或小腿腓肠肌部位症状，有时伴阳痿；如病变在股-腘段动脉时，可有小腿肌群的症状。如果病变闭塞部位在胫前胫后，则可表现以足部或小腿为主的症状。

2. 体征

(1)皮肤温度下降：根据病变闭塞部位的不同，其皮肤温度由大腿股部至足部均可降低，但通常在远端足趾处其皮温明显下降。

(2)皮肤颜色变化：有闭塞的动脉血供不足时，根据其病程的长短、侧支循环情况，可有皮肤苍白、潮红、青紫、发绀等改变。初期一般呈苍白，如时间久者可出现潮红、青紫等。

(3)肢体失养：主要表现肌萎缩、皮肤萎缩变薄、骨质疏松、发脱落、趾甲增厚变形、坏疽或溃疡。坏疽以足趾远端为最常见。溃疡多发生于缺血局部压迫后或外伤后，如踝关节突出处等。

(4)动脉搏动减弱或消失：根据闭塞部位，可扪及胫后动脉、足背动脉及腘动脉、股动脉搏动减弱或消失。

四、实验室检查

(一)一般检查

一般检查包括心电图、心功能及眼底检查、血脂、血糖检查。通过一般检查可判定患者的动脉硬化和高脂血症的情况，以及是否患有糖尿病等。

(二)无创伤性血管检查

通过无创伤血管检查手段不但可以确定对动脉硬化闭塞症的诊断，而且可以对病变的严重程度进行定量的评价。

1. 连续频谱多普勒超声血流检查　操作简单易行，与造影相比，其敏感性为91%，特异性为85%，总的准确性为89%～96.6%，尤其对腘动脉以下病变优于动脉造影。可检查节段动脉压：将血压袖带放置下肢踝部、小腿、股下部及股上部，分别测量不同节段动脉压以确定闭塞部位。双下肢同一部位收缩压相差>4.0时，即表示有闭塞性病变。

2. 彩色超声多普勒检查　可以直接显示血管管壁、管腔及血流，从而可以直接确定病变的位置及范围。在动脉粥样硬化的患者，动脉内壁可见大小不等、形态各异的强回声结节或斑块，管腔与对侧或正常值比较，有不同程度的狭窄。由于动脉管腔阻塞超过其断面面积的75%才出现临床症状，所以该项检查有助于动脉硬化闭塞症的早期诊断。

3. 光电容积描记(PPG)　能比较客观地反映指(趾)部动脉血管的弹性和血运情况。轻度时波形的切迹消失，加重后波峰变圆钝。升支曲线轻度弓向基线，降支轻度背离基线是中度异常，重度异常则是收缩波峰的进一步减低，直至最后波形变为直线。

(三)血液流变学检查

血液流变学检查可以反映患者血液黏度等数项指标，提示血液流变性改变。

(四)影像学检查

数字减影(DSA)动脉造影、磁共振血管造影

(MRA)、CT血管成像(CTA)检查能提供周围血管的解剖形态、动态观察、侧支情况、腔内斑块等相关情况,因而更加直接地做出病情判断。

五、诊断和鉴别诊断

(一)诊断

1. 发病45岁以上,男性多见,常伴有高血压、冠心病、糖尿病或脑血管硬化疾病等。

2. 可有眼底动脉硬化、血胆固醇、甘油三酯、β-脂蛋白增高。

3. X线可有高血压心脏病改变及动脉钙化斑点。

4. 心电图检查有冠状动脉供血不足、心律失常、陈旧性心梗等。

5. 肢体超声多普勒肢体血流检查提示动脉内管腔狭窄或闭塞,动脉腔内有硬化斑块形成。

6. 磁共振血管造影(MRA)或数字减影(DSA)动脉造影直接、直观地显示动脉闭塞改变。

7. 肢体远端缺血改变,如皮肤色苍白、潮红,皮温降低,足背及胫后动脉搏动减弱或消失等。

(二)鉴别诊断

1. 血栓闭塞性脉管炎

(1)发病年龄多见青壮年。

(2)一般不伴有冠心病、高血压、高血脂症、糖尿病和其他动脉病变。

(3)受累血管为中小动静脉。

(4)可见游走性浅静脉炎表现。

(5)受累动脉无钙化改变,且在动脉造影中呈节段性闭塞,病变段的近、远侧血管壁光滑。

2. 大动脉炎

(1)好发年龄多为10~20岁女性。

(2)病变主要累及主动脉弓头臂动脉起始部,其次是腹主动脉和主要分支。髂、股动脉闭塞或狭窄少见。

(3)起病缓慢,多伴风湿症状。

3. 腰间盘突出症

(1)麻木的区域明显,且与神经感觉区相符。

(2)下肢有时呈放电样感觉,由上向下发出。

(3)与体位有关,站立式或平卧时可以减轻,但坐位时加重。

(4)或有外伤史。

(5)腰椎计算机扫描见腰椎间盘突出。

4. 痛风

(1)患者大多有特殊食品嗜好,如辛辣、动物内脏、豆腐。

(2)疼痛部位在关节,大多在小关节,并可根据急性期红肿热痛、饮食诱发该病。

(3)患者可有肾结石。

(4)血尿酸明显增高。

5. 周围神经损伤

(1)有糖尿病史或有肢体损伤史。

(2)或有病毒感染史。

(3)麻木的症状突出。

(4)神经传导速度减慢。

6. 不安腿综合征

(1)夜间表现明显,腿部不适,但不是典型麻木、疼痛。

(2)无间歇性跛行。

(3)血管超声的病变与临床症状不符合。

7. 急性动脉栓塞

(1)栓子阻塞肢体的动脉所引起的急性动脉缺血性疾病,栓子常来源于心脏和大动脉。常见于心脏病患者,以风湿性心脏病和冠心病伴有心房纤颤者为多。

(2)发病急骤,患肢可有剧烈疼痛,皮肤颜色苍白,冰凉,感觉障碍,不能活动。

(3)迅速引起肢体坏疽。

六、治疗

药物治疗原则是降血脂,改善血压,改善血液高凝状态,促进侧支循环形成。手术原则是建立旁路血流、动脉内膜剥脱和截肢术。随着现代科技发展,腔内血管技术应用于临床,动脉球囊扩张术、支架置入等已经越来越被人们认可。

中医理论认为全身是一个有机的整体,整体治疗和辨证论治是中医治疗该病的主导方法,具体原则有温经散寒、活血化瘀、清热解毒、清热利湿和补肾健脾。

目前,随着中西医结合治疗ASO的广泛开展,在西医手术、药物、介入等手段治疗下合理选择和辨证使用中药及中医的其他疗法是目前较为理想的治疗方法。

(一)手术疗法

1. 经皮腔内血管成形术(percutaneous transluminal angioplasty,PTA) 适用于单处或多处短段狭窄者,其原理是以球囊导管在管腔内应用球囊之张力扩大病变管腔恢复血流,如有可能与血管内支架应用则提高其远期通畅率。

2. 动脉旁路转流术 根据病变不同的部位,以人工血管及自身大隐静脉于闭塞段的远近端做搭桥转流,可选择术式有主髂或股动脉旁路术、腋腹动脉旁路术、双侧股动脉旁路术、股-腘(胫)动脉旁路术。虽然是否采用血管嫁接和血栓内膜切除术以治疗该病,目前意见尚不一致,但比较客观的意见是,此法可适用于股动脉远端闭塞的病例,同时强调对局部不要轻易地进行修补。事实上,病患者常不存在股动脉和胫动脉分流,同此局部侧支循环比较差。虽然这样,但大部分学者研究表明,利用直接外科处理治疗糖尿病血管闭塞的病例已见成效。对各种手术方法的主要指征与非糖尿病病例一样,主要依据组织坏死和严重症状,仅仅是糖尿病患者对手术预后较非糖尿病病例更差,且幸存率更少。

3. 动脉内膜剥膜术 主要适用于短段的主-髂动脉闭塞。手术直接剥除病变部位动脉增厚的内膜、斑块和血栓。

4. 截肢术 局部坏疽时可行截肢(趾)术。

5. 膝交感神经节切除术 用此手术来治疗该病一直存在争议。否定的理由为:患者本身已有交感神经纤维的病变和终末端血液循环障碍,切除不会改善末梢血循环。

6. 人体干细胞移植 21 世纪初人们利用骨髓单个核细胞(bone marrow nononucl cell,BMNC)(主要包括骨髓间充质干细胞和造血干细胞)可分化、增殖、在局部形成大量的新生小血管的特性,治疗缺血性疾病,获得了肯定的结果。近年来,随着生物细胞实验技术和其他生物医学技术的发展,干细胞研究取得了突破性进展,成为生命科学中最受重视的学科之一,干细胞移植在难治性疾病等临床应用中的优势和潜能日益明显。对于流出道不良无法行诸如动脉搭桥和介入治疗的患者来说,该手术无需特殊设备,操作简单,费用低廉并有一定疗效,和周围干细胞来自患者本身,没有排斥反应,为这类患者提供了一种可选择的疗法。

(二)非手术疗法

1. 西医治疗

(1)降血脂:阿托伐汀钙片(Atorvastatin Calcium Tablets),10~80mg,每日 1 次口服,可以降低胆固醇含量和 LDL-C、甘油三酯的含量。安妥明(Clofibrate),每日 3 次,每次 0.25~0.5g。可降低胆固醇,降低纤维蛋白原含量,防止血栓形成。烟酸(Nicotinniec Acid),每日 3 次,每次 0.1~1.0g,有降低甘油三酯、胆固醇和扩张外周血管的作用。

(2)扩血管:妥拉苏林(Tolazoline),口服 25~50mg,每日 3 次;血管内注射 10~50mg,每日 1 次。前列腺素 E(PGE_1),目前常用的剂型为脂微粒球载体的 LipoPGE_1(凯时)和 PGE_1(曼新妥),常用量 10~20μg 加入 20ml 生理盐水中静脉推注,每日 1 次,可用药 10~14 天。其他剂型 100~200μg 加入生理盐水或葡萄糖溶液 250~500ml,静脉滴注。麦全冬定(Vedrin),口服,每次 150~300mg,每日 3 次。上述药物可扩张血管,促进侧支循环形成。

(3)抗凝祛聚:阿司匹林(Aspirin),50~100mg,每日 1~2 次口服;双嘧达莫每次 50mg,每日 3 次,以上药物可防止血小板聚集。同时在治疗该病的手术后也常规应用抗凝药物,如肝素,每日 200~300U/kg,每 8~12 小时 1 次,或者术中应用剂量可加大,皮下或静脉给药。新的抗血小板功能为主的治疗 ASO 药物相继在临床上推广。例如,5-HT 受体制剂的萘呋胺(必来循宁)和沙格雷酯(安扑拉、安步乐克),广谱血小板拮抗药的噻氯匹定(邦解清胶囊、抵克力得和天新利博),以及增殖 cAMP 和抑制血小板强度大的西洛他唑(培达片)等。

(4)去纤溶栓:尿激酶(Urokinase,UK)5 万~10 万 U,加入盐水或葡萄糖 50~100ml 中静点,每日 1~2 次,根据纤维蛋白原和优球蛋白溶解时间调节用量或停药。东菱巴曲酶注射液(DF-521):一般用量为首次 10BU,次日 5BU,以后隔日 1 次,可用1～2周，应用时100～250ml生理盐水稀释，静脉滴注1小时以上。它可以降纤，溶栓改善肢体供血。

(5)其他：如抗生素应用，体液补充等。

2. 中医治疗

(1)辨证论治

①寒凝血脉

【主证】肢体肢端发凉、冰冷，肤色苍白，肢体疼痛，舌苔白质淡，脉沉迟或弦细。

【治则】温经散寒，活血化瘀。

【方药】阳和汤加减。若有血瘀之象可予以桃仁、红花；若疼痛可加元胡、白芷；发于上肢加桂枝，发于下肢加牛膝。

②血瘀脉络

【主证】肢体发凉麻木，瘀痛，夜间静息疼痛，病位瘀点或瘀斑，皮色潮红色或紫红色，舌有瘀点、瘀斑，或舌质红绛、紫黯；脉弦涩或沉细。

【治则】活血化瘀，通络止痛。

【方药】桃红四物汤加减。若兼有气虚者加黄芪、党参；若疼痛明显者加元胡、白芷。

③热毒蕴结

【主证】肢体坏疽或呈干性或伴脓出，局部红肿疼痛，或伴瘀点瘀斑，可有发热、恶寒，严重者神志失常。舌质红绛，舌苔初白腻、黄腻，久之黄燥或黑苔，脉滑数、弦数或洪数。

【治则】清热解毒，利湿通络。

【方药】四妙勇安汤加减。湿热盛者加云苓、泽泻。血瘀者加鸡血藤、炒地龙。发热者加公英、地丁、板蓝根。

④脾肾阳虚

【主证】年老体弱，全身怕冷，肢体发凉，肌肉枯萎，神疲乏力，足跟及腰疼痛，阳痿，性事减退，食少纳呆，膀胱胀满，舌质淡，苔白，脉沉细。

【治则】补肾健脾，益气活血。

【方药】八珍汤合左归丸或右归丸加减。

(2)外治

1)未溃者：可用当归、桑枝、威灵仙、苏木等适量活血化瘀通络药物水煎熏洗，注意水温不要太高。

2)已溃者：可外用生肌玉红膏、紫草油、冲和膏、黄连膏等，以达祛腐生肌功效。具体可参考“本章第二节　血栓闭塞性脉管炎”。

3)针灸治疗：针刺肩髃、合谷、曲地、足三里、阳陵泉、三阴交等穴位，可同时使用电疗针。还可给予曲池、内关、外关、足三里或三阴交等穴位注射丹参注射液等。

4)专病专方

①中成药有通塞脉片、四虫片、大黄䗪虫丸、脉血康等，静脉用药有丹参注射液、丹参酮Ⅱa、脉络宁、银杏叶制剂、川芎嗪注射液等。

②经验方：各地有不少名家治疗该病多有经验方法，如北京的陈淑长教授、上海的奚九一教授、山东的尚德俊教授、河南的崔公让教授都有较好的经验方。

5)其他疗法：离子导入法、循环驱动法等治疗方法。

（郭伟光）

第四节　糖尿病性动脉硬化闭塞症

糖尿病性动脉硬化闭塞症(diobetic artery obliterans，DAO)，是糖尿病的严重并发症，糖尿病下肢血管病变是动脉硬化闭塞症的一种，也是糖尿病全身血管病变的一部分。它的主要特征是动脉粥样硬化，动脉壁中层钙化及内膜纤维化，使动脉壁变硬，失去弹性，动脉管腔狭窄或血栓形成，导致动脉压升高，血流不畅，下肢供血不足，并合并微血管病变及微循环障碍，使下肢组织缺血缺氧，易于局部感染。它具有如下特点：与非糖尿病患者相比，糖尿病患者进入动脉硬化的时间较早，年龄较轻，病程进展较快，病变程度较重，更容易出现肢体坏疽。病变部位最严重的是膝以下血管，胫动脉、腓动脉及其分支，病变多呈弥漫性，多节段，累及双下肢。代谢紊乱：高血脂、高血糖、高糖蛋白、脂肪及脂蛋白代谢异常。内分泌失调，激素调节异常（包括高胰岛血症，低胰岛血症，高甘油三酯，低、高密度脂蛋白血症，生长激素、表皮生长因子、成纤维细胞生长因子、神经生长因子分泌异常）/合并微血管病变，会引起糖尿病坏疽（diabetic gangrene，DG）；糖尿病足病（diabetic foot，DF）。据不完全统计，糖尿病并发下肢血管病变发生率达22%～46%，致残率特别高。

一、病因

糖尿病性动脉硬化闭塞症，可以从大血管病变和微血管病变的病因两方面来分析。

首先，糖尿病患者存在着发生大血管病变的多种因素，是极其复杂的过程而且是由于如遗传、代谢紊乱、内分泌失调、高血压及血管病变、血液成分异常，以及肥胖、吸烟、活动量少等多种因素复合而成。大血管病变多是在糖尿病起病5～10年以上者伴发。其次，糖尿病微血管病变是由基同遗传所决定。血糖控制不足是其促发因素，高血糖可使血液黏度增加，内皮细胞损伤，血小板聚集，微血栓形成，进而组织缺氧微血管瘤形成和血管增殖，高血糖又会使糖基化血红蛋白增多，基底膜增厚，使组织缺血缺氧，引起动脉粥样硬化的机制比较复杂。

（一）西医病因

1. 血管内皮细胞损伤　是发生动脉粥样硬化的主要因素。1976年，Ross等提出的损伤反应学说已得到公认。和ASO一样的糖尿病患者往往由于在长期高血压及血流冲击等作用下，血管内皮细胞受到损伤，内皮下胶原组织暴露，引起血小板聚集沉积，并释放血栓素B_2（TXB_2）、前列腺素E_2（PGE_2）、内皮素（ET）、血小板第4因子（DF_4）等促进血管收缩，促进血栓形成；还可刺激血管壁中层平滑肌细胞增殖，并吞噬大量胆固醇脂类，生成粥样斑块，引起动脉硬化。

2. 高血糖促进动脉硬化　由于长期高血糖状态，使部分血红蛋白A（HbA）与糖醛结合形成糖基化血红蛋白（GHb），GHb一经形成很难分解，造成氧分离减少，组织缺氧。高血糖时产生2，3-二磷酸甘油酸（2，3-DPG）也减少，因2，3-DPG可刺激氧化血红蛋白（HbO_2）的氧在组织中解离，而缺少2，3-DPG则影响HbO_2的氧解离，亦可使组织缺氧。高血糖时还通过醛糖还原酶生成较多的山梨醇，可刺激平滑肌细胞及纤维母细胞增殖。由于组织缺氧可引起血管内皮细胞损伤，故高血糖可促进动脉硬化的进展。

3. 高血脂　也是发生动脉硬化的重要因素。糖尿病患者由于脂肪代谢紊乱表现为甘油三酯（TG）、胆固醇（Ch）、低密度脂蛋白（LDL）升高，高密度脂蛋白（HDL）降低；而TG、LDL等成分增加，削弱了内皮细胞屏障，并通过内皮细胞浸润到血管组织间隙，刺激平滑肌细胞增殖和增加对其的摄取，变成泡沫细胞而沉积在血管壁内，形成粥样斑块，发生动脉硬化。

4. 其他　遗传因素在糖尿病动脉硬化发生上有一定的关联。Pincus和White分析了糖尿病患者的家族史，结果发现糖尿病患者中的糖尿病发生率高于非糖尿病亲属的发生率。有25%～50%以上的糖尿病患者有家族史。激素调节失常可促进动脉硬化，胰岛素水平过高过低都可促进动脉硬化。高胰岛素血症时，增加脂蛋白的合成，抑制脂肪、胆固醇分解，促进高脂蛋白血症形成，从而刺激动脉壁细胞摄取LDL增多，刺激血管平滑肌增生，促进动脉粥样硬化形成。低胰岛素血症时，胰岛素水平过低性脂蛋白合成减少，也使周围组织降解LDL减少，血脂升高，且胰岛素不足使动脉壁抗损伤和修复能力降低，发生动脉粥样硬化的机会增加。此外，糖尿病患者生长激素（GH）和表皮生长因子水平增高，也是促进动脉硬化的因素之一。

糖尿病引起的微血管病变是发生糖尿病坏疽的基础。糖尿病微血管病变是由基因遗传所决定。血糖控制不足是其促发因素，高血糖可使血液黏度增加，内皮细胞损伤，血小板聚集，微血栓形成，进而组织缺氧，微血管瘤形成和血管增殖，高血糖又会使糖基化血红蛋白增多，基底膜增厚，使组织缺血缺氧。在肢体同组织营养不良，可并发感染和诱发大面积坏疽。因此，微血管病变在糖尿病坏疽的发生中占有重要的地位。

（二）中医病因

中医认为，消渴病为长期过食肥甘厚腻，损伤脾胃，运华失职，消谷耗津；又情志不遂，气滞郁结，久则化热，灼伤阴津；或劳欲过度，耗伤肾精；又有六淫之邪，及久病阴损及阳，导致寒湿之邪侵袭，经脉瘀阻，血不达四末，身失所养，郁久化热，热盛化腐，最后发为脱疽。

二、病理

(一)微血管病变

微血管病变是糖尿病动脉硬化闭塞症和ASO的不同处。毛细血管基底膜增厚是糖尿病性微血管病变的特征性变化。管径缩小，内膜粗糙，血管弹力和收缩力降低，血流不畅，致使组织缺氧，血黏度增高，红细胞变形性减弱，血小板和红细胞聚集性增强，以及一些凝血物质增多等，均会影响微血管内的血流速度，进而有微血栓形成，称为“血栓性微血管病”。微血管病变波及全身，比较突出的表现是糖尿病性肾病、糖尿病性心脏病、糖尿病性眼底病等，也可发生于肢体末端的微血管，从而形成糖尿病微血管性坏疽。

(二)大血管病变

除了微血管病变以外，大血管病变是其引起临床症状的基础。大血管病变是指大、中动脉病变而言，主要发生于腹主动脉、心、脑和肢体主干动脉。心、脑血管病是糖尿病患者的主要死亡原因之一。肢体血管疾病则是需要血管外科解决的问题，也就是糖尿病性动脉硬化闭塞症，其后期由于缺血和感染因素，常导致肢体严重坏疽而使许多患者丧失肢体。

(三)神经系统功能障碍

糖尿病患者由于大血管病变和微血管病变，营养神经的血管出现功能和器质性改变，引起神经营养障碍和缺血性神经炎。末梢神经病变除微血管病作用外，与高血糖亦有直接关系。研究发现，高血糖可使髓鞘和无髓鞘的神经纤维活性降低，多元糖醇代谢紊乱，末梢神经内(Schwan 细胞)有山梨醇和果糖积集，其含量与神经功能低下呈一致关系。应用醛糖还原抑制剂可以降低山梨醇的含量。高血糖引起的血液黏度和成分变化，大血管和微血管病变，均会影响神经系统功能。神经功能障碍对患者产生一系列不利影响，使血管的舒缩功能异常，使肢端的毛细血管交通支异常开放，压力升高，出现糖尿病性灼痛足。足部潮红，皮温增高，自述有烧灼样疼痛，得凉则舒，类似红斑性肢痛症表现。还有一些患者以缺血性神经炎的表现为主，自述足部灼热疼痛，但触之皮温不高反而发凉，自觉热痛却怕冷。这两种情况临床尚需仔细鉴别。由于交感神经功能异常，肢体汗腺分泌减少，皮肤干燥，易发生皴裂，使皮肤的完整性遭到破坏，容易合并感染。由于感觉神经功能异常，使肢体对疼痛的敏感性降低，甚至丧失，形成糖尿病无痛足。加上糖尿病易合并眼病发生视力障碍，使有些患者在足部遭受外伤后甚至形成较大溃疡时尚不知晓，因而不能早期就诊。

总之，糖尿病性肢体缺血的发生发展机制比较复杂，但根据上述两个方面的病理生理变化及其相互之间的关系，可以认为高血糖是关键，大血管病变和微血管病变是两个重要环节，神经功能障碍是特征的合并症，而在此基础上若合并感染就促使肢体缺血进一步加重而引发糖尿病坏疽。

糖尿病性肢体缺血症的病理变化是由于代谢紊乱所引起的微血管和大中小血管的病变及神经系统的功能障碍，加上糖尿病可导致白细胞的吞噬能力和游走性降低，免疫功能受损，易发生感染。由于这几方面因素的重叠，引起遍及全身的并发症。因此在治疗肢体缺血性疾病的同时，还必须注意对其他合并症的处理。感染和坏疽是糖尿病血管病的常见并发症，组织的缺血、缺氧及高血糖，使皮肤的保护能力减弱。肢体自身防御机能下降，为致病菌生长形成了有利条件。血管和神经病变加上感染，共同促成了糖尿病患者的典型足部坏疽。开始，足部病变为化脓性感染的非坏疽性坏死，以后发展成化脓性坏疽性坏死。这种坏死与局部微循环障碍或由于大血管闭塞所致的远端微循环障碍有关。即使是周围动脉搏动良好，也仍有可能发生坏疽性坏死，它是由感染、外伤或神经性病变，或几种因素同时作用所致。糖尿病本身造成的细胞免疫及体液免疫功能下降，使坏疽病灶不仅不易控制，而且将进一步加重。单纯因血液供应不足及神经病变所引起的干性坏疽一旦继发感染，很快发展为湿性坏疽，为挽救生命，不得不进行截肢。

三、临床表现

(一)"三多一少"症状

糖尿病患者现在很少有典型的"三多一少"原发病症状:典型的糖尿病患者具有多食、多饮、多尿和消瘦(三多一少)的症状,亦有无典型症状的患者。总之都是由于胰岛素的敏感性降低而引起糖、蛋白质、脂肪和继发水、电解质代谢紊乱而出现的一系列症状。

(二)感觉障碍

患者肢体发凉、麻木、感觉迟钝、肢端自觉无力、局部怕冷,如袜套样感觉,等等。这些是由于局部缺血、营养欠佳,加之末梢神经功能障碍所致。

(三)疼痛

患者往往首先出现类似 ASO 疾病间歇性跛行的症状,可产生静息痛,当坏疽时,可出现肌痛,但有的患者由于神经病变的影响,对疼痛并不敏感,或者不感疼痛,有时甚至完全无知觉。

(四)感染症状

当坏疽时,可以出现高热、寒战、白细胞血象增高等感染后的中毒症状(败血症)。但老年人由于体质较差,或一些人久病体质虚弱,因此,当感染时发热并没有及时反应出来,所以,有时并无明显感染症状。

(五)肢体缺血体征

1. 动脉搏动变化　足背及胫后动脉搏动减弱或消失,如有大动脉病变可有股动脉搏动减弱和消失。若以微血管病变为主时,虽有动脉搏动减弱但仍可触及,若病变发生于上肢,也可有尺动脉、桡动脉搏动减弱或消失。

2. 营养障碍性肢端缺血　可引起局部营养障碍,皮肤营养障碍可有皮肤干燥、蜡样改变,弹性差,汗毛脱落,皮温降低,皮色苍白或紫红,趾甲因营养障碍而生长缓慢、变形、肥厚、脆裂,失去光泽,小腿和足部肌肉萎缩等,随缺血程度的加重而日益明显。

3. 下肢缺血的试验检查

(1)肢体位置试验:又称布尔格(Buerger)试验。检查时让患者平卧,肢体抬高 45°,皮肤呈淡红色为正常,若皮肤很快变为苍白色、青紫色为异常。然后让患者坐起来,肢体下垂,若足部恢复原来颜色时间超过 10 秒,甚至延长至 45～60 秒,称肢体位置试验阳性,提示肢体动脉血流量减少。

(2)趾端压迫试验:又称泛红试验。用手指压迫患肢趾端皮肤数秒,使皮肤出现苍白斑痕,停止压迫后 1～2 秒恢复原状者为正常,如恢复原色时间超过 4～5 秒,称泛红试验阳性,提示动脉有阻塞,组织血流量不足。

(六)末梢神经功能障碍表现

糖尿病周围神经病变表现为末梢神经功能障碍,其主要表现有两种:一是对称性周围神经病变,为最早、最常见的神经病变。常双侧对称,以四肢末端感觉障碍为主,下肢多于上肢,出现对称性的疼痛和感觉异常,疼痛呈针刺痛、烧灼痛或钻凿样疼痛,甚至剧烈疼痛出现,常见有麻木、蚁行、虫爬、发热、怕冷和触电样感觉,往往从四肢末端上行,呈对称性"手套"和"袜套"样感觉迟钝,对痛觉、温觉刺激不敏感,震颤感觉和触觉也减弱,即所谓"无痛足"。二是非对称性周围神经病变,以单侧下肢损害为主,多以运动神经受累而产生运动障碍为主。由于运动神经受累,肌力常有不同程度的减退,并有不同程度的肌肉消瘦萎缩和疼痛,局部肢体尤其是下肢活动受限,肢体软弱无力,如上肢神经受累可有上肢抬举受限和乏力感。末梢神经功能障碍常常是糖尿病坏疽和感染的开始,所以改善神经功能,在治疗糖尿病坏疽中也是重要的一环。

(七)感染

局部感染,亦即糖尿病足病,糖尿病足患者的感染多为继发性,即在已有的创面和溃疡面上发生,而且是以多种细菌同时存在为特点。感染可促进坏疽的发生和发展,足部感染后可迅速蔓延扩大到组织间隙及腱鞘,形成蜂窝织炎、多发性脓肿,甚至发展为全身性脓毒症而危及生命。糖尿病患者由于存在微血管病变的生理病理变化,为细菌侵入、繁衍和感染迅速扩大提供了有利条件。轻度的外伤(抓伤、修甲伤、鞋袜摩擦伤、皮肤干裂等),以及皮肤受压迫造成的片点状坏疽,常是细菌侵入的途径。在感染后,出于局部自身防御机能薄弱和神经功能障碍,足部的感染会沿肌腱腱鞘迅速向上蔓延,在拓底很快形成拓底筋膜腔高压综合征,感染还会穿透骨间肌向背侧发展,骨质遭受感染会发生骨髓炎,产生大量脓液和腐败组织,若感染范围广泛、严重,可引起全身性感染(脓毒败血症)。引起感染的细菌常见的有葡萄球菌、念珠菌、霉菌和革兰阴性杆菌等,但以厌氧细菌感染引起的气性坏疽最为严重。Hayadhi 等报告,日本糖尿病气性坏疽 17 例,死亡 9 例(53%),截肢率为生存病例的 73%。感染可加重局部微血管病变,使皮肤细小血管栓塞而出现大片坏死,使坏疽迅速扩展,又引起更为严重的感染,二者互为因果,这也是糖尿病坏疽截肢率和病死率高的一个主要原因。

(八)糖尿病足的分期(Wagner 分级法)

0 级:皮肤无开放性病灶。常表现为肢端供血不足,皮肤发凉,皮色紫褐,有麻木、刺痛、灼痛感,皮肤感觉迟钝或消失,足及足趾畸形。

Ⅰ级:肢端皮肤有开放性病灶。水疱、血疱、鸡眼、胼胝、冻伤、烫伤及其他皮肤损伤所致的皮肤浅表溃疡。但病变尚未累及深部组织。

Ⅱ级:病灶已侵及深部肌肉等组织。常并有蜂窝织炎、多发脓性灶、窦道形成。感染沿肌间隙扩大,形成足底-足背贯通性深部溃疡。脓性分泌物多。但肌腱、韧带尚未被破坏。

Ⅲ级:足的肌腱、韧带等组织破坏。蜂窝织炎融合形成大脓腔,脓性分泌物及坏死组织多,但骨质破坏尚不明显。

Ⅳ级:严重坏疽已造成骨质破坏,骨质缺损,骨髓炎,骨关节破坏,或已形成假关节。部分足趾及足严重湿性或干性坏疽。

Ⅴ级:足的大部或全部感染、缺血,导致严重湿性或干性坏疽。肢端发黑,干尸样表现,常可累及踝关节及小腿。多需高位截肢。

(九)糖尿病性动脉硬化闭塞症的分期

1. 缺血代偿期 这是肢体缺血的早期,患者往往仅是感觉肢体发凉,偶有间歇性跛行的表现。与血栓闭塞性脉管炎及动脉硬化闭塞症不同之处在于,此期多有明显的肢体麻木等感觉异常,这是糖尿病性肢体缺血症的一个特点,早期即并发缺血性神经炎。

2. 缺血失代偿期 此期患者可出现明显的静息痛,肢体皮色苍白或紫黯,明显的皮温下降,不能行走。有些患者以肢体冰凉为突出表现,而肢体痛觉可缺失,形成糖尿病无痛足。

3. 坏死期 是该病的严重表现,也是患者就诊的一个主要原因。虽同为肢体坏疽,但临床表现有很大差别。从病因上可分为缺血性坏疽和感染性坏疽,从临床表现分为干性坏疽和湿性坏疽。临床分型的目的是便于有针对性地进行治疗。

(十)以血管病变分类

1. 微血管性坏疽 有人报道此类病变占大多数,肢体的中、小血管没有闭塞或闭塞少而轻,足背和胫后动脉搏动多存在。例如,日本学者报告 49 例糖尿病坏疽中只有 12 例(2.45%)没有搏动;李仕明等报告 56 例肢体坏疽中在治疗前只有 10 例足背动脉没有搏动。此类病例肢体末梢缺血多不明显,只是在有外伤、神经性溃疡、皮肤干裂和感染的情况下才发生坏疽。皮肤激光多普勒血流测定发现血流减少,此也可反映有肾脏和视网膜血管病变。

2. 大血管病变性坏疽 DAO 主要是指肢体中小动脉病变而言,大血管发生较少。Derot 报告 87 例下肢体糖尿病性肢体缺血病例动脉造影中只有 20 例发生在腹主动脉远端、髂动脉和股动脉,且常伴有小腿动脉病变;67 例病变在小腿。此类病例肢体缺血严重,与动脉硬化闭塞症相似,足背动脉、胫后动脉甚至股动脉搏动消失,往往是先有缺血表现后合并感染而引起严重的坏疽。

3. 混合型糖尿病坏疽 主要指动脉硬化闭塞症的时间长,而糖尿病的病史短和症状轻,其中有些病例只是在住院检查中发现有糖尿病,有时难以与第二型坏疽区分。据报告动脉硬化性闭塞症中有糖尿病者 5%～30%,我国此类并发率少。有学者报告 84 例中只有 4 例。此类病例末梢神经障碍比较少且轻,多无糖尿病所特有的肾和视网膜微血管病变。

四、实验室检查

(一)一般检查

检查项目有血糖、尿糖、糖化血红蛋白、胰岛功能测定、血脂、血液流变学测定、凝血系列、血脂、肾功能、肝功能、尿蛋白测定等。糖尿病患者血脂值多增高,化验血液流变学可见血液黏度增高,多数患者纤维蛋白原值增高明显,提示血液凝固性增高。伴有感染存在时,白细胞及中性粒细胞均增高;如并发糖尿病肾病,可出现蛋白尿、肌酐、尿素氮值增高等。

(二)多普勒超声检查

一般检查踝压指数、动脉波形,多呈缺血样改变,同时测 PPG 可以更好地了解趾(指)端的血供情况。糖尿病足诊断箱可很好地将神经血管等功能判定,可观察下肢血管的血流量,检查踝、趾血压,踝肱指数(ABI)。

快捷、非侵入性的检查方案,ABI 检查缩短原来的时间 1/4。足踝血压<50mmHg,为严重的肢体缺血;足踝血压>肱动脉血压 130%,为动脉钙化;足趾血压<30mmHg,为严重的肢体缺血。可测足趾血压指数(TPI),正常 TPI>0.7,临界值 TPI 0.65~0.7,病变 TPI<0.65。如果彩色多普勒血管超声,则能很清楚地将血管的斑块闭塞的情况等参数反应出来。

(三)经皮氧分压($tcPO_2$)

监测全球通用的三大评估血管疾病金标准之一,直接反映血管向组织供氧情况,肢体缺血情况的定量评估,评估组织存活率,无创,低成本,可重复使用。如 $tcPO_2$<10,表示缺血严重;如 $tcPO_2$>30,可以暂非手术治疗。

(四)触觉检查

美国 Bio-thesiometer 感觉定量检测仪,德国 Bio-thesiometer 震动感觉阈值(VPT)检查。早期发现周围神经病变已经成为一种评判标准。预测糖尿病足溃疡风险:低风险,0~15V;中度风险:16~25V;高风险>25V。

(五)微循环检查

几乎全部患者都可见明显的微循环障碍,管袢数减少,排列紊乱,畸形等表现。

(六)血流图检查

肢体动脉搏动减弱,供血量明显减少。

(七)血管造影

当出现静息痛时,可行此检查以了解动脉供血状况。

1. 磁共振成像血管造影(MRI) 诊断动脉粥样硬化的常用影像学检查手段,可较直观地反映动脉系统管壁的钙化、管腔的狭窄。其缺点是:

(1)因为成像需要时间,所以要求患者须在较长时间内保持体位不变,某些特定患者不能做到。

(2)不能用于已经安装了起搏器、体内金属置入物的患者。

(3)因为成像需要血流流速的支持,当流速下降或出现湍流时,在核磁成像上会出现血流中断的假阳性结果。

(4)另外,在血管扭曲时,扭曲的血管不能成像于同一平面上,也会出现血流中断的假阳性结果。

(5)受设备射频功率等硬件条件的影响,在显示大范围血管影像时有不同程度的伪影。

(6)除了依赖于硬件设备外,血管磁造影的成像质量直接受操作者水平的影响。

2. 计算机体层摄影(CT)及 CT 血管造影(CTA) 平面 CT 可显示管壁的毛糙、不规则,管壁内钙化斑,管腔的狭窄或轻度扩张,增强后可发现低密度粥样斑块及血栓;螺旋 CT 的优势在于三维重建,其直观性和准确率较高,伪影较少,对管壁病变的判断在某种程度上甚至优于动脉造影。但判断腔内情况时还不能完全替代传统动脉造影,并且设备昂贵,大多数医院还不具备。

3. 血管造影(angiography)及数字剪影血管造影(DSA) 仍是诊断包括 ASO 在内的动脉疾病的金标准。动态连续血管造影可明确提示自主髂动脉以下至踝下水平的动脉管腔形态、血流状态。ASO 时,可见向腔内突出的斑块及溃疡型斑块,斑块常开始于动脉分叉部位及分支血管的开口处,节段性不规则的狭窄或闭塞，在病变部位以远的血管内或在迂曲、纤细的血管内血流速度明显减慢。病程较长的慢性发病者可见侧支形成。

(八)足背静脉血气分析

跺间静脉血氧分压明显增高，说明组织摄氧量减少，末梢组织处于慢性缺血状态下，与糖尿病并发微循环障碍时微动脉和微静脉之间有短路所致。

五、诊断和鉴别诊断

(一)诊断

1. 符合明确的糖尿病诊断

(1)既往有明确的糖尿病病史。

(2)既往未曾明确诊断糖尿病但初诊后怀疑糖尿病的，须行口服葡萄糖耐量试验，按照 WHO1999 年推荐的诊断标准进行诊断：

1)有糖尿病的症状，任何时间的静脉血浆葡萄糖浓度≥11.1mmol/L(200mg/dl)。

2)空腹静脉血浆葡萄糖浓度≥7.0mmol/L(126mg/dl)。

3)OGTT 中，2 小时静脉血浆葡萄糖浓度≥11.1mmol/L。

以上 3 项中，只要有 1 项达标并在随后的一天再选择上述标准中的任何一项检查也达标的，即可确诊。

2. 符合动脉硬化闭塞症诊断

(1)症状：肢端凉，间歇跛行，静息痛，肢端溃破或坏疽，不对称的缺血性神经病变造成的麻木、烧灼等异常感觉，肢体无力及运动障碍，阵发肢体肌肉痉挛。

(2)体征：肢端皮肤颜色改变，肢端温度改变，汗毛脱落、趾甲肥厚、皮肤角化、肌肉萎缩、小关节畸形等营养障碍表现，肢体动脉搏动减弱或消失，浅感觉异常(感觉减退、感觉过敏、异感)，肢端溃疡或坏疽。

(3)无损伤血管检查

1)彩色多普勒超声检查：血管壁增厚以内膜不均匀增生为主，可见突向腔内的硬化斑块，斑块内可见钙化的强回声，管腔狭窄或闭塞，血流不连续或消失，血流速度减慢或异常增快，硬化血管处的血流波形为单峰。

2)肢体动脉节段测压及踝/肱指数(ABI)：正常人 ABI＞1.0；若＜1.0 则肯定存在缺血(特异性为 100%)；ABI 在 0.6～0.8 时出现间歇跛行，0.4～0.6 出现静息痛，0.4 以下出现缺血性坏死。踝压≥60mmHg 时，肢体存活率为 86%；踝压＜60mmHg 时，77%发生坏疽。相邻两节段压差应＜20mmHg；若＞20mmHg，则两节段之间可能存在狭窄；若≥30mmHg，则两节段之间有明显的狭窄或闭塞。

(4)磁共振成像血管造影(MRI)：诊断动脉粥样硬化，动脉系统管壁的钙化、管腔的狭窄。

(5)计算机体层摄影(CT)及 CT 血管造影(CTA)：平面 CT 可显示管壁的毛糙、不规则，管壁内钙化斑，管腔的狭窄或轻度扩张，增强后可发现低密度粥样斑块及血栓。

(6)血管造影(angiography)及数字剪影血管造影(DSA)：仍是诊断包括 ASO 在内的动脉疾病的金标准。

3. 同时具备糖尿病和肢体动脉硬化闭塞症诊断者，还不能完全确诊为糖尿病性动脉硬化闭塞症。确诊还需以下条件：

(1)造成肢体缺血症状的血管病变主要位于股浅动脉远端，尤其是膝下腘动脉及其分支。

(2)确诊糖尿病病史较长者，或虽然确诊时间不长，但从临床推断糖尿病病史时间较长者。

(3)病史中有慢性动脉功能不全者(部分患者可在慢性发病过程中急性加重)。

(4)合并末梢神经炎者。

(二)鉴别诊断

1. 血栓闭塞性脉管炎　好发于 20～40 岁的男性，多有吸烟史，部分患者在发病过程中有游走性浅静脉炎病史，受累的血管为中、小动静脉，病理呈慢性炎症过程。坏疽多为干性坏疽，并且局限于肢体的末端。X 线检查无动脉钙化斑块影像，视网膜动脉大多正常，血脂正常，无冠心病、糖尿病病史。

2. 动脉栓塞　栓子阻塞肢体的动脉所引起的急性动脉缺血性疾病。栓子常来源于心脏和大动脉，常见于心脏病患者，以风湿性心脏病和冠心病伴有心房纤颤者，发病急骤，患肢可有剧烈疼痛，皮肤颜色苍白，冰凉，感觉障碍，不能活动的表现。引起肢体坏疽，其范围通常与栓子堵塞平面有关。

3. 多发性大动脉炎　主要病变为主动脉及其分支的起始部，多发于青少年女性。发生于主动脉弓及其分支处的病变，常有上肢无脉，血压降低或测不出，并且有头面部缺血的表现，在颈部及锁骨上窝可闻及血管杂音，当病变侵犯腹主动脉及其分支时可以出现下肢缺血的表现。病变活动期可有发热和血沉加快，患肢很少出现溃疡和坏疽。

4. 雷诺综合征　末梢动脉功能性疾病，罕有发生尺动脉、桡动脉及足背，胫后动脉搏动减弱或消失者。女性远多于男性，常有双侧肢端阵发性发作对称性皮肤颜色改变，皮肤温度降低。寒冷和精神因素可以诱发。长期发作于肢端或可以发生局限性浅表小溃疡。该病常继发于其他疾病，以结缔组织病为主。

5. 腰间盘突出症和椎管狭窄　腰间盘疾病往往多数人有下肢麻木的症状，但可与体位有关，经常有肢体放电感，而DAO的麻木是末梢型，并有袜套感，神经传导速度的测定和腰椎CT能直接鉴别两者。但是，不要忽略，可能与糖尿病的动脉硬化闭塞症同时存在。

6. 痛风　糖尿病的血尿酸可能异常，如果沉积在骨关节发生痛风样改变时，要注意动脉供血情况，如果单存的痛风患者可见血尿酸增高，局部红肿热痛，但是在关节部位同时注意是否血糖增高。

7. 骨关节炎性肢痛与跛行　疼痛发生在关节部位，运动后出现，休息后不一定缓解，关节活动受限，病程长者可有关节的肿胀和畸形，肢体无缺血、营养障碍等表现。ABI正常。

8. 静脉回流障碍和倒流性疾病造成的肢痛　无论是回流障碍还是倒流，引起疼痛的原因都是局部组织的血液和体液淤滞，疼痛表现为酸痛和胀痛，肢体均匀的肿胀，抬高患肢后症状可有缓解，而缺血性疾病则在抬高患肢后疼痛加重，缺血严重者有抱膝而坐的强迫体位以缓解疼痛。同时彩超等无创检查手段可以帮助鉴别。

六、治疗

糖尿病动脉硬化闭塞症的治疗是一个综合的治疗过程，既要考虑原发病的治疗，又要考虑到动脉硬化闭塞症的治疗，同时在治疗上又有感染、代谢异常、内脏功能的诸多方面的问题，所以要提倡中西医结合治疗。实际上有很多患者在治疗上因为治疗不当会有不同的结局。

（一）手术治疗

动脉重建术虽然是否采用血管嫁接和血栓内膜切除术以治疗该病，目前意见尚不一致，但比较客观的意见是，此法可适用于股动脉远端闭塞的病例，同时强调对局部不要轻易地进行修补。事实上，该病患者常不存在股动脉和胫动脉分流，同此局部侧支循环比较差。虽然这样，但大部分学者研究表明，利用直接外科处理治疗糖尿病血管闭塞的病例已见成效。对各种手术方法的主要指征与非糖尿病病例一样，主要依据组织坏死和严重症状，仅仅是糖尿病患者对手术预后较非糖尿病病例更差，且幸存率更少。膝交感神经节切除术，用此手术来治疗该病一直存在争议。否定的理由为：患者本身已有交感神经纤维的病变和终末端血液循环障碍，切除不会改善末梢血循环。但要知道行此手术应在感染控制、局部病变稳定和趋向好转后，才有较好效果。

1. 动脉旁路手术（人工血管搭桥）

【适应证】明确的主干动脉狭窄或闭塞，侧支循环不足以保证远端血供，从而造成远端缺血症状者，均可考虑根据患者不同情况选择实施相应的动脉转流手术。

【禁忌证】(1)侧支循环已经充分建立，相邻两节段的压力差＜30mmHg时，尽管彩超、核磁等影像学检查提示主干有狭窄和闭塞段，也不宜实施血管转流手术。因为患者远端的血液循环不主要依靠主干提供，那么主干转流后对远端血供的意义不大，致使手术的效果不明显，而且手术将破坏一部分已经形成的侧支，并有感染、栓塞、继发血栓等使症状加重的风险。

(2)随着膝下小血管手术技巧的提高，以及膝下小球囊等新技术的开展，使续贯手术成为可能，所以传统意义上的“流出道不好”已经不是绝对的手术禁忌证，但对于膝下血管不通畅的病例，血管转流手术仍需谨慎，需要保证胫、腓动脉中至少有一条流出道才可尝试实施手术。

(3)严重的全身疾患使患者不能耐受手术者。

(4)半年内新发脑梗、心梗的患者。

【主要术式】从解剖途径分,可分为解剖外途径转流和解剖内途径转流,前者包括腋-股动脉转流、腋-双股动脉转流、股-股动脉转流术及动脉静脉化手术等。后者包括沿解剖途径从腹主动脉至胫腓血管的不同节段的转流手术。在患者身体情况可以耐受的情况下,尤其是年龄<60 岁的患者,尽量选择解剖内途径转流。而静脉动脉化不作为常规术式使用,仅适用于手术中发现流出道情况确实很差,为了延缓转流后旁路血管血栓形成,为保肢争取时间的补救性措施,在选择时首先选择浅组血管。按旁路血管的材料分,可分为自体血管转流、人工血管转流和自体结合人工血管转流。目前,在腘动脉以上的旁路术中,可首选人工血管,这是由于:①由于人工血管制备工艺的不断进步,使得在膝上腘动脉水平以上的转流手术中,人工血管的近远期通畅率已经接近自体血管的水平;②倒置大隐静脉移植术中,切取自体大隐静脉导致手术和麻醉时间延长,手术对患者的打击增大,切口增多,糖尿病患者的愈合有一定困难。而原位大隐静脉移植术中,对瓣膜的处理又存在一定难度;③为以后可能的二次手术预留后路。而在膝上腘动脉以下的手术中,仍应尽量选择自体血管为移植血管。

2. 内膜剥脱、局部补片成形术、气囊导管扩张术、支架腔内血管成形手术(PTA)

【适应证】(1)髂动脉局限性狭窄或闭塞,其长度不超过 5cm,或节段性髂动脉狭窄,其长度之和在 15cm 以内,病变部位无严重的钙化,导丝能通过病变部位。髂动脉球囊扩张完成后,在经济条件容许的情况下,尽量一期放置支架。目前普遍的观点是:髂动脉单纯 PTA 的 5 年通常率为 60%,而放置支架后可达 90%。

(2)对于股总动脉至膝上腘动脉的病变,传统 PTA 的适应证是狭窄段<3cm,并且有明显的间歇跛行或静息痛等缺血症状。但若局限于这种适应证,很多重症 DAO 患者将面临截肢。如果局限性斑块造成的短段狭窄,管腔狭窄>50%,对此应首选小的切割球囊,可以提高即时效果,并且有效防止回缩和夹层。如果长段狭窄和闭塞,此时也可尝试通过导丝,若导丝能够通过,可考虑使用小口径(4~5.5mm)的长球囊进行扩张,球囊愈长,产生夹层的几率越小,所以应选用足够长的球囊一次性完成成形,而不是用短球囊逐段扩张。另外,当狭窄段长度>10cm,或者存在完全闭塞时,应考虑转流手术而不是 PTA。另外,股总动脉以下病变目前尚没有满意的腔内置入物作为支撑,近年来使用过的用于股浅动脉和腘动脉的弹簧圈支架并不成功,所以股动脉以下不宜放置支架。

(3)膝下腘动脉及胫腓动脉 PTA:deep 球囊的普及使膝下 PTA 成为可能,此方法有可能增加 DAO 患者的保肢几率。不仅可以单独进行,还常常作为膝上手术的补充手术。前提是:①流入道血管有一定的压力(>80mmHg),否则即使有成功的影像学结果,临床效果也不会满意;②腘动脉造影证实,膝下腘动脉至少能够显影到胫前动脉开口水平,否则 PTA 的成功机会很小。

3. 截肢(趾、指)术 肢端坏疽造成的感染、内毒素吸收等因素已经严重影响全身脏器功能,甚至威胁生命时,应截肢。DAO 患者在慢性缺血的病程中突发急性缺血,由于急性缺血导致下肢不可逆的组织损伤,经检查证实血运已经不可重建,此时应考虑截肢(请注意条件之一是“不可逆的组织损伤”。当出现急性缺血后,若仅有小范围的组织坏死,比如一两个足趾,坏死又没有呈迅速的进行性加重,没有危害全身状况,此时应首选保守治疗以建立侧支,视以后病情发展的情况再决定是否截肢,以及在何处截肢)。某些慢性缺血患者,虽然没有急性坏死的表现,但经过长期的系统保守治疗后,症状仍进行性加重,或者溃疡长期不能愈合,由于长期卧床和长期大量用药等因素,造成身体的慢性消耗,并且由于长期静息痛等原因,造成精神层面的慢性损害,又确实没有有效的方法进行动脉重建,此时应考虑截肢。糖尿病坏疽的患者有 50%需接受某种方式的截肢术。但确定截肢平面通常比较困难。应根据血液供应情况决定截肢平面,使截肢后残端能得到良好的愈合,而不以骨科标准来决定。在确保残端具有足够血供的前提下,尽可能多地保存残肢的功能。进行截肢术时应避免使用止血带,否则将加重肢体缺血及血管损害。一般来讲,单个足趾的趾端坏死,可考虑行单趾切除,有可能达到良好效果;2 个足趾以上的坏死或坏死范围已超过跖趾关节平面,往往要作小腿截肢或膝下截肢;踝以上坏疽,则考虑在大腿部位截肢。

4. 自体干细胞移植　2002年8月,日本学者首先报道了应用自体骨髓干细胞移植治疗下肢缺血性疾病,并取得了成功。之后,国内各大血管专科医院也相继开展,报道效果理想,并在下肢缺血肌肉局部注射的方法之外,创造了一种新的注射方法即下肢导管注射法。保肢率分别为77.8%和94.1%,总的疼痛缓解有效率分别为76.15%和93.3%。冷、凉感觉均有不同程度的好转,近期有效率达到100%。对一些患者移植后的下肢动脉做造影检查,发现均有不同程度的新生侧支血管形成。2002年底,中国医学科学院血液病研究所在国内首先开展外周血干细胞移植技术。其主要原理是应用粒细胞集落刺激因子刺激骨髓中干细胞释放入外周血液循环中,然后应用细胞分离机将单个核细胞从外周血液循环中分离出来,最后应用上述方法进行干细胞移植。由于国内开展的不普遍,有些问题还有待于进一步完善。但是使糖尿病动脉硬化闭塞症的治疗有了新的理念。

(二)非手术治疗

1. 西医治疗　治疗糖尿病包括控制饮食及药物治疗,其治疗可在内科诊疗常规治疗的基础上。多数患者需要胰岛素治疗。

(1)一般治疗:保护足部,戒烟酒,提倡肢体Buerger体操锻炼,保持良好的情绪。

(2)抗感染:对于该病有坏疽者,抗感染至关重要。糖尿病足感染的细菌有多种,包括金黄色葡萄球菌、表皮葡萄球菌、肠球菌、绿脓杆菌、奇异变形菌、A型或B型链球菌、大肠杆菌、肺炎球菌、乙酸钙不动杆菌等。厌氧菌可有大消化链球菌、消化链球菌、非解糖类杆菌、中间类杆菌、产黑素杆菌等。根据不同的细菌种类及实验结果应用抗生素,避免乱用抗生素。必要时可联合应用。

(3)改善肢体血液循环药物

1)前列腺素 E_1(PGE_1):为治疗糖尿病动脉硬化性闭塞症的有效药物。目前,有国内的凯时和曼新妥两种脂微粒包裹的 PGE_1,10～20μg,每日1～2次静脉推注。也有将其进行导管介入等治疗。

2)此外,还有麦全冬定、妥拉苏林、山莨菪碱、瑞香素等药物。

(4)抗凝药物:阿司匹林等。

(5)降血脂药物:阿伐他汀、吉非罗齐等。

(6)降血压药:选择不同类型降压药,要注意降压药物的不同适应证,可联合用药,兼顾心血管疾病。

(7)外用药:选择银离子制剂、利凡诺、胰岛素等。

(8)降纤药物:如果纤维蛋白原多可以应用东菱迪芙(一种精致的蛇毒)。目前,我国有蕲蛇酶可用于临床。

2. 中药治疗

(1)辨证施治

①气阴两虚

【证候】该病情为发病早期,患者消渴日久,阴津消耗,正气虚弱,气不行血,气血不达,四末失养,热灼津血,血涩滞行,肢冷,麻木,疼痛。

【治则】补气养血,化瘀通络。

【方药】生脉饮合血府逐瘀汤加减。疼痛者加细辛、葛根;虚汗出者加黄芪;凉甚者加白芥子、生地。

②湿热毒蕴

【证候】阴伤气耗,热结于内,湿瘀日久,湿热下注,脉络阻塞,肢端化热成腐或热与血瘀,肢端坏疽,甚者毒邪内攻,神昏高热。

【治则】清热解毒,养阴活血。

【方药】四妙勇安汤合顾步汤加减。如发热加柴胡;如疼痛加细辛;如腿踝发黑加公英、生地。

③正虚邪恋

【证候】病迁日久,气血耗伤,正气虚弱,邪未退祛,正虚邪恋,虚实间杂,或肝肾阴虚或脾肾阳虚或痰瘀湿阻,阴损及阳,阴阳两虚。

【治则】正治可复,毒滞则死。

【方药】左归丸或右归丸加减。正虚者重用黄芪;邪毒重者可合用托里消毒饮。

(2)中成药

1)脉血康、六味地黄丸、金匮肾气丸、大黄䗪虫丸等具有活血祛瘀、通络祛邪之功效。

2)中药针剂:生脉注射剂、川芎嗪、银杏叶制剂、丹参酮及血栓通注射液等可以辨证用药。

3)其他:中药离子导入、低频失神经治疗仪、莱纳激光照射等。

(3)局部处理：糖尿病动脉硬化闭塞症的局部处理，特别是糖尿病足的换药，需要专业人员和技术。初期可出现皮肤颜色改变，但是很快就会蔓延至足大部面积，有时在外表看起来似乎没有明显腐烂表现，但实际上皮下组织已经缺血腐坏，如果单纯神经病变，可表现为水疱样改变及溃疡。因此，糖尿病动脉硬化闭塞症的足部改变早期即应引起高度重视。早起切开、换药、充分引流、减张，是糖尿病血管病变坏疽或溃疡早期的原则。药物现有生肌玉红膏、全蝎膏、康复新、糖尿病速愈贴等，均有不同的疗效。如腐烂组织较多，可以进入手术室麻醉后清创。

（郭伟光）

第五节　急性动脉栓塞

急性动脉栓塞是血管外科中一种凶险的疾病，它是指来自心脏和近端动脉腔内脱落的栓子或由外界进入血管内的异物，如肿瘤、空气、脂肪等所形成的栓子，随血流向远端动脉并停顿在口径相似的动脉内，引起局部组织器官急性缺血甚至坏死的一种病理过程。急性动脉栓塞性疾病，根据病变发生的部位可以分为两类，即肢体动脉急性缺血和内脏动脉急性缺血。本节着重描述由急性肢体动脉栓塞导致的周围动脉急性缺血。特点是肢体或栓塞局部的疼痛、发凉、苍白、动脉搏动消失及感觉和运动障碍。绝大多数的栓子来自心脏，多数栓塞在腹主动脉末端和下肢动脉内。Harvey 于 1628 年首例报告，使人们对此病有了初步认识。1684 年，Willian Gould 首次详细记录了 1 例死于癫痫的患者，右心室脱落的碎片栓塞于颈内动脉及其终末支的报道。1852 年，Wiooian Wivrkes 报告了由于亚急性细菌心内膜炎所致周围动脉栓塞的病例。至 19 世纪末 20 世纪初，人们逐渐尝试动脉血栓栓子摘除术。1895 年，Sabanyer 首先做了动脉取栓术。1911 年，Lahey 进一步完善了此手术。吴咸中报道了 7 例动脉栓塞手术的治疗经验。1963 年，Fogarty 采用球囊导管经股动脉行腹主动脉及髂动脉取栓术，由于更加安全、有效，逐步取代了动脉直接切开取栓的传统术式。

早在《皇帝内经·痹论篇》中记载“脉痹不已，复感于邪，内舍于心”。《灵枢·痈疽篇》中记载“发于足趾名曰脱疽，其状赤黑，死不治，不赤黑不死。不衰，急斩之，不则死矣”。宋朝陈自明在《外科精要》中有“大抵此症，先因醇酒炙膏粱味厚伤神，或房劳亏损肾水，故有先渴而后患，有先患而后渴者”。明朝薛已在《薛氏医按》中说“初发而色黑者，不治。赤者水未固，尚可，若失解其毒，以致肉死色黑者，急斩去之，缓则黑延上，足必死”。清朝赵学敏在《串雅内编》中讲的脱疽更接近急性肢体动脉栓塞，“脱疽，此症发于脚趾，渐上足膝，色黑，痛不可忍逐节脱落而死”。中医学对急性肢体动脉栓塞无对应的名称，但依据其发病原因，临床上应属中医“痹症”、“脱疽”、“血瘀”等病症范畴。

一、病因

(一)西医病因

该病的发生主要是由于体内的诸多因素，导致了血管内形成了栓塞物，随血流在动脉内的流动而与相应的部位堵塞而发病。动脉栓塞的栓子可由血栓、动脉梗化斑块或碎片、细菌性纤维素凝集物、空气、肿瘤组织、脂肪、子弹、折断的导丝、导管尖及羊水等组成，但以血栓最为常见。后者大多来自心血管系统，特别是左心。

1. 心源性　血栓最常见的来源，该病 90%以上的栓子均来自心脏，据文献报道占 86%～91%。心脏疾病中以风湿性心脏病、二尖瓣狭窄、心房颤动和心肌梗死占多数，国内以风湿性心脏病最为常见。风湿病变累及二尖瓣造成狭窄或关闭不全者多见。在二尖瓣狭窄时，心房内血流滞缓，心房纤颤使之更为加剧，加上内膜的风湿病变，使血液中的血小板更易与心房壁黏附、聚集和形成血栓。在应用洋地黄或利尿剂时，使血液浓缩，血黏稠度增高，纤维蛋白浓度升高，促使血栓形成。在心肌梗死时，相应部位心内膜上形成附壁血栓，后者脱落形成栓子。有时动脉栓塞可成为心肌梗死的首要表现。心房颤动可促使栓子脱落；房颤转为窦性心律时，也可促使栓子脱落。随着动脉硬化发病率的增高，由缺血性心脏病造成动脉栓塞的比值日趋增高。此外，亚急性细菌性心内膜炎也可成为动脉栓塞的病因。

2. 血管源性　动脉瘤、动脉硬化、动脉壁炎症或创伤时，血管壁上可有血栓形成，血栓或动脉硬化斑块脱落形成栓子。当栓子脱落后，可随血流栓塞在血管的特殊狭口上。

3. 医源性　近年来，随着心脏、大血管手术的不断开展，医疗设施和器材的不断更新，医源性栓塞也成为动脉栓塞的重要原因之一。二尖瓣置换术较主动瓣置换术的动脉栓塞率高。此外，动脉手术，如主动脉瘤切除和人工血管移植术，以及动脉造影和插管术等也能引起动脉栓塞。

一般认为有4%～5%患者经仔细检查仍不能发现血栓的来源。

(二)中医病因

中医认为该病是由各种因素导致的血瘀脉道的结果；心阳不足，阳气无以鼓动脉道，气血不达四末，久则瘀滞脉道，郁久化热，肉腐成疽；正气不足，寒湿之邪客于经络，阻遏阳气，血不运行，稽留脉中，瘀而成腐；或寒湿之邪盛，凝于经脉，加之卫阳不固，血凝脉中而发病。

二、病理

(一)动脉痉挛

动脉痉挛包括受栓塞的动脉本身和邻近侧支，灵敏的神经末梢感受器受刺激的结果使动脉痉挛。栓塞刺激动脉壁神经，通过交感神经血管舒缩中枢反射引起病变部位远端血管及邻近侧支动脉强烈痉挛。血栓内大量凝集的血小板释放出组胺与5-羟色胺物质，这些物质会加重动脉痉挛。痉挛程度愈剧，缺血愈严重。

(二)动脉壁的损伤

当栓子使动脉缺血时，动脉壁也缺氧、组织发生退化，血管内皮变性、弹力纤维张力消失、大量纤维蛋白沉着。若发病后短时治疗，尚可恢复，如时间长则不可逆。

(三)继发性血栓形成

继发于动脉内皮损伤之后，栓塞远段动脉内压下降，造成血流缓慢、管腔萎瘪及血栓收缩时放出凝血物质，以及红细胞、白细胞、血小板释放的二磷酸腺苷都能加速血液凝固。肌肉和神经组织产生少量前列腺素E，能抑制胶原纤维、凝血酶原、肾上腺素及二磷腺苷等有诱发血小板凝集的作用。当动脉栓塞后，栓塞邻近组织缺血、前列腺素产生量减少，可造成上述物质的增多，从而加速血栓的繁衍。

(四)受累肢体的损伤

受累肢体的远端，可产生形态和颜色的改变，感觉和运动的障碍，动脉搏动消失，肌肉神经功能消失，组织缺氧继而发生组织细胞坏死，各种细胞对缺氧敏感性不同，有不同的氧呼吸率。一般认为动脉栓塞后，15～30分钟内出现神经缺血症状，先是感觉减退和感觉异常，后是肌群麻痹。如果在30～60分钟内血运恢复，则缺血肢体仍可恢复正常，否则即发生严重的改变。6～12小时内肌肉死亡，12～20小时后神经破坏，24～48小时皮肤发生坏死。

(五)栓塞时心脏的损伤

动脉栓塞多有心脏病患，动脉栓塞或多或少地加重心脏负担。一般栓塞动脉愈大，阻塞和痉挛愈明显，对心脏的影响也愈大。当心脏失代偿时，可发生心力衰竭。

(六)栓塞对全身代谢的影响

栓塞发生后，受累组织广泛，取栓后血流迅速恢复，大量坏死组织里的代谢产物很快进入全身循环，就在短时期内出现明显的代谢变化，临床上称肌病-肾病-代谢酸中毒综合征(myopatic-nephrotic-metabolic syndrome)。一般在栓塞10～12小时

后，就会出现一定程度的氮质血症、高钾血症、

三、临床表现

动脉栓塞的肢体常具有特征性的所谓"5P"征：疼痛(pain)、麻木(parasthesia)、苍白(pallor)、无脉(pulselessness)和运动障碍(paralysls)。

1. 疼痛 大多数患者的主要症状是急性锐性疼痛，部分患者可无疼痛感觉，仅感酸痛或麻木。疼痛部位开始在栓塞的平面下，以后渐向远处伸延。随栓子移动，疼痛部位可以转移，直至整个肢体。可有间歇性跛行，发展成静息痛。

2. 麻木 患肢远端呈袜套型感觉丧失区。其近端有感觉减退区，感觉减退平面低于栓塞部位。再近端可有感觉过敏区。患肢还可以有针刺样感觉。

3. 苍白 由于缺血和局部营养障碍出现厥冷，组织缺血，皮肤乳头层下静脉丛血流排空，皮肤呈蜡样苍白。若血管内尚积聚少量血液，在苍白皮肤间可出现散在青紫斑块。肢体周径缩小，浅表静脉萎瘪，皮温可降低。

4. 动脉搏动消失 栓塞部位的动脉有压痛，栓塞以下后动脉搏动消失或减弱。有时由于血流的冲击，使动脉搏动传导到栓塞远端的动脉。股总动脉完全栓塞时，有时在股浅动脉近侧仍可触到搏动就是由于血流的冲击而感到，实际上并未有真正的血流搏动。偶尔，因栓塞不完全，仍有部分血流通过动脉，远端可触及微弱的动脉搏动。栓塞近端动脉可出现弹跳状强搏动或称为水冲脉，但当动脉痉挛严重或形成继发血栓时，栓塞近端搏动也可减弱。

5. 运动障碍 肌力减弱，甚至麻痹，可出现不同程度的足和腕下垂。当主观感觉消失和麻痹时，常提示已经或将出现肌肉坏死。

四、实验室检查

(一)血液物理化学特性检查

血液流变学常有血液黏度、血小板黏附和聚集性、纤维蛋白原升高。凝血系列可见 D-D 二聚体增高，凝血因子Ⅺ，vWF：Ag 增高，凝血因子Ⅱ、Ⅴ下降，蛋白 C：A(PC：A)下降，总蛋白 S(TPS)下降。

(二)无损伤性检查

多普勒超声不能听及正常的动脉音，血流图检测，无血流或动脉波形出现，可以大致确定肢体动脉闭塞的部位、程度、血流状态及侧支循环情况。

(三)X 线检查

动脉造影可以确定肢体动脉闭塞的部位、状态及侧支循环情况。主要征象：

1. 栓子完全阻塞动脉腔，造影剂至栓塞部位突然中断，端面呈杯状凹陷。

2. 栓子阻塞部分动脉腔，造影剂继续通过，动脉内显示充盈缺损。

3. 栓塞平面上、下有侧支显示。

(四)皮温测定

利用皮温计可以测定皮肤温度降低的梯度位置，以便辅助判断栓子的位置。

另外，心电图及相关的病因检查，以发现栓子的来源。

五、诊断和鉴别诊断

(一)诊断

1. 有心脏病并伴有心房纤颤病史。

2. 有典型的临床表现，动脉"5P"征：疼痛、苍白、麻痹、无脉、运动障碍。

3. 近期有心脏及较大的动脉血管手术史。

4. 有动脉瘤或动脉粥样硬化病史。

5. 动脉造影显示造影剂突然中断，断面呈杯口状凹陷，或动脉腔内充盈缺损；或肢体血管无损伤性检测有阳性发现。

(二)鉴别诊断

1. 急性动脉血栓形成 大多数在动脉粥样硬化的基础上继发血栓形成，造成急性肢体动脉缺血。

(1)既往有慢性动脉缺血的病史，如出现肢体麻木、发凉和腓肠或股髋部间歇性跛行等。

(2)发病较急性动脉栓塞缓慢，肢体发凉、苍白的平面较模糊。

(3)动脉造影可见广泛的粥样斑块、动脉管壁不光滑、血管壁钙化或骨质稀疏、狭窄或节段性闭塞、不规则扭曲及有较多的侧支形成等表现。

2. 股青肿　由于肢体极度肿胀,对动脉压迫,导致动脉供血障碍及远端动脉搏动消失。

(1)全下肢广泛性粗肿,胀痛。

(2)整个下肢浅静脉代偿性扩张,下腹壁、耻骨上均有扩张的浅静脉。

(3)患肢皮肤温度较正常略高。

(4)多有骨折、手术或产后等卧床史。

(5)缺血现象多在12小时后改善:动脉搏动恢复,皮温升高。

3. 夹层动脉瘤　主动脉或其主要分支的急性夹层动脉瘤发作,可突然使肢体瘫痪,出现急性出血的症状和体征。

(1)多有高血压病史。

(2)通常出现剧烈疼痛或肩胛间区的疼痛,并伴有明显虚脱的典型病史。

(3)X线片示纵隔特征性增宽,并发左侧少量的胸膜液渗出。

(4)肢体缺血的时间往往较短,当血循环形成自发性再入裂口时,缺血症状迅速消失。

4. 腘动脉受压综合征(popliteal entrapment syndrome)

(1)有慢性病史。

(2)多发生在年轻时(20~40岁)。

(3)膝过伸时,可有足背动脉或胫后动脉消失或减弱。

六、治疗

(一)手术治疗

一旦确定诊断后则要积极准备手术治疗。取栓术指征:发病后12小时以内认为是手术最佳时期。如果肢体组织一直表现有活力,晚期取栓术仍可取得成功。因为病变部位的动脉内膜无损伤,栓塞以前远端动脉通畅,预先已采用了抗凝治疗,这些因素都有利于取尽栓塞和继发性的血栓,恢复动脉通畅。当然肢体坏疽是取栓术之反指征。Haimovici研究了一系列未经治疗、通过自然恢复循环的动脉栓塞,并把它分为4级:Ⅰ级,中度缺血,早期动脉搏动恢复,称无缺血性栓塞(anischemic embolism),占29.5%;Ⅱ级,严重缺血伴有部分晚期动脉搏动恢复为慢性栓塞后缺血,占22.2%;Ⅲ级,严重缺血引起不同程度的坏疽常伴有代谢方面的并发症,占28%;Ⅳ级,最严重缺血,伴有致死性结果,患者有晚期心力衰竭或有内脏动脉栓塞。

手术禁忌证:①趾或指动脉及颅内动脉的微栓塞;②病情重危失去手术意义者;③肢体已坏疽,即使取栓也不能使其复生者;④无手术条件者。

手术有以下方法:①传统的切开取栓术;②球囊导管取栓术;③取栓术加内膜切除术;④血管架桥移植术;⑤颈或腰交感神经节切除;⑥截肢术和取栓加截肢术。

1. 传统手术方法　切口按动脉栓塞的部位而定,腹主动脉栓塞作腹部正中切口;髂动脉栓塞作同侧下腹腹膜外切口;股动脉作股上纵行切口;肱动脉或腘动脉可分别作肘或腘窝的"S"形切口;锁骨下动脉作锁骨上平行切口;腋动脉作锁骨下平行切口或腋窝切口。经相应切口分离栓塞动脉,操作应轻柔,以免在分离过程中因栓子碎裂脱落而发生远位栓塞。在阻断栓子部位近端两侧后,在其远侧血管内注入少量肝素,以防血栓形成。在靠栓子部切开动脉,用手指从栓塞近侧动脉轻轻挤压出栓子(用器械钳取时栓子易碎),然后开放远侧血管阻断钳,以吸引器或导管吸出继发血栓,或自远侧沿动脉方向向近侧按压肢体,以挤出继发血栓。再向远侧动脉内注入肝素盐水(10U/ml)。如估计血栓未取尽,再切开肢体远侧动脉(如胫后、足背动脉)以肝素盐水逆行冲洗,以冲出残留血栓。向近侧动脉腔内注入肝素盐水,夹住动脉切口远侧,开放切口近侧钳,以冲出残留血块。然后钳夹近侧动脉,缝合切口。再先放近侧钳,后放远侧钳。远侧动脉搏动恢复是取栓成功的标志。

2. Fogarty气囊导管取栓术　大大简化了手术方法。导管可到达各个部位血管,禁区减少了,用Fogarty带囊导管取栓,使用较简便。其原理是在囊未充盈的情况下,将导管插过血栓,然后注水充盈囊腔,利用水囊对栓子的拖拉作用,将血栓从导管插入处拖出。此术式可能发生的并发症:①导管断裂或气囊脱落而残留于血管内;②刺破动脉壁引起出血或造成动静脉瘘；③使内膜粥样斑块脱落，再引起栓塞，或损伤动脉内膜造成血栓形成。

3. 取栓术加内膜切除术　当动脉栓塞发生在粥样化的动脉部位时，单作取栓术常难以充分恢复局部血流循环，此时需同时将增厚的动脉内膜切除。此术只适用于病变较局限时，尤其适用于股深动脉起始部的动脉硬化性狭窄。行股深动脉开口部内膜切除时，即或股浅动脉已经阻塞，仍常能达到保留肢体的目的。因为即或是动脉硬化较晚期的患者，股深动脉远侧常仍然无恙。如股深动脉起始部内膜切除术后发现局部狭窄时，可用自体静脉或人工血管行补片移植术，此术称股深动脉成形术。但对于病变广泛的动脉内膜病变，如股浅动脉病变，即使血栓内膜切除术获得成功后，仍难免因继发性血栓形成而失败。

4. 血管架桥移植术　经上述处理仍不能解决动脉阻塞时，只要病变远端有通畅动脉，便可行腹主动脉-股动脉或腋-股或股-股动脉血管移植，解决髂动脉阻塞，以髂-股或股-腘或股-胫或腓或足背动脉血管移植解决股、腘、胫动脉阻塞。膝关节以上者，可用人工血管，过膝者应采用自体静脉移植为宜。

5. 颈或腰交感神经节切除　有助于解除上、下肢动脉痉挛，因而能促进肢体侧支循环的建立，可起到缓解症状作用。

6. 截肢术和取栓加截肢术　当患者来院时肢体已经坏疽，需预防继发感染。待坏疽与健康组织间的界限明确后行截肢或截趾术。但当患者已有湿性坏疽，或虽尚无坏疽平面形成但肢体缺血已导致周身情况恶化而威胁生命时也应立即截肢。有时即使已为患者做了较高位截肢，但因残端仍然缺血而不能愈合。根据笔者的经验，手术时若先行动脉取栓术，使血流恢复，紧接着行截肢术有两个优点：①常可有效地降低截肢平面；②有助于增加残端血供，因而促进残端的愈合，如股深动脉取栓成功，常可为患侧大腿提供充分或赖以生存的血供。

(二)非手术治疗

主要原则是防止栓塞的繁衍，解除动脉痉挛，同时建立侧支循环，溶栓，抗凝，祛聚。中药活血化瘀，通络。

1. 西医治疗

(1)一般治疗：卧床休息，患肢要低于心脏平面。治疗原发病。

(2)抗凝治疗：首选的抗凝剂是肝素，可以不同的途径给药，其他抗凝剂不易应用，因为该病急且可靠。中小剂量，成人每日 10 000～15 000U(100～150mg)，每次 50mg(5000U)，每 8～12 小时 1 次，皮下注射；大剂量，5000～10 000U(50～100mg)，静脉滴注，继而 500～600U/kg，24 小时持续静脉点滴；极大剂量，每日 60 000U(600mg)，每 6～8 小时注射 1 次。24～48 小时后减量。治疗用肝素，不超过 7～10 天，而且应检测凝血。

(3)祛聚治疗：右旋糖酐 40 能扩容，降低血液黏稠度，防止新鲜血栓形成。

(4)解除痉挛：镇静药和止痛药(遵守三阶梯原则)等，1%的普鲁卡因静脉注射可以化解痉挛。

(5)血管扩张剂：罂粟碱 30～65mg 栓塞端注入动脉，前列地尔 10～20μg 静脉推注。

(6)溶栓治疗：发病后的 24～72 小时内最佳，常用尿激酶、链激酶、奥扎格雷钠等。

(7)降纤疗法：国内有降纤酶、蕲蛇酶；进口有东菱迪芙。

2. 中医疗法

(1)辨证施治

①寒凝血脉

【证候】发病急骤，肢凉麻木，皮色苍白，患肢疼痛，舌淡红或有瘀斑，苔白，脉沉或无脉。

【治则】温阳通脉，回阳救逆。

【方药】阳和汤合四逆散加减。痛甚加细辛、元胡；体虚重用黄芪。

②血瘀脉络

【证候】持续疼痛，肢体潮红或暗红，皮肤湿冷或有瘀斑，麻木不仁，舌紫黯，苔白，脉细涩或微弱。

【治则】活血化瘀，通络止痛。

【方药】顾步汤合桃红四物汤加减。痛甚加细辛、水蛭。

③热毒蕴络

【证候】肢体紫胀，灼热疼痛，夜不能寐，瘀斑瘀点，肢体坏疽，舌红紫黯，苔黄，脉洪大或洪数，患肢无脉。

【方药】四妙勇安汤加味。有发热者加柴胡、黄芪、公英等。也可用清热解毒药物加减。

(2)中成药:通塞脉片、大黄䗪虫丸、西黄丸、脉血康、地龙胶囊等均有一定的疗效。

(3)中药注射剂:血栓通注射液、葛根素、川芎嗪、疏血通、舒血宁、红花注射液等均可应用。

(郭伟光)

第六节　多发性大动脉炎

多发性大动脉炎(polyarteritis),是一种主要累及主动脉和其重要分支的慢性非特异性炎症,导致节段性动脉管腔狭窄以致闭塞,并可继发血栓形成,肺动脉及冠状动脉亦常受累,是一种较常见的自身免疫性血管炎,属风湿病与周围血管疾病范畴,大部分患者为 40 岁以下的女性,女男比例约为 4∶1;多在 15～30 岁出现症状。世界各地均有发病,欧美少见,亚洲常见,多发于日本、印度和东南亚地区。少数病例合并动脉瘤样扩张。由于病因不明,临床表现复杂,故命名众多,如主动脉弓综合征、慢性锁骨下动脉、颈动脉梗阻综合征、Martorell 综合征、特发性动脉炎、年轻女性动脉炎、Takayasu 动脉炎等,而我国则称之为多发性大动脉炎。

大动脉炎,在祖国医学中尚无此病名记载,其临床证候,文献中却有不少描述,亦有无脉证之记载,属"脉痹"范畴,有人认为与"伏脉"、"血痹"相似。"脉痹"一名始于《黄帝内经》。《素问・痹论》有"痹……在于脉,则血凝不流"。《素问・平人气象论》有"脉涩曰痹"。《素问・调经论》说:"寒独留则血凝泣,凝则脉不通。"后世《奇效良方》有"脉痹,血道壅塞"。汉代《金匮要略》中指出,"血痹病……寸口关上小紧","外证身体不仁"。和该病症血管缩窄、血流不畅及肢体麻木等症相类。《医学心悟》说"伏脉不出者,寒气闭塞也"。伏脉,则更接近无脉症的特征。清代陈修园进一步指出,"血痹者,血闭而不行"。由此,中医很早已经认识到大动脉炎的病状。

一、病因

该病病因不甚清楚,因为该病发病存在明显性别和种族的差异;多怀疑与激素和遗传有关。分歧杆菌感染可能与该病有关。由于感染、中毒、药物等因素作用于机体,引起自身免疫功能失调,使大动脉壁具有抗原性,而机体的免疫活性细胞对它并不能识别,与该自身抗原接触后产生抗大动脉抗体,与大动脉壁发生抗原抗体反应形成免疫复合物,沉积于大动脉壁而发生自身免疫性炎症性病理改变。

(一)西医病因

1. 激素　由于该病以青年女性多见,因此考虑到可能与雌激素排泄量呈持续性高水平,而无正常双期节律有关。实际上雌激素对血管有保护作用。Numano 等认为,如果雌激素过多和任何营养不良(如结核病)相结合,则可使动脉壁遭受损害。

2. 遗传学说　该病在日本多发,而且日本已有 10 对姐妹、母女等近亲先后发病,且与 HLS-Bw_{40} 有关。该病在人类白细胞抗原(HLA)测定可见 A_9、A_{10}、B_5、B_{21}、Bw_{51}、Bw_{52} 的检出率较高,故认为这些 HLA 表型与该病有关联。

3. 感染　该病与多种致病菌、病毒、立克次体、寄生虫引起的感染有关,C. Diehm 指出分歧杆菌感染可能与该病有关。据 Veda 报告,该病初期的各种感染达 80%,感染可引起主动脉及其分支动脉或(和)肺动脉的变态反应性炎症,其中以结核杆菌、链球菌最多见。患者可同时存在肺内或肺外结核,特别是动脉周围及动脉旁有结核病灶者,其中 81% 患者结核菌素试验强阳性;48% 患者有结核病史。日本学者报道起病之初有扁桃体炎、上呼吸道感染或肺感染者约占 80%。目前有报道,人类疱疹病毒在主动脉疾病的发病机制中可能起着不同的作用,人类巨细胞病毒重复感染可能是炎症性动脉瘤形成的病因。

4. 自身免疫反应　根据该病活动期与早期常有关节痛、四肢肌肉酸痛、全身疲劳无力、低热等风湿表现,血中丙球蛋白及 α_1、α_2 球蛋白异常增高,

CRP 阳性、抗链"O"滴度升高、抗主动脉抗体效价增高,IgG、IgA、IgM 增高,肾上腺皮质激素治疗有效等特点。目前公认该病属自身免疫性风湿病之一。

(二)中医病因

中医认为,本虚标实是该病的病机。可因肝、肾、脾的不足,加之风寒湿邪外侵,营卫不合,气血运行不畅,气滞血瘀,经脉闭阻所致。心阳不足,心营失和,脾气亏损,可导致脉络痹阻;虽以阳虚寒闭最为多见,但也有阴亏于内之成因;阴虚之脏腑,则与肝肾两脏有关。气虚之脏腑则与脾脏有关。六淫侵袭,寒湿之侵最为多见,诚如《素问·调经论》说"寒独留则血凝泣,凝则脉不通"。《素问·五脏生成》指出,"血凝于脉者为泣","泣"是涩,即塞的意思。气虚则血行不畅,血虚则脉道不充;复感寒湿则血流缓慢,久之,脉络瘀滞,则可脉闭不通而发病。故外邪侵袭、正气虚若、血瘀脉道是其发病病机。

二、病理

该病累及的都是含弹性纤维的大中动脉。最多发生在主动脉弓及其分支,如无名动脉、锁骨下动脉或颈总动脉,其次发生在胸腹主动脉及分支,如肾动脉、腹腔动脉及肠系膜动脉。发病后同时或先后累及数处血管,受累的部位大多是动脉的起始部。但也有累及整个胸、腹主动脉或颈动脉者。病变的血管呈灰白色、管壁僵硬、钙化、萎缩,与周围组织有粘连,宫腔狭窄或闭塞。少数情况下,病变的血管破坏广泛,结缔组织修复不足,可能引起动脉扩张,形成动脉瘤。常在动脉闭塞及狭窄的同时,可有一部分侧支形成。多发性动脉炎为全层动脉炎,常呈节段性分布。早期受累的动脉壁全层均有炎症反应,伴大量淋巴细胞、巨细胞浸润,以外膜最重,中层次之。晚期动脉壁病变以纤维化为主,呈广泛不规则性增厚和僵硬,纤维组织收缩造成不同程度的动脉狭窄,内膜广泛增厚,继发动脉硬化和动脉壁钙化伴血栓形成进一步引起管腔闭塞。偶有动脉壁因弹性纤维和平滑肌破坏,中层组织坏死,不足以承受血流冲击,导致动脉壁膨胀形成动脉瘤。此外,冠状动脉也可受累。典型表现为局限在开口处及其他端的狭窄性病变。左、右冠状动脉可同时受累,但弥漫性冠状动脉炎可根据病变侵犯动脉的分布,将本病分为头臂型、胸腹主动脉型、肾动脉型、混合型、肺动脉型。

三、临床表现

依据病期和血管炎部位而不同。急性发作,全身症状有发热、全身不适、易疲劳、食欲不振、体重下降、盗汗、关节痛等,部分患者呈隐匿起病。直至血管狭窄、闭塞才出现症状。根据部位可分 4 型。

1. 头臂动脉型(包括无名动脉、颈动脉、椎动脉、锁骨下动脉的病变)　病变主要位于主动脉弓和头臂血管。主动脉弓和椎动脉狭窄、闭塞,可有不同程度的脑缺血症状,表现为头昏、头痛、眩晕、记忆力减退,视觉障碍(视力跛行:行走时或起立时视力减退或消失;也可以出现黑点、复视等),严重者可出现晕厥、抽搐、失语、偏瘫。颈动脉搏动减弱或消失,可有血管杂音,少数伴震颤,视网膜充血。锁骨下动脉受累可出现患肢无力、麻木、发凉、困倦甚至肌肉萎缩,活动后间歇性疼痛。

2. 胸腹主动脉型　病变在降主动脉以下,主要受损动脉段不同,表现各异。

(1)异型主动脉缩窄(主动脉峡部狭窄):上肢高血压症状,头痛、头胀、头昏、心悸气短。下肢低血压伴下肢发凉,供血不足。心底部、背部、肩胛间区可闻及血管杂音。胸痛或咽下痛。

(2)肾动脉狭窄:可见高血压、脉压差小、头痛、眩晕、左心衰、肾衰竭、视网膜病变等。

(3)髂动脉狭窄或闭塞:下肢缺血样改变、间歇性跛行、下肢凉麻等。肠系膜病变可有腹痛、便血等。

(4)主动脉关闭不全:主动脉瓣膜区吹风样杂音,可有心力衰竭出现。

3. 肺动脉型　活动后气短,阵发干咳,间断咯血。

4. 混合型　可出现以上各型的症状,本型占多发大动脉炎的半数。

四、实验室检查

(一)彩色超声多普勒血流图

可以检查各处动脉直径、流速、流量及管壁增厚与狭窄的部位,腔内血栓赘生物等。常用的首选非创伤性检查方法。

(二)节段性肢体血压测定和脉波描记

采用应变容积描记仪(SPG)、光电容积描记仪(PPG)测定动脉收缩压并可以在指、趾描记动脉波形,了解肢体各个平面的动脉血供情况。多发性大动脉炎患者若同侧肢体相邻段血压或两侧肢体对称部位血压差>2.67kPa(20mmHg),提示压力降低的近端动脉狭窄或阻塞。

(三)动脉造影

动脉造影表现管腔呈粗细不均或比较均匀的向心性狭窄或堵塞,主动脉分支病变多侵犯开口部近心端,降主动脉可广泛或局限狭窄,冠状动脉入口处狭窄,肺动脉呈多发性狭窄,故可确定病变部位、范围、程度,具有确诊价值。阳性率较同位素及超声检查高,但目前尚不能作为诊断常规,仅适用于有手术指征的患者或疑难病例。

(四)数字减影血管造影

数字减影血管造影(DSA)是应用计算机减影技术,探测注射造影剂前后所得影像差别,消除与血管图像无关的影像,单独显示血管图像,目前已应用于各种血管造影。该病DSA显像不如常规动脉造影清晰且无立体感,但DSA不需动脉插管,造影剂用量少,对肾功能损害小。

(五)磁共振显像(MRI)

磁共振显像(MRI),这一技术使机体组织显像发展到解剖学、组织生物化学和物理学特性变化相结合的高度,使许多早期病变的检测成为可能。多发性大动脉炎引起血管狭窄或阻塞,相应脏器缺血所致的代谢障碍,可通过MRI诊断。由于该病为动脉全层的非化脓性炎症及纤维化,MRI可观察到动脉壁异常增厚,受累的胸腹主动脉狭窄。与常规血管造影相比,避免了动脉腔内操作,减轻了痛苦,是无损伤血管检测技术的一大发展。

(六)排泄性尿路造影

肾动脉阻塞,静脉肾盂造影可有以下改变:

(1)两肾大小差异。

(2)两肾肾盂显影时间差异。肾动脉阻塞引起肾小球滤过率降低,尿经过时间延长,从而延缓显影剂在收集小管出现的时间。

(3)两肾肾盂显影剂浓度差异。患侧肾小管水和钠再吸收高于健侧,可利用尿素使健肾更快地排出显影剂,加强两侧肾盂显影的差异。

(4)输尿管压迹。由侧支循环所致。

(七)超声心动图

超声心动图可见瓣膜损害,心肌肥厚,心脏扩大,主动脉弓与其分支动脉管腔狭窄或闭塞的程度。

(八)X线检查

胸部平片轻者可无异常所见,重者可见主动脉结突出,降主动脉内收,搏动减弱或消失,动脉壁不规则,狭窄动脉前部可见动脉扩张或动脉瘤。主动脉壁内收钙化见于瘢痕期。心脏扩大中约50%患者为左室扩大,肺血减少。

(九)生化免疫检查

可有贫血、白细胞增高,血沉、CRP、γ球蛋白、抗"O"、抗主动脉抗体等5项检查结果增高,此可作为活动期判定指标。少数病例出现抗核抗体阳性,类风湿因子阳性,IgA和IgM及CIC增加,C_3下降。瘢痕期抗主动脉抗体阴性。

(十)心电图

心电图异常者并非少见,有心室肥大,ST-T改变,心律失常等。

(十一)发射型计算机断层摄影

发射型计算机断层摄影(ECT)、单光子发射计算机断层(SPECT)是一种敏感性高的非创伤性检查方法,能分层显示内脏的形态、病理特点、器官的血流、组织的灌注情况等,对诊断肺动脉病变有意义。

(十二)眼底检查

颈动脉受累者眼部缺血,眼底改变的发生率为

8%～12%。其变化分为3期：第一期（血管扩张期），可见视乳头发红，动静脉扩张、瘀血，静脉管腔不均，毛细血管新生、小出血、小血管瘤，虹膜玻璃体正常；第二期（吻合期），可见瞳孔散大、反应消失、虹膜萎缩、视网膜动静脉吻合形成，周边血管消失；第三期（并发症期），表现为白内障、视网膜出血和剥离等。

（十三）抗内皮细胞抗体（AECA）和血栓调节素（TM）测定

近年来国外文献报道，测定AECA和能反映血管内皮细胞损伤的血栓调节素（TM），可早期反映该病的病原学及作为疾病活动程度的监测指标。

（十四）脑血流图

在头臂型，当颈动脉和（或）无名动脉受累时，脑血供减少。因此，脑血流图检查可间接提示上述动脉的病变。

（十五）肺扫描

在肺动脉型，同位素^{113m}In聚合大分子白蛋白扫描，可见肺野放射性分布明确缺陷。

（十六）肾素活性测定

在该病，肾动脉型肾素-血管紧张素体系的升压作用已公认，肾素活性测定也已广泛应用。测定两侧静脉肾素活性比值（患侧肾素/对侧肾素）及周围循环肾素的水平或对侧肾静脉肾素与周围血肾素的比值，不仅有助于证实血管病变对肾功能的影响程度借以明确手术指征，对术后预后有较明确的估价。在肾动脉狭窄可使原血液肾素活性差更为显著。有别于肾实质性病变的肾素活性增高。

（十七）动脉造影

迄今，动脉造影仍公认为诊断多发性大动脉炎的重要方法，也是手术治疗的必要依据。它可清晰而正确地显示病变部位及其范围。

五、诊断和鉴别诊断

（一）诊断

1. 单侧或双侧肢体出现缺血症状　肢体发凉、怕冷、无力为主，伴动脉搏动减弱或消失，血压降低或两侧肢体脉压差＞15～20mmHg，或上肢血压高于下肢血压。

2. 头部缺血症状　眩晕（特别是仰头时），昏厥发作，视力障碍，颈部血管痛，伴有颈动脉搏动减弱或消失，颈部闻及动脉血管杂音。

3. 顽固性高血压症状　头痛、眩晕、胸闷、气短等，并在腹部脐周或腰部肾区闻及Ⅱ级以上血管杂音。

4. 在颈部、锁骨上区、背部、腹部闻及动脉血管杂音（女性腹部不加压即可闻及），伴相应缺血征。

5. 全身症状　急性期（早期）或再发活动期，有全身发热，关节或肌肉疼痛，倦怠，皮肤结节性红斑和血沉快，CRP阳性，γ球蛋白增高，抗链“O”增高，原有缺血症状和体征加重。

6. 具有典型高安眼底改变。

7. 动脉造影、超声多普勒、ECT等检查证明，受累的头臂动脉和下肢动脉显示狭窄或闭塞，降主动脉、腹主动脉呈缩窄表现。

8. 根据病情将该症分为3期，即急性期（活动期），见于疾病早期或慢性炎症期的再发活动期，主要表现为全身症状如发热、倦怠无力、盗汗、食欲减退、体重减轻、肌肉或（和）关节疼痛、病变血管痛、结节性红斑等。实验室检查有白细胞增高，抗“O”与α_1或γ球蛋白值升高，血沉快，CRP阳性，抗主动脉抗体效价增高。迁延期（缓解期），当急性期症状消失后，动脉壁的抗原抗体反应性炎症仍在缓慢进行，呈长期慢性炎症反应期阶段。实验室阳性所见亦可恢复正常。稳定期（瘢痕期），疾病活动症状消失，受累动脉壁瘢痕纤维化，导致管腔不可逆的狭窄或闭塞。

（二）鉴别诊断

1. 血栓闭塞性脉管炎　目前认为是一种免疫性血管炎，大多数见于45岁以下男性患者，有吸烟史，多见于寒冷潮湿地区，病变主要累及下肢中、小动脉，如股动脉、腘动脉、足背动脉、胫后动脉，表现患肢缺血症状如凉、麻、痛、间歇跛行、肢端坏死，累及上肢者少见，而且经常为单侧。没有全身症状。

2. 胸廓出口综合征　由于胸廓出口处解剖结

构的异常，如颈椎、第1肋骨畸形，或斜角肌的炎症及劳损，或局部淋巴结肿大等原因，压迫锁骨下动脉、静脉及臂丛神经，可引起患肢发凉无力、桡动脉搏动减弱等症。与大动脉炎的头臂动脉型相似，胸廓出口综合征的患者有明显的臂丛神经受压表现，如臂部及手放射痛，感觉异常；如锁骨下静脉受压可出现颈部和上肢静脉怒张。体检发现桡动脉搏动弱，可随头颈和上肢的转动改变。X线摄片有时可显示颈肋畸形。

3. 先天性主动脉狭窄　该病以男性多见，狭窄部位常位于动脉导管韧带附近且呈环状，杂音在胸骨左缘上方，不在下方，一般无其他动脉受累表现。

4. 动脉硬化性闭塞性　该病多见于50岁以上的男性患者，主要累及大、中动脉，常伴有高血压、高血脂、糖尿病、冠心病、脑动脉硬化等。

5. 动脉纤维肌肉发育不良　病变分布与大动脉炎相似，累及主动脉和其各部位主要动脉分支，但无急性炎症期，很少出现血管完全闭塞，造影呈典型“串珠样”改变。病理检查血管壁中层发育不良。

6. 巨细胞性动脉炎　又称颞动脉炎，其病因不明，病变除累及颞动脉外，还影响枕动脉、脑动脉、颈总动脉和肱动脉等，由于病变血管闭塞而产生严重的头部和眼部缺血症状，与大动脉炎的头臂动脉型相似，但该病多发生在50～90岁老年人，女性罕见。病变不累及胸腹主动脉。

7. 结缔组织病引起的大动脉病变　系统性红斑狼疮、系统性硬皮病、白塞病、类风湿性关节炎等自身免疫性结缔组织病（即风湿类疾病）均可累及大动脉。当出现大动脉狭窄或闭塞时需与大动脉炎鉴别，鉴别要点是这些疾病的特殊临床表现与特异性抗体，如系统性红斑狼疮的特异性是抗dsDNA抗体和抗Sm抗体，系统性硬皮病的抗着丝点抗体和抗Scl-70抗体，白塞病的特异性皮肤针刺反应阳性，类风湿性关节炎的皮下结节、高滴度类风湿因子及特殊的骨与关节改变等。

8. 结节性多动脉炎　该病主要累及中、小动脉，与大动脉血管部位不同。较容易鉴别。

六、治疗

该病的治疗非常困难，一般情况可以通过中西医结合的方法治疗，管腔狭窄甚至闭塞，产生严重脑、肾、上下肢等不同部位缺血影响功能的患者，以及有严重顽固性高血压药物治疗无效者，应手术治疗。一般应在病变稳定后半年至1年、脏器功能尚未消失时手术。

（一）手术治疗

慢性期，病变稳定而又局限者，有严重脑缺血时；脑膜主动脉受累，引起上肢严重高血压；或肾动脉受累引起肾性高血压。有严重临床表现时可考虑施行血管重建术。包括血管旁路移植术、颈总动脉-锁骨下动脉吻合术、动脉血栓内膜剥脱术加自体大隐静脉片增补术等。对单侧肾动脉受累而肾动脉较细无法施行肾动脉重建手术者，如患侧肾脏萎缩不明显，可考虑自体肾脏移植术。肾脏萎缩已很明显者，可考虑患侧肾脏切除术。

1. 经皮腔内血管成形术（PTA）　适用于头臂动脉、主动脉、肾动脉、髂动脉狭窄的患者。通过球囊扩张，可以达到有关动脉狭窄处扩大，解决缺血的目的。但远期疗效不确定。

2. 动脉内膜剥脱加自体静脉片修补术　适用于颈总动脉、颈内动脉、肾动脉等起始部节段性狭窄或闭塞。颈动脉应采用自体静脉片增补缝合，以扩大狭窄段动脉口径，防止术后狭窄。由于病变动脉管壁粘连发硬，增生内膜层分界不清，手术剥除较为困难，故较少采用。

3. 血管重建、旁路移植术　病变广泛，后期病变血管全层破坏、僵硬，与周围广泛粘连，切除病变血管直接做血管移植术困难较大，疗效欠佳。采用血管重建、旁路移植术无需广泛分离粘连，手术操作较简单，可保留已建立的侧支循环，疗效尚满意。手术方法：

（1）锁骨下动脉-锁骨下动脉-颈动脉旁路术。

（2）锁骨下动脉-颈动脉旁路术。

（3）锁骨下动脉-颈动脉-颈动脉旁路术：适用于无名动脉和左颈总动脉起始处狭窄阻塞、左锁骨下动脉通畅者。

（4）升主动脉-无名动脉（或颈动脉）-锁骨下动脉旁路术：适用于升主动脉分支有多发病变者，如无名动脉和左锁骨下动脉起始部狭窄或两侧颈总动脉及锁骨下动脉均有病变者。

4. 肾脏自体移植术　适用于肾动脉阻塞或主动脉有严重病变而不能施行转流术时，以及严重肾动脉狭窄经 PTA 术失败者。

5. 肾脏切除术　限于一侧肾动脉严重狭窄或闭塞使肾脏萎缩(小于正常肾脏 2/3)者，并失去肾功能。手术前后需用药物治疗，方能提高和巩固疗效，防止新的病变发生。

6. 动脉转流术　颈动脉闭塞时可施行主-颈动脉转流术；主动脉严重缩窄时且 PTA 术失败者，行主-腹动脉转流术；肾动脉狭窄行 PTA 失败者，行腹主-肾动脉转流术。另外，还有主-髂动脉或股动脉转流术、颈-腋动脉转流术。

7. 瓣膜修复术　主动脉瓣关闭不全者，经瓣膜修复术，可以根治。

(二)非手术治疗

1. 西医治疗

(1)抗生素应用：感染可引起该病，活动并加重自身免疫反应，故控制感染和抑制自身免疫反应甚为重要。如有活动性结核或链球菌感染，可应用抗痨药及青霉素等有效抗生素治疗。

(2)皮质激素应用：对活动期患者应用，可抑制炎症，改善症状，使病情趋于稳定。目前主张长期口服小剂量激素，副作用小，症状控制理想。泼尼松 20～30mg/d，显效后开始递减用量，直至 5～10mg/d 维持量，用到 3 个月至 2 年不等。在使用皮质激素基础上，加用丙种球蛋白对缓解症状有时有显著作用。

(3)免疫抑制剂应用：对激素不敏感或减量中又复发的重病可试用免疫抑制剂，如环磷酰胺、左旋咪唑、硫唑嘌呤等，一般常与激素合并应用，能更好地调节机体免疫功能。

(4)血管扩张剂应用：在控制炎症发展基础上，还可辅以血管扩张药物如妥拉苏林，每次 25mg，每日 3 次；地巴唑，每次 100ml，每日 3 次；硝苯地平 10～20mg，口服每日 3 次；烟酸 100mg，口服每日 3 次等，以改善缺血症状。也可用己酮可可碱来提高红细胞的可变性，从而增加组织灌流功效，常用剂量为 400mg，分 3～4 次，其临床疗效有待进一步观察。

(5)抗凝药物应用：双嘧达莫每次 25mg 每日 1 次；肠溶阿司匹林每次 0.1g，每日 1 次。此类药物有抑制血小板聚集作用，可作为辅助药物。

(6)降压药应用：一般降压药效果差，可根据具体情况选择。

2. 中医治疗　多发性大动脉炎的治疗目前没有根治的疗法，主要根据病情和临床症状进行对证治疗，以控制病情活动进展和缓解组织缺血症状为主。中医“急则治其标，缓则治其本”的理论，在该病的急性期或活动期除应用对症的西药如皮质激素、降压药、抗生素等治疗外，中药基本以祛邪为主，而在慢性期或稳定期内，以中药扶正为主。

(1)辨证施治

①热毒壅络

【证候】发热，乏力，恶寒，口燥咽干，舌红，苔黄或腻，脉细数或无脉。相当于该病的急性进展期。

【治则】养阴清热解毒。

【方药】知柏地黄丸合四妙勇安汤加减。该期患者如有阴虚之象可加入葛根、寸冬、生地等。

②气虚血瘀

【证候】眩晕，无力，肢凉麻木，面色少华，心悸气短，舌淡，苔薄，脉弱或无脉。相当于该病的慢性期。

【治则】益气养血活血。

【方药】八珍汤和黄芪桂枝五物汤加减。如有因虚而瘀血者，在此基础上加入血府逐瘀汤。

③肝肾阴虚

【证候】低热，心烦健忘，头晕目眩，视力障碍，失眠多梦，耳鸣，腰膝酸软，舌红少苔，脉细数。

【治则】滋补肝肾，通经活络。

【方药】杞菊地黄丸合镇肝熄风汤加减。

④脾肾阳虚

【证候】面色㿠白，气短，恶寒喜暖，四肢发凉，跛行，腰膝酸软，舌体胖大，脉沉细。

【治则】培土生水，温阳通脉。

【方药】阳和汤加减。

(2)中成药：复方丹参片、通塞脉片、脉血康、瑞香素等均可活血通络。另外，中药提纯静脉注射液有着较好的疗效，如脉络宁、参芎注射液、川芎嗪、灯盏花注射液、丹参酮注射液、银杏叶制剂和疏血通、蕲蛇酶等均有不同的疗效。

(3)其他:针灸、高压氧、离子导入、中药熏洗也有较好的疗效。

(郭伟光)

第七节 雷诺综合征

雷诺综合征(Raynaud's syndrome),是周围血管病中常见的疾病,是指肢体远端动脉、小动脉在寒冷刺激和情绪激动及其他因素影响下,而发生的阵发性末梢动脉痉挛收缩或闭塞,肢体远端皮肤出现对称性、阵发性的苍白-发绀-潮红的临床证候群。本病肢端或末梢的血管痉挛,常因寒冷或紧张诱发,经保暖或药物治疗后缓解。一定要区分原发性雷诺病和继发性雷诺综合征,前者是一种特发的血管痉挛性复合症状群,无相关的疾病,病因不清;后者伴有全身疾病(如胶原血管病),有相关器官的损害。有时雷诺现象是某种结缔组织病(如系统性硬化即硬皮病)的首发体征,此时原发性雷诺病不得不修正为雷诺综合征。女性发病率是男性的2~8倍,大多数病例始发于青年时期。在西半球,女性患病率约5%,男性就少得多。患系统性硬化、血栓闭塞性脉管炎、Sjögren综合征(干燥综合征)的患者尤易受累。该复合症状群也常发于使用震动工具的工人。

中医认为该病属“痹证”范畴,在《五脏生成篇》中“卧出风吹之,血凝于肤者为痹”。张仲景著《伤寒杂病论》中即有“手足厥冷,脉细欲绝者,当归四逆汤主之。若其人内有久寒者,加吴茱萸、生姜汤主之”,“血痹阴阳俱微,寸口关上微,尺中小紧,外证身体不仁,如风痹状,黄芪桂枝五物汤主之”。清代《医宗金鉴》论述,“脉痹、脉中血不和而色变也”。

一、病因

该病病因至今未完全明了,但多数学者认为与寒冷刺激、情绪波动、精神紧张和内分泌功能紊乱有关。

(一)西医病因

1. 雷诺病的原因

(1)寒冷刺激:寒冷地区发病率较高,患者对寒冷极为敏感。发病早期每于寒冷季节发作频繁,到了晚期由于末梢动脉痉挛临界温度升高,所以在夏季阴雨天也会出现皮色改变。局部温度降低(如冷水试验)就可诱发手的皮色变化,这说明寒冷与该病发生的关系密切。早在1929年,Lewis曾提出此病的血管起因学说,他认为指趾血管局部缺陷是末梢动脉的平滑肌对寒冷刺激产生敏感的一个原因,患者对寒冷敏感是本学说的证据。

(2)神经因素:Raynaud认为,患者血管神经功能极不稳定,是细小动脉容易痉挛的一个因素,病情严重时情绪波动,精神紧张就会发作,此即神经起因学说。1978年,Nielubowicz等指出,雷诺现象可能由于动静脉吻合支开放与颈神经根或末梢混合神经损害有关。上肢动静脉开放支受颈神经或末梢神经支配,一旦这部分神经受损,上肢末梢血管对寒冷极为敏感,寒冷刺激后小血管强烈收缩就可导致该病。

(3)内分泌功能紊乱:据报道,此病发生于女性者占60%~90%,病情常在月经期加重,妊娠期减轻,因此可能与性腺功能有关。有的学者用丙酸睾丸酮、甲基雄烯二醇和甲状腺素治疗,可使症状获得缓解,均提示内分泌紊乱与此病的发生有某些联系。

(4)其他因素:患者常有家族史,提示与遗传有关。患者血液循环中肾上腺素与去甲肾上腺素的含量增高,呈交感神经功能亢奋状态,临床证明在使用交感神经阻滞药物后,雷诺症状可缓解。血液黏滞性增高亦可能是该病诱因。

2. 雷诺综合征的原因

(1)某些疾病微血栓而致:如锁骨下动脉近段的狭窄和闭塞、肋锁压迫综合征、震动综合征。小鱼际锤综合征、冻伤、动脉闭塞或受压等一些疾病,导致微小血栓形成。

(2)炎性血管疾病：胶原性血管疾病、尤其系统性硬化、红斑狼疮及干燥综合征、Wegener肉芽肿、类风湿性关节炎、TAO、高敏性血管炎等疾病可以引起雷诺病发生。

(3)某些血液病：冷球蛋白血症、真性红细胞增多症、原发性血小板增多症等可以导致雷诺病发生。

(4)毒性物质或药物：含麦角的化合物和其他治疗偏头疼的药物，口服避孕药、化疗药物(如博莱霉素、长春新碱)、聚氯乙烯、环孢素A等药物和物质会使血管痉挛，内膜改变而发病。

(5)功能性血管痉挛病所致：手足发绀症、Digitus Mortuus病、冻疮等继发。

(6)其他原因：脊柱退行性改变、动静脉瘘、乙型肝炎、恶性肿瘤、尿毒症、反射性交感神经营养障碍等疾病可以引发雷诺综合征。

(二)中医病因

中医认为气虚血瘀、阳虚寒盛为发病的主要因素，而情志刺激和寒邪乘袭为发病的重要条件。因为气为血之帅，气行则血行，气虚血行不畅而发生瘀滞，《五脏生成篇》曰“若伤于忧怒则气逆，六俞不通，气温不行，血蕴里而不散”。正如清代王清任曰“元气既虚，必不能达于血管，血管无气，必停留而瘀”。瘀血阻络则发病；素体阳虚，寒自内生，寒胜则血凝涩，血流不畅而发病；情志刺激导致人体肝气郁结，阴阳失调，气血不和，经脉阻塞，脏腑功能紊乱，其中以郁怒为最，郁怒则气机阻滞，脉络血瘀而发病；寒为阴邪，《素问·举痛论》曰“寒气入经而稽迟，泣而不行”。寒邪外淫经络，令血凝涩而不流，内外合邪，则络脉气血瘀阻而发病。《诸病源候论》曰“经脉所行，皆起于手足。虚劳则气血衰损，不得温养四肢，故四肢逆冷也”。该病为本虚标实之证，气虚、阳虚为本，气滞、血瘀为标。

二、病理

该病早期，指(趾)动脉是功能性痉挛，并无器质性改变，后期出现动脉内膜增厚，弹性纤维断裂及中层增厚，导致动脉腔狭窄和血流量减少。可继发血栓形成，管腔闭塞。

皮肤及皮下组织：长期或反复发作可使局部组织发生营养障碍性改变，指(趾)端溃疡或坏死。病情进展时形成干性坏死，可达骨膜，指(趾)甲生长缓慢、变厚、凹凸不平、并发慢性爪甲周围炎。晚期末梢皮肤甚至全手、全足皮肤光滑、菲薄及萎缩。皮下组织硬化，形成收缩性瘢痕，与硬皮病相似。

骨的变化：亦可出现骨质疏松。

神经组织变化：严重病例，有人观察到椎旁神经节细胞的营养血管变狭窄，结缔组织水肿，淋巴细胞变性，神经节细胞变性，表现染色质溶解、空泡形成及异常色素沉着。

该病的病理生理学变化是神经系统功能紊乱和末梢动脉痉挛。

三、临床表现

(一)症状

1. 肢端皮肤变色　当寒冷刺激或情绪激动及精神紧张时，手指皮肤出现苍白和发绀，经保暖后，皮色变潮红，则有温热和胀感，继而皮色恢复正常，症状也随之消失。疾病早期，上述变化在寒冷季节频繁发作，持续时间长，而在温热季节则相反。如果病情较重，即使在夏季阴雨天气也发作。

2. 感觉异常　手指末梢有麻木、发凉和刺痛、僵硬感，发病久后感觉功能减退，恢复期间有数分钟的酸麻和灼热感。受累手指常呈对称性，皮色变化多按4、5、3、2指顺序发展，拇指因肌肉较多血液供应比较丰富而很少受累，皮色变化先从末节开始逐渐向上发展，但很少超过腕部，都发生在双手，足趾发病者少见，耳廓、鼻尖、唇皮肤苍白或发绀者偶见。

3. 神经兴奋症状　雷诺病的患者多属神经质类型。常有中枢神经失调现象、易激动、兴奋、不安、多疑、郁闷、伤感、失眠多梦和神经官能症的表现。

4. 雷诺综合征者，可同时伴发原发病症状。

(二)体征

1. 皮色变化规律性　呈对称性。有些患者缺乏典型的间歇性皮色变化，特别是晚期患者，在发作时仅有苍白或发绀。典型的变化规律为：患指

(趾)苍白—青紫—潮红—正常。持续时间为数分钟,完全恢复时间为10～30分钟。

2. 溃疡和坏疽　严重病例指端皮肤出现营养障碍,如皮肤干燥,肌肉萎缩,指甲脆裂,甲周易感染。当指动脉狭窄或闭塞后,指端出现表浅性溃疡和小面积坏疽,且伴有剧烈疼痛,溃疡愈合后遗留点状皮肤瘢痕。

四、实验室检查

(一)激发试验

1. 冷水试验　将双手浸入4℃左右冷水中1分钟,可出现雷诺现象,诱发率在75%左右。或者直接用冷水冲手、触摸冰冷物等可诱发。

2. 握拳试验　令患者握拳1分钟后,在屈曲状态下松开手指,亦可诱发症状出现。或反复用力握拳,也可诱发。

3. 缚臂试验　将血压计袖带缚于上臂,测量血压后从收缩压降低1.33kPa(10mmHg),维持5分钟,释放后观察手指皮色变化情况。此法是利用压力刺激诱发血管痉挛,简便易行,但诱发率较低。

(二)光电容积脉波描记(PPG)

如果有发作时的检查,指(趾)端图形会显示指动脉波幅低平,弹力波和重搏波不明显或消失,如将双手浸入30℃左右温水中,然后描记图形可恢复正常。表明是指动脉痉挛的典型表现。如果指动脉已有狭窄或闭塞,低平或平直的波幅在加热后也不会有明显变化。

(三)手指温度恢复时间测定

患者坐在室温(24±2)℃的房间内20～30分钟,用热敏电阻探头测定手指温度后,将手浸入冰块和水的混合液中20秒,予以擦干,然后再每分钟测量手指温度一次,直至温度恢复到原来水平,95%正常人手指温度恢复时间在15分钟内,而大多数雷诺病患者则超过20分钟。该试验对轻微的患者可有正常的恢复时间。该方法是用来估计手指血流情况的简易方法,也是估计治疗效果和确立诊断的客观依据。

(四)动脉造影

上肢动脉造影可以了解指动脉及其近端动脉的情况,有助于确诊,可见指动脉管腔细小、纡曲,晚期病例有指动脉内膜不规则、狭窄或阻塞。此法目前尚不能做常规检查。

(五)甲皱微循环检查

有助于区分是雷诺病还是继发性雷诺综合征。在间歇期与发作期的3个不同阶段微循环变化均有所不同,非发作期轻症患者可无异常所见。轻者有微血管袢纡曲扭转异形管袢(呈多形性改变)偶见轻微的颗粒样血细胞聚集;重者毛细血管周围有散在红细胞渗出,偶见小出血点,管袢内血流缓慢瘀滞,如为结缔组织病引起的雷诺现象,可见袢顶显著膨大或微血管口径极度扩张形成"巨型管袢",管袢周围有成层排列的出血点。

(六)其他

为寻找继发性雷诺综合征的原发病,如疑及自身免疫性结缔组织病者,应检查血液抗核抗体(ANA)、抗as DNA抗体(SLE的特异性抗体)、抗着丝点抗体(CREST综合征的特异性抗体)、抗Scl-70抗体(PSS的特异性抗体)、类风湿因子、免疫球蛋白、补体、冷球蛋白测定、Coombs试验、抗RNP抗体(对混合性结缔组织病有特异性)等;手部X线检查有利于类风湿性关节炎诊断,食管钡透有利于硬皮病诊断,测定上肢神经传导速度有助于发现腕管综合征等。

五、诊断和鉴别诊断

(一)诊断

1. 雷诺病的诊断

(1)多见于女性,年龄在20～40岁。

(2)寒冷或情绪激动时容易诱发。

(3)两侧对称性发作。

(4)无任何系统性疾病、周围血管病、解剖异常等或观察两年以上未发现其他疾病者。

2. 雷诺综合征

(1)发病年龄在20～60岁;一般年龄应较雷诺

病为大。

(2)单侧发病为多，特别是限于1～2指者。

(3)发病后迅速发展成组织坏死。

(4)动脉搏动减弱或消失。

(5)有发热、系统性症状、贫血和血沉增快及抗核抗体免疫指标异常等。

(二)鉴别诊断

1. 震颤病　Lorga首先报道使用震动工具的工人得类似疾病，其表现为手指遇冷变白，一般不对称，但与工作操作的手指有关。该病还可见于钢琴家、凿工、石匠等。

2. 网状青斑症　多见于女性，特点是皮肤持续呈连续性网状或斑状青紫，无雷诺病的指(趾)变化顺序，病变以下肢为多，抬高患肢后症状减轻。

3. 血栓闭塞性脉管炎　男性为多，女性罕见，首先多累及下肢，往往伴有静脉炎。四肢末梢的动脉搏动大多消失或减弱。

4. 手足发绀症　以指、趾皮肤呈现持续性不整齐的蓝色和红变色为特征的改变，有时扩展到腕和踝的近端。局部可有汗出，有家族遗传倾向。

5. 冻疮　它是一种寒冷季节性疾病，多见于儿童和妇女。末梢血管对寒冷敏感是其主要因素。一般可发生在两手、足、耳、鼻部，尤多见于手背和耳壳。冻疮初期局部皮色苍白，继而红肿，出现红色、紫色或紫红色界限性小肿块，压之退色，尤多见于手背外侧。遇热后常充血，且有轻度灼痒感。严重者出现水疱，可形成溃疡，愈合慢，常遗留萎缩性瘢痕。气温转暖后冻疮逐渐好转，但可复发。多年复发者，两手皮肤可呈紫红色，形似手足发绀症。

6. 红斑性肢痛症　这是一种以末梢动脉扩张和对温热敏感的疾病，病因不明。临床表现的特点是手足有阵发性红、肿、痛、热四大症状。手足均可发生，但在两足为多见且明显。多呈对称性。足部温度升高时，常感灼痛难忍。因此患者怕热喜凉，宁愿赤脚和将足浸在冷水内，以缓解症状。此病与雷诺病的症状截然不同，所以容易鉴别。

六、治疗

该病的治疗，主要以药物为主，手术可以在药物治疗不佳的情况下考虑。

(一)手术治疗

交感神经切除术：这是一种传统的手术疗法，术后受其支配的血管处于去交感状态而呈扩张，外周阻力降低，血流量增加，以达到治疗目的。

发于上肢者予以胸交感神经切除术，发于下肢者予以腰交感神经切除术；末梢交感神经切除术，是近年来应用于临床的显微外科新术式，术后数小时患者疼痛缓解，远期疗效好。

(二)非手术治疗

1. 西医治疗

(1)降低血管张力：可给予钙离子通道阻滞剂，如硝苯地平。

(2)外周血管扩张剂：α肾上腺素能受体拮抗剂，如苯氧苄胺、哌唑嗪等；血管紧张素转换酶抑制剂，如卡托普利、利生普利等。静脉注射可选用丁咯地尔0.2g加入250～500mg葡萄糖盐水中静脉滴注。

(3)抑制血小板黏附及血管收缩剂：如前列腺素、前列地尔、沙格雷酯(安步乐克)等。

(4)降低血黏度：减低纤维蛋白原，如东菱迪芙、蕲蛇酶等。

(5)血管内神经阻滞术：采用胍乙啶或利血平通过静脉内交感神经阻滞术或动脉内封闭疗法直接作用到肢体血管局部，但有些学者有争议。

(6)血浆交换法：可降低患者血纤维蛋白水平、血浆黏度、血小板黏附性和聚集性，循环免疫复合物，增强红细胞的柔变性，从而加快血液流速和改善局部血管痉挛状态。适用于血液黏滞性过高、血小板功能亢进和免疫异常的病例。方法：每周输入代血浆2～2.5L/次，共5次，经1疗程后，疗效至少维持6周。常在冬季前进行本疗法，以防冬季发病。

2. 中医治疗

(1)辨证施治

①阴寒型

【证候】畏寒喜暖，肢端发凉、遇冷变色，得温则减，面色苍白，口淡不渴，舌淡苔白，脉沉细无力。

【治则】温经散寒，养血通脉。

【方药】阳和汤、当归四逆汤合黄芪桂枝五物汤加减。

②气滞型

【证候】患指变色,继而青紫,遇情绪改变明显诱发,并有脘闷胁胀,女子月经失调,苔薄白,脉弦。

【治则】疏肝解郁,理气通脉。

【方药】四逆汤合逍遥散加减。

③血瘀型

【证候】遇冷则发,青紫较长,患指(趾)青紫肿胀,舌质淡有瘀斑、瘀点,脉沉涩。

【治则】活血化瘀,通脉止痛。

【方药】桃红四物汤加减。

④化热型

【证候】多于久病,患肤皮色青紫,疼痛微肿,肢端坏溃,重者坏疽,舌红,苔黄或黄腻,脉滑数。

【治则】养阴清热,活血止痛。

【方药】四妙勇安汤加减。

(2)中成药:通塞脉片、大黄䗪虫丸、蜈蚣脱毒丸等。静脉注射剂可选用川芎嗪 100～200mg 注射,阿魏酸钠 300mg 加入 250～500mg 葡萄糖盐水中静脉滴注。

(3)中药熏洗:可与中药辨证外用,如海桐皮、姜黄、防风、透骨草、伸筋草、荆芥、制草乌等熏洗,注意不要太热的水温,防止烫伤。

(4)其他:针灸、局部离子导入、外用治疗坏疽和溃疡。

附 动脉功能紊乱性疾病

(一)Digitus Mortuus 病

"Digitus Mortuus"在德语中为"Leichenfinger",可以译为"尸指"或"死指"。单个手指由于动脉痉挛突然变得苍白和发凉,该病原因不明。有人认为这是雷诺综合征的特殊表现;有人认为因其常无三相颜色改变而与雷诺综合征稍有不同。主要鉴别点为单个手指的梗死。

(二)手足发绀症

1. 定义 特发性手足发绀症临床表现为手脚发凉、青紫,四肢一致无痛性的发绀,常伴多汗症和冰凉。像雷诺病一样,年轻的女性最易受累,但该病不呈发作性。

手足发绀症由 Crocq(1896)首先描述,继而 Cassirer(1901)进行了更加广泛的研究。

2. 病因病理 手足发绀症患者,微动脉和毛细血管前括约肌收缩伴静脉扩张。微循环减慢并与相邻毛细血管袢微循环不一致,导致血红蛋白中的氧被过度摄取。这一失调的原因不明。

3. 临床特征 尽管足部、鼻和耳可能被累及,但双手最常受累。表现为皮肤持久发凉和青紫。几乎所有患者均为年轻女性,常伴有低血压。家族中常有其他受累者。患处一般无痛,但天气寒冷时常有症状。患者常发现多汗症。该病不呈阵发性发作,几乎无溃疡及其他营养性改变。

4. 治疗

(1)帮助患者树立信心,告知他们此病有良好的预后。

(2)避免受寒。

(3)通常无需积极的药物治疗。

(三)绀红皮病

1. 定义 绀红皮病(erythrocyanosis)为手足发绀症的变型,也有特发性的血管张力自主性调节失常。常有相关的滤泡状角化病。根据部位,被冠以 3 种不同的名称,即面部绀红皮肤、乳房绳状冻疮、绀红皮病。

2. 临床特征 面部、乳房、大腿、上臂的皮肤出现弥散性斑片状的蓝-灰-紫色变色区,也可发现如毛发角化病样滤泡填塞,尤其在上肢。

3. 治疗 绀红皮病像手足发绀症一样常无需治疗。含有尿素的润肤露或膏剂对于角化病有一定作用。

(四)红斑性肢痛病

1. 定义 发作性红斑、热、痛,常累及双手。降温常能缓解症状。对医生和患者来说,红斑性肢痛症是极为痛苦和不幸的一种疾病。

2. 病因病理 特发性或原发病性红斑肢痛病的原因不明。末梢血管对温热的反应不良。有时身体活动或仅将肢体悬垂就足可诱发症状。

红斑肢痛症可继发于多种疾病:动脉闭塞性疾病;糖尿病或酒精性多神经病;高血液黏度,如真性红细胞增多症、白血病(尤其慢性粒细胞白血病)、高血压、重金属中毒;全身性疾病,如类风湿性关节炎、系统性红斑狼疮与血小板增多症(血小板增多症、红细胞增多症)。

3. 诊断　病史和临床很关键。实验室化验:全血细胞计数、白细胞分类计数、血浆黏度、血糖、相关的免疫学化验血管实验室评估;多普勒、温度记录法、经皮氧分压测定、经皮激光多普勒血流测定,就能有效地治疗。

4. 治疗　应用物理疗法、水疗、粒子电渗疗法或降温等可缓解症状。经皮神经刺激可能有一定帮助。肢体夜间应抬高。小剂量阿司匹林常有益处。β受体阻滞剂对某些患者有效,镇定药可使患者更好地耐受疼痛。应告诫患者避免两极温度,如直接受热或降温至15℃。

(五)麦角中毒

1. 定义　由含麦角的化合物所致的急性或慢性肌动脉痉挛。

2. 病因病理　最常见的病因是治疗偏头痛服用含麦角的药物导致的中毒。女性较易受累,她们服用药物常超过推荐剂量或治疗持续时间过长。偶尔用来预防血栓形成的二氢麦角胺,也可导致类似问题。某些罕见的情况下,来自生态农业的农民生产的谷物可能被产麦角的微生物污染,因而应该询问患者的膳食史。蘑菇中毒(麦角属紫癜)是早在中世纪就已记载的另一原因。

3. 临床特点　肢体可以发凉、苍白甚至发展为坏疽。患者可能表现多种症状,包括恶心、呕吐、腹泻、意识模糊、头痛、寒战、感觉异常及视觉障碍。也可发生内脏动脉的痉挛,导致肾脏损害及肠系膜和心肌梗死。

4. 治疗　如果麦角的摄入能及早停止,病情可能自发性完全逆转。在比较严重的患者,必要时可经静脉或动脉给予硝酸盐类药物(也可用硝普钠)、钙离子通道阻滞剂、前列腺素E_1。

(六)反射性交感神经营养障碍

1. 定义　创伤后血管舒缩紊乱,表现为片状骨质疏松及受累肢体的疼痛。

2. 临床特点　皮肤一般光滑,可能凉或过热,潮湿,而且时有发绀或浮肿。偶尔可伴有雷诺综合征。在晚期可发生失用性骨质疏松。

3. 治疗　肢体损伤后给以充分的镇痛治疗,及早和持久的理疗,同时损伤肢体应行有效活动,促进循环的措施,如静脉给予前列腺素E_1。可以服用降钙素。

(七)冻疮/冻伤

1. 定义　受寒而导致的外周动脉闭塞性疾病,但无冰冻伤。

2. 病因病理　寒冷暴露可以导致周围动脉和微动脉的收缩及闭塞,继而导致组织缺血性损伤。

3. 临床特点　冻疮是初冬和早春多见于女性的一种疾病。单个的病灶常呈青发色,圆形肿胀,可发展为水疱或溃疡。最常见的发病部位是胫部的前外侧面,以及手、足和趾的背面。相关的症状包括手足发绀、寒冷、感觉减退、感觉异常及多汗症。复发灶可有萎缩和结痂。

4. 鉴别诊断　结节性红斑、Bazin 硬结性红斑及各种血管炎。

5. 治疗　最重要的措施是避免受寒。对急性期病灶,细心的复温有一定作用。早期局部或全身性纤溶治疗可溶解小血管内的新鲜血栓,硝苯地平可能有助于缓解疼痛,可试验性给予硝苯地平5～20mg,每日3次。

(郭伟光)

第八节　动静脉瘘

一、概述

动静脉之间存在的异常通道,称为动静脉瘘(arteriovenous fistula),分先天性和后天性两种。它可发生在身体任何部位,但以四肢为常见。先天性动静脉瘘常累及无数的细小动静脉、静脉分支血管，因而瘘口都是多发性的。后天性动静脉瘘则在大、中、小动、静脉均可发生。瘘口一般都是单发性。由于动、静脉之间产生了异常通道，动、静脉之间的联系没有经过末梢毛细血管网络，而是发生了短路。动脉血管内的血流分流，可以产生不同程度的全身和局部血流动力学变化。临床上表现在下列几个特征。

(一)局部病变

局部出现连续性血管杂音，血流经过瘘口时，可以产生杂音，通常在瘘口部位或其附近最响亮，如"机器滚动样"杂音或收缩期性杂音。有杂音的瘘口，在其附近可触及震颤，这种特征往往是诊断依据。

动静脉瘘疾患常常有压力的变化，瘘口的近端动脉压正常或者超过同一解剖水平的正常脉压。瘘口的远端动脉压总是偏低，离瘘口愈远，动脉压和静脉压愈低。瘘口近端的静脉压可能很低，这是由于流出阻力低，以及静脉壁对其血流有良好的适应性。瘘口的远端，由于动脉压力的冲击，静脉管腔扩大，静脉壁增厚，静脉压力也大大增高。

瘘口周围的动脉和静脉，由于血流量和压力的影响，使得脉管经扩张、扭曲，血管壁变薄，晚期可出现血管壁退行性变和动脉瘤样扩大。瘘口愈接近心脏，其血管壁变化也就愈明显。动脉和静脉管腔，都可以扩大 2～3 倍以上。由于血流和血压的影响，瘘口附近的静脉压力明显上升，且可出现静脉搏动。静脉管腔扩大后，瓣膜失去功能，静脉血倒流，使得肢体肿胀，静脉纡曲，静脉血流淤滞，皮肤色素沉着，甚则溃破。瘘口远端动脉血流减少，可发生缺血现象，如皮肤苍白、冷、疼痛，麻木及脉搏减弱或消失，亦可出现跛行。

(二)全身循环的影响

动、静脉之间不正常的通道，使得周围阻力下降。由于周围阻力下降必然引起中心动脉压降低，中心静脉压升高，灌注周围组织的血流减少。因血流的影响，必然会导致正常生理功能和机体代谢的变化。

动、静脉瘘影响全身血流的情况，取决于瘘口的部位、大小、存在时间及瘘口周围纤维化的程度。主动脉及腔静脉之间的瘘，可以较早地出现心力衰竭；肢体上的动、静脉瘘，往往在数年以后也不一定发生明显的心脏并发症。先天性多发性动静脉瘘，瘘口小而具有弥散性的特征，而且伴有一定阻力，发生心力衰竭的机会比后天性单发瘘口要少。

动、静脉瘘口分流较大，将持久地促进心脏无效搏动，不断增加心脏的负担。此外，由于瘘口远端的动脉血流减少和周围血管阻力的下降，常促使心搏出量增加和舒张压降低。瘘口近端的血流增加，静脉压增高和回心量的增加，常促使心率增快和平均动脉压的升高。瘘口周围的血流床扩大和血流量增多等因素，均可能经过一段时间后，使得心脏肥厚、扩大以致心力衰竭。

由于压力较高的动脉血经瘘口流向较低的静脉系统，这种血流的冲击，必然使得血管内膜受到摩擦和损坏，这就有可能受到细菌侵袭与繁殖，以致产生局部动脉内膜炎，甚至心内膜炎，少数患者可能出现反复发热和败血症的症状。

二、先天性动、静脉瘘

先天性动、静脉瘘是由于胚胎的中胚层在发育演变过程中，动、静脉之间残留的异常通道。

(一)病因病理

1. 病因　在早期胚胎卵黄囊壁及体蒂的胚胎中胚层里，部分细胞形成大小不同的细胞群，称为血岛。血岛渐渐伸展并相互连接形成原始的毛细血管丛。随着胚胎的发育生长，这种网状的毛细血管丛演变成小的毛细血管状血管和较大的血管，最终成为动脉和静脉。最初，动、静脉和静脉直接互相交通，并在功能上互相替代。

血管的胚胎发育过程，大致分为丛状期、网状期和管干形成期 3 个阶段。成人的血管系统是从这 3 个阶段血管的伸展、吻合、萎缩和新生而形成。有时因血管在发育过程中未能遵循这样的消长变化的规律进行发展，以致形成变异性或畸形，在动、静脉之间形成异常通道。动、静脉之间的通道瘘口大小不定，瘘口小的，肉眼不能见到，称为微小的动静脉瘘；瘘口稍大，肉眼能察觉的，称为稍大的动静脉瘘。

先天性动静脉瘘是在胚胎时期形成的，但是也可在胎儿出生后继续发展，在临床上可以表现为血管瘤、蔓状动脉瘤、静脉扩张症或动、静脉之间异常交通。这些畸形往往合并出现，有时可以合并淋巴系统畸形。

先天性动脉瘘可以发生在身体的任何部位，但最常见于四肢，以下肢为多发，特别是踝部。在上肢最常见的是尺动脉分支、手掌动脉和手指动脉。病变主要发生在表面皮肤和软组织，但在肌肉、骨骼、消化道、脑、肺和肾等器官也可以发生。

2. 病理　先天性动、静脉瘘的瘘口小而且多发，瘘口形成后不断发展和蔓延，常广泛地侵犯邻近的组织器官，如肌肉、骨骼、神经等甚至蔓延到整个肢体或躯干。根据瘘口大小及发生的部位，在病理上分为3种类型。

(1)干状动、静脉瘘：瘘口部位大都在肢体主干动脉、静脉之间，存在横轴方向的交通支，多数为一个瘘口，但是也有多个细小瘘及分支。瘘口较大者，动、静脉之间血液分流较多，静脉压较高，临床上常可出现杂音、震颤、静脉曲张和蜿蜒状动脉瘤。若瘘微小，临床症状较轻。

(2)瘤样动静脉瘘：瘘口部位在动脉、静脉主干之间的分支上，局部组织伴瘤样血管扩张，一般血液分流量较少，局部无杂音，亦无震颤。

(3)混合型：干状和瘤样动静脉瘘混合的主干之间存在多发性交通和瘤样病变。

动、静脉瘘口小对血液动力学改变不大，如果瘘口大则可能累及心脏的功能。先天性动静脉瘘在病理形态上虽属良性病变，少数病例有生长迅速的恶性倾向。

(二)临床诊断

先天性动、静脉瘘的婴幼儿时期，一般隐伏或者低度活动性，通常无明显的临床症状，到学龄时期或青春发育期，由于内分泌素的刺激、劳动及外伤，促使动、静脉瘘迅速增长，逐渐显示临床症状。

1. 肢体增长、增粗　青少年骨骺端尚未闭合前，动、静脉瘘已存在，在骨骺周围存在广泛的动、静脉吻合支，以至于血流量增加，骨髓内循环丰富，血氧增高，促使患肢增粗增长，患者感到肢体沉重、肿胀和疼痛。由于肢体血液丰富和静脉充血，使局部温度明显增高，一般比健侧高3～5℃。

由于肢体长短不等，可以出现骨盆倾斜、脊柱弯曲等症。

2. 静脉瓣膜功能不全　动脉内高压血流，经过瘘口流向静脉，使静脉内压增高，静脉腔扩大，静脉瓣膜损伤，静脉血倒流，形成表浅静脉纡曲、瘀滞、色素沉着、湿疹、感染以致瘀滞性溃疡。

3. 动脉供血不足　患肢动脉血液分流到静脉、瘘口的远端，动脉血流量减少，组织因供血不足，产生肌肉萎缩、指(趾)端发冷、其远端皮温低，指(趾)端供血不足而出现溃疡或坏疽。

4. 心脏的变化　动、静脉之间异常交通，周围血管阻力明显下降，因而使得心搏出量明显增加，长时间影响，导致心力衰竭。

5. 局部病变　先天性动、静脉瘘和先天性血管瘤在同一部位并存，血管瘤为蓝色、红色，有的平坦，有的高突于皮肤表面，大小不等。瘤状动、静脉瘘，局部可以肿胀或伴有海绵状血管瘤。瘘口较大，局部可以听到血管杂音和有震颤感，以及局部皮温高。

病变在脑部可以出现占位性病变，肝和胃肠道动、静脉瘘可以出现消化道出血。肾内动静脉瘘可以出现尿血，肺部动、静脉瘘可以出现咳嗽、胸闷、气急、发绀等症状。

6. 检查

(1)周围静脉压测定和血氧分析：动、静脉瘘时，静脉压升高，静脉内血氧含量升高。

(2)彩色多普勒超声检查：可以发现动脉血分流情况，以及是否有收缩期或舒张期杂音。

(3)动脉造影：可以用快速连续摄片，可以显示瘘口的部位及病变范围。在动、静脉瘘时，可以出现近段动脉扩张、扭曲。相应的静脉可能早期显影，也可以出现血管瘤样扩张，以及动、静脉分支呈团状显影。

7. 辨病要点　青少年患有肢体形态异常、局部肿、静脉曲张或伴有海绵状血管瘤，局部皮温高，病变的局部可听到血管杂音及震颤。有这些证候，可以高度怀疑动静脉瘘的存在，但要排除深层的血管瘤、单纯海绵状血管瘤、毛细血管瘤、先天性静脉扩张症等。

(三)治疗

局限性先天性动、静脉瘘，影响肢体的功能，可以考虑手术切除，其效果良好。但是，大多数先天性动、静脉瘘由于动、静脉之间的交通支众多细小，病变范围广泛，有时累及整个肢体，因而治疗比较复杂和困难。切除不彻底，不仅病变可以复发，而且会激发病变进一步发展。是否采用手术治疗时须慎重考虑。

1. 手术适应证

(1)生长迅速的动、静脉瘘，伴有明显的临床症状者，应及早手术。

(2)病变累及周围组织，如神经受压性疼痛、出血、溃疡或并发感染，甚至影响心脏，造成心力衰竭者。

(3)内脏动、静脉瘘，肝和胃肠动、静脉瘘，引起出血；或肺内动、静脉瘘，出现发绀、气急等，都应当及早手术。

2. 手术方法

(1)栓塞疗法：根据动脉造影及 X 线定位确定动、静脉瘘口的部位，而后在局麻或硬膜外麻醉下，切开皮肤游离瘘口近心端的动脉，如在下肢则从股动脉直接穿刺，将导管或插管插到动、静脉瘘附近相当于其开口部位，注入与瘘管口径相近的硅小球体，或输入自体的肌肉、血块，使动、静脉瘘口栓塞；或者作为手术切除的准备。当栓塞后，可以减轻症状，可以减少手术中的出血。尤其是病变广泛血供丰富手术困难的患者，更需要先行栓塞疗法，再行手术切除。本疗法一次栓塞不满意，间隔 10 天后可重复栓塞。

(2)动、静脉瘘切除术：局限性先天性动、静脉瘘，病变比较浅表，可以进行局部切除术或将受累的一组肌肉一并切除，但要保护主要的神经、动脉和静脉，这些主干血管一旦要切除时，需要作血管移植。尽管如此，但由于病变广泛，第一次手术仅能切除病变的中央区域。当大的动、静脉瘘切除后，周围的较小病变更为突出，往往需要多次手术才能达到目的。

(3)动、静脉瘘的主要动、静脉分支结扎术：适用于病变较为广泛或者深层的动静脉瘘，并伴有多种并发症，如溃疡、出血等。根据动脉造影，明确病变的部位及其分支，手术中加以显露并行多处结扎，甚至可以结扎动、静脉主干之间的横轴交通支。这种手术可以减少动、静脉之间的分流，解除一部分由于静脉压力增高而引起的症状。病变广泛者，可以分期手术结扎。

我们不主张进行动、静脉瘘的近端主干动脉结扎术，因为动脉结扎后，侧支循环的血流很容易经过瘘口反流到静脉中去，结果造成肢体远端严重缺血，以致截肢的可能。如果要结扎近端主干动脉，必须进行瘘口周围的四头结扎术，只要结扎近端的静脉，可以减少瘘口远端动脉血的反流及减少静脉血的回流。

(4)截肢术：如果病变比较广泛，并且有严重的并发症，如感染、溃疡、出血及心力衰竭时，可以考虑截肢术。

(四)护理

为了减少静脉高压，可以适当地卧床休息，抬高患肢，行走时配带弹力绷带或穿肥大的鞋，以避免外伤。局部要保持清洁卫生，防止感染。如有出血，可局部加压或抬高患肢。这些处理可以暂时缓解症状。

三、后天性动、静脉瘘

(一)病因病理

1. 病因　最常见的病因是贯通伤引起，如各种穿刺伤，特别是高速子弹、弹片、钢铁和玻璃碎片飞击伤。在受伤的同时，同一鞘内的动脉和静脉一起受了损伤。闭合性骨折、经皮穿刺动脉造影和手术时创伤等都是常见的原因。一般贯穿伤外口很小，因邻近的肌肉和软组织阻止了大量出血，在局部软组织内形成血肿，血肿机化后形成动、静脉瘘的囊壁。另外，钝性挫伤、挤压伤，将软组织挤压在骨骼上如肩部、臀部引起该处广泛的小动、静脉之间贯穿交通，形成动、静脉瘘。硬化性动脉瘤逐渐粘连、腐蚀，最后穿破伴行的静脉，亦可引起动、静脉瘘。

2. 病理　动脉和静脉之间贯穿交通，可以是直接的，也可以是间接的。邻近的动、静脉同时受伤时，创缘很快彼此对合，在数天之内就可以形成直接的交通，称为直接动、静脉瘘；如果动脉和静脉的伤口不相对合，而在血管周围形成血肿，以后血块机化成为贯穿动静脉之间的囊和管，称为间接动、静脉瘘。

瘘口近段动脉扩张和纡曲，动脉壁初期增厚，后期发生退行性改变，平滑肌纤维萎缩，弹力纤维减少，管壁变薄，以及粥样斑块形成。瘘口远段动脉，因动脉压降低，血流量减少，管腔变细或血凝块阻塞使其所属的供血组织或器官因供血不足造成缺血缺氧的改变。

静脉的病变，主要根据瘘口大小而异，如瘘口大，静脉内压力骤增，外伤几周后就可见到局部静脉膨胀，而形成一个搏动性肿块，像是假性动脉瘤。瘘口小时，在瘘处静脉逐渐扩张，静脉内膜增厚，纤维组织增生，长时间后，该处静脉可以动脉化。静脉内弹力层断裂和消失，静脉壁膨胀，形成静脉瘤。瘘口远段静脉扩张和延伸，随后，静脉瓣膜损伤或破坏形成静脉瓣膜功能不全综合征，如浅静脉曲张、瘀滞、色素沉着、溃疡等。

根据瘘口的形式，分为直接型和间接型两种。

（二）临床诊断

1．症状　后天性动、静脉瘘，临床症状逐渐发展，主要是患肢肿胀、疼痛、麻木、乏力。有时伴有胸闷、心悸、气急，甚至表现心力衰竭。这些症状的轻重取决于瘘口的大小和距心的远近。有的后天性动、静脉瘘，又称急性动、静脉瘘。临床表现为，主要在受伤时出血量大，似喷射状，以后局部出现搏动性肿块或患处可触及震颤和杂音。肢体远端动脉搏动仍可触及，但比健侧减弱。创伤性动、静脉瘘主要发生在四肢，下肢比上肢多，股浅动脉比股深动脉多。

2．体征

（1）杂音和震颤：在瘘口附近可以听到粗糙而持续的“隆隆”的机器滚动样杂音。杂音在心脏收缩期增强，并沿着血管近段及远段传播，瘘口愈大，杂音愈强。在瘘口相应的体表可以触及震颤。

（2）局部皮温升高：受累肢体在动、静脉瘘部位的表面皮肤温度高，比健侧高3～5℃。瘘口远侧的部分，肢体皮肤温度正常或低于正常，甚至造成缺血性改变。

（3）患肢静脉瓣膜功能不全：动脉内的高压血流经过瘘口流到静脉内，并冲击静脉内膜，使其内腹损伤、增厚，并使静脉腔增宽，静脉瓣膜关闭不全，使得瘘口远侧、近侧的静脉扩张、纡曲。由于静脉压增高，静脉回流受阻，肢体远端出现水肿、瘀滞性皮炎、色素沉着及溃疡。

（4）心脏扩大和心力衰竭：动脉血流经瘘口流到静脉，静脉压增高，心脏的回流血量增多，引起心脏负担过重而致扩大，长时间作用可导致心力衰竭。但心脏扩大和心力衰竭的程度与瘘口的大小、部位及存在的时间长短有密切关系。越近心脏的瘘，出现心力衰竭越严重，而且出现症状较早。肢体的动、静脉瘘，出现心力衰竭较晚。

3．检查

（1）指压瘘口的测定：用手指紧压瘘口以阻断血液分流，测量阻断分流前后的心率血压，加以比较。在阻断血流分流后，心率显著减慢。这是由于瘘口闭合后，迫使血流在正常毛细血管网流通，周围阻力因而增加。同时，瘘口突然被阻断后，分流的血量被迫流入周身动脉系统，周围阻力的增加和动脉系统内突然增加额外的血量，使血压上升，由此相应地刺激了主动脉减压神经和颈动脉窦内的神经末梢，使血管舒缩中枢起抑制作用，脉率变慢。

（2）静脉血氧的测定：从动静脉瘘病变处静脉或者从瘘口近端的静脉抽血，和对侧肢体同一部位的静脉血比较，患例的静脉血比正常肢体的静脉血红，而且血氧明显增高甚至相当于动脉血氧。

（3）彩色多普勒超声波检查：可以观察动脉血分流口，可以明确瘘口部位，还可以鉴别是否有收缩期或舒张期的杂音。

（4）动脉造影显示：静脉立即显影，以及瘘口周围丰富的侧支血管。瘘口近段动脉变粗而且纡曲。在连续摄片中可以显示瘘口的位置和大小。动脉造影不但可以明确瘘口部位、大小及周围血管病变程度，而且还可以鉴别是否伴有动脉瘤等疾患。

（三）辨病要点

如有损伤史，一侧肢体肿胀，静脉曲张和静脉瓣膜功能不全。受损部位有持续性震颤和杂音，用手指压迫可引起脉率减慢、血压上升等，都是动静脉瘘的特征。病变部位的静脉血的含氧量增高，动脉造影显示早期静脉显影，更有助于动、静脉瘘的诊断，但要除外损伤性动脉瘤，以及与血栓性静脉炎相鉴别。

损伤性动、静脉瘘，由于动脉高压冲击静脉内膜,引起静脉内膜的损伤,在此基础上容易引起细菌感染,引起动脉内膜炎和心内膜炎。诊断时要注意这些并发症。

(四)治疗

由于动脉压和静脉压之间差甚大,瘘口很难自行愈合,瘘口内也不易形成血栓。惟一的治疗方法是以手术切除或闭合此动脉、静脉间非正常的交通。

1. 手术适应证　原则上应在未发生严重后果(心力衰竭、患肢远端严重血运障碍等)之前进行手术,过去认为不宜早于(自受伤时算起)3个月,以利于侧支循环的建立。在现代血管外科中,只要诊断明确,均应尽早手术,治疗效果也好。

2. 手术方法

(1)动、静脉瘘结扎闭合术:适用于非主干血管。若用于主干血管,可加重远侧肢体缺血。

1)瘘口的近段动脉结扎术:这种方法很少用,但是病情极差并且伴有心力衰竭而不能进行其他手术者,或者高位颈部和骨盆深部动、静脉瘘,不便手术操作者,可以考虑将瘘口的近段动、静脉结扎,这样可以减少回心脏的血流量和改善局部症状。

2)四头结扎术、瘘口切除术:适应证是在肘或膝以下的分支动、静脉瘘,手术后不影响血液供应,疗效良好。

四头结扎应该尽量靠近动、静脉瘘口处,这样不会影响下肢的血供,因为远端动脉通过侧支循环逐渐恢复搏动。动、静脉瘘经常伴有侧支血管存在,单纯结扎,术后易复发,所以四头结扎后,应切除动静脉瘘。

(2)切断瘘口,分别修补动、静脉侧壁切口:适用于周围无粘连,解剖清楚者。

(3)切开静脉,修补瘘口:先分离并控制瘘口近远端的动、静脉后,再切开瘘口处静脉壁,在静脉内修补瘘口。这种手术方法比较简单,缺点是线结打在静脉内。有的瘘口破坏严重,不易缝合,或缝合后动脉变窄。

(4)切除动、静脉瘘,动脉对端缝合:若缺损过多,可取自体静脉或人造血管植入。静脉干行侧面缝合。

3. 治疗结果　后天性动、静脉瘘,只需确定瘘口的部位。手术效果一般良好,但术后应注意出血、感染、肿胀等合并症。如有动脉远端供血不好,应及早再次手术,以免造成截肢。另外,手术后有部分患者复发,这可能由于手术不彻底,闭合性手术时,未能完全阻断进入动、静脉的分支血管,或者是修补瘘口的缝线裂开或脱落,或者残留瘘口,两个瘘口,修补一个。这些情况,都会引起复发。手术要认真仔细地准备和细致地操作,这样可以避免术后并发症。凡血管修补术,重建术后,应卧床休息5~7天,尤其是血管移植者,更应严格制动患肢。另外,术后抗凝治疗的患者,要注意观察有无出血发生。

(五)预防与护理

避免各种锐性创伤,一旦发生锐性创伤,则立刻检查治疗,如果血管损伤,则要仔细地吻合。吻合后要仔细检查有无漏血,如有漏血则彻底止血,冲洗干净创口,再关闭创口。创口内要放置引流,防止术后形成血肿。

一旦出现动、静脉瘘,则争取早日手术。在未影响心脏功能,未发生心力衰竭,未影响肢体血运功能前,即行手术治疗。

动、静脉瘘比较严重,病变范围比较广泛,无法进行手术时,则采用姑息疗法。适当卧床休息,抬高患肢,站立行走时则用弹力绷带包裹。

(杨博华)

第九节　单纯性下肢静脉曲张

下肢静脉曲张(lower extremity varicose veins,LVV),指下肢大隐或小隐静脉系统处于过伸态,以蜿蜒、纡曲为主要病变的一类疾病。在长期站立或负重人群中发病较高,如营业员、教师、体力工作者等。临床上以大隐静脉系统发病为主，临床特点为：下肢沉重感、酸胀疼痛感、肢体可见曲张突出的静脉团、后期足靴区色素沉着、溃疡。患者往往有遗传史和寒冻史。中医文献中描述的“筋瘤”相当于该病。

一、病因病理

（一）西医病因病理

该病病因主要是先天性浅静脉壁薄弱或瓣膜关闭不全，以及静脉内压力持久升高导致静脉扩张。往往患者静脉壁中层肌纤维和胶原纤维及弹性纤维缺乏，导致静脉壁强度减弱，以至于管腔扩大，加上瓣膜的膜缺损，出现血液反流，静脉纡曲扩张。其诱因常见为习惯性便秘、重体力劳动、慢性咳漱等。特别指出的是，寒冷是重要的诱因之一。

其病理为，在小腿肌肉收缩时，血液动力学发生改变，由于保护血液单向流动的静脉瓣膜遭到破坏，深静脉血液逆流入浅静脉，此时浅静脉缺乏肌肉筋膜支持，仅为皮下疏松结缔组织包绕，再加上静脉壁薄弱，因此导致静脉增长、变粗、曲张，进一步导致静脉血淤积。渗透活性的粒子，尤其是纤维蛋白原的漏出、5-羟色胺及儿茶酚胺等增多，阻碍了毛细血管与周围正常组织间氧气与养分的交换，于是在皮肤和皮下组织出现了营养不良性变化。

（二）中医病因病机

中医认为该病多因经久负重，或妇女多产或先天禀赋不耐、筋脉薄弱、外来损伤、寒湿侵犯，以致经脉不和，气血运行不畅，血瘀脉中，阻滞经脉循行，脉络扩张充盈，日久交错盘曲而成。又瘀久化生湿热，流往于下肢经络，复因搔抓、虫咬等诱发，则溃而成疮，日久难愈。

二、临床表现

1. 症状

（1）患肢浅静脉隆起，扩张，纡曲，状如蚯蚓甚者成大团块，站立时明显。少数人在卧位时，由于静脉倒流不明显曲张静脉空虚亦不明显；严重者，可于静脉纡曲处触及“静脉结石”。

（2）患肢沉重感，酸胀感，时有疼痛。尤其当患者行走久之，由于血液倒流而导致静脉瘀积加重，回流受影响而出现诸症状。

2. 体征

（1）患肢小腿下段、足踝部或足背部肿胀，并可有压陷痕。

（2）皮肤营养变化：可出现皮肤变薄，色素沉着（多在足靴区），湿疹样皮炎和溃疡形成。

（3）血栓性浅静脉炎：由于血液淤积、缓慢，在曲张静脉处形成血栓而出现局部条索状红肿，并有压痛。

（4）出血：由于外伤或小静脉自发破裂继发出血。

3. 下肢静脉功能试验

（1）深静脉通畅试验（Perthes 试验）：用来测定深静脉回流情况。站立时，用止血带结扎大腿根部以阻断大隐静脉回流，此时嘱患者快速踢腿 10 余次，若深静脉通畅，由于小腿肌肉运动而使静脉血经深静脉回流，此时曲张之浅静脉空虚而萎陷；否则，会出现肢体沉重，曲张静脉更突出等（图 38-23）。

（2）大隐静脉瓣膜功能试验（Brodie-Trendelenburg 试验）：仰卧，抬高下肢，将曲张静脉内血液排空，用止血带缠缚于腹股沟下方（阻断浅在的大隐静脉隐股静脉瓣膜），以拇指压迫腘窝小隐静脉入口处（阻断小隐静脉），嘱患者站立，放开止血带（不松拇指）时，曲张静脉顿时充盈，则表示大隐静脉瓣膜关闭不全；如只放开拇指（不松止血带）时，曲张静脉顿时充盈，说明小隐静脉瓣膜功能不全；如两者都不松，此时曲张静脉顿时充盈，说明深浅静脉交通支瓣膜功能不全（图 38-24）。

（3）交通静脉瓣膜功能试验（Pratt 试验）：仰卧，抬高患肢，在大腿根部缠缚止血带以阻断大隐静脉，先从足趾向上至腘窝逐次缠缚第一根弹力绷带，再自大腿根部止血带向下，缠缚第二根弹力绷带，此时患者应站立，一边自止血带向下缠第二根弹力绷带，一边向下放开第一根弹力绷带，两根弹力绷带间任何一处出现曲张静脉，即意味着此处有功能不全的交通支静脉（图 38-25）。

三、实验室及物理检查

（一）静脉造影

静脉造影是目前最直观、最可靠的诊断下肢静脉曲张的方法。通过静脉造影可以显示深静脉瓣膜功能及隐股静脉瓣膜功能和深浅静脉交通支、静脉曲张的走行，同时对手术起到一个良好的指导作用。

(二)多普勒肢体血流图

该检查可以反映曲张静脉的回流纡曲程度，同时针对深静脉瓣膜进行测定。

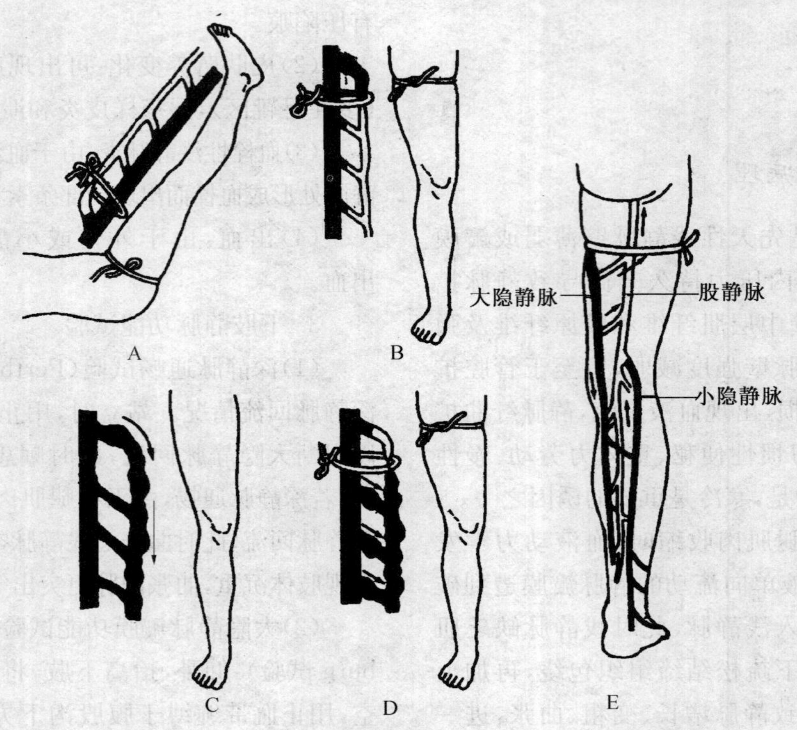

图 38-24　大隐静脉瓣膜功能试验

A. 大腿上束缚止血带　B. 患者站立后静脉血从深静脉回流　C. 放开止血带，排空的静脉立即充盈浅静脉　D. 不放开止血带，排空的静脉在半分钟内立即充盈浅静脉　E. 大、小隐静脉与股静脉走行关系

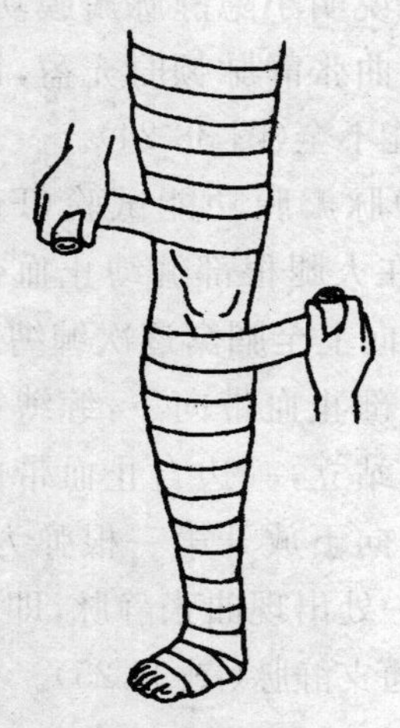

图 38-25　交通静脉瓣膜功能试验(Pratt 试验)

在缚缠和拆开的 2 根绷带之间出现曲张静脉，即为该处交通静脉瓣膜功能不全(站立位未显示大腿根部止血带)

四、诊断和鉴别诊断

(一)诊断要点

1. 家族史或长期站立、寒冷刺激等病史。

2. 肢体有曲张的或呈团块样静脉。

3. 足靴区可出现营养不良情况，如色素沉着、溃疡等。

4. 大隐静脉瓣膜功能试验、深静脉通畅试验及深浅静脉交通支试验提示大隐静脉或小隐静脉瓣膜功能不全，并可有交通支瓣膜功能不全。

(二)鉴别诊断

1. 先天性静脉畸形骨肥大综合征(Klippel-Trenaunay，KTS)

(1)肢体增长、增粗，皮肤血管瘤三联征。

(2)下肢静脉造影或多普勒超声证实，下肢深静脉畸形或部分缺如。

2. 原发性下肢深静脉瓣膜功能不全

(1)多普勒超声血流图提示深静脉瓣膜功能不全,有倒流。

(2)下肢静脉造影可见深静脉回流影像。

(3)可有下肢肿胀,特别是久立或久行后加重。

五、治疗

(一)治疗原则

单纯性下肢静脉曲张的根治方法是手术治疗,但是中医药对下肢静脉曲张引发的疼痛、肿胀、溃疡、淤积性皮炎等症状在治疗上有比较显著的疗效。目前,中西医结合对下肢静脉曲张及其并发症的治疗更加系统化,并取得了显著的成绩。

(二)西医治疗

1. 一般措施　防止腹内压增加,加穿弹力袜外部加压,以减轻对浅静脉血管的压力,同时保护浅静脉过度伸张。

2. 手术治疗　当患者排除深静脉不通畅、深静脉瓣膜功能不全及其他可能疾病外,排除年老体弱和手术耐受力很差者,均可考虑手术治疗。术式选择大隐静脉高位结扎加剥脱术。高位结扎时一定将其属支全部结扎,否则易于复发(图 38-26)。已有足靴区溃疡者,根据造影决定是否结扎交通支。

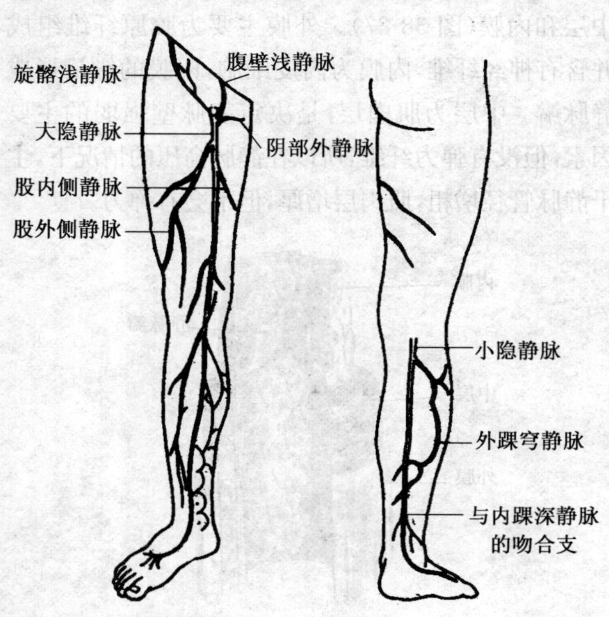

图 38-26　大、小隐静脉及其属支

3. 硬化剂注射和压迫疗法　适用于少量、局限的病变及手术的辅助治疗,处理残留的曲张静脉。其治疗原理是:注射硬化剂并通过压迫使静脉达到闭塞的目的。

4. 合并症处理

(1)血栓性浅静脉炎:可给予局部外用肝素钠乳膏或局部热敷治疗,抗生素对感染性静脉炎有效。

(2)溃疡形成:局部湿敷如利凡诺等外用药物。如面积大也可考虑清创后植皮。

(3)曲张静脉破裂出血:抬高患肢和加压包扎后即可止血,无需特殊用药。

(三)中医治疗

1. 辨证论治

(1)气血瘀滞

【证候】患肢小腿沉重,遇寒湿加重,酸痛或胀痛,久立、久坐后加重。患肢显见脉道纡曲或扭曲成团,或局部结硬、条状索带。小腿下部皮肤颜色紫褐灰暗,隐疹;可伴烦躁易怒或神志抑郁,叹息脘闷。舌质淡紫或瘀斑、瘀点,苔白,脉弦细或沉涩。

【治则】行气活血,祛瘀除滞。

【方药】柴胡舒肝散加减。疼痛加忍冬藤、地龙;扭曲块明显加三棱、莪术;患肢畏寒、麻木加附子、桂枝。

(2)烦热瘀阻证

【证候】患肢瘀肿,色灰紫黯,漫及小腿全部,青筋隐现,紫红色索条或肿硬区。小腿溢有污液或附有糜苔,小腿前方或侧方瘀肿溃烂,疮口色暗,肉腐失新;伴烦燥不安,发热口渴,尿赤,便干。舌质暗红或紫,伴瘀斑、瘀点,苔黄或白,脉滑数或弦数。

【治则】清热利湿,活血祛瘀。

【方药】萆薢渗湿汤合大黄廑虫丸加减。伴疼痛者,加元胡、白芷;气血虚者,加黄芪、白术。

2. 专病专方　口服常用药有迈之灵,其作用为改变静脉的血液流变学,增强静脉回流,同时恢复静脉功能,并可以消除水肿。每日用量 300～600mg,分 2 次服用。常用的针剂有七叶皂苷钠和川芎嗪注射液等。

3. 外治法

(1)熏洗疗法:合并湿疹或溃疡时可选用本法。

常用药物有蛇床子、地肤子、白鲜皮、苦参、大黄、赤芍、黄柏、苍术等。

(2)敷药疗法:血栓性浅静脉炎患者可外用金黄膏;溃疡者可应用珍珠散、白玉膏、生肌散、玉红生肌膏等;并发湿疹者外用青黛散。

六、预防与调护

1. 有家族史者,在发病前应避免长期站立,或站立时以弹力袜保护。

2. 注意防止寒湿侵袭肢体。

3. 去除腹压增加因素如便秘、慢性咳嗽等。

4. 孕妇应穿弹力袜保护肢体。

(杨博华)

第十节 慢性静脉功能不全

下肢静脉曲张及其并发症,是早已为人们熟悉的血管外科常见病。但静脉曲张只是症状诊断,浅静脉、深静脉、交通支瓣膜功能不全、妊娠及腹腔肿瘤都会引起下肢静脉曲张,进而引起相应的并发症,因此静脉曲张的病名不能反映该病的病理本质。随着解剖学知识的积累及诊断手段的改进,对下肢静脉系统及其瓣膜的形态与功能、深静脉血栓形成所造成的静脉结构改变、静脉血流动力学异常等方面认识的进步,引起了对下肢静脉曲张传统观念的变革,并逐渐形成了下肢慢性静脉功能不全的概念。

下肢慢性静脉功能不全(chronic venous insufficiency,CVI),是一组下肢静脉病症的总称,是一类由于静脉壁薄弱扩张、瓣膜功能障碍或其他先天性原因引起血液反流、淤积所导致的下肢静脉系统持续性高压为特征的临床常见疾病,包括单纯性下肢静脉曲张、原发性深静脉瓣膜功能不全及继发于下肢深静脉血栓的深静脉瓣膜功能不全等疾病。上述诸多因素造就了CVI临床表现的多样性及发病机制的复杂性。

下肢慢性静脉功能不全是一种常见病,多发生于长时间站立或体力劳动者。患者的生活质量可以从疾病的早期就受到明显影响。主要表现多种多样,包括下肢浅静脉扩张或静脉曲张、怒张、蜿蜒成团,早期少有症状,少数患者多在行走时出现下肢沉重、疲劳、酸胀不适,有时晚间踝上有轻度水肿。后期可因静脉曲张血液瘀滞而引起皮肤营养性变化,出现色素沉着、皮肤脱屑、瘙痒,难愈性溃疡(俗称老烂腿),静脉瘀滞性皮炎、湿疹,或曲张静脉因溃疡侵蚀或外伤致破裂出血等。

CVI涉及的静脉病变,可以是浅静脉、交通静脉、深静脉或整个下肢静脉网络,起因于先天性或继发性静脉疾患,主要的病理生理改变是静脉逆流,或伴有近端静脉阻塞。单纯性下肢静脉曲张的内容详见相关章节。本节介绍原发性深静脉瓣膜功能不全及继发于下肢深静脉血栓的深静脉瓣膜功能不全等内容。

下肢静脉分为深静脉与浅静脉两组,下肢深静脉与同名动脉伴行,最后汇入股静脉。

静脉壁结构:静脉壁由3层组成,分别为外膜、中层和内膜(图38-27)。外膜主要为胶原纤维组成并含有神经纤维,内膜为内皮细胞,内膜的皱褶形成静脉瓣。中层为肌肉层,是决定静脉壁强弱的主要因素,但没有弹力纤维,所以在静脉高压的情况下,主干静脉管径增粗,肌肉层增厚,但不会有弹力。

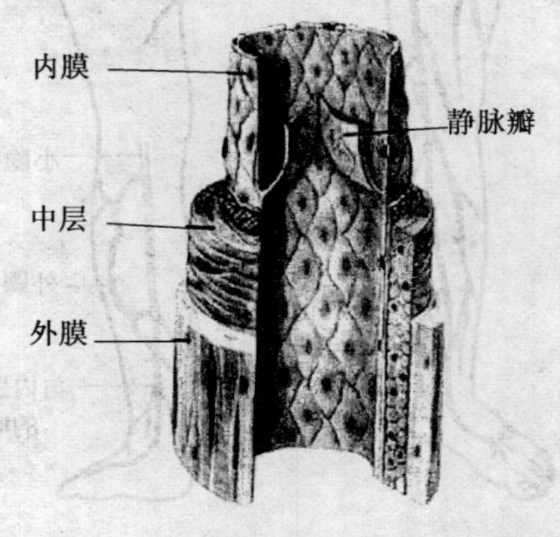

图38-27 静脉结构与瓣膜

瓣膜：在下肢深、浅静脉系统内，都有瓣膜存在。瓣膜所处的位置不定，但在主干静脉的分支处都有恒定的瓣膜。瓣膜大多呈双瓣型，只有极少数呈三瓣型。瓣膜的功能是使血液流动回流，不致发生反流，维持下肢静脉系统血液的向心回流；静脉瓣膜功能不全造成下肢静脉血回流障碍，静脉高压，静脉瘀滞。瓣膜基底附着于静脉壁部位，都有瓣膜凹存在，即瓣膜窦，这里为血栓的好发部位，尤其是小腿深静脉瓣膜部位。

深静脉瓣膜，由远及近，逐渐减少。在小腿胫、腓静脉内瓣膜很多，几乎每隔 2.5cm 就有 1 对瓣膜，而股静脉内平均只有 5 对瓣膜。深静脉瓣膜保证下肢在任何体位，血液都能向心回流，小腿深静脉瓣膜保证腓肠肌泵的作用。深静脉瓣膜功能不全时，下肢深静脉高压逆流，将会无阻挡地通过交通支逆入浅静脉，酿成继发性浅静脉曲张。

下肢深、浅静脉之间通过交通支相互沟通。大腿部深、浅静脉之间的交通支，主要位于缝匠肌下、内收肌管和膝部；小腿部以内踝交通静脉与外踝交通静脉最为重要。内踝交通支有 3 支，引流小腿下 1/3 外侧面的静脉血，直接穿过筋膜进入腓静脉。深静脉瓣膜功能不全，下肢深静脉高压，静脉血通过这些交通支引起静脉瘀滞症状，甚至发生静脉瘀滞性皮炎及溃疡。

原发性深静脉瓣膜功能不全

一、病因

（一）西医病因病理

原发性深静脉瓣膜功能不全常与浅静脉曲张并存，主要由于静脉壁薄弱、静脉瓣畸形或缺陷，这是全身支持组织薄弱的一种表现，与遗传因素有关。

除了先天性因素外，后天性因素也可导致静脉瓣膜功能不全。如长期阵发性咳嗽或从事重体力劳动（装卸工、搬运工等）者，腹腔内压增高，下肢静脉回流受阻，使静脉内压力增高。长期静脉高压，使静脉瓣膜松弛、脱垂，导致静脉瓣膜功能不全。

原发性静脉瓣膜功能不全的形成过程中，静脉壁、静脉瓣膜薄弱和静脉压增高可互相影响。静脉壁和静脉瓣膜发育薄弱的人，临床症状出现较早。静脉瓣膜较健全者，临床症状出现较晚。

（二）中医病因病机

中医认为，该病是由于长期从事站立负重工作，妨碍局部气血运行，多因下肢皮肤受到虫咬破损，以致湿毒外侵，瘀阻经络，致使疮口长期不愈，或者愈而复发。

二、临床诊断

（一）西医辨病

1. 症状　原发性股静脉瓣膜功能不全患者的临床症状主要呈现为隐静脉曲张的表现。

（1）酸胀不适和疼痛：这是原发性股静脉功能不全的主要症状，往往在静息站立时发生，逐渐加重。稍行走后舒适，长时间行走又复出现。平卧休息时可缓解，长时间站立不仅酸胀而且表现疼痛。产生这些症状的原因是由于站立时静脉内压力增高，静脉管壁扩张，血管外膜内感觉神经末梢的感受器受到刺激而引起。行走或屈伸时，腓肠肌发挥泵的作用，静脉血向心回流，使得静脉内压力障碍症状缓解。这都是早期的症状。

（2）肿胀：早期多无此症状，病的后期伴有交通支瓣膜功能不全的患者，长久站立、远行之后，出现小腿踝关节部位肿胀，肿胀往往在傍晚加重，休息一夜后即减轻或消退，这显然由于静脉压增高，局部压力增高，血管内液体外渗所致。

（3）色素沉着：此病后期，足踝内侧至小腿下部色泽改变，自棕褐以致明显的紫癜，甚至溃疡。这是由于深静脉高压，交通支瓣膜功能不全，静脉血外溢，皮下瘀血，色素沉着，继而局部营养不良，以致破溃不愈。

2. 体征　主要体征由隐静脉瓣膜功能不全所致。

原发性深静脉瓣膜功能不全体征很少，自觉症状也并不严重。事实上，许多患者都是因为产生并发症方来就诊。这些并发症往往与隐静脉曲张的表现相同。例如，皮肤的营养性改变如皮肤萎缩、脱屑、瘙痒、色素沉着甚至湿疹和溃疡。引起这些变化的原因，主要是静脉高压。下肢静脉血液穿过瓣膜功能不全的交通支溢出并郁积在皮下，血液中含氧量降低，皮肤发生退行性变化，表现为汗毛脱落、皮肤光薄、脱屑。由于毛细血管破裂，以致色素沉着。由于局部抵抗力削弱，容易感染成蜂窝织炎。主要表现在踝上区，多数在内侧，少数在外侧或双侧，形成面积不等的色素沉着区，在色素沉着的基础上进一步形成湿疹和溃疡。

在色素沉着区及溃疡的基底部，都有交通支瓣膜功能不全，如果在站立时不能耐受静脉高压，或者遭受轻微的损伤，都会穿破皮肤而并发出血。这种出血很难自止，因踝部离心脏远，肢体静脉压力高，加上静脉管壁无弹性之故。

3. 辨病要点　原发性深静脉瓣膜功能不全，往往与隐静脉曲张症并存，而且隐静脉曲张症在先。如遇到患者行隐静脉曲张手术后又复发，此时应考虑到深静脉瓣膜功能不全。因此，在治疗静脉曲张的同时，如患者有肢体肿胀、足靴区色素沉着等体征，应怀疑是否有深静脉瓣膜功能不全同时存在。需在踝部测定站立或平卧时的静脉压，以及顺行或逆行静脉造影。除此之外，还需与深静脉血栓形成后综合征相鉴别。

原发性深静脉瓣膜功能不全需与动、静脉瘘相鉴别。动、静脉瘘常有静脉压增高，浅静脉曲张，但是患肢明显增粗，皮温高，局部扪及持续性震颤，穿刺静脉时为鲜红色氧合血，因此诊断比较容易。如有困难可行多普勒检查或动脉造影，即可确诊。

(二)中医辨证

1. 常见证候及其表现

(1)湿热下注：患者劳累后、久行久站或久坐时感到小腿酸痛、胀痛，平卧休息后则减轻，伴浅静脉曲张，静脉血瘀滞，如并发感染则局部表现为红、肿、热、痛，或者先痒后痛，红肿成片，日久破溃滋水，形成溃疡，此为阳实证。

(2)气虚下陷：下肢肿胀明显，平卧时则消肿，小腿色素沉着较重，疮口经久不愈，疮口凹陷，时流污水；或疮口下陷，或成缸口，周围皮肤乌黑僵硬，污水臭秽不堪，难以收口。

(3)肝肾阴亏：创口久不愈合，皮肤乌黑，疮口凹陷，时流污水，面黄肌瘦等。

2. 辨证要点　辨证重点在于分清湿、热、虚、寒。湿者下肢多肿；热者红；虚者气血亏，久病之后气血亏损，创口肉芽色白或暗红，污水臭秽不堪；寒者阳气不能外达，肢体不温，喜热怕冷。另外，疮口溃烂，肉色鲜红而痛，属热毒者易治；乌黑不痛，属肝肾亏损者难治。

三、治疗

(一)西医治疗

1. 一般治疗

(1)压力治疗：循序减压袜和弹力绷带包扎疗法：对于下肢静脉曲张轻、中度瓣膜功能不全者，可使用医用循序减压弹力袜(graduated elastic compression，GEC)或外用弹力绷带加压包扎，即弹力袜或绷带包扎疗法，又称支持疗法。该法可压迫下肢的曲张浅静脉，并促进深静脉血液回流，控制静脉高压，以减轻患肢肿胀、胀痛或沉重感，延缓瓣膜功能不全的发展及并发症的发生。

间歇性梯度压力疗法(又称间歇性压力治疗、循环驱动治疗)，是一种针对静脉、淋巴系统功能紊乱的得到确认的有效物理治疗方式。目前，临床应用的循环驱动器械可见有循序压力治疗仪、加压肢体循环驱动器、空气波压力治疗仪、循环驱动治疗仪等多种名称，结构、工作原理大致相近。

此类治疗仪是由包裹肢体的气囊、气管和作用于充气的气体主机组成的一个气体压力梯度系统。气囊被均分成4个、6个或12个腔，以六腔气囊工作过程为例：首先第一个腔充气达到预置压力，继而第二个腔充气并达到预置压力时，第一个腔放气，同时第三个腔充气，如此继续，直至第六个腔达到预置压力，至此，系统完成一个工作周期。在设定的时间范围内，系统将会重复这一工作过程。通过远心端至近心端依次充放气过程，可以产生有效生理性机械引流效应，加快肢体血液流速，迅速将淋巴液及静脉血液驱向肢体近心端，促进回流，减低肢端组织内压力，加速组织水肿消退。

(2)药物治疗：在下肢静脉曲张的治疗中，药物治疗仅仅是一种辅助的治疗手段。通过药物治疗可以减轻临床症状。对于伴有并发症的患者，药物治疗则显得比较重要，它可以减轻患肢的肿胀、治疗血栓性浅静脉炎、促进溃疡愈合等。

1)主要药物：降低毛细血管通透性，如消脱止

(草木犀流浸液片)、迈之灵、七叶皂苷钠等;改善微循环,如羟苯磺酸钙。

2)外用药:喜疗妥(多磺酸基粘多糖)软膏,用于浅表性静脉炎、静脉曲张性静脉炎、血栓性静脉炎等;依沙吖啶(利凡诺,雷佛奴尔,乳酸依沙吖啶),用于各种创伤,渗出、糜烂的感染性皮肤病及伤口冲洗。

2. 手术治疗 对深静脉瓣膜功能不全,静脉严重反流,出现肢体肿胀甚至皮肤营养障碍性改变如湿疹、溃疡等并发症者,应行深静脉瓣膜修复重建术,以阻断或纠正静脉反流。股静脉瓣膜重建术是指以不同的手术方法,使关闭不全的瓣膜恢复紧密闭合的解剖结构,以阻断静脉血逆向反流,用于治疗下肢深静脉瓣膜功能不全。重点是修复静脉主干的1～2个近心端瓣膜。根据解剖特点,被修补的瓣膜主要在大隐静脉汇入股总静脉内,或者任何2个静脉汇合处。手术方法很多,可分为静脉壁内和静脉壁外两种,各有利弊,应严格掌握适应证。

诊断方法:主要进行顺行性静脉造影及逆行静脉造影,在手术前完全了解局部解剖,以及股浅静脉、股深静脉和大隐静脉的功能情况,明确是先天性静脉瓣膜功能不全,还是后天性深静脉血栓形成后的瓣膜损伤,并寻找确定静脉瓣膜不全的部位。如果是单纯的静脉瓣膜功能不全,通常在股浅静脉部位行瓣膜修复。如果是后天性深静脉血栓形成后的瓣膜损伤,可应用带瓣膜静脉段的移植。

(1)静脉瓣膜修复术:将松弛的瓣膜游离缘予以缩短,使之能合拢关闭。股静脉切开瓣膜修复术具有最合理的解剖和生理学基础,但通过手术将松弛的瓣膜修复成为正常的半挺直状态,防止血液倒流的同时损伤了血管壁,易致血栓形成。

【手术适应证】适用于原发性深静脉瓣膜功能不全倒流Ⅰ～Ⅱ级、瓣膜无严重损害者。

【手术步骤】

1)显露隐-股静脉:于患肢大腿根部股动脉搏动处内侧作一纵行切口,上端略超过腹股沟平面,沿大隐静脉主干找到隐-股静脉的连接处,显露出股总静脉、股浅静脉和股深静脉。在股浅静脉与股深静脉汇合处的远侧可见到股浅静脉最高的一对瓣膜。

2)探测股浅静脉瓣膜功能:瓣膜所在处的股浅静脉略膨出,在瓣膜远侧5cm处阻断股浅静脉血流,并同时阻断股深静脉血流,将阻断处近侧的血液挤压到股总静脉内,使之排空,如放开挤压的手指,可见血液立即通过瓣膜向远侧倒流,证实该瓣膜功能不全。

3)修复瓣膜:阻断股总静脉、股深静脉和瓣膜远侧的股浅静脉血流,于股浅静脉第1对瓣膜在管壁上杯状外形的中央向近侧作纵行切开,切口长1.5～2.5cm。

牵开切缘后,可见到游离缘松弛、下垂伸长的瓣膜。以肝素生理盐水冲洗瓣窝,观察漂浮在溶液中的瓣叶,了解病变情况和程度。用7/0无损伤缝线从瓣膜交汇点由外向内进针,距交汇点2mm穿过瓣叶游离缘,再在交汇点平面由内向外出针,在静脉管壁外打结,可使游离缘缩短2mm。

同法,于瓣膜另一交汇点缝合,将瓣膜修复成半挺直状态。如一针不够,可于交会点稍高或游离缘稍远处作第2针缝合,使瓣膜进一步缩短(图38-28)。

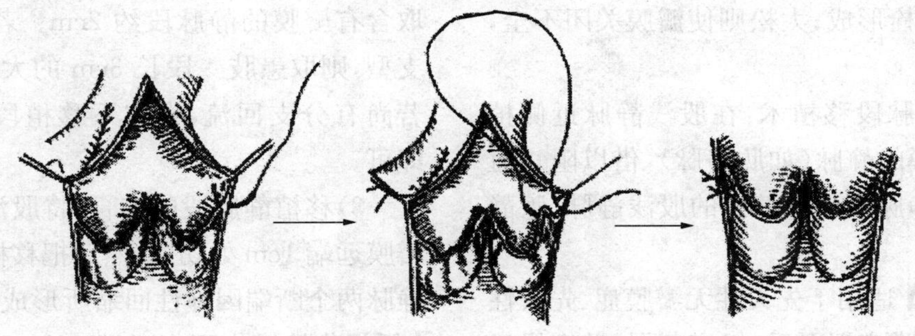

图38-28 静脉瓣膜修复术

4)修复完成后,用肝素生理盐水冲洗,见瓣膜游离缘呈半挺直状。缝合管壁切口,再度测试血液无倒流,证实瓣膜修复满意。开放各静脉阻断处,恢复血流。严密止血后,于切口内放一引流管,逐层缝合切口。

(2)股浅静脉带戒术或静脉瓣膜环形缩窄术：在正常情况下，瓣窦宽径大于非瓣窦部位静脉宽径，因而利用缝线、组织片或人工织物包绕于静脉外，缩小其管径，恢复瓣窦与静脉的管径比例，瓣膜关闭功能随之恢复。带戒术操作简便、创伤小，不涉及静脉内腔，手术并发症少，但瓣膜损害严重时术后效果不理想。

【手术适应证】适用于原发性深静脉瓣膜功能不全倒流Ⅰ～Ⅱ级、瓣膜无严重损害者。

【手术步骤】

1)按前述方法显露股总静脉、股深静脉、股浅静脉。确认股浅静脉最高一对瓣膜，并验证该瓣膜功能不全。

2)自该瓣膜向远侧分离股浅静脉 2～3cm 长，分离后的股浅静脉多显持续痉挛状态。

3)取宽 1.5～2cm 的自体大隐静脉、阔筋膜或人造血管，在瓣膜远端管壁环绕一周，用 3/0 线缝合 3 针，完成瓣膜“带戒”。用 5-0 无损伤线将环绕的静脉片与静脉壁固定 3 针，以免滑动，如图 38-29 所示。

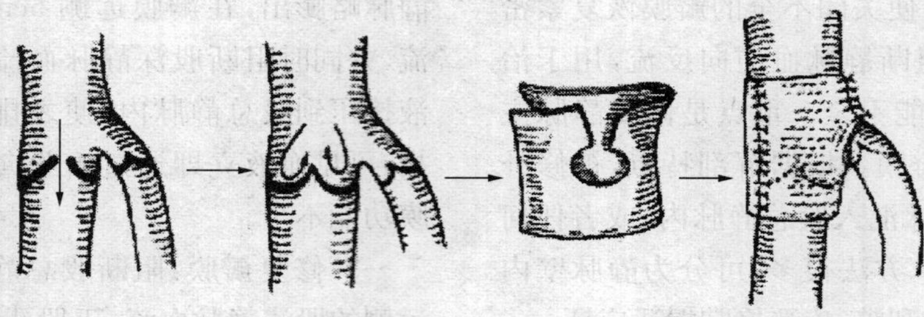

图 38-29　股浅静脉带戒术

或用 7-0 无损伤线，在瓣膜远端环形缝合一周，缝针间距约 2mm，不能穿透静脉壁，使缝合后的静脉口径相当于痉挛状的静脉口径(一般缩小 1/3)。

4)严密止血，冲洗伤口，逐层缝合切口。

【术中注意事项】

1)股浅静脉瓣膜位置不固定，须结合 X 线造影片定位。

2)自体静脉片环绕静脉的松紧度，即环绕后的静脉口径(或环缝术后的静脉口径)应与发生痉挛的静脉口径相等较为适宜。太紧可使静脉管腔狭窄，易导致静脉血栓形成；太松则使瓣膜关闭不全，疗效不佳。

(3)带瓣膜静脉段移植术：在股浅静脉近侧植入一段带正常瓣膜的静脉(如肱静脉)，借以阻止血液逆流。常用的静脉多选自健侧的股浅静脉、腋静脉或臂静脉。

【手术适应证】适用于先天性无瓣膜症、先天性瓣膜结构不良、瓣膜病损严重，极度薄弱，游离缘过度松弛、脱垂，无法进行修复及深静脉血栓形成后完全再通者。

【术前准备】对拟选用的静脉需行静脉造影检查，证实该静脉瓣膜功能正常。并注意除静脉主干外，有无分支回流。

【手术步骤】

1)按前述方法显露股总静脉、股浅静脉和股深静脉，并经测试证实有股浅静脉最高一对瓣膜功能不全。

2)移植静脉段的准备：如取自健侧股浅静脉，则按前法显露健侧股浅静脉，证实瓣膜功能良好后，切取两侧股浅静脉相等长度的静脉段(包括第 2 对瓣膜)，互相交换吻合。如取自腋静脉，可在腋下作一直切口，显露腋静脉，测定瓣膜功能良好后，切取含有瓣膜的静脉段约 2cm。若腋静脉主干为单支型，则取患肢一段长 3cm 的大隐静脉与之交换。若尚有分支回流，在取下移植段后，远、近端结扎即可。

3)移植静脉段的吻合：将股浅静脉在最高一对瓣膜远端 1cm 处切断，然后把移植段静脉置于股浅静脉两个断端因弹性回缩所形成的空隙之间，用 7-0 无损伤缝线作两个对端吻合。严密止血，置引流管，逐层缝合切口。见图 38-30。

(4)半腱肌-股二头肌腱袢腘静脉瓣膜代替术：利用半腱肌-股二头肌腱袢的收缩与放松，使腘静脉获得瓣膜样功能。腘静脉外肌袢成形术操作简便、安全可靠和有效。在瓣膜结构不良或无瓣膜，不能实施股静脉切开瓣膜修复术和带戒术时，可采用此手术。但肌袢只在下肢行走时起作用，长时间静息站立后，仍可出现程度不同的症状。

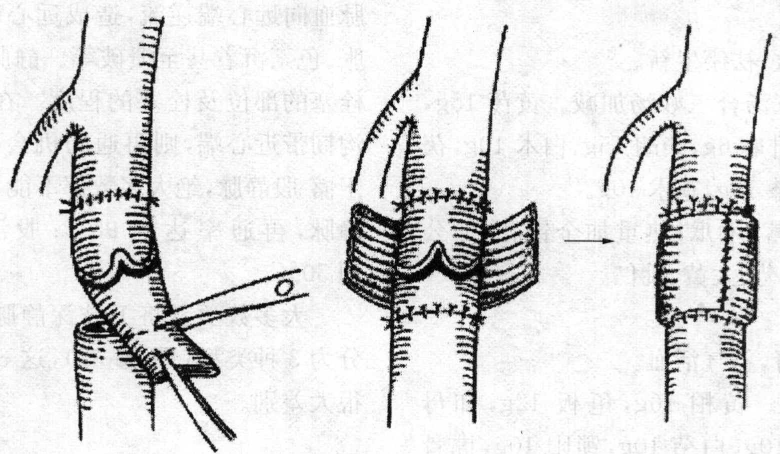

图 38-30　静脉瓣膜移植术

【手术适应证】适用于原发性深静脉瓣膜功能不全倒流Ⅲ～Ⅳ级及深静脉血栓形成后完全再通者。

【手术步骤】

1)切口：在髌骨上缘 6cm，半腱肌外侧缘起向下延伸至腘窝横纹上 2cm，横过腘窝，再沿股二头肌外侧缘向下至腓骨小头上切开。

2)切开筋膜，在股二头肌内侧缘解剖腓总神经和胫神经及神经深面的腘静脉，游离出腘静脉长 2cm。

3)切取股二头肌肌腱长 12cm，宽 1cm，缝合成条索状。于胫骨附着处切断半腱肌，将股二头肌肌腱与半腱肌于静脉前缝合形成袢，袢高出皮肤 4.5～5.5cm。见图 38-31。

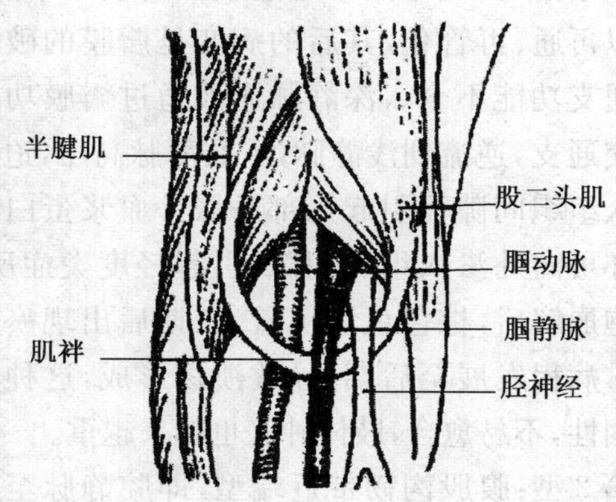

图 38-31　半腱肌-股二头肌腱袢腘静脉瓣膜代替术

4)严密止血，腘窝内可注入醋酸泼尼松 25mg，逐层缝合切口。

3. 创面的处理　有创面的患者亦可行静脉手术，如静脉瓣膜修复术、大隐静脉高位结扎剥脱术、交通支结扎术等，但在术前对创面要适当处理，如控制炎症，使创面分泌物减少。

常用方法：抬高患肢，创面以 0.1%雷佛奴尔溶液湿敷，待创面清洁后进行植皮术，根据溃疡大小从供皮区取相应面积的薄断层皮片，将皮片角化层面贴附在油纱布上，制备成小邮票状备用。植皮前，对溃疡创面进行彻底的扩创，修整肉芽使其平整。扩创后，用双氧水、碘伏及生理盐水反复清洗创面。创面彻底止血后邮票状植皮。以无菌油纱覆盖受区皮片，油纱上再覆盖多层网眼纱布，用绷带加压包扎。也可在静脉手术的同时行植皮术。

对于瘀滞性创面，可用水剂湿敷或无菌纱布覆盖，禁忌外用刺激性药物。

(二)中医治疗

1. 内治法

(1)湿热下注

【治则】清热利湿，和营消肿。

【方药】三妙丸或萆薢化毒汤。黄柏 10g，牛膝 30g，苍术 12g，茯苓 15g，木瓜 10g，萆薢 15g，薏苡仁 15g，泽泻 10g，滑石 10g。

热重加金银花 15g，蒲公英 10g；湿重加瞿麦

10g,萹蓄 10g;瘀滞较重加赤芍 10g,大黄 3g,桃仁 10g。

(2)气虚下陷

【治则】益气活血,祛瘀生新。

【方药】补阳还五汤合三妙汤加减。黄芪 15g,人参 10g,当归 10g,升麻 6g,柴胡 15g,白术 10g,茯苓 15g,黄柏 10g,牛膝 15g,苍术 10g。

湿重加瞿麦、萹蓄、木瓜;热重加金银花、蒲公英、地丁;瘀滞重加赤芍、大黄、桃仁。

(3)肝肾阴亏

【治则】滋阴补肾,益气活血。

【方药】虎潜丸。黄柏 10g,龟板 12g,知母 15g,熟地 12g,陈皮 10g,白芍 10g,锁阳 10g,虎骨 10g,当归 15g,茯苓 15g。

瘀滞较重加赤芍、桃仁、红花、大黄、虻虫。

2. 外治法　静脉瓣膜功能不全并发溃疡者,如皮肤乌黑,疮口凹陷,时流污水,可用夹纸膏(黄丹、轻粉、儿茶、没药、雄黄、血竭、五倍子、银朱、枯矾,共为末)加缠缚法。具体方法:先用消毒疮面,盖贴夹纸膏,外以厚纱布覆盖,另以弹力绷带缠缚患处及整个小腿固定,每周换药 2 次。创面清洁后可用生肌散、生肌玉红膏,每周换药 1 次。如果疮周湿疹重者可用青黛散油膏盖贴。

3. 放血疗法　在内踝或外踝交通支丰富的部位,用三棱针刺破放血,或用火针,使交通支闭塞纤维化。在一定的条件下,应用这种方法治疗,亦可减轻症状。

继发性深静脉瓣膜功能不全综合征

继发性深静脉瓣膜功能不全综合征,即为下肢深静脉血栓形成后综合征,是指深静脉血栓形成后期,由于血液回流障碍或血栓机化再通后,静脉瓣膜被破坏,静脉血通过交通支向浅静脉逆流,或血液回流不畅,引起肢体远端静脉高压、瘀血而产生的肢体肿胀、浅静脉曲张、色素沉着、溃疡形成等临床表现。

一、病因

(一)西医病因病理

西医认为,深静脉血栓形成形成后,经 2～4 个月吸收和机化,再经过相当长的时间后,机化再通或者成为纤维性芯子。这时静脉瓣膜都已破坏,静脉血向远心端逆流,造成远心端静脉高压、肢体肿胀、色素沉着甚至溃破等。静脉内血栓再通取决于栓塞的部位及栓塞的程度。在下肢血栓位于腹股沟韧带近心端,则再通的机会极少,也就是血栓位于髂-股静脉,绝大多数都不能再通;血栓位于股-腘静脉,再通率达到 95%;股浅静脉的再通率达到 50%。

大多数学者将下肢深静脉血栓形成后综合征分为 3 种类型(图 38-32),这 3 种类型在治疗上有很大差别。

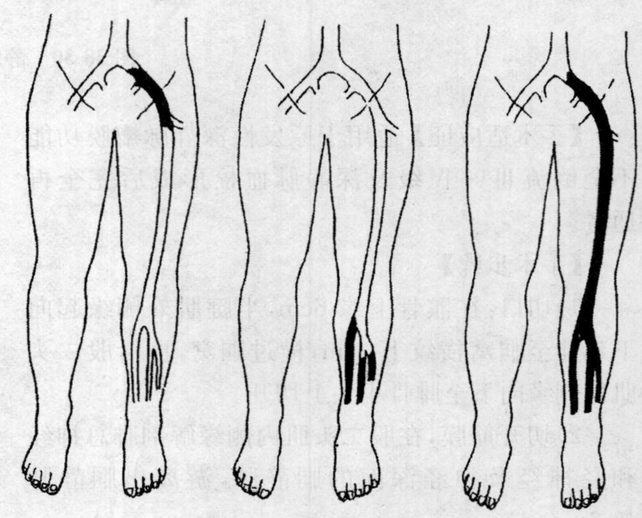

图 38-32　下肢深静脉血栓形成后综合征

第 1 型:腹股沟韧带远端型,即原发血栓在小腿肌肉内静脉丛,或起源于腘静脉或股静脉的血栓滋长和繁衍,扩展范围不超过腹股沟韧带,这些血栓可以再通、再管化,其后的病变是瓣膜的破坏和踝交通支功能不全。深静脉血液通过瓣膜功能不全的交通支,逆流到浅静脉,下肢静脉高压,迫使血流进入组织间隙而引起局部肿胀。血浆蛋白和红细胞亦可向外渗入组织间隙,引起轻度炎症反应,红细胞崩解后,棕色色素沉着,长期后出现瘀滞性皮炎。病程发展至后期,导致溃疡形成,这种溃疡为顽固性,不易愈合,肢体肿胀也越来越重。

第 2 型:腹股沟韧带近端型,即腔静脉至腹股沟韧带内一段血栓形成。这段血栓极少再通,其主要病理变化为下肢血液回流障碍。由于血栓不向远段扩展蔓延,所以腘-股静脉瓣膜和踝交通支瓣膜功能未受破坏。也就是说小腿肌肉泵的作用依然完好，运动时能迫使深静脉血液通过侧支循环向心回流。常见腹股沟韧带内侧静脉怒张，耻骨联合上阴阜静脉怒张，还可以通过子宫、子宫旁和卵巢静脉返回下腔静脉，所以这一类型女性的症状要比男性轻。久行后或登山时感到下肢酸痛、肿胀，平卧后则减退，色素沉着轻，形成溃疡的时间比较缓慢。15 年后大多数患者形成溃疡。

第 3 型：又称混合型，即血栓累及整个下肢，从髂静脉到股静脉、腘静脉、小腿肌肉内静脉丛和交通支，均有血栓形成。血栓可能从小腿肌肉内静脉顺行滋长，也可能为原发性髂-股静脉血栓形成，逆行扩展而累及远段静脉，包括交通支在内。患有这种病的人，都有广泛性深静脉血栓形成病史，病情较重，血栓位于远心端，往往再通，但瓣膜受损，位于近心端，不易再通，阻碍静脉回流，因而它兼有上述两者症状，如淤积性皮炎、溃疡、浅静脉曲张、跛行体征、肢体肿胀等。

(二)中医病因病机

该病是由湿热下迫，瘀血滞凝经络所致。或因担负重物，经久站立，气血运行不畅；或外伤、手术后、妇女分娩后长期卧床休息，血流缓慢、瘀滞，损伤经络而成。

二、临床诊断

(一)西医辨病

1. 症状与体征　深静脉血栓形成后，所引起的基本病理生理变化是运动时浅静脉高压。运动时正常踝部浅静脉压力为 0～4kPa(0～30mmHg)。原发性浅静脉曲张踝部静脉压为 6.0～8.0kPa(45～60mmHg)，腹股沟韧带远心段股-腘静脉栓塞后踝部静脉压为 10～12kPa(75～90mmHg)，腹股沟韧带近心段髂股静脉血栓形成后踝部静脉压为 13.3kPa(100mmHg)。其临床症状表现也不一致。

如果病变属于腹股沟韧带远段型，主要表现为下肢小腿肿胀，小腿中下 1/3 最为明显，色素沉着及溃疡，以踝关节为主。膝以上大腿往往正常，不肿胀。腹股沟韧带近心端或混合型，临床表现为整个腿部肿胀，既往发病时，腹股沟韧带部疼痛或压痛，全身有发热。病变后期常有局部营养性溃疡。

这 3 种类型的病理变化、临床症状都有明显的不同(表 38-9)。

表 38-9　深静脉血栓形成后综合征 3 型的区别

	腹股沟韧带远心端	腹股沟韧带近心端	混合型
病变部位	深静脉和交通支瓣膜功能不全	髂-股静脉流出道梗阻	深静脉和交通支瓣膜功能不全合并髂-股静脉流出道梗阻
病理变化及血液动力学静脉压(踝)	倒流静脉静体压 10～12kPa(75～90mmHg)	回流受阻静脉静体压 13.3kPa(100mmHg)	倒流及回流受阻静脉静体压 13.3kPa(100mmHg)
临床主要症状			
肿胀部位	小腿中下 1/3	整个下肢，大腿比小腿明显	整个肢体肿胀
瘀滞性皮炎、溃疡	比较明显，内、外踝比较明显	比较轻，出现时间较晚，平卧休息能减轻	比较重，范围大，溃疡重，不愈合
静脉曲张	下肢小腿浅静脉怒张	大腿内侧、会阴部、髂外静脉浅表静脉曲张	出现比较晚
跛行体征	轻	轻	重

2. 特殊检查

(1)静脉造影：静脉造影是一种有创检查，在诊断下肢深静脉瓣膜功能不全、静脉回流障碍及静脉梗阻等疾患中，最有价值，可有效地判断下肢深静脉的阻塞范围、有无游离栓子，以及血栓的位置、范围、形态、近端静脉及侧支开放状况，以确定诊断，做出治疗选择、判断预后。

在顺行性静脉造影中，如果是股-腘静脉栓塞后，在造影中显示不好，边缘不整齐，瓣膜缺损，造影剂经过瓣膜功能不全的交通支逆流到浅静脉，在造影中浅静脉显影较早，小腿深静脉交通支扩张，排空迟缓。逆行股静脉造影，造影剂直接逆流到膝上股静脉的任何一段。

髂-股静脉梗阻疾患，使用单一的顺行性静脉造影，不易显示，需要联合采用顺行和髂嵴的骨髓造影，可以显示髂-股静脉阻塞的近远端平面。还可以见到阻塞的远端深部、粗大的侧支及盆腔内静脉代偿情况。

目前，对于不易显示的静脉梗阻疾患可采取数字减影血管造影(DSA)，又称数字血管成像(digtal vascular image，DVI)，是利用计算机处理数字化的影像信息，将含碘浓度高的血管影像提高，增强到肉眼可见水平，并消除造影血管以外的骨骼和软组织影的减影技术，具有瞬间减影、实时显像、检索再显和动态观察等功能，便于观察静脉腔内有无血栓、血栓的范围、大小、形态及侧支循环情况。

(2)彩色多普勒超声检查：多普勒检查可以直观管腔大小、粗细、管壁光滑程度及阻塞情况，还可观察血栓的回声强弱以判断其密度、机化程度。

(3)体积描记法检查：包括电阻抗体积描记法(IPG)、静脉血流描记法(PRG)、应变计量器技术和光电体积描记法(PPG)等。其中以电阻抗体积描记法应用时间最长，积累经验较多，使用也较普遍。

3. 辨病要点　根据该病缓慢的病程，尤其单侧肢体出现肿胀、酸胀不适、疼痛，休息后症状缓解，运动后加剧，甚至发生间歇性跛行，浅静脉曲张，足靴区皮肤营养障碍，或慢性不愈的溃疡，就可诊断下肢静脉功能不全综合征。如果需要进一步明确栓塞的部位、病变性质、原发性还是继发性，可以行顺行性静脉造影、逆行性静脉造影、髂嵴骨穿刺骨髓造影、DSA造影。如果没有条件造影，可以应用彩色多普勒超声和体积描记法检查，可以观察栓塞部位、血栓长短和性质，以及血流情况。

深静脉血栓形成后综合征和原发性深静脉瓣膜功能不全的病理基础相同，都是源于静脉高压和交通支功能不全、深静脉血液逆流。溃疡部位都在足靴区尤其是内踝和外踝，所以从病变的部位、形态和溃疡性质上很难作出鉴别，但前者是继发于下肢深静脉血栓形成，而后者有长期浅静脉曲张的病史。踝部运动时，静脉压前者为10～13.3kPa(75～100mmHg)；后者为6.0～8.0kPa(45～60mmHg)。静脉造影，前者看不到瓣膜，边缘不整齐，后者可以显示功能不全的静脉瓣膜。

腹股沟韧带近端型所引起的下肢肿胀与淋巴水肿相鉴别：前者属于重力作用，平卧可消退，站立后加重；淋巴水肿虽经休息，肿胀也不易消退，肿胀并非指陷性，状似橡胶海绵，色素沉着和溃疡形成者罕见。对可疑的病例，应行淋巴造影。

(二)中医辨证

1. 常见证候及其表现

(1)湿热下注：肢体明显肿胀，小腿部瘀滞性病变较重，瘀滞部位并发感染，局部红、肿、热、痛，舌苔白腻或黄腻，脉弦滑数，血白细胞计数增高。

(2)血瘀湿重：患肢肿胀重，瘀滞症重，且有瘀积性皮炎，下肢浅静脉曲张明显，舌质暗或有瘀斑，苔白腻，舌质红绛或有瘀斑。

(3)脾肾阳虚：患肢肿胀重，行走站立明显，朝轻暮重，时有畏寒不适，倦怠乏力，纳少不渴，舌淡边有齿印，苔薄白，脉沉。

2. 辨证要点　在于分清寒、热、虚、实。寒者喜暖怕凉，踝部喜用棉布包裹，或喜用热水熏洗。热者瘀滞部位红、肿、热，触之更痛，甚则全身发热。虚者病久，神倦肢懒，乏力自汗，累则心慌，疮面苍白，肉芽水肿，疮口经久不愈。实者坚实，郁积部位肿胀坚硬，皮肤光滑发亮，甚则焮红热痛，苔黄腻或有瘀斑，脓稠，肉芽坚实。

三、治疗

(一)西医治疗

1. 一般治疗　深静脉血栓形成后瓣膜功能不全，无论哪种类型，都要抬高患肢适当休息，配合压力治疗，外用弹力绷带加压包扎或使用医用循序减压弹力袜支持。另外，酌情服用抗凝药物，以防继发血栓形成。

(1)适当休息抬高患肢，并作屈伸活动。这是一个平常、有效、容易实行的办法，但是患者常因工作、劳动，难以持之以恒。抬高患肢，高于心脏水平，每天至少4次，每次不少于20分钟。平卧时最好将下肢，尤其是患肢作屈伸运动，这样可以促进下肢血液回流，减少下肢瘀滞的程度，如果严格执行，可以保全肢体，延缓或预防足靴区营养性改变的发生，甚至可以促进创面愈合。

(2)循序减压袜或弹力绷带包扎疗法：可控制静脉高压，延长水肿出现时间，推迟足靴区皮肤和皮下组织发生营养性改变，预防溃疡形成。对已形成的溃疡，也是比较有效的治疗方法。有下列两种方法：

1)间歇性弹力绷带包扎疗法：让患者知道使用弹力绷带的原理和方法，并养成习惯，每日晨起床前，用弹力绷带或弹力袜，晚上卧床后拆除。绷带从足背包裹直到膝关节下，压迫整个小腿和足部的浅静脉，压迫的强度以能压瘪浅静脉而又不致影响动脉供血和深静脉回流为标准；足靴区要稳妥而坚实的压迫，经常更换新弹力绷带，按有效期更换弹力袜，以保持足够的弹力。

2)持续封闭式方式：此法需要医师或护士协助。先令患者穿有松紧的棉织袜套，自足趾到膝。第二层用浸透 Unna 糊剂(氧化锌 100g，阿拉伯胶浆 900g，甘油 400g，水 300g)的纱布绷带卷，自足趾向上缠绕，直至膝下。第三层用干纱布绷带卷，使第二层与外层相隔。外层绷带患者自行拆洗，内层 Unna 糊剂绷带需由医师或护士拆换。

2. 手术治疗

(1)交通支结扎术：踝交通支结扎术，如大隐静脉、小隐静脉瓣膜功能不全则行高位结扎加剥脱术。

【手术适应证】深静脉血栓形成 10 年以后，浅静脉怒张明显者，而且浅静脉没有炎症，使用弹力绷带后感到舒适者，可以进行交通支结扎术。

【术前准备】手术前应保守治疗一段时间，或者应用弹力绷带包扎 2～3 周。目的是使足靴区瘀滞症状减轻，同时使溃疡部位炎症减轻，便于手术。

【交通支定位】常见的有 4 个恒定部位，即内踝上交通支、内踝中交通支、外踝交通支和外踝小腿中交通支。定位方法依据：

1)解剖位置定位：内踝上交通支定位在小腿上 2/3 和下 1/3 交界处，小腿内侧面的胫骨后缘；内踝中交通支是在内踝上方 4 指宽胫骨后缘 1.25～2.5cm 处；外踝交通支位于外踝上方 10cm 左右，跟腱的外侧缘；小腿中交通支比前者高 4 横指，邻近后面的中线位置。

2)扪按定位：功能不全的交通支位于皮下筋膜层形成缺陷，扪按有空虚感，作为手术切口的标记。

3)手术前静脉造影定位：观察交通支的分布以便定位。

4)手术定位：即回血试验，切断交通支瓣膜功能健全者不流血，如功能不健全者即有深静脉血液流出；如果挤压邻近的腓肠肌，便可看到血流涌出，借此机会手术结扎。

【切口位置】按内踝、外踝交通支的解剖定位。手术切口可长可短。如果行内踝交通支结扎术，则于内踝上、胫骨后缘 1～2cm 平行于胫骨切口，直至小腿的上 1/3 内侧；或者于筋膜凹陷处纵行切开 2～4cm。

【交通支的显露和结扎】结扎交通支分筋膜外和筋膜下。这取决于瘀滞性皮炎的程度轻重。如果皮下和筋膜层分开，而且很易找到交通支，则行筋膜外结扎。如果炎症较重，皮下组织广泛纤维化，溃疡面积较大而且深，则于筋膜下找到交通支，予以结扎。不必游离皮下组织，否则皮肤坏死。皮下及筋膜不必缝合，直接缝合皮肤即可。术毕以弹力绷带自足趾到膝加压包扎。

【手术后的处理】手术后继续抬高患肢，鼓励早期下床活动，术后第 1 天即可下地活动。术后每 3 天更换敷料 1 次，继续弹力绷带加压包扎，术后 10～14 天拆线，拆线后可拆除弹力绷带，改穿弹力袜 3 个月。在围手术期常规应用抗生素。术后适当给予抗凝治疗，以预防深静脉血栓形成。

(2)转流术：于栓塞部位近心段与远心段架桥，使远心段的高压静脉血液经此桥回流，达到减压目的。

1)大隐静脉移植转流术(图 38-33)：利用健侧的隐静脉横跨阴阜皮下隧道行闭塞远段的隐-股静脉架桥分流术。

必须严格掌握手术适应证，要求通过静脉造影证实：①单侧性局限于髂-股静脉阻塞；②远段股浅静脉通畅；③健侧的大隐静脉和髂股静脉，包括静脉系统在内，都必须处于通畅状态。

2)大隐静脉-股静脉交叉转流术：手术前必须行静脉造影，测定患肢的静脉压，以便确定架桥的部位。股总静脉为股浅静脉和股深静脉汇合而成的短干。于腹股沟韧带下缘处移行出髂外静脉。

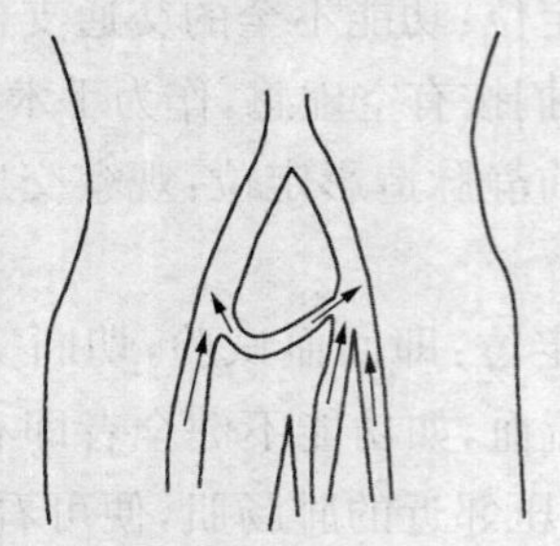

图 38-33 大隐静脉移植转流术

首先解剖患侧肢体的股总静脉及股浅静脉。在解剖过程中可能经过水肿组织，在这水肿组织中，有许多侧支血管需要保护或者结扎。血管鞘膜常常增厚，鞘内有许多纤维状结构并与栓塞的血管粘连，术中要小心。股静脉在股动脉的内侧，栓塞的股静脉常常坚硬，在静脉造影过程中常不显影，股静脉近心端如果没有血栓，常常充盈、柔软，如果是这种情况，可以选为架桥的基部。

健侧大隐静脉常被选作架桥。根据所需要大隐静脉的长度，在大腿内侧作 2～3 个切口，游离隐静脉，其分支用 4-0 线结扎。静脉内用肝素溶液冲洗并扩张。鼠蹊部隐静脉的近心端用柔软的密质钳钳夹阻断血流，隐静脉前面做好记号，防止在放置时扭转或成角。耻骨联合上皮下隧道用钝性方法制成，而后，将静脉桥通过引导法拉到对侧。将横跨的隐静脉与患侧闭塞远端的股静脉行端侧吻合，吻合口大约为股静脉直径的 3 倍。一般用 6-0 线即可。在阻断静脉前及手术期间，必须进行肝素化(100U/kg)。

术后患肢用弹力绷带从足趾到大腿根部适度加压包扎并抬高，避免久坐或长时间站立 7～10 天，穿弹力袜或用弹力绷带包扎至少 1 年，促进肢体远端静脉的回流。

3)原位大隐静脉转流术：股浅静脉血栓形成后，临床症状持续不缓解，可用同侧隐静脉进行股浅静脉架桥。沿小腿内侧方向解剖大隐静脉，并用 4-0 线结扎分支，一般到膝关节水平或膝关节下。切断大隐静脉，将近心端与股静脉或腘静脉，即栓塞部位的远心端行端侧吻合。或不切断大隐静脉，将大隐静脉与股静脉栓塞的远心端或腘静脉行侧侧吻合。

(3)带瓣膜静脉段移植术：静脉血栓后静脉瓣膜已经损伤，不能进行瓣膜修补，则采用静脉瓣膜段的移植术。患者术前行静脉造影，确定病变段及近心端静脉瓣膜的破坏程度，并了解股浅静脉、股深静脉、隐静脉或者其任何联合部分功能情况。手术目的是在静脉主干的近心端提供一个功能完整的瓣膜，防止静脉血的倒流。术式详见“原发性深静脉瓣膜功能不全”手术治疗部分。

(4)半腱肌-股二头肌腱袢腘静脉瓣膜代替术：术式详见“原发性深静脉瓣膜功能不全”手术治疗部分。

有些患者，多处静脉呈现静脉瓣膜功能不全，这需要进行瓣膜修补与静脉段移植的结合手术。

3. 介入治疗　超声消融技术是一种利用低频、高强度超声溶解体内新鲜血栓、陈旧性血栓及动脉粥样斑块的技术。国内自 2000 年 8 月以来，开始应用超声消融技术治疗下肢深静脉血栓形成。

(1)适应证

1)原则上适合早期患者，DVT 发生后 3 个月内均可进行。

2)药物溶栓或导管取栓效果不好或失败者。

3)对药物溶栓有禁忌者。

4)股青肿者。

5)慢性下肢深静脉血栓急性发作者。

超声消融不适用于腘静脉以下小腿血栓，亦不宜用于深静脉血栓形成后遗症的治疗。

(2)手术方法：超声消融前行血管多普勒检查和造影明确病变部位及程度。硬膜外麻醉下，先健侧股静脉穿刺置入腔静脉滤器，患侧腹股沟切口显露股总静脉。选用美国 Acolysis 血栓消融仪及超声导管，直视下穿刺股静脉并置入导管引导，送入超声探头至近栓塞处，启动发射器用低频高能超声融栓。探头自病变部位缓慢向前推进，可来回移动直至阻塞血管打通。治疗后行血管造影以显示血管通畅情况。对有残留血栓者，行球囊取栓处理，管腔狭窄者用球囊扩张或放入支架。对股静脉、腘静脉血栓行球囊取栓及肢体挤压法取栓。

(3)术后处理

1)抬高患肢，主动活动踝关节，穿压力袜，早期下床活动。

2)应用抗生素5～7天预防感染。

3)酌情应用抗凝、溶栓、祛聚药物。

4)出院后口服小剂量抗凝抗聚药6个月。

(二)中医治疗

1. 内治法

(1)湿热下注

【治则】清热解毒,活血化瘀。

【方药】三妙汤合八珍散加减。黄柏10g,牛膝30g,苍术12g,当归12g,双花15g,茯苓15g,木瓜15g,防己12g。

热重加蒲公英15g,地丁12g。

(2)血瘀湿重

【治则】利湿通络,活血化瘀。

【方药】二妙汤、八珍散、三仁散加减。牛膝30g,苍术12g,木瓜15g,防己10g,茯苓15g,赤芍10g,薏仁米15g,蔻仁米10g,藿香10g。

湿重加车前子10g,猪苓15g,泽泻10g;瘀滞重加王不留行10g,穿山甲10g,土鳖虫10g,大黄3g。

(3)脾肾阳虚:内服温阳健脾汤。党参15g,黄芪10g,茯苓12g,白术12g,当归10g,薏仁米15g,蔻仁米10g,泽泻10g,藿香10g,丁香12g。

2. 外治法　疮口经久不愈,皮肤乌黑,疮口凹陷,时流污水,可用夹纸膏加缠缚法。

使用方法:先在患处用消毒汤洗净,盖贴夹纸膏,外以厚层纱布覆盖。另以绷带缠缚患处及整个小腿,再用弹性绷带护套固定,每周换药2次。创面清洁后可用生肌散、生肌玉红膏,每周换药1次。

夹纸膏成分:黄丹、轻粉、儿茶、没药、雄黄、血竭、五倍子、银朱、枯矾各等份,研细末。用法:量创面大小,剪油纸2张,将药夹入,纸四周用面糊粘住,纸上用针刺孔,贴于创面上。

四、预防与护理

下肢深静脉回流障碍预防与护理:主要防治下肢静脉高压;无论手术治疗或非手术治疗都要适当休息,抬高患肢,每日抬高患肢4次,每次20分钟,抬高患肢应高于心脏。对患者进行健康教育,养成穿弹力袜或包扎弹力绷带的习惯,每日起床时使用,平卧时解除。这样可以控制浅静脉高压,推延水肿出现时间,推迟足靴区皮肤和皮下组织发生营养性改变,预防溃疡形成。

平素生活过程中,不宜远走、久站、久坐,应适当活动、适当休息,平卧时屈伸下肢促进下肢血流。防止外伤。应尽量争取早日手术。

如有溃疡面,应保持创面干燥,消除感染,防止药物性刺激,尽量用消毒干纱布覆盖创面,等待有利时机进行手术。

五、诊治参考

(一)诊断标准

1. 一侧下肢出现肿胀,酸胀不适　休息后缓解,运动后增剧,甚至发生间歇性跛行。不同程度的足靴区皮肤营养性变化或溃疡形成,高度提示下肢深静脉血液回流障碍。

2. 顺行性静脉造影　如果深静脉显影不好,边缘不整齐,失去弹性,瓣膜缺损,或者梗阻压迫的影像,甚至见到深静脉血液逆流到浅静脉,如果梗阻部位在腹股沟韧带的近心端,可以行髂前上嵴骨髓穿刺造影,可以见到梗阻的平面及侧支循环。目前,可采用数字减影血管造影(DSA)观察该部位的静脉及侧支形成情况。

逆行性静脉造影可以显示深静脉瓣膜损害程度。

3. 多普勒、超声检查及体积描记法　可以观察栓塞部位、血流情况。

4. 排除肿瘤压迫症,排除内科系统疾病,如心、肝、肾源性水肿。

(二)疗效判断标准

1. 治愈　下肢肿胀消退,劳累、远行后不肿,溃疡愈合,劳累后不复发。

2. 有效　下肢肿胀明显减轻,劳累、远行时肿胀,溃疡接近愈合,劳累后加重,休息后减轻。

3. 无效　凡经保守治疗或手术治疗,未达到上述标准者,应视为无效。

髂总静脉压迫综合征

髂总静脉受髂总动脉压迫而造成下肢深静脉回流障碍,称为髂总静脉压迫综合征。这种病较少见,近10年来才被认识和重视。

一、病因病理

(一)西医病因病理

西医认为,髂静脉压迫综合征产生的基础是右髂总动脉和左髂总静脉在各自起始部位的特殊解剖关系。双侧髂总静脉于第5腰椎体中下部平面的右侧汇合成下腔静脉而沿脊柱上行。右髂总静脉几乎成直线与下腔静脉连续,而左髂总静脉则自骨盆左侧横行向右,经腰骶椎之前与下腔静脉汇合时几乎成直角。腹主动脉则自脊柱左旁下行,于第4腰椎体下缘平面分为左、右髂总动脉,故右髂总动脉跨越左髂总静脉的前方,然后向骨盆右下延伸。这样,左髂总静脉或多或少被腰骶椎的生理性前凸推向前方,同时又被跨越于其前方的右髂总动脉压向后方,使其处于前压后挤的解剖位置。在动脉与静脉之间形成纤维带,或者血管内形成粘连或内膜蹼,影响左下肢静脉血回流。

40多年前,Cockett等人通过静脉造影和手术探查的方法对患有髂股静脉血栓和严重血栓后遗症的患者进行研究,发现在右髂总动脉跨越左髂总静脉的部位,静脉腔内容易形成血栓,并且已形成的血栓难以再管化复通,从而引起下肢和盆腔的静脉回流障碍,产生一系列临床症状和体征,因此又称为Cockett综合征。髂静脉压迫不仅造成静脉回流障碍和下肢静脉高压,成为下肢静脉瓣膜功能不全和浅静脉曲张的原因之一,而且可继发髂股静脉血栓形成,也是静脉血栓好发于左下肢的潜在的主要因素。

(二)中医病因病机

此证系由湿热下注,瘀血凝滞于经络,以致肌肉紫黑,痛痒无时,或由于风热湿毒相聚,或因先天不足,生育异常,加之后天久站远行劳伤所致,或因邪客脉外,致使血流不畅,瘀血凝滞经络而成。

二、临床诊断

(一)西医辨病

1. 症状及体征　常见的症状是不明原因的水肿。好发于女性,因为女性在发育期间,腰骶生理前凸较男性更加明显,这个部位也是左髂总静脉受压的部位,因此在骨盆发育完成后,左下肢逐渐出现水肿,过去常误诊为“青春期淋巴水肿”,实际上是左髂总静脉受压所致,与运动无关,但月经来潮或气候炎热时肿胀明显,不伴疼痛。

2. 特殊检查　下肢静脉造影及病变上下段测压是检测髂静脉压迫综合征最可靠的方法之一。左股静脉插管造影或双股静脉双插管造影,造影显示:①左髂总静脉与下腔静脉汇合处受右髂总动脉压迫的压迹;②左髂总静脉增宽,造影剂排空缓慢;③左髂总静脉周围有许多侧支循环。

测压检查:左股静脉插管造影后,将导管继续向腔静脉方向插入,插至第3腰椎水平面时,即髂总静脉受压处的近心端,测压并记录,然后将导管退出3～4cm处,即骶髂关节部位,也就是髂动脉平面的远心端,测压并记录,将左髂总静脉2个平面测压数比较,其静脉压相差19.6Pa($2cmH_2O$)以上,有助于诊断。

3. 辨病要点　左下肢不明原因的肿胀,青春期明显,女性症状较重,月经来潮或受热时更突出,就可怀疑髂静脉压迫综合征,再进行下肢静脉造影及病变上下段测压以确诊。

(二)中医辨证

1. 常见证候及其表现

(1)湿热下注:肢体肿胀,偶然胀痛,月经期明显,过后则轻,如有外伤感染者则发热,舌苔薄白,脉平。

(2)脾肾阳虚:患肢肿胀、沉重,腰酸畏寒,倦怠乏力,纳少不渴,舌淡,苔薄白。

2. 辨证要点　在于分清虚实。虚者病久,腿肿色白,腰腿酸痛,经期为重,舌苔薄白,脉平;实者新病,肢体温肿且坚,偶尔破溃感染,红肿热痛为甚,脉数苔黄腻。

三、治疗

(一)西医治疗

1. 一般治疗　主要促进下肢静脉血的回流,抬高患肢,外裹弹力绷带,腹股沟外经常理疗或热敷,目的是促进侧支循环的建立,促进静脉血的回流。

也可以口服阿司匹林、双嘧达莫等抗血小板药物，以及口服华法林等抗凝药物以预防髂股静脉血栓形成。

2. 手术治疗

(1)手术治疗的原则

1)恢复左髂总静脉血流通畅。

2)防止术后再度受到右髂总动脉的压迫。

(2)手术的方法

1)解压术：将髂总动脉切断，于左髂总静脉后重新吻合。

2)静脉成形术：切除血管外纤维束带的压迫和血管内粘连或内膜蹼，在缝合关闭静脉切口时附加一块自体血管补片，使静脉恢复圆形管腔，再于动脉、静脉间放置桥式垫，防止静脉再度受压。

3)筋膜悬吊术：将右髂总动脉固定于腰大肌，借以保护左髂总静脉，免受压迫。

右髂总动脉压迫左髂总静脉造成静脉内血栓形成及血栓纤维化引起下肢瘀滞的综合征，可行双侧股静脉间的耻骨上静脉交叉转流术，即在髂静脉外围进行血液分流术，转流血管材料可以取用对侧肢体的大隐静脉或人造血管。还可行经腹解剖髂静脉并悬吊右髂动脉。取脐以下正中切口，入腹找到髂总静脉汇合处，检查左髂静脉受压的程度，将小肠拉出，进入后腹膜，解剖游离髂总动脉及髂总静脉，并将髂总动脉拉开。先于静脉内注射肝素，再用血管钳夹住，切开静脉，插入环状膨胀物，解除狭窄部并切除所有纤维物或其碎片。在切开狭窄部位的静脉上，用补片的方法，关闭静脉。补片可取外周浅静脉或隐静脉。

在修补静脉完成后，轻轻悬吊髂动脉，使其受压的静脉松弛。有时在髂总动脉与髂总静脉间放置弹性桥或隔板。但这种弹性桥或隔板对邻近的静脉和动脉起到慢性刺激甚至腐蚀静脉和动脉而造成出血。

3. 介入治疗　有些患者是在行 Fogarty 导管取栓术时发现髂静脉段进导管困难才进一步检查而证实患有髂静脉压迫综合征。随着近年来血管腔内技术的发展，可通过球囊导管扩张以解除病变段的压迫和管腔狭窄。对于由纤维束带或动脉压迫等因素造成的弹性回缩，可以行支架植入血管成形术。对改善症状、预防并发症的发生有较好的作用，同时其本身创伤小，操作简单且并发症少，具有较好的应用前景。但其长期的疗效如何，支架是否会变形或漂移，对与之接触的动脉是否存在不良影响，都有待于进一步观察和随访。

(二)中医治疗

1. 内治法

(1)湿热下注：清热解毒，活血化瘀。方药：牛膝 30g，苍术 12g，茯苓 15g，赤芍 12g，木瓜 15g，防己 12g，当归 12g，穿山甲 12g。

(2)脾肾阳虚：温肾健脾，利湿通络。方药：党参 15g，黄芪 12g，当归 12g，茯苓 15g，木瓜 15g，薏仁米 12g，蔻仁米 12g，藿香 12g，丁香 12g。

随症加减：热盛加双花、公英、地丁；湿重加泽泻、车前子；血瘀重加穿山甲、水蛭、土鳖、大黄。

2. 熏浴法

(1)中药水外浴于股三角区，每日 2 次，每次 30 分钟。目的是促进侧支循环的建立。

(2)熏浴法处方：苏木 30g，红花 15g，秦艽 15g，川椒 15g，干姜 15g，朴硝 30g。

血栓性浅静脉炎

血栓性浅静脉炎是临床常见病。其病理特点是先有静脉损伤，后有血栓。范围较广泛，在形成血栓 2～3 小时后即引起静脉壁和静脉壁周围组织明显的炎症反应。病变的部位不同，病理变化亦不相同，故有不同的病名。在四肢，血栓性浅静脉炎可发生于下肢的大隐静脉、小隐静脉及其分支；上肢常位于头静脉、贵要静脉。胸腹壁常发生于胸腹壁浅静脉。所谓游走性类型，是指原因不明，可以迁移性地此起彼落地在人体各处交替发病，常为血栓闭塞性脉管炎的早期表现。若全身反应较重者，应考虑全身血管炎、胶原性疾病、内脏疾病及深静脉病变等。

血栓性浅静脉炎属于祖国医学的“脉痹”、“赤脉”、“青蛇毒”、“恶脉”、“黄鳅痈”等范围，是由于湿热蕴结，瘀血留滞脉络所致。“脉中血流不畅，则血脉凝结而痛”。血栓性浅静脉炎临床上常见以下几种类型。

一、肢体血栓性浅静脉炎

临床为最常见，下肢多于上肢。多发生于输液或外伤后。浅层静脉呈条索状，伴有疼痛。

(一)病因病理

1. 西医病因病理

(1)病因：肢体血栓性浅静脉炎可以因不同的原因造成，临床上可分3类：

1)化学药物刺激引起，静脉内注射各种刺激性溶液或高渗溶液，如高渗葡萄糖溶液、各种抗生素、烃化剂、有机碘溶液等均能在受注射的浅静脉内膜上酿成化学性刺激，导致较为广泛的损伤，迅速发生血栓形成，继而出现明显的炎症反应。

2)导管做持续性输液，常可使静脉壁遭受直接损伤，导致血栓形成，并迅速出现炎症反应，常见于长期留置静脉输液的危重患者。

3)下肢静脉曲张时，无论是属于大隐静脉，或小隐静脉的属支，由于静脉血瘀滞，足靴区皮肤常因营养性变化，承受慢性感染，可使曲张静脉遭受缺氧和炎症性损害，导致血栓性浅静脉炎。

(2)病理：静脉输入各种抗生素或高渗葡萄糖溶液等，不仅会迅速损害内膜，发生血栓形成，而且病变一开始就是广泛的整条浅静脉血栓形成，迅速导致整条浅静脉壁的炎症反应，甚至累及静脉周围组织，并有渗出液。局部表现疼痛、肿胀和压痛的索条柱，往往伴有全身反应，但都不严重。一般经过7～12天后，随着炎症的消退和渗出液的吸收，遗留无痛性纤维硬结，棕色色素沉着。有些病例经过一段时间，局部可以重新建立血液循环；甚至在间隔相当长的时间后，受累浅静脉再通，又可以作为输液途径。

导管所引起的特殊严重类型病变——血管壁化脓，称为化脓性血栓性浅静脉炎，好发于大面积烧伤和危重患者及免疫功能低下者。直接致病菌有革兰阴性菌、葡萄球菌等，病灶常位于静脉内导管顶端处。

血栓性浅静脉炎多不累及深静脉，因而不致引起肢体静脉回流障碍。浅静脉内血栓形成以激发血管壁炎症为主，大都和血管壁紧密黏着，因而不致脱落而酿成肺栓塞。

2. 中医病因病机　血栓性浅静脉炎在祖国医学中属“脉痹”，是由于湿热蕴结，瘀血留滞脉络所致。“脉中血流不畅，则血脉凝结而痛”。肢体外伤、感染、静脉输液、给药等，均可导致发病。

(二)临床诊断

1. 西医辨病

(1)症状：血栓性浅静脉炎全身反应症状较轻，局部症状比较明显，典型的表现往往是有损伤病史可查的患者，局部突然呈现网状和柱状的红肿条索物，皮肤温度升高，有明显的疼痛和压痛。疼痛可于2～4周内减轻或消失。

导管引起的化脓性血栓性浅静脉炎症状比较重，常出现败血症，重症患者不明原因的败血症，甚至出现脓毒血症，此时追查原因，应检查输液的导管。

(2)体征：浅层静脉炎，在表皮可触及条索状物，开始较软，表面红，因受炎症浸润范围有0.5～1cm宽，但长度不等。炎症消退后，条索状物坚硬，扪之类似输精管状。当网状浅静脉受累时，红肿可呈银叉或串珠状，拉紧皮肤时更清晰。当局部炎症逐渐消散，局部皮肤色素沉着，开始为棕色，后呈紫褐色。化脓性血栓性浅静脉炎局部疼痛、压痛、红斑和水肿较重，甚至可以从切口中挤出脓性液体。

(3)实验室及其他辅助检查：该病一般不发热，血常规检查一般正常。有少数患者低热，白细胞计数升高，部分患者可出现血沉加快。如鉴别诊断困难时，可做活体组织病理检查。化脓性血栓性浅静脉炎，白细胞计数可升高到20×10^9/L。

(4)辨病要点：根据病史和体征，诊断并不困难，一般无需进行特殊检查。当病变侵袭小静脉时，应与结节性红斑、硬红斑、结节性动脉周围炎等鉴别。血栓性浅静脉炎的特点是往往呈线形，范围比较细窄，皮肤并不溃破及消散比较迅速，如血栓性浅静脉炎发生于小隐静脉，有时可和肌肉内小静脉丛及胫后静脉血栓形成相混淆。当病变累及小隐静脉时，往往可以扪及硬索，压痛往往位于小腿后面的中部。化脓性血栓性浅静脉炎的诊断比较困难。长期插管输液的患者病情不见好转，反而出现严重败血症，此时要注意检查输液原因。

(5)鉴别诊断

1)结节性红斑：多见于青年女性，与结核和风湿有关。皮肤结节多发生于小腿，伸屈侧无明显区别，呈圆形、片状或斑块状，一般不溃烂；可有疼痛、发热、乏力、关节痛及小腿浮肿等；血沉及免疫指标异常。

2)硬结节红斑：为皮肤结核的一种类型，多见于青年女性，皮肤结节多发生于小腿，伸屈侧无明显区别，呈圆形或斑块状，为暗红色或紫红色，逐渐增大，可发生溃破。有明显疼痛、肿胀。每年冬季容易发作，呈慢性病程，可找到结核病灶，结核菌素试验呈阳性，血沉加快。

3)结节性动脉周围炎：多见于中年男性；皮损为多形性，有红斑、瘀斑、紫斑、网状青斑等。以皮下结节为多见，皮下结节沿小动脉分布。可自由移动，皮肤发红、疼痛，可发生溃疡，反复发作，此起彼伏。常有发热、关节痛、多汗等。多有胃肠、肾、心、肺、神经、肌肉、脑等多脏器组织同时受累。

在进行诊断或鉴别诊断时，如有困难，可作活体组织病理检查，切断受累的浅静脉，进行形态学检查以明确诊断。

2. 中医辨证　血栓性浅静脉炎的初期以湿热为重，热甚则焮红、灼热、肿痛；湿重则肢体肿、沉重，其最后转化成瘀阻脉络，临床上遗留硬性结节或硬性条索状物。

(三)治疗

1. 一般治疗　血栓性浅静脉炎轻者一般无需特殊处理，在穿弹力袜或缠弹力绷带的条件下，上肢可以活动，下肢可以行走，不需卧床休息。病变比较严重者，应卧床休息。患肢抬高，同时局部热敷，给予对症处理，如止痛药，症状往往迅速消退，只在局部遗留少许色素斑。一般不用抗生素，如局部症状严重，可使用1周青霉素或半合成青霉素类抗生素。

2. 手术治疗　极少数患者，如果采取上述措施无效，血栓形成有侵犯深静脉趋向者，应及时施行手术，高位结扎受累静脉，予以切除或剥脱。在这种情况下，应先做高位结扎术，其优点是：①可以防止深静脉受累；②解除缺乏瓣膜的大隐静脉逆向压力后，能够迅速消除直立性疼痛；③可以简化其他辅助治疗的方法，加速疗程。如果病变发生在原有曲张的大隐静脉，经过相当时间，待病变进入静止阶段后，可再施行剥脱术疗法。残留的结节条索状物，也可手术切除。化脓性血栓性浅静脉炎，最好切除整个受累的大隐静脉或贵要静脉或头静脉，而且创口要开放，疏松填塞敷料，待症状减轻、局部炎症消退后，再做二期缝合。

3. 中医治疗

(1)内治法：急性期间，为湿热蕴结，应清热利湿，活血化瘀。内服四妙勇安汤加味或茵陈赤小豆汤加减：金银花、元参各30g，当归、赤芍、牛膝各15g，黄柏、黄芩、山栀、苍术、防己、紫草、生甘草各10g，红花、木通各10g。

慢性炎症期，为瘀结期，应以活血化瘀，通络散结为主。内服丹参通脉汤，活血通脉饮为主：丹参、赤芍、当归、鸡血藤、桑寄生各30g，川牛膝、川芎、黄芪、郁金各15g。

临床治疗过程中，还应根据病情随症加减。热则加大青叶、板蓝根、地丁、蒲公英、丹皮、黄连等；慢性结节条索状物，加用炙山甲、皂刺、乳香、没药、三棱、莪术、海藻、夏枯草、王不留行、地龙、鸡血藤、络石藤、橘核、山慈菇等。如病在上肢加桑枝、姜黄；病在下肢加黄柏、牛膝。

(2)外治法

1)鲜马齿苋，捣烂后外敷患部，每日2次。

2)外敷金黄膏。

3)熏洗法：鲜马齿苋煎汤趁热熏洗患处，每日2次。

4)中药煎水外洗：苏木30g，威灵仙15g，秦艽10g，红花10g，朴硝30g，川椒10g，赤芍10g，荆芥10g，防风10g。

(四)预防与护理

输液时，禁用高渗溶液；在应用刺激性化学性药品时，要缓慢滴注；插管输液时，插管时间不宜过长，以免导管刺激血管而产生炎症反应。一旦因输液血管发炎时，应积极早期治疗，热敷或熏洗局部。

二、胸腹壁血栓性浅静脉炎

胸腹壁血栓性浅静脉炎又称Mondor病，主要病变在前胸壁、乳房、肋缘和上腹部浅静脉。

(一)病因病理

1. 西医病因病理

(1)病因：胸腹壁血栓性浅静脉炎多发生于肥胖的妇女，平时又缺乏劳动锻炼者。由于上肢骤然用力而受牵拉，常常构成该病的诱发因素。很可能是在前胸壁和上腹壁受到应力时，静脉亦受影响所致，或因乳房手术牵拉所致。

(2)病理：胸腹壁血栓性浅静脉炎好发部位如下：

1)胸、上腹壁静脉：由乳头向下方，经过乳房皱襞，伸展到肋缘。

2)侧胸腹静脉：由乳头向上外方，伸展到腋窝由乳头向下，在腹直肌外侧直达下腹部。

3)腹壁上静脉：腹直肌上浅静脉比较少见。

上述静脉内膜受损害时，便有血栓形成，并引起血管壁炎症反应，甚至侵犯受累静脉的周围组织，可有渗出物。静脉外形肿胀、色白，静脉内有血栓或无血栓，静脉内血栓能滋长、繁衍而扩展，可累及属支，包括小静脉丛。待病理演变停止，炎症消退，血栓机化，可能再通，静脉处于部分或完全闭塞状态。

(二)中医病因病机

胸腹壁血栓性浅静脉炎，是由于湿热蕴结，瘀血留滞脉络所致。另外，根据“病变在胸胁属肝经所在”，故肝气郁积加之肝络外伤，瘀血留滞脉络所致。

(三)临床诊断

1. 西医辨病

(1)症状：一般情况下没有全身反应，仅有局部症状，而且局部症状也比较轻微。其特点是在上肢用力牵拉后，骤然感到一侧胸壁疼痛，程度不等。高举上臂活动、咳嗽、深呼吸，或者无意中使病变部位受压，都会感到局部疼痛。病变2周后，疼痛逐渐缓解，4～8周后才消失，个别患者局部疼痛可拖延1～2年。

(2)体征：受病变侵袭的浅静脉略红肿，如条索状物，有的可呈银叉或串珠状，有压痛，条索状物开始较软，稍晚即增硬，直径为3～5mm。受累静脉与皮肤呈疏松粘连，但与深部组织无粘连，易于移动。在病变的两端，用手绷紧皮肤，可见覆盖浅静脉的皮肤凹陷，形如浅沟，或条索状物高出皮肤，长度不等。炎症消退后，坚硬，扪之类似输精管状。当网状浅静脉受累时，拉紧皮肤时更清晰。病变2周后，疼痛减轻，局部皮肤呈浅棕色。

(3)实验室及其他辅助检查：全身反应轻，白细胞计数稍升高，局部检查可明确诊断，不需要特殊检查。个别患者可做病理检查。

(4)辨病要点：一侧胸腹壁皮下出现条索状硬结，长达15～40cm，有针刺样疼痛，皮肤上有紧迫感。条索状硬结与皮肤粘连，用手压紧硬结两端，使皮肤绷紧时，皮肤上可现一条凹陷的浅沟。结合病史即可确诊。

2. 中医辨证　肝性条达，肝经分布于两胁，肝气郁结，肝失疏泄，加之肝经损伤，脉络受阻，阻滞经络致成本证。

(四)治疗

1. 西医治疗　由于病情轻，病程短，一般无需特殊处理，都能自行消散。如局部症状明显，可用对症治疗，如止痛剂，常用肠溶阿司匹林、布洛芬等口服，双氯芬酸凝胶外用。不可理疗，因血管受干热刺激后，反而产生痉挛，使症状加重。

2. 中医治疗　理气活血，清热解毒，内服柴胡清热饮加减。柴胡15g，当归12g，赤芍12g，双花15g，藿香10g，郁金10g，泽兰10g，香附10g，枳壳10g，陈皮10g。

3. 其他治疗　针灸内关、阳陵泉。针刺以得气为度，留针30分钟。每隔1～2天1次。

三、游走性血栓性浅静脉炎

游走性血栓性浅静脉炎，是专指反复发作的浅静脉炎，浅静脉炎血栓形成，可发生于人体不同部位，而以下肢最为多见。常为血栓闭塞性脉管炎的早期症状。若全身反应较重者，应考虑全身血管炎、胶原性疾病、内脏疾病及深静脉病变等。

(一)病因病理

1. 西医病因病理　该病的诱发因素很可能与自身免疫性疾病、代谢性疾病、高凝状态等有关。

游走性血栓性浅静脉炎好发于青壮年男性，常见于血栓闭塞性脉管炎的早期。此外，它往往是内脏癌的早期体表征象。

游走性血栓性浅静脉炎主要侵袭中小浅静脉，具有血栓形成、静脉壁炎症、血栓阻塞、机化而再通等特点。静脉壁炎症含有巨细胞。受累血管邻近组织都无明显炎症反应。多处或全身浅静脉受累的同时，有时尚可伴有内脏静脉受累。

2. 中医病因病机　湿热蕴结，瘀血留滞脉络所致。常为脏腑疾病的表症。

(二)临床诊断

1. 西医辨病

(1)症状：游走性血栓性浅静脉炎好发于下肢，往往在一个区域内骤然出现条状或网状条索状物，红肿、压痛，有时可以在全身几个部位同时出现。发作时的临床表现，与一般的血栓性浅静脉炎并无明显不同。由于病变累及的都是中小浅静脉，管腔内虽然有血栓阻塞，但并不引起静脉血液回流障碍，没有肢体肿胀现象。

游走性血栓性浅静脉炎，全身反应较轻，部分患者仅有轻度发热，发作具有间歇、游走、交替地在全身各处发生等特点，每次发作大都只持续 2～4 周，即自行消退。间隔数周或数年后，身体其他部位的浅静脉又可同样发作，屡次周而复始地反复发作，长期发作后所遗留的色素沉着和条索状物可以遍布全身。

(2)体征：在一个区域内或一侧肢体上，骤然出现线状或网状红肿条索状物，有疼痛和压痛。条索状物有明显的炎症反应，2～4 周后自行消退，其他部位又重新出现。长期病变后，星花板样色素沉着和条索状物布满肢体或周身。

(3)实验室及其他辅助检查：全身反应较轻，仅有轻度发热，白细胞计数稍升高，血沉稍增快。为了明确诊断，可以将肿大的淋巴结行病理检查，以及胃、肝、胰、肺、肾、肠等常规检查，排除潜在性癌症。同时还应检查肢体动脉供血情况，必要时行动脉造影，证明有无血栓闭塞性脉管炎。

(4)辨病要点：游走性血栓性浅静脉炎，可以发生在全身各个浅表部位，以下肢多见，在肢体浅表静脉部位出现发红的痛性结节、红斑或条索状硬结，具有游走性、间歇性、反复发作的特点。根据这些特点诊断该病并不困难。由于该病可以是一个原因不明的单独疾病，也可以是血栓闭塞性脉管炎的组成部分，或者是内脏癌的早期表现，因此，只有在排除后两者的前提下，才能确诊为单独游走性血栓性浅静脉炎。

游走性血栓性浅静脉炎是单纯病变，还是血栓闭塞性脉管炎的早期表现，只有通过长期观察，才能明确。因为前者病变始终局限于静脉，后者迟早要浸润周围动脉。更重要的是，对可能存在的内脏癌要提高警惕。如果是内脏癌的早期表现，大都发生于年龄较大的患者。不明原因的游走性血栓性浅静脉炎发生于上肢和躯干的机会，几乎和下肢相等，如果病史中又有食欲改变，近期消瘦者，更应进行各种检查，如胃镜检查、胰脏 CT 检查等。必要时作剖腹探查，以免失去及时治疗的机会。

2. 中医辨证　湿毒入侵营卫，留滞于经络，蕴结成疾，表皮红热、灼痛，仍是“脉中血流不畅，则血脉凝结而痛”，谓之虚中之实证。

(三)治疗

1. 急性期的处理，主要是对症治疗，如局部应用热敷，患肢穿弹力袜或缠弹力绷带等。也可用小剂量激素及肠溶阿司匹林、布洛芬等口服。如同时有内脏静脉受累可疑者，可试用抗凝疗法。

2. 湿热重者则服四妙勇安汤加减：金银花、元参各 30g，当归、乳香、没药、白扁豆各 12g，陈皮、苍术各 10g，甘草 10g。

热盛者加大青叶、板蓝根、地丁、蒲公英、丹皮等。

3. 外伤治法　鲜马齿苋，捣烂后外敷患部，每日 2 次。或用硝矾洗药，经开水冲化后，趁热熏洗患处，每日 2～3 次。

(四)预防与护理

在预防发作方面，应解决体内感染病灶，如扁桃体炎、龋齿等。严禁吸烟。可口服华法林钠抗凝。平时要防寒、防潮，节制房事，增强体质，防止外伤。

(五)诊治参考

1. 标准　除化脓性血栓性浅静脉炎外。

(1)浅层的静脉呈炎性表现，表面红、肿、热、痛，可触及条索状物。

(2)有反复发作的病史,不用特殊治疗,即可自行消退,但常反复。

(3)全身反应轻,少数患者仅有低热,白细胞计数稍有升高。

(4)排除结节性红斑、硬结红斑、淋巴管炎等。

(5)经病理切片检查证实。

2. 疗效判断标准

(1)治愈:局部炎症消退,条索状物消失,无任何自觉症状(除皮肤仅剩色素沉着),半年内不复发。

(2)有效:条索状物消失,无自觉症状,其他部位不再出现。

(3)无效:治疗期间又出现新的病变。

(杨博华)

第十一节　下肢深静脉血栓形成

下肢深静脉血栓形成,常见的有小腿肌肉内小静脉丛血栓形成、髂-股静脉血栓形成和混合性深静脉血栓形成。根据该病临床发病特点,此病属于祖国医学的“脉痹”、“肿胀”、“瘀血流注”和“血瘀”等范畴。1994 年,国家中医药管理局颁布的《中医病症诊断疗效标准》中将该病病名规范为“股肿”。

绝大多数深静脉血栓形成发病较急,主要表现为单侧下肢突发性、广泛性肿粗、胀痛,行走不利,可伴低热。后期可出现浅静脉扩张、曲张,肢体轻度浮肿,小腿色素沉着及皮炎、臁疮等。阻塞远端静脉压升高,毛细血管瘀血,内皮细胞缺氧,使毛细血管渗透性增加,阻塞远端肢体出现肿胀。深静脉压升高及静脉回流障碍,使交通支静脉扩张开放,阻塞远端血流经交通支而入浅静脉,出现浅静脉扩张。由于阻塞的静脉部位不同,临床表现不一。

一、病因病理

(一)西医病因病理

1. 下肢深部小静脉丛血栓形成　下肢深部小静脉丛有 3 组,即跖静脉丛、小腿肌肉静脉丛和大腿内收肌静脉丛。在这 3 组静脉丛中,临床上最重要的是小腿肌肉静脉丛,其发病率最高,引起并发症较多。

下肢深部小静脉丛血栓形成的病因,与制动和静脉瘀滞的关系最密切。主要原因有下列几点:

(1)制动因素:下肢深部小静脉丛血栓形成,往往发生于手术后,甚至在开始麻醉后即可形成;因为麻醉后,小腿肌肉静脉丛壁处于松弛状态,静脉丛内瘀血,加之手术后制动状态,静脉丛内血液较长时间的瘀滞,则易形成血栓。

下肢深部小静脉丛血栓形成后,症状较轻,这些轻微的症状常被手术创伤的痛苦所掩盖,所以临床上患者和医生都不给予重视,延误治疗,而酿成血栓。

应用放射性纤维蛋白原检查,证明手术后血栓形成,多发生于腓肠肌或比目鱼肌小静脉丛内。

(2)静脉壁损伤:静脉壁受到机械性、化学性、感染性等因素损伤,使得局部血小板黏附、聚集,形成血小板血栓,继而纤维蛋白沉积,血细胞渗入,形成血栓。

(3)血液高凝状态:手术、创伤、妊娠、产后、1 周内血液中的血小板数比正常人高 2~3 倍,而且黏附性大,手术后和产后血浆中的凝血因子Ⅶ、Ⅻ等含量增加,口服雌激素的避孕药后血浆凝血因子Ⅶ、Ⅴ、Ⅹ、Ⅲ及凝血因子Ⅸ都可以升高。恶性肿瘤患者,肿瘤崩解产物中含有组织凝血因子。以上这些因素,都利于血栓形成。

(4)血流状态的改变:血流的中轴(轴流)流动成分以有形成分为主,如血小板、红细胞、白细胞。血流的边流成分以血浆为主。在血管分叉时,血流缓慢或产生旋涡时,血小板便离开轴流而进入边流,增加了和血管壁接触的机会。一旦血流缓慢,或血管壁损伤,就会促使血小板黏附其上,容易产生血栓。静脉血管比动脉血管更易形成血栓,这是由于静脉有瓣膜，瓣窦内血液瘀滞或易形成旋涡，静脉管壁薄弱，易受压，受压的远端血流缓慢，就易形成血栓。

下肢静脉血流缓慢因素，除手术和麻醉后制动因素外，还有其他外界因素，如久病卧床、外伤骨折、石膏固定、长途乘车、乘机久坐不动、盆腔腹腔肿物压迫等，均可造成下肢静脉血流缓慢，导致下肢静脉血栓。

2. 髂-股静脉血栓形成　髂-股静脉(简称髂股静脉)血栓形成是指髂总静脉、髂外静脉到股总静脉的范围内有血栓形成。由于它是下肢静脉血回流的惟一途径，一旦发生髂股静脉血栓，除非及早得到有效治疗，几乎都将后遗下肢静脉功能不全。髂股静脉血栓形成可分两型。轻型分原发性或继发性两类。不论原发性或继发性类型，凡是同时伴有动脉强烈痉挛者称重型，即股青肿型。

(1)原发性髂股静脉血栓形成：起因有两种情况。

1)左髂总静脉受压：受压最常见的部位是右髂总动脉跨越左髂总静脉处(骶骨岬部)，使左髂总静脉受到不同程度压迫，严重者可形如束带，使管腔收窄 2/3 以上，影响静脉血液回流，多数较轻，并不引起任何症状，但容易发生血栓形成，这类患者的年龄大都较轻，在 25～30 岁。

2)髂总静脉或髂股静脉受外来病变压迫：如转移性淋巴结癌、结肠癌、前列腺癌、动脉瘤等，管腔已有一定程度狭窄，容易并发血栓形成。髂股静脉在股管内通过，前面有腹股沟韧带形似瓶颈通路。在上述情况下，如果具备一定的条件就可能发生血栓形成，左侧比右侧多见。

(2)继发性髂股静脉血栓形成：血栓起源于小腿肌肉内小静脉丛，顺行性滋长、繁衍、扩展到整个下肢的髂股静脉系统。临床上远比原发性类型多见，多发生于手术后，常位于左下肢。

(3)股青肿：1938 年，Gregoire 描述了严重的广泛性髂股静脉闭塞，称为股青肿或蓝色静脉炎，临床上并不多见。不论是原发性或继发性髂股静脉血栓形成，只要血栓滋长、繁衍，累及股静脉、腘静脉和小腿静脉及其主要属支，同时引起动脉强烈痉挛者，特称为股青肿。

(4)病理：静脉血栓形成开始时都是在静脉管壁内膜损伤部位形成血栓，随即开始收缩。如果收缩明显，血栓只有附着于静脉管壁，其浮游部分极易脱落而酿成肺栓塞。如血栓只是轻度的收缩，而附着于管壁，引起显著的血管痉挛，管腔保持于阻塞状态，后期血栓机化再通。静脉内血栓形成引起的病理生理改变，主要是血栓激发静脉壁及其周围组织炎症反应，以及血栓堵塞静脉管腔，导致血液回流障碍，因而酿成临床上疼痛、肢体肿胀、浅静脉曲张等症状。

(二)中医病因病机

下肢深静脉血栓形成多由外伤或是由于湿热流注于血脉经络，气血运行不畅，气滞血瘀，瘀血阻于脉络，脉络滞塞不通，而发病。

二、临床诊断

(一)西医辨病

1. 下肢深部小静脉丛血栓形成

(1)症状：小腿肌肉静脉丛是血栓形成的好发部位，绝大多数都是原发性的，只有极少数可能是跖静脉丛血栓滋长、繁衍的结果，小腿肌肉静脉丛包括腓肠肌和比目鱼肌静脉，前者引流入腘静脉，后者向胫后静脉和腓静脉回流。可以想像，静脉丛血栓形成不至于影响静脉回流；短段小静脉血栓所激发的炎症反应，范围较小而程度又较轻微，所以临床表现很不明显。发生于手术中或手术后者，易被手术性创伤反映或创口疼痛所掩盖，有的经过吸收消散或者机化，始终未被发现；有的一直到血栓扩展到主干静脉，产生静脉血流回流障碍的典型症状或者并发肺栓塞，才发现病变的症结所在。另外，少数患者是在日常生活中发病的，如患者素来比较敏感，痛阈又较低，常能感到有酸胀不适、行走摩擦或压迫小腿时，益增疼痛。跖静脉丛有血栓形成时，足背可有麻木和抽搐感觉，压迫足的外侧面可有压痛。随后，在内踝与跟腱之间的胫后静脉有压痛，内踝周围的正常凹陷因轻度水肿而呈饱满，如果病程的演变中止，局部交通支可使瓣膜功能失常，而成不典型的静脉曲张，位于跟腱相应部位。大腿内收肌群静脉丛血栓形成罕见，临床表现是在肌群相应的部位，即在腹股沟韧带的下内侧，肌肉痉挛、压痛和轻微水肿。

(2)体征:小腿肌肉内静脉丛血栓形成,常见的体征是腓肠肌压痛,Hoffman 征及 Neuhof 征阳性,血压表充气试验阳性。跖静脉丛血栓形成时,内踝与跟腱之间的胫后静脉有压痛,内踝周围的正常凹陷因轻度水肿而呈饱满,甚至出现浅层的静脉曲张。

(3)实验室及其他检查:诊断深静脉血栓形成虽然有许多检查方法,但对小腿肌肉静脉丛血栓形成来说,并不都是实用的。例如放射性纤维蛋白原试验的确很灵敏,但需要先阻断甲状腺的吸收功能,因而不适用于急性期。由于未阻断主干静脉,所以体积描记检查法不能用来明确诊断。根据现有的水平,在体检中发现:小腿深部肌肉有压痛,Hoffman 征及 Neuhof 征阳性,血压表充气试验阳性者,强烈提示小腿肌肉内有静脉丛血栓形成可能。实验室检查:白细胞及嗜中性白细胞计数轻度升高。可行超声检查及静脉造影。

(4)辨病要点:鉴于小腿肌肉静脉丛血栓形成,不论全身和局部症状都很隐晦,而病程进展,却有可能酿成严重后果,所以早期诊断虽然困难,但很重要。小腿腓肠肌饱满紧韧感,压痛,踝关节部分肿胀,尤其在手术后或在卧床期间,都应该怀疑小腿肌肉静脉丛血栓形成的可能。但应该与小腿肌纤维炎相鉴别。小腿肌纤维炎与风湿有关,都有小腿疼痛,疲劳感,腓肠肌局限性轻压痛,无肢体肿胀。

2. 髂股静脉血栓形成

(1)症状

1)原发性髂股静脉血栓形成:髂股静脉是下肢的主干静脉,一旦遭受血栓堵塞,将迅速引起明显的临床表现。主症是疼痛、肢体肿胀、充血、浅静脉曲张和体温升高。疼痛一般比较严重,主要位于患侧腹股沟区,而且在相当于髂股静脉的体表位置伴有压痛。下肢出现肿胀和充血,开始时以腹股沟区和耻骨上区域比较明显。浅表静脉扩张,随着肿胀消退而愈明显,有的在受累侧髋部和下腹部都可以见到浅静脉曲张。皮肤温度和周围动脉搏动常常不受影响。全身反应并不严重,体温升高多不超过38.5℃。随后的表现,将依据血栓的病理演变而不同。

如果血栓局限于髂股静脉,只要休息和抬高患肢,除侧支静脉曲张外,其他症状迅速消退;即使血栓机化后,后遗深静脉功能不全的症状也较轻微,除表浅静脉,特别是邻近的侧支明显曲张起代偿作用外,远端的周围静脉包括交通支瓣膜功能多维持健全状态。

如果血栓逆行扩展,累及整个下肢的深静脉系统,表现就与上述完全不同。症状消退缓慢,肿胀明显,远端周围静脉包括交通支在内,瓣膜功能破坏,足踝皮肤出现营养性改变即溃疡形成。

血栓顺行性扩展,侵犯下腔静脉,酿成下腔静脉综合征。如血栓脱落,就可并发肺栓塞。

2)继发性髂股静脉血栓形成:此种血栓形成所引起的表现和后果,与原发性逆行扩展到整个下肢者相同。继发性的一个特点,是症状从小腿开始,然后累及大腿;起病方式大都是隐匿性,虽然有些患者要待血栓扩展到髂股静脉才觉察有病,但追询病史,常可追查到小腿受侵袭的病史。值得注意的是,继发性髂股静脉血栓形成的症状期常常不能代表病期,因为有肌肉内小静脉丛血栓形成时,特别是发生于手术后的患者,轻微的局部症状往往被手术疼痛所掩盖,直到经过不同的时间,由于血栓扩展而堵塞髂股静脉,才迅速引起相应的症状。

3)股青肿:起病急促,疼痛显著。几小时内整个患肢肿胀而充血、发绀。足和足趾起水疱,足背、胫后动脉搏动消失。体温在39℃左右,全身反应强烈,更因肿胀肢体内包含大量有效循环,血液丢失,甚至陷入休克,出现相应的症状和体征,如神情淡漠、脉搏增速、血压下降等。

(2)体征

1)原发性髂股静脉血栓形成:肢体明显肿胀,尤其腹股沟三角区和耻骨上区域,左右肢体相差很大,大腿相差4cm以上,甚至超过10cm,小腿3～4cm以上,沿股静脉走行部位均有压痛,Homan 征和 Neuhof 征阳性,后期患者常有表浅静脉怒张或曲张的体征。

2)继发性髂股静脉血栓形成:从足趾到髂腹股沟均现漫肿,凹陷性,沿静脉走行处均有压痛,Homan 征和 Neuhof 征阳性,后期患者下肢可能出现色素沉着,甚至溃疡。

3)股青肿:患肢明显肿胀,趾部皮温低,皮色发绀，甚至起水疱，足背、胫后动脉搏动消失，全身症状重，体温39℃，甚至陷入休克，脉搏增快，血压下降。

(3)实验室及其他检查：凡是下肢肿胀，Homan征或Neuhof征阳性，以及沿股静脉走行部位均有压痛，即应考虑髂股静脉血栓形成，如有怀疑，则进一步做以下检查。

1)放射性纤维蛋白原试验：应用^{125}I标记人体纤维蛋白原，能被正在形成的血栓所摄取，每克血栓中含量要比等量血液高5倍以上，因而形成放射性浓稀现象，在下肢进行扫描，即能判断有无血栓形成。该法操作简便，无创伤，正确率高，可以发现较小静脉隐匿型血栓。

2)核素静脉造影。

3)多普勒超声、体积描记仪检查为无创性检查方法，有助于明确患肢血液回流和供血状况。超声检查利用多普勒效应，可直接观察静脉直径及腔内情况，可了解栓塞的大小及其所在部位。

4)静脉造影：为最准确的检查方法，能使静脉直接显影，可有效地判断有无血栓，能确定血栓的大小、位置、形态及侧支循环情况。不仅有助于明确诊断，亦有助于直接观察治疗效果。后期行逆行造影，还可了解静脉瓣膜功能情况。

原发性、继发性髂股静脉血栓形成，体温不高，白细胞$12\times10^9/L$左右；股青肿，体温39℃，白细胞$(20\sim30)\times10^9/L$，病情重，甚至伴休克中毒症。血D-二聚体测定：血栓分解的产物，敏感性高，但在所有血栓性疾病急性期均升高，故特异性较差。

(4)辨病要点：髂股静脉被血栓堵塞后，下肢静脉血液回流受到严重障碍。临床表现为严重水肿、疼痛，沿股静脉走行部位压痛，Homan征阳性。诊断此病并不困难，如果伴有动脉痉挛，出现肢端紫黯，剧痛，应考虑并发股青肿的可能。临床上应分辨原发性还是继发性，这在治疗上有很大意义。原发性髂股静脉血栓形成后，逆行扩展到整个下肢静脉，其病理变化与小腿肌肉小静脉丛血栓顺行性生长、蔓延扩展至整个下肢静脉主干是一致的。

临床鉴别：原发性髂股静脉血栓形成，起病急，症状从大腿开始而且比较重。腹股沟部浅静脉怒张明显，超声检查股静脉仍有很弱的血流信号，X线片上见造影剂终于髂股静脉，并借扩大的侧支向近端回流。继发性髂股静脉血栓形成，起病多为隐匿性逐渐发展，而且先有小腿酸痛感，然后延及腹股部累及整个患肢，小腿部浅静脉怒张明显，超声检查股腘静脉堵塞，X线造影剂可显示扩张的侧支静脉，但股腘静脉不能显示，或者只显示一条线状影像，或是双轨影像。

(二)中医辨证

1. 常见证候及其表现

(1)气滞血瘀：发病早期，处于深静脉炎阶段，髂股静脉病变时，整个下肢肿胀疼痛，皮肤苍白或发绀，扪之烘热，腿胯部疼痛固定不移，全身发热。舌暗或有瘀斑，脉数。小腿深静脉病变时，腓肠肌胀痛、触痛，胫踝肿胀，行走困难，全身可有低热，苔白或腻，脉数。

(2)气虚血瘀：疾病后期，患肢肿胀久不消退，按之不硬而无明显凹陷，沉重麻木，皮肤发凉，颜色苍白，青筋显露，倦怠乏力，舌淡而有齿痕、瘀斑，苔薄白，脉沉而涩。

2. 辨证要点　早期属实证。"瘀血流注，亦发肿胀者"，故称为股肿。气滞血瘀，气滞者多为胀痛，晨轻暮重；血瘀者，痛有定处，常有小腿压痛，小腿肌肉饱满硬韧感，踝关节周围肿胀，脉沉细，舌淡红有瘀斑，苔厚腻。后期属本虚标实，因脾气亏虚，而见一派气虚表现。小腿内外臁部常有色素沉着，甚至破溃，脉沉或涩，舌淡而有齿痕、瘀斑，苔白。

三、治疗

(一)西医治疗

1. 溶栓疗法　许多报道都指出，应用链激酶或尿激酶的溶栓疗法，对早期(72小时内)髂股静脉血栓形成有良好疗效。溶栓疗法必须在病程或实际症状期尚未超过72小时应用，溶栓剂才能有效地溶解血栓。陈旧的血栓溶栓效果很不理想。

(1)溶栓药物

1)尿激酶(UK)：国产尿激酶的使用，我们的经验是首次剂量50万U，加入等渗盐水中静滴，此后20万～40万U，加入等渗盐水中静滴，可连用7天。

2)链激酶(SK):链激酶是B溶血性链球菌所产生的一种激酶,分子量45000,一个单位链激酶相当于0.01μg蛋白质。SK首次剂量为50万U,加入等渗盐水中,静脉内15～30分钟滴完,以后每小时10万U,静脉滴注作为维持量。疗程3～5天,可根据病情而延长或缩短疗程。用药前30分钟可肌注异丙嗪25mg和地塞米松5mg,以预防过敏反应。

(2)给药途径

1)经外周静脉:从外周浅静脉常规输注溶栓药物。

2)经患肢足背静脉:从患肢足背浅静脉输注溶栓药物。

3)患肢静脉内留置导管溶栓:经健侧穿刺,行下腔静脉滤器植入术,造影明确血栓部位后,将溶栓导管经健侧股静脉、髂静脉送入患侧髂股静脉血栓近端,经导管持续泵入溶栓药物。

(3)监护方法:应用UK或SK,进行溶栓治疗期间应及时监测血浆纤溶活性。

1)凝血酶原时间(PT):正常为11～13秒,治疗期间应控制在25秒以内。

2)纤维蛋白原测定:正常含量200～400mg/100ml血浆。治疗期间纤溶活性亢进,血浆纤维蛋白原含量减少,如＜80mg/100ml血浆,可导致出血。

3)凝血酶时间(TT):当纤维蛋白原含量减少,FDP和抗凝物质增加时,TT延长。正常为16～18秒,治疗期间应控制在50～100秒,60秒左右最为理想。

4)血浆D-二聚体(D-D):在溶栓治疗期间先升高,达到峰值后下降,提示新鲜血栓大量溶解。如不升高,提示血栓为陈旧性,或溶栓药用量不足。

(4)副作用:使用SK时常出现过敏反应如发热、寒战、头痛、出汗、腰背疼痛、不适感、恶心等,过敏性休克少见。应即刻停药,可用异丙嗪25mg肌注,或地塞米松5mg肌注。UK不具抗原性,故使用时不会发生过敏反应。

出血是应用SK或大剂量UK时多见的并发症,表现为注射局部瘀斑、血肿和新鲜创口渗血,甚至血尿、鼻出血、消化道出血。如果出现上述情况,应即刻停药。如继续出血,应输新鲜血浆或纤维蛋白原,必要时可用纤溶抑制剂对抗。

2. 抗凝疗法　如果病程已超过手术或溶栓疗法可能获得理想疗效的期限,病程已属晚期,可采用抗凝疗法。先以肝素开始,然后口服香豆素类衍生物。抗凝疗法不能消溶血栓,但可在一定程度上防止血栓扩展。

(1)肝素:是一种硫酸粘多糖,具有特别高的阴电荷。分子量平均为15 000,静脉用药时,半减期为90分钟,主要在肝脏中降解。肝素的抗凝作用主要是延缓或阻止纤维蛋白形成。

抗凝血酶作用:当肝素与抗凝血酶结合时,即可中止凝血酶的形成;灭活凝血酶;能促使纤维蛋白溶解,抑制纤维蛋白形成;促进血管内皮细胞释放纤溶酶而增强纤溶活性。可抑制血小板聚集及脱颗粒,防止活性物质大量释放。

肝素常用于防治血栓形成,如肺栓塞、手术后肢体血栓形成。

用法:必须注射,口服无效。皮下注射,每次2500～5000U,每8～12小时1次;静滴,用12 500U加入生理盐水或5%～10%葡萄糖溶液500ml中滴注,速度每分钟20～30滴。

注意:肝素的主要不良反应是易引起自发性出血,故应监测血凝指标。如注射后引起出血,应即刻停药,静注硫酸鱼精蛋白进行急救(1ml硫酸鱼精蛋白可中和130U肝素),严重者可输血;肝素与其他抗栓药都有程度不一的协同作用,增加出血倾向。与非甾体抗炎药合用可增加出血的危险并能促进对消化道膜的损害;与双嘧达莫、噻氯匹定、苯磺唑酮等抗血小板药、普通肝素、溶栓药、右旋糖酐、纤溶酶等合用时,会增加出血的危险性。

肝素禁忌证:①某些外科手术后,如脑外科手术者;②有严重的高血压、外伤性脑血管出血者;③出血性疾病或有出血倾向者;④严重心、肝、肾功能不全或恶病质者;⑤妊娠和产后者;⑥有胃肠道溃疡或其他组织损伤出血者。

(2)低分子量肝素:低分子量肝素保持了肝素的抗血栓作用而降低了出血的危险,特点是给药方便,副作用小。

用法:皮下注射,每次4000～6000U,每8～12小时1次。

(3)华法林钠:是人工合成的香豆素类衍生物,

为口服抗凝药。作用是抑制维生素 K 在肝细胞中合成凝血因子Ⅱ、Ⅶ、Ⅸ、Ⅹ。主要能阻碍血中凝血酶原的形成，使凝血酶原含量降低。

用法：在肝素治疗的后期开始同时口服，首日剂量 5mg 左右，以后维持量 2.5～5mg。根据国际标准化比值(INR)调整用量，要求使 INR 维持在 1.8～2.5。

3. 祛聚疗法　是应用某些药物抑制血小板功能，尤其是抑制血小板的聚集作用，来防治血栓形成和血栓栓塞性疾病。这些药物统称为血小板抑制剂。常用药物有：

(1)右旋糖酐：低分子右旋糖酐附着在血小板膜的表面，使其电荷发生改变，并能抑制血小板对血管壁的黏附性，高浓度时具有一种弱的类肝素作用。故常适用于防治血栓形成和血栓栓塞性疾病。

用法：低分子右旋糖酐溶液 500ml 静注，每日 1 次，连用 7 天。应用时偶有过敏反应，如发热、荨麻疹等，极个别患者可发生血压下降、胸闷、呼吸困难、循环障碍等，如出现这些症状，应即刻停药。

(2)阿司匹林：是一种环氧化酶抑制剂，可使血小板膜蛋白乙酰化，并能抑制血小板膜上胶原糖基转移酶等酶的作用。由于环氧化酶受到抑制，故血小板膜上的花生四烯酸不能被合成环丙过氧化物 DGG_2、PGH_2 和血栓噁烷 A_2，因而能阻止血小板的聚集和释放反应。适用于各种栓塞性疾病和预防血栓形成。

用法：常用量为 50～150mg，每日 1 次，一般睡前口服。目前因剂型为肠溶型，使消化道刺激的不良反应明显降低，但消化道溃疡者仍应慎用。

(3)硫酸氢氯吡格雷：血小板聚集抑制剂，选择性抑制二磷酸腺苷(ADP)与血小板结合及继发由 ADP 介导的糖蛋白复合物活化。

用法：75mg，每日 1 次。可延长出血时间，对于有伤口(特别是在胃肠道和眼内)易出血的患者应慎用。

(二)手术疗法

1. 静脉血栓取除术　取栓术的适应证应严格掌握在病程 3 天以内的原发性髂股静脉血栓形成者。可切开静脉壁直接取栓，现多用 Fogarty 带囊导管取栓，手术简便。手术方法：

(1)先在健侧腹股沟部大隐静脉和股静脉交界处找到大隐静脉分支，经该分支插入第一根 Fogarty 导管至下腔静脉，在取栓时鼓张气囊暂时性阻断下腔静脉回流。这种方法现已被下腔静脉滤器置入术所取代。

(2)患侧股静脉处作纵行切口，长 6～8cm，游离股总静脉、股浅静脉和股深静脉及大隐静脉，并分别缠绕阻断带。

(3)于股总静脉血栓部位切开静脉壁，插入第二根导管达血栓近侧。鼓张气囊后，将血栓缓慢拉出。远心端血栓可通过挤压方法取出。见图 38-34。

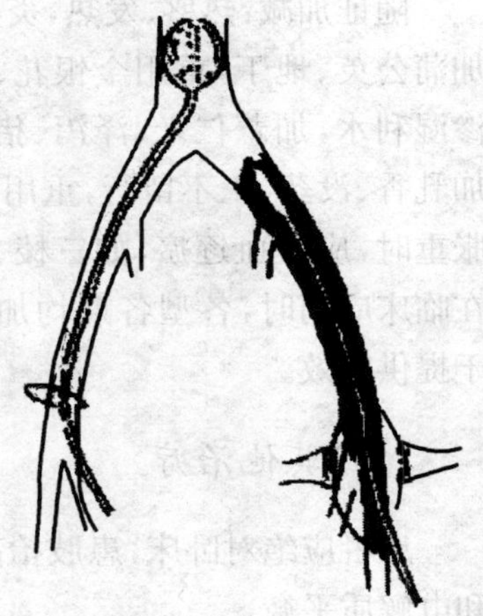

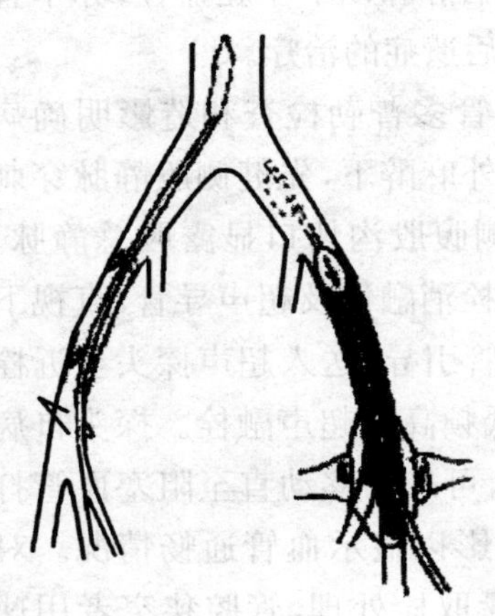

图 38-34　静脉血栓取除术

术后应继续维持肝素化。取栓术的应用一直存在争议，支持者认为手术取栓效果显著，并能保护静脉瓣膜，防止后遗症的发生。而反对者则认为手术取栓破坏瓣膜，也不能减少深静脉功能不全后遗症的发生率。我们认为，应严格掌握手术取栓的适应证，在原发性髂股静脉血栓形成，特别是出现股青肿者，应及时采取手术取栓。

2. 下腔静脉滤器置入术 适于下肢深静脉血栓形成向近心端延伸达下腔静脉并发肺栓塞者。目前临床常见的滤器见图 38-35。

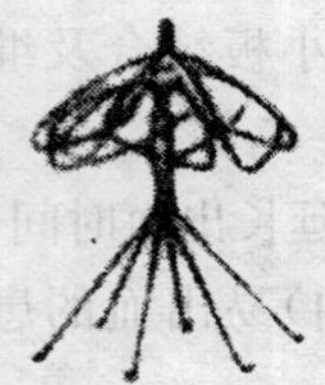 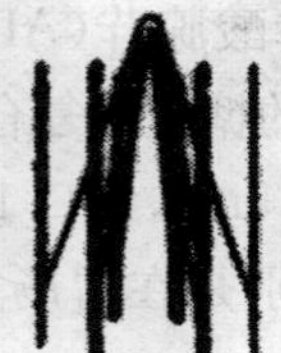 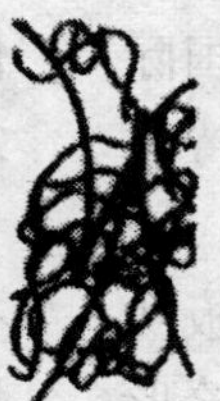 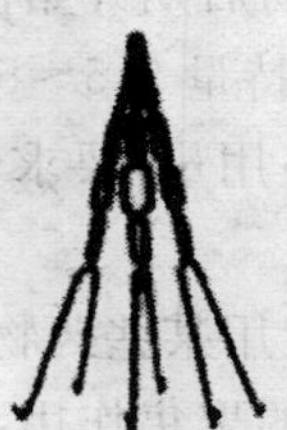 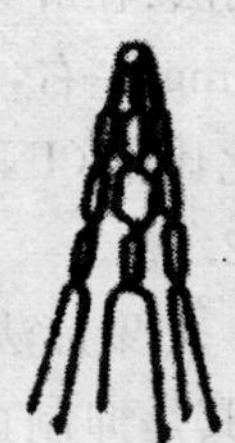

图 38-35 目前临床常用的滤器

经健侧股静脉或一侧颈内静脉经皮穿刺入路。穿刺成功后，行下腔静脉造影，确定双侧肾静脉开口位置、释放通路无血栓形成，测量下腔静脉直径后选择滤器，放置滤器输送器，在透视下将滤器放置在肾静脉开口之下的下腔静脉，滤器顶端位于右肾静脉开口之下 0.5～1cm 处，造影观察滤器形态，确认无误后拔出输送导管和鞘组。

3. 下肢深静脉血栓超声消融术 是一种利用低频、高强度超声溶解体内新鲜血栓、陈旧性血栓及动脉粥样斑块的技术，国内自 2000 年 8 月以来开始应用超声消融技术治疗下肢深静脉血栓形成。

适应证：原则上适合早期患者，DVT 发生后 3 个月内均可进行；药物溶栓或导管取栓效果不好或失败者；对药物溶栓有禁忌者；股青肿者；慢性下肢深静脉血栓急性发作者。

超声消融不用于腘静脉以下小腿血栓，亦不宜用于深静脉血栓形成后遗症的治疗。

超声消融前行血管多普勒检查和造影明确病变部位及程度。硬膜外麻醉下，先健侧股静脉穿刺置入腔静脉滤器，患侧腹股沟切口显露股总静脉。选用美国 Acolysis 血栓消融仪及超声导管，直视下穿刺股静脉并置入导管引导，送入超声探头至近栓塞处，启动发射器用低频高能超声融栓。探头自病变部位缓慢向前推进，可来回移动直至阻塞血管打通。治疗后行血管造影以显示血管通畅情况。对有残留血栓者，行球囊取栓处理，管腔狭窄者用球囊扩张或放入支架。对股静脉、腘静脉血栓行球囊取栓及肢体挤压法取栓。

（三）中医治疗

“瘀血流注，亦发肿胀者”，“凡血证，总以去瘀为要”，瘀阻是该病变化的根本，所以，活血化瘀是治疗髂股静脉血栓形成的主要法则。根据不同证候表现，治疗方法不同。

1. 气滞血瘀 此属急性期患者，湿热盛者，应清热利湿，活血化瘀为主。四妙勇安汤合四妙散、桃红四物汤加味：金银花 30g，元参 30g，当归 15g，赤芍 15g，牛膝 10g，黄柏 10g，苍术 10g，茯苓 10g，川芎 15g，生地 10g，桃仁 10g，红花 10g。

2. 气虚血瘀 脾虚湿阻，应健脾利湿，活血化瘀。补阳还五汤合补中益气汤、四妙散加减：生黄芪 30g，当归 10g，桃仁 10g，红花 10g，赤芍 10g，川芎 12g，地龙 15g，苍术 10g，茯苓 12g，牛膝 15g。

随证加减：热盛、发热，炎症明显，应清热解毒，加蒲公英、地丁，重用金银花、黄芩、柴胡；湿重，应渗湿利水，加薏仁米、泽泻、猪苓、车前子；血瘀重，加乳香、没药、王不留行，重用川牛膝、川断；肢体肿胀重时，应破血逐瘀，如三棱、莪术、水蛭、土元等。在临床应用时，各型各期均加用大黄䗪虫丸，有利于提供疗效。

（四）其他治疗

患者应绝对卧床，患肢抬高并制动。维持液体和电解质平衡。

四、预防与护理

静脉血栓形成有三大因素，即血流滞缓、静脉管壁结构改变和血液成分变化。针对这三大因素的预防方法，重点应放在手术和消除三大因素的形成上，特别是要接受手术者，术前、术中和术后都要考虑到预防措施。

1. 一般预防　术者在手术中都应爱护组织，尽可能做到细致轻巧，避免损伤静脉内膜。术后患者休息时，不要在小腿下垫枕，以免影响小腿深静脉血液回流。可用体位架抬高下肢，有助于静脉血的回流。长期卧床患者，应鼓励多做踝关节和足趾的主动屈伸活动，使腓肠肌发挥有效的泵作用，加速下肢静脉血液回流，或做深呼吸。能活动的患者，尽量离床下地活动。

2. 被动运动　不能起床活动的患者，应由护理人员协助患者做交替的跖屈、背伸运动，每 2 小时活动 1 次。或用机械装置如让病足踩踏板，做被动的定时运动，或于小腿腓肠肌定时加压或挤压，如使用循环驱动器械行间歇性梯度压力疗法或腓肠肌电刺激疗法，促进小腿深层的肌肉运动，促进静脉血的回流。

3. 药物预防

(1)小剂量肝素：接受胸腹部和妇科择期手术者，术前 2 小时预防性应用小剂量肝素 50mg，以后每日 1 次至术后第 5～7 天，或低分子肝素 5000U 1 次，使用时要监测血凝指标。

(2)低分子右旋糖酐：对妇科手术，如经腹部或阴道子宫切除术，效果明显。使用方法：低分子右旋糖酐 500ml，每日 1 次，连用 3～7 天。

(3)其他药物：阿司匹林，50～100mg，每日 1 次，可根据患者情况而定。

五、诊治参考

1994 年，国家中医药管理局颁布了《中医病症诊断疗效标准》。

1. 诊断标准

(1)小腿血栓性深静脉炎：腓肠肌疼痛肿胀，有挤压痛，足背屈时疼痛加重，胫足踝水肿。

(2)髂股静脉血栓性静脉炎：起病急，发热，自臀部以下整个下肢水肿疼痛，大腿内侧股三角处有明显触痛，皮肤发白，重侧发绀，皮温增高。慢性期，肿胀减轻，浅静脉扩张充盈，皮肤增厚，小腿可出现色素沉着。

(3)个别病例可因血栓脱落引起肺栓塞时，则有胸痛，呼吸困难，咳嗽，咯血，面色发绀，血压下降，甚至厥脱。

(4)有长期卧床，久坐不动，外伤，产褥，盆腹腔手术，肿瘤或其他血管病史。

(5)急性期血白细胞总数升高，静脉血流图、超声多普勒、静脉造影有助于诊断。

2. 疗效评定

(1)治愈：患肢肿胀及疼痛消失，有关检查明显改善。

(2)好转：患肢疼痛消失，肿胀减轻，有关检查有改善。

(3)未愈：患肢肿痛不消，有关检查无变化。

附　肺动脉栓塞

肺动脉栓塞(pulmonary embolism，PE)，是指体静脉或右心系统栓子脱落，随血液漂流阻塞肺动脉或其分支而引起肺循环障碍的严重并发症。当栓塞后产生严重血供障碍时，肺组织可发生坏死，即称肺梗死。

因其临床表现缺乏特征性，误诊、漏诊较多，导致针对性治疗不及时或延误治疗，因此病死率很高。在美国每年新发生 PE 约 65 万人，其病死率仅次于肿瘤和心肌梗死，占第 3 位。我国目前尚无确切的 PE 流行病学资料。

一、病因

(一)栓子来源

1. 血栓　最常见的肺栓子为血栓，70%～95%是由于深静脉血栓脱落后随血循环进入肺动脉及其分支的。原发部位以下肢深静脉为主，文献报告达 90%～95%，如腘静脉、股静脉、深股静脉及髂外静脉。行胸、腹及髋部手术时，患脑血管意外及急性心肌梗死的患者中 DVT 发生率很高。于手术中或手术后 24～48 小时内，小腿腓静脉内可形成血栓，但活动后大部分可消失，该处 5%～20%的血栓可向高位的深静脉延伸，并有 3%～10%于术后 4～20天内引起 PTE。腋下、锁骨下静脉也常有血栓形成，但来自该处的血栓仅 1%。盆腔静脉血栓是妇女 PTE 的重要来源，多发生于妇科手术、盆腔疾患等。极少数血栓来自右心室或右心房。另外应注意，下肢浅静脉炎虽不能直接产生PE，但其中20%与DVT有密切关系。

2. 其他栓子　如有脂肪栓、空气栓、羊水、骨髓、寄生虫、胎盘滋养层、转移性癌、细菌栓、心脏赘生物等均可引起PE。

(二)形成的条件

1. 血流淤滞　为最重要条件，使已激活的凝血因子不易被循环中的抗凝物质所抑制，有利于纤维蛋白的形成，促使血栓发生。常见于老年、久病卧床、下肢静脉曲张、肥胖、休克、充血性心力衰竭等患者或妊娠的妇女。据北京协和医院病例资料，40% PE有各种性质的心脏病，其中以风湿性心脏病最为常见。

2. 静脉血管壁损伤　如外科手术、肿瘤、烧伤、糖尿病等。因组织损伤后，易产生内源性和外源性的活性凝血活酶。

3. 高凝状态　见于肿瘤、真性红细胞增多、严重的溶血性贫血、脾切除术后伴血小板溶解、高胱氨酸尿症(homocystinuria)、口服避孕药物等。国外文献报告，胰腺癌具有最高的DVT发生率。因此，DVT可能成为恶性肿瘤的预兆。实验室检查报告在反复发作DVT的患者中有凝血机制异常，如血小板黏着性增加及寿命降低、第Ⅴ因子及Ⅶ因子增加、抗凝血酶第Ⅲ因子缺乏、纤维蛋白原异常、静脉壁内皮细胞内纤维蛋白溶酶原激活剂降低、纤维蛋白溶酶原及纤维蛋白溶酶的抑制剂增高等。

凡能产生上述条件的疾病和病理状态，即孕育着血栓形成的危险，并成为血栓栓子的发源地。

PE常见为多发及双侧性，下肺多于上肺，特别好发于右下叶肺，约达85%，这无疑是与血流及引力有关。尸检中仅5%～10%的PTE患者发现肺梗死。这主要因肺组织的供氧来自3方面：肺动脉、支气管动脉及局部肺野的气道。只有上述两个以上的来源受严重影响时才发生梗死。但当患有慢性肺疾患、左心衰竭时，即使小的栓子也易发生肺梗死。通常情况下取决于血管栓塞的程度及速度。

栓子的大小可以分为：①骑跨型栓塞，栓子完全阻塞肺动脉及其主要分支；②巨大栓塞，40%以上肺动脉被栓塞，相当于两个或两个以上的肺叶动脉；③次巨大栓塞，不到两个肺叶动脉受阻塞；④中等栓塞，即主肺段和亚肺段动脉栓塞；⑤微栓塞，纤维蛋白凝块、聚集的血小板等进入深部的肺组织。

当肺动脉主要分支受阻时，肺动脉主干即扩张，右心室急剧扩大，静脉回流受阻，产生右心衰竭的病理表现。若能及时去除肺动脉的阻塞，仍可恢复正常。如没有得到正确治疗，并反复发生PE，肺血管进行性堵塞，以致形成肺动脉高压，继而出现慢性肺原性心脏病。

肺梗死时，显微镜下可见肺泡壁有凝固性坏死，肺泡腔内充满红细胞及轻微的炎性反应。一般1周后胸部X线片可显示出上述浸润性梗死阴影。不完全性梗死时，肺泡腔内有渗出的红细胞，便没有肺泡壁坏死，因此胸片上显示的浸润阴影2～4天即可消失，也不留瘢痕。肺梗死时约30%患者可产生血性胸膜腔渗出。

二、病理生理

PE发生后，肺血管被阻塞，随之而来的神经反射、神经体液的作用，可引起明显的呼吸生理及血流动力学改变。

(一)呼吸系统的病理生理

1. 肺泡死腔增加　被栓塞的区域出现无血流灌注，使通气-灌注失常，不能进行有效的气体交换，故肺泡死腔增大。

2. 通气受限　栓子释放的5-羟色胺、组胺、缓激肽等，均可引起支气管痉挛，通气降低。表现为中心气道的直径减小，气道阻力明显增高。

3. 肺泡表面活性物质丧失　表面活性物质主要是维持肺泡的稳定性。当肺毛细血管血流中断2～3小时，表面活性物质即减少；血流中断12～15小时，损伤已非常严重；血流完全中断24～48小时，肺泡可变形及塌陷，出现充血性肺不张，临床表现有咯血。

4. 低氧血症　由于上述原因，低氧血症常见。当肺动脉压明显增高时，原正常低通气带的血流充盈增加，通气-灌注明显失常，严重时可出现分流。心功能衰竭时，由于混合静脉血氧分压的低下均可加重缺氧。

5. 低碳酸血症　为了补偿通气-灌注失常产生

的无效通气,产生过度通气,使动脉血 $PaCO_2$ 下降。

(二)血流动力学改变

发生 PE 后,即引起肺血管床的减少,使肺毛细血管阻力增加,肺动脉压增高,急性右心室衰竭,心率加快,心输出量猝然降低,血压下降等。70%患者平均肺动脉压高于 2.67kPa(20mmHg),一般为 3.33～4.0kPa(25～30mmHg)。血流动力学改变程度主要由以下条件决定。

(1)血管阻塞程度:肺毛细血管床的储备能力非常大,只有50%以上的血管床被阻塞时,才出现肺动脉高压。实际上肺血管阻塞20%～30%时,就出现肺动脉高压,这是由于神经体液因素的参与。

(2)神经、体液因素:除引起肺动脉收缩外,也引起冠状动脉、体循环血管收缩,而危及生命,至呼吸心跳骤停。

(3)栓塞前心肺疾病状态:可影响 PE 的结果,如肺动脉压可高于 5.33kPa(40mmHg)。

(三)神经体液介质的变化

新鲜血栓上面覆盖有多量的血小板及凝血酶,其内层有纤维蛋白网,网内具有纤维蛋白溶酶原。当栓子在肺血管网内移动时,引起血小板脱颗粒,释放各种血管活性物质,如腺嘌呤、肾上腺素、核苷酸、组胺、5-羟色胺、儿茶酚胺、血栓塞 A_2(TXA_2)、缓激肽、前列腺素及纤维蛋白降解产物(fibrin degradation products,FDP)等。它们可以刺激肺的各种神经,包括肺泡壁上的J受体和气道的刺激受体,从而引起呼吸困难、心率加快、咳嗽、支气管和血管痉挛、血管通透性增加。同时也损伤肺的非呼吸代谢功能。

三、临床表现

临床症状及体征常常是非特异性的,且变化颇大,与其他心血管疾病难以区别。症状轻重虽然与栓子大小、栓塞范围有关,但不一定成正比,往往与原有心、肺疾病的代偿能力有密切关系。

1. 急性大块 PE　表现为突然发作的重度呼吸困难、心肌梗死样胸骨后疼痛、晕厥、发绀、右心衰竭、休克、大汗淋漓、四肢厥冷及抽搐,甚至发生心脏停搏或室颤而迅速死亡。体检见高血压或血压降低,颈静脉充盈,肝颈反流阳性,肺动脉瓣第二心音增强及分裂,于胸骨左缘有室性奔马律及三尖瓣关闭不全杂音,后两者在吸气时增强,若用 Valsalva 方法检查时,即减轻或消失。当心输出量明显下降时,肺动脉瓣第二心音可正常或降低。

2. 中等大小的 PE　常有胸骨后疼痛及咯血。当患者原有的心、肺疾病代偿功能很差时,可以产生晕厥及高血压。体检可无明显发现。有时有胸膜摩擦音,肺实变体征,如震颤增强,叩浊,管状呼吸音,语音增强。胸腔积液时语颤降低、叩诊浊音、呼吸音低,或使实变的体征消失。有些患者可没有症状。也有表现长期(几个月至几年)反复发作,终至肺源性心脏病及心力衰竭。

3. 肺的微栓塞　可以产生成人呼吸窘迫综合征。因微栓塞引起肺血管阻力增高,通透性增强,导至通气-灌注比例失调、肺内分流,产生严重的缺氧型呼吸衰竭。

4. 肺梗死　常有发热、轻度黄疸。体温一般为37.8～38.3℃,如高于39℃应考虑伴感染。

总之,PE 最常见症状有不能解释的呼吸困难、胸痛、恐惧、烦躁、咳嗽、突然发生和加重的充血性心力衰竭。主要体征有呼吸频率增快(>20次/分钟)、心动过速(100次/分钟以上)、固定的肺动脉第二心音亢进及分裂。其次有室上性心律紊乱、局部湿性啰音及哮鸣音。仅35%患者有深静脉炎表现。偶在肺部可听到血管杂音,为收缩期增强的喷射性杂音,吸气时明显,提示血流经部分阻塞的肺动脉,一般出现在栓子溶解时。

四、辅助检查

(一)实验室检查

1. 血常规及酶谱　乳酸脱氢酶、SGOT、CPK 对诊断 PE 是无意义的。当有肺梗死时,血白细胞及血沉可增高。

2. 可溶性纤维蛋白复合物(soluble fibrin complexes,SFC)和 FDP　SFC 提示最近有凝血酶产生,FDP 提示纤维蛋白溶酶活动。在 PE 中的阳性率为55%～75%。当两者均为阳性时,有利于 PE 的诊断。但 FDP 的水平受肝、肾、弥漫性血管内凝血的影响。血浆中游离 DNA 于发病后1～2天即能测得，持续约10天。该试验法较快速，可增加诊断的特异性及敏感性。但当患者有血管炎或中枢神经系统损伤时也出现阳性。

3. 动脉血气分析及肺功能

(1)吸空气时，约85%PTE患者显示 PaO_2 低于10.7kPa(80mmHg)。其可提示栓塞的程度。

(2)肺泡氧分压与动脉血氧分压差(PA-aDO_2)的测定，较 PaO_2 更有意义。因发生栓塞后，患者常有过度通气，因此 $PaCO_2$ 下降，肺泡气的氧分压(PAO_2)增高，PA-aDO_2 应明显增高。

(3)死腔气/潮气量比值(VD/VT)在栓塞时增高，当患者无限制性或阻塞性通气障碍时，比值>40%提示PTE可能，<40%又无临床栓塞的表现可排除PTE。

(二)心电图检查

主要表现为急性右心室扩张和肺动脉高压。显示心电轴显著右偏，极度顺钟向转位，右束支传导阻滞，并有典型的SⅠQⅡTⅢ波型(Ⅰ导联S波、Ⅲ导联Q波显著和T波倒置)，有时出现肺型P波，或肺-冠反射所致的心肌缺血表现，如ST段抬高或压低的异常。上述变化常于起病后5～24小时内出现，大部分在数天或2～3周后恢复。只有26%的患者有上述心电图变化，大多数患者心电图正常，或仅有非特异性改变。因此，心电图正常，不能排除该病。另外，心电图检查也作为与急性心肌梗死鉴别的手段。

(三)胸部X线检查

由于肺栓塞的病理变化多样，所以X线表现也是多样的。疑肺栓塞的患者应连续作胸部X线检查，约90%以上的患者出现某些异常改变。如正常也不能除外肺栓塞。

肺栓塞的X线表现与栓塞血管床的面积及栓塞的程度有关。无梗死的X线表现可呈现膈肌抬高，外周肺纹理减少，肺动脉段突出，肺动脉主干扩张，右心室扩大。较大的肺动脉栓塞呈关节状征象(Knuckleg's sign)，中心肺动脉扩张与周围血管纹理走行纤细恰成鲜明对比。肺梗死的X线表现为楔形阴影或斑片状阴影，多见于双下肺，尤其右下肺多见，同时见胸膜炎改变、胸腔积液等。

(四)肺灌注显像和肺通气/灌注显像

肺的放射性同位素灌注显像(以^{99m}Tc标记的巨聚白蛋白颗粒静注后扫描显像)，简便安全，提高了PE的诊断正确性。当肺动脉某一支被阻塞，该支的灌注显像显示出肺叶或肺段的放射性缺损。但它不是高度特异性，如慢性气管炎、肺气肿、支气管哮喘、支气管扩张、支气管癌、肺炎、胸水等均可产生肺灌注显像的缺损。因此，需结合同位素^{99m}Tc气溶胶显像、局部通气功能检查，以提高准确性。两者结合也称之显像，有以下3种类型：①n/n，通气和灌注均正常，可除外肺栓塞；②n/o，通气正常伴肺段或肺叶的灌注显像缺损，如临床症状典型，可确诊PE；③o/o，部分肺的通气及灌注显像均有缺损，此时不能诊断PE，必须结合临床，必要时作肺动脉造影。若栓子未引起血管完全阻塞，或栓子位于周围小血管，肺显像可能显示不出缺损。

(五)肺动脉造影

选择性肺血管造影是目前诊断PE最准确的方法，阳性率达85%～90%，可以确定阻塞的部位及范围(图38-36)。若辅以局部放大及斜位摄片，甚至可显示直径0.5mm血管内的栓子，一般不易发生漏诊，假阳性很少，错误率6%。有时因栓子太小不易检出，因此可产生灌注显像阳性，而肺动脉造影阴性。作为肺栓塞诊断依据，肺动脉造影的X线征象：必须见到肺动脉腔内有充盈缺损或血管中断。其他具有提示意义的征象，如局限性肺叶、肺段的血管纹理减少，或血流缓慢及血量减少等。

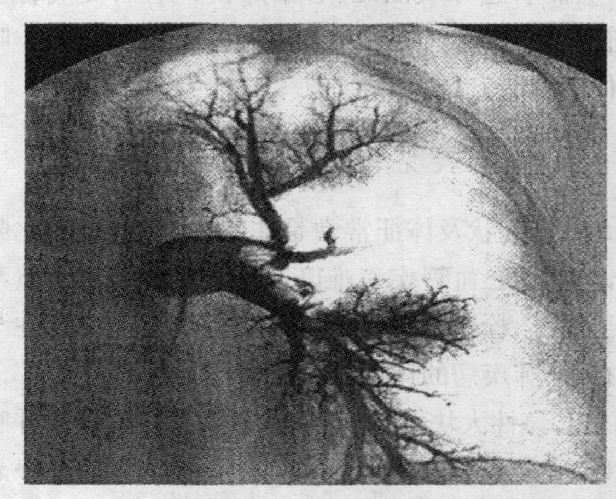

图38-36 肺动脉栓塞的X线造影征象

肺动脉造影时还可得到一些其他有助于诊断的资料，如肺动脉楔压可指示有无左心衰竭存在；导管与心影的距离，可决定是否有心包炎；正确地测到肺动脉压。但肺动脉造影有4%～10%发生并发症，如心脏穿孔、热原反应、心律失常(多见房性和室性期前收缩)、支气管痉挛、过敏反应、血肿等。偶有死亡发生，死亡率0.4%。因此，选择性肺动脉造影必须结合临床、胸片及肺显像。主要指征为：①肺显像既不能确诊，又不能排除PE的患者，尤其原有充血性心力衰竭及慢性阻塞性肺疾患的患者；②准备作肺栓子摘除或下腔静脉手术前。为避免发生肺动脉造影所致危险，应先测肺动脉压，若肺动脉压太高，易在造影中产生心脏骤停。因此，需在右心转流下进行造影。

(六)其他检查

1. 数字减影血管造影(digital subtraction angiography，DSA)　该方法可明显降低造影剂浓度、用量及副作用，基本无并发症及死亡发生。与肺显像比较符合率83.5%。该法适用于肺显像高度可疑者，或估计栓塞位于肺动脉主要分支者。尤其慢性阻塞性肺疾病者及不能接受肺动脉造影者。它的X线征象类似于血管造影。

2. 磁共振成像技术也是提供诊断肺动脉高压及肺动脉内栓子的有效方法，但价格昂贵。

五、鉴别诊断

(一)急性心肌梗死

急性心肌梗死与肺栓塞症状颇相似，而两者的病史、临床表现、心电图及血清酶学的改变有所不同。心肌梗死常有高血压、冠心病的病史，心梗的心电图改变特征及心肌酶升高。

(二)胸主动脉夹层动脉瘤

该病也可发生剧烈胸痛、休克。既往有高血压病史，剧烈胸痛难忍，胸部X线示上纵隔阴影增宽，超声心动图有助于鉴别。

(三)自发性气胸

该病可突然发生胸背部剧烈疼痛、气急和呼吸困难，可经胸部X线检查确诊。

(四)肺部炎性疾病

较小的肺动脉栓塞，尤其是反复栓塞者，可出现呼吸困难、胸痛、咳嗽，发展至肺梗死时可出现咯血、发热等。梗死部位由于支气管痉挛，可出现呼吸音减低和干、湿性啰音，部分患者可有胸膜摩擦音和胸腔积液体征。多发性肺梗死的X线检查可表现为支气管肺炎样弥散的阴影，化验检查见白细胞计数升高，因以上表现而误诊为肺炎、支气管扩张感染、胸膜炎等炎性疾病。

(五)支气管哮喘

肺栓塞以喘急为主要表现时，临床上可误诊为支气管哮喘。肺栓塞引起的支气管痉挛，可能是由于5-羟色胺和其他血管活性物质释放，以及神经反射刺激所致。由于哮喘是常见病，故易误诊为支气管哮喘。

(六)心力衰竭

肺栓塞、肺梗死和急性肺源性心脏病三者之间有密切关系。急性肺源性心脏病是大块栓子或广泛性肺栓塞的必然结果。肺动脉突然阻塞后，引起急性肺动脉高压，导致右心室急性扩张和右心衰竭。若发生于原有器质性心脏病患者，则常被认为心力衰竭加重，而漏诊肺栓塞。

六、治疗

(一)药物治疗

1. 一般治疗　该病发病急，需作急救处理。应保持患者绝对卧床休息，吸氧，有严重胸痛时可用吗啡5～10mg，皮下注射，休克者避免使用。纠正急性右心衰竭及心律失常。为减低迷走神经兴奋性，防止肺血管和冠状动脉反射性痉挛，可静脉内注射阿托品0.5～1mg，也可用异丙基肾上腺素、苄胺唑啉。抗休克常用多巴胺200mg加入500ml葡萄糖液内静滴，开始速率为2.5μg/(kg·min)，以后调节滴速使收缩压维持在12.0kPa(90mmHg)(在10～25μg/kg·min)。右旋糖酐可作为主选扩容剂，而且还具有抗凝、促进栓子溶解、降低血小板活性作用。

2. 抗凝治疗

(1)肝素：凡临床一经确诊或高度可疑急性肺栓塞，又无抗凝绝对禁忌证者，应立即开始肝素治疗。肝素使用方法：

1)持续静脉内滴注：适用巨大肺栓塞，首次应用大剂量肝素(10 000～20 000U)静脉内冲入，抑制血小板黏附于栓子上。2～4 小时后开始标准疗法，每小时滴入 1000U，由输液泵控制滴速。每日总量 25 000U。

2)间断静脉内注射：每 4 小时(5000U 肝素)或每 6 小时(7500U 肝素)静脉内给肝素一次。每日总量为 36 000U。

3)间断皮下注射：每 4 小时(5000U)或 8 小时(10 000U)或 12 小时(20 000U)皮下注射一次肝素。必须避免肌内注射，防止发生血肿。

肝素一般连续使用 9～10 天，当栓塞危险因素消失，移动患者，没有发生 PTE 症状，此时可合用口服抗凝剂，待口服抗凝起效时，即可停用肝素。

(2)维生素 K 拮抗剂：为常用的口服抗凝剂，可抑制依赖于维生素 K 的凝血因子。目前国内最常用的是华法林钠，首剂 5～10mg，次日 5～10mg，维持量为每日 2.5～5mg，根据测定国际标准化比值调节，使其保持在 2～2.5。华法林钠发挥治疗作用要有一定时间，因此需合用肝素数天，直到口服抗凝剂作用，才停用肝素。一般口服抗凝剂需持续 3～6 个月。以后是否继续服用，则取决于栓塞危险因素的存在情况及继续抗凝治疗的危险性。

(二)溶栓治疗

纤维蛋白溶解剂可促进静脉血栓及肺栓子的溶解，恢复阻塞的血循环，是一安全的治疗方法。一般在栓塞后 5 天内用纤维蛋白溶解剂治疗，效果较好，更适用于急性巨大肺栓塞，此时可与肝素同用，亦可待其疗程结束后再用肝素。常用药物有链激酶及尿激酶。

(三)外科治疗

1. 肺动脉栓子切除术　据报告死亡率高达 65%～70%。但该手术仍可挽救部分患者的生命，肺动脉栓塞的手术方法是在体外循环下切开肺动脉，以胆管取石钳伸入双侧肺动脉取出栓子和血凝块，并以 Fogarty 气囊导管伸入双侧肺动脉取出残存的血栓。

必须严格掌握手术指征：①肺动脉造影证明肺血管有 50%或以上被阻塞，栓子位于主肺动脉或左、右肺动脉处；②抗凝或(和)溶栓治疗失败或有禁忌证；③经治疗后，患者仍处于严重低氧血症，休克，肾、脑损伤。

2. 下腔静脉滤器植入术　主要预防栓塞的复发，以至于危及肺血管床。术后需继续抗凝治疗。

(杨博华)

第十二节　组织工程与血管移植

目前，临床上常用的血管替代物为人工血管和自体血管，作为临床上经常使用的人工血管，虽然具有长度、口径的可获得性，但其在抗栓性、组织相容性及可生长性方面存在致命弱点。而我们身体中能够作为其他血管替代物的自体血管为数不多，更因为其长度和口径的限制，很多时候无法用其作为替代血管应用。近 20 年来的组织工程学研究，已经使组织工程血管不论是在实验室还是动物实验方面都取得了长足的进展，组织工程血管具有自体血管和人工血管两者的优点，却克服了两者的缺点。它具有与自体血管一样的生物特性，却又能做成任何口径和长度，是理想的血管替代物。这种理想的血管替代物成为众多研究的目标和焦点。

组织工程血管就是在体外用组织工程方法生成的血管，它使用自体细胞(也就是种子细胞)进行培养扩增，然后将细胞贴附到特别的管形基质上，再经过一定时间的共同培养，就形成了组织工程血管。

目前,在种子细胞的研究、血管基质研究及细胞与基质的共同培养方面都取得了很多进展,虽然组织工程血管还不能马上应用于临床,但其美好的前景还是可以预测的。

组织工程血管的研究焦点有以下几个:一是种子细胞的研究,包括细胞的来源及细胞的分离、分化、培养、扩增等;二是血管基质的研究;三是三维培养模拟环境的研究;四是组织工程植入物的营养研究。

一、关于种子细胞的研究

首先是细胞来源的研究,包含以下几个方面:①增加细胞的增殖能力;②延长细胞的生命期;③提高细胞的分泌能力;④优选不同组织来源的同一功能的最佳细胞;⑤建立标准细胞系,使研究工作有更好的可比性和科学性;⑥同种异体与异种移植的免疫学;⑦细胞与人工细胞外基质的相互作用及影响因素。

可能用作种子细胞的有组织细胞、成体干细胞和胚胎干细胞。

组织细胞由于是终末分化细胞,也就是患者自体血管的内皮细胞及平滑肌细胞等,存在细胞不健康、功能不完善和细胞易衰老等问题,其应用受到很大限制。

近年来,种子细胞的取材已经转向了干细胞的研究。干细胞分成体干细胞和胚胎干细胞。

目前对于用作种子细胞的干细胞研究集中在成体干细胞上。成体干细胞具有多向分化潜能,其中骨髓源干细胞和脂肪源干细胞已有大量实验室研究及部分临床应用。与胚胎干细胞相比,它的优点在于:①成体干细胞获得容易;②成体干细胞自身移植可避免免疫排斥;③成体干细胞导致细胞"永生化"甚至癌变的几率较小;④分离和使用成体干细胞不存在伦理学问题。成体干细胞种类很多,有望用于血管组织工程的主要有内皮祖细胞和间充质干细胞。内皮祖细胞是定居于骨髓的内皮细胞前体细胞,可从骨髓释放到外周血中,并且聚集于新生血管的部位参与血管生成。它的主要分子标志为CD34、F1K1和AC133。体外培养证实可以由内皮祖细胞增殖分化为以上3种分子标志物阳性的内皮细胞。目前主要从外周血和骨髓血中获得内皮祖细胞,以及可以分化成内皮祖细胞的单个核细胞。虽然内皮祖细胞具有分化为内皮细胞的能力,但是应用时发现其来源少,分离和鉴定技术仍然不成熟。所以如何在体外使内皮祖细胞大量传代,以及发展更准确的分离纯化技术是将来努力的方向。间充质干细胞存在于人体多个部位,以骨髓为最多。其表面标志物包括CD29、CD144、CD105和CD166。它不存在免疫排斥和组织配型的问题,同时具有向内皮细胞及平滑肌细胞定向分化的能力。目前还需要对间充质干细胞进行多方面的研究,包括其高效率的分离方法,诱导其分化为内皮细胞和平滑肌细胞的微环境及化学修饰作用,以及更深入地从基因水平分析干细胞的分化是如何被决定的。

胚胎干细胞具有分化的全能性,可以通过诱导产生任何需要的细胞,理论上具有很好的应用前景,但因为存在免疫原性问题及伦理学问题,使其在临床上的应用受到很大的限制。

二、关于血管基质的研究

理想的血管基质应该是具有良好的组织相容性,没有免疫原性及毒性,其降解的速度等于组织再生的速度是理想的状态。血管基质可以是失去细胞的生物血管,也可以是高分子材料。目前虽然对血管基质材料进行了很多研究,但真正符合条件的理想基质材料还可望而不可及。主要的问题集中在基质降解速度和组织再生速度的一致性上,在这个问题上生物材料制作的基质更符合要求,更接近降解-再生的同步化,但生物血管基质强度差的缺点限制了它的应用。

生物血管基质是利用牛或其他哺乳动物的血管经过酶解等步骤将具有抗原性质的细胞成分去除,只留下无抗原成分的血管细胞外基质。它的主要成分包括胶原纤维和弹力纤维等。也可以利用动物小肠黏膜下层、心包、筋膜等制成无细胞基质,制作成管道形状。有文章报道,动物小肠黏膜下层是一种极具前景的去细胞基质材料。将各种细胞因子添加其中后,其再血管化和宿主细胞长入的程度均可得到提高。生物去细胞血管基质作为组织工程血管支架的最大优点是其没有抗原性,也没有毒性,且有利于种子细胞在其上的爬行和增殖,但是存在机械强度较差的缺点。

高分子可降解支架材料常用的高分子多聚物有聚乙二醇酸(polyglycolic acid, PGA),聚乳酸(polylacticacid, PLA)和聚乙醇酸(poly L-lactic acid, PLLA)及羟化烷烃聚合物(poly hydroxyalkanoate, PHA)等。后者具有很强的机械强度,但降解时间相对较长。也可以将聚乙二醇酸和聚乳酸根据需要以不同比例混合成为聚乳酸-羟基乙酸,以控制支架材料的机械强度和降解速度。高分子可降解材料便于获得,同时应用方便,是用于组织工程血管支架基质最具实用意义的材料。如何改进使其具有更低的毒性和更有利于种子细胞黏附生长及平衡可降解性和机械强度是将来研究的方向。

近年来,纳米材料的研究取得了令人满意的结果。纳米技术是指在1～100nm空间尺度内操纵原子和分子,对材料进行加工、制造成具有特定功能的产品。纳米材料存在着一些独特的效应,包括小尺寸效应和表面效应。纳米高分子支架材料的这两个特性使其能有效地诱导细胞生长和组织再生。许多研究证明细胞对纳米级表面结构和三维支架结构能产生应答。纳米材料具有良好的通透性,有利于自体细胞的长入,并对基质的构成起促进作用。纳米材料有可能成为优秀的组织工程血管的基质材料。

此外,将天然生物材料与高分子可降解材料结合将相互弥补前者机械强度差和后者细胞黏附力差的缺点,也将成为组织工程血管的研究热点。

三、三维培养模拟环境的研究

近年来,越来越多地在组织工程血管的培育中运用了血流动力学知识,就是所谓的动态培养。发现在模拟人体搏动性血流状态下,不仅血管内皮细胞、血管平滑肌细胞形态完整,排列整齐,而且组织强度、胶原含量等均明显好于静态培养的血管,这些由血管内皮细胞及平滑肌细胞构成的管状组织工程小动脉能展现更接近于自然血管的机械特性。搏动性流体对血管壁的机械刺激包括平行于血流长轴的剪切力,它主要影响内皮细胞的排列和功能状态;沿血管周径分布的压力为环状张力,主要影响平滑肌细胞排列和功能状态;而较坚固的细胞外基质成分也可以使组织工程血管更好地适应血流所产生的剪切力。通过蠕动泵向培养中的血管提供持续的搏动性流体从而模拟体内的血管环境,发现应力脉动状况的不同对血管重建具有一定的影响。将来的研究需要揭示剪切力和环状张力影响内皮细胞及平滑肌细胞的机制是哪些,从而将其运用于组织工程血管发生器中,使其成为一种可控制因素,使内皮细胞和平滑肌细胞的生长及功能更趋接近生理状态,以生产更接近自身血管的组织工程血管,满足临床的需要。

四、关于组织工程植入物营养的研究

组织工程植入物在体内早期只能从组织液中获得营养。关于组织工程植入物的营养研究,有学者曾提出一个公式:$S=RL^2/DCo$。R为细胞代谢率,Co为营养物质的浓度,营养液扩散的速率为D,营养物质扩散到达细胞的距离为L。如果渗出液中营养物质浓度、扩散速率及细胞代谢率不变,营养物质扩散的距离就成为细胞的生命线(S)。从这个公式可以看出,为使细胞获得更好的营养,必须使植入体紧密接触受体部位,理论上其距离应在100μm之内。这就提示,大块的组织工程植入物植入体内后有一部分细胞会死亡。任何促血管生长的方法都需要5～7天以上时间才能使植入细胞获得血液供应,在这段时间内,如果细胞能从组织液或添加外源性营养物质中获得足够营养,再加上支架材料的适时降解,依靠细胞的增殖、分化,仍能获得良好的组织修复与再生。为了解决这一问题,出现了一些三维立体培养细胞的新技术,或在体外培养时降低细胞的营养条件(如氧耗量),使其植入后能够耐受相对长时间的低营养状态而保持其增殖、分化能力。对于组织工程血管而言,虽然也存在着滋养血管长入问题,但植入体内后的营养问题较其他组织器官容易解决,因为血管壁特殊的薄层结构及血管内流动的富含营养血液的缘故,组织工程血管可以在植入体内后早期得到足够的营养。

目前,血管替代物——组织工程血管的研究还处在非常不完善的早期阶段,有许多问题等待解决,其中包括:如何短期内完成细胞的分离、纯化、扩增;如何提高支架材料的性质使其易于种子细胞的黏附和增殖，又能使其降解速率和组织再生速率相当；如何处理吻合口处自体血管内皮与移植血管内皮相融合问题；如何保存组织以确保组织工程血管从工厂（实验室）到手术室的途中以良好的功能状态存活；如何建立完善的组织工程血管的人体检测技术和评价标准；如何防止组织工程血管移植时不受再灌注损伤和局部缺血损伤等。以上一系列问题的解决将意味着组织工程血管研究的飞跃。

当前组织工程血管研究绝大多数基于动物实验，但动物模型并不是评估细胞种植最合适的方法。而极少的临床应用实验还不能说明问题，但相信随着实验研究的不断进展，最终会产生理想的组织工程血管，最大程度地满足临床的需求，最终将迎来血管移植的梦幻时代。

（杨博华）

第十三节　血管腔内外科技术

一、概述

血管腔内外科技术是20世纪60年代开始发展起来的一种血管诊断治疗技术，它的特点是通过穿刺或直视下切开血管，经由人体固有血管通路（在血管腔内），在导管及其他推送系统的介导下，在放射线的监视下，将药物或器械送达人体深部病变部位，进行诊断和治疗的技术。

文献记载最早的血管穿刺技术始于17世纪。1953年，Seldinger技术出现，使血管穿刺技术发展成熟，并为其后的血管腔内技术奠定了基础。1964年，美国的Dotter医生在Oregon大学附属医院为一名83岁的下肢动脉硬化闭塞症女性患者实施了人类历史上首例经皮血管腔内成形术（percutaneous transluminal angioplasty，PTA），并取得成功。这一事件是现代血管腔内治疗技术出现的标志，并充分体现了腔内血管外科安全、微创的特点。20世纪70年代，双腔导管出现并代替了Dotter最初使用的同轴导管。1983年制成镍钛合金动脉支架。1985年，美国FDA批准Palmaz支架（球扩式钢丝网状编织血管内支架）用于临床。1977年，Simon制成下腔静脉滤网。1973年，Grentzig和Wallace等发明了棉线栓子和羊毛圈栓子，开始用于肿瘤血管和动静脉瘘的栓塞。1988年，Simpson报道使用内膜切除导管治疗动脉硬化闭塞症，目前还有腔内超声消融导管、激光成形导管、血栓抽吸导管等。20世纪80年代末开始进行动脉扩张病的腔内隔绝治疗。1991年施行第一例腹主动脉瘤腔内隔绝术。随着支架-血管复合物（支架型人工血管）工艺上的不断完善和腔内技术的不断成熟，更多的患者因之受益。

随着新技术的不断成熟及新的血管腔内器材的不断问世，血管腔内治疗技术不断发展，尤其是近5～10年以来，以闭塞性血管病变（而非单纯狭窄性病变）的腔内再通及复杂性动脉扩张性疾病的腔内隔绝为代表的血管腔内新技术的广泛应用，使得血管腔内技术又登上了新的台阶。目前血管腔内技术已经同传统开放手术一起，成为血管外科专业不可或缺的两大支柱。

目前，腔内血管技术的治疗范围已经包括动脉阻塞病、动脉扩张病、静脉阻塞病、先天性血管畸形、血管损伤等几乎所有的血管外科疾病。

但血管腔内技术还远没有达到“完美”的程度，更不是万能的，它的主要缺陷是受硬件和昂贵耗材的制约，还不能在大多数中小医院广泛开展，同时腔内技术是“微创”的，但远远不是“无创”的，在治疗过程中同样有这样那样的并发症出现。

阻塞性血管疾病腔内治疗后的再狭窄和远期通畅率不够理想也是制约其应用的主要问题，而中医中药有望在防治术后再狭窄和提高远期通畅率方面发挥更多的作用。

二、腔内治疗入路选择和穿刺技术

血管腔内技术的基础是Seldinger穿刺技术，它通过穿刺、置入导丝、置入血管鞘组等几个基本步骤，为之后的所有血管腔内操作提供了入路。

最常用的动脉穿刺点是股动脉，然后依次是肱动脉、桡动脉、腋动脉、腘动脉、足背动脉等。大多数动脉穿刺为逆行穿刺（向心方向），在一些特殊情况下，比如糖尿病膝下动脉病变的腔内治疗时，也会经常采取顺血流方向穿刺置鞘。

以 Seldinger 法顺行穿刺股动脉与逆行穿刺的原理是一样的，但需要注意以下技术要点：

1. 穿刺点的选择　一般情况下仍需常规穿刺股总动脉，由于穿刺针需斜行在皮下行进一段距离才能到达股动脉，所以皮肤穿刺点往往需要选择在腹股沟韧带的上方，穿刺针有可能穿过腹股沟韧带后到达股动脉。当患者腹围过大时，患者腹股沟韧带的体表投影远高于腹股沟皮肤皱褶，皮肤穿刺点甚至有可能选择在腹股沟皮肤皱褶以上 5～10cm 的水平。对于过度肥胖的患者，过大的腹围给穿刺置鞘造成很大困难，此时也可考虑下移穿刺点，直接穿刺股浅动脉。

2. 置入导丝的注意事项　穿刺成功后置入导丝时应注意不能置入过长，一般置入血管内 5cm 左右就应透视检查，证实导丝确实在股总-股浅动脉路径内，而未进入股深动脉。如果导丝前端已经弯曲移位，则应在透视引导下稍微退回导丝，改变方向后再度前行，直到导丝进入股浅动脉后再放置鞘组，必要时拔出导丝，按压止血后重新穿刺。有时需要在穿刺得到动脉出血后，先通过穿刺针注入少量造影剂制造路图（roadmap），在路图指引下置入导丝。

3. 注意对股总动脉分叉部的保护　大部分病例，在股深-股浅动脉分叉部位有斑块存在，当导丝在此部位遇到阻力，变换角度也不能通过时，应考虑到斑块阻挡，此时应将管球移到适当的斜位（穿刺左侧股动脉时，采取左前斜位；穿刺右侧时采取右前斜位），通过穿刺针制造路图，清晰显示分叉部再尝试置入导丝，否则导丝盲目地向下行走很容易造成分叉部斑块脱落或夹层，在手术刚开始就为自己制造了很大麻烦。

总之，股动脉顺行穿刺有其特殊的实用性，也有相对较多的困难和穿刺点并发症，所以操作中尤其需要谨慎、精确、轻柔和耐心，只有熟练掌握了普通逆行穿刺技术才可尝试。

最常用的静脉穿刺入路是股静脉，其次是颈内静脉、腘静脉等，其他部位的静脉由于术后很难对穿刺点进行有效的压迫，所以并不常用。绝大多数静脉穿刺为顺行穿刺。

三、血管腔内治疗的术前准备

（一）术前常规检查及全身状态评估

术前应有详尽的常规检查，包括心、肺、肝、肾功能评估、凝血状态检查等。

（二）血管影像学检查

动脉造影是影像学金标准，但目前往往与腔内手术治疗同期进行，除非急性血栓、栓塞等紧急情况，在时间容许的条件下，术前最好有相关无创血管检查。MRA 和 CTA 能够使术者在术前对病变有大致的了解，手术准备更有针对性，而超声检查可对腔内病变的性质做出基本准确的判断，非 DSA 所能完全替代。

在肢体动脉阻塞性疾病的治疗中，除非情况紧急，否则 ABI 和肢体动脉阶段压（SBP）测定是必需的。强调这一点是因为我们发现由于 MRA、CTA 等现代影像学技术的广泛应用，很多临床医生越来越不重视动脉压力测定。临床医生应有一个明确的概念：影像学的狭窄并不意味着绝对的缺血和出现症状，真正的“罪犯血管”其近远端一定存在有临床意义的压力梯度变化。当术前影像学检查发现病变后，一定需要结合压力测定进行判断，当病变血管两端压力差$<$30mmHg 时，对该段血管进行治疗不会取得良好的效果，反而会增加风险和费用；当某一节段出现了巨大的压力梯度变化，而影像学检查没有发现明显病变时，应行动脉造影仔细检查该段血管，包括变换不同的角度投照，有时巨大的偏心性前后壁病变在正位相上可能表现不出来。

（三）术前药物准备

有些医生喜欢在术前 3～14 天开始给患者服用阿司匹林，但目前尚无循证医学证据表明这能有效减低术中、术后血栓的发生率，同时也有医生认为应在术前 3 天开始停用抗血小板药物以预防血肿的发生。另外，需注意的一点是术前的“水化”，尤其是糖尿病患者，肾功能更为脆弱且年龄偏大，术中受造影剂的打击比非糖尿病患者严重，除了术中严格控制造影剂的用量及浓度外，我们推荐在术前4～6小时开始，给患者缓慢输注等渗液体500～1000ml，速度控制在心功能允许的范围内，这样通常能够保证术中的尿量以保护肾功能，不过这一点目前也还没有循证医学证据支持。

四、常见并发症的预防及处理

血管向内治疗虽然是微创和相对安全的，但是因为患者本身体质异常、解剖异常、适应证选择不当、操作不当等原因，仍然可以引起各种各样的并发症。现就最常见的几种加以介绍。

(一)对比剂性肾功能损害

造影剂对肾功能有一定的影响，其损害程度取决于患者肾功能储备、胃手术其血容量是否充足、造影剂的浓度、总量等因素。很多外周血管疾病，比如糖尿病性肢体血管病变、动脉硬化闭塞症等，慢性肾功能不全往往相伴出现，一般情况下，当肢体血管病变已经达到了需要介入治疗的程度时，其肾血管功能也不会太好，即使BUN、Cr等普通指标还在正常范围内，也可通过检查尿微球蛋白等方法检测出隐匿性的肾损害。糖尿病患者的肾功能更为脆弱，对造影剂的打击更为敏感，造影剂过量可以导致不可逆的肾损害甚至急性肾功能衰竭。

预防并发症比发生后处理更重要。术前详细检查患者肾功能指标并分析其代偿能力；尽量减少使用其他可能加重肾脏负担的药物；术前4～6小时开始补充液体以做到充分的“水化”；术者须熟知每个部位的最佳投照位置和角度，在造影前仔细定位，争取造影一次成功，避免在同一部位盲目反复造影；术中通过合理使用高压注射器造影来控制造影剂的总用量；尽量经过精细的选择或超选择技术将造影导管送达手术区域，抵近造影以节省造影剂用量；在能够看清影像的前提下尽量使用稀释的造影剂；在持续补充液体、全身血容量充足的情况下，适当使用袢利尿剂促进造影剂排出，在血管容量不足的情况下使用利尿剂只能加重肾脏负担而没有益处。

术后如果出现少尿、肾功能指标轻度上升等情况，通过扩容＋利尿，适当使用肾脏保护药物，停用肾损害药物等措施一般能够恢复。出现持续加重的肾损害甚至急性肾衰竭需要紧急血液透析。

(二)穿刺点并发症

穿刺点并发症包括穿刺点出血、血肿、假性动脉瘤和穿刺点感染，总发生率为1.5%～3%。其主要与穿刺点选择不佳、术中动作不熟练或粗暴操作、拔管后按压不牢靠及患者依从性差，不能严格制动有关；患者肥胖、全身肝素化、鞘组型号过大(8F以上)、操作时间长等原因也是常见因素。

术前应仔细阅读超声、MRA等影像学检查结果，除了关注病变段，还应预判穿刺点情况，股动脉有无影响穿刺的硬斑。如果术前没有注意到穿刺点部位血管病变，还在该处强行穿刺，则容易引起出血性并发症，在硬斑上进行穿刺，不仅穿刺困难，而且因为硬化的血管壁弹性差而影响术后压迫止血的效果。遇到这种情况时，应仔细压迫，更换穿刺点。穿刺点应在血管前壁正中，穿透血管侧壁也会给止血造成麻烦。术中穿刺时应避免急躁情绪，若穿透血管壁而未能顺利置入鞘组，则应拔出穿刺针，用足够长的时间耐心按压穿刺点直到血管闭合再从新选点穿刺。后腹膜血肿是由于穿刺点过高，超过腹股沟韧带而达到髂外动脉水平引起。

鞘组放置到位后，在整个手术过程中应随时注意鞘组固定是否牢靠，尤其在经血管鞘交换的过程中，应用手固定血管鞘勿使其在血管内移位，术中因特殊原因需要更换血管鞘时也是容易造成出血的环节，应细致操作。

拔除鞘组后即刻的按压比术后绑缚更重要，一般用手指在正确的位置按压足够的时间后，血管破口即可封闭，术后绑缚往往不需24小时。专用于封堵穿刺点破口的经皮血管缝合器也是一种选择，若使用熟练，则可减少穿刺点血肿、假性动脉瘤等并发症的发生率及明显缩短术后制动的时间。

大部分的出血、血肿不需再次手术处理。用超声动态观察血肿的变化：没有活动性出血的血肿会逐渐机化并吸收；位于后腹膜的有增大趋势的血肿需要手术处理封堵髂外动脉的破口。

假性动脉瘤是通过穿刺点动脉破口而与动脉相通的包裹性血肿，发生率为0.5%～1.5%，大部分也不需再次手术修补。当穿刺部位出现搏动性包块时应作超声检查以排除假性动脉瘤，<3cm 的假性动脉瘤一般不需手术修补，通过适当的压迫，尤其是超声引导下的精确按压可以使瘤体内血栓化，但按压时应密切关注该侧肢体远端的供血情况；大的或有进行性增大趋势的假性动脉瘤需要切开修补以防破裂，当破口较大而且破口边缘形状不规则时，单纯缝合可能会造成缝合部位的狭窄，所以有时需要加做人工血管补片成形以保障缝合部位的管径。我们不推荐使用超声监视下向瘤体内注射凝血剂的方法，因为效果不理想而且有引起肢体动脉血栓或栓塞的风险。

（三）动脉夹层

动脉夹层是比较常见的并发症。夹层的危害主要有两点：①直接阻挡血流；②夹层部位继发血栓。任何一个微小的夹层都有可能导致整个手术失败。

手术过程中有 3 个环节容易导致夹层：①在导丝、导管通过病变段时，由于动作粗暴或病变严重，导丝误入夹层；②当球囊扩张完毕后，抽吸球囊时血管壁斑块黏着在球囊外壁上被掀起；③在尝试通过闭塞性或重度狭窄性病变时导丝进入夹层，然后通过假腔再回到真腔。第三种情况很难避免，有时甚至是操作者有意为之，但必须保证导丝最后又回到真腔内，一般在 PTA 完毕后需要放置支架支撑假腔段以防止回缩；前两种情况则需尽量避免，在通过狭窄性病变时，尽量首先选用头端柔软的导丝，通过困难时，应在路图指引下前行，当造影显示某点可以通过，但实际上导丝在该点确实遇到阻力时，提示有偏心性病变而在正位相上没有发现，此时应变换管球的投照角度再次造影以寻找路径，切忌粗暴强行前进。

通过造影可以仔细判断夹层的方向。小的顺向夹层可以暂不处理，一般可随时间的推移而贴壁；逆向夹层则需球囊长时间扩张压迫使其贴壁，必要时放置支架支撑。

（四）腔内血栓形成

血栓形成在术中、术后均可发生，其表现为远端肢体的急性缺血。主要原因有：①导丝、球囊等对血管壁的刺激；②术中术后抗凝不够，尤其是复杂而长时间的腔内手术过程中未注意追加肝素；③手术效果不理想，尤其是流出道不好，造成血流缓慢；④动脉夹层；⑤长时间留置在腔内的异物，如导丝、导管、血管鞘组等。

球囊扩张是通过损伤血管壁来实现的，球囊扩张过程不仅可以直接撕裂内膜和纤维层，破坏局部血管内壁的连续性从而诱发血栓，还可通过引发血管内皮的急性炎性反应而诱发血栓。另外，球扩诱发血管痉挛，包括侧支血管痉挛也是造成血栓的重要原因。

预防措施有：①围手术期抗凝，尤其是长时间复杂手术，需要维持术中的肝素化；②操作轻柔，尽量减少对血管不必要的刺激；③常规在球囊扩张的同时静脉注射 5～10mg 地塞米松以减轻血管壁炎症；④在球扩之前向远端血管内注射小剂量解痉药，如罂粟碱或硝酸甘油等缓解血管痉挛；⑤对于股浅动脉及其以上病变，预计球扩部位损伤较大的，放置支架以遮挡病变的内膜；⑥当因病情需要而在腔内长期留置器械时，如延迟拔除的鞘组、留置的溶栓导管等，需在侧管内持续泵入肝素溶液以预防留置管周围的血栓形成；⑦积极处理流出道病变以改善血流，防止因血流淤滞造成的血栓。

一旦出现血栓，则首选腔内导管溶栓治疗，以目前的血管腔内技术来讲，大部分腔内手术合并的血栓形成不需开放手术取栓来补救。

（五）动脉穿孔和动静脉瘘

普通操作时刺破动脉壁的几率极低，当处理闭塞性病变时，导丝可能刺破血管造成血管穿孔，有时误入分支血管也可造成血管损伤，表现是造影剂外溢和患者自觉疼痛。对于腘动脉以下的 TASC D 型病变，也有在操作过程中发生医源性动静脉瘘者。对于糖尿病周围血管病变，损伤处的血压和流速都不会很高，这些情况出现后，可以暂时停止操作，一般的破口可在数分钟内自行闭合。我们认为，对于胫腓动脉的动静脉瘘，甚至可以继续进行 PTA，在球囊压迫后，随着动脉主干的开通，动静脉瘘常常也随之闭合。极少数大的动脉破损，需要植入支架型人工血管进行覆盖。

（六）再灌注损伤

缺血后再灌注综合征（ischemia-reperfusion syndrome）经常出现，但真正具有临床意义的并不多见。再灌注损伤的程度与术前缺血程度、术前血管闭塞的时间呈正相关，即缺血越严重、血管阻塞时间越长，则血管开通后的再灌注就越剧烈、大部分有症状的再灌注损伤仅表现为患肢轻度肿胀、疼痛和皮温升高，可通过抬高患肢、使用促静脉回流药物等手段缓解，少部分病例需要使用甘露醇等脱水剂治疗。

若疼痛肿胀剧烈、肢端感觉障碍、张力性水疱等情况出现，则应考虑骨筋膜室综合征，这是再灌注损伤最严重的类型，一旦发生，不仅可能使手术前功尽弃，还有致残、致死的风险，需积极手术处理，尽快切开高张力的肌间隔减压以挽救患肢，甚至截肢以挽救生命。

（七）术后再狭窄

术后再狭窄是血管外科永久性的课题。早期的再狭窄多由于血管壁回缩、血栓形成造成，需再次手术处理；中远期再狭窄大多由于内膜增生和原有血管病变继续加重造成。是否需要再次腔内治疗甚至开放手术干预取决于多方面因素，如经过规范的药物治疗是否已经形成了足够的侧支循环，患者对生活质量的期望值，再次手术风险与获益的评估等。

植入支架可以抵抗血管壁的弹力回缩并且部分阻挡以后的内膜增殖，对于直径＜4mm 的膝下动脉，目前还没有合适的支架应用于临床，尽管已经有医生尝试使用冠脉支架，但尚未见大宗的病例报道。其他如药物洗脱支架、血管内放射支架等尽管在预防 PTCA 术后再狭窄方面已经取得了一定程度的成功，但由于外周血管的口径、长度远大于冠状动脉，目前这一类支架尚不能用于周围血管。

西药预防再狭窄主要是抗凝和长期应用抗血小板药。

中药在预防 PTA 术后再狭窄方面有很好的前景。目前已经动物实验证实对预防再狭窄有明确作用的药物有水蛭素、丹参及其提取物、川芎嗪、穿心莲及其成分 API0134、大黄、当归、人参总苷、绞股蓝总苷、三七总皂苷、雷公藤、大蒜素、薤白等，实验证实这些药物的作用是多靶点的，同时从中医辨证角度讲，清热解毒、活血化瘀、祛痰、益气等治法能从多方面抑制和延缓再狭窄的发生并促进侧支循环。目前中药预防 PTA 术后再狭窄是临床与基础研究的热点问题之一。

五、扩张性动脉疾病的腔内隔绝术

胸/腹主动脉的真性动脉瘤或夹层动脉瘤，是高危病种，一旦破裂则抢救困难，死亡率极高。其保守疗法主要为控制血压，一直到 20 世纪 90 年代之前，开放的主动脉重建术仍然是惟一的手术方法，但有较多的手术禁忌及围手术期死亡率。1991 年，Parodi 以腔内隔绝术治疗腹主动脉瘤获得成功，国内由景在平于 1998 年首次进行。相对于传统开放手术，腔内手术有微创、安全、简捷的优点，相对增加了患者接受手术治疗的机会，目前已经成为血管外科腔内治疗的热点问题之一。目前 Stanford B 型夹层动脉瘤大多可选择腔内治疗，而 Stanford A 型病例的腔内治疗也在逐渐开展。

术前准备最重要的是通过 CTA、MRA 等精确测量破口的位置、瘤颈瘤体的直径和长度、分支受累情况及辨别真假腔。

1. 腔内隔绝术技术要点及注意事项

(1)股动脉切开、暴露、控制（因为目前的腔内移植物口径均不允许直接经皮穿刺导入，而需切开后导入）。当股动脉入路困难时，有开腹经髂动脉甚至腹主动脉导入的可能。出于谨慎、全面的考虑，所有病例均应做左肱动脉穿刺的准备，因为移植物虽然需经下方入路，但绝大多数时候需要经上肢入路进行造影引导和测量。

(2)建议所有操作均在全麻下进行。

(3)开胸、开腹、输血、抢救等相关应急措施的准备。

(4)尽量避免重要分支的堵塞。

(5)造影检查内漏是否存在其是否需要处理。

2. 腔内隔绝术的主要并发症　除了术中误损伤及动脉瘤或夹层破裂导致的危急情况外，主要的并发症是内漏和重要分支的堵塞。内漏是指腔内隔绝术后血流继续反流入瘤腔的现象，分为 4 型：Ⅰ型内漏（血流经血管支架近心端与自体血管之间的破口流入瘤腔)是最危险且必须处理的,因为它会使瘤腔变为只进不出的高压型瘤腔,促进瘤腔破裂;Ⅱ型内漏(血流经血管支架远心端与自体血管之间的破口反流入瘤腔,是否处理需视反流的压力而定,Ⅰ型和Ⅱ型内漏的处理一般都是再延续植入一短段支架以封堵破口;Ⅲ型内漏(肋间动脉反血)一般不需处理,可自行闭合;Ⅳ型(血管支架破损处反血)一般需要在破损处内衬一短段支架以封堵破口。重要分支的堵塞一般需要通过术前仔细阅读影像,谨慎设计,以及在术中精密测量、轻柔操作来加以避免,因为一旦出现则无法恢复,只能寄希望于患者自身侧支情况进行代偿,如果出现肢体或脏器的严重缺血则需进行相应的动脉重建。

六、下腔静脉滤器植入术

肺动脉栓塞是下肢深静脉血栓形成最严重的并发症,其致死率为10%～33%,而肺栓塞的栓子,有60%～85%来源于下肢静脉,所以需要找到相应的手段来预防DVT后的肺栓塞。曾有下腔静脉缩窄、管腔外钳夹甚至结扎等预防方法,但因损伤大、风险高或效果不确实等因素,并未广泛开展,直到20世纪80年代腔静脉滤器的出现,使得肺栓塞的预防水平有了一个明显的提高。

下腔静脉滤器植入的适应证是DVT患者已经发生肺栓塞、有抗凝禁忌证或抗凝不足,以及髂股静脉有巨大漂移性血栓的患者。

腔静脉滤器可以分为永久型、临时型和永久/临时两用型3种,常用入路为健侧股静脉或右侧颈内静脉。

下腔静脉滤器植入术是腔内血管外科最基本的操作之一,需要注意以下几点:

(1)术前用彩超仔细判断,术中穿刺放置鞘组成功后再次造影判断,须明确在下一步需要经过的血管路径中确实没有血栓存在。

(2)当腔静脉未受累时,应将滤器准确植入到肾静脉开口以下的腔静脉内,以免诱发肾静脉血栓。

(3)释放滤器前必须行腔静脉造影,一方面是为了确定肾静脉和髂静脉开口的位置,同时也为明确是否有腔静脉口径异常。

各种滤器释放后打开的形态是不同的,目前临床常用的主要有Greenfield Vena Tech、Simon、Bird's Nest、Trapease等。各种形状滤器各有其优点与不足,在此不再赘述。

七、经皮穿刺血管腔内成形术

1964年,Dotter首先报道了经皮穿刺血管腔内成形术(percutaneous transluminal angioplasty, PTA),由于他采用的同轴导管技术有明显的缺点,合并症发病率较高,未被广泛应用。自1972年Gruntzig研制成功双腔球囊导管以来,该项技术已日臻完善,并广泛应用于临床。目前腔内成形除了使用球囊扩张导管外,还有激光成形导管、旋切导管等,但最常用的还是球囊扩张导管。

1. PTA主要适应证

(1)各种外周动脉阻塞性病变。病变范围包括肢体病变、颅外颈动脉、椎动脉、肾动脉、腹腔脏器的供血动脉等。病变性质既往仅包括狭窄性病变,现在已经扩大到肢体动脉的完全闭塞性病变。

(2)外周静脉阻塞性病变,包括布-加综合征、Cockeet综合征等。

(3)外周动静脉手术(包括动脉旁路手术、治疗性动静脉瘘等)术后的再狭窄。

在很多情况下,PTA手术后需要一期或二期植入支架支撑,支架植入将在以后专门论及。

2. PTA的机制　大量的实验研究证明,血管扩张的机制是由多种因素决定的。对于非粥样硬化(或正常的)血管,扩张后的病理变化主要为血管内膜及肌层撕裂,内膜可见一过性增生,3～4个月后肌层由纤维瘢痕组织修复,血管外膜有时也可见增生。血管扩张的程度与球囊的直径及扩张的时间呈正相关。而有粥样硬化斑块的血管却不同,扩张后,斑块碎裂被压入内皮下层,斑块的边缘肌层组织拉长、撕裂,血管内膜和中膜局限性撕裂,中膜与外膜及内膜分离,从而达到血管腔持久扩大的目的。斑块表面可有少量的碎屑脱落(一般不引起栓塞,若扩张后有栓塞症状常为大斑块脱落所致)。其血管损伤的程度与球囊大小、扩张的时间无关,而与斑块的厚度、部位及扩张的压力有关。

3. PTA的手术步骤

(1)Seldinger法穿刺置入血管鞘组(若预计手术时间长,可于此时给予全身肝素化)。

(2)造影，确定病变部位及流出道情况，必要时制作路图；有条件的可连接测压导管，确定病变段前后压力。

(3)透视监视下导丝通过病变段到达远端血管腔内。

(4)导丝支撑下用同轴球囊进行扩张。

(5)退出球囊，再次造影检查手术效果，包括再次腔内导管测压确定手术效果，同时检查有无夹层、残余狭窄、即刻回缩等情况，必要时再次或多次扩张及放置支架，之后再次造影检查。

(6)拔除鞘组，按压穿刺点，手术结束。

4. 技术要点与注意事项

(1)导丝前必须在监视器监视下进行。

(2)球囊直径应与血管腔匹配，扩张球囊时最好在监视器监视下进行。

(3)扩张完毕后，必须待球囊内液体完全被吸出后，并且在负压状态下才能在腔内移动球囊。

5. 完全闭塞性病变的腔内球囊扩张与内膜下成形技术　随着血管腔内技术的不断进步与成熟，完全闭塞性病变已经由PTA的相对禁忌证逐渐转变为相对适应证，其作用原理与狭窄性病变的PTA治疗是一样的，但须注意以下事项：

(1)在操作过程中需尽量保证流入道-闭塞段-流出道同时出现在一个视窗内，当然最好在尝试通过导丝时有路图指引。

(2)导丝通过闭塞性病变时不一定能保证一直保持在血管真腔内，这是允许的，也就是所谓的"内膜下成形"技术，但必须保证导丝通过假腔后确实又回到真腔内才能进行下一步操作。在导丝通过病变段后，通过导丝带入小口径造影导管到达远端，通过导管造影来证实流出道真腔的存在，证实路径正确后，保持该导管不移位，再次置入导丝到达远端，再收回导管，以后的球囊扩张均在此导丝的支撑下完成。每次退回导丝后，再次进入导丝时都不能保证导丝在原来的路径上进入真腔，每次重新置入导丝均需带入导管证实导管头端在流出道真腔内，为了避免这种麻烦，在整个手术过程中，应尽量避免反复交换导丝。

(3)对于闭塞性病变的内膜下成形后是否需要一期植入支架，目前尚存在争论。尽管相当多的医生认为内膜下成形术发生夹层及术后再狭窄的概率增高，所以应放置支架，但目前还没有足够的证据表明这类患者确实通过放置支架受益。我们认为，对于股浅动脉及其远端病变，当出现夹层后应首先考虑再次球囊扩张，争取将夹层贴壁，若贴壁完全则不需放置支架，只有当出现无法复位的夹层时才考虑放置支架遮盖夹层，确实需要放置支架时，应保证支架长度足够覆盖病变段。

(4)避免因追求影像学的完美而造成不必要的损伤。每次球囊扩张对血管壁的损害都是巨大的，每处内膜的撕裂都可能导致血栓形成，每次球囊扩张后回缩时黏附的斑块都可能成为难处理的夹层，不能因为追求影像学完美而反复刺激血管而造成本可避免的并发症，应遵循"适可而止"的原则。手术的目的是改善患者的生活质量而非是为了得到教科书式的影像资料。

6. 糖尿病膝下动脉病变的PTA技术　糖尿病性周围血管病变的特点是早期即可累及胫腓血管，并呈多节段弥漫性分布，对于这类病变，早期曾有临床医生尝试使用小的冠脉球囊进行PTA，但对于长段病变则没有好的方法。用于糖尿病膝下动脉长段病变的专用PTA球囊(小截面加长高压球囊)，在2001年前后开始在意大利和美国投入临床使用，经大宗病例的观察证实有良好的效果，包括满意的远期通畅率，该球囊从2005年前后开始在国内使用，目前已经在很多家医院开展，取得了初步的临床资料。

膝下病变PTA技术要点及注意事项：

(1)需熟练掌握顺行股动脉穿刺技术，此技术在治疗膝下病变时非常实用。

(2)推荐使用加长鞘组，顺行穿刺可选择普通的40～50cm长鞘，一般鞘组头端可达膝关节水平，6F内径鞘组就已经足够完成所有膝下操作；逆行穿刺翻山操作可使用普通的6F抗折翻山长鞘(45cm左右)，其强度可保证足够的转向力臂，但头端一般只能到达股总动脉水平，最好选用90cm的翻山长鞘(如COOK的KASW-SHTL)，头端可达腘水平。一般术中造影均可经鞘组进行，节省了造影剂用量，也避免交换过程中器械反复经过股浅动脉，同时可考虑在鞘组的侧管连接输液器，术中通过压脉带加压向鞘组内持续小剂量注入肝素盐水。

(3)塞段的开通是整个手术过程的核心环节。

当导丝通过困难时，可考虑试行以下方法以提高成功率：

1)导丝与单弯导管的配合帮助选择血管。

2)使用亲水性强的泥鳅导丝开通闭塞段，在能看到明确的流出道的情况下，甚至可以使用加硬泥鳅导丝先行通过闭塞段，再换用支撑球囊专用的0.014英寸导丝通过之前开通的缝隙下行。

3)INVATEC的Diver导管，外径纤细，头端为锥形，内径为0.021英寸，可使用0.018英寸导丝配合Diver导管，开通闭塞段。

(4)糖尿病膝下血管病变的硬化程度较重，一般需要较高的压力和更长的扩张时间才能达到效果，压力通常在10kPa以上，时间最长可达3分钟。但剧烈的高压扩张会使血管产生反射性的痉挛，为了避免这种情况发生，可以在扩张前向病变段腔内缓慢推注罂粟碱30mg或硝酸甘油200μg，同时使用3～5kPa的压力预扩张30～60秒，再缓慢增加压力达到有效治疗压。

糖尿病膝下动脉病变的PTA治疗有其特殊性和复杂性，更需要术者的技术与耐心，同时更应慎重地选择病例。以上仅仅是我们既往病例的一部分经验，随着这项技术日臻成熟及同行间交流的增多，将有日益丰富完善的经验得到推广。

7. 人工血管再狭窄的PTA术　人工血管再狭窄的原因一般是近远端吻合口内膜过度增生造成血流动力学变化，以及在此基础上继发的血栓形成。二次手术直接取栓有一定的困难性，而且即便对吻合口内膜作一定的处理，其远期疗效依然不能保证，基于这种情况，有临床医生开始通过腔内治疗解决这一问题。

基本治疗方法是：造影确定位置后，将腔内溶栓导管置入闭塞的人工血管内先行溶栓治疗，溶栓一段时间后再次造影，残余病变考虑为内膜增生或机化的血栓，行PTA术。对于吻合口部位用低压力普通球囊试行扩张后效果不满意者，可试用切割球囊进行切割扩张，一般能取得良好的近期效果。虽然人工血管壁内仍不平滑，远期效果不能保证，但这种方法因其微创和可重复性而具有一定的实用价值。导管溶栓的具体方法将在后面专门介绍。

八、腔内支架植入术

动脉成形术后最大的问题是血管再狭窄及闭塞。为了解决这一问题，1969年，Dotter首先报道了他设计的弹簧状血管内支撑器。目前，腔内支架应用已经相当广泛。常用于临床的主要有自膨式支架和球扩式支架，还有用裸支架衬以人工血管的覆膜支架(或称支架型人工血管)，类似于冠脉支架的小支架可有条件衬有药物涂层以预防再狭窄，但专用于肢体动脉病变的长段药物涂层支架尚未进入临床。一般来讲，自膨式支架支撑力强，球扩式支架定位更精确，覆膜支架多用于腔内隔绝术，在肢体血管的阻塞型病变中并不常用。

完成PTA后是否一期植入支架，在很多情况下还存在争议。总结文献及我们的经验，目前能够明确的只有髂动脉狭窄性病例，对髂动脉狭窄性病变施行PTA＋支架植入术后远期通畅率高于单纯PTA术(5年通畅率77%：65%)。

髂动脉闭塞性病变在PTA同时加做支架植入可以提高手术成功率，但没有足够的证据表明其能提高远期通畅率。

股-腘动脉段的争议更大，大多数报道股浅-腘动脉PTA的5年通畅率在50%以下，多数学者认为，远期通畅率的高低与是否放置支架没有明显的相关性，而主要受血管病变本身条件所决定(流出道好的通畅率高于流出道差的，狭窄性病变高于闭塞性病变，短段病变高于长段病变)，所以放置支架的意义在于：在手术困难，PTA即刻效果不满意时，加做支架植入可以提高一期手术成功率而不是提高远期通畅率。

腘以下病变PTA后的支架植入目前还罕见报道，国内外已经有医生尝试在PTA之后术中发现的顽固的短段病变处放置冠脉支架，但目前还不是成熟的技术，而且糖尿病膝下血管病变多为长段病变而且弯曲，其扩张后的内径也依然很小。针对这种情况，目前显然还没有合适的支架适用于临床。

(一)适应证和禁忌证

总结以上资料，我们推荐PTA术一期支架植入的适应证和禁忌证如下：

1. 髂动脉病变大多可考虑同期支架植入，除非以下情况：

(1)球囊扩张后造影检查发现效果非常理想，不必要一期放置支架。

(2)病变距离髂总动脉开口处过近，而对侧髂总动脉开口处或近心端还有未处理的病变，放置支架担心影响对侧血流。

(3)一侧髂内动脉已经闭塞或重度狭窄，另一侧髂动脉放置支架有可能遮挡髂内动脉时，应慎用支架，也就是遵循“尽量给患者保留一侧髂内动脉”的原则。

2. 股总动脉、腘动脉跨关节部位血管经常弯曲，不适合放置支架。

3. 股浅动脉段支架植入的原则

(1)股浅动脉 PTA 完成后原则上应尽量减少支架的植入，若必须植入支架时，应在保证手术成功的范围内尽量减小支架的总长度。

(2)扩张完成后造影检查，如果发现因硬斑所致 PTA 效果不好，遗有短段局限性狭窄时，我们建议首选使用切割球囊(如 Boston Scientific 的切割球囊)对其进行切割扩张而不是直接放置支架。如果残留狭窄长度＞3cm，则不适合使用切割球囊，此时应首选再次用普通球囊扩张，扩张时间适当延长；若再扩张后狭窄率仍＞30％者，可考虑放置支架。

(3)弹性回缩引起的残留狭窄适合放置支架。

(4)出现小的夹层后，应仔细阅读造影影像，若为顺向夹层，一般再次球囊扩张均可使之贴壁，血流恢复通畅，不需放置支架；若为逆向夹层，先用球囊促使其贴壁，再放置支架支撑。

(5)内膜下成形后真假腔衔接处可考虑放置支架支撑。

4. 腘动脉以下病变原则上不放置支架。

(二)腔内支架植入的技术要点与注意事项

1. 选择比球囊直径略大的支架可起到更好的支撑效果。

2. 自膨式支架在释放时经常出现“前跳”、“后跳”等轻度移位现象，此时需要术者对可能出现的移位有一定的预判，同时在释放过程完成 1/3 以内时还可暂停释放，轻微调整位置，但当支架释放已经超过 1/3 时则绝不可再在血管内拖动。在髂总动脉、髂内动脉、股深动脉及其他主要侧支开口附近进行操作时，若对支架位置的控制没有绝对的把握，担心支架释放后遮挡侧支或对侧髂动脉，可考虑使用球扩式支架以保证释放位置的精确性。另外，Cordis 的 SMART Control 支架，虽然也是自膨式支架，但因为支架有 6 个 mark 有利于显影定位，而且可通过尾端微调旋钮控制其释放，释放中也不易产生移位，在需要精确定位操作时可以选用。

3. 髂总动脉以下病变的支架植入术，术后抗凝时间要比单纯 PTA 更长，一般最好坚持 3～6 个月以上，抗血小板药终生服用。

九、腔内导管溶栓术

经导管溶栓术是 1974 年由 Dotter 首先报道的，是直接将溶栓药物注入血栓局部，使血栓溶解。此种方法可大大提高血栓的溶解率，减少溶栓药物的全身副作用。近年来，已在临床上广泛应用，并且可以配合腔内血栓抽吸。由于其微创、可重复等优点，已经取代了一部分开放取栓手术。

1. 适应证　腔内导管溶栓适应证广泛，有时独立使用，有时作为其他术式的补充治疗手段。

(1)周围血管急性、亚急性血栓形成。

(2)其他腔内外手术(如 Forgaty 导管取栓术、PTA 和支架植入术、腔内激光/超声/旋切术、血管转流术等)治疗后，同期在手术部位血管腔内留置溶栓导管，术后持续灌注溶栓以增强手术疗效和预防急性血栓形成。

2. 禁忌证

(1)患者有溶栓药物治疗的禁忌证者，同样不能行腔内导管溶栓。

(2)急性动脉栓塞。动脉栓塞的栓子往往是斑块、机化的血栓等，不可能通过药物治疗溶解，而且这类患者肢体缺血症状往往更为严重和急迫，致残致死率高，此时应果断开放取栓，不能因尝试溶栓而延误病情。当然，栓子取出后在腔内留置灌注溶栓导管以溶解和预防继发的血栓是可行的。

3. 溶栓导管的使用方法及注意事项　溶栓导管由导管和内芯组成，其中导管的头端有特殊结构：除了有端孔之外，在侧壁上还有很多激光镂空而成的微小侧孔，带侧孔的部分有 10～20cm 长，称为“治疗段”；内芯是一根金属导丝，导丝头端膨大成球形，该膨大头端的直径与导管内径相当。经导管尾端向导管内灌注药剂时，若导管内没有安置内芯，则药液主要从导管头端涌出；当溶栓导管内安置了内芯时，则导管头端被阻塞，药液从治疗段的侧孔溢出。

造影确定血栓位置与长度后，选用适当长度的溶栓导管，拔除内芯，用普通超滑导丝通过血栓段，带入溶栓导管，退出导丝，经溶栓导管向远端造影，观察流出道情况，尽量将治疗段全部包埋在血栓内，放置内芯以阻塞导管头端，即可开始经导管尾端持续向导管内灌注溶栓药。

血栓的体积越大，溶栓需要的时间就越长，为了缩短血管闭塞的时间，可以在溶栓前先行经腔内抽吸部分血栓，根据血栓的具体情况选取不同的导管进行抽吸。可以用专用的血栓抽吸导管，也可以直接用大口径普通造影导管甚至导引导管抽吸，血栓抽吸困难时，可以试用溶栓导管抽吸。方法如下：

将溶栓导管的治疗段插入血栓内，插入并固定内芯，导管尾端接三通阀门。三通一端接导管，另两端各接 1 只 20ml 注射器，1 只注射器内为溶栓药剂(20ml 生理盐水＋10 万 U 尿激酶，有条件的单位可以使用重组组织型纤溶酶原激活物 rt-PA)，另 1 只注射器为空。开放尿激酶通路，向导管内注入 2ml 尿激酶溶液，关闭该通路，1 分钟后打开另一通路，经空注射器向外抽吸，重复该过程。这种方法的机制包括机械碎栓和药物溶栓两方面：向导管内注药时，由于端孔被阻塞，药物只能从微小的侧孔冲出，对周围的血栓有一定冲击力，被击碎的小血栓块更易被药物溶解和抽出。用此方法常可抽吸出部分血栓，之后再行持续灌注溶栓可获得更好的效果。

持续灌注的时间视溶栓效果而定，容易的病例一般可在 24 小时内溶解大部分血栓而使血管再通，最长可持续 7 天，期间可以通过床边多普勒、超声或再次造影检验溶栓的效果。

持续导管灌注溶栓最严重的并发症是留置导管周围和血管鞘组周围的血栓形成，留置在血管内的鞘组和导管本身是血栓的诱发因素，一旦发生将造成高位急性缺血甚至截肢，为了预防这种情况，留置导管溶栓期间需要维持全身肝素化。我们的方法是经鞘组侧管持续泵入肝素钠盐水溶液，速度一般维持在 125～250U/(kg・6h)，根据 ACT 的数值调整肝素的速度，一般维持 ACT 在 200～300 秒。密切观察患者出血倾向。

十、腔内超声消融术

血管内超声消融术用于外周血管阻塞性疾病，但由于其基础投入及单次耗材费用较高，目前开展的并不广泛，尤其是近年来完全闭塞性病变的 PTA 加支架植入技术迅猛发展的情况下。但是因其具有微创、技术操作简单、手术并发症及术后再狭窄率低、疗效好的特点，仍是较有前景的腔内技术之一。治疗对象主要包括冠状动脉和周围动静脉的血栓形成、动脉粥样硬化性狭窄和栓塞。

(一)腔内超声消融的理论依据

研究表明，超声主要通过 3 方面达到血栓和斑块消融目的：

(1)空穴作用：高能超声可引起组织中微泡和空化区域形成，当大量的微泡发生暴聚反应时，产生强大的、局限的能量，可冲破高分子化学键，使邻近组织裂解。

(2)机械破碎作用：超声导丝高频低振幅地纵向移动可引起靶组织的机械性碎裂。

(3)间接助融作用：空穴作用可激活组织型纤溶酶原激活物 t-PA，促进溶栓药物与血栓纤维蛋白分子的结合，增强溶栓效果。亦有研究表明，超声对血管平滑肌有舒张作用，也可能增加钙化性动脉斑块的扩张性或膨胀性。

(二)超声消融术的临床应用

1. 动静脉血栓形成和栓塞的血管内超声消融 目前，介入式超声消融已被运用于血栓和栓塞的治疗，大量的临床实践显示了超声治疗的优势。对于发病时间超过 10 天的深静脉血栓，溶栓药难以溶解已机化的血栓，外科手术也无法取出与管壁粘连的血栓，而超声波能消融这些弹性差、已机化的血栓。对药物溶栓有禁忌、溶栓失败、导管取栓等效果不佳或失败、不能耐受传统手术治疗者，超声消融是最佳选择。

2. 动脉粥样硬化的血管内超声消融 20 世纪 90 年代中期经皮球囊扩张血管成形术的发展，开创了动脉硬化闭塞性疾病介入治疗的新纪元。但经皮球囊扩血管成形术的技术存在很多的局限性，如扩张血管壁弹性回缩导致血管的重新狭窄和闭塞；血管内膜形成活瓣导致血流突然阻断或血栓形成；斑片和附壁血栓脱落导致远端动脉栓塞等，尤其是对富含血栓和严重钙化性斑块，经皮球囊扩张血管成形术常无法获得血管满意的再腔化。近年开展的动脉旋切术、激光血管成形术均可造成不同程度的血管内膜损伤。而低频高强度超声能选择性地消融血栓和粥样硬化斑块，对富含大量胶原基质和弹性纤维的正常组织无损伤作用；且超声血管成形术不需要导丝穿过血管闭塞部位，使手术操作更加简化、安全。近年来，国内已开展了血管内超声消融治疗周围动脉硬化性闭塞和冠状动脉粥样硬化的临床研究，并积累了丰富的经验。

(三)超声消融治疗疾病的展望

目前，血管内超声消融已在国内迅速发展，由于具有高度生物学选择性的特征，使超声消融较经皮腔内冠状动脉血管成形术、动脉旋切术、激光血管成形术等其他介入技术显示出特殊的优势。但超声消融对纤维增生严重的病变血管开通效果不理想，消融后仍有一定程度的残余狭窄。另外，消融导管硬度大导致的操作柔顺性差，在一定程度上影响了临床应用。因此，超声消融清除病变组织的能力及消融导管的柔顺性有待提高。

超声消融后联合其他介入技术治疗血管闭塞性疾病将获得较理想的血管开通效果，并降低手术并发症和术后再狭窄率，这将是血管介入治疗发展的必然趋势。

体外治疗性超声用于血管闭塞性疾病的临床研究在国内已经开展。对下肢动脉硬化闭塞症和深静脉血栓形成的近期疗效已经肯定。对冠心病心绞痛、脑梗死、脑出血、脑外伤的治疗也有报道。因超声波具有良好的定向性，又可穿透人体较深部位，超声通过聚焦可对病灶处实现准确的宏观定向；而且超声波通过空化效应能增强细胞膜通透性并具有药物介导作用，可经皮透入药物或经导管在目标组织局部释放药物，同时药物通过超声能量修饰而活化，从而可减少药物剂量和不良反应。超声通过增加毛细血管和细胞膜通透性来增加基因的转导，并可引导微泡携带的基因物质，通过空化效应、射流效应和微流作用在局部释放。由于体外治疗性超声具有无痛苦、疗程短和费用低等优点，因此超声结合药物治疗各种血管闭塞性疾病应有非常广阔的前景。

体外治疗性超声的适用病种开发，治疗的剂量和方法选择、疗程、远期疗效及潜在的副作用等尚有待深入的基础和临床研究。超声药物介导和基因介导疗法的应用研究有待开发。超声治疗结合相应的药物疗法治疗各种类型的血管闭塞性疾病，以及伴随可能的声化学领域还存在许多课题有待科研攻关。

十一、腔内激光消融术

激光血管成形术准分子激光具有波长短、功率高等特点。血管外科应用研究最多的是波长308nm的氯化氙激光，其脉冲时程为10～250毫微秒，每个脉冲能量约为1000ml/mm^2。相对于以往的热探头激光对组织造成的热损伤，准分子激光产生的紫外光化学能的穿透深度仅为50μm，表面工作温度＜50℃，它裂解分子主要依靠光化学能而非热能，因而不会对组织造成热损伤，是一种“冷”切割。此外，准分子激光的作用方式为接触式，每个脉冲的紫外激光能直接消融10μm深的组织，周围组织温度没有很大变化，且作用精确，可操控性强。目前激光导管技术也有很大提高，直径仅2mm的导管内可容纳61根光纤，通过中间的导丝孔能在激光术野用生理盐水冲洗，或用尿激酶进行直接溶栓。

准分子激光外周血管成形术(PELA)对病变段动脉太长、完全闭塞、流出道条件太差及伴有糖尿病性动脉病变的重症下肢缺血患者，通过激光消融逐步推进技术去除血栓和闭塞组织，使一个弥漫的多形态的动脉闭塞病变转变成一个球囊容易扩张的狭窄病变。PELA的另一优点是极少造成远端栓塞，虽然有时可能会造成动脉穿孔，但可以通过球囊或支架很容易进行封闭。由于很少会形成动脉夹层，因此支架的使用也大大减少。2004年，Larid等报道145例患者155条肢体，经PELA治疗其成功率为99%，有89%的患者建立了直达足背的血管通路，肢体挽救率为93%，69%的患者Rutherford临床症状分级有改善。PELA是一项安全、有效的介入技术，特别适合于没有手术条件的重症股腘动脉闭塞性疾病的治疗。

十二、经皮血管腔内旋切术

血管腔内硬化斑块旋切术（PAC）始于20世纪80年代中期。该类手术优点：介入操作成功率高；治疗指征宽；可重复操作。PAC导管种类众多，主要有Kensey动力血管成形导管、Simpson导管和Auth旋切器。目前，用于股腘动脉狭窄闭塞治疗的PAC导管主要是Kensey动力血管成形导管。

Kensey动力血管成形导管由聚氨基甲酸乙醋制成，管径5～9F。导管内有中心驱动轴和连接可屈导管的凸轮。凸轮旋转速率可达5～200 000r/分钟，在导管探寻的最低阻力通道内前行。当凸轮旋转研磨硬化斑块时，通过向导管内腔以每分钟20～40ml速度注入肝素盐水、低分子右旋糖酐和尿激酶等液体，经凸轮底部的小孔呈辐射状向四周动脉壁喷射，形成一股涡流。液体的作用不仅在于冷却和润滑高速旋转的凸轮，同时喷射作用也可使邻近的血管腔扩张。高速旋转的凸轮能使坚硬的粥样斑块研磨成为细屑颗粒，碎屑物质落入导管尖端的液体涡流中，进一步粉碎乳化后能被毛细血管床过滤，而不致造成体内重要器官的栓塞并发症，也不会对正常血管壁的胶原组织造成损伤。由于Kensey导管不需要同轴中心导丝先通过病灶，因此对完全阻塞和长段病灶也可进行有效的治疗。一组46例股腘动脉阻塞患者，病变长度在2～20cm，应用Kensey导管治疗的临床结果显示，操作成功率为87%，其中有4例穿孔但无需进一步手术治疗。Kensey导管治疗的半年通畅率为72%，1年通畅率为70%。

腔内血管技术的应用范围远比前面介绍得更为广泛，比如治疗性血管栓塞、颈动脉、肾动脉的腔内成形、经皮腔内门体分流术等在本节中没有介绍，而且随着技术与工艺的不断进步，腔内技术的应用前景将更加广阔。但是就像前人所说的那样，“手术刀不是万能的”，导管导丝也永远不是万能的，它永远不能完全替代手术刀，也不能代替中西医结合的药物治疗。作为血管外科医生，应综合掌握更全面的医学知识，临证时才能为患者提供尽量合理的治疗方案。

（杨博华）

第十四节　中医药在周围血管疾病中的应用

一、中医药在治疗周围血管疾病中的作用

周围血管疾病学是近代发展起来的新兴学科，然而在中医学的发展过程中周围血管疾病属于中医外科的范畴，已经经历了几千年的发展历史。人类有关周围血管疾病的最早记载可以追溯到2000多年前汉代的《皇帝内经》。《皇帝内经》对周围血管疾病已经具有了相当的认识，无论从疾病的病因、病机还是诊断与治疗方面都为后世的进一步发展和成熟奠定了坚实的基础。之后各医家辈出，相关专业著作不断出现，中医外科学经历了从发展至成熟的阶段，为现代中医药治疗周围血管疾病积累了大量宝贵经验和丰富资料。

近几十年周围血管科技术日新月异的变化，新方法不断出现，特别是手术方法的出现和发展，为许多疾病的治疗提供了有效、迅速的治疗方法，然而目前手术方法仍具有一定的局限性，特别是“脱疽”等一类疾病，许多患者没有手术指征，或者不能接受手术治疗方法，有的即使手术成功，也需要药物来提高和巩固手术治疗效果，因而药物治疗仍占有重要地位，而中药在临床治疗中的有效、低副作用、低耐药和低成本性在治疗周围血管疾病中具有较明显的优势，对患者来说易于接受和实施。即使在现代医学迅速发展的今天，中医药在治疗周围血管疾病中仍占有非常重要的地位。

二、中医药现代研究成果

众多项中医药、中西医结合治疗周围血管疾病相关研究报道中，中药、中西医结合治疗在多种周围血管疾病的治疗中均具有较明显的疗效。现代基础研究发现，中药在周围血管疾病中主要具有以下作用：

1. 扩张周围血管　徐理纳等针对22种活血化瘀单药对外周血量作用进行了实验研究，结果发现，除苏木外，不同类型的活血化瘀药，均有不同程度的增加血流量和降低血管阻力作用，而以破血类活血化瘀药作用最强，说明药物对外周血管壁具有直接扩张作用。此外，研究证实具有益气作用的黄芪同样具有扩张周围血管的作用，而中药有效成分葛根素等同样具有扩张周围血管的作用。在对复方的研究中，研究证实具有活血化瘀、温经散寒、清热活血、益气活血等作用的复方同样具有扩张周围血管，解除血管痉挛，降低外周阻力的作用。

2. 改善血液循环　研究发现，周围血管疾病患者大多具有血液循环障碍和微循环障碍，主要表现在血液流变和血液黏度异常上。温维良对20种活血化瘀中药进行了研究，结果发现不同种类的活血化瘀药物具有不同程度的降低血液黏滞性和红细胞聚集作用，从而达到改善微循环的作用。多项实验研究证实，具有活血化瘀作用的复方如桃红四物汤、血府逐瘀汤等均具有改善血液循环的作用。

3. 抗凝、抗血栓和促纤溶　在对单药的研究中，吕恩武等发现川芎、苏木、鬼箭羽等具有抑制血栓形成作用，丹参、赤芍、当归、红花等具有明显的抗血栓形成作用。高海泉等研究发现多种具有活血化瘀作用的药物具有抑制血小板聚集作用。俞之杰等研究发现12种活血化瘀药在体外有增强纤维蛋白溶解和抗凝作用。欧兴长等对100多味中药的研究发现，多种活血化瘀中药具有强抗凝作用；在对复方和成药的研究中亦发现具有活血化瘀、补气活血作用的复方具有明显的抗凝作用。

4. 调节血脂　高脂血症可使血液黏滞性增高，同时又是动脉硬化的一个重要促发因素，故改善脂质代谢，有利于改善外周血管供血情况，有利于预防和阻止动脉硬化的发展。实验研究证明，具有调节血脂作用的药物有川芎、虎杖、山楂、大黄、桃仁、红花等。临床和实验研究证明，中药发挥调节血脂的作用主要是通过以下途径来实现的：①减少外源性脂质的吸收；②抑制脂质的合成；③促进脂质的运转和清除，影响脂质的肝肠循环，加速其排泄。

5. 保护血管内皮细胞功能　内皮细胞功能和结构的改变是动脉硬化发生的始动环节。实验研究发现，赤芍、丹参、黄芪、郁金、三七等中药具有较好的保护内皮细胞作用，其主要是通过抑制氧自由基的生成和增加清除氧自由基等方式来实现。

6. 抗炎症　周围血管疾病发展到一定程度，可出现肢体炎症。炎症可由外源性微生物引起，也可由自身坏死组织引起。实验研究证实，众多中药均具有明显的抗炎作用，其主要是通过降低毛细血管通透性、减少炎症渗出和促进炎症吸收等方式实现的；而清热解毒类中药则具有明显的抗菌作用。

中药往往具有多靶点性，一味中药不单单具有一方面的作用，如葛根素具有扩张血管，改善微循环，降低血糖，并有抑制血小板聚集和修复内皮细胞等作用；牛膝、鸡血藤、地龙等具有加快血栓溶解，促进机化、再通及侧支循环建立等功效，并具有扩张血管，改善微循环，抗炎和抗凝血等作用；而活血化瘀类中药往往同时具有不同程度降低血脂、血液黏度，抑制血小板聚集和改善肢体血液循环的作用。中药可以通过多种作用途径，从多方面对疾病进行干预，并取得较好的疗效。

三、治疗周围血管疾病的常用方法

（一）内治法

中医学对周围血管疾病的认识是不断加深的。无论对病种、病因病机，还是诊断和治疗方法，历代医籍都是在继承前人经验的基础上，不断发展和提高的。在治疗周围血管疾病过程中，逐渐形成了独特的辨证论治疗法。

中医学认为周围血管疾病的发生，无论是动脉疾病、静脉疾病还是淋巴系统疾病，都是由于正气不足，外邪侵袭机体，导致经脉不通而成。在治疗上，《素问·至真要大论篇》强调“疏其血气，令其调达”，“病在脉，调之血，病在血，调之络”。这一治疗方法，为后世应用活血化瘀法治疗该病提供了依据，使气血调达这一治法对后世治疗具有气血瘀滞的疾病具有重要的指导意义。经过各代医家的总结和逐渐发展，基本确立了"活血化瘀法"在治疗周围血管疾病中的意义。临床治疗中多选用具有走散通行，有活血化瘀作用的药物治疗周围血管疾病。活血化瘀药，按照其作用强弱的不同，有和血行血、活血散瘀和破血逐瘀之分。临床应用时应根据疾病的特点、疾病发展阶段、患者的具体情况及各药物的不同特点进行选择。此外，再结合八纲辨证和病因辨证及脏腑辨证，针对形成瘀血的不同病因病情，随证配伍不同的药物，以治疗其本。目前治疗周围血管疾病常用的治疗方法如下：

(1)温阳通脉：肢体缺血性疾病早期，肢体尚未坏疽、溃烂时，中医学称之为"痹"。《素问》认为"痹……在于脉则血凝而不流，在于筋则曲不伸，在于肉则不仁，在于皮则寒"。肢体缺血性疾病早期患者具有指、趾麻木不仁，手足厥冷等症，中医认为由寒邪留滞于筋脉中所致。张仲景应用当归四逆汤、黄芪桂枝五物汤治疗此类疾病取得了较好的疗效。

(2)益气活血：气为血帅，气虚则无力推动血液运行，血液不能正常运行则留滞于经脉之中，形成瘀血，阻碍了气血的流动，应用益气活血的方法可以补正气之不足，使气旺则血行，瘀血自除。因此，临床中如见患者同时表现出瘀阻和体弱气虚的症状时，多将活血法与补气法联合应用，在活血化瘀药中加用黄芪、党参、人参，以补其不足攻其瘀滞，攻补兼施，目的在于消除瘀阻，流通血脉，调和气血。该治疗方法同时适用于瘀阻久积或病情恢复阶段而有体虚气弱者。因为活血法与补气法联合应用，可以使元气健旺，增强改善血液循环，扩张周围血管，改善机体免疫功能，提高活血化瘀法的疗效。另外，在重用或久用活血化瘀药时，配合补气药，可以消瘀血而不伤正气。

(3)解毒活血：肢体血液循环障碍，瘀滞久而化热或其他邪气阻络日久，郁而化热，热盛成毒，热毒炽盛，肉腐则发生肢体坏疽，局部出现红肿热痛，发热，剧痛。临床上常选用偏寒性的活血化瘀药物如丹参、赤芍、丹皮、茜草、地龙、土鳖虫等，配合清热解毒药如金银花、蒲公英、地丁、黄芩、连翘、黄柏、板蓝根等同时使用，使瘀血得除，热毒得消。

(4)利湿活血：素体脾虚，脾气虚弱不能运化水湿或者感受体外湿邪，湿邪流于脉中，阻滞血液流动可以导致瘀血形成，湿瘀互阻，在动脉系统疾病中可已出现肢体末端破溃，疮周肿胀，疮面色暗，分泌物多；静脉和淋巴系统疾病可出现肢体肿胀。治疗时宜用利湿活血法治疗，在活血化瘀方药中加用利湿药物，如防己、泽泻、薏苡仁、猪苓、萆薢、车前子等；兼有脾气虚者则选用黄芪、白术、苍术、茯苓等兼有健脾和利湿作用之品。临床适用于：①血栓闭塞性脉管炎、动脉硬化闭塞症、肢体动脉栓塞伴有肿胀或肢体坏疽伴有大量分泌物者；②下肢静脉功能不全，下肢深静脉血栓形成等静脉回流受阻，出现不同程度的肢体肿胀者。消瘀通脉，从根本上便于利湿消肿，利湿后肢体肿胀消退，有利于恢复肢体血液循环；③肢体皮肤淋巴回流障碍形成的肢体肿胀者。

(5)益肾通脉：肾阳主一身之阳气，肾阳虚衰，则不能温煦全身，四肢尤甚，或者阳气虚则血液运行无力导致血瘀，或者阳气虚，寒湿等阴寒之邪乘虚而入导致血瘀。临床中可见血栓闭塞性脉管炎、动脉硬化闭塞症、雷诺病和大动脉炎等患者，可同时伴有肾阳虚证候，如全身和肢体怕冷、腰膝酸软无力、肢体疲累酸困等，应在活血化瘀药物中配合温补肾阳的药物治疗，使正气复，外邪自祛。常用的温补肾阳药有仙灵脾、巴戟天、肉苁蓉、补骨脂、菟丝子、川断、狗脊等。

(6)滋阴活血：明代薛己在《外科发挥》中指出"脱疽"、"有先渴而后患者，有先患而后渴者……"，并明确指出"作渴者，滋阴降火"。其是针对伴有糖尿病的脱疽患者治疗的论述。在周围血管疾病患者的发病过程中，一类疾病如大动脉炎或久病或慢性病后期，常常可以见到瘀血兼有阴虚的表现，患者常常伴有潮热、手足心热、心烦，消瘦等症状。临床中可以应用滋阴药联合活血化瘀药治疗。常用的滋阴药物有生地、玄参、石斛等。

疾病的发生发展是错综复杂的，临床中往往可以看到同一患者身上兼见多种证型特点，因而治疗时需根据每个患者的具体情况使用多种治疗方法。例如，当糖尿病足患者出现患肢感染，患足红肿热痛，同时伴有盗汗、口干等症状时，应在清热解毒活血的基础上加用滋阴等药物，以达到较好的治疗效果。

（二）外治法

外治法作为中医外科的特色疗法，成为中医药治疗周围血管疾病的重要组成部分。外治法是运用药物和手术或配合一定的器械等，直接作用于患者体表某部或病变部位以达到治疗目的的一种治疗方法。外治方法主要是使药物通过皮肤和患处，渗透到皮下组织内，到达病所或全身而发挥作用。具有简单易行，安全可靠，直接作用于患处，收效迅速，疗效显著等特点。外治法的运用同内治法一样，需进行辨证论治，根据疾病不同的发展过程和发病特点选用不同的药物进行治疗。正如《理瀹骈文》所说，“外治之理，即内治之理，外治之药，即内治之药，所异者法耳”。历代各医家使用的外治法包括了药物疗法、手术疗法、熏法、熨法、浸渍法等多种方法。现代广泛运用于周围血管疾病的主要有手术疗法、药物疗法和熏洗法。

例如，在肢体缺血性疾病早期，当患肢出现发凉、麻木等不适时，可选用具有温通作用的中药煎水熏洗患肢；当肢体出现破溃或坏疽时，则应根据患肢的具体情况进行辨证，分期选用不同剂型的不同药物进行外用治疗；当患肢处于感染期时，溃疡面炎症反应明显，周围皮肤发红，创面疼痛，或伴有全身发热等症状，此时可选用具有清热解毒作用的中药煎水放凉后浸泡患肢，并使用具有清热解毒作用的膏药如如意金黄膏箍围于疮周而达到控制感染的目的；坏死附着期溃疡可见坏死崩解组织形成的脓液覆于创面上，此期应选用具有化腐作用的药物，如“红纱条”进行化腐清创治疗，此期如若坏死组织已有修复可能，且病变较局限时，可采取局部清创的手术治疗方法；组织增生期溃疡创低可见新鲜肉芽组织，此期可选用具有生肌收口作用的药物如生肌散、八宝丹等促进新肉生长；上皮形成期溃疡可见溃疡面肉芽组织填平，上皮组织由四周向中心长入，此期可选用具有促进上皮生长的药物如祛腐生肌散进行外敷治疗。

（杨博华）

第三十九章　泌尿系、男性生殖系疾病

第一节　概　述

泌尿系、男性生殖系疾病是一类常见的外科疾病，主要包括泌尿生殖系感染、泌尿系结石、泌尿生殖系结核、泌尿生殖系损伤、泌尿生殖系肿瘤、泌尿生殖系畸形等，以及前列腺增生症、精索静脉曲张、睾丸鞘膜积液及男性性功能障碍、男性不育等其他男科疾病。

中医学对泌尿系、男性生殖系疾病的认识主要有淋证如热淋、血淋、石淋、气淋、劳淋等，浊证如精浊、赤浊、白浊、白淫等，子痈、囊痈、子痰、下疳等，遗尿、尿血、癃闭等，肾岩、五不男、天宦等，以及不育、阳痿、遗精、早泄等男科病症。

一、解剖生理

(一)中医解剖生理

中医学认为，泌尿系、男性生殖系统包括泌尿系统(肾、输尿管、膀胱)和男性生殖系统(睾丸、附睾、输精管、精囊、阴囊、阴茎等)，以及两者的同一通道即尿道。泌尿系统功能的外在表现，称为溺窍；男性生殖系统功能的外在表现，称为精窍。精、溺二窍由肾所主，但与其他脏器的生理功能亦密切相关。《素问·上古天真论》载“肾者主水，受五脏六腑之精而藏之，故五脏盛乃能泻”。《证治汇补》说“精之主宰在心，精之藏制在肾”。《素问·灵兰秘典论》说“膀胱者，州都之官，津液藏焉，气化则能出”。《素问·经脉别论》云“饮入于胃，游溢精气，上输于脾，脾气散精，上归于肺，通调水道，下输膀胱”。由此可见，精与溺的生成和排泄均与五脏六腑有关。其功能如此，其形态(即前阴各部)亦与脏腑相关。《外科真诠》划分为：玉茎(阴茎)属肝；马口(尿道)属小肠；阴囊属肝；肾子(附睾、睾丸)属肾；子系(精索)属肝。

(二)西医解剖生理

1. 解剖

(1)肾脏：位于腹膜后间隙上部脊椎两侧。左肾约平第 11 胸椎至第 2 腰椎，右肾较左肾略低半个锥体。肾分为肾实质和肾盂，肾实质又分为皮质和髓质。皮质在肾外层，主要含肾小球；髓质在内层，主要含肾小管。肾小管在髓质内构成放射状锥体，基底向外，尖端向内形成乳头，深入肾小盏杯中。肾盂连接各肾小盏，与输尿管相通(图 39-1)。肾表面有一层很薄的纤维膜覆盖，称为肾被膜。肾门由肾动脉、肾静脉及输尿管组成，由前至后分别为静脉、动脉和输尿管。肾动脉源于腹主动脉分支，肾静脉进入下腔静脉。呼吸时肾脏上、下移动 2～3cm，超过 5cm 时定为游离肾。右肾可在肋缘下触及，左肾一般难以触及(图 39-2)。

(2)膀胱：位于盆腔前部，为腹膜外器官，其形态与位置随容量而变化，成人正常容量为 200～300ml。膀胱肌层由纵横交错的 3 层肌纤维构成，称为逼尿肌。各层肌肉在膀胱和尿道相连处增厚称为尿道内括约肌，即膀胱颈。膀胱内有许多重要标志。在膀胱底部有一平滑的三角形区域，称为膀胱三角。膀胱三角底的两端有输尿管的开口，尖端则为尿道内口。膀胱贮尿与排尿由交感、副交感神经和脊神经分别管理，共同参与膀胱生理性排尿活动(图 39-3)。

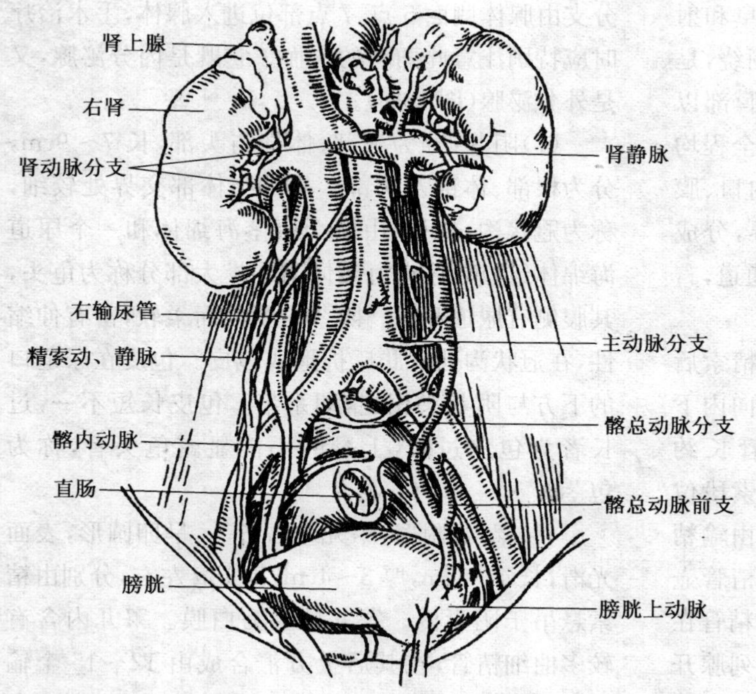

图 39-1　泌尿系统解剖

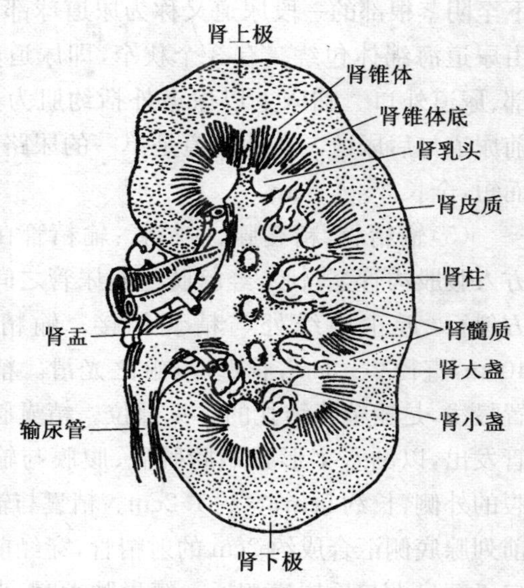

图 39-2　左肾纵切面

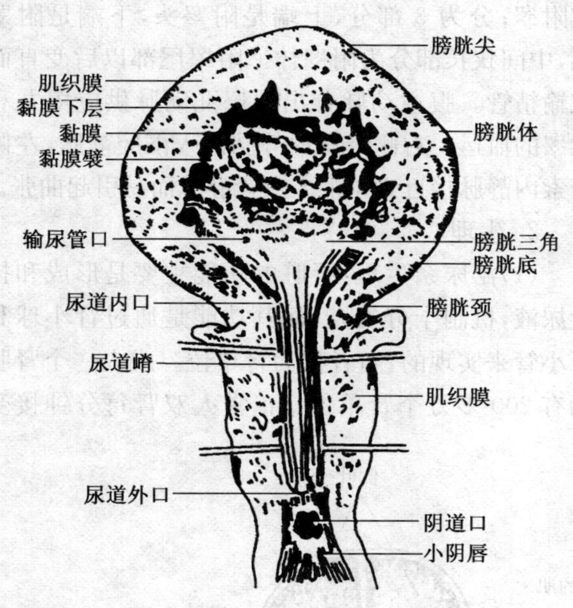

图 39-3　膀胱腔内标志(女性)

(3)输尿管:在腹膜后,上起肾盂,沿脊柱两侧下降,止于膀胱入口,全长 25～30cm,直径 0.4～0.7cm。其组织结构由外向内为纤维组织层、肌层和黏膜层。临床上将输尿管分为 3 部分,即腹部、盆部、壁内部。输尿管有 3 个生理狭窄:上狭窄,位于肾盂与输尿管交界处;中狭窄,位于输尿管跨过髂血管进入骨盆处;下狭窄,位于输尿管入膀胱处。在输尿管入膀胱处,男性有输精管与之交叉跨过,女性有子宫动脉横过。输尿管是一条具有弹性的肌性管道,有一定的收缩和扩张性。当有结石移至输尿管时,可引起输尿管痉挛性收缩而出现肾绞痛症状(图 39-4)。

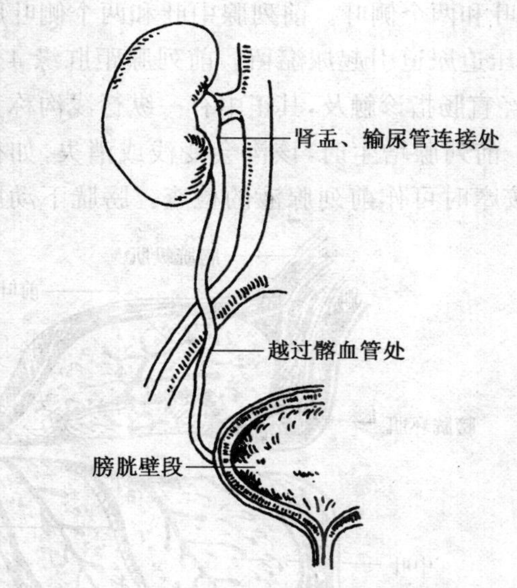

图 39-4　输尿管解剖及生理狭窄

(4)尿道:男性尿道与女性不同,是排尿、排精的同一管道,起自膀胱尿道内口,贯穿前列腺、尿生殖膈至阴茎的尿道外口,全长 16～22cm。分为 3

部分，前列腺部长约 3cm，周围有前列腺、精阜和射精管；尿道膜部长仅 1cm，由尿道外括约肌围绕，是尿道最狭窄的部位；海绵体部长约 15cm。膜部以下至阴茎根部的一段尿道又称为尿道球部，全程均由尿道海绵体包绕。有 3 个狭窄，即尿道内口、膜部、尿道外口。临床上以尿道外括约肌为界，分成前尿道与后尿道。女性尿道是单一的尿路通道，直而短，全长 3～4.5cm。

(5)输精管、精囊腺、射精管：输精管在精索后方入腹股沟管至盆腔，经膀胱与输尿管之间向内下方斜行，近正中线处与精囊相接。输精管长约 40cm，直径 2～3cm，管壁厚，触之光滑。精索段位置最浅，是输精管结扎的常见部位。精囊腺由输精管发出，以倒八字形紧贴膀胱底、腹膜与输精管壶腹的外侧，长约 5cm，宽约 1.2cm。精囊与输精管在前列腺底侧汇合成约 2cm 的射精管，穿经前列腺开口于精阜而与后尿道相通。精囊肿大时，直肠指诊可触及。射精管是由精囊腺排泄管与输精管二者末端汇合成的一对细管，为输精管中最短小的一段，约 2cm。其为射精时精液的通道。

(6)前列腺：是男性生殖器附属性腺中最大的实质性器官，为扁平栗子状，横径约 4cm，纵径约 3cm，前后径约 2cm，重约 20g。分为 5 叶，即前叶、中叶、后叶和两个侧叶。前列腺中叶和两个侧叶肥大，均可压迫尿道引起尿潴留。前列腺距肛缘 4～5cm，可经直肠指诊触及，其正中有一纵行浅沟称为中央沟。前列腺增生时，该沟会变浅或消失，如行前列腺按摩时可作前列腺液的检查。膀胱下动脉分支由腺体侧面 5 点、7 点部位进入腺体，手术治疗时应特别注意此两点的出血。它既是内分泌腺，又是外分泌腺(图 39-5)。

(7)阴茎：分为根部、体部与头部，长 7～9cm，分为根部、体部及头部。头部与体部交界处较细，称为冠状沟。阴茎由两个阴茎海绵体和一个尿道海绵体组成。尿道海绵体末端扩大部分称为龟头，其腹侧有尿道开口。阴茎皮肤薄而柔软，富有伸缩性，在冠状沟处皮肤反折形成包皮。包皮在尿道口的下方与阴茎头相连，即系带。包皮长短不一，过长者为包皮过长，上翻时不能显露龟头者，称为包茎。

(8)睾丸、附睾：睾丸左右各一，呈卵圆形，表面光滑，长 4～5cm，厚 3～4cm，重 15g 左右，分别由精索悬吊于阴囊内。睾丸外层为白膜。睾丸内含有较多曲细精管，在其后上方汇合成由 12～15 个输出管组成的睾丸网。输出管最后合而为一，离开睾丸即成附睾管，此管长约 6cm，在睾丸之后盘曲而成附睾；分为 3 部分，上端是附睾头，下端是附睾尾，中间狭长部分为附睾体。附睾尾部以后变直而成输精管。腹主动脉分出的睾丸动脉供应睾丸和附睾的血运。右侧精索内静脉汇入下腔静脉，左侧精索内静脉接近直角汇入左肾静脉而易引起曲张。

2. 生理

(1)泌尿系生理：肾脏的功能主要是形成和排泄尿液，机制十分复杂，而其功能是通过肾小球和肾小管来实现的，两者称为肾单位。成人一个肾脏约有 200 多万个肾单位。正常人双肾每分钟接受

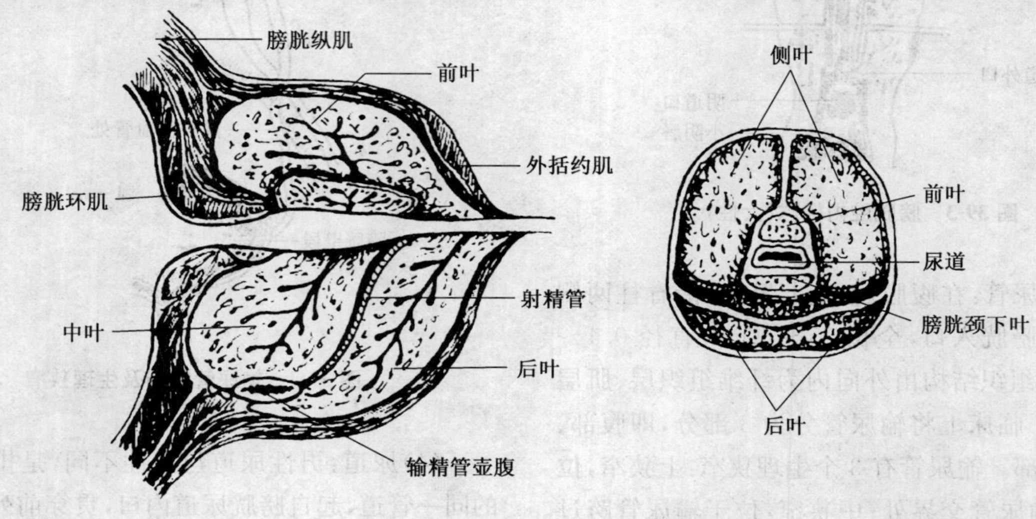

图 39-5 前列腺分叶

心脏输送的血液为1000～1500ml，经过肾小球的毛细血管的过滤和肾小管的重吸收及排泄，最后成为尿液的只有2ml。正常情况下，成人每天排出的尿量为1000～1500ml，比重为1.010～1.020。由于肾脏对细胞外液成分和容量持续性调节，使机体的内环境保持动态平衡。泌尿系统的其他部分除膀胱有暂时储尿和控制排尿的功能外，其他均基本只起排尿通道的作用。

(2)男性生殖系生理：睾丸主要产生精子和分泌雄激素。睾丸的曲细精管上皮是产生精子的基础。曲细精管上皮由精原细胞及支持细胞构成。从精原细胞发育到成熟的精子为一个生殖周期，需64～74天。成人每克睾丸组织每天约产生1000万个精子。睾丸的间质细胞分泌雄性激素，其中主要是睾酮，它有促进副性腺和生殖器官正常形态的发育及机能的完善，促使男性性征的发展和参与新陈代谢等作用。附睾是精子的贮藏场所，精子排入附睾后受附睾液的直接哺育，获得了使卵受精的能力。排精时由于附睾及输精管的收缩，精子随同精液通过射精管和尿道射出体外。阴茎是泌尿系统和生殖系统的排泄器官，当阴茎海绵窦扩张充血时，静脉一时性阻塞，外筋膜的限制使阴茎勃起，完成性交和射精过程。

二、病因病理

(一)中医病因病机

泌尿生殖系在中医学中多属"肾"的范畴。中医认为湿、热、寒邪和疫疠是外感病邪中的主要致病因素，而饮食不节、情志内伤、劳逸失度及素体亏虚则是内伤的重要因素，内外合邪，发而为病。这些病理因素主要导致脏腑、气血和经络的功能失常，脏腑功能失调主要表现在肾、肝、心、脾、膀胱等的功能失调；气血失常主要表现在气血亏虚、气滞血瘀、阴虚血热等方面；经络病变体现在肝经湿热、寒凝肝脉、痰湿阻络等方面。脏腑、气血、经络在生理上相互联系，病机上相互影响，但肾为先天之本，故中医在诊治疾病时，主要针对肾与膀胱，并兼顾心、肝、脾、肺等脏腑。

1. 肾虚　肾为先天之本，具有藏精、纳气、主水、主天癸等功能。其与膀胱相表里，开窍于二阴。可有肾气虚弱、肾阳不足、肾阴亏虚、肾精亏损等。如肾气虚弱，气化不行，可致水液代谢失常，引起水肿、癃闭、遗溺等症。肾精亏损，阴虚内热，可见遗精早泄；热积化火，伤及脉络，可出现血尿、血精；命门火衰，膀胱气化失司开合失常，可引起癃闭、尿失禁等。

2. 肝气郁结　肝主疏泄、主宗筋，又主一身之气机。若肝气郁结，疏泄无权，津液运行失常，可发生水肿、癃闭等；若宗筋气血失畅，可发水疝、精索静脉曲张等；若肝气郁结，宗筋失养，可发为阳痿。

3. 心肾不交　心居上焦，主持君火；肾居下焦，包藏相火；心藏君火，主持相火。正常情况下，肾阴上济心火，君火不亢；心火下温肾水，制约相火。若心火亢盛，灼伤血络，迫血妄行，下出阴窍，则为血淋、血尿；若肾阴不足，心火独亢，不能主导相火，可出现早泄、梦遗等；若心火下劫，心肾不交，可出现精浊、血精等。

4. 肝肾不足　肝藏血，肾藏精，精血同源，互生互化，精足则血旺。若房劳过度、肾精过耗、阴血虚脱、肝血不足，则精血两亏，出现腰膝酸软、颧红耳鸣等；精室匮乏，则精液稀少；冲任失养则出现性功能障碍、不育等。

5. 脾失健运　脾主运化、润宗筋，为后天之本，气血生化之源。脾不健运则气血乏源，精气失继，宗筋失养，可出现阳痿、遗精、不育等症；如湿聚成痰，蓄于下焦，则发为阴茎痰核、癃闭等症；若脾虚不能运化，水液积聚成水疝；脾不统血，可致尿血。

6. 肺肾失调　肺司呼吸，主一身之气，为水之上源；肾属主水之脏，为水之下源。水液代谢与肺、肾两脏关系甚为密切，有肺肾相生之称。若肺失宣降，气化失司，水液代谢障碍，水道不畅则发癃闭；若肺疾日久，肾失所养，气化不利，可致生精障碍；肺气虚弱则可发生遗尿或尿失禁等症。

(二)西医病因病理

西医学认为，泌尿系、男性生殖系疾病的病因较为复杂，诸多因素都会导致疾病的发生。主要有感染、创伤、泌尿系畸形、药物及食物影响、免疫功能异常、内分泌失调、精神心理的异常、环境因素的影响、其他疾病的影响。这些病理因素常常会导致泌尿系结石、泌尿系炎症、泌尿系肿瘤、生殖器官畸形、生育和性功能障碍等。

三、诊断要点

临床上，泌尿系、男性生殖系疾病的诊断主要根据病史、临床表现、相关检查等。此外，应注意相似症状、类似疾病的鉴别诊断。

1. 排尿及尿液异常　包括尿频、尿急、尿痛、排尿困难、尿失禁、少尿及无尿、尿潴留、血尿、脓尿、晶体尿、乳糜尿等。

(1)尿频：正常人白天排尿一般4～6次，夜间0～1次。尿频是指排尿次数增多而每次尿量减少，严重时几分钟排尿一次，每次仅数毫升。引起尿频的原因很多，可以是生理性的，如多饮水、服用利尿食品等，有时也可以受精神因素影响，但主要是由于膀胱后尿道炎症刺激，膀胱容量减少和膀胱神经功能失调所致。炎症所致的尿频常伴有尿痛、尿急，临床上合称为膀胱刺激征。

(2)尿急：是指突然有强烈的尿意而不能自制，需即刻排尿。膀胱功能和容量正常时，因环境条件不许可，有尿意时可延迟排尿。但有严重急性炎症或膀胱容量过小时则可出现尿急，常与尿频、尿痛同时存在。

(3)尿痛：可出现在尿初、排尿过程中、尿末或排尿后。程度由灼痛、刺痛至刀割样痛不等，常伴有尿频、尿急、血尿。尿初痛提示前尿道炎症；尿末痛提示病变发生在后尿道、膀胱颈或膀胱三角区。

(4)排尿困难：包括排尿延迟、费力、不畅、无力、尿线变细滴沥等。排尿困难病因主要为膀胱颈以下尿路梗阻和中枢或周围神经损害。前者被认为是机械性因素，后者则认为是功能性因素，临床应予以鉴别。

(5)尿失禁：尿液不能自控而自行排出。根据病因分成四大类。

1)真性尿失禁：膀胱失去控制尿液排出能力，通常见于先天性或后天获得性神经源性疾病导致支配膀胱神经功能失调，以及尿道括约肌受损等。

2)压力性尿失禁：当腹压增加如咳嗽、喷嚏、大笑时，尿液不随意地流出。多见于中年经产妇，由于膀胱支持组织和盆底松弛所致。

3)迫性尿失禁：严重尿频、尿急时不能控制尿液。常见于逼尿肌亢进型神经源性膀胱、急性膀胱炎、近期前列腺摘除术后等疾病。

4)充溢性尿失禁：膀胱过度充盈引起尿液不断溢出。常见于前列腺增生症慢性尿潴留时，膀胱内压超过尿道阻力所致。

(6)少尿与无尿：正常成人每日尿量1000～1500ml，每日尿量在400ml以下为少尿，100ml以下为无尿或称尿闭。少尿或无尿提示肾功能不全。其原因有肾前性、肾性、肾后性3种。

(7)尿潴留：指膀胱内尿液不能排出，分急性与慢性两类。急性尿潴留常由于膀胱颈以下严重梗阻，突然不能排尿，尿液潴留于膀胱内。慢性尿潴留是由于膀胱出口以下不完全性梗阻或神经源性膀胱所致。主要表现为排尿困难，膀胱充盈，可出现充溢性尿失禁。

(8)血尿：根据尿液中血液含量分为肉眼血尿和镜下血尿。肉眼能看到血色者称为肉眼血尿，通常1000ml尿液中含1ml血液即呈肉眼血尿。仅在显微镜下见到红细胞多于正常者为镜下血尿。根据出血部位及血尿出现阶段的不同，肉眼血尿有3种情况：①初始血尿，提示出血部位在尿道或膀胱颈部；②终末血尿，提示病变在后尿道、膀胱颈部或膀胱三角区；③全程血尿，提示病变在膀胱或以上部位。

另外，血尿色泽较鲜提示下尿路出血，血色较暗提示上尿路出血；血尿伴大小不等的血块提示病变在膀胱，血尿伴蚯蚓状血块提示病变在肾、输尿管。

血尿的原因很多，临床应予以鉴别。例如，使用环磷腺苷、别嘌呤醇、肝素等药物性血尿；输入血型不合或严重创伤引起的溶血性血尿；泌尿系先天性畸形或损伤引起的血尿等。尤其是有些血尿伴有相应的症状，如无痛性血尿，特别是发于中年以上者，应首先考虑泌尿系肿瘤；腰痛或肾绞痛以后，血尿提示上尿路结石，排尿中断并放射至阴茎头多系膀胱与尿道结石；血尿伴膀胱刺激征应考虑泌尿系感染，如尿培养阴性、抗感染治疗无效常提示泌尿系结核。

(9)脓尿：离心尿每高倍视野白细胞超过3个以上为脓尿，重者尿混浊呈脓提示有感染。致病菌通常为大肠杆菌、变形杆菌、葡萄球菌等，如为结核杆菌和淋球菌感染称特异性感染。

(10)晶体尿：在各种条件影响下，尿中有机或无机物质沉淀、结晶而形成。常由于尿液中盐类呈过饱和状态。

(11)乳糜尿：尿液中含乳糜或淋巴液，呈乳白色，如含大量红细胞，尿呈红褐色，称乳糜血尿。

2. 疼痛　主要是局部或放射性疼痛。肾盂、输尿管连接处或输尿管急性梗阻时可发生肾绞痛。常由于结石所致，疼痛位于肋脊角、腰部和上腹部，呈阵发性剧痛，并可放射至会阴部，多伴有恶心、呕吐。膀胱疼痛位于耻骨上区域，急性尿潴留时症状明显，慢性尿潴留时症状轻微。睾丸、附睾及会阴痛大多是由相关器官或组织炎症所引起的钝痛或刺痛，严重时可引起剧痛。

3. 肿块　较严重的肾脏疾病上腹部触诊可扪及不同肿块。如晚期肾肿瘤可触及质硬、表面高低不平并且较固定的肿块；肾结核可触及肿大的肾脏，表面不光滑，质地不一，与周围组织粘连固定；肾积水表面光滑，有囊质感；多囊肾为双肾表面呈囊性结节；肾脏外伤可引起肾周出血和尿外渗，常可触及痛性肿块。隐睾可在痛侧腹股沟区触及近似睾丸的肿块；睾丸、附睾的炎症或肿瘤可在阴囊内扪及相应的肿块；肛门指诊前列腺部位扪及肿块应考虑前列腺癌的可能。

4. 尿道分泌物　血性分泌物提示尿道癌；外伤后尿道滴血提示尿道损伤。黄色、黏稠脓性分泌物提示淋菌性尿道炎；少量无色或白色稀薄分泌物提示支原体、衣原体引起的非淋菌性尿道炎；清晨排尿前或大便后尿道口少量黏稠分泌物提示慢性前列腺炎。

5. 性功能症状　阳痿是指阴茎不能正常勃起进行性交，或阴茎虽能勃起但不能维持足够的硬度以完成性交，前者称完全性阳痿，后者称不完全性阳痿。早泄是指阴茎尚未插入阴道、正在进入或进入阴道不久即射精者。无性交或手淫活动情况下发生射精者称遗精。若在梦中发生遗精又称梦遗。精液中含血液称血精，其外观为红色或棕红色或仅有血丝，精液涂片镜检可见大量红细胞。性功能障碍可由精神心理因素、血管病变、神经病变、内分泌疾病、药物及全身性疾病引起。早泄大多数为功能性因素所引起，只有反复而持续发生时才认为是异常。

四、治疗

(一)中医治疗

1. 内治法

(1)调理脏腑法：中医主要针对肾与膀胱，并兼顾心、肝、脾、肺等脏腑。中医认为泌尿系、生殖系疾病与肾关系密切，而肾之虚证十居八九，实证不过一二，故补肾法应用广泛，是治疗的大法。具体治法有补肾滋阴、温肾壮阳、固肾涩精等法。常用代表方有左归丸、右归丸、知柏地黄丸、六味地黄丸等。理肝法有舒肝理气法、暖肝散寒法等，代表方有柴胡疏肝散、暖肝煎等。健脾法有补脾养心法、补脾益气法等，代表方有补中益气汤、归脾汤等。

(2)清利湿热法：湿热下注，蕴结于精室或膀胱，就会引起子痈、精浊、石淋、热淋、血淋等，常用代表方有龙胆泻肝汤、八正散、程氏萆薢分清饮等。

(3)行气活血法：气机阻滞，血行不畅往往会形成精索静脉曲张、子痈等；而且瘀血也是泌尿系、男性生殖系疾病的基本病理变化。常用的代表方有桃红四物汤、少腹逐瘀汤、桃核承气汤等。

(4)其他：临床上常用的内治法还有清热解毒法、滋阴降火法、清肝泄火法等。

2. 外治法　常用的外治法有中药敷贴法、中药灌肠法、中药熏洗法、中药塞肛法等，这些外治法是某些疾病的重要疗法。

(二)西医治疗

西医学治疗泌尿生殖系疾病主要有保守疗法、手术疗法及其他疗法。

1. 抗感染治疗　主要适用于各种细菌及病原微生物感染引起的附睾炎、睾丸炎、前列腺炎、尿道炎等。常用的抗生素有喹诺酮类、磺胺类、头孢类等。最好根据细菌培养及药敏结果合理选用抗生素。

2. 手术疗法　有开放手术和内镜等微创手术，主要适用于保守治疗无效或疗效不显著的情况，如泌尿系结石、泌尿生殖系肿瘤、前列腺增生等。常见手术有肾盂切开取石术、精索静脉高位结扎术、包皮环切术、前列腺摘除术、内镜下手术等。

3. 其他疗法　临床上还常用抗病毒治疗、抗痨药治疗、激素治疗及体外震波碎石等疗法。

（谢建兴）

第二节 泌尿系、男性生殖系检查方法

一、体格检查

泌尿系生殖器官多具对称性，体检时应特别注意左右对比，这样能够排除一些假象的干扰和减少一些主观的误差。包括全面系统的全身检查和腹、腰背、阴囊及会阴的局部检查。其中包括了中医的视、触、叩、听四诊检查。这是每个临床专科医生必备熟练的检查技能。

（一）肾脏检查

1. 望诊 观察肋脊角、肋腰角及皮肤异常。

2. 触诊 正常肾一般不易触及，如果肾明显肿大或肾下垂，则可触及。检查时应采用腹部双合诊。以右侧为例：患者平卧，双下肢屈曲。检查者将左手置于患者第12肋下，指尖位于肋腰角，右手轻放在右上腹。嘱患者深呼吸，在吸气末，右手在右中腹部稍用力下，试图用两手"挤住"肾。此时，患者屏气，触诊肾下极，注意肾大小、形状、质地及有无压痛。在患者呼气时，检查者右手放松，可感觉到肾向上滑走。一般瘦弱者或儿童的右肾下极可行深压被触及，但左肾不易触到。

人体上腹部脏器较多，触诊时应注意将肾与这些肿大的脏器逐一鉴别。肾肿块在双合诊的两手之间具有一体性的把握感，因为肾肿块自腹后壁突向前腹壁，所以置于腰背部的左手向前推挤肾时，右手在右上腹可以感觉到肿块向前的推动感。

3. 叩诊 左手掌平放于肋腰角。右手握拳轻叩左手背部，引发疼痛者提示肾或肾周炎症、尿路结石或肾积水。叩诊不宜过度用力，肾外伤时禁作叩诊检查。

4. 听诊 在肾动脉狭窄、肾动静脉瘘或肾动脉瘤患者，有时可在上腹部肋弓下方与腹直肌外缘交界处的肾动脉投影区听到吹风样血管杂音。听诊要领是尽量将听筒缓缓压向腹后壁，目的是缩短听筒与肾血管的距离和排除肠鸣音的干扰，以保证音质清晰。听诊时还应注意将其与来自心脏或腹主动脉的杂音相区别，当听筒移向这两个部位时，若杂音愈加明显，提示它可能来自心脏或腹主动脉。

（二）输尿管检查

沿输尿管行径进行深部触诊，炎症时有触痛。腹壁薄弱者，当发生输尿管肿瘤或结石时，偶可触及索条状肿块或结石。

（三）膀胱检查

按压耻骨上区时，如果患者感到尿意也表明膀胱充盈。叩出浊音界但触及不到的"松软"膀胱，提示其内压不高，一般对上尿路无影响；膨胀而明显变硬的膀胱提示其内压高，上尿路可能受影响而扩张。平卧时观察下腹有无隆起或肿块。尿潴留尿量＞500ml时，耻骨上触及球形、囊性的膀胱，叩诊时可呈浊音区。膀胱空虚状态时不能触及，可与腹内或盆腔其他肿块相鉴别。

（四）男性生殖系统检查

男性生殖器检查者必须准确掌握睾丸、附睾及精索之间的解剖关系。检查者的手和检查室内应保持温暖，以使阴囊松弛便于检查。此外，应准备手电筒对肿块行透光试验。

1. 阴茎观察 阴毛的分布和阴茎发育情况及尿道外口的位置与大小。小阴茎指男性进入青春期后，阴茎在常温下短于3cm，多见于先天性睾丸发育不良等。注意有无包皮过长和包茎。包皮过长是指阴茎勃起时包皮仍旧覆盖尿道外口，使之不能外露。将包皮上翻，检查阴茎头有无新生物及分泌物。包茎是指包皮口狭小致使包皮不能上翻。阴茎癌几乎均发生于包茎或包皮过长者，因此包茎合并血性分泌物时，应做包皮背侧切开，以便详细检查。触诊时，用双手拇指和食指触诊阴茎干，如有结节及压痛，提示阴茎海绵体硬结症。从阴茎根部开始依次压迫阴茎腹侧的尿道至尿道外口，如有尿道结石，可触及局部硬物；如有分泌物，收集送检。检查完毕将包皮复位，以免造成阴茎头嵌顿。

2. 阴囊观察 阴囊的颜色及两侧的对称性，注

意有无溃疡、炎症、结节、瘘管及湿疹样病变。睾丸附件扭转时,可透过阴囊皮肤观察到因淤血而呈淡蓝色的睾丸附件,即"蓝斑征"。精索静脉曲张时,阴囊内可见深色的曲张成团的静脉,使阴囊呈"蚯蚓袋"样外观,多见于左侧。站立或屏气时尤为明显(Valsalva 征阳性),平卧并抬高阴囊后静脉曲张逐渐减轻。

3. 睾丸检查　睾丸检查时一手固定睾丸,另一手触诊睾丸。注意睾丸的存在与否、体积、形状、结节、硬度及有无压痛等。测量睾丸体积的标准方法是应用睾丸模型进行对照式测量。正常成人睾丸体积为 15～25ml,小而软的睾丸表示其功能不良。如果睾丸肿大伴沉重感应怀疑睾丸肿瘤。对于阴囊内肿物,均应例行透光试验。用手电筒自阴囊后侧向肿块照射,检查者通过纸筒在阴囊前壁观察,如有红色光线透过,表明肿块为鞘膜积液;如不透光则为实质性肿块,提示炎症或肿瘤。阴囊空虚提示睾丸下降不全,睾丸多数位于腹股沟内环附近,检查前最好让患儿举起重物增加腹压(儿童咳嗽力量小),随后用食指通过阴囊轻轻伸向腹股沟外环处,另一手置于内环附近,两指轻轻对挤式触摸腹股沟管内睾丸。应特别注意不宜用单手触诊,这样易将睾丸推回腹腔,导致漏诊,或将腹股沟淋巴结误认为未降睾丸。

4. 附睾检查　附睾是纵向贴附于睾丸的后外侧。检查时应自上而下依次触诊其头、体和尾部,注意有无压痛、肿大和结节。急性附睾炎所致的附睾肿大多以附睾头部为主,患者常因触痛而抗拒触诊。附睾结核肿块常位于附睾尾部,质地坚实、结节状、欠光整、压痛不明显,输精管可呈串珠样改变。精液囊肿位于附睾头部,触之有囊性感,但张力较低。附睾肿块绝大多数为良性病变。

5. 精索检查　精索检查时一手轻轻向下牵拉睾丸,用另一手拇指和食指依次自下而上滑行触摸精索与输精管,注意有无精索静脉曲张与输精管结节。牵拉睾丸时,如感精索疼痛,即为精索牵拉痛征阳性,提示精索炎。精索扭转时,睾丸常上提至外环处并呈横位,精索增粗并有肿痛。睾丸托举试验亦有助于将两者区别开来,即检查者用手向上托起患者睾丸时,如果痛感加重,则提示精索扭转,这是由于托举睾丸时,扭转的精索接受进一步的挤压所致;如果疼痛减轻,则表明睾丸炎可能性大,这是两者的鉴别点。精索鞘膜积液的肿块位于精索,与睾丸分离,透光试验阳性。如肿块不能与睾丸分离,提示为睾丸或附睾病变。

6. 前列腺检查　前列腺检查通过直肠指诊来进行,主要评估前列腺大小、质地及有无结节等,同时还应检查肛门括约肌收缩力。检查前患者应排空膀胱,可采用膝胸位、弯腰站立位或侧卧位等不同的体位。检查者带上手套,将食指涂润滑油后,用指腹贴放在肛门表面,在肛门括约肌松弛时,手指缓缓滑入肛门。在直肠前壁依次触摸前列腺的左侧沟、左侧叶、中央沟、右侧叶和右侧沟及前列腺尖部下方的膜部尿道,尽量检查前列腺上方的精囊。正常前列腺表面平滑、质地柔韧,纵径约 2.5cm,横径约 3.5cm。前列腺增生时两侧叶通常呈对称性增大,质韧,中央沟变浅、消失或隆起。前列腺癌的特征性表现是腺体内有坚硬如石的不光整结节。前列腺炎则有明显压痛和肿胀。必要时可顺便按摩出前列腺液送检。

二、实验室检查

(一)尿液检查

尿液检查是泌尿系及某些全身疾病的实验室筛选性检查,为诊断、鉴别诊断提供重要线索。尿液收集以新鲜尿为宜,并应避免污染。尿培养以清洁中段尿为佳,女性亦可采用导尿标本。耻骨上膀胱穿刺留标本最为准确。

1. 尿常规检查　包括外观、比重、尿蛋白、尿糖、酸碱度、显微镜检查等。尿比重测定时,清晨第一次尿对了解肾功能有帮助,比重在 1.020 以上表示肾功能良好。高倍视野中红细胞超过 1～2 个,白细胞超过 3～5 个均属不正常。尿蛋白＋＋或＋＋＋以上,而白细胞不多常提示非外科性肾脏疾病。颗粒管型、细胞管型多见于内科肾脏疾病。

2. 尿三杯试验　以最初 10～15ml 尿为第一杯,以排尿最后 10ml 为第三杯,中间部分为第二杯。收集时尿流应持续不断。若第一杯尿液异常,提示病变在尿道或膀胱颈部;第三杯尿液异常,提示病变在后尿道、膀胱颈部或三角区。若三杯尿液均异常,提示病变在膀胱或膀胱以上部位。

3. 尿细菌学检查　该检查包括定量培养和涂片检查。在尿细菌培养的同时一般应加作药物敏感试验，为针对性治疗提供依据。标本应取新鲜自解的中段尿。取尿样时，男性应上翻包皮。女性应清洁外阴部，也可经导尿取尿液。特殊情况下可穿刺膀胱收集尿液。尿培养细菌菌落数超过 10^5/ml 时，提示尿路感染；菌落数在 10^3～10^5/ml 为可疑感染；菌落数在 10^3ml 以下则多为污染。疑有结核菌、厌氧菌、真菌及 L 型细菌感染时，应作相应的特殊培养。涂片检查是一种快速定性诊断方法，但检出率低于定量培养。涂片检查结核菌时应作抗酸染色。

4. 尿细胞学检查　是泌尿系肿瘤筛选性诊断与普查的方法。它主要用于尿路上皮细胞性肿瘤的诊断，包括肾盂、输尿管、膀胱及尿道的上皮细胞性肿瘤，阳性率达 60%～70%。肾实质性肿瘤的尿脱落细胞阳性率仅为 6%～9%。尿标本应取自新鲜中后段排空尿，为 30～50ml，经离心沉淀后作涂片染色检查。对于上尿路肿瘤也可经输尿管插管收集尿液检查，这样既可定性，又可定位。诊断时应注意分辨假阳性和假阴性结果。流式细胞仪(FCM)检查可通过对细胞 DNA 含量的定量分析来检测肿瘤细胞的异倍体 DNA 特性，亦可用于泌尿系肿瘤的诊断。

(二)肾功能检查

血肌酐与血尿素氮正常值分别为 60～130μmol/L 与 1.7～8.3mmol/L。当正常肾组织不少于双肾总量的 1/3 时，血肌酐仍保持正常水平。血尿素氮受分解代谢、饮食和消化道出血等多种因素影响，不如肌酐准确。此外，还可进行内生肌酐清除率、肾小球滤过率和有效肾血流量测定，以了解肾功能。

(三)前列腺液检查

施行前列腺按摩可取得前列腺液，进行外观及镜下检查。正常前列腺液呈淡乳白色，较稀薄。涂片镜检可见多量卵磷脂小体，白细胞计数不超过 10 个/高倍视野。前列腺炎时卵磷脂小体减少，白细胞数升高(图 39-6)。

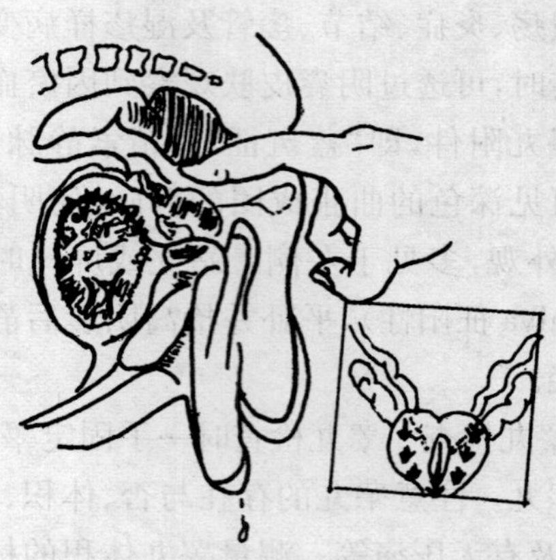

图 39-6　前列腺按摩

(四)精液检查

正常精液呈乳白色，不透明，5～30 分钟内液化，pH 值为 7～8。精子数＞2000 万/ml，活动率和正常形态精子均超过 60%。采取手淫或性交体外排精收集标本，并在检查前 5 天内无排精。

(五)男性尿道分泌物检查

将尿道分泌物收集在载玻片上，制成涂片并革兰染色，对诊断淋病性尿道炎既简便又准确。尿道分泌物直接镜检发现活动且带有鞭毛的滴虫，可诊断滴虫性尿道炎。

(六)前列腺特异抗原

PSA 是由前列腺腺泡和导管上皮细胞产生的具有特异性的物质，是目前最常用的前列腺癌生物标记。健康男性血清 PSA＜4mg/ml，如＞10mg/ml 应高度怀疑有前列腺癌可能。

(七)流式细胞仪检查

尿、血、精液、实体肿瘤标本包括已作石蜡包埋组织，均可作此检查。其对泌尿系、男性生殖系肿瘤的早期诊断及预后判断能提供较敏感和可靠的信息，亦可用于判断肾移植急性排斥发生及男性生育能力。

三、器械检查

用于泌尿生殖系腔道检查的器械中，各种导管、尿道探条和内镜的大小号数是以管径的周长表示，约为直径的3倍，通常以法制单位(F)表示，计量单位为周径。例如，21F的器械即周径为21mm，直径为7mm。内镜由外鞘、光源和透镜系统共同构成，有硬质和软质两种。硬质镜视野较广，临床使用较多但有盲区；软质镜检查，患者痛苦较少，但视野小，临床使用较少。

1. 诊断性导尿　主要用于监测尿量、膀胱尿道造影及尿动力学检查，偶尔也可测定膀胱剩余尿和取无污染尿标本做细菌学检查。导尿管粗细型号较多，其长度均为40cm。

2. 尿道金属探条检查　用于探查尿道，同时有扩张尿道狭窄的作用。通常选用18～20F探条，轻轻试插，以防止损伤尿道。太细的探条易损伤尿道，造成假道(图39-7)。

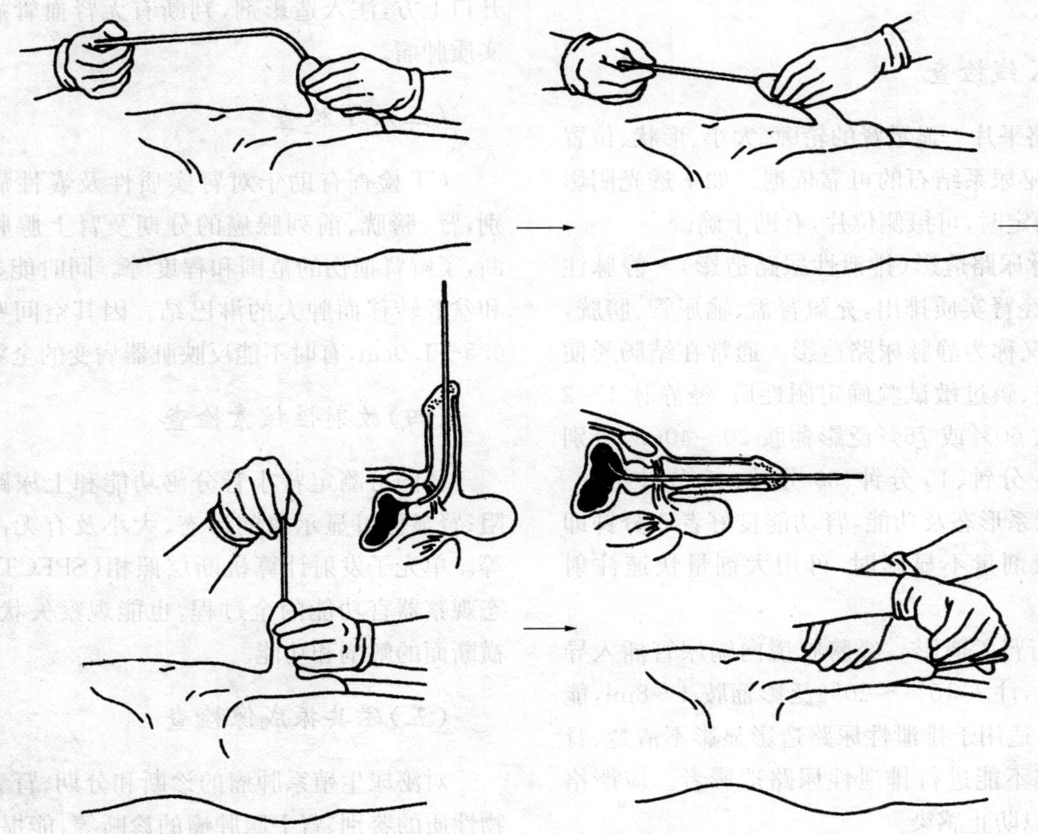

图 39-7　尿道探条插入的方法

3. 残余尿测定　排尿后立即插入导尿管，测量膀胱腔内有无尿液残留。正常时无残余尿。为防止导尿给患者造成不适或感染，现多采用B型超声波测定。

4. 膀胱镜检查　经尿道插入膀胱镜可直接窥视膀胱内病变，还可经输尿管口逆行插入输尿管导管，分别收集两肾盂的尿液，观察两肾功能与其他病变，同时可扩张输尿管和作逆行肾盂造影。通过膀胱镜还可取膀胱组织活检、钳取异物、破碎结石、切开或扩张输尿管应用电刀切除膀胱肿瘤和增生的前列腺。膀胱镜检查在泌尿外科应用很广，但在泌尿系感染、膀胱容量过小及尿道狭窄时不宜使用。

5. 尿流动力学测定　是借助流体力学及电生理学方法了解尿路输送、储存、排出尿液的能力。多用于下尿路动力学检查。通过尿流动力测定仪，分别或同步测定尿流率、膀胱压力容积、压力/流率、尿道压力和肌电图，亦可与影像学同步检查，全面了解下尿路功能。

四、影像学检查

(一)B型超声检查

采用超声波断层扫描可获得各器官不同轴线

及不同深度的断面图像，显示器官内部解剖结构及各种组织病变时对超声波衰减和反射的异常表现。该检查方便、无损伤，并能及时得到结果。广泛用于诊断、治疗和随访。常规用于肾、肾上腺、膀胱、前列腺、精囊、阴茎及阴囊等疾病的诊断。为肿块性质的确定、结石和肾积水的诊断、肾移植术后并发症的鉴别、残余尿测定及前列腺体积测量等提供正确的信息。

(二)X线检查

1. 尿路平片　显示肾的轮廓、大小、形状、位置等，是确诊泌尿系结石的可靠依据。如不透光阴影部位不能确定时，可摄侧位片，有助于确诊。

2. 静脉尿路造影(排泄性尿路造影)　静脉注射造影剂，经肾实质排出，充盈肾盂、输尿管、膀胱，使其显影，又称为静脉尿路造影。通常在结肠粪便和积气排空、碘过敏试验确定阴性后，经静脉1～2分钟内注入60%或76%泛影葡胺20～40ml，分别于注射后5分钟、15分钟、30分钟、45分钟摄片。可了解泌尿系形态及功能，肾功能良好者5分钟即显影。一般剂量不显影时，可用大剂量快速注射造影。

3. 逆行肾盂造影　经膀胱镜向输尿管插入导管直达肾盂，注入15%～20%泛影葡胺4～8ml，能清晰显影。适用于排泄性尿路造影显影不清楚、肾功能不全或不能进行排泄性尿路造影者。应严格无菌操作，以防止感染。

4. 经皮穿刺肾盂造影　用于以上造影失败或不显影，而又疑上尿路梗阻者。可在B超引导下进行，同时能收集尿液送检。

5. 膀胱、尿道造影　膀胱造影的常规方法是排泄性尿路造影，待膀胱内造影剂充盈满意后摄片；也可经导尿管向膀胱内注入6%碘化钠100～200ml后摄片，观察膀胱病变。膀胱造影摄片成功后，嘱患者排尿时摄尿道片称为顺行尿道造影；如将6%～10%碘化钠用注射器从尿道口缓慢注入尿道内，同时摄尿道片称为逆行尿道造影，适用于尿道病变的诊断。

6. 肾动脉造影　经股动脉穿刺插管至肾动脉开口上方，注入造影剂，判断有无肾血管病变及肾实质肿瘤。

(三)CT检查

CT检查有助于对肾实质性及囊性病变的鉴别，肾、膀胱、前列腺癌的分期及肾上腺肿瘤的诊断，了解肾损伤的范围和程度等。同时能显示腹部和盆腔转移而肿大的淋巴结。因其空间鉴别力为0.5～1.0cm，有时不能反映脏器病变的全貌。

(四)放射性核素检查

肾图可测定肾小管分泌功能和上尿路有无梗阻；肾显像可显示肾的形态、大小及有无占位病变等。单光子发射计算机断层照相(SPECT)既能动态观察器官功能的全过程，也能观察矢状、冠状及横断面的解剖和功能。

(五)磁共振成像检查

对泌尿生殖系肿瘤的诊断和分期、肾囊肿内容物性质的鉴别、肾上腺肿瘤的诊断等，能提供较CT更为可靠的依据。其特点是组织分辨能力高，无需造影，无放射损伤等。此外，磁共振血管成像(MRA)、磁共振尿路成像(MRU)也有良好的发展前景。

(谢建兴)

第三节　泌尿系、男性生殖系先天性异常

泌尿系、男性生殖系畸形是由遗传或环境因素造成的发育缺陷性疾病。临床常见的泌尿生殖系畸形有囊性肾病变、重复肾输尿管畸形和输尿管异位开口、蹄铁肾、孤立肾、异位肾、肾盂输尿管连接处异常、输尿管囊肿、尿道下裂、尿道上裂、隐睾。该病属于中医学“胎怯”、“胎疸”、“胎瘤”、“畸形”、

"胎疾"、"五软"、"五硬"等范畴。

泌尿系、男生殖系先天性畸形是人体最常见的畸形。其原因有的属于遗传性，是生殖细胞或受精卵中遗传物质(基因或染色体)变化产生的遗传病；有的属于获得性，是各种药物或毒素对泌尿系、生殖器官生长发育影响所致。这些患者可能合并多个脏器的先天性畸形，如多囊肾并发肝、脾和胰腺的囊肿，膀胱外翻并发髋关节脱位、隐睾、脐膨出和脊柱裂等畸形。

一、肾和输尿管畸形

(一)肾缺如和肾发育不良

因生长障碍引起不发育或发育不充分，可造成病侧肾缺如或肾发育不良。后者肾体积很小，分泌量极少。在出生婴儿中，双侧肾缺如占 0.3/1000，常于出生后不久死亡；单侧肾缺如占 1/1000，其中50%伴有同侧输尿管缺如。

单侧肾缺如可无明显临床症状，多在体检时偶然发现。检查常提示一侧肾缺如，对侧肾体积增大。肾发育不良可有腰痛和高血压症状，排泄性尿路造影显示患侧肾盂狭小，显影模糊，应与肾动脉病变和慢性肾炎所致的肾萎缩鉴别。由于某种疾病需切除一侧肾时，应查清对侧肾情况，避免孤立肾被切除或存留对侧发育不全的肾，术后引起尿毒症。肾发育不良可伴有高血压，但对侧肾功能良好，切除病肾后，血压可恢复正常。

(二)异位肾

在胚胎发育中，原先在骨盆内的肾，未能到腰部，形成异位肾(ectopic kidney)。异位肾单侧居多，偶有双侧，大多发育较差，输尿管较短，常伴有旋转不良。少数异位肾横过中线移位至对侧，称交叉异位肾。

异位肾肾功能可正常，亦可无任何症状，但当伴有炎症、梗阻和肿瘤时，可出现局部疼痛、尿频、脓尿等症状。由于其位置异常，往往容易引起误诊。另外，异位肾可引起所在部位的压迫症状，如盆腔内的异位肾压迫邻近的直肠，引起便秘等不适。B超和排泄性静脉肾盂造影可以明确异位肾的部位。异位肾如无明显临床症状，或压迫症状不明显，可不作特殊处理；如并发感染，可以使用抗生素；如并发重度肾积水或积脓时，则需手术治疗。由于异位肾的血管常分成多支，多直接来自腹主动脉和盆腔血管的主干，且输尿管无足够的长度，复位往往困难，而需将病肾切除。

(三)蹄铁形肾

蹄铁形肾，又称马蹄肾(horseshoe kidney)，是融合肾畸形中最常见的一种。由于左右输尿管芽的内侧分支互相融合，使所诱导的左右肾的下极互相融合，成为一个马蹄形的肾(图 39-8)。病肾大都发育较差，伴有旋转不良，肾盂位于肾的前方，输尿管跨过两肾间的峡部，肾血管则有较大的差异。

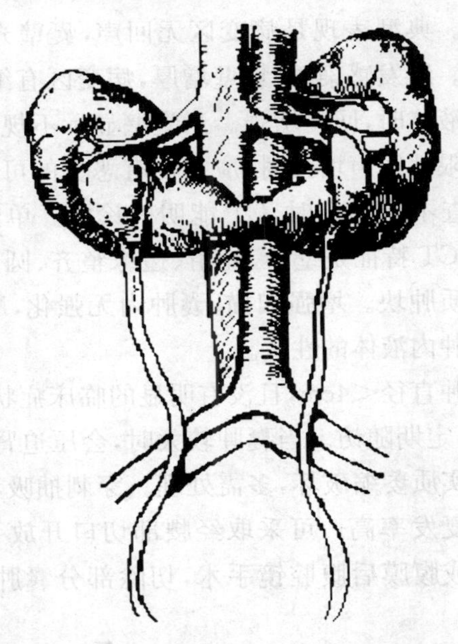

图 39-8　蹄铁形肾

由于输尿管被推挤引起尿流不畅，易发生肾盂积水，并继发感染、结石。若峡部压迫腹腔神经丛，可引起腹痛、腰痛和消化道症状。腹部体检有时可扪及马蹄肾的峡部，尿路造影显示两侧下组肾盏向内靠拢，肾盂有对称性旋转不良。一般可根据病情作对症处理，只有在症状严重或存在合并症时，才酌情施行峡部切断术、输尿管松解术等。

(四)囊性肾病变

囊性肾病变(cystic kidney disease)是人体最多见的囊性疾病，主要分为遗传性和非遗传性两大类。遗传性疾病以多囊肾(polycystic kidney)多见。

非遗传性疾病则以单纯性肾囊肿(simple cyst of kidney)为多见。后者占囊性肾疾病的70%左右。还有寄生虫性的如肾包囊虫症、髓质海绵肾(medullary sponge kidney)、多房性肾囊性变(multicystic kidney)、肾多房性囊肿(multilocular cyst of kidney)等。

1. 单纯性肾囊肿　绝大多数单纯性肾囊肿为非遗传性疾病,极少数为遗传病。有可能是常染色体显性遗传。由于B超的广泛应用,单纯性肾囊肿的发现率明显增加。一般无明显临床症状,常偶然被发现。当肾囊肿生长至一定大小、有囊内出血、继发感染或压迫邻近肾实质时才引起症状。常见症状是侧腹部或背部疼痛及镜下血尿。B超为首选检查。典型表现是病变区无回声,囊壁光滑,边界清楚。继发感染时,囊壁增厚,病变区有细回声。伴血性液体时,回声增强。当囊壁显示不规则回声或有局限性回声增强时,应警惕有恶变的可能。在B超检查不能确定时,CT能明确诊断。单纯性肾囊肿的CT特征是壁薄、光滑、边缘整齐、圆形或卵圆形均质肿块。增强扫描,囊肿内无强化,MRI能确定囊肿内液体的性质。

囊肿直径<4cm,且没有明显的临床症状,可暂不处理,定期随访。当囊肿较大时,会压迫肾实质,引起肾实质萎缩破坏,多需处理。穿刺抽吸和硬化剂注射复发率高。可采取经腰部切口开放手术和经腹腔或腹膜后腹腔镜手术,切除部分囊肿壁,减压治疗。

2. 多囊肾　在胚胎发育过程中,肾小管和集合管连接不良,分泌的尿液排出受阻,肾小管形成潴留性囊肿,形成多囊肾。绝大多数为双侧性,病肾的实质和表面布满大小不等含有浅黄色液体的囊泡,使肾明显扩大。

多囊肾有家族性,分婴儿型和成人型。前者为常染色体隐性遗传(autosomol recessive polycystic kidney diease,RPK),基因定位于6号染色体,常伴有肝、脾或胰腺囊肿。后者为常染色体显形遗传(autosomol dominant polycystic kidney diease, DPK),基因定位于16号和4号染色体。目前,可在产前或症状出现前,应用分子遗传学进行早期诊断,对高度怀疑患病的胎儿,可提前终止妊娠。

婴儿型多早期夭折,成人型早期无任何症状,大多在40岁左右才出现病状。因梗阻、感染或囊肿内出血而增重的肾对肾血管的牵拉,可引起一侧或双侧肾区痛。镜下或肉眼全程血尿常见,且可相当严重,其原因尚不明了。患者可自行发现有一腹部肿块。感染和肾结石是多囊肾的常见并发症。当血块或结石下行时可表现肾绞痛。病变发展到晚期,肾功能严重受损。当肾功能失去代偿进入慢性肾衰竭阶段,出现头痛、乏力、恶心、呕吐、体重下降等症状,预后多不佳,常终因尿毒症而死亡。高血压也是常见症状,与肾缺血和肾素-血管紧张素-醛固酮系统激活有关。体格检查可触及一侧和双侧增大的肾,表面不光滑。

血肌酐因肾实质受压严重及代偿功能丧失可呈进行性升高。尿路造影可见双侧肾影明显增大,各肾盏挤压变为狭长,末端呈新月状或不规则扩大,肾功能不良者可有显影延迟或不显影。B超、CT能发现肾实质内有多个大小不等的囊性病变。

对肾功能正常的早期患者,应严密观察,低蛋白饮食,多饮水,避免做剧烈运动。合并有尿路感染者,使用抗生素可延缓肾功能的进一步损伤。采用手术切除肾表面及深层的囊壁,减轻囊肿对肾实质的压迫,有助于延缓肾功能减退。对晚期出现肾衰竭的患者,应行血液透析或肾移植术;对合并严重高血压或感染的患者,肾移植前宜切除两侧多囊肾。未进行血液透析或肾移植的成人多囊肾患者,预后较差,多在确诊后5～10年内死亡。

(五)重复肾盂和输尿管

自中肾管发生输尿管芽的上方,另生出一副输尿管芽,其上端也进入生肾组织,即形成重复肾盂和输尿管。在发育过程中,正常输尿管芽逐渐与中肾管分开而移向外上方,使输尿管开口于膀胱三角区。如两个输尿管芽距离较远,副输尿管芽可被中肾管带引至下内方,达膀胱以外,使重复输尿管在男性开口于后尿道前列腺部或三角区;女性则开口于阴道前庭或位于外括约肌远侧的尿道中,因而会出现尿失禁现象。双输尿管互相交叉,绕向后面的重复输尿管易受压,导致积水或继发感染。少数病例输尿管部分重复,在中段合并成一根输尿管进入膀胱(图39-9)。

重复肾盂和输尿管往往在尿路造影或膀胱镜

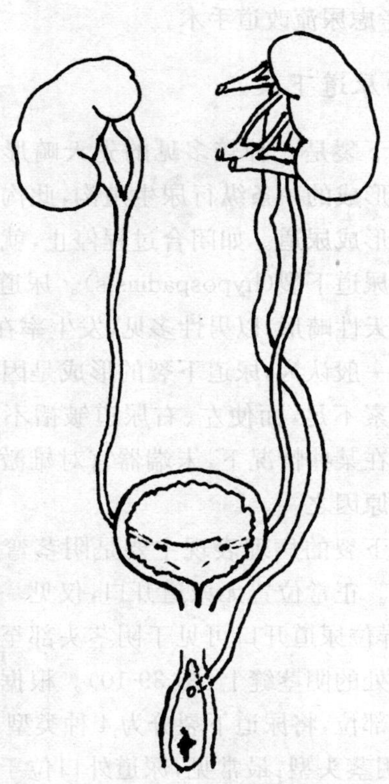

图 39-9 重复肾盂，右侧输尿管部分重复，左侧输尿管全部重复

检时偶然发现。女性患者的重复输尿管伴有异位开口，表现除正常排尿外，兼有尿失禁样症状。将亚甲蓝液注入膀胱，如漏出尿液不带蓝色，便证明输尿管开口位于膀胱外。对于临床症状不典型患者，可不作特殊治疗。合并有梗阻性积水、重度感染或积水和感染不显著，可将异位开口的重复输尿管移植到膀胱女性异位开口，应将肾重复部分切除，并输尿管移植到膀胱将其所属输尿管尽量低位切断。若重复肾功能尚好，肾积水和感染不显著，可将异位开口的重复输尿管移植到膀胱。

(六)肾盂输尿管交界处狭窄

肾盂输尿管交界处狭窄(ureteropelvic junction stricture，UPJ striscture)，是小儿及青少年肾积水常见的病因，多见于男性，左侧多见，双侧者占10%～15%。同一个家庭中可同时出现多个类似病例，但无明显的遗传倾向。常见原因有：①输尿管上段狭窄，可能源于胚胎期分化不全；②异位血管或肾下极血管的压迫；③肾、输尿管的纤维索条引起压迫、扭曲；④肾盂、输尿管交界处有大量胶原纤维介于肌细胞之间，使肌细胞互相分离，不能传递来自肾盂、肾盏近侧部位起搏细胞(pacemaker cell)的电活动，影响输尿管的蠕动，进而影响肾盂的排泄；⑤高位输尿管开口并有肾盂输尿管粘连及成角。UPJ 梗阻的临床表现因年龄而异，婴儿以腹部肿块为主，儿童患者常出现疼痛、呕吐，并发感染者可有尿频、尿痛等症状。某些患者可并发结石、肾积水及高血压，也有部分患者无明显症状，在检查时偶然发现。

梗阻肾如保存有 1/3 以上的功能，应作肾盂成形术；如解除梗阻后，肾功能仍在 10%以下才应考虑肾切除。年龄越小，手术恢复越好。

(七)输尿管膨出

胚胎长达 20mm 以上时，输尿管芽下端由原来的生理性闭锁状态逐渐成为分隔于输尿管和膀胱间的薄膜，以后此膜被吸收而形成输尿管口。如薄膜未被完全吸收，就会造成输尿管口不同程度的狭窄，引起尿路梗阻而导致肾盂、输尿管积水，并使输尿管下端扩张变薄，连同膀胱黏膜向膀胱腔内突出，形成输尿管囊肿(ureterocele)，输尿管囊肿多见于小儿，男女比例为 1∶6。80%为异位输尿管囊肿，因囊肿的大小不一，临床表现各异，小的单纯性囊肿可无任何症状。由于囊肿位于尿道内口附近，有些在后尿道内，故对排尿会有一定的影响，表现为排尿困难，尿线变细，射程变短。有时排尿中断，尿潴留少见。70%～80%的患者合并感染，以膀胱刺激征为主，间有脓或血尿。女孩异位输尿管囊肿，尿道口可有肿物脱出。肿物反复脱入尿道，致使尿道括约肌松弛，控制排尿能力下降，出现尿失禁。输尿管囊肿内结石者可出现血尿和绞痛。患者常有同侧肾和输尿管积水，肾功能可能受到不同程度的损害。双肾受累者影响患儿发育。膀胱镜下，可见一侧或两侧输尿管口部位有圆形或卵圆形的囊状肿物，开口较细小，向上呈球形膨大，其囊壁较薄，呈半透明状。开口的位置常在囊肿的一侧。充满尿液的囊肿，在直视下，可见到由小孔内喷出细小无力的尿流，尿液随输尿管节奏性的蠕动进入囊肿内，形成一个半透明的球状肿物。随着尿液经囊肿细小的开口不断排入膀胱，囊肿逐渐减小或消失。

为防止长期尿路梗阻引起患侧肾功能损害，可经尿道切开膨出部分，手术后膀胱造影发现有膀胱输尿管尿反流者，应行抗反流的输尿管膀胱吻合术。

二、膀胱和尿道的先天性畸形

（一）膀胱外翻

在5mm长的胚胎中，由内胚层形成的泄殖腔与前面的外胚层靠近，以后两层间又嵌入一层附有血管的中胚层，形成前腹壁。如中胚层不发育或未在中线集合，泄殖腔向前移位，使内、外胚层直接接触，局部的外胚层和泄殖腔被吸收，即导致不同程度的膀胱外翻（exstrophy of bladder）。每4万～5万个出生男婴中有1例这种畸形，可见在脐下方的腹壁中出现一块粉红色的黏膜，这是膀胱后壁向外翻出的内面，外翻膀胱的周缘和腹壁相连接。膀胱外翻几乎均合并尿道上裂和耻骨联合分离，或伴有髋关节脱位。此外，还可并发腹股沟疝、隐睾、脐膨出、脊柱裂等多种畸形。

裸露的膀胱黏膜色泽鲜红，易擦伤出血，伴有剧痛，且因慢性炎症和长期机械性刺激，可使黏膜上皮变性，甚至恶变。在后壁还可见到略隆起的输尿管口有尿液间歇喷出。尿液经常浸湿周围皮肤，引起皮疹或湿疹。多数病儿在幼年因泌尿道上行性感染而死亡。

治疗采用手术方法：①缝合膀胱，重建膀胱括约肌，修补前腹壁缺损，但能取得控制排尿功能者不多；②切除外翻膀胱，修补前腹壁缺损，同时施行尿流改道术。

（二）尿道上裂

在胚胎第8周，前腹壁下部形成阴茎的生殖结节始基向后移位过多，尿生殖窦末端连接的尿生殖沟的位置靠前，使以后形成的尿道位于阴茎背侧，尿生殖沟不在中线汇合，即形成尿道上裂（epispadias）。该病常与膀胱外翻并存，在男性较多见，约3万个婴儿中有1例。表现为尿道自开口至耻骨联合在阴茎背侧呈一沟槽，包皮在背侧裂开，阴茎头呈扁平状，阴茎体较小。严重者，膀胱括约肌发育不全，膀胱直接向外开口，有尿失禁。

一般施行尿道上裂整形手术，包括阴茎伸直和尿道成形术。伴有尿失禁的患者，如括约肌成形术失败，再考虑尿流改道手术。

（三）尿道下裂

尿道下裂是一种较多见的先天畸形。在生殖结节腹侧形成的一条纵行尿生殖沟，此沟槽自后向前闭合而形成尿道。如闭合过程停止，就会发生不同程度的尿道下裂（hypospadiasis）。尿道下裂是最常见的先天性畸形，以男性多见，发生率在0.2%～0.44%。一般认为，尿道下裂的形成是因胚胎睾丸产生雄激素不足，而使左、右尿道皱褶不能正常融合所致。在某些情况下，末端器官对雄激素不应答也可能是原因之一。

尿道下裂的病理表现主要是阴茎弯曲和尿道开口异常。正常位置无尿道开口，仅见一略为凹形的浅窝，异位尿道开口可见于阴茎头部至会阴部之间任何一处的阴茎缝上（图39-10）。根据尿道口所在的不同部位，将尿道下裂分为4种类型：

（1）阴茎头型：最常见，尿道外口位于包皮系带部，系带本身常缺如。

（2）阴茎型：尿道口位于阴茎腹面，阴茎不同程度地向腹侧弯曲。

（3）阴茎阴囊型：尿道口位于阴茎根部与阴囊交界处，阴茎发育不良并向腹侧严重弯曲。纤维变性的尿道海绵体，形成一根粗硬的纤维带，从系带部伸向阴茎脚部。阴囊常未闭合，若同时并发隐睾，颇似女性的阴唇。

（4）会阴型：尿道口位于会阴部，阴茎高度弯曲，阴茎短小，发育不全的阴茎被头巾样包皮和分裂的阴囊所遮盖，生殖器酷似女性。

严重的阴茎阴囊型或会阴型，可作染色体与性激素测定，并进行直肠指检、B超及CT检查。

尿道下裂主要采取手术治疗。手术的目的是矫正阴茎弯曲，使尿道口恢复或接近正常阴茎头的位置，使小儿能站立排尿，成人后有生育能力。手术年龄既往多偏重学龄期儿童，而实际上1岁小儿阴茎发育的大小与5～6岁小儿相近，且术后反应轻，故应早作手术为宜。手术可一次完成，也可分两次进行，即先行阴茎弯曲矫正术，待瘢痕软化后，再作尿道成形术。尿道成形术的方法很多，一般是利用阴茎腹侧的皮肤或阴囊的皮肤形成尿道，也有采用游离的膀胱黏膜或口腔黏膜形成尿道者。

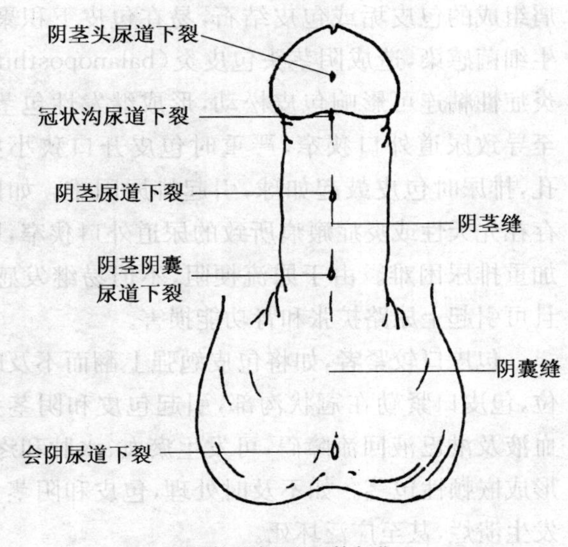

A. 尿道下裂可出现的部位

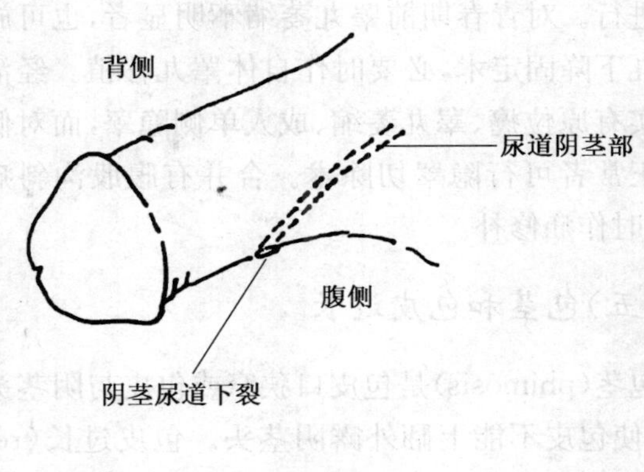

B. 尿道下裂痛性勃起

图 39-10　尿道下裂示意图

(四)隐睾

男性生殖系畸形中以睾丸下降异常最常见。在卵子受精后 12 周至 7 个月间，睾丸由腹膜后腰部经腹股沟管下降至阴囊。在下降过程中，睾丸停留在其行经的任何部位，就形成睾丸下降异常。

睾丸不在正常位置，在 3 岁左右将停止发育，曲细精管的细胞停留于单层细胞，无造精功能。至青春发育期，睾丸虽不发育，但间质细胞仍继续发育，仍能分泌雄激素，所以其第二性征是完善的。隐睾患者常发生睾丸萎缩、恶性变，易受外伤及引起睾丸扭转和并发腹股沟痛。未降睾丸的恶变几率较已降睾丸大 20～46 倍，而腹内睾丸又比腹股沟管者多 4 倍。未降睾丸局部温度高于阴囊内温度也是促成睾丸恶变的重要因素。

导致睾丸下降异常的因素较多，常见的有：将睾丸引入阴囊的索状引带异常或缺如，睾丸不能由原来位置降至阴囊；睾丸对促性腺激素不敏感，失去下降的动力；母体缺乏足量的促性腺激素，影响睾酮的产生，影响睾丸下降的动力。由内分泌所致者，多为双侧性；由阴囊入口被纤维组织梗阻等局部因素引起者，多为单侧。腹膜鞘状突在睾丸之前进入阴囊，在睾丸下降不全时常合并有腹股沟斜疝。

临床上可表现为隐睾(cryprorchidism)、睾丸下降不全或异位睾丸(ectopic testes)。隐睾或睾丸不全是指睾丸在腹膜后、腹股沟管或阴囊入口处；异位睾丸是指睾丸已出腹股沟外环，但未入阴囊，而位于腹壁、股部或会阴部。有时睾丸在阴囊与靠近腹股沟管之间，随着提睾肌的伸缩，上下移动，这样的睾丸称为可缩回的睾丸(retractile testes)，到青春期后者一般趋于正常。

隐睾患儿一般并无自觉症状。其主要表现为患侧阴囊明显发育不良，单侧者表现为左、右侧不对称，发生于右侧的比左侧多。双侧者则阴囊扁平，占隐睾的 10%～20%。体检可见单侧或双侧阴囊内无睾丸，阴囊发育差。多数隐睾可在腹股沟部扪及隐睾，但不能推入阴囊。

检查尿中 17-酮类固醇、FSH 及血清睾酮有利于寻找病因。B 超探测腹膜后和腹股沟区，有时可发现异位的隐睾，检查还有腹腔镜探查等。并可测定睾丸大小。CT 对检查腹内隐睾也可能有帮助。

此外，无论是单侧或双侧隐睾，对日后的生育、恶性变、扭转的几率及精神因素都有影响，应尽早治疗。隐睾患者在 1 岁内睾丸仍有自行下降至阴囊内的可能。若 1 岁以后仍未下降，可采用内分泌治疗。对 10 个月的小儿可采用促黄体生成素释放素(LHRH)制剂 Cryptocur 喷鼻，0.2mg 每日 3 次。若不成功可用绒毛膜促性腺激素(HCG)每次 1000U，每周肌内注射 2 次，共 4～5 周。若 2 周后仍未下降，应采用手术治疗，目的是游离松解精索，修复疝囊及将睾丸固定于阴囊内。手术应在2周岁前进行。对青春期前睾丸萎缩不明显者，也可施行睾丸下降固定术，必要时作自体睾丸移植。经活检证实有原位癌、睾丸萎缩、成人单侧隐睾，而对侧睾丸正常者可行隐睾切除术。合并有腹股沟斜疝者，同时作疝修补。

（五）包茎和包皮过长

包茎(phimosis)是包皮口狭窄或包皮与阴茎头粘连，使包皮不能上翻外露阴茎头。包皮过长(redundant prepuce)是包皮覆盖于全部阴茎头和尿道口，但仍可上翻。

包茎分为先天性和继发性两种。先天性包茎可见于每一个正常的男性新生儿和婴幼儿，即所谓"生理性包茎"。新生儿阴茎包皮内板与阴茎头表面有轻度上皮粘连，数月后粘连被吸收，包皮内板和阴茎头分离。至3～4岁随着阴茎生长发育和勃起，包皮自行向上退缩，在青春期前逐渐显露出阴茎头。继发性包茎多由于阴茎头和包皮感染或损伤引起，包皮口瘢痕挛缩，皮肤失去弹性，包皮不能向上退缩显露阴茎头，这种包茎多需外科处理。

包茎、包皮过长时，由皮脂腺分泌物和上皮脱屑组成的包皮垢或包皮结石，易在包皮下积聚，发生细菌感染，造成阴茎头包皮炎(balanoposthitis)。炎症性粘连可影响包皮松动，形成继发性包茎，甚至导致尿道外口狭窄，严重时包皮开口狭小如针孔，排尿时包皮鼓起如球，引起排尿困难。如同时存在先天性或炎症瘢痕所致的尿道外口狭窄，则可加重排尿困难。由于尿流梗阻，不但易继发感染，且可引起上尿路扩张和肾功能损害。

包皮口较紧者，如将包皮勉强上翻而不及时复位，包皮口紧勒在冠状沟部，引起包皮和阴茎头的血液及淋巴液回流障碍，可发生瘀血、水肿和疼痛，形成嵌顿性包茎。如不及时处理，包皮和阴茎头可发生溃烂，甚至广泛坏死。

包皮垢的慢性刺激和阴茎头包皮炎的反复发作，常是引起阴茎癌的重要因素。早期施行包皮环切术，对预防阴茎癌有一定意义。

包皮过长，如包皮口宽大易于上翻，不需要手术，但应经常翻包皮手法复位并清洗，保持局部清洁。对包茎或包皮过长开口较小，屡发阴茎头包皮炎者，可在局部感染控制后行包皮环切术。对嵌顿性包茎，应先行手法复位。如复位失败，应作包皮背侧狭窄环切开术。

（谢建兴）

第四节　泌尿生殖系感染

一、概述

泌尿生殖系感染是致病病原体侵入泌尿生殖系统而引起的炎症反应，一般指普通病原体引起的非特异性感染，是泌尿外科最常见疾病之一。泌尿系感染在临床上通常称为尿路感染，根据感染的部位分为上尿路感染和下尿路感染。感染累及肾、肾盂及输尿管时称为上尿路感染，累及膀胱和尿道时则称为下尿路感染。由于女性尿道短、阔、直，且与外生殖器官相毗邻，因而女性泌尿系感染的发病率明显高于男性，特别是在新婚期、生育期的青年女性及老年女性。男性青壮年多发生前列腺炎、附睾炎等生殖系感染；老年男性由于前列腺增生等方面的原因，下尿路感染的发生率也很高。

（一）发病机制

在机体尿路系统的防御机制受到破坏，病原体增多到一定数量或毒力时，即可导致感染。

1. 正常机体的尿道外口和远端尿道都有一些细菌停留，如乳酸杆菌、链球菌、葡萄球菌、小棒杆菌等，称为正常菌群。正常菌群能对病原体起到抑制平衡作用，使机体对感染具有一定的防御功能。

2. 机体的防御机制还包括正常的尿液环境(尿pH值、渗透压、尿素浓度等)、正常的排尿活动及尿路上皮的抗黏附作用等。正常尿路上皮细胞能分泌粘蛋白、氨基葡萄糖聚糖、糖蛋白、粘多糖等，这些物质均有对抗病原菌黏附尿路上皮细胞的作用。

3. 病原体的数量和毒力对感染的形成也有重要作用。一般认为尿内细菌浓度超过 10^5 时即可招致尿路感染；绝大多数致病细菌拥有丝状菌毛，菌毛能产生黏附素，与尿路上皮受体结合，使细菌黏附于尿路黏膜，继而侵袭尿路上皮而引起感染。每个细菌可有 100～400 根菌毛，主要由亚单位菌毛蛋白构成，分子量为 17～27。依其功能和抗原不同可分为Ⅰ型和 P 型两种。带有Ⅰ型菌毛的细菌通常引起下尿路感染；P 型菌毛的细菌致病力强，是肾盂肾炎的主要病原体。不同大肠杆菌表面具有多种多聚糖抗原，如 K 抗原、O 抗原和 H 抗原。表达 O 抗原和 K 抗原的大肠杆菌都对尿路上皮细胞具有较强的黏附力，易引起尿路感染。此外，有研究发现某些细菌能合成一种特殊的糖蛋白，使其易于黏附，致病力大为增强。

4. 另有研究发现，尿路感染的易感性还可能与血型抗原、基因型特征、内分泌等因素相关。

5. 细菌生物膜的形成。

6. 女性雌激素可刺激阴道黏膜生长和增殖，增殖的上皮与细菌一同脱落有利于细菌的清除。

(二)诱发感染因素

诱发泌尿系感染的因素主要有以下 3 方面。

1. 机体免疫功能下降，抗感染能力减弱　各种病理状态引起全身免疫机能下降，使机体局部的抗感染防御功能减弱或被破坏时，容易诱发泌尿系感染，如糖尿病、慢性肝病、慢性肾病、营养不良、恶性肿瘤、先天性免疫缺陷或长期应用免疫抑制剂等。

2. 梗阻因素　泌尿生殖系统是一个管道系统，在这个管道系统的任何部位发生病变都会引起管腔梗阻，致使尿液引流不畅。尿路排尿动力异常也会造成尿液淤积，引起尿液潴留，促进病原体在局部繁殖，破坏尿路上皮的防御能力，引起尿路感染。常见的疾病有泌尿生殖系畸形、结石、肿瘤、狭窄、前列腺增生或神经源性膀胱等。

3. 医源性因素　在留置导尿、留置膀胱造瘘管或进行尿道扩张、腔镜检查等操作时，如处理不当易招致感染。

(三)感染途径

主要有 4 种，对于非特异性感染，最常见的感染途径为逆行感染和血行感染。

1. 逆行感染　病原体从体外经尿道外口向上入膀胱，再上行入上尿路，这是尿路感染最常见的感染途径，多见于女性患者。病原体进入膀胱后，可沿输尿管腔上行到达肾盂；大约 50％下尿路感染病例可能导致上尿路感染。在一些婴幼儿和成人，若存在输尿管口先天异常或病变时，膀胱尿液反流到输尿管和肾盂，更容易引起上尿路感染。

2. 血行感染　多继发于机体其他部位的感染病灶如皮肤疖、痈、扁桃体炎、中耳炎、龋齿等，病原体可通过血液循环系统进入泌尿系统器官。这些病灶内的细菌进入血液后通过血液循环进入泌尿生殖器官，常见为肾皮质感染。病原体多为金黄色葡萄球菌。

3. 淋巴感染　泌尿生殖系统邻近器官病灶的病原体经淋巴系统传播至泌尿生殖系统器官。尿路内部感染的病原菌也可沿膀胱、输尿管的淋巴管道上行到达肾。这是比较少见的一种感染途径，多见于肠道的严重感染或腹膜后感染等。

4. 直接蔓延感染　由泌尿生殖系统邻近器官的感染直接蔓延所致，如阑尾脓肿、盆腔化脓性炎症等，外伤也可直接将病原菌带入泌尿生殖系统脏器引起感染。

(四)诊断

尿频、尿急、尿痛和排尿困难是泌尿生殖系感染的典型临床表现。尤其是急性期，诊断并不困难。在诊断过程中应仔细询问病史，寻找可能存在的诱因。

1. 尿液标本的采集　尿液中病原菌的存在是诊断泌尿系感染最重要的依据，但在留取尿液标本时容易受到污染而混淆诊断。因此，正确地采集尿液标本是诊断的重要环节。一般有 3 种采集方法：①中段尿，清洁外阴和尿道口后留取中段尿；②导尿，常用于女性患者；③耻骨上膀胱穿刺，这种方法最能准确地反映尿液的真实状态，但为有创性检查，一般不用。尿液标本采集后应尽快进行检查，避免污染和杂菌生长。

2. 尿液镜检　正常尿液一般不出现白细胞和红细胞。当尿路感染时，尿液中白细胞和红细胞增多，每高倍镜视野白细胞超过 3 个即说明可能存在泌尿系感染。

3. 尿培养及细菌菌落计数　可找到病原菌，是诊断尿路感染的主要依据，同时可做药物敏感性实验，若菌落计数＞10^5/ml 应认为有感染，＜10^4/ml 可能为污染，应重复培养，两者之间为可疑。此值在急性尿路感染和未曾应用抗菌药物的病例中有意义，在慢性病例和已用过药物者常常难以判断，必须与临床症状结合起来分析。

4. 感染的定位检查　泌尿系感染有上、下尿路感染之分，两者的临床表现、治疗与预防均不相同，必须加以区别。当细菌进入肾，作为抗原在肾内产生抗体，覆盖于细菌表面，应用荧光免疫反应可检出此类细菌。其他方法包括症状的鉴别、上下尿路的尿液检查、尿培养、尿酶测定及膀胱镜检查等。

5. 影像学和尿动力学检查　为了寻找引发尿路感染的诱因，应对尿路生殖系统进行详细的检查，如尿路平片、排泄性尿路造影、膀胱及尿道造影、B 超、CT、放射性核素检查等，必要时还要进行尿动力学方面的检查。

（五）治疗

治疗目的在于消灭病原菌，缓解症状，防止肾功能损害及感染的扩散。根据尿液细菌培养和药物敏感试验结果选择抗菌药物，目前临床常用广谱抗生素，一般使用 2 周左右。针对患者的症状，使用药物以缓解症状。去除诱发尿路感染的病变，如尿路梗阻等。治疗期间注意营养，摄水，保持每日尿量在 2000ml 以上。

临床常用的抗生素有：β-内酰胺类抗生素、喹诺酮类、磺胺类、氨基苷类、万古霉素。

二、泌尿系感染

尿路感染为泌尿系常见疾病，指泌尿系统受细菌的直接侵犯而引起的炎症性病变。尿路感染主要为逆行性感染，尿路感染习惯上分为上尿路感染（包括急性肾盂肾炎、慢性肾盂肾炎）及下尿路感染（膀胱炎、尿道炎）。尿路感染常见的临床表现为畏寒、发热、尿频、尿急、尿痛、排尿不畅等尿路刺激症状，发病以新婚期、育龄期、妊娠期、女婴、老年妇女多见。长期反复的慢性尿路感染最终可导致肾脏功能的损害。该病属中医“淋症”范畴，根据临床表现分属于“热淋”、“劳淋”。

（一）病因病理

1. 西医病因病理

（1）病因：引起泌尿系、男性生殖系感染的病原体主要分两类。

1）非特异性病原体：泌尿系、男性生殖系感染中 70%左右由非特异性病原体所致，其中以革兰阴性杆菌为主，最常见的为大肠杆菌，占 60%～80%。其他为副大肠杆菌、变形杆菌、克雷伯菌、沙门菌、产气杆菌、绿脓杆菌等。革兰阳性球菌引起的感染约 20%，包括葡萄球菌（金黄色葡萄球菌、表皮葡萄球菌）、链球菌、粪链球菌等。近年来，随着聚合酶链式反应（PCR）检测手段的广泛普及，衣原体和支原体在尿路感染的检出率也明显升高。此外，还有滴虫、厌氧菌、真菌、原虫、病毒等。随着广谱抗生素的广泛应用，混合感染及条件病原体导致的感染也有所增多。

2）特异性病原体：主要为结核杆菌和淋球菌等。正常情况下尿道黏膜具有抵抗细菌能力，有尿液的冲洗不易致病。泌尿系感染的途径有：

A. 逆行感染：尿路感染通常由逆行感染引起。①尿路流通不畅，如尿路结石、肿瘤、肾输尿管连接处异常、输尿管囊肿、尿道畸形、多囊肾等，尿液的潴留、反流导致感染；②解剖或功能缺陷，女性尿道短，月经期、不恰当的性生活、妊娠等容易被细菌感染，女婴尿道口粪便污染易招致感染；③其他因素，如导尿或泌尿道器械检查等。

B. 血源性感染：全身感染性疾病，如扁桃体炎、龋齿、皮肤感染等引起的菌血症等可经血行感染引起尿路感染。糖尿病或长期使用激素或免疫抑制剂易导致尿路感染，入侵的细菌通常为大肠杆菌，其次为副大肠杆菌、变形杆菌、葡萄球菌等。偶尔也可出现真菌、支原体感染。

C. 淋巴感染：泌尿生殖系统邻近器官病灶的病原体经淋巴系统传播至泌尿生殖系统器官。尿路内部感染的病原菌也可沿膀胱、输尿管的淋巴管道上行到达肾。这是比较少见的一种感染途径，多见于肠道的严重感染或腹膜后感染等。

D. 直接蔓延感染：由泌尿生殖系统邻近器官的感染直接蔓延所致，如阑尾脓肿、盆腔化脓性炎症等，外伤也可直接将病原菌带入泌尿生殖系统脏器引起感染。

(2)病理

1)急性肾盂肾炎：肾盂黏膜充血水肿，出现散在小出血点。显微镜下可见多量中性粒细胞浸润，肾水肿体积增大，质地较软。病变严重时黏膜表面散在大小不等的脓肿，呈黄色或黄白色。肾切面可见大小不等的小脓灶，分布不规则。早期肾小球多不受影响，病变严重时可见肾小管、肾小球受破坏。化脓灶愈合后可形成微小的纤维化瘢痕，一般无损于肾功能。病灶广泛而严重者，可使部分肾单位功能丧失或反复发作而转为慢性。在病原体及感染诱因未被彻底消除时，肾盂肾炎可由于病变迁延或反复发作而转为慢性。

2)急性膀胱炎：膀胱黏膜弥漫性充血、水肿，肉眼呈深红色，黏膜下有出血，严重时可见溃疡形成，黏膜表面有脓液和坏死组织附着。炎症一般比较表浅，仅累及黏膜和黏膜下层。镜下可见毛细血管扩张和白细胞浸润。

3)慢性膀胱炎：膀胱黏膜苍白、粗糙、肥厚，表面有时呈颗粒状或小囊状，偶见溃疡。显微镜下可见固有膜内有较多浆细胞、淋巴细胞浸润和结缔组织增生力减弱，膀胱容量可缩小，严重时影响肾功能。炎症累及肌层可使逼尿肌纤维化，收缩。临床表现为尿频、尿急、尿痛反复发作或持续存在，但症状较急性发作时轻微，患者一般可以忍受。耻骨上膀胱区或会阴部不适，膀胱充盈时疼痛较明显。常有尿液混浊。

2. 中医病因病机　中医认为淋症的病因与饮食不节、外感病邪、情志失调、劳倦过度等因素有关，这些病因可导致湿热蕴结膀胱、膀胱气化不利；或者肝失疏泄，脾脏气化不利；或者脾肾亏虚，膀胱气化无权，故导致淋证，初起多实，日久则由实转虚，或虚实夹杂。其病理基础为膀胱气化失调，其发病以脾虚肾虚为本，气滞、湿热为标。该病多因膀胱湿热、脾肾两虚、肾阴亏耗、肝郁气滞等导致膀胱气化不利而小便频急涩痛，若湿热之邪侵犯于肾可见腰痛。湿热内盛正邪相争，可见寒热往来、口苦、呕恶，热伤血络者可见血尿。一般来说，淋证初期多较容易治愈。淋证日久不愈或者反复发作，可转变为劳淋。

(二)诊断和鉴别诊断

1. 诊断要点

(1)急性肾盂肾炎：全身表现为起病急骤，寒战，高热，全身酸痛、无力，双侧腰部胀痛，局部症状为尿频、尿急、尿痛，尿液混浊，脓尿，血尿，腹部输尿管行程明显压痛，双肾区明显叩击痛。若持续高热不退应考虑并发尿路梗阻、肾脓肿甚至败血症的可能。尿液检查可发现白细胞、红细胞、蛋白、管型和细菌，尿细菌培养每毫升尿有菌落 10^5 以上，血白细胞计数升高，中性粒细胞增多明显，血沉加快，C反应蛋白升高。病变严重时可有脓毒血症出现，此时应进行血液的细菌学检查。X线、B超、CT等影像学检查有助于了解上尿路有无梗阻或其他疾病。

(2)慢性肾盂肾炎：有急性肾盂肾炎病史及反复发作半年以上，发作时尿频、尿急、尿痛等尿路刺激症，影像学检查见肾盂肾盏明显变形。全身症状轻，仅表现轻度发热、腹痛、腰痛及双肾区叩击痛，有些患者长期缺乏典型临床症状，但尿检细菌阳性，称为"无症状性菌尿"。有些患者尿路刺激症状不典型，表现为长期低热，血压升高，间断出现血尿、贫血、水肿。肾脏功能受损，首先表现为肾小管浓缩功能减退、夜尿增多、多尿、电解质紊乱，逐渐出现肾小球功能受损，肾脏功能衰竭表现。

(3)急性膀胱炎：尿道逆行感染所致，多数青壮年女性患者发病与性活动有关，临床表现为尿频、尿急、尿痛等尿路刺激症状，排尿时尿道有烧灼感，小腹疼痛，尿液混浊，血尿。尿频程度不一，严重者数分钟排尿一次或有急迫性尿失禁。常见终末血尿，有时为全程血尿，甚至有血块排出。全身症状不明显。

2. 鉴别诊断　膀胱炎需要与尿道炎鉴别。尿道炎也有尿频、尿急、尿痛等症状，但不如膀胱炎严重。性传播性尿道炎尿道多有脓性分泌物，常见病原菌为淋球菌、衣原体、支原体、单纯疱疹病毒和滴虫等。

急性肾盂肾炎及慢性肾盂肾炎可根据有无影像学的典型改变进行鉴别。

(三)治疗

1. 西医治疗

(1)全身治疗:卧床休息,输液,多饮水,维持每日尿量达 1500ml 以上,有利于炎症及代谢产物排出。

(2)抗菌药物治疗

1)磺胺类药物:对除绿脓杆菌外的 G^+ 和 G^- 菌有效。

2)喹诺酮类药物:抗菌谱广、作用强、毒性小,临床已广泛应用,但不宜用于儿童、孕妇及肾功能不全者。

3)β-内酰胺类抗生素:青霉素类药物对 G^+ 菌属有强效,其中广谱青霉素类如氨苄青霉素、羧苄青霉素等,对大肠杆菌、变形杆菌和肠球菌等作用较强。氧哌嗪青霉素等作用比氨苄青霉素强,且毒性较氨基苷类低,主要用于绿脓杆菌感染;头孢菌素可用于产酶葡萄球菌感染。第二、第三代头孢菌素对严重 G^- 杆菌感染作用显著,与氨基苷类合用有协同作用。头孢哌酮、头孢拉定等对绿脓杆菌及其他假单孢菌等感染有效;亚胺培南-西司他丁(泰能)抗菌谱广,对 G^- 杆菌杀菌活性好,尤其适用于难治性院内感染及免疫缺陷者的肾盂肾炎。

4)氨基糖苷类抗生素:对多种 G^- 菌和某些 G^+ 菌有很强的杀菌作用,其中妥布霉素、奈替米星等对绿脓杆菌效果较好。

5)去甲万古霉素:适用于耐甲氧西林的葡萄球菌、多重耐药的肠球菌感染及对青霉素过敏患者的 G^+ 球菌感染。疗程一般为 7～14 天,静脉用药者可在体温正常、临床症状改善、尿细菌培养转阴后改口服维持。

(3)其他药物:应用碱性药物如碳酸氢钠、枸橼酸钾,降低酸性尿液对膀胱的刺激,以缓解膀胱刺激症状。钙离子通道拮抗剂维拉帕米(异搏定)或盐酸黄酮哌酯(泌尿灵),可解除膀胱痉挛,缓解刺激症状。

(4)慢性肾盂肾炎的治疗:慢性肾盂肾炎急性发作时治疗同急性肾盂肾炎,可采用联合用药,疗程应持续到临床症状好转,菌尿消失。可采用小剂量药物长期维持。

患者治疗后如发热等症状持续存在应考虑是否存在梗阻、结石等其他原因引起的继发肾盂肾炎,应积极治疗原发病,解除梗阻。

急性肾盂肾炎单纯症状的好转和消失不能作为治愈的依据,应在停用抗生素后重复进行尿细菌培养,确定是否继续存在感染。

2. 中医治疗

(1)内治法

①膀胱湿热

【证候】小便频急不爽,尿道灼热刺痛,尿黄混浊,小腹拘急,腰痛,寒战发热,大便干结,舌红苔黄腻,脉滑数。

【治则】消热利湿通淋。

【方药】八正散加减。

【加减】腹胀者重用生大黄 12g 并加用枳实 12g,厚朴 12g 以通腑泻热;若伴见寒热、口苦、呕恶者可合用小柴胡汤以和解少阳;若湿热伤阴者去大黄,加生地 12g,知母 12g 以滋阴消热;血尿者选大小蓟各 12g、白茅根 15g 以清热止血。

②阴虚湿热

【证候】尿频不畅、解时刺痛,腰酸乏力,午后低热,手足烦热,口干口苦,舌红,苔薄黄,脉细数。

【治则】滋阴清热,利湿通淋。

【方药】知柏地黄汤加减。

【加减】若见骨蒸潮热,热者,加青蒿 15g(后下),鳖甲 30g(先煎);若目华干涩者加用枸杞子 15g,菊花 12g;小便不利者加车前草 15g,刘寄奴 15g;有结石者加用金钱草 30g,鸡内金 15g。

③脾肾两虚,湿热内蕴

【证候】尿频,余沥不尽,少腹坠胀,遇劳则发,腰酸,神疲乏力,双足轻度浮肿,面色苍白,舌质淡,苔薄白,脉沉细或细弱。

【治则】健脾益气,除温清热。

【方药】无比山药丸加减。

【加减】脾虚气陷,肛门下坠,少气懒方者,加用党参 15g,黄芪 15g,白术 12g,升麻 6g;面色苍白,手足不温,腰膝无力,舌淡苔白润,脉沉细数者,少佐肉桂 2.5g 等温补肾阳之品;夹瘀血者加丹参 15g,赤芍 12g,蒲黄 10g;湿热明显者加珍珠草。

④肝郁气滞

【证候】小便涩滞、淋漓不宣,少腹满痛,苔薄白,脉多沉弦。

【治则】疏肝理气。

【方药】沉香散加减。

【加减】胸闷胁胀者，可加用青皮 12g，乌药 12g，小茴香 6g 以疏通肝气；日久气滞血瘀者可加用红花 12g，赤芍 12g，川牛膝 12g 以活血行瘀。

(2)中成药

膀胱湿热证：八正散合剂、三金片、清开宁冲剂。

阴虚湿热者：知柏地黄丸合三金片、黄芪注射液。

脾肾两虚者：龟鹿补肾液、黄芪注射液。

肝郁气滞者：逍遥丸合三金片。

(3)外治法：药浴疗法。淋浊洗剂：生大黄 30g，防风、大青叶、川椒、艾叶各 12g，煎汤洗浴阴部。每日 2～3 次，12 周为 1 疗程。用于各种淋症的辅助治疗。

(四)预后

急性肾盂肾炎经及时治疗，一般无并发症。如治疗失当或伴有畸形、梗阻、结石等其他病变，易变为慢性。中毒性休克、急性肾乳头坏死是严重的并发症。

三、男性生殖系感染

前列腺炎

前列腺炎是男性生殖系统最常见的炎症性疾病，约占泌尿外科门诊就诊患者的 25%。该病多见于中青年人，部分老年人可因前列腺增生发生尿路梗阻而并发该病。

该病在临床上按急性和慢性、特异性和非特异性、细菌性和非细菌性等分类方法，分为急性细菌性前列腺炎、慢性细菌性前列腺炎、慢性非细菌性前列腺炎和前列腺痛 4 种。其中慢性非细菌性前列腺炎是最常见的发病类型。该病以会阴小腹坠胀隐痛、尿频、尿急、尿痛、排尿不适等为主要表现。急性细菌性前列腺炎以急性发病，伴发热、寒战、全身酸痛乏力等全身中毒症状为特点；慢性前列腺炎多数没有急性发病史，而表现为病程迁延，反复发作，缠绵难愈。各种类型前列腺炎的发病率各家报道有极大的差异，Brunner 报道 600 例前列腺炎，其中细菌性者占 5%，非细菌性者占 64%，前列腺痛占 31%；而 Weidmer 报道了 1451 例前列腺炎，认为非细菌性者占 90%以上。

近年来的研究认为，该病不是单一的炎症性疾病，而是具有前列腺炎症状的、有独特发病形式和临床特点的综合征。

中医文献中有“白浊”、“肾虚腰痛”、“劳淋”、“白淫”等病名，根据其发病的证候特点当属该病。近年来的中医外科教科书多数统称为“精浊”，如急性前列腺炎化脓则称为“穿裆发”。

(一)病因病理

1. 西医病因病理

(1)病因：包括感染性因素和非感染性因素。

1)感染性因素：致病细菌感染是导致前列腺炎的最常见因素。常见的致病菌有大肠杆菌、葡萄球菌、链球菌等；其他常见致病微生物也常在前列腺液中被检出，如淋球菌、沙眼衣原体、支原体、念珠菌、滴虫等。急性细菌性前列腺炎多在劳累、饮酒、性生活过于频繁后发生，部分患者继发于慢性前列腺炎。细菌性前列腺炎的感染途径包括：①经尿道逆行感染，致病菌可经前尿道逆行向上感染前列腺；②经血液感染，引起机体其他部位急性感染的致病菌，可经血液循环传播到前列腺而发病；③经淋巴感染，盆腔器官如下尿路、直肠、结肠等炎症感染的致病菌可经淋巴管而感染前列腺；④由周围组织蔓延感染，如引起后尿道或上尿路等部位感染的致病菌直接蔓延至前列腺；⑤急性前列腺炎治疗不彻底，可导致前列腺反复感染而演变成慢性前列腺炎；⑥医源性因素，留置尿管，经尿道进行器械操作或患有膀胱炎及尿道炎时，细菌或含有细菌的尿液经后尿道和前列腺导管逆流至前列腺。经直肠或经会阴前列腺穿刺，细菌可直接或通过淋巴管入前列腺，也可导致急性前列腺炎发生。

2)非感染性因素：多见于各种原因引起的前列腺反复或不间断地充血、水肿。常见的发病因素有：①饮酒因素，如过度饮酒、过食刺激性食物；②性生活因素，如过度性生活、性交中断、频繁手淫；③会阴部长期直接受压，如长途骑车、久坐等。

(2)病理：急性前列腺炎的炎症反应导致部分或整个腺体明显炎症，腺泡内及周围聚集多形核细胞，伴有不同程度的淋巴细胞、巨噬细胞、浆细胞的组织浸润，腺管上皮细胞有增生和脱屑。炎症进一步发展，前列腺管和腺泡水肿及充血更加明显，前列腺小管和腺泡可形成小型脓肿；重症患者在后期小脓肿可融合或增大形成前列腺脓肿。炎症可扩散至附睾，引起附睾炎。大部分病例经治疗缓解，部分转变为慢性前列腺炎或前列腺脓肿。

慢性前列腺炎的病理变化为腺泡、腺管及间质的炎症，有浆细胞、巨噬细胞和区域性淋巴细胞聚集，腺叶中纤维组织增生明显。部分患者腺管可被阻塞而引流不畅，导致腺泡扩张；后期腺体破坏而纤维化。前列腺纤维化严重者可出现腺体萎缩，累及后尿道可致膀胱颈硬化。腺体可因纤维化而质地变硬，体积缩小。前列腺组织内有钙化或微结石产生，前列腺被膜增厚。

2. 中医病因病机　中医认为该病的发生与思欲不遂、房劳过度、嗜酒贪杯、恣情纵欲、感受外邪引起相火妄动；或忍精不泄，肾火离经郁而不散，离位之精化成白浊；或酒色劳倦，致脾胃受损，湿热下注，酝酿败精瘀阻；或房事不节，精室空虚，湿热之邪内侵瘀滞精道；湿热下注，蕴结下焦，侵犯精室，导致膀胱气化失司，水道不利；湿热日久，致精道精室气滞血瘀，浊瘀败精阻于精室；热盛伤阴，肾阴亏损，相火亢盛，内蕴精室；肾气衰弱，肾精亏虚，经脉失养或封藏失职，皆可导致该病。该病以肾虚为本，邪实为标。病理因素包括湿热、瘀血、痰浊。临床以实证、热证多见。

(二)临床表现

该病以尿频、尿急、尿痛、排尿不尽感或尿道灼热不适，或在排尿终末或大便时尿道口滴出少量乳白色前列腺液，或伴有会阴、小腹等处坠胀隐痛不适等为主要临床表现。

1. 急性细菌性前列腺炎

(1)全身症状：起病突然，发热，寒战，虚弱乏力，恶心，厌食，血液中白细胞计数明显升高。

(2)局部症状：腰骶部、会阴或耻骨上、腹股沟处坠胀、疼痛，排便或久坐后加重，可向腰背、下腹部、大腿根部放射。

(3)尿路症状：尿频、尿急、尿痛，尿滴沥、排尿不尽及尿道脓性分泌物，排尿时尿道灼热感，尿线变细或中断，甚至出现尿潴留。可出现初始血尿、终末血尿或全程血尿，多为镜下血尿。用力排便时尿道口溢出白色黏液。

(4)直肠症状：直肠胀满，里急后重，用力排便时肛门疼痛。

(5)性功能障碍：性欲减退，阳痿，血精，性交痛等。

(6)前列腺触诊：可触及肿大前列腺，触痛明显，整个或部分腺体坚韧。按摩前列腺可自尿道口引出前列腺液，其中有大量白细胞或脓细胞及含脂肪的巨噬细胞，培养可有细菌生长。

2. 慢性前列腺炎

(1)疼痛：程度较轻，多为胀痛、隐痛，主要在会阴及腹股沟部，可放射至阴茎、睾丸、耻骨上或腰骶部，有时射精后疼痛和不适症状加剧。

(2)尿路症状：轻度尿频、尿急、尿痛，夜尿次数增多，排尿时尿道内有异常感觉，如发痒、灼热、排尿不净。

(3)尿道口滴白：多在排尿终末或用力排大便时尿道口溢出白色黏液，或在晨起及运动后发生尿道口滴白。

(4)性功能障碍：可伴有阳痿，早泄，血精，性欲减退，性交痛，不育等。

(5)神经衰弱症状：头晕耳鸣，失眠多梦，神疲乏力，腰痛或腰膝酸软，健忘，精神抑郁，自信心减弱等。

(6)其他症状：虹膜炎、关节炎、神经炎等。

(7)前列腺触诊：腺体大小多正常或稍大，两侧叶不对称，或表面触及小结节，中央沟存在。严重时，前列腺压痛阳性，腺体硬度增加或腺体缩小。

(8)前列腺痛：凡有上述排尿症状和骨盆区疼痛应考虑前列腺痛的可能。

(三)实验室与其他检查

1. 尿三杯试验　将一次排出的尿液分成3份，最初10～15ml尿为第一杯，中间为第二杯，最后10ml为第三杯。离心后，取各自沉淀作显微镜检查。前列腺炎患者第一杯尿有碎屑和脓尿；第二杯较清晰；第三杯混浊，其中细菌和白细胞增多。

2. 前列腺液检查　直肠指检按摩前列腺取得前列腺液，于显微镜下检查，每高倍视野白细胞10

个以上或少于10个，伴有成堆脓球，卵磷脂小体减少。为避免感染扩散引起败血症和泌尿系逆行感染，急性期不宜作前列腺按摩。

3. 前列腺液pH值测定　正常前列腺液的pH值为6～7，呈弱酸性。慢性前列腺炎时，pH值明显升高。

4. 细菌学检查　取前列腺液进行细菌培养，可以鉴别细菌性和非细菌性前列腺炎。为避免尿道污染的混淆，可采用分段尿及前列腺液作细菌培养加计数。尿道口常规消毒后，取初段尿10ml为标本VB_1，中段尿为标本VB_2，按摩前列腺取前列腺液为标本EPS，再排尿10ml为标本VB_3。4种标本分别作细菌培养加计数。细菌性前列腺液患者EPS和VB_3的细菌计数高于VB_1和VB_2；非细菌性前列腺炎患者的4种标本均无细菌。

5. 免疫学检查　急性前列腺炎患者前列腺液IgA和IgG水平增高，慢性前列腺炎患者的前列腺液IgA增加最明显，其次为IgG。若治疗有效，则患者前列腺液中的IgA和IgG水平可逐渐降低。

(四)诊断和鉴别诊断

1. 诊断要点

(1)西医诊断要点

1)急性前列腺炎的诊断：以局部症状为主，急性期禁忌作前列腺按摩，以免引起菌血症。可作尿细菌培养及药物敏感试验。

局部症状：以尿频、尿急、尿痛为主，伴有会阴部胀痛不适、小腹隐痛、肛门坠胀或里急后重感，甚或出现排尿困难或急性尿潴留。

直肠指检：前列腺饱满，有明显触痛，局部温度增高。

全身症状：起病急，可伴有发热、寒战等症状。

B超：可见前列腺增大，内部回声不均匀。

2)慢性前列腺炎的诊断：缺乏统一标准。应全面掌握详细病史、症状与体征，结合实验室检查，综合分析方可作出准确诊断。必要时作细菌学检查、B超、组织学检查、膀胱镜检查、尿流率检查等以辅助诊断。

(2)中医辨病与辨证要点

辨病要点：该病以尿频、尿急、尿痛、排尿不尽感或尿道灼热不适，或在排尿终末或大便时尿道口滴出少量乳白色前列腺液，或伴有会阴、小腹等处坠胀隐痛不适等为主要临床特点。

辨证要点：尿频、尿急，尿道灼热刺痛感明显，伴发热、恶寒，头痛身楚为湿热下注证。若以少腹、会阴、睾丸坠胀疼痛，排尿不畅为主要表现者多为气滞血瘀证。若排尿或大便时有白浊，伴腰膝酸软，头晕目眩，失眠多梦，五心烦热，遗精或血精，多为肾阴亏虚证。若小便频数，淋漓不尽，伴阳痿早泄，腰膝酸软，手足不温，为肾阳不足证。

2. 鉴别诊断

(1)膀胱炎和慢性尿道炎：单纯性膀胱炎在男性并不多见，慢性尿道炎和膀胱炎虽有尿频、尿急、尿痛等尿路刺激症状，但经直肠指检前列腺正常，前列腺按摩液镜检及培养阴性。分段尿细菌定位培养能帮助诊断。

(2)前列腺增生症：也有尿频、尿急等症状，但伴有排尿困难、尿线变细，残余尿增多。该病多发生于50岁以上老年人，但部分患者有时也可并发前列腺炎。直肠指检及影像学检查可以鉴别。

(五)治疗

前列腺炎的临床表现极为复杂，患者的个体差异较大，故对该病的治疗主张采取综合治疗，并需配合调护才能提高疗效。

1. 中医治疗　该病的临床证候错综复杂，其证候常相互兼夹，初期以实证居多，湿热瘀阻互为胶结者多见，治以祛邪为主；病久则虚实夹杂，治宜攻补兼施。临证时须按辨证求因的准则，辨病与辨证相结合，分清主次，辨证用药。临证时抓住急性期以实证为主，慢性期以肾虚为本，湿热为标，瘀滞为病理变化的病机特点。

(1)辨证论治

①湿热下注

【证候】尿频、尿急、尿痛，尿道灼热感，排尿不利，尿末或大便时滴白，会阴、少腹、睾丸、腰骶部坠胀疼痛；伴发热、恶寒、头痛身楚等；舌质红，苔黄腻，脉弦滑或数。

【治法】清热利湿。

【方药】八正散或龙胆泻肝汤加减。

②气滞血瘀

【证候】病程长，少腹、会阴、睾丸坠胀疼痛，感觉排尿不净;指诊前列腺压痛明显,质地不均匀,可触及结节;舌质暗或有瘀斑,苔薄白,脉弦滑。

【治法】活血化瘀,行气止痛。

【方药】前列腺汤加减。

③阴虚火旺

【证候】排尿或大便时有白浊,尿道不适,腰膝酸软,头晕目眩,失眠多梦,五心烦热,遗精或血精;舌质红,少苔,脉细数。

【治法】滋阴降火。

【方药】知柏地黄汤加减。

④肾阳亏虚

【证候】小便频数,淋漓不尽,阳痿早泄,腰膝酸软,手足不温;舌淡胖,苔白,脉沉细。

【治法】温补肾阳。

【方药】济生肾气丸加减。

(2)外治法

1)前列腺按摩:对慢性前列腺炎行前列腺按摩可改善局部血运,排出腺体内炎性分泌物。每周1次,动作宜轻柔,切忌暴力挤压。但急性前列腺炎患者禁用。

2)熏洗坐浴疗法:采用温水或中药汤剂坐浴,可促进盆腔的血运,改善局部微循环,促使炎症吸收,对改善前列腺充血有肯定疗效。一般用42～46℃温水坐浴,每日2次,每次20分钟,20天为1疗程。

3)药物离子透入疗法:选择高敏、广谱抗生素或中药制剂,经直肠内或耻骨联合上直流电药物导入治疗慢性前列腺炎,疗效满意。

4)其他:如针灸、敷贴疗法、直肠内给药法和物理疗法等。

2. 西医治疗

(1)一般治疗:合理安排生活起居,避免久坐、长途骑车,注意劳逸结合。加强身体锻炼,以增强体质。注意饮食,不吃辛辣刺激性食物,禁烟戒酒,并适量多饮水,保持大便通畅。性生活应有规律,避免过度性冲动。

(2)药物治疗

1)抗生素治疗:急性细菌性前列腺炎患者对抗生素治疗多数有效。首选复方新诺明(TMP-SMZ),该药能在前列腺液中保持较高的浓度,抗菌效果显著。喹诺酮类抗生素治疗慢性前列腺炎效果较好,此类药物抗菌谱广,前列腺内浓度比血清高。如疗效不满意,应根据细菌培养及药敏结果及时更改治疗药物。抗菌治疗不能满足于体温正常、症状消失,疗程应至少持续2周。

2)对症治疗:膀胱刺激征明显或疼痛剧烈者,给予解痉止痛药如普鲁本辛、托特罗定等;α受体阻滞剂如特拉唑嗪、阿夫唑嗪、坦索罗辛也能减轻膀胱刺激症状。

(3)手术治疗:如出现急性尿潴留,可行耻骨上膀胱穿刺造口引流;如并发前列腺脓肿,应经会阴作引流。

(4)心理治疗:解释病情以增强患者信心,消除其顾虑,必要时应用镇静剂或抗抑郁药如左洛复等。

(六)预防与调护

慢性前列腺炎的发生与性行为、生活起居及饮食不节等密切相关。即使在治疗过程中,亦需患者在生活和饮食调节等方面密切配合,才能取得较好效果,否则易于复发或加重病情。

1. 生活调理

(1)性生活既不可过于频繁,亦没必要禁止,宜根据各人的病情、体力、精神和营养状态而行,一般以1～2周1次为宜。尤其要避免频繁的性冲动,不可在性生活时忍精不放,戒除手淫等不良习惯。前列腺炎急性期不宜过性生活;若前列腺液培养有细菌者,应戴避孕套,或经过治疗后细菌培养阴性再过性生活。若为性传播性疾病,未治愈前也不宜过性生活,以免交叉感染。

(2)平时要防止熬夜和过分疲劳,尤其是过分疲劳的情况下不宜勉强过性生活。

(3)不宜久坐,不宜长途骑自行车、开车,避免长时间坐在阴冷潮湿的地方;职业司机、厨师或高温作业者要尽量避免外阴长时间温度过高或定时采用降温措施,包括适当多喝水,增加尿量或外出走动放松等。

(4)保持外阴清洁、干燥,内衣裤不宜过窄;宜每天清洁包皮,合并有包茎或包皮过长者要及时手术治疗。

2. 饮食调节　饮食宜清淡,忌食辛辣、肥甘厚味,禁酒,以免滋生湿热。前列腺炎以实证居多,如湿热瘀阻或虚实夹杂以实邪为主者，忌食参茸、炖品、壮阳食物及油炸烧烤烟熏食品、羊肉、狗肉等温补壮阳或虾蟹等腥辛助湿之品。

3. 精神调理 慢性前列腺炎的临床症状复杂多变，且易反复发作缠绵难愈，部分患者并有性功能紊乱、不育症等，患者往往都存在一定的思想顾虑。因此，治疗过程中除了选择适合的治疗方案之外，正确地进行心里疏导十分重要。既要避免过分渲染该病的危害性及神秘性，又要避免轻视对待，简单处理。鼓励患者树立战胜疾病的信心，克服日常生活中的不良习惯，配合治疗。

（七）预后与转归

前列腺炎的预后与转归，与病情轻重、治疗迟早及是否得当、生活与饮食调理等因素有关。

急性前列腺炎如能给予及时有效的治疗，康复较快，而如果失治、误治，也可转为慢性前列腺炎，经久难愈，反复发作。转归主要取决于虚实的变化。

慢性非细菌性前列腺炎通过对症处理预后良好。该病的主要危害是患者因忧虑带来的精神症状，因此除治疗前列腺炎外，心理疏导也很重要。在该病的治疗过程中配合心理治疗，中医中药及其他调护手段，包括饮食和生活方式的改变，才能获得症状的持久改善。

急性附睾、睾丸炎

临床上，急性附睾和睾丸炎症性病变常互相影响，难以截然分开，故常合称或单称一种，如急性附睾、睾丸炎，或急性附睾炎，或急性睾丸炎。

中医认为急性睾丸炎属于“子痈”、“子痛”范畴，急性腮腺炎性睾丸炎则属“卵子瘟”范畴。虽然流行性腮腺炎本身是一种良性自限性的病毒感染性疾病，但14%～35%的成人患者可并发急性睾丸炎。腮腺炎性睾丸炎多为单侧发病，但16%～30%的病例可累及双侧。该病可导致睾丸萎缩及睾丸生精功能的永久性、不可逆的破坏，从而引起不育。

（一）病因病理

1. 西医病因病理

(1)病因：急性细菌性睾丸炎常发生于尿道炎、膀胱炎、前列腺摘除术后及长期留置尿管等，也可继发于全身其他部位的感染。常见的致病菌有大肠杆菌、变形杆菌、葡萄球菌、粪链球菌和绿脓杆菌等。感染途径包括：

1)逆行感染：致病菌经输精管逆行进入睾丸引发炎症，常继发于上尿路感染、后尿道炎、前列腺炎及精囊炎。长期留置导尿管或尿道器械操作也可引起细菌逆行感染导致睾丸炎。

2)尿液逆流：开放性前列腺切除术或经尿道前列腺电切术后，由于射精管向前列腺窝开口，排尿时压力增高而使尿液经输精管逆流至附睾、睾丸，引发睾丸炎症。

3)淋巴感染：致病菌经淋巴管进入输精管的壁层和外鞘，进而感染睾丸。

4)血行感染：全身各部位的感染致病菌可通过血液循环进入睾丸，导致睾丸感染。

5)急性非特异性睾丸炎：炎症累及睾丸形成睾丸炎。

细菌感染后睾丸的实质出现炎症肿胀。由于受致密坚韧的睾丸白膜的限制，睾丸内张力明显增高，可使睾丸血供受损：一方面致使曲细精管上皮受损；另一方面可继发睾丸萎缩，促使睾丸脓肿的形成。生精功能通常被损害甚至丧失，但仍有可能保存内分泌功能。

急性病毒性睾丸炎发病前常有其他部位的病毒感染症状。该病可由柯萨奇病毒、虫媒病毒引起，但最常见的致病微生物是副黏液病毒。副黏液病毒经呼吸道传播，引起流行性腮腺炎。病毒性睾丸炎一般在流行性腮腺炎发病后3～4天发病。

慢性睾丸炎多由急性非特异性睾丸炎治疗不彻底转变而来，也可由其他致病因素引起。

(2)病理：急性非特异性睾丸炎时，睾丸可呈不同程度肿大、充血，张力增高，阴囊壁可出现水肿。镜下睾丸可见散在局灶性坏死，多核白细胞浸润。曲细精管有炎性出血、坏死，严重者见化脓性病灶，甚至相互融合形成睾丸脓肿。

腮腺炎性睾丸炎时，可见睾丸明显肿大，呈蓝色，间质水肿，血管扩张；镜下可见大量分叶核粒细胞、淋巴细胞、巨噬细胞浸润，曲细精管扩张，腔内有炎性细胞。严重者睾丸实质局部缺血，生精上皮发生不可逆的玻璃样变和纤维化，睾丸发生萎缩；

睾丸间质细胞一般完好，故分泌功能存在而不影响第二性征，也可不影响性功能。

慢性睾丸炎睾丸组织纤维化或硬化萎缩，曲细精管基底膜呈玻璃样变或退行性改变，生精上皮细胞消失，其周围组织硬化，并可形成小的增生灶。

2. 中医病因病机　该病可由外感湿热或寒湿之邪，或饮食不调，嗜食辛辣肥腻之品，以致湿热内生；或房事不节，或情志不舒，肝郁化火，或跌仆伤损等引起。

外感寒湿之邪，阻塞脉络，气血阻滞于宗筋，致肾子肿胀疼痛；或由外感温热毒邪，侵犯少阳经脉，引起腮腺肿痛。邪毒循经传至足厥阴肝经，滞留宗筋入侵肾子并发睾丸肿痛；或房事不节，强力入房，或跌仆伤损，以致气血瘀滞，瘀结肾子；或情志不舒，肝气郁结，以致气机不畅，瘀结于肾子而成结块。

该病与肝肾关系密切，病位在肾子。若湿热之邪，下注肾子，阻滞经络，以致气滞血瘀，则肾子肿胀疼痛。湿热蕴结化火，或火毒炽盛，热壅肉腐，发为脓肿，可见阴囊红肿，睾丸肿痛剧烈。

(二)临床表现

该病可发生于任何年龄，发病前可有畏寒、低热、全身不适等症状。

1. 急性非特异性睾丸炎　急性发病，多发生在一侧睾丸。患侧睾丸肿胀疼痛，程度由轻微不适到剧烈疼痛不等；疼痛可向同侧腹股沟及下腹部放射，阴囊皮肤可见发红、肿胀。常伴有寒战、高热及恶心、呕吐等症状，并可有头痛、全身肌肉酸痛等不适。检查可见患侧睾丸肿大，触痛明显，严重者阴囊皮肤出现红肿、灼热。炎症波及同侧精索，可引起精索肿胀、触痛；部分患者同侧腹股沟淋巴结也可肿大。成脓后阴囊可触及波动感，溃烂后容易形成睾丸皮肤窦道。睾丸急性炎症期通常为1周，经治疗后肿胀疼痛可逐渐减轻，但部分患者1～2个月后可出现不同程度的睾丸萎缩。

2. 腮腺炎性睾丸炎　临床表现与非特异性睾丸炎类似，症状较轻。常在腮腺炎后4～7天发病，可由单侧累及双侧。如无合并细菌感染，该病不致化脓；伴鞘膜积液时，透光试验阳性。

(三)实验室与其他检查

1. 血常规　急性非特异性睾丸炎急性期白细胞总数升高，可达$20\times10^9/L$，中性粒细胞百分比升高。腮腺炎性睾丸炎白细胞可不升高。

2. 尿常规　细菌感染者急性期可见白细胞和脓细胞，慢性期合并前列腺炎时可见白细胞。细菌感染者尿液及鞘膜液培养多为阳性。

3. 影像学检查　超声检查可显示阴囊内容物的解剖影像，有助于了解睾丸肿胀程度及炎症范围，并与其他疾病鉴别；彩色多普勒可见睾丸动脉血流增强。

4. 其他检查　血清免疫荧光抗体检测血清中腮腺炎病毒抗体，对腮腺炎性睾丸炎的诊断有积极意义。

(四)诊断和鉴别诊断

1. 诊断要点

(1)西医诊断要点：结合典型临床表现及实验室检查多可做出诊断。急性非特异性睾丸炎全身症状以起病急、发热、寒战为主；局部症状以睾丸肿大、疼痛、灼热，疼痛放射至同侧下腹部及腹股沟为特征。血常规检查示白细胞总数明显升高。急性腮腺炎性睾丸炎白细胞总数可不升高。慢性非特异性睾丸炎一般症状较轻，需结合病史、体征做出诊断。睾丸炎的诊断应结合病史及临床表现，腮腺炎与附睾炎病史对其诊断有参考价值。

(2)中医辨病与辨证要点

辨病要点：该病的主要特点是患侧睾丸肿胀疼痛，疼痛可向同侧腹股沟及下腹部放射。检查可见患侧睾丸肿大，触痛明显。严重者阴囊皮肤出现红肿、灼热。

辨证要点：患侧睾丸局部灼热肿痛明显者多为肝经湿热下注证。若睾丸肿痛剧烈，阴囊红肿灼热按之应指，伴高热，多为火毒炽盛证。若脓出清稀、溃口凹陷，兼有潮热盗汗者则多为阴液亏虚证。若睾丸肿胀经久不消，疼痛隐隐，或遇冷加剧，为寒湿凝滞证。

2. 鉴别诊断

(1)睾丸扭转：常发生于青少年，可有剧烈活动史。局部症状明显，患侧睾丸精索剧烈疼痛，放射至同侧下腹部及腹股沟，阴囊皮肤可红肿发热。全身症状较轻，体温及白细胞偶有升高，尿常规检查正常。体检可见患侧睾丸上移，有明显压痛，附睾不在正常位置，阴囊抬高试验阳性。两者后期均可引起睾丸缺血而难以鉴别。局部B超检查有助于鉴别，必要时应及时手术探查。

(2)结核性睾丸炎：多为慢性，附睾逐渐增大，疼痛不明显。寒性脓肿破溃后形成的窦道可长期不愈。

(3)睾丸肿瘤：多表现为无痛性肿块，无急性炎症病史，起病缓慢。肿瘤内出血时可引起睾丸及附睾疼痛。触诊睾丸肿块质地坚硬，有沉重感。尿及前列腺液常规检查可正常。B超可见睾丸有实质性包块，HCG、甲胎蛋白(AFP)等肿瘤标志物呈阳性反应，活体组织病理检查可确定诊断。

(4)嵌顿性疝：腹股沟斜疝坠入阴囊引起嵌顿时，需与睾丸炎鉴别。疝块常在剧烈活动后嵌顿不能回纳，睾丸无肿胀触痛。

(5)附睾炎：睾丸炎与附睾炎之间也应注意鉴别，但睾丸炎常与附睾炎同时存在。急性附睾炎的主要病理变化在附睾，病变多首先在附睾尾部发生，继而发展蔓延至整个附睾及睾丸。局部症状明显，全身症状较轻，常有排尿异常症状。尿常规可见白细胞或脓细胞，前列腺液培养可有细菌生长。在早期炎症尚未波及睾丸时易与睾丸炎鉴别，炎症未控制累及睾丸时则形成急性附睾睾丸炎。

(五)治疗

该病起病较急，多于短时间内出现局部症状，部分合并有全身表现，因此治疗上以抗炎消肿止痛为主。

1. 中医治疗　睾丸为肾所主，足厥阴肝经循会阴、络阴器，故该病与肝肾二经关系密切。

(1)湿热下注

【证候】一侧或两侧睾丸肿胀疼痛，患侧阴囊皮肤红肿疼痛，痛引小腹；伴恶寒发热，头痛，口渴；舌质红，苔黄腻，脉滑数。

【治则】清热解毒，化湿消肿。

【方药】龙胆泻肝汤加减。

(2)火毒炽盛

【证候】睾丸肿痛剧烈，阴囊红肿灼热，若脓成则按之应指；高热，口渴，小便黄赤短少；舌质红，苔黄腻，脉洪数。

【治则】清火解毒，活血透脓。

【方药】仙方活命饮加减。

(3)脓出毒泄

【证候】脓液溃出，色黄质稠，睾丸肿痛减轻，热退或仍微热；或脓液清稀，创口不收，身困乏力；舌质红，苔白，脉细或细数。

【治则】益气养阴，清热除湿。

【方药】滋阴除湿汤加减。

(4)寒湿凝滞

【证候】睾丸坠胀隐痛，遇寒加重，自觉阴部发凉；可伴腰酸、遗精；舌质淡，苔白润，脉弦紧或沉弦。

【治则】温经散寒止痛。

【方药】天台乌药散加减。

2. 西医治疗　针对病因进行治疗，控制感染，促进炎症消散吸收，避免炎症扩散，减轻局部症状。

(1)一般治疗：急性期应卧床休息，托起阴囊，口服止痛退热药物，避免性生活与体力活动；慢性期合并前列腺炎的患者，可配合采用热水坐浴等疗法。注意保持会阴部清洁，避免睾丸损伤。

(2)药物治疗

1)抗菌药物治疗：对细菌性睾丸炎应全身应用抗菌药物，并根据细菌培养及药敏试验选择有效抗生素，足量应用，以控制感染。常用抗生素有青霉素、氨苄青霉素、复方新诺明等。腮腺炎性睾丸炎以对症治疗为主，抗生素治疗无效，但可预防继发细菌感染。

2)对症药物治疗：高热伴中毒症状明显者应加用激素治疗，必要时用退热止痛药。

(3)其他疗法：早期可用冰袋冷敷患侧阴囊，以缓解症状；后期用热敷，以加速肿胀吸收消退。睾丸疼痛剧烈的患者可用0.5%利多卡因行患侧精索封闭。

(六)预防与调护

1. 急性期应卧床休息，用阴囊托或丁字带托起阴囊，局部冷敷有一定效果。必要时可用0.5%普鲁卡因封闭患侧精索。

2. 急性腮腺炎发病后早期给予流行性腮腺炎

康复血清，可减少睾丸炎的发生。1岁以后应用流行性腮腺炎稀释病毒疫苗可有效预防腮腺炎。

3. 发病期间忌食辛辣油腻煎炒食物。

4. 急性感染期禁止性生活，慢性期也应节制性生活。

5. 若腮腺炎未愈，应隔离患者至腮腺完全消肿为止。在腮腺炎流行期间或接触过患者，可采用板蓝根、金银花，水煎服，每日1剂，连服3天，有一定预防作用。

（七）预后与转归

化脓性睾丸炎如治疗及时，用药恰当，正气不虚，一般都能及时治愈，预后良好。但如果失治误治，正气素虚，或为痰湿、湿热、瘀血体质，且地处潮湿、气候炎热、卫生条件差，则容易转为慢性睾丸炎，缠绵不愈，甚至引起整个睾丸坏死，影响生育能力。

腮腺炎性睾丸炎为流行性腮腺炎的主要并发症，好发于学龄前及学龄期儿童，2岁以下较少发病。这种病毒除嗜腮腺而致病外，还对生殖器官、神经组织、胰腺等有一定的侵犯率，男童病毒性睾丸炎的发生率颇高；如果成人罹患，则发生率更高。一般在腮腺炎发病后1周左右，偶尔也可在腮腺肿胀前或同时发病，多侵犯一侧睾丸，也有双侧同时罹患者。病程持续1～2周，经过治疗后阴囊及睾丸肿痛症状多在1周内缓解。30%～50%的睾丸炎症愈后出现不同程度的睾丸萎缩，睾丸萎缩可在发病数月至数年后出现，双侧发病者可导致无精症而引起不育。

慢性附睾炎

慢性附睾炎相当于中医所称的慢性子痈，可以由急性附睾炎迁延而来，但多数患者可无明显的急性附睾炎发作史。少数患者可呈现附睾炎反复发作的病史。

（一）病因病理

1. 西医病因病理

(1)病因

1)感染性因素：主要为大肠杆菌、变形杆菌、葡萄球菌、肠球菌及绿脓杆菌等。亦可由病毒、支原体、衣原体感染等引起。一般认为通过输精管管腔进入附睾，亦有人认为是通过淋巴系统入侵。致病病原体通过尿道进入尿路可以导致尿道炎、膀胱炎或前列腺炎，由此穿过淋巴系统或输精管侵入附睾和睾丸。细菌或病毒可通过扁桃体炎、牙齿感染或全身感染（肺炎、感冒等）进入血流导致附睾炎。

2)非感染性因素：①尿液反流，在精阜射精管开口处有防止逆流的瓣膜样机制。此机制已被证实。在附睾炎患者进行排尿膀胱尿道造影图时未见有造影剂逆流现象。射精管内直接用力注入液体时亦不常见有逆流，后者一般至输精管附睾交界处即止。正常输精管充满分泌物及精子，不易通过液体。加上正常情况下输精管的蠕动波通向精囊亦可防止逆流。一旦尿液逆流进入射精管及输精管后，可导致附睾炎发生；②损伤，患者常主诉附睾炎之前有阴囊损伤史，创伤后可有阴囊及附睾、睾丸血肿；③医源性因素，导尿管及器械损伤所致。尿潴留患者长期应用导尿管引流，21%～33%发生附睾炎或附睾睾丸炎。

(2)病理：慢性附睾炎的病理改变多局限于附睾尾部，具有明显的纤维组织形成，小管阻塞，有炎症细胞浸润。由于纤维增生使整个附睾硬化，组织学上看到广泛的瘢痕与附睾管闭塞，组织被淋巴细胞与浆细胞浸润。慢性附睾炎的附睾管闭塞常导致不育。

2. 中医病因病机

(1)病因

1)房事因素：房事不洁，或醉酒入房，外染湿热秽毒，或跌仆闪挫，肾子受损，经络阻隔，气血凝滞，郁久化热，发为该病。

2)饮食因素：过食辛辣炙煿，湿热内生，经络阻隔，气血凝滞，伤及肾子。

3)起居因素：郁怒伤肝，情志不畅，肝郁气结，经脉不利，血瘀痰凝，发于肾子，则为慢性子痈。

(2)病机

1)湿热下注，下迫扰精：外感六淫或过食辛辣，湿热内生，湿热循经下注，伤及肾子血络；湿热蕴结下焦，络破血伤，则会阴疼痛；湿热下注于阴部，故阴囊肿胀潮湿；湿热之邪影响膀胱气化则小便短赤，淋漓不尽。舌质红，苔黄腻，脉滑数或弦数，均为湿热内盛之象。相当于急性附睾炎兼有湿热表现者。

2)肝郁气结，气滞痰凝：郁怒伤肝，肝郁气结，经脉不利，血瘀痰凝，湿热内蒸，发于肾子，损伤肾子血络，致阴囊肿大，附睾头或附睾尾肿大，有触痛。湿热瘀阻，脉络不通，不通则病，故见阴囊、肾子胀痛不适，阴囊部隐痛、发胀、有下坠感，疼痛可放射至下腹部及同侧大腿根部，出现腰酸腿困，有时小便黄赤，射精时腹股沟部抽痛。可有急性子痈发作史。舌淡或有瘀斑，苔薄白或腻，脉弦滑。

(二)诊断和鉴别诊断

1. 诊断

(1)西医诊断：慢性附睾炎的诊断主要依据急性附睾炎病史，体格检查附睾肿大硬化，可以做出诊断。但确定诊断依赖病理学检查。

1)临床表现：该病可发生于任何年龄段，起病前多有过劳或饮食失宜情况。

A. 疼痛不适：起病缓慢，多为隐痛不适感，有时放射至腹股沟区及腰部，附睾有局限性压痛，可以出现局部发热、坠胀、尿道分泌物、全身不适等症状。急性发作时可有明显疼痛不适。

B. 硬结：多数患者附睾可触及硬结。

C. 前列腺炎：部分患者以慢性前列腺炎为主要临床表现。

2)实验室检查

A. 一般常规检查：血常规检查白细胞计数可有升高或不高，中性比可正常，血沉增快；尿常规检查可以发现脓细胞；中段尿尿沉渣及尿道分泌物可做革兰染色或细菌培养，并可以培养出病原体。儿童的附睾炎常伴有大肠杆菌或绿脓杆菌引起的尿路感染，因此尿液分析及尿培养对判定病原体尤为重要。

B. B型超声波检查：超声检查可显示阴囊内容物的影像，可显示附睾与睾丸肿胀及炎症的范围。

3)鉴别诊断

A. 结核性附睾炎：很少有疼痛及体温升高，多继发于身体其他部位结核，尤以肺结核为多见，附睾在触诊时可与睾九分清，输精管呈串珠状改变。前列腺凹凸不平，同时精囊增厚。尿液与前列腺液培养可找到结核杆菌。

B. 睾丸肿瘤：是一个无痛性肿块，若肿瘤生长迅速，营养血管破裂引起急性实质内出血，可使睾丸附睾发生疼痛。触诊时可将附睾肿块的质地与正常附睾相区别；前列腺液及尿液分析均正常。阴囊B超有助于鉴别诊断，如需确定诊断时可行手术探查并行活检。

C. 精索扭转：常见于青春期前儿童，30岁以上男性较少见。扭转早期附睾可在睾丸前侧扪及，睾丸常向上收缩。扭转后期附睾及睾丸均增大，并有压痛，托起阴囊则疼痛加重。多普勒血流图或核素扫描以资鉴别。

(2)中医辨证

1)湿热下注：湿热循经下注，伤从肾于血络；湿热蕴结下焦，络破血伤，则会阴疼痛；湿热下注于阴部故阴囊肿胀潮湿；湿热之邪影响膀胱气化则小便短赤。舌质红，苔黄腻，脉滑数或弦数，均为湿热内盛之象。相当于急性附睾炎有湿热表现者。

2)气滞痰凝：临床较多见于成人。湿热内煎，或损伤肾于血络，致阴囊肿大，附睾头或附睾尾肿大，有触痛，湿热瘀阻，脉络不通，不通则痛，故见阴囊肾子胀痛不适，阴囊部隐痛、发胀、下坠感，疼痛可放射至下腹部及同侧大腿根部，出现腰酸腿疼，有时小便黄赤，射精时腹股沟部抽痛；可有急性子痈发作史，多无全身症状。舌淡，苔薄白或腻，脉弦滑。

2. 鉴别诊断

(1)西医鉴别诊断

1)结核性附睾炎：很少有疼痛及体温升高，多继发于身体其他部位结核，尤以肺结核为多见，附睾在触诊时可与睾丸分清，输精管呈串珠状改变。前列腺凹凸不平，同时精囊增厚。尿液与前列腺液培养可找到结核杆菌。

2)睾丸肿瘤：是一个无痛性肿块，若肿瘤生长迅速，营养血管破裂引起急性实质内出血，可使睾丸附睾发生疼痛。触诊时可将附睾肿块的质地与正常附睾相区别；前列腺液及尿液分析均正常。阴囊B超有助于鉴别诊断，如需确定诊断时可行手术探查并行活检。

3)精索扭转：常见于青春期前儿童，30岁以上男性较少见。扭转早期附睾可在睾丸前侧扪及，睾丸常向上收缩。扭转后期附睾及睾丸均增大，并有压痛，托起阴囊则疼痛加重。多普勒血流图或核素扫描束以资鉴别。

(2)中医鉴别诊断

1)卵子瘟(腮腺炎性睾丸炎):睾丸肿痛,多继发于痄腮(流行性腮腺炎)之后,一般不化脓。

2)子痰(附睾结核):附睾触及结节,疼痛轻微,发病缓慢,常有泌尿系结核病史,输精管增粗,呈串珠样改变,溃破后形成窦道,有稀薄的豆渣样分泌物。

(三)治疗

该病起病较急,多于短时间内出现局部症状,部分合并有全身表现,因此治疗上以抗炎消肿止痛为主。

1. 西医治疗　慢性附睾炎件有急性发作时,应当用适当的抗菌药物治疗,但附睾的瘢痕往往阻碍抗生素进入附睾组织,改单纯应用抗生素治疗的效果往往不理想,可以采用中西医结合的治疗方法,效果较好。还可以采用一些物理疗法改善局部的血液循环并缓解症状。反复发作的慢性附睾炎,如合并慢性前列腺炎时的治疗,尤其是当慢性前列腺炎成为附睾炎反复发作的来源时,可以考虑结扎输精管。除了疼痛和生育问题外,慢性附睾炎预后尚可。

(1)抗生素治疗:慢性附睾炎的致病菌常由肠道细菌或绿脓杆菌引起,应按细菌培养及药物敏感试验结果来选择敏感的抗生素,可选择静脉给药,一般治疗1～2周后改为口服药2～4周。

(2)支持疗法:慢性附睾炎期间应注意休息和营养。

(3)外科治疗:慢性附睾炎经药物治疗后,一般病情稳定,个别患者发生化脓性附睾睾丸炎,可行附睾睾丸切除术。

2. 中医治疗

(1)湿热下注

【证候】湿热邪毒下注,蕴结二窍,则变生诸疾。主要表现为尿频,尿急,茎中热痛,尿液黄赤,血淋,白浊,阴囊红肿热痛,囊内积液,附睾、睾丸肿痛,外阴多汗味臊等,苔黄腻,脉滑数。

【治则】清热利湿,解毒消肿。

【方剂】用龙胆泻肝汤或八正散加减。龙胆草20g,栀子12g,柴胡10g,黄芩12g,黄柏12g,泽泻12g,车前子15g,滑石30g,当归10g,生地黄20g,甘草梢9g,大蓟、小蓟各15g。

方中龙胆草、栀子清热解毒利湿;柴胡疏肝理气;黄芩、黄柏清热燥湿;泽泻、车前子、滑石清利湿热,通利小便;当归、生地黄养阴凉血,并防苦燥伤阴;甘草梢调和诸药并引药下行至精室。加大蓟、小蓟等凉血止血。

【备用方剂】若湿热内盛为主者,则改用五味消毒饮加减。溺窍异常多为膀胱湿热,用八正散加减;精窍异常多为脾肾湿热,用程氏革薄分清饮加减;肝经湿热用龙胆泻肝汤加减。

【注意事项】此证型多见于慢性附睾炎急性发作期。

(2)血瘀痰凝

【证候】多见于成年人。主要表现为附睾肿大疼痛,可触及肿块,触痛明显,少腹、会阴胀痛,局部触痛明显,活动或站立时加重。疼痛可沿输精管放射至腹股沟及下腹部。苔白滑,脉涩。病久之后,主要表现为睾丸硬结,少腹、会阴、睾九胀痛或刺痛等。

【治则】行气活血,祛瘀止痛。

【方剂】方用桃红四物汤合蒲灰散加减。桃仁12g,红花9g,熟地黄15g,当归12g,白芍12g,川芍10,酿蒲黄15g,滑石12g,土茯苓15g,车前子15g,三七粉3g。

方中桃仁、红花祛痰化瘀止痛;四物汤养血活血;蒲黄止血活血;滑石清利湿热,诸药合用使湿热清,破血去,痰核消。湿热重者,可加土茯苓、车前子;阴虚火旺明显者,可加用二至丸;刺痛甚者加三七粉。

【备用方剂】知相地黄汤。气滞为主者,橘核九加减;血瘀为主者,抵当汤加减。

【注意事项】1)急性发作期:未成脓者,可用金黄散或玉露散水调匀,冷敷。病灶有明显波动感时切开引流。脓稠、腐肉较多时,可选九一丹或八二丹药线引流,脓液已净,外用生肌白玉膏。应配合使用抗生素。

2)慢性子痈:多应用中药内服+外用治疗,外用中药可以葱归塌肿汤坐浴或冲和膏外敷。

(四)预防与调护

1. 急性期应避免性生活,慢性期应减少性生活，避免重体力劳动；彻底治疗尿路感染及前列腺炎可预防非特异性附睾炎，必要时可行同侧输精管结扎以防止反复发作。

2. 治疗包茎、龟头炎、尿道狭窄等。急性期患者应卧床休息并托起阴囊；对切开排脓者要注意引流通畅，饮食宜清淡，忌烟酒辛辣炙煿腥膻之物。

（五）预后与转归

慢性附睾炎经正确诊断、治疗后，一般很少有并发症，少数慢性附睾炎患者症状迁延不愈，双侧慢性附睾炎则可使患者生育力下降甚或造成不育。

（谢建兴）

第五节　泌尿系、男性生殖系结核

一、概述

泌尿系、男性生殖系结核是结核杆菌侵犯泌尿、男性生殖器官引起的慢性特异性感染，与其他部位结核既有相同点，也有一些不同之处。

（一）流行病学

泌尿系、男性生殖系结核并不少见，约占全部肺外结核的14%，泌尿系、男性生殖系结核主要继发于肺结核，因而其发病情况与肺结核的控制状况密切相关。凡是肺结核控制良好的地区，泌尿系、男生殖系结核的发病率也较低。据统计，发达国家中有8%～10%的肺结核并发泌尿系结核，而在发展中国家这一比率高达15%～20%，可能与经济落后、医疗卫生水平低等因素有关。该病好发于20～40岁的青壮年，但近年来中老年患者相对增多。泌尿系结核患者中男性多于女性，两者之比约为2∶1。

结核病曾是人类死亡的主要病因之一。20世纪中叶以来，由于现代抗结核药物的应用，加上人们生活水平的提高，结核病在世界范围内得到有效控制。但自80年代中期开始，结核病疫情又有恶化趋势。结核病发病率在许多地区有所上升，泌尿系、男生殖系结核也不例外。造成这一局面的原因有很多，如大量耐药菌株的出现、人类免疫缺陷病毒（HIV）感染的流行等。HIV能破坏人体免疫系统，导致感染者容易罹患结核病。

（二）发病机制

泌尿系结核和男性生殖系结核的发病机制相似。结核病通常分为原发性结核病和继发性结核病。原发性结核病是指首次感染结核菌（原发性感染）引起的结核病；继发性结核病是指曾有过结核菌感染并已建立细胞免疫和变态反应后发生的结核病。泌尿系、男性生殖系结核基本上都属于后者，原发灶绝大多数在肺部。继发性结核病的发病既可以是外源性，也可以是内源性。外源性再感染即再次感染结核菌，多见于结核病疫情严重地区。内源性再感染是继发性结核病的主要来源。人体首次感染结核菌时，由于机体无特异性免疫力，巨噬细胞不能杀死结核菌，细菌因此得以缓慢而不受限制地繁殖，同时经淋巴、血液播散全身，产生隐性菌血症。结核菌在包括泌尿系、男性生殖系统在内的各组织器官着床，形成潜伏灶。绝大多数潜伏灶内的结核菌可潜伏终生而不发病。少数情况下当机体抵抗力下降时，如合并营养不良、糖尿病、贫血、创伤等，潜伏菌大量繁殖而致病。临床上见到的阴囊外伤后出现的附睾结核即属于这种情况。继发性结核病常在原发感染后多年才发病，此时原发病灶可能已经痊愈，故临床上发现泌尿系、男性生殖系结核时往往找不到活动性原发病灶。机体对继发性结核的病原体往往已有相当的抵抗力，感染不易播散，但局部组织反应强烈，易出现干酪样坏死和空洞，与原发性结核病显著不同。此外，体内其他组织、器官的结核病亦可经血行、淋巴等途径侵犯泌尿系、男性生殖系统。

（三）感染途径

感染有4种途径：血行感染、接触感染、淋巴感染和直接蔓延，其中血行感染最为常见。泌尿系结核绝大部分来源于肾外结核，尤其是肺结核的血行播散。关于男性生殖系结核的感染途径曾有不同观点。人们一度认为这些部位结核主要继发于泌尿系结核，含结核菌的尿液在后尿道经前列腺导管和射精管反流至前列腺并在此发病，然后沿生殖道蔓延至精囊、附睾和睾丸。然而，现在有愈来愈多的资料证明，男性生殖系结核和肾结核一样，也是以血行感染为主。接触感染较为少见，系通过性生活或受污染的衣物传播，病变多位于阴茎和尿道。淋巴感染和直接蔓延均属罕见，如严重肠道或脊柱结核病灶经淋巴管和（或）直接蔓延侵及肾。

泌尿系、男生殖系结核在系统内部可经泌尿生殖道顺行或逆行蔓延。结核沿尿路顺行播散很常见，如肾结核继发输尿管、膀胱结核；尿路逆行播散则主要见于膀胱结核晚期，含结核菌的膀胱尿液反流到输尿管，使健侧上尿路出现结核。由于解剖关系，结核菌也可在泌尿系统和男性生殖系统之间蔓延，但并不常见。

（四）诊断原则

泌尿系、男生殖系结核往往缺少特异性表现，其诊断有赖于对病史、临床表现、细菌学和影像学检查的综合分析及判断。及时诊断和完整评估对于选择治疗方案和保证治疗效果至关重要。

1. 结核病变处于早期时治疗效果好，并发症少，故应尽早做出诊断。但泌尿系、男生殖系结核在发病初期临床表现多不典型，易误诊为非特异性感染。这就要求临床医生增强对结核病的认识，对可疑患者应详细追问病史，及时进行相关检查。有意识、有针对性地寻找结核证据，避免延误治疗。

2. 结核是全身性疾病。泌尿系结核常合并男性生殖系结核，故在诊断泌尿系结核时必须了解男性生殖系有无结核；反之亦然。泌尿系、生殖系结核有时和肺结核、骨关节结核同时存在；而在泌尿系统内部，结核通常累及肾、输尿管、膀胱等多个脏器，特别是膀胱结核极少孤立存在。因此，发现任何部位结核后都不应就此满足，而应作全面检查，以防漏诊。

（五）治疗原则

由于结核病是全身性疾病，因此药物治疗是泌尿系、男性生殖系结核的基本治疗手段。其他包括手术在内的任何治疗方法必须在药物治疗的基础上方能进行。

1. 一般治疗　和其他部位结核一样，泌尿系、男性生殖系结核患者应充分休息，加强营养，适当进行户外活动，以提高机体抵抗力。合并非特异性感染时给予有效抗生素治疗。

2. 药物治疗　泌尿系、男性生殖系结核的抗结核化学药物治疗（简称化疗）和肺结核相同，均采用疗程为 6～9 个月的短程疗法。化疗原则是：早期、联用、适量、规律、全程。泌尿系、男性生殖系结核化疗效果良好，这是因为：①肾内结核菌密度较低；②主要抗结核药物在尿液及肾、输尿管、膀胱、前列腺和附睾等组织中均能达到有效治疗浓度；③异烟肼、利福平、链霉素能自由进入结核空洞并维持杀菌活力。

为提高化疗效果和减少耐药菌的产生，目前规范的用药方法是：

（1）督导治疗：结核病化疗周期长，患者往往难以坚持，因此，现在多主张采用督导治疗，即所有抗结核药物均在医护人员或患者家属的监管下服用，这在化疗第一个月尤为重要。

（2）顿服给药：传统的分次给药法往往只能达到亚治疗水平，顿服给药则可以明显提高血中药物浓度，从而增强治疗效果，同时也有利于患者服用。一般将每日全部药量于睡前一次顿服。

3. 手术治疗　手术治疗原则是：术前化疗4～6周，术后继续化疗 3～6 个月；尽量保存正常组织和恢复生理功能。以往认为合并泌尿生殖系统以外部位活动性结核灶时不宜手术，现在的观点是这种情况并非手术的禁忌证。

手术可分为两大类：切除病变组织和整形（重建）手术。随着现代抗结核化疗的发展，切除性手术日趋减少，对整形手术的需求则相应增多。在早期诊断和早期治疗的情况下，大多数泌尿系、男性生殖系结核可用药物治愈。但在我国特别是广大农村和边远地区，由于患者不能及时就医或无法坚持用药等原因，手术仍是常用的治疗手段。切除性手术要求严格掌握指征，适时进行。过早手术没有必要。而一旦组织受到广泛破坏、药物无法控制时，则应尽早手术，以免出现严重并发症。某些情况如并发结核性败血症、孤立肾出现肾积水等常需紧急手术。整形手术多用于泌尿系、男性生殖系结核的晚期并发症，对提高治疗效果和生活质量很有必要。

泌尿系、男性生殖系结核的治愈标准是：①症状完全消失；②血沉和尿常规连续多次正常；③细菌学检查连续多次阴性；④影像检查显示病灶已愈合或保持稳定；⑤无泌尿系、男性生殖系以外部位活动性结核病灶。

泌尿系、男性生殖系结核是全身结核病的一部分，原发病灶大多在肺，其次是骨关节及肠道。结核杆菌自原发灶经血行进入肾脏，形成结核病灶。如不及时治疗，细菌随尿流下行，向输尿管、膀胱、尿道播散，又可延及生殖系统，因此，泌尿系、男性生殖系结核中肾结核处于重要地位，而男性生殖系结核病常和泌尿系结核病同时存在。泌尿系结核均原发于肾，输尿管和膀胱结核是肾结核的继发性病变。因此，泌尿系结核是一个整体。

二、泌尿系结核

泌尿系结核原发于肾，输尿管和膀胱结核是肾结核的继发性病变。因此，泌尿系结核是一个整体。肾结核是肺外结核感染中最常见的病变，30%～50%的患者既往有肺结核史。肺结核往往早于肾结核很多年，临床出现肾结核时，肺部感染多已愈合。肾结核早期往往无任何临床症状，典型的临床症状是经久不愈的尿频、尿急、尿痛和血尿。该病属于中医学“劳淋”、“血淋”等范畴。

（一）病因病理

1. 西医病因病理　结核杆菌通过血液循环播散到泌尿系是泌尿系结核的主要感染方式。

结核杆菌侵入肾脏后，首先在肾外层皮质部的肾小球毛细血管丛中形成结核病灶。由于皮质部血运丰富，抵抗力和修复力均较强，这种微小病灶大都能自行愈合，临床上不出现症状，称为病理型肾结核。当细菌量较大，毒性强，患者抵抗力下降时，则肾外层结核灶不能自行愈合，结核病灶发生局部扩散，或沿肾小管蔓延到肾内层，在髓质部分肾乳头发生溃疡且逐渐增大，侵入到肾盏或肾盂，发生结核性肾盂肾炎，引起症状，称为临床型肾结核。从病理型肾结核到临床型肾结核一般需经历相当长的时间。

肾内结核结节可以彼此融合，中心坏死，形成干酪样脓肿。有时发生多个脓肿或空洞，肾内充满干酪样钙化物质，甚至形成肾积脓，全肾破坏。

肾结核的另一个病理变化是高纤维化，纤维化使肾皮质与髓质分隔开来，致使肾皮质缺血、萎缩，称为梗阻性肾皮质萎缩。纤维化向下蔓延至肾盂输尿管，致使其交界处发生狭窄。晚期肾结核可发生全肾钙化，肾脏完全萎缩。当全肾钙化时，输尿管常完全闭塞，患肾的尿液不能进入膀胱，膀胱结核反趋好转，甚至愈合，而症状消失，即形成所谓的“肾自截”。但肾内病变仍存在，不能单因症状消失或不明显而忽视。

输尿管结核最常见于下段，尤其是输尿管膀胱连接处，其次是上段，中段很少见，少数情况下可累及输尿管全程。病变主要表现为结核结节、溃疡和纤维化，由黏膜层开始，可逐步破坏管壁全层。结核结节位于黏膜，相互融合形成溃疡。肌层则由肉芽和纤维组织替代，最终导致输尿管壁增厚、变硬，输尿管缩短、狭窄，收缩功能下降，甚至完全闭塞。

膀胱结核最初出现在患侧输尿管口周围，随后向他处扩散，蔓延至膀胱三角区，并逐渐累及整个膀胱。结核结节可相互融合，形成溃疡，侵及肌层，引起严重广泛的纤维组织增生。若整个膀胱受累，可导致膀胱瘢痕性收缩，膀胱容量明显减少，临床上称为膀胱挛缩。膀胱挛缩常继发对侧肾积水，这是由于膀胱容量减少造成膀胱内压增高，加上输尿管口狭窄和关闭不全，使得对侧尿液排出受阻所致。膀胱结核性溃疡如向外穿透可形成膀胱阴道瘘或膀胱直肠瘘，但现已很少见。

尿道结核罕见，主要发生在男性。结核菌多来自肾，也可由生殖系结核播散而来，少数由尿道口直接从外界感染。病变主要表现为黏膜溃疡。后期可因纤维化而致尿道狭窄。

总之，泌尿系结核的病理特点是组织破坏和修复混合存在。机体抵抗力弱时，病理改变以破坏为主，形成溃疡和脓肿；抵抗力增强或使用抗结核药后，则修复反应更为明显，表现为纤维化和钙盐沉着。但这种修复是病理性修复，有时不够彻底，可能导致一系列负面效应，进一步加重病情。

2. 中医病因病机　该病由于先天禀赋不足，或后天失养，或情志不调，或饮食伤脾，或劳倦伤肾，先有肺痨，病久不愈，致肾阴亏损，阴虚火旺，灼伤血络，虚火内传膀胱；或素体阴虚又感受湿热痨虫，迫结膀胱所致。病久则耗伤气阴、损及脾肾而成虚证，出现脾肾阳虚之候。最后肾元衰竭，水湿潴留，尿少、尿闭，终至不救。该病始为虚热，病在膀胱与肾，继则阳损，脾肾受累，终至五脏亏损。

（二）临床表现

肾结核约90%为单侧性，10%为双侧病变。早期多无明显症状，只在尿检时可查到少量蛋白、红细胞及脓细胞。随着病情的发展，可出现下列症状。

1. 膀胱刺激症状　尿频、尿急、尿痛是肾结核的典型症状。尿频最早出现，常伴有尿道灼热感、尿道疼痛、尿不净感，同时可有尿急。早期尿频是由于含有结核杆菌和脓液的尿刺激膀胱所致；晚期出现膀胱挛缩时尿频最为严重，因膀胱容量仅为数十毫升，患者每日排尿可达数十次至百余次，甚至出现尿失禁。若输尿管完全闭塞造成"肾自截"，上述症状可好转乃至消失。

2. 血尿和脓尿　血尿可分为肉眼或显微镜下血尿，常在尿频之后发生，多为终末性血尿，系膀胱三角区结核性溃疡出血引起。脓尿表现为尿液有不同程度的混浊，严重者呈洗米水状，并含有碎屑或絮状物，乃肾或膀胱病变组织排出大量干酪样坏死物质所致。几乎所有患者都有脓尿。多数为镜下脓尿，每高倍显微镜下脓细胞数常在20个以上。结核性脓尿的特点是虽有脓细胞，或含结核菌，但普通细菌培养结果一般为阴性，即所谓"无菌性脓尿"。

3. 肾区疼痛和肿块　肾结核一般无明显腰痛，但在结核病变影响到肾包膜和继发感染时，或输尿管被血块、干酪样物堵塞，可发生钝痛或绞痛。有时肾结核合并对侧肾积水，也可伴有腰痛。输尿管结核病变引起管腔阻塞，造成肾积水或肾积脓时，腰部可出现肿块。

4. 全身症状　泌尿系结核患者的全身症状常不明显。晚期患者或合并其他器官的活动性结核病灶，可出现消瘦、发热、盗汗、贫血、乏力、食欲减退等症状。双侧肾结核或单侧肾结核伴有对侧肾积水时，可出现慢性肾功能不全症状，如浮肿、贫血、恶心、呕吐、少尿或无尿等。少数肾结核患者可并发高血压，这是患肾血供减少导致肾素分泌增多所致。

必须指出，泌尿系结核除少数可急性发病以外，临床上多呈慢性过程，症状未必和实际病情相符，有时病变已至晚期而症状尚不明显，故不能简单地以临床表现来判断病情的严重程度。

（三）实验室与其他检查

1. 实验室检查

(1)尿常规检查：尿液呈酸性反应，尿中有红细胞、白细胞及脓细胞。

(2)尿细菌学检查

1)普通细菌培养：应为阴性，若同时存在泌尿系混合感染，则可为阳性。

2)24小时尿液抗酸菌检查：24小时尿液浓缩作直接涂片抗酸染色法后检查抗酸杆菌，阳性率可达50%～70%。但包皮垢杆菌、枯草杆菌也是抗酸杆菌，易和结核杆菌混淆，故找到抗酸杆菌不能作为肾结核的惟一依据。

3)尿结核杆菌培养：阳性即可肯定为肾结核，其阳性率高达90%以上。但费时较长，常需1～2个月才能有结果。

4)尿结核动物接种：可作肾结核的诊断依据，其阳性率高达90%以上。常需2个月才有结果。

2. 内镜检查　膀胱镜检是肾结核的重要检查手段，可以直接看到膀胱内的典型结核病灶而确立诊断。膀胱黏膜可见充血、水肿、结核结节、结核性溃疡、结核性肉芽肿及瘢痕形成等病变，以膀胱三角区和输尿管开口附近病变尤为明显。若能见到浅黄色的粟粒样结核结节将有助于诊断。必要时取活体组织病理活检。有时因输尿管瘢痕收缩、向上牵拉，膀胱镜下可见输尿管口扩大、内陷，由正常裂隙状变成洞穴状，称之为"高尔夫洞"征，这是膀胱和下段输尿管结核的特征性病理改变。由于结核性膀胱高度敏感，膀胱镜检查必须在麻醉良好的情况下进行，以防止出血和穿孔。膀胱容量<100ml或有急性膀胱炎时，不宜做此项检查。

3. 影像学检查　钙化型肾结核在腹部X线平

片上可见到肾区有钙化阴影。局灶性者可在肾内看到斑点状钙化,呈不规则排列。排泄性或逆行性肾盂造影,早期表现为肾盏边缘不整齐如虫蛀样改变。以后肾盏呈不规则扩大或模糊变形,或因肾盏闭塞使一个或几个肾盏消失,有时可见与肾盏连接的空洞。病变严重者肾功能丧失,肾盏肾盂完全不显影。输尿管的典型改变为:管壁增厚,外径增粗,周围有毛刺状改变,内腔狭窄或扩张。

4. 放射免疫检测　近年来采用放射免疫测定法或酶联免疫吸附试验检测血清及尿中结核菌的抗原和抗体。应用生物学技术从结核菌分离出已知的特异性DNA片段作为DNA探针,与标本内的结核菌进行DNA杂交,均能迅速、准确地诊断肾结核。多聚酶联反应(PCR)能在试管内使特异性DNA扩增,将更提高实验的敏感度。

(四)诊断和鉴别诊断

临床上凡遇到有慢性尿路感染症状并进行性加重,且经普通抗生素治疗无明显效果,经中段尿普通细菌培养+药敏试验为阴性者,尤其是青年男性患者,应意识到有泌尿系结核的可能。

1. 诊断要点

(1)西医诊断要点:符合以下3项中任何一项者,即可确诊为肾结核。①尿内找到结核杆菌或(和)培养结核杆菌阳性;②病理检查证实肾脏有结核病变;③膀胱镜或(和)X线尿路造影有结核的典型表现并结合临床表现和实验室各种检查结果做出诊断。

有下列情形之一者,应疑为肾结核,需做进一步检查来确诊:①慢性膀胱炎患者,经抗感染治疗无效者;②原因不明的血尿;③常规细菌培养阴性的脓尿;④长期尿路感染,无法用一般原因来解释的;⑤有肺结核或其他肺外结核者。

(2)中医辨病与辨证要点:该病病位在肾与膀胱,与肺有关,总由肺肾亏虚,正气不足,痨虫乘虚侵入所致。在肾者以虚证为主,在膀胱者以湿热居多。中医认为,肾之热属阴虚之热,肾之寒属阳虚之寒。因此,该病以虚证为主,虚实夹杂。

2. 鉴别诊断

(1)急、慢性肾盂肾炎:急性肾盂肾炎为急性起病,常表现为膀胱刺激症状、腰痛、发热及其他全身症状,尿普通细菌培养可以呈阳性,病程较短。慢性肾盂肾炎的血尿、尿频、尿急和尿痛等膀胱刺激症状多呈间歇性发作,时轻时重,一般不进行性加重,肾结核所致膀胱炎则呈持续性进行性加重。肾盂肾炎细菌培养常为阳性,经抗感染治疗有效。

(2)急、慢性膀胱炎:急性膀胱炎多发生于女性,尿频、尿急、尿痛症状明显,常有下腹部坠胀及会阴部不适,经治疗和休息1～2周可恢复。慢性者病情时轻时重,反复发作。肾结核所致膀胱炎则进行性加重。

(3)前列腺炎:也可表现为尿频、尿急、尿痛。前列腺按摩液检测,以及B超、CT扫描可帮助鉴别诊断。

(4)泌尿系肿瘤:特点是无痛性肉眼血尿呈间歇性,可突然出现,不经治疗减轻或消失,肾脏肿瘤可出现腰痛和腰部肿块,膀胱肿瘤可出现排尿困难或尿潴留。膀胱肿瘤也可出现膀胱刺激症状,多在肿瘤侵犯膀胱三角所致,而肾结核多为持续存在的尿频、尿急、尿痛及终末血尿。做X线摄片、B超、CT等检查,鉴别并不困难。

(5)泌尿系结石:血尿多与活动、疼痛相关,合并感染时可出现血尿及膀胱刺激症状。根据病史、症状结合辅助检查(B超、X线及CT检查)可做鉴别。

(五)治疗

1. 中医治疗

(1)辨证论治

①膀胱湿热

【证候】小便频急,淋沥涩痛,尿黄,小腹拘急胀痛,午后发热,口干口苦,舌红苔黄腻,脉滑数。

【治则】清热利湿。

【方药】四妙丸合导赤散加减。临床应用中若见尿频量少伴尿道涩痛或有脓尿者,可酌加紫花地丁、野菊花、车前子、冬葵子、滋肾通关丸;血尿多者可选阿胶、茜草、旱莲草、蚕豆花。

②阴虚内热

【证候】小便频数、短赤,形体消瘦,午后潮热,颧红面赤,五心烦热,口干,舌红少苔,脉细数。

【治则】滋阴清热。

【方药】大补阴丸合二至丸加减。若低热不退可酌加银柴胡、地骨皮、黄芩；面赤烦躁者选加玄参、龙骨；遗精加芡实、莲须、金樱子；咽喉干痛者可选加马勃、玄参、杏仁。

③热伤血络

【证候】小便频数、涩痛，尿血明显，甚或夹有血块，腰痛不能转侧，窘迫难忍，痛引少腹，或见心烦，苔黄，脉滑数或细数。

【治则】凉血止血。

【方药】龟鹿二仙胶合归脾汤加减。若神疲倦怠较甚而两膝痿弱者，酌加生晒参、紫河车粉；肾盂积水、尿频而少者可去鹿角胶、菟丝子、山药，加黄芪、仙灵脾、王不留行、茯苓；若畏寒肢冷，便溏者，酌加炮姜、熟附子。

④阴阳俱虚

【证候】小便频数、量少或点滴加不爽，腰部冷痛，形寒气怯，纳呆便溏，脉沉细无力，同时有阴虚表现。

【治则】阴阳双补。

【方药】济生肾气丸加减。

肾结核病机变化复杂，往往正虚邪实并见，多种证候兼夹，临床辨证不可拘泥，要在动态中把握其变化规律，分清主次轻重。另外，现代药理学证实，百部、白及、蒲公英、黄芩、夏枯草、十大功劳叶、知母、石韦等有抗结核杆菌的作用，可辨证酌情使用。

(2)其他治法

1)针灸疗法

主穴：结核穴（在大椎穴旁开3.5寸，左右各一。针法：直刺5～8分）。

配穴：肾热穴（在七、八胸椎棘突旁开5分，左右各一。针法：直刺5分至1寸）。

每日针刺1次，每次留针15～30分钟，中间行针2～3次，采用补法，14次为1疗程。

2)经络综合疗法

取穴：结核穴、肾热穴。

方法：进针5～8分，采用链霉素针0.2g或维生素针，加蒸馏水稀释后，每穴2ml，中速推药。隔日1次，14天为1疗程。

2. 西医治疗

(1)药物治疗

1)全身治疗：包括加强支持治疗，营养支持，充分休息，避免劳累。

2)抗结核药物治疗：适用于早期肾脏结核，病变较轻，范围较局限，不宜手术的双侧肾脏结核，体内存在肾外结核，暂不宜行肾结核手术者。术前及术后配合抗结核治疗。1988年，国际抗结核协会向全世界推荐，所有结核患者均应采用有效的短程化疗，它由利福平、异烟肼及吡嗪酰胺3种灭菌药物组成。异烟肼300mg/d；利福平体重低于50kg者450mg/d，体重＞50kg者600mg/d；吡嗪酰胺25mg/kg或者体重＜50kg者1.5g/d，体重＞50kg者2g/d，吡嗪酰胺仅用于前2个月，以后服用利福平、异烟肼4个月。总疗程为6个月。上述药物应将全日剂量于饭前半小时一次服完，这样对消灭结核杆菌及防止耐药菌株的产生，较分次口服效果好。

化疗过程中应定期复查尿常规、细菌学检查、血沉，IVU及B超等，以了解病情演变和治疗效果。若病变控制良好、尿菌转阴，则化疗可继续；反之，若病变呈进行性加重或出现严重并发症，应考虑手术治疗。出现细菌耐药时，应换用敏感抗结核药物。化疗过程中还应定期检查肝、肾功能。由于上述3种药物主要在肝代谢，肾功能状况对其影响不大，肾功能不全时仍可照常使用，但出现严重肝功能损害时应予以停药，待其恢复正常后再继续化疗。

在抗结核治疗中应避免以下情况：①诊断未能明确时，滥用抗结核药物；②虽明确肾脏结核诊断，但治疗方案不规律，疗程过短或者用药单一造成结核杆菌耐药，为进一步的治疗带来困难；③未能依据肝肾功能状态调整用药。

抗结核治疗有效的指征：临床症状逐渐好转甚至完全消失；尿液中脓细胞逐渐减少或者尿常规正常；尿结核杆菌阴性；排泄性尿路造影结核病变愈合；血沉正常。

(2)手术治疗

1)手术原则：无严重的泌尿系、男性生殖系以外活动性结核病灶，术前至少应用抗结核药物2周以上，术后足够抗结核药物治疗。术中尽可能保存正常的肾脏组织。

2)手术方法及适应证

①肾结核病灶清除术：适用于肾实质表面结核

脓肿及闭合性空洞，病灶与肾盂不相通，经药物治疗3～6个月无好转者。也可以在X线或B超引导下做脓肿穿刺、吸脓和注入抗结核药物，效果明显。

②肾脏部分切除手术：适用于在肾的一极与肾盂相通的病灶，经药物治疗6个月以上无明显好转者。

③肾脏切除术：适用于一侧严重的肾结核，对侧肾脏正常者。双侧肾脏结核，一侧病变严重，一侧病变较轻，经积极抗结核药物治疗，切除一侧病肾。一侧结核肾无功能，对侧肾严重积水，若肾脏功能代偿好，先切除无功能肾，再引流积水肾。若肾脏功能状态不好，先引流积水肾，再切除无功能肾。

④解除输尿管狭窄手术：输尿管结核病变使输尿管狭窄导致肾积水而肾脏功能尚可者，行输尿管狭窄段切除对端吻合术，术后留置双J导管作为支架2～3个月，如狭窄段近膀胱，可做输尿管膀胱吻合术。

⑤挛缩膀胱的手术治疗：适用于病肾切除并使用抗结核治疗3～6个月后膀胱挛缩者。手术方法包括乙状结肠膀胱扩大术、暂时性肾脏造口术、输尿管皮肤造口术等。

（六）预防与调护

1. 平时注意锻炼身体，增强体质，防止受结核菌感染。

2. 积极治疗其他部位的结核感染，防止肾结核的发生，经常做尿结核菌检查可发现尚未出现临床症状的早期肾结核。

3. 做好结核患者尤其是开放型结核患者的隔离工作，防止结核病蔓延。对结核病应做到查出必治、治必“早期、联用、适量、规律、全程”。

4. 避风寒，慎起居，适寒温，畅情志。

5. 忌辛辣肥腻炙煿烟酒之品。

（七）预后与转归

肾结核经过系统的正规的抗结核药物治疗，一般情况下，2～3周后尿中结核菌即可转阴，尿液已无传染性。如能早期诊断并给于及时、足量的抗结核治疗，泌尿系结核一般均可临床治愈。但是近年来随着耐药结核菌的出现，临床难治性肾结核的病例逐年增多，难治性肾结核治疗效果不理想，预后也较差。

三、男性生殖系结核

男性生殖系均可罹患结核，但以附睾结核临床最为常见。主要来源于其他部位结核灶的血行感染，少数继发于泌尿系结核。泌尿系结核50%～75%合并男性生殖系结核。附睾、前列腺和精囊结核亦常同时存在。

睾丸附睾结核是结核杆菌感染导致的慢性炎症及由此引起一系列症状的疾病，临床上，男性生殖系结核以附睾结核最为常见。但从病理检查结果看，睾丸附睾结核发生率均明显低于前列腺结核和精囊结核，大概是由于前列腺和精囊的位置隐蔽，早期诊断比较困难，而附睾结核的临床表现较为明显，容易在查体时发现，睾丸结核临床少见，主要是附睾结核的直接蔓延，也可由血行感染引起，中医学文献将附睾结核归为“子痰”的范畴，如脓肿溃破，脓液稀薄如痰，经久不愈，又称为“穿囊漏”。

前列腺和精囊是男性生殖系结核中最早、最容易发病的部位，而且常常合并发生。但由于前列腺结核和精囊结核的临床症状不明显，容易被临床医师忽略，故临床上见到的病例较少，国内报道约占肾结核的2.2%。多数系由于经尿道前列腺电切术或手术摘除的标本，做病理检查时偶尔发现。中医学将此病归为“血精”、“寒精”、“精液清冷”和“肾痨”等范畴。

（一）病因病理

1. 西医病因病理

（1）病因：男性生殖系结核主要来源于其他部位结核灶的血行感染，少数继发于泌尿系结核。泌尿系结核50%～75%合并男性生殖系结核。附睾、前列腺和精囊结核亦常同时存在。

（2）病理：附睾结核主要病理改变是肉芽肿、干酪样变和纤维化，钙化不常见。附睾结核一般从附睾尾部开始，此处血供丰富，结核菌易在此停留。病变依次向体部、头部扩展并最终破坏整个附睾。附睾结核亦可形成寒性脓肿，有时脓肿向阴囊皮肤破溃形成窦道。睾丸结核几乎全部继发于附睾结核，病变从与附睾连接处开始，逐渐破坏睾丸组织。

输精管受累后亦可出现肉芽肿和纤维化等改变,管腔可因破坏而闭塞。

前列腺和精囊结核病变早期位于前列腺和精囊血管、射精管附近,以后再向前列腺及精囊其他部位扩展。病理改变同其他器官结核类似,但纤维化较重。前列腺结核有时形成寒性脓肿及不同程度的钙化。病变偶可向会阴部破溃,形成窦道。

2. 中医病因病机　中医认为,附睾结核多系肝肾亏损,络脉空虚,浊痰乘虚下注凝聚于附睾而成;或患者素体虚弱,久病气血两虚,气虚痰结阻于经络或虚热内生,热盛肉腐形成脓肿而发生该病,故该病之本多为肝肾亏损,之标多为浊痰凝聚。

(二)临床表现

附睾结核多见于中青年,以20～40岁居多,可有泌尿系结核或体内其他部位原发结核病灶病史。病程常为慢性,患者往往因发现阴囊内有硬结、坠胀或疼痛而就诊,早期阴囊坠胀不适,无疼痛或仅有轻微疼痛,疲劳时症状可加重,随病情演变附睾逐渐长大,阴囊逐渐肿胀,部分形成寒性脓肿,溃破后经阴囊皮肤流出夹有豆渣样组织的脓液,最后形成反复发作、经久不愈的窦道,流出稀黄色脓液,双侧病变梗阻可导致精液无精子。

前列腺、精囊结核无明显症状,偶感会阴、肛门部不适等类似慢性前列腺炎的症状。严重的精囊、前列腺结核往往表现为精液减少、脓精、血精、久婚不育。严重的病例,可出现以下症状:

(1)射精异常:可以有射精疼痛,精液量减少或无精、血精等,这是因为前列腺腺泡组织及精囊黏膜受到破坏,或者是因为纤维化造成前列腺导管、尤其是射精管开口处阻塞所致。

(2)排尿异常:由于后尿道受到结核炎症的刺激,致使出现尿频、尿急、尿痛等膀胱刺激症状,结核病变造成尿道阻塞,可以出现排尿困难甚至尿潴留。

(3)性功能障碍:可以有性欲低下、阳痿、早泄等。

(4)结核中毒症状:可有午后潮热、盗汗、疲乏无力、失眠、纳差等。

(三)实验室与其他检查

1. 前列腺液、精液或尿液检查　可发现有红细胞、白细胞或白蛋白。

2. 血液检查　白细胞总数一般正常,淋巴细胞数可升高,血沉加快。

3. 精液和前列腺液涂片或培养可发现抗酸杆菌,也可以通过聚合酶链反应技术检测出前列腺液和精液中的抗酸杆菌。

4. 其他检查　可检测出特异性抗结核抗体(PPD-IgG)。

(四)诊断和鉴别诊断

1. 诊断

(1)西医诊断要点:发现上述症状和体征时,应考虑到结核的可能。需作进一步检查。附睾结核较少单独出现,大多合并肾、前列腺结核,因此,若这些部位同时存在活动性结核,诊断可基本确定。其他组织、器官的结核病可作为诊断参考。若发现久治不愈的阴囊窦道,且分泌物检查发现有结核菌,则亦可以确诊。部分患者无任何其他阳性发现,可行诊断性抗结核化疗或切除附睾肿块作病理检查。

(2)中医辨病与辨证要点:前列腺、精囊结核属于中医学的“寒精”、“血精”、“精液清冷”和“肾痨”等病证范畴,一般皆有虚损之象。常见的证型有肾气不足、肾阳虚衰、阴虚火旺等3型。

1)肾气不足:素体虚弱,面色无华,腰膝酸软,乏力短气,精液稀少,会阴不适,尿频或夜尿多,舌质淡红,脉细尺弱。

2)肾阳虚衰:神疲困倦,畏寒肢冷,面白无华或少华,腰膝酸软,尿清长,大便溏,会阴隐痛,阴囊湿冷,精液稀少,或有早泄、阳痿等,舌质胖润有齿痕,脉沉细。

3)阴虚火旺:形体消瘦,腰膝酸软,疲乏无力,睾丸及会阴郁坠胀不适,精液呈红色,五心烦热、口干,舌红少苔,脉细数无力。

(3)病机分型:附睾结核归为“子痰”范畴。临症以虚实并见为多见,根据病机不同可分为痰湿凝结、阴虚湿阻、气血两虚等3型。

1)痰湿凝结:附睾可触及大小不等、凹凸不平的硬结,输精管有串珠样改变,睾丸轻度肿大、酸胀、隐痛与附睾界限不清,无红肿发热及全身结核中毒症状,舌质淡,苔薄,脉滑。

2)阴虚湿阻:附睾肿大、触痛,与阴囊粘连,阴囊皮肤暗红、肿胀,午后潮红、五心烦热、大便干燥等,舌红少苔,脉细数。

3)气血两虚:阴囊破溃,有清稀脓液流出,窦道经久不愈,有低热、乏力、自汗、腰酸腿软、面色白而无华等,舌质淡、苔薄白,脉细无力。

注:该病以虚证为主,虚实夹杂;肝肾亏虚为本,痰浊凝聚为标。病变初期以虚寒证为主,病变中后期以虚热证多见。

2. 鉴别诊断

(1)慢性前列腺炎:有会阴部不适、疼痛、坠胀及尿急、尿频、尿痛、尿道"滴白"等排尿异常症状。前列腺液检查,白细胞数>10个/HP,卵磷脂小体减少,涂片或细菌培养无抗酸杆菌。

(2)前列腺癌:直肠指检时,前列腺癌肿块的质地坚硬,有大小不等的结节,当癌肿已侵犯前列腺包囊外,则肿块固定,边缘不清,表面不光滑;前列腺针吸活组织检查、血清酸性磷酸酶及前列腺特异抗原(PSA)的测定和B超检查等均有助于诊断。

(3)慢性精囊炎:常与慢性前列腺炎并发,二者相互影响,病程长,可导致血精、射精疼痛等射精异常和性功能障碍。直肠指检时,精囊不能触及硬性结节,精液检查无抗酸杆菌。

(4)精囊癌:有排尿疼痛、血精、血尿等,若出血量多,血流入后尿道,再逆流入膀胱,出现全血尿。直肠指检时,精囊可触及较大的硬性包块,包块增大较快,精液检查无抗酸杆菌,可发现癌细胞。超声检查和精囊造影也有助于诊断。

(五)治疗

1. 中医治疗

(1)内治法

1)前列腺、精囊结核

①肾气不足

【证候】素体虚弱,面色无华,腰膝酸软,乏力短气,精液稀少,会阴不适,尿频或夜尿多,舌质淡红,脉细尺弱。

【治则】补肝肾,益精血。

【方药】左归丸(《景岳全书》)加减。熟地黄15g,山药12g,山茱萸12g,菟丝子35g,枸杞12g,川牛膝15g,鹿角胶12g,龟板胶12g,麦冬15g,仙灵脾10g。

方中以熟地黄为补肾阴的主药;辅以菟丝子、枸杞、山萸肉滋补肝肾;山药补脾阴;龟板胶、鹿角胶峻补精气;川牛膝强壮筋骨;麦冬养阴清热;仙灵脾补肾壮阳。诸药配合,使其育阴涵阳,肝肾虚损得以补之。

【中成药】左归丸。每次9g,每日3次,口服。

②肾阳虚衰

【证候】神疲困倦,畏寒肢冷,面白无华或少华,腰膝酸软,尿清长,大便溏,会阴部隐痛,阴囊湿冷,精液稀少,或有早泄、阳痿等,舌质胖润有齿痕,脉沉细。

【治则】滋补肾阳,填充精血。

【方药】右归丸(《景岳全书》)加减。熟地黄15g,山药15g,山茱萸10g,杜仲10g,制附子(先煎)10g,肉桂10g(后下),当归10g,鹿角胶10g,枸杞10g,川续断10g。

方中以熟地黄、山茱萸、山药等药滋补肾脾阴,在补益肾阴的基础上入附桂而成为益火之剂,取其"善补阳者必于阴中求阳"之意;枸杞、制附子、杜仲能温养肝肾,其助火壮阳之力就更强;川续断能补肝,强筋骨;鹿角胶、当归补充精血。故此方既能壮阳,又配补阴,使精血得以补充。

【中成药】右归丸。每次9g,每日3次,口服。

③阴虚火旺

【证候】形体消瘦,腰膝酸软,疲乏无力,舌红苔少,脉细数无力。

【治则】滋阴清热,凉血止血。

【方药】二至地黄丸(《证治准绳》、《小儿药证直诀》)加减。女贞子15g,旱莲草15g,熟地黄15g,山茱萸10g,山药10g,丹皮10g,泽泻10g,茯苓10g,白茅根12g,仙鹤草12g,阿胶10g(烊化),甘草6g

本方为六味地黄丸加女贞子、旱莲草组成。六味地黄丸中的熟地黄补肾阴,辅以山茱萸滋补肝肾,山药滋补脾阴,三药合用,以补其正,治其本;茯苓淡渗脾湿,泽泻寅泻肾浊,丹皮清泻肝火,三药同用,以泻其邪,治其标;六药配合,补中有泻,寓泻于补;女贞子、旱莲草养阴益旨,凉血止血,加白茅根、仙鹤草、阿胶意在加强止血的功效,后五药的运用不仅使其滋补肾阴的作用加强,而且增强了凉血止血之功。

【中成药】六味地黄丸或知柏地黄丸。每次 9 粒，每日 3 次，口服。

2)附睾结核

①阳虚寒凝

【证候】附睾肿硬结块，酸胀隐痛，阴囊湿冷，食欲不振，疲乏无力，畏寒肢冷，舌淡苔白，脉沉细。

【治则】温阳散寒，化痰散结。

【方药】阳和汤合消瘰丸加减。

②阴虚痰热

【证候】病程较长，附睾肿胀较甚，触之较痛或有波动感，午后潮热，夜寐盗汗，腰膝酸软，舌红，苔薄黄，脉细数。

【治则】养阴清热，化痰托毒。

【方药】滋阴除湿汤加减。

③气血两虚

【证候】病程日久，溃脓清稀，久不收口，睾丸附睾隐痛，疲乏无力，不欲饮食，夜寐梦多，面色㿠白，舌淡少苔，脉细无力。

【治则】补益气血，清解余毒。

【方药】四妙汤加减。

(2)外治法：①玉枢丹膏、黑退消或冲和膏外敷患部；②溃后先用三七丹药线、后用九一丹和生肌散药线插入窦道内，外用黄连素油膏纱布盖贴。

2. 西医治疗

(1)药物治疗：主要采取抗结核药物治疗。常用药物有：异烟肼 300mg，口服，每日 1 次；利福平 600mg，口服，每日 1 次；吡嗪酰胺 1.0g，口服，每日 1 次；乙胺丁醇 750mg，口服，每日 1 次。临床不能单独使用一种药物，而是将 2～3 种药物有计划地联合使用。一般先服用吡嗪酰胺、异烟肼、利福平，2 个月后停服吡嗪酰胺，总疗程为 6 个月。服用上述药物时，应将全日剂量于饭前半小时一次服完，配合服护肝药物。

(2)手术治疗：对附睾肿块较大，久治不愈时，可行附睾切除术，同时切除输精管，尽量保留睾丸。

(六)预防与调护

1. 加强体育锻炼，房事做到有节有度，以固护肾气。

2. 加强营养，多食用高蛋白、高维生素类和容易消化的食物。

3. 预防和早期治疗肺结核、肾结核等，是预防生殖系结核的关键。

(谢建兴)

第六节　泌尿系梗阻

泌尿系统自肾开始到尿道外口，是一个连续的管道系统。尿路的畅通是保证尿液排出的首要条件，尿路的任一部位发生梗阻，近端尿液必然潴留，影响尿液的引流和排出。由于流体静压升高所产生的反压力，可导致近端尿路一系列梗阻性病变，其结果将引起膀胱、输尿管、肾脏功能及结构上的一系列病理生理改变，引起肾功能障碍，所以尿路梗阻是肾功能的大敌，正确认识和及时正确处理尿路梗阻，是泌尿科工作中的重大任务之一。

尿路梗阻涉及的范围颇为广泛，泌尿系统的各种疾病及其周围的一些病变均可引起尿路梗阻。尿路任何部位梗阻，都可以影响整个泌尿系统的功能，尿路梗阻性疾病是泌尿系常见的疾病之一，它的发病率很高，在一般尸体解剖上可见到约 3.8% 的病例有梗阻性尿路病变，而在患有尿毒症患者的尸体解剖中，则可见到 25%的病例有某种程度的梗阻性尿路病变。尿路梗阻性疾病在婴幼儿和老年人发病率较高，婴幼儿主要是先天性疾病，老年人主要是由于前列腺增生梗阻。

一、病因和分类

尿路梗阻是泌尿系统的常见病。Bell 在 32360 例尸体解剖中，有肾积水者 1226 例，占 3.8%。20 岁以前，男、女的发病率相似，20～60 岁者，由于生育和子宫肿瘤，女性的发病率较高；60 岁以上的老年人，因前列腺增生和肿瘤，男性的发病率较女性为高。

尿路梗阻根据其性质可分为动力性和机械性梗阻：前者为肾盂输尿管的神经肌肉发育不全、张力不足或中枢神经系统疾患而造成扩张与积水，膀胱尿道的支配神经受损使逼尿肌张力与尿道阻力失调而造成排尿困难与尿潴留。它们的管腔则是通畅的，如神经源性膀胱、瘫痪等疾患。后者是由于机械作用影响尿液排出而致尿液潴留，常见原因有：

(1)肾：先天性畸形、肾下垂、结石、慢性感染、肿瘤和肾乳头坏死等。

(2)输尿管：重复输尿管、先天性瓣膜、迷走血管、狭窄、腔静脉后输尿管、慢性感染、肿瘤、结石、外来压迫、手术损伤和妊娠等。

(3)膀胱：肿瘤、憩室、结石、老年女性膀胱颈部梗阻等。

(4)前列腺——增生、肿瘤、脓肿、囊肿、前列腺炎等。

(5)尿道——肿瘤、憩室、狭窄、结石、后尿道瓣膜、精阜肥大、包茎等。

这两种梗阻又可同时存在，如有的老年性患者，神经源性膀胱同时发生前列腺增生症。

根据病因可分为先天性和后天性梗阻；前者多由于胚胎的原因，在婴幼儿时期发病，如泌尿生殖器官异常或异位；包茎、膀胱外翻、马蹄肾、盂管交界处狭窄、后尿道瓣膜、精阜肥大等，必须处理先天发育畸形，才能解除梗阻。后者是出生后由其他疾病引起的梗阻性尿路病变，如泌尿系结石、结核，尿路炎症等造成狭窄或梗阻。治疗时需处理原发病变。

根据病理可分为急性和慢性梗阻。急性梗阻是指尿路突然被阻塞，发展迅速而明显，如盆腔手术中单侧或双侧输尿管被误扎，尿路结石移位、血块、脓块、坏死组织在输尿管内的脱落移动等。慢性梗阻常是隐匿的、逐渐形成的，症状多不典型，如尿路息肉、肿瘤、前列腺增生，女性膀胱颈部梗阻等。对老年患者来说，由于是慢性、隐匿性的梗阻，常被认为是老年人的自然现象而被忽略，待就诊时，往往梗阻已很严重，肾功能已遭程度不等的破坏。

根据梗阻的程度可分为完全性和不完全性梗阻。前者是指尿液完全不能通过梗阻处，常有较显著的临床症状，如输尿管的被误扎。后者指部分尿液仍能通过梗阻处，如尿路结石、肿瘤、息肉、前列腺增生等。不完全性梗阻者，症状较轻或无自觉症状，易被疏忽。大多数尿路梗阻性疾病是不完全性的，但并不是一成不变的，有些可以逐渐发展成为完全性梗阻，如结石、肿瘤的逐渐增大，有些可以突然变为完全性梗阻，如结石、血块、坏死组织的移动，由较宽阔的肾盂移动到盂管交界处或输尿管的生理狭窄处，由较宽阔的膀胱移动到男性尿道的生理狭窄处。老年男性前列腺增生症患者，虽前列腺增大压迫后尿道及颈口使尿线变细，平时排尿尚可滴沥，因受凉、饮酒等因素可使本来就变细，滴沥的排尿变为完全梗阻的急性尿潴留。完全性梗阻的患者危害严重需紧急处理，而不完全性梗阻的患者在处理时间上稍有余地。

根据梗阻部位可以分为上尿路梗阻、膀胱部位梗阻、下尿路梗阻。上尿路梗阻是指在肾盂或输尿管产生梗阻，直接影响肾脏而导致肾积水和肾实质的破坏，如肾的先天性畸形、肾结石、肾实质和肾盂的肿瘤、肾下垂、重复输尿管畸形、先天性瓣膜、迷走血管、输尿管肿瘤、结石、息肉、狭窄、腔静脉后输尿管、先天性巨输尿管、腹膜后纤维化等外来压迫及手术损伤。上尿路梗阻可以是单侧亦可能是双侧，对肾功能产生直接损害，而症状往往不太明显，其发展速度因为无膀胱的缓冲作用，要比在膀胱部及下尿路梗阻者快。膀胱部位梗阻有肿瘤、结石、输尿管囊肿、神经源性膀胱、膀胱憩室、女性膀胱颈部梗阻、老年男性膀胱颈部挛缩(或纤维化)等，造成膀胱的排空障碍。下尿路梗阻是指膀胱颈以下部位的梗阻，如前列腺增生、肿瘤、脓肿、囊肿、

前列腺炎、精阜炎、先天性瓣膜、女性前列腺病、精阜肥大、尿道的肿瘤、憩室、狭窄、结石、包茎、阴茎癌及老年男性因炎症而致的尿道外口狭小等，还有因肛门手术、肛门周围炎症及老年人便秘时直肠内粪块压迫所致的下尿路梗阻，下尿路梗阻因其有膀胱的缓冲作用，故对肾功能损害发生缓慢，且大多都有排尿困难的症状，但是下尿路梗阻对肾脏功能的损害是双侧性的。大多数尿路梗阻发生在尿道内口处和其以下部位，常见的有膀胱颈部硬化、前列腺增生、尿道狭窄、后尿道瓣膜、尿道外口

狭窄。

二、病理生理

尿路梗阻时，管腔内升高的流体静压，其反向压力必将影响尿液的形成和排流，带来一系列的病理生理变化，不但使肾血流量和肾小球滤过率显著降低，而且肾小管内各种电解质和水的重吸收也发生重要变化。急性完全性梗阻可发生急性肾衰竭，而慢性、部分性梗阻久之可导致肾单位萎缩，最终亦可发生慢性肾功能不全。因此，早发现、早诊断和及时恰当治疗，对肾功能的维护与恢复殊为重要。

（一）对梗阻近端尿道的损害

尿液排出受阻产生反压，使梗阻部位以上的尿道管腔逐渐扩张，且管壁变薄，可以形成尿道憩室。由于压力增加可致尿道黏膜破裂，尿液外渗到尿道周围组织内，继发感染可造成尿道周围炎和尿道周围脓肿，前方的梗阻不解除，终可导致与尿道沟通形成假性憩室，或者向外表破溃形成尿道瘘，甚至形成多发瘘管。又因梗阻以上尿道内尿液的潴留，细菌易附着于其表面，扩张部尿道黏膜表面血液循环减退，管壁脆弱，抵抗力降低，感染极易发生，局部炎症的存在和发展，可使尿道梗阻进一步加重，形成恶性循环。另外，正常尿流通过尿道时，尿流平行向前流动，而在尿道梗阻时，尿液经过扩张部时，流体发生旋涡样流动，此时可将附着尿道管壁上的细菌倒冲入膀胱内，使膀胱或整个尿路发生感染。

（二）对膀胱的损害

由于脊髓上中枢的抑制作用，正常时逼尿肌具有在一定程度内不受外界刺激影响的持性，尿量达到300～400ml时，逼尿肌因膨胀刺激发生收缩，使尿液排出，膀胱排空受阻时，逼尿肌则发生反射增强，膀胱处于不稳定状态，即膀胱在充盈期间，自主地或诱发地产生一种患者无法主动控制的无抑制性收缩，如一般性生理刺激、咳嗽、体位改变等，即可以引起逼尿肌收缩，这种收缩不能被有意识的抑制所消除，且常使膀胱充盈时期其内压高于15cmH_2O以上。下尿路梗阻初期，膀胱为克服排尿的阻力，膀胱肌肉和梗阻相抗衡，使膀胱内压在每次的排尿中越升越高，初期由增加腹压和加强逼尿肌收缩来克服阻力，使尿液排空，后果是逼尿肌发生增生肥大，膀胱壁小梁、小室形成、膀胱三角区增生肥厚，影响输尿管口的通畅。由于梗阻不能解除，则继续发展使膀胱黏膜和粘膜下组织在周围支持力薄弱的地方逐渐外突形成憩室。逼尿肌代偿至一定程度仍不能克服梗阻时则出现失代偿，增生肥厚的膀胱肌层变得软弱无力，尿液不能排空。残余尿的出现，标志着失代偿的开始，随着时间的延长，病情继续发展，残余尿量逐渐增多，最终可产生尿潴留，尿潴留使膀胱过度充盈，其内压上升超过尿道内最大压力，在无膀胱收缩情况下产生尿失禁现象被称为充盈性尿失禁。尿潴留又能并发感染及结石形成，进一步损害膀胱的排尿功能。在急性下尿路梗阻造成急性尿潴留时，由于膀胱迅速过分膨胀，不经过逼尿肌增生的过程即使膀胱平滑肌失去张力，急性尿潴留时，膀胱扩张可反射性地引起肾小球滤过率减低。当膀胱失去缓冲作用，影响输尿管尿液排出时，对输尿管和肾脏功能产生损害，由于双侧上尿路均受影响，终致肾衰竭。

（三）对输尿管的损害

下尿路梗阻时一般对双侧上尿路均可产生损害。在膀胱的损害达到一定程度后，输尿管即可受累。首先，影响到输尿管壁段的瓣膜功能；另外，膀胱的炎症改变波及输尿管口，使其僵硬扩张。故膀胱内高压时，可发生膀胱输尿管反流。其次，膀胱壁肌肉肥大增厚的同时，壁段输尿管肌肉亦增生肥厚，增加了输尿管内尿液通过时的阻力。第三，梗阻使膀胱内壁形成小梁、小室，其范围亦可波及输尿管口周围的膀胱壁，这也可破坏壁段输尿管的瓣膜作用。如果此时下尿路的梗阻仍未解除，膀胱输尿管反流可引起输尿管的病理改变。输尿管平滑肌可增生肥厚，当其失代偿后，即可发生伸长迂曲，管腔扩张，管壁变厚。输尿管内压力变小，蠕动强度降低，因而发生输尿管积水。尿液的潴留可合并感染及结石形成。

（四）对肾脏的损害

尿液的形成依赖肾小球的滤过压，滤过压是肾小球毛细血管压与血浆胶体渗透压、肾小球囊内压之差，是这一压力（30～40mmHg）承担着滤过作用。尿路梗阻使其近端压力增高，最终可使肾小球包曼囊内压力增高，从而使滤过压减低。

肾小管扩张，压迫曲管细胞，使细胞萎缩，最早受损的是远曲小管。肾小球受损见于晚期。小管扩张同时压迫周围营养动脉，小管周围营养动脉是出球小动脉分支——直小动脉，为肾实质的主要营养动脉，是肾萎缩和高血压的重要因素。

尿道梗阻因其有膀胱、输尿管起缓冲作用。故产生肾脏的损害较迟，一旦累及肾脏，多为双侧，同一患者输尿管壁段功能并非等同，故双侧肾受损程度常不一致。梗阻对肾脏的损害过程大致可分为3个阶段：

(1)初期损伤阶段：梗阻初期，尤其是急性梗阻时，肾盂内尿量增多，尿内含有血红蛋白，血的来源是肾实质的充血，沿肾小管有放散状出血区，以后肾实质逐渐适应肾盂和肾内压的增加，开始部分吸收血性渗出物，上皮亦得以恢复。

(2)肌肉增生阶段：为克服梗阻造成的尿液排泄障碍，肾盂及肾盏壁肌肉代偿性增生，以增加蠕动力。部分梗阻时，肌肉增生远较完全梗阻时明显。

(3)扩张和实质毁损阶段：当梗阻部位近端肌肉增生仍不能克服梗阻，梗阻上方即开始扩张，出现了肾盂、肾盏积水，因肾脏泌尿功能仍在继续，肾盂、肾内压力必然上升，亦有实验证明，尿路梗阻时，肾脏的分泌和重吸收仍在继续进行，肾盂尿经肾盏穹隆处的静脉系统，肾小管、淋巴系统，以及肾盂周围尿外渗，不断地逆流被吸收，即"被动反流理论"，使尿液的分泌和吸收处于动态之中，梗阻不能解除，尿液的分泌量大于吸收量。肾盂肾盏积水逐渐加重，代偿性增生，肥大的肌肉纤维，因梗阻持续过久，代偿功能丧失，肾盂变薄，丧失蠕动功能，终成纤维囊性。肾盂肾盏积水对肾实质造成一种压迫，使肾实质发生萎缩。若是肾外型肾盂，肾盂扩张虽更显著，但肾实质的受压则推迟一段时间。而肾内型肾盂则无此缓冲，对肾实质压迫严重，随着肾实质受压的发展，肾乳头萎缩。X线造影片上可看到杯口变钝、变平，或呈杵状，肾盂逐渐扩大，肾实质逐渐变薄，最后整个肾脏可成为一个只有一薄层肾实质的纤维囊，此时该肾功能完全丧失。

以上过程，随着肾内压的逐渐增高，可以压迫肾小动脉使肾实质供血不足，加速了肾单位的萎缩和毁坏。在肾积水的发展过程中，血管改变对肾单位的影响是由血管和肾实质的特殊解剖关系决定的。在肾皮质和髓质交界处，围绕肾小盏的弓状动脉与肾表面和肾盂及扩大的小盏表面相平行，肾盂扩大即压迫这些血管，使肾皮质的血液供应减少，缺血的改变并不均匀一致，对外周肾单位的影响更大。远曲小管对缺血也很敏感。

感染和结石是梗阻常见的并发症。梗阻所致尿液潴留、组织受损、尿外渗等有利于细菌滋长和感染的发生。继发于梗阻的感染可引起结石，梗阻使尿液停滞，形成结石的最早颗粒可滞留并继续增长。在长期梗阻的影响下，患者健康状况较差，亦易发生血行性尿路感染。因尿流排出不畅，感染常难彻底治疗，多数由急性转为慢性，且往往反复急性发作。梗阻、感染、结石三者常互为因果，呈恶性循环。感染加重梗阻，加速泌尿器官功能的破坏，尿路梗阻和感染又是形成结石的重要局部因素，结石一旦形成，使梗阻和感染更加顽固，进一步加快了泌尿器官功能的破坏。

三、临床表现

(一)肾部的梗阻

由于梗阻的程度、部位、性质和发生的快慢不同，其临床表现也很不一致，引起肾积水的原发病变有明显征象时，常遮盖了肾积水的征象。以下尿路梗阻的临床表现有助于诊断：

1. 疼痛和肾肿大　腰部疼痛是一个重要症状，偶为突出症状，当发生急性梗阻时，可出现腰痛或典型的肾绞痛。但个别患者虽发生双侧性梗阻或完全性梗阻，可不感到疼痛，慢性梗阻时的症状往往不明显，很少有肾绞痛，但感到放射至腰背部较为含糊的疼痛，有时有血尿。狄特尔危象偶见于肾盂输尿管连接处相对的梗阻，肾积水呈间歇性，少尿相、多尿相可交替出现，当大量饮水后出现肾绞痛、恶心和呕吐，即系该危象的综合征。

在儿童，肾积水是腹部肿块常见的原因，常可随突发的上腹部剧烈疼痛或绞痛，继之有多量小便，疼痛缓解而肿块缩小或消失。在成人，长期梗阻者偶可在腹部触及肿块，肿块呈囊性体征。

2. 多尿和无尿　慢性尿路梗阻导致肾损害时，可表现为多尿；双侧性完全性梗阻，独肾或仅一侧肾有功能的完全性梗阻可导致无尿。如梗阻为部分性，尿量可大于正常，明显多尿。肾结石间歇地阻塞肾盂时，可出现间歇性多尿，尤其在多尿时腹块消失或腹胀缓解有助于诊断。

3. 复发性或顽固性尿路感染　尿路感染是慢性尿路梗阻常见的并发症，只要梗阻病变存在，尿路感染不易控制，且易复发。因此对顽固性或复发性尿路感染者，应进一步检查，以明确诊断。

4. 不明原因的肾功能损坏　隐性尿路梗阻的第一个临床表现偶为晚期的尿毒症。对过去病史阴性的严重肾功能不全患者，需考虑到尿路梗阻的可能性，要从各方面进行检查。但有一点需注意，勿轻易作器械方面的检查，因为对不明原因的尿毒症患者进行器械检查是有危险性的。GFR 已显著下降的双侧肾实质病变的患者，不慎发生其他病或并发症，可激发尿毒症，其严重性可能致命。

（二）输尿管梗阻

输尿管梗阻可间接损害肾功能。一侧严重梗阻，患者可丧失肾功能，而对侧肾脏可发生代偿性肥大；双侧梗阻可发生肾衰竭，双侧性完全性梗阻出现尿闭；单侧输尿管突然梗阻，有时也可发生对侧反射性无尿。输尿管梗阻患者多有腰痛、绞痛、泌尿系感染或肾功能减退症状。

（三）膀胱梗阻

主要是膀胱颈部梗阻。有急性完全性梗阻时，膀胱迅速膨胀而成为无张力膀胱。慢性不完全性梗阻严重而持久者，可有憩室形成，膀胱代偿机能不全，残余尿量逐渐增加，过度膨胀时可出现假性尿失禁。梗阻持久，必将影响上尿路，肾功能受到损害。因此，晚期患者不但有排尿困难、膀胱膨胀、尿失禁和感染、结石等症状，还可出现尿毒症。

四、诊断

诊断的目的是确定引起梗阻的病因，并明确梗阻的部位、程度，以及对尿路各器官损害的范围、程度和肾功能状况。

1. 病史　尿路梗阻的临床表现因梗阻的部位、发生的快慢、有无感染及原发病变的性质而不同，根据临床表现和可能导致尿路梗阻的病因与典型症状进行追问，要注意梗阻的早期可能无症状，患者有敏感与迟钝的不同反应。在腹部肿块鉴别时，应注意肾积水的可能性，对儿童的腹部包块有时大时小或突然胀大的特点，应引起注意。

2. 体征　积水的包块在触诊时，具有质不硬、有波动感、无触痛、表面光滑的特点，并发感染时，腰腹部可出现疼痛和触痛。下尿路梗阻，膀胱常可触及，导尿和膀胱测压可了解下尿路有无机械性梗阻或膀胱神经功能紊乱。

3. X线检查　尿路平片作为初检是重要的。在泌尿系梗阻可能显示一侧或双侧肾脏阴影增大、肾脏的位置及有无结石具有参考意义。

排泄性尿路造影可以了解分侧肾功能，显示肾盂肾盏的形态，输尿管、膀胱的状况，梗阻的部位和积水的程度，存在梗阻则显影较晚，必要时作延迟拍片。

对肾功能不良而少尿的病例，排泄性尿路造影显影不清或完全不显影者，如触到囊性肾脏，可能为上尿路梗阻，必要时作逆行造影。如为下尿路梗阻所致双侧性肾积水或为独肾的积水，可考虑采用大剂量静脉滴注尿路造影术，亦可在萤光透视下观察肾盂、输尿管动态，以帮助手术方案的制订。尿道造影可以揭示尿道梗阻的病因，确定梗阻的部位及程度，排尿造影可以观察有无膀胱输尿管反流、后尿道瓣膜。

经皮腰部穿刺肾盂输尿管造影排泄性尿路造影不显影，逆行插管又失败者，可采用直接经皮穿刺肾盂输尿管造影，方法不难而有效，通过插管肾盂输尿管造影，不仅可帮助了解梗阻的部位与程度做出诊断，同时可了解梗阻近端输尿管与肾盂的情况。也可借此作为通道进行引流或扩大通道进行诊断和治疗。

4. 放射性同位素检查　是简单而有效的检查方法，帮助了解肾功能与梗阻的程度，估计两侧肾功能的差别。肾图可以鉴别硬、软性梗阻，还可对一些术后患者的效果进行判断。

5. 起声波检查　B超可清楚地显示肾实质、肾盂及输尿管扩张的状态，也可显示梗阻的部位，能显示下尿路情况，如膀胱病变、残余尿、前列腺病变及后尿道改变，可探及尿路有无结石的存在，还可诊断胎儿尿路是否存在梗阻病变。此检查无创伤、无痛苦，方法简便可反复进行，作为首选方法是适宜的。

6. CT 检查　CT 扫描不但可以区别包块的性质，也能看到梗阻以上扩张的状态，并可作为经皮穿刺术前的参考。

7. 尿流动力学检查　可以认识梗阻发生的病理生理学基础，一般分为上尿路尿流动力学和下尿路尿流动力学两部分，前者主要研究肾盏、肾盂及输尿管内尿液的输送过程；后者主要研究膀胱、尿道贮存及排出尿液的过程。

上尿路尿流动力学检查技术有经肾或输尿管造瘘管的压力测量、经皮肾盂穿刺灌注测压、经膀胱输尿管插管测压、术中肾盂输尿管穿刺测压、静脉尿路造影时的动态放射学观察等。

下尿路尿流动力学检查技术已较成熟，方法简便，临床多用。检查包括尿流率测定、膀胱充盈及排尿时的压力、排尿时膀胱及尿道造影、尿道外括约肌肌电图等。尿流率测定是下尿路尿流动力学基本的检查，对患者无损害，从尿流率曲线的分析可以初步明确下尿路有无梗阻。一般而言，成人最大尿流率男性＞20ml/s，女性＞25ml/s 属正常；男性在 10～20ml/s 及女性在 10～25ml/s 为可疑；＜10ml/s 者肯定有梗阻存在。尿流率测定若与排尿时膀胱内压测定同步进行，则对诊断下尿路有无梗阻的准确性更高。因为，尿流率与膀胱出口梗阻有关，但在梗阻时逼尿肌代偿性肥厚可能出现正常的尿流率，甚至少数患者可出现高尿流率，这部分患者同时测定尿流率和膀胱压力就会发现排尿时的高膀胱压力，膀胱压力高而尿流率低是尿路梗阻的佐证。高压膀胱和高尿流率同样提示有梗阻存在，而低压膀胱和低尿流率不能确定有梗阻存在。

五、治疗

尿路梗阻性疾病的治疗原则是寻找病因解除梗阻，目的是恢复尿路通畅保护肾功能，控制感染和防止并发症。当患者情况危重或梗阻病因难以去除时，可先行梗阻近端尿液引流，以减低管腔内压力，使肾损害不至于继续进展并得以逐渐恢复，常可做肾造瘘、输尿管造口、膀胱造瘘等，使尿流暂时改道，在梗阻原因去除后，可再将改道恢复正常，如若梗阻原因不能去除，则改道成为永久性措施。

(一)非手术治疗

凡可自行缓解的梗阻如炎症、水肿、输尿管小结石、伴轻度肾积水的肾下垂及妊娠期的肾积水和感染，可采取非手术治疗。

部分肾积水病变可长期稳定下来，肾功能可保持不变，对这类患者可根据病史长短、年龄等条件进行长期观察。因对梗阻直接采取手术治疗，并非定能达到预期疗效。长期观察应定期做静脉尿路造影、各种肾功能测定及尿液细菌培养，综合判断后，再决定是改为手术治疗还是继续观察，切忌贸然切除积水肾脏。对继发于肾盂肾炎的尿路梗阻，会产生严重后果，必须积极有效地控制感染，只有在内科治疗无法改善泌尿系功能及感染时，才考虑手术治疗。

随着平均年龄的增长，男性梗阻性疾病的原因中，前列腺增生已占有很重要的地位，国外一组 206 例 40 岁以上男性尸检中，80.1％有前列腺增生，80 岁以上的 67 人中则占 90.5％。随着人均寿命的延长，前列腺增生的发病数也会明显增加。

(二)手术治疗

凡需通过手术解除梗阻、恢复肾功能者，一经确定应尽早手术。手术目的是解除尿路梗阻，使尿流通畅，保护肾功能。但对尿路梗阻伴发严重感染或肾功能明显受损的患者，应先行引流，待感染控制、肾功能改善后再行去除病因的二期手术。

对先天性盂管交界处狭窄的肾积水患者，原则上应严密、连续观察，但在肾功能持续下降、肾积水进行性增大、并发结石或肾盂肾炎时，应综合判断采取手术治疗。

对双侧肾积水的患者，如需手术行成形术者，应选择功能较差的一侧或积水较重的一侧先手术；若肾功毁损明显，已无恢复的可能，则宜选择功能较好的一侧先手术，以维持患者生命。

对前列腺增生、膀胱颈部梗阻伴有肾功能差者，争取早日手术。如已发生氮质血症者，应先进行尿液引流数周，待肾功能有所改善时再行适宜手术。

肾积水

尿液从肾脏排出受阻，造成肾内压力升高、肾盂肾盏扩张、肾实质受压萎缩，称为肾积水。

（一）病理生理

泌尿系统的正常功能是尿液的形成、尿液的贮存和排出。尿液的形成是由肾小球的滤过、肾小管的分泌和再吸收所组成；如果尿路存在梗阻，尿液的反压力使肾脏的功能改变，影响尿液形成，造成肾功能损害。

1. 对肾小球功能的影响　肾小球毛细血管压60～70mmHg，减去血浆胶体渗透压25mmHg及肾球囊内压0～5mmHg，其滤过压为30～40mmHg。正常肾盂内压为10mmHg左右，当尿路梗阻时，肾盂内压可增至50～70mmHg。肾盂内压增高，一方面使囊内压增高；另一方面使肾小球毛细血管压降低，使肾小球的滤过压减低直至停止。

2. 对肾小管功能的损害　尿液的反压力使肾小管远端扩张、近端变性，丧失原有的分泌及再吸收功能。

3. 对肾实质及肾血管的影响　由于肾积水时，肾内压增加，使血管受压，尤其是小球的输出动脉受压后，肾组织营养发生障碍，肾乳头退化萎缩由凸形变凹形，肾小管系统退化而使肾实质变薄。

4. 肾盂和肾盏的变化　尿液的反压使肾盂、贤盏扩张。下尿路梗阻对肾盂的扩张较晚，高位梗阻对肾盂、肾盏扩张较早。肾外型肾盂易向外扩张，容量超过1000ml，称为巨大肾积水；肾内型肾盂由于无充分扩张余地，常使肾实质较早受到损害。轻度肾积水，肾盏呈杆状改变，进一步发展肾盏可呈椭圆形，更甚者小盏融合，最后肾实质萎缩成纤维组织囊状。

5. 其他有关的病理生理变化　单侧肾积水，肾实质萎缩的同时，对侧肾脏将产生代偿性肥大。单侧性肾积水，多是上尿路梗阻造成；而下尿路梗阻，虽造成肾积水时间较晚，但多是两侧肾脏受累，对肾功损害极大。

肾积水的循环：肾积水时肾内积液并非静止不变，而是经常循环，在积水2周后，肾盂尿内尿素即有明显减少，而葡萄糖及氯化物却有明显增加。肾盂内尿液再吸收的途径可能是：肾盏穹隆静脉反流；肾小管反流；间质反流；淋巴管反流。

肾盂内积水常有继发感染及结石形成，这类并发症又可加重梗阻和促使肾功能进一步受损。

（二）症状

肾积水时，肾脏体积增大，可有腰部酸痛、腹部包块、胃肠道受压出现消化系统症状，继发感染出现肾盂肾炎症状，合并结石引起的症状，肾功能受损重者出现尿毒症。此外，尚可有肾性高血压、贫血等症状。

（三）诊断

1. 询问病史。

2. 体格检查　多数患者有肾区叩击痛，积水重者可能触及囊性包块。下尿路如尿道外口等应详细进行检查。

3. 尿液检查　有感染者尿液出现异常。

4. 肾功能检查　单侧肾积水者，总肾功能一般正常。双侧肾积水时，孤立肾时肾功能视积水程度有不同程度的减退。

5. 超声波、CT检查　可查明肾脏增大为实质性或是囊性，估计积水的程度及肾实质的厚度。还可鉴别肾积水或肾囊肿。

6. X线检查

(1)尿路平片：注意肾脏外形、位置，有无钙化及结石等。

(2)静脉肾盂造影：可根据拍片时间了解两侧肾脏的功能、形态、积水程度及梗阻部位。有梗阻现象者，应行延时拍片。

(3)膀胱镜检查及逆行造影：经膀胱镜检查可了解下尿路有无狭窄及梗阻。输尿管逆行插管可探试输尿管有无梗阻，插管时遇有阻力，说明有梗阻存在。若通过梗阻处有尿液持续滴出，说明有狭窄，进行逆行造影可明确梗阻部位及程度，逆行造影剂内应加入抗生素以防感染。

(4)肾脏穿刺造影：静脉造影不显影，逆行不能插入输尿管导管，做经皮肾穿刺造影甚必要，肾积水严重者亦易进行。经此造影意在了解梗阻部位及积水程度。

7. 放射性核素肾扫描和肾图也可诊断尿路是否存在梗阻。方法简便、易行。

(四)治疗

肾积水原因很多,治疗方法亦多。原则应是解除梗阻通畅尿路,保护肾脏功能。

1. 非手术疗法　适用于能够自行解除的梗阻,如炎症、水肿,某些输尿管结石及肾下垂的患者,积水较轻、病情进展缓慢的患者。

2. 手术治疗　手术种类有造瘘引流、成形手术、肾切除等。肾造瘘适用于不宜进行较大手术的病例,如严重感染、肾衰竭、全身情况差者等,可作为成形手术的术前准备,也可能是患者的永久性造瘘。对于手术成形或肾切除,应根据患者的身体状况和病情综合考虑;对于年纪轻者应尽量保留肾脏,而年龄超过 55 岁或 60 岁者,对成形手术应持慎重态度;估计肾功受损程度,足够的肾组织是肾脏功能的保证。有足够的肾组织,才有成形手术的价值;双肾积水肾功能严重受损者,应选择肾功能较好的一侧先做梗阻解除手术。双肾积水,一例肾功能尚可者,可先解除梗阻严重的一侧,梗阻容易合并感染和结石,如存在感染应尽力控制,否则感染不但继续损害肾脏功能,且往往使成形手术失败,故有不易控制的感染时,多不考虑成形手术。合并结石者,在成形手术中取出。

严重肾积水,剩余的肾实质过少(实质变薄<3~5mm),病肾功能严重受损或严重感染、脓肾、高龄患者,对侧肾脏功能良好者,应行病肾切除术。

下尿路梗阻

下尿路梗阻系指膀胱颈以下部位梗阻的总称。从膀胱颈部直到尿道外口。在这段尿路系统中,如包茎、阴茎癌、尿道外口狭窄、尿道憩室、肿瘤、结石、后尿道瓣膜、尿道狭窄、精阜肥大、精阜炎、前列腺炎、女性膀胱颈部梗阻、前列腺的增生、肿瘤、脓肿、囊肿等均可造成下尿路梗阻。年幼者先天畸形所致梗阻多见,老年则以前列腺增生所致梗阻多见。

(一)症状

下尿路梗阻症状为尿线变细、尿流变慢、排尿乏力、残余尿和膀胱内小梁、小室形成。下尿路梗阻延续,膀胱发生病理改变。初期,膀胱排尿费力、内压在次次排尿时越升越高,其结果是逼尿肌发生代偿性增生肥大,膀胱内出现小梁、小室,被膜和被膜下层在增生肥大的肌束间突出膀胱壁形成憩室。在有些患者,一个大的憩室可以贮存一定量的尿液,可以暂时缓解梗阻后高内压对膀胱的损害,亦可延迟对上尿路的损害,不过此时的下尿路梗阻时日已久,已梗阻至相当的程度。

(二)诊断

下尿路梗阻的诊断,视病变不同而异。一般性检查要注意全身状况,特别注意心血管系统、肺部和肝肾功能状况,应查心电图、肺功能、眼底及神经系统。腹部检查时要注意膀胱有无膨胀及其程度。要注意观察患者排尿的情况,排尿有无间歇、滴沥,尿线有无分叉、变细。另外,还要注意检查患者有无腹股沟疝、痔及脱肛等症。尿路静脉造影对观察梗阻程度、预测治疗效果及判断肾功能均有重要价值,可以确定肾功状况,有无肾盂、输尿管扩张、积水及其程度,并可观察膀胱颈部有无充盈缺损,大小如何,有无膀胱憩室、结石、肿瘤等的存在。腹部平片可观察膀胱或前列腺区有无结石,尿道有无结石及其位置。膀胱尿道造影一可经尿道外口推入造影剂,还可经尿道插入导尿管或经皮穿刺膀胱注入造影剂,令其排尿时摄片,可以观察尿道狭窄的部位、长度及狭窄程度。排尿造影可观察后尿道在排尿时的开放情况,有无后尿道瓣膜影像,对以后采取何种治疗手段多有裨益。如果经尿道可插入膀胱镜,则不仅在直视下确定前列腺病变,而且能发现膀胱内的合并病变如肿瘤、结石、憩室等。尿道狭窄者可用尿道镜进行观察,了解狭窄的部位、狭窄的程度。借助导丝的探试确定治疗方法。尿流率的测定对下尿路梗阻的诊断也很有意义,且无痛苦,方法简便。正常男性最大尿流率>20ml/s,女性>25ml/s;男性在 10~20ml/s,女件在 10~25ml/s 为可疑;当最大尿流率<10ml/s 时,可确定有梗阻存在。但最大尿流率受年龄、总尿量等因素

影响，随着年龄增长，最大尿流率降低，所以需用排出的尿量加以校正。前列腺增生症患者的最大尿流率、排尿时间和总排尿量均有明显下降。超声波检查可以经腹探测膀胱残余尿，此法简单可行，对患者无创伤，测定残余尿可了解膀胱功能，也是决定手术治疗适应证的重要指标。经直肠B超检查，可以测出前列腺体积大小，并探查有无前列腺肿瘤、结石的存在。肾图检查可了解双肾分泌功能和肾盂、输尿管引流情况。

（三）鉴别诊断

下尿路梗阻为了明确诊断，尚需进行鉴别诊断。

前列腺增生和前列腺癌患者，二者症状相似，均可引起尿道梗阻，前列腺增生是慢性渐进过程，前列腺癌生长较快，如果梗阻症状在数月内明显加重，应引起警惕。直肠指诊前列腺增生者体积增大、中央沟消失或变浅、质地韧无硬结节；前列腺癌者除前列腺体积增大外，且肿大不对称，表面高低不平，结节坚硬如石。对可疑肿瘤之结节处进行组织活检可以确诊。

膀胱颈部梗阻，临床症状很像前列腺增生症，膀胱尿道造影或膀腕镜检查见膀胱颈部僵直狭窄。

尿道梗阻，多系尿道狭窄、后尿道瓣膜、精阜肥大、尿道外口狭窄、包茎等引起。患者多合并尿道炎症、尿道器械检查损伤或外伤史，均有因梗阻程度不一而有轻重不同的排尿困难，轻者尿线变细，重者排尿滴沥，时间长的膀胱失代偿，出现残余尿，甚至不能排尿。尿道梗阻重者可见镜下或肉眼血尿，发炎者可出现脓尿。尿道梗阻者，由于尿液引流不畅，久之可并发结石、炎症，可能经久不愈；感染重者可并发局部炎症，不但向尿道周围、阴囊、会阴扩散，还可导致附睾睾丸炎、尿道多发性窦道，长期不能解除梗阻，终可影响上尿路。尿道梗阻者尿道造影可探究，膀胱尿道镜检查可在直视下看清后尿道的瓣膜、肥大的精阜，亦可看其狭窄梗阻部位。尿道口狭窄及包茎或阴茎癌造成的梗阻，在做体查时即可发现。

精神性排尿异常可由焦虑引起，症状与前列腺增生症相似。患者常有持续性的膀胱乏力性收缩。引起精神性排尿异常的原因和作用尚不清楚。而前列腺增生症引起的下尿路梗阻很少伴有精神性排尿异常。

神经源性膀胱，为支配膀胱和尿道括约肌的神经系统（包括脊髓反射弧、脊髓和脑神经）发生机能性或器质性病变的结果。患者多有神经受损的病史，如脊髓炎、多发性脊强硬化症、脊椎外伤等，神经损伤后可阻断骶2、骶3、骶4神经节的通路而引起膀胱反射消失，影响逼尿肌收缩力，通过全面检查包括神经系统的检查可鉴别此病。直肠指诊时，前列腺不增大而肛门括约肌松弛、收缩力减弱或消失，会阴部皮肤感觉不敏感，则应考虑神经源性膀胱存在的可能。膀胱压力测定显示各类神经性膀胱的图像。

感染所致的尿频、尿急、尿痛主要是膀胱刺激症状。细菌性膀胱炎、间质性膀胱炎、尿道炎、结核性膀胱炎、前列腺炎等，均可有排尿困难的感觉。详细询问病史，查尿常规，做尿液的细菌培养、前列腺液检查、淋病双球菌检查、排泄性尿路造影及腹部平片检查可加以鉴别。

（四）治疗

下尿路梗阻的治疗依据正确的诊断，不同的下尿路梗阻性疾病，有不同的治疗方法。治疗的原则是在寻找病因的基础上解除梗阻，恢复膀胱尿道的排尿功能，保护肾功能，控制感染并防治并发症。下尿路梗阻病因不同，梗阻部位和程度也不相同，是否合并其他器官损害及患者全身状况如何，在进行治疗前应全面了解，具体分析、综合考虑，做出相应的治疗方案。

1. 全身治疗　增加营养，纠正水和电解质的平衡失调，治疗酸中毒，控制感染，保护肾功能，增强患者体质。

2. 非手术治疗　所有可能自行缓解的梗阻情况，如炎症、水肿、结石等均可采取非手术治疗，如积极控制感染，促进结石的排出等。只有在通过内科治疗无法控制和改善泌尿系统的功能时，才考虑行手术治疗。

3. 手术治疗　凡需通过手术方法才能解除梗阻，恢复排尿功能者，原则上应尽早施行手术治疗。手术目的是去除梗阻，使尿流通畅，保护肾功能。手术可分两类，一类是需行开放性手术的，如膀胱内较大的肿瘤或在膀胱镜盲区部位的肿瘤、膀胱内较大的结石、尿道较大的憩室等；另一类是非开放性的，借助电切镜经尿道进行下尿路梗阻的治疗，如前列腺电切术、尿道狭窄冷刀切开术、后尿道瓣膜的冷刀切开术、精阜肥大的电切术，还有部分膀胱肿瘤较小、有蒂，也可行电切术，膀胱结石体积小、时间短者，也可经尿道行膀胱内碎石术。

对于下尿路梗阻伴发严重感染或肾功能受损严重的患者，应积极抗感染并进行引流，如经尿道插导尿管引流、耻骨上膀胱穿刺或耻骨上膀胱造瘘引流，待感染控制、肾功能好转再行去除梗阻病因的手术治疗。

下尿路梗阻久之造成双侧肾功能损害，较之一侧上尿路梗阻危害更大，所以对下尿路梗阻疾病的诊断，一经明确，应尽早手术解除梗阻。对于已有严重肾功能受损者，多主张先引流，待肾功能有所恢复后再行手术，效果较满意。

（谢建兴）

第七节　尿石症

尿石症又称泌尿系结石，包括上尿路结石（肾结石、输尿管结石）和下尿路结石（膀胱结石、尿道结石）。尿石症是泌尿外科常见疾病，结石活动所致的绞痛是临床常见急腹症之一。多数结石原发于肾脏和膀胱。结石形成后除自动排出或碎石后排出或手术取石外，很难“自溶”，特别是含钙结石，目前尚未见到可以溶解的迹象。尿石症多发于青壮年男性，男女比例为3：1。在我国长江以南地区多见，特别是气候炎热地区多发，北方较少见。随着人们生活水平的不断提高，饮食结构的变化，在我国原发性膀胱结石的发病率已明显降低，而肾结石的发病率有增长趋势。发病的原因比较复杂，与多种因素有关，不同的个体可能与不同的因素有关。临床以腰（或腰腹）痛、血尿为主要表现，有时相对较小的结石可从尿道排出，故中医有“砂淋”、“石淋”、“血淋”之称。治疗方法很多，目前大多数患者不需要开放性手术治疗，合适的病例以体外碎石为首选。但治疗后结石的复发率较高，目前多数结石尚无十分理想的预防方法。我国结石多发和高发地区群众采用中草药进行预防的方法有一定的作用。

一、病因病理

（一）西医病因病理

尿石症的病因与发病机制尚未十分明了，有待进一步研究完善，一般认为尿中晶体成分过多（如草酸盐、尿酸盐、磷酸盐等处于过饱和状态）或晶体聚集抑制物质（如焦磷酸盐、粘多糖、多肽、尿素等）减少，以及成核基质的存在是形成结石的主要因素（图39-11）。

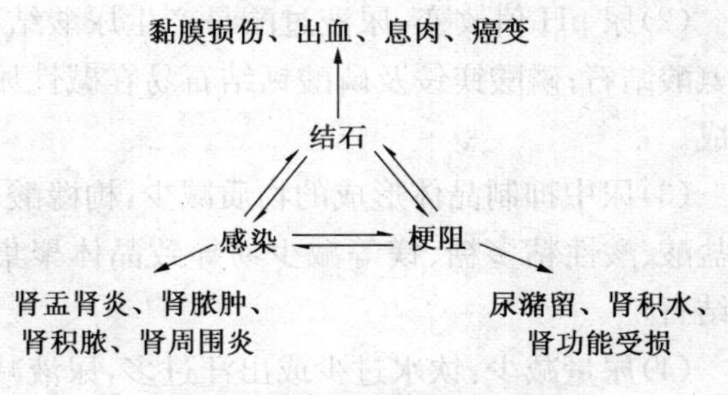

图39-11　尿石症的病理改变

1. 全身性因素

（1）代谢紊乱：体内或肾代谢紊乱或甲状旁腺机能亢进者，骨钙大量溶出并促进胃肠道吸收钙，可出现高血钙、高尿钙；体内嘌呤代谢紊乱，可致血、尿尿酸升高。以上尿中高浓度化学成分可损害肾小管，使尿中基质增多，盐类析出，皆易形成结石。

（2）饮食结构：儿童因动物蛋白质、维生素A摄入不足而易形成膀胱结石。饮食中动物蛋白、精制糖摄入过多，纤维素摄入减少可促成上尿路结石。一般说来，饮食质量越高的人群，结石位置越高；营养状态差的人群，结石位置越低。有报道称一次大量食菠菜容易形成草酸钙结石。长期进食含钙量高的饮食或药物，与结石的发生有一定关系。尿石症好发于 20～50 岁者，男性多于女性，男性发病高峰期为 35 岁；女性发病有两个高峰期，即 30 岁及 55 岁，与饮食质量有关。

(3)药物因素：长期服用乙酰唑胺、氨硫脲、索密痛、肌苷偶可形成结石；磺胺类药物易在酸性尿中析出结晶引起尿结石；维生素 D 摄入过多可引起上尿路结石；大量摄入维生素 C 会使尿中草酸含量明显增加而引起草酸钙结石。

(4)遗传因素：部分病例有家族倾向。与遗传有关的如先天性胱氨酸代谢紊乱所致的胱氨酸结石。

(5)地域水土：南方炎热气候，出汗多，饮水少，地区水质不良等，与结石的发生也有一定关系，如广东东莞地区是我国尿结石高发区之一。

2. 尿液因素

(1)尿中形成结石的物质成分排出过多，如钙、草酸、尿酸排出量增加；长期卧床，骨质脱钙，尿钙升高；尿流不畅，并发感染等，则易形成结石。

(2)尿 pH 值改变：尿液过酸易产生尿酸结石、胱氨酸结石；磷酸镁铵及磷酸钙结石易在碱性尿中形成。

(3)尿中抑制晶体形成的物质减少：枸橼酸、焦磷盐酸、酸性粘多糖、镁等减少易导致晶体聚集形成结石。

(4)尿量减少：饮水过少或出汗过多，尿液减少或浓缩，使尿内成石物质浓度增高，易导致结石形成。

3. 局部因素

(1)尿液淤滞：泌尿道解剖结构异常可使尿路梗阻、尿流障碍，易导致尿中晶体沉淀，形成结石。

(2)尿路感染：尿路感染的脓球、坏死组织、菌落等物质可成为结石核心；有的细菌(葡萄球菌、链球菌、变形杆菌)能分解尿素产生氨，使尿 pH 值升高(碱性)，易形成磷酸钙和碳酸钙结石。

(3)尿路异物：尿路中存在异物，尿液中的结晶易附于异物形成结石。

(二)中医病因病机

中医认为该病的基本病因病机为肾虚和下焦湿热，其中以肾虚为本，湿热为标。肾纳气主水，与膀胱相表里。肾虚气化不利，尿液生成与排泄失常，使水湿邪热蕴结于肾与膀胱。湿热蕴结，煎熬日久，形成砂石；结石阻塞尿路，不通则痛；热伤血络则出现血尿。肾虚、湿热及气、血、痰、湿交阻为其基本病理变化。湿热阻滞气机，气机运行失畅，血脉经络不通，腰腹疼痛即作；热伤血络，血溢脉外，下走阴窍，则出现血尿；湿热蕴结膀胱，则尿频急涩痛；脾肾亏虚，水湿不化，痰瘀交阻，可出现肾积水、肾功能受损。

二、临床表现

(一)上尿路结石

包括肾脏结石和输尿管结石。

1. 疼痛

(1)肾绞痛：多突然发作，剧痛难忍，面色苍白，伴恶心呕吐，呈阵发性发作，多见于肾盂内小结石。

(2)腰腹部钝痛：疼痛可呈间歇性发作，多见于肾盂、肾盏内较大结石，有时只要不伴感染，到患肾无功能时亦无明显症状。

(3)放射痛：疼痛由腰腹部放射至同侧睾丸或阴唇和大腿内侧，提示肾盂输尿管连接处或上段输尿管结石；若伴有膀胱刺激症状和尿路与阴茎头部放射痛，提示结石位于输尿管膀胱壁段或开口处。

2. 血尿　有镜下血尿和肉眼血尿，以镜下血尿最为多见。常继发于肾绞痛之后，有时也可出现活动后镜下血尿，均由于结石损伤黏膜所致。

3. 梗阻　根据梗阻的时间和程度，有急、慢性和完全性与不完全性之分。独肾和双肾结石易发生急性、完全性梗阻，引起急性肾功能不全。慢性梗阻常为不完全梗阻，最终可发生严重肾积水和继发感染，此时可在肋下扪及肿大的肾脏，并有肾区叩击痛。

(二)下尿路结石

1. 膀胱结石　典型症状为排尿突然中断，并感疼痛，可放射至阴茎头部和远端尿道，改变体位后可缓解症状。小儿可烦躁不安，并用手牵拉阴茎。继发性结石常伴前列腺增生，有时可发生膀胱憩室。若结石位于憩室腔内，可无排尿梗阻症状，但易继发感染。

2. 尿道结石　表现为突发性尿线变细、排尿费力、呈点滴状、尿流中断，甚至出现排尿障碍而发生急性尿潴留。有时伴排尿痛，并放射至阴茎头部。部分男性尿道结石可在阴茎或会阴部扪及。

三、实验室与其他检查

(一)实验室检查

1. 尿常规　可见红细胞，如合并感染可查到脓细胞；pH值对判断结石成分有积极意义，如感染性结石呈强碱性，尿酸结石呈强酸性，草酸钙结石pH值可在正常范围。

2. 尿培养　在合并感染时，可确定致病菌，并通过药敏试验指导用药。

3. 血、尿生化　测定血与尿中的钙、磷、尿素氮及肌酐清除率等，如有异常时，有助于分析结石形成的原因，并了解结石对肾功能的影响。

4. 结石成分分析　将已排出或取出的结石进行成分分析，确定其类型，可为以后的防治提供参考。

(二)影像学检查

1. 腹部平片(KUB)　显示结石大小、个数、外形及透光程度，必要时可摄侧位片或断层片，以助确诊。

2. 静脉尿路造影(IVU)　观察肾功能，确定有无梗阻及结石与尿路的关系。与KUB结合检查是最好的方法，绝大部分尿路结石均可确诊。

3. B型超声波检查　有助于阴性结石的诊断，同时可了解结石个数、大小及肾脏积水程度。

4. 放射性核素检查　可显示有无梗阻，梗阻的部位、程度及肾功能受损情况。

5. 逆行性肾盂造影　对于IVU不显影或显影不佳时，可选择此检查。有助于了解尿路是否通畅、是否有阴性结石存在，同时也有助于肿瘤的鉴别。

6. CT检查　怀疑阴性结石或肿瘤时，作为B型超声波检查的补充。

四、诊断和鉴别诊断

(一)诊断要点

1. 西医诊断要点

(1)上尿路结石(肾、输尿管结石)

1)突发腰腹部阵发性绞痛，疼痛向会阴部放射，或仅为腰腹钝痛。

2)患侧腰部叩击痛。

3)镜下血尿或肉眼血尿。

4)腹部X线平片多能发现结石的位置、大小和形态，如仍确诊困难，可结合其他影像学检查。

(2)膀胱结石

1)排尿突然中断，并感到小腹疼痛且放射至阴茎头部和远端尿道，伴排尿困难和膀胱刺激症状。经改变体位后疼痛缓解可继续排尿。

2)X线平片、B超检查可发现绝大多数结石，膀胱镜检查可直接看到结石。

(3)尿道结石

1)小便不通或点滴而下，伴尿道刺痛。

2)直肠指检可扪及后尿道结石，前尿道结石用手指可直接触及。

3)金属尿道探条可触及结石，X线平片可确定结石的位置和大小。

2. 中医辨病与辨证要点

(1)辨病要点：尿中排出砂石或腰腹绞痛、尿频、尿急、尿痛，影像学检查发现尿路结石影。

(2)辨证要点：该病以肾虚为本，膀胱湿热为标。临症多为虚实夹杂，发病时实证为主。以尿频、尿急、尿痛或有血尿者属湿热蕴结证；以腰腹胀痛或绞痛为主者属气滞血瘀证；病程日久以后多属肾气不足证。

(二)鉴别诊断

1. 胆囊炎　表现为右上腹疼痛，可牵引背部疼痛，疼痛不向下腹及会阴部放射，Murphy征阳性，经腹部X线平片、B超及血、尿常规检查，两者不难鉴别。

2. 急性阑尾炎　以转移性右下腹疼痛为主症，麦氏点压痛，可有肌紧张或反跳痛，疼痛不向会阴部放射，经腹部X线平片、B超检查即可鉴别。

3. 卵巢囊肿蒂扭转　突发左或右下腹绞痛，但疼痛一般不放射至会阴部，尿常规一般无镜下血尿，B超检查可发现扭转肿胀的卵巢，腹部X线平片无结石影。

五、治疗

（一）中医治疗

结石表面光滑，横径＜1cm，双侧肾功能正常，无尿路狭窄、畸形者，可采用中医药治疗。该病以肾虚为本，膀胱湿热为标。主要治疗原则初起宜宣通清利，通淋排石为主；久则化瘀补肾为重。在不同的阶段及临证出现气滞、血瘀、湿热、肾虚等轻重程度不同而治则治法有所偏重，分型论治，随证加减。

1. 辨证论治

(1)湿热蕴结

【证候】腰痛或小腹痛，或尿流突然中断，尿频，尿急，尿痛，小便混赤，或为血尿，口干欲饮，舌红，苔黄腻，脉弦数。

【治则】清热利湿，通淋排石。

【方药】三金排石汤加减。

(2)气滞血瘀

【证候】发病急骤，腰腹胀痛或绞痛，疼痛向外阴部放射，尿频，尿急，尿黄或赤，舌暗红或有瘀斑，苔薄白或微黄，脉弦或弦数。

【治则】理气活血，通淋排石。

【方药】金铃子散合石韦散加减。

(3)肾气不足

【证候】病程日久，留滞不去，腰部胀痛，疲乏无力，时作时止，遇劳加重，尿少或频数不爽，或面部轻度浮肿，舌淡，苔薄白，脉细无力。

【治则】补肾益气，通淋排石。

【方药】济生肾气丸加减。

2. 其他疗法

(1)中西医结合总攻疗法：人体结石主要依靠尿液的冲刷作用和输尿管的蠕动，以及人体活动时结石的重力作用移动排出。而输尿管痉挛、炎症性水肿、排尿功能的减弱等有妨碍结石排出的因素。治疗时要作充分考虑。中西医结合治疗是从整体观念出发，在治疗结石上既看到结石的危害，也看到了人体的排石能力，充分调动和提高排石能力，就能提高结石排出率。“总攻疗法”综合了中、西医的各种有效方法，提高了疗效（表39-1）。

表39-1　尿路结石总攻疗法

时　间	方　法
7:00	排石中药第一煎300ml，口服
7:30	双氢克尿噻50mg，口服
8:30	饮水500～1000ml
9:00	饮水500～1000ml
9:30	排石中药第二煎300ml，口服
10:30	阿托品0.5mg，肌注
10:40	针刺肾俞、膀胱俞（肾盂、输尿管中上段结石）；肾俞、水道（输尿管下段结石）；关元、三阴交（膀胱、尿道结石）。先弱后强，共刺激20分钟
11:00	起床活动，跳跃

“总攻疗法”通常隔日1次，6～7次为1疗程，休息2周后可进行下1疗程，一般不超过2个疗程。此法有一定的疗效，但操作不很简便，排石过程中有不同程度的痛苦，疗效亦不完全肯定。随着治疗泌尿系结石的现代医疗技术的不断发展进步，目前临床上总攻疗法已很少应用。不过本法的治疗思路在泌尿系结石的中西医结合治疗方法上有较好的参考价值。

(2)体外冲击波碎石（ESWL）：适用于直径≤2.5cm的上尿路结石。远端尿路梗阻、妊娠、出血性疾病、严重心脑血管病、安置心脏起搏器、血肌酐≥265μmol/L、急性尿路感染、育龄妇女下段输尿管结石等不宜使用。碎石前通过X线、B型超声对结石进行定位后，选择低能量，并限制每次冲击次数。碎石过程中应动态监测，及时修正偏差，了解碎石的效果，以提高疗效，减少近、远期并发症的发生。治疗后血尿较为常见，无需特殊处理；残余结石或“石街”引起的梗阻应严密观察，必要时采取相应措施。若需要再次治疗，原则上应至少在1周以后。碎石以后用中药配合治疗可起到减轻并发症，加强排石效果的作用。

（二）西医治疗

根据结石的大小、数目、位置、有无梗阻、感染、肾损害及其程度等因素确定治疗方案。

1. 一般性治疗

(1)大量饮水:保持每日尿量在 2000ml 以上,有利于减少晶体形成和促进结石的排出,是预防结石形成和增大的最有效方法。

(2)调节饮食与尿 pH 值:含钙结石应限制含钙、草酸成分丰富的食物。牛奶、奶制品、豆制品、巧克力、坚果含钙量高,浓茶、番茄、菠菜、芦笋等含草酸量高。尿酸结石不宜服用动物内脏等高嘌呤食物,避免高动物蛋白、高动物脂肪和高糖食物,宜食用含纤维素丰富的食物。对尿酸和胱氨酸结石患者可口服枸橼酸钾、重碳酸钠以碱化尿液。感染性结石患者可口服氯化铵酸化尿液,有预防作用。

(3)控制感染:结石梗阻时易继发感染,应进行尿液细菌学检查,并选择敏感抗生素治疗。

2. 肾绞痛的治疗 结石性肾绞痛疼痛剧烈,应及时处理。可选择下列方法:

(1)消炎痛栓 1 粒,塞肛。

(2)阿托品 0.5mg,肌注。

(3)哌替啶 50mg,肌注。

(4)黄体酮 20mg,肌注。

(5)诊断明确的输尿管结石急性梗阻引起的绞痛,可急诊采用体外冲击波碎石,能起到立即止痛的效果。

(三)手术治疗

手术前必须了解双侧肾功能,若有感染应及时控制,同时还应确定结石位置。

1. 腔镜手术 有输尿管镜取石或碎石术、经皮肾镜取石或碎石术。前者适用于中、下段输尿管结石,平片不显影结石,因肥胖、结石硬、停留时间长不宜采用 ESWL 治疗者;后者适用于直径>2.5cm 的肾盂结石或肾下盏结石,对远端有梗阻而质硬的结石、残余结石、有活跃性代谢疾病及需要再次手术者尤为适宜。较小的膀胱结石可经膀胱镜碎石钳机械碎石,经膀胱镜液电、超声、气压弹道碎石也可选择。尿道结石原则上将结石推入膀胱,然后按膀胱结石处理。

2. 开放手术

(1)常用的手术方法:有肾盂、肾窦、肾实质切开取石术及肾部分切除术、肾切除术、输尿管切开取石术、膀胱切开取石术等。

(2)特殊类型肾、输尿管结石的处理

1)双侧肾结石应先处理易取出而安全的一侧;肾功能好的,应先处理梗阻较重的一侧。鹿角形结石应采取综合性治疗措施。

2)双肾结石伴肾功能不全,应先行肾功能较好的一侧取石。

3)一侧肾结石,对侧输尿管结石,应先处理有梗阻的输尿管结石。

4)双侧输尿管结石应先处理梗阻严重侧。

5)病情严重结石难以去除,可先行输尿管插管、肾盂引流或肾造瘘术。

六、预后与转归

尿路结石位于肾集合系统内未出现梗阻时,可不出现临床症状,或有时仅可见镜下血尿。肾盂输尿管交界处结石和输尿管结石多出现绞痛和梗阻,小的结石可经绞痛后自行排出,疼痛解除,不引起积水及肾功能损害。较大结石的排出需要相对较长的过程,结石越大,排出越困难,则引起梗阻越严重。发生梗阻的时间越长,对肾功能的损害越严重。一般认为,结石在某一部位停留 3 个月以上,结石与该处输尿管黏膜发生粘连和炎性肉芽组织增生可能性极大,影响中药排石或体外冲击波碎石治疗的有效性。尿路结石对患者的影响主要是疼痛、感染和肾功能损害。最严重的损害是双侧或孤立肾的上尿路结石的严重梗阻,严重的肾功能损害甚至肾衰竭尿毒症,最终可导致死亡。尿石症治疗的首要任务是解除梗阻,疏通尿路。这是实现病情向好转归的关键。

七、预防与调护

1. 每日饮水量宜 2000~3000ml。建议尽可能饮磁化水。饮水宜分多次进行。

2. 应调节饮食,合理进蛋白质饮食,有助于上尿路结石的预防。痛风患者应少食动物内脏和肥甘厚味之品。菠菜、豆腐、竹笋、苋菜之类不宜进食太多。

3. 及时治疗尿路感染,解除尿路梗阻。

(谢建兴)

第八节　泌尿生殖系肿瘤

肾　癌

肾癌(renal carcinoma)是肾细胞癌的简称,又称肾腺癌、肾上腺样瘤、Grawitz 肿瘤等,是最常见的肾实质恶性肿瘤,占肾脏恶性肿瘤的 80%~90%。近年来半数左右是体检 B 超偶然发现,有人称之为偶发癌。肾细胞癌起源于肾实质泌尿小管上皮系统,包括起源于泌尿小管不同部位的各种肾细胞癌亚型,但不包括来源于肾间质及肾盂上皮系统的各种肿瘤。

肾癌占成人恶性肿瘤的 2%~3%,各国各地区的发病率不同,发达国家发病率高于发展中国家。近年来我国肾癌的发病率和死亡率均有上升趋势,男女之比约为 2∶1,发病年龄可见于各年龄段,高发年龄 50~70 岁。根据临床特点,该病属中医之"血尿"、"腰痛"、"瘕积"范畴。

一、病因

(一)中医病因病机

中医认为长期情志不舒,肝郁气滞,或饮食不节,劳倦过度,脾肾两亏,或外伤或感受湿热毒邪,致使气滞血瘀,气化不利,水湿不行,瘀积成毒,湿热蕴毒结于下焦发为肾癌。

(二)西医病因病理

1. 病因　肾癌病因尚未完全明了,其发病可能与吸烟、肥胖、长期血液透析、长期服用解热镇痛药物等有关;某些职业如石油、皮革、石棉等产业工人患病率高;少数肾癌与遗传因素有关,称为遗传性肾癌或家族性肾癌,占肾癌的 4%。

2. 病理

(1)大体病理:绝大多数肾癌发生于一侧肾脏,常为肾单个肿瘤,10%~20%为多发。肿瘤多位于肾脏上、下两极,瘤体大小差异较大,直径平均 7cm,常有假包膜与周围肾组织相隔。肾癌切面为橘黄色或棕色,有出血灶,间有坏死组织呈灰白色,有时伴有囊性变,可见多个囊肿,有的肾癌本身为囊腺癌。肾癌可有钙化,影像学检查可见到肿瘤钙化点呈彩状或斑块排列或壳状。肾癌容易向静脉内扩散,形成癌栓,癌栓可以在肾静脉、下腔静脉内,甚至进入右心房内。肾癌可以局部扩散至相邻组织、脏器、淋巴结,其预后比静脉内形成癌栓者更严重。肾癌远处转移最多见为肺,其次为肝、骨、脑、皮肤、甲状腺等,也可转移至对侧肾。

(2)病理分类:肾癌组织病理学分为肾透明细胞癌、肾乳头状细胞癌、肾嫌色细胞癌、肾集合管癌 4 种基本形式。肾癌大多数为透明细胞癌。

(3)肾癌分期:肾癌分期国际上通用的有两种:一种为 2002 年美国癌症联合会(AJCC)的 TNM 分类法(表 39-2);另一种为 1968 年 Robson 分期(表 39-3)。

二、临床表现

既往经典的"血尿、腰痛和腹部肿块"称为"肾癌三联征",临床出现率不到 15%,属于临床晚期。大多数肾癌患者就诊时仅具有其中一个或两个症状,近年无症状肾癌的发现率逐年升高。肾癌还可以有许多肾外症状。

1. 血尿　血尿是肾癌最常见的症状,常为间歇性、无痛、全程肉眼血尿,表明肿瘤已侵入肾盏、肾盂,已不是早期症状。血尿间歇时间随病程延长而缩短,期间尿检可以有镜下血尿。血尿的严重程度与肿瘤大小和分期并不一致。

2. 腰腹痛　腰腹痛是肾癌的常见症状,多数为钝痛。可能因肿瘤长大牵扯肾包膜或肿瘤侵犯周围脏器和腰肌引起。肿瘤出血块堵塞输尿管时可出现肾绞痛。

3. 肿物　早期肾癌不易发现腰部肿物,肿物增大到一定程度后,可在腰腹部触及。肿物表面光滑、质硬,较为固定,无明显压痛,多属癌肿晚期。

表 39-2　AJCC 肾癌 TNM 分期(2002)

T(原发肿瘤)		N(局部淋巴结)		M(远处转移)	
T_x	原发肿瘤无法评估	N_x	区域淋巴结转移无法评估	M_x	远处转移无法评估
T_0	未发现原发肿瘤	N_0	无区域淋巴结转移	M_0	无远处转移
T_1	肿瘤局限于肾内,最大径≤7.0cm	N_1	单个区域淋巴结转移最大径≤2cm	M_1	有远处转移
T_{1a}	肿瘤局限于肾内,最大径≤4.0cm				
T_{1b}	肿瘤局限于肾内,4.0cm<最大径≤7.0cm	N_2	单个淋巴结转移最大径>2cm 但≤5cm,多个淋巴结转移但最大径均≤5cm		
T_2	肿瘤局限于肾内,最大径>7.0cm				
T_3	肿瘤局限在肾周筋膜内,但已扩展至主要静脉或侵犯肾上腺或肾周组织	N_3	淋巴结转移>5cm		
T_{3a}	肿瘤侵犯肾上腺或肾周脂肪组织和(或)肾窦脂肪组织,但未超出肾周筋膜				
T_{3b}	肉眼见肿瘤侵入肾静脉或肾静脉段分支(含肌层)或横膈下下腔静脉				
T_{3c}	肉眼见肿瘤侵入横膈上下腔静脉或侵犯腔静脉壁				
T_4	肿瘤浸润超出肾周筋膜				

表 39-3　Robson 分期(1968)

Ⅰ期:肿瘤局限于肾实质内,未侵及肾周脂肪、肾静脉和局部淋巴结
Ⅱ期:肿瘤侵及肾周脂肪但局限在肾周筋膜内,包括肾上腺
ⅢA 期:肿瘤累及肾静脉或下腔静脉
ⅢB 期:肿瘤累及局部淋巴结
ⅢC 期:肿瘤同时累及局部血管和淋巴结
ⅣA 期:肿瘤侵及肾上腺以外的邻近器官如结肠、胰腺等
ⅣB 期:远处转移

4. 肾外症状　发热是肾癌肾外症状的常见表现,多数为低热,持续或间歇出现,亦有呈高热者。临床上任何原因不明的发热,都应排除肾癌的可能。发热的原因是肾癌组织内有致热原。另外,还可表现为高血压、红细胞增多和高血钙等。肾癌未出现肝转移时即可有肝功能异常改变,包括碱性磷酸酶升高、胆红素升高、低蛋白血症、凝血酶原时间延长、高 α_2 球蛋白血症等。肾癌切除术后,肝功能恢复正常者是预后较好的表现。

5. 晚期及转移症状　除有全身不适、食欲减退、体重下降等其他肿瘤患者常有的症状外,晚期可出现消瘦、贫血、虚弱等恶病质改变。如发生肺转移可引起咯血、骨转移继发病理骨折、脊椎转移引起神经病变、肾静脉癌栓引起精索静脉曲张等。

三、诊断和鉴别诊断

(一)诊断

肾癌的临床诊断除依据上述临床表现外,主要依靠影像学检查。实验室检查作为对患者术前一般状况、肝肾功能及预后判定的评价指标,确诊则需依靠病理学检查。

具有典型的血尿、腰痛、肿块等症状的患者,诊断并不困难,但此时病程已属晚期。因此当其中任何一个症状出现时应引起重视,选择适当检查,明确诊断。

(1)实验室检查:尿常规、血常规、肝肾功能、血糖、血沉、血钙、碱性磷酸酶和乳酸脱氢酶。

(2)B 超:超声检查能探测肾内有无占位性病

变，尤其是鉴别实性肿物、囊肿和混合性肿物，是肾癌诊断最常用且无创、经济的检查方法。

(3)X线平片、排泄性尿路造影：腹部平片可能见到肾脏外形改变，肿瘤内有时可见钙化等，同时也可为开放性手术选择手术切口提供帮助；胸部平片也是术前临床分期的主要依据；排泄性尿路造影可见肾盏、肾盂因肿瘤挤压有不规则变化、狭窄、拉长或充盈缺损，同时可了解双肾功能情况。

(4)CT：是目前诊断肾癌最重要的方法。既可显示肿物，测定肿物密度，鉴别肿物性质，又可显示局部侵犯程度，为临床分期提供客观依据。

(5)MRI：一般认为MRI对肾癌分期很准确，尤其对肾静脉和下腔静脉内癌栓易查明。另外，在肾功能不全不能耐受CT所用含碘造影剂时，可以耐受MRI增强。

(6)核素骨扫描：对碱性磷酸酶升高或有相应骨症状者，全身骨扫描是有必要的。

(7)血管造影：不作为常规检查。对需姑息性肾动脉栓塞治疗或保留肾单位手术前需了解肾血管分布及肿瘤血管情况者可选择肾血管造影；对疑有静脉内癌栓者可行肾静脉或下腔静脉造影以明确癌栓的大小、部位及与静脉管壁的关系，有助于手术摘除癌栓并切除与之粘连的静脉壁。

(二)鉴别诊断

1. 肾囊性肿物　鉴别肾囊性肿物主要依靠超声扫描。单纯囊肿容易鉴别，高密度囊肿可以随访6个月，观察其变化。复合囊肿应考虑穿刺对其内容物进行细胞学检查，注入造影剂观察囊壁有无肿物，必要时手术治疗。

2. 肾血管平滑肌脂肪瘤　又称错构瘤，该病不常见，属良性肿瘤，女性多见，常为双侧性。因内部含脂肪，超声表现为中强回声、CT为极低负值，以此与肾癌鉴别。其多数并无症状，少数因肿瘤内出血或肿瘤破裂出血出现急性腹痛，甚至休克。

3. 肾盂移行细胞癌　肾盂癌和肾癌有时很难鉴别，肾盂癌可以侵入肾实质内，肾癌也可穿破肾盂。以下几点有助于鉴别：

(1)肾癌典型的多血管，在无坏死或囊性变时，CT增强比肾盂癌更为显著。

(2)肾盂癌一般位于肾中部，可向肾实质内侵袭，而肾癌往往位于肾外周向内侵袭肾窦。

(3)肾盂癌尿细胞学检查可能阳性，并可能有同侧输尿管、膀胱肿瘤，而肾癌一般尿细胞学检查阴性，病变局限于肾。

(4)肾盂癌早期即有肉眼血尿，而肾癌必须肿瘤侵犯肾盂、肾盏后才可见血尿。

(5)肾癌诊断主要依靠CT，而肾盂癌诊断主要依靠排泄性或逆行泌尿系造影或MRI。

4. 肾转移癌　一般为多病灶，也有单个体积大的转移癌，不易与原发癌鉴别。肾转移癌可以发生在肺癌、乳腺癌、黑色素瘤、食管癌和结肠癌。一般肾转移癌不侵犯肾静脉和下腔静脉。

四、治疗

(一)中医治疗

1. 中医辨证治疗　中医药治疗是辅助手术或放、化疗患者，以减轻症状和反应，提高生存质量，延长生命的方法。

(1)脾肾两虚

【证候】尿血，腰痛，腰部肿块，纳差，恶心，呕吐，形体消瘦，倦怠乏力，面色不华，舌质淡，苔薄白，脉沉细无力。

【治则】健脾益肾，软坚散结。

【方药】四物汤合右归饮加减。

(2)肾阴亏虚

【证候】小便短赤带血，潮热盗汗，口燥咽干，腰膝酸软，腰痛，肿块，舌质红，少苔，脉细数。

【治则】养阴清热凉血。

【方药】知柏地黄汤加减。

(3)湿热蕴结

【证候】腰痛，坠胀不适，尿血，低热，身沉困，饮食不佳，腰腹部肿块，舌体胖，苔白腻，脉滑数。

【治则】清热利湿，解毒化瘀。

【方药】八正散加减。

(4)瘀血内阻

【证候】面色晦暗，血尿频发，腰痛，腰腹部肿物日渐增大，肾区憋胀不适，口干舌燥，舌质紫黯或有瘀斑，舌苔薄黄，脉弦。

【治则】活血化瘀，理气散结。

【方药】桃红四物汤加减。

(5)气血两虚

【证候】久病体倦,疲乏无力,自汗,盗汗,面色无华,血尿时作,腰痛腹胀,贫血消瘦,行动气促,有时咳嗽伴有低热,口干而不欲饮,舌质红,脉细弱。

【治则】补益气血。

【方药】八珍汤加减。

2. 抗肿瘤现代制剂　鸦胆子油乳注射液。

【药物组成】鸦胆子。

【功能】清热燥湿,解毒消癥。

【临床应用】临床上常用于治疗肺癌、肺癌转移、肾癌、前列腺癌、肝癌等。

【剂型规格】乳白色的均匀乳状液体。10ml/支;20ml/支。5支/盒。

【用法用量】静脉滴注一次10～30ml,每日1次(本品须加灭菌生理盐水250ml,或遵医嘱)。

【不良反应】少数患者有消化道不适或者出现心率、呼吸加快等不良反应,但经对症治疗可以缓解。

【生产厂家】浙江三九邦而康药业有限公司。

3. 放、化疗辅助用药　六味地黄胶囊。

【药物组成】熟地黄、茯苓、山药、山茱萸、牡丹皮、泽泻。

【功能】滋阴补肾。

【适应证】用于肾阴亏虚,头晕耳鸣,腰膝酸软,骨蒸潮热,盗汗遗精,消渴。

【临床应用】临床常用于治疗肝肾阴虚者如小细胞肺癌、肾癌、鼻咽癌等。

【剂型规格】胶囊,每粒装0.3g。

【用法用量】每次8粒,每日2次。

(二)西医治疗

肾癌的基本治疗是根治性肾切除术,肾癌对放射治疗和化学治疗都不敏感,不能作为常规的辅助治疗。生物治疗主要用于晚期有扩散的肾癌,疗效有限。

(1)根治性肾切除术:是目前惟一得到公认可能治愈肾癌的方法。其适应证为局限于肾周筋膜以内的肿瘤,如已发现有转移,一般不考虑根治性肾切除术。根治性肾切除术可经开放性手术或腹腔镜手术进行。肾癌根治性肾切除术范围包括肾周筋膜、肾周脂肪、患肾、同侧肾上腺、肾门淋巴结及髂血管分叉以上输尿管。

(2)保留肾单位手术(nephron sparing surgery,NSS):NSS肾实质切除范围应距肿瘤边缘0.5～0.1cm。其适应证为早期单发无症状的肾癌,＜4cm,位于肾脏周边;肾癌发生于解剖性或功能性的孤立肾及双侧肾癌等;或肾癌对侧肾存在某些良性疾病及其他可能导致肾功能恶化的疾病患者。NSS可经开放性手术或腹腔镜手术进行,须向患者说明术后潜在复发的危险。

(3)局部进展性肾癌的治疗:局部进展性肾癌首选的治疗方法为根治性肾切除术,而对转移的淋巴结或血管瘤栓需根据病变程度选择是否切除。术后尚无标准治疗方案。

(4)转移性肾癌的治疗:转移性肾癌尚无标准治疗方案,应采用以内科为主的综合治疗。外科手术主要为转移性肾癌辅助性治疗手段。目前应用干扰素α(IFN-α)或(和)白介素-2(IL-2)为转移性肾癌免疫治疗的一线治疗方案。

五、预后

影响肾癌预后的最主要因素是病理分期,其次为组织学类型。肾乳头状细胞癌和肾嫌色细胞癌的预后好于肾透明细胞癌;肾集合管癌预后较肾透明细胞癌差。另外,肿瘤大小、局部淋巴结和周围组织器官有无浸润、远处脏器有无转移、肾静脉内有无癌栓等也是影响肾癌预后的因素。早期诊断,早期治疗更是预后的关键。

膀胱癌

膀胱癌(carcinoma of urinary bladder),是临床上最常见的肿瘤之一,是一种直接威胁患者生存的疾病。世界范围内其发病率居恶性肿瘤的第九位,在男性居第六位,女性居第十位之后。在我国,男性膀胱癌发病率位居全身肿瘤的第八位,女性排在第十二位之后。近年来,在我国其发病率有上升趋势。其主要发病年龄为中年以后,男性多于女性,男女之比为4∶1。

一、病因病理

(一)中医病因病机

中医认为寒温不适、饮食不节、情志不畅、劳倦过度等致正气虚损，邪气乘虚而入，导致三焦气化功能失调，气滞、血瘀、痰凝成块而发为该病。病久耗伤气血，致气血两虚之证。

(二)西医病因病理

1. 病因　膀胱癌的发生是复杂、多因素、多步骤的病理变化过程，既有内在的遗传因素，又有外在的环境因素。较为明确的两大致病因素是吸烟和长期接触工业化学产品。吸烟是目前最为肯定的膀胱癌致病危险因素，30%～50%的膀胱癌由吸烟引起，可使膀胱癌危险率增加2～4倍。另一重要的致病危险因素为长期接触工业化学产品，职业因素是最早获知的膀胱癌致病危险因素，约20%的膀胱癌是由职业因素引起的，包括从事纺织、染料制造、橡胶化学、药物制剂和杀虫剂生产、油漆、皮革及金属加工等。此外，长期服用非那西汀、膀胱慢性感染、盆腔X线照射、膀胱的埃及血吸虫病、膀胱白斑、腺性膀胱炎、尿石症、尿潴留等也可能是膀胱癌的诱因。膀胱癌还可能与遗传有关，有家族史者发生膀胱癌的危险性明显增加。

2. 病理

(1)膀胱癌组织学类型：尿路被覆的上皮统称为尿路上皮。膀胱癌包括尿路上皮癌、鳞状细胞癌和腺细胞癌，其次还有较少见的转移性癌、小细胞癌和癌肉瘤等。其中膀胱尿路上皮癌最为常见，占膀胱癌的90%以上，膀胱鳞状细胞癌比较少见，占膀胱癌的3%～7%，膀胱腺癌更为少见，占膀胱癌的比例<2%。

(2)膀胱癌组织学分级：膀胱癌的分级与膀胱癌的复发和侵袭行为密切相关。膀胱癌的恶性度以分级(grade)表示，多采用3级法。

Ⅰ级(G_1)：分化良好，恶性度低。

Ⅱ级(G_2)：中度分化，恶性度中等。

Ⅲ级(G_3)：分化不良，恶性度高。

(3)膀胱癌分期：指肿瘤浸润深度及转移情况，是判断膀胱癌预后最有价值的参数。目前普遍采用国际抗癌联盟(UICC)2002年第6版TNM分期法(表39-4，图39-12)。膀胱癌分期可按生长方式分成原位癌、乳头状癌和浸润癌，通常是一个病不同阶段的连续发展。癌细胞局限在黏膜内时称原位癌，虽然也属于非肌层浸润性膀胱癌，但一般分化差，属于高度恶性肿瘤，向肌层浸润性进展的概率要高得多，因此，应将原位癌与T_a、T_1期膀胱癌加以区别。移行细胞癌最多见，常呈乳头状外形，可呈浸润性生长。鳞癌浸润快而深，恶性程度高。

表39-4　膀胱癌TNM分期(UICC,2002)

T(原发肿瘤)		N(局部淋巴结)		M(远处转移)	
T_x	原发肿瘤无法评估	N_x	区域淋巴结转移无法评估	M_x	远处转移无法评估
T_0	无原发肿瘤证据	N_0	无区域淋巴结转移	M_0	无远处转移
T_a	非浸润性乳头状癌	N_1	单个淋巴结转移，最大径≤2cm	M_1	有远处转移
T_{is}	原位癌				
T_1	肿瘤侵入上皮下结缔组织	N_2	单个淋巴结转移，最大径>2cm但<5cm，或多个淋巴结转移，最大径<5cm		
T_2	肿瘤侵犯肌层				
T_{2a}	肿瘤侵犯浅肌层(内侧半)				
T_{2b}	肿瘤侵犯深肌层(外侧半)	N_3	淋巴结转移，最大径>5cm		
T_3	肿瘤侵犯膀胱周围组织				
T_{3a}	显微镜下发现肿瘤侵犯膀胱周围组织				
T_{3b}	肉眼可见肿瘤侵犯膀胱周围组织(膀胱外肿块)				
T_4	肿瘤侵犯以下任一器官或组织，如前列腺、子宫、阴道、盆壁和腹壁				
T_{4a}	肿瘤侵犯前列腺、子宫或阴道				
T_{4b}	肿瘤侵犯盆壁或腹壁				

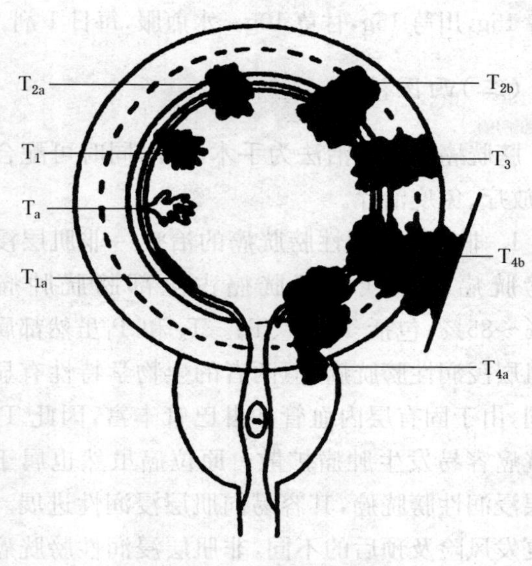

图 39-12 膀胱癌分期

二、临床表现

绝大部分患者以全程无痛性肉眼血尿为第一症状，少数为镜下血尿。血尿可间歇性发作，缓解期易给患者造成“治愈”的错觉而延误病情。血尿出现时间及出血量与肿瘤恶性程度、分期、大小、数目、形态并不一致。原位癌常呈镜下血尿，非上皮性肿瘤血尿不明显。

膀胱癌患者亦有以尿频、尿急、尿痛等膀胱刺激症状和盆腔疼痛为首发表现者，可能与广泛的原位癌、浸润性膀胱癌或肿瘤发生在膀胱三角区或肿瘤坏死、溃疡、感染等有关。输尿管开口区的肿瘤有时可引起同侧肾盂和输尿管积水。如出现排尿困难、腰骶及下肢疼痛、下腹扪及浸润性肿块，均提示病变已属晚期。

三、诊断和鉴别诊断

(一)诊断

凡病因不明的无痛性肉眼全程血尿，特别是年龄在 40 岁以上者，都应考虑膀胱肿瘤的可能，尤其是持续或反复出现的血尿，必须进行详细检查。

膀胱肿瘤不仅要诊断其存在，还要对其部位、大小、数目、形态、有无浸润等有全面了解。

1. 尿液检查　血尿是膀胱肿瘤最常见的症状，开始时不严重，有时仅为镜下血尿，如果尿沉渣中红细胞每高倍镜视野超过 5 个，应引起重视。尿脱落细胞学检查在膀胱肿瘤诊断中有一定意义，阳性率为 80%。近年应用尿液肿瘤标记物的检测，如检查膀胱肿瘤抗原(BTA)、核基质蛋白 22(NMP22)、端粒酶等可提高膀胱癌检出率。

2. 超声检查　临床常作为首选检查方法。不仅可以发现膀胱癌，还有助于膀胱癌分期，了解有无局部淋巴结转移及周围脏器侵犯。

3. 膀胱镜检查　是诊断膀胱癌的主要方法，其不但可以直接观察到肿瘤所在部位、形态、大小及数目等，还可以活检进行病理学检查。

4. 泌尿系统平片和静脉尿路造影　可了解上尿路有无肿瘤、积水及肾功能情况，应作为膀胱癌的常规检查。

5. CT 检查　在诊断膀胱癌中有一定价值，尤其当膀胱镜发现肿瘤为实质性、有浸润到肌层的可能时可进行 CT 检查。

6. MRI 检查　有助于膀胱癌分期，可区分非肌层浸润性肿瘤与肌层浸润性肿瘤及浸润深度，也可发现有无淋巴结转移。在检测有无骨转移时，MRI 敏感性远高于 CT。

(二)鉴别诊断

1. 肾盂、输尿管肿瘤　二者均有间歇性无痛性肉眼血尿，且可同时存在。肾盂、输尿管肿瘤无膀胱刺激症状，可排出条状血块，多无坏死组织；膀胱肿瘤则可排出片状血块，多有坏死组织。可通过 B 型超声及造影检查加以区别。

2. 肾、膀胱结核　该病虽有血尿，但以终末血尿为主，多伴有长时间的尿频、尿痛、午后潮热、盗汗。尿中可检出结核菌。膀胱结核性肉芽肿有时可误认为膀胱肿瘤，膀胱镜检及病理检查可区别。

3. 尿石症　肾结石一般没有膀胱刺激症状，出现血尿时多伴肾绞痛；膀胱结石多伴有尿频、尿急、尿痛，时有尿流中断。通过 B 超、腹部平片及膀胱镜检加以鉴别。

4. 腺性膀胱炎　临床表现和膀胱肿瘤十分相似，需经膀胱镜检查及活检相鉴别。

5. 放射性膀胱炎　盆腔肿瘤放疗后可发生该病，一般在放疗同时或两年以内出现，可以有血尿、膀胱刺激症状。膀胱镜检查可见膀胱黏膜有放射状毛细血管扩张，有时出现溃疡和肉芽肿。

6. 前列腺增生症 前列腺增生时常引起排尿梗阻，黏膜充血，如合并膀胱结石和感染，其血尿症状酷似膀胱癌，且有时两者可同时存在。尿潴留和结石都是膀胱癌的诱因。尿细胞学及膀胱镜检查可明确诊断。

7. 前列腺癌 侵入膀胱可出现血尿和排尿困难，一般经直肠指诊、血清 PSA 检查、B 超、CT、MRI 检查、前列腺穿刺活检可以明确诊断。

四、治疗

(一)中医治疗

1. 肝郁气滞

【主证】尿血，胁痛，口苦咽干，烦躁易怒，舌质红，苔薄黄，脉弦。

【治则】疏肝解郁，通利小便。

【方药】沉香散加减。柴胡 10g，白芍 15g，沉香 5g，当归 15g，王不留行 10g，金钱草 20g，冬葵子 15g。水煎服，每日 1 剂。

2. 湿热下注

【主证】尿血，尿频数，尿痛，小腹胀满，口渴不欲饮，舌质红，苔黄腻，脉滑数。

【治则】清热利湿，通利小便。

【方药】八正散加减。萹蓄 15g，瞿麦 15g，车前子 30g(包)，川木通 10g，生地 20g，肉桂 6g，土茯苓 20g，生苡仁 15g，冬瓜子 10g，琥珀粉 4g(分冲)，黄柏 10g，乌药 10g，生大黄 6g(后下)。水煎服，每日 1 剂。

3. 痰凝血瘀

【主证】尿血成块，尿中有腐肉，恶臭，排尿困难或癃闭，少腹坠胀疼痛，舌暗有瘀斑，脉沉或涩弦。

【治则】行气化痰，活血化瘀。

【方药】沉香散合桃红四物。柴胡 10g，白芍 15g，沉香 5g，当归 15g，王不留行 10g，金钱草 20g，冬葵子 15g，桃仁 15g，红花 15g，半枝莲 30g，大小蓟 30g。水煎服，每日 1 剂。

4. 气血两虚

【主证】尿血，面色苍白，倦怠乏力，自汗，盗汗，舌质淡，苔薄白，脉沉细无力。

【治则】益气养血，通利小便。

【方药】四君子汤合四物汤加减。人参 30g，黄芪 30g，茯苓 15g，白术 15g，熟地 15g，当归 15g，赤白芍各 15g，川芎 15g，甘草 10g。水煎服，每日 1 剂。

(二)西医治疗

膀胱癌的基本治法为手术治疗，同时可配合化疗、放疗、免疫治疗。

1. 非肌层浸润性膀胱癌的治疗 非肌层浸润性膀胱癌或表浅性膀胱癌占全部膀胱肿瘤的 75%～85%，包括 T_a、T_1、T_{is}。T_a 和 T_1 虽然都属于非肌层浸润性膀胱癌，但两者的生物学特性有显著不同，由于固有层内血管和淋巴管丰富，因此 T_1 期膀胱癌容易发生肿瘤扩散。原位癌虽然也属于非肌层浸润性膀胱癌，其容易向肌层浸润性进展。根据复发风险及预后的不同，非肌层浸润性膀胱癌可分为：①低危非肌层浸润性膀胱癌 单发、T_a、G_1、直径＜3cm；②高危非肌层浸润性膀胱癌 多发或高复发、T_1、G_3、T_{is}；③中危非肌层浸润性膀胱癌 多发、T_a～T_1、G_1～G_2、直径＞3cm 等。

(1)经尿道膀胱肿瘤切除术：包括经尿道膀胱肿瘤电切术(TUR-BT)和经尿道膀胱肿瘤激光术。TUR-BT 既是重要的诊断方法，也是主要的治疗手段。膀胱肿瘤的确切病理分级、分期都需要借助首次 TUR-BT 后的病理结果获得。经尿道激光手术可以凝固，也可以汽化，其疗效及复发率与经尿道膀胱肿瘤电切术相近。

(2)膀胱灌注治疗：由于保留膀胱的手术术后 1 年复发率高达 50%以上，所以防止术后肿瘤复发是一个很重要的课题。目前临床应用药物膀胱灌注可有效防止复发。

1)膀胱灌注化疗药：常用化疗药包括阿霉素、丝裂霉素、吡柔吡星、羟基喜树碱等。对低危非肌层浸润性膀胱癌可在 TUR-BT 术后 24 小时内进行膀胱灌注化疗即可；对中危和高危非肌层浸润性膀胱癌在 TUR-BT 术后 24 小时内进行膀胱灌注化疗后可继续膀胱灌注化疗，每周 1 次，共 4～8 周，随后进行膀胱维持灌注化疗，每月 1 次，共 6～12 个月。

2)膀胱灌注免疫药：常用卡介苗(BCG)。BCG 适合于高危非肌层浸润性膀胱癌的治疗，可预防膀胱肿瘤的进展。一般在 TUR-BT 术后 2 周开始，采用每周 1 次，共 6 周灌注诱导免疫应答，再加 3 周的灌注强化以维持良好的免疫反应。需维持灌注 1～3 年。BCG 灌注用于高危非肌层浸润性膀胱癌时，采用常规剂量(120～150mg);用于预防非肌层浸润性膀胱癌复发时,采用低剂量(60～75mg)。对膀胱原位癌的治疗是行彻底的 TUR-BT 术,术后行 BCG 膀胱灌注治疗。BCG 灌注的副作用发生率较高,主要副作用为膀胱刺激症状和全身流感样症状,少见的副作用包括结核败血症、前列腺炎、附睾炎、肝炎等。对 TUR-BT 术后膀胱有开放创面或有肉眼血尿等情况下,不能进行 BCG 膀胱灌注。

3)膀胱灌注中药:常用复方莪术液、冬凌草液等。中药制剂膀胱灌注既有抗肿瘤作用,又可增强局部免疫功能,而且副作用少,具有明显的优势和很好的发展前景。

2. 肌层浸润性膀胱癌的治疗

(1)根治性膀胱切除术:根治性膀胱切除术同时行盆腔淋巴结清扫术,是肌层浸润性膀胱癌的标准治疗,是提高肌层浸润性膀胱癌患者生存率、避免局部复发和远处转移的有效治疗方法。

根治性膀胱切除术手术指征为:① T_2～T_4a,$N_{0\sim x}$,M_0浸润性膀胱癌;②高危非肌层浸润性膀胱癌 T_1G_3;③BCG 治疗无效的 T_{is};④反复复发的非肌层浸润性膀胱癌,保守治疗无法控制的广泛乳头状病变等;⑤保留膀胱手术后非手术治疗无效或肿瘤复发者和膀胱非尿路上皮癌。

根治性膀胱切除术的手术范围包括膀胱及周围脂肪组织、输尿管远端,并行盆腔淋巴结清扫术;男性应包括前列腺、精囊,女性应包括子宫、附件和阴道前壁。如果肿瘤累及男性前列腺部尿道或女性膀胱颈部,则需考虑施行全尿道切除。

根治性膀胱切除术的方式可分为开放手术和腹腔镜手术两种。

(2)保留膀胱手术:对于身体条件不能耐受根治性膀胱切除术,或不愿意接受根治性膀胱切除术的浸润性膀胱癌患者,可以考虑行保留膀胱的手术,并辅以术后放射治疗和化学治疗,且术后需进行密切随访。浸润性膀胱癌保留膀胱的手术方式有两种:TUR-BT 和膀胱部分切除术。

(3)化疗:肌层浸润性膀胱癌行根治性膀胱切除术后,高达 50%的患者会出现转移,对转移性膀胱癌应常规行全身系统化疗,尤其是无法切除、弥漫性转移、可测量的转移病灶。身体状况不宜或不愿意接受根治性膀胱切除术者也可行全身系统化疗和或放疗。膀胱癌对含顺铂的化疗方案比较敏感,常用方案有:①GC(吉西他滨和顺铂)方案;②MVAC(氨甲蝶呤、长春新碱、阿霉素、顺铂)方案;③其他化疗方案,如 TC(紫杉醇和顺铂)方案,TCa(紫杉醇和卡铂)方案,DC(多西紫杉醇和顺铂)3 周方案,GT(吉西他滨和紫杉醇)方案,以及 CMV(甲氨蝶呤、长春新碱、顺铂)方案和 CAP(环磷酰胺、阿霉素、顺铂)方案等。

(4)放疗:肌层浸润性膀胱癌患者在某些情况下,为了保留膀胱不愿意接受根治性膀胱切除术,或患者全身条件不能耐受根治性膀胱切除术,或根治性手术已不能彻底切除肿瘤时,可选用膀胱放射治疗或化疗+放射治疗。

五、预后

膀胱癌的预后与肿瘤分级、分期、肿瘤大小、肿瘤复发时间和频率、肿瘤数目及是否存在原位癌等因素密切相关,其中肿瘤的病理分级和分期是影响预后的最重要因素。

国内一项研究显示,各期膀胱癌患者 5 年生存率分别为 T_a～T_1期 91.9%、T_2期 84.3%、T_3期 43.9%、T_4期 10.2%。各分级膀胱癌患者 5 年生存率分别为 G_1级 91.4%、G_2级 82.7%、G_3级 62.6%。

六、预防与调护

1. 保持心情豁达,减少精神压力;鼓励患者适当多饮水,并注意尿色的变化;禁烟酒。

2. 术后以健脾养血,补肾强身为主;饮食中可多食用对虾、栗子、黑芝麻、苡仁粥、猕猴桃。

3. 放疗期间为减少放疗反应,以滋阴健脾和胃为主;可服用银耳、西瓜、冬菇、荸荠等。

4. 化疗期间以补气养血为主,以服用山药粥、枸杞粥、莲子粥为宜。

5. 说明定期复查的重要性,以配合治疗。

前列腺癌

前列腺癌是老年男性常见的恶性肿瘤。随着人均寿命的不断延长和人们生活水平的提高,前列腺癌的发生率在全球范围内呈显著增长趋势。美国前列腺癌的发病率占男性恶性肿瘤的第一位,死亡率仅次于肺癌。前列腺癌在我国比较少见,但近年发病率迅速增加。尽管目前综合应用直肠指检(DRE)、经直肠超声检查和血清前列腺特异性抗原(PSA)测定及前列腺穿刺活检,使前列腺癌的检出率大大提高,但仍有许多患者出现临床症状时已发生转移,失去了早期治疗和可能治愈的机会。因此,采取积极措施,早期诊断和早期治疗,是提高前列腺癌患者生存率的关键。

中医学没有"前列腺癌"这一病名,根据前列腺癌的临床表现,一般将其归入"癃闭"、"淋证"、"尿血"、"瘕积"等范畴。

一、病因病理

(一)中医病因病机

老年男性,肾气渐亏,在多种致病因素的作用下,肾之阴阳失衡,产生瘀血、痰湿,而前列腺为多血之脏,"瘀血"、"痰湿"之毒邪易于侵袭,互结于前列腺,久则发生前列腺癌;其基本病机是"肾虚瘀滞"。"肾虚"为本,表现为"肾精亏虚";"瘀滞"为标,表现为"瘀血"、"痰湿"。由于前列腺癌病程日久,病情迁延,"血瘀"、"痰湿"既是病因,又是病理产物,与肾虚相伴而生,互为因果。前列腺癌晚期终至气血两虚。

(二)西医病因病理

1. 病因　前列腺癌的病因尚不清楚,可能与种族、遗传、饮食、环境、性激素等有关。其中一些因素已被确认,最重要的因素之一是遗传;而高动物脂肪饮食也是一个重要的危险因素。

2. 病理

(1)前列腺癌 98%为腺癌,起源于腺细胞,其他少见的有移行细胞癌、鳞癌、未分化癌等。前列腺的外周带是癌最常发生的部位,大多数为多病灶,易侵及前列腺尖部。

(2)前列腺癌分级:根据腺体分化程度和肿瘤在前列腺间质中生长类型来评估肿瘤的恶性程度,以 Gleason 分级应用最为普遍。采用五级 10 分制的分法,将肿瘤分成主要类型和次要类型,每个类型分为五级计 5 分,最后分级的评分为两者之和。Gleason 2～4 分属于分化良好癌;5～7 分属于中等分化癌;8～10 分为分化不良癌。

(3)前列腺癌分期:前列腺癌分期的目的是指导选择治疗方法和评价预后。通过 DRE、PSA、穿刺活检阳性针数和部位、骨扫描、CT、MRI 及淋巴结切除来明确分期。以下介绍 2002 年美国癌症联合会(AJCC)的 TNM 分期系统(表 39-5)。

表 39-5　前列腺癌 TNM 分期(AJCC,2002)

T(原发肿瘤)		N(局部淋巴结)		M(远处转移)	
T_x	原发肿瘤不能评价	N_x	区域淋巴结不能评价	M_x	远处转移无法评估
T_0	无原发肿瘤的证据	N_0	无区域淋巴结转移	M_0	无远处转移
T_1	不能被扪及和影像无法发现的临床隐匿性肿瘤	N_1	区域淋巴结转移(一个或多个)	M_1	有远处转移
T_{1a}	偶发肿瘤体积<所切除组织体积的 5%			M_{1a}	有区域淋巴结以外的淋巴结转移
T_{1b}	偶发肿瘤体积>所切除组织体积的 5%				
T_{1c}	穿刺活检发现的肿瘤(如由于 PSA 升高)			M_{1b}	骨转移(单发或多发)
T_2	局限于前列腺内的肿瘤			M_{1c}	其他器官组织转移(伴或不伴骨转移)
T_{2a}	肿瘤限于单叶的 1/2(≤1/2)				
T_{2b}	肿瘤超过单叶的 1/2,但限于该单叶(1/2～1)				
T_{2c}	肿瘤侵犯两叶				
T_3	肿瘤突破前列腺包膜				
T_{3a}	肿瘤侵犯包膜(单侧或双侧)				
T_{3b}	肿瘤侵犯精囊				
T_4	肿瘤固定或侵犯除精囊外的其他邻近组织结构,如膀胱颈、尿道外括约肌、直肠、肛提肌和(或)盆壁				

(4)前列腺癌危险因素分析：根据血清 PSA、Gleason 评分和临床分期将前列腺癌分为低、中、高危三类，以便指导治疗和判断预后(表 39-6)。

前列腺癌可经血行、淋巴扩散或直接侵及邻近器官，以血行转移至脊柱、骨盆为最常见。

表 39-6　前列腺癌危险程度评价标准

	低危	中危	高危
PSA(ng/ml)	＜10	10～20	＞20
Gleason 评分	≤6	7	≥8
临床分期	$\leqslant T_{2a}$	T_{2b}	$\geqslant T_{2c}$

二、诊断

(一)症状

1. 前列腺癌多数无明显临床症状，常在直肠指检时偶然被发现，也可在前列腺增生手术标本中发现。PSA 升高或超声发现异常回声。

2. 肿瘤较大时可以出现与良性前列腺增生相似的膀胱颈梗阻症状，如尿频、尿急、尿流缓慢、尿流中断、排尿不尽甚至尿潴留或尿失禁。血尿少见。

3. 前列腺癌转移病灶可以引起骨痛、脊髓压迫神经症状及病理性骨折。其他晚期症状有贫血、衰弱、下肢浮肿、排便困难、少尿或无尿等。少数患者以转移症状就医而无明显前列腺癌原发症状。

(二)体征

直肠指检(DRE)对前列腺癌的早期诊断和分期都有重要价值。指检可以发现前列腺结节，可以是单个结节，也可成团块状，质地坚硬如石。考虑到 DRE 可能影响 PSA 值，应在抽血化验 PSA 后进行。

(三)理化检查

1. 血清前列腺特异性抗原(PSA)测定　PSA 作为单一检测指标，与 DRE、经直肠 B 超检查(TRUS)比较，具有更高的前列腺癌阳性诊断预测率，同时可以提高局限性前列腺癌的诊断率和增加前列腺癌根治性治疗的机会。

(1)PSA 检查时机：对 50 岁以上有下尿路症状的男性进行常规 PSA 和 DRE 检查；对于有前列腺癌家族史的男性人群，应该从 45 岁开始定期检查、随访；对 DRE 检查异常、有临床征象(如骨痛、骨折等)或影像学异常等的男性应进行 PSA 检查。PSA 检查应在前列腺按摩后 1 周，直肠指检、膀胱镜检查、导尿等操作 48 小时后，射精 24 小时后，前列腺穿刺 1 个月后进行。PSA 检查时应无急性前列腺炎、尿潴留等疾病。

(2)PSA 结果的判定：血清总 PSA(tPSA)正常值＜4ng/ml。对初次 PSA 异常者建议复查。当 PSA＞10ng/ml，应高度怀疑有前列腺癌可能。如果 tPSA 介于 4～10ng/ml 时，就构成了前列腺癌判定的灰区，这时应参考以下 PSA 的相关变数：

1)游离 PSA(fPSA)，fPSA 和 tPSA 作为常规同时检查。当 tPSA 介于 4～10ng/ml 时，fPSA 水平与前列腺癌的发生呈负相关，fPSA/tPSA＞0.16 为正常参考值。

2)PSA 密度(PSAD)，即血清总 PSA 值与前列腺体积的比值。PSAD 正常值＜0.15，PSAD 有助于区分前列腺增生症和前列腺癌。

3)PSA 速率(PSAV)，即连续观察血清 PSA 水平的变化，前列腺癌的 PSAV 显著高于前列腺增生和正常人。PSAV 正常值＜0.75ng/(ml・年)。如果 PSAV＞0.75ng/(ml・年)，应怀疑前列腺癌的可能。PSAV 比较适用于 PSA 值较低的年轻患者。在 2 年内至少检测 3 次 PSA，PSAV 计算公式：$[(PSA_2-PSA_1)+(PSA_3-PSA_2)]/2$。如果 PSA 有淋巴结转移和骨转移的，病灶随血清 PSA 水平增高而增多。

2. 经直肠 B 超检查(TRUS)　可以显示前列腺内低回声病灶及其大小与侵及范围。

3. CT　对早期前列腺癌诊断的敏感性低于

MRI,CT检查的目的主要是对前列腺癌进行临床分期。对于肿瘤侵犯邻近组织和器官及盆腔内转移性淋巴结肿大,CT的诊断敏感性与MRI相似。

4. MRI检查　可显示前列腺包膜的完整性、是否侵犯邻近组织和器官、盆腔内有无转移性淋巴结及有无骨转移病灶。在临床分期上有重要作用。

5. 骨扫描　全身核素骨显像可早期发现骨转移病灶。

6. 前列腺穿刺活组织检查　前列腺癌的确诊依靠前列腺系统性穿刺活组织检查获得组织病理学诊断。

(1)前列腺穿刺时机:因前列腺穿刺出血影响影像学临床分期,因此应在MRI之后,在B超等引导下进行。

(2)前列腺穿刺指征:①直肠指检发现结节,任何PSA值;②B超发现前列腺内低回声结节或MRI发现异常信号,任何PSA值;③PSA＞10ng/ml,任何fPSA/tPSA和PSAD值;④tPSA4～10ng/ml,fPSA/tPSA异常或PSAD值异常。符合以上任何一项条件者,就应穿刺活检。

(3)前列腺重复穿刺指征:第一次前列腺穿刺结果为阴性。在以下情况需要重复穿刺:

1)第一次前列腺穿刺病理发现非典型性增生或前列腺上皮肉瘤(PIN)为高级别者。

2)PSA＞10ng/ml,任何fPSA/tPSA或PSAD值。

3)tPSA 4～10ng/ml,复查fPSA/tPSA异常或PSAD值异常,或直肠指检或影像学异常。

4)tPSA 4～10ng/ml,复查fPSA/tPSA、PSAD、直肠指检、影像学均正常。

应严密随访,每3个月复查PSA。如果PSA连续2次＞10ng/ml或PSAV＞0.75ng/ml/年,应再次穿刺。对2次穿刺结果为阴性,属上述1)～4)情况者,推荐进行2次以上穿刺。如果2次穿刺结果为阴性,并存在前列腺增生导致的严重排尿症状,可行TURP手术,将标本送病理进行系统切片检查。

(4)前列腺重复穿刺时机:2次穿刺间隔时间尚有争议,目前多为1～3个月。

直肠指检、经直肠超声检查和血清前列腺特异性抗原(PSA)测定是临床诊断前列腺癌的3个基本方法。前列腺癌的确诊依靠前列腺系统性穿刺活组织检查。

三、治疗

(一)中医辨证论治

1. 肾虚湿热瘀滞

【主证】病变初期,局部症状不明显,可有轻度尿频,排尿不畅,小便赤涩,便干,舌红,苔黄,脉滑数。

【治则】补肾益气,清热利湿。

【方药】六味地黄丸合革薢渗湿汤加减。熟地黄15g,山药15g,山茱萸15g,丹皮10g,茯苓15g,泽泻10g,川牛膝10g,车前子10g,龙葵30g,半枝莲30g,革薢15g,黄柏10g。水煎服,每日1剂。

2. 肾虚气血瘀滞

【主证】病程进入中期,排尿困难,尿流细,排尿痛,进行性加重,时有血尿,下腹及腰骶部刺痛,头晕耳鸣,口干便燥,舌红少苔,脉细数。

【治则】滋补肾阴,活血祛瘀。

【方药】六味地黄丸合补阳还五汤加减。生地黄15g,山药15g,山茱萸15g,丹皮10g,茯苓15g,泽泻10g,枸杞15g,女贞子15g,黄芪15g,当归15克,赤芍15g,川芎10g,桃仁10g,红花10g,龙葵30g,半枝莲30g。水煎服,每日1剂。

3. 肾虚痰湿瘀滞

【主证】病程进入中期,排尿困难,尿流细,进行性加重,时有血尿,下腹及腰骶部坠痛,头身沉重,口黏便溏,舌红苔腻,脉滑。

【治则】补肾化痰祛瘀。

【方药】济生肾气丸合加减。生地黄15g,山药15g,山茱萸15g,丹皮10g,茯苓15g,泽泻10g,龙葵30g,半枝莲30g,夏枯草15g。水煎服,每日1剂。

4. 气血两虚

【主证】病情晚期,神疲气短,面色苍白,纳呆水肿,尿痛尿闭,血尿腐肉,腰骶疼痛,向下肢放散,舌淡少苔,脉细弱无力。

【治则】补益气血。

【方药】十全大补汤加减。人参15g,白术10g,黄芪15g,茯苓10g,当归9g,白芍9g,川芎9g,生地

10g,肉桂6g,大枣6g,甘草9g。水煎服,每日1剂。

(二)西医治疗

前列腺癌的治疗应根据患者的年龄、全身状况、临床分期及病理分级等综合因素考虑。

1. 观察等待治疗 指主动监测前列腺癌的进程,在出现病变进展或临床症状明显时给予其他治疗。其适应证为:①低危前列腺癌(PSA 4～10ng/ml,Gleason评分≤6,临床分期≤T_{2a})和预期寿命短的患者;②晚期前列腺癌患者,仅限于因治疗伴随的并发症大于延长生命和改善生活质量的情况。

对于观察等待的患者密切随访,每3个月复诊,检查PSA、DRE,必要时缩短复诊时间和进行影像学检查。对于以上检查结果有进展的患者可考虑转为其他治疗。

2. 根治性前列腺切除术 是治疗局限性前列腺癌最有效的方法,有3种主要术式,即传统的经会阴、经耻骨后及近年发展的腹腔镜前列腺癌根治术。其适应证为:①临床分期为T_1～T_{2c}的患者;②预期寿命≥10年;③身体状况良好,没有严重的心肺疾病的患者;④对于高危的局限性前列腺癌患者符合上述临床分期和预期寿命条件者,根治术后可给予其他辅助治疗。

3. 外放射治疗 前列腺癌的外放射治疗具有疗效好、适应证广、并发症少等优点,适用于各期患者。近年三维适形放疗(3D-CRT)和调强放疗(IMRT)等技术逐渐应用于前列腺癌的治疗并成为放疗的主流技术。

4. 近距离照射治疗 前列腺癌的近距离照射治疗包括将放射源短暂插植治疗和永久粒子种植治疗。后者较常用,将放射性粒子植入前列腺内,提高前列腺的局部剂量,减少直肠和膀胱的放射剂量。

5. 试验性局部治疗 试验性前列腺癌局部治疗包括冷冻治疗(CSAP)、高能聚焦超声(HIFU)治疗和组织内肿瘤射频消融(RITA)治疗等。但其对临床局限性前列腺癌的治疗效果有待长期临床研究并加以评估。

6. 内分泌治疗 前列腺癌大多数为雄激素依赖型,其发生和发展与雄激素关系密切,雄激素非依赖型前列腺癌只占少数。内分泌治疗的目的是降低体内雄激素浓度、抑制肾上腺来源雄激素的合成、抑制睾酮转化为双氢睾酮或阻断雄激素与其受体结合,以抑制或控制前列腺癌细胞的生长。雄激素依赖型前列腺癌后期可发展为雄激素非依赖型前列腺癌(AIPC)和激素难治性前列腺癌(HRPC)。

(1)内分泌治疗的适应证

1)转移性前列腺癌,包括N_1和M_1期。可采取去势、最大限度雄激素阻断、间歇内分泌治疗。

2)局限性早期前列腺癌或局部进展前列腺癌,无法行根治性前列腺切除术或放射治疗。可采取去势、最大限度雄激素阻断、间歇内分泌治疗。

3)根治性前列腺切除术或根治性放疗前的新辅助内分泌治疗。可采取去势、最大限度雄激素阻断。

4)配合放射治疗的辅助内分泌治疗。可采取去势、最大限度雄激素阻断。

5)治愈性治疗后局部复发,但无法再行局部治疗。可采取去势、最大限度雄激素阻断、间歇内分泌治疗。

6)治愈性治疗后远处转移。可采取去势、最大限度雄激素阻断、间歇内分泌治疗。

7)雄激素非依赖期的雄激素持续抑制。可采取去势治疗。

(2)内分泌治疗的方法

1)去势治疗:包括手术去势、药物去势或雌激素治疗。手术去势即为睾丸切除术,可使睾酮迅速且持续下降至极低水平,主要的不良反应是对患者的心理影响。药物去势可用黄体生成素释放激素类似物(LHRH-A),如亮丙瑞林、戈舍瑞林、曲普瑞林等,LHRH-A已成为雄激素去除的标准治疗方法之一。雌激素是经典的内分泌治疗方法之一,常用的是乙烯雌酚,但是心血管方面的不良反应发生率仍较高。

2)最大限度雄激素阻断(MAB):其目的是同时去除或阻断睾丸来源和肾上腺来源的雄激素。常用的方法为去势加抗雄激素药物,抗雄激素药物主要有两大类:一类是类固醇类药物,如醋酸甲地孕酮;另一类是非类固醇类药物,如比卡鲁胺和氟他胺。

3)根治性治疗前新辅助内分泌治疗:在根治性前列腺切除术前,对前列腺癌患者进行一定时间的内分泌治疗，以缩小肿瘤体积，降低临床分期，降低前列腺切缘肿瘤阳性率，进而提高生存率。采用LHRH-A和MAB方法。

4）间歇内分泌治疗（IHT）：为提高患者生活质量，延长雄激素依赖时间，对无法行根治性前列腺切除术或放射治疗、局部晚期患者（$T_3 \sim T_4$期）、转移前列腺癌、根治术后病理切缘肿瘤阳性、根治术或局部放疗后复发等情况下的患者可行IHT。多采用MAB方法。

5）辅助内分泌治疗（AHT）：是指根治性前列腺切除术后或根治性放射治疗后，辅以内分泌治疗。目的是治疗残余病灶，提高存活率。可采用MAB、药物去势、抗雄激素、手术去势。

7. 化学治疗　对内分泌治疗失败的患者也可行化学治疗，可选用单药或联合化疗。目前常用联合化疗方案如下：

（1）多烯紫杉醇，75mg / m^2，每3周1次，静脉用药，加用泼尼松5mg，每日2次，口服，共10个周期。

（2）米托蒽醌，12mg / m^2，每3周1次，静脉用药，加用泼尼松5mg，每日2次，口服，共3个周期。

（3）雌二醇氮芥＋长春碱，雌二醇氮芥＋足叶乙苷。雌二醇氮芥是激素和抗癌药结合物，有助于控制晚期前列腺癌的进展。

四、预防与调护

1. 保持情绪稳定，积极配合治疗。

2. 禁烟酒，少食甘肥辛辣之品，以及类雄激素样药品；多食绿叶食物、水果。

3. 适当锻炼身体，节制房事。

（王伊光）

第九节　前列腺疾病

前列腺炎

前列腺炎，尤其慢性前列腺炎，多发于成年男性，是以疼痛为主的良性疾病综合征。一般以慢性前列腺炎发病过程为临床表现，少见急性发病过程。目前对大多数慢性前列腺炎的病因尚不清楚，近年研究认为该病不是单一炎症性疾病，而是具有前列腺炎症状特点各自独特形式的综合证候群。确切地说，前列腺炎是以尿白、排尿不适、神经衰弱、性功能减弱及小腹、会阴周疼痛组群形式的综合征。由于前列腺特殊的解剖结构，渗透屏障的阻碍，药物很难进入前列腺腺泡内发挥作用，以及其他综合因素等，导致临床治疗效果不甚满意。故所见前列腺炎往往病程迁延，反复发作，缠绵难愈。急性前列腺炎发病过程也许过于隐匿，或许类似急性尿道感染，或呼吸道感染，或其他急性感染表现，虽有急性前列腺炎发病症状，却往往不能引起应有重视。

依前列腺炎临床症状当属中医“白浊”、“白淫”、“精浊”、“肾虚腰痛”等范畴。临床采用中西医结合手段及综合治疗方法治疗该病，辨证与辨病相结合，内治与外治相结合，整体与局部相结合可提高疗效。

前列腺炎综合征临床分为急性和慢性细菌性前列腺炎、非细菌性前列腺炎和前列腺痛。细菌性前列腺炎有菌尿，非细菌性前列腺炎和前列腺痛很少发生尿路感染，而细菌性前列腺炎与非细菌性前列腺炎在前列腺分泌物中有大量白细胞和巨噬细胞，前列腺痛无炎症表现，前列腺按摩液正常。

一、病因病理

（一）病因

主要源于感染性和非感染性两种因素。

（1）感染性因素：主要通过细菌、霉菌或其他微生物感染所致。主要感染途径有：

1）直接蔓延：尿道和泌尿生殖系其他部位的感染逆行向上，直接蔓延至前列腺。致病菌主要经性交、手淫、导尿等进入后尿道，最后进入前列腺。

2）血行播散：机体内某一局限性病灶以小血栓

形式脱落，经血液传播到前列腺。常见的细菌可能来自口腔、呼吸道、皮肤等病灶。

3)淋巴感染：机体某些部位感染灶侵及浸透淋巴管，再经淋巴管扩散蔓延至前列腺，其感染灶可能来自肛门、直肠或周围感染组织。最值得注意的是，细菌培养阳性的患者全为单一细菌感染，很少出现混合感染。

(2)非感染性因素：可能见于各种原因引起的前列腺反复或不间断的充血、水肿。常见影响途径：

1)直接影响：频繁手淫和性生活过度，或性交中断及不良性交习惯等。

2)间接刺激：过度大量饮酒，或过度进食刺激性食物。

3)血运障碍：会阴部反复长时间受压，影响局部血供，如长时间骑自行车、久坐等。

临床研究证明，慢性非细菌性前列腺炎患者的前列腺液中，微量元素 Zn 含量明显降低，超氧化歧化酶的活性也降低，可能反映前列腺炎的发生发展与氧自由基有关，也间接反映前列腺炎与免疫因素相关，提示氧自由基在炎症过程中的作用应引起注意。

(二)病理

1. 前列腺炎的炎症反应可以导致部分或整个腺体明显组织改变，腺泡内及腺泡周围聚集有成片分叶核粒细胞，并伴不同程度的淋巴细胞、巨噬细胞、浆细胞的组织浸润，腺管上皮细胞时有增生及脱屑。进一步发展，前列腺管和腺泡水肿及充血更加明显，前列腺小管和腺泡可形成小型脓肿。重症患者小脓肿可溶合或侵入更多实质和周围基质。

2. 慢性前列腺炎的病理变化为腺泡、腺管及间质的炎症，有浆细胞、巨噬细胞和区域性淋巴细胞聚集，腺叶中纤维组织增生明显。部分患者腺管可被阻塞而引流不畅，导致腺泡膨胀，后期腺体破坏而纤维化。前列腺纤维化严重者，可出现腺体萎缩，累及后尿道可致膀胱颈硬化。腺体可因纤维化而质地变硬，体积缩小，精囊及输尿管壶腹部也有慢性炎症，壁层变厚，周围有纤维组织增生。

(三)中医病因病机

1. 病因　凡影响三焦气化输布功能正常发挥，均可诱发该病。嗜食辛辣肥厚之品，过量饮酒，导致脾虚失运，水湿滞留，郁而化热，湿热互结，蕴于下焦。外感湿热之邪，或情志内伤，化热生火，致膀胱气化不利。房事不洁，湿热之邪由精道内侵，阻滞下焦，水道不利。房劳过度，损伤肾气，肾精亏损，致精关不固或复感湿热。

2. 病机　人之三焦为输泄渠道，水湿传化，依此通调。湿邪弥散、肝郁气滞、血瘀痰凝和肾气虚弱等，均可化邪无所不到，或直达下焦，或下迫膀胱。该病以正虚为本，邪实为标，与肝、脾、肾三脏关系密切。肝失疏泄，气机阻滞，传化失司，三焦阻隔，水道不利；脾失健运，水液不输，湿热下注，蕴结下焦，影响膀胱；湿热日久，致精道、精室气滞血瘀，败精浊瘀阻于精室；热久伤阴，肾阴亏损，相火亢盛，蒸精灼津；肾气衰弱，肾精亏虚，经脉受损，络脉失养，或封藏失职皆可导致发病。

二、临床表现

(一)急性细菌性前列腺炎

1. 全身症状　起病突然，恶寒发热，虚弱乏力，厌食恶心，欲呕无物。血液中白细胞计数升高。

2. 局部症状　腰骶部、会阴或耻骨上、腹股沟处坠胀、疼痛，排便或久坐加重，可向小腹及大腿部放射。

3. 尿路症状　尿频、尿痛、排尿不尽及尿液分叉等，排尿时尿道灼热感，可出现镜下血尿。

4. 直肠症状　直肠胀满，里急后重，用力排便时肛门疼痛，尿道口溢出白色黏液。

5. 性功能障碍　性欲减退、血精或性交阴茎根痛。

6. 前列腺触诊　前列腺触痛明显，整个或部分腺体坚韧。按摩前列腺时，前列腺液极容易由尿道口引出，其中有大量白细胞或脓细胞及含脂肪的巨噬细胞，培养可有细菌生长。急性期不宜作前列腺按摩，以减少疼痛和避免上行性感染发生。

(二)慢性非细菌性前列腺炎

1. 排尿不适　轻度尿频、尿痛、尿分叉，夜尿多，排尿时尿道内有异常感觉，如发痒、灼热、排尿不尽感。

2. 尿道口滴白　多在尿末或大便时，于尿道口溢出少量白色黏液。

3. 神经衰弱症状　神疲乏力，多疑健忘，失眠多梦，精神抑郁，自信心减弱。

4. 性功能障碍　性欲减退、早泄、阳痿、血精、不育等。

5. 疼痛　程度较轻，多为胀痛、抽痛，主要在会阴及腹股沟部，可放射至阴茎、睾丸、耻骨上和腰骶部，时有射精后疼痛和不适等。

6. 其他症状　虹膜炎、关节炎、神经炎等。

7. 前列腺触诊　腺体大小多正常或稍大，两侧叶不对称，表面软硬不均，中央沟存在。严重时前列腺有压痛，腺体硬度增加或腺体缩小。

(三)慢性细菌性前列腺炎

在前列腺炎中占有比例较少，大多数有不同程度排尿刺激症状，如尿频、尿痛、尿急、夜尿多，有患者在尿末或大便时尿道口滴白，疼痛症状也基本相似。从症状、体征上与慢性非细菌性前列腺炎难以区分。指诊腺体硬度增加或腺体缩小，前列腺液培养是目前区分二者的主要方法。

(四)前列腺痛

主要症状：排尿不舒，前列腺部不适及前列腺部疼痛。有的患者排尿踌躇，尿流无力或尿流中断。指诊前列腺腺体有压痛，典型前列腺痛患者无前列腺液异常。

三、实验室检查

(一)一般检查

1. 前列腺液检查　受检者取腰部下弯站立位，上翻包皮裸露龟头。直肠指诊于直肠前壁指压前列腺，从左右两侧对称性向中央沟均匀用力按压，再从前列腺远端向肛缘方向按压，同法重复3～5次，前列腺炎液多能引出。若无前列腺液滴出，再用肛门外手指沿会阴向尿道球及尿道外口挤压，可见得前列腺液自尿道口滴出，接于清洁载玻片上，覆以盖玻片。显微镜下检查，正常前列腺液内白细胞＜10/HP，卵磷脂小体丰富，无红细胞，少量上皮细胞。

2. 前列腺液培养　取前列腺液进行细菌培养，可以鉴别细菌性和非细菌性前列腺炎。取液前令受检者上翻包皮，严格清洗龟头和尿道口，留置标本过程应做到无菌操作。正常前列腺液应无细菌生长，而前列腺炎可发现葡萄球菌或链球菌或大肠杆菌，佐以区别感染来源，有助于确认前列腺炎的性质。

3. 前列腺液pH值测定　正常前列腺液的pH值为6～7，呈弱酸性。慢性前列腺炎时，pH值明显升高。

4. 尿三杯试验　将一次排尿过程的开始、中间和终末尿液分成3部分并分别置放3个容器内，收集尿液前令受检者适当饮水，认真清洗龟头和尿道口。最初10～15ml尿为第一杯，中间为第二杯，最后10ml为第三杯。依次离心后，取各自沉淀作显微镜检查。前列腺炎患者第一杯有碎屑和脓尿；第二杯较清晰；第三杯混浊，其中细菌和白细胞增多。

(二)特殊检查

1. 免疫学检查　慢性细菌性前列腺炎中，前列腺局部免疫反应超过了血清中的反应。急性前列腺炎患者，前列腺液IgA和IgG增高，慢性患者的前列腺液IgA增高最明显。若对前列腺炎的治疗有效，则患者前列腺液中的IgA和IgG可逐渐降低，这种反应的结果对细菌性前列腺炎的诊断、治疗和预防均有一定临床意义。

2. 细菌学检查　(Stamey四杯法)可避免前列腺液培养与尿道污染的混淆，方法是分段收集尿液及前列腺液作细菌培养加计数。尿道口常规消毒后，取初段尿10ml为标本VB_1，中段尿为标本VB_2，按摩前列腺取前列腺液为标本EPS，再排尿10ml为标本VB_3。4种标本分别作镜检及细菌培养。细菌性前列腺炎患者ESP和VB_3的细菌计数高于VB_1和VB_2；非细菌性前列腺炎患者的4种标本均无细菌。

四、诊断和鉴别诊断

(一)诊断

1. 急性前列腺炎的诊断　发病突然，恶寒发热，会阴胀痛不适，排尿末尿道口流出白色黏液。

常伴随小腹隐痛、肛门坠胀、尿频、尿急、尿痛、尿道灼热等症状。由于上述症状临床并非全部出现，症状多隐匿又轻微，常常被误为感冒或尿道、膀胱感染等疾病，或根本未能引起患者足够的重视。此刻肛诊检查会发现前列腺肿胀，触痛、压痛明显，部分或整个前列腺体坚韧不规则，前列腺液极容易引出，见大量白细胞或脓细胞及含脂肪的巨噬细胞，培养有大量细菌生长，此时恰恰能佐证急性前列腺炎发作。前列腺炎急性期不宜做前列腺按摩，目的在于减少疼痛，避免感染加重或扩散，作尿培养也可了解致病菌及药敏。

2. 慢性前列腺炎的诊断　慢性前列腺炎症状轻微，每个人临床表现变异较大，采集病史一定要精神集中。多数患者有不同程度排尿刺激症状，尿频、尿急、尿痛、尿分叉、夜尿多等而就治。有些患者因尿道内有不适感或疼痛，或因耻骨上、小腹部、腹股沟、会阴、阴囊、肛周隐痛而求医。有些患者尿末尿道口流溢白色黏液，伴周身乏力，失眠多梦或射精后疼痛、性欲减弱、性功能降低。也有听他人之说，偶尔发现无症状菌尿而求治。B超、组织学检查、膀胱镜检查，无从获得辅助诊断。临床应详细复习病史、症状、体征等，确诊的最好方法是实验室检查，即前列腺液的细菌培养，经综合分析可做出准确诊断。

（二）鉴别诊断

1. 尿道炎　有尿急、尿频、尿道烧灼样疼痛（尿道刺激症状），多为细菌感染，也有的为淋病双球菌、结核杆菌、滴虫、霉菌等所致。急性尿道炎时尿道口红肿，黏膜外翻，有黏液性或脓性分泌物，或贴身内衣有黏液性或脓性分泌物黏着。尿液检查有红细胞和脓细胞。

2. 慢性膀胱炎　尿道刺激症状较轻，反复发作，时轻时重，病程较长，常伴耻骨上及会阴部隐痛，缠绵难消。尿检正常或少许脓细胞，膀胱镜检有助于鉴别诊断。

3. 前列腺结核　早期症状与慢性前列腺炎极其相似，有尿道刺激症状及尿道分泌物，常伴会阴部、腰骶部隐痛等表现。往往患者具有泌尿系结核或其他部位结核灶病史，前列腺结核患者多伴有输精管及附睾结核。前列腺结核患者指诊，前列腺呈不规则结节状，质地较硬，多次重复检查前列腺液涂片或结核杆菌培养可找到阳性菌，前列腺活检可见干酪样坏死组织。

4. 前列腺增生　发病于60岁以上男性，主要表现为排尿不畅和下尿路梗阻。早期为尿频、夜尿增多、排尿困难，同时出现尿线细、射程短、排尿费力等，晚期则出现严重尿频、尿急、排尿呈滴沥状，每遇气候变冷、情绪激动、饮酒劳累会使排尿困难加重，或诱发急性尿潴留。直肠指诊，前列腺多为增大，表面光滑，中央沟消失或变浅，前列腺缩小者硬韧。B超提示前列腺大小、形态，以及增多的残余尿量。尿流率提示最大尿流率及平均尿流率均明显减小，而排尿时间明显延长。

五、治疗

（一）一般治疗

1. 合理安排生活起居，保持愉悦心情，养成积极向上、健康快乐的思维模式和良好生活习惯。

2. 适当参加体育锻炼，防止过度疲劳，进入有规律的生活节奏。

3. 注意饮食，科学用餐，戒烟限酒，减少辛辣，少食刺激性食物。

4. 保持大便通畅，适量多饮水，避免久坐、久骑等。

5. 思想集中，努力学习，积极工作，发展自身兴趣爱好，注重提高自身修养。

（二）抗生素治疗

由于前列腺上皮类脂质膜的屏障作用，使多种抗生素不能透入到前列腺腺泡内，影响有效的治疗。急性细菌性前列腺炎患者对抗生素反应较好，首选作用靶点明确，前列腺血药浓度高，疗效可靠的抗生素，临床一般多选用新喹诺酮类。喹诺酮类抗生素药物抗菌谱广，在前列腺内的药物浓度比血清浓度高，治疗慢性前列腺炎效果较好。根据细菌培养或药敏结果选用静脉点滴或肌注方式治疗。复方新诺明（TMP-SMZ）抗菌效果也较好，该药能在前列腺液中保持较高浓度，具有较好的治愈率。慢性非细菌性前列腺炎疗程较长，口服药一般要坚持2～3个月，甚至半年或更长时间。

临床还可采用经会阴将药物直接注入前列腺内，根据细菌培养和药敏试验结果选择抗生素。每周1～2次，每次前列腺两侧同时注药，也可交替注入两侧。药物注入还可经直肠或耻骨上等部位进行，常用药物可选用丁胺卡那霉素、庆大霉素、妥布霉素等。凡注射治疗必须严格执行无菌操作技术，避免二次感染或血精、前列腺脓肿、排尿困难等并发症的发生。

（三）中医药治疗

中医药治疗前列腺炎有不能替代的治疗效果，其治疗原则主要有活血化瘀、疏肝理气、清热利湿、益气补肾等大法。还可选择不同剂型分别治疗，如中药煎服、冲服，中成药及中药外用等。

1. 中医辨证治疗

(1)气滞血瘀

【主证】尿道隐痛，尿无力，尿分叉，排尿不尽感。少腹、会阴、睾丸坠胀不适，腰骶酸胀疼痛。指诊：前列腺压痛明显，质地不均匀，可触及结节。舌质暗或有瘀斑，苔薄白或薄黄，脉沉涩或沉细。

【治则】活血化瘀，行气止痛。

【方药】前列腺汤加减。

(2)湿热下注

【主证】尿频、尿急、尿痛，尿道灼热感，排尿不利，尿末或大便时滴白，会阴、少腹、睾丸、腰骶坠胀疼痛，头身痛楚，疲乏无力，舌红或舌尖红，舌苔薄黄或黄腻，脉弦滑或滑数。

【治则】清热利湿。

【方药】八正散或龙胆泻肝汤加减。

(3)阴虚火旺

【主证】尿道不适，排尿末或大便努责时尿道口有白浊，头晕目眩，失眠多梦，五心烦热，腰膝酸软，遗精或血精，舌红少苔，脉细数或弦滑。

【治则】滋阴降火。

【方药】知柏地黄汤加减。

(4)肾阳虚损

【主证】小便频数，排尿无力，滴漓不尽，尿道口紫黯，手足不温，倦怠疲乏，腰膝酸痛，阳痿遗精，舌淡胖，苔白或薄白，脉沉细。

【治则】温补肾阳。

【方药】济生肾气丸加减。

2. 中成药治疗　中成药是长期临床经验的结晶，是经过严格临床观察获准有确切疗效的剂型，有的中成药经过几百年的疗效重复，筛选成固定制剂。临床选用得当，会获得事半功倍的作用。常用传统中成药有肾气丸、知柏地黄丸、六味地黄丸、茴香桔核丸、萆薢分清丸、八正散等。地方中成药有前列腺炎丸、前列欣胶囊、热淋清、癃清片、银花泌炎灵等。确认功能主治后均可辨证选用。

3. 心理治疗　了解病情，增强战胜疾病信心；正视人生，转移对慢性前列腺炎的心理负担；消除顾虑，积极配合医生进行有规律的治疗；笑对人生，健康每一天，不断改善对生活的认识，提高自己的生活质量。

4. 其他疗法

(1)前列腺按摩：可排出腺体内炎性分泌物，引流减压，减少炎性物质对局部形成长期的刺激。每周1次，动作宜轻柔，切忌暴力挤压。急性前列腺炎禁忌采用，以避免炎症扩散。慢性前列腺炎时按摩可改善局部血运，具有一定治疗作用，适时适度选择运用。

(2)物理治疗：熏洗、坐浴和射频热疗法对充血性前列腺炎疗效肯定。温水坐浴和药物可促进盆腔的血运，改善局部微循环，促使炎症吸收。水温严格控制在42～46℃间坐浴，每日1次，每次20～30分钟，具有恒温装置的设施较好。微波、射频、超短波照射，皆有一定疗效。

(3)离子透入疗法：选择高敏、广谱抗生素或中药制剂，采用直流感应经直肠内或耻骨联合上行药物导入治疗前列腺，也有经尿道插入带电极导尿管直接作用腺体治疗。

(4)针灸治疗

1)主穴：秩边。配穴：归来、气海、关元、中极。

2)取穴会阴、肾俞。采用泻法，重刺激，不留针。

3)主穴：阴陵泉、腰俞。配穴：三阴交、下极、委中、委阳。针灸治疗，每日1次，每次20～30分钟。或选用抗生素行穴位注射治疗。

(5)敷贴疗法：可选用中药研末贴于肚脐（神阙穴）、会阴（长强穴）等。

中药改善微循环作用：黄柏、莪术、当归、赤芍、艾叶。解痉止痛作用：乌药、元胡、白芍、石菖蒲、牛膝。增强体液、细胞免疫作用:猪苓、白芍、五味子、肉桂、丁香。抗菌作用:金银花、黄柏、莪术、白芷、柴胡,均可调制贴敷。

(6)直肠给药法:药物直接潴留于前列腺附近,作用快局部血药浓度高,对慢性前列腺炎不失为较好治疗方法。经肛门置入野菊花栓、前列安栓等治疗,每晚1次。或经直肠内给药(直肠灌注),如败酱草、土茯苓、白花蛇舌草、金银花、野菊花等,可分别选用,均能不同程度地缓解症状。

前列腺增生症

前列腺增生症又称前列腺肥大,为老年男性病,以尿频、排尿困难和尿潴留为主要临床表现,严重者可发生肾衰竭。其发病率随年龄增长逐渐递增,多数于60～70岁发病症状明显,85岁以上人群约95%患前列腺增生。随着我国人均寿命的不断提高,老年人越来越多,前列腺增生的患病率也会随之增加。因此,研究前列腺增生的发病原因及选择治疗效果好,痛苦小,损伤轻的治疗方法更具有非常重要意义,前列腺增生症已成泌尿外科及老年医学中的重要研究课题。近年来西医学对前列腺增生症的研究发展较快,对该病的发病原因和病理有所发现,对减少术中出血也有了明显改进与提高,并研制出一些介入和非介入治疗及物理疗法,使对前列腺增生症的治疗方法有了更多选择。伴随医疗与周边科学的飞速发展,以及高科技材料的出现,腔内泌尿外科已取得了飞跃式进展,药物研究也取得了大量成果,临床收得很好疗效。而中医学在传承对前列腺增生症的认识理论也有新的阐述,在有效药物研究等方面也取得了可喜成果。纵观今后发展,中西医结合、内外合治将会使前列腺增生症的治疗措施更趋完善,为安全治疗前列腺增生症带来了希望。

祖国医学很早即对此病即有记载,汉书载有"年老癃病"即指此症,根据其临床表现,该病当属中医"癃闭"、"精癃"范畴。

一、病因

(一)西医病因病理

1. 病因 前列腺增生症的病因迄今仍不完全明确。临床大量实验研究表明,该病与体内性腺内分泌紊乱有密切关系,年龄老化与有功能的睾丸是公认的两个发病基础。前列腺的正常发育有赖于男性激素,随着男性的年龄老化,血清总睾酮与游离睾酮减少,引起前列腺组织中的双氢睾酮增加,加上雌激素水平增加,雌雄激素代谢失衡,上皮和基质的相互作用,各种生长因子的作用,导致前列腺增生。近年来,研究发现细胞凋亡在前列腺增生中起到一定作用。前列腺增生的病理标本切片中,细胞的有丝分裂少见,DNA合成亦比正常值少,提示前列腺增生不是细胞增殖增多,而是由细胞凋亡减少造成的。

2. 病理 正常的前列腺分为内外两层,内层是围绕尿道的尿道黏膜及黏膜下腺,外层是周边带,两层中间有纤维膜分隔。前列腺增生开始于内层,首先在前列腺段尿道黏膜下腺体内出现纤维结节及基质增生,进而发生腺上皮增生。增生组织将前列腺组织向外周挤压,被压迫的组织发生退行性变,形成前列腺包膜。增大的腺体在后尿道及膀胱颈部隆起,或突入膀胱内,使尿道受压、变窄、伸长,膀胱颈部变小或呈唇状突起,引起尿路病理改变最初阶段为膀胱出口的梗阻。其梗阻程度并不完全与前列腺大小成正比,而与增生部位的生长特点有直接关系。前列腺尿道部增生,直接导致排尿受阻,最先为膀胱扩张受累,膀胱逼尿肌代偿性增厚,膀胱小梁形成,输尿管膀胱壁段延长僵硬,引起输尿管排空障碍。若长时间不能解除,则逼尿肌渐渐失去代偿能力,膀胱壁变薄,无张力扩大,形成无张力性膀胱。残余尿量增加,尿潴留可渐渐造成膀胱内尿液向上尿路逆流,导致上尿路压力增高,造成输尿管和肾盂积水,最终导致肾衰竭、尿毒症,而危及生命。

(二)中医病因病机

1. 病因 老年肾气渐衰,中气虚弱是诱发该病的重要病因,年老必然影响着体质改变,年老对疾病的易感性、对病邪的抵抗力减弱,各种储备力、应激力渐弱,这些均为虚证表现。体虚,阳气不足,气血亏虚。气虚则无力统血,血行缓慢,日久成瘀,老年多虚与多瘀是老年人两个不同而又相互联系不同阶段,老年多虚是产生多瘀的基础,故老年之瘀皆因虚成。阳虚及阴,虚火煎熬津液成痰,痰瘀互结,阻滞水道,则排尿困难,小便滴沥不尽。

2. 病机 前列腺增生症属中医“癃闭”、“精癃”范畴。癃者,小便不畅,点滴而下;闭者,小便欲解不得,点滴不出。该病的发生与肺、脾、肾、膀胱、三焦密切相关。肺主治节,为水之上源,通调水道,下输膀胱。肺失清肃,影响通调水道,不能正常输布津液,则水湿内停,上窍不通,下窍闭塞;中气不足,脾肾气虚,推动乏力,不能收摄,膀胱失约,故发生遗尿失禁。肾阳亏虚,元气不充,固摄无权,膀胱气化不及州都,小便淋漓不畅,滴沥而下或闭而不通。外感湿热之邪,或饮食不节,湿热内生,或水湿内停,郁而化热,皆可下注膀胱,三焦瘀阻,则小便频数。痰瘀互结,久聚成瘕,阻塞尿道,排尿受阻,终发癃闭。

二、临床表现

一般 60 岁后出现症状。起病缓慢,病程较长,常见症状有尿频,夜尿次数增多,尿流变细,排尿费力,尿末滴沥。严重时假性尿失禁,尿潴留,最后发展成尿毒症,危及生命。症状的轻重并非取决于前列腺增生的大小,而是由梗阻的程度、病变发展的速度、是否合并感染等决定。

(一)尿频

早期表现为尿频,尤其夜尿次数明显增多。由于膀胱颈梗阻,迫使膀胱逼尿肌代偿性增厚,三角区的增厚使膀胱感受敏感性增强,感觉尿意频数。随着梗阻加重,后尿道压迫情况日益严重,膀胱内尿液无法排空而出现残余尿,膀胱经常处于部分充盈状态,有效容量缩小,尿频可逐渐加重。

(二)排尿困难

进行性排尿困难是前列腺增生最重要的症状。增生的腺体压迫尿道,使后尿道延长、变窄、弯曲,尿道阻力增加。当后尿道阻力超过逼尿肌的张力时,逼尿肌不能长时间维持收缩,无法排空膀胱,出现残余尿。轻度梗阻表现为排尿等待、中断、尿后滴沥不尽;梗阻加重出现排尿费力、尿流变细、射程缩短,最终呈滴沥状排尿。

(三)血尿

前列腺增大使腺体黏膜表面小血管和毛细血管充血、张力增大,当膀胱收缩或扩张时,血管张力改变,可发生镜下血尿,或肉眼血尿。如黏膜血管扩张破裂,严重出血时可形成凝血块,血块阻塞尿道或充满膀胱,造成排尿不畅或血性膀胱。膀胱颈部充血并发炎症或结石时,也可出现血尿。

(四)尿潴留

当膀胱颈阻力大于膀胱逼尿肌收缩力时,残余尿随梗阻加重而日渐增多,过多的残余尿使膀胱失去收缩能力,逐渐发生尿潴留,一些老年人应急能力差,反应迟钝,对排尿症状异常毫无察觉,或误以为年老的必然变化而不予以治疗,导致严重慢性尿潴留。此时可并发充溢性尿失禁,即膀胱过度充盈使少量尿液从尿道口不自主溢出,此时仍以为是正常排尿。严重的尿路梗阻造成双侧输尿管及肾盂积水,随时可演变成尿毒症,导致肾衰竭。主要临床表现为食欲不振,腹胀乏力或贫血或意识迟钝等。未发生慢性尿潴留的患者也可偶遇气温骤变、大量饮酒或过度劳累等诱因使前列腺和膀胱颈部充血水肿,导致排尿困难加重,或突然尿液完全不能排出,发生急性尿潴留。表现为小腹胀痛,憋尿难忍,膀胱区膨隆等。

(五)膀胱结石

下尿路梗阻时,膀胱内残余尿量不断增加,尿液中细小晶体在膀胱内停留时间延长,继发膀胱结石。造成排尿时尿线中断,或膀胱炎反复发生。患者无尿路感染症状时,尿检中也可见到较多白细胞。

(六)尿路感染

下尿路梗阻,特别在有残余尿时,极其容易引发尿路感染和膀胱炎。尿频、尿急、排尿困难等症状加重,往往伴有尿痛。继发上尿路感染时,会出现发热,剧烈腰痛,以及全身中毒症状。尿检多有阳性指标存在。

(七)腹部包块

由于持续下尿路梗阻,便可出现因膀胱长期充盈所致下腹部肿块，或双肾积水引起上腹部肿块。急性尿潴留患者排尿不出，小腹部胀痛难忍，耻骨上可触及膨隆、拒按的包块，痛苦病容。慢性尿潴留患者多呈贫血貌，消化不良，恶心，腹胀，乏力，消瘦，倦怠，严重梗阻引起的双肾积水，两侧肋缘下可触及肿大肾脏，耻骨上可触及膨隆之膀胱。

(八)其他症状

前列腺增生症致膀胱出口梗阻，可导致排尿不畅，长期依靠增加腹压排尿，可形成腹外疝。还可引发痔疮、便血、脱肛等。

三、实验室检查

(一)一般检查

直肠指检是既简单又非常重要的一种检查手段，依靠手指于直肠前壁触及增生的前列腺判定前列腺大小及质地。正常前列腺表面光滑、柔软、界限清楚，中央可触及纵向浅沟，横径4cm，纵径3cm，前后径2cm，重约20g。临床按前列腺增生大小状况曾形象划分为3度：前列腺如鸡蛋大小为轻度(Ⅰ度)，鸭蛋大小(Ⅱ度)，鹅蛋大小(Ⅲ度)，这种对增生程度的描述有失客观与准确。也有对增生程度划分进行量化为：20～30g为轻度，Ⅰ度；30～50g为中度，Ⅱ度；50g以上为重度，Ⅲ度。因个体差异，这些结果的取得在手术前都难以准确。直肠指检更重要的目的是体验前列腺增生硬结的质感为判断其性质获得依据，排除前列腺肿瘤，并了解前列腺与周围组织的关系。

(二)超声波检查

超声波检查有经腹超声和经直肠超声检查：经腹超声波应用较为普遍，用以观察前列腺形态、结构、大小、突入腔内的情况，测定膀胱内残余尿量，还有助于了解有无输尿管和肾积水及积水程度。经直肠超声检查，是利用一种植入式探头扫描装置，经肛门插入直肠，使探头前水囊与直肠壁紧密接触，可清楚显示前列腺断面像。准确测量各条径线及前列腺病变形态和发展程度，借此观察治疗效果和鉴别前列腺癌，为进一步检查与判断提供参考依据。超声波检查能准确显示前列腺大小，我国成人前列腺各径线数值为：左右径(W)平均值为4.2cm，前后径(D)平均值为3.2cm，上下径(L)平均值为2.1cm。习惯用的解剖径线数值，厚径2，长径3，宽径4，很便于记忆。

目前检查仪均备有自动计算程序，测出三径后前列腺体积自然计算出。

体积计算公式为：$V=0.52\times D\times L\times W$。

重量可以体积乘比重取得，前列腺比重为1.05。

前列腺正常体积(习惯标准)应为20cm^{3}以下，重量以20g以下为正常标准。

(三)残余尿测定

正常人排尿后膀胱内几乎无残余尿或极少残余尿，一般不超5ml。当前列腺增生造成梗阻加重，残余尿量也会相应增多。残余尿量达50～60ml时，提示膀胱逼尿肌已处于失代偿状态，是决定进一步治疗的重要参考依据之一。临床残余尿测定可以通过超声波、导尿方法测定。

(四)尿动力检查

提示下尿路有无梗阻和梗阻的程度。测定的指标有最大尿流率(MFR)、平均尿流率(AFR)、排尿时间(T)和尿量(V)。排尿量＞150ml是评估MFR的前提，MFR＜15ml/s说明排尿不畅；＜10ml/s则梗阻严重，需要治疗。尿流动力学检查可鉴别逼尿肌、尿道括约肌失调和不稳定膀胱逼尿肌引起的排尿困难，还有助于确定手术适应证及判断手术后的疗效。

(五)膀胱镜检查

膀胱镜检查可直接观察后尿道、膀胱颈形态、膀胱黏膜、输尿管口、前列腺分叶增生程度，以及有否膀胱小梁、小房或憩室形成等。对前列腺增生的诊断及鉴别诊断及了解后尿路梗阻程度，发现膀胱内有无占位性病变及膀胱结石等，尤其对临床出现无痛性血尿的患者，此举尤为必要。

(六)X线检查

1. 静脉尿路造影　造影的目的在于通过形态学的变化了解下尿路梗阻及肾盂、输尿管扩张的程度。当造影剂充满膀胱时，显示充盈缺损，可说明前列腺中叶或侧叶明显突入膀胱内。排尿前、后摄片可观察残余尿是否存在及其程度。

2. 前列腺造影　可清楚观察前列腺包膜轮廓，直观了解前列腺形态、大小和密度及病变性质，可作为临床检查方法的补充。具体方法是经会阴或直肠黏膜穿刺，分别将造影剂(碘苯脂 4～8ml)注入腺体的左、右叶，注射后拍摄正侧位片，便获得造影检查结果。

(七)其他检查

1. 血清前列腺特异抗原(PSA)测定　当前列腺质地较硬，或有明显硬结时，测定血清 PSA，正常值 PSA＜4ng/ml，如异常增高，应考虑排除前列腺癌。

2. CT 及 MRI　CT 及磁共振均以形态密度来判断前列腺大小、性质及前列腺周围的间隙，有助于了解腺体与周围组织之间关系，对外科手术方案的选择有重要意义。

3. 细胞学检查　即活体组织检查，只在前列腺质地较硬或有明显硬结，需与前列腺癌相鉴别时，采纳此法。

以上方法对前列腺增生的诊断无特殊价值。

四、诊断和鉴别诊断

(一)诊断

传统的临床前列腺增生的诊断标准主要依靠病史、症状、直肠指诊及超声波检查。

1. 60 岁以上男性。

2. 前列腺增生症的症状及排尿障碍的症状，如进行性排尿困难、尿频、尿急、尿等待、尿不尽、夜尿多、尿线变细、尿流无力，以致尿潴留等。

3. 前列腺增大。简便而有较为可靠的方法就是直肠指诊，由于前列腺上下径和宽径的增大，中央沟变浅，首先考虑前列腺增生的可能。

4. 膀胱出口梗阻的症状。随病情进展，膀胱内有残余尿，有的患者可能发生充溢性尿失禁、急性尿潴留、血尿等症状。严重者可伴输尿管、肾盂积水，还可并发腹外疝、脱肛等。

5. 尿流率、B 超提示。老年患者虽无明显排尿困难，但有膀胱结石、膀胱炎、肾功能不全时，也应充分注意有无前列腺增生。

(二)鉴别诊断

1. 膀胱颈痉挛　主要表现为下尿路梗阻进行加重，一般认为膀胱颈痉挛继发于局部炎症病变。膀胱镜检时，膀胱颈后唇抬高，后尿道与膀胱三角区收缩变短。而前列腺增生腺叶突向膀胱颈部时，膀胱三角区下陷，后尿道延长。二者临床症状极其相似。膀胱颈痉挛症状严重者，反复发作尿路感染，尿动力检查异常时可经尿道电切治疗。

2. 膀胱结石　因结石长期刺激，可出现尿频、尿急或镜下血尿或肉眼血尿，可因结石嵌于膀胱颈部而出现明显排尿困难，排尿时呈滴沥状，亦可尿线分叉或突然发生尿流中断或发生急性尿潴留。因膀胱结石发生尿潴留一般突然发病，改变排尿姿势或摇晃身体后即可继续排尿。超声波、X 线、膀胱镜检查均可以明确诊断。

3. 膀胱肿瘤　膀胱肿瘤多发男性，早期膀胱肿瘤主要表现为无痛性肉眼血尿，同时伴膀胱刺激症状。初期或终末血尿者，在诊断时应考虑膀胱肿瘤，伴血块和腐肉者应高度怀疑。病情发展肿瘤坏死，组织脱落及大量血块可阻塞膀胱颈部，引发排尿困难或急性尿潴留。肿瘤位于输尿管口，可出现患侧肾积水。位于膀胱颈，可出现进行性排尿受阻，而引发尿潴留，耻骨上出现隆起包块。引起肾功能损害时，患者往往出现贫血、消瘦等。超声波检查，静脉肾盂造影、膀胱镜检查等均能检测肿瘤发生部位。

前列腺增生还需与尿路狭窄、神经源性膀胱、前列腺结核及膀胱癌相鉴别。

五、治疗

前列腺增生的危害性在于引起下尿路梗阻所产生的病理生理改变，严重者可危及生命。治疗目的在于改善排尿症状，缓解并发症，保护肾功能，提高生活质量。前列腺增生发患者群较大多，但个体差异很大。未引起梗阻的患者可等待治疗，梗阻较轻或难以接受手术治疗的患者应采取非手术疗法或姑息性手术。梗阻症状严重时可能诱发并发症，符合手术适应证的患者应选择恰当手术方案。也有专家提出阶梯式治疗方案,选择顺序为:药物治疗→热治疗→激光治疗→经尿道电切术→腹腔镜摘出术→开放手术治疗。无论选择何种方案,一定严把适应证。

(一)一般治疗

保持平和心态,戒烟限酒,不吃辛辣刺激食物;适当多饮水,不憋尿;严格注意气温骤变,防止受凉;适度锻炼,增强体质,预防感染疾病;定期体检,按时咨询,随诊就医,养成良好生活方式。

(二)药物治疗

治疗前列腺增生的方法较多,药物治疗包括激素类药物、α受体阻滞剂、降胆固醇药及植物药等。

1. 抗雄性激素制剂　随着年龄的老化,前列腺组织内双氢睾酮及受体数量增加,促进了前列腺的增生;雄激素与雌激素协同作用可诱导前列腺细胞及基质的增生,还可降低细胞的死亡率。因此无论是通过抑制体内睾酮的产生,还是对抗其生物活性,均可以使前列腺组织萎缩,缩小前列腺体积,减轻膀胱颈梗阻,达到治疗目的。前列腺内睾酮变为双氢睾酮需要5α-还原酶。通过抑制5α-还原酶阻止睾酮变为双氢睾酮,抑制前列腺增生。目前较为公认的药物为非那雄胺,常规用量为5mg,每日1～2次。

2. α_1受体阻滞剂　前列腺组织受交感及副交感神经的双重支配,前列腺肌层及被膜含有丰富的α肾上腺能受体,主要为α_1受体。它兴奋时,前列腺基质平滑肌张力增加,导致排尿阻力增大。阻滞α_1受体,可有效降低前列腺平滑肌及被膜张力,减小尿道阻力,使梗阻症状得以缓解,改善排尿功能,以预防尿潴留的发生。特拉唑嗪、阿夫唑嗪、坦索罗辛是常用的α_1受体阻滞剂。用法:特拉唑嗪2mg,每日2次;坦索罗辛0.2mg,每日1～2次。

3. 植物药　取自天然植物,可抑制碱性成纤维细胞生长因子、表皮样生长因子,从而改善排尿症状,常用药物有普适泰。

(三)中医论治

对前列腺增生症的治疗大家都希望用药物治疗来代替手术疗法,中医在继承先前治疗经验的基础上也在日渐完善,使辨病与辨证相结合的较好疗效推向一致,使中医治疗日趋标准化。

1. 湿热下注

【证候】小便频数,尿黄而赤,尿道灼热或涩痛,排尿不畅,小腹拘急胀痛,甚或点滴而下,口苦而黏,或渴不欲饮,舌红,苔黄腻,脉弦数或滑数。

【治则】清热利湿,通闭利尿。

【方药】八正散加减。

2. 气滞血瘀

【证候】小便不畅,尿线变细或尿液点滴而下,或尿道闭塞不通,小腹拘急胀痛,舌质紫黯或有瘀点、瘀斑,脉弦或涩。

【治则】行气活血,通窍利尿。

【方药】沉香散加减。

3. 脾肾气虚

【证候】尿频不爽,排尿无力,尿线变细,滴沥不畅,甚者夜间遗尿,倦怠乏力,气短懒言,食欲不振,面色无华,或便溏脱肛,舌淡,苔白,脉细弱无力。

【治则】健脾温肾,益气利尿。

【方药】补中益气汤加减。

4. 肾阳不足

【证候】小便频数,夜间尤甚,排尿无力,尿程缩短,滴沥不爽或闭塞不通,神疲倦怠,精神委靡,畏寒肢冷,面色无华,舌淡,苔薄白,脉沉细。

【治则】温补肾阳,行气化水。

【方药】济生肾气丸加减。

5. 肾阴亏虚

【证候】小便频数不爽,尿少热赤,淋漓不尽,或尿闭不通,神疲乏力,头晕耳鸣,五心烦热,腰膝酸软,咽干口燥,大便秘结,舌红,苔少或薄黄,脉细数。

【治则】滋补肾阴,清利小便。

【方药】知柏地黄丸加减。

若药后症状不减,可考虑酌加益气活血,软坚散结药物,以利于改善症状。

常用中成药有癃闭舒胶囊、翁立通胶囊等,临床选用或配合服用或能收到较好效果。

(四)手术治疗

经耻骨上前列腺摘除术是前列腺增生症经典开放式手术。随着光学、激光等相关科学的飞速发展，腔内泌尿外科也给临床带来极大变化，如经尿道前列腺切除术（TURP）、经尿道超声波指导激光前列腺切除术（TULIP）、直视下激光前列腺切除术（VLAP）、经尿道前列腺切开术（TUIP）等方法，为前列腺增生症的手术治疗提供了更多选择。

1. 经耻骨上前列腺摘除术　是BPH的经典手术，方法简便，易于学习掌握，切除同时处理膀胱内其他病变，如结石、肿瘤等。缺点是开放性手术，创伤大，有时腺窝内出血，止血较困难，术后康复较慢。现在已有多种预防腺窝内出血的方法应用于临床，使手术时间明显缩短，手术患者极少输血。

耻骨后前列腺摘除术、经会阴前列腺摘除术，虽然治疗彻底，但创伤较大，并发症多，极少采用。

2. 经尿道前列腺电切术　经尿道前列腺电切术（TURP），其特点是体表无手术切口，创伤小、出血少、恢复快，适应证广，易被患者接受，对年老体弱的患者尤为适用。缺点是操作技巧有一定难度，要经一定数量的基本训练，方可熟练掌握。电视监视系统的广泛应用使既往手术变成了可视性手术，加之手术技巧不断提高，合并症的发生率逐渐减少。TURP会随着科学技术的发展而发生更大变化，就目前来看，TURP尚不能彻底取代其他治疗方法。TULIP、VLAP、TUIP虽不及TURP疗效确切，但手术简单，出血较少，并发症少，对前列腺轻、中度增生是一种理想手术方式。

经腹腔镜前列腺摘出术，因客观条件限制，难以全面铺开。常选用的两大类手术适应证不同，临床应根据患者具体病情或条件选择最适宜的方法。

（五）其他疗法

1. 微波治疗　利用微波对生物组织热凝固原理以达到治疗目的，微波放射极经尿道镜置入，直视下定位，操作简单，可以重复治疗。微波照射后再行前列腺电切，较单纯微波照射治疗效果好，且电切的并发症减少。

2. 经尿道气囊扩张术　是将带气囊的导尿管经尿道插入，使气囊固定在前列腺尿道部位，利用气囊压力撑开前列腺，达到扩张尿道的目的，短期疗效明显，可重复操作，反复治疗。注意气囊压力适度，避免造成局部损伤。

3. 前列腺尿道支架置入术　利用记忆合金性能制成的金属支架，或其他材料制成各式支架撑起前列腺尿道部，改善梗阻症状，疗效显著，但支架更换、取出难度较大，影响远期治疗。近期报道利用可吸收材料制造支架，可望带来长期、更好的疗效。

4. 冷冻治疗　利用深低温冷冻后使局部组织坏死腐脱，减少局部梗阻，可缓解或改善。经尿道进行，操作简单，适用于高龄、不能耐受手术患者。冷冻治疗具有一定盲目性，冷冻深度与广度难以掌握。若经一定温度冷冻后，再行经尿道前列腺电切治疗，可明显减少出血。

5. 针灸治疗　主要用于尿潴留患者，可针刺中极、归来、三阴交、膀胱俞、足三里等穴，强刺激，反复捻转提插；体虚者，灸气海、关元、水道等穴。

这些治疗方法远期疗效难于确切，又缺乏大宗及长期随访资料，难以广泛传承。

（赵树森）

第十节　阴茎勃起功能障碍

阴茎勃起功能障碍（erectile dysfunction，ED）是指阴茎持续不能达到或维持足够的勃起以满足性生活，是泌尿外科临床常见的疾病之一。ED可分为轻、中、重三度，阳痿属于重度ED。根据英法两国2000年度进行的流行病学调查，40～70岁的男性人群中，中、重度勃起功能障碍患者达40%左右，且随着年龄的增长，其发病率随之增高。在我国，上海曾对1582名40岁以上城市男性调查发现，勃起功能障碍高达73.1%。近年来对男性阴茎勃起功能障碍的流行病学、病因、病理、治疗研究方面取得了较大的进展。中医将阴茎勃起功能障碍称为“阳痿”、“筋痿”、“阴器不用”等。

一、病因病理

(一)西医病因病理

阴茎勃起障碍的病因可以分为以下3种:

1. 心理性ED 正常性交除了要求配偶双方有健全的生理功能(神经、血管、内分泌等)之外,还要求心理上无异常。如果夫妻感情不协调或由于紧张、压力、抑郁、焦虑等精神心理因素亦可造成阴茎勃起功能障碍。

2. 器质性ED

(1)血管性原因:包括任何可能导致阴茎海绵体动脉血流减少的疾病,如动脉粥样硬化、动脉损伤、动脉狭窄、阴部动脉及心功能异常等。

(2)神经性原因:勃起是一种神经-血管功能活动,大脑、脊髓、海绵体神经、阴部神经及神经末梢、小动脉及海绵体上的感受器病变等。

(3)手术与外伤:大血管手术、大脑和脊髓手术、经腹会阴直肠癌根治术及骨盆骨折、腰椎压缩性骨折或尿道骑跨伤等。

(4)内分泌原因:原发性或继发性性腺功能减退症、甲状腺疾患、雄激素合成减少和长期服用某些药物等。

(5)阴茎本身疾病:如阴茎硬结症、阴茎弯曲畸形、严重包茎和包皮过长、龟头炎等。

(6)年龄增长、心血管疾病、糖尿病、肝肾功能不全、高脂血症、不良生活方式是诱发ED的危险因素。

3. 混合性ED 指精神心理因素和器质性病因共同导致的阴茎勃起功能障碍。阴茎勃起主要有3种类型,即心理性、反射性、夜间性勃起。在正常清醒状态下,心理性勃起和反射性勃起在阴茎勃起过程中相互协同作用。夜间性勃起是指人在睡眠时阴茎发生的自发性勃起,临床上常用于区别心理性ED与器质性ED。

阴茎勃起是以阴茎本身解剖结构、神经反射、血循环为基础,受内分泌活动等生物学因素与心理、社会等非生物学因素相互作用,相互影响的一个整体过程。阴茎血液循环系统在阴茎勃起中起重要作用。勃起是一种通过神经调节的血管反应,其机制尚不十分清楚。一般认为在各种性刺激条件下,通过胸腰部及骶部的阴茎勃起中枢,使阴茎海绵体平滑肌松弛、动脉舒张,动脉血流入海绵体,同时由于阴茎白膜的压迫使静脉血回流受阻,阴茎胀大勃起。其过程是由神经纤维释放神经递质作用于血管内皮细胞和平滑肌细胞来调节的。目前研究发现一氧化氮(NO)起重要作用,还有其他神经递质,如血管活性肠肽及前列腺素E_1等。

阴茎勃起功能障碍可起源于多种不同的病理过程,对任何一位临床ED患者而言,在某一时刻可能有多种机制共同参与了发病。

(二)中医病因病机

多因劳累、忧虑、惊恐、损伤或湿热等因素导致宗筋失养而弛纵,痿弱不用,以致临房不举、举而不坚、坚而不久,不能完成正常的房事。

1. 命门火衰 多因房事不节,恣情纵欲;或因频繁手淫,肾精日渐亏耗,阴阳俱损;或因素体虚弱,元阳不足,而致命门火衰,精气虚冷,阳事渐衰,终成阳痿。

2. 心脾两虚 劳倦忧思,损及心脾,以致气血两虚,渐成阳痿;或因禀赋虚弱,或久病体虚,或病后失充,以致心脾不足,气血两虚,形神俱弱,渐至性欲减退,宗筋日渐萎弱,终致阳痿。

3. 肝气郁结 情志不遂、郁思、多愁善感或居家失和等所致气郁气结,日久伤肝,肝主筋,而阴器为宗筋之汇,故肝失于条达疏泄,肝脉不畅则宗筋失养,以致阳事不兴。

4. 气滞血瘀 多因阴部外伤或下腹、外阴手术所致创伤,导致局部气血瘀阻,或伤及经脉导致脉络不畅,或久病生瘀,或年老体弱,败精阻络等,导致宗筋失于充养,渐至萎弱废用。

5. 惊恐伤肾 多因同房之时,突发变故,卒受惊恐;或初次性交,恐惧不能;或非婚同房,顾虑重重;或因偶有不举则疑虑丛生,恐惧再败等均可导致气机紊乱,肾中精气受损而卒发痿软。

6. 脾肾两虚 多因先天禀赋不足或后天失养,致体质虚弱;或因房劳太过,气精两伤;或因久病劳倦,中阳不足,气血两虚,久病及肾;或因年老体弱,脾肾两虚,导致宗筋失温、失养、失润、失固,终致阳痿。

7. 阴虚火旺 多素体阴虚或相火偏盛,恣情纵欲，房事过频，而致肾精匮乏，阴虚火旺，终致阳痿。

8. 下焦湿热　嗜食肥甘醇酒，内伤脾胃，运化失常，湿热内生；或外感湿热之邪，内阻中焦，郁蒸肝胆，伤及宗筋而弛纵不收，发为阳痿。

二、临床表现

(一)主要症状

阴茎勃起功能障碍的主要症状非常明确，即阴茎不能勃起或勃起不坚，无法进行满意的性交活动。我国卫生部制定的《中药新药临床研究指导原则》根据性交成功率的多少进行分度，分为重度(3个月完全不能性交)、中度(3个月性交成功率＜10%)和轻度(3个月性交成功率10%～25%能成功)。

除了阴茎不能有效勃起外，尚可出现一些与之相关的伴随症状。心理性阴茎勃起功能障碍多伴有抑郁、焦虑、失眠、健忘、头晕、耳鸣、腰酸、早泄等全身症状；器质性阴茎勃起功能障碍则有原发疾病的特有症状。

(二)主要体征

心理性ED多无明显体征。器质性ED可因其原发疾病不同，表现出不同的体征，所以全面身体检查是十分必要的。

1. 一般情况　应重点注意体型、毛发、第二性征、有无男性乳房女性化等，以提示有无甲状腺疾病、高泌乳素症、睾丸和肾上腺肿瘤等。

2. 心血管系统　必须测定血压、脉搏。股动脉、腘动脉搏动减弱或消失，提示股动脉、髂动脉狭窄或栓塞。

3. 神经系统　应注意对骶髓传出神经的检查，检查下腰、下肢、会阴及阴茎痛觉、触觉和温差感觉，球海绵体反射等神经系统情况。如球海绵体反射消失，则提示有马尾神经损伤。

4. 腹部及外生殖器　有无肝脾肿大、有无腹水症。重点检查阴茎大小、外形及包皮、睾丸有无明显异常。

三、实验室检查

(一)常规测定

空腹血糖和餐后2小时血糖、肝肾功能、血清性激素水平(睾酮、黄体生成素、促卵泡素、雌二醇、垂体催乳素)、甲状腺功能。

(二)特殊检查

1. 阴茎动脉多普勒超声监测　如血流异常，则需进行海绵体血管活性药物注射试验，常用药物如罂粟碱、前列腺素E_1、酚妥拉明等，注射部位多为阴茎海绵体侧旁中段，注射后3～5分钟观察，如阴茎勃起硬度好，角度＞90°则无血管病变；如阴茎勃起角度＜60°则提示血管病变可能性大；如角度介于60°～90°则为可疑血管病变。

2. 夜间阴茎勃起监测(NPT)　用于海绵体血管活性药物注射试验后阴茎勃起硬度好，角度＞90°者。如结果正常者多考虑为心理性勃起功能障碍；如无正常夜间阴茎勃起者则多提示神经病变所致的阴茎勃起功能障碍。

3. 彩色双功能超声检查(CDU)　用于海绵体血管活性药物注射试验后阴茎不勃起或部分勃起者。其主要观察指标为阴茎动脉收缩期最大血流流率(PSV)、舒张期血流流率(EDV)和阻力指数(RI)。如超声检查有明显异常者则提示有动脉病变，需做阴茎动脉造影。

四、诊断和鉴别诊断

(一)诊断

1. 病史　详细询问病史是ED诊断中最重要的环节。心理性勃起功能障碍多发生于青年人，起病突然，可能会有明确的原因，发病与场景、环境有关；有配偶关系失和、情绪紧张等心理因素，晨间及夜间勃起正常。气质性勃起功能障碍患者年龄一般偏大，发病缓慢，渐进加重，可有气质性病变，无明显心理因素，不因环境更换而改善，夜间勃起减弱或消失。

病史询问尚需注意有无慢性病史、服用何种特殊药物、有无外伤手术史、有无吸烟或酗酒等不良嗜好，性经验和性知识的程度、婚姻状况、与配偶的感情、配偶对其勃起功能障碍的态度，家居条件、工作紧张程度、人际关系，等等。结合病史，根据典型症状、性交失败率及发病时间，结合体征和实验室检查，全面分析，一般能做出正确诊断。

2. 勃起功能障碍程度判定　为了客观地量化ED的程度，可采用国际勃起功能评分（international index of erectile function，IIEF）。它本包括15个问题，简化的国际勃起功能评分5项（IIEF-5）可以方便地用于勃起功能障碍的筛查，敏感性和特异性均好（表39-7）。

表39-7　国际勃起功能评分5项（IIEF-5）

	0	1	2	3	4	5	得分
1. 对阴茎勃起及维持勃起信心如何？		很低	低	中等	高	很高	
2. 受刺激后，有多少次阴茎能坚挺地进入阴道？	无性活动	几乎没有或完全没有	只有几次	有时或大约一半时候	大多数时候	几乎每次或每次	
3. 阴茎进入阴道后有多少次能维持阴茎勃起？	没有尝试性交	几乎没有或完全没有	只有几次	有时或大约一半时候	大多数时候	几乎每次或每次	
4. 性交时保持阴茎勃起至性交完毕有多大困难？	没有尝试性交	非常困难	很困难	有困难	有点困难	不困难	
5. 尝试性交有多少时候感到满足？	没有尝试性交	几乎没有或完全没有	只有几次	有时或大约一半时候	大多数时候	几乎每次或每次	

患者可根据自身6个月来的情况填写IIEF-5，各项得分相加＞21分为勃起功能正常；1～7分为重度勃起功能障碍；6～11分为中度勃起功能障碍；12～21为轻度勃起功能障碍。

（二）鉴别诊断

1. 早泄　一般指射精发生在阴茎进入阴道之前或刚进入阴道，阴茎勃起功能正常。

2. 性欲淡漠　又称性欲低下，表现为性欲望降低，可间接影响阴茎勃起及性交频率，但无阴茎勃起功能障碍。

五、治疗

勃起功能障碍的治疗要本着有效、安全、方便、经济、个体化的原则，首选无创、方便的治疗方法，不干扰自然状态下的性生活。治疗前应与患者及其配偶充分沟通，传授性知识，简要介绍将进行的治疗方法，消除顾虑，有利于配合治疗。

治疗前尽可能确定病因，以去除或控制勃起功能障碍的危险因素，如戒烟、忌酒，治疗糖尿病等。

（一）心理治疗

着眼于了解性知识、认识自身疾病、协调配偶关系、解除心理紧张和压力，也可进行松弛训练、性感集中训练等行为疗法。

（二）西医治疗

1. 口服药物　口服药物是使用方便、无创，首选的治疗方法。

（1）枸橼酸西地那非（万艾可）：是特异性磷酸二脂酶Ⅴ抑制剂。可使细胞内环化鸟苷磷酸水平升高，增强NO作用强度，从而使平滑肌松弛，产生阴茎勃起。用量：50～100mg，性交前1小时服用。

（2）育亨宾碱：α_1肾上腺素受体抑制剂，能作用于中枢神经系统，提高性兴奋反应，并可使海绵体内的血流增加，促进阴茎勃起。用量：每次2～6mg，每日3次口服。

（3）雄激素替代治疗：对确因性腺功能低下导致勃起功能障碍者有效，可口服、肌肉注射或贴皮制剂。对血清睾酮正常者无效，且对中老年患者有促进前列腺增生和发生前列腺癌的风险，应慎用。

2. 阴茎海绵体内注射　目前已不是治疗阴茎勃起功能障碍的主要方法，其效果是肯定的，现在常作为诊断方法。常用药物有罂粟碱、酚妥拉明、前列腺素E_1等，联合用药可增加疗效，减少副作用。注射于阴茎海绵体两侧面，应避免伤及血管、神经及尿道海绵体。副作用有局部疼痛、异常勃起，长期应用可使海绵体纤维化。

3. 尿道内灌注　将血管活性药物注入尿道，经吸收发挥作用。

4. 负压吸引与缩窄环　用特制的真空负压装置将血液吸入阴茎使其胀大后，在阴茎根部套上缩窄环，但因缩窄环近侧并未勃起，故影响性交质量，妨碍射精，不具备性生活的自然性，且有诸多并发症，已较少采用。

5. 手术治疗

(1)阴茎假体植入术：目前有应用的假体有可屈性及充胀性两种假体，性交质量满意度较高，但有感染、腐蚀、机械故障等并发症。

(2)血管重建术：包括动脉旁路、搭桥手术和静脉结扎术，对年轻、无血管疾病，血管病变明确且局限，如外伤或其他因素引起的动脉栓塞或狭窄，病史不长者，可考虑手术治疗，但远期疗效差。

(三)中医治疗

1. 命门火衰

【证候】多见房事不节或年老体虚者。症见阳事不举，精薄清冷，头晕耳鸣，面色㿠白，精神委靡，腰膝酸软，畏寒肢冷，舌淡苔白，脉沉细。

【治则】温补下元，益肾兴阳。

【方药】右归丸加减。阳虚滑精者加补骨脂；腹痛不止者加吴茱萸。

2. 心脾两虚

【证候】多见于脑力劳动者。症见阳事不举，精神不振，夜寐不安，胃纳不佳，面色不华，舌质淡，苔薄腻，脉细。

【治则】健脾养心，益气养血。

【方药】归脾汤加减。腹胀者去黄芪加炒槟榔；脾虚便溏者加莲子、山药；气虚下陷者加升麻、柴胡。

3. 肝气郁结

【证候】多见性格内向或心理类型不稳定者。症见阳痿不举，情绪抑郁，或烦躁易怒，胸脘不适，胁肋胀闷，舌红，苔薄或薄黄，脉弦。

【治则】疏肝解郁，通络兴阳。

【方药】逍遥散加减。

4. 气滞血瘀

【证候】多有阴部外伤及阴部或下腹部手术病史。症见勃起不坚，不能勃起或虽有勃起但旋即萎软，外阴、下腹部时发疼痛，痛处固定，舌质紫黯或有瘀斑、瘀点。

【治则】理气活血，祛瘀充阳。

【方药】血府逐瘀汤加减。

5. 惊恐伤肾

【证候】多见于行房时受惊吓者。症见阳痿不振，举而不刚，胆怯多疑，心悸遗精，寐不安宁，苔薄腻，脉弦细。

【治则】安神宁志，益肾起痿。

【方药】定志丸合大补元煎加减。恐则气下者，加升麻、柴胡；夜寐不宁者，加黄连、莲子心；督脉空虚、腰膝酸软者，加狗脊、续断。

6. 脾肾两虚

【证候】多见于肥胖而体质较虚者。症见阴茎萎软，勃起无力，甚至不能勃起，性欲淡漠，神疲乏力，少气懒言，头晕耳鸣，动则汗出，腰膝酸软，纳少腹胀，大便溏薄，小便清长，舌淡胖或有齿痕，苔薄白，脉沉弱。

【治则】　健脾益肾，补气振阳。

【方药】鹿角胶丸。

7. 阴虚火旺

【证候】多见于青壮年患者。症见阴茎有勃起，但举而不坚，夜寐不实，多梦滑精，五心烦热，腰膝酸软，潮热盗汗，头晕耳鸣，口渴喜饮，舌红少苔或苔薄黄，脉细数。

【治则】滋阴降火，益肾填精。

【方药】大补阴丸加减。失眠多梦者，加丹参、酸枣仁；滑精者，加沙苑子、莲须；肝火较盛者，加栀子、生牡蛎。

8. 下焦湿热

【证候】多见于嗜食醇甘肥腻或伴有泌尿生殖系统感染者。症见阴茎萎软，阴囊潮湿、臊臭，下肢酸困，小便黄赤，苔黄腻，脉濡数。

【治则】清化湿热，益肾助阳。

【方药】龙胆泻肝汤加减。

(赵树森)

第十一节　男性不育

男性不育(infertility),是指育龄夫妇同居2年以上,未采取避孕措施,女方具有正常受孕能力,由于男方原因而致女方不能怀孕的一类疾病。根据世界卫生组织(WHO)调查,15%育龄夫妇存在不育问题,其中大约有20%的不育是完全由男性因素所致,有50%是由女性所致,其余30%则包含男、女双方面的因素。男性不育属于中医“无子”、“无嗣”的范畴。

一、病因

(一)西医病因病理

在精子的发生、成熟和排出,以及在女性生殖道内获能、受精的过程中某个或某些环节异常,即可发生男性不育,故男性不育不是单一的疾病,而是很多疾病或因素综合作用的结果。常见原因有:

1. 先天发育异常疾病　常见的疾病有隐睾、尿道下裂、输精管及精囊发育不良或缺如,可致生精障碍及精子输出障碍而引起不育。

2. 染色体异常疾病　如克氏综合征(原发性小睾丸症)和XYY综合征等,可造成生精障碍而致不育。

3. 内分泌疾病　主要是由于促性腺激素缺陷而引起男性不育,如特发性促性腺激素功能减退性性腺机能低下症、选择性黄体生成素缺陷症、选择性卵泡刺激素缺陷症、垂体瘤、高催乳素血症等。也有由肾上腺疾病及糖尿病所引起的睾丸生精功能障碍和阴茎勃起功能障碍所致的男性不育。

4. 生殖系统感染性疾病　常见的有淋病、结核、丝虫病可引起输精管梗阻;腮腺炎引起的睾丸炎可致睾丸功能衰竭,可导致少精、弱精或无精子;附属性腺的特异性和非特异性感染,可导致精浆成分发生改变,从而影响精子的生长环境,造成不育。溶脲脲原体感染后,脲原体吸附在精子表面,使精子尾部卷曲,颈部受损,畸形精子比率上升,精子活动力丧失。

5. 输精管梗阻　输精管、精囊先天性缺如,造成精液量少(不足1ml),精浆无果糖;炎症性梗阻,如双侧附睾结核,手术损伤或输精管结扎等。

6. 精索静脉曲张　由于曲张静脉使阴囊温度升高,肾上腺及肾脏毒性物质反流等因素引起睾丸的生精上皮及间质细胞损害,导致生精异常。据欧美国家报道,在发达国家中,造成男性不育的主要病因是精索静脉曲张,约占30%。

7. 射精障碍与性功能异常　常见疾病有早泄、阴茎勃起功能障碍、逆行射精等,精液不能正常射入阴道。性知识不足,如性交时应用滑润剂、长期禁欲或性交过频,可降低精子质量;性交姿势不恰当,或未进行正常性交;在配偶非排卵期性交等,均影响生育。

8. 免疫性因素　指男性产生的抗精子自身免疫引起的不育,目前已认识到精子表面有多种抗原物质,一般于青春期时才表现有抗原作用,但由于血睾屏障的封闭作用,不会让精子暴露于免疫系统。当生殖系发生感染、损伤时,由于血睾屏障的破坏,产生抗精子抗体,造成免疫性不育。

9. 其他因素　许多理化因素如环境中的各种污染、温度、化学物品、烟酒、长期食用棉籽油、慢性消耗性疾病及营养不良等均可影响生精过程而导致不育。另外,精神和心理因素也是造成男性不育的常见原因。

某些环境毒素与天然激素有类似的作用或结构,会通过污染空气、水、食物链而影响人类。男性精子数量与质量的持续下降已是全球性的普遍现象。资料表明,平均精子计数从1940年的113×10^6/ml降至1990年的66×10^6/ml,相当于每年降低0.93×10^6/ml。精子数量与质量是男性生育能力的直接指标。生育能力减低预示着人口质量的问题,遗传物质的突变将传递给下一代,并一代代积累,应引起人类的重视。

10. 不明原因不育　特发性男性不育,占男性不育原因的80%～90%,经病史询问、体格检查及生殖器官检查皆查不出确切病因。据WTO的报告,性功能正常、精液分析也正常的男性不育患者占48%，其他为精液异常但无法找到病因者。

(二)中医病因病机

中医认为不育多见于“五不男”者，即“天、漏、犍、怯、变”。“天”即天宦，泛指男性先天性外生殖器或睾丸缺陷及第二性征发育不全；“漏”即精液不固，常自遗泄；“犍”指阴茎及睾丸切除者；“怯”即阳痿；“变”又称“人痾”，即两性畸形，俗称阴阳人。其病位多与肾、心、肝、脾有关，而与肾关系尤为密切。生殖之精来源于肾，并通过肾-天癸-男子胞控制与调节人体的生殖和性功能，这基本类似于下丘脑-垂体-性腺轴，其内在涵义是一致的。这种生殖链的任何一个环节发生障碍，都势必影响男性的生育能力。大多由于精少、精弱、精清、精寒、精薄、精热、精稠、精瘀、阳痿、滑精及不射精等引起。

1. 肾气虚弱　若禀赋不足，肾气虚弱，命门火衰，可致阳痿不举或举而不坚，甚至阳气内虚，无力射出精液；房劳伤肾，病久伤阴，精血耗散，而致精少精清；元阴不足，阴虚火旺，相火偏亢，遗精盗汗，精热黏稠，均可致不育。

2. 肝郁气滞　情志不舒，郁怒伤肝，肝气郁结，疏泄无权，可致宗筋痿而不举；或气郁化火，肝火亢盛，灼伤肾水，肝木失养，宗筋拘急，精窍之道被阻，亦影响生育。

3. 湿热下注　素嗜肥甘滋腻、辛辣炙煿之品，损伤脾胃，脾失健运，痰湿内生，郁久化热，湿热之邪蕴积下焦，阻遏命门之火，可致阳痿、遗精、早泄等症；或外感六淫湿热之邪，湿热下注，死精败血瘀阻精关窍道，滞塞不通，小腹胀痛，射精不能而致不育。

4. 气血两虚　思虑过度，劳倦伤心而致心气不足，心血亏耗；久病大病之后，元气大伤，气血两虚，血虚不能化生精液而精少精弱；形体衰弱，神疲乏力，阳事不兴，亦可引起不育。

二、临床表现

(一)主要症状

在临床上初次就诊患者的主诉多是婚后不育。因此，详细地询问病史是十分必要的。病史应着重询问影响男性生育功能的因素和疾病，如家族史中应询问父母及同胞兄妹的健康状况、婚育情况、是否有遗传疾病；个人史中要了解生长发育情况、营养和性功能情况、有无烟酒嗜好等，特别是生殖器官及第二性征的发育情况，是否有生殖器的先天性异常，是否患有对男性生育力损害的疾病，如生殖系统感染，影响生殖功能的创伤性疾病和手术史，以及内分泌疾病等；是否接触损害男性生育力的有关理化因素，如化学物品、药物、放射线、高温环境等。

(二)主要体征

全面的体格检查有助于发现导致男性不育的病因。

1. 全身检查　应测量身高、体重、血压，观察第二性征，包括体型、毛发分布和青春发育程度，以及有无男性女性化和男性乳房发育等。进行系统检查时，应注意发现有无内分泌、心血管、呼吸系统、胃肠道和神经系统的异常。当男性内分泌功能紊乱时可出现相应的体征，如皮质醇增多症，可出现向心性肥胖、高血压、性功能减退、腹部紫纹、多毛症。克氏综合征常可出现青春发育迟缓、睾丸小、阴茎小、第二性征不发育等。

2. 生殖器官检查　一般宜直立位进行检查，包括有无生殖器官畸形，睾丸的位置、大小、软硬程度，附睾、输精管有无结节。前列腺指诊可了解前列腺大小、硬度、有无结节，同时注意精囊有无肿大(正常精囊一般不能触及)。

三、实验室检查

(一)检查内容

主要包括精液常规分析、精液生化测定、精子穿透宫颈黏液试验、精子凝集试验、生殖内分泌测定、遗传学检查等。精液常规分析 WHO 规定标准为：2ml≤精液量＜7ml，液化时间＜60 分钟，黏液丝长度＜2cm，pH 值 7.2～7.8，精子密度≥20×10^6，成活率≥70%，A 级精子(快速直线前进)≥25%，或 A 级精子＋B 级精子(缓慢直线前进)＞50%，正常形态精子≥50%，白细胞＜1×10^6/ml。

(二)精液生化测定

1. 精液果糖测定　正常值 1.2～4.5mg/L。

不育者精液果糖若低于1.2mg/L以下，多提示无精子存在。

2. 精液前列腺素测定 精液中前列腺素E(PGE)含量，正常值33～70μg/ml。不育者精液中PGE浓度均较正常为低。在11μg/ml以下者约占41%。

(三)性激素检查

包括FSH(卵泡刺激素)、LH(黄体生成素)、PRL(催乳素)、T(睾酮)、E_2(雌二醇)、P(孕酮)等多项目检测。

(四)性染色体检测

排除先天性染色体异常疾患所致之不育，如Klinefelter综合征时染色体核型为47XXY型。

(五)睾丸活检

此为创伤性检查，但对确定和鉴别是睾丸生精障碍引起的无精症有不可替代的诊断价值。

(六)影像学检查

根据病情考虑行精路造影、精路注入染料(亚甲蓝)及B超、CT等检查协助诊断。

四、诊断

由于男性不育病因复杂，除了详细询问病史，要确诊不育的病变部位和性质应进行多方面检查。一般来说对不育夫妇通过详细的病史询问和体检，一部分不育病例即能得到确诊。但由于男性不育往往是由于多种原因综合影响的结果，并且很多男性不育只表现为精液检测异常，所以临床上又分为无精子症、少精子症、精子活力低下及死精子症、精液不液化等，常需做相应的理化检查进一步明确诊断。

五、治疗

在为男性不育患者开始治疗前，应对女方的生育能力进行评估。目前国内治疗男性主要有药物治疗、手术治疗、中西医结合治疗及辅助生殖技术等方法。由于男性不育的原因很多，因此，应当根据不同病因选择不同的治疗方法。

(一)西医治疗

1. 分泌治疗 适应于精道无梗阻等器质性病变，而促性腺低下型性腺功能减退症、促性腺激素正常的特发性不育症及输精管结扎术后的少精症者。

(1)促性腺激素替代治疗：包括人绒毛膜促性腺激素(HCG)与人绝经期促性腺激素(HMG)两种药物联合应用，可起到协同作用，提高睾酮水平和曲细精管生精功能。用量：开始4周单独用HCG 5000IU/周，然后加用HMG 75～150IU，每周3次。当获得完全的生精作用后(需3～18个月)，即单独用HCG维持。

(2)促内源性促性腺激素分泌：枸橼酸克罗米芬是非甾体类雌激素拮抗剂，通过与下丘脑雌激素竞争性结合，反馈性增加下丘脑增加促性腺激素释放激素(GnRH)的脉冲释放与促性腺激素的分泌，从而促进睾丸生精功能。用量：每次25～50mg，每日1次，口服；或每次100mg，隔日1次，连服3个月以上。

(3)睾酮反跳疗法：适应于少精症。①丙酸睾酮50，隔日1次，肌肉注射，共3个月；②甲基二氢睾酮，10～20mg，每日2次口服，共6～8周；庚酸睾酮200mg，肌注，每周1次，共10周。任选上述一个方案治疗完成后可实现生精抑制，停药后3～4个月可增加甚至超过用药前水平，精子活力也提高。

2. 其他药物 如针对男性泌尿生殖系感染应用抗生素；改善生精条件应用维生素C、维生素E及锌制剂等。

3. 手术治疗 包括提高睾丸生精功能的手术，如精索静脉曲张及隐睾的手术治疗，解除输精管道梗阻的输精管吻合术等，矫正外生殖器发育不良的阴茎伸直术、尿道下裂成形术，以及其他全身性疾病而致男性不育的手术等。

4. 辅助生殖技术 包括人工授精、体外受精与胚胎移植，以及近年来开展的体外单精子卵细胞浆内注射受精等。

(二)中医辨证治疗

1. 肾阳虚衰

【证候】性欲减退，阳痿早泄，精子数少、成活率低、活动力弱，或射精无力，伴腰酸腿软、疲乏无力、小便清长，舌质淡，苔薄白，脉沉细。

【治则】温补肾阳，益肾填精。

【方药】金匮肾气丸和五子衍宗丸加减。

2. 肾阴不足

【证候】遗精滑泄，精液量少，精子数少，精子活动力弱或精液黏稠不化，畸形精子较多，头晕耳鸣，手足心热，舌质红，少苔，脉沉细。

【治则】滋补肾阴，益精养血。

【方药】左归丸和五子衍宗丸加减。若阴虚火旺者，宜滋阴降火，用知柏地黄汤加减。

3. 肝郁气滞

【证候】性欲低下，阳痿不举，或性交时不能射精，精子稀少、活力下降，精神抑郁，两胁胀痛，嗳气泛酸，舌质暗，苔薄，脉弦细。

【治则】 疏肝解郁，温肾益精。

【方药】柴胡疏肝散合五子衍宗丸加减。

4. 湿热下注

【证候】阳事不兴或勃起不坚，精子数少或死精子较多，小腹急满，小便短赤，舌苔薄黄，脉弦滑。

【治则】清热利湿。

【方药】程氏萆薢分清饮加减。

5. 气血两虚

【证候】性欲减退，阳事不兴，或精子数少、成活率低、活动力弱；神疲倦怠，面色无华，舌质淡，苔薄白，脉沉细无力。

【治则】补益气血。

【方药】十全大补汤加减。

（赵树森）

第十二节 血尿鉴别诊断

血尿是指尿中红细胞排泄异常增多，是泌尿系统可能有严重疾病的讯号。离心沉淀尿中每高倍镜视野≥3 个红细胞，或非离心尿液超过 1 个或 1 小时尿红细胞计数超过 10 万，或 12 小时尿沉渣计数超过 50 万，均示尿液中红细胞异常增多，则称为血尿。轻者仅镜下发现红细胞增多，称为镜下血尿；重者外观呈洗肉水样或含有血凝块，称为肉眼血尿。通常每升尿液中有 1ml 血液时即肉眼可见，尿呈红色或呈洗肉水样。

一、病因病理

血尿是泌尿系及男性生殖系疾患最常见和最重要的症状。造成血尿的最主要原因是泌尿系及男性生殖系疾患。此外亦可由泌尿系之外的其他疾患所致，如心血管疾患、血液疾病、过敏性疾病等均可发生血尿。对泌尿外科来说，肉眼血尿的临床意义更为重要，应引起高度重视。诊断时应注意与色素尿、血红蛋白尿及月经血或痔核出血混入尿液等进行区别。对于血尿患者的诊断，就是要解决定位和定性两个问题，即血液来自何处和出血的原因。发现红色尿后，首先要分清是真性血尿还是假性血尿。有些药物可以引起红色尿，如氨基比林、苯妥英钠、利福平、酚红等，需与真性血尿区别。

（一）定位分析

1. 初始血尿 血尿仅见于排尿的开始，病变多在尿道。

2. 终末血尿 排尿行将结束时出现血尿，病变多在膀胱三角区、膀胱颈部或后尿道。

3. 全程血尿 血尿出现在排尿的全过程，出血部位多在膀胱、输尿管或肾脏。

以上 3 种血尿，可用尿三杯试验加以区别：取 3 只杯子，在一次小便中，第一杯取前段尿，第二杯取中段尿，第三杯取后段尿。如第一杯为血尿表示血来自尿道；第三杯血尿为终末血尿，病变多在膀胱或后尿道；第一杯、第二杯、第三杯均呈血色即全程血尿，提示病变在肾脏或在膀胱以上的泌尿道。要明确血尿是由哪种疾病引起的，还是根据症状和体征，进行各种体验、X 线及 CT 检查，甚至肾脏的活组织穿刺检查才能确诊。

(二)定性分析

1. 肾脏及尿路疾病

(1)炎症:急慢性肾小球肾炎、急慢性肾盂肾炎、急性膀胱炎、尿道炎、泌尿系统结核、泌尿系统霉菌感染等。

(2)结石:肾盂、输尿管、膀胱、尿道任何部位结石当结石移动时划破尿路黏膜即容易引起血尿,亦容易继发感染。大块结石可引起尿路梗阻甚至引起肾功能损害。

(3)肿瘤:泌尿系统任何部位的恶性肿瘤或邻近器官的恶性肿瘤侵及泌尿道时均可引起血尿发生。

(4)外伤:是指暴力伤及泌尿系统。

(5)药物刺激:如磺胺酚、汞、铅砷中毒,大量输注甘露醇、甘油等。

(6)先天畸形:多囊肾先天性肾小球基底膜超薄肾炎。胡桃夹现象,该病是血管先天畸形引起走行于腹主动脉和肠系膜上动脉之间的左肾静脉受挤压,引起顽固性镜下血尿,称胡桃夹现象。右肾静脉径直注入下腔静脉而左肾静脉须穿经腹主动脉与肠系膜上动脉所形成的夹角注入下腔静脉,正常时此角45°～60°,若先天性此角过小或被肠系膜脂肪、肿大淋巴结、腹膜充填均可引起胡桃夹现象,诊断主要靠CT、B超、肾静脉造影检查,治疗须手术矫正。

2. 全身性疾病

(1)出血性疾病:血小板减少性紫癜、过敏性紫癜、血友病、白血病、恶性组织细胞病、再生障碍性贫血等。

(2)结缔组织病:系统性红斑狼疮、皮肌炎、结节性多动脉炎、硬皮病等。

(3)感染性疾患:钩端螺旋体病、流行性出血热、丝虫病、感染性细菌性心内膜炎、猩红热等。

(4)心血管病:充血性心力衰竭、肾栓塞、肾静脉血栓形成。

(5)内分泌代谢疾病:痛风肾糖尿病肾病、甲状旁腺功能亢进症。

3. 邻近器官疾病

子宫阴道或直肠的肿瘤侵及尿路。

(三)中医镜下血尿的认识

迁延不愈的镜下血尿,即是一些久治不愈的显微镜下观察到的血尿,这些疾病多数属肾阴受损,相火内动,灼伤阴络,或渗血日久,下焦离经之血成瘀,瘀热相博,滞涩肾络,更伤肾阴,又因肾主水,湿热及易相合,又可伤阴,加重原来的阴虚,阴虚生内热,迫血妄行故血尿,而湿、热、瘀互结,更使病情复杂,则血尿迁延,反复难愈。

二、诊断和鉴别诊断

(一)血尿诊断

1. 病史　病史是诊断血尿的基础,根据血尿的可能原因仔细追问泌尿系疾病史、全身疾病史及邻近器官疾病史、用药史、药物过敏史、外伤史等。

2. 体格检查　除注意全身查体外,泌尿系统应是查体重点,肾区压痛、叩击痛,上输尿管压痛点,肾脏双合诊等。

3. 实验室检查　尿常规检查是最常用也是最重要的检查,除此之外应注意肾功能的检查。根据可能的病因有选择地检查自身抗体、血浆蛋白电泳,凝血溶血机制的检查、骨髓的检查等对血液疾病引起的血尿的诊断是必要的。伴有全身出血倾向的血尿应查DIC,出血热抗体。位相显微镜尿液的检查是一项简单无创伤的检查,通过肾小球滤过的红细胞常常变形才能滤出,可表现桑格形、梭形、折叠形、多边形、三角形,变形的红细胞一般占80%以上;未通过肾小球的红细胞往往以原形排出,有时因细胞内脱水仅表现皱缩的红细胞,不同于变形的红细胞。

4. 器械检查

(1)B超:对诊断肾脏的大小、轮廓肾积水、上输尿管扩张、结石、肿瘤、胡桃夹现象、多囊肾有帮助。胡桃夹现象时腹主动脉左方的左肾静脉直径比腹主动脉前方的左肾静脉宽1倍以上。

(2)CT和MRI检查:主要用于肿瘤、结石、结核的诊断。

(3)膀胱镜的检查:对诊断膀胱结核、肿瘤、结石、溃疡有帮助。因肾功能受损不能行静脉肾盂造影时,可在膀胱镜检查的同时行逆行造影,以便确定梗阻的部位和原因。

(4)肾活检检查:对肾实质性疾患确定病因和性质十分必要。

(5)ECT 检查:对肾小球的滤过率、滤过功能和肾血流量肾梗死的诊断有帮助。

(二)鉴别诊断

1. 肾小球肾炎　肾小球肾炎简称肾炎,无论急性肾炎还是慢性肾炎其临床特点是:水肿、高血压、蛋白尿、血尿、管型尿。其血尿多为镜下血尿,尿红细胞形态,用位相显微镜检查尿沉渣,是目前鉴别肾小球性或非肾小球性血尿的最常用的方法。当尿红细胞数>8×10^6/L,其中异形红细胞(环形、靶形、芽胞形等)>30%,应视为肾小球性血尿。尿中尿蛋白定量>500mg/24h,常提示为肾小球性血尿。如肾盂、输尿管、膀胱或尿道出血(即非肾小球性出血)其红细胞的形成、大小绝大多数是正常的,仅小部分为畸形红细胞。如为肾小球疾患而致血尿,则绝大部分为畸形红细胞,占 75%以上,其形态各异,大小明显差异。临床上分为反复发作性肉眼血尿型、无症状持续镜下血尿型、肾病综合征型、高血压型。IgA 肾病儿童青年多见,其病理损害主要在肾小球系膜区与肾小球肾炎病理损害主要在滤过膜不同。IgA 肾病在肾小球系膜区有免疫球蛋白 IgA、IgG、IgM 沉积,补体 C_3 沉积。部分患者血循环中 IgA 升高,甚至 IgG、IgM 亦升高。与肾炎的鉴别主要靠肾活检,单靠临床表现有时有困难。薄基底膜肾病,该病往往有家族史,持续镜下血尿,轻度蛋白尿,但肾功能可长期正常,肾脏病理是弥漫性肾小球基底膜变薄,它与遗传性肾炎(又称 Alport 综合征)不同点是没有眼和耳的损害、进行性肾功能损害、高频性神经性耳聋、眼先天性白内障、眼球震颤、斜视等,早期可仅有镜下血尿,肾功能正常。

2. 尿路感染　肾盂炎、肾盂肾炎称上尿路感染;膀胱炎、尿道炎称下尿路感染,不能准确定位时笼统称尿路感染或称泌尿系感染。感染所引起的血尿,一般为镜下血尿,只有膀胱三角区炎症约 1/3 病例出现肉眼血尿。尿路感染的临床表现是感染中毒症状,局部症状是膀胱刺激症状,尿常规检查有大量脓细胞或大量白细胞,脓细胞管型和白细胞管型有一定特异性。尿培养可找到致病菌,抗生素治疗有效,一般不易与肾炎相混淆。

3. 肾结核　晚期都是累及整个泌尿系统,一般都存在镜下或肉眼血尿,典型病例洗肉水样尿,病程长,膀胱刺激症状较一般细菌感染更明显,肾外往往找到结核病灶,一般抗生素治疗无效。B 超、CT、IVP 肾盂造影检查帮助较大,典型的影像学表现为一侧肾结核对侧肾积水。尿中可找到抗酸杆菌可确诊。值得注意的是,久治不愈的脓尿应想到肾结核的可能,应进一步行细菌学检查,加以证实。尿集菌法找抗酸杆菌,其阳性率 70%,故临床疑肾结核时应反复检查,必要时做结核菌培养,但需时较长一般 1～3 个月,远不如尿液涂片找抗酸杆菌重要。

4. 结石　泌尿系统容易患结石症,当结石活动时,划破黏膜,出现镜下或肉眼血尿,同时伴有绞痛是其特点,绞痛从肾区开始沿侧腹向膀胱大腿内侧放射。影像学检查可发现结石部位、大小、形状、梗阻部位。结石容易同时合并感染,是复杂性肾盂肾炎常见原因之一。必须清除结石,抗感染治疗时才能奏效。

5. 肿瘤　肿瘤是常见引起肉眼或镜下血尿原因。肾癌无痛性全程血尿是其特点,男性发病率高,CT 检查时 CT 值高是与肾黄色肉芽肿的主要鉴别点(黄色肉芽肿是肾内一种良性肿瘤,病程长,CT 检查时 CT 值低,需手术治疗)。膀胱癌易误诊为膀胱炎,但病程经久不愈,老年人久治不愈的膀胱激症状,应想到膀胱癌的可能,B 超、CT、膀胱镜检查可及早确诊,及时采取相应的治疗手段。

6. 结缔组织病　是一组自身免疫性疾患,最常见的是系统性红斑狼疮,一般都是镜下血尿。除肾脏损害外,心脏、肝脏、脑神经损害也常见,面部蝶形红斑,手、足暴露部位有皮疹,关节炎,脱发,口腔溃疡等。实验室检查对确诊十分重要,如血中找到狼疮细胞,抗核抗体阳性,抗双链 DNA 检查有一定特异性。血中自身免疫抗体检查如抗 SM、抗 U_1RNP、抗 SS-A、抗 SS-B、Sc1-70、Jo-1、抗 RID 等检查,可表现阳性。

7. 前列腺增生症　血尿是前列腺增生症的一个常见症状,大多表现为小便次数增多、尿不尽及尿线变短,有时也会出现血尿的症状。这是由于前列腺体增大后，前列腺表面的黏膜内毛细血管出现充血、扩张、扭曲，当受到膀胱收缩或增大的前列腺牵拉时，这些毛细血管就会破裂，引起血尿。前列腺增生患者出现血尿的根本原因是并发症的良性病变，严重的患者出现血尿也可能是由于泌尿系肿瘤。值得注意的是，不正规的治疗常引起器械损伤，如行膀胱镜检查、导尿、尿道扩张后引起出血。

8. 膀胱炎　绝大多数发生在膀胱黏膜上皮，生长较快，表面容易出现破溃、出血，因此膀胱炎最常见的症状是没有任何感觉的、肉眼可以看到的血尿，这是膀胱癌独特的排尿异常信号。血尿以排尿全程者为多，也有仅出现在排尿初始时或终末时。血尿往往是无痛性、间歇性的，能自行减轻或停止，极易造成疾病已痊愈的错觉。另有少数膀胱癌患者可以出现排尿次数增多、尿急、尿痛等症状，好像是患了膀胱炎，但使用抗生素无效。出现无痛性血尿的患者，或长期无法治愈的膀胱炎患者应及时就医，接受尿液脱落细胞检查。

三、血尿治疗

血尿的原因可以从其是否伴有其他症状进行分析。无症状的血尿应首先考虑泌尿系肿瘤的可能性。血尿伴有疼痛，尤其是伴有绞痛应考虑尿路结石；如伴有尿痛及尿流中断，应考虑膀胱结石；如伴有明显膀胱刺激症状，则以尿路感染、泌尿系结核及膀胱肿瘤等为多见。此外，应结合患者病史、年龄、血尿的色泽、程度等对血尿的原因进行综合判断。

四、预防与调护

1. 血尿是一个严重的症状，患者极度恐惧，应对患者进行安慰和解释，说明 1000ml 尿中有 1～3ml 血就为肉眼血尿。失血是不严重的。

2. 平时养成多饮水习惯，最好是磁化水。

3. 少抽烟或不抽烟，少吃刺激性食物，忌服腥辣、水产品、虾、蟹、辣椒、蒜、生葱、香菜、狗肉、马肉、驴肉。

4. 积极治疗泌尿系炎症、结石等疾病。

5. 做好染料、橡胶、塑料等工具生产中的防护保健工作。

6. 在平时生活工作中，不能经常使膀胱高度充盈，感觉尿意即去排尿，以避免尿液在膀胱存留时间过长。

7. 注意劳逸结合，避免剧烈运动。

总之，发现血尿及早检查、确诊，及时治疗，一时难以确诊的要到医院定期复查。

（赵树森）

第四十章　皮肤病及性传播疾病

第一节　概　述

皮肤病(dermatosis),是发生在皮肤、黏膜及皮肤附属器的疾病。性传播疾病(sexually transmitted diseases,STD),是指通过性行为、类似性行为及间接接触所感染的一组传染性疾病,简称性病。皮肤病和性病的种类很多,本章主要介绍部分常见的皮肤病和性病。

一、皮肤的组织结构和生理功能

(一)皮肤的组织结构

皮肤是人体最大的器官,成人的皮肤总面积为 $1.2\sim2.0m^2$,新生儿约 $0.21m^2$。皮肤的重量约占人体总体重的16%,其平均厚度为0.5～4mm,掌跖部最厚,眼睑部最薄。皮肤表面有许多皮沟和皮嵴,皮嵴顶部常有汗孔。指(趾)末端屈面皮嵴明显平行且呈涡纹状,称指纹,其形态格式终生不变。

皮肤由表皮、真皮、皮下组织和皮肤附属器、血管、淋巴管、神经及肌肉组成。表皮为复层扁平上皮,主要由角质形成细胞、黑素细胞和朗汉斯细胞组成,还有少量梅克尔细胞、未定类细胞和淋巴细胞。角质形成细胞由内向外依次分为基底层、棘层、颗粒层、透明层、角质层,最终形成角蛋白。真皮由胶原纤维、网状纤维、弹性纤维、细胞和基质构成。真皮可分为乳头层和网状层。乳头层上与表皮相连,下为网状层。真皮下方为皮下组织,由疏松结缔组织及脂肪小叶组成,此层内有汗腺、毛囊、血管、淋巴管及神经。皮肤附属器包括毛发、指(趾)甲、大小汗腺及皮脂腺等。全身皮肤的颜色与种族、年龄、性别及部位有关。

(二)皮肤的功能

皮肤具有保护、感觉、调节体温、分泌和排泄、吸收、代谢、免疫等生理功能。

1. 保护作用　皮肤由表皮、真皮和皮下组织构成一个完整的屏障结构,对于机械性、物理性、化学性及生物性刺激有保护作用,并防止体液丢失。

2. 感觉作用　皮肤内的多种感觉神经末梢能对在皮肤上的各种刺激沿神经纤维传送到大脑皮质产生不同的感觉,如触觉、压觉、冷觉和热觉,也可产生干、湿、光滑、粗糙、软、硬及瘙痒、疼痛等感觉。

3. 调节体温作用　皮肤主要是通过以下途径调节体温:

(1)当外界的温度或体温发生变化时,皮肤及内脏的神经末梢受到刺激后所产生的神经冲动和血液温度的变化作用于大脑的体温调节中枢,通过交感神经调节皮肤血管的收缩和扩张,改变血流量及热量的扩散,调节体温。

(2)体表热量的扩散主要通过皮肤表面的热辐射、汗液的蒸发、皮肤周围空气对流和热传导进行。皮下脂肪组织有隔热、减少体热散失的作用。

4. 分泌和排泄作用

(1)小汗腺的分泌及排泄:小汗腺的分泌和排泄既受神经支配,又受体内外温度的影响,如恐惧、兴奋时排汗增多,温度升高时排汗增加。排汗还可调节体温。汗液与皮脂混合后,形成乳状脂膜,对皮肤有一定的保护作用。汗液使皮肤表面呈酸性,可抑制某些细菌的生长。

(2)皮脂腺的分泌及排泄:皮脂腺的分泌以全

浆分泌的方式排泄，不受神经支配而直接受内分泌系统的控制。雄激素长期大量使用可使皮脂腺增生肥厚，分泌增加；雌激素则可抑制皮脂腺的分泌。其分泌活动还与人种、年龄、性别、营养、气候有关。皮脂腺分泌和排泄的产物称皮脂，具有润滑毛发、防止皮肤干裂的作用。

5. 皮肤的吸收作用　正常条件下，外界物质主要经皮肤毛囊、皮脂腺、汗管，或透过角质层细胞及细胞间隙由皮肤吸收。其中角质层细胞是皮肤吸收的主要途径，毛囊、皮脂腺次之，只有少数物质可透过角质层细胞间隙。如果角质层甚至表皮丧失，皮肤的通透性会大大增加。不同部位因角质层的厚度不同，吸收作用也不同，如阴囊＞前额＞大腿内侧＞上臂屈侧＞前臂＞掌跖。同时，角质层的水合程度高，吸收作用强，脂溶性物质更易被皮肤吸收。药物中的软膏、硬膏可促进吸收，霜剂可少量吸收，粉剂、水剂很难被吸收，一些有机溶媒可以增加皮肤的吸收。

6. 皮肤的代谢作用

(1)糖代谢：皮肤中的糖类主要有糖原、葡萄糖、黏多糖等。糖原和葡萄糖可为细胞提供能量。皮肤内的葡萄糖含量约为血糖水平的2/3，表皮较真皮含量高。糖尿病患者的血糖增高，其皮肤中的葡萄糖含量也增高，可能是皮肤易受细菌感染的原因之一。

(2)蛋白代谢：皮肤内的蛋白质可分为纤维性蛋白质和非纤维性蛋白质。角蛋白属于纤维性蛋白，是角质形成细胞和毛发上皮的代谢产物及主要成分。

(3)脂类代谢：皮肤脂类包括脂肪及类脂质。前者存在于皮下组织，为皮肤提供能量。后者存在于表皮细胞及未成熟的皮脂腺细胞内，是构成生物膜的主要成分，其中所含有的7-脱氢胆固醇经紫外线照射后可合成维生素D，以防治软骨病。

(4)水代谢：皮肤重量的主要成分是水，占70%以上。主要储存在真皮内，为皮肤的生理活动提供重要的内环境。其代谢与全身水分代谢保持一致。

(5)电解质代谢：皮肤内含有多种电解质，包括钠、氯、钾、钙、镁、磷、铜、锌等。其中氯和钠含量最高，主要存在于细胞间液，维持酸碱平衡和渗透压。钾主要存在于细胞内，调节细胞内渗透压及酸碱平衡。钙主要存在于细胞内，能维持细胞膜的通透性及细胞间的黏着性。铜的含量虽小，却是在黑素形成过程中所需酪氨酸的主要成分之一。

7. 皮肤的免疫作用　由于皮肤是一个屏障，外来具有抗原性的物质进入机体时，首先要在皮肤上发生免疫反应。表皮内有能呈递抗原的朗汉斯细胞，可产生细胞因子。角质形成细胞、亲表皮的T细胞及局部淋巴结，可完成主要由细胞免疫方式进行的各种免疫活动。

二、病因

(一)西医病因

引起皮肤病的直接因素较多，一般可分为以下几类：

1. 先天性因素　是指那些能够损害胎儿的有害因素，由先天性因素引起的疾病称为先天性疾病，如先天性梅毒等。先天性皮肤病也可以遗传，如先天性皮肤异色综合征。

2. 遗传因素　遗传因素直接致病主要为基因突变或染色体畸形。显性遗传性皮肤病，如寻常型鱼鳞病、毛囊角化病、家族性良性天疱疮、神经纤维瘤、家族性血管性水肿等；隐性遗传性皮肤病，如白化病、早老症、着色性干皮病等。

3. 免疫因素　是指人体免疫系统对一些抗原刺激发生异常剧烈的反应，从而导致组织、细胞的损伤和生理功能的障碍而发病，如某些荨麻疹、血管性水肿、遗传过敏性皮炎、药物性皮炎、湿疹等；若人体对自身抗原发生免疫反应，并导致自身组织的损害，则称为自身免疫性疾病，如红斑狼疮、硬皮病、皮肌炎、结节性多动脉炎、天疱疮等。

4. 生物性因素　包括细菌、病毒、真菌、立克次体、衣原体、支原体、寄生虫、节肢动物等。这类病因致病作用主要与病原及宿主免疫有关。如结核杆菌引起皮肤结核、疱疹病毒所致的单纯疱疹、真菌所致的浅部或深部真菌病、疥螨所致的疥疮。

5. 理化因素　物理性因素有热损伤，如烧伤、热激红斑等；冷损伤，如冻疮、寒冷性荨麻疹等；光化性损伤，如晒斑、慢性光化性皮炎、多形性日光疹、放射性皮炎等；皮肤机械损伤，如胼胝、压疮等；异物反应，如纹身、石蜡瘤、硅肉芽肿等。化学性因素有药物、染料、化学原料、塑料等原料和制品引起的药物性皮炎、接触性皮炎等。

6. 必需物质缺乏或代谢障碍　饮食中某些体内必需物质缺乏，如缺乏维生素引起维生素 A 缺乏病、烟酸缺乏病等。体内物质代谢发生障碍亦可引起皮肤病，如脂质代谢障碍可引起黄色瘤；蛋白质和脂质代谢障碍可引起皮肤淀粉样变，卟啉代谢障碍可引起血卟啉病等。

7. 内分泌紊乱　内分泌紊乱可引起很多皮肤病，如甲状腺功能减退时可出现颈前黏液性水肿，妊娠时可发生黄褐斑，Cushing 综合征时可发生痤疮、多毛、萎缩纹及满月脸等。

8. 感染病灶及系统性疾病因素　感染性病灶可诱发湿疹、荨麻疹及多形性红斑等。某些系统性疾病可引发某些皮肤病，如肝、肾疾病所致的皮肤瘙痒症，糖尿病可发生黄色瘤、皮肤瘙痒症、念珠菌病及疖病，内脏恶性肿瘤可发生黑棘皮病及皮肌炎等。

9. 精神、心理、社会因素　随着生物医学模式向生物-心理-社会医学模式的转移，精神、心理、社会因素所引起的疾病逐渐引起了人们重视。在某些皮肤病的发病中，精神、心理、社会因素可能起着主要作用，如银屑病、斑秃、神经性皮炎等。

除上述因素外，年龄、性别、种族、气候与季节、地区、卫生习惯等在皮肤病的发病中也起着一定的作用。

(二)中医病因病机

中医认为，皮肤病的病因可分为内因、外因两类。外因主要是风、寒、暑、湿、燥、火、虫、毒等；内因主要是七情内伤、饮食劳倦和先天禀赋等。性传播疾病主要由性接触染毒致病。从整体观出发，病因致病关系到两个方面：一是人体本身抗病能力已相对减弱，所谓“正虚”；二是致病因素相对壅盛，所谓“邪实”。一般来说，六淫、虫毒等常直接浸淫皮肤而发病，七情、饮食等影响脏腑功能后可间接引起皮肤病。

1. 六淫

(1)风：外风为春季的主气，但一年四季均可发生；内风多由肝脏功能失调产生。风邪所致的皮肤症状主要为风团、鳞屑和瘙痒。其性质与致病特点如下：

1)风性善行而数变，表现在风团发无定处，时起时消，变化无常，瘙痒发无定时，速痒速止。如荨麻疹就具有此特点。

2)风性趋上，其性开泄。风邪具有开发、向上、向外的特点，因此，风邪引起的皮肤病常侵犯人体的头面部及肢体上部，皮损易扩散增多。如面部脂溢性发炎，多与风邪有关；又如玫瑰糠疹好发于胸背，皮疹由一个母斑而后扩散增多。

3)风为阳邪，其性燥烈。外风侵袭体表，皮肤易偏干燥，出现细薄鳞屑，如单纯糠疹；内风外发体表，皮肤干燥失润，易出鳞屑，尤其经反复搔抓，致使皮肤粗糙或肥厚，如皮肤瘙痒症等。此外，风常无形，与风邪有关的皮肤瘙痒症初起表面往往没有皮疹，仅觉淫淫作痒而已。

4)风为六淫之首，寒、热、湿、燥等邪易依附风邪而侵犯人体。所以，许多皮肤病与风邪有关，如风寒所致瘾疹，风热所致湿疮。

(2)寒：外寒为冬季的主气，寒邪在冬季秋季均可发生；内寒主要由脾肾阳虚所产生。寒邪所致的皮肤症状为皮肤温低、皮损色白或青紫、结节、结块及疼痛。其性质与致特点如下。

1)寒性收引：外寒侵袭，腠理毛窍闭，寒则肝胆凉少汗，络脉收引、气血不充而皮疹色白，其症为表实，如荨麻疹风寒症。内寒外发，四肢不温，手足青紫或发绀，其症为里虚，如硬皮病。

2)寒性凝滞：易使气血凝滞，阻于经脉，不通则痛，如肢端动脉痉挛病；由于寒凝气血，肌肤失养，以致皮肤板硬，肢端青紫或发绀，如硬皮病；寒凝气血，久郁不化，局部则出现结节或结块，如硬红斑。

3)寒为阴邪：若寒邪偏盛，易伤阳气，所以硬皮病患者，冬季手足症状加重，冷激性荨麻疹触及寒凉易发病。寒性属阴，遇热寒性减弱，故症状减轻，如硬皮病、肢端动脉痉挛病、寒冷性荨麻疹等，均有得暖病情缓解的现象。

(3)暑：暑为夏季的主气，暑邪独见于盛夏，而无内暑。暑邪所致的皮肤症状为丘疹、水疱等。其性质与致病特点如下：

1)暑性炎热：暑为夏季的火热之气所化，浸淫皮肤后，易出现红斑、红丘疹，多见于夏季皮炎、红痱子。

2)暑性升散:暑为阳邪,性升散,故皮疹好发于上半身,如红痱子;性升散易伤津耗气,故常伴咽干、口渴、倦怠等症。

3)暑多夹湿:表现在皮疹方面,如小水疱,多见于白痱子;表现在全身症状方面,其口渴但不多饮、身热不扬、纳呆。

(4)湿:外湿为长夏的主气,湿邪既来源于夏季又可从居住潮湿、接触水湿、涉水淋雨等而来;内湿多由脾失健运产生。湿邪所致的皮肤症状有丘疱疹、水疱、大疱、浸渍、糜烂、渗出及水肿性红斑、浸润性风团等。其性质与致病特点如下:

1)湿性重浊:伤于湿者下先取受之,故有些皮肤病多发于下肢、外阴、双足,如小腿湿疹、急性女阴溃疡、阴囊湿疹、糜烂型足癣等。当然,有泛发性湿疹、天疱疮、脂溢性皮炎等也发于上半身,这是湿与风、热邪相兼有关。

2)湿性黏滞:湿性黏腻,郁滞难除,故所致皮肤病往往缠绵难愈,病程较长,易反复发作。如湿疹,易由急性转成亚急性、慢性。此外,油腻性鳞屑多与此有关。

3)湿为阴邪:有两方面特征:一是由阴转化为阳,即湿邪久郁,可以化热,使内热内蕴,所以湿邪所致皮损不单是水疱、大疱,尚有红斑、红丘疹相随出现,如湿疹、多形性红斑等;二是湿易阻遏阳气,临床上可出现头晕、肢困乏力、胸腹痞满、纳呆等全身症状。

(5)燥:外燥为深秋的主气,燥邪多见于秋季,但肥皂、洗衣粉及其他化学物品也可致燥;内燥每因体内津血亏虚所化生。燥邪致病的皮肤症状有皮肤干燥、粗燥、鲜屑干燥等。其性质与致病特点如下:

1)燥性干涩,易伤津液。由于这种性质,常出现上述提到的皮肤症状。外燥所致者,症状轻,易恢复;内燥所致者,症状重,不易改善,如手足皲裂症、鱼鳞病。

2)燥为阳邪。有时可从风、热转化而来。

此外,由于内燥明显,常使黏膜干燥失养,如干燥综合征,可伴口咽干燥、唾液减少等症。

(6)火:火与热只是程度不同,火为热之甚,热为火之渐。外火热,多是直接感受温热邪气所致;内火热,常由脏腑阴阳气血失调而成。此外,风、寒、暑、湿、燥等各种外邪,或精神刺激即所谓"五志过极",在一定条件下均可化火,所以又有"五气化火"、"五志化火"之说。火热之邪所致的皮肤症状有红斑、红丘疹、紫斑、脓疱等。其性质与致病特点如下:

1)火性炎上:表现在两方面:一是火热上腾,使有些皮肤病好发于身体上半部位及头面、上肢,如面部丹毒、黄水疮、神经性皮炎、痤疮等;二是火热外发,使红斑、丘疹、脓疱等出现在皮肤各处。

2)火性暴烈:火热所致皮肤病多发病急,病程短,皮疹发生快,消退也快。

3)火为阳邪:比其他阳邪刚烈,火热有燎原之势,因此可外伤皮肤,内伤脏腑,使有些皮肤病出现危笃病情,如系统性红斑狼疮毒热燔营证。

2. 七情　喜、怒、忧、思、悲、恐、惊称为七情。这是中医学对人体精神情志思维活动的高度概括。在一般情况下,人不能没有正常的精神神志思维活动。在某些情况下,情志活动超越了正常活动范围,就成了致病因素。七情是以脏腑功能活动为基础的,七情骤变也会影响脏腑的功能活动,如《素问·阴阳应象大论》说"人有五脏、化五气,以生喜怒悲忧恐",并指出怒伤肝、喜伤心、思伤脾、忧伤肺、恐伤肾等情志变化与五脏的关系。七情异常变化,可引起脏腑功能紊乱、气血阴阳失调,从而导致皮肤病的发生。如心绪烦扰,心火内生,促使火热伏于营血外发肌肤,而出现红斑、丘疹、鳞屑等症,多见于银屑病、神经性皮炎;突然精神刺激,使血热生风,风动发落,常见于斑秃;暴怒伤肝,肝气郁结,则面部黄褐斑加重。

3. 饮食　饮食不节主要是通过损伤脾胃功能而导致皮肤病的发生。大致有几方面:过食生冷或暴饮暴食,脾虚运化不周,产生内湿,湿邪外发肌肤,而发生湿疹,亦可见脾虚湿盛证的带状疱疹;过食或偏嗜鱼虾海味腥发之物,脾运失常,内生湿热,致使皮肤出现红斑、丘疹、水疱等皮损,常见病如湿疹、过敏性皮炎等;过食或饮食辛辣油腻肥甘食物,脾运失常,生湿化热,湿热上蒸,熏于颜面,而生痤疮、酒渣鼻、脂溢性皮炎等病。此外,也有脾胃素虚,气血化生无源,皮肤失养,而出现皮肤角化增生一类疾病。

4. 疫疠虫毒　疫疠是一类具有强烈传染性的

致病邪气。在皮肤科，疫疠所致疾病就是麻风。虫毒致病，一方面是指疥虫、虱子直接引起的皮肤病，如疥疮、虱病等；另一方面是指昆虫类叮咬刺伤皮肤而引起的皮肤病，如各种虫咬皮炎。还有，皮肤科常提到的毒，可由体内脏腑功能失调，产生内火内热，郁久化毒，此为内毒；外毒既包括现代医学所产的细菌、病毒、真菌等，又包括接触或服食的某种药物及其他有毒物质。

5. 劳倦外伤　由于劳倦直接引起皮肤病少见，然而过度疲劳，或房事过度，可削弱机体的抵抗力，加重皮肤病病性，如红斑狼疮、硬皮病一类皮肤病，应当休息，免于劳累，节制房事。外伤则可使皮肤直接破损，毒虫可乘隙入侵而发生皮肤病，如丹毒、痈、疖等。长途跋涉可引起胼胝、鸡眼。

6. 先天禀赋　是一种特殊的致病因素，包括禀赋遗传和禀性不耐两种。禀赋遗传所致的皮肤病，如鱼鳞病。禀性不耐多指素体湿热内蕴，又受到食物、药物及其他特殊物品的刺激，从而突然发生皮肤病，如药疹、过敏性皮炎、接触性皮炎及湿疹等，均与禀性不耐有关。

三、常见症状辨别

皮肤病辨证的主要依据是自觉症状和他觉症状。

(一)自觉症状

皮肤病的自觉症状取决于皮肤病的种类、性质、病情轻重及患者个体差异等。常见的自觉症状有瘙痒、疼痛、灼热感、蚁行感、麻木感等。

1. 瘙痒　一般急性皮肤病的瘙痒，多由外风所致，故有流窜不定、泛发的特点。也可为营血有热所引起，故有皮肤灼热、丘疹红斑、瘙痒剧烈、抓破出血等。慢性皮肤病的瘙痒，原因较多，除风邪外，寒、湿、痰、瘀、虫淫、血虚等均可致瘙痒。

2. 疼痛　寒证疼痛表现为局部青紫，疼痛遇寒加剧，得温则缓。热证疼痛，有红肿、发热与疼痛性皮损。痰凝血瘀疼痛可有痰核结节或瘀斑、青紫，疼痛位置多固定不移。此外，在有些较重的皮肤病后期或年老体弱气血虚衰者，虽皮肤损害已愈，但遗阵阵疼痛，且较剧烈，则属虚证疼痛。

3. 灼热感　为热邪或火邪炽盛，炙灼肌肤，见于急性皮肤病。

4. 蚁行感　由虫淫或气血不和所致。蚁行感与瘙痒感相同，但程度较轻。

5. 麻木感　一般认为麻木为血虚，经脉失养，或气血凝滞所致。

(二)他觉症状

皮肤病的他觉症状，以表现在患部的皮肤损害最具诊断意义。皮肤损害也称皮疹，一般分为原发性皮损和继发性皮损两种。由皮肤病理变化直接产生的皮损称原发性皮损，如斑疹、丘疹、水疱、脓疱、风团、结节等。由原发性皮损转化而来或由于治疗或机械性损伤引起的皮损称为继发性皮损，如鳞屑、溃疡、抓痕、苔藓样变、瘢痕、萎缩等。

1. 原发性皮损

(1)斑疹：为局限性的皮肤颜色改变，不隆起亦不凹陷。大而成片者称斑片。其色有红有白，红斑压之退色多属血热；压之不退属血热或挟血瘀；红斑稀疏为热轻，密集者为热重；红而带紫为热毒炽盛。白斑多由气血凝滞或血虚风燥所致。

(2)丘疹：为高出皮面的实性丘形小粒，直径一般<0.5cm，病变位于表皮或真皮上部，多为血热、风热所致。丘疹顶端扁平的称为扁平丘疹，常见于湿疮、接触性皮炎、牛皮癣等。若较大的或多数丘疹融合成块，直径>2cm，隆起者称为斑块。介于斑疹与丘疹之间，稍隆起的皮损称斑丘疹。丘疹顶部有较小水疱或脓疱时，称丘疱疹或丘脓疱疹。

(3)风团：为皮肤上的局限性水肿隆起。常骤然发生，迅速消退，发作时伴有剧痒，消退后不留痕迹。有白色与红色之分，白色的为风寒所致，红色的为风热所致，常见于瘾疹。

(4)结节：为大小不一境界清楚的实质性损害，质较硬，深在皮下或高出皮面，多由气血凝滞所致，常见于结节性红斑等病。

(5)水疱：为含有液体高出皮面的损害，小者如针尖或米粒大的称小水疱，直径>0.5cm者称大疱，水疱内含有血样液体者称血疱。水疱为白色，血疱为红色或紫红色。疱疹的疱壁一般较薄易破，破后形成糜烂，干燥后结痂脱屑。疱疹常发生于红斑之上。多属湿热或热毒所致，常见于湿疮、接触性皮炎、虫咬皮炎等。

(6)脓疱:疱内含有脓液,其色呈混浊或为黄色,周围常有红晕,疱破后形成糜烂,溢出脓液,结脓痂。多由湿热或热毒炽盛所致,常见于脓疱疮等。

2. 继发性损害

(1)鳞屑:为表皮角质层的脱落,大小、厚薄不一,小的呈糠秕状,大的为数厘米或更大的片状。急性病后见之,多为余热不清;慢性病见之,多由血虚生风、生燥、皮肤失养所致。

(2)糜烂:为局限性的表皮缺损,系由疱疹、脓疱的破裂,痂皮的脱落等露出的红色湿润面,多屑湿热所致。糜烂因损害较浅,愈后较快,且不留瘢痕。

(3)痂:是由皮肤损害处的渗液、滋水、渗血或脓液与脱落组织及药物等混合干燥后形成的附着物。脓痂为热毒未清;血痂为血热络伤,血溢所结;滋痂为湿热所致。

(4)抓痕:为搔抓或摩擦所致的表皮或真皮浅层的线条状缺损,多由风盛或内热所致。

(5)皲裂:为皮肤上线形拆裂,多由血虚、风燥所致。

(6)苔藓样变:为皮肤限局性浸润肥厚,皮沟加深,皮嵴突起,表面粗糙,似皮革样,触之有增厚及实质感。多由血虚风燥所致。

(7)瘢痕:是溃疡愈合后所形成的新生组织。可分两种,一种为增生的,表现为隆起的表面光滑的无毛发的索状或形状不规则的暗红色略硬的斑块。此种多见于瘢痕体质者。另一种则为萎缩性的,表皮变薄,光滑柔软,呈白色。前者为局部气血凝滞不散,后者常为气血不足。

(8)色素沉着:由皮肤中色素增加所致,多呈褐色、暗褐色或黑褐色。色素沉着有属原发性的如黄褐斑、黑变病等,多由肝火、肾虚引起;有属继发的,如一些慢性皮肤病后期局部皮肤色素沉着,多因气血不和所致。

四、治疗

皮肤病的治疗主要有内治法和外治法,其中外治法十分重要,因为皮肤病的病变部位主要表现在皮肤或黏膜,采用各种外治法可以减轻患者的自觉症状,并使皮损消退。有些皮肤病单用外治法即可达到治疗目的。

(一)中医内治法

1. 疏风散寒法　用于风寒侵袭肌表所致的皮肤病,如风寒所致的荨麻疹、冬令瘙痒症等。方选麻黄汤、麻黄桂枝各半汤。

2. 疏风清热法　用于风热客于肌肤所致的皮肤病,如风热所致的荨麻疹、玫瑰糠疹等。方选银翘散、桑菊饮、消风散。

3. 清热利湿法　用于湿热蕴结肌肤所致的皮肤病,如脓疱疮、湿疹等。方选龙胆泻肝汤、萆薢渗湿汤。

4. 清热解毒法　用于热毒壅遏,致气血凝滞、营卫不和而致的皮肤病,如疖、痈等。方选五味消毒饮、黄连解毒汤。

5. 清热凉血法　用于血热而致的皮肤病,如剥脱性皮炎、过敏性紫癜等。方选犀角地黄汤、化斑解毒汤。

6. 温阳散寒法　用于阴寒之邪侵袭肌表而致的皮肤病,如冻疮、雷诺病等。方选阳和汤、独活寄生汤。

7. 温补肾阳法　用于因肾阳不足,阳气衰微而致的皮肤病,如硬皮病、系统性红斑狼疮等。方选肾气丸、右归丸。

8. 滋阴补肾法　用于因肾阴不足,水亏火旺所致的皮肤病,如系统性红斑狼疮、白塞病等。方选六味地黄丸、左归丸等。

9. 益气补血法　用于病久耗伤、素体气血不足者,如部分慢性荨麻疹、老年皮肤瘙痒症等。方选四君子汤、四物汤、八珍汤等。

10. 养血润燥法　用于血虚风燥或阴虚血燥引起的皮肤病,如慢性湿疹、神经性皮炎等。方选养血润肤汤、四物汤、当归饮子等。

11. 疏肝理气法　用于肝气郁结,气机不畅所致的皮肤病,如带状疱疹后遗神经痛、黄褐斑等。方选逍遥散、柴胡疏肝汤等。

12. 健脾化湿法　用于脾虚失健,水湿内蕴,泛于肌表而致的皮肤病,如湿疹、天疱疮等。方选参苓白术散、胃苓汤等。

13. 搜风止痒法　用于风邪郁久,未得发散,阻伏肌肤,久治不愈的皮肤病,如神经性皮炎、老年皮肤瘙痒症等。

14. 活血化瘀法　用于气血凝滞，经络阻塞所致的皮肤病，如盘状红斑狼疮、脉管炎、结节性红斑等。方选桃红四物汤、活血散瘀汤等。

（二）西医治疗

1. 抗组胺药　根据其竞争受体的不同，可分为H_1受体拮抗剂和H_2受体拮抗剂两大类。

【适应证】H_1受体拮抗剂，适用于各种变态反应性疾病，如荨麻疹、血管神经性水肿、瘙痒性皮肤病、伴有瘙痒的各类疾病，胆汁瘀积型肝炎的严重瘙痒，改善类癌综合征患者的皮肤潮红和腹泻等症状，预防和治疗瘢痕疙瘩和肥大性瘢痕、晕动症等。H_2受体拮抗剂除与H_1受体拮抗剂联合治疗慢性荨麻疹、人工性荨麻疹外，还可用于治疗扁平疣、带状疱疹等病。

【常用药物】H_1受体拮抗剂：扑尔敏、抗敏胺、苯海拉明、安他唑啉、赛庚啶、安其敏、非那根、异丁嗪、特非那定、阿司咪唑等。H_2受体拮抗剂：西咪替丁、雷尼替丁等。

【禁忌证】驾驶员、高空作业者，在工作中不宜使用；青光眼、狭窄性胃溃疡、幽门及十二指肠梗阻禁用；对抗组胺药过敏、肝肾及脑病者忌用；孕妇及哺乳期妇女慎用。

2. 糖皮质激素类药物　糖皮质激素具有免疫抑制、抗炎、抗细胞毒、抗休克和抗增生等多种作用。

【适应证】急性接触性皮炎、急性嗜中性皮肤病（脓疱型银屑病、Reiter 病、Sweet 病、坏疽性脓疱病）、重型药疹、中毒性表皮松解症、多形性红斑、过敏性休克、荨麻疹或血管性水肿伴有喉头水肿、系统性红斑狼疮、皮肌炎/多发性肌炎、天疱疮、Behcet 病、类天疱疮、妊娠疱疹、复发性多软骨炎、血管炎、结节性红斑、剥脱性皮炎、红皮病型及关节病型银屑病、淋巴瘤、系统性结节病、严重痤疮、斑秃、毛细血管瘤等。

【用法】糖皮质激素的剂量和疗程应根据疾病种类、病情轻重、效果和个体差异而有所不同。一般将疗程分为阶段性，短程用药不超过 1 个月；中程用药 2～3 个月；长程用药 6 个月以上。短程和中程又可分为治疗和减量阶段，长程用药分为治疗、减量和维持 3 个阶段。治疗阶段用量要足，以期产生预期的疗效；维持阶段即糖皮质激素减至很小剂量（如泼尼松 5～10mg/d），可维持很长一段时期（数月至 1～2 年）；停药阶段如维持量很小，可考虑停药。但需注意的是，长期大量应用糖皮质激素或不适当地停药可引起毒副反应和并发症，甚至威胁生命。

3. 抗病毒药

（1）核苷类抗病毒药：主要有阿昔洛韦及同类药物。

1）阿昔洛韦：可在病毒感染的细胞内利用病毒胸腺嘧啶核苷激酶的催化生成单磷酸阿昔洛韦，进一步转化为三磷酸阿昔洛韦，对病毒 DNA 多聚酶具有强大的抑制作用。主要用于单纯疱疹病毒、水痘/带状疱疹感染和生殖器疱疹等。不良反应有注射处静脉炎、暂时性血清肌酐升高，肾功能不全患者慎用。

2）伐昔洛韦：口服吸收快，在体内迅速转化阿昔洛韦，血浓度较口服阿昔洛韦高 3～5 倍。

3）缬昔洛韦：口服吸收快，在体内可转化成喷昔洛韦，后者作用机制与阿昔洛韦相似，组织中浓度高。适应证类似于阿昔洛韦。

4）更昔洛韦：为阿昔洛韦的衍生物，抗巨细胞病毒作用较阿昔洛韦强，可用于免疫缺陷并发巨细胞病毒感染患者的治疗。

（2）利巴韦林：又称病毒唑，是一种广谱抗病毒药物，主要通过干扰病毒核酸合成而阻止病毒复制，对多种 DNA 病毒或 RNA 病毒有效。可用于疱疹病毒等的治疗。不良反应为口渴、白细胞数减少等。妊娠早期禁用。

4. 抗真菌药物

（1）唑类药物：是人工合成的广谱抗真菌药，对酵母菌及丝状真菌如念珠菌、隐球菌、曲霉菌及皮肤癣菌等均有抑制作用。常用药物有克霉唑、咪康唑、益康唑、氟康唑等。

（2）特比萘芬：属第二代丙烯胺类抗真菌药。对皮肤癣菌、丝状菌、双相型真菌和暗色丝孢菌均有抑制作用。

其他抗真菌药还有两性霉素、灰黄霉素、5-氟尿嘧啶、碘化钾等。

（三）外治法

皮肤病外治可分药物外治和非药物外治。本节重点论述药物外治疗法。

1. 外用药物的常用剂型

（1）溶液：将单味药或复方加水，煎熬至一定浓度，滤过药渣所得的溶液。具有清热解毒、收敛止痒、清洁保护等作用。可用于浸渍（湿敷）和熏洗。适用于急性皮肤病，渗出较多或脓性分泌物多的皮损，或伴轻度痂皮性损害。湿敷时将5～6层消毒纱布置于药液中浸透，稍挤拧至不滴水为度，敷于患处，一般每1～2小时换1次即可；如渗液不多，可4～5小时换1次。

（2）粉剂（又名散剂）：即将单味药或复方研成极细粉末的制剂。具有保护皮肤、干燥散热、消炎止痒等作用。适用于无渗液性的急性或亚急性皮炎类皮肤病。常用药物如青黛散、六一散、滑石粉、止痒扑粉等。用法为每天3～5次，扑患部。

（3）洗剂（又名混悬剂、悬垂剂）：是水和粉剂混合在一起的制剂，久置后一些不溶于水的药粉沉淀于水底，使用时需振荡摇匀。具有清凉止痒、保护、干燥、消斑解毒等作用。适用于无渗液之急性皮炎。常用药物如三黄洗剂、炉甘石洗剂、颠倒散洗剂、痤疮洗剂等。

（4）酊剂：将药物浸泡于75％乙醇或白酒中，密封7～30天后滤过的酒浸剂（也有用醋浸泡的醋剂）。具有祛风杀虫、解毒止痒、软化角质等作用。常用药物如复方土槿皮酊、1号癣药水等。用法为用棉棒醮药液，直接外涂皮损区，每日1～3次。凡急性炎症性皮肤病破皮糜烂者，头面、会阴部皮肤薄嫩处禁用，用后易引起皮肤烧灼及剧痛。

（5）油剂：包括将药物放在植物油中煎炸的油剂和用植物油或药油与药粉调和成糊状的油调剂。具有润泽保护、解毒收敛、止痒生肌的作用。适用于亚急性皮肤病有糜烂、渗出、鳞屑、脓疱、溃疡的皮损。常用药物如蛋黄油、紫草油、青黛散油等。常用的植物油为麻油、花生油、茶油等。以麻油最佳，有清凉润肤之功。用法为每日外搽2～3次。

（6）软膏：将药物研成细末，用凡士林、羊毛脂、猪脂或蜂蜜、蜂蜡等作为基质调成均匀、细腻半固体状的剂型。具有保护、润滑、杀菌、止痒、去痂的作用。适用于一切慢性皮肤病具有结痂、皲裂、苔藓样变等皮损。常用药物如青黛膏、风油膏、5％硫黄软膏等。用法为每日外搽2～3次，或涂于纱布上敷贴于患部再加包扎，去痂时宜涂得厚些。用于皲裂、苔藓样变皮损时，如加用热烘疗法效果更好。凡滋水较多、糜烂较重的皮损，不宜外涂或敷贴软膏。

（7）乳剂：又称霜剂，是用油和水混合充分搅拦而制成。具有冷却、消炎止痒的作用。适用于亚急性和慢性皮炎。常用药物有地塞米松霜、氧化锌霜等。使用方法为外涂患处。

（8）硬膏：为药物溶于或混于黏性基质中，并涂布于袜褙材料，如纸、布或有孔塑料薄膜上而成。具有增强抵抗力、活血消炎、生肌敛疮、保护皮肤、促进吸收等作用。适用于慢性肥厚性皮肤病。常用药物有氧化锌橡皮硬膏、肤疾宁硬膏等。使用方法为贴于皮损处。有糜烂渗出者禁用，过敏者停止使用。

2. 外用药物的使用原则

（1）正确选择剂型。皮肤炎症在急性阶段，若仅有红斑、丘疹、水疱而无渗液，宜用洗剂、粉剂、乳剂；有明显渗出者或红肿，以溶液湿敷为主，间用少许油剂或保护性药膏外涂。皮肤炎症在亚急性阶段，渗液与糜烂很少，红肿减轻，有鳞屑和结痂，则用油剂为宜。皮肤炎症在慢性阶段有浸润肥厚、角化过度者，则以软膏为主。

（2）合理选择药物。根据病变的性质和病期，选择不同的药物，如热毒证选用清热解毒药；瘙痒性皮肤病选用止痒药；血热症选用凉血药；渗出者选用收敛燥湿药等。

（3）注意药物浓度。应根据病变的轻重，患者的性别、年龄、个体差异、发病部位等，选择使用适当的药物浓度。一般宜先用低浓度，再根据病情需要，逐步换用高浓度。应先用性质比较温和的药物。妇女、儿童及面部、会阴不宜用刺激性强、浓度高的药物。

（4）注意过敏反应。外用药物时，应随时注意药物的过敏反应，一旦出现过敏现象，应立即停用，并给予及时处理。

（何清湖）

第二节　单纯疱疹

单纯疱疹是一种由单纯疱疹病毒所致的疱疹性皮肤病。该病好发于皮肤黏膜交界处，表现为簇集性小疱，愈后易复发。发病无明显性别差异，多见于成人。

该病相当于中医的“热疮”的范畴。

一、病因

由人类单纯疱疹病毒（HSV）感染引起。HSV属嗜神经性的DNA病毒，按其抗原性不同分为两类：HSV-Ⅰ型主要侵犯口咽、扁桃体、眼、皮肤等生殖器以外部位；HSV-Ⅱ型主要侵犯生殖器部位，它与宫颈癌的发病有关。人类是HSV的惟一自然宿主，HSV常存在于患者及健康携带病毒者的水疱疱液、唾液及粪便中，经直接接触（HSV-Ⅱ型主要为性接触）或通过食具及生活用品等间接接触而传染。当皮肤、黏膜感染HSV后，该病毒即在上皮细胞中复制，并感染感觉或自主神经末梢。当复制继续进行，引起局部炎症后，在红斑基底上形成簇集性小疱，一般沿周围神经感觉支到达背根神经节潜伏，当某些诱发因素如发热、受凉、日晒、损伤、情绪激动、消化不良及手术等使机体细胞生理发生变化，则可使处于潜伏状态的病毒激活而发病。

（一）中医病因病机

外感风温热毒，阻于肺胃二经，蕴蒸皮肤而生；或饮食不节，情志内伤，郁久化热，湿热内蕴；或由肝经湿热下注，阻于阴部而成；反复发作者，多因气虚阴亏，热邪伤津，阴虚内热所致。发热、受凉、日晒、月经来潮、妊娠、肠胃功能障碍等常为诱发因素。若先天不足，外感热毒，热毒炽盛，毒入营血，内攻脏腑而出现危重证候。其病位在皮肤黏膜交界处，与肺、胃、肝有关；其病性有虚实两端，实在热、湿，虚在气虚与阴虚。

（二）病理

表皮内水疱形成，早期为网状变性形成的多房性水疱，以后聚合为单房性水疱。疱内为纤维蛋白、炎性细胞及气球样变性细胞。后者乃圆形肿胀的表皮细胞，胞浆嗜酸性，核内早期可见嗜碱性包涵体，后期呈嗜酸性。真皮乳头层有轻度水肿，有轻重不等炎性细胞浸润。反应严重时可有严重血管炎表现。

二、临床表现

该病皮疹初起为红斑，继则在红斑上出现簇集性小丘疱疹或水疱，有紧张及烧灼感。水疱内含有透明的液体，后变混浊，局部淋巴结可肿大。数日后水疱破溃，露出糜烂面，伴渗液，逐渐干涸结痂，一般1～2周脱痂而愈，留有暂时性色素沉着。若有继发感染时，患处红肿疼痛，有脓疱形成。好发于皮肤黏膜交界处，如口角、唇缘、鼻孔周围和外生殖器等处。临床常见以下几种类型：

1. 皮肤疱疹　多发于成人。初起局部有针刺、痒感、灼热等表现，进而出现红斑，然后形成米粒大小的水疱，簇集而生，可有糜烂、渗出、结痂，易形成溃疡。可伴有发热、全身不适，局部淋巴结肿大等。病程1～2周。多发生在皮肤黏膜交界处，如口角、唇缘、鼻孔周围等处。

2. 口腔疱疹　多发于1～5岁儿童。在颊黏膜、软颚、舌、口底、咽部及口唇，出现小水疱，破溃后形成溃疡，表现为弥漫性齿龈口腔炎。易出血、疼痛，影响进食。伴有全身症状，如发热、咽喉疼痛、颈部淋巴结肿大等。严重者累及硬腭、软腭，甚至波及食管引起食管炎。病程约2周。见图40-1。

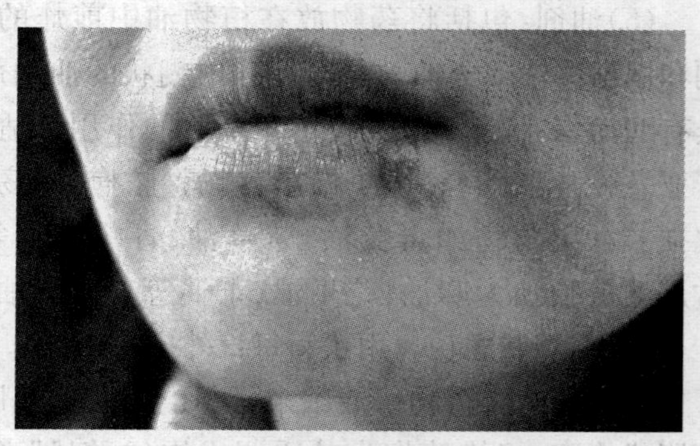

图40-1　口唇单纯疱疹

3. 生殖器疱疹　多由 HSV-Ⅱ型引起，该型现列为性传播疾病。好发于性生活旺盛的男女。男性多见于龟头、包皮、冠状沟、阴茎等处；女性则见于大、小阴唇、阴道、宫颈、尿道、大腿和臀部；同性恋者可发于肛门，引起直肠炎。皮损表现为生殖器部位皮肤黏膜的红斑或丘疹，迅速变为小疱，破溃后形成溃疡，后结痂，痂脱而愈。局部自觉疼痛、瘙痒、排尿困难及腹股沟淋巴结肿大疼痛。全身症状有发热、头痛、全身不适。

4. 眼疱疹　主要表现为一种急性角膜结膜炎，初起单侧眼睑红肿、疼痛、视觉模糊，继则出现水疱，约 2/3 侵犯角膜，出现树枝状或葡萄状角膜溃疡，角膜发生混浊，反复发作，则形成瘢痕，损害亦可侵袭晶体、视网膜及脉络膜，形成视力障碍。

5. 新生儿原发性单纯疱疹　多发生于生后2～12 天，早产儿及免疫功能低下、发育不良新生儿多见。因经过患生殖器疱疹孕妇产道或胎盘感染，也可生后接触单纯疱疹患者而感染发病。先仅有 1～2 个疱疹，迅速播散全身任何部位，口腔、上呼吸道黏膜及眼均可发病。中毒症状较重，可发热、黄疸，脏器均可受累，易致病毒性脑炎。常于发病 3～5 天后死亡。

6. 全身播散性单纯疱疹　多见于 6 个月至 3 岁儿童，也可见于营养发育不良儿童和使用免疫抑制剂者等。初发为严重的口腔疱疹、外阴炎，迅速出现全身广泛性水疱，内脏侵犯多个器官。伴有严重的中毒症状，高热，惊厥，可因病毒血症引起疱疹性肝炎、脑炎、胃肠炎及肾衰竭，以致死亡。

7. 疱疹性瘭疽　多为直接接触皮肤破伤而感染，常见于指端出现局限性深在的群集水疱，局部潮红肿胀，疼痛剧烈。肘及腋窝淋巴结肿痛，常伴有发热等全身症状。

三、实验室检查

(一)细胞学检查

取皮肤黏膜疱疹刮取物作涂片，检查多核巨细胞和核内嗜酸性包涵体。可初步诊断为疱疹病毒感染，但不能区别为何种病毒。

(二)病毒培养与接种

感染部位分泌物或刮取物、疱液、唾液、脑脊液及血液标本，在一定条件下进行细胞培养可分离到 HSV。

(三)特异抗体测定

取血清、脑脊液检测单纯疱疹抗体，若恢复期抗体滴度呈 4 倍以上增长或特异性 IgM 阳性，则证实为单纯疱疹新近感染。采用免疫印迹法，用 gD_2 做抗原检测单纯疱诊抗体，则能区分为 HSV-Ⅰ和 HSV-Ⅱ。

四、诊断和鉴别诊断

(一)诊断

1. 原发性单纯疱疹

(1)多发于首次感染单纯疱疹病毒的婴幼儿，常见为疱疹性龈口炎或女阴阴道炎。

(2)损害为一群簇集成群的针头大小的水疱，疱壁较薄，破溃形成糜烂面，自觉烧灼感和微痒感。

(3)多发生于皮肤、黏膜交界处，以口唇周围、生殖器处尤为常见。

(4)可有发热，倦怠等全身症状，严重的常引起附近淋巴结肿大。新生儿疱疹病情严重，易导致黄疸，甚至死亡。

(5)该病有自限性，1～2 周可自愈，一般不留瘢痕。

2. 复发性单纯疱疹

(1)常在发热后热病过程中发生，或于感冒、月经、创伤、精神刺激等诱发时发生。

(2)多在首次发病部位发作，病情反复。

(3)水疱较原发型要小，壁薄易破，持续时间较短，症状较轻，很少有全身症状。

(4)成人多见。

(二)鉴别诊断

1. 带状疱疹　皮损为簇集水疱，局部炎症显著，伴神经痛；多沿神经走行呈带状分布，不超过正中线；愈后不复发。

2. 脓疱疮　多发于儿童，夏秋季多见；皮损为散在分布的脓疱，炎症明显，疱较大，有脓性分泌物，溃后结成黄色较厚的痂；接触传染性强。

3. 药物性皮炎　常见于口腔、外阴部；有服药史；皮损为炎症性红斑上的大疱，每次复发常固定于同一部位，愈后留有色素沉着。

五、治疗

该病一般不需内服药物，可单用外治法。病情严重或反复发作者，应采取中西医结合的治疗方法。中医辨治以疏风清热利湿为主要治法，反复发作者以养阴清热扶正祛邪并治。

(一)西医治疗

1. 抗病毒药物　如阿糖胞苷、阿昔洛韦、缬昔洛韦等。

2. 免疫调节剂　如左旋咪唑、干扰素、白细胞介素-2、胸腺肽等。

(二)中医辨证论治

单纯疱疹的辨证治疗以清热为指导原则。因其病因病机多与肺胃、肝胆有关，因此以清肺胃邪热，除肝胆湿热为主。反复发作，口干唇燥，午后微热者，当养阴清热。该病病位在皮肤黏膜交界处，因此辅以清热解毒的外用药。

1. 肺胃热盛证

【证候】簇集性小水疱，自觉瘙痒、疼痛；伴发热，周身不适，心烦郁闷，大便干，尿黄，苔薄黄，脉弦数。

【治法】疏风清热。

【方药】辛夷清肺汤合竹叶石膏汤加减。

2. 湿热下注证

【证候】疱疹发于生殖器、肛门部，灼热痒痛，水疱破溃后糜烂，渗液；伴有发热尿赤，尿频，尿痛，舌质红，苔黄腻，脉滑数。

【治法】清热利湿。

【方药】龙胆泻肝汤加减。热重者加板蓝根、紫草；疼痛加延胡索、川楝子等。

3. 阴虚内热证

【证候】病情反复发作，伴口干唇燥，午后微热，心烦，舌质红，苔薄，脉细数。

【治法】养阴清热。

【方药】增液汤加减。热重加板蓝根、马齿苋、紫草；口干加石斛、白芍等。

(三)外治疗法

1. 初起者局部常规消毒后，用三棱针或无菌注射针头浅刺放出疱液。

2. 局部外用药以清热、解毒、燥湿、收敛为主。可用马齿苋合剂外洗或湿敷；2%地榆紫草油膏、黄连膏、青黛膏、紫草膏等外涂或紫金锭磨水外搽。西药可外用2%硫酸锌溶液、1%醋酸溶液湿敷或2%甲紫液，0.1%疱疹净溶液或1%阿糖胞苷霜剂，5%阿昔洛韦软膏及霜剂等。有感染者，外用0.1%雷佛奴尔溶液湿敷，1%新霉素软膏、硫黄鱼石脂泥膏等。

3. 口腔疱疹可用1%～2%双氧水、1：1000新洁尔灭水或生理盐水漱口。眼疱疹可用0.1%～0.5%疱疹净滴眼，3%阿昔洛韦眼膏、0.25%疱疹净眼膏点眼等；生殖器疱疹用1：5000高锰酸钾溶液坐浴或湿敷，外用20%～40%氧化锌油、5%阿昔洛韦软膏等。

4. 物理疗法　对顽固反复发作严重者，可做紫外线照射、氦氖氩离子激光照射；疼痛者可用频谱治疗仪治疗。

（匡　琳）

第三节　带状疱疹

带状疱疹(herpes zoster)是由水痘-带状疱疹病毒感染所致的急性炎症性神经性皮肤病。临床上以簇集性水疱，沿一侧周围神经呈带状分布，伴神经痛为特征。该病可发生于任何年龄，但以中老年人为多见，常在春秋发病，多数患者愈后极少复发。

带状疱疹属于中医“蛇串疮”、“蛇丹”、“缠腰火丹”的范畴。

一、病因

该病系水痘-带状疱疹病毒感染所致，该病毒属于DNA病毒，为嗜神经病毒。人是水痘-带状疱疹病毒的惟一宿主和传染源。该病毒经呼吸道侵入人体，首选在呼吸道黏膜细胞中繁殖复制，然后小量进入血液和淋巴液，在单核-巨噬系统内再次增殖后释放进入血液，引起病毒血症，病毒相继侵入皮肤和内脏，引起水痘，或为隐性感染。此后，病毒进入皮肤的感觉神经末梢，且沿脊髓后根或三叉神经节的神经纤维向中心移动，持久地潜伏于脊髓后根神经节的神经细胞中，在某种诱发因素的作用下，如放疗、化疗、使用细胞毒制剂、接受大剂量的皮质类固醇激素治疗、外伤、过劳、各种感染、应用重金属药物等，可使病毒再活动，生长繁殖，使受侵犯的神经节发炎或坏死，产生神经痛。同时，再活动的病毒可沿周围神经纤维移动到皮肤，在皮肤上产生带状疱疹所特有的节段性水疱。

（一）中医病因病机

该病病因为感受湿热毒邪。外感湿热火毒之邪，蕴积肌肤，局部气血不从，肌肤失养，故皮肤发红，起水疱，肌肤疼痛。或因情志内伤，肝郁气滞，久而化火，肝经火毒外溢肌肤而生，故皮损多发于腰肋间。或脾失健运，湿邪内生，湿热内蕴外溢肌肤而生，故水疱易破溃渗出较多。年老体虚者，常因血虚肝旺，湿热毒盛，气血凝滞，以致疼痛剧烈，病程迁延。

（二）病理

皮肤损害在表皮棘层有气球状变性，核内含嗜酸性包涵体。细胞水肿可形成表皮内单房或多房性水疱。真皮有围管性炎性细胞浸润，以中性核细胞、淋巴细胞为主。

二、临床表现

一般先有轻度发热，疲倦无力，全身不适，食欲不振及患部皮肤灼热或神经痛等前驱症状，所以常常作为内科病症误诊。

在某一神经分布区域发生不规则的红斑，继而出现群集的粟粒至绿豆大小的丘疱疹，迅速变为水疱，内容澄清，疱壁紧张。水疱往往成批发生，数日后水疱可变混浊或部分破溃、糜烂和渗液，最后干燥结痂，痂脱而愈。可留有暂时性淡红色斑或色素沉着，不留瘢痕。

皮疹多沿某一周围神经分布，排列成带状，发生于身体的一侧，不超过中线。有时在中线的对侧，可有少数皮疹。见图40-2。

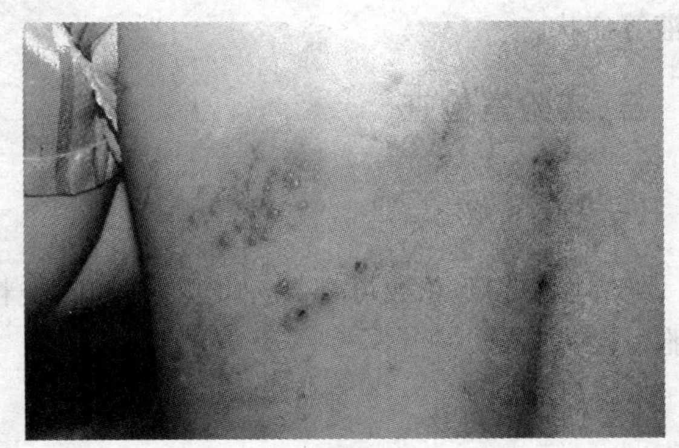

图40-2　带状疱疹

神经痛为本病特征之一，疼痛程度不等，且与皮疹严重程度无一定的关系。可因年龄、发病部位、损害轻重不同而有所差异。一般儿童患者没有疼痛或疼痛轻微，年龄越大越严重；头面部较其他部位疼痛剧烈；皮损表现为出血或坏死者，往往疼痛严重。某些患者在皮损完全消退后，仍遗留有神经痛，持续数月之久。

根据病毒侵犯后根神经节的部位、程度，以及运动根及前角细胞发生炎症变化范围不同，有以下一些特殊类型：

（1）眼带状疱疹：多见于老年人，症状严重，疼痛剧烈，可累及角膜，水疱可迅速破溃而形成溃疡性角膜炎，以后可因瘢痕形成而失明。严重者可发生全眼球炎、脑炎甚至死亡。

（2）耳带状疱疹：表现在外耳道或鼓膜有疱疹。当膝状神经节受累，影响面神经的运动和感觉纤维，产生面瘫、耳痛及外耳道疱疹三联征，称为Ramsay-Hunt综合征。

（3）带状疱疹性脑膜脑炎：大多见于颅神经或颈、上胸脊髓神经节段受侵的患者。表现有头痛、呕吐、惊厥或其他进行性感觉障碍，尚可有共济失调及其他小脑症状等。

（4）运动性麻痹：多为眼、面麻痹，脊髓根运动性麻痹则较少见。麻痹的肌肉与支配皮肤的神经常一致。此种麻痹能持续几周到几个月，但大部分皆可以恢复。

(5)内脏带状疱疹：病毒由脊髓后根神经节侵及交感神经及副交感神经的内脏神经纤维，引起胃肠道及泌尿道症状。可发生节段性胃肠炎及单侧性膀胱黏膜溃疡。当侵犯腹膜、胸膜时，则可产生积液等症状。

三、实验室检查

(一)血常规

外周血白细胞总数可升高，淋巴细胞和嗜酸粒细胞可增多。

(二)疱疹刮片

早期皮损基底部刮屑涂片，以姬姆萨或苏木素-伊红染色镜检，可发现多核巨细胞及核内包涵体。

(三)病毒分离

早期疱液和某些带状疱疹患者的脑脊液标本可分离到水痘-带状疱疹病毒。

(四)抗体检测

取患者急性期和恢复期双份血清，以酶联免疫吸附法测定，或免疫荧光测定技术检测水痘-带状疱疹抗体，如恢复期呈 4 倍以上增长，即为该病毒感染。

四、诊断和鉴别诊断

(一)诊断

1. 好发于春、秋季节，成人多见。

2. 皮损沿肋间神经及三叉神经可支配的部位分布，一般单侧发病，不超过正中线。

3. 皮疹特点　基本损害为在炎性红斑上发生群集性粟米至绿豆大小的水疱，疱液澄清，疱壁紧张。疱群延展排列成不规则的带状，群间皮肤正常。

4. 自觉疼痛　常在皮疹发出之前出现皮肤灼热感或神经痛。往往年龄越大，疼痛越明显。少数患者皮疹消退后遗留后遗神经痛。

5. 该病有自限性，儿童及年青人的全病程一般为 2～3 周，老年人为 3～4 周。

(二)鉴别诊断

1. 单纯疱疹　皮损为针头至绿豆大小的水疱，常为一群，多发生于皮肤黏膜交界处，且反复发作。

2. 接触性皮炎　皮损境界清楚，局限于接触过敏物的部位，与神经分布无关，有明确接触史。在红斑基础上发生水疱、大疱甚至血疱。无神经痛，自觉局部灼热、瘙痒。

五、治疗

轻症患者可单用西药、中药或外用药治疗，重症应采用中西医结合综合疗法。治疗中应以止痛、防止继发感染为原则。年老体弱者不可过用寒凉之品，并及时加用行气化瘀，养血止痛之药，以防后遗神经痛。对皮疹，创面应予以保护性治疗，抗感染。

(一)西医治疗

1. 抗病毒药物　应及早选用阿昔洛韦、缬昔洛韦、法昔洛韦等抗病毒药物口服或静脉滴注，也可选用阿糖胞苷、病毒唑、干扰素等。

2. 止痛药物　给予镇痛剂，如阿司匹林、颅痛定、消炎痛等。痛甚者亦可酌情给予可待因或安定剂。对长期不愈的神经痛后遗症可给予阿咪替林、维生素 E，亦可作神经阻滞。躯干部位剧烈疼痛可作椎旁神经封闭疗法。

3. 维生素药物　常用维生素 B_1、维生素 B_6、维生素 B_{12} 等。

4. 免疫调节剂　正常人免疫球蛋白或带状疱疹球蛋白、干冻麻疹减活疫苗、转移因子、胸腺肽、静脉滴注新鲜血浆等，以提高免疫功能。

5. 皮质类固醇激素　有人主张皮质类固醇激素可早期应用，可减轻炎症，减少遗留神经痛。

(二)中医辨证论治

该病多见于成年人，以实证为主，辨证时要分清轻重，详审病机。局部症状重，全身症状亦重者病重；局部症状轻，全身症状轻者病轻。该病以火热湿毒之邪为患，但临证有肝胆湿热、脾虚湿盛、气滞血瘀之别。辨证时应四诊合参，根据湿热火毒之轻重调方选药，分证论治。

1. 肝胆湿热

【证候】皮肤潮红，灼热刺痛，水疱呈带状分布，口苦咽干，舌红，苔薄腻，脉弦滑数。

【治法】清热利湿，泻火解毒。

【方药】龙胆泻肝汤加减。大便干者，加生大黄泻热通便；起血疱者，加丹皮、赤芍凉血活血；发于眼部者，加石决明清肝明目；发于面部者，加桑叶、菊花疏风清热。

2. 脾虚湿蕴

【证候】皮损颜色较淡，疱壁松弛，破后糜烂、渗出，疼痛轻，口不渴，纳差或食后腹胀，舌淡，苔白或白腻，脉沉滑。

【治法】健脾利湿，清热解毒。

【方药】湿胃苓汤加减。发于腹部、下肢者，加黄柏、牛膝清热燥湿。

3. 气滞血瘀

【证候】皮损大多消退，但疼痛不止，皮肤色暗，舌质暗，苔白，脉细涩。

【治法】活血化瘀，行气止痛。

【方药】桃红四物汤加减。疼痛较甚者，加郁金、延胡索、川楝子疏肝理气。

(三)外治疗法

1. 疾病初起用玉露膏或金黄膏外敷；或外搽双柏散、三黄洗剂、清凉乳剂(麻油加饱和石灰水上清液充分搅拌成乳状)，或鲜马齿苋、野菊花、玉簪花叶捣烂外敷。西药可用2%甲紫溶液，或阿昔洛韦、喷昔洛韦软膏、3%～5%无环鸟苷霜、3%阿糖胞苷霜等外涂。有感染者可用0.5%雷佛奴尔溶液、0.1%新霉素溶液湿敷，或用新霉素软膏、氧氟沙星凝胶等外涂。

2. 若水疱大，可用消毒针头刺破，以减轻肿胀，破损皮肤上撒红升丹。

3. 疱液已涸，或结厚痂，可用青黛散麻油调涂患处。

4. 疱痂脱落皮肤仍疼痛，可外用0.025%辣椒辣素霜或红灵酊等直接涂抹于疼痛患处，每日3次。不能用于有破损皮肤处。

5. 眼带状疱疹可用0.5%阿昔洛韦溶液、3%无环鸟苷软膏、0.1%～0.5%疱疹净溶液点眼。

6. 神经痛明显者可用1%达可罗宁紫草地榆油膏、5%苯唑卡因代马妥油膏或泥膏外涂，也可用40%碘甙溶液或1%消炎痛水溶液湿敷。

7. 还可选用微波治疗仪、红外线治疗仪等进行局部治疗，以促进皮损愈合，减轻后遗神经痛。

(四)针灸治疗

1. 梅花针疗法　梅花针叩刺疼痛部位，每日1次，使局部皮肤微微发红为宜。

2. 针刺疗法　体针围刺皮损部，沿着皮损，在皮损周围间隔0.5cm向皮内扎针，留针20分钟，每日1次；体针取穴内关、足三里、曲池、合谷、三阴交，提插捻转手法，留针20～30分钟，每日1次；耳针取穴肝区、神门，每日1次。

3. 拔罐疗法　沿着皮损，在皮损周围拔罐，用热蒸汽外喷皮损处。

4. 穴位注射法　邻近取穴，皮疹在脐以上区域取内关、曲池；皮疹在脐以下区域取足三里、三阴交。用醋酸泼尼松龙悬液，每穴分别推注0.5ml，每周1次。

(匡　琳)

第四节　疣

疣(verruca，wart)是人类乳头瘤病毒(human papilloma virus，HPV)选择性感染皮肤或黏膜上皮所引起的表皮良性赘生物。临床分为寻常疣、扁平疣、跖疣、尖锐湿疣等类型。寻常疣多见于青少年，以独立的坚实丘疹，触之坚硬，表面有粗糙角化物，无自觉症状为特征。扁平疣多见于青年人，好发于面部和手背，表现为针头至黄豆大小的扁平丘疹。跖疣发生在足底、手掌、指(趾)间，以表面粗糙角化、圆形半球状丘疹、局部挤压痛明显为特征。尖锐湿疣是我国目前常见的性传播疾病之一，与生殖器癌的发生密切相关。寻常疣属中医“疣目”、“千日疮”、“枯筋箭”范畴；扁平疣属中医“扁瘊”范畴；跖疣属中医“疣目”、“牛程蹇”范畴；尖锐湿疣属中医“臊瘊”范畴。

一、病因

(一)西医病因

疣是由人类乳头瘤病毒感染所引起。它是一种DNA病毒，呈球形，直径为45～55nm，是小而无包膜的对称性的20面立体。病毒主要在核内复制，人类是其惟一的宿主，宿主细胞是皮肤和黏膜上皮细胞，病毒的成熟与细胞的角化程度有关。完整的病毒只见于不全角化的上皮细胞中。近年来利用核酸杂交技术，将人类乳头瘤病毒至少分为40多种类型，且不断有新的类型发现。人类乳头瘤的类型，决定了其感染部位、病理特征、临床类型及相应的病理，如2、4、7型常引起寻常疣；3、5、8、9、10、11型常引起扁平疣；1、3型及4型常引起跖疣；6、11、16、18型与尖锐湿疣密切相关。疣主要通过直接接触传播，其中尖锐湿疣主要通过性接触传播，亦有报道尖锐湿疣可通过污染物而间接传播。机体的免疫功能与疣的发病有明显的关联。免疫缺陷者，疣的发病率高，如系统性红斑狼疮、白血病、恶性淋巴瘤等患者，皆易患疣。因此一般认为免疫功能降低，可能在疣的发病中起主要作用。另外，外伤也是人类乳头瘤病毒感染的重要因素，如跖疣好发于足底着力点，胡须部位的疣，随剃须而传播。

(二)组织病理学

以颗粒层及棘层上部细胞空泡化、核深染及电镜下核内病毒颗粒为共同特征。

1. 寻常疣　角化过度、角化不全，棘层肥厚和乳头瘤样增生，增生上部有层叠的角化不全细胞，核呈深嗜碱性，含有大量病毒颗粒。颗粒层有空泡细胞，含有大量嗜碱的核内包涵体。

2. 扁平疣　表皮角化过度，不规则的棘细胞层肥厚但无乳头瘤样增生。棘层上部及颗粒层细胞有增大的空泡细胞，核深染。颗粒层增厚，角质层空泡形成显著呈网篮状。

3. 跖疣　同寻常疣，角质层更厚，有广泛的角化不全，空泡化细胞及炎症浸润更明显。

4. 尖锐湿疣　表皮角化不全、轻度角化过度，棘层高度肥厚，表皮突增厚、延长呈乳头瘤样增生，细胞质着色深，核浓缩深染，核周围有透亮的晕，是诊断HPV的主要病理依据。真皮浅层水肿、毛细血管扩张，周围有中度慢性炎症浸润。

(三)中医病因病机

中医学认为，疣目由风邪、毒邪搏于肌肤或肝虚血燥、筋气不荣所致；扁瘊系风热之邪客于肌表，或内动肝火所致；牛程蹇多由局部气血凝滞，风热毒邪客于肌肤，复加长期压迫摩擦或外伤而发病；臊瘊为房事不洁，感受淫邪秽毒，蕴于肝胆经，下注阴部或外发皮肤所致。湿热秽毒久蕴肌肤，耗气伤阴，正虚邪恋，反复发作，缠绵难愈。

二、临床表现

(一)寻常疣

好发于手足背、手指、足缘或甲廓等处，亦可见于头面部。初起为针头大小的丘疹，渐渐扩大至豌豆或黄豆大的乳头状角质隆起，质硬，呈灰褐色、黄色或自然肤色，表面干燥，粗糙。顶端可分裂成刺状，初发为1个，可因自身接种而多发。大多数无自觉症状，撞击或摩擦时易出血，病程缓慢，可自愈，愈后不留痕迹。寻常疣有时可表现为以下特殊类型：

1. 丝状疣　好发于眼睑、颈项部等处，为单个柔软，细长突起，长约1cm，正常皮色或棕灰色，一般无自觉症状。

2. 指状疣　常发于头皮或趾间，皮损呈参差不齐的多指状突起，可相互聚集或分离，基底狭细，柔软，单发或多发，一般无自觉症状。

3. 甲周疣　发于甲缘，其根部常位于甲廓内，表现为单纯性角化，待浸及皮肤时，才出现典型赘疣状损害。若向甲下蔓延，使甲掀起，破坏甲的生长，易致裂口、疼痛及继发感染。

(二)扁平疣

好发于青年人,多发生在颜面、手背及前臂,是一种米粒大至豌豆大扁平隆起的损害,表面光滑,具有光泽,色浅褐或呈正常皮肤颜色,呈圆形、椭圆形或多角形,边界清楚。皮疹数目较多,多数密集,如经搔抓自体接种,则可沿抓痕呈串珠状排列。通常无自觉症状,偶有微痒,但少数患者皮疹急骤播散时亦可发生巨痒,呈皮炎症状。病程经过缓慢,有的可突然自行消失,但也可多年不愈,愈后不留瘢痕。

(三)跖疣

系发生足底的寻常疣,好发于足底受压部位,亦见于趾侧,初起为一细小、发亮的丘疹,后逐渐增大,表面角化、粗糙不平,呈灰褐、灰黄色或污灰色,圆形,边缘清楚,周围绕以稍高增厚的角质环,如用小刀将表面角质削去,中央就露出疏松的角质软芯,以被剔去,软芯的四周往往有散在的小黑点,多数为一个,偶有多个,常有痛感,有时在一较大的跖疣的四周,有散在性细小的针头大小的卫星疣,有时数个疣聚集在一起或相互融合形成一角质片块,若将表面角质削去后则见多个角质软芯,故将其称为镶嵌疣。见图 40-3。

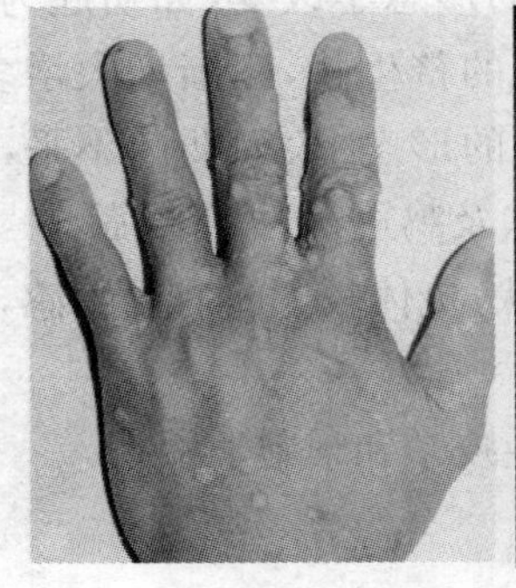

A. 寻常疣

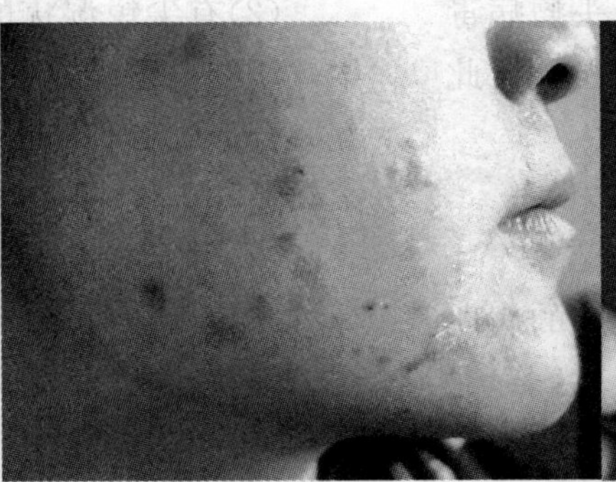

B. 扁平疣

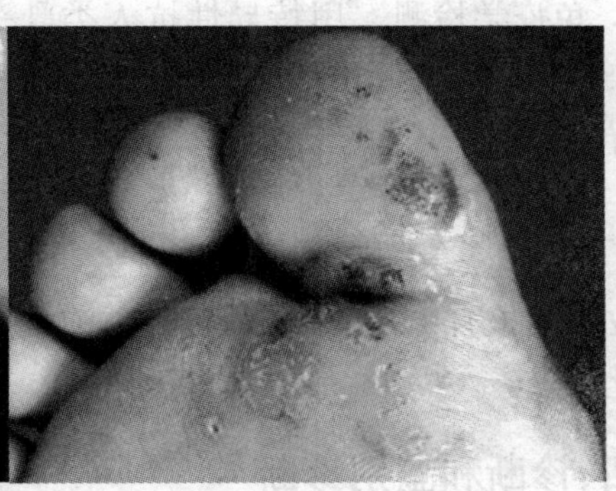

C. 跖疣

图 40-3　常见疣

(四)尖锐湿疣

潜伏期为 1~8 个月,平均 3 个月。好发于外生殖器及肛门附近的皮肤黏膜湿润区,男性多见于龟头、冠状沟、包皮系带、尿道口及阴茎部;同性恋者好发于肛门及直肠;女性多见于大小阴唇、阴道口、阴道、尿道、宫颈、会阴、腹股沟等。生殖器以外的部位偶尔见于腋窝、脐窝、乳房等,口淫者可发于口腔。包皮过长或白带过多者易受感染或复发。初起为小而柔软淡红色顶端稍尖的赘生物,逐渐增大增多,相互融合形成各种不同的形态,表面凹凸不平,湿润柔软呈乳头状、菜花状及鸡冠状,根部多半有蒂,易糜烂、渗液,其间有脓性分泌物淤积,有恶臭,疣体表面呈白色,暗灰色或红色,易出血。位于干燥部位的尖锐湿疣较小,呈扁平疣状。少数尖锐湿疣因过度增生成为巨型尖锐湿疣。大多数尖锐湿疣患者无自觉症状,少部分有瘙痒、灼痛、白带增多。见图 40-4。

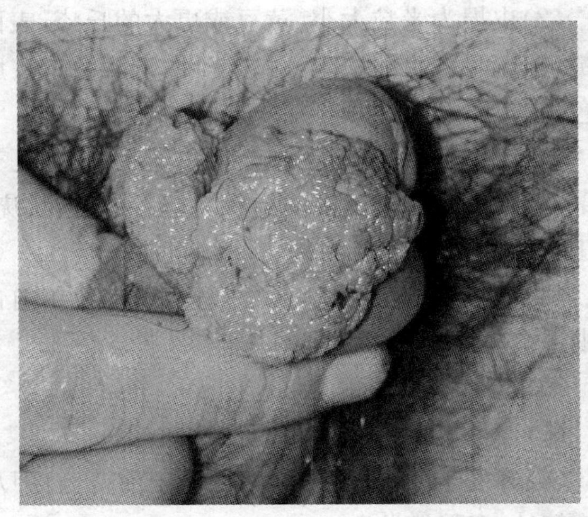

图 40-4　尖锐湿疣

三、实验室检查

(一)聚合酶联检查(PCR)

皮损 PCR 检测阳性。

(二)其他检查

1. 醋酸白实验　用 5%醋酸液涂在病损部位及周围正常皮肤黏膜,2～5 分钟病损部位变为白色,周围正常组织不变色为阳性。

2. 甲苯胺蓝试验　1%甲苯胺蓝外涂,2 分钟后用脱色剂、蒸馏水各清洗 2～3 次,若病损部位仍有蓝色,周围正常组织无着色为阳性。

3. 免疫学检测　用特异性抗人类乳头瘤病毒抗体染色,再用过氧化酶抗过氧化酶方法检测。此法特异性高。

(三)细胞学检查

皮损活检有 HPV 感染特征性空泡细胞的病理学变化特点。

四、诊断和鉴别诊断

(一)辨病要点

1. 寻常疣

(1)多见于儿童及青少年。好发于手背、手指,亦可见于头面部和足部。

(2)皮损为米粒大小,黄豆或更大的丘疹,表面粗糙,顶端呈乳头状增生,触之坚硬,灰褐色或皮肤颜色,常散在发生,少则一个,多则数十个。

(3)皮损细小呈丝状突起者,称丝状疣,常见于颈部;簇集多个参差不齐的指状突起者,称指状疣;发于甲缘及甲周者,称甲周疣,有触痛。

(4)一般无自觉症状,病程缓慢,可在数年内自然消退。

2. 扁平疣

(1)青少年多见,尤以女性为多。

(2)好发于颜面及手背,亦可见于前臂、肩胛及膝部等处,多骤然发生。

(3)皮损为芝麻至黄豆或稍大的扁平丘疹,呈圆形、椭圆形或多角形,质硬,肤色或浅褐色,常因搔抓而自体接种,沿抓痕呈串珠状排列。

(4)一般无自觉症状,偶有微痒,慢性经过。

3. 跖疣

(1)多见于青壮年,好发于足底,或见于趾间。

(2)皮损初为一针头大小丘疹,渐增大至黄豆大或更大,角化性增厚,呈灰褐色或灰黄色,表面粗糙,削去表面则呈丝状角质软芯,多单侧发生,数目不定。较大的跖疣四周有散在针头大的疣,称卫星疣;数个疣聚集在一起或相互融合成角质斑块,若将表面角质削去后,见多个角质软芯,称镶嵌疣。

(3)病程缓慢,有压痛,可以自然消退。

4. 尖锐湿疣

(1)有不洁性交史,配偶感染史或间接感染史。

(2)有尖锐湿疣的形态学改变,如初起为小而柔软淡红色顶端稍尖的赘生物,逐渐增大增多,相互融合形成各种不同的形态,表面凹凸不平,湿润柔软呈乳头状、菜花状及鸡冠状,根部有蒂。

(3)多无自觉症状,疣体较大时有异物感,少部分有瘙痒、灼痛。

(4)必要时可做免疫学和细胞学检查。

(二)鉴别诊断

1. 传染性软疣　与寻常疣相鉴别,皮损呈半球形,表面为蜡样光泽,不呈刺状,中心凹陷呈脐窝状;可查见软疣小体。

2. 汗管瘤　与扁平疣相鉴别,皮损为肤色或淡黄色,表面有蜡样光泽,半球形丘疹,质中等,1～2mm 直径大小,数个至百个以上,常密集而不融合,对称发生于两下眼睑;无自觉症状。

3. 鸡眼　与跖疣相鉴别,皮损为单个淡黄色角质栓,外围为透明黄色环,形似鸡眼,好发于足缘或足趾压迫部,多个或单个,中心皮纹消失,表面光滑,垂直压迫疼痛明显。

4. 胼胝　与跖疣相鉴别,好发于掌跖,皮损为蜡黄色角质斑片,中央略高,边缘不齐,皮纹正常,表面光滑,压痛不明显。

5. 扁平湿疣　与尖锐湿疣相鉴别,属二期梅毒,发于生殖器部位的褐红色斑块,基底宽而无蒂,表面扁平、糜烂,可有密集颗粒,呈乳头状、菜花状,暗视野可查到梅毒螺旋体,梅毒血清反应强阳性。

6. 假性湿疣　与尖锐湿疣相鉴别,主要发生在女性小阴唇内侧和阴道前庭，对称分布白色或淡红色小丘疹，表面光滑，个别呈微小息肉状。组织病理检查未见空泡化。醋酸白试验阴性。

7. 生殖器鲍温样丘疹病 与尖锐湿疣相鉴别，外生殖器部位多发性小的红褐色丘疹，可融合成斑块，临床上颇似尖锐湿疣，但组织学上类似鲍温病，损害可自行消退。

8. 阴茎珍珠状丘疹 与尖锐湿疣相鉴别，环绕在阴茎冠状沟的圆锥状、球形或不规则形小珍珠样丘疹，沿冠状沟排列成一行或数行，互不融合，无任何自觉症状，无不洁性交史。醋酸白试验阴性。

9. 生殖器鳞状细胞癌 与尖锐湿疣相鉴别，多见于40岁以上，无不洁性交史。损害浸润明显，质坚硬，易出血，常形成溃疡。组织病理显示由不同比例的正常鳞状细胞和间变鳞状细胞构成的瘤团。

（三）辨证要点

中医认为不管何种疣均以感染风热毒邪为因，但临证时应四诊合参，区别湿热血瘀、热蕴络瘀、热毒蕴结之证。单纯疣状赘生物多为湿热蕴结；如并发局部感染，疣体突然增大，多为热毒蕴结，病情加重。

五、治疗

由于各种疣的病因病理及发病机制不尽相同，因此其治疗也各异：

（一）寻常疣

目前尚无满意疗法，治疗原则应以最简单有效的方法，去除疣组织，减轻痛苦，防止复发。应根据不同患者，不同部位，皮损数目、大小等选择不同的治疗方法。多数疣可自行消退，故在局部治疗时，应尽可能避免造成瘢痕的疗法。

1. 物理疗法

（1）液氮冷冻疗法：此法简便有效，临床常用。常用直接涂抹法。以消毒棉签浸蘸液氮，直接压迫皮损处，每次20～30秒，反复3次冻融，待自然结痂脱落。若基底仍未脱落，再行二次冷冻。也可用喷射法，约喷30秒，间隔3～5分钟再喷1次，连续3次冻融。

（2）CO_2激光：适用于数目少的寻常疣和跖疣，局部浸润麻醉后，烧灼气化，输出功率5～7W，密度15400W/cm^2，烧灼时间1～2分钟。或同时加手术，先用CO_2激光将疣体烧灼，随即用手术刀将碳化层和疣体切除，暴露基底后，再用CO_2激光浅浅地烧灼一遍，止血包扎。也可用高频电灼及微波治疗。此方法治疗创面较大，愈合时间较长，易留有瘢痕。

（3）放射性核素治疗：对于顽固性疣经3次或3种方法治疗无效或复发者，可给予^{90}Sr治疗。300rad ^{90}Sr敷贴，每日1次，总剂量为1800～2100rad，治疗1个月见效，2个月痊愈。

2. 局部治疗

（1）抗肿瘤类药物

1）1% 5-氟尿嘧啶二甲基亚砜溶液、5% 5-氟尿嘧啶软膏、含1.8%十二烷氮酮1% 5-氟尿嘧啶凝胶，涂于皮疹表面，每日1～2次，直至消退。可用封包法，即先将患处用温水浸泡，再用小刀刮去泡软的角质层，然后将胶布剪一个小洞，使疣露于洞外，以保护周围健康皮肤，将2.5%的5-氟尿嘧啶软膏涂于患处，再用胶布封盖，每1～2天换药1次。

2）硫酸博莱霉素或平阳霉素或氟尿嘧啶疣损害内注射。将此类药物与2%利多卡因注射液配成1∶1，注入疣体中心，每个皮损处注入0.5ml，注射后局部加压1～2分钟，每次注射总量不超过1ml，1周后结痂，2～3周后脱痂。间隔2周注射1次，3次无效停用。此法用于较大疣体及顽固性疣的治疗，尤其适用于甲周疣。

（2）抗病毒类药物

1）酞丁胺二甲基亚砜溶液外涂，每日3～4次，或酞丁胺软膏外用，应先用手术刀片削去增厚的角质层后，再厚涂软膏，胶布固定，2天换药1次。

2）局部注射人白细胞a干扰素（2×10^6IU/ml）注射液或聚肌胞0.2～0.4ml注射在疣的基底部，2～3天注射1次，6～8次为1疗程。

（3）腐蚀性药物

1）可用纯水杨酸或纯冰醋酸原液或10%乳酸、苛性钾、灰碱粉（生石灰、纯碱各等份）、水晶膏等点涂于疣体表面，周围用胶布保护，每日2～3次。

2）10%水杨酸、5% 5-氟尿嘧啶弹性火胶棉，每日或隔日换药1次。

3）角质剥脱剂加封包疗法治疗跖疣。用含

17%水杨酸和17%乳酸的火胶棉基质的角质剥脱剂覆盖以硬膏(封闭敷裹),其外再覆以0.03mm的聚多尿胺薄膜,每日2次;或水杨酸40g、新霉素1g、达克罗宁1g、明胶12.5g、甘油35.2g,蒸馏水加至100ml,将其制成厚2mm圆块状贴膏,按皮损大小将药膏敷贴疣上,再用胶布贴紧密封,5天后除去膏药,削去浸渍性组织。

4)复方硝酸溶液(思可得)外用。

(4)其他药物

1)3%甲醛溶液湿敷或浸泡治疗跖疣,每日1次。每次15分钟,连续4~8周。也可将10%甲醛盛于小瓶内,倒扣于疣体上(注意勿使药液流出),使疣浸泡于甲醛溶液中,每日1次,每次10~20分钟,连用10~20天。

2)0.05%~0.1%维A酸软膏或0.1%~0.3%维A酸酒精溶液涂于疣体,每日1~2次。

3)小儿甲周疣可用0.7%斑蝥弹性火胶棉封包法治疗。

4)苯甲醇治疗:皮肤常规消毒后,在疣基底部注入2%苯甲醇液0.2~0.5ml,也可在疣的不同方向注入药液,间隔2日注射1次,3次为1疗程。

5)六神丸与麝香壮骨膏敷贴,用75%酒精擦拭皮肤,先将皮损剪成小凹,放置六神丸,用麝香壮骨膏贴敷固定,4天换药1次,3次为1疗程。

6)氯丙嗪疣内注射:每个疣内注射0.1~0.2ml。注意注射不宜过量,注射深度为疣基底部,不可注入疣底皮下组织。

7)博莱霉素疣内注射:每个疣体注入0.05%~0.1%博莱霉素0.2~0.5ml,每周1次。注意事项同氯丙嗪注射。

8)二硝基氯苯(DNCB)疗法:先在患者上臂内侧涂2%DNCB丙酮溶液0.15ml,使其致敏后,再用0.05%、0.1%、1%DNCB软膏睡前涂在疣体上封包固定,晨起去掉。治疗时间平均3个月。主要适用于多发性难治性疣。严重的外周血管病、未控制的糖尿病、妊娠、哺乳妇女、肾移植者禁用。

3. 外科手术治疗

(1)刮除法:常规消毒局部后,在局麻下,用1~3号不同大小刮匙刮除疣体,刮除后压迫止血,涂以碘酒。刮除法创面相对小,愈合较快。

(2)钝剥法治疗跖疣:常规消毒皮肤,在局麻下,先用手术刀剥去疣体表面的角质层,再沿角质环的外缘,垂直切开剩余的角质层,深度以不出血为度。然后,用蚊氏止血钳在切开的角质环上任意处垂直用力,向疣的基底方向钝性剥离,剥离后如基底部不光滑或不完整说明仍有残体,再用刮匙,刮除残体,发现底部白膜即已挖出干净,术后用凡士林纱布及绷带包扎,3天换药1次,1~2周愈合。

(3)结扎法治疗丝状疣:用丝线结扎疣基底部,使之缺血坏死。

4. 免疫治疗

(1)BCG免疫刺激疗法:用于多发性难治性疣、镶嵌疣、多发性甲周疣。于臂上方划痕8条,每条长1.5cm,涂上冻干BCG,然后用敷料包扎48小时,包扎期间避免敷料受湿,每周1次,4次为1疗程。治疗失败时,3~4个月后进行第二疗程甚至第三疗程。或采用卡介苗素注射液(即卡介苗热酚乙醇提取物的灭菌生理盐水溶液,每支1ml,含卡介苗提取物0.5ml),每次用量1支,每周肌注3次,2周为1疗程,如肌注1疗程未愈,可再肌注1个疗程。

(2)皮下埋入自身疣体组:选择突出皮肤较大的疣,切下半个米粒大小疣体组织一块,然后常规消毒上臂上1/3内侧皮肤,2%利多卡因麻醉,切0.3cm切口,把切下的疣体组织埋入皮下,缝合皮肤,1~2个月后疣体逐渐消失。

在局部治疗中可能出现的副作用有局部疼痛、水肿、化脓、过敏反应及色素沉着等。

5. 全身用药　对多发性疣及久治不愈者可选用如下方法,但疗效目前尚难肯定。

(1)干扰素(1~5)×10^6 IU,皮下注射,每日1次,共10~14天,然后改为每周注射3次,连续4周,也可肌注,每日1次。

(2)聚肌胞注射液2~4ml,肌注,每周2次。

(3)卡介苗素0.5mg,肌注,隔日1次,治疗3个月。

(4)卡介菌多糖核酸注射液(斯奇康)1ml,肌注,隔日1次,3个月1疗程。

(5)异维A酸10mg,每日2次,1个月后改为每日1次,连用3个月。

(6)左旋咪唑50mg,每日3次,连服3天,停用11天,连用3个月。

6. 中医中药治疗

(1)辨证施治

1)肝胆风热

【主证】病程短,皮损数目较多,多呈泛发倾向,自觉微痒,舌质红,苔少,脉弦数。

【治则】清肝泻火,疏风平疣

【方药】清肝益荣汤化裁。药用:柴胡、川芎、焦山栀、木瓜各6g,茯苓、熟地、白术、炒白芍、当归各10g,银花、板蓝根、钩藤、防风各15g,生薏苡仁、紫贝齿各30g。

2)肾气不荣

【主证】病程长,屡散屡发,未能根除;或用腐蚀剂后,疣体翻张如菌,时有渗血现象,伴有头晕耳鸣,肢软乏力,舌质淡红,苔少。

【治则】滋补肾水,平肝除疣。

【方药】归芍六味地黄丸化裁。药用:熟地黄、茯苓、当归、白芍、丹皮各10g,山药、山萸肉、桑椹子、何首乌各15g,贯众、柴胡、桑枝各6g,生石决明、生薏苡仁各30g。

(2)中药单验方:三七片(粉)内服,成人每次1g,每日3次,共7天。马齿苋30g,煎服或捣烂外敷。狗脊、地肤子各30g,煎汤外洗。新鲜鸡内金摩擦患处。

(3)外用药治疗

1)木贼、香附各50g,煎汁熏洗。

2)鸦胆子仁捣烂外敷。

3)马齿苋30g,苍术、蜂房、白芷、陈皮各15g,细辛10g,蛇床子、苦参各12g,煎汁外洗或湿敷,每日1～2次,每次15～30分钟。

4)生石灰150g,鸦胆子60g,血竭30g,共研极细末,过筛,取粉少许置疣上,用拇指揉至疣体脱落。

(4)针灸疗法

1)针刺寻常疣:局部消毒后,左手捏紧疣的基底部,右手持针快速垂直刺入,至疣的基底部,强刺激,不留针,局部当天勿沾水,4周后疣体不脱落,可再针刺一次。

2)将艾炷放在疣顶部,连灸3炷,每日1次,直至脱落。

3)耳针压穴:可用于小儿寻常疣的治疗,取肾上腺、肺、枕、内分泌等穴位,配阿是穴,75%酒精棉球清洁局部皮肤,观察相应穴位区域,找出反应点(呈苍白或充血性红点,直径0.2～0.3cm),用镊子将粘有王不留行籽的创可贴胶布对准反应点贴紧,以拇指和食指相对按压,力度以患者有酸痛感、能耐受为度,每秒钟按压3～4次,共10～15分钟,每日3～4次,双耳同时按压,每周更换穴位1次,4次为1疗程,治疗2个疗程。

(5)其他疗法:推疣法、摩擦法。

(二)跖疣

1. 辨证施治　治宜清热解毒,活血化瘀。可选以下方:

(1)板蓝根、大青叶各15g,蒲公英30g,生地、三棱、莪术、桃仁、僵蚕、炙百部、干蟾皮各9g,生甘草4g。

(2)红花、桃仁、郁金、怀牛膝、穿山甲各9g,透骨草12g,珍珠母、蛤壳、生牡蛎各30g。

(3)马齿苋30g,大青叶15g,紫草10g,败酱草10g,桃仁10g,红花6g,赤芍6g。

2. 中药单验方

(1)生半夏少许,加白糖少许,冷开水调涂疣上,外用胶布固定,3天换药1次。

(2)乌梅外敷患处。

(3)浓盐水浸泡患处,每日1次。

3. 外用药疗法

(1)紫朱砂30g,研粉外包,每周一换。

(2)30%生半夏霜,外擦。

(3)纯碱、生石灰等量,和入少量糯米,加水调糊,外敷。

4. 针灸疗法

(1)针刺疗法:取太溪、昆仑、足三里,2天1次。

(2)耳针法:取肝、皮质下、内分泌相应区域,2天1次。

(3)穴位注射法:取太溪(双),针刺“得气”后各缓慢推注生理盐水0.5ml,3天1次。

(三)扁平疣

1. 局部治疗

(1)化学疗法

1)1%～5% 5-氟尿嘧啶霜(5-FU)或1% 5-FU二甲基亚砜溶液,涂于患处,早、晚各1次,用药期间尽量避光。

2)3%酞丁胺软膏外涂,每日3次。

3)3%甲醛液外擦患处,每日2次。

4)0.1%苯扎溴铵液,面部皮疹用湿敷法,手部皮损用浸泡法。每次10～15分钟,每日2～3次。

5)阿昔洛韦药水涂擦皮疹,用力至发红为止,每日3～4次。

(2)免疫疗法

1)DNCB丙酮液外用:以丙酮为溶媒配置0.1%～1%10种不同浓度的DNCB丙酮液,在患者上臂内侧用毛笔蘸0.1%DNCB液进行皮试,48～72小时呈阳性反应,以后依次递增浓度,每周点一次。

2)灭活厌氧棒状杆菌皮下注射或肌注:用生理盐水稀释至每毫升含菌体60亿(2mg),皮下注射或肌注,每周1次,每次0.5ml,如无反应,3周后可逐渐加大剂量,最大不超过2ml,连续10次为1疗程。

3)灭活卡介苗划痕疗法:卡介苗浓度为0.75%,经10分钟高温灭活后储存于冰箱中备用。于上臂三角肌处滴0.1ml,在滴处做划痕,每周1次,10次为1疗程。

4)疣组织包埋治疗:选择一个最新皮损,常规消毒、局部麻醉,用尖刀消除角质层,将疣组织取出备用。选择三角肌中下1/3交界处,常规消毒、局部麻醉,切口0.5cm,深度达真皮层,彻底止血后将疣组织置入,缝合一针,以无菌纱布覆盖,胶布固定。

(3)物理疗法:可选用液氮冷冻、电干燥法、电灼烧法等。

2. 全身治疗

(1)干扰素100万U肌肉注射,隔日1次,14天为1疗程。

(2)转移因子皮下注射,每次1支,每周2次,3周为1疗程,或转移因子口服液,每日1支,30天为1疗程。此两种药物与其他疗法或药物联合应用可提高疗效。

(3)聚肌胞2ml肌肉注射,3天1次,4次为1疗程。

(4)维胺酯25mg,分2次服用,4周后减半,连用8周。泰尔丝(异维A酸)10mg,每日2次。

(5)左旋咪唑50mg,每日3次口服,服3天停11天,6周为1疗程。多抗甲素口服液10ml,每日2次,儿童量减半,疗程1个月。

(6)胸腺肽5mg,3天1次,皮下注射,10次为1疗程。

(7)卡介菌多糖核酸注射液(斯奇康)1mg肌注,10次为1疗程。

(8)免疫核糖核酸注射液1mg,皮下注射,隔日1次,连用4周。

(9)溶菌酶片口服,成人5～7片/次,儿童2～3片/次,每日3次,配合1% 5-FUDMSO溶液外用,可提高疗效。乌洛托品0.3～0.5g/次,每日3次。氧化镁0.5～1.0g/次,每日3次。西咪替丁0.4mg,每日3次,10天1疗程。

(10)维生素B_{12}:0.5mg每日肌注1次,10～15次为1疗程。

3. 中医中药治疗

(1)辨证施治

1)脾湿风热:突然发病,多发于面部,扁平疣数少,时有作痒,多呈皮色,触之高起,兼食呆脘痞,舌淡苔腻,脉相沉数。治宜健脾祛湿,清热疏风,药用当归、黄芪、荆芥、防风、菊花、牛蒡子、桑叶、地肤子、白鲜皮、苦参、茯苓皮、百部各10g,板蓝根、蒲公英各15g,生薏米仁12g。

2)肺胃蕴热:多发于青年,扁疣色褐,散在分布,搔后呈条状接种,似串珠状,伴发脂溢及粉刺,兼唇干口渴,舌红苔黄,脉象浮数。治宜清热凉血,和营祛斑。药用生地、玄参各12g,石斛、山楂、寒水石、黄芩各9g,蒲公英、生薏仁、白花蛇舌草各15g,生山栀、全瓜蒌各9g,生甘草3g。

3)血虚肝风:多发于成年人面部、颈项、手背、前臂,扁疣色暗,坚实边清,兼目眩心悸,舌淡苔黄,脉象沉细。治宜养血平肝,软坚散结。药用珍珠母、生牡蛎、灵磁石各30g,当归、白芍、王不留行籽、穿山甲、百部、旱莲草各9g,钩藤12g,蒲公英15g,黄芪、党参、丹参各9g。

(2)中药单验方

1)生薏仁研末,加等量白糖,每次5g,每日3次口服。

2)土茯苓50g,煎汤代茶饮。

3)生香附10～20粒碾碎,炒鸡蛋口服。

4)红花9g,冲开水代茶饮。

5)芒硝,每次1g,每日2次,连服30天。

6)生薏仁50g,莲肉50g,枸杞10g,百合10g,山药30g,白糖50g,煎服。

7)当归、板蓝根、紫草、木贼、生薏仁各60g,红花、牡蛎各30g,煎汤代茶饮。

8)生香附、生薏仁、大青叶、木贼、石榴皮各10g,煎服。

(3)外用药物治疗

1)木贼、香附各50g,煎汤熏洗。

2)马齿苋30g,苍术、蜂房、白芷各9g,细辛6g,蛇床子12g,苦参、陈皮各15g,煎汤熏洗。

3)苍术9g,细辛6g,陈皮、白芷各12g,板蓝根、贯众各30g,煎汤熏洗。

4)蒲公英30g,紫花地丁50g,苦参15g,狼毒10g,百部15g,煎汤熏洗。

5)板蓝根、山豆根、马齿苋各30g,木贼、香附、生薏仁各20g,牡蛎15g,煎汤熏洗。

(4)针灸疗法

1)针刺疗法:皮疹在面部及手背者,选合谷、曲池穴,足背者加足三里穴,施针采用抑制法。

2)骨空穴针刺:针刺采用平补平泻手法,留针30分钟。

3)耳针疗法:取肝、皮质下、肺相应区,针后留针15分钟,2天1次,10次1疗程。

4)穴位注射法:取血海、风池、大骨空,针刺"得气"后,每穴各推注1~1.5ml,10%川芎嗪注射液或10%防风注射液,2天1次,7次1疗程。

(四)尖锐湿疣

由于目前尚不能根除HPV,加之该病有一定自限性,同时在治疗后易复发,因此,尽管治疗方法较多,在选择时仍以有效、安全、简便、不引起瘢痕为基本原则。对可能伴发的其他性病,也要及时、有效的诊治,并且采取防护措施以免传染他人。

1. 局部治疗 为目前最常用的方法,疗效肯定,若恰当采用联合疗法,可取得满意效果。

(1)5%咪喹莫特霜:可刺激先天免疫系统,诱导细胞因子,导致含有病毒的细胞凋亡。每周3次,每次擦药6~10小时后清洗,可用16周。

(2)0.5%鬼臼毒素酊:可抑制细胞中期有丝分裂,抑制疣病毒DNA合成,并引起组织坏死,且副作用小。用药前清洗患部,擦干,涂药,每日2次,连用3天并停药4天为1疗程,在醋酸白试验监视下用于亚临床感染病损。一般可重复用药2~3个疗程。孕妇、婴儿禁忌,疣体及周围炎症时忌用。

(3)重组人α-2b干扰素凝胶(尤靖安):抗病毒,增强巨噬细胞吞噬功能和T细胞功能。每日外用4次,连用6周为1疗程。该药更适于在冷冻、激光治疗后外用,以预防复发。

(4)10%~25%足叶草脂安息香酊(或乙醇液):作用机制同鬼臼毒素,但刺激性大,可导致全身吸收毒性反应。涂药前需用凡士林防护正常皮肤黏膜,涂药后2小时用肥皂水清洗患部,每周1次,每次用量应限于0.5ml以下,用药面积<0.5cm^2。孕妇及小儿禁用。

(5)5% 5-氟尿嘧啶(5-FU):通过阻断脱氧尿苷酸合成胸腺嘧啶苷酸的甲基化而阻断DNA合成,抑制病毒的复制。局部涂擦软膏、乳膏或用不透水胶布封贴,每日换用1次,连用4周,同时注意保护正常皮肤。用于治疗男性尿道内疣时,待膀胱排空后用喷管注入霜剂12ml或用棉花涂布,每日4次,治疗后扩张尿道以免粘连。用于阴道湿疣时将5%药液浸湿纱布,塞入阴道,2小时取出。

(6)塞替派:0.1%溶液洗浴阴茎2小时,每日1~2次;栓剂(每支15ml)用于尿道舟状窝及尿道内损害,连用8天。

(7)秋水仙碱:8%溶液局部涂擦,每周1次;5%溶液灌于垂直的阴茎,保留20分钟,每日1次或隔日1次。

(8)25%~50%三氯醋酸溶液:有化学性剥脱、止血和收敛作用,每日1次,连用4~6天,间隔1周可再用。药液只能涂于疣体,并用滑石粉或碳酸氢钠粉去除未发生反应的酸液。

(9)3%酞丁胺软膏:系一种α-醛酮缩硫脲衍生物,抑制病毒DNA合成。每日2~3次,4周为1疗程。

(10)95%乙醇:先暴露病灶,纱布保护周围组织,棉球蘸95%乙醇点涂疣体,疣多者反复多量点涂。每日1~2次,1周为1疗程。

(11)平阳霉素:以8mg加生理盐水2~3ml,外涂疣体表面,每日2次,疗程2~4周,适宜于较小的皮损。

(12)左旋咪唑涂布剂:2小时1次,每日6~8

次，连用2周。物理治疗后应用效果更佳。

(13)复方硝酸溶液(思可得,Solcoderm)：系一种含硝酸、醋酸、乳酸、草酸等多种酸的复合外用制剂。取一根配备的毛细试管，将其置于药液中数秒，使毛细试管中充满药液，取出后将其对准疣体，左右移动，并轻轻挤压，使药液均匀涂于疣体上，1～3次。疣体很小时可不用毛细试管，而用塑料小棒蘸取药液点涂于疣体表面和根部，至疣体颜色变成灰白色或淡黄色，3～5天复查，如未脱落可重复一次。

2. 物理疗法

(1)激光：利用其热效应，使病变组织因高温而气化。注意不要过度治疗，否则易致瘢痕形成。CO_2激光可用于治疗任何部位的疣。Rb-YAG激光对尿道近端2/3部位的疣及一些黏膜部损害尤为适宜。

(2)氨基酮戊酸光动力疗法：皮损及周围皮肤消毒，10%～20%氨基酮戊酸溶液湿敷皮损，塑料薄膜封包，3小时后用He-Ne激光照射2分钟，激光总能量约为$100J/cm^2$。若进行第二次治疗需间隔7～10天。光动力学治疗尤其适用于疣体发生在男性尿道口的患者。

(3)电烧灼或电干燥：使细胞变性、坏死，以清除疣体。带有心脏起搏器的患者或接近肝门边缘的疣，禁用电干燥法。

(4)冷冻：一般采用液氮，亦可用CO_2干冰，使疣体组织坏死。要持续到全部皮损冻结冰球，基底部见到一受冻皮肤晕为止。冷冻范围扩展至疣体周围1～2cm的正常皮肤则效果更佳。黏膜部冷冻更要特别慎重，以防溃疡等严重并发症。

(5)放射性核素^{90}Sr：每次5Gy，共用5次，以后每次增加10Gy，至55Gy为1疗程。

(6)微波：局麻，用治疗仪之针状辐射器刺入疣基底部，微波输出功率40～50W，每点持续2秒，见组织凝固发白，赘生物去除。

(7)^{32}P敷贴：在每平方厘米面积上采用放射性活度为9.25MBq的核素^{32}P敷贴，每周1次，平均保持5小时，以清水冲洗。

(8)放射性核素$^{90}Sr/^{90}Y$：充分暴露病变部位，用铅橡皮屏蔽周围0.5cm以外正常皮肤，$^{90}Sr/^{90}Y$敷贴器用一次性塑料薄膜包裹，将其活性面直接贴敷皮损。每个皮损每次给予2.4～4.5Gy，每日1次或隔日1次，7～10次为1疗程，总剂量15～40Gy，2周后复诊。

(9)TH光热治疗：局部麻醉后功率调至7～9W，距组织0.5cm垂直照射，范围超过皮损边缘1～3cm，持续1～3分钟，至照射处呈淡黄色或乳白色痂块停止照射。对皮损区外尖锐湿疣的好发部位，可使用5W的功率，距组织0.5cm，反复照射约2分钟，以防治亚临床或潜伏感染。

3. 外科治疗

(1)手术切除：应用于较大的损害，但易复发，并要注意减少瘢痕形成。

(2)刮除：常规消毒，以2%普鲁卡因行基底麻醉，然后用外科刮匙快速刮除疣体，压迫止血并立即涂擦40%三氯醋酸。

(3)剪除法：用于治疗数目少于4个，病损直径<10mm的疣。以肛门周围或肛管内疣效果较好。在局麻下进行，沿疣的基底部剪除疣体，从后向前剪除，以避免渗出物和血液影响手术进程。

(4)电切汽化切除术：适用于尿道病损。汽化输出功率250W，局麻后自尿道外口插入电切镜，窥见疣体后从顶部到根部电切汽化切除，用4%甘露醇持续冲洗。先将近尿道外口的疣体电切汽化切除，然后向内部深入，逐渐将阴茎头部尿道及悬垂部尿道等部位的病损全部电切汽化切除。反复冲洗，检查尿道无病损残留及出血，膀胱未见异常改变，即退出电切镜。

(5)缝合术：用于治疗巨大尖锐湿疣。常规术前准备。手术步骤：①寻找最易分离的疣分叶及其蒂；②切除分离的疣分叶；③缝扎残留蒂；④逐个分叶将巨大疣体切除；⑤用电子多功能治疗仪清除周边散在小疣体；⑥局部用1/5000～1/8000高锰酸钾液清洗。

4. 局部注射

(1)干扰素：具抗病毒、抗增殖及免疫调节作用。推荐用α-2a基因工程干扰素治疗，以100万U用注射用水或生理盐水0.5～1ml稀释，均匀注射于各病损基底部，隔日注射，每周3次，共注射9次。

(2)博莱霉素：抑制DNA合成及部分抑制RNA合成。以0.1%溶液注入疣体基底部，每次总量限在1ml。

(3)5-氟尿嘧啶：常规消毒，将药液125mg注于基底部，再用软膏外敷于疣体。

(4)毛萼香茶菜：用毛萼香茶菜注射液 10～15ml 注射于疣体基底部至疣体胀白，每周 1 次，直至疣体脱落或治疗 4 周。

5. 全身用药　目前多于局部治疗联合使用，可起辅助治疗作用。可酌情选用聚肌胞、干扰素、胸腺肽、利巴韦林，每日或隔日肌肉注射。也可采用香菇多糖口服。左旋咪唑的疗效尚有争论。口服异维 A 酸胶丸 10mg，每日 3 次或每日 2 次，值得进一步观察。HPV 疫苗尚处于实验研究和临床试验阶段，其确切疗效还待证实。

6. 中医中药治疗

(1)辨证施治

1)湿热下注：皮损呈疣状增生，潮湿红润，质软，伴口干口苦，小便黄，或白带多，舌质红，苔黄腻，脉弦数或滑数。治宜清热利湿，化浊散结。方用龙胆泻肝汤加减，药用龙胆草、山栀、黄芩、木通、泽泻、车前草、当归、生地等。

2)热毒蕴结：疣体增大迅速，触之出血，表面有脓性分泌物，恶臭，或合并淋病、梅毒等，伴口干，尿黄，大便结，舌质红，苔黄，脉数。治宜清热解毒，祛秽除疣。方用黄连解毒汤合五神汤加减。药用黄连、黄柏、山栀、车前草、蒲公英等。

(2)单验方：马齿苋合剂。马齿苋 60g，败酱草 15g，紫草 10g，大青叶 15g，每日 1 剂，水煎服，7～14 剂为 1 疗程。

(3)外治法

1)鸦胆子油适量，用小竹签或探针点涂于患处，每日 2～3 次，至脱落为止。注意保护病损周围正常皮肤黏膜。

2)五秒水仙膏，用竹签或探针点涂患处，3 分钟后用力推刮，生理盐水洗净残留药液，局部消毒。

3)外治方：土茯苓、大青叶、板蓝根、蒲公英、明矾各 20g，煎水熏洗患处。

六、预防与调护

1. 寻常疣应避免摩擦，以防出血。

2. 跖疣避免挤压。

3. 扁平疣应避免搔抓，以防自身接种。

4. 尖锐湿疣患病期间禁止性生活，以免传染他人。

5. 增强体质，提高机体免疫力。

（毛武塬）

第五节　脓疱疮

脓疱疮又称脓痂疹、传染性脓痂疹（impetigo contagiosa），俗称黄水疮，是一种表皮浅层的细菌感染性疾病，通常由金黄色葡萄球菌、A 组乙型溶血性链球菌感染引起。以脓疱、脓痂、自觉瘙痒为临床特征。该病具有较强的传染性，多见于 2～7 岁儿童，易在托儿所、幼儿园或家庭中传播流行。好发于夏、秋季节，尤以夏末秋初为多，发病率占皮肤科门诊人数的 1.5%左右。直接接触传播是其主要传播途径，患者非常容易通过感染区表皮脱落导致自身接种及传播。

脓疱疮属于中医的“黄水疮”、“滴脓疮”、“脓窝疮”等范畴。

一、病因

（一）西医病因

正常皮肤菌群分为两大类：常驻菌和暂住菌。最重要的暂住菌是 A 组 β 溶血性链球菌（GABHs）和金黄色葡萄球菌（以下简称金葡菌）。常驻菌中数目最多者为凝固酶阴性的葡萄球菌，身体上绝大多数部位没有金葡菌繁殖。然而，20%～40%正常成人被发现鼻部持续带菌，约 20%的会阴部可能有细菌繁殖。棒状杆菌属是嗜脂性的多形性革兰阳性杆菌，主要在皮肤潮湿、间擦部位常驻；短颈细菌属多寄生在趾蹼，特别是伴有足癣者，可能与足部的臭味有关；丙酸杆菌是生长在毛囊和皮脂腺的厌氧杆菌，痤疮丙酸杆菌存在于所有成年人，是皮脂丰富区域最多见的微生物；念珠菌属中最多见者为白色念珠菌，可在40%的人口腔黏膜上繁殖，除了银屑病、异位性皮炎（AD）和免疫抑制者，它很少在正常皮肤上繁殖。

局部温度的升高、潮湿、皮肤病的存在如AD和头癣、患者的年龄、生活环境的拥挤、卫生状况不良和抗生素的治疗均可以改变皮肤正常菌群和促进暂住性致病菌GABHs和金葡菌的繁殖。温度的降低有利于非致病性凝固酶阴性葡萄球菌的生长，同时降低了后续微生物感染的毒力。新生儿或AD患者金葡菌的鼻部携带状况与住院天数增加有关。表皮葡萄球菌和棒状杆菌是新生儿中最主要的常驻菌。出生数周后，新生儿皮肤菌群即与成年人相同，革兰阴性杆菌和金葡菌顺向于脐部和鼻咽部繁殖。皮肤寄生后便可引起疾病。抗生素的应用可以降低棒状杆菌的密度，同时增加凝固酶阴性的细球菌和革兰阴性杆菌的密度。

病原菌通过黏附素、细胞壁丝状突起上的抗原不可逆地黏附于宿主细胞的特异性受体上而引起在皮肤上的繁殖。葡萄球菌和链球菌黏附素的主要成分是磷壁质（teichoic acid），其相应受体为宿主上皮细胞上的纤维粘连蛋白（FN），两者不能在完整皮肤上繁殖可能是由于皮肤表面缺乏FN所致，当皮肤破损，FN暴露后GABHs或金葡菌在皮肤上繁殖，形成脓疱疮。对细菌黏附素的认识为预防或治疗细菌性皮肤感染提供新的途径。

病原菌黏附到皮肤上形成化脓性感染之前必须首先通过宿主的几道防线，完整的角质层细胞重叠、紧密排列，提供了防止细菌进入的第一道屏障。角质层的分解产物如游离脂肪酸具有抗金葡菌和链球菌的作用。许多常驻菌如棒状杆菌具有脂肪分解酶，可使血清甘油三醇转变为脂肪酸而释放，从而有助于抵抗金葡菌和GABHs。汗液中IgA的分泌及表皮朗罕斯细胞在预防感染中也起着重要作用。现已观察到金葡菌通过细胞间隙在角质层间移动前进，它也可以通过附属器而进入皮肤。

（二）中医病因病机

中医认为，夏秋季节，气候炎热，湿热交蒸，暑湿热毒袭于肌表，以致气机不畅，疏泄障碍，熏蒸皮肤而成；若小儿机体虚弱，肌肤娇嫩，腠理不固，汗多湿重，暑邪湿毒侵袭，更易发病，且可相互传染。反复发作者，邪毒久羁，可造成脾气虚弱。

（三）病理

角质层下或颗粒层水疱形成，水疱内偶见棘刺松解细胞，疱底海绵形成。疱腔中常可见中性粒细胞，真皮乳头水肿，浅层血管周围有淋巴细胞和中性粒细胞的混合浸润。

二、临床表现

该病临床上可分为3种类型。

（一）寻常性脓疱疮

寻常性脓疱疮（impetigo vulgaris）常由金葡菌引起，约占70%。初起为散在鲜红色糜烂至黄豆大小丘疹或水疱，水疱很快转为脓疱，疱周围以红晕，脓疱壁较厚，初丰富紧张，数日后疱壁松弛，破溃后露出鲜红色糜烂面，表面覆有较稠的脓性分泌物，干燥后形成蜜黄色痂。由溶血性链球菌引起者，皮损初为红斑，迅速出现水疱、脓泡，疱壁薄，易破溃，常在就诊时仅见有蜜黄色结痂。脓疱约经46天逐渐消退。好发于面、颈、四肢暴露部位，约1/3患者可累及躯干部，少数患者鼻腔、唇、口腔及舌部黏膜亦可受侵犯。自觉瘙痒，常因搔抓使分泌物带至其他部位皮肤，而又出现新脓疱。附近淋巴结可肿大，严重者有发热、白细胞增多等全身症状。见图40-5。

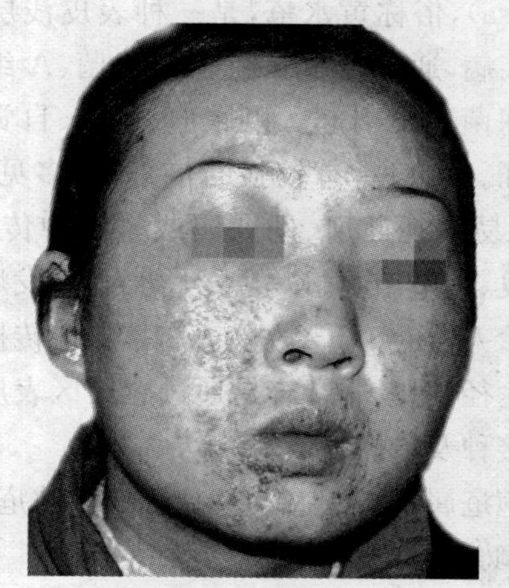

图40-5 面部脓疱疮

部分儿童在脓疱疮后患急性链球菌性肾小球肾炎(APSGN),从脓疱发作到APSGN出现平均潜伏期为18～21天,APSGN为散发性,多由咽部M型12感染所致。在由M型49引起的急性肾炎流行时,24%的链球菌性脓疱疮儿童可发生急性肾火或不明原因的血尿,<6.5岁者危险性较高。对患有链球菌性脓皮病的儿童,应做常规尿检查,以发现尿中是否有红细胞、白细胞管型及蛋白。不过这种肾小球肾炎通常是急性过程,病程较短,但也可能发展成慢性,甚至肾衰竭。

极少新生儿及体弱儿童,可引起败血症而导致死亡。

(二)大疱性脓疱疮

大疱性脓疱疮(impetigo bullosa)大疱性脓疱疮常由凝固酸阳性金葡菌引起,发病率相当高,多见于儿童及青年。初起为米粒大或黄豆大水疱,迅速增大至蚕豆或更大脓疱,疱周红晕不著,疱壁紧张丰富,疱液由清液渐变为混浊。由于重力作用,脓细胞坠积而成半月状,或见疱底有点状脓液沉积,数日后脓疱破溃或干涸后形成淡黄色结痂,脱痂后不留瘢痕而愈,但可遗留色素沉着。好发于面部、躯干、四肢,偶可见于掌跖或黏膜部位。自觉有不同程度痒感,附近淋巴结可增大,全身症状轻微。

(三)深脓疱疮

深脓疱疮(ecthyma)又称臁疮,主要由溶血性链球菌所致,多累及营养不良的儿童或老人。好发于小腿或臀部。皮损初起为脓疱,渐向皮肤深部发展,表面有坏死和蛎壳状黑色厚痂,周围红肿明显,去除痂后可见边缘陡峭的碟状溃疡。疼痛明显。病程为2～4周或更长。

发生于新生儿时又称新生儿脓疱疮(impetigo neonatorum),起病急,传染强。皮损为广泛分布的多发性大脓疱,尼氏征阳性,疱周有红晕,破溃后形成红色糜烂面。可伴有高热等全身中毒症状,易并发败血症、肺炎、脑膜炎而危及生命。

葡萄球菌性烫伤样皮肤综合征(staphylococcal scalded skin syndrome,SSSS),由凝固酶阳性、噬菌体Ⅱ组71型金葡菌所产生的表皮剥脱毒素导致。多累及出生后3个月内的婴儿。起病前常伴有上呼吸道感染或咽、鼻、耳、鼓膜等处的化脓性感染,皮损常由口周和眼周开始迅速波及躯干和四肢。特征性表现是在大片红斑基础上出现松弛性水疱,尼氏征阳性,皮肤大面积剥脱后留有潮红的糜烂面,似烫伤样外观,手足皮肤可呈手套、袜套样剥脱,口角周围可见放射状裂纹,但无口腔黏膜损害。皮损有明显疼痛和触痛。病情轻者1～2周后痊愈,重者可因并发败血症、肺炎而危及生命。

三、实验室检查

(一)血液检查

外周血白细胞总数常升高,半数患者中性粒细胞偏高。泛发病例血沉、粘蛋白增高。由链球菌引起的抗“O”一般增高,可达2500U/ml,蛋白电泳显示α球蛋白及丙种球蛋白增高。

(二)脓液培养

脓液培养多为金黄色葡萄球菌。药敏试验显示对青霉素大部分耐药,可达95%,而对新霉素产生耐药的很少。其次为链球菌。

四、诊断和鉴别诊断

(一)诊断

多发于夏、秋季节,儿童尤为多见,有传染性。好发于颜面、四肢等暴露部位,也可延及全身。

皮损初起为红斑,或为水疱,约为黄豆、豌豆大小,经1～2天后,水疱变为脓疱,界限分明,四周有轻度红晕,疱壁极薄,内含透明液体,逐渐变成混浊。脓疱较大者,疱壁由紧张渐变弛缓。由于体位关系,疱内脓液沉积为脓清及脓渣两层,形成半月状坠积性脓疱。脓疱破裂后,显出湿润而潮红的糜烂疮面,流出黄水,干燥后结成脓痂,痂皮逐渐脱落而愈,愈后不留瘢痕。脓液流溢它处,又常引起新的脓疱发生。

自觉瘙痒,重者可有发热、口渴等全身症状。病程长短不定,少数可延及数月,入冬后病情减轻或痊愈。常引起附近淋巴结肿大,重者易产生并发症,如败血症、肺炎、急性肾炎等,甚至危及生命。

(二)鉴别诊断

1. 水痘　多在冬、春季流行,有发热等全身症状,其基本损害为散在、向心性分布的绿豆至黄豆大清澈水疱,绕以红晕,部分水疱中心有脐窝,可累及口腔黏膜,化脓及结痂现象甚轻,有流行史。

2. 天疱疮　好发于成年人,皮损为大小不等的圆形或不规则松弛性大疱,疱液清亮,不含细菌,尼氏征阳性。

3. 脓疱性湿疹　呈弥漫性潮红,边界不清,皮疹呈多形性,经过缓慢,倾向湿润,自觉剧痒,与季节、年龄无关,无一定好发部位。

4. 丘疹性荨麻疹　损害为红色梭形风团样丘疹,中心可有小水疱,剧痒,一般无脓疱及脓痂等。

五、治疗

(一)治疗思路

脓疱疮时一种急性炎症性皮肤病。该病轻症可单用中药或西药治疗,重症患者应采用中西医结合治疗。治疗中应注意:

(1)内外治疗相结合:内治以祛湿为主,或清暑利湿解毒,或健脾利湿;外治以清热解毒,收敛止痒为原则,或洗剂或散剂,随证施治。

(2)重症患者可取脓液做培养加药敏试验,以选用高效抗生素。同时应加强护理,避免肾炎、败血症的产生。

(二)一般治疗

注意皮肤卫生,患儿衣被用具等应清洗消毒。与健康儿童隔离,以防止传染。避免搔抓,患瘙痒性皮肤病者,应及时治疗。对体弱而损害广泛大患儿,应加强支持治疗,注意营养。

(三)西医治疗

1. 局部治疗　是治疗脓疱疮的主要措施,应以消炎、杀菌、止痒、干燥为原则。首先用1:5000高锰酸钾溶液或依沙吖啶(雷佛奴尔)或生理盐水洗涤,洗时要剪开脓疱,洗尽污秽、脓痂、脓液,如渗出多时可作湿敷,分泌物减少后可搽外用软膏。

(1)莫匹罗星(Mupirocin,MPC):又名假单胞菌A(Pseudomonic acid A),是一种天然产生的广谱抗生素,由荧光假单胞菌浸泡发酵后产生,在结构上较特殊,与其他抗生素无关联。1985年起已在国外生产,国内商品名百多邦软膏。在金葡菌和大肠杆菌中研究已证实,MPC的抗菌作用是通过特异性可逆性地结合于细菌亮氨酸tRNA合成酶上,阻止亮氨酸的代谢,从而使细菌内含异亮氨酸的所有蛋白质的合成停止而造成细菌的死亡,同时还能轻度抑制DNA和细胞壁肽聚糖合成。这一独特方式是MPC与其他常用抗生素如青霉素、链霉素、四环素、氯霉素和庆大霉素等不产生交叉耐药的主要原因,外用,每日3次,共用10天,治疗儿童脓疱疮疗效与口服琥乙红霉素疗效相等或更好,治疗成功率>90%。Write等报道66例皮肤脓疱疮,每日3次,外用5天,结果50例感染完全消失,另16例获好转。

(2)新霉素、复方新霉素(含有杆菌肽)、利福平软膏(市售称疮疗灵)、环丙沙星软膏,疗效亦佳,可选用。

(3)红霉素、四环素软膏:由于均属常用的口服及静滴药物制成,外用疗效不佳,且容易招致过敏反应,也像过去的青霉素、三磺软膏一样不宜继续在临床使用。

(4)氯霉素软膏、杆菌肽软膏、0.1%卡那霉素软膏、阿米卡星(丁胺卡那霉素,Amikacin)喷剂,均可使用。

(5)止痒抗菌洗剂:炎症减轻无脓液时,可搽用含止痒抗菌的洗剂如硫黄、炉甘石洗剂等。

2. 全身治疗　大多数患者无需全身治疗。对皮损多或全身症状明显者可给予抗生素治疗。

(1)青霉素:在美国不同地区脓疱疮皮损中分离的金葡菌株多数对青霉素或阿莫西林(Amxicillin)耐药,治疗失败率为1/4或更多。在阿莫西林中加入一种β-内酰胺酶抑制剂克拉维酸(Clavulanic acid)能明显提高疗效。有人报道用阿莫西林(每日20~25mg/kg,每日3次,共10天)配伍克拉维酸与头孢克洛治疗脓疱疮的疗效比较,两者临床治愈率相等,但前者细菌治愈率较高。苯唑西林(新青Ⅱ为窄谱抗生素)对金葡菌有强大的抗菌活性,可口服、肌注及静脉注射用药。氯唑西林(邻氯青霉素)对耐青霉素G金葡菌作用优于苯唑西林,口服每日 2～3g,儿童每日 36～60mg,每日 4 次,亦可静脉滴注。

(2)头孢菌素类:头孢氨苄(先锋霉素Ⅳ),为广谱抗生素,对金葡菌抗菌浓度在 1～16μg/ml,对链球菌为 16.3mg/ml。口服 250～500mg,每日 4 次,儿童每日 50～00mg/kg,每日 4 次口服。头孢唑啉(先锋霉素Ⅴ),对金葡菌 2μg/ml 的浓度可抑制 80%的菌株。本品可肌注或静脉滴注,成人每次 11.5g,每日 2～3 次。

(3)大环内酯类:红霉素对金葡菌耐药高达 50%以上,而克拉霉素(甲红霉素)体外抗药活性高于红霉素,而与头孢羟氨苄的临床和细菌的治愈率相同。

(4)新型喹诺酮类抗生素:对皮肤化脓性感染具有较好的疗效,且较安全。如环丙沙星,口服,成人 250～300mg,2～3 天;静脉缓慢滴注,每次 200mg,每日 2 次。氧氟沙星,口服,成人每次200～400mg,每日 2～3 次;静脉缓慢滴注每次 100mg,每日 2 次。孕妇、哺乳期妇女、婴幼儿禁用。

(四)中医治疗

中医称该病为"黄水疮"。系因脾温内蕴、腠理失固,外受热素侵袭引起。

1. 辨证施治

(1)暑湿热蕴

【证候】脓疱正起,疱内脓液可见,疱周有红晕,破后糜烂面鲜红,附近淋巴结肿大,或伴有发热口干,大便干燥,尿黄,舌质红,苔黄腻,脉濡数。

【治则】清热解素,清暑化湿。

【方药】清暑汤加减。银花、连翘、天花粉、赤芍、滑石、甘草、车前子、泽泻、淡竹叶、灯心草。

若发热明显,加蚤休、马齿苋、野菊花清热解毒;若便秘严重者,去滑石、赤芍、泽泻,加虎杖;大黄邪热通腑。

(2)脾虚湿盛

【证候】脓疱稀疏,色淡白或淡黄,糜烂面淡红,多伴纳呆,便溏,舌淡,苔薄微腻,脉濡细。

【治则】健脾渗湿。

【方药】参苓白术散加减。人参、茯苓、白术、山药、炙甘草、扁豆、莲子肉、薏苡仁、桔梗、砂仁、野菊花、银花。

若脓疱反复发作,食少懒言,酌加黄芪益气解毒;若全身低热,自汗,舌质微红,苔微黄,脉细数着,去扁豆,加天花粉养阴清热。

2. 中成药

(1)赛金花毒散,每次 0.75g,每日 2 次。

(2)新癀片 3 片,每日 3 次(饭后服),儿童酌减。

(3)黄连解毒丸 3g,每日 2 次。

(4)六神丸 3 粒,每日 3 次,儿童根据体重酌减。

3. 外治法

(1)脓液多者,选用马齿苋、蒲公英、野菊花、鱼腥草等药适量煎水湿敷或外洗。

(2)脓液少者,用三黄洗剂加入 5%九一丹混合摇匀外搽,每日 3～4 次。

(3)局部糜烂者,先用明矾溶液洗去脓痂,再将冰硼散撒于患处;脓痂厚者可用青黛油外搽,或生地榆研细末,植物油调匀外涂。

六、预防

1. 普及卫生教育,注意清洁卫生,勤剪指甲。

2. 及时处理皮肤外伤,对皮肤小的破损要用碘酊、酒精消毒处理。积极治疗原发性皮肤病如湿疹、丘疹性荨麻疹、痒疹、痱子,避免搔抓。

3. 在幼儿园、托儿所及小学等集体单位中,如发现患者应及时隔离治疗,并对患儿用过的衣物、玩具等进行严格消毒。

(曾　顺)

第六节 癣

癣(tinea)是发生在表皮、毛发、指(趾)甲的浅部真菌性皮肤病,偶尔可引起皮下组织感染。致病真菌分病原性真菌和条件致病性真菌。感染具有传染性、长期性和广泛性的特点。根据感染部位不同分别命名,如头癣、体癣、股癣、手癣、足癣等。主要表现为局部皮肤损害、瘙痒。主要通过直接接触传染,如通过衣物、用具或自身手足癣传染致病。

癣是常见病,主要发生于春夏温热季节和潮湿地区,流行广泛。正常情况下,真菌各菌群间相互影响,相互制约,平衡代谢。由于滥用抗生素引起的菌群失调和糖皮质激素、免疫抑制剂、器官移植、静脉高营养等的运用,导致机体抵抗力下降,免疫功能降低,致病性真菌感染明显增多。据我国南方一项调查中发现,人群中的足癣发病率高达60%以上。

中医学对癣的认识在隋·巢元方《诸病源候论》一书即有记载,随后在明代《外科正宗》、清代《医宗金鉴·外科心法要诀》、《疡科心得集》等医籍中有详细记录,如清·易凤翥在其《外科备要》中不仅阐述了癣的种类、临床表现,而且叙述了癣的发病机制、治疗原则和方法。《外科备要·证治·癣》中记载,"癣有六种:一曰干癣,瘙痒则起白屑,索然凋枯;二曰湿癣,瘙痒则出粘汁,浸淫如虫行;三曰风癣,因久不愈搔则顽痹,痛痒不知;四曰牛皮癣,状如牛领皮厚而坚;五曰松皮癣,状如松皮,红白斑点,时时作痒;六曰刀癣,轮廓全无,纵横不定。六癣皆由风热湿邪侵袭皮肤,郁久风盛,则化为虫,是以瘙痒无休也。总以杀虫、渗湿、消毒之药,从外治之。轻者用搽癣三方,重者搽必效散、一扫光。亦有脾肺风湿过盛,而兼肿痛者,内服散风苦参丸解散风湿,其肿痛即消。根据其发生部位,临床称谓不一,癣病发生于头部者称白秃疮、肥疮;发生于手部者称为鹅掌风;发生于面、颈、躯干四肢者称为圆癣、紫白癜风、湿脚气、灰指(趾)甲、阴癣、铜钱癣等"。

一、病因

(一)西医病因

癣的致病因素为浅部真菌(fungus)。真菌是真核细胞生物,有细胞核、细胞器,基本形态为菌丝和(或)孢子,进行无性繁殖(通常直接由菌丝分化产生无性孢子)和有性繁殖(经过两个性细胞结合后细胞核产生减数分裂产生孢子)。多数真菌由菌丝分化产生性器官即配子囊,通过雌、雄配子囊结合形成有性孢子。整个过程分为3个阶段:第一阶段是质配,即经过2个性细胞的融合,两者的细胞质和细胞核(N)合并在同一细胞中,形成双核期(N+N);第二阶段是核配,就是在融合的细胞内2个单倍体的细胞核结合成1个双倍体的核(2N);第三阶段是减数分裂,双倍体细胞核经过2次连续的分裂,形成4个单倍体的核(N),从而回到原来的单倍体阶段。经过有性生殖,真菌可产生4种类型的有性孢子。真菌喜温暖潮湿,最适生长温度22~36℃,相对湿度95%~100%,最适pH5.0~6.5。真菌细胞壁含有旱壳质和(或)纤维素,对外界环境变化有较强的抵抗力,对紫外线和X射线不敏感,但在100℃左右大部分真菌较短时间内可以死亡。

真菌种类繁多,绝大多数不会致病,一小部分为致病真菌,其中大部分则只在特殊条件下致病,多侵犯衰弱的宿主。随着现代医学的发展,广谱抗生素的滥用、糖皮质激素、免疫抑制剂的使用及静脉高营养等,长期患病患者机体抵抗力下降,条件致病性真菌感染明显增加。人类的真菌感染源均来自外在环境。致病性浅部真菌主要包括皮毛甲癣菌组如黄癣菌、紫红毛癣菌、红色毛癣菌、大脑状毛癣菌、玫瑰色毛癣菌等;皮毛癣菌组如铁锈色小孢子菌、石膏样小孢子菌、羊毛样小孢子菌等;皮甲癣菌组如絮状表皮癣菌、叠瓦癣菌、念珠菌等;毛癣菌组如何德毛结节菌、白吉尔毛孢子菌、腑毛癣菌等;皮癣菌组如曼逊癣菌、威尼克癣菌、红癣菌等。这些皮肤真菌都有亲角蛋白的特点,可侵犯人或动物的皮肤角质层、毛发、甲板，引起浅部真菌病，称为皮肤癣菌病(dermatophytosis)，简称癣。

通过临床表现和真菌学检查即可确诊真菌病，其中真菌的直接镜检及培养有决定价值，而皮肤破损的鳞屑或分泌物经氢氧化钾处理的涂片镜检的方法简便易行。鉴定菌种需要培养。

(二)中医病因病机

癣的发生，中医多认为是风湿热虫四邪外侵所致。

1. 起居不慎，感染浅部真菌，复受风、湿、热邪，郁于腠理，淫于肌肤而发。

2. 风热盛者，多表现为发落起疹，瘙痒脱屑。

3. 湿热盛者，多渗流滋水，淫痒结痂。

4. 郁热化燥，气血不和，肤失营养，则见皮肤肥厚、燥裂、瘙痒。

发于头部者，多由风湿热客于腠理，湿热生虫，作痒生疮，亦可接触患者枕、帽或不洁理发工具染毒传染而致。发于躯干四肢者，外感风毒湿热之邪，蕴积肌肤；或接触不洁之物，外染风湿之邪所致。阴内多汗潮湿，难以蒸发，湿热久蕴，酿成虫毒，客于阴股而成，或由足湿气传播而发阴癣。发于手足部者，多因外感湿热之毒，凝聚皮肤或由相互接触毒邪感染而成，甚则因气血不畅，皮肤失养，或由足气之湿毒染发。

(三)病理

致病性真菌或条件致病性真菌感染皮肤后，以角质蛋白为营养，溶解破坏角蛋白结构，并在角质层内发芽，逐渐伸长、分枝、分隔，继续向下生长直到角质形成区。

二、临床表现

(一)头癣

头癣是指毛发和头皮的浅部真菌性皮肤病。根据致病真菌的临床表现不同，又分为黄癣、白癣和黑点癣3种。黄癣以毛干周围互相融合的蜡黄、松脆、蝶状、有特殊鼠尿臭味的黄癣痂及剧烈瘙痒为其临床特点，易形成瘢痕、永久脱发，相当于中医的“肥疮”，俗称“癞头疮”。白癣以头皮灰白色鳞屑斑片，毛发折断、发根松动、病发基部有白色外套为临床特征，相当于中医的“白秃疮”。黑点癣以头部大小不等的鳞屑斑片，毛发一出头皮即折落，残留发根显露，表现为黑色小点为临床特征，属于中医文献“蛀发癣”的范畴。

1. 黄癣　多见于农村，好发于儿童。皮损多从头顶部开始，渐及四周，可累及全头部。初起红色丘疹，或有脓疱，干后结痂蜡黄色。其特征是：有黄癣痂堆积，癣痂呈蜡黄色，肥厚，富黏性，边缘翘起，中心微凹，上有毛发贯穿，质脆易粉碎，有特殊的鼠尿臭。黄癣痂与头皮附着甚紧，不易刮去，刮除后基底潮红、湿润，病变部位可相互融合，形成大片黄痂。病变区头发干燥，失去光泽。久之毛囊被破坏而成永久性脱发，自觉剧痒。当病变痊愈后，则在头皮留下广泛、光滑的萎缩而光滑的瘢痕，其上只见少数残留稀疏的头发和黄痂。该病已基本得到控制，目前新发病例罕见(图40-6A)。

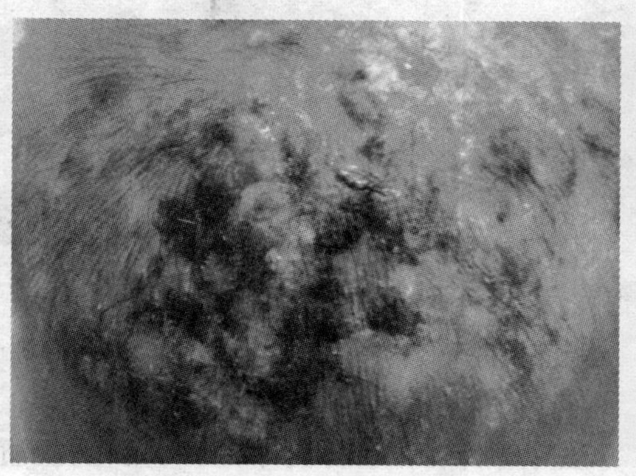
A. 黄癣

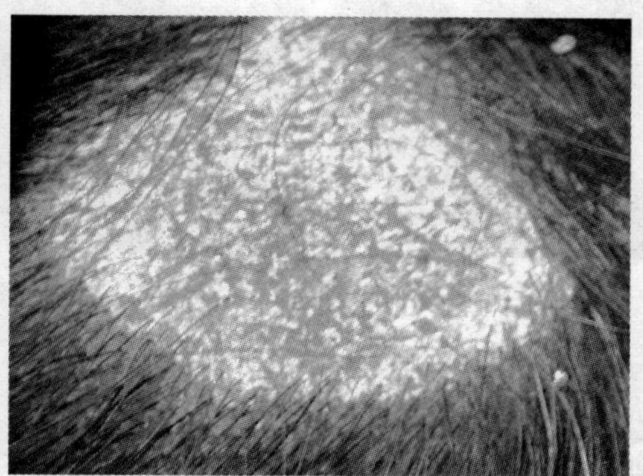
B. 白癣

图40-6　头癣

2. 白癣　多侵犯儿童，尤以学龄前儿童较多。头部皮损早期为群集性毛囊性丘疹，或环形红色斑片，继而变为以鳞屑为主的小斑片。鳞屑为灰白色，较干燥。头发略稀疏、无光泽，患部头发在距头皮上 0.3～0.8cm 处折断，在残留的毛根部有灰白色套状鳞屑包绕，即“菌鞘”，乃是真菌孢子寄生在发干上所形成，断发极易拔除。患部皮肤一般无炎症反应，亦可轻微发红，毛囊可突起如鸡皮状，偶可伴发脓疱、渗液、结痂，附近淋巴结肿大，自觉痒感。病程缠绵，至青春期因皮脂分泌多，皮脂分解后形成的不饱和脂肪酸抑制病原真菌的繁殖而自愈。若无继发感染，不留瘢痕，愈后头发可完全生长(图40-6B)。

3. 黑点癣　初发于儿童，可迁延至成年而不愈。皮损初起时为小片丘疹、鳞屑，以后发展为多数甲盖大小的鳞屑小斑，散在于头皮或枕部，小斑亦可互相融合形成较大的斑片。患处病发刚出头皮即折断，留下残发在毛囊口，呈黑点状，故称“黑点癣”。该病发展缓慢，可终年不愈，愈后可留瘢痕形成、脱发。

4. 脓癣　白癣或黑点癣的一种特殊类型，近年有增多趋势。多由亲动物性或亲土性的真菌导致。通过接触动物或接触土壤而感染。有明显的炎症反应，初起为群集的毛囊炎性丘疹，很快向周围蔓延，形成多数毛囊性脓疱组成的隆起性肿块，可至胡桃大或更大，边界清楚，质地柔软，表面可见蜂窝状排脓小孔，从中可挤出脓液。发根松，易拔除。可有轻微疼痛和压痛，局部红肿，耳后及枕部淋巴结常肿大，可引起癣菌疹(即是由于真菌及其代谢产物刺激机体发生过敏反应而引起的皮肤损害，属于中医学“湿毒疮”范畴)。愈后有瘢痕形成。

(二)手足癣

手足癣为手、足部的浅部真菌性皮肤病。以手、足部皮肤起丘疹、丘疱疹、水疱、脱皮、皲裂、自觉瘙痒、反复发作为特征。发病率相当高，足癣是手癣的主要传染源。夏季多发，在我国南方气候温暖潮湿地区更易发病。手癣相当于中医的“鹅掌风”。足癣相当于中医的“脚湿气”，俗称“臭田螺”、“田螺疱”等。

1. 手癣　以成年人多见，男女老幼均可染病。多数为单侧发病，也可波及双手。夏天起水疱病情加重，冬天则枯裂疼痛明显(图 40-7A)。

皮疹特点：初起为掌心或指缝水疱或掌部皮肤角化脱屑、水疱，水疱多透明如晶，散在或簇集，瘙痒难忍。水疱破后干涸，叠起白屑，中心向愈，四周继发疱疹，并可延及手背、腕部。若反复发作后，致手掌皮肤肥厚，枯槁干裂，疼痛，屈伸不利，宛如鹅掌。损害侵及指甲，可使甲板被蛀蚀变形，甲板增厚或萎缩翘起，色灰白而成灰指甲。鹅掌风病程为慢性，反复发作。

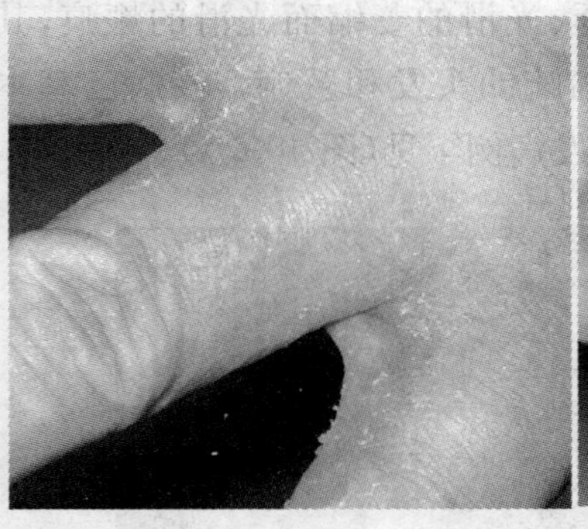
A. 手癣

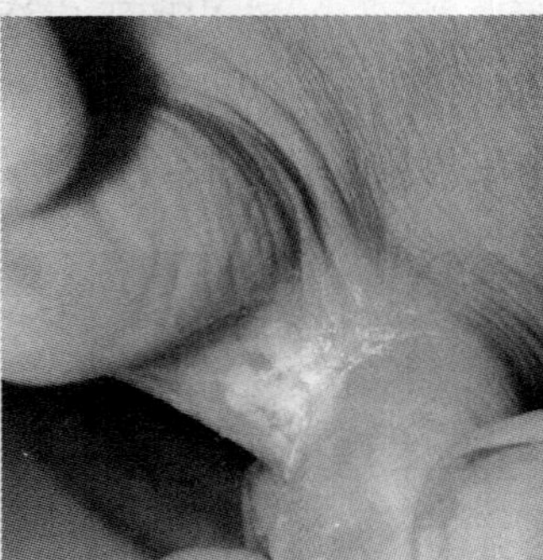
B. 足癣

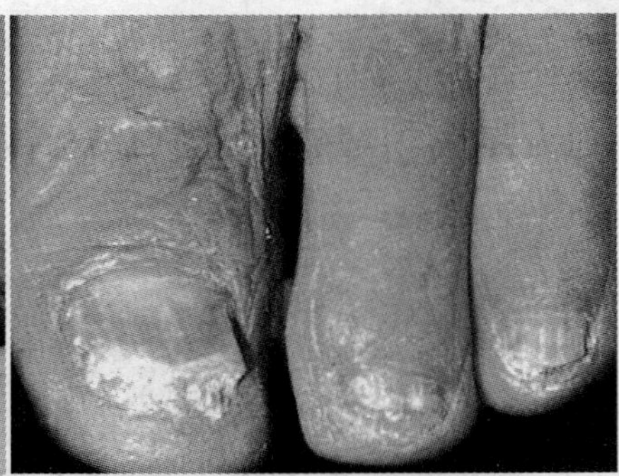
C. 趾甲癣

图 40-7　手足癣

2. 足癣　多见于成年人，无性别差异。有明显季节性，夏、秋季节加重，冬、春季节减轻。密切接触传染。主要发生在趾间，也见于足底等部，以皮下水疱、趾间浸渍糜烂、渗流滋水、角化过度、脱屑、瘙痒等为特征。分为水疱型、角化、浸渍糜烂型，可单独出现，或各型同时交替出现。

(1)水疱型：多发在足弓及趾的两侧，为成群或分散的深在性皮下水疱，瘙痒，疱壁厚而发亮，内容物清澈，不易破裂，融合成多房性水疱，撕去疱壁可显示蜂窝状基底及鲜红色糜烂面。可继发感染。数天后干燥形成白色点状及环形鳞屑。有不同程度的炎症和瘙痒。易引起癣菌疹。

(2)角化过度型：多发生于趾间、足跟两侧及足底。表现为片状红斑，伴角质弥漫性变厚、粗糙、脱屑，表面覆有鳞屑，边缘尚清楚，中心纹理比较显著，触之有粗糙感。在足跟处形成较深的裂隙和鳞屑，疼痛出血。大多干燥无汗。老年患者居多。

(3)浸渍糜烂型：又称间擦型。发生于趾缝间，尤以第3、第4、第5趾间多见。表现为趾间潮湿，皮肤浸渍发白，呈腐皮状，除去腐皮后，基底湿润潮红，糜烂渗液，易继发感染、化脓，形成溃疡，或并发急性淋巴管炎、淋巴结炎、丹毒等。剧烈瘙痒，往往搓至皮烂疼痛、渗流血水方止。有时伴发恶臭(图40-7B)。

3. 甲真菌病　泛指由任何真菌引起的甲感染。甲癣特指由皮肤癣菌引起的甲板感染，现在多使用“甲真菌病”一词。多发生于成年人，女性多于男性，随着年龄增长，患者增多。属于中医“灰指(趾)甲”、“鹅爪风”的范畴。

甲真菌病患者指(趾)甲甲板呈混浊、肥厚、表面凹凸不平，甲板萎缩、变薄、前缘破坏，甚至脱落(图40-7C)。临床上根据其侵犯部位和程度分为4型。

(1)白色浅表型：甲板浅层局限性点状或不规则雾状混浊小片状损害。

(2)远端侧位甲下型：真菌最初侵犯甲的远端侧缘。甲前缘和侧缘甲下混浊肥厚，表面凹凸不平。

(3)近端甲下型：感染始于甲表皮护膜，并沿近端甲根部下面和甲上皮发展，常伴甲沟炎。

(4)全甲营养不良型：各种甲真菌病发展的最终结局，真菌侵入整个甲板，甲板结构破坏、甲板脱落、甲母质和甲床呈乳头瘤样改变，甲床表面残留粗糙角化物。病程缓慢，如不治疗可终身不愈，可继发甲沟炎。影响美观，降低生活质量。

(三)体癣

体癣是指发于除头皮、毛发、掌跖、甲板以外的平滑皮肤上的一种皮肤真菌感染。以圆形或钱币状红斑，中央常自愈，周边有炎性丘疹、水疱、鳞屑，自觉瘙痒为临床特征。多见于青壮年，好发于夏季，冬季好转。属于中医“圆癣”、“铜钱癣”、“金钱癣”的范畴。体癣发于大腿根部内侧、腹股沟、会阴、肛周和臀部皮肤者，称为股癣，中医称为“阴癣”。

1. 体癣　该病皮损多呈钱币状、圆形，常由于接触染癣病的猫、犬等动物而发，好发于面部、颈部、躯干及四肢近端。初发为针头到绿豆大小丘疹、水疱或丘疱疹，从中心向外发展，中心炎症减轻，边缘由散在的丘疹、水疱、丘疱疹、痂和鳞屑连接成环状隆起，中心部可再次出现多层同心圆样损害。瘙痒明显，搔抓后可引起局部湿疹样改变，易继发细菌感染。愈后留下色素沉着。若发于腰间，常沿扎裤带处皮肤多汗潮湿处传播，形成带形损害。

皮质激素外用制剂的滥用使体癣的皮损表现为边界不清楚的红斑，容易误诊。

2. 股癣(图40-8A)　发病与温暖潮湿、肥胖或局部潮湿多汗有关。初为丘疱疹，逐渐增多扩大，在大腿根部与会阴部相连的皱褶处，向下可蔓延到阴囊，向后达臀部、肛周，向上可蔓延至腹股沟、下腹部。皮肤损害基本同体癣。由于奇痒不断搔抓，可引起渗液和结痂，甚至红肿化脓，反复搔抓使皮肤呈苔藓样变。

3. 花斑癣(图40-8B)　由马拉色菌侵犯皮肤角质层引起的浅部真菌病，其皮损呈局部色素沉着或减退斑。马拉色菌又称糠秕孢子菌，属嗜脂性酵母，不属于皮肤癣菌，皮损表面有糠状鳞屑，因此正确病名应为“花斑糠疹”。因“花斑癣”的病名已沿用多年，现仍使用。好发于躯干部，多见于热带、亚热带和温带地区。成年男性多见。属于中医的“紫白癜风”、“汗斑”范畴。

皮损好发于颈项、躯干等皮脂腺丰富的部位。发病较缓慢隐匿，为大小不一、边界清楚的圆形或不规则的无炎症性斑块，色淡褐、灰褐至深褐色，或轻度色素减退，或附少许糠秕状细鳞屑，常融合成片。有轻微痒感，常夏重冬轻，有可能自愈或经治疗后痊愈，但易复发。家庭中有血缘关系者常同时发病，但未见夫妇同时发病者，提示该病不具传染性，而遗传倾向可能起重要作用。

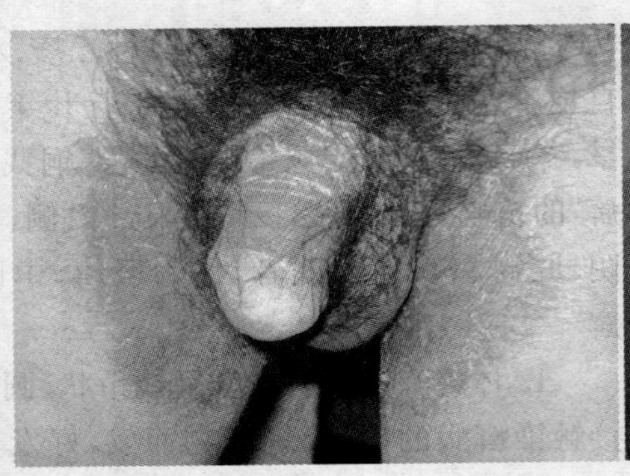

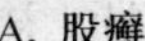

A. 股癣

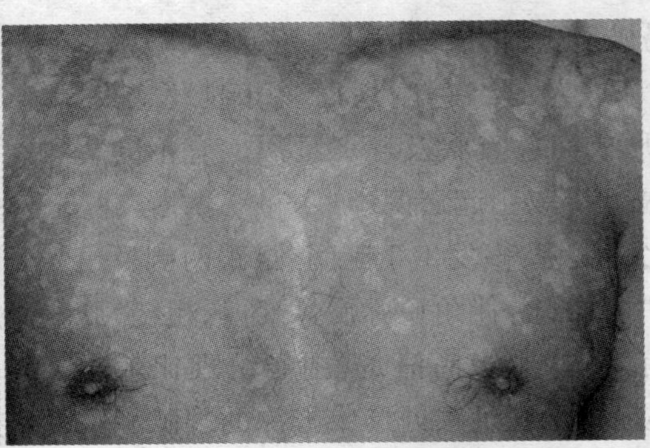

B. 花斑癣

图 40-8　体癣

三、实验室及其他辅助检查

(一)真菌直接镜检

将取得的病变部鳞屑或分泌物用氢氧化钾涂片镜检,方法简单、快速,较易掌握。但镜检仅能确定菌丝和孢子的有无,阳性表示真菌存在,且一次阴性不能完全否定。

花斑癣鳞屑在镜下可见孢子为圆形至椭圆形、厚壁、芽颈较宽,常成簇分布;菌丝粗短,呈腊肠样,有分隔。可用派克墨水染色后观察。将鳞屑接种在含橄榄油或菜籽油的培养基中,32～37℃条件下培养,3 天后长出乳酪色酵母样菌落,表面光滑,镜下可见圆形或(和)椭圆形出芽孢子,初代培养可见菌丝。

(二)真菌培养

可将取得的病变鳞屑或分泌物作鉴定菌种的培养。常用培养基为沙堡培养基,培养阳性后可转种到特殊培养基,根据形态、生化等特性进行菌种鉴定。

(三)头癣、花斑癣也可通过滤过紫外线灯检查(Wood 灯检查)

白癣病发呈亮绿色荧光,黄癣病发呈暗绿色荧光,黑点癣病发无荧光;花斑癣皮损可见黄色荧光。

四、诊断和鉴别诊断

(一)诊断

皮肤瘙痒症状、皮肤及甲板等附属器损害的表现,结合皮损部位鳞屑镜检即可确诊,必要时作鳞屑的培养、特殊染色、Wood 灯观察。

(二)鉴别诊断

1. 头癣

(1)头皮脂溢性皮炎:鳞屑弥漫,或呈油腻性,皮损有炎症,边界清楚;头发可呈束状,无断发及白色菌鞘,皮损常越过发际。病程长者可出现“秃顶”,但不是“疤秃”。真菌镜检阴性。多见于皮脂分泌旺盛的成年人。

(2)头皮银屑病:皮损为大小不一略高起的银白色鳞屑性斑块,边界清楚。头发可呈束状,无断发及白色菌鞘。皮损常越过发际。真菌镜检阴性。四肢和躯干皮肤常可找到银屑病的典型皮疹。

(3)头皮脓疱疮:头皮和毛囊的炎症反应,周围淋巴结可肿大,真菌镜检阴性。

(4)头部湿疹:皮损有丘疱疹、糜烂、渗出、结痂等多形性损害,瘙痒,一般不脱发。真菌镜检阴性。

2. 手足癣

(1)手足部湿疹:常对称发生,皮疹为多形性,边界不清,可有较多渗液,瘙痒剧烈,反复发作,真菌镜检阴性。

(2)汗疱疹:多发生于手足部多汗的患者,为对称发生的深在性米粒大小水疱,有程度不同的瘙痒和炮热感,好发于春、秋季节,具有每年定期反复发作的特点,真菌镜检阴性。

(3)手部汗疱型癣菌疹:水疱较浅,疱壁较薄,常成群对称分布于双手指间、掌心部位,其他部位同时患有癣菌疹。病灶治愈后癣菌疹自然消失,真菌镜检阴性，但癣菌素试验呈阳性。

(4)掌跖角化病：多自幼年即发病；手掌、足底有对称性的角化和皲裂，无水疱等炎症反应。

3. 体癣

(1)玫瑰糠疹：多发于躯干、四肢近端，皮损数目多，椭圆形，边缘无丘疹和水疱，长轴与皮纹平行，微痒，真菌镜检阴性。

(2)神经性皮炎：初起时局部仅有瘙痒，皮肤逐渐呈苔藓样变，皮损边缘肤色正常或淡褐色，无丘疹水疱，瘙痒明显。真菌镜检阴性。

(3)阴囊湿疹和皮炎：皮损以苔藓化改变或湿疹化改变为主，边缘不清，瘙痒显著，皮损发展与季节关系不明显。

4. 疥疮　为疥螨寄生虫病，常侵犯皮肤薄嫩部位，如指缝、下腹部、会阴等处。瘙痒剧烈，夜间尤甚。阴囊等处可见豌豆大小的结节，为疥螨引起的异物反应。有疥疮接触史。阳性标本可找到疥螨或椭圆形、淡黄色的薄壳虫卵。

5. 接触性皮炎　接触部位有红斑、丘疹。去除接触物经适当处理后皮损很快消退。斑贴试验阳性。

6. 间擦疹　多见于婴儿或肥胖成人。由于不断摩擦，再加汗液浸渍，使局部潮红肿胀，重者可见糜烂、渗出，但边缘无丘疱疹。真菌镜检阴性。

7. 红癣　股内侧不甚规则的大片淡红色或淡红褐色鳞屑斑，或表面呈皱纹纸改变，边界清楚，无丘疹、水疱或结痂，中间无自愈倾向，传染性甚微，无自觉症状。鳞屑镜检为微小棒状杆菌。皮损在滤过紫外线照射下显示珊瑚色荧光。

8. 白癜风　为白色斑或斑片，白斑中毛发也白，边界明显，边缘可见黑褐色色素沉着，皮损表面无鳞屑。无痛痒，不传染。真菌镜检阴性。

另外，还应与玫瑰糠疹、银屑病鉴别。

9. 甲真菌病

(1)甲扁平苔藓：少数扁平苔藓病例只侵犯甲板，致使甲板萎缩、变形，只有甲根部残留甲板，残留的甲板长条放射状紧贴甲床上。其他部位皮肤或黏膜有扁平苔藓损害时诊断较容易。

(2)甲银屑病：甲板混浊、肥厚，通常为黄色，常见有顶针甲现象，可伴有横沟，甲分离。在躯干、四肢常可找到银屑病的红斑鳞屑损害。

五、治疗

该病的治疗原则是以杀虫止痒为主要治法，必须彻底治疗。治疗方法是以外治为主，若皮损广泛，自觉症状较重，或抓破染毒者，则以内治、外治相结合。内治以祛风除湿，解毒消肿，杀虫止痒为主。抗真菌西药治疗有一定优势，可中西药合用。

(一)西医治疗

1. 头癣　采用综合治疗方法，包括剪发、洗发、搽药、服药、消毒5个方面。疗程2个月左右。

(1)清洁护理

1)与头部接触的物品如帽、理发器具等应煮沸消毒。

2)剪除病发，每周1次；用2%酮康唑洗剂或硫黄香皂洗头，每日1次。

(2)外用药物：用5%～10%硫黄软膏或其他咪唑类抗真菌剂，每日1～2次。

(3)内服药物：一般单独内服。

1)灰黄霉素：儿童按15～20mg/(kg·d)，分3次口服。成人0.6～0.8g/d，1次或分2次口服。疗程黄癣为2周、白癣和黑点癣为2～3周。

2)伊曲康唑：儿童按100mg/d，成人200mg/d。疗程2周。

3)特比萘芬：儿童体重＜20kg者62.5mg/d，20～40kg者125mg/d，＞40kg者250mg/d。疗程6周。

灰黄霉素和伊曲康唑为脂溶性药物，多食脂性食物以促进其吸收。因以上3种药物对肝功能有轻度损害，故肝功能不良者应慎用。

(4)拔除病发：在条件差的地区，面积在五分硬币范围内的头癣，可考虑采用拔毛治疗。用平嘴镊子沿头发生长方向将病发连根拔除，范围应扩大至病损外围1～2mm正常头发。头发拔光后，每晚局部涂以2.5%碘酊，白天外用抗真菌制剂。每周1次，连续3次。

2. 手足癣

(1)外用药物：使用咪唑类溶液或霜剂，亦可用水杨酸制剂，每日1～2次。皮肤干燥或有皲裂者，用抗真菌类软膏。外用药物应在睡前运用，以延长药物作用时间。

并发感染者，原则上先抗感染治疗，待感染控制后，再用咪唑类抗真菌药外涂。

(2)内服药物：对于单纯外用药物效果不明显者，可加服抗真菌药治疗，如伊曲康唑、特比萘芬、氟康唑。伊曲康唑 0.2～0.4g/d，疗程 7～14 天；特比萘芬 0.25g/d，疗程 1～2 天；氟康唑 0.15g，每周 1 次，疗程 4 周。

3. 体癣

(1)注意事项：积极治疗手足癣、甲癣等，消毒贴身衣服，避免滥用糖皮质激素、免疫抑制剂。

(2)外用药物：以外用抗真菌剂为主，如 1%～2%咪唑类霜剂或溶液、水杨酸苯甲酸酊等。

(3)内服药物：对于全身泛发性体癣者可同时服用抗真菌药物，如伊曲康唑、特比萘芬、氟康唑等。

4. 花斑癣

(1)外用药物：可使用 50%丙二醇、5%～10%硫黄软膏、咪唑类及丙烯胺类霜剂或溶液，每日 1～2 次，或 20%～30%硫代硫酸钠液外搽干后立即外搽 1%稀盐酸溶液。用 2%酮康唑洗剂洗澡后再搽上述抗真菌剂。

(2)内服药物：对单纯局部治疗效果不满意、皮损面积大者可内服伊曲康唑，每日 0.2～0.4g，连续 7 天。或氟康唑每周 0.15g，疗程 4 周。

5. 甲真菌病

(1)外用药物：感染部位浅表、单个甲感染面积<30%及无甲母质受累较轻感染的甲真菌病，先用小刀尽量刮去病甲，再外搽抗真菌剂，如咪唑类、丙烯胺类霜剂或溶液，每日 1～2 次，坚持 3 个月以上。

8%环吡酮或 5%阿莫洛芬甲涂剂，在病甲表面形成一层非水溶性高黏附性的药膜，有较强的局部抗真菌作用。

(2)化学拔甲：由于外科拔甲复发率高且容易损伤甲母质，目前已不单独应用，可尝试采用化学拔甲。化学拔甲即指在甲上外用角质剥脱性药物剥除甲板的过程。临床常用的角质剥脱剂是尿素软膏，浓度为 20%～40%，采用封包方法，一般浓度越高，剥脱效果越好；同时应用含有水杨酸的软膏可增强甲板剥脱作用。但此法对甲床部位和甲母质的真菌感染治疗效果不佳，为提高疗效需将抗真菌药物与尿素软膏混合。目前有 2%布替萘芬和 20%尿素软膏混合制剂、2%托萘酯和 20%尿素软膏混合制剂、1%联苯苄唑和 40%尿素软膏混合制剂。

(3)内服药物：严重的甲真菌病常常需要服药物治疗。灰黄霉素对皮肤癣菌引起的甲真菌病有效；酮康唑对甲真菌病有效，但因有肝毒性限制了其使用范围。氟康唑等内服抗真菌药物效果明显。

特比萘芬 0.25g/d，连服 3～4 周，或 0.25g 隔日 1 次，连续 6～8 周；伊曲康唑在每月第一周服药，每日服 0.4g(分 2 次口服)，指甲真菌病口服 2～3 个冲击，趾甲真菌病口服 3～4 个冲击。注意应在餐后服药以促进药物吸收。

(二)中医辨证论治

1. 辨证治疗

(1)风湿毒聚

【证候】肥疮、鹅掌风、脚湿气，症见皮损泛发，蔓延浸淫，或大部分头皮毛发受累，黄痂堆积，毛发脱而头秃；或手如鹅掌，皮肤粗糙，或皮下水疱；或趾丫糜烂、浸渍剧痒；苔薄白，脉濡。

【辨证分析】风热盛所致，则表现为发落起疹，瘙痒脱屑；湿热盛引起，则见渗流滋水，瘙痒结痂；郁热化燥，气血不和，肤失营养所致，则见皮肤肥厚、燥裂、瘙痒；苔薄白，脉濡为风湿毒聚之证。

【治法】祛风除湿，杀虫止痒。

【主方】消风散(《医宗金鉴》)加减。常用药为荆芥、防风、苦参、白鲜皮、地肤子、威灵仙、紫草、当归、川芎、生甘草。

【加减】水疱多，加茯苓皮、泽泻；瘙痒，加刺蒺藜、蝉蜕。

(2)湿热下注

【证候】脚湿气伴抓破染毒，症见足丫糜烂，渗流臭水或化脓，肿连足背，或见红丝上窜，胯下臖核肿痛；甚或形寒高热；舌红，苔黄腻，脉滑数。

【辨证分析】湿热下注，则足丫糜烂，渗流臭水或化脓；热毒炽盛，则肿连足背，或见红丝上窜，胯下臖核肿痛；甚或形寒高热；舌红，苔黄腻，脉滑数为湿热之证。

【治法】清热化湿，解毒消肿。

【主方】湿重于热者，用萆薢渗湿汤（《疡科心得集》）；湿热兼瘀者，用五神汤（《外科真诠》）；湿热并重者，用龙胆泻肝汤（《兰室秘藏》）加减。

常用药为萆薢、生薏苡仁、黄柏、银花、连翘、牛膝、车前子、茯苓、泽泻、六一散。

【加减】足丫糜烂，加蒲公英、紫花地丁；足背红肿，加黄芩、丹皮、赤芍；形寒高热，加生石膏、知母。

2. 外治疗法

(1)黄癣、白癣：采用拔发疗法。其方法为剪发后每天以0.5%明矾水或热肥皂水洗头，然后在病灶处敷药（敷药宜厚），可用5%硫黄软膏或雄黄膏，用薄膜盖上，包扎或戴帽固定。每日如上法换药1次。敷药1周病发比较松动时，即用镊子将病发连根拔除（争取在3天内拔完）。拔发后继续薄涂原用药膏，每日1次，连续2～3周。

(2)手足癣

水疱型：可选用1号癣药水、2号癣药水、复方土槿皮酊外搽；二矾汤熏洗；鹅掌风浸泡方或霍黄浸剂（霍香30g，黄精、大黄、皂矾各12g，醋1kg）浸泡。

糜烂型：可选1∶1500高锰酸钾溶液、3%硼酸溶液、二矾汤或半边莲60g煎汤待温，浸泡15分钟，次以皮脂膏或雄黄膏外搽。

脱屑型：可选用以上软膏外搽，浸泡剂浸泡。如角化增厚较剧，可选以10%水杨酸软膏厚涂，外用油纸包扎，每晚1次，使其角质剥脱，然后再用抗真菌药物，也可用市售治癣中成药。

(3)体癣：可选用1号癣药水、2号癣药水、复方土槿皮酊等外搽。阴癣由于患部皮肤薄嫩，不宜选用刺激性强的外用药物，若皮损有糜烂痒痛者，宜选用青黛膏外涂。

(4)花斑癣：用密陀僧散，用茄子片蘸药涂搽患处，或用2号癣药水，或1%土槿皮酊外搽，每日2～3次。治愈后，继续用药1～2周，以防复发。

(5)甲真菌病：每日以小刀刮除病甲变脆部分，然后用棉花蘸2号癣药水或3%冰醋酸浸涂。或用鹅掌风浸泡方浸泡，白凤仙花捣烂敷病甲上，或采用拔甲方法。

六、预防及护理

(一)预防

1. 加强癣病基本知识的宣传，对预防和治疗要有正确的认识。

2. 注意个人、家庭及集体卫生。对幼儿园、学校、理发室、浴室、旅店等公共场所要加强卫生管理。

3. 对已有癣病的患者要早发现，早治疗，坚持治疗，巩固疗效。对患癣病的动物也要及时处理，以消除传染源。

4. 加强体育锻炼，提高抗病能力。真菌和其他细菌、病毒一样，在人体抵抗力下降时才会感染得病，如果身体健康，皮肤的防御功能良好，也可增强皮肤抵抗真菌感染的能力。

5. 洗浴预防

(1)矿泉浴：矿泉中含有大量的化学物质，通过水的机械刺激、化学成分的作用等而起到防治疾病的效果。

(2)药物浴：在水中加入一些药物或用药物煎水后洗浴。

1)用千里光、紫花地丁、苦参等煎水洗浴，可预防癣疾。

2)硫黄浴剂，加入水中洗浴，每周1次。

3)每天用温水加50ml醋，浸泡脚15～30分钟，可预防脚癣。

4)在集体机构如托儿所、幼儿园、小学的儿童如发现头癣，其他健康儿童应用硫黄软膏洗头，每日1次，连洗1个月。

6. 积极治疗原发疾病　人体在患了其他一些疾病后，如糖尿病、长期应用皮质类固醇激素，可以明显降低机体的抵抗力，容易感染真菌而患癣疾。因此，应加强对原发病的治疗，并采取综合措施改善人体的机能状态。

(二)护理

1. 要求患者应坚持搽药治疗，直至痊愈，以防治疗不彻底而复发。

2. 要针对不同癣病传染途径，做好消毒灭菌工作。头癣患者要注意理发工具及患者梳、帽、枕巾等的灭菌；脚癣患者要注意保持足部干燥，勿与他人共用洗脚盆、浴巾、鞋袜等，最好不要穿不透风而易潮湿的球鞋、皮鞋、旅游鞋，而以布鞋为好，使脚部干燥通风，鞋袜宜干爽透风，并经常洗涤、曝晒；体癣患者的内衣、裤、床单等要常洗换、曝晒，并宜煮沸消毒。

3. 患了癣疾，最好不要抓搔，以免抓破后并发感染和引起自身传染。

4. 减少或避免进食有刺激性食物。癣的症状以痒为重，而辛、辣、腥、有刺激性的食物可诱发或加重痒感。

5. 脸盆、脚盆、毛巾、浴巾、手帕等日常生活用品要做到专人专用，一人一物制；保持皮肤清洁干燥，平时身体多汗者尤要注意，衣、裤、鞋、袜应常换洗。所穿衣服和鞋袜要宽大透气，经常更换，尤其是有足癣者穿过的鞋袜，最好用开水烫过或在阳光下曝晒。有条件的还可将贴身内衣裤煮沸灭菌。

附　经验方

1. 1号癣药水

【组成】土槿皮300g，大风子肉300g，地肤子300g，蛇床子300g，硫黄150g，白鲜皮300g，枯矾150g，苦参300g，樟脑150g，50％乙醇20 000ml。

【制备方法】将土槿皮打成粗末，大风子肉捣碎，硫黄研细，枯矾打松，用50％乙醇温浸，第1次加8000ml浸2天后，倾取清液，第2次再加6000ml，再浸2天，倾取清液，第3次加6000ml，去渣取液，将3次浸出的药液混合，再以樟脑用95％乙醇溶解后，加入药液中，俟药液澄清，倾取上层清液备用。

【功用】杀虫止痒。治疗鹅掌风、脚湿气、圆癣等病。

【用法】搽擦患处，每日3～4次；有糜烂者禁用。

2. 2号癣药水

【组成】米醋10 000g，百部240g，蛇床子240g，硫黄240g，土槿皮300g，砒石6g，斑蝥60g，白目樟36g，轻粉36g（或加水杨酸330g，冰醋酸100ml，醋酸铝60g）。

【制备方法】将砒石、硫黄、轻粉各研细末，再同其余药物和米醋浸在瓶中或缸中，俟1周后使用。

【功用】杀虫止痒。用于鹅掌风。

【用法】外搽，每日1～2次，也可浸用，约浸20分钟。有糜烂者禁用。

3. 二矾汤（《外科正宗》）

【组成】白矾120g，皂矾120g，孩儿茶15g，侧柏叶250g。

【功用】杀虫止痒。用于鹅掌风。

【用法】水煎，浸泡。

4. 复方土槿皮酊

【组成】10％土槿皮酊40ml（土槿皮粗末10g，80％乙醇100ml，按渗漉法制成），苯甲酸12g，水杨酸6g，75％乙醇加至100ml（将苯甲酸、水杨酸加乙醇适量溶解，再加入10％土槿皮酊混匀，最后将乙醇加至量）。

【功用】杀虫止痒。用于鹅掌风、脚湿气等病。

【用法】笔蘸药水，搽患处。

5. 鹅掌风浸泡方

【组成】大风子肉9g，花椒9g，皂荚15g，土槿皮15g，地骨皮6g，藿香18g，白矾12g，鲜凤仙花9g，米醋1kg。

【用法】将药浸入米醋内24小时，煎沸待温，将药汁放入塑料袋内，将患手（足）伸入袋中扎住，浸6～12小时，隔日将药汁煎沸待温再浸，共浸3～4次，浸泡后7天内不宜用碱水、肥皂水洗手（足），如有皲裂者暂缓使用。

（曾　顺）

第七节　疥　疮

疥疮（scabies）是由疥虫（疥虫属于螨类，故又称疥螨）侵入人体皮肤并寄生在皮肤表皮层内所引起的接触性传染性皮肤病。该病的特点为在惯发部位，如手指缝、腕屈侧、腰围、下腹部及两股内侧等处发生丘疹或水疱，伴瘙痒，夜晚尤剧烈，接触传染性大，蔓延迅速，往往造成在集体如学校、幼儿园、旅社及家庭中传染。

疥疮可发生于任何年龄，无性别差异，其分布亦十分广泛，世界各地都有。疥疮流行病学一般认为30年为一周期，在一次流行的末尾至下次流行的起始的间隔为15年，而一次的流行大约15年。现代疥疮流行的原因尚不清楚，贫困、卫生条件差、性关系混乱、错误的诊断、旅游的增加、人口增多及生态学变化等可促进疥疮的发展。解放前，疥疮在我国流行，解放后人们生活水平提高，医疗防治工作迅速开展与改善，到20世纪50年代，疥疮已基本消灭，但近20年来又逐渐流行，故应引起重视。

“疥疮”病名，中医一直沿用至今，俗称“疮”、“湿疥”、“虫疥”、“癞疥”、“干疤疥”等。早在公元前14世纪左右殷商时代的甲骨文中即有“疥”的记载，晋葛洪《肘后备急方》指出治疥用硫黄。隋·巢元方《诸病源候论·疥候》中对本病有详细的描述，且发现了本病的病原虫，如“疥者，有数种，有大疥，有马疥，有水疥，有干疥，有湿疥。多生手足，乃至遍体。干疥者，但痒搔之皮起作干痂。湿疥者，小疮皮薄，常有汁出。并皆有虫，人往往以针头挑得，状如水内疥虫。此悉皮肤受风邪热气所致也”。明·陈实功《外科正宗·卷之四·疥疮第七十三》则进一步指出“夫疥者……潜隐皮肤，展转攻行，发痒转钻研，化化生生，传遍肢体”。清·吴谦等《医宗金鉴·外科心法要诀》中记载“凡疥先从手丫生起，绕遍周身，瘙痒无度”，而欧洲到了1758年Linne才有关于疥虫的报道，比我国晚了1000余年。在治疗上用汞制剂及硫黄制剂亦是最早的。

一、病因

(一)西医病因

疥螨是该病的病原体，其种类很多，寄生在人体的人型疥螨，寄生在动物身上的叫动物疥螨，动物疥螨虽然也可侵犯人类，但不能长久生存，病情也较轻。疥螨属蛛形纲螨目，是肉眼较难发现的小虫，雄虫长约0.2mm，雌虫长约0.4mm。体形椭圆形或圆形，有8只足。疥螨的生活史分卵、幼虫、若虫、成虫4个阶段。雌虫与雄虫在皮肤表面交配后雄虫即死去，雌虫选择适合的部位钻入皮肤，在皮肤内边挖掘隧道边产卵，受精卵经过3～4天孵化成幼虫，幼虫钻出皮肤藏匿于毛囊口内，经2～3天变为若虫，后者经过二次蜕皮变成成虫。从产卵到成熟约需15天，雌虫可活2个月，最后死于隧道末端。疥虫离开人体还能生活2～3天，具有生活能力的疥虫容易存在于患者的内衣及被褥上，所以疥疮除可由直接接触患者皮肤被传染外，还可通过接触患者使用过的物品被间接传染，特别是使用患者用过的被褥等贴身用品，非常容易被传染。因此在家庭或集体宿舍内常造成小流行(图40-9A)。

疥螨是一种表皮内寄生虫，其在皮肤角质层内掘凿隧道引起的机械性刺激、分泌的毒液及排泄物刺激皮肤引起的变态反应，以及雌疥螨滞留在皮肤角质层内引起的异物反应均可导致皮肤剧烈瘙痒。

(二)中医病因病机

中医学认为疥疮形成除因接触疥虫外，与感受风湿热邪，虫毒与风湿热邪相搏郁于肌肤也有一定关系。直接接触疥疮患者，或使用患者用过未经消毒的衣服、被褥、用具等，由疥虫传染而得，或由疥虫寄生的动物传染所致。或因素体蕴湿，日久湿郁化热，湿热内蕴，湿热生虫所致，患病之后，多伴有风湿热郁于肌肤的证候。或素体气血亏损，抗邪无力，以致虫毒入侵，肌肤失养，生风生燥。

(三)病理

表皮呈急性湿疹性组织反应型，表现为不规则的棘细胞层肥厚，并有较多的海绵状水肿及炎性细胞外渗，以致形成表皮内水疱。遂道多在角层内，并可位于棘层，有时可见虫或虫卵。真皮反应与多形红斑相同，特点为显著的血管周围炎症细胞浸润。

二、临床表现

(一)好发部位

常见于手指间、指蹼、手腕屈侧、肘窝、腋窝、脐周、腰部、女生乳房下，男性外生殖器等皮肤皱褶细嫩处，而以手指缝处最为重要，如该处有损害应即疑为疥疮。成人疥疮一般不发于头面部及掌跖部，但小儿疥疮可侵及头面部。

(二)皮疹特点

皮疹表现以丘疹、丘疱疹、水疱、隧道为主。丘疱疹微红,疱疹发亮,早期近皮肤色,内含浆液,无红晕。隧道为灰白色或浅黑色条缝,长约数毫米,每条隧道内只有一只雌虫,在隧道的盲端可以挑出雌虫。可伴见抓痕、脓疱,或在外生殖器见到结节。隧道是疥虫所特有的症状。在婴儿或儿童中偶可发生以大疱为主的所谓大疱性疥疮;儿童或成年男性在阴囊、阴茎等处可出现淡色或红褐色,绿豆至黄豆大半球形炎性硬结节,有剧痒,称为疥疮结节或结节性疥疮(图 40-9B)。

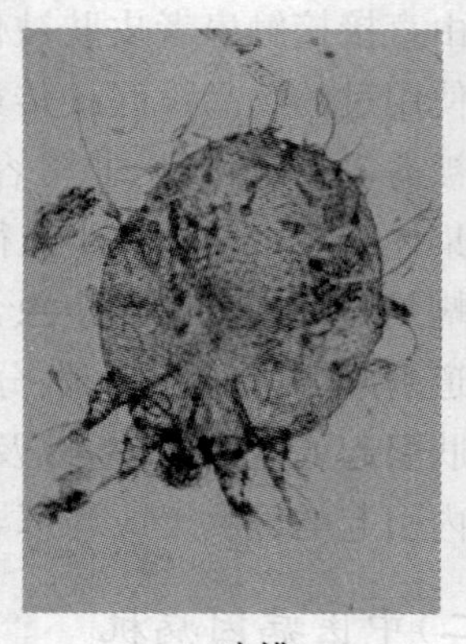

A. 疥螨

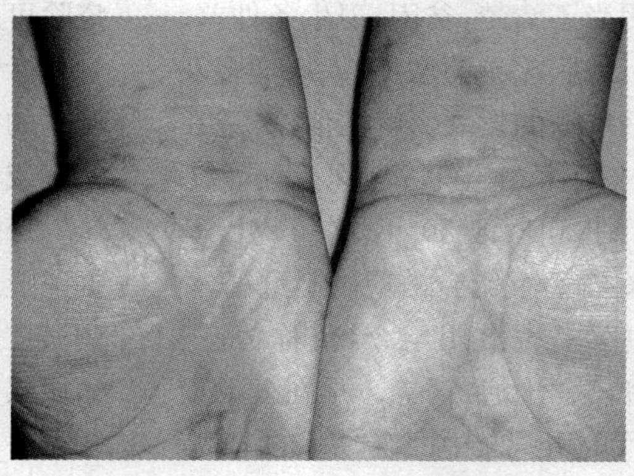

B. 疥疮

图 40-9 疥疮

(三)自觉症状

剧烈瘙痒,尤以夜晚为甚,奇痒难忍。可能是由雌虫在皮内掘隧道时刺激皮肤神经末梢引起,因疥虫在晚间活动力较强。

(四)发病季节

以冬季多见。病程慢性,可持续数周至数月。如治疗不彻底,可于翌年冬季复发。

三、实验室检查

(一)针挑法

选择新鲜水疱,用消毒针尖将水疱挑破,轻轻地向两侧刮一下,或在隧道一端的灰白色小点处轻挑之,即可见到疥螨。

(二)矿物油刮检法

选择早期未破疱疹或隧道,在消毒过的解剖刀口上放一点矿物油,使之流至丘疹表面,然后以刀刮丘疹 6~7 次,刮下整个丘疹顶部,移至载玻片上,重复此过程,4~5 个丘疹刮至同一玻片上,显微镜下观察即可见到疥虫、卵或碎块。

四、组织病理

疥疮组织病理显示,疥疮与虫咬性皮炎大致相同,疥疮结节表现为真皮内为弥漫、致密淋巴细胞、组织细胞,多数嗜酸粒细胞,还有浆细胞浸润,有时在表皮角层内可见疥虫体或卵。

五、诊断和鉴别诊断

(一)诊断

1. 流行病学　当地有疥疮流行病史或家庭成员患该病,患者都有一定的传染途径及密切接触史。

2. 主观症状　患者都有一种特殊的瘙痒感,尤其是夜间瘙痒尤甚。

3. 临床表现　患者指缝、腕内侧、腋下、阴股部、下腹部等可有典型的丘疹、丘疱疹、结节、风团、隧道、脓疱等原发或继发损害。

4. 实验室检查　在患者的丘疹、水疱及隧道等处可查到疥虫、虫卵、虫粪等。

上述诊断标准中,1、2 项及 3、4 项中,必须各具备一项以上，才可确诊。

（二）鉴别诊断

该病需与寻常痒疹、风瘙痒、丘疹性荨麻疹、虱病、湿疹等鉴别。

1. 寻常痒疹　好发于四肢末端，丘疹较大，多发生于儿童，病程缓慢，无传染性。

2. 风瘙痒　无明显原发损害，主要症状是瘙痒，常因搔抓引起血痂、抓痕、苔藓化，无传染性。

3. 丘疹性荨麻疹　皮损为散在性纺锤状水肿性红斑或丘疱疹、水疱，常有虫咬病史，无传染性。

4. 虱病　主要发生于躯干、头皮、阴部，皮肤瘙痒及血痂，指缝无皮疹，常可发现虫体或虫卵。

5. 湿疹　皮疹多形性，无特殊好发部位，无传染性，易复发。

六、治疗

该病以外治为主，可配合药物内服。治疗目的为杀虫、止痒、治疗并发症，争取早发现、早诊断、早治疗。其一般治疗包括加强个人卫生，患者的衣服、被褥、毛巾等用具应煮沸消毒，或日光曝晒。皮损处避免搔抓，忌辛辣刺激饮食。家庭传染者必须全家同时治疗，以免治愈后再次感染。改善环境及家庭卫生，对居室、公共场所如浴室、旅馆、车船均应定期清洗消毒。

疥疮的治疗一般应遵循以下原则：①消灭患者身上的疥螨；②治疗有关的问题，如瘙痒、疥疮结节、脓疱疮；③密切接触者，家庭或同宿舍感染者或性伴均应同时治疗；④消灭患者周围环境中的疥螨。

（一）西医治疗

1. 外用药物

(1)25%～30%苯甲酸苄酯乳剂：使用前可用肥皂洗澡，涂擦于颈以下全身，待干燥后可再涂药。24小时后洗去残留药，每晚涂1次，总共涂3次。该药相对无毒，疗效较好。但对皮肤和黏膜有刺激，如烧灼与刺痒，尤其在外生殖器及头皮。

(2)5%三氯苯醚菊酯（扑灭司林，苄氯菊酯）：自颈部向下涂擦全身，8～14小时后洗去。三氯苯醚菊酯治疗疥疮安全有效。5%三氯苯醚菊酯乳剂比林丹效果好。

(3)1%林丹霜（Lindane，或丙体六六六，γ-666）：30g，薄薄地自颈部向下涂擦全身，8～12小时后彻底洗去。林丹在大多数地区是有效的，但某些地区已有耐药报道。沐浴后如广泛性皮炎患者使用林丹后出现癫痫发作、再生障碍性贫血。因此，不应在沐浴后使用林丹，如沐浴则需待皮肤干燥后再涂药。该药不能用于：广泛性皮炎患者；妊娠和哺乳期妇女；2岁以下的儿童。

(4)10%优力肤（Eurax）：亦称克罗米通（Crotamiton），涂擦全身，每晚1次，连用2天，第2天用药24小时后彻底洗去。与三氯苯醚菊酯、林丹相比，优力肤治愈率较低。对有耐药性病例，1周后可用该药重复治疗，或改用另一种药。本品偶可致接触性皮炎。

2. 内服药物

(1)伊维菌素（Ivermectin）：驱肠虫药，属大环内酯类，但无抗菌活性，成人12mg（每片6mg），儿童200μg/kg，单次口服，或0.8%伊维菌素溶液外用，作用机制是干扰无脊椎动物的外周肌肉内神经介质γ-氨基丁酸（GABA），麻痹虫体而最终致死。单次口服（200μg/kg）对成人疥疮有效，口服后2周的治愈率为88.1%，无效者重复治疗。副作用轻微，是一种有潜力的新疗法。5岁以下儿童不宜应用。

(2)甲硝唑：又名灭滴灵，2%～3%甲硝唑软膏（霜）外用。有报道指出，内服甲硝唑可提高外用药物（如硫黄等）治疗疥疮的治愈率，但需连续服药7天以上，不如阿苯达唑和伊维菌素方便，也缺少单独应用甲硝唑的对照研究。

(3)阿苯达唑（Albendaxzole）：又名丙硫咪唑，商品名史可肠虫清（Zentel）。为广谱、高效、低毒的驱肠虫新药。每日口服1次，每次400mg，连续5天为1疗程，停药后1周复诊。如未愈再服1疗程。1周后再次复诊判断疗效。阿苯达唑有效率73.61%。妊娠或准备怀孕的妇女、哺乳期妇女及2岁以下儿童禁用。

(4)氨苯砜（DDS）：治疗疥疮结节，口服DDS 50mg，每日2次，7天为1疗程，治愈率73.75%，总有效率91.25%。疥疮结节在病理上表现为非特异性炎症浸润。故DDS可能是通过抑制病灶部位的炎症反应而发挥治疗作用。

(5)糖皮质激素：适用于疥疮结节，外用中至强效糖皮质激素，或皮损内注射糖皮质激素。

(二)中医辨证论治

1. 内治法

(1)湿热证

【证候】皮肤可见散在红色丘疹，丘疱疹，针头大小水疱，渗液，结痂，瘙痒较甚，伴口干思饮，心烦易怒，便干溲赤，舌质红，苔黄腻，脉滑数。

【治则】清热除湿，杀虫止痒。

【方药】龙胆泻肝汤(《医方集解》)加减。龙胆草 6g，黄芩 9g，栀子 9g，泽泻 9g，牡丹皮 9g，生地黄 9g，车前子(包)9g，地肤子 9g，生甘草 6g。伴有脓疱加紫花地丁 9g，蒲公英 9g；痒甚加蛇床子 9g，百部 9g。

(2)血燥证

【证候】全身皮肤干燥，有针头大小丘疹，脱屑，抓痕，瘙痒明显，伴气短乏力，面色苍白，舌质淡，苔白，脉细无力。

【治则】养血润燥，祛风止痒。

【方药】当归饮子(《严氏济生方》)加减。当归 9g，白芍 9g，生地黄 9g，首乌 6g，黄芪 6g，荆芥 9g，防风 9g，蒺藜 9g，百部 9g，甘草 6g。皮疹干燥明显加天花粉 20g，天冬、麦冬各 9g；阴囊有结节加浙贝母 9g，半夏 9g，皂刺 9g。

2. 外治法

(1)10%硫黄软膏：薄薄地涂抹全身，尤其结痂的部位和指甲周围。先擦皮损的部位或好发部位，再擦全身，早、晚各 1 次，连续 3～4 天，擦药期间不洗澡，第 4 天晚上洗澡。也有专家认为，可在每次涂药前洗澡，也可只在第 1 次时洗澡，最后 1 次涂药后 24 小时再洗浴，消毒衣服、被褥。待 2 周后检查发现疥疮皮疹者，可重复第二疗程。对于无症状的患者可给予单次治疗。

(2)硫水膏(硫黄 25g，水杨酸 3g，凡士林加至 100g)外用。

(3)效验方

1)花椒 9g，枯矾 15g，地肤子 30g，煎汤熏洗，再用硫黄粉 10g，熟猪油膏外擦。

2)硫黄 12g，松子 10g，黄丹 3g，研细粉，香油调匀，擦患处。

3)苦参、蛇床子、白矾、荆芥各 20g，煎汤外洗。

4)丹参、苦参、蛇床子各 30g，煎汤熏洗。

七、治愈标准

瘙痒症状消失，红斑丘疹消退，疥疮结节消退或不发红不痒。

附　挪威疥

挪威疥(Norwegian scabies)是一种感染情况特别严重的疥疮，患者身体往往虚弱，免疫力低下或长期误用皮质激素，皮肤干燥及广泛性结痂，并有化脓性皮疹，放出难闻的臭味。痂是由干燥的脓液和鳞屑所构成，其中有很多疥虫及疥卵，毛发可干枯脱落，头面部有很多鳞屑，甲增厚并弯曲，全身浅表淋巴结肿大。

此型疥疮治疗以全身支持疗法，抗感染灭疥虫为原则。

（朱　伟）

第八节　荨麻疹

荨麻疹俗称风团、风疹团、风疙瘩、风疹块，是一种常见的血管反应性皮肤病。是由各种因素致使皮肤黏膜血管发生暂时性炎性充血与大量液体渗出，造成局部水肿性损害。临床以皮肤、黏膜的局限性、瘙痒性、暂时性潮红斑和风团为特征。临床上常按病程、病因和形态学特征将荨麻疹分为急性和慢性荨麻疹、寒冷性荨麻疹、日光性荨麻疹、血清病性荨麻疹、物理性荨麻疹、巨大性荨麻疹等。

该病属于中医“瘾疹”范畴，古代还有“赤白游风”、“风疹块”等病名。若发生在眼睑、口唇等组织疏松部位，水肿明显者，称“游风”。《素问·四时逆从论》说“少阴有余，病皮痹隐疹”；《诸病源候论·风瘙身体瘾疹候》说“邪气客于皮肤，复逢风寒相折，则起风瘙瘾疹”。其特点是：皮肤上出现瘙痒性风团，发无定处，骤起骤消，消退后不留痕迹。

一、病因

(一)西医病因

引起荨麻疹的病因很多，约 3/4 的患者不能找到确切病因。常见病因有以下几个方面：

1. 药物　由变态反应引起的药物有青霉素、呋喃唑酮、血清制品、疫苗等。其发病有一定的潜伏期。而阿司匹林、吗啡、阿托品、维生素 B_1 等药物作为组胺释放剂，能直接刺激肥大细胞释放组胺而发生荨麻疹。

2. 食物　如鱼、虾、蟹、蛋、牛奶及其他海味是常见的致病因素。某些水果、蔬菜也可以致敏，如草莓、苹果、李子、番茄、蘑菇等，加入食物中的调味品、防腐剂等也可以致敏，大多数通过变态反应机制产生。

3. 吸入物　如吸入动物的皮屑、花粉、真菌孢子、羽毛和某些挥发性物质等。

4. 感染　各种感染均可引起荨麻疹，如细菌性感染、病毒性感染、真菌性感染和肠道寄生虫等。

5. 昆虫叮咬　如蚊、螨、跳蚤、臭虫、蜜蜂、黄蜂等昆虫叮咬引起变态反应。

6. 物理因素　如冷、热、日光、摩擦、压迫、机械性刺激等。

7. 精神因素　如精神紧张、情绪波动、抑郁等也可成为荨麻疹的病因。

8. 内脏疾病　如胃肠道疾病、肿瘤、结缔组织病、内分泌障碍、代谢障碍等可伴发荨麻疹的症状。

9. 遗传因素　与遗传有关的有遗传性血管性水肿、家族性冷荨麻疹。

(二)中医病因病机

该病总由先天禀赋不耐，风邪外袭所致；或表虚不固，风寒、风热外袭，客于肌肤，营卫失调而发；或饮食不节，过食辛辣肥厚，或肠道寄生虫病，使肠胃积热，复感风邪，内不得疏泄，外不得透达，郁于皮毛腠理之间而发。此外，情志内伤，冲任不调，肝肾不足，血虚生风等，可致肌肤失养，引发该病。

(三)病理

荨麻疹的发病机制可分两类：变态反应与非变态反应。

1. 变态反应型　主要是第Ⅰ型，即立刻型反应，是抗原与抗体 IgE 作用于肥大细胞与嗜碱性白细胞，使它们的颗粒脱落而产生一系列化学介质(组胺及组胺样物质包括慢性反应性物质、5-羟色胺、缓激肽与激肽类、前列腺、肝素等)的释放，从而引起毛细血管扩张、通透性增加、平滑肌痉挛、腺体分泌增加等，产生皮肤、黏膜、消化道和呼吸道等症状。由变态反应引起的荨麻疹有的属于第Ⅲ型，是抗原抗体复合物激活补体，形成过敏毒素，即 C_3a 与 C_5a 及释出趋化因子，吸引嗜中性白细胞释放溶酶体酶，刺激肥大细胞释放组胺与组胺类物质而发病，例如痢特灵或注入异种血清蛋白引起荨麻疹等反应。

2. 非变态反应型　是由某些生物的、化学的及物理的因素，直接作用于肥大细胞与嗜碱性白细胞，使其释放颗粒而发病，皮肤胆碱能神经末端兴奋性增强，释放的大量乙酰胆碱可直接作用于毛细血管，使毛细血管扩张与通透性增强而发病。

二、临床表现

(一)急性荨麻疹

为突然发生的皮肤黏膜潮红斑或(和)风团，形态和大小不定，常伴有瘙痒，个别在红斑、风团上发生水疱。少数伴发热、关节痛、头痛、恶心、呕吐甚至腹痛腹泻、胸闷、呼吸困难等。单个风团常持续数分钟至 36 小时，消退后不留痕迹，但可反复发生。常有明显诱因，一般在治疗或脱离诱因后数日或 1～2 周痊愈(图 40-10A)。

(二)慢性荨麻疹

常反复发作，持续发病＞3 个月者为慢性荨麻疹。多数找不到诱因，治疗较困难。全身症状较轻，风团时多时少，很少融合成片状，风团可每日连续发作，或不定时发作，有时在睡前或晨起时发作或加重。病程长短不定，常达数月至数年。

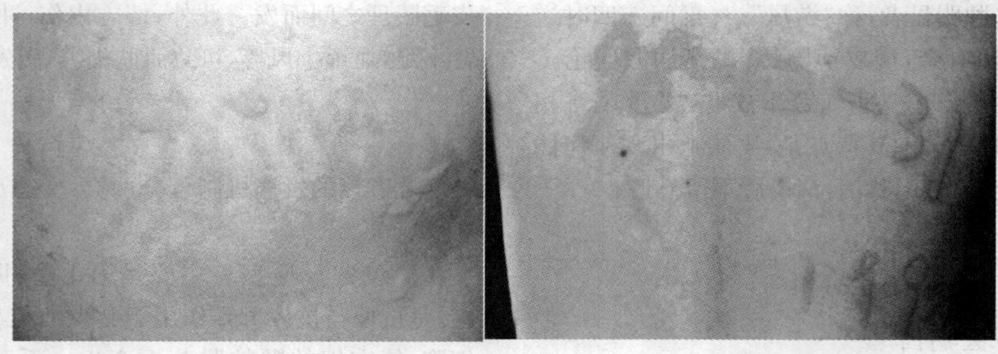

A. 急性荨麻疹　　B. 皮肤划痕征

图 40-10　荨麻疹

(三)寒冷性荨麻疹

多见于青年女性,其发生与冷刺激有关。临床上分遗传性和获得性冷荨麻疹。

1. 遗传性寒冷性荨麻疹　较少见,为常染色体显性遗传,常从婴儿开始,持续一生。病情的严重程度可随年龄增长而减轻。一般见于遇冷后发生非瘙痒性风团,局部可有烧灼感,可伴发热、头痛、关节痛、肌肉痛等全身症状。实验室检查中性粒细胞升高,冰块试验和被动转移试验阴性。

2. 获得性寒冷性荨麻疹　常从儿童开始发病,在气温突然变冷,浸冷水或接触冷物后,于暴露部位发生风团,可持续 0.5～4 小时。患者可伴有全身症状,如头痛、心悸、晕厥。冰块试验和被动转移试验阳性。

(四)胆碱能性荨麻疹

主要发生在青年人,多在运动、出汗、情绪紧张、进食辛辣食物、酒精饮料等后诱发。皮损为2mm左右风团,周围明显红晕,互不融合,分布于躯干上部和上肢,有时仅有瘙痒而无皮损,掌跖不累及,皮损可于 0.5～1 小时消退。部分患者可伴有对乙酰胆碱的全身反应症状,如头痛、头晕、出汗、恶心、呕吐、腹泻等。

(五)日光性荨麻疹

多见于女性,发生于暴露部位,在暴露日光后数秒至数分钟发病,皮损初起为红斑,迅速变为风团,自觉瘙痒,可持续 1～2 小时。

(六)血清病性荨麻疹

发病前有用异体血清、疫苗、药物史。患者有发热、关节痛、淋巴结肿大。皮损以风团最多见,尤其是多环形风团。亦可有中毒性红斑、结节性红斑样表现。伴肾损害时可有蛋白尿、管型尿。血沉正常,总补体测定降低,末梢血中浆细胞增多。

(七)血管性水肿

又称血管神经性水肿、巨大性荨麻疹。表现为突然发生的局限性水肿,多发生于夜间,持续数小时至 2～3 天,消退后不留痕迹。水肿多见于组织疏松处,如眼睑、口唇、包皮、阴囊、舌、咽喉等。呈正常皮肤色或苍白、淡红色,紧张发亮,边界不清。触之坚韧有弹性,压之无凹陷。可有轻痒、麻胀感。咽喉受累则有咽喉不适、声嘶、咽堵、呼吸困难等。此病常单发或合并荨麻疹,可在同一部位反复发生。

(八)皮肤划痕征

又称人工荨麻疹。用手搔抓或用钝器划过皮肤后,沿划痕发生条状隆起,伴有瘙痒,不久即消退(图 40-10B)。

三、实验室检查

(一)冰块实验

将冰块放在前臂片刻,移除后回暖时局部出现风团为阳性。对原发性获得性荨麻疹有诊断意义。

(二)血清补体试验

血管性水肿的C_1酯酶抑制物正常,C_2和C_4水平正常。可区别于遗传性血管性水肿。

(三)皮肤划痕试验

用钝物在患者皮肤上划写,划处渐出现红线、红晕及水肿的三联反应为皮肤划痕试验阳性。常见于人工性荨麻疹。

(四)变应原试验

在上臂外侧或背部、无菌操作下轻微划伤或刺伤的皮肤上,滴加不同的变应原试剂或将某些可疑变应原试剂皮内注射,20～30分钟和24～48小时分别观察结果。阳性说明患者对某变应原过敏,对寻找病因有一定帮助。但对高度敏感者有危险,宜慎用。

(五)其他

血原虫、丝虫、尿液常规及培养、大便找虫卵或寄生虫等对荨麻疹的诊断有帮助。

四、诊断和鉴别诊断

(一)诊断依据

1. 皮损为发作性的皮肤黏膜潮红或风团,风团形态不一,大小不等,颜色鲜红或苍白,时起时消,消退后不留痕迹。

2. 自觉瘙痒剧烈。少数可伴发热、头痛、关节肿痛、恶心、呕吐、腹痛、腹泻、胸闷、憋气、心悸、呼吸困难等全身症状。

3. 根据病程长短,可分为急性和慢性两种。急性者发作数天至1～2周;慢性者,反复发作,迁延数月,或经年不断。

4. 其他类型的瘾疹(荨麻疹)有皮肤划痕症(人工荨麻疹)、寒冷性荨麻疹、胆碱能性荨麻疹、寒冷性荨麻疹、血管性水肿。

(二)鉴别诊断

1. 与丘疹性荨麻疹鉴别　好发于儿童,春、秋季多发。典型皮损为梭形水肿性红色斑丘疹,似风团样,中央可有水疱。四肢、臀、腰等处多见。

2. 接触性皮炎　有明确接触史;皮损多局限于接触部位;有红斑、肿胀、丘疹、水疱、糜烂、渗出等,但以单一皮损为主;如不接触致敏物,一般不再发生。

3. 多形性红斑　损害多在手足背、颜面、耳等处;为红斑、水疱,呈环形;时轻时重,不易消退。

4. 伴有腹痛者,需与急腹症和胃肠炎鉴别。

五、治疗

该病的根本治疗是去除病因,如病因不明,可对症治疗,以内治为主;外治以止痒、消肿为主。

(一)西医治疗

1. 急性荨麻疹　一般可选用氯苯那敏、赛庚啶、酮替芬等第一代抗组胺药;一些对抗组胺药嗜睡作用较敏感者,驾驶员、高空作业人员、工作及学习要求高度集中精力者选第二代抗组胺药,如盐酸西替利嗪、特非那定、阿司咪唑、氯雷他定等。通常以2～3种抗组胺药合用。

病情严重、伴有休克或喉头水肿及呼吸困难者,应立即皮下注射0.1%肾上腺素0.5ml,迅速吸氧,肌肉注射盐酸异丙嗪25～50mg,并以氢化可的松0.2～0.3g、维生素C 2g加入500ml 5%～10%葡萄糖溶液中静滴。15分钟后可重复注射肾上腺素0.5ml。

2. 慢性荨麻疹　应积极寻找病因,不宜使用糖皮质激素,一般以抗组胺药物为主。一种抗组胺药无效时,可2～3种联合,并以多种抗组胺药交替使用。

3. 特殊类型荨麻疹　常选用兼有抗5-羟色胺、抗乙酰胆碱药物。如赛庚啶对寒冷性荨麻疹效果较为突出,胆碱能性荨麻疹可选用654-2等。

(二)中医辨证论治

瘾疹的发生与风寒、风热、湿热、气虚血虚关系密切。基本病机为禀赋不耐,风邪外袭。辨证当分虚实。实证多风寒、风热、湿热;虚证多气虚失固。治疗以疏风解表,调和营卫为基本原则。

1. 风寒束表

【证候】风团色白,遇冷发作或加重,得暖则减;口不渴;舌淡红,苔薄白,脉浮紧。

【治则】疏风散寒，调和营卫。

【方药】麻黄桂枝各半汤(《伤寒论》)加减。恶寒怕冷者，加黄芪、白术，防风；关节痛者，加威灵仙，独活。

2. 风热犯表

【证候】风团色红，焮热作痒，遇热加重，得冷则减；伴发热，口干，咽痛；舌质红，苔薄黄，脉浮数。

【治则】疏风清热，调和气血。

【方药】消风散(《医宗金鉴》)加减。血热盛者，加牡丹皮、赤芍；大便秘者，加生大黄。

3. 胃肠湿热

【证候】风团片大，色红，灼热剧痒；风团出现的同时伴腹痛或腹泻，恶心呕吐，神疲纳呆，或大便秘结；舌质红，苔黄腻，脉弦滑数。

【治则】疏风解表，通腑泄热。

【方药】防风通圣散(《宣明方论》)加减。腹泻者，去大黄、石膏、山栀，加陈皮、白术；恶心呕吐者，加半夏、竹茹。

4. 气虚不固

【证候】风团、瘙痒，反复发作，时轻时重，迁延数月或数年；伴神疲乏力，面色萎黄或恶风怕冷；舌淡，苔薄白，脉缓。

【治则】益气固表，养血祛风。

【方药】玉屏风散(《丹溪心法》)合当归饮子(《济生方》)加减。气虚明显者，加党参、茯苓。

(三)外治疗法

1. 香樟木、蚕砂各 30～60g，或凌霄花、艾叶、冬瓜皮等任选 2～3 味适量煎水外洗。

2. 炉甘石洗剂外搽。

(刘朝圣)

第九节　接触性皮炎

接触性皮炎(contact dermatitis)，是皮肤黏膜由于接触外界物质，如化纤衣着、化妆品、药物等，在皮肤或黏膜上因过敏或强烈刺激而发生的一种炎症。多数急性发作，如反复接触，可演变成慢性。其临床特点为在接触部位发生边缘鲜明的损害，轻者为水肿性红斑，较重者有丘疹、水疱甚至大疱，更严重者则可有表皮松解甚至坏死。如能及早去除病因和做适当处理，可以速愈；否则可能转化为湿疹样皮炎。

接触性皮炎在祖国医学文献中一般是以接触的物质不同而命名，如因漆刺激而引发者，称“漆疮”。漆疮最早见于《诸病源候论·漆疮候》，“漆疮候：漆有毒，人有禀性畏漆，但见漆，便中其毒。喜面痒，然后胸、臂、胜、腨，皆悉瘙痒，面为起肿，绕眼微赤。诸所痒处，以手搔之，随手辇展，起赤痕；痕消已，生细粟疮甚微。有中毒轻者，证候如此。其有重者，遍身作疮，小者如麻豆，大者如枣、杏，脓锨疼痛，摘破小定，有小房，随次更生。若火烧漆，其毒气则厉，著人急重。亦有性自耐者，终日烧煮，竟不为害也”。这充分说明古人对漆疮的深刻认识，迄今仍为诊治该病的准则。接触纽扣引发者，称“纽扣风”。纽扣风首见于《外科正宗》，“纽扣风，皆原风湿凝聚生疮，久则瘙痒如癣，不治则沿漫项背。当以冰硫散擦之、甚者服消风散亦妙”。若因贴膏药引发者，称“膏药风”；接触马桶引发者，称“马桶癣”；婴幼儿因尿、屎刺激和湮溃臀部引发者，称“湮尻疮”；因麦芒刺入皮肤引发者，称“麦疥”；因接触米谷粮食中的虱虫引发者，称“谷痒症”；因沾染含有毒虫的鸭禽牛畜粪便污染的水引发者，称“鸭怪”；养鸡者因接触虫毒引发者，称“鸡癫毒”；因接触草类植物沾染毒邪而引发者，称“草毒”；因接触猪粪肥而引发者，称“猪粪毒”；因手脚沾染粪便内毒邪而引发者，称“粪块毒”；还有“粉花疮”、“狐狸刺”等称谓。根据其病因、症状特征、病变部位的描述，皆应属现代医学中“接触性皮炎”的范畴。

一、病因病理

(一)中医病因病机

中医学认为，由于禀性不耐，皮毛腠理不密，一且接触某些物质如药物、化纤品、花草等，就会引起邪毒外侵皮肤，郁而化热，邪热与气血相搏而发病；或素体湿热内蕴，复外感毒邪，两者相合，发于肌肤而成。

1. 禀性不耐　先天秉性不耐，其肌肤腠理不密，接触致敏物质，即而发病。《外科正宗》中说"漆疮：由来自异，漆乃辛热火象有毒之物，人之皮毛腠理不密，故感其毒"。其主要特点是，某个人对此敏感，而多数人对此无妨。如《诸病源候论·漆疮候》中说"漆疮候：漆有毒，人有察性畏漆，但见漆，便中其毒。……亦有性自耐者，终日烧煮，竟不为害也"。

2. 毒邪入侵　毒毛、毒汁等从肌肤侵入，入于营血，或侵蚀筋脉，再及脏腑，进而中毒发病。且多发于夏秋季节，男女老少皆可发病。如《诸病源候论·杂毒诸候》中介绍蝎伤时说"此虫五月六月毒最盛，云有八节九节者弥甚。蜇人毒势流行，多至牵引四肢皆痛，过一周时始定"。介绍娱蚁之毒伤，更是确切，"此则百足虫也，虽复有毒，而不甚蜇人。人误触之者，故时有中其毒"。《外科正宗·恶虫叮咬》对恶虫的叮咬方式，也有详尽的阐述，"恶虫乃各察阴阳毒种而生。见之者勿触其恶，且如娱蚁用钳，蝎蜂有尾，恶蛇以舌蜇人，自出有意附毒害人，必自知其恶也。凡有所伤，各寻类而推治"。

3. 外感六淫　六淫致该病，以火热为主，常兼挟风邪、湿邪，如《外科正宗》中说"漆乃辛热火象有毒之物，人之皮毛腠理不密，故感其毒"，明确指出漆疮是火热之邪所致。《洞天奥旨·漆疮》中说"漆疮者闻生漆之气而生疮者，盖漆之气本无大毒，以漆能收湿，人之肺经偶有微湿，而漆气侵之则肺气敛藏……而皮肤瓯起发痒矣"，指出闻漆气而发病，与湿邪有关。《外科启玄》中指出"月子乳孩，蹦缚手足、颐下、颊肢窝、脚丫内湿热之气，常皆湮烂成疮，系乳母看顾不到所致"。可见"湮民疮"是由于湿热秽浊蕴蒸，肌肤擦烂而成疮。

古今论述中，无论病名为何，该病病因病机总因禀赋不耐，接触某种物质，使毒邪侵入皮肤，郁而化热，邪热与气血相搏而发病，或毒邪直接入侵致病。总之，先天禀赋不足，邪毒入侵，或与湿、热相搏而发病，是此病的基本病机。

(二)病理

1. 过敏性接触性皮炎　一般病理改变：

(1)急性期：表皮厚度大致正常，角质层仍呈网篮状；表皮海绵水肿、水疱形成；真皮乳头水肿，偶可见血管外红细胞。

(2)亚急性期：灶性角化不全，其中可见均一、红染的物质(浆液)及炎细胞(结痂)，表皮棘层轻度增生；真皮乳头水肿及胶原纤维增粗、红染；浅层血管周围中等密度的混合性炎细胞浸润。

(3)慢性期：角化不全及角化过度，在角化不全下方的颗粒层减少或消失；表皮呈银屑病样增生，棘层明显肥厚；真皮乳头不同程度增厚，可见与表皮垂直走行的粗厚红染胶原，浅层血管周中等密度淋巴细胞、组织细胞浸润，间有噬色素细胞及嗜酸粒细胞。

2. 刺激性接触性皮炎　病理改变：

(1)程度不等的表皮坏死。

(2)轻度海绵水肿，棘细胞广泛的气球样变。

(3)浅层血管从周围中性粒细胞浸润，而无嗜酸粒细胞。

二、分类

生活接触、职业暴露和外用药物是主要的接触方式。引起接触性皮炎的接触物质有许多种类，可分为化学性、植物性和动物性三大类。

(一)根据致病原因分类

1. 化学性　化学性的接触物包括：

(1)金属制品与化工原料：镍盐、铬酸盐、柏油、对苯胺、甲醛。

(2)某些外用药：汞溴红、清凉油、中药药膏、正红花油、磺胺制剂、抗生素软膏、橡皮膏及某些合成药内的赋形剂、防腐剂、抗氧化剂等。

(3)化妆品：某些香料、香脂、染发液、唇膏、剃须膏、油彩等，尤其染发液中的对苯二胺有较强的致敏性。

(4)农药：敌敌畏、乐果等杀虫剂。

(5)其他化工制品：橡胶、塑料、化纤制品、洗衣粉、洗涤剂等。

2. 植物性　植物性的接触物包括漆树、生漆、尊麻、除虫剂等。

3. 动物性　动物性的接触物包括动物的皮、毛和羽毛；斑鸠、毛虫、隐翅虫等动物的毒素。这些能引起接触性皮炎的物质可分为原发性刺激物和接触性致敏物两大类。有些物质在低浓度时可以为致敏物，在高浓度时则为刺激物或毒性物质。

（二）根据发病机制分类

根据发病机制分为原发性刺激反应和接触性致敏反应两大类。

1. 原发性刺激反应　原发性刺激反应可导致急性原发性刺激性皮炎和累积性原发性刺激性皮炎。前者的接触物本身具有强烈刺激性或毒性，任何人接触该物质均可发生皮炎，如接触强酸、强碱等化学物质所引起的皮炎。后者的接触物为弱刺激性，在长期反复的接触刺激后发病，避免接触刺激可短期内症状缓解，如接触洗衣粉、洗涤剂和有机溶剂等引起的皮炎。

2. 接触性致敏反应　接触性致敏反应为典型的迟发型Ⅳ型变态反应。致敏过程分为初次反应阶段（诱导期）和二次反应阶段（激发期）。接触物通常为半抗原，本身并无刺激性或毒性，大多数人接触后不发病，仅有少数人在接触后经过一定时间的潜伏期，在接触部位的皮肤、黏膜发生变态反应性炎症。初次接触某种变应原物质后，经4～25天潜伏期（平均7～8天）使机体先致敏，再次接触该物质后可在24～48小时内产生明显的炎症反应。有些光敏物质接触后需经日光照射而致敏。

三、临床表现

接触性皮炎根据病程分为急性接触性皮炎、亚急性和慢性接触性皮炎。急性接触性皮炎起病较急，皮损表现为轻重不等、限于接触部位的境界清楚的红斑、丘疹、丘疱疹，严重时红肿明显，并可出现水疱和大疱，内容清亮，水疱破后可形成糜烂面，偶尔发生组织坏死。亚急性和慢性接触性皮炎是由于接触物的刺激性较弱、浓度较低，皮损开始可呈亚急性表现，为轻度红斑、丘疹，境界不清楚，或由于长期反复接触后发病，局部呈慢性湿疹样改变，皮损轻度增生及苔藓样变，如洗涤剂引起的手部接触性皮炎。

接触性皮炎的皮损形态一般较单一，其大小、形状与接触物范围基本一致。其严重程度取决于接触物种类、性质及其浓度、接触时间长短、接触部位和面积大小，以及机体对刺激物的反应程度。皮损发生部位与接触相关刺激物有关，如头部皮损常与接触染发剂有关；面部皮损常与接触化妆品有关；足部皮损可由足部接触某些过敏原如塑料、橡胶鞋等引起（图40-11）。皮损形态与接触方式有关，如橡胶拖鞋过敏者，皮损可呈拖鞋形分布。如接触物为挥发性气体、粉末，则皮损呈弥漫性，境界不清，身体暴露部位严重，覆盖部位也可发生皮损。患者常有瘙痒或灼痛感，搔抓后可将致病物带到远隔皮损部位，产生性质类似的病变；少数严重病例可有全身反应。

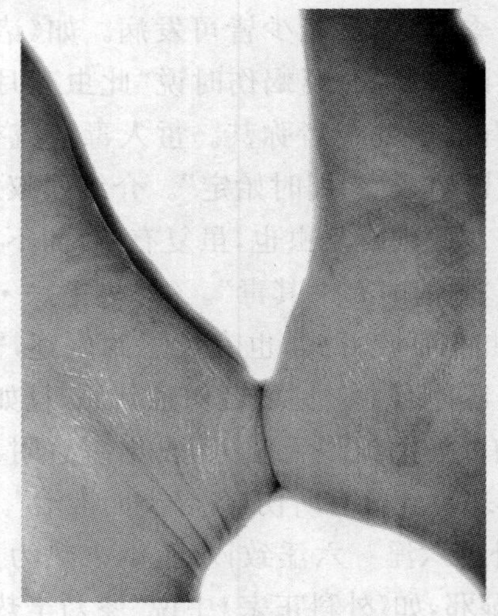

图40-11　接触性皮炎

四、实验室检查

斑贴试验是诊断接触性皮炎的最简单可靠的方法。可用市售标准筛查系列变应原对可疑致敏原进行筛查。变应性接触性皮炎，接触物斑贴试验常呈阳性。

五、诊断和鉴别诊断

（一）诊断

1. 有接触刺激物或致敏物的病史。

2. 皮疹发生部位常在接触刺激物处。

3. 皮疹形态常依接触物的性质不同而有差异，如为致敏物的常为边缘清楚，以红斑、丘疹、水疱为主,也可发生自家过敏;如为刺激物的则红肿、水疱或大疱、糜烂甚至坏死均可发生。

4. 有痒和烧灼感,重的有痛感、发热等全身症状。

5. 病程有自限性,某些致敏物所致者可于除去原因后1~2周皮疹可消退。

6. 致敏原皮肤斑贴试验阳性。

(二)鉴别诊断

急性湿疹与接触性皮炎:任何部位急性湿疹一般均循潮红-丘疹(斑丘疹)-水疱(渗出)-糜烂-结痂(鳞屑)-色素新生这一过程,同时伴发瘙痒。临床突出表现为浆液渗出明显,严重者呈点滴状渗出,剧烈的瘙痒使患者难以耐受,由于搔抓而出现抓痕、血痂,合并细菌感染而出现脓疱、脓性渗出、脓性结痂,呈现湿疹特有外观,即多种形态皮疹同时存在。肛门皮肤为一敏感区,急性湿疹瘙痒尤为剧烈,粪便污染更易招致细菌感染,症状表现更重,可扩展及会阴、阴囊、臀部皮肤,影响患者生活及工作,使病程极不稳定,治疗过程延长,而转为慢性经过。

接触性皮炎发病前有明显接触史,常见于暴露接触部位,皮损多单一形态,易起水疱或大疱,境界清楚,病程短,去除致病因素后迅速治愈,不复发。

六、治疗

(一)西医治疗

1. 接触性皮炎的一般防治原则

(1)寻找并去除致敏原,立即清水冲洗接触部位,避免再次接触及积极对症处理。

(2)当皮炎发生后,要避免搔抓和热水烫洗。

(3)如接触物为毒性物质,应立即用大量清水冲洗接触物。

(4)避免食用辛辣刺激性食物,如鱼、虾、浓茶、咖啡、酒类等。

(5)如与职业有关,应调换工种。

接触性皮炎愈后应尽量避免再次接触各种刺激物和致敏原,以防止复发。

2. 全身药物治疗

(1)抗组胺药:可选用苯海拉明25~50mg,扑尔敏4~8mg,每日3~4次口服。或息斯敏10mg,每日1次口服,可并用维生素C 100~200mg,每日3~4次口服。

(2)钙剂:可口服钙片,肌注维丁胶性钙,静脉注射10%葡萄糖酸钙。

(3)肾上腺皮质激素:皮损广泛而严重时,可配合使用泼尼松10~20mg,每日3~4次,口服;或地塞米松10~20mg,加入5%葡萄糖液500ml中,静滴,每日1次。

(4)合并感染者可加用适宜的抗生素,可选用红霉素、罗红霉素、头孢氨苄、双氯青霉素、苯唑青霉素等。局部使用抗生素的效果一般不及全身使用。

(5)利尿剂:对伴发全身皮疹,水肿严重者,可配合服用双氢克尿塞25mg,每日2~3次,连服2~3天,有利于消肿。

3. 局部治疗 可按急性、亚急性和慢性皮炎的治疗原则处理。

(1)急性期:红肿明显,选用炉甘石洗剂外擦,糜烂渗液时用3%硼酸溶液或1∶8000高锰酸钾液冷湿敷。采用溶液湿敷时,每日2~3次,每次15~30分钟,至渗液停止结束。湿敷面积不宜过大。对有糜烂渗出者不宜外用软膏制剂,以防软膏中的油脂阻止水分蒸发,阻碍散热,使局部皮损湿度增高、渗出增加。

(2)亚急性期:有少量渗出时用湿敷剂或糖皮质激素糊剂、氧化锌油,无渗液时用糖皮质激素霜剂等;有感染时加用抗生素,如新霉素、莫匹罗星。外用药膏一般每日2~3次。

(3)慢性期:选用糖皮质激素软膏,如醋酸氢化可的松软膏、醋酸氟氢可的松软膏、醋酸地塞米松软膏、去炎松软膏或肤轻松软膏等。

4. 药物治疗的注意事项 全身应用糖皮质激素治疗适用于急性严重或泛发性变应性接触性皮炎患者,短期使用,以控制急性炎症为目的。待病情控制后,可较快递减激素,用药整个疗程2周左右,要注意激素的禁忌证,如消化性溃疡、糖尿病、活动性结核病、严重高血压和心肾功能不全、骨质疏松者禁用。慢性期局部皮质类固醇不宜长期应用,否则可产生副作用如皮肤萎缩、色素沉着、感染及酒渣样皮炎等。为避免发生副作用,开始外用中高效激素,炎症减轻后改用低效激素或改为非激素类抗炎剂。对面部、皮肤薄嫩处及小儿，应选用低效激素或非激素类抗炎剂外用。同时还要注意抗组胺药的禁忌证、副反应。传统的 H_1 受体拮抗剂常见的副作用有倦怠、头晕、嗜睡、口干、胃肠反应，也可表现为兴奋、失眠、共济失调等。所以，高空作业人员、驾驶员及肝肾功能不全者使用，可选用非镇静作用的抗组胺药如氯雷他定或特非那丁等。钙剂常与抗组胺、H 受体类药物联合应用，可增加疗效。静脉注射时要缓慢，勿漏出血管外以免造成局部疼痛或组织坏死。有心脏病或正使用洋地黄类药物者，禁用钙剂。

(二)中医治疗

中医在治疗该病时，以清热解毒为原则。一般在急性期予以清热、利湿、解毒；若久而不消，反复发作，皮损呈慢性干燥者，则治以清热驱风、养阴润燥。

1. 中医辨证治疗

(1)风热型

【证候】皮疹发生于上部，并可见发热恶寒，疲乏不适，自觉瘙痒，舌质稍红，苔薄黄，脉浮数。

【治则】疏风清热。

【方药】主方消风散(陈实功《外科正宗》)加减。

【处方】荆芥、防风、蝉蜕各 9g，苦参、牛蒡子、黄芩各 12g，生地黄 25g，金银花 15g，鱼腥草 30g，生甘草 5g。水煎服，每日 1 剂。热象较重者，加生石膏 30g(先煎)，知母 12g。夹湿者，加木通、苍术各 9g。

(2)湿热型

【证候】皮疹发生于下部，并可见发热，口苦，口渴，疲倦乏力，小便黄赤，大便干结，舌质红，苔黄腻，脉弦滑数。

【治则】清肝胆，利湿热。

【方药】主方龙胆泻肝汤(李东垣方，录自《古今医方集成》)加减。

【处方】龙胆草、栀子、黄芩、柴胡、车前子、泽泻各 12g，木通 9g，生地黄 25g，生甘草 5g，鱼腥草、土茯苓各 30g。水煎服，每日 1 剂。大便秘结者，加大黄 12～15g(后下)。瘙痒较明显者，加蝉蜕 9g，白鲜皮 12g。

(3)气血两燔型

【证候】皮疹泛发全身，并见畏寒或寒战，高热，烦躁不安，夜睡难寐，口干渴，舌质红绛，苔黄干焦，脉数。

【治则】气血两清，泻火解毒。

【方药】主方清瘟败毒饮(余师愚《疫疹一得》)加减。

【处方】水牛角 30～60g(先煎)，生石膏 30g(先煎)，生地黄、土茯苓各 30g，金银花、连翘各 15g，黄芩、赤芍、栀子、玄参各 12g，知母、牡丹皮各 9g，黄连、生甘草各 6g。水煎服，每日 1 剂。

2. 中成药

(1)气血两燔型：紫雪丹或新雪丹，口服，每次 1～2 瓶，每日 2～3 次，温开水送服；或清开灵注射液，每次 20ml，加入 5%葡萄糖溶液 500ml 中，静脉滴注，每日 1 次。

(2)湿热型：龙胆泻肝丸，口服，每次 6g，每日 3 次，温开水送服；鱼腥草注射液，每次 2～4ml，肌肉注射，每日 2 次。龙胆泻肝颗粒，口服，每次 1～2 包(4～8g)，每日 2 次，温开水送服。

(3)风热型：防风通圣丸，口服，每次 6g，每日 2～3 次，温开水送服。

七、护理预防

(一)接触性皮炎的护理

1. 按皮肤科一般常规护理。

2. 避免各种外界刺激，严禁用热水烫洗、摩擦、搔抓或进食刺激性食物。特别应说服病儿，一定要避免搔抓。较小病儿在睡觉时可适当约束手或戴上手套。

3. 对重型的接触性皮炎(皮肤松解大疱型)，应按大疱性皮肤病护理。

4. 多食维生素含量高的食物，如水果与蔬菜类，保证体内维生素的供给。对皮损康复有一定的辅助作用。

(二)接触性皮炎的预防

1. 去除病因，远离过敏源。

2. 饮食疗法，忌食辛辣及油炸食物，特别是发病期。平时要吃的清淡，忌吃易引起过敏的食物，如酒、海鲜等，多吃新鲜蔬菜或水果。

3. 精神要愉快，生活要有规律，不要过度劳累。

4. 适当锻炼，选择适合自己的一些活动，如爬山、散步、跳舞等。

5. 根据自己的身体状况，选择适合自己的保健食品，提高免疫功能，改善体质，不生病或少生病，提高生活质量。

（赵建业）

第十节　药物性皮炎

药物性皮炎（dermatitis medicamentosa）亦称药疹（drug eruption），是药物通过各种途径进入人体后引起的皮肤、黏膜反应，严重者尚可累及机体其他系统。药物进入体内的途径以口服和各种注射为最常见，其他可见于外用药、坐药、阴道内塞药、点眼药等。众所周知，药物是治病救命的根本，但药物又可引起种种不良反应。药物疹的形成是一个多因素、多途径的复杂过程，除了与药物的物理性质、化学结构有关外，还与患者自身的过敏体质、家族遗传因素有重要关系。其中尤其与患者疾病时机体所处的健康状态、内环境的变化密切相关。资料显示，患有感染尤其是病毒感染性疾病时用药容易导致该病的发生，说明感染在药物疹的发生、发展过程中起重要作用。另外，使用磺胺、四环素或避孕药等药物时又受到日晒易诱发光敏性药物疹，此类药疹紫外线照射是发病关键；纯中药及中西药复方制剂也可引起药物疹，就连抗过敏药物、糖皮质激素等也有引起该病的可能。当然临床上最常见的引起该病的是抗生素类、抗癫痫类、解热镇痛类及抗痛风类药物。

药物引起的不良反应非常复杂，大致可以分为：药物过量、不耐受性、特发性、副作用、继发作用及过敏性反应等；而药疹是药物过敏最常见的类型。近年来，随着医药卫生事业的发展及临床药物的滥用，该病有增多趋势。

药疹皮疹形态多种多样，其中变态反应性药疹的共同特点有：①仅发生于少数对药物过敏的患者，多数人不发生反应；②发病有一定的潜伏期，初次用药一般需 4～20 天后才出现临床表现，多数经 7～8 天的潜伏期后发疹，已致敏者如再次用药，则数分钟至 24 小时之内即可发生；③病情轻重与药物的药理作用及毒理作用、剂量无相关性；④临床表现复杂，皮损可呈多种类型，但对于某一患者而言常以一种为主；⑤存在交叉过敏及多价过敏现象，前者指机体被某种药物致敏后，可能同时对与该种药物化学结构相似或存在共同化学基团的药物产生过敏；后者指个体处于高敏状态时，可能对某些平常不过敏、与致敏药物化学结构不同的药物也产生过敏；⑥病程有一定自限性，停止使用致敏药物后病情常好转，糖皮质激素治疗常有效。

药物性皮炎在祖国医学中称为中药毒、风毒、热毒、湿毒疮等。《诸病源候论》、《千金方》等书有“解诸药毒篇”；《疡医大全·救急部》在“解救砒霜门”中有“凡中砒毒，其人烦躁如狂，心腹搅痛，头眩，欲吐不吐，面色青黑，四肢极冷者是”。

一、病因

（一）西医病因

引起药疹的药物种类很多，常见的致病药物有以下四类：①解热镇痛药，其中以吡唑酮类和水杨酸盐制剂为常见；②磺胺类，其中以长效磺胺为多；③安眠镇静药，其中以巴比妥类较多；④抗生素类，其中以青霉素为多见。其他如抗血清、大仑丁型抗癫痫药、呋喃类、酚噻嗪类等引起的药疹也不少见。随着中草药的广泛应用及剂型改革，中草药引起药物过敏反应的也逐渐增多。引起过敏的药物有单味中草药，如葛根、天花粉、紫草、大青叶、板蓝根、鱼腥草、毛冬青、穿心莲、千里光、白蒺藜、贝母、筋骨草、槐花、紫珠草、丹参、红花、人参、乌贼骨、地龙、蓖麻子、两面针、大黄、五味子等 30 余种；亦有复方的成药如六神丸、云南白药、益母膏、羚翘解毒片、双解丸、牛黄解毒片等。此外，还有近来在剂型改革中制成的复方柴胡注射液、复方地龙注射液、板蓝根注射液、穿心莲注射液等。

药疹的发病机理非常复杂，可分为变态反应与非变态反应两类。

（二）变态反应

多数药疹属于此反应。有的药物如血清、疫苗及生物制品等为大分子物质，具有完全抗原作用；但更多的药物为小分子化合物，属于半抗原，需在机体内和大分子量的载体（如蛋白质、多糖、多肽等）通过共价键结合，形成半抗原-载体结合物（完全抗原）才能引起机体对该种药物的变态反应。引起免疫反应的物质可以是药物原形，也可为其降解或代谢产物，亦可是药物中的赋形剂及杂质。少数药物（如喹诺酮类、磺胺类、吩噻嗪类、四环素内、某些避孕药等）进入人体后，在光线诱导下可转变为抗原性物质，所引起的变应性药疹称光变态反应性药疹。

与药疹发生有关的变态反应包括Ⅰ型变态反应（如荨麻疹、血管性水肿及过敏性休克等）、Ⅱ型变态反应（如溶血性贫血、血小板减少性紫癜、粒细胞减少等）、Ⅲ型变态反应（如血管炎、血清病及血清病样综合征等）及Ⅳ型变态反应（如湿疹样及麻疹样药疹、剥脱性皮炎等）。药疹的免疫反应相当复杂，某些药物（如青霉素等）所致药疹既可以Ⅰ型变态反应为主，亦可以Ⅱ型或Ⅲ型变态反应为主，也可能为两种或两种以上的变态反应同时参与，其具体机制尚未完全阐明。

（三）非变态反应

能引起非变态反应性药疹的药物相对较少。其可能的发病机制：

（1）效应途径的非免疫活化：某些药物如阿司匹林、鸦片类等为组胺释放剂，可使肥大细胞或嗜碱粒细胞脱颗粒，释放组胺而引起荨麻疹和血管性水肿。另外，如阿司匹林及非激素类消炎药，可通过对花生四烯酸代谢中的环氧化酶的抑制，而使前列腺素合成减少，在这种情况下，花生四烯酸的脂氧化酶功能增强而产生炎性介质慢反应物质（白三烯），从而使炎症加重，易产生药疹。

（2）药物过量反应：有些药物治疗量与中毒量接近，安全范围小，易引起中毒反应，如白血宁常引起口腔溃疡、出血性皮疹及白细胞减少等。另外，有的药物排泄缓慢，或患者有肝、肾功能障碍；或剂量不大，但用药时间过久，均可造成药物蓄积而诱发药疹。

（3）蓄积作用：如碘、溴化物引起的痤疮及由砷剂蓄积在皮肤中，导致皮肤色素沉着、角化等。

（4）个体某些代谢酶缺陷或抑制。

（5）光毒性反应等。

（四）中医病因病机

由先天禀赋不耐，邪毒内侵而致。如风热之邪外袭，发于肌肤；或脾运失司，湿热蕴蒸，郁于肌肤；外袭腠理，郁久化火，血热妄行，溢于肌表；或药毒入里，燔灼营血，外发于肌肤，内攻于脏腑；或热毒之邪耗伤阴液，阴损及阳，阳无所附，气阴两亏，病重而危。

（五）病理

药物引起的荨麻疹、多形红斑、结节性红斑、湿疹、毛囊炎、血管炎与其他特发性的疾病组织是一样的，在组织学上缺乏特异性。

1. 固定型药疹　表皮内见到多数坏死的角朊细胞，棘层细胞气球变性，可发展成表皮内水疱。由于破裂细胞的胞膜仍留在疱内，使疱呈蜂窝状。真皮乳头高度水肿，可出现表皮下水疱，真皮上部可见到大量的噬色素细胞。真皮浅、深层可见到淋巴细胞浸润及少许嗜酸粒细胞、嗜中性白细胞，还可见到组织细胞及肥大细胞。

2. 药物性大疱性表皮松解症　表皮角朊细胞大片融合性坏死，细胞结构消失，可见核溶、核缩及核碎。角质层仍呈网篮状，界面空泡改变，表皮下水疱、真皮浅层水肿，浸润细胞以淋巴细胞为主，少许组织细胞及嗜酸粒细胞浸润。

3. 扁平苔藓样药疹　角质层出现灶性角化不全，颗粒层薄或消失，界面空泡变性，乳头真皮呈带状致密炎症浸润。主要为淋巴细胞、组织细胞，有时还见到浆细胞及嗜酸粒细胞，炎症浸润不只在浅层，还可达深层。

二、临床表现

药物的临床表现复杂，不同药物可引起同种类型药疹，而同一种药物对不同患者或同一患者在不同时期也可出现不同的临床类型。常见以下类型：

1. 荨麻疹及血管性水肿型　属Ⅰ型变态反应，

少数为Ⅳ型。药疹表现为急性荨麻疹或血管性水肿，多由青霉素、呋喃唑酮、血清制品、疫苗等引起。其皮疹特点为发生大小不等的风团，这种风团性皮疹较一般荨麻疹色泽红，持续时间较长，自觉瘙痒，并可伴刺痛、触痛。荨麻疹可以作为惟一的症状出现，亦可为血清病样综合征、过敏性休克时的一个症状。青霉素引起的荨麻疹样皮疹有速发型及延迟型两种，后者并非延迟性过敏反应，而只是指皮疹出现的时间而言，即前者荨麻疹在应用青霉素几分钟至1～2天内发生。后者常在应用几天后发生。青霉素引起的荨麻疹一般可在青霉素停用后几天消失，然亦有持续几个月，甚至以后没有再接触青霉素而荨麻疹却持续若干月。近来不少报告，因痢特灵引起的荨麻疹型药疹，全身症状重，且皮疹广泛，持续时间长。

2. 猩红热样或麻疹样发疹型　多由解热镇痛药、青霉素尤其是氨苄西林等抗生素、磺胺类、巴比妥类、抗风湿药等药物引起。皮疹呈弥漫性鲜红色斑或半米粒大至豆大红色斑丘疹，密集对称分布。皮疹数目多，范围广泛，形态如猩红热样或麻疹样，是药疹中最常见的一种。有时上述两种皮疹形态可于同一患者中同时出现。半数以上病例在停药2周后完全消退（图 40-12A）。

3. 剥脱性皮炎或红皮病型　属Ⅳ型变态反应，为重症型药疹之一。可由巴比妥类、磺胺类、苯妥英钠、异烟肼、秋水仙碱、卡马西平、保泰松、金制剂等引起。其表现为全身皮肤鲜红肿胀，伴以渗液、结痂，继之大片叶状鳞屑剥脱，渗液有臭味。黏膜亦可有充血水肿、糜烂等。此类皮疹如系初次用药，其致敏期多在20天以上。可一开始就全身发生，或在上述猩红热样或麻疹样发疹的基础上发展而来。病程可长达1个月以上，是药疹的严重型。常伴有明显的全身症状，如恶寒、发热、恶心、呕吐，有的可合并有淋巴结肿大、蛋白尿、肝大、黄疸等全身症状。本型药疹病程较长，如不及时治疗，严重者常因全身衰竭或继发感染而死亡。

4. 大疱性表皮松解型　属于重症药疹之一，常由磺胺类、解热镇痛药（水杨酸、保泰松、氨基比林等）、抗生素、巴比妥类、卡马西平等多种药物引起，是药疹中最严重的一型，但病情轻重不一，严重的往往预后不良。其特点是发病急骤，全身中毒症状明显，有高热、疲乏等症状。其发病往往皮肤突然出现麻疹样红斑，继而呈弥漫性紫红色或暗红色斑片，或形成弥漫性潮红，常始于皱褶部位如腋下和腹股沟，迅速波及全身，触痛明显。数日内红斑上出现疱壁松弛的大疱及表皮松解，稍用力表皮即可擦掉，犹如烫伤。疱壁易破裂而形成糜烂或鲜红的剥蚀面。尼氏征阳性。黏膜也有大片坏死剥脱。如抢救不及时，可死于感染、毒血症、肾衰、肺炎或出血。此病初起时除上述表现外，有时初起皮疹如多形红斑或固定性药疹症状，很快再发展为大片红斑、大疱、表皮剥脱（图 40-12B）。

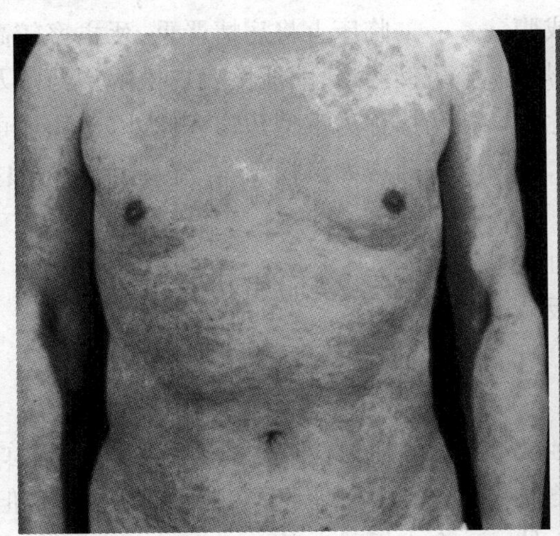

A. 猩红热样型药疹

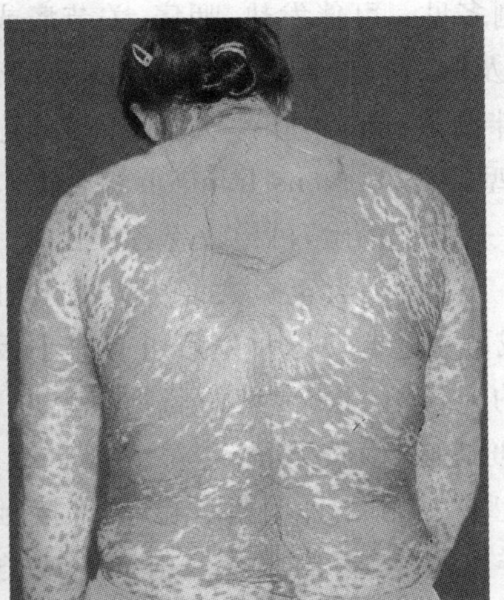

B. 大疱性表皮松解型药疹

图 40-12　药物性皮炎

5. 固定性药疹　是药疹中较常见的一种疹型。常由磺胺类、解热镇痛剂及巴比妥类药物引起。其形态也很特殊，易于识别。皮疹特点是限局性圆形或椭圆形红斑，鲜红色或紫红色、水肿性、炎症剧烈者中央可形成水疱。愈后有色素沉着，发作越频则色素越深。每次服同样药物后则在同一部位发生，亦可同时发生新的损害。数目可单个或多个，亦有广布全身者。大小一般为 0.2cm 至数厘米不等。皮疹可发生于全身各处皮肤，尤以口唇及口周、龟头、肛门等皮肤黏膜交界处、指(趾)间皮肤、手背、足背、躯干等处多见。发生于皮肤黏膜交界处者约占 80%。口腔黏膜亦可发疹。阴部发疹在女性好发于大小阴唇，男性则依次发生于包皮、龟头、冠状沟、阴囊及阴茎系带。关于口唇发疹，好发于唇红部，如上唇全部、下唇全部或上下唇全部发疹时则呈现整齐特异的弧形或环形。固定性药疹消退时间一般为 1～10 天，但阴部发生糜烂溃疡者常病程较长，可迁延数 10 天而愈。多数病例无全身症状，但亦有伴发热、畏寒、头痛、全身乏力、食欲减退等，一般均较轻微。皮炎炎症剧烈，发生水疱糜烂者则有疼痛。

6. 多形红斑型　主要由Ⅲ型变态反应引起。此类常由磺胺类、解热镇痛药、巴比妥类及青霉胺等引起。典型皮损为靶型红斑，即豌豆至蚕豆大小，圆形或椭圆形水肿性红斑，中心呈紫红色或有水疱。此外，尚有小红丘疹、斑丘疹等。常对称发生于四肢，伸侧多见。可伴发热、咽痛、关节痛或腹痛。严重者侵及眼、口、外阴黏膜，发生水疱糜烂，疼痛剧烈，并伴高热、肺炎、肝肾功能障碍等，称重症多形性红斑型药疹(Stevens-Johnson 综合征)，属于重症药疹之一，病情凶险，可导致患者死亡。

7. 紫癜型　为针头大至豆大或更大的出血性紫斑，皮疹平或可稍隆起。这种发疹可有血小板减少，或由血管的损伤引起。常见的药物有奎尼丁、奎宁、噻嗪类、吩噻嗪、磺胺类等。

8. 湿疹样型　常由于外用药引起，局部接触敏感，发生湿疹样皮炎后，再内服或注射同一或类似药物，则发生泛发的湿疹样皮损。病程常在 1 个月以上。

9. 光敏皮炎型　皮疹形态如湿疹样，以露出部位较为严重，但远隔暴露日光部位亦有发生。停用药物后，反应可持续几星期。当再次使用此药，加上光线照射皮肤，则可在 48 小时内激起湿疹样反应。

10. 扁平苔藓样皮疹　皮损在临床和组织学上极似扁平苔藓，但鳞屑显著，伴有湿疹样变，愈后有明显色素沉着，停药后皮疹逐渐消退。亦有的成为慢性，持续很长时间。引起的药物有砷剂、金剂、抗疟药(阿的平、氯喹)、对氨苯甲酸、奎尼丁等。

11. 痤疮样疹　表现为毛囊性丘疹、脓疱，损害类似寻常座疮。主要由碘、溴制剂、皮质类固醇激素或口服避孕药、异烟肼等引起。皮疹发生缓慢，常于服药 1～2 个月以上发生。病程亦慢，在停药后，可拖延数月而愈。

12. 血管炎型　好发于小血管，其炎症范围可以从轻度的细胞浸润到急性坏死，严重者许多器官的血管可被侵犯包括皮肤及肾。皮肤损害可表现为紫癜、瘀斑、结节、坏死，亦有呈结节性多动脉炎样病变。全身性者可表现有发热、关节痛、浮肿、蛋白尿、血尿或肾衰竭，很少发生肌炎、冠状动脉炎、肺炎及胃肠出血。

13. 泛发脓疱型　又称急性发疹性脓疱病或中毒性脓皮病。皮疹常开始于面部及皱褶处，以后泛发。为针头大至米粒大浅表脓疱、散在、密集、急性发病。停药后几天消退，呈大片脱屑。可伴有发热、寒战、白细胞数升高等全身症状。引起的药物有抗生素、卡马西平、钙通道阻滞剂、氧氟沙星等。

临床上将病情严重、死亡率较高的重症多型红斑型药疹、大疱性表皮松解型药疹及剥脱性皮炎型药疹称为重型药疹。此外，药物还可以引起其他形态药疹如黄褐斑样、系统性红斑狼疮样、天疱疮样皮损等。

三、实验室检查

(一)血常规检查

血象检查一般表现为白细胞总数增多，白细胞分类中，多有嗜酸粒细胞常增多，但亦有红细胞及血小板减少者。

(二)肝肾功能检查

如并发内脏反应，应进行必要的肝肾功能

检查。

（三）药物过敏试验

1. 体内试验

(1)以皮内实验较常见，准确率高。

(2)激发试验：在药物疹消退一段时期后，内服试验剂量(一般为治疗量的 1/8～1/4 或更小剂量)，以探查可疑致敏药物。此试验仅适用于口服药物所致的较轻型药疹，同时疾病本身又要求必须使用该药治疗时(如抗结核药、抗癫痫药等)，禁止用于速发型变态反应药疹和重型药疹患者。

2. 体外试验　即在试管内检查药物过敏的抗原抗体及反应的方法，如嗜碱粒细胞脱颗粒试验、放射变应原吸附试验、组胺释放试验、淋巴细胞转化试验、琼脂弥散试验等，但这些试验的结果尚不稳定，有待于进一步研究探讨。

四、诊断和鉴别诊断

（一）诊断

该病根据明确的服药史、潜伏期及各型药疹的典型临床皮损进行诊断，同时需排除具有类似皮损的其他皮肤病及发疹性传染病。如患者服用两种以上的药物，准确判断致敏药物将更为困难，应根据患者过去的服药史、药疹史及此次用药与发病的关系等信息加以综合分析。

（二）鉴别诊断

药物性皮炎由于疹型多样，易与多种皮肤病相混，如麻疹、猩红热、荨麻疹、湿疹、多形红斑、紫癜等。但一般皮肤病发病前无用药史，且一般药疹的颜色较类似的皮肤病鲜艳，而痒感则重于其他传染病。通常药疹在停用致敏药物后较快好转或消退，而传染病及某种皮肤病则有一定的病程；并且根据典型临床症状、实验室检查一般鉴别不难。另外，大疱性表皮松解型药疹应与葡萄球菌性烫伤样皮肤综合征进行鉴别；生殖器部位的固定性药疹出现破溃时，应与生殖器疱疹、硬下疳等进行鉴别。

五、治疗

首先是停用或更换可疑药物，加强体内药物排泄，并注意交叉过敏或多元过敏；再根据不同类型进行处理。

（一）西医治疗

1. 轻型药疹的治疗

(1)抗组胺剂：如扑尔敏 4～8mg，每日 1～3 次；苯海拉明 25mg，每日 1～3 次；安其敏 25～50mg，每日 1～3 次；安他乐 25～30mg，每日 1～3 次；赛庚定 2～4mg，每日 1～3 次；异丙嗪 12.5～25mg，每日 1～3 次；息斯敏 10mg，每日 1 次。上述药物可单用亦可 2 种合用。

(2)维生素类：维生素 C 200mg、维生素 B_{12} 0.5mg、维生素 E 0.2g，每日 3 次，均可考虑早期使用。

(3)钙制剂：如 10％葡萄糖酸钙，每次 10ml，以等量的葡萄液稀释后静脉缓慢推注，每日 1 次，5～10 次为 1 疗程；或 5％溴化钙，每次 10～20ml，静注每日 1 次，5～10 次为 1 疗程。

(4)硫代硫酸钠：10％硫代硫酸钠 10ml 静脉注射，每日 1 次，5～10 次为 1 疗程。

(5)皮质类固醇激素：如口服泼尼松，每次 5～10mg，每日 3 次；地塞米松 0.75～3.0mg，每日 3 次，口服。

2. 重型药疹的治疗　原则为及时抢救，降低死亡率，减少并发症，缩短病程。

(1)皮质类固醇激素：应早期足量使用。一般开始每日可给氢化可的松 300～400mg 或更大剂量，加入 5％～10％葡萄糖注射液 1000～2000ml 中，缓慢滴注，每日 1 次，最好维持在 24 小时不停，直至病情缓解稳定后，逐渐减量及改泼尼松口服。必要时采用大剂量皮质类固醇冲击疗法。

(2)继发感染：因表皮大片剥脱，加之皮质类固醇激素的大量应用，易引起全身性感染。故应采取严格隔离消毒措施，如房间、床单等用物的无菌消毒，护理人员的无菌操作，以尽可能减少感染机会。如已并发感染则需酌选抗菌药物。

(3)大剂量静脉静滴丙种球蛋白：大剂量免疫球蛋白静滴能迅速抑制免疫性损伤，并可增强免疫功能，预防感染的作用，适用于肝损害严重者或有糖尿病、高血压病史的患者。大剂量使用激素后极易引起其他严重不良反应，可与激素合并使用或单独使用。剂量为每日400mg/kg丙种球蛋白静脉滴注，连续3～5天为1疗程。

(4)注意补液及维持电解质平衡：由于高热、进食困难、创面大量渗出或皮肤大片剥脱等常导致低蛋白血症、水电解质紊乱，应及时加以纠正，必要时可输入新鲜血液、血浆或清蛋白以维持胶体渗透压，可以减少渗出。

(5)加强护理：是缩短病程、成功治疗的重要保障。对皮损面积广、糜烂渗出重者应注意保暖，可每天更换无菌被单，同时注意防止压疮的发生；对眼部的护理治疗要及早采取措施，以防后遗症，一般每日用3%硼酸水清洗，如角膜受累，可每2～3小时用皮质类固醇激素眼药水滴眼1次，并用含抗生素的眼药膏保护；对口腔损害要注意保持口腔清洁，经常含嗽2%碳酸氢钠溶液或金银花水嗽口，疼痛不能进食者可用0.5%～1%普鲁卡因液含漱(磺胺、普鲁卡因过敏者禁用)。

3. 局部外用治疗　主要根据皮炎的一般处理原则，一般情况下对无渗液的皮损，依病情给予粉剂或洗剂以保持干燥、散热、促进炎症消退。对红肿有渗出的皮损用3%硼酸溶液或生理盐水湿敷。对剥脱性皮炎及大疱性表皮松解型药疹则以暴露疗法为好。较小的糜烂面可用含抗菌药物的油纱布或凡士林纱布敷贴。

4. 过敏性休克的治疗　必须争取时间，就地抢救，待病情稳定后方能转院。一般抢救措施如下：

(1)应立即肌肉注射1：1000肾上腺素0.5～1ml。严重病例可加入50%葡萄糖溶液40ml内静注。心跳骤停时，在左心室内注射1：1000肾上腺素1ml，并进行体外心脏按压。

(2)有呼吸困难者给氧：静脉注射氨茶碱，缓慢注入。如有呼吸阻塞症状则可考虑气管插管，必要时作气管切开。

(3)注意血压情况：如血压持久偏低(收缩压低于80mmHg)时，除输液外，给以去甲肾上腺素或其他升压药物静脉滴注。

(4)皮质类固醇激素：如氢化可的松100mg加入25%葡萄糖40ml静脉推注或地塞米松5mg肌肉注射或静脉注射。

(二)中医辨证论治

一般认为根据不同阶段进行辨证施治。早期多为毒热入营或邪入营血，治则宜清热、凉血、解毒之法；晚期为气虚血亏，余邪未消，治则为益气养血，扶正祛邪。

1. 风热

【证候】多见于麻疹样、猩红热样或荨麻疹样型药疹，皮疹以红斑、丘疹、风团为主，散在或密集，焮热作痒，伴有畏寒发热、头痛鼻塞、咳嗽，舌红，苔薄黄，脉浮数。

【治则】祛风清热。

【方药】消风散(《外科正宗》)加减。

2. 湿热

【证候】多见于湿疹皮炎样型药疹，皮损呈肿胀、潮红、疱疹、糜烂、渗液，可伴有胸闷、纳呆、大便干结或溏薄、小便短赤，舌红，苔薄腻或黄，脉滑数。

【治则】清热利湿。

【方药】萆薢渗湿汤(《疮疡心得集》合三妙散(《医学正传》)加减。

3. 血热

【证候】多见于固定红斑型药疹，皮肤或黏膜发生色泽鲜艳的水肿性红斑，甚则有血疱、水疱，或伴有口腔、外阴黏膜糜烂，兼见口干、便秘、溲赤，舌红，苔薄，脉弦细数。

【治则】凉血清热。

【方药】犀角地黄汤(《千金要方》)加减。

4. 火毒炽盛

【证候】多见于重症型药疹，如大疱性表皮坏死松解型药疹、剥脱性皮炎型、症重渗出红斑型药疹。皮损全身泛发，潮热肿胀，涉及口腔黏膜，或伴有大疱、血疱，全身症状严重或伴有内脏损害，舌红绛，苔黄腻，脉滑数，甚则出现神昏谵语、黄疸、血尿等症状。

【治则】清营解毒。

【方药】清营汤(《温病条辨》)加减。神昏谵语者，加紫雪丹0.9g(分吞)；黄疸者，加茵陈、大黄；尿血者，加大小蓟(各)、侧柏叶；便秘者，加生大黄(后下)；瘙痒甚者，加白鲜皮、苦参片；热甚者加黄连、板蓝根；口干者，加鲜沙参、鲜石斛、天花粉。

5.气阴两伤

【证候】多见于重症药疹后期，大片膜状脱屑，伴有神疲乏力、纳呆便溏、口干咽燥、渴而引饮，舌红，苔黄薄，脉细数。

【治则】益气养阴，清解余毒。

【方药】增液汤(《温病条辨》)加减。

（三）外治法

1. 小范围皮损　可用三黄洗剂外搽；若皮损广泛者，呈大疱性或伴糜烂，渗液较多时可用青黛散、三石散外扑；若糜烂干燥结痂者，可用青黛膏外涂。

2. 剥脱性皮炎型　在湿润期，全身用青黛散麻油调涂，每日 2～3 次，宜经常用麻油湿润；落屑期用麻油或清凉油乳剂少许保护皮肤，若凝成厚痂，需用棉花蘸麻油如磨墨状轻轻柔揩。

六、预防

严重的药疹可危及生命，因此必须防止和及早发现药疹的发生。

1. 对药物的应用要严加控制，必须根据适应度而决定，尽可能减少用药的品种，杜绝滥用药物，以减少药物过敏反应发生的机会。即使发生药物过敏也易于确定致敏的药物，便于更换或停用致敏药物。

2. 用药前应详细询问过敏病史，对有药物过敏者，应尽量避免再度应用此种药物，对相似化学结构药物也应避免使用，以防交叉敏感的发生。对个人或家庭成员有变态反应疾病史者应特别注意。

3. 应注意药疹的前驱症状，如发热、瘙痒、轻度红斑、胸闷、气喘、全身不适等症状，方能及早发现，及时停药，避免严重反应的发生。

4. 某些药物如青霉素、普鲁卡因、抗血清等在使用前应严格遵照操作规程进行划痕或皮内试验。

（朱明芳）

第十一节　湿　疹

湿疹(eczema)是由多种内、外因素引起的一种具有明显渗出倾向的皮肤炎症反应。皮疹具有多形性，皮损往往呈对称分布，有剧烈的瘙痒，慢性病程，反复发作，难以治疗等特点。该病发病率高，国内有统计报道湿疹约占皮肤科门诊患者的 20%。赵炳南医师曾谓，“善治湿疹者，当可谓之皮肤病之半”。该病尤其是慢性湿疹，瘙痒剧烈，且反复发作，经年不愈，对患者的生活质量和身心健康影响颇大。

“湿疹”一词由希腊文字“Ekein”演化而来，为水沸气疱之意。它包括许多病因不同但比较复杂、症状相类似的皮肤病。临床表现可以是多种多样。按炎症的情况可分为急性、慢性和亚急性 3 种。目前对湿疹的概念认识比较一致的是：湿疹是一类病因不明，可能是由多种内部因素或外部因素综合作用引起的皮肤病；湿疹的临床特点包括明显瘙痒，急性期表现为红斑、丘疹或丘疱疹，伴有水肿，严重者可以出现水疱渗出，慢性者以皮肤肥厚为主；湿疹的病理特点为海绵形成，伴不同程度的棘层肥厚细胞及淋巴细胞浸润。临床上，凡是具备了瘙痒、红斑、丘疹、水疱、脱屑、肥厚等特点，有渗出及融合倾向的皮疹，难以做出明确诊断者均可先拟诊为湿疹。基于湿疹基本概念的特点，我们可以看出，湿疹是一组疾病的总称，而不是单一特异的疾病，必须进行详细分类；湿疹只是一种初步诊断，每例湿疹在找到病因后即不再简单诊断为湿疹，而应加上病因诊断。皮炎实际上是一种组织病理学诊断，临床上不应该单独诊断皮炎。由于历史原因，在湿疹与皮炎的概念上临床上同样存在很大混乱。湿疹与皮炎混用的很多，如脂溢性皮炎又称为脂溢性湿疹，特应性皮炎又称为特应性湿疹。有人认为皮炎应包括所有皮肤炎症，如接触性致敏、感染等，而湿疹应专指某种非感染性炎症。这种看法对于明确湿疹或皮炎的概念并无实际帮助。较为合理的办法是，先初步诊断为湿疹，再明确诊断为某种皮炎。比如接触性皮炎、特应性皮炎等皮肤病在未能明确诊断以前多被诊断为湿疹，待查明病因或疾病进展符合诊断条件后进一步诊断为接触性皮炎或特应性皮炎。在工作中，将病因或发病机制或临床特征明确的湿疹称为某某皮炎，否则笼统地称为湿疹，待病因或发病机制或临床特征明确后再进一步分类。

中医学关于湿疹的记载，归属"湿疮"范畴。因其发病部位不同，又有不同名称，发于耳部称"旋耳疮"；发于手部称"疬疮"；发于乳头称"乳头风"；发于四肢称为"四弯风"；发于脐部称"脐疮"；发于阴囊部称"肾囊风"。此外，根据其皮损形态的不同，亦有不同名称，如以丘疹为主者，称为"血风疮"或"粟疮"；浸淫全身、溢水较多者，称为"浸淫疮"。中医文献中记载的"浸淫疮"、"旋耳疮"、"绣球风"、"四弯风"、"奶癣"等类似西医的急性湿疹、耳周湿疹、阴囊湿疹、异位性皮炎及婴儿湿疹等。历代文献中均可看到相关病或证的记载，最早的记载见于《金匮要略》"浸淫疮，黄连粉主之"。《圣济总录·浸淫疮》描述到"其状初生甚微，痒痛汁出，渐以周体，若水之浸渍，淫泆不止，故曰浸淫"。《医宗金鉴·外科心法要诀》认为其病机"由湿热内搏，滞于肤腠，外为风乘，不得宣通"，"……由心火脾湿受风而成"。《诸病源候论》认为小儿发病乃"五脏有热，熏发肌肤，外为风湿所折，湿热相搏身体……是心家有风热"。还有耳周湿疹、阴囊湿疹、肘膝窝部湿疹及婴儿湿疹等。如《医宗金鉴·外科心法要诀》关于浸淫疮记载"此证初生如疥，瘙痒无时，蔓延不止，抓津黄水，浸淫成片"。又如《胎敛疮》记载"此证生婴儿头顶或生眉端，又名奶癣"。

一、病因

(一)西医病因

湿疹的发病原因复杂，为内在因子和外在因子相互作用。外在因子如生活环境、气候条件等均可影响湿疹的发生。外界刺激如日光、紫外线、寒冷、炎热、干燥、多汗、搔抓、摩擦及各种动物皮毛、植物、化妆品、肥皂、人造纤维等均可诱发湿疹，某些食物也可诱发湿疹加重。内在因子主要是过敏素质，受遗传因素支配。其他如慢性消化系统疾病、胃肠道功能性障碍、精神紧张、失眠、过度疲劳、情绪变化等精神改变，感染病灶、新陈代谢障碍和内分泌功能失调等，均可产生或加重湿疹的病情。其发病机制主要是内外激发因素引起一种迟发型变态反应。西医对湿疹发病相关因素的研究主要集中在以下几个方面：

1. 遗传因素　国外学者 Burton 将湿疹分为外源性湿疹和内源性湿疹，外源性湿疹主要包括刺激性皮炎、损伤后湿疹；内源性湿疹主要包括异位性皮炎、钱币状湿疹、渗出性盘状湿疹等。湿疹的发病与遗传因素是密切相关的。特应性皮炎(AD)为湿疹的一种特殊类型，表现出明显的遗传倾向和体质的易感性或素质，具有"异位性"(有容易催患哮喘、过敏性鼻炎、湿疹的家族性倾向，对异种蛋白过敏，血中 IgE、嗜酸粒细胞增高)的特点。国外 Kuster 等人研究显示，在父母均无过敏性表现的家庭，如果已有一个子代发生过敏性疾病，那么其他子代患 AD 的危险度为 10%，如果父母中有一人患病，那么其他子代患 AD 的危险度为 16%～47%，湿疹的复发率为 48%～63%，如果父母同患过敏症，其子代患过敏症的危险度增加到 72.2%。Shcyenius 研究表明，父母一方有"异位性"表现，50%以上子女在 2 岁时有过敏症状；双亲均有"异位性"表现，这种百分比上升至 79%，母亲"异位性"对子女的影响大于父亲。成人期中等至严重程度的特应性皮炎的父母遗传给子女的比例均为 50%，充分显示 AD 有家族性的聚集倾向，与遗传密切相关。Diepgen 等人证实，有 AD 家族史的儿童，单卵双胞胎同患湿疹的危险度为 86%，双卵双胞胎为 21%，与 Eookson 在 1999 年统计的数字 77% 和 15%基本相符。国外已从基因方面着手研究湿疹患者发病的遗传因素，有不同基因位点被证实控制过敏状态，如第 n 号染色体长臂 q 区，这种关联在支气管哮喘家系中被证实为遵循母系遗传，又如高亲和力的 IgE 受体日链被定位在 11q31 区内，但与湿疹的关联未被阐明。

2. 变态反应原因素　湿疹可由外源性诱因引起。临床观察表明，吸入、摄入、接触变态反应原可诱发湿疹或引起湿疹的复发。大自然环境中存在已知的吸入性变应原种类约 100 余种，主要有屋尘、花粉、霉菌等，其与支气管哮喘和过敏性鼻炎发病的相关性较大，但同样也可诱发湿疹的发作。食物性变应原的种类已高达 6000 余种，有证据表明特应性皮炎患者的胃黏膜能允许少量块状或未经消化的食物蛋白进入血流作为变应原，激发异常的免疫反应。人类的食物品种极多，一般可分为植物类、动物类、矿物类，在近代的食物中还经常应用一些化学合成的食物如糖精、醋酸、枸橼酸、香精、合成染料等。这些食物可引起食物的变态反应，从而导致湿疹的产生。有文献报道，在我国容易引起变态反应的食物主要有富含蛋白质的食物如牛奶、鸡蛋、葱、蒜、洋葱、羊肉等；具有特殊刺激性的食品如辣椒、酒、芥末、胡椒、姜等；某些生吃的食品如生葱、生蒜、生西红柿，生食的某些壳类果实如杏仁、栗子、核桃及某些水果如桃、葡萄、荔枝、香蕉、菠萝、桂圆、芒果、草莓等；某些富含细菌的食品如死鱼、死虾、死螃蟹，不新鲜的肉类，某些富含真菌的食品如蘑菇、酒糟、米醋等；某些富含蛋白质而不易消化的食品如蛤蚌类、鱿鱼、乌贼等；种子类食品如各种豆类、花生、芝麻等。这些食物除了引起食物变态反应外，近代食物生化研究发现，在香蕉的皮中可以分离出组胺物质，在香蕉、菠萝、茄子、葡萄酒、酵母中含有很高的组胺成分，鸡肝脏、牛肉、香肠内亦含有相当高的组胺，而导致湿疹的发生。

3. 精神因素　湿疹的特点为剧烈瘙痒，反复发作。研究表明精神因素在湿疹的发生和发展中起重要作用。Lannllintuasat 等人认为 1/2～2/3 湿疹患者存在精神紧张，紧张是 45%～67%患者疾病的加重因素。Olesen 研究表明，压力能影响特应性皮炎的严重程度，常见的压力如转学、暴力、考试等因素，妊娠对于患特应性皮炎（AD）的女性或子女患 AD 的母亲也是重要的加剧因素。有 85%的 AD 发生在 5 岁之前，而父母对子女瘙痒症状的反应将影响他们搔抓的习惯，如果父母经常和患病子女在一起，并不断在搔抓之前加以提醒或用其他方式转移其注意力，就会使搔抓行为减少，进而防止病情的加重或减少复发。国内有研究显示，慢性湿疹患者较常使用不成熟的心理防御机制，产生不良的身心反应，从而延缓疾病的痊愈或易复发。

4. 感染因素　感染对湿疹的影响尚无定论。临床上发现，皮肤或口腔等部位感染或体内的慢性感染病灶可以加重湿疹。这些病原微生物如病毒、细菌和真菌等均可作为超抗原刺激机体产生炎症反应，其中研究较多的有金黄色葡萄球菌。有研究表明，在特应性皮炎（AD）儿童和成人患者中金葡菌的检出率为 78%～100%，大多数 AD 患者可以检测到针对皮肤源性金葡菌毒素的 IgE 抗体。蛔虫感染已被证实可通过增加 IgE 的总量来减轻肥大细胞对 IgE 的敏感性，从而降低湿疹的患病率。IgE、肥大细胞及嗜酸粒细胞在抵御蠕虫性寄生虫感染时起重要的介导和细胞防御作用。居住在热带及赤道地区人群的肠道寄生虫感染常见，当移居到感染率较低的地方后，AD 患病率提高。

5. 环境因素　研究表明，湿疹的发生受环境因素的影响，包括居住环境和室外的空气污染等。Williams 用回归分析法分析得出，居住区域和家庭规模与湿疹的发病相关。日本有研究显示，过敏性疾病的发病与居住环境，特别是与房屋的构造、居住密度、通风情况、寝具、床和地板等有关。学龄儿童期 IgE 阳性的比例主要与居室的地板和床等有关，特别是密封性好的钢筋水泥结构住宅，发生 IgE 阳性的比例明显增高。Tyalor 认为，农作物生产中农药或添加剂的大量使用造成的污染与湿疹患病率增高有相关性。

6. 其他

（1）消化系统功能障碍：胃肠道功能失调可造成黏膜的分泌、吸收功能失常，使异性蛋白成过敏原进入体内而发生湿疹样皮疹。当然，由于胃肠功能紊乱，也可造成营养物质的缺乏，特别是维生素 B、维生素 C 等的缺乏，也会引起皮肤湿疹样的皮疹。

（2）血液循环障碍：除上述自主神经功能失调时，肢端血液循环障碍而发生肢端湿疹外，最常见的是下肢静脉曲张所致的下肢湿疹，或象皮病皮肤上的湿疹改变，均说明皮肤血液循环障碍是湿疹的致病原因之一。痔瘘也是肛周湿疹的重要致病因素。

（3）内分泌与代谢紊乱：月经期的皮肤变化，所谓的"月经疹"或称黄体酮自家过敏性湿疹、糖尿病患者的湿疹样皮疹，都说明内分泌与代谢性疾病也是湿疹的发病因素之一。

总之，湿疹主要由复杂的内、外激发因子引起的一种迟发型变态反应。患者可能具有一定的素质，受遗传因素支配，故在特定的人中发生，但又受健康情况及环境等条件的影响。

（二）中医病因病机

中医学认为，湿疹乃因禀赋不耐，风湿热客于肌肤而成；或因饮食失节，或过食醒发动风之品，伤及脾胃，脾失健运，致使湿热内蕴，造成脾为湿热所困，复感风、湿、热邪，内外两邪相搏，充于腠理，浸淫肌肤，而发该病。“湿”性重浊黏腻，加之长期滋水渗液，易耗血伤阴，化燥生风，故缠绵不已，反复发作；病情反复迁延日久，则耗血伤阴，致脾虚血燥，肌肤失养。湿疹急性发作多责之于心，亚急性、慢性期多责之于脾、肝。该病发展过程中各阶段症状表现不同，其病机亦有改变。发病初起为风湿热邪客于肌肤。病情进展，湿热蕴结于内，熏蒸于外，或血中毒热，此时多与心、肝有关；病情迁延，湿热留恋，湿阻成瘀，可血热搏结成瘀，致风湿热瘀并重之势。该病后期，风热伤阴化燥，瘀阻经络，血不营肤，或气阴两虚，或血虚风燥。急性者以湿热为主；亚急性者与脾虚湿恋有关；慢性者多为久病耗伤阴血，血虚生风生燥，致肌肤甲错。发于小腿者，为经脉弛缓，青筋暴露，气血运行不畅，湿热蕴阻，肤失濡养所致。

二、病理

急性期表皮海绵水肿；棘层内及角层下水疱，可见淋巴细胞及中性粒细胞；真皮浅层小血管扩张，血管周围轻度以淋巴细胞为主的炎性细胞浸润。亚急性、慢性期表皮增厚，有角化不全、角化过度、轻度海绵水肿；慢性期表皮突显著延长，真皮浅层小血管周围轻度以淋巴细胞为主的炎性细胞浸润，毛细血管数目增多，内皮细胞肿胀和增生。

三、临床表现

该病皮损可发生于任何部位，皮疹形态多样，往往对称分布，有渗出倾向，剧痒。根据皮损特点将湿疹分为急性、亚急性和慢性湿疹，根据皮损发生部位将湿疹分为外阴湿疹、肛门湿疹、手部湿疹、乳房湿疹、小腿湿疹等。此外，还有钱币状湿疹、皮脂缺乏性湿疹、传染性湿疹样皮炎、自身敏感性湿疹、婴儿湿疹等特殊类型的湿疹。

（一）急性湿疹

表现为水肿性红斑、密集的粟粒大的丘疹、斑丘疹、丘疱疹、小水疱、糜烂皮损基底潮红，渗液常较明显。损害中央病变往往较重，逐渐向周围蔓延，外围有散在的皮疹，边界不清。当有继发感染时，炎症更加显著，并出现小脓疱，渗液呈脓性。还可合并毛囊炎、疖、局部淋巴管炎等。急性湿疹可发生于体表任何部位，多对称分布，常见于头面、耳后、四肢远端、手足露出部及阴囊、女阴、肛门等处，自觉瘙痒剧烈。饮酒、搔抓、肥皂洗、热水烫等均可使皮损加重，痒感增剧，重者影响睡眠（图 40-13A）。

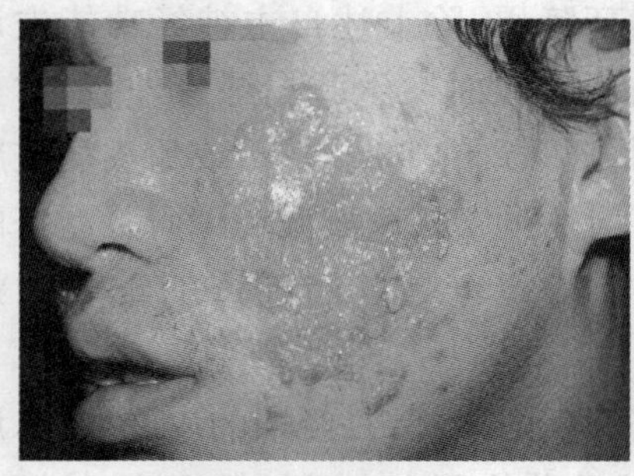

A. 急性湿疹

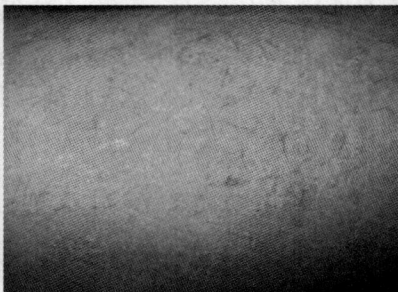

B. 慢性湿疹

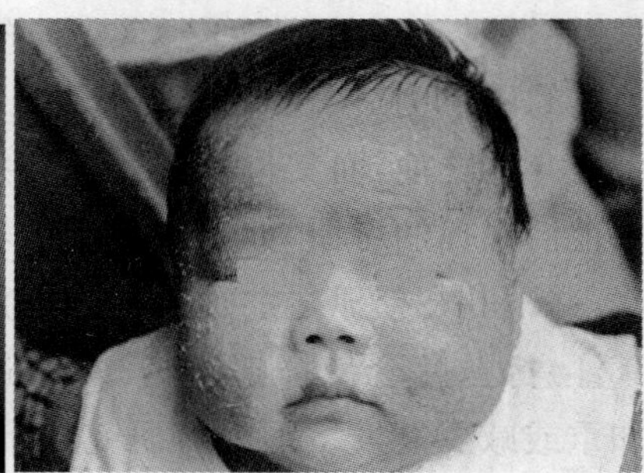

C. 婴儿湿疹

图 40-13 湿疹

（二）亚急性湿疹

多为急性湿疹炎症减轻，或急性期未及时适当处理，时间拖延转化而来。皮损以红斑、小丘疹、结痂和鳞屑为主，可有少数丘疱疹、轻度糜烂，时间较长的皮损可有轻度浸润。自觉仍有剧烈瘙痒。

（三）慢性湿疹

可因急性、亚急性湿疹反复发作转化而成，亦可一开始就表现为慢性皮炎的改变，常局限于小腿、手、足、肘窝、腘窝、外阴、肛门等处。病程不定，易复发，经久不愈。主要表现是局部皮肤增厚、表面粗糙、苔藓样变，呈暗红色或灰褐色，可有色素沉着，有少许鳞屑、抓痕和结痂。外围有散在的丘疹和丘疱疹。自觉症状亦有明显的瘙痒，常呈阵发。在关节部位和活动部位可发生皲裂而致皮损部位有疼痛感。慢性湿疹可因再刺激因素作用浸润而急性发作（图 40-13B）。

（四）特定部位湿疹

由于发生的部位不同而表现亦有所不同。

1. 耳部湿疹　多发生在耳后皱襞处，表现为红斑、渗液，有皲裂及结痂。有时带脂溢性。常两侧对称。外耳道湿疹可由污染的真菌刺激引起，或由于中耳炎引起的继发性传染性湿疹。

2. 乳房湿疹　多见于哺乳妇女，发生于乳头、乳晕及其周围，境界清楚，皮损呈暗红色，糜烂渗出明显，有少量鳞屑或薄痂，可发生皲裂。自觉瘙痒兼有疼痛。停止哺乳后较容易治愈。如顽固不愈或一侧发生者，应注意排除湿疹样癌。

3. 脐窝湿疹　表现为鲜红色或暗红色斑，有渗液及结痂，表面湿润，边界清楚，很少波及脐周皮肤，病程慢性。

4. 阴囊湿疹　为湿疹中常见的一种，局限于阴囊皮肤，有时延及肛门周围，少数可延至阴茎，多表现为慢性湿疹。皮肤浸润肥厚，皱纹加深，较少有渗液，可有薄痂和鳞屑，有时有皲裂，色素增加或间有色素脱失，自觉剧痒，故经常搔抓。慢性经过，常多年不愈。

5. 女阴湿疹　是女性常见的一种湿疹。累及大小阴唇及其附近皮肤。患处浸润肥厚，境界清楚，因奇痒而经常搔抓，可见糜烂抓痕。有时水肿明显。由于月经及分泌物的刺激，病情常反复、加重和难愈，可继发局部色素减退，易被误诊为女阴白斑，应给予注意。

6. 肛门湿疹　发生于肛门和肛周，表现为局部皮肤浸渍、潮红、肥厚，可发生皲裂，奇痒难忍。

7. 手部湿疹　皮损多呈亚急性或慢性湿疹改变，多发生于指背及指端掌面，可蔓延至手背和手腕部，境界不清或呈小片状皮损，至慢性时有浸润肥厚，因手指活动而有皲裂。甲周皮肤肿胀，指甲可变厚不规则。手部湿疹亦可发生于掌侧，具有局限性，但边缘可不甚鲜明，多粗糙，有小丘疱疹、疱疹及浸润肥厚，冬季常发生皲裂。因两手经常接触各种外界物质，故手部湿疹不论其病因为何，常受继发因素影响，而使病情变化，一般比较顽固难治。

8. 小腿湿疹（又称郁滞性湿疹）　多发生于胫前或侧面，常对称性，呈亚急性或慢性湿疹表现。有些小腿湿疹常并发于静脉曲张，由于静脉曲张而致下肢静脉循环障碍，慢性瘀血，故多发生于小腿下 1/3 处。皮损呈局限性暗红色或棕褐色，弥漫密集丘疹、丘疱疹，糜烂和渗出、病程较长者皮肤变厚，伴有色素沉着。因此处皮下组织较少，紧贴于其下之组织上，久之在接近踝部发生营养障碍性溃疡。

（五）特殊类型湿疹

1. 自身敏感性湿疹　这种湿疹是由于患者对自身内部或皮肤组织所产生的某些物质过敏所致。发病前，在皮肤某处有湿疹或感染病灶，由于过度搔抓、用药刺激等不良处理，使病灶恶化，组织分解产物、细菌产物等形成特殊的自身抗原，被吸收而发生致敏作用，结果使皮疹在其附近和全身泛发。该病常突然发生多数散在丘疹、丘疱疹及小水疱，呈群集性，可互相融合，泛发或对称分布。偶有玫瑰糠疹样发疹，并可见沿搔抓部呈线状皮疹。自觉瘙痒剧烈。在原发病灶好转后，继发病灶也自然减轻或消退，但有的虽用糖皮质激素及抗生素治疗仍可持续数周不愈。

2. 传染性湿疹样皮炎　该病在发生前，先在患处附近有慢性细菌性感染性病灶，如中耳炎、压疮、溃疡及瘘管等，从这些病灶中不断排出大量的分泌物，使周围皮肤受到刺激、敏感而致病。临床表现为上述病灶周围皮肤发红，密集小丘疹、水疱、脓疱、结痂和鳞屑等，并可随搔抓方向呈线状播散。渗出较多，严重者可有显著水肿。

3. 钱币状湿疹　病因不明，常发生于冬季，与皮肤干燥同时发生。精神因素、饮酒及长期用肥皂、热水烫洗、药物刺激均可加重该病，也有认为是异位性皮炎的一种。临床表现为直径 1～3cm 境界较清楚的圆形损害，由密集的红色小丘疹或丘疱疹组成，表面有糜烂渗液，或呈肥厚的斑块，表面有结痂和鳞屑，周围有散在的丘疹和水疱，常呈卫星状。类似损害散发多处。多发于手足背、四肢伸侧、肩、臀、乳房和乳头等处，自觉有剧烈瘙痒。

4. 婴儿湿疹　中医学称"奶癣"(图 40-13C)，是常发生在婴儿头面部的急性或亚急性湿疹。通常在生后第 2 个月或第 3 个月开始发生。好发于颜面及皮肤皱褶部，也可累及全身。一般随着年龄增长而逐渐减轻至痊愈。但也有少数病例继续发展至儿童期甚至成人期。近来认为该病是异位性皮炎的婴儿型。临床常根据发病年龄及皮损特点分为以下 3 型：

(1)脂溢性：多发生在出生后 1～2 个月的婴儿。皮损在前额、面颊、眉周围，呈小片红斑，上附黄色鳞屑，颈部、腋下、腹股沟常有轻度糜烂。停药后可痊愈。

(2)湿性(渗出型)：多见于饮食无度、消化不良、外形肥胖 3～6 个月的婴儿。皮损有红斑、丘疹、水疱、糜烂、渗出，易继发感染而有发热、纳食差、吵闹、淋巴结肿大等症状。

(3)干性(干燥型)：多见于营养不良、瘦弱或皮肤干燥的 1 岁以上婴儿。皮损潮红干燥，脱屑或有丘疹和片状浸润，常反复发作，迁延难愈。

5. 皮脂缺乏性湿疹　主要因皮肤水分脱失，皮脂分泌减少，皮肤干燥，表皮及角质层产生细小裂纹，呈红色"碎瓷"样，受刺激后可有少许渗液。可发生于身体多处，但多见于四肢伸侧，特别是年老者的胫前部。此病多见于冬季，空气干燥，分泌减少，加之热水烫洗过勤而激发。

6. 汗疱疹　为掌跖、指跖侧面的水疱性损害，粟粒至米粒大小，半球形略高出皮面，无炎症反应。皮疹分散或成群发生，常对称性分布。疱液清亮，干涸后形成领圈状脱屑，有程度不一的瘙痒及烧灼感。好发于春秋季节，并每年定期反复发作。

此外，将不能归属为上述任何一类湿疹，但临床符合湿疹诊断的一类湿疹定为"未定类湿疹"。

四、实验室检查

无特异性，血液中嗜酸粒细胞可增加；怀疑有接触过敏因素时，应作斑贴试验，寻找过敏原。

五、诊断和鉴别诊断

(一)诊断

主要根据病史、皮疹形态及病程进行诊断。一般湿疹的形态为多形性、弥漫性，分布对称，急性者有渗出，慢性者则有浸润肥厚。病程不规则，常反复发作，瘙痒剧烈。

(二)鉴别诊断

1. 急性湿疹与接触性皮炎　后者发病前有明显接触史；常见于暴露接触部位；皮损多单一形态，易起水疱或大疱，境界清楚；病程短，去除致病因素后迅速治愈，不复发。

2. 慢性湿疹与神经性皮炎(牛皮癣)　后者多发于颈、肘、尾骶部，不对称；皮损较单一，无渗出，多呈苔藓样变。

3. 手足部湿疹与手足癣　后者常见于指(趾)缝；呈深在性小水疱，无红晕，领圈状脱屑，境界清楚；夏季增剧；常并指(趾)间糜烂，多单侧发生；鳞屑内可找到菌丝。

4. 其他　还应与光感性皮炎、玫瑰糠疹、类银屑病、Ⅱ期梅毒疹、疥疮、股癣等相鉴别。

六、治疗

(一)西医治疗

1. 一般防治原则

(1)尽可能寻找该病发生的原因，对全身情况进行全面检查，了解有无慢性病灶及内脏器官疾病，以去除可能的致病因素。

(2)避免各种外界刺激，如热水烫洗、暴力搔抓、过度洗拭及其他对患者敏感的物质如皮毛制品等。

(3)避免易致敏和有刺激性的食物，如鱼、虾、浓茶、咖啡、酒类等。

(4)对患者详细交代防护要点、指导用药，使其与医务人员配合，充分发挥患者的主观能动性。

2. 全身治疗

(1)抗组胺类药物：适当使用抗组胺类药物，特别是早期应用，效果更好。常用的有第 1 代 H_1 受体拮抗剂如苯海拉明 25mg，每日 3 次口服；赛庚啶 2～4mg，每日 3 次；安他乐(Atarax) 25mg，每日 3次；氯苯那敏 4mg，每日 3 次；酮替芬 1mg，每日 2次等。第 2 代 H_1 受体拮抗剂如阿伐斯汀，8mg，每日 3 次；曲尼司特，100mg，每日 3 次；西替利嗪，

10mg，每日1次；咪唑斯汀10mg，每日1次；氯雷他定，10mg，每日1次；依巴斯汀，10mg，每日1次；地氯雷他定，5mg，每日1次等。H_2受体拮抗剂如西咪替丁，200mg，每日3次；雷尼替丁，150mg，每日2次等。各种H_1受体和H_2受体拮抗剂都可应用，可选用两种不同类型的药物联合或交替使用。第1代H_1受体拮抗剂的镇静作用，还可以改善患者的睡眠。

(2)糖皮质激素

1)适应证：急性进行性湿疹；全身泛发性湿疹；渗出明显的湿疹。轻度湿疹或局限性湿疹一般不须全身使用。

2)使用原则：糖皮质激素一旦应用，原则上应在病情控制后逐渐减量停药。由于湿疹复发倾向明显，过早停药容易复发，因此，口服时间应适当延长。一般情况下，3天左右可以控制发展，5～7天可以明显缓解症状，甚至消退。然后，隔日给药，或逐渐递减每日用量，直至停药之后症状不反跳为止。糖皮质激素的每日用量及疗程要视具体情况而定，要恰到好处，切忌滥用。使用时应遵循下列原则：①适应证选择恰当，以急性渗出型、泛发性为主；②剂量应适中，剂量过大不良反应相对较多，过小不易控制病情；③疗程应足够，停药不要过早，减量不宜过快，最好逐渐递减，以防停药后症状反跳；④和外用药、湿敷等措施联合使用，可以提高疗效。

3)常用激素及剂量：①泼尼松，每日30～40mg，口服。皮疹广泛而严重者，可增加至每日60～80mg；②地塞米松，每日4.5～6mg，口服，皮疹广泛而严重者，可增至每日6～9mg。也可5mg稀释后缓慢静脉滴注，效果更好；③曲安西龙，每日12～16mg，口服；④得宝松1ml(含倍他米松磷酸二钠盐2mg，倍他米松二丙酸酯5mg)，肌肉注射，每月1次，病情控制后改为口服制剂。

(3)抗生素：湿疹伴有浅表性继发感染，表面有脓性分泌物、脓痂，或有毛囊炎、疖、丹毒等情况者，应使用抗生素。湿疹患者皮肤的屏障、保护功能及抗感染能力均受影响，寄生在皮肤的菌群，特别是金黄色葡萄球菌可乘机繁殖，由寄生性变成致病性，甚至可以作为病原菌或过敏原存在，而加重病情。这种情况下，可适当使用抗生素。可选用红霉素、罗红霉素、头孢氨苄、双氯青霉素、苯唑青霉素等。局部使用抗生素的效果一般不及全身使用。

(4)免疫抑制剂

1)环孢菌素A(CsA)：其作用为抑制T细胞活化过程中白细胞介素-2基因的转录。常规剂量为5mg/(kg·d)，CsA选择性作用于辅助性T细胞，副作用少，特别是诱发感染或肿瘤可能性小，无骨髓抑制，疗效确切，效果迅速。但价格昂贵，停药后易复发，有肾毒性和神经毒性。

2)他克莫司：是从土壤真菌链霉菌的肉汤培养基中分离出来的一种大环内酯抗生素，具有极强的免疫抑制作用，其免疫抑制作用是CsA的10～100倍，且毒性作用远较其他同类药物小。

3)麦考酚酯：特异性抑制淋巴细胞次黄嘌呤核苷酸脱氢酶活性而抑制鸟嘌呤核苷酸合成，从而抑制淋巴细胞核酸合成及细胞增殖，达到免疫抑制效果。

(5)免疫调节：斯奇康(卡介菌多糖核酸)系将卡介菌菌体中的多糖、核酸等多种具有免疫活性的物质进行提取而制成的针剂。能调节细胞免疫功能，促进免疫细胞产生封闭性IgG，封闭IgE或降低IgE浓度。用法为：0.5mg肌肉注射，隔日1次，但使用时间一般较长。

(6)脱敏治疗：对已被某种物质(变应原)致敏的机体通过不同的途径(注射、口服、外用等)连续、小量、多次给予变应原，使机体的敏感性降低，以减少再次遇到变应原时发生反应的可能性。其方法是开始用微小剂量，通过短暂的间隔，逐步增加剂量。但不是所有的患者或每种变应原均可脱敏，对药物性皮炎患者有一定的危险性。

(7)其他疗法：5%溴化钙注射液10ml，静注，每日1次；10%葡萄糖酸钙注射液10ml静注，每日1次；硫代硫酸钠0.64g溶于10ml生理盐水静注，每日1次；普鲁卡因0.3～0.6g加入5%葡萄糖注射液500ml中静脉点滴，每日1次。维生素C、维生素B等有时亦有好处，但一般情况下，只能作为辅助性治疗，和其他抗过敏措施联合应用。

3. 局部治疗　可参考外用药的基本原则进行治疗，用药时必须结合患者的具体情况，如病程阶段(急性期、亚急性期、慢性期)、面积大小、患病部位、患者年龄(如成人、小儿)、局部有无感染等，选择适当的剂型和药物。

外用糖皮质激素的种类甚多，各种糖皮质激素的抗炎、抗过敏作用有强、有弱，常用的糖皮质激素有17α-丁酸氢化可的松霜、肤轻松霜、曲安奈德霜、氯氟舒松霜、倍他米松霜等，还有一些含有抗真菌、抗细菌和止痒成分的复方制剂如皮康霜、派瑞松、荷洛松、复方康纳乐霜等。

非糖皮质激素的外用药近来发展较多，如氟芬那酸丁酯软膏、他克莫司软膏、艾迪特软膏、可润软膏等，可部分替代糖皮质激素外用。

(1)急性期：以洗剂为主，可选用炉甘石洗剂、酚炉甘石洗剂、振荡洗剂等。急性期伴有明显渗液者，以湿敷为主，用冷湿敷，常用湿敷液有3%硼酸溶液、1∶10 000过锰酸钾液、生理盐水等。脓性分泌物较多者可用0.2%呋喃西林溶液或0.1%依沙吖啶溶液湿敷。湿敷时间1～3天，待渗出停止后，视情改用其他外用药物。渗出特别明显者，湿敷同时配合全身使用糖皮质激素，效果更好。

(2)亚急性期：最好选用糖皮质激素霜剂，如曲安奈德霜、皮炎平霜、肤轻松霜等。含焦油成分的糊剂对亚急性湿疹的效果也较好，常用的焦油制剂有黑豆油糊剂、糠馏油糊剂、煤焦油糊剂等。

(3)慢性湿疹：使用糖皮质激素霜剂，有止痒、消炎作用，但对肥厚浸润性病变效果一般不佳。松馏油软膏或黑豆馏油软膏的作用较强，采用封包法，有时能促进吸收，增强疗效。对慢性局限性肥厚性病变，外用药治疗无效的情况下，亦可考虑下列治疗方法：①曲安奈德或泼尼松龙用生理盐水或普鲁卡因稀释后，做皮损内局部注射，每周1～2次；②冷冻治疗，用喷射法或接触法均可，以局部发生轻度红肿反应为度，每1～2周1次；③浅层X线放射治疗；④核素磷或锶局部敷贴治疗。

4.特殊类型湿疹的治疗

(1)阴囊湿疹及肛周湿疹：常与内裤刺激、潮湿多汗、走路摩擦等因素有关。在治疗期间，应尽量休息，少走路，保持局部清洁，着纯棉内裤，减少对局部的刺激。近年来有人用微波治疗肛周湿疹具有较好的疗效。

(2)女阴湿疹：常由于白带及阴道分泌物刺激而引起，在治疗湿疹的同时，应对白带增多的原因进行检查，并积极治疗。保持会阴部清洁，如有阴道真菌和滴虫感染者，可用洁尔阴每日冲洗1次，制霉菌素阴道内栓入和灭滴灵每次0.2g，每日3次，口服。

(3)手部湿疹：常与接触刺激物质有关，在治疗期间应保护两手，尽量少接触酸、碱、洗涤剂、皂类等，以及其他对手具有刺激的物质，并用糖皮质激素霜或保护性油膏外涂。

(4)足部湿疹：要注意是否因塑料鞋、化纤袜等过敏引起，有无合并足癣。足部湿疹常与真菌感染和细菌感染同时存在，这种情况下，在治疗湿疹的同时，亦应给予抗真菌和抗细菌治疗。

(5)郁积性湿疹：与下肢静脉曲张引起的血液循环不良密切相关，在进行治疗的过程中，还应减少站立，抬高患肢，改善血液循环。湿疹治愈后，应争取手术治疗静脉曲张，以减少复发机会。

(6)自身敏感性湿疹：与体内病灶有关，在治疗湿疹的同时，应积极寻找原发病灶，并进行治疗。原发病灶消除后，皮损复发的机会将大为减少。

(7)传染性湿疹样皮炎：是由于病灶部位溢出的脓性分泌物刺激和过敏而引起的，与感染病灶有关。因此，在治疗湿疹病变的同时，应积极治疗感染病灶，如化脓性中耳炎、疖、痈等，包括全身使用抗生素和局部抗感染。一旦感染得到控制，将可加速皮损的治愈过程。

(二)中医治疗

湿疹的治疗，应本着标本兼顾、内外并治的整体与局部相结合的原则。既重视风湿热的标证表现，又重视脾失健运的根本原因。在治法的运用上，当先治其标，待风湿热邪消退之后，则健脾助运以治其本。对急性、泛发性湿疹应予以中西医结合治疗，待病情缓解后，再用中药进行调理以巩固疗效。脾失健运，致湿热内蕴而发，临床主要表现为对称分布的多形性损害，剧烈瘙痒，倾向湿润，常反复发作，易成慢性。“风热湿阻”、“脾虚湿盛”、“血虚风燥”或“阴虚血燥”是临床常见证型。总的治疗法则是：急性、亚急性期以清热利湿、祛风止痒为主；慢性期以健脾渗湿、养血润燥为主。

1.中医辨证论治

(1)胎火湿热

【证候】婴儿头面多形性皮疹，色红灼热，流滋，糜烂，结痂，伴阵发哭闹、纳呆、便溏或便干，舌红，苔薄黄，脉细数。

【治则】疏风清热利湿。

【方药】消风导赤汤(《医宗金鉴》)加减。湿性者,加车前子、茯苓皮、苍术、黄柏;干性者,加太子参、麦冬、制黄精、白茅根。

(2)湿热蕴结

【证候】起病较快,皮疹广泛,形态各异,红斑、丘疹、疱疹、糜烂、结痂,伴灼热感、口干口苦、小溲色黄、大便干结,舌质红,苔薄黄或黄腻,脉滑。

【治则】清热利湿。

【方药】龙胆泻肝汤(《兰室秘藏》)或萆薢渗湿汤(《疡科心得集》)加减。皮疹发于上部者,加桑叶、菊花、蝉衣;发于中部者,重用龙胆草、黄芩;发于下部者,重用车前子、泽泻;伴有青筋暴露者,加牛膝、赤芍、泽兰;瘙痒甚者,加白鲜皮、地肤子、徐长卿;焮红热盛者,加生地、赤芍、丹皮;便秘者,加生大黄(后下)。

(3)脾虚湿阻

【证候】皮损以红斑、丘疱疹为主,伴有少量渗液、结痂、轻微糜烂,大便溏薄,纳呆腹胀,舌苔白腻,脉滑。

【治则】清脾除湿。

【方药】除湿胃苓汤(《医宗金鉴》)加广木香、白扁豆、藿香、白鲜皮、地肤子等。

(4)血虚风燥

【证候】患处皮肤肥厚,色暗红或紫褐,表面粗糙,皮纹增宽呈苔藓样变,伴抓痕血痂,头晕乏力,腰酸肢软,苔薄,脉濡细。多见于慢性湿疹。

【治则】养血润肤,祛风润燥。

【方药】四物消风饮(《外科证治全书》)加减。若瘙痒剧烈,不能入眠者,加珍珠母(先煎)、生牡蛎(先煎)、夜交藤、酸枣仁;腰酸肢软者,加炙狗脊、仙灵脾、菟丝子(包);皮肤粗糙肥厚者,加丹参、益母草、鸡血藤。

(5)气滞血瘀

【证候】多发于下肢静脉曲张患者。皮损主要见于小腿下部,呈暗红色或褐色斑疹,表面潮湿、糜烂、流滋,甚则伴发小腿溃疡或干燥、结痂、脱屑,日久皮肤肥厚,色素沉着,舌暗,苔薄,脉细涩。

【治则】活血化瘀,祛风通络。

【方药】桃红四物汤(《和剂局方》)加减。常用药物:丹参、鸡血藤、当归、川芎、桃仁、泽兰、苍术、黄柏、牛膝、土茯苓等。

2. 中药外治

(1)急性期:滋水多者可选用清热解毒收敛的中药黄柏、生地榆、马齿苋、野菊花等煎汤外洗并湿敷。待滋水减少时,再用青黛散麻油调搽。

(2)亚急性期:外搽三黄洗剂或黄柏霜。婴儿宜用黄连油或蛋黄油外搽。

(3)慢性期:外搽青黛膏、黄连膏或湿疹膏,加热烘疗法较佳;小腿青筋暴露者,可加用弹力绷带缠缚疗法。

(匡 琳)

第十二节 神经性皮炎

神经性皮炎(neurodermatitis),又名慢性单纯性苔藓,是一种主要由神经功能障碍引起的阵发性剧烈性瘙痒和皮肤苔藓样变的皮肤病,为常见的慢性皮肤病。多见于青年和成年人,儿童一般不发病。夏季多发或季节性不明显。该病以皮损呈圆形或多角形的扁平丘疹融合成片,搔抓后皮肤肥厚,皮沟加深,皮嵴隆起,极易形成苔藓化,伴剧烈瘙痒为特征。好发于颈项、眼睑、四肢伸侧、外阴、骶尾等部位。根据皮损范围的大小和多少,分为局限性神经性皮炎和泛发性神经性皮炎。

中医学关于神经性皮炎的记载,归属“牛皮癣”范畴。在中医古文献中,因其好发于颈项部,又称“摄领疮”;因其病缠绵顽固亦称“顽癣”。历代文献中均可看到相关病或证的记载,最早的记载见于《诸病源候论》,“牛癣,俗云以盆器盛水饮牛,用其余水洗手面,即生癣,名牛癣。其状皮厚,抓之卵强而痒是也,其里亦生虫。摄领疮如癣之类,生于颈上痒痛,衣领拂着即剧,云是衣领揩所作,故名摄领疮也”。《外科正宗·顽癣》阐述其症状“牛皮癣如牛项之皮，玩硬且坚，抓之如朽木”。《疡医大全》认为其发病“乃风湿热虫四者而成，风宜散，热宜清，湿宜渗，虫宜杀，总由血燥风毒克于脾肺二经耳”。

一、病因

(一)西医病因

该病的病因虽还不十分清楚，但与神经精神因素有明显的关系。根据临床观察，多数患者有头晕、失眠、烦躁易怒、焦虑不安等神经衰弱症状。如神经衰弱的症状得到改善，神经性皮炎的症状也可有所好转，因此该病的发病机制可能是由于大脑皮层的抑制和兴奋功能失调所引起。有的患者是在长期消化不良或者便秘的情况下发病的，因此该病的发生可能与胃肠道功能障碍或自体中毒有关。另外，内分泌异常及感染性病灶的致敏都可能成为发病因素。局部受到毛织品或化学物质的刺激及其他原因引起瘙痒而不断搔抓，都可促使该病的发生。此外，从该病的好发部位推测，该病的发生可能是脊椎病变致使相应的脊神经营养功能发生某些障碍，而造成其所支配的皮肤发生神经营养功能紊乱引起的。

(二)中医病因病机

情志内伤，风邪外袭是该病的诱发因素。营血失和、经脉失疏为该病的病机特点。

1. 情志内伤　由于精神不畅、情绪波动及性情急躁等精神因素的变化，郁热生火，火热伏于营血，逼血外扑于肤，血热偏盛，营血失和而成。

2. 风邪侵袭　风邪外袭体表，郁于肌肤而发热，致使营血热盛，经脉充盈。若风邪久羁，伏于肌肤腠理，经脉失和，皮肤失于濡养而成。

二、病理

致密的表皮角化过度，棘层肥厚，上皮突均匀延长，偶见海绵形成和角化不全。真皮乳头内的胶原束增粗，垂直排列，可有浅表血管周围淋巴组织细胞稀疏浸润。头皮和肛周皮肤出现明显角化过度，但仅有轻度表皮增生。仔细检查标本一般可发现提示病因的结果，如菌丝、淀粉样小体、真皮的损害或原发性炎性疾病的征象。

三、临床表现

该病多见于青年和成人，老年人较少见，儿童一般不发病。起病时患部皮肤往往仅有瘙痒，而无皮损发生。经常搔抓或摩擦后便出现粟粒至绿豆大小的丘疹，顶部扁平，呈圆形或多角形，散在分布。历时稍久，因丘疹逐渐增多并融合成片，形成皮纹加深和皮嵴隆起的典型苔藓样变之斑片。多呈黄褐色、淡红色或正常肤色，或有色素沉着，有时覆有少许不易刮除的糠秕状鳞屑。斑片边界清楚，周围亦可有少数孤立散在的扁平丘疹。斑片的数目不定，一片或数片，大小不等，形状可为圆形、类圆形或不整形(图 40-14)。

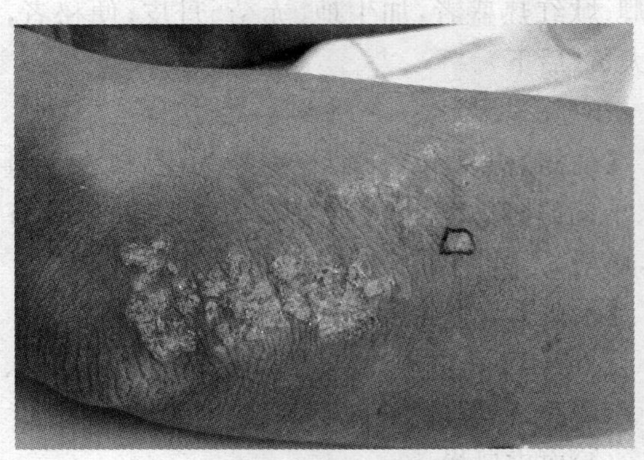

图 40-14　神经性皮炎

该病多好发于颈项部、肘部、腘窝、尾骶部、眼睑、股内侧、腕、踝等处，但其他部位亦可发生。根据皮肤受累面积大小，常将该病分为局限型和播散(泛发)型两型。局限性神经性皮炎是指皮损面积不甚广泛或仅限于某个部位的神经性皮炎，临床上所遇到的大都属于此型。播散(泛发)性神经性皮炎多见于中老年人，其皮损广泛散发，多部位出现皮损，其皮损多先自颈项部出现皮疹，向上蔓延至眼睑及头皮，向下蔓延至胸背、腰及四肢的某些部位。位于头皮的神经性皮炎，有时为多发性结节性损害，可有渗液、结痂及鳞屑形成，称为头皮部结节性神经性皮炎，亦称头皮部痒疹。

该病的自觉症状常为阵发性剧烈瘙痒，以夜间为甚，泛发性神经性皮炎尤感奇痒难忍，常不同程度地影响睡眠和工作。因搔抓可出现抓痕、血痂及色素沉着等继发性改变，除头皮部结节性神经性皮炎外，皮疹表面一般以干燥为多，无明显渗液，但因搔抓可有毛囊炎及淋巴结炎等继发性感染发生。

该病呈慢性病程，常多年不愈，有时症状虽然减轻或消退，但易反复发作，治愈后易复发。

四、实验室检查

无特异性，可做血常规、胃肠功能检查及内分泌检查等。

五、诊断和鉴别诊断

(一)诊断依据

1. 青壮年多发。

2. 好发于颈、项部、四肢伸侧及骶尾部等处。

3. 皮损初起为有聚集倾向的扁平丘疹，干燥而结实，皮色正常或淡褐色，表面光泽，久之融合成片，逐渐扩大，皮肤增厚干燥成席纹状，稍有脱屑。

4. 自觉剧烈瘙痒。

5. 组织病理表皮角化过度，棘层肥厚，表皮突延长；真皮部毛细血管增生，周围淋巴细胞浸润，可见有真皮成纤维细胞增生。

(二)鉴别诊断

1. 慢性湿疹　病因复杂，多与迟发性变态反应有关。皮损多有渗液、糜烂等病史，边界不清，呈多形性改变。苔藓样变无慢性单纯性苔藓显著。

2. 遗传过敏性皮炎　皮损多为苔藓样斑片，好发于肘、腘窝、颈部等处，有时与神经性皮炎不易区别，但该病哺乳期有婴儿湿疹病史、本人或家族常有过敏病史，皮肤白色划痕征阳性。

3. 扁平苔藓　为多角形，中央略凹陷的扁平丘疹，呈暗红、紫红或正常皮色。表面有非常细小鳞屑，形成一有光泽的膜。有条状损害。颊黏膜常有灰白色网状皮损。组织病理有特异性。

4. 原发性皮肤淀粉样变　多见于两小腿伸侧，呈对称性圆顶丘疹，高粱米至绿豆大小，皮色或淡褐色，密集而不融合，呈串珠状，粗糙而坚硬，组织病理有特异性。

六、治疗

(一)西医治疗

1. 一般防治原则

(1)尽可能寻找该病发生的原因，对全身情况进行全面检查，了解有无慢性病灶及内脏器官疾病，以除去可能的致病因素。

(2)应将该病的病因、发生、发展等有关知识告知患者，发挥患者战胜疾病的主观能动性。正确处理社会、生活中的应激事件。

(3)生活力求规律，避免过度疲劳，消除精神紧张。限制烟酒及辛辣刺激性的饮食。

(4)避免用搔抓、摩擦、热水烫洗等方法止痒。

2. 全身治疗

(1)抗组胺类药物：适当使用抗组胺类药物，特别是早期应用，效果更好。常用的有：第1代H_1受体拮抗剂如苯海拉明20mg，im，qd；赛庚啶2～4mg，每日3次；氯苯那敏4mg，每日3次；酮替芬1mg，每日2次等。第2代H_1受体拮抗剂如阿伐斯汀，8mg，每日3次；曲尼司特，100mg，每日3次；左西替利嗪，10mg，每日1次；咪唑斯汀片10mg，每日1次；氯雷他定10mg，每日1次；盐酸依巴斯汀片，10mg，每日1次；地氯雷他定，5mg，每日1次等。H_2受体拮抗剂如西咪替丁，200mg，每日3次；雷尼替丁，150mg，每日2次等。各种H_1受体和H_2受体拮抗剂都可应用，可选用两种不同类型的药物联合或交替使用。第1代H_1受体拮抗剂的镇静作用，还可以改善患者的睡眠。

(2)镇静剂：有神经衰弱症状者，可给予镇静剂如安定、利眠宁等，并可给予谷维素及多种B族维生素。

(3)静脉封闭疗法：适用于泛发性神经性皮炎。普鲁卡因按4～6mg/kg计算，维生素C 1～3g，溶于生理盐水或5%葡萄糖溶液250～500ml中，使前者配成0.1%浓度，静脉滴注，每日1次，10次为1疗程。首次用药前需做普鲁卡因皮试。对严重肝、肾功能不全者忌用。

(4)10%葡萄糖酸钙10ml，静脉注射，每日1次，10次为1疗程，可用于泛发性神经性皮炎。勿漏出血管外，以免造成局部刺激和组织坏死，心脏病患者禁用静脉注射钙剂。

3. 局部治疗

(1)外用糖皮质激素:糖皮质激素软膏、霜剂、溶液、涂膜剂均有疗效。如复方氟米松软膏、肤轻松、去炎松软膏、卤米松软膏等。对皮损苔藓化明显者,可采用糖皮质激素乳剂封包,或用硬膏剂型如肤疾宁贴膏、皮炎宁贴膏等,亦可应用含尿素剂型如0.1%醋酸去炎松、10%尿素软膏等。

(2)焦油类制剂:10%黑豆馏油软膏,5%~10%糠馏油、煤焦油、松馏油软膏或酊剂、乳剂均可应用。

(3)止痒剂:1%达克罗宁、5%苯唑卡因、1%冰片等乳剂有很好的止痒效果。辣椒素霜外用对部分病例有效。

(4)皮质类固醇局部封闭:可选用2.5%醋酸泼尼松龙混悬液1ml或1%曲安奈德1ml,加入适量的1%利多卡因注射液,作局部皮损内或皮下注射。对皮损较大者,剂量可酌增,但每次局部注射总量不宜超过泼尼松龙或曲安奈德2ml,每周1次,共2~3次。得保松注射液是一种新型的长效糖皮质激素,是由具有高度溶解性的倍他米松和具有低度溶解性的二丙酸倍氯米松构成的复合剂,每3~4周注射1次。根据皮损范围及苔藓化程度可注射3~4次,均有良好的疗效。

(5)2%苯甲醇溶液局部封闭:2%苯甲醇溶液10~30ml局部皮下浸润注射,每1~2周1次,共3~4次。无明显副作用。

(6)654-2混合液皮内注射并用梅花针:654-2注射液10ml加2%普鲁卡因10mg患处皮内注射,一次量不应超过10ml,注射完毕,用梅花针刺3~5分钟,3~5天1刺,5次为1疗程,间隔2周再行第2疗程。

4. 物理治疗　对限性皮损可酌情选用下列疗法。

(1)紫外线治疗、磁疗、矿泉浴。

(2)激光治疗:氦-氖激光对皮损区照射、氦-氖激光穴位照射治疗;二氧化碳激光扩散光束局部理疗照射,以被照射部位有温热感为宜,每次照射10~15分钟,每日1次,10次为1疗程;二氧化碳激光烧灼治疗,使用于慢性顽固性局限性神经性皮炎。若皮损稍大可进行点状炭化或分片分次治疗。

(3)其他疗法:可采用液氮冷冻疗法、浅层X线照射等疗法。

5. 心理咨询　许多患者有潜在的精神障碍,一旦用心理指导或药物方法控制后,病情即可缓解。

(二)中医治疗

神经性皮炎的治疗,应本着标本兼顾、内外并治的整体与局部相结合的原则。其发病与风、燥、血虚、血瘀关系密切,初期多以风湿热邪为主,后期多以血虚风燥为主。"肝经化火"、"风湿蕴肤"、"血虚风燥"是临床常见证型。总的治疗法则是:初期以清热除湿,祛风止痒为主;后期以养血祛风润燥为主。

1. 中医辨证论治

(1)肝经化火

【证候】皮疹色泽淡红,瘙痒剧烈。症见心烦易怒或精神抑郁,失眠多梦,眩晕,心悸,口苦咽干,小便色黄,大便干结,舌红,舌苔薄黄,脉弦数。

【治则】疏肝解郁,泄火除湿。

【方药】龙胆泻肝汤(《兰室秘藏》)加减。皮疹发于上部者,加菊花、蝉蜕;发于中部者,重用龙胆草、黄芩;发于下部者,重用泽泻、车前子。

(2)风湿蕴肤

【证候】局部皮损成片丘疹,粗糙肥厚,阵发性剧痒,夜间尤甚;伴局部皮肤潮红、糜烂、渗出或血痂;舌苔薄黄或黄腻,脉濡而缓。

【治则】疏风利湿。

【方药】消风散(《医宗金鉴》)加减。若瘙痒剧烈,不能入眠者,加珍珠母、夜交藤、酸枣仁;烦躁不安者,加柴胡、合欢皮。

(3)血虚风燥

【证候】多见于老年人及体质虚弱患者。皮损色淡或灰白,肥厚粗糙似牛皮,抓如枯木,常伴有心悸怔忡、气短乏力、妇女月经量过少等,舌质淡,脉沉细。

【治则】养血祛风润燥。

【方药】四物消风饮(《外科证治全生集》)或当归饮子(《医宗金鉴》)加减。皮肤粗糙肥厚者,加丹参、鸡血藤。

2. 中成药

(1)龙胆泻肝颗粒,每次3g,每日3次。适用于肝经化火证。

(2)乌蛇止痒丸,每次10g,每日2次。

3. 中药外治

(1)肝经郁火、风湿热证,用三黄洗剂外搽,每日3～4次。

(2)血虚风燥证,用二号癣药水外搽,每日2次。

(3)土大黄40g,浸于食用白醋100ml中,10天后外涂患处,每日4～6次。

(4)轻陀散:轻粉15g,冰片9g,密陀僧15g,分别研成细末,混合后用生菜油调成糊状外涂。

4. 针灸疗法

(1)针刺疗法:泛发性者,取曲池、血海、大椎、足三里、合谷、三阴交等,隔日1次。

(2)艾卷灸法:小块肥厚者,可作艾卷灸患处,每次15～30分钟,每日2～3次。

(3)梅花针:苔藓样变明显者,用75%乙醇消毒皮损后,用梅花针在患处来回移动叩击,以少许渗血为度,每日1次。

(席建元)

第十三节 皮肤瘙痒症

皮肤瘙痒症(pruritus)是一种无原发皮疹,只有瘙痒的一种皮肤病。其特点是皮肤瘙痒剧烈,搔抓后引起抓痕、血痂、皮肤肥厚、苔藓样变。随着我国人口的老龄化,该病的发病率呈逐年增加的趋势,好发于老年及青壮年,多见于冬季,少数亦有夏季发作。该病瘙痒剧烈,经年不愈,对患者的生活质量和身心健康影响较大。

中医学关于皮肤瘙痒的记载,归属"痒风"范畴。中医文献中记载的"风瘙痒"、"逸风疮"、"时气瘙疮"等类似西医的皮肤瘙痒病。历代文献中均可看到相关病或证的记载。最早的记载见于《诸病源侯论》,"逸风疮,生则遍体,状如癣疥而痒,此由风气散逸于皮肤,因名逸风疮也。时气瘙疮,夫病新瘥,血气未复,皮肤尚虚疏而触冒风,日则遍体起细疮,瘙痒如癣疥疮,名为逸风"。《千金方》认为其病因及治疗"痒症不一,血虚皮肤燥痒者,宜四物汤加防风……"。《外科证治全生集》记载其病因、症状及治疗"痒风,遍身瘙痒,并无疮疥,搔之不止。肝家血虚,燥热生风,不可妄投风药,养血定风汤主之。外用地肤子、苍耳叶、浮萍煎汤暖浴"。

一、病因

(一)西医病因

现代医学研究发现,瘙痒最强的区域在表皮真皮连接处,表皮中部仅某些痒点可发生瘙痒;并发现组胺、蛋白酶、血管舒缓素,以及某些肽类为引起强烈瘙痒的主要介质,但发生机制尚不清楚。该病的致病因素包括内因或外因或兼而有之。

1. 内因　全身性瘙痒病的内因多与某些内部疾病有关,如神经衰弱、大脑动脉硬化、甲状腺机能异常、糖尿病、月经病、贫血、白血病、霍奇金病、淋巴肉瘤、肾炎、膀胱炎、习惯性便秘、肝胆疾患等。阻塞性黄疸引起的皮肤瘙痒,其剧烈程度与皮肤中含有的胆盐浓度相平行。尿毒症患者常见的皮肤症状也是全身性和难以忍受的瘙痒,可能与尿毒症时的某些代谢失去平衡有关。其他如风湿热、类风湿性关节炎、结核病、肠寄生虫病、并灶感染、药物反应、妊娠、烟、酒、辛辣食物等都有可能是全身性瘙痒病的内在因素。

2. 外因　全身性瘙痒病的外因与外来刺激有关,冬季瘙痒病与夏季瘙痒病患者对气温的变化较常人敏感,冬季寒冷皮肤干燥,夏季炎热皮肤多汗,均可诱发该病或使该病加重。穿着化纤毛织品,使用碱性过强的肥皂,外用药物,以及接触各种化学物品等,也可促使该病发生或加重。还有皮肤萎缩,皮脂腺及汗腺分泌机能减退引起皮肤干燥,也是全身性瘙痒病的致病因素。

局限性瘙痒病的病因有时与全身性瘙痒病相同,如糖尿病,既可引起全身性瘙痒病,又可引起局限性瘙痒病。肛门瘙痒病多与蛲虫病、前列腺炎、痔核、肛瘘等有关。阴囊瘙痒病多与局部多汗、摩擦、股癣、湿疹等有关。女阴瘙痒病多与白带、阴道滴虫病、阴道真菌病、淋病、糖尿病、宫颈癌等有关,也可能与内分泌失调、性激素水平低下、更年期自主神经功能紊乱有关,患者常伴有多汗、情绪不稳及失眠。

(二)中医病因病机

该病病因复杂,病机变化万千,内因与气血相关,外因常与风邪相关。

1. 禀赋不耐　是发病的根本原因。青壮年人,多血气方刚,血热内蕴,一旦受到外邪侵袭,血热生风,或年老体弱者,或久病体虚,气血亏虚,气虚则失于外固,风邪乘隙外袭,血虚生风,肌肤失养而致病,或气血循行瘖滞,经脉阻滞,营卫不得畅达,肌肤难得需煦,也能导致该病。

2. 风邪外袭　风为六淫之首,百病之长,善行数变,有隙必乘。当风邪客于腠理,往来于肌肤,导致经气不宣,故瘙痒不已。

3. 饮食不节　过食鱼腥海味,五辛发物,使脾胃失运、湿热内蕴,郁久化火生风,内不得疏泄,外不得透达,郁于皮肤腠理,而发为瘙痒。

4. 情志内伤　情志抑郁,烦恼焦虑,神经紧张,使脏腑气机失调,阴阳偏颇,五志化火,血热内蕴,化热动风,淫于肌肤而致瘙痒。

5. 肝肾阴亏　失血或慢性病,致肝肾阴亏,生风生燥,肌肤失于濡养。

二、临床表现

根据皮肤瘙痒的范围及部位不同,可将该病分为全身性和局限性两种类型。

1. 全身性皮肤瘙痒病　最初瘙痒仅局限于一处,逐渐扩展至身体的大部分或全身。瘙痒常为阵发性,以夜间为甚。饮酒之后、情绪变化、遇热及搔抓摩擦后,甚至某些暗示,都可促使瘙痒发作或加重。瘙痒的程度因人而异,有的轻微,时间也较短,有的剧烈,甚至难以忍受,常搔抓至皮破血流有痛觉为止。由于剧烈搔抓,往往引起抓痕和血痂,也可有湿疹样变、苔藓样变、色素沉着等继发皮损。由于瘙痒剧烈,长期不得安眠,可有头晕、精神忧郁及食欲不振等精神衰弱的症状。发生在秋末及冬季,因气温骤冷所诱发者,称为冬季瘙痒病,一般春暖可愈,发于夏季,由温热所诱发者,称为夏季瘙痒病,入冬则轻,而发于老年人者多与老年人皮脂腺及汗腺分泌机能减退引起皮肤干燥和退行性萎缩有关,称为老年性瘙痒病(图 40-15)。

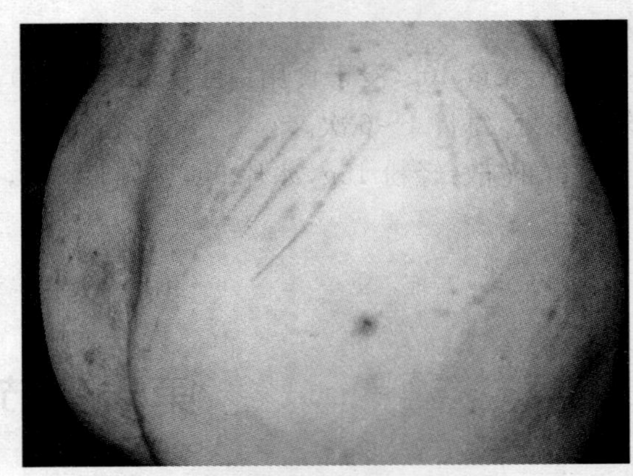

图 40-15　皮肤瘙痒症

2. 局限性皮肤瘙痒病　瘙痒发生于身体的某一部位,多见于肛门、阴囊及女阴等处。

肛门瘙痒病多见于中年男性,但女性亦可发病,患蛲虫病的儿童也可得该病。一般瘙痒仅限于肛门及其周围的皮肤,但有时也可蔓延至会阴、女阴、阴囊的皮肤。因经常搔抓,局部皮肤可出现肥厚、皲裂、浸渍、苔藓样变、湿疹样变等。

阴囊瘙痒病的瘙痒大都限于阴囊,但也可波及阴茎、会阴和肛门,由于经常搔抓,可出现苔藓样变、湿疹样变、感染等改变。

女阴瘙痒病的瘙痒部位主要在大、小阴唇,但阴阜、阴蒂及阴道黏膜也常波及。因不断搔抓,阴唇部皮肤常呈肥厚及浸渍,阴蒂及阴道黏膜可有红肿及糜烂。

三、实验室检查

无特异性改变。必要时做全面的体格及实验室检查,以排除内脏疾病及恶性肿瘤。

四、诊断和鉴别诊断

(一)诊断

1. 好发于老年及青壮年,多见于冬季,也有少数夏季发作者。

2. 可泛发全身，也可局限于一处。

3. 无原发性皮损，因经常搔抓致皮肤出现抓痕血痂、色素沉着及苔藓样变、湿疹样变等继发性皮损。

4. 自觉阵发性瘙痒，以晚间为重。

（二）鉴别诊断

1. 慢性湿疹　由急性湿疹、亚急性湿疹发展而来。病程迁延，可见原发皮损如丘疹、丘疱疹、红斑等，边界不清，皮疹融合呈苔藓样变。

2. 神经性皮炎　好发于颈、项、骶尾及四肢伸侧，因搔抓迅速出现皮肤苔藓样变。

3. 虱病　发于体部、阴部及头部，可找到成虫或虱卵。

4. 疥疮　皮损发生在手指缝、会阴部及皱褶部位；有丘疹、血痂，开始有条索状隧道；可找到疥虫。在集体和家庭有类似病史。

五、治疗

（一）西医治疗

1. 一般防治原则

(1)详细询问病史，力求追查病因及原发疾患，予以根治。

(2)生活力求规律，限制烟、酒、咖啡、浓茶、辛辣刺激性的饮食。

(3)避免用搔抓、摩擦、热水烫洗等方法止痒。

2. 全身治疗

(1)抗组胺类药物：抗组胺药可达到镇静止痒的作用，常一种或两种合并使用，左西替利嗪10mg，每日1次，睡前加服羟嗪25mg或赛庚啶2mg。

(2)镇静剂：瘙痒明显影响睡眠或有神经衰弱症状者，可给予镇静剂，如舒乐安定、利眠宁等。

(3)多塞平：是一种三环类抗抑郁药，初量为12.5～25mg，每日3次，但注意有严重心脏病、青光眼、前列腺肥大及尿潴留患者禁用。

(4)静脉封闭疗法：普鲁卡因按4mg/kg计算，维生素C 1～3g，溶于5%葡萄糖溶液250～500ml中，使前者配成0.1%浓度，静脉滴注，每日1次，10次为1疗程。首次用药前需做普鲁卡因皮试。

(5)全身皮肤瘙痒症可用西咪替丁400mg，加入5%葡萄糖溶液500ml，静脉点滴，每日1次，连续10天，尤其对夏季、冬季及老年性瘙痒症效果更佳。

(6)对老年性皮肤瘙痒病可口服维生素A、维生素E和复合维生素B等。也可用性激素治疗，男性患者用丙酸睾丸酮25mg肌肉注射，每周2次，或口服甲基睾丸酮5mg/次，每日2次。女性患者可用已烯雌酚口服，每次0.5mg，每日2次，或黄体酮肌肉注射，每次10mg，每日1次。

(7)斯奇康：斯奇康注射液是新一代免疫调节剂，系卡介苗提取物。可与抗组胺药联合治疗皮肤瘙痒症，如口服赛庚啶2mg，每日1次，斯奇康注射液每次1ml，肌注，每周3次，3周为1疗程，连续用药2个疗程。

(8)硫代硫酸钠、钙剂、维生素C及维生素E均可选用。另外，也有使用左旋咪唑、氨苯砜及山莨菪碱等。

3. 局部治疗

(1)外用药物：具镇静止痒、润泽皮肤作用。一般夏季采用溶液剂，冬季采用霜剂为好，外阴及肛门黏膜部位避免使用刺激性药物。对没有糜烂渗出者可选用1%石炭酸炉甘石洗剂、1%麝香草酚等；瘙痒较重者可用1%达克罗宁洗剂或乳剂、1%薄荷脑软膏、5%苯唑卡因、5%～10%糠馏油或黑豆馏油；有继发苔藓化、湿疹化者，可外用0.1%醋酸去炎松、10%尿素软膏或各种皮质类固醇软膏。0.075%辣椒辣素霜外用，每日3次涂于患处，对冬季瘙痒症患者疗效满意。

(2)局部封闭疗法：女阴瘙痒病可用曲安奈德混悬液5～10ml加2%普鲁卡因4ml局部皮内浸润注射，每周1次。外阴及肛门瘙痒患者，也可用0.25%普鲁卡因1ml或泼尼松龙混悬液1ml作长强等穴位封闭。

4. 物理治疗

(1)沐浴：无论对全身性或局限性瘙痒病都有很好的疗效。每周用温水浸泡一至数次，每次30分钟，切忌水温过高，泡后可涂擦一层润肤剂以保持表皮的含水量及对皮肤有安抚作用而达到止痒目的。

(2)矿泉浴、糠浴、淀粉浴等:糠浴即用细稻糠或麦麸1kg装入布袋中,用水煎煮后,将水导入浴水中,并将糠袋于浴水中轻轻揉搓,使袋中细微糠粒浸入浴水,具有收敛、止痒及镇静作用。

(3)全身性皮肤瘙痒病,皮下氧气注射疗法有效。近年来报道应用光量子血疗法治疗顽固性瘙痒病有效。

(4)局限性瘙痒病经多方治疗无效时,可考虑用放射性核素或浅层X线放射治疗。外阴瘙痒病可行液氮冷冻治疗,全身性瘙痒病亦可进行紫外线照射。

(二)中医治疗

皮肤瘙痒症的治疗,应本着审症求因,辨证与辨病相结合的原则。其发病与外感风寒、风热之邪,血热湿热内因、脏腑功能失调、肝肾不足导致血虚风燥等有密切关系,详分其病源因内因外,属虚属实。在辨证论治时根据不同类型对症下药。"风热血热"、"湿热蕴结"、"血虚风燥"是临床常见证型。总的治疗法则是清热祛风止痒,养血润燥为主。

1. 中医辨证论治

(1)风热血热

【证候】青年患者多见,病属新起,症见皮肤剧烈瘙痒,遇热加剧,得冷则安,抓破溢血,随破即收,伴血痂、心烦口渴、小便黄、大便干结,舌质红,苔薄黄,脉浮数。

【治则】凉血清热,消风止痒。

【方药】四物消风饮(《外科证治全生集》)加减。痒甚者加乌梢蛇、刺蒺藜以祛风止痒。

(2)湿热蕴结

【证候】瘙痒不止,抓破后滋水淋漓,伴口干口苦、胸胁闷胀、小便黄赤、大便不畅,舌红,苔黄腻,脉滑数。

【治则】清热利湿止痒。

【方药】龙胆泻肝汤(《兰室秘藏》)加减。痒症明显者加地肤子、苦参以利湿止痒。

(3)血虚风燥

【证候】以老年人及体虚者多见,病程较久,周身皮肤干燥、瘙痒,抓破后血痕累累,伴头晕眼花,面色苍白,失眠多梦,心悸,纳呆,舌淡,苔薄,脉细数或弦数。

【治则】养血润燥,祛风止痒。

【方药】当归饮子(《医宗金鉴》)加减。若瘙痒剧烈,不能入眠者,加珍珠母、夜交藤、酸枣仁;烦躁不安者,加柴胡、合欢皮。

2. 中成药　乌蛇止痒丸,每次2.5g,每日3次。

3. 中药外治

(1)周身皮肤瘙痒者,可选用百部酊、苦参酒外搽。

(2)皮损有湿疹化者,用三黄洗剂外搽。

(3)地肤子、苍耳子、浮萍、益母草、丝瓜络、木贼、香附、蚕砂、金钱草,选2种或3种,各30~60g,水煎温洗,适用于全身性瘙痒病。

(4)蛇床子、花椒、明矾、百部、苦参各15g,水煎熏洗,适用于女阴瘙痒病。

4. 针刺疗法

(1)体针:取穴曲池、足三里、合谷、三阴交、血海,用泻法,每日1次。

(2)耳针:取神门、交感、肾上腺、内分泌、肺区、痒点等区域,单耳埋针,双耳交替,每周轮换1次。

(席建元)

第十四节　玫瑰糠疹

玫瑰糠疹(pityriasis)是一种常见的具有自限性的炎症性皮肤病。以其色如玫瑰,脱屑如糠秕而得名,又称"风癣"、"血疳"。临床以椭圆形玫瑰红色斑、覆有糠状鳞屑、好发于躯干及四肢近端为特征。

中医学关于玫瑰糠疹的记载,归属"风热疮"、"血疳"、"风癣"等范畴。中医文献中记载的"血疳"、"风癣"等类似西医的玫瑰康疹。历代文献中均可看到相关病或证的记载，最早的记载见于《诸病源候论》，“风癣是恶风冷气，客于皮肤，折于气血所生，亦作圆文匡郭，但抓搔顽痹，不知痛痒，其中亦有虫”。《外科正宗》指出其症状及治疗“风癣如云朵，皮肤娇嫩，抓之则起白屑。……初起消风散加浮萍一两，葱豉作引，取汗发散。久者服首乌丸、腊矾丸，外擦大黄膏，用槿皮散选而用之，亦可渐效”。《医宗金鉴·外科心法要诀》认为其病因及治疗“总以杀虫渗湿、消毒之药敷之，轻者羊蹄根散，久顽者必效散擦之。此证由风热闭塞腠理而成，形如紫疥，痛痒时作，血燥多热，宜服消风散”。

一、病因

(一)西医病因

该病病因尚未明确。多数学者根据发病经过及表现认为系病毒感染所致，但在患者的血、痰和皮肤病变浸出液中，都未查出病毒，从皮肤的病理变化中观察也没找到病毒感染的证据，因此病毒感染学说目前还无定论。也有学者认为该病与细菌、真菌、寄生虫感染或过敏有关，但都未得到证实。此外，也有研究表明细胞免疫反应参与该病的发生，故被认为是某种感染的一种过敏疹或胃肠中毒的皮肤表现。

(二)中医病因病机

1. 风热外束　外感风热之邪，外束于肌肤，阻遏于皮毛腠理，郁久化热，热灼津液，血燥而成。

2. 血热内蕴　常因嗜食辛温炙煿、辛辣肥甘之品，或因七情内伤，五志化火，导致血热内蕴，复感风邪，搏于肌肤而成。

二、病理

表现为非特异性炎症，表皮局灶性角化不全及棘层轻度肥厚，有细胞内水肿及海绵形成，或有小水疱出现。真皮上部水肿及毛细血管扩张，并有密集的淋巴细胞浸润。

三、临床表现

该病发病年龄大多在10～40岁，以青年和成年人居多，一般认为冬、春季节多发。部分患者有前驱症状，如全身不适、头痛、咽痛、关节及肌肉酸痛等，持续1～2周。皮疹好发于躯干及四肢近端，少数可见于颈部，但颜面及小腿一般不发生。皮损特点为病初在躯干或四肢某部出现一直径2～5cm圆形或椭圆形玫瑰红色或黄褐色斑片，边缘微高起，上覆糠秕样鳞屑，称母斑或先驱斑，母斑大多为1个，但也可能为2～3个。1～2周后，渐在躯干及四肢近端陆续出现与母斑相似但较小的斑疹，称为子斑或继发斑，为玫红色或黄红色，圆形或椭圆形，表面有少量细碎糠状鳞屑。在皮疹边缘，鳞屑更为明显，呈领圈状。皮疹境界清楚，散在或密集，但不融合。躯干部皮疹的长轴与皮纹走行一致是一个显著特点。斑之间常有直径为1～2mm的丘疹。面部及手足部发疹者较少见(图40-16)。

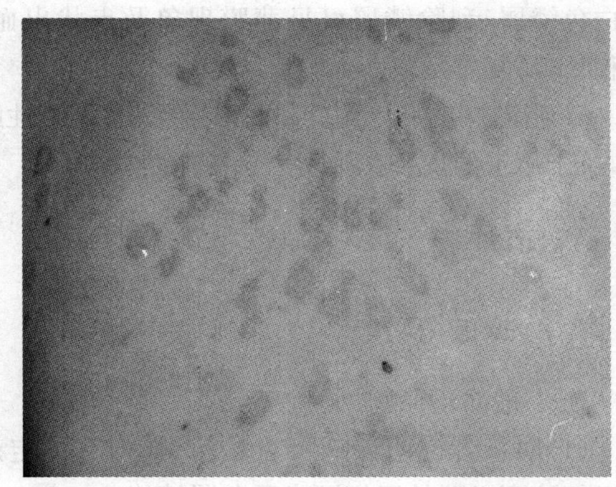

图 40-16　玫瑰糠疹

自觉有不同程度的瘙痒，多在发疹时可感觉到轻度或中度的瘙痒，少数病例可完全不痒或剧烈瘙痒。多数无全身症状，少数患者有全身不适、头痛、咽痛、低热等。

皮疹有自限性，可自然消退，整个病程4～8周，少数可迁延数年或更长时间，一般愈后不复发。

四、实验室检查

血中嗜酸粒细胞与淋巴细胞可稍有增高。

五、诊断和鉴别诊断

(一)诊断

1. 多见于青中年，春、秋季节多见。

2. 皮疹好发于躯干及四肢近端。

3. 皮损初起为出现一母斑,1～2 周后,陆续出现类似皮疹(子斑)。皮疹圆形或椭圆形玫瑰色斑疹,表面附有少量糠秕状鳞屑。皮损的长轴与皮纹一致。

4. 自觉有不同程度的瘙痒。

(二)鉴别诊断

1. 体癣　好发于躯干或面部,边缘有丘疹、鳞屑或小水疱,呈环形或多环形,真菌检查阳性。

2. 花斑癣　皮损形态及发疹部位有时与玫瑰糠疹相似,但一般皮损为着色斑或脱色斑,真菌检查阳性。

3. 银屑病　皮损分布于四肢伸侧及肘膝部,有银白色鳞屑,刮除鳞屑可见薄膜现象及点状出血,病程长,易复发。

4. 脂溢性皮炎　头皮和面部多见,有油腻性鳞屑,位于躯干的皮疹在排列上无特殊性。

六、治疗

(一)西医治疗

1. 一般防治原则

(1)向患者说明该病可自然治愈,但有一定病程以解除不必要的思想顾虑及急躁情绪。

(2)避免饮酒及食用辛辣刺激性食物,局部避免搔抓和热水烫洗。

(3)禁用刺激性的外用药物,以免加重病情,延长病期。

2. 全身治疗

(1)抗组胺制剂:如氯雷他定每次 5mg,每日 1 次;左西替利嗪 10mg,每日 1 次。也可选用非索非拉定、依巴斯汀等。

(2)维生素类:维生素 B_1 每次 10mg,口服,每日 3 次,维生素 C 每次 0.2g,口服,每日 3 次,维生素 B_{12} 每次 500μg,肌注,每日 1 次。

(3)10%硫代硫酸钠或 10%葡萄糖酸钙溶液 10ml 缓慢静脉推注,每日 1 次,10 次为 1 疗程。

(4)聚肌胞每次 2mg,肌注,隔日或 3 日注射 1 次。

(5)炎症明显者,可用 0.25%盐酸普鲁卡因 10ml 静脉封闭,每日 1 次,10 次为 1 疗程。

(6)病情较重者,可酌情使用皮质类固醇激素,每日 30～60mg,分次或早上顿服,病情控制后逐渐减量至停药。

(7)抗病毒治疗:阿昔洛韦口服,每次 200mg,每日 5 次,连续 2 周。万乃洛韦口服,300mg,每日 2 次,连续 2 周。也可口服利巴韦林、马啉胍等。

3. 局部治疗　可对症治疗,外用 1%冰片炉甘石洗剂、5%硫黄洗剂,也可外用皮质类固醇激素的霜剂、软膏,对顽固不愈者可酌情使用 5%黑豆馏油与皮质类固醇的复方制剂。

4. 物理疗法

(1)浴疗:可用糠浴、矿泉浴、硫黄浴。

(2)紫外线照射:常采用 1～2 个红斑量紫外线照射,2～3 日 1 次,10 次为 1 疗程。可缩短病程,改善症状。试用于急性炎症已消退或难治的病例。

(3)激光治疗:氦-氖激光照射,光斑直径 60mm,距离 0.5m,每次照射 5 分钟,每日 1 次,6 次为 1 疗程。

(4)皮下氧气注射:在肩胛下部,皮下注射氧气每次 150～200ml,隔日 1 次。

(二)中医治疗

玫瑰糠疹的治疗,应本着内外并治的整体与局部相结合的原则。其发病初期多为风热之邪客于肌肤,蕴阻于血分所致。该病患者以实证居多。"血热风盛"、"血虚风燥"是临床常见证型。总的治疗法则是:初期以清热、凉血、祛风为主;后期以养血、祛风、润燥为主。

1. 中医辨证论治

(1)血热风盛

【证候】病程初起,症见圆形或椭圆形斑疹,色泽鲜红或玫瑰红色,表面附有少量糠秕状鳞屑,伴心烦、口渴、性情急躁,并有泛发倾向,自觉瘙痒,或伴有发热、咽痛等症状,舌苔薄黄,舌质红,脉弦或数。

【治则】凉血清热,消风止痒。

【方药】消风散(《医宗金鉴》)加减。可加紫草、丹皮、刺蒺藜以凉血活血,祛风止痒。

(2)血虚风燥

【证候】病程较长或患者素体虚弱,症见皮疹色泽暗红或淡褐，皮肤干燥，迁延日久难愈，舌淡红，脉弦细。

【治则】养血润燥，消风止痒。

【方药】当归饮子(《医宗金鉴》)加减。可加鸡血藤、丹皮以凉血活血。

2. 中成药

(1)消风丸：每次 9g，每日 2 次。适用于病程初起者。

(2)防风通圣丸：每次 10g，每日 2 次。适用于伴有便秘者。

3. 中药外治

(1)5%～10%硫黄膏外涂，或三黄洗剂外搽。

(2)清凉膏，外涂，每日 2 次。

(3)艾叶 30g，紫草 30g，水煎熏洗患处。

4. 针刺疗法　取穴：合谷、曲池、大椎、肩髃、肩井、血海、足三里等。宜泻法，每日留针 10～15 分钟。

(席建元)

第十五节　银屑病

银屑病(psoriasis)是一种皮损状如松皮，形如疹疥，搔起白皮的慢性炎症性皮肤病。亦称“牛皮癣”。以浸润性红斑，上覆以多层银白色糠秕状鳞屑，刮去鳞屑有薄膜现象和点状出血为临床特征。男女老幼皆可发病，但以青壮年为多，男性略多于女性。具有遗传倾向，发病有一定季节规律，冬重夏轻。该病慢性经过，愈后易复发。

据全国银屑病科研协作组于 1984 年在我国不同地区，对城市和农村的抽样调查结果提示：估计患病率为 0.123%，男性患病率高于女性，城市患病率高于农村，北方患病率高于南方。在国外，有些地方的患病率可高达 3%，西北欧的成人患病率估计为 1.5%～2%，日本为 0.2%～1%。一般说来，银屑病在白种人中较多，黄种人其次，黑种人较少。在发病年龄上，以青壮年为多，有人统计 21～30 岁发病的占 58.6%。

中医学关于银屑病的记载，归属“白疕”范畴。中医文献中记载的“松皮癣”、“干癣”、“疕风”、“狗皮癣”等类似西医的银屑病。历代文献中均可看到相关病或证的记载，最早的记载见于《诸病源候论》，“白壳疮者即癣也，皆因毛孔受风湿之邪所生，久则有虫”。《外科秘录》认为其病因“皆由毛窍受风湿之邪，皮肤无气血之润，毒乃伏之而生癣矣”。《医宗金鉴·外科心法要诀》指出其病机、症状及治疗“白疕，此证俗名蛇虱，生于皮肤，形如疹疥，色白而痒，搔起白皮，由风邪客于皮肤，血燥不能荣养所致。初服防风通圣散，次服搜风顺气丸，以猪脂、苦杏仁等分共捣，绢包擦之俱效”。《外科证治全书》认为“白疕，一名疕风，皮肤燥痒，起如疹疥而色白。搔之屑起，渐至肢体枯燥坼裂，血出痛楚，十指间皮厚而莫能瘙痒。因岁金太过，至秋深燥金用事，乃得此证”。

一、病因

(一)西医病因病机

国内外对该病的病因和发病机制都进行了研究，虽然取得了一些成绩，但至今尚未得出肯定的结论。对该病发生和发展的主要原因或诱因有以下数种学说。

1. 遗传因素　临床实践已证明，该病常有家族发病史，并有遗传倾向。不少学者通过调查研究，发现家族患病率远较一般人群为高。据国内报道有家族史者为 10%～23.8%，国外文献报道有家族史者为 10%～80%，也有高达 90.9%者，一般认为约 30%。这种差别可能与调查范围和调查方法有关。如我国魁遵等调查 2700 例银屑病患者，其中 335 例(12.4%)在其家族的三至五代内，有同样患者 612 人。而薛文昌调查了一个银屑病家族，其三代 21 人，有 11 人(52%)患银屑病。Dorn 检查了 312 例银屑病患者，发现 41%有遗传因素。Hoede 等曾观察到双亲患本病，其子女健康者与患者之比为4∶5，双亲中有一个患者其比为8∶1，而健康的双亲其比则为21∶1。Farber等调查了61组双生儿中95个病例，发现在单卵双生儿中的发病年龄、皮疹分布、症状轻重程度和经过非常相似；反之，在双卵双生儿则无此倾向。另外，该病患者有种族差异，黑人中很少见，南印第安人和斐济岛的土著人不患此病。由此可以看出，遗传因素在该病的病因上相当重要。关于遗传方式尚未最后肯定，一般认为是常染色体显性遗传，伴有不完全外显率，但也有学者认为是常染色体隐性遗传或性联遗传者。

近年来发现由遗传决定的组织相容性抗原(HLA)与银屑病明显相关。国外报道银屑病患者HLA-B13、HLA-B17的抗原频率明显增高，但亦有报道HLA-B3、HLA-CT7、HLA-W6增高者。我国银屑病者除了HLA-B13、HLA-B17抗原明显增高外，HLA-A1亦明显增高，HLA-B40、HLA-BW35则明显降低。最近，张晓燕等认为LCBE1B基因多态性与汉族人寻常型银屑病患病危险度相关；唐发先等认为LCE3D基因rs4085613遗传多态性不仅与中国汉族人群寻常型银屑病的易感性相关联，且可能影响寻常型银屑病的临床类型。目前认为银屑病受多基因控制，包括外界环境因素的影响。

2. 感染因素

(1)病毒感染：有学者主张该病由病毒感染所引起。曾观察到对同时有病毒感染的患者进行抗病毒治疗，银屑病也可能因之缓解。有学者证实在棘细胞核内有嗜酸性包涵体，但有学者否认包涵体的存在，认为这是由于细胞物质逸入细胞质内所致。有人报道曾在豚鼠身上作试验接种，出现类似银屑病皮损，并在其组织切片中发现包涵体，但其成功率甚低，仅占7.5%。有人在鸡胚上接种，其成功率为85.7%，并观察到被接种动物的器官和患者血清呈养血补体结合反应，但其阳性率只有28%。Hellgren等在银屑病患者的尿、鳞屑中发现有逆转录病毒样颗粒。Guilhou等发现了银屑病患者的淋巴细胞培养物在植物血凝素的刺激下，有逆转录病毒样颗粒及逆转录酶活性轻度升高，他们认为在银屑病淋巴细胞中的不正常逆转录病毒的出现，可能是引起自身免疫现象的原因。而银屑病复发可考虑为病毒由潜伏状态转变成活动状态的结果，而这种转变又可由多种因素所引起。

综上所述及结合该病有细胞核分裂旺盛、脱氧核糖核酸增多，病毒学说似有一定根据，但至今尚未培养出病毒，故尚难定论。

(2)细菌感染：文献报道有6%的病例有咽喉感染史。有学者观察到一些急性点滴型、关节型及红皮病型银屑病患者常伴有上呼吸道感染或扁桃体炎等症状，其抗"O"值亦增高。有学者报道在小儿银屑病中，有10%～20%的病例常伴有急性扁桃体炎或上呼吸道感染的病史，而应用青霉素等抗菌药物治疗常有较好的疗效。同时也有在扁桃体摘除后皮疹消退者。这说明患者中细菌感染因素有其重要意义。由细菌感染引起的银屑病，一般认为是对细菌毒素发生的变态反应。

3. 代谢障碍　近年来，对患者的各种代谢技能进行了大量的研究工作，所得结果很不一致，有些意见在临床上还不能得到证实。但目前对银屑病的发病是由于脂质代谢障碍的看法基本予以否定。

20世纪初，有学者强调饮食过度是该病的致病原因。文献报道在战时日本集中营中的银屑病患者，有的未经治疗病情即好转，但释放后反又恶化。在第一次和第二次世界大战期间，都曾发现在饥饿及营养不良的状态下，银屑病发病率降低或病情好转的事实。因此，有人提出采用饥饿疗法或低蛋白饮食治疗该病，但临床观察结果无明显疗效。亦有报道认为饥饿时银屑病发病率反而增高。

有人认为患者血清总蛋白及白蛋白减少，而球蛋白增加。国内刘承煌等曾对100例银屑病患者进行了血清蛋白的检查，发现血清蛋白值降低者为58%，其中白蛋白/球蛋白比值导致者为30%，球蛋白升高者为78.6%，在检查的病例中肝功能不良者占61.3%。所以他们认为蛋白代谢的异常是由于肝脏机能不全，影响白蛋白在肝脏内的合成，否认银屑病是由于蛋白质代谢障碍所引起。

有人发现15%～47%的患者血清中尿酸增高，关节病型银屑病患者尤其如此。但也有完全正常值的报道。

有学者发现银屑病患者皮损处对细胞增殖起重要作用的聚胺(腐胺、精脒和精胺)含量比非皮损处高，后者又比正常人的表皮中含量高。在银屑病患者的血及尿中的聚胺含量也比正常人高。但聚胺的异常不会是银屑病皮肤的原发性缺陷，因为聚胺的改变也见于某些其他表皮增生性疾病。然而，聚胺作为银屑病中的细胞控制因子可能具有重要性。曾有人指出银屑病皮肤糖原含量是正常皮肤的4～5倍，并认为在银屑病损害中糖原积聚是该病的特征。组织化学的研究表明银屑病皮损中与糖代谢有关的酶也明显增加，如葡萄糖-6-磷酸脱氢酶和6-磷酸葡萄糖醛酸脱氢酶，在银屑病损害中为正常皮肤的4～5倍。它们的活性增强与表皮增殖加强有关，这些酶为核酸合成提供磷酸核糖。

过去曾有人提出该病与糖尿病有关，约有25%的患者发现糖尿病，但临床上应用胰岛素及其他降血糖药物治疗该病并不见效。

曾有人提出该病患者血清中维生素 B_1 和维生素C含量降低，但临床上应用这类药物治疗，其疗效尚难肯定。

有人发现患者血清中及皮损的鳞屑中叶酸含量较正常者为低。由于叶酸为合成所必需，患银屑病时，细胞分裂代谢增快，在患者皮损内及未累及的皮肤内DNA的含量较正常人增加，所以叶酸的含量会显著增加。实验证明，叶酸缺乏的机制不是吸收不良或丢失过多，而是由于用量增多。所以，银屑病患者血清及皮肤内叶酸含量的降低并不是该病的发病原因，而仅是患病后所引起的一种现象。

在正常角化过程中，包括硫氢基经氧化转变为二硫键的过程。有人认为银屑病患者的角质层形成过程，硫氢基含量增多，很可能因银屑病的角质层形成过速，硫氢基来不及氧化，或因其在氧化过程中发生障碍所致。

在无机盐代谢方面，国内曾有人报道银屑病患者在进行期血清铜值降低，在进行期及静止期锌值降低，钙值较低，而硒及铁值均明显升高。因此，在探讨银屑病病因时，有必要对患者内环境做深入研究。

有人发现在银屑病患者表皮内蛋白酶水平有显著的改变，其蛋白水解酶有可能使该病的表皮周转加速和中性粒细胞积聚。有人研究了银屑病患者血液内某些氧化还原酶的变化，其结果为乳酸脱氢酶和细胞色素氧化酶活性增高，琥珀酸脱氢酶活性降低。国内曾报道在寻常型银屑病患者的血清中单胺氧化酶明显降低，而5-核苷酸酶、核糖核酸酶及N-乙酰β氨基葡萄糖苷酶均明显升高。有人指出，银屑病患者表皮细胞内的磷酸化酶活性降低，从而影响糖原代谢。

有人观察到银屑病皮损内缺乏环磷腺苷(cAMP)，它是表皮抑素，可抑制表皮细胞分裂，并能抑制糖原的蓄积。根据目前对cAMP作用机制的了解，通过一系列动物实验说明，增高内源性cAMP或加入外源性cAMP的衍生物，均可抑制表皮细胞分裂和增殖；反之，表皮细胞的增殖与分裂是由于cAMP缺乏的缘故。另外，cAMP有激活磷酸化酶的作用，因而也影响糖原代谢。如表皮内cAMP含量低下，可使表皮内糖原增多，从而引起表皮细胞有丝分裂增加，转换率增快。从研究银屑病患者的皮损和正常皮肤及对照组的皮肤中，测定内源性的cAMP，发现皮损处的cAMP较之未累及皮肤处及对照者皮肤中的为低。从而使这一设想得到有力的支持，但有的学者发现皮损处cAMP正常，或甚至增高的。现在认为表皮的增殖和分裂是由于cGMP(环磷鸟苷)/cAMP的比率增高所引起。前列腺素E可使表皮中cAMP的含量增高，也可使腺苷环化酶活性增高。故银屑病表皮增殖的机制可能是cAMP/cGMP、腺苷环化酶/鸟苷环化酶、前列腺素E/前列腺素F的比率失去平衡的结果。但是，银屑病患者表皮细胞的异常增殖是多方面的，例如损害表皮中游离花生四烯酸、12-HETE(12-hydroxy-3,8,10,14-eicosatraenoic acid)及聚胺类等的增加，对表皮的增殖也起重要的作用。

4．内分泌因素　银屑病与内分泌腺功能的关系，早就受到重视。有人曾给银屑病患者进行胸腺X线照射或服甲状腺素制剂而取得疗效，但亦有无效的。幼儿期间患银屑病较少，有人认为这可能与幼儿胸腺不发达有关。临床上有人观察到有的病例在妊娠期间皮疹可自行消退。Farber等曾指出，妊娠时缓解者占1/3。国内有用妊娠尿治疗该病而取得较好疗效的报道，临床上也观察到分娩后皮疹又复发的病例，但也有部分病例在妊娠时发病或皮疹增多的。有人还发现有的患者有脑垂体-肾上腺皮质功能障碍，尿酮类固醇减少，而临床上已有应用皮质类固醇治疗该病的。还有人报道该病可出现血钙降低，并认为这可能与甲状旁腺功能减退有关。

5. 神经精神因素　以往文献中常报道神经精神因素和该病有关，如精神创伤及情绪过度紧张等，有时可引起或加重该病，并认为是由于受到严重精神创伤后，血管运动神经受刺激而发病。有人统计，由神经精神因素而激发该病者占18.6%。但在前苏联卫国战争时期，精神受严重创伤者特别多，而该病患者未见增多。所以，神经精神障碍学说还不能完全解释该病的病因问题。

6. 免疫因素　近年来有报道在银屑病患者中存在多种免疫学异常。有学者报道银屑病患者血清中的IgA增高而在紫外线照射治疗使皮疹消退后又恢复正常。其中IgE增高百分比较正常人群为高。有些患者IgG水平升高，但已有正常甚或降低的报道，IgM则降低或正常，唾液中分泌IgA增高。在45%银屑病患者血清中存在着抗IgG抗体，有人用免疫荧光技术测出抗角质层的自身抗体。Ullman等免疫荧光显微技术在急性点滴型、脓疱型、关节病型和红皮病型银屑病的皮损中都查见到血管壁和(或)真皮-表皮交界面有补体C_3和(或)免疫球蛋白的沉积，认为血管壁内的免疫复合物的沉积对银屑病损害的发生可能有重要意义。在寻常型及脓疱型银屑病的角质浸出液中证明有补体成分C_3a，此为中性粒细胞趋化因子，可使中性粒细胞向病变聚焦及形成微脓疡。还有人报道用迟发性皮肤过敏试验如OT、DNBC及淋巴细胞自然花瓣形成试验等，均显示患者之细胞免疫功能的缺陷，从而认为银屑病的发生与免疫遗传有一定的关系。

7. 其他因素　如外伤，某些物理性、化学性因素和药物的刺激及气候因素等，对有些银屑病患者的发病有一定关系。

总之，关于银屑病的发病原因，多年来，国内外进行了大量的多方面的研究工作，但对其真正的发病原因及机制，至今尚未能完全阐明。

(二)中医病因病机

该病由外邪内侵，血热、血虚、血燥、血瘀所致。

1. 外邪侵袭　初起时多由风、湿、热、火毒之邪侵袭肌肤，导致营卫不和，气血不调，郁于肌肤而发，或因湿热蕴结，内不得利导，外不得宣泄，阻于肌表而发，或因久病，气血耗伤，肌肤失养而成。

2. 七情内伤　由于情志郁结，气机壅滞，郁久化火，火毒蕴伏于营血，窜流肌表而成。

3. 脾胃失和　由于饮食不节，过食辛辣动风之物，使脾胃不和，气机不畅，湿热内蕴，外透皮肤而发。

此外，少数患者因调治不当，兼感毒邪，热毒流窜，入于营血造成。

二、病理

(一)寻常型银屑病

角质增厚，主要为角化不全，在疏松的角化不全细胞间，夹杂着空气间隙。在静止期，角化过度可能较角化不全显著。在角质层或角层下，可见中性粒细胞构成的小脓肿Munro微脓疡。颗粒层减少或消失。棘层增厚，表皮嵴延长，其末端常较宽，可与邻近的表皮嵴相结合。表皮内一般无海绵形成，但在乳头顶部的棘层常显示细胞间水肿。在早期皮损中，可发现中性粒细胞及淋巴细胞移入棘层内。乳头部的血管扭曲扩张，管壁轻度增厚。真皮上部有轻到中度炎症细胞浸润。乳头部水肿，并向上伸长，呈杵状，其顶端棘层变薄。

(二)脓疱型银屑病

其病理变化基本与寻常型银屑病相同。但在棘层上部出现海绵状脓疱，疱内主要为中性粒细胞。真皮层炎症浸润较重，主要为淋巴细胞和组织细胞，有少量中性粒细胞。

(三)红皮病型银屑病

除银屑病的病理特征外，其变化与慢性皮炎相似。呈显著角化不全，颗粒层变薄或消失，棘层增厚，表皮嵴延长，有明显的细胞内和细胞间水肿，但不形成水疱。真皮上部水肿，血管扩张充血，血管周围早期有中性粒细胞和淋巴细胞浸润，晚期多为淋巴细胞、组织细胞及浆细胞等。

三、临床表现

根据该病的临床特征，一般分为寻常型、脓疱型、关节病型和红皮病型。

1. 寻常型银屑病　为临床最多见的类型，大多急性发病。好发于头皮及四肢伸侧的肘、膝部及头、腰骶部，部分泛发全身。皮损初起为红色、淡红色针头至扁豆大小的炎性丘疹或斑丘疹，迅速增大为钱币大或更大淡红浸润斑，境界明显，表面覆盖多层干燥银白色鳞屑，周围有轻度红晕。刮除鳞屑后露出一层淡红发亮的半透明薄膜，称薄膜现象。刮除薄膜即见点状出血，称为“筛状出血”。白色鳞屑、薄膜现象、筛状出血是该病的临床特征（图 40-17A）。皮疹表现为各种形态，如点滴状、钱币状、花瓣状、地图状、环状，少数可呈带状。发生于头皮者，皮损界限清楚，鳞屑厚积，头发呈束状，但不脱发；发于面部者，皮疹可呈小片红斑，类似脂溢性皮炎；发于指（趾）甲者，甲板呈点状凹陷，变黄增厚，甲床与甲板分离，或呈甲癣样改变；发于口腔黏膜上者，损害呈灰白色环状斑片；发于龟头上者，损害呈光滑干燥性红斑，表面有细薄的白色鳞屑；发于腋窝、腹股沟、乳房下等皱褶处者，损害呈界限明显的炎性红斑，无鳞屑，表面湿润或皲裂。自觉有不同程度的瘙痒，一般全身情况不受影响。

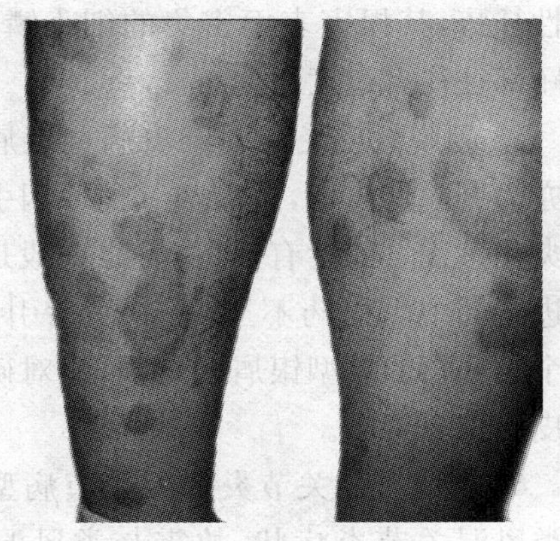

A. 寻常型银屑病

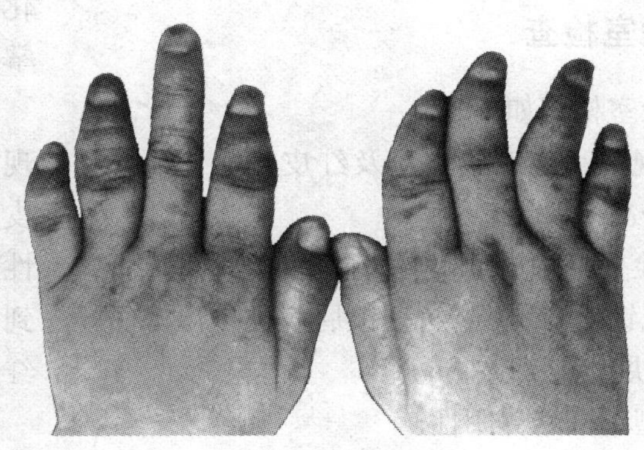

B. 关节病型银屑病

图 40-17　银屑病

慢性病程，可持续数年或数十年，甚至迁延终身。病程可分为 3 期：

进行期：新疹不断出现，旧疹不断扩大，鳞屑增厚，自觉瘙痒，炎症加剧。附近皮损常融合。此时刺激皮肤，即可发生银屑病样皮损，称为同形反应。

静止期（稳定期）：病情保持稳定，基本无新疹出现，旧疹也不消退。

消退期（退行期）：皮疹缩小变平，周围出现浅色晕，最后皮疹完全消退，暂时性色素减退斑或色素沉着斑，亦可不留任何痕迹。

2. 脓疱型银屑病　其又分为泛发性及局限性两种。

（1）泛发性脓疱型银屑病：四肢屈侧及皱褶部多见，泛发全身。在寻常型银屑病基本损害上出现很多密集针尖至粟粒大小的浅在性脓疱，表面覆有鳞屑，部分融合增大成脓湖。口腔颊黏膜可见簇集或多数散在小脓疱，指（趾）甲可出现萎缩、破裂、肥厚混浊，常伴沟状舌。可伴有发热、关节痛及淋巴结肿大等全身症状。病程可达数月或更久，且易复发，也可发展为红皮病。常可并发肝、肾等系统损害，病情较重，预后较差。

（2）局限性脓疱型银屑病：手足部、掌跖多见。对称性红斑，其上有许多针尖至粟粒大小脓疱，基底潮红，壁厚不易破裂，经 1～2 周干燥结痂，痂脱落后见片状鳞屑，刮除鳞屑后可见点状出血。以后又出现新脓疱。指趾甲可见点状凹陷、变形、肥厚、混浊。自觉轻度瘙痒，一般无全身症状。慢性病程，反复发生，经久不愈。

3. 关节病型银屑病　常在寻常银屑病的基础上发生。好发于外周小关节，以手、腕、足等小关节，特别是指（趾）末端关节多见。特点为寻常型银屑病的皮损与关节症状并见。早期关节红肿疼痛呈梭形肿胀，长期病变后可发生关节变形，重者膝、踝、肩、髋、脊柱等大关节均或被累及。关节红肿疼痛，强直变形，有明显的功能障碍。病程慢性，长期迁延，关节病变呈缓慢、进行性发展（图 40-17B）。

4. 红皮病型银屑病　多因治疗不当，特别在寻常型银屑病的进行期或急性点滴性银屑病时应用刺激性较强的外用药，或长期大量服用皮质类固醇药物的过程中，突然停药或减量方法不当所致。此外，脓疱型银屑病在脓疱消退后亦可出现红皮病。皮损特点为全身皮肤弥漫性潮红肿胀，其间可有片状正常“皮岛”，炎症浸润明显，大量脱屑，手足皮肤呈破袜套或手套样剥脱。皮疹消退后，典型银屑病皮损可再现。常伴有畏寒发热、全身不适等症状。表浅淋巴结肿大。病程中每日均有大量鳞屑脱落，大量蛋白质丢失，易导致低蛋白血症，加上患者皮肤扩张充血，散热很快，因此容易发生感冒、肺炎等合并症，引起不良后果。

四、实验室检查

常见实验室检查如下：

1. 血常规　脓疱型银屑病及红皮病型银屑病白细胞计数升高。

2. 生化检查　脓疱型银屑病血沉增快，可有低蛋白血症及低钙血症；关节病型银屑病类风湿因子阴性，血沉增快。

3. 脓疱型细菌培养阴性。

4. X线检查　关节病型银屑病受累关节边缘有轻度肥大性改变，无普遍脱钙；部分病例X线检查呈类风湿关节炎的骨关节破坏。

五、诊断和鉴别诊断

(一)诊断依据

依据皮损特点、好发部位、慢性经过、易复发及组织病理学特点等，一般易于诊断。

1. 寻常型银屑病诊断依据　好发于四肢伸侧、头皮；皮疹特点为银白色鳞屑、薄膜现象和点状出血；慢性病程，夏轻冬重，反复发作，特殊的病理改变可以诊断。

2. 脓疱型银屑病诊断依据　寻常型银屑病基础特征为小脓疱、脓湖、反复发作可诊断。

3. 关节型银屑病诊断依据　银屑病皮疹和先后发生的关节炎，类风湿因子阴性。

4. 红皮病型银屑病诊断依据　银屑病史，全身弥漫潮红、脱屑。

(二)鉴别诊断

1. 脂溢性皮炎　损害边界不十分清楚，基底部浸润轻，鳞屑少而薄，呈油腻性，刮除后无点状出血，好发于头皮、胸、背、颈及面部等部位。无束状发，但伴有脱发。

2. 玫瑰糠疹　好发于躯干及四肢近端，为多数椭圆形小斑片，其长轴沿肋骨及皮纹方向排列，鳞屑少而薄。一般不累及头面部，病程仅数周，消退后不易复发。

3. 副银屑病　鳞屑较薄，基底炎症轻，发病部位不定，长期存在，多无自觉症状。

4. 毛发红糠疹　在斑片周围常能见到毛囊角化性丘疹，其损害表面密集的细小鳞屑不易剥脱，掌跖部往往有过度角化。

5. 剥脱性皮炎　因红皮病型银屑病的临床表现亦为剥脱性皮炎，故需与其他原因引起的剥脱性皮炎相鉴别。前者有银屑病史，一般是在银屑病急性进行期中因用药不当，受刺激后引起，有时能找到个别残存的典型银屑病皮损，这对确诊银屑病型红皮病很有帮助。

6. 类风湿性关节炎　因关节病型银屑病常伴有类风湿关节炎症状，故需与类风湿关节炎相鉴别。前者好发于小关节，尤以指(趾)末端的关节多见，血清类风湿因子检查阴性，同时伴有银屑病皮损和指甲改变。

7. 掌跖脓疱病　掌跖脓疱型银屑病与掌跖脓疱病都常在掌跖部发生脓疱，但前者除掌跖部有脓疱外，其他部位常有银屑病损害。

8. 连续性肢端皮炎　掌跖脓疱型银屑病尚需与连续性肢端皮炎鉴别。后者在发病前多有指部外伤史，常先于指部出现脓疱，然后向上蔓延。

9. 扁平苔藓　皮疹为紫红色的多角形扁平丘疹，密集呈片状或带状，表面有蜡样光泽，可见网状纹理(Wickham纹)，鳞屑薄而紧贴，不易刮除。常伴有剧烈瘙痒。

10. 甲癣　指(趾)甲银屑病需与甲癣鉴别。甲癣先自游离缘或侧缘发病，甲屑内可查真菌，同时可伴有手足癣。

六、治疗

(一)西医治疗

1. 一般防治原则

(1)该病病因不清，发病机制复杂，目前尚无特效的治疗方法。采用各种药物和方法，可使病情缓解，但不能根治。

(2)让患者了解该病基本知识，解除其精神负担，尽量避免各种诱发因素如清除或及时治疗感染病灶等。某些药物可能会加剧原有银屑病病情如抗疟药、β受体阻滞剂、碘化物等，应慎用。

(3)忌烟酒，限制辛辣刺激饮食的摄入，加强体育锻炼，减少上呼吸道感染，追寻可疑病因，去除局部病灶，用药慎重，避免滥用药物。

(4)病变急性期忌用刺激性强的外用药及紫外线照射，伴发全身症状者，给予积极相应的治疗。

(5)对于皮损少而局限者，只需要局部外用药物治疗。

(6)银屑病是一个良性的皮肤病，治疗中尽可能避免使用危及机体健康或对内脏器官有损害的药物，如长期内用糖皮质激素、抗肿瘤药物。

总之，治疗中应考虑患者整体的利益和弊端、疗效与风险的比率，根据患者的不同情况采用不同的治疗方案，即所谓“个体化”治疗。

2. 全身治疗　对于病情较严重、局部治疗效果不好的患者可考虑内服药物治疗。需了解有些内服药物治疗虽有较好的效果，但常有副作用而且停药后病情可复发。因此，在使用之前应和患者交代清楚，并需要确定患者无肝肾及造血系统疾患。服药期间定期复查肝、肾功能及血常规。内服药物应与局部治疗相结合，以减少服药的药量。

(1)细胞毒类免疫抑制剂

1)甲氨蝶呤(MTX)：它与氨蝶呤钠是最早用于治疗银屑病的细胞毒药物。适用于红皮病型银屑病，脓疱型银屑病及关节型银屑病用其他治疗效果不佳时，一般采用低剂量治疗。用法：每12小时口服2.5～5mg，连服3次，下周同一时间重复治疗；一次性口服、肌注或静脉注射，每次7.5～15mg，每周1次。每周1次给药方案较每周3次连续给药方案达血药浓度峰值要高一些，但后者保持较高血药浓度的时间较长，可达36小时，因此，每周3次连续给药方案较符合表皮细胞动力学特点。研究认为银屑病表皮细胞抑制作用好，而对正常生长细胞影响最小，数周后可见明显效果。肾功能障碍者MTX清除排泄能力下降，有蓄积中毒可能，故年老患者宜用小剂量。

该药常见的不良反应是恶心、腹泻和口腔溃疡，长期用药可造成肝脏广泛纤维化，对造血系统偶有抑制作用，因此治疗期间要定期查血象及肝功能，必要时可行肝穿刺活检。有研究认为MTX的累积量达到1.0～1.5g时应肝穿刺活检，故累积量达到1.0～1.5g时是停用的最合理时间，因为此时往往是肝慢性中毒的开始。也可采用“交替疗法”，适时交替使用不同药物，目的是减少MTX的累积量。由于MTX的50%～70%是与血浆白蛋白结合，因此可被酸性药物如阿司匹林、保泰松置换，如同时伴有肾功能障碍则很易造成甲氨蝶呤中毒。肝肾功能障碍、贫血、白细胞低下及妊娠妇女禁用。此外，可MTX与PUVA联合应用。

2)羟基脲：多用于治疗脓疱型银屑病。用法：25～40mg/(kg・d)，分2次口服，连用4～6周，或每次50～80mg/kg，每周2次，连用6～7周。主要副作用是骨髓抑制，需定期检查血常规，几乎无肝毒性。

3)其他：硫唑嘌呤等都有不同程度的缓解银屑病作用，但同时都具有骨髓抑制，肝、肾等毒副作用，应慎用。

(2)维生素制剂：维生素A 5万U/次，每日3次，口服；或30万U/次，肌肉注射，每日1～2次。维生素C 0.1～0.25g/次，每日3次，口服；或1～3g/d加入5%～10%葡萄糖溶液中静脉滴注。维生素B_{12} 200～500mg/次，每日1次，肌注。

(3)维甲酸类：常用于治疗银屑病的为第二代芳香维甲酸，如依曲替酸，主要用于严重银屑病的治疗，常用剂量为0.5mg/(kg・d)，最大可至1mg/(kg・d)；脓疱型银屑病用药量较大，一般为0.75～1mg/(kg・d)；红皮病型银屑病开始不宜用大剂量，否则可能反使病情加重。用药2～4周可见显著效果，然后逐渐减少用量。维A酸的主要副作用为致畸。药物能蓄积于人体脂肪内，缓慢释放进入血液中，总的半衰期为120天，因此生育年龄的妇女在服药及停药后的2年内应需避孕。服药期间可有口唇、眼和鼻黏膜干燥、面红及可逆性的脱发。大约40%的人有血脂升高，但停药后可恢复正常。对肝脏影响少见，可有转氨酶升高，但可引起致命的肝坏死，后者发生可能和酗酒、MTX治疗及慢性活动性肝炎有关。该药不应与MTX联用。长期用药可造成广泛的骨肥大及韧带钙化等。

第三代芳香维甲酸的芳香维A酸乙酯对严重顽固的银屑病有较好的疗效，尤其对掌跖脓疱型银屑病有强烈的角质剥脱作用，口服0.02～0.1mg/d，亦可外用0.0001%～0.01%软膏。

(4)抗生素类：对于发病与上呼吸道感染有关的急性点滴型银屑病患者，在发病初期，宜用抗生素清除细菌感染，消除诱因。另外，根据超抗原引起银屑病的理论，对于头皮、腋窝、乳房下和会阴部的银屑病，可使用针对白色念珠菌、糠秕孢子菌等真菌的药物如依曲康唑、氟康唑或酮康唑等治疗。

(5)皮质类固醇激素：尽管皮质激素内服治疗银屑病有较好效果，但一般不提倡使用。因为其用量较大，可出现各种副作用，停药后可造成严重的银屑病复发或变为脓疱型银屑病。一般仅用于红皮病型银屑病、关节病型银屑病或泛发性脓疱型银屑病，其他治疗不能控制病情时，短期、小量应用。常用泼尼松40～60mg/d，分次口服。

(6)免疫疗法

1)环孢素A：对于严重顽固的银屑病有效。一般治疗量在2～6mg/(kg·d)，2～4周见效后，然后逐渐减量，总疗程8周左右，但停药后往往在4周内复发，故有人认为减至1mg/(kg·d)后继续维持用药3～6个月，效果更好。它和UVB、PUVA联合应用，能减少光毒性反应。不良反应如乏力、恶心、牙龈肿、多毛症、震颤等，一般不需停药。严重副作用是肝、肾毒性和高血压，应定期检查肝功能、肾功能及血压，副作用的发生和剂量是正相关的，最好定期监测其血药浓度。

2)他克莫司(Tacrolimus，FK506)：适用于严重顽固的银屑病治疗。常用量为0.05～0.15mg/(kg·d)，分2次口服，或0.075mg/(kg·d)静滴。副作用类似环孢素A，但肾毒性和高血压很少，骨髓抑制作用不明显，价格昂贵。

3)酶酚酸酯(Mycophenolate mofetil，MMF)：霉酚酸的衍生物，为一新型免疫抑制剂，具有选择性抑制T、B淋巴细胞作用。常用量1g/d，分2次口服。适用于严重顽固的银屑病治疗，效果良好，但有人认为效果不如环孢素A。主要副作用为胃肠道症状、贫血、白细胞下降，肝、肾毒性较小，价格昂贵。

4)转移因子：正常人转移因子每支相当于4×10^8白细胞抽提物，每次1支，于上臂内侧作皮下注射，每周1次，2周后增为2支/次，10支为1疗程。

5)疫苗疗法：短棒状杆菌疫苗、死卡介苗和灵杆菌素等，每周注射1次。

(7)其他药物

1)雷公藤多苷：口服，40～60mg/d，分2～3次口服，副作用以胃肠道反应和月经紊乱较常见，少数患者可引起白细胞减少和肝损害。有人报道火把花根片疗效与雷公藤多苷近似，但副作用相对较少。

2)普鲁卡因静脉封闭、复方丹参注射液静滴等。

3. 局部治疗　局部外用药物治疗是银屑病治疗中的重要环节，局部治疗可以直接作用于病变部位而不会或少有全身的毒副作用。对皮损局限或稀少者，单用局部治疗即可。皮损广泛者宜将局部、全身和紫外线治疗相结合。在使用外用药前宜先用热水、肥皂洗去鳞屑。局部用药以皮质类固醇激素、还原剂、角质剥脱剂及细胞抑制剂为主。在进行期不宜用刺激性强的药物。可选用焦油类制剂，如2%～5%煤焦油、黑豆馏油；蒽林制剂，如0.1%～1%蒽林软膏外涂，可配合紫外线照射5～20分钟；皮质类固醇激素制剂，如去炎松尿素霜、氯氟舒松软膏等外涂或封包；也可以选用0.025%～0.3%维甲酸霜外涂；维生素D_3类似物，如钙泊三醇；此外，还有适今可、他克莫司软膏、水杨酸、硫黄等。

4. 物理疗法

(1)UVB治疗：中波紫外线UVB(波长280～315nm)，可以明显地延长银屑病表皮细胞的增殖周期，对DNA的合成也有抑制作用。治疗时，首先要决定最小红斑量。开始照射3/4最小红斑量。患者应每日或隔日治疗1次，逐渐加大剂量。通常治愈皮损需3周作用的时间。和焦油联用的Goeckerman三联疗法及和蒽林联用的Ingram疗法，效果更好。UVB照射剂量过大可致局部红肿、痛感，甚至可在该部位产生新的银屑病皮损。照射时应注意保护眼睛免致结膜损伤。波长310～312nm的UVA又称窄谱UVB，对银屑病疗效更好，在皮损消退时间和缓解时间上均优于宽谱UVB，几乎与

PUVA相当。窄谱UVB治疗时首先要测定最小红斑量；起始剂量照射70%最小红斑量，然后根据患者反映情况决定以后每次照射剂量；如无红斑，则照射剂量增加20%；如为轻度红斑，则照射剂量不增加或只增加10%；如为中度红斑，则推迟一次照射，再次治疗时照射剂量增加10%；若出现严重红斑持续24小时仍不消退，则停止治疗。

(2)光化学疗法(PUVA)：即口服或外用补骨脂素与长波紫外线UVA(波长320～400nm)照射结合疗法，是一种有效的治疗方法。补骨脂素是一组光敏感化合物，可被UVA激发变为分子能不稳定状态，与核酸结合，从而干扰细胞DNA的复制。照射前2小时口服8-甲氧补骨脂素(8-MOP)0.6mg/kg。治疗前要测定最小光毒量，并以此决定初照射量，隔日照射1次，皮疹消退后照射间隔时间延长，需定期巩固治疗。对于口服药物胃肠反应较重的或皮损较局限的患者，可以外用8-MOP后照射UVA，即水浴浸泡者，40～50mg三甲氧基补骨脂素溶于浴水中，浸泡15～20分钟；小范围皮损者0.1%～0.5%，8-MOP或三甲氧基补骨脂素酒精溶液局部外用，30～60分钟后照射UVA。PUVA和其他疗法联合应用，效果更好。

(3)光动力学疗法(PDT)：是一种通过光、光敏药物和氧之间的光化学反应来治疗疾病的方法。有人报告每例患者隔周注射一次光敏物质一元酸苯卟啉环A(Verteporfin)，$8mg/m^2$体表面积，随后照射3小时波长600～700nm的光线，共5周治疗有效。

(4)水疗：有硫黄浴、糠浴、焦油浴、矿泉浴等。

(二)中医治疗

银屑病的治疗，应本着标本兼顾、内外并治的整体与局部相结合的原则。其发病早期以血热、湿热、风热、火毒等实证为主，中期以血虚风燥证多见，晚期多从血瘀论治，部分关节型银屑病见风湿寒痹证。对脓疱型、关节型、红皮病型银屑病应予以中西医结合治疗，待病情缓解后，再用中药进行调理以巩固疗效。“风热血热”、“风湿寒痹”、“血虚风燥”、“火毒炽盛”、“血瘀”是临床常见证型。总的治疗法则是：清热凉血，活血祛瘀，除湿解毒。

1. 中医辨证论治

(1)风热血热

【证候】常见于进行期病例，皮损逐渐增多，范围不断扩大，其色焮红，甚或红斑相互融合成一片，鳞屑增多，局部瘙痒，伴有怕热，大便干结，小便黄赤，舌苔薄白或黄，舌质红，脉数。

【治则】疏风清热，凉血止痒。

【方药】消风散(《医宗金鉴》)合犀角地黄汤(《千金要方》)加减。

(2)风湿寒痹

【证候】多见于关节炎型初发病例。症见皮损红斑不鲜，鳞屑厚积。冬季加重或复发。伴有怕冷，关节酸楚疼痛。舌苔薄白，舌质淡红，脉紧。

【治则】疏风散寒，调营通络。

【方药】桂枝汤(《伤寒论》)加减。

(3)湿热蕴结

【证候】皮疹瘙痒，搔抓后有渗水，结痂；或发于腋窝、腹股沟等屈侧部位，皮损糜烂、浸渍，或有较多脓疱，伴有胸闷纳呆神疲乏力，下肢沉重，舌苔黄腻，脉濡滑。

【治则】清热利湿。

【方药】萆薢渗湿汤(《疡科心得集》)加减。

(4)火毒炽盛

【证候】多见于脓疱病型或红皮病型。症见全身皮肤红斑满布，或呈紫黯红色，皮肤灼热，或密布散在小脓疱。伴有壮热口渴，大便秘结，小便短赤，舌苔少或微黄，舌质红，脉弦滑数或洪大。

【治则】清热解毒凉血。

【方药】黄连解毒汤(《外台秘要》)合五味消毒饮(《医宗金鉴》)加减。

(5)血虚风燥

【证候】常见于静止期。病情稳定，即无皮疹扩大，又无新疹发生。症见皮肤干燥，鳞屑较多，或有苔藓样变，或有皲裂、疼痛、瘙痒。可伴有头晕、眼花等症状。舌苔薄白，舌质淡，脉细。

【治则】滋阴润燥，养血祛风。

【方药】当归引子(《医宗金鉴》)加减。

(6)血瘀

【证候】常见于病期较长，反复发作多年不愈者。症见皮疹暗红，或有色素沉着，鳞屑较多，或呈蛎壳状。或伴有关节活动不利。舌质暗红，脉沉涩。

【治则】活血化瘀，养血润燥。

【方药】桃红四物汤（《医宗金鉴》）加减。

2．中药外治

（1）进行期：禁用刺激性强的药物，可用安抚保护剂，如5％～10％硼酸软膏、黄柏软膏、青黛膏或青黛散麻油调匀外搽。

（2）静止期和退行期：以去除鳞屑，消炎解毒为主，可选用10％硫黄膏或京红软膏等外搽。

3．针刺疗法

（1）体针：取大椎、曲池、合谷、血海、三阴交、陶道、肩胛风、肝俞、脾俞。用泻法。留针20～30分钟，每日或隔日1次。

（2）耳针：取神门、脾、肺、皮质下、内分泌、交感。每日1次埋针，两耳交替，10次为1疗程。

4．中药药浴疗法　药浴既可去除鳞屑、清洁皮肤，又可改善血液循环和新陈代谢，增强治疗作用，适用于各型银屑病。

（1）徐长卿、千里光、地肤子各30g，黄柏、蛇床子、苍耳子、狼毒、白鲜皮各10g，土槿皮、槐花各15g，煎水外洗。

（2）桃椿叶、侧柏叶各250g，加水适量，煮沸20分钟，待温洗浴。具有温通经络，畅达气血，疏启汗孔的作用。

（席建元）

第十六节　白癜风

白癜风（vitiligo）是常见的皮肤病，是一种获得性持发性色素脱失斑，呈白色，圆形或点片状。局部色素脱失，约占所有美容性疾病的10％，影响美容，易诊而难治。世界上所有的种族都可患此病。在人群中的发病率为0.1％～2％，而且还有增多的趋势。其美国居民中估计患病不少于1％；在丹麦一个岛中调查，白癜风的患病率为0.38％，其中男性为0.36％，女性为0.40％。我国居民中的患病率较欧美为低，据调查苏北一些农村地区患病率为0.09％～0.15％，而城市中患病率较高，约为0.29％。白癜风是由于在表皮真皮交界处黑素细胞内酪氨酸酶系统之功能丧失而引起局部黑素细胞的减少或消失。过去认为只侵犯皮肤，新近研究表明，眼、耳和软脑膜也可受累，这改变了以往认为该病仅仅是一种皮肤病的看法。该病通常是进行性发展，大约有70％的患者从数月到数年间不断增多。

白癜风，祖国医学称之为白癜、白驳风等。在我国，“白癜”一词见于公元610年隋·巢元方所著《诸病源候论》，“面及颈项身体皮肉色变白，与肉色不同。亦不痒病。谓之白癜”。宋代《圣济总录》进一步观察到不仅肤色变白，而且毛发也随之变白，该书原文说“轻者仅有白点，重者数月内，单侧白斑毛发变白，终年不瘥”。至于治疗，《医宗金鉴·外科心法》卷七十三白驳风中有“白驳风生面颈间，风邪相搏白点斑，甚延偏身无瘙痒，治宜消风涂脂痊”的记载。主张“施治宜早，若因循日久，甚者延及遍身”。

一、病因

（一）西医病因

该病原因不明。近年来，通过临床、病理、遗传、生理、生化、免疫等多方面研究，虽积累了不少资料，提出了一些学说，但尚待进一步证实，得以对本病有一完整的认识。

1．自身免疫学说　患者或其亲属有时合并其他自身免疫疾病，常见有甲状腺疾病（甲状脉机能亢进或减退）、慢性肾上腺皮质功能减迟、恶性贫血、晕痣、恶性黑素瘤、糖尿病、斑秃、限局性硬皮病等。在这些自身免疫疾病中，有些可检出器官特异性自身抗体。而在白癜风患者的血清中亦有人找到甲状腺、胃及肾上腺组织的器官特异性抗体，其发生率较对照组显著增高。

国内近年来利用黑素细胞培养技术，以间接免疫荧光测定寻常型白癜风患者血清中存在有抗体，

50%～80%白癜风患者血清中有一种“抗黑素细胞”的自身抗体。特别是活动期及家族史阳性患者抗体阳性率较高，其滴度与病变程度成正比。认为此抗体和白癜风的发生有关，但此抗体与疾病本身的因果关系尚有待进一步阐明。

有人观察使用含有氢醌单苯醚的橡皮手套的工人，有时不仅在直接接触此化学物质的手部发生白斑，而且在其他部位也发生白斑。局部色素减迟促使其他部位色素减迟。推测在其发病过程中有自身抗体的产生。

患者皮损的组织病理改变显示进行期的白斑边缘有单核细胞的集聚，主要是淋巴细胞，它们侵及真皮表皮交界处，使基底膜破坏进入表皮，该处的黑素细胞及黑素缺如，说明该病可能是迟发型超敏反应的自身免疫性疾病。另外，电镜观察病损表皮基低层郎格罕斯细胞有所增加，此种细胞似积极参与白癜风的发病。

将活动期患者血清中提取的 IgG 加入培养基中，能引起补体介导的黑色素细胞破坏；将正常人皮肤移植到裸鼠，注射白癜风患者血 IgG 可使移植的皮肤出现白斑。

部分患者内服或外用皮质类固醇激素，特别对不是按皮节分布的损害(其发病机制可能是自身免疫)效果较好，间接证明该病的免疫发病机制。

2. 黑素细胞自身破坏学说　白癜风的基本病变是表皮黑素细胞部分或完全丧失功能。Lerner(1971)提出黑素细胞自身破坏学说，认为该病好发于暴露及色素加深的部位，其表皮黑素细胞功能亢进，促使其耗损而早期衰退，并可能是由于细胞本身所合成的毒性黑素前身物质的积聚所致。不过此类物质未能在白斑皮肤中检出。

实验研究某些化学物质对黑素细胞有选择性的破坏作用，使皮肤脱色。最早的报告是氢醌单苯醚(属取代酚类)，它常用做橡皮防护手套中的抗氧化剂，工人接触后可引起手和上肢皮肤色素脱色。目前多认为取代酚的作用机制可能是，此种物质在黑素体中为酪氨酸酶氧化成醌类中间物，其中之一可能还原形成半醌游离基，弥散进入黑素细胞浆，通过脂类过氧化的反应，胞浆细胞器的脂蛋白膜遭受破坏，溶酶体释放溶酶，带来细胞的损伤。因此，取代酚类是破坏黑素细胞的毒性物质。一些学者认为，该病近年来患病率有增高的趋势，是和在工业中越来越多地制造相应用某些取代酚类，从而增加了直接接触、吸入甚至服用此类物质的机会。有关酪氨酸及多巴在化学结构上也属于二羟酚类的衍生物，但在正常情况下，其氧化的中间物的破坏作用可能为一种保护机制所消除，一旦缺少此种保护机制，黑素细胞便有被破坏的可能。

有遗传素质的个体，其黑素细胞本身有遗传的生化缺陷，对遭受破坏是敏感的。当毒性黑素前体物质达到足够量时，可能引起黑素细胞的破坏。

3. 神经化学因子假说　白癜风皮损可在受到各种环境刺激和精神创伤之后产生或扩大，提示神经因子在发病中起作用。

实验研究证实，去甲基肾上腺素、肾上腺素、乙酰胆碱、褪黑激素等在体外能使两栖类和鱼类的黑素细胞变白。

有人推测，黑素细胞产生黑素能力减退，是由于其周围神经化学物质(可能是去甲肾上腺素或其他儿茶酚胺)增加，使酪氨酸酶活性减低的结果。

神经组织学研究证明，白斑皮肤神经末梢有退行性变化，而且变化的程度似和病期长短有关。此种形态学的改变也支持神经假说。

用组织化学方法检查白斑皮肤发现，胆碱酯酶活性明显降低，说明局部胆碱能神经活动相对较强。白癜风之发生可能和周围自主神经不稳定，引起组织中各种神经化学因子不平衡有关。白斑局部可能有乙酰胆碱增加，如治疗青光眼时，用毒扁豆碱滴眼，此剂能抑制胆碱酯酶，可在眼睑上发生白癜风，从而提示加强乙酰胆碱的物质也促使色素脱失。但目前尚未能从皮肤中分离出确定的神经化学因子能引起色素脱失，证实此种假说。

临床见到的节段型白癜风的皮损沿神经呈节段性散布，白癜风患者常伴发自主神经功能紊乱和白斑部皮肤出汗异常现象，符合神经化学因子学说。

也有人认为，自身免疫和神经化学因子两种假说并不相互排斥，提出联合假说。如在神经化学因子造成黑素细胞破坏之后，产生黑素细胞抗体，进一步引起自身免疫反应。

4. 遗传学说　该病有遗传背景，有人提出该病可能是一种常染色体显性遗传的皮肤病。近年来，白癜风患者亲属的患病率国外报道为18.75%～38%，国内报道其发生率较国外低，为4.9%～15.6%。

5. 其他　酪氨酸与酮离子相对缺乏、角质形成细胞功能异常等学说。

综上所述，白癜风的发生可能是具有遗传素质的个体在多种内、外因子的激发下，诱导了免疫功能、神经精神及内分泌代谢异常等，从而导致酪氨酸酶系统抑制或黑素细胞的破坏，最终引起皮肤色素脱失。

（二）中医病因

多由素体不健，复感风邪，营卫失调，气血失和；或湿盛之体，遭遇风热之邪，湿热蕴结，外泛肌肤；或情志内伤，肝郁气滞，气血失和，血不养肤；或久病体虚，肝肾亏损，精血不足，肤失濡养；或脾虚失健，生化乏源，伤及于肾，脾肾两亏，肌肤失养；或疾病日久，风邪不去，与气血相搏，经络阻滞，血脉不畅而致。

二、病理

白癜风皮肤显示表皮明显缺少黑素细胞及黑素颗粒。基底层往往完全缺乏多巴染色阳性的黑素细胞。

三、临床表现

该病为后天发生，可开始于任何年龄，有报告出生3天的新生儿初发此病，但最多见于青年人。有人统计患者中近一半在20岁以前发病。

典型皮损为色素完全脱失，呈乳白色。边缘境界清楚，但也可移行到正常皮肤。白斑中之毛发可脱色，但也可正常。头部之白斑边缘无色素沉着区，或仅有白发而看不出白斑。有时白斑中散在色素区呈岛状。白斑大小、形态不一，可发于任何部位，但较常见于指背、腕、前臂、面、颈、生殖器及其周围。有人发现，白癜风好发于暴露及皱褶部位，也即正常人色素较多的部位。白斑少见于掌跖及黏膜。通常患者视网膜、脉络膜及软脑膜的黑素细胞不受侵犯。在临床上可见因机械性的刺激，对皮肤的压力、摩擦，如过紧的腰带等促使白斑的出现（同形反应）。其他形式的局部刺激如烧伤、晒伤、放射线、化学药物、冻疮、感染等也可有此反应。有的白斑可自行消失。一些患者在夏季日晒之后白斑中心或边缘有色素再生，但到冬季色素又可消退（图40-18）。

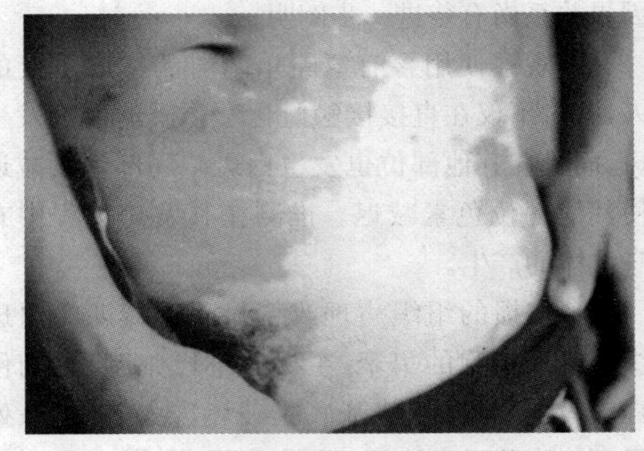

图40-18　白癜风

白癜风患者可并发甲状腺疾患、恶性贫血、糖尿病、支气管哮喘、异位性皮炎及斑秃等疾患。

临床上常按照白斑的形态、部位、色素脱失的不同程度等分成许多类分型。1994年全国色素病组讨论制定的白癜风临床分型（草案），将白癜风统一分为二型、二类、二期。

（一）分型

1. 寻常型

（1）局限型：白斑单发或群集某一部分。

（2）散发型：白斑散在、大小不一，但多对称分布。

（3）泛发性：常由前两型发展而来，总面积可大于体表50%以上，甚至波及全身，只余少数或全无正常色素皮肤。

（4）肢端型：白斑发生于面部、手足指趾暴露部位。

2. 节段型　白斑按皮节或某一神经节段支配的皮肤区域走向分布，一般为单侧。此型在儿童白癜风中较多。

（二）分类

1. 完全性白斑　白斑为纯白色或瓷白色，白斑中没有色素再生现象，白斑组织内黑素细胞消失，对二羟苯丙氨酸（多巴）反应阴性。

2. 不完全性白斑　白斑脱色不完全，白斑中可见色素点，白斑组织内黑素细胞数目减少，对二羟苯丙氨酸反应阳性。

（三）分期

1. 进展期　白斑增多，原有白斑逐渐向正常皮肤移行，扩大，境界模糊不清。

2. 稳定期　白斑停止发展，境界清楚，白斑边缘色素加深。

四、诊断和鉴别诊断

该病根据典型皮损不难诊断，但需与以下疾病鉴别。

1. 贫血痣　为先天性白斑，多在出生时即已存在，摩擦局部周围皮肤充血发红而白斑处不发红，因此白斑更趋明显，以玻片压之，贫血痣与周围变白的皮肤不易区别。

2. 花斑癣　损害发生于颈、躯干和上肢等处，为淡白色圆形或卵圆形斑，表面有细小鳞屑，有时伴褐色斑，皮屑直接镜检可找到真菌。

3. 白色糠疹　多发于儿童面部。圆形或卵圆形浅白色斑片，上覆少量细小鳞屑，多无自觉症状。

4. 斑驳病　损害在出生时即已存在，经久不变，边缘罕有色素沉着过度的现象；而白斑中央可有色素沉着过渡性小岛，额中部常有白斑与白发。

5. 白化病　是由于酪氨酸酶的遗传缺陷所致的先天性疾病。患者的毛发、眼及皮肤缺乏色素，皮肤呈乳白色或粉红色，易晒伤，毛发为淡黄色细丝状，瞳孔呈红色，虹膜呈粉红色或淡蓝色，畏光、流泪等症状常见。

6. 离心性后天性白斑　又称晕痣，可能是白癜风的一型，有时和白癜风同时发生。好发于躯干，是以斑点状色痣为中心的圆形、椭圆形色素减退斑。中央痣可退色而遗留淡红色小丘疹或变平，最后消退。随后一些白晕也消退，偶见白斑持续很久或继续扩大。

7. 麻风　浅色斑有麻木等感觉上的改变，以及神经粗大等其他麻风症状。

8. 色素减退痣　出生时就有，单侧发生，呈线状或带状色素脱失。

9. 炎症后的色素脱失斑　可用 Wood 灯（长波“黑光”）鉴别。在这种光线下，白癜风皮损反光，呈纯白色；而多数炎症后的色素脱失斑可有一些黑素，它吸收光线，因此不像白癜风那样白。

五、治疗

该病治疗比较困难，虽然治疗方法很多，但疗效多不满意，一般采用综合疗法。皮损面积小、发生在暴露部位、病程短者治疗效果较好。

（一）西医治疗

1. 光化学疗法（PUVA）　一般采用长波紫外线（320～400nm）与 8-氧补骨脂素（8-Mop）配合治疗，被公认为有效方法之一。近来疗效统计，有 1/3 患者可判断为有效，1/5 患者局部白斑可完全消退。原发性白癜风患者，可用内服 8-氧补骨脂酊，每次口服 0.3～0.6mg/kg，服药 1.5～2 小时后用长波紫外线（UVA）照射或阳光照射白斑。以亚红斑量为度，可 1～3 天照射 1 次，一般为 2～3 个月才能判断其是否有效，有效患者在白斑周围或白斑的中间出现黑色素岛，以后渐渐扩大，使白斑消失。有效的可继续治疗，无效的可停用该方法。一般疗程为半年至一年。

因 8-Mop 等对肝脏有一定损害作用，故在治疗前，治疗期中需定期做肝、肾功能检查。肝功能转氨酶超过 100U 时，宜停止该疗法。待恢复后继续治疗。

也可用 0.1%～0.2% 8-Mop 溶液或软膏外涂白斑，半小时后再照 UVA 或阳光，要严格掌握药物浓度、剂量及照光时间，以免局部发生光毒性反应。

2. 窄谱中波紫外线（NB-UVB）疗法　NB-UVB 波长为 311nm，已成功地用于白癜风的治疗，是治疗白癜风安全且有效的方法之一。其治疗白癜风有效率达 75%以上。窄波 NB-UVB 不仅疗效好，累积照射剂量小，色素恢复较均匀一致，而且光敏性及光毒性反应小，长时间照射皮肤无过度角化，无需口服或外用补骨脂素，致癌性小，同时 NB-UVB 适用范围广，可用于 6 岁以上儿童、孕妇、哺乳期妇女及肝功能或肾功能不全的患者。

3. 准分子激光　308nm 准分子激光现已成为治疗白癜风新的治疗方法，并已广泛应用于临床，取得了较好疗效。308nm 准分子激光与 NB-UVB 有着相邻的波长，前者为多色的、间断不连贯的光源，而后者为脉冲短且释放单色的连续光斑，其治疗白癜风优点是：治疗次数少，高能量适用范围较广，又因其光斑面积小，故对周围正常皮肤影响小，尤其适用于治疗局限性皮损。

4. 皮质类固醇激素　白癜风的发病机制中自身免疫可能参与发病，因此采用免疫抑制剂皮质类固醇。对泛发性、进展期皮损可系统应用糖皮质激素，如小剂量泼尼松持续数月。局限性、早期皮损或10岁以下儿童可局部应用各种皮质激素类制剂，如倍他米松二甲亚砜溶液或霜、肤轻松霜、卤米松软膏等。特别是对外用8-甲氧补骨脂素酊、氮芥酒精溶液、20%补骨脂酊或其他皮肤刺激剂而引起皮炎的患者，可配合激素交替使用，有助于皮炎反应的恢复与色素沉着的减退等。一般每日外用1次，如3个月内未见色素再生应换用其他方法。另外，去炎松混悬液皮损内注射外用亦有一定的疗效。但此类药长期外用可引起痤疮、皮肤萎缩、毛细血管扩张等副作用。

5. 氯喹治疗　发生在颜面等暴露部位的白癜风，或夏季白癜风加重的患者，或用光感性药物（8-甲氧补骨脂素、白芷、补骨脂等）制剂内服或外用后发生皮炎反应，且皮炎后白癜风反而扩大者，可采用氯喹治疗。每日2次，每次0.25g，一般可在饭后服用，以减少该药胃肠刺激反应。可坚持1～2个月，有效的可继续治疗。在内服氯喹的同时，可外用皮质素类激素制剂治疗。

6. 氮芥酒精　将盐酸氮芥50mg溶于95%乙醇100ml中。每日2次外涂。此药进入机体可形成乙烯亚胺基，后者能与硫基起作用，激活络氨酸酶，加速黑素的合成。

7. 地蒽酚　可用0.1%地蒽酚软膏治疗局限型白癜风。患者每日外涂软膏1～2次，共8周，也有一定疗效。

8. 铜制剂　如0.5%硫酸铜溶液，成人10滴，滴于水或牛乳中饭后服用，每日3次（儿童酌减），疗程应持续数月。或用0.5%硫酸铜溶液在白斑区每日电离子透入。

9. 自血疗法　抽取自身静脉血0.5～1ml立即分点注入白斑皮内，每周1次，10次为1疗程。

10. 脱色疗法　为使久治不愈的白斑边缘着色过深的皮肤变淡或消除泛发白斑中之皮岛，达到某种美容上的需要，常用氢醌单苯醚霜等脱色剂。

11. 2%二羟基丙酮溶液重复外涂　2%二羟基丙酮溶液重复外涂使白斑染色，即本品与角朊作用，形成与正常皮肤相似的色素。一般停药2～3天后开始退色，2周后着色可完全消失。

12. 其他疗法　维生素 B_1 100mg 肌注，隔日1次；维生素 B_{12} 200μg，肌注，隔日1次，可持续治疗1～2个月。对神经分布有关的白癜风，或是急性发作的点状白斑患者有一定效果。

（二）手术治疗

1. 皮肤磨削术　应用一次皮肤磨削术治疗局限性白癜风患者，术后可用皮质类固醇或补骨脂类外用以增加疗效。

2. 自身表皮移植术　选择色素正常的非暴露部位皮肤作供皮区，白斑部位及供皮区均采用负压抽吸法，使皮肤产生水疱，将受区（白斑处）疱顶弃去，再将供皮区疱顶移植在白斑受区创面上。也可对白癜风患者采用2mm直径孔钻，钻取自身色素正常皮肤深达1mm，以此点状皮肤移植到白斑区。与吸引疱表移植相比，此法简便易行，损伤更小，但白斑处于进行期者效果不佳。近年来，黑素细胞已能在体外传代培养，这样可望将培养的黑素细胞移植到较大面积的白斑。但该法设备条件要求高，尚处于试验阶段。

（三）中医辨证论治

1. 营卫失和

【证候】白斑色淡，边缘模糊，伴有畏寒、四肢不温，舌质淡红，苔薄白，脉滑。

【治则】疏风散邪，调和营卫。

【方药】桂枝汤（《伤寒论》）加减。

2. 湿热蕴结

【证候】皮损色粉红，多发于头面部，边界清楚，或伴瘙痒，皮损扩展较快；伴有四肢困倦、胸闷泛恶，大便溏薄，小溲色黄，舌质红，苔腻，脉濡数。

【治则】清热利湿，祛风活血。

【方药】萆薢渗湿汤（《疡科心得集》）加减。

3. 肝郁气滞

【证候】多见于女性患者，白斑色泽时淡时白，边界欠清，常随情绪波动而变化，或伴急躁易怒、月经失调，舌淡或红，苔薄，脉细弦。

【治则】疏肝理气，活血祛风。

【方药】柴胡疏肝散(《景岳全书》)或逍遥散(《和剂局方》)加减。

4. 肝肾不足

【证候】疾病已久，或有家族遗传史，白斑色乳白，多呈对称性，边界清楚，伴有头昏目眩、腰膝酸痛，舌淡，苔薄，脉细。

【治则】补益肝肾，养血祛风。

【方药】六味地黄丸(《小儿药证直诀》)或四物汤(《和剂局方》)加减。

5. 脾肾阳虚

【证候】疾病晚期，皮损色白，疗效差，伴肢冷、乏力倦怠、纳少便溏、腰酸膝软，舌质淡，体胖边有齿痕，苔薄白，脉沉缓。

【治则】益气温阳，调补脾肾。

【方药】肾气丸(《金匮要略》)或归脾汤(《济生方》)加减。

6. 经络阻滞

【证候】白斑多局限而不对称，色泽苍白，边缘清楚，对治疗反应差，舌质暗红，有瘀斑，脉细涩。

【治则】活血化瘀，祛风通络。

【方药】桃红四物汤(《和剂局方》)加减。

(四)中医外治法

1. 皮疹局限分别选用黄灵粉(黄升250g，硫黄500g)、增色散(雄黄、硫黄、雌黄、密陀僧各6g，冰片3g，麝香、斑蝥各0.6g)；还可以用白斑散、细辛、刺蒺藜与雄黄等量为细末，用醋调匀外搽。鲜核桃皮、仙人掌、生漆等外搽，对小片的损害可以应用。但都易发生皮肤炎症反应。如有效，可等炎症消失后再外用。

2. 20%补骨脂酊 每日外搽1～2次，有的患者有皮炎反应。这时应视皮炎反应的疗效来决定以后用药，如皮炎后，白斑片块有缩小，或中间有黑点发生，代表治疗有效，以后可每3～7天外搽一次。皮炎期间可用皮质类激素制剂治疗。外用补骨脂酊后，对日光敏感，易发生皮炎。如白斑反而扩大，则不宜用此法。

3. 2%斑蝥酊 每日外搽1次，一般不发生水疱，但有的患者可发生水疱，如水疱后白斑中有黑点发生，代表有效，可继续间断应用。反之，可停用该药。

4. 其他疗法

(1)梅花针疗法：皮疹区常规消毒后，用梅花针从外向内，以同心圆的方式，轻巧叩刺，以不出血或少许出血为度。每2日1次，10次为1疗程。

(2)耳针疗法：取肺、枕、内分泌肾上腺。每次选2～3个刺激点。刺后埋针交替进行，每周轮换1次。

(3)针灸疗法：取合谷、曲池、行间、三阴交。每次双侧同时施针，然后加电刺激，持续20分钟，每日1次，10次为1疗程。

灸法：取侠下穴(肱二头肌外侧缘中1/3与下1/3交界稍上方陷中)，先以三棱针点刺出血，每周1次，两侧交替进行。

(朱明芳)

第十七节 斑 秃

斑秃(alopecia areata)是常见的皮肤病，为一种头部突然发生的局限性斑状秃发，局部皮肤正常无自觉症状。常于一夜之间成片脱落而使头皮呈圆形、椭圆形或不规则形的光亮脱发区，民间俗称“鬼剃头”。斑秃可发生于任何年龄，尤其好发于青壮年，一般可无自觉症状，常无意中发现，给患者造成严重的精神负担，一般人群患病率为0.1%～0.2%，约占皮肤科门诊初诊的2%。近年来，随着社会的经济发展，生活中的竞争也变得日趋激烈，其发病率有上升的趋势。

该病病程经过缓慢，可自行缓解和复发。若整个头皮毛发全部脱落，称全秃(alopecia totalis)；若全身所有毛发均脱落者，称普秃(alopecia universalis)。男性斑秃患者中，约有10%的人可能发展成普秃。临床上，依病情的发展状况，可分为 3 期，即进行期，毛发、皮肤损害范围日渐扩大，在斑秃区周边外观正常的皮肤上，毛发疏松易抓落；静止期，一般 3～4 个月，斑秃可停止发展，并可长期保持原状，脱发区周缘毛发附着比较牢固；恢复期，皮损区渐有细毛长出，纤细，色淡，逐渐变黑变粗，部分患者可伴有头皮发痒等症状。

斑秃祖国医学称“鬼舐头”、“油风”，俗称鬼剃头。该病因突然头发脱落，头皮鲜红光亮，故名油风。《外科正宗》中定名“油风”，在“油风”中说“油风乃血虚不能随气荣养肌肤，故毛发根空脱落成片，皮肤光亮，痒如虫行。此皆风热乘虚攻注而然”。《诸病源候论》卷二十七鬼舐头候载有“人有风邪在头，有偏虚处，则发秃落，肌肉枯死。或如钱大，或如指大，发不生，亦不痒，故谓之鬼舐头”。又有《诸病源候论》卷二十七须发秃落候中说“足少阴肾之经也，其华在发。冲任之脉，为十二经之海，谓之血海，其别络上唇口。若血盛则荣于须发，故须发美；若血气衰弱，经脉虚竭，不能荣润，故须秃落”。这说明脱发之症，主要是血气衰弱，肾气不足，又受风邪所致。

一、病因

(一)西医病因

斑秃的发病原因至今尚未完全清楚，目前主要认为与神经系统功能紊乱、免疫反应(特别是自身免疫反应)性疾病有关。神经功能紊乱是斑秃的常见发病原因，过度脑力劳动、精神紧张可诱发此病。有的是精神受刺激，长期忧虑、焦急、悲伤或突然惊恐而发病。斑秃患者还常有失眠、易惊、易激动等神经兴奋症状，或是嗜睡、精神不振与抑郁等神经受抑制的症状。

免疫反应性病因是在免疫学不断发展的基础上被人们注意的。对斑秃患者进行免疫学研究，发现患者血清中抗甲状腺抗体、抗胃壁细胞抗体、抗肾上腺皮质细胞抗体比正常人高，且可并发于桥本甲状腺炎、全身性红斑狼疮、恶性贫血等自身免疫性疾病，故推测其为自身免疫性疾病。另外，进行期脱发的斑秃患者，用皮质素类激素治疗有效等均说明该病与免疫反应有关。

遗传因素也可能起作用，有 10%～20%的斑秃病例有家族史。某些家族发病表现为常染色体显性遗传。有报告单卵双生者同时在同一部位发生斑秃，还有报告一家四代均有斑秃，认为是遗传缺陷性疾病。从临床累积的病变看出，具有遗传过敏性体质的人易伴发斑秃。

其他如内分泌因素、病灶感染与外伤性(麻醉时，后枕部变压部位脱发)因素均有一定关系。

(二)中医病因

由于血虚不能随气荣养皮肤，以致毛孔开张，风邪乘虚袭入，风盛血燥，发失所养而致头发成片脱落；或情志抑郁、肝气郁结，或过分劳累，有伤生化之源，毛发失养所致；而肝藏血，发为血之余，肾主骨，其荣在发，病久毛发全脱，精神抑郁，肝肾两亏以致发失濡养而发病。

二、病理

在斑秃的早期，毛囊周围及下部有淋巴细胞浸润，部分可侵入毛囊壁，并有发基质细胞的变性。在已脱落毛发的毛囊中可有新的毳毛形成。新长的毛发缺少色素。晚期毛囊、毛球及其真皮乳头均缩小，位置也上移。周围基质明显缩小，周围结缔组织血管变性，血管有血栓形成。日久毛囊数目也减少，此时细胞浸润也不明显。

三、临床表现

该病多见于青壮年。两性发病率相同，其中女性更可能求医。大部分患者常在头皮突然出现圆形或椭圆形、直径 1～10cm、数目不等、边界清楚的脱发区。该处皮肤光滑，无炎症。无任何自觉症状，常被别人所发现。在活动期，脱发区边缘的头发松动，很易拔出(轻拉试验阳性)，拔出头发，显微镜下可见毛干近端萎缩，呈上粗下细的“惊叹号”样。如损害继续扩大，数目增多，互相融合成不规则的斑片。脱发持续数月至数年，多数能再生，但也能再脱。脱发愈广泛，则再脱的机会愈多，而再生的机会愈少。头皮边缘部位(特别是枕部)毛发较难再生。如整个头皮毛发迅速脱落，则发展为全秃。少数严重患者除头皮外，其余部位硬毛如眉毛、胡须、睫毛、腋毛、阴毛等，甚至全身毳毛都可脱落，称为普秃。睫毛脱落可有眼的刺激症状或异物感。指甲也能受波及，表现为甲凹点（其凹窝比银屑病大而浅）、纵嵴及剥离、脆甲及脱甲。新发开始生长时，往往纤细柔软，是灰白色，类似毳毛，以后逐渐变粗变黑，最后恢复正常（图 40-19）。

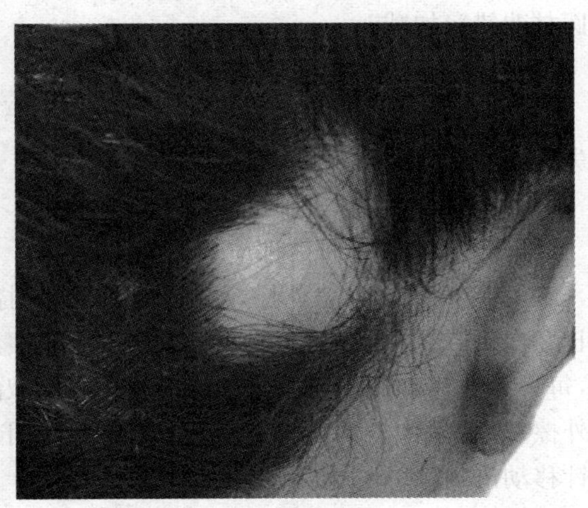

图 40-19　斑秃

四、诊断和鉴别诊断

（一）诊断

根据皮损常突然发生，成片毛发脱落，光亮，毛孔存在，无自觉症状，故诊断不难。

（二）鉴别诊断

该病应与下列疾病相鉴别：

1. 假性斑秃　患处头皮萎缩，光滑如薄纸，毛囊口不明显，毛发不能再生，秃发区边缘头发不松动。

2. 黄癣　局部为萎缩性瘢痕，其上可有残发，有黄癣的病史或典型症状，现症患者真菌检查为阳性。

3. 白癣　不完全脱法，毛发多数折断，残留毛根不易被拔出，附有鳞屑。断发中易查到霉菌。好发于儿童。

4. 头皮限局性硬皮病　一般不呈圆形或椭圆形，常像刀砍状，局部头皮变硬，常有色泽改变。

5. 秃发性毛囊炎　先有毛囊性红斑、丘疹及脓疱，愈后留下圆形或椭圆形萎缩性瘢痕，常反复发生。

6. 拔毛癖　多发生于儿童，患者有精神异常，常不自觉地频频拔除毛发，受损部位以头顶部前方及颞部较多见，其边界可清楚，常呈不规则形状，边缘部毛发不松动。

7. 梅毒性脱发　脱发区境界不明显头发未完全脱落，而且高低不齐，状如虫蛀。脱发常见于鬓部及枕部。伴有其他梅毒症状，梅毒血清学检查阳性。

五、治疗

斑秃治疗应首先查病因，消除精神紧张、恐惧不安和慌虑状态；保持精神愉快、乐观，生活有规律，劳逸结合。对秃发范围广或全秃、普秃患者，可考虑佩戴假发以减轻心理负担。

（一）西医治疗

1. 全身疗法

（1）若有明显的精神因素，可给予镇静剂如溴剂、利眠宁等对症处理。

（2）一般患者可口服胱氨酸 300mg/d，谷维素 60mg/d，均分 3 次服用。同时服用维生素，如维生素 B_1 20mg/次，每日 3 次，口服维生素 E 0.1g/次，每日 2 次，口服。

（3）病情发展迅速，病变范围广泛，有发展为全秃和普秃倾向者或已形成全秃和普秃者，可口服中小剂量泼尼松，每日 15～30mg，数周后逐渐减量并维持数月，一般 2 个月内开始生长，但停药后有的患者很快复发。

2. 局部疗法

（1）外用药物疗法：主要目的是刺激皮肤充血，改善局部血液循环，促进毛发生长。可用 0.2% 盐酸氮芥酒精，搽患处，每日 1 次；2% 敏乐啶（长压定）酊剂或 1% 霜剂，搽患处，每日 2 次；0.2%～0.8% 蒽林软膏，每日 1 次搽患处。

（2）皮质类固醇激素局部注射：适用于顽固性难治的小灶性秃发，常用激素如泼尼松龙或确炎舒松 A 混悬剂加等量利多卡因，于秃发区作皮内或皮下注射，每区注射一至数点，每点注射 0.1ml，每周 1 次，10 次为 1 疗程。亦可用维生素 E、维生素 B_{12}、维生素 B_1 局部注射。

（3）牛奶局部注射：将新鲜牛奶盛于消毒试管内，放在浴锅内煮沸 5 分钟，在秃发区作皮内注射，每区注射一至数点，每点注射 0.1ml，每周 1 次，

10次为1疗程。

(4)光化学疗法：适用于难治性全秃和普秃。患部先外搽0.5% 8-甲氧补骨脂素软膏或酊剂，1小时后照射长波紫外线，每周2～3次，逐渐增加照射剂量，一般需要20～40次。

(5)液氮冷冻：适用于单个或少数小灶性稳定期皮损(脱发区直径＜3cm)。采用液氮喷雾、棉签涂抹、冷冻头接触或抵压法均可，反复冻融2～3次。

(6)其他：紫外线照射、共鸣火花等。

(二)中医辨证论治

1. 中医辨证治疗

(1)血虚风盛

【证候】病程较短，伴有不同程度的瘙痒、头晕、失眠，舌淡，苔薄，脉细数。

【治则】养血祛风。

【方药】神应养真丹(《外科正宗》)加减。

(2)气滞血瘀

【证候】病程较长，伴有头部、胸胁疼痛，夜眠不安，舌有瘀斑，脉沉细。

【治则】理气活血化瘀。

【方药】逍遥散(《和剂局方》)合通窍活血汤(《医林改错》)加减。

(3)肝肾不足

【证候】病程长久，或为全秃或为普秃。多伴头昏失眠、目眩耳鸣、腰膝酸软，舌淡苔剥，脉细濡。

【治则】补益肝肾，养血生发。

【方药】七宝美髯丹(《邵应节方》)加减。

2. 中医外治　毛姜外搽，或川乌粉调醋外搽，每日2次；或用鲜生姜切成薄片，灼热后反复擦患处，每日1次；或用5%～10%斑蝥酊、10%辣椒酊等外擦，每日多次。如病期延久，可在脱发处用七星针移动击刺，每日1次。

(朱明芳)

第十八节　脂溢性皮炎

脂溢性皮炎(seborrheic dermatitis)是常见的皮肤病，发病率为2%～5%。它是一种慢性浅表性炎症性皮肤病，好发于头皮、眉、眼睑、鼻唇沟、唇、耳、胸骨区、腋窝、乳房下、脐、腹股沟、臀间沟等部位。其特征为稀疏、松散、干燥、湿润或油腻的鳞屑和结痂，大小不一、形态各异的粉红色或黄色斑片。有时缓解，有时加重。无瘙痒或有轻微瘙痒。

脂溢性皮炎，中医称"面油风"、"白屑风"、"眉风癣"、"纽扣风"。《外科正宗》中云"白屑风多生于头、面、项发中，初起微痒，久则渐生白屑，叠叠飞起，脱之又生，此皆起于热体当风，风热所化"。《医宗金鉴·外科心法要诀》中记载"此证生于面上，初起面目浮肿，痒若虫行，肌肤干燥，时起白屑。项后极痒，热湿甚者津黄水，风燥盛者津血，痛楚难堪"。《疡医大全》中曰"初起作痒，搔之流脂，蔓延额上，眼泡者是也"。以皮肤干燥，脱屑，发痒为特征。

一、病因

(一)西医病因

该病病因不明，可能与免疫、遗传、激素、神经和环境等因素有关。

近来有人认为与正常人群共生的糠秕马拉色菌有关，亦可与多种皮肤病有关，脂溢性皮炎即为其中之一。糠秕马拉色菌为一种依赖脂质的双相真菌，按其酵母形态大小可分为卵圆形、圆形及椭圆形糠秕孢子菌，糠秕马拉色菌在皮脂分泌旺盛阶段的青春期前后及新生儿时期比较活跃。目前已有人证实糠秕马拉色菌抗原可使脂溢性皮炎患者致敏，并诱导机体产生抗糠秕马拉色菌的特异IgG、IgM及IgA抗体，其中以卵圆形酵母形为主，提示此菌对该病有非常重要的特殊性抗体反应。但亦有人认为糠秕马拉色菌在某种生长条件下产生毒素或介质引起亦可因脂酶活性改变导致炎症，该病亦与先天的脂溢素质有关，但遗传方式不明。在皮脂溢出的基础上发生脂溢性皮炎。

易患脂溢性皮炎的个体，常于冬季因疲劳、情绪紧张或感染所激发，但很多人没有显著诱因。该病在冠状动脉供血不足和高血压、心衰患者中有较高发生率。自身免疫在该病继发湿疹化、播散性脂溢性皮炎的基础上起一些作用。AIDS 最常见皮肤症状之一就是脂溢性皮炎。

（二）中医病因病机

中医认为该病内因为过食油腻、辛辣和炙热食品，使之积热在里；外因为感受风湿热邪，以致热蕴上焦，气血沸扬。

1. 血热风燥　平素为血燥之体，过食辛辣厚味、油腻、酒类，致使脾胃运化失常，内蕴积热，外感风热之邪，使之血热风燥，肤失涵养而成。

2. 阴伤血燥　风为阳邪，久郁不散，导致阴血暗伤；血虚阴伤，肌肤失其涵养，则郁而生风化燥，两者互为因果，相互影响。症见肤燥脱屑，瘙痒无度等。

3. 胃肠湿热　过食油腻、辛辣刺激性之物，致胃肠运化失常，水湿内停，郁而化热，湿热瘀积肌肤而成。

二、病理

组织学改变介于银屑病与慢性皮炎之间，无诊断价值，一般显示银屑病和慢性皮炎的特征。角质层有灶性角化不全，偶含少许核固缩的中性粒细胞，很像银屑病中的 Munro 微脓肿。表皮出现轻至中度棘层肥厚，表皮突延伸伴轻度海绵形成，后者是与银屑病鉴别的主要特点。真皮有轻度的慢性炎症浸润。电镜检查结果类似钱币状湿疹。

三、临床表现

脂溢性皮炎常见于皮脂腺分布较丰富的地方，如头皮、面、胸部和肩胛间及皱褶部位。损害倾向于褐色或淡黄红色斑片，边界清楚，上有油腻性鳞屑或结痂。由于部位和损害的轻重不同，临床表现亦有区别。

1. 头皮　开始为小片灰白色糠秕状或油腻性鳞屑性斑片，以后渐扩展融合成边界清楚的大斑片，甚至累及大部分头皮扩展到前发际，形成冠状发际。可伴轻度红斑或针头大小红色毛囊丘疹或伸出与厚痂。严重者全头皮均覆有油腻性臭味厚痂，并有脱发。

2. 面、耳、耳后及颈　常由头皮蔓延而来。面部以前额、眶上、眼睑、鼻颊沟尤甚，为黄红色或油腻性鳞屑性斑疹。眶上部表现为眉及其周围弥漫性红斑、脱屑，眉毛因搔抓而稀少。眼睑受累呈睑缘炎，睑缘有红的细小的白色鳞屑覆盖，严重时可成溃疡，愈后成瘢痕与睫毛囊的破坏，鼻颊沟亦成黄红色油腻性鳞屑性斑片，间有皲裂。耳后时有糜烂和皲裂，可为单侧或双侧，多见于女孩或青年女性。脂溢性外耳炎多见于较老年患者（图 40-20）。

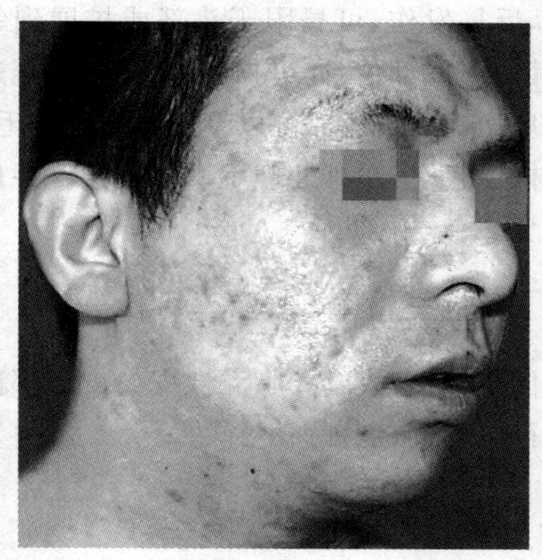

图 40-20　面部脂溢性皮炎

3. 胡须　有两种类型：一种是毛囊口轻度红肿、发炎，伴小的淡褐色结痂，常称“须疮”，顽固难治；另一种表现为播散性红色、油腻性鳞屑，脓疱形成较深，累及整个毛囊，导致毛囊破坏与瘢痕形成，偶有头皮及耻骨部同时累及。

4. 躯干　最常见于 20 岁以上的男性，好发于胸前和肩胛骨间，最初为小的红褐色毛囊丘疹伴油腻性鳞屑，以后渐成中央具有细糠状鳞屑，边缘有暗红色丘疹及较大的油腻性鳞屑的环状斑片。另有一种玫瑰糠疹样的脂溢性皮炎，有圆形或椭圆形淡黄色或暗红斑片，具有细小边缘性鳞屑，边界明显，可以融合或倾向于中心痊愈，形成环状损害。

5. 皱褶部　常见于腋部、腹股沟、乳房下和脐部。多发于 30～50 岁，尤其是肥胖的中年人。皮损以播散性摩擦红斑形式存在，红斑的边界清楚，上有油腻性鳞屑，时有表皮裂隙、肿胀。由于局部多汗、继发感染或不适当的治疗可使皮损发展。两性生殖器被累及时，常表现为圆形的红斑或鳞屑，可形成皮肤剥脱，也可因慢性增厚或银屑病样表现，此时无典型的脂溢性皮炎的特征。

6. 四肢　损害表现为湿疹样斑片。

7. 婴儿脂溢性皮炎　出生后2～10周发病，好发于头皮、耳、眉、鼻颊沟及皱褶等处。表现为红斑、鳞屑，圆形或椭圆形，边界清楚。红斑可扩展融合并合并黏着油腻性黄痂，间有糜烂、渗出，炎症比较显著，损害常为对称性，但缺乏成人的毛囊损害与皮脂溢出。常在3周到2个月内痊愈。

脂溢性皮炎的严重程度与病程常变化多端，进展缓慢，反复发作，可局限于头部或扩展到邻近皮肤，或其他好发部位，亦可扩展到全身，甚至造成脂溢性红皮病。由于搔抓可以继发感染出现毛囊炎、疖肿、淋巴结炎。亦有处理不当引起接触性皮炎或湿疹样变。

四、实验室检查

真菌检查：多数成人脂溢性皮炎皮损部位可查见糠秕孢子菌，但也有查不到的。

五、诊断和鉴别诊断

在皮脂溢出的基础上产生，常自头部开始向下蔓延，好发于皮脂分布较多的部位，具有油腻性鳞屑性黄红色斑片，边界清楚，自觉瘙痒，诊断尚不困难。但需与以下几种疾病相鉴别：

1. 头皮银屑病　损害为红色丘疹、斑块。伴银白色云母状鳞屑，边界清楚。结合其他部位的典型银屑病损害，诊断不难。

2. 玫瑰糠疹　好发于颈、躯干、四肢近端，椭圆形斑疹，常先有母斑，发生于躯干处的皮疹其长轴与肋骨一致。

3. 体癣　损害边界清楚，为中央痊愈周围扩展的环状损害。显微镜检查刮下的鳞屑可查到真菌。

4. 红斑型天疱疮　主要分布于面、颈、胸背正中部，开始在面部出现蝶形红斑，上有鳞屑及脂溢性痂，颈后及胸背部在红斑基础上有水疱出现，破裂后形成痂皮，Nikolsky征阳性。

六、治疗

(一)西医治疗

婴儿脂溢性皮炎有自然痊愈倾向，病程3～4周。成年人脂溢性皮炎则常为慢性复发性过程，通常需要长期反复医治。

1. 一般处理　生活规律，睡眠充足，调节饮食，多吃蔬菜，限制多脂及多糖饮食，忌饮酒及辛辣刺激性食物，避免过度精神紧张。

2. 外用药

(1)糖皮质激素：主要用于炎症较重的皮损，可外涂中效或强效糖皮质激素制剂，疗效好，但不宜久用，尤其是在面部。低效糖皮质激素（如氢化可的松）制剂作用较弱，适用于婴幼儿。

(2)抗菌药：外涂2%红霉素软膏或凝胶、5%甲硝唑霜或含1%氯霉素和0.1%地塞米松霜剂。

(3)硫化硒洗头剂：具有杀真菌和抑制细菌生长的作用，还可减少皮脂分泌及皮脂中脂肪酸的含量。1%～2.5%硫化硒洗剂，勿与首饰接触，以免首饰受损。

(4)巯氧吡啶锌洗头剂：浓度为1%～2%。除外用于头皮外，还可用于其他部位，如面部、眉弓部和躯干部。不用于睑缘，以免刺激眼睛。把该药涂于患处，停1～2分钟后用清水洗去。每日外涂1～2次，当症状已获控制，改为每日1次即可，但必须坚持下去，以免复发。该洗头剂对表皮细胞的增殖有抑制作用。此外，还有光谱抗菌作用，并能抑制卵圆糠秕孢子菌生长。

(5)抗真菌制剂：抗真菌制剂特别是咪唑类药物有较好的疗效。通常使用含酮康唑(2%)、伊曲康唑、益康唑、克霉唑、咪康唑、奥昔康唑、异康唑或环吡司胺的洗发剂或霜剂及特比萘芬(1%)制剂。抗真菌制剂除抗真菌外，还有抗炎、抗菌和抑制细胞壁脂质形成等多种作用。

(6)硫黄和(或)水杨酸洗头剂及其他：硫黄和(或)水杨酸具有抑菌、除屑作用，对该病有一定疗效，但比不上巯氧吡啶锌和硫化硒，且刺激性大。煤焦油制剂有抗炎、抗菌和抗核分裂作用，但有色、有臭味和有刺激性，故通常仅用于头皮。

对头部有厚痂的皮损，可用为温热油（矿物油或植物油)或3%～5%水杨酸剂浸敷10分钟,每日1～2次,去痂,然后再用洗头剂。这样有助于清除结痂和控制细菌感染。此法尤其适于婴儿头部皮损。

甲硝唑或琥珀锂酸,可用于面部。局部外用的新型免疫调节机(如 pimecloimus 和 tacrolimces)可用于严重而顽固的病例。

3. 内用药

(1)糖皮质激素:泼尼松,30mg/d,适于治疗皮损面积大而炎症重的病例,疗程通常限于7～10天,不宜过长。

(2)雷公藤多苷:每次2片,每日3次,适用于炎症明显、范围较大的患者。若联合小剂量糖皮质激素,则效果更佳。

(3)抗生素:炎症较重的脂溢性皮炎病灶内往往合并有细菌感染(主要是金黄色葡萄球菌感染),有时甚至出现脓疱和颈淋巴结肿大。适当用些抗生素有好处,如四环素或红霉素,250mg,每日4次。

(4)抗真菌药:伊曲康唑,0.2g/d,连续口服14天,或0.1g/d,连续口服21天。

(5)B族维生素:包括维生素 B_2、维生素 B_6 和复合维生素B,长期内服,对该病可能有一定好处。

(6)锌制剂:硫酸锌,20mg,每日3次;或葡萄糖酸锌,70mg,每日2～3次。

(7)异维A酸:可减少皮脂分泌,对该病有一定的作用。

(二)中医治疗

该病是以典型的灰白色鳞屑或油腻性鳞屑的黄色红色斑片、瘙痒为主证的渗出性炎性皮肤病。发病与风、湿、热三邪有关,病在肺、脾、肾三脏,一般初起为风热夹湿或湿热内蕴,病情重者多为湿热并重,夹血热,反复发作多为阴虚血热或脾虚湿困。故治疗原则是:初起以祛风清热利湿为主,病久宜养阴清热调补肝肾或健脾利湿。生地、黄柏、苍术、白花蛇舌草、萆薢、薏苡仁、首乌、旱莲草、生山楂、黄精、山茱萸、灵芝为常用药。脂溢性皮炎的外治方法也较多,如外洗、外涂、针灸、穴位注射等均可达到治疗的效果。

1. 中药内治

(1)湿热内蕴

【证候】皮损潮红,油腻明显或伴有糜烂、渗液、结痂、剧烈瘙痒、大便溏泄不爽、小便黄赤,舌红,苔黄腻,脉濡数或滑数。

【治则】利湿清热。

【方药】茵陈蒿汤(《外科正宗》)加土茯苓、萆薢、薏苡仁、生地、侧柏叶、丹皮、白鲜皮等。

(2)血虚生风

【证候】在红斑基础上伴有多灰色鳞屑或黄色油腻痂皮、干燥瘙痒、口干、大便干结,舌红,苔薄黄,脉弦细。

【治则】活血祛风润燥。

【方药】消风散(《外科正宗》)加减。干性鳞屑较多时、瘙痒较重时,加何首乌、干地黄、徐长卿;大便秘结,加酒大黄、炒枳壳。

(3)阴虚血燥

【证候】慢性病程,皮损见于头部,呈暗红色,浸润肥厚,反复发作,伴脱屑、油腻光亮、微痒、口干心烦、失眠多梦、大便干结,舌红少苔或薄黄苔,脉细数。

【治则】养阴清热。

【方药】当归饮子(《医宗金鉴》)加减。

2. 中药外治

(1)选用金银花、野菊花、龙胆草各30～60g,加水适量,煎取药汁,湿敷。适用于滋水较多或伴感染阶段。

(2)蝮蛇胆汁做成霜剂,适用风热偏盛证。

(3)用三黄洗剂外搽患处或颠倒散洗头,适用于湿热蕴阻证。

3. 其他疗法

(1)针刺:该病的好发部位多属督脉、足太阳膀胱经、足少阳胆经,可选用风池、完骨、上星、百会及夹脊穴。面部皮损加合谷、迎香、太阳;耳部皮损加耳门。施泻法,留针15分钟,每日1次,10次为1疗程。

(2)耳针:在肾上腺、内分泌、神门、皮质下及皮损相应部位取穴。埋针或用王不留行籽压贴穴位,每天自行按揉3～4次。湿热证者加耳尖、脾、胃、大肠穴。

(邓　燕)

第十九节　寻常性痤疮

寻常性痤疮(acne vulgaris)是毛囊皮脂腺的慢性炎症性疾病,其特征为黑头粉刺、丘疹、脓疱、囊肿、结节及常有瘢痕。好发部位为面部、颈、躯干上部和上臂。

寻常性痤疮是一种青春期常见病,最常发生于15～18岁,男女皆可受累,90%的青少年在不同程度上患有此病。它也可以在二十几岁或三十几岁发病,甚至可以在成年后持续许多年。一般来说,在25岁以前开始缓解。然而,痤疮也可发生于青春前的少年,还可发生于21岁以上的女性并持续许多年。当痤疮持续存在于21岁以上的男性时,它常常是聚合性痤疮。在这种病例中,背部通常是主要受累的部位。据美国国家卫生与营养调查局(HANES)资料,Stern发现年龄在15～44岁的人群中,27%的女性和34%的男性患有活动性痤疮。

寻常痤疮,中医称“肺风粉刺”、“面疱”或“酒刺”。《素问·生气通天论》中云“劳汗当风,寒薄为皶”。王冰注曰“刺长于皮中,形如米,或如针,久者上黑长一分,余色白黄而瘦于玄府中,俗曰粉刺”。《医宗金鉴·外科心法要诀·肺风粉刺》说“此证由肺经风热而成。每发于面鼻,起碎疙瘩,形如黍米白屑”。

一、病因

(一)西医病因

痤疮是一种多因素的疾病,其发病机制常与性激素水平、皮脂腺毛囊口角化及毛囊内微生物有关。痤疮的发生与体内雄激素水平及其代谢密切相关,雄激素与相应受体结合,从而调控皮脂腺的增生和分泌,雄激素中睾酮增加,皮脂腺活性作用增强,孕酮与肾上腺皮脂中脱氢表雄酮(DHA)也参与作用,后者在初期痤疮中可能起重要作用。来源于性腺和肾上腺的雄激素在组织内经5α-还原酶作用转化成活性的二氢睾酮(DHT),它与皮脂腺细胞内特异的雄激素受体结合,将信息传给细胞核,激活DNA控制中心,造成一些调控因子的生物合成与释放,从而调节皮脂腺增生。因此,雄激素、5α-还原酶活性、毛囊皮脂单位的雄激素受体水平的升高,或受体对正常血清雄激素水平的敏感性增加,以及与雄激素受体和雌激素受体之间的比例失调均影响了雄激素对皮脂腺的调控。初分泌出的皮脂含鲨烯、蜡脂和甘油三酯的脂类混合物。同时,在雄激素作用下及毛囊皮脂腺上皮中缺乏必需脂肪酸,使患者皮脂中亚油酸含量降低,造成皮脂毛囊导管角化过度,毛囊壁上脱落的上皮细胞与皮脂混合,栓塞在毛囊口内,从而形成粉刺。当黑素沉积时称为黑头粉刺。早期痤疮损害不一定有细菌。当皮脂受微生物(主要是丙酸菌属即痤疮棒状杆菌,其次为卵圆形糠秕孢子菌、白色葡萄球菌)脂酶的作用,水解甘油三酯,产生较多的游离脂肪酸,这些游离脂肪酸能使毛囊及毛囊周围发生非特异性炎症反应,当粉刺壁的极微崩溃及游离脂肪酸进入附近真皮后,加上细菌感染引起炎症,于是产生了丘疹、脓疱、结节和脓肿。

有关免疫学致病机制的研究发现,患者的体液免疫中血清IgG水平增高,并随病情加重而增高。另外,痤疮棒状杆菌在患者体内产生抗体,循环抗体达到局部参与了早期炎症的致病过程。同时,这种细菌能通过经典及旁路途径激活补体,导致毛囊皮脂腺管内的炎症,而痤疮棒状杆菌介导的细胞免疫反应可能增强了痤疮的炎症。

青年女性月经前痤疮加剧,可能是月经周期开始的一半时间皮脂分泌减少,在黄体阶段皮脂分泌速率增加,月经前再次下降。如在经前痤疮突发,说明卵巢功能不良,可用雌激素和孕酮替代治疗。持久性、囊肿性和迟发型痤疮中,高雄激素水平提示潜在性卵巢或肾上腺疾病。垂体促黄体生成素(LH)/促卵泡素(FSH)的比例尤为重要,其值升高提示了多囊卵巢。青春期后的成年女性痤疮与导致增加肾上腺雄激素分泌的慢性情绪紧张有关,使皮脂腺增生,产生粉刺。总之,雄激素可诱发痤疮,垂体可制约雄激素受体。

除了上述内分泌因素、皮脂腺活动与细菌感染等因素外，遗传因素也影响了临床类型、损害分布和病程长短。某些饮食如脂肪、糖类、可可、干酪、花生等可改变表面脂类成分或增加皮脂产生。另外，辣椒、油腻性食物、海带、酒等亦为加重因素。近年来，某些外用药物如皮质激素霜，化妆品类如清洁、护肤用品也可加重痤疮。精神状态包括精神压力（劳累、睡眠差、患者伴有抑郁、焦虑情绪反应及某些化学因子如矿物油、碘、溴）亦可加剧痤疮的恶化。

（二）中医病因病机

中医认为该病是因为素体阳热、发育旺盛，或过食辛辣肥甘厚味，致肺胃积热，面生粉刺、丘疹、脓疱；病久煎熬津液为痰，血行不畅致瘀，面发囊肿、结节；或女子肾阴不足，肝失疏泄，冲任不调，致女子月事紊乱和月经前后面部粉刺增多加重。

二、病理

毛囊丘疹示毛囊周围有显著的淋巴细胞浸润以 CD_3 及 CD_4 为主，部分毛囊壁破裂，并在毛囊内形成脓疱，主要含有中性粒细胞。毛囊周围的浸润可发展成囊肿，其中除大量中性粒细胞外尚有单核细胞。浆细胞和异物巨细胞，在巨细胞附近常见角蛋白颗粒。在愈合过程中，炎症浸润为纤维化所取代。黑头粉刺内含角化细胞、皮脂和某些微生物。在一般切片中因固定作用而去除了脂质，只能看到角化细胞。粉刺之顶部黑色是由黑素所致。

三、临床表现

该病常见于17～18岁的青年，亦有早至10～13岁，迟至青春期以后或成人发病的。男多于女。损害好发于面颊、额部、颏部和鼻颊沟，其次为背部及上胸部，眶周皮肤从不累及。

寻常性痤疮损害开始是与毛囊口一致的圆锥形丘疹，顶端呈黄白色，此为毛囊内皮脂与毛囊壁脱落的角化细胞构成，其顶端因色素沉积成黑头粉刺，如以手指挤压可挤出头部黑色而体部呈白色半透明的脂栓，这是痤疮特征性的也是较早发作的损害。轻者仅为毛囊口黑头粉刺，并无丘疹。稍重则是黑头周围形成炎症性丘疹。如炎症加剧，丘疹顶端可出现米粒至豌豆大的小脓疱，破溃或吸收后留下暂时性色素沉着或小凹坑状瘢痕。如果炎症继续扩大及深入，则于皮下形成大小不等的淡红色或暗红色结节，或略高出皮面。此种损害可较长期存在，或渐被吸收，或化脓溃破形成瘢痕。有的损害则呈黄豆至指端大的椭圆形囊肿，呈暗红色或正常肤色，挤压时有波动感，炎症反应往往不重，经久不愈，可化脓成脓肿，附近数个脓肿汇合时，形成聚合性痤疮。因此，痤疮的损害是多形性的，其变化是疾病发展的过程，可同时出现在一个患者身上，常以其中某一型损害为主。绝大多数患者过青春期后症状逐年减轻，最终消失。但有脓疱、结节、脓肿、囊肿者愈后留下凹陷性或增生性瘢痕，影响外貌（图 40-21）。

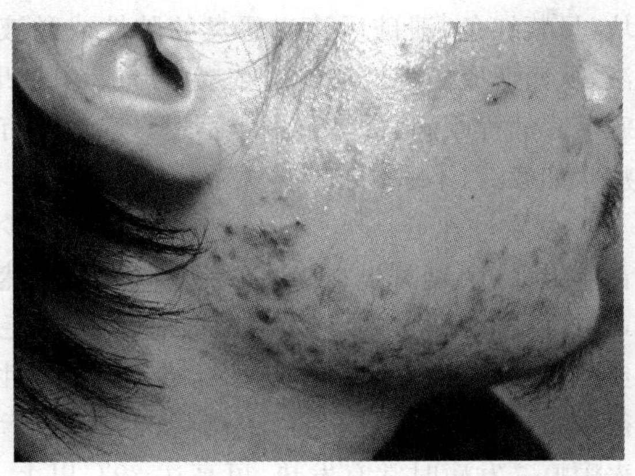

图 40-21　寻常性痤疮

四、诊断和鉴别诊断

患者多为青年，好发于面部、上胸及背部等皮脂腺发达部位，损害为散在性的黑头粉刺、丘疹、脓疱或结节，对称分布，一般不难诊断。常需与下列疾病相鉴别：

1. 酒渣鼻　好发于中年人，于面中央以鼻尖、两颊、额、颏部为主，患部潮红充血，常伴以毛细血管扩张，以后才有丘疹、脓疱，晚期形成鼻赘。

2. 面部播散性粟粒性狼疮　面部为粟粒至豌豆大的小结节，呈半透明红褐色或褐色，触之柔软，中央有坏死，玻片压诊可见淡黄色或褐黄色半透明小斑点，愈合后往往留有色素性萎缩性瘢痕。

3. 职业性痤疮　与矿物油接触者可产生痤疮样皮疹，损害大多密集，可伴毛囊角化。除面部外，常侵犯手背、前臂、肘、膝附近。同种工作性质者有相同患者。接触含氯化合物后出现成片黑头粉刺，并伴有脓疱和囊肿者称为氯痤疮。受累部位在颧部(眼旁和眼下)、耳后和生殖器(尤其是阴囊)，晚期有系统损害，如肝损害、血脂异常。

4. 药源性痤疮　服用皮质激素、溴、碘等药物后，可有痤疮样皮疹发生于面、躯干。无黑头粉刺、炎症反应常较重，发病年龄不限。

5. 聚合性痤疮(acne conglobata)　是痤疮中较重的一种类型。好发于青年男性，偶见于女性。疾病的开始常为侵袭性，主要分布于背、臀、颊部；但腹、肩、颈、面、上臂和大腿可同样累及。由无数黑头、丘疹、脓疱、脓疡和囊肿形成。损害以囊肿和结节为主。囊肿常为柔软的、大而不规则的波动性斑块，呈紫红色，溃破后流出恶臭的脓性或黏液性浆液，从而形成瘘管。溃破的脓疡可形成深的凹陷性瘢痕。病程顽固，常持续多年不退。患者偶有全身症状如疲劳、不适、发热、多关节痛。

6. 暴发性痤疮(acne fulminans)　多见于少年和青年男性，个别见于成人，其临床特点为突然发病，皮损以胸背部为主，其次为面、颈部。多为毛囊性炎症丘疹、脓疱、炎症反应剧烈，结节与囊肿性损害很少，局部疼痛明显，易形成糜烂、溃疡，愈后有浅表瘢痕。发病时常有发热，可高达39℃以上，伴多关节痛、疲乏、食欲不振、肌痛、头痛等。实验室检查中白细胞增高，血沉加快，并有补体降低，γ球蛋白增高，免疫复合物增多等免疫异常，其发病机制可能与患者对痤疮丙酸杆菌的Ⅲ型或Ⅳ型变态反应有关。治疗以皮质激素疗效优于抗生素。本病需与聚合性痤疮及坏死性痤疮相鉴别。

7. 新生儿痤疮(acne neonatorum)　罕见，可发生在3个月以内，也有在3个月至2岁时发病，男孩多于女孩。该病原因不明，常有明显的家族史，可能与遗传因素有关。皮损主要发生在面颊，也可累及额和颏。为黑头、丘疹与脓疱，偶有结节和囊肿。黑头损害在数周内消退，丘疹和脓疱可于6个月痊愈，留下坑状瘢痕。少数患儿可持续在1年以上，并在青春期容易复发。

8. 热带痤疮(tropical ance)　是指发生在高温、高湿地区的痤疮，皮损可累及背、肩、颈及手臂、大腿和臀部，主要为结节和硬结性囊肿，可留下毁坏性瘢痕。如患者离开这种气候条件以后可以缓解。

9. 成簇性眼眶周粉刺　好发于30～50岁，为下眼睑外侧和颧骨表面局限性成簇的大粉刺，有5～50个，多数患者有管线性弹性纤维病，而与寻常痤疮无明显关系。

五、实验室检查

实验室检查方法如下：

1. 螨虫检查　部分患者取皮损处的皮脂直接镜检可查到螨虫。

2. 糠秕孢子菌检查　直接涂片镜检或培养，部分患者可查到糠秕孢子菌。

3. 细菌学检查　部分患者可从皮损处分离出棒状杆菌和表皮葡萄球菌。

六、治疗

(一)西医治疗

痤疮的疗法十分复杂。因痤疮本身有自限性，自然病程有明显波动，且对安慰剂的反应也相当显著，故疗效评价颇不容易。痤疮治疗的四大原则是：①纠正异常的毛囊角化；②抑制皮脂腺的分泌活动；③减少毛囊内细菌(特别是痤疮杆菌)的数量；④消除局部炎症反应。

痤疮的表现各式各样，疗法选择应有针对性。例如，以粉刺为主的痤疮和炎症很重的痤疮在处理上是大不相同的。

1. 一般处理　痤疮患者的皮肤往往相当油腻，经常用肥皂或洁净杀菌剂洗脸有好处，尽管这不是有效的治疗措施。少吃甲壳类、巧克力、甜食、牛奶和油腻的食物，多吃蔬菜。海鲜和含碘盐有时会加重病情。虽然对控制饮食的必要性目前尚有异议，但在临床上还是应该尊重患者自身的体会，避免饮酒及辛辣刺激性食物。

2. 外用药

(1)维A酸：维A酸(全反式维A酸)制剂外涂主要适于治疗以粉刺为主的痤疮。可配制成0.01%～0.025%凝胶、0.025%～0.1%霜、0.05%溶液、0.05%微海绵凝胶。药物的剂型、浓度和涂药次数均应根据患者用药后的反应情况做适当调整，通常从低浓度开始，先每日(最好在晚上)涂

1次，以后改为2次。避免在沐浴后马上用药，在治疗期间少晒太阳。在用药初期(3～4周)，皮损症状可能会加重，但继续治疗，粉刺就会自动排出或易于挤出。主要不良反应是刺激性和脱皮。维A酸无抗菌作用，若与过氧苯甲酰或其他抗生素合用，效果更好。

1)阿达帕林：属于第3代维A酸类，有霜剂(0.1%)、凝胶(0.1%)和溶液(0.1%)供外用，每日涂药1次，疗程12周。本品的溶粉刺作用稍弱，但刺激性小，对光稳定，且不易被过氧苯甲酰氧化。

2)它扎罗汀：是维A酸类衍生物，属于第3代维A酸类，有0.1%和0.5%霜剂及凝胶剂。用于治疗粉刺和炎症性痤疮，可采取每日涂药法或短暂接触疗法(short contact therapy)。Leyden等比较了0.1%维A酸微海绵凝胶治疗面部寻常型痤疮的疗效。在对169例轻至中度面部寻常型痤疮做多中心、随机、双盲对照平行试验中，每日用药1次，用药12周后显示他扎罗汀的治愈率和皮损减少率明显高于0.1%维A酸微海绵凝胶，患者耐受性良好。

(2)过氧苯甲酰：本品配成2.5%～10%洗剂或凝胶剂外用。按患者耐受情况，逐渐增加浓度。每日涂药2次。主要作用是减少毛囊痤疮杆菌的数量和减轻三酰甘油的水解。此外，对异常的角化过程如粉刺也有抑制作用(比维A酸弱)。不良反应包括皮肤干燥、刺激和变应性接触性皮炎。本品常与其他疗法并用，可明显提高疗效。

(3)抗生素：常用的抗生素如红霉素(2.5%)和克林霉素(1%)，可配成乳膏、凝胶、溶液和小拭子等。主要作用是消灭毛囊内的痤疮杆菌和抑制其产生前炎症介质的能力。临床上常用的是1%磷酸克林霉素溶液(特丽仙)，每日外用2次，连用3周，对炎性痤疮有明显的疗效。长期外用抗生素易产生耐药菌株，红霉素与过氧苯甲酰合用(如必麦森含3%红霉素和5%过氧苯甲酰)，可防止这种情况发生。

(4)硫黄、雷琐辛和水杨酸：可配成适当浓度的洗剂、霜和糊剂外用。作用机制不详，可能主要是起角质溶解和剥脱作用，尚无根据证明具有抑制皮脂腺分泌的效能。

(5)壬二酸：20%壬二酸霜剂，每日外用2次。壬二酸是治疗炎症性痤疮和非炎症性痤疮的一种新药。在治疗痤疮方面有3个作用，即抗菌作用、抗粉刺作用和抗炎作用。其不良反应比维A酸少，为皮肤发红，但不伴有脱屑和干燥等，无光敏感性。此外，本品能减轻炎症后的皮肤色素沉着。

(6)烟酰胺：4%烟酰胺凝胶治疗中至重度痤疮有较好的效果，其作用机制为清除引起炎症作用的超氧阴离子自由基，抑制白细胞趋化。

(7)糖皮质激素：如用含0.1%地塞米松和1%氯霉素的霜剂涂布亦有疗效。该药以塑料(聚乙烯薄膜)封包治疗结节、囊肿型痤疮效果尤佳。

3. 内用药

(1)抗生素：四环素及其同类抗生素常用于痤疮治疗，有显著效果。其通过抑制毛囊内痤疮杆菌的生长，从而减少游离脂肪酸的产生。游离脂肪酸是皮脂中主要的刺激性成分，与痤疮皮损的发生有关。此外，抗生素本身也具有抗炎作用。

1)抗生素：通常采用小剂量长疗程服法。起始量为0.5～1.0g/d，分2～4次空腹口服(饭前或饭后1小时以上)，2～3周后视症状减轻情况，逐渐减至维持量。维持量大小及疗程长短，在不同病例差别很大。一般病例的维持量为250mg/d，但有些病例每2～3天服250mg也能有效地控制症状。疗程为6个月至1年以上。对十分严重的痤疮，可用特大剂量，2～3g/d。本品禁用于孕妇和儿童。长期服药可引起真菌性阴道炎和皮肤革兰阴性细菌感染。对真菌性阴道炎，可给予抗真菌剂，或减或停用四环素。皮肤革兰阴性细菌感染表现为炎症很重的多发性毛囊性小脓疱(肠杆菌或克雷伯杆菌)，或无痛的炎性结节、囊肿(变形杆菌)；应根据药敏试验选用适当的抗生素(如氨苄青霉素)治疗。采用大剂量四环素时，应经常监测血系统和肾功能。

2)多西环素(强力霉素)：50～100mg，每日2次。食物不影响本品的胃肠道吸收，但其毒性反应较常见。

3)二甲胺四环素(即美满霉素、米诺四环素)适用于其他抗生素效果不好的病例，疗效优于四环素和红霉素，对炎症性痤疮效果良好，可使皮损区痤疮丙酸杆菌数量减少，炎症明显减轻，并可减少局部皮脂分泌。剂量为100～200mg/d。

4)红霉素：常用于不能耐受四环素的患者。剂量和方法与四环素同，但可略减量(250～500mg/d)。

5)去甲氯四环素：起始量为300～600mg/d，较少采用。易引起光敏反应和肾源性尿崩症。

6)克林霉素：仅用于严重病例。150～300mg/d，分次口服。不良反应是伪膜性肠炎。

7)阿奇霉素：大环内酯类抗生素，是红霉素的衍生物。每次250mg，每日1次，每周连服3次，重症痤疮治疗4周后，可获得90%的疗效。

8)甲硝唑：治疗痤疮的二线药物，通过杀死毛囊蠕形螨和厌氧菌达到治疗痤疮的作用。0.2g，每日3次，7天为1疗程。

(2)异维A酸(13-顺维A酸)：适用于严重而顽固的结节囊肿性痤疮；对用一般疗法无效，又可能给患者身心造成严重影响的其他类型痤疮，也可酌情使用。一般剂量为0.5～2mg/(kg·d)。分次就餐时服，疗程6～20周。有时可略缩短，因为皮损若已消退70%～80%，停药后病情仍会继续改善。经足量治疗后，大多数病例可长期缓解。少数病例在停药后复发者，可在停药8周后给予第2个疗程。如采用小剂量[0.1mg/(kg·d)]也同样有效，但须延长疗程，使累积量达120～150mg/kg，以减少复发。对炎症特别重的痤疮，先从小剂量开始也有好处，以避免用药初期使病情加重。作用机制不详，可能对痤疮生成的各个环节都有影响，包括抑制皮脂腺分泌，减少毛囊内痤疮杆菌的数量(间接的作用)，延缓角化和抗炎症作用。不良反应包括唇炎、皮肤干燥、结膜炎、鼻出血、指尖脱皮和脱发等。偶见假性脑病。因有致畸作用，孕妇禁忌，育龄妇女在用药期间必须避孕。在用药前后均要检测血象、血清三酰甘油和肝功能。

(3)维胺酯：我国于1978年研制出维A酰胺(维胺酯)。25mg，每日3次。不良反应主要为口干、唇干、头晕、恶心等，但患者都能耐受。目前国内由重庆华邦制药有限公司生产的三蕊胶囊，为微粉化剂型，疗效增高。

(4)抗雄性激素药：性激素疗法通常只适用于女性患者，不管其血清雄激素水平是否异常。主要包括抗雄性激素、卵巢和肾上腺雄激素的阻滞剂，以及与皮肤雄激素代谢相关的酶抑制剂。该疗法的疗程一般较长。

1)已烯雌酚：0.25～1mg/d，从月经周期第5天开始，连服21天。待下次月经周期重复下1个疗程。

2)对月经前加重的患者，可于经前10天，肌内注射黄体酮10mg；在月经前第5天，再肌内注射黄体酮5mg。

3)复方炔诺酮：男性，0.625mg，连服4周。女性，0.625mg，从月经周期第5天开始，连服22天。

4)达因-35：是由醋酸环丙孕酮2mg和乙炔雌二醇0.035mg组成的复方片剂。首次治疗在月经周期后第1天开始，每日服1片，连用21天，停药21天，停药7天，再次月经后重复用药21天，连续用药6～8个月。待下次月经周期重复下1个疗程。

5)螺内酯：50～100mg/d，疗程在3个月以上。

6)H_2受体拮抗剂：西咪替丁0.2g，每日3次。雷尼替丁0.15g，每日2次。

(5)糖皮质激素：通常用泼尼松，40～60mg/d，分次口服。对炎症特别严重的痤疮和在用维A酸的初期，泼尼松可有效控制症状，防止不良后果的发生。对有11-羟酶阻滞物或12-羟酶阻滞物或雄性激素并用，可更大程度地降低血浆雄性激素含量，提高疗效。泼尼松不宜久用，待症状缓解后尽快撤减，以免引起各种不良反应，包括类固醇痤疮。

(6)氨苯砜：本品有一定的抗炎作用，主要用于严重的结节囊肿性痤疮和暴发性痤疮。50～150mg/d，口服。用药前要查明患者是否有葡萄糖-6-磷酸脱氢酶(G-6PD)缺乏，治疗中注意避免发生溶血性贫血和正铁血红蛋白血症。

(7)锌制剂：硫酸锌，25mg，每日3次，12周为1疗程，有一定的治疗效果。

(8)烟酸肌醇酶：可减少皮肤中的游离脂肪酸，0.2～0.4g，每日3次口服。

(9)维生素：维生素A、维生素B_2、维生素B_6、维生素C和维生素E，尽管难以证实其客观效果，但通常可作为辅助药物服用。

4. 局部注射疗法　皮损内注射药物的优点是充分发挥该药对局部的作用，大大减少对全身的影响。临床常用的有醋酸曲安西龙、倍他米松混悬液。

5. 紫外线　紫外线照射对部分患者可能有效，因为临床上确有些痤疮在夏季症状明显减轻。

6. X线　目前很少用X线治疗痤疮，仅偶尔用于个别对常规治疗无反应的顽固病例。每周照射1次，每次量为80～100cGy，总量为1000cGy左右。在照射时要妥善保护正常皮肤和重要结构。X线可使皮脂腺变小，但这种作用是暂时的，在停止照射后3～4个月，皮脂腺恢复原状，痤疮往往复发。

7. 冷冻疗法　有不同的方法，包括：

(1)外涂由沉降硫黄、粉状干冰和丙酮组成的雪泥。

(2)用浸过丙酮的二氧化碳雪摩擦皮肤。

(3)液氮喷射法或接触法，可用于治疗结节性、囊肿性痤疮。

8. 粉刺挤出术　用专门的粉刺挤出器除去粉刺，尤其是闭合性粉刺，这对控制炎症性皮损的出现有明显效果。开放型粉刺一般不会发炎，其挤出只是为了改善外观。挤出器必须置于粉刺的正中，防止因放置不当而把粉刺挤入真皮内。

9. 磨削术　对痤疮后遗的瘢痕，可采用皮肤磨削术。由于术后会出现持久的红斑和色素减退，偶尔还可引起瘢痕，故此法应由患者本人慎重选择并由有经验的医师操作。

(二)中医治疗

1. 中医辨证论治

(1)肺经风热

【证候】青少年期发病，皮疹以红色丘疹和粉刺为主，伴有脓疱、红色结节和疼痛、口干心烦，大便秘结，小便黄，舌质红，苔薄黄，脉弦滑。

【治则】疏风清肺。

【方药】枇杷清肺饮(《医宗金鉴》)加减。伴口渴喜饮者，加生石膏、天花粉；大便秘结者，加生大黄；脓疱多者，加紫花地丁、白花蛇舌草。

(2)胃肠湿热

【证候】皮损多见于颜面、前额，严重者亦可发生于胸背部。皮疹散在分布，色红或稍红，如针头或高粱、黄豆大小，逐渐增多，顶端有黑头，挤压可出粉刺，有时亦见脓头，颜面油滑光亮，伴口干渴、大便干结、小便短黄，舌质红，苔薄黄或厚腻，脉滑数。

【治则】清热化湿解毒。

【方药】茵陈蒿汤(《外科正宗》)加减。伴腹胀，舌苔厚腻者，加生山楂、鸡内金、枳实；脓疱较多者，加白花蛇舌草、野菊花、金银花。

(3)痰湿瘀滞

【证候】皮疹颜色暗红，以结节、脓肿、囊肿、瘢痕为主，或见窦道，经久难愈，伴纳呆腹胀，舌质暗红，苔黄腻，脉弦滑。

【治则】除湿化痰，活血散结。

【方药】海藻玉壶汤(《医宗金鉴》)加减。伴囊肿成脓者，加贝母、穿山甲、皂刺、野菊花；伴结节、囊肿难消者，加三棱、莪术、皂刺、夏枯草。

(4)冲任不调

【证候】见于女子，面部痤疮皮损的发生和轻重与月经周期有明显关系。月经前面部皮疹明显增多加重，月经后皮疹减少减轻；或伴有月经不调，月经量少，经前心烦易怒，乳房胀痛；舌红，苔薄黄，脉弦细数。

【治则】滋阴疏肝，调理冲任。

【方药】二至丸(《证治准绳》)合逍遥散(《和剂局方》)加减。月经后期不至、乳房胀、小腹隐痛，加香附、王不留行；月经先期或月经量多，加益母草、香附。

2. 中药外治

(1)皮疹较多，可用颠倒散茶调涂患处，每日2次，或每晚涂1次，次晨洗去。

(2)脓肿、囊肿、结节较甚者，可外敷金黄膏，每日2次。

3. 其他疗法

(1)体针：多取大椎、合谷、四白、太阳、下关、颊车。肺经风热加曲池、肺俞；肠胃湿热加大肠俞、足三里、丰隆；月经不调加膈俞、三阴交。中等刺激，留针30分钟，每日1次，10次为1疗程。

(2)耳穴压豆：取穴肺、内分泌、交感、脑点、面颊、额区。皮脂溢出加脾；便秘加大肠；月经不调加子宫、肝。每次取穴4～5个，2～3天换豆1次，5次为1疗程。

（邓　燕）

第二十节 酒渣鼻

酒渣鼻(rosacea)又名玫瑰痤疮、酒渣性痤疮,是血管运动神经失调引起的局部皮肤毛细血管长期扩张所致的慢性皮肤疾病。皮损特点为颜面中部发生弥漫性皮肤潮红,伴有丘疹、脓疱及毛细血管扩张等,以眉心、鼻尖、下颏及双颊五点分布。因其发生于面部,尤以鼻尖部最为显著,严重影响了面部的容貌。

中医学早在《黄帝内经》中就有关于酒渣鼻的记载,如《素问·热论》中说"脾热病者,鼻先赤";《素问·生气通天论》中说"劳汗当风,寒薄为皶,郁乃痤";《诸病源候论·酒渣候》中载"此由饮酒,热势冲面,而遇风冷之气相搏所生,故令鼻面生渣赤皰币币然也";《医宗金鉴·外科心法·酒渣鼻》中曰"此证生于鼻准头及鼻两边";《景岳全书》中云"酒渣鼻由肺经血热内蒸,次遇风寒外束,血瘀凝滞而成";《外科大成》中说"酒渣鼻者,先由肺经血热内蒸,次遇冷风寒外束,血瘀凝滞而成,故先紫而后黑也"。该病多见于中年以后的男女或嗜酒之人。

一、病因

(一)西医病因

目前发病原因尚未完全明了,可能是在皮脂溢出的基础上,由于各种因素的作用使患部血管舒缩神经失调,毛细血管长期扩张所致。但有人测定了酒渣鼻的皮脂分泌率,结果未见增加,因而认定皮脂溢出在酒渣鼻的发病机制上并不重要,酒渣鼻鼻部皮脂腺的扩张并不伴有相应的皮脂分泌增加。

关于毛囊虫感染在酒渣鼻发病原因中的地位问题,目前仍有争议。大多数学者认为毛囊虫感染是酒渣鼻发病的重要因素,但不是惟一因素。

此外,嗜酒、辛辣食物、高温及寒冷刺激、情绪激动、精神紧张、内分泌障碍、胃肠疾患等均可促使该病的发生。

(二)中医病因病机

该病因脾胃积热,熏蒸颜面,复感风寒外邪,气血凝滞而成。

1. 肺经积热　因肺经阳气偏颇,郁而化热,热与血相搏,肺热蕴积鼻部,使鼻出现弥漫性潮红、丘疹。

2. 脾胃积热　脾与胃以膜相连,若脾胃素有积热,加之过食辛辣之品,生热化火,火热循经熏蒸于鼻,故鼻部潮红,丘疹,脓疱。

3. 寒凝血瘀　因风寒之邪客于皮肤,致血瘀凝结,经脉失畅,故鼻部毛细血管扩张或鼻赘。

总之,肺胃积热,风寒外束是该病的诱发因素。气血凝滞,经脉失畅,为该病病机特点。

二、病理

(一)红斑期酒渣鼻

真皮内血管扩张,血管周围有稀少淋巴细胞浸润等非特异性炎症浸润。

(二)丘疹期酒渣鼻

真皮内弥漫性炎性细胞浸润,血管、毛囊或皮脂腺周围有大量淋巴细胞,杂有少许组织细胞和浆细胞,毛囊内有中性粒细胞聚集,形成脓疱。毛细血管扩张,皮脂腺不肥大。

(三)鼻赘期酒渣鼻

结缔组织呈弥漫性增生,皮脂腺数目增多,腺体增化肥大,腺口扩张并充满角质和皮脂,血管扩张,且血管周围有慢性炎症细胞浸润或毛囊周围炎和毛囊内有脓肿形成。

各期酒渣鼻在毛囊漏斗和皮脂腺导管内都能见到毛囊蠕形螨,但除狼疮样酒渣鼻外,此种寄生虫实与酒渣鼻病因无关,只是一种共栖体而已。

三、临床表现

1. 以20～30岁的成年人多见,男女性别无明显差异,女略多于男,但是病情严重的常是男性患者。常并发痤疮及脂溢性皮炎。

2. 好发于颜面中部，以鼻尖、前额、下颏及两颊部多见，对称分布，也有仅发于两颊或鼻端，而其他部位正常者。

3. 经过慢性，根据病程进展及病情轻重，一般可以分为3期(或称3度)，但各期之间并无明显的界限。

(1)红斑期(Ⅰ度)：颜面中部特别是鼻部、两颊、眉心、下颏等部发生弥漫性潮红，尤在进食辛辣刺激饮食、外界温度突然改变、精神兴奋或月经前期时更为明显。红斑初为暂时性的，继而持久不退，并伴有毛细血管扩张，呈细丝状，分布如树枝，颜色由鲜红转为深红，轻微浮肿，多数患者伴有皮脂分泌旺盛，毛孔粗大或被皮脂阻塞。常以鼻尖部及两侧鼻翼处最为明显(图40-22)。

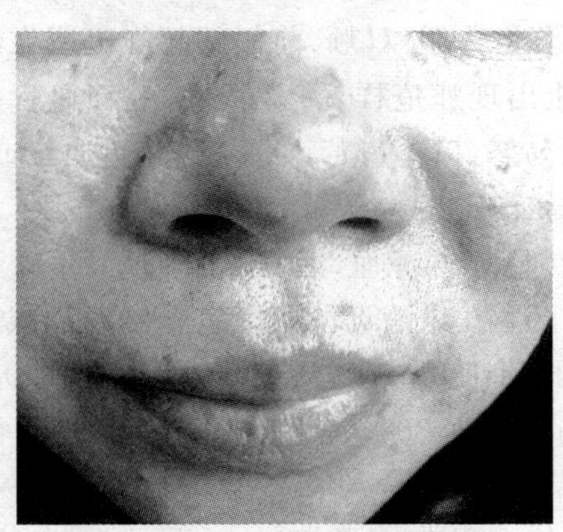

图40-22　酒渣鼻

(2)丘疹期(Ⅱ度)：病情继续发展，红斑发生后数月或数年，在红斑的基础上，出现散在性痤疮样丘疹或小脓疱，有的呈豆大坚硬的丘疹，但无明显的粉刺形成，形如红丝缠绕，自觉轻微瘙痒，皮色由鲜红逐渐变成紫褐。毛细血管扩张更为明显，纵横交错。中期又称毛细血管扩张期。

(3)鼻赘期(Ⅲ度)：个别患者在发病多年后，鼻部结缔组织增殖，皮脂腺异常增大，致使鼻尖部肥大，形成大小不等的结节状隆起，称为鼻赘。其表面凹凸不平，皮色紫红，皮脂腺口明显扩大，压挤有血色黏稠皮脂分泌物溢出，毛细血管显著扩张。本期亦称肥大期。

4. 一般无自觉症状，严重者灼热、瘙痒、肿胀、疼痛。

5. 酒渣鼻尚有下列异型

(1)肉芽肿性酒渣鼻：是一种特殊形式的丘疹性酒渣鼻，这种类型的酒渣鼻不仅发生在蝶形部位，而且在面部两侧及口周围，这种散在丘疹用玻片压视呈黄褐色的小结节。组织学上表现为非干酪性上皮细胞肉芽肿，与结节病、狼疮样酒渣鼻、颜面粟粒性狼疮或其他肉芽肿相似。

(2)眼酒渣鼻：主要损害为睑膜炎、结膜炎、角膜炎和角膜溃疡等，预后不良，视力可因角膜混浊而丧失。

(3)持久水肿性酒渣鼻：主要是在额、眉间、鼻部及颊部发生坚硬的非指压性水肿。

(4)类固醇性酒渣鼻：皮肤因长期涂搽类固醇制剂，皮肤发生萎缩，毛细血管扩张，可有毛囊深在性丘疹性脓疱或结节形成，甚至继发粉刺。

四、实验室检查

无特殊实验室检查。

五、诊断和鉴别诊断

(一)诊断

根据该病发生在颜面中部、充血性红斑、毛细血管扩张、病程慢性、无明显自觉症状，成年人多见等可以诊断。

(二)鉴别诊断

1. 盘状红斑狼疮　为境界清楚的鲜红色或桃红色斑，继而中央凹陷萎缩，有毛囊角化栓，表面常覆有黏着性钉板样鳞屑，皮损常常呈蝴蝶状分布。

2. 寻常痤疮　多发于青春期男女，皮疹为散在的红色丘疹，有典型的黑头粉刺，可挤出白色粉汁物，倾向化脓。除颜面外，胸背部也可发生，鼻部常不受侵犯。

3. 酒渣鼻样结核疹　皮损为散在的丘疹、丘疱疹，呈淡红色或黄褐色。主要分布在面颊、颧部、前额及下颌部，鼻部多数正常。玻片压诊，显示有苹果酱色。组织病理有结核样结构。

4. 脂溢性皮炎　分布部位较为广泛，不只局限于面部，有油腻状鳞屑，不发生毛细血管扩张，常有不同程度的瘙痒。

六、治疗

(一)西医治疗

1. 一般防治原则

(1)避免诱发或加重因素,如患者自己体会某些因素使病情加重,如酒、茶、咖啡、辛辣食物、日光、高热或寒冷及情绪激动等,应尽量避免。如病情变化与这些因素无关,则不需要过多的限制。

(2)保持情绪稳定,大便通畅,有足够的睡眠。

(3)注意面部清洁,洗脸水温度适宜。

2. 全身治疗

(1)维生素类药物:维生素 B_2 每次 5～10mg,每日 3 次,口服;维生素 B_6 每次 10～20mg,每日 3 次,口服;维生素 E 每次 50～100mg,每日 3 次,口服。

(2)氯喹:曝晒后皮损加剧者,试用氯喹每次 0.25g,每日 2 次,2 周后减量为每日 0.25g,不宜久服。

(3)甲硝唑:有毛囊虫者,甲硝唑每次 0.2g,每日 3 次,口服,14 天为 1 疗程,可连服 2～3 个疗程。

(4)四环素:丘疹、脓疱多者,四环素每次 0.25～0.5g,每日 4 次,口服,连服 2 周后减为 0.25g,每日 2 次,共服 1 个月;也可用红霉素(每次 250～500mg,每日 3 次,口服)或米诺环素(每次 50～100mg,每日 3 次,口服)。

3. 局部治疗

(1)1%甲硝唑霜:每日 1～2 次,外用。

(2)5%～10%过氧化苯酰洗剂:每日 1～2 次,外用。

(3)5%硫黄霜:每日 2～3 次,外用。

(4)冷冻治疗:对毛细血管扩张明显者,可用液氮冷冻治疗。

(二)中医治疗

该病是以弥漫性潮红、丘疹脓疱及毛细血管扩张或鼻赘为特征的一种慢性皮肤病。发病与肺胃积热,复感风邪,气血凝结有关。故临床采用中医中药内服外治,常可收到较好的疗效。病的初期,皮损以红斑、丘疹、脓疱为主,治宜清肺凉血解毒;后期皮损以结节、肥大增生为主,治宜活血化瘀,软坚散结。中药外治的方法也较多,最常用的外用药物有硫黄、大黄、密陀僧、大枫子仁、赤石脂等。针灸、冷冻疗法对改善酒渣鼻的症状也有一定疗效。

1. 中医辨证论治

(1)肺胃积热(红斑期)

【证候】发病初期,鼻部油腻光亮,潮红微肿,持久不退,形成弥漫红斑,遇热加重,在红斑基础上出现痤疮样丘疹或脓疱,毛细血管轻度扩张,口干渴饮,大便干结,小便黄,舌红苔黄,脉数。

【治则】清泻肺胃,凉血活血。

【方药】枇杷清肺饮(《外科大成》)加减。枇杷叶 15g,生石膏 30g,苦参 15g,桑白皮 15g,黄芩 10g,知母 10g,牡丹皮 15g,凌霄花 15g,紫草 10g,赤芍 15g,生地 30g。

(2)热毒炽盛(丘疹期)

【证候】鼻部、双颊、前额部起红斑或在红斑基础上成批出现痤疮样丘疹,脓疮,毛细血管扩张明显,心烦易怒,口干口苦,便干溲赤,舌质红或红绛,苔黄,脉弦滑。

【治则】清热凉血,活血解毒。

【方药】五味消毒饮(《医宗金鉴》)加减。金银花 15g,野菊花 15g,蒲公英 15g,紫花地丁 10g,紫背天葵 10g,生地 30g,连翘 15g,玄参 15g,牡丹皮 10g,赤芍 10g。

(3)气血瘀滞(鼻赘期)

【证候】发病后期,整个鼻子潮红肿胀,肥大增生,布满大小不等的结节,灼热胀痛,毛囊口开大或见囊肿,心烦口干,大便干结,小便黄,舌暗红或有瘀点,苔薄黄,脉弦或弦涩。

【治则】活血化瘀,软坚散结。

【方药】通窍活血汤(《医林改错》)加减。红花 10g,桃仁 10g,赤芍 10g,川芎 10g,葱白 6g,生姜 6g,大枣 10g,石菖蒲 5g,浙贝母 10g,白花蛇舌草 15g,生牡蛎 10g,海藻 10g。

2. 外治

(1)红斑期:颠倒散洗剂或三黄洗剂(大黄、黄芩、黄柏、苦参各等份)外搽,每日 3 次。或硫黄、雄黄各 3g,绿豆 9g,研末,临睡前用人乳调搽患处。或黄连膏外涂。

(2)丘疹期:用蛤壳粉 15g,轻粉 7g,青黛 4g,煅石膏 15g,共研细末,与麻油 60ml 调膏外用。或苦杏仁 25g,硫黄 25g,轻粉 25g,上药共捣细末,用凡士林100g调成膏,外搽。

(3)鼻赘期:可以三棱针点刺放血后外用化毒散膏、黑布药膏等量混匀加入梅花点舌丹3粒(研碎);或黑色拔膏棍外用。

还可采用酒渣鼻切割术。切割术可以破坏鼻部增生扩张的毛细血管,皮脂腺及增生肥大的结缔组织,以达到鼻部红肿消退,鼻部缩小,逐渐恢复正常形态。操作方法是:术前第3天开始给患者使用适当的抗生素,双眼点金霉素眼膏等,术前1天给患者备皮(刮胡子、剪鼻毛)。手术开始用75%酒精常规消毒术野,铺消毒巾,用1%普鲁卡因沿鼻部两侧及上唇三角形局部封闭麻醉,随后根据鼻部皮肤及鼻的大小形态,选用三锋或五锋专用酒渣鼻切割刀,使刀锋与皮肤接触成直角,在鼻部皮损处纵行交错,反复切割,见均匀一致的广泛出血,随后用温盐水纱布压迫止血,再敷凡士林纱布,外用消毒纱布覆盖,胶布固定。手术后24～48小时内创面局部有较多的渗出,稍有疼痛,一般在术后24小时换去表面纱布,疼痛明显者可给予镇痛剂,术后1周创面逐渐干燥,15天左右创面愈合,纱布自行脱落,疗效不满意者,在创面愈合后3～6个月可重复手术。也可选用冷冻疗法、皮肤磨削术等方法。

(4)体针取穴:素髎、少商、肺俞、脾俞、胃俞、大肠俞,用三棱针在素髎、少商二穴点刺放血3滴,其余背俞穴均取双侧,用75%乙醇消毒后,用三棱针刺破皮肤,再将4号火罐用闪火法在上述部位拔罐,吸出血液0.5～1ml,留罐10分钟,去罐后擦干净血迹。

(5)耳针取穴:耳尖、神门、肝、脾、肺、胃、三焦、内分泌,先用三棱针在耳尖点刺放血3滴,其余备穴用消毒后的锨针埋入耳穴内,两耳交替使用。留针期间,嘱患者每早、晚按压耳内各穴位,直至微痛为度。每周治疗2次,1个月为1疗程,疗程间不休息。

(周　兴)

第二十一节　红斑狼疮

红斑狼疮(lupus erythematosus,LE),是一种多发于15～40岁青年女性,临床上有多种表现,可累及多脏器的自身免疫性疾病。红斑狼疮是一个病谱性疾病,病谱的一端为盘状红斑狼疮(DLE),病变主要限于皮肤;另一端为系统型红斑狼疮(SLE)伴弥漫增殖性狼疮肾炎,中间有很多亚型,如播散性盘状红斑狼疮、亚急性皮肤红斑狼疮、深在性红斑狼疮等。中医古代文献无“红斑狼疮”之名,但根据病因、病机及症状仍有类似的记载,属于“阴阳毒”、“红蝴蝶疮”、“马缨丹”、“心悸”、“内伤发热”、“痹证”、“水肿”、“虚劳”等范畴。

SLE广泛分布于世界各地,患病率各地区差别较大。美国为(15～50)/10万人,美国黑人患病率高于白人3～4倍。我国患病率高于西方其他国家,1984年对我国上海市纺织工人3.2万人的调查,患病率为70.41/10万人,女性患病率高达113.33/10万人。SLE的年发病率因地区、种族、性别、年龄而异,在0.2～11.5/10万人。女性明显高于男性。生育年龄妇女与男性之比为(9～10):1,而老年人和幼儿女性与男性之比较低,为(2～3):1,这可能与雌激素分泌及代谢水平有关。一般发病年龄多在青壮年,平均发病年龄为27～29岁,育龄妇女占患者的90%～95%。患病率在14岁以下为0.53/10万人,但发病年龄越小,其亲属患病机会越大,儿童SLE其一级亲属患病率为17%、一级和二级亲属患病率为27%,这表明基因影响儿童SLE发病更大。

近年来随着中西结合治疗的开展,皮质类固醇的合理应用,使该病的预后有较大改善。

一、病因

(一)西医病因

红斑狼疮的病因尚不清楚,现发现其发病与以下因素有关。

1. 遗传因素

(1)患者亲属中(特别是双卵双胎)同患该病并不罕见。

(2)LE亲属中血清抗核抗体、类风湿因子、高γ球蛋白血症及其他免疫异常较一般为高。

(3)遗传补体缺乏者(特别是C_1r、C_1s、C_2、C_4、C_5)有明显发生SLE或其他结缔组织病的倾向。

(4)LE发病与HLA密切相关,常可见HLA-A_1、A_4、A_{10}、DRW_2、DRW_3等频率增加。

2. 药物　3%~12%的病例与药物诱发有关。最先发现的药物是肼苯哒嗪和普鲁卡因酰胺,以后陆续发现约50余种药物可引起SLE,包括左旋多巴、甲基多巴、来诺地尔、苯妥英钠、青霉素、四环素、磺胺药、异烟肼、氯丙嗪、口服避孕药、D-青霉胺、保泰松、奎尼丁、灰黄霉素、金制剂。近年发现生物制剂,如α、γ干扰素治疗过程可出现狼疮样综合征。由药物所致的SLE大多为良性过程,但灰黄霉素可引起致死性SLE。药物性SLE的临床特点:起病急,常表现为发热、肌痛、关节痛、浆膜炎,而蝶形红斑、脱发、盘状皮损和黏膜溃疡及系统损害少见。抗双链(ds-DNA)抗体阳性率低,补体水平多低下。停药后数天到数月症状即消失,女性与男性比例为4∶10。

3. 感染　SLE的发病与某些病毒(特别是慢性病毒)感染有关。在SLE动物模型中,可发现有病毒感染,主要是C型病毒,很多组织有副粘病毒的管状结构,在SLE患者的皮肤、血管、内皮组织、纤维细胞及肾小球内皮细胞等处也发现粘病毒样颗粒,用免疫荧光法或放射免疫法测定证实SLE患者中有C型病毒抗原。此外,在SLE患者血清中往往能发现抗病毒抗体,如抗麻疹病毒、副流感病毒、EB病毒及巨细胞病毒抗体,提示病毒可能是SLE的致病因素之一。

4. 物理因素　紫外线能诱发皮损或使原有皮损加剧,少数病例且可诱发或加重系统性病变,约1/3 SLE患者对日光过敏。寒冷,强烈电光照射亦可诱发或加重该病。有些局限性盘状红斑狼疮曝晒后可演变为系统型,由慢性型演变成急性型。

5. 内分泌因素　鉴于该病女性显著多于男性,且多在生育期发病,故认为雌激素与该病发生有关,通过给动物做阉割,雌NZB小鼠的病情缓解,雄鼠则加剧,这些亦支持雌激素在该病发生中起作用,于无性腺活动期间即15岁以下及50岁以后发生该病的显著减少。此外,口服避孕药可诱发狼疮样综合征亦都支持上述观点。

6. 其他　精神紧张和创伤等,临床上都可诱发或加剧该病。

(二)中医病因病机

该病多因肝肾不足,毒邪侵袭,燔灼营血,内攻脏腑,或久病耗气伤精,气阴两虚所致。

1. 先天禀赋不足　素体虚弱,阴阳失调,肾阴亏损,水亏火旺,则虚热内生;肾阳不足则卫外失固,阳毒易于外袭,故阴阳失调。

2. 六淫侵袭　六淫中的风、火、暑、燥四淫被称为阳邪,阳热亢进,消烁阴液,是其主要外因。由于体质虚弱,肌表失于固密,虚邪贼风,日光曝晒,温热化毒之邪,外能伤肤损络,内能波及营血,累及脏腑。

3. 情志内伤　由于情志抑郁,导致气血运行不畅,气机郁结,气滞血瘀;郁久化热,热盛伤阴,阴虚内热;或与湿热之邪相搏,出现毒热炽盛。

4. 毒热内攻脏腑　毒热内传,心、肝、脾、肺、肾均能累及,但重点是心、脾、肾三脏。病邪入心,既会影响血脉的运行,出现血虚、血瘀的证候,又会涉及其他脏腑,出现邪热内陷成本虚标实之证。脾胃受累,不仅运化失常,而且津血生化之源受损,故有各种血证和气阴不足之证出现。病邪入肾,一方面耗津伤液,出现阴虚诸证;同时,病程迁延、阴损及阳,出现阳虚诸证或有寒热夹杂之候。

此外,脏腑病变亦可相互影响,该病能影响心、肝、脾、肺四脏,而四脏病变又可传及于肾。一般而言,肾阴虚多影响心、肝、肺,肾阳虚常影响脾和胃。

二、病理

关于病理迄今尚未完全清楚,但认为患者有易于产生自身免疫的多基因遗传基础,其免疫调节机制失常,因此多种疾病因素可激发自身免疫反应。发病机制的中心环节是抑制性T细胞(Ts细胞)数目减少或功能减低,使细胞免疫与体液免疫不平衡,B细胞功能亢进,从而产生多种自身抗体,形成免疫复合物,造成组织损伤而导致SLE的发生。

三、临床表现

SLE临床表现多种多样，尤其在疾病早期，症状不多，且不典型，常仅表现一个或两个器官的症状，往往会导致误诊。起病缓慢，隐袭发展，盘状和系统型为病谱的两端极型，可以互相演变。

(一)盘状红斑狼疮

盘状红斑狼疮(DLE)初起时为一片或数片鲜红色斑，境界清楚，表面有黏着鳞屑，以后逐渐扩大，呈圆形或不规则形，边缘明显色素增深，略高于中心，中央色淡，有毛细血管扩张，鳞屑下有角质栓和扩大毛孔，伴不同程度瘙痒和烧灼感。新损害逐渐增多或多年不增加，疏散分布或融合成片，两侧颧颊和鼻梁间的损害连接成蝶翼形。皮损好发于面部，其次发生于口唇、耳廓、头皮、手背、手指等处。此外，尚可累及上胸、臂、手足背和足跟等部位，称播散性盘状红斑狼疮，其中约1/5病例为系统型，损害肥厚或疣状的称肥厚性或疣状盘状红斑狼疮(图40-23A)。

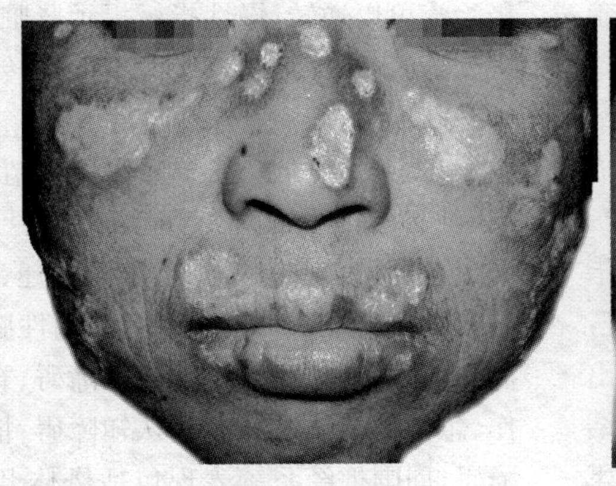
A. 面部盘状红斑狼疮

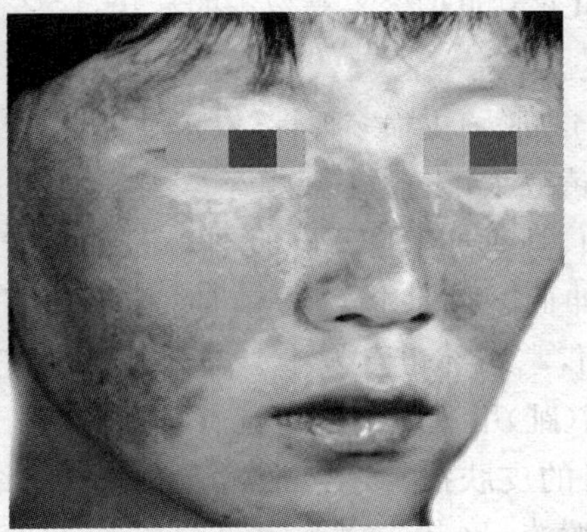
B. 面部系统型红斑狼疮

图40-23　红斑狼疮

(二)亚急性皮肤型红斑狼疮

亚急性皮肤型红斑狼疮(SCLE)，皮损分布在颊、鼻、耳轮、上胸、肩、背、上臂外侧、前臂伸面、手和指背，腰以下罕见，偶或唇和颊黏膜累及。基本损害呈水肿性红斑，主要有两种表现：

1. 环形红斑型　皮损呈环形、弧状，向周围扩大，邻近的融合成多环状或脑回状，鲜红色，边缘水肿隆起，内侧缘覆细小鳞屑，外绕红晕，中央消退后留暂时性色素沉着和毛细血管扩张；或呈离心性环，环中央消退后又起新环。

2. 丘疹鳞屑型　初起为红色丘疹，逐渐扩大成形状不规则斑片、上覆鳞屑似银屑病样或糠疹样，未见有毛囊性栓塞和黏着性鳞屑，大部分患者呈现一种类型，但亦有两型同时存在。损害持续数周或数月后消退，不遗留瘢痕，以后可在原位或他处复发。

此外，尚可有光敏感、雷诺现象和狼疮发生。系统性症状可有关节痛或关节炎、发热、肌痛、浆膜炎、肾病变少且轻，心和神经系统累及罕见。

(三)深部红斑狼疮

深部红斑狼疮(LEP)，又称狼疮性脂膜炎，属中间类型。损害为结节或斑块，位在真皮深层和皮下脂肪组织，可发生在任何部位，以颊、臀和臂部常见，其次为小腿和胸部。一侧发生或两侧分布，数目不定，大小不等，小者如蚕豆，大者直径可达10cm，边缘清楚，呈皮色或淡红色，质坚实，无移动性，少数有疼痛，呈针刺样钻痛和触痛，可有短期不规则发热和关节疼痛。经过缓慢，有的结节持续不变，而在其他部位发生新损害，有的结节逐渐扩大，或与邻近结节融合形成斑块。有的结节可吸收而其上表面塌陷，或坏死而后呈萎缩性瘢痕，有的萎缩边缘呈堤状隆起，或坏死结痂演变成DLE损害。该症既见于SLE，又可见于DLE，亦可以结节形式独立存在而无典型LE皮损，可先或后于LE损害发出或与之同时出现。结节可发生于LE损害的深层或单独发生。该型不稳定,可向DLE或SLE转变,亦可初为DLE或SLE者,以后发展成LEP。

(四)系统型红斑狼疮

系统型红斑狼疮(SLE),临床表现多样、错综复杂。

1. 全身表现　SLE患者常常出现发热,以低热为主,可能是SLE活动的表现,但应除外感染因素,尤其是在免疫抑制治疗中出现的发热,更需警惕。疲乏是SLE常见但容易被忽视的症状,常是狼疮活动的先兆。

2. 皮肤与黏膜　皮损多形性,以水肿性红斑最常见,绿豆至黄豆大,发生在颧颊经鼻梁可融合成蝶翼状。前额、耳垂亦可累及。此外,肩胛、上臂、四肢大关节伸面、手背、指(趾)节伸面、甲周、指(趾)端和屈面,掌跖部也可发生。颜面蝶形红斑,甲周红斑和指(趾)甲远端下红斑具有特征性,常出现较早。SLE的皮肤损害还包括光敏感、脱发、结节性红斑、脂膜炎、网状青斑和雷诺现象等。SLE皮疹无明显瘙痒,明显瘙痒则提示过敏,免疫抑制治疗后的瘙痒性皮疹应注意真菌感染。接受激素和免疫抑制剂治疗的SLE患者,若出现不明原因局部皮肤灼痛,有可能是带状疱疹的前兆。SLE口腔溃疡或黏膜糜烂常见。在免疫抑制和/或抗生素治疗后的口腔糜烂,应注意口腔真菌感染。

3. 关节和肌肉　常出现对称性多关节疼痛、肿胀,通常不引起骨质破坏。激素治疗中的SLE患者出现髋关节区域隐痛不适,需注意无菌性股骨头坏死。SLE可出现肌痛和肌无力,少数可有肌酶谱的增高。对于长期服用激素的患者,要除外激素所致的肌病。

4. 肾脏损害　又称狼疮性肾炎(lupus nephritis,LN),表现为蛋白尿、血尿、管型尿,乃至肾衰竭。50%~70%的SLE病程中会出现临床肾脏受累,肾活检显示几乎所有SLE均有病理学改变。LN对SLE预后影响甚大,肾衰竭是SLE的主要死亡原因之一。LN的世界卫生组织(WHO)病理分型为:Ⅰ型,正常;Ⅱ型,系膜增殖性;Ⅲ型,局灶节段增殖性;Ⅳ型,弥漫增殖性;Ⅴ型,膜性;Ⅵ型,肾小球硬化性。病理分型对于估计预后和指导治疗有积极的意义,通常Ⅰ型和Ⅱ型的预后较好,Ⅳ型和Ⅵ型预后较差。但LN的病理类型是可以转换的,Ⅰ型和Ⅱ型者有可能转变为较差的类型,Ⅳ型和Ⅴ型者经过免疫抑制剂的治疗,也可以有良好的预后。肾脏病理还可提供LN活动性的指标,如肾小球细胞增殖性改变、纤维素样坏死、核碎裂、细胞性新月体、透明栓子、金属环、炎细胞浸润、肾小管间质的炎症等均提示LN活动;而肾小球硬化、纤维性新月体、肾小管萎缩和间质纤维化则是LN慢性指标。活动性指标高者,肾损害进展较快,但积极治疗可以逆转;慢性指标提示肾脏不可逆的损害程度,药物治疗只能减缓而不能逆转慢性指数的继续升高。

5. 神经系统损害　又称神经精神狼疮。轻者仅有偏头痛、性格改变、记忆力减退或轻度认知障碍;重者可表现为脑血管意外、昏迷、癫痫持续状态等。中枢神经系统表现包括无菌性脑膜炎、脑血管病、脱髓鞘综合征、头痛、运动障碍、脊髓病、癫痫发作、急性精神错乱、焦虑、认知障碍、情绪失调、精神障碍;周围神经系统表现包括格林-巴利综合征、自主神经系统功能紊乱、单神经病变、重症肌无力、颅神经病变、神经丛病变、多发性神经病变。共计19种。存在一种或一种以上上述表现,并除外感染、药物等继发因素的情况下,结合影像学、脑脊液、脑电图等检查可诊断神经精神狼疮。

6. 血液系统表现　SLE常出现贫血和/或白细胞减少和/或血小板减少。贫血可能为慢性病贫血或肾性贫血。短期内出现重度贫血常是自身免疫性溶血所致,多有网织红细胞升高,Coomb试验阳性。SLE本身可出现白细胞减少,治疗SLE的细胞毒药物也常引起白细胞减少,需要鉴别。SLE的白细胞减少,一般发生在治疗前或疾病复发时,多数对激素治疗敏感;细胞毒药物所致的白细胞减少,其发生与用药相关,恢复也有一定规律。血小板减少与血小板抗体、抗磷脂抗体及骨髓巨核细胞成熟障碍有关。部分患者在起病初期或疾病活动期伴有淋巴结肿大和/或脾肿大。

7. 肺部表现　SLE常出现胸膜炎,如合并胸腔积液,其性质为渗出液。年轻患者(尤其是女性)的渗出性浆膜腔积液,除结核外应注意SLE的可能性。SLE肺实质浸润的放射学特征是阴影分布较广、易变，与同等程度X线表现的感染性肺炎相比，SLE肺损害的咳嗽症状相对较轻，痰量较少，一般不咳黄色黏稠痰，如果SLE患者出现明显的咳嗽、黏稠痰或黄痰，提示呼吸道细菌性感染。结核感染在SLE表现常呈不典型性。在持续性发热的患者，应警惕血行播散性粟粒性肺结核的可能，应每周摄胸片，必要时应行肺高分辨率CT(HRCT)检查，结合痰、支气管-肺泡灌洗液的涂片和培养，以明确诊断，及时治疗。SLE所引起的肺间质性病变主要是处于急性和亚急性期的肺间质磨玻璃样改变及慢性肺间质纤维化，表现为活动后气促、干咳、低氧血症，肺功能检查常显示弥散功能下降。少数病情危重者、伴有肺动脉高压者或血管炎累及支气管黏膜者可出现咯血。SLE合并弥漫性出血性肺泡炎死亡率极高。SLE还可出现肺动脉高压、肺梗死、肺萎缩综合征(shrinking-lung syndrome)。后者表现为肺容积的缩小，横膈上抬，盘状肺不张，呼吸肌功能障碍，而无肺实质、肺血管的受累，也无全身性肌无力、肌炎、血管炎的表现。

8. 心脏表现　SLE患者常出现心包炎，表现为心包积液，但心包填塞少见。SLE可有心肌炎、心律失常，多数情况下SLE的心肌损害不太严重，但是在重症的SLE，可伴有心功能不全，为预后不良指征。SLE可出现疣状心内膜炎(libman-sack心内膜炎)，病理表现为瓣膜赘生物，其与感染性心内膜炎的区别：疣状心内膜炎瓣膜赘生物最常见于二尖瓣后叶的心室侧，且并不引起心脏杂音性质的改变；通常疣状心内膜炎不引起临床症状，但可以脱落引起栓塞，或并发感染性心内膜炎。SLE可以有冠状动脉受累，表现为心绞痛和心电图ST-T改变，甚至出现急性心肌梗死。除冠状动脉炎参加了发病外，长期使用糖皮质激素加速动脉粥样硬化和抗磷脂抗体导致动脉血栓形成，可能是冠状动脉病变的另两个主要原因。

9. 消化系统表现　SLE可出现恶心、呕吐、腹痛、腹泻或便秘，其中以腹泻较常见，可伴有蛋白丢失性肠炎，并引起低蛋白血症。活动期SLE可出现肠系膜血管炎，其表现类似急腹症，甚至被误诊为胃穿孔、肠梗阻而手术探查。当SLE有明显的全身病情活动，有胃肠道症状和腹部阳性体征(反跳痛、压痛)，除外感染、电解质紊乱、药物、合并其他急腹症等因素，应考虑该病。SLE肠系膜血管炎尚缺乏有力的辅助检查手段，腹部CT可表现为小肠壁增厚伴水肿，肠袢扩张伴肠系膜血管强化等间接征象。SLE还可并发急性胰腺炎。SLE常见肝酶增高，仅少数出现严重肝损害和黄疸。

10. 其他　SLE的眼部受累包括结膜炎、葡萄膜炎、眼底改变、视神经病变等。眼底改变包括出血、视乳头水肿、视网膜渗出等，视神经病变可以导致突然失明。SLE常伴有继发性干燥综合征，有外分泌腺受累，表现为口干、眼干，常有血清抗SSB、抗SSA抗体阳性。系统型红斑狼疮见图40-23B。

四、实验室检查

实验室检查包括：

1. 血常规。

2. 血沉增快。

3. 血清蛋白　白蛋白降低，γ球蛋白增高，纤维蛋白原增高，冷球蛋白和冷凝集素均可增高。

4. 免疫球蛋白　活动期血IgG、IgA和IgM均增高，尤以IgG为著。非活动期病例增高不明显或不增强。

5. 类风湿因子　20%～40%病例阳性。

6. 梅毒血清反应　约20%患者呈假阳性。

7. 抗心磷脂抗体　约50%阳性，与患者血栓形成、皮肤血管炎及血小板减少和习惯性流产或宫内死胎关系密切。

8. LE细胞　40%～70%活动性SLE患者，LE细胞检查阳性。其他如硬皮病、类风湿性关节炎等疾病中约10%病例可查见该细胞。此外，慢性活动性肝炎、药疹如普鲁卡因酰胺及肼苯哒嗪等也可阳性。

9. 抗核抗体试验(ANA)　该试验敏感性高，特异性较差，现常作为筛选性试验，一般采用间接免疫荧光法检测血清ANA，80%～95%病例ANA试验阳性，尤以活动期为高，反复测定累积阳性率更高。血清ANA效价≥1∶80，意义较大，效价变化基本上与临床病情活动度相一致。抗核抗体是自身对各种细胞核成分产生相应抗体的总称，在SLE中所见的有：

(1)抗脱氧核糖核酸(DNA)抗体：可分为抗天然或双链脱氧核糖核酸(n-DNA或ds-DNA)抗体

和抗变性或单链脱氧核糖核酸（d-DNA 或 ss-DNA）抗体。在 SLE 活动期其阳性率可高达 93%～100%。然而放射免疫法检测其阳性率为 60%～70%，抗 ds-DNA 抗体荧光核型显示周边型最具特异性，提示患者常有肾损害、预后差。在缓解期，其阳性率下降以致阴转，终末期患者亦可阴性。抗 ss-DNA 抗体特异性差，在普鲁卡因酰胺、异烟肼等引起的狼疮样综合征及其他弥漫性结缔组织疾病中亦可见到。

(2)抗核蛋白(DNP)抗体：不溶性抗 DNP 抗体亦即形成 LE 细胞的一种抗核因子——抗 DNA 和组蛋白复合物的抗体，荧光核型呈匀质型，往往在 SLE 活动期出现。

(3)抗可浸出核抗原(ENA)抗体：抗 ENA 抗体中主要包括抗 Sm 抗体，在 SLE 的阳性率为 20%～25%，抗 nRNP 抗体为 30%～40%，抗 Sm 抗体有高度特异性，常和抗 ds-DNA 抗体伴随出现，与疾病活动性无关，可作为回溯性诊断的参考指标；抗 nRNP 抗体可在多种结缔组织病中出现，其高效价除发生在 SLE 外，常是诊断混合结缔组织病的重要血清学依据。其荧光核型呈斑点染色。

10. 狼疮带试验(LBT)　应用直接免疫荧光抗体技术检测皮肤免疫荧光带或狼疮带，即在真皮表皮连接处可见一局限性的免疫球蛋白沉积带，皮损处阳性率 SLE 为 92%，DLE 为 90%，正常皮肤暴光处 SLE 为 70%，非暴光处为 50%，但不见于 DLE 正常皮肤，在慢性萎缩性或过度角化的皮损荧光带呈团块状，新起的皮疹沉积如颗粒状或细线状，而在 SLE 正常皮肤呈点彩状，此免疫荧光带为 Ig(主要为 IgG，亦有 IgM、IgA)与补体在真皮表皮连接处沉积造成。

11. 细胞免疫功能测定　淋巴细胞转化试验(PHA-LTT)、总花瓣形成试验(EtRFC)和活性花瓣形成试验(EaRFC)等在活动期都有不等程度低下，植物血凝素(PHA)、二硝基氯苯(DNCB)、旧结核菌素(OT)、链球菌脱氧核糖核酸酶和链激酶(SD-SK)皮试往往阴性。

12. 血清补体测定　75%～90%SLE 患者血清补体减少，尤其在活动期，以 C_3、C_4 为著，但在其他结缔组织病如皮肌炎、硬皮病、类风湿性关节炎中不减少。

13. 循环免疫复合物(CIC)　血清 CIC 活动期增高。

五、诊断和鉴别诊断

(一)诊断

1. 多系统受累表现和免疫学异常　有多系统受累表现(具备上述两个以上系统的症状)和有自身免疫的证据，应警惕狼疮。由于 SLE 临床表现复杂多样，早期不典型 SLE 可表现为：原因不明的反复发热，抗炎退热治疗往往无效；多发和反复发作的关节痛及关节炎，往往持续多年而不产生畸形；持续性或反复发作的胸膜炎、心包炎；抗生素或抗痨治疗不能治愈的肺炎；不能用其他原因解释的皮疹，网状青紫，雷诺现象；肾脏疾病或持续不明原因的蛋白尿；血小板减少性紫癜或溶血性贫血；不明原因的肝炎；反复自然流产或深静脉血栓形成或脑卒中发作等均需要提高警惕，避免诊断治疗的延误。

2. 诊断标准　目前普遍采用美国风湿病学会 1997 年修订的 SLE 分类标准(表 40-1)。作为诊断标准 SLE 分类标准的 11 项中，符合 4 项或 4 项以上者，在除外感染、肿瘤和其他结缔组织病后，可诊断 SLE。其敏感性和特异性均较高，分别为 95%和 85%。需强调指出的是，患者病情的初始或许不具备分类标准中的 4 条。随着病情的进展而有 4 条以上或更多的项目。11 条分类标准中，免疫学异常和高滴度抗核抗体更具有诊断意义。一旦患者免疫学异常，即便临床诊断不够条件，也应密切随访，以便尽早做出诊断和及早治疗。

(二)鉴别诊断

1. 风湿性关节炎　关节肿胀明显，可出现风湿结节及环形红斑；抗风湿因子大多阳性；无系统性红斑狼疮特有皮损；红斑狼疮细胞及抗核抗体检查阴性；对光线不敏感。

2. 类风湿性关节炎　关节疼痛，多累及小关节，可有关节畸形；类风湿因子大多阳性；无红斑狼疮特有皮损改变；查不到红斑狼疮细胞。

3. 皮肌炎　多于面部开始；皮损为紫蓝色水肿性红斑伴有血管扩张，多发性肌炎症状明显；尿肌酸含量异常。

表 40-1 美国风湿病学院修订的 SLE 分类标准(1997)

颊部红斑	固定红斑,扁平或高起,在两颧突出部位
盘状红斑	片状高起于皮肤的红斑,黏附有角质脱屑和毛囊栓;陈旧病变可发生萎缩性瘢痕
光过敏	对日光有明显的反应,引起皮疹,从病史中得知或医生观察到
口腔溃疡	经医生观察到的口腔或鼻咽部溃疡,一般为无痛性
关节炎	非侵蚀性关节炎,累及 2 个或更多的外周关节,有压痛,肿胀或积液
浆膜炎	胸膜炎或心包炎
肾脏病变	尿蛋白>0.5g/24 小时或+++,或管型(红细胞、血红蛋白、颗粒或混合管型)
神经病变	癫痫发作或精神病,除外药物或已知的代谢紊乱
血液学疾病	溶血性贫血,或白细胞减少,或淋巴细胞减少,或血小板减少
免疫学异常	抗 ds-DNA 抗体阳性,或抗 Sm 抗体阳性,或抗磷脂抗体阳性(后者包括抗心磷脂抗体或狼疮抗凝物阳性或至少持续 6 个月的梅毒血清试验假阳性三者之一)
抗核抗体	在任何时候和未用药物诱发"药物性狼疮"的情况下,抗核抗体滴度异常

六、治疗

(一)西医治疗

1. 一般治疗

(1)患者宣教:正确认识疾病,消除恐惧心理,明白规律用药的意义,强调长期随访的必要性。避免过多的紫外光暴露,使用防紫外线用品,避免过度疲劳,自我认识疾病活动的征象,配合治疗,遵从医嘱,定期随诊。

(2)对症治疗,去除各种影响疾病预后的因素,如注意控制高血压,防治各种感染。

2. 药物治疗 SLE 目前还没有根治的办法,但恰当的治疗可以使大多数患者达到完全缓解病情。强调早期诊断和早期治疗,以避免或延缓不可逆的组织脏器的病理损害。SLE 是一种高度异质性疾病,临床医生应根据病情的轻重程度,掌握好治疗的风险与效益之比。既要清楚药物的毒副反应,又要懂得药物给患者带来的生机。

(1)轻型 SLE 治疗:轻型的 SLE,虽有狼疮活动,但症状轻微,仅表现光过敏、皮疹、关节炎或轻度浆膜炎,而无明显内脏损害者。治疗药物包括:

1)非甾类抗炎药:可用于控制关节肿痛。服用时应注意消化性溃疡、出血、肾、肝功能等方面的不良反应。

2)抗疟药:可控制皮疹和减轻光敏感,常用氯喹 0.25g,每日 1 次,或羟氯喹 0.4mg/d,分两次服用。主要不良反应是眼底病变,用药超过 6 个月者,可停药 1 个月,有视力明显下降者,应检查眼底,明确原因。另外,有心脏病史者,特别是心动过缓或有传导阻滞者禁用抗疟药。

3)激素:短期局部应用激素治疗皮疹,但脸部应尽量避免使用强效激素类外用药,一旦使用,不应超过 1 周。小剂量激素如泼尼松≤10mg/d,可减轻症状。

4)免疫抑制剂:权衡利弊必要时可用硫唑嘌呤、甲氨蝶呤或环磷酰胺等免疫抑制剂。应注意轻型 SLE 可因过敏、感染、妊娠生育、环境变化等因素而加重,甚至进入狼疮危象。

(2)重型 SLE 治疗:主要分两个阶段,即诱导缓解和巩固治疗。诱导缓解目的在于迅速控制病情,阻止或逆转内脏损害,力求疾病完全缓解(包括血清学、症状和受损器官的功能恢复),但应注意过分免疫抑制诱发的并发症,尤其是感染、性腺抑制等。目前,多数患者的诱导缓解期需要超过半年至 1 年才能达到缓解,不可急于求成。

1)糖皮质激素:具有强大的抗炎作用和免疫抑制作用,是治疗 SLE 的基础药。糖皮质激素对免疫细胞的许多功能及对免疫反应的多个环节均有抑制作用,尤以对细胞免疫的抑制作用突出,在大剂量时还能够明显抑制体液免疫,使抗体生成减少,超大剂量则可有直接的淋巴细胞溶解作用。激素的生理剂量是泼尼松 7.5mg/d,主要能够抑制前列腺素的产生。由于不同的激素剂量的药理作用有所侧重,病情和患者间对激素的敏感性有差异,临床用药要个体化。一般的,重型 SLE 的标准剂量是泼尼松 1mg/kg,每日 1 次,病情稳定后 2 周或疗程 8 周内,开始以每 1～2 周减 10%的速度缓慢减量,减至每日泼尼松 0.5mg/kg 后,减药速度可按病情适当调慢;如果病情允许,维持治疗的激素剂量尽量小于泼尼松 10mg/d。在减药过程中,如果病情不稳定,可暂时维持原剂量不变或酌情增加剂量或加用免疫抑制剂联合治疗。可选用免疫抑制剂如环磷酰胺、硫唑嘌呤、甲氨蝶呤等其中之一,联合应用以便更快地诱导病情缓解和巩固疗效,并避免长期使用较大剂量激素导致的严重副作用。在有重要脏器累及的 SLE,乃至出现狼疮危象的情况下,可以使用较大剂量[≥2mg/(kg·d)]甚至使用甲基泼尼松龙(Methylprednisolone,MP)冲击治疗,MP 可用至 500～1000mg,每日 1 次,加入 5%葡萄糖 250ml,缓慢静脉滴注 1～2 小时,连续 3～5 天为 1 疗程,疗程间隔期 5～30 天,间隔期和冲击后需每日口服泼尼松 0.5～1mg/kg。疗程和间隔期长短视具体病情而定,用于特殊情况的重危患者抢救。甲基泼尼松龙冲击疗法对狼疮危象常具有立竿见影的效果,疗程和间隔期长短按病情因人而宜。MP 冲击疗法只能解决急性期的症状,疗效不能持久,必须与环磷酰胺冲击疗法配合使用,否则病情容易反复。

SLE 患者使用的激素疗程较漫长,故应注意保护下丘脑-垂体-肾上腺轴,避免使用对该轴影响较大的地塞米松等长效和超长效激素。激素的副作用除感染外,还包括高血压、高血糖、高血脂、低钾血症、骨质疏松、无菌性骨坏死、白内障、体重增加、水钠潴留等。应记录血压、血糖、血钾、血脂、骨密度、胸片等作为评估基线,并定期随访。应注意在发生重症 SLE、尤其是危及生命的情况下,激素的副作用如股骨头无菌性坏死并非是使用大剂量激素的绝对禁忌。大剂量 MP 冲击疗法常见副作用包括脸红、失眠、头痛、乏力、血压升高、短暂的血糖升高;严重副作用包括感染、上消化道大出血、水钠潴留、诱发高血压危象、诱发癫痫大发作、精神症状、心律失常,有因注射速度过快导致突然死亡的报道,所以甲基泼尼松龙冲击治疗应强调缓慢静脉滴注 60 分钟以上;用药前需注意水、电解质和酸碱平衡。

2)环磷酰胺(Cyclophosphamide,CP):是主要作用于 S 期的细胞周期特异性烷化剂,通过影响 DNA 合成发挥细胞毒作用。其对体液免疫的抑制作用较强,能抑制 B 细胞增殖和抗体生成,且抑制作用较持久,是治疗重症 SLE 的有效药物之一,尤其是在狼疮性肾炎和血管炎患者中,环磷酰胺与激素联合治疗能有效地诱导疾病缓解,阻止和逆转病变的发展,改善远期预后。目前普遍采用的标准环磷酰胺冲击疗法是:0.75～1.0g/m^{2}体表面积,加入生理盐水 200ml 中静脉滴注,每 3～4 周 1 次。多数患者 6～12 个月可以缓解病情而进入巩固治疗阶段,还常需要继续环磷酰胺冲击治疗,逐渐延长用药间歇期,至约 3 个月 1 次,维持数年。过去认为环磷酰胺累积剂量不应超过 9～12g 以上,新近的研究提示,环磷酰胺累积剂量可以至 30g,可以使 LN 的远期疗效更为巩固,且安全性并未由此降低。但是,由于各人对环磷酰胺的敏感性存在个体差异,年龄、病情、病程和体质使其对药物的耐受性有所区别,所以治疗时应根据患者的具体情况,掌握好剂量、冲击间隔期和疗程,既要达到疗效,又要避免不良反应。白细胞计数对指导治疗有重要意义,治疗中应注意避免导致白细胞过低,一般要求白细胞数量不小于 3.0×10^9/L。环磷酰胺冲击治疗对白细胞影响有一定规律,一次大剂量环磷酰胺进入体内,第 3 天左右白细胞开始下降,7～14 天至低谷,之后白细胞逐渐上升,至 21 天左右恢复正常。对于间隔期少于 3 周者,更应密切注意监测血象。大剂量冲击前必须先查血常规。

除白细胞减少和诱发感染外,环磷酰胺冲击治疗的副作用主要包括:性腺抑制(尤其是女性的卵巢功能衰竭)、胃肠道反应、脱发、肝功能损害,少见远期致癌作用(主要是淋巴瘤等血液系统肿瘤),出血性膀胱炎、膀胱纤维化和膀胱癌在长期口服环磷酰胺治疗者常见,而间歇环磷酰胺冲击治疗罕见。

3)硫唑嘌呤:为嘌呤类似物,可通过抑制 DNA 合成发挥淋巴细胞的细胞毒作用。疗效不及环磷酰胺冲击疗法,尤其在控制肾脏和神经系统病变效果较差,而对浆膜炎、血液系统、皮疹等较好。用法:每日 1～2.5mg/kg,常用剂量 50～100mg/d,即 50mg 每日口服 1～2 次。副作用包括骨髓抑制、胃肠道反应、肝功能损害等。少数对硫唑嘌呤极敏感者用药短期就可出现严重脱发和造血危象,引起严重粒细胞和血小板缺乏症,轻者停药后血象多在 2～3 周内恢复正常,重者则需按粒细胞缺乏或急性再障处理。以后不宜再用。

4)甲氨蝶呤:二氢叶酸还原酶拮抗剂,通过抑制核酸的合成发挥细胞毒作用。疗效不及环磷酰胺冲击疗法,但长期用药耐受性较佳。剂量 10～15mg,每周 1 次。主要用于关节炎、肌炎、浆膜炎和皮肤损害为主的 SLE。主要副作用有胃肠道反应、口腔黏膜糜烂、肝功能损害、骨髓抑制,偶见甲氨蝶呤导致肺炎和肺纤维化。

5)环孢素:可特异性抑制 T 淋巴细胞 IL-2 的产生,发挥选择性的细胞免疫抑制作用,是一种非细胞毒免疫抑制剂。在治疗 SLE 方面,对狼疮性肾炎(特别是Ⅴ型 LN)有效,可用环孢素每日剂量 3～5mg/kg,分 2 次口服。用药期间注意肝、肾功能及高血压、高尿酸血症、高血钾等,有条件者应测血药浓度,调整剂量,血肌酐较用药前升高 30%,需要减药或停药。环孢素对 LN 的总体疗效不如环磷酰胺冲击疗法,而且价格昂贵、毒副作用较大、停药后病情容易反跳。

6)霉酚酸酯:为次黄嘌呤单核苷酸脱氢酶的抑制剂,可抑制嘌呤从头合成途径,从而抑制淋巴细胞活化。霉酚酸酯治疗狼疮性肾炎有效,能够有效地控制Ⅳ型 LN 活动。每日剂量按体重 10～30mg/kg,分 2 次口服。

(3)狼疮危象的治疗:治疗目的在于挽救生命,保护受累脏器,防止后遗症。通常需要大剂量甲基泼尼松龙冲击治疗,针对受累脏器的对症治疗和支持治疗,以帮助患者度过危象。后继的治疗可按照重型 SLE 的原则,继续诱导缓解和维持巩固治疗。

1)急进性肾小球肾炎:表现为急性进行性少尿,浮肿,蛋白尿/血尿,低蛋白血症,贫血,肾功能进行性下降,血压增高,高血钾,代谢性酸中毒等。B 超肾脏体积常增大,肾脏病理往往呈新月体肾炎,多符合 WHO 的 LN 的Ⅳ型。治疗包括纠正水、电解质酸碱平衡紊乱、低蛋白血症,防治感染,纠正高血压、心衰等合并症,保护重要脏器,必要时需要透析支持治疗。在评估 SLE 活动性和全身情况及有无治疗反指征的同时,应抓紧时机肾穿,判断病理类型和急慢性指标,制定治疗方案。对明显活动、非肾脏纤维化/硬化等不可逆病变为主的患者,应积极使用激素[泼尼松≥2mg/(kg·d)],并可使用大剂量 MP 冲击疗法。

2)神经精神狼疮:必须除外化脓性脑膜炎、结核性脑膜炎、隐球菌性脑膜炎、病毒性脑膜炎等中枢神经系统感染。弥漫性神经精神狼疮在控制 SLE 的基础药物上强调对症治疗,包括抗精神病药物(与精神科医生配合),癫痫大发作或癫痫持续状态时需积极抗癫痫治疗,注意加强护理。ACL 相关神经精神狼疮,应加用抗凝、抗血小板聚集药物。有全身血管炎表现的明显活动证据,应用大剂量甲基泼尼松龙冲击治疗。

3)重症血小板减少性紫癜:血小板<2 万/mm^3,有自发出血倾向,常规激素治疗无效[1mg/(kg·d)],应加大激素用量至 2mg/(kg·d)以上。静脉输注大剂量人体免疫球蛋白(IVIG),对重症血小板减少性紫癜有效。标准的 IVIG 疗法是:每日剂量按体重 0.4g/kg,静脉滴注,连续 5 天为 1 疗程。IVIG 一方面对 SLE 本身具有免疫治疗作用,另一方面具有非特异性的抗感染作用,可以对大剂量 MP 和环磷酰胺的联合冲击治疗所致的免疫力挫伤起到一定的保护作用,能够明显提高各种狼疮危象治疗的成功率。无骨髓增生低下的重症血小板减少性紫癜,还可试用其他免疫抑制剂如 CP、环孢素等。其他药物包括达那唑、三苯氧胺、维生素 C 等。内科保守治疗无效,可考虑脾切除。

4)弥漫性出血性肺泡炎和急性重症肺间质病变:部分弥漫性出血性肺泡炎的患者起病可无咯血,支气管镜有助于明确诊断。该病极易合并感染,常同时有大量蛋白尿,预后很差。治疗迄无良策。对 SLE 肺脏累及应提高警惕,结合 SLE 病情系统评估、影像学、血气分析、纤支镜等手段,以早期发现,及时诊断。治疗方面包括氧疗,必要时机械通气,控制感染和支持治疗。可试用大剂量 MP 冲击治疗,IVIG,血浆置换等。

5)严重的肠系膜血管炎:常需 2mg/(kg·d)以上的每日激素剂量方能控制病情。应注意水、电解质酸碱平衡,加强肠外营养支持,防治合并感染,避免不必要的手术探查。一旦并发肠坏死、穿孔、中毒性肠麻痹,应及时手术治疗。

(二)中医治疗

1. 中医辨证论治

(1)毒热炽盛

【证候】高热烦躁,面部红斑或出血斑,肌肉酸痛,关节疼痛,精神恍惚,严重时神昏谵语,抽搐,口渴思冷饮,舌质红绛,苔黄,或见镜面舌,脉数。

【治则】清营解毒,凉血护阴。

【方药】解毒凉血汤(《赵炳南临床经验集》)加减。羚羊角粉 0.6g(分冲),金银花炭 15g,生地炭 15g,玄参 15g,天花粉 15g,白茅根 30g,板蓝根 30g,石斛 15g,草河车 15g,白花蛇舌草 30g。

(2)脾肾两虚

【证候】面色㿠白,少气懒言,腰膝酸冷,便溏或五更泄泻;或小便不利,面浮肢肿,甚则腹胀如鼓。舌质淡胖或边有齿痕,苔白滑,脉沉细,或头晕目眩,失眠多梦,耳鸣健忘,腰膝酸软,两胁作痛,五心烦热,颧红盗汗,女子月经量少,甚或口舌生疮,时有低热,舌红少苔,脉细数。

【治则】健脾益肾,调和阴阳。

【方药】十全大补汤(《太平惠民和剂局方》)加减。黄芪 30g,太子参 15g,白术 10g,党参 15g,熟地 15g,茯苓 10g,菟丝子 15g,女贞子 15g,车前子 15g,肉桂 10g,丹参 15g,淫羊藿 10g,鸡血藤 30g,草河车 15g,白花蛇舌草 30g。

(3)气阴两伤

【证候】高热后或持续低热,手足心热,心烦,少气懒言,面色不华,视物模糊,失眠,关节疼痛,脱发,舌质红无苔,脉细数而软。

【治则】养阴益气,活血通络。

【方药】益胃汤(《温病条辨》)加减。南沙参、北沙参各 15g,玄参 30g,石斛 15g,玉竹 10g,党参 15g,生黄芪 30g,当归 10g,丹参 15g,鸡血藤 15g,秦艽 15g,乌蛇 10g。

(4)脾虚肝郁

【证候】自觉肝区作痛,腹胀纳呆,头昏目眩,失眠多梦,皮肤红斑,瘀斑或舌有紫斑,重者肝脾肿大,呕血便血,女子月经不调或闭经,脉弦。

【治则】健脾舒肝,活血理气。

【方药】逍遥散(《太平惠民和剂局方》)加减。枳壳 10g,柴胡 10g,茯苓 15g,白术 10g,陈皮 10g,薏苡仁 30g,厚朴 10g,茵陈 30g,五味子 10g,赤芍 10g,丹参 15g,白花蛇舌草 30g。

(5)气血瘀滞

【证候】倦怠,无力,纳差,皮损有所泛发常呈慢性盘状红斑狼疮损害,舌质暗红,苔薄白或见光面舌,脉沉或沉细。

【治则】活血化瘀,软坚散结。

【方药】秦艽丸方(《太平圣惠方》)加减。漏芦 10g,秦艽 15g,乌蛇 6g,白花蛇舌草 30g,鬼箭羽 15g,连翘 10g,鸡冠花 10g,玫瑰花 10g,丹参 15g,青蒿 30g,茵陈 15g。

2. 外治

(1)熨法:炭灰 5L,蚯蚓粪 1L,红花 150g,诸药加醋炒热,帛裹作 2～3 包,轮熨受损关节。

(2)脐疗:鲜石见穿草(红者佳,连枝俱用。如秋冬根茎俱老,用鲜叶)、铁扫帚草各 3g,共捣烂,扎脐眼内。隔日 1 次。

(3)针脐周三穴法:选天枢(双)、阴交、水分穴,这三穴简称脐周三穴。毫针刺,平调法提插捻转,要达到得气和针感放射,天枢穴要求针感放射到腹股沟,阴交穴放射到阴器,水分穴放射到胃脘和脐下。得气后留针 15 分钟,每日或隔日针 1 次,10 天为 1 疗程,主要治疗关节肌肉病变。

(周　兴)

第二十二节　淋　病

淋病(gonorrhea)是由淋球菌感染引起的泌尿生殖系统的化脓性感染。临床上以尿频、尿急、尿痛、排尿不畅、尿道口有分泌物等为主要表现。人类对淋球菌几乎没有免疫力,也没有预防疫苗。淋球菌感染者有10%的男性和50%以上的女性无明显症状，成为带菌者而引起传播。

淋病几乎可以发生于任何年龄，目前临床上淋病患者主要为性生活比较活跃的中青年，特别是青年。男性高发年龄组为20～24岁，女性高发年龄组为15～19岁。淋病是一种在世界上广泛流行的性病。我国解放前，淋病的流行十分严重。解放初期淋病占性病的第二位，到20世纪60年代中期，淋病在我国基本消灭。随着我国的改革开放，20世纪80年代淋病又重新传入我国，从沿海城市向内陆城市蔓延，而且每年发病率增长很快。淋病的发病有明显的季节性。每年7～10月份发病率最高，12月至次年3月份发病率最低。目前高收入阶层发病率下降，普通收入阶层发病率增加；大城市人口感染逐渐下降，中小城市人口感染增加；淋病从城市走向农村，农村患者增多。据世界卫生组织估计，全世界每年约有6200万新病例发生。在欧洲淋病的发病率下降很快，在瑞典、德国等一些发达国家几乎得到控制，而在北美发病率下降要慢。一些发展中国家淋病流行问题仍很严重。

目前，我国以暗娼为主要传染源。轻症或无症状的淋病患者是重要的传染源。此外，通过医务人员的手和器具可引起医源性感染。人是淋球菌的惟一天然宿主，淋病患者是传播淋病的主要传染源，主要通过不洁性交而传染，但也可以通过非性接触途径传播。一次性交男性传染给女性的感染率为50%～90%，女性传染给男性的为25%～50%，感染率与性交次数成正比。非性接触传染主要是接触患者含淋病双球菌的分泌物或污染的用具，如污染的衣裤、被褥、床上用品、寝具、毛巾、浴盆、马桶圈和手等间接传染。女性因其尿道和生殖道短，很易感染。儿童淋病很少见，以3～7岁幼女为主，多因通过接触被淋球菌污染的物品如便器、毛巾、浴盆等而间接传染，也可因性虐待而直接被传染，表现为阴道炎、外阴炎及尿道炎。妊娠期妇女淋病患者，可引起羊膜腔内感染，包括胎儿感染。淋病患者自身感染，例如用污染的手碰到自己的眼睛，可引起急性淋菌性结膜炎。

淋病是一种较为古老的疾病，在2000年前的医书中就有类似症状的记载，属中医"淋证"、"淋浊"、"毒淋"的范畴。但是出现淋病的确切年代还不能肯定，中医学中的淋证，指排尿不畅，点滴而下，甚或茎中作痛。"淋"首见于《黄帝内经·素问》，如"小便赤黄甚则淋也"，但此处淋主要是指泌尿系感染。隋·巢元方《诸病源候论》一书把淋证分为石淋、痨淋、血淋、气淋、膏淋5种，很多人认为此处膏淋已包括了一部分淋病的内容，但颇有争议，某些学者认为膏淋是指乳糜尿或前列腺炎，并不包括淋病。中医文献中首次肯定记载淋病的是明·孙一奎《赤水玄珠》，"若小便行将而痛者，气之滞也；行后而痛者，气之陷也；若小便频数而痛，此名淋浊"。这里不但记录了淋病的疼痛、尿浊等主要症状，而且分析了它的病机。近代中医多将淋病称为"毒淋"或"花柳毒淋"，如《医学衷中参西录》就记载有治毒淋的"毒淋汤"。

一、病因

（一）西医病因

该病病原体为淋病奈瑟菌，或称淋病双球菌，为革兰染色阴性的双球菌。只能感染人，离开人体不易生长。淋球菌对黏膜有特殊亲和力，尤其是对柱状上皮或移行上皮组成的黏膜，易引起局部急性炎症或使患者成为带菌者。

正常情况下，尿液无菌，由于尿液不断冲洗尿道使浸入的微生物很难在泌尿道定居，而淋球菌容易在尿路上寄生，主要是由于淋球菌有菌毛，使得淋球菌对单层柱状上皮细胞和移行上皮细胞，如前尿道、子宫颈、后尿道、膀胱黏膜敏感，极容易黏附在上述细胞之上。淋球菌在酸性尿中（pH<5.5）很快杀死，因而膀胱和肾脏不易被感染，而前列腺液含有精胺及锌，故可受淋球菌感染。

（二）中医病因病机

中医淋病认为由宿娼恋色或误用秽浊之器具，湿热秽浊之气由下焦前阴窍口入侵，熏灼尿道，阻滞于膀胱，局部气血运行不畅，气化失司，则尿频、尿急、尿痛、排尿不畅。湿热熏蒸，精败肉腐，则出现尿道口有脓性分泌物。秽浊湿热之邪伤及血络，则出现尿血。或肝郁气滞，郁久化火，膀胱气化不行，水道不利，清浊不分而发为淋，伴有情绪低落、郁郁寡欢、急躁易怒等精神症状。

湿热秽浊之气久恋，一则伤津耗气；一则阻滞气血，久病及肾，导致肾虚阴亏，或肾失温煦，瘀结内阻，表现为周身倦怠乏力、精神委靡、腰膝酸软、失眠等虚象。久淋不愈，或伤及脾脏，脾虚则中气下陷，脂液下泄，则见淋浊，伴有面色不华，少食纳呆，尿后余沥不尽，会阴少腹重坠不适等症状。病程日久，形成本虚标实，由实致虚，虚实夹杂之证。或湿热秽毒之邪太盛，流窜而侵及他脏，如精室、肾子、胞宫等；甚或热毒入络，侵入营血，引起复杂病症。

二、病理

尿道及阴道内的寄生菌群对淋球菌的生长有一定的抑制作用。这些菌群的存在给体内提供了一些自然抵抗力。黏膜表面存在有乳铁蛋白，铁对淋球菌的长生繁殖是必需的，如环境中铁的浓度处于低水平时，则淋球菌的生长受限。淋球菌对不同细胞敏感性不同，对前尿道黏膜的柱状上皮细胞最敏感。因而前尿道最容易被感染，后尿道及膀胱黏膜由移行上皮组成，淋球菌对其敏感性不及柱状细胞，因而被淋球菌感染的机会比前尿道差。舟状窝黏膜由复层鳞状细胞组成，而多层鳞状上皮细胞不易被淋球菌所感染。淋球菌借助菌毛，蛋白Ⅱ和IgA分解酶迅速与尿道、宫颈上皮黏合。淋球菌外膜蛋白Ⅰ转至尿道的上皮细胞膜，淋球菌即被柱状上皮细胞吞蚀，然后转移至细胞外黏膜下，通过其内毒素脂多糖、补体及IgM的协同作用，在该处引起炎症反应。30小时左右开始引起黏膜的广泛水肿粘连，并有脓性分泌物出现。当排尿时，受粘连的尿道黏膜扩张，刺激局部神经引起疼痛。由于炎症反应及黏膜糜烂、脱落，形成典型的尿道脓性分泌物。由于炎症刺激尿道括约肌痉挛收缩，发生尿频、尿急。若同时有黏膜小血管破裂，则出现终末血尿。细菌进入尿道腺体及隐窝后亦可由黏膜层侵入黏膜下层，阻塞腺管及窝的开口，造成局部脓肿。在这个过程中，机体局部及全身产生抗体，机体对淋球菌的免疫表现在各个方面，宿主防御淋球菌的免疫主要依赖于IgG和IgM，而IgA也能在黏膜表面起预防感染的作用。患淋球菌尿道炎的男性尿道分泌物常对感染的淋球菌的抗体反应，即为黏膜抗体反应。这些抗体除了IgA外，还有IgG和IgM。血清抗体反应方面，在淋球菌感染后，血清IgG、IgM和IgA水平升高，IgA为分泌性抗体，从黏膜表面进入血液，这些抗体对血清的抗体-补体介导的杀菌作用相当重要，它们对血清敏感菌株所致的淋球菌菌血症具有保护作用。一般炎症不会扩散到全身，若用药对症、足量，局部炎症会慢慢消退。炎症消退后，坏死黏膜修复，由鳞状上皮或结缔组织代替。严重或反复的感染，结缔组织纤维化，可引起尿道狭窄。若不及时治疗，淋球菌可进入后尿道或宫颈，向上蔓延引起泌尿生殖道和附近器官的炎症，如尿道旁腺炎、尿道球腺炎、前列腺炎、精囊炎、附睾炎、子宫内膜炎等。严重者可经血行散播至全身。淋球菌还可长时间潜伏在腺组织深部，成为慢性淋病反复发作的原因。这些被感染器官炎症消退后结缔组织纤维化可引起输精管或输卵管狭窄、梗阻，继发男性不育和宫外孕等。

三、临床表现

（一）潜伏期

淋病双球菌进入尿道后可分为3个阶段。第一阶段：侵入尿道，需36小时方能深入黏膜下层开始生长；第二阶段：发育阶段，淋病双球菌侵入机体约36小时内完成一个生活周期；第三阶段：排毒阶段，部分淋病双球菌死亡后，排出内毒素，从而引起组织对毒素的反应，开始出现临床症状。

一般说，临床症状在感染72小时之后发生，由于机体抵抗力强、淋病双球菌繁殖速度慢及其致病力弱、日常用药影响、患者反应及耐受状况等原因，淋病双球菌在人体内虽已寄生、繁殖致病，但没有临床症状。感染可累及尿道、子宫颈、直肠、咽部。据报道，对无症状淋病患者进行尿道和子宫颈取材培养检查，淋病双球菌检出率男性达78%，女性为57%，平均为69%，无症状型者可迁延多年或终生无症状。但若身体虚弱、抵抗力差、性生活过度、酗酒等因素可缩短潜伏期，故潜伏期为2～10天，平均为3～5天。

（二）男性淋病

1. 男性无合并症淋病

（1）急性淋菌性尿道炎（急性淋病）：潜伏期为

1～14天，常为2～5天。初起，为急性前尿道炎，尿道口红肿、发痒及轻微刺痛，继而有稀薄黏液流出，引起排尿不适，约2天后，分泌物变得黏稠，尿道口溢脓，脓液呈深黄色或黄绿色，同时伴有尿道不适症状加重，红肿发展到整个阴茎龟头及部分尿道，出现尿频、尿急、尿痛、排尿困难、行动不便，夜间阴茎常有痛性勃起。可有腹股沟淋巴结肿大，红肿疼痛，亦可化脓。急性症状第1周最严重，若不治疗，持续1个月左右症状逐渐减轻或消失。急性前尿道炎发病2周后，50%～70%的患者有淋球菌侵犯后尿道，表现为尿意窘迫、尿频、急性尿潴留。尿痛特点是排尿终末时疼痛或疼痛加剧，呈针刺样，有时出现会阴坠痛，可出现终末血尿。病情经过1～2周，症状逐渐消失。全身症状一般较轻，少数可有发热达38℃左右，全身不适，食欲不振等(图40-24)。

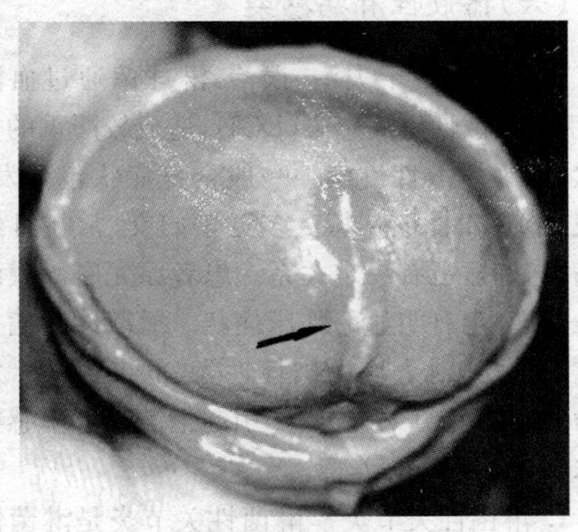

图40-24　急性淋菌性尿道炎

(2)慢性淋菌性尿道炎(慢性淋病)：症状持续2个月以上，称为慢性淋菌性尿道炎。因为治疗不彻底，淋球菌可隐伏于尿道体、尿道旁腺、尿道隐窝，使病程转为慢性。如患者体质虚弱，患贫血、结核病时，病情一开始就呈慢性经过，多为前、后尿道合并感染，好侵犯尿道球部、膜部及前列腺部。临床表现尿道常有痒感，排尿时有灼热感或轻度刺痛、尿流细、排尿无力、滴尿。多数患者于清晨尿道有少量浆液痂封口，若挤压阴部或阴茎根部常见稀薄黏液溢出。尿液基本清晰，但有淋丝。

2. 男性有合并症淋病　男性患者，由于失治、误治，淋病双球菌不但侵犯尿道，而且进一步发展，进入前列腺、精囊、附睾、睾丸等部位，即男性淋菌性尿道炎易并发前列腺炎、精囊炎和附睾炎。这些均称为男性有合并症淋病。

(1)淋病合并前列腺炎的症状：急性前列腺炎发病前1天或半天尿道常忽然停止排脓或脓液减少。患者有高热、排尿频数及疼痛。直肠检查示前列腺肿大，有触痛。肛指检查，前列腺有压痛。尿液混浊，如治疗不及时，前列腺可形成脓肿。慢性前列腺炎患者一般无明显自觉症状，起床后第一次排尿，尿道口有封口现象，挤压阴茎时有少量白色分泌物排出。分泌物检查可发现上皮细胞、少数脓细胞和淋菌。

(2)淋病合并精囊炎的症状：急性时有发热、尿频、尿痛，末段尿混浊并带血，直肠检查可触及肿大的精囊并有剧烈的触痛。慢性时无自觉症状，直肠检查示精囊发硬，有纤维化。

(3)淋病合并附睾炎的症状：一般合并于急性尿道炎后，单侧居多。有低热，附睾肿大触痛，同侧腹股沟和下腹部有反射性抽痛。触诊示附睾肿大，有剧烈的触痛。尿常混浊。

(4)男性淋病可合并尿道狭窄：淋病反复发作者可引起尿道狭窄，少数发生输精管狭窄甚至梗死，进而继发精液囊肿和不育。

(三)女性淋病

1. 女性无合并症淋病　女性无合并症淋病常表现为淋菌性尿道炎、尿道旁腺炎及淋菌性前庭大腺炎，这是由女性的解剖特点决定的。由于女性的尿道短，很容易被淋球菌感染，也容易感染尿道旁的腺体，而女性的阴道黏膜有很强的抗病能力，其分泌物本身具有抗病杀菌的能力，故女性淋病常不表现为阴道炎，但在女性的宫颈口常有感染。女性无合并症淋病的一般表现如下：

(1)尿道炎、尿道旁腺炎：尿道口红肿、湿润，有浆液性或脓性分泌物，尿道有灼热感或尿痛、排尿困难，严重的尿痛和排尿困难常伴有血尿。

(2)子宫颈炎：几乎所有淋病妇女都患有子宫颈炎。检查时，可见子宫颈口红肿，颈口周围有糜烂，分泌物初始为黏液性，以后转为脓性，有黏液脓性分泌物溢出，可流至阴道内，随白带流出体外。触痛，易出血。子宫颈口糜烂处偶有出血点。白带多，经期间子宫出血和月经过多。此时白带可带血丝或呈脓血性白带，有恶臭气味，并可出现下腹痛或腰痛。子宫颈口分泌物涂片可查到淋病双球菌。由于带菌的脓液污染外阴及摩擦，可引起外阴红肿发炎和糜烂。尿道口红肿，也有脓性分泌物。排尿困难，尿频、尿急、尿病。

(3)前庭大腺炎：女性淋病中有 1/5～1/4 患者出现，其症状为前庭大腺红肿、疼痛。前庭大腺开口与阴道两旁易受阴道和尿道排出的脓液污染而发炎，严重时可形成前庭大腺脓肿。

2. 女性有合并症淋病　女性淋病的主要合并症为淋菌性盆腔炎。包括：

(1)急性输卵管炎：下腹部坠胀、疼痛（可向背、腿部放射），性交困难，月经不调，经期间出血，白带多。伴有发热，头痛，全身不适，恶心，呕吐。腹部触诊：附件部压痛。双手扪诊，宫颈有推举痛，子宫一侧有压痛、触痛，可扪及附件肿块和增粗的输卵管。

(2)子宫内膜炎。

(3)继发性输卵管卵巢脓肿及破裂后所致的盆腔脓肿、腹膜炎等。

由于失治、误治，女性淋病患者极容易由泌尿生殖器的感染进一步发展为盆腔及附件感染，引起严重的后果，如不孕、腹痛，甚至危及生命。

当女性淋病并发有输卵管炎时，可导致不孕。女性淋病引起不孕症的发病率为 20%左右，随着感染次数的增加，不孕症发生率升高。对于感染 3 次以上淋病的妇女，不孕症发生率可达 70%。宫颈淋菌性炎症可导致早期破膜，羊膜腔内感染，胎儿宫内感染，胎儿宫内发育迟缓，早产等。新生儿因早产，体重低，败血症的发病率和死亡率很高。产后淋球菌上行感染，可引起子宫内膜炎、产褥热，严重时引起产后败血症。

(四)儿童淋病

由于幼女阴道上皮为柱状上皮，加上雌激素分泌很少，阴道上皮细胞缺乏糖原，阴道内缺乏阴道杆菌，不能保持阴道内应有的酸度，因而很容易受淋菌侵袭，感染淋病双球菌后也较易生长繁殖。另外，由于幼女宫颈体发育不全，淋病双球菌不易侵入内生殖器，临床上表现为外阴及阴道部炎症，如尿频、尿急、尿痛、阴道口流脓、阴部红肿等。脓性分泌物较多时，可流至肛门，引起刺激症状，使肛周黏膜皮肤发生红肿溃破，严重时可感染直肠，引起幼女淋菌性直肠炎。

小儿淋病主要来自父母的性传播病。同时因为小儿抵抗力差，往往发病较为严重。新生儿在经过母亲产道时，还可引起化脓性的眼结膜炎，如治疗不及时容易造成失明。该病可采用抗生素进行治疗，但因耐药菌株的不断产生，治疗效果常受到影响。

(五)其他部位的淋病

除泌尿生殖器部位的淋病外，其他部位也可以有淋病。像淋菌性结膜炎、淋菌性咽炎、直肠淋病都是常见的除泌尿生殖器部位之外的淋病。

(六)播散性淋病感染

淋病患者由于失治、误治，淋球菌通过血液流动，引起播散性淋病感染(DGI)，造成较严重的全身症状，称为播散性淋病。一般全身症状包括发热、寒战、不适和食欲不振。多见于妇女，常在月经期发病，与妊娠也有一定关系。患者原先有黏膜淋菌感染，不一定有明显的临床症状。播散性淋病是最严重的淋病，对人体的破坏性大，危害很大。发病率为淋病患者的 1%左右。引起播散性淋菌感染的菌株多为 AHU-营养型。

1. 淋菌性关节炎　淋菌性关节炎是淋菌性菌血症的合并症之一。所谓淋菌性菌血症，即淋球菌进入血液，并在血液中大量繁殖。在菌血症阶段可以是多发性关节炎，表现为大、小关节疼痛，红肿，甚至于关节腔出现脓液，在关节周围出现脓性皮疹，取皮疹作淋球菌培养为阳性。在菌血症后可为局限性大关节炎，可导致骨质破坏，引起纤维化、骨关节僵直。关节腔液检查有淋菌存在。

2. 淋菌性败血症　淋菌性败血症多为女性，常在月经期和妊娠期发生。可有间隙性发热、寒战和关节疼痛。在四肢远端及关节附近常出现皮疹，可有红斑、水疱、脓疱等损害，周围有红晕。可伴有脑膜炎、心内膜炎和心包炎等严重疾患。

四、实验室检查

目前在临床上仍以涂片镜检和培养为主。脓

性分泌物通常取自尿道口、宫颈口、阴道(幼儿)、尿道旁腺和前庭大腺的开口部和眼等。此外,尿液(男)、血液、关节液和脓疱内容物中,也都可能含有淋球菌(DGI)。淋球菌实验室检查包括涂片镜检、培养检查、抗原检测及 PPNG 测定和基因诊断。

1. 涂片检查 取患者尿道分泌物或宫颈分泌物,作革兰染色,在多形核白细胞内找到革兰阴性双球菌。涂片对有大量脓性分泌物的单纯淋菌性前尿道炎患者,此法阳性率在 90%左右,可以初步诊断。女性宫颈分泌物中杂菌多,敏感性和特异性较差,阳性率仅为 50%~60%,且有假阳性,因此世界卫生组织推荐用培养法检查女性患者。慢性淋病由于分泌物中淋球菌较少,阳性率低,因此要取前列腺按摩液,以提高检出率。

咽部涂片发现革兰阴性双球菌不能诊断淋病,因为其他奈瑟菌属在咽部是正常的菌群。另外,对症状不典型的涂片阳性应做进一步检查。

2. 培养检查 淋球菌培养是诊断的重要佐证,培养法对症状很轻或无症状的男性、女性患者都是较敏感的方法,只要培养阳性就可确诊,在基因诊断问世以前,培养是世界卫生组织推荐的筛选淋病的惟一方法。目前国外推荐选择培养基有改良的 Thayer-Martin(TM)培养基和 New York City (NYC)培养基。国内采用巧克力琼脂或血琼脂培养基,均含有抗生素,可选择地抑制许多其他细菌生长。在 36℃,70%湿度,含 5%~10% CO_2(烛缸)环境中培养,24~48 小时观察结果。培养后还需进行菌落形态、革兰染色、氧化酶试验和糖发酵试验等鉴定。培养阳性率男性 80%~95%,女性 80%~90%。

在培养阳性后进一步做药敏试验。用纸片扩散法做敏感试验,或用琼脂平皿稀释法测定最小抑菌浓度(MIC),用以指导选用抗生素。

3. 抗原检测

(1)固相酶免疫试验(EIA):可用来检测临床标本中的淋球菌抗原,在流行率很高的地区而又不能做培养或标本需长时间远送时使用,可以在妇女人群中用来诊断淋球菌感染。

(2)直接免疫荧光试验:通过检测淋球菌外膜蛋白Ⅰ的单克隆抗体做直接免疫荧光试验。

但目前在男女两性标本的敏感不高,特异性差,加之实验人员的判断水平,故该实验尚不能推荐用来诊断淋球菌感染。

4. PPNG 检测 β-内酰胺酶,用纸片酸度定量法,使用 Whatman Ⅰ号滤纸 PP-NG 菌株能使其颜色由蓝变黄,阳性为 PPNG,阴性为 N-PPNG。

5. 基因诊断 包括淋球菌的基因探针诊断和基因扩增检测。探针技术检测淋球菌的方法,比培养方法在灵敏度、特异性和方便性上有了很大提高,但其仍有一定的局限性,如多数情况下需要标本的淋球菌浓度很高。PCR 技术和连接酶链反应的出现进一步提高了检测淋球菌的灵敏性,它具有快速、灵敏、特异、简便的优点,可以直接检测临床标本中极微量的病原体。

但是 PCR 对实验室的要求很高,条件控制很严格,我国大部分医院的实验室条件都不能满足要求,误诊率很高。卫生部明文规定不得以 PCR 的结果作为诊断依据。基因检验技术(PCR 法)主要在有条件的单位进行。

五、诊断和鉴别诊断

(一)诊断

1. 不洁性生活史或配偶感染史 有不洁性生活史或配偶感染史,或有通过间接接触传染史,新生儿母亲有淋病史。

2. 临床表现 淋病的主要症状有尿频、尿急、尿痛、尿道口流脓,或宫颈口、阴道口有脓性分泌物等。或有淋菌性结膜炎、肠炎、咽炎等表现,或有播散性淋病症状。

3. 实验室检查 男性急性淋病性尿道炎涂片检查有初步诊断意义,对女性仅做参考,应进行培养,以证实淋球菌感染。有条件的地方采用基因诊断方法确诊。

(二)鉴别诊断

1. 非淋菌性尿道炎 潜伏期较长,为 7~21 天。尿道分泌物较少或没有,为浆液性或黏液性分泌物,稀薄,症状轻微,无全身症状。其病原体主要为沙眼衣原体、解脲支原体。

2. 念珠菌性阴道炎 主要临床症状为外阴、阴道瘙痒,白带增多,白带呈白色水样或凝胶样,阴道黏膜充血、水肿，白膜黏附，白膜脱落处有轻度糜烂。白膜镜检可见到孢子和菌丝。

3. 滴虫性阴道炎　主要临床症状为阴道瘙痒，分泌物多呈泡沫状。阴道黏膜及宫颈充血明显，有出血点呈特征性草莓状外观。阴道黏膜常出血，分泌物带血性。分泌物中可查出滴虫。

4. 细菌性阴道炎　白带增多，呈灰色，均匀一致，pH值增高，有鱼腥味。涂片可见乳酸杆菌减少，革兰阴性菌增多。

六、治疗

治疗原则：①早期诊断，早期治疗；②及时、足量、规则的用药；③针对不同的病情采用不同的治疗方法；④对性伙伴追踪，同时治疗；⑤治疗后随诊复查；⑥注意同时有无衣原体、支原体感染。

(一)西医治疗

1. 无合并症淋病　是早期没有任何其他合并症的单纯性淋菌性尿道炎，一般治疗效果好。只要按照如下方案治疗就能彻底治愈，具体方案为：

(1)水剂普鲁卡因青霉素G：480万U分两侧臀部肌肉注射。同时口服丙磺舒1g。亦可320万～1000万U一天用氯化钠稀释，静脉滴注。

(2)苄星青霉素G(又称长效西林)：480万U分两侧臀部肌肉注射。同时口服丙磺舒1g。

(3)水剂青霉素G：160万U肌注，每日3次，共3天。

(4)氨苄青霉素：0.25～1g，每日4次口服。每日2～6g，分次肌注或稀释滴注。

(5)羟氨苄青霉素：每日1～3g，分3～4次口服。

以上治疗方案根据具体情况任选一种即可。在注射以上药物时一定要作青霉素皮试，如青霉素过敏者，可用如下治疗方案：

(1)四环素：首量1g，后用0.5g，每日4次，共7天。适用于青霉素过敏者。

(2)红霉素：首量1g，后用0.5g，每日4次，共7天。适用于青霉素过敏者。

(3)氟哌酸：800mg，1次口服。

(4)壮观霉素(淋必治)：男性2g，女性4g，1次肌注。适用于耐青霉素菌株患者。

(5)头孢三嗪(菌必治)：0.25～1g，肌肉注射。或稀释后静脉滴注。适用于耐青霉素菌株患者。

(6)氟嗪酸(泰利必妥)：200mg，每日3次，共3天。或400mg(女性用600mg)，1次口服。

(7)氧氟沙星(氟嗪酸)：300～600mg，每日分2次口服；亦可用氧氟沙星注射液静脉滴注，不可滴快。

(8)先锋五号(头孢唑啉钠)：2～6g，分多次肌注或稀释后静脉滴注。

(9)环丙沙星：250～500mg，每日分2次口服，亦可静脉滴注。不宜跟茶碱类药物同时使用。

(10)阿奇霉素：1000mg，1次口服。

(11)以安美汀等青霉素类抗生素加红霉素族药物联合口服抗菌治疗1周。

淋菌对青霉素较敏感，尤其在感染早期，及时用大剂量青霉素彻底治疗是极有效的。因淋病常并发沙眼衣原体感染，故要加用四环素或红霉素等治疗。当淋病有合并症时，治疗有一定的难度，但是只要积极治疗，仍可获痊愈。一般讲，治疗的药物与治疗无合并症的淋病一致，但是治疗疗程要长，还要根据症状和疗效及时调整治疗方案，当认为自己患有淋病并且有合并症时，一定要找专科医生治疗。目前推荐在1次性给予淋病治疗药物后，接着常规口服7～10天抗衣原体药，如脱氧土霉素(100mg，每日2次)、四环素(0.5g，每日4次)或米诺环素(100mg，每日2次)。

对于医生，治疗方案的选择要考虑多种因素，如感染部位、细菌耐药性、有无合并症、患者的依从性和经济承受能力等。临床上不可能让患者等细菌培养和药敏试验出结果才开始治疗。经过30年性传播疾病的泛滥，致病的淋病双球菌在长期与抗生素对抗中，逐渐对青霉素、四环素产生了耐药性。耐药淋病双球菌感染，治疗效果不佳，其传播机会较大，人们对此必须提高警惕。抗生素的选择可参考当地淋菌耐药总体情况。在耐青霉素淋菌占相当比重的地区，采用第3代头孢菌素类、第3代喹诺酮类或氨基环醇类，会获得更确实的疗效。应遵循及时、足量、规则用药及治疗后随访的原则，选择有效的抗生素。

性伴侣必须检查并做预防性治疗。治疗结束后一定要再涂片或培养复查。治愈标准：症状全部消失；在治疗结束后第4天、第8天男性从尿道取材（或前列腺按摩），女性从宫颈和尿道取材做分泌物涂片和培养两次均为阴性。3个月后复查。3次阴性始算彻底治愈。

2. 淋病　体重在45kg以上的儿童按成人方案治疗。体重小于45kg者按以下方案：头孢曲松125mg，1次肌内注射；或头孢噻肟25mg/kg，1次肌内注射；或大观霉素40mg/kg，1次肌内注射。如分离的淋球菌对青霉素敏感，可用普鲁卡因青霉素G10万U/kg，1次肌内注射；或阿莫西林50mg/kg，1次口服。选择此两种药物时，均应同时顿服丙磺舒25mg/kg（最大量为1.0g）。

3. 娠期淋病　头孢曲松250mg，1次肌内注射；或头孢噻肟1.0g，1次肌内注射；或大观霉素4.0g，1次肌内注射。为预防同时存在的衣原体感染，用上述药物后疗效不佳，可口服红霉素500mg，每日4次，共7天。

4. 合并症淋病　对有合并症的淋病，包括淋菌性输卵管炎和附睾炎等，治疗药物基本同上，但疗程为10天。

5. 性淋菌感染　性淋菌感染（DGI）用头孢三嗪，每次1g，静脉注射，每日1～2次，共5天。其后改为每次250mg，肌肉注射，每日1次，共7天。或静脉注射头孢三嗪，直至病情好转后24～48小时，改为口服环丙氟哌酸（500mg，每日2次），疗程7天。对淋菌性脑膜炎或心内膜炎，静脉滴注头孢三嗪，每次1～2g，每日2次，前者的疗程为10～14天，后者至少4周。对小儿患者，头孢三嗪每次25～50mg/kg（最大量1g），静脉滴注或肌肉注射，每日1次，一般病例疗程为7天。淋菌性脑膜炎的疗程为10～14天。

（二）中医辨证论治

该病病位在下，故常用清泻下焦湿热、解毒化浊方法治疗。毒邪流窜，合并前列腺、精囊腺或宫颈炎、前庭大腺炎、盆腔炎者，应加强活血解毒之法。病情2个月以上不愈者，多为正虚毒恋之慢性期患者，症状较轻，或有腰酸病、尿道灼热不适之感觉，治宜滋阴降火、利湿祛浊之法。

1. 湿热毒蕴（急性淋病）

【证候】尿道口红肿，尿急尿频、尿痛，淋沥不止，尿液混浊如脂，尿道口溢脓；重者尿道黏膜水肿，附近淋巴结肿痛。女性出现宫颈充血、触痛，有脓性分泌物，前庭大腺红肿热痛，伴发热等全身症状，舌红，苔黄腻，脉滑数。

【治则】清热利湿，解毒化浊。

【方药】龙胆泻肝汤加减。尿痛者，可加芍药以缓急止痛；腹胀便秘，加枳实、大黄；尿中有血，加白薇、大小蓟；腹股沟淋巴结肿痛，加金银花、败酱草。

2. 正虚毒恋（慢性淋病）

【证候】小便不畅，短涩，淋沥不尽，腰痠腿软，五心烦热。酒后或疲劳易发，食少纳差，女性带下多，舌淡或有齿痕，苔白腻，脉沉细弱。

【治则】滋阴降火，利湿祛浊。

【方药】知柏地黄丸加减。脾虚气陷，尿后余沥不尽，会阴少腹重坠不适，可配合补中益气汤以益气升陷；肾阳虚衰者，可配合右归丸以温补肾阳。

3. 毒邪流窜（伴有合并症者）

【证候】前列腺肿痛，拒按，小便溢浊或点滴淋沥，腰酸下坠感，女性有下腹部隐痛、压痛，外阴瘙痒，白带多，或有低热不适感，舌红，苔薄黄，脉滑数。

【治则】清热利湿，解毒化浊。

【方药】八正散加减。恶寒发热、口苦，加柴胡、黄芩、银花；腹胀便秘，加枳实，重用大黄；少腹坠胀，加台乌药、川楝子；小便黄赤热痛明显，加龙胆草、芍药等；尿中有血，加大小蓟、白茅根；口干舌红，加生地、知母。

4. 热毒入络（淋病性败血症）

【证候】小便灼热刺痛，尿液赤涩，下腹痛，头痛高热，或寒热往来，神情淡漠，面目浮肿，四肢关节酸痛，心悸烦闷，舌红绛，苔黄燥，脉滑数。

【治则】清热解毒，凉血化浊。

【方药】清营汤加减。尿道口灼热刺痛者，可加蒲公英以清解热毒；少腹重坠胀痛者，可加青皮、乌药以疏通肝气；尿中有血，加白薇、大小蓟；口干伤阴者，可加生地、白茅根以养阴清热。

（三）外治疗法

患淋病后内治是主要的，但是某些外用清洗剂也是有帮助的。这是因为，外用清洗剂可直接将局部的细菌杀死，并能冲洗掉脓性分泌物。常用的外用清洗剂有3%硼酸水、0.1%雷佛奴耳，以及皮肤康洗剂、洁尔阴洗剂等。必要时可用马齿苋、黄柏、野菊花、苦参、土茯苓、蛇床子、枯矾各20g，煎水待温后冲洗阴部。每日1剂，煎水坐浴2次，其中1次须在睡前进行；或先熏洗会阴部。

(四)灸治疗

1. 灸法　取膀胱俞、阴陵泉、三焦俞、行间、太溪。可根据症状加减配穴，发热者，加合谷、外关；血淋，加血海、三阴交；气淋，加太冲；膏淋，加气海。按艾炷灸法常规施术。每日施1～2次，每次灸3～5壮，或每穴每次5～10分钟。

2. 刮痧　主刮经穴部位：大椎、大杼、肺俞、膏肓、神堂。配刮经穴部位：中极、膀胱俞、阴陵泉、太溪、太冲。热淋，加刮三阴交、内庭经穴部位；石淋，加刮水泉经穴部位；血淋，加刮血海经穴部位；气淋，加刮气海经穴部位；膏淋，加刮脾俞、肾俞。轻刮气海、脾俞、肾俞、百会经穴部位3～5分钟；重刮其他经穴部位各3～5分钟。

3. 敷贴

(1)地龙1条，蜗牛1个。共捣烂敷脐部，每日1换。

(2)田螺7个，淡豆豉10粒，连须葱头3个，鲜车前草3棵，食盐少许。共捣烂，做饼敷脐部，每日1换。

(匡　琳)

第二十三节　梅　毒

梅毒(syphilis)是由苍白螺旋体(亦称梅毒螺旋体)感染引起的一种慢性传播性疾病。该病的特点是病程的长期性和潜匿性，病原体可侵犯任何器官。临床表现出各种不同的症状，早期主要侵犯皮肤和黏膜，晚期可使多个系统器官受累，如心脏、中枢神经系统。也可隐匿多年而无临床表现。通常通过性交传染，少数可因输血、接吻、医务人员不慎受染等直接接触传播，这两种传播方式所获得的梅毒称为后天性梅毒(获得性梅毒)；梅毒螺旋体可自患病母体的血液经胎盘传给胎儿，引起先天性梅毒(胎传梅毒)。

梅毒几乎可以发生于任何年龄，目前临床上梅毒患者主要为性生活比较活跃的中青年，且主要是男性，以20～39岁年龄组最高，其中早期梅毒占97%左右。据世界卫生组织估计，每年有2.5亿性病病例发生，其中梅毒1200万例。据医史学家考证，梅毒起源于美洲，15世纪哥伦布发现新大陆后，通过海员和士兵使梅毒在欧亚两洲迅速传播。第二次世界大战期间，在发达国家曾出现发病高峰，到20世纪后半叶，由于重视梅毒的防治，并开始应用青霉素治疗，其发病率显著降低。虽然发达国家对梅毒已经有了控制，但在发展中国家梅毒的高发病率造成了先天梅毒、神经梅毒的复活。Mosha等在坦桑尼亚的一项人群调查中发现梅毒血清学流行达15%，并且出现了大量合并HIV感染者。16世纪以前，我国尚无梅毒的记载。大约于1505年，梅毒由印度传入我国广东岭南一带，此后梅毒向内地传播。20世纪50年代，梅毒为我国最主要的性病，以少数民族地区最多，内蒙古有些地区普查患者梅毒血清阳性率高达48%；其次为城市；后为农村地区。经过十多年的大力防治，到1964年基本消灭。20世纪80年代中期又陆续发现患者。近年来，随着对外交流的日益频繁，梅毒的发病率也呈上升趋势。

梅毒是一种经典性性病，中医称“徽疮”、“霉疮”、“杨梅疮”和“广疮”等。1632年，明代医家陈司成著有我国第一部论述梅毒的专著《霉疮秘录》。明代李时珍著《本草纲目》也详细记载了梅毒流行情况。

一、病因

(一)西医病因

病原为梅毒螺旋体(treponema pallidum)，形似螺旋状纤维，长6～20μm，宽0.25～0.3μm，有8～12个排列均匀的螺旋状单细胞微生物，其菌体折光性强，普通的显微镜难以见到它，在暗视野显微镜下可见透明菌体运动似波浪形。苍白螺旋体在人工培养基上不易生长，可通过接种在兔睾丸或眼前房内繁殖，并保持毒力。梅毒螺旋体是一种非常复杂的微生物，含有很多抗原物质。电镜下梅毒螺旋体的最外层为外膜，外膜内是胞浆膜，两者之间是鞭毛。梅毒螺旋体的鞭毛及外膜多肽具有很强的抗原性，梅毒螺旋体表面位点的多肽抗原，如190.47.25～28kD抗原，可导致强的抗原反应，说明在保护性免疫应答中有重要作用。梅毒早期出现的体液免疫和细胞免疫反应，对梅毒螺旋体的清除起重要作用，而在晚期出现的细胞免疫反应则引起组织损害。在感染的所有阶段，宿主均可产生针对多种梅毒螺旋体多肽抗原及某些自身抗原的抗体，有时形成免疫复合物。梅毒感染时还出现不同程度的免疫抑制现象。

人类对苍白螺旋体无先天或自然免疫，感染苍白螺旋体后，机体逐渐产生免疫力。梅毒的免疫为传染性免疫，即当机体有苍白螺旋体感染时才产生免疫力，至Ⅱ期梅毒时，机体免疫力达到高峰，以后逐渐减退。苍白螺旋体的致病物质为粘多糖和粘多糖酶。粘多糖酶能作为细菌受体与宿主细胞上的透明质酸酶相黏附。螺旋体表面似荚膜样的粘多糖能保护菌体免受环境中不良因素的伤害，从而保护菌体。此外，荚膜还有抗吞噬作用。

梅毒螺旋体可在人体内长久生存和繁殖，但在体外不易存活，在干燥环境中和阳光直射下迅速死亡。不耐温热，41℃下仅可存活2小时，100℃时立即死亡，但耐寒力强，0℃冰箱中可存活48小时，在－10℃生存3小时。干燥、阳光、肥皂水和一般的消毒剂如汞剂、石炭酸、酒精等很容易将苍白螺旋体杀死。

(二)中医病因病机

中医认为梅毒的传染有精化传染、气化传染及胎传染毒等。精化传染是与患者性接触精泄时，毒邪乘肝肾之虚入里；气化传染是通过接吻、哺乳、接触污染物品等染触秽毒，毒气循脾肺二经传入；胎中染毒是禀受于母体之毒而发。一旦受邪，则毒邪聚累于五脏。毒气外发于皮毛、肌肤、经脉、外阴；内伤于骨髓、关窍、脏腑。变化多端，证候复杂。病性有虚实两端，实在毒邪，虚在气血。

二、病理

梅毒的基本病变主要是：①血管内膜炎，内皮细胞肿胀与增生；②血管周围炎，有大量淋巴细胞与浆细胞浸润。晚期梅毒除上述变化外，尚有上皮样细胞和巨细胞肉芽性浸润，有时有坏死。

1. 硬下疳　呈血管周围浸润性病变，主要见淋巴细胞，包括CD8＋和CD4＋细胞、浆细胞及组织细胞，伴有毛细血管内皮的增生，随后出现小血管闭塞。此外，梅毒螺旋体见于疳中的上皮细胞间隙中、毛细血管及淋巴管周围和局部淋巴结中。嗜银染色在表皮及真皮乳头血管周围常可见梅毒螺旋体。

2. 二期梅毒斑丘疹　特征是表皮角化过度，有中性多形核白细胞侵入真皮乳头，真皮深层血管周围有单核细胞、浆细胞和淋巴细胞浸润，以及血管扩张、管壁增厚、内皮细胞肿胀。

3. 扁平湿疣　早期为表皮疣状增生，可见棘层肥厚，表皮突下延，晚期中央组织坏死，乳头延长，真皮有炎性浸润。血管周围有明显的浆细胞浸润，呈袖口状排列，毛细血管增生，伴表皮细胞内外水肿。用银染色法在扁平湿疣中约有1/3病例找到梅毒螺旋体，主要位于表皮内，少数位于浅血管周围。

4. 三期梅毒　主要为肉芽肿性损害，血管变化较二期轻微，为上皮样细胞及巨噬细胞组成的肉芽肿，中间可有干酪样坏死，周围大量的淋巴细胞与浆细胞浸润，并有一些成纤维细胞和组织细胞，血管内皮细胞常有增生肿胀，甚至管腔堵塞。

5. 结节性梅毒疹　结节性梅毒疹与树胶肿的区别在于，病变的广泛程度与位置的深浅。结节性梅毒疹肉芽肿局限于真皮内，干酪样坏死轻微或缺如，大血管不受累；树胶肿的病变广泛，可累及皮下，干酪样坏死明显，大血管亦常受累。

梅毒螺旋体从完整的黏膜和擦伤的皮肤进入人体后，经数小时侵入附近淋巴结，2～3天经血液循环播散全身。因此，早在硬下疳出现之前就已发生全身感染及转移性病灶。在梅毒感染初期阶段，在接近血管的细胞外部存在大量的梅毒螺旋体。尽管最初的损害中有大量梅毒螺旋体存在，但梅毒不是由于毒性或炎症物质的释放或存在于组织中的梅毒螺旋体直接造成的简单炎性反应。患者对梅毒螺旋体感染后会产生细胞免疫和体液免疫。免疫力强弱决定受染后是痊愈、潜匿抑或发展为晚期梅毒。在该病的较晚阶段(晚期第二期梅毒以后),患者对该病原菌的抗原发生细胞介导的迟发性变态反应,使病原体所在部位形成肉芽肿(树胶肿)。患者也产生体液免疫,在感染后第6周血清出现特异性抗体,有血清诊断学意义。患者可有肾病综合征的临床表现,其病理基础为膜性肾小球肾炎,肾小球毛细血管基底膜上皮下有免疫复合物沉积。对患者重要器官的破坏作用而言,细胞介导的迟发性变态反应所引起的树胶肿最为重要。

三、临床表现

(一)后天梅毒

1. 一期梅毒　潜伏期平均为3～4周,典型损害为硬下疳。开始在螺旋体侵入部位出现一红色小丘疹或硬结,以后表现为糜烂,形成浅在性溃疡,性质坚硬,不痛,呈圆形或椭圆形,境界清楚,边缘整齐,呈堤状隆起,周围绕有暗红色浸润,有特征软骨样硬度,基底平坦,无脓液,表面附有类纤维蛋白薄膜,不易除去,如稍挤捏,可有少量浆液性渗出物,含有大量梅毒螺旋体,为重要传染源。硬下疳大多单发,亦可见有2～3个者。以上为典型的硬下疳。但如发生在原有的糜烂、裂伤或已糜烂的疱疹或龟头炎处,则硬下疳即呈现与此种原有损害相同形状,遇有此种情况应进行梅毒螺旋体检查。硬下疳由于性交感染,所以损害多发生在外阴部及性接触部位,男性多在龟头、冠状沟及系带附近、包皮内叶或阴茎、阴茎根部、尿道口或尿道内,后者易被误诊。硬下疳常合并包皮水肿。有的患者可在阴茎背部出现淋巴管炎,呈较硬的线状损害。女性硬下疳多见于大小阴唇、阴蒂、尿道口、阴阜,尤多见于宫颈,易漏诊。阴部外硬下疳多见于口唇、舌、扁桃体、手指(医护人员亦可被传染,发生手指下疳)、乳房、眼睑、外耳。近年来,肛门及直肠部硬下疳亦不少见。此种硬下疳常伴有剧烈疼痛,排便困难,易出血。发生于直肠者易误诊为直肠癌。发生于阴外部硬下疳常不典型,应进行梅毒螺旋体检查及基因诊断检测。硬下疳有下列特点:①损伤常为单个;②软骨样硬度;③不痛;④损伤表面清洁。

硬下疳出现1周后,附近淋巴结肿大,其特点为不痛,皮表不红肿,不与周围组织粘连,不破溃,称为无痛性横痃(无痛性淋巴结炎)。硬下疳如不治疗,经3～4周可以自愈。经有效治疗后可迅速愈合,遗留浅在性萎缩瘢痕。硬下疳发生2～3周后,梅毒血清反应开始呈阳性。一期梅毒除发生硬下疳外,少数患者尚可在大阴唇、包皮或阴囊等处出现硬韧的水肿,犹如象皮,称为硬性浮肿。如患者同时感染由杜克雷嗜血杆菌引起的软下疳,或由性病淋巴肉芽肿引起的崩蚀性溃疡,则称为混合下疳。

2. 二期梅毒　二期梅毒疹一般发生在硬下疳消退后3～4周,相当于感染后9～12周。二期梅毒是梅毒螺旋体经淋巴结进入血行引起全身广泛性损害。除引起皮肤损害外,尚可侵犯内脏及神经系统。

二期梅毒在发疹前可有流感样综合征(头痛、低热、四肢酸困),这些前驱症状持续3～5天,皮疹出后即消退。

(1)二期梅毒的皮肤损害可分为斑疹、丘疹及脓疱疹。

1)斑疹:又称玫瑰疹(蔷薇疹),最多见。占二期梅毒70%～80%。早发型者类似伤寒病的玫瑰疹。为淡红色,大小不等,直径为0.5～1.0cm大小的圆形或椭圆形红斑,境界较清晰。压之退色,各个独立,不相融合,对称发生,多先发于躯干,渐次延及四肢,可在数日内满布全身(一般颈、面部发生者少)。自觉症状不明显。发于掌跖者,可呈银屑病样鳞屑,基底呈肉红色,压之不退色,有特征性(图40-25)。大约经数日或2～3周,皮疹颜色由淡红,逐渐变为褐色、褐黄,最后消退。愈后可遗留色素沉着。应用抗梅毒药物治疗后可迅速消退。复发性斑疹通常发生于感染后2～4个月,亦有迟于6个月或1～2年者。皮损较早发型大,约如指甲盖或各种钱币大小,数目较少,呈局限性聚集排列,境界明显,多发于肢端如下肢、肩胛、前臂及肛周等处。本型经过时间较长,如不治疗,则消退后可反复再发,经过中可中央消退,边缘发展,形成环状(环状玫瑰疹)。

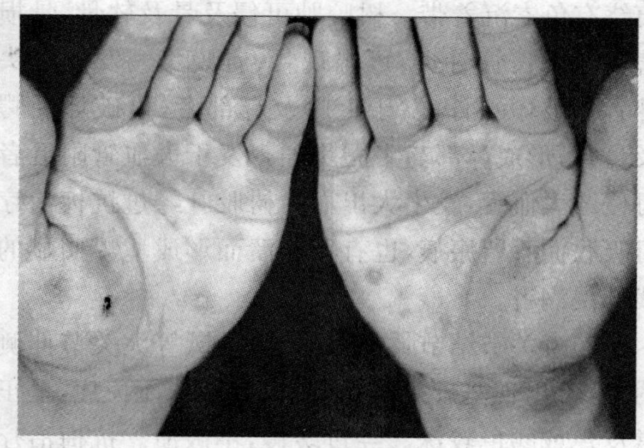

图 40-25　手掌二期梅毒斑疹

2)丘疹:临床亦常见,占二期梅毒 40%左右。发生时间较斑疹稍迟。依其症状及临床经过,可分为大型丘疹及小型丘疹。

大型丘疹:直径为 0.5～1cm,半球形浸润丘疹,表面光滑,暗褐色到铜红色,时久皮疹中心吸收,凹陷或出现脱屑,好发于躯干两侧、腹部、四肢屈侧、阴囊、大小阴唇、肛门、腹股沟等处,可有鳞屑,称为丘疹鳞屑性梅毒疹或银屑病样梅毒疹(psoriasiform syphilid),有较大的鳞屑斑片,鳞屑呈白色或不易剥离的痂皮,痂下有表浅糜烂,边缘红色晕带,似银屑病样。好发于躯干、四肢等处。

小型丘疹:也称梅毒性苔藓粟粒,大小多与毛囊一致,呈圆锥状,为坚实的尖顶小丘疹,褐红,群集或苔藓样。发生较晚,在感染后 1～2 年内发生,持续时间较长,未经治疗 2～3 个月内不消退,有的丘疹排列成环状或弧形,称环状梅毒疹。好发于阴囊及项部。

3)脓疱疹:现已少见。可见于营养不良、体质衰弱、酗酒及吸毒者。皮疹大型者有脓疱疮样、深脓疱疮样、蛎壳疮样。小型者有痘疮样及痤疮样等形式,患者常伴有发热、全身不适等。皮损多具有铜红色浸润,其中蛎壳疮样具有特异的蛎壳样皮损,易于识别。

二期梅毒分早发疹与复发疹,首批出现者为二期早发疹,其特点为皮损数目较多,形态较小,大多对称性散在发生,好发于躯干及四肢伸侧。消退后又复发者为二期复发梅毒疹,其特点为皮损数少,形态较大,多单侧簇集排列,常呈环形、半球状、不正形等,好发于肢端,如头、面、肛周、外阴、掌跖或四肢屈侧。鉴别早发疹与复发疹对于治疗及预后有一定意义。一般早发梅毒疹病程短,易治愈,预后较好;而复发梅毒疹病程较长,疗效及预后均不如早发梅毒。

(2)二期梅毒黏膜损害:可单发,亦可与其他梅毒疹并发。在单独发生时易被忽略。吸烟、酗酒及经常摄取过热和刺激性食物者,以及牙齿卫生差者易发生或复发。常见的损害为黏膜白斑。好发于口腔或生殖器黏膜、肛门黏膜。发于肛门黏膜者,排便时疼痛,甚至可有出血。损害为圆形或椭圆形,境界清楚,表面糜烂,略高于黏膜面的灰白色或乳白色斑片,周围有暗红色浸润,大小如指甲盖或稍大,数目多少不等。可增大或相互融合成花环状或不正形。亦可发展成溃疡,溃疡基底常呈黑色薄膜,不易剥离,剥离后基底不平,且易出血。无自觉症,已形成溃疡者则感疼痛。黏膜白斑表面有大量梅毒螺旋体,为重要传染源。

(3)梅毒性脱发:约 10%二期梅毒患者发生。这是毛囊受梅毒性浸润所致,毛发区微细血管阻塞,供血不良引起。表现为梅毒性斑秃或弥漫性脱发,前者为 0.5cm 左右的秃发斑,呈虫蛀状。弥漫性脱发,面积较大,稀疏,头发长短不齐。常见于颞部、顶部和枕部,眉毛、睫毛、胡须和阴毛亦有脱落现象。二期梅毒秃发局部存在梅毒螺旋体。而且梅毒螺旋体的部位与细胞浸润部位基本一致,所以认为梅毒性秃发可能与梅毒螺旋体的侵入部位有关。梅毒螺旋体不侵入毛乳头而侵犯毛囊的较上部,所以梅毒性秃发中以不完全秃发斑片为主。但是梅毒性脱发不是永久性脱发,如及时进行治疗,头发可以在 6～8 周内再生,甚至不治疗也可以再生。

(4)梅毒性白斑:多见于妇女患者。一般发于感染后 4～5 个月或 1 年,好发于颈项两侧,亦可见于胸、背、乳房、四肢、腋窝、外阴、肛周等部。患部色素完全脱失,周围色素增加,类似白癜风。大小不等,可相互融合成大片,中间呈网眼状,网眼内色素脱失。梅毒性白斑常与梅毒性脱发伴发。存在时间较长,顽固不易消失,可 7～8 年,可延至三期梅毒时,常伴有神经系统梅毒或在神经梅毒发生前出现。脑脊髓液有异常改变。梅毒血清反应阳性。根据病史,其他部位梅毒症状、梅毒血清反应阳性等，可与白癜风鉴别。

(5)二期梅毒亦可累及指甲：出现甲沟炎、甲床炎及其他异常改变，与其他非梅毒性的甲病类似。梅毒性甲沟炎周围可有暗红色浸润。二期梅毒也可出现骨炎、骨膜炎、关节炎、虹膜睫状体炎、视网膜炎，并可累及神经系统，但无临床症状，称二期无临床症状神经梅毒。亦可出现梅毒性脑膜炎、脑血管及脑膜血管梅毒，出现头痛及相应的神经系统症状。

3. 梅毒(晚期梅毒)　发生时间一般在发病后2年，但也可更长时间达3～5年者。好发于40～50岁。主要是由于未经抗梅毒治疗或治疗时间不足，用药量不够。机体内外环境失调亦有一定关系。过度饮酒、吸咽、身体衰弱及患者有结核等慢性病者预后不良。

(1)三期梅毒皮肤黏膜损害：占晚期良性梅毒发生率的28.4%，多数在感染后3～10年内发生。临床上可分结节性梅毒疹、树胶肿、近关节结节。

1)结节性梅毒疹(nodular syphilid)：多发生于感染后3～4年内，损害好发于头部、肩部、背部及四肢伸侧。为一群直径为0.3～1.0cm大小的浸润性结节，呈铜红色，表面光滑或附有薄鳞屑，质硬，患者无自觉症状。结节的演变可能有两种结局：一是结节变平吸收，留下小的萎缩斑，长期留有深褐色色素沉着；另一结局是中心坏死，形成小脓肿，破溃后形成溃疡，形成结节性溃疡性梅毒疹，愈后留下浅瘢痕。瘢痕周围有色素沉着，萎缩处光滑而薄，在边缘可出现新损害。这是本症的特征。新旧皮疹此起彼伏，新的又发生，可迁延数年。

2)树胶肿(gumma)：在三期梅毒中多见，约占三期梅毒61%，为深达皮之下硬结。初发如豌豆大小，渐增大如蚕豆乃李子大或更大，坚硬，触之可活动，数目多少不定。开始颜色为正常皮色，随结节增大，颜色逐渐变为淡红、暗红乃至紫红。结节容易坏死，可逐渐软化，破溃，流出树胶样分泌物，可形成特异的圆形、椭圆形、马蹄形溃疡，境界清楚，边缘整齐隆起如堤状，周围有褐红或暗红浸润，触之有硬感。常一端愈合，另一端仍蔓延如蛇行状。自觉症状轻微，如侵入骨及骨膜则感疼痛，以夜间为甚。可出现在全身各处，而以头面及小腿伸侧多见，病程长，数月至数年或更久，愈后形成瘢痕，瘢痕绕有色素沉着带。树胶肿可侵及骨及软骨，骨损害多见于长管骨炎，可出现骨、骨膜炎。发生在头部者常破坏颅骨，发于上腭及鼻部者，可破坏硬腭及鼻骨，形成鼻部与上腭贯通。发于大血管附近者可侵蚀大血管，发生大出血。树胶肿经过抗梅治疗可吸收而不留瘢痕，也有不破溃而形成境界明显的浅部浸润者。

3)近关节结节：在髋、肘、膝及骶等大关节伸侧附近，可出现坚硬无痛结节，表面皮肤无炎症，呈正常皮色或颜色较深。经过缓慢，不破溃。抗梅治疗容易消退。此种结节有人认为是皮肤结缔组织，是由一种对结缔组织有特殊亲和性梅毒螺旋体所引起。

(2)三期梅毒也可发生局限性或弥漫性脱发、甲沟炎。临床表现与二期梅毒相同。

(3)三期梅毒亦可累及黏膜，主要见于口腔、舌等处，可发生结节疹或树胶肿。发于舌者可呈现局限性单个树胶肿或弥漫性树胶浸润，后者易发展成慢性间质性舌炎，呈深浅不等沟状舌，是一种癌前期病变，应严密观察，并给以足量抗梅治疗。有时病变表浅，舌乳头消失，红色光滑。舌损害无自觉症，但食过热或酸性食物则感疼痛。

(4)三期梅毒可出现眼损害，如虹膜睫状体炎、视网膜炎、角膜炎等。心血管被累时，可发生单纯主动脉炎、主动脉瓣闭锁不全、主动脉瘤及冠状动脉心脏病等，亦可侵犯消化、呼吸及泌尿等系统，但无特异症状，可结合病史作相应有关检查。三期梅毒易侵犯神经系统，除临床上无变化，脑脊液检查有异常改变的无症状神经梅毒外，尚可出现脑膜血管梅毒、脑实质梅毒。

(二)先天梅毒

先天梅毒在胎期由梅毒孕妇借血行通过胎盘传染于胎儿，故亦称胎传梅毒。通常约在怀孕4个月经胎盘传染，胎儿可死亡或流产。如孕妇感染梅毒5年以上，胎儿在子宫内传染就不大可能。2岁以内为早期先天梅毒，超过2岁为晚期先天梅毒，特点是不发生硬下疳，早期病变较后天梅毒为重，晚期较轻，心血管受累少，骨骼、感官系统如眼、鼻受累多见。

1. 早期先天梅毒　在出生后不久即发病者多

为早产儿，营养不良，生活力低下，体重轻，体格瘦小，皮肤苍白松弛，面如老人，常伴有轻微发热。皮疹与后天二期梅毒略同，有斑疹、斑丘疹、丘疹、脓疱疹等。斑疹及斑丘疹发于臀部者常融合为暗红色浸润性斑块，表面可有落屑或略显湿润。在口周围者常呈脂溢性，周围有暗红色晕。发于肛围、外阴及四肢屈侧者常呈湿丘疹和扁平湿疣。脓疱疹多见于掌跖，脓疱如豌豆大小，基底呈暗红色或铜红色浸润，破溃后呈糜烂面。湿丘疹、扁平湿疣及已破溃脓疱的糜烂面均有大量梅毒螺旋体。少数患者亦可发生松弛性大疱，亦称为梅毒性天疱疮，疱内有浆液脓性分泌物，基底有暗红色浸润，指甲可发生甲沟炎、甲床炎。亦可见有蛎壳疮或深脓疱疮损害。下鼻甲肿胀，有脓性分泌物及痂皮，可堵塞鼻腔，可使患者呼吸及吮乳困难，为乳儿先天梅毒的特征之一。如继续发展可破坏鼻骨及硬腭，形成鞍鼻及硬腭穿孔。喉头及声带被侵犯，可发生声音嘶哑。

可伴发全身淋巴结炎。稍长的幼儿梅毒皮损与后天复发梅毒类似，皮损大而数目多，常呈簇集状，扁平湿疣多见。黏膜亦可被累及，少数病儿可发生树胶肿。骨损伤在早期先天梅毒最常发生，梅毒性指炎造成弥漫性梭形肿胀，累及一指或数指，有时伴有溃疡。骨髓炎常见，多发于长骨，其他有骨软骨炎、骨膜炎。疼痛，四肢不能活动，似肢体麻痹，故称梅毒性假瘫。

内脏损害可见肝脾肿大，肾脏被侵可出现蛋白尿、管型尿、血尿、浮肿等。此外，尚可见有睾丸炎及附睾炎，常合并阴囊水肿。眼损害有梅毒性脉络网炎、虹膜睫状体炎、视网膜炎、视神经炎等。神经系统亦可被累及，可发生脑软化、脑水肿、癫痫样发作，脑脊髓液可出现病理改变。

2. 晚期先天梅毒　一般在5～8岁开始发病，到13～14岁才有多种症状相继出现，晚发症状可于20岁左右才发生。晚期先天性梅毒主要侵犯皮肤、骨骼、牙、眼及神经等。

(1)皮肤黏膜损害：可发生树胶肿，引起上腭、鼻中隔穿孔，鞍鼻(鼻深塌陷，鼻头肥大翘起如同马鞍)。鞍鼻患者同时可见双眼间距离增宽，鼻孔外翻。鞍鼻一般在7～8岁出现，15～16岁时明显。

(2)骨骼：骨膜炎、骨炎，骨疼，夜间尤重。骨膜炎常累及腔管，并常限于此者，可引起骨前面肥厚隆起呈弓形，故称为佩刀胫(胫骨中部肥厚，向前凸出)，关节积水，通常为两膝关节积液，轻度强直，不痛，具有特征性。前额圆凸，半月形门齿(Hutchinson齿，郝秦生)，其特点即恒齿的两个中门齿游离缘狭小，中央呈半月形缺陷，患齿短小，前、后径增大，齿角钝圆，齿列不整。第一臼齿形体较小，齿尖集中于咬合面中部，形如桑椹，称为桑椹齿。以上实质性角膜炎、梅毒性迷路炎及半月形门齿三种特征如同时出现，称为郝秦生三联征。

(3)实质性角膜炎：晚期先天梅毒有50%可出现此种病变。眼的实质性角膜炎约有95%为梅毒性。本症多为双侧性，也可先发生于一侧，继而发生于另一侧。经过迟缓，病程较长，对抗梅毒疗法有抗拒性，抗梅毒疗法难控制其进行，预后难定，患儿年龄较小，且身体健康较好，治疗充分者预后较好，否则可致盲。

(4)神经性耳聋：系迷路被侵犯引起的迷路炎。多见于15岁以下患者，通常多侵犯两耳，发病突然，经过中时轻时重，可伴有头晕及耳鸣。对抗梅疗法有抗拒性，常不能抑制其发展，终于耳聋。梅毒性迷路炎与非梅毒性者不易鉴别。

(三)潜伏梅毒

潜伏梅毒是指已被确诊为梅毒患者，在某一时期，皮肤、黏膜及任何器官系统和脑脊液检查均无异常发现，物理检查、胸部X线均缺乏梅毒临床表现，脑脊液检查正常，而仅梅毒血清反应阳性者，或有明确的梅毒感染史，从未发生任何临床表现者，称潜伏梅毒。潜伏梅毒的诊断还要根据曾患一期、二期梅毒的病史，与梅毒的接触史及分娩过先天性梅毒的婴儿史而定。以前的梅毒血清试验阴性结果和疾病史或接触史有助于确定潜伏梅毒的持续时间。感染时间2年以内为早期潜伏梅毒，2年以上为晚期潜伏梅毒，另一类则为病期不明确的潜伏梅毒。潜伏梅毒不出现症状是因为机体自身免疫力强，或因治疗而使螺旋体暂时被抑制，在潜伏梅毒期间，梅毒螺旋体仍间歇地出现在血液中，潜伏梅毒的孕妇可感染子宫内的胎儿。亦可因献血感染给受血者。

(四)梅毒合并HIV感染

近年来,出现了许多梅毒患者合并HIV感染的病例,改变了梅毒的临床病程。因为梅毒患者生殖器溃疡是获得及传播HIV感染的重要危险因素;而HIV可致脑膜病变,使梅毒螺旋体易穿过血脑屏障而引起神经梅毒。

因HIV感染,免疫受损,早期梅毒不出现皮肤损害、关节炎、肝炎和骨炎,患者因缺乏免疫应答,表面上看来无损害,实质上他们可能正处于活动性梅毒阶段。由于免疫缺陷梅毒发展很快,可迅速发展到三期梅毒,甚至出现暴发,如急进的恶性梅毒(lues malighna)。HIV感染还可加快梅毒发展成为早期神经梅毒,在神经受累的梅毒病例中,青霉素疗效不佳。在20世纪60年代和70年代,用过青霉素正规治疗后再发生神经梅毒的病例很少见。但近几年来,大批合并HIV感染的梅毒患者,发生了急性脑膜炎、颅神经异常及脑血管意外。

四、实验室检查

以往的实验室检查有梅毒螺旋体检查、梅毒血清试验和脑脊液检查。随着基因诊断技术的发展,PCR技术应用检测梅毒螺旋体DNA,使梅毒的诊断变得准确、快速、敏感。

(一)梅毒螺旋体检查

1. 检查方法

(1)暗视野显微镜检查:在皮损处,用玻片刮取组织渗出液或淋巴结穿刺液,见有活动的梅毒螺旋体。

(2)免疫荧光染色:在荧光显微镜下可见绿色的梅毒螺旋体。

(3)活体组织检查梅毒螺旋体:如用银染色法(warthin-starry)法或荧光抗体染色法(levoaditis),可查见梅毒螺旋体,呈黑褐色,有螺旋结构,位于真皮毛细血管周围。银染色的阳性结果需谨慎解释,因为类似梅毒螺旋体的其他物质易混淆;而特异性荧光检查则更为可靠。

(二)梅毒血清试验

根据所用抗原不同,梅毒血清试验分为以下两大类:

1. 非梅毒螺旋体抗原血清试验　用心磷脂做抗原,测定血清中抗心磷脂抗体,亦称反应素。本试验敏感性高而特异性较低,且易发生生物学假阳性。早期梅毒患者经充分治疗后,反应素可以消失,早期未经治疗者到晚期,部分患者中反应素也可以减少或消失。目前一般作为筛选和定量试验,观察疗效、复发及再感染。

(1)性病研究实验室试验(venereal disease research laboratory试,VDRL):用心磷脂、卵磷脂及胆固醇为抗原,可做定量及定性试验,试剂及对照血清已标准化,费用低。此法常用,操作简单,需用显微镜读取结果。缺点是一期梅毒敏感性不高。

(2)快速血浆反应素试验(rapid plasma reagin test,RPR):是VDRL抗原的改良,敏感性及特异性与VDRL相似。优点是肉眼即可读出结果。

(3)不加热血清反应素玻片试验(unheated serum reagin test,USR):也是VDRL抗原的改良,敏感性及特异性与VDRL相似。

2. 梅毒螺旋体抗原血清试验　用活的或死的梅毒螺旋体或其成分来作抗原测定抗螺旋体抗体。这种试验敏感性和特异性均高,一般用作证实试验。这种试验是检测血清中抗梅毒螺旋体IgG抗体,即使患者经过足够治疗,仍能长期存在,甚至终身不消失,血清反应仍持续存在阳性,因此,不能用于观察疗效。

(1)荧光梅毒螺旋抗体吸收试验(FTA-ABS试验):此法是较敏感和较特异的螺旋体试验。

(2)梅毒螺旋体血凝试验(TPHA):敏感性和特异性均高,操作简便,但对一期梅毒不如FTA-ABS试验敏感。

(3)梅毒螺旋体制动试验(treponema pallidum immobilization,TPI):用Nichol株螺旋体(活的)加患者血清(含抗体)后,在补体的参与下可抑制螺旋体的活动。如≥50%梅毒螺旋体停止活动,则为阳性。此试验特异性,敏感性均高,但设备要求高,操作难,仅供研究用。

(三)基因诊断技术检测梅毒螺旋体

梅毒螺旋体不能进行体外培养。检测临床标本中梅毒螺旋体最敏感,可靠的方法是免感染试验

(RIT),RIT能证实活的梅毒螺旋体存在,是检测梅毒螺旋体常用的标准方法。然而用RIT对新生儿或成人梅毒进行常规诊断不切合实际。梅毒的血清学诊断对确定感染及治疗很有意义,但对早期梅毒诊断不敏感,对先天性及神经性梅毒的诊断不够特异。血清学试验用作先天性梅毒的辅助诊断,其首要问题是将无症状感染婴儿与非感染婴儿区别开来,这些婴儿的母亲梅毒血清试验阳性,困难在于不能将母亲体液免疫反应同婴儿的抗体反应相区别,因为母亲的IgG可传递给胎儿。另外,由于IgG终身存在,所以很难评价治疗结果。血清学诊断常常又存在着假阳性。PCR检测梅毒螺旋体DNA,特异性很强,敏感性很高,是目前诊断梅毒螺旋体的先进方法。

(四)脑脊液检查

用于诊断神经性梅毒,包括细胞计数、蛋白量、VDRL试验、PCR检测、胶体金试验等。为除外无症状神经梅毒,所有梅毒患者凡病期超过1年者均应作脑脊液检查。所有早期胎传梅毒婴儿也应检查脑脊液以除外中枢神经系统受累的可能。脑脊液细胞计数和总蛋白量的增加属非特异性变化,脑脊液VDRL试验才是神经梅毒的较可靠诊断依据。但是,当有活动的神经梅毒存在时,脑脊液白细胞计数常增高(WBC>$5/mm^3$),因此,脑脊液白细胞计数也常常是判断疗效的敏感指标。有条件的单位行脑脊液PCR检测,可以快速准确地诊断神经性梅毒。

(五)组织病理检查

梅毒一般根据病史、症状及抽血化验即可做出诊断,但是当一些患者症状不典型,化验检查弱阳性,患者又不能提供病史,这时做出诊断较困难,有时需做组织病理检查,即进行皮肤活检。皮肤活检十分简单,只需用皮肤活检取黄豆大小的皮肤,然后经过一系列实验室技术做成石蜡切片,置于显微镜下看组织的变化。

五、诊断和鉴别诊断

(一)诊断

1. 一期梅毒的诊断依据

(1)有不洁性交史,潜伏期3周。

(2)典型症状,如单个无痛的硬下疳,多发生在外生殖器。

(3)实验室检查:PCR检测梅毒螺旋体基因阳性或暗视野显微镜检查,硬下疳处取材查到梅毒螺旋体;梅毒血清试验阳性。

此三项检查有一项阳性即可。

2. 二期梅毒诊断依据

(1)有不洁性交、硬下疳史。

(2)多种皮疹如玫瑰疹、斑丘疹,黏膜损害,虫蛀样脱发,全身不适,淋巴结肿大。

(3)实验室检查:在黏膜损害处取材,暗视野显微镜下找到梅毒螺旋体;梅毒血清试验阳性;PCR检测梅毒螺旋体DNA阳性。

3. 三期梅毒的诊断依据

(1)有不洁性交、早期梅毒史。

(2)典型症状如结节性梅毒疹、树胶肿、主动脉炎、动脉瓣闭锁不全、主动脉瘤、脊髓痨、麻痹性痴呆。

(3)实验室检查:梅毒血清试验、非螺旋抗原血清试验约66%阳性;螺旋体抗原血清试验阳性;脑脊液检查,白细胞和蛋白量增加,性病研究实验室试验(VDRL)阳性。

4. 先天梅毒诊断依据

(1)家庭史其母患梅毒。

(2)有典型损害和体征。

(3)实验室检查,从损害鼻分泌物或胎盘脐带取材查到梅毒螺旋体。

(4)梅毒血清试验阳性。

(5)基因检测梅毒螺旋体DNA阳性。

(二)鉴别诊断

1. 与一期梅毒需要鉴别的疾病

(1)软下疳:亦为性病之一,有性接触史,由杜克雷(Duery)嗜血杆菌引起。潜伏期为3~4天,发病急,炎症显著,疼痛,性质柔软,皮损常多发,表面有脓性分泌物,可检见杜克雷嗜血杆菌,梅毒血清试验阴性。

(2)结核性溃疡:亦多见于阴茎、龟头。皮损亦为单发孤立浅在性圆形溃疡,表面常有结痂,自觉症状轻微,可检见结核杆菌。常伴有内脏结核。

(3)白塞(Behcet)病:可在外阴部发生溃疡,女性亦可见于阴道、子宫颈。溃疡较深,有轻微瘙痒,损害无硬下疳特征,常继发口腔溃疡、眼损害(虹膜睫状体炎、前房积脓等)、小腿结节性红斑及游走性关节炎等,梅毒血清反应阴性。

2. 与二期梅毒需要鉴别的疾病

(1)玫瑰糠疹:皮疹呈椭圆形,长轴与皮纹一致。附有糠状鳞屑,边缘不整,常呈锯齿状,全身发疹前常先有较大的前驱斑(母斑)。自觉瘙痒,淋巴结不大,梅毒血清反应阴性。

(2)寻常性银屑病:应与掌跖鳞屑角化型梅毒疹鉴别。根据银屑病的临床特点及梅毒螺旋体检查,梅毒血清反应,易于鉴别。

(3)尖锐湿疣:亦为性传播疾病。由病毒引起,好发部位与扁平湿疣略同,但皮损为隆起的菜花状,基底部有蒂,为淡红色,周围无铜红色浸润。梅毒螺旋体及梅毒血清反应均阴性。

六、治疗

在梅毒的治疗原则上,一经确诊应早期、足量、规则用药治疗,治疗后定期随访。治疗期间不应有性生活。性伴侣同时接受治疗。

(一)西医治疗

青霉素为治疗梅毒的首选药。

1. 早期梅毒(一期、二期、早期潜伏梅毒)

(1)青毒素:普鲁卡因青霉素 G:80 万 U,每日 1 次肌注,连续 10～15 天,总量 800 万～1200 万 U。

苄星青霉素 G(长效西林):240 万 U,分两侧臀部肌注,每周 1 次,共 2～3 次;或 240 万 U,每周 1 次,总量为 480 万 U。

(2)对青霉素过敏者可用红霉素,500mg/d,每日 4 次,连续 30 天;强力霉素,100mg,每日 2 次,口服连续 30 天。

2. 晚期梅毒(包括三期梅毒、二期复发梅毒及晚期潜伏梅毒)

(1)青霉素:普卡因青霉素 G,80 万 U,每日 1 次肌注,连续 15 天,总量 1200 万 U。间隔 2 周给第 2 个疗程,总量 2400 万 U。或苄星青霉素 G,240 万 U,每周 1 次肌注,共 3 次。

(2)青霉素过敏者:四环素,500mg,每日 4 次,口服连续 30 天;或红霉素,口服每次 500mg,每日 4 次,连服 30 天;强力霉素,每次服用 100mg,每日 2 次,连服 30 天。

3. 心血管梅毒　参见晚期梅毒的治疗,必要时可增加疗程数,但不要应用苄星青霉素 G。

4. 神经梅毒　以水剂结晶青霉素 G200 万～400 万 U 静脉滴注,每 4 小时 1 次,连续 10～14 天,继以苄星青霉素 G 肌注,每周 1 次,于两侧臀部各注射 120 万 U,共 3 次。或肌注普鲁卡因青霉素 G240 万 U,每日 1 次,同时口服丙磺舒 0.5g,每日 4 次,共 10～14 天,继以苄星青霉素 G 肌注,用法同前。对青霉素过敏者的治疗同心血管梅毒。

5. 孕妇梅毒　在妊娠初 3 个月和妊娠末 3 个月分别给予普鲁卡因青霉素肌注,每日 80 万 U,连续 10 天。对青霉素过敏用红霉素 0.5g 口服,每日 4 次,15 天为 1 疗程,在妊娠前 3 个月和妊娠末 3 个月分别用 1 疗程。

6. 胎传梅毒　早期可用苄星青霉素 G 以每千克体重 5 万 U 给药,分两侧臀部 1 次肌注,用于脑脊液正常时。若无条件检查或脑脊液异常,以水剂青霉素 G 静滴,每千克体重 5 万 U,每日 1 次,10～14 天连续用药;或普鲁卡因青霉素 G 按每千克体重 5 万 U 肌注,连续 10～14 天。

晚期胎传梅毒以普鲁卡因青霉素 G 每千克体重 5 万 U 肌注,每日 1 次,连续 10 天为 1 疗程。对间质性角膜炎可合用皮质类固醇激素治疗。对青霉素过敏者,8 岁以下儿童不用四环素,红霉素可按每千克体重 7.5～12.5mg 给药,分 4 次口服,连续 30 天。

7. 其他抗生素　目前有许多青霉素以外的抗生素用于治疗梅毒螺旋体。这些抗生素有红霉素类,如阿奇霉素、罗红霉素、利君沙;四环素类如强力霉素、土霉素、链霉素。近几年又试用头孢曲松钠、头孢噻肟钠,临床上都收到了较好的效果。

8. 吉海反应　该反应系由于应用青霉素后大量梅毒螺旋体死亡,异性蛋白释出所致,一般发生在首次注射青霉素后 3～12 小时,表现为流感样症状及原有梅毒损害暂时性加重,此现象发生时,可口服阿司匹林 0.6g,每日 4 次,一般 1～2 天消失。对于神经梅毒和心血管梅毒亦可于注射前 1 天开始口服泼尼松 5mg,每日 4 次,连续 3 天,可起到预防作用。

(二)中医辨证论治

梅毒的临床表现复杂多变，临床要善于抓住病变过程中的主要矛盾，审症求因，准确辨证。中医辨证可将各期归结起来，以证统病、统分期，以指导临床治疗。

1. 肝经湿热

【证候】外生殖器及肛门或乳房等处有单个质地坚韧的丘疹，四周焮肿，患处灼热，腹股沟色白坚硬之肿块如杏核或鸡卵大小，或于胸、腹、腰、四肢屈侧及颈部杨梅疹、杨梅痘或杨梅斑，伴口苦纳呆、尿短赤、大便秘结，苔黄腻，脉弦数。

【治则】清热利湿，解毒驱梅。

【方药】龙胆泻肝汤加减。热盛，加土茯苓、蛇舌草等；关节热痛者，加黄柏、赤芍、薏苡仁等。

2. 肺脾蕴毒

【证候】胸、腰、腹、四肢屈侧、颜面、颈部等处出现鲜红皮疹或斑块，伴恶寒发热、头痛、口苦咽干、便秘尿黄，苔黄干燥，脉数。

【治则】清泄肺脾，祛风解毒。

【方药】杨梅一剂散加减。湿热盛者，加黄芩、栀子；体虚汗出者，去麻黄，加黄芪。

3. 血热蕴毒

【证候】见于二期霉疮，周身起杨梅疮，色如玫瑰，不痛不痒，或丘疹、脓疱、鳞屑，兼见口干咽燥、口舌生疮、大便秘结，舌质红绛，苔薄黄或少苔，脉细滑或细数。

【治则】凉血解毒，泻热散瘀。

【方药】清营汤合桃红四物汤加减。

4. 毒结筋骨

【证候】见于杨梅结毒，患病日久，在四肢、头面、鼻咽部出现树胶肿，伴关节、骨骼作痛，行走不便，肌肉消瘦，疼痛夜甚；舌淡紫或暗，苔薄白或黑或黄，脉沉细涩。

【治则】活血解毒，通络止痛。

【方药】五虎汤加减。关节酸痛者，加土茯苓、薏苡仁、伸筋草；头疼头晕者，加升麻、葛根、川芎；瘀阻盛者，加乳香、没药、桂枝；兼有热象者，加土茯苓；病甚者，加羌活、独活、田三七、川牛膝。

5. 心肾亏虚

【证候】见于心血管梅毒患者。心慌气短，神疲乏力，下肢浮肿，唇甲青紫，腰膝酸软，动则气喘，舌质淡有齿痕，苔薄白而润，脉沉弱或结代。

【治则】养心补肾，祛瘀通阳。

【方药】苓桂术甘汤加减。

6. 肝肾亏虚

【证候】见于梅毒晚期脊髓痨者，患病可达数十年之久，逐渐两足瘫痪或痿弱不行，肌肤麻木或虫行作痒，筋骨窜痛，腰膝酸软，小便困难，舌质淡，苔薄白，脉沉细弱。

【治则】滋补肝肾，填髓熄风。

【方药】地黄饮子加减。有闪电样疼痛者，加威灵仙、红花、木瓜、川牛膝、独活、羌活。

(三)外治疗法

1. 鹅黄散(石膏、黄柏、轻粉各等份，研极细末)，干粉撒于溃烂处，每日 2～3 次。适用于硬下疳溃烂者。

2. 五五丹(熟石膏、红升丹各 5g)，掺疮口，或用药线蘸药插入溃烂处，外盖油膏。适用于梅毒淋巴结肿大溃烂或三期皮肤梅毒溃烂。

3. 蜜炙黄柏粉外搽。适用于胎传梅毒皮肤破损。

4. 生肌散(制炉甘石 15g，滴乳石 9g，血珀 6g，滑石 30g，朱砂 3g，冰片 0.3g，研极细末)，掺于溃烂处，外盖油膏。适用于梅毒淋巴结肿大溃烂或三期皮肤梅毒溃烂。

5. 冲和膏(紫荆皮 150g，独活 90g，赤芍 60g，石菖蒲 45g，白芷 30g，研成细末)，调葱汁、陈酒外敷患处。适用于梅毒淋巴结肿大及三期皮肤梅毒未溃破者。

(四)治愈标准

包括临床治愈和血清治愈。早期梅毒治愈后症状可消退，血清转阴；晚期梅毒可达症状消退，临床治愈，但血清反应不一定转阴。治疗后观察一般为 2～3 年，第 1 年每 3 个月复查 1 次，第 2 年每半年复查 1 次，同时做各种有关的血清检查，必要时做脑脊液检查及神经系统和心血管系统的专项检查。

(匡　琳)

图书在版编目(CIP)数据

实用中西医结合外科学/李乃卿主编．-北京：科学技术文献出版社，2010.11
ISBN 978-7-5023-6715-2

Ⅰ.①实…　Ⅱ.①李…　Ⅲ.①中西医结合-外科学　Ⅳ.①R6

中国版本图书馆 CIP 数据核字(2010)第 160391 号

出　版　者　科学技术文献出版社
地　　　址　北京市复兴路 15 号(中央电视台西侧)/100038
图书编务部电话　(010)58882938，58882087(传真)
图书发行部电话　(010)58882866(传真)
邮 购 部 电 话　(010)58882873
网　　　址　http://www.stdph.com
E-mail：stdph@istic.ac.cn
策 划 编 辑　袁其兴
责 任 编 辑　马永红
责 任 校 对　赵文珍
责 任 出 版　王杰馨
发　行　者　科学技术文献出版社发行　全国各地新华书店经销
印　刷　者　富华印刷包装有限公司
版(印)次　2010 年 11 月第 1 版第 1 次印刷
开　　　本　889×1194　16 开
字　　　数　2833 千
印　　　张　104　彩插 20 面
印　　　数　1～2000 册
定　　　价　248.00 元

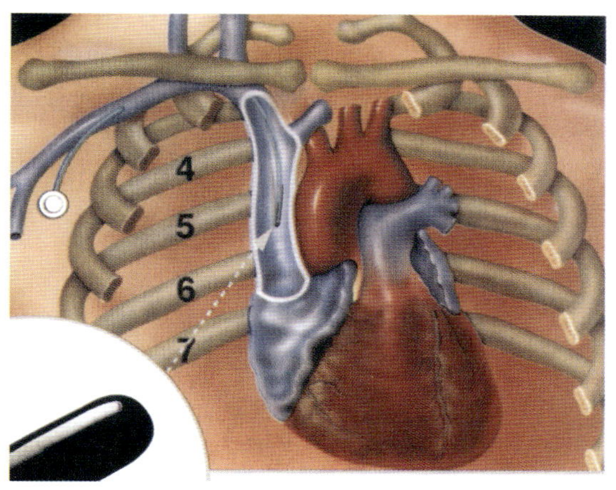

图6-2　中心静脉导管置入后在上腔静脉的位置

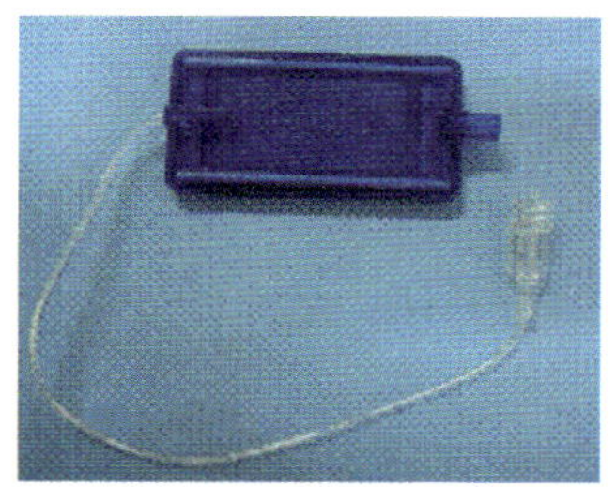

图6-3　输液终端过滤器
（此滤器孔径为1.2 μm）

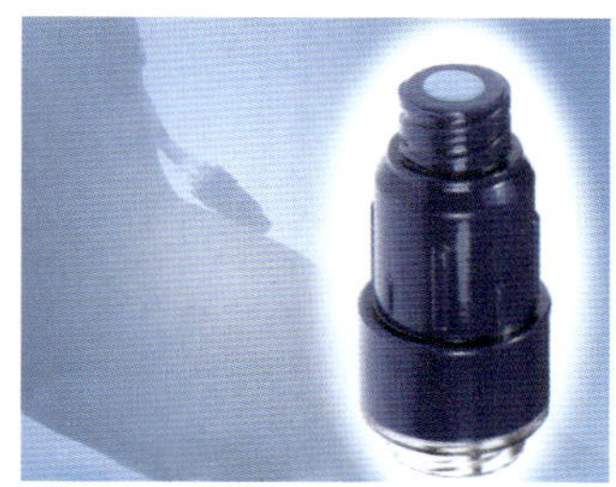

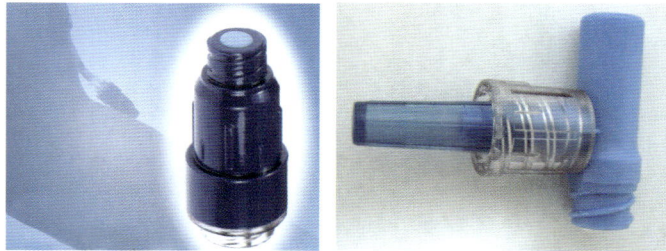

图6-4　无针正压接头类型

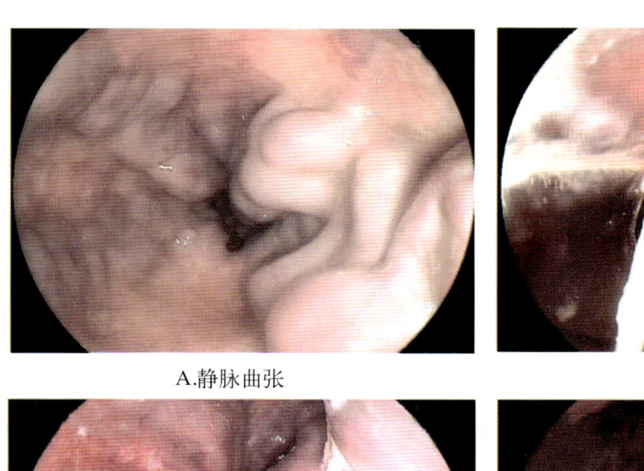

A.静脉曲张

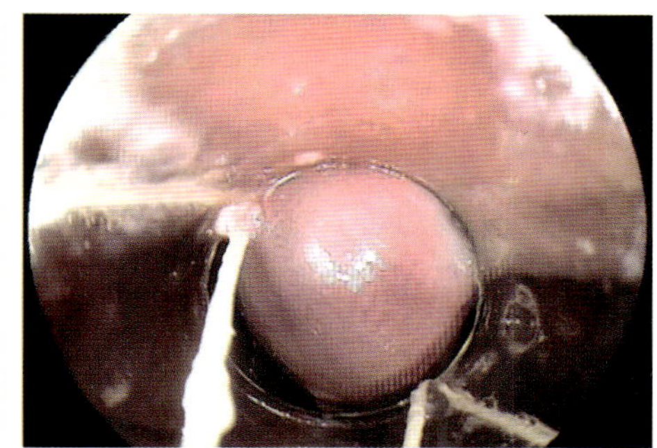

B.静脉曲张套扎

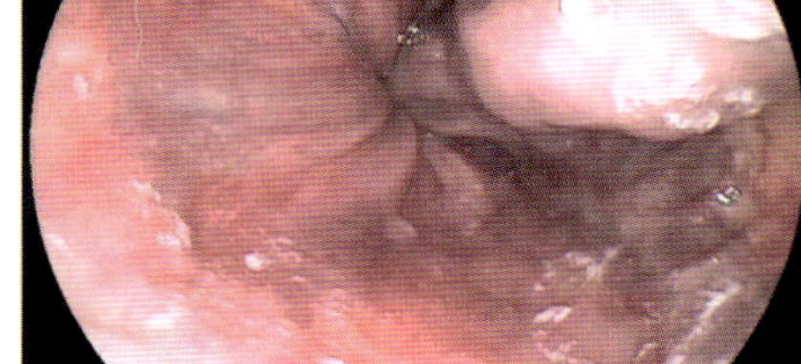

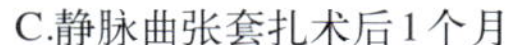

C.静脉曲张套扎术后1个月

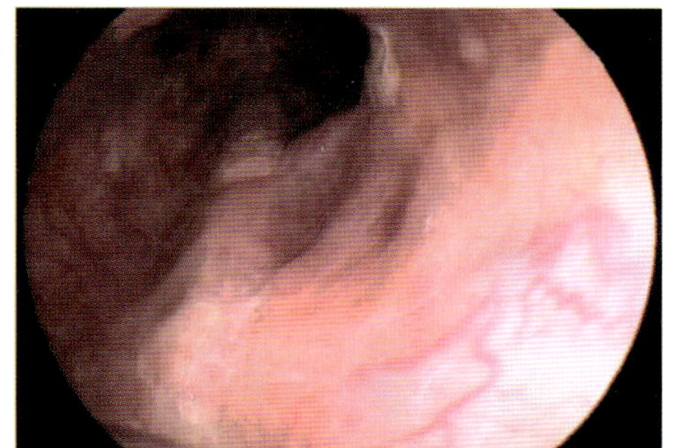

D.静脉曲张套扎术后半年

图12-5　食管胃静脉曲张出血套扎治疗

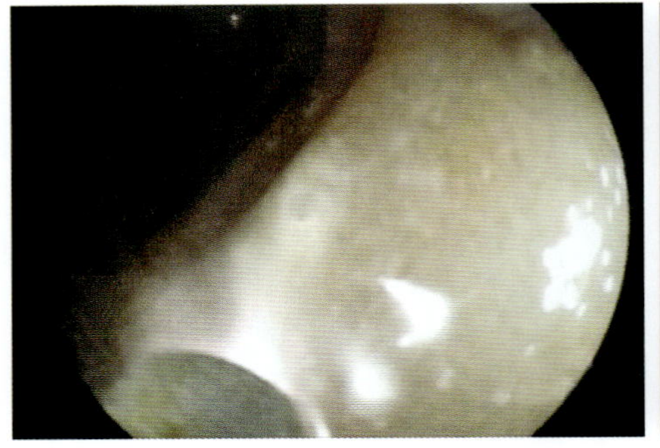
A.药物喷洒止血

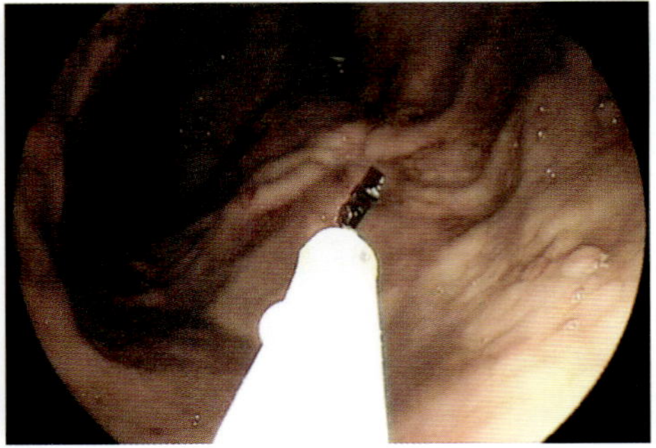
B.机械止血（止血夹）

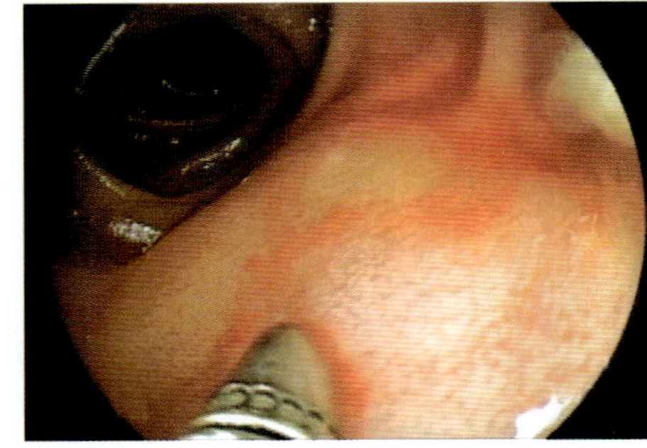
C.局部注射止血

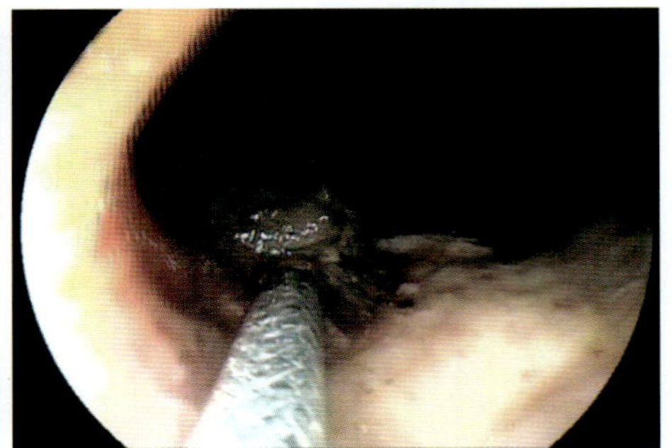
D.热凝固止血

图 12-6　内镜止血方法

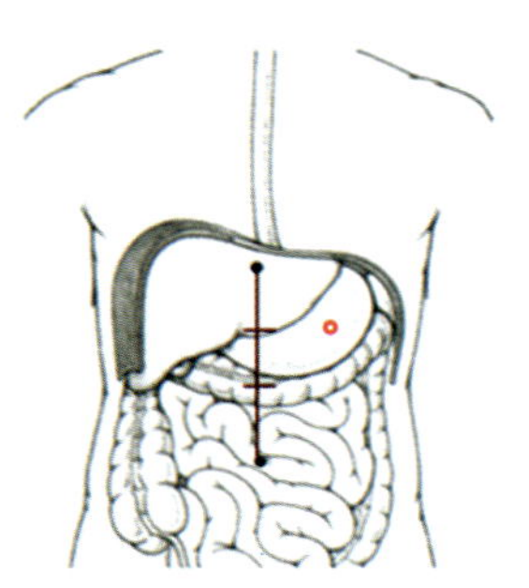
A.PEG- 瘘口定位

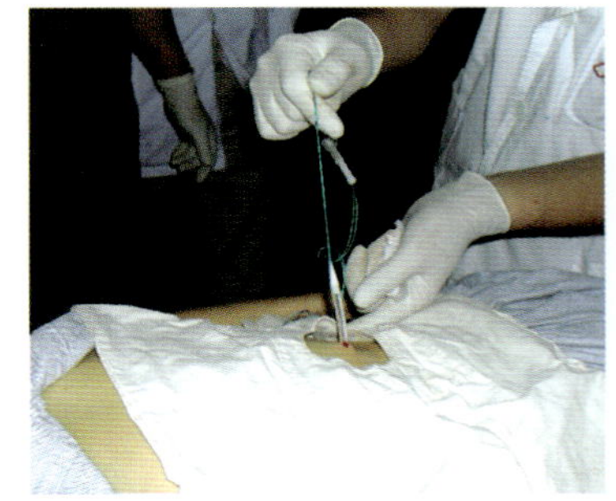
B.PEG- 放置造瘘管

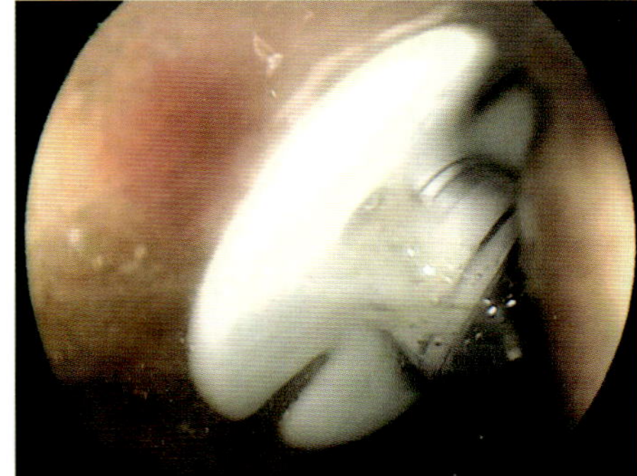
C.PEG- 固定腹壁管

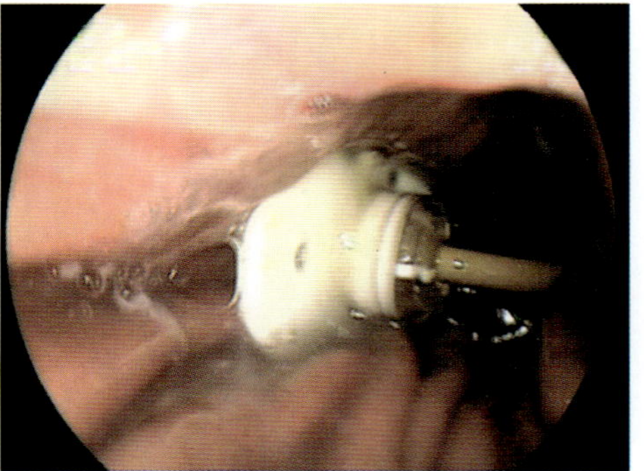
D. PEG

图 12-7　内镜下肠内营养管置入术

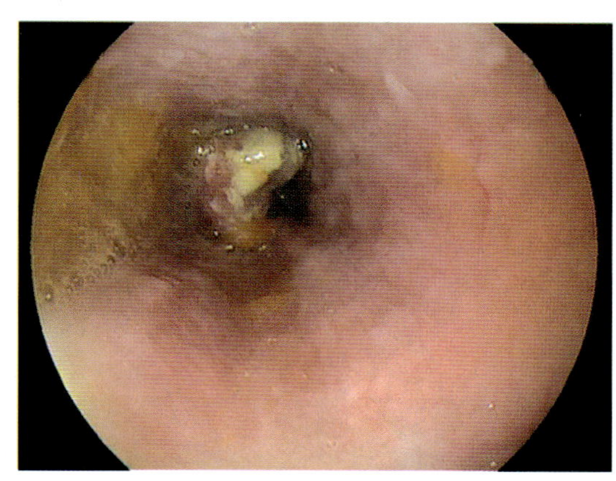

A.食管金属支架置入术——术前食管狭窄

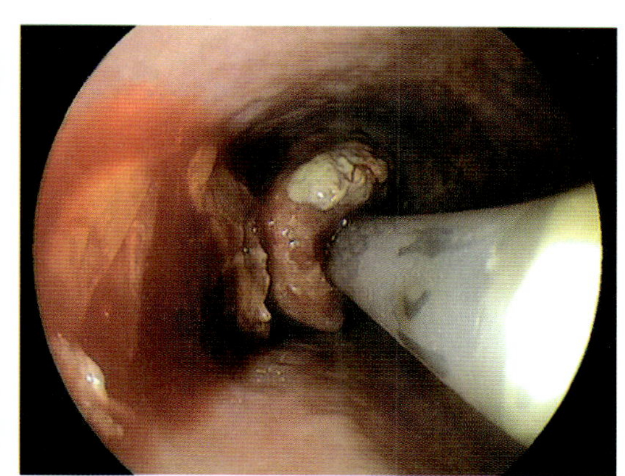

B.食管金属支架置入术——支架置入

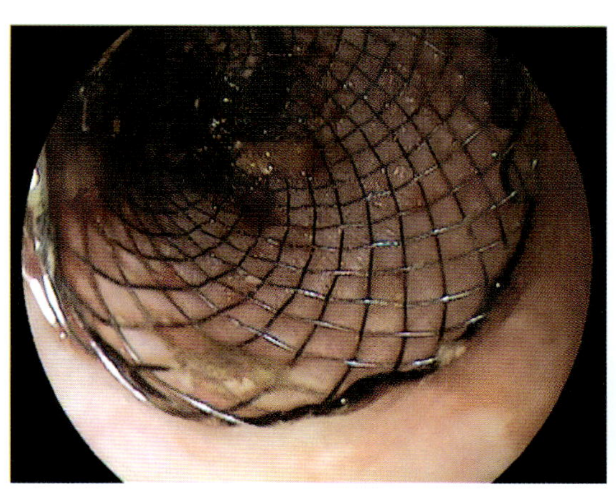

C.食管金属支架置入术——支架释放

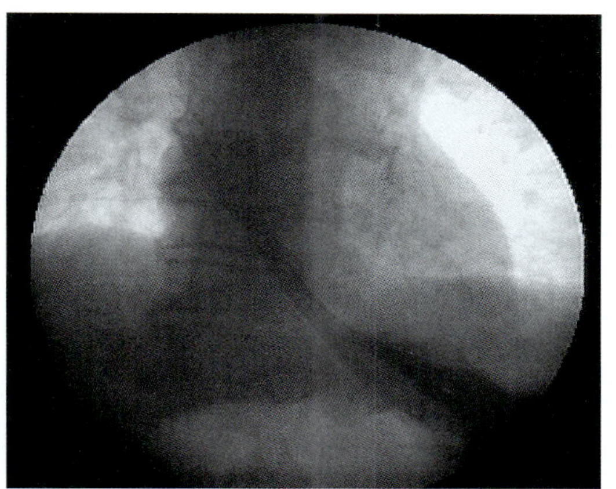

D.食管金属支架置入术——X光下

图 12-8　内镜下支架置入术

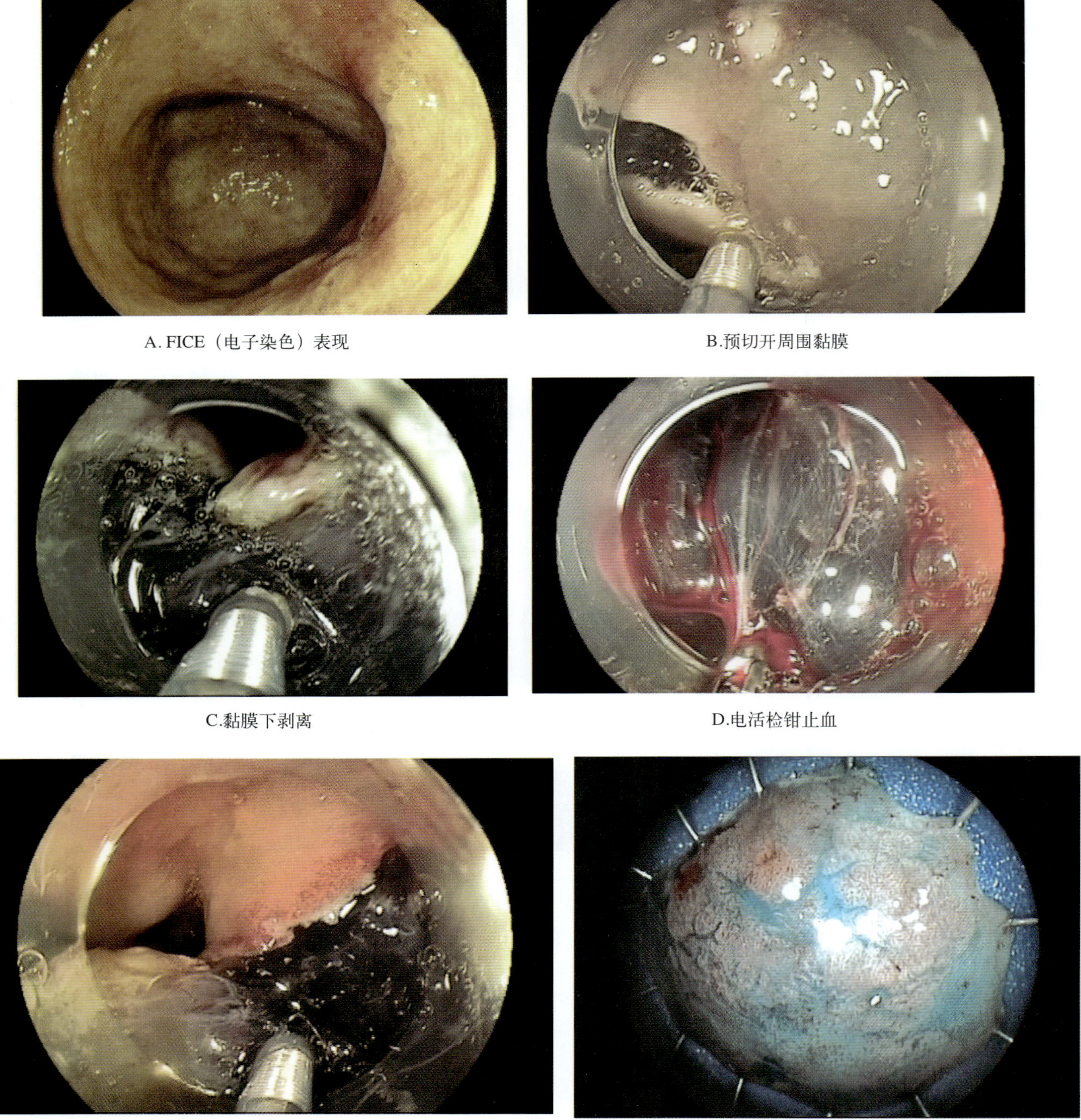

A. FICE（电子染色）表现

B.预切开周围黏膜

C.黏膜下剥离

D.电活检钳止血

E.继续黏膜下剥离

F.标本回收处理

图 12-9　EMR 和 ESD 操作方法

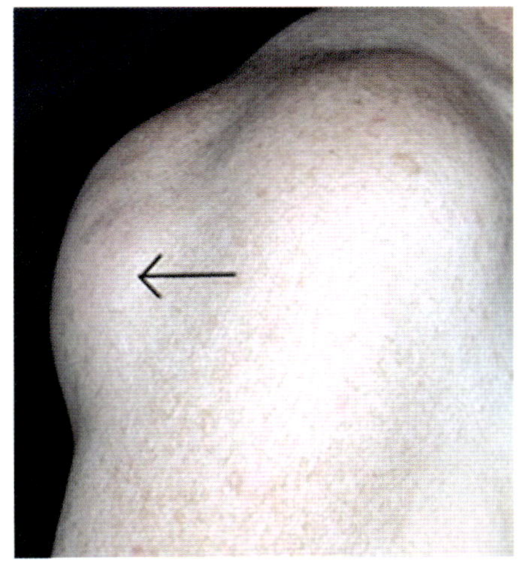

图 17-1　脂肪瘤

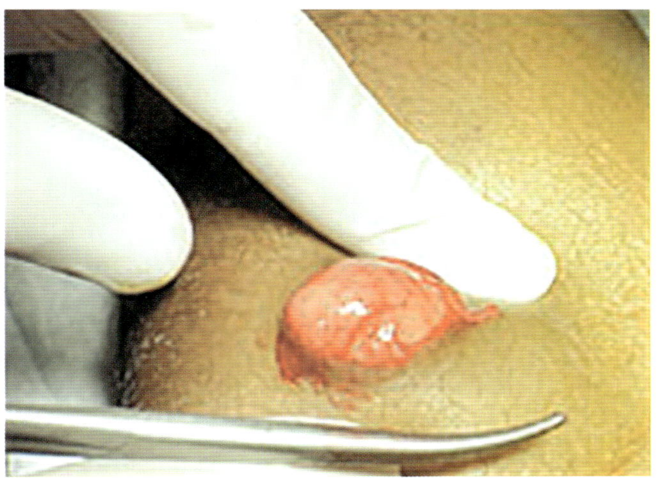

图 17-2　脂肪瘤切除

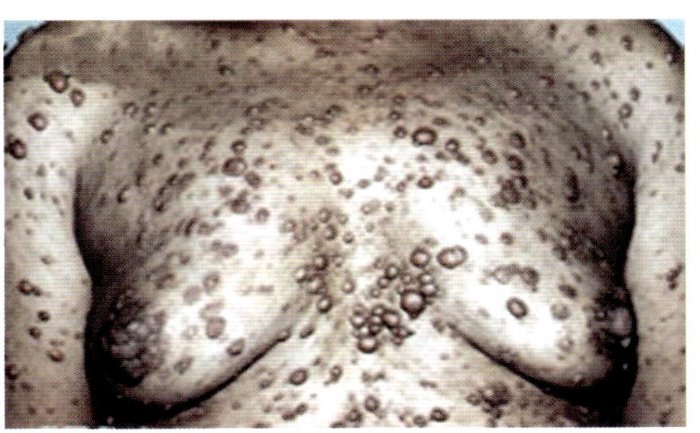

图 17-3　经典型神经纤维瘤

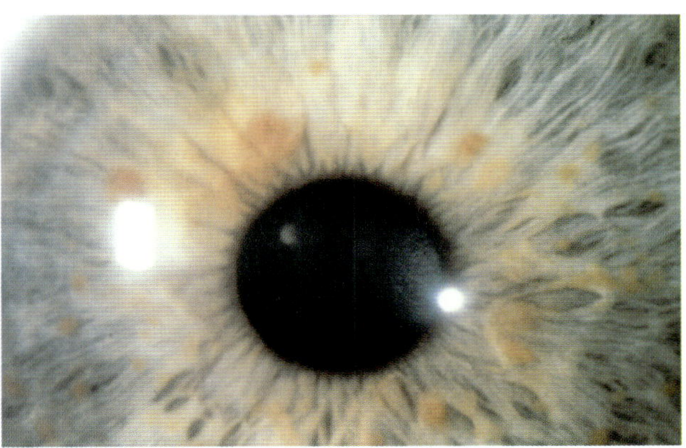

图 17-4　虹膜 Lisch 结节

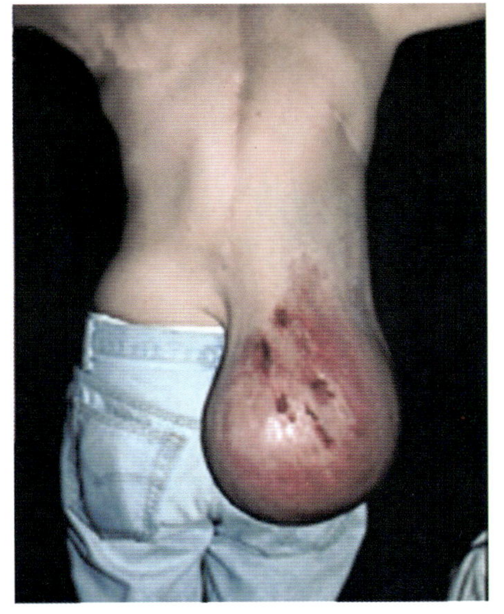

图 17-5　皮肤神经纤维瘤病

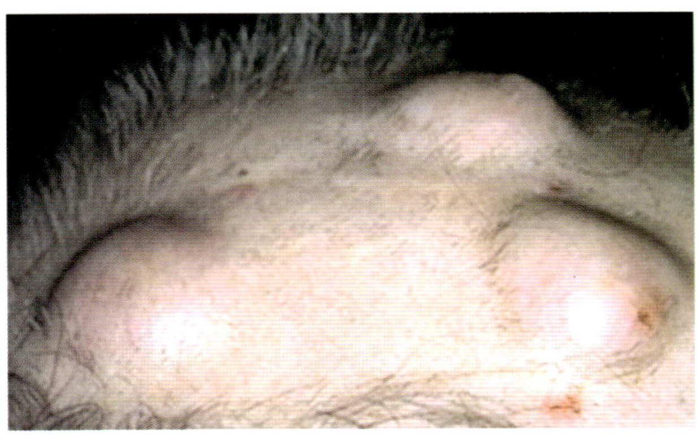

图 17-6　皮脂腺囊肿

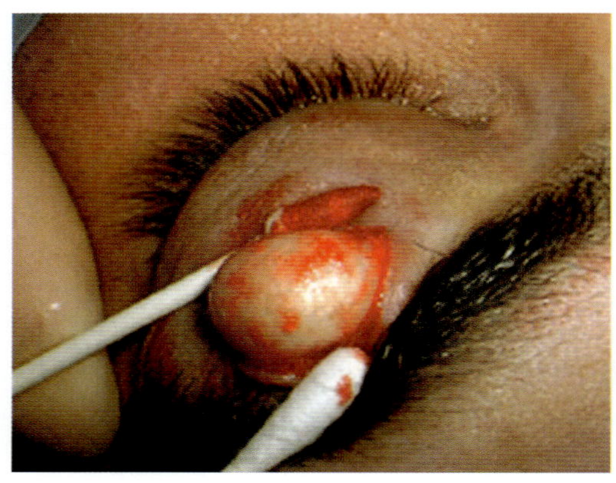

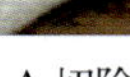

A.切除

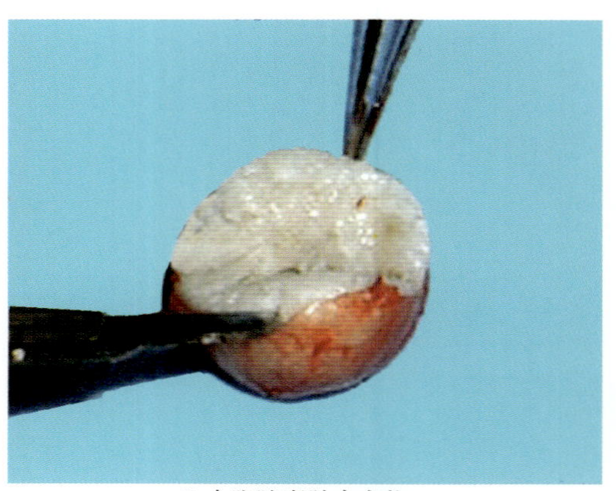

B.皮脂腺囊肿内容物

图 17-7　皮脂腺囊肿切除

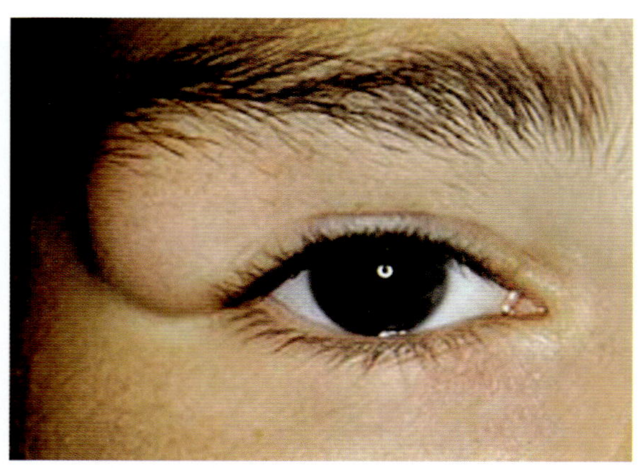

图 17-8　皮样囊肿

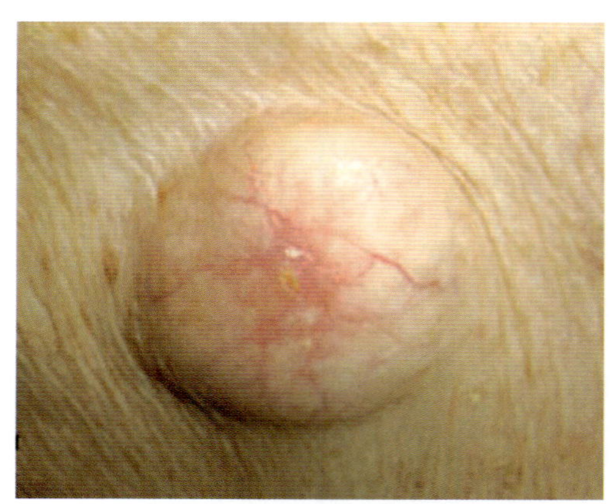

图 17-9　表皮样囊肿

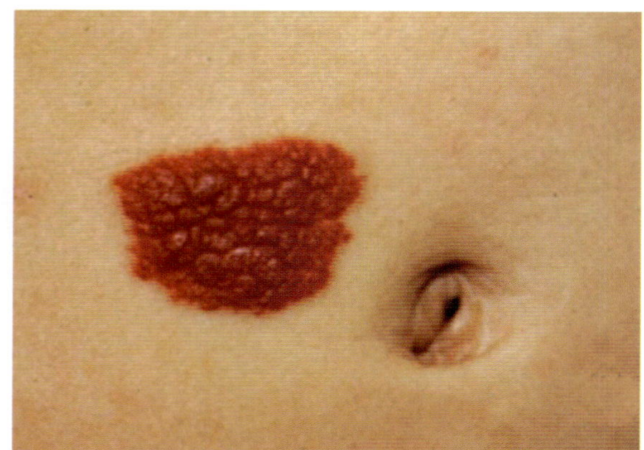

图 17-10　草莓状血管瘤

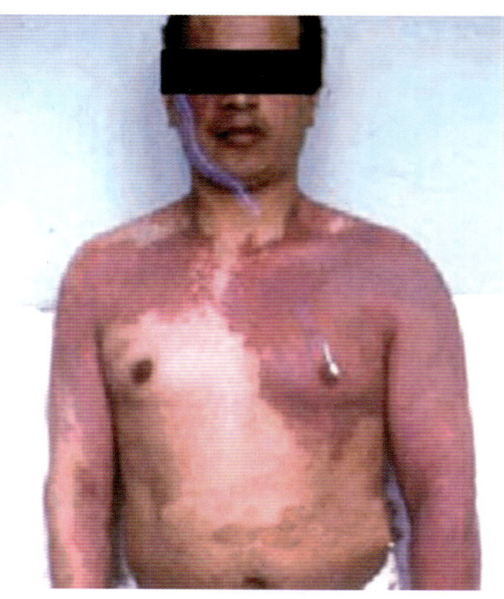

图 17-11　葡萄酒色斑

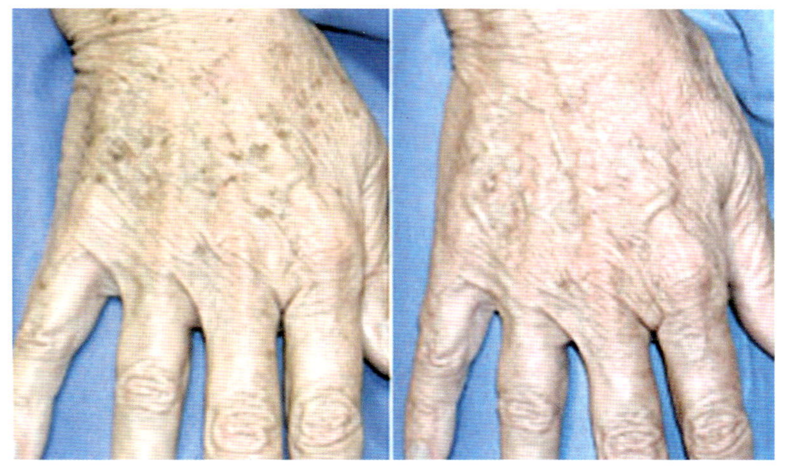

图 17-12　雀斑

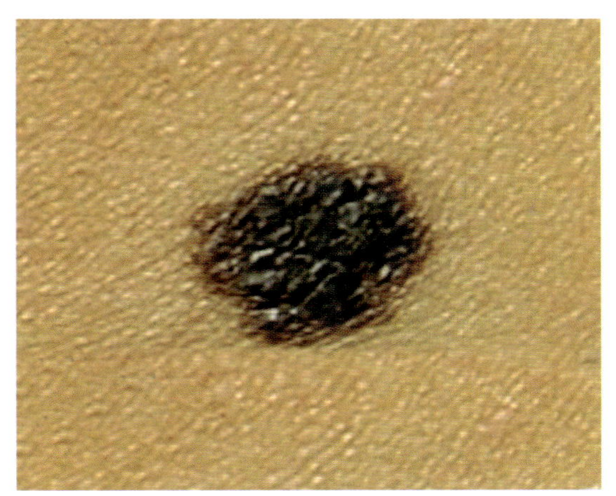

图 17-13　色素痣

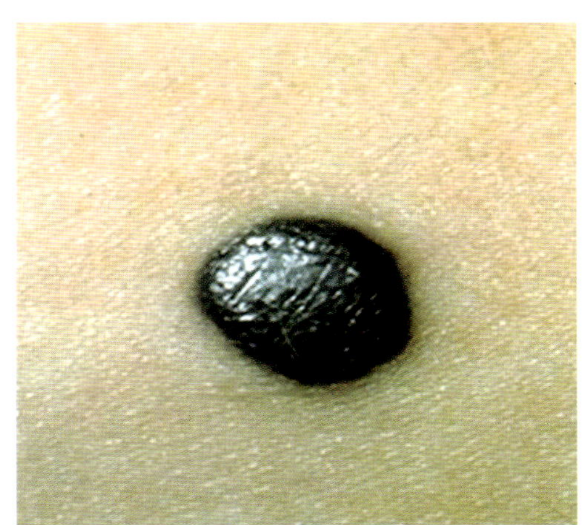

图 17-14　蓝痣

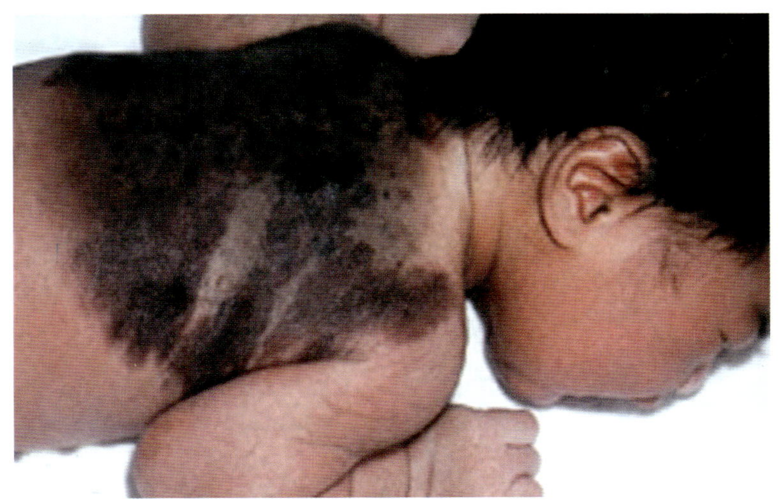

图 17-15　巨痣

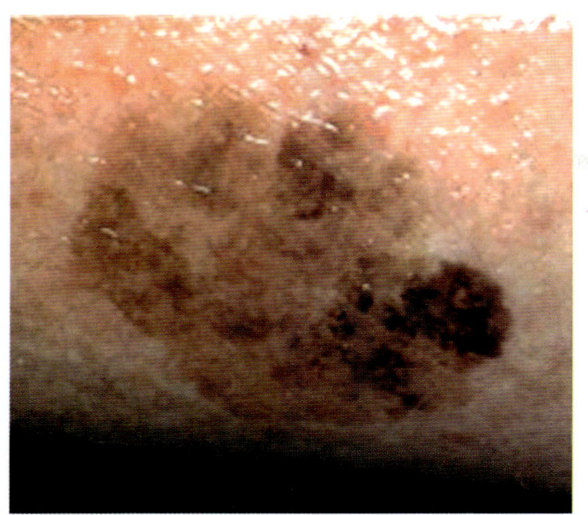

图 17-16　恶性雀斑痣

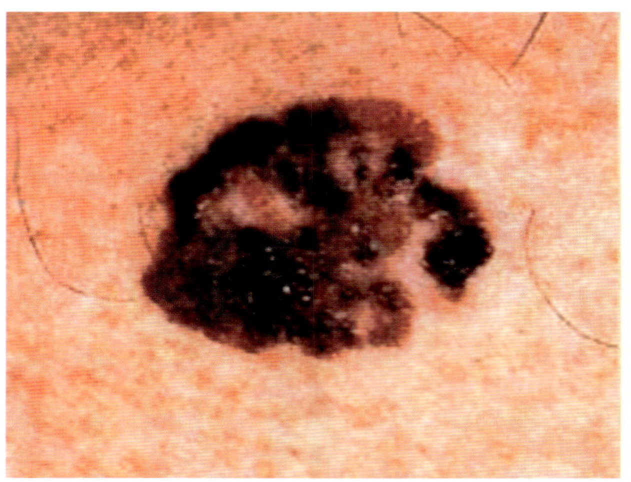

图 17-17　表浅扩散性原位黑素瘤

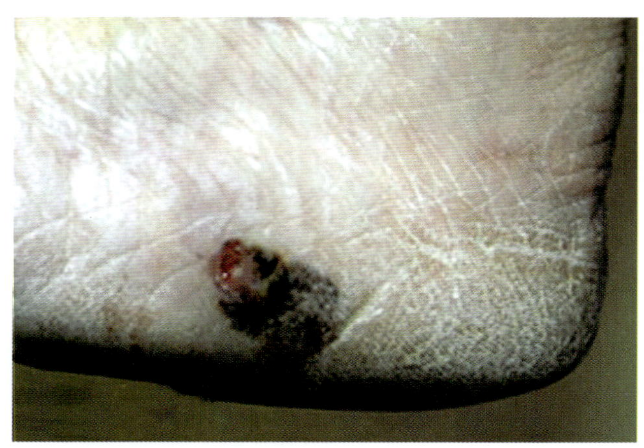

图 17-18　肢端雀斑样原位黑素瘤

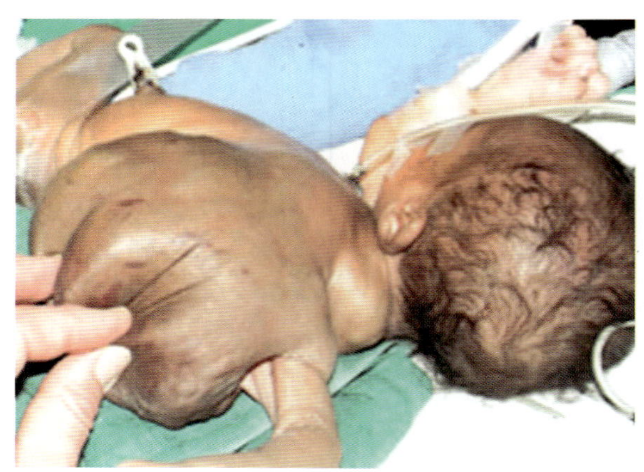

图 17-19　囊状淋巴管瘤

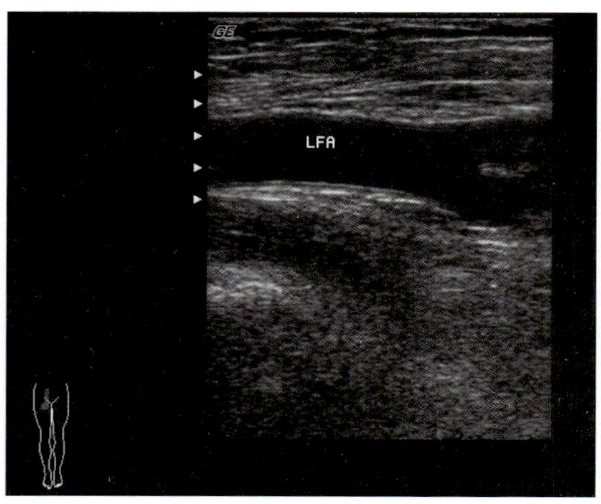

图 38-1　正常人股动脉超声表现

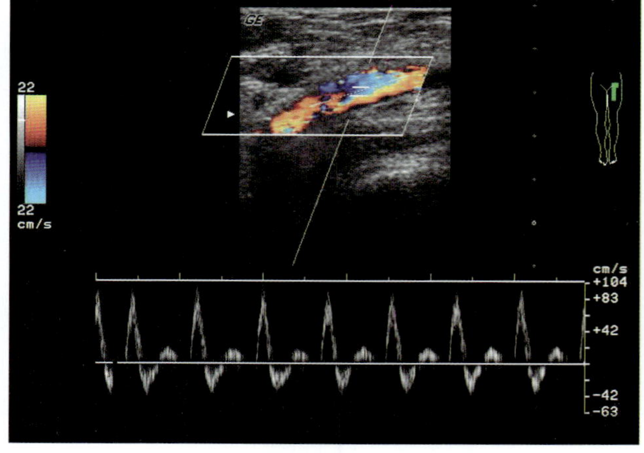

图 38-2　正常人股动脉频谱

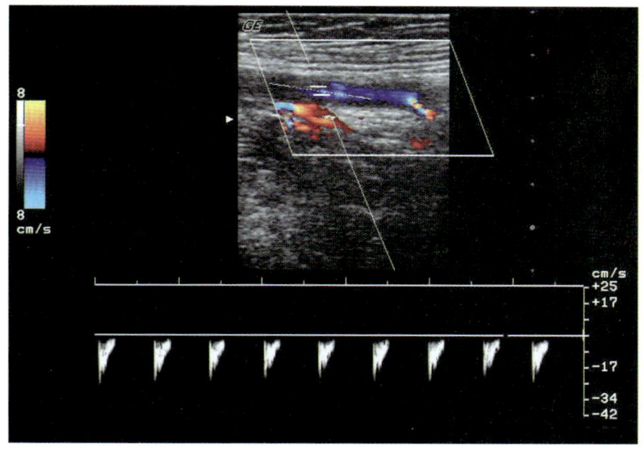

图 38-3　动脉狭窄前频谱

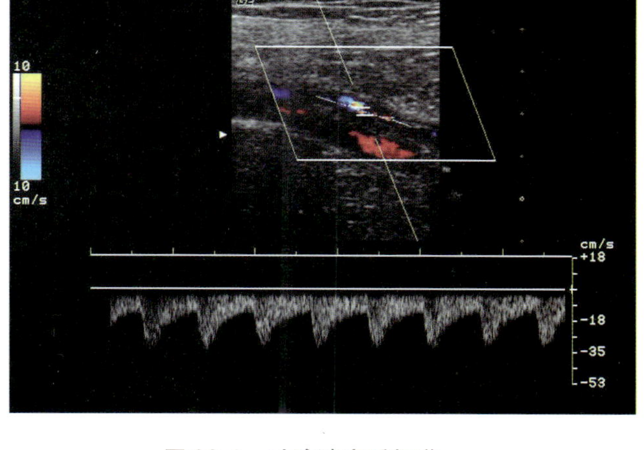

图 38-4　动脉狭窄后频谱

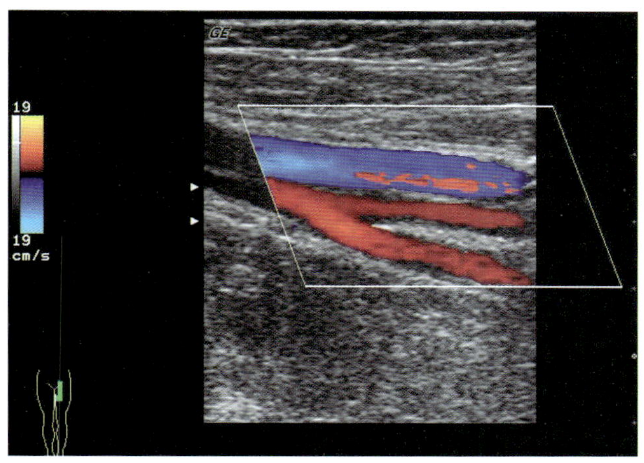

图 38-5　正常股静脉彩色多普勒超声

（蓝色部分为股静脉）

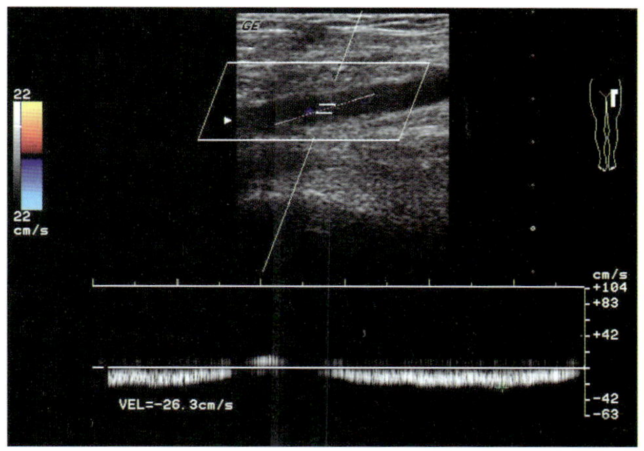

图 38-6　正常股静脉频谱

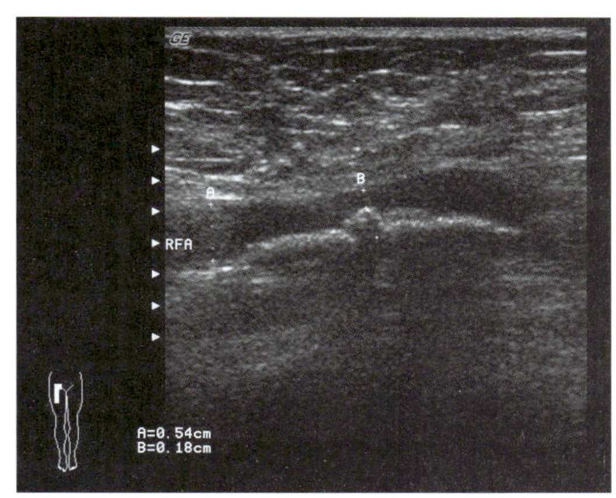

图 38-7　股动脉内斑块超声

二维超声表现：管壁正常三层结构消失，内膜不平，不规则增厚，可见形态不一、大小不等的硬化斑块，管腔不同程度狭窄

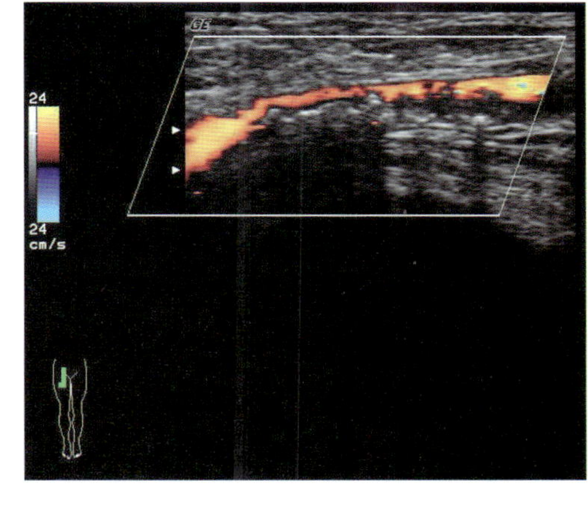

图 38-8　股动脉硬化超声

彩色多普勒表现：病变处彩色血流充盈缺损，血流束变细，边缘不整齐。狭窄处彩色血流色彩明亮或色彩倒错。完全闭塞时，彩色血流于阻塞部位突然中断

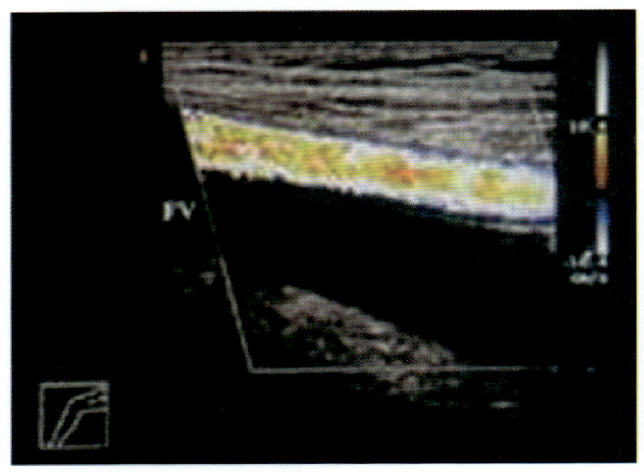

图 38-9　股静脉血栓形成急性期彩色多普勒超声

股静脉血栓形成急性期，股静脉内无血流信号

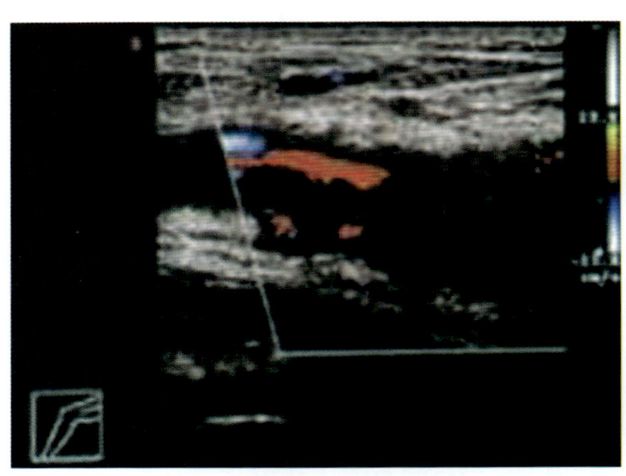

图 38-10　股静脉血栓形成亚急性期彩色多普勒超声

亚急性期，股静脉内充满实性中等强度回声，管腔周边可见较细的流速较慢的血流

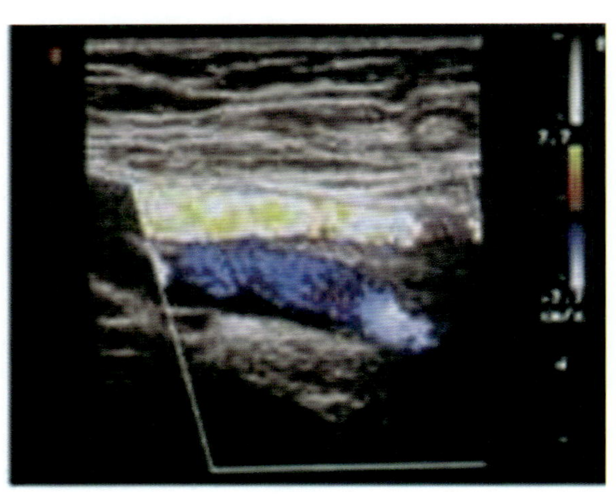

图 38-11　深静脉血栓形成后再通时，瓣膜功能不全彩色多普勒超声

血栓形成后再通，管腔内可见血流信号，但瓣膜受损关闭不全，Valsava 动作后，可见反流（血流呈蓝色）

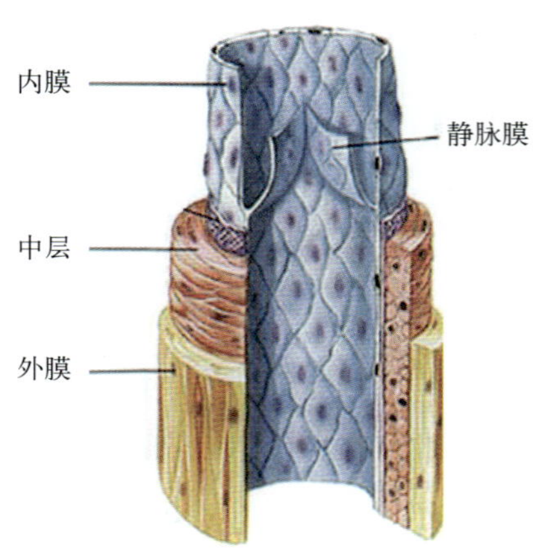

图 38-27　静脉结构与瓣膜

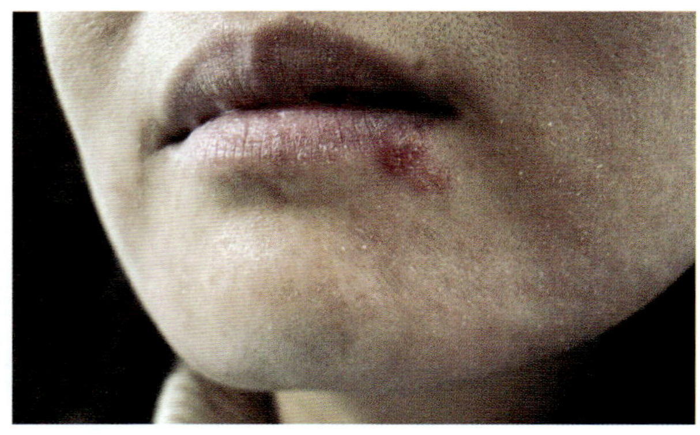

图 40-1　口唇单纯疱疹

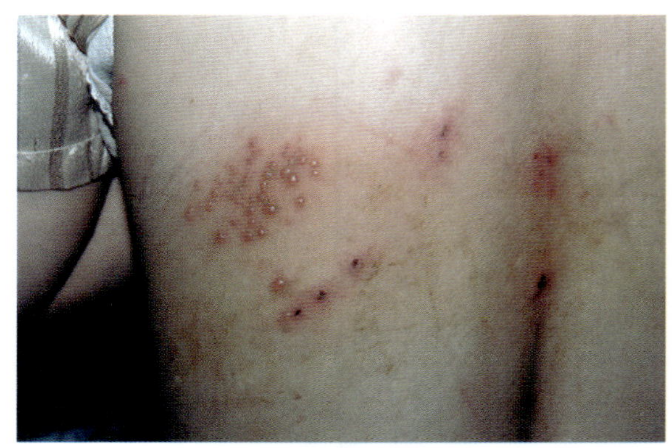

图 40-2　带状疱疹

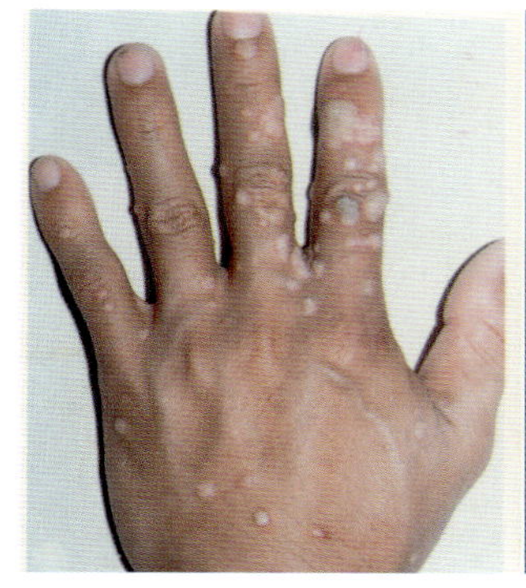

A.寻常疣

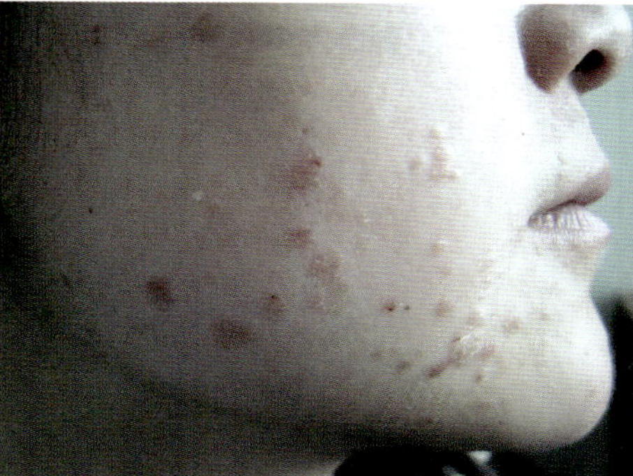

B.扁平疣

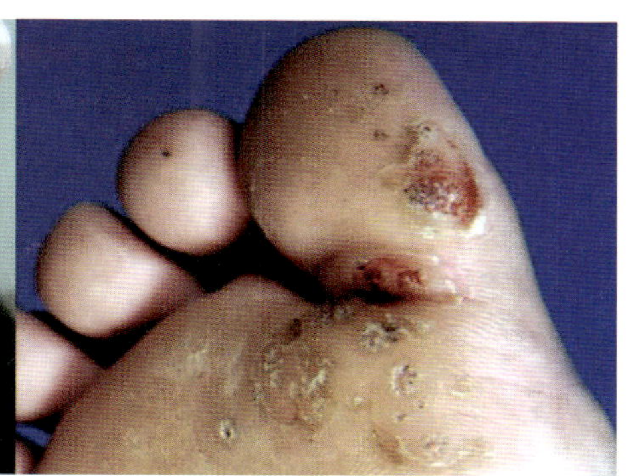

C.跖疣

图 40-3　常见疣

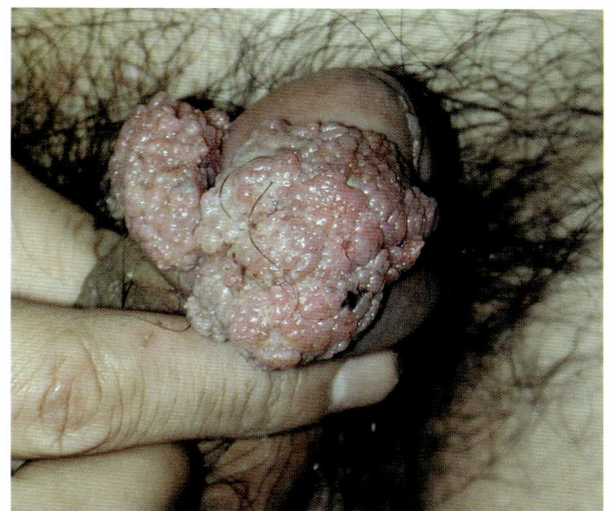

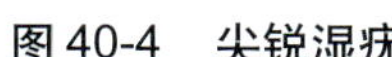

图 40-4　尖锐湿疣

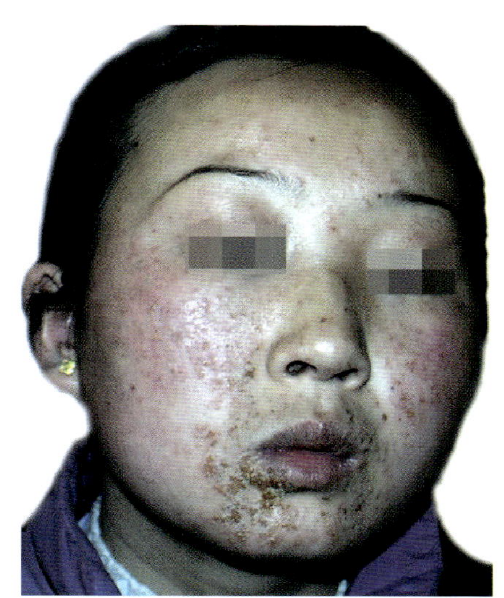

图 40-5　面部脓疱疮

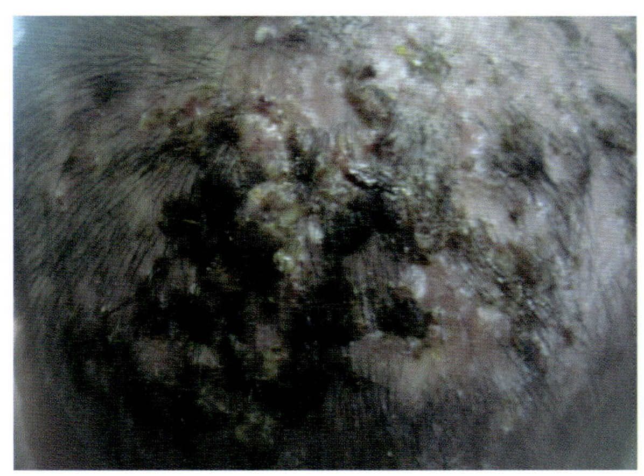

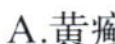

A.黄癣

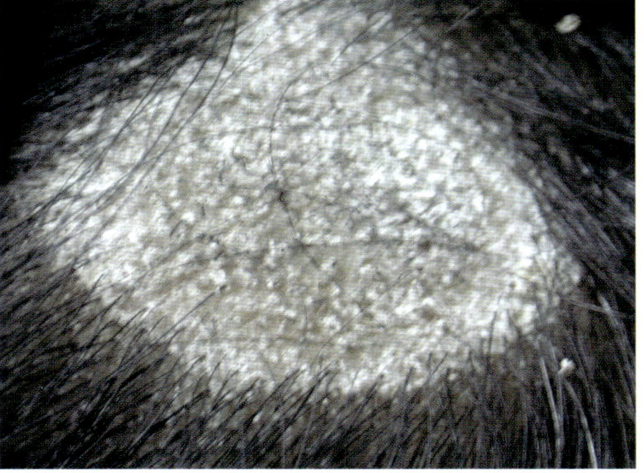

B.白癣

图 40-6　头癣

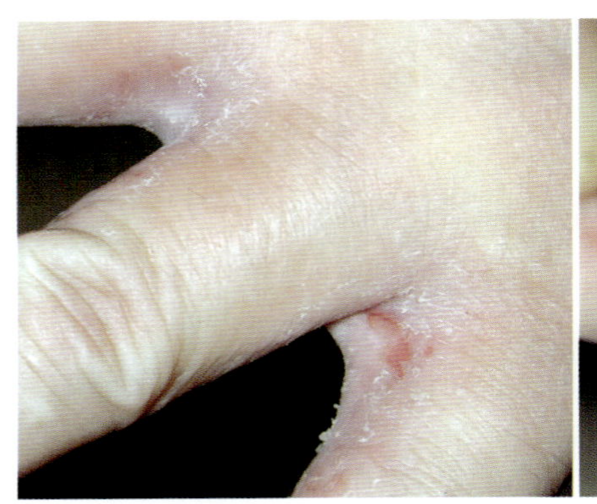

A.手癣

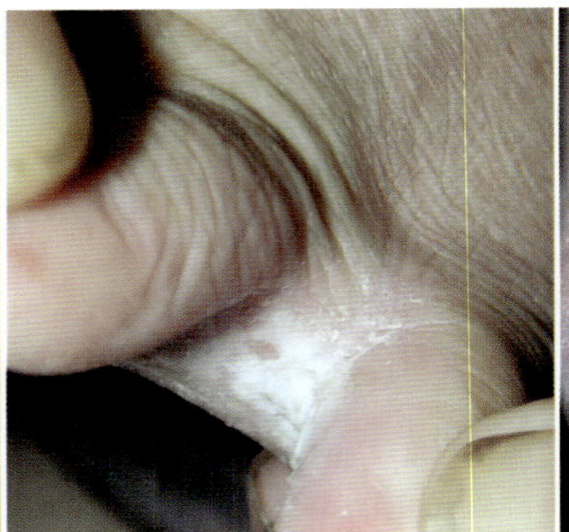

B.足癣

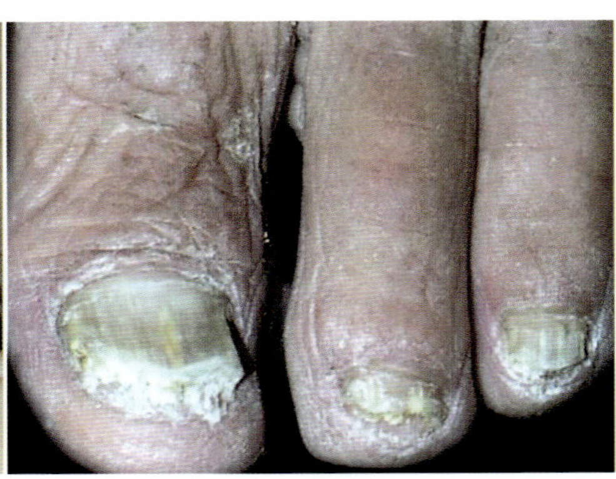

C.趾甲癣

图 40-7　手足癣

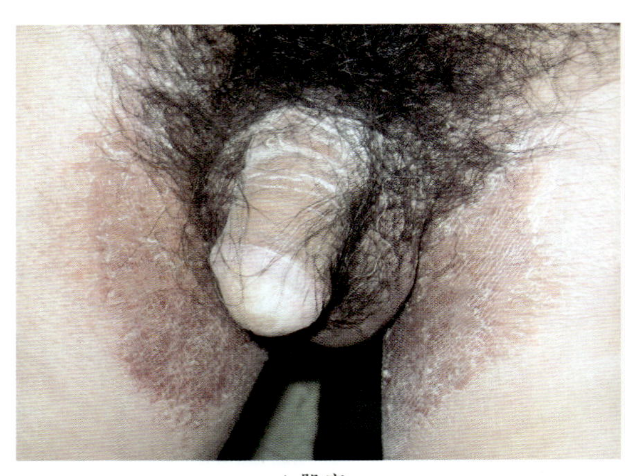

A.股癣

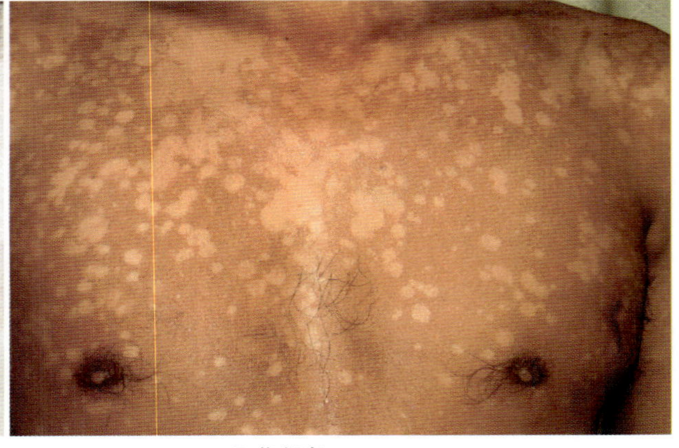

B.花斑癣

图 40-8　体癣

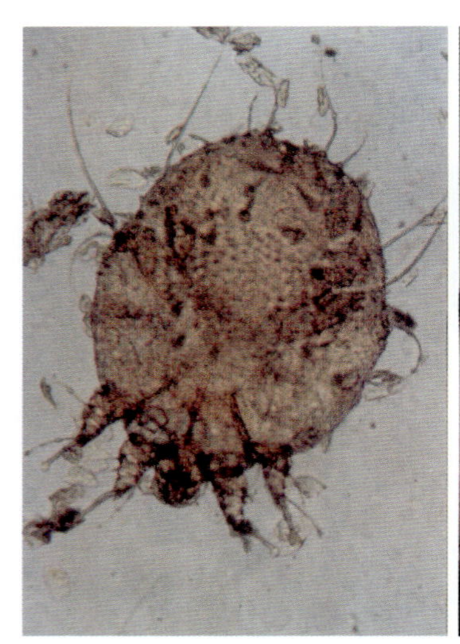

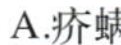

A.疥螨

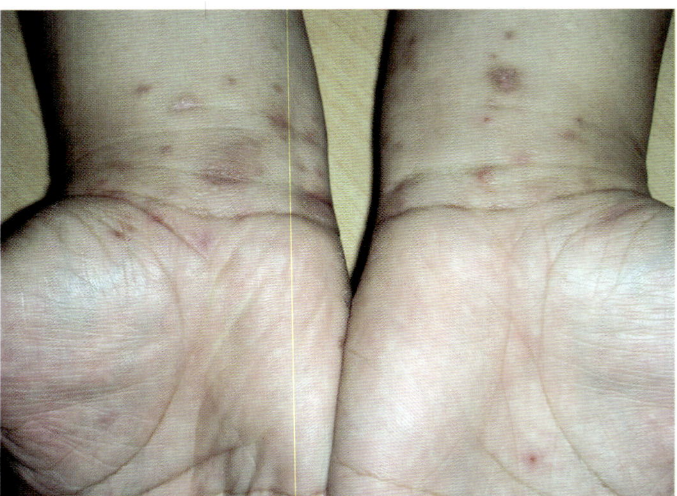

B.疥疮

图 40-9　疥疮

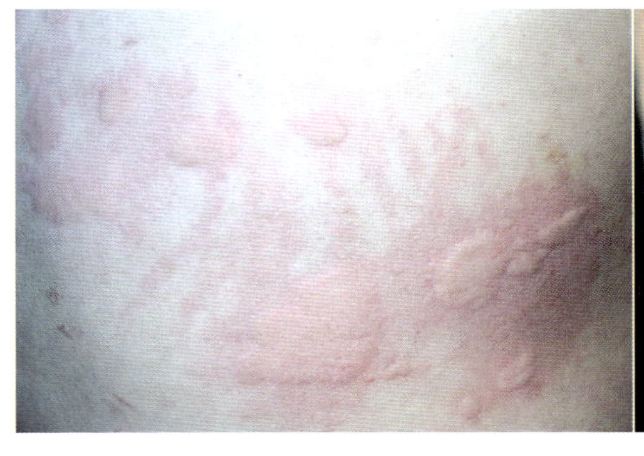

A.急性荨麻疹

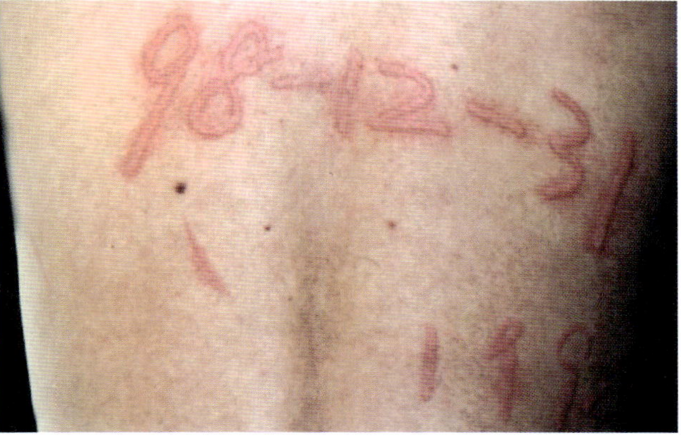

B.皮肤划痕征

图 40-10　荨麻疹

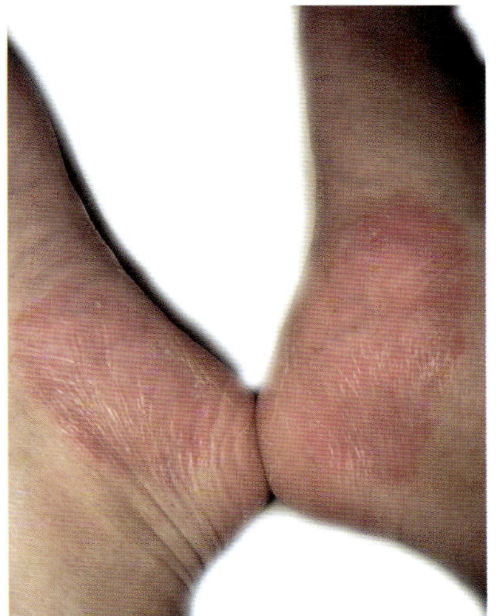

图 40-11　接触性皮炎

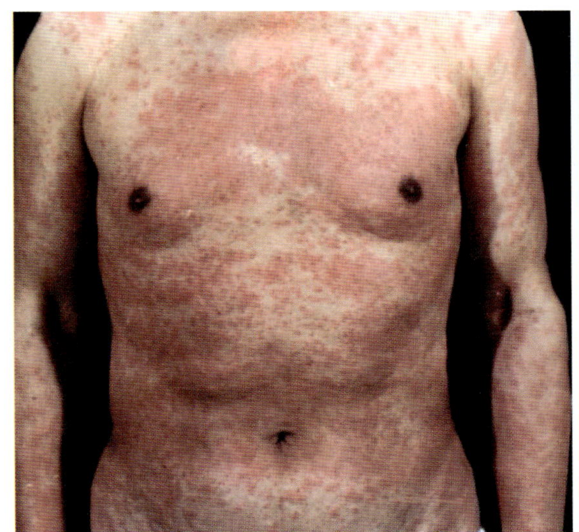

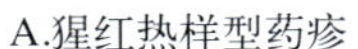

A.猩红热样型药疹

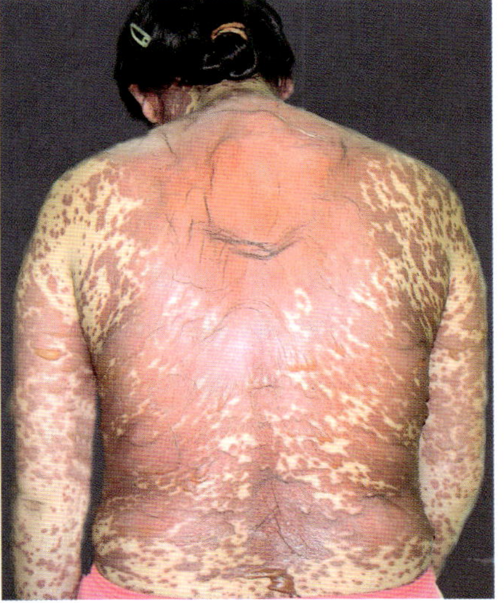

B.大疱性表皮松解型药疹

图 40-12　药物性皮炎

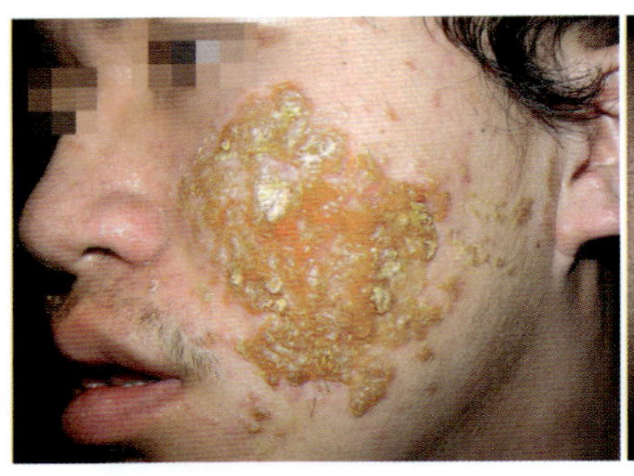

A.急性湿疹

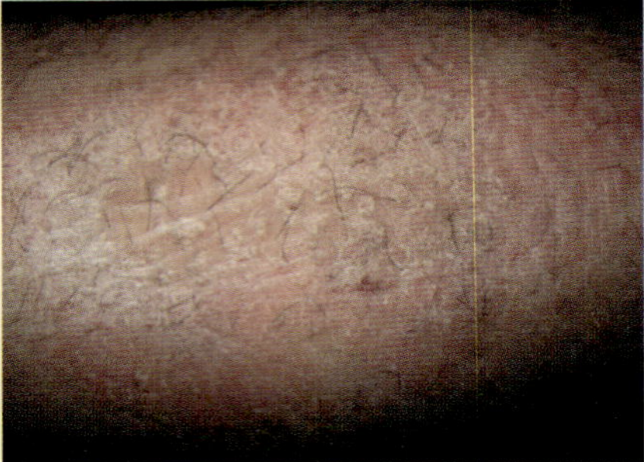

B.慢性湿疹

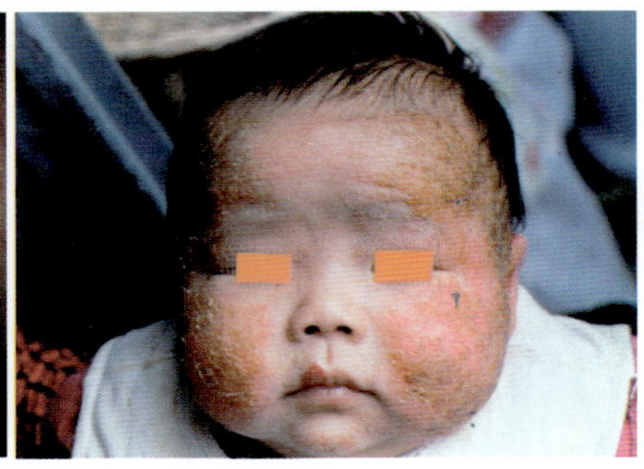

C.婴儿湿疹

图 40-13　湿疹

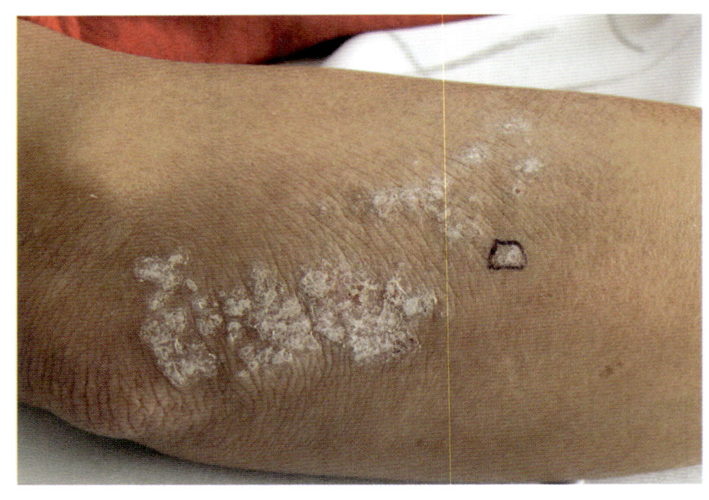

图 40-14　神经性皮炎

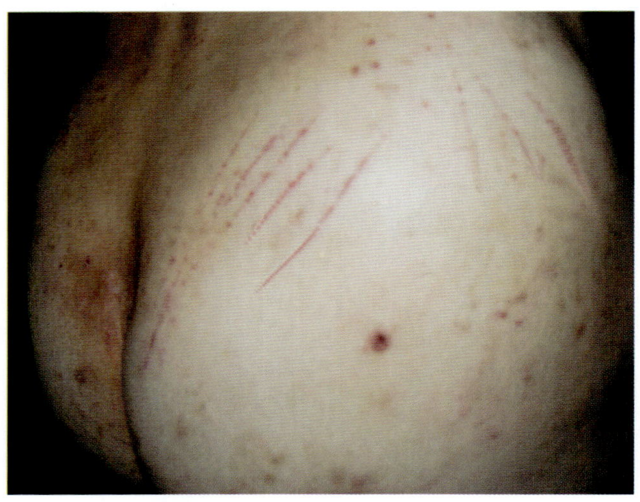

图 40-15　皮肤瘙痒症

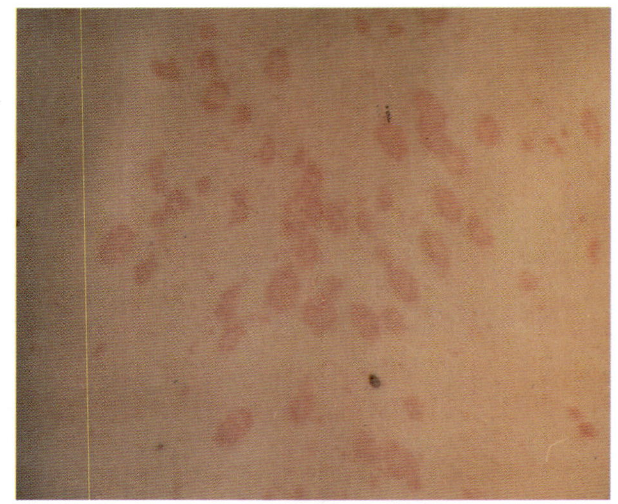

图 40-16　玫瑰糠疹

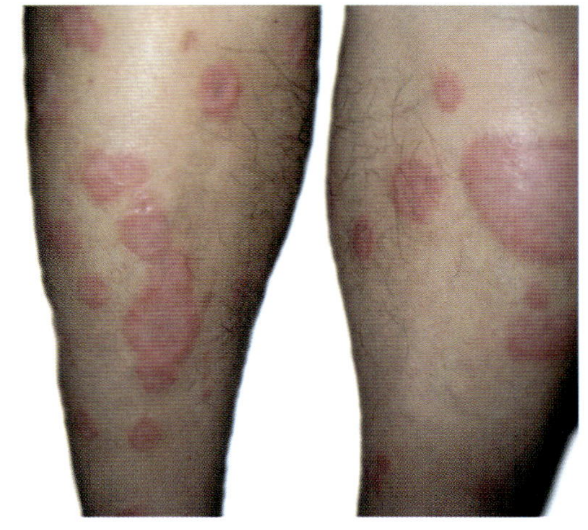

A.寻常型银屑病

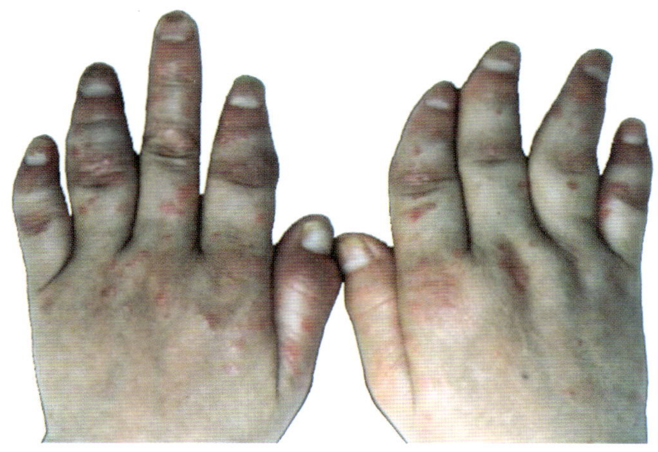

B.关节病型银屑病

图 40-17　银屑病

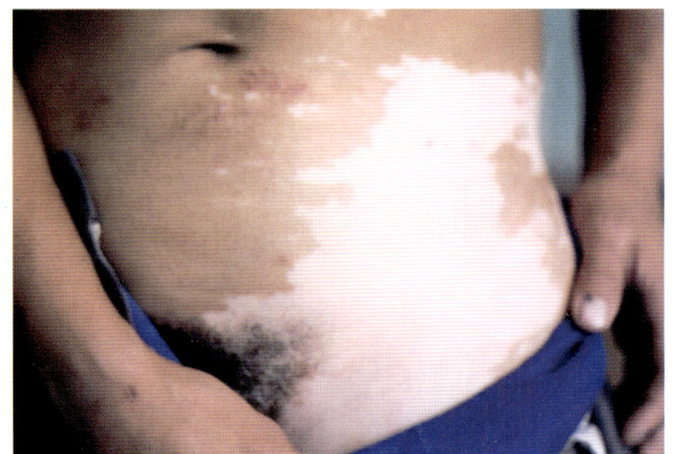

图 40-18　白癜风

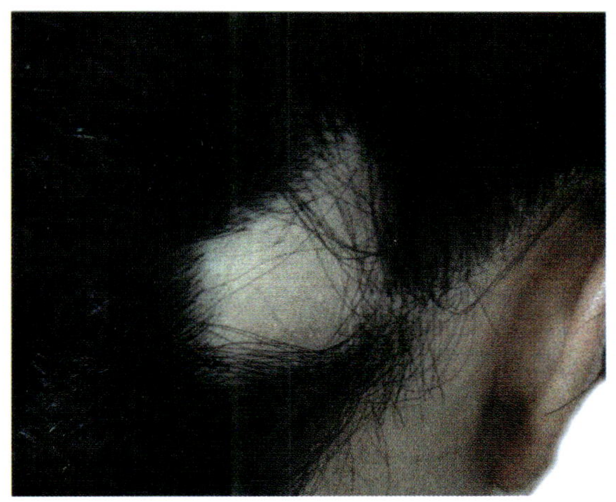

图 40-19　斑秃

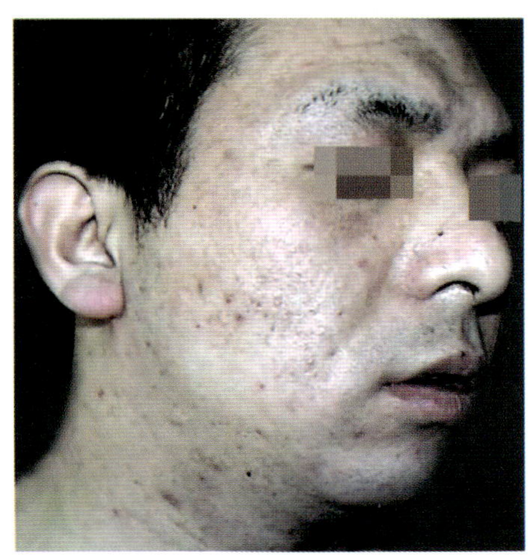

图40-20　面部脂溢性皮炎

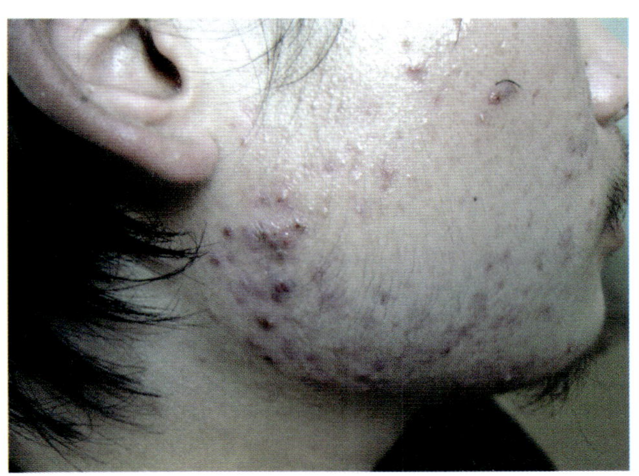

图40-21　寻常性痤疮

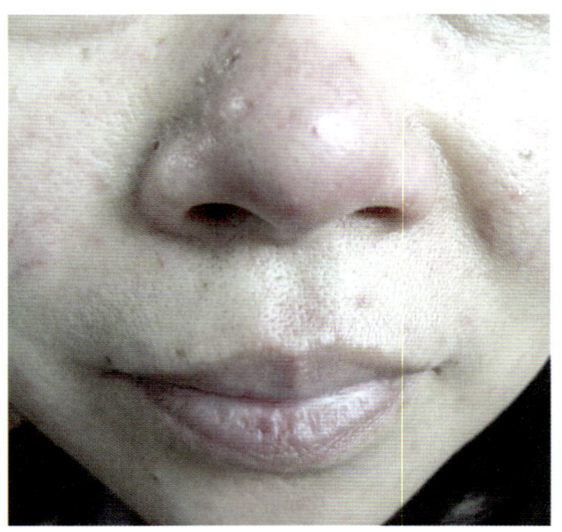

图 40-22　酒渣鼻

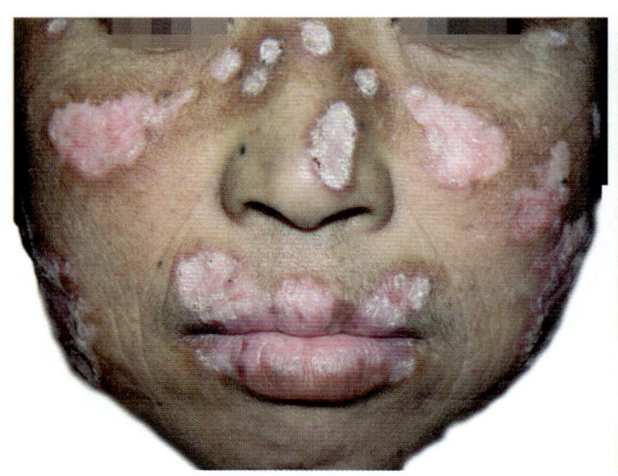

A.面部盘状红斑狼疮

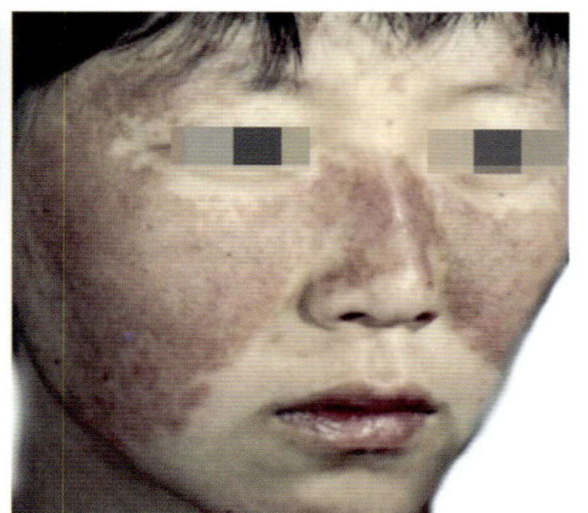

B.面部系统型红斑狼疮

图 40-23　红斑狼疮

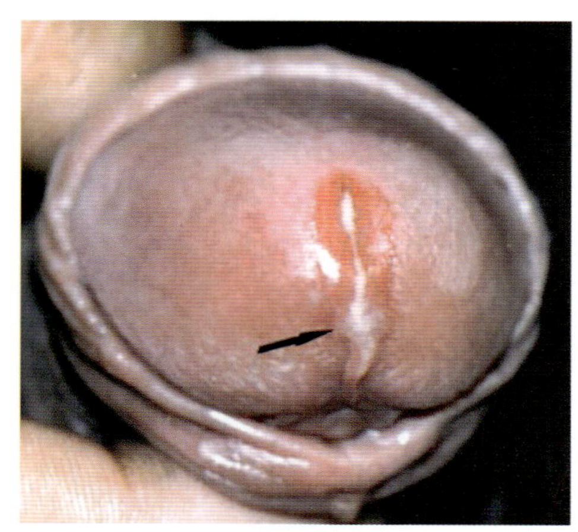

图 40-24　急性淋菌性尿道炎

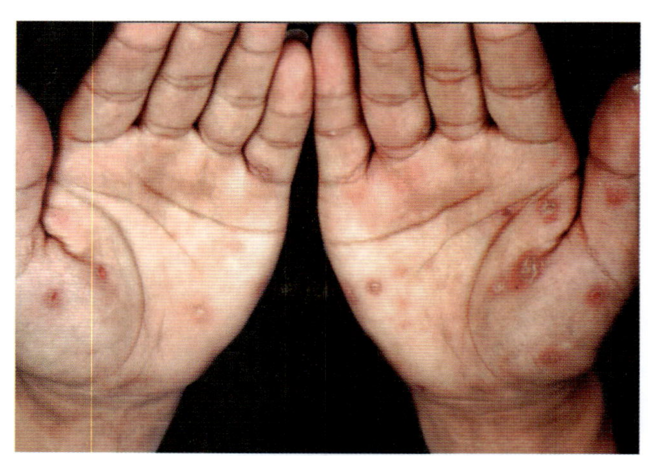

图 40-25　手掌二期梅毒斑疹